第三篇

蛛形纲

蛛形纲（Arachnida）的特征是虫体分为头胸部及腹部或头胸腹愈合为一体，无翅亦无触角，仅具单眼，成体具 4 对足，以气管或书肺呼吸。有些种类可蜇人，有些种类为病原，有些种类是病媒。在节肢动物中，蛛形动物与人类疾病关系密切的程度仅次于昆虫。蛛形纲分蜱螨亚纲（Acari，又称螨亚纲）、蝎亚纲（Scorpiones）和蛛亚纲（Araneae），11 个目，其中以蜱螨亚纲与医学关系最为密切，其次为蝎亚纲和蛛亚纲。

一、蜱螨亚纲

蜱螨个体微小，大多在 1mm 以内，偶有数毫米，蜱相对较大，螨相对较小，多为椭圆形。螨体通常由颚体（gnathosoma），又称假头（capitulum）和躯体（idiosoma）两部分组成，以围颚沟（perignathosomal groove）为界。颚体位于躯体前方或前部腹面，为口器部分；而躯体是螨体的主要部分。成虫与若虫均有 4 对足，而幼虫仅有 3 对足。

躯体可再划分为有 4 对足的足体和足后面的末体两部分。足体又可分为前足体（Ⅰ、Ⅱ 对足的部分）和后足体（Ⅲ、Ⅳ 对足的部分）。在前足体和后足体之间，一般有横沟为界。也有把整个螨体分为前后两部分的，前者称前半体，后者称后半体，前半体包括颚体和前足体，后半体包括后足体和末体。

蜱螨种类繁多，分布广泛，新种记录不断增加，有关蜱螨的分类系统也在不断地充实、调整。Kramer（1877）奠定了分类基础，此后许多学者又在此基础上提出了自己的意见，使蜱螨分类系统进一步完善。Evans 的《不列颠群岛的陆栖螨类》第一卷（1961）和 Hammen 的《螨类分类的修正与鉴定、检索表及系统发生的注释》（1972）等把蜱螨亚纲（Acari）分为 7 个目，即背气门目（Notostigmata）、四气门目（Tetrastigmata）、中气门目（Mesostigmata）、后气门目（Metastigmata）、隐气门目（Cryptostigmata）、无气门目（Astigmata）和前气门目（Prostigmata）。Krantz（1970）总结了蜱螨学的研究结果和文献，写了 *A Manual of Acarology* 一书，将蜱螨目提升为蜱螨亚纲，并于 1978 年出版第二版，将蜱螨亚纲更新为 2 目 7 亚目 105 总科 388 种。20 世纪末，Evans（1992）提议蜱螨亚纲由 3 个总目和 7 个目组成：真螨总目（Acariformes）、寄螨总目（Parasitiformes）和节腹螨总目（Opilioacariformes）。真螨总目包括 3 个目：前气门目（Prostigmata）、无气门目（Astigmata）、甲螨目（Oribatida），寄螨总目包括 3 个目：巨螨目（Holothyrida）、中气门目（Mesostigmata）、蜱目（Ixodida），节腹螨总目包括节腹螨目（Opilioacarida）一个目。目前，多数采用 Krantz 和 Walter（2009）的分类体系，将蜱螨亚纲分为 2 个总目：寄螨总目（Parasitiformes）和真螨总目（Acariformes），其中寄螨总目包括 4 个目：节腹螨目（Opilioacarida）、巨螨目（Holothyrida）、蜱目（Ixodida）及中气门目（Mesostigmata），真螨总目包括 2 个目：恙螨目（Trombidiformes）和疥螨目（Sarcoptiformes）。

蜱螨对人体的危害包括两大类，一类是由蜱螨叮咬、吸血、毒害、寄生和/或致变态反应等所引起的疾病，一般称其为蜱螨源性疾病（acarodisease），如疥疮、螨性哮喘。一类是由蜱螨传播病原体所引起的疾病，一般称其为蜱螨媒性疾病（acari-borne disease），如森林脑炎、恙虫病。

二、蝎亚纲

体分头胸部和腹部。头胸部有 1 对螯肢，较小，1 对须肢，较粗大，其端部的螯呈长钳状。体部背面有 1 对中眼和 3~5 对侧眼。胸板呈三角形或五角形，第 2 末体节的腹板有 1 对栉板。腹部前 7 节粗大，后 6 节窄长，末端为尾节，内有毒腺且端部具 1 毒刺。步足 4 对，各步足分 7 节，端部具跗爪 1 对。腹部腹面具书肺 4 对，开口于第 3~6 节腹板上。毒蝎一般体长不超过 10cm，少数大型种类可达 20cm。

目前全世界蝎目分 20 科 200 属，约 2 450 种。我国仅记载有蝎目 5 科 12 属 55 种。钳蝎科的毒蝎 4 种，最常见的是马氏正钳蝎（*Mesobuthus martensii*），俗称东亚钳蝎，在我国分布广、种群大、药效好，是蝎类药材的主要来源，分布在内蒙古、辽宁、河北、河南、山东、安徽、江苏和福建等地。毒蝎主要出现于热带和亚热带地区，夜间活动，非常贪食，白昼隐伏于石砾、树洞、破壁砖缝、枯枝残叶、垃圾之中，或隐藏在自掘的小土穴中。热带地区在雨天时可爬入室内，静伏于鞋靴、衣巾内，人因赤足露臂，惊动蝎子而被蜇刺。

蝎毒含有神经毒素或溶血毒素等。人被毒蝎蜇刺时常表现为局部剧烈疼痛、水肿或皮肤坏死。神经毒素严重时可致全身神经麻痹；溶血性毒素严重时可发生出血、溶血现象，具致死性。蝎蜇轻度疼痛可用稀氨水缓解，严重的蝎蜇需局部挑破放毒，并注射葡萄糖液或胰岛素。通常采用清除隐蔽场所，并施用杀虫剂灭蝎。

蝎毒具有广泛的药理学性质。中医学以全蝎镇痉、熄风，治惊痫抽搐、中风、半身不遂、口眼歪斜、破伤风、淋巴结核、疮疡肿毒等，以毒攻毒，化害为益。近年来的研究主要集中在其抗肿瘤、抗风湿、抗癫痫以及对心血管的作用等方面。

三、蛛亚纲

体分头胸部和腹部，二者以一腹柄相连。头胸背部有背甲（carapace）遮覆，常有一颈沟，单眼多数 8 个。螯肢 1 对，分 2 节，不呈螯状、内有毒腺管。触肢 6 节，足状，是感触器官。腹部通常呈卵圆形，多不分节，其末端通常有 3~4 对纺器，由第 4~5 腹节的附肢演变而来。纺器上有许多纺管，内连各种丝腺，由纺管纺出丝。足分 7 节，跗爪 2~3 个。呼吸器官兼有书肺和气管。肛门位于末端，无尾节。雄性触肢上跗节特化为雄性外生殖器——触肢器。雌性生殖孔和周围生殖区相关联的骨片构成外雌器。体长从 0.5mm 到 9cm 不等。

全世界的蜘蛛已知有 4.8 万种，中国记载约 5 000 种。结网是许多种蜘蛛的一种本能。网有多种类型，结网方法也不尽相同。蜘蛛通过纺器纺丝织网，粘捕昆虫，注毒液于捕获物体，使之麻痹后取食。少数毒蛛可蜇人中毒，结网于人居环境的阴暗角落中，或者隐藏于墙缝木料中，受惊扰时出现防卫蜇刺反应。

蛛毒含有神经毒素、溶血毒素和细胞因子毒液，毒素类型因种类而异。神经毒素能引起全身中毒，其典型症状除了引起局部疼痛烧灼感外，尚能导致全身肌肉痉挛强直。最著名的是红斑寇蛛（*Latrodectus mactans*），俗名黑寡妇（black widow spider），属于球蛛科（Theridiidae），呈世界性分布。另外还有优列蛛科（Eutichuridae）的红螯蛛（*Chiracanthium punctorium*），分布在我国上海、北京、东北等地，在灌木丛或森林中的草地上蜇人，但无致命危险。狼蛛科（Lycosidae）的穴居狼蛛（*Lycosa singoriensis*）分布于亚欧大陆，在中国新疆常见，其毒可致死人畜。溶血毒素能使伤口组织局部坏死和溃烂，并向四周扩展。最著名的是美洲的平甲蛛属种类。两类蛛毒严重时均能致死。我国南方如广西、广东、海南等地有洞穴生活的大型毒蛛，如虎纹捕鸟蛛（*Ornithoctonus huwena*），因体型巨大，在 50cm 以上，俗称"王蛛"，具神经毒和溶血性毒双重剧毒，可致牛或幼童中毒。毒蛛的治疗，基本原理与治疗蝎毒相同。蜘蛛可以入药，主治脱肛、疮肿、腋臭等症。蜘蛛是许多农业害虫的天敌。保护和利用蜘蛛已成为生物防治的一项重要内容。

（刘敬泽）

第三十一章

蜱

蜱（Ticks）是医学节肢动物中具有重要流行病学意义的一个类群,可传播多种人兽共患病,如出血热、森林脑炎、蜱媒斑疹热、Q 热、莱姆病等。目前世界已知蜱类 960 种,我国分布 124 种（陈泽和刘敬泽,2020）。蜱隶属蛛形纲（Arachnida）蜱螨亚纲（Acarida）寄螨总目（Parasitiformes）蜱目（Ixodida）,下分硬蜱科（Ixodidae）、软蜱科（Argasidae）、纳蜱科（Nuttalliedae）和恐蜱科（Deinocrotonidae）（陈泽和刘敬泽,2020）。我国只有硬蜱科和软蜱科,其形态特征和对人类的危害分述如下。

第一节 形态学

蜱（Ticks）俗称草爬子、狗鳖子、狗豆子、牛鳖子、草瘪子、鸡瘪子、八脚子、壁虱、扁虱等,是广泛寄生于陆地脊椎动物（包括人）体表的一种吸血节肢动物。蜱吸血会造成宿主表皮发生机械性损伤,引起炎症或过敏反应,有些还是多种病原体的传播媒介,甚至是储存宿主。世界上约 10% 的蜱种会携带并传播各种病原,包括病毒（如森林脑炎病毒、布尼亚病毒等）、立克次体（如西伯利亚立克次体等）、细菌（如土拉菌、布氏杆菌等）、螺旋体（如伯氏疏螺旋体等）、病原真菌（如蜡蚧轮枝菌、粉质拟青霉等）、原虫（如巴贝斯虫、泰勒虫等）、毒素（如蜱传麻痹症毒素）以及线虫等,被此类蜱叮咬后,在特定条件下可能会引起地方性人畜共患病（如出血热、森林脑炎、蜱媒斑疹热、Q 热、莱姆病、巴贝斯虫病等）,给人类健康、畜牧业生产、野生动物保护及国民经济发展等带来极大危害。鉴于蜱的形态识别和准确鉴定是有效防控蜱及蜱传病的重要前提,本节重点介绍蜱的形态特征。

蜱体型较大,身体呈囊形且高度愈合,无头、胸、腹之分,由假头（capitulum）和躯体（idiosoma）两部分构成。躯体上着生足。表皮革质,背面、腹面或具几丁质板。假头位于躯体前端或腹面前方;口下板（hypostome）具成列倒齿;须肢（palp）能伸缩或正常。气门板位于末对足基节前外侧（软蜱）或后外侧（硬蜱）;第 I 对足跗节（tarsus）背面有一感觉器官——哈氏器（Haller's organ）;所有跗节均具趾节（apotelus）。蜱在未吸血时背腹扁平,背面稍隆起;吸血后除硬蜱科的雄蜱及软蜱科的若蜱和成蜱无明显变化外,其他虫体在饱血后身体明显增大。

蜱的分类地位一直存在很多争议。在 20 世纪初期多数学者根据 Nuttall 等（1908）的意见,将蜱类列入蜱螨目（Acarina）的中气门亚目（Mesostigmata）,作为其中的一个蜱总科（Ixodoidea）。及至 20 世纪 50 年代,又根据 Baker 和 Wharton（1952）的意见,把蜱类提升为蜱螨目中的一个蜱亚目（Ixodides）。以后,Krantz（1971,1978）认为蛛形纲下应划分为 11 个亚纲,蜱螨类应提升为蜱螨亚纲（Acari）,蜱类则作为寄螨目（Parasistiformes）下的一个蜱亚目。江原昭三（1980）仍将蜱螨类作为目下阶元——蜱螨目,下分 7 个亚目,蜱类属于后气门亚目（Metastigmata）,即蜱亚目,但蜱总科这一分类阶元目前已较少使用。

我国蜱类的研究始于 20 世纪 30 年代,冯兰洲和钟惠澜（1936,1938）曾研究过螺旋体在非洲钝缘蜱（*Ornithodorus moubata*）体内的发育。冯兰洲和黄克峻（1950）对血红扇头蜱（*Rhipicephalus sanguineus*）和铃头血蜱（*Haemaphysalis campanulata*）的生活史作了研究报道。陆宝麟和吴维均（1950）在"中国蜱类名录"中,首次报道我国蜱类 8 属 39 种,7 亚种和 2 变种。邓国藩(1978)在《中国经济昆虫志》第十五册蜱螨目蜱总科中,记述了我国已知蜱类 2 科 10 属 79 种和亚种。邓国藩和姜在阶(1991)在《中国经济昆虫志》第三十九册蜱螨亚纲硬蜱科中,记述了我国的硬蜱 101 种和亚种,其中 13 种是新中国成立以后发现的新种。陈泽和杨晓军(2021)记述我国已知蜱类 124 种,分别隶属于 2 科 9 属,其中软蜱科 2 属 14 种,包括锐缘蜱属 10 种、钝缘蜱属 4 种;硬蜱科 7 属 110 种,包括硬蜱属 24 种、花蜱属 9 种、异扇蜱属 3 种、革蜱属 16 种、血蜱属 44 种、璃眼蜱属 6 种、扇头蜱属 8 种。

一、外部形态

蜱无头、胸、腹之分,表皮革质。从外形上可分为假头(capitulum)和躯体(idiosoma)两部分。

(一) 硬蜱的外部形态

成蜱体型大小因种类不同和吸血与否差异很大,未吸血个体一般呈椭圆或卵圆形,背腹上下扁平,背面稍隆起;吸血后,雄蜱体型稍有膨大,雌蜱则在饱血后极度膨大,体型可增大几十倍到上百倍。

1. 假头　位于躯体前端,背面可见,向前突出(图 31-1)。其结构包括以下几个部分:

假头基(basis capituli)　位于假头基部的一个分界明显的几丁质区。其形状因属种不同而异,呈矩形、六角形、三角形、梯形等。后缘两侧或具向后的角突,称基突(cornua)。在雌蜱假头基上有由许多小凹点汇聚而成的一对孔区(porosearea),具感觉的功能。孔区的形状多为圆形或椭圆形,其大小及间距常因种类不同而异。假头基腹面,前部靠侧缘或具一对角突,称耳状突(auricula),其形状和发达程度因种而异,一般呈齿状或角状,有的退化为脊状。中部有时具一细浅的横缝(transverse suture)。后部两侧有时收窄,后缘或呈脊状或腹角。

须肢(palp)　一对,位于口器两侧的分节结构,是蜱探寻最适吸血位点的重要工具。须肢的长短与形状因种属不同而异。共分 4 节:第 1 节很短,环状或具突起;第 2、3 节较长,外侧缘直或凸出形成侧突,背面或腹面有时具刺(spine);第 4 节短小,镶嵌于第 3 节亚端的腹面,其顶端有粗短的感觉毛。当蜱在宿主上吸血时,整个须肢起辅助口器、固定和支撑蜱体的作用。在吸血时,蜱的须肢会张开,可能还会协助将用于附着的黏合剂涂抹到宿主皮肤上。

螯肢(chelicera)　位于假头正中向前伸出的一对杆状结构。其末端具定趾(靠内侧)与动趾(靠外侧),两趾都具大的锯齿,用来切割宿主皮肤。每一螯肢外面有螯肢鞘包被,末端裸露。

口下板(hypostome)　位于螯肢的腹面,与螯肢合拢形成口腔,形状和长短因种类而异(剑状、矛状或压舌板状),顶端尖细而圆钝,腹面有成纵列的逆齿(denticle),为吸血时穿刺与固着的器官,血液随蜱口下板背面食管进入口与咽部。端部的齿细小,称齿冠,主杆的齿较大。在分类鉴定中,常以齿式(dentition formula)表示中线两侧的齿列数,如 3|3,即各侧具 3 纵列,又如 3-4|4-3,即前端各侧具 4 纵列,以后各侧为 3 纵列。

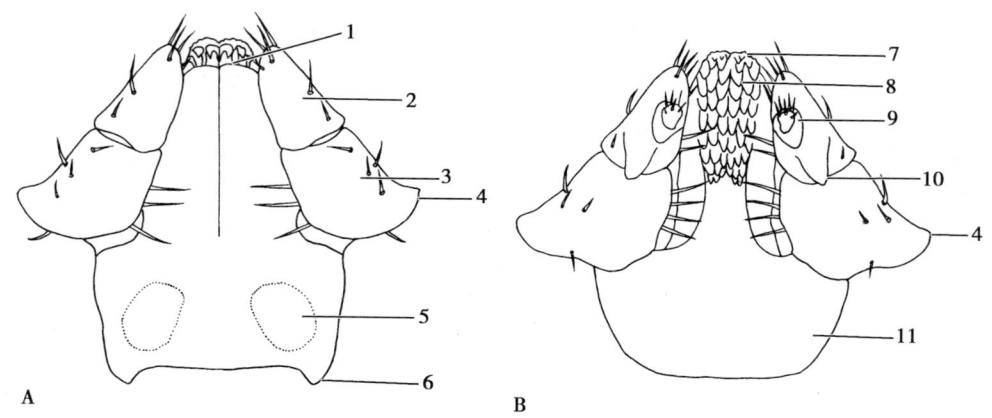

A. 雄蜱假头背面观;B. 雄蜱假头腹面观。
1. 螯肢;2. 须肢第 3 节;3. 须肢第 2 节;4. 须肢第 2 节后缘外侧;5. 孔区;6. 基突;7. 口下板;8. 齿列;
9. 须肢第 4 节;10. 须肢第 3 节腹侧;11. 假头基。

图 31-1　硬蜱形态(血蜱属)

2. **躯体**　为连接于假头基后缘的扁平部分（图 31-2~图 31-4），其结构如下：

背面（dorsum）　最明显的结构是几丁质的盾板（scutum）。盾板在雄蜱覆盖整个背部，雌蜱以及幼蜱和若蜱只占背面的前半部。其形状因种类而异，一般为椭圆形、卵圆形、心形或其他形。盾板上或具色斑（如革蜱属、花蜱属等）。盾板前缘靠假头基处凹入，即缘凹，内有蜱类特有的器官吉氏器；盾板两侧向前突出，形成肩突。有些蜱属具眼（eye）一对，位于盾板的侧缘。盾板上布有点窝状的刻点，其大小、深浅、数目及稀密程度在分类上亦具有一定意义。颈沟（cervical groove）自缘凹后方两侧向后伸展，其深浅、长度亦因种类而异。雌蜱在盾板前部靠近侧缘，或有直线形隆起的侧脊（lateral carina），其内侧所成的沟，或称侧沟（lateral groove）。在雄蜱盾板前部相当于雌蜱盾板位置的部位，称假盾区。沿盾板侧缘的内侧，通常有一对侧沟，其长度及深度在分类上亦很重要。后部正中还有一条后中沟（posterior median groove），其两侧有一对后侧沟。靠近中部有一对圆形的盾窝（fovea），是性信息素腺的通口。有些蜱种在后缘具方块形的缘垛（festoon），通常

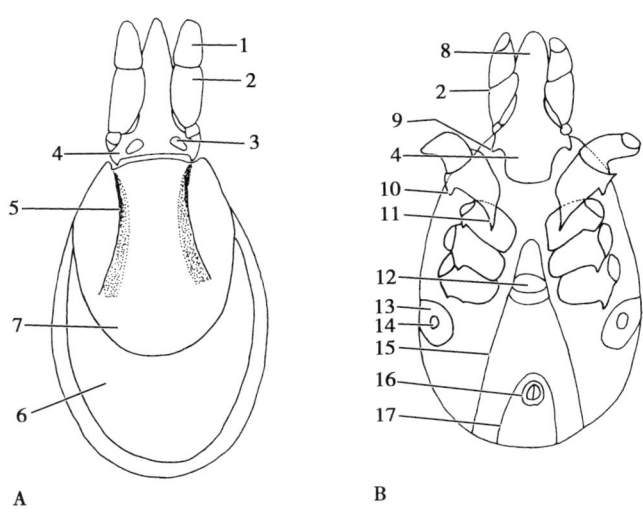

A. 雌蜱背面观；B. 雌蜱腹面观。

1. 须肢第 3 节；2. 须肢第 2 节；3. 孔区；4. 假头基；5. 侧沟；6. 颈沟；7. 盾板；8. 口下齿列；9. 耳状突；10. 外距；11. 内距；12. 生殖孔；13. 气门板；14. 气门；15. 生殖沟；16. 肛门；17. 肛沟。

图 31-2　硬蜱形态（硬蜱属）

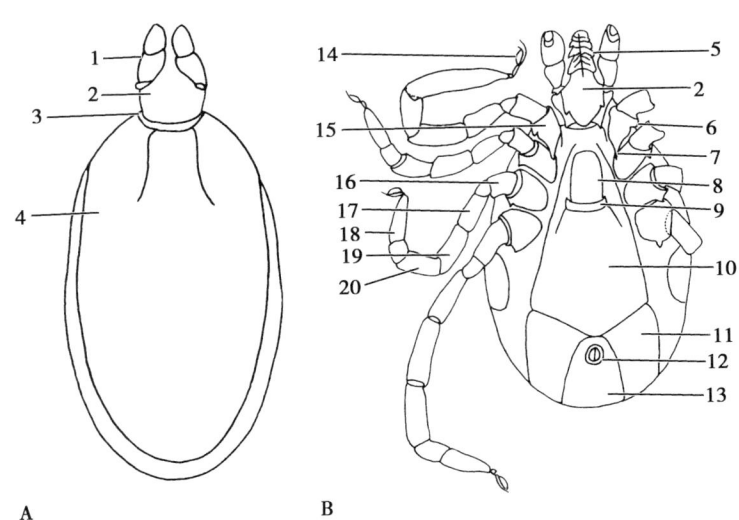

A. 雄蜱背面观；B. 雄蜱腹面观。

1. 须肢；2. 假头基；3. 肩突；4. 盾板；5. 口下板；6. 外距；7. 内距；8. 生殖前板；9. 生殖孔；10. 中板；11. 肛侧板；12. 肛门；13. 肛板；14. 爪垫；15. 基节；16. 转节；17. 股节；18. 跗节；19. 胫节；20. 后跗节。

图 31-3　硬蜱形态（硬蜱属）

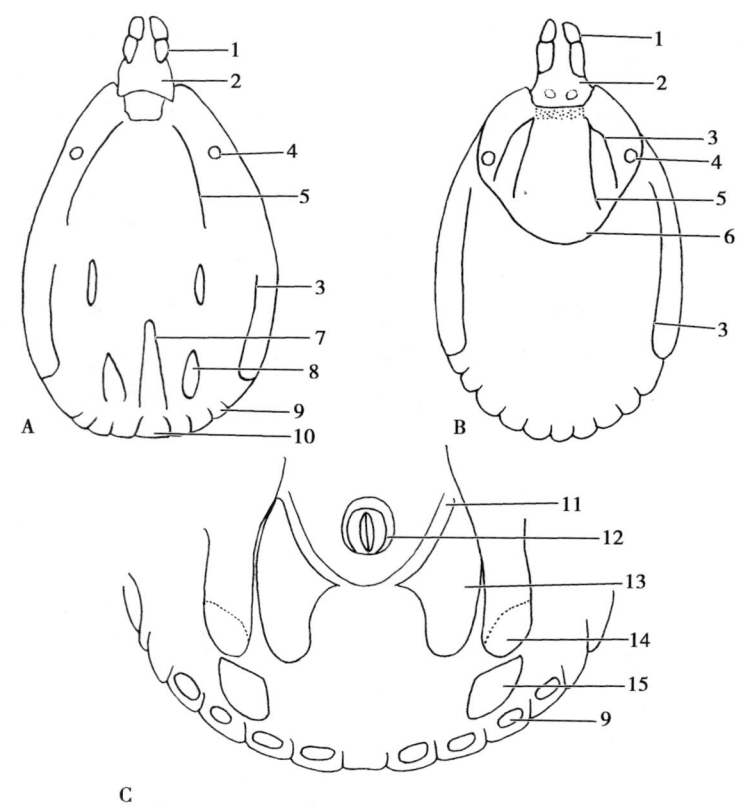

A. 雄蜱背面观；B. 雌蜱背面观；C. 雄蜱腹面后部。
1. 须肢；2. 假头基；3. 侧沟；4. 眼；5. 颈沟；6. 盾板；7. 后中沟；8. 后侧沟；9. 缘垛；
10. 中垛；11. 肛沟；12. 肛门；13. 肛侧板；14. 副肛侧板；15. 肛下板。

图 31-4 硬蜱形态（璃眼蜱属）

为 11 个，正中的一个有时较大，色淡而明亮，称中垛。也有些蜱种躯体末端突出，形成尾突（caudal process）。

腹面（venter） 生殖孔（genital aperture）位于前部或靠中部，形状因蜱种不同有所差异，有些雌蜱生殖孔边缘有细小的翼状突（alae）或称生殖帷（genital apron），也有些具厣状的覆盖物或称生殖盖（operculum）。在生殖孔前方和两侧，有一对向后伸展的生殖沟。肛门（anus）位于后部正中，是由一对半月形肛瓣构成的纵裂口，在肛门瓣上有纤细的肛毛，周围为肛门环。在其前或后有肛沟（anal groove），一般为半圆形或马蹄形；有时在肛沟正中之后还有肛后中沟。在雄蜱腹面还有几块几丁质板，其数目因蜱属不同而异。如硬蜱属有腹板 7 块：位于生殖孔之前者为生殖前板；位于生殖孔与肛门之间者称中板；位于体缘两侧的一对为侧板；肛板一块，位于肛门的周围，紧靠中板之后；肛侧板一对，位于肛板的外侧。有些蜱属的腹面只有一对肛侧板和位于其外侧的一对副肛侧板，如扇头蜱属和牛蜱属。璃眼蜱属除肛侧板和副肛侧板之外，在肛侧板下方还有一对肛下板，也有些蜱属腹面无几丁质板，如革蜱属和血蜱属。此外，腹面有气门板（peritreme）一对，位于第 4 对足基节的外侧面。其形状因种而异，多为逗点形、卵圆形、圆形或其他形，有的向后延伸成背突，是分类的重要依据。在气门板中部有一几丁质化的气门斑（macula），气门（stigma）半圆形，裂口即位于其间。在气门斑周围由许多圆形的杯状体（goblet）围绕。

足（leg） 成蜱有 4 对足，每足由 6 节构成，即位于腹侧的为基节（coxa），依次为转节（trochanter）、股节（femur）、胫节（tibia）、后跗节（metatarsus）和跗节（tarsus）。基节固着于腹面体壁，不能活动。其端部常具 1~2 个齿状突或称距（spur），靠内侧的称内距，靠外侧的称外距。距的有无和大小是重要的分类依据。转节及以下各足节均能活动。转节短，其腹面或具发达程度不同的距。在某些蜱种（如革蜱属、血蜱属）第一对足转节背面有向后的背距。其他足节均较细长，腹侧边缘不整齐，常呈齿状或角突状，并着生呈序列的刚毛，小齿或距，背侧缘较为光滑。有的蜱种足节上色素浓淡不一，显现出淡色的纵纹或环纹带。跗节为最后一节,其上有环形假关节,故分为后跗节和跗节。跗节末端具爪(claw)一对,爪基有发达程度不同的爪垫(pulvillus)。第一对足跗节接近端部的背缘有哈氏器(Haller's organ),为嗅觉器官,由前窝、后囊及刚毛组成。近年用扫描电镜观察哈氏器的细微结构作为种类的鉴别特征。

(二) 软蜱的外部形态

该科因蜱整个躯体均无几丁质板覆盖,故称软蜱。

1. **假头(capitulum)**　位于躯体的腹面前端,若有头窝(camerostome),假头通常坐落其间,在头窝两侧有一对叶状突,称颊叶(cheek)。口下板与螯肢间由上唇(labrum)相隔,从外表难以看到。须肢圆柱形,端部向后下方弯曲,从外形上看更像足。须肢由4节组成,无端趾或亚端毛。各节较为柔软,约等长,第Ⅳ节不陷进第Ⅲ节的端部腹面。成蜱和若蜱的假头均位于腹部,背部不可见。须肢后内侧或具一对须肢后毛(postpalpal hair)。口下板不发达,具有小齿甚至无齿。口下板基部有一对口下板后毛(posthypostomal seta)。螯肢是从假头基部向前伸出的一对长杆状结构,位于假头背面的前方正中,在两个须肢之间。螯肢末端具有定趾(靠内侧)和高度灵活的动趾(靠外侧),两趾顶端均有大的锯齿。两趾通常裸露在外,其余部分包在螯肢鞘(cheliceral sheath)内。

2. **躯体(idiosoma)**　均由弹性的革质表皮构成,其结构因属种不同而异,或呈皱纹状或为颗粒状,或具乳突或有圆形陷窝,背腹肌附着处所形成的凹陷称盘窝(disc)。腹面前端有时突出,称顶突(hood)。大多数种类无眼,也有具1或2对者,位于腹侧第1、2对足基节外侧。生殖孔(genital opening)和肛门(anus)的位置与硬蜱大致相同,雄蜱无生殖帷(genital apron)。性二态(sexual dimorphism)现象不明显。雌性生殖孔呈横沟状,雄性则为半月形,这是区别两性的主要依据。

躯体的背、腹面亦有各种陷沟,但与硬蜱不同。约在体缘后1/3处有背腹沟(dorsoventral groove)。腹面生殖孔两侧向后延伸者为生殖沟(genital groove);横行于肛门之前者为肛前沟(preanal groove);位于肛门之后的有肛后中沟(medianpostanal groove)和肛后横沟(transverse postanal groove)。沿基节内外两侧有褶突,内侧为基节褶(coxal fold),外侧为基节上褶(supracoxa fold)。气门板(peritreme)小,位于第4对足基节的前外侧。

足的结构与硬蜱相似,但基节无距,跗节(有的及后跗节)背缘或具几个瘤突(dorsal hump),靠近爪的亚端瘤突(subapical dorsal protuberance)一般比较明显。爪垫退化或付缺(图31-5)。

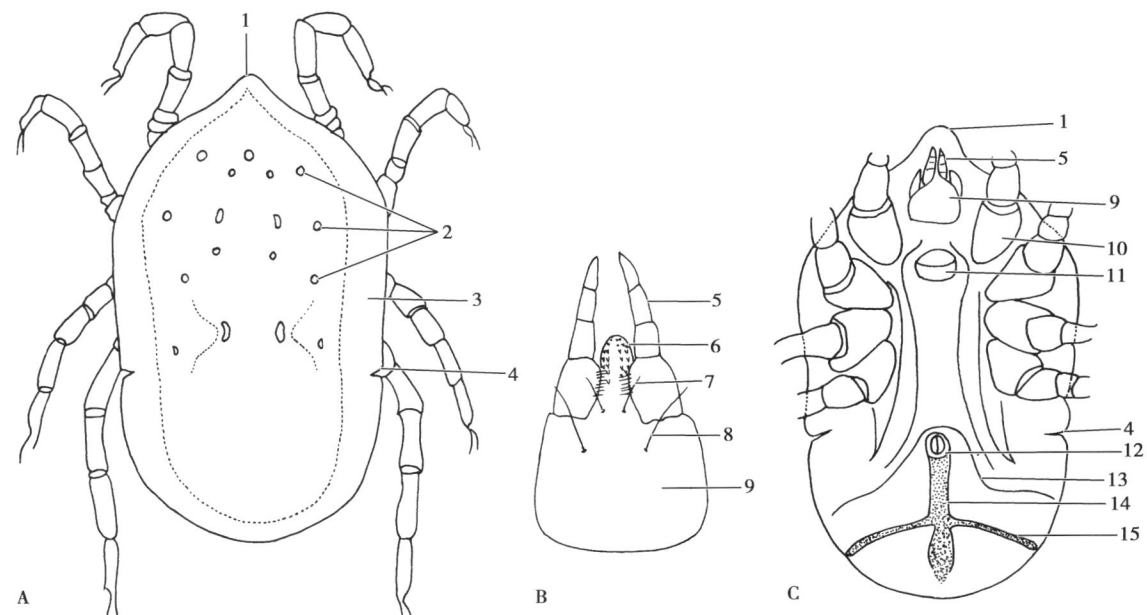

A. 背面观;B. 假头;C. 腹面观。

1. 顶突;2. 盘窝;3. 缘褶;4. 背腹沟;5. 须肢;6. 口下板;7. 口下板后毛;8. 须肢后毛;9. 假头基;10. 基节;11. 生殖孔;12. 肛门;13. 肛前沟;14. 肛后中沟;15. 肛后横沟。

图 31-5　软蜱形态(钝缘蜱属)

二、内部结构

（一）消化系统

和其他节肢动物一样，蜱的消化系统包括前肠、中肠和后肠3部分。前肠的表皮由胚胎的外胚层形成，而中肠由内胚层形成，后肠则由两种胚层共同形成，直肠囊来源于内胚层，而直肠（肛门管）来源于外胚层。蜱类的消化系统因为吸血而特化，在一定程度上可以说蜱类的成功吸血主要归因于发育了高效获取和处理宿主血液的消化系统。

前肠包括口腔（管状）、咽、食管及一对唾液腺。口器为刺吸式口器，用以刺穿宿主皮肤并为口前管提供营养液。口器分为两部分，上半部由螯肢腹面及其外鞘组成，口下板背面的摄食沟及其被膜形成下部分，螯肢与口下板配合穿破宿主皮肤，制造吸血点。咽（pharynx）在假头基融合处或附近，呈延长的梭状，通过咽的有力吮吸体液流进口前管。唾窦（salivarium）由成对的唾液管融合而成。与口前管的位置相同（硬蜱）或由一个延长的可移动的上唇（labrum）与口前管隔开（软蜱）。食管穿过合神经节（由中枢神经系统融合而成），前段进入身体的前背部末端，后段出现在后腹部表面的附近。穿过合神经节后，食管背转进入中肠（中室）的中部。入口处是一个肌肉质的折，形成了前胃瓣。通常认为前胃瓣是阻止宿主体液回流进入前肠的一个屏障。

中肠位于食管与直肠之间，体积大，分支多，占据体腔的大部分。硬蜱的中肠由胃主体、一对前侧叶和一对后侧叶组成。前、后侧叶由胃主体分支形成，各自再分支形成盲管。其中，胃主体是一根位于体腔前部宽的中央管，其前端在脑之后，与食管相连；其余部分位于雌性阴道或雄性附腺之背面。在食管和胃的连接处有瓣膜，可减少胃溶物的回流。回流现象在大多数蜱存在，且被认为是一种重要的传播疾病方式。前侧叶一对，从胃主体的前侧发出，由此分成5对盲管，其中第一对和第二对向前延伸，位于唾液腺的前背面；第三对盲管有的直接伸向后侧方，有的则先伸向后侧方然后再弯曲向前，视种类而异，也位于唾液腺背面。第四对盲管自第五对的上侧方发出，在唾液腺的后1/5处伸向其前腹面。以第五对盲管为最长，沿唾液腺的内下侧方伸向体后侧缘，然后反曲向腹面，沿唾液腺内侧、精巢或卵巢的腹面、雄性附腺或雌性阴道的两侧，经过脑的腹面或两侧伸向前方。后侧叶一对，从胃主体的后端发出，每一后侧叶再分外枝和内枝两个盲管，外枝较短，在卵巢和精巢后外侧之上，至体缘向内弯曲于直肠囊之两侧。内枝长于外枝，在雄性精巢后端内侧和直肠囊之上，或在雌性卵巢横轴和直肠囊之上，至体后缘反曲，经过直肠囊腹面到达雌性阴道颈部或雄性附腺之腹面。

后肠由直肠管、直肠囊、直肠和肛门内（外）括约肌几部分组成，非洲钝缘蜱和萨氏钝缘蜱（*Ornithodorus salahi*）缺少直肠管。直肠囊位于身体后部腹部中线，是一较大的球状薄膜囊，其组织学与中肠相似，但根据其运输排泄废物的生理学功能，将其归类为后肠。直肠或者肛管呈导管状，由一薄层覆盖在基底膜上的上皮细胞构成，该导管具有表皮内层，是直肠囊和肛门孔之间的一段狭窄连接。直肠末端连接肛门，肛门由成对的表皮副翼环绕，伸入到副翼和直肠上的肌肉控制肛门活动。直肠囊充满的时候副翼肌肉收缩会让肛门打开，排出废物。

（二）排泄系统

排泄系统主要分为马氏管和基节腺两个部分。

1. 马氏管 和大多数其他节肢动物一样，蜱类的马氏管连接到直肠囊。在组织学上马氏管的内壁和直肠囊相似，是一种简单的立方形上皮细胞。蜱类只有一对马氏管，不同于昆虫的多管系统。这些极长的狭窄管道在体腔的其他器官和组织间环绕和扭曲，以便与每个器官或组织紧密接触。在这些管中收集的含氮废物不断积累和固化，主要以鸟嘌呤晶体的形式，通过直肠囊同其他废物一起排出体外。

马氏管是蜱体内排出含氮废物的主要器官。马氏管由内胚层发育而来，可能是直肠囊延伸而成的一对特殊的管。在组织学上，马氏管包括一薄层立方形上皮细胞，真皮鞘和薄层的平滑肌细胞。蜱在饥饿状态下，马氏管的内腔会消失，它的细胞也会变得非常小，在此阶段马氏管的直径为50~70μm。蜱在吸血或饱血后，由于马氏管的内腔内填充了大量白色鸟嘌呤晶体，所以其内腔会增大，并且其细胞也会越来越肥大。因此，马氏管的直径也会增大好多倍。根据上皮细胞超微结构的不同，马氏管可分为前、中、后三个不同部分。其中,马氏管前、中两部分的上皮细胞非常相似,内腔表面有微绒毛形成的刷状缘,与直肠囊的刷状缘很相似。而在这两部分细胞基部,有由基片形成的迷路,就像直肠囊一样,这种亚细胞的特殊分化增加了马氏管液体运输的表面积。此外,蜱在吸血过程中,线粒体大量增加。当肝糖原充足,或在吸血过程中时,马氏管的细胞变得肥大,并且会突入到马氏管内腔。与此同时,腔内有各种形状的鸟嘌呤晶体。这些晶体通常是白色球状的,且有很明显的碾压痕迹,最大直径可达 80μm。软蜱的马氏管和硬蜱的几乎相同。

鸟嘌呤是主要的排泄物,占吸血硬蜱排泄物的 1.4%~9.3%,其次是仍未确认的一种嘌呤,占 2%~15%。血红素相对有限,只占 0.5%~1.5%。蛋白质(包括血红蛋白和血清蛋白)在许多蜱中是重要的消化物质。

蜱是典型的循环消化系统。在多数硬蜱中,鸟嘌呤在大量出现后很快就被排出体外,与此同时,上一次血餐中未消化的血红素也随之排出。在吸血过程中,未消化的大量血红素和血红蛋白也会排出来。在变异革蜱吸血过程中会排出大量长的螺旋盘绕的黑色半固体状废物,这种物质含有上次血餐和本次血餐后未消化的血红素,在饱血后会迅速增加。此外,一些蜱类可能还排泄未消化的血液。在硬蜱中,有的蜱除了排泄鸟嘌呤外,还排泄蛋白质、氨基酸和未确定的嘌呤;而软蜱类却恰恰相反,它只排泄鸟苷酸。

目前对蜱通过直肠囊和马氏管排泄的详细过程还不是很清楚。对这些消化管主要位置的细胞溶酶体及其残留物进行实验分析,发现这些区域主要功能是大分子的降解,估计是蛋白质。离子的吸收主要发生在直肠囊和马氏管相接区域(也就是马氏管的前部分),离子吸收可能会增加这个区域鸟嘌呤晶体的沉积。

2. 基节腺　基节腺是瓶颈状结构,它包括囊状的过滤腔和基节管。基节管分为两部分:近端管和远端管(末端连有外基节孔)。在外基节孔附近的基节管处有一小的多核附腺,可能是蜱性信息素的来源。过滤腔是高度卷曲成网状结构的膜腔,大大提高了过滤的有效面积。基节腺中的废液排入近端管细胞。肌肉束与过滤腔相连接,当其肌纤维收缩时,过滤腔体积增大,使血淋巴中水和离子进入腔内,因而过滤腔可看作一个快速收集水分、可溶小分子物质和离子的过滤系统。基节管可选择性重吸收一定的离子,特别是钾离子。基节管细胞具有两种细胞类型——长柱形细胞和立方形细胞,由于它们和其他动物排泄细胞具有很多相似性,被称为足细胞。这两种细胞也具相似性,它们都包围着基板、内质网、溶酶体和大量微管,然而,长柱形细胞生有少量短的微绒毛,立方形细胞生有大量长的微绒毛。

(三)呼吸系统

蜱类的呼吸系统由一组管状系统组成,气管系统包括与外界相通的一对呼吸孔或气门,气门位于身体侧面由体表特化形成的气门板上,气门具有进行气体交换和调节体内水分平衡的功能。气门板位置软蜱与硬蜱有所差异,同时,杯状体的大小、形状、数量、排列方式以及气门板的其他细小特征可作为蜱形态分类学的重要依据。若蜱和成蜱有较发达的气管系统。幼蜱以体表进行呼吸,无气管系统。

硬蜱的气门板受到表皮折叠的限制,呈卵圆形或椭圆形,具有许多小的类似圆形结构的杯状体(goblet),形成凹斑或空腔结构。板中间或沿板边缘部位有一小斑点与气门腔孔相接。该斑点呈平滑状或带有小刻点状。扫描电镜观察,杯状体呈开放的空腔状并与其下的组织有细胞连接。在对其局部进行观察时,可发现杯状体是由犬牙交错的二级突起支柱构成,并可看到一层薄薄的表皮覆盖在气门板表面。在气门板表皮下的气体空间也与前室相连。二级突起支柱为圆形柱状而不是隔膜,可使不同的杯状体间的气洞相互贯通。每个杯状体内部是由加厚的内表皮层构成,里面充满狭窄的表皮很薄的输气管。杯状体的功能目前仍不清楚。组成气门唇上部的相邻斑点到气门口之间的部分称为小柱(columella),这些小柱靠一根窄茎与表皮内层相连,从而支撑起二级突起支柱。气门下有块小的门下空间,围绕着小柱的一小部分。这块空间直接延伸至前室。气门的开闭受肌肉控制,但血淋巴的液压也可以关闭气门。肌肉附着在前室壁上,而不是在气门板上。雌蜱比雄蜱体内具有分布更广的气管系统。

软蜱的气门板在结构上更为简单,加厚的斑点位于表皮与气门板的分界线上,裂开的气门位于气门板的一侧,气门的开闭主要靠血淋巴的液压来完成,当液压上升时,引起加厚斑点与气门板相结合,从而关闭气门。在气门下的空间之间有一个类似瓣膜的结构,它通过前室肌肉来控制气体通向中庭。

许多软蜱的幼蜱期只有简单的呼吸系统。树栖锐缘蜱(Argas arboreus)在基节Ⅰ和基节Ⅱ的维管折叠区具有裂孔式气门腔,开口通过一个窄而垂直的前庭与前庭腔连接,只有一根主气管通到中庭并延伸到唾液腺,然后,主气管通过分支气管与体内各组织连接。没有气瓣膜,气体的进出主要通过前庭壁上的许多微小突起相互连接以及由肌肉收缩形成前庭腔内陷来控制。这种简单的呼吸系统在幼蜱蜕皮期将随着外骨骼的蜕皮而一块儿脱落。在若蜱期脱裂形成的气门腔被基节孔代替,基节孔最后发育形成基节。

(四) 循环系统

蜱具有开放的循环系统,由一个心脏、大动脉、短动脉导管和几个血窦组成。心脏是一个相对简单的延长管,位于身体的背中线、背凹的稍前方(躯干的前2/3处),被一个围心窦包围,呈亚三角形,后端有心门,血淋巴从此进入心脏。心脏向前连接主动脉,在前端包围脑部,形成围神经血窦。血淋巴从心脏沿着延长的背大动脉(前大动脉)流到环绕合神经节的围神经节血窦中。从这里又分配到足动脉、环绕足神经干的薄壁导管以及前血窦和腹血窦。头动脉从这些血窦运送血淋巴到口器、假头基并从腹面回到体腔中。血淋巴是通过循环导管流动并注入体腔和假头的循环液。所有器官和组织都浸泡在这种液体中。血淋巴的量在蜱不同生理阶段变化很大,尤其在吸血期间大大增加,但相对于蜱体重的百分浓度则保持相对恒定。

(五) 神经系统

蜱类的神经系统是一个高度密集、融合的神经团,由脑神经节、腹神经链连同各节段的神经节愈合形成了一个围咽的合神经节,位于Ⅰ、Ⅱ足基节的水平线。合神经节被血管鞘包围,为合神经节提供新鲜的血淋巴。合神经节由上食管区与下食管区两部分构成。合神经节被外部的脑皮层区与内部的神经纤维网组成的膜性复合物包被。蜱类外周神经起于各神经节,几乎全部由轴突构成,周围是神经胶质细胞,由一层薄的无定形的神经膜包被,分布至各器官。

(六) 感觉器官

蜱类通过多种周边感觉系统(peripheral sensory organ)来感受外界环境。最常见的是刚毛,遍布全身包括足和口器等部位。无孔型刚毛有触觉功能,可以感触它们栖息的土层、裂缝,及各种震动、空气的震荡或类似的机械变化,这种感觉器官称为机械感受器。有孔的刚毛可以识别环境中的化学物质。多孔型感受器(multiporose sensilla)相当于嗅觉器官,可以在瞬间识别气味。顶孔型感受器(tip pore sensilla)通常用来鉴别味觉,可识别液体、脂类及其他类似物中的化合物。在蜱的第1对附肢的跗节近端部背缘有一个嗅觉和味觉感受器,称为哈氏器。同昆虫舞动触角一样,蜱通过挥动第一对附肢,利用高效能的哈氏器来感受环境中的气味。在须肢末端也分布大量的味觉感受器,可以识别宿主身上发散的气味。甚至在螯趾(cheliceral digit)(长期以来被认为是仅供切割皮肤用)上也存在味觉感受器。其他的感觉器官分布在体表,同刚毛一样具有基盘和表皮沟,但没有外露的毛干。这些器官作为内感器发挥作用,偶尔也具有机械感受器的功能。

(七) 生殖系统

虽然硬蜱科和软蜱科在生殖系统方面有所差异,但基本上相似。雌蜱生殖系统在组织学上由卵巢、输卵管、连接管、阴道颈部、受精囊、管状附腺、阴道前庭和叶状附腺、吉氏器(Gené's organ)组成。饥饿幼蜱的卵巢是一小段简单的管状结构。饥饿若蜱卵巢如同一个新月形的管状结构,随着若蜱蜕化为成蜱,卵巢也相应地成熟。在硬蜱的雌性生殖系统中,卵巢位于体后部,单一的卵巢呈管状、带状或弯曲呈U形。卵巢末端与输卵管相连。输卵管一对,卷曲、折叠状。未吸血时雌蜱输卵管管壁的上皮细胞为有核的立方形细胞,吸血后,上皮细胞进行多次的分裂与增殖,细胞质中细胞器增加,如粗面内质网、胞浆、溶酶体等。连接管是一段分布有薄层表皮的细管,未吸血或吸血未交配的雌蜱中,连接管的内腔逐渐消失,腔壁折叠形成一个迷路。两输卵管的末端汇合形成总输卵管,即子宫。子宫通过一肌肉质的连接管连于阴道。阴道分为颈部和前庭。阴道颈部背方有一囊状结构为受精囊。未吸血的蜱受精囊囊壁折叠,内腔消失,吸血的雌蜱内腔扩大。在颈部和前庭交界处有一管状附腺,另外,在阴道前庭周围还有一对叶状附腺。软蜱与硬蜱相比,缺少连接管、叶状附腺、纵沟和受精囊。在蜱类生殖过程中起关键作用的是由角、柄、腺体组成的吉氏器,雌蜱的假头窝内有吉氏器的开口,该器官由输出管、角突和腺体构成,角突在前沟类硬蜱为4个;后沟类硬蜱和软蜱均为2个。产卵时,假头向躯体腹面弯曲,靠近生殖孔,吉氏器翻出,由生殖孔产出的卵被角突抓住,角突收缩后将卵黏附在口下板上,当假头复位时,将卵带到蜱体背面的前方,如此反复进行,卵在前端堆积成堆。吉氏器分泌蜡脂类物质附于卵外,起防失水、抑菌作用,同时孔区内的腺体亦进行分泌,其分泌物可抑制类固醇的氧化。

雄蜱生殖系统包括:①管状精巢一对,U形或旋绕,两个精巢后端通过桥或峡部连接;②一对旋绕的输精管;③生殖腔;④射精管一对;⑤复杂的多叶状附腺。

1. **精巢**　蜱类中的精巢结构基本相似,但随种类的不同有所差异。亚洲璃眼蜱精巢伸展在身体两侧,从中心神经团的后端一直延伸到气门板边缘,中部盘绕,后部 1/3 加厚;嗜群血蜱和长角血蜱的精巢为微弯的管状;森林革蜱和草原革蜱的精巢在后 1/3 处呈双折状弯曲并明显变粗;波斯锐缘蜱和乳突钝缘蜱的精巢末端聚合形成马蹄状。

2. **输精管**　输精管为成对的短管,在进入生殖腔处汇合。生殖腔的前端为射精管。

3. **射精管**　生殖腔中精子随后进入射精管。射精管呈短小而扁平的管状结构,从生殖腔前腹部延伸,在中央神经团下方通过生殖孔开口于体外,其前部被腹部体壁表皮形成的生殖帷所覆盖。

4. **附腺**　附腺位于射精管背部、脑的后部和中肠壶腹部的腹面。随着种类的不同,附腺的形状明显不同。雄蜱的附腺包括中叶(背中叶、前背叶和后背叶)和侧叶(背侧叶、后侧叶和后腹叶)。

软蜱科雄蜱附腺的叶仅仅在位置和直径上有所不同。乳突钝缘蜱背中叶最大,背中叶前端直接伸入射精管,末端部分在前端背部盘绕。中叶的两侧是小而成对的侧叶,另外一个不成对的侧叶(腹叶)在腺体和射精管连接处的下面伸出。三个成对的侧叶和一个成对的后背叶从中叶边缘的后端伸出。后腹叶比其他的侧叶更向后伸展,与其他侧叶的区别在于它是一个乳白色、海绵状结构,而其他侧叶是半透明的。

三、硬蜱特征

硬蜱科(Ixodidae)未吸血个体呈椭圆形或卵圆形。背面具几丁质的盾板,雄蜱的盾板覆盖整个背面,而雌蜱、若蜱和幼蜱仅覆盖前半部,许多种类在盾板后缘形成缘垛(festoon),缘垛的数目具有种属间及性别间差异,如血蜱属和革蜱属的种类为 11 个;多数璃眼蜱属的雌蜱具缘垛 11 个,而有些种类的雄蜱缘垛缺失或愈合;硬蜱属的种类无缘垛。假头位于躯体前端,从背面可见,眼一对或缺,璃眼蜱属、革蜱属、扇头蜱属和部分花蜱属的种类具眼;硬蜱属、血蜱属和部分花蜱属(原盲花蜱属)的种类无眼。气门板一对,发达,位于足基节Ⅳ后外侧,气门板的形状具有属、种及性别差异。须肢各节不能转动,其末节(第 4 节)退化,嵌进于第 3 节腹面的凹陷内。雌蜱的假头背面具孔区一对,雄蜱无。多数雄蜱腹面具几丁质板,其数目因蜱的属、种而异;扇头蜱属的一些雄蜱具有尾突,吸血后尤其明显。硬蜱的性二态现象明显。

四、软蜱特征

软蜱科(Argasidae)躯体无几丁质盾板故称软蜱(soft tick)。表皮革质,呈皱纹或颗粒状,也有呈乳突状或结节状。假头位于腹面前方,有时陷于头窝内,若蜱和成蜱的假头从背部不可见。须肢各节可自由活动。假头基无孔区。眼有或缺,位于基节上褶。气门板位于足基节Ⅳ前外侧。基孔(coxal pore)(基节腺分泌物的出口)位于身体两侧的足基节Ⅰ和Ⅱ之间。爪垫不发达或缺。性二态现象不明显。生殖孔的形状是鉴别雌雄的主要依据,雌蜱呈横缝状,雄蜱呈半月状。

如前所述,软蜱科各属的划分一直存在争议,200 多个有效种中,2/3 的分属模棱两可,故本书遵从绝大多数蜱类学家的观点,暂且根据 Hoogstraal(1985)的分类体系将软蜱分成 5 属:锐缘蜱属(*Argas*)、钝缘蜱属(*Ornithodoros*)、穴蜱属(*Antricola*)、赝蜱属(*Nothoaspis*)和耳蜱属(*Otobius*)。

〔刘敬泽　陈　泽〕

第二节　分类学

全世界已知蜱目共 4 科 960 种,具体为:软蜱科(Argasidae)包括 5 属 218 种,其中锐缘蜱属(*Argas*)62 种、钝缘蜱属(*Ornithodoros*)135 种、穴蜱属(*Antricola*)17 种、赝蜱属(*Nothoaspis*)2 种、耳蜱属(*Otobius*)2 种;硬蜱科(Ixodidae)包括 14 属 740 种,其中硬蜱属(*Ixodes*)251 种、花蜱属(*Amblyomma*)140 种、触蜱属(*Cornupalpatum*)1 种、槽蜱属(*Bothriocroton*)7 种、异扇蜱属(*Anomalohimalaya*)3 种、垛蜱属(*Compluriscutula*)1 种、酷蜱属(*Cosmiomma*)1 种、革蜱属(*Dermacentor*)42 种、血蜱属(*Haemaphysalis*)175 种、璃眼蜱属(*Hyalomma*)27 种、珠蜱属(*Margaropus*)3 种、恼蜱属(*Nosomma*)2 种、扇革蜱属(*Rhipicentor*)2 种、扇头蜱属(*Rhipicephalus*)85 种;恐蜱科(Deinocrotonidae)1 属 1 种;纳蜱科(Nuttalliellidae)1 属 1 种。

我国已知蜱类共 2 科 9 属 124 种,具体为:软蜱科 2 属 14 种,其中锐缘蜱属 10 种、钝缘蜱属 4 种;硬蜱科 7 属 110 种,其中硬蜱属 24 种、花蜱属 9 种、异扇蜱属 3 种、革蜱属 16 种、血蜱属 44 种、璃眼蜱属 6 种、扇头蜱属 8 种(陈泽和刘敬泽,2020)。

此处采用陈泽和杨晓军(2021)使用的分类体系,记述中国蜱类的分属检索表和中国重要医学蜱类(硬蜱科 31 种,软蜱科 3 种)的分种检索表。

一、中国蜱类分属检索表

中国蜱类分属检索表参考陈泽和杨晓军(2021)最新分类系统。

1 身体背面无背板;假头位于腹面前方,若蜱和成蜱从背面不可见;气门板不明显,位于足基节Ⅲ和Ⅳ之间的基节上褶上;须肢各节几乎等长 ···2
  身体背面具背板;假头向前,从背面可见;气门板显著,位于身体腹面,足基节Ⅳ的后外侧;须肢各节长短不一 ··3
2 背腹间有明显的缝线相隔;体缘具方形或栅状的外围细胞 ····················锐缘蜱属(Argas)
  背腹间无明显的缝线相隔;体缘无外围细胞 ·································钝缘蜱属(Ornithodoros)
3 肛沟围绕在肛门之前;无眼;雄蜱腹面几乎全部被几丁质板覆盖(共 7 块);雄蜱不吸血,分布广泛 ··硬蜱属(Ixodes)
  肛沟围绕在肛门之后;眼有或无;雄蜱腹面无几丁质板,或发育不完全,仅分布在身体后端(肛侧板、副肛侧板和肛下板),雄蜱吸血,分布相对有地域性 ·····························4
4 无眼 ···5
  多数具眼(有些花蜱属的种类眼不明显) ···7
5 盾板具珐琅彩(极少数无);须肢长且近似于圆柱形;身体宽短,呈亚圆形或宽卵形 ·············
  ·························· 花蜱属(Amblyomma)[原属于盲花蜱属(Aponomma)的种类]
  盾板无珐琅彩;须肢长或短且多呈圆锥形;身体较窄长,呈卵形或长卵形 ·····················6
6 假头基近似矩形;须肢短,呈圆锥形,第Ⅱ节长宽约等,其外侧超出假头基边缘 ···············
  ··血蜱属(Haemaphysalis)
  雄性假头基背面四边形,其前侧缘分叉;雌性假头基六边形;须肢长,圆锥形,外侧未超出假头基边缘 ···异扇蜱属(Anomalohimalaya)
7 须肢显著长于假头基,第Ⅱ节长明显大于宽 ··8
  须肢长度近似等于假头基,且第Ⅱ节长与宽大致相等 ···9
8 盾板不具色斑;雄蜱具肛侧板,且通常还具肛下板;眼着生在盾板侧缘的凹陷内,半球形凸出 ··璃眼蜱属(Hyalomma)
  盾板一般具色斑,少数无色斑;雄蜱不具肛侧板和肛下板;如具眼,多数着生在盾板边缘,眼不凸出(有些种类很不明显) ···花蜱属(Amblyomma)
9 假头基背面六角形,通常无色斑;雄蜱具肛侧板和副肛侧板 ···············扇头蜱属(Rhipicephalus)
  假头基矩形,通常有色斑;雄蜱无肛侧板和副肛侧板 ·····················革蜱属(Dermacentor)

二、中国重要医学蜱类分种检索表

中国重要医学蜱类分种检索表参考陈泽和杨晓军(2021)的分种检索系统。

雌　蜱

1 假头背面不可见;躯体背面无几丁质盾板 ··2
  假头背面可见;躯体背面有几丁质盾板 ··4
2 背腹间有明显的缝线相隔;体缘表面的外围细胞大,规则,每一方形结构中具 1 根刚毛 ···········
  ··波斯锐缘蜱(A. persicus)

背腹间无明显的缝线相隔;体缘无外围细胞,亦无方形结构 ···3

3　体表颗粒状;身体前端逐渐变窄,顶突短;跗节Ⅰ背缘微波状,隆起不明显;肛后横沟较直,与肛
　后中沟相交呈直角 ···乳突钝缘蜱(O. papillipes)
　跗节Ⅰ背缘隆起瘤状,亚端瘤突明显;肛后横沟向侧后方斜向伸展,与肛后中沟相交几乎呈钝角
　···特突钝缘蜱(O. tartakovskyi)

4　无眼;肛沟围绕肛门之前 ···5
　眼有或无;肛沟围绕肛门之后,或肛沟不明显 ···9

5　须肢粗短,第2节长约等于第3节,两节分界不明显;足基节Ⅰ无内距;盾板具侧脊且明显 ·············
　···草原硬蜱(I. crenulatus)
　须肢较长,第2节明显长于第3节,两节分界明显;足基节Ⅰ内距明显;盾板侧脊有或无 ···············6

6　足基节Ⅰ内距较短,末端钝;基节Ⅰ-Ⅳ外距均不明显 ······························ 卵形硬蜱(I. ovatus)
　足基节Ⅰ内距较长,末端尖;基节Ⅰ-Ⅳ外距明显,呈粗齿 ···7

7　足基节Ⅰ外距异常发达,末端超过基节Ⅱ前缘;盾板心形 ························ 锐跗硬蜱(I. acutitarsus)
　足基节Ⅰ无外距短或末端未超过基节Ⅱ前缘;盾板非心形 ···8

8　须肢窄长,前后两端明显细窄;足基节Ⅰ、Ⅱ靠后缘具半透明附膜 ··········· 粒形硬蜱(I. granulatus)
　须肢较短,前端不明显细窄;足基节Ⅰ、Ⅱ靠后缘无半透明附膜 ············· 全沟硬蜱(I. persulcatus)

9　假头基矩形,无眼 ···10
　假头基非矩形,或假头基矩形但具眼 ···20

10　须肢第2节后外角强度突出,显著超过假头基侧缘,两侧须肢外缘相合呈锐楔形或铃形 ············11
　须肢第2节后外角轻度或中度突出,两侧须肢外缘相合呈钝楔形或亚梯形 ································14

11　须肢第3节腹面的刺发达,其末端达第2节中部,须肢第2节后缘具一个粗大的锐角突 ·············
　···距刺血蜱(H. spinigera)
　须肢第3节腹面的刺较短,其末端约达到或略超过第2节前缘,须肢第2节后缘不具上述粗大
　的锐角突 ···12

12　盾板椭圆形,中部最宽;须肢第3节腹面的刺略向内斜 ······················· 微形血蜱(H. wellingtoni)
　盾板心形或近心形,前部最宽,或前部与中部等宽;须肢第3节腹面的刺指向后方 ··················13

13　口下板齿式3/3;爪垫中等大小,约达爪长的2/3 ································ 草原血蜱(H. verticalis)
　口下板齿式4/4;爪垫短小,不及爪长的1/2 ······································· 铃头血蜱(H. campanulata)

14　须肢第3节具背刺 ···15
　须肢第3节不具背刺 ···16

15　盾板近似盾形,前部1/3的水平处最宽;孔区直立 ······························· 越原血蜱(H. yeni)
　盾板圆形或亚圆形,中部最宽;孔区明显内斜 ································· 长角血蜱(H. longicornis)

16　假头基不具基突;须肢第2节腹面内缘刚毛粗大,窄叶状,排列紧密;基节Ⅳ内距粗大 ··············
　···刻点血蜱(H. punctata)
　假头基基突明显,末端较尖;须肢第2节腹面内缘刚毛较细,毛状,排列不紧密 ··········17

17　盾板宽明显大于长,约为长的1.2倍;须肢第2节腹面后缘明显凸出,呈钝刺状 ·······················
　···台湾血蜱(H. formosensis)
　盾板长宽度约等;须肢第2节腹面后缘不呈钝刺状凸出 ···18

18　须肢粗大,第2节后外角圆钝;足Ⅱ-Ⅳ爪垫短小,约为爪长的1/2 ··········青海血蜱(H. qinghaiensis)
　须肢粗细适中,第2节后外角呈角状;足Ⅱ-Ⅳ爪垫约达爪端 ···19

19　须肢第2节与第3节的外缘几乎等长;基节Ⅱ-Ⅳ内距较基节Ⅰ内距显著短 ·······························
　···嗜群血蜱(H. concinna)
　须肢第2节外缘明显短于第3节外缘;基节Ⅱ-Ⅳ内距较基节Ⅰ内距稍短 ····· 日本血蜱(H. japonica)

20　盾板具珐琅斑 ···21

盾板体色单一,无珐琅斑 ···27

21　须肢窄长,第2节明显长于第3节,约为第3节的2倍 ····················· 龟形花蜱(*A. testudinarium*)

　　须肢粗短,第2节略长于第3节或两节约等长 ·····································22

22　须肢第2节背面后缘有明显的三角形刺;须肢外缘凸出呈角状 ··············· 网纹革蜱(*D. reticulatus*)

　　须肢第2节背面后缘无刺或有不发达的钝刺;须肢外缘圆弧形凸出,不呈角状 ············23

23　足转节Ⅰ背面后缘的距短,末端粗钝;基节Ⅳ外距短,其末端不超出该节后缘 ··············

　　··· 草原革蜱(*D. nuttalli*)

　　足转节Ⅰ背面后缘的距略长,末端尖细;基节Ⅳ外距的末端超出该节后缘 ·················24

24　气门板背突前缘有几丁质粗厚部;基节Ⅳ外距略向外弯 ······························25

　　气门板背突前缘无几丁质粗犀部;基节Ⅳ外距直,指向后方 ·························26

25　盾板珐琅彩浓厚,覆盖几乎全部表面;转节Ⅱ-Ⅲ腹面无距 ············· 银盾革蜱(*D. niveus*)

　　盾板珐琅彩较浅,在后方中部留下小片褐斑;转节Ⅱ-Ⅲ有细小腹距 ········· 边缘革蜱(*D. marginatus*)

26　假头基突粗短而明显;生殖孔有翼状突 ····························· 森林革蜱(*D. silvarum*)

　　假头基突不明显或付缺;生殖孔无翼状突 ····························· 中华革蜱(*D. sinicus*)

27　须肢窄长;假头基近似三角形 ··28

　　须肢相对粗短;假头基近似六角形 ··30

28　足在关节附近无淡色环带;侧沟不明显或付缺 ······· 盾糙璃眼蜱(*Hy. scupense*)

　　足在关节附近有淡色环带;侧沟较明显 ··29

29　生殖帷窄三角形;盾板宽度不小于长度,后缘圆钝 ······· 嗜驼璃眼蜱(*Hy. dromedarii*)

　　生殖帷舌形;盾板稍窄,宽度小于长度,后缘较窄 ······· 亚洲璃眼蜱(*Hy. asiaticum*)

30　无缘垛;肛沟不明显;足基节Ⅰ有2个粗短的距,粗细约等 ······· 微小扇头蜱(*R. microplus*)

　　具缘垛;肛沟明显;足基节Ⅰ有2个发达的距,粗细不等 ·····························31

31　盾板刻点较粗而深,分布稠密;须肢第1、2节腹面内缘刚毛细而少,排列不紧密 ············

　　··· 囊形扇头蜱(*R. bursa*)

　　盾板粗刻点少而零散,细刻点多(有时不甚明显);须肢第1、2节腹面内缘刚毛较粗,排列紧密 ·····32

32　须肢前端相当平钝;爪垫中等大小,约为爪长的1/2 ············· 镰形扇头蜱(*R. haemaphysaloides*)

　　须肢前端略圆钝;爪垫短小,约为爪长的1/3 ·······································33

33　气门板逗点形,背突较长,明显伸出;侧沟长,延达盾板后侧缘 ········· 血红扇头蜱(*R. sanguineus*)

　　气门板短逗点形,背突相当粗短;侧沟较短,未达到盾板后侧缘 ········· 图兰扇头蜱(*R. turanicus*)

雄　蜱

1　假头背面不可见;躯体背面无几丁质盾板 ··2

　　假头背面可见;躯体背面有几丁质盾板 ···4

2　背腹间有明显的缝线相隔;体缘表面的外围细胞大,规则,每一方形结构中具1根刚毛 ············

　　··· 波斯锐缘蜱(*A. persicus*)

　　背腹间无明显的缝线相隔;体缘无外围细胞,亦无方形结构 ·····························3

3　体表颗粒状;身体前端逐渐变窄,顶突短;跗节Ⅰ背缘微波状,隆起不明显;肛后横沟较直,与肛

　　后中沟相交呈直角 ··· 乳突钝缘蜱(*O. papillipes*)

　　跗节Ⅰ背缘隆起瘤状,亚端瘤突明显;肛后横沟向侧后方斜向伸展,与肛后中沟相交几乎呈钝角

　　··· 特突钝缘蜱(*O. tartakovskyi*)

4　无眼;肛沟围绕肛门之前 ··5

　　眼有或无;肛沟围绕肛门之后,或肛沟不明显 ··9

5　基节Ⅱ-Ⅳ后外角脊状 ····································· 草原硬蜱(*I. crenulatus*)

　　基节Ⅱ-Ⅳ或至少基节Ⅳ有粗短外距 ··6

6　足基节 I 内距短小,其长度等于或小于该节外距 ……………………………………………… 7
　足基节 I 内距发达,其长度明显超过该节外距 ……………………………………………… 8

7　假头基突付缺;肛板前窄后宽,似拱形 ………………………………… 卵形硬蜱(I. ovatus)
　假头基突粗短;肛板中部最宽,似椭圆形 ……………………………… 粒形硬蜱(I. granulatus)

8　足基节 I 内距和外距异常发达,互相靠近,外距末端超过基节 II 前缘 ……… 锐跗硬蜱(I. acutitarsus)
　足基节 I 只有较长的内距,外距与内距相隔较远,而且短 …………… 全沟硬蜱(I. persulcatus)

9　假头基矩形,无眼 …………………………………………………………………………… 10
　假头基非矩形,或假头基矩形但具眼 …………………………………………………………… 20

10　须肢第 2 节后外角强度突出,显著超过假头基侧缘,两侧须肢外缘相合呈锐楔形或铃形 ……… 11
　须肢第 2 节后外角轻度或中度突出,两侧须肢外缘相合呈钝楔形或亚梯形 …………………… 14

11　基节 IV 具一个细长的内距,呈针状,其长明显超过该节长度的 1/2 ……… 距刺血蜱(H. spinigera)
　基节 IV 具一个较短的内距,呈三角形或锥形,其长不超过该节长度的 1/2 …………………… 12

12　口下板齿式 3/3;盾板上刻点不太明显,细小而较稀疏 ……………… 草原血蜱(H. verticalis)
　口下板齿式 4/4;盾板上刻点较为明显,分布较密,或分布不不均 ……………………………… 13

13　侧沟较短,后端只达气门板后缘;跗节 IV 相当短粗,亚端部急转收窄,斜度大
　　………………………………………………………………………… 铃头血蜱(H. campanulata)
　侧沟较长,后端延至第 1 缘垛;跗节 IV 粗短,亚端部逐渐收窄 ……… 微形血蜱(H. wellingtoni)

14　须肢第 3 节背面后缘具发达的背刺 …………………………………………………………… 15
　须肢第 3 节背面后缘无背刺 …………………………………………………………………… 16

15　盾板无侧沟;盾板细刻点居多,分布不均匀 ………………………………… 越原血蜱(H. yeni)
　盾板有侧沟;盾板刻点中等粗细,分布均匀 ……………………………… 长角血蜱(H. longicornis)

16　须肢第 2 节腹面内刚毛粗大,窄叶状,排列紧密 ………………………… 刻点血蜱(H. punctata)
　须肢第 2 节腹面内缘刚毛较细,毛状,排列不紧密 …………………………………………… 17

17　跗节粗短,跗节 II~IV 亚端部背、腹缘均略隆出 …………………… 青海血蜱(H. qinghaiensis)
　跗节长度适中,跗节 II~IV 亚端部背、腹缘不隆出 …………………………………………… 18

18　基节 II-IV 内距较长,末端尖细,明显超出各该节后缘;须肢第 3 节顶端圆钝 …………………
　　…………………………………………………………………………… 台湾血蜱(H. formosensis)
　基节 II-IV 内距较粗短,末端钝,略微超出各该节后缘;须肢第 3 节顶端尖窄 ………………… 19

19　须肢第 3 节顶端向内侧弯曲,两侧须肢合拢时交叠呈钳状;口下板齿式 6/6 …………………
　　…………………………………………………………………………… 嗜群血蜱(H. concinna)
　须肢第 3 节顶端不向内侧弯曲;口下板齿式 5/5 ………………………… 日本血蜱(H. japonica)

20　盾板具珐琅斑 ………………………………………………………………………………… 21
　盾板体色单一,无珐琅斑 ……………………………………………………………………… 27

21　须肢窄长,第 2 节明显长于第 3 节,约为第 3 节的 2 倍 ………………… 龟形花蜱(A. testudinarium)
　须肢粗短,第 2 节略长于第 3 节或两节约等长 ………………………………………………… 22

22　须肢第 2 节背面后缘有很发达的尖刺,其长显著大于刺基之宽 ………… 网纹革蜱(D. reticulatus)
　须肢第 2 节背面后缘无刺或有短刺,其长小于刺基之宽 ……………………………………… 23

23　侧沟短小,不甚明显,盾板珐琅斑彩少而浅淡,仅在前侧部及中部较明显 ……… 中华革蜱(D. sinicus)
　侧沟长而明显,盾板珐琅彩较多而较浓 ………………………………………………………… 24

24　足转节 I 背面后缘的距短,末端粗钝 …………………………………… 草原革蜱(D. nuttalli)
　足转节 I 背面后缘的距略长,末端尖细 ………………………………………………………… 25

25　气门板背突前缘无几丁质粗厚部;基节 I 外距长于或等于内距 ………… 森林革蜱(D. silvarum)
　气门板背突前缘有明显的几丁质粗厚部;基节 I 外距通常短于内距 …………………………… 26

26　假头基突强大,末端尖窄;基节 IV 外距窄长,其长显著大于基部之宽 …… 银盾革蜱(D. niveus)

假头基突粗短;基节IV外距较短,其长约等于基部之宽 ·········· 边缘革蜱(*D. marginatus*)

27 须肢窄长;假头基近似三角形 ·· 28

须肢相对粗短;假头基近似六角形 ·· 30

28 足在关节处无淡色环带;后中沟达到中垛 ················ 盾糙璃眼蜱(*Hy. scupense*)

足在关节处有淡色环带;后中沟达不到中垛,如达到则肛下板较副肛侧板宽,常位于副肛侧板

下方 ·· 29

29 肛下板极大,较副肛侧板宽,常位于副肛侧板下方;后中沟达到中垛 ····· 嗜驼璃眼蜱(*Hy. dromedarii*)

肛下板小,较副肛侧板窄,常位于肛侧板下方;后中沟达不到中垛 ········ 亚洲璃眼蜱(*Hy. asiaticum*)

30 肛沟不明显;无缘垛 ································· 微小扇头蜱(*R. microplus*)

肛沟明显;具缘垛 ·· 31

31 盾板刻点较粗,稠密而均匀;须肢第1、2节腹面内缘刚毛细而少,排列不紧密 ·····················

·· 囊形扇头蜱(*R. bursa*)

盾板粗刻点少而零散,细刻点多(有时不甚明显);须肢第1、2节腹面内缘刚毛较粗,排列紧密 ····· 32

32 肛侧板镰刀形,内缘强度凹入;基节I外距短于内距 ········· 镰形扇头蜱(*R. haemaphysaloides*)

肛侧板略似三角形,内缘浅凹;基节I外距长于或等于内距 ·· 33

33 气门板长逗点形,背突逐渐变窄;肛侧板后缘向内略斜,内缘突角不明显,或圆钝 ······················

·· 血红扇头蜱(*R. sanguineus*)

气门板长卵形,背缘后1/3具浅凹,背突相当宽短;肛侧板后缘向内显著倾斜,内缘突角明显 ·········

·· 图兰扇头蜱(*R. turanicus*)

(陈 泽)

第三节 生物学

蜱类作为专性吸血的外寄生动物,生活史复杂,宿主范围广泛,能够侵寄哺乳类、鸟类、爬行类,甚至两栖类动物,在寄生吸血过程中能够传播多种病原体而导致疾病,给人畜健康、畜牧业生产及野生动物带来极大危害。了解蜱类的生物学特征对于后续蜱及蜱媒疾病的综合防控具有重要意义。本节主要针对蜱类的生物学特性、个体发育及生活史、蜱类的宿主类型以及蜱类的耐饥能力及寿命进行介绍。

一、生活习性

专性吸血是蜱类重要的生物学特征。蜱类的生长发育及生殖与其吸血营养密切相关,没有足够的摄血量,蜱就不能完成变态发育和繁殖。除卵外,硬蜱的各个发育阶段都需要进行吸血,且每个阶段仅吸血一次,这一过程至少持续几天。但是也有例外,如缺角血蜱(*Haemaphysalis inermis*)幼蜱和成蜱在仅仅1~2小时内就能饱血。硬蜱科的其余种类,幼蜱吸血期最短而成蜱吸血期最长。蜱类的吸血期变化很大,甚至在同样环境条件下,来自同一亲本的不同个体都有很大差异。吸血完成后,雌蜱由于吸取了大量宿主血液,躯体常变得异常大。如希伯来花蜱(*Amblyomma hebraeum*)饱血雌蜱体重达到其饥饿体重的100倍左右,森林革蜱饱血雌蜱体重达到其饥饿体重的76倍左右。

硬蜱吸血过程可分为三个阶段,即预备期、缓慢吸血期和快速吸血期。预备期由开始叮咬宿主到血液进入中肠,时间一般为24~36小时,此期蜱体重并不增加或增加不明显。缓慢吸血期为血液进入蜱中肠到蜱从宿主动物体上脱落下来前的12~24小时,此期占吸血过程的大部分时间,蜱体重均匀增长。最后12~24小时为快速吸血期,多数硬蜱一般发生在交配后,该阶段吸血量最大,蜱体极度胀大,体重也飞速增长。

蜱类吸血持续时间,硬蜱比软蜱长。硬蜱幼蜱吸血持续需2~5天,体重增长10~20倍;若蜱吸血需3~8天,体重增长20~100倍;雌蜱吸血需4~16天,体重增长80~120倍;雄蜱吸血持续时间多有变化,但体重增加并不明显。软蜱吸血持续时间则不同,幼蜱持续长、若蜱次之,雌蜱似最短。波斯锐缘蜱幼蜱需时为5~10天,有的若蜱只要15~40分钟或1~2小时,雌蜱则需15~40分钟。有时波动大,如波斯锐缘蜱成蜱需10~210分钟。

宿主在很大程度上影响着蜱类能否成功吸血以及吸血期长短。如杆足璃眼蜱（*Hy. truncatum*）在四纹鼠（*Rhabdomys pumilio*）上吸血时，幼蜱需 4~7 天，若蜱需 7~11 天，而在豚鼠上吸血时，幼蜱需 5~9 天，若蜱需 15~21 天。边缘璃眼蜱若蜱在蔷薇草鼠（*Lemniscomys rosalia*）上吸血时，需 7~11 天，在豚鼠上吸血时需 16~21 天。蜱类吸血部位也可能影响其吸血期。蜱类叮咬吸血部位，首先选择宿主皮薄、毛少、血管丰富且不易受到干扰的部位。叮咬时先以螯肢刺破皮肤，然后将口下板插入，并将逆齿张开以固着于宿主体上（图 31-6）。蜱类如果叮咬在淋巴液或组织流出液较多的部位，其吸血期则明显延长。宿主免疫反应也会影响蜱类的吸血期。蜱在免疫过的宿主体吸血时间明显比在未免疫宿主体吸血期长。

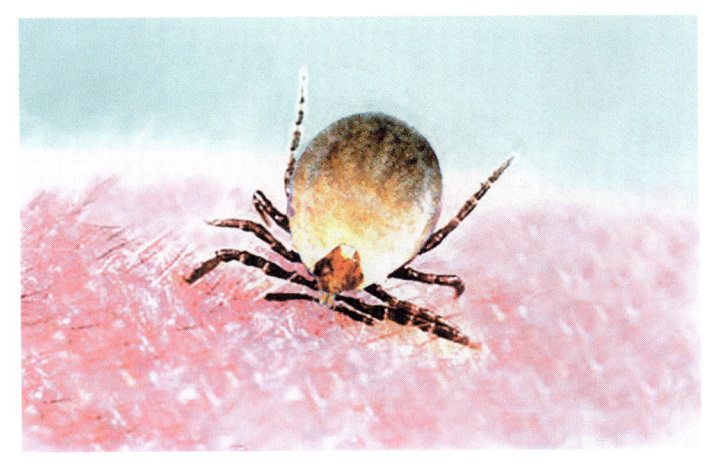

图 31-6　蓖子硬蜱（*Ixodes ricinus*）正在吸血

昼夜节律会影响蜱吸血的进行及其脱落方式，这种现象在一宿主蜱中比较明显。如微小扇头蜱，交配后的雌蜱在夜间快速饱血，但直到清晨宿主离开巢穴觅食过程中才会脱落，因此有利于饱血雌蜱在宿主生境中的分布，光周期可能决定此节律。在一些三宿主蜱中饱血和脱落发生在傍晚宿主离开巢穴开始觅食时，因此有利于其返回到开阔的生境。很多软蜱的取食活动则倾向于集中在宿主在巢穴和草丛休息时。

雌蜱只有吸血量超过卵的发育所必需的最低限度时，才能产卵。有些蜱类存在"临界体重（critical weight）"，即如果未交配雌蜱吸血体重低于临界体重时不能产卵或产的卵不能正常发育，且雌蜱可再次叮咬吸血。如希伯来花蜱的临界体重约为其饥饿体重的 10 倍。蜱类完成变态发育所需要的最低吸血量，随蜱类的种类和发育阶段不同而异。硬蜱科种类如中华革蜱幼蜱和若蜱蜕皮所需要的最低吸血量一般要达到其饱血体重的 50%~60%；而软蜱科中的波斯锐缘蜱和乳突钝缘蜱、特突钝缘蜱的吸血量只要达到其饱血体重的 20%~35%，即可满足蜕皮变态时营养消耗的最低需要量。亚洲璃眼蜱的若蜱和幼蜱由宿主体强行拔掉的话，暂不能完成蜕皮，但它们能再次侵寄吸血。当幼蜱和若蜱的吸血量已达正常饱血状态下的 20% 时，就能继续发育完成正常蜕皮过程。自体营养繁殖的现象也有存在，如乳突钝缘蜱在经受长期耐饥后，不依赖吸血营养，仅利用末龄若蜱的营养储备来完成雌蜱的卵胚形成与卵黄发育，然后产卵。

蜱类多数营有性生殖，也有孤雌生殖现象，如长角血蜱存在二倍体两性生殖种群、非整倍体孤雌生殖种群和三倍体专性孤雌生殖种群。成蜱一般没有功能性的外生殖器，交配方式比较特殊，交配时雄蜱爬到雌蜱体上，腹面相对，雄蜱将口器伸入雌蜱生殖孔中，通过螯肢将形成的精包推进雌蜱生殖孔中使雌蜱受精（图 31-7）。交配一般在雌蜱吸血过程中进行，多数在宿主体上边吸血边交配，交配对雌蜱吸血起刺激作用。如未能交配，雌蜱的吸血量会明显降低，吸血期也大大延长。一般情况下，硬蜱雌蜱仅交配 1 次，在宿主体上进行，雄蜱可多次交配；而多数软蜱可多次交配，一般在栖息地进行交配。硬蜱一生仅产卵一次，软蜱则可多次产卵。产卵时，雌蜱从生殖孔排出卵后，由位于假头基和背部前缘交界处的吉氏器伸出突起推送至背部假头后端，堆积成卵块将假头包埋在内（图 31-8）。

蜱类产卵能力是其繁殖力的重要标志，但蜱属间、种间乃至种内个体之间的产卵能力相差悬殊。例如硬蜱属产卵 2 000~3 000 粒，扇头蜱中原牛蜱属产卵 3 000~5 000 粒，革蜱属产卵 2 000~8 000 粒，璃眼蜱属产卵 4 000~16 000 粒，花蜱属产卵多达 1 000~20 000 粒；软蜱饱血 1 次可产卵 50 粒到 200~300 粒，一般在 1 000 粒左右。

二、宿主多样性

蜱类生活史中的寄生阶段，虽较短暂，但却为完成个体发育和种群繁衍所必需。由于蜱类各活动期均需吸血，所以完成发育史过程至少需要一个或数个宿主动物。蜱类的宿主十分广泛，包括陆生哺乳类、鸟

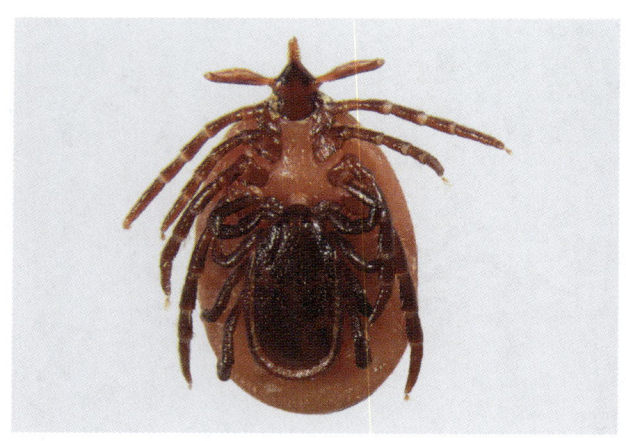

图 31-7 雌、雄中华硬蜱（*Ixodes sinensis*）正在交配

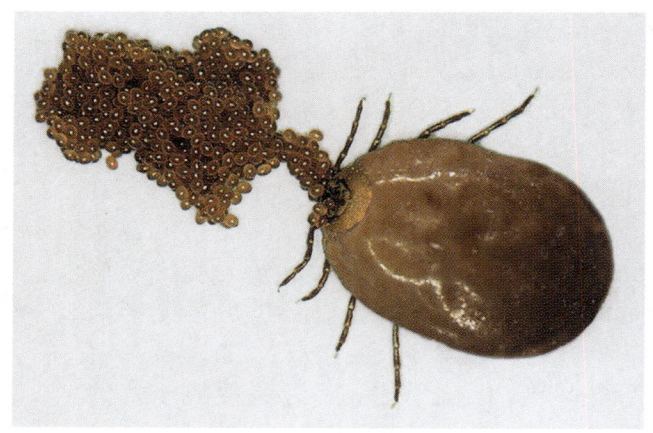

图 31-8 蓖子硬蜱（*Ixodes ricinus*）正在产卵

类、爬行动物和两栖动物，有些种类也侵袭人。通常情况下，依据蜱类完成生活史需要更换宿主的次数和蜕皮场所，蜱的宿主类型大体分为四种：一宿主蜱（单宿主蜱）、二宿主蜱、三宿主蜱和多宿主蜱。硬蜱科和软蜱科蜱类宿主类型存在明显差异。

（一）硬蜱科

所有硬蜱科的种类都只有一个若蜱期。若蜱饱血后蜕皮为成蜱，雌蜱在吸血期间身体不断变大，并在宿主体上边吸血边进行专有的生殖交配（后沟型蜱）。除了硬蜱属外，其他属的种类都需要饱血后才进入生殖营养循环，雌蜱饱血后离开宿主，然后在落叶层、腐烂植被和一些自然形成或人为造成的裂缝等隐蔽的微环境中经过一段短暂的生殖前期后开始产卵。雌蜱卵期持续 20~45 天，一般能够产几千粒卵（少数具有滞育的雌蜱除外）。如长角血蜱平均每头雌蜱每次产卵 2 143 粒，森林革蜱平均产卵 5 116 粒。产卵速度很快，一般从开始产卵经过 3~4 天即可达到产卵高峰期，然后速度逐渐下降，大约 90% 的卵块在前十天产出。雌蜱产完卵后立即死亡。不同的种类间产卵量存在很大差异，雌蜱饱血后 50% 以上的体重能够转化为卵。曾经有人报道过一种纳氏花蜱（*Amblyomma nuttalli*）单头雌蜱产卵就可以达到 22 891 粒。可见，硬蜱由于具有较高的产卵能力而成为节肢动物中生殖能力较强的类群。

1. 三宿主蜱生活史 图 31-9 描述了一种三宿主型硬蜱的典型生活史。卵产出后开始孵出幼蜱，幼蜱分布到植被或动物的巢穴中开始寻找宿主，此宿主为第一宿主。叮咬到第一宿主体上后，幼蜱吸血过程较为缓慢，大约几天后完成饱血。饱血幼蜱从宿主体脱落蜕皮为若蜱，若蜱再寻找宿主吸血，此宿主为第二宿主（一般与幼蜱的宿主相同），饱血若蜱再次离开宿主落入自然环境中蜕皮为成蜱，成蜱再寻找新的宿主叮咬饱血之后，雌蜱脱落并寻找附近的隐蔽环境开始产卵，完成其生命周期，这种在个体发育三个阶段都需要寻找新的宿主吸血的生命周期模式即为三宿主生活周期。三宿主模式是硬蜱科大多数种类最普遍和典型的发育模式，在有利的自然环境条件下，三宿主蜱从幼蜱寻找宿主开始到下一代幼蜱寻找宿主大约需要不到一年的时间。在实验室条件下，由于食物来源、温度以及相对湿度都是可控的，其完成一代的时间可以减少到 3 或 4 个月。比如在温度为 27℃±1℃ 和 6 小时光照 18 小时黑暗的光照周期条件下，长角血蜱完成一个生命周期大约平均需要 135.8 天（刘敬泽等，1998），森林革蜱需 87.5 天，钝刺血蜱需 109 天，亚洲璃眼蜱（*Hyalomma asiaticum*）需 151 天。然而，气候条件和滞育可能延迟蜱找寻宿主的行为、发育和产卵，以至于每年只能完成发育的一个阶段，在这种环境条件的限制下，蜱完成一个生命周期可能需要多达几年的时间。如在自然界森林革蜱完成一代需 1 年的时间，而嗜群血蜱、伍氏硬蜱（*Ixodes woodi*）完成生活史需 2 年，海鸦硬蜱（*Ixodes uriae*）在自然界中完成生活史需要 2~3 年时间；全沟硬蜱则需要 3~4 年的时间才能完成其生活史（图 31-9）。

2. 二宿主蜱生活史 不同种类的硬蜱发育模式也存在差异，比如在囊形扇头蜱的发育过程中，幼蜱饱血后蜕皮成若蜱，若蜱饱血后才离开宿主，落到地上蜕皮为成蜱，然后成蜱再寻找另一宿主吸血，一个周期需要两个宿主，这样的蜱称为二宿主蜱（图 31-10）。

3. 一宿主蜱生活史 还有一些发育模式更为特殊，比如白纹革蜱（*Dermacentor albipictus*）和微小扇头

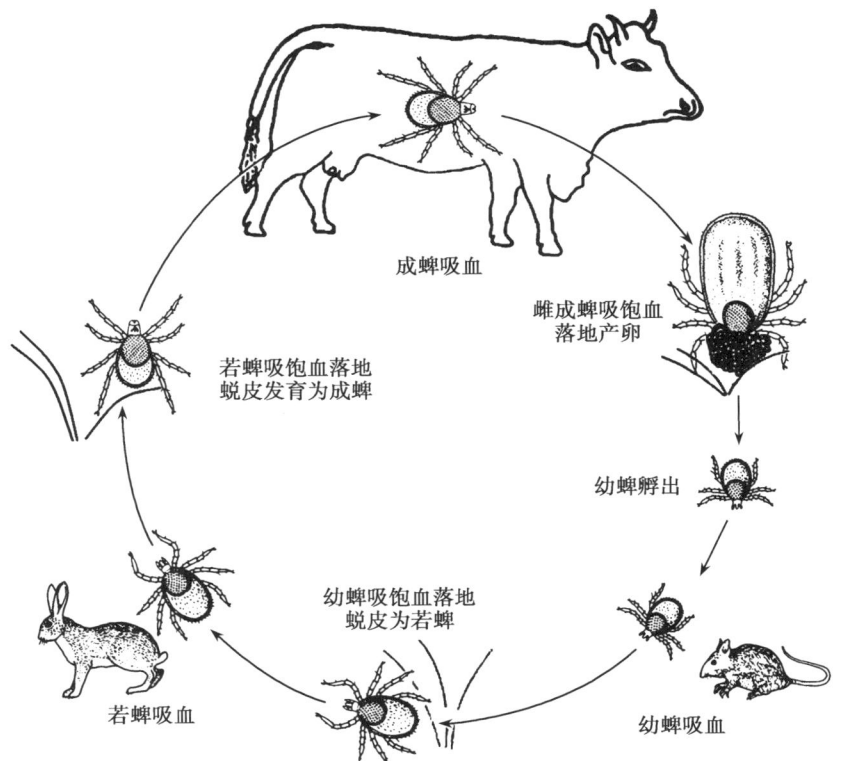

图 31-9 三宿主蜱（全沟硬蜱）生活史

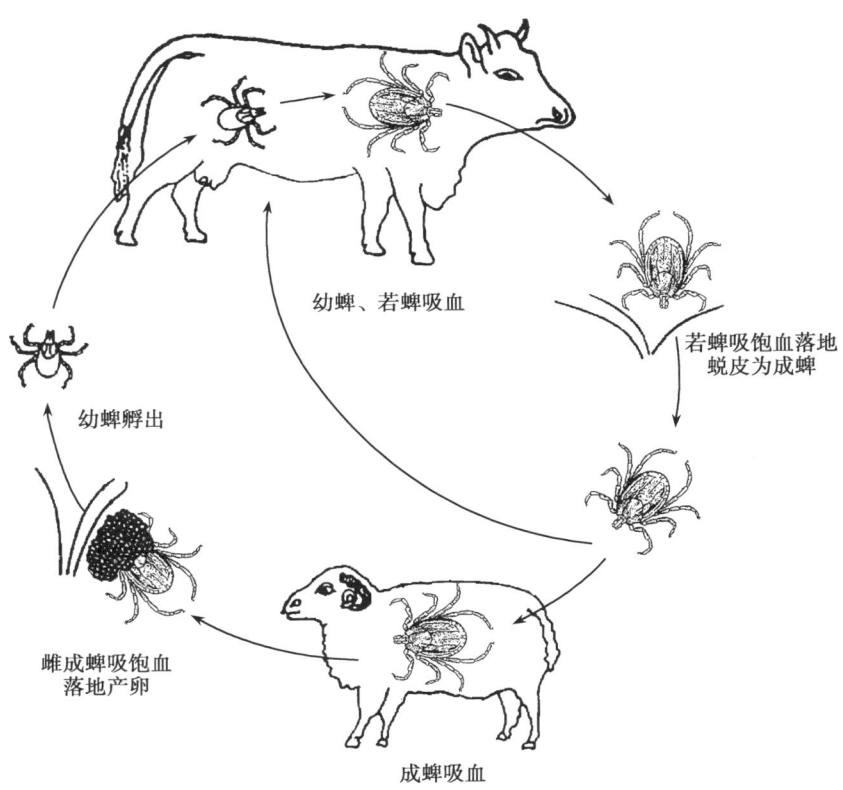

图 31-10 二宿主蜱（囊形扇头蜱）生活史

蜱等种类,在其发育过程中,所有发育阶段均在同一宿主上进行。当幼蜱叮咬到宿主身上饱血后,不离开宿主直接蜕皮为若蜱,若蜱再饱血蜕皮为成蜱,雌雄成蜱仍旧在同一宿主上完成饱血。雌蜱饱血后脱落,在合适的自然微环境中产卵,这样的蜱称为一宿主蜱(图 31-11)。

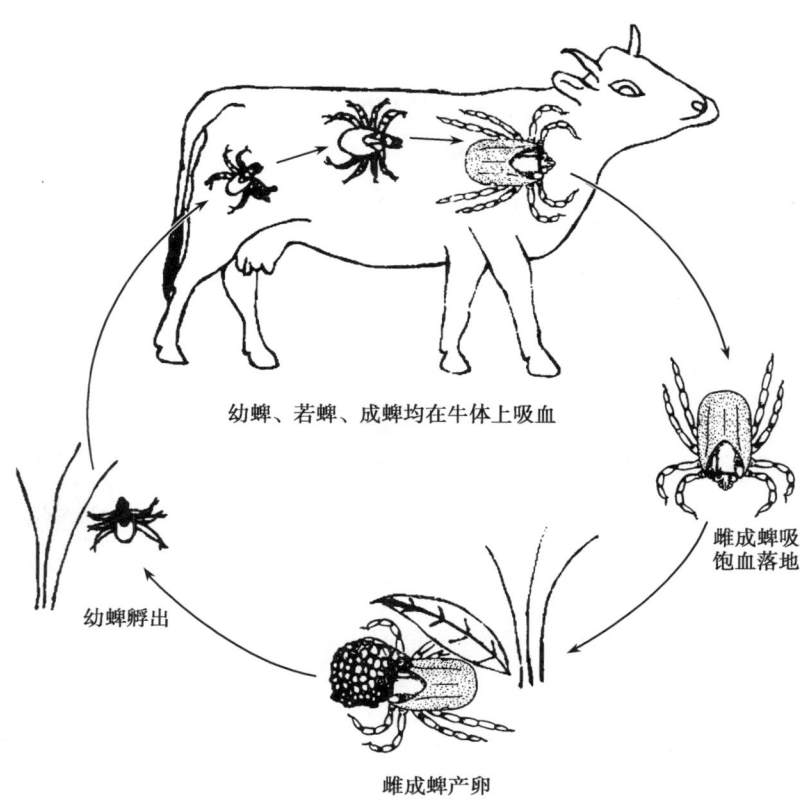

幼蜱、若蜱、成蜱均在牛体上吸血

雌成蜱吸饱血落地

幼蜱孵出

雌成蜱产卵

图 31-11 一宿主蜱(微小扇头蜱)生活史

硬蜱属蜱类的交配和发育模式与硬蜱科其他属蜱类存在较大差别。硬蜱属蜱类主要属于前沟型,配子发育发生在若蜱蜕皮为成蜱的过程中,即刚蜕出的成蜱在饥饿期就表现出活跃的交配行为,交配行为经常发生在吸血之前,有时也会发生在宿主体上。比如在爱尔兰,超过 70% 的硬蜱属成蜱在植被落叶层交配,然而硬蜱属的一些巢居种类其雄蜱并不在宿主身上,原因是这些种类的雄蜱口下板上的小齿发育不太完全,不能叮咬宿主。但也有例外,如硬蜱属坚蜱亚属(Ixodiopsis)中的雄蜱一般都具有正常的口下板,并且具有叮咬吸血能力,但仍旧不能叮咬宿主,这种情况可能是蜱类发育繁殖的一种适应性进化,目的是确保雌蜱在耐受一个较长的饥饿期后,仍旧能够产下可育性卵。

(二) 软蜱科

软蜱的发育和吸血模式与硬蜱差异显著,其生活史存在多个若蜱期。软蜱吸血速度很快(除了某些锐缘蜱属和钝缘蜱属的幼蜱),并且雌蜱的吸血和产卵频率都很高;单次产卵量比较低,每个生殖周期产卵量一般不超过 500 粒;几乎所有软蜱都为多宿主寄生模式。多数种类的软蜱寄生在哺乳动物(包括蝙蝠)或鸟类体表,幼蜱寻找到合适的宿主之后在 15~30 分钟内快速饱血,然后脱离宿主发生蜕皮,沙地、土壤、落叶层、森林中半腐烂的落叶堆、草地或者其他可以找寻宿主的开阔生境等都可以成为其蜕皮场所。饱血后的幼蜱蜕皮为第一个若蜱期(N_1),此时,蜱的身体特征类似于微小的成蜱,尤其是具有坚硬的、多突状体表,但是生殖孔和性别差异还没有显现出来。处于 N_1 阶段的若蜱也像幼蜱一样叮咬宿主并快速饱血,然后在与幼蜱类似的蜕皮环境中发生蜕皮。决定若蜱快速吸血能力的一个重要因素是其代谢上次所吸血液中水分的能力大小,水分的排出主要是在吸血过程中或之后的一个短暂时期内以基节液的形式从基节腺中排出体外。饱血后的若蜱再次蜕皮进入另一个若蜱期(N_2),N_2 阶段的蜱接着找寻宿主、饱血、蜕皮到新的若蜱阶段,如此循环多个若蜱期。一些种类的蜱,其在发育至成蜱前具有 5~7 个若蜱期,据有关报道,最多的可达 8 个。同种蜱若蜱期的个数有时也不相同,这主要决定于营养因子尤其是在前一阶段的吸血量,且雄蜱的若蜱期通常比雌蜱的少 1~2 个。一般情况下,若蜱期体重较轻的倾向于蜕皮为雄蜱,体重较高的若蜱倾向于蜕皮为雌蜱,这种情况与硬蜱科的一些种类相似,其若蜱吸血前后的体重与成蜱性别存在着一定的线性关系。由于软蜱科具有多个若蜱期,所以与硬蜱科相比,具有较长的生命周期。另外,许多软蜱科的种类在其发育阶段能耐受的饥饿期较长,以至于其生命周期可以多达数年。

在软蜱科中,经最后一个若蜱期蜕皮为成蜱之后即表现出性活动能力,并且它们不需要吸血就开始配子的形成。交配发生在成蜱吸血前,但是很少在宿主身上完成交配,除了很少的几种软蜱交配后雌蜱不经吸血就能够自动产卵以外,一般雌蜱的生殖循环完全依赖吸血来实现,即像硬蜱一样,即使雌蜱已经交配,但没有完成血餐前仍旧不能产卵。软蜱已交配雌蜱在饱血之后开始产卵,每次产卵量很小,大约有几百粒卵。产卵完成后,雌蜱仍旧具有旺盛的生殖能力,可再次寻找宿主、饱血、开始新的产卵周期。不同种之间以及同种蜱不同个体之间的生殖周期次数有显著差异,但一般很少超过六次。由于两次产卵期间有较长的吸血等待时间,所以软蜱的整个生殖需要几年时间才能完成,这种生殖模式使其后代有充足的时间进行扩散。

软蜱生命周期也存在一些特例。以蝙蝠作为宿主的许多钝缘蜱属的种类,幼蜱饱血后仍旧叮咬在宿主体上,其吸血方式跟硬蜱类似,这种吸血模式也存在于以鸟类作为宿主的软蜱种类中。如迷糊钝缘蜱(*Ornithodoros amblus*)主要是以鹈鹕、鸬鹚和其他一些海鸟作为宿主,幼蜱长时间的叮咬有利于鸟类将其携带到其他地区,从而实现蜱的大范围扩散,这也许是蜱长期进化形成的一种传播方式。另外,这种蜱的幼蜱缺乏基节腺,不能将所吸血液中的水分有效排出体外,所以,将吸血期延长正好能使其有足够的时间来解决这个问题,主要途径与硬蜱所采用的方式基本相同,即通过唾液腺将血液中的水分排出。幼蜱大量吸血也能使其有足够的营养来完成两次蜕皮:第一次蜕皮后进入若蜱 N$_1$ 期,第二次蜕皮后进入若蜱 N$_2$ 期。除了上述幼蜱期长短的不同外,生命周期中的其他阶段都和大多数种类相同。

梅氏耳蜱(*Otobius megnini*)的生活史中也有一些特异性,仅有两个若蜱期,且具有高度的宿主及寄生部位偏爱性,为一宿主寄生模式。在一些主要的亚洲软蜱中,特突钝缘蜱的若蜱和成蜱寄生在宿主体上越冬,按照一宿主寄生模式进行吸血和发育蜕皮,到第二年天气变暖时才从宿主脱落。与梅氏耳蜱相反,特突钝缘蜱是一种特殊的多宿主寄生蜱类。

大多数寄生于蝙蝠和鸟类的软蜱其幼蜱吸血时间较长,吸血速度较慢,然而也有特例,如寄生在海鸟身上的胡瓜锐缘蜱(*Argas cucumerinus*),其幼蜱能够在 7~25 分钟内饱血。

三、个体发育和生活史

蜱的生活史包括四个阶段:卵、幼蜱、若蜱和成蜱,后面三个阶段为自由活动阶段。其中若蜱在形态上与成蜱相似,但生殖器官未成熟,所以性别的二态性在成蜱阶段才能明显表现,因此当提及蜱类的雌、雄时,就表明此个体已经是成蜱。在大多数种类中,每个自由活动阶段都要寻找合适的宿主吸血,然后脱离宿主在自然环境中继续发育(三宿主型生活史)。对于软蜱科,其生命周期的进化为渐进式,即在发育到成蜱阶段之前有多个若蜱期(多宿主型生活史)。这种发育模式与大多数螨类相似,其正常的生长发育阶段包括一个幼蜱期、三个若蜱期和一个成蜱期。在软蜱科中,交配后的雌蜱多次饱血多次产卵,具有多个生殖营养循环。而硬蜱科的种类,仅经一个若蜱阶段就直接发育为成蜱,雌蜱吸食宿主大量血液,饱血后产下成千上万只卵,然后死亡,因此极大地缩短了其生活周期,即具有单生殖营养循环。所有蜱类都是卵生,许多变异也都是发生在蜱类的基本生活史中。

吸血完成并从宿主脱落后,饱血的幼蜱和若蜱即寻找庇护的微生境开始蜕皮。在硬蜱科的很多种类中,沙地、土壤、落叶层、森林中半腐烂的落叶堆、草地或者其他可以找寻宿主的开阔生境等都可以成为其蜕皮场所。软蜱科的很多种类则多在缝隙、墙壁或岩石裂缝、具纤维或类似结构的宿主巢穴等地蜕皮。蜱类一旦找到合适的生境,就开始静止不动并发生形态变化进入下一个发育阶段。

蜱类的蜕皮比较缓慢,并且依赖于周围的温度。比如在 21℃ 时,安氏革蜱(*Dermacentor andersoni*)饱血幼蜱蜕皮期为 10~11 天,饱血若蜱为 14~15 天。在实验室 27℃,相对湿度 92%(光周期 16 小时光照:8 小时黑暗)条件下,饲于家兔的嗜驼璃眼蜱若蜱蜕皮期为 19.8 天。温度是影响蜕皮的主要决定因素。27℃时,变异革蜱(Dermacenotr variabilis)的饱血幼蜱和若蜱蜕皮期分别为 8 天和 17 天。温度降低,蜕皮相应推迟。在 15℃和 18℃时,幼蜱和若蜱则不会发生蜕皮。温度在蜕皮中的决定作用限制了蜱类向气候寒冷地区的扩散。凯氏钝缘蜱(Ornithodoros kelleyi)蜕皮期伴随着连续的发育阶段而不断增长,从幼蜱至若蜱的四个阶段(N_1-N_4)分别为 3.8 天、12.1 天、15.3 天、22.4 天和 29 天。和硬蜱一样,软蜱的宿主种类和温度同样影响其蜕皮行为。

血餐的大小也是影响蜕皮行为的因素。饲于豚鼠的乳突钝缘蜱若蜱至少要吸取其饱血量的 30%~40% 才会进行蜕皮。特突钝缘蜱的蜕皮阈值为饱血量的 20%~25%。有时吸血不足会导致下一发育阶段的形态变化,如变异革蜱若蜱在吸血不足的情况下蜕变成的成蜱个体较小,且盾板缺少珐琅斑。

蜱类生活史发育所需要的时间,因属种、环境条件等因素不同而异。我国广泛分布的微小扇头蜱和寄生在狗身上的血红扇头蜱完成整个生活史约需 50 天;草原革蜱和森林革蜱 1 年只繁殖 1 代;东北林区常见的全沟硬蜱生活史相当长,在 25℃实验条件下需要 250 天,在野外则需要 2~3 年。软蜱的生活史差异则更加悬殊。例如,波斯锐缘蜱是短生活史者,在最适条件下,完成由卵至成蜱只需 30~40 天,包括 3 个龄期的若蜱阶段;分布在新疆南部的乳突钝缘蜱生活史一般 5 个月到 2 年,在特定条件下可延长至 15~18 年。如果定期供血,乳突钝缘蜱能存活 23 年之久,且仍可保持繁殖能力。

环境因素如温度、湿度、光照、辐射等也是影响蜱类生长发育和生活史的重要因素。如微小扇头蜱卵在 15℃需要 19~39 天才能孵化,而在 25℃只需 2~3 天。湿度对产卵也有一定影响。如全沟硬蜱在 23℃、相对湿度 100% 时,饱血 7 天后就可以产卵;而在相对湿度 70%、温度不变条件下,则需经 9~14 天才开始产卵。另外吸血时机也是一个重要的影响因素。如日本血蜱由卵到成蜱,4~5 月份吸血需要 167~296 天,在 6 月份吸血则需要 119~170 天。

滞育与越冬也是影响生活史长短的重要因素。随着季节变化,蜱类有规律地在某些或某个发育阶段发生滞育,因种属不同而异。诱发蜱类发生滞育的因素包括生物因素(如吸血、变态、激素)和环境因素(如光周期、温湿度、纬度和海拔等)。滞育对于生活史的影响主要表现为三种形式:①变态期延迟。如全沟硬蜱 8 月份吸血幼蜱和若蜱发育期因滞育而延迟。②产卵延迟。如边缘革蜱、银盾革蜱等因滞育而延迟至来年春季才产卵。③吸血延迟。主要表现为停止吸血,如草原革蜱在秋季虽然叮咬到宿主身上,但并不吸血,在饥饿状态下在宿主体表越冬,直到来年开春才开始吸血。不同种类越冬的虫态与方式差异也很大。微小扇头蜱、盾糙璃眼蜱(Hyalomma scupense)在华北地区以饥饿幼蜱越冬,全沟硬蜱的卵虽不能越冬,幼蜱、若蜱和成蜱却可在枯枝落叶和树缝中越冬。

四、吸血和寿命

蜱类具有较强的耐饥能力,这是蜱类对宿主搜寻能力较弱的一种独特的生理适应。在饥饿条件下,软蜱耐饥能力强于硬蜱。如乳突钝缘蜱 1 龄若蜱耐饥存活可长达 2 年,2 龄若蜱 4 年,3 龄若蜱及成蜱可耐饥存活 5~10 年,个别成蜱耐饥达 10~14 年。拉合尔钝缘蜱(Ornithodoros lahorensis)幼蜱可耐饥存活 1 年,成蜱耐饥长达 4~10 年。全沟硬蜱成蜱在 4℃可耐饥存活 3 年,但在 18~22℃时能存活 1~9 个月,25℃只能存活 1~7 个月。可见,蜱类的寿命长短由种属、营养和环境条件的差异决定。

硬蜱寿命在不同种类或同一种类的不同时期或不同生理状态有明显差别。在饥饿状态下成蜱寿命最长,一般可生活 1 年;而幼蜱和若蜱寿命较短,通常只能生活 2~4 个月。在实验室条件下银盾革蜱成蜱最长能存活 455 天;金泽革蜱(Dermacentor auratus)成蜱寿命最长为 173 天,若蜱存活时间接近 1 年(362 天)。冬季孵出的豪猪血蜱(Haemaphysalis hystricis)幼蜱只能活 111 天,而在夏季孵出的大多数幼蜱可活 6~7 个月;微小扇头蜱的幼蜱可存活 264 天,甚至长达 1 年;亚洲璃眼蜱幼蜱寿命可长达 280 天左右。饱血后的成蜱寿命较短,雄蜱一般可存活 21 个月左右,而雌蜱在产完卵后一到二周内即死亡。长角血蜱个别饱血雌蜱产卵后仍能存活 45 天,金泽革蜱可存活 42 天。

影响硬蜱寿命的主要因素是温度。温度低时,蜱类的代谢活动降低,有利于其存活。草原革蜱成蜱在

9℃时可存活660天,幼蜱为447天;全沟硬蜱成蜱在18~22℃下,最多能存活9个月,而在4℃下可长达3年。在4℃条件下,边缘革蜱成蜱可存活3年,嗜群血蜱成蜱可存活2年10个月。硬蜱的寿命长短与湿度也有关系。如蓖子硬蜱幼蜱在25℃、相对湿度为95%时可生存3个月以上,但相对湿度为70%时仅存活4~8天。

硬蜱对不良环境条件的抗性较强。它们对高温和低湿有一定的抗性,由于其上表皮有蜡-类脂层的保护,使其能保持体内水分平衡。蜡-类脂层的临界温度比其生存的临界温度还高。适于荒漠地区生活的亚洲璃眼蜱,生命活动的高温阈值为48~50℃,到52℃时水分蒸发速度突然增加数倍,蜱因脱水死亡。分布于草原或灌丛的网纹革蜱临界温度为44℃。硬蜱的抗热性在不同发育时间和不同生理状态下有一定差异,若蜱次之,幼蜱最低。饱血个体比饥饿个体抗热性高。

当环境湿度超过一定范围(临界平衡湿度)时,饥饿蜱能从环境中吸收水蒸气,以补偿其失去的水分,保持其体内的水分平衡。硬蜱主要靠假头和气门吸收水分。各种硬蜱的临界平衡湿度不同,其范围一般在相对湿度75%~96%。如嗜驼璃眼蜱为75%,亚洲璃眼蜱为80%,而蓖子硬蜱高达92%。同一种蜱各发育期的临界平衡湿度也不相同,如嗜驼璃眼蜱成蜱和若蜱的临界平衡湿度在75%以下,而幼蜱较高。亚洲璃眼蜱对低湿的抗性较强,饥饿成蜱在26℃、相对湿度为0~25%时还可以生存1个月以上。一些硬蜱还能耐受高湿。如微小扇头蜱的卵在水中浸泡1个月仍能孵化;幼蜱浸泡在水中能生存3个月以上。

五、化学通信和行为

信息素(pheromone)是生物的化学语言,制约着生物生殖、发育、生长、感觉与行为等重要生命活动,是动物界化学通讯的主要工具。生物个体(同种或异种)相互之间利用化学物质彼此沟通信息的现象称为化学通信(chemical communication)或信息素通信(pheromone communication)。这类携带信息的化学物质称为化学信息素(semiochemicals)。蜱类信息素加强了个体间的化学通讯以调节其行为从而成功识别宿主和寻找配偶,提高存活率,在生活周期中发挥着重要作用。

(一) 蜱类信息素的种类

蜱类信息素由多种化学物质组成,挥发性物质如亚基酚类、水杨酸甲酯和邻硝基苯酚等,非挥发性接触信息素如胆甾醇酯类等。与昆虫化学通信的研究相比,有关蜱类的报道非常有限。1971年首次报道了蜱类信息素,把它描述为一种性信息素(sex pheromone),并确定这种信息素为2,6-二氯酚(2,6-DCP)。目前,在蜱类中发现的信息素主要分为四类:集合信息素(assembly pheromone)、吸引-聚集-叮咬信息素(attraction-aggregation-attachment-pheromone,AAAP)、性信息素和引物信息素(primer pheromone)(表31-1)。

表 31-1　蜱类信息素

种类	类型	主要成分	功能
寄鸟锐缘蜱	引物信息素	尚未确定	降低生育能力
肩突硬蜱、波斯锐缘蜱	集合信息素	鸟嘌呤、黄嘌呤、血红素、氨气	引起自然界中蜱类群集
彩饰花蜱	AAAP	硝基酚、水杨酸甲酯	由吸血的雄蜱释放,使蜱类在叮咬宿主时发生聚集
变异革蜱	ASP	2,6-DCP、2,4-DCP	由性活动的雌蜱释放,吸引雄蜱在宿主上移动,寻找释放的雌蜱
变异革蜱	MSP	胆甾醇酯类混合物	存在于吸血期雌蜱体表的混合物,帮助雄蜱识别
变异革蜱	GSP	长链脂肪酸和20-羟基蜕皮酮	引导雄蜱螯肢插入同种雌蜱生殖孔时释放精荚

1. **集合信息素** 集合信息素又名聚集信息素,能使自然界中大量蜱类彼此接触发生群集并保持不动。当接触到分泌集合信息素的同种个体或排泄物时,蜱类就会停止活动。集合行为通常发生在植被或动物巢穴中,这种行为有利于蜱类存活并增加了与宿主的接触机会。集合信息素最早发现于锐缘蜱属。到目前为止,多数软蜱和硬蜱中均发现有集合信息素存在,但在变异革蜱和安氏革蜱中没有发现这类信息素。

多数种类中,集合信息素主要成分为嘌呤,在蜱类排泄物中检测到鸟嘌呤和黄嘌呤。研究发现蜱类对其他嘌呤也会表现出聚集行为。同时发现蜱类排泄物中的氨以及细菌消化产物(如 8-氮鸟嘌呤)能使嘌呤聚集作用增强。集合信息素不仅能吸引成蜱,对若蜱和幼蜱也有吸引。对于肩突硬蜱(*Ixodes scapularis*),鸟嘌呤、黄嘌呤和腺嘌呤比例为 25∶1∶1 时对若蜱吸引力最强,幼蜱也可被嘌呤吸引,而成蜱对血红素的反应较为强烈,血红素是蜱类排泄物的重要成分。这种物质是否为集合信息素的活性成分,是否对蜱类有普遍吸引有待进一步研究。

2. **吸引-聚集-叮咬信息素** AAAP 由多种挥发性化学物质组成,由雄蜱在吸血初期产生,能诱导雌蜱和雄蜱甚至若蜱到附近叮咬宿主。这种信息素诱导蜱类在叮咬宿主时的聚集行为,对交配有促进、协调作用。与其他信息素不同的是,AAAP 由雄蜱释放,对饥饿期雄蜱和雌蜱均有吸引。这类信息素是种内信息素,具有种间特异性,只能诱导同种个体聚集叮咬同一宿主;不存在地域差异,不同地域的同种蜱类的AAAP 具有同样吸引力。研究者最初认为彩饰花蜱(*Amblyomma variegatum*)和希伯来花蜱的 AAAP 没有种间特异性,后来发现同一地域同属彩饰花蜱和希伯来花蜱要通过识别水杨酸甲酯、邻硝基苯酚的比例,以及是否存在苯甲醛来形成种间特异的叮咬群体。

彩饰花蜱 AAAP 主要成分是水杨酸甲酯、邻硝基苯酚和一种脂肪酸——壬酸。在彩饰花蜱排泄物和皮蜕中发现了另外一种挥发性物质——3-羟基辛烯酸(1-octen-3-ol)是成蜱分泌物以及皮蜕、排泄物甚至死蜱的重要组成部分,对成蜱也有吸引作用。这种物质在人类或其他哺乳动物皮肤中也存在,蜱类对这种成分的识别也许会帮助其侵染宿主。另外,有研究表明 2,6-DCP 对饥饿期雄蜱同样有吸引作用,但是在聚集、叮咬过程中的作用还不清楚。另有研究发现,一定量的 CO_2 对蜱类 AAAP 发挥作用是必要的。宿主释放的 CO_2 能大大提高吸血期雄蜱释放的 AAAP 的吸引力,作用范围在 5~10m。研究发现,500g 干冰 8 小时产生的 CO_2(相当于一头 600kg 的牛呼出 CO_2 的量)能够吸引 2~8m 范围内的成蜱,而与 AAAP 相结合使用使吸引效力提高 70 倍之多。在对彩饰花蜱进行的田间试验中也发现 CO_2 与 AAAP 共同作用能使吸引力大大加强。

3. **性信息素** 性信息素的产生和蜱类性成熟程度有关,由吸血雌蜱释放,刺激并吸引性活动的雄蜱,从而完成求偶和交配过程。蜱类生殖行为极其复杂,后沟型硬蜱的交配模式描述如下:雄蜱和雌蜱在宿主上分别叮咬吸血,一段时间后,雄蜱离开叮咬位置寻找性活动的雌蜱;雄蜱用附肢和须肢接触雌蜱,攀援至其背部,随后转身沿后边缘到达雌蜱腹面,寻找生殖孔;一旦准确定位雌蜱生殖孔,雄蜱便将螯肢和口下板插入雌蜱生殖道中并形成精囊;精囊生成后,交配中的雄蜱便用螯肢将精囊送入雌蜱体内使其受精。前沟型硬蜱和软蜱的交配模式大体相同。但前沟型硬蜱在饥饿期便开始交配行为,卵巢和精巢的发育成熟也是在蜕皮后即刻完成的,交配行为与血餐没有关系,可以发生在饥饿期或吸血期成蜱之间。根据性信息素在交配中的作用,将性信息素分为三种:吸引性信息素(attractant sex pheromone,ASP)、攀缘性信息素(mounting sex pheromone,MSP)和生殖性信息素(genital sex pheromone,GSP),目前关于蜱类交配的知识多来自于后沟型硬蜱。

(1)吸引性信息素:多种后沟型硬蜱饥饿期雄蜱与雌蜱在宿主上分别叮咬吸血后交配行为才开始。雌蜱吸血后分泌一种挥发性 ASP,这种信息素在交配前不断释放,在附近叮咬的雄蜱受到刺激后开始在宿主上移动寻找分泌 ASP 的雌蜱,并根据信息素浓度梯度的变化判断雌蜱方向。ASP 主要成分是 2,6-DCP。目前,2,6-DCP 已确定至少在 7 属 18 种硬蜱中存在。变异革蜱吸血期雌蜱提取物中还找到一种结构类似的取代酚类——2,4-DCP,与 2,6-DCP 的比例为 1∶9,这种挥发性极强的化学物质对雄蜱也有吸引力。

(2)攀缘性信息素:雄蜱找到分泌 ASP 的雌蜱时,需要另外一种性信息素——MSP 继续引导交配行为。存在于体表的 MSP 是雄蜱区分雌蜱是否性成熟的标志,能够刺激雄蜱攀缘至其背部,抱住雌蜱后沿其后边缘翻转至腹面寻找生殖孔。MSP 主要成分是胆甾醇酯类混合物。胆甾醇油酸酯、胆甾醇乙酸酯、胆甾醇棕榈酸酯是多种蜱类体表提取物的重要组成成分,这类化合物能引导变异革蜱和微小扇头蜱雄蜱攀缘雌蜱并寻找生殖孔的行为。雄蜱要通过识别雌蜱体表的 MSP 才开始交配行为,但是依靠这类信息素实现种间识别是有缺陷的,因为 MSP 在属的水平上差异很大,而在属内差异不大:对于不同属的蜱类,胆甾醇酯类组成不同,雄蜱识别能力很强,对于同属不同种的 MSP 组成有较高相似性,雄蜱识别能力比较弱。

（3）生殖性信息素:某些蜱类生殖孔中还存在第三类性信息素——GSP,这类性信息素对交配行为的完成有重要作用。GSP 在革蜱属某些种类的交配行为中是必需的,在其他蜱类中是否存在还尚待研究。在 GSP 的刺激下雄蜱将螯肢插入同种雌蜱生殖孔时释放精荚。GSP 特异性较高,当变异革蜱和安氏革蜱的雄蜱与异种的雌蜱相遇后,雄蜱对生殖孔简单刺探后便离开,GSP 是某些蜱类避免异种交配的最后一道屏障。GSP 为多化学成分混合物,主要有长链饱和脂肪酸(C_{14}-C_{22})。雄蜱对蜕皮酮和 20-羟基蜕皮酮具有高敏感性,这类物质广泛存在并在雌蜱吸血期间含量增加,可能也是 GSP 的成分。

前沟型硬蜱性信息素成分尚未确定。硬蜱属没有盾窝腺(foveal gland),不存在 2,6-DCP。有学者应用气相色谱(GC)和高效液相色谱法(HPLC)在肩突硬蜱提取物中未找到这类化合物。全沟硬蜱中发现一种挥发性物质,是对前沟型硬蜱挥发物质的首次报道,但实验表明这些成分并无性信息素活性。最近研究发现在全沟硬蜱体表提取物不含有取代酚,主要为胆甾醇和胆甾醇酯类及其他酯类,但是并没有确定哪些组分有性信息素活性。

除了以上三种性信息素外,在蓖子硬蜱体表洗脱物中发现一种可以阻止雄蜱交配行为的化学物质——methyl-3-chloro-4-methoxy-benzoate,这种化学物质的作用可能是保护雌蜱在产卵前不受雄蜱的性干扰而反复交配。微小扇头蜱中也发现某种非极性的化合物能阻止雄蜱与正在吸血(未到交配期)雌蜱的交配行为,这种化合物可能是胆甾醇油酸酯。

通过以上研究发现,很多不同种蜱类均存在类似甚至相同结构的信息素,因此种间的生殖隔离除了依靠不同性信息素的化学引导外,还依赖于时间隔离或空间隔离。另外,蜱类信息素的这一特性,使信息素在蜱类防治中具有广泛的应用潜能。

4. 引物信息素 关于引物信息素报道十分有限。有研究发现一种能降低生殖力的引物信息素,通常发生在大量吸血雌蜱拥挤在一起时,引物信息素影响力极为显著,生殖力减少达 98%。

目前,蜱类信息素的研究主要集中在对提取物中某种功能组分的鉴定,或针对某种可能存在组分的功能进行生物测定,以确定其是否具有信息素活性。蜱类信息素含量甚微且成分比较复杂,其活性物质痕量在于非活性组分中,稍有不慎就会得出错误结果。在体表提取物中,会有大量脂肪烃,饱和及不饱和脂肪醛等物质干扰活性组分的鉴定。与昆虫相比,其头、胸、腹高度愈合的身体结构也使蜱类信息素提取和分析的难度增大。因此,蜱类信息素研究进展比较缓慢,远远滞后于昆虫。

随着各种微量技术及实验仪器的发展,现在多采用 GC 及 GC/MS 来鉴定性信息素,大大提高了工作效率。尤其是 GC/MS 技术,可以针对纳克级的样品进行分析,达到微量、快速的分析水平。加上电生理学方法和最新单细胞记录仪在蜱类信息素研究中的应用,加快了蜱类信息素的研究进展。

(二) 蜱类信息素的合成部位

1. 消化道 蜱类经消化道排出的排泄物中存在鸟嘌呤和黄嘌呤,这类物质在多种硬蜱和软蜱中发挥集合信息素的作用。目前的研究并没有发现与嘌呤生成有关的腺体,这类物质是蜱类血餐代谢的含氮废物,在马氏管中生成,富集在直肠囊表面后由肛门排出。与此类似,肩突硬蜱中有聚集活性的成分——血红素也是通过直肠囊和肛门排出体外。

2. 皮脂腺 某些蜱类 AAAP 由位于雄蜱体壁内侧的 Ⅱ 型皮脂腺分泌。构成 Ⅱ 型皮脂腺的细胞很大,并随着血餐的进行而变得活跃。在花蜱属两种吸血期雄蜱的 Ⅱ 型皮腺中,提取到了邻硝基苯酚和水杨酸甲酯两种物质。Ⅰ 型皮脂腺可能是 MSP 的分泌位点,这种腺体比 Ⅱ 型皮脂腺要小很多,遍布于蜱类周身。位于变异革蜱盾板前边缘的皮脂腺是鲨烯的分泌位点,这种物质在食肉蚁中是一种异种利己信息素,在蜱类中有何活性仍需进一步研究。

3. 盾窝腺 在后沟型硬蜱中,性信息素由盾窝腺产生,经背部盾窝(fevea)的一些小孔向外释放。一般认为盾窝腺为多种后沟型硬蜱挥发性 ASP——2,6-DCP 的分泌腺体。长角血蜱的盾窝腺丙酮提取物中检测到性信息素 2,6-DCP,在堵塞雌蜱盾窝后,由于性信息素不能顺利释放,阻断了雄蜱的行为反应。这种信息素储存在盾窝腺细胞的脂肪粒中,吸血期开始释放。变异革蜱雌蜱在吸血期只能分泌微量的 2,6-DCP,大概在 2~3ng/(蜱·d),这个量足以激发 2~3cm 内的雄蜱找到释放此信息素的雌蜱。2,6-DCP 的释放速率很重要,浓度过高对雄蜱反而是一种刺激。一些亲缘关系很近的种 ASP 浓度也不同,如当释放出 2,6-DCP 的量对嗜驼璃眼蜱表现为吸引作用时,对它近缘种的三宿主璃眼蜱却发生抑制作用。

另外,研究表明 MSP 和 GSP 主要成分由生殖腺周围的管状附腺合成并分泌,相关活性成分的合成路径尚无定论。确定蜱类产生和分泌信息素的腺体部位和形态结构是分离、提取和鉴定信息素的前提条件,同时也是研究信息素生物合成路径和调控机制的重要基础。蜱类多种信息素的来源和分泌腺体仍需进一步研究。

(三)蜱类信息素的化学感受器

1. 哈氏器　位于蜱类第一对附肢跗节的哈氏器是信息素及其他化学信息素识别中最重要的器官,由前窝和后囊两部分组成。哈氏器内有多孔感毛,后沟型硬蜱的挥发性 ASP 主要成分——2,6-DCP 和其他亚基酚类的信号由前窝中一根较大的多孔感毛接收。哈氏器感毛由数目不一的机械感受器和化学感受器神经元支配,专一性或综合性的对许多化学气味刺激产生反应。除了能感受蜱类性信息素外,哈氏器在感受多种其他化学信号时也起重要作用,如 NH_3、宿主呼出的 CO_2 和 H_2S。哈氏器中某些感毛还可以接受接触性或近距离化学物质的刺激。另外,哈氏器还能感受机械变化和温度、气流等自然变化,这些功能对蜱类的群集、寻找宿主、交配、躲避危害等行为起着重要作用。虽然前沟型硬蜱不分泌取代酚类化学物质,但硬蜱属某些种类如蓖子硬蜱的哈氏器能够感受 2,6-DCP、2,6-二溴酚、对氯酚、对溴酚和对甲基苯酚等取代酚类。研究发现,蓖子硬蜱对这类化学物质的感受能帮助其识别 10~15m 范围内的宿主。目前尚未证明这类化学物质在蓖子硬蜱有性信息素活性能够引导交配行为的发生。

软蜱哈氏器中感毛的排布与硬蜱类似。

2. 须肢感器　须肢感器位于蜱类假头两侧须肢末端,同样是重要的化学感受器。须肢感器能够在与宿主皮肤的接触过程中感受体表物质,帮助蜱类寻找适宜的吸血部位;另外一个重要的作用是帮助雄蜱感受雌蜱体表性信息素定位生殖孔。有人在对变异革蜱和安氏革蜱雄蜱交配的观察中发现,雄蜱的须肢感器可以获得将其引导到雌蜱腹面和生殖孔的化学信号,后来又在美洲花蜱(*Amblyomma americanum*)中观察到了类似的现象。1998 年,研究者发现位于微小扇头蜱的须肢感器可以感受宿主皮肤表面的物质,并用电生理记录仪记录了须肢感器对雌蜱体表 MSP 的主要成分——胆甾醇酯类物质的反应。

3. 螯肢　螯肢上有 GSP 感受器。这些嗅觉感器位于每个螯肢内趾上的孔中,受化学感受器和机械感受器神经元支配,对长链脂肪酸、蜕皮固醇和 20-羟基蜕皮酮都有反应。这类化学物质可能为 GSP 主要成分,能够促使雄蜱精囊形成并射入雌蜱体内使其受精,去掉螯肢的雄蜱不能和雌蜱成功交配。

蜱类性信息素是否存在其他的化学感受器尚需进一步研究。

(四)蜱类信息素的生物合成

目前为止,蜱类 ASP 主要成分 2,6-DCP 的体内合成路径尚未阐明。这类化学物质在其他陆生动物并不是很常见,而在植物和细菌代谢产物中比较常见。含氯代谢产物主要由陆生微生物产生,由氯化-过氧化物酶与还原黄素腺嘌呤二核苷酸辅酶 2(FADH2)的共同作用下促进碳-卤键生成,植物(如芸豆)、多种真菌和细菌中氯化-过氧化物酶能够合成多种氯代烷烃。蜱类释放的 2,6-DCP 可能是由体内共生菌合成的,也可能是在长期进化过程中共生菌的一个或多个 2,6-DCP 合成基因与蜱类染色体组合,成为基因组的一部分。变异革蜱分泌痕量的 2,4-DCP,也许是合成 2,6-DCP 的中间产物,在变位酶参与作用下移动氯原子到苯环上的新位置合成 2,6-DCP。在蜱类组织内存在多种微生物,一种真菌短帚霉(*Scopulariopsis brevicaulis*)能合成 2,6-DCP,但在信息素腺体中没有发现这种真菌。这些结论均为进一步研究 2,6-DCP 的生物合成奠定了基础。

对于其他几种性信息素的生物合成鲜有报道,MSP 主要成分是由生殖道周围的管状附腺合成并分泌的,遍布于蜱类周身的 I 型皮脂腺可能也是 MSP 的分泌位点。GSP 的合成则与位于外生殖腔和阴道颈交汇处的管状附腺有关,相关活性成分的合成路径尚无定论。AAAP 是由位于腹部的 II 型皮脂腺分泌的,关于主要成分的生物合成路径知之甚少。

软蜱性信息素由基节腺在吸血初期开始分泌,其生物合成过程尚未阐明。

（于志军　刘敬泽）

第四节　生态学

蜱类宿主范围广泛、生活史复杂,栖息环境多样,但其栖息环境一般需具备较适宜的温湿度条件和较充足的供血宿主,根据蜱栖息环境的不同可将其划分为巢居性蜱(nidicolous)和非巢居性蜱(non-nidicolous)。非巢居性蜱多占据开阔、暴露的生境。大多数硬蜱或其生活史的某些阶段均属此类。它们多活动在森林、草原、低矮灌木丛、杂木林和草场植被等地,如森林革蜱常见于次生林、灌木林和森林边缘草地;嗜群血蜱主要分布在林缘、林间灌木及草甸,坦盾扇头蜱(Rhipicephalus complanatus)主要分布在非洲中部和西部的潮湿热带森林。巢居性蜱则多生活在其宿主的洞穴、巢穴及周围隔离地带,其微生境条件相对温和,几乎所有的软蜱及前沟型硬蜱属的许多种类均属此类。如左氏钝缘蜱(Ornithodoros tholozani)常见于住宅和厩舍墙壁的缝隙;拉合尔锐缘蜱(Argas lahorensis)和盾糙璃眼蜱(Hyalomma scupense)主要生活在家畜厩舍。

在宿主找寻对策、吸血行为、生活史、活动周期及其他生态适应性等方面非巢居性蜱和巢居性蜱存在很大区别。非巢居性蜱需要很好地适应机制来度过温带及亚热带地区某些极端的环境、正确识别起始宿主找寻行为的外部信号、决定起始蜕皮和产卵活动的最适季节周期,应付水分平衡压力及在找寻宿主活动高峰时身体水分的恢复,而且必须能够进入滞育以度过长期不利的环境条件等。蜱类的这些机制与其他生态适应性相结合,使其在等待宿主的数周乃至数月能够生存下来。

一、地理分布与栖息地

蜱类分布于世界陆地所有的自然地带(包括南极),尤其是热带、亚热带和温带地区,蜱类分布范围广,种类多。我国整个疆域都适于蜱类分布。蜱类的栖息场所、地理景观多样,生境类型复杂。硬蜱的分布与自然环境(如森林、灌木丛、草原、半荒漠地带)有关。而不同蜱种的分布又与气候、土壤、植被和宿主有关,如全沟硬蜱多见于高纬度针阔混交林带,而草原革蜱则生活在半荒漠草原,微小扇头蜱分布于农耕地区。在同一地带的不同蜱种,其适应的环境有所不同,如黑龙江林区的蜱类,全沟硬蜱多见于针阔混交林带,而嗜群血蜱则多见于林区的草甸。软蜱则栖息隐蔽的场所,包括兽穴、鸟巢及人畜住处的缝隙里。硬蜱的地理分布与生态环境有密切关系。全沟硬蜱适应低温高湿的生态条件,因此在温带的林区最适宜它的生存。草原革蜱是典型的草原种类,适宜生活在干旱的半荒漠草原地带。亚洲璃眼蜱是适宜高温低湿的种类,其生活温度的最高阈值达48~50℃,而在适宜的环境20~30℃下,能在0%的相对湿度下生活1个月以上。因此它是适应于荒漠地区的种类。在同一分布区,硬蜱种类对不同生境的适应也有不同,例如在东北林区的种类,全沟硬蜱密度最高的地带是海拔700~1 000m的针阔混交林带,而日本血蜱密度最高的生境是海拔高度400~700m的阔叶林带。软蜱都在宿主动物的居处或巢穴生活。由于各种动物的洞穴内的小气候(温度与湿度)比较稳定,对于它们的生活与繁殖都很适宜。

二、季节消长与生物节律

(一)季节动态

多数硬蜱,尤其是生活在温带和亚热带地区的种类,在找寻宿主过程有一个明显的季节周期。在温暖地区多数种类的蜱在春、夏、秋季活动,如全沟硬蜱成蜱活动期在4~8月份,高峰在5~6月初,幼蜱和若蜱的活动季节较长,从早春4月份持续至9~10月间,一般有两个高峰,主峰常在6~7月份,次峰在8~9月间。在炎热地区有些种类在秋、冬、春季均活动,如盾糙璃眼蜱春季以若蜱寄生在宿主体上,饱血后从宿主体脱落蜕皮,到夏季成蜱出现一个活动高峰。软蜱因多在宿主洞巢内,故终年都可活动。蜱类不同发育阶段的季节消长动态似与各期的宿主动物活动季节有密切关系。嗜群血蜱各期在4~10月间均能活动,但其活动高峰都在夏季,基本上是夏季活跃的种类;活动高峰成蜱在5~7月,若蜱为7~8月,幼蜱为6~7月。日本血蜱各期在4~10月活动,活动高峰成蜱在4月;若蜱在4月、次峰在9月;幼蜱在5月,次峰在8月。森林革蜱成蜱 3~6 月活动,高峰在 4~5 月,有的地方 9~10 月间或有小峰;若蜱高峰为 7~8 月;幼蜱为 6~7 月。草原革蜱在 3 月底至 6 月中见有积极活动,成蜱高峰为 4~5 月,8 月尚可见一小峰;幼蜱和若蜱 6~8 月间均能从小哺乳类采获。亚洲璃眼蜱成蜱 3~10 月间活动,高峰在 5~6 月;幼蜱和若蜱在 3~8 月间活动。乳突钝缘蜱成蜱在野生动物洞窟深处终年活动,幼蜱和若蜱在 3~9 月间发育活动。拉合尔钝缘蜱成蜱多在冬末和早春活动,幼蜱和若蜱于 10 月至翌年 4 月间活动,而 12 月至翌年 1 月间为积极活动月份。特突钝缘蜱成蜱和若蜱均在 3~10 月间活动,幼蜱多在 5~8 月间活动。锐缘蜱全年可见活动,幼蜱多在 5~9 月间活动。整个夏季可在鸟巢见到各发育阶段蜱类。

在季节活跃期,蜱类积极找寻宿主,这种行为表现在蜱类会爬行一段距离以主动攻击进入其生境的宿主或爬到可以吸附到宿主体上的地方。蜱类这种季节活动受温度、日照长度和湿度等生态因子的影响,在热带地区,日照长度和温度变化不明显,而降雨量与干旱季节周期成为蜱类季节活动的决定因素。一旦其找寻宿主行为起始,蜱类将保持这种活跃状态达数天至数周不等,而其体内水分平衡的变化可以阻断这一行为,使其放弃找寻宿主转向寻找保护性、潮湿的微环境,以重新获得水分。种群内的个体在环境条件变得不利时将进入滞育期,滞育使其活动和发育与季节变化同步起来。

(二) 找寻活动的昼夜节律

硬蜱的活动一般在白天,活动规律因种类而不同。如 6 月中旬在四川针阔混交林,长角血蜱仅有一个活动高峰,在午后 14:00—15:00(图 31-12)。全沟硬蜱的活动有两个高峰:午后 12:00—14:00 时和下午 18:00—20:00 时。这一活动规律也反映出全沟硬蜱生境小气候特点。早晨过于高湿低温,不适宜该蜱活动,正午又高温低湿,活动也受一定影响。卵形硬蜱的活动规律也有两次高峰,一般在上午 10:00—11:00 时呈现小峰,在下午 18:00—19:00 时呈现大峰。草原革蜱整个白天均见活动,但上午 8:00—10:00 时和下午 14:00—16:00 时最为活跃,呈现两个高峰期。亚洲璃眼蜱也是全日活动型,为了寻找宿主动物,可耐受夏日炎热干燥的气候,长时间地活动在荒漠地上。

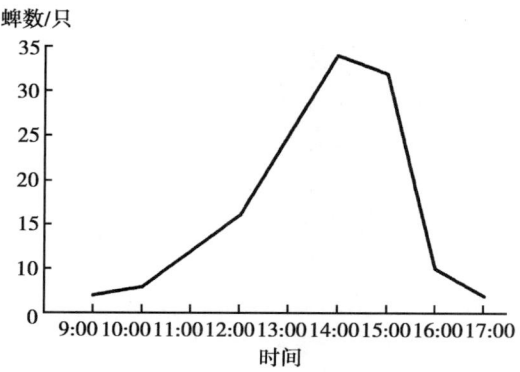

图 31-12　四川针阔混交林地 6 月中旬晴天布旗法捕获长角血蜱的数量变化

(三) 吸血和脱落节律

蜱类寄生于宿主皮肤较薄、不易被搔动的部位。例如全沟硬蜱寄生在动物或人的颈部、耳后、腋窝、大腿内侧、阴部和腹股沟等处。微小扇头蜱多寄生于牛的颈部肉垂和乳房,次为肩胛部。波斯锐缘蜱多寄生在家禽翅下和腿腋部。蜱类的这种生态位分化格局,可能是长期生存竞争的一种结局,以达到对宿主资源的最大利用。

蜱类在不同宿主吸血持续时间不同,如杆足璃眼蜱和边缘璃眼蜱在不同宿主吸血时间有很大差别。有些蜱类在一天当中特定的时间段可以快速吸血,这在微小扇头蜱表现得最为明显,夜间微小扇头蜱咽泵的吸血活动最活跃,日间则仅占其吸血周期的 1%~3%。在吸血后期,伴随着交配的进行,日落可以加速吸血导致吸血雌蜱在夜间饱血脱落。

蜱类从宿主饱血脱落的时间具有重要的生态学意义。比如丽表花蜱(*Amblyomma lepidum*)与希伯来花蜱和囊形扇头蜱有类似的脱落节律,即饱血后存在两个脱落高峰,大多数饱血幼蜱和成蜱在上午 6:00—10:00 间脱落,高峰出现在 8:00 左右;大多数饱血若蜱在晚上 18:00—24:00 间脱落,高峰出现 22:00 左右。但也有些种类当宿主在巢穴或灌丛中不活动时脱落,还有一些种类在宿主最活跃时脱落。对非巢居性蜱来说,这种脱落节律与宿主的行为协调一致,有利于蜱类在下一阶段找寻侵袭宿主,并且有利于其寻找最适的生境进行发育与繁殖。

三、宿主选择和活动范围

(一) 宿主选择

节肢动物作为病原媒介寻找宿主的对策通常有两种基本方式,被动方式和主动方式。营被动方式的种类在其生境静止不动,待脊椎动物经过时与之接触。营主动方式的种类以爬行方式离开其生境主动攻击宿主。多数硬蜱科蜱类以被动方式找寻宿主,即通过与经过的宿主直接接触,进行叮咬吸血。蜱的嗅觉敏锐,对动物的汗臭和 CO_2 很敏感,当与宿主相距 15m 时,即可感知,由被动等待到主动进攻,相距 5m 时蜱类则四肢平展呈进攻姿态。一旦接触宿主即攀登而上。如栖息在森林地带的全沟硬蜱,成蜱寻觅宿主时,多聚集在小路两旁的草尖及灌木枝叶的顶端等候,当宿主经过并与之接触时即爬附宿主体上。全沟硬蜱成蜱多爬上植物茎或叶距离地面 25~70cm 高度,少数高达 1m,在细长枝条较多的灌丛,个别成蜱偶尔可爬到 2m 高度,若蜱常在草本植物茎叶约 50cm 高度,幼蜱在 20cm 高度。嗜群血蜱幼蜱常在地表植被草本植物的阔叶下边,若蜱则可爬上草尖或枝茎 60cm 高度处,成蜱达到的最大高度约在 1m。栖息在荒漠地带的亚洲璃眼蜱,多在地面活动,主动寻觅宿主。栖息在牲畜圈舍的蜱种,多在地面或爬上墙壁、木柱寻觅宿主。

有些蜱类主动找寻宿主,即所谓的找寻蜱。这些种类的蜱一般栖息在其生境的地面,一旦有宿主接近常常主动爬向宿主,主动攻击。蜱活动范围不大,一般为数十米。随机自主活动的情况下,以亚洲璃眼蜱活动能力较强,释放 1 个月后,大部分蜱可在 25~100m 范围内捕获。通过释放回收实验结果表明,在 400m 处可回收 10%~25%,只有个别成蜱可达到 500m。全沟硬蜱成蜱多在 2m 以内,或半径不超过 5m,只有个别的远达 10~40m。蓖子硬蜱释放 1 个月后,80% 的蜱类在 2m 以内活动,5~10m 捕获仅占 1.3%,10m 以外很少。在宿主诱引下,夏季只要在有边缘璃眼蜱的生境停留 5 分钟,2m 以外的成蜱即已向宿主爬来。网纹革蜱也有从 1~2m 外地方来侵袭宿主的能力。全沟硬蜱雌蜱对接近它的人体呈现反应的距离可能在 15m 处,当人体距蜱 10m 时,有 50% 的雌蜱已进入戒备状态,当临近 5m 时,全部雌蜱警觉起来,并处于即刻侵寄的姿态。尽管如此,蜱类的活动能力还是很有限的。远距离扩散则必须依赖宿主的活动,候鸟的季节迁移对蜱类的扩散起着重要作用。

(二) 宿主刺激

找寻宿主的蜱可以识别来自宿主的许多刺激信号,而这些刺激信号又可以激发蜱类的找寻行为,例如可以使蜱爬向宿主或在等待位置接触宿主等。气体无疑是目前研究的最透彻且最重要的刺激信号。宿主产生的气体可以为蜱类提供特定的信息,如果被风携带,还可以提供方向信息。电生理研究表明,微小扇头蜱幼蜱可以很好地区分牛体表释放的气体与干燥的空气,且对前者有强烈的反应。人的呼吸同样可以引起蜱的反应,但远不如牛体释放的气体强烈。在宿主释放的气体中,最重要的是 CO_2(动物呼吸的主要成分)和 NH_3(动物尿液和排泄废物常见成分),CO_2 和 NH_3 使饥饿的蜱准备接近潜在宿主,进而使短距离范围内宿主其他气体如丁酸和乳酸的刺激变得有效。在观察中偶然发现蜱类能够被动物体释放的气体处理过的物体吸引。在炎热夏天的野外研究中,偶尔也会发现许多蜱类爬到宿主接触过的仪器上面。辐射热的微量增加对某些种类的蜱也有刺激作用,可以引起其找寻行为,并与气体协同发挥作用。例如蓖子硬蜱成蜱对用布包裹的有 37℃恒温水并且可以释放山羊体表气体的试管反应强烈,而对无论是包裹用的布还是温暖的试管则都没太强烈反应。近距离范围内的刺激包括辐射热(比如宿主体温)、汗液的气味特征、其他身体气味(如丁酸和乳酸)和接触。可以引起蜱类找寻宿主行为的其他刺激因子,还包括视觉线索和摇摆。对于找寻蜱来说视觉影像可能是最重要的,它可以在亮的天空背景下区分阴影。许多种类的找寻蜱会对明显的阴影做出反应,如蜱附肢会伸展,找寻蜱快速奔向宿主。摇摆也有刺激性。蜱类栖息的杂草茎秆的晃动将会引起它们典型的抓附行为,即第一对附肢伸展准备抓附在正经过的宿主体上。有些蜱类可以接受一定频次范围的声音,如微小扇头蜱对 80~800Hz 范围内的声音高度敏感,这些频次通常由取食的牛发出。血红扇头蜱则对狗的叫声敏感。最后,与宿主接触所产生的触觉刺激与短距离感受到的气味及体温信息共同影响着蜱类对叮咬部位的选择及吸血行为的起始。

在蜱类找寻宿主行为的过程中,其自身的刺激某些情况下往往比宿主的刺激更为重要。因此,彩饰花蜱和希伯来花蜱可以被牛体释放的 CO_2 刺激但对侵染宿主的选择则由牛体上吸附的蜱类释放的聚集-叮咬信息素决定。

(三) 生境和分布

硬蜱科蜱类几乎可以适应各种类型生境,但大多数种类仅在某一最适的生境类型最为丰富,如落叶林或类似的生境,比如南美大草原和丘陵地带的森林,在其他生境当然也可能有小的种群,一般种群密度比较小。因此单一因子不能决定蜱类的分布,但在蜱类活跃季节最适环境、宿主、降雨量和冬季高于存活阈值的温度等是蜱类出现的主要因子,且能够影响蜱类的地理分布。

有些蜱类可以适应不同的生境,这些生境可以为它们提供更多接触宿主的机会,且可防止蜱类受干燥、冬季低温或其他不利环境条件的影响。这些生境包括森林、小的牧场和其他空旷地、草地、草原和半荒漠或荒漠地区。对于特定生境类型的适应包括防止体内水分的损失、温度耐受以及滞育等。有些种类的蜱可以适应两、三种甚至更多的生境类型,能有效地利用气候条件和宿主。其他种类的蜱则占据相对较少的生境类型。目前可以通过卫星图片或通过建立气候模型对蜱类的分布与扩散进行预测。

四、越冬与滞育

(一)蜱类的越冬对策与耐寒性

蜱类在长期的进化过程中形成了一系列低温适应机制,这些机制大致可以分为两类:一是行为机制或生态适应机制,即当冬季低温来临前蜱类会寻找庇护微生境躲避暂时低温;二是生理或生化机制,即蜱类经寒冷锻炼后耐寒性提高或进入滞育状态,在微生境甚或直接在宿主体滞育越冬等,这些越冬机制会因蜱的种类、环境条件及宿主种类的不同而存在差异,同时也会对蜱类的生活史、地理分布和种群动态等产生明显影响。

1. **蜱类越冬行为适应机制** 蜱越冬地主要为枯枝落叶层或树洞及地隙等处,如全沟硬蜱以幼蜱、若蜱和饥饿成蜱在自然界越冬,主要栖息在林区雪被下的枯枝落叶层中,亚洲璃眼蜱生活史各阶段均能在枯枝落叶层下或树洞及地隙中越冬。卡宴花蜱(*Amblyomma cajennense*)雌蜱越冬时能进入丛生草根周围的土壤,深度约 5cm,这能够有效保持身体水分,从而存活时间延长,直到有利环境条件到来。蓖子硬蜱在非寄生阶段主要栖息在常年覆盖有落叶层的林地植被部,湿度一般不低于 80%,身体水分可保持平衡,各生活史阶段均能以饱血或饥饿状态越冬,其越冬地同样为土壤上层或植被落叶层,深度 5~7cm,积雪的覆盖可以提高其越冬存活率。森林革蜱以饥饿成蜱在植被落叶层越冬,越冬成活率达 90%,长角血蜱以饥饿若蜱或成蜱在植被落叶层越冬。

2. **蜱类越冬生理适应机制** 蜱作为专性吸血的外寄生动物,生活史大部分时间处于非寄生阶段,各个生活史阶段均不能忍受体液或组织结冰,但多数蜱类具有相对较高的过冷却耐受能力,表明其通过不耐结冰型耐寒机制抵御零度以下低温。如 Dantel 和 Knülle(1996)测定了 9 种不同地理起源的蜱类的过冷却点,表明多数蜱类的过冷却点在 −17℃以下,且地理起源与光周期变化不会影响蜱类的过冷却点。

过冷却在昆虫耐寒性中发挥着重要作用,但是蜱类相对较高的过冷却耐受能力所产生的生物学作用尚不明确。对翘缘锐缘蜱和蓖子硬蜱的耐寒性研究表明,其半致死温度分别接近各自的过冷却点,进而提出蜱类的过冷却点可能代表了其低温存活的下限。Dörr 等(2001)在研究边缘革蜱的耐寒性时也提出同样的观点,认为蜱类的过冷却点在生态背景下不具有预测价值,仅代表低温存活下限。同时也有研究表明血红扇头蜱和变异革蜱半致死温度远远高于其各自过冷却点,如血红扇头蜱饱血若蜱过冷却点为 −20.4℃,半致死温度却在 −5℃附近,变异革蜱过冷却点低至 −22℃,但在 0℃就已经出现很高的死亡率。

蜱类的生理年龄和生活史阶段对其低温耐受性也有一定影响。如边缘革蜱饥饿成蜱在 −10℃下,半致死时间为 4~5 个月,而幼蜱和若蜱仅几天,且 −15℃为各阶段蜱的致死温度。在 ≤10℃时饱血幼蜱和若蜱不发生蜕皮,成蜱不产卵,但在 10℃时产卵能力可持续 6 个月,5℃时 5 个月,0℃时 3 个月,−10℃时其产卵量仍不会大幅度减少,可育性卵的数量也不会大量减少,从而反映了边缘革蜱以饥饿或饱血成蜱度过极端恶劣的冬季,而不会影响种群密度,对于维持种群稳定具有重要作用。

(二)蜱类的滞育及其调控

滞育在节肢动物和其他无脊椎动物普遍存在,是一种由神经激素调节的低代谢活动状态,往往表现为形态发生延迟、对极端环境适应性增强和行为活动变化等,是生物长期对不利自然环境产生的适应。滞育调节无脊椎动物的生长、发育、繁殖和取食,以适应季节性变化的环境条件。因此,这种生理适应使其在最适宜的食物和环境条件下最为活跃,以维持个体生存,保持种群的健康发展,保证物种繁衍。蜱类由于扩散能力较弱,在温带地区季节转换显著,周期性变化的环境条件、生境类型及宿主种类等是限制其种群发展的重要因素。为使其生活史与最适环境条件同步,蜱类形成多种生理及生态适应对策,滞育是最主要的形式。

1. **蜱类滞育的表现形式** 蜱类有行为滞育和形态发生滞育两种形式,滞育使蜱的发育和宿主找寻活动与最适环境条件同步,可使蜱避免或较少暴露于脱水或冰冻状态。在中欧和北欧,滞育使蓖子硬蜱若蜱蜕皮发生在一年中最温暖时期,从而使蜕皮时间缩短,并最大限度提高成蜱的水分积累。然而,滞育会导致生命周期延迟,进而影响生殖适合度,因此只有在环境条件威胁到蜱生存时才发生滞育。

行为滞育是最普遍的形式,是蜱类成功适应多种生境类型的重要对策,但一直以来没有受到广泛关注,对其与静息的关系以及行为调控机制研究相对较少。行为滞育在东洋区和古北区分布的硬蜱科蜱类中广泛存在,可发生在蜱类生活史的一个或几个时期。在这种滞育状态下,蜱类抑制其宿主找寻活动,即使为其提供宿主,蜱类也会拒绝吸血。通常情况下,幼蜱孵化或若蜱蜕皮后立即进入行为滞育,如南非地区具肢扇头蜱(*Rhipicephalus appendiculatus*)在 7 月若蜱蜕皮出现的成蜱表皮硬化后,并不立即寻找宿主吸血,而直接进入行为滞育。此外,行为滞育还发生在蜱类找寻宿主后的一段时间内,如秋季出现的安氏革蜱饥饿若蜱在找到宿主后,并不立即吸血,而是延迟吸血至来年春天。

形态发生滞育比较少见,包括饱血过程延迟、饱血雌蜱产卵延迟、饱血幼蜱和若蜱发育延迟和卵期胚胎发育延迟等生理状态。饱血过程延迟又称吸血停滞,表现为蜱类在宿主体吸血时间延长,很久才能饱血。如森林革蜱雌蜱在 6 月的饱血时间约是其 3-5 月饱血时间的 4.1 倍。

发育延迟又称发育滞育指卵期胚胎发育延迟或者幼蜱和若蜱饱血后并不立即进行蜕皮,需要延迟一段时间,这种类型在硬蜱科蜱类中普遍存在,如蓖子硬蜱和全沟硬蜱秋季产出的卵和饱血的幼蜱和若蜱都会停止发育,以卵或饱血状态越冬,至第二年春季继续发育,孵化出幼蜱或蜕皮产生若蜱或成蜱。软蜱科中仅在翘缘锐缘蜱幼蜱和部分若蜱发现发育延迟。

产卵延迟又称生殖滞育,表现为饱血雌蜱延缓卵子发生,推迟开始产卵的时间,广泛存在于硬蜱科和软蜱科的蜱类,如彩饰花蜱饱血后置于短日照条件下,产卵前期明显延长,而边缘革蜱和网纹革蜱的产卵滞育在夏季末期到秋季这段时间起始,幼蜱和若蜱以及吸血前期处于长日照周期(18 小时光照:6 小时黑暗)条件下的雌蜱饱血后产卵延迟很长,从 106 天到 361 天不等。自然条件下边缘革蜱雌蜱具有行为滞育和形态发生滞育两种形式,且形态发生滞育多集中在产卵延迟。

蜱类的滞育可能是中生代向新生代过渡期间气候发生剧烈变化过程中进化而来。在中生代,大部分地区或一年中大部分时间气候温暖潮湿,因此蜱类不需要精确的季节调节和宿主选择活动,这种现象在当前热带和亚热带的一些种类仍然存在,如赞比亚地区亚热带气候条件下,无色扇头蜱[*Rhipicephalus*(*Boophilus*)*decoloratus*]活动没有明显的季节同步性,每年可以完成 3~5 代,而某些种类如具肢扇头蜱在不同气候条件下进化成滞育和非滞育两种不同的种群。因此有研究认为蜱类的滞育特性具有纬度梯度倾向性,津巴布韦比赞比亚地区的蜱类更倾向于具有滞育特性,同样自然条件下,蜱类滞育的起始时间也具有梯度倾向性。

蜱的滞育使其种群增长与最适气候条件的周期性变化同步。在气候寒冷、季节变换频繁的地区,两年以上的生命周期是蜱类成功存活的关键。行为滞育使蜱特别是寻找寄主和吸血行为,与最佳条件保持同步,从而可以扩大种群。同样,形态发生滞育使产卵和孵化与最有利的环境条件保持同步,使后代在春夏季良好的环境条件下生长。同时蜱类的滞育可能在蜱媒疾病传播过程中也具有重要意义,在有些地区滞育使蜱类各生活史阶段的活动不出现重叠,从而降低病原体传播概率。

2. **蜱类滞育与生态因子的关系** 有关滞育的影响因素在昆虫中已研究的较清楚,如光周期、温度、食料、种群密度等,但在蜱类滞育影响因素方面积累的知识还比较有限。蜱类滞育是对环境因素的反应,如光周期的变化、温度等,代表了蜱类与生物资源同步活动的主要适应。根据蜱类对光周期的反应,可以将其分为长日照反应型、短日照反应型和两步反应型。红润硬蜱(*Ixodes rubicundus*)是典型的长日照反应型,少于 13.5 小时的光照可诱导其滞育起始,使其延迟生长发育,但其发育过程并不受光周期控制,与此相似的还有亚洲璃眼蜱和美洲花蜱等。具肢扇头蜱幼蜱则是典型的短日照反应型,在长日照(>12 小时)

下,幼蜱停止宿主找寻活动,进入行为滞育期。肩突硬蜱若蜱的发育受复杂的两步光周期反应控制,饱血若蜱在长日照和短日照下都能进入滞育,这可能是由于其存在短日照-滞育和长日照-滞育两种类型。短日照-滞育是饱血若蜱对短日照的直接反应,其滞育期较稳定,无发育现象产生。而长日照-滞育是由饥饿若蜱饱血后再置于长日照条件下产生的反应,表现为蜕皮期延长。与此相似的还有蓖子硬蜱和全沟硬蜱等。

温度在蜱类滞育的诱导、维持和终止过程中也发挥着重要作用,如蓖子硬蜱幼蜱具有明显的温度依赖型光周期反应,温度升高时,其临界光周期阈值降低,在自然界中五月至七月间温度和降雨量的季节性波动可以改变肩突硬蜱饱血幼蜱或若蜱的临界光周期。低温对蜱类的滞育具有重要调节作用,其影响因蜱种不同而异,如低温可终止银盾革蜱和森林革蜱饱血成蜱的滞育,但可诱导翘缘锐缘蜱幼蜱和红润硬蜱若蜱的滞育起始。但温度对蜱类滞育的详细作用机制目前还没有明确的解释。

蜱类的生理年龄对滞育也有一定影响,随着生理年龄的不断增加,其对光周期的敏感性逐渐降低。如在吸血前或吸血过程中暴露于10℃的红润硬蜱若蜱对光周期的敏感明显低于在20℃时。即使若蜱在吸血前和吸血过程中置于10℃后再置于20℃,其蜕皮成功率也有明显差异。低温(10℃)对红润硬蜱具有明显的滞育诱导效应,且仅可通过延长暴露于高温和长光周期条件(13.5小时)下的时间可终止滞育。翘缘锐缘蜱幼蜱在温度低于阈值时滞育起始,而此温度阈值会随生理年龄的增加而增加。

蜱类滞育的维持受多种机制的影响,因此对滞育的研究应该考虑多种因素的相互作用,如季节性变化的环境因素、机体不断变化的生理反应及宿主类型等的影响。

3. **蜱类滞育的生理基础**　滞育是蜱类适应气候变化的重要机制。滞育的生理基础在昆虫中已研究的比较清楚,昆虫在进入滞育期时,体内会发生一系列生理、生化和结构变化,如呼吸量、含水量、耐寒性和激素及其引起的代谢机制等都会发生变化,而蜱类在进入滞育时的生理机制研究仅见零散报道。Belozerov认为,蜱对季节信息的处理有三个主要步骤:①外界信号的感知,如光周期(或暗周期);②这种信息在大脑中的积累;③这种信息通过神经分泌细胞转化为激素信号,阻止或启动变态。短光周期诱导滞育的红润硬蜱若蜱,滞育个体比非滞育个体有更强的耐干旱性,能够有效保持身体水分平衡,而在滞育结束时会重新吸收水蒸气,与此相似的还有蓖子硬蜱,这种变化可能是由于蜱类在极端干旱条件下体表脂类积累的结果。除此之外,在蜱类滞育与非滞育期间中肠会发生相似或同步的变化。如银盾革蜱滞育雌蜱除不存在外分泌细胞外,其他的细胞类型与非滞育雌蜱相同,滞育初期消化细胞积累大量的脂滴和核内体,卵黄细胞内的内质网分离,随着滞育深入,消化活动停止,消化细胞内的残余体减少,大量血餐储存在中肠腔内,随着滞育的解除,肠腔内的血餐通过细胞内消化快速分解,消化细胞内的残余体大量增加,糖原颗粒聚积,同时卵黄原细胞内充满并行排列的内质网,卵黄原细胞迅速发育。

(于志军)

五、系统发育和进化

《自然系统》第10版首次记述的蜱为"蓖子螨"(*Acarus ricinus* Linnaeus,1758),隶属螨属(*Acarus*)。随后从螨属中分出蜱属(*Ixodes* Latreille,1795)现专指硬蜱属,因而"蓖子螨"更名为蓖子蜱(*Ixodes ricinus* Linnaeus,1758)。后又分出"锐缘蜱属"(*Argas* Latreille,1796)和"枯蜱属"(*Carios* Latreille,1796)。此后,随着人们发现的蜱类数目增多,蜱的分类地位不断上升,从属级上升到科、总科、亚目到目(温廷桓和陈泽,2016;陈泽和温廷桓,2017)。目前,蜱隶属节肢动物门(Arthropoda)蛛形纲(Arachnida)蜱螨亚纲(Acari)寄螨总目(Parasitiformes)蜱目(Ixodida),包括4科:硬蜱科(Ixodidae)、软蜱科(Argasidae)、纳蜱科(Nuttalliellidae)和恐蜱科(Deinocrotonidae),其中纳蜱科和恐蜱科均只包括单属单种(陈泽和刘敬泽,2020)。

Leach(1815)最早建立了蜱科(Ixodides),包含锐缘蜱属(*Argas*)、硬蜱属(*Ixodes*)和诱蜱属(*Europoda*)。此后,蜱科拉丁学名 Ixodides 修正为 Ixodidae,现专指硬蜱科(俗称硬蜱)。Koch 于 1837 年建立了钝缘蜱属(*Ornithodoros* Koch,1837),随后将不具盾板的蜱成立了1新科——软蜱科(Argasiden)(俗称软蜱),具盾板的蜱则为硬蜱科(Koch,1844)。Canestrini(1890)将软蜱科的拉丁学名 Argasiden 修订为 Argasidae。Schulze(1935)建立了纳蜱科(Nuttalliellidae),仅包含1属1种——那马纳蜱(*Nuttalliela namaqua*)。Peñalver 等

（2017）建立了恐蜱科（Deinocrotonidae），亦为 1 属 1 种——德氏恐蜱（*Deinocroton draculi*）。

蜱的亚科级及以下分类系统存在一些争议，体现在不同学派对族、亚族的认可及一些类群的归属。目前主要有以下学派：

（1）Filippova（1966，1994）为代表的苏联学派或东欧学派；

（2）Hoogstraal 和 Aeschlimann（1982）及 Hoogstraal（1985）为代表的美国学派或西方学派；

（3）Camicas 等（1998）为代表的法国学派；

（4）硬蜱以 Barker 和 Murrell（2004）为代表的现代学派；软蜱以 Klompen 和 Oliver（1993）为代表的支序学派和 Mans 等（2019）为代表的分子学派（表 31-2、表 31-3）。前三个学派主要以蜱的形态特征为依据，之后的学派则将支序学或分子生物学技术应用于系统进化分析中做为构建蜱分类体系的依据。陈泽（2010）曾对蜱的分类系统进行了简要概述，温廷桓和陈泽（2016）、陈泽和温廷桓（2017）分别对软蜱科和前沟型硬蜱的分类史和有效种进行了综述。陈泽和刘敬泽（2020）结合最新研究进展针对不同分类体系和世界蜱类有效种名进行了综述，现概述如下。

表 31-2　硬蜱科各学派分类体系的比较

苏联学派[1,2]	美国学派[3]	现代学派[4]
硬蜱亚科（**Ixodinae**）	**Ixodinae**	**Ixodinae**
硬蜱属（*Ixodes*）	*Ixodes*	*Ixodes*
		槽蜱亚科（**Bothriocrotoninae**）
		Bothriocroton
花蜱亚科（**Amblyomminae**）	**Amblyomminae**	**Amblyomminae**
花蜱族（**Amblyommini**）		
花蜱亚族（**Amblyommina**）		
花蜱属（*Amblyomma*）	*Amblyomma*	*Amblyomma*
盲花蜱属（*Aponomma*）	*Aponomma*	
	血蜱亚科（**Haemaphysalinae**）	**Haemaphysalinae**
血蜱亚族（**Haemaphysalina**）		
血蜱属（*Haemaphysalis*）	*Haemaphysalis*	*Haemaphysalis*
	扇头蜱亚科（**Rhipicephalinae**）	**Rhipicephalinae**
异扇蜱亚族（**Anomalohimalaina**）		
异扇蜱属（*Anomalohimalaya*）	*Anomalohimalaya*	*Anomalohimalaya*
革蜱亚族（**Dermacentorina**）		
革蜱属（*Dermacentor*）	*Dermacentor*	*Dermacentor*
扇革蜱属（*Rhipicentor*）	*Rhipicentor*	*Rhipicentor*
扇头蜱族（**Rhipicephalini**）		
珠蜱亚族（**Margaropina**）		
珠蜱属（*Margaropus*）	*Margaropus*	Margaropus
牛蜱属（*Boophilus*）	*Boophilus*	

续表

苏联学派[1,2]	美国学派[3]	现代学派[4]
扇头蜱亚族（Rhipicephalina）		
扇头蜱属（*Rhipicephalus*）	*Rhipicephalus*	*Rhipicephalus*
恼蜱属（*Nosomma*）	*Nosomma*	*Nosomma*
苏联学派	美国学派	现代学派
酷蜱属（*Cosmiomma*）	*Cosmiomma*	*Cosmiomma*
璃眼蜱亚科（Hyalomminae）		
璃眼蜱属（*Hyalomma*）	*Hyalomma*	*Hyalomma*

注：[1,2] 代表苏联学派参考文献 Filippova（1984，1994）；[3] 代表美国学派参考文献 Hoogstraal et Aeschlimann（1982）；[4] 代表现代学派参考文献 Barker et Murrell（2004）。

表 31-3　软蜱科各学派分类体系的比较

苏联学派 Soviet school[1]	美国学派 American school[2,3]	法国学派 French school[4]	支序学派 Cladistic school[5]	Mans 等分子学派 Mans *et al.* molecular school[6]
锐缘蜱亚科（Argasinae）	**Argasinae**	**Argasinae**	**Argasinae**	**Argasinae**
锐缘蜱族（Argasini）				
锐缘蜱属（Argas）	***Argas***	***Argas***	***Argas***	***Argas***
锐缘蜱亚属（*Argas*）	*Argas*	*Argas*	*Argas*	*Argas*
波蜱亚属（*Persicargas*）	*Persicargas*	*Persicargas*	（*Persicargas*）	*Persicargas*
				船蜱属（Navis）
	妙蜱亚属（*Microargas*）			
		枯蜱属（Carios）		
枯蜱亚属（*Carios*）	*Carios*	*Carios*		
蝠蜱亚属（*Chiropterargas*）	*Chiropterargas*	*Chiropterargas*		
		墺蜱属（Ogadenus）		***Ogadenus***
	Ogadenus	*Ogadenus*	*Ogadenus*	*Ogadenus*
Secretargas 匿蜱亚属	*Secretargas*	*Secretargas*	*Secretargas*	***Secretargas***
		Proknekalia	*Proknekalia*	***Proknekalia***
			Alveonasus	***Alveonasus***
钝缘蜱亚科（Ornithodorinae）	**Ornithodorinae**	**Ornithodorinae**	**Ornithodorinae**	**Ornithodorinae**
耳蜱族（Otobiini）				
耳蜱属（Otobius）	***Otobius***	***Otobius***	***Otobius***	***Otobius***
泡蜱属（Alveonasus）	**Ornithodoros**	**Alveonasus**		
墺蜱亚属（*Ogadenus*）				
巢蜱亚属（*Proknekalia*）	*Proknekalia*			
泡蜱亚属（*Alveonasus*）	*Alveonasus*	*Alveonasus*		

续表

苏联学派 Soviet school[1]	美国学派 American school[2,3]	法国学派 French school[4]	支序学派 Cladistic school[5]	Mans 等分子学派 Mans *et al.* molecular school[6]
钝缘蜱族（**Ornithodorini**）				
钝缘蜱属（***Ornithodoros***）		***Ornithodoros***	***Ornithodoros***	***Ornithodoros***
钝缘蜱亚属（*Ornithodoros*）	*Ornithodoros*	*Ornithodoros*	（*Ornithodoros*, *Ornamentum*,	*Ornithodoros*
饰蜱亚属（*Ornamentum*）	*Ornamentum*	*Ornamentum*	*Pavlovskyella*, *Theriodoros*,	*Ornamentum*
		鸡蜱属（***Alectorobius***）	*Microargas*）	*Microargas*
				Pavlovskyella
巴蜱亚属（*Pavlovskyella*）	*Pavlovskyella*	*Theriodoros*		*Theriodoros*
兽蜱亚属（*Theriodoros*）	（*Theriodoros*）	（*Pavlovskyella*）		
			Carios	***Carios***
鸡蜱亚属（*Alectorobius*）	*Alectorobius*	*Alectorobius*	（*Carios*, *Chiropterargas*,	*Alectorobius*
网蜱亚属（*Reticulinasus*）	*Reticulinasus*	*Reticulinasus*	*Alectorobius*, *Subparmatus*,	*Carios*
埃蜱亚属（*Subparmatus*）	*Subparmatus*	*Subparmatus*	*Reticulinasus*, *Antricola*,	*Reticulinasus*
			Parantricola, *Nothoaspis*）	*Subparmatus*
穴蜱属（***Antricola***）	***Antricola***[3]	***Antricola***		
穴蜱亚属（*Antricola*）	*Antricola*			*Antricola*
窟蜱亚属（*Parantricola*）	*Parantricola*	窟蜱属（***Parantricola***）		*Parantricola*
	赝蜱属（***Nothoaspis***）	***Nothoaspis***		*Nothoaspis*
		妙蜱属（***Microargas***）		
				Chiropterarga

注：[1] 代表苏联学派参考文献 Pospelova-Shtrom（1946），Filippova（1966），Pospelova-Shtrom（1969）；[2] 代表美国学派参考文献 Clifford 等（1964），Hoogstraal（1985）；[3] 代表穴蜱属的亚属划分依据参考文献 Černý（1966）；[4] 代表法国学派参考文献 Camicas et Morel（1977），Camicas 等（1998）；[5] 代表支序学派参考文献 Klompen et Oliver（1993）；[6] 代表分子学派参考文献 Mans 等（2019）。各学派的分类体系中括号内的亚属名被认为是无效名，并归到前面的属或亚属内。本表参考 Klompen et Oliver（1993）、Burger 等（2014a，2014b）和 Mans 等（2019）。

（一）硬蜱科分类体系

1. 苏联学派或东欧学派　将硬蜱科分为硬蜱亚科（Ixodinae）和花蜱亚科（Amblyomminae），花蜱亚科又包含花蜱族（Amblyommini）和扇头蜱族（Rhipicephalini）；其中花蜱族分 4 个亚族：血蜱亚族（Haemaphysalina）、花蜱亚族（Amblyommina）、异扇蜱亚族（Anomalohimalaina）和革蜱亚族（Dermacentorina）；扇头蜱族分 2 个亚族：珠蜱亚族（Margaropina）和扇头蜱亚族（Rhipicephalina）（Filippova，1984，1994）。Balashov（2004）、陈泽和刘敬泽（2020）按国际命名法规修订了之前各亚族名的错误拼写。

2. 美国学派或西方学派　将硬蜱科分为 5 个亚科，并根据肛沟与肛门的相对位置分别归为前沟型（Prostriata）与后沟型（Metastriata），对应于苏联学派的硬蜱亚科和花蜱亚科。前沟型仅包括硬蜱亚科；后沟型包括花蜱亚科、血蜱亚科（Haemaphysalinae）、璃眼蜱亚科（Hyalomminae）和扇头蜱亚科（Rhipicephalinae）（Hoogstraal 和 Aeschlimann，1982）。

3. 法国学派　Camicas 和 Morel（1977）及 Camicas 等（1998）将硬蜱分为 2 科：硬蜱科和花蜱科（Amblyommidae），其中硬蜱科包括顶蜱亚科（Eschatocephalinae Camicas et Morel，1977）和硬蜱亚科，但这一分类体系很少被采用。

4. 现代学派　21 世纪以来，Barker 和 Murrell（2004）结合分子生物学分析结果，在形态分类体系的基础上,对蜱的系统分类进行了系统整理,主要针对硬蜱提出了新的分类体系,目前该体系已得到广泛认可(表31-2)。

(二)软蜱科分类体系

软蜱科的分类一直争议较大,尤其是属级分类阶元,其中近2/3的软蜱根据不同的分类系统被划分到2个及以上的属中。目前有5个关于软蜱属级分类的学派:苏联或东欧学派(Filippova,1966;Pospelova-Shtrom,1969);美国或西方学派(Clifford et al.,1964;Hoogstraal,1985);法国学派(Camicas 和 Morel,1977;Camicas 等,1998);支序学派(Klompen 和 Oliver,1993);Mans 等(2019)分子学派(表31-3)。

1. 苏联学派或东欧学派 认为软蜱分为锐缘蜱亚科(Argasinae)和钝缘蜱亚科(Ornithodorinae),锐缘蜱亚科包括锐缘蜱族(Argasini)(锐缘蜱属 *Argas*);钝缘蜱亚科包括耳蜱族(Otobiini)[耳蜱属(*Otobius*)和泡蜱属(*Alveonasus*)]和钝缘蜱族(Ornithodorini)[钝缘蜱属(*Ornithodoros*)和穴蜱属(*Antricola*)]。

2. 美国学派或西方学派 美国学者认同两个亚科的划分,但拒绝族的应用。他们将墺蜱亚属(*Ogadenus*)划到锐缘蜱亚科锐缘蜱属中,而苏联学者则将其划为钝缘蜱亚科耳蜱族泡蜱属的亚属。此外,美国学者还增加了一个单型属——赝蜱属(*Nothoaspis*)。苏联和美国学派分类体系的划分是基于"整体相似性,其分类地位取决于表型差异的程度",而不是单系分支的系统发生观点。

3. 法国学派 以 Camicas 等(1998)为代表的法国学派仅列出一个简单的分类阶元名录,里面的任何类群没有形态或生理特征支持,因此,这些类群的划分无法进行严格验证。另外,他们提出的体系包含一个亚属裸名(Nomen nudum subgenus)即网蜱亚属(*Reticulibius* Morel)。因为他们将原来的鸡蜱亚属(*Alectorobius*)提升到属的地位,并包含具名的4个亚属:兽蜱亚属(*Theriodoros*)、鸡蜱亚属、网蜱亚属(*Reticulinasus*)和垛蜱亚属(*Subparmatus*)。同时他们又建立了另一个网蜱亚属(*Reticulinasus* Morel)(不同于原来的网蜱亚属 *Reticulinasus* Schulze,1941 详见 Camicas 等(1998)第42页)。该亚属包含原鸡蜱亚属(后被他们提升到鸡蜱属)中与蝙蝠有关的7个种。此外,他们提议的鸡蜱属中还包括3个未命名的单型亚属"Sbg. nov. 1-3 Morel"。鉴于他们采用的网蜱亚属(*Reticulibius* Morel)及未命名的3个单型亚属,在文中既没有定义,之前也没有正式发表的文献,且 *Reticulibius* 已被使用,不符合动物命名法规,故亚属名 *Reticulibius* Morel 为裸名。同硬蜱科的分类系统一样,他们提议的软蜱分类体系亦很少被采用。

4. 支序学派 Klompen 和 Oliver(1993)基于83个形态学、发育和行为特征对软蜱科的属及亚属水平进行了综合系统进化分析,并对美国学派的软蜱分类体系在属级水平上进行了修订:将钝缘蜱亚科的2个亚属(泡蜱亚属 *Alveonasus* 和巢蜱亚属 *Proknekalia*)移到锐缘蜱亚科,将锐缘蜱亚科的3个亚属(枯蜱亚属 *Carios*、蝠蜱亚属 *Chiropterargas* 和妙蜱亚属 *Microargas*)移到钝缘蜱亚科。钝缘蜱亚科中,他们提议只有3个属:耳蜱属、钝缘蜱属和枯蜱属。枯蜱属来自原来锐缘蜱属的枯蜱亚属,并包含7个原来的属或亚属(鸡蜱亚属、穴蜱属(匙喙蜱属)、枯蜱亚属、蝠蜱亚属、赝蜱属、网蜱亚属和垛蜱亚属)。然而,他们并不认为这些类群是枯蜱属的有效亚属,因为他们的分析表明鸡蜱亚属是并系。如果识别枯蜱属的亚属则需要提升并系——鸡蜱亚属的各个谱系到亚属地位,这将会增加低支持率的亚属和属的数量。鉴于分子生物学的广泛应用和普遍认可,很多学者对此分类体系主要依靠形态学的系统进化分析结果,而无分子生物学数据的支持持怀疑态度。

5. 分子学派 最近,Mans 等(2019)基于部分软蜱的分子数据(线粒体基因组、18S rDNA 和 28S rDNA)对分布在非洲热带界、新北界和古北界的部分软蜱进行了系统进化分析,提出了分子分类体系。该体系与 Klompen 和 Oliver(1993)大体一致:枯蜱属、蝠蜱属/亚属、泡蜱属/亚属分别归为钝缘蜱亚科、钝缘蜱亚科和锐缘蜱亚科。然而,在属与亚属的确认上与 Klompen 和 Oliver(1993)存在较大差异,如 Klompen 和 Oliver(1993)体系中的墺蜱亚属、匿蜱亚属(*Secretargas*)、巢蜱亚属、泡蜱亚属、蝠蜱亚属均被 Mans 等(2019)提升到属级地位。此外,Mans 等(2019)成立了一个新属——船蜱属(*Navis*)。由于目前很多的分子系统进化分析涉及的软蜱种类有限,导致大多数软蜱物种的分属模棱两可,难以清晰切割而归属存疑,其系统分类学研究还有大量工作亟需开展。

（三）起源与演化

Hoogstraal 于 1985 年最早提出蜱的起源和演化假说,此后几乎所有的关于蜱类演化的传统假说都强调宿主的重要性,认为宿主的特异性是蜱类演化的主要因素,寄生在原始宿主上的蜱也必然是原始的,而且现存宿主的最古老类群出现时,各蜱类谱系就已经出现了。因此,传统的假说一般都遵循着寄生虫学的古老原则,即寄生虫的几乎所有生物学特性都依赖于宿主。

自 20 世纪 80 年代以来,随着更严格的分析方法的应用,寄生虫—宿主关系的研究方法也有了戏剧性的改变,其中最重要的方法是利用系统发生学推测寄生虫的系统进化史。这种系统发生论可以严格地验证适应性假说及协同物种形成或地理隔离假说。人们不再认为寄生虫的演化主要取决于其宿主,也不再将它们的很多结构描述成退化的结果,而是利用其独立的演化谱系来展示其与其宿主的关系和脱离宿主后所处环境(针对非永久性寄生虫)的各种模式。

已研究的多数寄生昆虫多为永久性寄生虫,如虱、疥螨。然而,非永久性寄生昆虫如蚊、蜱等的生活史类型多样,但它们的生活史都有两个阶段(寄生期和非寄生期),存在不同的选择机制,其选择压力也不同。然而,与蚤、蚊、螨等其他类群不同,蜱非常独特,它的每个发育阶段(不包括卵)一般都要经历叮咬和脱离宿主的双重压力。那么在蜱的寄生和非寄生阶段,生态学的不同成分在蜱的演化中起了什么作用? 这将是人们一直试图解决的问题。

近几十年来,有两个重要的进展为人们提供了重新考虑蜱类系统学和进化问题的新方法。第一,分子生物学技术的应用为系统发生分析提供了新数据。第二,在蜱类系统分类学中采用分子生物学与形态学特征相结合的综合系统发生分析的方法更有利于推测出反映蜱类亲缘关系的假说。这种方法正被用于重新检测各种蜱类进化假说。以下是目前关于蜱类起源和演化的几种重要假说供读者参考(陈泽和杨晓军,2021)。

蜱类起源和演化的主要假说　随着对蜱、宿主、生态因子、生物地理学、系统发生学等方面的深入理解,人们不断提出新的观点来力图阐释蜱的起源和演化。其中涉及蜱类起源的推测跨度达 3 亿年,历经多个演化时代,包括晚志留纪(443~417mya)、泥盆纪(417~362mya)、晚二叠纪(290~248mya)、三叠纪(248~206mya)和白垩纪(146~65mya)。早期的假说主要基于蜱的宿主特异性及蜱与宿主协同进化的观点。近期假说则考虑了生态因子、生物地理学及系统发生论的观点。以下是比较有影响的几种假说。

（1）Hoogstraal 假说:Hoogstraal 在 40 年中发表了 400 多篇论文,其中很多涉及他对蜱类起源和演化的看法。现今人们对蜱类生态学、栖息地的选择及其与宿主关系的理解多数都来自他的大量观察和记录。他所提出的蜱类起源和演化假说是传统观点的代表,在该领域,尤其是在 20 世纪后期具有很大影响。

Hoogstraal 和早期的蜱类工作者认为,蜱类口器和基节的各种结构"调整"变化是为了适应特定的宿主。蜱在不同发育期(幼蜱、若蜱、成蜱)结构特征的变化是由于各阶段寄生的宿主不同,因而对宿主的适应在蜱类进化中起了主要作用。这种适应还引起了蜱的宿主特异性,并最终导致了蜱和宿主之间的平行进化。这种观点贯穿于 Hoogstraal 所有关于蜱类进化的文章中。蜱对宿主的特异性可分成六类(总体严格特异型、总体中度特异型、严格发育阶段特异型、严格/中度发育阶段特异型、中度发育阶段特异型、非特异型),每种蜱对应 1 类宿主,其范围包括:总体严格特异型(strict-total category)即成蜱和未成熟蜱均对应相同的特异宿主群,包括所有软蜱、硬蜱中的盲花蜱(Aponomma)(已归入花蜱属 Amblyomma 中)、牛蜱属(Boophilus)(已归入扇头蜱属 Rhipicephalus 中)和珠蜱属(Margaropus)的所有种及硬蜱科其余属的多数种类;非特异型(nonparticular category)只包括硬蜱,但几乎包括了硬蜱科中主要属的代表种类。虽然 Hoogstraal 认识到有些蜱类的宿主范围很广,但他认为这些是蜱在物种形成过程中其占优势的宿主—寄生虫关系受到人为干扰造成的。在 Hoogstraal 的观点中,蜱显然具有高度的宿主特异性,它是协同物种形成的初步证据。上述这些关于宿主特异性在蜱类进化中的重要性结论,经常出现在医学昆虫教科书和蜱分类学文献中。

Hoogstraal 在假设蜱是一个非常古老衍生群的情况下,综合蜱类宿主特异性和广泛的协同物种形成的想法提出了蜱类长期进化的观点。他指出蜱类的祖先类似于现在的软蜱,出现于古生代晚期或中生代早期(225mya),它们有一个三宿主的生活史。当时气候温暖潮湿,蜱类的祖先宿主被假定为"大型、皮肤光滑的爬行类",并可以全年活动。随后,蜱沿着两条途径辐射,即软蜱科(Argasidae)和硬蜱科(Ixodidae)。前沟型硬蜱就是从那些祖先种类中分化出的最早的谱系之一。后沟型硬蜱中的花蜱亚科（Amblyomminae）在二叠纪晚期起源于爬行类,并于三叠纪和侏罗纪期间在那些爬行类宿主上辐射。血蜱亚科则起源于三叠纪的爬行动物。璃眼蜱亚科（Hyalomminae）和扇头蜱亚科（Rhipicephalinae）分别起源于白垩纪晚期、第三纪的哺乳动物。

上述蜱类长期进化的模型基于两种假设:①最原始的蜱类类群与最原始的宿主类群有关;②蜱可能出现在其特殊宿主类群产生之前。这在其他人提出的蜱类进化模型中也有体现。例如,Pomerantzev（1947）不赞成爬行类为蜱（至少是硬蜱）的祖先宿主(他倾向于哺乳动物或鸟)。他通过硬蜱属（Ixodes）的澳洲亚属与最原始哺乳动物——单孔类动物和有袋动物的关系得出这些蜱是硬蜱亚科中最原始的类群。Morel（1969）指出最原始的后沟型蜱是与龟有关的花蜱,因为龟被认为是祖先宿主,他认为这些蜱类与龟在侏罗纪同时起源。Filippova（1977）基于与单孔类动物和有袋动物有关的一种假设认为硬蜱科（Ixodidae）起源于白垩纪的某个地区。所有这些模型均基于蜱类的宿主特异性及蜱与宿主的协同物种形成的假说。但这两种假说一直没有得到很好的检验。

然而,Klompen 等（1996）通过对蜱类—宿主关系的分析对上述已被广泛接受的蜱类宿主特异性及协同物种形成的假说提出了质疑,认为在蜱类演化中生物地理学、生态特异性和宿主大小对蜱类—宿主关系的建立发挥了重要作用。

（2）Klompen 假说:Klompen 等（1996）认为生物地理学和生态特异性在蜱类进化中起重要作用。他们认为 Hoogstraal 假说存在一个重要的方法学上的缺陷,即 Hoogstraal 没有清楚地区分适应性和物种形成两个过程,他认为两者联系在一起是有原因的,即适应性和宿主特异性意味着协同物种形成（cospeciation）。一群寄生虫宿主的特异性程度为那些寄生虫的物种形成模式提供直接线索,这种观点也嵌入"寄生虫学规则"中。然而,通过独立推导寄生虫和宿主的系统发生来分析寄生虫与宿主联系的答案驳斥了以上观点,表明宿主特异性很难预测物种形成的模式。Klompen 等（1996）认为虽然物种形成和适应性在系统发生上总是相关的,但两者并不相互依赖。所以用宿主特异性的认知模式支持协同物种形成的假说在方法学上存在缺陷。此外,虽然宿主适应性可能会导致宿主特异性,但所观察的宿主特异性不能作为宿主适应性的指标。在蜱没有机会传递到可供选择的宿主的情况下,也会发生宿主特异性,甚至还可能会产生协同物种形成,或产生对脱离宿主后所在栖息地适应的次生效应。

Klompen 等（1996）认为在缺少化石证据时,关于蜱类起源时间的假说能够通过检测它们最基础的假设即多数蜱的种类具有严格的宿主特异性,进行间接地检验。Klompen 和 Oliver（1993）等通过文献资料报道的数据检验了硬蜱属（Ixodes）和寄生在蝙蝠上的软蜱——枯蜱属（Carios）的分类系统。这两个类群均有广泛的地理分布,覆盖了几个生物地理区系。此外,所有寄生在蝙蝠上的枯蜱为 Hoogstraal 定义的总体严格特异型。为排除 Hoogstraal 提出的"当家养或野生哺乳动物(寄生虫生理上可接受的宿主)侵入最初的宿主—寄生虫关系中时,同一种蜱就会改变有限的宿主特异性模式",他们在分析中排除了所有与人或家养动物有关的记录。在分析中,将特定蜱种相关宿主的种类相对于采集地点的数量作散点图,在严格宿主特异性的条件下,宿主数量和标本采集地的数量应该没有相关性。不考虑标本采集地的数量,宿主的数量应该保持很少。相反,如果宿主特异性是由采样不足造成的人为误差,那么宿主的数量将会随着抽样强度的增加而增多。硬蜱属和枯蜱属与其宿主的分析均表明,标本采集地和宿主种类存在强的正相关。他们认为如果寄生虫的物种形成相对于宿主的物种形成是缓慢的,有些广泛水平的宿主特异性就会保留。利用相同的基础数据,他们根据寄生的宿主科的数量相对于标本的总量对硬蜱属作图检验了这个观点。分析结果表明,虽然有些蜱的宿主被完全或大部分限制到一个单一科甚至属的宿主类群中,但总体趋势是随着标本数量的增加,宿主在科的数量上也增加。这些结果说明总体严格特异型和非特异型蜱类的差别在很大程度上可能是由物种的采集误差(偶然采集和频繁采集)造成的。因此,Klompen 等（1996）认为蜱类宿主特异性应重新评估,但这个结论仅削弱了 Hoogstraal 关于蜱的宿主特异性导致协同物种形成的观点,不能否认协同物种形成的存在。

另外,相对于宿主特异性,Klompen 等更支持栖息地或生态特异性。按照这种观点,蜱类进化可能主要是由适应一个特殊的栖息地类型所决定,而不是由适应一个特殊的宿主类群来决定。这个假说的建立来自许多蜱类寄生在有相似巢穴或栖息地而在系统发生关系比较远的宿主上。他们引用了图卡钝缘蜱（Ornithodoros turicata）的例子。该种常与美国东南部的佛州地鼠陆龟的洞穴联系在一起,在洞穴内栖息的穴蛙、佛州地鼠陆龟、蛇、小型哺乳动物及穴居的猫头鹰均可成为图卡钝缘蜱的宿主。此外，这种蜱至少在穴蛙上的发育与在佛州地鼠陆龟上的发育一样好。这就使人们对曾经普遍接受的"宿主范围广但只有少数适合蜱类发育"的假说产生了怀疑。在另一个例子中，库氏锐缘蜱（Argas cooleyi）和康坎钝缘蜱（O. concanensis）的主要宿主是崖燕（Hirundo pyrrhonota）。它们使用相同的聚集信息素，但是它们很少聚合在一起，可能是由于它们最适栖息地的湿度、温度等不同。此外，这些蜱展示了不真实的宿主特异性。例如，康坎钝缘蜱的偏爱宿主蝙蝠常栖息于悬崖的燕巢中。总体上，这种关系模式似乎对有崖燕巢的悬崖比对崖燕更为特异。鉴于许多相关的宿主种类使用相同或相关的栖息地类型的现象，如不同种的蝙蝠生活在一洞穴中，Klompen 等认为生态特异性假说可以允许在一定程度上具有广泛的宿主特异性，但宿主特异性只能作为生态特异性的一个次级结果。

他们通过系统进化分析发现 Hoogstraal et Aeschlimann（1982）提出的 5 亚科中有 3 个是并系，包括璃眼蜱亚科（Hyalomminae）、花蜱亚科（Amblyomminae）和硬蜱亚科（Ixodinae）。此外，他们的分析支持沓氏硬蜱组（I. tasmani group）和澳洲本土的盲花蜱属（现已归入槽蜱属）两个谱系。硬蜱属的异源性严重冲击了早期仅基于形态学观察的结果。

此外，Klompen 等（2000）以全盾螨目、中气门目和节腹螨目的种类为外群，利用形态学特征和分子特征相结合的方法对蜱类的系统发生进行了分析，肯定了蜱类的单系性，并且巨螨类（Holothyrida）（由异盾螨 Allothyrus sp. 代表）与蜱类（Ixodida）具有更近的亲缘关系。此外，蜱类 + 巨螨类的进化枝具有非常高的支持率（自举值 Bootstrap value=100%），这对于硬蜱的生物地理学分析具有一定的参考价值。他们认为巨螨类只出现在假定的冈瓦纳超大陆（Gondwana supercontinent）的部分区域，包括澳大利亚、新西兰、南美洲和从马达加斯加到新几内亚的印度洋的各种岛屿。这可能对蜱吸血行为的演化有一些影响。关于巨螨类和节腹螨类取食行为的研究认为，这些类群的代表是食腐动物，以昆虫碎尸为食但不捕食活的昆虫。寄螨中的中气门类保持着祖先蜘蛛类食肉动物的生活方式，在与系统学数据综合分析后揭示了蜱类可能源自食腐动物，而不是有巢的食肉动物。

此外，他们认为硬蜱科在亚科水平上最突出的特点是前沟型和后沟型的全部或部分基础谱系分布在澳大利亚，所有其他本土的澳洲硬蜱（指那些不是被人明显引进的种）或者与广泛分布的海鸟有关［如硬蜱属中多齿蜱亚属（Multidentatus）的种类］或者是许多来自东南亚的血蜱属衍生种。基于这种模式，他们认为硬蜱科起源于澳大利亚，或者至少在澳大利亚和非澳大利亚两个谱系之间有一个基部分歧。如果证实是其在澳大利亚起源的，则蜱将是在冈瓦纳大陆分裂和澳大利亚大陆被相对隔离之后起源的，即硬蜱科起源的年代上限为白垩纪中期（约 120mya）。这个估计明显不同于 Hoogstraal 假说的二叠纪、Balashov 假说的三叠纪或者 Oliver 假说的泥盆纪，但与 Filippova 关于硬蜱属（Ixodes）起源于白垩纪晚期的推断相符。

（3）Balashov 假说：Balashov（2004）综合分析了分类学、形态学、生态学、比较寄生虫学、动物地理学、古生物学和分子生物学数据，认为软蜱和硬蜱的祖先在三叠纪之前就分化了。硬蜱的祖先可能最初生活在潮湿森林中含有腐败树叶的土壤表面，与现存的巨螨类群相似。现存硬蜱和软蜱的共同祖先转换到寄生状态可能发生在古生代末期或中生代早期（250~200mya）的热带气候区。他认为，蜱类的演化可能主要取决于特殊的栖息地类型，而不是宿主类型。

Balashov 认为形态学上最原始的蜱类甚至在三叠纪末期泛大陆（Pangaea）破碎前或者稍后在南半球的冈瓦纳古大陆上可能就已经出现了。随后蜱类的扩散和它们现在的分布，反映了在大陆暂时隔离条件下及在大陆板块连接时动物群交流的条件下独立类群发育的过程。

基于分子系统学研究，Balashov 认为软蜱和硬蜱的共同祖先在三叠纪就能够区别为一个独立的类群。祖先蜱很可能最初生活在潮湿森林落叶层的土壤表面，与典型的现存巨螨类一样。森林的枯枝落叶层与哺乳动物的地道及洞穴中的环境条件在温湿度方面相似。在温带的森林中，以上栖息地以小型节肢动物（包括蜱）的日常和季节性迁徙为特征。气候干燥期间，祖先硬蜱仍以巢栖式寄生的方式进化。最初祖先蜱类以各种节肢动物及其尸体为食，后来过渡到脊椎动物上吸血寄生。甚至在进化发育的早期阶段，已经分化为软蜱祖先（软蜱科 Argasidae）和硬蜱祖先（硬蜱科 Ixodidae）2 个主要分支。在这一时期，蜱其他的进化分支也同样有出现和消失的机会。

对于软蜱，锐缘蜱亚科（Argasinae）和钝缘蜱亚科（Ornithodorinae）是2个早期分开的进化枝。但由于每个现存的种在具有丰富气候带的大陆中都有发现，因此动物地理学的数据不能说明这个科的系统发生。现存软蜱的宿主包括哺乳动物和鸟类，只在特殊的情况下才有爬行类。然而，也不能排除这些蜱类在三叠纪就已转换到大型爬行类上。无疑在这两个亚科的进化史中，会反复出现宿主转换为哺乳动物和鸟类的现象；它们的杂食性导致了这种转换。钝缘蜱属的有些种可以刺破饱血同类的体壁吮吸血液，这可能是它们祖先捕食节肢动物的初级阶段。锐缘蜱亚科的祖先可能从爬行类转换到中生代的鸟类，而钝缘蜱亚科转换到了哺乳动物。白垩纪已经存在的无数蝙蝠可能是钝缘蜱亚科中最古老的宿主。同时，Balashov认为最近的软蜱同它们的祖先一样以巢栖式寄生为特征，在宿主上多日取食、蜕皮，这种寄生方式独立并重复出现在这些蜱的几个进化枝上。这种生活史的转化反映了许多暂时性体外寄生虫的一种共同趋势：在宿主上寄生的时间延长，而在宿主附近定居的功能退化。

对于硬蜱，其祖先在早期进化中就已经形成了每个发育期都伴随着吸血行为延长的暂时性寄生状态。其中后沟型硬蜱和前沟型硬蜱明显不同，不但体现在分子水平上，而且在染色体数量上后沟型为23~28，前沟型为21~22。此外，在性别决定的模式上也有区别，如前沟型多为XX-XY型，而后沟型主要为XX-XO型。两个类群在雌性生殖系统外分泌管的结构、唾液腺分泌细胞的组成、皮肤腺的结构及蜕皮结构的初始形成位点方面均不同。后沟型硬蜱在吸血过程中，蜱分泌的唾液使宿主皮肤形成一种凝固胶质鞘，而这种鞘在许多前沟型硬蜱中没有出现。前沟型硬蜱具有特有的三宿主生活史、在所有发育阶段多为巢栖式寄生且雄性不吸血就可交配等特征。后沟型硬蜱至少在成蜱阶段以牧场式寄生占优势。多数高级的进化分枝［璃眼蜱属（Hyalomma）、扇头蜱属（Rhipicephalus）和牛蜱属（Boophilus）（已归入扇头蜱属）］为单宿主和二宿主生活史。雄蜱不包括某些花蜱需要通过初步吸血来终止精子发生并获得交配的能力。

前沟型硬蜱和后沟型硬蜱之间明显的差别及缺少中间型表明了这些进化枝的早期分离。在三叠纪就已经存在的小型原兽亚纲、有袋动物及有胎盘的哺乳动物可能是前沟型硬蜱祖先的原始宿主。前沟型硬蜱的祖先很可能就生活在这些原始哺乳动物的栖息地中。在进化早期，一部分蜱能够转换到海鸟上寄生，这些海鸟在白垩纪就已经存在并拥有营巢地。即使现在，硬蜱属（Ixodes）的一些原始亚属也仍寄生在这些宿主体上。显然硬蜱转换到有蹄类上的牧场式寄生明显比较晚，发生在新宿主出现的新生代。

大型爬行类可能是后沟型硬蜱分支的原始宿主。已知的花蜱属（Amblyomma）的化石残留物来自白垩纪。几乎所有现存的盲花蜱（现已分别归为花蜱属和槽蜱属 Bothriocroton）都寄生在大型蜥蜴和蛇上，而且它们可能过去就在这些宿主上进化。槽蜱属的多数原始硬蜱不仅寄生在爬行类上，还寄生在澳大利亚本土的哺乳动物上。由于现存的种大多与爬行类、鸟类和哺乳动物有关，因此在花蜱属中重建宿主变化的进化过程很困难。

新生代的哺乳动物可能是血蜱属（Haemaphysalis）的原始宿主，它保留了最初的三宿主生活史。然而，很难猜测这些原始哺乳动物属于哪个目及这个事件在哪里发生。革蜱属（Dermacentor）的进化相当复杂且难以重建。

较年轻的属包括璃眼蜱属（Hyalomma）、扇头蜱属（Rhipicephalus）和珠蜱属（Margaropus），进化无疑与有蹄类或者大型游牧哺乳动物有关。在这些类群中独立出现了二宿主和单宿主的发育周期，应该是在有蹄类上寄生的一种适应。

（4）Mans假说：Mans等（2011）基于对那马纳蜱的自然宿主、吸血行为及其与其他蜱的系统关系的分析，确定了该蜱位于蜱类主要科的基部，是蜱类祖先谱系的活化石。他们认为蜱类祖先的吸血行为类似于软蜱，可能起源于晚二叠纪南非南部的卡罗（Karoo）盆地所在的冈瓦纳大陆。纳蜱科的种类在二叠纪灭绝事件中几乎全部灭绝，仅那马纳蜱作为蜱最近的祖先谱系存活下来。该假说主要基于以下资料及推测。

那马纳蜱的分布仅局限在南非，说明蜱类起源于该地区所对应的冈瓦纳大陆。从而将Bedford（1931）的非洲起源假说由硬蜱科扩展到蜱总科。最近的分子钟及古生物学研究表明，寄螨类（包括蜱）应起源于晚石炭纪或早二叠纪（300±27mya）。这一时期对于脊椎动物在南非尤其是卡罗盆地的演化非常有意义。二叠纪中期（270~260mya），卡罗盆地由冰室向温室转化，建立了理想的气候环境，有利于变温动物的扩散。这一时期，在卡罗盆地进化出许多兽孔目动物（下孔型是类似于哺乳动物的爬行动物），它们最终进化成哺乳动物。最大的全球大灭绝事件发生在二叠纪晚期,即二叠纪与三叠纪过渡期—251mya,并在卡罗盆地伴随着大量脊椎动物的分化。鉴于此,仅在三叠纪卡罗盆地发现的双窝类爬行动物的化石,可能是由其他地理区系迁徙而来。

因此,他们认为蜱的祖先谱系起源于中二叠纪(270~260mya)的卡罗盆地,并寄生在兽孔目动物上。在二叠纪大灭绝之后,卡罗盆地出现脊椎动物多元化尤其是双窝类爬行动物,伴随着蜱类物种形成,从而导致三叠纪蜱类各主要科的形成,同时也表明蜱类险些灭绝。很可能在二叠纪的大灭绝事件中,宿主的近乎灭绝致使纳蜱科的种类减少。而那马纳蜱是这个走向死亡演化分支的单型种,是一个活化石。蜱主要科的丰富物种要归因于它们分别适应了各自的宿主和各种生态环境。蜱起源于卡罗盆地也揭示了为什么那马纳蜱是一个活化石,因为卡罗盆地的基本生态环境自晚二叠纪以来一直如此,当时卡罗盆地的气候条件由相当潮湿寒冷环境转化为半干旱环境。这可能促进了它们倾向于栖息在岩缝,停留在遮蔽的微生境中,常以小的在岩缝中爬行的蜥蜴为宿主。

晚二叠纪灭绝事件中仅存的一支兽孔目谱系为水龙兽,占早三叠纪陆地化石的95%。三叠纪时期它们仅存活两种,且栖息在洞穴中。因此,那马纳蜱可能只寄生在这个谱系上。当兽孔类多数被双窝类代替后,蜱的宿主发生了转换,蜥蜴成为特异宿主。相似的一些硬蜱和软蜱的主要宿主也是蜥蜴,直到哺乳类和鸟类取代爬行类成为宿主。随着下孔型爬行动物的产生及其分布跨越冈瓦纳大陆,从而延长了蜱在宿主上寄生的时间,最终形成硬蜱典型的生活史类型。

(陈　泽)

第五节　中国重要医学种类

我国重要的医学蜱类包括硬蜱科(Ixodidae)和软蜱科(Argasidae)。现记述34种蜱的名录、同物异名、生活习性、分布、宿主及医学重要性(陈泽和杨晓军,2021)。

一、中国蜱类主要代表种

(一)锐跗硬蜱(*I. acutitarsus*)

1. 种名　锐跗硬蜱[*I. acutitarsus*(Karsch,1880)]

同物异名:*Haemalastor acutitarsus*,*Eschatocephalus acutitarsus*,*I. laevis*,*I. gigas*

2. 形态　①成蜱身体呈卵圆形,体型较大。缘褶肥大,后端稍窄;缘沟深。盾板表面光亮,近心形。颈沟浅,侧脊不明显。刻点小,分布不均匀,周围稍密,中部稀少。缘凹宽浅,肩突粗短。假头基向后稍窄,后缘略直,似倒置梯形。假头基腹面宽阔,有明显横缝;无耳状突。基突付缺。孔区卵圆形,向内斜置,间距小于其短径。须肢细长,长约是宽的四倍。口下板剑形,齿式前段4|4,后段2|2,侧缘每纵列大约具齿10枚。生殖孔位于基节Ⅲ、Ⅳ之间的水平线;生殖沟向后斜伸。气门板较大,近似圆形,气门斑位置靠前。足长,各足相似。各足爪垫短,约达爪长的1/2。②若蜱身体前端稍窄,呈卵圆形。基突末端尖细,指向后方,中等大小。盾板表面光滑,呈长卵形。肩突圆钝。侧脊明显。刻点和刚毛稀少。颈沟前段向后内斜,以后转向外斜,几乎达到侧脊末端。耳状突较大,宽三角形,指向后侧方。假头基腹面后缘平直,在耳状突后略为收窄。须肢细长。口下板顶端圆钝,呈棒状。气门板近似圆形。肛毛3对。③幼蜱身体前端稍窄,呈卵圆形。盾板亚圆形。颈沟前段向后内斜,后段转为外斜。假头三角形。假头基基突小,斜向后侧方,后缘平直。假头基腹面有呈四边形的耳状突,粗钝;两侧缘在耳状突后略收窄,后缘宽圆形。须肢窄长。口下板窄长,末端尖细,齿式2|2(图31-13)。

3. 生活习性　生活于山林地带,一年中春季、夏季、冬季均可发现。

4. 生境与孳生物(宿主)　黄牛、犏牛、犬、驴、野猪、山羊、岩羊、斑羚、大熊猫、黑熊、林麝、红嘴蓝鹊,也侵袭人类。

5. 与疾病关系　国内,在西藏曾分离出土拉弗氏菌。

6. 地理分布　国内有甘肃、湖北、台湾、西藏(易贡)、云南(保山、双江)、四川。

（二）草原硬蜱（I. crenulatus）

1. 种名　草原硬蜱（I. crenulatus Koch，1844）

同物异名：I. crenulatus terecus；I. lividus crenulatus。

2. 形态　①成蜱身体呈卵圆形，有明显缘褶，雌蜱后部明显较宽，雄蜱后端稍窄。雌蜱盾板似心形，雄蜱盾板似卵圆形，表面不甚光滑，偶有不规则皱纹。肩突稍钝，缘凹宽浅。侧脊明显。颈沟浅，末端可达盾板后侧缘。刻点较大而浅，大致均匀的散布整个表面。假头短小。假头基表面有小刻点，呈矩形；孔区大而深陷，呈椭圆形，两孔区的内侧有弧形隆突，间距小于其短径。假头基腹面宽阔，中部稍窄，后缘圆弧形；耳状突呈脊状。须肢粗短，前端窄钝，中部最宽；外缘较直，内缘弧形凸出。口下板棒状；齿短小，齿式端部 3l3，后部 2l2。生殖孔位于基节Ⅱ稍后水平。腹

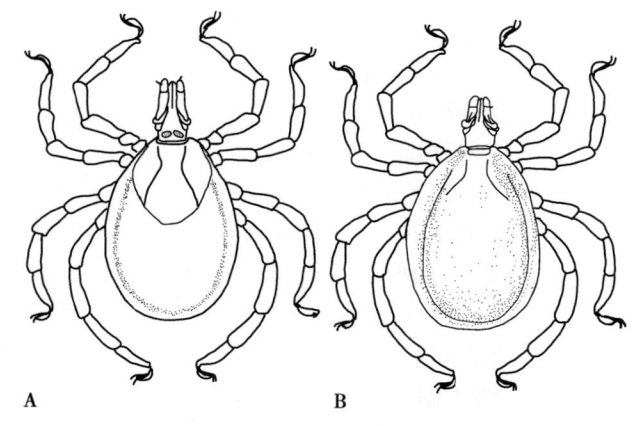

A. 雌蜱背面观；B. 雄蜱背面观。

图 31-13　锐跗硬蜱（Ixodes acutitarsus）成蜱
（仿 邓国藩、姜在阶）

板散布小刻点和细毛；除中部外，生殖沟两侧缘大致平行；肛沟长，前端圆钝，两侧近于平行。气门板近似圆形，气门斑位置靠前。肛瓣刚毛 5 对。雌蜱足长适中，雄蜱足比雌蜱稍细短，爪垫均不及爪长的 1/3。②若蜱体呈宽卵形，前端稍窄。盾板近似心形，长宽基本等长，前部约 1/3 处最宽，后缘最窄。刚毛短小。颈沟明显，末端达盾板后侧缘。刻点较小，分布稀疏。缘凹宽浅，肩突粗短。假头基宽短，后缘略凹向前方，侧缘短，向外略弯；基突付缺。假头基腹面宽阔，后中部明显收窄，并向后延伸，后缘略外弯，侧缘与后侧缘相交呈圆角状；耳状突呈脊状，较短。须肢呈棒状，前端圆钝，外缘较直，内缘弧形凸出。口下板棒状；前部齿式 4l4，中后部 2l2。口下板后毛 2 对。足长中等，基节无距，爪垫不及爪长的 1/3。③幼蜱体呈宽卵形，前端稍窄。盾板近似心形，长宽约等，前 1/3 处最宽，随后渐窄。颈沟较长，不甚明显，约达盾板后缘。刻点稀疏，具 5 对短小的刚毛。缘凹宽浅，肩突短钝。假头基似三角形，后缘中部向前方略微凹入，后侧缘呈锐角状；基突付缺。假头基腹面前宽后窄，后侧缘呈圆弧形；耳状突付缺。须肢粗短，前端圆钝，外缘较直，内缘浅弧形凸出。口下板粗短，顶端中间凹入，中部较宽，基部收窄；齿式端部 4l4 或 3l3，中后部 2l2。口下板后毛细小。足长适中，各基节无距。爪垫很短，不及爪长的 1/3（图 31-14）。

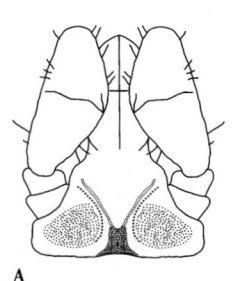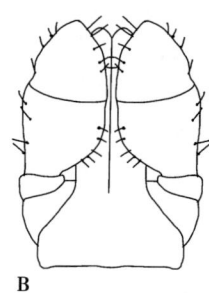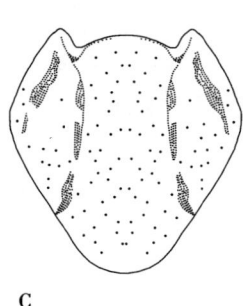

A. 雌蜱假头背面观；B. 雄蜱假头背面观；C. 雌蜱盾板。

图 31-14　草原硬蜱（Ixodes crenulatus）
（仿 邓国藩、姜在阶）

3. 生活习性　生存于草原、半荒漠草原，主要在宿主巢窝内活动，一年中 5~8 月为活动高峰。

4. 生境与孳生物（宿主）　经常出现在长尾黄鼠、普通刺猬、犬等宿主的体表或巢窝内。主要宿主有长尾黄鼠、普通刺猬、喜马拉雅旱獭、天山旱獭、土拨鼠、獾、草狐、云雀、麻雀、紫翅椋鸟、香鼬、高原兔、也寄生于犬。

5. 与疾病关系　国内 1963 年在新疆精河分离出一株鼠疫杆菌，在青海分离出 63 株鼠疫杆菌，甘肃分离鼠疫杆菌 3 株。

6. **地理分布** 在国内,甘肃、黑龙江、吉林、内蒙古、宁夏、青海、四川、山东(莱阳)、新疆(阿合奇、巴楚)、西藏(布朗)、辽宁等地均有分布。国外,阿富汗、埃及、巴勒斯坦、保加利亚、波兰、丹麦、德国、法国、克什米尔地区、黎巴嫩、罗马尼亚、蒙古国、苏联、瑞士、西班牙、匈牙利、伊朗、意大利、印度、英国等国有该蜱分布。

(三)粒形硬蜱(*I. granulatus*)

1. **种名** 粒形硬蜱(*I. granulatus* Supino,1897)

同物异名:*I. kempi*

2. **形态** ①成蜱体卵圆形。雌蜱缘褶较大,后端稍窄,雄蜱缘褶较窄。缘沟深而明显。盾板卵圆形,中部最宽,两端窄。肩突尖细。颈沟浅,前段向后内斜,后段向后外斜,未达盾板后侧。侧脊未达盾板后侧缘。颈沟与侧脊之间形成浅陷,后部比前部稍窄。刻点大而多,分布均匀。假头基近三角形,后缘平直;孔区大,呈卵圆形,略内斜,间距与其短径大致相同;基突付缺。假头基腹面宽阔,后缘略外弯;耳状突呈脊状。须肢窄长,外缘略直,内缘弧形凸出,两端显著细窄。雌蜱口下板细长,末端尖窄,雄蜱口下板短,两侧缘几近平行;齿式3|3,雌蜱侧缘每纵列具齿约10~11枚,雄蜱每纵列具齿7~9枚。雌蜱生殖孔位于基节Ⅳ水平,雄蜱生殖孔位于基节Ⅲ之间。气门板卵圆形,气门斑位置靠前。肛沟前端圆钝,两侧缘近似平行。足较长,足Ⅰ爪垫达到爪端,其余爪垫将近达到爪端。②若蜱体呈卵圆形,前端稍窄,后部宽圆。盾板呈亚圆形,前1/3处最宽,后部宽圆。肩突短小。颈沟浅弧形,前段向后内斜,以后转向外斜,末端将近达到后侧缘。刻点分布不均匀且稀疏。缘凹浅平。侧脊可见,未达到盾板后侧缘。假头基亚三角形,后缘平直;基突中等大小,末端尖细。假头基腹面宽阔,后缘浅弧形;耳状突粗短,圆钝。须肢窄长,前端圆钝。口下板前端尖细;齿式端部3|3,中部与后部2|2。口下板后毛2对。气门板近似圆形。肛沟马蹄形,前端圆钝,两侧几乎平行。足长中等,爪垫长,达到爪端。③幼蜱体呈椭圆形,中部最宽,前后两端稍窄。盾板亚圆形,前1/3最宽,长略小于宽。肩突不明显。颈沟细浅,前端内斜,向后转为外斜,末端将近达到后侧缘。侧脊不明显。刻点稀疏且分布不均匀。缘凹平。假头基亚三角形,基突付缺,腹面宽阔,后缘浅弧形;耳状突短,呈钝齿状。须肢为细长棒状,前端圆钝,两侧近似平行。口下板前端尖窄;齿式2|2。足长中等,爪垫长,达到爪端(图31-15)。

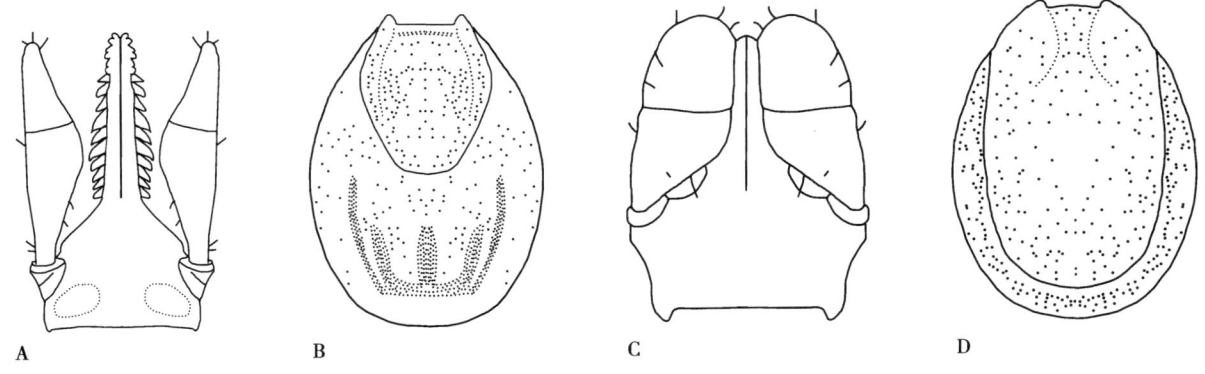

A. 雌蜱假头背面观;B. 雌蜱躯体背面观;C. 雄蜱假头背面观;D. 雄蜱躯体背面观。

图 31-15 粒形硬蜱(*Ixodes granulatus*)
(仿 邓国藩、姜在阶)

3. **生活习性** 春夏两季可见成蜱于山地林区、平原草地及田野等地,为南方常见种。

4. **生境与孳生物(宿主)** 主要寄生于小型哺乳动物,如黑线姬鼠、仓鼠、长吻松鼠、黑腹姬鼠、社鼠、白腹鼠、大家鼠、针毛鼠、黄胸鼠、黑腹绒鼠、树鼩、獴、臭鼩鼱等,也寄生于黄牛与山羊。

5. **与疾病关系** 国内,从福建、贵州的本种蜱分离出莱姆病螺旋体,已证实该种蜱是南方林区莱姆病的重要媒介。国外1956年从马来西亚乌鲁地方兰加特森林保护区鼠类检获的该种蜱分离出兰加特病毒。

6. **地理分布** 在国内福建(泉州、邵武、厦门、漳州)、海南(大茅洞、毛祥、通什、文昌、西瑁)、四川(米易)、云南(耿马、昆明、潞西、勐腊、双江、思茅、盈江、芒市)、浙江(临安)、甘肃、广东、广西、贵州、湖北、台湾、西藏等地均有分布。在国外,朝鲜、菲律宾、柬埔寨、老挝、马来西亚、缅甸、尼泊尔、日本、泰国、印度、印度尼西亚、越南等国家均有分布。

(四)卵形硬蜱(*I. ovatus*)

1. **种名** 卵形硬蜱(*I. ovatus* Neumann,1899)

同物异名:*I. japonensis*;*I. ricinus ovatus*;*I. taiwanensis*;*I. shinchikuensis*;*I. frequens*;*I. siamensis*;*I. carinatus*;*I. lindbergi*。

2. **形态** ①成蜱身体呈卵圆形,中部最宽。缘沟在身体两侧明显。盾板亚圆形,中部最宽,长宽约等。肩突不明显,较短。颈沟浅,前段向后内斜,后段浅弯,向后外斜,末端达到盾板后1/3;侧脊明显,自肩突向后延伸至盾板后侧缘。缘凹宽而浅。雌蜱刻点小,雄蜱刻点稍大,分布不均匀,靠后部稍密。雄蜱细长毛散布盾板表面。雌蜱须肢窄长,雄蜱须肢粗短,前端圆钝,外缘有些许小凹陷,内缘浅弧形凸出。假头基似五边形,后缘微凹。孔区深陷,近似大的卵圆形,短径略大于其间距;雌蜱基突短小不明显,雄蜱基突付缺。假头基腹面宽阔,中部隆起,后缘浅弧形向后弯曲;耳状突呈脊状。雌蜱须肢窄长,雄蜱须肢粗短。前端圆钝,雌蜱外缘有些许小凹陷,雄蜱外缘较直,内缘浅弧形凸出。雌蜱口下板为窄长的剑形,雄蜱口下板粗短,顶端圆钝。生殖孔位于基节Ⅲ与基节Ⅳ之间水平。生殖沟前端圆弧形,两侧向后侧方外斜。气门板卵圆形;气门斑位置靠前。足中等大小,各足爪垫几乎达到爪端。②若蜱身体呈卵圆形,后部宽圆,前端稍窄,躯体后1/3处最宽。盾板前窄后宽,长小于宽,后缘宽圆形。肩突短。颈沟和侧脊浅,弧形,末端均未达到盾板后侧缘。刻点分布不均匀,细小。缘凹浅平。假头基宽短,近似五边形,后缘平直;基突为明显的三角形。假头基腹面宽阔,后缘弧形凸出;耳状突呈钝齿状。须肢棒状,前端圆钝,基部收窄,外缘直,内缘浅弧形凸出,前1/3处最宽。口下板棒状;齿式2|2。口下板后毛2对。气门板为圆形,气门斑位置靠前。肛沟前端圆钝,两侧向后外斜。肛瓣具有3对肛毛。足中等长度,爪垫长,约达爪端。③幼蜱身体呈卵圆形,前端稍窄,后端圆钝。盾板中部稍后最宽,后缘圆钝,宽约为长的1.3倍。颈沟浅,前1/3处向后内斜,以后转为外斜,末端约达盾板后侧缘。侧脊不明显。刻点小,数量稀少且分布不均匀。肩突短小,不甚明显。缘凹浅平。假头基近似三角形,后缘平直;基突呈三角形。假头基腹面前宽后窄,后缘浅弧形向外弯曲;耳状突指向后外侧,呈三角形。须肢纺锤形。口下板棒状;齿式2|2。口下板后毛2对。肛沟拱形,前端圆钝,两侧向后外斜。足中等长度,各足爪垫将近达到爪端(图31-16)。

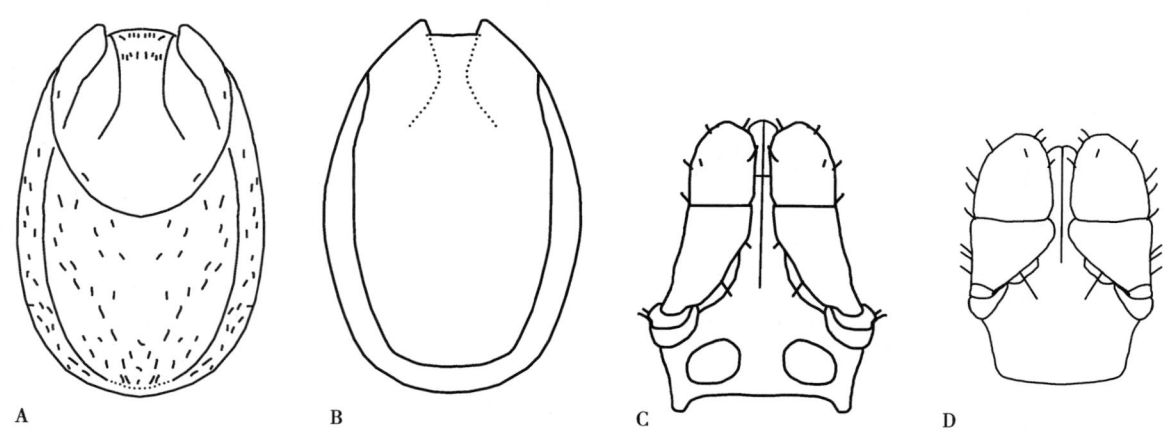

A.雌蜱背面观;B.雄蜱背面观;C.雌蜱假头背面观;D.雄蜱假头背面观。

图 31-16 卵形硬蜱(*Ixodes ovatus*)
(仿 邓国藩、姜在阶)

3. **生活习性** 该蜱生活于山地灌丛、林带。每年的3~8月为其活动期。

4. **生境与孳生物(宿主)** 毛牛、黄牛、犬、山羊、马、驴、绵羊、斑羚、猪、毛冠鹿、豹、熊、大熊猫、林麝、獐子、马麝、黄鼬,也侵袭人。

5. **与疾病关系** 国内1991年从云南该种蜱中曾分离出蜱媒脑炎病毒。

6. 地理分布　国内：广西(睦边)、湖北、青海、陕西、四川(巴塘)、西藏(东之、康布、亚东、易贡)、云南(保山、耿马、昆明、勐腊、双江、腾冲、中甸)、甘肃、贵州、中国台湾。国外：老挝、缅甸、尼泊尔、日本、泰国、印度、越南。

(五) 全沟硬蜱(*I. persulcatus*)

1. 种名　全沟硬蜱(*I. persulcatus* Schulze, 1930)

同物异名：*I. ricinus miyazakiensis*；*I. maslovi*；*I. sachalinensis*；*I. persulcatus diversipalpis*。

2. 形态　①雌蜱身体呈卵圆形，雄蜱身体呈长卵形，均为中部靠后最宽。体表覆盖细长毛。身体末端的缘褶窄小，缘沟明显。雌蜱盾板椭圆形，雄蜱盾板长卵形，长大于宽，中部最宽且略微隆起，表面着生细毛。颈沟前浅后深，前段向后内斜，后段浅弯，向后外斜，末端达不到盾板后侧缘；侧脊不明显。肩突粗短。刻点大小中等，分布不均匀，靠后部稍密。缘凹宽而浅。假头基近五边形，两侧缘向后略内斜，后缘微凹。孔区大，近似圆角矩形，深陷，间距略小于其短径；基突短小，不明显。假头基腹面宽阔，中部略微收窄，后缘浅弧形向后弯曲；耳状突短粗，钝齿状。雌蜱须肢窄长，雄蜱须肢粗短，前端圆钝，外缘直，内缘浅弧形凸出。口下板窄长，剑形。生殖孔位于基节Ⅳ之间水平，裂孔平直。生殖沟前端圆弧形，两侧向后侧方外斜。肛沟马蹄形，前端圆钝，两侧缘几乎平行。气门板亚圆形，气门斑位于中部靠前。足中等大小，足Ⅰ爪垫达到爪端；足Ⅱ~Ⅳ爪垫略短，将近达到爪端。②若蜱身体呈卵圆形，前端稍窄，后部宽圆。盾板椭圆形，长略大于宽，中部最宽，后缘弧形。颈沟浅弧形，末端将近达到盾板后侧缘。侧脊明显，自肩突向后延伸几乎达到盾板后侧缘。刻点细小，分布不均。肩突细短。缘凹浅平。假头长。假头基宽短，近似五边形，后缘平直；基突明显，呈三角形。假头基腹面宽阔，中部收窄，后缘直或微弯；耳状突呈尖齿状，指向后侧方。须肢窄长。口下板剑形，长约为宽的3倍。口下板后毛2对。气门板亚圆形，气门斑位置靠前。肛沟前端圆钝，两侧近似平行，似马蹄形。肛瓣肛毛2对。爪垫长，约达爪端。③幼蜱身体呈卵圆形，前端稍窄，后端圆钝。盾板亚圆形，长与宽约等，中部最宽，后缘圆钝。颈沟和侧脊浅，不明显。刻点小，数量稀少且分布不均匀。肩突短小。缘凹浅平。假头基近似三角形，后缘近似平直；基突粗短，末端钝，指向后外方。假头基腹面中部收窄，后缘比较平直；耳状突粗齿状，末端稍尖，指向后侧方。须肢棒状。口下板剑形，前端圆钝。口下板后毛2对。肛沟拱形，前端圆钝，两侧向后外斜。肛瓣刚毛一对。足中等长度，各足爪垫长，将近达到爪端(图31-17)。

3. 生活习性　该蜱是温带原始林区的优势种，在自然界中3~5年完成一个自然周期，并以饥饿的幼蜱、若蜱和成蜱过冬，成蜱多在春季和夏季出现。

4. 生境与孳生物(宿主)　黄牛、犬、山羊、马、猪、狍、鹿、熊、狐、黑线姬鼠、林姬鼠、小林姬鼠、棕背鼾、红背鼾、灰仓鼠、林睡鼠、花鼠、普通田鼠、东方田鼠、小家鼠、鼹形田鼠、松鼠、天山蹶鼠、中鼩鼱、天山林鼾。水鹨、斑胸短翅莺、朱雀、短翅树莺、原鸽、岩鸽、寒鸦、灰头鸦、白眉鸫、灰脊鸰、北灰翁、星鸦、穗即鸟、灰蓝山雀、白脸山雀、树麻雀、北红尾鸲、黄眉柳莺、喜鹊、黑喉岩鹨、黑喉石即鸟、普通鸭、紫翅椋鸟、灰莺、榛鸡、矶鹬、赤颈鸫。

5. 与疾病关系　国内全沟硬蜱是森林脑炎和北方林区莱姆病的主要传播媒介。在我国的东北和新疆北部地区该蜱是森林脑炎和莱姆病的重要媒介。在吉林、黑龙江和新疆均从此蜱体内分离出森林脑炎病毒。从黑龙江、吉林、辽宁、河北、内蒙古和新疆的本种蜱中分离出莱姆螺旋体。2000年采用PCR检测和16S rRNA基因序列测定，从内蒙古的该种蜱检出查菲埃立克体；从黑龙江、新疆的全沟硬蜱中检出粒细胞埃立克体；内蒙古的该种蜱存在查菲埃立克体和粒细胞埃立克体的复合感染。2001年从该种蜱中检出类似人粒细胞埃立克体(human granulocytic ehrlichia)。2007年应用聚合酶链式反应检测发现黑龙江省部分林区的本种蜱存在人巴贝斯原虫病、斑点热的自然感染。国外，自然感染：森林脑炎病毒、鄂木斯克出血热病毒、波瓦桑病毒、兰加特病毒、克麦罗沃病毒、Q热立克次体、北亚蜱媒斑点热立克次体、土拉弗氏菌、鼠伤寒沙门菌、鼠疫杆菌、伯多弗包柔螺旋体、牛巴贝斯虫、分歧巴贝斯虫、边缘无浆体。实验感染与传播：森林脑炎病毒、鄂木斯克出血热病毒、莱姆病(慢性游走性红斑症)、牛巴贝斯虫病、边缘无浆体病、分歧巴贝斯虫病。

6. 地理分布　国内：黑龙江(虎饶县、牡丹江、海林、东宁、桦南、伊春、通河、铁力、勃力、尚志、嫩江、佳

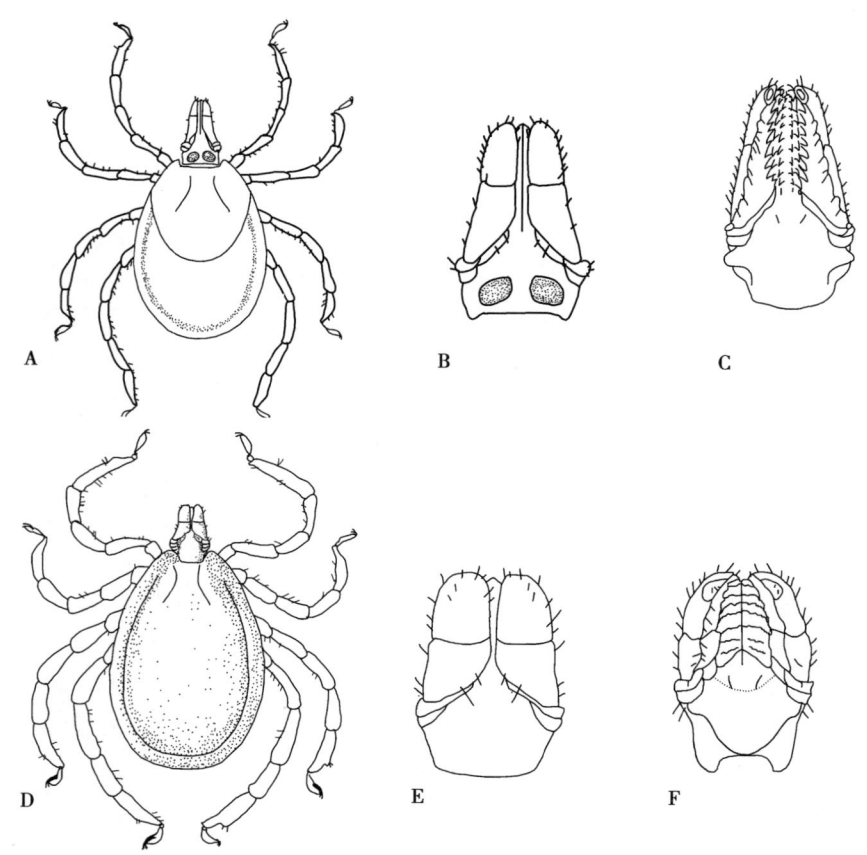

A.雌蜱背面观;B.雌蜱假头背面观;C.雌蜱假头腹面观;D.雄蜱背面观;E.雄蜱假头背面观;F.雄蜱假头腹面观。

图 31-17　全沟硬蜱(Ixodes persulcatus)
(仿 邓国藩、姜在阶)

木斯、黑河)、吉林(安图、大石头、和龙、蛟河、汪清、长春、九台、桦甸、舒兰、延吉、珲春、敦化、通化、浑江、抚松县、长白、辉南、集安、靖宇、梨树)、新疆(博乐、霍城、呼图壁、精河、玛纳斯、察布查尔、沙湾、乌鲁木齐、温泉、新源、昭苏、木垒、奇台、吉木萨尔、阜康、富蕴县、福海、哈巴河、特克斯、尼勒克、巩留、昌吉)、西藏、辽宁、山西(庞泉沟)、内蒙古、河北(承德)、甘肃、宁夏、陕西。国外:波兰、朝鲜、韩国、苏联、日本。

(六)铃头血蜱(H. campanulata)

1. 种名　铃头血蜱(H. campanulata Warburton,1908)

同物异名:H. campanulata hoeppliana。

2. 形态　①成蜱体呈褐黄色,卵圆形,前端稍窄,后部圆弧形。盾板亮褐色或黄色,卵圆形。颈沟明显,外弧形弯曲,末端约达盾板后1/3,雄蜱缘垛窄长而明显,共11个。刻点小而浅,分布稀疏且不均匀。假头基矩形,雌蜱长(包括基突)宽比为1:2,雄蜱宽约为长(包括基突)的1.6倍。孔区大,卵圆形,前部内斜,间距约等于其短径,两孔区间具一长形浅陷;基突粗短而钝。假头基腹面宽短,侧缘向后弧形收窄,后缘较直。须肢粗短,第Ⅰ节短小,背、腹面可见。口下板略短于须肢;齿式4|4,雌蜱每纵列具齿约9枚,雄蜱每纵列具齿约8枚,外侧齿较内侧齿发达。生殖孔大,位于基节Ⅱ之间。气门板亚圆形,背突短小而不显著,无几丁质增厚区,气门斑位置靠前。足粗壮,各基节无外距。爪垫短小,雌蜱未达到爪长之半,雄蜱爪垫略超过爪长之半。②若蜱体呈卵圆形,前端稍窄,后部圆弧形。盾板呈心形,长宽约等。颈沟明显,前段平行,较深,后段渐浅,向外略弯,末端将近达到盾板后侧缘。刻点少,散布于后中区和两侧区。肩突短钝。缘凹宽浅。假头基腹面宽阔,向后渐窄,后缘弧形收窄,无耳状突和横脊。须肢粗短,后外角略微凸出。假头基矩形,两侧缘及后缘均直,宽约为长的2倍。基突不明显。口下板与须肢约等长;齿式3|3,每纵列具齿8~10枚。气门板圆角三角形,背突宽短,末端圆钝,气门斑位置靠前。足较粗壮,爪垫超过爪长2/3。③幼蜱体呈

卵圆形,前端稍窄,后部圆弧形。盾板心形,宽大于长,前部最宽,后端圆钝。颈沟可辨,向后略外斜,末端将近达到盾板后侧缘。刻点少,不明显。缘凹宽浅。肩突圆钝。假头基宽短,呈矩形;侧缘前段直,后段略向外凸出,隆突状,后缘平直;无基突。假头基腹面向后收窄,后缘弧形凸出,无横脊。须肢长棒状,后外角不明显。口下板略长于须肢;齿式2|2,每纵列具齿约6枚。足中等大小,各基节无外距,爪垫约达爪长的2/3(图31-18)。

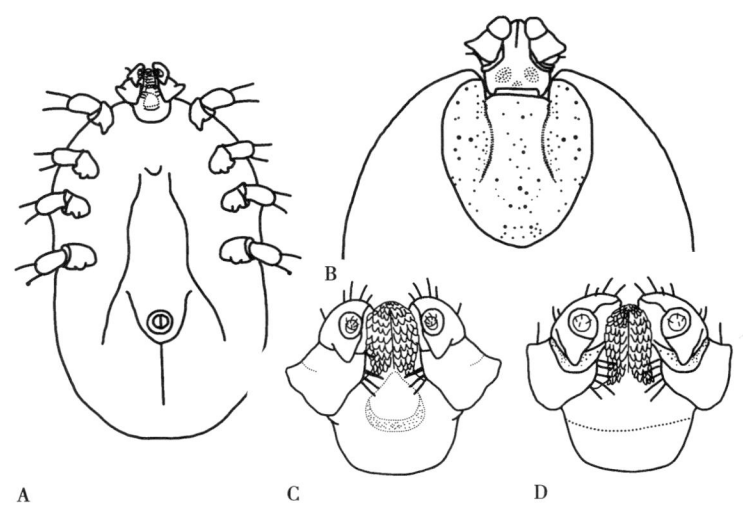

A. 雌蜱假头及躯体腹面观;B. 雌蜱假头及盾板;C. 雌蜱假头腹面观;D. 雄蜱假头腹面观。

图31-18　铃头血蜱(*Haemaphysalis campanulata*)

(仿 邓国藩、姜在阶)

3. **生活习性**　该蜱是华北农区及草原地带常见种,在自然界中以饥饿幼蜱和成蜱越冬,次年5~9月为铃头血蜱的活动期。

4. **生境与孳生物(宿主)**　黄牛、犬、鹿、马、黄鼠、刺猬、大家鼠。

5. **与疾病关系**　国内曾分离出Q热立克次体。

6. **地理分布**　国内:北京、河北、黑龙江、江苏、内蒙古、山西、湖北(长风、襄阳、应城)、辽宁、山东(长岛、青岛、曲阜、威海、烟台、掖县)。国外:朝鲜、日本、印度、越南。

(七)嗜群血蜱(*H. concinna*)

嗜群血蜱(*H. concinna*)是Koch(1844)命名的一种蜱,寄生于黄牛、山羊、狍、鹿、鼠及各种鸟体表。分类地位:硬蜱科 血蜱亚科 血蜱属。

1. **种名**　嗜群血蜱(*H. concinna* Koch,1844)

同物异名:*H. concinna concinna*;*Ixodes chelifer*;*H. concinna kochi*;*H. Kochi*;*H. concinna hirudo*;*H. filippovae*;*H. Hirudo*。

2. **形态**　①成蜱黄褐色。体呈卵圆形,前端稍窄,后部圆弧形。盾板近似圆形,表面有光泽;刻点小而密,分布较为均匀。颈沟浅,间距较宽,弧形外弯,末端约达盾板长的2|3。缘垛窄长,分界明显,共11个。须肢粗短,前窄后宽。假头基矩形,雌蜱宽约为长(包括基突)的2.5倍,雄蜱宽约为长的1.5倍(包括基突),侧缘及后缘基突之间近似平直。孔区亚圆形,大而浅,间距稍宽。基突粗短,末端钝。假头基腹面宽短,侧缘及后缘近似平直,后侧角宽圆。口下板粗短,呈棒状;齿式多为5|5,有时为6|6或4|4。气门板大、亚圆形,背突相当粗短,无几丁质增厚区,气门斑位置靠前。雌蜱足中等大小,雄蜱足较粗且长,爪垫均约达爪长的2/3。②若蜱体呈卵圆形,前端稍窄,后部圆弧形。盾板呈亚圆形,长宽约等,中部最宽,向后逐渐收窄,末端圆钝。颈沟浅弧形,末端约达盾板后1/3。刻点稀少。假头宽短,尖楔形。假头基宽约为长(包括基突)得2.25倍;两侧平行,后缘较直;基突粗短,末端略尖。假头基腹面宽阔,向后渐窄,后缘略弧形后弯。须肢后

外角显著突出。口下板与须肢约等长;齿式2l2,每纵列具齿6或7枚。气门板亚圆形,背突圆钝,不明显,无几丁质增厚区,气门斑位置靠前。足中等长度,各基节无外距,爪垫将近达到爪端。③幼蜱体呈卵圆形,前端稍窄,后部圆弧形。盾板近似心形,宽约为长的1.2倍,前1/3处最宽,向后渐窄,末端窄钝。颈沟浅弧形外弯,末端略超过盾板的1/2。刻点稀少。须肢前端尖窄,后外角明显超出假头基侧缘。假头基矩形,宽约为长的2倍,侧缘后段略为凸出,后缘基突之间平直,基突宽短,末端钝。假头基腹面宽阔,无耳状突和横脊。口下板略长于须肢,前端圆钝;齿式2l2,每纵列具齿6枚。足略长,各基节无外距,爪垫将近达到爪端(图31-19)。

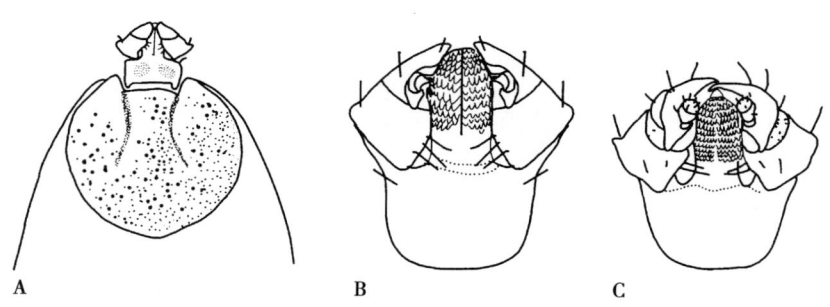

A.雌蜱假头及躯体背面观;B.雌蜱假头腹面观;C.雄蜱假头腹面观。

图31-19 嗜群血蜱(*Haemaphysalis concinna*)

(仿 邓国藩、姜在阶)

3. 生活习性　该蜱主要生活于林区。在自然界完成一个生活史约需2年,于春季到秋季可见。

4. 生境与孳生物(宿主)　黄牛、山羊、狍、鹿、黑线姬鼠、林姬鼠、棕背鼯、红背鼯、花鼠、东方田鼠、斑胸短翅莺、短翅树莺、灰头鸫、白眉鸫、灰鹡鸰、大山雀、北红尾鸲、普通鸭、榛鸡。

5. 与疾病关系　在国内能传播森林脑炎、北亚蜱媒斑点热。在黑龙江柴河(1955)、桦南(1957)和通河(1958)各分离出一株森林脑炎病毒。在吉林敦化采获的标本中曾分离出多株森林脑炎病毒。在黑龙江虎饶地区从37份标本中分离出7株蜱媒斑点热立克次体。1983年在绥芬河采集的此种蜱中成功分离出立克次体。从内蒙古的本种蜱中成功分离出莱姆病螺旋体。

6. 地理分布　国内:黑龙江、辽宁、内蒙古、山西、吉林(长白山、敦化、和龙、蛟河、汪清、延吉)、新疆(精河、哈巴河)。国外:保加利亚、波兰、朝鲜、德国、法国、捷克、斯洛伐克、罗马尼亚、南斯拉夫、苏联、日本、土耳其、匈牙利、伊朗。

(八)台湾血蜱(*H. formosensis*)

1. 种名　台湾血蜱(*H. formosensis* Neumann,1913)

同物异名:无

2. 形态　①成蜱黄褐色,呈卵圆形,前端收窄,后缘宽圆。盾板宽短,亚圆形,中部最宽,宽约为长的1.2倍。颈沟前深后浅,弧形外弯,末端将近达到盾板后侧缘。刻点小而浅,中等密度,分布大致均匀。缘垛窄长而明显,共11个。假头基宽短,雌蜱宽约为长(包括基突)的2.3倍,雄蜱长约为宽的1.35倍。孔区大,宽卵形。基突粗大,长小于其基部之宽,末端稍钝。须肢长约为宽的2倍,后外角略为突出,略超出假头基侧缘。假头基腹面宽阔,无耳状突和横脊。口下板与须肢约等长,前端圆钝,向后弧形收窄;雌蜱齿式4l4,每纵列具齿约10枚,雄蜱齿式6l6或5l5,每纵列具齿8~9枚。气门板呈梨形,背突短而圆钝,无几丁质增厚区,气门斑位置靠前。足长度和粗细适中,爪垫约达爪长的2/3。②若蜱体呈卵圆形,前端稍窄,后部圆弧形。盾板近似圆形,中部最宽,后缘宽弧形。颈沟前段两侧平行,向后逐渐外斜,呈弧形,末端达到盾板后侧缘。刻点稀少,不甚明显。肩突短钝。缘凹宽浅。假头铃形。假头基两侧缘平行,后缘两个基突间较直;基突强大,锥形,长大于其基节之宽。假头基腹面宽阔,后缘近于平直,无耳状突和横脊。须肢前窄后宽,后外角显著突出,明显超出假头基侧缘。口下板略长于须肢,前端窄钝;齿式2l2,每纵列具齿约9枚。气门板亚卵形,背突短钝,气门斑位置靠前。足略窄长,各基节无外距,爪垫将近达到

爪端。③幼蜱体呈卵圆形,前端稍窄,后部圆弧形。盾板宽短,近似心形,中部稍前处最宽,后缘宽弧形。颈沟前深后浅,弧形外弯,末端将近达到盾板后侧缘。刻点稀少,不明显。肩突圆钝。缘凹宽浅。假头铃形。假头基宽短,两侧缘近似平行,后缘两基突之间直。基突粗短,三角形,末端尖细。须肢前窄后宽。口下板与须肢约等长,前端平钝;齿式2|2,每纵列具齿约7枚。各足基节无外距,爪垫达到爪端(图31-20)。

3. 生活习性　该蜱主要生活于林区或灌木丛中。

4. 生境与孳生物(宿主)　野猪、犬。

5. 与疾病关系　国内,1998年从广东的本种蜱中分离出莱姆病螺旋体。

6. 地理分布　国内:台湾、海南、广东、福建。国外:菲律宾、缅甸、日本、越南。

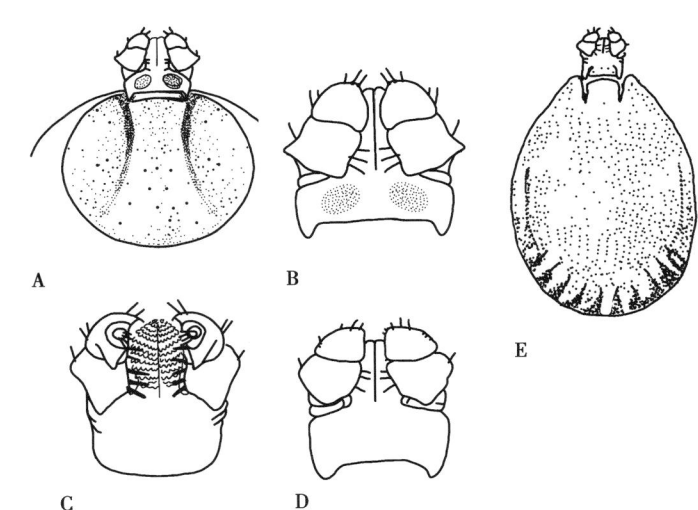

A. 雌蜱假头及躯体背面观;B. 雌蜱假头背面观;C. 雄蜱假头腹面观;D. 雄蜱假头背面观;E. 雄蜱假头及躯体腹面观。

图31-20　台湾血蜱(*Haemaphysalis formosensis*)
(仿 邓国藩、姜在阶)

(九) 日本血蜱(*H. japonica*)

1. 种名　日本血蜱(*H. japonica* Warburton,1908)

同物异名:*H. douglasi*;*H. japonica japonica*;*H. japonica douglasi*;*H. jezoensis*。

2. 形态　①成蜱褐色,体呈卵圆形,前端稍窄,后部圆弧形。盾板黄褐色,有光泽;呈亚圆形。刻点小而明显,分布均匀。颈沟宽浅,弧形外弯,末端约达盾板长的2/3。缘垛分界明显,长稍大于宽,共11个。须肢粗短。假头基宽短,雌蜱宽约为长(包括基突)的2倍,雄蜱宽为长(包括基突)的1.6倍,侧缘及后缘两个基突间直;孔区大,椭圆形,前部内斜。基突粗短而钝。假头基腹面宽阔,后缘弧形向后略弯,无耳状突和横脊。口下板略短于须肢;雌蜱齿式4|4,雄蜱齿式5|5。气门板大,短逗点形,背突圆钝;无几丁质增厚区;气门斑位置靠前。足粗细中等。各基节无外距。爪垫约达爪长的2/3。②若蜱体呈卵圆形,前端稍窄,后部圆弧形。盾板宽圆形,中部最宽,向后最窄,末端圆钝。刻点稀少。肩突圆钝。缘凹略深。颈沟浅弧形外弯,末端略超过盾板中部。须肢宽短,钝楔形。假头宽短。假头基矩形,宽约为长(包括基突)的2倍;两侧缘近似平行,后缘两个基突间平直;基突粗短,末端稍钝。假头基腹面宽阔,两侧向后逐渐收窄,后缘微弯,无耳状突和横脊。口下板较须肢短;齿式2|2,每纵列具齿约7枚。气门板亚圆形,背突极短,不明显,气门斑位置靠前。足中等大小,跗节Ⅰ爪垫几乎达到爪端,其余各跗节爪垫约达爪长的2/3。③幼蜱体呈卵圆形,前端稍窄,后部圆弧形。盾板宽短,宽约为长的1.36倍,中部最宽,向后弧形渐窄,后缘宽圆。刻点明显。肩突很短,平钝。缘凹宽浅。颈沟短,窄而浅,末端略超过盾板中部。须肢楔形。假头宽短。假头基矩形,宽约为长(包括基突)的2.6倍,无基突。假头基腹面宽阔,近似半圆形,后缘浅弧形凸出,无耳状突和横脊。口下板与须肢约等长;齿式为2|2,每纵列具齿6~7枚。足中等大小。各基节无外距,爪垫约达爪长的2/3(图31-21)。

3. 生活习性　该蜱生活于林区或山地,于春、夏季活动。

4. 生境与孳生物(宿主)　牦牛、山羊、狍、马、野猪、棕背䶄、红背䶄、花鼠、松鼠、树鹨、短翅树莺、灰头鸫、普通鵟、榛鸡。

5. 与疾病关系　国内,此蜱能传播森林脑炎及莱姆病,曾在黑龙江柴河大青沟(1959)分离出2株森林脑炎病毒。在绥芬河(1983)分离出斑点热立克次体。在黑龙江海林县(1986)分离出莱姆病伯氏疏螺旋体(当时该种被误订为嗜群血蜱)。

6. 地理分布　国内:甘肃、辽宁、青海、山西、黑龙江(虎林、饶河)、吉林(安图、长白山、敦化、和龙、蛟河、汪清、延吉)。国外:朝鲜、苏联(远东地区)、日本。

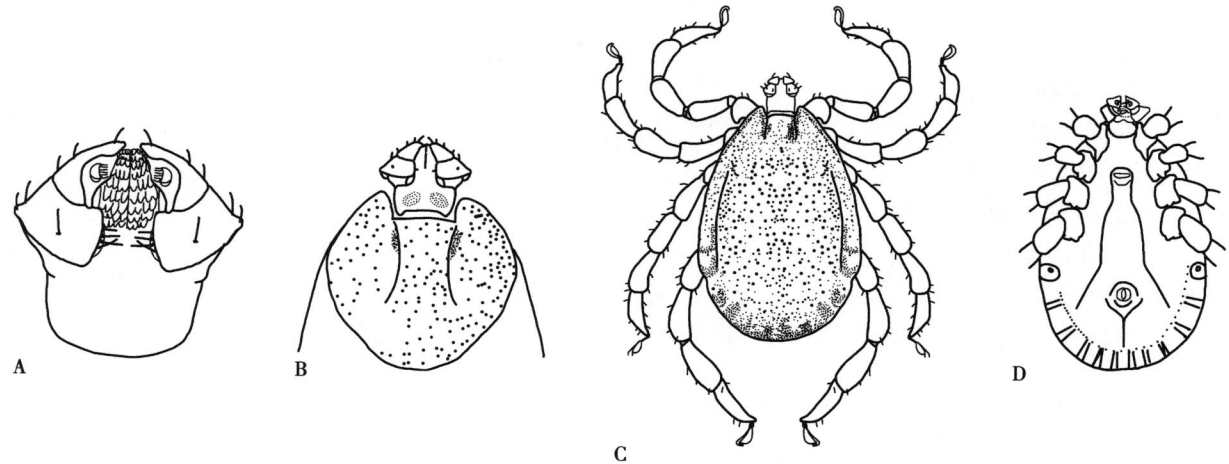

A.雌蜱假头腹面观;B.雌蜱假头及盾板背面观;C.雄蜱背面观;D.雄蜱腹面观。

图 31-21 日本血蜱(*Haemaphysalis japonica*)

（仿 邓国藩、姜在阶）

（十）长角血蜱（*H. longicornis*）

1. 种名 长角血蜱（*H. longicornis* Neumann, 1901）

同物异名：*H. bispinosa neumanni*；*H. concinna longicornis*；*H. neumanni*；*H. neumanni bispinosa*。

2. 形态 ①成蜱体色褐黄色,呈长卵圆形,前端稍窄,后部圆弧形。盾板呈亚圆形,边缘均匀呈弧形微波状。颈沟明显,弧形外弯,末端达到盾板后 1/3。刻点中等大小,较为稠密,分布均匀。假头宽短。假头基矩形,雌蜱宽约为长(包括基突)2.2 倍,雄蜱宽约为长(包括基突)的 1.7 倍。孔区中等大小,卵圆形。须肢向外侧中度突出,呈角状,略超出假头基侧缘。口下板棒状,顶端圆钝;齿式 5|5,每纵列具齿 8~11 枚。气门板近似圆形,背突短钝,无几丁质增厚区,气门斑位置靠前。足粗细中等,各基节无外距,爪垫约及爪长的 2/3。②若蜱盾板宽圆形,宽约为长的 1.2 倍。颈沟窄短,两侧近似平行,末端约达盾板的 1/2。刻点稀少。假头基矩形,宽约 2 倍于长(包括基突);外缘较直;基突三角形。假头基腹面宽阔,向后逐渐收窄,后缘浅弧形凸出,无耳状突和横脊。须肢粗短。口下板棒状,略短于须肢,前端圆钝;齿式为 3|3,每纵列具齿 6~7 枚。气门板亚圆形,背突短小,气门斑位置靠前。各基节无外距,爪垫几乎达到爪端。③幼蜱盾板宽短,宽约为长的 1.6 倍,中部最宽。颈沟短小,两侧几乎平行,末端约达盾板的 1/2。刻点相当稀少。假头基矩形,宽约为长(包括基突)的 2.6 倍,侧缘及后缘两个基突间较直。基突短小,向后外缘略为凸出。假头基腹面短,后缘宽圆,无耳状突和横脊。口下板与须肢约等长,顶端圆钝;齿式 2|2,每纵列具齿约 5~7 枚。各基节无外距,爪垫几乎达到爪端(图 31-22,图 31-23)。

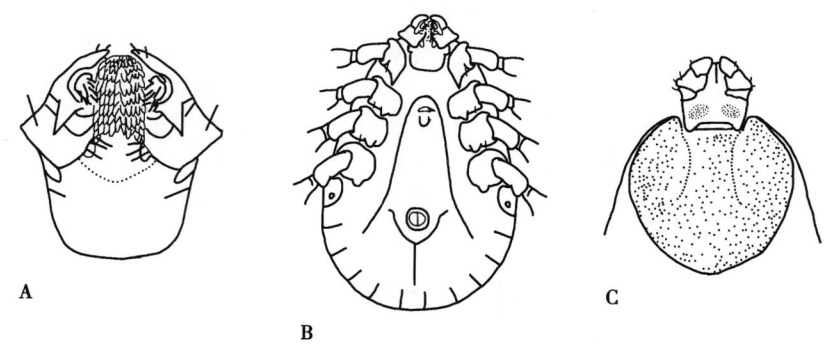

A.假头腹面观;B.腹面观;C.假头背面及盾板。

图 31-22 长角血蜱雌蜱(*Haemaphysalis longicornis*)

（仿 邓国藩、姜在阶）

3. 生活习性 该蜱主要生活于次生林、山地或丘陵边缘地带,为三宿主蜱。自然条件下一年一代,饥饿若蜱和成蜱在自然界过冬,成蜱4~8月出现,若蜱4~9月出现,幼蜱8~9月活动。华北地区为为两性生殖,南方地区如四川、上海等地为孤雌生殖。

4. 生境与孳生物(宿主) 黄牛、犬、山羊、驴、马、鹿、绵羊、猪、熊、獾、狐、兔。

5. 与疾病关系 为我国发热伴血小板减少综合征的主要传播媒介。国内,1991年从北京地区和山东的该种蜱中分离出伯氏疏螺旋体。从河南的本种蜱中肠检出莱姆病螺旋体。国外,在苏联滨海地区1972年分离出波瓦桑病毒。

6. 地理分布 国内:安徽、北京、甘肃、广东、贵州、河北、黑龙江、湖北、湖南、吉林、江苏、江西、河南、青海、山西、山东、陕西、上海、四川、台湾、辽宁(岫岩)、云南、西藏、新疆、浙江。国外:澳大利亚、朝鲜、斐济、苏联、日本、汤加、新喀里多尼亚、新赫布里底群岛、新西兰及南太平洋一些岛。

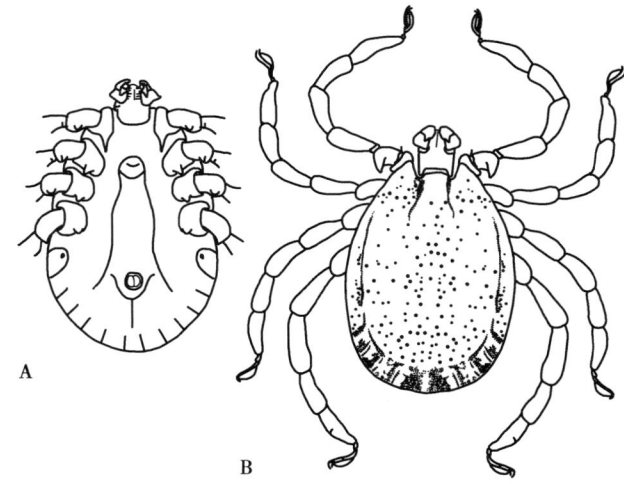

A. 腹面观;B. 背面观。

图31-23 长角血蜱雄蜱(*Haemaphysalis longicornis*)
(仿 邓国藩、姜在阶)

(十一) 刻点血蜱(*H. punctata*)

1. 种名 刻点血蜱(*H. punctata* Canesteini et Fanzago, 1878)

同物异名:*H. crassa*;*H. punctata autumnalis*;*H. peregrinus*;*H. punctata punctate*;*H. rhinolophi*;*H. sulcata svenigae*;*H. expositicius*;*H. cinnabarina punctate*。

2. 形态 ①成蜱为暗褐色,身体呈长卵形,前端稍窄,中部最宽,后部圆弧形。雌蜱盾板近似盾形,小刻点稠密,分布不均匀。雄蜱盾板呈长卵形,前部收窄,后部较宽,最宽处在气门板附近。颈沟明显,弧形外弯。假头宽短。假头基呈矩形,雌蜱宽约为长(包括基突)的2倍。雄蜱约为1.5倍;侧缘及后缘几乎直;孔区近圆形,中央有一浅陷;无基突。假头基腹面宽短,后缘浅弧形,无耳状突和横脊。须肢粗短,前窄后宽。口下板棒状,略短于须肢;齿式5|5,雌蜱每纵列具齿9~11枚,雄蜱每纵列具齿8~9枚。气门板亚圆形,背突短小,无几丁质增厚区,气门斑大,位置靠前。足较粗壮,爪垫将近达到爪端。②若蜱体呈长卵形,前端稍窄,后部圆弧形。盾板近似心形,长宽约等。颈沟近似平行。刻点很少。肩突圆钝。缘凹宽浅。假头基六角形;两侧突出呈尖角状,后缘近于平直;无基突。假头基腹面宽短,后侧缘略呈角突状,无耳状突和横脊。须肢钝楔形。口下板棒状,略短于须肢,前端圆钝;齿式2|2,每纵列具齿7~9枚。气门板亚圆形,背突短,圆钝,气门斑位置靠前。各基节无外距。爪垫将近达到爪端。③幼蜱体呈卵圆形,前端稍窄,后部圆弧形。盾板近似心形,宽约为长的1.3倍。颈沟较深。刻点稀少。肩突短钝。缘凹很浅。假头基腹面宽短,侧缘中部略凹陷。须肢前窄后宽,似锥形,无基突。口下板棒状,须肢约等长,前端圆钝;齿式2|2,每纵列具齿约6~7枚。各基节无外距,爪垫将近达到爪端(图31-24)。

3. 生活习性 生活于半荒漠地带或山林草原中。

4. 生境与孳生物(宿主) 黄牛、马、绵羊、秃鼻乌鸦、白鹳鸽、喜鹊、山斑鸠、槲鸫。

5. 与疾病关系 国内,1978年在新疆霍城从血淋巴曾检出蜱媒斑点热立克次体(间接荧光抗体染色)。国外,自然感染:西方蜱媒脑炎病毒、落基山斑点热立克次体、Q热立克次体、土拉弗氏菌、羊型布鲁氏菌。实验感染与传播:落基山斑点热立克次体、北亚蜱媒斑点热立克次体、羊型布鲁氏菌、鼠疫杆菌。

6. 地理分布 国内:新疆(巩留、哈巴河、霍城、察布查尔、新源、昭苏)。国外:阿尔及利亚、埃及、丹麦、德国、法国、荷兰、罗马尼亚、苏联、瑞典、土耳其、西班牙、希腊、匈牙利、伊朗、意大利、英国。

(十二) 距刺血蜱(*H. spinigera*)

1. 种名 距刺血蜱(*H. spinigera* Neumann, 1897)

同物异名:*H. spinigera spinigera*。

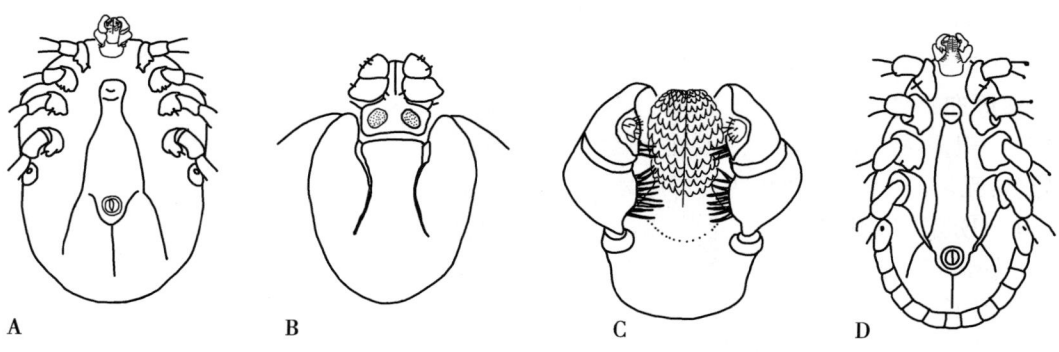

A. 雌蜱腹面观;B. 雌蜱假头及盾板;C. 雌蜱假头腹面观;D. 雄蜱腹面观。

图 31-24 刻点血蜱（*Haemaphysalis punctata*）
（仿 邓国藩、姜在阶）

2. 形态　①成蜱黄褐色。体呈卵圆形，前端稍窄，后部圆弧形。盾板呈亚圆形，宽稍大于长，中部最宽。颈沟浅，近似平行，末端约达盾板后 1/3。刻点小，分布不均匀，侧区的较为稠密。缘垛窄长，分界明显，共 11 个。假头基略呈矩形，雌蜱宽约为长（包括基突）的 2 倍，雄蜱宽约为长的 1.6 倍（包括基突）。孔区卵圆形，前部内斜，间距约等于其长径。基突发达，三角形，末端稍尖。假头基腹面宽阔，后缘弧形弯曲，无耳状突和横脊。须肢宽短，明显超出假头基外侧缘。口下板棒状，略短于须肢；雌蜱齿式 4|4，每纵列具齿 10~11 枚，雄蜱齿式 5|5，每纵列具齿 9~10 枚。气门板长圆形，背突很短而圆钝，无几丁质增厚区，气门斑位置靠前。足稍细长，各基节无外距，爪垫将近达到爪端。②若蜱体呈卵圆形，前端稍窄，后部圆弧形。盾板呈亚圆形，宽略大于长，中部最宽。颈沟前深后浅，弧形外弯，末端约达盾板的 2/3。刻点稀少。假头铃形。假头基宽约为长（包括基突）的 2 倍。基突较大，三角形，末端尖窄。假头基腹面短，后缘略直，无耳状突和横脊。须肢前窄后宽。口下板略长于须肢，前端圆钝；齿式 2|2，每纵列具齿 8~10 枚。气门板卵形，背突粗短，末端尖，无几丁质增厚区，气门斑位置靠前。足长适中，稍粗，各基节无外距。爪垫大，约达到爪端。③幼蜱体呈卵圆形，前端稍窄，后部圆弧形。盾板近似心形，宽大于长，中部最宽，向后骤然收窄，末端窄钝。颈沟较短，几乎平行向后延伸，末端约达盾板的 1/2。刻点小，不甚明显。假头铃形。假头基宽约为长（包括假头）的 2 倍，两侧缘几乎平行，后缘在基突间直。基突短三角形，末端略尖。假头基腹面宽阔，后缘略弯，无耳状突和横脊。须肢前窄后宽，长约为宽的 1.3 倍。口下板略长于须肢；齿式 2|2，每纵列具齿 7 或 8 枚。足中等大小，爪垫约达爪端（图 31-25）。

3. 生活习性　该蜱生活于丛林和野地，2~5 月为活动期。

4. 生境与孳生物（宿主）　黄牛、水鹿、豹、虎。

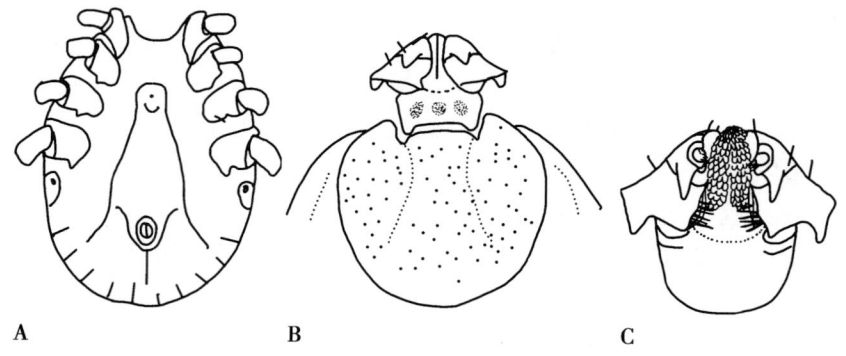

A. 躯体腹面观;B. 假头及盾板背面观;C. 假头腹面观。

图 31-25 距刺血蜱（*Haemaphysalis spinigera*）雌蜱
（仿 邓国藩、姜在阶）

5. 与疾病关系　国外,1957 年在印度首次分离出凯萨努森林病毒。

6. 地理分布　国内:云南(耿马、勐腊)。国外:柬埔寨、老挝、尼泊尔、斯里兰卡、印度、越南。

(十三) 草原血蜱(*H. verticalis*)

1. 种名　草原血蜱(*H. verticalis* Itagaki,Noda et Yamaguchi,1944)

同物异名:无。

2. 形态　①成蜱体型小,呈卵圆形,前端稍窄,后部圆弧形。呈黄褐色。盾板略似心形,长约为宽的 1.2 倍,前 1/3 处最宽,后缘窄钝。颈沟深,弧形外弯,末端约达盾板后 1/3。刻点中等大小,在两侧区分布较密。假头基近似倒梯形,雌蜱宽约为长(包括基突)的 2 倍,雄蜱宽约为长(包括基突)的 1.6 倍;两侧缘向后略内斜,后缘在基突间平直。孔区长卵形,前部内斜,间距略大于长径。基突粗短而钝。假头基腹面宽阔,后缘微弯,无耳状突和横脊。须肢前窄后宽,长约为宽的 1.6 倍。口下板棒状;齿式 3|3,齿的大小均一,雌蜱每列约具 8 枚,雄蜱每纵列具齿约 7 枚。气门板卵圆形,背突短钝,不甚明显,无几丁质增厚区,气门斑位置靠前。足长度适中,稍粗。各基节无外距。爪垫约达爪长的 2/3。②若蜱体呈卵圆形,前端稍窄,后部圆弧形。盾板近似心形,长约为宽的 1.1 倍,中部最宽,向后显著内斜,末端圆钝。颈沟窄而直,两侧近似平行,末端略超过盾板中部。刻点稀少,不明显。肩突窄钝。缘凹较宽。假头基近似矩形,宽为长(包括基突)的 2.1 倍,外缘略直,靠前有一缺刻;基突短,宽三角形,末端略钝。假头基腹面后缘宽圆,无耳状突和横脊。须肢长形,后外角略突出,长约为宽的 2 倍。口下板略长于须肢;齿式为 2|2,每纵列具齿约 7~9 枚。各基节无外距。气门板亚卵形,背突不明显,无几丁质增厚区,气门斑位置靠前。爪垫达到爪端。③幼蜱体呈卵圆形,前端稍窄,后部圆弧形。盾板呈心形,长宽约等。颈沟窄而直,两侧平行,末端约达盾板中部。刻点很少。肩突短钝。缘凹宽浅。盾板外缘前半段显著凸出,后半段显著内斜,后缘圆钝。假头基近似矩形,宽约为长的 2.3 倍;外缘略直,靠前有一凹陷。基突不明显,向后外侧略凸出。假头基腹面后缘圆弧形,无耳状突和横脊。须肢长形,后外角略突出,长约为宽的 2 倍。口下板长于须肢;齿式 2|2,每纵列具齿 6~8 枚。各基节无外距。爪垫较大,将近达到爪端(图 31-26)。

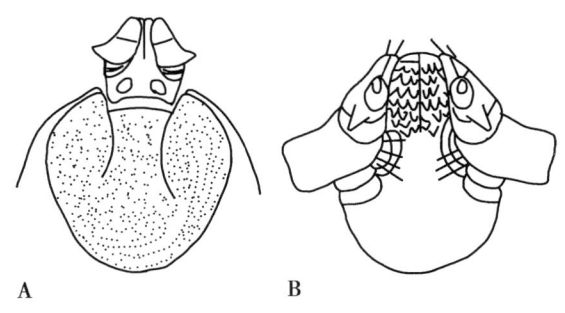

A. 假头背面观;B. 假头腹面观。

图 31-26　草原血蜱(*Haemaphysalis verticalis*)
雌蜱假头及盾板
(仿 邓国藩、姜在阶)

3. 生活习性　该蜱生活在半荒漠草原、干旱草原,农区山地的洞穴。一年完成一代,成蜱于 4~7 月活动,若蜱于 7~9 月出现,幼蜱于 7~8 月出现。成蜱或者若蜱以饥饿状态于洞穴内越冬。

4. 生境与孳生物(宿主)　黄牛、犬、五趾跳鼠、草原黄鼠、黑线仓鼠、大仓鼠、刺猬、蒙古兔、旱獭、长爪沙鼠、沼泽田鼠、香鼬、艾虎、草原鼢鼠、麻雀。

5. 与疾病关系　国内曾在吉林省白城获 5 株鼠疫杆菌,长岭县获 1 株鼠疫杆菌。

6. 地理分布　国内:河北、黑龙江、山西、吉林(白城)、内蒙古(赛汗塔拉)、陕西(西安)。国外:蒙古国。

(十四) 微形血蜱(*H. wellingtoni*)

1. 种名　微形血蜱(*H. wellingtoni* Nuttall et Warburton,1908)

同物异名:无。

2. 形态　①成蜱为褐色或黄褐色。体型小,呈卵圆形,前端稍窄,后部圆弧形。盾板椭圆形,长稍大于宽。颈沟长而较深,略为外弯,末端约达盾板后 1/3。刻点中等大小,前半部稍稀疏,后半部较密。缘垛长大于宽,共 11 个,其前半部有稀疏刻点。假头基宽短,宽约为长的 2.5 倍;两侧缘向后略外斜,后缘弧形浅凹。孔区卵圆形,前部内斜,间距相当宽,中部有一亚圆形浅陷。基突不明显。假头基腹面前部稍宽,后缘略直,无耳状突和横脊。口下板约与须肢等长,中部稍宽;齿式 4|4,雌蜱每纵列具齿约 11 枚,雄蜱每纵列具齿 7~9 枚。气门板亚圆形,背突很不明显,无几丁质增厚区,气门斑位置靠前。足略粗壮,各基节无外距。足中等大小,爪垫将达爪端。②若蜱体呈卵圆形,前端稍窄,后部圆弧形。盾板呈亚圆形。颈沟明显,两侧

几乎平行,末端约达盾板长的2/3。缘凹深,宽度中等。肩突较宽,前端窄钝。假头基宽短,两侧缘向后略内斜,后缘在基突间平直。基突短,三角形,长小于其基部之宽。假头基腹面宽阔,后缘浅弧形,无耳状突和横脊。须肢粗短。口下板压舌板形,与须肢约等长;齿式2l2,每纵列具齿约6枚。气门板卵形,背突短,末端圆钝,无几丁质增厚区,气门斑位置靠前。各基节无外距。爪垫几乎达到爪端。③幼蜱体呈卵圆形,前端稍窄,后部圆弧形。盾板宽短,近似心形。颈沟短,不明显,两侧几乎平行,末端约达盾板中部。肩突相当短,呈宽圆形。缘凹相当浅。假头基两侧缘近似平行,后缘浅弧形略凹。无基突。假头基腹面宽阔,后缘向后浅弯,无耳状突和横脊。须肢粗短,前端圆钝,后外侧略为突出,略超出假头基外侧缘。口下板压舌形,与须肢约等长;齿式为2l2。各基节无外距。爪垫约达爪长的2/3(图31-27)。

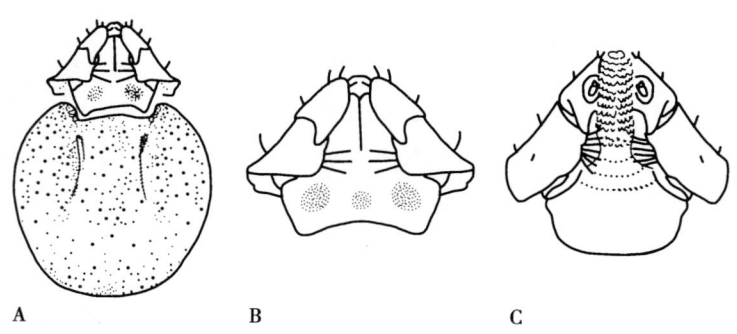

A. 假头及盾板背面观;B. 假头背面观;C. 假头腹面观。

图 31-27　微形血蜱(*Haemaphysalis wellingtoni*)雌蜱假头及盾板
(仿 邓国藩,姜在阶)

3. 生活习性　每年3月开始出现。

4. 生境与孳生物(宿主)　水牛、犬、鸦鹃、家鸽、地鹃。

5. 与疾病关系　国外,在印度自然感染凯萨努森林病毒,也能实验传播。

6. 地理分布　国内:海南(蜈支洲)、云南(耿马)。国外:巴布亚新几内亚、柬埔寨、老挝、马来西亚、缅甸、尼泊尔、日本、斯里兰卡、印度、印度尼西亚、越南。

(十五) 越原血蜱(*H. yeni*)

1. 种名　越原血蜱(*H. yeni* Toumanoff,1944)

同物异名:无。

2. 形态　①成蜱褐黄色。身体呈椭圆形,前端收窄,后端宽圆。盾板略呈盾形,雌蜱长约为宽的1.1倍,雄蜱长约为宽的1.4~1.5倍,前1/3水平处最宽,后侧缘浅弧形凸出,圆钝。颈沟短而明显,略直或浅弧形,末端约达盾板中部。刻点小,密度适中,分布均匀。肩突略呈圆角。缘凹宽。缘垛窄长,分界明显,共11个。孔区卵圆形,直立,间距稍大于其长径。基突宽三角形,长略小于宽,末端稍尖。假头基腹面宽阔,后缘弧形凸出,无耳状突和横脊。须肢长约为宽的1.5倍。假头基宽约为长的2倍(包括基突)。口下板略短于须肢;齿式5l5,雌蜱每纵列具齿11~13枚,雄蜱每纵列具齿9~10枚。气门板亚圆形,背突很短,末端圆钝,无几丁质增厚区,气门斑位置靠前。足中等大小,各基节无外距,爪垫将近达到爪端。②若蜱体呈卵圆形,前端稍窄,后部圆弧形。盾板宽约为长的1.3倍,中部之前最宽,向后逐渐收窄,末端宽圆。颈沟前段平行,至盾板中部弧形外斜,逐渐变浅。刻点稀少。肩突尖窄。缘凹宽,较深。假头基近似矩形,宽约为长(包括基突)的2倍。基突大三角形,末端尖。假头基腹面宽阔,后缘弧形向后弯区,与外缘相交处呈角突,无耳状突和横脊。须肢铃形,长约为宽的1.6倍。口下板短于须肢;齿式3l3,每纵列具齿7或8枚。气门板亚圆形,背突很短,圆钝,无几丁质增厚区,气门斑位置靠前。足中等大小,各基节无外距,爪垫几乎达到爪端。③幼蜱体呈卵圆形,前端稍窄,后部圆弧形。盾板宽约为长的1.6倍,中部之前最宽,后缘宽弧形。颈沟近于直,约达盾板中部。刻点稀少。假头基宽约为长(包括假头)的2倍,侧缘和后缘基突间均直。基突短小,略呈角突。假头基腹面宽阔,无耳状突和横脊。须肢宽短。口下板长于须肢;齿式2l2,每纵列具齿6或7枚。足中等大小,爪垫约达爪端(图31-28,图31-29)。

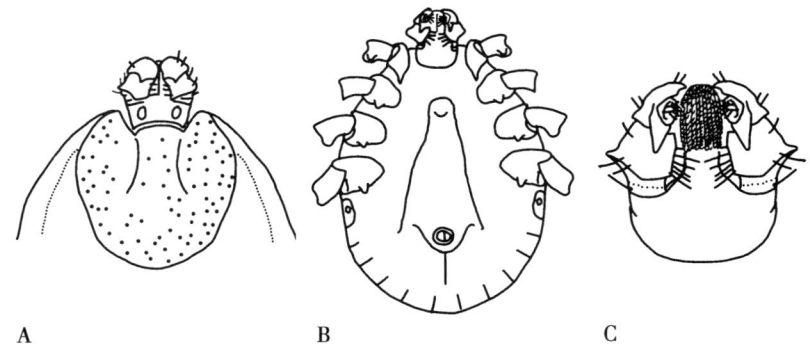

A. 假头及盾板背面观；B. 腹面观；C. 假头腹面观。

图 31-28 越原血蜱（*Haemaphysalis yeni*）雌蜱假头及盾板
（仿 邓国藩、姜在阶）

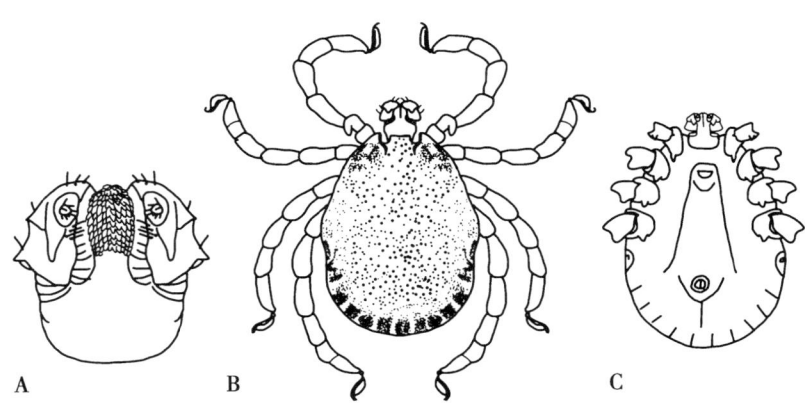

A. 假头；B. 背面观；C. 腹面观。

图 31-29 越原血蜱（*Haemaphysalis yeni*）雄蜱
（仿 邓国藩、姜在阶）

3. 生活习性 该蜱生活于森林中，活动时间为春季与夏季。

4. 生境与孳生物（宿主） 水鹿、豺、犬。

5. 与疾病关系 2000 年采用 PCR 检测和 16S rDNA 基因序列测定，从福建的本种蜱中检出查菲埃立克体。

6. 地理分布 国内：湖南、福建、海南。国外：越南、日本（九州）。

（十六）青海血蜱（*H. qinghaiensis*）

1. 种名 青海血蜱（*H. qinghaiensis* Teng,1980）

同物异名：无。

2. 形态 ①成蜱体呈卵圆形，前端稍窄，后部圆弧形。雌蜱盾板亚圆形，长约为宽的 1.1 倍，中部最宽，大刻点稀疏且分布不均匀；雄蜱盾板长约为宽的 1.6 倍，后 1/3 水平最宽，表面略为隆起。刻点稠密，分布大致均匀。缘垛分界明显，共 11 个。肩突短钝。缘凹较窄。颈沟窄长，浅弧形外弯，末端达到盾板后侧缘。假头基腹面宽阔，向后弧形收窄，无耳状突和横脊。假头基呈矩形，两侧缘平行，后缘在基突间平直。孔区卵圆形，向前内斜，间距约等于其短径。基突粗短，长小于宽，末端钝。须肢粗短。雌蜱口下板棒状，与须肢约等长，前端圆钝，向后略微收窄；齿式 4|4，每纵列具齿 8~10 枚。雄蜱口下板压舌板状，略短于须肢，前端圆钝，两侧向后逐渐收窄；齿式 5|5，每纵列具齿 7~9 枚。雌蜱气门板略似椭圆形，背突短小；无几丁质增厚区，气门斑位置靠前。雄蜱气门板长逗点形足略为粗壮。各基节无外距；各足跗节较粗，亚端部背缘略隆起，向末端逐渐倾斜收窄，腹面中部略隆出，具端齿。爪垫约达爪长的 2/3。②若蜱体呈卵圆形，前端稍窄，

后部圆弧形。盾板近似亚圆形,中部最宽,弧形收窄,末端圆钝。颈沟浅弧形外弯,末端将近达到该板后侧缘。刻点稀少。肩突粗短,圆钝。缘凹深度适中。假头基呈矩形,宽约为长(包括基突)的2倍,两侧缘近似平行,后缘在基突间直。基突粗短,长小于宽,末端钝。假头基腹面宽阔,后缘弧形浅弯,无耳状突和横脊。须肢粗短,后外角略呈弧形突出,略超出假头基外侧缘。口下板棒状,较须肢短,前端圆钝;齿式2|2,每纵列具齿6~7枚。气门板卵形,长径背腹方向,背突短而圆钝,气门斑位置靠前。足较粗壮。各基节无外距。爪垫约达爪端。③幼蜱体呈卵圆形,前端稍窄,后部圆弧形。盾板中部稍前最宽,向后弧形收窄,后缘窄钝。颈沟明显,浅弧形外弯,末端约达盾板后侧缘。刻点稀少。肩突短,末端圆钝。缘凹宽浅。假头基呈矩形,宽约为长的2倍;后缘平直;无基突。假头基腹面宽阔,后缘浅弧形,后侧缘呈角状,无耳状突和横脊。须肢粗短,近似锥形,后外角略呈圆弧形突出,略超出假头基侧缘。口下板棒状,与须肢约等长,前端圆钝;齿式2|2,每纵列具齿5~6枚。足较粗壮。各基节无外距。各足跗节中部背、腹缘略隆出,亚端部向末端逐渐收窄。爪垫约达爪长的2/3(图31-30,图31-31)。

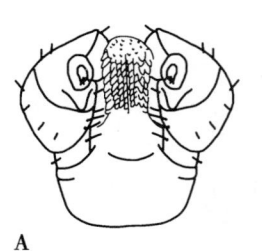 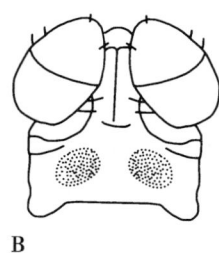 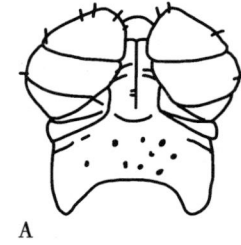 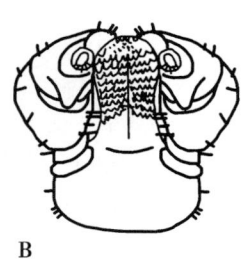

A. 假头腹面观;B. 假头背面观。

A. 假头背面观;B. 假头腹面观。

图31-30　青海血蜱(*Haemaphysalis qinghaiensis*)雌蜱假头　　图31-31　青海血蜱(*Haemaphysalis qinghaiensis*)雄蜱
(仿 邓国藩、姜在阶)　　　　　　　　　　　　　　　　　　　　(仿 邓国藩、姜在阶)

3. 生活习性　该蜱生活于山区草地和灌丛。4~7月可见成蜱、若蜱和幼蜱。该蜱在自然界可能以饥饿的成蜱、若蜱和幼蜱越冬。在自然界中完成一代一般需要经历2~3年。

4. 生境与孳生物(宿主)　山羊、高原兔、马、绵羊、驴、骡、牦牛、黄牛。

5. 与疾病关系　该蜱可传播莱姆病螺旋体引起人类莱姆病,同时可携带传播斑点热群立克次体。

6. 地理分布　国内:青海(湟源)、西藏、甘肃、宁夏、四川、云南。

(十七) 龟形花蜱(*Amblyomma testudinarium*)

1. 种名　龟形花蜱(*Amblyomma testudinarium* Koch,1844)

同物异名:*Am. compactum*;*Am. fallax*;*Am. infestum*;*Am. infestum taivanicum*;*Am. infestum borneense*;*Ixodes auriscutellatus*;*Am. infestum infestum*;*Am. infestum testudinarium*;*Am. testudinarium taivanicum*;*Am. yajimai*;*Haemalastor infestum*;*Am. yajimae*;*Am. yijimai*;*Hm. infestum testudinarium*;*Hm. testudinarium*;*Am. borneense infestum*;*Am. campactum*。

2. 形态　①成蜱体型大,黄褐色。雌蜱盾板呈圆三角形,雄蜱盾板宽卵形。颈沟前身后浅,内弧形,末端约达到盾板后侧缘。珐琅色斑覆盖盾板大部,只在颈沟后方、眼周缘及沿后侧缘留下不规则的褐色底斑。雌蜱刻点粗细不一,雄蜱刻点粗而稠密,尤其在盾板后部。眼大而明亮,明显可见。假头基近似五边形;孔区稍大而深,卵圆形,间距约等于其短径;无基突或不明显。须肢长。口下板窄长的棒状。生殖孔位于基节Ⅱ水平。气门板大而宽,长逗点形,背突明显向背方弯曲。足粗细中等,爪垫短,不及爪长之半。②若蜱为黄褐色,身体呈卵圆形。盾板略似心形,宽大于长,中部最宽,后角窄钝。颈沟前深后浅,弧形外弯,末端超过盾板中部。无珐琅色斑。刻点大小不一,分布不均。眼大,扁平不甚明显。假头基两侧缘大致平行,后缘直,无基突。须肢窄长。口下板压舌板状。生殖孔原基位于基节Ⅲ前缘水平。气门板近似圆形,气门斑位置靠前。足中等大小,爪垫约为爪长的1/2。③幼蜱身体呈卵圆形,后1/3处最宽,后缘宽圆。盾板宽大于长,中部最宽,后端圆钝。颈沟窄浅,略超过盾板中部。无珐琅斑。眼扁平而明显,位于盾板两侧最宽处。假头基近似三角形,后缘向后浅弯;无基突。须肢窄长。口下板短于须肢,球棒状。足中等长度,爪垫较长,超过爪长的 1/2（图 31-32）。

3. 生活习性 3~10 月可在田间地头发现。

4. 生境与孳生物（宿主） 水牛、黄牛、马、山羊、犬、家猪、野猪、水鹿、虎。

5. 与疾病关系 1999 年采用 PCR 检测和 16S rDNA 基因序列测定，从云南的本种蜱中检出查菲埃立克体。

6. 地理分布 国内：浙江、广东、海南、云南、台湾。国外：菲律宾、柬埔寨、老挝、马来西亚、缅甸、日本、斯里兰卡、印度、印度尼西亚、越南。

（十八）亚洲璃眼蜱（*Hy. asiaticum*）

1. 种名 亚洲璃眼蜱（*Hy. asiaticum* Schulze et Schlottke, 1929）

同物异名：*Hy. amurense*；*Hy. anatolicum asiaticum*；*Hy. asiaticum kozlovi*；亚洲璃眼蜱指名亚种 *Hy. asiaticum asiaticum*；*Hy. dromedarii asiaticum*；*Hy. dromedarii citripes*；*Hy. asiaticum caucasicum*；*Hy. asiaticum citripes*；*Hy. kozlovi*；*Hy. tunesiacum amurense*；*Haemaphysalis asiaticum*。

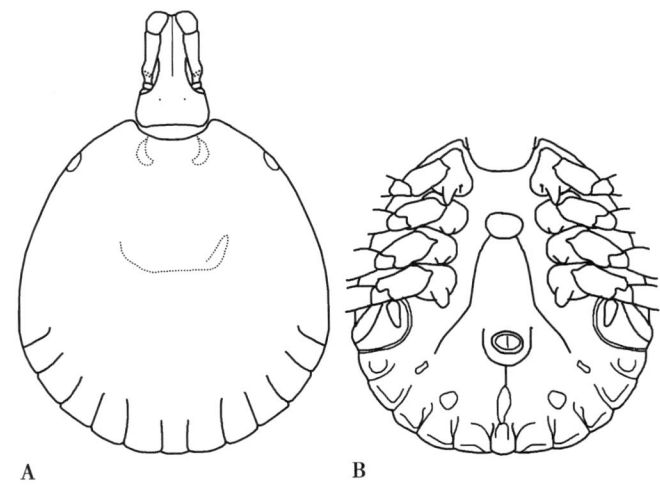

A. 背面观；B. 腹面观。

图 31-32 龟形花蜱（*Amblyomma testudinarium*）雄蜱
（仿 邓国藩、姜在阶）

2. 形态 ①体型中等。盾板卵圆形，黄色至红褐色，长大于宽。颈沟长而深，较明显。无珐琅斑。大刻点相当稀少，中刻点和小刻点数量变异较大，从无到中等密度，但分布均匀。眼半球形凸出。假头较长。假头基后缘内凹较深。须肢窄长。口下板棒状；齿区稍大于非齿区。雌蜱气门板逗点形，背突较宽而长，其上刚毛稀少。肛侧板尖长，前尖窄后圆钝，副肛侧板适中，肛下板较小。足粗细适中。各关节处有明亮淡色环带，在背缘也有同样淡色的连续纵带。爪垫短小，不及爪长之半。②若蜱体呈长卵形，两端收窄，中部靠前最宽。盾板中部最宽。前侧缘近似平直，后缘宽弧形，中部向外凸出，后外侧缘弧形内凹。颈沟明显，无侧沟。眼大近圆形，位于盾板侧角处。假头基背面观近似六角形，侧突较尖，锐角形；无基突。腹面后缘向后角状凸出，无耳状突和横脊。口下板棒状；齿式 2l2，每纵列具大齿 6 或 7 枚。气门板近似椭圆形，背突较明显，顶端圆钝。③幼蜱体呈卵圆形，前端收窄，后端圆弧形。盾板后缘浅弧形外弯。假头基近六角形，侧突末端稍向前，无基突。腹面观侧突明显，呈锐角，无耳状突和横脊。须肢长近圆柱形。口下板呈棒状；齿式 2l2，每纵列具大齿 4 或 5 枚（图 31-33）。

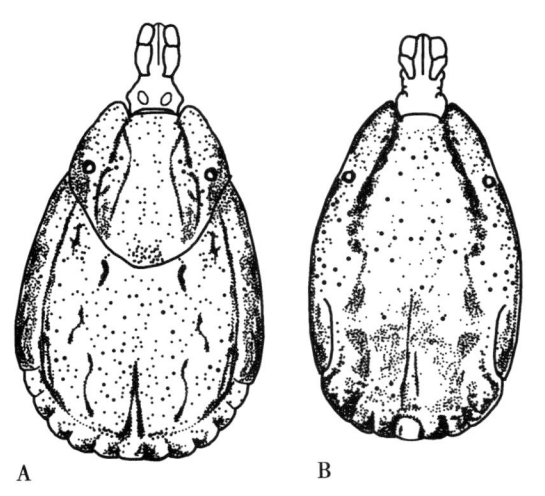

A. 雌蜱背面观；B. 雄蜱背面观。

图 31-33 亚洲璃眼蜱（*Hyalomma asiaticum*）
（仿 邓国藩、姜在阶）

3. 生活习性 三宿主蜱。成蜱 3~10 月于宿主体上可见。幼蜱和若蜱 3~9 月可见出现于宿主体上。主要生活于半荒漠或荒漠地带。实验室条件下 104~147 天完成一代。

4. 生境与孳生物（宿主） 黄牛、骆驼、山羊、马、刺猬、野兔、绵羊。

5. 与疾病关系 国外，自然感染：克里米亚-刚果出血热病毒、西尼罗病毒、卡尔希病毒、瓦德迈达尼病毒、Q 热立克次体、北亚蜱媒斑点热立克次体、鼠疫杆菌。实验感染与传播：森林脑炎病毒、乙型脑炎病毒、Q 热立克次体、北亚蜱媒斑点热立克次体、流行性斑疹伤寒（感染）、布鲁氏菌。

6. 地理分布 国内：甘肃（永昌）、新疆（阿克陶、博乐、霍城、喀什、察布查尔、疏勒、叶城）。国外：阿富汗、亚美尼亚、阿塞拜疆、伊朗、伊拉克、哈萨克斯坦、吉尔吉斯斯坦、蒙古国、巴基斯坦、俄罗斯、叙利亚、塔吉克斯坦、土耳其、土库曼斯坦和乌兹别克斯坦。

(十九)盾糙璃眼蜱(*Hy. scupense*)

1. 种名 盾糙璃眼蜱(*Hy. scupense* Schulze,1918)

同物异名:残缘璃眼蜱(*Hy detritum*);*Hy. dardanicum*;*Hy. aegyptium ferozedini*;*Hy. detritum damascenium*;*Hy. detritum dardanicum*;*Hy. detritum albipictum*;*Hy. detritum annulatum*;*Hy. detritum detritum*;*Hy. scupense scupense*;*Hy. sharifi*;*Hy. detritum mauritanicum*;*Hy. detritum perstrigatum*;*Hy. dardonicum*;*Hy. detritum rubrum*;*Hy. detritum scupense*;*Hy. uralense*;*Hy. verae*;*Hy. volgense*;*Hy. mauritanicum*;*Hy. mauritanicum annulatum*;*Hy. scupense detritum*;*Hy. steineri*;*Hy. steineri enigkianum*;*Hy. scharifi*;*Hy. volgense*;*Hy. steineri steineri*。

2. 形态 ①雌蜱近于小型。盾板近椭圆形(雌蜱)或卵圆形(雄蜱),赤褐色;表面光滑或具有横皱褶;刻点稀少。颈沟浅而长,末端达盾板后侧缘(雌蜱)或中部(雄蜱)。侧沟不明显或付缺。眼半球形凸出,明亮。②雄蜱后中沟深而直,甚至中垛;后侧沟窄长三角形。中垛明显,淡黄色。须肢前端宽圆。假头基亚三角形,基突付缺;孔区较大而浅,椭圆形。肛侧板较短;副肛侧板稍窄。气门板逗点形或曲颈瓶形。足较短,赤褐色,肢节短细,背缘淡色纵带不完整或付缺,关节附近无淡色环带。基节Ⅰ外距基部粗大,末端尖细;基节Ⅱ~Ⅳ外距粗短,按节序渐小。爪垫不及爪长之半(图31-34)。

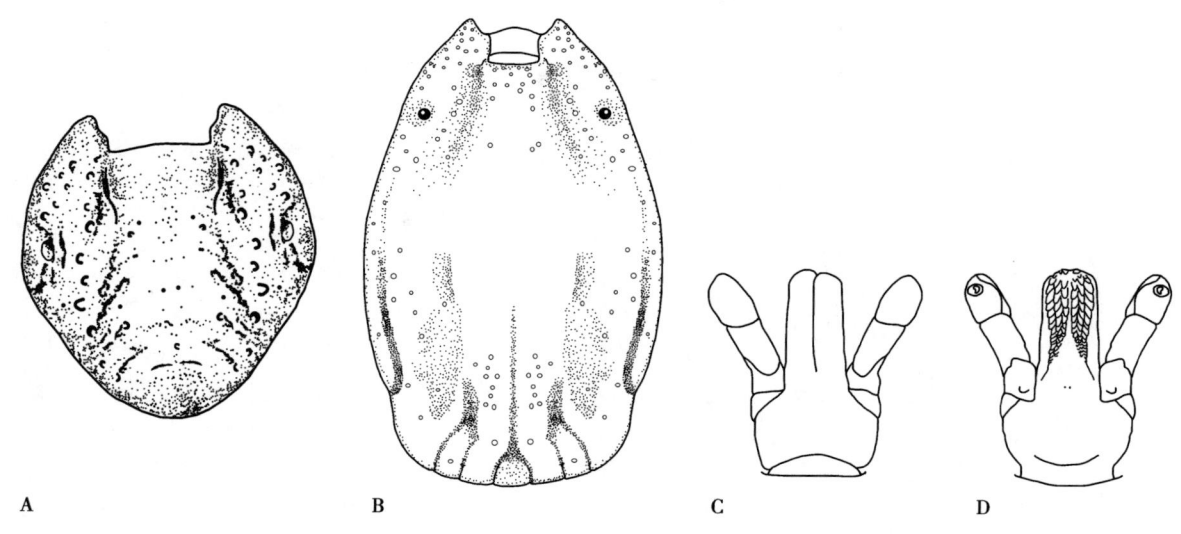

A. 雌蜱盾板;B. 雄蜱背面观;C. 假头背面观;D. 假头腹面观。

图31-34 盾糙璃眼蜱(*Hyalomma scupense*)成蜱

(A. 仿 邓国藩、姜在阶;B. 仿 Apanaskevich 等;C. 仿 Apanaskevich 等;D. 仿 Apanaskevich 等)

3. 生活习性 该蜱生活于草原地区、山坡草地及灌丛。一宿主蜱。该蜱从10月到翌年4月,包括整个寒冷季节均可见。幼蜱从10月开始寄生,11~12月可看到宿主体上大部分为若蜱,1~4月宿主体上成蜱很多。最初成蜱不吸血,到3月中开始取血,4月开始饱血脱落。饱血雌蜱落在畜栏内于夏季产卵。一年一代。

4. 生境与孳生物(宿主) 黄牛、骆驼、山羊、马、猪。

5. 与疾病关系 国内,甘肃、宁夏分离出莱姆病螺旋体。已证实蜱是新疆焉耆以北泰勒丝虫病的主要媒介。国外,自然感染:克里米亚-刚果出血热病毒、西尼罗病毒、Q热立克次体、北亚蜱媒斑点热立克次体。实验感染与传播:Q热立克次体、北亚蜱媒斑点热立克次体。

6. 地理分布 国内:北京、河北、黑龙江、吉林、辽宁、内蒙古、山西、贵州(贵阳)、湖北(均县、应城、郧县)、江苏(苏州)、山东(济南、青岛、蓬莱、益都)、新疆(阿克苏、博乐、霍城、精河、玛纳斯、察布查尔、奇台、石河子、和田)。国外:保加利亚、法国、哈萨克斯坦、捷克、斯洛伐克、吉尔吉斯坦、罗马尼亚、南斯拉夫、尼泊尔、苏联、塔吉克斯坦、希腊、印度。

（二十）嗜驼璃眼蜱（*Hy. dromedarii*）

1. 种名　嗜驼璃眼蜱（*Hy. dromedarii* Koch，1844）

同物异名：*Hy. aegyptium margaropoides*；*Hy. dromedarii dromedarii*；*Hy. delpyi*；*Hy. yakimovi*；*Ixodes trilineatus*；*Ixodes cinctus*；*Hy. yakimovi persiacum*；*Hy. dromedarii canariense*；*Hy. dromedary*；*Ixodes arenicola*；*Ixodes camelinus*；*Hy. aegyptium dromedarii*。

2. 形态　①成蜱体型较大。盾板呈卵圆形，前窄后宽圆。颈沟斜弧形，宽且深，达盾板后侧缘。刻点较粗。假头基矩形。孔区有 3 跟刚毛。雌蜱气门板近长椭圆形，背突较短，末端较尖，弯向背方。肛侧板较短，内缘凸角窄长；肛下板大，比副肛侧板宽。足较粗壮，黄褐色，在各关节附近具淡色环带。②若蜱体呈卵圆形，前端收窄，后端圆弧形。盾板中部最宽且向外侧凸出，后缘圆弧形，侧缘稍有些弧形内陷。颈沟浅而前端窄、后端宽，末端约达盾板后缘；无侧沟。眼大，近似圆形，位于盾板侧角处。假头基背面观六角形，侧突较尖，锐角形。无基突及耳状突。须肢窄长。口下板棒状；齿式 2|2，每纵列具齿 7 或 8 枚。气门板短，逗点形，无几丁质增厚区。③幼蜱体呈卵圆形，前端收窄，后端圆弧形。盾板后缘弧度较大，但中部近平直，有时向内凹陷。眼着生于盾板最外侧。假头基近六角形，侧突长，呈尖锐角形，无基突。假头基腹面宽阔，无耳状突。须肢长，近圆柱形，长约为宽的 2.9 倍。口下板呈棒状；齿式 2|2，每纵列具齿 5 或 6 枚（图 31-35）。

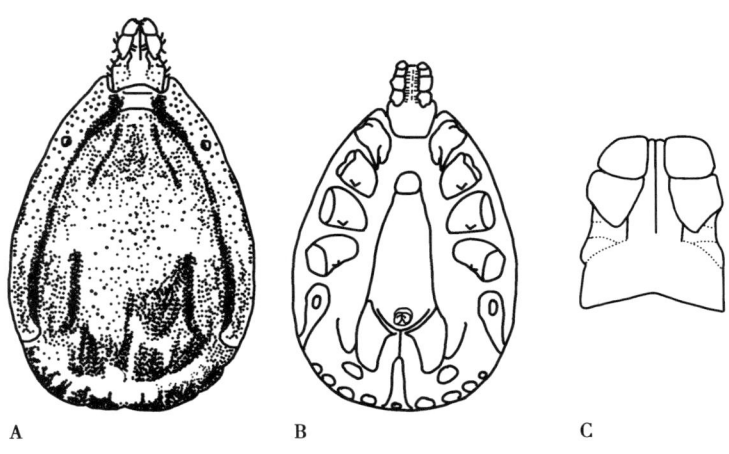

A. 假头及盾板背面观；B. 假头基及躯体腹面观；C. 假头背面观。

图 31-35　嗜驼璃眼蜱（*Hyalomma dromedarii*）雄蜱
（仿 邓国藩、姜在阶）

3. 生活习性　该蜱为三宿主型，特殊条件下可转换为一宿主或两宿主型。该蜱生活于荒漠及半荒漠地区。成蜱、若蜱全年可见。实验室条件下，完成 1 个生活史需要 70~127 天。

4. 生境与孳生物（宿主）　黄牛、骆驼、犬、马、绵羊。

5. 与疾病关系　国外，苏联曾发现对克里米亚-刚果出血热病毒、北亚蜱媒斑点热立克次体、Q 热立克次体的自然感染，在埃及该种蜱自然感染 Q 热立克次体。

6. 地理分布　国内：新疆（喀什、疏勒）。国外：阿富汗、阿拉伯联合酋长国、巴基斯坦、巴勒斯坦、苏联、沙特阿拉伯、土耳其、也门、伊拉克、伊朗、印度及非洲一些国家。

（二十一）边缘革蜱（*Dermacentor marginatus*）

1. 种名　边缘革蜱（*Dermacentor marginatus* Sulzer，1776）

同物异名：*Acarus marginata*；*Cynorhaestes marginatus*；*Acarus marginatus*；*D. antrorum*；*D. aulicus*；*D. dentipes*；*D. maryinatus*；*Acarus ricinus*；*Ixodes marmoratus*；*Crotonus variegatus*；*D. rotundicoxalis*；*D. longicoxalis*；*D. marginatus lacteolus*；*D. silvarum*；*D. variatus*；*D. marginatus rotundicoxalis*；*D. reticulatus aulicus*；*Ixodes marginatus*；*D. puncticollis*；*D. parabolicus*；*D. cruentus*；*Haemaphysalis marmorata*；*Ixodes hungaricus*；*D. gynaecoides*；*D. marginatus longicoxalis*。

2. 形态 ①成蜱体型中等大小,体长卵形。盾板近似圆形,珐琅彩淡,在眼周围及其向后延盾板边缘、盾板中后部、颈沟区留下很多不规则的褐色底斑。颈沟前深后浅,并向外斜伸。眼位于盾板两侧,呈椭圆形,略微凸出。表面刻点大小及分布均不均匀。假头短,珐琅彩淡而少。假头基矩形,宽约为长 2 倍。基突粗短,长小于基部之宽。孔区卵圆形,大而深陷,向外斜置,间距约等于其短径。须肢粗短,前端圆钝,刻点小而稀疏。雌蜱口下板齿式前段 4|4,后段 3|3;雄蜱口下板齿式 3|3。生殖孔有翼状突。气门板逗点形,背突短钝,多数具几丁质增厚区。各足粗壮,粗细相似,珐琅彩很淡。②若蜱身体呈卵圆形,前端稍窄。盾板心形。须肢较粗短。假头基背面呈六角形,无基突。耳状突明显,呈角状。口下板粗短,呈棒状。③幼蜱身体呈卵圆形,前端稍窄。盾板略呈菱形。须肢较长。假头基背面呈六角形。耳状突不明显。口下板棒状(图 31-36,图 31-37)。

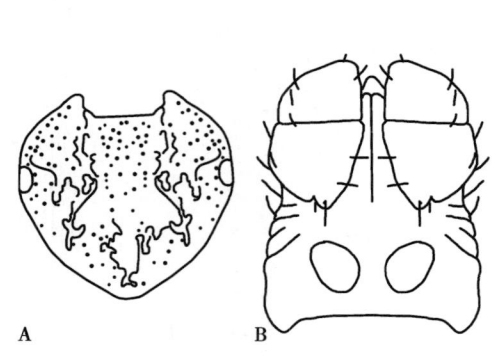 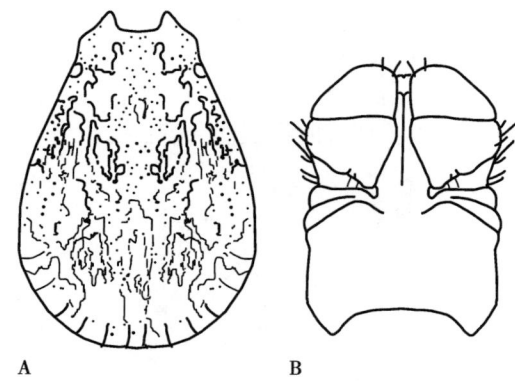

A. 盾板;B. 假头背面观。	A. 盾板;B. 假头背面观。
图 31-36 边缘革蜱(*Dermacentor marginatus*)雌蜱 (仿 邓国藩、姜在阶)	图 31-37 边缘革蜱(*Dermacentor marginatus*)雄蜱 (仿 邓国藩、姜在阶)

3. 生活习性 主要生活于森林或平地的草原。幼蜱和若蜱通常夏季活动,成蜱通常春秋活动,部分成蜱可越冬。自然界中一年 1~2 年完成一代。

4. 生境与孳生物(宿主) 黄牛、骆驼、驴、绵羊、小林姬鼠、天山林䶄、普通田鼠、小家鼠、天山蹶鼠。

5. 与疾病关系 国内,为森林脑炎的传播媒介。新疆新源(1974)从 100 头蜱中分离出 2 株森林脑炎病毒。1978 年在新疆察布查尔从蜱血液中检出 5 株蜱媒斑点热立克次体,同年从阿勒泰分离出一株(仅分离一组蜱)斑点热立克次体;1983 年在塔城分离出一株似立克次体,和一株土拉弗菌。国外,自然感染:森林脑炎病毒、西方蜱媒脑炎病毒、马脑脊髓炎病毒、鄂木斯克出血热病毒、克里米亚-刚果出血热病毒、鸟疫衣原体、落基山斑点热立克次体、康氏立克次体、北亚蜱媒斑点热立克次体、Q 热立克次体、土拉弗菌、羊型布鲁菌、牛型布鲁菌、鼠伤寒沙门菌、泰勒虫。实验感染与传播:西方蜱媒脑炎病毒、马脑脊髓炎病毒、鄂木斯克出血热病毒、兰加特病毒、口蹄疫病毒、落基山斑点热立克次体、北亚蜱媒斑点热立克次体、Q 热立克次体、普氏立克次体(实验感染)、绵羊巴贝斯虫、绵羊泰勒虫、绵羊无浆体、驼巴贝斯虫。

6. 地理分布 国内:吉林、内蒙古、山西、新疆(阿勒泰、博乐、布尔津、巩留、哈巴河、霍城、察布查尔、石河子、塔城、新源、昭苏、和田)。国外:阿富汗、苏联、土耳其、叙利亚、伊朗、欧洲和北非的其他一些国家。

(二十二)银盾革蜱(*D. niveus*)

1. 种名 银盾革蜱(*D. niveus* Neumann,1897)

同物异名:*Cynorhaestes niveus*;*D. daghestanicus*;*D. niveus daghestanicus*;*D. daghestanicus daghestanicus*;*D. marginatus daghestanicus*;*D. niveus niveus*;*D. reticulatus niveus*;*D. silvarum niveus*;*D. ushakovae*。

2. 形态 ①成蜱体型中等,呈卵圆形。盾板近似长圆形,长大于宽,在盾板中部稍前处最宽,后缘圆钝或略尖窄。珐琅彩浓厚,几乎覆盖全部表面,仅在缘凹后缘、颈沟附近及眼周围留下成对的窄长褐斑。颈沟明显,前端深陷。眼位于盾板两侧,呈椭圆形,略微凸出。表面刻点大小及分布均不均匀,小刻点多,分布整

个表面,在前侧区及颈沟间混杂少量大刻点。假头基矩形,长宽比(包括基突)约为1/2。孔区卵圆形。须肢粗短,前端圆钝,外缘圆弧形。口下板棒状;雌蜱口下板齿式前段为4|4,以后为3|3;雄蜱齿式3|3。生殖孔有翼状突。雌蜱气门板逗点形,雄蜱气门板近似长卵形,背缘有几丁质增厚区,其上带珐琅彩。各足粗细相似。各足基节多数无珐琅彩,有些隐约可见。各足跗节末端有一个小的端齿。②若蜱身体呈卵圆形,前端稍窄。盾板心形,宽略大于长。盾板上刚毛总数为20~36根。假头基背面呈六角形,无基突。耳状突明显,呈角状。口下板粗短,呈棒状;齿式前部3|3,后部2|2。气门板椭圆形,外缘杯状体24~44个。③幼蜱身体呈卵圆形,前端稍窄。盾板略呈菱形。假头基背面呈六角形。耳状突不明显,位置接近假头基后侧缘。须肢较短。口下板棒状;齿式2|2。哈氏器囊孔为丁字形,横孔弯曲,纵孔有些断开;前窝感毛中孔毛直,具有独立基盘;近端缝孔位于中毛内侧(图31-38,图31-39)。

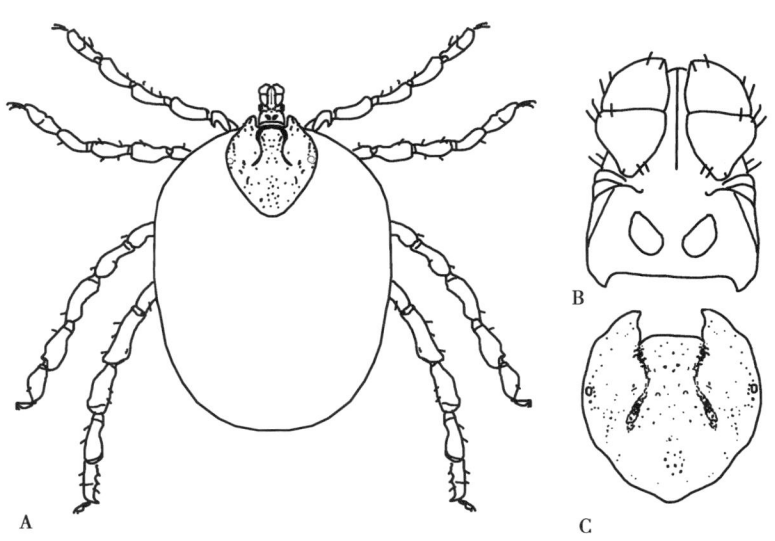

A. 背面观;B. 假头背面观;C. 盾板。

图31-38 银盾革蜱(*Dermacentor niveus*)雌蜱
(仿 邓国藩、姜在阶)

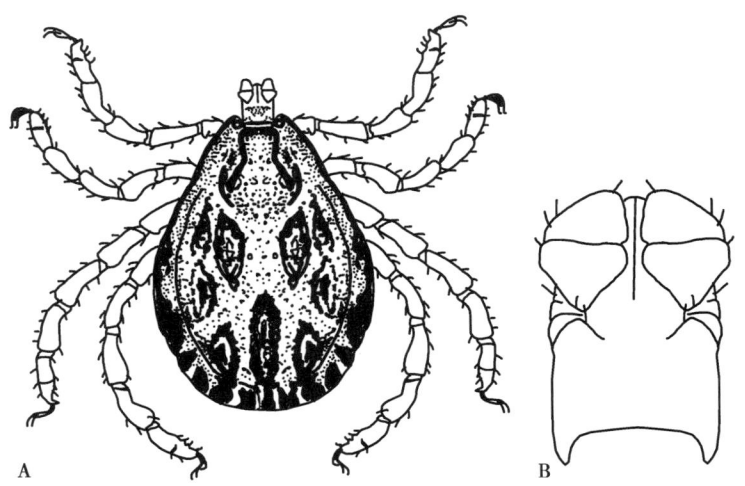

A. 背面观;B. 假头背面观。

图31-39 银盾革蜱(*Dermacentor niveus*)雄蜱
(仿 邓国藩、姜在阶)

3. 生活习性 该蜱栖息于半荒漠草原、灌丛、山地及河岸草地,为三宿主蜱,一年完成一代。成蜱于一年中 3~6 月活动,幼蜱与若蜱分别于 6 月与 7 月相继出现。

4. 生境与孳生物(宿主) 黄牛、骆驼、马、绵羊、野猪、大耳猬、塔里木兔、子午沙鼠。

5. 与疾病关系 国内,新疆发现此蜱为蜱媒斑点热媒介。1978 年在新疆霍城和裕民从蜱血淋巴中检查出蜱媒斑点热立克次体。1984 年在哈巴河县分离出斑点热立克次体。

6. 地理分布 国内:新疆(巴楚、疏附、和田)、西藏。国外:阿富汗、蒙古国、苏联、土耳其、伊朗和其他欧洲的一些国家。

(二十三)草原革蜱(D. nuttalli)

1. 种名 草原革蜱(D. nuttalli Olenev,1929)

同物异名:D. birulai kukunoriensis;D. chacassicus;D. nuttalli chacassicum。

2. 形态 ①成蜱体型略大,卵圆形。盾板大,近似盾形,长大于宽。珐琅彩浓厚,几乎覆盖全部表面,仅在缘凹后缘、颈沟附近及眼周围留下成对的窄长褐斑,盾板后 1/3 的中央处有时还留下不规则褐斑。颈沟明显,前端深陷。表面刻点小,分布较均匀,其间混杂少量大刻点。眼位于盾板两侧,多数为圆形,较为凸出。假头基矩形,长(包括基突)约为宽的 1/2,表面具珐琅彩和刻点。孔区卵圆形,大而深陷,向外斜置,间距小于其短径。须肢粗短,前端圆钝,外缘圆弧形。口下板棒状;雌蜱口下板齿式前段 4l4,后段 3l3;雄蜱齿式 3l3。生殖孔有翼状突。雌蜱气门板近似椭圆形,雄蜱气门板短逗点形。足粗壮,各足粗细相似。②若蜱身体呈卵圆形,前端稍窄。盾板心形,长宽约等。盾板上刚毛总数为 21~35 根。假头基背面呈六角形,无基突,侧突较尖,后缘直。耳状突明显,呈角状。须肢窄长,长约为宽的 3.5 倍。口下板粗短,呈棒状,顶端圆钝;齿式前部 3l3,后部 2l2,最外一纵列具齿 7~15 枚(平均 8 枚)。囊孔为丁字形或大字形,横孔弯曲,孔中央向远端有突起 1~2 个。气门板椭圆形。③幼蜱身体呈卵圆形,前端稍窄。盾板略呈菱形,前窄后宽,后缘凸出。假头基背面呈六角形,后缘较直,侧突较尖。耳状突不明显,接近假头基后侧缘。须肢较短,长约为宽的 2.5 倍。口下板棒状;齿式 2l2,每纵列具齿 6~7 枚。哈氏器囊孔为丁字形,横孔弯曲,纵孔有些断开;前窝感毛中孔毛直,具有独立基盘;近端缝孔位于中毛内侧。肛门环近圆形,具刚毛 1 对(图 31-40)。

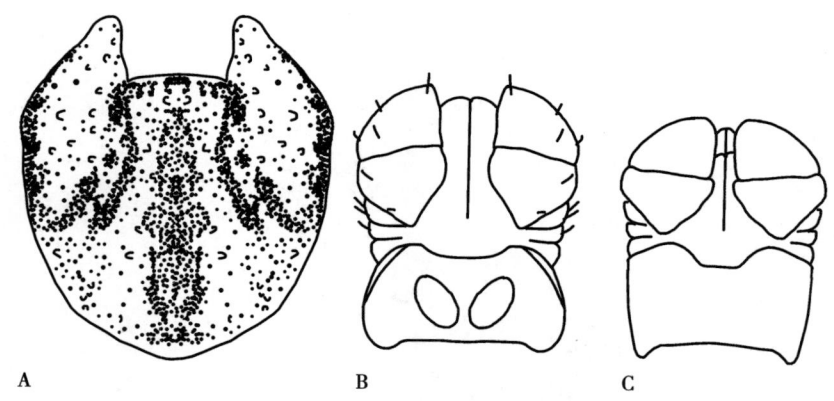

A. 雌蜱盾板;B. 雌蜱假头背面观;C. 雄蜱假头背面观。

图 31-40 草原革蜱(Dermacentor nuttalli)
(仿 邓国藩、姜在阶)

3. 生活习性 该蜱为三宿主蜱。成蜱主要于 3~6 月活动,秋季可见少数蜱于宿主上,并随之过冬。幼蜱与若蜱于 6~8 月出现。

4. 生境与孳生物(宿主) 黄牛、骆驼、马、山羊、草原黄鼠、黑线仓鼠、蒙古兔、艾虎、寒鸦、紫翅椋鸟、榭鸫。

5. 与疾病关系 国内,是新疆北部地区蜱媒斑点热的重要媒介。在精河曾从幼、若、成蜱各发育期均检查出立克次体,1984 年在塔城分离出斑点热立克次体,在吉林省白城分离出 1 株鼠疫杆菌。2000 年采用

PCR 检测和 16S rDNA 基因序列测定，从新疆的本种蜱中检出粒细胞埃立克体；从内蒙古的本种蜱中发现查菲埃立克体和粒细胞埃立克体的复合感染。国外，自然感染：北亚蜱媒斑点热立克次体、土拉弗菌、布鲁氏菌、驮巴贝斯虫。实验感染与传播：森林脑炎病毒、Q 热立克次体、普氏立克次体（感染）。

6. **地理分布**　国内：新疆（巴楚、疏附、和田）、北京、甘肃、河北、黑龙江、吉林、辽宁、内蒙古、宁夏、青海、陕西。国外：朝鲜、蒙古国、苏联（西伯利亚）。

（二十四）网纹革蜱（*D. reticulatus*）

1. **种名**　网纹革蜱［*D. reticulatus*（Fabricius，1794）］

同物异名：*Acarus reticulatus*；*D. ferrugineus*；*Cynorhaestes pictus*；*Ixodes pictus*；*Ixodes reticulatus*；*D. pictus*；*D. reticulatus reticulatus*。

2. **形态**　①成蜱体卵圆形，盾板中部稍后的水平最宽。盾板卵圆形，长略大于宽，中部之前处最宽。雌蜱珐琅彩少，在颈沟附近、眼周围、后中区及其附近留下褐斑，雄蜱珐琅彩较浓厚。颈沟明显，前端深陷。表面刻点小而浅，散布整个盾板，其间混杂少量大刻点。眼近似圆形，位于盾板两侧。假头基矩形，基突粗短，表面具珐琅彩和刻点。孔区近似圆形，大而深陷，间距小于其长径。须肢粗短，前端圆钝。口下板棒状；雌蜱口下板齿式前段为 4|4，后段为 3|3，雄蜱齿式 3|3。生殖孔无翼状突。气门板长卵圆形，背突短钝，背突前缘无几丁质增厚区。足粗壮，各足粗细相似，各足基节无珐琅彩。②若蜱身体呈卵圆形，前端稍窄。盾板心形，长宽约等。盾板的刚毛总数为 23~56 根，外缘的杯状体数目为 38~84 个。假头基背面呈六角形，有基突，侧突尖，后缘直。耳状突明显，呈角状，其宽度与须肢第 II 节基部的宽度约等。须肢窄长，长约为宽的 3.1 倍。口下板粗短，呈棒状，顶端圆钝；齿式前部 3|3，后部 2|2，最外一纵列具齿 7~9 枚，内列具齿 3~5 枚。哈氏器前窝与囊之间无环沟。囊孔为大字形，孔中央近圆形，远端有两个短的侧突；前窝感毛中孔毛直。气门板小，近似椭圆形。③幼蜱身体呈卵圆形，前端稍窄。盾板略呈菱形，前窄后宽，后缘凸出。假头基背面呈六角形，后缘较直，侧突尖。耳状突明显，位于假头基腹面 1/2 水平。须肢较短。须肢背面无锥形感毛。口下板棒状；齿式 2|2，每纵列具齿 5~6 枚。哈氏器前窝与囊之间无环沟。哈氏器囊孔为丁字形，横孔弯曲，中央孔极大，近端缝孔位于中毛与近端毛之间的内侧。前窝感毛中孔毛直，具有独立基盘（图 31-41）。

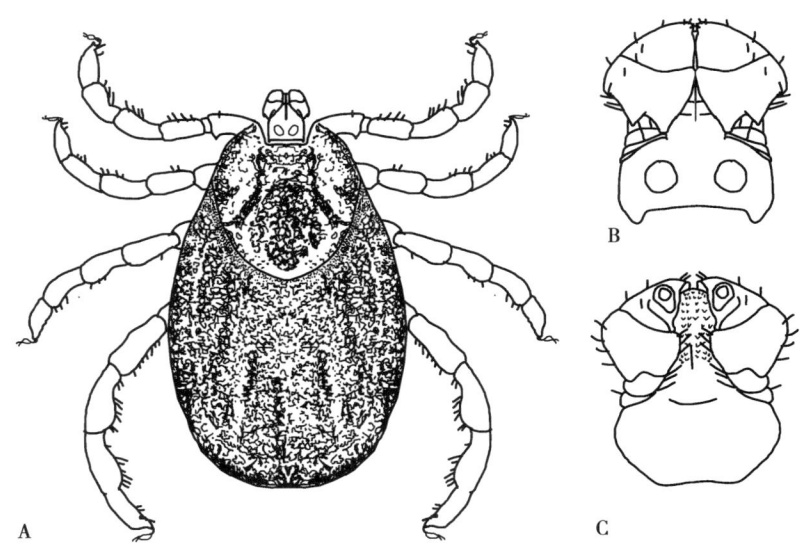

A. 雌蜱背面观；B. 假头背面观；C. 假头腹面观。

图 31-41　网纹革蜱（*Dermacentor reticulatus*）雌蜱
（仿 邓国藩、姜在阶）

3. **生活习性**　草原、灌丛及丘陵林带为该蜱栖息地。成蜱主要在春季活动，幼蜱和若蜱在夏季活动。秋季可见未吸血成蜱于宿主体上并随之过冬。该蜱完成一代需要一年。

4. **生境与孳生物（宿主）**　除牛、马、羊、犬等家畜外，还有野猪、狐、野兔、刺猬等野生动物。

5. **与疾病关系** 国外,自然感染:西方蜱媒脑炎病毒、鄂木斯克出血热病毒、太特浓病毒(暂无组群蜱媒病毒)、北亚蜱媒斑点热立克次体、落基山斑点热立克次体、Q热立克次体、康氏立克次体、土拉弗菌、羊型布鲁菌、牛型布鲁菌、结核非典型株、单核细胞增多性李司忒菌、鼠伤寒沙门菌、红斑丹毒丝菌。实验感染与传播:乙型脑炎病毒、西尼罗病毒、辛德毕斯病毒、流行性斑疹伤寒、普氏立克次体、犬巴贝斯虫。

6. **地理分布** 国内:内蒙古、新疆(哈巴河)。国外:比利时、波兰、德国、法国、捷克、斯洛伐克、罗马尼亚、南斯拉夫、苏联、瑞士、西班牙、匈牙利、英国。

(二十五) 森林革蜱(*D. silvarum*)

1. **种名** 森林革蜱(*D. silvarum* Olenev,1931)

同物异名:*Cynorhaestes silvarum*;*D. asiaticus*;*D. coreus*;*D. silvarum ablutus*。

2. **形态** ①成蜱体卵圆形。盾板近似圆形,珐琅彩淡,几乎覆盖整个盾板,在颈沟及其附近、眼周围、后中区及盾板侧缘留下褐斑。颈沟较为明显,前端深陷。盾板表面大、小刻点混杂,分布较为稠密。假头基矩形,基突粗短,末端钝。孔区卵圆形,深陷,向外斜置,间距小于其短径。须肢粗短,表面具珐琅彩和刻点;前端圆钝,外缘圆弧形。口下板棒状;雌蜱齿式前段4|4,后段3|3;雄蜱齿式3|3。生殖孔有翼状突。气门板逗点形;背突粗短,末端钝;背突前缘无几丁质增厚区。各足粗细相似。②若蜱身体呈卵圆形,前端稍窄。盾板心形,长宽约等。盾板的刚毛总数为19~36根。异盾上单侧背中毛5~12根,两侧背中毛、间毛及亚缘毛的总和多于27根。躯体腹面单侧侧毛7~18根。假头基背面呈六角形,侧突尖,后缘直。须肢窄长,长约为宽的3.5倍。口下板粗短,棒状,顶端圆钝;齿式前部3|3,后部2|2,最外一纵列具齿7~10枚。哈氏器前窝与囊之间有环沟。囊孔为十字形,横孔弯曲有分枝。肛门环前部宽度为其部分宽度的1.5倍以上。气门板近圆形。气门板的外缘杯状体37~61个。③幼蜱身体呈卵圆形,前端稍窄。盾板略呈菱形,前窄后宽,后缘凸出。假头基背面呈六角形,后缘较直,侧突尖。耳状突不明显。须肢较短,长约为宽的2.5倍,须肢背面有锥形感毛。口下板棒状;齿式2|2,每纵列具齿6~7枚。在过渡到顶锥处,哈氏器前窝与囊之间有环沟;哈氏器囊孔为丁字形,横孔弯曲,有些纵孔不连续;近端缝孔位于中毛内侧。前窝感毛中孔毛直,具有独立基盘(图31-42)。

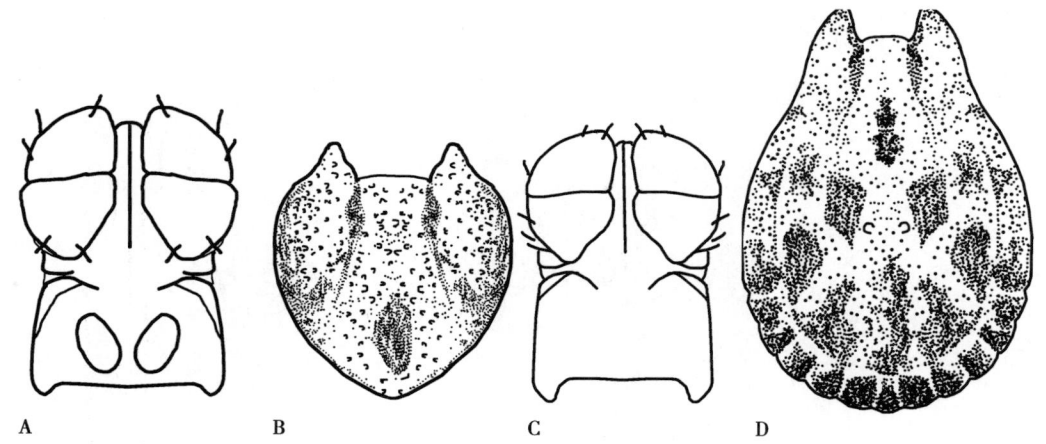

A.雌蜱假头背面观;B.雌蜱盾板;C.雄蜱假头背面观;D.雄蜱盾板。

图 31-42　森林革蜱(*Dermacentor silvarum*)
(仿 邓国藩、姜在阶)

3. **生活习性** 该蜱主要生活于森林地区、次生灌木林和森林边缘草原地带,为三宿主蜱。成蜱于2~6月活动,幼蜱活动于6~8月,若蜱于7~9月活动。自然界中一年发生一代。自然界中主要以饥饿成蜱越冬,少量成蜱在秋季侵袭宿主,不吸血直接在宿主上越冬。

4. **生境与孳生物(宿主)** 黄牛、山羊、马、绵羊等家畜和野生动物。

5. **与疾病关系** 国内,1955年在黑龙江柴河地区从82只(3批)标本中分离出3株森林脑炎病毒,

1983 年在绥芬河分离出斑点热立克次体。从内蒙古的本种蜱中分离出莱姆病螺旋体。2000 年采用 PCR 检测和 16S rDNA 基因序列测定,从内蒙古的本种蜱中检出查菲埃立克体和粒细胞埃立克体。国外,自然感染:森林脑炎病毒、波瓦桑病毒、驼巴贝斯虫、马巴贝斯虫、北亚蜱媒斑点热立克次体、Q 热立克次体、土拉弗菌。实验感染与传播:森林脑炎病毒、北亚蜱媒斑点热立克次体、鼠疫杆菌(感染)、绵羊无浆体、绵羊泰勒虫、刺猬巴贝斯虫。

6. 地理分布　国内:北京、河北、辽宁、内蒙古、山西、贵州(贵阳)、黑龙江(虎林)、吉林(和龙、九台)、山东(平度、青岛、栖霞、潍坊、掖县)、新疆(阿勒泰、新源)。国外:蒙古国、苏联(西伯利亚)。

(二十六) 中华革蜱 (*D. sinicus*)

1. 种名　中华革蜱(*D. sinicus* Schulze,1931)

同物异名:*D. sinicus pallidior*;*D. sinicus pollidior*;*D. sinicus sinicus*。

2. 形态　①成蜱体卵圆形,在盾板中部稍后的水平最宽。盾板卵圆形,长约为宽的 1.2 倍;前缘宽圆,后侧缘及后缘略呈角状。颈沟明显,前端深陷。盾板珐琅彩淡,在颈沟、两颈沟间及其附近、眼周围、后中区及盾板侧缘留下褐斑。盾板表面大、小刻点混杂,靠近边缘小的居多,中部的较大而密。眼近似圆形,略微凸出。假头基矩形,宽约为长(包括基突)的 2 倍;侧缘平行,基突不明显甚至无。孔区卵圆形,深陷,向外斜置,间距小于其短径。须肢略长,雄蜱须肢比雌蜱的略短,长比宽约 3∶2。口下板棒状;雌蜱齿式前段 4|4,后段 3|3;雄蜱齿式 3|3。生殖孔无翼状突。雌蜱的气门板逗点形,背突较长,末端钝,前缘无几丁质增厚区或不明显。各足相似,中等粗细,各足基节多数无珐琅彩。②若蜱身体呈卵圆形,前端稍窄。盾板心形,盾板的刚毛总数为 16~24 根,异盾上单侧背中毛 3~7 根,单侧亚缘毛 3~8 根,两侧背中毛、间毛及亚缘毛的总和 21~31 根。躯体腹面单侧侧毛 5~8 根。假头长约为宽的 3.25 倍。假头基背面呈六角形,侧突尖,后缘直。口下板粗短,棒状,顶端圆钝;齿式前部 3|3,后部 2|2,最外一纵列具齿 7~8 枚。哈氏器前窝与囊之间有环沟。囊孔为丁字形,前窝感毛中孔毛直。气门板近圆形。③幼蜱身体呈卵圆形,前端稍窄。盾板略呈菱形,前窄后宽,后缘凸出。假头长大于宽约为 2.4 倍。在过渡到顶锥处,哈氏器前窝与囊之间有环沟;哈氏器囊孔为丁字形,近端缝孔位于中毛内侧。前窝感毛中孔毛直,具有独立基盘。假头基背面呈六角形,后缘较直,侧突尖。耳状突明显。须肢较短,背面有锥形感毛。口下板棒状;齿式 2|2,每纵列具齿 6 枚(图 31-43)。

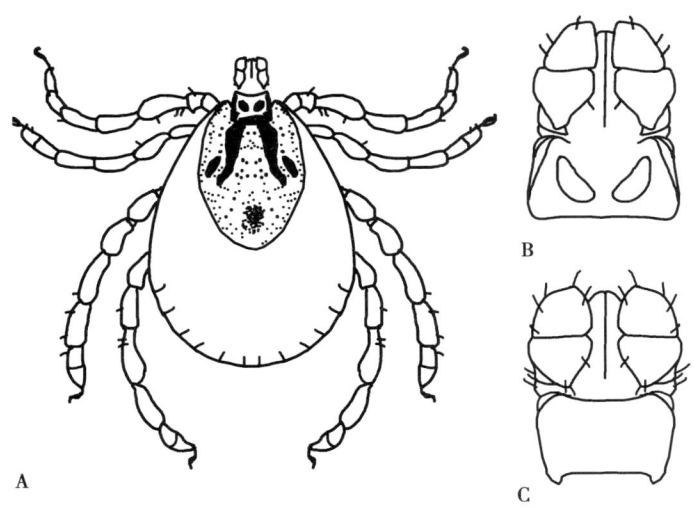

A. 雌蜱背面观;B. 雌蜱假头背面观;C. 雄蜱假头背面观。

图 31-43　中华革蜱 (*Dermacentor sinicus*)
(仿 邓国藩、姜在阶)

3. 生活习性　该蜱常见于草原地区或农区,为三宿主蜱。自然界中一年完成一代。成蜱以饥饿状态下过冬。次年成蜱于 3~6 月活动,幼蜱和若蜱于 7、8 月出现,8 月中旬开始出现当年繁殖的成蜱。

4. 生境与孳生物(宿主)　黄牛、马、绵羊、刺猬、野兔、山羊。

5. 与疾病关系　国外,羊型和牛型布鲁氏菌的实验感染与传播被证实。

6. 地理分布　国内:北京、河北、吉林、辽宁、黑龙江、山东、山西、新疆。

(二十七) 囊形扇头蜱 (*Rhipicephalus bursa*)

1. 种名　囊形扇头蜱(*Rhipicephalus bursa* Canestrini et Fanzaga,1878)

同物异名:*Digineus bursa*;*Eurhipicephalus bursa*;*R. bilenus*;*Phauloixodes rufus*;*R. rufus*;*Phaulixodes rufus*;*Eurhipicephalus bilenus*;*R. lundbladi*。

2. 形态　①成蜱体呈梨形,前端收窄,后端圆弧形。盾板赤褐色。亚圆形,长略大于宽,后侧缘有时略

凹,后缘圆钝,后 1/3 处最宽。颈沟明显,弧形外斜,末端约达盾板中部稍后。无侧脊。雄蜱后侧沟短,呈不规则椭圆形。尾突付缺。刻点多为大刻点且密度大,分布较均匀。眼卵圆,略微凸起,位于盾板最宽处水平。假头基为宽短的六角形;后缘在基突间较直。孔区大,卵圆形,前部向外略斜;基突粗短但明显,末端钝。须肢粗短。口下板齿式 3|3,雌蜱每纵列具齿约 10 枚,雄蜱每纵列约 8 枚。气门板逗点形,后缘稍微凸出,背突稍窄,无几丁质增厚区,气门斑位置靠前。足粗细均匀。②若蜱体呈卵圆形,前端收窄,后端圆弧形。盾板长略大于宽。后缘圆弧形。眼大,卵形,位于盾板两侧。假头基侧突短而稍钝,无基突。腹面宽阔,无耳状突。须肢较粗短。口下板棒形;齿式 2|2,每纵列具齿 7~8 枚。气门板为不规则圆形,其上杯状体大小较一致,排列无序,无气门斑和几丁质增厚区。③幼蜱体呈卵圆形,前端收窄,后端圆弧形。盾板宽短,中部最宽,向后弧形收窄,后缘圆弧形。眼卵形,位于盾板侧角。刻点小而均匀。缘垛分界明显,中垛较其他缘垛窄。假头基近似矩形,两侧缘近似平行,后缘较直;无基突;假头基腹面宽短,近似矩形,无耳状突。须肢较窄短,顶端略尖。口下板短棒状;齿式 2|2,每纵列具齿 5~6 枚。跗节 I 爪垫几乎达到爪端,跗节 III 爪垫近达爪的 1/2(图 31-44)。

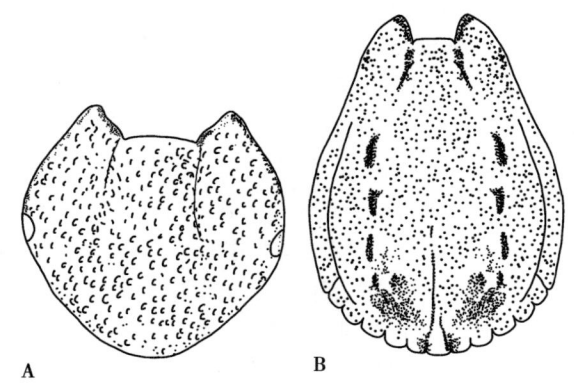

A. 雌蜱盾板;B. 雄蜱盾板。

图 31-44　囊形扇头蜱(*Rhipicephalus bursa*)成蜱
(仿 邓国藩、姜在阶)

3. 生活习性　该蜱为二宿主型,多出现在低、中山地草原、平原及丛林中。成蜱于 4~7 月出现,幼蜱在宿主上蜕皮为若蜱。自然条件下,囊形扇头蜱一年一代。

4. 生境与孳生物(宿主)　绵羊。

5. 与疾病关系　国外,自然感染克里米亚-刚果出血热病毒、托高土病毒、斑贾病毒、Q 热立克次体、布鲁氏菌、巴贝斯虫。实验感染与传播:森林脑炎病毒(实验感染)、乙型脑炎病毒(感染)、Q 热立克次体、布鲁氏菌、蜱媒回归热螺旋体(感染)、绵羊巴贝斯虫、蜱瘫毒素。

6. 地理分布　国内:新疆、云南。国外:苏联、东南欧其他国家、中东和北非一些国家。

(二十八)镰形扇头蜱(*R. haemaphysaloides*)

1. 种名　镰形扇头蜱(*R. haemaphysaloides* Supino,1897)

同物异名:*R. expeditus*;*R. haemaphysaloides expedita*;*R. ruber*;*Boophilus haemaphysaloides*;*R. haemaphysaloides haemaphysaloides*;*R. haemaphysaloides niger*;*R. haemaphysaloides ruber*。

2. 形态　①成蜱体呈卵圆形,前端收窄,后端圆弧形。盾板赤褐色到暗褐色,表面光滑,长略大于宽,中部最宽,向后弧形收窄,后侧缘波纹状,后缘圆钝。颈沟前端深陷,向后内斜,后端变浅,向后外斜,末端将达到盾板边缘。侧沟明显,其上散布大刻点,末端延伸至眼后。大刻点少,小刻点多,分布不均匀。眼长卵形,略微凸起。假头基宽短,近似六边形,后缘在基突间较直,基突粗短,末端钝。假头基腹面侧缘向后收窄,无耳状突和横脊。须肢粗短,前端略窄且相当平钝,中部稍宽。口下板顶端圆钝;齿式 3|3,雌蜱每纵列具齿 10~11 枚;雄蜱每纵列具齿 9~10 枚。气门板短逗点形,长大于宽(包括背突),背突粗短,末端几乎平钝,气门斑位置靠前。足粗细均匀。爪垫约及爪长的 1/2。②若蜱体呈卵圆形,前端收窄,后端圆弧形。盾板长大于宽,盾板后 1/3 处最宽。前侧缘几乎直,向后外斜,后缘宽弧形。颈沟明显,前深后浅,弧形外弯,末端达眼的水平。盾板表面具细裂纹状。盾板上背中毛较短而细。眼大而凸出,长椭圆形,位于盾板最宽处。缘垛分界明显,共 11 个。假头基宽短,侧角尖窄,基突十分短钝,不明显。假头基腹面宽短,具耳状突,无横脊。须肢狭长,顶端略呈锥形,基部稍宽。口下板棒状;齿式 2|2,每纵列具齿 8~9 枚。气门板长椭圆形,背突不明显,无几丁质增厚区,气门斑位置靠前。③幼蜱体呈宽卵形,前 2/3 处最宽。盾板短宽,中部最宽,后缘圆弧形。颈沟短,前深后浅。缘垛分界明显,共 11 个。假头基宽短,近似长矩形,侧角不明显。假头基腹面两侧向后略收窄,后缘圆弧形,耳状突宽圆,无横脊。须肢略呈圆锥形,顶端尖。口下板棒状;齿式 2|2,每纵列具齿 5~6 枚。爪垫短小(图 31-45)。

3.　生活习性　该蜱为三宿主型蜱类,常见于农区和山地草地。一年发生一代。4~6月成蜱出现在宿主上。实验室条件下,镰形扇头蜱完成一个世代需要65~157天。

4.　生境与孳生物(宿主)　黄牛、水牛、犬、山羊、马鹿、野兔、绵羊、野猪、穿山甲、狗熊。

5.　与疾病关系　国内,曾在实验室用成蜱叮咬人工感染恙虫病立克次体的豚鼠之后,从成蜱体内分离到恙虫立克次体,但以相同方法感染幼蜱未获成功。国外,疾病媒介:边缘无浆体病和马巴贝斯虫病。

6.　地理分布　国内:福建(泉州、厦门)、海南(霸王岭、大茅洞、吊罗、琼中、三农、通什)、湖北(应城)江苏、台湾、西藏、浙江、云南(保山、车里、耿马、河口、昆明、蛮耗、勐腊、双江、思茅、西盟)。国外:缅甸、斯里兰卡、印度、印度尼西亚及中南半岛。

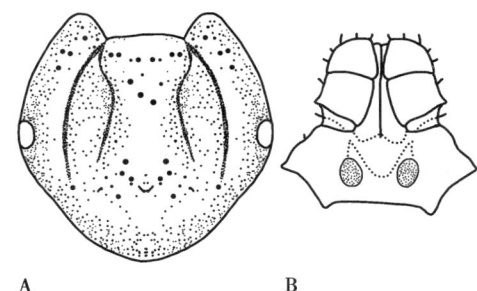

A. 雌蜱盾板;B. 雌蜱假头背面观。

图 31-45　镰形扇头蜱(*Rhipicephalus haemaphysaloides*)

(仿 邓国藩、姜在阶)

(二十九)血红扇头蜱(*R. sanguineus*)

1.　种名　血红扇头蜱[*R. sanguineus*(Latreille,1806)]

同物异名:*Eurhipicephalus sanguineus*;*R. breviceps*;*R. sanguineus sanguineus*;*R. rubicundus*;*R. carinatus*;*R. stigmaticus*;*R. dugesi*;*Ixodes hexagonus sanguineus*;*R. macropis*;*R. siculus*;*R. limbatus*;*R. rutilus*;*R. linnei*;*R. beccarii*;*Phauloixodes intermedius*;*R. brevicollis*;*R. flavus*;*R. bhamensis*;*R. intermedius*;*R. sanguineus brevicollis*;*Boophilus dugesi*;*R. texallus*。

2.　形态　①成蜱体长卵圆形,前端稍窄,后端圆弧形。盾板赤褐色,有光泽;长大于宽,后侧缘微波状,后缘圆钝。颈沟弓形,末端约达盾板中部稍后。侧沟明显,延伸至盾板后侧缘。小刻点多,几乎遍布表面;大刻点少,主要在前侧部及中部。眼卵圆形,位于盾板最宽部。缘垛长稍大于宽,分界明显,共11个,中垛稍宽。尾突有时明显。假头基宽短,六角形,侧角明显,后缘在基突间较直;孔区卵圆形,前部向外略斜,间距约等于其短径;基突粗短,末端钝。须肢粗短,中部最宽,前端稍窄,略为圆钝。口下板棒形;齿式3|3,雌蜱每纵列具齿约为10枚齿,雄蜱每纵列具齿7~8枚。气门板逗点形,长大于宽(包括背突),背突较长,明显伸出,气门斑位置靠前。肛侧板近似三角形,长为宽的2.5~2.8倍,内缘中部稍凹,其下方凸角不明显或圆钝,后缘向内略斜。副肛侧板锥形,末端尖细。足稍细长,爪垫仅为爪长的1/3。②若蜱体呈长卵形,前端收窄,靠近中部最宽,后端圆弧形。盾板中部稍后最宽,前侧缘几乎直,向后外斜,后缘宽弧形,末端圆钝。眼卵圆形,略微凸出,位于盾板最宽处的两侧。盾板表面略成细裂纹状,背中毛较短。颈沟明显,前深后窄,末端约达眼的水平。假头基宽短,两侧突尖窄,位于中部靠下水平,后缘弧形外弯;无基突。假头基腹面宽阔,向后收窄,后缘较直,耳状突位于后侧缘,指向后外侧,顶端圆钝,无横脊。须肢窄长。口下板棒状;齿式2|2,每纵列具齿6~7枚。气门板椭圆形,背突短,末端圆钝,无几丁质增厚区,气门斑位置靠前。杯状体大小不等,有气门斑。③幼蜱体呈卵圆形,前端收窄,后端圆弧形。盾板长中部最宽,两侧缘向后外斜,略直,后缘浅弧形,中段弧度较明显。颈沟宽浅而明显,浅弧形外弯,末端略超过盾板中部。眼大而扁平,位于盾板最宽处。盾板表面3对细刚毛。假头基宽短,两侧突角较粗短,位置靠前,后缘直;无基突。假头基腹面宽弧形,无耳状突和横脊。口下板短棒形;齿式2|2,每纵列具齿4~5枚。肛沟不明显。爪垫略短,仅达爪长1/3(图31-46)。

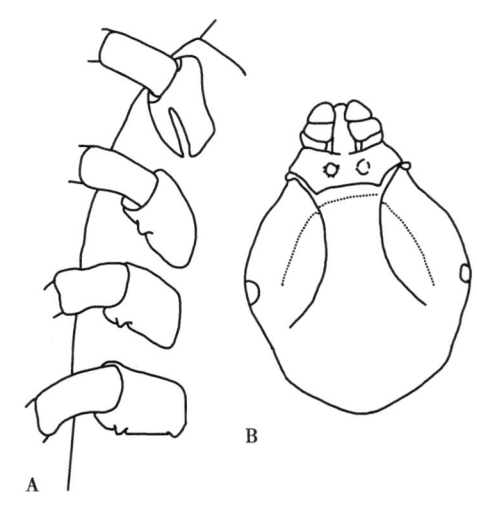

A. 基节;B. 假头背面观及盾板。

图 31-46　血红扇头蜱(*Rhipicephalus sanguineus*)雌蜱

(仿 邓国藩、姜在阶)

3.　生活习性　该蜱三宿主蜱,活动地区为农区或野外。在适宜条件下,一代需要63~91天。由于野外环境不同,每年繁殖2~4

代成蜱的活动时间为 3~9 月,若蜱为 5~9 月。饥饿成蜱、若蜱、幼蜱越冬。

4. 生境与孳生物(宿主) 黄牛、犬、绵羊、大耳猬、塔里木兔、子午沙鼠。

5. 与疾病关系 国内,在北京曾进行过乙型脑炎病毒分离和人工感染试验,结果均为阴性;青海分离出鼠疫杆菌一株。1998 年从广东犬体寄生的本种蜱中检测出犬埃立克体。国外,自然感染:克里米亚-刚果出血热病毒、狂犬病毒、瓦德迈达尼病毒、Q 热立克次体、北亚蜱媒斑点热立克次体、落基山斑点热立克次体、康氏立克次体、克什米尔蜱媒斑疹伤寒立克次体、鼠疫杆菌、犬钩端螺旋体、杜氏利什曼原虫。实验感染与传播:森林脑炎病毒(感染)、羊跳跃病毒、蜱瘫毒素、Q 热立克次体、落基山斑点热立克次体、康氏立克次体、皮珀立克次体、犬欧利希体、犬钩端螺旋体、犬巴尔通体、马巴贝斯虫、驽巴贝斯虫、犬巴贝斯虫、杜利什曼原虫、伊氏锥虫、路氏锥虫。

6. 地理分布 国内:北京、福建、广东、河北、河南、辽宁、山西、台湾、贵州(贵阳)、江苏(苏州)、新疆(巴楚、喀什、疏附、塔城)、云南(西双版纳)。国外:日本、印度等亚洲一些国家及欧洲、大洋洲、非洲和美洲很多国家。

(三十) 图兰扇头蜱(R. turanicus)

1. 种名 图兰扇头蜱(R. turanicus Pomeranzev,1940)

同物异名:R. secundus;R. sulcatus。

2. 形态 ①成蜱体呈卵圆形,前端收窄,后端圆弧形。盾板赤褐色,有光泽,长大于宽,后侧缘微波状。颈沟浅,弧形外弯,末端约达盾板的 2/3。侧沟较短,达不到盾板后侧缘。眼卵圆形,略微凸起。小刻点多,遍布表面,混着少量大刻点。假头基宽短,呈六角形,侧角明显,后缘在基突间略浅凹或直;孔区亚圆形,间距约等于其直径;基突短小,末端圆钝。须肢粗短,前端略为圆钝。口下板齿式 3|3,雌蜱每纵列具齿约 10 枚,雄蜱每纵列具齿约 8 枚。生殖孔 U 形。雌蜱气门板短逗点形,雄蜱气门板长卵形,背突相当粗短,末端几乎平钝,有几丁质增厚区,气门斑位置靠前。足稍细长。爪垫短小。
②若蜱体长卵形,前端收窄,后端圆弧形。盾板长稍大于宽,中部稍后最宽;前缘平直,向后略外斜,后缘近似弓形。眼卵圆形,略凸出于盾板侧缘最宽处。盾板上背中毛长显著长于扇头蜱的其他种类。假头基腹面具耳状突,后缘浅弧形向外凸出。须肢窄长。假头基侧突长而尖,位于中部以后水平,后缘波浪状,无基突。口下板棒形;齿式 2|2,每纵列具齿 6~7 枚。跗节 I 爪垫几乎达到爪端,跗节 IV 爪垫仅达爪的 1/2。气门板卵圆形,无几丁质增厚区,气门斑位置靠前。③幼蜱体呈宽卵圆形,前端稍窄,后端圆弧形。盾板宽短,侧缘直,向后外斜,后缘浅弧形,中段弧度较明显。眼位于盾板最宽处。颈沟宽而明显。缘垛在身体末端,共 9 个,中垛较其他缘垛窄。须肢顶端尖,无基突。口下板短棒状;齿式 2|2,每纵列具齿 5 枚。跗节 I 爪垫几乎达到爪端,跗节 III 爪垫不及爪长的 1/2(图 31-47)。

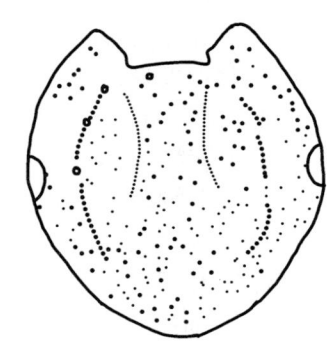

图 31-47 图兰扇头蜱(Rhipicephalus turanicus)雌蜱盾板
(仿 邓国藩、姜在阶)

3. 生活习性 该蜱常见于半荒漠地区,为三宿主蜱。成蜱活动季节为 2~9 月,幼蜱出现在 6~9 月,若蜱出现在 7~10 月。

4. 生境与孳生物(宿主) 兔、绵羊。

5. 与疾病关系 国外,自然感染:西尼罗病毒、马纳瓦病毒、北亚蜱媒斑点热立克次体、Q 热立克次体、驽巴贝斯虫、马巴贝斯虫。实验感染与传播:森林脑炎病毒(感染)。

6. 地理分布 国内:新疆(巴楚、喀什、霍城、和田)。国外:尼泊尔、苏联、伊朗、印度及其他一些中亚、欧洲和北非国家。

(三十一) 微小扇头蜱[Rhipicephalus (Boopilus) microplus]

1. 种名 微小扇头蜱[Rhipicephalus (Boopilus) microplus (Canestrini,1888)]

同物异名:Boophilus annulatus argentinus;Boophilus annulalus calcaratus;Boophilus annulatus australis;Boophilus annulatus caudatus;Boophilus argentinus;Boophilus annulatus microplus;Boophilus australis;Boophilus *caudatus*；*Boophilus cyclops*；*Boophilus distans*；*Boophilus microplus*；*Boophilus microplus annulatus*；*Boophilus minningi*；*Boophilus sharifi*；*Haemaphysalis micropla*；*Margaropus annulatus argentinus*；*Margaropus annulatus australis*；*Margaropus annulatus caudatus*；*Margaropus annulatus mexicanus*；*Margaropus annulatus microplus*；*Margaropus australis*；*Margaropus argentinus*；*Margaropus caudatus*；*Margaropus micropla*；*Margaropus microplus*；*Palpoboophilus brachyuris*；*Palpoboophilus minningi*；*Uroboophilus cyclops*；*Urohoophilus longiscutatus*；*R. annulatus argentinus*；*R. annulatus australis*；*R. annulatus caudatus*；*R. annulatus microplus*；*R. argentinus*；*R. caudatus*；*R. sharifi*；*Uroboophilus australis*；*Uroboophilus caudatus*；*Uroboophilus distans*；*Uroboophilus indicus*；*Uroboophilus microplus*；*R. micropilus*；*Boophilus cautatus*；*Boophilus micoplus*；*Boophilus microlpus*；*R. australis*；*Boophilus sharfi*；*Margaropus annulatus microphilis*；*Margaropus annulatus microphilus*；*Margaropus microphilus*；*R. annulatus argentina*；*R. annulatus argentinensis*；*lxodes brevipes*；*R. annulatus argentinensis*；*Ixodes australis*；*Uroboophilus sinensis*；*Boophilus intraoculatus*；*Boophilus intraoculatus*；*Uroboophilus occidentalis*；*Uroboophilus sharifi*；*Urohoophilus krijgsmani*；*Urohoophilus rotundiscutatus*；*Urohoophilus fallax*。

2. 形态 ①成蜱小。盾板黄褐色或浅赤褐色,长胜于宽,前侧缘稍凹,后侧缘微波状,后角窄钝。缘凹深。颈沟较宽而浅,末端达盾板后侧缘。无侧沟及缘垛。无刻点。表面有很细的颗粒点和稀疏的淡色细长毛。眼小,卵圆形,略微凸起,约位于盾板前 1/3 最宽处的边缘。肩突粗大而长,前端窄钝。异盾区着生很多淡色细长毛。假头短。假头基六角形,前侧缘直,后侧缘浅凹,后缘直或略向后弯,孔区大,卵圆形,向前显著外斜,间距略大于其短径;无基突或很粗短,不明显。须肢很粗短,靠边缘着生浅色细长毛。口下板粗短;齿式 4|4,每纵列有 8~9 枚齿。气门板长圆形,雌蜱比雄蜱略长,大小适中,无几丁质增厚区,气门斑位置靠前。足中等大小。爪垫不及爪长的 1/2。②若蜱躯体前 1/3 处最宽,向后渐窄,后缘弧形。盾板呈五边形,长宽约等。缘凹深。颈沟浅,向后外斜。假头短小,螯肢鞘长。盾板表面光滑,刻点极少,布有数根细毛。眼小,卵形,位于盾最宽处。肩突略钝,明显突出。假头基背面呈六角形,基突短小或不明显。假头基腹面宽短,后缘呈弧形,无耳状突和横脊。口下板粗短;齿式 3|3,每列具齿 6~8 枚。口下板后毛短小。气门板小,圆形。足粗短。爪垫稍超过爪长的 1/2。③幼蜱体宽卵形。盾板宽大于长,中部最宽。颈沟短而浅,略呈弧形,末端约达到盾板中部。眼小,位于盾板最宽处侧缘。盾板表面光滑,有稀疏细毛。假头短小。假头基侧缘与后缘连接呈弧形,后缘较短,平直。无基突。须肢粗短,棒状。口下板宽短;齿式 2|2,每纵列具齿 5 或 6 枚。口下板后毛细小。足粗短,爪垫较大,将近达到爪端(图 31-48)。

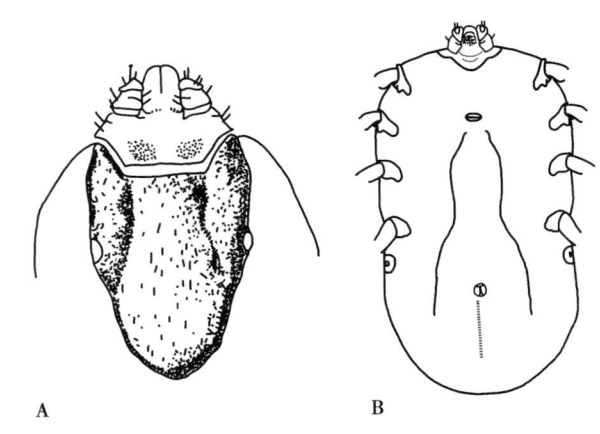

A. 背面观;B. 腹面观。

图 31-48 微小扇头蜱(*Rhipicephalus*(*Boopilus*)*microplus*)雌蜱

(仿 邓国藩、姜在阶)

3. 生活习性 该蜱主要生活于农区。华北每年 3~11 月可见,每年大约发生 3 代;南方地区终年可见。

4. 生境与孳生物(宿主) 黄牛、水牛、犬、山羊、水鹿、驴、马、绵羊、猪。

5. 与疾病关系 国内,已证实该蜱分离出 Q 热立克次体(福建龙海)及莱姆病螺旋体(广西)。四川从本种蜱的中肠检出莱姆病螺旋体。1998 年从广西山羊体寄生的本种蜱中检测出犬埃立克体,并证实了本病在广西存在。2000 年从西藏的本种蜱中检测出查菲埃立克体。国外,自然感染:克里米亚-刚果出血热病毒、克麦罗沃病毒群、瓦德迈达尼病毒和实里达病毒、Q 热立克次体、莫氏立克次体、牛螺旋体。实验感染与传播:分歧巴贝斯虫、边缘无浆体、牛螺旋体。

6. 地理分布 国内:安徽、福建、广东、海南、广西、贵州、河北、河南、湖北、湖南、江苏、江西、辽宁、陕西、山东、山西、四川、台湾、西藏、新疆、云南。国外:澳大利亚、巴布亚新几内亚、菲律宾、柬埔寨、马来西亚、缅甸、日本、印度、印度尼西亚、越南及美洲和南非的一些国家和地区。

（三十二）波斯锐缘蜱（*A. persicus*）

1. **种名** 波斯锐缘蜱［*A. persicus*（Oken，1818）］

同物异名：*Rhynchoprion persicum*；*A. mauritianus*；*A. americanus firmatus*；*A. miniatus firmatus*；*A. radiates*；*Carios fischeri*。

2. **形态** ①成蜱体呈卵圆形，前部较细窄，后端宽圆，背部与腹部扁平。雌蜱比雄蜱体型稍大。背部的表皮高低不一致，上面密布细小弯曲的皱纹；盘窝呈圆形或卵圆形，大小不同，呈放射状，靠近体缘的盘窝不规则排列；圆突的数量比较多，个别数量较少或圆突不明显，大量不规则的方格形小室组成了体缘，有些小室的中间有一个小窝，其内着生一根细短毛。侧面表皮由连续的缝线分隔为背、腹两层小室；背层小室呈短的方形，腹层小室呈稍长的矩形。背面表皮与腹面相似。假头中等大小。假头的长度与口下板顶端至躯体前缘的长度大致相同。头窝较浅且短小。假头基矩形。口下板前窄后宽，顶端中部浅凹；齿冠的小齿较细，其后排列的齿较大，齿式为2|2，中部排列的齿较小，齿式为3|3。雄蜱口下板上的小齿数目较少，长度比雌蜱的稍短。雌蜱生殖孔呈横裂形，在基节Ⅰ的后缘；雄蜱生殖孔为半圆形，大致位于基节Ⅰ与Ⅱ之间的水平。肛门呈椭圆形，位于假头基后缘至躯体后缘的中部。气门板呈新月形，位于基节Ⅳ背侧方，其宽度略窄于肛门的宽度。具有明显的基节褶及基节上褶。无眼。足长度适中，粗细中等，表面粗糙，其上着生细毛。爪垫退化。②各期若蜱大小不同，末期若蜱的大小与成蜱大致相同。若蜱与成蜱主要区别为：若蜱无生殖孔；跗节细长，末端逐渐变窄；刚毛数量少。若蜱阶段包括2个龄期。盘窝明显可见，但没有成蜱盘窝明显。③幼蜱近似圆形。从背面可见假头，身体背面与腹面具有皱褶，无气门及盘窝。口下板后毛2对，顶端圆钝；顶端齿式4|4，前部1/3处齿式3|3，其后为2|2。背板光滑，位于身体的背面中央；背板大，其上着生大量羽状毛，在身体后部边缘尤为明显。足长，共3对。卵为黄褐色，整体近似球形（图31-49）。

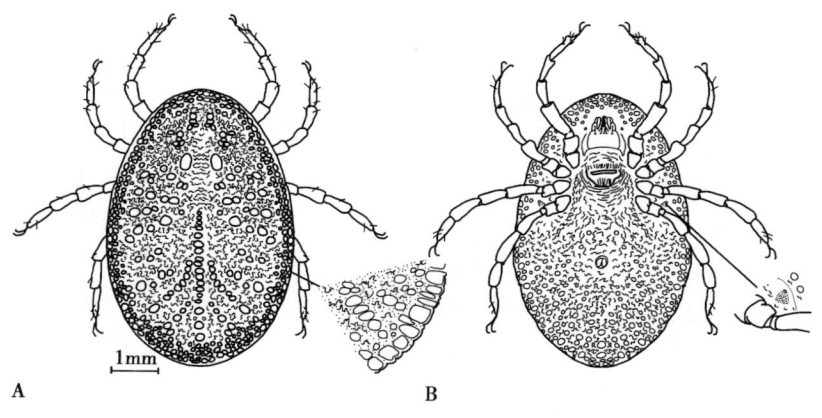

A. 背面观；B. 腹面观。

图31-49 波斯锐缘蜱（*Argas persicus*）
（仿 Walker 等）

3. **生活习性** 该蜱略有群聚性，栖息于禽舍、鸟巢及房舍与树木的缝隙。昼伏夜出，但幼蜱活动不受光照影响。饱血雌蜱在栖息地交配并多次产卵，产卵次数受吸血次数与吸血量的影响。

4. **生境与孳生物（宿主）** 家鸡、鸭、鹅、野鸽、麻雀、燕子、牛、羊、犬，也侵袭人。

5. **与疾病关系** 该蜱是多种疾病的传播媒介和储存宿主，对家禽与人类健康造成危害。

6. **地理分布** 国内：北京、上海、江苏、福建、四川、河北、山东、山西、陕西、吉林、辽宁、内蒙古、甘肃、台湾、新疆。国外：非洲、欧洲、亚洲、美洲及大洋洲的一些国家和地区。

（三十三）乳突钝缘蜱（*Ornithodorus papillipes*）

1. **种名** 乳突钝缘蜱［*Ornithodorus papillipes*（Birula，1895）］

同物异名：*Argas papillipes*；*Alectorobius papillipes*；*Al. tholozani papillipes*。

2. **形态** 该蜱体表呈颗粒状，为黄灰或灰色，为大型或中型蜱；体型近似卵圆形，顶端尖窄突出，后部边缘宽圆,两侧缘几乎平行,边缘略呈微波状。体缘有较宽的缘褶,吸血后缘褶近乎消失,在背腹沟处体缘形成小缺刻,有时不大明显。体表的皱褶为网络状,上着生短毛,靠近前缘的较明显;表皮粗糙,遍布大量小颗粒,分布不均匀,一般连成链条状,在体后半部常连成环状。体表的盘窝较小、分布不均匀。须肢长,按照节序逐变窄。假头离腹面前端较近。假头基呈矩形,宽稍大于长。口下板的一对后毛和须肢的一对后毛长度大致相等。顶突发达,向下方伸出,顶端圆钝。颊叶呈不规则的四边形或三角形,与顶突分离,其游离的边缘具细浅缺刻;雄蜱的颊叶一般没有雌蜱发达。生殖孔位于基节Ⅰ后缘水平,雌蜱的呈横裂状,雄蜱的为半圆形。气门板较小,呈新月形,无眼。肛前沟明显,两侧向后强度弯曲。肛后横沟微波状,约位于肛门至躯体后端的中点,与肛后中沟垂直或略斜相交。肛后中沟通常将近达到躯体后缘,其末端显著变宽。足细长,爪正常,爪垫退化(图31-50)。

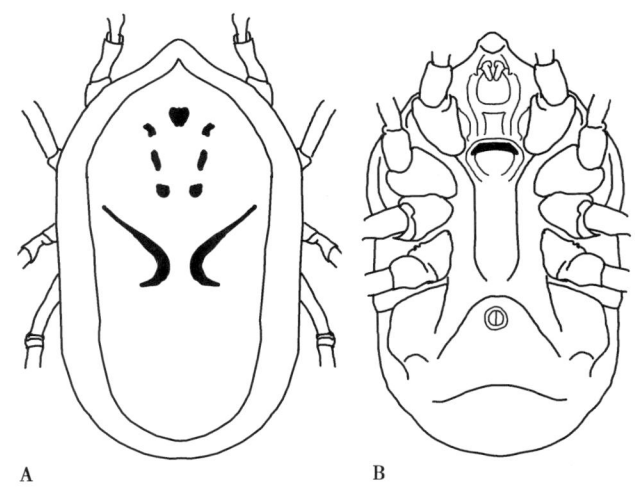

A. 背面观;B. 腹面观。

图 31-50　乳突钝缘蜱(*Ornithodoros papillipes*)
(仿 邓国藩)

3. 生活习性　该蜱为多宿主型,昼伏夜出。通常生活于荒漠及半荒漠地带,栖息于中、小型兽类的洞穴内或岩窟内,也可在牲畜的厩舍及住宅的墙缝中发现。

4. 生境与孳生物(宿主)　蟾蜍、兔、草狐、刺猬、野鼠。

5. 与疾病关系　国内,为南疆蜱媒回归热媒介,自然感染率约为80.6%,传播方式是感染蜱叮咬时随着唾液而将螺旋体注入宿主体内。已知螺旋体能够在该蜱体内经卵传递2代。

6. 地理分布　国内:新疆(阿图什、喀什、疏附)、山西。国外:阿富汗、俄罗斯、伊朗、印度。

(三十四)特突钝缘蜱(*O. tartakovskyi*)

1. 种名　特突钝缘蜱(*O. tartakovskyi* Olenev,1931)。

同物异名:*Alectorobius tartakovskyi orientalis*;*Al. tartakovskyi anthropophilus*。

2. 形态　成蜱体表遍布粗细大致均匀的小颗粒,体型小,呈宽卵形;前部逐渐变窄,其边缘微波状,顶端长而窄钝,后部边缘宽圆。两侧缘几乎平行。体表有稀少细毛,靠近前端较多而明显。背面的缘褶吸血后不明显,在背腹沟处呈现小缺刻。背腹沟向下伸展,至基节上沟后端。盘窝中等大小或较小,分布不均匀,在后部一般较少。假头位于腹面前端。假头基宽稍大于长,呈短矩形。须肢长,按节序渐窄。口下板后毛与须肢后毛长度大致相同。顶突发达,前端圆钝。颊叶与顶突连接或分离,略呈四边形或三角形,在雄蜱有时不明显;其前缘及下缘呈波浪状或具缺刻;雄蜱的颊叶一般没有雌蜱发达。基节Ⅰ后缘水平处有生殖孔,雌蜱生殖孔呈横裂状,雄蜱生殖孔为半圆形。肛前沟两侧臂向后强度弯曲,中部向前弧形凸出。肛后横沟窄而深,于肛门至体后端的中间点与肛后中沟相交,相交处略偏近肛门一边时,形成一对锐形相交角。肛后中沟深而宽,其后半段逐渐更宽;末端将近达到体后缘。气门板小,新月形,雌蜱比雄蜱略小。无眼。该蜱足细长,爪垫退化(图31-51)。

3. 生活习性　该蜱生存于荒漠及半荒漠地带,栖息于沙石洞窟或洞穴内。

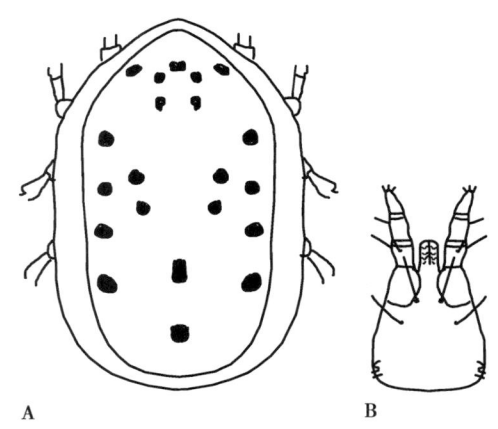

A. 背面观;B. 假头腹面观。

图 31-51　特突钝缘蜱(*Ornithodoros tartakovskyi*)
(仿 邓国藩、姜在阶)

4. 生境与孳生物（宿主） 刺猬、大沙鼠、乌龟。

5. 与疾病关系 国内，为北疆蜱媒回归热媒介，自然感染率为 7.01%，由于该蜱只栖藏于野外洞穴内。

6. 地理分布 国内：新疆（昌吉）。国外：俄罗斯、乌兹别克斯坦。

二、中国重要医学蜱种名录

中国已知分布的蜱类为 2 科 9 属 124 种，部分蜱与医学关系比较密切，此处列出的中国重要医学蜱种名录共计 34 种。

（一）硬蜱属（*Ixodes*）

硬蜱属的分类地位：蜱螨亚纲（Acari）、寄螨总目（Parasitiformes）、蜱目（Ixodida）、硬蜱科（Ixodidae）、硬蜱属（*Ixodes*）。

1. 锐跗硬蜱［*Ixodes acutitarsus*（Karsch，1880）］

分布：国内：甘肃、湖北、台湾、西藏（易贡）、云南（保山、双江）、四川。国外：缅甸、尼泊尔、日本、泰国、印度、越南。

宿主或栖息地：黄牛、牦牛、犬、驴、野猪、山羊、岩羊、斑羚、大熊猫、黑熊、林麝、红嘴蓝鹊，也侵袭人类。

2. 草原硬蜱（*I. crenulatus* Koch，1844）

分布：国内：甘肃、黑龙江、吉林、内蒙古、宁夏、青海、四川、山东（莱阳）、新疆（阿合奇、巴楚）、西藏（布朗）、辽宁。国外：阿富汗、埃及、巴勒斯坦、保加利亚、波兰、丹麦、德国、法国、克什米尔地区、黎巴嫩、罗马尼亚、蒙古国、苏联、瑞士、西班牙、匈牙利、伊朗、意大利、印度、英国。

宿主或栖息地：长尾黄鼠、普通刺猬、喜马拉雅旱獭、天山旱獭、土拨鼠、獾、草狐、云雀、麻雀、紫翅椋鸟、香鼬、高原兔、也寄生于犬。

3. 粒形硬蜱（*I. granulatus* Supino，1897）

分布：国内：福建（泉州、邵武、厦门、漳州）、海南（大茅洞、毛祥、通什、文昌、西瑁）、四川（米易）、云南（耿马、昆明、潞西、勐腊、思茅、盈江、芒市）、浙江（临安）、甘肃、广东、广西、贵州、湖北、台湾、西藏。国外：朝鲜、菲律宾、柬埔寨、老挝、马来西亚、缅甸、尼泊尔、日本、泰国、印度、印度尼西亚、越南。

宿主或栖息地：主要寄生于小型哺乳动物，如黑线姬鼠、仓鼠、长吻松鼠、黑腹姬鼠、社鼠、白腹鼠、大家鼠、针毛鼠、黄胸鼠、黑腹绒鼠、树鼩、獴、臭鼩鼱等，也寄生于黄牛与山羊。

4. 卵形硬蜱（*I. ovatus* Neumann，1899）

分布：国内：广西（睦边）、湖北、青海、陕西、四川（巴塘）、西藏（东之、康布、亚东、易贡）、云南（保山、耿马、昆明、勐腊、双江、腾冲、中甸）、甘肃、贵州、台湾。国外：老挝、缅甸、尼泊尔、日本、泰国、印度、越南。

宿主或栖息地：毛牛、黄牛、犬、山羊、马、驴、绵羊、斑羚、猪、毛冠鹿、豹、熊、大熊猫、林麝、獐子、马麝、黄鼬、也侵袭人。

5. 全沟硬蜱（*I. persulcatus* Schulze，1930）

分布：国内：黑龙江（虎饶、牡丹江、海林、东宁、桦南、伊春、通河、铁力、勃力、尚志、嫩江、佳木斯、黑河）、吉林（安图、大石头、和龙、蛟河、汪清、长春、九台、桦甸、舒兰、延吉、珲春、敦化、通化、浑江、抚松、长白、辉南、集安、靖宇、梨树）、新疆（博乐、霍城、呼图壁、精河、玛纳斯、察布查尔、沙湾、乌鲁木齐、温泉、新源、昭苏、木垒、奇台、吉木萨尔、阜康、富蕴、福海、哈巴河、特克斯、尼勒克、巩留、昌吉）、西藏、辽宁、山西（庞泉沟）、河北、内蒙古、甘肃、宁夏、陕西。国外：波兰、朝鲜、韩国、苏联、日本。

宿主或栖息地：黄牛、犬、山羊、马、猪、狍、鹿、熊、狐、黑线姬鼠、林姬鼠、小林姬鼠、棕背鼱、红背鼱、灰仓鼠、林睡鼠、花鼠、普通田鼠、东方田鼠、小家鼠、鼹形田鼠、松鼠、天山蹶鼠、中鼩鼱、天山林鼱。水鹨、斑胸短翅莺、朱雀、短翅树莺、原鸽、岩鸽、寒鸦、灰头鸦、白眉鸫、灰脊鸽、北灰翁、星鸦、穗即鸟、灰蓝山雀、白脸山雀、树麻雀、北红尾鸲、黄眉柳莺、喜鹊、黑喉岩鹨、黑喉石即鸟、普通鸭、紫翅椋鸟、灰莺、榛鸡、矶鹬、赤颈鸫。

（二）血蜱属（*Haemaphysalis*）

血蜱属的分类地位：蜱螨亚纲（Acari）、寄螨总目（Parasitiformes）、蜱目（Ixodida）、硬蜱科（Ixodidae）、血蜱属（*Haemaphysalis*）。

6. 铃头血蜱（*H. campanulata* Warburton,1908）

分布：国内：北京、河北、黑龙江、江苏、内蒙古、山西、湖北（长风、襄阳、应城）、辽宁、山东（长岛、青岛、曲阜、威海、烟台、掖县）。国外：朝鲜、日本、印度、越南。

宿主或栖息地：黄牛、犬、鹿、马、黄鼠、刺猬、大家鼠。

7. 嗜群血蜱（*H. concinna* Koch,1844）

分布：国内：黑龙江、辽宁、内蒙古、山西、吉林（长白山、敦化、和龙、蛟河、汪清、延吉）、新疆（精河、哈巴河）。国外：保加利亚、波兰、朝鲜、德国、法国、捷克、斯洛伐克、罗马尼亚、南斯拉夫、苏联、日本、土耳其、匈牙利、伊朗。

宿主或栖息地：黄牛、山羊、狍、鹿、黑线姬鼠、林姬鼠、棕背鼾、红背鼾、花鼠、东方田鼠、斑胸短翅莺、短翅树莺、灰头鸫、白眉鸫、灰鹡鸰、大山雀、北红尾鸲、普通鸭、榛鸡。

8. 台湾血蜱（*H. formosensis* Neumann,1913）

分布：国内：台湾、海南、广东、福建。国外：菲律宾、缅甸、日本、越南。

宿主或栖息地：野猪、犬。

9. 日本血蜱（*H. japonica* Warburton,1908）

分布：国内：甘肃、辽宁、青海、山西、黑龙江（虎林、饶河）、吉林（安图、长白山、敦化、和龙、蛟河、汪清、延吉）。国外：朝鲜、苏联（远东地区）、日本。

宿主或栖息地：牦牛、山羊、狍、马、野猪、棕背鼾、红背鼾、花鼠、松鼠、树鹨、短翅树莺、灰头鸫、普通鸭、榛鸡。

10. 长角血蜱（*H. longicornis* Neumann,1901）

分布：国内：安徽、北京、甘肃、广东、贵州、河北、黑龙江、湖北、湖南、吉林、江苏、江西、河南、青海、山西、山东、陕西、上海、四川、台湾、辽宁（岫岩）、云南、西藏、新疆、浙江。国外：澳大利亚、朝鲜、斐济、苏联、日本、汤加、新喀里多尼亚、新赫布里底群岛、新西兰及南太平洋一些岛。

宿主或栖息地：黄牛、犬、山羊、驴、马、鹿、绵羊、猪、熊、獾、狐、兔。

11. 刻点血蜱（*H. punctata* Canesteini et Fanzago,1877）

分布：国内：新疆（巩留、哈巴河、霍城、察布查尔、新源、昭苏）。国外：阿尔及利亚、埃及、丹麦、德国、法国、荷兰、罗马尼亚、苏联、瑞典、土耳其、西班牙、希腊、匈牙利、伊朗、意大利、英国。

宿主或栖息地：黄牛、马、绵羊、秃鼻乌鸦、白鹡鸰、喜鹊、山斑鸠、槲鸫。

12. 距刺血蜱（*H. spinigera* Neumann,1897）

分布：国内：云南（耿马、勐腊）。国外：柬埔寨、老挝、尼泊尔、斯里兰卡、印度、越南。

宿主或栖息地：黄牛、水鹿、豹、虎。

13. 草原血蜱（*H. verticalis* Itagaki,Noda et Yamaguchi,1944）

分布：国内：河北、黑龙江、山西、吉林（白城）、内蒙古（赛汗塔拉）、陕西（西安）。国外：蒙古国。

宿主或栖息地：黄牛、犬、五趾跳鼠、草原黄鼠、黑线仓鼠、大仓鼠、刺猬、蒙古兔、旱獭、长爪沙鼠、沼泽田鼠、香鼬、艾虎、草原鼢鼠、麻雀。

14. 微形血蜱（*H. wellingtoni* Nuttall et Warburton,1908）

分布：国内：海南（蜈支洲）、云南（耿马）。国外：巴布亚新几内亚、柬埔寨、老挝、马来西亚、缅甸、尼泊尔、日本、斯里兰卡、印度、印度尼西亚、越南。

宿主或栖息地：水牛、犬、鸦鹃、家鸽、地鹃。

15. 越原血蜱（*H. yeni* Toumanoff,1944）

分布：国内：湖南、福建、海南。国外：越南、日本（九州）。

宿主或栖息地：水鹿、豺、犬。

16. 青海血蜱（*H. qinghaiensis* Teng,1980）

分布：国内：青海（湟源）、西藏、甘肃、宁夏、四川、云南。

宿主或栖息地：山羊、高原兔、马、绵羊、驴、骡、犏牛、黄牛。

(三) 花蜱属（*Amblyomma*）

花蜱属的分类地位：蜱螨亚纲（Acari）、寄螨总目（Parasitiformes）、蜱目（Ixodida）、硬蜱科（Ixodidae）、花蜱属（*Amblyomma*）。

17. 龟形花蜱（*Amblyomma testudinarium* Koch,1844）

分布：国内：浙江、广东、海南、云南、台湾。国外：菲律宾、柬埔寨、老挝、马来西亚、缅甸、日本、斯里兰卡、印度、印度尼西亚、越南。

宿主或栖息地：水牛、黄牛、马、山羊、犬、家猪、野猪、水鹿、虎。

(四) 璃眼蜱属（*Hyalomma*）

璃眼蜱属的分类地位：蜱螨亚纲（Acari）、寄螨总目（Parasitiformes）、蜱目（Ixodida）、硬蜱科（Ixodidae）、璃眼蜱属（*Hyalomma*）。

18. 亚洲璃眼蜱（*Hyalomma asiaticum* Schulze et Schlottke,1929）

分布：国内：甘肃（永昌）、新疆（阿克陶、博乐、霍城、喀什、察布查尔、疏勒、叶城）。国外：阿富汗、亚美尼亚、阿塞拜疆、伊朗、伊拉克、哈萨克斯坦、吉尔吉斯斯坦、蒙古国、巴基斯坦、俄罗斯、叙利亚、塔吉克斯坦、土耳其、土库曼斯坦和乌兹别克斯坦。

宿主或栖息地：黄牛、骆驼、山羊、马、刺猬、野兔、绵羊。

19. 盾糙璃眼蜱（*Hy. scupense* Schulze,1919）

分布：国内：北京、河北、黑龙江、吉林、辽宁、内蒙古、山西、贵州（贵阳）、湖北（均县、应城、郧县）、江苏（苏州）、山东（济南、青岛、蓬莱、益都）、新疆（阿克苏、博乐、霍城、精河、玛纳斯、察布查尔、奇台、石河子、和田）。国外：保加利亚、法国、哈萨克斯坦、捷克、斯洛伐克、吉尔吉斯斯坦、罗马尼亚、南斯拉夫、尼泊尔、苏联、塔吉克斯坦、希腊、印度。

宿主或栖息地：黄牛、骆驼、山羊、马、猪。

20. 嗜驼璃眼蜱（*Hy. dromedarii* Koch,1844）

分布：国内：新疆（喀什、疏勒）。国外：阿富汗、阿拉伯联合酋长国、巴基斯坦、巴勒斯坦、苏联、沙特阿拉伯、土耳其、也门、伊拉克、伊朗、印度及非洲一些国家。

宿主或栖息地：黄牛、骆驼、犬、马、绵羊。

(五) 革蜱属（*Dermacentor*）

革蜱属的分类地位：蜱螨亚纲（Acari）、寄螨总目（Parasitiformes）、蜱目（Ixodida）、硬蜱科（Ixodidae）、革蜱属（*Dermacentor*）。

21. 边缘革蜱（*Dermacentor marginatus* Sulzer,1776）

分布：国内：吉林、内蒙古、山西、新疆（阿勒泰、博乐、布尔津、巩留、哈巴河、霍城、察布查尔、石河子、塔城、新源、昭苏、和田）。国外：阿富汗、苏联、土耳其、叙利亚、伊朗、欧洲和北非的其他一些国家。

宿主或栖息地：黄牛、骆驼、驴、绵羊、小林姬鼠、天山林𪖈、普通田鼠、小家鼠、天山蹶鼠。

22. 银盾革蜱（*D. niveus* Neumann,1897）

分布：国内：新疆（巴楚、疏附、和田）、西藏。国外：阿富汗、蒙古国、苏联、土耳其、伊朗和欧洲的其他一些国家。

宿主或栖息地：黄牛、骆驼、马、绵羊、野猪、大耳猬、塔里木兔、子午沙鼠。

23. 草原革蜱（*D. nuttalli* Olenev,1929）

分布：国内：新疆（巴楚、疏附、和田）、北京、甘肃、河北、黑龙江、吉林、辽宁、内蒙古、宁夏、青海、陕西。国外：朝鲜、蒙古国、苏联（西伯利亚）。

宿主或栖息地：黄牛、骆驼、马、山羊、草原黄鼠、黑线仓鼠、蒙古兔、艾虎、寒鸦、紫翅椋鸟、楲鸫。

24. 网纹革蜱〔*D. reticulatus*（Fabricius,1794）〕

分布：国内：内蒙古、新疆（哈巴河）。国外：比利时、波兰、德国、法国、捷克、斯洛伐克、罗马尼亚、南斯拉夫、苏联、瑞士、西班牙、匈牙利、英国。

宿主或栖息地：除牛、马、羊、犬等家畜外，还有野猪、狐、野兔、刺猬等野生动物。

25. 森林革蜱(*D. silvarum* Olenev,1931)

分布:国内:北京、河北、辽宁、内蒙古、山西、贵州(贵阳)、黑龙江(虎林)、吉林(和龙、九台)、山东(平度、青岛、栖霞、潍坊、掖县)、新疆(阿勒泰、新源)。国外:蒙古国、苏联(西伯利亚)。

宿主或栖息地:黄牛、山羊、马、绵羊等家畜和野生动物。

26. 中华革蜱(*D. sinicus* Schulze,1931)

分布:国内:北京、河北、吉林、辽宁、黑龙江、山东、山西、新疆。

宿主或栖息地:黄牛、马、绵羊、刺猬、野兔、山羊。

(六) 扇头蜱属(*Rhipicephalus*)

扇头蜱属的分类地位:蜱螨亚纲(Acari)、寄螨总目(Parasitiformes)、蜱目(Ixodida)、硬蜱科(Ixodidae)、扇头蜱属(*Rhipicephalus*)。

27. 囊形扇头蜱(*R. bursa* Canestrini et Fanzaga,1887)

分布:国内:新疆、云南。国外:苏联、东南欧其他国家、中东和北非一些国家。

宿主或栖息地:绵羊。

28. 镰形扇头蜱(*R. haemaphysaloides* Supino,1897)

分布:国内:福建(泉州、厦门)、海南(霸王岭、大茅洞、吊罗、琼中、三农、通什)、湖北(应城)江苏、台湾、西藏、浙江、云南(保山、车里、耿马、河口、昆明、蛮耗、勐腊、双江、思茅、西盟)。国外:缅甸、斯里兰卡、印度、印度尼西亚及中南半岛。

宿主或栖息地:黄牛、水牛、犬、山羊、马鹿、野兔、绵羊、野猪、穿山甲、狗熊。

29. 血红扇头蜱(*R. sanguineus* Latreille,1806)

分布:国内:北京、福建、广东、河北、河南、辽宁、山西、台湾、贵州(贵阳)、江苏(苏州)、新疆(巴楚、喀什、疏附、塔城)、云南(西双版纳)。国外:日本、印度等亚洲一些国家及欧洲、大洋洲、非洲和美洲很多国家。

宿主或栖息地:黄牛、犬、绵羊、大耳猬、塔里木兔、子午沙鼠。

30. 图兰扇头蜱(*R. turanicus* Pomeranzev,1940)

分布:国内:新疆(巴楚、喀什、霍城、和田)。国外:尼泊尔、苏联、伊朗、印度及其他一些中亚、欧洲和北非国家。

宿主或栖息地:兔、绵羊。

31. 微小扇头蜱[*R. microplus* (Canestrini,1888)]

分布:国内:安徽、福建、广东、海南、广西、贵州、河北、河南、湖北、湖南、江苏、江西、辽宁、陕西、山东、山西、四川、台湾、西藏、新疆、云南。国外:澳大利亚、巴布亚新几内亚、菲律宾、柬埔寨、马来西亚、缅甸、日本、印度、印度尼西亚、越南及美洲和南非的一些国家。

宿主或栖息地:黄牛、水牛、犬、山羊、水鹿、驴、马、绵羊、猪。

(七) 锐缘蜱属(*Argas*)

锐缘蜱属的分类地位:蜱螨亚纲(Acari)、寄螨总目(Parasitiformes)、蜱目(Ixodida)、软蜱科(Argasidae)、锐缘蜱属(*Argas*)。

32. 波斯锐缘蜱(*A. persicus* Oken,1818)

分布:国内:北京、上海、江苏、福建、四川、河北、山东、山西、陕西、吉林、辽宁、内蒙古、甘肃、台湾、新疆。国外:非洲、欧洲、亚洲、美洲及大洋洲的一些国家。

宿主或栖息地:家鸡、鸭、鹅、野鸽、麻雀、燕子、牛、羊、犬、也侵袭人。

(八) 钝缘蜱属(*Ornithodoros*)

钝缘蜱属的分类地位:蜱螨亚纲(Acari)、寄螨总目(Parasitiformes)、蜱目(Ixodida)、软蜱科(Argasidae)、钝缘蜱属(*Ornithodoros*)。

33. 乳突钝缘蜱[*Ornithodorus papillipes* (Birula,1895)]

分布:国内:新疆(阿图什、喀什、疏附)、山西。国外:阿富汗、俄罗斯、伊朗、印度。

宿主或栖息地:蟾蜍、兔、草狐、刺猬、野鼠。

34. 特突钝缘蜱（*O. tartakovskyi* Olenev，1931）

分布：国内：新疆（昌吉）。国外：俄罗斯、乌兹别克斯坦。

宿主或栖息地：刺猬、大沙鼠、乌龟。

（陈　泽）

第六节　与疾病的关系

蜱是多种病原体的传播媒介和贮存宿主，严重危害人和动物健康。据报道，蜱传染的病原体达 200 多种，包括病毒 126 种、立克次体 20 种、细菌 14 种、螺旋体 18 种、原虫和衣原体 32 种，给人类及畜牧业带来很大危害（Diaz，2009）。其中，较常见和较重要的蜱媒疾病有森林脑炎、苏格兰脑炎、波瓦桑脑炎、凯萨努尔森林病、鄂木斯克出血热、克里米亚-刚果出血热、落基山斑点热、北亚蜱媒斑点热、纽扣热、昆士兰蜱传斑疹伤寒、阵发性立克次体病、Q 热、土拉弗菌病、莱姆病、蜱传回归热、巴贝虫病、埃立克体病以及发热伴血小板减少综合征、内罗毕绵羊病、伊塞克湖热等。

一、蜱媒森林脑炎

蜱媒森林脑炎（forest encephalitis）又称蜱传脑炎（tick-borne encephalitis，TBE）、俄罗斯春夏脑炎（Russian spring-summer encephalitis）或俄罗斯远东脑炎（Russian far-eastern encephalitis），是一种由森林脑炎病毒（tick-borne encephalitis virus，TBEV）引起，经蜱传播，以中枢神经系统病变为特征的急性传染病，以突然高热、意识障碍、脑膜刺激征与瘫痪为临床特征，常留有后遗症，病死率较高。本病也是一种自然疫源性疾病，多发生于春夏季节，主要流行于欧洲、俄罗斯、日本、朝鲜和中国林区。

早在 1910 年，苏联亚洲地界出现一些以中枢神经系统病变为主要特征的急性传染病例，十几年后又在其远东地区发现了同样的病例，均未能查明病因，当时 Panov 认为这是一种特殊的脑炎。直至 1936 年苏联学者 ТКАичеВ 首次通过接种小白鼠从患者体内分离到病原体，并证明它是一种新型的嗜神经病毒即森林脑炎病毒，1937 年又在当地采获的主要蜱种全沟硬蜱体内分离到同一种病毒，并证实蜱为本病传播媒介。1938 年研究证实森林中的啮齿动物为本病的贮存宿主。1990 年 Pletnev 等首次完成了森林脑炎病毒全基因组序列的测定工作。

森林脑炎病毒是重要的病毒类生物武器之一。1996 年国际禁止生物武器公约组织将该病毒列为生物战剂和重点核查内容。现在美国 CDC 将森林脑炎病毒列为 C 类病毒类生物武器，并优先发展疫苗。

我国于 1942 年开始有可疑病例报告，1952 年从东北林区脑炎死亡者及蜱体体内分离出森林脑炎病毒，该病毒与远东型脑炎代表株完全相同。森林脑炎曾被我国政府列入法定乙类传染病，现被列入法定的由生物因素引起的职业病之一。近年来，我国森林脑炎有流行趋势。另外，印度、缅甸等亚洲国家也有本病流行。

（一）病原学

1. 病原分类　森林脑炎病毒属虫媒病毒（Arboviruses）中的黄病毒科（Flaviviridae）黄病毒属（*Flavivirus*）蜱媒脑炎病毒群（tick-borne encephalitis complex），是一类小型嗜神经单股正链 RNA 病毒。根据临床症状、传播媒介、流行病学和抗原性的差异，森林脑炎病毒至少可分两个亚型即远东亚型（又名俄罗斯春夏脑炎或俄罗斯远东脑炎亚型，Russian spring-summer or Russian far-eastern encephalitis subtype）和欧洲亚型（又名中欧蜱媒脑炎亚型 central European encephalitis subtype）。

（1）远东亚型：主要分布于苏联的亚洲地界、中国的东北与西南及印度、缅甸等亚洲国家。全沟硬蜱为主要传播媒介。远东亚型和欧洲亚型在结构上略有差异，前者毒力较强，临床症状相对较重，脑神经受损明显，预后差，病死率高达 25% 以上，存活的患者需要较长的恢复期，常残留肩、臂瘫痪等后遗症。

（2）欧洲亚型：主要分布于欧洲的一些国家，如苏联的欧洲地界及德国、瑞典、丹麦、法国等国家。蓖子硬蜱为主要传播媒介。临床症状相对较轻，以脑膜炎症状为主，预后较远东亚型好，较少出现后遗症，死亡率为 1%~5%。

2. 生物学性状

（1）形态结构：森林脑炎病毒为球形颗粒，直径 40~50nm，分子量约 $4×10^6$Da。病毒核心为核衣壳，由病毒基因组 RNA 与衣壳蛋白构成，外覆囊膜。囊膜由病毒蛋白 M（prM）、E 及宿主细胞内质网膜组成，芽生时获得。每个成熟病毒颗粒约含 90 个平覆于表面的 E 蛋白二聚体，E 蛋白决定着病毒的组织嗜性，介导病毒与细胞膜受体的结合，在病毒的感染周期中对细胞的识别和穿入细胞等步骤具有重要作用。未成熟病毒颗粒内 prM、E 蛋白形成异二聚体。与成熟病毒颗粒相比，未成熟病毒颗粒表现出较低的感染活性、血凝活性和融合活性。

（2）抵抗力：森林脑炎病毒对外界抵抗力不强，对热和消毒剂敏感，60℃ 10 分钟或 100℃ 2 分钟即被灭活。用牛奶制成的悬液需 65℃加温 15~20 分钟才能灭活病毒，说明牛奶对该病毒有一定的保护作用。病毒可被蛋白酶、福尔马林、过氧化氢、乙醚、脱氧胆酸盐以及 Triton X-100 等灭活，对甲醛敏感，经甲醛灭活的病毒仍保有抗原性。病毒接触紫外线三昼夜即死亡。

森林脑炎病毒耐低温，在 4℃存活 3 个月，在 0℃ 50% 的甘油中可存活 1 年，在冰冻条件下可存活数年。病毒在 pH 6.2~7.0 范围内具有凝集鸡、鸭、鹅、鸽和绵羊红细胞的活性，凝集的最合适 pH 为 6.6。

3. 致病性 森林脑炎病毒对大白鼠、家兔和豚鼠不易感，但对小白鼠高度易感，无论从脑内、腹腔、皮下或鼻腔接种小鼠均可导致病毒血症和脑炎发生。病毒经脑接种恒河猴、猕猴、羊等脊椎动物，可引起急性脑炎和临床症状，后遗症同人一样。病毒经多种途径接种鸡胚均能很好增殖，经卵黄囊接种可引起鸡胚死亡。病毒在鸡胚纤维细胞、人胚肾细胞、猪胚肾细胞、地鼠肾原代细胞、鼠肝细胞和羊胚细胞等传代中均能增殖并引起细胞病变，但对 C6/36 白纹伊蚊传代细胞不敏感。

4. 抗原性 森林脑炎病毒结构蛋白 E、C、M 上存在不同的抗原决定簇，它们分别对血凝抑制试验、中和试验、保护试验、病毒糖蛋白的结构改变及化学处理等有不同的反应。E 蛋白还具有能诱导产生血凝抗体及中和抗体的抗原决定簇，是疫苗候选的靶抗原。病毒感染机体后可产生持久的免疫应答，一般中和抗体于感染后的第 7 天出现，最长可持续 25 年左右。T 细胞可能参与病毒介导的免疫反应，通过直接作用或调节抗体间接发挥作用。

（二）流行病学

森林脑炎病毒在自然疫源地的蜱和野生脊椎动物宿主之间循环传播。受感染的人在病毒循环中不起传染源作用。

1. 传染源

（1）蜱：蜱是森林脑炎病毒最重要的贮存宿主和传染源。在蜱生活周期的各阶段，包括幼蜱、若蜱、成蜱及卵都能携带病毒，并可经卵传代。因此，感染的蜱可作为传播媒介和传染源。

（2）野生动物：小型脊椎动物和啮齿动物都是蜱的寄生宿主，而带病毒的野生动物是主要的传染源。目前已查到病毒血症并分离到病毒的野生动物有狼、獐、狍、熊、鹿、旱獭、野兔、棕果蝠和数十种啮齿动物如缟纹鼠、松鼠、小田鼠、田鼠、刺猬等均为本病毒储存宿主，故能成为本病的传染源。

（3）鸟类：也可起到传染源的作用。鸟类是蜱最活跃的宿主，从金翅雀、红雀、燕雀、大杜鹃、啄木鸟、松鸡等十余种鸟类中均可分离到病毒。另外，火斑鸠、秃鹫、柳莺、三指鸡、虎皮斑鸠和绿斑鸠等也能感染病毒并产生抗体。

（4）家畜：马、牛、羊、狗等家畜在自然疫源地可受蜱叮咬而感染，可能作为贮存宿主将蜱带到居民点。

2. 传播途径

（1）主要经蜱叮咬传播：蜱是森林脑炎病毒主要传播媒介，又是长期贮存宿主。幼蜱寄生在啮齿类和鸟类身上，成蜱寄生在马、牛、羊、鹿等大型哺乳类身上并吸血。当蜱叮咬处于病毒血症期的动物时，病毒进入蜱体内大量增殖，然后到达唾液腺，蜱再吸血时病毒随蜱涎液注入人或动物体内使之感染。蜱能携带病毒越冬和经卵传代，因此感染的蜱可以同时起传播媒介和传染源作用。

迄今已知具有感染与传播森林脑炎病毒能力的蜱种约20种，可经卵传递森林脑炎病毒的蜱种约10种。一般情况下，幼蜱可以保存病毒 1 年，成蜱可以保存 2 年以上。研究表明，在蜱的各器官中，唾液腺和卵巢中病毒浓度最高，有利于其水平传播和垂直传播。

远东亚型的主要媒介蜱类是栖息于西伯利亚和远东地区针叶林带的全沟硬蜱,可经过卵垂直传播和通过各发育期(各龄蜱)传播本病毒,其次为森林革蜱、嗜群血蜱和日本血蜱。

欧洲亚型的主要媒介蜱类是蓖子硬蜱,其次是边缘革蜱、网纹革蜱、刻点血蜱、缺角血蜱、嗜群血蜱和锥头硬蜱(*Ixodes trianguliceps*)等。

其他媒介如螨、蚊体中也可分离到森林脑炎病毒,但对其传播作用还不清楚。

(2)其他传播途径:偶见经消化道和呼吸道造成感染。曾有报告,在原捷克斯洛伐克有600余人饮用未经消毒的奶而暴发本病。近年来,发现受感染的牛、羊与患者均可能从乳汁排出病毒,如果大量饮用未经煮沸含有病毒的奶可感染本病。另外,有实验室工作人员经口吸入或黏膜感染病毒而致死的报告。

3. 易感人群　人群普遍易感,但多数为隐性感染,仅约1%出现症状。感染者可获得持久免疫力,但与乙型脑炎无交叉免疫力。

4. 流行病学特征

(1)地区分布:森林脑炎分布广泛,横跨欧亚广阔地带,东起北太平洋沿岸及附近岛屿,西至大西洋沿岸,北起北欧斯堪的纳维亚半岛附近,南到巴尔干及中亚南部地区。主要流行于中欧、北欧、东欧、苏联、日本和中国。在奥地利,森林脑炎发病率曾居欧洲首位,近年来该国成功采取了疫苗接种预防措施,发病率趋于稳定下降。由于受气候条件、人类活动等因素影响,人类接触带毒蜱的机会增多。在立陶宛、拉脱维亚,森林脑炎疫情仍很严重。预计还将在更多国家和地区发现。

我国森林脑炎主要分布于东北的长白山、大、小兴安岭及云南、新疆等原始森林区。其中黑龙江省的林区是我国森林脑炎发病最早、最多的地区,由于森林广袤千里,宿主动物种类繁多,最适宜病毒和媒介蜱的孳生繁殖。

(2)季节分布:森林脑炎发病季节与蜱类活动季节有密切联系,流行于春夏季,特点为散发性。一般于4月中下旬开始出现病例,5月份显著增加,6~7月达最高峰,约占发病总数的80%,8月以后流行基本终止。

(3)人群分布:人对森林脑炎病毒普遍易感,但自然状态下本病毒仅存在于自然疫源地,只有进入该地区的人才会感染。感染者多与林区作业有关,如林业工人、勘探人员、筑路工人、兽医、猎户、林区放牧人及进驻林区的部队等。男性发病较多,以20~30岁年龄组多见。近年来,我国森林脑炎高发,原因可能是:多年未发生疫情,疫苗预防接种不够;大量采伐森林造成生态环境改变有利于蜱类孳生;林业生产环境和作业季节性的改变,野外工作人员易被蜱叮咬而感染发病;森林旅游事业的发展,外来人群的涌入,易被感染蜱叮咬,导致非职业性感染者日渐增多。

(三)发病机制和病理

1. 发病机制　带病毒蜱在叮咬吸血过程中将病毒注入人体,病毒部分自然死亡,部分在局部组织中增殖,随血流散播至全身各器官,其过程经历三个时期:

(1)隐性感染期:病毒先在感染处皮下组织细胞、浅表淋巴结中繁殖,再经区域性淋巴结随淋巴液和血液扩散到内脏,如肝、脾、消化道组织等。

(2)内脏繁殖期:病毒在感染中枢神经系统前,主要在肝脾等内脏及其他单核-巨噬细胞系统进行复制,并不断释放到血液形成病毒血症,其持续时间的长短取决于病毒株的毒力强弱和感染量的多少。

(3)神经系统受损期:病毒侵入周围神经间隙或神经膜,与神经束和神经干直接接触,再到达硬膜外腔,病毒附着于硬膜外腔的阶段是嗜神经病毒感染的中心点。病毒在此处长期停留引发炎症反应,并通过硬膜外腔和蛛网膜下腔进入脊髓液。在蛛网膜下腔内的病毒发生积聚,当破坏神经胶质细胞后,大量病毒进入中枢神经系统,在神经细胞内进行增殖并引起病理改变。

病毒穿过血脑屏障进入中枢神经系统的机制可能有三种:①通过被动扩散或胞吞作用穿过毛细血管;②病毒在大脑实质边缘繁殖时通过出芽方式进入大脑实质;③血液中病毒感染嗅觉组织后侵入嗅觉神经元,进入大脑。病毒在脑、脊髓处浓度最高,主要在脊髓前角、大脑皮质细胞、锥体细胞和海马角细胞中进行繁殖,引起神经细胞改变,进而导致其死亡,形成病毒性脑炎病理改变。

病毒侵入机体后是否发病以及发病的轻重程度,主要取决于机体免疫状态和侵入机体的病毒数量。若侵入的病毒量少而机体免疫功能正常,病毒易被机体的体液免疫和细胞免疫灭活,仅形成隐性感染,若侵入的病毒量多且机体免疫功能低下,可引起中枢神经系统广泛性病变。由于病毒的嗜神经特性,病毒侵犯脑脊髓灰质、脑核和脊髓前角细胞。此外,人体免疫系统在抗病毒的过程中,可引起神经脱髓鞘和周围血管的破坏,而血管破坏引起循环障碍,进一步引起相应神经组织的损伤,导致典型的临床经过。

2. 病理变化　森林脑炎病理改变的特点是神经系统广泛的炎症性损伤,表现为出血、充血、水肿和炎症细胞浸润及胶质细胞增生。病变累及大脑半球灰质、白质和脑膜,以脊髓、脑桥、中脑及基底神经节病变最为严重。可见前角细胞广泛性坏死,小血管充血,出血,血管周围和组织有大量弥散性或灶性炎症细胞浸润,细胞浸润以单核细胞、淋巴细胞为主,血管淤血,血管壁变性和严重渗出现象。大脑实质呈弥散性的神经胶质细胞结节性增生,主要局限于毛细血管周围,增生结节显著的患者,可有明显的神经实质病变,并伴有明显的破坏倾向,神经细胞常有全面的坏死和溃蚀,以致出现严重的运动障碍。脑、脊髓各部位均可见软化灶,病灶内出现大量颗粒细胞。硬脑膜和软脑膜血管高度扩张、充血水肿、肿胀变厚,血管壁剥脱,脑膜可出现淋巴细胞浸润,进而发生纤维素样坏死或透明变性。与乙型脑炎相比,本病脊髓有明显损伤,颈段比胸腰段重,灰质比白质重,前角比后角重。在急性期死者的海马回细胞内可发现嗜酸性核内包涵体。

有的病例还可见到肝、肾、肺等脏器显著充血,脾充血肿大增生,腹腔脏器淤血性充血及胃肠黏膜出血,心肌急性变性、心内外膜散在出血点。

（四）临床表现

1. 潜伏期　平均为 7~14 天,最短者 2 天,长者达 35 天,潜伏期越短,病情越重。

2. 前驱期　大多无任何前驱症状,仅少数病例表现有高热、全身不适、关节酸痛、头晕等前驱症状,这些前驱症状一般持续数小时至 2 天。

3. 急性期　一般为 2~3 周,为急性起病,多为重型及中等型,以高热、神经系统症状及循环系统障碍为主征。

（1）发热:一般在起病后 2~3 天发热达高峰,在 38.5~41.5℃之间,持续 5~10 天,然后呈阶梯状下降,经 2~3 天下降到正常,重症患者温度骤降预示死亡将临。热型大多为弛张热,少数为稽留热、双峰热或不规则热。欧洲亚型引起的多为双峰热型。

（2）全身中毒症状:高热时伴有头痛、肌肉酸痛、乏力、食欲不佳、恶心呕吐等,还有出现结膜充血、面部及颈部潮红、脉搏缓慢。部分重症者有心肌炎表现,严重者也可突然出现心功能不全、急性肺水肿、周围循环衰竭等。

（3）意识障碍和精神症状:约 50% 以上的患者有不同程度的神志意识变化,如昏睡、意识模糊甚至昏迷,也可出现谵妄和精神错乱等。意识障碍和精神症状可同时或交叉存在,有时还可成为发病的第一个症状,容易造成误诊。若出现抽风惊厥现象则标志预后不良。

（4）脑膜刺激征:是最早和最常出现的神经系统症状,表现为剧烈头痛,有时呈爆炸性、搏动性或撕裂样头痛,稍微动作头痛即加剧,伴有恶心、呕吐、颈项强直,一般持续 5~10 天,可和昏迷同时存在,当意识清醒后,还可持续存在 1 周左右。

（5）肌肉瘫痪:在病后第 2~5 天出现,以颈部、肩胛肌、上肢近端肌瘫痪最多见,约占 83.2%,下肢肌、面肌瘫痪较少。瘫痪多呈弛缓型,与乙型脑炎患者的瘫痪不同。大多数患者肌肉瘫痪 2~3 周后逐渐恢复,少数病例难以恢复,出现肌肉萎缩而致残。由于颈肌及肩胛肌瘫痪造成本病特有的头部下垂表现,上肢肌肉瘫痪可致手臂呈摇摆无依状态。

（6）其他症状:部分患者出现震颤、不自主运动等锥体外系的症状和体征,偶尔可见有语言障碍、吞咽困难等延髓麻痹症状,或中枢性面神经和舌下神经的轻瘫。大部分患者急性期可并发支气管炎,进一步引发支气管肺炎,成为致死因素之一。

4. 恢复期　平均 10~14 天,体温下降,肢体瘫痪逐渐恢复,神志转清,各种症状消失。仅少数患者留有后遗症,如失语、痴呆、吞咽困难等。有极少数病情可迁延数月或 1~2 年之久,主要表现为弛缓性瘫痪、癫痫和精神损害。

近年来国内报告,急性期患者的临床症状较过去有所减轻,病死率也明显降低,可能与采取免疫注射,加强对症治疗有关。

（五）实验室检查

发热急性期外周血白细胞计数有中度增加,为 $(12\sim18)\times10^9$/L,分类中性粒细胞比例上升,淋巴细胞减少。脑脊液压力增高,脑脊液中细胞数增多,约 $(30\sim50)\times10^6$/L,以淋巴细胞、单核细胞为主,蛋白含量稍高,糖和氯化物均正常。可用补体结合试验、血凝抑制试验或中和试验检测患者血清抗体,恢复期的抗体滴度较发病初期增高 4 倍以上有诊断意义,检测单份血清时,补体结合试验的抗体效价达 1：16 以上或血凝抑制试验的抗体效价达 1：320 以上才有诊断意义。可以将患者血液或脑脊液脑内接种 3~4 周龄小鼠分离病毒。

（六）诊断和鉴别诊断

本病发生在有流行的森林地区,5~6 月为发病高峰,与森林有关的职业者发病较多,大多可追溯到蜱叮咬史,再根据临床症状和体征以及实验室特异性强的检查方法所获得的阳性结果,则可确诊。应注意与其他蜱媒病毒性脑炎、各种蜱媒出血热、蜱媒斑点热、巴贝虫病、莱姆病、Q 热、钩端螺旋体病、流行性乙型脑炎、散发性病毒性脑炎以及流行性脑脊髓膜炎等相鉴别,还应考虑到多种蜱媒疾病复合感染发生的可能。

（七）治疗

蜱媒脑炎的治疗目前尚无特异的有效疗法,主要依靠对症治疗与支持治疗。所有患者均应收容住院治疗,发热期患者严格执行卧床规定,确保患者绝对安静和充分的休息。

1. 一般处理　患者需要静卧于清洁安静、空气流通的病室,重症患者应加强护理,防止并发症发生。应给予高蛋白、可提供足够热量的流质膳食,适当补充液体以保持水、电解质平衡,并应补充 B 族维生素、维生素 C 以及烟酸等。对持续高热患者可采用物理降温或酌情使用解热剂。

2. 对症治疗　为缓解脑水肿,可肌内注射 25% 硫酸镁溶液 10ml,或泼尼松龙 30~60mg,也可使用甘露醇及速尿等利尿剂,尚可考虑做腰椎穿刺。可酌情使用抗生素以预防继发感染。当出现心动过速时应及时给予药物治疗。发生呼吸困难时可吸氧或使用呼吸中枢兴奋剂,严重者应采取急救措施。剧痛难忍时应给予止痛镇静剂,惊厥或痉挛发作时可用镇静剂。

3. 免疫疗法　对较重患者必要时可使用恢复期血清治疗。为防止迁延不愈,可皮下接种森林脑炎疫苗 3 次,每次间隔 10 天。

4. 后遗症治疗　对有萎缩性肌瘫痪或麻痹等后遗症者,可给予针灸、按摩以及有助于恢复运动功能的其他锻炼和理疗措施。

（八）预防

疫区应采取灭蜱灭鼠措施,并加强个人和集体防护。避免流行季节进入森林疫区内。进行森林作业时,应穿五紧（领口、袖口和裤脚紧）防护服,及时检查衣服和身体上附着的蜱以防止被叮咬。不要饮用生鲜牛羊奶和没有严格消毒处理的乳制品。对高危疫区人群或要进入疫区者应进行疫苗接种。

二、苏格兰脑炎

苏格兰脑炎（Scotland encephalitis）是一种双相的病毒性脑膜脑脊髓炎,主要侵袭绵羊,也可侵袭牛和红松鸡,偶尔感染人,因首次发现于苏格兰而得名。由于绵羊患病后神经过度兴奋,步态蹒跚,呈现特异的跳跃步态,故称为跳跃病（louping ill）,又因患病绵羊肌肉常有抽搐和振颤,也称"振颤病"。早在 1807 年 Duncan 就曾向苏格兰高地学会提出过绵羊病的专论。1897 年 Williams 的实验观察结果几乎肯定跳跃病是由硬蜱属蜱类传给绵羊的。1899 年 Wheler 描述了有关蜱的种类和与传播有关的生活习性。1929 年 Greig 等从莫尔顿地方患病绵羊的脑脊髓中分离出病毒,证明本病是由滤过性病毒引起的,1931 年确认本病是蓖子硬蜱传播的病毒性脑炎。1932 年 MacLeod 和 Gordon 证明在前一期叮过病羊的蓖子硬蜱的若蜱和成蜱将病毒传给绵羊。我国未见苏格兰脑炎病例报告。

（一）病原学

苏格兰脑炎病毒（louping ill virus）属虫媒病毒中的黄病毒科黄病毒属蜱媒脑炎病毒群。病毒颗粒直径约为 30nm,在干燥状态下可存活数年,在 50% 甘油中可保存 6 个月。病毒对湿热不稳定,60℃水浴 10 分钟即可灭活,乙醚和去氧胆酸钠也可灭活病毒。

小白鼠对病毒高度易感,经鼻腔或腹腔内接种均能引起小白鼠脑炎,故常用于分离病毒。脑内接种病毒的乳鼠在3~4天内、成年鼠在7天内发生瘫痪和死亡。病毒对绵羊和牛等可致死,但对豚鼠和家兔均不感染。通过脑内接种可使病毒在绵羊间连续传代。实验感染的羊出现长期病毒血症,继之出现运动失调、震颤和麻痹。

在12日龄鸡胚绒毛尿囊膜接种病毒后,经3天孵育,膜上出现白色小病灶,病毒也能在鸡胚内脏中出现,有时可使鸡胚致死。

本病毒能在多种细胞如猪肾细胞(PS)和猴肾细胞(Cero,LLC-MK$_2$)中培养繁殖,产生蚀斑。与森林脑炎远东亚型病毒在免疫学上极其相似,但本病毒在Hela细胞培养中有致细胞病变作用,而森林脑炎病毒则无。

(二)流行病学

1. 传染源　带病毒或患病的绵羊和松鸡是苏格兰脑炎的主要传染源。虽然任何脊椎动物在流行区都可能被蜱叮咬而受到感染,但只有那些在血液中有足够量病毒能使蜱受感染的,才能作为贮存宿主。据记载在苏格兰山区蓖子硬蜱种群94%~99%以绵羊为宿主,当地29种哺乳类和39种鸟类也有蓖子硬蜱寄生。在自然界,绵羊感染本病后多表现为亚临床经过,部分绵羊感染后出现典型的双峰热,病初或病毒血症期多以发热、迟钝、喜躺卧为特点。第二期出现中枢神经系统症状,有短暂的兴奋期,动物全身震颤,步态蹒跚,唇鼻抽搐,如受到惊扰,动物会突然跳离地面,逐渐陷入麻痹,甚至在昏迷中死亡,病死率约50%。

除绵羊外,从松鸡脑组织多次分离出病毒。患病的松鸡出现厌食、肌肉软弱,产生病毒血症,但无明显的神经系统症状,可因发病而死于旷野。

另外,不少哺乳动物如马、犬、猪、牛、绵羊及家豢养马鹿也曾分离出本病病毒,小林姬鼠、普通鼩鼱、雪兔、獾、马鹿、欧洲狍等均有自然感染。山羊虽无临床病例报告,但对苏格兰野山羊的调查证明,很多山羊都具有本病的抗体,说明山羊有可能发生过本病。

2. 传播途径　主要是被带毒蜱叮咬吸血而传播。蓖子硬蜱是苏格兰脑炎的主要传播媒介。病毒可在蓖子硬蜱经期和经卵传递。感染可完全在绵羊—蜱或绵羊—蜱—松鸡循环进行。蜱的习性和生态特性在本病的流行病学中起主要作用。蜱的叮咬活动限于月平均温度7~18℃的季节,因此传播多发生在春秋两季,确切时间随海拔、纬度和气温的变化而变化。丘陵牧场上产羔的时间和草生长的时间是蜱叮咬绵羊最活跃的季节。

鸟类和哺乳动物也在蜱种群维持中起作用。

实验室人员或屠宰工人的感染有可能来自非蜱媒途径,如吸入带毒气溶胶经呼吸道而感染。人体病例很多是由于实验室感染。迄今尚无确切证据证明人因饮用生羊奶而感染。

3. 易感人群　人类对本病普遍易感,病后可产生稳固的免疫力。人的感染与职业有一定关系,如牧羊人、羊毛处理人员、屠宰或实验室人员,其中牧羊人的感染机会最多。

4. 流行特征

(1)分布:本病有明显的地区性,分布较局限,主要发生于苏格兰、北英格兰、威尔士和爱尔兰所有崎岖不平的丘陵放牧区,在北欧、中欧和东欧的一些牧区也有报道。在不列颠群岛的其他地区虽然也有绵羊和蓖子硬蜱广泛分布,却没有本病。

(2)发病季节:绵羊多于春夏感染,人的感染在时间上正是媒介蜱在自然界繁殖最旺盛的春季之后。人偶然感染与被蜱叮咬有关,多与接羔剪毛月份密切相关。

(三)发病机制和病理

主要病理改变为脑皮质、髓质和脊髓血管周围细胞浸润,尤以小脑受累严重。运动神经首先受累,致使活动障碍,平衡丧失,出现脑神经麻痹或瘫痪,并有视乳头水肿。浸润细胞大多为单核细胞,在弥散性和局灶性细胞反应中常见有小神经胶质细胞。

(四)临床表现

经过4~7天的潜伏期,出现第一期流感样症状,持续2~11天,然后经5~15天(通常5~6天)的间歇,出现第二期脑膜脑脊髓炎症状,此期有4~10天发热。患者呈现双相脑膜脑脊髓炎的临床特点。两期都可完全无症状,或很轻以致被忽略。

第一期的特点是发热、头痛、恶心呕吐、肌肉关节痛或紧张、嗜睡或失眠、怕光、结膜炎、复视、出汗过多,运动失调,步态蹒跚,不能独自站立,腱反射亢进,眩晕,意识障碍。经过3~5日,病情略有改善后,可出现较前严重的第二期。

第二期的特点是剧烈头痛、发热、呕吐、心动过缓、嗜睡甚至昏迷、精神错乱、有时谵妄、震颤、眼球震颤或运动失调。体征可有颈项强直、克氏征阳性、反射消失、视神经盘水肿、运动失调和锥体束征。随病情的恶化,最终昏迷而死亡。

预后:轻症时,一般经过4~10天的发热期,症状、体征迅速消失,预后良好。但有很多患者在第二期后4~17周内还不能恢复工作。后遗症多轻微,但可有轻瘫和运动失调。脑脊液异常可在临床康复后持续达1年。

(五) 实验室检查

第一热期外周血白细胞数可略有减少,第二热期可见白细胞数轻度增高,(10~12)×10^9/L。脑脊液细胞计数增多,可达(50~500)×10^6/L,以淋巴细胞为主。将患者血液或脑脊液接种小白鼠可分离病毒。可用补体结合试验、中和试验或血凝抑制试验检测患者血清抗体。

(六) 诊断和鉴别诊断

根据临床症状和流行病学特征可作出初步诊断,病毒分离和血清学检测的阳性结果可作为确诊依据。应与其他原因引起的脑炎相鉴别。

(七) 治疗

本病目前尚无有效的特异性治疗方法,主要靠对症处理和支持治疗。轻症患者一般均可自愈,重症患者恢复期较长,应慎重处置。

(八) 预防

牧场应做好防蜱灭蜱工作,并提倡轮牧休场制度。近来使用减毒活疫苗保护羊群,注射1次即可保护绵羊及羊羔1年。人的感染主要是牧羊人、屠宰工人等与羊密切接触者以及实验室人员,应重点做好防护知识宣传。

三、波瓦桑脑炎

波瓦桑脑炎(powassan encephalitis)是由波瓦桑病毒(powassan virus)感染人引起的一种蜱媒脑炎。1958年从加拿大安大略省北部波瓦桑镇(Powassan)1例患急性脑炎而死亡的5岁男孩脑组织中首次分离出波瓦桑病毒。1963—1964年从马氏硬蜱(*Ixodes marxi*)和野生旱獭中相继发现波瓦桑病毒。1972年在苏联滨海边疆区南部所采获的长角血蜱中曾分离出本病毒,1973年美国报道了新泽西州中部发生1例女性患者,至1989年发现14例患者,并从一名死者的血液和脑组织中分离到病毒。本病以突然发热为主要特征,多侵犯儿童。低等动物自然感染本病毒不会引起临床疾病。我国未见波瓦桑脑炎病例报告。

(一) 病原学

波瓦桑病毒属虫媒病毒中的黄病毒科黄病毒属蜱媒脑炎病毒群。病毒颗粒呈球形,直径约为37~45nm。将脑组织悬液接种新生小白鼠能分离到病毒,病毒在猴肾细胞培养中形成病变,接种鸡胚则不产生病变。在4℃ pH 6.6环境下发生红细胞凝集现象。Casals用中和试验和血凝抑制试验对森林脑炎病毒、波瓦桑病毒、圣路易脑炎病毒和Modoc病毒作了交叉分析,发现本病毒与森林脑炎病毒较近,与圣路易脑炎病毒仅有微弱关系,与Modoc病毒则无缘。

(二) 流行病学

1. **传染源**　本病毒在自然界和家畜中都有贮存宿主,而蜱类则是传播媒介兼贮存宿主,可以维持病毒在自然疫源地的持久循环。主要传染源是带病毒的蜱类,如在北美的安氏革蜱、谷氏硬蜱(*Ixodes cookei*)、马氏硬蜱及棘须硬蜱(*Ixodes spinipalpusm*)等,俄罗斯的全沟硬蜱、长角血蜱以及森林革蜱等。其次为感染的红松鼠、旱獭、鼬、棕狐等野生哺乳类以及带毒的鸟类、两栖类和爬行类等。家畜中马、牛、山羊以及犬和猫等也可带毒。

2. **传播途径**　主要通过蜱媒传播,即人被带毒蜱叮咬吸血经血液而感染,其次是通过接触传播,与带毒的宿主动物接触,或剥皮时被含病毒的动物血液或组织所感染。也可通过饮用带病毒的生山羊奶或未经消毒的乳制品等经消化道感染。人与人不直接相互传播。

3. 易感人群　人群普遍易感,病后可获稳固的免疫力。发病以儿童、青少年为多,乡村居民及农业人口中多发。

4. 流行特征　本病分布于加拿大、美国、北欧以及俄罗斯远东滨海地区,中亚地区吉尔吉斯斯坦也有分布。

本病多发生于春夏季或为 6~9 月,此时期也是蜱类与宿主动物传播病毒的高峰。本病毒的动物流行循环模式在北美东部是马氏硬蜱与黄鼠起主要作用,在中西部是体型中等的啮齿目和食肉目动物与谷氏硬蜱起主要作用,在西北部则是中小型哺乳类与棘须硬蜱起主要作用。病毒分布于广泛的地理区域和宿主种类之间,但未发现病毒变异。发病人群感染率较低,有关波瓦桑脑炎的流行特征了解尚不充分,有待进一步研究。

(三)发病机制与病理

病毒侵入机体后,显示出高度的嗜神经性,分布于神经元、神经胶质细胞和细胞间隙,常导致中枢神经系统广泛病变,尤以皮层灰质、脑干尾部、颈椎及上胸部脊髓受侵犯为甚。前庭小脑呈退行性病变,而小脑的炎症病变是与森林脑炎的主要病理区别。脑组织有典型的血管周围细胞浸润和局限性细胞浸润。

(四)临床表现

潜伏期约 2~21 天,起病急骤,体温可达 40℃,发热持续 4~8 天,同时有头痛、头胀、眩晕、恶心、全身无力、不适等。有时出现脑膜刺激症状及神志失常等症状,可发生肢体强直或偏瘫。

根据临床表现可分为局灶型、脑膜脑炎型、发热和轻症型。前两型中较多见的症状是意识障碍、脑膜刺激症状和小脑功能障碍,出现共济失调和痉挛,可出现肌萎缩性麻痹和瘫痪。

(五)实验室检查

急性发热期外周血白细胞计数有中度增加,分类中性粒细胞比例上升,淋巴细胞减少。脑脊液中细胞数增多,以淋巴细胞、单核细胞为主。患者血清脑内或腹腔内接种乳鼠可分离病毒。可用血凝抑制试验或中和试验检测患者血清抗体,也可用荧光抗体技术检测患者血液白细胞中的病毒抗原。

(六)诊断和鉴别诊断

诊断可根据临床表现、流行病学资料和血清学检测的阳性结果,病毒分离阳性可以确诊。临床表现易与蜱媒脑炎群其他疾病相混淆,但因小脑严重受累而出现的相关症状对鉴别诊断有一定帮助。

(七)治疗

本病无特异疗法,主要依靠对症处理与支持治疗,预后一般良好。少数患者恢复后遗留语言障碍或肢体麻痹等后遗症。

(八)预防

疫区应做好防蜱灭蜱工作,应尽量避免与带毒野生动物和家畜直接接触,不要饮用生鲜牛羊奶和没有严格消毒处理的乳制品。

四、凯萨努森林病

凯萨努森林病(Kyasanur forest disease,KFD)是一种人猴共患的蜱媒自然疫源性病毒性疾病。临床表现为蜱媒脑炎症状,但并无中枢神经受累症状。1955 年底首次在印度南部迈索尔(Mysore)省希莫加(Shimonga)地区的凯萨努(Kyasanur)森林(现属卡纳塔克邦)分离到此病毒而得名。当时该地区的森林野猴中存在着一种致死的动物流行病,此病与生活在森林附近村民中的疾病暴发有关,因而有"猴病"之称。1956—1957 年共确诊凯萨努尔森林病患者 56 例,其中除了 3 例年龄较小外,其余为 20~40 岁的青壮年。1982—1983 年在尼多森林(Nidle forest)的新疫点暴发的最大一次凯萨努尔森林病流行,发病人数高达 1 555 例,有 150 人死亡。目前年平均发病约 400~500 人。凯萨努尔森林病毒也是病毒类生物武器之一。我国未见凯萨努尔森林病病例报告。

(一)病原学

凯萨努森林病毒(kyasanur forest disease virus)属于黄病毒科黄病毒属蜱媒脑炎病毒群中的一种,与中欧蜱传脑炎、俄罗斯春夏脑炎和北美与亚洲的波瓦桑脑炎(powassan encephalitis)病毒有密切的亲缘关系。

1957 年从病死猴脏器、患者血液和血蜱中均分离出该病毒,其抗原性均相同。易感动物有社鼠、食虫蝠和飞鼠。感染的人和猴的血液和病变组织接种乳鼠也可分离到病毒。在 HeLa、鸡胚、猴肾和地鼠肾等细胞中培养可产生细胞病变和空斑。根据毒株繁殖的适宜温度为 37~40℃之间的差异、组织培养中形成膜大小不同及对小白鼠致病的轻重而将病毒区分为 2 型。

(二)流行病学

1. **传染源** 主要传染源是距刺血蜱和带病毒猴,二者也是本病毒的重要贮存宿主。涉及传播的蜱种类较多,已从分布于自然疫源地的 15 种血蜱中的 10 种分离出病毒,它们起维持病毒循环的作用。距刺血蜱为主要媒介,也是优势种,其次是斑鸠血蜱(*H. turturis*)。大多数蜱种能经期传递病毒。带病毒的蜱在黑脸长尾猴(*Semnopithecus entellus*)与印度南部的扁帽猕猴(*Macaca radiata*)叮咬吸血,被叮咬的猴可产生病毒血症,成为扩散感染的宿主,并常致感染猴死亡。因此,猴可能系扩大宿主而非病毒的贮存宿主。

长期宿主可能是鼠类和/或鸟类,陆栖小哺乳动物以及鸟类和蝙蝠实际上均可被感染。牛为病毒的偶然宿主,但它是成蜱的重要寄生宿主。人偶然被感染,但不形成传播循环的组成部分。

2. **传播途径** 主要经蜱媒传播。带毒蜱通过叮咬吸血经皮肤、黏膜破损伤口感染。也可吸入带毒气溶胶经呼吸道感染。

3. **易感人群** 人群普遍易感,青壮年与自然疫源接触频繁者易被感染。

4. **流行特征** 本病分布局限于印度的凯萨努尔,但血清学检查发现古吉拉特邦的索拉什特拉地区等可能也存在此病毒感染的宿主。随着发现的自然疫源地增多,发病例数也在上升。

本病从森林中获得感染,主要发生于旱季,在全年的其他季节也偶有发病者。旱季发病特点与媒介蜱类和若蜱消长以及人群进入林区活动频繁相符合。猴类等动物的流行特征与此相似。不同年份间的蜱类自然感染率与人群发病率二者之间,显示出有相关性的波动,提示蜱类自然感染率降至临界水平以下时,人群中可能无发病。

(三)发病机制和病理

蜱在吸血时,将病毒注入人体后随血液循环散布至各器官,出现病毒血症。病毒直接侵犯血管内皮,致使毛细血管扩张,通透性增高,但无显著的血管灶性炎症损害。有肺出血和实变伴胃肠道出血。脑及脑膜充血但无明显其他异常或脑炎病变。肝脏组织学变化轻微,肝管结构完好,肝索有时疏松,窦状隙多无大改变,库普弗细胞有红细胞吞噬现象,肝组织偶见灶性坏死。肾小球充血,肾小球囊呈现淤积,肾皮质曲微管有不同程度的退行性病变,肾小管变性。肺大块实变者,肺泡内可有浆液,有红细胞和白细胞的大量渗出,伴毛细支气管炎。个别有胸腔积液。组织病理学的改变则较轻微,仅见有血细胞外渗、水肿和小血管内存在血栓。

(四)临床表现

潜伏期为 2~8 天。突然起病,发热,体温可高达 40℃,相对缓脉。剧烈头痛和严重肌肉疼痛,可伴恶心呕吐、腹泻和脱水,部分患者可出现衰竭,病程持续 1~2 周。

病情较重者,可出现结膜和巩膜充血,畏光,软颚出现丘疱疹,有明显的鼻、胃肠、子宫或肺出血,出血甚至可延续到退热之后,有白细胞减少、血小板减少和蛋白尿,有时颈及腋下淋巴结肿大。部分患者的病程呈双相经过,于 1 周或 2 周的无热期后,病情加重,出现脑膜脑炎症状。第二期以发热,剧烈头痛,脑膜炎,精神障碍和震颤为特征,尚可见有明显出血或肺炎。随体温下降可能伴有低血压现象,重症时第 7~9 天可能死亡,系由于失血、子宫出血和休克所引起,病死率为 5%~10%。通常无脑神经受累现象,治愈后不发生麻痹和瘫痪等后遗症。

实验室工作人员被感染的现象常见,但病情一般较轻。

(五)实验室检查

外周血白细胞数减少(2.0~3.5)× 10^9/L,分类无明显变化,血小板可减少。尿液中白细胞中度增多,并可见脱落的上皮细胞。脑脊液中细胞数明显增多,且有少量蛋白、糖及氯化物正常。血清转氨酶水平升高。发病初病毒血症期的患者血液接种小白鼠可作病毒分离。患者急性期和恢复期双份血清作补体结合试验、间接血凝试验或血凝抑制试验,抗体滴度有 4 倍以上升高时有诊断意义。

（六）诊断和鉴别诊断

流行病学资料,如发病地区、发病季节、蜱叮咬史以及与自然疫源接触史等,对诊断有重要意义,实验室的血清学或病原学检测的阳性结果是确诊的重要依据。应注意与蜱媒脑炎群其他疾病以及其他病毒性脑炎和病毒性出血热相鉴别。

（七）治疗

主要是调理营养饮食以及对症和支持治疗。患者应住院卧床,为缓解出血和中毒症状,应按病情补液,可静脉输注生理盐水和 5% 葡萄糖液,疼痛严重时可酌情给予止痛剂。

（八）预防

做好防蜱灭蜱和个人防护,流行季节不与猴等传染源接触。高危人群接种疫苗有一定保护作用。

五、鄂木斯克出血热

鄂木斯克出血热（Omsk haemorrhagic fever）是一种急性、双波热型、中等出血伴全身中毒症状的蜱媒自然疫源性疾病,因首次发现于西伯利亚的鄂木斯克地区而得名。本病病死率低,无残留损害或慢性型。

（一）病原学

鄂木斯克出血热病毒（Omsk haemorrhagic fever virus）属于黄病毒科黄病毒属蜱媒脑炎病毒群的一种,为单正链 RNA 病毒,有包膜,直径约 40nm,对脂溶剂（乙醚、氯仿及去氧胆酸盐）敏感,培养可用鸡胚或小鼠、仓鼠、猪、猴、人等的胚胎细胞,但仅对猪胚胎细胞可产生明显的细胞病变。病毒经 56℃ 30 分钟、70~80℃ 10 分钟或经煮沸均可杀死。3% 石炭酸或甲酚皂溶液以及 1% 氯氨溶液均有良好消毒效果。

（二）流行病学

1. 传染源 在自然疫源地的贮存宿主有大渡鸦、秃鼻乌鸦、西伯利亚鸡貂、麝鼠、银鼠、经济田鼠、普通田鼠、根田鼠、狭颅田鼠、莫氏田鼠、红背䶄、水䶄、鼩鼱、巢鼠、黑线姬鼠、小家鼠、褐家鼠等。

2. 传播途径 网纹革蜱和边缘革蜱均有经卵和经期传递本病毒的能力,所以这两种蜱既是传播媒介又是病毒的贮存宿主。全沟硬蜱、革螨和蚤的某些种也可能参与本病毒的传播。带毒麝鼠或水䶄排泄物污染土壤尘埃,或猎获、剥皮过程中其污染物通过接触、呼吸道和消化道途径也可引起感染。

3. 人群易感性 人群普遍易感,病后免疫力持久,未见再感染者。

4. 流性特征 本病最初发现于西伯利亚鄂木斯克一带,之后相继在库尔干、秋明及哈萨克斯坦北部有病例报告,分布较局限。本病多春夏季节发病,流行与媒介蜱类的季节消长相一致,秋冬发病与狩猎麝鼠有关。不同年龄组男女均可感染发病,以青壮年男性高发,这与野外活动接触蜱类和狩猎麝鼠有关。

（三）发病机制和病理

病毒侵入体内,随血流扩散到各器官,形成病毒血症。病毒可直接侵犯血管内皮细胞,并可侵及自主神经系统、肾上腺及造血器官等,由于这些器官和系统功能被损害,导致全身中毒及出血症状。

（四）临床表现

潜伏期为 2~10 天。起病突然,高热 39~40℃,热期持续 5~15 天,在第一次发热高峰之后的 10~15 天,约有 25% 的病例出现第二次发热高峰,且症状较第一次更为严重。常见症状有剧烈头痛,腰背和四肢肌痛,全身疲惫无力。可见颜面潮红,巩膜、结膜及咽部充血。第 3~4 病日呈现出血征候,可出现玫瑰瘀斑,鼻出血和齿龈出血,严重时可有胃肠、肺及子宫出血。还可发生支气管炎和肺炎,心肌炎和心律不齐也较常见,儿童有时伴发脑炎,约 20% 患者可出现肾脏轻微损害的征候,如蛋白尿、血尿及管型尿。患者在经过一个较长的恢复期后多可痊愈,病死率仅 1%~2%。

（五）实验室检查

血常规检查在发病初期红细胞和血红蛋白增高,发热末期出现低血红蛋白性贫血,白细胞数减少至 $4 \times 10^9/L$,并伴有核左移现象。在病毒血症期,小白鼠脑内接种患者血液可以分离病毒株。发病第 2 周可做补体结合试验、间接血凝试验和血凝抑制试验检查血清抗体,1 周后再重查,抗体滴度增高 4 倍以上则可确诊。中和试验多用于回顾性诊断,因中和抗体在发病 1 个月后才出现,并可维持 3 年以上。

（六）诊断和鉴别诊断

根据流行病学,如地理分布、发病季节、蜱叮咬史以及与自然疫源接触史,结合出血等临床症状,诊断比较容易。实验室病原学和血清学的阳性结果可确诊。应注意与其他出血性疾病相鉴别。

（七）治疗

尽早卧床休息,充分补液并供给高营养食物。主要是采取对症和支持疗法,以缓解中毒和出血症状。氢化可的松 30~60mg/d,疗程为 10~15 天。静脉输生理盐水及 5% 葡萄糖液 1L 或 5% 碳酸氢钠 200ml,以缓解中毒症状和防止低血压。无低血压者可静脉注射 1% 呋塞米注射液 6~10ml。疼痛剧烈时可给予止痛剂。

（八）预防

在疫区应采取防蜱和灭蜱措施,控制携带病毒的野生动物数量。对疫区人群可接种疫苗提高免疫力。还应加强麝鼠狩猎、饲养、屠宰和皮毛加工过程的科学管理。

（王庆林）

六、克里米亚-刚果出血热

克里米亚-刚果出血热(Crimean-Congo hemorrhagic fever)是一种蜱媒自然疫源性疾病,病原体是克里米亚-刚果出血热病毒。因 1945 年从苏联克里米亚的患者血液和边缘璃眼蜱中与 1956 年从刚果的患者及蜱类先后分离出该病毒而得名。本病在国内首先发现于新疆巴楚,故又称新疆出血热。其临床表现与其他型出血热相似,均以皮肤黏膜和内脏出血为主要病变特征,与流行性出血热的症状尤为相似,只是对肾脏的损害比较轻微。住院患者多呈重症,病死率高达 50% 以上。

（一）病原学

克里米亚-刚果出血热病毒属于布尼亚病毒科(Bunyaviridae)的内罗毕病毒属(*Nairovirus*)。病毒颗粒呈圆形、椭圆形,直径为 85~120nm,外被包膜,单个或成群出现。光学镜下在鼠脑的感染组织中可见到吉姆萨染色呈嗜碱性的有如红细胞大小的胞质包涵体,在电镜下的超薄切片中可辨认包涵体所集聚的核糖体样致密颗粒,颗粒排列不规则,其外围常围以扩大的粗面内质网池,这些可能是抗原或病毒亚单位结构。

该病毒对温度的变化以及酸和乙醚均敏感,56℃处理 30 分钟可完全灭活,4℃ 24 小时可使感染滴度显著下降,但在冰盒内 50% 中性甘油盐水中,可保存半年以上,利用冷冻真空干燥法能保存病毒长达数年之久。消毒剂甲酚皂溶液、石炭酸和乙醇等在常规浓度下可使其很快被灭活。

（二）流行病学

1. **传染源**　患者和动物宿主均为传染源,动物宿主既是蜱的寄生宿主,也是病毒的贮存宿主。迄今已知在翼手目、兔形目、啮齿目、食肉目等的 20 多种大、中、小型哺乳动物可感染本病毒。家畜也有程度不同的感染。一些蜱类是本病的传播媒介,如俄罗斯的边缘璃眼蜱、亚洲璃眼蜱、小亚璃眼蜱,中国的亚洲璃眼蜱,麻点璃眼蜱等。已知 7 属 30 多种蜱感染本病毒。

2. **传播途径**　人群的感染主要是通过蜱叮咬传播,在苏联早期的报道中、南非的首例患者报道中、以及新疆的患者报道中得到证实。据此蜱叮咬是本病的重要传播途径。此外,接触患者血液、分泌物、排泄物也可感染。

3. **人群易感性**　人群普遍易感,但以青壮年为多。

4. **流行特征**

（1）地理分布:本病分布广泛,横跨欧、亚、非三大洲。古北界、东洋界和埃塞俄比亚界等三大动物地理区域内的草原、热带草原、半荒漠以等多种生境,有其广泛的自然疫源。迄今已知本病分布于苏联、保加利亚、希腊、土耳其、匈牙利、前南斯拉夫、法国、埃及、葡萄牙、尼日利亚、埃塞俄比亚、坦桑尼亚、乌干达、肯尼亚、津巴布韦、塞内加尔、中非共和国、毛里塔尼亚、南非共和国、伊拉克、阿联酋、伊朗、阿富汗、巴基斯坦、印度、外高加索、科威特、扎伊尔、南撒哈拉、马达加斯加和中国等 30 多个国家和地区。

（2）季节分布:本病具有明显的季节性,一般从 5 月开始流行至 10 月消失,6~7 月为发病的高峰季节,这与蜱类的活动密切相关,但在不同地区的发病季节略有差别,其原因主要与当地气候、海拔、植被等因素有关。

（3）人群分布：我国新疆的患者主要是荒漠牧场放牧的牧民、兽医、进入牧场打柴、狩猎及挖甘草者，以及剪羊毛、屠宰工人等，还有一部分是抢救治疗患者的医护人员。多数是青壮年。男女均可感染，但男性多于女性。

（三）发病机制与病理变化

本病的发病机制尚不清楚，病毒侵入机体后造成血管内壁损伤较严重，毛细血管扩张，通透性增高，发生皮疹、脱水、凝血功能障碍乃至极度贫血。重要器官出现病变；肺、肝、肾等细胞变性或坏死，发生肺水肿、肝脏大面积坏死、脑实质水肿、脑出血等。可见肺和肾功能障碍。

（四）临床表现

症状与体征：潜伏期为2~12天。起病突然，高热战栗，体温高，头痛剧烈，尤以前额和颞部剧痛难忍，以致患者眼睑下垂闭合，怕光、颜面呈痛苦表情。全身肌痛，四肢关节和腰酸痛剧烈，甚至难以行走。病程早期面部和颈部皮肤潮红，虹结膜、口腔黏膜以及软腭均见明显充血，呈醉酒面容。黏膜和皮肤在早期即可见到出血或瘀斑。口干，心动过缓和低血压。起病后2~3天即出现鼻出血，有时持续数日。并有眩晕、恶心、食欲不佳、呕吐或腹泻等症状。病程中期见有呕血，严重时连续大量呕血，同时发生血尿和柏油样血便。多有肝大，但脾大者少见。重症病程短，仅2~3天即可死亡。死因为大量呕血、便血、子宫与肺大出血和肝肾衰竭，休克及神经系统并发症。有些患者可发生脑膜炎而伴有颈项强直，神志不清乃至昏睡。病死率高达50%~80%，一般为10%~20%。起病后15~20天开始恢复，出血症状停止，血象和尿常规恢复正常，其特征有长期无力，脉搏不稳定，脱发、神经炎、视听力减退、记忆力丧失等，伴有头痛、出汗、眼晕、食欲不佳等症状，可持续1年左右。

临床分型：苏联 Leshchinskaya 根据174例患者临床表现将其分为轻、中、重三型。轻型占13.22%，短暂的低热、不适、乏力、厌食和心动过缓。中型占42.53%，发热4~7天，疲乏，出血明显，患者抑郁或焦虑，但神志清楚，有皮肤、黏膜及器官出血症状。重型占44.25%，临床症状与体征急而重，高热，发冷和严重者迅速发展到精神错乱和神志不清，可有假性脑膜炎。

（五）诊断和鉴别诊断

本病比较容易诊断。依据临床表现和流行病学资料，如表面黏膜和皮肤出现的出血点、淤血斑以及大出血的急性发作症状、来自疫区及在流行季节。鼻出血不止及易出血均属早期常见症状，对诊断有一定价值，如结合用患者血液早期进行乳鼠接种分离病原体，补体结合试验、间接血凝试验或间接荧光抗体试验为阳性者，即可确诊。本病血常规检查白细胞有显著减少，血小板减少。尿常规检查多有蛋白尿和血尿。

（六）治疗

应采取综合治疗措施，患者必须卧床休息，减少搬动，以控制出血和抗休克为主。

本病尚无特效药物，重点做好对症处理，为防止出血可输入血小板、血浆，并用止血剂。阿司匹林以及有抗血小板或抗凝血的药物均应禁忌。对那些易引起继发感染的处理措施要加强监控，尽量避免采取静脉内给药途径、导管及类似措施。注意保护心肺，预防并发症，需要时给予输氧。对脱水、低血压和休克应采取得力措施，适当的补充液体和电解质，以免因心肌损害而发生水肿。多巴胺是对休克有效药物，但应慎重使用。应恰当地使用强心剂。

（七）预防

目前尚无疫苗。最为切实可行的预防措施是防蜱灭蜱，加强对牧民宣传教育，普及防蜱和灭蜱的科普知识。加强医院医护人员的防护意识，控制本病因医院内感染而造成的暴发流行。通过带病毒患者血液传播感染的机会比气溶胶途径为多，国外曾发生过医务人员在抢救患者中被感染发病致死的事例。严格控制传染源，必须隔离患者，绝对禁止家属探视和与患者及病毒污染物接触，防止患者将病毒传播给医护人员和家属，杜绝任何可能造成医院内感染的机会。

七、落基山斑点热

落基山斑点热（Rocky mountain spotted fever）又称美洲斑疹热（American spotted fever）。病原体是立氏立克次体（*Rickettsia rickettsii*），是某些硬蜱传播的引起发热、出疹的自然疫源性急性传染病。本病早在

1873 年于美国蒙大拿州的落基山地区印第安人部落中首先发现,因而得名。1906 年美国病理学家 Howard T Ricketts 首次于斑点热患者身上分离出病原体,1919 年由 Wolbach 将该病原体命名为立氏革蜱立克次体(*Dermacentroxenus rickettsii*),1922 年由 Brumpt 命名为立氏立克次体。

（一）病原学

病原体为立氏立克次体,属于专性细胞内寄生的斑点热组 A 组的一种立克次体。平均长 1μm,宽 0.2~0.3μm,外形类似小的肺炎双球菌,两端稍尖,常成对排列。感染立克次体的组织标本经吉姆萨或麦氏等染色,可在显微镜下检出立克次体。立氏立克次体在无细胞的人工培养基上不能生长,能在鸡胚卵黄囊和细胞培养物中增殖。在细胞培养物中的特点是嗜细胞核内生长,集结成块,细胞核肿胀。不能通过细菌滤器。吉姆萨染色呈紫色,而麦氏染色时在蓝色背景下病原体呈红色。

立氏立克次体产生 1 种毒素和溶血素,能被特异性免疫血清所中和。根据致病力的不同,本病病原体可分 4 种毒株（ R、S、T 和 U ）,目前从蜱中已全部分离出,但在患者血中仅分离得 2 种毒株（ R 和 T ）。R 株毒力强,T 株毒力弱。立氏立克次体除有斑点热组的共同抗原外,尚有本种型的特异抗原,因而血清学上可与相关立克次体相互区别。立氏立克次体的抗原成分有两种,一种是群特异抗原即可溶性抗原或表面抗原,能与不同群立克次体如斑疹伤寒群立克次体相区别,而在同群不同种立克次体如北亚蜱传斑疹伤寒、纽扣热及立克次体痘等病原体之间则互相交叉;另一种是种特异抗原,为颗粒性抗原或菌体抗原,能区别同群不同种立克次体。实验动物中以豚鼠较易感染,一般在感染后 3 天,体温开始上升,雄性豚鼠在发热的第 3 或第 4 天阴囊肿大,并发展为坏死溃烂（可资与莫氏立克次体区别）,最后结痂痊愈。猴有较高易感性,并可出现典型皮疹。犬可作立氏立克次体感染的动物模型,其症状与血象和人体感染相似。

立氏立克次体对外界环境的抵抗力较弱,热和化学制剂均能使之迅速灭活。在湿热 50℃下或常用消毒药物作用下,只能生存数分钟。在室温干燥条件下,可存活数小时;但在寒冷条件下可存活较长时间。染病动物的脾脏或脑组织在 −70℃ 低温下储存 1 年后仍具有感染性。立克次体能自行进入非职能吞噬细胞。立克次体被吞噬后,强毒株能越过吞噬小体（ phagosome ）而在胞质中大量繁殖,弱毒株则留在吞噬小体而被消灭。但在非职能吞噬细胞内强毒株和弱毒株都能在胞质或胞核中增殖。

（二）流行病学

1. 传染源 小型哺乳动物的啮齿目、兔目是主要传染源。人和家畜只是偶尔感染。自 1954 年首次从草原田鼠（ *Microtus pennsylvanicus* ）分离出立氏立克次体后,又从松鼠、金花鼠、袋鼠、田鼠、花粟鼠、鼬鼠、土拨鼠、棉鼠、旱獭、浣熊、狐、白尾鹿、雪兔、棉尾兔、美洲兔和犬等动物中分离成功。对人群来说,犬是重要的传染源,犬在自然疫源地受蜱叮咬而受染,形成立克次体血症,再经蜱在犬中循环,犬将蜱带至居民点而使人感染。许多鸟类的血清中有立氏立克次体的抗体,但还不足以证明鸟类可成为传染源,鸟类在远距离扩散自然疫源地方面可能有其特殊意义。硬蜱吸吮动物血受染后,可携带立克次体达数年之久,并可经卵传递给子代,也可视为本病的贮存宿主。

2. 传播途径 硬蜱是本病的传播媒介。自然感染立氏立克次体的硬蜱种类很多,但其中最为常见且能将本病传给人的硬蜱主要有如下 7 种:即林蜱（安氏革蜱）、狗蜱（变异革蜱）、美洲花蜱、泽兔血蜱(*Haemaphysalis leporispalustris*)、饰孔革蜱（ *Dermacentor parumaperrus* ）、血红扇头蜱及卡宴花蜱。林蜱是美国西部的主要媒介,狗蜱是美国东部和南部的媒介。一些蜱类在其生活史的任一吸血过程,都可接受并传播立氏立克次体,或经由蜱卵垂直传递,或与其他动物间发生水平方位的感染与被感染的关系。硬蜱储存立氏立克次体,感染的雌蜱还可将病原体传给子代。在自然情况下,人和家畜只是偶尔感染。不可能从人直接传染给人,也不会经咳嗽产生的飞沫传播。人感染本病的主要途径为:①被感染蜱叮咬。一般认为蜱需叮咬 10~20 小时以上才能使人受染,如能及时发现并将蜱取下,则可防止发病。②通过皮肤(特别是破损皮肤)和黏膜受染。当用手挤压硬蜱时,蜱体腔液或粪便中的病原体能通过皮肤伤口侵入人体,或当用污染的手擦拭眼睛时可通过眼结膜侵入人体。蜱粪干燥后就失去传染性,故一般不会经呼吸道传播。

3. 易感人群 人群对立氏立克次体普遍易感,从 1 个月的婴儿到 89 岁的老人均有发病的报告,主要为与犬接触较多而易遭狗蜱叮咬的儿童和妇女;以及易受蜱侵袭的农民、牧民、伐木工、筑路工、矿工、森林管理人员及其他野外工作者。

4. 流行特征

（1）地理分布：本病起初在美国落基山州发现，无地域界限，除了美国外，加拿大、墨西哥、哥斯达黎加、巴拿马、哥伦比亚、巴西等国也有本病流行。但迄今为止本病未超出西半球范围，故有本病改名为"西半球斑点热"之建议。美国除缅因州、佛蒙特州等外，各州都有本病发生。目前发病最多的不是落基山地区，而主要流行于东部、南部及东南诸州，占每年发病总数 97%。在西部主要流行于农村，而在东部则农村和城市都有，以城市居民较多，可能与养狗有关。

（2）季节分布：本病多见于温暖季节，和蜱的活动季节相关。主要媒介安氏革蜱的活动季节是春季和初夏，变异革蜱的活动季节是 6~7 月，美国 83% 的病例发生在 4~8 月，但全年都有散发病例。

（3）人群分布：不同年龄、性别、职业的人群均有发病，在美国西部受感染者主要是农民、从事畜牧者、地质人员、护林员、伐木工人及猎人，多为壮年男性。在美国东部被认为是一种娱乐性疾病，儿童在蜱栖息地玩耍或逗狗而被感染；成年人主要是打高尔夫球、垂钓或其他娱乐活动而被感染。

（三）发病机制和病理变化

以立克次体侵害全身小血管为本病主要特征。立氏立克次体进入人体后，首先侵入毛细血管内皮细胞的胞核，并在其中迅速大量繁殖，引起内皮细胞水肿、变性和坏死，此后病变沿毛细血管内膜向较大的小血管扩展并累及该处血管的中层平滑肌细胞，形成坏死而导致血管破裂出血。由于血管壁上皮细胞和中层平滑肌病变，造成血管内膜及其中层坏死，引起血管血栓形成及梗塞。这些病变多见于皮肤、皮下组织和睾丸等，偶尔可发生在中枢神经系统。此外，脾脏显著肿大。肾脏可出现肾小管坏死及肾小球阶段性坏死蚀变；在肺、心、肝等脏器中亦均可产生血管炎，在严重患者常产生弥散性血管内凝血（disseminated intravascular coagulation，DIC）。许多实验研究结果证明：立克次体感染机体后，单独抗体不能杀灭或抑制立克次体；正常吞噬细胞如无特异性抗体的调理作用，不仅不能杀灭立克次体反可成为立克次体大量繁殖的场所，最终吞噬细胞被立克次体所破坏。因此，必须细胞免疫与体液免疫相结合，才能消灭入侵的立克次体。

（四）临床表现

典型患者有 3 个症状：发病、皮疹和蜱接触史，但这在患者中只占 67%。潜伏期为 2~14 天，平均 7 天，愈短者病情愈重。本病患者大多都有近期蜱咬史。一般潜伏期短者，病情常较严重。发病急骤，先有畏寒或寒战，继之发热伴有全身不适、剧烈头痛、肌肉关节酸痛等。发病 2 天后，体温迅速升至 39~40℃，持续 2~3 周。早晨可稍缓解，可有严重干咳。此外，有的患者还可出现消化功能紊乱、肌痛、畏光、呼吸道症状等不典型临床表现。

发病初期，患者脉搏快而充实，至第 2 周时，脉弱而速，血压偏低，易发生休克和肾衰竭。有时出现颈项强直、癫痫、谵妄、昏睡等神经症状。肝脾均可肿大。未接受治疗者可产生肺炎、组织坏死和循环衰竭，以及心和脑后遗症，体温从第 3 周逐渐降至正常。如病情恶化，多在第 3 周死亡。

本病与其他斑点热不同，在蜱叮咬的部位不产生特异的初疮——溃疡及焦痂，因此如蜱已脱落数天，蜱叮咬的部位则不易找到。皮疹一般在发病后第 2~6 天出现。先见于腕、踝关节，可于数小时内蔓延至躯干与四肢，有时可出现于面部，并很快出现于手掌和足底。皮疹初为淡红色斑疹，直径 1~5mm，加压可退色。继而皮疹呈出血性，加压不退色，直至退热时始变为棕色并开始脱屑。不少患者的出血性皮疹可融合成大片瘀斑，在身体受压部位，上述瘀斑于脱屑后易变成慢性无痛性溃疡，甚至出现坏疽。

（五）实验室检查

病程早期白细胞多正常或稍偏低，但至病程中期白细胞常轻度增多至 12×10^9~15×10^9/L，少数可于后期出现轻度贫血。心电图检查可示低电压，S-T 段轻度下降及 P-R 间期延长等非特异性心肌受损的表现。脑脊液多清澈，生化检查也多正常，单核细胞偶尔轻度增多，血浆白蛋白常略降低。少尿或无尿的患者可出现氮质血症。患者血清外斐氏反应 Ox19 及 Ox2 均可呈阳性反应，但可出现假阳性或假阴性；Oxk 呈阴性。立克次体凝集试验及免疫荧光抗体测定灵敏性高，但抗原不易获得。于发热期可取患者血接种于鸡胚或豚鼠腹腔以分离病原体。豚鼠发病后体温升高，并可出现阴囊肿胀。皮肤活检切片，应用免疫荧光法检测抗原，灵敏可靠，起病 3~4 天即可查到立克次体。

(六) 诊断和鉴别诊断

依据流行病学资料,结合病情、皮疹的分布、外观以及外斐反应、补体结合试验等,典型病例不难诊断。在立克次体病地方性流行区,根据跳蚤、虱子的侵染或蜱的叮咬史,以及典型的皮疹、发热等症状,考虑落基山斑点热;住在林区或其附近的重患者,不管有无与蜱的接触史,只要有原因不明发热、头痛和虚脱,亦应怀疑患有该病。但本病的早期诊断即在出疹前的头几天则较为困难。非典型病例易与其他感染性疾病如风疹、脑膜炎球菌败血症以及其他立克次体病如恙虫病、Q 热、登革热、流行性斑疹伤寒及地方性伤寒等相混淆,尤其是同时存在斑疹伤寒的地区,更需仔细鉴别。轻病例须与其他感染性疾病鉴别。

(七) 治疗

氯霉素及四环素类药物为治疗本病首选药物,但应注意其副作用,前者可引起灰婴综合征,后者可致四环素牙。首次口服四环素 25mg/kg 或氯霉素 50mg/kg,随后将同样剂量分每天 3~4 次口服,至热退后两天停药,疗程一般为 5~6 天;不能服药者可行静脉注射。孕妇应首选氯霉素治疗;而对于儿童多首选四环素类,将氯霉素作为二线药物。由于患者常于病程第 10 天左右死亡,故临床确诊后应即予以特效药物治疗,不必等待实验室检查结果。早期使用抗生素可使死亡率从 20% 降低到 7%,并可预防并发症。一般治疗及护理也很重要,不可忽视。在晚期才开始治疗的患者,临床改善很慢,热度会持续较长时间。严重患者在疾病晚期血管通透性显著增加,因此静脉输液应特别小心,避免肺和脑水肿,对弥散性血管内凝血患者不主张使用肝素。青霉素、磺胺及链霉素等对本病均无效。

(八) 预防

1. **个人防护** 进入硬蜱较多地区从事勘测、伐木、放牧、筑路或狩猎的人员,最好穿着五紧防护服及长筒靴,并于领口、袖口、裤腰、裤脚口及身体各暴露部位涂抹 25%~40% 二乙基甲苯酰胺(diethyltoluamide)或邻苯二甲酸二甲酯(dimethyl phthalate)等驱避剂。每天至少应仔细检查全身,包括毛发部位 1~2 次。如发现有硬蜱附着于体表,应及时除去。保持良好卫生习惯,特别在儿童,要经常检查有无蜱黏附身体。已吸过血的蜱应小心除去,不要用手指压碎,防止感染,通常所用的松节油、煤油、凡士林、甘油等均不能用于除去已刺入皮肤内的蜱,可用小弯钳或细尖式镊子咬住蜱的头部慢慢拉出,黏附处用酒精消毒。

2. **灭蜱** 除清除路边杂草外,用 5% 甲酚皂溶液(来苏儿)、六氯环己烷(六六六)、2% 石炭酸、敌百虫、敌敌畏等药物喷洒地面。亦可使用马拉硫磷、辛硫磷等药物,用超低容量喷雾器喷洒(原液 0.1~0.2g/m^2),其灭蜱效果可达 99% 以上,能有效地降低蜱密度。此外尚可应用有机磷烟雾剂,但要严密监视,防止造成森林火灾。

3. **疫苗接种** 对居住在本病流行地区的居民或必须进入疫区工作的人员,可进行预防注射,以降低发病率,一旦发病亦可使患者的症状减轻,但需每年注射 1 次。

八、北亚蜱媒斑点热

北亚蜱媒斑点热(North-Asian tick-borne typhus),又名西伯利亚蜱媒斑疹伤寒(Siberian tick typhus),病原体是西伯利亚立克次体(*Rickettsia sibirica*)。属于蜱媒斑点热组的一种轻型急性发热性疾病。临床以蜱叮咬局部的原发病灶、淋巴结肿胀、突然发热和早期出现玫瑰丘疹等为特征。本病由苏联医生在 1935 年于 Krasnoarsk 地区发现,1938 年从患者的血液和皮肤坏死灶中分离出病原体。我国于 1958 年首次在内蒙古人畜血清中发现西伯利亚立克次体的抗体。多种硬蜱(森林革蜱及嗜群血蜱为主)为本病的传播媒介。

(一) 病原学

西伯利亚立克次体属于蜱媒斑点热组 A 亚组,在光学显微镜下,形态多样,呈杆状、卵形或纺锤形,杆状,大小为(0.7~25)μm × 0.3μm,卵形立克次体为 0.2~0.5μm,以双球菌状存在,8~22μm 的纺锤形着色性强。西伯利亚立克次体在与宿主细胞的相互作用中其形态也会有一定程度的改变。通过对西伯利亚立克次体 JH-74 株感染体外培养的人胚肾细胞和鸡胚卵黄囊膜的电镜观察,发现立克次体发生了菌体缩小、质壁分离和胞浆浓缩等变化。西伯利亚立克次体在形态上与立氏立克次体和康氏立克次体等同群其他成员不易区别。近年电镜技术的发展为人们研究立克次体的超微结构提供了有力的手段,这对揭示该病原体的生物学特性及致病机制有着重要意义。对西伯利亚立克次体标准株及中国分离株的超微结构的研究发现:

中国株与标准株的外部形态很相似,最外层为10~130μm的黏液层,其内为厚约20μm的微荚膜,微荚膜内依次是5~20μm的细胞壁,3层膜组成的胞浆膜,细胞内含有核糖体颗粒、空泡、核质等,没有核膜及核仁,认为其表面丰厚的黏液层可能与病原体的致病性有关。

西伯利亚立克次体含有5%碳水化合物;27.38%~28%的蛋白质;1.33%~1.4%的磷。氨基酸的含量及单糖的组成在种内各株间可能不同。用气相色谱-质谱法对西伯利亚立克次体全细胞脂肪酸的分析结果表明:各立克次体株在棕榈酸、硬脂酸等主要脂肪酸的百分含量上有差别,色谱图经聚类分析发现西伯利亚立克次体中国分离株与标准株相近,不同地区及不同宿主来源的菌株在脂肪酸的组成方面存在一定的差异。

西伯利亚立克次体在鸡胚卵黄囊中33~34.5℃培养时,5~6日龄的鸡胚常在4~5天死亡。鸡胚死后继续孵育以促使立克次体大量增殖。西伯利亚立克次体在单层细胞如Vero-E6细胞等培养也能繁殖。有学者认为各种实验动物的网状细胞在试管内对西伯利亚立克次体都易感。已经证明,来自豚鼠的脾细胞对立克次体高度易感。而小白鼠的网状细胞敏感性稍低。豚鼠对西伯利亚立克次体的易感性比鸡胚高2个对数单位。但在细胞培养时的长期传代过程中,西伯利亚立克次体对豚鼠的致病性降低,然而其抗原性及免疫性没有改变。

用患者的血液进行腹腔接种豚鼠或用感染的蜱来叮咬豚鼠,引起的特征症状是发热和阴囊反应。腹腔注射的潜伏期为5~10天,蜱叮咬为6~11天,数代传代后潜伏期则缩短,发热期持续4~6天,体温可达≥40℃,体温波动于1~1.5℃。随着体温的升高,会发生睾丸炎,发热高峰时豚鼠尸检可见脾大,肾上腺肿大充血,有时表面有纤维蛋白渗出,充血性腹膜炎等。弱致病性的分离株在豚鼠中很难传代,只在第一代能观察到抗体的产生。兔腹腔及睾丸注射西伯利亚立克次体引起无症状感染而仅产生抗体,眼前房感染引起角膜炎和虹膜睫状体炎,皮下注射48小时内引起注射部位的水肿和渗出,72小时内开始出现水肿和坏死,反应高峰在第4~5天,第9~10天消失。

西伯利亚立克次体具有群共同性和型特异性抗原。蜱被感染后贮存立克次体不同病原体株间抗原呈一致性,间接免疫酶染色法可使病原体(感染组织中的活的立克次体)呈边缘性着色,而颗粒性抗原涂片则使其整体着色。可溶或部分可溶的群特异性抗原由可溶片段和破碎的立克次体组成,通过乙醚提取的方法从立克次体细胞中获得。以前多用补体结合试验来检测抗原性,发现西伯利亚立克次体的可溶性抗原与立氏立克次体、康诺立克次体(*Rickettsia conorii*)及小蛛立克次体(*Rickettsia akari*)的兔和豚鼠血清具有较高滴度的交叉反应,而在小鼠血清中只能检测到西伯利亚立克次体可溶性抗原的同种血清。小鼠血清中抗体产生的动态研究显示小鼠一般在感染西伯利亚立克次体后10天产生抗体。这一时期抗体的滴度较低,但种的特异性较强。用这种多克隆鼠血清对西伯利亚立克次体的蛋白免疫印迹结果显示:所有西伯利亚立克次体中国分离株与标准株均可见分子量为130kD和118kD的蛋白反应带,进一步研究发现西伯利亚立克次体群特异性及种特异性单抗也能与130kD及118kD的热敏性多肽反应,表明这两个抗原成分既含有群特异性抗原决定簇也含有种特异性抗原决定簇。

目前用于核酸研究的方法主要有脉冲电泳、染色体酶切图谱分析、核酸同源性杂交、PCR/RFLP、基因克隆及测序等。用脉冲电泳对斑点热群立克次体的基因组进行分析,结果显示西伯利亚立克次体基因组大小为1 200~1 300kb。其与立氏立克次体DNA-DNA的相关性为70%~74%。全染色体限制性酶切图谱分析发现:经HindⅢ酶切后呈现"1,2,3"的带型,即一个9.4kb大片段,两个分子量较为接近的7.7kb、7.3kb片段及3个等距分布的片段,分子量分别为6.6kb、6.5kb、6.0kb,经Bam HI作用后呈现"4,4,1,1"带型,从大片段开始,第一组由分子量为5.4kb、5.0kb、4.6kb及4.3kb 4个片段组成,第二组由3.8kb、3.7kb、3.5kb、4.4kb的4个片段组成,向下是3.0kb及2.3kb的2个相互独立的片段。通过对西伯利亚立克次体中国分离株的核酸杂交研究发现,中国分离株与西伯利亚立克次体标准株的同源性达90.95%~99.00%,而与其他标准株的同源性为68.5%~71.5%。

（二）流行病学

1. **传染源**　小型啮齿动物如普通田鼠、东方团鼠(黑龙江虎饶地区)、长尾黄鼠、仓鼠、旅鼠等20余种动物都可成为本病的主要传染源。家畜如牛、羊、马或狗及野生动物等是成蜱的供血者。

2. **传播途径**　主要通过蜱叮咬传播,其次是带病原的蜱被捻碎或压破以及随蜱粪排出的立克次体,通过皮肤黏膜、伤口引起感染。现已证实至少有 5 属 20 种蜱可被感染,如草原革蜱、森林革蜱、边缘革蜱、网纹革蜱、银盾革蜱等革蜱属,日本血蜱、嗜群血蜱、刻点血蜱等血蜱属,此外有璃眼蜱属和扇头蜱属等。草原革蜱多栖居干旱的半荒漠草原,是内蒙古和新疆的主要传播媒介,是新疆精河地区已知的唯一媒介。西伯利亚立克次体在草原革蜱内可经卵传递,并可保存较长时间的毒力。苏联部分地区和新疆阿尔泰、哈巴河等地区,边缘革蜱是本病的重要媒介。亦有人自格氏血厉螨(*Haemolaelaps glasgowi*)、方形黄鼠蚤(*Citellophilus tesquorum*)等分离出西伯利亚立克次体,但其流行病学意义尚不明。

3. 易感人群　人群普遍易感,受染后可获得强而持久的免疫力。不同年龄、性别和职业的人都可感染,发病与接触机会和免疫状态有关,隐性感染可形成免疫人群。重复感染尚未见报道。

4. 流行特征

(1)地理分布:本病最早发现于苏联的远东、西伯利亚地区,后来也见于阿勒泰、哈萨克斯坦、吉尔吉斯坦、土库曼斯坦、阿塞拜疆、亚美尼亚、蒙古、前捷克斯洛伐克、德国、印度、巴基斯坦、泰国等。在我国,除已证实在东经 80°~135°、北纬 40°~50° 的北方广大地区存在北亚蜱媒斑点热的自然疫源地以外,在我国南方部分地区人和鼠血清中亦发现了北亚热的血清学线索,如福建、广东和海南等地区。

(2)季节分布:本病发病具有一定的季节性,季节分布与媒介蜱的消长相一致。一般多见于 3~11 月。尤其是春季,为蜱活动的高峰季节,人群野外作业亦较繁忙,故是北亚蜱媒斑点热的发病高峰。

(3)人群分布:不同年龄、性别和职业的人均有发病,发病多少主要与疫源接触机会和个人免疫状况有关。

(三)发病机制和病理

人被带病原蜱叮咬的局部皮肤,可形成溃疡,呈现烧灼样中心点坏死焦痂,周围有红晕及明显的炎性浸润,并伴局部淋巴结炎。镜下可见脓性纤维性出血性渗出物与坏死组织。病原体经蜱叮咬而侵入人体,引起立克次体血症,继而引致全身血管炎及血管周围淋巴结炎,病理损伤多生于小动脉、静脉和毛细血管内膜;血管壁可有纤维样坏死性变,血管呈显著充血,有时出血。上述血管炎症可累及心肌及中枢神经系统。

(四)临床表现

潜伏期平均为 4~7 天,有时可达 13 天,有近期蜱咬史,或出现头痛、肌痛以及全身不适和食欲不佳等前驱症状。若为急性发作病例,则无前驱症状。整个病程为良好,也无复发情况。本病的主要临床表现:发热:于发病的第 2~4 天体温可达 40℃或更高,一般呈弛张热,也有持续发热,高热持续 7~10 天,而后经 2~3 天渐退至正常。初疮:被蜱叮咬部位出现原发病灶,可见棕色焦痂,直径为 2~5mm,四周有红晕。病理学检查可见病灶中心为楔形坏死区。大约有 76.6% 的患者中能观察到这种症状,初疮与淋巴结炎的产生常常一致。皮疹:一般于发病的 2~5 天出现多形态玫瑰色丘疹,有出血倾向。皮疹部位不定,一般出现在末端,随后迅速蔓延至躯干和面部,直至全身。有的病例以腹部出现皮疹为特征。皮疹持续时间超过发热期,在恢复期皮疹渐渐消退,但可长期留有色素沉着。神经症状:一般有剧烈头痛,也有肌痛和腰痛,食欲减退等,偶见谵妄,部分患者可出现脑膜炎症状。局部淋巴结肿大:初疮相应部位的淋巴结肿大,可如鸽蛋大,嗜群血蜱叮咬者多见。草原革蜱则易叮咬头、颈和肩胛等处,故上述部位的淋巴结常见肿大。心血管系统症状:主要表现有轻度心动过缓及低血压等。其他:病程中可见眼结膜充血、肝和脾大以及轻度的肝功能障碍。根据病情可分为亚临床型、轻症及重症。偶可并发肺炎、心肌炎、肾炎及脑膜炎。恢复较缓慢,但无后遗症,亦未见复发。

(五)实验室检查

发热期,血液检查,血小板减少,白细胞计数呈中等度增多伴中性粒细胞升高。红细胞和血红蛋白常降低 10%~15%,引起轻度贫血。血沉可在正常范围,亦可增快。淋巴细胞在疾病初期减少,而在恢复期增多。外斐反应检验有助于诊断,个别病例于发病第 3 天即出现阳性结果。补体结合试验、免疫荧光试验、间接血凝试验及聚合酶链反应等也有助于确诊,并与斑疹热组各种疾病相鉴别。

(六)诊断和鉴别诊断

根据流行病学史,如发病地区、蜱咬史和流行季节以及患者近期与自然疫源的接触情况,结合临床表现,容易诊断。可行血清学及分子生物学检验等实验室检查。近年来,聚合酶链反应因其具快速、特异、灵敏的特点已广泛用于疾病的临床诊断。本病应与斑疹伤寒、麻疹、流行性脑脊髓膜炎等鉴别。

(七) 治疗

多西环素(强力霉素)、四环素、土霉素和氯霉素等均有良好的疗效。四环素、氯霉素每天 2g 或多西环素每天 0.2g。疗程 5~7 天。服药后 1~3 天患者体温渐退至正常。

(八) 预防

加强个人防护以避免蜱叮咬,包括穿防护服装及应用驱避剂。此外,应注重灭蜱,尽可能杀灭周围环境的蜱。采用灭活减毒活疫苗,增强人群的免疫力。

九、纽扣热

纽扣热(boutonneuse fever)亦称马赛热(Marseille fever,Exanthematic fever of Marseille)及地中海斑点热(Mediterranean exanthematous fever),病原体是康诺尔立克次体(*Rickettsia conorii*),是一种蜱传播的自然疫源性和经济疫源性共存的传染病。因出现纽扣样的皮疹而得名。它是蜱媒斑点热组中分布相当广泛的一种轻症立克次体病,以被蜱叮咬部位出现原发病灶或焦痂,全身遍布皮疹为特征。在首次描述本病后,相继在欧洲、亚洲和非洲的所有地中海沿岸国家均有报告。常就发病地取名,故有埃塞俄比亚斑疹伤寒、肯尼亚斑疹伤寒以及印度蜱媒斑疹伤寒等。所有这些病名均冠之的蜱传斑疹伤寒,它所代表的是纽扣热这样一个独立的临床病类。

(一) 病原学

本病的病原体为康诺尔立克次体,其形态及染色性质均类似立氏立克次体,可同时在宿主细胞的胞质及胞核中生长繁殖,但在胞质中的数量较多。在鸡胚黄囊感染康诺尔立克次体后所见形态,一般呈杆状,(0.27~0.37)μm×(0.401~0.93)μm。其超微结构和染色体与斑点热群其他立克次体相似。动物实验感染可使豚鼠、大白鼠、小白鼠等发生明显的症状,而家兔、土拨鼠、鸟类则呈无症状感染,血清中抗体效价升高。康诺尔立克次体在宿主细胞内的相互作用,和西伯利亚立克次体相似,并不快速刺激细胞,在兔二倍体网状细胞培养 7~8 天,尚看不到细胞有中毒病变。康诺立克次体在秦氏-魏曦琼脂斜面活组织中很容易生长。接种大剂量于豚鼠腹腔内 3~6 天后可发现细胞病变,鸡胚培养的成功率不高。

(二) 流行病学

1. **传染源**　森林中鼠类以及犬在传染源中所起的作用值得重视,犬为蜱的主要寄主,使疫源地的蜱得以生存并有利于蜱与人的接触。犬经实验感染后,其血液中可分离出立克次体。自然感染的啮齿动物至少有 15 种,在埃塞俄比亚从绵羊血中分离到病原体,从南非家鼠中也曾分离到立克次体,血清中抗体检出率甚高。实验室工作者可因处理含有大量立克次体的材料而发生严重感染。

2. **传播途径**　各期感染蜱均可通过叮咬人体皮肤而传播本病,此为人体被感染的主要途径。蜱粪或研碎的含立克次体的蜱经眼结膜或破损的皮肤而进入人体是另一感染途径。实验室工作人员操作不慎亦可感染,提示经呼吸道感染的可能性。寄生于犬体外的犬蜱、血红扇头蜱为本病最常见的传播媒介,病原体在蜱体内可存活 1 年余,且存于蜱内各组织中,尤以消化道、卵巢及皮下组织细胞中最为多见。病原体尚能通过蜱卵传至下一代。

3. **易感人群**　人群普遍易感,病后可有相当持久的免疫力。

4. **流行特征**

(1) 地理分布:本病自 1910 年 Conor 及 Brush 在突尼斯发现以来,相继报告广布于欧、亚、非三洲的热带和温带地区,在欧洲分布在沿地中海、黑海和里海的一些国家和地区,在亚洲集中分布在东南亚和南亚。在非洲分布很广,如北部沿地中海地区,东部的索马里等地区,西部的加纳和尼日利亚以及南非、莫桑比克等地区。

(2) 季节分布:本病全年都可发病,但随各地气候对媒介蜱类活动影响的差异,不同月份出现不同感染趋势,如在克里米亚和外高加索有两个高峰,分别为 6 月和 8 月,而在南非的城市全年均可发生病例。

(3) 人群分布:不同年龄组,不同性别和不同职业均可受感染,但以频繁接触两类型疫源地中的家犬、啮齿动物和蜱类的人员高发。

（三）发病机制和病理

在被蜱叮咬的部位可见肉芽肿样原发病灶。皮疹的主要病变为毛细血管及小动脉和小静脉的内皮细胞肿胀、增生及退变。发生血管栓塞，在血管栓塞周围有单核细胞和浆细胞浸润。

（四）临床表现

潜伏期为5~7天，偶可长达2周余。大多急性急骤，畏寒，寒战，继而体温高达40℃，伴乏力，剧烈头痛、肌肉关节痛、全身软弱，畏光，眼结膜充血。重者常出现烦躁不安以致谵妄等症状。发热期持续10~14天，个别可长至3周。初疮典型，蜱叮咬处常出现一直径2~5mm的焦痂，其中央为黑色坏死灶，四周有红晕，覆以深色焦痂，一般为1个，有时可同时看到2~3个。局部淋巴结常肿大。如蜱叮咬眼部，则可产生眼结膜炎或角膜结膜炎。于发热的第4天左右先自臂部出现浅红色斑丘疹，随即涉及躯干、面、手掌及足底以至全身。重症者皮疹可转为出血性，呈2~5mm直径的丘疹，压之不退，有时可有少许色素沉着，脾脏常轻度肿大，可有心动过缓、便秘，患者常诉头痛剧烈，但无阳性神经系统体征。

十、昆士兰蜱媒斑疹伤寒

昆士兰蜱传斑疹伤寒（Queensland tick typhus）亦称北昆士兰蜱媒传斑疹伤寒（North Queensland tick typhus）。本病是由澳大利亚立克次体（*Rickettsia australis*）引起的一种蜱媒传染病。早在1914年，于澳大利亚Mossman地区，发现一种急性发热，局部淋巴结肿胀，斑丘皮疹，类似纽扣热的良性传染病，当时称为地方性腺热。1940年在北昆士兰有类似的传染病，因与蜱有关，称为北昆士兰蜱媒传斑疹伤寒，也称海滨热。其后又从南昆士兰发现本病，才更名为昆士兰蜱传斑疹伤寒。

（一）病原学

本病的病原体是斑点热组的澳大利亚立克次体，其抗原和生物学特点与斑点热组的其他立克次体相似。在琼脂斜面鸡胚组织块培养3~4天可迅速增殖，于第7~12天取组织块涂片镜检能见大量立克次体，在核内呈片状集结，有时整个核被立克次体充满，但在胞浆内的立克次体多为散在。

（二）流行病学

1. 传染源　有研究资料显示，在短鼻袋狸（*Isoodon obesulus*）、长鼻袋狸（*Perameles nasuta*）、琼氏帚尾袋貂（*Trichosurus vulpecula johnstonii*）、赤褐色袋鼠（*Aepyprymnus rufescens*）和大裸尾鼠（*Uromys sherrini*）中存在澳大利亚立克次体的补体结合抗体。认为袋类动物（袋鼠）和某些啮齿动物（鼠类）是本病原体的储存宿主与传染源。

2. 传播途径　传播途径主要为蜱媒传播。资料显示，多数患者均有被全环硬蜱（*Ixodes holocyclus*）叮咬的历史；在昆士兰东南部从这种饥饿成蜱和采自狗体的半饱若蜱体内均分离出本病病原体。这种蜱广布于澳大利亚东部沿海的高原雨林中，为三宿主蜱，宿主范围很广，几乎所有的哺乳动物和鸟类都可寄生，幼蜱和成蜱均嗜吸人血。故认为全环硬蜱为本病主要传播媒介。

3. 易感人群　人群普遍易感，但以疫区人群高发。

4. 流行特征

（1）地理分布：本病主要分布于澳大利亚东部沿海地区，最南分布于新南威尔士州东北角的利斯莫。

（2）季节分布：本病常发生在媒介蜱的活动高峰季节，也就是当地的秋季。

（3）人群分布：不同年龄组，不同性别和不同职业均可受感染，虽与职业无直接性关系，但以长期处于疫区或在疫区从业活动受蜱暴露时间较长的人群高发。

（三）临床表现

起病缓慢，表现为全身不适、头痛、眼眶后和双侧颞部剧痛，伴有淋巴结炎。体温38.5~39.5℃，呈弛张热或稽留热，持续7~10天可降至正常。起病1~6天内常出现皮疹，其颜色、大小及其分布情况不一，恢复期皮疹即行消退。脾可轻度肿大。本病为良性经过，症状较轻，预后良好，没有复发，不经治疗，也能自然痊愈。

（四）诊断和鉴别诊断

根据流行病学资料和临床表现不难诊断。对缺乏原发灶及皮疹者，可做外斐氏试验，在恢复期其变形杆菌OX19及OX2均可阳性。补体结合试验亦有助于诊断。可取患者发热期血液接种于豚鼠或乳鼠腹腔以分离病原体。本病需与恙虫病、Q热及鼠型斑疹伤寒等病相鉴别。

（五）治疗与预防

用氯霉素或四环素族类酌情对症处理;主要是灭蜱、灭鼠、防蜱叮咬与管理好袋鼠。

（木　兰）

十一、阵发性立克次体病

阵发性立克次体病是由鲁氏立克次体(*Rickettsia rutchkouskyi*)引起的一种分布局限的蜱媒自然疫源性立克次体病。以起病突然,伴有反复的短暂发作和肌痛症状,而无原发病灶和局部淋巴结炎为临床特征。

（一）病原学

阵发性立克次体病的病原体是鲁氏立克次体,1947年首先从人虱体内分离出病原体,能在鸡胚中生长,通过鼻腔或气管内接种而感染小白鼠、大白鼠、蝙蝠及刺猬等实验动物,并能引起立克次体性肺炎。形态与染色特点均与战壕热立克次体相似。

（二）流行病学

1945年在乌克兰首先发现本病,1949年对流行病学进行了研究。

1. 传染源　带毒的蓖子硬蜱及其幼蜱的寄生宿主棕背鮃都是传染源。

2. 传播途径　通过媒介蜱类叮咬人体吸血时传播感染。媒介蜱类在自然疫源地有经卵传递立克次体的能力,故也是贮存宿主。啮齿目和食虫目中一些鼠类可能是贮存宿主。

3. 人群易感性　人群普遍易感,但在林区从事活动的人感染机会多。

4. 生态与流行特征　感染或发病多在春夏季蜱类活动活跃的季节,人与自然疫源的接触和被蜱叮咬机会决定感染的可能性。以散发病例为多见。

（三）发病机制和病理

本病发病机制主要为蜱叮咬人体吸血时将病原体注入人体,鲁氏立克次体随血液扩散到器官,以中枢神经系统受损害为主,其他器官病变轻微。

（四）临床表现

潜伏期约7~10天。起病急骤,体温突然升高至39~40℃,持续高温5~6天,高温突然下降至正常。经2~3天后,再次发作2~3天,发作可反复1~3次。无初发病灶,也无局部淋巴结炎,偶有一过性玫瑰样斑疹,剧烈头痛和腰部肌痛,眼球有压痛感。

（五）实验室检查

发热期有蛋白尿,发病初期血中白细胞减少,恢复期前白细胞则有中度增加。对外斐反应所用变形杆菌各株抗原均呈阴性反应,凝集反应呈阳性,滴度在1:100~1:400。补体结合试验敏感。

（六）治疗

四环素、土霉素或氯霉素均有疗效。

（七）预防

改善环境,消除蜱类孳生地。采取灭鼠、灭蜱措施,加强集体和个人防蜱措施。

（热比亚·努力）

十二、Q热

Q热(Query fever),是由贝氏立克次体(贝纳柯克斯体,*Coxiella burnetii*)引起的一种人畜共患自然疫源性传染病。早在1935—1937年间于澳大利亚发生一种不明发热病例,当时称之为Q热。1937年Burnet与Freeman证实该病病原体为立克次体。随之又在当地的袋鼠及其体表寄生的肩突硬蜱体内培养分离出了这种立克次体。同时,用血清学方法证实了Q热立克次体也能感染当地的小型兽类及牛。1939年命名Q热立克次体为贝氏立克次体(*Rickettsia burnetii*)。1938年Davis和Cox报道在美国蒙大拿州九里河地区收集到的安氏革蜱体内分离出了与Q热病原体相同的立克次体。鉴于Q热病原体在生物学特性上,不同于其他立克次体,1948年Philips建议另列新属,即柯克斯体属(*Coxiella*),独立于立克次体族之中,从而称之为贝纳柯克斯体（*Coxiella burnetii*）。1950 年在北京发现首例 Q 热并获得血清学证实，之后在内蒙古、黑龙江、福建、安徽、四川、新疆、西藏、云南、海南等地多次暴发疫情。1963—1965 年血清流调显示，我国西南省份健康人血清抗体阳性率为 1.6%~28.7%。而畜牧养殖人员血清阳性率检出率更高（赵清等，2020）。Q 热性肺炎与其他微生物引起的肺炎相比，白细胞计数一般正常或较低，C 反应蛋白水平通常较高，部分患者伴有转氨酶升高。脑膜脑炎是 Q 热最常见的急性严重神经并发症，其次是脑膜炎和周围脊髓炎。急性 Q 热罕见的临床表现包括胆囊炎、淋巴结炎、淋巴瘤、噬血细胞综合征、骨髓坏死等。

（一）病原学

Q 热的病原体为贝氏立克次体（贝纳柯克斯体），隶属于柯克斯体属、立克次体族、立克次体科，专性寄生于活细胞内。Q 热立克次体型态呈短小球形或杆状的多形性，大小为 0.2~1.5μm，无鞭毛或荚膜。超微结构由外表层（微荚膜和细胞包膜）、外周层（含核糖体颗粒）及中心致密体所组成。柯克斯体之所以独立为属，是由于它的一些生物特征、核酸结构不同于立克次体族。二者同为细胞内专性寄生，在宿主细胞浆空泡内繁殖，其繁殖方式为二分裂增殖。但在宿主细胞内定位不同，立克次体分布于胞浆内或核内，而柯克斯体位于细胞内吞噬溶酶体。柯克斯体有芽孢样形成，代谢最适 pH 为 4.5，立克次体无芽孢形态，代谢最适 pH 为 7.2。柯克斯体可以通过细菌滤器，这一点也与立克次体不同。还有一个重要不同点是柯克斯体对外界抵抗力很强。贝纳柯克斯体存在着类似细菌的 S-R 的相变异，叫 I 相-II 相变异。

从人、动物和蜱体内分离到贝纳柯克斯体是毒力较强的 I 相株，I 相株经鸡胚连续传代后变成 II 相株，II 相株对实验动物的毒力减弱。这种相变异是不可逆的，所有 I 相株在实验室经传代可含有 I 相和 II 相的个体，II 相株中没有 I 相个体。

立克次体由呼吸道黏膜进入人体。先在局部单核-吞噬细胞内繁殖，然后入血形成立克次体血症，播散到全身各组织、器官，造成小血管、肺肝等组织脏器病变。血管病变主要有内皮细胞肿胀，可有血栓形成。肺部病变与病毒或支原体肺炎相似。小支气管肺泡中有纤维蛋白、淋巴细胞及大单核细胞组成的渗出液，严重者类似大叶性肺炎。国外近有 Q 热立克次体引起炎症性假性肺肿瘤的报道。肝脏有广泛的肉芽肿样浸润。心脏可发生心肌炎、心内膜炎及心包炎，并能侵犯瓣膜形成赘生物，甚或导致主动脉窦破裂、瓣膜穿孔。其他脾、肾、睾丸亦可发生病变。

（二）流行病学

1. **传染源**　Q 热自然疫源地的宿主主要是野生哺乳动物。节肢动物蜱、螨作为 Q 热的重要宿主也是不可忽视的。迄今发现自然感染 Q 热的野生动物有 90 余种，鸟类 70 余种，蜱类 70 余种。经济疫源地的宿主动物，除常见的大牲畜牛、羊、骆驼外，狗、猫、猪等也有暂时宿主的作用，鸟类和家禽也可能参与 Q 热的传播活动。自然疫源地的宿主动物与经济疫源地的宿主动物，极可能生活在同一牧区草场、山缘、草地，又由于经济疫源地宿主动物产品流通较远，造成了 Q 热分布广泛。患者通常并非传染源，但患者血、痰中均可分离出 Q 热立克次体，曾有住院患者引起院内感染的报道，故应予以重视。

2. **传播途径**　蜱为 Q 热的重要传播媒介，全世界分离到 Q 热病原的蜱类有 70 余种，这些蜱种分布在我国的有 19 种，即草原硬蜱、粒形硬蜱、全沟硬蜱、边缘革蜱、网纹革蜱、铃头血蜱、刻点血蜱、嗜群血蜱、亚洲璃眼蜱、盾糙璃眼蜱、嗜驼璃眼蜱、囊形扇头蜱、血红扇头蜱、图兰扇头蜱、短小扇头蜱、特突钝缘蜱、乳突钝缘蜱、微小扇头蜱。其中我国在 Q 热调查工作中分离出贝氏柯克斯体的蜱螨有铃头血蜱（四川）、亚洲璃眼蜱（新疆、内蒙古）、微小扇头蜱（海南）和毒厉螨（*Laelaps echidninus*）（福建）等。

蜱的叮咬在保持和延续 Q 热疫源地上起到主要作用。除此以外，认为含大量病原体的蜱粪便、蜱的基节液及组织，污染了动物皮毛或人体、衣物后，再形成气溶胶，经呼吸道感染也是一个重要的方式，当然不能排除接触感染的途径。曾有人用手指压衣服上的死蜱而于 16 天后患上了 Q 热。贝纳柯克斯体可通过呼吸道、消化道及皮肤黏膜等多种途径使易感人群患 Q 热。动物间通过蜱传播；人通过下列途径受染：

（1）**呼吸道传播**：是最主要的传播途径。Q 热立克次体随动物尿粪、羊水等排泄物以及蜱粪便污染尘埃或形成气溶胶进入呼吸道致病。

（2）**接触传播**：与病畜、蜱粪接触，病原体可通过受损的皮肤、黏膜侵入人体。

（3）**消化道传播**：饮用污染的水和奶类制品也可受染。但因人类胃肠道非本病原体易感部位，而且污染的牛奶中常含有中和抗体,能使病原体的毒力减弱而不致病,故感染机会较少。

3. 人群易感性 普遍易感。特别是屠宰场肉品加工厂、牛奶厂、各种畜牧业、制革皮毛工作者受染概率较高,受染后不一定发病,血清学调查证明隐性感染率可达 0.5%~3.5%。病后免疫力持久。

4. 流行特征 Q 热是一种自然疫源性疾病,其病原体、宿主和媒介都是在一定地理景观中存在的生物群落成员,受自然因素和社会因素的影响,其分布也有较为明显的流行特征。

(1)地区分布:本病分布全世界,Q 热最少分布于 90 多个国家,目前我国北京、河北、内蒙古、黑龙江、吉林、辽宁、四川、重庆、云南、西藏、甘肃、青海、新疆、广东、广西、福建、海南、山东、江苏、安徽、台湾等省份均有本病流行。

(2)季节性:Q 热分布无明显季节性,全年均可发病,但牧民、牧工发病主要出现在家禽产仔期的春季。其他相关从业人员,如接触污染病原的动物性原料与物品的人可见于任何季节。

(3)职业和年龄、性别:其年龄、性别和职业分布特点为人群各年龄组对 Q 热普遍易感,凡是接触过 Q 热病原体的人,几乎都受感染,有的发病,有的不发病只产生抗体,即呈现隐性感染;Q 热的感染往往男性多于女性,年龄常集中于青壮年,这两点恰好反映了易感人群与疫禽接触机会和频率的关系;在职业上,十分明显地反映了畜牧人员、肉食品加工人员和制革、毛纺织厂工人发病率高的特点(刘思彤和尹家祥,2019)。由于感染 Q 热之后,能产生稳固持久的免疫,所以行业新人员更易感染 Q 热。

(三)发病机制和病理

Q 热病原体可经任一传播途径进入人体,但对侵入部位从不造成病变,而是很快进入血液循环中,造成全身立克次体血症。侵犯单核吞噬细胞系统及结缔组织细胞,并破坏细胞代谢,在细胞内增殖,出现细胞过度增生。在胞浆内形成含有立克次体的空泡,细胞破裂后向细胞间所释出的病原体又侵犯邻近的组织细胞、巨噬细胞、周围细胞以形成病灶过程。血管外膜受累产生血管周围炎,使小血管通透性增强,伴随细胞浆流向炎性灶的有中性粒细胞。由于中性粒细胞无力完全吞噬并消化掉所有立克次体,残余部分集聚在组织中而流向血液循环,再次形成立克次体血症,死亡后被溶解的立克次体所释出的毒素导致临床上出现全身中毒症状。随病变的发展,机体出现过敏症状及自身免疫过程,继而导致病程慢性迁延化。

在病理学及致病机制研究方面,我国分离株的豚鼠实验病理学研究除显示感染豚鼠有 Q 热的病理形态学特征外,还建立了豚鼠实验性 Q 热性肾小球肾炎模型。在豚鼠血中出现循环免疫复合物,同时用免疫荧光发现肾小球毛细血管壁及系膜区有 IgG 及 C3 颗粒状沉积;电镜可见基底膜及系膜区沉积有电子致密物。Ⅲ型超敏反应参与了 Q 热的病理损伤,可能是 Q 热发病机制的重要因素之一。贝纳柯克斯体可持续存在于 Q 热患者的巨噬细胞中,产生 IL10 逃避免疫系统,引起持续性感染。

(四)临床表现

潜伏期:12~39 天,平均 18 天。起病大多急骤,少数较缓。

1. 发热 初起时伴畏寒、头痛、肌痛、乏力、发热在 2~4 天内升至 39~40℃,呈弛张热型,持续 5~14 天。部分患者有盗汗。近年发现不少患者呈回归热型表现。

2. 头痛 剧烈头痛是本病突出特征,多见于前额、眼眶后和枕部,也常伴肌痛,尤其腰肌、腓肠肌为著,亦可伴关节痛。

3. 肺炎 30%~80% 患者有肺部病变。于病程第 5~6 天开始干咳、胸痛,少数有黏液痰或血性痰,体征不明显,有时可闻及细小湿啰音。X 线检查常发现肺下叶周围呈节段性或大叶性模糊阴影,肺部或支气管周围可呈现纹理增粗及浸润现象,类似支气管肺炎。肺病变于第 10~14 病日最显著,2~4 周消失。偶可并发胸膜炎,胸腔积液。

4. 肝炎 肝脏受累较为常见,患者有食欲缺乏、恶心、呕吐、右上腹痛等症状。肝脏肿大,但程度不一,少数可达肋缘下 10cm,压痛不显著。部分患者有脾大。肝功检查胆红素及转氨酶常增高。

5. 心内膜炎或慢性 Q 热 约 2% 患者有心内膜炎,表现长期不规则发热,疲乏、贫血、杵状指、心脏杂音、呼吸困难等。Q 热立克次体感染性心内膜炎临床诊断较为困难,易漏诊、误诊(倪寅凯等,2020)。继发的瓣膜病变多见于主动脉瓣,二尖瓣也可发生,与原有风湿病相关。慢性 Q 热指急性 Q 热后病程持续数月或一年以上者,是一多系统疾病,可出现心包炎、心肌炎、心肌梗死、脑膜脑炎、脊髓炎、间质肾炎等。

6. Q 发热会增加妊娠早期流产的风险,并增加妊娠后期早产或胎儿宫内死亡的风险(Ghanem-Zoubi 和 Paul,2020)。

(五)实验室检查

1. **临床诊断** 凡发热患者,如有与牛羊等家畜接触史,当地有本病存在时,应考虑 Q 热的可能性。对伴有剧烈头痛、肌痛、肺炎、肝炎、外斐反应阴性者应高度警惕。

2. **实验室检查**

(1)血象:血细胞计数正常,中性粒细胞轻度左移,血小板可减少,血沉中等程度增快。

(2)血清学:

1)补体结合试验:急性 Q 热Ⅱ相抗体增高,Ⅰ相抗体呈低水平。若单份血清Ⅱ相抗体效价在 1∶64 以上有诊断价值,病后 2~4 周,双份血清效价升高 4 倍,可以确诊。慢性 Q 热,Ⅰ相抗体相当或超过Ⅱ相抗体水平;

2)微量凝集试验:Ⅰ相抗原经三氯醋酸处理转为Ⅱ相抗原,用苏木紫染色后在塑料盘上与患者血清发生凝集。此法较补体结合试验敏感,阳性出现率(第 1 周阳性率 50%,第 2 周阳性率 90%),也可采用毛细管凝集试验。但特异性不如补体结合试验;

3)免疫荧光及酶联免疫吸附试验检测 Q 热特异性 IgM(抗Ⅱ相抗原):可用于早期诊断。

(3)病原分离:取血、痰、尿或脑脊液材料,注入豚鼠腹腔,在 2~5 周内测定其血清补体结合抗体,可见效价上升;同时动物有发热及脾大,剖检取脾组织及脾表面渗液涂片染色镜检病原体;也可用鸡胚卵黄囊或组织培养方法分离立克次体,但须在有条件实验室进行,以免引起实验室内感染。

(六)诊断和鉴别诊断

急性 Q 热应与流感、布鲁氏菌病、钩端螺旋体病、伤寒、病毒性肝炎、支原体肺炎、鹦鹉热等鉴别。Q 热心内膜炎应与细菌性心内膜炎鉴别:凡有心内膜炎表现,血培养多次阴性或伴有高胆红素血症、肝大、血小板减少($<100 \times 10^9/L$)应考虑 Q 热心内膜炎。补体结合试验Ⅰ相抗体>1/200,可予诊断。国外有报告,直接荧光检测Ⅰ、Ⅱ相 IgA 呈高效价,用来诊断 Q 热心内膜炎。慢性 Q 热其他表现也要与相应病因所致疾病鉴别。

(七)治疗

1. **一般疗法** 住院卧床休息。病房要求采光换气良好,按病情所需营养提供治疗饮食。针对所出现的并发症,采取有特点的治疗,可酌情给予 5% 葡萄糖液及对症处置。

2. **抗生素疗法** 首选四环素。可选用金霉素、氯霉素。有心脏瓣膜病变者,可行人工瓣膜置换术。

(八)预防

1. **管理传染源** 患者应隔离,痰及大小便应消毒处理。注意家畜、家禽的管理,使孕畜与健畜隔离,并对家畜分娩期的排泄物、胎盘及其污染环境进行严格消毒处理。

2. **切断传播途径** 屠宰场、肉类加工厂、皮毛制革厂等场所,与牲畜有密切接触的工作人员,必须按防护条例进行工作。灭鼠灭蜱,对疑有传染的牛羊奶必须煮沸 10 分钟方可饮用。自动免疫:对接触家畜机会较多的工作人员可予疫苗接种,以防感染。牲畜也可接种,以减少发病率。死疫苗局部反应大;弱毒活疫苗用于皮上划痕或糖丸口服,无不良反应,效果较好。

(热比亚·努力)

十三、土拉弗氏菌病

土拉弗氏菌病(tularemia)或称野兔热、鹿蝇热,是一种急性、感染性人兽共患疾病。其致病菌是土拉弗朗西斯菌(*Francisella tularensis*,简称土拉弗氏菌)。眼外科医生 Martin 于 1907 年在美国发现首例患者,McCoy 和 Chapin 于 1912 年从美国加利福尼亚州土拉地区(Tulare county)的黄鼠(*Citellus beecheyi*)中首次分离出病原体,因而得名土拉弗氏杆菌;Francis 于 1921 年采用首先分离出病原体的地名命名本病,所以兔热病也叫土拉菌或土拉伦斯菌病(tularemia)。在日本大原于 1925 年发现本病,故有"大原病"之称。CyБОРОВ 于 1928 年在苏联发现本病。该病患者局部淋巴结有肿大、破溃,皮肤呈现溃疡,扁桃体上有坏死性伪膜。

（一）病原学

本病的病原体为小球杆菌,大小为(0.2~0.7)μm×0.2μm,是一种多形、不运动、不形成芽孢、有荚膜的需氧菌,革兰氏染色阴性,染色时不易着色(Hennebique et al,2019)。在普通培养基上不生长,在含有葡萄糖-胱氨酸-血琼脂培养基中生长良好。本菌在水中存活能力强,可在12~17℃的自来水或井水中存活3个月,4℃水中存活5个月以上。可耐受–30℃低温,可在冻肉中存活三个月,咸肉中也能存活1个月。日光直射30分钟,60℃加热10~20分钟均可达到物理灭菌效果。本菌对消毒剂敏感,0.1%升汞水或1%煤酚皂溶液30秒钟均可杀菌。1%三甲酚溶液2分钟可杀死蜱组织中的细菌。根据其生化特性,动物流行病学和对兔的毒力测定可分为二个主要亚种,A型即土拉热亚种(*F. tularensis* subsp. *tularensis*)和B型又叫全北区亚种(*F. tularensis* subsp. *holarctica*),目前已知二者核酸序列的细微差别。此外还有中亚细亚亚种(*F. tularensis* subsp. *mediaasiatica*)只分布于中亚地区;新凶手亚种(*F. tularensis* subsp. *novicida*)分离株很少,只能使免疫力低下的个体患病。其中土拉弗氏菌A型主要见于北美洲,是该地区的主要土拉弗氏菌亚种。通过蜱咬或接触有传染性的动物传播。毒力强,死亡率曾高达5%~10.9%。皮下接种或吸入3~4个细菌即能发病,但一般不在人群之间传播。土拉弗氏菌B型常见于北半球欧洲各国,主要是通过与动物直接接触,吸入气溶胶,摄入污染的食物、水或被节肢动物叮咬而感染。近几年在澳大利亚也发现有土拉弗氏菌B型。近年来在我国新疆北部地区分离出的菌株属欧亚变种。

（二）流行病学

1. 传染源　目前已发现自然感染土拉菌病的哺乳动物有145种,其中节肢动物112种。人土拉菌的主要传染源是野兔,至目前为止,我国发生的土拉菌病患者,几乎全部与病前接触野兔有关。

2. 传播途径　兔热病具有多种多样的传播方式,经虫媒叮咬传播为其主要传播途径,吸血节肢动物蜱、蚊、虻、蚤、虱、螨、臭虫等吸吮染疫动物血液后,再刺叮人时可将土拉菌传染给人。尤其蜱类,不仅是土拉菌的主要传播媒介,而且能长期保菌。它从幼蜱到成蜱整个变态过程都在动物身上吸血,如幼蜱在患病的啮齿动物身上吸血而染菌,从幼蜱变为若蜱时,将病原体再带给某些小型哺乳动物,从若蜱变成成蜱再把病原体带给大型哺乳动物,所以这样的生态特点在整个吸血期间土拉菌都能在其体内大量繁殖。例如边缘革蜱能保存菌达710天,细菌的性状和毒力不变。

经直接或间接接触传播、消化道及呼吸道等途径也可传播本病。破损皮肤直接接触到带菌的猎物,剥制、加工皮毛及肉类的过程,从事运草、移垛、打谷等农业活动,进食半熟肉和污染生水,与污染的水体接触乃至吸入感染性气溶胶等等,都可引起感染。通过蜱、虻、蚊等媒介节肢动物吸血叮咬而造成的感染,也颇多见。这在经常活动于本病自然疫源地的人群中多见,有季节性。土拉弗氏杆菌侵入人体的感染途径有皮肤、口腔及眼部黏膜、呼吸道以及消化道等。

3. 人群易感性　人群不分年龄、性别和职业均呈中度易感。男性、猎人、屠宰工人、肉类皮毛加工工人、牧民等的发病率较高,这与接触机会较多有关。得病后多有持久的免疫力,再感染者少见。

4. 生态与流行特征　土拉弗氏菌病广泛分布于北半球,北部有位于斯堪的纳维亚的瑞典和挪威以及北美的阿拉斯加与加拿大,东部有中国和日本,西部则有土耳其、苏联、罗马尼亚、波兰、前捷克斯洛伐克、奥地利、瑞士、德国、法国和意大利。本病尚见于墨西哥和委内瑞拉,在北非和西非地区也有分布。本病的自然疫源地在美国和苏联的分布尤广。在我国黑龙江、吉林、西藏、青海、新疆等省、区也有分布,曾分别从患者、黄鼠、野兔、锐跗硬蜱和边缘革蜱中分离出菌株,确认在通辽、嫩江地区、西藏、青海和新疆等地有本病或其自然疫源地的存在。

（三）发病机制和病理

病原体经由皮肤或黏膜侵入机体后,多数患者在局部引起原发的溃疡病灶。细菌首先顺淋巴管到达局部淋巴结,引起炎性反应,以致淋巴结肿大;一部分细菌被吞噬细胞消灭;其他细菌则侵入血循环,引起菌血症,细菌随血液循环散布至各器官,引起心、肝、肺、脾、肾等脏器出现一系列病变。

受侵害的局部皮肤形成溃疡,扩及深部组织则发生干酪坏死。溃疡周围通常集聚有多形核白细胞及上皮样细胞,用荧光抗体染色法可在单核细胞、吞噬细胞及多形核白细胞内检出细菌。与溃疡相联通的深部和浅部淋巴结多被侵犯而呈局灶性坏死和化脓,但不发生腺周炎。肺部病变可见肺叶的实质性损害与胸膜下坏死灶的融合,并可发生脓肿。肝、脾、肾上腺可能肿大。咽喉、食管、结肠、回肠、阑尾、肾上腺、心包、脑与脑膜以及骨髓等均可发生肉芽肿,偶可发生中心坏死或化脓。

(四) 临床表现

1. **潜伏期** 常为3~5天,也可为1~21天。突然发病,高热、寒战、疲乏无力、周身疼痛、头痛及恶心;干咳、喉痛时有发生,发热时间可持续几天或几周。B型土拉弗氏菌病的症状较轻,一般不致死;而A型土拉弗氏菌病可导致横纹肌溶解和败血症休克等。

2. **临床分型**

(1) 溃疡腺型:此型最常见,占50%~80%。一般症状同前,大多为轻症,少数严重者表现有毒血症状。

(2) 腺型:占患者的10%~15%。细菌虽多由皮肤侵入,但并不出现皮肤原发性病灶,主要是淋巴结肿大与发热,一般全身症状轻微。

(3) 眼腺型:病原体侵入眼结膜而致结膜炎,局部明显充血,眼睑水肿,出现畏光、流泪及弱视等症状,严重者角膜可出现溃疡导致失明。耳前腺和颈部淋巴结可见肿大。

(4) 咽腺型:以渗出性咽炎为多见,扁桃体上出现假膜和脓点,颈部淋巴结常见肿大。吞咽动作发生障碍,出现高热,病情严重者可因气管梗塞而致死。多发于儿童。

(5) 胃肠型:常呈急性发作,体温升高,伴有痉挛性腹痛和水泻。偶可引起腹膜炎、呕吐、黑粪等。

(6) 伤寒型(全身型或胸膜肺型):通常无原发病灶和局部淋巴结肿大。病菌进入血流而引起败血症,故全身中毒症状严重,临床症状与伤寒相似。有时伴有胸闷、肺部的严重感染以及腹泻,未经治疗时病死率可达30%。

(五) 实验室检查

1. **周围血象** 起病初期白细胞增多($10 \times 10^9/L$~$12 \times 10^9/L$),以中性粒细胞增多为主。病程后期白细胞减少,淋巴与单核细胞比例上升,有杆状核中性粒细胞。

2. **细菌培养** 将局部溃疡分泌物、肿大淋巴结、痰、洗胃液或急性期血液等标本,培养于葡萄糖脱氨酸血液琼脂培养基础上,经48小时后可分离出病原菌。

3. **动物接种** 将上述标本接种于小白鼠或豚鼠皮下或腹腔,接种动物一般于1周内死亡。病理解剖可发现肝、脾中有肉芽肿病变,从脾中可分离出病原菌。

4. **血清学试验**

(1) 血清凝集试验:在病程第二周开始出现抗体阳性,1~2个月后滴度达高峰,最高可达1:1 280,抗体可持续数年。凝集效价1:100或更高或者急性期和恢复期双份血清的抗体滴度升高4倍时具有诊断意义,并可以此排除布鲁氏杆菌间的交叉反应。

(2) 反向间接血球凝集试验:具有早期快速诊断特点,经1~2小时可出结果。

(3) 免疫荧光抗体法:可用于早期快速诊断,特异性和灵敏性较好,1~2小时可出结果。

5. **皮肤试验** 用稀释的死菌悬液或经提纯的抗原制备土拉菌素。接种0.1ml菌素于前臂皮内,经12~24小时观察结果,呈现红肿为阳性反应,第3~5病日可出现反应。主要用于流行病学调查,对临床诊断不能排除以往患过本病的可能性。

(六) 诊断与鉴别诊断

在本病多发地区,根据流行病学和临床表现不难作出诊断,病原学检查有确诊价值。需与结核、真菌感染、鼠疫、细菌性肺炎、淋巴瘤、布鲁氏杆菌病、伤寒、斑疹伤寒、白喉、流感以及肺癌等相鉴别。

(七) 治疗

1. **抗菌治疗** 链霉素为适于临床各型治疗的首选药物。庆大霉素是适宜的替代药物,四环素亦有效。对重症可用四环素注射液,氯霉素疗效亦好。对重症患者也可合并应用上述药物,以防产生耐药性。目前更为有效的药物是喹诺酮,环丙沙星和左氟沙星。重症患者使用联合疗法(如氨基糖甙类和氟喹诺酮类);预防性治疗可选用链霉素,庆大霉素,强力霉素或环丙沙星。

2. **一般治疗** 全身支持疗法也很重要。患者应予隔离,其排泄物、分泌物、用具等进行消毒。肿大淋巴结如无脓肿形成,不可切开引流。

（八）预防

接种减毒活疫苗是有效的个人预防措施,接种一次,其免疫保护作用可长达 5 年。加强对狩猎活动的防疫要求和对可能遭受污染的环境、物体的卫生防疫监督。除了重点控制野兔外,还应做好防鼠、灭鼠工作;对水源、食品应做好防野兔、防鼠,防止兔、鼠排泄物污染;食用兔肉时,应充分煮熟,并应做到生熟分开,防止交叉污染。在与传染源接触的职业人群中开展卫生宣传教育。防止蜱、虻等吸血节肢动物和啮齿动物叮咬。

(热比亚·努力)

十四、莱姆病

莱姆病(Lyme disease,LD)又称莱姆疏螺旋体病(Lyme borreliosis),是一种以蜱作为传播媒介,由伯氏疏螺旋体(*Borrelia burgdorferi*)感染所致人兽共患的自然疫源性传染病。本病临床表现复杂多样,可引起多系统、多器官损害,早期常表现为具有特征性的慢性游走性红斑(erythema chronicum migrans,ECM),并伴有发热、头痛、肌肉和关节疼痛以及淋巴结肿大等症状,该病系全身性疾病,若误诊或未经治疗,可出现心脏损害、神经系统症状、关节炎等综合征,重者可致终身残疾甚至死亡,致残率较高,对人类健康危害甚大。

1883 年德国曾描述本病为慢性萎缩性肢皮炎(acrodermatitis chronica atrophicans,ACA)。1909 年瑞典曾报告为 ECM,并于 1913 年提出本病系由蓖子硬蜱传播。1975 年 Steere 等在美国康涅狄格州的莱姆(Lyme)镇及其附近进行流行病学调查中发现,许多曾被诊断为青少年类风湿性关节炎与欧洲发生的 ECM 极为相似,并以 Lyme 关节炎报告了此病,很快又发现它不限于关节,而是一种多系统疾病,任何年龄、性别皆可发生,1978 年改称为莱姆病。1977 年 Steere 首先研究证实了莱姆当地的肩突硬蜱是莱姆病的传播媒介。1982 年 Burgdorfer 等从达明硬蜱(*Ixodes dammini*)(肩突硬蜱的同物异名)体内发现螺旋体,当时暂定为 *Ixodes dammini* 螺旋体,并提出从达明硬蜱体内发现的螺旋体就是莱姆病的致病因子。1982 年纽约州卫生部和耶鲁大学的研究人员从莱姆病患者的血液、皮肤病灶和脑脊髓液中也分离出和上述形态一致的螺旋体。同年,Steere et Benach 等从患者血液、脑脊液和病变皮肤中也分离出同类的疏螺旋体。1984 年明尼苏达大学医学院的 Johnson 及其同事根据该螺旋体的基因 DNA 和表型特征将它鉴定为疏螺旋体属(*Borrelia*)的一个新种,并研究证实是导致莱姆病的病原体,为纪念首次发现莱姆病螺旋体的 Burgerdorfe,将其命名为伯氏疏螺旋体(*Borrelia burgdorferi*,Bb),后被称为莱姆病螺旋体。1997 年 Fraser 报告了对伯氏疏螺旋体 B31 菌株全部基因组的测序工作,这标志着伯氏疏螺旋体基因组研究的一个里程碑。目前,世界各国从不同蜱、宿主动物和患者中分离到的伯氏疏螺旋体已达 1 000 株以上。近几年根据不同株 DNA-DAN 同源性分析、16S rRNA 基因序列分析、5s-23s rRNA 基因间隔区限制性酶切片段长度多态性分析(restriction fragment length polymorphism,RFLP)等方法研究的结果,伯氏疏螺旋体至少可分为 20 多个不同基因型,其中 4 个基因型是有致病性即狭义伯氏疏螺旋体(*Borrelia burgdorferi sensu stricto*)、伽氏疏螺旋体(*Borrelia garinii*)、阿弗西尼疏螺旋体(*Borrelia afzelii*)和斯柏曼疏螺旋体(*Borrelia spielmanii*)(苗广青和张琳,2020)。

在美国,狭义伯氏疏螺旋体是莱姆病感染的主要病原体;在欧洲,阿弗西尼疏螺旋体或伽氏疏螺旋体是莱姆病感染主要病原体;在我国伽氏疏螺旋体是莱姆病感染主要病原体,其次为狭义伯氏疏螺旋体和阿弗西尼疏螺旋体。

莱姆病是世界性疾病,严重威胁着人类健康和畜牧业生产,已成为世界性的卫生问题。1992 年世界卫生组织将莱姆病列为重点防治对象。我国于 1988 年首次从黑龙江省林区患者血液分离到病原体。近来从患者、蜱或动物体中分离出 130 多株莱姆病螺旋体,其 SDS-PAGE 蛋白谱、质粒谱和 DNA 限制酶谱表明中国菌株与北美菌株明显不同;应用 rRNA 基因多态性分析,中国菌株可被分为三个基因型,其中第一基因型(*B. burgdorferi sensu stricto*)是亚洲首次发现。

（一）病原学

1. 病原分类　莱姆病的病原体为伯氏疏螺旋体,属非光能原核原生生物亚界(Scotobacteria)、螺旋体纲(Spirochaetales)、螺旋体目(Spirochaetaleslxt)、螺旋体科(Spirochaetaceae)、疏螺旋体属(*Borrelia*)。

2. 形态结构　伯氏疏螺旋体狭长,长 11~39μm,宽 0.2~0.4μm,有 3~10 个大而稀疏的螺旋,螺距为 2.1~2.4μm,从蜱体新分离株的螺旋通常呈左旋的特征可供鉴别。细胞结构由表层、外膜、原生质体和鞭毛四部分构成。表层由含碳水化合物成分组成。外膜由脂蛋白微粒组成,具有抗原性的外膜蛋白(outer surface protein)有 OspA、OspB、OspC 等,其中 OspA 免疫人体可产生特异性抗体,具有保护作用;OspC 具有高度异质性和强抗原性,能在感染后引起早期免疫反应抗原性强。伯氏疏螺旋体的可变膜蛋白 E(variable major protein-like sequence expressed E,VlsE)也具有较强免疫原性。原生质体含有原生质和核物质。螺旋体末端大多尖锐,呈纺锤状,每个末端有 7~15 根鞭毛作为运动器官,鞭毛位于外膜与原生质之间,故又称内鞭毛(endoflagellum)。革兰氏染色呈阴性,吉姆萨染色呈紫红色,非染色标本不能在普通显微镜下看到,但在暗视野显微镜下可见旋转震颤样运动和徐缓移动等独特的运动方式。伯氏疏螺旋体的其他蛋白,如鞭毛蛋白 B(flagellin B,FlaB)等也具有抗原性。

3. **培养特性** 伯氏疏螺旋体为微嗜氧,属发酵型,生长缓慢,分裂周期为 8~20h,需要充足的营养,在富含高质量牛血清白蛋白等 20 种成分的 BSK 培养基中生长良好。最适生长温度为 33~37℃,pH 为 7.2~7.6。

4. **抵抗力** 伯氏疏螺旋体怕光不耐热,室温条件下可存活 1 个月左右,4℃能存活较长时间,−80℃以下可长期存放。对青霉素类抗生素敏感,对氯霉素中度敏感,对甲硝唑、甲基达唑、利福平、磺胺、5-氟尿嘧啶等药物耐受。对该螺旋体易感动物有小白鼠、白足鼠、沙土鼠、金黄地鼠、叙利亚地鼠、兔和犬等。

(二)流行病学

1. **传染源** 莱姆病是一种人畜共患的自然疫源性疾病,引起莱姆病的伯氏疏螺旋体在脊椎动物和蜱之间循环。作为媒介蜱的大多数宿主是贮存宿主,涉及啮齿类、兔、狗、鹿、马、牛、狼、熊等 30 多种野生动物、40 多种鸟类、多种家畜家禽和爬行类动物。一般来说,啮齿动物由于数量多、分布广,不仅能耐受高水平的螺旋体血症,而且直接参与螺旋体的生活周期,是伯氏疏螺旋体的主要贮存宿主和主要传染源。

我国已从棕背䶄(*Clethrionomys rufocanus*)、大林姬鼠(*Apodem uspeninsulae*)、小林姬鼠(*Apodemus sylvaticus*)、黑线姬鼠(*Apodemus agrarius*)、社鼠(*Rattus confucianus*)、花鼠(*Eutamias sibiricus*)、白腹巨鼠(*Ra. edwardsi*)和华南兔(*Lepus sinensis*)等啮齿动物中分离出伯氏疏螺旋体,从自然种群数量和感染率分析,棕背䶄(*Clethrionomys*)类和姬鼠类可能是主要贮存宿主,褐家鼠在城市中作为莱姆病贮存宿主的能力已被引起重视。另外,从黑线姬鼠和白腹巨鼠胚胎中分离出莱姆病螺旋体,表明该螺旋体可通过胎盘垂直传播;国外研究已证实莱姆病螺旋体在人和牛、马、鼠等动物中可通过胎盘垂直传播,这对莱姆病自然疫源地的维持和扩大具有重要意义。狗作为我国北方林区莱姆病螺旋体的主要生物媒介全沟硬蜱成蜱的主要供血者之一,可能是较重要的宿主动物,在维持媒介的种群数量上起着重要作用。

在北美东部主要是白足鼠(*Peromyscus leucopus*),其次是花栗鼠、松鼠、地鼠和鹿鼠,在白足鼠少的地区,其他啮齿动物也可做为主要贮存宿主,如稻田鼠、棉鼠等。欧洲疫源地一般认为姬鼠类和棕背䶄类是主要贮存宿主,一旦感染可终身携带莱姆病螺旋体。兔在鼠和食虫类少的地区起主要贮存宿主作用。鸟类对莱姆病的远距离传播有重要作用。

肩突硬蜱、太平洋硬蜱(*Ixodes pacificus*)、蓖子硬蜱等媒介蜱类均已证实经卵传递本螺旋体,它们兼为贮存宿主。

人虽然可以成为幼蜱、若蜱及成蜱的叮咬对象,但由于人感染后螺旋体血症期短,不是蜱的有效宿主,而且病原体在自然界的生存、繁衍及循环并不依赖于人,而是以蜱作为媒介、长期在脊椎动物宿主间辗转相传而实现的,故患者一般不是莱姆病的传染源。

2. **传播途径** 蜱叮咬吸血时经唾液将螺旋体传染给人和易感动物是莱姆病传播的主要方式。目前已发现硬蜱属、花蜱属、革蜱属、血蜱属、扇头蜱属等多种硬蜱自然感染莱姆病螺旋体,但只有硬蜱属是莱姆病的传播媒介,且大部分归属于蓖子硬蜱,包括美国中部和东部的肩突硬蜱,美国西海岸和内陆 Nevada 和 Utah 州的太平洋硬蜱;欧洲的蓖子硬蜱和欧亚大陆的全沟硬蜱。

我国已从全沟硬蜱、粒形硬蜱、锐跗硬蜱、长角血蜱、嗜群血蜱、具角血蜱(*Haemaphysalis cornigera*)、森林革蜱、草原革蜱等分离或检测到莱姆病螺旋体,并证实全沟硬蜱是我国北方林区乃至大部分地区莱姆病的主要传播媒介,嗜群血蜱为次要媒介;南方林区的粒形硬蜱和长角血蜱可能是传播本病的重要媒介,姬鼠可能是主要储存宿主;华北黄淮平原和西北黄土高原地区主要传播媒介为草原革蜱和长角血蜱,森林革蜱和日本血蜱可能是次要媒介;甘肃、新疆和内蒙古西部地区主要传播媒介为全沟硬蜱,可能是伯氏疏螺旋体的主要贮存宿主。

此外,莱姆病可能经粪便传播、垂直传播、经输液及其他吸血昆虫叮咬等传播途径。研究表明非媒介传播是存在的,动物之间可通过尿液相互感染,甚至可以传给密切接触的人,但是人与人之间是否可以通过接触体液、尿液等而传染尚未见报道。

3. 易感人群 人群对莱姆病普遍易感,无种族、性别和年龄差异,其好发于 5~15 岁的儿童和 45~55 岁的成年人。人感染螺旋体后可表现为隐性感染或临床发病,后者又有轻、重之分,造成这些差别的原因可能与感染病原体的毒力及剂量有关,也可能与个体的免疫应答反应不同有关。

4. 流行特征

(1)分布:本病呈全球性分布,在全球 70 多个国家出现,主要分布在美国东北部、中西部、西部,加拿大东南部,欧洲中及北部,亚洲东部和北非。虽然澳洲和南美洲也有病例报告,但尚未从患者体内分离出病原体。全世界每年感染或发患者数在 30 万人左右,主要分布在北纬 30°~60° 之间。

我国曾于 1985 年发现疑似患者,现已证实 29 个省(自治区、直辖市)有莱姆病的分布和存在,其中 19个省(自治区、直辖市)存在莱姆病的自然疫源地。在我国,莱姆病主要分布在东北部、西北部和华北部分地区,范围虽广,但具有疫区有相对集中,呈地方性流行的特点,主要以林区人群感染率最高,约为 10%。

自然感染的蜱种有全沟硬蜱、日本血蜱(黑龙江,曾被误定为嗜群血蜱)、长角血蜱(北京)、盾糙璃眼蜱(宁夏)、微小扇头蜱(广西)。

(2)季节分布:全年均有发生,但早期莱姆病具有明显的季节性,多发于 5~9 月,春夏之交乃发病高峰期,这与当地媒介蜱的种类、数量、活动周期以及季节消长特点相一致。不同地区莱姆病的流行季节略有不同,在我国东北林区,莱姆病初发于 4 月末,6 月上、中旬达到高峰,8 月份以后仅见散在病例。

(3)人群分布:发病与种族、年龄、性别无关,主要取决于进入多发地区与自然疫源媒介兼贮存宿主的蜱类实际接触的时间长短和频率。林业工人、山林地区居民和野外工作者发病较多,尤以青壮年居多。由于林业工人发病率较高,故有人称莱姆病为林业工人的职业病。另外,林区居民以及到林区采集山物、旅游的人员感染率较高,显然与人群的林区活动多、被蜱叮咬率高以及职业特点有密切关系。

(4)影响因素:自然因素包括该地区的气候因素、地理地貌特征及动植物种类。社会因素如旅游、家庭饲养猫、狗宠物等。近年来,美国莱姆病有上升趋势,可能与硬蜱数量增多、居住区向外扩大、鹿群增多以及确诊患者增加等因素有关。

(三)发病机制与病理

1. 发病机制 伯氏疏螺旋体主要位于蜱的中肠,在蜱叮咬吸血时经蜱中肠返流到唾液而进入人体皮肤内,皮内繁殖 2~32 天后扩散,突破人体局部免疫屏障而入血,导致螺旋体血症及器官损害。当螺旋体游走至皮肤表面可表现为慢性游走性红斑,随后进入血液,播散到全身各个部位,引起各种临床症状,包括脑膜脑炎、心肌炎、关节炎等。发病后数月仍有螺旋体存在于脑脊髓液和关节滑液中,以致临床症状持久绵延。侵入到各器官组织的螺旋体,可存活至病程晚期,致使恢复迟缓。螺旋体还可经淋巴管进入局部淋巴组织及经血行播散到心脏、脑、眼和关节等,再播散到皮肤引起各种病变。

莱姆病的发病机制尚未完全清楚,可能与以下因素有关:

(1)病原体直接作用:基因型不同的伯氏疏螺旋体在致病性上有差异,临床表现亦不同,如狭义伯氏疏螺旋体主要引起与关节炎有关的疾病,而伽氏疏螺旋体与神经系统症状有关,阿弗西尼疏螺旋体主要引起慢性萎缩性皮肤病变,但上述三种基因型均能引起慢性游走性红斑。

(2)免疫病理损伤:患者可出现循环免疫复合物阳性、抑制性 T 细胞活性低下及白细胞介素-1(IL-1)活性增加等免疫学异常。感染早期,OspC 抗原等刺激机体产生 IgM,数周后冷沉淀球蛋白阳性,应用免疫组化法检测组织中 IgG 及莱姆病螺旋体抗体均显示阳性表达。此外,伴慢性关节炎患者的 B 细胞同种抗原DR3 和 DR4 的频率增加。

由于免疫复合物沉积于组织中引起机体的慢性炎症和组织损害,表现类似关节炎的各种症状,所以以临床表现常以莱姆病关节型多见。有研究认为伯氏疏螺旋体鞭毛蛋白与莱姆病患者神经轴突 64kDa 蛋白有交叉反应而造成神经系统的损害,说明神经炎与交叉免疫反应有关。还有研究显示人类淋巴细胞功能相关分子-1（human leukocyte function-associated antigen 1，LFA-1）与伯氏疏螺旋体的 OspA 肽链部分一致以及 HLA-DR2、HLA-DR3、HLA-DR4 均与发病有关，表明莱姆病与自身免疫有关。

伯氏疏螺旋体细胞外膜中的脂多糖（lipopolysaccharide，LPS）刺激巨噬细胞产生 IL-1、IL-6 和 α 肿瘤坏死因子（TNF-α）等。IL-1 和 TNF-α 可诱导滑膜细胞释放胶原酶和前列腺素，前者可溶解关节中的胶原纤维引起关节侵蚀，后者可加重疼痛，感染后体内产生特异性抗体与抗原形成免疫复合物，激活补体使吞噬细胞释放各种针对免疫复合物的酶，如胶原酶、蛋白酶等，这些酶侵蚀骨骼组织引起类似关节炎的症状。TNF-α 和硝基酪氨酸对神经鞘细胞和轴索有直接损伤。此外，患者的 T 细胞功能低下，IL-2 水平下降，可能参与发病过程。

2. 病理特点

（1）皮肤病变：早期为非特异性组织病理改变，组织充血，表皮淋巴细胞浸润。晚期以浆细胞浸润为主，见于表皮和皮下脂肪。皮肤红斑组织切片仅见上皮增生，轻度角化伴单核细胞浸润及表层水肿，无化脓性及肉芽肿反应。在皮下胶原纤维、小血管内及其周围可查到螺旋体。

（2）神经系统：主要为进行性脑脊髓炎和轴索性脱髓鞘病变。病变处血管周围见淋巴细胞浸润，血管壁变厚，脑脊液中可查到螺旋体。

（3）关节病变：滑膜绒毛肥大，纤维蛋白沉着，单核细胞浸润。关节炎患者滑膜囊液中含淋巴细胞及浆细胞。关节内皮及周围可见少数螺旋体存在。少数患者可发生类似于类风湿性关节炎的病理改变如滑膜、血管增生、骨及软骨的侵蚀等慢性损害。

（4）内脏病变：病后几周内可出现心脏受累，在心肌血管周围有大量淋巴细胞浸润。其他可能受累的脏器有肝、脾、脑、肾、膀胱、淋巴结等。表现非化脓性细胞浸润，在病变局部可查到 Bb-DNA。

（5）眼病变：可累及角膜、巩膜、葡萄膜、玻璃体和视神经等，眼底改变为视乳头色淡、黄斑间有渗出物等。

（四）临床表现

莱姆病是一种全身性慢性感染性疾病，可引起人体多系统、多器官的损害，具有临床表现多样性和发病过程阶段性的特点。潜伏期指蜱叮咬至出现早期特异性皮肤损害或其他首发症状的时间。国内患者的潜伏期为 1~180 天不等。根据病程的发展，莱姆病可分为早、中、晚三期，各期互有重合。多数患者并非三期具备，可仅有一个病期，也可有几个病期一起出现。一些仅有慢性游走性红斑，而在另一些并无此损害，但有神经和心脏受损害以及关节炎等。

1. 第一期（局部皮肤损害期）　以皮肤出现慢性游走性红斑（erythema chronicum migrans，ECM）为主要临床特征，感染人群中 70%~80% 出现 ECM。大多数患者被蜱叮咬 3~30 天后，首先在叮咬处发生斑丘疹，随病程进展而逐渐扩张成圆形或椭圆形红斑，中心直径 3~68cm 不等，平均直径 15cm 以上的环形红斑多见，外缘有鲜红色边界，中央呈绯红色或苍白色硬块，有时中央可呈致密性红斑、硬变、疱疹、溃疡等。一般无痛感，常有灼热或瘙痒感。红斑可发生于体表的任何部位，但以大腿、腹股沟和腋下常见，儿童多见于耳后、发际。红斑持续时间一般为 3 周左右。大多数患者伴有疲乏无力、头痛、全身酸痛、嗜睡、畏寒、间歇性发热等流感样症状，局部或全身淋巴结肿大，偶有脾大、肝炎、结膜炎等，重者可有恶心、呕吐、颈项强直等脑膜炎症状。

2. 第二期（感染播散期）　以神经系统损害和心脏异常表现为临床特征。神经系统损害常在慢性游走性红斑发生后 2~6 周出现，包括无菌性脑膜炎、脑炎、脑神经炎、脊髓的运动和感觉神经根炎、神经丛炎或脊髓炎等，这些病变可能反复持续数月之久，进而导致慢性神经异常。

（1）脑膜炎症状：部分病例脑膜炎刺激症状显著，可呈间歇性剧烈头痛，疼痛常局限于额和枕部，但严重者也可为弥漫持续性头痛。部分患者有恶心呕吐、颈项强直等症状。脑脊液中细胞增多以淋巴细胞为主，蛋白质增高，但糖正常。

（2）脑炎症状：常较轻微，且少见。可有嗜睡或失眠、记忆力减退、情绪易激动、头昏、眩晕等，少数患者出现抑郁、性格改变、痴呆、步行困难等症状，个别患者表现为精神病。

（3）脑神经炎症状：以面神经麻痹多见，有些患者可有三叉神经、视神经、听神经等不同程度受损，表现为面肌不全麻痹、视力模糊、眼球活动疼痛和畏光、耳鸣、听力下降等症状。

（4）神经根炎和末梢神经炎症状：一般表现为皮肤感觉过敏，可呈局限性、游走性，且以头皮常见，但也可为全身性。也可表现为感觉减退，甚至感觉消失。

（5）心脏症状：一般在慢性游走性红斑发生后3周或更晚出现，最常见的表现为晕厥、胸闷、胸痛、头晕、心悸、心动过速或过缓，少数患者出现胸骨下痛。心脏异常是暂时性的，持续数天或数周即可消失。在美国，心肌炎和房室传导阻滞是循环系统受损的主要临床表现，但在另一些地方如苏联和我国东北的调查表明心脏受损害不明显。

3. **第三期（持续感染期）**　指至少持续或反复发作6个月以上的慢性感染，以慢性关节炎为特征，通常受累关节为大关节如膝、踝、肘关节。起病后2个月至2年出现反复发作的一个或多个关节炎症，表现为反复发作的关节肿胀、疼痛和活动受限，可伴随发热等中毒症状。部分患者可发展为持续数年的慢性关节炎，严重者造成关节变形、畸形以致残废。

晚期也可有慢性神经系统异常症状，主要表现为进行性脑脊髓膜炎、器质性脑综合征、强直性下肢轻瘫、横断性脊髓炎和痴呆及精神症状等。

4. **预后**　早期发现并及时治疗，在游走性红斑期预后良好；在中晚期出现良性淋巴细胞增生或慢性萎缩性肢端皮炎时，则长期不愈，侵犯心脏严重时偶可致死。

（五）实验室检查

1. **病原学检查**　病原体的直接检测包括光学显微镜观察检测组织或外周血螺旋体，以及分离培养临床样本中螺旋体。而临床样本中螺旋体的数目稀少，分离培养只有在感染的前几周内才可能得到阳性结果，降低了其在临床中的应用价值。

2. **血清学检查**　血清学试验是全世界比较认可接受的莱姆病实验室诊断手段。在美国，莱姆病的诊断通常基于其特征性的临床表现结合血清学检查。美国CDC建议疑似莱姆病患者采用两步血清法检测，第一步使用间接免疫荧光法（immunofluorescent assay，IFA）或者酶免疫测定法（enzyme immunoassay，EIA）进行初筛，若检测阳性或者可疑，须进行第二步确证检测，即免疫印迹法（Western blot，WB）（Nelson等，2014）。免疫印迹法采用重组伯氏疏螺旋体蛋白或人工合成的多肽作为抗原靶标，提高了抗原抗体反应的特异性。值得注意的是，有文献报道，仅20%~50%的患者在急性感染的早期阶段呈莱姆病IgM抗体阳性，直到抗生素治疗后2~3周的恢复期内，70%~80%的患者才呈现出莱姆病IgM抗体阳性。如果怀疑患有早期莱姆病，患者血清学阴性，则在患者急性期和恢复期血清学检查进一步确诊。晚期莱姆病患者血清样品对伯氏疏螺旋体抗原具有强烈的IgG免疫应答。

3. **分子生物学检测**　分子水平的检测主要集中于以用聚合酶链反应（polymerase chain reaction，PCR）技术为基础的方法。目前用于检测的PCR技术包括普通PCR、巢式PCR和荧光定量PCR等（史晓敏和黄婷，2019）。PCR的敏感性较高，还能进行菌种分型，并且所需样本量少、操作简便快速，该方法在莱姆病诊断中的应用越来越广泛。但也应该注意伯氏疏螺旋体的DNA分子在螺旋体被杀死后依然会残留核酸片段，可能导致假阳性的结果。

（六）诊断与鉴别诊断

早期莱姆病，如果有明确的蜱叮咬史，并出现典型的ECM，无需实验室检查即可作出诊断（田秀君和辛德莉，2020）。对于无ECM表现的早期莱姆病和临床表现复杂多样且无特征性症状的中晚期莱姆病患者，应结合流行病学史（蜱叮咬史、疫区接触史）、临床表现和实验室检查三方面的结果综合判断。部分患者因初期以流感样症状表现为主，误诊为感冒治疗，从而使得后期病程发展不典型，这类患者如果血清学特异性抗体结果阳性，不能排除莱姆病的诊断。

外周血象基本正常，血沉轻度增快，类风湿因子阴性，血清中冷沉淀免疫球蛋白可阳性，转氨酶可升高。从血、脑脊液及病变皮肤等标本中可检出螺旋体。采用免疫荧光、免疫印迹法等方法可在患者血中测出特异性抗体。感染其他疾病，包括某些蜱虱传播的疾病，或某些病毒、细菌或自身免疫性疾病，可能导致假阳性结果，注意鉴别诊断。病原体分离及特异性抗体检测具有确诊意义。PCR技术检测患者血、尿、脑脊液及皮肤标本等莱姆病螺旋体DNA（Bb-DNA），并同时可测出所感染菌株的基因型。X线检查可见受累关节周围软组织肿胀影，少数患者有软骨和骨侵袭表现。

（七）治疗

1. **抗生素疗法**　局部皮损期或感染扩散期，当无特异性神经系统表现，无进展型房室传导阻滞时ECM

的治疗早期病例的首选四环素。也可选用多西环素、青霉素、红霉素、阿莫西林或头孢呋辛酯等（Mattingly和 Shere-Wolfe，2020）。伴发脑膜炎或神经根病等急性神经莱姆病和晚期莱姆病的治疗成人首选头孢曲松静脉滴注，亦可选用头孢噻肟或青霉素静脉滴注。

2. 其他疗法　非甾体抗炎药用于莱姆病关节炎的治疗，如吲哚美辛、芬必得等。糖皮质激素适用于莱姆病脑膜炎或心肌炎患者，症状改善后逐渐减量至停药。严重房室传导阻滞患者应积极对症处理。严重的关节炎可行滑膜切除。

（八）预防

避免或减少出入蜱的高密集区，从而减少蜱叮咬的可能性；如无法避免，进入疫区后加强个人防护：①穿戴防护性衣服；②应用蜱的杀虫剂或驱虫剂；③每日检查全身和衣服；④迅速移除吸附的蜱。但上述措施只能降低蜱叮咬所致感染风险。疫苗研制是控制莱姆病在人群中传播的有效途径，人用的重组蛋白疫苗（OspA、OspC）正在临床试验中。

十五、蜱传回归热

回归热（relapsing fever），是由多种回归热螺旋体引起的急性虫媒传染病。目前已被列为国际监测传染病。根据媒介昆虫不同，又分为虱传（流行性）回归热及蜱传（地方性）回归热。蜱传回归热（tick borne relapsing fever），是由疏螺旋体引起的一种人畜共患蜱媒传染病，亚洲和中国流行的回归热主要是波斯疏螺旋体（*Borrelia persica*）和拉氏疏螺旋体（*B. latyschewii*）。其临床特点是阵发性高热伴全身疼痛，肝脾肿大，短期热退呈无热间歇，数日后又反复发热，发热期与间歇期交替反复出现，故称回归热。乳突钝缘蜱和特突钝缘蜱等软蜱科钝缘蜱属蜱类为本病主要传播媒介。

（一）病原学

蜱媒回归热病原体是螺旋体科疏螺旋体属中的约 20 种螺旋体。病原体外形呈柔弱螺旋丝状，大多数种类全细胞均匀一致，两端尖，色略淡，长 8~50μm，宽 0.25~0.4μm，呈半圆形，一般具有 4~12 个螺旋。沿体轴还有宽达 0.1μm 的波状膜。在蜱体内多变得比较粗短。除典型特征外，常可见半卷曲状或全卷曲缠绕成团者。在 35℃条件下可在液体培养基生长。对头孢菌素类抗生素敏感。常因地区不同而分布不同的螺旋体种类和特异蜱种，例如非洲为杜通疏螺旋体（*Borrelia duttoni*）和索格底安疏螺旋体（*Borrelia sogdiana*）；亚洲为波斯疏螺旋体、索格底安疏螺旋体和拉氏疏螺旋体；欧洲为西班牙疏螺旋体（*Borrelia hispanica*）；美洲为赫姆斯疏螺旋体（*Borrelia hermsii*）、帕克疏螺旋体（*Borrelia parkeri*）、墨西哥疏螺旋体（*Borrelia turicatae*）和委内瑞拉疏螺旋体（*Borrelia venezuelensis*）。它们之间鉴别的困难在于有同源的 DNA 及在临床病程中所出现的阶段性变异，只能采用病原体与相应媒介蜱类间的生物生态学相关加以区分。包柔螺旋体并不直接感染血细胞，蜱传回归热疾病的严重程度与血液中的螺旋体数量有关。包柔螺旋体可自由通过血管内皮细胞。在无症状的间隔期，螺旋体聚集于肝、脾、骨髓以及中枢神经系统。免疫系统无法清除眼、脑、脑脊液中的螺旋体，导致回归热的螺旋体可在这些组织中存在很多年。

（二）流行病学

1. 传染源　蜱传回归热螺旋体的宿主动物有食虫目、啮齿目、翼手目以及食肉目、爬虫类和两栖类。媒介兼储存宿主为约 120 种软蜱中的 20 余种钝缘蜱，如亚洲的乳突钝缘蜱、非洲的非洲钝缘蜱等。媒介蜱类可世代经卵传递螺旋体长达 75~100 年之久。感染有螺旋体的钝缘蜱个体可终生带螺旋体长达 20~25 年而无特殊生物学性状的改变。在我国新疆的南疆灰仓鼠、大耳猬、小家鼠及家兔为保菌宿主。曾从蟾蜍体内分离出 1 株疏螺旋体，但保菌作用尚未肯定。在南疆农村，绵羊是蜱的主要供血宿主，狗、羊、驴、狼、蝙蝠、印度土鼠和子午沙鼠等数量亦较多，均为可疑贮存宿主。在北疆曾从大耳猬、大沙土鼠、红尾沙鼠、柽柳沙鼠等洞中采集到感染性的特突钝缘蜱。黄鼠、田鼠、鼬等为北疆疫区的可疑储存宿主。乳突钝缘蜱可长期携带病原体，蜱个体间时常发生叮食现象，可导致疏螺旋体在蜱间水平传播，乳突钝缘蜱能经卵传递波斯疏螺旋体，可导致螺旋体在蜱间的垂直传播，故蜱也是螺旋体的储存宿主。

目前世界范围内报道的蜱传回归热传播媒介均为软蜱科钝缘蜱属，其中我国仅从乳突钝缘蜱、特突钝缘蜱中分离到疏螺旋体。在我国新疆为该病主要的自然疫源地。乳突钝缘蜱见于南疆的阿图什、喀什、莎车等 7 个县市的荒漠、半荒漠地带。在村镇内多存在于旧泥房、畜圈土墙基的壁缝和洞穴里；在野外栖于路旁陡坡、土墙、废墟、老坟等小型啮齿动物洞穴里。该蜱侵袭人的能力强，经卵传递的感染率也较高，是本病的主要传播媒介。特突钝缘蜱分布于天山以北的霍城至吐鲁番一线的山麓平原和山间谷地的荒漠、半荒漠地带，该蜱只在野生动物洞穴中或废墟、山洞、壁缝中栖息，侵袭人的机会较少，但维持自然疫源地的作用较大。啮齿动物和媒介蜱污染的山地小屋可能成为人类感染的原因。

2. 传播途径　通过媒介蜱直接叮咬传播为其主要传播途径，蜱吸血时螺旋体随血液进入人体血淋巴并扩散到各器官内繁殖，蜱感染后 3~10 天能在唾液腺、基节腺、卵巢和体液内查见螺旋体。当染毒蜱叮咬人、动物或互相叮咬时，螺旋体随唾液进入创口，传播本病。偶有因接触基腺液或被压碎蜱体的液体，经破损皮肤受染。

3. 人群易感性　人群对蜱传回归热普遍易感。因无先天免疫，进入自然疫源地的人群尤为易感。

4. 生态与流行特征　本病有自然疫源和家栖疫源，自然疫源蜱类多在野生动物间感染传播螺旋体，维持病原体在自然界的循环。家栖疫源对人群有现实的威胁，带螺旋体的媒介蜱栖息于旧泥房、畜禽舍墙角缝隙或地面乱石下，一旦有人进入，可被叮咬，尤其在此类场所过夜最易被蜱叮咬而感染。春夏季是多发季节，但房屋内只要温度适于蜱吸血活动，则任何季节均可散发感染。分布比较广泛，除澳洲外，散布于亚、非、欧、美洲的热带、亚热带与部分温带地区，多发生于 4~8 月份，并有两个高发期，在 4 月和 6~7 月间，这与当地气温、媒介生态习性及人群活动等因素有关，前一个高峰是出蛰后的越冬蜱吸血引起，后一个高峰则和当年孵化的蜱传播有关。冬季气温低于 6~11℃，蜱蛰伏不吸血，病例很少，但室内温度在 14℃以上时，蜱仍可吸血，所以冬季仍可见个别病例。

（三）发病机制和病理

螺旋体侵入人体后随血液循环分布到各器官进行增殖而引起高热并反复发作。在体内抗体作用下部分螺旋体被凝集和溶解，留下的抵抗力强的螺旋体继续增殖，然后再引起新的高热发作。螺旋体引起内脏器官的变化及其他变化过程，在呼吸器官可发生支气管炎、支气管周围炎、肺炎及肺气肿等；脑室和大脑组织发生血管丛内皮变性病灶，出现由于大量螺旋体与血小板凝集成块所致脑毛细血管血栓及软脑膜血管栓塞；内脏器官明显伴有心、肝、肾的蛋白与脂肪营养不良及肾上腺皮质细胞变性。

回归热的发热和中毒症状与包柔体血症有关。其发作及间歇之"回归"表现与机体免疫反应和包柔体体表抗原变异有关。包柔体通过皮肤、黏膜到达淋巴及血液循环。皮损局部可出现皮疹和痒感。随着包柔体在血内增殖，引起发热等临床表现。与此同时，机体逐渐产生特异性抗体，与补体结合将螺旋体溶解或凝集，消灭血液循环中的包柔体。临床上高热骤退，转入间歇期。少数抗原性发生变异的包柔体隐匿于肝、脾、骨髓、脑及肾等脏器中，逃避了机体的免疫清除，经繁殖并达一定数量再次入血，引起发热等临床症状，但较前次为轻。每次回归发作，包柔体的抗原性均有变异，变异的抗原又导致新的免疫应答，如此多次反复，寒热往来引起回归热。复发次数愈多，产生特异性免疫范围愈广，病原体抗原变异愈加有限直至其抗原变异不能超越特异免疫作用的范围时，终将包柔体消灭。包柔体及其代谢产物能破坏红细胞和损伤小血管内皮细胞以及激活补体、活化凝血因子等。导致溶血性黄疸、贫血、出血性皮疹及严重的腔道出血，甚或发生弥散性血管内凝血。回归热包柔体感染易侵入脑组织。病理变化可见于各重要脏器，但以脾最为显著，脾大而质软，有散在梗死、浆细胞浸润，脾髓单核—吞噬细胞增生及小脓肿形成。肝脏表现为散在的坏死灶，库普弗细胞增生，肝内可见出血和退行性变。肾脏浊肿、弥散性心肌炎、脑和肺充血水肿及脑膜炎性浸润等。

（四）临床表现

潜伏期平均 11~12 天（5~20 天）。对有反复发热，并且可能有软蜱接触史的患者，应考虑蜱传回归热的诊断。患者在第一次无热期可见皮肤瘀斑或发疹，蜱咬处呈初发病灶的炎性反应，有时出现前驱症状，但以突发高热多见，体温上升至 39~40℃，伴有恶寒、战栗、脉速，血压升高，心动过速，头痛剧烈，小腿肌痛，大汗，可出现呕吐，第一次发热持续 3~6 天，体温在数小时内骤降至正常，之后出现溶血、低血压、体温下降，但数日后再发热。发热期依次缩短而无热期愈益延长。通常热期反复发作 6~12 次（3~28 次），无热期持续3~30 天不等，病程可长达 1~2 个月。当突然降热而伴发低血压、虚脱、心衰时，则可致死。

（五）诊断

1. 实验室检查 确诊蜱传回归热的主要方法有外周血涂片行莱特或吉姆萨染色查螺旋体，也可通过发热开始与达到高峰之间进行螺旋体分离培养来帮助诊断。有些实验室可进行直接或间接免疫荧光检查，或聚合酶链反应，以帮助诊断。有些病例可出现中度的白细胞增多、红细胞沉降率升高、贫血等，也可能出现血小板减少症、血清结合胆红素水平升高、转氨酶水平升高、凝血酶原时间和部分凝血激酶时间延长、蛋白尿、血尿等。蜱传回归热导致的心肌炎患者心电图可能出现 Q-T 间期延长。如果有脑膜炎或脑膜脑炎的症状，应检查脑脊液，脑脊液淋巴细胞增多，其蛋白水平呈轻至中度升高，以及正常的葡萄糖水平支持脑脊液包柔螺旋体感染的诊断。

2. 鉴别诊断 根据患者所在高危疫区、发病季节性与自然疫源接触史、家栖环境出现钝缘蜱及有蜱咬史等一系列生态流行病学资料，综合本病发作的临床症状和实验检查结果，可作出诊断。但在出现间歇性发作之前，需与斑疹伤寒、出血热、布鲁氏菌病、钩端螺旋体病以及疟疾相鉴别。

（六）治疗

1. 一般疗法 卧床休息，给高热能饮食及充分液体，根据并发症给予治疗。准备应急处置以防病情恶化。

2. 抗生素疗法 推荐治疗方法是多西环素，或四环素，如果患者禁忌使用四环素，可使用大环内酯类抗生素，如红霉素。青霉素对治疗本病有效，但只能通过静脉给药，目前尚无本病对抗生素耐药的报道。发作停止后，仍需在病房继续观察两周。

（七）预防

采取措施防止被蜱叮咬，在陈旧泥房过夜住宿应先仔细检查有无蜱。居室不应挨近牛羊圈、马厩等。搞好住所环境卫生，以防软蜱孳生、栖息。可用 0.5% 马拉硫磷（一种杀虫剂）对蜱进行灭杀。应避免居住环境中有松鼠或花狸鼠活动，处理啮齿动物的尸体时应戴手套。本病高发地区的居民应穿着长裤和长袖上衣，在皮肤和衣服上喷 N,N-二乙基-3-甲基苯甲酰胺（避蚊胺），应保持 24 小时防护。发现病例时应向地方疾病防控中心报告，以防止暴发。在发病区登山或野营的人应每天进行身体检查，确保及时清除身体上的蜱，一旦出现蜱传回归热的症状或体征，应立即到正规的医疗机构就诊。

十六、人巴贝虫病

巴贝虫病（babesiasis）是由巴贝虫属（*Babesia*）血液原虫感染所致人畜共患的红细胞内寄生的蜱媒原虫病。原虫是通过蜱类媒介寄生于宿主的红细胞内，在哺乳动物中间传播感染。肩突硬蜱、蓖子硬蜱、全沟硬蜱以及扇头蜱属中的牛蜱亚属（*Boophilus*）种类等为本病主要传播媒介。不同种类原虫可对相应的脊椎动物致病，故有牛、马、犬、羊、猪等各种巴贝虫病。人巴贝虫病是由田鼠巴贝斯虫、分歧巴贝斯虫等病原体感染所致，为典型的动物源性寄生虫病。通常多在家畜中先发生感染，或仅限于巴贝虫血症，或出现临床发病，然后在人群中出现感染。人巴贝虫病急性发病时似疟疾，临床以间歇热、脾大、黄疸及溶血等为特征，近年尚有因输血而致感染的报告。

早在 18 世纪末和 19 世纪初，先后在美国和非洲已有牛巴贝虫病流行。1904 年美国蒙大拿州落基山斑点热疫区从一些患者血液中发现过类似牛巴贝虫样原虫，但却被误诊为斑点热。1956 年前南斯拉夫一农场发现人巴贝虫病的 1 名死亡病例，后来在苏格兰也曾有牛巴贝虫感染致人死亡的病例报告，苏联也有类似的死亡病例发生。此外，墨西哥、爱尔兰和法国等也有人巴贝虫病。

（一）病原学

本病病原体是巴贝虫，巴贝虫是在哺乳动物和鸟类等脊椎动物的红细胞内寄生的蜱媒原虫，自 1888 年罗马尼亚学者 Babes 从患牛红细胞中首次发现分歧巴贝虫感染以来，今已发现 100 多种，其中常见者 10 余种。按 Levine（1980）对原虫所作的分类，巴贝虫隶属原生物亚界（Protozoa）顶端复合物门（Apicomplexa）孢子纲（Sporozoa）梨浆虫亚纲（Piroplasmia）梨浆虫目（Piroplasmida）巴贝虫科（Babesiidae）巴贝虫属（*Babesia*）。主要有四大类巴贝斯虫具有人兽共患的能力，第一类为田鼠巴贝斯虫，它是一种与啮齿动物密切相关的人兽共患寄生虫，美国大部分人感染巴贝斯虫病例都是由其造成的；第二类为形态类似田鼠

巴贝斯虫新命名的 *B. duncani*；第三类包括分歧巴贝斯虫（*Babesia divergens*）和类分歧巴贝斯虫（*Babesia venatorum*）；第四类为韩国新发现的巴贝斯虫 KO1 型。

原虫在脊椎动物的红细胞内寄生阶段是进行芽生增殖（budding）的过程，它们不断地使红细胞破裂而游离到血液中，再侵入其他红细胞内扩大其感染。这些含有原虫的红细胞被蜱类摄入后，只要红细胞仍然保持完好形态，原虫即可在红细胞内发育到有性阶段而形成合子（zygote），不断分裂增殖而产生大量弯体虫（vermicules）。从破裂的蜱中肠上皮细胞逸出而进入整个蜱体腔的弯体虫，进入蜱唾液腺细胞时，即经裂体增殖（schizogony）而呈半圆梨形体。当此腺型原虫随蜱吸血感染给脊椎动物时，即可从动物血液涂片上见到原虫。

（二）流行病学

1. **传染源**　本病为典型的动物源性疾病，其传染源存在于病畜、感染带虫的啮齿动物以及媒介蜱类。表面健康的无症状带虫者供血时，对接受输血者也构成传染。

2. **传播途径**　人被带原虫的蜱类叮咬而感染发病。美国东北部以达明硬蜱为主要媒介，它们可将感染于啮齿类的田鼠巴贝斯虫（*Babesia microti*）传播给人；西南部以具环扇头蜱为主要媒介，可将感染于牛的分歧巴贝斯虫（*Babesia divergens*）传播给人。欧洲发生的人巴贝虫病主要是由牛巴贝斯虫（*Babesia bovis*）和分歧巴贝虫感染所致，有多种蜱类为媒介，主要者为蓖子硬蜱、全沟硬蜱以及牛蜱等。输入带虫者的血液亦是传播途径之一。

3. **人群易感性**　不分种族、年龄、性别，普遍易感。田鼠巴贝斯虫也在有免疫力的人体引起感染而出现临床症状，改变了以往认为脾脏完好者不被感染的观点。从事畜牧业者为职业倾向的感染对象。

4. **流行特征**　人巴贝虫病一般均发生于畜间流行后。家畜感染后仅出现原虫血症而无临床症状，家畜虽未发病，但是通过蜱类媒介可感染给人。农牧场为本病好发地点。近 20 年来，人巴贝虫病例增多，还发现了隐性或亚临床感染者，尚可从无症状的供血者血液中分离出原虫。

（三）发病机制和病理

电镜下观察，田鼠巴贝斯的裂殖子首先用其前端贴近红细胞，当迅速侵入红细胞时，将部分红细胞膜带进，使其凹入而形成空泡。到红细胞膜裂解时，空泡随之消失。原虫分布于胞质中，终致红细胞发生溶解，此见于重症的主要病变过程。含有大量原虫的红细胞有时凝集于小血管和毛细血管壁上，以致引起血液淤积和毛细血管堵塞，受侵器官出现局部缺血直至发生组织坏死。由于肝脏窦状隙血液淤积而导致肝肿胀，细胞变性乃至坏死，以中心静脉周围最为多见。可见肿胀的肝脏等器官染有胆汁，在肝脾中常可看到吞噬红细胞现象。肝、脾、骨髓等造血组织增生。在动物巴贝虫病，脑组织受到侵害也屡见不鲜。死亡病例可见溶血性贫血。脾增大 2~5 倍。

（四）临床表现

1. **潜伏期**　1~6 周。

2. **临床分型**　发病初期症状轻重悬殊，慢性患者的原虫血症可持续数月以至数年，依据病情轻重可分为以下三型。

（1）轻型：仅有低热（或体温正常），略有疲惫和不适感，轻微头痛，虚弱乏力以及食欲不佳等。

（2）中型：起病急骤，高热达 39~40℃，寒战，大汗不止，头痛剧烈，肌痛，甚至周身关节疼痛。有时畏光，精神抑郁或烦躁不安，神志恍惚。可能出现恶心、呕吐，但无脑膜刺激症状。脾脏有轻度至中度肿大，淋巴结无异常。无发疹现象。

（3）重型：起病时临床表现同中型。危重患者的溶血性贫血发展迅速，伴发黄疸、蛋白尿、血尿及肾功能障碍等。有脾脏摘除史的患者临床表现严重。重型多于起病后 5~8 天内死亡。

（五）诊断

一般根据有近期蜱咬史，有与疫区、患畜接触或输血史。血液涂片镜检时，在红细胞发现有多个环形体而无色素颗粒。在溶血性贫血患者的末梢血液涂片中，可有 1%~10% 的红细胞含有原虫。将患者血液 1.0ml 接种于金黄地鼠腹腔，在 12~14 天内可产生原虫寄生血症，一个月后采尾血，可见病原体。血清学诊断可用间接荧光抗体试验、间接血凝、毛细管凝集试验或 ELISA 法。

（六）鉴别诊断

蜱咬史和其他全身症状易与立克次体病相混淆,可根据血片检出原虫来鉴别。重症有溶血和血清胆红素明显升高者,须注意与其他伴有黄疸的疾病和病毒性肝炎等相鉴别。

（七）治疗

1. 一般与对症疗法　有高热剧痛者予以解热、镇痛处理。有明显溶血者,可予输血。注意休息、饮食。

2. 抗病原疗法　克林霉素为首选药物。对早产婴儿接受输血而感染田鼠巴贝斯者,可加用奎宁。对已摘除脾脏的成人患者,可用克林霉素;同时口服奎宁。单用克林霉素或与奎宁口服配伍使用,即能迅速退热,又能减少原虫血症,此乃近年来用于治疗田鼠巴贝斯病的安全有效药物。

（八）预防

避免媒介蜱类活动季节进入疫区。对家畜要定期灭蜱,包括畜体和畜舍及其环境的灭蜱处理。加强家畜检疫,早期发现患畜,采用有效隔离措施,并给予积极治疗。消除家栖和周围的野生啮齿动物,并尽量避免与之接触。集体和个人均应采取防蜱措施,如注意从衣服上检视蜱、穿着防护衣裤、使用杀蜱和驱蜱剂。对疫区的献血者,应做认真的检查,任何有疑似病史及久住疫区者不宜献血。

十七、人埃立克体病

人埃立克体病（human ehrlichiosis）也称无斑疹落基山斑点热（spotless rocky mountain spotted fever）,是新近认识的一种危害较大的人兽共患自然疫源性疾病,由埃立克体（Ehrlichia）经蜱传播。自1935年从阿尔及利亚的病犬体内发现第1株埃立克体以来,随着病原种类的增加,人的感染与新病型的出现,该病的公共卫生学意义日渐突出,在美国掀起了研究热潮,同时亦引起其他国家的高度重视。目前所知,使人类致病的埃立克体主要有3种,第1种侵犯人单核吞噬细胞引起腺热埃立克体病（sennetsu ehrlichiosis,SE）的腺热埃立克体（E. sennetsu,ES）,第2种是引起人单核细胞埃立克体病（human mononuclear ehrlichiosis,HME）的查菲埃立克体（Ehrlichia chaffeensis,EC）,第3种是致人粒细胞埃立克体病（human granulocytic ehrlichiosis,HGE）的人粒细胞埃立克体（human granulocytic ehrlichia,HGEa）。我国蜱种繁多,分布甚广,与美国携带埃立克体的蜱相近似的蜱种在我国许多地方都存在,也发现了埃立克体病例,并从南方和北方的人、犬、蜱体内检测出埃立克体及埃立克体抗体,提示我国可能有人埃立克体病及其自然疫源地的存在。

（一）病原学

埃立克体为革兰染色阴性,用罗曼诺斯基（Romanowsky）染色,埃立克体被染成蓝色或紫色;菌体体积微小,呈球形、卵圆形、梭标状以及钻石样等多种形态;菌体的平均长度为0.5~1.5μm;多个菌体成串位于细胞浆内,靠近细胞膜,通过二分裂的方法,集合成簇,在光学显微镜下状似桑葚包涵体,亦可见单个菌体存在细胞的胞质内。在电镜下埃立克体存在于细胞膜相连的胞质空泡内。EC是十几个至数十个菌体在空泡内紧密相挨而形成的大疱体;HGEa所形成的包涵体相对较小,菌体松散地存在于空泡内;ES由细胞膜紧密包裹,散在于胞质内,有时可见含数个菌体的小包涵体。埃立克体隶属于立克体科的埃立克体族（Ehrlichiae）,埃立克体族包括埃立克体（Ehrlichia）、考德里体（Cowdria）和新立克次体（Neorickettsia）3个属。主要寄生在单核细胞、巨噬细胞、粒细胞或血小板内,可引起人或动物单核细胞埃立克体病、粒细胞埃立克体病、牛羊蜱传热、腺热埃立克体病等。自1935年从犬体内获得第1株埃立克体以来,迄今发现10余种埃立克体,依据16S rRNA基因序列,可归入3个基因群,第1群又称犬埃立克体群,包括人单核细胞埃立克体病的病原体,第2群称为嗜吞噬细胞埃立克体群,包括人粒细胞埃立克体病的病原体,第3群称为腺热埃立克体群,包括腺热埃立克病的病原体。埃立克体的传播媒介在3个基因群也有明显的变化,第1群的传播媒介是硬蜱以外的一些蜱种,第2群的传播媒介则是硬蜱属的蜱种,而第3群的传播媒介尚未发现与蜱有关,可能是水生动物。已发现3种埃立克体可致人类埃立克体病,查菲埃立克体引起人单核细胞埃立克体病,人粒细胞埃立克体引起人粒细胞埃立克体病,腺热埃立克体引起人腺热埃立克体病。

（二）流行病学

1. 分布　世界性分布。1935年从阿尔及利亚的病犬体内分离出第1株埃立克体,当时被列为立克次体,直到1945年才将其分类在埃立克体属,命名犬埃立克体（Ehrlichia cains）;20世纪70年代末,在美国佛罗里达州的病犬中发现了 1 种血小板埃立克体（*Ehrlichia platys*）；在 20 世纪 80 年代末又发现了第 3 种犬埃立克体——伊氏埃立克体（*Ehrlichia ingii*）有可能是尤菌氏埃立克体（*E. ewingii*）（高玉敏，2001）或埃文氏埃立克体（*E. ewingii*）。除了犬之外，埃立克体还能感染马、牛、羊等脊椎动物，从马体内已分离到 2 种埃立克体，1 种是立氏埃立克体（*Ehrlichia risticii*），另 1 种是马埃立克体（*Ehrlichia equi*）；从牛羊体内分离出 1 种为嗜吞噬细胞埃立克体（*Ehrlichia phagocytophila*）。1954 年，Misao 从日本 1 例单核细胞增多症患者身上分离出一株病原，系新的埃立克体，命名为腺热埃立克体（*Ehrlichia sennetsu*）；1986 年在美国 1 例患者的单核细胞浆内发现桑葚状包涵体；1987 年和 1994 年美国首次报道了人单核细胞埃立克体病和人粒细胞埃立克体病；1990 年在美国阿肯色州查菲镇兵营中从一预备军人的血液中分离出 1 株新的埃立克体，命名为查菲埃立克体；同时在变异革蜱体内分离证实，美国俄克拉荷马、密苏里和阿肯色州有不少埃立克体患者；1991 年葡萄牙报告 1 例；1994 年在美国威斯康星州和明尼苏达州先后发现由另一新种的埃立克体感染的 12 例患者，其中 2 例死亡。1995 年瑞士莱姆病患者中亦感染有人粒细胞埃立克体抗原或抗原相关微生物的记录。同年，美国 Goodman 等用人粒细胞白血病细胞成功地分离出人嗜粒细胞埃立克体，当时暂定为人粒细胞埃立克体（human granulocytic ehrlichia，HGEa），其所致疾病称为人粒细胞埃立克体病（human granulocytic ehrlichiosis，HGE）。自从 1986 年确认首例 HGE 患者以来，美国疾病控制中心（CDC）已记录有血清学确诊的 HME 患者 400 例。我国在 1999 年报告了首例埃立克体病例，2001 年我国大兴安岭地区人群血中检测到查菲埃立克体和人粒细胞埃立克体的 16S rRNA 基因片段，并对 1 份可疑埃立克体患者血样本进行了人粒细胞埃立克体的 16rRNA 全基因扩增，测出的序列与美国 1 株人粒细胞埃立克体的基因仅差 1 个碱基，认为我国大兴安岭地区存在人埃立克体感染人群。目前，通过血清学和 PCR 检测证明，我国新疆、内蒙古、黑龙江、广东、广西、福建、云南、东北大兴安岭地区等地均有埃立克体感染。

2. 传染源与动物宿主　本病的传染源是带埃立克体的典型或非典型的埃立克体病患者，隐性感染者也可成为主要传染源。研究发现小型啮齿动物是埃立克体的主要携带者，通过蜱将埃立克体传给人类。经人工感染试验，埃立克体也能使马、水牛、黄牛、羊、鹿、犬等动物感染致病。

HME 和 HGE 的病原体在自然界脊椎动物的保存宿主尚不清楚，但在许多地区的白尾鹿（*Odocoileus virginianus*）体内都可以检查到 EC 的抗体；在 HME 流行区的某些野鼠血液标本中检测到 EC；用从自然疫源地捕捉的肩突硬蜱寄生的小哺乳动物（白足鼠、金花鼠、田鼠等）血样本作 PCR 和血清学检测，结果在 120 份标本中有 20 份扩增出 HGEa 基因片段，119 份白足鼠血清中有 12 份检测出 HGE 抗体；从美国弗吉尼亚东南部的某些犬血液标本中用 PCR 扩增出 Ec 的基因片段；从我国福建西北林区的野鼠（褐家鼠、黄毛鼠、黄胸鼠、社鼠、小家鼠）和野兔的脾脏和血块中均扩增出了 EC 的特异片断，其中野鼠脾脏标本 39 份，阳性 22 份，野鼠和野兔血块标本 35 份，阳性 14 份，390bp 的 PCR 产物经克隆、测序后分析发现其 DNA 序列与美国 EC 分离株对应位置一致。瑞士的病犬中发现有 HGEa，在我国南方某养犬基地发现的犬埃立克体病，其病原体被证实为埃立克体属微生物，对病原 16S r RNA 基因序列测定分析后确定，导致我国该养犬基地犬埃立克体病的病原体为扁平（血小板）埃立克体和犬埃立克体，因此犬也可能是埃立克体病的重要保菌宿主。综上所述，野生动物、家畜动物和小型啮齿动物可能是人埃立克体病的重要保菌宿主。

3. 传播途径　蜱媒传播：蜱叮咬携带埃立克体的野生动物、家畜动物和小型啮齿动物后，再次叮咬人时可将埃立克体注入人体引起人类埃立克体病。流行病学资料显示，大多数 HME 病例发生在美洲花蜱分布地区；应用间接免疫荧光抗体法（IFA）检测美洲花蜱和变异革蜱，各检出 2 个阳性蜱。继之用特异 PCR 技术检测，在 1 只变异革蜱中发现有 EC，用 EC 特异引物从美洲花蜱的成蜱体内检测到埃立克体，但若蜱为阴性；在美国威斯康星州采获的肩突硬蜱 10% 感染有 HGEa，其中 2 份标本同时含有 HGEa 和伯氏疏螺旋体（*Borrelia burgdorferi*，Bb）；另有报道，50% 的肩突硬蜱 HGEa DNA 阳性，而检测 EC DNA 则全部阴性；在美国威斯康星州和明尼苏达州发现的 12 例病例，均有蜱接触（叮咬）史，其中 8 例接触的蜱被确定为变异革蜱和肩突硬蜱，并从变异革蜱体内培养分离出 EC。提示美洲花蜱和变异革蜱可能是 HME 的传播媒介，肩突硬蜱可能是 HGE 的传播媒介。从我国云南采集的龟形花蜱，福建采集的越原血蜱和卵形硬蜱均扩增出 389bp 的特异 DNA 片断。其 DNA 序列与美国 EC 分离株对应位置相差 1 个核苷酸，与其他种埃立克体的同源性为 80.7%~96.1%。提示在我国南方可能存在 HME 感染的自然疫源地,龟形花蜱和越原血蜱可能起着媒介作用。应用半巢式 PCR 检测我国北方一些蜱种中的 EC,从内蒙古莫尔道嘎林业局采获的全沟硬蜱和森林革蜱中扩增出 EC 的 16S rRNA 基因,阳性率分别为 39.06% 和 10.00%,从新疆精河采获的全沟硬蜱和草原革蜱中也测到相同的序列,最小阳性率分别为 5.79% 和 1.67%,对莫尔道嘎采集的蜱标本进行 1 220bp 的 EC 16S rRNA 基因分析,结果与美国 1 株 EC(GenBank U23503)的相应序列只差 1 个碱基,提示这些北方蜱标本可能携带 EC。从内蒙古大兴安岭采集的全沟硬蜱、森林革蜱和嗜群血蜱及从新疆精河采集的全沟硬蜱和草原革蜱中扩增出了 HGEa 的 16S rRNA 基因片段,所测出的 967bp 序列与美国 HGEa 株(GenBank U02521)的同源性为 100%。从我国南方越原血蜱中扩增出 EC 的 DNA,确定了其分类地位,为进一步开展自然疫源地之媒介研究奠定了基础。另外,从广东采集的血红扇头蜱和广西采集的微小扇头蜱样本中扩增出埃立克体 452bp 特异片段和犬埃立克体的 555bp 特异片段口。由此可见,蜱叮咬(媒介)是 HME 和 HGE 传播的主要途径。

消化道传播:消化道传播 ES 引起的 SE,主要分布于日本和东南亚地区,与吃生鱼片有关,可能是食人鱼类寄生虫而传播。有报道称,将流行地区的海螺给 90 名志愿者生吃,其中有 5 人患病并从 4 名患者血中分离出 SE,其后又发现海螺体表寄生的一种囊蚴虫体内有这种病原体。

接触传播:有研究证实,在美国屠宰鹿的工人因手上伤口感染而患 HGE。

垂直传播:HGE 可通过胎盘屏障引起子宫内胎儿感染。

其他传播通过呼吸道、血液(注射、输血、输液)和蜱类以外的其他吸血昆虫叮咬可否传播人埃立克体病,目前尚不清楚,有待深入调查研究。

4. 易感人群　在疫区,绝大多数人在被蜱叮咬后 12~14 天发病,可见人对埃立克体病普遍易感,至于病后或隐性感染后可否获得免疫力,目前还不完全清楚。

5. 流行特征　埃立克体的地理分布是以热带、亚热带地区为主的全球性分布,由于各地调查水平和深度的不同,埃立克体部分病种仅在某些国家或地区发现。迄今为止,SE 主要分布于日本和东南亚。美国疾病控制中心已记录的 400 例 HME 病例分布于美国 30 个州,大多数集中在东南和中南部;从美国 11 个州已有的 HGE 报告看,主要集中在东北部,在中西部和西海岸的加利福尼亚有患者存在。在非洲北部的索马里亦有 HME 的报告,三分之二的患者为男性,发病率随年龄升高而上升,大多数患者在发病前 2~5 周有蜱叮咬或蜱暴露史。从瑞士 41 例 HGE 分析,男性占 78%,发病多为中青年,发病率随年龄升高而上升,这与参与户外活动受蜱暴露的机会多密切相关。一年四季均有发病,高峰在 6~7 月份。血清学和 PCR 检测证明,我国的新疆、内蒙古、广东、广西、福建和云南等地均有埃立克体感染。目前,许多国家已证实有 HME 和 HGE 的存在。

(三)临床表现

潜伏期为 12~14 天,HME 与 HGE 症状基本相同。患者临床表现为发病突然,高热,平均体温达 39℃,在急性期服用解热药不能缓解,脉缓(<90 次/min),头痛,肌肉疼痛,恶心,呕吐,厌食,乏力,不适等症状。严重时可有中枢神经系统受损,表现为剧烈头痛、神志不清、嗜睡、头面部神经麻痹、癫痫样发作、视力模糊、反射亢进、颈项强直或共济失调等。SE 的临床表现一般较轻,预后良好。从低热和轻度头痛到寒战、头痛和关节痛,患者可有全身淋巴结肿大和轻度肝脾大,36% 的患者出现皮疹,少数患者出现瘀斑。无死亡病例和慢性感染报告;持续的血象异常是 SE 的主要特征,主要为外周血的单核细胞计数和非典型淋巴细胞计数升高。并发症有多器官衰竭的中毒休克综合征、脑膜脑炎、急性呼吸窘迫综合征引起的弥散性肺泡损害;严重病例有呼吸衰竭、肾衰竭和神经紊乱;X 线检查示,约半数患者有肺部浸润;2%~3% 的患者死亡或更高的病死率。严重的埃立克体感染可误诊为败血症休克、中毒性休克、血液恶性肿瘤、血小板减少性紫癜或病毒性肝炎。

(四)诊断

1. 常规检查　白细胞减少(<4×10^9/L),淋巴细胞数降低(<1.5×10^9/L),血小板减少(49×10^9/L~75×10^9/L);约 90% 的 HME 和 HGE 患者肝功能异常,在第 1 周末即见血清谷丙转氨酶(ALT)和血清谷草转氨酶(AST)水平升高(90~538U/L);约一半患者血红蛋白水平或血细胞容积下降。有中枢神经系统症状

的患者,其脑脊液淋巴细胞增多,蛋白浓度增高。

2. 特异性检查

(1)白细胞内包涵体检查:采用少量外周血做血液涂片,经吉姆萨(Giemsa)和莱特(Wright)染色的在高倍光镜下检查,25%~80%的 HGE 患者早期血片中的粒细胞胞质内可观察到埃立克体生长形成的桑葚样包涵体(Morulae inclusion body),但 HME 患者的血片单核细胞胞质内桑葚样包涵体比例则很少。

(2)血清学检查:血清学检查方法包括补体结合试验、间接免疫荧光法(IFA)、免疫印迹和酶联免疫吸附试验(ELISA)。目前,最常用而有效的血清学诊断方法为间接免疫荧光法。将体外巨噬细胞或单核细胞培养的 EC 和粒细胞培养的 HGEa 制成抗原片,用 IFA 方法测定患者血清中与抗原对应的抗体,急性期的抗体效价与恢复期相差 4 倍以上。

(3)分子生物学方法:聚合酶链反应是目前最常用、特异、快速的埃立克体病早期诊断方法。采用 PCR 扩增埃立克体的 16S rRNA 基因,测定被扩增基因的 DNA 碱基序列,用计算机对基因序列作同源性分析。PCR 检测结果差异较大,可能与报告者各自所使用的方法不同有关。两次扩增的"套式"PCR 方法比一次扩增的敏感性提高 100 倍。从患者血液标本中分离出的白细胞中提取 DNA 作模板可使 PCR 检测的阳性率大为提高,特异性为 100%。

(4)病原体培养分离:体外细胞培养分离血液标本中的埃立克体是确诊埃立克体感染最可靠的依据,也是诊断埃立克体病的金指标。动物接种,取可疑患者血接种小鼠腹腔,观察小鼠发病情况并采取直接血液涂片染色、IFA、PCR 扩增等检查小鼠血液和脏器,确诊是否有埃立克体感染。

对埃立克体病的诊断,目前尚无统一标准,主要根据流行病学特点(如患者是否来自埃立克体病流行区,有无蜱等吸血昆虫叮咬史,有无吃海鲜生鱼类史,以及患者有可能接触本病的既往史)、临床特点(如有典型的临床表现和病理演变过程)及实验室检查结果作出诊断。

(五)治疗

埃立克体对四环素类抗生素药物敏感。治疗 HME 和 HGE 首选多西环素,亦可用多西环素,四环素,青霉素。也可选用利福平。埃立克体病的全血细胞减少等症状可在抗生素治疗控制后消失,故在治疗时不需应用肝素。

(六)预防

预防措施:研究行之有效的灭鼠、灭蜱方法和人群免疫疫苗,加强个人饮食卫生和个人防护的措施。

十八、人粒细胞无形体病

人粒细胞无形体病(human granulocytic anaplasmosis,HGA),过去曾称人粒细胞埃立克体病(human granulocytic ehrlichiosis,HGE),是由嗜吞噬细胞无形体(Anaplasma phagocytophilum,AP)引起的一种经蜱传播的新发的动物疫源性传染病。该传染源广泛,包括家养的动物和野生动物,传播媒介主要是硬蜱属的某些种,如肩突硬蜱、蓖子硬蜱等,我国主要媒介蜱类是全沟硬蜱,主要通过蜱叮咬携带病原体的宿主动物后,再叮咬人时,病原体町随之进入人体,浸染人末梢血中性粒细胞,以全身不适、肌痛、头痛、发热伴白细胞、血小板减少和心、肝、肾等多脏器功能损害为主要临床表现。自 1994 年美国报道首例人粒细胞无形体病病例以来,后续又相继在欧洲发现 HGA,近年来美国每年报道的病例 600~800 例。在我国,1999 年以来高东旗等报道从新疆的全沟硬蜱扩增出人粒细胞埃立克体(2003 年后国际统一命名为人粒细胞无形体)特异性 DNA 片段;2001 年,高东旗等又从内蒙古大兴安岭采集的发热患者血中扩增出人粒细胞埃立克体 16S rRNA;2006 年,我国在安徽省首次发现人粒细胞无形体病病例,其他部分省份也有疑似病例发生。近年来在世界各地如加拿大、奥地利、斯洛伐克等都有陆续的报道。

(一)病原学

嗜吞噬细胞无形体属立克次体目(Rickettsiales)无形体科(Anaplasmataceae)无形体属(Anaplasma),是一类主要感染白细胞的专性细胞内寄生革兰氏阴性小球杆菌,其中对人致病的病原体主要包括无形体属的嗜吞噬细胞无形体、埃立克体属(Ehrlichia)的查菲埃立克体(Ehrlichia chaffeensis)和埃文氏埃立克体(E. ewingii)、新立克次体属(Neorickettsia)的腺热新立克次体(Neorickettsia sennetsu),分别引起 HGA、人单核细胞埃立克体病（human monocytic ehrlichiosis，HME）、埃文氏埃立克体感染、腺热新立克次体病。20 世纪90 年代初期。美国在多例急性发热患者的中性粒细胞胞质内发现埃证克体样包涵体。1995 年 Goodmall等从患者分离到该种嗜粒细胞病原体，将它非正式命名为人粒细胞埃立克体，其所致疾病称人粒细胞埃立克体病。后经 16S rRNA 基因序列的系统发育分析，发现该种嗜粒细胞病原体与无形体属最相关，因此。将其归于无形体属的一个新种，命名为嗜吞噬细胞无形体，其所致疾病也改称为 HGA。

1. 形态结构及培养特性　嗜吞噬细胞无形体菌体呈球形、卵圆形、梭形等多种形态，直径为 $0.2\sim1.0\mu m$，革兰染色阴性，主要寄生在粒细胞的胞质空泡内，以膜包裹的包涵体型式繁殖，常多个菌体成串位于胞浆靠近细胞膜的部位，成簇聚集排列，每个包涵体含有数个到数十个菌体。用吉姆萨法染色，嗜吞噬细胞无形体包涵体在胞质内染成紫色，呈桑葚状，直径一般为 $1.5\sim2.5\mu m$。嗜吞噬细胞无形体为专性细胞内寄生菌，缺乏经典糖代谢途径，依赖宿主酶系统进行代谢及生长繁殖，主要浸染人中性粒细胞。嗜吞噬细胞无形体的体外分离培养使用人粒细胞白血病细胞系（HL-60）。主要存在于 HL-60 细胞内与膜结构相连的空泡内，生长繁殖迅速。其感染的空泡内无查菲埃立克体感染所形成的纤维样结构。嗜吞噬细胞无形体早期的形态多为圆形、密度较大的网状体，后期菌体变小且密度增大。嗜吞噬细胞无形体的外膜比查菲埃立克体外膜有更多的皱褶。

2. 遗传及表型特征　嗜吞噬细胞无形体的基因组为 1 471 282 个碱基对。G+C 含量为 41.6%，含有1 369 个编码框（ORF）。特征性基因为 $nⅢsp2$ 以及 *AnkA* 基因，100% 的菌株具有 *msp2*，70% 的菌株具有 *AnkA* 基因。

3. 理化特性与生物学特性　理化特性：嗜吞噬细胞无形体有专性细胞内寄生的特点，在活细胞外保存菌株唯一有效的方法是通过低温保存受感染细胞。

生物学特性：嗜吞噬细胞无形体对土霉素和多西环素敏感，而对青霉素、氯霉素、链霉素及氨苄西林有抗性。

（二）流行病学

1. 传染源　患者和动物宿主是 HGA 的主要传染源。患者具有传染性，动物宿主持续感染是病原体维持自然循环的基本条件。嗜吞噬细胞无形体的宿主种类有很多，据国外研究显示，小型啮齿动物是最主要的储存宿主，包括白足鼠等野鼠类，而且不同变异株的宿主倾向性非常明显。野生大动物如白尾鹿等也可作为储存宿主。在欧洲，红鹿、牛、山羊均可持续感染嗜吞噬细胞无形体。我国东北、华中、华南等牧区的羊群为 AP 重要的传染源；新疆地区羊、牛、马等家畜动物也存在 AP 感染；南方的犬中也检测到了 AP。

2. 传播途径

（1）蜱媒传播：蜱叮咬携带病原体的宿主动物后，再叮咬人时，病原体可随之进入人体引起发病。国外报道，嗜吞噬细胞无形体的传播媒介主要是硬蜱属的某些种（如肩突硬蜱、蓖子硬蜱等）。我国曾在黑龙江、内蒙古及新疆等地的全沟硬蜱中检测到嗜吞噬细胞无形体核酸，为主要媒介蜱类；东北以及华北地区森林革蜱、草原革蜱、嗜群血蜱、长角血也可自然感染 AP，其媒介作用还需要进一步调查研究。

（2）接触传播：直接接触危重患者的血液、分泌物或带菌动物的血液、体液、内脏等，有可能会导致传播，但具体传播机制尚需进一步研究证实。国外曾有屠宰场工人因接触鹿血经伤口感染该病的报道。中国CDC 传染病预防控制所张丽娟、徐建国教授等，联合美国及国内共 7 家医疗科研机构，经研究证实密切接触患者的血液及分泌物是导致感染的主要因素，并证实了该病可通过人人方式传播方式。

（3）垂直传播：患有 HGA 的孕妇，通过围生期有给新生婴儿感染上 AP 的文献记载，提示存在母婴垂直传播的可能性。

（4）血源传播：健康人群中存在一定比例的 AP 隐性感染者，国外已发现 0.4%~0.9% 义务献血者的血液中含有抗 AP 的抗体，说明存在通过输血传播 HGA 的风险。

3. 易感人群　人群对 HGA 普遍易感，各年龄组均可感染发病。高危人群主要为接触蜱等传播媒介的人群，如疫源地（主要为森林、丘陵地区）的居民、劳动者及旅游者等。与人粒细胞无形体病危重患者密切接触、直接接触患者血液等体液的医务人员或其陪护者，如不注意防护，也有感染的可能。病后可产生免疫力，但并不持久，不过之前的感染可以降低再次感染时菌血症的水平和持续时间。

4. 流行特征

（1）地理分布：HGA 分布比较广泛，发病地域主要集中在浅山区与丘陵地带。

（2）人群分布：不同年龄、性别、职业人群对 HGA 普遍易感。中国 CDC 培训资料显示发病年龄最大为 78 岁，最小 19 岁，40~60 岁居多，但以 50~59 岁人群最多；我国不同地区男女 HGA 患者略有差异，总体男女之比为 1∶2.7；其中农牧民发病率最高，约为 94.2%，其次为林业工人、居民、旅游者、军人和医护人员。

（3）季节分布：该病全年均有发病，发病高峰为 5~10 月，其中 6~8 月为发病高峰，不同国家略有差异，多集中在当地蜱活动较为活跃的月份。

（三）发病机制和病理变化

1. 发病机制　该病是人粒细胞埃立克体浸染人末梢血中性粒细胞引起的，经微血管或淋巴道进入血液和脏器，导致肝、脾、骨髓和淋巴等多系统、多脏器组织感染而发病，是严格细胞内生活的。其致病机制可能与基因调控、蛋白表达、抗原逃避 D31 及中性粒细胞功能降低等相关，有待继续探究。

2. 病理变化　实验室检查外周血象白细胞、血小板降低。肌酸磷酸激酶、乳酸脱氢酶升高。合并脏器损伤的患者，心、肝、肾功能检测异常。其中血常规：白细胞、血小板减少可作为早期诊断的重要线索。AP 主要靶细胞为成熟的粒细胞，发现血液、脾脏、肺脏、肝脏等器官的中性粒细胞中存在 AP，被感染器官组织有较明显的病理改变，包括多脏器周围血管淋巴组织炎症浸润、坏死性肝炎、脾及淋巴结单核吞噬系统增生等，主要与免疫损伤有关。嗜吞噬细胞无形体感染中性粒细胞后，可影响宿主细胞基因转录、细胞凋亡、细胞因子产生紊乱、吞噬功能缺陷，进而造成免疫病理损伤。

（四）临床表现

该病潜伏期一般为 7~14 天（平均为 9 天），临床表现多数轻微或无症状。有症状者表现为急性起病，主要症状为发热（多为持续性高热，可高达 40℃ 以上）、乏力、头痛、肌肉酸痛以及恶心、呕吐、厌食等。部分患者有咳嗽、咽痛、腹泻、腹胀、呕血、便血、畏寒、结膜充血等。严重患者有意识障碍。少数患者（5%~7%）可出现严重的并发症，包括脓毒休克样综合征、凝血功能异常、出血、肺部感染、急性呼吸窘迫综合征、横纹肌溶解、心肌炎、急性肾衰竭、臂丛神经病变、脑神经病变、脱髓鞘性多发性神经病及机会性感染等，严重者可发展为多脏器功能衰竭、弥散性血管内凝血，甚至病死。老年患者及免疫缺陷者感染该病后病情多较危急。据国外报道，病死率低于 1%。如能及时处理，绝大多数患者预后良好，如出现严重并发症的患者，易导致病死。老年患者、免疫缺陷者、原有基础疾病患者感染此病后病情较危重。

十九、发热伴血小板减少综合征

发热伴血小板减少综合征（severe fever with thrombocytopenia syndrome，SFTS）是一种急性传染性疾病，由发热伴血小板减少综合征布尼亚病毒（severe fever with thrombocytopenia syndrome bunyavirus，SFTSV）引起，又称淮阳山病毒（Huaiyangshan virus，HYSV），简称新布尼亚病毒。该病毒属于布尼亚病毒科（Bunyaviridae）白蛉病毒属（*Phlebovirus*）。主要传播媒介为长角血蜱。该病临床症状与人粒细胞无形体病极为相似，属于自然疫源性传染病，发病急，病情进展快，病死率高，可人际传播，主要表现为发热、白细胞下降、血小板减少、消化道症状，严重病例可出现多器官功能衰竭而死亡，在流行区域该病毒感染率约为 1%~3%，病死率在 6%~30%，引起了社会的广泛关注。

（一）病原学

1. 病毒结构　SFTSV 呈球形或者椭圆形，直径约为 80~100nm，病毒颗粒外有 5~7nm 的双层脂质包膜，膜内凸起有 5~10nm 长的糖蛋白棘突（Gn 和 Gc 组成），内有病毒基因组和蛋白组成的核衣壳结构。基因组包含大（L）、中（M）、小（S）3 个单股负链 RNA 片段：L 片段全长有 6 368 个核苷酸，包含单一读码框架编码的由 2 048 个氨基酸组成的 RNA 依赖的 RNA 聚合酶；M 片段全长有 3 378 个核苷酸，含有 1 个核苷酸的开放读码框架，编码 1 073 个氨基酸的膜蛋白前体（GP），形成 Gn 和 Gc 两个膜蛋白，Gn 可以促进 SFTSV 的早期感染。Gn、Gc 以及 NP 为 SFTSV 的主要抗原；S 片段全长有 1 744 个核苷酸，是双义 RNA，基因组以双向的方式编码病毒核蛋白（NP）和非结构蛋白（NSs），核蛋白在病毒传代中扮演重要角色，非结构蛋白与病毒的免疫逃逸高度相关。

2. **病毒属性及理化性质** SFTSV属于布尼亚病毒科白蛉病毒属,白蛉病毒属原有白蛉热病毒组和吴孔尼米病毒组2个组。病毒基因组末端序列高度保守,与白蛉病毒属其他病毒成员相同,可形成锅柄状结构。该病毒与布尼亚病毒科白蛉病毒属的Bhanja病毒的氨基酸同源性约为40%,与Uukuniemi病毒的氨基酸同源性约为30%。SFTSV虽与吴孔尼米Uukuniemi病毒有很高相似性,但因其对人的致病性较强,所以SFTSV另立一组。布尼亚病毒科病毒抵抗力较弱,不耐酸,易被热、乙醚、去氧胆酸钠和常用消毒剂及紫外线照射等迅速灭活。目前,对该病毒的理化性质和灭活条件仍需进一步研究。

3. **病毒在宿主体内作用特点** SFTSV具有广嗜性,可感染肝、肺、肾、子宫和卵巢等多种器官,以及免疫系统来源的细胞系,但不能感染T和B淋巴细胞源细胞系。对布尼亚病毒科病毒的细胞受体研究较少,Hofmann等研究认为,树突细胞特异性细胞间黏附分子3结合非整合素因子(DC-SIGN)为SFTSV的可能受体。也有研究显示,不表达DC-SIGN的细胞也能被白蛉病毒属相应病毒感染,表明还有其他细胞受体的存在。

（二）流行病学

1. **传染源** 新布尼亚病毒可感染牛、羊、狗等脊椎动物和蜱等节肢动物,牛、羊、狗等动物血清中SFTS特异性新布尼亚病毒抗体检出率高,可能为储存宿主。

2. **传播媒介**

（1）蜱传播:目前蜱被认为是SFTSV的主要传播媒介,主要为长角血蜱,属中国的优势蜱种。研究者将分别来源于蜱和人体内分离的SFTSV株进行基因序列比对发现两者氨基酸同源性高度一致,达到高达99%以上,进一步从分子生物学角度证明蜱与人感染SFTSV关系密切。长角血蜱可携带SFTSV并经期和经卵传播,提示长角血蜱可能是SFTSV的自然宿主和储存宿主;SFTSV还可以在长角血蜱和染毒小鼠之间相互感染,即从感染的动物体内获得病毒后又传播给动物,证实长角血蜱是传播媒介。部分病例发病前有明确的蜱叮咬史。

（2）饲养或野生动物传播:我国开展了大量的SFTSV血清学阳性筛查,发现SFTSV在小家鼠和褐家鼠中的感染率为8%,在黑线姬鼠中的感染率为7%。流行地区的家畜动物中广泛存在SFTSV,其感染率可能与蜱接触机会和自身易感性有关。推测家畜动物和啮齿动物可能是SFTSV的扩大宿主,在病毒的传播过程充当着重要作用。

（3）人与人传播:我国多地区报告了SFTS可通过人—人传播,主要通过直接接触患者血液、分泌物或通过黏膜接触方式造成,表明急性期患者及尸体血液和血性分泌物具有传染性,少数存在空气传播,续发病例临床症状轻,病死率低,早期诊治预后良好。近年来我国多地报道了SFTSV人传人的聚集性疫情,且首发病例均死亡,续发3~9例病例,多为其亲属、帮助处理后事的亲戚、邻居或与其密切接触无防护的医护人员,多在接触病例后7~14天发病,除湖北报道一起聚集性疫情中有两例续发病例死亡外,其余报道聚集疫情中继发病例均痊愈。

3. **易感人群** 人群对SFTSV普遍易感,在丘陵、山地、森林等地区生产生活的劳动者,以及赴该类地区户外活动的旅游者感染风险较高。根据对患者年龄分布研究发现,患者及死亡病例中,中老年人所占比例较大。原因可能是,农村地区的青壮年在外打工较多,留守家中的人群多为中老年人,加之年龄较大者抵抗力也偏低,因此患病风险较高。我国大部分发病地区,患者男性多于女性,究其原因,主要由于种地、锄草、放牧等农活主要由男性来承担。河南省病例女性多于男性,这可能与当地女性从事茶叶采摘较多有关。具体原因有待进一步调查研究。

4. **流行特征**

（1）地理分布:主要为散发,但具有较明显的地区聚集性。目前世界上有发热伴血小板减少综合征病例报道的国家有中国、美国、日本和韩国。中国约有23个省份报告了SFTS病例,主要集中于河南、湖北、山东、安徽、辽宁、浙江、江苏等中东部地区,又以河南省(48.2%)、湖北省(21.89%)和山东省(15.68%)等地高发。SFTS多发生在植被良好、草木茂盛、气候湿润的山区和丘陵地带的农村地区,病例高度散发,多为一村一例。

（2）季节分布:季节分布明显,不同地区的高发季节与发病高峰存在略微差异。发病季节主要集中在4~11月,5~7月为主要高峰期,9~10月为次高峰。发病高峰可能与气候及当地的农业活动如采茶等有关。同时,由于该病经蜱传播,优势蜱种为长角血蜱,该病的季节分布可能与长角血蜱的季节性消长相关。

（3）人群分布：人群普遍易感，该病与人类的生产活动密切相关，在丘陵、山地、森林等地区生产生活的劳动者，以及赴该类地区户外活动的旅游者感染风险较高，80%以上的病例为农民，男性患者多数是从事农业生产的农民和伐木工人，女性则大多与采茶、采野菜、蔬果等有关，部分病例有明确的蜱叮咬史。发病及死亡病例中，中老年人所占比例较大，年龄越大，病死率增高。我国大部分地区男性患者多于女性，这是因为种地、锄草、放牧等农活主要由男性来承担。河南省病例女性多于男性，这可能与当地女性更多从事茶叶采摘有关。

（三）发病机制

目前，SFTS患者器官损伤变化的病理机制仍不清楚。JIN等首先采用C57/BL6鼠建立了SFTSV感染模型，通过对模型鼠的研究发现，脾是SFTSV的主要靶器官，肝、肾也是其靶器官，然而脾是SFTSV复制的场所，肝、肾中尚未发现SFTSV的复制。在疾病早期只有脾和骨髓发生病理学改变，肝脏和肾脏的病理损害主要发生在感染后期。在接种SFTSV后的1周内，脾内红髓区域的淋巴细胞明显减少，2周后开始恢复正常；进一步研究发现，模型鼠的脾内聚集了大量巨噬细胞和血小板，SFTSV和血小板共同存在于脾红髓区域的巨噬细胞胞质里。体外试验表明SFTSV黏附血小板，有利于巨噬细胞吞噬血小板。这一发现指出SFTSV引起血小板计数减少是因为脾源性巨噬细胞清除了被SFTSV黏附的血小板。SFTS患者骨髓没有细胞学变化，提示患者的血小板计数减少可能与造血细胞的破坏无关。此外亦有研究表明，免疫风暴为SFTS的主要致病机制。

（四）临床表现

典型的SFTSV感染一般经历四期：潜伏期、发热期、多器官功能障碍期和恢复期或死亡。通过人传人感染模式潜伏期为6~15天；经蜱传播患者常因无法确定被蜱叮咬及确切时间，故潜伏期推测为5~14天。发热期是指最初起病的1周，多器官功能不全期是指发病的第7~13天，发病2周后开始进入恢复期，症状逐渐好转，检测指标逐渐恢复。

在发热期，主要为急性起病，主要临床表现为发热，体温多在38℃以上，重者持续高热，可达40℃以上，部分病例热程可长达10天以上，伴随有头痛、乏力、肌肉酸痛、腹痛、腹泻、淋巴结肿大等非特异性症状，查体部分病例有颈部及腹股沟等浅表淋巴结肿大伴压痛、上腹部压痛及相对缓脉。实验室检查可发现外周血白细胞计数减少，血小板降低，尿常规半数上病例出现蛋白尿，生化检查可出现不同程度乳酸脱氢酶（LDH）、谷草转氨酶（AST）、谷丙转氨酶（ALT）、肌酸激酶（CK）、肌酸激酶同工酶（CK-MB）等升高。重症病例病毒载量急剧增加，病情发展迅速，如进展到多器官功能不全期，患者肝酶和心肌酶明显升高，可出现明显蛋白尿和出血，严重患者会出现多脏器功能衰竭和弥散性血管内凝血，常因肝肾功能障碍、呼吸衰竭和中枢神经系统症状等多脏器功能衰竭而死亡。进入恢复期后，所有的症状、体征和实验室检查指标逐渐恢复至正常。大部分病例预后好，少数病例会出现危重病情。血小板和白细胞降低是最早出现的实验室检测标志，且呈进行性降低，可作为SFTS早期诊断的依据之一。发病后的12个星期是SFTS的关键时期，高病毒载量以及谷草转氨酶、谷丙转氨酶、肌酸激酶等升高是导致病情恶化甚至死亡的重要原因，当病毒荷量的峰值超过107拷贝/ml，可提示患者有发生死亡的风险，警示医生需积极采取临床措施，及时治疗。

（赵玉敏）

二十、蜱类毒素及蜱中毒

蜱除叮咬除会造成宿主失血，携带病原会引起多种疾病外，很多蜱还可以分泌毒素，导致各类蜱中毒事件，主要包括蜱瘫（tick paralysis）、汗热病（sweating sickness）、具肢扇头蜱中毒（Rhipicephalus appendiculatus toxicosis）等，其中临床症状最严重、最受人关注的是蜱瘫。目前此领域的研究多局限于临床症状、流行病特性、毒素的分离纯化及功能研究，发病机制的报道较少，并且针对蜱瘫及其毒素的研究较深入，其他类型的蜱中毒及其毒素则研究有限（陈泽等，2001）。

（一）蜱类毒素的类型

蜱可以通过唾液腺分泌毒素导致宿主发生蜱中毒，主要包括神经毒素（neurotropic toxin）引起的蜱瘫、皮肤坏死毒素（dermotropic toxin）引起的汗热病和白细胞调理毒素（leukotropic toxin）引起的具肢扇头蜱中毒等。其中蜱瘫是最重要的蜱中毒事件，即当蜱在宿主上吸血时，蜱唾液腺分泌的神经毒素会导致宿主运动性纤维传导障碍,引起上行性肌肉麻痹,甚至可引起宿主因呼吸衰竭而死。多数蜱中毒还会出现超敏反应和其他免疫反应。另外多数蜱唾液中含有的蛋白酶、蛋白酶抑制剂、透明质酸酶、抗凝血剂、血小板凝集抑制剂和溶血剂,都可在蜱叮咬宿主的伤口附近产生毒性影响。在蜱叮咬的情况下,宿主如出现运动能力减弱、局部麻痹、血液凝剂能力降低等现象,则表明蜱类毒素的大量存在。

(二)蜱类毒素的功能

蜱类毒素具有重要功能,但在蜱类存活中的优势至今还不清楚。有人认为蜱瘫可能是蜱进化为寄生生活的一种退化功能。蜱在吸血过程中通过分泌蜱瘫毒素来削弱宿主的运动及反抗能力。蜱瘫常发生在蜱的饱血后期,这一时期通常是蜱最容易被宿主通过挣扎或反抗而致死的时期。蜱瘫还会影响宿主的呼吸系统,导致呼吸频率加速,促进二氧化碳释放,同时还会释放信息素以吸引更多的蜱,提高蜱类寻找宿主及吸血的能力。尽管在多数蜱的吸血过程中,宿主不出现临床症状,但以上推测可能适合于多数蜱。毒素还可能会导致宿主局部麻痹,阻止血管凝固、促进吸血。研究表明萼氏扇头蜱(*Rhipicephalus evertsi*)的蜱瘫毒素还可以调节蛋白质的合成。

(三)蜱类毒素的演化

研究蜱类毒素的演化史,将有助于蜱类毒素生物学特性和功能的研究。蜱在适应新环境、识别宿主和应对突发事件时,可能会分泌特定功能的蛋白引起毒性。为此详细描述各种中毒形式,研究它们间的异同(如发病机制和同源性),是验证上述推测的重要依据,也将对研究它们的起源提供重要信息。不同种类的蜱瘫毒素是否具有同源性至今具有争议。Masina 和 Broady(1999)根据蜱类神经毒素 holocyclotoxin 与蝎子毒素在序列上的相似性,推测其他蜱类的毒素也可能与此相关。另一方面,肉食性螨类(*Pyemotes tritici*)(Superorder:Acariformes)的神经毒素很独特,其分子量约 30ku,同时蛛形纲不同亚纲(包括蜘蛛和蝎子)的毒素分属于不同的蛋白家族。与蜘蛛和蝎子相比,蜱与非毒性节腹类(Ricinulei)的亲缘关系更近,同时系统分析还表明蜱的姐妹群为巨螨类(Holothyrida)。巨螨类是营自由生活的清洁螨类,主要生活在节肢动物尸体的体液中。研究表明,蜱在适应吸血寄生环境之前也具有这种特性。为此,蜱与其他有毒节肢动物的毒素具有相同起源的可能性很小,他们均具有毒性可能是趋同进化的结果。此外,人们推断蜱类起源于约 390mya 或 120mya 以前,当时还没有出现受蜱瘫毒素影响的现代蜱类宿主。如果蜱类毒素具有生存优势的话,这种优势可能是在蜱类适应吸血环境的过程中或遇到现代宿主后才出现。

(四)蜱类毒素的来源

蜱类毒素的来源不同于其起源。后者与毒素的进化史相联系,前者则与当前历史相关,与分泌毒素的生物体和组织有关。蜱毒素的来源存在多种可能途径。它们可以是一种蜱体内的自然产物,可能在蜱体内本身就具有毒性,或者起初没有毒性但到达宿主体内时转化为毒性物质;毒素也可能来自于宿主的崩溃组织,或来自于蜱体内的共生体。Neitz 等(1983)和 Mans 等(2004)综述了蜱类毒素来源的各种可能途径。

毒素可能直接来源于蜱内病原体或共生体。在蜱中,当健康动物注射了被感染动物的血液时,中毒或瘫痪不会转移,因此病原体或共生体不可能成为毒素来源。然而如果蜱类毒素是由蜱体内的共生体合成,然后转移到唾液腺,在唾液腺中富集并浓缩到足够浓度才起作用,那么健康动物注射感染宿主的提取物也不会产生中毒事件。

相同原理也发生在以下情况:即共生体中产生的非毒性成分转移到蜱或宿主中成为毒素,或蜱体内的非毒性物质通过病原体转化成毒素,或直接由病毒或噬菌体分泌的毒素感染蜱的共生体或病原体。噬菌体也可能在蜱体内靶向其共生体,这种推测在肉毒杆菌毒素中已得到证实。

大量证据表明蜱本身也能分泌毒素。这些包括 sand tampan toxins,它是蜱唾液腺中的高丰度蛋白,在系统进化分析中属于 lipocalin 家族。此外蜱瘫发生在 5~7 天的慢速吸血期之后,表明毒素的分泌主要集中在这一时期,并与蜱的快速饱血有关,说明蜱自身能够合成蜱瘫毒素。已从萼氏扇头蜱的唾液腺中纯化出毒素,并定位于分泌粒细胞和细胞核中,充分表明这种蛋白来源于蜱。尽管已证实吸血的蜱可导致羊瘫痪,但饱血蜱的唾液腺匀浆物不能导致瘫痪。变异革蜱也存在同样现象。表明这些蜱分泌的毒素可能在分泌前没有活性,或是这些毒素只在分泌的过程中才有活性,其他时期不能从蜱体内得到。

来自蜱体内的非毒性物质分泌到宿主上时也能转化为毒性物质。此外,蜱在吸血过程中还可以消化宿主的非毒性物质并转化成毒素再分泌到宿主体内。这种情况有可能存在,研究发现硬蜱在快速饱血期可以再分泌宿主蛋白。这就可以解释为什么一旦去除蜱后被蜱感染的宿主即可快速恢复正常。如果我们根据奥卡姆剃刀定律 Occam's razor 来考虑,最简单的路线(蜱本身分泌毒素)便是最可能的途径。另外由于多数蜱类毒素的起源还不清楚,因此在进行蜱中毒调查时可能还存在其他途径。

(五)蜱中毒

1. 蜱瘫　蜱瘫自1824年在澳大利亚的旅游者上首次发现,至今在欧洲、亚洲、非洲和北美洲等许多国家均有关于家畜和人的蜱瘫病例记载。世界上900多种蜱中,已描述55种硬蜱和14种软蜱会导致蜱瘫。然而,文献中关于蜱瘫的明确记载只有少数,多数记载不全面或不确定。蜱螨亚纲中引起蜱瘫的种类没有规律可循,只能得出导致瘫痪的硬蜱多于软蜱。事实上,蜱瘫仅发生在蜱延长的吸血期中,软蜱的这种吸血行为仅在幼蜱和若蜱期存在(需要数天),而成蜱在几分钟内就可完成。

通过实验诱导蜱瘫发现,神经毒素的分泌与特定的饱血期一致,在硬蜱中仅局限在雌蜱。萼氏扇头蜱的毒性发生在吸血期第4~5天之间的短暂时期,蜱的体重达到15~21mg之间。全环硬蜱引起的蜱瘫发生在吸血第4~5天之后,而变异革蜱仅在叮咬后6~8天发生。沃氏锐缘蜱(*Argas walkerae*)仅幼蜱期导致蜱瘫,发生在吸血后第5~6天。这些表明蜱瘫与快速饱血期相一致,此时唾液腺会产生并分泌大量蛋白。研究发现蜱瘫主要是由于神经系统的功能削弱,而导致全身无力、四肢瘫痪。这些是常见症状,多数神经毒素均有自己的特性,与其他蜱种的毒素相区别。目前,蜱瘫是蜱中毒事件中研究最广泛、最深入的类型。

(1)病原学:蜱瘫毒素是蜱唾液腺分泌的一种蛋白质,是一种神经毒素(holocyclotoxin),其蛋白组分还未确定,但初步实验证明这种毒素可能是含有大量脯氨酸的糖蛋白。它们不能被链霉蛋白酶(可以消化多种蛋白的蛋白水解酶)消化,原因是链霉蛋白酶没有脯氨酸酶活性。起初,人们通过组织化学成分分析,认为唾液腺中的Ⅱ型颗粒性腺泡 B 细胞是产生毒素的细胞。然而,免疫细胞化学研究表明毒素来自于Ⅲ型腺泡的 B 细胞。

Regendanz 和 Reichenow(1931)曾推测蜱瘫毒素可能存在于卵巢,在饱血后期卵开始发育时进入唾液腺。为此他们将血红扇头蜱的卵提取物注射到狗身上产生了类似蜱瘫的症状。这为调查蜱卵毒素及与蜱瘫之间的关系提供了一定信息。

通过大量动物实验发现,仅两头安氏革蜱雌蜱就能诱发幼犬瘫痪。此外,绵羊蜱瘫的发病率会随着寄生蜱数量的增加而明显升高。然而,在澳大利亚单头全环硬蜱就足以使一只强壮的母牛发病。

软蜱中,沃氏锐缘蜱的幼蜱能诱发雏鸡发生蜱瘫。从沃氏锐缘蜱正在吸血的幼蜱体内分离出的毒素,是两种蛋白质。含有这种蛋白的提取物可使数日龄的小鸡瘫痪,而饥饿幼蜱或饱血后的幼蜱则提取不到这种毒素。可见蜱瘫毒素仅在蜱吸血的过程中存在并发挥作用。

(2)临床特征和病理学:蜱瘫的显著症状是运动不协调。经过5~7天的潜伏期,此症状即可出现。在潜伏期会出现一些不确定的前期症状,如全身不适、食欲差、头痛、呕吐等,通常先由肢体远端开始麻痹,表现为弛缓性麻痹、运动性共济失调、肌无力、踝关节、膝关节及腹壁反射减弱等。随后逐渐呈上行性扩散,影响前肢,最后累及身体上部。然后四肢持续性麻痹及感觉减弱,最终因胸部肌肉麻痹而导致呼吸衰竭死亡。在发病过程中,体温和血压通常无变化。在北美,人类蜱瘫的潜伏期最长在8天后出现,但一般进展很快,患者运动不协调,四肢不能活动,不能曲伸,经常出现语言、呼吸、咀嚼和吞咽困难。对个别病例,尤其儿童,可能在症状出现后24~48小时内死亡。体温可能会升高,在延髓受累之前呼吸可维持正常,之后呼吸困难、不规则。在澳大利亚,被全环硬蜱叮咬后瘫痪的患者,其症状常在去除蜱后的24~48小时达到高峰,几周后才能恢复正常(与其他蜱类叮咬后症状相反)。有蹄类动物则表现为游走摇摆,然后迅速瘫倒或死亡。后肢最先受累,随后累及前肢、颈部及头部。总之,澳大利亚的全环硬蜱引起的蜱瘫在去蜱后症状反而快速恶化,甚至导致死亡,具体原因尚不清楚。其他蜱类引起的蜱瘫在去除蜱后,症状可改善并可以完全康复。

在狗及实验动物上主要症状跟上述基本相似,年龄、性别和个体大小对蜱瘫的临床表现没有太大影响。被全环硬蜱叮咬后的狗首先出现眼结膜炎,也可出现角膜炎。另外,蜱瘫还可引起心律不齐和其他心脏异常,这种情况并不常见。早期经常出现心律失常尤其是窦性停搏、窦性心动过缓、窦性心动过速等,动脉血压变化也较常见,其中心血管系统的变化可能与自主神经系统的功能障碍有关。

与其他类似的具有麻痹症状的疾病相比,蜱瘫恶化迅速,可在几天内致命。麻痹与致瘫的机制是抑制了与神经肌肉接头处神经递质的分泌。一些学者认为蜱瘫毒素的麻痹致病与运动神经纤维尤其是较小纤维的传导阻滞有关，不是影响乙酰胆碱的生物合成，而是阻滞了乙酰胆碱的分泌释放，主要发生在神经肌肉接头和郎飞氏小结部位。

尽管全环硬蜱与一些革蜱所造成的蜱瘫最终表现相似，但其毒素的作用机制在某种程度上并不相同。全环硬蜱携带的蜱瘫毒素拮抗乙酰胆碱的分泌似乎依赖于温度，高温时更容易发生，当高于30℃时可完全阻断乙酰胆碱的分泌，这种毒素主要与神经末梢的离子通道相结合，从而阻断神经递质的释放，然而当毒素一旦被去除，这种阻断将会终止，即可恢复正常功能。

（3）生态学和流行病学：蜱瘫是侵袭畜牧业的主要疾病之一。据报道在南非疫区每年有数以千计的羊因蜱瘫死亡，每年平均死亡动物28 889只，且多数为产毛绵羊。蜱瘫的发生与当地红润硬蜱（*I. rubicundus*）的地理分布相一致，并且去掉此种蜱后动物的症状消失，这表明红润硬蜱是当地蜱瘫发生的唯一媒介。这种疾病多发生于具有高原植被的丘陵和山脉地区。

蜱瘫的诱因及症状的持续性和严重程度与雌蜱（体重达15~21mg）的数量有关。活动地理区域广的蜱均具有毒性。在南非的安哥拉山羊身上发现某种扇头蜱也可导致蜱瘫，并出现在9月中旬到2月初。红润硬蜱所导致的蜱瘫决定于被感染蜱的数量，而澳大利亚的全环硬蜱和美国北部的革蜱，仅单头蜱就足以引起麻痹和死亡。

在北美洲常有关于人和家畜发生蜱瘫的报道。自蜱瘫被认识后，发现安氏革蜱已造成上千只羊和家畜患病。在美国东部变异革蜱经常引起蜱瘫，尤其在6月、7月当其成蜱达到高峰时。另外有报道表明美国东部的斑体花蜱（*Amblyomma maculatum*）和肩突硬蜱也可导致狗患蜱瘫。

在欧洲和亚洲也有比较零散的蜱瘫报道。在马其顿地区和保加利亚地区某种璃眼蜱可引起绵羊、山羊和牛发病。在克利特岛、前南斯拉夫和苏联部分地区发现蓖子硬蜱是家畜蜱瘫病的主要致病因素。

（4）治疗与预防：蜱瘫主要通过临床鉴定来诊断。另外神经功能的测定可以确定神经肌肉协调性，来鉴定病情的发展及恶化程度。在北美，典型的蜱瘫病例通常是由安氏革蜱和变异革蜱引起的，主要通过清除蜱来治疗。在澳大利亚，基本治疗是使用抗毒素，在发现蜱瘫后立刻进行静脉注射，并且要在清除蜱之前进行注射，使抗毒素有足够的时间在体内循环，目的是在不干扰蜱叮咬的情况下，在原处杀死蜱来阻止唾液分泌。通过对比若干药品，发现盐酸酚苄明（一种α肾上腺素）治疗效果较显著。

目前关于移除蜱最好的方法及移除前是否杀死蜱还有争议。移除蜱后会导致蜱瘫症状和过敏反应加剧，可能因为在移除的过程中，蜱会分泌更多毒素。

在蜱瘫预防方面已有许多商品疫苗生产。从蜱的唾液腺中提取的牛痘接种疫苗可以减少或预防过敏症状发生。平时应避免在有蜱的地方逗留。保持环境卫生，使蜱类没有滋生或栖身之处。对家养动物采取灭蜱措施，切忌与带蜱的家畜等接触。进入多蜱地区活动时，应着防护服或使用驱避剂。

2. 其他类型的蜱中毒　蜱的叮咬除引起蜱瘫外还会引起其他蜱中毒包括汗热病、引起相似病症的Mhlosinga和Magudu、具肢扇头蜱中毒，另外还会引起严重的速发型过敏反应。与蜱瘫相反，过敏反应发生在蜱的吸血早期。可能出现如下症状：

（1）小的局部反应。

（2）大的局部反应。

（3）系统反应，经常表现为过敏性休克症状。

（4）不平常的变态性反应。

在澳大利亚，蜱叮咬引起的中毒反应（全环硬蜱）可能被误诊为过敏反应，这样会严重威胁生命。同蜱瘫一样，由全环硬蜱引起的严重过敏反应，也会由于蜱的突然去除而使症状加重。可以通过放射性免疫测定（RIA）、放射性过敏源吸附试验（RAST）或酶联免疫吸附来诊断此种病例。在这些检查中RIA是最可靠的。在欧洲也曾有翘缘锐缘蜱（*A. reflexus*）引起过敏反应的相关报道。

人们认为其他类型的蜱中毒与蜱瘫存在明显差别，表明应进行蜱类毒素机制的研究。如果蜱中毒存在不同的作用机制，则可以通过特定标准来区分不同的中毒类型。

1）汗热病：汗热病在中非、东非和南非均出现过，在斯里兰卡和印度也有报道。自然界中，该病只发生在牛身上,尤其是小牛,但也会感染其他偶蹄动物如绵羊、山羊或猪。杆足璃眼蜱（*Hyalomma truncatum*）常导致南非 Kwa-Zulu Natal region 地区发生汗热病,该地区同时存在汗热病阳性蜱株和阴性蜱株。动物得病并恢复后会对该病产生免疫能力。杆足璃眼蜱还会引起两种与汗热病相似的比较温和的中毒类型,称为Mhlosinga 和 Magudu,Magudu 与典型的汗热病更接近。

汗热病的名称来源于湿疹。这种症状通常在蜱叮咬后 5~7 天出现。其他症状还包括发热、厌食、皮肤和黏膜充血伴随感觉过敏、流涎、流泪、格鲁布性鼻炎、外延生长、腹泻和类白喉菌口炎、咽炎、喉炎、食管炎、包皮炎、心内膜及心内膜下瘀斑、肺浮肿充血、肝肾充血、脾脏萎缩、肝脂肪变性、口腔、喉、咽和食管黏膜发炎并坏死等。研究发现在发病期间,血浆中的纤维蛋白含量增加,但在恢复期减少。在阿杨氏液（氯化汞、氯化钠和硫酸钠）中加入几滴患病动物的枸橼酸钠血浆,可以导致血液凝集。Magudu 和 Mhlosinga 主要表现为发热、厌食和消沉。血浆中的纤维蛋白原含量也会随时间而升高,并且其枸橼酸钠血浆也会同汗热病一样出现血液凝集现象。Magudu 和 Mhlosinga 唯一不同之处是没有免疫交叉活性。

由于该病不能通过发病动物传给健康动物,因此推测蜱类分泌的毒素可能是其诱因。然而,动物会受高免血清的保护。该病可以在蜱中传 15 代,然后毒性会突然消失。动物在被汗热病阳性蜱（SS+）叮咬之前注射从半饱血或饱血的 SS+ 蜱中提取的唾液腺分泌物,不能保护该动物抵抗汗热病。但在动物体内注射半饱或饱血 SS+ 蜱的悬浮液,则会防止汗热病的发生,尽管蜱悬浮液本身不会诱导任何汗热病症状。这表明唾液腺不是产生毒素的器官,蜱的悬浮液本身可能不含有活性毒素或毒素的量不足以导致汗热病的发生。中毒是与阳性株中存在的一些新型蛋白有关,这些包括 3 种非免疫原蛋白及 3 种免疫蛋白。处于汗热病晚期（第 7 天）的牛注射高免血清,并在第 27 天再次注入后,会对这些免疫原蛋白产生免疫反应。用高免血清处理后可以预防汗热病的发生,恢复后的动物再次被蜱叮咬时,也不会出现汗热病症状。

人们发现在汗热病阳性株中存在立克次体,而在阴性株没有,因此怀疑毒素是否来自于蜱,汗热病的发生是否与蜱内的病原体或共生体有关。目前为止,还没弄清汗热病阳性株里的新蛋白是否与立克次体有关,还需要深入研究。

2）具肢扇头蜱中毒:具肢扇头蜱会导致牛发生白细胞疾病。其症状是长期发热,耳朵、眼、下颚和垂肉的皮下组织浮肿。可摸到的淋巴腺肿胀、厌食、流泪、流涕、消沉、虚弱。通常还会伴随其他蜱传病的复发,如八贝斯虫病、螺旋体病、无形体病和心水病。恢复后的动物会对此种病产生免疫。来自于无具肢扇头蜱区域的抗其他蜱传病的动物到达具肢扇头蜱盛行的地方时,会死于被称为乍宁病（Tzaneen disease）（蜱传原虫病）的疾病。使用治疗心水病和无形体病的抗生素也不能保护动物免受此病的复发,表明这种形式的中毒会破坏被感染宿主的免疫系统。其具体致病机制还需深入研究。

3. 引起蜱中毒的蜱种类

（1）软蜱引起的蜱中毒:软蜱导致的蜱瘫仅发生在未成熟阶段,导致的蜱瘫与硬蜱不同:

1）锐缘蜱属:锐缘蜱属中的非鸽锐缘蜱（*Argas africolumbae*）、树栖锐缘蜱、拉合尔钝缘蜱、波斯锐缘蜱、辐射锐缘蜱（*A. radiatus*）、桑氏锐缘蜱（*A. sanchezi*）和沃氏锐缘蜱的幼蜱,在实验室条件下可导致家禽瘫痪。所有的蜱瘫病例中,均与快速饱血期相一致（5~6 天）,并且一直持续到所有幼蜱饱血或终止寄生阶段。这种症状会随着幼蜱数量的减少而减轻,并且幼蜱全部脱落后症状消失。尽管没有关于锐缘蜱属的种类导致人类瘫痪的记录,但有记载人被翘缘锐缘蜱叮咬后会造成严重伤害。最近欧洲报道了多例人类被翘缘锐缘蜱叮咬后会导致过敏反应。有趣的是,锐缘蜱中含有一种重要的过敏原并确定为一种 lipocalin（Arg r1）,与从塞氏钝缘蜱（*Ornithodoros savignyi*）中分离的 lipocalins 具有同源性,这些均与蜱中毒有关。

2）钝缘蜱属:还没有明确证据表明钝缘蜱和枯蜱能导致蜱瘫。但有些种类能引起宿主严重的其他中毒反应,包括疼痛、起水疱、局部发炎、水肿、发热、瘙痒、炎症反应等。这些种类包括:迷糊钝缘蜱、好角钝缘蜱（*Ornithodoros capensis*）、锥头钝缘蜱（*Ornithodoros coniceps*）、糙皮钝缘蜱（*Ornithodoros coriaceus*）、戈氏钝缘蜱（*Ornithodoros gurneyi*）、塞氏钝缘蜱和长喙钝缘蜱（*Ornithodoros rostratus*）。

（2）硬蜱引起的蜱中毒:几乎硬蜱科的所有属均有引起蜱瘫的描述。一般来说,由全环硬蜱引起的蜱瘫不同于革蜱属和扇头蜱属引起的蜱瘫:

1）硬蜱属:目前为止,多数引起蜱瘫的蜱几乎都来自硬蜱属。来自此属的瘫痪蜱呈世界性分布,主要包括全环硬蜱、红润硬蜱、肩突硬蜱、蓖子硬蜱、棕色硬蜱（*Ixodes brunneus*）、隆跗硬蜱（*Ixodes gibbosus*）。最初记录的雷氏硬蜱（*Ixodes redikorzevi*）引起的蜱瘫可能是其他类型的蜱中毒，此症状表现为发热和曲颈。

2）血蜱属：已记录 8 种血蜱会引起蜱瘫。然而，仅喀奇血蜱（*Haemaphysalis kutchensis*）和刻点血蜱确定会引起蜱瘫。在很多其他病例中，在宿主身上发现了其他属中能引起蜱瘫的种类，因此当评估蜱瘫的临床报告时，混合蜱种的叮咬是遇到的最大难题。

3）花蜱属：报道的能引起蜱瘫的花蜱种类较多，主要包括斑体花蜱、卵形花蜱（*Amblyomma ovale*）、苏氏花蜱（*Am. testudinis*（= 阿根廷花蜱 *Am. argentinae*））。然而，同多数引起蜱瘫的种类一样，很多花蜱不能确定引起蜱瘫。所有关于花蜱引起蜱瘫的报道均为临床特征，还没有实验调查来确定花蜱引起蜱瘫的能力。

4）革蜱属：已记录 10 种革蜱会引起蜱瘫，确定的是安氏革蜱、变异革蜱、犀牛革蜱（*Dermacentor rhinocerinus*）和西方革蜱（*D. occidentalis*）。目前只对安氏革蜱的致病机制进行了广泛研究。

5）璃眼蜱属：杆足璃眼蜱是璃眼蜱中唯一确定引起蜱瘫的种类。此外，还会引起蜱瘫以外的其他中毒事件，如汗热病。

6）扇头蜱属：扇头蜱引起的蜱瘫病例多数已被证实，包括蓴氏扇头蜱、突眼扇头蜱（*Rhipicephalus exophthalmos*）、瓦氏扇头蜱（*Rhipicephalus warburtoni*）。具环扇头蜱（*Rhipicephalus annulatus*）（原为具环牛蜱 *Boophilus annulatus*）是牛蜱亚属中唯一一种能引起蜱瘫的种类，尽管目前还没有证实。扇头蜱属中，具肢扇头蜱和微小扇头蜱还能引起其他形式的蜱中毒。蓴氏扇头蜱是扇头蜱属中分子特征研究最深入的种类。

（陈　泽）

二十一、其他疾病

（一）红肉过敏

2003—2007 年在澳大利亚悉尼、新南威尔士州首次发现红肉过敏病例，其临床表现为食用红肉后出现荨麻疹、血管神经性水肿、呼吸困难以及晕厥等症状，且患者均有被蜱叮咬的经历。近年来，在日本、中国、韩国、法国、德国、瑞典、美国、巴西、巴拿马、西班牙、瑞士南非、哥斯达黎加等国也相继报道了人类被蜱叮咬后发生的红肉过敏病例，又称 α-半乳糖综合征（α-gal syndrome），此病已经成为一种新型的蜱传疾病，且呈逐年上升的趋势。研究发现这种过敏与 α-半乳糖（α-gal）诱导的 IgE 抗体有关，通常认为蜱叮咬产生的 α-gal 是主要致敏原。目前可以确定叮咬能够产生红肉过敏反应的蜱类有美洲花蜱、肩突硬蜱、卡宴花蜱、龟形花蜱、全环硬蜱、蓖子硬蜱及长角血蜱。

（二）内罗毕绵羊病

内罗毕绵羊病是由尼布亚病毒科内罗病毒属内罗毕绵羊病病毒（Nairobi sheep disease virus）经蜱类媒介感染侵犯绵羊消化道等引起出血的病症，致死率高达 70%。在肯尼亚西部湖区盆地曾从绚丽花蜱分离出毒株，2015 年在我国东北地区的长角血蜱鉴定到此病毒。该病毒能在具肢扇头蜱经发育期和经卵传递，印度的居间血蜱（*Haemaphysalis intermedia*）也可传播此病毒。人血清中有抗体，也有患者发生。发生过实验室感染，患者极度疲惫，伴有头痛呕吐，发热 48 小时后恢复。

（三）伊塞克湖热

伊塞克湖热（Issyk-Kul fever）是 1970 年 5 月首次从褐山蝠（*Nyctalus noctula*）及同时从蝙蝠锐缘蜱（*Argas vespertilionis*）中分离出的布尼亚病毒科伊塞克湖病毒（Issyk-kul virus）感染所致。截止到 1974 年在吉尔吉斯斯坦已从蝙蝠锐缘蜱中分离出 13 株，并从蝙蝠硬蜱中分离出 1 株。1982 年在塔吉克斯坦从蝙蝠锐缘蜱中分离出 1 株。1981 年 5~8 月间发现首例患者。1983 年在塔吉克斯坦西南部农村发生的一次流行中约有患者 20 例。人血清中抗体阳性地区，除塔吉克斯坦外，尚有吉尔吉斯斯坦和土库曼斯坦。

（于志军）

第七节　防制

蜱类防制的科学讨论通常集中在具体技术方法的优势和劣势上。化学杀虫剂，如果正确的使用，不仅有效而且符合成本效益;然而,它们往往被不当使用,化学药品的抗性已成为严重的全球性问题,另外食品中的化学残留也日益成为消费者关注的问题。生物防治制剂在原则上是非常理想的,但是其功效、生产、应用和稳定性方面遇到严重挑战。抗蜱疫苗作为一个单独的解决方案仍缺乏有效性。目前,针对蜱类防治尚没有任何单一的、理想的解决办法。尽管很少使用综合防治,但它是增加了科学性和实用性的方法,值得研究和推荐。蜱类防治已成为农业生产中不可缺少的环节。国内外研究者在蜱类防治方面做了大量的工作,并取得了一定成效。但由于蜱的宿主种类繁多,分布区域广泛,生活习性多样,在防治上应根据蜱类的生物学和生态学特性,因地制宜,采取综合措施,才能取得良好效果,在此领域尚需开展更为深入的研究。

一、化学防治

利用药物灭蜱一直是控制蜱的主要途径。最早广泛应用的杀虫剂是砷,通过阻断 ATP 的合成和细胞呼吸杀死蜱。第二次世界大战以后,二氯二苯三氯乙烷(dichloro-diphenyl-trichloroethane,DDT)和六氯化苯得到广泛应用。DDT 是首例能被节肢动物神经轴膜吸收的有机氯制剂,作用于膜上的钠通道,使其保持开放状态,不久蜱的神经系统被瓦解,导致死亡。有机氯制剂能在蜱体内长期残留,但也能长期沉积在野生动物体内,特别是鱼类和鸟类,通过食物链威胁人类健康。后来这类制剂被禁止使用。而后有机磷制剂应用于蜱类防治,它通过抑制乙酰胆碱酯酶来阻断神经传递,引起蜱的迅速瘫痪或死亡。此类化合物毒性较小,但比有机氯化合物稳定性低,遇水和紫外线易分解。有机磷制剂对其他野生动物较安全,但大剂量会导致哺乳动物体内胆碱酯酶的活性下降。曾使用过的杀蜱剂还包括有机氮制剂(塔克蒂克、氨丙喂等)。上述药物虽然有效,但考虑到人、畜安全和环境污染等问题,有的现已被禁用或限制使用。目前多采用拟除虫菊酯类化合物(如灭净菊酯类)和毒素类药物(如伊维菌素)。从蜱类化学防治的历史看,杀蜱药剂的使用多借鉴了有害昆虫的防治方法。近年专门针对蜱的化学杀虫剂有美国辉瑞公司生产的安万克杀蜱王,这是一种复方制剂,包括苯基吡唑类和大环内酯类及超强渗透增效剂等成分,能有效杀灭多种软硬蜱类,但环境安全问题仍有待于深入研究。

由于化学杀虫剂的长期使用,使蜱对某些药物产生明显的抗药性。世界粮农组织(FAO)调查证实,节肢动物可能会对每种新的化学药物产生抗性,至 1977 年已有 364 种节肢动物产生了抗药品系。蜱已对环双烯、六氯化苯和一些有机氮杀虫剂产生抗药性,并且发现英国的一种蜱对当前使用的合成除虫菊酯类化合物有广谱抗药性,抗药性的产生大大降低了杀虫剂的作用效果,因此常用转换和混合用药来控制。更多的学术研究,有可能找到新的杀虫剂,但如果没有商业支持,这种研究是不大可能的。因此现在科研工作者把更大的精力投入到杀虫剂抗性的研究中。许多已经出版的科研成果其研究重点都放在酯酶和乙酰胆碱酯酶上,这两种酶是造成有机磷和合成拟除虫菊酯抗性的潜在因素。

随着杀虫剂的应用,有关杀虫剂抗性的适当规划管理还有许多工作要做。蜱对一些杀虫剂的抗性会持续存在许多年,但并不是对所有的杀虫剂都这样。在农业种植中轮换用药,可以减少抗药性的出现,但其在蜱类防治中的作用并未被探讨。因此,很有必要从长远考虑,在利用现有化学品防治的基础上,进一步开发和研究实用安全和有效的化学新制剂。

二、免疫学防治

第一个商业发布的疫苗距今已有几十年,它是一个用来防治微小扇头蜱的重组抗原 Bm86。这种疫苗可以减少饱血雌蜱的数量,减少蜱的体重,降低蜱的生殖力,即减少了下一代幼蜱的数量。一般地,疫苗只能在蜱的下一代中才能见到效果。因此在进行疫苗防治的同时必须使用杀虫剂来缓解短期的蜱类危害。疫苗野外施用的效果仅有简短报道。例如在澳大利亚的一个奶制品牧场,抗牛蜱疫苗野外施用使蜱的数量在一代内减少 56%,实验室条件下蜱的产卵力降低了 72%。在古巴,260 000 头牛的实验数据显示,疫苗的使用使在杀虫剂防治中存活下来的蜱数量又减少了三分之二,同时也减少了边虫病和巴贝斯虫病的发生频率。然而,现有的疫苗对实际防治的影响是比较小的,这既有科学上的原因也有商业上的原因。其中主要原因是杀虫剂本身的实用性。

由此产生的问题是如何改进目前的疫苗或创造替代疫苗。首先,可以通过蜱抗原鉴定,如重组蛋白质,使疫苗达到一个有价值的保护水平,这包括单独或与数量有限的其他抗原合并。优化重组体 Bm86 使蜱的生殖力降低了 90%,但对蜱直接死亡率的影响很小。如果这是公认的最低执行标准,那么目前几乎没有任何其他抗原达到此目标。疫苗的功效小于 Bm86 很常见。几种有一定效果的抗原的混合物可能会达到良好的保护效果,但是这一观点尚未得到深入研究。通过组合抗原可明显提升效能。虽然对一系列蜱种额外抗原的鉴定已经完成,但是大多数不是在实际应用中评估,而是在模式宿主上进行评估。

要想改进和开发新疫苗就必须充实蜱类生物学知识。如今提出的抗原远远多于已经被测试的抗原。蜱目标抗原的研究迄今仍局限在功能类蛋白的范围内。其中包括结构蛋白(尤其是来自于唾液腺),水解酶以及其抑制剂(尤其是与止血过程密切相关的)和功能不明确的膜联合蛋白。其他的功能性蛋白如跨膜受体和离子通道是化学防治制剂主要攻击的目标,作为潜在疫苗目标尚未得到充分开发利用。家兔接种由两种肽一起构成的 "voraxin",这是触发希伯来花蜱饱血和卵巢发育的因子。把正常交配过的雌蜱喂在被免疫的兔子上,74% 的雌蜱吸血失败,体重没超过正常饱血体重的十分之一。

抗蜱疫苗在蜱类防治中具有很大的潜能,它比传统的化学防治更具应用前景,但目前尚未实现大面积应用,主要原因是由于对疫苗的认识尚十分缺乏、技术不成熟和成本等问题。近期的研究重点应集中在纯化、鉴定与蜱类生理功能密切相关的目标抗原,筛选抗原基因并应用分子生物学方法使该基因在微生物如酵母中表达以产生重组抗原,从而实现规模化应用。

三、生物防治

生物防治是利用害虫的捕食性天敌、寄生虫或病原体对其防治,已广泛应用于有害昆虫的防治中,并取得了很大成绩。但在蜱类防治中的应用很少,最典型的实例是在马萨诸塞州西部利用寄生蜂的胡氏小猎蜂(*Hunterellus hookeri*)防治变异革蜱。有关蜱类生物防治的研究主要有下列几方面。

(一)病原真菌

真菌是蜱类的主要病原体,它具有分布广、宿主范围宽、能穿过角质层进入宿主体内等特点。在自然界中,与蜱有关的真菌包括 11 种曲霉属(*Aspergillus*)、3 种白僵菌属(*Beauveria*)、3 种镰刀菌属(*Fusarium*)、1 种瓶梗青霉属(*Paecilomyces*)和 3 种轮枝孢属(*Verticillium*)。欧洲的一些研究发现,真菌的感染会导致革蜱属、硬蜱属和其他蜱 50% 以上的死亡率。昆虫病原真菌(109 孢子体/ml)能杀死具肢扇头蜱和彩饰花蜱的全部幼蜱、80%~100% 的若蜱和 80%~90% 的成蜱,可使无色扇头蜱的饱血雌蜱 40%~50% 死亡,使其卵的孵化率降低 68%(白僵菌 *B. bassiana*)或 48%(绿僵菌 *Metarhizium anisopliae*)。用剂量为 1 010 孢子体/牛耳的白僵菌或绿僵菌喷洒叮有具肢扇头蜱的牛耳上,分别导致 76%/85% 的死亡率,使其卵的孵化率减少了48%/75%。

(二)寄生线虫

在昆虫病原线虫(斯氏线虫属和异小杆线虫属)的侵染期,线虫体内携带有共生菌 *Xenorhabdus* spp.,线虫进入宿主体内后,将共生菌释放到宿主血腔中而杀死蜱。昆虫病原线虫具有宿主范围广,易大量繁殖,对环境安全等优点。在过去 10 余年间,昆虫病原线虫已被成功地应用到多种昆虫害虫防治中,并取得了可喜进展。研究发现,昆虫病原线虫对蜱也有一定的致死效应。Samish 和 Glazer(1992)报道,线虫能有效地杀死具环扇头蜱的饱血雌蜱。其他种类的饱血雌蜱也能被这些线虫杀死。高志华等(2004)的研究发现昆虫病原线虫能有效地杀死广泛分布于中国的森林革蜱和长角血蜱。长角血蜱雌蜱被线虫感染后其血淋巴总蛋白含量和酯酶发生变化,这种变化可能与蜱的防御和对昆虫病原线虫的适应有关。

(三)寄生蜂

发现有 5 种膜翅目小猎蜂属(*Hunterellus*)和嗜蜱蜂属(*Ixodiphagus*)昆虫能拟寄生于蜱,即胡氏小猎蜂(*Hunterellus hookeri*)、塞拉小猎蜂(*Hunterellus thellerae*)、多毛嗜蜱蜂(*Ixodiphagus hirtus*)、德州嗜蜱蜂(*Ixodiphagus texanus*)和麦索嗜蜱蜂(*Ixodiphagus mysorensis*)。它们将卵产在蜱体内(多为幼蜱),待发育为成虫后,从蜱体内钻出。若蜱体内也可寄生一至多个卵,寄生后不久,蜱即死亡。

(四)捕食性天敌

自然界某些动物能捕食蜱,如一些鸟类、啮齿类、蜥蜴、蚂蚁等。在新疆和河北发现蚁狮捕食硬蜱(璃眼蜱、革蜱、血蜱及扇头蜱),它们用上颚钳住蜱,2分钟后蜱即呈麻醉状态而死去。猎蝽科(Reduviidae)昆虫的若虫侵袭小亚璃眼蜱和囊形扇头蜱,将吻插入盾板下或假头基与躯体相连处,使蜱很快死亡。在房舍内,有的蜱往往陷入蜘蛛网内而死亡。全沟硬蜱的卵曾被革螨吃掉,饱血幼蜱曾被多足类消灭。据报道,外来红火蚁能有效地杀死饱血雌蜱和卵,也能捕食幼蜱,引进此蚂蚁会使蜱的数量明显减少,但它们也会袭击其他动物,所以大量的散放不现实。在肯尼亚的鲁多加岛和卡洛尼地区,分别在牛体和植物上用鸡进行了6次和5次捕食蜱类的实验,结果证明,鸡是蜱类的天然捕食者,在其他地区有可能用鸡作为蜱生物防治的一种手段。

利用自然界的天敌防治蜱类是一种有效、简便、对环境安全的途径,或许这些天敌在控制蜱类自然种群中已发挥着重要作用。但生物防治的实际操作仍然存在很多困难,科研工作者仍在继续寻找能有效防治蜱的生物媒介。现在研究的重点是真菌属白僵菌和绿僵菌。这些生物媒介在田间实际应用中所面临的必须解决的问题已经被确认,具有代表性的几点是生物制剂的制作、散发以及它们在田间和牛身上的稳定性。

四、其他防治

随着科技进步和经济发展,蜱类的危害得以减轻,但要长期控制蜱类,使其达到不危害人、动物的水平,还比较困难。其原因主要有四:①蜱类生存、繁衍自然条件客观存在,与人类活动息息相关,大范围彻底消除其孳生场所是不可能的。②目前盛行的化学防治中,大量的化学杀虫剂的使用,既污染环境,又导致蜱类抗药性产生与发展。③随着社会的发展,退耕还林、还草等生态保护工程的实施,促使适应蜱类的新环境不断涌现,日益频繁的物贸流通和人员流动又为其扩散创造了条件。④温室气体大量排放和全球变暖也为蜱类的快速繁殖和病原体的变异提供了机会,成为威胁人类健康的主要原因之一。这些都要求人们不断调整、改进和研发新的控制策略。

(一) 植物驱蜱

一些植物能有效地杀死幼蜱,如糖蜜草(*Melines minutiflow*)、热带豆(*Stylosanthes hamata*)和粗糙笔花豆(*Stylosanthes scabra*)能捕杀微小扇头蜱的幼蜱。热带豆能分泌一种黏性物质,将幼蜱黏住,散发一种有毒气体将蜱毒死。据报道,肯尼亚东部地区大量生长的灌木丛植物(白花菜)对某种蜱的幼蜱、若蜱和成蜱具有驱避和杀灭的特性,在野外调查中发现距离该植物2~5m的区域内见不到蜱,因此认为在条件差的农场可用该植物对蜱作综合性的防治,前景可观。

(二) 不育防治

野外小规模实验表明,在蜱的栖息环境中释放不育蜱,可有效防治其种群。该方法要求释放个体必须能保持一定的活力和竞争力,使不育蜱有充足的机会与异性接触交配。已证实利用 ^{60}Co 照射雌蜱可使其完全绝育,所需剂量因种类而异,如微小扇头蜱、血红扇头蜱为10Gy。中国曾用 ^{60}Co 对小亚璃眼蜱进行照射,35Gy 以上能抑制其发育。国外使用 60Gy 或 70Gy, ^{60}Co 辐射璃眼蜱乳上清液,能致弱蜱体内环形泰勒虫且引起虫体繁殖延迟。

另外可通过杂交选育不育个体,这种技术在扇头蜱防治中有报道。具环扇头蜱和微小扇头蜱易发生种间杂交,杂交后代中雄蜱不育,雌蜱可育。不育雄蜱与雌蜱交配后,能破坏雌蜱的生殖,减少蜱的再感染。对两种牛蜱的杂交研究表明,具环扇头蜱雄蜱和微小扇头蜱雌蜱的杂交不育雄蜱有很强的杂交活性,平均1头雄蜱能与2 612头雌蜱交配。即使大多数雌蜱能饱血和产出大量的卵,但卵的孵化率几乎为零。因此,对于有种间交配现象的牛蜱,大量释放杂交个体是可以考虑的防治方法。

化学不育也已用于蜱类防治研究。近年来,引起关注的一类化合物是早熟素Ⅱ。用这种化合物熏蒸变异革蜱的卵,导致卵孵化出的雌蜱部分或全部不育。用噻替哌处理微小扇头蜱可抑制饱血雌蜱产卵。用甲基涕巴处理变异革蜱,会使雄蜱活力减弱。用处理的雄蜱与未处理的雌蜱交配,可使卵的孵化率降低。

利用不育方法防治蜱类,虽然已有一些研究报道,但仅仅停留在实验室阶段。考虑到其技术可操作性困难、步骤烦琐和费用高等因素,此方法在实际应用中可行性不大。

(三) 基因组的应用

目前肩突硬蜱、全沟硬蜱、长角血蜱、森林革蜱、血红扇头蜱、微小扇头蜱、亚洲璃眼蜱的基因组已完成测序,为后续深入研究蜱类的系统进化关系、生理适应机制、蜱与蜱媒病原体的相互作用以及蜱类防治等提供便利。但由于蜱蛋白质知识的缺乏,蜱类基因组数据将成为蜱蛋白质组学研究的一个至关重要的组成部分,而且基因数据对挖掘潜在的疫苗或药物靶点具有十分重要的意义。

现阶段,利用基因组和生物信息学对细菌病原体疫苗靶点识别的成功率很小。主要的原因可能是缺乏创建一个新疫苗靶点的相关知识。通常研究重点都放在用生物信息学的方法鉴定表面局域分子,但是抗原的选择利用其自身表面的定位可能不够准确。当前最理想的研究是依靠完全不同的标准来确定抗原和杀虫剂的靶点。例如,近来关于炭疽杆菌(*Bacillus anthracis*)的一项研究,就用生物信息学的方法辨别具有多重跨膜序列、可以列为管家基因的细胞质蛋白。重要的是,所有的方法都依赖于预知开放阅读框和疫苗或靶蛋白之间相似处。

继续扩大筛查和鉴定当前蜱类的抗原序列非常重要。任何基因方法都可能会产生一系列有用的候选抗原,而不是明确鉴定。鉴定和辨别可能的疫苗抗原和杀虫剂靶点的新的分子学技术将会继续得到应用,例如应用 RNA 干扰的方法鉴定美洲花蜱中组胺结合蛋白的功能,结果证明这种方法在蜱抗原功能的研究中是有效的。随着蜱类基因组信息的不断丰富和生物信息学技术的不断发展,疫苗组学(vaccinomics)将在蜱类疫苗开发研究中发挥越来越重要的作用。

(四) 综合防治

病虫害综合防治(integrated pest management,IPM),是指系统地应用两种或两种以上的技术来控制有害生物种群。最终目的使害虫或寄生虫防治,实现比单一技术更可持续性、环境相容性和成本效益比更加合理的状态。对于蜱类的综合治理,就是把蜱类的控制视为一种管理系统或系统工程。这不仅涉及蜱类种群本身及其内部关系,以及它们与外环境包含生物的和非生物的相互关系,而且还在治理过程中,将所采取的各种措施(技术的、行政的、经营与管理的或生产建设的)与方法(生态学、生物学、物理学、化学、农业或环境的防制法等)视为有机的、统一的整体,讲求相互间的结合与协调,达到安全、有效、经济、简便的目的。因此,因时、因地、因种制宜,控制蜱类赖以生存的自然生态系统,使蜱类的种群数量维持在不足以造成危害的水平,从而达到保障人、禽、畜、野生动物资源、作物、森林植被、自然环境的安全和促进生产发展的目的。

(1)综合治理是以生态系统作为管理单位,并注重合理调整系统内部各组成部分的相互关系,远远超越蜱类本身。其最终目标是要控制蜱类赖以生存的自然生态系统,使其种群维持在不足以造成危害的水平以下。因此,在蜱类综合治理原则的指导下,蜱类仅仅是控制的对象和目标,而不是全部内容。其中,更重要的是对其孳生地与栖息场所的治理。这就要求将蜱类孳生地、栖息场所和寄生宿主等进行无害化处理,促进和培育无蜱孳生的良好环境。在这方面有一些国家和地区,诸如美、英、日、澳、新加坡等和我国部分卫生城市已经或正在采取环境整治措施,设置蜱类隔离带,创造安全环境。但是,在大部分地区和防疫人员中,仍然较多地注意对蜱类本身的消除,而较少地注意环境卫生治理,因而效果短暂或收效不显著。

(2)综合治理是一项复杂的系统工程,重视发挥生态系统中与蜱类种群数量变化有关的那些自然因素的控制作用。蜱类在自然界,生物物种之间,以及与之相关的环境生活条件都直接或间接地存在着相互关联(依存、制约或竞争等)的关系,而长期保持着生态系统的平衡。蜱类与人和动物息息相关,在长期的进化选择中形成十分密切的寄生共栖关系。因此,可以根据长期的定位研究资料,应用物候学、种群生态学和群落生态学的原理和方法,分析和确定主要和次要的治理对象,治理的时机、方法与适宜的治理范围,分析被治理的生态系统中各组分的功能、反应及它们之间的相互关系,了解系统中各个因素对蜱类影响的性质和程度,弄清它们在该生态系统中的地位和作用,以期揭示主要(优势)蜱种生活史中或生态适应方面的薄弱环节及关键性的自然控制因子,为设计重点打击"薄弱环节",充分利用和扩大自然控制因子作用的防制对策提供可靠依据。

(3)综合治理强调以预防为主。把握蜱类的孳生规律及其生物学特性是控制蜱类的关键步骤,因此,作为传染病防控的关键环节之一,提前预防,认真做好监测预警,把握蜱类的孳生规律和危害特点,才能有的放矢地做好控制工作。

(4)蜱类综合治理策略强调整体效益,尽可能协调地综合各种安全、有效、经济、简便的治理措施。任何一种治理措施或方法都有它的优缺点、专一性或局限性。在综合治理的设计中,首先要分析不同措施、方法的有效控制对象、时限、范围及其影响因素,充分发挥不同措施或方法的优势特点。在具体的运用上,要因时、因地、因种制宜,力求安全、有效、经济、简便,以期最大限度地发挥措施协调的功能和取得最大的社会、经济与生态效益。

在被充分界定的情况下害虫综合治理问题最容易被使用。但是在蜱类防治中情况往往并非如此,因为这涉及大量不同种的蜱、宿主和特定环境。这些情况既包括家居宠物蜱的防治,又包括在粗放放牧系统中蜱媒疾病的防治。只有将最新的科研成果不断转化成具有商业价值的产品,蜱类的综合防治才能取得理想的效果。

五、预防叮咬和叮咬后处理

随着林牧业及旅游资源的不断开发,户外活动大量增加,人群暴露于媒介蜱类的机会随之增多,蜱媒疾病的流行率逐步上升。一旦被蜱类叮咬,如果不及时摘除,蜱会叮咬很长时间,吸取大量血液,如希伯来花蜱雌蜱饱血体重可达饥饿体重的 100 倍左右。同时随着蜱类叮咬时间的延长,蜱类会释放更多的毒素和病原体,如伯氏疏螺旋体可导致莱姆病,一般携带伯氏疏螺旋体的蜱叮咬宿主 36~48 小时才能有效传递该病原体至宿主。因此,预防蜱类叮咬以及在蜱类叮咬后及时摘除体表寄生蜱十分必要。

(一)预防蜱类叮咬

1. 科普宣传　宣传与监督蜱害的防治,进一步提高干部、群众对蜱害综合治理重要性、必要性和可行性的认识,并在国家重点林区和农牧区创建蜱害综合治理的示范区,以期全面推动和指导我国蜱类防治的活动;做好蜱害种类、数量、分布等种群、亚群落生态学和物候学等长期定位监测的调查研究,增加研究资金的投入,加强联合攻关的组织与协调;把蜱害综合治理纳入各级政府经济建设规划,并制定相应的法规,以保障综合治理的顺利实施;有关部门通过电视台、广播、报纸、板报和杂志进行教育、宣传,亦可办短训班,提高广大临床医务工作人员、卫生防疫人员和科技人员的认识及综合治理的水平。

2. 调查研究　了解并掌握关于蜱类的情况,是制定切实可行、有效防制措施必不可少的前提。为此,首先了解不同地区如山地林区、草原地带、江河水系流域、湖沼沿岸、山川谷地、沼泽洼地、戈壁、荒漠、半荒漠等地,是否有蜱类分布、分布特征,是否成为它们良好的繁衍生息之地;如果是畜牧区、野生动物狩猎区、自然资源、野生动物保护区、旅游区或天然动物园、野生动物养殖地、鸟类或兽类的季节性栖殖地等,更可能是蜱类危害的地方;掌握关于当地可能成为蜱类宿主的动物种群以及分布和活动情况,有无被蜱叮咬,家畜中有无蜱类寄生和与疾病的关系,所在地区群众从业特点、活动方式的季节特征、居民生活习惯等。总之,要从与蜱类生态、物候有关联的方方面面开展调查研究,应针对具体的蜱种及其生态特性,采取相应的防制措施。

3. 环境治理　草原地带采用牧场轮换和牧场隔离办法灭蜱。结合垦荒,清除灌木杂草,清理禽畜圈舍,堵洞嵌缝以防蜱类孳生;捕杀啮齿动物。

（1）野外灭蜱:自然界中,林区、山地、草原、灌木丛都是蜱类生活的主要场所,常常同一地带存在着几种蜱,如东北林区的全沟硬蜱、森林革蜱、日本血蜱、嗜群血蜱;内蒙古草原的草原革蜱、森林草蜱、中华革蜱、草原血蜱等。对于自然界中的游离蜱,可采用局部火烧或化学防制等方法灭除。在草原地区,采取牧地轮换制,经过一年隔离,牧地上的蜱因不易找到宿主大部分死亡,也能消灭一部分蜱。野生动物如啮齿类等是蜱的主要宿主,应采取措施加以消灭。另外,结合荒地开发、播种饲料作物、烧荒等农业措施,改善草原环境,对减少蜱的发生也起一定作用。

（2）清理杂草,设置隔离带:在公园、山林等风景区要加强对游人的保护,所采取的措施,主要是及时清理杂草、枯枝落叶和垃圾,在游览场所和人员活动区与自然林带之间设置隔离带,隔离带的设置可因地制宜,采用刨花、沙子、木屑等简便材料,隔离带宽应大于 1m,也可在隔离带两边进行预防性喷药处理。

（3）室内灭蜱:寄生家禽或家畜的蜱,有时也侵入人类住宅,对人危害。例如,波斯锐缘蜱常在夜间从鸡舍潜入室内;血红扇头蜱主要生活在狗窝附近,有时在人房内也可发现。对于室内这些蜱的防制,首先要消灭来源,禽畜的舍窝应远离人房,并经常打扫干净,墙面缝隙也要抹平。同时,禽畜的舍窝和活动处所要进行喷药。常用的药物与浓度见化学防制部分。如果危害严重,喷药后 10 天,再喷 1 次。为了防止蜱类侵入室内,可将松香、蓖麻油粘胶涂于 20cm 宽的长纸条上,放置在靠近门窗附近的墙基地面,进行粘杀亦能收效。

(4)消灭牲畜体上的蜱:宜采用高效低毒的杀虫剂。如成群牲畜施药,可用 0.2% 敌百虫或 0.1% 马拉硫磷药浴。施药时间应根据各种蜱的寄生季节而定。一般在春季蜱类开始活动,牲畜容易受到侵袭,应注意及时防制。人工刷抹或采摘也能消除蜱。在蜱的活动季节,最好每天刷抹畜体各部,检查时要注意寄生的主要部位,如头部、颈部、腹部、股内侧、尾根等处。同时注意厩舍灭蜱,蜱常隐伏在墙壁、饲料槽、棚木的裂缝内。堵塞畜厩内所有缝隙和洞孔后,对蜱的生活和繁殖造成不利条件。地面的石块、砖瓦、乱草等也要完全清除。蜱类严重发生的畜厩或棚圈,必要时暂时封闭,可使用烟剂熏杀。每立方米 0.5g 林丹或敌敌畏的烟剂,灭蜱效果良好。为了防止蜱随着新割的牧草带入畜舍,预先将青草在露天地晒干。在太阳光的作用下蜱爬到地面,上层的草就适于用以饲喂牲畜。如有条件,用栽培的牧草饲喂牲畜更好。

4. 个人防护　尽量缩短蜱类与人体的接触时间并切断接触机会;野外作业活动时,确需在蜱类栖息生境休息,应选一处避开鼠穴和见不到蜱类活动的安全地点并保持戒备状态,如发现有蜱类爬来,随时警防蜱类叮咬;较长时间在蜱类栖息生境停留或从事野外作业时,可穿"五紧防护服",即衣服的袖口、领口、裤脚等部位缝有松紧带或拉链的特制防护服装。也可用改装的工作服或防疫服代替。无类似装备条件而着用普通衣服时,把袖口、裤脚扎紧,领口围紧一条白色毛巾,上衣下摆塞进裤腰内并用腰带扎紧,将袜筒套在外;如能改穿长筒白布袜并穿长靴或高腰靴,也有防护作用;缠裹绑腿也可起到类似的防护作用。衣、鞋、袜经药物处理后能增加防护作用;工间休息或收工时,要互相检查身体和衣服上有无蜱类爬上,要仔细察看衣服缝、皱褶处、口袋兜、翻领及围在颈部的毛巾等。脱去内衣或掀开内衣认真检查蜱类常多侵寄的部位,如头发、两耳、颈项、腋下、毛多及易汗湿的多皱褶部位,方便时,也要检查腹股沟、腰背下区和腿部。在多蜱生境活动过程中,应 1 小时检查 1 次,野外作业结束时,最好设有检蜱站,而且只有检蜱站经彻底检查无蜱以后,才能回到宿舍或住处。要求午休时、晚上就寝之前都养成检蜱习惯。

5. 集体防护　宿营地或居住地以外 10~20m 范围铲除杂草,或用化学除莠剂消灭草丛,定期清扫树、草落叶和腐殖物,破坏蜱类的栖殖场所;家畜圈舍、牛栏、马厩、鸡舍均应离开住房 10~20m,修砌在另外的地方,禁忌人与家畜、家禽同在一个院子生活,尤其家犬不能进入人的住室,切忌与人同住一室;在房舍或宿营帐篷周围挖掘防鼠沟、堵塞鼠洞或开展捕鼠及药物灭鼠等项工作。

(二)叮咬后处理

蜱类常附着于人和动物潮湿且不易察觉的部位叮咬吸血,如在人体头皮、腰部、腋窝、腹股沟及脚踝下方,动物的耳朵等部位。一旦发现有蜱类叮咬、钻入皮肤,切忌直接用手将蜱捏碎或摘除,而应遵循正确的方法进行摘除。若不能正确摘除蜱,其假头会留在伤口部位,将成为后期重要的感染源或变应原。正确快速的摘除叮咬蜱类,避免蜱媒疾病的发生和蜱传毒素的释放,其原则上"早发现,早摘除"。

1. 直接摘除法　如果蜱叮咬的时间较短且没有镊子等工具的紧急情况下,可以戴手套或垫纸巾用手捏住蜱假头,在贴近叮咬皮肤处,垂直向上将其直接拔除。此方法仅针对短时间叮咬的蜱,同时需要在摘除蜱后仔细检查,以确保蜱体摘除彻底,防止蜱叮咬引起的局部感染和病原体的传播,且需注意对摘除的蜱进行保存,用于后续病原体检测或相应治疗。

2. 借助工具摘除叮咬蜱　正确且及时摘除蜱对降低病原体感染风险至关重要。常用的利用简单工具除蜱小方法包括:

(1)用酒精涂在蜱体,使蜱假头部放松,再用尖头镊子夹住假头取出蜱体;

(2)用细钳或止血钳小心地夹住蜱假头,注意不要挤压腹部,然后绕其身体长轴按照一个方向旋转约两圈,以旋转的方式摘除;

(3)用小镊子夹住蜱假头,尽量靠近皮肤,向上向前轻轻提取,缓慢用力,避免将蜱假头拔断;

(4)用一根细针或注射器针头插入皮肤与蜱之间轻轻翘起。

其他摘除方法还包括商业设备摘除叮咬蜱、完全通过手术移除、单极烧灼法去除眼部蜱、低功率电极摘除(射频装置)、钓鱼线、牙线打结法去除蜱以及液氮冷冻法等。

因此被蜱类叮咬后,不要恐慌,若叮咬时间较短,可徒手直接摘除或借助简单工具如镊子、手术刀等以正确的方式摘除,在条件允许的情况下,也可利用易于获得的商业化工具以规定的方法摘除或者用钓鱼线打结的方法摘除叮咬蜱;若叮咬时间过长或叮咬在眼睑周围等敏感部位且所处情况过于严重时,需要立刻到医院就诊,通过手术移除蜱。无论采用何种方法,摘除后都要观察蜱的完整性,如果身边有小瓶,可将蜱放入瓶中冷冻保存,以备后续检验所需。如果没有,可以浸泡在酒精中,或把它放在密封的袋子或容器中,用胶带紧紧包裹以留存检验;摘除叮咬蜱后,推荐用适当的消毒液、外用酒精、肥皂或清水彻底清洁叮咬部位和手,预防病原体再次传播,并随时观察叮咬部位及整个身体状况数周,如出现发热、头晕、叮咬部位发炎、破溃及红斑等症状,要及时就诊,诊断是否患上蜱媒疾病,避免错过最佳治疗时机。

〔刘敬泽　于志军〕

第八节　研究技术

蜱类专性吸血体外寄生,在病原体传播过程中发挥重要作用。为有效防控蜱及蜱媒疾病对人类健康、畜牧业生产及野生动物造成的严重危害,需要深入了解蜱类的生物学以及生态学特性,明确其生理生化适应及相关的分子生物学机制,对制定有效的防控措施具有极为重要的意义。本节将对蜱类相关研究技术进行介绍。

一、形态学技术

(一) 标本的制作与保存

蜱标本的采集、制作和保存直接关系到蜱的物种鉴定、分类研究、区系调查及防控研究等工作。因此,为了保持标本的完整性和原始状态,必须要对采集的蜱体进行正确制作和保存方法,才能保证后续研究的顺利完成。

蜱的标本一般分为活体标本、浸液标本、冷冻标本和玻片标本 4 类。具体方法如下:

1. 活体标本　为保持蜱类物种的延续,需要让蜱定期吸食血液,通过人工饲养的方法(具体可见蜱类养殖部分),连续若干发育期或若干世代长期保存活蜱。在实验室保存各发育阶段的活蜱一般可用普通玻璃试管、15ml 或 20ml 的离心管等作为饲养容器。使用的饲养容器均需要洗净、灭菌,将滤纸裁成长条状,并反复折叠后展开竖放在试管或离心管中。然后,将蜱放入试管或离心管中,为防其逃脱且保持空气流通,试管开口要用透气棉塞塞紧,或用棉布在盖上扎紧。最后,将培养蜱的试管或离心管置于光照培养箱(18~20℃,光周期和相对湿度按要求设置)或盛有饱和食盐水的干燥器中,以保持一定的温湿度。

2. 浸液标本　浸液标本多用于形态观察,关键是保持标本形态的完整性。先将清洗后的活蜱放入 70~80℃ 热水处死,数分钟后取出,此方法得到的标本展肢效果最佳,便于后期的形态观察和特征采集。处死后的蜱类标本或已死的标本可以直接放入装有保存液(一般为 75% 酒精)的广口瓶内。也可以采用双重溶液浸渍的方法进行保存,即先将蜱和有记录的标签放入平底指形管中,在平底指形管中加入奥门氏液(70% 酒精占 87%、冰醋酸占 8%、甘油占 5%)后用脱脂棉塞塞紧,用橡胶塞封口可进行永久保存,再将平底指形管放入盛有 75% 酒精保存液的广口瓶内。广口瓶在盖上磨口玻璃塞后要用封口膜将缝隙处密封,贴好标签并放到避光的标本柜内保存,以防止保存液挥发。

此外,直接采集的标本也可短时间内保存在商业化的 DNA 或 RNA 保存液中以为后续蜱及蜱传病原的研究提供高质量的 DNA 或 RNA,根据标本保存的温度不同存放时间的有效期亦不同,一般温度越低存放时间越长。

3. 冷冻标本　冷冻标本主要用于蜱的分子生物学或检测病原的研究。将蜱直接放入液氮或超低温冰箱(-70~-80℃),该种方法可长期保存,有利于后期蜱及蜱传病原的分子生物学研究,忌反复冻融。

4. 玻片标本　幼蜱和若蜱体型小,在体视显微镜下很难鉴定,可制成玻片标本。蜱的玻片标本可分为临时玻片标本和永久玻片标本。在需要尽快进行镜检的情况下,通常要将制成临时玻片标本。若需要用于教学或长期使用,将蜱制作成永久玻片标本。制片前应先用保存液清洗掉蜱身上的杂质或用小毛笔蘸取保存液清洗杂质,并且所用载玻片、盖玻片都应洁净。

(1) 临时玻片标本:一般是先用 70% 酒精将蜱处死,固定数小时后,放入水合三氯乙醛酚(酚晶放入大烧杯中水浴加热至 60~80℃,使结晶熔化,再将等量的水合三氯乙醛徐徐加入酚液中)中,水浴加热 5~10 分钟,使标本透明,取出放在载玻片上整姿,吸去多余溶液,滴加封固剂(霍氏液)封固即可。

也可先将蜱放入 70% 的酒精中进行固定,使蜱附肢展开后再将其放入含 5~10 的 NaOH 或 KOH 溶液的试管中,再将试管放入水浴锅中约 50℃ 温热 5~10 分钟,使蜱身体略透明(如果是饱血的蜱,应用细针在肚皮刺孔,使吸入的血液流出)。最后用蒸馏水冲洗 3 次,移至已滴有奥门氏标本液(8% 冰醋酸、5% 甘油、剩下为 70% 酒精)的载玻片上并盖上盖玻片。

若需要观察蜱身上更微小的结构,可以把蜱直接放入盛有乳酸木桃红溶液(60% 乳酸、40% 甘油、微量的木桃红)的试管中,再将试管放入水浴锅中约 50℃ 温热 5~10 分钟,使蜱身体透明并染色。然后把蜱移至已滴有奥门氏标本液的载玻片上并盖上盖玻片。

(2)永久玻片标本:目前永久玻片标本主要有三种制作方法。

1)制作方法一:将蜱先放入含 5%~10% 浓度的 NaOH 或 KOH 溶液的试管中,再将试管放入水浴锅中约 50℃ 温热 5~10 分钟,在蒸馏水冲洗 3 次后,采用不同浓度梯度(30%、60%、75%)的酒精进行脱水处理,再用二甲苯或冬青油透明处理,然后将蜱放入载玻片上的树胶中并盖上盖玻片。

2)制作方法二:在蜱放入 70% 浓度的酒精内使附肢展开,使用霍氏液(蒸馏水 25ml、阿拉伯胶 15g、水合氯醛 100g,甘油 10ml)封固。然后将封固好的装片放在 45℃ 恒温箱内约一周,待封固剂变干。若装片边缘变干收缩严重或者有大气泡,可用封固剂进行修补。使用霍氏液封固有它的优点,如果保存一段时间后,玻片标本内出现气泡需要重新制作,可将装片上有盖玻片的一面朝下平放于盛有蒸馏水的培养皿中。待封固剂软化溶于水后,取出标本进行清洗后再制作。

3)制作方法三:先将蜱放入 70% 浓度的酒精内固定,再用玻璃棒蘸取多乙烯乳酸酚封固液(56% 多乙烯醇母液、22% 酚、22% 乳酸)滴在载玻片中央,然后用小毛笔将蜱挑入封固液里,在体式显微镜下观察整姿后,盖上盖玻片。用砂纸或钳子捏住载玻片,放在酒精灯的外焰上加热至封固液沸腾后立刻拿开。等到载玻片冷却后,在封固液中放一小块碎盖玻片或棉线团用来承受盖玻片的重力,避免蜱因变脆而被盖玻片压变形,最后盖上盖玻片。在室温下放置大约 30 天,或在 50~60℃ 恒温箱内放置大约 3 天即可干燥透明。再用指甲油等封固剂涂抹于盖玻片四周即可长期保存。

多乙烯乳酸酚封固液作为首选的原因是它可以避免制好的装片在保存一段时间后,封固液内出现结晶现象而导致蜱身体上一些细微结构看不清。它的配置方法为:先将多乙烯醇粉 7.5g 放在烧杯里,再往烧杯里加入 15ml 纯酒精,摇匀充分后再加入 100ml 蒸馏水,摇匀后即为多乙烯醇母液。然后再往烧杯中加入酚和乳酸,摇匀后即为多乙烯乳酸酚封固液。

制好的永久玻片标本要放在干燥的保存环境中,避免潮湿发霉。玻片标本上要贴标签,左边写中名、学名、鉴定人,右边写采集地、日期、寄主和采集人。

(二)电镜技术

对蜱进行外部形态或内部器官的超微结构观察主要借助扫描电镜或透射电镜。无论是扫描电镜或是透射电镜,样品均处于电镜镜筒的真空中。基于样品一般都含有大量水分,因此,在进行电镜观察前,必须对蜱类样品作相应的处理。

1. 扫描电镜　扫描电镜样品的前期处理主要包括表面清洁、固定、脱水和干燥等过程。

(1)清洁:扫描电镜要求样品表面完整、干净,然而许多蜱类标本的表面尤其是采自宿主体或长期酒精浸泡的标本常附有血液、宿主皮肤组织、灰尘等杂物,妨碍观察和拍照,所以,在固定前都必须特别做好表面的清洁工作。通常先用镊子等去除蜱上的宿主皮肤组织、毛发等杂物,接着用生理盐水或缓冲液反复冲洗,也可用超声波清洗仪清洗。黏附在体表上不容易清洗的杂质还可借助毛笔/毛刷去除,或用多用胶粘掉蜱体上的污物。

(2)固定:扫描电镜观察的是样品表面,要求保持样品表面的原貌,因此,清洗后的蜱可用 2.5% 戊二醛固定(4℃ 过夜),固定时间可依据蜱标本的性质调整,如雄蜱本身有盾板保护不容易变形,固定时间可减少。

(3)脱水:无水乙醇脱水两次,每次 1 小时,最后丙酮脱水过夜。

(4)干燥:是样品制备最关键的步骤。干燥过程除引起样品收缩之外,水的表面张力还会使样品表面的形貌发生很大变化。可加入少量叔丁醇放超低温冰箱或液氮中低温处理后,放入冷冻干燥仪进行冷冻干燥。

最后用导电胶将标本固定在样品台上,进行喷金,再放在扫描电镜下观察。因活蜱具有坚硬的革质表皮或几丁质盾板,表皮内有无数垂直排列的微管,并有细胞间液和细胞质突起相连,所以具有很高导电性,能够直接用导电胶粘在样品台上进行电镜观察。然而由于电子束的作用,会导致蜱类肌肉收缩、须肢及刚毛移动、身体变形等,不宜放大倍数较高或观察时间过长。

2. **透射电镜的样品制备**　透射电镜样品的前期处理主要包括取材、表面清洁、固定、脱水、包埋、切片和染色等过程。具体如下:

（1）选取要观察的器官或组织,如果为内部组织(唾液腺、中肠等)需要迅速放入预冷的 4% 戊二醛中固定 2 小时,并用 PBS 冲洗 3 次,每次 10 分钟;

（2）用 1% 的锇酸固定 1.5 小时,PBS 冲洗 3 次,每次 10 分钟;

（3）丙酮梯度脱水（50%→70%→80%→90%→100%→100%→100%）,每次 15 分钟;

（4）树脂梯度浸透（脱水剂：包埋剂=1：1→脱水剂：包埋剂=1：2→脱水剂：包埋剂=1：3→纯包埋剂）,包埋,固化（60℃,48 小时）;

（5）做超薄切片（70~80nm）,透明铜网收集;

（6）醋酸铀、柠檬酸铅染色。最后在透射电镜下观察。

二、生物化学技术

（一）蜱类同工酶分析技术

同工酶是指存在于同一种属中的、由不同等位基因位点或等位基因编码的、能催化相同生化反应而分子结构不同的同类酶蛋白的总称。一物种的不同器官、细胞以及不同发育阶段和不同代谢条件下,都有不同的同工酶分布。该技术主要是通过电泳方法将同工酶以电荷和分子量大小进行分离,然后依据不同活性,使其与特定的底物反应,在染色剂作用下显示酶带。同工酶分析可以用于鉴别物种以及有助于了解物种间的遗传演化关系。

常用蜱类同工酶分析技术流程如下:

1. **样品制备**　将饥饿 6~12 周的成蜱提取液进行电泳。提取液是用磨碎了的蜱体溶于 50μl 的 PTU-ME（0.04mol/L 的 1-苯酚-2-硫脲溶于 0.5% 羟己基硫醇的水溶液）中,每一种蜱的匀浆加在 Whatman 1mm 层析纸切成的 2mm×9mm 条上,置于不同的凝胶中进行电泳。

2. **电泳**　同工酶的分离采用水平淀粉凝胶（12.5%,W/V）于 5℃下进行。使用下列系统时获得的效果良好:①凝胶缓冲液:0.01mol/L N-三(羟甲基)氨基甲烷(缩写为 Tris 0.03mol/L 盐酸（pH 8.5）;电极缓冲液:0.3mol/L 硼酸,0.06mol/L 氢氧化钠（pH 8.1）。②凝胶缓冲液:0.05mol/L 巴比妥钠（pH 8.6）;电极缓冲液:0.3mol/L I 硼酸,0.06mol/L 氢氧化钠（pH 8.1）。③凝胶缓冲液:A 液：B 液为 1：9〔A 液:0.03mol/L 氢氧化锂,0.19mol/L 硼酸（pH 8.1）;B 液:0.008mol/L 柠檬酸,0.05mol/L Tris（pH 8.7）〕;电极缓冲液:A 液。④凝胶缓冲液:0.076mol/L Tris,0.005mol/L 柠檬酸（pH 8.7）;电极缓冲液:0.3mol/L 硼酸,0.06mol/L 氢氧化钠（pH 8.1）。⑤凝胶缓冲液:0.076mol/L Tris,0.005mol/L 柠檬酸（pH 8.7）;电极缓冲液:0.34mol/L Tris,0.08mol/L 柠檬酸（pH 8.0）。⑥凝胶缓冲液:0.045mol/L Tris,0.001mol/L 四乙胺二乙酸（EDTA）,0.025mol/L 硼酸（pH 8.6）;电极缓冲液:(阴离子)0.18mol/L Tris,0.004mol/L EDTA,0.01mol/L 硼酸（pH 8.6）;(阳离子)0.129mol/L Tris,0.003mol/L EDTA,0.071mol/L 硼酸（pH 8.6）。系统①和②在恒压 250V 下进行,系统④和⑤用恒电流 50mA,系统⑥使用 40mA。除系统③外,所有系统电泳时前端跑到 8cm 处则视为完全,系统③则在恒电流 80mA 下,移到 9cm 处视为完全。

在病原媒介关系研究中,常用来研究病原体感染前后媒介体内酶系的活动情况,从而进一步明确媒介生物对病原体感染的反应情况和应对策略。目前常用的同工酶电泳技术主要有聚丙烯酰胺凝胶电泳系列和自由界面电泳系列等。常用的同工酶主要有酯酶、苹果酸脱氢酶、乳酸脱氢酶、乙酰胆碱酯酶、过氧化氢酶等。糖类的测量一般采用过碘酸-Schiff(periodic acid-Schiff stain,PAS)染色法进行;脂类的测定则常用耐尔蓝（Nile blue）染色方法进行测定。对于游离氨基酸及其他组成的精确测量常常采用色谱分析技术,如氨基酸分析仪、脂肪分析仪等专用仪器进行分析,研究它们之间的同源关系。

同工酶分析技术应用于昆虫分类已有一段时间,而应用于蜱类为时尚短,但作为分类学中的一个新方法、新手段有一定意义,它能达到快速、准确的效果。1985 年 Hunt 等人曾对 3 属 9 种硬蜱(包括 4 种花蜱、4 种革蜱和 1 种血红扇头蜱)的同工酶进行了电泳分析。在不同属、种中存在特有的酶的表现型,使同工酶的分析成为一个有用的工具,以便确定在形态学上相近的种类。一共测定了 24 个酶,其中 8 个同工酶系统,可用于区分上述蜱类,包括酸性磷酸酯酶(ACPH)、肽酶-1(PEP-1)、肽酶-2(PEP-2)、α-g 磷酸脱氢酶(α-gPDH)、谷(氨酸)草(酰乙酸)转氨酶(GOT-1)、谷草转氨酶 2(GOT-2),异柠檬酸脱氢酶(IDH)和苹果酸脱氢酶(MDH)。如在花蜱属中,可用 ACPH 和 PEP-1 区分:美洲花蜱的表现型为 ACPH1-00 和 PEP1-00 或 PEP0-92;有斑花蜱的表现型为 ACPH0-92。而未表达 PEP-1;卡耶花蜱的表现型为 ACPH1-04 和 PEP1-98。而无饰花蜱则为 ACPH1-02 和 PEP0-98。在革蜱属种类,可用肽酶(peptidase)的表现型来区分:白纹革蜱的表现型为 PEP10-94 或 PEP10-88 和 PEP20-98;安氏革蜱的表现型为 PEP11-00 和 PEP21-00;变异革蜱的表现型为 PEP10-94,PEP-2 不表达。血红扇头蜱与所有上述种类不同,它具有单一等位基因 ACPH0-98。

(二)蜱类染色体研究技术

染色体技术从 1888 年以来,在媒介生物中得到了广泛的应用,据统计仅蜱螨亚纲就有 400 余种媒介生物进行了染色体研究,染色体研究包括核型分析、带型分析、染色体原位杂交等研究手段,这些技术大大推动了媒介生物细胞遗传与分子生物学的发展。

1. 染色体的制作　染色体核型对蜱的分类及了解其遗传演化有一定意义。国外常用地衣红压片或涂片法。最近国内建立气干法制片技术,效果很好。收集孵化至 8~15 天的卵块,70% 酒精消毒。加 2~3ml,pH 6.8 的沈氏(Shen)生理盐水(氯化钠 9g,氯化钾 0.42g,氯化钠 0.25g,加水至 1 000ml),内含秋水仙素 0.02μg/ml。将卵用平末端玻璃棒研磨或镊子夹碎,再用移液器吹吸混匀,300 目滤网过滤,滤液经 800~1 000 转/分离心 10 分钟,沉淀用 0.27% 氯化钾溶液在 37℃下低渗处理 15 分钟,甲醇-冰醋酸(3:1)预固定、离心,再固定、离心,反复 4 次。气干法制片,即在载片上滴细胞悬浮液 3~4 滴,立即吹气,帮助细胞分散,用酒精文火烘干。最后用 5% 吉姆萨(Giemsa)磷酸缓冲液(pH 7.0)染色 10 分钟,水洗,干后即可镜检。

C-带染色法(BSG 法):上述气干法新制备的染色体标本,用 0.2mol/L 盐酸处理 15 分钟,水洗,再浸入 65℃的 5% 氢氧化钡溶液中 10 分钟,在热蒸馏水中漂洗数秒钟。置 65℃的 2×SSC 溶液(氯化钠 17.54g,枸橼酸钠 8.82g,加蒸馏水至 1 000ml)中处理 1 小时,水洗,待干后镜检。

G-带染色法(胰酶消化法):取制片 3 天染色体标本,浸入 0.1% 胰酶溶液中,于 37℃水浴中处理 30~60 秒,水洗。用 5% 吉姆萨磷酸缓冲液染色 15 分钟,水洗,待干后镜检。

除了上述常规染色体标本制备方法外,还有许多参考方法,如涂片法、压片法、空气干燥法和玻璃纸压片法,基本程序是①样本前处理、取材、低渗、固定、涂片/压片、染色、干燥/脱水、透明、封片等几个步骤。②唾腺、马氏管、卵巢等组织染色体标本制备,与常规染色的不同是首先要解剖蜱体,解剖技术请参照有关文献进行。③联合复合体标本制备,常用 Counce 和 Meyer(1970)提出的表面铺展法,并采用银染技术或电镜技术观察分析。

2. 染色体研究的应用

(1)染色体组型反映了染色体的数目、大小和形状等,能代表一个种或类群的特征,研究染色体的组型在分类学和遗传学研究中具有重要意义。至今已研究了一百余种蜱类(包括软蜱)的染色体组型。我国近年也开展了这方面的研究,报道了钝刺血蜱(图 31-52)、长角血蜱、缺角血蜱,草原革蜱和森林革蜱等的染色体组型,硬蜱体细胞的染色体数目多为 19~22 个。一般由二倍体组成。染色体数目中包括常染色体(autosome)和性染色体(sex chromosome)。

在有些蜱类的核型中除了正常的二倍体(2n)之外,还可以见到三倍体(3n)、四倍体(4n)和八倍体(8n)等核型。如波斯锐缘蜱的核型,2n=26(24+XX)♀和 2n=26(24+XY)♂;4n=52(48+XXYY)♂和 4n=52(48+XXXX)♀;8n=104(96+XXXXYYYY)♂。这三种多倍性染色体与其对应的 X、Y 性染色体和最长的 2 号常染色体的形态、着丝粒位置、染色体类型、X 与 Y 染色体相对长度之比值(A),都比较近似。虽然多倍性染色体的数目成倍增加,但相应染色体的大小却依次为 2n>4n>8n。单从其性染色体的平均相对长度看,随染色体数目的成倍增加其大小相应减少约 1/5;常染色体减少的比例与之相近(表 31-4)。

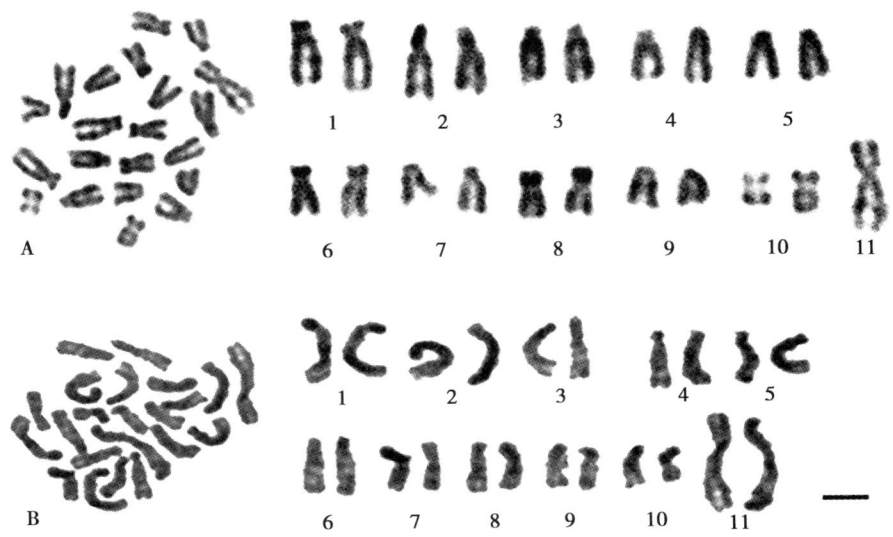

图 31-52　钝刺血蜱有丝分裂中期的染色体（标尺为 10μm）

注：核型为 2n=20+XO（a，♂）/ 20+XX（b，♀），其中最大的为近中着丝粒的 X 染色体

（引自 刘敬泽和杨晓军，2013）

表 31-4　蜱类的染色体数目与性别决定 *

分类	染色体数目（2n）	性染色体雄（♂）	性染色体雌（♀）
软蜱科			
锐缘蜱属 *Argas*			
树栖锐缘蜱 *A. arboreus*	24	XY	XX
本氏锐缘蜱 *A. brumpti*	24	—	—
库氏锐缘蜱 *A. cooleyi*	26	XY	XX
赫氏锐缘蜱 *A. hermanni*	26	XY	XX
日本锐缘蜱 *A. japonicus*	26	XY	XX
波斯锐缘蜱 *A. persicus*	26	XX	XY
辐射锐缘蜱 *A. radiatus*	26	XX	XY
翘缘锐缘蜱 *A. reflexus*	26	XX	XY
桑氏锐缘蜱 *A. sanchezi*	26	XY	XX
三叉锐缘蜱 *A. tridentatus*	26	XY	XX
蝙蝠锐缘蜱 *A.vespertilionis*	20	—	—
聪氏锐缘蜱 *A. zumpti*	26	XY	XX
钝缘蜱属 *Ornithodorus*			
跳鼠钝缘蜱 *O. alactagalis*	32，34	—	—
粗糙钝缘蜱 *O. asperus*	16	XY	XX
好角钝缘蜱 *O. capensis*	20	XY	XX
戈氏钝缘蜱 *O. gurneyi*	12	XY	XX
拉合尔钝缘蜱 *O. lahorensis*	26	—	—
麦氏钝缘蜱 *O. macmillanni*	16	—	—

分类	染色体数目（2n）	性染色体雄（♂）	性染色体雌（♀）
墨巴钝缘蜱 O. moubata	20	XY	XX
帕氏钝缘蜱 O. parkeri	20	XY	XX
塞氏钝缘蜱 O. savignyi	20	XY	XX
特突钝缘蜱 O. tartakovskyi	16	XY	XX
左氏钝缘蜱 O. tholozani	16	—	—
耳蜱属 Otobius			
兔耳蜱 O. lagophilus	20	—	—
梅氏耳蜱 O. megnini	20	—	—
硬蜱科			
花蜱属 Amblyomma			
美洲花蜱 A. americanum	21,22	XO	XX
卡宴花蜱 A. cajennense	21,22	XO	XX
达氏花蜱 A. darwini	20	XY	—
异形花蜱 A. dissimile	21,22	XO	XX
穗缘花蜱 A. fimbriatum	21	XO	—
希伯来花蜱 A. hebraeum	20,21	XY	XX
灰黄花蜱 A. helvolum	21,22	XO	XX
拟态花蜱 A. imitator	21,22	XO	XX
无饰花蜱 A. inornatum	21,22	XO	XX
丽表花蜱 A. lepidum	21,22	XO	XX
宽边花蜱 A. limbatum	21	X_1X_2Y	—
斑体花蜱 A. maculatum	21	XO	—
石坡花蜱 A. marmoreum	21	XO	—
嫫氏花蜱 A. moreliae	21,22	X_1X_2Y	$X_1X_1X_2X_2$
龟形花蜱 A. testudinarium	21,22	XO	XX
三痕花蜱 A. triguttatum	19,20	XO	XX
肢结花蜱 A. tuberculatum	21,22	XO	XX
巨蜥花蜱 A. varanense	21	XO	—
彩饰花蜱 A. variegatum	21,22	XO	XX
槽蜱属 Bothriocroton			
同色槽蜱 B. concolor	19	XO	—
帆蜥槽蜱 B. hydrosauri	17,18	XO	XX
波纹槽蜱 B. undatum	19,20	XO	XX
革蜱属 Dermacentor			
白纹革蜱 D. albipictus	21	XO	—
安氏革蜱 D. andersoni	21,22	XO	XX
金泽革蜱 D. auratus	21	XO	—
亨氏革蜱 D. hunteri	21,22	XO	XX

续表

分类	染色体数目（2n）	性染色体雄（♂）	性染色体雌（♀）
光亮革蜱 D. nitens	21	XO	—
银盾革蜱 D. niveus	21,22	XO	XX
草原革蜱 D. nuttalli	21,22	XO	XX
西方革蜱 D. occidentalis	21,22	XO	XX
细孔革蜱 D. parumapertus	21,22	XO	XX
森林革蜱 D. silvarum	21,22	XO	XX
台湾革蜱 D. taiwanensis	20,20	XY	XX
变异革蜱 D. variabilis	21,22	XO	XX
血蜱属 Haemaphysalis			
班氏血蜱 H. bancrofti	21	—	—
二棘血蜱 H. bispinosa	21,22	XO	XX
卜氏血蜱 H. bremneri	21,22	XO	XX
铃头血蜱 H. campanulata	21,22	XO	XX
褐黄血蜱 H. flava	21,22	XO	XX
台湾血蜱 H. formosensis	21,22	XO	XX
无距血蜱 H. inermis	21,22	XO	XX
日本血蜱 H. japonica	21/22,22	XO/XY	XX
北岗血蜱 H. kitaokai	19	XO	—
拉氏血蜱 H. lagrangei	21	XO	—
里氏血蜱 H. leachii	16（？）	—	—
泽兔血蜱 H. leporispalustris	21,22	XO	XX
长角血蜱 H. longicornis	21,22	XO	XX
大刺血蜱 H. megaspinosa	21,22	XO	XX
琉兔血蜱 H. pentalagi	21	XO	—
璃眼蜱属 Hyalomma			
埃及璃眼蜱 Hy. aegyptium	21,22	XO	XX
小亚璃眼蜱 Hy. anatolicum	21,22	XO	XX
盾陷璃眼蜱 Hy. excavatum	21,22	XO	XX
亚洲璃眼蜱 Hy. asiaticum	21,22	XO	—
盾糙璃眼蜱 Hy. scupense	21	XO	—
嗜驼璃眼蜱 Hy. dromedarii	21,22	XO	XX
法氏璃眼蜱 Hy. franchinii	21,22	XO	XX
缺板璃眼蜱 Hy. impeltatum	21	XO	—
边缘璃眼蜱 Hy. marginatum	21,22	XO	XX
扇头璃眼蜱 Hy. rhipicephaloides	21	XO	—
麻点璃眼蜱 Hy. rufipes	21,22	XO	XX
硬蜱属 Ixodes			
浅沼硬蜱 I. asanumai	28,28	XY	XX

分类	染色体数目（2n）	性染色体雄（♂）	性染色体雌（♀）
角突硬蜱 *I. cornuatus*	24	—	—
六角硬蜱 *I. hexagonus*	26,26	XY	XX
全环硬蜱 *I. holocyclus*	23,24	XO	XY
金氏硬蜱 *I. kingi*	26	XY	—
累岛硬蜱 *I. laysanensis*	28,28	XY	XX
日本硬蜱 *I. nipponensis*	28	—	—
毛茸硬蜱 *I. pilosus*	28	XY	—
蓖子硬蜱 *I. ricinus*	28,28	XY	XX
肩突硬蜱 *I. scapularis*	28,28	XY	XX
沓氏硬蜱 *I. tasmani*	24	—	—
扇头蜱属 *Rhipicephalus*			
具环扇头蜱 *R. annulatus*	21,22	XO	XX
无色扇头蜱 *R.（Boophilus）decoloratus*	21,22	XO	XX
微小扇头蜱 *R.（Boophilus）microplus*	21,22	XO	XX
具肢扇头蜱 *R. appendiculatus*	21,22	XO	XX
囊形扇头蜱 *R. bursa*	24（？）	—	—
萼氏扇头蜱 *R. evertsi*	21,22	XO	XX
血红扇头蜱 *R. sanguineus*	21,22	XO	XX
凹点扇头蜱 *R. simus*	21,22	XO	XX
图兰扇头蜱 *R. turanicus*	21,22	XO	XX

注:* 参考秦志辉等（1997），并做了补充及部分修改。

硬蜱科的长角血蜱在两性生殖时是二倍体的,$2n=22$（20+XX）♀ 和 $2n=21$（20+X）♂;在专性产雌孤雌生殖时是三倍体的,$3n=30\sim35$,说明蜱类的三倍体与产生雌孤雌生殖有关。当蜱类行孤雌生殖时,有产雌单性生殖现象发生,即所有的后裔均为雌性。这种生殖机制利用了不同的染色体选择性,但是全部缺少减数分裂或恢复为二倍体和多倍体的方法。多倍体经常与这种生殖类型相关。圆形花蜱为专性营孤雌生殖的种类,而长角血蜱则具有两性生殖和孤雌生殖两种类群（图 31-53）。它们当中有些为二倍体,有正常的减数分裂过程。有些为三倍体,具有 30~35 条染色体。一个种若是既能以两性生殖又能以孤雌生殖,则为非整倍体类型,有 22~28 条染色体。这些多倍体基本都是同源多倍体,是由同一基因组复制而产生的。在自然界中全部由多倍体所组成的个体极为罕见,也难以存活。

（2）带型分析和核型分析:带型分析技术是 20 世纪60—70 年代发展起来的染色体研究新技术,主要是利用染色程序,使染色体的一定部位呈现出深浅不同的染色带,以此鉴别单个染色体和染色体组,深入认识染色体的结构。常规的分带技术有 A 带、C 带、D 带、G 带、Q 带、R带、T 带、限制性内切酶带和高分辨率带等,为染色体结

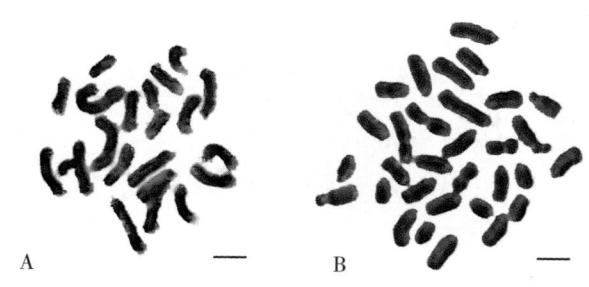

A. 两性生殖长角血蜱的染色体（22 条）;B. 孤雌生殖长角血蜱的染色体（31 条）。

图 31-53　长角血蜱两个生殖种群的染色体
（标尺指示为 10μm）
（引自　陈雪洁）

构研究和基因定位提供了新的手段;核型是指每种生物染色体在数目、大小、形态等特征方面的总和,核型分析是通过对染色体组成特征的描述,以染色体核型模式图方法研究生物特征的研究方法。

（3）原位杂交技术和流式细胞技术:原位杂交技术是染色体技术与现代分子生物技术联合发展的结果,该技术通过分子标记和杂交研究病原体与媒介生物之间的特异性关系。该技术连同共聚焦激光断层扫描技术在研究病原体和媒介生物相互作用(如识别、穿透、受体等方面),近几年获得了长足的进展,已成为媒介生物研究中的重要方法之一。流式细胞技术可分析 DNA 的相对含量,用碘化丙啶 PI 荧光染料标记蜱胚胎单细胞,PI 可以嵌入到 DNA 碱基对中,其荧光信号强度与细胞中的 DNA 含量成正比,用流式细胞仪收集单个细胞的荧光信号,从而达到评估单细胞 DNA 含量水平的目的。用于分析的材料也为正在发育中的蜱的胚胎(孵化至 8-15 天的卵块),尽量选用同一发育阶段的胚胎。单细胞悬液的获取采用染色体制备过程单细胞悬液制备的方法,单细胞中加入 PI 染色液(柠檬酸三钠,1mg/ml;PI,50μg/ml;TritonX-100,1%;RNase A,20μg/ml),4℃ 标记 30 分钟。DNA 含量用流式细胞仪检测。

三、分子生物学技术

(一) 蜱类功能基因研究

筛选方法　蜱类功能基因的筛选主要包括以下方法:

（1）基于 cDNA 文库的筛选　构建包含所有基因编码序列的 cDNA 文库已经成为当今研究真核分子生物学的基本手段。在文库的基础上,可以通过对表达序列标签(expressed sequence tag,EST)大规模测序中所确定的未知基因的全长 cDNA 进行克隆,也可通过核酸探针、免疫筛选等手段获取克隆测序。以蜱不同时期、不同组织建立的 cDNA 文库为基础,筛选蜱候选抗原目的基因的方法,主要有以下几种形式:

1）筛选全长文库获取功能基因:全长 cDNA 文库在蜱基因的研究中应用最为广泛。目前国外相继建立了变异革蜱、彩饰花蜱、莨子硬蜱、肩突硬蜱、长角血蜱、美洲花蜱、希伯来花蜱等全长 cDNA 文库,并从中分离出抗凝血因子、几丁质酶、铁蛋白、分化前的巨噬细胞移动因子等基因,国内近年来也开始了对镰形扇头蜱、微小扇头蜱等全长 cDNA 文库的研究,这些文库主要就蜱的唾液腺、生殖腺、全蜱、卵等器官和组织建立,提供的信息非常充分,但筛选全长 cDNA 工作量大,容易重复和遗漏。因此,在建立 cDNA 文库时,使用各种技术做一些处理,就能增大筛选的目的性。

2）筛选差异文库获取功能基因:构建消减文库富集期望的差异序列能有效筛选出不同组织和同一组织不同时空的差异表达基因,具有背景低、目的序列富集程度高且丰度相对一致等优点。如利用差异法筛选消减文库,从肩突硬蜱半饱血和未吸血雌蜱的唾液腺建立的 cDNA 文库中筛选出 4 种特异基因,其中一种为糖蛋白,另外 3 种与已知基因具有序列相似性;用莨子硬蜱未吸血和吸血 5 天的唾液腺 cDNA 构建消减文库,共分离出 27 种序列片段和 4 个全长序列,并发现与已知功能基因的同源性很小甚至根本不能配对;在消减文库的基础上,运用抑制消减杂交(suppression substractive hybridization,SSH)和代表性差异分析(representational difference analysis,RDA)等方法,能更加有效地分离出差异片段,其中,RDA 能减少预期的差异产物,有利于新基因的识别。

3）免疫筛选表达文库获取基因:Almazan 等将肩突硬蜱胚胎的一个 cDNA 克隆用幼蜱反复吸血的小鼠上筛选,并连续传代后获得的细胞系(IDE8)建立了 cDNA 表达文库,再将诱导幼蜱感染免疫的单克隆经测序分析,鉴定出几种有免疫作用的蛋白,首次证明 cDNA 免疫表达文库(ELI)和测序相结合是鉴定蜱抗原基因的有效工具。免疫筛选一般是用蜱或蜱某组织抗原免疫动物,然后采集免疫血清作为探针筛选免疫表达文库,能够有效识别出与血清中抗体起反应的抗原克隆,再将此克隆进行测序和后续分析。用这种方法,Das 等(2002)从肩突硬蜱唾液腺 cDNA 表达文库中筛选出 14 种特异性基因,其中包含一种抗氧化蛋白;Supass 等(2001)也从长角血蜱的 cDNA 文库中筛选出一种 29ku 的细胞外基质样蛋白,证明了免疫筛选在蜱基因研究中的作用。

（2）基于转录组筛选差异表达基因:提取样品 RNA,每个样品取总量 1.5μg 的 RNA 上机检测,mRNA 通过 poly-T 寡核苷酸磁珠从总 RNA 中进行纯化,随后利用二价阳离子在 NEBNext 第一链合成 5× 反应缓冲液中进行高温裂解,采用六碱基随机引物和 M-MuLV 逆转录酶(RNase H)合成第一链 cDNA,使用 DNA

聚合酶 I、dNTPs 和 RNase H 进行第二链 cDNA 合成。DNA 片段 3′ 端进行腺苷酰作用,连接带发夹环结构的 NEBNext 接头,样本进行 37℃ 15min 和 95℃ 5min 处理连接配适器,采用 AMPure XP(Beckman Coulter,美国)的 Phusion DNA 聚合酶、通用引物和 Index 引物进行 PCR 纯化 cDNA 产物片段,进行文库质量评价后生成测序文库。原始图像数据文件经 CASAVA 碱基识别分析转化为原始测序序列,序列 reads 结果以 FASTQ 文件格式存储,其中包含测序的序列和质量信息,在此步骤中删除接头、ploy-N 和低质量 reads,同时计算出 Q20、Q30、GC 含量和序列重复水平,所有下游分析都基于此步骤产生的 Clean Reads 数据,数据组装基于 Trinity 软件进行 Clean Reads 拼接。对组装后的数据进行七种数据库的基因功能注释,并对注释率较高的数据库进行功能分析,其中 GO 数据库分为三大类基因本体:生物过程、分子功能和细胞组分,分别用来描述基因编码的产物所参与的生物过程、所具有的分子功能及所处的细胞环境。KOG 数据库是基于 NCBI 基因数据进行直系同源关系分析,结合进化关系将来自不同物种的同源基因分为不同的 Ortholog 簇。KEGG 数据库系统分析基因产物和化合物在细胞中的代谢途径以及这些基因产物的功能的数据库,整合了基因组、化学分子和生化系统等方面的数据。对各组的三次生物学重复数据估算误差,利用 Clean Reads 数据对组装结果进行基因表达量化分析,通过 RSEM 软件对基因表达量比对结果进行统计,得到各组基因的 readcount 数目,转化为 FPKM 评估各组样品的基因表达水平,筛选不同处理样品间的差异表达基因并利用定量 PCR 方法进行表达量验证。

(3)基于基因保守区的筛选:从已发布的基因序列的保守区域设计简并引物,可从感兴趣的组织中扩增出同源或类似基因。这种方法主要根据多数蛋白家族如丝氨酸蛋白酶、半胱氨酸蛋白酶和副肌球蛋白酶等具有一致的信号肽序列,能以此为基点设计引物扩增基因片段来做探针筛选 cDNA 文库,或直接以总 RNA 反转录获得的 cDNA 为模板进行扩增,克隆出全长 cDNA。另外,还能以扩增的基因片段的 DNA 序列设计基因特异性引物,通过 cDNA 快速扩增克隆出全长基因。Mulenga 等用该法从长角血蜱中,扩增出全长丝氨酸蛋白酶、半胱氨酸蛋白酶 cDNA 等。这种方法还能很好地研究与蜱抗药性有关的乙酰胆碱酯酶、谷胱甘肽酶等基因。

(二)蜱基因功能的鉴定

1. 序列分析 蜱基因功能的测定是基因能否作为有效抗原的前提。常规的抗原测定方法是选择特定的生化功能,评估并证明抗原的有效性;而目前以基因组为基础的抗原寻找方法有所改变,首先将某基因测序,运用 Blast 等生物软件将其翻译成模拟蛋白,再与序列数据库中的已知蛋白进行相似性比对,比如通过比较一个新的蛋白同其他已经深入研究的蛋白,可以推断蛋白在此位置结构和功能的某些性质。一般认为,序列之间的相似性超过 30%,它们可能是同源的,从而得出其功能,然后通过实际应用,最终表明某种基因表达出的蛋白是一种保护性抗原。如微小扇头蜱的 Bm91 抗原基因被分离后,不久即被证明其具类抗血管紧张肽活性。另一 BAM7 抗原基因尚未鉴定出其功能,仅知道其分子量很小,它作为抗原的效果也并不理想。Bm86 的功能并不清楚,其序列与许多蛋白的相似性很高,尤其是与爪蟾中分离的 Xotch 蛋白有 23% 的同源性,32% 的序列相似性(超过 620 个氨基酸序列相似),表明这些蛋白可能参与细胞分化或控制某些重要事件。目前在许多蜱的唾液腺中发现有免疫球蛋白和与 lipocaline 相关的组氨酸结合蛋白簇,其中的许多都被证明可作为疫苗抗原。

2. RNA 干扰 基因功能鉴定的另一种方法是 RNA 干扰技术(RNAi)的运用。RNAi 是通过导入的双链 RNA 的介导,特异性地降解内源相应序列的 mRNA,从而进一步研究目的基因的功能。作为一种进行高通量功能基因组研究的重要手段,RNAi 技术已在低等模式生物中得到广泛的应用,如用于研究果蝇、线虫和一些植物的许多基因的功能,成为研究基因功能的有效工具,也被用于蜱基因的研究。Aljamali 等(2010)将组胺结合蛋白(histamine binding protein,HBP)基因的双链 RNA(dsRNA)注射到美洲花蜱雌蜱,发现与对照组相比,唾液腺组胺结合能力明显降低。Kim 等(2016)也利用 RNAi 技术明确了丝氨酸蛋白酶抑制剂 19(serine protease inhibitor 19,AAS19)表达量降低可以使美洲花蜱吸血量减少 50%。此外,肩突硬蜱的 Salp14 蛋白的抗菌活性也用 RNAi 技术得到了鉴定。

3. 免疫印迹 免疫印迹亦是鉴定蜱基因功能的一种方法。杨小龙(2016)通过免疫印迹实验确证长角血蜱脂肪体是卵黄原蛋白的合成位点,中心区脂肪体与外周区脂肪体的营养细胞均合成卵黄原蛋白。

Xu 等（2020）在镰形扇头蜱鉴定到一种丝氨酸蛋白酶抑制剂 RSH8，经 RNAi 处理后，利用蛋白免疫以技术检测到卵巢中卵黄蛋白（RHVg3 和 RHVg4）表达量明显降低，表明 RSH 可能影响镰形扇头蜱的卵黄发生。此外，粗蜱抽提物的免疫印迹分析法被广泛地用于对蜱唾液腺免疫原的分析研究，抗蜱免疫血清可由蜱的大量感染或注射蜱抗原而获得。但免疫印迹所得数据只能表明蜱的唾液腺免疫原中有大量的分子与宿主的免疫机制有关，却很少有证据表明免疫印迹中所测的唾液腺免疫原被用于免疫时能引起自然宿主的保护性免疫反应。所以目前最主要的是能够体外复制这些功能分子的 DNA，产生大量的材料以供研究。

（三）蜱功能基因的应用

蜱功能基因的研究主要从研制蜱疫苗、控制蜱及蜱传病的目的出发，在研究中，发现许多基因分子具备制造新型生物制剂的潜力，具有良好的发展前景。目前，蜱功能基因的应用大致可分为 4 个方向：①制备蜱疫苗：基因工程技术的发展推动了疫苗研制策略的转变，特别是世界首株蜱分子疫苗的成功，加速了人们探索蜱功能基因的兴趣，被研究的蜱种类和基因数正在增多；②制备生物医药制剂：研究表明蜱唾液腺分泌的抗凝血分子的活性比水蛭素高 1 000 多倍，可望应用于人类心血管疾病的研究。此外，还有大量分子的功能等待人们寻求和开发；③制备抗病原传播疫苗：蜱在吸血时能促进病原的传播，研究蜱唾液腺中与病原呈递有关的分子，可针对性地提出抗病原措施，从而研制出抗病原传播疫苗；④探讨抗药性对策：蜱体内存在与抗药性相关的分子，如乙酰胆碱酯酶、谷氨酰胺转移酶、细胞色素氧化酶 P450 等，研究这些分子，将为寻找抗药性对策提供基础。

四、其他技术

（一）采集和密度调查

1. 拖旗法/摆旗法　本方法适用于林中大片连在一起的草地、河谷漫滩、山坡平坦处或低矮不长荆棘的草地。首先要用结实的普通白布（质地最好的是棉布或法兰绒），做成 100cm×100cm 的一面旗子，布旗一边固定在一根 100~120cm 的木杆或竹竿上，竿的两端拴上尼龙绳。采集时将旗子平铺地面，拖拉绳子前进。每步行 10~20 步即可停下检视有无蜱类。在植被高度过膝、枝杈横生、树木交错的地方，可改为摆动旗子的方法侦察蜱类。当发现有蜱时，立即放入小瓶内并塞紧瓶盖以供鉴定、检测和统计。如需调查密度，可在选择的样地均匀地拖旗或挥旗，以每人每小时或每人每 100m 所捕获蜱数进行统计，一般地讲，每一样地不低于 30 分钟或不少于 500m。

2. 引诱采集法　①活动物诱集法，将动物置于笼中，放置于地面或略微悬挂，在周围地面铺上绒布或黏附纸进行采集。②CO_2 诱集，一般采用干冰，将干冰置于目的地并于干冰上方覆盖一 60cm×90cm 的法兰绒白布进行采集，如条件限制，可用微型 CO_2 钢瓶缓慢释放代替干冰。③性激素诱集，最近美国报道一种蜱类性激素诱芯，可诱集 500m 范围的蜱类，大大提高了采集效果。

3. 宿主体表检拾蜱类　本方法适用于拖旗或挥旗方法难以奏效的地点或特定调查目的。方法：①调查样地周围家畜、牛、羊、骆驼、狗、鸡、驴等动物，着重查看耳朵、眼睛周围、口鼻周围、脖子、腋窝、胸脯、乳房、大腿根、阴囊、肛周、会阴、尾根等部位。②可专门到野生动物专售摊位，检查新近捕获的野生动物如野兔、野鸡、麂子、獐等或新剥兽皮上所携带的蜱类，检查方法同家畜。注意搞清动物的来源。③野生小型哺乳动物或两栖类也是发现蜱类的主要途径，在样地布笼、夹或毒饵，捕获野生小型哺乳动物或两栖类。检查野生小型哺乳动物或两栖类毛根部、口鼻部、耳朵、眼睛、耳壳、足趾等部位及周围有无蜱类。④猎获鸟类或鸟巢，检视鸟类一般从眼圈开始，沿喙角、颈部逆着鸟的羽毛，边翻拨边查看。腹部和腿根也要检查。当发现蜱类时，正在吸血的蜱类假头容易折断，应用小镊子夹紧头部先做些松动，使之上下摇动，然后再果断拔除。密度调查时，以每种动物的染蜱指数和动物密度做综合分析。

4. 动物栖息地检查　不仅要从动物体表检拾蜱类，还要检查蜱类喜欢栖息的畜舍、圈栏、狗房、鸡窝、野生动物洞穴、鸟巢。这些场所不仅要检查表面，还要检查洞巢内容物或洞窟底层浅土。有些洞穴不易进入，可利用能够吸引或黏附的长柄工具如勺匙、绒探棒等进行探查。统计密度时，以洞（巢）指数和分种洞（巢）指数进行计算。

另外，特意放出侦犬或其他驯养动物也可发现蜱类。

注意事项：在蜱类采集和密度调查时必须做好个人防护，要穿五紧服、长袜长靴、戴防护帽。领口、袖口和裤腿要扎紧，头用布包紧或戴帽，穿长袜和长靴。在领口、袖口、裤脚等处喷涂 0.2% 敌百虫水溶液或 0.5% 除虫菊乙醇溶液，有一定驱杀作用。颈、手等外露体表，可涂抹避蚊胺或邻苯二甲酸二甲酯等驱避剂。在蜱媒病流行地方和季节（如东北林区的森林脑炎）野外工作人员休息时，要彼此脱衣互相检查，离开时应相互检查，及时除掉侵袭的蜱，勿将蜱带出疫区。就寝前也要脱去内衣，仔细检查。

（二）蜱类养殖

1. 饲血方法 目前有关蜱类的饲血主要包括宿主动物或实验动物饲血和人工膜饲血。

（1）宿主动物或实验动物喂血方法：在实验室内喂养硬蜱科蜱类时，一般选用家兔。用剪刀、理发剪或脱毛剂除去兔子背面的毛。预先制成约 6cm×10cm 的长方形白色布袋，其下端外面缝有 1~2cm 宽的边缘。用特制的胶水（可用旧的赛璐珞胶片剪成碎片，溶于丙酮中，搅合成糊状）或用粘合剂，将布袋的底边粘到剪去毛的皮肤上。待胶液干后，仔细检查，确认已粘牢并无任何缝隙。也可在布袋外缘与兔背皮肤接连处用橡皮膏加固。将需要饲养的一定数量的蜱（成蜱不要超过 20 头，若蜱 100 头或幼蜱 500 头）放入袋内，袋口用细绳扎紧（图 31-54）。为避免布袋被兔咬坏，在兔体外罩上特制的外衣，颈部戴上木制枷。如喂养蜱为数不多时，可将蜱直接放入兔耳内，用橡皮膏将耳边缘粘合，使蜱爬不到兔耳外，或用圆桶形布套，套在兔耳外，底部用橡皮膏与耳根粘牢，确认无缝隙后，将蜱放入套内，套口用细绳扎紧（图 31-54）。

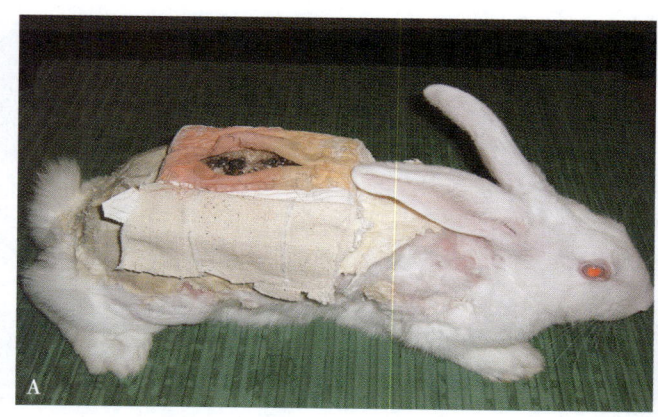
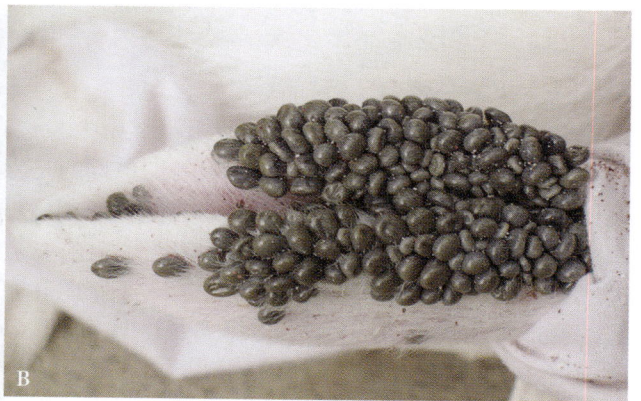

A. 兔背部喂血法；B. 兔耳部喂血法。

图 31-54 宿主动物或实验动物背部与耳部喂血方法
（于志军 摄）

在大型宿主动物（如牛、羊等）上喂血时，可用铁制圆形带螺口盖的饲养盒，盒盖上穿有很多小孔，盒底向外突出边缘而中央缺底。将动物背面毛剪光，然后用膏药油或其他粘合剂将饲养盒固定在动物剪毛处皮肤上。沿盒外的边缘，加贴橡皮膏或用纱布将盒扎紧，以免脱落，将盒盖拧开放入蜱饲养。

在饲养幼蜱时可以用小白鼠。先在小白鼠颈部戴上硬纸做的枷，再将鼠放在玻璃缸内，把幼蜱直接放到小白鼠身体上，缸口用纱布或玻璃板盖好。在缸口外缘涂上凡士林，或将缸放在带水的大型白瓷盘内，以免蜱向外爬走。由白鼠身上落下的饱血蜱即使沿缸壁爬行，最后也落到水中，每天用毛笔收集 1~2 次。

（2）人工膜饲养方法：离体饲养方法是最近几年发展起来的一种新技术，该技术利用强化硅胶膜或动物皮膜的方法进行饲养。目前利用人工膜养殖的种类包括硬蜱属、血蜱属、革蜱属、扇头蜱属、花蜱属以及部分软蜱种类。具体的方法包括：①人工膜制备：将食品保鲜膜平铺在玻璃板上，用胶带粘贴牢固，确保保鲜膜与玻璃板间无气泡。将镜头纸用透明胶带黏贴在食品保鲜膜上。用硅胶板蘸取搅拌均匀的透明硅胶与硅油和正己烷的混合物，平稳且均匀地涂抹到保鲜膜上粘着的镜头纸上。室温条件下凝固晾干。晾干后，用螺旋测微距测量每张人工膜的厚度，筛选出厚度在 70~110μm 范围内的人工膜即可。②人工膜饲养系统建立：由有机玻璃管，6 孔细胞培养板和水浴锅组成。利用硅胶将人工膜粘贴到有机玻璃管的一端并且晾干备用。③饲养方法:6 孔板每孔加入无菌脱纤维牛血,放入水浴锅预热,直至牛血温度达到 37℃。然后将较为活跃的蜱放入玻璃管中,再将装有蜱的玻璃管放入已预热好的 6 孔板中,调节塑料圈的高度,让人工膜表面深入到血液以下。每隔 12 小时更换一次牛血。每天观察蜱的叮咬情况,及时取出已死亡的蜱。该技术可望应用到病原体感染、驱避剂筛选、免疫疫苗评价和药效评价等领域。

2. 养殖条件和方法　不同的蜱类所需要的温湿度和光照强度与光照周期不同,因此,蜱类的养殖首先要明确其所需要的温度、湿度、光照强度及周期,在人工气候箱或特定的养殖室内进行。所采用的方法是首先准备一些直径 3~5cm 的大型试管或瓶,在瓶底放入 2~3cm 高的消毒沙砾,再放入 1cm 高的棉花,然后在棉花上面覆盖滤纸 1~3 层,再用滤纸折成瓦楞形,并用 0.5% 的制霉菌素湿润竖直放入试管或瓶中,然后将捕获的蜱放入,在试管的开口端用棉塞封口即可。如遇蜱体外污染,可用清水洗涤,再用吸水纸吸干后放入。为提高微环境湿度,封口棉塞,也要用 0.5% 的制霉菌素湿润,试管内湿度以无明显水滴为宜。

3. 组织细胞学研究技术与应用　蜱细胞培养是进行蜱类细胞遗传学、生理生化、分子生物学和免疫学方面研究的一种非常重要的组织培养技术。Weyer 在 1952 年首次报道了关于培养散状扇头蜱组织的结果,但真正蜱细胞培养研究的报告由 Rehacek 在 1958 年发表。目前已用 20 种左右蜱类进行了组织培养,该技术也已成功地用于培养蜱媒的病原体。下面就蜱细胞培养的实际操作步骤进行叙述,重点介绍为得到蜱细胞系需要进行的标准化初培养的方法。蜱类的组织培养取材于内脏组织、卵和血淋巴。

（1）常用培养基:培养基选择是蜱类细胞培养的关键,一般的原则是选择与血淋巴成分相似的培养基配方,不同种类的培养基应有所不同。常用的培养基主要有:①MM 培养基(Gibco),蚊细胞;②Grace 培养基,多种昆虫细胞;③721 培养基,库蚊细胞;④Landureau 培养基;蟑螂细胞培养;⑤Schneider 培养基,采采蝇细胞;⑥MEM 培养基:多种昆虫细胞;⑦Eagle 培养基,蚊类细胞;⑧Leibovitz L15 培养基:蜱类细胞;⑨TC-99 培养基,脊椎动物和蚊类细胞。

（2）蜱类组织选择与处理:

1）选择适宜的材料对成功培养蜱细胞非常重要,首先应考虑此种蜱的研究价值及这种蜱是否容易得到。最好在实验室内人工饲养蜱,这样可方便地获得大量健康、无病的蜱群,另外,饲养蜱所用的设备应保持清洁,从而减少蜱表面污染杂菌,减少初培养的污染概率。

选择蜱组织材料应考虑下列因素:①选择处于发育期的蜱组织,其细胞进行有丝分裂的能力越强越好。②选择的蜱组织须能提供大量细胞,保证一定的接种密度。③选择初培养时不需要过繁操作的蜱组织。一般用于初培养的蜱组织,是蜕皮前饱血若蜱体内正在发育的成蜱组织、蜱卵和饱血雌蜱的血淋巴。使用这些组织的最佳时间因种而异,且受温度影响。使用蜱卵最为方便,卵内胚胎发育到 1/2 发育期时,最适合培养。这个时期是其器官发育最旺盛时期,并且未形成角皮。在培养蜱卵时,一般为室温孵化 9 天的蜱卵。因此组织选择的原则是:适合病原体繁殖和发育的胚胎或卵巢等未分化组织。

2）处理步骤:蜱类解剖与组织处理:在摘除和碎解蜱组织前应该用化学消毒试剂给蜱表面灭菌。一般先将材料用自来水冲洗数次,然后在 1∶10 若考(Roccal)液中换洗 2 次,时间 20 分钟,再用 70% 乙醇洗 1 次,用灭菌蒸馏水洗 2 次。此外,为了防止真菌污染,在用若考和乙醇消毒前,将蜱放入 0.5% 家用漂白粉液中浸泡即可。在无菌条件下解剖,解剖时,用双面胶或松脂合剂将蜱腹面朝下黏附在解剖盘上并用生理盐水或培养液浸没,取新的尖头解剖刀,沿腹缘外侧环切,然后,用眼科镊子小心剥离背板,边剥离边移动,注意保持气管等组织的完整性。移除背板后,首先观察内脏的形态与位置,先剥离唾液腺,接着是中肠、马氏管和脂肪体,最后清理气管等组织。获得组织后,用无菌生理盐水冲洗干净,再用 0.25% 胰酶在室温下消化 10 分钟,经 800~1 000r/min 离心 8~10 分钟,吸取上清液,加入生理盐水摇匀再离心,去上清液后做接种培养用。

卵组织的准备:一般地先将消毒好的蜱卵用镊子在不锈钢丝纱网上碾碎,得到的混合物包括胚胎细胞、卵黄和卵壳的碎片。卵壳碎片不需将其去掉,由于在培养过程中卵壳碎片不影响细胞单层的形成,通过换液可随废液排除。然后将上述混合物 1 500r/min 离心 10 分钟,所得沉淀物的上层呈奶油黄色,主要由胚胎细胞组成,下层呈深褐色,主要由卵壳组成。用吸管将上层小心吸出混匀于营养液中,就得到含卵壳碎片很少的细胞悬液,最后进行培养。

血淋巴的收集:提取血淋巴快速、精确、不变性、少污染是血淋巴生化试验的关键。针对蜱类血淋巴量少、离体易凝结、变黑和变性且提取过程中易被污染的特点以及不同时期血淋巴量的不同,采用的提取方法也不同。①饥饿雌蜱:饥饿雌蜱血淋巴量很少,收集十分困难,采用划开边缘体壁的方法收集血淋巴较为有效。其操作是先把蜱放入冰箱中预冷 10 分钟,使中肠等内部组织收缩,与体壁更好分离,然后放在培养皿中沿体壁边缘处用刀片划开,轻轻挤压蜱体。在伤口处滴入缓冲液,用吸管吸取缓冲液(含血淋巴)移入 EP 管中。②吸血、饱血雌蜱:吸血过程中,蜱类血淋巴量较大,收集血淋巴较饥饿期容易,同时随着吸血期的延长,蜱类中肠中来自寄主的血液快速增加,中肠随之增大,饱血期几乎充满整个体腔,采用体壁划开的方法很容易把中肠划破致使寄主血液流出,污染血淋巴。因此吸血期、饱血期血淋巴的收集采用切断蜱附肢法。为提取方便,先将蜱黏在橡皮膏上,使其腹面朝上,再用眼科剪在靠近附肢基部处剪断,轻轻挤压腹部,用毛细管收集从附肢流出的血淋巴,收集时要快速,一般在 2 分钟左右完成,然后用吸耳球迅速打入预冷缓冲液中轻轻振荡。为提高效率,在最短的时间内收集更多血淋巴,可同时剪断一侧的 4 条附肢。特别值得注意的是,挤压蜱腹部时一定要轻,否则很容易把体腔内的器官挤破,尤其是中肠,污染血淋巴。通常情况下,平均 1 头长角血蜱雌蜱可收集血淋巴量为 810μl。

由蜱类体内取出的组织开始培养叫原代培养,当细胞在培养瓶内生长成致密的单层细胞时,可进行继代培养和传代培养。

3)初培养接种细胞的量:由于一种培养物内的蜱细胞来自许多蜱组织,在蜱组织被碎解后,仍保留许多组织块和细胞团,故难以进行细胞计数。在蜱组织培养过程中,一般用细胞组织的压积与培养液容积之比来表示细胞的量。虽然选择培养用蜱的数量因种而异,但总体上要做到接种细胞的密度必须要大。通常根据形成细胞单层所需的时间来判定接种细胞数量是否合适。如果初培养后四周内能形成单层,则接种数量就较适宜,否则就应增加接种量或改用小培养器皿。切忌将小量的材料接种于大容积的培养瓶内。培养瓶容积与培养基容积之比应保持在为 5:1~10:1 的范围内,否则细胞的生长会受到严重影响。

4)换液及传代培养:接种的细胞和组织贴附于培养瓶壁的速度是初培养成功与否的一个重要指标。一般接种后 24 小时内细胞就可开始贴壁,数日后全部完成。在细胞开始贴壁到完全贴壁的这段时间内,培养瓶应尽量减少移动和摇动。如果在使用前用培养液浸泡培养瓶 24 小时就可使贴壁进程更为理想。

一般应在 6~10 天内将培养物换液 1 次。换液时倒去一半旧液并代之以同容积的新液。每批新培养基或血清,在大规模使用之前,应先用一两瓶培养物进行试培养。

在培养过程中,接种物的量及培养基是制约培养物形成密集的、可传代培养细胞层的关键因素。因此为缩短初培养的时限,通常将接种物的量增大,或者更换效果比较好的培养基。如果细胞层致密不均匀,可以用吸管吹打法使细胞脱壁离散,然后让其重新贴附于同一培养瓶内,就可使细胞分布更加均匀,而且细胞的生长要旺盛得多。

4. 细胞株与细胞系 细胞株是从原代培养或细胞系中获得的培养物;原代培养物第一次传代后即称为细胞系,分有限生长细胞系和无限生长细胞系。如肩突硬蜱细胞系 ISE6、采采蝇细胞系 WR73-m-1、埃及伊蚊细胞系 C7-10、Aaeg-1289、Singh's-1、C6/36、异盾伊蚊细胞系 LSTM-AP-6,安汶巨蚊细胞系 TRA-17、斯氏按蚊细胞系 ASE-IV 等。

5. 蜱唾液收集 由于蜱类个体小,有关蜱唾液腺分泌唾液的分析研究极少,主要原因在于唾液的收集极为困难。现将蜱类唾液收集方法进行介绍。①取材与体表清洗:从宿主(家兔)体表用镊子取下吸血 4~5 天的森林革蜱雌蜱(此操作需逆蜱寄生方向迅速取下,以免丢失假头于宿主,影响后续唾液的收集),在蒸馏水中冲洗,更换 3 次,特别是假头部分应充分冲洗,确保其洁净。如蜱体表有血污,可用脱脂棉蘸取蒸馏水擦洗体表,然后再冲洗干净。②体表干燥与固定:将冲洗干净的雌蜱置于吸水纸上,吸干体表水分,也可用微型吹风机以冷风吹干其体表水分。用双面胶将雌蜱背部固定于圆形硬纸片上,将该硬纸片放于体视显微镜下,在体视显微镜的视野中按圆形放置并固定,可同时固定 5~10 头雌蜱,对其进行操作,以提高工作效率。③注射盐酸多巴胺与封闭针口:用微量进样器吸取多巴胺(20mg/ml)10μl(因个体大小而异),从雌蜱腹面后端缓慢注射于血体腔内,以 1μl/s 的速度为宜。注射完毕后,迅速拔出微量进样器,用适量白凡士林涂抹于注射针口处,以防止其血淋巴外渗(此步操作要快,否则血淋巴会大量溢出)。④观察并收集唾液:在体视显微镜下观察雌蜱假头部位,1~2 分钟后须肢中间开始有唾液分泌,当唾液量呈小滴状时,将毛细玻璃管置于假头基部进行唾液收集。连续收集 30 分钟可得唾液 15~20μl/蜱。将毛细玻璃管中的唾液集中于 EP 管,−70℃低温冰箱保存,以备后续分析研究。

6. 电生理技术　是用于研究媒介生物对化学、电、光、热等信号的反应能力的主要工具。如郑洪远等(2013)在研究不同药物处理对美洲花蜱饥饿雌蜱控制运动肌的电生理信号的变化时,以美洲花蜱的附肢运动肌为记录对象,电信号的采集在蜱右侧第四附肢进行。实验室时首先用双面胶将蜱固定于载玻片上并将附肢伸展开,小心切断第四附肢最末节(第四节),将电极通过切口放入附肢中,深度不超过最末节长度;在蜱的背部末端用钨针扎孔,孔径稍大于电极直径,将另一电极,即对照电极放入蜱体腔中,深度为 1mm。每个样本共记录 3 小时,第一个小时无任何处理,记录正常情况下运动肌的电生理信号,之后用微量移液器小心将药物局部点滴到蜱的背部,在此期间其他任何记录条件保持不变并注意滴加过程中务使药物通过对照电极孔渗入蜱的体腔中,从示波器观察并记录电位变化情况。

(于志军　陈　泽　刘敬泽)

参考文献

[1] 陈泽,杨晓军. 蜱的系统分类学[M]. 北京:科学出版社,2021.

[2] 田秀君,辛德莉. 莱姆病的诊断与治疗进展[J]. 传染病信息,2020,33(2):109-111.

[3] 陈泽,刘敬泽. 蜱分类学研究进展[J]. 应用昆虫学报,2020,57(5):1009-1045.

[4] 苗广青,张琳. 中国莱姆病螺旋体 PD91 外膜蛋白 A 肽段的克隆表达及其免疫保护性的初步研究[J]. 中华微生物学和免疫学杂志,2020,40(3):218-224.

[5] 赵清,逯军,潘翔. 人感染立克次体致病研究现状[J]. 中国热带医学,2020,20(6):583-588.

[6] 倪寅凯,路喆鑫,赵金龙,等. Q 热立克次体感染性心内膜炎一例[J]. 中华传染病杂志,2020,38(3):173-174.

[7] 史晓敏,黄婷. 莱姆病的实验室诊断及研究进展[J]. 中华检验医学杂志,2019,42(10):890-893.

[8] 刘思彤,尹家祥. Q 热立克次体主要宿主动物、媒介及其疾病影响因素[J]. 重庆医学,2019,48(24):4261-4264.

[9] 李朝品. 医学节肢动物标本制作[M]. 北京:人民卫生出版社,2019.

[10] 杨露,朱长强,艾乐乐,等. 蜱携带重要人畜共患病毒研究概况[J]. 寄生虫与医学昆虫学报,2018,25(3):181-192.

[11] 王宇明,李梦东. 实用传染病学[M]. 4 版. 北京:人民卫生出版社,2017.

[12] 于志军,刘敬泽. 蜱传疾病及其媒介蜱类研究进展[J]. 应用昆虫学报,2015,52(5):1072-1081.

[13] 刘敬泽,杨晓军. 蜱类学[M]. 北京:中国林业出版社,2013.

[14] 里奇曼,等. 临床病毒学[M]. 3 版. 陈敬贤,等,译. 北京:科学出版社,2012.

[15] 陈雪洁. 两种血蜱的生物学特性及系统发生关系分析[D]. 河北师范大学:硕士毕业论文,2012.

[16] 赵俊伟,王环宇,王英. 中国蜱传病原体分布研究概况[J]. 中国媒介生物学及控制杂志,2012,23(5):445-448.

[17] 陈泽,孙文敬,罗建勋. 蜱类毒素与蜱中毒的研究进展[J]. 中国兽医科学,2011,41(10):1085-1091.

[18] 陈泽,李思思,刘敬泽. 蜱总科新分类系统的科、属检索表[J]. 中国寄生虫学与寄生虫病杂志,2011,29:81-84.

[19] 刘增加. 蜱传染疾病防治手册[M]. 北京:军事医学科学出版社,2010.

[20] 李朝品. 医学节肢动物学[M]. 北京:人民卫生出版社,2009.

[21] 孙毅,刘国平,杨丽炜,等. 黑龙江省部分林区全沟硬蜱复合感染重要蜱媒病原的调查研究[J]. 寄生虫与医学昆虫学报,2007,14(4):231-240.

[22] 李知新,刘光远,田占成,等. 实验室条件下长角血蜱甘肃株孤雌生殖种群的生物学特性[J]. 中国兽医科学,2007,37(4):277-281.

[23] 杨晓军,陈泽,刘敬泽. 蜱类系统学研究进展[J]. 昆虫学报,2007,50(9):941-949.

[24] 张传生,刘红晶,于俊哲,等. 吉林省桦甸与磐石两市蜱类调查[J]. 中国病原生物学杂志. 2007,2(4):3-4.

[25] 陈泽,杨晓军,刘敬泽. 蜱螨高级分类阶元部分问题的讨论[J]. 昆虫分类学报,2007,29(3):235-240.

[26] 宝福凯,柳爱华. 伯氏疏螺旋体与莱姆病研究进展[J]. 热带医学杂志,2007,7(11):1125-1127.

[27] 耿震,万康林. 莱姆病流行病学研究新进展[J]. 中国自然医学杂志,2007,9(2):159-160.

[28] 牛东升,陈梅玲,温博海,等. 立氏立克次体实时荧光定量聚合酶链反应检测方法的建立[J]. 中华流行病学杂志,2006,27(6):526-529.

［29］李朝品.医学蜱螨学［M］.北京:人民军医出版社,2006.

［30］张菊仙,陈泽,刘敬泽,等.室内饲养条件下三种硬蜱产卵和孵化特性的比较研究［J］.医学动物防制,2006,22（12）: 864-867.

［31］张渝疆,曹汉礼,戴翔,等.塔里木盆地蜱类群落的分型和多样性分析［J］.中国寄生虫学与寄生虫病杂志,2006,24（6）: 404-409.

［32］阿布力克木,李冰,蒋卫,等.吐鲁番地区首次发现小亚璃眼蜱的报告［J］.地方病通报,2006,21（6）:130-142.

［33］宫英,逄增昌,土拉弗氏菌病的研究进展［J］,预防医学论坛,2006,12（1）:76-78.

［34］热孜万,艾择孜,张渝疆.塔里木盆地蜱类群落组成和分布［J］.中国媒介生物学及控制杂志,2006,17（5）:390-394.

［35］高志华,杨小龙,刘敬泽,等.长角血蜱雌蜱感染嗜菌异小杆线虫后血淋巴的变化［J］.昆虫学报,2006,49（1）:22-26.

［36］褚宸一,何静,王剑波,等.大兴安岭林区蜱和鼠中莱姆病螺旋体感染及其基因分型研究［J］.中华流行病学杂志,2006, 27（8）:681-684.

［37］褚宸一.何静,赵秋敏,等.我国部分林区鼠中莱姆病螺旋体的分子流行病学调查研究［J］.中国人兽共患病杂志,2006, 22（9）:817-820.

［38］王峰,刘国平,任清明,等.吉林敦化林区蜱类调查［J］.中华卫生杀虫药械,2005,11（5）:321-322.

［39］刘明社,黄克峻,赵中夫,等.九省区蜱类区系初步调查［J］.长治医学院学报,2005,19（4）:249-250.

［40］何静,曹务春,张习坦.莱姆病研究进展［J］.传染病信息,2005.18（2）:64-66.

［41］张西臣,赵权.动物寄生虫病学［M］.长春:吉林人民出版社,2005.

［42］秦文浩,李玉芝,宋彩华.内蒙古牙克石地区蜱消长调查［J］.中国人兽共患病学报,2005,21（11）:935-935.

［43］黎伟明,杨修军,白翠华,等.莱姆病研究进展［J］.中国卫生工程学,2005,4（2）:107-110.

［44］崔步云.莱姆病研究进展［J］.中国药物与临床,2004,4（8）:611-613.

［45］马新英,彭文明,高轩.森林脑炎研究进展［J］.病毒学报,2004,20（2）:190-192.

［46］方美玉,林立辉,刘建伟.虫媒传染病［J］.北京:军事医学科学出版社,2004.

［47］史智勇,杨银书,李强,等.甘肃省媒介硬蜱的种类与地理分布［J］.中国兽医科技,2004,34（8）:48-49.

［48］刘增加,石淑珍,杨银书,等.西北高原重要吸血昆虫的物候学研究及防治对策［J］.中华卫生杀虫药械,2004,10（2）: 83-87.

［49］周金林,周勇志,龚海燕,等.我国长角血蜱孤雌生殖种群的发现和生物学特性的研究［J］.中国媒介生物学及控制杂志, 2004,15（3）:173-174.

［50］高志华,杨小龙,刘敬泽,等.昆虫病原线虫斯氏线虫和异小杆线虫对长角血蜱的致病力［J］.昆虫学报,2004,47（1）: 20-24.

［51］马新英,高轩,司炳银.森林脑炎病毒分子生物学研究进展［J］.中国人兽共患病杂志,2003,19（4）:115-117.

［52］冯玉明,张晓雪,黄赤忠,等.全沟硬蜱的人工越冬实验［J］.地方病通报,2003,18（4）:4-6.

［53］刘增加,刘博玉.人埃立克体病的研究进展［J］.中国寄生虫病防治杂志,2003,16（5）:316-319.

［54］陆敬民.以神经系统表现为主的莱姆病17例临床分析［J］.医学临床研究,2003,20（11）:831-833.

［55］周勇志,周金林,曹杰,等.四种硬蜱的实验室人工饲养和部分生物学特性的观察［J］.中国兽医寄生虫病,2003,11（2）: 23-25.

［56］郑元春,杨喜魁,张丽晶.森林脑炎发患者群结构分析［J］.中国人兽共患病杂志,2003,19（2）:18-18.

［57］高志华,刘敬泽.蜱类防治研究进展［J］.寄生虫与医学昆虫学报,2003,10（4）:251-256.

［58］万康林.中国莱姆病的研究进展［J］.中华流行病学杂志,2002,23（1）:19-22.

［59］毛丽君,赵金垣,徐希娴,等.森林脑炎研究进展［J］.中国工业医学杂志,2002,15（2）:105-107.

［60］冯玉明,张晓雪,黄赤忠,等.实验室条件下全沟硬蜱生活史观察［J］.地方病通报,2002,17（1）:67-69.

［61］刘光远,宋建国,白启.麻点璃眼蜱生活史研究［J］.中国兽医科技,2002,32（3）:14-15.

［62］李枝金,刘亦仁,刘立屏,等.湖北宜昌市蜱类调查及区系研究［J］.中国媒介生物学及控制杂志,2002,13（3）:200-201.

［63］李凌.北亚蜱传斑点热一例［J］.传染病信息,2002,15（1）:2-2.

［64］陆宝麟,吴厚永.中国重要医学昆虫分类与鉴定［M］.郑州:河南科学技术出版社,2002.

［65］赵秋敏,曹务春,李建民,等.粒细胞埃立克体444-Epank基因的检测与序列分析［J］.中华流行病学杂志,2002,23（4）: 286-288.

［66］郝永建,宋世佩,高淑萍,等.某部驻区蜱类和鼠类调查［J］.医学动物防制,2002,18（12）:672-674.

［67］郭积勇.新发传染病的预防与控制［M］.北京:中国协和医科大学出版社,2002.

［68］黄振宇,黄绎辉,万康林.中国莱姆病研究的新进展［J］.中国自然医学杂志,2002,4（2）:97-100.

［69］潘华,马玉海,佟世德,等.我国南方埃立克体与犬埃立克体病研究近况[J].中国人兽共患病杂志,2002,18(4):115-116.

［70］蹇锐,温博海,张有植,等.从西藏微小牛蜱检出类查菲埃立克体和边缘无形体16S rDNA[J].中国人兽共患病杂志,2002,18(3):39-41.

［71］巴音查汗,岳城,黄燕,等.实验条件下森林革蜱生活史观察[J].地方病通报,2001,16(2):74-77.

［72］李优良,万康林,李徐,等.二棘血蜱生态习性及其特点的初步研究[J].中国媒介生物学及控制杂志,2001,12(6):432-434.

［73］赵秋敏,曹务春,张习坦,等.黑龙江全沟硬蜱中检测出类似人粒细胞埃利希体的病原体DNA[J].中国人兽共患病杂志,2001,17(2):28-30.

［74］高玉敏,张习坦,曹务春,等.福建西北林区人单核细胞埃立克体病分子流行病学调查研究[J].传染病信息,2001,14(3):126-127.

［75］高东旗,曹务春,张习坦,等.大兴安岭地区人群埃立克体感染的调查[J].中华流行病学杂志,2001,22(2):137-141.

［76］孙俊,章进宝,石健峰.江苏省莱姆病生物媒介生态及防制研究[J].中国媒介生物学及控制杂志,2000,11(6):60-63.

［77］张知德,万康林.中国莱姆病的研究新进展[J].中国公共卫生,2000,16(11):1048-1050.

［78］高玉敏,张习坦,曹务春,等.用半套式PCR检测蜱和啮齿动物中查菲埃立克体[J].中国人兽共患病杂志,2000,16(3):25-28.

［79］高东旗,曹务春,张习坦,等.应用半巢式PCR检测我国北方一些蜱种中的查菲埃立克体[J].中国媒介生物学及控制杂志,2000,11(3):220-224.

［80］高东旗,曹务春,赵秋敏,等.我国北方蜱中人粒细胞埃立克体16S rRNA基因的检测[J].寄生虫与医学昆虫学报,2000,7(2):103-108.

［81］曹务春,高玉敏,戴庆华,等.16s rRNA全基因序列分析鉴定我国南方蜱中单核细胞埃立克体[J].军事医学科学院院刊,2000,24(1):1-4.

［82］颜忠诚,李春林.长角血蜱产卵的研究[J].首都师范大学学报(自然科学版),2000,21(1):54-58.

［83］邓岗领,蒋卫,叶瑞玉,等.新疆叶尔羌河流域蜱螨区系调查报告[J].地方病通报,1999,14(3):55-57.

［84］刘敬泽,姜在阶,李仲来,等.性信息素2,6-二氯酚在长角血蜱交配行为中的作用[J].昆虫学报,1999,42(1):31-36.

［85］陈荣,温博海,张雪,等.我国Q热立克次体菌株的23S rRNA基因插入顺序的分析[J].中华微生物学和免疫学杂志,1999,19:125-128.

［86］曹务春,张泮河,张习坦,等.PCR检测蜱中查菲埃立克体DNA及其序列分析[J].寄生虫与医学昆虫学报,1999,6(1):58-63.

［87］潘华,马玉海,佟世德,等.我国某养犬基地发现犬埃立克体病[J].中国兽医学报,1999,19(1):26-28.

［88］潘华,孙洋,佟世德,等.我国犬埃立克体病病原的分离与鉴定:Ⅰ.病原16s rRNA基因序列测定分析[J].中国兽医学报,1999,19(5):467-469.

［89］潘华,陈香蕊,马玉海,等.我国南方蜱样本中发现犬埃立克体DNA[J].中国人兽共患病杂志,1999,15(3):3-6.

［90］万康林,张哲夫,张金声,等.中国20个省、区、市动物莱姆病初步调查研究[J].中国媒介生物学及控制杂志,1998,9(5):366-370.

［91］万康林,张哲夫,窦桂兰,等.中国莱姆病螺旋体主要生物媒介的调查研究[J].中华流行病学杂志,1998,19(5):263-266.

［92］万康林.中国莱姆病的研究现状与展望[J].中国媒介生物学及控制杂志,1998,9(6):401-405.

［93］刘敬泽,姜在阶.实验室条件下长角血蜱的生物学特性研究[J].昆虫学报,1998,41(3):280-283.

［94］于心,叶瑞玉,龚正达.新疆蜱类志[M].乌鲁木齐:新疆科技卫生出版社,1997.

［95］刘增加,张晓鹏,石淑珍.104例莱姆病临床流行病学调查[J].解放军预防医学杂志,1997,15(5):334-337.

［96］刘增加.莱姆病[M].兰州:兰州大学出版社,1997.

［97］张哲夫,万康林,张金声,等.我国莱姆病的流行病学和病原学研究[J].中华流行病学杂志,1997,1(18):8-11.

［98］陈敏,范明远.北亚蜱传斑点热的研究进展[J].中国公共卫生,1997,13(6):373-376.

［99］秦志辉,周洪福,孟阳春.蜱类染色体的核型研究进展[J].蛛形学报,1997,6(1):74-80.

［100］曹务春,张习坦.人埃立克体病的发现与研究进展[J].中国人兽共患病杂志,1997,13(4):57-60.

［101］李忠,陈桐,黄捷通.山东省畜间Q热血清学初步调查[J].中国人兽共患病杂志,1996,12(1):12-12.

［102］余全,俞树荣.我国Q热立克次体分离株cbhE'和cbbE'基因的扩增[J].中华微生物学和免疫学杂志,1996,16(3):216-219.

［103］钮莉春,张姝丽,武贵森,等.内蒙古健康人群Q热抗体水平调查报告［J］.内蒙古医学杂志,1996,16（1）:38-39.

［104］刘增加,王大虎.祁连山地区人土拉菌病血清流行病学调查［J］.中国公共卫生,1995,11（7）:320-320.

［105］毛万俊.滦平县蜱对山羊的危害及防治效果观察［J］.中国兽医寄生虫病,1995,3（1）:44-45.

［106］叶瑞玉,于心,陈欣如,等.新疆南部地区蜱螨区系及医学意义［J］.地方病通报,1995,10（4）:30-34.

［107］自登云,陈伯权,俞永新.虫媒病毒与虫媒病毒病［M］.昆明:云南科技出版社,1995.

［108］孟阳春,李朝品,梁国光.蜱螨与人类疾病［M］.合肥:中国科学技术大学出版社,1995.

［109］冯方波,张薇芬,等.北京地区莱姆病的发现及临床研究［J］.中华流行病学杂志,1994,15（1）:10-13.

［110］刘明社,张联珠,黄克峻,等.在实验条件下非洲钝缘蜱的生活史早期发育［J］.长治医学院学报,1994,12（1）:7-9.

［111］刘增加,石淑珍.迭部林区人莱姆病血清流行病学调查［J］.中国公共卫生学报,1994,13（2）:68-68.

［112］杨发连,陈明华,窦慧芬.云南部分地区呼吸道感染患者中Q热感染调查［J］.中国人兽共患病杂志,1994,10:51-51.

［113］刘蔼年,刘海林.Lyme眼部表现30例分析［J］.中华眼科杂志,1993,29（5）:271-273.

［114］刘增加,康新民.祁连山北麓铧尖地区莱姆病自然疫源地调查研究［J］.中国兽医科技,1993,23（11）:12-13.

［115］张启恩,朱羽凡.我国莱姆病地理分布的初步调查［J］.解放军预防医学杂志,1993,11（3）:206-208.

［116］陈国仕.蜱媒感染性疾病［M］.见:陈菊梅主编.新编传染病诊疗手册.北京:金盾出版社,1993.

［117］陈素爱,冯芳波.北京西北郊果树专业工人中的莱姆病［J］.北京医学,1993,15（3）:137-139.

［118］马金凯.Lyme病的眼部表现［J］.实用眼科杂志,1992,10（10）:583-583.

［119］刘增加,王大虎.甘肃祁连山北麓莱姆病伯氏疏螺旋体的调查研究［J］.中国兽医科技,1992,22（11）:14-16.

［120］杜勇,王中元.黑龙江省苇河林区莱姆病自然疫源地媒介蜱的调查［J］.医学动物防制,1992,8（1）:33-35.

［121］秀峰,张哲夫.大兴安岭段莱姆病的调查［J］.中国媒介生物学及控制杂志,1992,3（1）:39-41.

［122］陈天铎,陈华,林开铅,等.福建镰形扇头蜱的生物学特性［J］.福建农学院学报,1992,21（1）:97-100.

［123］侯宗柳,黄文丽,自登云,等.首次从啮齿类和食虫类动物中分离到森林脑炎病毒［J］.中国病毒学,1992,7（4）:397-403.

［124］潘亮,于恩庶,刘金铺,等.从福建北部林区粒形硬蜱体内分离出一株莱姆病螺旋体［J］.中国人兽共患病杂志,1992,8（2）:5-6.

［125］潘亮,于恩庶.福建省莱姆病的调查研究［J］.中国公共卫生学报,1992,11（5）:271-275.

［126］潘亮.从粒形硬蜱和社鼠分离出4株莱姆病病原体［J］.中国媒介生物学及控制杂志,1992,3（2）:101-103.

［127］邓国藩,姜在阶.中国经济昆虫志 第三十九册 蜱螨亚纲硬蜱科［M］.北京:科学出版社,1991.

［128］冯崇惠,白旭华,刘宏斌,等.新疆准噶尔盆地南缘地区新疆出血热病毒自然疫源地的发现［J］.地方病通报,1991,6（1）:52-55.

［129］刘蔼年,胡运韬.Lyme病及其眼表现.国外医学:眼科学分册［M］,1991,15（6）:346-349.

［130］杜勇.黑龙江省苇河林区莱姆病调查报告［J］.中国人兽共患病杂志,1991,7（4）:36-37.

［131］李优良,郝霁光.从四川省东部林区二棘血蜱体内分离出莱姆病螺旋体［J］.中国媒介生物学及控制杂志,1991,2（6）:386-387.

［132］李优良,郝霁光.四川省南川莱姆病的调查［J］.中国媒介生物学及控制杂志,1991,2（1）:54-56.

［133］姜在阶,白春玲.硬蜱一些生物学特性的研究［J］.昆虫学报,1991,34（1）:43-49.

［134］阎大成,张哲夫.全沟硬蜱为内蒙大兴安岭莱姆病螺旋体的主要传播媒介［J］.中国媒介生物学及控制杂志,1991,2（4）:270-272.

［135］赖初麟,郑启秋.广西莱姆病调查研究 I. 457 份林场职工莱姆病血清流行病学调查［J］.广西医学,1991,15（5）:343-344.

［136］李松全,王风朝,张启恩,等.天山西部林区莱姆病自然疫源地调查［J］.西北国防医学杂志,1990,1:47-48.

［137］李松全,张启恩.莱姆病27例的临床分析［J］.解放军医学杂志,1990,15（2）:129-130.

［138］陈国仕.克里米亚一刚果出血热、蜱传斑疹伤寒、北亚蜱媒斑点热、落基山斑点热、兔热病、莱姆病、巴贝虫病.见:黄玉兰,主编.实用临床传染病学［M］.北京:人民军医出版社,1990.

［139］柳支英,陆宝麟.医学昆虫学［M］.北京:科学出版社,1990.

［140］俞树荣.我国Q热及其病原体的研究［J］.中华传染病杂志,1990,8:95-98.

［141］窦桂兰,杨振.全沟硬蜱传播莱姆病的研究［J］.中国媒介生物学及控制杂志,1990,1（2）:117-119.

［142］杨春木,张雪,张邦燮.Q热立克次体不同分离株DNA限制性片段电泳分析［J］.中华微生物学和免疫学杂志,1989,9:383-386.

［143］张树林,王晓峰.Q热3例误诊分析［J］.中华传染病杂志,1989,7:179-180.

［144］张哲夫,尚振忠. 我国东北林区莱姆病的调查［J］. 中华流行病学杂志,1989,10（5）:261-264.

［145］邓国藩. 中国经济昆虫志·第十五册 蜱螨目蜱总科［M］. 北京:科学出版社,1987.

［146］陈友绩. 军队流行病学［M］.3 版. 北京:人民军医出版社,1987.

［147］姜在阶. 蜱类的滞育现象［J］. 昆虫学报,1987,24（3）:179-183.

［148］陈国仕. 蜱类与疾病概论［M］. 北京:人民卫生出版社,1983.

［149］陆宝麟. 中国重要医学动物鉴定手册［M］. 北京:人民卫生出版社,1982.

［150］耿贯一. 流行病学(第二卷)［M］. 北京:人民卫生出版社,1979.

［151］张婉荷,魏曦. Q 热的流行病学调查Ⅱ. 内蒙集宁肉类联合加工厂职工 Q 热感染的血清学调查［J］. 流行病学杂志, 1965,3:31-33.

［152］APOSTOLOVIC D,MIHAILOVIC J,COMMINS SP,et al. Allergenomics of the tick *Ixodes ricinus* reveals important α-gal-carrying IgE-binding proteins in red meat allergy［J］. Allergy,2020,75（1）:1-4.

［153］DIAZ JH. Red meat allergies after lone star tick（*Amblyomma americanum*）bites［J］. Southern Med J,2020,113（6）: 267-274.

［154］GHANEM-ZOUBI N,PAUL M. Q fever during pregnancy:a narrative review［J］. Clin Microbiol Infect,2020,26（7）:864-870.

［155］JIA N,WANG J,SHI W,et al. Large-scale comparative analyses of tick genomes elucidate their genetic diversity and vector capacities［J］. Cell,2020,182:1-13.

［156］MADISON-ANTENUCCI S,KRAMER LD,GEBHARDT LL,et al. Emerging tick-borne diseases［J］. Clin Microbiol Rev, 2020,33（2）:1-34.

［157］MATTINGLY II TJ,SHERE-WOLFE K. Clinical and economic outcomes evaluated in Lyme disease:a systematic review［J］. Parasit Vectors,2020,13:341.

［158］PARK Y,KIM D,BOORGULA GD,et al. Alpha-gal and cross-reactive carbohydrate determinants in the n-glycans of salivary glands in the lone star tick,*Amblyomma americanum*［J］. Vaccines,2020,8:18.

［159］XU ZM,YAN YJ,ZHANG HS,et al. A serpin from the tick *Rhipicephalus haemaphysaloides*:involvement in vitellogenesis［J］. Vet Parasitol,2020,279:109064.

［160］CHEN X,LI F,YIN Q,et al. Epidemiology of tick-borne encephalitis in China［J］,2007- 2018. PLoS ONE,2019,14（12）: e0226712.

［161］HENNEBIQUE A,BOISSET S,MAURINA M. Tularemia as a waterborne disease:a review［J］. Emerg Microbes Infect,2019, 8（1）:1027-1042.

［162］HIRSCHMANN JV. The discovery of q fever and its cause［J］. Am J Med Sci,2019,358（1）:3-10.

［163］KEMENESI G,BÁNYAI K. Tickborne flaviviruses,with a focus on Powassan virus［J］. Clin Microbiol Rev,2019,32: e00106-17.

［164］MANS BJ,FEATHERSTON J,KVAS M,et al. Argasid and Ixodid systematics:Implications for soft tick evolution and systematics,with a new argasid species list［J］. Ticks Tick-Borne Dis,2019,10（1）:219-240.

［165］RAJAIAH P. Kyasanur forest disease in India:innovative options for intervention［J］. Hum Vacc Immunother,2019,15（10）: 2243-2248.

［166］SAIJO M. SEVERE Fever with Thrombocytopenia Syndrome［M］. Singapore:Springer. 2019.

［167］YANG LE,ZHAO Z,HOU G,et al. Genomes and seroprevalence of severe fever with thrombocytopenia syndrome virus and nairobi sheep disease virus in *Haemaphysalis longicornis* ticks and goats in Hubei［J］,China. Virology,2019,529:234-245.

［168］YOSHII K. Epidemiology and pathological mechanisms of tick-borne encephalitis［J］. J Vet Med Sci,2019,81（3）:343-347.

［169］MILLER JR,KOREN S,DILLEY KA,et al. A draft genome sequence for the *Ixodes scapularis* cell line［J］. F1000Research, 2018,7:297.

［170］SHAH SZ,JABBAR B,AHMED N,et al. Epidemiology,pathogenesis,and control of a tick- borne disease-Kyasanur Forest Disease:Current Status and Future Directions［J］. Front Cell Infect Microbiol,2018,8:149.

［171］PEÑALVER E,ARILLO A,DELCLÒS X,et al. Ticks parasitised feathered dinosaurs as revealed by Cretaceous amber assemblages［J］. Nat Commun,2017,8:1924.

［172］GULIA-NUSS M,NUSS AB,MEYER JM,et al. Genomic insights into the *Ixodes scapularis* tick vector of Lyme disease［J］. Nat Commun,2016,7:10507.

［173］KIM TK,RADULOVIC Z,MULENGA A. Target validation of highly conserved *Amblyomma americanum* tick saliva serine protease inhibitor 19［J］. Ticks Tick Borne Dis,2016,7（3）:405-414.

［174］SHIME A. Nairobi sheep Disease：A Review［J］. J Biol Agr Health，2016，6（19）：7-11.

［175］WEN TH，CHEN Z，ROBBINS RG. *Haemaphysalis qinghaiensis*（Acari：Ixodidae），a correct original species name，with notes on Chinese geographical and personal names in zoological taxa［J］. Syst Appl Acarol，2016，21（3）：267-269.

［176］ATKINSON B，MARSTON DA，ELLIS RJ，et al. Complete genomic sequence of Issyk-Kul virus［J］. Genome Announc，2015，3：e00662-15.

［177］BOGOVIC P，STRLE F. Tick-borne encephalitis：A review of epidemiology，clinical characteristics，and management［J］. World J Clin Cases，2015，3：430-441.

［178］BRITES-NETO J，DUARTE KM，MARTINS TF. Tick-borne infections in human and animal population worldwide［J］. Vet World，2015，8（3）：301-315.

［179］WALKER PJ，WIDEN SG，FIRTH C，et al. Genomic characterization of Yogue，Kasokero，Issyk-Kul，Keterah，Gossas，and Thiafora viruses：Nairoviruses naturally infecting bats，shrews，and ticks［J］. Am J Trop Med Hyg，2015，93：1041-1051.

［180］YU ZJ，WANG H，WANG TH，et al. Tick-borne pathogens and the vector potential of ticks in china［J］. Parasit Vectors，2015，8：24.

［181］BANETH G. Tick-borne infections of animals and humans：a common ground［J］. Int J Parasitol，2014，44（9）：591-596.

［182］BURGER TD，SHAO R，BARKER SC. Phylogenetic analysis of mitochondrial genome sequences indicates that the cattle tick，*Rhipicephalus*（*Boophilus*）*microplus*，contains a cryptic species［J］. Mol Phylog Evol，2014a，76（1）：241-253.

［183］BURGER TD，SHAO R，LABRUNA MB，et al. Molecular phylogeny of soft ticks（Ixodida：Argasidae）inferred from mitochondrial genome and nuclear rRNA sequences［J］. Ticks Tick-Borne Dis，2014b，5（2）：195-207.

［184］CHEN Z，LI Y，LIU Z，et al. Scanning electron microscopy of all parasitic stages of *Haemaphysalis qinghaiensis* Teng，1980（Acari：Ixodidae）［J］. Parasitol Res，2014，113：2095-2102.

［185］NELSON C，HOJVAT S，JOHNSON B，et al. Concerns regarding a new culture method for *Borrelia burgdorferi* not approved for the diagnosis of Lyme Disease［J］. MMWR，2014，63（15）：333-333.

［186］WALKER AR，BOUATTOUR A，CAMICAS JL，et al. Ticks of domestic animals in Africa：a guide to identification of species（Revised Edition）［D］. Edinburgh：The University of Edinburgh，2014.

［187］AL′KHOVSKIĬ SV，L′VOV DK，MIU S，et al. The taxonomy of the Issyk-Kul virus（Iskv，Bunyaviridae，Nairovirus），the etiologic agent of the Issyk-Kul fever isolated from bats（Vespertilionidae）and ticks *Argas*（*Carios*）*vespertilionis*（Latreille，1796）［J］. Vopr Virusol，2013，58（5）：11-15.

［188］DE LA FUENTE J，OCTAVIO M. Vaccinomics，the new road to tick vaccines［J］. Vaccine，2013，31（50）：5923-5929.

［189］PFÄFFLE M，LITTWIN N，MUDERS SV，et al. The ecology of tick-borne diseases［J］. Int J Parasitol，2013，43（12-13）：1059-1077.

［190］SONENSHINE DE，ROE RM. Biology of ticks. 2nd ed［M］. New York：Oxford University Press，2013.

［191］ZHENG H，LI AY，FIELDEN LJ，et al. Effects of permethrin and amitraz on gas exchange and water loss in unfed adult females of *Amblyomma americanum*（Acari：Ixodidae）［J］. Pest Biochem Physiol，2013，107（2）：153-159.

［192］CHEN XJ，YU ZJ，GUO LD，et al. Life cycle of *Haemaphysalis doenitzi*（Acari：Ixodidae）under laboratory conditions and its phylogeny based on mitochondrial 16S rDNA［J］. Exp Appl Acarol，2012，56（1）：143-150.

［193］CHEN Z，YANG XJ，BU FJ，et al. Morphological，biological and molecular characteristics of bisexual and parthenogenetic *Haemaphysalis longicornis*［J］. Vet Parasitol，2012，189：344-352.

［194］YU ZJ，THOMOSON ELS，LIU JZ，et al. Antimicrobial activity in the egg wax of the tick *Amblyomma hebraeum*（Acari：Ixodidae）is associated with free fatty acids C16：1and C18：2［J］. Exp Appl Acarol，2012，58（4）：453-470.

［195］ZHENG HY，YU ZJ，ZHOU LF，et al. Seasonal abundance and activity of the hard tick *Haemaphysalis longicornis*（Acari：Ixodidae）in North China［J］. Exp Appl Acarol，2012，56（2）：133-141.

［196］ZHENG HY，ZHOU LF，YANG XL，et al. Cloning and characterization of a male-specific defensin-like antimicrobial peptide from the tick *Haemaphysalis longicornis*［J］. Dev Comp Immunol，2012，37（1）：207-211.

［197］YU XJ，LIANG MF，ZHANG SY，et al. Fever with thrombocytopenia associated with a novel bunyavirus in china［J］. N Engl J Med，2011，364（16）：1523-1532.

［198］YU ZJ，ZHENG HY，YANG XL，et al. Seasonal abundance and activity of *Dermacentor silvarum* Olenev（Acari：Ixodidae）in northern China［J］. Med Vet Entomol，2011，25：25-31.

［199］ZHENG HY，YU ZJ，ZHOU LF，et al. Development and biological characteristics of *Haemaphysalis longicornis*（Acari：Ixodidae）under field conditions［J］. Exp Appl Acarol，2011，53（4）：377-388.

［200］ALJAMALI MN,BIOR AD,SAUER JR,et al. RNA interference in ticks:a study using histamine binding protein dsrna in the female tick *Amblyomma americanum*［J］. Insect Mol Biol,2010,12（3）:299-305.

［201］CHEN Z,YANG XJ,BU FJ,et al. Ticks（Acari:Ixodoidea:Argasidae,Ixodidae）of China［J］. Exp Appl Acarol,2010,51（3）: 393-404.

［202］GUGLIELMONE AA,ROBBINS RG,APANASKEVICH DA,et al. The Argasidae,Ixodidae and Nuttalliellidae（Acari:Ixodida） of the world:A list of valid species names［J］. Zootaxa,2010,2528:1-28.

［203］RŮŽEK D,YAKIMENKO VV,KARAN LS,et al. Omsk haemorrhagic fever［J］. The Lancet,2010,376（9758）:2104-2113.

［204］YU ZJ,ZHENG HY,CHEN Z,et al. The life cycle and biological characteristics of *Dermacentor silvarum* Olenev（Acari: Ixodidae）under field conditions［J］. Vet Parasitol,2010,168（3-4）:323-328.

［205］CHEN Z,YU ZJ,YANG XJ,et al. The life cycle of *Hyalomma asiaticum kozlovi* Olenev,1931（Acari:Ixodidae）under laboratory conditions［J］. Vet Parasitol,2009,160:134-137.

［206］DIAZ JH. Endemic tick-bome infectious diseases in Louisiana and the Gulf South［J］. J La State Med Soc,2009,161（6）: 325-326.

［207］NAVA S,GUGLIELMONE AA,MANGOLD AJ. An overview of systematics and evolution of ticks［J］. Front Bios,2009,14（1）: 2857-2877.

［208］NUNEN SAV,O'CONNOR KS,CLARKE LR,et al. An association between tick bite reactions and red meat allergy in humans［J］. Med J Aust,2009,190（9）:510-511.

［209］SHAPIRO ED. Lyme disease［J］. Adv Exp Med Biol,2008,609:185-195.

［210］HOPPA E,BACHUR R. Lyme disease update［J］. Curr Opin Pediatr,2007,19（3）:275-280.

［211］PUGLIESE A,BELTRAMO T,TORRE D. Emerging and re-emerging viral infections in Europe［J］. Cell Biochem Funct, 2007,25（1）:1-13.

［212］SZABÓ M,JUAN P. Species diversity and seasonality of free-living ticks（Acari:Ixodidae）in the natural habitat of wild Marsh deer（*Blastocerus dichotomus*）in Southeastern Brazil［J］. Vet Parasitol Amsterdam,2007,143（2）:147-154.

［213］DIUK-WASSER MA,GATEWOOD AG,CORTINAS MR,et al. Spatiotemporal patterns of host-seeking *Ixodes scapularis* nymphs（Acari:Ixodidae）in the United States［J］. J Med Entomol,2006,42（2）:166-176.

［214］LACZ NL,SCHWARTZ RA,KAPILA R. ROCKY Mountain spotted fever［J］. Eur Acad Dermatol Venereol,2006,20: 411-417.

［215］OGDEN NH,BARKER IK,BEAUCHAMP G,et al. Investigation of Ground Level and Remote-Sensed Data for Habitat Classification and Prediction of Survival of *Ixodes scapularis* in Habitats of Southeastern Canada［J］. J Med Entomol,2006,43（2）: 403-414.

［216］PATTNAIK P. Kyasanur forest disease:an epidemiological view in India［J］. Rev Med Virol,2006,16（3）:151-165.

［217］SWANSON SJ,NEITZEL D,REED KD,et al. Coinfections acquired from ixodes ticks［J］. Clin Microbiol Rev,2006,19（4）: 708-727.

［218］AGUERO-ROSENFELD ME,WANG G,SCHWARTZ I,et al. Diagnosis of Lyme borreliosis［J］. Clin Microbiol Rev,2005,18 （3）:484-509.

［219］DUCKETT NS,OLMOS S,DURRANT DM,et al. Intranasal Interleukin-12treatment or protection against respiratory infection with the *Francisella tularensis* live vaccine strain［J］. Infect Immun,2005,73（4）:2306-2311.

［220］GRAY J,STANEK G,KUNDI M,et al. Dimensions of engorging *Ixodes ricinus* as a measure of feeding duration［J］. Int J Med Microbiol,2005,295（8）:567-572.

［221］GÜNTHER G,HAGLUND M. Tick-borne encephalopathies:epidemiology,diagnosis,treatment and prevention［J］. CNS Drugs,2005,19（12）:1009-1032.

［222］HU L. LYME arthritis［J］. Infect Dis Clin North Am,2005,19（4）:947-961.

［223］JASIK K,BUCZEK A. Origin of alimentary tract in embryogenesis of *Ixodes ricinus*（Acari:Ixodidae）［J］. J Med Entomol, 2005,42（4）:541-547.

［224］LIU JZ,LIU ZN,ZHANG Y,et al. Biology of *Dermacentor silvarum*（Acari:Ixodidae）under laboratory conditions［J］. Exp Appl Acarol,2005,36:131-138.

［225］PAPE J,GERSHMAN K,PETERSEN J,et al. Tularemia associated with a hamster bite-Colorado［J］,2004. Morbid Mortal Weekly Rep,2005,53:1202-1203.

［226］ROSE LJ,RICE EW,JENSEN B. Chlorine Inactivation of Bacterial Bioterrorism Agents［J］. Appl Environ Microbiol,2005,71

（1）:566-568.

［227］TAKASHIMA I. Tick-borne encephalitis［J］. Nippon Rinsho,2005,63（12）:2202-2206.

［228］BALASHOV YS. The main trends in the evolution of ticks（Ixodida）［J］. Entomol Rev,2004,83:909-923.

［229］BARKER SC,MURRELL A. Systematics and evolution of ticks with a list of valid genus and species names［J］. Parasitology,2004,129（S1）:15-36.

［230］BENTON PJ. Lyme disease-a hazard of an appointment to the United States［J］. J R Nav Med Serv,2004,90（2）:77-81.

［231］CLOCKNER G,LEHMANN R,ROMUALDI A,et al. Comparative analysis of the Borrelia garinii genome［J］. Neucleic Acids Res,2004,32:6038-6046.

［232］LABUDA M,NUTTALL PA. Tick-borne viruses［J］. Parasitology,2004,129（S1）:221-245.

［233］LAMPS LW,HAVENS JM,SJOSTEDT A,et al. Histologic and molecular diagnosis of tularemia,a potential bioterrorism agent endemic to North America［J］. Mod Pathol,2004,17:489-495.

［234］MANS BJ,GOTHE R,NEITZ AWH. Biochemical perspectives on paralysis and other forms of toxicoses caused by ticks［J］. Parasitology,2004,129（S1）:95-111.

［235］PERRET JL,RAIS O,GERN L. Influence of climate on the proportion of Ixodes ricinus nymphs and adults questing in a tick population［J］. J Med Entomol,2004,41（3）:361-365.

［236］STEERE AC,COBURN J,GLICKSTEIN L. The emergence of Lyme disease［J］. J Clin Invest,2004,113（8）:1093-1101.

［237］VALENTINE BA,DEBEY BM,SONN RJ,et al. Localized cutaneous infection with Francisella tularensis resembling ulceroglandular tularemia in a cat［J］. J Vet Diagn Invest,2004,16（1）:83-85.

［238］ZEIDNER NS,CARTER LG,MONTENEIRI JA,et al. An outbreak of Francisella tularensisin captive dogs:an immunohistochemical analysis［J］. J Vet Diagn Invest,2004,16（2）:150-152.

［239］DE LA FUENTE J. The fossil record and the origin of ticks（Acari:Parasitiformes:Ixodida）［J］. Exp Appl Acarol,2003,29（3-4）:331-344.

［240］MATTHEW RL,DONALD HB,DAVID HW,et al. Richettsia sibirica infection in members of scientific expeditions to northern Asia［J］. The Lancet,2003,362:1201-1202.

［241］MEHLHORN H,SCHMAHL G,MENCKE N,et al. The Effects of an imidacloprid and permethrin combination against developmental stages of Ixodes ricinus ticks［J］. Parasitol Res,2003,90（S3）:119-121.

［242］MURRELL BP,DURDEN LA,COOK JA. Host Associations of the tick,Ixodes angustus（Acari:Ixodidae）,on Alaskan mammals［J］. J Med Entomol,2003,40（5）:682-685.

［243］PRIOR JL,PRIOR RG,HITCHEN PG,et al. Characterization of the O antigen gene cluster and structural analysis of the O antigen of Francisella tularensis subsp［J］. Tularensis. J Med Microbiol,2003,52（10）:845-851.

［244］STEERE AC,SIKAND VK. The presenting manifestations of Lyme disease and the outcomes of treatment［J］. N Engl J Med,2003,348:2472-2474.

［245］TARNVIK A,BERGLUND L. Tularemia［J］. Eur Respir J,2003,21:361-373.

［246］BARKER SC,MURRELL A. Phylogeny,evolution and historical zoogeography of ticks:A review of recent progress［J］. Exp Appl Acarol,2002,28:55-68.

［247］GRAY JS. Biology of Ixodes species ticks in relation to tick-borne zoonoses［J］. Wien Klin Wochenschr,2002,114（13-14）:473-478.

［248］MARASPIN V,CIMPERMAN J,LOTRIC-FURLAN S,et al. Solitary borrelial lymphocytoma in adult patients［J］. Wien Klin Wochenschr,2002,114:515-523.

［249］PATARROYO JH,PORTELA RW,DECASTRO RO,et al. Immunization of cattle with synthetic peptides derived from the Boophilus microplus gut protein（Bm86）［J］. Vet Immunol Immunopathol,2002,88（3-4）:163-172.

［250］ALLEN C. Lyme disease［J］. New Engl J Med,2001,345:115-125.

［251］CAYA JG. Clostridium botulinum and the ophthalmologist:a review of botulism,including biological warfare ramifications of botulinum toxin［J］. Surv Ophthalmol,2001,46（1）:25-34.

［252］DÖRR B,GOTHE R. Cold-hardiness of Dermacentor marginatus（Acari:Ixodidae）［J］. Exp Appl Acarol,2001,25:151-169.

［253］FERLENGHI I,CLARKE M,RUTTAN T,et al. Molecular organization of a recombinant subviral particle from tick-borne encephalitis virus［J］. Mol Cell,2001,7（3）:593-602.

［254］GAVRILOVSKAYA IN. Issyk-Kul virus disease. In:Encyclopedia of Arthropod-Transmitted Infections of Man and Domesticated Animals（Service,M.W. ed.）［M］. New York:CABI Publishing,2001.

［255］HAYASAKA D, IVANOV L, LEONOVA GN, et al. Distribution and characterization of tick-borne encephalitis viruses from Siberia and far-eastern Asia［J］. J Gen Virol, 2001, 82（6）: 1319-1328.

［256］SANDER DV, LAURA Z, OMAR T, et al. Evidence for the utility of the Bm86antigen from *Boophilus microplus* in vaccination against other tick species［J］. Exp Appl Acarol, 2001, 25（3）: 245-261.

［257］STEERE AC. Lyme disease［J］. N Engl J Med, 2001, 345: 115-125.

［258］CAO WC, ZHAO QM, ZHANG PH, et al. Granulocytic ehrlichiae in *Ixodes persulcatus* ticks from an area in China where Lyme disease is endemic［J］. J Clin Microbiol, 2000, 38（11）: 4208-4210.

［259］CAO WC, ZHAO QM, ZHANG PH, et al. Identification of *Ehrlichia chaffeensis* by nested PCR in ticks from southern China［J］. J Clin Microbiol, 2000, 38（7）: 2778-2780.

［260］MIYONG H, RICHARD MC. Dangers of Lyme disease［J］. JAMA, 2000, 283（5）: 698-698.

［261］CRATZ N. Emerging and resurging vector-borne disease［J］. Ann Rev Entomol, 1999, 44: 51-75.

［262］DE LA Fuente J, Rodriguez M, Montero C, et al. Vaccination against ticks（*Boophilus* spp.): The experience with the Bm86based vaccine Gavac TM［J］. Gen Anal Biomol Eng, 1999, 15（3-5）: 143-148.

［263］GRATZ N. Emerging and resurging vector-borne disease［J］. Ann Rev Entomol, 1999, 44: 51-75.

［264］JAMES AC, CLAUDE TG, TOM GS, et al. Effects of environmental pH on membrane in *Borrelia burgdorferi*［J］. Infect Immun, 1999, 67: 3181-3187.

［265］MASINA S, BROADY KW. Tick paralysis: development of a vaccine［J］. Int J Parasitol, 1999, 29（4）: 535-541.

［266］MULENGA A, SUGIMOTO C, SAKO Y, et al. Molecular characterization of a *Haemaphysalis longiconis* tick salivary gland associated 29-kilodalton protein and its effect as a vaccine against tick infestation in rabbits［J］. Infect Immun, 1999, 67（4）: 1652-1658.

［267］WALTER DE, PROCTOR HC. Feeding behaviour and phylogeny: observations on early derivative Acari［J］. Exp Appl Acarol, 1998, 22（1）: 39-50.

［268］FRASER CM, CASJENS S, HUANG WM, et al. Genomic sequence of a Lyme disease spirochete, *Borrelia burgdorferi*［J］. Nature, 1997, 390: 580-560.

［269］DANTEL H, KNÜLLE W. The supercooling ability of ticks（Acar: Ixodoidea）［J］. J Comp Physiol B, 1996, 166: 517-524.

［270］KLOMPEN JSH, BLACK WCIV, KEIRANS JE, et al. Evolution of ticks. Annu Rev Entomol［J］, 1996, 41（1）: 141-161.

［271］DUMLER JS, BAKKEN JS. Ehrlichial disease of humans: emerging tick-borne infections［J］. Clin Infect Dis, 1995, 20（5）: 1102-1110.

［272］BALASHOV YS. Importance of continental drift in the distribution and evolution of ixodid ticks［J］. Entomol Rev, 1994, 73: 42-50.

［273］FILIPPOVA NA. Classification of the subfamily Amblyomminae（Ixodidae）in connection with reinvestigation of chaetotaxy of the annal valve［J］. Parazitologiya, 1994, 28（1）: 3-12.

［274］KELLER D, KOSTER FT, MARKS DH, et al. Safety and immunogenicity of a recombinant outer surface protein a Lyme vaccine［J］. JANA, 1994, 271: 1764-1768.

［275］ANDA P, RODRIGUEZ I, DE LA LOMA A, et al. A serological survey and review of clinical Lyme borreliosis in Spain［J］. Clin Infect Dis, 1993, 16（2）: 310-319.

［276］ARZOUNI JP, LAVERAN M, BEYTOUT J, et al. Comparison of western blot and microimmuno fluorescence as tools for Lyme disease seroepidemiology［J］. Eur J Epidemiol, 1993, 9（3）: 269-273.

［277］BALASHOV YS. Role of the continental drift in the evolution of ixodid ticks（Acarina, Ixodidae）［J］. Entomol Obozr, 1993, 72（3）: 929-936.

［278］CHEN SB, MA EP. Researches of acarology in China［J］. Chungqing: Chungqing Pubications, 1993.

［279］COBURN J, LEONG JM, ERBAN JK. Integrin alpha IIb beta 3mediates binding of the Lyme disease agent *Borrelia burgdorferi* to human platelets［J］. Proc Natl Acad Sci USA, 1993, 90（15）: 7059-7063.

［280］CRAUSE JC, VERSCHOOR JA, COETZEE J, et al. The localization of a paralysis toxin in granules and nuclei of prefed female *Rhipicephalus evertsievertsi* tick salivary gland cells［J］. Exp Appl Acarol, 1993, 17（5）: 357-363.

［281］DE BOER R, HOVIUS KE, NOHLMANS MK, et al. The woodmouse（*Apodemus sylvaticus*）as a reservoir of tick transmitted spirochetes（*Borrelia burgdorferi*）in The Netherlands［J］. Int J Microbiolvirol Parasitol Infect Dis, 1993, 279（3）: 404-416.

［282］FALCO RC, SMITH HA, FISH D, et al. The distribution of canine exposure to *Borrelia burgdoferi* in a Lyme Disease endemic area［J］. Am J Public Health, 1993, 83（9）: 1305-1310.

［283］FEDER HM JR,GERBER MA,KRAUSE PJ,et al. Early Lyme disease a flu-like illness without erythema migrans［J］. Pediatrics,1993,91（2）:456-459.

［284］FIDELUS GORT R,GILMOUR RR,KASHATUS WC. Serological responses in Lyme Disease:The influence of sex,age,and environment［J］. Ann Clin Lab Sci,1993,23（3）:221-229.

［285］FIKRIG E,BERLAND R,CHEN M,et al. Serologic response to the *Borrelia burgdorferi* flagellin demonstrates an epitope common to a neuroblastoma cell line［J］. Proc Natl Acad Sci USA,1993,90（1）:183-187.

［286］FILIPPOVA NA. Ventral skeleton of male of ixodid ticks of the subfamily Amblyomminae,its evolution and role for supergeneric taxonomy［J］. Parazitologia,1993,27:3-18.

［287］GARCIA MONCO JC,WHEELER CM,BENACH JL,et al. Reactivity of neuroborreliosis patients（Lyme disease）to cardiolipin and gangliosides［J］. J Neurol Sci,1993,117（1-2）:206-241.

［288］GORDUS AG,Theis JH. Isolation of *Borrelia burgdorferi* from the blood of a bushy tailed wood rat in California［J］. J Wildl Dis,1993,29（3）:478-480.

［289］GREGORY RP,GREEN AD,Merry RT. Lyme disease in military personnel［J］. J R Arme Med Corps,1993,139（1）:11-13.

［290］HAMMERS BS,HANSEN K,LEBECH AM,et al. *Borrelia burgdorferi*-specific intrathecal antibody production in neuroborreliosis:a follow-up study［J］. Neurology,1993,43（1）:169-175.

［291］HEINZ FX,MANDL CW. The molecular biology of tick-borne encephalitis virus［J］. APMIS,1993,101（10）:735-745.

［292］MAULEON H,BARRE N,Panoma. Pathogenicity of 17 isolates of entomophagous nematode（Steineme matidae and Heterorhabditidae）for the ticks *Amblyomma variegatum*（Fabricius）,*Boophilus microplus*（Canestrini）and *Boophilus annulatus*（Say）［J］. Exp Appl Acarol,1993,17:831-838.

［293］PARK KH,CHANG WH,SCHWAN TG. Identification and characterization of Lyme disease spirochetes,*Borrelia burgdorferi* sensu lato,isolated in Korea［J］. J Clin Micrrobiol,1993,31（7）:1831-1837.

［294］PIERER K,KOCK T,FREIDL W,et al. Prevalence of antibodies to *Borrelia burgdorferi* flagellin in styrian blood donors［J］. Int J Med Microbiol Virol Parasitol Infect Dis,1993,279（2）:239-243.

［295］POLRER A,SEPP N,Schmutzhard E,et al. Effects of adequate versus inadequate treatment of cutaneous maninfestations of Lyme borreliosis on the incidence of late complications and late serologic status［J］. J Invest Dermatol,1993,100（2）: 103-109.

［296］SALAZAR JC,GERBER MA,GOFF CW. Long term outcome of Lyme disease in children given early treatment［J］. J Pediatr, 1993,122（4）:591-593.

［297］SCHWARTZ BS,NADELMMAN RB,FISH D,et al. Entomologic and demographic correlates of anti-tick saliva antibody in a prospective study of tick bite subjects in Westchester County,New York［J］. Am J Trop Med Hyg,1993,48（1）:50-57.

［298］SCHWARZOVA K. Lyme borreliosis:review of present knowledge［J］. Cesk Epidemiol Mikrobiol Imunol,1993,42（2）: 87-92.

［299］SONENSHINE DE. Biology of Ticks［J］. Volume 2,New York:Oxford University Press. 1993.

［300］TOMALSKI MD,HUTCHINSON K,TODD J,MILLER LK. Identification and characterization of tox21A:a mite cDNA encoding a paralytic neurotoxin related to TxP-I［J］. Toxicon,1993,31（3）:319-326.

［301］ANDERSON BE,SUMNER JW,DAWSON JE,et al. Detection of the etiological agent of human ehrlichiosis by polymerase chain reaction［J］. J Clin Microbiol,1992,30:775-780.

［302］SAMISH M,GLAZER I. Infectivity of Entomopathogenic nematodes（Steinerne matidae and Heterorhabditidae）to female ticks of *Boophilus annulatus*（Arachnida:Ixodidae）［J］. J Med Entomol,1992,29（4）:614-618.

［303］ADERSON BE,DAWSON JE,JONES DC,et al. *Ehrlichia chaffeensis*,a new species associated with human ehrlichiosis［J］. J Clin Microbiol,1991,29（12）:2838-2842.

［304］CUPP EW. Biology of ticks［J］. Vet Clin N AM-SMALL,1991,21:1-26.

［305］SONENSHINE DE. Biology of Ticks［M］. New York:Oxford University Press,1991.

［306］TOMALSKI MD,MILLER LK. Insect paralysis by baculovirus-mediated expression of a mite neurotoxin gene［J］. Nature, 1991,352:75-82.

［307］PREAC M,PATSOURS VE,WILSKE B,et al. Persistence of *Borrelia burgdorferi* and histopathological findings in human Lyme disease［J］. Infection,1990,6:332-341.

［308］GRESIKOVA M,CALISHER CH. Chapt. 45,Tick-Borne Encephalitis. Monath TP. The Arboviruses,Epidemiology and Ecology ［J］. Vol. IV Boca Raton,Florida,CRC Press,Inc,1989.

[309] NOLAN J,WILSON JT,GREEN PE,et al. Synthetic pyrethroid resistance in field samples in the cattle tick (*Boophilus microplus*)[J]. Austr Vet J,1989,66:179-182.

[310] JONES LD,HODGSON E,NUTTALL PA. Enhancement of virus transmission by tick salivary glands [J]. J Gen Virol,1989,70:1895-1898.

[311] PAVRI K Clinical,clinicopathologic,and hematologic features of Kyasanur Forest disease [J]. Rev Infect Dis,1989,11(S4):854-859.

[312] DRUMMOND RO,GEORGE JE,KUNZ SE. Control of arthropod pests of livestock:a review of technology [M]. Boca Raton, Fla.:CRC Press,1988.

[313] JONES LD,DAVIES CR,STEELE GM,et al. A novel mode of arbovirus transmission involving a nonviremic host [J]. Science, 1987,25:775-777.

[314] JOHNSTON LAY,KEMP DH,REARSON RD. Immunization of cattle against *Boophilus microplus* using might extracts derived from adult female ticks:effects of induced immunity on tick population [J]. Int J Parasitol,1986,16(1):27-34.

[315] COLLINS CH. Isolation and identification of microorganisms of medical and veterinary importance [M]. London:Academic Press,1985.

[316] KIM KC. Coevolution of Parasitic Arthropods and Mammals [M]. New York:Wiley-Interscience,1985.

[317] LITTLE PB,THORSEN J,MOORE W,WENINGER N. Powassan viral encephalitis:a review and experimental studies in the horse and rabbit [J]. Vet Pathol,1985,22(5):500-507.

[318] ANTHONY TT. Handbook of Natural Toxins. Insect Poisons,Allergens,and other Invertebrate Venoms [M]. New York:Marcel Dekker,1984.

[319] NEITZ AWH,BEZUIDENHOUT JD,VERMEULEN NMJ,POTGIETER DJJ,HOWELL CJ. In search of the causal agents of tick toxicoses [J]. Toxicon,1983,21:317-320.

[320] HOOGSTRAAL H,AECHLIMANN A. Tick-host Specificity [J]. Bull Societe Entomol Suisse,1982,55(1):5-32.

[321] PRASAD V. History of Acarology [M]. Michigan:Indira Publishing House,1982.

[322] HUFFAKER CB. New Technology of Pest Control [M]. New York:John Wiley & Sons,1980.

[323] AGARWAL A. Pesticide resistance on the increase,say UNEP [J]. Nature,1979,279:280-280.

[324] TIMONEY PJ,DONNELLY WJ,CLEMENTS LO,FENLON M. Encephalitis caused by louping ill virus in a group of horses in Ireland [J]. Equine Vet J,1976,8(3):113-117.

[325] CLIFFORD CM,KOHLS GM,SONENSHINE DE. The systematics of the subfamily Ornithodorinae (Acarina:Argasidae). I. The genera and subgenera [J]. Ann Entomol Soc Am,1964,57(4):429-437.

[326] SMITH CE,VARMA MG,MCMAHON D. Isolation of louping ill virus from small mammals in Ayrshire [J],Scotland. Nature, 1964,203:992-993.

[327] WILLIAMS H,THORBURN H,ZIFFO GS. Isolation of louping ill virus from the red grouse [J]. Nature,1963,200:193-194.

[328] ARTHUR DR. Ticks and disease [M]. London:Pergamon Press,1962.

第三十二章

革螨

革螨（gamasid mites）是整个螨类中比较复杂的类群，种类繁多，分布广泛。有关螨类的描述和研究记载，最早可追溯到古希腊亚里士多德时期。在亚里士多德的"全集"动物史篇中，小而白的螨类被称为"akari"，希腊字 akari（a+kari）即"无头"的意思。16 世纪初，希腊字 akari 被改为了拉丁文的 Acari（Theodors Gazaios，1503），螨亚纲或蜱螨亚纲由此而来。

革螨是一个很大的节肢动物类群，形态特征、生存环境、食性和生态习性复杂多样，有的革螨与农业有关，如危害蜜蜂产业的大蜂螨（如狄斯瓦螨 *Varroa destructor*）和小蜂螨（如亮热厉螨 *Tropilaelaps clareae*）等，这些革螨属于农业有害革螨；有的革螨可用于农业害虫、害螨的生物防制，如植绥螨科（Phytoseiidae）的智利小植绥螨（*Phytoseiulus persimilis*）等多数种类，是农业害虫、害螨生物防制中被广泛应用的有益革螨，也常被统称为"捕食螨"。有的革螨经常孳生在谷物、粮仓、中药材和面粉加工厂等场所，是仓储螨类的重要部分。有的革螨广泛分布于土壤、地表腐殖质、畜禽粪便和垃圾堆等场所，是自由生活螨类的重要组成部分。广泛分布于土壤和地表各种环境的土壤革螨，是土壤有机质的重要分解者，在分解有机质、疏松土壤、促进土壤肥力和控制土壤病虫害等方面都具有重要作用，是土壤生态系统中物质循环和能量转化的重要参与者。有些革螨与医学有关，不但可以直接叮刺人体引起皮炎，还可以作为多种疾病的传播媒介或潜在传播媒介，如皮刺螨总科（Dermanyssoidea）中的部分革螨种类。

在 1949 年前，我国革螨研究几乎是空白。新中国成立后，革螨研究逐渐增多。从 20 世纪 50 年代开始，特别是 1978 年以来，我国的革螨研究进展较快，取得了一系列的成就。新中国成立后，我国革螨研究成就可以概括为以下几个方面：①革螨区系分类研究，包括区系调查、新种和新记录种描述以及分类系统修订等。1949 年后，我国的螨类分类学家先后在不同的地区开展了关于革螨的区系分类研究，一系列革螨新种和国内新记录种陆续被报道，革螨分类系统也得到了不断完善，以下两本代表性专著在一定程度上反映了我国革螨分类方面曾经取得的主要成就和进展：潘琮文和邓国藩（1980）编著的《中国经济昆虫志》第十七册（蜱螨目、革螨股）记录了 11 科 42 属 142 种革螨，其中属于皮刺螨总科的革螨有 4 科 118 种；邓国藩等（1993）编著的《中国经济昆虫志：第四十册（蜱螨亚纲、皮刺螨总科）》共记述了皮刺螨总科的 7 科 37 属 232 种革螨，总结了我国当时已有的成果和分类资料。②捕食性革螨研究，特别是对植绥螨科的一系列研究，涉及了区系分类、种类调查、生理生化、捕食行为、生态习性、饲养繁殖和生物防制等各个方面。植绥螨是许多害螨和小型有害昆虫的重要捕食性天敌，在农业生产中有重要利用价值，国内外关于植绥螨的研究文献都比较丰富。然而，植绥螨的研究具有一定的独立性，在很多具体研究文献中，研究人员并没有将其纳入"革螨"的范畴，如果单纯用"革螨"作为检索词检索文献，很多关于植绥螨研究的文献都会被漏掉。1997 年由吴伟南、梁来荣、蓝文明编著的《中国经济动物志：第五十三册 植绥螨科》记述了 3 亚科 10 属 159 种植绥螨。③自由生活革螨研究，如对土壤革螨的一系列专门研究等，2013 年由殷绥公、贝纳新、陈万鹏等编写的《中国东北土壤革螨》记述了我国东北地区的 23 科 72 属 273 种土壤革螨。④革螨生态研究，包括了个体生态、种群生态和群落生态等不同层次的生态研究，涉及农业革螨、土壤革螨和医学革螨等不同的领域。在医学革螨生态研究中，主要集中在对鼠类等小型哺乳动物（小型兽类或小兽）体表革螨的一系列研究。⑤革螨与疾病关系研究,特别是革螨与肾综合征出血热(hemorrhagic fever with renal syndrome,HFRS)之间的关系研究。在一个时期内,革螨与疾病关系研究成为了医学革螨研究的主旋律,在很大程度上推进了皮刺螨总科的研究进程,促进了高层次人才的培养和有关革螨知识的普及。国内关于革螨与肾综合征出血热(流行性出血热)之间关系的研究文献比较多,涉及革螨叮人实验、革螨自然感染汉坦病毒(肾综合征出血热的病原体)的检测和病原体分离、实验室人工感染和传播实验、经卵传递试验以及一系列相关的技术改良和革新等。通过一系列的研究,我国学者已经证实:皮刺螨总科的部分革螨种类可以作为肾综合征出血热的传播媒介和贮存宿主。国内学者在开展革螨与疾病关系研究的同时,还先后在革螨的生物学行为、细胞遗传、传病机制和防制等方面进行了一系列深入探讨,积累了较多的研究文献。

由于革螨所涉及的领域较多,不同领域学者对革螨的认识和关注焦点差异较大,这就导致了在革螨分类上的不同学派和不同分类体系,导致了革螨分类体系目前还很难统一。关于革螨的分类地位和分类体系,目前还存在较大分歧,一直处于比较混乱的状态,目前还很难统一,至少可以归纳为以下不同学派:①有的学者主张将革螨作为节肢动物门(Arthropoda)、蛛形纲(Arachnida)、蜱螨亚纲(Acari)、寄螨目(Parasitiformes)、中气门亚目(Mesostigmata)中的一个"股(Cohort)",即革螨股(Gamasina),隶属于"革螨股"的种类可以看作是狭义的革螨。②有的学者将中气门亚目提升到"目(Order)"的分类阶元,同时主张将所有的革螨种类纳入蜱螨亚纲、中气门目(Mesostigmata)的范畴,隶属于"中气门目"的种类可以看作是广义的革螨。在上述分类系统中,"中气门亚目"和"中气门目"都使用了相同的拉丁文词汇"Mesostigmata"。③有的学者将所有的革螨单独建立了一个亚目(Suborder),即革螨亚目(Gamasida)。由于革螨的分类体系比较混乱,关于革螨的种类,目前还很难给出一个比较准确的统计数据。根据 Krantz(1978)年的分类系统,革螨亚目下分 2 总股,5 股,19 总科,68 科,全球已知革螨约 887 属 8 280 种,其中全世界报道的植绥螨科革螨就已经超过 2 250 种,中国植绥螨科已超过 300 种。随着革螨新种的不断发现,目前全世界已知革螨可能已经大大超过 8 280 种,其中捕食性革螨和自由生活革螨可能占了绝大多数。

国内外关于革螨研究的文献比较分散,许多研究革螨的文献中并没有出现"革螨(gamasid mite)"的字样,如果简单地用"革螨"作为主题词来检索国内外文献,是很难将革螨的研究文献检索完全的,将会有很多关于革螨的文献被漏掉,这一点需要引起研究者的高度注意。由于革螨这个类群十分复杂,本章主要叙述与医学革螨相关的研究内容,特别是与"皮刺螨总科"相关的内容。需要注意的是,并非所有"皮刺螨总科"的螨类都是医学革螨,其中有些是在小兽类的体表毛皮中捕食其他节肢动物的革螨,有些则是自由生活的捕食性革螨,只是生活在与小兽类相关的栖境中,借助小兽进行携播或者偶然沾染。与捕食性革螨等农林革螨(植绥螨等)研究相比,医学革螨的研究相对滞后。在医学革螨研究领域,除了革螨区系研究、局部地区的革螨种类调查、革螨新种和新记录种的一系列报道外,我国学者在革螨与肾综合征出血热关系方面进行了一系列卓有成效的研究和探讨,取得了明显的研究进展。与此同时,国内学者还以鼠类等小兽体表革螨为对象,在革螨群落和革螨种群生态研究中进行了一系列研究探讨,积累了比较丰富的研究文献,促进了革螨生态研究的发展。

在整个医学节肢动物研究领域,医学革螨研究一直是一个"冷门",研究成果和研究文献明显少于蚊类、蜱类和蚤类等其他医学节肢动物研究。虽然我国在医学革螨研究方面取得了一系列的成就和研究进展,但随着老一辈研究革螨的专家(特别是老一辈革螨分类学家)的相继退休和去世,目前我国从事革螨研究的专门人才已经越来越少,革螨分类事业已经后继乏人,形势严峻。导致这一局面的原因是多方面的,至少可以归结为以下原因:①在人类疾病传播方面,革螨明显不如蚊类、蜱类和蚤类等重要媒介节肢动物那么突出和重要,这是导致从事革螨研究的专门人才越来越少的最重要原因。②随着全球医疗卫生事业的不断发展,医学科学研究逐步将研究的重心转移到了危害人类健康最为突出的恶性肿瘤(癌症)、心血管疾病、糖尿病等内分泌病以及重大传染病和新发传染病等研究方面,一些老的虫媒病研究逐渐被"冷落",这也是导致革螨等医学螨类研究越来越"不景气"的重要原因。③在整个生命科学领域,细胞生物学、分子生物学和免疫学这"三驾马车"的发展十分迅速,越来越多的科研人员将研究的注意力转向了这些国际前沿研究,这就导致像革螨分类这种古老的、经典的、传统的研究越来越"惨淡"而成为"冷门"。④随着我国市场经济的不断推进,我国的科学研究逐步与国际接轨,各级各类科研基金投入逐步向应用性、前沿性和高尖端的研究倾斜,像革螨这类"冷门"研究就很难申请到比较大的科研基金项目,这就导致那些对革螨研究比较有兴趣的学者,因为没有足够的研究经费而无法坚持这一领域的研究,最终导致研究队伍的逐步萎缩,"后继乏人"的局面无法避免。

(郭宪国)

第一节 形态学

革螨身体一般为卵圆或椭圆形,多数革螨体长 0.2~0.45mm,大型革螨体长可超过 1mm,但一般小于 3mm。革螨的颜色因种类不同、生活史时期(虫龄)不同以及是否取食(吸血等)而有差异,可呈黄色、黄褐色、褐色、鲜红色、暗红色或白色等。体表为膜质,具有骨化的骨板。在革螨的生活史中,虽然包括了卵、幼虫、第一若虫(前若虫)、第二若虫(后若虫)和雌雄成虫 5 个基本时期,但目前对多数革螨的分类鉴定主要依据成虫(成螨)的形态特征,特别是雌性成虫(雌虫、雌螨)的形态。对于螨类生活史中的各个时期,有学者建议使用"幼螨、若螨和成螨"的术语,以区别于昆虫的"幼虫、若虫和成虫"。然而,在革螨领域,多数文献更倾向于使用"幼虫、若虫和成虫"的术语。在自然界,皮刺螨总科中许多革螨种类的雌性成虫数量明显多于雄性成虫(雄虫、雄螨)数量,所以在革螨分类鉴定中,雌螨的形态特征更加重要,许多分科、分属和分种检索表(key)都是依据雌螨的形态特征来编制的。幼虫、第一若虫(前若虫)、第二若虫(后若虫)的形态特征也可以用于分类鉴定,但并不常用。

与其他螨类一样,革螨的身体可分以下 2 大部分:颚体(gnathosoma)和躯体(idiosoma),其中躯体又可分为足体(podosoma)和末体(opisthosoma)。革螨与蜱类的鉴别比较容易,可以通过以下几点加以区别:①革螨属于中气门类,气门 1 对,位于足基节Ⅲ~Ⅳ水平外侧。蜱类属于后气门类,气门 1 对,通常位于足基节Ⅳ后外侧,少数位于基节Ⅳ前外侧。②革螨的气门向前延伸形成气门沟,蜱类无气门沟。③革螨的口下板通常无齿,常隐藏于颚基腹面。蜱类口下板明显,其上通常有倒齿。④革螨较小,绝大多数革螨的体长小于 3mm。蜱类较大,多数体长大于 2mm。⑤多数革螨的体表体毛较长。蜱类的体表体毛很短或无体毛。

一、外部形态

革螨在形态上有明显的雌雄异形(sexual dimorphism)的现象。雄螨的螯肢(chelicera)上具导精趾,生殖孔(genital orifice)位于全腹板(holoventral plate)的前方。雌螨生殖孔呈横裂,位于胸板(sternal plate)之后的足Ⅳ基节水平处。根据革螨的以下形态特征,可以将革螨与蜱类和其他螨类区别开来:①气门(stigma)1 对,位于足基节Ⅲ~Ⅳ水平外侧。气门向前延伸形成气门沟(peritreme),多数革螨种类的气门沟由足基节Ⅳ向前延伸至基节Ⅱ,甚至基节Ⅰ前端。②口下板毛(Hyp)3 对,h2 和 h3 通常并排于 h1 之后。③多数革螨躯体腹面前方有胸叉(tritosternum),叉丝分 2 叉,胸叉由原三胸板(tritosternum)演变而来。部分革螨胸叉退化(无叉丝)或完全消失,如部分体内寄生革螨;④须肢跗节内侧有叉毛(forked seta)或叉状刺,须肢膝节毛 6 根,少数种仅有 5 根或更少。⑤成螨及若螨的足Ⅳ股节有刚毛 6 根。⑥足Ⅰ胫节腹面刚毛 3 根,少数 2 或 4 根。⑦雌螨生殖孔位于胸板的后方,雄螨生殖孔则位于胸板前缘。⑧雄螨螯肢的动趾演变为导精趾(spermatophoral process 或 spermatodactyl),但异螨科例外,其导精趾位于定趾上,或缺如。⑨口下板端部有角状颚角(corniculus)1 对,颚盖(gnathotectum)有的简单,有的较复杂。⑩螯肢定趾基部有钳基毛(pilus basalis),端部内侧有钳齿毛(pilus dentilis)。革螨属于中气门螨类,在上述特征中,气门的位置十分重要,在多数情况下仅仅根据气门的位置就可以迅速将革螨与蜱类(后气门类)和其他螨类区别开来(图 32-1)。

(一)成虫

革螨的生活史一般包括了卵、幼虫、第一若虫、第二若虫和雌雄成虫 5 个基本时期,其中成虫时期是最重要的,绝大多数革螨的分类鉴定都是以成虫的形态为依据。

1. 颚体 颚体位于躯体前端,有须肢(pedipalp 或 palp)、螯肢、头盖(tectum)、颚沟(gnathosomal groove)和口器(mouthpart)的一些结构组成。口器结构如口下板(hypostome)、上咽(epipharynx)、下咽(hypopharynx)、颚角(corniculus)、涎针(salivary stylus)等(图 32-2、图 32-3)。

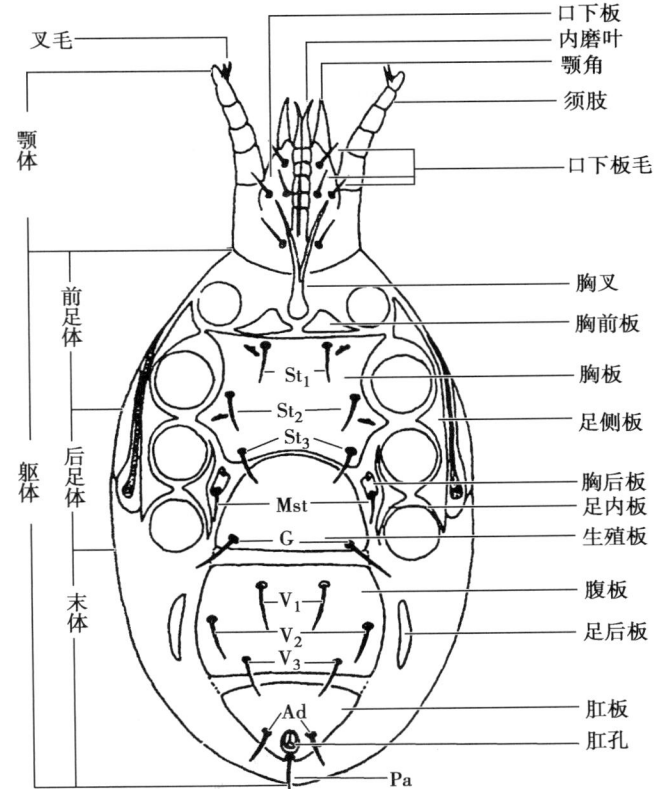

图 32-1　革螨成虫(♀)腹面观

（引自 殷绥公等）

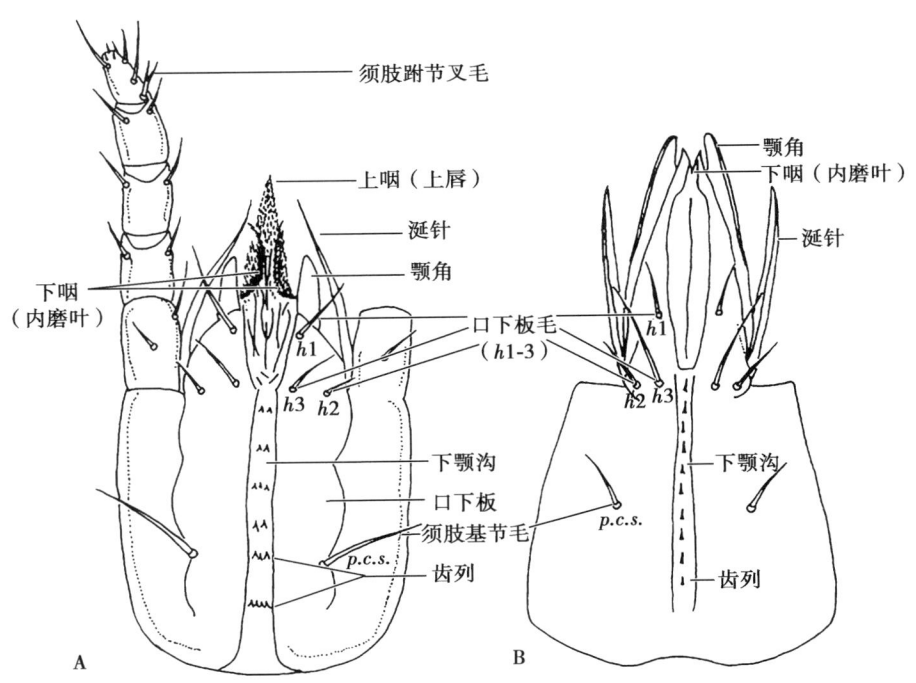

A. 兼性寄生革螨；B. 专性寄生革螨。

图 32-2　革螨成虫(♀)颚体腹面观

（引自 邓国藩等）

（1）须肢：一对，位于颚体前端两侧，通常呈长棒状，由6节组成，像一对自由活动的附肢。由于须肢基节（coxa）与颚基是愈合在一起的，所以实际观察中，须肢仅有5节可见，从基部到端部分别为转节（trochanter）、股节（femur）、膝节（genu）、胫节（tibia）和跗节（tarsus）。转节是近体的可活动节，转节上有角质化的突起叫距（spur）。须肢膝节毛通常6根，少数种类仅有5根或更少。须肢跗节的内侧有一叉毛或叉状刺（forked spine），有的叉毛附有透明的膜状物。叉毛也称为趾节（apotele）或步行器（ambulacrum）。叉毛通常分2叉或3叉，少数叉毛不分叉或偶尔分4叉，少数革螨的叉毛退化或消失。须肢在革螨（雌螨）分类鉴定中的应用价值如下：①须肢跗节上的叉毛（趾节）是重要的分类学依据，其分叉的数目在同一个属内是固定的，而在不同的属间则存在差异，从1叉至4叉的类型皆有，具有重要的分属意义。②须肢转节、股节和膝节上的刚毛往往会有特化，不同形状在属间具有重要的分类意义。③须肢各节的长度，也有一定的分类学意义（图32-4）。

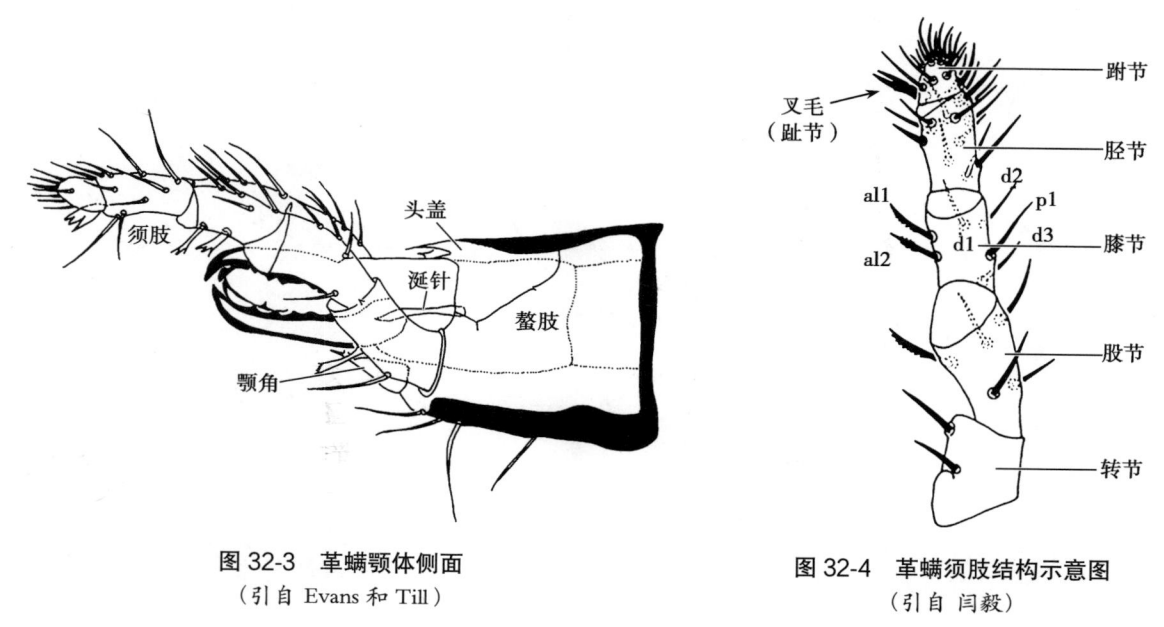

图 32-3 革螨颚体侧面
（引自 Evans 和 Till）

图 32-4 革螨须肢结构示意图
（引自 闫毅）

（2）螯肢：位于须肢内侧，形状各异，是口器前方的取食器官，由螯杆（shaft）和螯钳（chela）组成。螯杆又称螯肢基节（第1节），其上有螯肢收缩肌附着。螯钳分为定趾（fixed digit）和动趾（movable digit），实际上是螯肢上的第2节和第3节。定趾基部具有钳基毛，定趾上还有不同数量的齿，有些革螨定趾内缘端部具有一根很特别的钳齿毛，其形状不一，有的呈蝶翅状，有的呈针状等，具有分类意义。动趾位于定趾腹面关节处，动趾基部有关节膜（arthrodial membrane），呈光滑的或长出毛状的突起，这种突起有时可在膜上呈半圆环状或刷状生出。雄螨的动趾大多演变成为导精趾，导精趾具有外生殖器的作用，其特征恒定，为分类的重要依据。雄螨的导精趾一般是由动趾演变而来的一个向内生长的角质化附肢，起到传送精孢的重要作用，其端部可自由活动。导精趾的端部有一个小孔通到导精管（导精沟）。有些革螨的雄螨导精趾位于定趾上，由动趾基部长出，有的革螨没有导精趾（缺如），如异螨科等。螯肢在革螨（雌螨）分类鉴定中的应用价值如下：①螯钳的形状、动趾和定趾上的齿数，以及钳齿毛的形状，往往具有重要的分类学意义，如：自由生活革螨的螯钳一般呈粗大的钳状，螯钳内缘具齿；吸血的专性寄生性革螨，其螯钳特化为不具齿的勺状、剪刀状或针状。②在同一个属内，动趾上的齿数在不同种间一般是固定的，而在不同科和属之间往往存在差异，尤其在不同科之间的差异较大，从2枚到10多枚之间不等。③在同一个属内，定趾上齿数的差异则具有重要的分种意义。④钳齿毛的形状和长度，在属间往往存在差异，可作为鉴别近似属的重要依据之一，如：阳厉螨属的钳齿毛基部常异常膨大，可以作为区别该属与近似属（血厉螨属和下盾螨属的部分种类）的重要依据之一。钳齿毛在种间也存在差异，可结合其他形态学特征来共同佐证一个有效种（图32-5）。

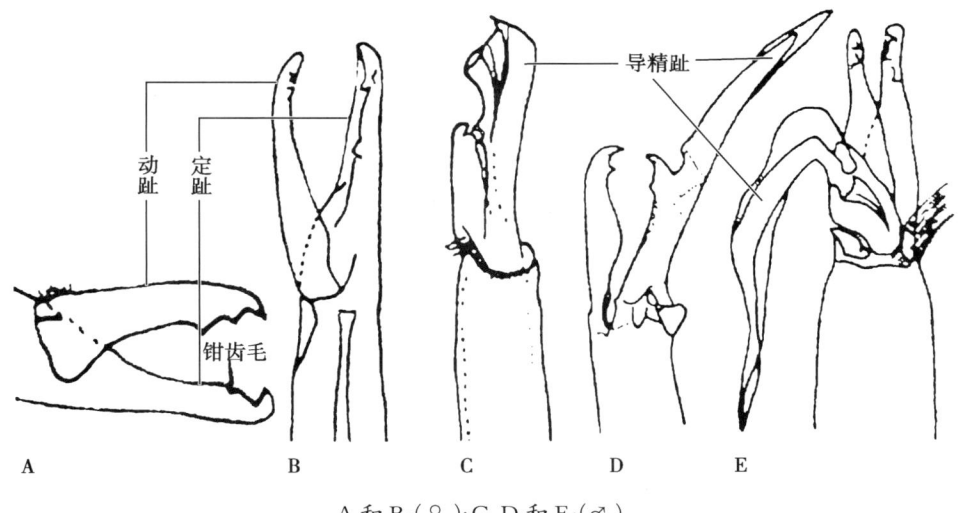

A 和 B:(♀);C、D 和 E:(♂)。

图 32-5 革螨螯肢及螯钳结构示意图
（引自 殷绥公等）

（3）头盖:也称为颚盖,是颚基背壁向前延伸的膜状物,紧紧覆盖在螯肢的上方。头盖前缘或前端的衍生突起物形状多样而具有不同的形态特点,具有一定的分类意义。头盖在革螨(雌螨)分类鉴定中的应用价值如下:①有的革螨头盖为光滑的膜状,有的边缘具有微小的锯齿,有的分为三叉等各种类型。尤其是在不同属间,头盖的差别较大,具有重要的分类意义。②在同一属内,不同种之间的头盖大多属于某一大类的类型,种与种之间差异较小,但可以结合其他特征进行分种鉴别(图 32-6）。

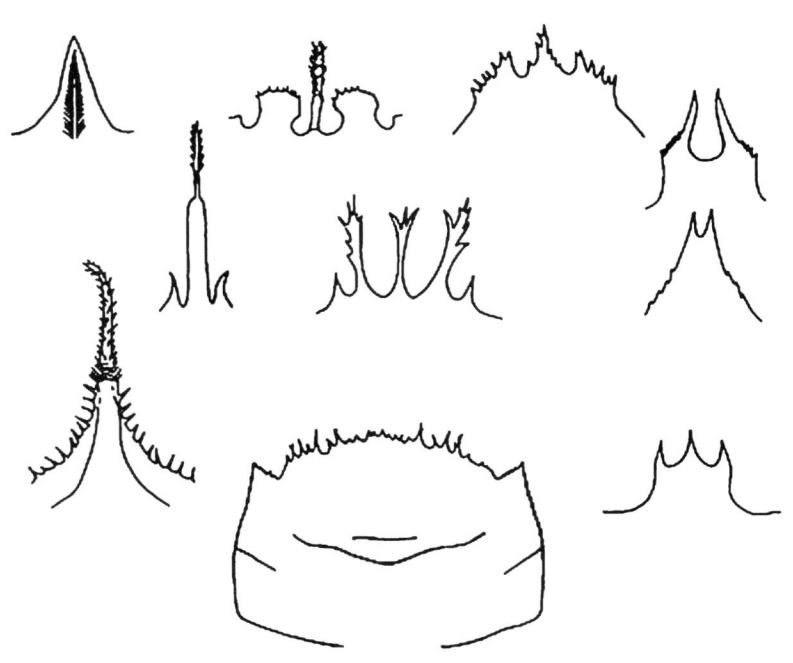

图 32-6 革螨头盖的多种形状类型
（引自 闫毅）

（4）颚沟:又称下颚沟（hypognathal groove）或第二胸板（deutosternum）,是位于颚基腹面中部的一条纵沟,沟内有若干横列的齿突,不同革螨种类颚沟内的齿列数、各列齿数以及齿的形状等存在一定差异,具有分类学意义。颚沟在革螨(雌螨)分类鉴定中的应用价值如下:①一般情况下,颚沟内的齿列数差异可以作为分属的依据。②颚沟内各齿列的齿数,在科间、属间和种间往往都有一定的差异。尤其是在寄生型革螨和自由生活型革螨之间,颚沟内各齿列的齿数差异较大。在专性寄生革螨和兼性寄生革螨之间,颚沟内各齿列的齿数也存在明显差异。③有些营自由生活的革螨,在属内种间和种内个体间,颚沟内各齿列的齿数大体一致,差别较小,但可以结合其他特征进行分种鉴别。

（5）口下板:是颚基腹面前外侧的一对突出结构,一般呈三角形,成虫的口下板上通常有 3 对口下板毛（hypostomatic setae,简称 h1、h2 和 h3）,h2 和 h3 通常并排于 h1 之后。幼虫只有 2 对口下板毛,前面 1 对叫前口下板毛（anterior hypostomatic setae）,后面 1 对叫外后口下板毛（external posterior hypostomatic setae）。若虫和成虫多 1 对内后口下板毛（internal posterior hypostomatic setae）。口下板毛在革螨（雌螨）分类鉴定中的应用价值如下:①不同属之间,三对口下板毛的形状、长度和排列存在一定差异。②在同一属内,不同种之间三对口下板毛的差异较小,但可以结合其他特征进行分种鉴别。

（6）上咽:也称为上唇（labrum）,是口上面的叶状突起,位于咽的背面,是咽部背面的延伸部分,呈舌状,边缘具有纤毛。

（7）下咽:也称内磨叶（internal malae）,是口下板前方像喙一样的突出结构,分左右两叶,端部边缘锯齿状。下咽边缘的穗状锯齿在有些种类中较粗大。

（8）颚角:又称外磨叶（external malae）,是位于口下板外缘前方的角质化结构,一般呈角状。当螯肢伸出时,口下板也相应向前伸,此时颚角略向下方伸出。螯肢回收时颚角也就恢复原位。颚角的形状、长度大小、骨化程度及顶端会聚与否,具有分类意义,可以作为某些革螨分属的重要依据。

（9）涎针:在颚角的腹侧沟槽内有 1 对涎针,位于口下板与须肢之间,为一对狭长而几丁质较弱的构造。专性寄生螨类的涎针大而角质化强。

2. 躯体　革螨的躯体型状多呈椭圆形或卵圆,背部明显隆起,腹面略向外凸起,背腹交界处的侧缘无锐利的界限。躯体的颜色从乳白色到暗褐色不等。躯体背面、腹面和侧面有不同角化程度的几丁质骨板,中间为柔软、有条纹的膜质软表皮所间隔。角化区（骨化区）的表面常饰以各种条纹、刻点和突起,可以形成有规则的花纹。

（1）背板（dorsal plate）:背板覆盖于背部表皮,几丁质化明显。不同革螨类群的背板数目不同,形状也有区别。厉螨属（*Laelaps*）中大多数革螨的背板为一整块,几乎覆盖背面大部。肪刺螨属（*Steatonyssus*）的背板分为前后两块,大小相近,前面的一块叫前背板或足体背板（podonotal plate）,后面一块叫后背板或末体背板（opisthonotal plate）。末体背板是由躯体后半部的臀板（pygidial plate）以及臀板与足体背板之间的多块中背板（mesonotal plate）合成的。中背板也称小盾板（scutella）。寄生于蝙蝠的拟弱螨属（*Paraperiglischrus*）背板退化,角质化很弱,往往不易辨认。背板上的刚毛因种类不同而异,多数种类呈现为有一定规律的毛序。背板在革螨（雌螨）分类鉴定中的应用价值如下:背板类型的差异,可以作为分科、分属的重要依据。一般情况下,背板在属内相对稳定,差异不大（图 32-7）。

（2）背板毛及毛序:革螨背板上共有 39 对毛。Garmen（1948）将革螨的背面毛用代号来表示:D 代表背毛（dorsal setae）,M 代表中间毛（median setae）,L 代表侧毛（lateral setae）,S 代表肩毛（scapular setae）。Hirschmann（1957）将 Sellniok 的毛序系统加以修改和补充。1965 年 Lindquist 和 Evans 认为螨体背面具 4 纵列的背毛系,即:背中毛（dorsocentral setae）,代号 j 和 J,小写 j 是位于足体背板上的毛,大写 J 是位于末体背板上的毛;中侧毛（mediolateral setae）,代号 z 和 Z;侧毛代号 s 和 S;边缘毛（marginal setae）,代号 r 和 R。Lindquist 和 Evans 认为,在 Lindquist 和 Evans 毛序系统上还应该加上 1 列附加纵毛,叫亚缘毛（submarginal setae）,代号 UR,这种亚缘毛仅局限在背部的末体

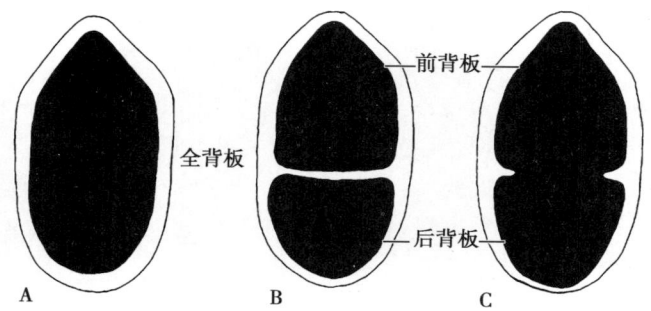

A. 背板一块;B. 背板二块;C. 背板二块（前后背板间具缢缩）。

图 32-7　革螨背板的不同类型
（引自 闫毅）

区内。目前,在革螨分类中使用较多的毛序系统主要是 Lindquist et Evans(1965)的毛序系统和 Zachvatkin(1948)的毛序系统,我国学者大多习惯于使用 Zachvatkin(1948)的毛序系统。近年来,随着革螨毛序的发展和国际交流力度的加大,国际上逐步认可的默许系统是 Lindquist et Evans(1965)的毛序系统。这两种毛序系统的主要区别详见图 32-8。

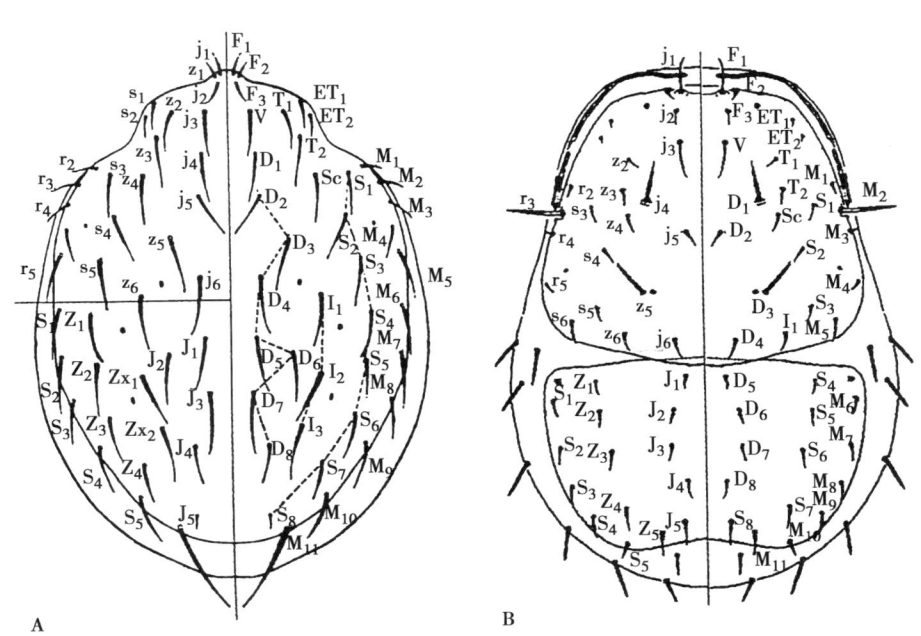

A. 背板一块;B. 背板分裂。

图 32-8　革螨背板及毛序对照

(左:Lindquist 和 Evans,1965;右:Zachvatkin,1948)

(引自 殷绥公等)

除了背板毛外,革螨体背面还有一些小孔,Hirschmann(1960)将孔分为两类。一类具角化边缘的孔,与体内腺体相连;另一类不具角化边缘的孔,是一种感觉器官。Athias-Henmot(1969,1975)与 Hirschmann的见解恰恰相反,他认为具角化边缘的孔是感觉器官,而无角化边缘的孔才是与体内腺体相连的。背板上共有 22 对孔,11 对位于足体背板上,11 对位于末体背板上。

革螨背板毛及毛序的分类学应用价值(雌螨):背板上的毛序和孔序作为革螨分类的重要依据,已经越来越多的引起各国学者的重视。背板毛及毛序在革螨分类中的应用价值主要表现在以下几方面:①革螨不同的科间和属间的整体毛序存在较大差异,背板上的刚毛数量和排列也有较大差异;②不同革螨种间也存在明显差异,如间毛的有无、数目及位置,不成对附加毛的有无、数目及位置等;③背板各刚毛的数量和排列大致相同时,各毛的形状差异也可以作为重要的分种依据;④原先孔序的差异主要作为一个辅助的特征,现在也逐步引起重视,已作为重要的分类依据;⑤当属内的 2 种革螨的毛序和孔序完全一致时,一般作为亚种阶元处理。根据 Zachvatkin(1948)的毛序系统,革螨背板上的 39 对毛及毛序如下。

额毛(frontal setae):位于背板顶端,共 3 对,代号 $F_1 \sim F_3$。

外额毛或外颞毛(extratemporal setae):在背板前面的两侧端,接近顶端的侧缘,共 2 对,即 ET_1 和 ET_2。

内颞毛或颞毛(temporal setae):在 ET 的内侧,共 2 对,即 T_1 和 T_2。

顶毛(vertical setae):位于 F_3 的后方,仅 1 对,代号 V。

缘毛(marginal setae):在背板两侧缘,共 11 对,代号 $M_1 \sim M_{11}$。

边毛或亚缘毛(submarginal setae):位于 M 毛的内侧,共 8 对,代号 $S_1 \sim S_8$。

胛毛或肩毛(scapular setae):位于颞毛(ET)之后,S_1 的内侧,仅 1 对(左右各 1 根),即 Sc。

中背毛（dorsal setae）：位于 V 毛之后，背板中央近垂直的两列毛，沿背板中线两侧向后排列，共 8 对，即 $D_1 \sim D_8$。

间毛（intermedial setae）：位于边毛（S 毛）与中背毛（D 毛）之间，共 3 对，即 $I_1 \sim I_3$。

（3）胸叉（三胸板）：位于躯体腹面，近颚体后缘中部。除蝙蝠螨科（Spinturnicidae）和内寄生类群革螨，绝大多数革螨具胸叉。

（4）颈板（jugular plate）：位于胸叉与胸板之间，具刚毛 1 对。

（5）前内足板（pre-endopodal plate）：某些类群有该结构，位于胸叉与胸板之间。

（6）胸板（sternal plate）：位于颈板之后，上面具有 3 对刚毛（$St_1 \sim St_3$）。有些革螨还有副刚毛。板上具有 2~3 对隙状器（lyriform organ）。

（7）生殖板（genital plate）：位于胸板之后，具刚毛 1 对。有很多革螨的生殖板与腹板愈合为生殖腹板（genito-ventral plate），其上具刚毛 4 对（$V_1 \sim V_4$）或更多。

（8）腹板（ventral plate）：位于生殖板之后，其上分布若干刚毛。

（9）肛板（anal plate）：位于腹板之后，在板上有肛孔和 3 根刚毛。另也有一些类群的肛板与腹板愈合为腹肛板（ventro-anal plate）。

（10）胸后板（metasternal plate）：位于胸板后侧，1 对，各具刚毛 1 根。

（11）足后板（metapodal plate）：位于基节Ⅳ后方，1 对。一些类群很发达，而另一些类群则退化或消失。

（12）气门及其附属结构：气门（stigma）1 对，位于基节Ⅲ与Ⅳ之间的外侧；气门沟是一条从气门向前延伸的沟管，长度和形状因种而异；气门板（peritrematic plate）是围绕气门和气门沟的骨板。

（13）全腹板（holoventral plate）：雄螨由胸板、生殖板、腹板、肛板、胸后板等愈合成一整块；也有些种类分为两块，即胸生殖板、腹肛板或胸生殖腹板与肛板。

（14）生殖孔（genital opening）：雌螨的生殖孔为横隙缝状，位于胸板之后，被生殖腹板覆盖。雄螨生殖孔位于胸板前缘，呈漏斗状。

（15）侧足板（parapodal plate）：位于足基节与气门板之间，某些种类的侧足板与气门板愈合在一起。

（16）内足板（endopodal plate）：位于足基节Ⅲ、Ⅳ与胸后板之间，1 对。

3. 足（leg）　革螨的足分为基节、转节、股节、膝节、胫节和跗节。基节上有刺和距，刺和距的数目可列为基节刺式，这些特征具有分类意义。有一些类群足Ⅱ的股节、膝节、胫节具有距或刺，在分类上是可靠特征。在跗节末端一般均具 1 对爪和 1 个爪垫。蝙蝠螨科的爪非常发达，而巨螯螨足Ⅰ的爪则已经退化消失。各足均具有许多刚毛。为了便于对足毛的研究和命名，通常将各足节分为 4 个面，即背面、腹面、前侧面和后侧面。足节的前面和后面是根据各足向侧方伸直与体纵轴垂直时定方向的，它与躯体的方向一致。在足的背面、腹面的毛可分为前列毛和后列毛，在不能分为前列和后列时，称之为背毛和腹毛。在跗节Ⅱ~Ⅳ背面和腹面的不成对毛则分别称为中背毛和中腹毛，毛的顺序从足节的末端数向基部（图 32-9）。

在鉴定革螨种类时，需要根据每足节毛的数目和毛的分布加以确定。足上的毛可以用代号表示，其分布形式可以用足毛公式表示（图 32-10）。

（1）转节和股节：足毛公式表达为 al-d/v-pl。各代号意思：al=前侧毛，d=背毛，v=腹毛，pl=后侧毛。

（2）膝节和胫节：足毛公式表达为 al-ad/av，pd/pv-pl。各代号意思：al=前侧毛，ad=前背毛，av=前腹毛，pd=后背毛，pv=后腹毛，pl=后侧毛。

（3）跗节Ⅱ~Ⅳ：足毛公式表达为 al-ad/av，md/mv，pd/pv-pl。各代号意思：al=前侧毛，ad=前背毛，av=前腹毛，md=中背毛，mv=中腹毛，pd=后背毛，pv=后腹毛，pl=后侧毛。

举例说明：如果转节Ⅰ的足毛公式是 1-1/3-1，则表示 al 毛是 1 根，d 毛是 1 根，v 毛是 3 根，pl 毛是 1 根（图 32-10，B）。如果膝节Ⅰ的足毛公式是 2-3/2，3/1-2，则

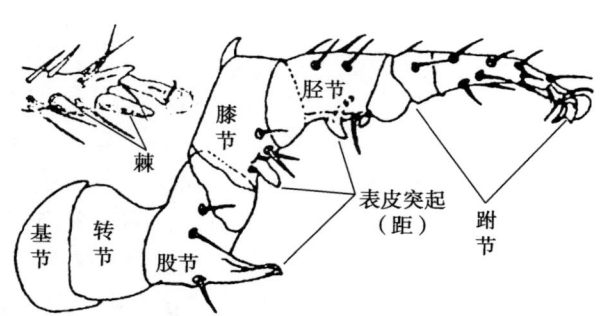

图 32-9　革螨足的分节及表皮突起（距）和棘

（引自 殷绥公等）

表示 al 毛是 2 根,ad 毛是 3 根,av 毛是 2 根,pd 毛是 3 根,pv 毛是 1 根,pl 毛是 2 根(图 32-10, C)。如果跗节Ⅲ的足毛公式是 3-3/2,1/1, 3/2-3,则表示 al 毛是 3 根,ad 毛是 3 根,av 毛是 2 根,md 毛是 1 根,mv 毛是 1 根,pd 毛是 3 根, pv 毛是 2 根,pl 毛是 3 根(图 32-10,D)。

(二) 幼虫

革螨的幼虫只有 3 对足。幼虫是通过体表进行呼吸的,无气门及其附属结构。口下板上具 2 对毛,须肢转节上无毛。自由生活型革螨幼虫的躯体具骨板,螯肢清楚。寄生型革螨幼虫无骨板,最多有肛板,螯肢不发达,软弱(图 32-11)。

(三) 第一若虫

革螨的第一若虫又名前若虫,具 4 对足,有气门,具有背板和胸板。口下板上具 3 对毛,须肢转节上具 1 根腹毛。气门沟和气门板均很短。胸板 1 块,板上有 3 对胸毛。背板分为两大块,在两块板之间,具若干岛状小骨板(图 32-12)。

(四) 第二若虫

革螨的第二若虫又名后若虫,具 4 对足,形态构造和成虫相似,但体色较浅,无外生殖器。口下板上具 3 对毛,须肢转节上具 2 根腹毛。腹面胸板长舌形,有 4 对胸毛。气门及附属结构与成虫相似。背上盾板 2 块或愈合为一,两侧有缺刻。第二若虫行动活跃,可初分雌雄,大的多为雌性(图 32-12)。

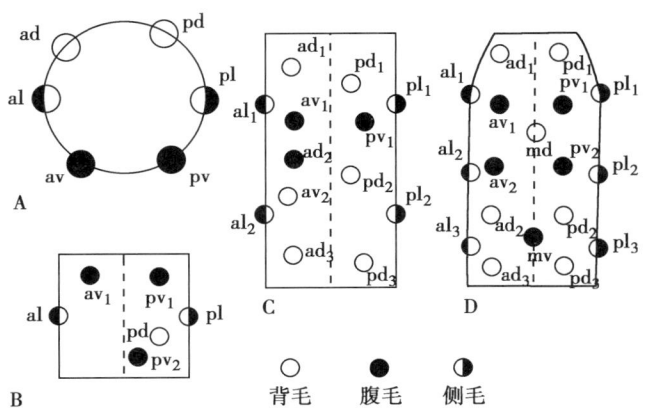

A. 足节横断面;B. 转节;C. 膝节;D. 跗节。

图 32-10　革螨足各节毛序图例
(引自 闫毅)

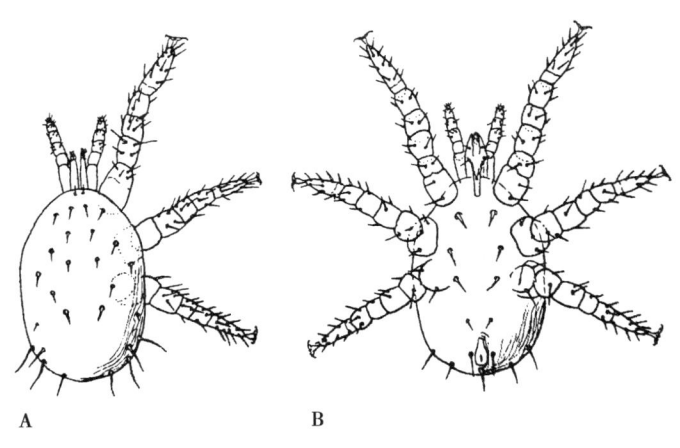

A. 背面;B. 腹面。

图 32-11　革螨幼虫
(引自 Strandtmann、Wharton)

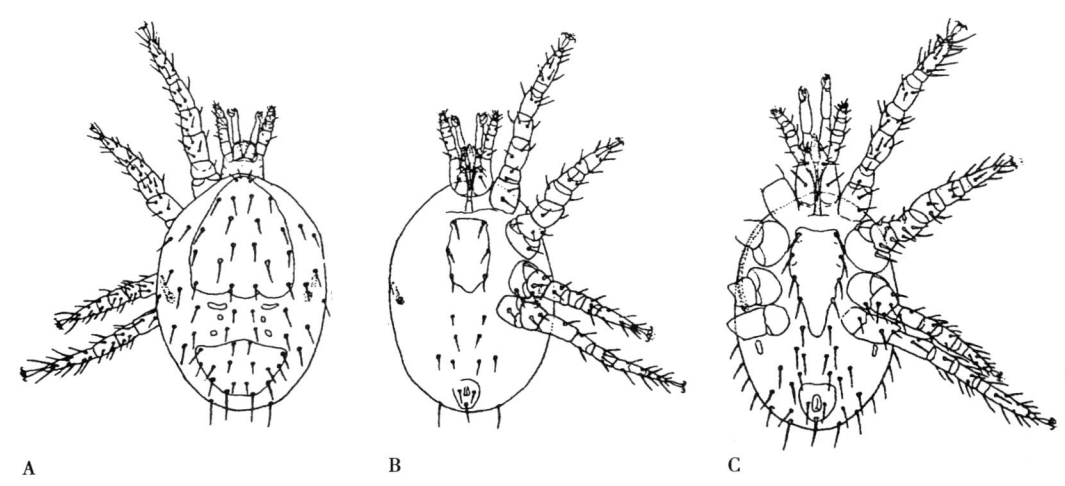

A. 第一若虫(前若虫)背面;B. 第一若虫(前若虫)腹面;C. 第二若虫(后若虫)腹面。

图 32-12　革螨若虫
(引自 Strandtmann)

二、内部结构

革螨的内部结构是由不同的内脏系统构成的,如消化系统(digestive system)、呼吸系统(respiratory system)、循环系统(circulatory system)、神经系统(nervous system)、肌肉系统(muscular system)、生殖系统(reproductive system)和排泄系统(excretory system)等。研究革螨的内部结构和内部器官的形态,可以为阐明革螨的营养、呼吸、循环、应激、运动、生殖和排泄等生理生化过程提供形态学依据,同时对揭示病原体在螨体内的分布和增殖等也有帮助。目前对革螨内部构造的研究还不多,许多方面还未得到充分阐明。除特殊情况外,革螨的内部结构一般不作为分类特征。

(一)消化系统

寄生性革螨的消化管道比较简单,包括口(mouth)、咽(pharynx)、食管(esophagus)、前肠(foregut)、中肠(midgut)及盲囊(caeca)、后肠(hindgut)、直肠囊(rectal sac)和肛门(anus)。口位于颚体中央、口下板背方和螯肢基部之下。口腔连接咽,上咽和下咽紧贴,咽部肌肉及咽作为泵,咽泵将食物通过食管输入中肠。前肠和后肠是与中肠连接的4个大的盲管(diverticulae)或盲囊,前肠是从中肠发出的2支弯曲向前的盲囊,后肠是从中肠发出的2支弯曲向后的盲囊。前肠的2分支可以到达基节Ⅰ,后肠的2分支先向足Ⅲ基节方向延伸,然后向后达到躯体末端(图32-13)。

Crossley(1951)发现,有一些革螨种类在前肠和后肠的4个盲囊上还有附盲囊或分叉,如有2种血革螨(多毛血革螨 *Haemogamassus hirsutus* 和恐巨血革螨 *H.horridus*)的雌螨就有2对前盲囊和2对后盲囊,但雄性 *H. horridus* 仅有1对后盲囊。诸葛洪祥(1992)观察到,雌性柏氏禽刺螨(*Ornithonyssus bacoti*)有3对盲囊,在中肠前部有2对,其中内侧1对较小,外

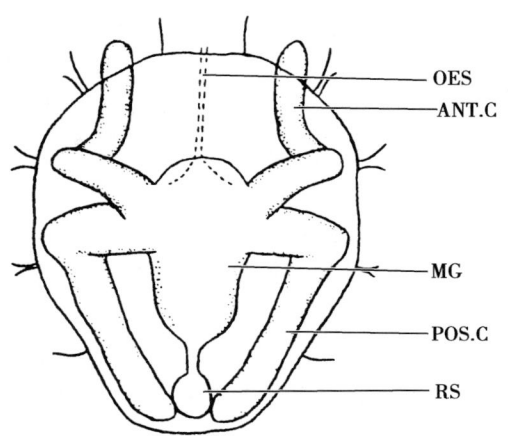

OES. 食管;ANT.C. 前肠;MG. 中肠;POS.C. 后肠;RS. 直肠囊。

图 32-13 革螨消化系统
(引自 Crossley)

侧1对略大,而中肠后方的1对盲肠特别大,在吸饱血后占螨体的大部分。孟阳春(1964)证实了茅舍血厉螨(*Haemolaelaps casalis*)的中肠结构,该螨的中肠是由胃及前、后背和后腹3对盲囊组成。革螨的直肠为短管状,类椭圆形,呈不透明乳白色,直肠内含黑色黏稠物质,其末端开口于肛门。

用冷冻切片和马洛赖氏三色染色显示,革螨的咽为浅黄色,咽的周围一些辅助吸血的肌肉染成粉红色,这些横纹肌有明显的明暗条纹。唾腺处在中枢神经团的前外上方,腺细胞内有蓝色的大细胞核及粉红色的胞浆。一些大的分泌细胞组成了唾腺,唾腺通过唾液管,通向螯针(stylets)并开口于体外。唾腺可能分泌抗凝素(anticoagulant)和血液流动促进剂(stimulant)。

从背面观察吸血后的柏氏禽刺螨,可以看到该螨肠管内充满血细胞的含铁血红素,借此可以了解革螨的血液消化过程。诸葛洪祥(1987)建立冷冻厚片透明法,把柏氏禽刺螨进行厚切片,然后透明观察,证实了该螨吸血后各时期中肠及盲囊腔内被消化后的血细胞含铁血红素的分布。吸血后1小时内,消化道中血细胞被凝集成团,中肠壁四周开始出现被消化了的血细胞色素颗粒,直径在10μm左右,随后这些颗粒逐渐变大,增多在48小时后,前盲囊内血液基本消化完毕,色素颗粒融合成一片。至72小时,整个中肠及盲囊色素颗粒融合成一片。从含铁血红素分布的位置、大小和形状以及消化后剩余血液的比例,可以判别中肠各部分血液的消化过程。胃前盲囊内的血液先行消化完毕,胃后盲囊内的血液至最后消化。在盲囊内的血液消化是从近管壁开始的。在23℃的温度下,72小时后整个中肠内血液基本被消化完毕。

柏氏禽刺螨等部分专性吸血革螨存在生殖营养周期(gonotrophic cycle)和生殖营养周期的协调性。用冷冻厚片透明法观察到革螨中肠内血液消化后含铁血红素颗粒的形成过程,这一过程与血液消化完全一致。马氏管(malpighian tube)在吸血后24小时发育到最粗,96小时后恢复到原先状态,说明吸血后24小时螨体内代谢最为旺盛。革螨吸血后卵巢及孕卵迅速发育,吸血后24小时孕卵发育至类圆形,至48小时

孕卵呈椭圆形,72~96 小时卵巢恢复到原状。革螨从吸血至中肠血液消化的变化过程,卵巢、孕卵与马氏管的形态变化以及中肠含铁血红素的增加,符合生殖营养周期各器官的变化规律,说明柏氏禽刺螨存在生殖营养周期的协调性。

(二) 呼吸和循环系统

革螨的呼吸系统主要是气管及微气管周围的细胞。气管通过成对的气门与外界相通。近气门处的气管较粗,并逐渐分支达各组织,与细胞进行气体交换。革螨亚目(中气门亚目)的气门 1 对,位于第Ⅲ~Ⅳ对足之间,一般位于腹面,但内寄生螨开口于侧面,少数可开口于背面,也可以向前延伸到第Ⅱ对基节位置,如羽刺螨属(*Ptilonyssus*),或者开口背部近后缘,如坎门帕刺螨(*Pallinyssus candistigmus*)。革螨气门是一个突出的管道或凹窝(depression),气门沟的功能尚不清楚,这些结构与气门室相连,气门室由中空的腔体和环状加厚的壁组成。气门沟通常向前延伸到足Ⅰ基节,也可以长一些或短一些,因种而异。

应用冷冻厚片法和石蜡切片法证明,柏氏禽刺螨几乎整个螨体都布满了气管,这些气管结构较致密,不能被透明剂很快透明。气门开口在足Ⅲ、Ⅳ基节之间,从气门向内的气管膨大形成气门室(stigmal chamber),从气门室向前端发出两支前气管干(anterior tracheal truck),其前端的分支直达螯肢和须肢的末端。左右两根前气管干向内侧发出一些分支,以中枢神经团为中心,左右前气管的内侧分支吻合形成蜘蛛网状的气管网。从气门室向后发出五级气管,分别由主气管干(main tracheal truck)、副主气管干(accessory main tracheal trunk)、细气管(fine trachea)、微细气管(tiny trachea)和微气管(capillary trachea)组成。主气管向外侧分出 1 支达足Ⅳ末端,向后分出 2 支副主气管,分别分布在螨体中背面和腹面的器官。从副主气管的远端分出 3~5 支细支气管,再从细支气管远端分出 10~14 支微细气管。微细气管的远端最后再分出许多根微气管,部分微气管呈叉状分支,微气管直接分布到螨体组织细胞周围(图 32-14)。

革螨的循环系统同其他节肢动物一样,为开放式,无色的血淋巴流动于内部各类器官间。血细胞似变形虫。血淋巴借身体的运动,尤其是背腹肌肉的活动在体内循环。革螨亚目中若干种螨类有简单心脏,心脏搏动促进血液循环。

(三) 神经和肌肉系统

革螨的体节合并也反映在神经系统上,革螨的神经节高度愈合。中枢神经系统由多个神经节合并成神经团,即中枢神经团(central nervous mass)。食管从神经团中央贯穿,食管上中枢神经团有神经分支通向咽、眼、螯肢和须肢;食管下中枢神经团发出的神经分支至足、消化道、生殖器官及其他内部脏器。成对的神经节每个部分包含有感觉和运动纤维两部分。

对寄生性革螨的肌肉系统研究不多,主要是横纹肌。在螯肢有伸肌和曲肌,以致钳爪被打开和关闭。在咽部有 1 对扩张肌和收缩肌,用以吸取动物宿主的血液。

(四) 生殖系统

革螨的生殖系统是不成对的,其结构因种而异。雌性革螨的生殖系统由卵巢、输卵管、子宫、受精囊、阴道和雌性生殖孔组成,另外有副腺(附腺) 1 对(图 32-15)。雄性革螨的生殖系统由睾丸(精巢)、输精管、射精管和雄性生殖孔构成,也有 1 对副腺(图 32-16)。

雌性柏氏禽刺螨的卵巢呈球形,位于螨体

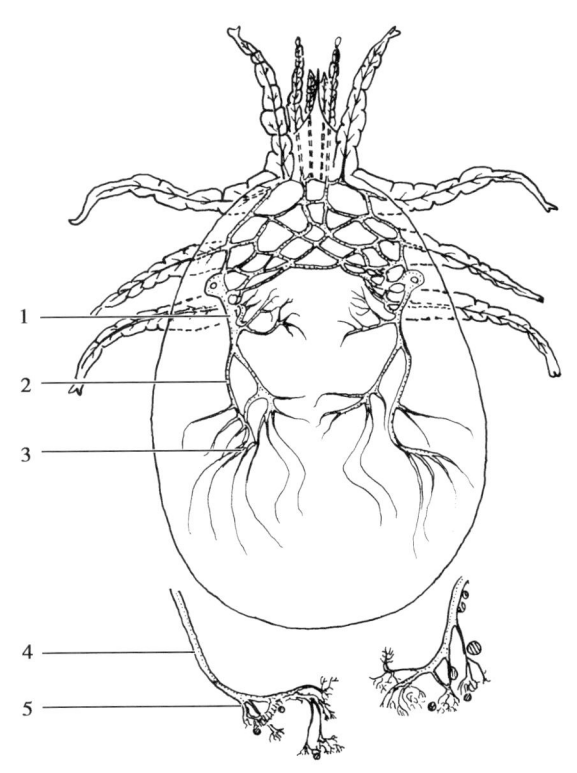

1. 主气管干;2. 副主气管干;3. 细支气管;4. 细支气管;5. 微细气管。

图 32-14　柏氏禽刺螨(*Ornithonyssus bacoti*)的气管分布图
(引自 诸葛洪祥)

末或螨体中背部。从卵巢向前发出单管形输卵管。输卵管的前端开口于子宫,子宫中有成熟的或尚在发育中的螨卵。螨卵呈单个类圆形或长椭圆形,后者为接近成熟的螨卵,卵的大小可占螨体纵切面的1/4。子宫的前端为阴道,开口于生殖孔。雌性生殖孔位于生殖板前缘。此外,生殖孔两侧有1对玉米棒形状的附腺。受精囊1个,呈袋状。

革螨存在两种主要受精方式:一种是产精生殖(tocospermy),另一种是足精生殖(podospermy)。产精生殖的雄螨用螯肢从生殖孔中将精包的颈部夹在螯肢杆中间,或将精包颈部穿过动趾上的导精沟(spermatotreme)输送到雌螨的生殖孔。也可以用须肢或足I来输送。雌螨阴道的背壁是由不同程度角化形成的内殖器(endozynum),它可能起到收集精包的作用,该处有发达的受精囊(receptaculum)。在寄螨科(Parasitidae)中有些值得注意的例外情形,另一些种类的雌螨进行产精生殖来受精,其生殖孔位于胸生殖板(sternogential plate)内,通常在足II和足III基节区内,其螯肢动趾不适用于输送精子。产精生殖受精方式出现在革螨股的表刻螨科(Epicridae)和坑螨科(Zerconidae)以及尾足螨股(Uropodina)、小雌螨股(Microgyniina)、绥螨股(Sejina)和角螨股(Antennophorina)等不同的螨类。

(五)排泄系统

与其他节肢动物一样,革螨的主要排泄器官是马氏管。马氏管呈细长盲管状,端部的盲管游离在血腔内的血淋巴中,基部开口于直肠,代谢废物通过肛门排出体外。马氏管和直肠配合,通过分泌和重吸收机制,行使渗透调节和排泄的双重功能。马氏管和直肠作为一个协调的整体,进行血淋巴的过滤,并从滤液中回收离子和营养物,排除代谢废物并保持体内水分和离子平衡。

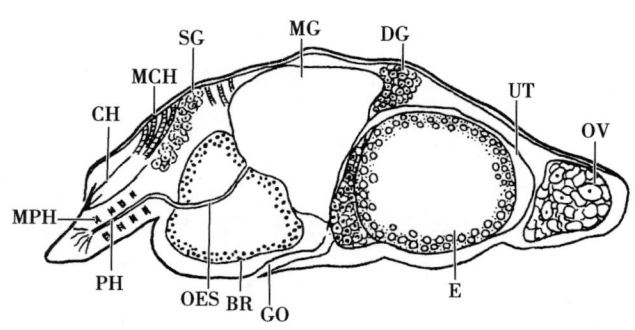

BR. 脑;CH. 螯肢;DG. 背腺(副腺);E. 卵;GO. 生殖孔;MCH. 螯肢牵缩肌;MG. 中肠;MPH. 咽肌;OES. 食管;OV. 卵巢;PH. 咽;SG. 唾液腺;UT. 子宫。

图 32-15 革螨成虫(♀)纵剖面
(引自 Crossley)

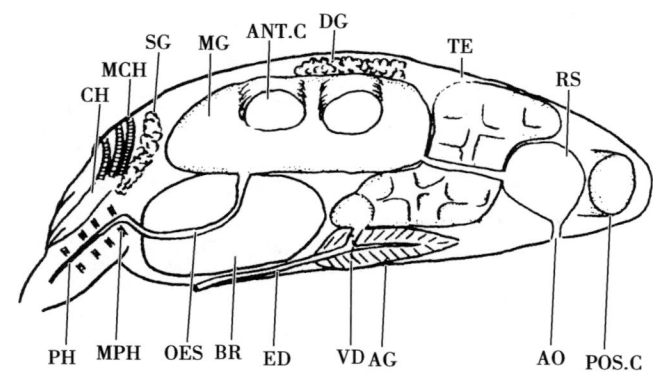

AG. 副腺;ANT.C 前肠;AO. 肛孔;BR. 脑;CH. 螯肢;DG. 背腺(副腺);ED. 射精管;MCH. 螯肢牵缩肌;MG. 中肠;MPH. 咽肌;OES. 食管;PH. 咽;POS.C. 后肠;RS. 直肠囊;SG. 唾液腺;TE. 睾丸;VD. 输精管。

图 32-16 革螨成虫(♂)纵剖面
(引自 Crossley)

三、超微结构

Green、Baker(1996)和 Engel 等(1998)曾用扫描电镜对柏氏禽刺螨的超微结构进行过研究。在扫描电镜下,柏氏禽刺螨的雌螨卵圆形,背板一整块,狭长仅盖住体前多半部,前端宽圆,两侧自足基节II水平向后收窄。背部刚毛较长。躯体侧面明显可见一条纵行的气门沟,从足III和足IV基节的外侧向前延伸至足I基节。螯肢较细长,螯钳呈剪状,其内侧无齿和钳齿毛。胸板近长方形,3对胸毛近等长。生殖腹板狭长,后端狭窄,末端尖细,具1对生殖毛(图 32-17;图 32-18)。肛板明显呈倒梨形,肛板后端有一系列排列不规则的齿状筛板区(dentate cribrum)。肛门被肛门瓣遮盖,肛侧毛2根,位于肛门瓣两侧;肛后毛1根,位于肛门后端齿状筛板区的前面(图 32-19)。气门位于足III和足IV基节的外侧。气门沟是一条开放的沟槽,向前延伸至足I基节,气门沟内有许多钉状突出物,气门沟两侧有纵行的背嵴(图 32-20)。第一若虫(前若虫)胸板具3对胸毛(图 32-21)。

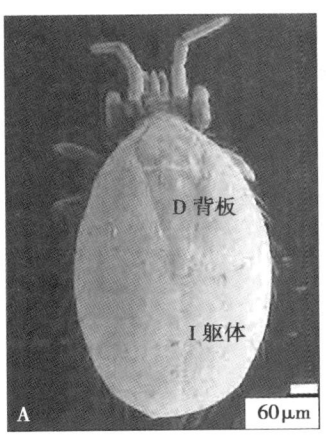
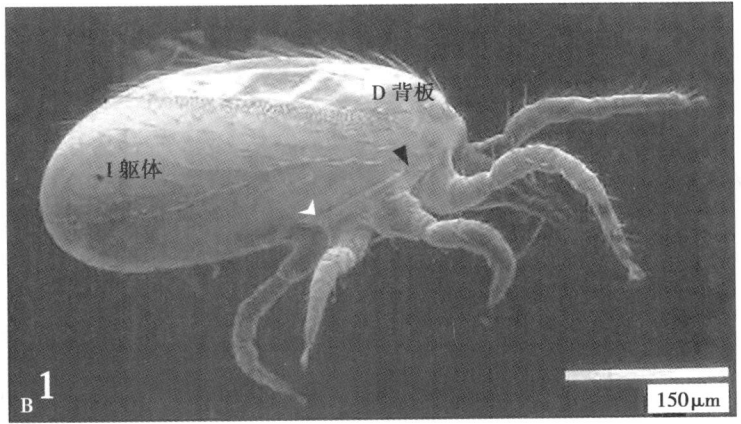

A. 背面观；B. 侧面观。

图 32-17　柏氏禽刺螨（♀）扫描电镜图

（引自 Green、Baker）

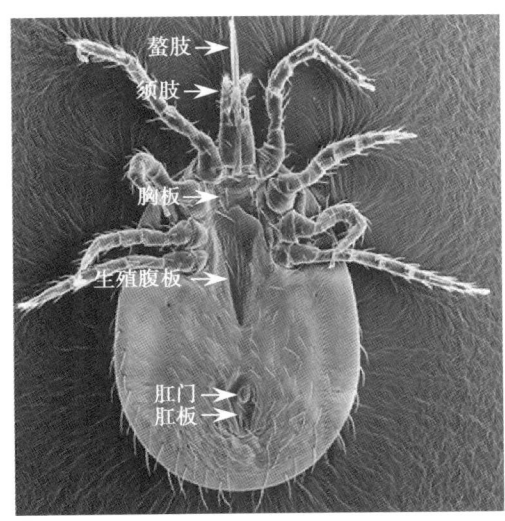

图 32-18　柏氏禽刺螨（♀）腹面扫描电镜图

（引自 Engel 等）

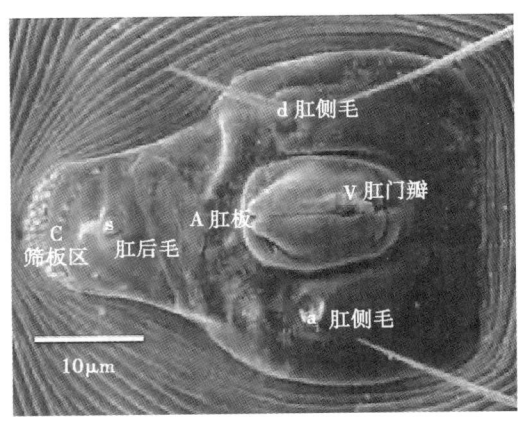

图 32-19　柏氏禽刺螨（♀）肛板扫描电镜图

（引自 Green、Baker）

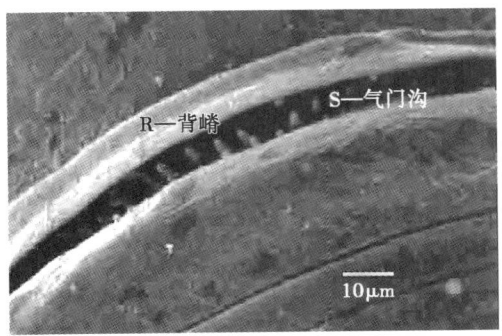

图 32-20　柏氏禽刺螨（♀）气门沟扫描电镜图

（引自 Green、Baker）

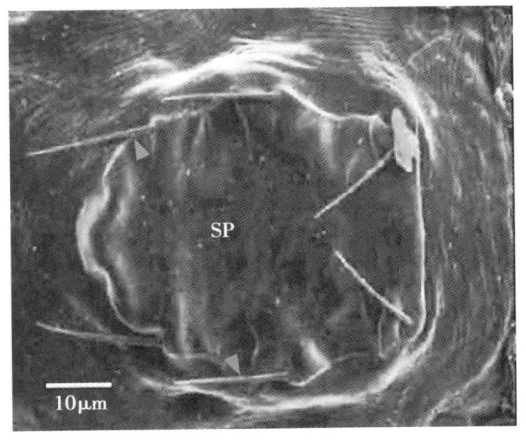

图 32-21　柏氏禽刺螨第一若虫胸板（SP）扫描
电镜图

（引自 Green、Baker）

（郭宪国）

第二节 分类学

革螨分类属于动物分类学（zoological taxonomy 或 zootaxy）的范畴。动物分类学是动物学（zoology）的一个分支学科，主要研究动物的种类、种类之间亲缘关系、动物起源和演化等。动物分类学的主要内容是根据自然界动物的形态、身体内部构造、胚胎发育特点、生理习性、生活地理环境等综合特征，将特征相同或相似的动物归为一类并给它们命名，同时揭示不同种类之间的亲缘关系和系统演化关系等。动物分类研究中最重要的基础工作就是通过分类学手段，正确鉴定和判明所研究材料或对象是哪一个物种（species），即物种的分类鉴定（species identification）。现在所用的动物分类系统，主要是以动物形态结构的相似性和差异性的总和为基础的，同时还根据古生物学、比较胚胎学和比较解剖学上的许多证据来综合判定动物界的自然演化和亲缘关系，这种分类系统称为自然分类系统。分类学根据生物之间相同、相异程度与亲缘关系的远近，使用不同等级特征，将生物逐级分类，从大到小形成了界（Kingdom）、门（Phylum）、纲（Class）、目（Order）、科（Family）、属（Genus）、种（Species）等几个重要的分类等级或分类阶元（category），任何一个已知的动物均可无例外地归属于这几个阶元之中。在动物分类中，检索表（key）是不可缺少的分类鉴定工具。在检索表的编制过程中，首先是在一个特定动物群（如革螨）中选用明显而相关的形态特征分成相对应的两个分支，然后在每个分支群中再选用相对的性状再分成相对应的两个分支，依次下去，直到将所有分类群分开为止。

革螨所涉及的领域较多，目前革螨的分类体系还比较混乱，对于革螨的分类地位也还存在较大分歧。根据 Krantz（1978）年的分类系统，革螨亚目下分 2 总股、5 股、19 总科、68 科，全球已知革螨约 887 属 8 280 种，其中全世界报道的植绥螨科革螨就已经超过 2 250 种，中国植绥螨科已超过 300 种。随着革螨新种的不断发现，目前全世界已知革螨可能已经大大超过 8 280 种，其中捕食性革螨和自由生活革螨可能占了绝大多数。

一、分类系统

关于革螨的分类地位和分类系统（分类体系），目前还比较混乱，尚无完全一致的观点。有的学者主张将革螨作为节肢动物门（Arthropoda）、蛛形纲（Arachnida）、蜱螨亚纲（Acari）、寄螨目（Parasitiformes）、中气门亚目（Mesostigmata）中的一个"股"（Cohort），即革螨股（Gamasina），隶属于"革螨股"的种类可以看作是狭义的革螨。有的学者将中气门亚目提升到"目（Order）"的分类阶元，同时主张将所有的革螨种类纳入蜱螨亚纲、中气门目的范畴，隶属于"中气门目"的种类可以看作是广义的革螨。有的学者将所有的革螨单独建立了一个亚目（Suborder），即革螨亚目（Gamasida）。在上述分类系统中，"中气门亚目"和"中气门目"都使用了相同的拉丁文词汇"Mesostigmata"。

（一）分类历史

瑞典生物学家林奈（Carole Linnaeus）于 1758 年发现了一种寄生在翼手目（Chiroptera）中的鼠耳蝠（*Myotis myotis* Borkhausen）体表的革螨，被命名为蝙蝠螨（*Acarus vespertilionis* Linnaeus, 1758），后被归入蝠螨属（*Spinturnixvon* Heyden, 1826），更名为蝠螨（*Spinturnix vespertilionis* Linnaeus, 1758），这是兽类体表寄生革螨的最早记载。革螨分类随着整个蜱螨分类的进展而不断发生变化。在整个蜱螨学发展过程中，不同的学者提出了不同的蜱螨分类系统，其中有三大学派提出的分类系统在蜱螨学中影响最大：①第一学派是 Baker 等（1958）在《螨类分科检索》（*Guide to the Families of Mites*）中提出的分类系统，在此分类系统中，革螨被划入中气门亚目；②第二学派是 Krantz（1978）在《蜱螨学手册》（*A Manual of Acarology*）中所提出的分类系统，在此分类系统中，革螨被归入革螨亚目；③第三是 Evans（1992）在《蜱螨学原理》（*Principle of Acarology*）中提出的分类系统，在此分类系统中，革螨被划入中气门目。

对革螨的分类地位和分类系统，不同学者之间一直存在较大分歧。Baker 和 Wharton（1952）将革螨作为革螨亚目的一类，下分 24 科。Camin 和 Grirossi（1955）将革螨作为蜱螨目中革螨亚目（中气门亚目）的一个股，下分寄螨总科（Parasitoidea）和坑螨总科（Zerconoidea）2 总科。Брегетова（1956）将蜱螨分为 3 个目，革螨作为一个总科隶属于寄螨目，但 Ланге（1957）则把革螨作为一个亚目。Baker（1958）将革螨作为中气门亚目中的一个总股,下分 24 个科。Baker 和 Camin 等(1958)把革螨作为革螨亚目(中气门亚目)的一个股,下分 3 总科 25 个科。Bernhard(1963)把革螨作为股,下分革螨总科(Gamasidoidea)和厉螨总科(Laelapoidea)2 总科。Krantz(1970)开始将革螨作为隶属于寄螨目中革螨亚目的一个股,1978 年又将蜱螨亚纲分为寄螨目和真螨目(Acariformes)2 个目,下分 7 个亚目 105 个总科,并建立专门的革螨亚目,下分 2 总股 5 股 19 总科 64 科。在 Krantz(1978)建立的分类体系中,革螨被归入蜱螨亚纲、寄螨目中的革螨亚目。Evans 和 Till(1979)把蜱螨类作为蛛形纲下的 2 个亚纲,即蜱螨—寄螨亚纲(Acari-Parasitiformes)和蜱螨—真螨亚纲(Acari-Acariformes),前者包括 4 目,革螨作为中气门目下的一个亚目,即革螨亚目,下分 3 个部(Division)32 科。江原昭三(1980)仍将蜱螨类作为蛛形纲下的一目,即蜱螨目,下分单毛类(Anactinochaeta)和复毛类(Actinotrichida),单毛类包括 4 个亚目,革螨作为中气门亚目的一股。Domrow(1987)将中气门类作为目级单元,下分单殖板亚目(Monogynaspida)和三殖板亚目(Trigynaspida)。Krantz et Walter(2009)将革螨股分为 4 个亚股 10 个总科。在上述革螨分类系统中,广义的革螨包括了中气门目中革螨亚目(或中气门亚目)的所有种类,狭义的革螨多指革螨亚目(或中气门亚目)中革螨股的种类。

近年在医学节肢动物和医学寄生虫研究中存在一个较大的误区,高层次学者大多热衷于比较前沿的分子生物学研究,而忽视、排斥和远离了传统和经典的分类学研究。事实上,传统和经典的分类学研究是动植物研究的基础,应当与前沿的分子生物学研究同步、平衡、协调发展,目前在医学节肢动物和医学寄生虫领域轻视传统和经典研究的倾向应当引起学术界的高度重视。由于各种主客观原因,我国老一辈革螨分类学家已相继退休和去世,我国革螨分类研究已经后继乏人,革螨分类研究已成为媒介生物学研究中的"冷门",形势严峻。目前革螨分类中还存在一系列的问题需要解决,如:革螨分类体系的混乱、不统一和不规范,革螨术语和毛序的不规范,革螨检索表较少且不完整(多数检索表仅仅根据雌性革螨编制),缺乏革螨非成虫期(幼虫、第一若虫、第二若虫)检索表,全球革螨种数难以准确统计,近年革螨分类队伍萎缩和革螨分类人才的奇缺,缺乏完整的革螨分类鉴定工具书等。

(二)分类系统

不同学者对革螨的分类地位和革螨分类系统持不同观点,不同分类系统的差异较大,比较有代表性的分类系统有 Krantz 分类系统(1978)、Evans-Till(1979)分类系统和 Krantz-Walter 分类系统(2009)等。

1. Krantz 分类系统 在 Krantz(1978)建立的分类体系中,广义的革螨包括了革螨亚目的所有种类,狭义的革螨专指蜱螨亚纲、寄螨目、革螨亚目中的革螨股,革螨股下分 7 个总科(表 32-1)。此处建议采用 Krantz 分类系统。

表 32-1 革螨亚目(Gamasida)分总股、股和总科一览表

总股	股	总科	科数
单殖板总股 Monogynaspides	绥螨股 Sejina	绥螨总科(Sejoidea)	3
	革螨股 Gamasina	寄螨总科(Parasitoidea)	3
		胭螨总科(Rhodacaroidea)	3
		囊螨总科(Ascoidea)	3
		植绥螨总科(Phytoseioidea)	5
		真伊螨总科(Eviphidoidea)	4
		异坅螨总科(Heterozerconoidea)	2
		皮刺螨总科(Dermanyssoidea)	14
	尾足螨股 Uropodina	滨坅螨总科(Thinozerconoidea)	2
		多盾螨总科(Polyaspidoidea)	2
		尾足螨总科(Uropodoidea)	2
		箭毛螨总科(Diarthrophalloidea)	1

续表

总股	股	总科	科数
三殖板总股 Trigynaspides	梭巨螨股 Cercomegistina	梭巨螨总科（Cercomegistoidea）	4
	角螨股 Antennophorina	角螨总科（Antennophoroidea）	1
		谜螨总科（Aenictequoidea）	2
		黑面螨总科（Celaenopsoidea）	6
		巨螨总科（Megisthanoidea）	2
		费螨总科（Fedrizzioidea）	4
		副角螨总科（Parantennuloidea）	1

注:引自 Krantz。

2. **Evans-Till 分类系统** Evans 和 Till（1979）把革螨股提升为中气门目中的革螨亚目,下分 3 个部 32 科,即皮刺螨部（Dermanyssides）28 科,寄螨部（Parasitides）1 科,表刻螨部（Epicriides）3 科。

3. **Krantz-Walter 分类系统** Krantz 和 Walter（2009）将革螨股分为 4 个亚股,下分 10 个总科,即:①表刻螨亚股（Epicriiae），包括表刻螨总科（Epicrioidea）和坑螨总科（Zerconoidea）2 个总科;②狭螨亚股（Arctacariae），仅有狭螨总科（Arctacaroidea）1 个总科;③寄螨亚股（Parasitiae），仅有寄螨总科（Parasitoidea）1 个总科;④皮刺螨亚股（Dermanyssiae），包括维螨总科（Veigaioidea）、胭螨总科（Rhodacaroidea）、犹伊螨总科（Eviphidoidea）、囊螨总科（Ascoidea）、植绥螨总科（Phytoseioidea）和皮刺螨总科（Dermanyssoidea）6 个总科。

（三）分类进展

近 20 余年来,动物分类学的理论和研究方法有了很大的发展,出现了诸如支序分类学（cladistic systematics 或 cladistics）、进化分类学（evolutionary systematics）和数值分类学（numerial systematics）等分支。在分类特征的依据方面,形态学特征（尤其是外部形态）仍然是最直观和最常用的依据。除了依据外部的形态学特征外,与其他动物分类一样,扫描电镜下的超微结构、细胞生物学特征（染色体数目与结构、核型、带型等）、生物化学和分子生物学特征（同工酶、蛋白质、DNA 和 RNA 变化等）以及生态习性等,也可用于革螨的分类,以弥补传统经典分类的部分不足。新方法和新技术的应用,有助于推进革螨的系统发育（phylogeny）研究。革螨的分类体系较多,革螨各个分类阶元（目、亚目、总股、总科、科、属）也因为分类体系不同而存在较大变化。目前,应用新方法和新技术进行革螨分类和系统发育研究的研究还不多,相关的分类进展也比较少。

1. **科级阶元的变更** 在革螨分类中,对于科级阶元的划分,近年有一些变动,原先独立的血革螨科（Haemogamasidae），现在降为厉螨科（Laelapidae）的一个亚科,即厉螨科中的血革螨亚科（Haemogamasinae）;原先下属皮刺螨科（Dermanyssidae）的巨刺螨亚科（Macronyssinae），现在提升为独立的科,即巨刺螨科（Macronyssidae）;原先隶属于巨刺螨亚科的赫刺螨属（*Hirstionyssus*），现在被提升为赫刺螨亚科（Hirstionyssinae）并归入到厉螨科。

2. **数值分类** 数值分类通常是通过数学方法将所有的分类性状加以等权处理,再以性状间的相似性来进行归类。借助现代电子计算机技术,数值分类能够对大量多元数据进行综合分析,分类效率和分类的客观性比传统分类方法大为提高。在 20 世纪 70 年代中期,我国学者首先将数值分类应用到微生物和昆虫的分类中,国内第一篇昆虫数值分类的文章是关于蚜虫的研究（朱弘复等,1975）。目前,数值分类方法已被广泛应用到动植物、微生物和医学节肢动物的分类研究中。罗礼溥和郭宪国（2007）曾以云南省境内的 57 种代表性革螨种类为对象,选取 60 项形态特征作为分类指标,运用系统聚类分析（hierarchical clustering analysis）和主成分分析（principal component analysis），对 57 种革螨进行了数值分类。结果发现,系统聚类分析树状图和主成分分析二维排序图所反映的趋势基本一致,其中系统聚类分析树状图的结果更加直观。系统聚类分析树状图显示,所研究的 57 种革螨分为 5 个主要类群:①厉螨科:明显地分为血厉螨属（革螨种类代号：14、18、13、17、12、19、16、33、15）、厉螨属（1、4、3、9、8、2、7、6、10、5、11）、阳厉螨属（20、21）、真厉螨属（40、43、39、42、41、25）、血革螨属（32、37、38、35、36）、下盾螨属（28、26、30、31、27、29）和地厉螨属（23、24、22）；②寄螨科：分为寄螨属（51）和常革螨属（52）；③皮刺螨科：分为拟脂刺螨属（49）和禽刺螨属（50）；④赫刺螨科：明显分为赫刺螨属（45、46、47、48）和棘刺螨属（44），并且可以看出鼻棘刺螨与其他赫刺螨的差别；⑤裂胸螨科：该类群的 5 种革螨（53、57、55、56、54）明显聚合在一起，构成一个大的类群。在经典分类中的大多数属各自组合成一类，数值分类结果与传统分类基本一致，但在数值分类中，柏氏禽刺螨归入了皮刺螨科而不是巨刺螨科；赫刺螨亚科单独从厉螨科中分离出来，并明显分为赫刺螨属和棘刺螨属（表32-2，图 32-22）。

表 32-2　云南省 57 种代表性革螨种类的代号及名称

革螨代号	革螨种类		革螨代号	革螨种类	
	中文名称	拉丁文学名		中文名称	拉丁文学名
1	金氏厉螨	*Laelaps chini*	30	黔下盾螨	*Hypoaspis chianensis*
2	兴义厉螨	*Laelaps xingyiensis*	31	李氏下盾螨	*Hypoaspis leeae*
3	耶氏厉螨	*Laelaps jettmari*	32	背颖血革螨	*Haemogamasus dorsalis*
4	贫毛厉螨	*Laelaps paucisetosa*	33	贡山血革螨	*Haemogamasus gongshanensis*
5	纳氏厉螨	*Laelaps nuttalli*	34	山区血革螨	*Haemogamasus monticola*
6	毒厉螨	*Laelaps echidninus*	35	橄型血革螨	*Haemogamasus oliviformis*
7	贵州厉螨	*Laelaps guizhouensis*	36	拱胸血革螨	*Haemogamasus pontiger*
8	土尔克厉螨	*Laelaps turkestanicus*	37	巢仿血革螨	*Haemogamasus nidiformis*
9	阿尔及利厉螨	*Laelaps algericus*	38	方形血革螨	*Haemogamasus quadratus*
10	福建厉螨	*Laelaps fukienensis*	39	松鼠真厉螨	*Eulaelaps dremomydis*
11	特氏厉螨	*Laelaps traubi*	40	拟厩真厉螨	*Eulaelaps substabularis*
12	格氏血厉螨	*Haemolaelaps glasgowi*	41	厩真厉螨	*Eulaelaps stabularis*
13	特氏血厉螨	*Haemolaelaps traubi*	42	上海真厉螨	*Eulaelaps shanghaiensis*
14	心形血厉螨	*Haemolaelaps cordatus*	43	互助真厉螨	*Eulaelaps huzhuensis*
15	东方血厉螨	*Haemolaelaps orientalis*	44	鼻棘刺螨	*Echinonyssus nasutus*
16	茅舍血厉螨	*Haemolaelaps casalis*	45	鼩鼱赫刺螨	*Hirstionyssus sunci*
17	中华血厉螨	*Haemolaelaps chinensis*	46	新华赫刺螨	*Hirstionyssus neosinicus*
18	鼯鼠血厉螨	*Haemolaelaps petauristae*	47	越中赫刺螨	*Hirstionyssus callosciuri*
19	半漠血厉螨	*Haemolaelaps semidesertus*	48	湖北赫刺螨	*Hirstionyssus hupehensis*
20	单阳厉螨	*Androlaelaps singularis*	49	鼠拟脂刺螨	*Liponyssoides muris*
21	徐氏阳厉螨	*Androlaelaps hsui*	50	柏氏禽刺螨	*Ornithonyssus bacoti*
22	短尾鼩地厉螨	*Dipolaelaps anourosorecis*	51	保山寄螨	*Parasitus baoshanensis*
23	江口地厉螨	*Dipolaelaps jiangkouensis*	52	剑形常革螨	*Vulgarogamasus xiphoideus*
24	长毛地厉螨	*Dipolaelaps longisetosus*	53	三叉毛绥螨	*Lasioseius trifurcipilus*
25	鼠颚毛厉螨	*Tricholaelaps myonysognathus*	54	肛毛绥螨	*Lasioseius analis*
26	巴氏下盾螨	*Hypoaspis pavlovskii*	55	贫板毛绥螨	*Lasioseius paucispathus*
27	兵下盾螨	*Hypoaspis miles*	56	前毛绥螨	*Lasioseius praevius*
28	胸前下盾螨	*Hypoaspis praesternalis*	57	中毛绥螨	*Lasioseius medius*
29	溜下盾螨	*Hypoaspis lubrica*			

注：引自罗礼溥和郭宪国。

3. 支序分类 在动物分类中,系统发育研究越来越受国内外学者的重视,国内外相继开展这方面的研究,并试图将其作为研究分类系统的基础。Henning(1966)提出通过重建系统发育来分析生物类群间的进化谱系关系,支序分类学就是以 Henning 学说为理论基础而发展起来的,目前已经成为比较生物学中的有效分析工具。支序分类学又称支序系统学或系统发育系统学(phylogenetic systematics),是研究分类单元之间的系统发育格局,其核心是运用共近裔性状(synapomorphies)确定源于共同祖先的姐妹群(sister group),用姐妹群和它们的共同祖先构成单系(monophyly)并由单系进行归类。系统发育反映的是生物分类单元在空间和时间上的进化过程。支序系统学严格地将分类建立在反映分类单元系谱关系的系统发育之上,并由相应的一整套方法来保证科学地推断这种系统发育关系。闫毅(2012)根据支序系统学的理论和方法,应用 Paup*4.0 软件中的 MP 和 NJ 两种建树方法,选取 76 个特征(72 个形态学特征+4 个生态学特征),采用 2 个外群,对采自云南省和贵州省的厉螨科 27 个代表属(亚属)进行了属间系统发育研究。两种分析方法得到的最简约支序图和最小进化树基本一致。结果显示:滇黔地区小兽体表 27 属(亚属)共聚为 6 支,其中 2 个分支与传统(经典)分类系统中厉螨科的厉螨亚科(Laelapinae)和下盾螨亚科(Hypoaspidinae)相对应。鼠厉螨属(*Mysolaelaps*)与下盾螨属(*Hypoaspis*)中的拟厉螨亚属(*Laelaspis*)和裸厉螨亚属(*Gymnolaelaps*)最先聚类成为一个单系,根据此结果,建议成立新的鼠厉螨亚科(Mysolaelapinae)。真厉螨属(*Eulaelaps*)由于具备特殊的大三角形足后板特征而独立成一支,根据此结果,建议将真厉螨属从传统分类系统的血革螨亚科分离出来,并建立独立的真厉螨亚科(Eulaelapinae)。除了上述特殊情况外,厉螨科其他各个属的聚类趋势基本上与现行的传统分类系统一致,如:鼠刺螨属(*Myonyssus*)仍按照传统分类系统归入鼠刺螨亚科(Myonyssinae);赫刺螨属(*Hirstionyssus*)与棘刺螨属(*Echinonyssus*)仍然归入赫刺螨亚科(Hirstionyssinae);血革螨属(*Haemogamasus*)与畸胸螨属(*Terasterna*)仍归入血革螨亚科;其他各属聚类形成 2 支,分别归入现行的厉螨亚科和下盾螨亚科。

二、区系特征

与其他所有的节肢动物类群一样,革螨区系研究是革螨研究的重要组成部分。动物区系(fauna)是指在一定历史条件下,由于地理隔离和分布区特性所形成动物类群。革螨区系(fauna of gamasid mites)是指特定地理区域内所有革螨种类组成的革螨种类群,这个革螨种类群是长期历史发展的结果,是在历史因素和生态因素共同作用下形成的自然革螨种类群。革螨区系特征主要包括以下基本内容:①特定地理区域内的革

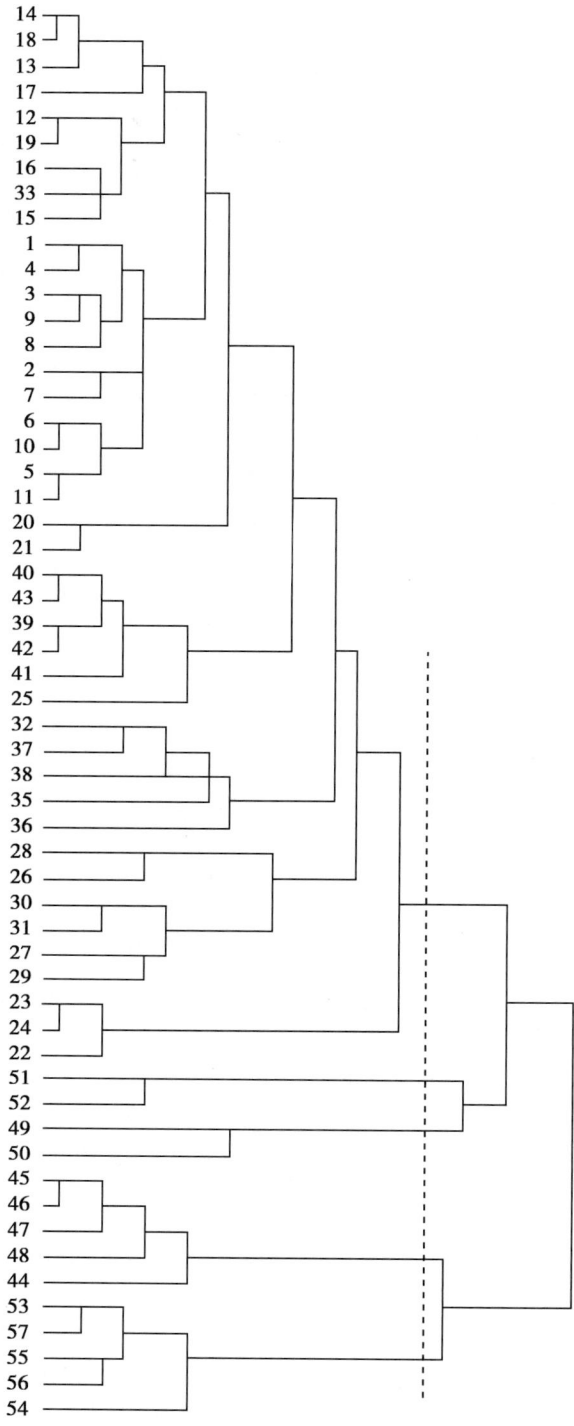

图 32-22 云 南 省 57 种 代 表 性 革 螨 种 类 的 数 值 分类—系统聚类树状图

(注:图中的数字是革螨代号,所代表的革螨种类详见"表 32-2")

(引自 罗礼溥、郭宪国)

螨种类数及种类名录,革螨物种多样性以及沿不同地理梯度(水平梯度和垂直梯度等)的分布和变化趋势;②特定地理区域内不同革螨种类的构成比例,革螨优势种、广布种和特征种以及沿不同地理梯度(水平梯度和垂直梯度等)的分布和变化趋势等。

(一) 区系概述

革螨区系研究旨在阐明一定地理区域中革螨的种类构成及分布状况,是革螨研究中最基本的研究。在革螨区系研究中,首先需要对拟研究的特定地理区域进行大量的现场调查和革螨采集。在完成现场调查和革螨采集后,接着就是对所采集的革螨进行标本制作和逐一分类鉴定,最后才是区系数据的统计分析。革螨分类鉴定是革螨区系研究中最重要和最关键的环节,因此在很多文献中,革螨区系和革螨分类是密不可分的,经常被称为革螨区系分类研究。

1. 革螨区系研究环节 革螨区系主要包括现场调查和革螨采集、革螨分类鉴定和数据统计分析三个基本环节。

(1) 现场调查和革螨采集:在革螨区系研究中,首先需要做的工作就是对拟研究的特定地理区域开展广泛的现场调查和革螨采集。一项较好的革螨区系研究,往往需要在一个较大的地域范围开展比较规范、系统和全面的现场调查和革螨采集,在现场调查之前,往往需要事先制定一个比较规范的分层抽样调查(stratified sampling investigation)方案,实际工作中对人力、物力和财力的消耗都比较大。革螨所涉及的范围很广,不同的革螨类群,其现场调查和革螨采集的具体方案是不一致的。对于与医学关系比较密切的体表寄生性革螨类群,在现场调查时,首先是要捕获到相应的宿主动物,然后再从每一个宿主动物体表采集其体表的革螨,所采集到的革螨一般用 70% 或 75% 的酒精固定保存。鼠类等小型哺乳动物(小型兽类或小兽)是革螨经常寄生的宿主动物,在开展鼠类等小兽体表革螨区系研究时,首先必须在现场调查中大量捕鼠,工作艰苦,工作量较大,需要投入较多的人力和财力,一些特殊地域的交通不便和各种潜在危险因素(暴雨、泥石流、山体滑坡等)的客观存在,往往使这种工作变得更加困难。在现场调查中,在完成了对每只宿主动物(鼠类等)体表革螨采集后,还需要结合宿主动物的形态特征,对所检查的宿主动物进行初步分类鉴定。对于鼠类等小兽,可以依据其外形、大小、毛色、体长、尾长、耳高和后足长等综合特征进行初步的种类鉴定。有些鼠种鉴定困难,对于难以在现场鉴定的宿主,则需要剥制头骨标本,然后根据头骨特征进行详细鉴定,宿主头骨鉴定的技术难度往往比较大。

(2) 革螨分类鉴定:在革螨区系研究中,对于从现场采集的大量革螨标本,必须按照脱水、透明和干燥等规范步骤,将每一只革螨制作成玻片标本,然后再在显微镜下,对照分类检索表,按照科、亚科、属、种的分类层次,对每一只革螨标本进行分类鉴定,直至鉴定到"种"的分类阶元。革螨的分类鉴定比较困难,技术难度较高,如果现场采集的革螨标本较多,就需要耗费大量的时间和精力。如前所述,由于各种主客观原因,我国老一辈革螨分类学家已相继退休和去世,我国革螨分类研究已经后继乏人,目前能够进行革螨分类鉴定的专门人才已经越来越少,形势比较严峻。

(3) 数据统计分析:在革螨区系研究中,最重要的统计分析就是对所鉴定出来的各种革螨进行构成比统计,然后依据构成比确定革螨的优势种等。近年来,在革螨区系研究中,有的学者已经将群落生态研究中的部分生态统计方法用到了革螨区系研究,如用 Shannon-Wiener 多样性指数(H)、Simpson 优势度指数(D)等参数来研究革螨的物种多样性(α 多样性和 β 多样性等),用 Pielou 均匀度指数(E)来研究革螨在各个动物地理小区分配的均匀程度,用系统聚类、极点排序和主成分分析排序等方法,进行不同动物地理小区相似性计算和区系划分等。

2. 革螨区系研究现状 传统的革螨区系研究主要局限于对特定地理区域的种类报道,种类记述和革螨名录是传统区系研究的重要表达形式。国内外关于革螨区系研究的文献都比较分散,近年来革螨区系研究的专门文献越来越少,且有限的研究大多来自非规范的零星调查或对历史资料的回顾性总结。由于人力、物力、财力、交通以及野外调查中难以预测的危险因素等制约,传统的革螨区系研究大多来自一些零星和不规范的调查,大多缺乏比较规范和科学的分层抽样调查设计,不但所报道的革螨种类较少,而且通常只能定性和粗略地反映革螨种类组成,难以定量、全面、准确地反映其物种多样性和区系分布规律,这是传统区系研究的明显不足。我国革螨区系研究主要来源于各个地方对革螨种类的零星报道,不同地方所报道的革螨种类数比较悬殊。郭宪国和顾以铭（1990）曾对贵州省思南县鼠类等小兽体表及窝巢的革螨进行过专门调查，报道了8科17属31种革螨。白学礼（1990）曾报道过宁夏的革螨区系情况并列出了革螨名录，宁夏的革螨区系主要属于古北界类型，截止到1990年，从宁夏回族自治区陆续发现和报道的革螨累计达到了11科34属93种和亚种。黄重安等（1995）曾报道过陕西省的革螨区系情况，陕西省的革螨区系主要属于古北界类型，兼有部分东洋界种类，截止到1995年，陕西省累计记载的革螨达到了15科39属98种。赵勇等（1996）曾报道了黑龙江省近40年的革螨调查结果，截止到1996年，黑龙江省累计报道了62种革螨。刘国平等（1998）曾报道了我国东北边境的革螨区系情况，作者于1980—1990年间对位于我国东北边境线上的吉林省和黑龙江省境内的6个县进行了鼠体寄生革螨调查，共采获革螨7 987只，鉴定为4科9属21种。郭宪国和钱体军（1998）曾对位于云南西部独龙江两岸的高黎贡山及担当力卡山的革螨区系进行过专门调查，主要调查了高黎贡山及担当力卡山1 400~3 500米的区域，从487只鼠类等小兽体表共采获革螨1 561只，经分类鉴定隶属5科12属31种。郑谊等（2002）报道过青海省的革螨名录，截止到2002年，从青海省境内陆续发现和报道的革螨种类累计达到11科26属89种。陶建武等（2005）曾经报道过湖北省的革螨区系构成，截止到2005年，湖北已知革螨有35属78种。在湖北已知的78种革螨中，东洋界种类36种，占46.2%；古北界种类25种，占32.1%；广布两界种类17种，占21.8%。罗礼溥等（2007）曾报道过1990年至2004年对云南省境内25个县（市）的革螨区系调查结果，从4目9科29属53种10 803只鼠类小兽体表共采集到革螨68 571只，经分类鉴定隶属10科33属112种，云南省革螨区系主要以东洋界种类为主，但兼有古北界种类，古北成分和东洋成分在云南省境内互相交融，导致了云南省革螨种类十分丰富，区系成分复杂多样。田珍灶等（2013）曾研究过中国蝙蝠寄生革螨的地理区系，累计报道蝙蝠体表寄生革螨53种，隶属蝠螨科的5个属和巨刺螨科的3个属。白学礼（2013）报道了采自宁夏境内昆虫体表及巢穴的中气门螨类，共9科26属60种。李海龙等（2014）报道了青海省革螨区系分布情况，截止到2014年，青海省累计报道的革螨达到了12科29属102种。卢苗贵等（2017）报道了浙江省革螨名录，截止到2017年，浙江省累计报道的革螨达到了13科27属53种。

（二）主要进展

以经典分类为基础的革螨区系研究是革螨研究中最基本的内容之一，但近年来却被学术界普遍忽视。革螨现场调查和采集工作大多比较艰苦、枯燥、耗时，对人力和财力的消耗也比较大。革螨的个体较小，肉眼和放大镜观察都是不能鉴定其种类的，而必须先制作成玻片标本，经过脱水、透明和干燥等处理后，然后在显微镜下，对照分类检索表进行分类鉴定，技术难度较高。由于上述诸多原因，目前高层次学者大多不愿意从事这种艰苦的工作，导致革螨区系研究的进展十分缓慢。

罗礼溥和郭宪国（2006）利用1994—2004年在云南省25县（市）的现场调查资料，用系统聚类分析对云南省的革螨区系分布规律进行了研究。结果显示，云南省革螨区系分为5个动物地理小区，即：横断山中部小区（Ⅰ）、横断山南部小区（Ⅱ）、滇东高原小区（Ⅲ）、滇西高原小区（Ⅳ）、滇南山地小区（Ⅴ）。横断山南部小区（Ⅱ）与滇东高原小区（Ⅲ）差异最小，首先聚为一类，这可能与这2个小区都处于西南区的西南山地亚区，地貌、气候、植被等较相似有关；横断山中部小区（Ⅰ）与滇西高原小区（Ⅳ）差异最大，说明这2个小区的革螨区系构成差异较大（图32-23）。

继罗礼溥和郭宪国（2006）的研究之后，李海龙等（2014）运用系统聚类分析（层次聚类法）对青海省的革螨区系进行了研究。结果显示，青海省医学革螨聚为两大类群，在距离系数为0.502水平上，黄土高原亚区（湟水河谷）、青海藏南亚区部分地区（环青海湖地区、黄南山地、果洛玉树高原）和羌塘高原亚区（青海羌塘高原）的革螨区系首先聚合为一个大的类群；在距离系数0.622的水平上，西部荒漠亚区（柴达木盆地和青海西祁连山地）和青海藏南亚区部分地区（青海中祁连山地、青海东祁连山地）的革螨区系聚为另一个大的类群。

彭培英和郭宪国（2019）研究了云南省革螨物种多样性和区系沿不同环境梯度的分布格局，结果显示，革螨物种多样性和区系分布沿着不同环境梯度

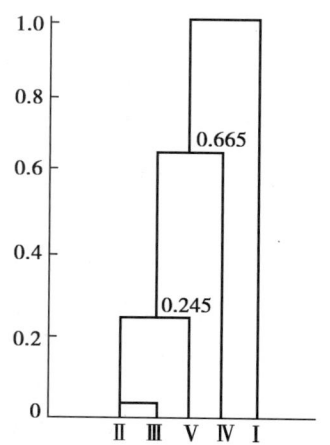

图32-23　云南省革螨区系分布聚类图

（引自 罗礼溥、郭宪国）

(如纬度和海拔)的变化而变化。在水平分布格局上,革螨的科、属、种丰富度,特有种丰富度和特有度,以及东洋界和古北界区系成分物种丰富度都呈现了随纬度增加先增高后降低的单峰分布格局,最大峰值出现在25°~27°N之间(图32-24,图32-25)。结果提示,形成物种密度高峰的主要原因可能是东洋界和古北界两大区系分界线和交错区的边缘效应。东洋界和古北界两大区系成分过渡或交错区的跨度在22°~29°N之间,并在25°~27°N之间共同构成了两大区系物种交汇和分异的中心,由于边缘效应的复杂的地理景观,这里的革螨科、属、种和特有种都具有较高的多样性。在垂直分布格局上,革螨的丰富度和物种多样性(包括α多样性和β多样性)随着海拔的升高,出现了先增高后降低的单峰分布格局,最大峰值出现在海拔2 000~3 000m之间,海拔2 000~3 000米的区域可能是两大区系物种交汇和分异的中心(图32-26,图32-27)。

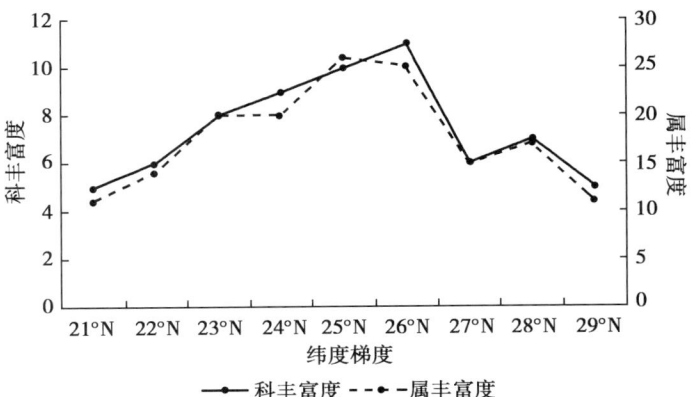

图 32-24 云南省革螨区系丰富度沿纬度梯度的变化趋势
(引自 彭培英、郭宪国)

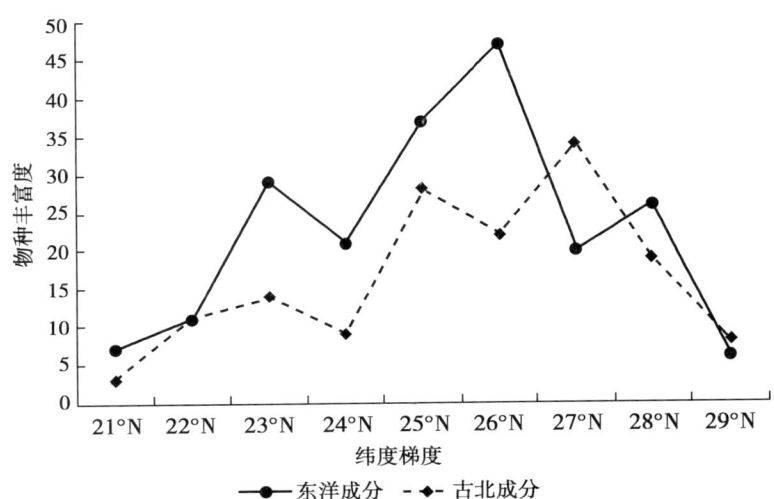

图 32-25 云南省革螨区系不同成分物种丰富度沿纬度梯度的变化趋势
(引自 彭培英、郭宪国)

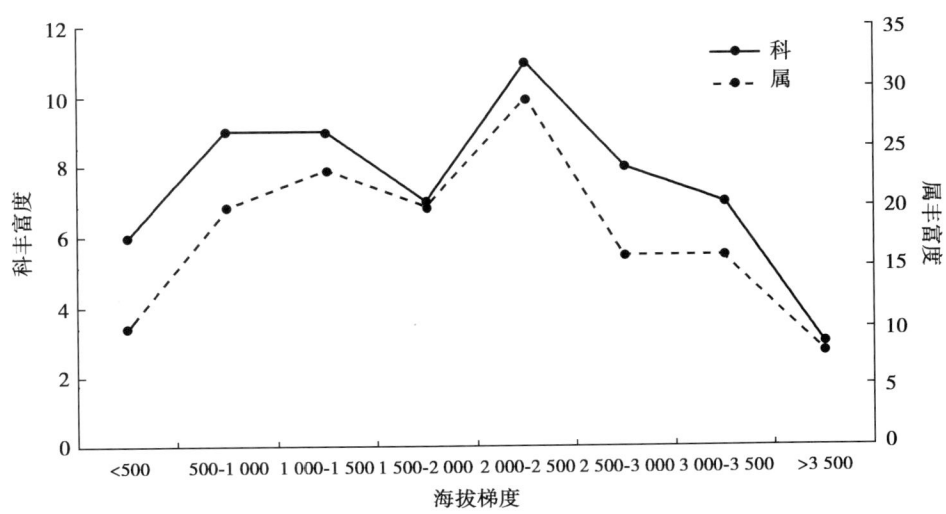

图 32-26 云南省革螨区系丰富度沿海拔梯度的变化趋势
(引自 彭培英、郭宪国)

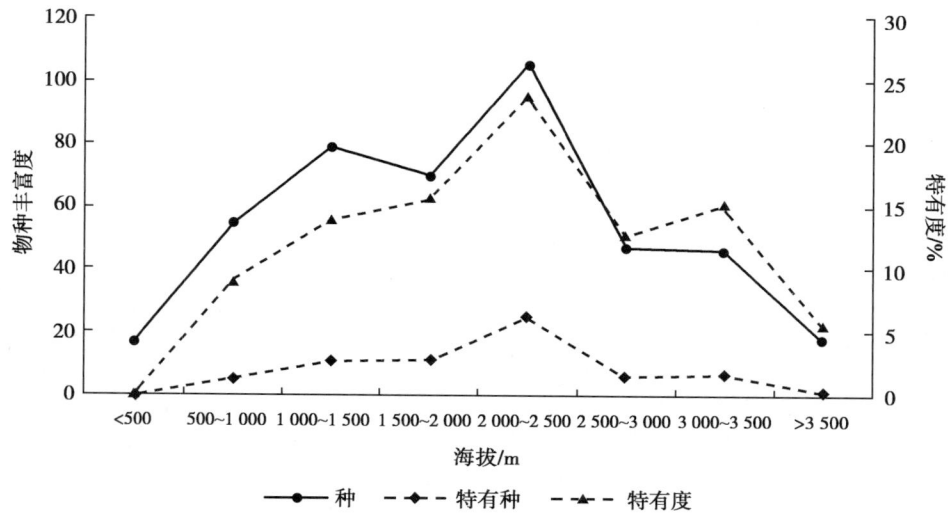

图 32-27　云南省革螨区系总物种数、特有种丰富度和特有度沿海拔梯度的变化趋势
（引自 彭培英、郭宪国）

三、中国重要科、属、种检索表

按照 Krantz（1978）建立的分类系统（分类体系）中，广义的革螨包括了革螨亚目的所有种类，下分 2 总股 5 股 19 总科 64 科，其中 2 个总股分别是单殖板总股（Monogynaspides）和三殖板总股（Trigynaspides）；5 个股分别是绥螨股（Sejina）、革螨股（Gamasina）、尾足螨股（Uropodina）、梭巨螨股（Cercomegistina）和角螨股（Antennophorina）；19 总科分别是绥螨总科（Sejoidea）、寄螨总科（Parasitoidea）、胭螨总科（Rhodacaroidea）、囊螨总科（Ascoidea）、植绥螨总科（Phytoseioidea）、真伊螨总科（Eviphidoidea）、异坑螨总科（Heterozerconoidea）、皮刺螨总科（Dermanyssoidea）、滨坑螨总科（Thinozerconoidea）、多盾螨总科（Polyaspidoidea）、尾足螨总科（Uropodoidea）、箭毛螨总科（Diarthrophalloidea）、梭巨螨总科（Cercomegistoidea）、角螨总科（Antennophoroidea）、谜螨总科（Aenictequoidea）、黑面螨总科（Celaenopsoidea）、巨螨总科（Megisthanoidea）、费螨总科（Fedrizzioidea）、副角螨总科（Parantennuloidea）。在 Krantz 分类系统中，狭义的革螨专指蜱螨亚纲、寄螨目、革螨亚目中的革螨股。

（一）革螨股的分总科检索表

此处采用 Krantz 分类系统，革螨股下分 7 个总科，即：寄螨总科、胭螨总科、囊螨总科、植绥螨总科、真伊螨总科、异坑螨总科和皮刺螨总科。革螨股分总科检索表见下。

革螨股分总科检索表（引自 Krantz）

1. 上殖板 1 块，很发达，具功能，若退化或无功能则为残片状，其上或两侧有生殖毛 1 对；成螨和第二若螨跗节 II～IV 具典型毛 18 根 $\left(3\ \dfrac{3}{2}\ \dfrac{1}{1}\ \dfrac{3}{2}\ 3\right)$〔若跗节有其他腹毛，但无附加前侧毛 a1（$a1_x$）〕；第一若螨跗节无腹中毛（某些专性寄生螨类跗节毛可能退化或缺如）；跗节 I 有爪或无爪；螯钳动肢中部和端部无外长物，但基部可有关节刷或毛刺；雄螨动肢常具导精趾或导精器官（异坑螨科例外，导精趾位于定趾上）；足 II～IV 上常有距刺或表皮突，导精时用以固定雌螨；雄螨口下板毛或突起一般与雌螨相同 ························单殖板总股 Monogynaspides··············· 2

　上殖板 3 块（2 块侧殖板，1 块中殖板）；具功能，或愈合或退化。若退化，则常具一块胸殖板；若愈合，愈合的胸殖板则覆盖生殖孔。成螨和第二若螨跗节 II～III 具毛 19 根 $\left(4\ \dfrac{3}{2}\ \dfrac{1}{1}\ \dfrac{3}{2}\ 3\right)$，跗节 IV 通常具前腹毛 av_3 和后腹毛 pv_3；第一若螨跗节 IV 具 av_3 和 pv_3，但缺前侧毛和中腹毛；跗节 I

通常无爪。螯钳动肢中部和端部具树状、刷状或丝状外长物,有时基部还有外长物;雄螨螯钳无导精趾,足上也无明显的距或刺,通常具膨大的或额外的口下板毛或突起……………………………………………………………………………………………三殖板总股 Trigynaspides

2. 上殖板很发达或退化,有些内寄生螨类可消失,通常其后部延伸超过足体,形成腹殖或腹肛愈合板,该板足体区有刚毛1对。胸板通常完全,偶尔退化或断裂。背板1-2块,无分离的缘板。成螨和第二若螨腿节Ⅳ有毛6根。如有口下板毛(Hyp)2和3,通常着生于同一水平。雄螨生殖孔位于胸板前缘或板内,具有前生殖孔的螨类,螯钳有导精趾或其他精包传递器,雄螨常具腿刺…………革螨股 Gamasina…………………………………………………………………………………………3

3. 雌螨胸板和胸后板愈合,具4对胸毛(St₁-St₄),St₁可位于板前缘的外长物上;上殖板前缘多为圆形,其后缘与腹肛板分离……………………………………………………胭螨总科(Rhodacaroidea)
雌螨胸板毛3对或更少,专性寄生螨类骨板有时退化或消失;后胸板分离或缺如,有时紧接胸板但不与其愈合;上殖板前缘平、尖或圆,后缘与腹板或腹肛板愈合,或不规则分节,有时无………4

4. 足毛序特征:胫节Ⅰ背毛5根,有时4根;胫节Ⅱ毛10根,少数7根或9根;胫节Ⅲ毛7根。捕食性,由昆虫或其他节肢动物传播……………………………………真伊螨总科(Eviphidoidea)
胫节Ⅰ背毛4或6根,若5根,则胫节Ⅱ具毛9根而否10根,或胫节Ⅲ毛多于7根。自由生活或寄生类………………………………………………………………………………………………5

5. 胸板断裂或退化,有紧接内足板的侧片取代,无胸隙孔2和3。末体腹面有1对明显的吸盘状黏附器(有些种类无)。雄螨螯肢定趾上常有导精趾……………异螨总科(Heterozerconoidea)
胸板可退化,但不如上述,有胸隙孔2和3(专性寄生种类有例外)。末体无黏附器。雄螨若有导精趾,则着生于动趾………………………………………………………………………………………6

6. 胸板完整,极发达,胸板毛3对,具隙孔2或3对。有气门板,至少延伸达基节Ⅱ水平;背板完整或分割,偶尔后缘退化,须肢跗爪常3叉。足组合毛序如下:膝节Ⅲ具后腹毛1根,胫节Ⅰ具后腹毛2根,胫节Ⅳ后背毛3根。在地皮营自由生活的捕食螨类…………寄螨总科(Parasitoidea)
胸板退化或多样,气门板无或极短。须肢跗爪2或3叉,某些寄生种类缺如。足组合毛序不同上述。营自由或寄生生活……………………………………………………………………………………7

7. 上殖板后缘平或微突(若圆,则肛板不为三角形),常远离肛板,有时紧靠腹肛板。营自由生活,寄生于节肢动物,由节肢动物或鸟类携带传播……………………………………………………8
上殖板后缘圆或尖,常远离三角形的肛板;上殖板有时延伸几乎紧接肛板,后缘平或内凹。捕食性,与昆虫有关,寄生于畜类体外或体内……………………………皮刺螨总科(Dermanyssoidea)

8. 成螨和第二若螨背毛少于20对,若多于20对,则无气门板,或胫节Ⅳ具前背毛2根。营自由生活,或寄生于昆虫或由其携播…………………………………………植绥螨总科(Phytoseioidea)
成螨和第二若螨背毛多于20对,营自由生活,或与节肢动物和鸟类有关…………囊螨总科(Ascoidea)

(二)重要总科的分科(亚科)检索表

在革螨股的7个总科中,皮刺螨总科是与医学关系最密切的一个总科,许多皮刺螨总科种类寄生在鼠类等小兽体表,鼠类等小兽是皮刺螨总科革螨最重要的宿主动物。

1. 皮刺螨总科分科检索表 中国皮刺螨总科已知种类已超过300种,隶属于7科5亚科42属,这7个科分别是:厉螨科、巨刺螨科、皮刺螨科、蝠螨科、瓦螨科、喘螨科和鼻刺螨科。中国皮刺螨总科分科检索表如下。

中国皮刺螨总科分科检索表(引自 王敦清)

1. 体型大,几丁质化强;背板整块覆盖背部,具狭窄而增厚的边缘,板上密布刚毛;螯肢短,定趾付缺;颚体上具3对刚毛;寄生于蜜蜂……………………………………………瓦螨科(Varroidae)
不具上述综合特征………………………………………………………………………………………2

2. 胸叉(原三胸板)付缺,或退化成小长方形或卵圆形的角质化板,其上无一对叉丝(1aciniae);须肢和躯体的毛序明显退化,毛呈微毛状;足Ⅰ胫节腹面毛不超过2根;专性寄生在哺乳类动物和鸟类的体外或体内···3
　　具胸叉(原三胸板);须肢转节、股节和膝节上具正常的2-5-6根毛,足Ⅰ胫节具2-4根腹毛;窝巢型或体外寄生的螨类···5

3. 寄生在哺乳类动物的呼吸道;成虫躯体细小,似蠕虫形;须肢胫节与跗节融合,雌性生殖板付缺··喘螨科(Halarachnidae)
　　寄生在鸟类的呼吸道或翼手目(Chiroptera)的体外;躯体正常,常呈背腹扁平;须肢胫节常与跗节分开;雌性生殖板可见或退化···4

4. 气门板发达而明显,寄生在翼手目的翼膜和尾膜上···························蝠螨科(Spinturnicidae)
　　气门板退化或付缺,寄生在鸟类的呼吸道·······························鼻刺螨科(Rhinonyssidae)

5. 成虫和若虫螯肢第二节明显延长,纤细柔软呈针状,趾细小,只占全长的1%;寄生在哺乳类和鸟类的体外···皮刺螨科(Dermanyssidae)
　　成虫和若虫螯肢第二节不呈针状,螯肢趾明显发达而坚硬,约占全长的6%以上;寄生于脊椎动物或与昆虫有关···6

6. 颚角呈角状,强或弱角质化;雌螨螯肢具齿和钳齿毛;雄螨具游离的导精趾或导精趾部分或全部与动趾融合;寄生于脊椎动物或与昆虫有关·······································厉螨科(Laelapidae)
　　颚角呈透明的叶状;雌螨螯肢无齿无钳齿毛,常具透明叶突;雄螨导精趾端部游离;脊椎动物体外专性寄生···巨刺螨科(Macronyssidae)

　　2. 厉螨科及其主要特征　在皮刺螨总科中,厉螨科是最大的一个科,营自由生活、兼性寄生或专性寄生,其主要鉴别特征如下:螯钳多为钳状(少数为剪状),具齿或不具齿。口下板毛3对。叉毛一般为2分叉。背板一块,覆盖背面大部分。生殖腹板大小不一,滴水状、囊状或其他形状。气门沟发达程度不一,典型种类很发达而且长,但少数种类付缺。胸叉发达,具叉丝。胸板刚毛一般为3对,或具若干根副刚毛。有些种类足基节上有距状毛或隆突;没有后跗节。雄螨腹面为一整块全腹板,很少分裂为胸殖腹板和肛板;其螯钳一般演变为导精趾(少数例外)。

　　3. 厉螨科分亚科检索表　按照Krantz(1978)的分类系统,厉螨科下面又进一步分为9个亚科,即:厉螨亚科、下盾螨亚科、血革螨亚科、赫刺螨亚科、鼠刺螨亚科、拟伊螨亚科(Iphiopsinae)、蜂伊螨亚科(Melittiphinae)、阿厉螨亚科(Alphalaelapinae)和拟厉螨亚科(Pseudolaelapinae),其中以厉螨亚科、血革螨亚科、下盾螨亚科和赫刺螨亚科种类最多,也最常见。在厉螨科的9个亚科中,我国已知有5个亚科,即:厉螨亚科、下盾螨亚科、血革螨亚科、赫刺螨亚科和鼠刺螨亚科,分亚科检索表如下。

中国厉螨科分亚科检索表(引自　顾以铭)

1. 背板密被刚毛,毛序不可辨认,生殖板、有时胸板和肛板上具有副毛;颚沟具10列或更多的横齿,每列有齿多枚;头盖大舌状。与鸟类、哺乳类在一起,巢栖或体外寄生···血革螨亚科(Haemogamasinae)
　　背毛稀少,毛序可辨;如背毛数较多则仅在背板的中部,且颚沟横齿每列仅1齿,生殖板无副毛;头盖边缘光滑,有锯齿或其他形状···2

2. 雌螨肛板异常发达,宽大于长,前缘凹入;二性的螯钳均细长、不具齿,雄螨动趾与导精趾完全融合;颚沟具9~12枚小齿,单个排成纵列;雌螨生殖腹板上具不成对的副毛···鼠刺螨亚科(Myonyssinae)
　　不具备上列综合特征···3

3. 足基节中一个或多个上具刺或距;螯钳长,占螯肢长的1/3,剪状。多寄生小哺乳动物体表···赫刺螨亚科(Hirstionyssinae)

各足基节（除了基节Ⅱ前刺外）不具刺或距；螯钳较粗短,多具齿 ··4

4. 体腹面具刺状和棘状毛；头盖膜状,无装饰；螯钳定趾常具膨大,有分类意义的钳齿毛,雄螨导精趾与定趾愈合；雌螨生殖腹板上具 1~4 对刚毛。多与哺乳动物在一起 ··· 厉螨亚科（Laelapinae）

体腹面的毛细弱,无刺状或棘状毛；头盖边缘光滑或锯齿状；螯钳钳齿毛细小,不明显,雄螨导精趾游离,未与定趾完全愈合；雌螨生殖腹板上 1 对刚毛,如多于 1 对时,这些毛都细小,不明显。多与昆虫在一起 ·· 下盾螨亚科（Hypoaspidiane）

（三）重要科的分属检索表

中国皮刺螨总科的 300 多种已知革螨隶属于 7 科 5 亚科 42 属,比较重要的科和亚科分别是厉螨亚科、血革螨亚科、赫刺螨亚科、皮刺螨科和巨刺螨科。

1. 厉螨亚科分属检索表　厉螨亚科包括的属较多,营自由生活、兼性或专性寄生,国内已知 16 属。厉螨亚科的主要鉴别特征：螯肢呈钳状,大多具齿。叉毛 2 分叉。背板一块,覆盖背面大部分。生殖腹板大小不一,滴水状,后部往往膨大。胸叉发达,具叉丝。气门沟通常延伸至足基节Ⅲ之前。雄螨腹面为一整块全腹板,很少分裂为胸腹殖板与肛板；其螯钳一般演变为导精趾。厉螨亚科的分属检索表如下。

中国厉螨亚科分属检索表（引自 顾以铭）

1. 背板刚毛很长,其末端明显超过下一刚毛的基部；螯肢细弱 ···················· 毛厉螨属（Tricholaelaps）

   背板刚毛不很长或细短；螯肢较粗壮 ··2

2. 胸板具刚毛 2 对,St_3 位于小骨板上 ··3

   胸板具刚毛 3 对,如是 2 对,则 St_1 在胸板前区内,而 St_1 仍在板上 ································4

3. 气门板宽阔；肛板很发达,呈横椭圆形 ····································· 新曲厉螨属（Neocypholaelaps）

   气门板狭窄；肛板不甚发达,呈心形 ··· 鼹厉螨属（Oryctolaelaps）

4. 生殖腹板具 4 对刚毛 ··5

   生殖腹板刚毛少于 4 对 ··9

5. 胸板长大于宽；背板刚毛较短,其末端达不到下一刚毛的基部 ···················· 鼠厉螨属（Mysolaelaps）

   胸板长小于宽,如大于宽则背板刚毛较长,其末端大多达到下一刚毛的基部 ·······················6

6. 生殖腹板舌状,后部膨大不明显；足Ⅰ、Ⅱ的膝节、胫节腹面各有一角质化的疣状突 ·······················
   ··· 疣厉螨属（Tylolaelaps）

   生殖腹板一般呈瓶状,后部明显膨大；足Ⅰ、Ⅱ无角化的疣状突 ·····································7

7. 生殖腹毛 $V1_2$ 呈棘状；各足跗节背缘具 2 个深色的角质化区 ························· 华厉螨属（Sinolaelaps）

   生殖腹毛均呈针状；各足跗节无角度化区 ···8

8. 足Ⅲ膝节具刚毛 9 根；足Ⅰ股节背面内侧的一对刚毛,其外侧的一根长于或等于内侧的一根 ··············
   ··· 厉螨属（Laelaps）

   足Ⅲ膝节具刚毛 8 根；足Ⅰ股节背面的刚毛内侧的一根明显较外侧的粗长 ·····························
   ··· 上厉螨属（Hyperlaelaps）

9. 生殖腹板具刚毛 2-3 对 ··10

   生殖腹板具刚毛 1 对 ··11

10. 生殖腹板在基节Ⅳ之后异常膨大,与肛板靠近 ································· 拟厉螨属（Laelaspis）

    生殖腹板短小,离肛板较远 ··· 竹厉螨属（Rhyzolaelaps）

11. 背板及体腹后缘的刚毛较宽,呈叶状或矛状 ································· 广厉螨属（Cosmolaelaps）

    背板及体腹后缘无上述刚毛 ··12

12. 背板刚毛细短,多达 50 对；口下板顶端具缨状细毛丛 ······················· 青厉螨属（Qinghailaelaps）

    背板刚毛不超过 40 对；口下板顶端无缨状毛丛 ··13

13. 足Ⅲ基节腹后缘刚毛刺状；背板中部刚毛细小，不易看清 ·················· 地厉螨属（*Dipolaelaps*）

足Ⅲ基节腹后缘刚毛针状；背板中部刚毛常形 ··· 14

14. 胸板宽大于长；钳齿毛明显，往往膨大 ·· 15

胸板长大于宽；钳齿毛细小，不明显 ·· 霍厉螨属（*Holostaspis*）

15. 足Ⅱ股节、膝节各具 1 距 ··· 阳厉螨属（*Androlaelaps*）

足Ⅱ无距 ·· 血厉螨属（*Haemolaelaps*）

2. **血革螨亚科分属检索表** 血革螨亚科为寄生性兼杂食性革螨，以鼠类等小型哺乳动物为主要宿主（寄主），经常出现在宿主的窝巢内，是巢栖型的重要吸血革螨。许多血革螨是多宿主性寄生，可以侵扰多种宿主动物，在自然疫源性疾病的传播上有重要意义。血革螨亚科的主要鉴别特征：中型到大型螨类。背板一块，板上密布刚毛，毛序不可辨认。雌螨生殖腹板小的呈水滴状，大的几覆盖腹部，但总与肛板分开，板上具刚毛 10~50 根以上。胸板与肛板上常具若干副刚毛。头盖多呈火舌状，边缘具齿。大多数种类螯钳呈钳状，具齿。血革螨亚科分 4 属：血革螨属、真厉螨属、短胸螨属（*Brevisterna*）与壮足螨属（*Ischyropoda*），国内仅发现前两属的种类，分属检索表如下。

中国血革螨亚科分属检索表（引自 顾以铭）

1. 足后板小，卵圆形；气门板狭窄；肛板倒梨形，常具多根副刚毛 ··············· 血革螨属（*Haemogamasus*）

2. 足后板异常发达，三角形；气门板宽阔；肛板三角形，宽度大于长度，仅具 3 根围肛毛 ·················
·· 真厉螨属（*Eulaelaps*）

3. **赫刺螨亚科分属检索表** 赫刺螨亚科经常寄生在啮齿类（鼠类）、食虫类和兔形类等小型哺乳动物体表，其主要鉴别特征是：螯钳长，约占螯肢长的 1/3，呈剪状。背板一整块，覆盖背面大部分。有些足基节上具刺或距。雌螨生殖腹板后部宽圆。雄螨全腹板在基节Ⅳ后略为膨大。赫刺螨亚科下分 2 属：棘刺螨属和赫刺螨属，分属检索表如下。

中国赫刺螨亚科分属检索表（引自 邓国藩）

1. 背板前端延伸成大的钩状突；基节Ⅱ前缘具异常粗大的钩状刺 ··············· 棘刺螨属（*Echinonyssus*）

2. 背板前端圆钝，不向前延伸；基节Ⅱ前缘如具钩状刺则较短小 ··············· 赫刺螨属（*Hirstionyssus*）

4. **皮刺螨科分属检索表** 皮刺螨科主要寄生于哺乳动物及鸟类体表，主要鉴别特征是：体型中等大小，但若虫和雌虫吸食后体可膨胀到很大。头盖常狭长而尖。雌螨螯肢第 2 节窄长，远超过第 1 节之长，呈刺针状，其端部具细小的螯钳，颚角膜质化不明显。躯体后缘宽圆。背板 1 整块或分为 2 块，具胸叉，边缘常有透明细齿。胸后板退化。肛板上具 3 根围肛毛，气门沟细长。各足具前跗节、爪垫及爪。皮刺螨科下分 3 个属：异皮螨属、皮刺螨属和拟脂刺螨属，分属检索表如下。

中国皮刺螨科分属检索表（引自 王敦清）

1. 背板分 2 块，胸板长约等于宽 ·· 异皮螨属（*Allodermanyssus*）

背板一整块，胸板宽略大于长或显著大于长 ·· 2

2. 胸板宽显著大于长，上具 1~2 对胸毛；生殖腹板后缘钝圆，雄螨全腹板上具 1 横线将板分为 2 部
分 ·· 皮刺螨属（*Dermanyssus*）

胸板宽略大于长，上具 3 对胸毛；生殖腹板后缘略尖；雄螨全腹板上无横线将板分开 ·················
·· 拟脂刺螨属（*Liponyssoides*）

5. **巨刺螨科分属检索表** 巨刺螨科与医学关系比较密切，该科中禽刺螨属的部分种类经常侵袭人体，

不但可以引起革螨性皮炎,还可以作为某些疾病的传播媒介。巨刺螨科的主要鉴别特征:体型中等大小。雌螨螯肢窄长,上无强度角质化的齿,无钳齿毛。颚角膜质,通常裂成叶突。须肢转节通常具脊状或片状的腹突,叉毛具2叉。颚沟通常具单列齿。背板一整块或分为前、后2块,后部逐渐收窄。胸后板退化,通常在表皮上具1对胸后毛。肛板上具1对肛侧毛和1根肛后毛。气门沟细长。足基节Ⅱ前部有一大的距突,其他基节无距突,但有时有小丘突。各足具前跗节,爪垫及爪。巨刺螨科下分4个属:肪刺螨属、肤刺螨属、禽刺螨属和巨刺螨属,分属检索表如下。

中国巨刺螨科分属检索表(引自 王敦清)

1. 背板分为前背板和后背板2块··2
   背板1整块···3
2. 胸板宽度约为长的2倍,板后缘常具角质增厚而色深的横带,St_1与St_2近等长,寄于蝙蝠或其他哺乳动物 ··肪刺螨属(*Steatonyssus*)
   胸板宽度大于长度2倍,板后缘不增厚,St_1比St_2小得多,寄生于鸟类············肤刺螨属(*Pellonyssus*)
3. 生殖腹板窄而尖,背板前部宽而后部渐尖 ··禽刺螨属(*Ornithonyssus*)
   生殖腹板后缘钝圆,有时略尖,背板两侧缘通常平行,且盖住大部分的背面························4
4. 胸板上第3对隙孔位于胸板后缘,雄螨腹面分为胸殖板与腹肛板 ··············浆刺螨属(*Ichoronyssus*)
   胸板上第3对隙孔位于腹面体壁上,雄螨腹面仅1整块全腹板 ···············巨刺螨属(*Macronyssus*)

(四)重要属的分种检索表

在整个革螨亚目和革螨股中,皮刺螨总科是与医学关系最密切的总科。皮刺螨总科涉及的属较多,此处仅列举一些重要属的分种检索表。

1. 厉螨属分种检索表   厉螨属是Koch在1836年建立的一个属,是寄生性革螨中的一大类群,分布于世界各地。厉螨属主要寄生于啮齿类等小型哺乳动物体表,经常出现在宿主巢穴中,有的种类与疾病传播有关。厉螨属的主要鉴别特征:中型或大型螨,体长可超过1mm;体色黄或褐。背板宽阔,中央部分常有锚状或十字形深色斑;通常具39对刚毛。胸板宽大于或小于长。生殖腹板具刚毛4对。肛板三角形或卵圆形。雄螨腹面为一整块的全腹板,在基节Ⅳ之后膨大;也有少数种类肛板分离。体毛和足毛往往粗大呈针状或刺状,基节上若干刚毛呈锥状。雌螨螯肢钳状,螯钳内缘具齿。雄螨螯钳往往演变为导精趾。厉螨属的种类较多,国内已有24种,分种检索表如下。

中国厉螨属分种检索表(引自 顾以铭)

1. 大型螨,体长超过1mm;胸板长大于宽(最窄处)··2
   体长不超过1mm;胸板宽(最窄处)大于长···6
2. 生殖腹板后缘深凹,与肛板凸出的前缘相隔很窄;肛侧毛长,末端达到肛后毛的基部 ················3
   生殖腹板后缘较平或浅凹,与肛板前缘相隔较宽,其间距至少约为肛门之长;肛侧毛短小,末端未
   达到肛后毛的基部 ··4
3. 胸叉紧靠胸板前缘,其间距小于胸叉之宽 ···赛氏厉螨(*L. sedlaceki*)
   胸叉离胸板前缘较远,其间距远大于胸叉之宽 ···毒厉螨(*L. echidninus*)
4. 生殖腹板刚毛$V1_1$,间距约等于$V1_4$间距;肛板前缘较平 ····································陈氏厉螨(*L. cheni*)
   生殖腹板刚毛$V1_1$,间距小于$V1_4$间距;肛板前缘略凸出 ···5
5. 生殖腹板后缘较窄,明显凹进;其与肛板间距至少为肛门之长,一般大于肛门长度;钳齿毛细小而
   直 ···特氏厉螨(*L. traubi*)
   生殖腹板后缘较宽而平,略凹进;其与肛板间距略小于肛门之长;钳齿毛细短,末端弯曲 ················
   ···福建厉螨(*L. fukienensis*)
6. 背板前缘及侧缘角化增厚,呈深色带;肛侧毛末端达到或略超过肛后毛基部 ································

···阿尔及利亚厉螨（*L. algericus*）

    背板前缘及侧缘无上述深色带···7

7. 基节 I 后缘具一对粗短棘状毛···8

    基节 I 后缘仅一根粗短棘状毛，另一根为常形刚毛·····························9

8. 体较大，长 694~767μm；胸板后缘凹进较浅；肛侧毛位于肛门中部水平·············

···鸿基厉螨（*L. hongaiensis*）

    体较小，长 567~610μm；胸板后缘凹进较深；肛侧毛位于肛门后缘水平·············

···土尔克厉螨（*L. turkestanicus*）

9. 背板前部和中部的刚毛粗短，呈锥形；胸板刚毛中至少 St_1 和 St_2 粗短，锥状·············10

    背板前部和中部的刚毛非粗短锥形；胸板刚毛针状·····························11

10. 肛板呈长卵形；肛侧毛细短，末端远未达肛后毛基部·············多刺厉螨（*L. multispinosus*）

    肛板呈倒梨形；肛侧毛长，末端达到或超过肛后毛基部·············鼠厉螨（*L. muris*）

11. 肛侧毛较肛后毛为长；生殖腹板刚毛 $V1_1$ 间距等于 $V1_4$ 间距·············徐氏厉满（*L. hsui*）

    肛侧毛较肛后毛为短；生殖腹板刚毛 $V1_1$ 间距大于或小于 $V1_3$ 间距·············12

    背毛 35 对，缺 D_7 与 I_{1-3}，S_{6-8} 与 D_8 很细小；体小，长未达 0.5mm；胸板宽，具后庇·············

···贫毛厉螨（*L. paucisetosa*）

12. 背毛 39 对，大小相近；体长超过 0.5mm···13

13. 生殖腹板刚毛 $V1_1$ 间距小于或约等于 $V1_4$ 间距·····································14

    生殖腹板刚毛 $V1_1$ 间距明显大于 $V1_4$ 间距·····································17

14. 生殖腹板刚毛 $V1_4$ 间距明显大于 $V1_1$ 间距；胸板具后庇·····························15

    生殖腹板刚毛 $V1_4$ 间距约等于 $V1_1$ 间距；胸板无后庇·····························16

15. 胸板前缘 St_1 外方有一透明的疣状突起；气门沟达基节 II 前部；钳齿毛烟斗状·············

···贵州厉螨（*L. guizhouensis*）

    胸板前缘无疣状突起；气门沟达基节 I 中部；钳齿毛更细长如药匙·············兴义厉螨（*L. xingyiensis*）

16. 腹表皮刚毛约 9 对；S_8 长仅为 S_7 的 1/2·····························纳氏厉螨（*L. nuttalli*）

    腹表皮刚毛 16 对；S_8 长约为 S_7 的 3/4·····························太原厉螨（*L. taingueni*）

17. 肛侧毛长，末端达到或超过肛后毛基部···18

    肛侧毛短，末端未达肛后毛基部···19

18. 胸板前缘在 St_1 间分界明显；肛侧毛长约为肛后毛的 2/3·············鼩厉螨（*L. clethrionomydis*）

    胸板前缘在 St_1 间分界不清楚；肛侧毛长约为肛后毛的 1/3·············金氏厉螨（*L. chini*）

19. 背板窄长，未完全覆盖背部；生殖腹板窄而短，与肛板间距约等于肛板之长·············柳氏厉螨（*L. liui*）

    背板卵圆形，几覆盖整个背部；生殖腹板宽且长，与肛板间距小于肛板之长·············20

20. 胸板无后庇；第一对胸毛长度超过胸板之长·····························极厉螨（*L. extremi*）

    胸板具后庇···21

21. 肛侧毛末端达到肛后毛基部；第一对胸毛长度超过胸板之长·············活跃厉螨（*L. hilaris*）

    肛侧毛末端未达肛后毛基部；第一对胸毛短于胸板之长·····························22

22. 胸板较窄长，后缘凹入较深，后侧角突出；生殖腹板前端窄，其宽度仅及 $V1_2$ 水平处宽的一半；

    $V1_4$ 靠得较近···巢鼠厉螨（*L. micromydis*）

    胸板较宽，后缘凹入较浅，后侧角不突出；生殖腹板前端较宽，约接近 $V1_2$ 水平处宽；$V1_4$ 相距稍

    远···耶氏厉螨（*L. jettmari*）

    2. 血厉螨属分种检索表 　血厉螨属为巢穴寄生型兼性吸血螨类，经常出现在宿主巢穴里，取食时爬上宿主体表。宿主动物广泛，以小型哺乳动物为主，在疾病传播上有重要意义。血厉螨属的鉴别特征：雌螨螯钳具齿。生殖腹板仅一对刚毛。各足基节无刺状或棘状刚毛。雄螨螯钳不呈剪状。体椭圆形，足较长。雌

螨胸板宽大于长。雄螨腹面通常为一整块全腹板,仅少数种类肛板分离。血厉螨属的种类较多,我国已发现 15 种,分种检索表如下。

中国血厉螨属分种检索表(引自 顾以铭)

1. 胸板具刚毛 2 对,St_1 位于胸板前区 ······2
   胸板具刚毛 3 对,St_1 位于或接近胸板的前缘 ······7
2. 背毛 M_{11} 特别长,长度约为 M_{10} 的 4 倍;背板上除主刚毛外还有 1-3 根副刚毛 ······3
   背毛 M_{11} 不特别长,长度约为 M_{10} 的 1.4-2 倍;背板上无副刚毛 ······4
3. 背毛 39 对(缺 I_4);肛板与生殖腹板间距明显大于肛门之长 ······李氏血厉螨(*H. liae*)
   背毛 40 对(具 I_4);肛板与生殖腹板间距小于肛门之长 ······特氏血厉螨(*H. traubi*)
4. 钳齿毛端部宽大,末端弯曲近 90 度;$V1_1$ 及生殖腹板周围的刚毛较腹后缘刚毛明显细短 ······
   ······三角血厉螨(*H. triangular*)
   钳齿毛端部较窄,末端微弯;$V1_1$ 及生殖腹板周围的刚毛较腹后缘刚毛略为细小 ······5
5. 跗节IV近基部背面有一根异常的长刚毛;生殖腹板窄长,末端超过 $V1_4$ 水平 ······6
   跗节IV无异常的长刚毛;生殖腹板较短,末端未达 Vl_4 水平 ······半漠血厉螨(*H. semidesertus*)
6. 钳齿毛柳叶状,中部不膨大;螯钳动趾 2 齿短小,定趾小齿不明显 ······东方血厉螨(*H. orientalis*)
   钳齿毛中部膨大,末端尖细,稍微弯曲;螯钳动趾 3 齿,定趾 2 齿明显 ······
   ······异样血厉螨(*H. anomalis*)
7. 胸板上第一对隙孔位于板的前缘 St_1 之间;F_1 粗刺状;腹后端有一对粗大而形状特殊的刚毛 ······
   ······前孔血厉螨(*H. praeporus*)
   胸板上第一对隙孔位于 St_1 之后;F_1 及腹后端的刚毛常形 ······8
8. 生殖腹板较短,末端未达 $V1_4$ 水平;背板多无副刚毛 ······9
   生殖腹板较长,末端达 $V1_4$ 水平;背板除主刚毛外尚具 1-3 根副刚毛 ······11
9. 背毛 38 对(缺 T_2);钳齿毛中部膨大,末端细窄而弯曲 ······格氏血厉螨(*H. glasgowi*)
   背毛 39 对;钳齿毛尖窄呈刺状 ······10
10. 生殖腹板短小,末端未达 $V1_3$ 水平;胸板后缘内凹;肛板长大于宽 ······
    ······小腹血厉螨(*H. minutiventralis*)
    生殖腹板较长,末端超过 $V1_3$ 水平;胸板后缘凸出;肛板长度小于或等于其宽 ······
    ······中华血厉螨(*H. chinensis*)
11. 背板具副刚毛 2~3 根 ······12
    背板具副刚毛 1 根 ······13
12. 足后板次大的一块呈<形;钳齿毛细窄,末端有时弯曲;生殖腹板后端较宽、圆钝 ······
    ······茅舍血厉螨(*H. casalis*)
    足后板次大的一块直长;钳齿毛基部稍膨大,末端弯曲达 90° 左右;生殖腹板后部圆 ······
    ······册亨血厉螨(*H. cehengensis*)
13. 钳齿毛基部较膨大,末端弯曲达 90° 左右;生殖腹板后部圆 ······
    ······鼯鼠血厉螨(*H. petauristae*)(=三都血厉螨 *H. sanduensis*)
    钳齿毛尖细、针状;生殖腹板后端较窄长 ······14
14. 肛侧毛位于肛门中横线之后,大于肛后毛;胸板前缘不清晰,后缘凹底达 St_3 水平;最大的足后板
    长卵形 ······中卫血厉螨(*H. zhongweiensis*)
    肛侧毛位于肛门中横线之前,与肛后毛约等长;胸板前缘清晰,后缘凹底未达 St_3 水平;最大的足
    后板窄长 ······心形血厉螨(*H. cordatus*)

3. **毛厉螨属分种检索表** 毛厉螨属共有 6 种,主要分布于亚洲和非洲,主要寄生在鼠类等小兽体表。

毛厉螨属特征:中型或大型螨类。骨化较弱,体各部分刚毛均细长;足I股节背面无突出的长刚毛,各足基节无刺状刚毛。生殖腹板具4对刚毛。雄螨全腹板完整。国内已知仅2种,分种检索表如下。

中国毛厉螨属分种检索表(引自 顾以铭)

1. 背板长度小于800μm;生殖腹板刚毛$V1_1$毛距倍于$V1_4$毛距;腹表皮毛12对 ···
·· 猪尾鼠毛厉螨($T. typhlomydis$)
  背板长度大于800μm;生殖腹板刚毛$V1_1$毛距约等于$V1_4$毛距;腹表皮毛25对 ·····································
·· 鼠颚毛厉螨($T. myonysognathus$)

4. **血革螨属分种检索表** 血革螨属的许多种类为巢栖型吸血螨,经常生活在宿主的窝巢内,取食时爬到宿主体上。宿主以小型哺乳动物为主,少数可出现在鸟类体表及窝巢。血革螨与疾病的关系已有不少报道,有的血革螨具有自然带毒及在实验条件下传播病原体的作用。部分血革螨种类可能与鼠疫、肠伤寒、土拉伦菌病等传播有关。赛氏血革螨、巢栖血革螨和按步血革螨体中曾分离出森林脑炎病毒,巢栖血革螨中曾分离出淋巴脉络丛脑膜炎和土拉伦斯病的病原体,拱胸血革螨曾中分离到鹦鹉热病毒,东北血革螨中曾分离出Q热和北亚蜱性斑疹伤寒立克次体。在实验室条件下,东北血革螨能人工感染鼠疫杆菌和出血性无黄疸性钩端螺旋体,黄鼠血革螨能感染布鲁氏菌等病原体。血革螨属的主要鉴别特征:头盖长,尖舌状。足后板不呈三角形,也不大。肛板倒梨形,常具多根副刚毛。生殖腹板一般不显著膨大,上具很多刚毛。螯钳具齿或不具齿,钳齿毛形状不一。雄螨全腹板在基节IV后相当膨大。导精趾等于或略大于动趾之长。血革螨属广泛分布于世界各地,已记录的种和亚种数约有60个,我国已报道的有37个,分种检索表如下。

中国血革螨属分种检索表(引自 顾以铭)

1. 胸板后缘深凹,凹底达St_1与St_2之间 ···························· 拱胸血革螨($H. pontiger$)
  胸板后缘平直或浅凹,凹底不超过St_2 ··· 2
2. 胸板3对主刚毛(St_{1-3})均光滑 ·· 3
  胸板3对主刚毛中至少St_1羽状 ··· 8
3. 胸板除3对主刚毛外具4-5根副刚毛 ···················· 南坪血革螨($H. nanpingensis$)
  胸板仅具3对主刚毛,无副刚毛 ··· 4
4. 生殖腹板刚毛20多根;肛板副毛6~7根 ····················· 脂刺血革螨($H. liponyssoides$)
  生殖腹板刚毛15根以下;肛板副毛不超过4根 ·· 5
5. 生殖腹板刚毛12-15根;肛板副毛4根 ·· 6
  生殖腹板刚毛9-10根;肛板副毛2根 ··· 7
6. 须肢转节内毛兔耳状;头盖齿突粗长 ······················ 贡山血革螨($H. gongshanensis$)
  须肢转节内毛针状;头盖齿突极细小 ······················· 云龙血革螨($H. yunlongensis$)
7. St_1在胸板前区,胸板前界不明显;气门沟达基节II,气门板延伸至基节II中部 ··················
··· 白尾鼫血革螨($H. parascaptoris$)
  St_1在胸板前缘,胸板前界清晰;气门沟不超过基节III,且无向前延伸的气门板 ···················
··· 峨嵋血革螨($H. emeiensis$)
8. 螯钳内缘无齿突或前端成勺状;体末有4根或更多显著长的刚毛 ···································· 9
  螯钳内缘具齿突;体末无上述长刚毛 ·· 10
9. 气门沟前端达基节II中部;背板椭圆形 ························ 四毛血革螨($H. quadrisetatus$)
  气门沟前端达基节I后部;背板橄榄形 ·························· 山区血革螨($H. monticola$)
10. 背毛三分叉;钳齿毛木耳状 ································· 三叉毛血革螨($H. trifurcisetus$)
  非如上述 ·· 11
11. 生殖腹板后部极为膨大,其最大宽度约为$V1_1$水平处宽度的3-4倍 ······························ 12

生殖腹板刚毛约 95 根；钳齿毛分支呈窄带状，末端圆，有一根基部膨大，末端较细，延伸很长………青海血革螨（*H. qinghaiensis*）

29. 钳齿毛尖细；生殖腹板刚毛约 40 根；背板前面 4 根、后面 2 根较长……唐克血革螨（*H. tangkeensis*）

钳齿毛窄柳叶状，末端微弯；生殖腹板刚毛 20 余根；背毛仅 F_1 粗长………按步血革螨（*H. ambulans*）

30. 钳齿毛具多个分支；生殖腹板全部密被刚毛………………………楠本血革螨（*H. kusumotoi*）

钳齿毛不分支；生殖腹板前部仅两侧有少数刚毛………………………………………………31

31. 胸板副毛 1~6 根………………………………………………………………………………32

胸板副毛 8 根以上，一般为 10 根以上…………………………………………………………34

32. 胸板长度大于宽度，两侧缘较直；St_{1-3} 均呈羽状；钳齿毛针状…………梯形血革螨（*H. trapezoideus*）

胸板宽度大于长度，两侧缘内凹；St_1 羽状，St_{2-3} 光滑；钳齿毛中部膨大………………33

33. 钳齿毛叶状，无纵轴；钳基毛较短，末端约达定趾中部…………达呼尔血革螨（*H. dauricus*）

钳齿毛蝌蚪状，具一窄长纵轴；钳基毛较长，末端约达钳齿毛基部……拟达呼尔血革螨（*H. paradauricus*）

34. 胸板 3 对主刚毛均呈羽状……………………………………………………………………35

3 对胸毛仅 St_1 羽状，其余 2 对光滑…………………………………………………………37

35. 胸板前缘明显内凹；气门沟达基节 Ⅱ 前缘………………………凹胸血革螨（*H. concavus*）

胸板前缘浅凹或略平直；气门沟达基节 Ⅰ 前缘…………………………………………………36

36. 生殖腹板副毛 50~59 根，均具小刺；足 Ⅱ 仅有羽状毛………湟中血革螨（*H. huangzhongensis*）

生殖腹板副毛约 20 根，均光滑；足 Ⅱ 除羽状毛外尚有粗大而尖的刺状毛……拟东北血革螨（*H. submandschuricus*）

37. 体腹面后端有一对长于肛后毛的长毛…………………………………………………………38

体腹面后端的刚毛短于肛后毛……………………………………………………………………39

38. 体较小 830μm×540μm；背板宽阔，覆盖整个背部；钳齿毛叶状，中部较宽………沙百灵血革螨（*H. calandrellus*）

体较大（1 120~1 270）μm×（680~850）μm；背板狭窄；钳齿毛矛状，较窄……荷氏血革螨（*H. hodosi*）

39. 背板宽阔；生殖腹板后部近圆形，后缘宽圆………………………伊氏血革螨（*H. ivanovi*）

背板狭窄；生殖腹板近后端最宽，后缘较平…………………东北血革螨（*H. mandschuricus*）

5. 真厉螨属分种检索表　真厉螨属为寄生性兼杂食性种类，经常出现在宿主的窝巢内，广泛分布于世界各地。真厉螨属中的厩真厉螨与疾病的关系研究得最多，曾报道从其体内分离出森林脑炎病毒、淋巴球性脉络丛脑膜炎病毒及 Q 热立克次氏体等病原体，并实验传播成功。近年我国学者证明厩真厉螨可作为野鼠型肾综合征出血热（流行性出血热）鼠间的传播媒介，并可能兼有储存宿主的作用，对在野鼠间传播流行性出血热和维持疫源地方面起着重要的作用，还可能是鼠-人之间此病的传播途径之一。真厉螨属特征：足后板显著大，呈三角形。生殖腹板在基节 Ⅳ 之后显著膨大。肛板宽短，三角形。气门板宽阔，后端膨大。头盖具毛状边缘，螯钳具齿，雄螨全腹板在基节 Ⅳ 后也非常膨大。真厉螨属中种类原有 10 余种，近年我国学者描述了不少新种，使我国本属的种类即达 15 种，分种检索表如下。

中国真厉螨属分种检索表（引自 顾以铭）

1. 足 Ⅱ 跗节和胫节或股节具兔耳状短毛；颚沟横齿仅 8 列……………吉林真厉螨（*E. jilinensis*）

足 Ⅱ 无兔耳状短毛，颚沟横齿在 9 列以上………………………………………………………2

2. 跗节 Ⅱ 具棘状毛…………………………………………………………………………………3

　　　　　跗节 II 无棘状毛 ·· 7

3.　跗节 II 具棘状毛 2 根，近基部者更粗大；各足基节具明显网纹；头盖前缘三齿突特长，有二、三级
　　分支，且可有重叠 ·· 松鼠真厉螨（*E. dremomydis*）
　　　　　跗节 II 具棘状毛 5-7 根；足基节网纹不明显；头盖齿突较短 ·································· 4

4.　跗节 II 具棘状毛 5 根；生殖腹板与肛板间距大于肛门长的 3 倍 ············ 仓鼠真厉螨（*E. cricetuli*）
　　　　　跗节 II 具棘状毛 6-7 根；生殖腹板与肛板间距等于或小于肛门长 ·························· 5

5.　跗节 II 具棘状毛 6 根；生殖腹板毛 54 根 ··· 新真厉螨（*E. novus*）
　　　　　跗节 II 具棘状毛 7 根；生殖腹板毛 40 根 ··· 6

6.　腹表皮毛 40 对以上；胸板前缘平直；气门板上的隙孔较气门为小 ···································
　　　　　　　　　　　　　　　　　　　　　　　　　　　　　　 甘肃真厉螨（*E. kanshuensis*）
　　　　　腹表皮毛 25 对左右；胸板前缘略凹；气门板上的隙孔大于气门 ·······························
　　　　　　　　　　　　　　　　　　　　　　　　　　　　　　 七棘真厉螨（*E. heptacanthus*）

7.　胸板宽阔，其宽度约为长度的 1.5（最窄处）至 2.5 倍（最宽处）；板的前缘凸出靠近胸叉基部 ·········
　　　　　　　　　　　　　　　　　　　　　　　　　　　　　　 宽胸真厉螨（*E. widesternalis*）
　　　　　胸板较长，其宽度与长度相近；板的前缘平直或内凹 ·· 8

8.　生殖板与腹板愈合处两侧凹陷很深，呈沟状 ·· 9
　　　　　生殖板与腹板愈合处两侧凹陷很浅，不呈沟状 ·· 11

9.　气门板后缘圆钝，有 3 条纵纹通向后缘，隙孔呈纺锤形 ··················· 草原真厉螨（*E. pratentis*）
　　　　　气门板后缘平截，有 2 条纵纹通向后缘，隙孔长圆或卵圆形 ································ 10

10.　生殖板腹板愈合处呈宽沟状；腹表皮毛 16 根，具 2、3 个小刺；气门板后内侧尖突；背毛约 300 根
　　　　　　　　　　　　　　　　　　　　　　　　　　　　　　 拟厩真厉螨（*E. substabularis*）
　　　　　生殖板腹板愈合处呈细沟状；腹表皮毛 40 根，均光滑；气门板后内侧圆钝；背毛约 210 根 ·····
　　　　　　　　　　　　　　　　　　　　　　　　　　　　　　 厩真厉螨（*E. stabularis*）

11.　气门板后端尖窄；体毛多而密：腹表皮毛多达 120 对，背毛约 480 根，腹毛 80~110 根，生殖腹板
　　　与足后板间有 2~3 根或更多的间毛 ··· 东方真厉螨（*E. dongfangis*）
　　　　　气门板后端平截或圆钝；体毛较稀少：腹表皮毛不超过 20 对，背毛最多不过 400 根，腹毛在 65
　　　根以下，生殖腹板与足后板间无间毛 ··· 12

12.　气门板后端圆钝，具 2 条纵纹 ·· 青海真厉螨（*E. tsinghaiensis*）
　　　　　气门板后端平截，具 2~4 条纵纹 ··· 13

13.　气门板后端具 4 条纵纹；背毛多达 400 根 ······································ 上海真厉螨（*E. shanghaiensis*）
　　　　　气门板后端 2~3 条纵纹；背毛 170~190 根 ·· 14

14.　胸板后缘凹入较深，凹底超过 St$_3$ 水平，气门板后端具 2 纵纹，另一横纹通至内侧缘；肛板前缘平
　　　直 ··· 互助真厉螨（*E. huzhuensis*）
　　　　　胸板后缘凹入较浅，凹底未达 St$_3$ 水平；气门板后端具 2~3 条纵纹；肛板前缘中央隆起 ·········
　　　　　　　　　　　　　　　　　　　　　　　　　　　　　　 森林真厉螨（*E. silvestris*）

　　6. 赫刺螨属分种检索表　　赫刺螨属全世界已记录 120 余种，我国已报道的种类有 43 种，其中古北界
的种类较东洋界的明显为多。该属主要寄生在啮齿类，亦常生活在其巢窝内。赫刺螨属特征：背板一整块，
覆盖背面大部分，其上刚毛一般为 23~27 对。胸后板付缺。生殖腹板舌形，后缘钝圆，有时平钝或渐窄，其
上刚毛 1 对（极少数为 2 对）。基节常有距刺，基节 II 前缘刚毛有时特化为刺状或勾状。跗节近末端或具一
对爪状刚毛。颚沟小齿一般为 11-18 横列，每列 1~4 齿。颚角似膜质。螯钳一般较长，通常约占螯肢长的
1/3，内缘不具齿，无钳齿毛。头盖长形，前缘光滑或裂成倒刺或毛缘状。雄螨全腹板完整，在基节 IV 后略为
膨大。螯钳动趾与导精趾完全愈合。赫刺螨属分种检索表如下。

中国赫刺螨属分种检索表(引自 邓国藩)

1. 大型螨,体长 1 650~2 150μm,背板尾端呈尾状突 ································· 巨腹赫刺螨(*H. ventricosus*)
   中小型螨,体长不超过 1 000μm ··· 2
2. 跗节 Ⅱ 近末端腹面无爪状刚毛 ··· 3
   跗节 Ⅱ 近末端腹面有爪状刚毛一对 ·· 6
3. 基节 Ⅳ 具一刺;生殖腹板与肛板的距离约等于肛板之长 ················· 湖北赫刺螨(*H. hupehensis*)
   基节 Ⅳ 无刺 ·· 4
4. 基节 Ⅱ 具 3 刺,其腹面前缘刚毛粗短,似爪状 ································· 松鼠赫刺螨(*H. sciurinus*)
   基节 Ⅱ 具 1 或 2 刺,其腹面刚毛常形 ··· 5
5. 基节 Ⅱ 只具 1 背刺;胸板后缘略内凹 ··· 青海赫刺螨(*H. qinghaiensis*)
   基节 Ⅱ 除背刺外,腹面还有 1 刺;胸板后缘明显内凹,凹底达到或将达到 St₂ 的水平线 ················
   ··· 淡黄赫刺螨(*H. isabellinus*)
6. 基节 Ⅳ 有 1 刺 ·· 7
   基节 Ⅳ 无刺 ··· 23
7. 胸板后缘近于平直或略凸出,呈矩形或六边形 ·· 8
   胸板后缘内凹,呈拱形 ··· 15
8. 胸板呈六边形 ··· 9
   胸扳呈矩形或梯形 ··· 12
9. 背板后部急剧收窄,末端形成尾状突;背板刚毛25 对,无 I₂ 毛 ···
   ·· 黄龙赫刺螨(*H. huanglungensis*)
   背板后部逐渐收窄,末端窄钝;背板刚毛26 对,有 I₂ 毛 ··· 10
10. 基节 Ⅰ 有 1 粗短的刺;胸板前缘中段界线不清 ····························· 显跗赫刺螨(*H. distinctitarsus*)
    基节 Ⅰ 无刺;胸板前缘界限清晰 ··· 11
11. 气门沟较短,前端达基节 Ⅱ 后缘;背板两侧缘略平行,S₅~S₇ 部位不明显凸出 ··························
    ··· 鼯鼠赫刺螨(*H. trogoptera*)
    气门沟较长,前端达基节 Ⅰ 后缘;背板两侧缘弧形内凹,S₅~S₇ 部位明显外凸 ··························
    ··· 宗华赫刺螨(*H. chungwalii*)
12. 基节 Ⅰ 具 1 短刺;背板刚毛21~23 对 ··· 哈氏赫刺螨(*H. hatsukoae*)
    基节 Ⅰ 无刺;背板刚毛26 对或27 对 ·· 13
13. 基节 Ⅱ 具 2 刺,腹面后缘有一丘状突 ··· 中印赫刺螨(*H. indosinensis*)
    基节 Ⅱ 具 3 刺;腹面后缘无丘状突 ··· 14
14. 基节 Ⅱ 腹面后缘的刺明显大于基节 Ⅲ 后缘的 2 刺;基节 Ⅱ 腹面前缘的勾状刺异常发达 ··············
    ··· 越中赫刺螨(*H. callosciuri*)
    基节 Ⅱ 腹面后缘的刺明显小于基节 Ⅲ 的 2 刺;基节 Ⅱ 腹面前缘的勾状刺不发达 ·····················
    ··· 线鼠赫刺螨(*H. tamiopis*)
15. 基节 Ⅱ 只有背刺,无腹刺 ··· 16
    基节 Ⅱ 除背刺外,还有 1 腹刺 ··· 19
16. 基节 Ⅲ 具 1 刺和 1 丘状突;生殖腹板显著宽短 ····························· 四川赫刺螨(*H. szechuanicus*)
    基节 Ⅲ 具 2 刺,无丘状突 ·· 17
17. 胸板后缘深凹,凹底达到或超过 St₂ 的水平线;背毛 ET₁ 在板内 ··· 18
    胸板后缘浅凹,凹底达不到 St₂ 的水平线;背毛 ET₁ 在板外 ··
    ··· 内蒙伊赫刺螨(*H. transiliensis neimongkuensis*)
18. 背板两侧缘平行;肛板前缘较平直 ·· 鼠兔赫刺螨(*H. ochotunae*)

　　背板两侧缘弧形浅凹;肛板前缘圆弧形 ·· 黄鼠赫刺螨(*H. citelli*)

19. 基节Ⅱ腹面前缘刚毛粗短,似爪状;背板具鳞纹 ·· 20
　　基节Ⅱ腹面前缘刚毛常形 ··· 21

20. 背板刚毛23对;肛板宽卵形 ··· 鼩鼱赫刺螨(*H. soricis*)
　　背板刚毛26对;肛板卵形,较窄 ·· 斋桑赫刺螨(*H. zaisanica*)

21. 基节Ⅱ腹面的刺明显小于基节Ⅲ的内侧刺;肛板后端平钝 ··· 新华赫刺螨(*H. neosinicus*)
　　基节Ⅱ腹面的刺与基节Ⅲ的内侧刺大小约相等 ·· 22

22. 背板亚缘毛(S)少于8对 ··· 23
　　背板亚缘毛8对(S_1-S_8) ··· 24

23. 背板亚缘毛5对;生殖腹板与肛板的距离明显大于肛门之长 ··· 田鼠赫刺螨(*H. microti*)
　　背板亚缘毛6对;生殖腹板与肛板的距离等于或略小于肛门之长 ······································· 鼩鼱赫刺螨(*H. sunci*)

24. 体卵圆形,后部较前部膨大;背板两侧缘平行垂直,边缘刚毛比中部刚毛(D_1-D_7)明显较长;肛
　　板末端较窄钝 ··· 仓鼠赫刺螨(*H. criceti*)
　　体椭圆形,前部与后部约等宽;背板两侧缘浅凹,边缘刚毛与中部刚毛约等长;肛板末端较宽钝
　　··· 25

25. 胸板后缘深凹,凹底达St_1与St_2之间;胸板自第1对隙孔至前缘有月牙形角化增厚区 ·····················
　　··· 毛足鼠赫刺螨(*H. phodopi*)
　　胸板后缘凹入较浅,凹底约达St_2水平线;胸板靠近前缘无增厚区 ···································· 鼹鼠赫刺螨(*H. musculi*)

26. 基节Ⅱ具2刺 ··· 27
　　基节Ⅱ只具1背刺 ··· 28

27. 背板后端显著收窄,呈尾状突;胸板后缘近于平直 ·· 社鼠赫刺螨(*H. confucianus*)
　　背板后端宽圆,不呈尾状突;胸板后缘内凹 ··· 小赫刺螨(*H. minor*)

28. 胸板后缘内凹 ··· 29
　　胸板后缘外凸或平直 ··· 31

29. 生殖腹板两侧缘平行,后缘平直,略呈长方形,其上密布小刻点 ·· 拟小赫刺螨(*H. subminor*)
　　生殖腹板向后收窄,呈舌状,其上无小刻点 ··· 30

30. 背板前部明显宽于后部,似卵形,气门沟前端达基节Ⅰ中部 ··· 鞍形赫刺螨(*H. selliformis*)
　　背板前部与后部约等宽,椭圆形;气门沟较长,前端达基节Ⅰ之前 ···
　　··· 兴海赫刺螨(*H. xinghaiensis*)

31. 基节Ⅱ腹面有一丘状突 ··· 32
　　基节Ⅱ腹面无丘状突 ··· 35

32. 背板末端显著收窄,呈尾状突;胸板最窄处之宽为中部之长的2倍以上 ·· 33
　　背板末端圆钝,不呈尾状突;胸板最窄处之宽不及中部之长的2倍 ·· 34

33. 背板刚毛26对(ET_1、ET_2在板内),胸板后缘平直 ··· 安塞赫刺螨(*H. ansaiensis*)
　　背板刚毛23对(ET_1、ET_2在板外),胸板后缘略凸 ··· 乔治亚赫刺螨(*H. georgicus*)

34. 肛板前部最宽,长卵形;胸板矩形,宽明显大于长 ·· 鼬赫刺螨(*H. mustelae*)
　　肛板中部最宽,似鼓形;胸板近于方形,宽略大于长 ·· 刻点赫刺螨(*H. punctatus*)

35. 背板刚毛27对(有I_3,如无,则S_3和S_4内侧各具1根副毛) ·· 36
　　背板刚毛26对或少于26对(无I_3) ··· 39

36. 背板前端与后端约等宽;胸板后缘内凹 ·· 黄河赫刺螨(*H. huangheensis*)
　　背板前端明显宽于后端;胸板后缘略外凸 ··· 37

37. 背板末端呈乳状突;背板有I_3毛 ··· 38
　　背板末端圆钝,无乳状突;背板无I_3毛 ··· 宁夏赫刺螨(*H. ningxiaensis*)

38. 背板椭圆形,后部较前部略窄 ··· 陕西赫刺螨(*H. shensiensis*)

背板瓜子形,后部较前部明显收窄·······································山区赫刺螨（*H. montanus*）

39. 背板刚毛23对;基节Ⅰ腹面近后缘有一丘状突·····························鼢鼠赫刺螨（*H. myospalacis*）

背板刚毛26对;基节Ⅰ腹面无丘状突···40

40. 胸板方形,最窄处之宽约等于或稍大于中部之长;气门沟前端达基节Ⅰ中部·····················

··甘肃赫刺螨（*H. gansuensis*）

胸板矩形,最窄处之宽明显大于中部之长;气门沟前端达基节Ⅰ前部·····················41

41. 背板前端明显宽于后端,杏仁形;肛板后端尖窄·····················新疆赫刺螨（*H. xinjiangensis*）

背板前端等于或略宽于后端,椭圆形;肛板后端较宽而平钝·································42

42. 背板较宽阔,其上刚毛很细小;腹部表皮刚毛26对,较肛板刚毛短小·····················

··草原赫刺螨（*H. pratentis*）

背板较为窄长,其上刚毛较明显;腹部表皮刚毛14对,与肛板刚毛约等长·····················

··吉林赫刺螨（*H. kirinensis*）

7. 皮刺螨属分种检索表　皮刺螨属是寄生于鸟类的体表寄生虫。皮刺螨属特征:雌螨螯肢狭长,末端具很细小的螯钳。背板1块,不能覆盖住体背的全部,板的两侧缘及后缘裸露,板上刚毛较少。胸板宽度远大于长度,略呈拱形,上具1-2对胸毛。生殖腹板前缘较宽,后缘钝圆,上具1对刚毛。肛板呈圆盾形,肛门位于板的后半部。雄螨全腹板不分开,仅在足Ⅳ基节之后由一横线分为两部分。雌雄体表均具明显的线纹。我国皮刺螨属最主要的种类是鸡皮刺螨（*Dermanyssus gallinae* Degeer,1778）,同物异名有:鸡蚤螨（*Pulex gallinae* Redi,1674）、鸡螨（*Acarus gallinae* Degeer,1778）。皮刺螨属（雌螨）分种检索表如下。

中国皮刺螨属分种检索表(引自　顾以铭和田庆云)

1. 体较大,体长超过700μm···2

体较小,体长不及700μm···4

2. 背毛21对,毛较长,达到或超过下列毛基;胸板略呈长方形,具刚毛3对·········鼠皮刺螨（*D. muris*）

背毛20对以下,毛较短,达不到下列毛基;胸板拱形,仅具2对毛·······························3

3. 背板较宽,背毛12对,S_1后具肩孔;气门沟短,约与气门等长,前端不超过基节Ⅲ中部·····················

··短沟皮刺螨（*D. brevirivulus*）

背板较窄,背毛15对,无肩孔;气门沟长,前端达到基节Ⅱ前部·············鸡皮刺螨（*D. gallinae*）

4. 背板较宽,具肩孔;背毛较短,F_1在板上,I_1、D_7在板外;气门沟达基节Ⅲ之前;肛板较长·····················

··美洲皮刺螨（*D. americanus*）

背板较窄,无肩孔,侧缘在D_3水平后又膨出;背板较长,F_1在板外,D_7在板上;气门沟达基节Ⅲ中部;肛板较宽···五台皮刺螨（*D. wutaiensis*）

8. 禽刺螨属分种检索表　禽刺螨属是寄生于哺乳类和鸟类的体表寄生虫。禽刺螨属特征:雌螨背板整块,前方较宽阔,向后逐渐细窄。生殖腹板狭窄,后缘尖锐,板上具1对刚毛。雄螨背板较宽阔、全腹板在足Ⅳ基节之后不膨大。各足基节腹面无刺或距。禽刺螨属分种检索表如下。

中国禽刺螨属分属检索表(引自　王敦清)

1. 背板中部刚毛较长,其末端达到或超过下一刚毛的基部;背表皮刚毛长度与板内的相差不多·············

··柏氏禽刺螨（*O. bacoti*）

背板中部刚毛较短,其末端不达到下一刚毛的基部···2

2. 背板两侧的后部向内收缩;胸板具2对刚毛·····························林禽刺螨（*O. sylviarum*）

背板两侧的后部不向内收缩;胸板具3对刚毛·····························囊禽刺螨（*O. bursa*）

9. 下盾螨属分种检索表　背板一整块,卵圆形,其上刚毛一般为 37 对,有时在后部有 2 根副毛。雌螨胸板通常长大于宽,或彼此相等,后缘一般凸出或平直;板上刚毛 3 对。生殖腹板舌状或水滴状,一般为短小,亦有后部伸长或膨大;板上刚毛通常为 1 对,有时或 2~4 对。肛板通常为圆角三角形,亦有呈倒梨形或卵圆形。足后板细小或发达。螯肢几丁质化较强,动趾一般具 2 齿,定趾具一列齿;钳齿毛细短,不明显。须肢叉毛 2 或 3 叉。头盖前缘光滑或锯齿状。颚沟一般具 6 横列小齿。颚角窄长,末端尖细。足Ⅱ一般无刺状刚毛。雄螨腹面通常为一整块全腹板,其上除肛毛外具 9 或 10 对刚毛;有时肛板分离。导精趾指状,不与动趾愈合,且超出动趾之上。

中国下盾螨属分种检索表(引自　邓国藩)

16. 背板前部宽,后部明显收窄,近似盾形;胸板具隙孔3对,第3对位于该板后缘上 ··························· ·· 尖背下盾螨(*H. acutiscutus*)

　　背板前、后部约等宽,呈椭圆形;胸板具隙孔2对 ··· 17

17. 背板主刚毛37对,窄叶状;腹部表皮刚毛中部为针状,后部为窄叶状 ················ 兵下盾螨(*H. miles*)

　　背板主刚毛39对或40对,弯刀状或矛头状;腹部表皮刚毛非如上述 ································· 18

18. 胸板前缘界线清晰;腹部表皮刚毛7对或8对 ·· 19

　　胸板前缘界线不清;腹部表皮刚毛13~16对 ··· 20

19. 背板主刚毛40对,无副刚毛;胸板前缘平直,后缘中部浅凹 ··············· 力氏下盾螨(*H. hrdyi*)

　　背板主刚毛39对,有副刚毛2根;胸板前后缘均双峰形凸出,中部凹入 ········ 李氏下盾螨(*H. leeae*)

20. 背板刚毛弯刀状;胸板后缘凸出 ·· 空洞下盾螨(*H. vacua*)

　　背板刚毛矛头状;胸板后缘凹入 ·· 黔下盾螨(*H. chianensis*)

（郭宪国　赵成富）

第三节　生物学

　　生物学是研究生命现象和生物活动规律的科学,是研究生物各个层次的种类、结构、发育和起源进化以及生物与周围环境的关系的学科。生物学是自然科学的一个门类,研究生物的结构、功能、发生和发展的规律。本节主要从生活史、生活习性、发育与繁殖、食性和寿命、遗传等方面来描述革螨的生物学特性。

一、生活史

　　革螨的基本生活史通常包括卵（egg）、幼螨（larva）、第一若螨（protonymph,N_1）、第二若螨（deutonymph,N_2）和成螨（adult）5个阶段。革螨有卵生、胎卵生,也有可直接产幼螨或第一若螨（图32-28）。各期发育完全,是自由生活型的特点,如埋异肢螨（*Poecilochirus necrophori*）和钝绥螨。

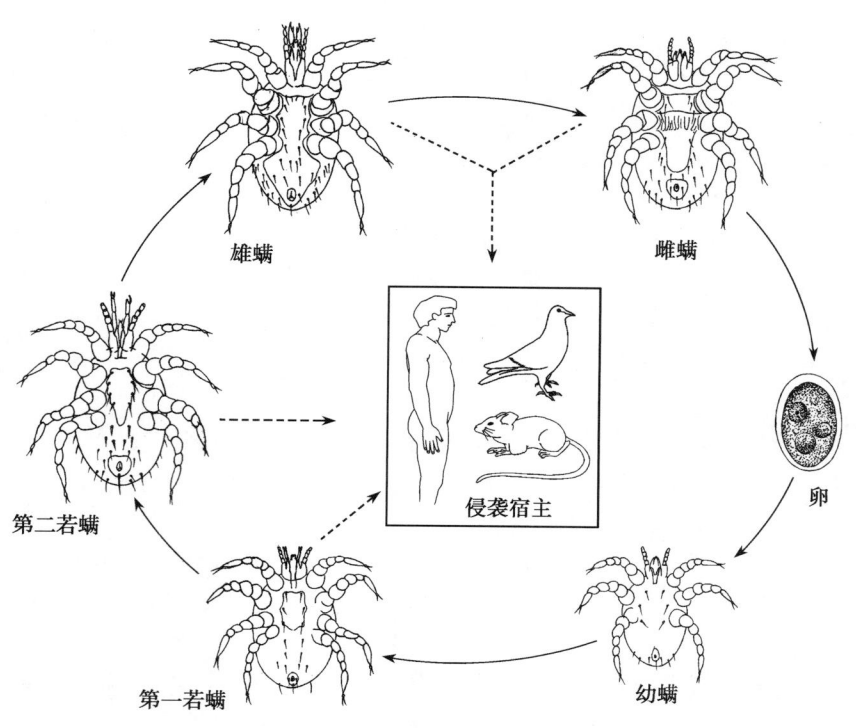

雄螨　　　　雌螨

卵

第二若螨　　侵袭宿主

第一若螨　　幼螨

图32-28　革螨的生活史

（引自 李朝品）

寄生型革螨的生活史发育期数减少,即幼螨甚至第一若螨发育胚胎化,如长血厉螨(*Haemolaelaps longipes*)雌螨产含发育为幼虫的卵;格氏血厉螨、鼠颚毛厉螨(*Tricholaelaps myonysognathus*)产卵极少见,且无生活能力,产幼螨是主要生殖方式;毒厉螨都是直接产幼螨;茅舍血厉螨(*H. casalis*)以产第一若螨为主,有时产幼螨,产卵极少。孟阳春(1959)观察个别饲养的70只已交配的雌螨,1个月共产116只第一若螨,51只幼螨和4只卵。子午赫刺螨(*H. meridianus*)幼螨或第一若螨均在产出的卵内发育,其第一个胚胎后期就是第二若螨。缩减发育期可以降低幼期死亡率,首先是胚胎化期以细胞营养方式,即以卵黄为营养物质,减少饿死机会,减少摄食过程遭到宿主或其他掠食者攻击等危险机会;其次各幼期对于干燥和其他不良环境抵抗力弱,胚胎化也可提高幼期的成活率。有关革螨生活史已有不少报道,共有19种革螨各期须肢毛数目和发育时间列于表32-3和表32-4。

革螨虫期检索表(引自 李朝品)

1. 足3对,无气门 ··· 幼螨
   足4对,有气门 ·· 2
2. 生殖孔位于胸板前缘,螯肢演变为导精趾 ··· 雄螨
   生殖孔不在胸板前缘,螯肢正常 ·· 3
3. 胸板与肛板之间具生殖板,或胸板与腹肛板之间具生殖板 ······································ 雌螨
   仅有胸板与肛板,两板之间无其他骨板 ··· 4
4. 胸板刚毛3对,两块背板之间尚具数块岛状骨板 ··· 第一若螨
   胸板刚毛4对,背板与其成螨相同 ··· 第二若螨

表 32-3 革螨各期须肢毛的分布及数目

发育各期	转节	股节	膝节	胫节	跗节
幼螨	2	4	5	12	11
第一若螨	1	4	5	12	15
第二若螨和成螨	2	5	6	14	15

注:引自李朝品。

表 32-4 革螨发育各期所需的时间(天数)

种名	温度/℃	卵期	幼螨	N1	N2	♀生殖前期	卵→成螨	资料来源
毒厉螨	25	—	1	5	4~5	3~6	12	李英杰,1965
	30		1	3~11	3~9	5~6		Owen,1956
格氏血厉螨	25	1	1	4~8	3~5	8~14		孟阳春,1975
						4~28		刘淑贞,1963
茅舍血厉螨	25~30	1~2	1~2	4~7	4~10	7~14	15~27	孟阳春,1959,1964
长血厉螨	20~25	1~8	2~3	4~9	6~14			Мороэова,1957
半漠血厉螨	24~26		1	4~5	2~3	7~11		Reythla,t 1965
中心血厉螨	27	1.75	1.16	3	2.66		10~11	Furman,1966
鼠颚毛厉螨	25	1	1	3~17	2~17	5~30		王敦清,1965
	30	1	1	4	5~8			Mitchell,1957
厩真厉螨	22~25	—	1	2~3	2~3			Коэлова,1957
巴氏阳厉螨	18~20			3~4	7~10			Volkova,1975
血红异皮螨	25~28	5	2~3	6	5~6	3~13		Волчане-цьая 等,1955
鸡皮刺螨	26.5~28	1~2	1	1	2		8~9	Sikes 等,1954

种名	温度/℃	卵期	幼螨	N1	N2	♀生殖前期	卵→成螨	资料来源
林禽刺螨	25.6~28	1	1	1~1.5	1		5~7	Sikes 等,1954
囊禽刺螨	25.6~28	1.5~2	1	1.5~2	1		5~7	Sikes 等,1954
柏氏禽刺螨	25~30	1~2	1	1~2	1~2	2~10		Нельзина,1951
子午赫刺螨	20~25	1~8	2~3	4~9	6~14			Сенотру-сова,1958
钝锐螨	25	1.7	0.9	1	1	1~2		广东省昆虫所,1978
埋异肢螨		1~1.5	1.5~3	2.5~3	3~4			Белозеров,1957
家蝇巨螯螨	20~25	1	0.4~0.6	0.6~1	1	2~3		薛瑞德,1988
江苏巨螯螨	20~25	0.5~1	1	1~3	2~4	4~9		孟阳春,1985

注:引自李朝品。

(一)毒厉螨生活史

毒厉螨(*Laelaps echidninus*)是一种卵胎生的革螨,共有 4 个发育阶段,即幼虫,前期若虫,后期若虫与成虫。雌虫每次产一个幼虫。后期若虫蜕皮变为雌虫之后几天经过 4 次(有时 8 次)的吸血后产出幼虫。吸血次数与产幼虫数目似有一定的关系。有的雌虫隔天吸血则隔天产幼虫,8 天吸血一次则隔 8 天才产幼虫。一般青壮的雌虫每隔 1-3 天产一个幼虫。从幼虫发育到成虫期,在 25℃的条件下约需 253 个小时,在 30℃时,138 个小时,在 35℃时,106 个小时。

(二)厩真厉螨生活史

厩真厉螨(*Eulaelaps stabularis*)是流行性出血热疫区黑线姬鼠体外和窝巢中主要革螨之一。孟阳春等(1985)用该螨人工感染流行性出血热病毒(EHFV)成功,并能感染传代给健康小鼠。李德卿等(1986)从阳性黑线姬鼠窝中的厩真厉螨和格氏血厉螨中分离出 EHFV,它能经卵传递。该螨生活史有五期:卵、幼虫、一期若虫、二期若虫和成虫。产卵极少且无生活力,除 25℃外,其他温度下均未见产卵,即或产卵也不能发育。它们是以卵胎生为主,主要产幼虫,也产一期若虫。在 14℃、20℃、25℃和 30℃下,幼虫与一期若虫之比分别为 4.2:1、7.5:1、2.6:1、1:1.3;雌雄比分别为 1:1、5:1、10:1 和 1:2。幼虫不需摄食可发育至一期若虫,以后各期均需取食方能发育至下一期;未能完成发育的个体多是不取食或取食不足者。

经观察,5~10℃和 35℃下呈不活动状态,不取食,持续两个月以上未见产子代。在 14℃、20℃、25℃和 30℃下,皆产出子代。表明 4 种温度范围内,该螨各期发育速率与温度有一定关系。各期发育时间见表32-5。厩真厉螨在 20℃下发育比较稳定,该螨连续两代各期平均发育时间和发育率见表 32-6。

表 32-5　厩真厉螨在不同温度下平均发育时间(天数)

温度/℃	14	20	25	30
幼虫期	1.6(1~3)	0.8(0.5~1.8)	0.6(0.4~0.7)	0.5(0.4~0.7)
若虫Ⅰ期	7.9(5~9.3)	3.7(2~6)	2.1(1.4~3.5)	2.2(1.7~3.2)
若虫Ⅱ期	6.9(5.5~10.3)	4.6(2.3~6.9)	3.2(2.6~3.8)	2.1(2~2.2)
生殖前期	16.0(15~17)	6.8(5.1~8.8)	—	—
全发育时间	14.1(10.5~19)	8.5(5.8~13.2)	5.9(4.6~7.1)	4.4(4.3~4.6)

注:引自周慰祖。

表 32-6　厩真厉螨连续二代平均发育时间(天数)

世代	第一代	第二代
幼虫期	0.8 ± 0.06	0.7 ± 0.09
若虫Ⅰ期	0.6 ± 0.59	1.4 ± 0.55
若虫Ⅱ期	4.9 ± 0.47	1.7 ± 0.29
幼虫→成虫	9.3 ± 0.71	8.3 ± 0.87

注:引自周慰祖。

（三）茅舍血厉螨（小村血厉螨）生活史

茅舍血厉螨（*Haemolaelaps casalis*）的生活史与其他革螨一样有五期，即卵、幼虫、第一期若虫、第二期若虫和成虫。革螨可以卵生，又可以卵胎生；即有时其胚胎发育在产出的卵内进行，而有时则在母体内完成。据 Strandtmann（1949）报告，在收集来的小村血厉螨中从未发现过幼虫，但常在雌虫体内见到幼虫，甚至有时有第一期若虫；因此认为其幼虫和第一期若虫的发育均在母体内进行，母体直接产出第一期若虫。70 个已交配的雌螨在有充分湿度和 25~30℃ 的条件下，以血食为营养，在一个月的过程中雌螨共产 116 只第一期若虫，51 只幼虫和 4 个卵。产第一期若虫的机会为产幼虫的 2 倍左右，但产卵稀少。

雌螨在 5~15℃（平均 9℃）下进行饲养，经 2 个月的观察，均未产出后代；在 15℃ 以上的温度才开始进行发育，温度愈高发育则愈快。完成全部生活史（即第一期若虫至雌螨产出下一代第一期若虫）在 15~20℃ 时平均需 51.4 天，20~25℃ 时 24 天，25~30℃ 时 21.2 天，30~35℃ 时 20.5 天；但 30~35℃ 时死亡率较高，所以仍以 20~30℃ 为最适宜温度（表 32-7）。

表 32-7　在不同温度下茅舍血厉螨（小村血厉螨）发育所需的时间（天数）

温度	5~15℃*	15~20℃	20~25℃	25~30℃	30~35℃
实验卵数		2	4	4	1
卵期			1~3	1~2	1
平均卵期			2.1	1.5	1
实验幼虫数		7	10	6	7
幼虫期		1~3	1~2	1~2	1~2
平均幼虫期		1.9	1.4	1.3	1.3
实验第一期若虫数		10	10	10	6
第一若虫期		6~18	4~9	4~7	3~7
平均第一若虫期		10.8	5.6	4.9	5.0
实验第二期若虫数		10	10	10	6
第二若虫期		9~18	5~10	4~10	4~7
平均第二若虫期		12.3	7.4	6.8	5.7
实验雌螨数		5	10	10	6
雌螨生殖前期		21~30	7~18	7~14	7~15
平均雌螨生殖前期		26.4	9.0	7.7	9.5
实验第一期若虫数		6	10	10	6
全部生活史所需时间		37~62	16~32	15~27	15~27
平均全部生活史所需时间		51.4	24.0	21.2	20.5

注：引自孟阳春。

* 观察两个月之久，均未产出后代，平均温度为 9℃。

（四）尖狭下盾螨生活史

尖狭下盾螨（*Hypoaspis aculeifer*）是根螨的主要捕食性天敌。把尖狭下盾螨放在 28℃ 定温箱中饲养（全暗），供给罗宝根螨的若螨为其食物，观察其生活史与捕食根螨的能力，结果发现尖狭下盾螨卵的孵化率为 91%。自卵发育至雌雄成螨各需 12.16 天和 12.33 天，雌螨的卵期、幼螨期、前若螨期及后若螨期发育时间分别为 4 天、1.16 天、3.51 天和 3.49 天；雄螨则为 4.02 天、1.14 天、3.73 天和 3.44 天，一般而言，雌螨的发育时间较雄螨短；幼螨期几乎不取食即可蜕皮成为前若螨。雌螨的前若螨及后若螨分别取食约 4.75 只和 8.04 只根螨若螨，平均每天捕食 1.37 只和 2.33 只根螨若螨。而雄螨的前若螨和后若螨分别取食约 4.06 只及 5.94 只根螨若螨，平均每天捕食 1.10 只和 1.74 只根螨若螨。雌成螨平均寿命达 55.38 天，其产卵前期、产卵期、产卵后期的时间、捕食量及平均每天的捕食量分别为 2.69 天、9.20 只、3.33 只;34.93 天、147.51 只、4.28 只;17.76 天、41.50 只、2.34 只。雌成螨一生总捕食量达 184.38 只根螨若螨,平均每天捕食 3.31 只。雌螨一生平均总产卵数达 58.87 粒,平均每天产 1.72 粒卵。

(五) 家蝇巨螯螨生活史

家蝇巨螯螨(*Macrocheles muscaedomesticae*)对蝇卵及早期幼虫具有一定的捕食作用,对成蝇亦有不同程度的影响。薛瑞德等(1988)使用单纯牛粪、牛粪加蝇卵及牛粪加线虫三种方法饲养该螨,结果发现,不同种饲料对该螨的发育历期有影响,用牛粪加蝇卵养殖的该螨若虫比单纯用牛粪或牛粪加线虫的历期短。前、后期若虫喜食家蝇卵,其次为小杆线虫,成螨对蝇及线虫的取食没有明显的差异。该螨各期发育历期见表 32-8。

表 32-8 家蝇巨螯螨发育历期比较(25℃ ± 1℃)

发育阶段	饲料种类与发育历期		
	单纯牛粪	牛粪加蝇卵	牛粪加线虫(小杆线虫 *Rhabditella* sp.)
卵期/h	24	24	24
幼虫期/h	15	10	11
前期若虫/h	24	18	20
后期若虫/h	24	19	22
产卵前期/d	3	2.5	2.5

注:引自薛瑞德。

幼虫灰白色,尚不能食蝇卵与线虫,经 6~15 小时蜕皮发育为前期若虫,开始取食蝇卵,并可附着蝇体,再经 16~24 小时发育为后期若虫。后期若虫约经 1 天蜕皮变为成虫,也有些在成蝇体附着期间蜕皮变为成虫。成螨可大量捕食蝇卵、线虫及早期蝇类幼虫,2~3 天开始产卵。该螨产卵不整齐,产卵期可持续 2 周左右。雌螨每天可产卵 20 个左右,每只雌螨一生可产卵 97 个,最多 150 个。成螨耐饥饿,寿命为 1~2 个月。幼期发育需要 2~3 天,从卵到成螨需 3~4 天,完成 1 个世代需要 10 天左右。

(六) 草菇真革螨生活史

草菇真革螨(*Eugamasus consanguineus*)一生经历了卵、幼螨、Ⅰ期若螨、Ⅱ期若螨、成螨 5 个虫态历期,在每个虫态的转变过程中,都要经历一段 4~6 小时的静止期,在食料充足的条件下,在温度为 35℃时,一代历期为 3~4 天;在温度为 30℃时,一代历期为 4.5~5.5 天,在温度为 25℃时,停止发育。卵长 0.2~0.5μm,单粒散产于较干燥的稻杆上,淡褐色。初产的卵有光泽,近孵化前卵体稍膨大,失去光泽。在温度为 35℃和 30℃的条件下,其卵期分别为 10~12 小时和 16~18 小时;幼螨体长 0.5~1μm,刚孵化的幼螨身体表面长有细细的绒毛,体淡黄褐色,柔软,行动十分缓慢,在躯体四周取食。在 35℃条件下,5~6 小时后,在稻杆上行动较快,10~12 小时后,寻找一隐蔽场所,停止取食,静止不动,进入静止期;在 30℃的条件下,18~24 小时后,进入静止期。静止期的螨体渐渐变得膨松,准备蜕皮,蜕皮时,螨足先伸出,然后整个身体脱出,静止期为 4~6 小时;Ⅰ期若螨,螨长 0.1~0.5mm,体色初为乳白色,后转为淡黄褐色。体上绒毛减少,爬行迅速,在食料不足及数量很多的情况下,停止发育并努力向外扩散,寻找新的生活环境。在腐熟过度的培养料中不能生存。整个历期活动期在 35℃下,20~24 小时,30℃下,30~36 小时,静止期均为 4~6 小时。Ⅱ期若螨,螨体长 0.6~0.8mm,体黄褐色。此期爬行速度最为迅速,食量最大。在食料充足的情况下,35℃时,活动期为 24~30 小时,30℃时,36~42 小时,静止期均为 4~6 小时。在食料不足的情况下,取食较弱小的同类,使数量减少,同时努力向外围扩散;成螨体长 1.0~1.2mm,椭圆形,深黄褐色,两性生殖,雌、雄性比为 5:2。成螨爬行较缓慢,刚羽化的成螨,性已成熟。雌雄交配后 2~4 小时后开始产卵,产卵期 1~1.5 天,雌螨卵产尽后即死亡,平均寿命在 30℃和 35℃下均为 30~34 小时,雄螨平均寿命均为 16~24 小时。草菇真革螨的整个生命历期见表 32-9。

表 32-9　不同温度下草菇真革螨的发育历期

温度/℃	卵期	幼螨期		I期若螨期		II期若螨		成螨寿命	
		活动期	静止期	活动期	静止期	活动期	静止期	♀	♂
35	10~12	10~12	4~6	20~24	4~6	24~30	4~6	30~40	16~24
30	16~18	18~24	4~6	30~36	4~6	36~42	4~6	30~40	16~24
25	…	…	…	…	…	…	…	…	…

注:引自郭丽琼等。

二、生活习性

革螨种类繁多,按生活方式分为自由生活类群和寄生生活类群。前者以腐败的有机物或捕食其他昆虫、小螨为食,可见于朽木、烂叶堆和土壤中,有时在花盘中也可发现;寄生生活类群常寄生在鼠类、禽鸟、蝙蝠等多种动物的体表或巢穴中,并可因这些宿主动物的活动而将革螨带到各处,特别是鼠窝中革螨尤多,因此,鼠类的觅食、迁移等活动,是革螨扩散的重要因素。

革螨总共有卵、幼螨(L)、第一若螨(N₁)、第二若螨(N₂)和成螨 5 个生活史时期,有卵生、胎卵生,也有可直接产幼螨或第一若螨。各种革螨交配方式基本类同,雌雄两性在成熟后 24 小时内进行交配。不同螨种适应的温度不同,寄生于哺乳动物的革螨,适应温度比寄生于蛇类的高。寄生于鸟类的螨,适应温度更高。

大多数革螨整年活动,但有明显繁殖高峰季节,其季节消长除温度因素外,还取决于宿主活动变化、宿主巢穴微小气候条件、宿主在巢穴居留时间长短等。如格氏血厉螨、耶氏厉螨的螨种密度一般在 10~11 月出现高峰。柏氏禽刺螨呈春末夏初和秋冬双峰型。喜湿,对干燥耐受性很差,RH 均以 90% 以上最适合,不适宜在水中生活;喜停留于黑暗环境,与自然界鼠巢等环境相仿,爬行活动不受光照影响,对人呼气刺激最活跃。

三、发育与繁殖

各种革螨的交配方式基本类同,雌雄两性在成熟后 24 小时内进行交配。但有的革螨如鼠颚毛厉螨在第二若螨刚发育为成螨时进行交配。体表高度角化色泽较深的老龄螨,未见到交配现象。交配过程大致可分 3 个阶段:①交配前期:开始时雄螨一直跟着雌螨后面爬行,接着雄螨第 1 对足搭在雌螨背上,搭的位置在背毛 D4~D5 和 I1 之间,过了一段时间,雄螨爬到雌螨背上,并用足拨弄雌螨背部,呈现烦躁不安表现;②交配期:雄螨从雌螨的后缘或侧缘转到腹面,两性腹对腹抱在一起,前后方向一致,雄螨用足抱住雌螨躯体,这时雌螨仍然带着雄螨爬行,由于雌螨比雄螨大,用体视显微镜观察,似乎是 1 只大而厚的螨,往往不易看清雌螨腹下的雄螨;③交配后期:一般交配 2~3 分钟后,雌雄两性即分开离去。

革螨主要有两种受精方法:一种叫纳精(tocospermy),雄螨用导精趾把精包从雄生殖孔转移到雌生殖孔而受精。转移精包的方法,大多使用螯肢,少数使用须肢和足 I。螯肢把精包颈部抓握在两螯鞘之间,或由动肢的导精孔(spermatotreme)转移精包。雌螨阴道背壁呈不同程度的骨化,形成内殖器(endogynium),起到容纳精包作用,通常有一个很发达的受精器(receptaculum)。有些革螨例外,如寄螨科,这些螨类雄螨有雄生殖孔,但螯肢的动肢不适合转移精子,此种受精类型,除寄螨科外,还有表刻螨科和螨科。

另一种叫足纳精(podospermy),是大多数革螨的受精方法。精液通过与卵巢相连的受精器官米氏器的外生殖器-环管口(solenostome)而进入雌螨体内。环管口有 2 个,位于躯体两侧足III的足盘腔各 1 个,偶尔位于近基节IV,或在转节III或股节III上。雄螨把精包夹在两螯肢间,带到雌螨环管口,导精趾把精液送进环管口,精液不从雌孔而是经足窝米氏器管口进入体内,故称为足纳精。足纳精型雌螨的生殖孔仅产卵,不受精。精液从小囊经精液管通至卵巢。有些革螨的贮精囊,其功能为贮藏精液。米氏器可能代表改良的基节腺。Michael(1982)观察到该小囊及其分支有内渗透和外渗透作用,在血食性皮刺螨还具有内渗透压和贮藏水分功能。

革螨大多具有两种生殖方式,有性生殖和孤雌生殖。如格氏血厉螨、茅舍血厉螨、鼠颚毛厉螨、毒厉螨、裴氏厉螨、中心血厉螨和半膜血厉螨等,都观察到有孤雌生殖现象,多数革螨孤雌生殖所产的子代为雄螨。但巴氏阳厉螨、埋异肢螨未见到孤雌生殖现象。

　　革螨繁殖力较强,从野外采来的黑线姬鼠窝,1窝中通常有革螨几百至几千只,如江苏丹阳市卫生防疫站检查40个鼠巢,在适宜季节平均每窝有590只革螨。实验室观察格氏血厉螨的繁殖情况,每缸放100只螨,经过1个月可繁殖13~14倍。寄生型革螨虽然一般每次产卵或幼螨1只,1只雌螨一生产卵或子代几个至几十个,最多百余个。如鸡皮刺螨一生可有5~7个生殖营养周期,每次可产卵2~20个。柏氏禽刺螨一生产卵52~92个,蛇刺螨最高产卵达104个。厩真厉螨雌螨一生平均产15.2只幼螨,最多27只。茅舍血厉螨、格氏血厉螨、巴氏阳厉螨、鼠颚毛厉螨和裴氏厉螨,雌螨平均产子代依次为7~26只、94只、13只、12只和11.7只。钝绥螨人工繁殖8天可增长10倍。鸟巢中囊禽刺螨开始每巢仅几只螨,经过一个繁殖季节可增至数千只,最多5万只。蛭状皮刺螨在燕窝孵燕过程中,温度增高,摄食增加,螨繁殖极快,最多1巢有螨约10万只。

四、食性和寿命

　　革螨基本上可分为自由生活与寄生生活两个类型。营自由生活者为掠食和腐食螨;营寄生生活者,可分专性血食、兼性血食和体内寄生。分述如下:

(一)掠食和腐食

　　自由生活螨类,螯肢一般粗壮,齿发达,用来捕捉、钳碎捕获物,足也粗壮,并有距或粗刺,协助捕食。有些以食小昆虫、小螨为主,兼食有机质;有些栖息于枯枝烂叶下,朽木上或土壤里,以腐败有机物为主,也食小的节肢动物。如巨螯螨科、寄螨科、囊螨科、维螨科、植绥螨科、厚厉螨科等螨种。在畜粪或鸡粪中,通常有大量家蝇巨螯螨存在,这类螨能吞噬食蝇的幼虫,使蝇卵死亡86%~99%,成为生物防制家蝇的方法。孟阳春等(1987)在体视显微镜(解剖镜)下观察巨螯螨的捕食情况,当蝇幼虫放入螨饲养管后,螨立即活跃起来,迅速爬上蝇幼虫,并用螯肢敏捷地刺入其表皮,蝇幼欲逃,螨也不放松,透过蝇幼虫体壁,见螨的螯钳不断开闭,搜括吸食组织液,雌螨、雄螨和若螨均善于捕食。螨对蝇卵也迅速趋向,用螯肢刺入卵壳,吸入内容物。经一昼夜后,饲养管中滤纸上尽是蝇幼虫的遗骨——头咽骨及空瘪的卵壳。家蝇巨螯螨捕食绿蝇幼虫进行3组试验,雌螨数分别为10只、10只、9只,放入100条、40条、40条1龄蝇蛆,各经4天、1天、1天捕食光。又在捕食绿蝇卵3组试验中,每组10只螨,分别放50粒、60粒、100粒卵,经1天、2天、4天捕食后,大多成为空卵壳及部分干瘪卵。对麻蝇早期幼虫也有捕食能力。另一种江苏巨螯螨,也有较强捕食绿蝇1龄幼虫和麻蝇1龄幼虫的能力。薛瑞德等(1986)报道,家蝇巨螯螨对腐食性蝇类,如家蝇、厩腐蝇、夏厕蝇等具有较强的侵袭力,当螨附着于蝇体超过10只时,蝇的卵巢滤泡发育受抑制,寿命缩短。每只雌螨平均每天消耗2粒蝇卵;每4只雌螨每天平均消耗1条1龄蝇类幼虫,捕食幼虫时往往数只螨同时侵袭同一条幼虫饲食。

　　四毛双革螨(Digamasellus quadrisetus)雌螨吸食甲虫的血淋巴或昆虫组织,钝绥螨捕食害螨、介壳虫的幼虫、植物花粉、真菌孢子等,幼螨嗜食叶螨(红蜘蛛)卵,若螨食叶螨幼螨和若螨,以螯肢刺破猎获的叶螨,吸吮其体液,使之死亡。钝绥螨捕食能力强,以该螨为主作柑橘红蜘蛛的综合防制已取得很好效果。兵下盾螨也是典型的捕食者,喜食昆虫或腐败有机物,不喜食滴血,若给虫与血的混合营养,每月平均产卵则从3.3只降至2.2只;孟阳春等也观察到该螨喜食粉螨,在人工巢穴内喜在腐败有机物中。凹缘宽寄螨也喜食粉螨及其他革螨成螨或若螨的组织液和昆虫组织。上述这类革螨已被用为生物防制其他害螨、害虫。

(二)专性血食

　　是一类寄生性革螨,这些革螨的螯肢剪状或细长针状,适于刺吸血液,一生均多次反复吸血。如皮刺螨科、巨刺螨科、蝠螨科、厉螨科及血革螨亚科中部分螨。例如子午赫刺螨,从卵孵出第二若螨,吸血1次者发育为雄螨;吸血2次则脱皮变为雌螨。雌螨多次(4~5次)吸血,吸饱后才产卵,不存在发育营养协调和生殖营养协调规律。鸡皮刺螨嗜吸鸡及其他鸟类血,第一、二若螨均经吸血后进行下阶段发育,存在发育营养协调规律。雌螨1次大量吸血后产卵,吸血量大产卵亦多,也存在生殖营养协调规律。柏氏禽刺螨实验室中嗜吸小白鼠、大白鼠、长爪沙鼠和豚鼠等血液;在褐家鼠、黄胸鼠、小家鼠、社鼠,麝鼩等体上检获的螨,多数也是吸了血的。在20~25℃经7~10分钟,当15~18℃经20~35分钟吸饱血,存在发育营养和生殖营养协调规律。鸡皮刺螨和柏氏禽刺螨 1 次吸血量可达螨本身体重的 8~12 倍,同时适于 1 次大量吸血,其形态上亦有变化,表现为体表几丁质骨化区缩小,表皮区增大。

(三)兼性血食

自由生活向寄生生活、掠食向血食的过渡类型。各种革螨向血食过渡程度不一,食性较广,取食频繁,既可刺吸宿主血液和组织液,又可食游离血、血干,有的还可掠食昆虫,或食动物性废物和有机质。这类革螨如厉螨科,它们能否叮刺吸血是否能传播疾病的生物学基础。

苏州医学院用格氏血厉螨做叮咬小鼠试验,分 10 组共 337 只螨,刺吸率为 61.7%;又做 9 组每组 3~5 只螨叮咬试验,刺吸率为 72.2%。镜检法 58.2% 的螨透过背板见到肠内有血迹。示踪法 88.6% 的螨阳性。观察该螨叮咬小白鼠尾部皮肤的伤口,并进行组织切片,表皮缺损,皮肤表面有一层蛋白性渗出物,下为中性粒细胞、淋巴细胞及组织细胞浸润,侵入真皮层及皮下脂肪层,血管充血,见出血灶,在血管周围有肥大细胞浸润。进一步采用免疫学方法做单个螨试验,159 只螨叮咬小白鼠尾部后与兔抗小白鼠血清做对流免疫电泳,阳性 118 只,阳性率为 74.2%(孟阳春等 1980)。

武汉医学院流行病学教研室用同位素示踪法和刺吸感染鼠疟原虫的小白鼠方法,来研究观察革螨是否有刺吸小白鼠血液的能力。试验螨种用的是格氏血厉螨(*Haemolaelaps glasgowi* Ewing,1925)的成虫和稚虫,厩真厉螨(*Eulaelaps stabularis* Koch,1836)的成虫和鼠颚毛厉螨(*Tricholaelaps myonysognathus* Grochovskaya *et* Nguyen-Xuan-Hoe,1961)的成虫。在温度 10~15℃,湿度 85%~95% 的环境中饲养。试验前饥饿 3~5 天。结果发现,格氏血厉螨可以通过正常皮肤刺吸血液,以鼠疟原虫为观察指标,证明其成虫和稚虫的吸血率分别为 15% 和 30%,在 ^{131}I 示踪试验中亦证明试验组与对照组有非常显著性差别。

孟阳春等(1977)用格氏血厉螨、厩真厉螨、鼠颚毛厉螨等黑线姬鼠优势螨种叮咬小白鼠完整皮肤的试验,用镜检法、原子示踪法、对流免疫电泳法检查均证明有一定的叮吸血液及组织液的能力。根据其现场的调查与研究,观察到黑线姬鼠窝有大量格氏血厉螨、厩真厉螨、鼠颚毛厉螨,同时雌、雄若虫均有相当数量自然吸食黑线姬鼠血液和组织液。又见到茅舍血厉螨和格氏血厉螨侵袭人群的情况,以及对出血热疫区在流行季节收集到游离螨,经血清学检测发现有吸人血或组织液的格氏血厉螨。

原南京军区后勤部卫生防治所(1973)先后以格氏血厉螨在黑线姬鼠和小白鼠腹部、尾部及人体(自己)作试验,证明此螨能通过正常皮肤吸血,尤易在皮肤破损处吸血。将一只在人体吸血的螨压碎作涂片染色镜检,找到尚未消化的人体红、白细胞,并在叮刺部位遗留一红褐色的小出血点。安徽省卫生防疫所报告格氏血厉螨刺吸人体(自身)实验,实验者 8 人中 7 人有被刺感觉,51 只螨中 29 只刺吸了血液,10 只刺吸了组织液,刺吸率为了 4.47%。厩真厉螨试验 27 只,吸食率为 11.11%,并在皮肤上观察到小出血点,又经与兔抗人免疫血清做环状沉淀反应呈阳性。

茅舍血厉螨的食性 MaH(1959)曾进行过实验研究,该螨具有血食-食虫-杂食的混合营养特性。喜食粉螨、昆虫卵和幼虫,活蚊和蚋(去掉翅和足的),硬蜱和软蜱的幼虫、若虫以及革螨的卵、幼虫、若虫;能吃动物性废物如蚤、硬蜱的粪、螨和小型昆虫的蜕皮和尸体、又喜食游离血、干血(血膜上吃食后留有长条的痕迹),也可从成鸟、雏鸟和幼鼠的完整皮肤上吸血。雌螨在食物中加上血食则增高产殖量,但最高的产殖量是混合营养而不是单一血食时;与兼性血食相联系,螨取食频繁而一次吸血量仅为体重的 40%~60%,若虫消化血与蜕皮间没有协调关系,雌螨也没有生殖营养协调关系。孟阳春等(1975)又进一步研究,做 6 组叮咬小鼠尾部完整皮肤试验共 338 只雌螨,刺吸率为 60%~80%,少量革螨每组 3~5 只螨的叮咬试验 12 组,刺吸率为 71.2%,12 只鼠中 10 只被叮咬。解放军某部稻草营房曾发现大量革螨叮咬战士,见螨体变红有血,经鉴定为茅舍血厉螨。

厩真厉螨也是兼性吸血者,КозЛОВа(1959)实验研究认为此螨的营养是以食虫方式为主,食蚤卵和幼虫、泥土中线虫、粉螨和植绥螨,血食通过刺吸啮齿动物的完整皮肤者极少,给血食或虫食两者对第一、第二若虫的发育时间没有差别,但雌螨的寿命血食时可 50% 活 5 个月,10% 活 8 个半月,而虫食和腐食则活 55.3 天。

有关鼠颚毛厉螨的嗜血性,王敦清与廖灏溶(1965)曾进行过观察,该螨吸血量较大,单用罗赛鼠或小白鼠脱纤维血液喂养效果良好,而用羊血、兔血和金黄地鼠的血液效果较差。在饲养过程中用 5% 的水化蛋白水溶液喂螨,20 天后螨濒于死亡,以后立即改用鼠血喂养,螨又重新活跃起来,一周后产下幼螨;也观察到雌螨有吸干其幼螨体液的现象,不食蚊卵、蝇卵、蚤卵,但吸食剖开的蚤幼虫。Mitchell(1968)曾用鼠颚毛厉螨的雌螨进行三种方式试验:第一,通过绸布的枸橼酸人血;第二,观察刺破活宿主的完整皮肤;第三,喂饲在宿主擦破的皮肤上,使螨接触至少 10 分钟;结果吸抗凝人血和破损皮肤血,而 6 只螨都未刺吸人前臂、人手指和成鼠去毛腹部的完整皮肤。

Wharton 和 Cross(1957)观察毒厉螨、纳氏厉螨及格氏血厉螨三种食性,经丝膜喂以全血和各种血液成分如血细胞悬液、血清、血浆,结果三种螨大部分吸食,吸食条件喜高温 75~95°F 和低温 22% RH,而对鼠、小鸡和人的完整皮肤则除 2 只毒厉螨刺吸鼠外,其他螨均未食,但对破损的人皮肤均吸食。Furman(1959)试验厉螨和血革螨 6 种,结果除脂刺血革螨为专性血食外,5 种均为兼性血食者,按步血革螨(*Haemogamasus ambulans*)有普遍化的味感,食血液、血干、蚤粪,活或死的节肢动物,单血食或食虫均可生殖,叮刺动物宿主皮肤极少。拱胸血革螨(*Haemogamasus pontiger*)食游离血,但拒食血干和穿刺皮肤。半漠血厉螨喂血雌螨每月产 9.1 个子代,只喂节肢动物不进行生殖,混合营养则产子代每月 7.9 个(Reythlat,1965)。中心血厉螨(*Haemolaelaps centrocarpus*)可经小鼠完整皮肤吸血,很多螨来叮咬处挤食使伤口渐扩大,也食游离血、自己的卵、幼虫和其他螨(Furman,1966)。巴氏阳厉螨除幼虫外,各期均捕食节肢动物,动物性营养发育最好,血与动物性混合营养若在适温适湿下第一若虫 2~4 天发育完成,而单纯血食则延长为 17~35 天,雌螨动物性营养产 13 个卵,混合营养产 4.4 个卵,只血食不产后代(Volkova,1975)。黄鼠血革螨(*H. citelli*)当只喂节肢动物时仅能正常繁殖 2~3 周,然后停止产卵。当只喂血食则经 3~4 周后吸血变差,产卵减少,刺吸宿主困难。巢栖血革螨(*H. nidi*)只给血食产卵持续 5 个月,当血食改喂粉螨时只在头 5 天产卵,然后停止产卵。

从兼性血食革螨资料,进一步证明关于革螨寄生于陆生脊椎动物是由掠食逐渐向寄生生活过渡的观点。从流行病学看,兼性血食革螨有下列 4 种方式获得和传播病原体的可能:①自宿主得到病原体,经叮咬传播给脊椎动物;②从脊椎动物得到病原体,当被其他脊椎动物所食时而传播;③从外界环境中得到病原体,当叮咬时传播给脊椎动物;④从外界环境中得到病原体,当被其他动物所食而传播。

(四) 体内寄生、专性吸食

腔道寄生革螨,如鼻刺螨科(Rhinonyssidae)寄生于鸟类鼻腔内;内刺螨科(Entonyssidae)寄生于蛇的呼吸道。内寄生革螨以寄主的血液或体液为食。肺刺螨属、鼻刺螨属、中刺螨属的革螨,螯肢较细,显然不能穿过黏膜,但在螨的消化道发现有宿主的红细胞和上皮细胞,证明能吸食。曾有人观察到中刺螨属的吉斯中刺螨(*Mesonyssus gerschi*)通过第 1 对足爪钻刺而后吸血;多毛中刺螨(*M. hirsutus*)刺进黏膜不深而食黏膜表面,证明也是由爪来帮助钻孔的;鼻刺螨(*Rhinonyssus colymbicola*)第 1 对足爪较小,但强度弯曲,也可深刺鼻黏膜而血食。其他种鼻刺螨,爪呈刃斧形,能切开鼻黏膜,第一若螨取食,其第 1 对爪发达,并且第 1 对足有感觉小丘,可嗅到取食部位和食物性质,第二若螨则无爪而不食。有人用电镜研究寄生于猴肺黏膜的猴肺刺螨,证实该螨能食黏膜的衰退细胞和表面分泌物,能消化宿主的红细胞,有时在螨体中发现病毒样颗粒。

革螨在捕食时,行为上也存在很大差异(Walter 和 Proctor,1999)。有的种类巡回追捕(Cruise or Pursuit),有的种类伏击(Ambush or Sit-and-Wait),还有的种类表现为一系列的活动与停息,即休闲搜捕(Saltatory Search)(O' Brien 等,1990)。巡回追捕者通常捕食行动笨重、体型幼小的猎物(Greene,1986),如线虫;伏击的螨类通常捕食较大的猎物,如弹尾虫(Enders,1975)。土壤中革螨间也会相互捕食,甚至存在同种自残现象(Cannibalism)。拟特拉毛绥螨(*Lasioseius subteraneus*)在感染了根结线虫的植物的根际土壤中的密度可达 400 头/L,其体型较另一些捕食螨大且可以其为食,但当更大、更具攻击性的殖厉螨亚属(*Geolaelaps*)的革螨存在时,其数量明显下降。革螨中的自残现象,有人认为可能与同系交配和孤雌生殖有关。自残现象多发生在同种的成螨和幼若螨间,同种的成螨可能由于骨化体壁的保护及体型相当,很少自残。

革螨的寿命和耐饿力较长是巢穴寄生型革螨的特性,如茅舍血厉螨在足够湿度(90%~100% RH)下,20~25℃第一若螨与第二若螨平均耐饿 11~11.5 天,雌螨耐饿力强,平均 11 周,最长 20 周;温度低耐饿力更强,15~20℃平均耐饿 12 周,最长 22 周;5~15℃平均耐饿 15 周,最长 25 周。20~25℃下雌螨寿命混合营养活 120~220 天,只给血食活 120~187 天。

厩真厉螨在血食后 18~22℃有 50% 的螨活 5 个月,10% 螨活到 8 个半月。耐饿力在 4~9℃为 1.5 天,3~4℃最长为 340 天,18~22℃为 110 天,23~26℃为 86 天。通过实验室观察证实,雌螨在 4℃冰箱中 50% 耐饿 14 周,最长 56 周,20℃下 50% 螨耐饿 5 周,最长 20 周(孟阳春 1982)。此螨在 5~10℃下 20 只螨平均耐饿 177.5 天,25~30℃16 只螨平均耐饿 52.9 天,34~36℃下仍可活 1 个月之久。该螨寿命 5~10℃下很长,20~25℃可活半年以上,25~30℃下 8 只螨平均活 109 天(湖北省卫生防疫站等 1975)。周慰祖(1992)也对厩真厉螨的耐饿力和寿命进行了研究,研究表明:5~10℃下,12 只雌螨耐饿时间为 60~248 天,平均 177.5 天,其中 50% 个体在 5 个月内死亡。25~30℃下,16 只雌螨为 15~98 天,平均 52.9 天,40% 的个体在 1 个月内死亡。34~36℃下,最长可活 1 个月。40℃,1 天内死亡。数字表明,该螨耐饿力是相当强的。5~10℃下,20 只雌螨中的 25% 在 9 个月内死亡,75% 在 1 年内死亡。20~25℃下,最短的活 2 个月,其他活 6 个月以上。25~30℃下,8 只雌螨寿命为 64~145 天,平均 100 天,1 只雌螨活 68 天。30~35℃下,2 只雌螨分别活 50 天和 70 天,1 只雄螨活 24.7 天。表明寿命随温度升高而缩短,雄螨较雌螨寿命短。

格氏血厉螨在适湿适温下耐饿约 2 个半月,在冬季低温 3~4℃可达 9~10 个月。实验观察在 20℃足够湿度下,50% 雌螨耐饿 10 周,最长达 16 周,而在 4℃下 50% 螨耐饿 36 周,最长 76 周以上(孟阳春 1982)。

鸡皮刺螨在无食环境中,在 6~12 月份,温度 10~32.7℃间,可活 33 周,25℃ RH 80% 能活 9 个月。平时在鸡体刺吸血液仅 1~2 小时,然后均在鸡舍缝隙中隐居。柏氏禽刺螨于 20~25℃寿命大部分可活 5~6 个月,最长 9 个月,耐饿 30~49 天,15~20℃耐饿 119~141 天。长血厉螨在 18~25℃足够湿度下耐饿最长者达 221 天,大多于 30 天后死亡,雌螨长期饥饿后不取食,渐失去取食能力。按步血革螨等一些血革螨的寿命活到 9 个月。

有些革螨似属于从巢穴寄生向体表寄生的过渡型,如黄鼠血革螨在冰箱中耐饿 80 天,20~25℃可活 40~50 天。巢搜血革螨与前者相似。

在 30℃ 90% RH 条件下,鼠颚毛厉螨的寿命为,8 只雌螨活 25~74.9 天,平均 39.9 天;72 只雄螨活 17~75.7 天,平均 44.9 天。在 20℃足够湿度下多数耐饿存活 2~4 周,最长 84 天;4℃下饥饿螨多数在 1 周内死亡,最长 28 天。巴氏阳厉螨在饱和湿度,2~4℃雌螨可活 105 天,18~20℃活 70 天。子午赫刺螨在 20~25℃雌螨耐饿 35~40 天,5~10℃耐饿 4 个月。雄螨 20~25℃耐饿 20~25 天,5~10℃耐饿 2 个月。对裴氏厉螨实验室饲以家蝇碎组织,雌螨平均活 75.5 天,雄螨活 72.5 天。

体表寄生型则与上述巢穴型革螨截然相反,寿命较短,耐饿力较差。如林禽刺螨整个生活史均在鸡体上完成,经常吸血,当置于适温适湿试管中,无食条件下雌螨只活 3 周,不超过 4 周。毒厉螨在 30℃ 81%RH 下,雌螨寿命为 61~69 天,平均 78.8 天,雄螨为 57~76 天。第一若螨耐饿 6~7 天,第二若螨 7~12 天,雌螨为 7~8 天。在 25℃ 100% RH 下,本螨平均耐饿 17 天,最长 23 天;30℃平均耐饿 11 天,最长 15 天;35℃平均耐饿 7 天,最长 11 天。

自由生活型的寿命和耐饿力也很短,如埋异肢螨雌螨寿命只有 9~10 天,幼螨的耐饿力平均 4 天,最长 11 天;第一若螨平均 6 天,最长 21 天;雌螨平均 6 天,最长 7 天。钝绥螨雌螨寿命为 23.8 天。

巢穴寄生型和过渡型革螨的寿命和耐饿力较强,起到保存疫源地的作用。如淡黄赫刺螨、鼷鼠赫刺螨两种螨,能较长时期(75 天)保存森林脑炎病毒,并从动物传给动物。实验证明鼷鼠赫刺螨吸血感染土拉伦斯菌后,细菌在螨体保存期限与温度有关,在 18~20℃可保存 20~30 天,在 4~6℃保存达 93 天。这种情况在流行病学上有重要意义。

五、遗传

20 世纪 60 年代以来,革螨细胞遗传研究发展迅速,已经扩展到生化遗传、生态遗传、群体遗传和分子遗传等领域。下面讨论进展较快的四个方面:分别是染色体、染色体倍性、分带、生殖方式和性别决定。

(一)染色体

1982 年国内发表第一篇革螨染色体的文章。迄今已记载 10 科 94 种革螨的核型(karyotype)中,其中我国报道了 10 种(表 32-10)。革螨染色体的数目由 3~18 条不等,绝大多数革螨的核型为单二倍体

表 32-10　革螨染色体的数目

科名	种名	2n（♀）	n（♂）
囊螨科 （Ascidae）	帕纳蠊螨（Blattisocius patagiorum）	6 或 8	
皮刺螨科 （Dermanyssidae）	鸡皮刺螨（Dermanyssus gallinae）*	6	3
	后毛皮刺螨（D. progenphilus）	6	3
厉螨科 （Laelapidae）	上海真厉螨（Eulaelaps shanghaiensis）*	16	8
	茅舍血厉螨（Haemolaelaps casalis）*	14	7
	格氏血厉螨（H. glasgowi）*	10	5 或 7
	尖狭下盾螨（Hypoaspis aculeifer）	14	7
	溜下盾螨（H. lubrica）*	14	7
	兵下盾螨（H. miles）*	14	7
	毒厉螨（Laelaps echidninus）*	14	7
	厉螨属未定种（Laelaps sp.）	14	7
	鼠颚毛厉螨（Tricholaelaps myonysognathus）*	12	6
巨螯螨科 （Macrochelidae）	叉状气盾螨（Areolaspis bifoliatus）	10	5
	家蝇巨螯螨（Macrocheles muscaedomesticae）	10	5
	簇毛巨螯螨（M. penicilliger）	10	—
	皮森巨螯螨（M. pisentii）	10	5
	羽腹巨螯螨（M. plumiventris）*	10	5
	春巨螯螨（M. vernalis）	10	5
巨刺螨科 （Macronyssidae）	蛇刺螨（Ophionyssus natricis）	18	9
	柏氏禽刺螨（Ornithonyssus bacoti）*	16	8
	林禽刺螨（O. sylviarum）	16	8
寄螨科 （Parasitidae）	北部钝革螨（Amblyogamasus septentrionalis）	12	
	克氏尤革螨（Eugamasus kraepelini）	12	
	巨尤革螨（E. magnus）	10	
蛾螨科 （Otopheidomenidae）	蝶形双螯螨（Dicrocheles phalaenodectes）	6 或 4	
足角螨科 （Podocinidae）	短角偏革螨（Pergamasus brevicornis）	12	
	太平洋足角螨（Podocinum pacificum）	10	
	蹒感足角螨（P. sagax）	10	
瓦螨科 （Varroidae）	大蜂螨（Varroa jacobsoni）	14	7
植绥螨科 （Phytoseiidae）	60 种	8	4
	5 种	6	3

注：* 国内报道的革螨染色体。

（haplodiploidy），即雄螨为单倍体（n），雌螨为二倍体（2n）。革螨的染色体为单着丝粒，根据着丝粒位置或臂指数不同，可分为中、亚中、亚端和端着丝粒，依次叫等臂、异臂、头臂和单臂染色体，着丝粒指数（短臂/全长）分别≤50%，37.5%，25% 和 12.5%；臂指数（长臂/短臂）依次≥1.0%，1.7%，3.0% 和 7~∝。

革螨染色体数目存在多态现象较常见。国外有人证明,鸡皮刺螨的核型 $n=3(♂)$, $2n=6(♀)$,但有时某些胚胎含有 4 条或 5 条,或者既有 3 条又有 6 条染色体。原苏州医学院证明 5 种革螨染色体数目有多态现象(表 32-11)。

表 32-11　5 种革螨的染色体数目及多态现象

种名	正常核型		多态现象	
	$2n$	n	$2n$	n
上海真厉螨	8	16	7~10	15~19
	(75.76%)	(87.84%)	(24.24%)	(12.16%)
茅舍血厉螨	7	14	3~9	10~15
	(70.58%)	(70.8%)	(29.42%)	(29.2%)
格氏血厉螨	5	10	4~8	9~16
	(72.12%)	(86.96%)	(27.88%)	(13.04%)
鼠颚毛厉螨	6	12	5~9	10~16
	(84.42%)	(89.19%)	(15.58%)	(10.81%)
溜下盾螨	7	14	5~9	10~18
	83.58%	85.19%	16.42%	14.81%

注:引自李朝品。

1. 代表种的染色体

(1)古拉广厉螨染色体:古拉广厉螨(*Cosmolaelaps gurabensts*)的核型为单二倍体,即雄螨为 7 条染色体,雌螨为 14 条染色体。未受精的单倍体卵发育为雄螨,受精的二倍体卵发育为雌螨。据两个典型中期单倍体的测值 $(1.6~6.0)\mu m \times 1.5\mu m$。

(2)茅舍血厉螨染色体:茅舍血厉螨的核型有单倍体、二倍体两种,未受精卵胚细胞的核型为单倍体,有 7 个染色体,$n=7$;受精卵胚细胞的核型为二倍体,$2n=14$。测量 20 个胚细胞中期分裂相的单倍体长度,取得 1~7 号染色体的平均长度分别为 $5.8\mu m$、$4.8\mu m$、$4.5\mu m$、$3.8\mu m$、$3.1\mu m$、$2.9\mu m$ 和 $2.4\mu m$。染色体型态呈腊肠型,有的弯曲呈 L 形或 U 形。用常规染色未见到明显的着丝点。

(3)上海真厉螨染色体:上海真厉螨染色体是单二倍体,即未受精卵(雄性)胚细胞染色体为单倍体 $n=8$,受精卵(雌性)胚细胞染色体为二倍体 $2n=16$。根据 Levan 等染色体命名法,按染色体臂比值将上海真厉螨染色体分组,并依次排为中部着丝点染色体(m)、亚中部着丝点染色体(sm)和端点着丝点染色体(T),在每组中再按长度递减,将染色体按顺序排列可分为 3 组。各组染色体的特征简述如下:

1~3 组:本组包括 3 个中部着丝点的染色体(m)。第 1 染色体最大,第 2 染色体次之,第 3 染色体最小。

4~6 组:本组包括 3 个亚中部着丝点的染色体(sm),第 4 与第 5 染色体二者大小和着丝点位置略有不同,第 6 染色体明显小于前两个染色体。

7~8 组:本组包括 2 个端点着丝点染色体(T),第 8 染色体最小,易于识别。

15 个细胞染色体的测量统计数据见表 32-12。

上海真厉螨染色体存在多态现象。正常雄性有 8 条染色体,雌性有 16 条染色体。但是,某些胚细胞染色体单倍体 $n=7$、9、10,二倍体 $2n=15$、18、19。过去对革螨中这些异常细胞,由于出现较少,而且使用细胞压片技术,一般解释是人为的或者不规则的。近年,Oliver 提出这是染色体异染色质化的一种类型以及雄性胚细胞中染色体压出。上海真厉螨 C 带显示第 3 染色体上有两条 C 带,这提示双着丝点的可能,因此推断,在上海真厉螨核型进化中可能存在一条亚端着丝点和一条近端着丝点染色体的短臂由于某种原因断裂,断端彼此结合起来,形成一条双着丝点染色体和一条微小的无着丝点染色体,后者在细胞分裂过程中丢失,这种染色体易位方式称为罗伯逊非对称性互换。因此,关于革螨染色体多态现象的原因除了国外学者上述看法外,我们认为,可以导致染色体型态和数目明显改变的罗伯逊易位,可能对革螨染色体的多态现象也起着

表 32-12　上海真厉螨 15 个细胞分裂中期染色体相对长度、着丝点指数、臂比值的测量统计数据
（Mean ± SD, n=15）

染色体编号	相对长度	着丝点指数/%	臂比值	染色体类型
1	17.80 ± 2.31	44.07 ± 1.94	1.28 ± 0.11	m
2	11.20 ± 1.47	42.40 ± 3.76	1.38 ± 0.22	m
3	7.80 ± 1.52	42.27 ± 2.43	1.38 ± 0.15	m
4	20.40 ± 2.56	31.40 ± 3.81	2.19 ± 0.35	sm
5	15.27 ± 1.67	32.00 ± 3.18	2.15 ± 0.33	sm
6	12.93 ± 1.91	35.53 ± 4.22	2.18 ± 0.33	sm
7	8.93 ± 1.39	0	∞	T
8	5.73 ± 1.67	0	∞	T

注：引自陈春生等。

相当重要的作用。另外，似乎还不能排除显微摄影中技术因素造成的数目变化。

（4）兵下盾螨染色体：周洪福、孟阳春（1982）报道兵下盾螨（*Hypoaspis miles*）的染色体核型为单二倍体，即雄螨为 6 条染色体，雌螨为 12 条染色体，未受精的单倍体卵发育为雄螨，受精的二倍体卵发育为雌螨，因而很可能属产雄孤雌生殖。据两个典型中期单倍体染色体测值，其染色体长度为 1.6~10.0μm。

（5）柏氏禽刺螨染色体：周洪福等（1982）检查了 337 个柏氏禽刺螨（*Ornithonyssus bacoti*）标本，单二倍体染色体数目分别为 8 和 16，其长度为 1.5~3.9μm。据其中 51 个卵所作的性率测定，单倍体卵占 41%，二倍体卵占 59%，与雌雄螨 1:1 之比无显著差异（P>0.05），证明有规律的产雄是该螨的繁殖形式。

关于柏氏禽刺螨性决定的细胞遗传机制，既有精子发生的有丝分裂，又有卵子发生的减数分裂，未受精的单倍体发育为雄性个体，受精的二倍体卵发育为雌性个体，这种产

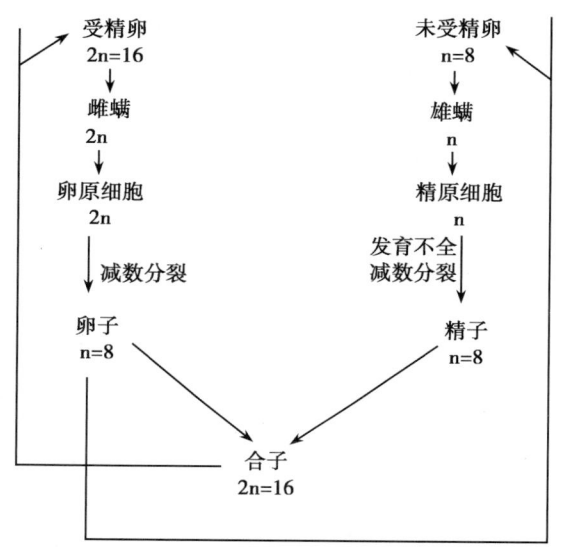

图 32-29　柏氏禽刺螨的细胞遗传
（引自 诸葛洪祥、周洪福）

雄孤雌生殖，从有丝分裂到减数分裂的过渡类型，革螨的整套单倍体可比作高等动物的雄性染色体，见柏氏禽刺螨细胞遗传示意图（图 32-29）。

2. 染色体辐射致畸　陈春生和孟阳春（1988）报道革螨染色体辐射致畸的研究，上海真厉螨为单着丝点染色体，用 ⁶⁰Co γ 线（1~50krad）照射后，观察 505 个中期细胞，主要畸变类型为裂隙、断片、微小体、环形染色体、粉碎化和多倍体。染色体断片出现率最高，占 46.3%，其次为粉碎化，占 23.2%，裂隙占 12.6%，微小体和环形染色体各占 7.4%，多倍体占 3.1%。染色体畸变率在一定剂量范围内，随着辐照剂量的增加而增加，畸变率与辐照剂量之间，存在着密切关系（相关系数为 0.85，P<0.025）。在实际中同时观察到 ⁶⁰Co γ 线可引起革螨染色体断片成为微核。其在细胞中与主核完全分开，呈圆形或椭圆形，边缘光滑，嗜色性与主核一致，为主核的 1/3 以下的小核。微核率与染色体畸变率有一定的依从关系，且染色体标本制备中影响因素对微核较小，首次在螨类中观察到微核的形成。为今后在螨类乃至其他节肢动物中采用更为简便、可靠、快速的方法测定染色体损伤提供了一个值得探索的途径。

3. 扫描电镜研究革螨染色体　自从 Sweney 等（1979）和 Harrison 等（1981）发展了将光学显微镜观察的中期染色体标本直接用扫描电子显微镜检查以来，国外学者应用这些手段确定了染色体细微结构的改变和染色体的大体改变。这种光学显微镜和扫描电镜相结合的观察方法，综合了光镜方法的简便、迅速和扫

描电镜的高分辨率优点。但是,昆虫和蜱螨染色体的扫描电镜未见前人报道。陈春生和孟阳春(1987)首次报道应用光镜和扫描电镜相继观察革螨的同一正常染色体核型及经 ^{60}Co γ 线辐射致畸的染色体型态和结构。在光镜下选择和照相后的染色体标本,用铱酸—单宁酸—喷金技术处理,扫描电镜观察。结果表明,在扫描电镜下,革螨染色体呈柱状侧面,染色单体和着丝粒分界明显,有些染色体表面光滑,但有的表面不规则或染色单体上有缺刻;用高分辨率扫描电镜观察到 ^{60}Co γ 线辐射致畸的环状染色体表面有绒毛状纤维丝,边缘呈不规则绒毛状突起;环形染色体是染色体两个臂的末端都发生断裂,两臂弯曲,断裂末端相连接而形成的,并在两臂断裂末端的连接处可见染色体环融合的痕迹。使染色体从显微水平提高到亚显微水平。

4. 研究染色体的意义

(1)在物种分化中的意义:生物进化的中心问题是物种形成。物种的区别除表现在形态生理特性不同外,更重要的还表现为染色体的臂数、形态和结构的差异。染色体分带技术使物种的核型分析更加精确,因此产生了核型系统分类学,其建立在核型分析基础上,旨在探索物种分化及系统进化的途径,了解动物核型进化与物种分化的联系。

(2)在分类学方面的意义:染色体核型特别是分带技术的利用,进一步帮助核型分类学的研究,区别属、种。

(3)在遗传改良和遗传防治中的应用:对革螨生物学和生态学研究表明,有的革螨能用于杀灭害虫的生物防治,1972 年以来有几种植绥螨已用于遗传改良程序。近年国外从基因上研究某些具有杀虫剂抗性植绥螨的遗传基础。今后利用染色体分带技术能对带有抗性基因的染色体带型进行鉴定,这对遗传改良和基因定位有一定意义。

用染色体分带技术结合辐射引起的染色体畸变,可以进一步阐明电离辐射引起革螨染色体畸变和致死、不育的机制和规律。

(4)在革螨遗传工程技术方面的意义:国外学者最近提到,在今后几年内,将在革螨中发展遗传工程技术,这样可以迅速传递诸如杀虫剂抗性基因这类质量性状给节肢动物的天敌,其中包括革螨中的植绥螨。遗传工程能使革螨遗传改良程序和生物防治节省大量的时间与资金。

总之,研究革螨染色体及分带,对进一步认识革螨的遗传变异,进化规律,以及空向遗传改良,辐射遗传效应和遗传防治方面都有着重要意义。也有助于我们进一步认识、鉴别革螨的种、属关系,从而有效地加以改造和防治。

(二) 染色体倍性

染色体倍性(chromosome ploidy)是指细胞中包含的染色体组数或基因组数。革螨的染色体倍性与遗传变异有关。关于革螨不同类型的生殖,染色体倍性水平和遗传变异的关系,最初的研究是利用产雄孤雌生殖的柏氏禽刺螨,其目的是要了解是否单倍体雄性比二倍体雌性暴露出的遗传变异更为多或少这个疑惑问题。产雄孤雌生殖的革螨遗传变异分析资料难以稳定,主要由于同时存在两种相关的可变性,即性别和染色体倍性水平。即使在一个性别中发现具有较多的变异性,却不能肯定是由常染色体倍性水平(基因剂量)还是由于性别所引起的,或者由两者共同引起的。在柏氏禽刺螨的研究中,有人从一近亲繁殖的实验室株中的雌、雄螨体上选择五个主要区域 45 个连续的数量特征,通过变异的 F 试验、变异系数、一般性变异,以及变异-相变性模型的同种试验进行比较,普通表型变异是二倍体螨比较大。由于二倍体的柏氏禽刺螨比单倍体的个体变异性大,因此认为可能附加的倍性水平与较大的变异相关,即染色体组在变异的累加方式中起作用。

(三) 分带

细胞遗传在革螨的遗传改良、生物防治和遗传工程等技术中的应用,分带研究已引起国内外蜱螨学和遗传学工作者的关注。Hoy(1985)在有关革螨遗传论著中指出,现代细胞学技术,例如 C 分带和 G 分带尚未进行详细研究。苏州医学院(1986)通过改进制片、染色方法,建立了蜱螨染色体 C 带方法(表 32-13),开展了 G 带、R 带和 Q 带研究。分带研究在蜱螨亚纲中首报成功,蜱螨细胞遗传研究从常规核型提高到分带水平;光镜与扫描电镜相结合,蜱螨染色体研究从显微水平提高到了亚显微水平。

表 32-13 5 种革螨 C 带染色体类型

种名	单倍体数目	染色体类型
鸡皮刺螨	3	1m, 1sm, 1st
上海真厉螨	8	3m, 3sm, 2T
茅舍血厉螨	7	3sm, 1st, 1t, 2T
格氏血厉螨	5	1sm 4T
鼠颚毛厉螨	6	2m, 1sm, 1st, 2T

注:引自李朝品。

1. 茅舍血厉螨分带

（1）C 分带:陈春生等（1987）用螨卵胚细胞玻璃纸压片法 Giemsa 染色制作好染色体标本后,先将这些压片标本浸入预热到 65℃的 5% 氢氧化钡水溶液中 10 分钟,水洗后转置于预热到 65℃的 2×SSC 中保温 1 小时。水洗后用 1:10 Giemsa 染液（pH 7.0）染色 1 小时即可显示茅舍血厉螨染色体 C 带。在 C 带染色的分裂相中,恒定出现深染 C 带的部分如下:第 1 染色体和第 2 染色体靠近中间的部位,第 4 染色体靠近末端的部位,第 5 染色体的末端部位。不恒定的出现 C 带的部分有如下部位:第 3 染色体末端点部位,第 6 染色体靠近末端的部位,第 7 染色体靠近中间部位。根据茅舍血厉螨染色体 C 带的初步分析,其着丝点位置按 Levan（1964）的划分标准,大概可分成四类:近中区域（sm）臂比为 1.7~3.0,有第 1、第 2 和第 7 染色体;近端区域（st）臂为 3.0~7.0,有第 4 染色体;末端区域（t）臂比为 7.0~∞,有第 6 染色体;末端点（T）臂比为 ∞,有第 3、第 5 染色体（表 32-14）。

表 32-14 茅舍血厉螨染色体 C 带带型分析

染色体编号	C 带大小	C 带位置
1	中等大小	靠近中间区域
2	较大	靠近中间区域
3	中等	末端部位
4	中等	靠近末端部位
5	较小	末端部位
6	较大	靠近末端区域
7	中等	靠近中间区域

注:引自陈春生等。

（2）G 分带:将片龄为 2 天~1 周的玻璃纸压片标本先置于 65℃恒温箱中烘烤 4~8 小时,再放入 37℃的 0.125% 胰蛋白酶溶液（Hanks 液配制,pH 7.0~7.2）中浸泡 15~30 秒,继以自来水冲洗后,再以 1:20 Giemsa 染液（pH 7.0）染色 15~20 分钟即可显示茅舍血厉螨染色体 G 带。在 7 个染色体的 C 带的着丝点区部位,G 带都显示有一深带。G 带的深带显示为深染的斑块状带纹。在染色体臂上显示的带数,最多为 10 条深带,最少为 2 条深带（表 32-15）。

表 32-15 茅舍血厉螨染色体的 G 带带型分析

染色体编号	着丝点区	臂上带数（D 深带,L 浅带）	
1		5~10D	5~10L
2		4~6D	4~6L
3		4~5D	4~5L
4	全部显带 All dark	3~5D	3~5L
5		4~5D	4~5L
6		3~4D	3~4L
7		2~4D	2~4L

注:引自陈春生等。

2. **上海真厉螨分带** 上海真厉螨染色体是单二倍体。将其染色体分为3组,1~3组、4~6组和7~8组。各染色体的着丝点部位都出现深染的C带。第2染色体的长臂和短臂均有插入型C带,第3染色体的短臂有呈浅色的插入型C带。第7和第8染色体为端型C带。一般认为,着丝点C带可能是有关DNA的起始位置,然后经过各种染色体重组而使C带出现端型和插入型。因此,具有着丝点C带的物种,则表现出其原始性,而上海真厉螨出现端型(第7和第8染色体)和插入型(第2染色体的长臂和短臂,第3染色体的短臂)C带,则表现出其具有特化的性质。C带具有种属特异性,可以从一个侧面识别物种,并进一步探讨其亲缘关系,它将有利于从分子水平和细胞水平进一步了解有关物种的分类地位。

(四) 生殖方式

分两性生殖、孤雌生殖和父系染色体组丢失。

孤雌生殖(Parthenogenesis)又称单性生殖,是未受精卵发育后的个体,即由雌配子产生胚胎,雄配子没有加入。革螨的自然孤雌生殖有:

1. **产雄孤雌生殖(arrhenotoky)** 未受精卵发育为单倍体的雄性个体,受精卵发育成为二倍体雌性个体。产雄孤雌生殖在革螨股中并不少见,在一些种上分类阶元(属、亚科、科),如巨螯螨科、巨刺螨科和厉螨科,是普遍的、主要的生殖类型。以柏氏禽刺螨为例,其细胞遗传机制如图32-29所示。卵子发生为正常的减数分裂过程,而精子发生为发育不全减数分裂。后者精原细胞经第一次成熟分裂形成单极纺锤体,染色体不分裂,数目不减半,为有丝分裂性质,第二次成熟分裂是正常的有丝分裂,它与通常的减数分裂不同,不产生4个而只有2个精细胞。

2. **假产雄孤雌生殖(Pseudo-arrhenotoky)** 即类单倍体(Parahaploidy)。这一术语首先由De Jong(1981)提出,Wysoki(1983)认为这一术语比"类单倍体"更为精确地描述了表面似乎是来自产雄孤雌生殖的单二倍体的奇特现象。这一型生殖方式和产雄孤雌生殖比较,其结果均产生单二倍体系统,即雄性为单倍体,雌性为二倍体。但前者的雌性必须受精才能产卵,卵细胞含二倍体,在其发育过程中,注定成为雄性的卵细胞,在减数分裂中产生二套染色体,其中一套异染色质化,并从细胞核中排出。即使不排出,至少在遗传物质上关闭。染色体排出(或遗传物质上关闭)的单倍体组可以是来自父本的或母本的,或两者的结合。基于这一现象,Wysoki认为"类单倍体"这一术语是有点错误的,它不适用于植绥螨的情况。假产雄孤雌生殖存在于植绥螨科中的一些螨。

3. **雌核发育的产雄孤雌生殖(Gynogenetic arrhenotoky)** 雌性产卵需要交配的刺激,但卵细胞未受精,发育成单倍体的雄性后代。这类生殖方式以前报道存在于植绥螨科和皮刺螨科的鸡皮刺螨中。但后来的研究认为在植绥螨中,不但大多数雌性在产卵前必须交配,而且雄性染色体组亦进入虫卵,只是在卵细胞发育过程中从卵核排除出去,故实为假产雄孤雌生殖。

4. **产雌孤雌生殖(thelytoky)** 未受精卵全部发育为雌性,雄性缺乏或极少存在,并且不能交配。雌雄两性一般都是二倍体,因此与亲代有完全相同的基因型。如簇毛巨螯螨(*Macrocheles peniclliger*)和刺毛巨螯螨(*M. peniculatus*)均为专性产雌孤雌生殖,另6种巨螯螨仅见有雌螨。

5. **产两性孤雌生殖(deuterotoky)** 未受精卵兼发育为雌性和雄性的个体。这类生殖方式在介壳虫中可见到,但在革螨有关孤雌生殖的文献综述和主要著作中却未提及,不过,有人报道隔离饲养厩真厉螨和毒厉螨的孤雌生殖,产雌雄两性后代,但无细胞学证据,故这类生殖方式在革螨中是否存在有待证实。

从生物学角度看,孤雌生殖有利于繁殖后代,固定基因,保持复杂的异质结合体及杂种优势。从医学和防制角度看,对保存、扩散和扩大疫源地起一定作用,在开展性外激素迷向干扰交配治虫,不育剂治虫研究时,必须考虑到孤雌生殖螨种是不适宜的(表32-16)。

父系染色体组丢失(paternal genome loss,PGL;Bull,1983),又叫类单倍体(Parahaploidy)。类单倍体的定义(Harti和Brown,1970)是:在合子生殖的种群,雄性只遗传母套染色体,父套染色体在发育过程中被排除或异染色质化。雄性后代来源于受精卵,但并不传递父系染色体组。PGL与产雄孤雌生殖的区别如表32-17所示。

表 32-16 革螨的孤雌生殖类型

科名	种名	类型
巨螯螨科（Macrochelidae）	叉状气盾螨（*Areolaspis bifoliatus*）	A
	气盾螨属未定种（*Areolaspis* sp.）	A
	美洲雕盾螨（*Glyptholaspis Americana*）	A
	迷糊雕盾螨（*G. confusa*）	A
	粪肥雕盾螨（*G. fimicala*）	A
	桥状雕盾螨（*G. pontina*）	A
	小全盾螨属未定种（*Holostaspella* sp.）	A
	骨状巨螯螨（*Macrocheles carinatus*）	A?
	光滑巨螯螨（*M. glaber*）	A
	异常巨螯螨（*M. insignitus*）	A
	负乳巨螯螨（*M. mammifer*）	A
	宫卵巨螯螨（*M. matrius*）	A
	粪巨螯螨（*M. merdarius*）	A
	家蝇巨螯螨（*M. muscaedomesticae*）	A
	拟皮森巨螯螨（*M. paraptsentii*）	A
	簇毛巨螯螨（*M. penicilliger*）	OT
	刺毛巨螯螨（*M. peniculatus*）	OT
	全光滑（更光）巨螯螨（*M. perglaber*）	A
	皮森巨螯螨（*M. pisentii*）	A
	壮体巨螯螨（*M. robustulus*）	A
	诺氏巨螯螨（*M. rodriouezi*）	A
	盾形巨螯螨（*M. scutatus*）	A
	巨螯螨属未定种（*Macrocheles* sp.）	A
	拟巴氏巨螯螨（*M. subbadius*）	A
	土霉巨螯螨（*M. terreus*）	OT?
	春巨螯螨（*M. vernalis*）	A
巨刺螨科（Macronyssidae）	柏氏禽刺螨（*Ornithonyssus bacoti*）	A
	林禽刺螨（*O. sylviarum*）	A
	蛇刺螨（*Ophionyssus natricis*）	A
皮刺螨科（Dermanyssidae）	鸡皮刺螨（*Dermanyssus gallinae*）	AG
	后毛皮刺螨（*D. progenphilus*）	A
厉螨科（Laelapidae）	茅舍血厉螨（*Haemolaelaps casalis*）	A
	中心血厉螨（*H. centrocarpus*）	A
	格氏血厉螨（*H. glasgowi*）	A
	半漠血厉螨（*H. semidesertus*）	A
	毒厉螨（*Laelaps echidninus*）	D
	维氏厉螨（*L. vitzthumi*）	A
	鼠颚毛厉螨（*Tricholaelaps myonysognathus*）	A

续表

科名	种名	类型
血革螨亚科（Haemogamasinae）	厩真厉螨（Eulaelaps stabularis）	D
足角螨科（Podocinidae）	蹦感足角螨（Podocinum sagax）	A
维螨科（Veigaidae）	维螨属未定种（Veigaia sp.）	T
植绥螨科（Phytoseiidae）	危地马拉盲走螨（Typhlodromus guatemalensis）	T

注：A. 产雄孤雌生殖；T. 产雌孤雌生殖；D. 产两性孤雌生殖；OT. 专性产雌孤雌生殖；AG. 雌核发育的产雄孤雌生殖。
引自邓国潘。

表 32-17　父系染色体组丢失与产雄孤雌生殖的特点

	父系染色体组丢失		产雄孤雌生殖	
	雌螨	雄螨	雌螨	雄螨
来源	受精卵	受精卵	受精卵	未受精卵
遗传	父源和母源染色体组	父系和母系双亲基因	与 PGL 雌螨相同	只遗传母系染色体组

注：引自李朝品。

关于 PGL 仅对植绥螨中的西方后绥伦螨（Metaseiulus occidentalis）进行了细胞遗传学研究。在 22℃卵期大约 4 天，全部卵的发育必须是雌雄配子的有性生殖，故产后 6~24 小时的早期卵，胚细胞有丝分裂中期和后期都是二倍体，$2n=6$，24~48 小时的卵，大约一半卵为二倍体，经过有丝分裂发育为雌螨，另一半卵发育为雄螨。中期（metaphase）有 6 条染色体，中期前后似乎发生染色体配对，形成 3 单位类似减数分裂双线期染色体，同源染色体各 3 条，分两套，其中一套叫 H 套，着色深，嗜碱性，收缩多；另一套叫 E 套，呈现着色浅，嗜酸性，收缩少。后期（anaphase），3H 和 3E 分开，收缩仍不同，细胞质未见分裂，H 套可能是雄性亲代 3 条染色体，似乎从细胞排除了，染色体数目减半，成为单倍体，$n=3$。末期（telophase），E 套染色体解除收缩，恢复间期（interphase）核形态。雄螨可能只遗传雌性亲代 E 套 3 条染色体。在其他植绥螨，以前认为是产雄孤雌生殖，也可能是 PGL。

20 世纪 60 年代以前，认为植绥螨和鸡皮刺螨是有性生殖，因为当时用人工隔离饲养法观察，未交配的雌螨不产卵。Hansell 等（1964）发现植绥螨为单二倍体核型，Wysoki 等（1968）进一步指出，产雄孤雌生殖发生在相当多的植绥螨中较普遍。此后又认为鸡皮刺螨属于单二倍体雌核发育。从 70 年代末至 80 年代初，细胞遗传学进一步证明为类单倍体或 PGL。综上所述，植绥螨和鸡皮刺螨的生殖方式，大致经历了有性生殖→产雄孤雌生殖→雌核发育→PGL 等认识过程。

（五）性别决定

细胞遗传学认为，性别决定的内因，取决于受精过程中染色体的分离组合情况。蜱类和高等动物，包括人类，有特殊分化的性染色体，如 XX-XY、ZZ-ZW 等性别决定系统。革螨缺乏特殊分化的性染色体，其性别一般由核型单倍体、二倍体所决定，即雄螨为单倍体，雌螨为二倍体；雄螨由未受精卵发育而来，雌螨由受精卵发育而成。就性别遗传而言，革螨的整套染色体，好比高等动物的性染色体。

De Jong 等（1981）研究尖狭下盾螨（Hypoaspis aculeifer）和兵下盾螨（H. miles）染色体时，发现这两种螨的最长一条染色体，都具有一条异染色质臂，推测可能是性染色体的遗迹，异染色质臂可能代表异形性的性染色体系统向"专一的"产雄孤雌生殖进化的一种形式。

六、其他

孟阳春等（1966,1979,1981,1984）对革螨足 I 跗节的化学感受器（跗感器）进行了一系列研究：①爬行试验：观察厩真厉螨、毒厉螨、格氏血厉螨和兵下盾螨的爬行行为，见第 1 对足上举，上下左右晃动，其主要功能作为感觉肢。②驱避试验：用邻苯二甲酸二甲酯、避蚊胺、驱避灵、四氢喹啉、驱蚊叮等 7 种驱避剂，测试了毒厉螨、兵下盾螨、茅舍血厉螨共 1 200 只，绝大多数螨距药带有一定距离，大多距 1~5mm 或 6~10mm，最远距 25mm 以上回转，证明革螨第 1 对足跗节有嗅觉器。③截肢试验 5 种革螨（毒厉螨、厩真厉螨、兵下盾螨、格氏血厉螨、鼠颚毛厉螨),截去第1对足跗节,对邻苯二甲酸二甲酯驱避带的反应,试验螨91只,每螨3次,结果截肢前273螨次,这些螨均有驱避作用;截肢后除1螨次外,272螨次均无驱避作用。截去第1对足跗节,则失去嗅觉功能,均爬越驱避带;而截去第2、3或第4对足跗节,仍保留驱避作用。④封闭试验:4种革螨第1对足跗节涂以指甲油,封闭感器,全部失去嗅觉功能。⑤光学显微镜观察:4种革螨足Ⅰ跗节,见有感觉窝,窝内有钝钉型毛,用结晶紫或龙胆紫液染色、中心腔呈一条紫色轴心(图32-30)。⑥电生理研究:用昆虫触角电位仪,把毒厉螨、厩真厉螨足Ⅰ截下后进行嗅觉电生理试验,当可控气流量加样器内加含氨或醋酸的气体刺激时,示波器上均观察到明显的应激电位差,与同时做的硬蜱哈氏器的应激电位相类似。⑦扫描电镜观察:厩真厉螨、毒厉螨、格氏血厉螨、茅舍血厉螨、兵下盾螨、纳氏厉螨、鼠颚毛厉螨、凹缘宽寄螨和下盾螨属、寄螨科、蠊螨科、蝠螨科的共13种革螨,均看到足Ⅰ跗节末端有凹窝,内有毛丛,有钝钉型感毛,因此,把这些钝钉型感毛称为跗感器。⑧透射电镜观察:3种革螨跗感器毛的横切面,外围有表皮壁,壁上有微孔,内有中心腔,腔内有神经末梢树突,是一种化学感受器。前苏联学者用电镜观察了35种革螨第1对足跗节,分为4型感毛:刚毛状毛(触觉机械感受器);锥状毛(接触化学感受器);多孔锥状毛(远距离化学感受器)和多纹锥状毛(温、湿度感受器),第1对足作为感觉肢。研究革螨的化学感受器,是阐明革螨某些行为和习性的生理基础,对筛选驱避剂,寻找引诱剂,诱杀灭螨,以及研究利用捕食性革螨都有实际意义。

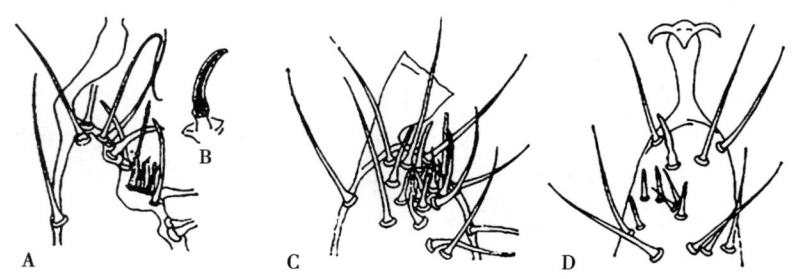

A~C. 雌螨的跗感器:A. 侧面观;B. 钝钉毛,中心腔着色;C. 正面观:8根钝钉型毛,2根尖型毛。D. 幼螨的跗感器:钝钉毛5根,尖型毛2根。

图 32-30　厩真厉螨的跗感器
(引自 诸葛洪祥、周洪福)

(彭培英)

第四节　生态学

　　生态学(ecology)是生命科学中一个十分庞大的学科,是研究生物与其环境之间相互关系的科学。生态学包括了许多分支学科,系统论、控制论、信息论的概念和方法的引入,促进了生态学理论的发展。生态学的理论和实践给人类社会产生了极其重要的影响,在指导农业、林业、畜牧业、鱼业等生产活动以及全球环境保护等方面作出了不可磨灭的巨大贡献。目前国内外关于革螨亚目(包括自由生活革螨和寄生生活革螨)的生态研究文献并不少见,研究内容也比较广泛,如对革螨一般生态习性的描述,各种环境因子(温度、湿度、光照、雨量、气流、植被等一系列因素)对革螨生长、发育、繁殖、休眠、滞育、扩散等生理行为的影响,革螨地理分布,局部区域的革螨种类调查,革螨种群生态及群落生态等。

一、地理分布

　　革螨地理分布研究属于动物地理学(zoogeography)的基本范畴。动物地理学是研究动物生活、分布及其与地理环境相互作用的科学,是地理学和动物学交叉形成的学科。动物地理学研究涉及了系统动物地理学(systematic zoogeography)、区系动物地理学(regional zoogeography 或 faunistic zoogeography)、景观动物地理学(landscape zoogeography)和生态动物地理学(ecological zoogeography)等一系列分支。系统动物地理学主要研究动物的系统分类、演化规律及物种分布区域分异等,进而从历史的观点比较和探索动物的同源性和进化过程。区系动物地理学主要研究动物类群的分布特征与分布规律,并进行动物区系的划分。景观动物地理学主要研究地球上不同景观带、景观区和景观点中动物群的种类组成和数量状况,揭示不同地理景观中的动物优势种、常见种和稀有种,并研究它们彼此间以及与地理环境各要素之间的相互关系。生态动物地理学主要研究动物的生态地理群,是以生态学观点分析影响动物空间分布的各种因子,包括气候、地形、土壤等非生物因子和食物、天敌与竞争等生物学因子。通过生态地理学研究,揭示动物生态的相似性并进行动物生态地理群划分,进而比较和探索动物的同功性,探索动物分布的内在因素与外界条件的相互关系及其地理变化等。

　　革螨是一类适应性很强的节肢动物类群,广泛分布世界各大洲的各种生态环境,如各种草原、森林、灌木丛、农业耕作区和半荒漠地带等,凡是有动植物分布的地区和生境,都能够找到革螨的踪迹。在自由生活革螨中,捕食性革螨(植绥螨等)和植食性革螨广泛分布在各种农作物种植区,包括谷物种植区、果园和菜园等;腐食性革螨广泛分布在各种土壤、地表腐殖质和枯枝落叶层、草堆、畜禽粪便、垃圾堆和仓储物等场所。在寄生生活革螨中,体内寄生性革螨广泛寄生在鸟类和哺乳类的鼻腔、外耳道、上呼吸道和肺部等,有的则寄生在其他节肢动物体内(如蜂螨);体表寄生性革螨广泛寄生在哺乳类、鸟类、爬行类、两栖类以及其他节肢动物的体表,宿主范围十分广泛,不同螨种的具体宿主选择差异很大。

　　影响革螨地理分布的因素很多,如革螨自身的生物特征、地理方位和经纬度、地理景观和生境、海拔、植被、气候类型等。对于寄生性革螨,除了上述因素外,宿主动物也是影响其地理分布的重要因素。不同革螨种类的地理分布范围差异较大,有的革螨种类广泛分布在全球不同的国家和地区,属于地理广布种,如毒厉螨(*Laelaps echidninus*)、纳氏厉螨(*L. nuttalli*)、耶氏厉螨(*L. jettmari*)、茅舍血厉螨(*Haemolaelaps casalis*)或茅舍阳厉螨(*Androlaelaps casalis*)、格氏血厉螨(*H. glasgowi*)、兵下盾螨(*Hypoaspis miles*)、楠本血革螨(*Haemogamasus kusumotoi*)、巢栖血革螨(*H. nidi*)、厩真厉螨(*Eulaelaps stabularis*)、鼩鼱赫刺螨(*Hirstionyssus sunci*)、柏氏禽刺螨(*Ornithonyssus bacoti*)和林禽刺螨(*O. sylviarum*)等。有的革螨种类分布范围相对较窄,主要局限在部分地区,属于地理窄布种,如仅分布在我国部分地区的福建厉螨(*L. fukienensis*)、金氏厉螨(*L. chini*)、贵州厉螨(*L. guizhouensis*)、贫毛厉螨(*L. paucisetosa*)、兴义厉螨(*L. xingyiensis*)、心形血厉螨(*H. cordatus*)和前孔血厉螨(*H. praeporus*)等。

二、生态类型与栖息地

　　革螨种类繁多,分布广泛,生态习性和生态类型复杂多样,根据其食性和孳生等,可以分为自由生活型和寄生生活型两大基本类型,自由生活型革螨又可以进一步分为捕食性革螨、腐食性革螨和植食性革螨等;寄生生活型革螨根据其寄生的部位可进一步分为体表寄生(体外寄生)和体内寄生,根据对宿主的依赖程度可分为专性寄生和兼性寄生。

(一)自由生活型

　　自由生活型革螨泛指那些生活在植物叶片、土壤、地表腐殖质和枯枝落叶层、草堆、畜禽粪便、垃圾堆和仓储物等场所的捕食性、植食性和腐食性革螨等。自由生活型革螨种类繁多,分布广泛,是革螨亚目中的主要类群。在迄今为止全球所报道的8 000余种革螨中,绝大多数种类属于自由生活型革螨。

　　1. 捕食性革螨　捕食性革螨属于自由生活型革螨,是肉食性革螨类群,靠捕食其他螨类或小型无脊椎动物为生,如植绥螨科(Phytoseiidae)和巨螯螨科(Macrochelidae)中的许多种类。捕食性革螨经常活动在田间地头和植物叶片上,是许多农业害虫的天敌,可以用于害虫的生物防制。有的捕食性革螨经常捕食其他螨类,如叶螨、瘿螨、细须螨和跗线螨等;有的捕食性革螨还可以捕食其他小型无脊椎动物,如捕食线虫、蚜虫或捕食其他节肢动物(蓟马、蚧壳虫、蝇类和小型蛾类等)的卵等。有的捕食性革螨对害虫防制的效果较好,已经应用于了生物防制,如植绥螨科中的智利小植绥螨(*Phytoseiulus persimilis*)、胡瓜钝绥螨(*Amblyseius cucumeris*)、巴氏钝绥螨(*Amblyseius barkeri*)和西方静走螨(*Galendromus occidentalis*)等。智利小植绥螨属于植绥螨科、小植绥螨属(*Phytoseiulus*)种类,是专性捕食性革螨,主要以叶螨为食,欧美各国已经对该螨进行机械化的大规模饲养,并作为商品出售,用于叶螨的生物防制。胡瓜钝绥螨和巴氏钝绥螨属于植绥螨科、钝绥螨属（*Amblyseius*）种类，广泛分布于世界各地，在害虫的生物防制上发挥着重要的作用，可以利用胡瓜钝绥螨有效控制蓟马和叶螨等害虫。西方静走螨属于植绥螨科、静走螨属（*Galendromus*）的种类，该螨曾称为西方盲走螨（*Typhlodromus occidentalis*），该螨主要分布在加拿大和美国等地，已经成功用于苹果等果树叶螨的生物防制。有的捕食性革螨虽然还没有广泛用于害虫的生物防制，但仍然具有潜在的应用价值，如巨螯螨科、巨螯螨属（*Macrocheles*）中的家蝇巨螯螨（*Macrocheles muscaedomesticae*）等。家蝇巨螯螨经常出现在畜禽圈舍、人畜粪便堆和垃圾堆等场所，可捕食家蝇、厩腐蝇、夏厕蝇等蝇类的卵，也可侵袭蝇类幼虫（蝇蛆），对蝇类的控制有一定的潜在应用价值。

2. 植食性革螨　植食性革螨常见于农作物种植区的植物叶片和花蕊上，如植绥螨中的部分种类。专性植食性革螨很少，多数植食性革螨是杂食性的，有的可取食植物的花粉、真菌孢子或其他有机质等，有的还可同时捕食其他螨类，如植绥螨中的部分种类和仓储物中的部分革螨等。

3. 腐食性革螨　腐食性革螨种类较多，主要生活在土壤、地表腐殖质和枯枝落叶层、草堆、畜禽粪便、垃圾堆和仓储物等场所，可以各种微生物、真菌孢子或其他有机质为食，也可捕食其他小型节肢动物，如巨螯螨科、囊螨科（Ascidae）、寄螨科（Parasitidae）、蠊螨科（Blattisocidae）和裂胸螨科（Aceosejidae）中的某些种类。

4. 杂食性革螨　在自由生活型革螨中，可以按照其主要食性分为捕食性革螨、植食性革螨和腐食性革螨等不同食性类型，但这种划分是相对的。事实上，许多生活在土壤、地表腐殖质和枯枝落叶层、草堆、畜禽粪便、垃圾堆和仓储物等场所的自由生活革螨都是杂食性的，这些革螨可取食植物的花粉、土壤微生物、真菌孢子或其他有机质等，还可以捕食其他小型节肢动物的卵或幼虫等，有的甚至还可以侵入人或动物体内引起各种螨病。有些专性捕食性革螨（如植绥螨科的部分种类）在通常情况下主要是靠捕食其他螨类或其他小型无脊椎动物为生，但在捕食对象缺乏时候，也可以取食植物花粉等，其食性并不是一成不变的。

（二）寄生生活型

寄生生活型革螨泛指那些专性或兼性寄生在动物和人的体内或体表（体外）的革螨亚目种类。寄生生活型革螨的种类没有自由生活型革螨那么丰富，主要以皮刺螨总科的种类为主，可进一步分为专性体内寄生、兼性或偶然体内寄生、专性体表寄生和兼性体表寄生四种不同类型。

1. 专性体内寄生革螨　有些革螨种类的生活史全部时期或部分时期必须寄生在其他动物宿主的体内或腔道，否则就不能存活，这些革螨属于专性体内寄生革螨，主要见于内刺螨科（Entonyssidae）、喘螨科（Halarachnidae）、鼻刺螨科（Rhinonyssidae）、瓦螨科（Varroidae）的种类以及厉螨科（Laelapidae）中的个别种类。内刺螨科主要寄生在蛇类的呼吸道；喘螨科主要寄生在哺乳动物的呼吸道，如猴肺刺螨（*Pneumonyssus simicola*）；鼻刺螨科主要寄生在鸟类的鼻腔内，如苦恶鸟雉刺螨（*Rallinyssus amaurornis*）。瓦螨科、瓦螨属（*Varroa*）中的大蜂螨（*Varroa jacobsoni*）以及厉螨科、厉螨亚科（Laelapinae）、热厉螨属（*Tropilaelaps*）中的小蜂螨（*Tropilaelaps clareae*）是寄生于蜜蜂体内的两种革螨，对养蜂业危害很大。

2. 兼性或偶然体内寄生革螨　有些自由生活革螨种类偶尔可进入动物或人的体内，引起各种螨病，如谷物、草堆和仓储物内的某些革螨种类等。

3. 专性体表寄生革螨　专性体表寄生革螨虽然也经常出现在宿主动物的窝巢内，但大部分时间栖息在宿主动物体表的体毛内，主要靠刺吸宿主的血液或体液为生，有人将这类革螨形象地称为"毛栖型革螨"。专性体表寄生革螨主要见于皮刺螨总科（Dermanyssoidea）中的皮刺螨科（Dermanyssidae）、脂刺螨科（Liponyssidae）、蝠螨科（Spinturnicidae）和巨刺螨科（Macronyssidae）的种类，这些革螨大多属于专性吸血的革螨。厉螨科中赫刺螨亚科（Hirstionyssinae）的多数种类也是专性吸血者，也属于专性体表寄生革螨的范畴。

4. 兼性体表寄生革螨　兼性体表寄生革螨大部分时间栖息在宿主动物的巢穴，可以取食宿主巢穴内的各种有机质或其他节肢动物的卵等，也可以爬到宿主体表刺吸宿主的血液或以宿主皮屑等为食，有人将这类革螨形象地称为"巢栖型革螨"。厉螨科下面的厉螨亚科和血革螨亚科（Haemogamasinae）中的多数种类是兼性吸血者，属于兼性体表寄生革螨的范畴。

值得注意的是,上述对革螨生态类型的划分是相对的。除了上述划分外,也有学者将革螨的生态类型划分为以下 5 个类型:自由生活型、牧场型、巢穴寄生型、体表寄生型和腔道寄生型。在这 5 个类型中,自由生活型包括了捕食性、植食性和腐食性等所有的自由生活革螨;牧场型主要指内刺螨科的专性体内寄生革螨;巢穴寄生型和体表寄生型既包括了兼性体表寄生革螨(巢栖型),也包括了专性体表寄生革螨(毛栖型);腔道寄生型主要指寄生在呼吸道和外耳道等宿主腔道的专性体内寄生革螨。

三、环境因素影响

(一) 温度

在各种环境因素中,温度对革螨的影响最明显。革螨种类繁多,生态习性各异,不同革螨种类对温度的适应范围是不同的。

1. 适宜温度范围 寄生性革螨的适宜温度范围(适温区)与所寄生宿主的体温有关,寄生于冷血动物(变温动物)的革螨,其适温区相对较低,如寄生于蛇类的蛇刺螨(*Ophionyssus natricis*),在 20~23℃的温度范围内,大多处于停息状态,高于或低于此温度则逃避或出现活动异常。在 30~40℃范围内,蛇刺螨的活动速度随温度升高而加快,超过 40℃时活动速度大大降低,45~50℃则进入昏迷状态,50~55℃经 5 秒全部死亡。哺乳类和鸟类属于温血动物(恒温动物),寄生于哺乳类和鸟类的革螨,其适温区相对较高,如寄生于哺乳动物的毒厉螨和裴氏厉螨(*Laelaps felix*),其适温区高于寄生于蛇类的蛇刺螨,毒厉螨喜欢在 23~35℃处停息,裴氏厉螨则选 22.4~24.8℃范围停息。鸟类的体温比哺乳类高,寄生于鸟类的革螨,适应温度更高,如体外用鸟皮膜喂食鸡皮刺螨(*Dermanyssus gallinae*)的最适温度为 40~41℃。

2. 对高温和低温的耐受 不同革螨种类对高温和低温的耐受程度差异较大。实验观察茅舍血厉螨和蛭状皮刺螨(*Dermanyssus vermiculitis*)对高温和低温的耐受阈值(高低温阈)发现,寄生于哺乳类体表的茅舍血厉螨,其高温阈和低温阈明显低于寄生于鸟类的蛭状皮刺螨。茅舍血厉螨自然运动、能动反应、个别肢体活动停止的高温阈依次为 45℃、46℃、49℃,低温阈依次为 6℃、3℃、−1℃;蛭状皮刺螨自然运动、能动反应、个别肢体活动停止的高温阈依次为 51℃、52℃、53℃,低温阈依次为 8℃、6℃、0℃。虽然这两种革螨均能适应一定的高温,但后者更耐热。

3. 温度对活动的影响 革螨无翅,其运动方式是爬行。不同革螨种类对温度的反应不同,寄生哺乳类体表的茅舍血厉螨和寄生鸟类体表的蛭状皮刺螨在对温度的反应上就存在明显区别。爬行速度试验显示,在 20℃时,茅舍血厉螨较蛭状皮刺螨爬得快,而当温度升高到 25~40℃时,蛭状皮刺螨的爬速明显逐步加快,这与它们在自然界生活情况一致。蛭状皮刺螨是鸟类的体表寄生虫,专性血食,经常栖居于鸟巢外层,当温度较低时仍活跃地爬行摄食。马立名(1987)曾报道过寄生于小哺乳动物的格氏血厉螨对温度的选择,试验 10 只螨,每只 10 次共 100 只次,其中 93 只(次)始终活动于 10~25℃之间,7 只(次)活动于 5~10℃之间或 25~30℃之间,所有受试的格氏血厉螨均未爬至 5℃以下和 30℃以上的地方。革螨的爬行速度与温度的关系呈抛物线形,30℃以下时,爬行速度随温度的上升而加快,30~35℃时爬速最快,35℃以上时爬速随温度上升而减慢。

4. 温度与季节消长 大多数革螨整年活动,但有明显的繁殖高峰季节,其季节消长明显受到温度的影响。除了温度因素外,革螨的季节消长还与宿主活动变化、宿主巢穴微小气候条件、宿主在巢穴居留久暂等多种因素有关。格氏血厉螨和耶氏厉螨等秋冬型革螨的螨密度一般在 9 月以后逐渐增高,10~11 月出现高峰;柏氏禽刺螨则呈春末夏初和秋冬双峰型。

(二) 湿度

除了温度之外,湿度对革螨的影响也比较大。绝大多数革螨喜欢高湿环境,对干燥的耐受性很差,但不同革螨种类的适宜湿度范围差异较大。

1. 适宜湿度范围 毒厉螨、厩真厉螨、鼠颚毛厉螨(*Tricholaelaps myonysognathus*)、茅舍血厉螨(茅舍阳厉螨)、巢栖血革螨(*Haemogamasus nidi*),相对湿度(RH)均以 90% 以上最适合。曾有报道显示,将温度固定在 25℃下,通过变换相对湿度(分别为 53%、73%、93%),每周喂血或有色水 1~3 次,观察到雌性毒厉螨在 25℃时,最适宜的湿度是 93%,表明毒厉螨喜欢高湿环境。在温度恒定在 30℃的条件下,鼠颚毛厉螨的幼虫死亡率随着湿度增加而下降:RH=80%时,幼虫死亡率是73.5%;当RH=90%时,其幼虫死亡率降低至29.4%。巴氏阳厉螨成虫(成螨)的存活时间随着湿度增高而延长:当相对湿度为50%~70%时,该螨仅存活1.4天;当RH=80%时,该螨可存活53天;当RH为95%~100%时,该螨存活时间则达到了76天。茅舍阳厉螨成虫以90%~100%的RH为适宜,雌螨平均活60天以上,对低湿耐受性很差,在75%、60%、40%、20%和0%的相对湿度下,平均存活时间分别为19.3天、18.9天、4.8天、2.8天和1.8天,即平均存活时间随着RH的降低而逐渐缩短。茅舍阳厉螨若虫(若螨)对低湿环境的耐受力更差,当RH=100%时,平均存活时间是28天;在90%、75%、60%、40%、29%和0%的相对湿度下,平均存活时间依次为6天、2.5天、1.7天、1.7天、1.4天和1天。在95%、75%、60%和40%的相对湿度下,巢栖血革螨的平均存活时间依次为17.8天、3.2天、1.1天和1.1天,表明该螨对干燥环境的耐受力很差。在室温20~25℃下,用33%~92%的阶梯性相对湿度测试柏氏禽刺螨,发现该螨的适宜湿度是相对湿度为85%~92%的高湿环境,饥饿和产卵后的雌螨,更加偏向高湿。但柏氏禽刺螨对低湿环境的耐受性较强,在90%、75%、60%、40%、20%和0%的相对湿度下,该螨的平均存活时间依次为21.8天、19.2天、12.1天、9.4天、7天和5.2天。厩真厉螨、巢仿血革螨(*Haemogamasus nidiformis*)、脂刺血革螨(*H. liponyssoides*)、按步血革螨(*H. ambulans*)等均喜欢高湿环境,其窝草含水量达69.4%。仓鼠赫刺螨对干燥有一定的耐受力,在20~25℃下饲养,发现该螨在50%~60%的相对湿度下仍然繁殖很好。寄生于鼠、兔的血红异皮螨(*Allodermanyssus sanguineus*)和寄生于鸟类的革螨对低湿环境的耐受力也比较强。寄生于鸟类的林禽刺螨,其最适相对湿度是75.5%~80%,在RH为53%以下的干燥环境容易死亡,但在相对湿度为98%的高湿环境下也很容易死亡。革螨的卵都喜欢高湿环境,在温度为30℃,相对湿度为20%、40%、60%、80%和100%时,林禽刺螨卵的平均孵出率依次为74.2%、83%、93.3%、95.7%和94.4%。在湿试管饲养过程中,多数革螨的卵产于相对湿度为100%最高湿度的一端。

2. 在水中的存活率　革螨虽然喜欢高湿环境,但不适宜直接在水中生活。实验观察显示,在20℃的水中,经4小时、8小时、12小时、24小时和48小时,格氏血厉螨的死亡率分别为1.8%、3.7%、14.9%、73.8%和98.6%,即将该螨放入水中2天后,几乎全部死亡。将厩真厉螨放入水中12小时和24小时的死亡率分别是22.58%和33.33%。将鼠颚毛厉螨放入水中12小时和24小时的死亡率分别为21.43%和54.44%。

（三）光照

革螨一般喜停留于黑暗环境,与自然界的鼠巢等环境相仿。在照度为30~1 500勒克斯(Lux或lx)的范围,分成8个阶梯性环境照度对柏氏禽刺螨进行测试,结果表明:饱食后和产卵期的雌螨呈现明显的负趋光性,有35.2%的雌螨选择了照度为30Lux最暗环境梯度,但随着产卵过程的结束及饥饿的开始,负趋光性逐渐减弱。革螨一般不选择波长介于4 320~6 950埃(A)的8种有色光,在41℃和高湿环境下,放进小白鼠,革螨均不主动趋向宿主(小白鼠)。在室温为21℃、相对湿度RH为85%和光照强度仅为1Lux的条件下,宿主对饥饿雌螨具有较强的吸引力。革螨的爬行活动一般不受光照影响,将一张白纸的一半放在电灯光下,另一半遮住灯光,格氏血厉螨在"有光区"和"无光区"两边的爬行活动基本相同。据马立名(1987)报道,在实验条件下设置背光处、日光下和电灯光下三种不同光照环境,在不同温度下分别观察10分钟,结果发现:格氏血厉螨的爬行方向基本相同,该螨的绝大多数个体绕圈爬行,少数个体的爬行方向不规则。

（四）化学刺激

不同的气体、食物和化合物等都可能对革螨形成化学刺激,如空气、CO_2、人呼气、人呼气加$BaOH_2$(以除去其中的CO_2)等不同气体的刺激等。

1. 对不同气体的趋向　在实验条件下,设置室内空气、CO_2、人呼气、人呼气加$BaOH_2$等不同气体环境,测试鼠颚毛厉螨对不同气体的趋向性。结果发现,鼠颚毛厉螨对"人呼气"的反应最活跃,有61%的该螨个体趋向人呼气,43%的螨个体趋向CO_2,4%的螨个体趋向室内空气。用未稀释的人呼气测试鼠颚毛厉螨,则100%趋向;当用$BaOH_2$除去CO_2后的人呼气测试,该螨则无趋向。上述表明,人呼气中的CO_2是吸引革螨的重要因素。在人呼气、CO_2、甲烷、氨和干燥空气5种气体环境下,让林禽刺螨分别接触10分钟,结果发现:在人呼气和CO_2环境下,该螨的活动最活跃,反应最强烈,说明宿主呼出的CO_2可能是促使革螨寻找到宿主的重要因素。

2. 对不同食物和化学刺激的反应　用Y形管测试鼠颚毛厉螨对血滴和水滴的趋向性发现,在所试49只鼠颚毛厉螨中,43只该螨个体爬向血滴管,只有6只螨个体爬至水滴管。此结果表明,鼠颚毛厉螨具有对血滴的明显趋向性,属于对食物选择的化学趋向性反应,而不单纯是向湿性。在实验条件下,测试茅舍血厉螨对不同食物和化学刺激的反应,结果发现:该螨雌虫(雌螨)第一对足跗节接触到水、生理盐水和糖水时,就立即摄食;当接触到米帕林溶液、盐酸、浓糖浆时,则立即避开,改变爬行方向。将茅舍血厉螨置于不同醋酸浓度下测试发现,在距离醋酸溶液数毫米时,该螨就立即转向爬行。在设置有20%醋酸溶液的环境条件下,该螨91.7%的个体在距离醋酸还有1~5mm时即离转爬行;在设置有60%醋酸溶液的环境条件下,该螨在距离醋酸还有6~10mm时即转向爬行。这一实验结果表明,醋酸的浓度越高,气味越大,对革螨的趋避作用越明显。这一结果还同时提示:革螨第1对足跗节不仅是味觉器官,同时还有远距离的化学感受器功能,具有嗅觉器官的作用。

四、宿主选择

(一) 宿主范围

寄生性革螨的宿主范围十分广泛,包括了哺乳类、鸟类、爬行类、两栖类和部分无脊椎动物,有的革螨甚至还可以寄生在其他大中型节肢动物的体内或体表。革螨的宿主选择范围因种类不同而异。专性体内寄生性革螨常寄生在哺乳类、鸟类、爬行类的鼻腔、上呼吸道、肺部和外耳道等部位,部分种类的宿主选择比较严格,宿主特异性较高,如鼻刺螨属(Rhinonyssus)和肺刺螨属(Pneumonyssus)的种类。兼性或偶然体内寄生的革螨,对宿主动物的选择大多不严格,宿主特异性较低。体表寄生性革螨的宿主特异性因种类不同而异,寄生在蝙蝠体表的革螨,宿主特异性往往比较高,张光良等(2013)曾对扁颅蝠(Tylonycteris pachypus)和褐扁颅蝠(T. robustula)两种体表寄生革螨的宿主选择进行了专门研究,结果发现:扁颅蝠体表寄生革螨为拟雷氏巨刺螨(Macronyssus pararadovskyi),而褐扁颅蝠体表寄生革螨为雷氏巨刺螨(M. radovskyi)。在实验室内,用扁颅蝠体表寄生的拟雷氏巨刺螨对扁颅蝠与褐扁颅蝠进行交叉感染后发现,拟雷氏巨刺螨明显选择其原宿主(扁颅蝠),表明拟雷氏巨刺螨具有较高的宿主特异性。寄生在鼠类等其他小型哺乳动物(小型兽类或小兽)体表的寄生性革螨,宿主范围往往比较广泛,宿主特异性大多较低。兼性体表寄生革螨比专性体表寄生革螨的宿主范围更广,宿主特异性更低。小型哺乳动物通常包括了啮齿类、食虫类、攀鼩类(树鼩)、翼手类(蝙蝠)和小型食肉类等多个类群,其中啮齿动物(鼠类)是最重要的类群。鼠类是小型哺乳动物中种类最多和数量最大的类群,也是体表寄生革螨最常见和最重要的宿主动物。来自云南省的调查研究表明,一种革螨可以寄生多种鼠类等小兽宿主,宿主特异性大多较低。迄今为止的研究显示,土尔克厉螨(Laelaps turkestanicus)可以寄生在36种宿主体表,纳氏厉螨和鼩鼱赫刺螨可以寄生在32种宿主体表,金氏厉螨、橄形血革螨(Haemogamasus oliviformis)和短尾鼩地厉螨(Dipolaelaps anourosorecis)可以寄生在30种宿主体表,毒厉螨、福建厉螨、特氏厉螨(L. traubi)、贵州厉螨和拟厩真厉螨等可寄生在20~26种宿主体表。

(二) 宿主依赖性

兼性寄生革螨对宿主动物的依赖性较弱,离开宿主后仍然可以存活很长时间。专性寄生革螨对宿主动物的依赖性较强,离开宿主后不能存活很长时间,张光良等(2013)对扁颅蝠体表的拟雷氏巨刺螨研究结果显示,拟雷氏巨刺螨离开原宿主(扁颅蝠)后不能很好存活。在温度24.7℃和湿度72%的条件下,拟雷氏巨刺螨离开宿主70分钟后开始死亡,100~120分钟内死亡速率最高,140分钟后,7次重复实验的寄生革螨已没有存活个体(图32-31)。

(三) 宿主特异性评价

评价某种革螨宿主特异性高低,可以通过统计某

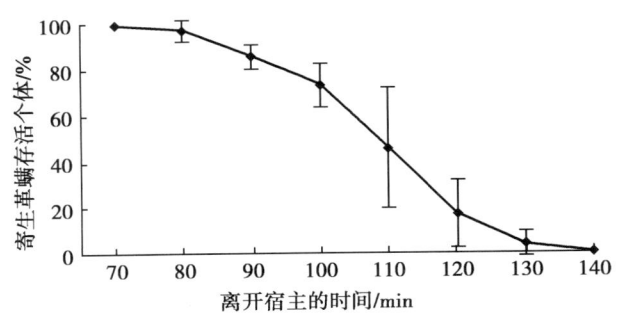

图 32-31　拟雷氏巨刺螨(Macronyssus pararadovskyi)离开宿主的存活时间

(引自 张光良等)

种革螨的宿主范围(host range)和计算某种革螨的生态位宽度(niche breadth)这两种基本途径实现。宿主范围就是某种革螨所能够寄生的全部宿主动物种类,如:土尔克厉螨可以寄生在36种宿主体表,其宿主范围就是36;纳氏厉螨和鼩鼱赫刺螨可以寄生在32种宿主体表,其宿主范围就是32。宿主范围是一个比较简单的评价宿主特异性的指标,宿主范围越宽则宿主特异性越低。如果土尔克厉螨的宿主范围是36,纳氏厉螨和鼩鼱赫刺螨的宿主范围是32,我们就可以认为土尔克厉螨的宿主范围比纳氏厉螨和鼩鼱赫刺螨的宿主范围宽,纳氏厉螨和鼩鼱赫刺螨的宿主特异性比土尔克厉螨的宿主特异性高。对体表寄生性革螨和其他体表寄生虫而言,宿主范围虽然在一定程度上反映了革螨等体表寄生虫的宿主特异性高低,但因其只考虑了宿主种数,未涉及在每种宿主体表的某种革螨等体表寄生虫个体分布数量,存在一定的局限性。生态位宽度是生态学上的一个概念,郭宪国等最早使用生态位宽度来定量判定革螨等体表寄生虫等宿主特异性问题。生态学中的生态位(ecological niche)是指某一物种种群在一个既定的群落内对时间、空间及宿主等资源的利用及其在群落内的功能地位。根据所利用资源的不同,可分为营养生态位、空间生态位和时间生态位等。对于体表寄生革螨来说,其所寄生的宿主动物可以看做是一个营养资源序列,由此所计算出来的生态位宽度就是一个营养生态位宽度。革螨的生态位宽度不仅取决于宿主范围,还取决于利用宿主资源比例的均匀程度。因此用生态位宽度来评价宿主特异性的高低比较客观。革螨的生态位宽窄与其宿主特异性呈相反关系,即生态位越宽,宿主特异性越低。生态位越窄,宿主特异性越高。测定生态位宽度的模型和方法较多,目前在革螨宿主特异性判定方面使用较多的莱文斯生态位宽度(Levins' niche breadth)。

迄今为止的研究表明,多数革螨的宿主特异性较低,只有部分革螨的宿主特异性比较高。黄丽琴和郭宪国曾利用1990—2008年18年间对云南省境内28个县(市)的现场调查资料,用Levins生态位宽度对云南省30种主要革螨在67种小兽体表的生态位宽度进行过测定,结果如表32-18所示。结果表明,生态位较宽的种类是巴氏下盾螨(0.1646)、单阳厉螨(0.1566)和橄形血革螨(0.1475),说明其宿主特异性较低。生态位最窄的是贫毛厉螨(0.0154)、贵州厉螨(0.0156)和柳氏厉螨(0.0156),其宿主特异性较高。土尔克厉螨的宿主范围最宽(31),但因其主要寄生于针毛鼠和社鼠的体表,故生态位宽度较窄。同样,纳氏厉螨和金氏厉螨的宿主范围较宽(28),但它们都有各自相对固定的主要宿主,纳氏厉螨主要寄生于黄胸鼠,金氏厉螨主要寄生于绒鼠属(*Eothenomys*),使得生态位宽度较窄。

表 32-18 云南省28县(市)30种主要革螨在67种小兽体表的宿主范围和莱文斯生态位宽度比较(1990—2008年)

编号	革螨种类		个体数	宿主范围	生态位宽度
	中文名称	拉丁文学名			
1	纳氏厉螨	*Laelaps nuttalli*	20 248	28	0.039 7
2	毒厉螨	*Laelaps echidninus*	15 840	23	0.062 2
3	贵州厉螨	*Laelaps guizhouensis*	10 444	17	0.015 6
4	土尔克厉螨	*Laelaps turkestanicus*	6 429	31	0.040 2
5	特氏厉螨	*Laelaps traubi*	4 165	25	0.044 8
6	柏氏禽刺螨	*Ornithonyssus bacoti*	3 340	15	0.036 0
7	金氏厉螨	*Laelaps chini*	2 734	28	0.045 0
8	短尾鼩地厉螨	*Dipolaelaps anourosorecis*	2 358	15	0.016 5
9	贫毛厉螨	*Laelaps paucisetosa*	1 979	9	0.015 4
10	阿尔及利厉螨	*Laelaps algericus*	1 933	6	0.015 8
11	鼩鼱赫刺螨	*Hirstionyssus sunci*	1 099	27	0.088 0
12	兴义厉螨	*Laelaps xingyiensis*	955	8	0.016 3
13	福建厉螨	*Laelaps fukienensis*	923	10	0.034 3

续表

编号	革螨种类		个体数	宿主范围	生态位宽度
	中文名称	拉丁文学名			
14	松鼠真厉螨	*Eulaelaps dremomydis*	832	13	0.016 3
15	上海真厉螨	*Eulaelaps shanghaiensis*	815	9	0.017 5
16	矮肛厉螨	*Proctolaelaps pygmaeus*	689	24	0.084 2
17	橄形血革螨	*Haemogamasus oliviformis*	651	23	0.147 5
18	耶氏厉螨	*Laelaps jettmari*	422	11	0.018 6
19	景东厉螨	*Laelaps jingdongensis*	410	12	0.038 1
20	巴氏下盾螨	*Hypoaspis pavlovskii*	391	27	0.164 6
21	柳氏厉螨	*Laelaps liui*	374	2	0.015 6
22	拟厩真厉螨	*Eulaelaps substabularis*	369	19	0.060 6
23	格氏血厉螨	*Haemolaelaps glasgowi*	290	14	0.102 7
24	鼠颚毛厉螨	*Tricholaelaps myonysognathus*	273	11	0.023 0
25	鼠拟脂刺螨	*Liponyssoides muris*	244	7	0.019 1
26	互助真厉螨	*Eulaelaps huzhuensis*	154	11	0.073 1
27	背颖血革螨	*Haemogamasus dorsalis*	149	8	0.042 9
28	兵下盾螨	*Hypoaspis miles*	138	17	0.076 5
29	溜下盾螨	*Hypoaspis lubrica*	134	16	0.042 0
30	单阳厉螨	*Androlaelaps singularis*	131	19	0.156 6

注：引自黄丽琴和郭宪国。

（四）革螨对不同性别宿主的选择

寄生在同一种宿主体表的革螨,有时候会出现在宿主性别选择上的偏倚(sex bias)。张光良等(2013)对扁颅蝠和褐扁颅蝠两种体表寄生革螨的宿主选择进行了专门研究,结果发现体表寄生革螨均明显倾向于选择各自的雄性宿主,存在明显的雄性偏倚。刘哲和郭宪国(2020)曾对云南省境内不同性别的黄胸鼠(*Rattus tanezumi* 或 *R. flavipectus*)和褐家鼠(*R. norvegicus*)体表革螨总感染情况进行了比较,结果发现雄性黄胸鼠和褐家鼠体表革螨的感染率(prevalence 或 infestation rate,P_M)、平均多度(mean abundance,MA)和感染度(mean intensity,MI)都要高于雌性黄胸鼠和褐家鼠体表革螨对应的感染指标,存在一定的雄性偏倚(表32-19)。迄今为止的研究表明,寄生虫感染的性别偏倚是一个复杂的生物学现象,多数体内寄生虫和体外(体表)寄生虫感染存在雄性偏倚的情况,即雄性宿主比雌性宿主更容易受到寄生虫的感染。关于雄性偏倚的解释,多数观点认为寄生虫对于雄性和雌性宿主的寄生差异与宿主的迁移能力或激素水平差异有关。雄性宿主的活动范围广,活动性强。雄性宿主活动性增加可以导致宿主间种内和种间接触的频率增加,增加了与寄生虫接触的机会,促进了寄生虫的传播。雄性宿主体内的雄性激素水平高,雄性激可能具有免疫抑制作用,可以导致雄性宿主防御抗寄生虫的能力下降,使雄性宿主比雌性宿主更容易感染寄生虫。也有学者认为,寄生虫的雄性偏倚寄生受多种因素影响,包括寄生虫自身因素、宿主因素和环境因素等。值得注意的是,寄生虫感染宿主的性别差异也并不是总是偏向于雄性,有的寄生虫感染也存在偏向雌性宿主的雌性偏倚现象,如云南省境内小家鼠(*Mus musculus*)体表革螨的感染率就存在雌性略高于雄性的情况(表32-19)。感染率(P_M)、平均多度(MA)和感染度(MI)是革螨研究中经常使用的 3 个指标,感染率表示感染了革螨的宿主个体数占全部检查宿主总个体数的百分比(%);平均多度也称为螨指数(mite index),是指每只所检查宿主体表的革螨个体数(螨数/宿主);感染度是指每只感染宿主体表的革螨个体数(螨数/感染宿主)。

表 32-19　云南省不同性别的三种家鼠体表革螨总感染情况比较（1990—2015）

宿主名称	宿主性别	宿主总数	感染宿主数量	革螨总感染情况			
				个体数	P_M	MA	MI
黄胸鼠	雄性	2 540	1 584	16 644	62.36	6.55	10.51
	雌性	2 534	1 476	15 259	58.25	6.02	10.34
	合计	5 074	3 060	31 903	60.31	6.29	10.43
褐家鼠	雄性	734	374	5 650	50.95	7.70	15.11
	雌性	712	329	4 384	46.21	6.16	13.33
	合计	1 446	703	10 034	48.62	6.94	14.27
小家鼠	雄性	106	21	210	19.81	1.98	10.00
	雌性	116	24	133	20.69	1.15	5.54
	合计	222	45	343	20.27	1.55	7.62

注：引自刘哲和郭宪国。

（五）革螨对不同年龄宿主的选择

寄生在同一种宿主体表的革螨，有时候会因为宿主年龄的不同而出现感染上的差异。刘哲和郭宪国（2020）曾对云南省境内不同年龄的黄胸鼠、褐家鼠和小家鼠体表革螨总感染情况进行了比较，结果发现成年黄胸鼠和褐家鼠体表革螨的感染率（P_M）、平均多度（MA）和感染度（MI）都要高于未成年黄胸鼠和褐家鼠体表革螨对应的感染指标，但小家鼠的情况正好相反，成年小家鼠体表革螨的感染率（P_M）、平均多度（MA）和感染度（MI）反而低于未成年小家鼠的相应指标（表 32-20）。革螨等体表寄生虫对不同年龄宿主的选择差异可能与不同年龄阶段宿主动物的自身因素（接触寄生虫的机会、抵抗力和梳毛行为等）及周围环境等多种因素有关。

表 32-20　云南省不同年龄的三种家鼠体表革螨总感染情况比较（1990—2015）

宿主名称	宿主年龄	宿主总数	感染宿主数量	革螨总感染情况			
				个体数	P_M	MA	MI
黄胸鼠	未成年	1 227	727	5 862	59.25	4.78	8.06
	成年	3 847	2 332	26 043	60.62	6.77	11.17
	合计	5 074	3 059	31 905	60.29	6.29	10.43
褐家鼠	未成年	659	312	4 338	47.34	6.58	13.90
	成年	769	384	5 672	49.93	7.38	14.77
	合计	1 428	696	10 010	48.74	7.01	14.38
小家鼠	未成年	23	5	40	21.74	1.74	8.00
	成年	200	40	303	20.00	1.52	7.58
	合计	223	45	343	20.18	1.54	7.62

注：引自刘哲和郭宪国。

五、种群与群落

从现代生物学的角度来看，整个生命系统可以人为地分为基因（gene）、细胞（cell）、组织（tissue）、器官（organ）、个体（individual）、种群（population）、群落（community）和生态系统（ecosystem）几个组织层次或组织水平（organization levels），这是一个从微观到宏观的层次过渡。生态学的研究可以在任何一个层次进行，可以是在细胞层次以下的微观生态学研究，也可以是在种群层次以上的宏观生态学研究，但最主要的是宏观性研究，其研究的重心主要侧重于个体、种群、群落和生态系统这四个组织层次（水平）。从个体、种群、群落到生态系统,是一个从低级到高级、从具体到抽象、从界线明显到界线模糊、从闭合到开放的逐步过渡过程。

种群是在一定时间和空间范围内同种生物不同个体的集合(组合)。种群的概念中强调了以下几方面的基本含义:①种群是同种个体的组合,即同一种群内的所有成员都是属于同一个"种";②一个种群包含了许多个体;③种群具有时间和空间的概念,是特定时空范围内同种生物的组合;④种群的大小及范围往往是根据生态学家在研究工作中的实际需要来确定的,可大可小,具有一定的模糊性。对于革螨而言,一个特定地理区域(范围可大可小)内某种革螨的全部个体可以构成一个革螨种群,某种宿主动物体表的某种革螨的全部个体也可以构成一个革螨种群,如"贵州省毒厉螨种群""云南省西双版纳地区柏氏禽刺螨种群""褐家鼠体表毒厉螨种群""黄胸鼠体表毒厉螨种群"等。种群生态学(ecology of population)是在种群水平研究生物种群本身的生物学特征及其与环境之间的相互关系。

群落这个概念最初由德国生物学家 Mobius 于 1880 年在研究海底牡蛎时率先使用,当时称为 biocoenosis(生物群落)。现在虽然仍然有部分学者使用 biocoenosis 这个词,但更多的学者倾向使用 biotic community 这个词。从严格的意义上讲,生物群落(biotic community)是指在特定时间和空间范围内各种生物种群的集合或组合,如一个池塘内的所有生物就可以构成"池塘生物群落"。在这个"池塘生物群落"中,实际上包含了池塘内所有的浮游生物、水生植物、水生动物(水生低等动物、两栖类、鱼类及水生爬行类等)以及所有的微生物,这个池塘生物群落具有完整的食物链联系,它可以不依赖周围的生物而相对独立地存在。然而,在实际生态学研究中,要研究所有的生物是很困难的。现代生态学研究中,考虑到实际研究工作的需要,生物群落可以理解为在特定时间和空间范围内多种生物种群的集合或组合,这样一来,研究人员就可以将某一类的生物看作一个群落来进行研究了,如森林鸟类群落、池塘鱼类群落、稻田蚊类群落和鼠体革螨群落等。为了区别起见,有的学者将生物群落分为大群落(major community)和小群落(minor community),也有的学者将群落分为自养型群落(autotrophic community)和异养型群落(heterotrophic community)。大群落与自养型群落的概念基本是一致的,往往有充分的大小范围,其结构比较完整,有相对的独立性,仅仅依赖阳光就能繁荣兴旺;小群落与异养型群落在概念上可以等同看待,其大小范围往往比较小,相对不能独立,必须依赖其他邻近的群落才能繁荣昌盛。对于革螨来说,在特定时间和空间范围内所有革螨种群的集合或组合就可以组成革螨群落。革螨群落不可能像"池塘生物群落"那样具有完整的食物链(food chain)和食物网(food web)结构,因此革螨群落属于小群落和异养型群落的范畴。群落生态学就是在群落水平上的生态学研究,其研究层次高于种群生态学。

(一) 种群特征

革螨种群是同种革螨个体的集合,具有与个体出生、生长、发育、繁殖、年龄、性别、死亡等对应的一些基本特征,如种群出生率(birth rate 或 natality)、死亡率(death rate 或 mortality)、年龄结构(age structure)或年龄分布(age distribution)以及性比(sex ratio)等。此外,革螨种群也与其他动物种群一样,还具有一些种群特有的特征,如种群大小(population size)、种群密度(population density)、迁入(immigration)、迁出(emigration)、种群增长率(population growth rate)、种群季节消长(seasonal fluctuation of population)、种群空间分布格局(spatial distribution pattern of population)、种群动态(population dynamics)、种内关系(intraspecific relationship)、内禀增长率(inner natality)及生命表(life table)等。目前国内外对革螨种群的研究还比较薄弱,还没有涉及到种群特征的各个方面。结合目前革螨种群研究的实际情况,下面对种群密度、种群出生率和死亡率、种群迁入和迁出、种群年龄结构、种群性比、种群季节消长、种群空间分布格局以及种内关系等几个方面进行介绍。

1. **种群密度**　革螨种群密度是指在单位面积或空间上的革螨个体数量或生物量。对于土壤革螨等自由生活革螨而言,每平方米土壤中某种革螨的个体数量(个/m^2)就是一个密度概念。对于体表寄生革螨来说,通常可以用每个宿主体表的革螨数量来表示密度(革螨数/宿主),在革螨研究中经常使用的平均多度(螨指数)以及感染度就是典型的密度概念,如每只黄胸鼠体表柏氏禽刺螨的数量等。刘哲和郭宪国(2020)对 1990—2015 年期间采自云南省的黄胸鼠、褐家鼠和小家鼠 3 种家鼠体表的 3 种优势革螨(纳氏厉螨、毒厉螨、柏氏禽刺螨)的感染情况进行了统计,所统计出的平均多度(MA)和感染度(MI)这两个指标既是感染指标,也是纳氏厉螨、毒厉螨和柏氏禽刺螨这 3 种革螨在对应宿主动物体表的密度。结果显示,同一种革螨在不同宿主体表的密度（MA 和 MI）是不同的（表 32-21）。

表 32-21 云南省 3 主要革螨在 3 种家鼠体表感染的密度统计（1990—2015）

革螨名称	三种革螨在黄胸鼠体表的密度（螨/鼠）		三种革螨在褐家鼠体表的密度（螨/鼠）		三种革螨在小家鼠体表的密度（螨/鼠）	
	MA	MI	MA	MI	MA	MI
纳氏厉螨	3.39	10.39	2.98	14.36	0.24	6.00
毒厉螨	1.92	5.13	2.12	7.73	0.12	2.08
柏氏禽刺螨	0.40	5.31	1.14	10.39	0.47	8.75

注：引自刘哲和郭宪国。

2. 种群出生率和死亡率　革螨种群的出生率泛指任何一个革螨种群在单位时间内新生个体的数量比例，即产生新个体的能力。当种群处于一个没有任何生态限制因素的理想环境下，其生殖能力只受生理因素的限制，这时的出生率称为种群的最大出生率（maximum natality）或生理出生率（physiological natality）。事实上，在自然状态下，任何一个革螨种群的生殖都会受到环境因素的制约，在特定环境下的出生率往往要低于最大出生率。这种在特定环境下的出生率称为种群的实际出生率（real natality）或生态出生率（ecological natality）。革螨种群的死亡率泛指任何一个革螨种群在单位时间内个体死亡的数量比例。当种群处于一个没有任何生态限制因素的理想环境下，其死亡只发生在年老个体（只因生理因素而死亡），即所有死亡的老年个体都活到了生理寿命（physiological longevity），这时的死亡率称为种群的最低死亡率（minimum mortality）或生理死亡率（physiological mortality）。事实上，在自然状态下，会有相当一部分个体因为各种生态因素的影响而活不到生理寿命，种群的死亡会受到环境因素的制约，在特定环境下的死亡率往往要高于最低死亡率。这种在特定环境下的死亡率称为种群的实际死亡率（real mortality）或生态死亡率（ecological mortality）。

3. 种群迁入和迁出　生态学上的种群迁入和迁出泛指一个特定的生物种群从一个地方向另外一个地方移动或扩散的过程。对于体内或体表寄生性革螨来说，其种群的迁入和迁出与宿主有关，在很多情况下是一个被动过程，即某一革螨种群会随着宿主动物的移动而发生种群的迁入或迁出，如：褐家鼠和黄胸鼠等家栖鼠种，经常会随着轮船和火车等交通工具从一个地方向另外一个地方转移，在褐家鼠和黄胸鼠等宿主动物转移过程中，其体表的毒厉螨、纳氏厉螨和柏氏禽刺螨的种群也会相应地发生迁入和迁出。另外，在不同宿主相互接触的过程中，不同宿主体表的革螨也可以通过交叉感染而发生种群的迁入和迁出。单位时间内迁入某个地方、地域、生境或宿主的某种革螨的新增个体比例称为革螨种群的迁入率（immigration rate），它与出生率是不同的。单位时间内迁出某个地方、地域、生境或宿主的某种革螨的新增个体比例称为革螨种群的迁出率（emigration rate），它与死亡率是不同的。

4. 种群年龄结构　动物种群的年龄结构或年龄分布（年龄组配）是指不同年龄组（age classes）在种群内所占的比例。在动物生态研究中，通常用年龄锥体或年龄金字塔（age pyramid）来反映动物种群的年龄分布。年龄锥体是按照种群内不同年龄组的比例，从低年龄组到高年龄组依次排列所形成的一个近似金字塔似的图形结构。当种群中的幼年个体很多，中年个体次之，老年个体很少，将从幼年、中年到老年的比例绘制成图，就将得到一个典型的底部宽阔顶部狭窄的金字塔图形，具有这种典型金字塔形结构的种群称为增长型种群或扩增型种群（expanding population），具有这种年龄结构的种群，其出生率大于死亡率，是迅速增长的种群。当种群中的幼年个体比例很少、而中老年个体很多时，从幼年比例到中老年比例的年龄结构往往呈底部比较狭窄而顶部比较宽的壶形结构，具有这种结构的种群称为下降型种群（diminishing population），这种下降型种群的死亡率大于出生率，其种群数量趋于下降。当种群内幼年个体与中老年个体数量大致相等，从幼年比例到中老年比例的年龄结构近似古钟型结构，具有这种结构的种群称为稳定型种群（stable population），出生率与死亡率也大致趋于平衡，种群数量比较稳定。革螨的生活史一般包括了卵、幼虫、前若虫（第一若虫）、后若虫（第二若虫）和雌雄成虫 5 个时期，自由生活性革螨大多具有从卵到成虫的 5 个完整生活史时期，但有些体表寄生性革螨可以直接产幼虫甚至若虫，其生活史时期可能少于 5 个时期。在一个特定革螨种群中,革螨各个生活史时期(各年龄期)在种群中所占的比例就是这个革螨种群的年龄结构。对于体表寄生革螨来说,大多数革螨种类在宿主体表均以成虫为主,幼虫和若虫比例一般都比较低,这可能与多种因素有关。有些革螨种类的幼虫不吸血,较少出现在宿主体表,而主要生活在宿主巢穴内;有些革螨种类的雌性成虫直接产前若虫或后若虫,造成生活史中缺乏卵及幼虫期。罗礼溥和郭宪国(2006)曾对1990~2004年期间采自云南省25县(市)的黄胸鼠体表革螨分布情况进行了研究,分析了黄胸鼠体表的纳氏厉螨、毒厉螨、柏氏禽刺螨和鼠颚毛厉螨4种革螨的年龄结构,结果发现:除了柏氏禽刺螨未成年期(幼虫、前若虫和后若虫)的比例(72.01%)高于成年期(雌虫和雄虫,27.99%)外,其他3种革螨(纳氏厉螨、毒厉螨、鼠颚毛厉螨)的未成年期比例(5.74%~16.06%)均明显低于成年期(83.94%~94.26%)(表32-22)。柏氏禽刺螨等少数革螨种类的未成年期比例会高于成年期,如黄丽琴等(2009)曾分析了来自云南省28个县(市)的柏氏禽刺螨资料,结果发现:在云南省横断山区28县(市)鼠类等小兽体表所采集到的3 339只柏氏禽刺螨中,未成年期(幼虫、前若虫和后若虫)比例高达74.81%,明显高于成年期(雌雄成虫)的比例(25.19%),这可能与柏氏禽刺螨生活史各期均专性吸血的食性有关。

表 32-22 云南省25县(市)黄胸鼠体表5种革螨的年龄结构统计(1990—2004年)

革螨名称	革螨总数	成年期(雌虫+雄虫)		未成年期(幼虫+前若虫+后若虫)			
		成年期数量	成年期比例/%	幼虫数量	前若虫数量	后若虫数量	未成年期比例/%
纳氏厉螨	10 667	8 954	83.94	6	724	983	16.06
毒厉螨	5 124	4 830	94.26	2	108	184	5.74
柏氏禽刺螨	1 286	360	27.99	4	820	102	72.01
鼠颚毛厉螨	218	186	85.32	1	8	23	14.68

注:引自罗礼溥和郭宪国。

5. **种群性比** 动物种群的雌雄性比是指在一个特定的动物种群内,雌性动物和雄性动物的性别比例。种群的性比会随种群内部个体发育阶段的变化而发生改变,一般来说,种群中雌性个体数量适当多于雄性个体,有利于提高雌性的生殖力。性比是动物种群的特征之一,也是动物生态学家关心的一个热点问题之一。动物的性比是一个十分复杂的生物学问题,不同种群的雌雄性比是有差别的,这往往是由"种"的特征决定的。动物的雌雄交配组合有一雄一雌(monogamous)、一雄多雌(polygamous)和一雌多雄(polyandrous)几种不同的形式,不同的性比可能会影响雌雄交配的组合形式。在寄生虫领域,对于以无性繁殖为主要生殖方式的大部分原虫以及雌雄同体的大多数吸虫和绦虫来说,其种群内部不存在性比的问题,但对于雌雄异体的寄生虫来说,种群内就存在一个性比的问题,许多雌雄异体寄生虫的雌雄性比可能接近1:1,但革螨的性比往往明显偏离1:1。在大多数革螨的自然种群中,雌性个体比例往往远高于雄性个体比例,极少数革螨种群雄性比例可能会超过雌性比例,这可能与革螨在生殖过程中的孤雌生殖(parthenogenesis)有关。罗礼溥和郭宪国(2006)统计分析了1990—2004年期间采自云南省25县(市)的黄胸鼠体表革螨数据,发现黄胸鼠体表7种主要革螨的性比都是雌性比例(78.61%~100%)远高于雄性比例(0~21.39%)(表32-23)。

表 32-23 云南省25县(市)黄胸鼠体表7种革螨的雌雄性比统计(1990—2004年)

革螨名称	革螨总数	革螨成虫总数	雌性革螨		雄性革螨		雌:雄
			数量	性比/%	数量	性比/%	
纳氏厉螨	10 667	8 956	7 535	84.13	1 421	15.87	1:0.19
毒厉螨	5 124	4 833	4 656	96.34	177	3.66	1:0.04
柏氏禽刺螨	1 286	360	330	91.67	30	8.33	1:0.09
鼠颚毛厉螨	218	187	147	78.61	40	21.39	1:0.27
矮肛厉螨	162	156	154	98.72	2	1.28	1:0.01
鼩鼱赫刺螨	131	126	126	100	0	0	1:0
鼠拟脂刺螨	215	80	68	85.0	12	15.00	1:0.18

注:引自罗礼溥和郭宪国。

6. 种群季节消长 种群季节消长也称为种群季节变动,属于种群数量变动的范畴,是种群数量随着一年的时间变化而变化的现象。种群数量变动包括了种群在空间尺度上的数量变动和在时间尺度上的数量变动,前者通常称为空间分布或空间分布格局,后者可称为时间分布或时间分布格局。种群季节消长也可以理解为种群数量在一年之中的时间分布或时间分布格局。革螨种群的季节消长因革螨种类的不同而存在较大差异,不同革螨种类往往存在不同的季节消长模式。有的革螨种类全年活动都比较活跃,种群的季节变化不明显;有的革螨种类四季活动情况差异很大,种群季节变化明显。同一革螨种类的不同地理种群,因所处的地理区域不同,其种群季节消长的模式也不完全相同。马立名(1995)曾对中国北方的楠本血革螨、仓鼠真厉螨(*Eulaelaps cricetuli*)、厩真厉螨、毒厉螨、仓鼠赫刺螨(*Hirstionyssus criceti*)和溜下盾螨(*Hypoaspis lubrica*)等15种革螨的季节消长进行了研究,结果表明这15种革螨在所对应主要宿主体表的螨指数均为4月份最低,6月或7月份最高,9月份下降至低水平。孟宪新等(2005)对德州市革螨种群分布及季节消长调查显示,柏氏禽刺螨、鸡皮刺螨和格氏血厉螨等革螨的季节分布以春季密度最高,占43.58%,秋季密度最低,占11.13%。刘哲和郭宪国(2020)对2016年4月至2017年3月云南省西双版纳州景洪市景哈乡连续12个月的定点调查数据进行统计分析后发现,纳氏厉螨的数量高峰出现在1月和6月份,毒厉螨的数量高峰出现12月和1月(图32-32)。

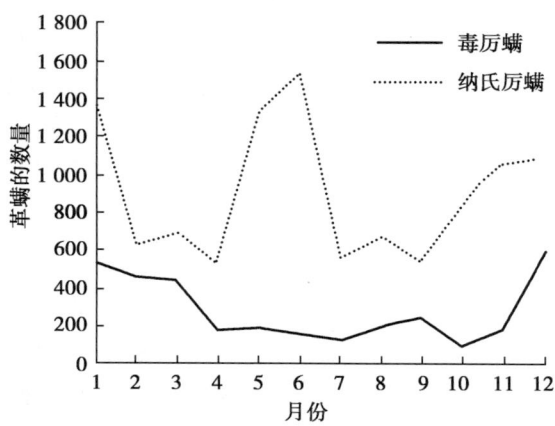

图 32-32 纳氏厉螨(*Laelaps nuttalli*)和毒厉螨(*Laelaps echidninus*)在云南省西双版纳的季节消长曲线图(2016年4月—2017年3月)

(引自 刘哲、郭宪国)

7. 种群空间分布格局 种群的空间分布或空间分布格局也属于种群数量变动的范畴,是种群在空间尺度上的数量变动。动物种群的空间分布通常包括水平分布(horizontal distribution)和垂直分布(vertical distribution)两个大的方面,前者指特定种群在不同地理区域、不同经纬度和不同生境等分布情况及分布规律,后者指特定种群在不同海拔梯度的分布情况及分布规律。对于寄生性革螨而言,同一种革螨在不同宿主动物个体之间的分布情况及分布规律可以归入水平分布的范畴。在革螨种群的空间分布格局研究中,除了研究其一般的水平分布和垂直分布规律外,还可以用动物生态学中的生态统计公式或模型测定某种革螨在宿主动物不同个体间的空间分布型。动物的空间分布型一般分为随机分布(random distribution)、均匀分布(uniform distribution)和聚集分布(aggregated distribution)3种基本分布型,多数革螨种群的分布都表现为聚集分布格局。郭宪国(1997)曾用岩俊回归模型(Iwao's regression model)和随机偏离度检验(random deviation test)对云南省境内的毒厉螨和纳氏厉螨两种革螨的空间分布型进行了研究,结果表明:这两种革螨在黄胸鼠、褐家鼠和大足鼠(*Rattus nitidus*)不同个体间的分布呈聚集型分布(表32-24)。刘哲等(2020)用动物生态学中的扩散系数(dispersion coefficient, C)、聚块指数(patchiness index, m^*/m)、I 指数(I index)、C_A 指数(C_A index)和负二项分布中的 K 指数(K index),对云南省境内褐家鼠体表革螨的分布进行了研究,结果表明:褐家鼠体表的优势革螨种类是纳氏厉螨、毒厉螨和柏氏禽刺螨,这3种优势革螨在褐家鼠(宿主动物)不同个体间的分布均呈聚集型分布(表32-25)。

表 32-24 用 Iwao 回归模型和随机偏离度检验对云南省毒厉螨和纳氏厉螨空间分布型测定结果

革螨种类	Iwao 回归方程	随机偏离度检验		分布型判定
		F	P	
毒厉螨	$M^*=4.97+3.05M$	13.30	<0.01	聚集分布
	($\alpha=4.97$; $\beta=3.05$)	$F>F_{0.01(2,8)}$		
纳氏厉螨	$M^*=2.93+4.81M$	10.22	<0.01	聚集分布
	($\alpha=2.93$; $\beta=4.81$)	$F>F_{0.01(2,8)}$		

注:引自郭宪国。

表 32-25　用分布型指数对云南省褐家鼠体表三种优势革螨的空间分布型测定结果

生境	革螨种类	分布型指数计算结果				
		C	m^*/m	I	C_A	k
室内生境	纳氏厉螨	64.16	35.09	63.16	34.09	0.029
	毒厉螨	19.33	19.41	18.33	18.41	0.054
	柏氏禽刺螨	127.79	72.51	126.79	71.52	0.014
室外生境	纳氏厉螨	136.75	29.90	135.75	28.90	0.035
	毒厉螨	71.42	19.44	70.42	18.44	0.054
	柏氏禽刺螨	7.96	28.95	6.96	27.95	0.036

注：引自刘哲等。

8. **种内关系**　种群内个体之间的相互关系称为种内关系。种内关系一般分为竞争关系（intraspecific competition）、自相残杀（cannibalism）和利他行为（altruism）等几种关系。种内竞争主要表现为对食物和居住空间等资源的争夺，竞争的结果是种群的扩散（dispersal）或占区（territoriality）。自相残杀可以因为种内竞争激烈而引起，也可能因为有些种类本身就存在同种个体自相残杀的习性。利他行为或称互利行为（mutualism）是指个体之间的相互合作和协作关系。革螨的个体较小，同种革螨不同个体之间对空间、时间和宿主资源的竞争往往不明显。多数革螨具有聚集分布的基本习性，体现了革螨的种内合作。

（二）群落特征

革螨群落是在革螨种群之上的一个比较高的生态层次。在了解革螨群落时必须清楚地认识到，革螨群落也像革螨种群一样，是一个生态学上的实体，不像革螨个体那么具体和具有明确的边界。实际研究中的革螨群落往往没有明确的界线，而且革螨群落中各个物种之间的联系也是松散的，不像革螨个体中各个器官之间联系那么紧密。因此，革螨群落是一个相对的、结构松散的和边界模糊的生态学实体。特定空间范围内所有的革螨种类即可以构成一个革螨群落，这里所指的空间范围可以是一个地域范围，可以是一个生境范围，也可以是一个宿主范围，如：整个云南省的所有革螨种类可以构成"云南省革螨群落"，所有室内生境的所有革螨种类可以构成"室内生境革螨群落"，所有黄胸鼠体表的所有革螨种类可以构成"黄胸鼠体表革螨群落"等。革螨群落具有以下基本特征。

1. **物种组成及物种多样性**　革螨群落是多种革螨的集合，在研究革螨群落时，首先涉及的是革螨群落内的物种组成，即所研究的革螨群落是由哪些具体的革螨组成的。不同革螨群落的具体革螨种类数是不同的，革螨的物种多样性（species diversity）可以用于评价革螨群落内物种的丰富程度，种类越多，物种多样性就越高。现代生态学往往用生物多样性（biotic diversity）来全面反映群落的复杂程度。生物多样性不但包含了群落内种类多少的成分（丰富度），同时还包含了群落内各物种数量分布均匀程度的成分（均匀度 evenness）等，当一个群落的种类很多且各个种类数量（或生物量）的分布又比较均匀时，其生物多样性就比较高。如果不考虑群落的其他特征，仅仅从物种组成的角度考虑，革螨群落的概念与革螨区系的概念是部分重叠的，因为革螨区系研究也是解决在一定区域内所有革螨的种类构成及分布等问题。革螨区系研究往往侧重于掌握某一特定区域内的革螨种类组成，其结果可以用"革螨名录"的形式进行最简单的表述。革螨群落研究除了解决革螨的种类组成（物种组成）以外，还要涉及革螨群落的其他基本特征的研究，革螨群落的研究内容比革螨区系研究更加丰富。特定群落内物种的数量（种数）称为丰富度（richness）。郭宪国和顾以铭（1992）曾收集了 1978—1988 年来自贵州省 17 个县（市）的调查资料，对部分鼠类等小型哺乳动物体表革螨群落进行了分析，结果显示，黑线姬鼠（*Apodemus agrarius*）体表革螨群落的物种丰富度最高（21 种），其次是褐家鼠体表革螨群落（17 种）和社鼠（*Niviventer confucianus*）体表革螨群落（13 种）等（表 32-26）。

2. **优势种**　对于一般生物群落来说，当群落内的各个物种数量（number of individuals）或生物量（biomass）完全相等（分布十分均匀）时，就不存在优势种的问题。然而，完全均匀的群落是比较少的，组成群落的各个物种之间在数量（或生物量）上往往存在不同程度的差别，有的数量（或生物量）很多，有的数

表 32-26　贵州省部分鼠形动物体表革螨群落的物种丰富度比较(1978—1988 年)

革螨群落的对应宿主		宿主数量	革螨物种丰富度	革螨群落的对应宿主		宿主数量	革螨物种丰富度
中文名称	拉丁文学名			中文名称	拉丁文学名		
褐家鼠	*Rattus norvegicus*	726	17	社鼠	*Niviventer confucianus*	96	13
黄胸鼠	*Rattus flavipectus* (*R. tanezumi*)	152	12	针毛鼠	*Niviventer fulvescens*	89	10
大足鼠	*Rattus nitidus*	55	10	黑线姬鼠	*Apodemus agrarius*	659	21
青毛鼠	*Rattus bowersi*	11	2	大绒鼠	*Eothenomys miletus*	29	6
黄毛鼠	*Rattus lossea*	35	2	黑腹绒鼠	*Eothenomys melanogaster*	10	6
小家鼠	*Mus musculus*	51	7	灰麝鼩	*Crocidura attenuata*	53	7
锡金小鼠	*Mus pahari*	56	12	其他 8 种宿主		<10	<6

注:引自郭宪国和顾以铭。

量(或生物量)很少。在群落中数量(或生物量)很大,决定群落主要特征,在群落中起决定和支配作用的一个或几个物种称为优势种(dominant species 或 dominants),除优势种以外的其他种类统称为从属种(subordinate species)。从属种又可进一步分为一般种(common species)和稀有种(rare species)。优势种在群落中的优势地位及对其他物种的支配程度称为优势度(dominance),优势度可以通过计算得出。多数生物群落的优势种可以用群落内的个体数量来判定,但用生物个体数量进行优势种判定并不适合所有的生物群落,如在对"森林生物群落"的优势种进行判定时,就不能机械地用数量来进行判定,因为在"森林生物群落"中,决定其群落特征的往往是那些高大的乔木,虽然乔木的数量比起森林内的其他生物(如昆虫等小动物)来说数量并不算多,但这少量的高大乔木往往决定了森林生物群落的整体特征,这时候如果用数量来确定优势种就不太合适,此时可以用生物量来判定优势种。在普通生态学中,有的学者主张用物种的个体数量、密度(density)、频度(frequency)及植物的盖度(coverage)等指标来综合判定优势种。生物量(狭义的生物量)是指特定时间、特定空间范围内现存生物的重量;密度是单位面积或体积空间上的个体数;频度是物种出现的频繁程度;盖度是植物枝叶所覆盖的面积。在革螨研究领域,对优势种的判定,目前主要是通过个体数量来确定的,即群落中数量最多的一个或少数几个种类为优势种,个体数量极少的种类为稀有种,个体数量介于优势种和稀有种之间的为一般种(中间种)。对于一个特定的革螨群落,优势种、一般种和稀有种之间并没有明确的界限,在具体研究中应当根据所研究的具体革螨群落来决定。

　　3. 群落基本结构　革螨群落的基本结构通常用物种丰富度(species richness)、生物多样性(biological diversity 或 biodiversity)、均匀度(evenness)和优势度(dominance)来测量。物种丰富度(S)就是特定革螨群落内的物种数,即革螨种类数。生物多样性(biodiversity)的含义是多方面的,通常包括了物种多样性(species diversity)、遗传多样性(genetic diversity)、群落生态多样性(ecological diversity of community)、生态系统多样性(ecological system diversity)和景观多样性(landscape diversity)等多方面内容。在革螨群落研究中,生物多样性一般指的就是群落生态多样性,可以用 Shannon-Wiener 多样性指数(H)来测定。革螨群落的均匀度和优势度可以用 Pielou 均匀度指数(E)和 Simpson 优势度指数(D)来反映。革螨群落的多样性指数(H)和均匀度指数(E)分别反映了革螨群落的多样性高低和均匀程度;势度指数(D)反映了革螨优势种在革螨群落中的优势地位,数值越大,其优势地位越突出。Shannon-Wiener 多样性指数(H)的大小不仅与群落内的物种数有关,还与群落内的各个物种的个体数量及分布均匀程度有关,是群落生态学研究中经常使用的一个指标。黄丽琴和郭宪国(2010)利用 1990—2008 年来自云南省 28 个县(市)现场调查资料,对云南省 5 个不同地理小区(横断山中部小区Ⅰ、横断山南部小区Ⅱ、滇东高原小区Ⅲ、滇西高原小区Ⅳ和滇南山地小区Ⅴ)革螨群落的基本结构进行了研究,结果发现:横断山中部小区(Ⅰ区)的物种丰富度($S=79$)和多样性指数($H=1.25$)最高,其优势度指数($D=0.091$)最低(表 32-27)。

表 32-27 云南省不同动物地理小区革螨群落基本结构比较（1990—2008 年）

动物地理小区	革螨个体数	革螨群落基本结构统计			
		S	H	E	D
I	11 837	79	1.250 ± 0.10	0.659 ± 0.05	0.091 ± 0.07
II	39 740	61	1.019 ± 0.07	0.571 ± 0.02	0.136 ± 0.04
III	16 772	74	1.017 ± 0.09	0.544 ± 0.05	0.157 ± 0.22
IV + V	12 442	44	0.703 ± 0.10	0.428 ± 0.08	0.349 ± 0.07

注：引自黄丽琴和郭宪国。

4. 种多度分布　群落内各个物种的个体数量分布状况，即不同个体数量的各个物种在群落内所占的比例及其分布状况称为种多度（species abundance），是群落的一个重要特征。如果单纯考虑不同个体数量的各个物种在群落内所占的比例而不考虑其分布格局时，称为相对多度（relative species abundance）。在实际研究中，除了考虑相对多度外，往往还需要了解不同个体数量的各个物种在群落内的分布情况，种多度分布（species abundance distribution）旨在阐明群落内个体数量与物种数量之间的关系，是群落生态学中的一个重要问题。在革螨研究领域，目前主要应用 Preston 对数正态模型来拟合种多度分布的理论曲线。刘哲和郭宪国（2020）利用 1990—2015 年云南省 39 个县（市）的现场调查资料，用 Preston 对数正态模型对褐家鼠体表革螨群落的种多度分布进行了理论拟合，结果表明，褐家鼠体表革螨群落的种多度分布均服从对数正态分布，理论曲线的方程是：$S(R)=14e^{-[0.66(R-1)]^2}$（$S_0=14$，$R_0=1$，$\alpha=0.66$）。褐家鼠体表革螨群落的种多度分布趋势显示，优势革螨的个体数很多但种类数却很少，稀有革螨的个体数虽少但种类数较多，大多数革螨（一般种）的个体数介于优势种和稀有种之间（图 32-33）。

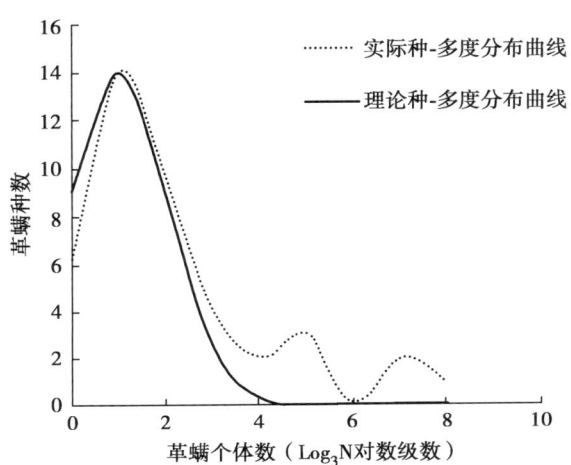

图 32-33　云南省褐家鼠体表革螨群落的种多度分布曲线（1990—2015）
（引自 刘哲、郭宪国）

5. 空间和时间分布格局　革螨群落是在特定时间和空间范围内的一个生态实体，与革螨种群类似，也具有一定的时间分布和空间分布格局（spatial and temporal pattern of distribution）。革螨群落空间分布格局包括垂直分布格局（pattern of vertical distribution）和水平分布格局（pattern of horizontal distribution），革螨群落的时间分布主要是季节分布格局（pattern of seasonal distribution）。黄丽琴和郭宪国（2010）利用 1990~2008 年来自云南省 28 个县（市）现场调查资料，用 Shannon 多样性指数（H）对云南省鼠类等小兽体表革螨群落沿环境梯度的空间分布进行了研究，结果表明：随着纬度和海拔的升高，革螨及其小兽宿主的多样性均表现出而先升高后降低的单峰型分布格局，峰值分别出现在北纬 26°~27°（26°~27°N）和海拔 2 000~2 500m 之间（图 32-34，图 32-35）。

6. 群落相似性　群落相似性（similarity of community）是指两个及两个以上群落之间的相似性大小，是群落生态研究中的一个重要内容。黄丽琴和郭宪国（2010）利用 1990—2008 年来自云南省 28 个县（市）现场调查资料，用系统聚类分析，对鼠类等不同小兽体表革螨群落相似性进行了研究，涉及以下 18 种主要宿主动物：黄胸鼠，褐家鼠，大足鼠，斯氏家鼠（*Rattus sladeni*），小家鼠，锡金小鼠（*Mus pahari*），卡氏小鼠（*M. caroli*），齐氏姬鼠（*Apodemus chevrieri*），中华姬鼠（*A. draco*），小林姬鼠（*A. sylvaticus*），大耳姬鼠（*A. latronum*），社鼠，针毛鼠（*N. fulvescens*），大绒鼠（*Eothenomys miletus*），臭鼩鼱（*Suncus murinus*），灰麝鼩（*Crocidura attenuata*），短尾鼩（*Anourosorex squamipes*）和树鼩（*Tupaia belangeri*）。结果表明，大部分革螨群落的相似性大小与相应小兽在动物分类地位上的近缘性高低基本一致。分类地位和生境选择相似的小兽，它们体表

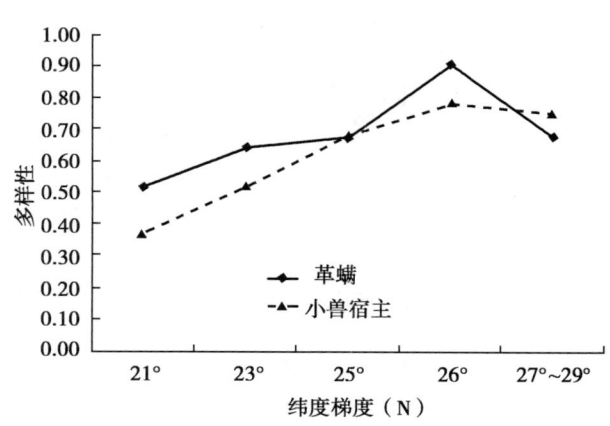

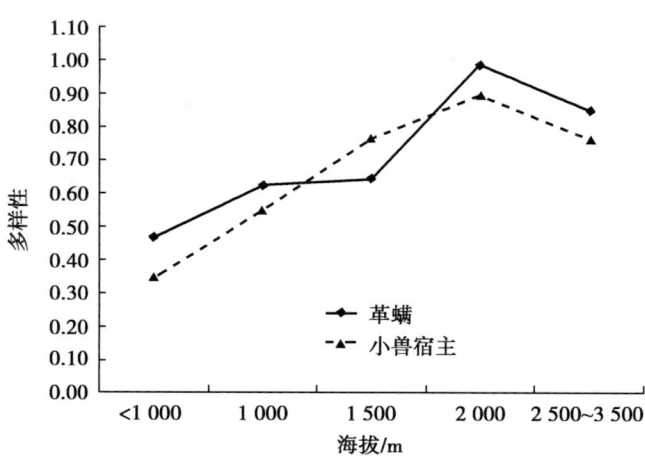

图 32-34 云南省革螨群落及其宿主多样性沿纬度梯度的空间分布格局（1990—2008）

（引自 黄丽琴、郭宪国）

图 32-35 云南省革螨群落及其宿主多样性沿海拔梯度的空间分布格局（1990—2008）

（引自 黄丽琴、郭宪国）

的革螨群落相似性较高。大耳姬鼠、小林姬鼠和中华姬鼠在动物分类上同属于鼠科（Muridae）中的姬鼠属（Apodemus），生境选择也相似，均为野栖鼠类，这 3 种鼠类体表的革螨群落首先聚为一类。黄胸鼠、大足鼠和褐家鼠同属于鼠科的家鼠属（Rattus），生境基本为室内、房周及附近农耕区等，这 3 种鼠类体表的革螨群落也聚为一类。有的革螨群落所对应的宿主在分类地位上相近，但由于宿主生境选择的不同，它们体表的革螨群落是不同的，如小家鼠、锡金小鼠、卡氏小鼠同为鼠科小鼠属（Mus），但小家鼠与锡金小鼠、卡氏小鼠的聚类距离则相距较远，这是因为小家鼠为家栖鼠类，而锡金小鼠和卡氏小鼠为野栖鼠类，造成了它们体表革螨群落出现较大的差别。上述结果说明，鼠类等小兽体表革螨群落不仅受宿主分类地位的影响，同时还受到宿主所处生态环境的影响（表 32-28，图 32-36）。

表 32-28 云南省 28 县（市）18 种主要宿主动物体表革螨群落编号及对应宿主动物名称（1990—2008 年）

革螨群落编号	对应宿主名称		革螨群落编号	对应宿主名称	
	中文名称	拉丁文学名		中文名称	拉丁文学名
1	黄胸鼠	*Rattus tanezumi*	10	小林姬鼠	*Apodemus sylvaticus*
2	齐氏姬鼠	*Apodemus chevrieri*	11	大耳姬鼠	*Apodemus latronum*
3	大绒鼠	*Eothenomys miletus*	12	臭鼩鼱	*Suncus murinus*
4	褐家鼠	*Rattus norvegicus*	13	斯氏家鼠	*Rattus sladeni*
5	锡金小鼠	*Mus pahari*	14	树鼩	*Tupaia belangeri*
6	大足鼠	*Rattus nitidus*	15	灰麝鼩	*Crocidura attenuata*
7	中华姬鼠	*Apodemus draco*	16	小家鼠	*Mus musculus*
8	社鼠	*Niviventer confucianus*	17	针毛鼠	*Niviventer fulvescens*
9	卡氏小鼠	*Mus caroli*	18	短尾鼩	*Anourosorex squamipes*

注：引自黄丽琴和郭宪国。

7. 群落内的种间关系 群落内各个物种之间的相互关系称为种间关系（interspecific relationship）。革螨群落内的不同革螨种类之间一般没有食物链联系，革螨群落内的种间关系可粗略地分为种间竞争（interspecific competition）和种间合作（interspecific cooperation）两种基本关系。郭宪国和顾以铭（1990）曾用生态学上的种间协调系数（association coefficient，V）对贵州省境内的 6 种啮齿动物（鼠类）体表优势革螨之间的种间关系进行过研究，所涉及的 6 种鼠种是：褐家鼠、黄胸鼠、锡金小鼠、针毛鼠、社鼠、黑线姬鼠。所涉及的革螨是：毒厉螨、纳氏厉螨、贵州厉螨、贫毛厉螨、土尔克厉螨、福建厉螨、柏氏禽刺螨、鼠颚毛厉螨。结果表明，部分革螨种类在所对应的主要宿主体表表现为不同程度的正协调（positive association）和负协调（negative association）关系，如贵州厉螨和贫毛厉螨在锡金小鼠体表就存在一定的正协调关系（$V=0.447\,2$, $P<0.01$），毒厉螨和柏氏禽刺螨在褐家鼠体表存在轻微的负协调（$V=-0.118\,4$, $P<0.01$）。正协调关系表明两种革螨具有同时选择同一宿主的倾向，可能是革螨种间的一种原始合作；负协调关系表明两种革螨在宿主选择上的分离，可能存在一定的种间排斥。目前在革螨生态研究上使用的种间协调系数（V）是一种比较简单的测定两种革螨之间种间关系的方法。除了种间协调系数外，郭宪国等

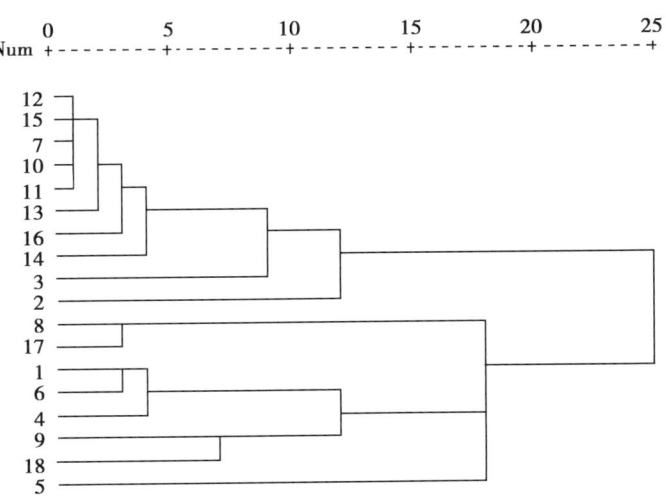

图 32-36　云南省 28 县（市）18 种主要宿主动物体表革螨群落相似性聚类树状图（1990—2008）

（引自 黄丽琴、郭宪国）

（1994）曾用 Colwell-Futuyma 生态位重叠模型和模糊聚类分析（fuzzy clustering analysis）对云南西部 11 种革螨的种间关系进行过研究，所研究的 11 种革螨是：毒厉螨、纳氏厉螨、阿尔及利亚厉螨（*Laelap algericus*）、耶氏厉螨、金氏厉螨、格氏血厉螨、矮肛厉螨（*Proctolaelaps pygmaeus*）、橢形血革螨、上海真厉螨（*Eulaelaps shanghaiensis*）、柏氏禽刺螨、鼩鼱赫刺螨。结果表明，11 种革螨被划分为 7 个生态位重叠群，所对应的主要宿主是大绒鼠、齐氏姬鼠、黄胸鼠、褐家鼠、大足鼠和卡氏小鼠（表 32-29，图 32-37）。

表 32-29　云南西部 11 种革螨的生态位重叠群划分

生态位重叠群	革螨种类编号	革螨种类名称	主要宿主名称
I	5,8	金氏厉螨，橢形血革螨	大绒鼠
II	4,9	耶氏厉螨，上海真厉螨	齐氏姬鼠
III	1,2	毒厉螨，纳氏厉螨	黄胸鼠，褐家鼠，大足鼠
IV	7,10	矮肛厉螨，柏氏禽刺螨	黄胸鼠，褐家鼠
V	11	鼩鼱赫刺螨	黄胸鼠
VI	6	格氏血厉螨	黄胸鼠
VII	3	阿尔及利亚厉螨	卡氏小鼠

注：引自郭宪国等。

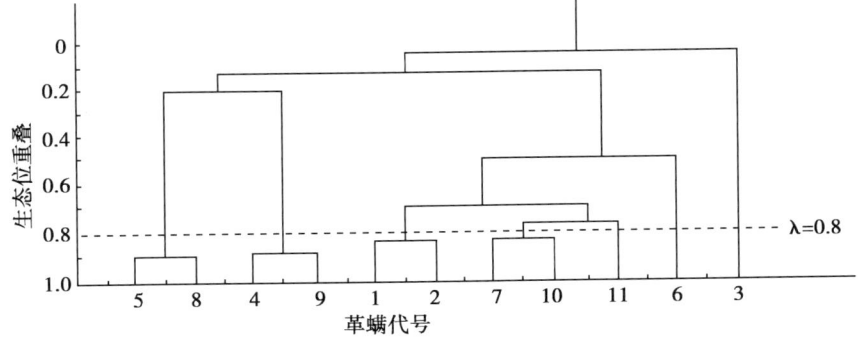

图 32-37　云南西部 11 种革螨的生态位重叠谱系图（模糊聚类树状图）

（引自 郭宪国等）

（郭宪国）

第五节 中国重要医学革螨种类

按照 Krantz（1978）的分类系统,广义的革螨泛指革螨亚目（Gamasida）的所有种类,狭义的革螨仅仅局限于革螨亚目中革螨股（Gamasina）的种类。无论是革螨亚目中的广义革螨,还是革螨股中的狭义革螨,其种类都是十分丰富的,绝大多数革螨种类与医学没有直接关系。在革螨股中,皮刺螨总科（Dermanyssoidea）与医学关系比较密切,包括 14 个科,部分种类可以叮刺人体或作为疾病的传播媒介。在皮刺螨总科中,在医学上有重要意义的寄生性革螨主要集中在厉螨科（Laelapidae）、巨刺螨科（Macronyssidae）和皮刺螨科（Dermanyssidae）3 个科。

一、中国医学革螨主要代表种

（一）耶氏厉螨

耶氏厉螨（*Laelaps jettmari*）是 Vitzthum（1930）首先命名的一种革螨,经常出现在各种鼠类等小型哺乳动物的体表及巢穴,是鼠类等动物体表常见的体表寄生虫之一。分类地位:皮刺螨总科、厉螨科、厉螨亚科（Laelapinae）、厉螨属（*Laelaps*）。

1. 种名 耶氏厉螨（*Laelaps jettmari* Vitzthum,1930）。

同物异名:巴氏厉螨（*Laelaps pavlovskyi* Zachvatkin,1948）;淮河厉螨（*Laelaps huaihoensis* Wen,1962）。

2. 形态 ①雌螨:体长 723μm,宽 565μm。螯钳内缘具齿,钳齿毛不明显。背板几乎覆盖整个背面,长 655μm,宽 463μm;S_8 极小,长度仅为 M_{11} 的 1/5。胸板前缘中部凸出,后缘内凹,具后庇,胸毛 3 对,隙孔 2 对。胸后板梭形,具 1 根刚毛。生殖腹板在基节Ⅳ之后略膨大,具刚毛 4 对,Vl_1 间距较 Vl_4 间距为大。肛板呈倒梨形,长 115μm,宽 138μm;Ad 细短,约等于肛门之长。气门沟短,前端约达基节Ⅱ中部。腹表皮毛 10 对左右,近体后缘的较长。足基节Ⅰ~Ⅲ腹面各具一根刺状毛。②雄螨:体长 587μm,宽 395μm。全腹板具 9 对刚毛（肛毛除外）和 3 对隙孔;Ad 与肛门约等长。跗节Ⅱ-Ⅳ具粗短刺状肛毛;跗节Ⅱ3 根,跗节Ⅲ2 根。跗节Ⅳ5 根（除端部 3 根,在基部和中部各 1 根较长）（图 32-38）。

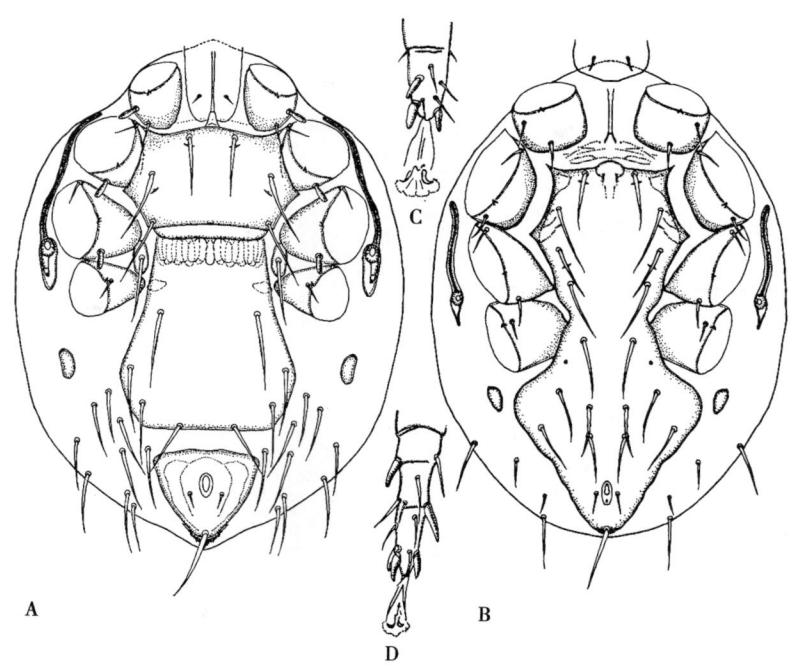

A. 腹面（♀）;B. 腹面（♂）;C. 跗节Ⅱ;D. 跗节Ⅳ。

图 32-38 耶氏厉螨（*Laelaps jettmari*）
（引自 顾以铭）

3. 生活习性　耶氏厉螨为卵胎生,幼期包括幼虫,前、后若虫。雄虫有异形现象。在东北地区一年中的数量高峰在9月,呈单峰型。

4. 生境与孳生物(宿主)　耶氏厉螨的主要宿主动物有黑线姬鼠、大林姬鼠、齐氏姬鼠、大耳姬鼠、黄胸鼠、小家鼠、锡金小鼠、巢鼠、巢鼠片马亚种、褐家鼠、绒鼠、黑腹绒鼠、沼泽田鼠、莫氏田鼠、松田鼠、鼢鼠、长尾仓鼠、间颅鼠兔、大仓鼠、嗜谷绒鼠、喜马拉雅旱獭。

5. 与疾病的关系　国内外先后从耶氏厉螨体内分离出汉坦病毒、森林脑炎病毒和Q热立克次体,该螨可以叮咬人体,被认为是肾综合征出血热(HFRS)的潜在传播媒介和储存宿主。1942年北野政次等经试验认为,耶氏厉螨在自然界可以保存出血热病毒,可以作为肾综合征出血热(流行性出血热)等出血热的媒介。在林区的林姬鼠和非林区的黑线姬鼠体表,耶氏厉螨为优势螨种,可以作为肾综合征出血热(HFRS)病毒的贮存宿主,其季节消长与野鼠型肾综合征出血热的流行曲线特征相关。1953年韩国报道2 070例HFRS,在流行病学调查中,发现耶氏厉螨在HFRS动物流行病学上起一定作用。近年来国内证明,黑线姬鼠巢内的耶氏厉螨,自然携带HFRS病毒。此外,还从耶氏厉螨分离出森林脑炎病毒和Q热立克次体等。

6. 地理分布　耶氏厉螨是世界性广布种,在国内分布广泛,黑龙江、吉林、辽宁、内蒙古、宁夏、青海、河北、山东、山西、江苏、安徽、湖北、湖南、福建、台湾、广东、四川、贵州和云南等地均有分布。在国外,朝鲜、韩国、日本、蒙古和俄罗斯等国有该螨分布。

(二)毒厉螨

毒厉螨(*Laelaps echidninus*)是Berlese(1887)首先命名的一种革螨。Strandtmann和Mitchell(1963)曾将该螨归入棘厉螨属(*Echinolaelaps*),并将该螨改称为毒棘厉螨(*Echinolaelaps echidninus* Strandtmann et Mitchell,1963),但并没有得到广泛认可,目前多数文献仍然坚持毒厉螨(*Laelaps echidninus*)这一学名。毒厉螨经常出现在各种鼠类等小型哺乳动物的体表及巢穴,常与纳氏厉螨共存,是鼠类等动物体表常见的体表寄生虫之一。分类地位:皮刺螨总科、厉螨科、厉螨亚科、厉螨属。

1. 种名　毒厉螨(*Laelaps echidninus* Berlese,1887)。

同物异名:毒棘厉螨(*Echinolaelaps echidninus* Strandtmann et Mitchell,1963)。

2. 形态　①雌螨:体型较大,体长约1 243μm,宽881μm;卵圆形,深棕色,骨化明显。螯肢发达呈钳状,动趾内缘具2齿,定趾具1齿,钳齿毛较细长,末端呈钩状。背板一整块,几乎覆盖整个背面,约长1 163μm,宽824μm;具刚毛39对,这些均为针状长刚毛;S_8长92μm,M_{11}长175μm。胸板长略大于宽,长293μm,最窄处宽为259μm。刚毛3对,隙状器2对。胸后板呈滴水状,具刚毛1根。生殖腹板烧瓶状,后缘内凹,有刚毛4对,自基节Ⅳ后开始极为膨大,最宽处约485μm,两Vl$_1$间距较Vl$_4$间距小,Vl$_4$位于该板亚末端。肛板与生殖腹板的间距小于肛门之长,仅有一狭沟。肛板前端宽圆,后端尖窄,肛侧毛达到肛后毛的基部,肛后毛明显比肛侧毛粗而长,约170μm。足后板小,滴水状。气门沟向前延伸达足基节Ⅰ的后部。足基节Ⅰ-Ⅳ各具1根刺状刚毛,基节Ⅳ上的刺状毛较短小。跗节Ⅱ-Ⅳ腹面刚毛均较粗长。②雄螨:螯钳无齿突,动趾长102μm,导精趾较宽。背板几乎覆盖整个背部,背毛39对。全腹板在基节Ⅳ后明显膨大,长宽为684μm×174μm,板上除围肛毛外,具刚毛10对,胸区具刚毛4对,隙孔3对,生殖腹区刚毛6对,肛侧毛长72μm,肛后毛长140μm。气门沟延伸至基节Ⅱ前缘。全部足跗节上均有棘状刚毛。③后若虫:螯肢同雌螨,动趾长54μm。背板几乎覆盖整个背部,876μm×504μm,两侧缘中部具小缺刻,具刚毛39对。胸板长宽为432μm×168μm,具4对刚毛及3对隙孔。肛板倒梨形,150μm×156μm,肛侧毛位于肛门后缘水平,长75μm,PA长168μm。气门沟前端达基节Ⅰ后1/3处。足毛同雌螨。④前若虫:螯肢钳状,动趾长45μm,具2齿,定趾具1齿。前背板444μm×372μm,具11对刚毛;后背板192μm×350μm,具8对刚毛,边缘的3对具小分支。两板之间有3对小骨板及4对刚毛。胸板255μm×162μm,具刚毛3对及隙孔2对。肛板130μm×123μm,肛侧毛在肛门后缘水平,长78μm,肛后毛长144μm。气门沟达基节Ⅲ中部。足毛多较粗,呈刺状,在股节Ⅰ、Ⅱ上及足Ⅳ膝、胫、跗节的背面有特别长的刚毛(图32-39)。

3. 生活习性　毒厉螨经常孳生于鼠巢内,尤其是窝草下面的浮土上。该螨属于兼性体表寄生虫,兼性吸血,可以吸食血液或寄主伤口的渗出液或其他分泌液。该螨为卵胎生,直接产幼虫,雌螨吸血后每次产一

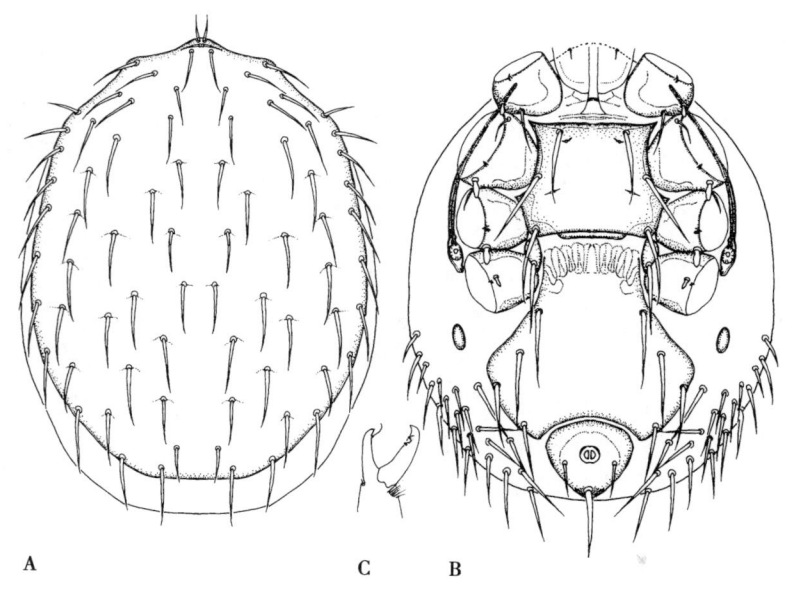

A. 背面(♀);B. 腹面(♀);C. 螯钳(♀)。

图 32-39 毒厉螨(*Laelap echidninus*)
(引自 顾以铭)

幼螨。雌螨可进行孤雌生殖,其子代都是雄螨。幼螨不摄食,不太活动。前、后若虫则均需食物。通常在 25℃从幼螨发育至成螨平均为 11~12 天。

4. 生境与孳生物(宿主) 毒厉螨经常与纳氏厉螨同时出现在鼠类等小型哺乳动物的体表及窝巢(宿主窝巢中往往更多),宿主动物广泛,宿主特异性比较低,目前已经记载的宿主动物主要为啮齿动物等小型哺乳动物,有:黄毛鼠、针毛鼠、褐家鼠、黄胸鼠、社鼠、青毛鼠、小泡巨鼠、小家鼠、黑线姬鼠、齐氏姬鼠、小林姬鼠、大绒鼠、大足鼠、卡氏小鼠、锡金小鼠、巢鼠、板齿鼠、绒鼠窝、无鳞短尾鼩、灰麝鼩、大臭鼩、树鼩、白尾梢麝鼩、斯氏家鼠、毛猬、四川短尾鼩、安氏白腹鼠、赤腹松鼠、大泡硕鼠、大耳姬鼠、中华姬鼠。

5. 与疾病的关系 毒厉螨是鼠类寄生原虫(鼠肝簇虫*Hepatozoon muris*)的中间宿主。国内外曾先后从毒厉螨体内分离出鼠疫耶尔森氏菌(鼠疫杆菌)、恙虫病东方体(恙虫病立克次体)、莫氏立克次体(地方性斑疹伤寒病原体)、Q 热立克次体、立克次体痘病原体、伪结核分枝杆菌、钩端螺旋体和汉坦病毒(肾综合征出血热病原体)等。该螨除了可以叮咬人体引起皮炎外,还可能是肾综合征出血热(HFRS)的潜在传播媒介和储存宿主。

6. 地理分布 毒厉螨是世界性广布种,经常与纳氏厉螨同地域分布。该螨在我国分布十分广泛,从南到北均有分布,如广东、广西、海南、福建、重庆、云南、四川、贵州、湖南、湖北、江苏、吉林、黑龙江、香港、台湾等。在国外,日本、朝鲜、韩国、印度、马来西亚、俄罗斯、埃及、美国和澳大利亚等有该螨分布。

(三)格氏血厉螨 *Haemolaelaps glasgowi*(Ewing)

格氏血厉螨(*Haemolaelaps glasgowi*)是 Ewing(1925)首先命名的一种革螨,开始命名时叫做格氏厉螨(*Laelaps glasgowi* Ewing,1925),经常出现在各种鼠类等小型哺乳动物的体表及巢穴,是鼠类等动物宿主体表常见的体表寄生虫之一。分类地位:皮刺螨总科、厉螨科、厉螨亚科、血厉螨属(*Haemolaelaps*)。

1. 种名 格氏血厉螨(*Haemolaelaps glasgowi* Ewing,1925)。

同物异名:格氏厉螨(*Laelaps glasgowi* Ewing,1925);微小血厉螨(*Haemolaelaps microti* Oudemans,1926);莫里血厉螨(*Haemolaelaps morhrae* Oudemans,1928);扇形血厉螨(*Haemolaelaps scalopi* Keegan,1946);格氏阳厉螨(*Androlaelaps glasgowi* Berlese,1911);弗氏阳厉螨(*Androlaelaps fahrenholi* Berlese,1911)。

2. 形态 ①雌螨:体长约 687(625~757)μm,宽 452(411~527)μm,螯钳具齿;钳齿毛基段膨大,端部细长并弯曲成钩状,这是鉴别本种的重要特征之一。头盖前缘光滑。背板几覆盖整个背部,长 650(609~690)μm,宽 398(346~453)μm;背毛 38 对,T₂缺如。胸板长 109(91~111)μm,最窄处 136(124~146)μm,前缘平直,后缘内凹;St₁ 位于板的前缘,具隙孔 2 对。生殖腹板较短,V1₁ 后稍膨大,宽 119(115~132)μm,具刚毛 1 对。肛板倒梨形,长宽为 97(82~115)μm×112(103~123)μm;Ad 位于肛门中横线上,长 51μm,PA 较长, 64μm。最大的一对足后板呈肾形。气门沟前端延伸至基节Ⅰ中部。②雄螨:分大小两型,小型雄螨体长 640~740μm,宽 360μm。全腹板窄长,胸侧在基节Ⅳ之后略为膨大,板上除肛毛外具刚毛 9 对。小型雄螨体 长 610μm,宽 384μm。全腹板在基节Ⅳ之后极为膨大,几乎覆盖整个末体的腹面,除肛门外具刚毛 10 对(图 32-40)。

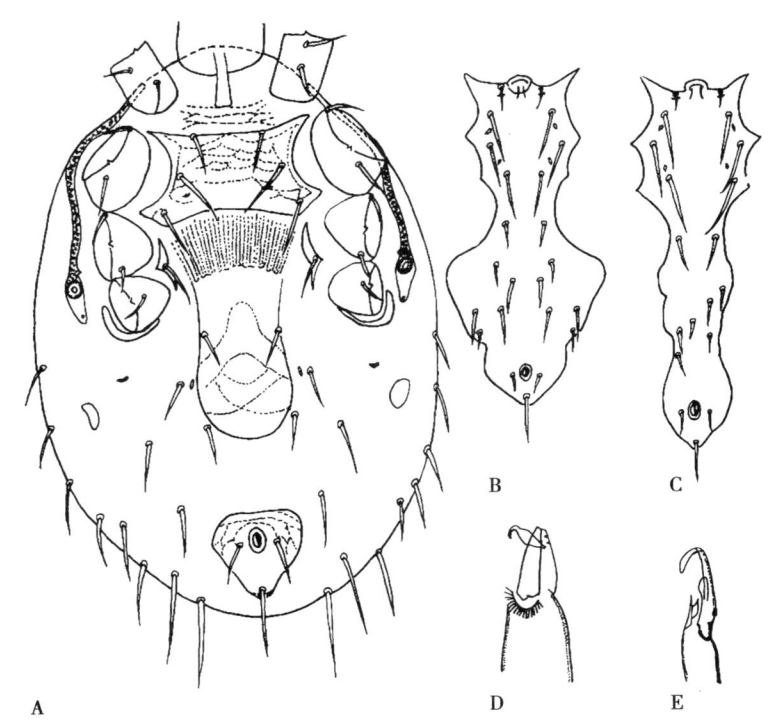

A. 腹面(♀);B. 小型雄螨全腹板(♂);C. 大型雄螨全腹板(♂);D. 螯肢(♀);E. 螯钳(♂)。

图 32-40 格氏血厉螨(*Haemolaelaps glasgowi*)
(引自 顾以铭)

3. 生活习性 格氏血厉螨是兼性吸血的巢栖型螨,生殖方式以产幼虫为主,平均产子代 9.4 个。在 25℃ 时生活史中各期发育所需时间为:卵和幼虫期各 1 天;前若虫 4~8 天;后若虫 3~5 天;雌螨生殖前期 8~14 天。 该螨可有孤雌生殖,但产出的都是小型雄螨(产雄孤雌生殖),只有经交配后产出的后代才有雌、雄两性。该螨 以杂食为主,兼性吸血,可吃多种哺乳动物新鲜或已腐败的组织,若虫和雌雄成虫都可通过乳鼠和成鼠的完 好皮肤吸取血液或组织液,也可取食其他多种食物,如:血干、动物或人的头皮脱屑、跳蚤粪便等。

4. 生境与孳生物(宿主) 格氏血厉螨经常出现在鼠类等小型哺乳动物的体表及窝巢,是常见的体表 寄生虫,宿主范围很广,宿主特异性较低,目前记载的宿主动物有黑线姬鼠、黄胸鼠、褐家鼠、黄毛鼠、小家 鼠、麝鼩、黑线仓鼠、大仓鼠、子午沙鼠、长爪沙鼠、毛足鼠、达乌尔黄鼠、根田鼠、五趾跳鼠、三趾跳鼠、花鼠、 岩松鼠、齐氏姬鼠、小林姬鼠、大绒鼠、玉龙绒鼠、大足鼠、针毛鼠、麻背大鼯鼠、绒鼠窝、无鳞短尾鼩、云南大 鼯鼠、四川短尾鼩、珀氏长吻松鼠、社鼠、卡氏小鼠、斯氏家鼠等啮齿类及鼠兔等。此外,在鸟类、蝙蝠、小的 食肉动物(黄鼬、香鼬)上也能发现。

5. 与疾病的关系 格氏血厉螨与医学关系密切,叮咬人体后可以引起革螨性皮炎,偶尔可侵入体内引 起呼吸道感染等。通过自然感染(病原体分离)、叮刺吸血试验、人工感染和传播试验、经卵传递实验、种群 季节消长与疾病流行之间吻合程度调查等,现已证实该螨能够有效传播肾综合征出血热(HFRS),可以作为 HFRS 的传播媒介和储存宿主,在 HFRS 的传播和疫源地维持中发挥了重要作用。此外,格氏血厉螨还可以作为淋巴细胞脉络丛脑膜炎、森林脑炎、北亚蜱媒斑点热、Q 热和土拉伦菌病 (野兔热) 等多种疾病的潜在传播媒介。格氏血厉螨与疾病关系的相关实验和证据举例如下:①HFRS:早在 20 世纪 40 年代,国外曾用从姬鼠体上采到的格氏血厉螨等革螨,研磨成悬液,注射"志愿者"后,引起典型症状,确定了该螨能保持病原体达 1 年之久,并能传给后代。近年来,我国学者研究表明,格氏血厉螨与姬鼠型肾综合征出血热有关。该螨季节消长与发病曲线基本一致,可通过正常黑线姬鼠、小白鼠及人体完整皮肤叮刺,吸取血液和组织液,在鼠与鼠间传播 HFRS 病毒,起到了保存和扩大疫源地作用。南京军区医研所曾做动物传播试验,将人工感染的格氏血厉螨,经 5 天和 12 天后,分别叮咬健康黑线姬鼠,经 FA 检测鼠肺及相应的血清抗体等,发现阳性。②淋巴细胞脉络丛脑膜炎:实验证明,本螨不仅可自然带毒,实验感染和动物传播试验亦获成功,格氏血厉螨可作淋巴脉络丛脑膜炎病毒的媒介。③森林脑炎:曾从该螨分离到病毒。④北亚蜱媒斑点热:国外学者曾报道,从疫源地田鼠巢穴中,收集的格氏血厉螨与另一种混合螨分离出该立克次体 R.sibirica。⑤Q 热:用格氏血厉螨做 Q 热立克次体动物传播试验获成功。⑥土拉伦菌病:国外学者曾从该螨分离出 4 株土拉伦斯菌,并有长期保菌能力,让感染革螨叮咬大白鼠,可传播土拉伦菌病,研究者根据该螨的生物学特性,认为该螨是土拉伦菌病自然疫源地内啮齿类之间的传播者。⑦可叮咬人体引起皮炎。

6. 地理分布　格氏血厉螨是世界性广布种,该螨在我国许多省份都有分布。该螨广泛分布于亚洲、欧洲、美洲、非洲北部和大洋洲 (澳洲) 等世界各地。

(四) 茅舍血厉螨 [*Haemolaelaps casalis* (Berlese)]

茅舍血厉螨 (*Haemolaelaps casalis*) 是 Berlese (1887) 首先命名的一种革螨,开始命名时叫做"茅舍伊革螨 *Iphis casalis* Berlese, 1887"。该螨经常出现在各种鼠类等小型哺乳动物的体表及巢穴,是鼠类等动物宿主体表常见的体表寄生虫之一。分类地位:皮刺螨总科、厉螨科、厉螨亚科、血厉螨属。

1. 种名　茅舍血厉螨 (*Haemolaelaps casalis* Berlese, 1887)。

同种异名:茅舍伊革螨 (*Iphis casalis* Berlese, 1887);弗氏下盾螨 (*Hypoaspis freemani* Hughes, 1948);阔腹血厉螨 (*Haemolaelaps magaventralis* Strandtmann, 1949);血溢血厉螨 (*Haemolaelaps haemorrhagicus* Asanuma, 1952);茅舍阳厉螨 (*Androlaelaps casalis* Berlese, 1887)。

2. 形态　①雌螨　体长 738 (700~793) μm,宽 522 (480~602) μm。动趾与定趾各具 2 小齿;钳齿毛细长,末端直,有时弯曲。头盖呈丘状,前缘光滑。背板具网纹,几覆盖整个背部,长 717 (689~757) μm,宽 483 (452~532) μm;板上除 39 对主刚毛外,在 D_{6-8} 间尚有 2 根副刚毛。胸板前缘不很清晰,较平直,后缘微内凹,中部长 94μm,最狭处 133μm;具刚毛 3 对,隙孔 2 对,St_1 在板的前缘上。生殖腹板后部膨大,其宽度明显大于肛板的宽度,宽 139 (123~153) μm,具刚毛 1 对。肛板近三角形,长、宽几乎相等,107 (91~117) μm × 109 (99~115) μm;Ad 位于肛门中横线上,长 33μm,PA 较长 45μm。气门沟前端达基节 I 中部。足后板最大的一对呈长杆状,次大的一对呈 < 形,这是鉴别本种的重要特征之一。②雄螨　体长 535μm,宽 375μm。导精趾具槽,较直。全腹板在基节 IV 后膨大,板上除肛毛外具 10 对刚毛 (图 32-41)。

3. 生活习性　茅舍血厉螨是兼性吸血的巢栖型螨。在 25~30℃条件下,整个生活史需时 15~27 天,其中卵期与幼虫期各为 1~2 天,前若虫期 4~7 天,后若虫期 7~14 天。雌螨以产前若虫为主,有时产幼虫,极少产卵。一生产子代 7~26 个,雌雄比约为 3∶1。雌螨也可

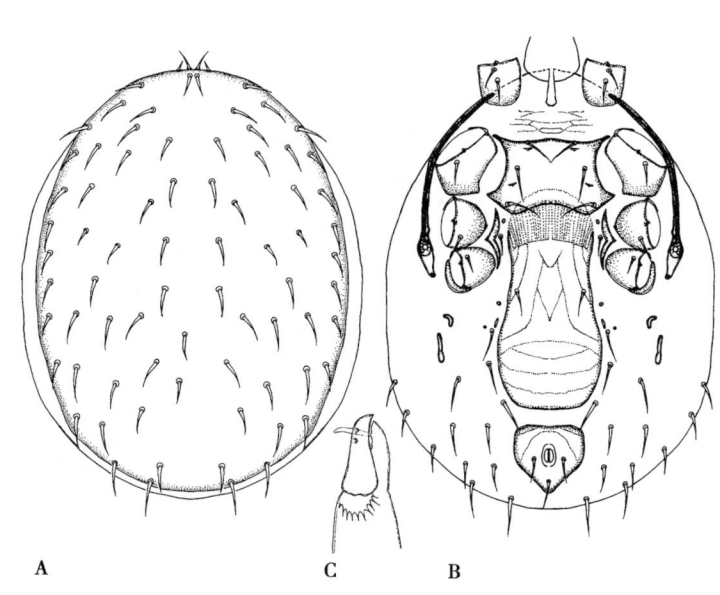

A. 背面 (♀);B. 腹面 (♀);C. 螯钳 (♀)。

图 32-41　茅舍血厉螨 (*Haemolaelaps casalis*)

(引自 顾以铭)

孤雌生殖,所产子代皆为雄螨。本螨是以杂食为主,兼营吸血,喜食节肢动物(蝉、螨、蚊、蚋等)的卵、幼虫和若虫。能吃动物性废物、蚤和蜱的粪便、其他螨和小型动物的蜕皮和尸体等。喜食游离血和干血,也可以从成鸟、雏鸟和幼鼠的完整皮肤上吸血。雌螨食物中含有血ీ则产殖量增高,但最高的产殖量是混合营养,而不是单一的血食。本螨取食频繁,而一次吸血量仅为体重的 40%~60%,若虫消化血食与蜕皮间没有协调关系,雌螨也没有生殖营养协调关系。曾有大量本螨叮螫人的报道。

4. 生境与孳生物(宿主)　茅舍血厉螨经常出现在鼠类等小型哺乳动物的体表及窝巢,是常见的体表寄生虫,宿主范围很广,宿主特异性较低,目前记载的宿主动物有黄毛鼠、针毛鼠、社鼠、褐家鼠、小家鼠、黑尾鼠、黑线仓鼠、隐纹花松鼠华南亚种、黄胸鼠、齐氏姬鼠、大足鼠、板齿鼠、长尾大麝駒、黑白林飞鼠、斯氏家鼠、大绒鼠、复齿鼯鼠、飞鼠等鼠类和家燕等鸟类,也生活于鸡窝、草堆、稻谷、大麦、小麦、米糠、白糖等处。

5. 与疾病的关系　茅舍血厉螨可叮人吸血引起革螨皮炎。该螨还可能与森林脑炎、鸟疫、Q 热和北亚蜱媒斑点热的传播有一定关系。

6. 地理分布　与格氏血厉螨相似,茅舍血厉螨也是世界性广布种,该螨在我国许多省份都有分布,在国外的分布也比较广泛。

(五)厩真厉螨(*Eulaelaps stabularis* Koch,1836)

厩真厉螨(*Eulaelaps stabularis*)是 Koch 在 1836 年首先命名的一种革螨,在开始命名的时候被称作厩革螨(*Gamasus stabularis* Koch,1836),后又出现了较多的同物异名。厩真厉螨广泛分布于鼠类等多种小型哺乳动物的体表及窝巢,是鼠类等小型哺乳动物常见的体表寄生性革螨。分类地位:皮刺螨总科、厉螨科、血革螨亚科(Haemogamasinae)、真厉螨属(*Eulaelaps*)。

1. 种名　厩真厉螨(*Eulaelaps stabularis* Koch,1836)。

同物异名:厩革螨(*Gamasus stabularis* Koch,1836);类甲厉螨(*Laelaps oribatoides* Michael,1892);足板厉螨(*Laelaps pedalis* Banks,1909);预先厉螨(*Laelaps propheticus* Banks,1909);弧形真厉螨(*Eulaelaps arcualis* Trägårdh,1912);厩下盾螨(*Hypoaspis stabularis* Oudemans,1913);厩真厉螨(*Eulaelaps stabularis* Hirst,1914);厩厉螨(*Laelaps stabularis* Hull,1918);欧氏真厉螨(*Eulaelaps oudemansi* Turk,1945);类甲真厉螨(*Eulaelaps oribatoides* Strandtmann et Wharton,1958);欧氏真厉螨(*Eulaelaps oudemansi* Uchikawa et Rack,1979)。

2. 形态　①雌螨:体长 904μm,宽 610μm。颚基较小,狭长,183μm×158μm,后缘较圆钝,颚沟有横齿 10 列,每列 6~8 齿。螯钳较短小,长 58μm,动趾与定趾各具 2 齿突。钳齿毛短刺状。头盖较狭长,侧缘伸长而无锯齿,前缘刺突短而小,简单而无二级分支。须转节小。背板覆盖整个背面,背毛约 300 根,中央区较其他部分稀疏。胸部前缘平直,中央略隆起,后缘内凹,凹底未达 St_3 基部水平;具刚毛 3 对及隙孔 2 对,长 143μm,宽 175μm(最窄处)。胸后毛着生于表皮并与隙孔相连。生殖腹板两侧缘在 VI_1 后有明显而不同程度的内陷,呈沟状;腹毛数 50 根左右,其中央区无毛;宽 401μm;与肛板的距离小于肛门的长度。肛板略呈三角形,前缘平直,长宽为 106μm×198μm;PA 较 Ad 稍长。足后板非常发达,略呈三角形。气门板在气门水平最宽 56μm,往后略狭,后端略带平截状,隙孔小而偏于内侧,外圈结实、卵形,内孔偏于前缘,气门后方有 2 条纵纹通达后缘,气门外侧前方有 4 条横纹近似直线。气门沟前端达基节 1 后部。②雄螨:体长 836μm,宽 508μm。颚沟具横齿 12 列,每列 3~8 齿。动趾内缘亚末端具一巨齿突,定趾内缘无齿。钳齿毛呈短刺状。全腹板长 621μm,宽 395μm,板上在基节 IV 之后具刚毛 40 根(肛毛除外)。气门沟前端达基节 II 后部(图 32-42)。

3. 生活习性　厩真厉螨直接产卵很少见,多数情况下是直接产幼虫或第一若虫,属于卵胎生的革螨。该螨发育的最适温度是 20~25℃,相对湿度在 90% 以上。该螨的耐饥力较强,在 3~4℃的环境下,最长可以存活 340 天。厩真厉螨生活史各期均可吸血,在 20~25℃时,雌螨每吸 1 次血即产 1 次卵,称为生殖营养协调(gonotrophic coordination)。幼虫不摄食也可以发育成第一若虫,第一若虫吸血 1~2 次即可经第二若虫(不食)发育到成螨,从卵期到成螨产卵一般需 9~14 天。雌螨可直接产幼虫,一生平均产 15.2 只幼虫,最多 27 只。厩真厉螨有孤雌生殖现象,孤雌生殖所产的子代有雌雄两性。该螨兼性吸血,可生活在宿主体表和宿主巢穴,兼有"毛栖型"和"巢栖型"革螨特征,可刺吸宿主动物血液,也可以取食其他食物。在人工饲养条件下,该螨喜食游离血和血干,也嗜食昆虫组织和活粉螨。

4. 生境与孳生物(宿主) 厩真厉螨经常出现在鼠类等小型哺乳动物的体表及窝巢,宿主范围很广,目前记载的宿主动物黄毛鼠、黄胸鼠、社鼠、褐家鼠、小家鼠、黑线姬鼠、大林姬鼠、黑线仓鼠、长尾仓鼠、背纹仓鼠、大仓鼠、东方田鼠、棕背䶄、花鼠、齐氏姬鼠、大足鼠、卡氏小鼠、小林姬鼠、中华姬鼠、玉龙绒鼠、澜沧江姬鼠、大绒鼠、针毛鼠、斯氏家鼠等啮齿类。此外,在仓库贮藏物如大米、米糠中也有发现。

5. 与疾病的关系 厩真厉螨已被证实是肾综合征出血热(HFRS)的潜在传播媒介和储存宿主,在 HFRS 传播和疫地维持方面具有重要作用。此外,厩真厉螨还可能与森林脑炎、淋巴脉络丛脑膜炎、斑点热、莱姆病和土拉伦菌病等传播和病原体保存有关。厩真厉螨与疾病关系的实验和证据举例如下:①HFRS:南京军区医学研究所做动物传播试验,将人工感染 HFRS 病毒的厩真厉螨,经 5 天后,叮咬黑线姬鼠,用 FA 检测,发现阳性。苏州医学院将人工感染病毒的厩真厉螨,饲养 8 天后研磨悬液,接种 2~3 日龄小白鼠乳鼠,用 IFA 检测,结果 4/4 阳性;后又接种细胞培养,亦分离出 HFRS 病毒。②森林脑炎:国外曾从厩真厉螨体内分离出病毒,是自然带毒的实例。有学者用 10% 森林脑炎鼠脑乳剂,加入

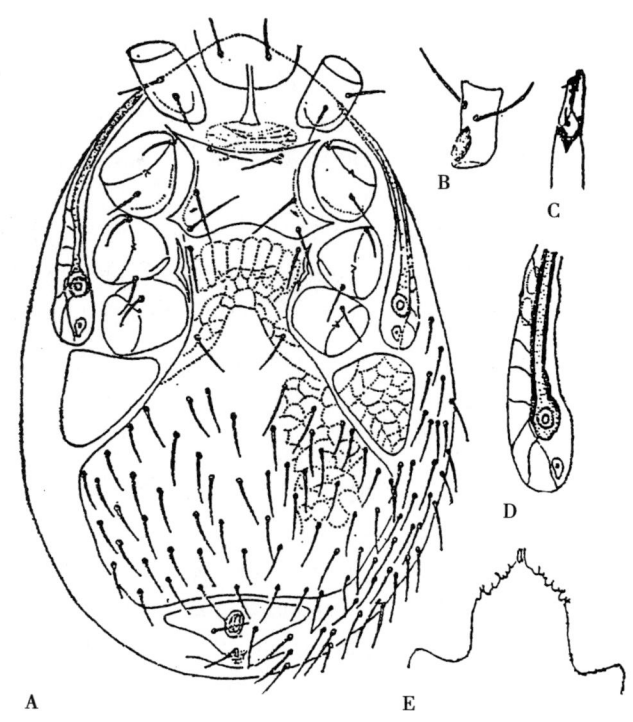

A. 腹面(♀);B. 须转节(♀);C. 螯钳(♀);D. 气门沟(♀);
E. 头盖(♀)。

图 32-42　厩真厉螨(_Eulaelaps stabularis_)
(引自 顾以铭)

脱纤维血液,喂养厩真厉螨,结果证明病毒在革螨体内不能繁殖,但厩真厉螨比所试的其他几种革螨保毒时间要长,可达 18 天。③淋巴细胞性脉络丛脑膜炎:曾从厩真厉螨分离出病毒,用该螨作传播试验亦获成功。④Q 热:实验证明,该螨可经吸血得到立克次体,并可经叮刺传播给其他动物。⑤土拉伦斯菌病:有人曾从含有厩真厉螨的混合革螨组中分离出土拉伦斯菌。

6. 地理分布 厩真厉螨是一种世界性广布种,地域分布很广。该螨在我国分布广泛,多数省份有分布。在国外,亚洲、欧洲、北美洲和非洲北部等均有分布,如:日本、朝鲜、韩国、蒙古、俄罗斯、英国、德国、瑞士、挪威、美国、加拿大和埃及等国有该螨分布报道。

(六)上海真厉螨(_Eulaelaps shanghaiensis_ Wen,1976)

上海真厉螨(_Eulaelaps shanghaiensis_)是我国学者温廷桓在 1976 年首先命名的一种革螨,首先在我国上海发现,故得名。该螨在形态上与厩真厉螨等真厉螨属内许多种类比较相似,在实际分类鉴定中要注意加以区别。分类地位:皮刺螨总科、厉螨科、血革螨亚科、真厉螨属。

1. 种名 上海真厉螨(_Eulaelaps shanghaiensis_ Wen,1976)。

同物异名:无。

2. 形态 ①雌螨:躯体平均 1 050μm × 760μm,淡棕色。颚基较宽短,长 200μm,宽 220μm。颚沟有 9~11 列横齿,每列 3~6 齿。头盖前缘刺突长而密,且有二、三级分支,两侧刺突较短呈锯齿状。螯钳大,长 83μm。须转节较长大。背板覆盖整个背面,背毛密,约 400 根,后端的背毛有 2~3 个小棘。胸前板明显有鳞纹。胸叉较大,叉蒂 50μm × 25μm,叉丝长 140μm。胸板中部长 125μm,St$_2$ 水平宽 190μm,前后缘都凹陷。生殖腹板很宽,580μm × 490μm,两侧生殖板与腹板愈合处有缺刻,但不明显内陷呈沟状;生殖毛 1 对,腹毛 65 根左右。肛板 100μm × 234μm。足后板 175μm × 155μm。气门板后端平截,且略膨大,外侧角圆钝,内侧角较尖,宽约 70μm;气门后方有 4 条纵纹通至后缘,隙孔略靠中央,其外圈甚大,膜质,形似花瓣,内孔居中;气门板外侧有 10 条曲折的横纹,中段有两处膨大,前方为"三联珠孔",后方为"二联珠孔"。腹表皮毛每侧 35~40 根。②雄螨:躯体 830μm × 540μm,淡棕色。颚基 157μm × 140μm。颚沟极宽,有 14 列横齿,每

列 6~8 齿。头盖较雌螨平坦,刺突也短,少数有二级分支。颚基背壁上有 4 列细齿。螯钳长 70μm,导精趾 90μm。背板多毛,覆盖全背。全腹板 640μm×435μm,前缘凹陷,腹板区约有腹毛 50 根。气门板状同雌螨,但略窄,后端平均宽 45μm。足Ⅱ股节和跗节腹面各有 2 根略粗的刺状刚毛,膝节和胫节各有 1 根。③后若虫:躯体 740μm×460μm,乳黄色。螯肢如雌螨。背板几覆盖整个背面,背毛约 130 根,两侧缘中段有一小缺刻,后方较前方毛多。胸前板有鳞纹,与胸板界线不清。肛板钝三角形,112μm×150μm。足后板横椭圆形。胸肛间区有刚毛约 50 根。气门沟细长,前端达基节Ⅰ中段;气门板狭窄,在基节Ⅱ、Ⅲ间膨大;离气门后方略远处有一隙孔。躯体背腹表皮密生刚毛。④前若虫:躯体 640μm×380μm,乳白色。前背板较长大,有毛 11 对;后背板较短,有毛 9 对。前后背板之间有小型间片 5 对,刚毛 6 对。胸前板有鳞纹,与胸板分界不清。肛板接近等边三角形,100μm×96μm。胸板与肛板间有刚毛 5 对。气门沟仅达基节Ⅲ中部水平。背腹表皮有刚毛 11 对(图 32-43)。

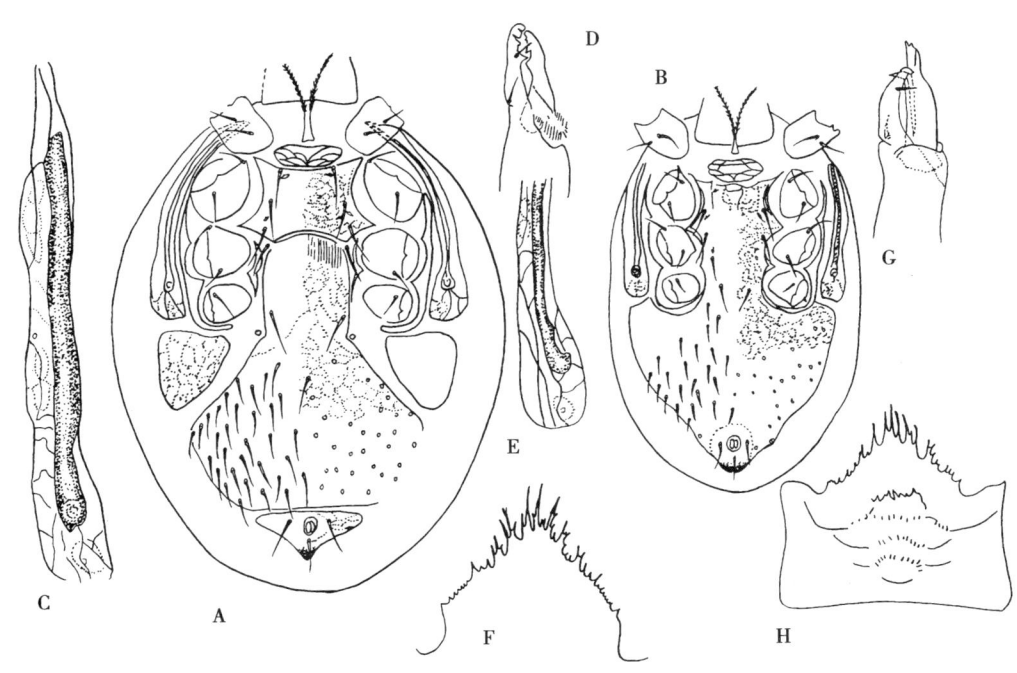

A. 雌螨腹面(♀);B. 雄螨腹面(♂);C. 气门板(♀);D. 螯钳(♀);E. 气门板(♂);F. 头盖(♀);G. 螯钳(♂);H. 头盖(♂)。

图 32-43 上海真厉螨(*Eulaelaps shanghaiensis*)

(引自 顾以铭)

3. 生活习性 上海真厉螨的生态习性与厩真厉螨相似,可生活在宿主体表和宿主巢穴,兼性吸血,兼有"毛栖型"和"巢栖型"革螨特征,可刺吸宿主动物血液,也可以取食其他食物。

4. 生境与孳生物(宿主) 上海真厉螨可见于多种鼠类等小型哺乳动物的体表及窝巢,宿主范围广泛,目前记载的宿主动物有黑线姬鼠、背纹仓鼠、花鼠、褐家鼠、东方田鼠、齐氏姬鼠、大绒鼠、黄胸鼠、大耳姬鼠、巢鼠、大林姬鼠、中华姬鼠、社鼠、斯氏家鼠。

5. 与疾病的关系 国内学者曾从上海真厉螨体内分离出汉坦病毒,并可以通过人工传播试验完成病毒的传播过程,可能与肾综合征出血热的传播和病原体保存有一定关系。

6. 地理分布 根据有限的文献记载,上海真厉螨在我国的上海、江苏、浙江、云南和贵州等地有分布。该螨在国外的分布情况不清楚。

(七)达呼尔血革螨(*Haemogamasus dauricus* Bregetova,1950)

达呼尔血革螨(*Haemogamasus dauricus*)是 Bregetova(Брегетова)在 1950 首先命名的一种革螨,该螨广泛分布于鼠类等小型哺乳动物的体表及窝巢,是鼠类等小型哺乳动物常见的体表寄生螨。分类地位:皮刺螨总科、厉螨科、血革螨亚科、血革螨属(*Haemogamasus*)。

1. 种名　达呼尔血革螨（*Haemogamasus dauricus* Bregetova,1950）。

同物异名:无。

2. 形态　①雌螨:体长 990（830~1 200）μm,宽 620（450~774）μm。螯钳具齿,动趾长 51μm;钳齿毛叶状,中部膨大,末端尖细、弯曲;钳基毛短,仅及螯钳长度之 1/2。颚沟约具横齿 11 列,每列 2~4 齿。头盖火舌状。叉毛 2 叉。背板未完全覆盖背部,前端宽阔,两侧自基节Ⅳ水平之后向内收窄,末端狭窄,长宽为 94μm1×554μm。胸板前区横纹具小刺。胸板前缘中部及后缘内凹,长 116μm,最窄处 172μm;St$_1$ 羽状,St$_2$、St$_3$ 光滑,副刚毛 1~4 根或缺如;隙孔 3 对。生殖腹板在基节Ⅳ后略膨大,末端圆钝,后半部刚毛密布。肛板长宽为 139μm×102μm,Ad 位于肛门中部水平,具副刚毛 5 根。气门沟前端达基节Ⅰ中部;气门板后端游离。足后板卵圆形。跗节Ⅳ前缘具羽状长刚毛一根。②雄螨:体长 760~850μm,宽 420~460μm。螯钳动趾无齿,定趾具一细小的齿和钳齿毛。导精趾无齿状突起。颚毛均呈羽状。全腹板上 4 对刚毛（St$_{1-3}$、MSt）明显较其他刚毛长大,其中 St$_1$ 羽状,余均光滑。副刚毛始于 St$_1$ 与 St$_2$ 之间,往后密被刚毛,仅板的最前端无副毛。足Ⅱ具粗刺状刚毛,股、膝和胫节各 1 根,跗节为 2 根(图 32-44)。

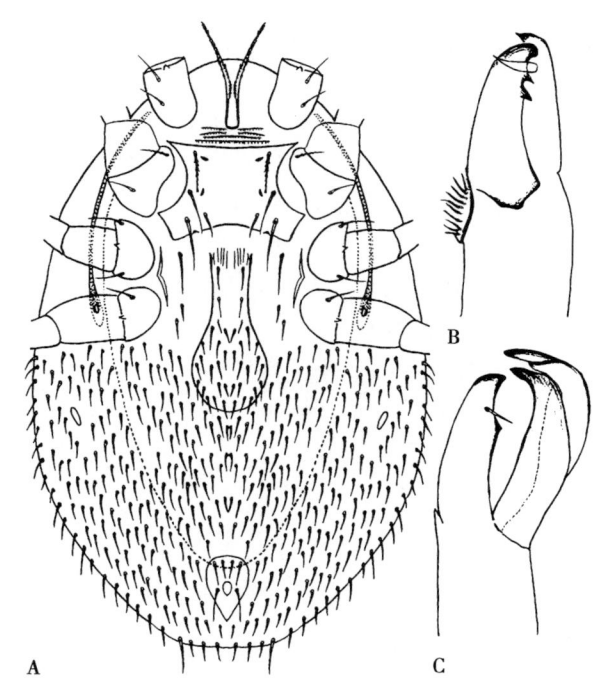

A. 腹面（♀）;B. 螯钳（♀）;C. 螯钳（♂）。

图 32-44　达呼尔血革螨（*Haemogamasus dauricus*）

（引自　顾以铭）

3. 生活习性　达呼尔血革螨广泛分布于多种鼠类等小型哺乳动物的体表及窝巢,属于巢栖型吸血螨,常在取食时爬到宿主体上。

4. 生境与孳生物（宿主）　据有关文献记载,达呼尔血革螨的宿主有褐家鼠、红背鼠平、东北鼢鼠、草原鼢鼠、齐氏姬鼠、中华姬鼠、大绒鼠、克氏田鼠、滇绒鼠、多齿鼢鼹、高黎贡鼠兔。

5. 与疾病的关系　国外曾从达呼尔血革螨与其他革螨混合的标本体内分离到土拉伦菌病原体,其医学意义尚不清楚。

6. 地理分布　达呼尔血革螨在我国的分布较为广泛,主要分布于云南、吉林、贵州、青海、四川等省份。在国外,该螨主要分布在俄罗斯。

（八）鼩鼱赫刺螨（*Hirstionyssus sunci* Wang,1962）

鼩鼱赫刺螨（*Hirstionyssus sunci*）是我国学者王敦清（1962）首先命名的一种革螨,广泛分布于多种小型哺乳动物的体表及窝巢,是小型哺乳动物常见的体表寄生性革螨。分类地位:皮刺螨总科、厉螨科、赫刺螨亚科（Hirstionyssinae）、赫刺螨属（*Hirstionyssus*）。

1. 种名　鼩鼱赫刺螨（*Hirstionyssus sunci* Wang,1962）。

同物异名:中华赫刺螨（*Hirstionyssus sinicus* Teng et Pan,1962）;姬鼠赫刺螨（*Hirstionyssus apodemi* Zuevsky,1970）。

2. 形态　①雌螨:体椭圆形,长 562~570μm,宽 340~382μm;两侧缘几乎平行,前侧缘呈漫波状微凸,后侧缘斜向端部,末端圆钝。螯钳呈剪状,内缘无齿;动趾长 33μm。颚沟小齿 14 横列,每列 1 或 2 齿。背板几乎覆盖全部背面,形状与体型相似,但两侧中部微凹;长 555~563μm,宽 295~323μm;表面有细网纹,在中部不甚明显。背板刚毛共 24 对,前方及边缘的刚毛长大（F$_1$ 除外）,中部的（D$_{1-7}$）较为细短;在前端 F$_3$ 外侧有一对隙状器。背部表皮具刚毛 5~7 对。胸板前缘略微凸出,前侧角刺状突出,后缘呈弧形内凹,其中部凹底将近达到第 2 对胸板刚毛的水平线。胸板刚毛 3 对,长度约等,第 1 对位于胸板前缘;隙孔 2 对,明显。胸板与胸前叉之间有网纹。生殖腹板舌形,两侧缘在基节Ⅳ之后略微凸出,后缘宽圆。肛板卵圆形,长 106.7μm,宽 80.1μm,两侧缘后半部略向内斜,后端较为平钝;肛侧毛位于肛门中部两侧,肛后毛较肛侧毛长。气门沟前端达基节 I 前半部;气门板后端沿基节 IV 后缘而达内缘中部。腹面表皮具刚毛 26~30 对。足 I、II 较足 III、IV 稍粗长。基节刺式为 0-2-2-1。基节 II 两刺大小约等;基节 III 内侧的刺较外侧的显著粗大;基节 IV 的刺较其他基节的刺小。跗节 II 近末端腹面具爪状刚毛 1 对。②雄螨:体长 510~542μm,宽 307~339μm。全腹板狭长,两侧在基节 IV 之后膨大,长 395μm;板内除 3 根肛毛外具 8 对刚毛。腹部表皮具长刚毛 16~20 对。气门沟前端达基节 I 中部。基节刺式为 0-2-2-1,各刺形状和位置与雌螨相似。③后若螨:体长 410~440μm,宽 260~280μm。背板肩部最宽,向后渐窄;板上刚毛 22 对,末端的一对最长,其余均较细短。胸殖腹板前宽后窄,末端约达基节 IV 后缘水平;其上具刚毛 4 对,前 3 对长度约等,末一对较短小。肛板近于圆形,肛侧毛位于肛门前部两侧,肛后毛较肛侧毛短。气门板向前达基节 I 后缘水平,但气门沟不超过基节 II 前缘。腹部表皮具刚毛约 18 对。足基节 III 后缘外侧不具刺;基节刺式为 0-2-1-0(图 32-45)。

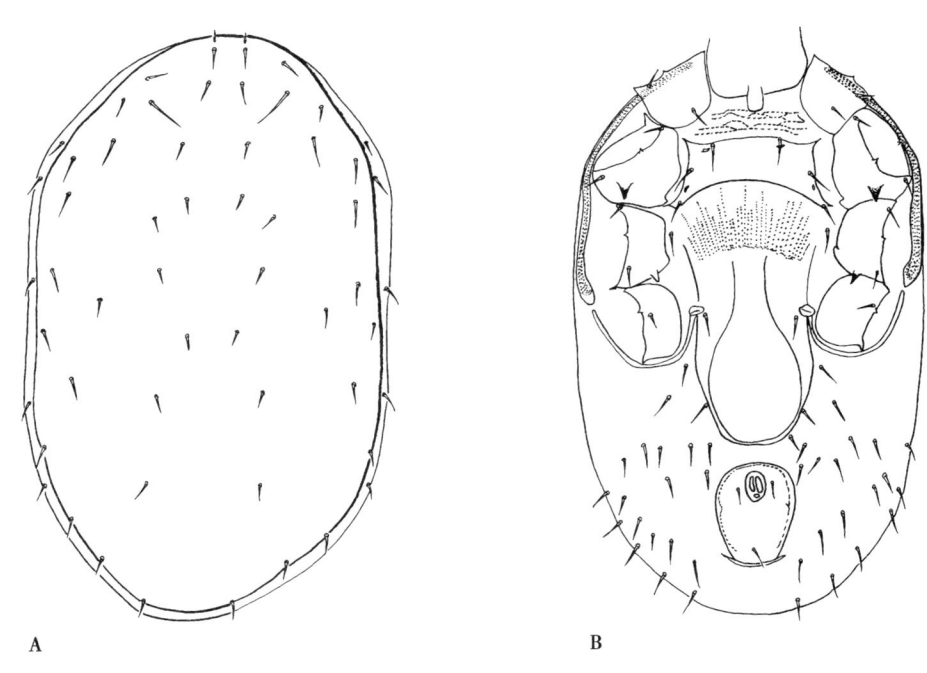

A. 背面(♀);B. 腹面(♀)。

图 32-45　鼩鼱赫刺螨(*Hirstionyssus sunci*)
(引自 邓国藩)

3. 生活习性　鼩鼱赫刺螨经常出现在各种小型哺乳动物的体表及窝巢,在幼鼠体上及巢窝内数量较多,是专性吸血的革螨,经常刺吸宿主血液。

4. 生境与孳生物(宿主)　鼩鼱赫刺螨的宿主范围很广,目前记载的宿主动物有大臭鼩、灰麝鼩、褐家鼠、白腹巨鼠、斯氏家鼠、黄胸鼠、社鼠、大足鼠、小家鼠、锡金小鼠、巢鼠、黑线仓鼠、大仓鼠、黑线姬鼠、林姬鼠、大林姬鼠、大耳姬鼠、大绒鼠、卡氏小鼠、四川短尾鼩、西南绒鼠、齐氏姬鼠、珀氏长吻松鼠、针尾鼹、长吻鼩鼹、昭通绒鼠、赤颊长吻松鼠、针毛鼠、鼩猬、臭鼩、小林姬鼠、黑腹绒鼠、黄腹鼬、树鼩、白尾梢麝鼩、青毛鼠、中华姬鼠等。

5. 与疾病的关系　鼩鼱赫刺螨是专性吸血的革螨,可侵袭和叮刺人体引起革螨性皮炎,但是否可以作为肾综合征出血热(HFRS)等人兽共患病的传播媒介还有待进一步证实。

6. 地理分布　鼩鼱赫刺螨为全球性广布种,该螨在我国的分布很广,福建、黑龙江、辽宁、河北、浙江、四川、广东、海南、广西、贵州、云南和台湾等地有分布报道。在国外,日本、朝鲜、俄罗斯和尼泊尔等国有分布报道。

（九）鼠颚毛厉螨（*Tricholaelaps myonysognathus* Grochovskaya et Nguen-Xuan-Hoe,1961）

鼠颚毛厉螨（*Tricholaelaps myonysognathus*）是 Grochovskaya et Nguen-Xuan-Hoe 在 1961 年首先命名的一种革螨,该螨属于巢栖型吸血性革螨,主要生活在鼠类的窝巢内。

1. 种名　鼠颚毛厉螨（*Tricholaelaps myonysognathus* Grochovskaya et Nguen-Xuan-Hoe,1961）。

同物异名:鼠颚厉螨（*Laelaps myonysognathus* Grochovskaya et Nguen-Xuan-Hoe,1961）。

2. 形态　①雌螨:体长 849~1 070μm,宽 563~800μm。螯肢较细长,螯钳具齿,动趾长 34μm,钳齿毛细短,呈杆状。叉毛 2 叉。背板几乎覆盖整个背部,背毛 39 对,除 F_1、F_2 之外,其余刚毛均较长,末端超过下一刚毛的基部,M_1-M_{11} 和 S_1-S_8 微羽状。背表皮毛约 20 对,微羽状。胸板宽度略大于长度,前缘平直,后缘略内凹,长 139μm,最窄处 162μm,具刚毛 3 对,隙孔 2 对。生殖腹板较长,后半部稍膨大,后端圆钝;VI_1 位于板内,VI_2 与 VI_3 位于板的边缘与腹壁之间,VI_4 位于板外。肛板圆三角形,前缘平直,后端尖窄,长宽为 162μm×156μm,Ad 位于肛门后缘水平稍后,PA 较 Ad 为长。气门沟前端达基节 I;气门板后端游离。足后板近圆形。腹表皮刚毛约 25 对,微羽状。股节 I 背面没有与周围不同的长刚毛。各足基节上均无刺状刚毛。各足跗节上的刚毛均呈针状。②雄螨:螯肢上的定趾较短,导精趾很长。背板上除 39 对正常刚毛之外,两侧缘上有 11~14 对副刚毛,微羽状。全腹板除刚毛外,尚有 10 对刚毛,Ad 较长,其末端超过板的后缘。体上的刚毛均超过下一根刚毛的毛基。腹表皮刚毛 20 对左右,微羽状。各足基节上均无刺状刚毛(图 32-46)。

3. 生态习性　鼠颚毛厉螨是多种鼠类及小型哺乳动物的体表寄生虫,属于巢栖型革螨,经常生活在宿主的窝巢中,需要吸血时爬到宿主体表叮刺吸血。在实验室条件下,鼠颚毛厉螨绝大部分直接产幼虫,仅个别产卵,也有行孤雌生殖的,产下的后代均为雄性。

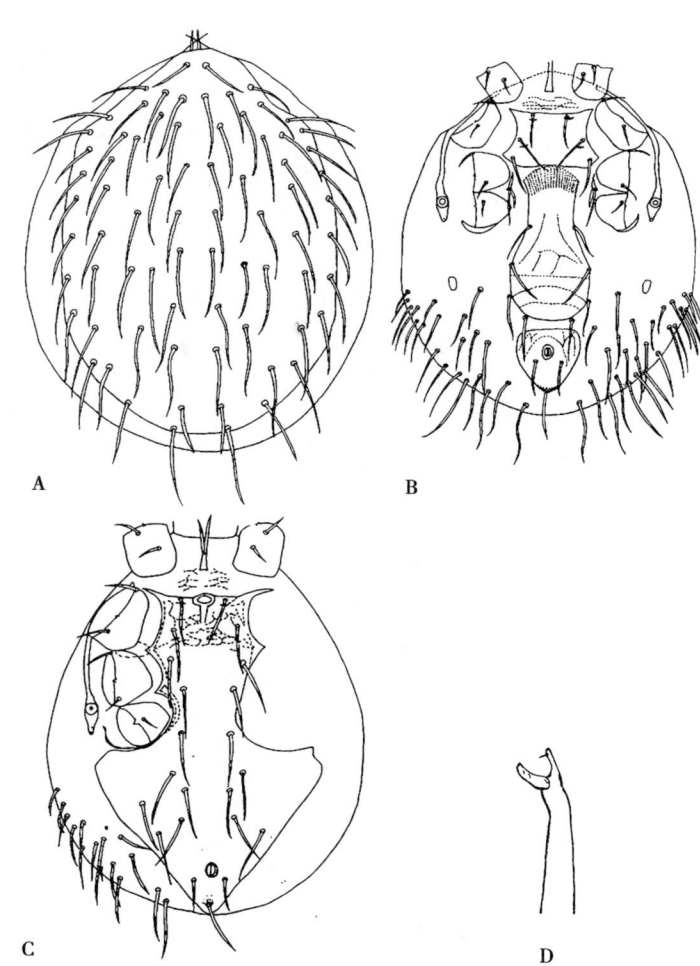

A. 背面(♀);B. 腹面(♀);C. 腹面(♂);D. 螯钳(♀)。

图 32-46　鼠颚毛厉螨（*Tricholaelaps myonysognathus*）
（引自 顾以铭）

4. 生境与孳生物(宿主)　根据目前的文献记载,鼠颚毛厉螨的宿主有黄毛鼠、针毛鼠、大足鼠、社鼠、黄胸鼠、褐家鼠、黑线姬鼠、白腹巨鼠、黑尾鼠、齐氏姬鼠、卡氏小鼠、巢鼠、绒鼠窝、白尾梢麝鼩、灰麝鼩、大臭鼱、大绒鼠、斯氏家鼠、长尾大麝鼩。

5. 与疾病的关系　根据有限的文献记载,曾经从鼠颚毛厉螨体内分离出汉坦病毒(肾综合征出血热病原体),是肾综合征出血热的潜在传播媒介。

6. 地理分布　鼠颚毛厉螨在我国主要分布于云南、湖南、湖北、福建、贵州、广东、四川、台湾等地,在国外主要分布于越南。

（十）柏氏禽刺螨（*Ornithonyssus bacoti* Hirst,1913）

柏氏禽刺螨（*Ornithonyssus bacoti*）是 Hirst 在 1913 年首先命名的一种革螨,开始命名时称为"柏氏刺脂螨（*Leiognathus bacoti* Hirst,1913）"。该螨主要见于鼠类等小型哺乳动物的体表及窝巢,是鼠类等动物常见的体表寄生性革螨。分类地位:皮刺螨总科、巨刺螨科(Macronyssidae)、禽刺螨属(*Ornithonyssus*)。

1. **种名**　柏氏禽刺螨(*Ornithonyssus bacoti* Hirst,1913)。

同物异名:柏氏刺脂螨(*Leiognathus bacoti* Hirst,1913)。

2. **形态**　①雌螨:体卵圆形,长681~969μm,最宽处宽437~777μm。螯肢较细长,钳爪呈剪状,其内侧无齿和钳齿毛,定趾较动趾细。颚沟内具单纵列10个齿。须肢转节腹面前缘具一突起,叉毛二分叉。背板一整块,狭长仅盖住体前多半部,前端宽圆,两侧自足基节Ⅱ水平向后收窄。板长600~692μm,最宽处宽223~234μm,上具18对刚毛,中部的刚毛较长,其末端达到或超过下一刚毛的基部,毛的端部一半处有1~2个小分枝。背部体壁上密布长刚毛,其长度与背板上的刚毛约等长。胸板近长方形,长49~53μm,St$_2$处宽124~128μm,板的前缘较平直,St$_3$处向后突出呈角状,后缘中部向上凹,3对胸毛近等长,2对隙孔不甚明显。胸后毛位于表皮上。生殖腹板狭长,后端狭窄,末端尖细,长298~319μm,上具1对生殖毛,该处板宽60~64μm。生殖腹板与肛板距离是吸血多寡而定,从58~127μm。肛板呈水滴状,肛门位于板的前半部,板长134~170μm,宽77~81μm,肛侧毛位于肛后缘水平线上或略下方,肛后毛比肛侧毛略长。②雄螨:体较雌螨略小,长533~650μm,宽405~554μm。螯肢发达,呈剪状,上无内齿,导精趾长于动趾。背板整块,长480~490μm,最宽处宽196~217μm。全腹板狭长,板上除肛侧毛和肛后毛之外尚具7~8对刚毛,板长422~426μm(图32-47)。

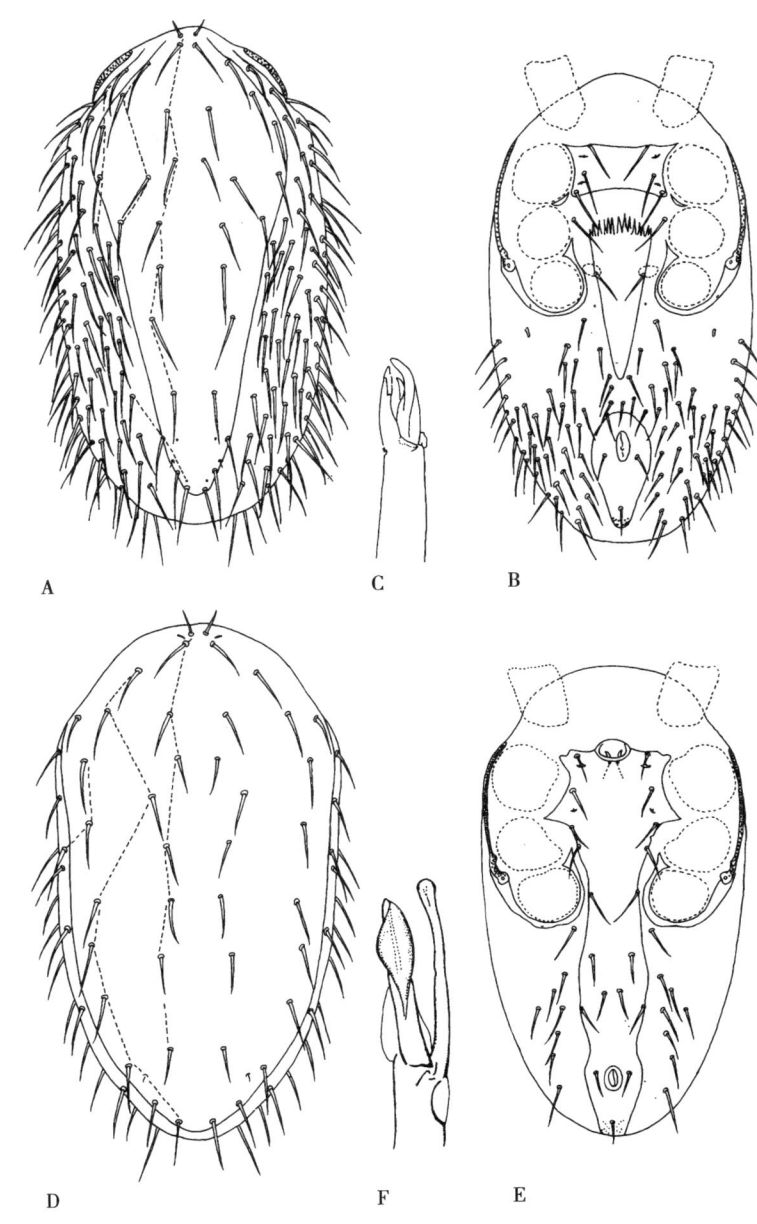

A.背面(♀);B.腹面(♀);C.螯肢(♀);D.背面(♂);E.腹面(♂);F.螯钳(♂)。

图32-47　柏氏禽刺螨(*Ornithonyssus bacoti*)
(引自 闫毅)

3. **生活习性**　柏氏禽刺螨属于专性吸血的革螨,生活史包括5个完整时期(卵、幼虫、前若虫、后若虫和雌雄成虫)。雌虫(雌螨)每次吸血后2~3天产卵,卵经1~2天孵出幼虫,幼虫(不取食)24小时内蜕皮发育为前若虫,前若虫吸血蜕皮后发育为后若虫(第二若虫),后若虫(可不吸血)24~36小时内蜕皮发育为成虫(成螨)。雌雄成虫在24~48小时内完成交配。柏氏禽刺螨存在孤雌生殖现象,所产的未受精卵(单倍体染色体卵)全部发育为雄螨,属于产雄孤雌生殖类型。

4. **生境与孳生物(宿主)**　柏氏禽刺螨主要见于鼠类等小型哺乳动物的体表及窝巢,目前记载的宿主动物有褐家鼠、黄胸鼠、小家鼠、大足鼠、灰麝鼩、斯氏家鼠、卡氏小鼠、大臭鼩、树鼩、中华姬鼠、社鼠、齐氏姬鼠、大林姬鼠、安氏白腹鼠、大绒鼠等。

5. **与疾病的关系**　柏氏禽刺螨与医学关系密切,经常侵袭和叮刺人体引起革螨性皮炎,是引起人体革螨性皮炎最常见的革螨种类。大量研究证实,柏氏禽刺螨是立克次体痘和肾综合征出血热(HFRS)的有效传播媒介和储存宿主,在立克次体痘和 HFRS 的传播和病原体保存方面具有重要作用。此外,柏氏禽刺螨还可能传播或保存其他多种疾病的病原体,如:森林脑炎、淋巴脉络丛脑膜炎、地方性斑疹伤寒(鼠源性斑疹伤寒)、Q 热、北亚蜱媒斑点热、钩端螺旋体病、蜱媒回归热、鼠疫、土拉伦菌病和动物丝虫病(卡氏棉鼠丝虫 *Litomosoides carinii* 和皓矾棉鼠丝虫 *L. galizai*)等。柏氏禽刺螨与医学关系的部分观察、实验和证据举例如下:①皮炎:柏氏禽刺螨是叮咬人类引起螨性皮炎的主要螨种之一,有关报道较多。有报道称,在某医学院的动物房内曾发生 2 次大量柏氏禽刺螨叮咬饲养人员事件。柏氏禽刺螨在鼠类较多的纱厂、毛纺厂、居户、宿舍、火车上可侵袭人群。②HFRS:有实验表明,柏氏禽刺螨可作为家鼠型和实验动物型 HFRS 病毒的传播媒介和保毒宿主,在鼠与鼠间传播病毒,起保存和扩大疫源地作用,也可能是鼠-人间传播途径之一。③立克次体痘:血红异皮螨和柏氏禽刺螨是主要传播媒介,经叮咬吸血传播,并可经卵、经期传递,病原体在螨体内可保存达 74 天。④森林脑炎:曾用柏氏禽刺螨叮咬病鼠,再叮健鼠,做传播试验,7 组试验中 4 组传播成功;经卵传递试验 14 组,2 组病毒传至下一代;经变态传递试验 10 组,有 3 组前期若螨经 2 次蜕皮,病毒传至成螨,但病毒量较少,动物一般不发病,可产生免疫。⑤淋巴细胞脉络丛脑膜炎:柏氏禽刺螨能从病鼠体上得到病毒,并能传给健康鼠。⑥地方性斑疹伤寒:曾从柏氏禽刺螨分离出莫氏立克次体(*R. mooseri*),并可实验感染动物,可经卵传递。⑦Q 热:柏氏禽刺螨的雌螨能保存 Q 热立克次体达 6 个月,在死螨体内可保存 1 年之久,用豚鼠做传播试验成功,立克次体可经卵传递 2 代。⑧钩端螺旋体病:在柏氏禽刺螨体内的无黄疸性钩端螺旋体,可存活 25 天之久,并能经叮刺传播给豚鼠。⑨蜱媒回归热:螺旋体在柏氏禽刺螨体内存活 33 天,并能经卵传递。⑩鼠疫:有人用柏氏禽刺螨叮咬病鼠,结果 27% 的螨受染,鼠疫杆菌在螨体内可大量繁殖,并可保菌 61~72 天。此外土拉伦斯菌可实验感染柏氏禽刺螨,并可经卵、经期传递,保存细菌达 12~18 个月。柏氏禽刺螨还可作动物丝虫(棉鼠丝虫)的传播媒介和保虫宿主。

6. 地理分布　柏氏禽刺螨是世界性广布种,世界各大洲都有分布。我国大多数省份都有柏氏禽刺螨分布。在国外,日本、韩国、印度、以色列、德国、英国、法国、意大利和美国等国有该螨分布报道。

(十一)鸡皮刺螨(*Dermanyssus gallinae* Degeer,1778)

鸡皮刺螨(*Dermanyssus gallinae*)是 Degeer 在 1778 年首先命名的一种革螨,开始命名时称为"鸡螨(*Acarus gallinae* Degeer,1778)"。该螨主要见于家禽(鸡)和其他鸟类的体表及窝巢。分类地位:皮刺螨总科、皮刺螨科(Dermanyssidae)、皮刺螨属(*Dermanyssus*)。

1. 种名　鸡皮刺螨 *Dermanyssus gallinae*(Degeer,1778)。

同物异名:鸡蚤螨(*Pulex gallinae* Redi,1674);鸡螨(*Acarus gallinae* Degeer,1778)。

2. 形态　①雌螨:体卵圆形,长 824~870μm,宽 380~553μm。背板整块,前半部略宽,后半部略窄,后缘平直,板长 678μm,宽 282μm,上具 15 对刚毛。背部体壁上具 24 对刚毛。胸板宽明显大于长,前缘中部外突,后缘向上凹,板上具 2 对约等长的胸毛 St_1 和 St_2,而 St_3 位于板外。生殖腹板宽,呈舌状,末端钝圆而接近肛板,具 1 对生殖毛。肛板圆盾形,长 152μm,宽 101μm,肛门位于板的后半部近后缘处,肛侧毛位于肛门中部横线上,长度与肛后毛略等,腹面体壁上具 13~14 对刚毛。②雄螨:体较雌螨小,长 560μm,宽 320μm。螯肢长,不动趾短小,动趾长约不动趾的 2 倍。背板整块,不能覆盖体背面的全部,两侧缘及后部裸露,板上具 18 对刚毛,板的前缘较雌螨宽,后缘钝圆。体背部体壁上具 16~20 对刚毛。全腹板在足Ⅳ基节之后有一横线将板分为两部分。胸生殖板上具 5 对刚毛,腹肛板上除肛侧毛和肛后毛之外尚具 2 对刚毛。肛侧毛位近肛门中部横线上。腹面体壁上具 10 对刚毛(图 32-48)。

3. 生活习性　鸡皮刺螨属于专性吸血的革螨,生活史包括 5 个完整时期(卵、幼虫、前若虫、后若虫和雌雄成虫),从卵发育至成虫一般需要 7~9 天,若虫和雌雄成虫都吸血,多在夜间吸血,白天隐蔽于宿主窝内。雌螨饱食血后 12~24 小时内产卵,卵经 48~72 小时孵化。幼螨不摄食,24~48 小时内蜕皮为第一若螨,吸血后,再经 24~48 小时蜕皮为第二若螨。再吸血后 24~48 小时内蜕皮为成螨。耐饿力强,不吸血能生存 4~5 个月。

4. 生境与孳生物(宿主)　主要见于家禽(鸡、鸽等)和其他鸟类(麻雀、白玉鸟等)的体表及窝巢,常在鸡窝和屋檐下麻雀窝内繁殖。

5. 与疾病的关系　鸡皮刺螨在家禽养殖场(养鸡场)很常见,经常侵袭和叮刺家禽和其他鸟类,对家禽危害很大。该螨也经常侵袭和叮刺人体引起革螨性皮炎。此外,鸡皮刺螨还可能与森林脑炎、圣路易脑炎、西方马脑炎、东方马脑炎、乙型脑炎、地方性斑疹伤寒（鼠源性斑疹伤寒）、Q 热、北亚蜱媒斑点热、鸟锥虫和鸡螺旋体病等传播和病原体保存有一定关系。鸡皮刺螨与疾病关系的观察、实验和证据举例如下：①皮炎：鸡皮刺螨是革螨叮咬人体引起皮炎的常见螨种，国外在 1933 年就有记录。国内金大雄和李贵真（1952）报告一例身体各部被鸡皮刺螨叮刺而起红疹，本病与饲养家鸽及住宅附近的麻雀窝有关。鸽子离巢后，鸡皮刺螨处于饥饿状态，侵入更是常见。屋檐下的麻雀窝，温湿度适宜，鸡皮刺螨常大量繁殖，当繁殖到一定数量时，饥饿的鸡皮刺螨可大量侵袭人类。②圣路易脑炎：曾从野外鸡巢收集的鸡皮刺螨分离出圣路易脑炎病毒，用感染性螨悬液注射到雏鸡与小白鼠体内，可发生感染，并分离出

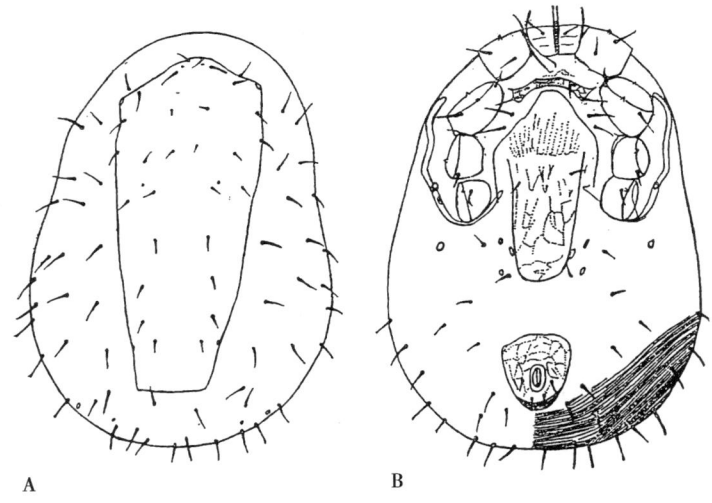

A. 背面（♀）；B. 腹面（♀）。

图 32-48 鸡皮刺螨（*Dermanyssus gallinae*）

（引自 王敦清）

病毒。也有人用感染性鸡皮刺螨叮咬鸡体，使鸡感染并获得病原体，病毒在螨体内保存达 6 个月之久。有人指出，圣路易脑炎病毒在自然界的媒介有两类：一类是革螨，病毒能经卵、经变态传递，起保存病毒作用；另一类是蚊虫，从鸟体获得病毒，然后又传给其他脊椎动物，包括人类。但也有人否认鸡皮刺螨是主要保毒者，经卵传递补充试验也未获成功。③西方马脑炎：美国曾在此病流行期间，从鸡皮刺螨中分离出该病的病毒，认为该螨在自然情况下，偶尔可以感染病毒，但流行病学上并无多大关系。④东方马脑炎：曾从一组鸡皮刺螨分离出病毒，经反复试验，认为革螨在该病毒传播上的作用不大。⑤森林脑炎：曾用鸡皮刺螨进行吸毒试验，结果 2 组螨感染了病毒，但经过 4 天后，就不能查出病毒，显然在螨体内没有繁殖。⑥乙型脑炎：曾在日本东京地区，用 3 组鸡皮刺螨分离病毒，结果均为阴性。⑦Q 热：有人用感染豚鼠喂养鸡皮刺螨，从感染 1~12 天内均可使螨感染，但一般多在第 4~5 天。将感染 10~15 天的螨，叮咬健康豚鼠，出现典型的 Q 热病症。⑧北亚蜱媒斑点热：曾从鸡皮刺螨分离出病原体 R. sibirica。⑨地方性斑疹伤寒：从含鸡皮刺螨的混合螨组中分离出 R. mooseri。⑩锥虫：可在鸡皮刺螨体内发育，并传给鸟类，鸡皮刺螨可能是鸟类锥虫的媒介。此外，该螨可通过叮刺获得、保存、传播鸡螺旋体。动物实验证明，鸡皮刺螨不能传播也不能长期保存弓形虫。

6. 地理分布　鸡皮刺螨是世界性广布种，世界各大洲都有分布。该螨在我国大多数省份都有分布。在国外，日本、韩国、英国、法国和瑞典等国有该螨分布报道。

二、中国重要革螨名录

革螨是一个很大的节肢动物类群，种类繁多，目前全世界已知革螨估计在 8 280 种以上，其中捕食性革螨和自由生活革螨占了绝大多数。鉴于皮刺螨总科与医学关系比较密切，此处仅列出中国皮刺螨总科的革螨名录。

（一）厉螨属（*Laelaps* Koch）

厉螨属的分类地位：革螨亚目（Gamasida）、单殖板总股（Monogynaspides）、革螨股（Gamasina）、皮刺螨总科（Dermanyssoidea）、厉螨科（Laelapidae）、厉螨亚科（Laelapinae）、厉螨属（*Laelaps*）。

1. 阿尔及利厉螨（*Laelaps algericus* Hirst，1925）

分布：国内：云南、贵州，辽宁，新疆，宁夏，山西，福建。国外：俄罗斯、阿尔及利亚、埃及。

宿主或栖息地：小家鼠、锡金小鼠、黄胸鼠、大林姬鼠、卡氏小鼠、褐家鼠。

2. 陈氏厉螨（*Laelaps cheni* Li，1965）

分布：国内：广东。国外：不详。

宿主或栖息地：小泡巨鼠。

3. 金氏厉螨（ *Laelaps chini* Wang et Li，1965）

分布：国内：云南、青海、四川、贵州。国外：不详。

宿主或栖息地：黑腹绒鼠、黄胸鼠、黑线姬鼠、东方田鼠、根田鼠、松田鼠、针毛鼠、巢鼠、黄毛鼠、趋泽绒鼠、齐氏姬鼠、大绒鼠、绒鼠、滇绒鼠、西南绒鼠、玉龙绒鼠、大足鼠、卡氏小鼠、锡金小鼠、褐家鼠、社鼠、白腹鼠、大耳姬鼠、中华姬鼠、灰腹鼠、绒鼠窝、鼩猬、灰麝鼩、大臭鼩、小纹背鼩鼱、高山鼩鼱、多齿鼩鼹、印度长尾鼩、树鼩、斯氏家鼠、四川短尾鼩、澜沧江姬鼠、昭通绒鼠、大林姬鼠。

4. 鼾厉螨（ *Laelaps clethrionomydis* Lange，1955）

分布：国内：黑龙江、吉林、内蒙古、河北、四川、台湾。国外：朝鲜、日本、俄罗斯。

宿主或栖息地：沼泽田鼠、莫氏田鼠、黑线姬鼠、棕背鼾、红背鼾、花鼠。

5. 毒厉螨（ *Laelaps echidninus* Berlese，1887）

分布：毒厉螨是世界性广布种，经常与纳氏厉螨同地域分布。国内：该螨在我国分布十分广泛，从南到北均有分布，如广东、广西、海南、福建、重庆、云南、四川、贵州、湖南、湖北、江苏、吉林、黑龙江、香港、台湾等。国外：日本、朝鲜、韩国、印度、马来西亚、俄罗斯、埃及、美国和澳大利亚等有该螨分布。

宿主或栖息地：主要为啮齿动物，常见的有：黄毛鼠、针毛鼠、褐家鼠、黄胸鼠、社鼠、青毛鼠、小泡巨鼠、小家鼠、黑线姬鼠、齐氏姬鼠、小林姬鼠、大绒鼠、大足鼠、卡氏小鼠、锡金小鼠、巢鼠、板齿鼠、绒鼠窝、无鳞短尾鼩、灰麝鼩、大臭鼩、树鼩、白尾梢麝鼩、斯氏家鼠、毛猬、四川短尾鼩、安氏白腹鼠、赤腹松鼠、大泡硕鼠、大耳姬鼠、中华姬鼠。

6. 极厉螨（ *Laelaps extremi* Zachvatkin，1948）

分布：国内：云南、新疆。国外：俄罗斯。

宿主或栖息地：仓鼠、中华姬鼠、滇绒鼠、印度长尾鼩。

7. 福建厉螨（ *Laelaps fukienensis* Wang，1963）

分布：国内：云南、福建以及我国南方山区。国外：不详。

宿主或栖息地：针毛鼠、社鼠、黄毛鼠、褐家鼠、大足鼠、小泡巨鼠、黑线姬鼠、齐氏姬鼠、大绒鼠、安氏白腹鼠、四川白腹鼠、灰麝鼩、小泡灰鼠、黄胸鼠、斯氏家鼠、锡金小鼠、四川短尾鼩、毛猬、小家鼠、大耳菊头蝠、岩松鼠、灰腹鼠、印度长尾鼩、鼩猬。

8. 贵州厉螨（ *Laelaps guizhouensis* Gu et Wang，1981）

分布：国内：贵州、云南。国外：不详。

宿主或栖息地：锡金小鼠、巢鼠、黑尾鼠、褐家鼠、大林姬鼠、黄胸鼠、齐氏姬鼠、大绒鼠、大足鼠、卡氏小鼠、小家鼠、社鼠、小林姬鼠、青毛鼠、灰麝鼩、大臭鼩、白尾梢麝鼩、美蹼游鼩、澜沧江姬鼠、中华姬鼠、斯氏家鼠、昭通绒鼠、针毛鼠、四川短尾鼩、树鼩。

9. 活跃厉螨（ *Laelaps hilaris* Koch，1836）

分布：国内：黑龙江、云南。国外：俄罗斯、美国、欧洲。

宿主或栖息地：小家鼠、黑线仓鼠、田鼠、大绒鼠。

10. 鸿基厉螨（ *Laelaps hongaiensis* Grochovskaya et Nguen-Xuen-Xoe，1961）

分布：国内：福建、广东、云南。国外：越南。

宿主或栖息地：白腹巨鼠、社鼠、白尾鼹。

11. 徐氏厉螨（ *Laelaps hsui* Li，1965）

分布：国内：广东。国外：不详。

宿主或栖息地：社鼠。

12. 耶氏厉螨（ *Laelaps jettmari* Vitzthum，1930）

分布：耶氏厉螨是世界性广布种。国内：国内分布广泛，黑龙江、吉林、辽宁、内蒙古、宁夏、青海、河北、山东、山西、江苏、安徽、湖北、湖南、福建、台湾、广东、四川、贵州和云南等地均有分布。国外：朝鲜、韩国、日本、蒙古国和俄罗斯等国有该螨分布。

宿主或栖息地：黑线姬鼠、大林姬鼠、齐氏姬鼠、大耳姬鼠、黄胸鼠、小家鼠、锡金小鼠、巢鼠、巢鼠片马亚种、褐家鼠、绒鼠、黑腹绒鼠、沼泽田鼠、莫氏田鼠、松田鼠、鼩鼱、长尾仓鼠、间颅鼠兔、大仓鼠、嗜谷绒鼠、喜马拉雅旱獭。

13. 柳氏厉螨（*Laelaps liui* Wang et Li,1965）

分布：国内：福建、广东、贵州、云南。国外：不详。

宿主或栖息地：青毛鼠、社鼠、黄胸鼠。

14. 巢鼠厉螨（*Laelaps micromydis* Zachvatkin,1948）

分布：国内：黑龙江、吉林、贵州、云南。国外：俄罗斯、西欧。

宿主或栖息地：巢鼠、小家鼠、黑线姬鼠、普通田鼠。

15. 鼠厉螨（*Laelaps muris* Ljungh,1799）

分布：国内：新疆。国外：俄罗斯、英国、德国、荷兰、澳大利亚。

宿主或栖息地：水䶄。

16. 纳氏厉螨（*Laelaps nuttalli* Hirst,1915）

分布：国内：黑龙江、吉林、江苏、湖南、福建、台湾、广东、海南、香港、广西、四川、贵州、云南等。国外：朝鲜、日本、印度、俄罗斯、非洲、美洲、大洋洲。

宿主或栖息地：黄胸鼠、大绒鼠、大臭鼩、锡金小鼠、板齿鼠、大足鼠、黄毛鼠、拟家鼠、黑家鼠、黑尾鼠、斯氏家鼠、白尾梢麝鼩、齐氏姬鼠、卡氏小鼠、灰麝鼩、褐家鼠、中华姬鼠、社鼠、大耳姬鼠、安氏白腹鼠、藏鼠兔、西南绒鼠、针毛鼠、青毛鼠、黑腹绒鼠、小家鼠、树鼩、大泡硕鼠、小林姬鼠、赤腹松鼠、多齿鼩鼹、四川短尾鼩、巢鼠、滇绒鼠、大林姬鼠、黑线姬鼠、黄腹鼬。

17. 贫毛厉螨（*Laelaps paucisetosa* Gu et Wang,1981）

分布：国内：贵州、云南。国外：不详。

宿主或栖息地：锡金小鼠、齐氏姬鼠、小家鼠、巢鼠、社鼠、大林姬鼠、黑尾鼠、大足鼠、针毛鼠、黄胸鼠、澜沧江姬鼠、大绒鼠、卡氏小鼠、褐家鼠、大耳姬鼠。

18. 赛氏厉螨（*Laelaps sedlaceki* Strandtmann et Mitchell,1963）

分布：国内：台湾、云南。国外：巴布亚新几内亚、加里曼丹。

宿主或栖息地：白腹巨鼠、大足鼠。

19. 太原厉螨（*Laelaps taingueni* Grochovskaya et Nguyen-Xuan-Hoe,1961）

分布：国内：福建、广东、贵州、云南。国外：越南。

宿主或栖息地：小家鼠、黄毛鼠、黄胸鼠、褐家鼠、青毛鼠。

20. 特氏厉螨（*Laelaps traubi* Domrow,1962）

分布：国内：河北、陕西、福建、台湾、广东、四川、云南。国外：越南、泰国、马来西亚。

宿主或栖息地：针毛鼠、社鼠、黄毛鼠、白腹巨鼠、黄胸鼠、齐氏姬鼠、林姬鼠、大绒鼠、大足鼠、赤腹鼠、珀氏长吻松鼠、锡金小鼠、青毛鼠、灰腹鼠、树鼩、麝鼩、黄鼬、卡氏小鼠、赤腹松鼠、滇绒鼠、斯氏家鼠、中华姬鼠、飞鼠、灰鼯鼠、灰头小鼯鼠、印度长尾鼩、板齿鼠、黄腹鼬。

21. 土尔克厉螨（*Laelaps turkestanicus* Lange,1955）

分布：国内：河北、江苏、湖南、福建、台湾、广东、海南、广西、四川、贵州、云南。国外：俄罗斯。

宿主或栖息地：针毛鼠、社鼠、褐家鼠、黄毛鼠、黄胸鼠、大足鼠、黑线姬鼠、齐氏姬鼠、林姬鼠、大耳姬鼠、白腹巨鼠、黑腹绒鼠、猪尾鼠、鼩鼱、乌鸦、卡氏小鼠、赤腹鼠、小林姬鼠、锡金小鼠、针毛鼠、青毛鼠、麻背大鼯鼠、灰腹鼠、橙足鼯鼠、珀氏长吻松鼠、赤腹松鼠、灰麝鼩、大臭鼩、白尾梢麝鼩、麝鼩、黄鼬、树鼩、澜沧江姬鼠、安氏白腹鼠、四川白腹鼠、小泡灰鼠、斯氏家鼠、大绒鼠、中麝鼩、四川短尾鼩、鼩猬、小家鼠、大泡灰鼠、中华姬鼠、大林姬鼠、飞鼠、灰鼯鼠、云南攀鼠、黄腹鼬。

22. 兴义厉螨（*Laelaps xingyiensis* Gu et Wang,1981）

分布：国内：贵州、云南。国外：不详。

宿主或栖息地：锡金小鼠、齐氏姬鼠、巢鼠、褐家鼠、大林姬鼠、黄胸鼠、澜沧江姬鼠、中华姬鼠、卡氏小鼠、四川短尾鼩、灰麝鼩、社鼠、针毛鼠。

23. 景东厉螨（ *Laelaps jingdongensis* Tian,Duan et Fang,1990 ）

分布：国内：云南。国外：不详。

宿主或栖息地：小林姬鼠四川亚种、中华姬鼠、澜沧江姬鼠、大绒鼠、齐氏姬鼠、西南绒鼠、大耳姬鼠、滇绒鼠、五纹花松鼠、社鼠、大林姬鼠、褐家鼠、珀氏长吻松鼠、印度长尾鼩。

24. 匙形厉螨（ *Laelaps cochlearis* Wu,2001 ）

分布：国内：青海。国外：不详。

宿主或栖息地：大林姬鼠。

25. 敏捷厉螨（ *Laelaps agilis* Koch,1836 ）

分布：国内：台湾。国外：俄罗斯、英国、欧洲、冰岛。

宿主或栖息地：黄喉姬鼠、林姬鼠。

（二）血厉螨属（ *Haemolaelaps* Berlese ）

血厉螨属的分类地位：革螨亚目、单殖板总股、革螨股、皮刺螨总科、厉螨科、厉螨亚科、血厉螨属（ *Haemolaelaps* ）。

1. 异样血厉螨（ *Haemolaelaps anomalis* Wang,Liao et Lin,1981 ）

分布：国内：云南、福建。国外：不详。

宿主或栖息地：花松鼠、青毛鼠。

2. 茅舍血厉螨（ *Haemolaelaps casalis* Berlese,1887 ）

分布：茅舍血厉螨是世界性广布种。国内：我国许多省份都有分布。国外：茅舍血厉螨在国外的分布也比较广泛，与格氏血厉螨（见后）相似。

宿主或栖息地：黄毛鼠、针毛鼠、社鼠、褐家鼠、小家鼠、黑尾鼠、黑线仓鼠、隐纹花松鼠华南亚种、黄胸鼠、齐氏姬鼠、大足鼠、板齿鼠、长尾大麝鼩、黑白林飞鼠、斯氏家鼠、大绒鼠、复齿鼯鼠、飞鼠等鼠类和家燕等鸟类，也可生活在鸡窝、草堆、稻谷、大麦、小麦、米糠、白糖等处。

3. 册亨血厉螨（ *Haemolaelaps cehengensis* Gu,1983 ）

分布：国内：贵州。国外：不详。

宿主或栖息地：红白鼯鼠。

4. 中华血厉螨（ *Haemolaelaps chinensis* Wang,1963 ）

分布：国内：福建、贵州、云南。国外：不详。

宿主或栖息地：黄毛鼠、黑线姬鼠、卡氏小鼠、大绒鼠、大足鼠。

5. 心形血厉螨（ *Haemolaelaps cordatus* Teng et Pan,1964 ）

分布：国内：云南。国外：不详。

宿主或栖息地：黄毛鼠西南亚种、黄胸鼠、卡氏小鼠、赤腹鼠、赤腹松鼠、侧纹岩松鼠、毛猬、斯氏家鼠、大绒鼠、大足鼠。

6. 格氏血厉螨（ *Haemolaelaps glasgowi* Ewing,1925 ）

分布：国内：云南、贵州等全国各地。国外：日本、朝鲜、俄罗斯、欧洲、美洲、大洋洲的一些国家。

宿主或栖息地：黑线姬鼠、黄胸鼠、褐家鼠、黄毛鼠、小家鼠、麝鼩、黑线仓鼠、大仓鼠、子午沙鼠、长爪沙鼠、毛足鼠、达乌尔黄鼠、根田鼠、五趾跳鼠、三趾跳鼠、花鼠、岩松鼠、齐氏姬鼠、小林姬鼠、大绒鼠、玉龙绒鼠、大足鼠、针毛鼠、麻背大鼯鼠、绒鼠窝、无鳞短尾鼩、云南大鼯鼠、四川短尾鼩、珀氏长吻松鼠、社鼠、卡氏小鼠、斯氏家鼠、鼠兔等。此外，在鸟类、蝙蝠、小的食肉动物（黄鼬、香鼬）上也有发现。

7. 李氏血厉螨（ *Haemolaelaps liae* Wang,1963 ）

分布：国内：云南、福建。国外：不详。

宿主或栖息地：针毛鼠、黄毛鼠、斯氏家鼠、大绒鼠。

8. 小腹血厉螨（ *Haemolaelaps minutiventralis* Gu,1983 ）

分布：国内：贵州。国外：不详。

宿主或栖息地：红白鼯鼠。

9. 东方血厉螨（*Haemolaelaps orientalis* Teng et Pan,1964）

分布：国内：云南、贵州、福建。国外：不详。

宿主或栖息地：隐纹花松鼠、隐纹花松鼠华南亚种、珀氏长吻松鼠、黄毛鼠、岩松鼠、毛猬、树鼩、黄胸鼠、大足鼠、社鼠、赤腹鼠、侧纹岩松鼠、赤腹松鼠。

10. 鼯鼠血厉螨（*Haemolaelaps petauristae* Gu et Wang,1980）

分布：国内：贵州、云南、广西。国外：不详。

宿主或栖息地：大鼯鼠，锡金小鼠，青毛鼠、橙足鼯鼠、黑白林飞鼠。

11. 前孔血厉螨（*Haemolaelaps praeporus* Gu et Wang,1981）

分布：国内：贵州。国外：不详。

宿主或栖息地：黄毛鼠、黄胸鼠。

12. 半漠血厉螨（*Haemolaelaps semidesertus* Bregetova,1952）

分布：国内：云南、内蒙古、黑龙江、宁夏。国外：俄罗斯。

宿主或栖息地：五趾跳鼠、三趾跳鼠、小毛足鼠、布氏田鼠、黄胸鼠、斯氏家鼠。

13. 特氏血厉螨（*Haemolaelaps traubi* Strandtmann,1948）

分布：国内：云南。国外：日本、缅甸、马来西亚。

宿主或栖息地：赤腹松鼠、蓝腹松鼠、五纹松鼠、巨松鼠、青鼬、黄胸鼠、青毛鼠、隐纹花松鼠、珀氏长吻松鼠、大绒鼠。

14. 三角血厉螨（*Haemolaelaps triangular* Wang,1963）

分布：国内：福建、河北、山西、宁夏、四川、云南。国外：不详。

宿主或栖息地：大仓鼠、黑线仓鼠、黑线姬鼠、齐氏姬鼠、子午沙鼠、四川短尾鼩、针毛鼠。

15. 中卫血厉螨（*Haemolaelaps zhongweiensis* Bai,Chen et Wang,1987）

分布：国内：宁夏。国外：不详。

宿主或栖息地：蜣螂、鼠洞。

16. 侧孔血厉螨（*Haemolaelaps latiporus* Bai et Gu,1993）

分布：国内：宁夏。国外：不详。

宿主或栖息地：未定种的蚂蚁及巢穴中。

17. 脆弱血厉螨（*Haemolaelaps fragilis* Chen,Bai et Gu,1995）

分布：国内：宁夏。国外：不详。

宿主或栖息地：五趾跳鼠。

18. 邓氏血厉螨（*Haemolaelaps dengi* Ye et Ma,1991）

分布：国内：新疆。国外：不详。

宿主或栖息地：草原兔尾鼠。

19. 短尾鼩血厉螨（*Haemolaelaps anourosorecis* Gu et Wang,1981）

分布：国内：贵州。国外：不详。

宿主或栖息地：四川短尾鼩。

20. 三都血厉螨（*Haemolaelaps sanduensis* Gu et Wang,1981）

分布：国内：贵州。国外：不详。

宿主或栖息地：锡金小鼠。

21. 绥阳血厉螨（*Haemolaelaps suiyangensis* Gu et Wang,1980）

分布：国内：贵州。国外：不详。

宿主或栖息地：黑线姬鼠。

22. 角跗血厉螨（*Haemolaelaps sclerotarsus* Gu et Bai,1995）

分布：国内：宁夏。国外：不详。

宿主或栖息地:甲虫与荒漠麻蜥的混合穴中,东亚钳蝎与甲虫的混合穴中。

23. 金氏血厉螨(*Haemolaelaps jindaochaoi* Bai,Yan et Gao,2013)

分布:国内:宁夏。国外:不详。

宿主或栖息地:葬甲科昆虫体表。

24. 伊犁血厉螨(*Haemolaelaps yiliensis* Ye et Ma,1996)

分布:国内:新疆。国外:不详。

宿主或栖息地:柽柳沙土鼠。

25. 博乐血厉螨(*Haemolaelaps boleensis* Ye et Ma,1996)

分布:国内:新疆。国外:不详。

宿主或栖息地:小地兔。

26. 长棒血厉螨(*Haemolaelaps longirodus* Ma,2006)

分布:国内:青海。国外:不详。

宿主或栖息地:红耳鼠兔。

(三)阳厉螨属(*Androlaelaps* Berlese)

阳厉螨属的分类地位:革螨亚目、单殖板总股、革螨股、皮刺螨总科、厉螨科、厉螨亚科、阳厉螨属(*Androlaelaps*)。

1. 徐氏阳厉螨(*Androlaelaps hsui* Wang et Li,1965)

分布:国内:云南、贵州、福建。国外:不详。

宿主或栖息地:黄毛鼠窝巢内、黄胸鼠、齐氏姬鼠、卡氏小鼠、针毛鼠、锡金小鼠。

2. 单阳厉螨(*Androlaelaps singularis* Wang et Li,1965)

分布:国内:云南、贵州、四川、福建。国外:不详。

宿主或栖息地:黑线姬鼠、黄胸鼠、大足鼠、褐家鼠、齐氏姬鼠、中华姬鼠、小林姬鼠、卡氏小鼠、锡金小鼠、社鼠、侧纹岩松鼠、珀氏长吻松鼠、大绒鼠、绒鼠窝、印度长尾鼩、无鳞短尾鼩、灰麝鼩、大臭鼩、树鼩、四川短尾鼩、黑齿鼩鼱、斯氏家鼠、青毛鼠、大臭鼩窝巢内。

3. 跗刺阳厉螨(*Androlaelaps tarsacanthus* Ma et Lin,2008)

分布:国内:福建。国外:不详。

宿主或栖息地:树皮下和树下腐殖层。

4. 副单阳厉螨(*Androlaelaps parasingularis* Gu,Wang et Fan,1996)

分布:国内:云南。国外:不详。

宿主或栖息地:蜣螂。

5. 后尖阳厉螨(*Androlaelaps postcuspidatus* Ma et Chen,2014)

分布:国内:福建。国外:不详。

宿主或栖息地:麦皮。

6. 九棘阳厉螨(*Androlaelaps novemspinosus* Li,1998)

分布:国内:青海。国外:不详。

宿主或栖息地:长尾仓鼠巢内。

7. 宽板阳厉螨(*Androlaelaps euryplatamus* Yang et Li,1992)

分布:国内:青海。国外:不详。

宿主或栖息地:麻雀巢内。

8. 拟巴阳厉螨(*Androlaelaps subpavlovskii* Liu,Ma et Ding,2000)

分布:国内:湖北。国外:不详。

宿主或栖息地:棕足鼯鼠、食虫目动物、社鼠、白腹巨鼠。

9. 拟叉阳厉螨(*Androlaelaps trifurcatoides* Yan,1999)

分布:国内:湖北。国外:不详。

宿主或栖息地:树下腐殖土。

10. 拟单阳厉螨(*Androlaelaps singuloides* Gu et Duan,1993)

分布:国内:云南。国外:不详。

宿主或栖息地:大足鼠、青毛鼠、针毛鼠及蟋蟀体上。

11. 双性阳厉螨(*Androlaelaps hermaphrodita* Berlese Zhou,et al.,1887)

分布:国内:福建。国外:意大利、澳大利亚、马里亚纳群岛、美国。

宿主或栖息地:澳洲白尾鼠、白腹巨鼠、北社鼠、金丝燕窝、朽木。

12. 三叉阳厉螨(*Androlaelaps trifurcatus* Wang et Li,1965)

分布:国内:福建。国外:不详。

宿主或栖息地:黄毛鼠窝洞内。

(四) 地厉螨属(*Dipolaelaps* Zemskaya et Piontkovskaya)

地厉螨属的分类地位:革螨亚目、单殖板总股、革螨股、皮刺螨总科、厉螨科、厉螨亚科、地厉螨属(*Dipolaelaps*)。

1. 短尾鼩地厉螨(*Dipolaelaps anourosorecis* Gu et Wang,1981)

分布:国内:云南、贵州、陕西、四川。国外:不详。

宿主或栖息地:四川短尾鼩、川西长尾鼩、齐氏姬鼠、小林姬鼠、社鼠、青毛鼠、锡金小鼠、麻背大鼯鼠、西南绒鼠、无鳞短尾鼩、长吻鼩鼱、灰麝鼩、大臭鼩、印度长尾鼩、黄腹鼬、黄胸鼠、大绒鼠、中华姬鼠、高山鼩鼱、安氏白腹鼠、大足鼠、灰鼠兔、澜沧江姬鼠、珀氏长吻松鼠、褐鼩鼱、昭通绒鼠、黑齿鼩鼱、斯氏家鼠、鼩猬、白尾鼩、树鼩。

2. 水鼩地厉螨(*Dipolaelaps chimmarogalis* Gu,1983)

分布:国内:贵州、云南。国外:不详。

宿主或栖息地:水麝鼩、白腹麝鼩、喜马拉雅水鼩、灰腹水鼩、四川短尾鼩。

3. 何氏地厉螨(*Dipolaelaps hoi* Chang et Hsu,1965)

分布:国内:四川、云南。国外:不详。

宿主或栖息地:田鼠、蹼麝鼩。

4. 江口地厉螨(*Dipolaelaps jiangkouensis* Gu,1985)

分布:国内:贵州、云南。国外:不详。

宿主或栖息地:社鼠、小林姬鼠、针毛鼠、青毛鼠、四川短尾鼩、西南绒鼠、大绒鼠、鼩猬。

5. 长毛地厉螨(*Dipolaelaps longisetosus* Huang,1985)

分布:国内:云南、陕西。国外:不详。

宿主或栖息地:川西长尾鼩、大臭鼩、西南绒鼠、大耳姬鼠。

6. 乌苏地厉螨(*Dipolaelaps ubsunaris* Zemskaya et Piontkovskaya,1960)

分布:国内:吉林、宁夏、河北。国外:俄罗斯。

宿主或栖息地:五趾跳鼠、三趾跳鼠。

7. 薄片地厉螨(*Dipolaelaps histis* Zhang,et al.,1998)

分布:国内:西藏。国外:不详。

宿主或栖息地:大足鼠。

8. 顾氏地厉螨(*Dipolaelaps guyimingi* Bai,Yan et Wei,2008)

分布:国内:宁夏。国外:不详。

宿主或栖息地:四川短尾鼩。

9. 拟乌苏地厉螨(*Dipolaelaps paraubsunaris* Wang,2002)

分布:国内:青海。国外:不详。

宿主或栖息地：五趾跳鼠。

10. 同心地厉螨（*Dipolaelaps tongxinensis* Bai et Lu, 2006）

分布：国内：宁夏。国外：不详。

宿主或栖息地：阿拉善黄鼠巢穴内。

（五）上厉螨属（*Hyperlaelaps* Zachvatkin）

上厉螨属的分类地位：革螨亚目、单殖板总股、革螨股、皮刺螨总科、厉螨科、厉螨亚科、上厉螨属（*Hyperlaelaps*）。

1. 两栖上厉螨（*Hyperlaelaps amphibia* Zachvatkin, 1948）

分布：国内：新疆。国外：俄罗斯、英国等。

宿主或栖息地：鼹形田鼠。

2. 田鼠上厉螨（*Hyperlaelaps microti* Ewing, 1933）

分布：国内：云南、黑龙江、吉林、辽宁、内蒙古、新疆。国外：俄罗斯、英国等。

宿主或栖息地：莫氏田鼠、沼泽田鼠、黑线姬鼠、大绒鼠、黑腹绒鼠、中华姬鼠、克氏田鼠、高黎贡鼠兔、多齿鼢鼹、印度长尾鼩、滇绒鼠。

3. 东方上厉螨（*Hyperlaelaps orientalis* Wang, Liao et Lin, 1981）

分布：国内：福建。国外：不详。

宿主或栖息地：东方田鼠。

（六）鼠厉螨属（*Mysolaelaps* Fonseca）

鼠厉螨属的分类地位：革螨亚目、单殖板总股、革螨股、皮刺螨总科、厉螨科、厉螨亚科、鼠厉螨属（*Mysolaelaps*）。

1. 洞窝鼠厉螨（*Mysolaelaps cunicularis* Wang et Liao, 1964）

分布：国内：云南、福建。国外：不详。

宿主或栖息地：黄毛鼠、黄胸鼠、四川短尾鼩及蕨苔。

2. 高山鼠厉螨（*Mysolaelaps alpinus* Guo et Pan, 1999）

分布：国内：四川。国外：不详。

宿主或栖息地：高山姬鼠。

（七）新曲厉螨属（*Neocypholaelaps* Vitzthum）

新曲厉螨属的分类地位：革螨亚目、单殖板总股、革螨股、皮刺螨总科、厉螨科、厉螨亚科、新曲厉螨属（*Neocypholaelaps*）。

1. 印度新曲厉螨（*Neocypholaelaps indica* Evans, 1963）

分布：国内：云南、江西、四川、广东、广西、台湾、福建。国外：斯里兰卡。

宿主或栖息地：意大利蜜蜂、枇杷花。

（八）鼹厉螨属（*Oryctolaelaps* Lange）

鼹厉螨属的分类地位：革螨亚目、单殖板总股、革螨股、皮刺螨总科、厉螨科、厉螨亚科、鼹厉螨属（*Oryctolaelaps*）。

1. 比氏鼹厉螨（*Oryctolaelaps bibikovae* Lange, 1955）

分布：国内：吉林、辽宁、河北、湖南、台湾、广东、海南、广西、四川、贵州。国外：俄罗斯。

2. 宿主或栖息地：缺齿鼹、海南鼹鼠、麝鼹、鼩鼠、褐家鼠。

（九）青厉螨属（*Qinghailaelaps* Gu et Yang）

青厉螨属的分类地位：革螨亚目、单殖板总股、革螨股、皮刺螨总科、厉螨科、厉螨亚科、青厉螨属（*Qinghailaelaps*）。

1. 旱獭青厉螨（*Qinghailaelaps marmotae* Gu et Yang, 1984）

分布：国内：青海。国外：不详。

宿主或栖息地：喜马拉雅旱獭。

2. 顾氏青厉螨（*Qinghailaelaps gui* Bai, 1992）

分布：国内：宁夏。国外：不详。

宿主或栖息地：熊蜂体上。

3. 青海青厉螨（*Qinghailaelaps qinghaiensis* Li, 1998）

分布：国内：青海。国外：不详。

宿主或栖息地：熊蜂体上。

4. 穴居青厉螨（*Qinghailaelaps cavicolous* Gu, Liu et Niu, 1997）

分布：国内：青海。国外：不详。

宿主或栖息地：鸟穴中。

（十）竹厉螨属（*Rhyzolaelaps* Bregetova et Grokhovskaya）

竹厉螨属的分类地位：革螨亚目、单殖板总股、革螨股、皮刺螨总科、厉螨科、厉螨亚科、竹厉螨属（*Rhyzolaelaps*）。

1. 异毛竹厉螨（*Rhyzolaelaps inaequipilis* Bregetova et Grokhovskaya, 1961）

分布：国内：云南。国外：越南北部。

宿主或栖息地：大竹鼠、白花竹鼠、缅鼠。

2. 罗甸竹厉螨（*Rhyzolaelaps lodianensis* Gu et Wang, 1979）

分布：国内：贵州。国外：不详。

宿主或栖息地：白花竹鼠。

3. 竹鼠竹厉螨（*Rhyzolaelaps rhizomydis* Wang, Liao et Lin, 1980）

分布：国内：福建。国外：不详。

宿主或栖息地：中华竹鼠。

4. 中美竹厉螨（*Rhyzolaelaps sinoamericanus* Gu, Whitaker et Baccus, 1990）

分布：国内：海南。国外：不详。

宿主或栖息地：白花竹鼠。

（十一）华厉螨属（*Sinolaelaps* Gu et Wang）

华厉螨属的分类地位：革螨亚目、单殖板总股、革螨股、皮刺螨总科、厉螨科、厉螨亚科、华厉螨属（*Sinolaelaps*）。

1. 猪尾鼠华厉螨（*Sinolaelaps typhlomydis* Gu et Wang, 1988）

分布：国内：贵州。国外：不详。

宿主或栖息地：猪尾鼠沙巴亚种。

2. 武夷华厉螨（*Sinolaelaps wuyiensis* Wang, 1982）

分布：国内：福建。国外：不详。

宿主或栖息地：猪尾鼠指名亚种。

3. 云南华厉螨（*Sinolaelaps yunnanensis* Tian, 1988）

分布：国内：云南。国外：不详。

宿主或栖息地：猪尾鼠景东亚种。

4. 柳氏华厉螨（*Sinolaelaps liui* Liu et Wang, 1997）

分布：国内：湖北。国外：不详。

宿主或栖息地：猪尾鼠。

（十二）毛厉螨属（*Tricholaelaps* Vitzhunm）

毛厉螨属的分类地位：革螨亚目、单殖板总股、革螨股、皮刺螨总科、厉螨科、厉螨亚科、毛厉螨属（*Tricholaelaps*）。

1. 鼠颚毛厉螨（*Tricholaelaps myonysognathus* Grochovskaya et Nguen-Xuan-Hoe, 1961）

分布：国内：云南、贵州、湖北、湖南、福建、台湾、广东、四川。国外：越南。

宿主或栖息地：黄毛鼠、针毛鼠、大足鼠、社鼠、黄胸鼠、褐家鼠、黑线姬鼠、白腹巨鼠、黑尾鼠、齐氏姬鼠、卡氏小鼠、巢鼠、绒鼠窝、白尾梢麝鼩、灰麝鼩、大臭鼩、大绒鼠、斯氏家鼠、长尾大麝鼩。

2. 猪尾鼠毛厉螨（ *Tricholaelaps typhlomydis* Gu et Shen, 1981 ）

分布：国内：贵州。国外：不详。

宿主或栖息地：猪尾鼠。

（十三）热厉螨属（ *Tropilaelaps* Delfinado et Baker ）

热厉螨属的分类地位：革螨亚目、单殖板总股、革螨股、皮刺螨总科、厉螨科、厉螨亚科、热厉螨属（ *Tropilaelaps* ）。

1. 小蜂螨（ *Tropilaelaps clareae* Delfinado et Baker, 1961 ）

分布：国内：华北及长江以南各地区。国外：菲律宾。

宿主或栖息地：蜜蜂。

（十四）疣厉螨属（ *Tylolaelaps* Gu et Wang ）

疣厉螨属的分类地位：革螨亚目、单殖板总股、革螨股、皮刺螨总科、厉螨科、厉螨亚科、疣厉螨属（ *Tylolaelaps* ）。

1. 竹鼠疣厉螨（ *Tylolaelaps rhizomydis* Gu et Wang, 1979 ）

分布：国内：贵州、云南。国外：不详。

宿主或栖息地：白花竹鼠。

（十五）下盾螨属（ *Hypoaspis* Canestrini ）

下盾螨属的分类地位：革螨亚目、单殖板总股、革螨股、皮刺螨总科、厉螨科、下盾螨亚科（ Hypoaspidinae ）、下盾螨属（ *Hypoaspis* ）。

1. 尖狭下盾螨（ *Hypoaspis aculeifer* Canestrini, 1884 ）

分布：国内：云南、内蒙古。国外：俄罗斯、日本、美国、英国等欧洲国家。

宿主或栖息地：大绒鼠、大足鼠、东方田鼠巢窝。

2. 类尖下盾螨（ *Hypoaspis aculeiferoides* Teng, 1982 ）

分布：国内：北京。国外：不详。

宿主或栖息地：达乌尔黄鼠的巢窝。

3. 尖背下盾螨（ *Hypoaspis acutiscutus* Teng, 1982 ）

分布：国内：江苏。国外：不详。

宿主或栖息地：一种甲虫。

4. 钳颖下盾螨（ *Hypoaspis chelaris* Teng, Zhang et Cui, 1992 ）

分布：国内：云南、北京。国外：不详。

宿主或栖息地：四川短尾鼩、农田土层。

5. 黔下盾螨（ *Hypoaspis chianensis* Gu, 1990 ）

分布：国内：贵州、云南、四川、江苏、辽宁、安徽。国外：不详。

宿主或栖息地：锡金小鼠、黑线姬鼠、卡氏小鼠、黄胸鼠、齐氏姬鼠、珀氏长吻松鼠、四川短尾鼩、褐家鼠、大绒鼠、斯氏家鼠、大臭鼩。

6. 秀越下盾螨（ *Hypoaspis concinna* Teng, 1982 ）

分布：国内：云南、北京。国外：不详。

宿主或栖息地：大仓鼠鼠巢、锡金小鼠、大绒鼠、大足鼠、黄胸鼠、斯氏家鼠、针毛鼠、大泡硕鼠。

7. 趾颖下盾螨（ *Hypoaspis digitalis* Teng, 1981 ）

分布：国内：云南、内蒙古。国外：不详。

宿主或栖息地：黑线仓鼠、四川短尾鼩、大足鼠、黄胸鼠。

8. 大黑下盾螨（ *Hypoaspis diomphalia* Yin et Qin, 1984 ）

分布：国内：辽宁。国外：不详。

宿主或栖息地:大黑鳃金龟。

9. 力氏下盾螨(*Hypoaspis hrdyi* Samsinak,1961)

分布:国内:云南、广东。国外:不详。

宿主或栖息地:白蚁巢内、大臭鼩、黄胸鼠、大绒鼠。

10. 吉林下盾螨(*Hypoaspis kirinensis* Chang,Cheng et Yin,1963)

分布:国内:吉林。国外:不详。

宿主或栖息地:棕背䶄。

11. 李氏下盾螨(*Hypoaspis leeae* Tseng,1977)

分布:国内:台湾、云南。国外:不详。

宿主或栖息地:腐殖质及落叶中,锡金小鼠、黄胸鼠、四川短尾鼩。

12. 林氏下盾螨(*Hypoaspis linteyini* Samsinak,1964)

分布:国内:广东。国外:不详。

宿主或栖息地:家白蚁。

13. 刘氏下盾螨(*Hypoaspis liui* Samsinak,1962)

分布:国内:华南、吉林。国外:不详。

宿主或栖息地:独角仙科甲虫。

14. 溜下盾螨(*Hypoaspis lubrica* Voigts et Oudemans,1904)

分布:国内:贵州、云南、黑龙江、辽宁、内蒙古、江苏、湖南、四川。国外:俄罗斯、美国、捷克、斯洛伐克和英国等欧洲一些国家。

宿主或栖息地:黑线仓鼠、黑线姬鼠、东方田鼠、子午沙鼠、达乌尔黄鼠、黄胸鼠、齐氏姬鼠、卡氏小鼠、锡金小鼠、褐家鼠、针毛鼠、珀氏长吻松鼠、树鼩、大足鼠、大臭鼩、灰麝鼩、社鼠、斯氏家鼠、滇绒鼠。

15. 巨毛下盾螨(*Hypoaspis magnisetae* Ma,1988)

分布:国内:甘肃。国外:不详。

宿主或栖息地:喜马拉雅旱獭。

16. 兵下盾螨(*Hypoaspis miles* Berlese,1892)

分布:国内:云南、黑龙江、吉林、辽宁、陕西、浙江、湖北、四川、江苏。国外:俄罗斯、美国及欧洲一些国家。

宿主或栖息地:达乌尔黄鼠、草原鼢鼠、小家鼠、黑家鼠、五趾跳鼠、大仓鼠(巢窝)、黄胸鼠、褐家鼠、卡氏小鼠、锡金小鼠、黑线姬鼠、齐氏姬鼠、针毛鼠、白腹巨鼠、青毛鼠、大绒鼠、大麝鼩、灰麝鼩、无鳞短尾鼩、大臭鼩、四川短尾鼩、大足鼠、社鼠、斯氏家鼠、滇绒鼠。

17. 巴氏下盾螨(*Hypoaspis pavlovskii* Bregetova,1956)

分布:国内:云南、贵州、福建、河北、黑龙江、江苏、吉林、辽宁、青海、山西、四川、内蒙古、新疆。国外:俄罗斯。

宿主或栖息地:黑线仓鼠,大仓鼠、大林姬鼠、社鼠、背纹毛跖鼠、达乌尔黄鼠、长尾仓鼠、黄胸鼠、大足鼠、褐家鼠、小林姬鼠、齐氏姬鼠、大耳姬鼠、大绒鼠、黑腹绒鼠、针毛鼠、珀氏长吻松鼠、锡金小鼠、青毛鼠、灰麝鼩、高山鼩鼱、树鼩、绒鼠窝、中华姬鼠、四川短尾鼩、澜沧江姬鼠、斯氏家鼠、大臭鼩、鼩猬、西南绒鼠、小家鼠、赤腹鼠、滇绒鼠、卡氏小鼠及腐烂树叶下。

18. 胸前下盾螨(*Hypoaspis praesternalis* Willmann,1949)

分布:国内:云南、黑龙江、吉林、新疆、河南、安徽、浙江、上海。国外:俄罗斯及英国等。

宿主或栖息地:黑线姬鼠、锡金小鼠、四川短尾鼩、大绒鼠、斯氏家鼠、黄胸鼠、大足鼠及啮齿类动物的巢穴。

19. 椰甲下盾螨(*Hypoaspis rhinocerotis* Oudemans,1925)

分布:国内:海南。国外:南太平洋一些岛屿。

宿主或栖息地:椰蛀犀金龟。

20. 戴氏下盾螨(*Hypoaspis taitzujungi* Samsinak,1964)

分布:国内:广东。国外:不详。

宿主或栖息地:家白蚁。

21. 空洞下盾螨(*Hypoaspis vacua* Michael,1891)

分布:国内:黑龙江。国外:俄罗斯、奥地利、意大利、英国等。

宿主或栖息地:黑线仓鼠、黑线姬鼠。

22. 白城下盾螨(*Hypoaspis baichengensis* Ma,2000)

分布:国内:吉林。国外:不详。

宿主或栖息地:杨树林土壤。

23. 短毛下盾螨(*Hypoaspis brevipilis* Hirschmann,1969)

分布:国内:山东、河南。国外:不详。

宿主或栖息地:腐殖土、土壤。

24. 郭氏下盾螨(*Hypoaspis guoi* Bai et Ma,2012)

分布:国内:宁夏。国外:不详。

宿主或栖息地:蚂蚁巢穴中。

25. 贺兰山下盾螨(*Hypoaspis helanshanensis* Bai,Yan et Zhang,2016)

分布:国内:宁夏。国外:不详。

宿主或栖息地:蚂蚁巢穴中。

26. 湖南下盾螨(*Hypoaspis hunanensis* Ma et Zhang,2000)

分布:国内:湖南。国外:不详。

宿主或栖息地:金龟。

27. 喀氏下盾螨(*Hypoaspis kargi* Costa,1968)

分布:国内:吉林、黑龙江、内蒙古、宁夏。国外:不详。

宿主或栖息地:腐殖土、苔藓、禾本科、杨树皮下。

28. 类刺下盾螨(*Hypoaspis spinaperaffinis* Ma et Gui,2002)

分布:国内:吉林。国外:不详。

宿主或栖息地:甲虫。

29. 鳞胸下盾螨(*Hypoaspis lepisternalis* Ma,2004)

分布:国内:江西。国外:不详。

宿主或栖息地:大云鳃金龟。

30. 陇川下盾螨(*Hypoaspis longchuanensis* Gu et Duan,1993)

分布:国内:云南。国外:不详。

宿主或栖息地:独角仙科昆虫体上。

31. 卵形下盾螨(*Hypoaspis ovatus* Ma,Ning et Wei,2003)

分布:国内:云南、青海。国外:不详。

宿主或栖息地:灰仓鼠、黄胸鼠、臭鼩鼱、褐家鼠、中华姬鼠、四川短尾鼩、大足鼠、斯氏家鼠、锡金小鼠、针毛鼠、社鼠。

32. 内蒙下盾螨(*Hypoaspis neimongolianus* Ma et Wang,1998)

分布:国内:内蒙古。国外:不详。

宿主或栖息地:布氏田鼠巢内。

33. 拟山下盾螨(*Hypoaspis submontana* Bai,Cheng et Gu,1994)

分布:国内:宁夏。国外:不详。

宿主或栖息地:蚂蚁巢穴中。

34. 海原下盾螨(*Hypoaspis haiyuanensis* Bai,Cheng et Gu,1994)

分布:国内:宁夏。国外:不详。

宿主或栖息地:蚂蚁巢穴中。

35. 温氏下盾螨（*Hypoaspis weni* Bai,Cheng et Gu,1994）

分布:国内:宁夏。国外:不详。

宿主或栖息地:未定名的昆虫幼虫体上。

36. 拟小下盾螨（*Hypoaspis subminor* Gu et Bai,1991）

分布:国内:宁夏。国外:不详。

宿主或栖息地:黑线仓鼠。

37. 邓氏下盾螨（*Hypoaspis tengi* Gu et Bai,1991）

分布:国内:宁夏。国外:不详。

宿主或栖息地:小毛足鼠。

38. 拟楔下盾螨（*Hypoaspis paracuneifer* Gu et Bai,1992）

分布:国内:宁夏。国外:不详。

宿主或栖息地:蚂蚁巢穴中。

39. 轻绘下盾螨（*Hypoaspis subpictus* Gu et Bai,1992）

分布:国内:宁夏。国外:不详。

宿主或栖息地:蚂蚁巢穴中。

40. 拟胸下盾螨（*Hypoaspis praesternaloides* Ma,1998）

分布:国内:黑龙江。国外:不详。

宿主或栖息地:森林土壤中。

41. 带岭下盾螨（*Hypoaspis dailingensis* Ma,1998）

分布:国内:黑龙江。国外:不详。

宿主或栖息地:森林土壤中。

42. 膨腹下盾螨（*Hypoaspis expaventralis* Ma,Lin et Dai,2018）

分布:国内:西藏。国外:不详。

宿主或栖息地:松树上苔藓。

43. 青海下盾螨（*Hypoaspis qinghaiensis* Li,Yang et Yue,1997）

分布:国内:青海。国外:不详。

宿主或栖息地:长尾仓鼠。

44. 鼩鼱下盾螨（*Hypoaspis sorecis* Li,Zheng et Yang,1996）

分布:国内:青海。国外:不详。

宿主或栖息地:暗色鼩鼱、小麝鼩。

45. 柔弱下盾螨（*Hypoaspis debilis* Ma,1996）

分布:国内:吉林。国外:不详。

宿主或栖息地:土壤、达乌尔黄鼠巢。

46. 松江下盾螨（*Hypoaspis sungaris* Ma,1996）

分布:国内:吉林。国外:不详。

宿主或栖息地:黑线仓鼠、土壤。

47. 长毛下盾螨（*Hypoaspis longichaetus* Ma,1996）

分布:国内:吉林。国外:不详。

宿主或栖息地:黑线仓鼠。

48. 五峰下盾螨（*Hypoaspis wufengensis* Liu,2003）

分布:国内:湖北、湖南。国外:不详。

宿主或栖息地:短嘴金丝燕巢内。

49. 西宁下盾螨（*Hypoaspis xiningensis* Ma et Lin,2009）

分布:国内:青海。国外:不详。

宿主或栖息地：虫蛀木屑。

50. 贵阳下盾螨（ *Hypoaspis guiyangensis* Ma et Lin,2009 ）

分布：国内：贵州。国外：不详。

宿主或栖息地：枯树皮下。

51. 长岭下盾螨（ *Hypoaspis changlingensis* Ma,2000 ）

分布：国内：吉林。国外：不详。

宿主或栖息地：土壤。

52. 重庆下盾螨（ *Hypoaspis chongqingensis* Ma,2003 ）

分布：国内：重庆。国外：不详。

宿主或栖息地：宽云鳃金龟、棕色鳃金龟。

53. 似陆下盾螨（ *Hypoaspis terrestrisimilis* Ma,2003 ）

分布：国内：重庆。国外：不详。

宿主或栖息地：宽云鳃金龟。

54. 周氏下盾螨（ *Hypoaspis zhoumanshuae* Ma,1997 ）

分布：国内：吉林。国外：不详。

宿主或栖息地：草下土壤、腐殖土。

（十六）鞘厉螨属（ *Coleolaelaps* Berlese,1914 ）

鞘厉螨属的分类地位：革螨亚目、单殖板总股、革螨股、皮刺螨总科、厉螨科、下盾螨亚科、鞘厉螨属（ *Coleolaelaps* ）。

1. 长毛鞘厉螨（ *Coleolaelaps longisetatus* Ishikawa,1968 ）

分布：国内：辽宁。国外：日本。

宿主或栖息地：大云鳃金龟。

2. 蒂氏鞘厉螨（ *Coleolaelaps tillae* Costa et Hunter,1970 ）

分布：国内：辽宁、山西。国外：不详。

宿主或栖息地：蒙云鳃金龟。

3. 通榆鞘厉螨（ *Coleolaelaps tongyuensis* Ma,1997 ）

分布：国内：吉林。国外：不详。

宿主或栖息地：腐烂鼠巢内甲虫体上。

（十七）异寄螨属（ *Alloparasitus* Berlese,1892 ）

异寄螨属的分类地位：革螨亚目、单殖板总股、革螨股、皮刺螨总科、厉螨科、下盾螨亚科、异寄螨属 *Alloparasitus* 。

1. 矩形异寄螨（ *Alloparasitus oblonga* Halbert,1915 ）

分布：国内：辽宁。国外：英国、爱尔兰、俄罗斯。

宿主或栖息地：土壤。

（十八）殖厉螨属（ *Geolaelaps* Tragardh,1952 ）

殖厉螨属的分类地位：革螨亚目、单殖板总股、革螨股、皮刺螨总科、厉螨科、下盾螨亚科、殖厉螨属（ *Geolaelaps* ）。

1. 尖狭殖厉螨（ *Geolaelaps aculeifer* Canestrini,1884 ）

分布：国内：内蒙古,辽宁。国外：意大利、俄罗斯、日本、美国、英国。

宿主或栖息地：国内：土壤。

2. 白城殖厉螨（ *Geolaelaps baichengensis* Ma,2000 ）

分布：国内：吉林。国外：不详。

宿主或栖息地：土壤。

3. 长岭殖厉螨（*Geolaelaps changlingensis* Ma,2000）

分布：国内：吉林。国外：不详。

宿主或栖息地：土壤。

4. 带岭殖厉螨（*Geolaelaps dailingensis* Ma et Yin,1998）

分布：国内：黑龙江、吉林。国外：不详。

宿主或栖息地：土壤。

5. 柔弱殖厉螨（*Geolaelaps debilis* Ma,1996）

分布：国内：吉林、河南。国外：不详。

宿主或栖息地：土壤。

6. 大黑殖厉螨（*Geolaelaps diomphali* Yin et Qin,1984）

分布：国内：辽宁、宁夏。国外：不详。

宿主或栖息地：土壤。

7. 长毛殖厉螨（*Geolaelaps longichaetus* Ma,1995）

分布：国内：吉林。国外：不详。

宿主或栖息地：黑线仓鼠巢穴。

8. 溜殖厉螨（*Geolaelaps lubrica* Voigts et Oudemans,1904）

分布：国内：黑龙江、辽宁、内蒙古、江苏、湖南、四川、贵州。国外：美国、俄罗斯、捷克、斯洛伐克、英国、荷兰。

宿主或栖息地：啮齿动物体表及其巢窝,鸡窝、白蚁巢、腐败谷物、干草等。

9. 东方殖厉螨（*Geolaelaps orientalis* Bei et Yin,1999）

分布：国内：辽宁。国外：不详。

宿主或栖息地：烟田灰胸突鳃金龟幼虫体上。

10. 拟前胸殖厉螨（*Geolaelaps praesternaliodes* Ma et Yin,1998）

分布：国内：黑龙江、吉林。国外：不详。

宿主或栖息地：土壤。

11. 胸前殖厉螨（*Geolaelaps praesternalis* Willmann,1949）

分布：国内：安徽、吉林、黑龙江、河南。国外：德国、俄罗斯、英国。

宿主或栖息地：土表苔藓。

12. 周氏殖厉螨（*Geolaelaps zhoumanshuae* Ma,1997）

分布：国内：吉林。国外：不详。

宿主或栖息地：灌丛下腐殖土。

（十九）广厉螨属（*Cosmolaelaps* Berlese,1903）

广厉螨属的分类地位：革螨亚目、单殖板总股、革螨股、皮刺螨总科、厉螨科、下盾螨亚科、广厉螨属（*Cosmolaelaps*）。

1. 尖背广厉螨（*Cosmolaelaps acutiscutus* Teng,1982）

分布：国内：吉林、江苏。国外：不详。

宿主或栖息地：腐烂鼠巢。

2. 金氏广厉螨（*Cosmolaelaps chini* Bai et Gu,1993）

分布：国内：宁夏。国外：不详。

宿主或栖息地：蚂蚁巢穴内。

3. 李氏广厉螨（*Cosmolaelaps liae* Bai et Gu,1993）

分布：国内：宁夏。国外：不详。

宿主或栖息地：蚂蚁巢穴内。

4. 王氏广厉螨（*Cosmolaelaps wangae* Bai et Gu,1993）

分布：国内：宁夏。国外：不详。

宿主或栖息地：蚂蚁巢穴内。

5. 空洞广厉螨（*Cosmolaelaps vacua* Michael,1891）

分布：国内：黑龙江、吉林、辽宁、江苏。国外：俄罗斯、意大利、英国。

宿主或栖息地：樱花树、土壤。

6. 宽腹广厉螨（*Cosmolaelaps robustoventralis* Bai,2011）

分布：国内：云南。国外：不详。

宿主或栖息地：落叶中。

7. 力氏广厉螨（*Cosmolaelaps hrdyi* Samsinak,1961）

分布：国内：辽宁、吉林、广东。国外：不详。

宿主或栖息地：土壤。

8. 拟尖背广厉螨（*Cosmolaelaps subacutiscutus* Bai,2005）

分布：国内：宁夏。国外：不详。

宿主或栖息地：稻草腐殖层。

9. 宁夏广厉螨（*Cosmolaelaps ningxiaensis* Bai et Gu,1993）

分布：国内：宁夏。国外：不详。

宿主或栖息地：蚂蚁巢穴内。

10. 沈阳广厉螨（*Cosmolaelaps shenyangensis* Bei,2003）

分布：国内：沈阳。国外：不详。

宿主或栖息地：土壤落叶层。

11. 似李广厉螨（*Cosmolaelaps lisimilis* Ma,2007）

分布：国内：海南、广西。国外：不详。

宿主或栖息地：土壤。

12. 网纹广厉螨（*Cosmolaelaps retirugi* Ma,2004）

分布：国内：青海。国外：不详。

宿主或栖息地：褐家鼠。

13. 网状广厉螨（*Cosmolaelaps reticulatus* Xu et Liang,2005）

分布：国内：吉林。国外：不详。

宿主或栖息地：森林土壤。

14. 峡江广厉螨（*Cosmolaelaps xiajiangensis* Liu et Ma,2000）

分布：国内：湖北。国外：不详。

宿主或栖息地：食虫目动物。

15. 叶氏广厉螨（*Cosmolaelaps yeruiyuae* Ma,1995）

分布：国内：吉林。国外：不详。

宿主或栖息地：黑线仓鼠、大仓鼠。

16. 壮毛广厉螨（*Cosmolaelaps robustochaetes* Ma et Lin,2009）

分布：国内：贵州。国外：不详。

宿主或栖息地：落叶、树洞和树皮下

17. 细毛广厉螨（*Cosmolaelaps leptochaetes* Ma et Lin,2009）

分布：国内：贵州。国外：不详。

宿主或栖息地：落叶。

18. 拟棒广厉螨（*Cosmolaelaps quasiclaviger* Ma et Lin,2009）

分布：国内：青海。国外：不详。

宿主或栖息地:森林土壤。

19. 兵广厉螨(*Cosmolaelaps miles* Berlese,1892)

分布:国内:黑龙江、吉林、辽宁、陕西、浙江、湖北、四川。国外:意大利、美国、俄罗斯等欧洲国家或地区。

宿主或栖息地:土壤。

20. 拟楔广厉螨(*Cosmolaelaps paracuneifer* Gu et Bai,1992)

分布:国内:宁夏、吉林。国外:不详。

宿主或栖息地:蚁巢。

21. 松江广厉螨(*Cosmolaelaps sungaris* Ma,1996)

分布:国内:吉林。国外:不详。

宿主或栖息地:黑线仓鼠巢窝。

(二十) 裸厉螨属(*Gymnolaelaps* Berlese,1920)

裸厉螨属的分类地位:革螨亚目、单殖板总股、革螨股、皮刺螨总科、厉螨科、下盾螨亚科、裸厉螨属(*Gymnolaelaps*)。

1. 古蔺裸厉螨(*Gymnolaelaps gulinensis* Ma et Lin,2013)

分布:国内:四川、重庆。国外:不详。

宿主或栖息地:苔藓、落叶、草丛。

2. 奥地利裸厉螨(*Gymnolaelaps austriacus* Sellnick,1935)

分布:国内:河北、辽宁。国外:俄罗斯、南欧、西欧。

宿主或栖息地:蚁窝、啮齿动物巢穴及体表、腐殖土、落叶层。

3. 广西裸厉螨(*Gymnolaelaps guangxiensis* Ye et Ma,2007)

分布:国内:广西。国外:不详。

宿主或栖息地:土壤。

4. 巍山裸厉螨(*Gymnolaelaps weishanensis* Gu et Guo,1997)

分布:国内:云南。国外:不详。

宿主或栖息地:齐氏姬鼠、大绒鼠及巢窝。

5. 中华裸厉螨(*Gymnolaelaps sinensis* Wang,Zhou et Ji,1991)

分布:国内:云南、四川。国外:不详。

宿主或栖息地:苔藓、鸟窝。

(二十一) 拟厉螨属(*Laelaspis* Berlese,1903)

拟厉螨属的分类地位:革螨亚目、单殖板总股、革螨股、皮刺螨总科、厉螨科、下盾螨亚科、拟厉螨属(*Laelaspis*)。

1. 吉林拟厉螨(*Laelaspis kirinensis* Zhang,Cheng et Yin,1963)

分布:国内:河南、吉林。国外:不详。

宿主或栖息地:腐殖土。

2. 宁夏拟厉螨(*Laelaspis ningxiaensis* Bai et Gu,1994)

分布:国内:宁夏、吉林。国外:不详。

宿主或栖息地:蚁巢。

3. 巴氏拟厉螨(*Laelaspis pavlovskii* Bregetova,1956)

分布:国内:黑龙江、吉林、辽宁、内蒙古、河北、山西、青海、江苏、四川、福建、贵州。国外:俄罗斯。

宿主或栖息地:土壤。

(二十二) 土厉螨属(*Ololaelaps* Berlese,1904)

土厉螨属的分类地位:革螨亚目、单殖板总股、革螨股、皮刺螨总科、厉螨科、下盾螨亚科、土厉螨属(*Ololaelaps*)。

1. 乌苏里土厉螨（*Ololaelaps ussuriensis* Bregetova et Koroleva,1964）

分布：国内：吉林、辽宁。国外：俄罗斯。

宿主或栖息地：土壤。

2. 维内土厉螨（*Ololaelaps veneta* Berlese,1903）

分布：国内：黑龙江。国外：意大利、俄罗斯、亚美尼亚及欧洲西部。

宿主或栖息地：土壤。

（二十三）肺厉螨属（*Pneumolaelaps* Berlese,1920）

肺厉螨属的分类地位：革螨亚目、单殖板总股、革螨股、皮刺螨总科、厉螨科、下盾螨亚科、肺厉螨属（*Pneumolaelaps*）。

1. 卡氏肺厉螨（*Pneumolaelaps karawaiewi* Berlese,1903）

分布：国内：辽宁。国外：意大利、俄罗斯。

宿主或栖息地：土壤。

（二十四）伪寄螨属（*Pseudoparasitus* Oudemans,1902）

伪寄螨属的分类地位：革螨亚目、单殖板总股、革螨股、皮刺螨总科、厉螨科、下盾螨亚科、伪寄螨属（*Pseudoparasitus*）。

1. 吉林伪寄螨（*Pseudoparasitus jilinensis* Ma,2004）

分布：国内：吉林。国外：不详。

宿主或栖息地：土壤。

（二十五）血革螨属*Haemogamasus* Berlese

血革螨属的分类地位：革螨亚目、单殖板总股、革螨股、皮刺螨总科、厉螨科、血革螨亚科（Haemogamasinae）、血革螨属（*Haemogamasus*）。

1. 按步血革螨（*Haemogamasus ambulans* Thorell,1872）

分布：国内：黑龙江、吉林、辽宁、内蒙古、青海。国外：朝鲜、日本、俄罗斯、欧洲、北美。

宿主或栖息地：棕背䶄、红背䶄、莫氏田鼠、沼泽田鼠、黑线仓鼠、长尾仓鼠、黑线姬鼠、大林姬鼠、草原鼢鼠、花鼠、褐家鼠。

2. 沙百灵血革螨（*Haemogamasus calandrellus* Piao,1980）

分布：国内：内蒙古。国外：不详。

宿主或栖息地：小沙百灵。

3. 黄鼠血革螨（*Haemogamasus citelli* Bregetova et Nelsina,1952）

分布：国内：吉林。国外：俄罗斯。

宿主或栖息地：草原鼢鼠。

4. 䶄血革螨（*Haemogamasus clethrionomidis* Piao,1980）

分布：国内：吉林。国外：不详。

宿主或栖息地：棕背䶄。

5. 凹胸血革螨（*Haemogamasus concavus* Teng et Pan,1964）

分布：国内：西藏、青海、云南。国外：不详。

宿主或栖息地：鼠兔、藏鼠兔、达乌尔鼠兔、长尾仓鼠。

6. 达呼尔血革螨（*Haemogamasus dauricus* Bregetova,1950）

分布：国内：贵州、云南、吉林、青海、四川。国外：俄罗斯。

宿主或栖息地：褐家鼠、红背䶄、东北鼢鼠、草原鼢鼠、齐氏姬鼠、中华姬鼠、大绒鼠、克氏田鼠、滇绒鼠、多齿鼩鼹、高黎贡鼠兔。

7. 背颖血革螨（*Haemogamasus dorsalis* Teng et Pan,1964）

分布：国内：四川、云南。国外：不详。

宿主或栖息地：白腹巨鼠、林姬鼠、西南绒鼠、黄胸鼠、大绒鼠、锡金小鼠、珀氏长吻松鼠、针毛鼠、澜沧江姬鼠、齐氏姬鼠、灰麝鼩、赤腹松鼠。

8. 峨嵋血革螨（*Haemogamasus emeiensis* Zhou，1981）

分布：国内：云南、四川。国外：不详。

宿主或栖息地：四川短尾鼩。

9. 贡山血革螨（*Haemogamasus gongshanensis* Tian et Gu，1989）

分布：国内：云南。国外：不详。

宿主或栖息地：多齿鼩鼹、白尾鼹、小纹背鼩鼱、黄胸鼠、大绒鼠、四川短尾鼩、针尾鼹、黑齿鼩鼱、印度长尾鼩、中华新猬、西南绒鼠、大耳姬鼠、白尾鼹、中华姬鼠、社鼠、藏鼠兔。

10. 荷氏血革螨（*Haemogamasus hodosi* Buiakova et Goncharova，1961）

分布：国内：西藏，云南。国外：俄罗斯。

宿主或栖息地：鼠兔、大绒鼠、针尾鼹。

11. 湟中血革螨（*Haemogamasus huangzhongensis* Yang et Gu，1986）

分布：国内：青海。国外：不详。

宿主或栖息地：达乌尔黄鼠巢。

12. 伊氏血革螨（*Haemogamasus ivanovi* Bregetova，1956）

分布：国内：黑龙江、吉林、辽宁。国外：俄罗斯。

宿主或栖息地：棕背䶄。

13. 北野血革螨（*Haemogamasus kitanoi* Asanuma，1948）

分布：国内：黑龙江、吉林、辽宁、内蒙古、宁夏、青海、河北、山西、四川。国外：俄罗斯。

宿主或栖息地：三趾跳鼠、子午沙鼠、长爪沙鼠、背纹毛跖鼠、布氏田鼠、根田鼠、松田鼠、长尾仓鼠、黑线仓鼠、飞鼠、喜马拉雅旱獭、蒙古旱獭、达乌尔鼠兔、达乌尔黄鼠、阿拉善黄鼠、小家鼠、林跳鼠、东北鼢鼠、中华鼢鼠、高原鼢鼠、香鼬、刺猬、灰沙燕、小沙百灵。

14. 楠本血革螨（*Haemogamasus kusumotoi* Asanuma，1951）

分布：国内：黑龙江、吉林、辽宁、内蒙古、青海。国外：朝鲜、日本、俄罗斯、欧洲、北美。

宿主或栖息地：褐家鼠、小家鼠、黑线姬鼠、大林姬鼠、黑线仓鼠、背纹仓鼠、草原鼢鼠、达乌尔黄鼠、长爪沙鼠、莫氏田鼠、东方田鼠。

15. 脂刺血革螨（*Haemogamasus liponyssoides* Ewing，1925）

分布：国内：黑龙江、吉林、辽宁、内蒙古。国外：朝鲜、俄罗斯、美国、加拿大。

宿主或栖息地：沼泽田鼠、莫氏田鼠、黑线姬鼠、黑线仓鼠、大林姬鼠、棕背䶄、红背䶄、东北鼢鼠、草原鼢鼠、花鼠、褐家鼠。

16. 巨齿毛血革螨（*Haemogamasus macrodentilis* Piao et Ma，1980）

分布：国内：甘肃。国外：不详。

宿主或栖息地：中华鼢鼠、喜马拉雅旱獭。

17. 东北血革螨（*Haemogamasus mandschuricus* Vitzthum，1930）

分布：国内：黑龙江、吉林、辽宁、内蒙古、宁夏、甘肃、青海、新疆、河北、山西、四川、云南。国外：日本、俄罗斯。

宿主或栖息地：黑线仓鼠、背纹仓鼠、大仓鼠、长尾仓鼠、长爪沙鼠、五趾跳鼠、三趾跳鼠、布氏田鼠、东方田鼠、根田鼠、松田鼠、达乌尔黄鼠、阿拉善黄鼠、黑线姬鼠、大林姬鼠、小家鼠、褐家鼠、棕背䶄、红背䶄、花鼠、社鼠、小毛足鼠、中华鼢鼠、东北鼢鼠、草原鼢鼠、子午沙鼠、喜马拉雅旱獭、黄兔尾鼠、藏鼠兔、高原鼠兔、间颅鼠兔。

18. 山区血革螨（*Haemogamasus monticola* Wang et Li，1965）

分布：国内：贵州、云南、福建、湖南、四川。国外：不详。

宿主或栖息地：黄毛鼠、黄胸鼠、褐家鼠、大足鼠、社鼠、针毛鼠、小林姬鼠、黑腹绒鼠、西南绒鼠、猪尾鼠、松田鼠、四川短尾鼩、树鼩、齐氏姬鼠、大绒鼠、卡氏小鼠、锡金小鼠、无鳞短尾鼩、长吻鼩鼹、大臭鼩、中华姬鼠、高山姬鼠、斯氏家鼠、毛猬、大耳姬鼠。

19. 南坪血革螨（*Haemogamasus nanpingensis* Zhou，Chen et Wen，1982）

分布：国内：四川。国外：不详。

宿主或栖息地：鼩鼱。

20. 巢栖血革螨（*Haemogamasus nidi* Michael，1892）

分布：国内：贵州、吉林、云南。国外：俄罗斯、西欧、北美。

宿主或栖息地：棕背䶄、绒鼠、大绒鼠、黄胸鼠。

21. 巢仿血革螨（*Haemogamasus nidiformis* Bregetova，1956）

分布：国内：贵州、云南、吉林、青海、新疆。国外：俄罗斯。

宿主或栖息地：棕背䶄、根田鼠、松田鼠、高原鼢鼠、间颅鼠兔、香鼬、齐氏姬鼠、黄胸鼠、大绒鼠、大足鼠、黑腹绒鼠、斯氏家鼠。

22. 橄形血革螨（*Haemogamasus oliviformis* Teng et Pan，1964）

分布：国内：四川、贵州、云南、青海。国外：不详。

宿主或栖息地：大耳姬鼠、黑线姬鼠、齐氏姬鼠、白腹巨鼠、社鼠、褐家鼠、四川短尾鼩、根田鼠、大足鼠、黄胸鼠、大臭鼩、赤腹鼠、赤腹松鼠、小林姬鼠、中华姬鼠、大林姬鼠、针毛鼠、锡金小鼠、巢鼠、大绒鼠、西南绒鼠、绒鼠窝、无鳞短尾鼩、滇绒鼠、藏鼠兔、澜沧江姬鼠、白尾梢麝鼩、高山姬鼠、印度长尾鼩、昭通绒鼠、斯氏家鼠、毛猬、鼩猬、珀氏长吻松鼠、五纹花松鼠。

23. 拟达呼尔血革螨（*Haemogamasus paradauricus* Teng et Pan，1964）

分布：国内：吉林、云南、青海。国外：不详。

宿主或栖息地：棕背䶄、大林姬鼠、松田鼠、根田鼠、小林姬鼠、社鼠。

24. 白尾鼹血革螨（*Haemogamasus parascaptoris* Wang et Li，1965）

分布：国内：云南。国外：不详。

宿主或栖息地：白尾鼹、大长尾鼩。

25. 秉氏血革螨（*Haemogamasus pingi* Zhang，1964）

分布：国内：湖北、青海、宁夏。国外：不详。

宿主或栖息地：中华鼢鼠、高原鼢鼠、长尾仓鼠、阿拉善黄鼠、甘肃鼠兔、大林姬鼠、松田鼠、林跳鼠。

26. 拱胸血革螨（*Haemogamasus pontiger* Berlese，1903）

分布：国内：云南、安徽、湖南。国外：俄罗斯、欧洲、北美、非洲和大洋洲一些国家。

宿主或栖息地：黑家鼠巢、黄胸鼠、褐家鼠。

27. 青海血革螨（*Haemogamasus qinghaiensis* Yang et Gu，1985）

分布：国内：青海。国外：不详。

宿主或栖息地：高原鼢鼠。

28. 方形血革螨（*Haemogamasus quadratus* Teng et Pan，1964）

分布：国内：云南。国外：不详。

宿主或栖息地：黄毛鼠、多齿鼩鼱。

29. 四毛血革螨（*Haemogamasus quadrisetatus* Vitzthum，1926）

分布：国内：河北、云南。国外：日本、印度尼西亚。

宿主或栖息地：社鼠、黄胸鼠、鼠巢、锡金小鼠、中华姬鼠、大绒鼠、斯氏家鼠、四川短尾鼩、褐家鼠。

30. 赛氏血革螨（*Haemogamasus serdjukovae* Bregetova，1949）

分布：国内：黑龙江、吉林、辽宁、青海、河北、山西、四川。国外：俄罗斯。

宿主或栖息地：棕背䶄、红背䶄、大耳姬鼠、沼泽田鼠、社鼠、黑线仓鼠、黑线姬鼠、大林姬鼠、花鼠、东北鼢鼠、草原鼢鼠、林跳鼠、根田鼠、褐家鼠、背纹仓鼠、洮州绒鼠、乌鸦。

31. 拟东北血革螨（*Haemogamasus submandschuricus* Piao et Ma，1980）

分布：国内：甘肃。国外：不详。

宿主或栖息地：田鼠。

32．四川血革螨（*Haemogamasus szechwanensis* Zhang,1964）

分布：国内：四川、贵州、云南。国外：不详。

宿主或栖息地：田鼠、针毛鼠、鼩鼱、大绒鼠、齐氏姬鼠。

33．唐克血革螨（*Haemogamasus tangkeensis* Zhou,1981）

分布：国内：四川。国外：不详。

宿主或栖息地：喜马拉雅旱獭、中华鼢鼠、藏鼠兔。

34．梯形血革螨（*Haemogamasus trapezoideus* Teng et Pan,1964）

分布：国内：四川。国外：不详。

宿主或栖息地：白腹巨鼠。

35．三叉毛血革螨（*Haemogamasus trifurcisetus* Zhou et Jiang,1987）

分布：国内：四川、云南。国外：不详。

宿主或栖息地：西南绒鼠、大足鼠、大绒鼠。

36．云龙血革螨（*Haemogamasus yunlongensis* Gu et Fang,1987）

分布：国内：云南。国外：不详。

宿主或栖息地：多齿鼩鼹、短尾鼩、大绒鼠。

37．札氏血革螨（*Haemogamasus zachvatkini* Zemskaja et Piontkovskaja,1957）

分布：国内：辽宁、吉林、河北。国外：俄罗斯。

宿主或栖息地：艾虎、东北鼢鼠、草原鼢鼠。

38．顾氏血革螨（*Haemogamasus gui* Tian,1990）

分布：国内：云南。国外：不详。

宿主或栖息地：小林姬鼠、短尾鼩、西南绒鼠、黄胸鼠。

39．三峡血革螨（*Haemogamasus sanxiaensis* Liu et Ma,2001）

分布：国内：云南、湖北。国外：不详。

宿主或栖息地：红白鼯鼠、复齿鼯鼠、飞鼠、灰头小鼯鼠、四川短尾鼩。

40．多齿血革螨（*Haemogamasus multidentis* Guo et Gu,1997）

分布：国内：云南。国外：不详。

宿主或栖息地：大绒鼠。

41．六毛血革螨（*Haemogamasus sexsetosus* Guo et Gu,1998）

分布：国内：云南。国外：不详。

宿主或栖息地：大绒鼠、珀氏长吻松鼠、针毛鼠、橙足鼯鼠、锡金小鼠、齐氏姬鼠、斯氏家鼠。

42．大理血革螨（*Haemogamasus daliensis* Tian,1990）

分布：国内：云南。国外：不详。

宿主或栖息地：西南绒鼠。

43．后凹血革螨（*Haemogamasus postsinuatus* Liu,2002）

分布：国内：湖北。国外：不详。

宿主或栖息地：食虫目动物。

44．葫形血革螨（*Haemogamasus cucurbitoides* Wang et Pan,1994）

分布：国内：西藏。国外：不详。

宿主或栖息地：鼩鼱、锡金松田鼠。

45．狭背血革螨（*Haemogamasus angustus* Ma,Ye et Zhang,1996）

分布：国内：新疆。国外：不详。

宿主或栖息地：野兔。

46. 玉树血革螨（*Haemogamasus yushuensis* Sun et Duan，1995）

分布：国内：青海。国外：不详。

宿主或栖息地：喜马拉雅旱獭洞内。

（二十六）真厉螨属（*Eulaelaps* Berlese）

真厉螨属的分类地位：革螨亚目、单殖板总股、革螨股、皮刺螨总科、厉螨科、血革螨亚科、真厉螨属（*Eulaelaps*）。

1. 仓鼠真厉螨（*Eulaelaps cricetuli* Vitz thum，1930）

分布：国内：黑龙江、吉林、辽宁、内蒙古、宁夏、青海、新疆、河北、山西。国外：俄罗斯。

宿主或栖息地：黑线仓鼠、长尾仓鼠、背纹仓鼠、大仓鼠、五趾跳鼠、羽尾跳鼠、长爪沙鼠、背纹毛跖鼠、黑线姬鼠、阿拉善黄鼠、子午沙鼠、小家鼠、毛足鼠、小毛足鼠、褐家鼠、蝙蝠。

2. 东方真厉螨（*Eulaelaps dongfangis* Wen，1976）

分布：国内：安徽、贵州、云南、黑龙江、吉林、辽宁、河北、山西、山东、河南。国外：不详。

宿主或栖息地：黑线姬鼠、黑线仓鼠、背纹仓鼠、灰仓鼠、大仓鼠、东北鼢鼠、褐家鼠、田鼠、花鼠、大绒鼠、大足鼠。

3. 松鼠真厉螨（*Eulaelaps dremomydis* Gu et Wang，1984）

分布：国内：贵州、云南。国外：不详。

宿主或栖息地：珀氏长吻松鼠、岩松鼠、赤腹松鼠、锡金小鼠、社鼠、隐纹花松鼠、侧纹岩松鼠、橙腹松鼠、树鼩、大绒鼠、赤颊长吻松鼠、灰麝鼩、斯氏家鼠、大耳姬鼠、大林姬鼠、灰头小鼯鼠。

4. 七棘真厉螨（*Eulaelaps heptacanthus* Yang et Gu，1985）

分布：国内：青海、宁夏。国外：不详。

宿主或栖息地：子午沙鼠、黄鼠、五趾跳鼠。

5. 互助真厉螨（*Eulaelaps huzhuensis* Yang et Gu，1985）

分布：国内：青海、云南。国外：不详。

宿主或栖息地：大林姬鼠、大鼯鼠、长尾仓鼠、橙足鼯鼠、大耳姬鼠、褐家鼠、大足鼠、齐氏姬鼠、中华姬鼠、大绒鼠、社鼠、飞鼠、灰头小鼯鼠、印度长尾鼩、背纹鼩鼱、毛足飞鼠。

6. 吉林真厉螨（*Eulaelaps jilinensis* Wen，1976）

分布：国内：吉林。国外：不详。

宿主或栖息地：棕背鼾。

7. 甘肃真厉螨（*Eulaelaps kanshuensis* Piao et Ma，1980）

分布：国内：甘肃、青海。国外：不详。

宿主或栖息地：长尾仓鼠、松田鼠。

8. 新真厉螨（*Eulaelaps novus* Vitzthum，1925）

分布：国内：云南、黑龙江、辽宁、内蒙古、青海、新疆、河北。国外：俄罗斯、英国、德国。

宿主或栖息地：背纹毛跖鼠、布氏田鼠、背纹仓鼠、长尾仓鼠、小家鼠、五趾跳鼠、达乌尔黄鼠、沙鼠、大绒鼠、四川短尾鼩。

9. 草原真厉螨（*Eulaelaps pratentis* Zhou，1981）

分布：国内：四川。国外：不详。

宿主或栖息地：鼠巢。

10. 上海真厉螨（*Eulaelaps shanghaiensis* Wen，1976）

分布：国内：上海、云南、江苏、浙江、贵州。国外：不详。

宿主或栖息地：黑线姬鼠、背纹仓鼠、花鼠、褐家鼠、东方田鼠、齐氏姬鼠、大绒鼠、黄胸鼠、大耳姬鼠、巢鼠、大林姬鼠、中华姬鼠、社鼠、斯氏家鼠。

11. 森林真厉螨（*Eulaelaps silvestris* Zhou，1981）

分布：国内：云南、四川。国外：不详。

宿主或栖息地:高山姬鼠、北社鼠、白腹巨鼠、齐氏姬鼠、黄胸鼠。

12. 厩真厉螨(*Eulaelaps stabularis* Koch,1836)

分布:国内:云南及全国大多数省份。国外:日本、朝鲜、韩国、蒙古、俄罗斯、英国、德国、瑞士、挪威、美国、加拿大和埃及等国。

宿主或栖息地:黄毛鼠、黄胸鼠、社鼠、褐家鼠、小家鼠、黑线姬鼠、大林姬鼠、黑线仓鼠、长尾仓鼠、背纹仓鼠、大仓鼠、东方田鼠、棕背䶄、花鼠、齐氏姬鼠、大足鼠、卡氏小鼠、小林姬鼠、中华姬鼠、玉龙绒鼠、澜沧江姬鼠、大绒鼠、针毛鼠、斯氏家鼠等啮齿类。此外,在仓库贮藏物如大米、米糠中也有发现。

13. 拟厩真厉螨(*Eulaelaps substabularis* Yang et Gu,1986)

分布:国内:青海、云南。国外:不详。

宿主或栖息地:间颅鼠兔、大林姬鼠、松田鼠、齐氏姬鼠、大足鼠、褐家鼠、黄胸鼠、小林姬鼠、中华姬鼠、黑线姬鼠、针毛鼠、锡金小鼠、大绒鼠、绒鼠窝、长吻鼩鼹、四川短尾鼩、大耳姬鼠、澜沧江姬鼠、西南绒鼠、长吻松鼠、滇绒鼠、藏鼠兔、斯氏家鼠、社鼠、复齿鼯鼠、黑白林飞鼠。

14. 青海真厉螨(*Eulaelaps tsinghaiensis* Piao et Ma,1980)

分布:国内:青海、云南。国外:不详。

宿主或栖息地:喜马拉雅旱獭、大绒鼠、褐家鼠。

15. 宽胸真厉螨(*Eulaelaps widesternalis* Piao et Ma,1980)

分布:国内:青海、宁夏。国外:不详。

宿主或栖息地:长尾仓鼠、黑线仓鼠、五趾跳鼠、黄鼠、子午沙鼠、长爪沙鼠。

16. 高原真厉螨(*Eulaelaps plateau* Zhou et al.,2005)

分布:国内:青海。国外:不详。

宿主或栖息地:根田鼠。

17. 瓯氏真厉螨(*Eulaelaps oudemansi* Zhou et al.,2018)

分布:国内:福建。国外:德国、英国和澳大利亚。

宿主或栖息地:黄毛鼠、褐家鼠、黄毛鼠洞。

18. 鼯鼠真厉螨(*Eulaelaps petauristae* Liu et al.,1998)

分布:国内:湖北。国外:不详。

宿主或栖息地:棕足鼯鼠。

19. 中华真厉螨(*Eulaelaps sinensis* Tian,1990)

分布:国内:云南。国外:不详。

宿主或栖息地:小林姬鼠。

(二十七)赫刺螨属(*Hirstionyssus* Fonseca)

赫刺螨属的分类地位:革螨亚目、单殖板总股、革螨股、皮刺螨总科、厉螨科、赫刺螨亚科(Hirstionyssinae)、赫刺螨属(*Hirstionyssus*)。

1. 安塞赫刺螨(*Hirstionyssus ansaiensis* Huang,1990)

分布:国内:陕西。国外:不详。

宿主或栖息地:中华鼢鼠。

2. 越中赫刺螨(*Hirstionyssus callosciuri* Bregetova et Grokhovskaya,1961)

分布:国内:云南。国外:越南。

宿主或栖息地:巨松鼠、隐纹花松鼠、赤腹鼠。

3. 宗华赫刺螨(*Hirstionyssus chungwalii* Mo,1978)

分布:国内:广西。国外:不详。

宿主或栖息地:黑白飞鼠。

4. 黄鼠赫刺螨(*Hirstionyssus citelli* Huang,1990)

分布:国内:陕西。国外:不详。

宿主或栖息地:达乌尔黄鼠。

5. 社鼠赫刺螨(*Hirstionyssus confucianus* Hirst,1921)

分布:国内:陕西、吉林、辽宁、河北。国外:俄罗斯。

宿主或栖息地:草原鼢鼠、东北鼢鼠、中华鼢鼠、鼹鼠。

6. 仓鼠赫刺螨(*Hirstionyssus criceti* Sulzer,1774)

分布:国内:黑龙江、吉林、辽宁、内蒙古、河北、山西、新疆。国外:俄罗斯及德国等。

宿主或栖息地:大仓鼠、达乌尔黄鼠、棕背䶄、红背䶄。

7. 显跗赫刺螨(*Hirstionyssus distinctitarsus* Tenorio et Rado vsky,1979)

分布:国内:广西、台湾。国外:泰国。

宿主或栖息地:赤腹松鼠、白腹鼯鼠。

8. 甘肃赫刺螨(*Hirstionyssus gansuensis* Ma et Piao,1987)

分布:国内:甘肃。国外:不详。

宿主或栖息地:中华鼢鼠。

9. 乔治亚赫刺螨(*Hirstionyssus georgicus* Bregotova,1956)

分布:国内:河北、山西。国外:俄罗斯。

宿主或栖息地:鼢鼠。

10. 哈氏赫刺螨(*Hirstionyssus hatsukoae* Strandtmann,1967)

分布:国内:台湾、贵州。国外:不详。

宿主或栖息地:鼬獾。

11. 黄河赫刺螨(*Hirstionyssus huangheensis* Ma et Piao,1987)

分布:国内:甘肃。国外:不详。

宿主或栖息地:中华鼢鼠、喜马拉雅旱獭。

12. 黄龙赫刺螨(*Hirstionyssus huanglungensis* Liu et Yuan,1963)

分布:国内:陕西。国外:不详。

宿主或栖息地:东北鼢鼠、中华鼢鼠、罗氏鼢鼠。

13. 湖北赫刺螨(*Hirstionyssus hupehensis* Hsu et Ma,1964)

分布:国内:湖北、云南。国外:不详。

宿主或栖息地:黑线姬鼠、沼泽田鼠、齐氏姬鼠。

14. 中印赫刺螨(*Hirstionyssus indosinensis* Bregetova et Grokhovskaya,1961)

分布:国内:云南。国外:越南、泰国。

宿主或栖息地:明纹花松鼠、隐纹花松鼠。

15. 淡黄赫刺螨(*Hirstionyssus isabellinus* Oudemans,1913)

分布:国内:黑龙江、吉林、内蒙古。国外:俄罗斯、朝鲜、日本、德国、荷兰、英国、加拿大、美国。

宿主或栖息地:黑线姬鼠、林姬鼠、莫氏田鼠、沼泽田鼠、根田鼠、大仓鼠。

16. 吉林赫刺螨(*Hirstionyssus kirinensis* Cheng,Yin et Chang,1965)

分布:国内:吉林。国外:不详。

宿主或栖息地:东北鼢鼠。

17. 田鼠赫刺螨(*Hirstionyssus microti* Hsu et Ma,1964)

分布:国内:湖北、云南。国外:不详。

宿主或栖息地:沼泽田鼠、大耳姬鼠、大绒鼠。

18. 小赫刺螨(*Hirstionyssus minor* Zemskaya et Piontkovskaya,1957)

分布:国内:华北。国外:俄罗斯。

宿主或栖息地:阿尔泰鼢鼠。

19. 山区赫刺螨（*Hirstionyssus montanus* Huang,1990）

分布:国内:陕西。国外:不详。

宿主或栖息地:中华鼢鼠、罗氏鼢鼠。

20. 鼷鼠赫刺螨（*Hirstionyssus musculi* Johnston,1849）

分布:国内:黑龙江、吉林、辽宁、河北、山西、青海、新疆、云南。国外:俄罗斯、尼泊尔及欧洲其他一些国家。

宿主或栖息地:黑家鼠、小家鼠、褐家鼠、沼泽田鼠、大仓鼠、黑线仓鼠、长尾仓鼠、黑线姬鼠、大耳姬鼠、黄胸鼠。

21. 鼬赫刺螨（*Hirstionyssus mustelae* Teng et Pan,1963）

分布:国内:内蒙古、黑龙江、吉林。国外:不详。

宿主或栖息地:艾虎、草原鼢鼠、东北鼢鼠、黑线仓鼠。

22. 鼢鼠赫刺螨（*Hirstionyssus myospalacis* Zemskaya et Piontkovskaya,1957）

分布:国内:华北。国外:俄罗斯。

宿主或栖息地:阿尔泰鼢鼠。

23. 新华赫刺螨（*Hirstionyssus neosinicus* Teng et Pan,1962）

分布:国内:四川、云南。国外:不详。

宿主或栖息地:白腹巨鼠、大耳姬鼠、社鼠、中华姬鼠、大绒鼠、齐氏姬鼠。

24. 宁夏赫刺螨（*Hirstionyssus ningxiaensis* Gu,Bai et Ding,1988）

分布:国内:宁夏。国外:不详。

宿主或栖息地:中华鼢鼠。

25. 鼠兔赫刺螨（*Hirstionyssus ochotonae* Lange et Petrova,1958）

分布:国内:青海、四川、西藏。国外:俄罗斯、伊朗。

宿主或栖息地:红耳鼠兔、藏鼠兔、根田鼠、黄鼬。

26. 毛足鼠赫刺螨（*Hirstionyssus phodopi* Bai et Gu,1989）

分布:国内:宁夏。国外:不详。

宿主或栖息地:小毛足鼠。

27. 草原赫刺螨（*Hirstionyssus pratentis* Gu et Yang,1986）

分布:国内:青海。国外:不详。

宿主或栖息地:中华鼢鼠。

28. 刻点赫刺螨（*Hirstionyssus punctatus* Gu et Yang,1986）

分布:国内:青海。国外:不详。

宿主或栖息地:根田鼠。

29. 青海赫刺螨（*Hirstionyssus qinghaiensis* Gu et Yang,1986）

分布:国内:青海、云南。国外:不详。

宿主或栖息地:根田鼠、香鼬、大绒鼠。

30. 松鼠赫刺螨（*Hirstionyssus sciurinus* Hirst,1921）

分布:国内:黑龙江、吉林。国外:俄罗斯、捷克、斯洛伐克、罗马尼亚、芬兰、法国等。

宿主或栖息地:松鼠。

31. 鞍形赫刺螨（*Hirstionyssus selliformis* Liu,1964）

分布:国内:陕西。国外:不详。

宿主或栖息地:东北鼢鼠、中华鼢鼠。

32. 陕西赫刺螨（*Hirstionyssus shensiensis* Liu et Yuan,1963）

分布:国内:陕西、山西。国外:不详。

宿主或栖息地:东北鼢鼠、中华鼢鼠。

33. 鼩鼱赫刺螨(*Hirstionyssus soricis* Turk，1945)

分布：国内：黑龙江。国外：俄罗斯、英国、挪威。

宿主或栖息地：鼩鼱。

34. 拟小赫刺螨(*Hirstionyssus subminor* Cheng，Yin et Chang，1965)

分布：国内：吉林。国外：不详。

宿主或栖息地：草原鼢鼠。

35. 鼩鼱赫刺螨(*Hirstionyssus sunci* Wang，1962)

分布：国内：福建、黑龙江、辽宁、河北、浙江、四川、广东、海南、广西、贵州、云南、台湾。国外：日本、朝鲜、俄罗斯、尼泊尔。

宿主或栖息地：大臭鼩、灰麝鼩、褐家鼠、白腹巨鼠、斯氏家鼠、黄胸鼠、社鼠、大足鼠、小家鼠、锡金小鼠、巢鼠、黑线仓鼠、大仓鼠、黑线姬鼠、林姬鼠、大林姬鼠、大耳姬鼠、大绒鼠、卡氏小鼠、四川短尾鼩、西南绒鼠、齐氏姬鼠、珀氏长吻松鼠、针尾鼹、长吻鼩鼹、昭通绒鼠、赤颊长吻松鼠、针毛鼠、鼩猬、小林姬鼠、黑腹绒鼠、黄腹鼬、树鼩、白尾梢麝鼩、青毛鼠、中华姬鼠。

36. 四川赫刺螨(*Hirstionyssus szechuanicus* Teng et Pan，1963)

分布：国内：四川。国外：不详。

宿主或栖息地：隐纹花松鼠。

37. 线鼠赫刺螨(*Hirstionyssus tamiopis* Wang，1962)

分布：国内：福建、云南。国外：不详。

宿主或栖息地：隐纹花松鼠。

38. 伊赫刺螨(*Hirstionyssus transiliensis* Yao，1966)

分布：国内：内蒙古、黑龙江、青海。国外：不详。

宿主或栖息地：黑线仓鼠、长尾仓鼠、布氏田鼠、达乌尔黄鼠、长爪沙鼠。

39. 鼯鼠赫刺螨(*Hirstionyssus trogopteri* Teng et Pan，1962)

分布：国内：四川、广西。国外：不详。

宿主或栖息地：复齿鼯鼠、小鼯鼠。

40. 巨腹赫刺螨(*Hirstionyssus ventricosus* Wang，Cheng et Yin，1965)

分布：国内：吉林、黑龙江、内蒙古。国外：不详。

宿主或栖息地：草原鼢鼠、中华鼢鼠。

41. 兴海赫刺螨(*Hirstionyssus xinghaiensis* Ma et Piao，1987)

分布：国内：青海。国外：不详。

宿主或栖息地：中华鼢鼠。

42. 新疆赫刺螨(*Hirstionyssus xinjiangensis* Ye et Wang，1981)

分布：国内：新疆。国外：不详。

宿主或栖息地：鼹形田鼠、灰旱獭。

43. 斋桑赫刺螨(*Hirstionyssus zaisanica* Senothusova，1973)

分布：国内：陕西。国外：俄罗斯。

宿主或栖息地：三趾跳鼠、小毛足鼠。

44. 差毛赫刺螨(*Hirstionyssus anisochaetus* Liu，2003)

分布：国内：湖北。国外：不详。

宿主或栖息地：食虫目动物。

45. 后棘赫刺螨(*Hirstionyssus posterospinus* Wang et Yan，1994)

分布：国内：西藏。国外：不详。

宿主或栖息地：鼩鼱。

46. 错那赫刺螨(*Hirstionyssus cuonai* Wang et Pan,1994)

分布:国内:西藏。国外:不详。

宿主或栖息地:高原松田鼠。

47. 盐池赫刺螨(*Hirstionyssus yanchiensis* Bai,Yan et Xing,2014)

分布:国内:宁夏。国外:不详。

宿主或栖息地:鼹形田鼠。

48. 子午赫刺螨(*Hirstionyssus meridianus* Zemskaja,1955)

分布:国内:新疆。国外:不详。

宿主或栖息地:小家鼠、五趾跳鼠。

(二十八) 棘刺螨属(*Echinonyssus* Hirst)

棘刺螨属的分类地位:革螨亚目、单殖板总股、革螨股、皮刺螨总科、厉螨科、赫刺螨亚科、棘刺螨属(*Echinonyssus*)。

1. 鼻棘刺螨(*Echinonyssus nasutus* Hirst,1925)

分布:国内:海南、云南。国外:越南、泰国、马来西亚、印度尼西亚、菲律宾。

宿主或栖息地:树鼩、锡金小鼠。

2. 鼬獾棘刺螨(*Echinonyssus melogalius* Gu,Wang et Yuan,1987)

分布:国内:贵州。国外:不详。

宿主或栖息地:鼬獾。

3. 长毛棘刺螨(*Echinonyssus longisetosus* Mo,1964)

分布:国内:海南。国外:不详。

宿主或栖息地:树鼩。

(二十九) 鼠刺螨属(*Myonyssus* Tiraboschi)

鼠刺螨属的分类地位:革螨亚目、单殖板总股、革螨股、皮刺螨总科、厉螨科、鼠刺螨亚科(Myonyssinae)、鼠刺螨属(*Myonyssus*)。

1. 鼠兔鼠刺螨(*Myonyssus ochotonae* Chang et Hsu,1965)

分布:国内:湖北。国外:不详。

宿主或栖息地:藏鼠兔。

2. 柴田鼠刺螨(*Myonyssus shibatai* Asanuma,1951)

分布:国内:吉林、黑龙江。国外:不详。

宿主或栖息地:高山鼠兔、棕背䶄、东方田鼠巢内。

(三十) 皮刺螨属(*Dermanyssus* Duges)

皮刺螨属的分类地位:革螨亚目、单殖板总股、革螨股、皮刺螨总科、皮刺螨科(Dermanyssidae)、皮刺螨属(*Dermanyssus*)。

1. 鸡皮刺螨(*Dermanyssus gallinae* Degeer,1778)

分布:世界性广布种。国内:大多数省份都有分布。国外:日本、韩国、英国、法国和瑞典等。

宿主或栖息地:禽(鸡、鸽等)和其他鸟类(麻雀、白玉鸟等)的体表及窝巢。

2. 短沟皮刺螨(*Dermanyssus brevirivulus* Gu et Tian,1992)

分布:国内:山西。国外:不详。

宿主或栖息地:凤头百灵东北亚种。

3. 五台皮刺螨(*Dermanyssus wutaiensis* Gu et Tian,1992)

分布:国内:山西。国外:不详。

宿主或栖息地:麻雀巢内。

(三十一) 异皮螨属(*Allodermanyssus* Ewing)

异皮螨属的分类地位:革螨亚目、单殖板总股、革螨股、皮刺螨总科、皮刺螨科、异皮螨属 *Allodermanyssus*。

1. 血红异皮螨(*Allodermanyssus sanguineus* Hirst,1914)

分布:国内:青海。国外:广布于欧洲、非洲、北美洲及俄罗斯。

宿主或栖息地:鼠兔。

(三十二)拟脂刺螨属(*Liponyssoides* Hirst)

拟脂刺螨属的分类地位:革螨亚目、单殖板总股、革螨股、皮刺螨总科、皮刺螨科、拟脂刺螨属*Liponyssoides*。

1. 鼠拟脂刺螨(*Liponyssoides muris* Hirst,1913)

分布:国内:福建、云南、台湾。国外:印度、斯里兰卡及非洲一些国家。

宿主或栖息地:褐家鼠、黑家鼠、黄胸鼠、大臭鼩、树鼩、小家鼠、斯氏家鼠、大足鼠、黄腹鼬。

(三十三)巨刺螨属 *Macronyssus* Kolenati

巨刺螨属的分类地位:革螨亚目、单殖板总股、革螨股、皮刺螨总科、巨刺螨科(Macronyssidae)、巨刺螨属(*Macronyssus*)。

1. 朝鲜巨刺螨(*Macronyssus coreanus* Ah,1964)

分布:国内:台湾。国外:俄罗斯。

宿主或栖息地:蝙蝠。

2. 黄巨刺螨(*Macronyssus flavus* Kolenati,1856)

分布:国内:贵州。国外:欧洲、北美、日本及俄罗斯远东部分。

宿主或栖息地:山蝠。

3. 来凤巨刺螨(*Macronyssus laifengensis* Wang et Shi,1986)

分布:国内:贵州、湖北。国外:不详。

宿主或栖息地:皮氏菊头蝠。

4. 异棘巨刺螨(*Macronyssus miraspinosus* Gu et Wang,1985)

分布:国内:贵州。国外:不详。

宿主或栖息地:大鼠耳蝠华南亚种。

5. 塔山巨刺螨(*Macronyssus tashanensis* Li et Teng,1985)

分布:国内:辽宁。国外:不详。

宿主或栖息地:马铁菊头蝠。

6. 田氏巨刺螨(*Macronyssus tieni* Grokhovskaya et Nguen-Huan-Hoe,1961)

分布:国内:福建、台湾。国外:越南。

宿主或栖息地:蝙蝠。

7. 澥渡巨刺螨(*Macronyssus xianduensis* Zhou,Tang et Wen,1982)

分布:国内:四川。国外:不详。

宿主或栖息地:普通长翼蝠。

8. 织金巨刺螨(*Macronyssus zhijinensis* Gu et Wang,1985)

分布:国内:贵州。国外:不详。

宿主或栖息地:长翼南蝠。

9. 川贵巨刺螨(*Macronyssus chuanguiensis* Zhou et al.,1996)

分布:国内:贵州、四川。国外:不详。

宿主或栖息地:菊头蝠、大蹄蝠。

10. 德昌巨刺螨(*Macronyssus dechangensis* Zhou et al.,1996)

分布:国内:四川。国外:不详。

宿主或栖息地:中华菊头蝠。

11. 红河巨刺螨(*Macronyssus hongheensis* Gu et Tao,1996)

分布:国内:云南。国外:不详。

宿主或栖息地:果蝠、大绒鼠。

12. 泾源巨刺螨（*Macronyssus jingyuanensis* Bai,2010）

分布：国内：宁夏。国外：不详。

宿主或栖息地：伏翼。

13. 拟雷氏巨刺螨（*Macronyssus pararadovskyi* Tian,Jin et Zhang,2009）

分布：国内：广西。国外：不详。

宿主或栖息地：扁颅蝠。

14. 四棘巨刺螨（*Macronyssus quadrispinosus* Tian et Gu,1992）

分布：国内：山西。国外：不详。

宿主或栖息地：大足蝠、大鼠耳蝠。

15. 太原巨刺螨（*Macronyssus taiyuanensis* Tian et Gu,1992）

分布：山西。国外：不详。

宿主或栖息地：大鼠耳蝠。

（三十四）浆刺螨属（*Ichoronyssus* Kolenati）

浆刺螨属的分类地位：革螨亚目、单殖板总股、革螨股、皮刺螨总科、巨刺螨科、浆刺螨属 *Ichoronyssus*。

1. 盾板浆刺螨（*Ichoronyssus scutatus* Kolenati,1858）

分布：国内：贵州。国外：广布于欧洲、非洲、俄罗斯和日本。

宿主或栖息地：大鼠耳蝠等蝙蝠体表。

2. 伏翼浆刺螨（*Ichoronyssus miniopteri* Tian et al.,2009）

分布：国内：海南。国外：不详。

宿主或栖息地：普通长翼蝠。

（三十五）禽刺螨属（*Ornithonyssus* Sambon）

禽刺螨属的分类地位：革螨亚目、单殖板总股、革螨股、皮刺螨总科、巨刺螨科、禽刺螨属 *Ornithonyssus*。

1. 柏氏禽刺螨（*Ornithonyssus bacoti* Hirst,1913）

分布：世界性广布种。国内：我国大多数省份均有发现。国外：广布世界各地,日本、韩国、印度、以色列、德国、英国、法国、意大利和美国等国有该螨分布报道。

宿主或栖息地：褐家鼠、黄胸鼠、小家鼠、大足鼠、灰麝鼩、斯氏家鼠、卡氏小鼠、大臭鼩、树鼩、中华姬鼠、社鼠、齐氏姬鼠、大林姬鼠、安氏白腹鼠、大绒鼠。

2. 囊禽刺螨（*Ornithonyssus bursa* Berlese,1888）

分布：国内：我国多数省份。国外：在温带和热带地区较为常见。

宿主或栖息地：家鸽、家鸡等家禽和鸟类。有时在家兔上也发现。

3. 林禽刺螨（*Ornithonyssus sylviarum* Canestrini et Fanzago,1877）

分布：国内：我国北方吉林等省份。国外：日本、朝鲜、俄罗斯、欧洲、北美洲、非洲和大洋洲一些国家。

宿主或栖息地：家禽及一些鸟类。

（三十六）肤刺螨属（*Pellonyssus* Clark et Yunker）

肤刺螨属的分类地位：革螨亚目、单殖板总股、革螨股、皮刺螨总科、巨刺螨科、肤刺螨属 *Pellonyssus*。

1. 狭胸肤刺螨（*Pellonyssus stenosternus* Wang,1963）

分布：国内：福建。国外：不详。

宿主或栖息地：麻雀窝内。

2. 游旅肤刺螨（*Pellonyssus viator* Hirst,1921）

分布：国内：福建。国外：不详。

宿主或栖息地：家燕窝内。

3. 巢集肤刺螨（*Pellonyssus nidi* Gu et Duan,1991）

分布：国内：云南。国外：不详。

宿主或栖息地：有雏鸟的麻雀巢内。

（三十七）肪刺螨属（*Steatonyssus* Kolenati）

肪刺螨属的分类地位：革螨亚目、单殖板总股、革螨股、皮刺螨总科、巨刺螨科、肪刺螨属*Steatonyssus*。

1. 伏翼肪刺螨（*Steatonyssus abramus* Wang，1963）

分布：国内：福建、广东。国外：不详。

宿主或栖息地：普通伏翼、鲁氏菊头蝠、大黄蝠。

2. 大连肪刺螨（*Steatonyssus dalianensis* Li，1965）

分布：国内：辽宁、贵州。国外：不详。

宿主或栖息地：普通伏翼、长翼南蝠。

3. 长刺肪刺螨（*Steatonyssus longispinosus* Wang，1965）

分布：国内：福建、上海、贵州。国外：不详。

宿主或栖息地：普通伏翼、双色蹄蝠、蝙蝠。

4. 巨孔肪刺螨（*Steatonyssus megaporus* Gu et Wang，1980）

分布：国内：广西。国外：不详。

宿主或栖息地：黑髯墓蝠。

5. 山蝠肪刺螨（*Steatonyssus nyctali* Gu et Wang，1982）

分布：国内：贵州。国外：不详。

宿主或栖息地：山蝠。

6. 围睫肪刺螨（*Steatonyssus periblepharus* Kolenati，1858）

分布：国内：西藏、青海。国外：英国、匈牙利、德国、阿尔及利亚。

宿主或栖息地：蝙蝠。

7. 中华肪刺螨（*Steatonyssus sinicus* Teng，1980）

分布：国内：山西、北京、福建。国外：不详。

宿主或栖息地：棕蝠、长翼蝠。

8. 毛刺肪刺螨（*Steatonyssus spinosus* Willmann，1936）

分布：国内：内蒙古。国外：朝鲜、俄罗斯。

宿主或栖息地：东方蝙蝠。

9. 东方肪刺螨（*Steatonyssus superans* Zemskaya，1951）

分布：国内：内蒙古。国外：俄罗斯、朝鲜。

宿主或栖息地：东方蝙蝠。

10. 吊罗肪刺螨（*Steatonyssus diaoluoensis* Tian et Jin，2009）

分布：国内：海南。国外：不详。

宿主或栖息地：小黄蝠。

11. 盖氏肪刺螨（*Steatonyssus gaisleri* Dusbabek，1970）

分布：国内：新疆。国外：不详。

宿主或栖息地：蝙蝠。

（三十八）蝠螨属（*Spinturnix* von Heyden）

蝠螨属的分类地位：革螨亚目、单殖板总股、革螨股、皮刺螨总科、蝠螨科（Spinturnicidae）、蝠螨属（*Spinturnix*）。

1. 尖蝠螨（*Spinturnix acuminatus* C. L. Koch，1836）

分布：国内：福建、广东。国外：印度尼西亚、斯里兰卡、德国、英国、丹麦。

宿主或栖息地：普通伏翼、大黄蝠。

2. 短毛蝠螨（*Spinturnix brevisetosus* Gu et Wang，1984）

分布：国内：贵州。国外：不详。

宿主或栖息地：蝙蝠。

3. 柯氏蝠螨（*Spinturnix kolenatii* Oudemans,1910）

分布：国内：台湾。国外：英国、德国、荷兰。

宿主或栖息地：棕蝠台湾亚种。

4. 鼠耳蝠螨（*Spinturnix myoti* Kolenati,1856）

分布：国内：贵州。国外：英国、法国、德国、匈牙利、意大利、摩洛哥、美国。

宿主或栖息地：大鼠耳蝠华南亚种。

5. 赛蝠螨（*Spinturnix psi* Kolenati,1856）

分布：国内：北京、福建、台湾。国外：印度、印度尼西亚、朝鲜、日本、马达加斯加、塞尔维亚。

宿主或栖息地：长翼蝠华东亚种、长翼蝠华南亚种、长翼蝠台湾亚种。

6. 盾角蝠螨（*Spinturnix scuticornis* Dusbabek,1970）

分布：国内：福建。国外：阿富汗、俄罗斯。

宿主或栖息地：鼠耳蝠。

7. 中华蝠螨（*Spinturnix sinicus* Gu et Wang,1984）

分布：国内：贵州。国外：不详。

宿主或栖息地：长翼南蝠。

8. 藏蝠螨（*Spinturnix tibetensis* Teng,1981）

分布：国内：西藏。国外：不详。

宿主或栖息地：蝙蝠。

9. 类柯蝠螨（*Spinturnix kolenatoides* Ye et Ma,1996）

分布：国内：新疆。国外：不详。

宿主或栖息地：蝙蝠。

（三十九）距螨属（*Ancystropus* Kolenati）

距螨属的分类地位：革螨亚目、单殖板总股、革螨股、皮刺螨总科、蝠螨科、距螨属（*Ancystropus*）。

1. 泽距螨（*Ancystropus zeleborii* Kolenati,1856）

分布：国内：福建。国外：印度、泰国、埃及、乌干达、塞浦路斯。

宿主或栖息地：犬蝠。

（四十）埃螨属（*Eyndhovenia* Rudnick）

埃螨属的分类地位：革螨亚目、单殖板总股、革螨股、皮刺螨总科、蝠螨科、埃螨属（*Eyndhovenia*）。

1. 短足埃螨（*Eyndhovenia brachypus* Sun,Wang et Wang,1986）

分布：国内：福建。国外：不详。

宿主或栖息地：鲁氏菊头蝠。

2. 宽埃螨（*Eyndhovenia euryalis* Canestrini,1884）

分布：国内：福建、贵州。国外：日本、苏丹、肯尼亚、英国、意大利、荷兰、德国、比利时。

宿主或栖息地：鲁氏菊头蝠、蹄蝠。

（四十一）裂螨属（*Meristaspis* Kolenati）

裂螨属的分类地位：革螨亚目、单殖板总股、革螨股、皮刺螨总科、蝠螨科、裂螨属（*Meristaspis*）。

1. 侧裂螨（*Meristaspis lateralis* Kolenati,1856）

分布：国内：河北、云南、贵州。国外：不详。

宿主或栖息地：棕果蝠。

（四十二）拟弱螨属（*Paraperiglischrus* Rudnick）

拟弱螨属的分类地位：革螨亚目、单殖板总股、革螨股、皮刺螨总科、蝠螨科、拟弱螨属（*Paraperiglischrus*）。

1. 菊头蝠拟弱螨（*Paraperiglischrus rhinolophinus* C. L. Koch,1841）

分布：国内：福建、贵州。国外：日本、印度、法国、荷兰、英国、埃及、肯尼亚。

宿主或栖息地：鲁氏菊头蝠、马铁菊头蝠。

2. 肛拟弱螨（ *Paraperiglischrus analis* Pan et Teng, 1973 ）

分布：国内：福建。国外：不详。

宿主或栖息地：普氏蹄蝠。

3. 蹄蝠拟弱螨（ *Paraperiglischrus hipposideros* Baker et Delfinado, 1964 ）

分布：国内：贵州。国外：巴布亚新几内亚。

宿主或栖息地：蹄蝠。

4. 斯氏拟弱螨（ *Paraperiglischrus strandtmanni* Baker et Delfinado, 1964 ）

分布：国内：台湾。国外：朝鲜。

宿主或栖息地：菊头蝠。

（四十三）瓦螨属（ *Varroa* Oudemans ）

瓦螨属的分类地位：革螨亚目、单殖板总股、革螨股、皮刺螨总科、瓦螨科（ Varroidae ）、瓦螨属（ *Varroa* ）。

1. 雅氏瓦螨（大蜂螨）（ *Varroa jacobsoni* Oudemans, 1904 ）

分布：国内：全国多数地区,台湾也有报道。国外：广布于马来西亚、印度尼西亚等东南亚国家,在欧洲、南美洲和美国东部也有记录。

宿主或栖息地：中华蜜蜂、意大利蜂。

（四十四）肺刺螨属（ *Pneumonyssus* Banks ）

肺刺螨属的分类地位：革螨亚目、单殖板总股、革螨股、皮刺螨总科、喘螨科 Halarachnidae、肺刺螨属 *Pneumonyssus*。

1. 猴肺刺螨（ *Pneumonyssus simicola* Banks, 1901 ）

分布：国内：广西。国外：东南亚及南亚国家,在非洲及欧、美国家的动物园和实验用的寄主动物上也发现。

宿主或栖息地：猕猴。

（四十五）雉刺螨属（ *Rallinyssus* Strandtmann ）

雉刺螨属的分类地位：革螨亚目、单殖板总股、革螨股、皮刺螨总科、鼻刺螨科（ Rhinonyssidae ）、雉刺螨属（ *Rallinyssus* ）。

1. 苦恶鸟雉刺螨（ *Rallinyssus amaurornis* Wilson, 1965 ）

分布：国内：台湾。国外：不详。

宿主或栖息地：白胸苦恶鸟中国亚种。

（赵成富　毛珂玉　郭宪国）

第六节　与疾病的关系

革螨种类繁多,涵盖农业、林业、土壤、仓储、兽医和医学等多个研究领域,害螨和益螨并存,数量大,分布广,适应于各种类型的栖息场所。在自然界中,寄生于脊椎动物的很多革螨能携带多种病原体,可反复吸血,具有传播病原体的生物学基础。巢穴型革螨耐饿力强,对某些人畜共患病还起着储存和扩大疫源地的作用。自由生活或兼性血食型革螨可污染仓储食品、药品等,危害人类健康。体内寄生型革螨,可寄生宿主腔道而致肺螨病等。专性血食和兼性血食型革螨侵袭叮刺人群,不仅导致螨性皮炎,还可传播病毒、立克次体、螺旋体、细菌、原虫和蠕虫等病原体。

一、革螨性皮炎

革螨侵袭人体刺吸血液或组织液,可导致革螨性皮炎（Gamasidosis）。患者局部皮肤出现直径为 0.5~1.0cm 红色丘疹,中央有针尖大的刺螫痕迹,奇痒,重者可出现丘疹样荨麻疹。由于革螨叮刺吸血或组织液而引发革螨性皮炎的事例已有很多报道,自 1952 年金大雄等首次报道天津市鸡皮刺螨（ *Dermanyssus gallinae* ）叮咬事件后,国内 16 个省（直辖市）相继报道了革螨叮咬人事件 30 余起。叮咬事件发生场所极为广泛,主要涉及毛纺厂、肉类联合加工厂、香烟厂、车间厂房、仓库、商业大厦、动物实验室、家庭、学生宿舍,甚至托儿所、病房及产房等。被叮咬人数 1 个村庄最多可达 512 人,1 个商业大楼 173 人,1 家医院家属区 169 人。涉及螨种主要为柏氏禽刺螨(*Ornithonyssus bacoti*),占 70% 左右,其次为囊禽刺螨(*Ornithonyssus bursa*)、鸡皮刺螨、格氏血厉螨(*Haemolaelaps glasgowi*)、茅舍血厉螨(*Haemolaelaps casalis*)和纳氏厉螨(*Laelaps nuttalli*)等(赵亚娥,2017)。至今的文献报道显示,导致皮炎的革螨主要有:

(一)鸡皮刺螨

本螨叮咬人体与广泛家禽饲养及住宅区附近的鸟窝有关。1952 年报道了被鸡皮刺螨叮咬的患者,在其衣服上获得饱食血的鸡皮刺螨。Williams(1958)曾报道该螨由鸽棚引入住宅,侵袭人体,在床铺上有压死该螨的痕迹,并在螨肠内发现有哺乳动物的红细胞。Berndt(1952)观察到屋檐下的麻雀窝内有该螨繁殖,在适宜的气候条件下,又遇饥饿时,可导致该螨的频繁活动与迁移,并大量侵袭人类。吴颖(1964)报告了上海四家,几乎每家全体成员都被鸡皮刺螨叮咬,除两家的螨来源于邻居传染外,其余两家均养鸡,而且在鸡身上或鸡窝都找到了大量的鸡皮刺螨;曾在 1 例睡觉的草席上发现大量此螨,且被叮刺严重的 2 例患者身上也找到了同样的螨。被叮咬的 15 例均有皮肤损伤、奇痒,其中 7 例发生周身症状。

(二)柏氏禽刺螨

该螨为世界性分布,全年均可出现,5~6 月份为生长繁殖高峰,喜欢温暖潮湿的环境,为专性吸血革螨,主要寄生于家鼠如褐家鼠、黄胸鼠和小家鼠体表及鼠窝洞内,也常发现寄生于实验动物如大白鼠和小白鼠等,常侵袭人群。

美国得克萨斯州在一次柏氏禽刺螨袭击人群的调查中发现,患皮炎者达 200 名。俄罗斯远东某工厂曾因该螨大量繁殖,叮咬了大批工人,该厂不得不停工进行处理。1960 年苏州的苏纶纱厂内有 10 余名女工受到该螨的侵袭。1964 年与 1973 年在苏州医学院动物房两次发现大量此螨,并叮咬工作人员。田易畴等(1965)报道了面粉厂工人及家属共 52 人因该螨叮咬导致皮炎。Larson(1973)报道了 1969—1972 年间,美国加州有 23 家 47 人被该螨叮咬,在家里鼠窝内也发现大量柏氏禽刺螨。Eichler 等(1973)报道德国农村木制房屋中,柏氏禽刺螨叮咬人,导致严重皮炎。曹希亮等(1980)报道了山西临汾纺织厂发生 2 次该螨叮咬人群导致皮炎的事件,多在整经落纱工段,发病率 60.20%,车间温度 22~23℃,湿度 96% RH,适于革螨的繁殖。顾以铭(1980)报道该螨袭人四起:①1962 年 9 月一职工在瘙痒的脚趾间采得革螨,经鉴定为柏氏禽刺螨。②1963 年 5 月在儿科病房从一患儿体上采得柏氏禽刺螨,经灭螨后,瘙痒和皮炎消失。③1978 年 9 月一职工全家 4 人均感腰股、颈胸、腋窝等处奇痒,并有针头大小红色丘疹,检获螨类为柏氏禽刺螨。④1980 年 6 月动物房饲养兔子体表发现革螨寄生,所有饲养人员全受侵袭,经鉴定为此螨。孙昌秀(1983)报道内蒙古呼和浩特动物饲养员被该螨叮咬导致密集玫瑰丘疹样皮炎;毛纺厂 28 名工人发生同样皮炎,身上和更衣箱均找到该螨。1982 年 6 月初湖南某学生宿舍发生皮炎,部分学生皮肤上出现很痒的红色小丘疹,分布在前臂、颈、肩、背、腰部、大腿和小腿,这些丘疹性皮炎的发生与床上用品有密切关系,抽查 59 个棕垫,27 个有革螨寄生,占 45.76%,经鉴定为柏氏禽刺螨。孙业芸(1984)报道沈阳 1982 年 5 月末在居民住所发现 26 人被该螨叮咬导致皮炎。许恕中等(1988)报道 1985 年 7 月辽宁省某厂针织车间发生一起皮炎,122 人中 69 例发病,从患者身上织物及库房均找到该螨。冯心亮(1987)报道河南省扶沟县 4~7 月间对三个乡随机访问了 40 户 204 人,皮炎发病者 161 人,占 78.92%,患者身上查到吸饱血的柏氏禽刺螨。此外,他们还查了 16 条被褥,其中 12 条带螨,共捕获 697 只螨;在捕获的 27 只褐家鼠中有 26 只带该螨,共捕获 799 只柏氏禽刺螨。孙宝业(1993)报道辽宁省的本溪、辽阳、朝阳、营口和沈阳等市先后发生 10 多起柏氏禽刺螨叮咬人群造成皮炎暴发流行的事件。经现场采集标本鉴定,鼠种为褐家鼠,人体携带和游离的螨虫均为寄生在褐家鼠体表的柏氏禽刺螨。1998 年 7~9 月份德州卷烟厂高级香烟车间一起皮炎暴发,经调查为柏氏禽刺螨所致的革螨性皮炎,全车间有 142 人发病,发病率 60.5%。2011 年 9 月中旬,南宁某高校暴发一起大学宿舍革螨皮炎,出现症状者 58 人,占总人数的 46%,其中有 3 间宿舍全部学生均有轻重不等的症状(梁裕芬等,2012)。2016 年初西安某医学院教学实验大楼,因家鼠常年频繁出没,甚至筑窝,导致革螨叮咬多人并导致革螨性皮炎,造成一定恐慌(赵亚娥,2017)。

(三)囊禽刺螨

此螨分布于世界温、热带地区,特别是一些热带和亚热带国家,很少在欧洲有报道。在我国多数省份主要寄生于家禽和鸟类。此螨专性吸血,鸡体表和鸡窝内的螨能迅速转移到人体进行叮咬,导致严重的瘙痒症状。

1974年4月江苏某师范学院农场家禽饲养人员接触孵蛋的母鸡后,两手和身上都发生瘙痒,抽查2只孵蛋母鸡,检获螨虫千余只,在鸡窝中更有上万只螨,可能由于孵蛋鸡的高温适于此螨的大量繁殖所致。1977年9月苏州医学院职工一家3人全被此螨叮咬,导致皮炎,在草席、枕席、鞋袜均检获此螨,检查鸡体有大量此螨。1979年5月贵阳一家3人,在头面、前胸、腋窝、臂肘、腰腿部感到瘙痒数日,有红疹和抓痕,收集到螨虫数十只,经鉴定为囊禽刺螨。1982年5~6月间,衡阳医学院有人常觉身上瘙痒,并出现皮疹,原因不明,7月初在实验室墙壁麻雀窝内检获大量该螨。有学者在西班牙的2例临床诊断为革螨性皮炎患者中,查实感染螨为囊禽刺螨,这也提示该螨正在地中海国家传播,并可能增加革螨性皮炎的风险(Lima-Barbero et al,2019)。

(四)茅舍血厉螨

此螨能侵袭人体,1965年7月曾发现在新盖的稻草营房顶,有此螨从棚顶落下,不少战士被叮咬,奇痒,于头、颈、腋下及胸腰部均出现小丘疹。1984年7~8月延吉市纺织厂皮炎流行,220个工人中165人患病,以搬运棉花及棉花加工工人患病数最多,在患者体表、衣服及棉包上均查获大量茅舍血厉螨。在国外也有此螨侵袭人体的报道(邓国藩等,1993)。李芳等(1988)对吉林省某地中学宿舍螨类及其与皮炎关系进行调查,证实为茅舍血厉螨所导致。2016年7月初发现1例居室床垫中孳生的茅舍血厉螨侵袭人体导致螨性皮炎的患者(陶香林等,2018)。

此外,林禽刺螨(*O.sylviarum*)、鸟禽刺螨(*O. avium*)、拱胸血革螨(*Haemogamasus pontiger*)也有叮人导致皮炎的报道。赫刺螨属的种类亦能袭人,特别当人们从事野外工作与挖鼠洞搜集螨虫时,遭到叮咬机会更多。有学者观察到仓鼠赫刺螨(*Hirstionyssus criceti*)的雌螨和第二若虫能刺入人皮肤吸血或吸食淋巴液,持续15~20分钟,叮咬处及周围奇痒。1962年在江苏东山采集鼠体革螨时遭受鼩鼱赫刺螨(*H. sunci*)的叮咬,该螨迅速顺手臂上爬至腋窝处叮咬。也有学者在采集鼠窝时遇到格氏血厉螨侵袭人体,并吸食组织液,持续20~40分钟。2002年赵绘报道了毒厉螨(*Laelaps echidninus*)叮咬致丘疹性荨麻疹2例。莫乘风等报道,于1988年5月,云南省江城一中学发现不少学生被红足海镰螯螨(*Halotydeus destructor*)叮咬。患者在身体一处或多处有被叮咬后出现的红斑或丘疹,很痒。继而发现全校各教室顶部、门窗、墙、桌椅及课本上均可见不少的螨在爬行,影响全校师生工作学习。此螨原为植食性,由于气候的变化,大举迁移至室内以求荫庇,导致侵袭人群。

对革螨叮咬后导致皮炎的治疗主要是消炎止痒,局部涂擦5%硫黄霜或2%酚炉甘石洗剂,症状严重者给予抗组胺药治疗。预防主要是搞好环境卫生,清除杂草,保持鸡舍的清洁,消灭革螨的孳生场所及用药物进行灭螨,并且灭螨的同时需灭鼠。常用有机磷如敌敌畏熏蒸灭螨,此外可喷洒乐果、马拉硫磷、敌百虫等消灭革螨,但要注意防止家禽中毒。

二、立克次体痘

立克次体痘(rickettsialpox)也称国家植物园斑疹热(Kew gardens spotted fever)、疱疹性立克次体病(vesicular rickettsiosis)、水疱性立克次体病。该病是由螨立克次体或又称小蛛立克次体(*Rickettsia akari*)所引起的轻型、自限性疾病,传播媒介为血红异皮螨(*Allodermanyssus sanguineus*)。立克次体痘是一种罕见的立克次体病,好发于美国东部城市和世界其他地区,临床症状轻微,主要以被鼠螨叮咬部位出现原发性结痂、发热、头痛、背痛以及全身性丘状水疱疹为主要特征。

(一)病原学

病原体是螨(或小蛛)立克次体,亦称鼠型革蜱立克次体(*Dermacentroxenus murinus*),为斑点热组内的一种。其形态与染色性质与普氏立克次体较为相似,吉姆萨染色呈红色,常呈双球菌或双杆菌状,在宿主细胞的胞质及胞核内生长繁殖。小白鼠、豚鼠、家鼠和一些野鼠均易感。可在鸡胚单层细胞中繁殖产生大量立克次体。在细胞内发育增殖,速度较普氏、莫氏和立氏立克次体迅速。小鼠对小蛛立克次体易感性低于恙虫病立克次体,接种后6~8天发病,最终导致死亡。小蛛立克次体与立氏、普氏立克次体有部分交叉反应,与斑疹热立克次体、康纳氏立克次体存在交叉免疫反应,但可经过洗涤的立克次体悬液制成特异性抗原加以区别。与恙虫病和 Q 热立克次体无交叉免疫反应。

(二)流行病学

1. **传染源** 本病的主要传染源为家鼠。而某些野生小型哺乳动物则是螨立克次体的储存宿主,表明本病有自然疫源性。

2. **传播途径** 该病主要传播媒介为血红异皮螨,分布较为广泛。该螨感染家鼠和某些种类的野鼠,并可经卵传播小蛛立克次体。人被该螨幼虫或成虫叮咬进而被感染,或通过食入被螨污染的食物也可能传播。该螨的若虫与成虫均需要吸血,因其吸血速度快,且经常在患者睡眠时叮咬,之后立即离开宿主,故常不易被患者察觉。在适宜的气温条件下,血红异皮螨的生活循环完成一次需 17~23 天。实验证明,柏氏禽刺螨能经卵传递与经变态传递病原体,并证实病原体在螨体内至少可保持到 34 天,在死亡的革螨体内亦可保持一段时间。以上提示血红异皮螨和柏氏禽刺螨是立克次体痘的传播媒介和病原体的贮存者,且具有流行病学意义。另外,还从毒厉螨体内分离出立克次体痘病原体。

3. **易感人群** 人群普遍易感。患病后可获得强而持久的免疫力,通常不易再发生感染。

4. **流行特征** 本病的流行取决于人群与媒介革螨的接触情况,该病多发生于城市中环境卫生较差的公寓、垃圾站、焚烧室和工地场棚等有革螨孳生及其频繁活动的场所。立克次体痘终年均可发病,流行月份在 5~8 月份,届时病例显著增多,其最高峰出现在 5~6 月份,该病的季节性与媒介的生物学特点有关,即当媒介数量增加,且活动力又最强时,此病便达高峰。立克次体痘流行地区广泛,北美、亚洲均有报道。该病首先发现于纽约,在美国其他地区、俄罗斯、朝鲜、韩国和非洲也存在(Saini 等,2004)。在 20 世纪 50 年代非洲或南非亦有该病病例报道,在朝鲜的东方田鼠中有自然感染。经流行病学调查显示,我国内蒙古草原地区也可能存在此病。新疆近年曾有发病,据称从患者疱疹中分离出立克次体痘病原体(张玲霞和周先志,2010)。

(三)发病机制和病理

被鼠螨叮咬后,病原体经皮肤进入机体并大量繁殖,进而引起立克次体血症,出现发热等一系列临床症状。实验表明,小白鼠可因鼻内接种病原体悬液引起立克次体肺炎而致死。

患者局部产生的原发病灶,其外观与恙虫病原发病灶较为相似。早期为一质地偏硬的红色丘疹,后逐渐成为直径 0.5~1.5cm 的浅表溃疡,表面有褐色焦痂覆盖,周围有红晕,直径可达 2.5cm 左右。镜下可见真皮层炎性细胞浸润,与恙虫病的原发病灶相比,多形核细胞的浸润较局限而浅表,结缔组织无退行性变,血管病变较轻。血管周围有许多肥大细胞浸润。皮疹主要是由皮肤小血管的病变及血管周围单核细胞浸润所致。疱疹是本病的特点,水疱部位的上皮细胞有空泡形成,其下的真皮有多形核细胞及少许弥散单核细胞浸润,基底上皮细胞一般无损害。因疱疹浅表,愈后不留瘢痕。

(四)临床表现

本病的潜伏期为 10~24 天。常在发病同时或 2~4 天后,出现特征性皮疹:开始为斑丘疹,稀疏红色,数量多少不等,可散在或分布全身。一般最先见于臂、腿、腹、背、胸等部位,偶可见于口腔黏膜,而手掌与足底很少发疹。数日后丘疹中央形成一水疱,直径 2~8mm,后逐渐干缩形成痂皮,最后脱落,不留瘢痕。轻症患者疱疹维持 2~3 天,严重患者可达 10 天。皮肤的原发病灶持续 3~4 周可逐渐痊愈。发病后也可出现全身症状,骤起寒战、发热、出汗、乏力、背痛、头痛、畏光等症状,全身淋巴结肿大并有压痛。感染初期体温较低,逐渐升高,每天波动于 36.7~40℃之间,晨间可略低。发病早期一般有背痛和全身肌肉痛,且几乎所有患者都有前额或后脑部疼痛,少数患者可有脾大。发热及全身症状一般持续 7~10 天后消退,严重病例病程稍长。

(五)实验室检查

1. **血清学检查** 血清补体结合试验为临床常用的诊断方法,当效价>1∶10 时有诊断意义,补体结合试验滴度很高,病后抗体可持续 5 年左右。用斑点热组内各种立克体特异抗原与患者血清做补体结合及免疫荧光试验以检测二者的抗体,后种方法更为敏感。外斐(Weil-Felix)反应阴性。实验室检查白细胞计数正常或偏低,血沉略增快。

2. 病原体分离 患者血液注入豚鼠腹腔后可导致阴囊水肿伴鞘膜积液,其液体涂片可在内皮细胞胞质内见小蛛立克次体。

(六)诊断和鉴别诊断

根据革螨叮咬史或流行病学史,皮肤原发病灶、发热伴淋巴结肿大等全身症状及特征性的疱疹,对于典型病例的诊断较为容易。疑似本病时,可进行皮疹活组织检查、补体结合试验,或于患者发热期间取血接种于小白鼠或鸡胚培养并进行病原体分离。急性期可见白细胞下降,可减至$(2.5\sim5)\times10^9/L$、淋巴细胞增多,并可出现大空泡单核细胞。

本病需与水痘、伤寒、传染性单核细胞增多症、蜱媒立克次体病及斑点热组其他立克次体感染相鉴别。

(七)治疗

口服四环素或氯霉素见效快,疗效好,250mg,4 次/d,持续 3~5 天。通常在 48 小时内,临床症状即见改善。其他症状也可得到明显改善。青霉素、链霉素对本病治疗无效。本病临床症状轻微,病变部位浅表,预后良好,无任何并发症或后遗症。病后可获得较持久的免疫力,且不易再复发感染。

(八)预防

本病预防包括加强公共卫生设施建设,注意改善居民住宅区的环境卫生。采取有效的灭鼠和使用有效杀虫剂控制媒介等措施,特别要做好鼠类和螨类易于孳生栖息地方的环境卫生工作。目前该病尚无疫苗预防接种。

三、肾综合征出血热

肾综合征出血热(hemorrhagic fever with renal syndrome,HFRS),又称流行性出血热(epidemic hemorrhagic fever,EHF),是由汉坦病毒(Hantavirus,HV)引起的自然疫源性疾病。约 80 年前在我国东北地区黑龙江下游发现,称流行性出血热,以后在俄罗斯称肾病肾炎,朝鲜称为朝鲜出血热(俞东征,2009)。1982 年 WHO 将此病定名为 HFRS,其临床表现以急性起病、发热、出血、低血压和肾脏损害等为特征。

(一)病原学

本病病原体为汉坦病毒(Hantavirus),属于布尼亚病毒科(Bunyaviridae),汉坦病毒属。1978 年首次由韩国学者李镐汪从朝鲜出血热疫区,黑线姬鼠的肺组织中分离到该病病原体,使 HFRS 在病原学、流行病学及临床研究中均取得了突破性进展。

1. 形态学及物理性状 在电镜下,成熟汉坦病毒呈现多种形态,一般为圆形或卵圆形及长形。直径为 78~210nm 不等,平均为 122nm。病毒颗粒由三部分构成,即核壳体、囊膜及膜上的短丛状纤突。病毒表面由病毒的包膜糖蛋白(G1 和 G2)构成。感染细胞质内由 HV 复制产生三种独特的包涵体,由病毒核蛋白构成,含病毒核酸。HV 是一种囊膜病毒,对一些脂溶剂和消毒剂如氯仿、丙酮、乙醚、乙醇及酸(pH<3.0)、苯酚、甲醛等均敏感,易被灭活,此外,加热至 60℃ 10 分钟,100℃ 1 分钟,以及紫外线 10~15 分钟也可使其灭活。A549(人肺癌传代细胞),Vero E6 及 CV7 细胞(均为绿猴肾传代细胞的克隆株)是最早发现的对汉坦病毒敏感的细胞。Vero E6 细胞已成为目前分离和培养本属病毒应用最广的细胞。我国先后发现多种敏感的正常动物细胞,包括人胚肺二倍体细胞(2BS)、原代大白鼠肺细胞(RL)、沙鼠肾原代细胞(MGKC)、金黄地鼠肾原代细胞(GHKC)及鸡胚成纤维细胞(CEC)等,其中用 MGKC、GHKC 研制的出血热灭活疫苗已在广大疫区推广使用。近年还发现 Wish 细胞(人羊膜传代细胞)、Hep2 细胞(人喉癌传代细胞)、LLCMK2 细胞(猴肾传代细胞)等对汉坦病毒均敏感(斯崇文等,2004)。韩国和我国最早分离汉坦病毒都采用从疫区捕获的黑线姬鼠进行病原体分离。我国自 20 世纪 80 年代使用此动物作为实验动物模型,研究各种动物源性的传播途径(经伤口、食物及气溶胶吸入)及经螨媒(革螨、恙螨)传播,得到大量的实验资料。目前,最常用的实验动物为 2~4 天龄乳小白鼠,病毒可在皮下、腹腔或脑内接种,常规在脑内接种,实验乳鼠可出现规律性发病和死亡。利用长爪沙鼠幼鼠(1 月龄左右)通过腹腔接种分离病毒成功率较高。也有报道恒河猴、黑猩猩及猕猴等感染病毒后可出现有规律的短暂性蛋白尿、病毒血症,少数伴有血尿。家兔、实验大白鼠、金黄地鼠和裸鼠也是常用的实验动物。病毒基因 HV 是由核心和囊膜组成,基因位于核心部分,为单负链 RNA,由大(L)、中(M)、小(S)三个基因片段组成。整个 L 片段基因只编码 RNA 聚合酶,L 片段全长约 6.5kb。M

片段全长为 3.6~3.7kb,在此基因上只有一个长开放读码框架,主要编码 G1、G2 两个糖蛋白的前体蛋白,蛋白长度为 1 132~1 184 个氨基酸。S 基因全长在 1.67~2.05kb 之间,大部分汉坦病毒的 S 基因片段大小在 1.7kb 左右。S 基因只编码核蛋白(NP),未发现编码非结构蛋白。

2. 病毒的分类　　根据病毒分离的地点、材料等出现多种命名,如汉滩病毒、浙 10(Z10)及汉城病毒 L99、R22 株等。经过对该病毒生物学特性,分子结构及抗原抗体的交叉反应等全面比较研究,大致可将来自世界各地的 HFRS 病毒分成 10 个不同血清型(斯崇文等,2004):汉滩病毒型(Hantaan virus,HTNV)、汉城病毒型(Seoul virus,SEOV)、普马拉病毒型(Puumala virus,PUUV)、希望山病毒型(Prospect hill virus,PHV)、多布拉伐-贝尔格莱德病毒型(Dobrava-Belgrade virus,DOBV)、泰国病毒型(Thailand virus,THAIV)、印度索托帕拉雅病毒型(Thottapalayam virus,TPMV)、无名病毒型(Sin Nomber virus,SNV)和纽约病毒型(New York virus,NYV 或黑溪病毒(Black Creek Canelvirus,BCCV)及 1993 年在美国新发现的汉坦病毒肺综合征(Hantavirus pulmonary syndrome,HPS)型。我国至今只发现汉滩型(HTNV)即 I 型和汉城型(SEOV)即 II 型两种血清型的 HV。前者以姬鼠为主要宿主,后者以褐家鼠为主要宿主。免疫荧光反应不能直接区分这两个血清型,但交叉中和、交叉阻断试验均可查见它们之间有明显的抗原差异。

(二)流行病学

1. 传染源　　肾综合征出血热是多宿主性的自然疫源性动物源性疾病。陆栖动物中的哺乳纲、鸟纲、爬行纲和两栖纲等种类都可自然感染汉坦病毒(HV)。迄今世界上已报道有 173 种(包括一些亚种、变种)脊椎动物自然感染 HV(俞东征,2009),即哺乳纲 151 种,其中啮齿目 106 种,兔形目 5 种,食虫目 21 种,食肉目 9 种,偶蹄目 6 种,灵长目 1 种,翼手目 3 种;鸟纲 18 种;爬行纲 2 种;两栖纲 2 种成为宿主动物。HFRS 主要宿主动物为啮齿动物。在啮齿目中又以姬鼠属、家鼠属和仓鼠属等为主。我国目前已查出 67 种脊椎动物携带 HV 或抗体。HFRS 主要宿主动物和传染源是野栖黑线姬鼠和以家栖为主的褐家鼠,其次为小家鼠、黄胸鼠和野栖的黄毛鼠、大仓鼠和黑线仓鼠等。此外还有林区的大林姬鼠、棕背䶄和实验大白鼠等。

2. 传播途径　　HFRS 在我国分布广泛,发病数多,病死率高,严重危害人类健康。多年的实验研究认为,HFRS 存在多种传播途径(彭靖尧等,2018),主要分为 3 种:①动物源性传播(包括通过伤口、呼吸道和消化道 3 种途径);②垂直传播;③虫媒传播(螨媒传播)。

(1)动物源性传播:为 HFRS 的主要传播途径。鼠类感染 HV 后,病毒通过血、尿、粪便排出体外,仍可污染环境并保持感染力,可经接触伤口导致感染;另外,鼠类排出体外的病毒可随着尘埃扬起,通过呼吸道感染人群,尤其是在密闭的动物实验室内,更易通过气溶胶感染;也可通过食用被感染鼠偷食或排泄物污染的食物而引起消化道感染,特别是在野外工地的宿营地,所以防鼠极为重要。

(2)垂直传播:从国内研究结果看:有报道从患 EHF 孕妇流产的死婴肝、肾、肺组织中分离到 HV;孕妇感染 HV 后所产的新生儿也有发病的;从人工感染的怀孕 BALB/c 小鼠的胎鼠脏器中分离出 HV;从自然界捕获的怀孕黑线姬鼠和褐家鼠的胎鼠及新生乳鼠脏器(脑、肺、肝)中检测到 HV 抗原。可见垂直传播是存在的。

(3)虫媒传播:通过螨媒叮咬传播 HV 也已得到实验证实。近年来,研究证明革螨和恙螨能自然感染、叮刺传播和经卵传递 HV(黄丽琴和郭宪国,2010)。目前,需要进一步的研究来探索螨虫与汉坦病毒的关系,并进一步确定寄生螨是否是汉坦病毒的主要来源或主要媒介,如果螨类假说(mite hypothesis)是正确的,那么它将极大地改变目前人们对人类汉坦病毒感染的流行病学、预防和控制的认知概念(Yu et Tesh,2014)。关于螨媒传播 HFRS 问题,1942 年日本,1956 年俄罗斯曾先后报告分别将从鼠体采集的耶氏厉螨(*Laelaps jettmari*)和格氏血厉螨、巢栖血革螨(*Haemogamasus nidi*)、淡黄赫刺螨(*Hirstionyssus isabellinus*)制成悬液,注入人体后引起 HFRS。20 世纪 60~70 年代,我国许多 HFRS 疫区的调查证明:格氏血厉螨、厩真厉螨、耶氏厉螨为当地的优势螨种,其季节消长基本上属秋冬型,与 HFRS 发病密切相关,格氏血厉螨等可通过鼠和人的正常皮肤叮刺吸血,认为革螨是 HFRS 可疑媒介。在江苏从自然界采到的上海真厉螨(*Eulaelaps shanghaiensis*)分离出 HV,并且通过实验室感染证明可以在鼠间进行叮刺传播。自 20 世纪 80 年代以来,关于革螨与肾综合征出血热关系的实验研究取得了很大进展。肾综合征出血热有野鼠型和家鼠型两型,格氏血厉螨、厩真厉螨(*Eulaelaps stabularis*)、鼠颚毛厉螨(*Tricholaelaps myonysognathus*)、上海真厉螨等可作为野鼠型流行性出血热的传播媒介,并兼有储存宿主的作用,可以经卵传递,对野鼠型流行性出血热的传播和疫源地维持起到一定作用;而且从同穴鼠、螨分离的 HV 抗原性一致,提示鼠与螨之间已构成相互传播的关系。1980 年周乐明等用抗原阳性鼠血感染革螨,待血消化后,再用螨叮刺实验鼠(非疫区黑线姬鼠),以格氏血厉螨、厩真厉螨分别叮刺 18 只和 11 只,各有 2 只阳性,证明革螨可通过叮刺在鼠间传播 HFRS 抗原。1981—1983 年何亦祥等从棕背䶄采集的革螨(螨种未作介绍)分离到 HFRS 病毒。1984 蓝明扬等报道实验证明厩真厉螨、茅舍血厉螨可人工感染,并经 8 天后用细胞培养法分离出 HFRS 病毒,证明革螨适于 HFRS 病毒的感染和生存。同年,孟阳春等证明人工感染的这两种螨(厩真厉螨和茅舍血厉螨)经研磨接种后,可传播 HFRS 病毒给小白鼠乳鼠。1985—1987 年吴光华、李法卿、张云等研究报告格氏血厉螨、厩真厉螨可自然感染 HFRS 病毒,饲养 45 天后,螨体仍可分离出病毒,且可通过叮刺将 HFRS 病毒传播给乳小鼠;HFRS 病毒能在这两种螨体内经卵传递,已传 2~3 代。诸葛洪祥等(1987)从 HFRS 疫区黑线姬鼠窝的鼠颚毛厉螨和厩真厉螨分离出两株 HFRS 病毒。1987 年董必军报道,从四川达县疫区的黑线姬鼠巢内的耶氏厉螨、上海真厉螨和格氏血厉螨体内分离到 HFRS 病毒。用聚合酶链反应方法和分子原位杂交方法证实了上海真厉螨传播姬鼠型 HFRS。1998 年吴建伟等报道利用原位分子杂交法从厩真厉螨、上海真厉螨和柏氏禽刺螨中检测到 HV-RNA,并将其定位于螨的生殖器官细胞、胃、支囊上皮细胞及脑皮质细胞。以上研究结果都证明:黑线姬鼠的优势革螨种可作为野鼠型 HFRS 鼠间传播媒介,并兼储存宿主的作用。但 1981 年李镐汪等报导了从疫区黑线姬鼠体采集的 25 350 只螨,4 820 只虱和 85 只蚤制成悬液,分别接以非疫区黑线姬鼠,未分离到病毒;国内也有些报告革螨的季节消长与发病曲线不完全吻合。对格氏血厉螨、厩真厉螨和鼠颚毛厉螨的研究结果表明:这三种螨对在野鼠间传播 HFRS 病毒和维持疫源地方面起了重要的作用,还可能是鼠-人之间 HFRS 病毒传播途径之一。但由于其为兼性吸血螨,与人接触少及叮刺能力不强,故在鼠、人之间传播意义不大。柏氏禽刺螨可作为家鼠型流行性出血热的传播媒介,还具有储存宿主的作用。由于室内常有该种螨出现,又为专性吸血革螨,对在鼠-人之间传播 HFRS 可能有一定作用。柏氏禽刺螨是家鼠和大白鼠等体表的优势螨种,分布广,数量多,经常侵袭人群,其季节消长与家鼠型 HFRS 相符。我国于 1983 年开始进行了一系列实验研究:用鉴定的 HFRS 病毒 Su-163 株人工感染乳小鼠,柏氏禽刺螨叮刺阳性鼠后,经 15 天用细胞培养法从该螨体内分离出 HFRS 病毒;柏氏禽刺螨成螨、若螨叮刺 HFRS 阳性小鼠后经 15 天、25 天其若螨发育为成螨,其子代至若螨期再次叮刺健康乳小鼠,传播试验获得成功,证明第一若螨获得 HFRS 病毒后有经期(变态)传递,HFRS 病毒在螨群体可持续生存 158 天以上,并可经卵传递,提示雌螨感染后有经卵传递、经期传递的能力(李朝品等,2009)。把感染 HFRS 病毒的柏氏禽刺螨进行组织切片,再用间接荧光法检测螨体内的相关抗原,并用聚合酶链反应和免疫荧光法证实了家鼠型 HFRS 浙 45 株和 UR 株分别感染柏氏禽刺螨,经 22 天后检测均为阳性。发现该螨的消化和生殖系统组织内有 HFRS 病毒相关抗原,指出该螨可对家鼠型和实验型 HFRS 起媒介和储存宿主作用(李朝品等,2009)。另外据冯心亮等 1987 年报道,1986 年 4~6 月间河南扶沟县有 60 万人口,其中被柏氏禽刺螨袭击而引发皮炎者近 10 万人,在螨叮咬后的健康人群中 HFRS 隐性感染率高达 31.58%,发病率为 43.9/10 万。在患者身上、被褥、鼠体找到大量的柏氏禽刺螨。另外,实验动物亦可被鸡皮刺螨感染并能经卵传递该病病原体(杨晓娟和王文瑞,2014)。

  3. **易感人群**　不同人群、性别、职业及种族对 HV 具有普遍易感性,感染病毒后大部分人群呈隐性感染状态,只有小部分人群发病。病后患者可获得稳固而持久的免疫力,极少出现二次感染发病。

  4. 流行特征

  (1)流行情况与地区分布:HFRS 目前已遍及世界各地,世界上有 30 多个国家存在该病,这些国家主要分布在欧亚大陆,其中发病最多的国家是中国、俄罗斯、韩国、芬兰、挪威、瑞典、丹麦等国家,美国也存在由汉城病毒引起的 HFRS。亚洲发病率最高,发病人数占全世界的 90% 以上(俞东征,2009),其次为欧洲,而非洲和美洲则极少。迄今 HFRS 在亚洲和欧洲仍不断暴发或流行,每年总发病数在 60 000~100 000 例。我国是受汉坦病毒感染危害最为严重的国家,每年发病人数占世界总发病数的 90% 以上(张玲霞和周先志,2010)。自 1931 年在黑龙江流域的中、苏边境发现 HFRS 以来,最初主要在东北地区流行,后来疫区不断扩大,发病率不断升高,特别是 1981 年我国山西、河南暴发的由家鼠携带的病毒引起家鼠型 HFRS 后,发病人数大幅度增加,年发病人数最高曾超过 10 万(1985—1986 年),以后虽然逐渐有所下降,但到 20 世纪 90 年代仍保持在一个较高的水平,每年发病人数在 40 000~60 000 例,近年来发病人数有大幅度的下降,每年仍有 2 000~30 000 例,辽宁、山东、黑龙江、吉林、河北和陕西六省最多。目前我国除青海尚无本地病例外,其他省(直辖市、自治区)均有病例发生,台湾地区也有汉坦病毒感染病例报道,而且新的疫区不断出现,并时有暴发流行,特别是个别省份近年来发病率明显升高,形势不容乐观(俞东征,2009)。

(2)疫区类型:目前已证明,我国能引起 HFRS 的 HV 类型及主要宿主动物情况如下:由姬鼠属(*Apodemus*)鼠种为主要宿主动物传播 HV 的地区,称为姬鼠型疫源地;由林䶄属(*Clithrionomys*)鼠种为主要宿主动物传播 HV 的地区,称为林䶄型疫源地;由鼠属(*Rattus*)为主要宿主动物传播 HV 的地区,称为家鼠型疫源地。我国目前主要存在姬鼠型、家鼠型和混合型三种 EHF 疫区类型。

(3)周期性与季节性:HFRS 的流行周期性与主要宿主动物生态学(包括种群数量变化周期和寿命长短等)和动物流行病学(包括 HV 在宿主动物种群中传播条件是否具备等)特点有关,同时与易感人群的免疫状况和接触机会也有关系。我国流行的姬鼠型和家鼠型 HFRS 周期性流行高峰与主要宿主动物黑线姬鼠和褐家鼠周期性密度变化有着密切关系。HFRS 一年四季均可发病,但不同年代,不同疫区和不同地理景观地区的流行季节并不完全相同。林䶄型 HFRS 冬季(11~12 月份)出现流行高峰;姬鼠型 HFRS 除冬季(11月至次年 1 月份)出现流行高峰外,夏季(6~7 月份)也可出现一个流行小高峰,尤在林区经常是夏季流行。混合型疫区冬、春季均出现 HFRS 流行高峰。

(4)人群分布:尽管不同性别、年龄职业人群对引起 HFRS 的 HV 具有普遍易感性,但发病主要集中在男性青壮年农民。男女均可发病,但男性多于女性为 2∶1;16~60 岁年龄段人群发病占发病人数的 90%;农民占发病人数的 80%。

5. HFRS 流行病学监测　在全国范围设立监测点,得到如下结果:①野鼠型患者病后抗体持续时间比家鼠型患者长;②黑线姬鼠在 4 月和 12 月份带毒率较高,褐家鼠 4 月份带毒率较高,且褐家鼠带毒率一般较黑线姬鼠高;③黑线姬鼠和褐家鼠成年鼠均比幼年鼠带毒率高;④灭鼠可以控制发病,其中家鼠型疫区比野鼠型和混合型疫区较易控制;⑤主要宿主动物密度和带毒率乘积(简称带毒指数)可作为人群发病率预测的主要指标;⑥HFRS 流行病学监测指标应包括:主要宿主动物构成比、密度、带毒率和抗体阳性率,健康人群隐性感染率和发病率共 6 项。

(三)发病机制和病理

迄今仍未完全阐明本病的发病机制,目前尚无可模拟人体发病及过程的动物模型,病理观察均为重症、中后期病例,常因各种合并症不能真实反映疾病的本质和普遍规律,但多数研究提示:汉坦病毒是本病发病的始动因子。病毒感染能导致感染细胞功能和结构的损伤;另外,病毒感染可诱发人体的免疫应答和各种细胞因子的释放,既有保护机体、清除感染病原的作用,又可对机体不利,导致机体组织损伤。

1. 病毒直接引起感染脏器和细胞功能障碍和损伤　病毒直接作用是引起病变的始动环节。应用原位分子杂交技术对 HFRS 死亡病例进行病毒 RNA 的定位和分布研究,以及胎儿感染脏器的病检和体外实验研究等,均证实全身各系统的主要脏器组织细胞中均可查到病毒 RNA,呈泛嗜性感染的特点。上皮细胞或血管内皮细胞为主要靶细胞。汉坦病毒感染细胞主要通过易感细胞上的受体,病毒与受体结合后受体结构发生改变,从而进入细胞。病毒受体大多数属于蛋白质,具有特异性、高度亲和性、结合位点的有限性以及相关的生物学效应。

Gavrilovskaya 等首先报道了引起汉坦病毒肺综合征(HPS)的病毒可通过 β3 整合素进入其易感细胞 Vero E6,血小板和血管内皮细胞表面的整合素可以介导 HPS 和 HFRS 的病原 NY-1、SNV 和 HTNV 等型别汉坦病毒的感染,而且这一感染可被抗 β3 整合素的抗体或 β3 整合素的配体——玻连蛋白(vitronectin, VN)所抑制。汉坦病毒 G1 蛋白胞浆区尾部含有保守的免疫受体酪氨酸激活模体(immunoreceptor tyrosine-based activation motif, ITAM)基元,具有与 B 细胞受体和 T 细胞受体上的 ITAM 基元相同的功能,可以与 Sre 家族激酶 Lyn、Fyn 及其下游的 Syk 相互作用,两者结合后,Sre 家族激酶可以磷酸化 ITAM 中保守的酪氨酸,之后通过 Syk 家族激酶活化下游的信号转导通路,从而对内皮细胞和免疫细胞的信号转导起到调控作用,这在 HPS 和 HFRS 的发病中可能起重要作用,但尚有待进一步研究。

2. 免疫病理损伤　该病可激发机体的免疫应答,发病后出现免疫功能紊乱,细胞免疫功能低下,体液免疫功能亢进,血清补体含量下降,循环中存在免疫复合物。应用免疫荧光、酶标技术和电镜检查肾小管基底膜和肾小管,均证实有免疫复合物沉积,故认为免疫病理损伤参与该病发病过程。病毒感染细胞中的抗病毒应答主要是由 IFNα/β 介导的,IFNα/β 不但在出现病毒感染时合成,在没有病毒感染时也维持在一个较低的水平。这些细胞因子可以上调抗原呈递分子如 HLA-I 分子的表达,从而可以被细胞毒性 CD8$^+$T 淋巴细胞所识别,病毒感染的细胞得以去除。另外,IFNα/β 还可以诱生一些具有直接抗病毒活性的因子,其中细胞内 MxA 蛋白可以抑制汉坦病毒的生长,其机制可能是 MxA 蛋白 C 端的活性部分与汉坦病毒 N 蛋白结合,在胞浆中形成复合体,使病毒的 N 蛋白缺少或缺乏有关,由于 N 蛋白是汉坦病毒的一个基本组成部分,MxA 蛋白通过这种机制干扰了病毒颗粒的产生。此外,汉坦病毒还可以感染并激活树突状细胞,而树突状细胞在机体抗病毒免疫中是很重要的抗原呈递细胞。汉坦病毒感染树突状细胞后,病毒复制不会诱导其凋亡,该细胞被激活,不但可以使主要组织相容性复合物(major histocompatibility complex,MHC)、协同刺激分子和黏附分子表达增加,而且可以有效地激活 T 淋巴细胞,同时其自身还释放肿瘤坏死因子-α(tumor necrosis factor-α,TNF-α)和干扰素-α(interferon-α,IFN-α)等。在严重汉坦病毒感染患者的血液中,激活的 CD8$^+$T 淋巴细胞数量明显增加,免疫组化分析表明,HFRS 肾活检标本中的肾小管附近均有 CD8$^+$T 淋巴细胞浸润。

3. 其他因素　机体神经内分泌系统变化、炎性介质及血管活性物质的释放以及严重的内环境紊乱,均是导致复杂的病理生理改变的因素。

总之,内皮细胞(包括肾小管内皮细胞)的损伤、免疫复合物的形成、T 淋巴细胞活化、细胞因子和炎性介质的释放等均可导致血管完整性的破坏、血小板数量的减少和肾脏的损伤,继而导致出血和肾衰竭。

（四）临床表现

不管是野鼠型、家鼠型还是实验室感染的 HFRS,虽然病情轻重不一,但临床经过基本相同。家鼠型通常比野鼠型病程短,病情轻,病死率低,近年来临床有病情转轻的趋势,同时不典型症状增多,如肝功能异常及中枢神经系统症状明显者较多见,要注意避免误诊及延误治疗。HFRS 潜伏期 4~42 天,一般为 2 周。临床上典型病例有 5 期经过。

1. 发热期　多数患者突然发热起病;少数起病较缓,有头痛、乏力、食欲不佳、全身不适等前驱症状,体温在 1~2 天可升至 39~40℃,常伴有头痛、腰痛及眼眶痛(“三痛”)等。部分患者有恶心、呕吐、腹痛或腹泻。多数患者出现“三红”(颜面、颈部及上胸部潮红)。有的患者咽部及悬雍垂充血。常于前胸、颈、腋下等部位可见瘀点或索状、簇状瘀斑。外周血白细胞及中性粒细胞升高或正常。病程第 2~3 天起出现尿蛋白且骤然增至“++++”。末梢血异型淋巴细胞亦可增多。

2. 低血压期　退热前后体液外渗,患者出现心慌、多汗、血压下降、脉压减小。HFRS 多为暖型休克,但休克发展迅速。此期“三痛”、瘀点、瘀斑更明显,白细胞、异型淋巴细胞增多。随血液浓缩而血细胞比容升高,血红蛋白增加,但血小板下降。出现尿量减少,尿蛋白增加,尿管型等。少数患者可合并弥散性血管内凝血(DIC),休克顽固者常有明显出血倾向。个别患者合并急性呼吸窘迫综合征(acute respiratory distress syndrome,ARDS),表现为呼吸窘迫,血氧明显下降。少数重症病例可并发惊厥、谵妄或昏迷。

3. 少尿期　患者进入少尿期(尿量少于 500ml/d)甚至尿闭(尿量少于 50ml/d),尿蛋白、细胞及管型增多。因肾实质受损,患者出现氮质血症,头痛、恶心、呕吐加重,血尿素氮(blood urea nitrogen,BUN)上升。BUN 每天上升 10.7mmol/L(30mg/dl)以上者为高分解型,提示肾损伤严重,预后不良,应密切观察其动态。由于排尿减少,另外渗到血管外的体液此时大量回吸收致使血容量增加,高血容量的表现为充血性心力衰竭、肺水肿或分流性内脏出血。也可由于内脏病变或 DIC 引起脏器腔道出血,以消化道、腹腔、肺部及颅内出血较多见。还有的并发脑水肿或电解质紊乱及心力衰竭等。若合并肺炎、败血症等则预后更差,所以此期病死率最高。

4. 多尿期　一般到病程第 12 天前后便可开始恢复排尿。由移行期进入多尿期的标志是 24 小时尿量 3 000ml 以上。每日尿量最多可超过 10 000ml,持续时间多为 2 周左右,个别长达数月以上。但有长达几个月甚至超过 1 年者。

5. 恢复期　进入恢复期后,尿量每日恢复到 2 000ml 以内,尿比重及 BUN 等正常。少数患者仍可有乏力、心悸、多汗、血压高等现象。

出血热的典型病例可呈现上述 5 个时期,但病情较轻者可跳期,如仅有发热及多尿期,或仅有发热、少尿和多尿期。跳期者一般病程较短,而重者可多期重叠,如发热后出现休克,同时合并少尿,谓之三期重叠,其病情重,持续时间长,并发症多,预后差,病死率较高。

(五) 实验室检查

1. 常规检查

(1) 血象:外周血白细胞总数早期正常或偏高,异型淋巴细胞于病程第 1~2 天出现,第 4~6 天增加,达 7% 以上有利于本病诊断,15% 以上多属重型,少数危重者可达 50% 以上。血小板于第 2 天开始减少,休克期与少尿期达最低值,危重者可在 $5.0 \times 10^9/L$ 以下,并有异型和巨血小板出现。

(2) 尿常规:尿蛋白是肾脏损害的重要指征,在病程第 2~3 天出现,进展迅速。危重者尿蛋白达++++ (>3.5g/d),多尿初期开始减少,至多尿后期和恢复期转为阴性。尿沉渣镜检可见红细胞、白细胞、小圆或梨状上皮细胞、管型和病毒包涵体等。重症患者尿中有膜状物。

(3) 血液生化:发热期和低血压休克期血钾偏低,而少尿期肾衰竭伴酸中毒时则升高,多尿期又再次降低。血钠和氯化物在全病程均降低,以少尿期最为明显。除发热期外,CO_2 结合力均有不同程度的降低。血尿素氮与血清肌酐于低血压休克期便可升高,少尿期和多尿早期达高峰,后逐渐下降。升高程度和速度与病情成正比。

2. 免疫学检查

(1) 血清特异性抗体检测:早期检测抗 HFRS 病毒 IgM 阳性可确定诊断,抗 HFRS 病毒 IgG 为恢复期抗体,并可持续阳性。当个别 IgM 阴性时,第 2 周 IgG 出现 4 倍升高亦提示为现症感染,目前常用检测方法为间接免疫荧光法或酶联法。

(2) 抗原检测:可用免疫电镜检测特异性抗体,在新的疫区或特殊需要时,可作为病原学确诊。

(六) 诊断和鉴别诊断

该病诊断主要依靠特征性临床症状和体征,结合实验室检查,同时参考流行病学史等因素进行诊断。但本病存在很多轻型病例,其临床表现不典型,尤其是家鼠型病毒感染,往往容易漏诊或误诊。

1. 流行病学史　患者在本病流行季节或流行前 1~2 个月内到过疫区居住或逗留;患者有与鼠类等宿主动物及其排泄物直接或间接接触史,或食用过鼠类污染的食物,或有接触实验动物史。

2. 临床表现　出现典型 3 大主症、5 期临床过程及特殊中毒症状,如"三痛"和"三红"等。

3. 实验室检查　包括血液浓缩、血红蛋白和红细胞增高;白细胞计数增高和血小板减少;大量尿蛋白出现和尿中带膜状物等均有助于诊断。

4. 血清学检查　双份血清检测抗 HV 抗体,有 4 倍或以上升高者;特异性 IgM 抗体阳性及单份血清抗体滴度达到 1∶320,结合临床症状可以作出诊断。

HFRS 应根据各个病期不同病情的主要表现与下列疾病相鉴别:①病毒性上呼吸道感染;②败血症;③急性肾炎;④急腹症;⑤其他:大叶性肺炎、伤寒、钩端螺旋体病及急性细菌性痢疾等发热性传染病。根据流行病学、临床特点、病程及化验和病毒特点分析即可鉴别。肝炎合并黄疸及肝功异常者,注意与其他病毒性肝炎相鉴别,但后者早期无休克表现,血白细胞及尿常规亦无异常。近年发现有的 HFRS 患者休克难逆转,但少尿不明显,而尿糖、血糖升高,所以要及时监测血糖、尿糖,以防出现高糖休克。

(七) 治疗

HFRS 的治疗原则是"三早一就地",即早发现、早休息、早治疗和就近治疗。针对各期的病理生理改变进行合理的综合性体液疗法,防治休克、急性肾衰竭和各种并发症的发生。

1. 发热期的治疗　对症治疗则以退热为主,如物理降温或药物(如地塞米松)降温等;早期液体治疗以补等张含钠液为主,维持水、电解质、酸碱和渗透压平衡,预防因低血容量所致的低血压休克。早期(4 病日内),可应用抗病毒药物如干扰素(interferon,IFN)或利巴韦林(ribavirin,RBV)等进行治疗。另外,注意卧床休息,给以高热量、高维生素、易消化饮食。

2. 低血压休克的治疗 应以积极补充血容量为主,并辅以一般抗休克措施,如平卧、保温、吸氧等,同时针对微循环功能障碍、电解质紊乱、酸中毒及心功能不全等症状,给予相应治疗,力争血压尽快回升并保持稳定。补液以"早期、快速、适量"为原则。出现休克时,宜快速输液,并根据血压回升及血液浓缩改善情况,调整补液量及速度。重症休克时补液速度要加快。补液量是否适当,要根据血压、脉压差、心率、末梢循环充盈情况和血红蛋白浓度等指标调整和确定,同时注意调整酸碱平衡。休克纠正后,血容量已补足,可用血管扩张剂和利尿剂,以改善肾血流量,促进利尿。

3. 少尿期治疗 本期的治疗原则是调整体内环境稳定,促进肾功能恢复。稳定机体内环境:如限制液体入量、维持电解质平衡和酸碱平衡,维持热量,控制氮质血症,给以高维生素、高热量、低蛋白饮食。扩充肾血流量、促进利尿。少尿期或多尿初期出现的明显氮质血症、严重心衰肺水肿、脑水肿、高血钾、严重出血者可进行血液透析。

4. 多尿期治疗 移行阶段和多尿早期治疗原则与少尿期相同。多尿后期治疗主要是补充液体和电解质,维持内环境稳定,防止因脱水和电解质紊乱而出现二次肾衰。补液以口服为主,过量补液可延长多尿期。

5. 恢复期治疗 补充营养,恢复体力。

该病尚未发现人-人传播及医院内传播,因此无需对患者采取特殊的措施。本病的病死率与病情的轻重、治疗是否及时,措施是否得当有很大关系。本病患者经治疗后大多数可在3~6个月后完全恢复,预后良好,只有极个别可能会留下后遗症。患者病后可获得终生免疫,很少出现二次感染。

(八) 预防

控制 HFRS 最重要的是采取灭鼠灭螨、个人防护、监测等有力的预防措施。

灭鼠措施包括:①加强领导,建立组织,实行责任制;②推广"一役达标"的经验,即:集中力量打歼灭战,使在短期内达标,然后转入正常性的巩固工作;③主要使用缓效灭鼠剂;④投毒时要求:在较大范围内、全面、同时投毒,投饵量要足,以覆盖率、到位率和保留率作为考核投毒质量的指标;⑤坚持做好监测工作,发动群众上报鼠情,有鼠就灭。"大面积,药物为主,交替用药,反复灭"是灭鼠的有效方法;只要将鼠密度常年控制在 1% 以下,就能有效控制 HFRS 的流行。

灭螨应与灭鼠同时进行,主要采用杀虫剂,可用 1%~2% 敌敌畏、40% 乐果与 5% 马拉硫磷乳剂配制成 1% 液喷洒地面。主要的防螨措施是不坐卧野外草地或稻、麦、草堆;清除室内外的柴草堆,铲除杂草;进行林区、灌木区作业训练时,应注意暴露皮肤的防护,防止叮咬。

环境卫生重点保持室内清洁、通风和干燥,尽可能不住在厨房、仓库内。做好食品卫生、食品消毒和食品贮藏等工作。个人防护是在流行地区田间劳动、活动时将衣服的袖口、领口和裤管扎紧,防止螨类进入衣裤。使用驱避剂也能有效地防止螨类侵袭。

疫苗接种:①病毒性传染病控制的关键措施是疫苗接种,可起到事半功倍的效果。经过 20 多年的努力,我国已经研制成功单价汉坦与汉城型及双价 HFRS 疫苗,并经规范临床验证安全性好,预防效果可靠。②由于疫苗质量提高,同时发病年龄有幼龄化趋势,所以有人提出疫苗接种年龄范围可扩大到 10~70 岁,接种对象主要包括疫区特别是新出现的疫区人群;从非疫区进入疫区停留以及从事 HFRS 实验室工作与从事处理突发事件而可能进入疫区的人群均应接种。③免疫方法:双价纯化疫苗 1ml,首针,14 天及 1 年后各加强 1 次接种,除对野鼠型、家鼠型有预防作用外,对欧洲多见的普马拉病毒(Puumala virus,PUUV)引起的出血热亦有交叉免疫作用。

四、淋巴细胞性脉络丛脑膜炎

淋巴细胞脉络丛脑膜炎(lymphocytic choriomeningitis,LCM)简称淋巴脉络膜炎,是由沙粒病毒科淋巴脉络膜炎病毒引起急性传染性疾病。淋巴脉络膜炎是人和动物特别是啮齿动物的病毒病。本病的临床表现多变,可从隐性感染到急性致死性脑膜脑脊髓炎。轻者表现为流感样症状,主要有发热、头痛、肌肉痛等,典型表现呈淋巴细胞性脑膜炎综合征,严重者可出现脑膜脑炎。

（一）病原学

淋巴细胞脉络丛脑膜炎病毒（lymphocytic choriomeningitis virus，LCMV）是沙粒病毒属的代表性原型，属 RNA 病毒。毒粒呈球形或多形态，直径为 40~60nm。外包膜为双层囊膜，外层囊膜上长有 10 个突起，内含有数目不等，直径 20~30nm 的电子稠密颗粒，即核糖体。核酸为单链 RNA，病毒增殖主要从胞质膜出芽，病毒能形成特征明显的包涵体，内有核糖体样的颗粒。

本病毒的宿主为小鼠，从人、猴、狗、仓鼠和姬鼠体内也可获得。病毒在体外相对不稳定，在 pH5.5 以下或 pH8.5 以上、56℃ 1 小时、在 56℃以上的脂溶性溶剂中、在紫外线及 γ 射线下均迅速被灭活。而在常温下，病毒在脑组织混悬液中也不稳定，但在 50% 甘油、-70℃可长期存活。本病毒可在鸡胚或鼠胚成纤维细胞组织培养中生长。实验感染动物除鼠外，也可用豚鼠、狗和猴子。本病的血清学比较稳定，但根据致病性已鉴定出了几个株。在动物中经脑接种系列传代后发生变异，脑内接种时仍保留致病性，而腹腔内接种时致病性减弱。在细胞培养系中，系列传代后产生空斑的能力不一。在细胞培养传代后，改变产生缺陷性干扰颗粒的频率，其结果是致病性显著改变。

（二）流行病学

淋巴脉络膜炎在 1933 年被发现后，1935 年已通过血清学证实。在北美、欧洲、非洲和亚洲都有病例报道（斯崇文等，2004）。

1. 传染源　该病毒的自然储存宿主是小家鼠。在美国和德国的金黄仓鼠（Mesocricetus auratus）及实验动物包括灵长类、犬和豚鼠等均可感染，所以鼠类是人类遭受感染的主要传染源。

2. 传播途径　从病鼠的血液、鼻咽分泌物、尿、粪及精液等均曾分离到该病毒，所以病毒可通过乳液、唾液、尿和机械方式传播。直接接触感染动物的尿或被尿污染的媒介物如饲养笼等，可成为最主要的传播方式。在小鼠或仓鼠中传代保存的肿瘤组织可被淋巴脉络膜炎病毒感染，如果在研究所之间交换这样的标本而没有经过病毒过滤，则病毒有可能在实验室间扩散。在实验室条件下，培养寄生虫如弓形虫（Toxoplasma gondii）和旋毛虫（Trichinella spiralis）的培养基也可成为病毒的媒介。虽然病毒在体外比较不稳定，但在某些条件下它可以在空气中的尘埃或微滴中存活，因此可被易感的动物或人吸入。所以吸入或黏膜接触病毒是最常见的感染途径。另外，被病毒污染的物品和被感染动物咬伤也是重要的传播途径。大白鼠、田鼠、狗、猴子等都可发生自然感染，同样也可能通过上述途径传播给人类。从蚊、蚤、虱、螨等都曾分离到本病毒，但没有证据表明可因叮咬人类而传染本病。革螨作为本病的传播媒介是肯定的。曾从敏捷厉螨（Laelaps agilis）、阿尔及利亚厉螨（L. algericus）、淡黄赫刺螨、鼷鼠赫刺螨（Hirstionyssus musculi）、巢栖血革螨分离出 5 株病毒。实验证明用巢栖血革螨、厩真厉螨和格氏血厉螨叮咬感染的家鼠后，再叮咬传给小林姬鼠、黄喉姬鼠和普通田鼠，认为很多种革螨可参与此病的循环。实验室中的柏氏禽刺螨、血红异皮螨从鼠体感染的病毒能传给健康鼠。尚未证明本病能在人与人之间传播。但如感染者的尿或呼出的飞沫中有病毒，传播也是可能的，因此应注意防护。

3. 易感人群　人类对 LCMV 普遍易感，年长儿童及青壮年发病率较高，实验室工作人员和动物饲养者患病机会较多。人感染后，可产生免疫荧光抗体、血清补体结合抗体和中和抗体。免疫荧光抗体比补体结合抗体出现早，且持续时间长，中和抗体出现时间较迟，多在病后 5~10 周才出现，病后获得持久的免疫力。

4. 流行特点　本病呈世界性分布，常为散发，一年四季均可发病，以秋冬季为主，实验室感染可造成本病暴发流行。据国外统计，本病约占无菌性脑膜脑炎病例数的 10%。国内很少有本病报道，我国所见无菌性脑膜炎病例数不少，是否有本病散发，有待证实。

（三）发病机制和病理

淋巴脉络膜炎病主要病变有间质性肺炎，肝、肾和肾上腺有小的坏死灶。在中枢神经系统组织中，病毒位于软脑膜、室管膜和脉络膜丛。主要有脑肿胀、蛛网膜增厚、淋巴细胞和单核细胞浸润，毛细血管出血、坏死，血管周围炎症性浸润，局灶性炎症性淋巴小结等。淋巴结皮质有小的灰白色的病灶，其中淋巴细胞较少。脾的中央动脉附近也有类似改变，即也有淋巴结肿大和淋巴细胞增生。除了这些单核吞噬细胞系统和脑膜的病变外，还有小脑和大脑萎缩、视网膜病变等的报告。

（四）临床表现

本病潜伏期一般为 6~13 天。症状和体征多种多样，一般有三种形式：

典型的疾病为"流感样"症状，起病急，有发热，体温可达 39.5℃，伴有不适、头痛、背痛、全身肌肉酸痛、怕光，以及出现咽痛、咳嗽与其他上呼吸道感染症状。少数还可有皮疹、淋巴结肿大与压痛。病程较短，在 1~2 周内恢复。除非在较大的暴发流行中，大部分易被漏诊或误诊。

第二种临床类型是在"流感样"期恢复后或没有这一期即发生脑膜炎。有一般的脑膜炎症状包括颈项强直、头痛、精神错乱和恶心。通常病情较轻，病程较短，但也可能病情较重，病程持续 2 周以上。

第三种临床类型为脑膜脑炎或脑膜脑脊髓炎。有嗜睡、深部反射改变、感觉异常和麻痹。病程通常较长，病死率较高。存活者的后遗症有头痛、麻痹和个性改变。恢复期常有不同程度的关节痛，有时拖延时间较长。个别可有轻度脱发和单侧睾丸炎。也有因子宫内感染而引起胎儿脑积水，造成婴儿智力和视力严重障碍。

（五）实验室检查

1. 血象　外周血的白细胞与血小板可减少，分类计数正常，偶尔可见异形淋巴细胞。血沉正常。

2. 脑脊液检查　外观正常，压力正常或稍有升高。细胞数中度增加，以淋巴细胞为主（占 80%~95%）。蛋白质常达 1.0g/L 左右。约 25% 的患者糖可为正常或稍低，甚至可达 0.3g/L 以下。氯化物正常。

3. 病毒分离　选用发热初期的全血或刚出现脑膜炎时的脑脊液作病毒分离。

4. 血清学检查　本病可选用补体结合、中和或荧光抗体试验。试验、中和试验检测血清抗体。免疫荧光法病程第 1 周即可出现抗体，用于本病早期诊断。补体结合试验于病程第 10~14 天呈阳性，滴度在 5~8 周达高峰，4~6 个月消失。如补体结合抗体达 1:8 或双份血清抗体 4 倍增长，即可确定诊断。中和抗体于感染后 6~8 周出现，效价逐渐升高，并维持高水平达 4~5 年之久，主要用于流行病学调查。

（六）诊断和鉴别诊断

1. 诊断依据　患者与田鼠或啮齿动物有过接触史，出现流感样症状，经短暂缓解继而出现脑膜炎症状，脑膜刺激征阳性，可考虑本病。脑脊液检查淋巴细胞增多有辅助诊断作用。确诊需进行病毒分离和血清中特异性抗体测定。近年有报道采用反转录 PCR 及基因重组的 LCM 病毒核蛋白进行诊断，敏感度与传统方法相似，特异性更高。

2. 鉴别诊断　①流感样症状应与普通流感和其他呼吸道病毒感染如鼻病毒、呼吸道合胞病毒等相鉴别；②与各种病毒性脑膜炎相鉴别：常见有肠道病毒和腮腺病毒等引起的病毒性脑膜炎；③结核性脑膜炎：患者多有结核病史，起病缓慢，病程较长，不经抗结核治疗，病情日趋严重。脑脊液糖和氯化物下降，脑脊液静置后往往有薄膜形成，涂片染色可以检出结核分枝杆菌，PCR 检测血和脑脊液结核分枝杆菌抗原可鉴别；④传染性单核细胞增多症：患者有发热、咽痛或并发脑膜炎，末梢血异常淋巴细胞往往达 10% 以上，嗜异性凝集试验呈阳性，效价≥1:64。

（七）治疗

人或动物患淋巴脉络膜炎时没有特殊疗法。感染动物应及时进行处理，避免病毒扩散。患者进行对症治疗，不需要隔离，抗生素或磺胺药对本病无任何作用。头痛患者经腰椎穿刺或服水杨酸制剂后可缓解，但腰穿不能作为治疗措施。颅内压显著增高时可用高渗葡萄糖或其他水剂静脉注射。本病是自限性的疾病，预后良好。绝大部分患者能完全恢复。脑膜脑炎的患者恢复较慢，可迁延数周、数月，一般没有明显的后遗症。

（八）预防

鼠为本病主要传染源，预防应以防鼠灭鼠为主。注意个人卫生，避免进食可能被鼠类污染的饮食。实验室工作人员和动物饲养员应加强个人防护措施。患者无需隔离。目前尚无疫苗免疫预防。

五、布鲁氏菌病

布鲁氏菌病又名布病，也称波浪热，是布鲁菌引起的急性或慢性传染病，属自然疫源性人畜共患疾病。临床上主要表现为长期发热、多汗、关节痛、肝脾大等。

（一）病原学

布鲁氏菌为一微小的、不活动多形球状杆菌，长 0.5~2μm、宽 0.4~0.8μm，无芽孢形成。本菌属由 6 个种、19 个生物型组成（张玲霞和周先志，2010）：羊种布鲁氏菌（*Brucella melitensis*）有 3 个生物型，牛种布鲁氏菌（*B. abortus*）有 8 个生物型，猪种布鲁氏菌（*B. suis*）有 5 个生物型，犬种布鲁氏菌（*B. canis*）、绵羊附睾种布鲁氏菌（*B. ovis*）和沙林鼠种布鲁氏菌（*B. neotomas*）各有 1 个生物型。各个种的毒力、生物学性状、人畜感染后的临床表现等都有较大差别。感染人群的主要有羊、牛和猪种布鲁氏菌。布鲁氏菌仅产生内毒素，对实验动物具有一定毒性。各型具有共同抗原，可用毒力较弱的牛种布鲁氏菌制成活疫苗，预防毒力较强的羊种和猪种布鲁氏菌感染。本菌对光、热、常用化学消毒剂等均敏感；日光照射 10~20 分钟、湿热 60℃ 10~20 分钟、3% 含氯石灰澄清液数分钟即可将其杀灭。布鲁菌在外界环境生存能力较强，在干燥土壤、皮毛和乳制品中可生存数周至数月，在水中可生存 5 天至 4 个月。

（二）流行病学

布鲁氏菌病存在于世界上 170 多个国家和地区的人畜中，但疫情分布极不均匀，已有 13 个欧洲国家和日本消灭了布鲁氏菌病。20 世纪 90 年代以来我国布鲁氏菌病疫情出现了明显回升。目前流行与 20 世纪 50 和 60 年代相比，疫情从牧区向半农半牧区、农区及城市蔓延；流行的形式以多发的、分散的点状流行代替了大规模的暴发流行；受侵的人群，除职业人群外，老年、青少年乃至儿童的发病有增多的趋势。

1. 传染源　国内的传染源主要是羊，其次是牛和猪。这些家畜得病后，早期往往导致流产或死胎，其阴道分泌物特别具有传染性，其皮毛、脏器、胎盘、羊水、乳汁、尿液也常染菌。病畜乳汁中带菌较多，排菌可达数月至数年。

2. 传播途径　在国内，主要传播途径为牧民接生羊羔，兽医为病畜接生也极易感染。此外剥生羊皮、剪打羊毛、挤乳、屠宰病畜、切割病畜肉等均可感染，病原体接触人体的破损皮肤后可进入机体。实验室人员做细菌培养及与染菌器皿接触较多，常可由皮肤、黏膜感染细菌。进食染菌的生乳、乳制品和未煮熟的病畜肉类时，病菌可自消化道进入体内。接触带菌家犬也可引起感染。病菌也可通过呼吸道黏膜、眼结膜和性器官黏膜发生感染。曾用克氏真厉螨（*Eulaelaps kolpakovae*）、黄鼠血革螨（*Haemogamasus citelli*）和鼷鼠赫刺螨叮咬布鲁氏菌感染的动物，并获得病原体，且证明了子午赫刺螨（*Hirstionyssus meridianus*）能够保存病原体。经污染源传播。

3. 易感人群　人群对布鲁菌普遍易感，国内患病年龄最小者为 7 个月，最大者为 70 岁，青壮年男性因职业关系，其发病率高于女性。多发生在春末夏初或夏秋之间。患病后有一定免疫力，但再感染者也并不少见。

（三）发病机制和病理

发病机制研究很多，但迄今尚未完全阐明。一般认为，布鲁氏菌经皮肤黏膜侵入人体后，主要经淋巴管侵入局部淋巴结生长繁殖，并被巨噬细胞吞噬，如在该处未被消灭则形成感染灶，经大量生长繁殖后，冲破淋巴结屏障而进入血循环，在血循环中布鲁氏菌继续生长，繁殖，死亡，释放内毒素，产生菌血症，毒血症。内毒素在急性期症状的发生中起重要作用，1mg 内毒素可使体温上升至 40.5℃ 并导致严重的全身症状。若此时人体的免疫功能正常，可通过 T 细胞，巨噬细胞和特异性抗体的联合作用，清除细菌并痊愈。如果特异性免疫功能不能清除细菌，则细菌可随血液，特别是巨噬细胞进入各器官组织形成感染灶或迁徙性病灶。病灶中的细菌又可多次进入血循环而形成复发和各种变态反应性表现。至慢性期，则细菌主要局限于各器官组织，形成局部病变。也可能细菌已被清除，而由变态反应引起局部病变。布鲁氏菌主要寄生于细胞内，抗菌药物不易进入发挥作用，这可能是难以根治的原因之一。

本病的病理变化极为广泛，几乎所有器官组织均可被侵犯。其中以单核吞噬细胞系统最为常见。在急性期常有弥漫性细胞增生，慢性期可出现由上皮细胞，巨噬细胞，浆细胞及淋巴细胞组成的肉芽肿。这种肉芽肿和人类结节病的病变类似，但无干酪样坏死，也是本病的典型病变。其余如心血管系统，骨关节及肌肉系统，生殖系统，神经系统等均常有轻重不等的病变。

（四）临床表现

布鲁氏菌病临床表现各异，轻重不一，羊型和猪型较重，牛型较轻，还可有部分病例不发热。国内以羊型最为多见,未经治疗者的自然病程为 3~6 个月(平均 4 个月),但也有短仅 1 个月或长达数年以上的患者。潜伏期 7~60 天,一般为 2~3 周,少数患者在感染后数月或 1 年以上发病。实验室工作受感染者大多于 10~50 天内发病。临床分型为急性期、慢性期活动型及慢性期相对稳定型。

急性期病程在 3 个月以内,主要临床表现为发热、多汗、乏力、关节炎、睾丸炎等。热型以弛张热最为常见,波状热虽仅占 5%~20%,但该热型最具特征性,其发热期平均为 2~3 周,继以 3~5 天至 2 周无热期后热再起,如此循环起伏而呈波浪型。多汗是本病的突出症状,常于深夜凌晨,当热度急骤下降时出现大汗淋漓,大多患者常感全身乏力。关节痛可累及 1 个或多个关节,主要为骶、髂、髋、膝、肩、腕等大关节,急性期呈游走性。其他症状有头痛、神经痛、肝脾肿大、淋巴结肿大等,皮疹较为少见。

慢性感染病程在 1 年以上。一类表现有长期低热、畏寒、疲乏、盗汗、头痛、肌痛、关节痛等。另一类则有器质性损伤,可累及全身器官,其中以骨骼肌系统最为常见,关节损害也以大关节为主,可固定于 1 个或几个关节,为持续性钝痛,反复发作,还可见滑囊炎、腱鞘炎及脊椎病变;累及神经系统者神经痛、神经炎、神经根炎等周围神经损伤,另有脑膜炎、脑炎和脊髓炎等;累及泌尿生殖系统有睾丸炎、附睾炎、精索炎、卵巢炎、输卵管炎等;其他还有心肌炎、血栓性静脉炎、支气管炎、支气管肺炎、间质性肺炎等。

(五)实验室检查

血常规检查白细胞计数正常或稍偏低,淋巴细胞相对或绝对增多,有时可见异型淋巴细胞。严重病例可出现贫血。细菌学检查血、骨髓、脑脊液、乳汁、子宫分泌物和尿液培养可分离出病原菌。血清凝集试验(Wright test)、补体结合试验、抗人球蛋白试验(Coombs test)用于检测血清中的不完全抗体。酶联免疫吸附试验(enzyme linked immunosorbent assay, ELISA)阳性率高于凝集试验,且检测 IgM、IgA 及 IgG 的敏感性相似。皮肤试验、2-疏基乙醇(2-mercaptoethanol, 2-ME)试验可检测 IgG,用于鉴别自然感染与菌苗免疫;聚合酶链反应(PCR)设计不同菌种的引物用以检测各种标本,其结果与传统检测方法 100% 符合;核酸探针检测 20 世纪 90 年代发展的技术,先设法扩增出目的基因序列,以地高辛标记后用以检测 DNA 杂交信号。

(六)诊断和鉴别诊断

流行病学资料和职业对布鲁菌病的诊断具有重要价值,结合本病的一些特殊临床表现,如波浪热、多汗、关节痛、睾丸炎等,临床诊断基本成立。血、骨髓、脓液等培养的阳性结果为确诊的依据。血清特异性抗体检测对诊断有重要意义。慢性患者凝集试验阴性时宜做 ELISA 或抗人球蛋白试验。

本病的急性期易与伤寒、副伤寒、风湿病、类风湿关节炎、流行性感冒、其他病毒性呼吸道感染、病毒性肝炎、疟疾、淋巴瘤、系统性红斑狼疮等相混淆。慢性期注意与各种骨和关节病、神经症等相鉴别。

(七)治疗

急性感染者采用一般疗法及对症治疗,并辅以抗菌治疗,利福平对本病有效,也有推荐多西环素与链霉素合用。慢性感染者一般认为四环素与链霉素合用有一定疗效,但四环素的疗程应延长至 6 周以上,链霉素以 4 周为宜。对脓性病灶可予以手术引流。本病预后良好,大多数患者于 3~6 个月康复,少数病例的病程超过 6 个月。慢性患者可出现关节病变、肌腱挛缩等使肢体活动受限。

(八)预防

主要预防措施为预防接种和病畜管理。管理传染源,病畜应隔离,外地输入的牲畜必须经血清学及细菌学检查,证实无病后方可放牧。急性期患者应隔离至症状消失且血、尿培养均阴性。切断传播途径,加强粪、水管理,防止病畜、患者的排泄物污染水源。保护易感人群,健康牲畜的预防接种应做到连续性(连续免疫 3~5 年)和连片性,牧民、兽医、实验室工作者等均应接受预防接种,疫区人群应在产羔季节前 2~4 个月接种。

六、钩端螺旋体病

钩端螺旋体病(Leptospirosis),简称钩体病,是由各种不同型别的致病性钩端螺旋体(*Leptospira*),简称钩体,引起的自然疫源性急性传染病。该病是一种以鼠类和猪为主要传染源的人畜共患病。人在接触带菌的野生动物和家畜后,钩体通过暴露部位的皮肤及黏膜进入体内进而感染。因个体免疫状态及感染菌株的不同,临床表现轻重不等。典型症状者起病急骤,早期有高热、乏力、全身酸痛、结膜充血、腓肠肌压痛、表浅淋巴结肿大等;中期可伴有肺弥漫性出血,明显的肝、肾、中枢神经系统损害;晚期多数患者恢复,少数患者可出现后发热、眼葡萄膜炎以及脑动脉闭塞性炎症等。肺弥漫性出血、肝、肾衰竭常为致死原因。

(一) 病原学

钩体呈细长丝状,圆柱形,螺旋盘绕,有 12~24 个螺旋,规则而紧密,一端或两端弯曲成钩状,使菌体呈 C 形或 S 形。菌体长度不等,平均 6~10μm,直径 0.1~0.2μm。钩体运动活泼,沿长轴旋转运动,穿透力较强。钩体革兰氏染色阴性,在暗视野显微镜下较易见到发亮的活动螺旋体。电镜下观察到钩体的基本结构主要为透明外膜、细长鞭毛(又称轴丝)和圆柱形的原生质体(圆柱形菌体)3 部分。外膜具有免疫原性,将外膜免疫动物后能获得保护性抗体。钩体是需氧菌,营养要求不高,在含兔血清的柯氏(Korthof)培养基中生长良好。

钩体对外界抵抗力较强,在冷湿及弱碱环境中生存较久,在河沟及水田中能存活数日至月余。对干燥、热、酸、碱和消毒剂很敏感。据最新统计,全世界已发现的钩体共有 23 个血清群(Serogroup),223 个血清型(Serovar)。我国已知有 19 个血清群,161 个血清型,是世界上发现血清型最多的国家(张玲霞和周先志,2010)。较常见的有 13 个血清群、15 个血清型,北方以波摩那群为主,犬热群为次,南方地区以黄疸出血群较为多见。不同型别的钩端螺旋体对人的毒力、致病力也不同。

(二) 流行病学

钩体病遍布世界各地,我国除一些干旱少雨的地区如青海、甘肃、内蒙古西北等外,其他各省、市、自治区均发现本病,并以盛产水稻的中南、西南、华东等地区流行较为严重。发病季节主要集中在夏秋(6~10 月份)水稻收割期间,常以 8~9 月份为高峰。青壮年农民发病率较高。在气温较高的地区,全年可见散发病例。流行形式主要为稻田型、洪水型、雨水型及散发型。我国南方各省以稻田型为主,主要传染源是鼠类。北方各省呈洪水型暴发流行;平原低洼地也可呈雨水型,主要传染源为猪。发病季节,稻田型主要集中于夏秋季之交水稻收割期间,以 7~9 月份为发病高峰。在双季稻区有两个高峰。洪水型发病高峰与洪水高峰一致,常在 6~9 月份。发病年龄:青壮年发病多。20~40 岁组占病例总数 40% 左右,男性占 80% 以上。

1. 传染源 钩体病在自然界的传染源非常广泛。我国证实有 80 多种动物检出钩体,但人类钩体病的主要传染源为鼠类、猪和犬,这些动物是自然带菌者。钩体在动物的肾脏内生长繁殖,菌体随尿排出,污染水及土壤,带菌期猪排菌可达 1 年之久,鼠、犬排菌可长达数月至数年。人尿为酸性,不适宜钩体生存,故作为传染源的意义不大。

2. 传播途径 本病的主要传播方式是人与污染的水源间接接触,也可经胎盘、消化道、直接接触及其他方式传播。钩体可在野生动物体内长期存在,并可以传染给家畜,通过家畜再传染给人;又可通过家畜传染给野生动物再传染给人,如此长期循环不止。鼠和猪的带菌尿液污染水和土壤等外界环境,人群经常接触疫水和土壤,钩体经破损皮肤侵入机体。消化道、呼吸道和生殖系统的黏膜,也是钩体容易侵入的途径。其他如从羊水、胎盘、脐血、乳汁及流产儿的肝肾组织中都能分离出钩体,说明钩体可通过哺乳及先天感染而发病。吸血节肢动物如蜱、螨等也可通过吸血进行病原体传播。柏氏禽刺螨可因叮咬有病豚鼠而获黄疸出血热型钩端螺旋体的感染,病原体在螨体内存活 25 天以上,并能经叮刺传播给豚鼠。从厉螨属、下盾螨属、血厉螨属、血革螨属、赫刺螨属的种类进行分离均未获病原体,只在脂刺血革螨(*Haemogamasus liponyssoides*)体内获病原体,保持 2 天即消失。有学者从土耳克厉螨(*Laelaps turkestanicus*)中分离出该病病原体。于恩麻等(1962)在我国福建从黄毛鼠体表的毒厉螨体内分离出 1 株巴达维亚型钩端螺旋体。

3. 易感人群 人们对致病性钩体普遍易感。从事农业、渔业劳动者发病率较高,在气温较高地区、屠宰场、矿区等,全年可见散发病例。非疫区人群进入疫区,因缺乏免疫力容易被感染。病后对同型钩体产生特异性免疫,但对其他型钩体仍易感。感染钩体后以体液免疫为主,型特异性抗体可保持多年。

(三) 发病机制和病理

钩体经皮肤破损处或黏膜侵入人体,通过淋巴管或小血管循环至全身各脏器,迅速繁殖引起菌血症,可在起病 1 周内引起严重的感染中毒症状,以及肝、肾、肺、肌肉和中枢神经系统等病变。其病变基础是全身毛细血管中毒性损伤,轻者可无明显内脏器官损伤,病理改变轻微,而感染中毒性微血管功能的改变较为突出。人体对钩体的入侵首先表现为血液中的中性粒细胞,单核细胞增多,呈现对钩体的吞噬作用,但无明显的白细胞浸润,仅出现轻微的炎症反应。单核吞噬细胞增生明显,有明显的吞噬能力,出现腹股沟及其他表浅淋巴结肿大等非特异性反应。发病1周后,血液中出现特异性IgM抗体,继之出现IgG抗体。随着钩体菌血症逐渐消除,体液免疫在抗感染中起重要作用。部分患者对钩体毒素出现超敏反应,致使首次热退后或于恢复期出现后发症状。

各脏器损害的严重程度因钩体菌型、毒力及人体的反应而不同。钩体病的表现复杂多样,病变程度不一,轻者除中毒症状外,无明显的内脏损伤,重者可有不同脏器的病理改变,如肺弥漫性出血型、黄疸出血型、肾衰竭型和脑膜脑炎型等。

(四)临床表现

本病潜伏期1~2周(2~20天),临床表现轻重不一,根据发展过程分为早、中、晚3个时期,各期主要临床表现如下:

1. 早期(感染中毒期) 起病后1~3天,表现为发热及全身毒血症症状。急性起病,体温39℃左右,头痛及全身肌肉酸痛,眼结合膜充血,浅层淋巴结肿大,可有咳嗽、咽痛、食欲不佳、恶心、肝脾大、皮疹或鼻出血等表现。

2. 中期(脏器损伤期) 起病第3天后,部分患者出现明显脏器损伤,分以下四型:

(1)单纯型:又称感染中毒型或流感伤寒型,此型在国内最为多见,占90%以上。此型无明显脏器损伤,表现为早期的发热及毒血症症状,为自限性,症状持续10~14天后恢复。

(2)肺出血型:此型在我国也较常见,根据病情轻重分为一般肺出血型及弥漫性肺大出血型,一般肺出血型有咳嗽及痰中带血,肺部有少量湿性啰音,但无明显呼吸困难,经积极治疗可迅速痊愈。弥漫性肺大出血型多由毒力极强的黄疸出血型钩体引起,其发生亦可能由于机体对病原体及其毒素的超敏反应引起。是引起我国钩体病死亡的重要类型。

(3)黄疸出血型:又称韦耳病(Weil's disease),有乏力、食欲不佳、恶心、厌油及呕吐等肝炎症状,有黄疸、肝脾大及肝功能异常。

(4)脑膜炎型或脑膜脑炎型:表现为剧烈头痛呕吐、颈抵抗及布氏征阳性等脑膜炎症状,严重者亦可出现嗜睡、谵妄、昏迷、抽搐及瘫痪等。

3. 晚期(恢复期) 多数患者热退后各种症状逐渐消退,但也有少数患者退热后经几日到3个月左右,出现再次发热及其他症状,称后发症,较常见的有后发热、眼后发症、神经系统后发症、胫前热等。

(五)实验室检查

1. 血、尿常规检查 血液白细胞总数可正常或轻度升高,黄疸出血型患者多升高,血沉加快;多数患者(约70%)尿检有轻微蛋白尿及少量管型、白细胞或红细胞。

2. 生化检查及其他检查 黄疸出血型患者有肝功能异常,血清转氨酶及总胆红素均升高。脑膜炎型患者有脑脊液检查异常,颅内压升高,脑脊液外观无色透明,白细胞(50~500)×10⁶L,单核细胞升高为主,蛋白轻度升高,糖及氯化物正常。

3. 病原学检查 为确诊依据。

4. 血清学检查 检查血清特异性抗体,检查方法很多,国内最常用的检测及诊断方法是显微镜凝集(显凝)试验(亦称凝集溶解试验或凝溶试验)。

5. PCR法检测钩体DNA 此法灵敏特异,病程第一周即可检出,但须严格操作方法及避免假阳性。临床尚未广泛应用。

6. X线胸片检查 肺出血型患者可见双肺有弥散性点状、片状或融合片状阴影。

(六)诊断和鉴别诊断

1. 流行病学史 因本病临床表现不典型,所以流行病学史对诊断极为重要,是否有流行地区居住史或去过,夏秋季发病,与钩体污染疫水的接触史等。

2. 临床表现 早期发热、毒血症的流感样症状,主要有三症状(寒热、身痛、乏力)及三体征(结膜充血、淋巴结肿大及腓肠肌压痛),中期可有肺出血、黄疸出血或脑膜炎,青霉素治疗有效或首剂治疗后出现赫氏反应者有助于诊断。

3. 确诊需进行病原学和/或血清学检查,第一周可作血或脑脊液培养,常用的是显凝试验检测血清特异性抗体。

4. 肺出血型患者胸部 X 线检查,双肺可见散在点片状阴影,严重者可大片融合。

发热需与流感、伤寒、急性血吸虫病、立克次体病、疟疾、肾综合征出血热及败血症等其他发热性疾病相鉴别;肺出血型需与肺鼠疫、肺炭疽、肺结核及支气管扩张等咯血的疾病相鉴别;黄疸出血型需与黄疸型肝炎及化脓性胆管炎相鉴别;脑膜炎或脑膜脑炎型需与流行性乙型脑炎或其他病毒性脑膜炎相鉴别。

(七) 治疗

治疗原则为三早(早发现、早诊断、早治疗)一就(就地治疗)。病原治疗应尽早使用有效抗生素,本病病原体对青霉素 G 高度敏感,迄今为止尚未发现耐药钩体,此外对其他抗生素如庆大霉素、四环素、氯霉素及红霉素等均敏感。一般支持疗法为患者及时卧床休息治疗,保证足够的液体量及热量,不足者静脉补液,并做好护理及病情监护工作。另外还需做好对症治疗。本病病情轻重不等,大多数患者预后良好,可痊愈。弥漫型肺出血型、暴发性单纯型、重症黄疸出血型及脑膜脑炎型则预后较差。

(八) 预防

该病应采取综合预防措施。消灭或管理传染源,灭鼠是重要措施,切断传播途径搞好环境卫生,保护好饮用水源防止被污染。提高人群免疫力,特别是疫区高危人群及新入疫区的人。

七、鸟疫

鹦鹉热(Psittacosis)又称鸟疫(Ornithosis),是人类、鸟类及一些哺乳动物感染鹦鹉热嗜衣原体(*Chlamydia psittaci*)所引起的自然疫源性衣原体病,鸟类中的自然感染极为广泛,人类感染主要是由排菌鸟类及其污染物引起,是典型的动物源性传染病。通常表现为高热、恶寒、头痛、肌痛、咳嗽和肺部浸润性病变等特征。一般症状颇似感冒,但多数患者都可出现肺炎。

(一) 病原学

鹦鹉热嗜衣原体是 Lewithal 在柏林、Coles 在英格兰及 Lillie 在美国于 1930 年同时发现的,曾称为 L.C.L 小体。此衣原体首先从鹦鹉体内分离出,原体圆形,核质周围原浆区狭窄,包涵体不含糖原,碘染色阴性。在许多细胞培养系中生长发育良好,常用 HeLa 细胞、猴肾细胞、L 细胞及 McCoy 细胞,亦可在鸡胚卵黄囊中生长,易感动物较多,常用小白鼠进行接种。在外界抵抗力弱,37℃48 小时或 60℃10 分钟即可灭活,0.1% 甲醛、0.5% 石炭酸 24 小时,乙醚 30 分钟及紫外线照射均可灭活。但耐低温,−70℃贮存多年仍保持感染性。

(二) 流行病学

本病于 20 世纪 30 年代初,先在欧洲和非洲,后又在美国,共有 12 个国家暴发过大流行,患者多达 750 例,死亡 143 人。本病及其自然疫源地分布相当广泛,全球许多地区都已证实其存在。从人血清抗体检测也证明其感染广泛存在于欧、非、亚、南北美及澳洲。然而由于研究数量有限,不能说明鸟衣原体主要在鹦鹉中广泛流行。也有大量的文献证实,除了传统上报道的类似鹦鹉的动物传染源外,火鸡、鸡和鸭对该病的传播也起到关键作用。有研究显示,家禽比鹦鹉类更易感染衣原体。临床医生和公共卫生官员仍应将鹦鹉以外的家禽和鸟类纳入该病的流行病学史和传染源来追踪(Hogerwerf 等,2020)。调查研究显示,鸟衣原体在德国城市鸽子中流行率为 3%(4/128),在法国城市鸽子的流行率为 8%(10/125)。更有数据显示,鸟衣原体在德国种鸽中流行率为 14.8%(4/27),在法国鸽子中的阳性率为 8%(10/125)。

1. **传染源** 患病或带菌的禽鸟类是该病的主要传染源,带菌患者咳痰对他人也有传染性。美国以火鸡引起人群感染为主;欧洲以鹦鹉、鸽等观赏鸟类及鸭、火鸡等禽类传播感染给人为多见。

2. **传播途径** 病禽鸟通过粪便排出大量病原体,衣原体在干燥的粪便中可保持几个月仍具感染性,病原体随粪便干末、尘埃四处飞扬,禽鸟类吸入后也可被感染,这是衣原体的主要感染途径。该病还可通过消化道和吸血昆虫,如螨、虱等感染。吸入有感染性尘埃、蜱、巢螨和鸡虱携带的衣原体经皮肤侵入也是感染途径。法国有通过边缘革蜱(*Dermacentor marginatus*)传播给人的报道,提示节肢动物似有介入传播的可能。邓国藩等(1993)报道在混合螨种分离到该病原体,疑似媒介革螨为茅舍血厉螨、拱胸血革螨及林禽刺螨。有研究认为鸡皮刺螨在金丝雀鹦鹉热的传播中起了一定的作用。此外,鸡皮刺螨可能对金丝雀鹦鹉热的发展起着重要作用,也是鹦鹉热衣原体的潜在携带者之一。鸡皮刺螨可能是鹦鹉热病原体的传播媒介,可增加该病原体在金丝雀之间的扩散,以及其他鸟类中的其他病原体传播(Circella 等,2011)。

3. **易感染群** 人体普遍易感,感染机会与禽类接触机会多少有关,饲养鸡、鸭、鸽者及禽类标本制作者易感染本病。隐性感染及轻症患者极为多见,养鸭场工作人员血清可检出高滴度抗体,但感染后免疫力不持久,容易复发及再次感染。

4. **流行特征** 其发生和流行无明显的季节性。外观健康的排菌鸟常引起家庭中散发流行。暴发流行多发生于家禽和鸟类的集聚场所及经常接触者或有关的职业人群中。在从事生产或加工过程中发生大批人员感染,出现较大规模的流行。

(三)发病机制和病理

吸入病原体后首先在呼吸道局部的单核吞噬细胞系统中繁殖,之后经血液循环播散到肺及其他器官,引起肺部炎性病变及肝、脾、心、肾等损伤,其中以肺部损害表现为主,也累及单核吞噬细胞系统。肺部病变主要为血管周围炎症,并向周围播散,引起小叶性和间质性肺炎,从肺门至周边,以肺叶或肺段的下垂部位较为明显;细支气管及支气管上皮脱屑、坏死,肺泡有炎性细胞浸润和渗出,肺泡腔可充满液体,偶见出血及大量纤维蛋白渗出;肺泡壁和肺间质组织明显增厚,出现水肿及坏死,有时出现胸膜炎反应。肝脏有炎症及小灶性坏死,脾可肿大。胸膜、心、肾、大血管、神经系统及消化道可出现病变。在肺巨噬细胞、心包和心肌、肝星形细胞内均可见到嗜碱性包涵体。衣原体能产生类似革兰氏阴性菌的内毒素物质,抑制宿主细胞代谢,直接破坏宿主细胞;在体内抗衣原体的免疫应答过程中 T 细胞与感染细胞的相互作用也会导致免疫性病理损伤。

(四)临床表现

潜伏期 1~2 周,也可长达 4 周。症状轻重不等,少数无症状,轻者为流感样症状;中重患者急性起病,寒战高热达 39~40℃,伴有相对缓脉。有乏力、头痛、肌痛、咽痛及胸痛等。1 周左右出现咳嗽、干咳或咳少量黏液痰,肺炎发生率高达 85%~90%。病情严重时可出现发绀、烦躁、谵妄、昏迷等。偶有鼻出血或斑疹。咽部充血,肺部呼吸音减弱或有少量湿啰音,重者有肺实变征;黄疸、肝脾肿大、横纹肌溶解,甚至死于败血症、肾衰竭、胰腺炎等;孕妇可出现流产,偶见玫瑰疹及眼结膜炎。

(五)实验室检查

1. **血象和尿检** 外周血白细胞计数急性期可正常或稍升高。尿检查可有一过性蛋白尿。

2. **病原学检查** 急性期取血、痰或咽拭子作衣原体分离。

3. **血清学检查** 为常用的诊断方法。包括微量免疫荧光法、补体结合试验或血凝抑制试验等。

4. **肺部 X 线检查** 呈多样性变化,片状、云架状、结节状或粟粒状阴影,由肺门部向外呈扇形扩大,小叶病变为主,亦可呈大叶炎症、弥漫性支气管肺炎或间质性肺炎,亦可有肺实变。

(六)诊断和鉴别诊断

1. **流行病学史** 当地有本病发生及流行,有观赏鸟类嗜好或有鸟类接触史,但约有 20% 患者无此历史。

2. **上述临床表现** 其中肺炎表现伴脾大为重要表现。

3. **肺部 X 线检查有肺炎表现。**

确诊本病则有赖于血清学检出本病特异体抗体和/或特异性包涵体。亦可对患者接触过的可疑鸟类进行病原学检测,有助于患者的诊断。

由于本病缺乏特异性临床表现,故应与其他病原引起的肺炎相鉴别,包括军团病、支原体肺炎、肺炎衣原体肺炎、病毒性肺炎及肺结核等。全身症状严重者需与伤寒、败血症及粟粒性结核相鉴别。

(七)治疗

病原治疗首选四环素或红霉素,用药 24~48 小时后,发热及症状均可缓解,继续用药 7~14 天。儿童用红霉素进行治疗。亦可用利福平、螺旋霉素或氯霉素等。对症治疗针对高热及咳嗽等症状,予以解热镇痛及止咳药。全身症状严重者可予以肾上腺皮质激素治疗。多数患者退热后经 1 周左右即可恢复。若 3 个月内又出现症状即为复发,复发率约为21%,再感染次数不等,或有2~5次之多,但也有8~12年的带菌过程中反复发病的。并发症较为少见,但偶可出现心肌炎、肝炎、脓胸、栓塞性静脉炎等。本病为自限性,预后良好。

(八)预防

本病应采用综合性预防措施。严格执行养禽场、鸟类贸易市场及运输过程的检疫制度,进口的鸟类尤其对南美、澳大利亚、远东及美国的鹦鹉,应严格检查及加强海关检疫。被感染的场所和房舍应消毒处理和检疫监督。在鸟类密集装运前后,可在饲料中掺拌四环素以加强预防。必要时采取检疫和隔离观察措施。

八、拟棉鼠丝虫病

卡氏拟棉鼠丝虫(*Litomosoides carinii*)是寄生于啮齿动物的一种丝虫。原产于美洲。已发现自然感染的宿主有棉鼠及松鼠、鼯鼠等鼠类,其中棉鼠是主要的寄生动物。在美国南部和东南部,卡氏拟棉鼠丝虫自然感染率很高。卡氏拟棉鼠丝虫为筛选抗丝虫新药较为理想的虫种,其优点在于该虫主要寄生于棉鼠的胸腔内,在评价药物对虫的作用时取材简捷,另外,对该虫有效药物在临床上也能获得满意的效果。

(一)病原学

卡氏拟棉鼠丝虫的成虫细长,头端平钝,尾端尖细。口缺唇或乳突,口周围有一球状膨大。雄虫长28mm,末端向腹面卷曲。雌虫长100mm,阴门与虫体前端的距离相当于食管长的两倍。微丝蚴长70μm,宽5~7μm,有鞘,体核较粗,分布于全身达虫体末端。微丝蚴和早期幼丝虫的头端有一个尖钩,微丝蚴依靠尖钩可穿过宿主的组织和螨的胃壁到适当的部位发育。

该病的传染媒介为柏氏禽刺螨,该螨寄生于鼠体表,分布于世界各地,热带地区尤多。该螨可将卡氏拟棉鼠丝虫的幼虫传播给棉鼠,且该螨容易大量饲养和繁殖,所以早在1945年前后,美国和英国的一些实验室内已建立了卡氏拟棉鼠丝虫动物模型,利用它来筛选抗丝虫药物,并于1947—1948年间发现了治疗丝虫病的药物——海群生。我国于1972年用棉鼠和柏氏禽刺螨建立了卡氏拟棉鼠丝虫的动物模型,并开展了药物筛选工作。

(二)发病机制

卡氏拟棉鼠丝虫成虫寄居于鼠类的胸腔,排出的微丝蚴在胸腔黏液内,穿过心包膜或肺脏进入血管,随血流分布到身体表面。当媒介螨吸血时,微丝蚴即进入螨胃,24小时内穿过胃壁,进入血腔,在血腔或脂肪体内发育。在23~25℃温度下,在螨体内从微丝蚴发育至感染期幼虫约需2周。当阳性螨叮咬宿主时,感染期幼虫即从被螨口器刺破的皮肤伤口钻入皮下。大约在感染部位停留若干小时,然后向胸腔移行,最快的可在感染后18小时即能到达胸腔。末梢血液内微丝蚴的密度,在白天或黑夜虽有波动,但无明显的周期性。成虫在鼠体内的寿命,一般为一年左右,少数可活460天。在感染后的4~6个月内,雌虫的生育力最强,排出微丝蚴最多,成虫寄生的部位主要是胸腔,左胸纵膈、心包腔内曾发现少数成虫,有时也在腹腔寄生。成虫常群集缠结成一团。

(三)治疗

在丝虫病的治疗中,首选药物为海群生,但对成虫的效果较差,治疗马来丝虫病时,不良反应较大。1974年有学者发现苏拉明对纳塔耳乳鼠(*Mastomys naialensis*)体内的卡氏拟棉鼠丝虫成虫具有高度活性,且对正在体内移行或发育的卡氏拟棉鼠丝虫各期幼虫有效,但所需剂量要增大2倍左右才可获得同样的效果。席裕瑞等(1983)在筛选试验时发现苯硫脲嗪对卡氏拟棉鼠丝虫病有效。肖树华等(1987)也发现苯硫脲嗪有较强的抗成虫和微丝蚴作用,在等剂量下,该药抗卡氏拟棉鼠丝虫的效果优于硝硫氰胺,治愈剂量约为$1/10LD_{50}$,连给3天。虫体的组织形态学观察结果也表明,苯硫脲嗪具有较好的杀成虫作用,特别是杀马来丝虫。

九、肺螨病

肺螨病(pulmonary acariasis)是因某些螨类侵入呼吸道并寄生于组织及细支气管,或因其蜕皮或虫体死亡后被吸入呼吸系统而引起的一种疾病。引起人体肺螨病的螨种主要是粉螨和蚳线螨类,本病的临床表现为咳嗽、咳痰、胸闷气短、哮喘、乏力烦躁、低热、全身不适等症状。由于肺螨病症状不典型,故常被误诊为其他肺部疾病。

(一) 病原学

肺螨病的病原体是螨类,最初发现于猴类,其病原为肺刺螨属(*Pneumonyssus*)的螨虫。关于人肺螨病的病原,据 Carter(1944)记载,痰内发现 5 属 10 种螨类。1951 年佐佐学记述了 14 种螨。陈兴保(1989)对肺螨病病原和流行情况进行了调查,鉴定出肺螨病病原螨类 5 科 12 属 12 种。其中粗脚粉螨、腐食酪螨(*Tyrophagus putrescentiae*)、椭圆食粉螨(*Aleuroglyphus ovatus*)、马六甲肉食螨(*Cheyletus malaccensis*)等在痰检中出现率最高,可能是致病的常见螨种。引起人肺螨病的种类比较复杂,涉及粉螨、跗线螨、尘螨、肉食螨和甲螨等多个非革螨类群,以粉螨及跗线螨最为多见。

(二) 流行病学

肺螨病是一种尚未引起人们重视的呼吸系统疾病,1944 年在斯里兰卡首先报道了人体肺螨病,之后日本、委内瑞拉、西班牙和朝鲜等国也均有病例报道。我国海南、广东、广西、四川、安徽、江苏、山东、黑龙江等省也均有报道。本病的感染率与职业有密切关系。从事粮食加工、粮库搬运、皮革加工、中药材加工、服装加工、图书管理、宾馆服务和食品加工等工作人员肺螨病感染率较高。因工作环境卫生状况差、粉尘污染严重及忽视劳动保护是造成肺螨感染的主要原因。一般认为该病感染以青壮年为主,且随着年龄的增长,感染率也相应上升。本病发病与接触螨类孳生环境的男女比例有关,而与性别的易感性无关。肺螨感染与接触螨类环境时间的长短有关,接触的时间长,吸入螨类的机会就多,发病的可能性就越大。邓国藩等(1993)报道西密肺刺螨(*Pneumonyssus simicola*)与窦氏肺刺螨(*Pneumonyssus duttoni*)可致肺螨病。

(三) 发病机制和病理

1. **螨类寄生引起肺组织机械性损伤** 螨体被吸入呼吸道后,经逐级支气管到达肺实质寄生。寄生螨常以螯肢与足爪活动而致肺组织出现明显机械性损伤。肺部常表现为急性炎症性病变,大量巨噬细胞、中性粒细胞和淋巴细胞浸润。其细胞浸润和纤维增生或许是形成结节性病灶的原因之一。

2. **螨体或代谢抗原所引起的免疫病理反应** 螨类侵入肺部以后其分泌物、代谢产物、皮屑和螨类死后释出的分解产物可导致机体发生过敏反应,以致在肺部可见有明显的嗜酸性粒细胞浸润。孙兴等测定肺螨病患者非特异性免疫球蛋白,发现其血清 IgG、IgA 和 IgE 均有明显增高,提示螨类的代谢分泌物及螨体裂解产物作为抗原刺激机体产生了体液免疫反应。这些抗原物质可同时具有免疫原性和过敏原性,证实嗜碱性粒细胞处于对螨抗原致敏状态,从而验证了过敏反应在肺螨病致病机制中具有重要意义。

(四) 临床表现

本病可出现类似感冒、支气管炎、肺结核等症状,或呈哮喘样发作。绝大多数患者有咳嗽、咳白色泡沫样痰,也可出现乏力、低热、厌食、胸闷、胸痛、盗汗、气急或哮喘等。偶有痰中带血,合并细菌感染时有脓性痰。部分患者可长期干咳或严重哮喘。若螨虫侵犯皮肤或消化道,则可出现皮肤瘙痒、皮疹或腹痛、腹泻、体重下降等。

(五) 实验室检查

1. **病原学检查** 该方法虽有不少报道,但仍以涂片镜检为主要方法。由于痰螨检出率较低,其他诊断标准特异性不高,因此肺螨病也常被误诊为其他呼吸道疾病而延误治疗。

2. **免疫学诊断** 如间接血凝试验、酶联免疫技术、荧光免疫技术等已广泛用于肺螨病的诊断。王慧勇等(2004)认为葡萄球菌 A 蛋白-酶联免疫吸附试验(SPA-ELISA)和螨成虫抗原片间接荧光抗体试验(Map-IFAT)对肺螨病的诊断均有较高的特异性及敏感性,而 SPA-ELISA 法在肺螨病的大规模流行病学调查中具有很大的优势,两者联合应用可提高诊断肺性螨病的准确性。嗜碱性粒细胞脱颗粒试验(Human basophil degranulation test,HBDT)是反映肺螨病患者免疫病理变化的敏感指标,螨特异性抗体可较准确反映病原螨的感染类型。IgE 水平可反映机体的致敏状态和变态反应的强弱。

(六) 诊断和鉴别诊断

临床诊断包括:①肺螨病与所从事的职业密切相关,以从事粮食加工、搬运、中药材加工和仓储等职业人群发病率较高;②患者具有呼吸道疾病的一般症状,如咳嗽、吐痰、胸闷、气喘等,经长期抗生素治疗,症状时轻时重,或久治不愈;③X 线胸片显示肺门阴影增浓,纹理紊乱增粗,常有结节状阴影;④粉尘螨渗液皮试阳性或血清特异性抗体阳性;⑤血液嗜酸性粒细胞明显增高;⑥痰液检出螨虫,是本病确诊的依据。

本病易与慢性支气管炎、支气管哮喘、肺结核、Loffler 综合征、胸内结节病、肺血吸虫病、肺部感染、胸膜炎等病混淆,特别是有长期干咳、X 线胸片有间质性改变者易误诊为弥漫性肺病。

(七) 治疗

关于肺螨病的治疗,最有效的治疗方法是杀灭体内的病原螨类。当前杀螨药物较多,国外曾用卡巴砷、乙酰砷胺、枸橼酸乙胺嗪、硫代二苯胺、依米丁等。国内药物杀螨用甲硝唑、吡喹酮等。合并肺部感染时,选用抗生素治疗。不良反应症状明显者可加用甲氧氯胺等对症处理。及时治疗预后良好,延误治疗预后差。

(八) 预防

该病以防螨、灭螨为主要预防手段。灭螨可采用价廉、低毒或对人无害的杀螨剂。常用倍硫磷、虫螨磷、杀螟松等。酚类消毒剂对腐蚀酪螨进行杀灭试验显示,杀死率可达 99.83%~100%。消除螨时推荐以 2.0%、75ml/m² 苯酚或 3.0%、70ml/m² 煤酚皂溶液喷洒或擦拭污染物体表面为宜。从事粮食、中药材加工或在粉尘浓度高的场所工作的人员,应戴口罩,做好自身防护,防止螨类感染。

十、其他疾病

(一) 森林脑炎

森林脑炎 (forest encephalitis) 是由蜱传脑炎病毒引起的一种中枢神经系统急性传染病。森林脑炎有两种临床亚型,一种称俄罗斯春夏脑炎 (Russian spring-summer encephalitis),临床特征为高热、意识障碍、脑膜刺激征、瘫痪等。后遗症较重,病死率较高,感染后可获得持久免疫力,我国流行的主要是此类型;另一种叫中欧脑炎 (Central European encephalitis),病情相对较轻。

本病属自然疫源性疾病,病毒在蜱、食昆虫动物及啮齿动物之间繁殖循环。森林中许多啮齿动物,如缩纹鼠、松鼠、红褐田鼠、刺猬均为本病的储存宿主,故成为本病的主要传染源。此外,鸟类(如松鸡、蓝莺、交吻鸟等)、野生食肉动物、猩猩及家畜(如山羊、牛、马等)也是重要的储存宿主和传染源。在远东地区(包括中国)森林脑炎的传播媒介主要是全沟硬蜱 (Ixodes persulcatus),其次是康辛盲蜱 (Haemophysalis concinna) 等;在中欧,森林脑炎的传播媒介则主要是蓖子硬蜱 (Ixodes ricinus)。近年来有很多从革螨体内分离出自然携带该病毒的报道,包括格氏血厉螨、巢栖血革螨、厩真厉螨、赛氏血革螨 (Haemogamasus serdjukovae)、鸡皮刺螨、蛭状皮刺螨、巴氏厉螨(耶氏厉螨)、杜氏鼠刺螨 (Myonyssus dubinini) 等 10 多种革螨。陈国仕等(1979)从我国长白山林区的革螨中分离出一株自然感染的森林脑炎病毒。实验证明,用含森林脑炎病毒的鼠脑悬液或血液喂饲革螨,病毒在厩真厉螨体内保存了 18 天;在淡黄赫刺螨和鼹鼠赫刺螨体内,可保存病毒达 75 天以上,并可把病毒从感染动物传播给正常动物。革螨和森林脑炎病毒的循环可能主要是非流行的秋冬季,此时硬蜱已消失,兼性血食革螨起到完成此病毒的循环和保存病毒的作用(邓国藩等,1993)。有学者用柏氏禽刺螨做动物传播试验成功,并能经变态传递和经卵传递。但该螨传递病毒量较小,动物一般不发病,且可产生免疫力。

(二) 圣路易脑炎

圣路易斯脑炎 (St. Louis encephalitis,SLE) 是由圣路易斯脑炎病毒 (St. Louis encephalitis vinus) 引起的一种急性中枢神经系统传染病。本病经库蚊传播,主要流行于美国的密西西比河附近和俄亥俄河流域。临床上以发热、头痛和中枢神经系统症状为主要症状,一般持续数天后可完全恢复。病死率低,仅少数留有终生的中枢神经系统受损的后遗症。

有学者认为鸡皮刺螨、美洲皮刺螨 (Dermanyssus americanus),林禽刺螨、囊禽刺螨可能参与了疫区的病原循环。曾从野外鸡窝内收集的鸡皮刺螨中分离出该病毒。用感染性螨悬液注到雏鸡和小鼠体内,发生感染并分离出病毒。有感染性螨叮咬鸡,鸡也被感染。病毒在革螨体内可保存长达 6 个月之久。并证明鸡皮刺螨可经卵传递,认为该螨是疫源地病毒的保存者,也是鸟与人之间的传播媒介(邓国藩等,1993)。Reeves 等(1955)从鸟巢收集的大量林禽刺螨与美洲皮刺螨中分离出该病毒,但叮咬传播试验未获成功。

（三）鼠源性斑疹伤寒（地方性斑疹伤寒）

地方性斑疹伤寒（endemic typhus）也称鼠型斑疹伤寒（murine typhus），由莫氏立克次体（*Rickettsia mooseri*）引起，通过鼠蚤媒介传播的急性传染病。其临床特征与流行性斑疹伤寒近似，但症状较轻，皮疹很少呈出血性，病程较短，预后好，病死率低。

试验证明柏氏禽刺螨在动物体上饲养时能获得感染，并能经此螨的叮咬而将病原体传播给健康动物。Dove 进一步证明了当大白鼠被感染性柏氏禽刺螨叮咬后的几天内，就能产生败血症。这时鼠体的寄生螨在不同的变态期均能获得感染。我国刘伟通（1949）也曾从柏氏禽刺螨分离出此种病原体，但又指出斑疹伤寒立克次体在螨体内繁殖与贮存的时间能否与蚤一样，是一个问题。俄罗斯学者在调查黑海疫源地时，曾从家鼠身上采到柏氏禽刺螨及毒棘厉螨（毒厉螨），并分离出病原体。柏氏禽刺螨对此种病原体有经卵传递与经变态传递的能力。也从含鸡皮刺螨的混合螨组及敏捷厉螨中分离出该病病原体。某些学者认为寄生于鼠类的柏氏禽刺螨数量甚少，而蚤的数量较多，因此螨对该病原体的感染可能是第二性的，并非主要的媒介与储存宿主。俄罗斯曾根据柏氏禽刺螨大量侵袭人时，在 83 个居民点检查了 3 000 人，均未发现类似鼠型斑疹伤寒的病例，而怀疑柏氏禽刺螨对本病的流行病学意义。Fox（1961）有相似报告，在波多黎各岛，开皇客蚤数量下降，虽然纳氏厉螨数量增加，但未发现患者。

（四）土拉杆菌病

土拉杆菌病（Tularemia）也称兔热病、土拉弗菌病、土拉伦菌病、野兔热、鹿蝇热，是一种急性、感染性人兽共患疾病，是许多脊椎动物自然发生的急性热性败血性疾病。该病发生在北半球的多数国家，流行于北纬 30°~71° 地区。其致病菌是土拉弗朗西斯菌（*Francisella tularensis*），简称土拉弗菌。本病通常在兔形目和啮齿目动物中流行，人类主要是通过接触或以节肢动物为媒介而被感染。临床表现有发热、淋巴结肿大、皮肤溃疡、眼结合膜充血和溃疡、呼吸道和消化道的炎症及毒血症等。主要特征为全身各部位出现局灶性化脓和肉芽肿炎性反应。

从 1939 年起就开始研究革螨对土拉伦菌的自然感染，已有 40 组试验从革螨体内分离出土拉伦菌。从经常性体表寄生型革螨，鼠厉螨（*Laelaps muris*）、两栖上厉螨（*Hyperlaelaps amphibia*）、活跃厉螨（*Laelaps hilaris*）、多刺厉螨（*Laelaps multispinosus*）、䶄厉螨（*Laelaps clethrionomydis*）和达呼尔血革螨（*Haemogamasus dauricus*）中分离出病原体。实验研究曾用格氏血厉螨、鼠厉螨、鼷鼠赫刺螨、淡黄赫刺螨、仓鼠赫刺螨和柏氏禽刺螨叮咬有病动物，结果证明这些螨均可感染土拉伦菌。鼷鼠赫刺螨与淡黄赫刺螨对土拉伦菌有高度感染性，在吸血过程中有强烈的传播作用。仓鼠赫刺螨在动物体上吸血时亦能传播病原体。同时证明淡黄赫刺螨与鼷鼠赫刺螨可经卵传递病原体，病原体在螨体内大量繁殖。鼷鼠赫刺螨吸血获得病原体并保持病原体，但不能经叮咬传播，病原体在螨体内不繁殖也不失去毒性。病原体在螨体内的保存期限与温度有关，在 18~20℃ 保存 20~30 天，在 4~6℃ 保存 98 天。在人工巢穴内大量饲养鼷鼠赫刺螨时观察到两个半月中连续传播病原体 7 次，认为动物得病是由于动物吃螨而感染。Hopla（1951）用柏氏禽刺螨试验得到相似结果，螨可经卵传递与变态传递病原体，保存病原体可达 12~18 个月。从自然感染分离和实验室的传播试验结果，认为土拉伦菌病疫源地赫刺螨属（如鼷鼠赫刺螨）和厉螨属（鼠厉螨、活跃厉螨）的螨可起到病原体在巢穴动物中代代相传的锁链作用。也有人从厩真厉螨的混合革螨组中分离出土拉弗朗西斯菌。许多学者多次在冬季从疫源地搜集革螨中分离到病原体，在低温下螨体内保存病原体的时间延长，这在流行病学上有重要意义。有些地区需要进一步研究革螨在土拉伦菌病疫源地的作用，特别是在没有发现硬蜱的地区，而革螨是大量的啮齿动物体表寄生虫时。

（五）Q 热

Q 热（Q fever）是由贝纳柯克斯体（*Coxiella burnetii*）感染引起的急性传染病，动物为其传染源，故属于自然疫源性疾病，蜱为其传播媒介。该病主要临床特点是严重头痛、发热、发冷、乏力、肌痛及间质性肺炎。大多为急性，少数为慢性。间质性肺炎是本病与其他立克次体病不同重要特征。

一些革螨能参与 Q 热自然疫源地病原体的循环，在 Q 热疫源地从不同生态型革螨中多次分离出自然感染的 Q 热柯克斯体。从巢穴寄生型兼性吸血者茅舍血厉螨和东北血革螨（*Haemogamasus mandschuricus*）分离出病原体，从巢穴寄生型专性吸血者鸡皮刺螨、血红异皮螨中分离出病原体，从经常性体表寄生型的麻雀皮刺螨(*Dermanyssus passerina*)、仓鼠赫刺螨、巴氏厉螨(耶氏厉螨)中也多次分离出病原体。从毒厉螨叮咬过的地鼠分离出一株 Q 热柯克斯体。俄罗斯有人进一步做了传播试验,用感染的豚鼠喂养巢穴寄生型专性吸血者柏氏禽刺螨与鸡皮刺螨,于不同时期均能发生感染。从 1~12 天的螨,用以叮咬健康豚鼠,也出现典型的病症。解剖感染动物的各种脏器,发现有病理改变,并用巢穴寄生型兼性吸血者——格氏血厉螨、厩真厉螨、巢栖血革螨和经常性体表寄生型——鼹鼠赫刺螨、仓鼠赫刺螨进行传播试验,证明以上各种螨均可吸血得到病原体,经叮咬其他动物而传播病原体。还观察到鸡皮刺螨和柏氏禽刺螨可经卵传递病原体两代。感染后的雌螨在健康动物饲养时,能保存病原体达 6 个月之久,柯克斯体在死亡的感染螨体内可以保存一年之久。资料证明这些革螨可参与 Q 热疫源地循环,起保存与扩大疫源地作用,并有实验室动物周期性大量出现柏氏禽刺螨而引起人群感染的报告。

(六) 蜱传回归热

蜱传回归热(tick-borne relapsing fever)又称地方性回归热,由蜱传回归热螺旋体引起。其临床特点为间歇性发热、全身肌肉酸痛、肝脾肿大等,重症者可出现黄疸,出血倾向以及严重的全身毒血症症状。短期热退呈无热间歇,数日后又反复发热,发作期和间歇期交替出现。蜱传回归热以春、夏季(4~8 月份)为多,常有野外作业史,鼠、蜱接触及叮咬史。散发于世界各国的局部地区,以热带、亚热带地区为著。

地方性回归热的传播是以钝缘蜱为媒介。蜱的生命周期远较虱长,吸入患者血液后病原体可在蜱体内存活数年以上,且可经卵传至下代。蜱的体腔、唾腺和粪便内均含有病原体。当蜱刺螫吸血时可直接将病原体从皮肤创口注入人体,其粪便和体腔内的病原体也可经皮肤破损处侵入体内,但机会甚少。我国新疆地区的主要传播媒介乳突钝缘蜱(*Ornithodoros papillipes*)及特突钝缘蜱(*Ornithodoros tartakovskyi*)的自然感染率分别为 88.8% 和 71%。张宗葆(1965)曾用柏氏禽刺螨实验研究,证明当螨体吸食感染性的动物血液后,可获阳性,螺旋体并在螨体内可达 33 天之久,但其数量逐渐下降。又用感染螨给健康小鼠吞食,或用破碎的螨接触破损皮肤时,则能将螺旋体传给实验动物,但直接由螨叮咬传播未获成功。

(七) 蜱传斑疹伤寒

蜱传斑疹伤寒(tick-borne typhus)是泛指蜱媒斑点热组内的几种立克次体病。其病名常因发病地区而异,故同病异名较多。其中北亚蜱媒斑疹伤寒的病原体为西伯利亚立克次体(*Rickettsia sibirica*),其储存宿主与传播媒介是纳氏革蜱(*Dermacentor nuttalli*)及森林革蜱(*Dermacentor silvarum*)。在俄罗斯许多疫源地中,曾从啮齿动物及其巢穴中所搜集到的革螨中分离出病原立克次体,如鼢鼠赫刺螨(*Hirstionyssus myospalacis*)和仓鼠赫刺螨。在俄罗斯南部滨海岛上疫源地,曾从远东田鼠及其巢穴中采集的格氏血厉螨与淡黄赫刺螨的混合组分离到病原体。也从鸡皮刺螨中分离出病原体。其他一些学者也曾从一些革螨(未定种)中分离出这种立克次体。

(八) 鼠疫

鼠疫(plague)是由鼠疫耶尔森菌(*Yersinia pestis*)(鼠疫杆菌)引起的烈性传染病。主要流行于鼠类和其他啮齿动物,是一种自然疫源性疾病,人间鼠疫临床表现主要为发热、严重毒血症症状、出血倾向、淋巴结肿痛或肺炎等。

日本学者曾将患鼠疫的家鼠和鼹鼠体表的柏氏禽刺螨移到健康小鼠(1 只)和大鼠(5 只)体表,结果 1 只小鼠和 2 只大鼠引起鼠疫死亡。在俄罗斯乌拉尔河与厄姆巴河的中间地带的疫源地中,在散发的动物病流行条件下,从死于鼠疫的小家鼠体表采集到的 3 只阿尔及利亚厉螨,并从中分离出鼠疫杆菌。在土尔库曼以及阿尔曼鼠疫疫源地,也从革螨(未定种)体内分离出病原体。在马拉乐乌拉尔疫源地分离出 7 次,1 次是从采自小家鼠的阿尔及利亚厉螨,1 次采自跳鼠的克氏真厉螨,5 次的革螨未定种。国外已在阿尔及利亚厉螨、北野血革螨(*Haemogamasus kitanoi*)中发现鼠疫感染,并通过实验,发现柏禽刺螨和脂刺血革螨也能够在啮齿动物中传播鼠疫;我国发现感染鼠疫的革螨有仓鼠真厉螨(*Eulaelaps cricetuli*)和毒厉螨(俞东征,2009)。实验证明当革螨吸血时可吸入病原体,并保存病原体,但各种革螨有所不同,脂刺血革螨喂食去纤维素含鼠疫杆菌的血,食后只保菌 23 小时。用子午赫刺螨叮咬曾感染 100 个鼠疫杆菌的沙鼠,螨获得病原体,并保存 5 天(观察时间)。用柏氏禽刺螨叮咬病沙鼠,有 27% 螨感染并保存杆菌长达 61 天。螨重复吸血,则杆菌在螨体内大量繁殖,并保存到 72 天。螨从第一若虫脱皮直到成螨,经变态可传递病原体,但未见能经卵传递。实验时间内没有看到能吸血传播病原体,但从螨肠道排泄物中找到杆菌,因此作者认为柏氏禽刺螨可保存病原体相当时期,但不能主动传播,很可能是污染传播。从以上资料看出,个别螨种可参与鼠疫疫源地病原体的循环。

(九)马脑炎

马脑炎又称甲病毒脑炎,主要是指由甲病毒属(*Alphavirus*)中能引起脑炎的病毒如东方马脑炎病毒、西方马脑炎病毒以及委内瑞拉马脑炎病毒引起的脑炎,在整个美洲和人畜关系密切。该病是经蚊媒传播的罕见疾病。马脑炎病毒可入侵中枢神经系统,引起严重的并发症,甚至可导致死亡。患者可能只出现轻微感冒症状(包括头痛、疲倦、发热、呕吐),严重的可能会有脑炎病症、昏迷及死亡。

马脑炎主要发现在北美洲,中美洲和南美洲。东部马脑炎的致命率为35%,并有35%受感染者会有轻微至严重的神经系统后遗症。西部马脑炎的致命率为3%,13%受感染者会有神经系统后遗症,儿童出现后遗症较多。委内瑞拉马脑炎的致命率为1%,幼儿和年老者死亡率较高。曾有学者从鸡皮刺螨、囊禽刺螨、林禽刺螨与美洲皮刺螨中分离出西方马脑脊髓炎病毒。从鸡皮刺螨分离出东方马脑脊髓炎病毒(邓国藩等,1993)。

(十)伪结核

伪结核棒状杆菌(*Corynebacterium pseudotuberculosis*)是慢性传染病干酪样淋巴结炎(caseous lymphadenitis,CLA)的重要病原。动物保存宿主有啮齿动物、兔、鹿、养殖动物,火鸡、鸭、鸽、鹅、雉及金丝雀等。虽然感染全球均有分布,但主要来自欧洲国家。多数患者为5~15岁儿童、男性患者较女性多3倍。多数在冬季发病。推测可能通过接触感染动物或进食污染食物而受染。假结核棒状杆菌引起的疾病,最多见的是肠系膜淋巴结炎。表现为急性阑尾炎样综合征。有发热、右下腹痛,呈自限性,约50%菌血症患者均有基础疾病,如肝硬化、血色病或糖尿病等。在临床上,伪结核棒状杆菌以感染小反刍动物最为普遍,特别是羊群。据世界动物卫生组织统计,全球至少有64个国家确认有该病的存在,目前,我国关于伪结核棒状杆菌感染引起羊和骆驼发病的报道超过30篇,其流行率甚至高达30%(周作勇等,2017)。我国福建曾从毒厉螨分离出伪结核菌。从土耳克厉螨中也分离出该病病原体。

(十一)类丹毒

丹毒丝菌属(*Erysipelothrix*)是一类有形成长丝体趋势的革兰阳性杆菌。其中红斑丹毒丝菌(*Erysipelothrix rhusiopathiae*)对人类致病,最早由科赫于1878年在德国发现。由红斑丹毒丝菌所致的疾病,在动物称丹毒。以猪多发,称猪丹毒;其次是禽类,称禽丹毒;羊丹毒又称药浴破。人类感染则称类丹毒,应与链球菌所致的丹毒相区别。

红斑丹毒丝菌广泛分布于自然界。土壤、鱼类、鸟类等动物的体表和肠腔以及市售水产品都可能带有该菌。经调查,屠宰猪扁桃体的检出率达50%,内脏达40%;有的海鱼高达80%,新捕的淡水鱼也有10%。肉店污染率高达80%。猪丹毒流行于世界各地;类丹毒散发于五大洲。我国是猪丹毒流行较严重的国家之一,也是类丹毒的散发地区(俞东征,2009)。人类因接触患病动物或其产品而感染,也可经吸血昆虫传播。类丹毒的发生与所从事的职业有密切关系,多发生于兽医、屠宰工人、饲养人员和渔业人员,为常见职业病。若食用了带菌的肉或鱼也可经消化道感染,发生败血型类丹毒。曾从巢栖血革螨分离出该病病原体(邓国藩等,1993)。

(十二)其他

由于革螨的一些生物学特性,如在小哺乳动物和鸟类巢穴中革螨的数量非常大,能多次反复吸血而散播病原体;全年的寄生生活促使革螨能四季保存病原体,特别在冬季其他体外寄生虫大部分已不活跃时,革螨仍能保存病原体;革螨往往能经变态和经卵传递病原体等;所以革螨对一些自然疫源性疾病在疫源地起着重要作用。有人曾在多刺厉螨保存和传播病原体的实验中研究过鄂木斯克出血热。此外,于恩庶和王敦清(1962)在福建的刺毛灰鼠体上的毒厉螨和土耳克厉螨分离出一株恙虫病东方体(*Orientia tsutsugamushi*)。曾从鸡皮刺螨分离到螺旋体,并观察到鸡皮刺螨通过叮咬获得、保存并传播病原体,提示鸡螺旋体病(fowl spirochetosis)可由鸡皮刺螨传播和保持(邓国藩等,1993)。也有研究显示锥虫可在鸡皮刺螨体内发育,并传给鸟类,鸡皮刺螨可能是鸟类锥虫的媒介。

(吕 艳)

第七节 防制

由于革螨分布广、数量大、反复吸血、传播病原体,可引起多种疾病。因此控制革螨势在必行。应以综合防治为原则,即从媒介与生态环境和社会条件的整体出发,标本兼治,以治本为主,以安全、无害、有效、经济和简便的原则,因地因时制宜,对防治的对象采用各种合理手段和有效方法,组成一套系统的防治措施,把防治对象的种群数量降低到不足以传播疾病的地步。综合治理强调以预防为主。把握革螨的孳生规律及其生物学特性是控制螨类的关键,因此,作为传染病防控的关键环节之一,提前预防,认真做好监测预警工作,才能有的放矢地做好控制工作。任何一种治理措施或方法都有其优缺点、专一性或局限性。所以在综合治理的过程中,要分析不同措施、方法的有效控制对象、时限、范围及其影响因素,充分发挥不同措施或方法的优势特点,以期取得最大的社会经济与生态效益。革螨的控制主要包括以下几种方法:

一、环境防制

环境防制是根本性措施。包括改造、处理革螨的孳生场所、栖息环境,造成不利于它们的生存条件等。其具体内容包括:

(一) 环境处理

如发现禽舍有革螨,可用药物灭螨,灭螨方法可因地制宜,用敌敌畏乳剂喷洒床铺草垫、屋顶和地面以消灭孳生螨虫,鼠尸经药物灭螨后深埋,患者及家属的衣服被褥等用品开水煮沸杀螨;在室外可采用烧燎、堵鼠洞灭螨,在室内可以采用粘性纸或放水盘灭螨,或使用吸尘器清扫居室。灭螨工作必须与灭鼠工作相结合,同时在疫区应该注意在灭鼠的同时要灭螨,否则鼠死后,螨另寻宿主,增加人畜感染的危险。还应实行分片包干、逐级负责制度,每年开展春秋季灭鼠,确实做到鼠密度得到有效控制,革螨种群数量减少,鼠体革螨指数大幅下降。

(二) 环境改造

如组织发动群众,改造禽舍设施、清除鼠巢、铲除杂草等,以清除革螨的孳生地;家畜的窝巢要远离人的居室,宠物要限制活动范围,畜体和宠物要经常保持清洁,勤换垫草,彻底消灭螨类的孳生场所;在注意生态平衡的原则下,对自然发源地的环境进行改造如植树造林、开垦种田、新修水利等,以便彻底消除啮齿动物和其寄生螨的生存环境。

(三) 改善人群居住条件

搞好环境卫生,以减少或避免人-媒介-病原体三者的接触机会,从而减少或防止虫媒病的传播。如保持室内清洁,经常擦拭室内家具等物体表面;定期清洗空调过滤网;定期"湿式作业"方式清洁宠物、玩具、以及花草场所,减少灰尘,避免螨虫借助空气四处播散。也可使用具有防螨、吸湿、透气的高科技家纺用品,尽量不用或少用地毯及其他室内装饰纺织用品。

二、物理防制

利用机械、热、光、声、电等捕杀、隔离或驱走害虫,使它们不能伤害人体或传播疾病。由于革螨对热和干燥抵抗力差,60℃经5~10分钟即可被杀死,热力灭螨效果较好,因此进行定期曝晒床铺垫子,是防螨灭螨的有效方法。根据实验观察格氏血厉螨(*Haemolaelaps glasgowi*)、鼠颚毛厉螨(*Tricholaelaps myonysognathus*)等在50℃水中1~5分钟全部死亡,故可用60℃热力杀螨。也有些螨对低温抵抗力相当强,格氏血厉螨、厩真厉螨(*Eulaelaps stabularis*)等对低温均有很好耐力,在冰上不动但不死,离开冰马上活跃,在4℃下生活力反而延长,但在-20℃环境中2小时即可全部死亡。一般革螨均喜湿,在高湿环境生活力强,而在干燥环境易于死亡。一般生活力与相对温度呈正相关,如茅舍血厉螨(*Haemolaelaps casalis*),100% RH 活77天,20% RH 活2.8天;柏氏禽刺螨(*Ornithonyssus bacoti*)90% RH 活21.8天,20% RH 活7天,巢栖血革螨(*Haemogamasus nidi*)95% RH 活17.8天,40%与60% RH 活1天(邓国藩等,1993)。所以在实际应用中,常将床铺草垫暴晒,室内保持干燥,可以灭螨防螨。革螨虽然喜湿,但不会游水,在水中有一定耐受,在温室中冰浸 1~2 昼夜才能死亡,提高温度(50~60℃)则可迅速死亡。

三、化学防制

化学防制是紧急处理手段,当前防制革螨主要使用化学合成的杀虫剂、驱避剂及引诱剂等。虽然化学防制存在着抗药性及环境污染等问题,但因其具有见效快、使用方便以及适于大规模应用等优点,目前仍是对革螨综合防制中的主要手段。常用有机合成的杀虫剂有以下几类:

(一)有机氯杀虫剂

有机氯杀虫剂具有广谱、高效、长效、价廉、对哺乳动物低毒等优点,如二二三(DDT)、六六六等曾是主要的杀虫剂,但有机氯类如 DDT、林丹、毒杀酚、艾氏剂、狄氏剂均无杀螨作用,实验时将革螨埋在有机氯类药物中,照常爬出。又因存在残留和环境污染问题,现已停用。

(二)有机磷杀虫剂

有机磷杀虫剂多数具有广谱、高效的杀虫特点,在自然界易水解或生物降解,因而可减少环境污染,在动植物体内无积蓄的危险。缺点:挥发快,持效短,对哺乳动物口服毒性大,在使用中不很安全。常用的有双硫磷(abate)、倍硫磷(baytex)、敌敌畏(dichlorvos,DDVP)、杀螟松(sumithion)、马拉硫磷(malathion)、喹恶硫磷、甲嘧硫磷(虫螨磷 pirimiphos methyl)、敌百虫(trichlorphon)、辛硫磷(phoxim)、杀扑磷等 30 余种,杀灭革螨效果颇佳。有机磷杀虫剂是目前杀灭革螨的首选药物。

我国在模拟现场的喷洒杀螨试验中,以敌敌畏、杀螟硫磷和苏化 203 喷洒床板、水泥地、泥地杀灭兵下盾螨(*Hypoaspis miles*)、茅舍血厉螨均有较好的作用。杀灭水泥地面、床板等环境中的革螨,可用(0.1~0.2)mg/m² 倍硫磷、杀螟松或敌敌畏配成 0.2% 水溶液喷洒,可迅速杀灭。但对草地、泥地深层、稻草堆中隐藏的革螨效果较差,有时革螨顺草根钻入泥缝中,须定期多次喷药。以 1‰ 或 3‰ 敌敌畏溶液喷洒稻草时,按 100ml/m² 先喷一遍,翻过来再喷一遍,可有效地杀灭铺草中的革螨。对小白鼠、大白鼠体表的革螨,可用敌百虫、倍硫磷等药浴杀螨。日本曾用 0.3%、0.1%、0.03%、0.003% 浓度马拉硫磷、杀螟硫磷、地亚农、敌敌畏处理棉、金属网和棉鼠体表,计算接触 24 小时后柏氏禽刺螨的死亡率,结果杀螟硫磷和地亚农效果最好,死亡率近 100%,在 0.003% 的低浓度下效果也较好;马拉硫磷和敌敌畏在 0.01% 或 0.03% 以上浓度有效。国内在养鸡场发现大量囊禽刺螨,用 1% 敌百虫为鸡药浴,烧毁窝草,鸡窝及鸡房用敌百虫喷洒后得到控制。家庭养鸡发现大量该螨,并带入室内,用皮蝇磷为鸡洗浴二次,鸡舍用敌敌畏烟熏,5 天后重复一次,地面和人室用 1‰ 敌敌畏喷洒后,得到控制。对动物饲养房等室内的革螨,可用敌敌畏原液按 0.1ml/m³ 加热熏杀,密闭门窗 1 小时以上或过夜。国外用 2‰ 敌百虫 200ml/m² 处理养鸡场的鸡皮刺螨(*Dermanyssus gallinae*),48 小时后重复一次,螨被消除。用 0.06% 杀虫脲和 0.05% 杀虫畏超低容量喷洒鸡笼,螨数明显下降,控制了 90 天以上。由于有机磷对革螨卵杀灭不佳,一周后应重复处理一次。

鼠洞灭螨可用敌敌畏烟炮,即敌敌畏 1 份,氯酸钾 1 份,硫酸铵 0.4 份,木屑 2 份,混合后装入纸筒中,一端加引线,使用时点燃引线,将烟炮投入鼠洞,用土堵塞鼠洞口即可。每个鼠洞一般用 1~2ml 敌敌畏原液,可杀灭黑线姬鼠巢穴中 70%~90% 革螨及其他节肢动物,同时兼有灭鼠效果,达 50%~70%。

(三)氨基甲酸脂类杀虫剂

该类杀虫剂的特点是击倒快、残效长,对人、畜的毒性一般较有机磷杀虫剂低,无体内积蓄,有的品种对有机氯及有机磷杀虫剂有抗性的害虫也有效。如混灭威、害扑威、巴沙等就对杀灭革螨有较好的效果。

(四)合成拟菊酯类杀虫剂

该类杀虫剂具有广谱、高效、击倒快、毒性低、生物降解快的特点,另外,许多品种残效短(即对光不稳定),且可对上述三类杀虫剂有抗性的害虫有效等,因此认为是有前途的杀虫剂,受到了极大重视。如溴氰菊酯,0.1g/m² 剂量,革螨 100% 击倒,但复苏率高达 87%,不宜单独使用。杀螨剂如打尼克、环丙螨脂,杀革螨效果不佳。

(五)昆虫生长调节剂

通过阻碍或干扰昆虫的正常发育而使其死亡,其优点是生物活性高,有明显的选择性,只作用于一定种类的昆虫,故对人、畜安全,对益虫无害,不污染环境。目前进行实验或试用的有保幼激素类似物如烯虫酯(methoprene)和发育抑制剂,如敌灭灵或称灭幼脲Ⅰ号(TH6040)及苏脲Ⅰ号等。但研究发现发育抑制剂苏脲对格氏血厉螨无效。

综上所述,有机磷类是杀灭革螨高效、价廉的首选药物,可以喷洒或熏蒸。氨基甲酸脂类也有一定良效,有机氯类则效果不佳。药物对革螨的毒杀效果参见(表32-30)。

表 32-30　57 种药物对革螨的毒杀效果(引自 姜玉新和李朝品)

药物种类	药物名称	规格及来源	剂量/(g·m⁻²)	实验螨数	死亡率/%
有机磷类	喹恶硫磷(20% 乳剂)	上海农药研究所 1980 年产	0.1	55**	82.00
			0.1***	31	64.50
			0.2	29	100.00
	杀扑磷(40% 乳剂)	瑞氏 CG 公司 1980 年产	0.1	51**	74.00
			0.2	30	100.00
	溴氯磷(50% 乳剂)	瑞氏 CG 公司产	0.1	52**	61.00
			0.2	30	100.00
	敌百虫	兽用精制,上海农药厂	4.0	75*	98.70
			3.0	40	100.00
			1.0	50	56.00
	杀螟硫磷	50% 上海农药研究所	2.0	64*	100.00
			1.0	47	100.00
			0.1	54	100.00
	苏化 203	原油苏州化工厂	4.0	70*	100.00
			0.1	48	100.00
	乐果	40% 乳剂苏州化工厂	4.0	110*	100.00
			1.0	43	100.00
	倍硫磷	30% 浙江化工厂	4.0	70*	100.00
			2.0	49	100.00
			0.1	51	96.00
	苯硫磷	91% 日本	4.0	61*	100.00
	敌敌畏	90% 苏州环卫处	0.13	56*	100.00
	马拉硫磷	50% 上海农药厂	2.0	37	100.00
			0.1	49	100.00
	三硫磷	50% 上海农药厂	2.0	44	100.00
			0.1	49	100.00
	亚胺硫磷	25% 上海农药厂	1.0	49	100.00
	速效磷	25% 武进农药厂	1.0	35	100.00
			0.1	47	100.00
	杀虫畏	20% 扬州农药所	1.0	50	100.00
			0.1	47	100.00
	久效磷	50% 青岛	1.0	42	100.00
			0.1	68	8.80
	辛硫磷	50% 连云港	1.0	40	100.00
			0.1	39	100.00
	双硫磷	25% 南通农药厂	1.0	45	98.00
			0.1	71	63.40

续表

药物种类	药物名称	规格及来源	剂量/(g·m⁻²)	实验螨数	死亡率/%
	Propaphos	50% 沈阳农药厂	1.0	32	100.00
	伏地松 I	50% 浙江化工研究所	1.0	24	100.00
	伏地松 II	50% 浙江化工研究所	1.0	57	100.00
	73-204 乳油	沈阳化工院	1.0	27	77.70
	乙基稻丰散原油	90% 昆山化工厂	1.0	52	100.00
	杀螟腈	50% 丹阳化工厂	1.0	49	100.00
	N-12		1.0	48	100.00
	N-13	50% 乳剂沈阳化工研究所	1.0	52	100.00
	N-14		1.0	50	96.00
	N-17		1.0	55	100.00
	乙基 Primiphos	40% 乳剂,扬州农药所	1.0	48	100.00
	皮蝇磷	呼和浩特畜牧研究所	1.0	48	100.00
杀螨剂	杀螨特	35% 西北大学五七化工厂	1.0	58	100.00
	三氯杀螨砜		1.0	58	37.90
	打尼克(20% 乳剂)	70% 上海红卫农药厂日本产	4.0	31*	9.70
合成菊酯	溴氰菊脂(2.5% 乳剂)	法国 RU 公司产	1.0	23**	13.00
			2.5	30	70.00
	胺菊脂	扬州农药所	1.0	52	76.90
	胺菊脂+S2+马拉硫磷		1.0	47	27.60
氨基甲酸酯类	西维因	无锡惠山农药厂	1.0	51	34.90
	P323	南通	1.0	52	100.00
	BPMC 巴沙	50% 日本	1.0	52	100.00
	混灭威	50% 常州有机化工厂	1.0	59	100.00
			0.1	46	95.00
	Pirimor	50% 英制	1.0	50	92.00
	害扑威	20% 山东聊城	1.0	47	100.00
			0.1	40	70.00
杀菌剂	稻瘟净	40% 上海农药厂	1.0	53	100.00
	纹枯利	上海红卫化工厂	1.0	51	29.40
	菌核利	上海红卫化工厂	1.0	47	36.10
	灭菌丹	上海红卫农药厂	1.0	45	44.40
有机氯类	DDT	工业品原粉上海农药研究所	4.0	101*	1.98
	林丹	英制	4.0	51*	5.88
	毒杀酚	苏州化工厂	4.0	34*	14.70
	艾氏剂	上海农药研究所	4.0	47*	6.38
	狄氏剂	上海农药研究所	4.0	38*	2.63
	异狄氏剂	上海农药研究所	4.0	44*	0.00
其他杀虫剂	水杨酸	25% 浙江华化工研究所	1.0	48	100.00
	胡椒基丁醚	上海农药研究所	1.0	48	68.70
	Busulfan	葛店农药所	1.0	45	15.50
	C-9140	原药纯结晶南开大学元素所	1.0	46	13.04
	杀虫脒	25% 上海农药厂	1.0	44	50.00
对照组				452*	2.13
				591	2.66

注:* 为兵下盾螨;** 为厩真厉螨,其余均为毒厉螨;*** 为第 40 天残效试验。

四、其他防治

（一）生物防治方面

生物灭螨研究尚少,国外报道用苏云金杆菌的热稳定外毒素作用于鸡皮刺螨,在 0.5% 的浓度下已有高效。而国内用苏云金杆菌以色列变种杀厩真厉螨试验,效果不佳。也有用（60~80）亿/g 青虫菌,以 1% 浓度喷洒杀格氏血厉螨试验,结果无效。

（二）个人防护方面

凡是在疫区生活或劳动的人员,必须注意个人卫生,做好防护工作。接触鼠螨工作者,如捕鼠、做实验、水利工程的民工等,应做好防鼠灭螨工作,不直接用手接触鼠类及其排泄物。尽可能睡高铺不睡地铺,不要在草地坐卧,穿"五紧"防护服,即扎紧领口、袖口和裤脚口。避免在草丛、树枝上晾晒衣服和被褥,严禁赤手抓鼠、玩鼠等。注意保护皮肤,若出现破损,需及时消毒包扎,在条件应许时应急接种相应疫苗;皮肤暴露部位可用驱避剂,如邻苯二甲酸二甲酯、避蚊胺、四氢喹啉、驱蚊酊等。将驱避剂药带系在手腕、脚腕、床脚,或涂于鞋口、衣服开口处,防螨侵袭,直接涂肤有效时长达 3~7 小时,药带用后密闭保存可保持药效数周。

（三）宣传教育方面

要进一步完善与地方卫生行政部门、疾病预防控制中心等相关单位的协作和配合制度,实现优势互补,资源共享。不断完善信息宣传渠道,以期获得关注及支持。全社会的共同关注和参与是我们做好媒介控制工作的基础,防止媒介生物入侵需要政府和社会的支持和参与。大力开展相关的科普宣传活动,使公众对媒介与传染病之间的关系、媒介生物的危害有常识性的了解,争取让公众和舆论对检验检疫工作给予配合与支持。提高建设人员卫生意识及自我保护意识,防止传染病特别是虫媒传染病的流行。

（吕　艳）

第八节　研究技术

革螨的研究技术涉及多个方面,如:标本采集与制作方法,区系研究方法,生态研究方法,人工饲养方法,数值分类与支序分析方法,电镜技术,染色体技术,生物化学与分子生物学技术,免疫学技术,电生理技术,同位素技术,杀螨试验,驱避试验,其他技术等。

一、标本采集与制作方法

革螨是一个很大的节肢动物类群,包括了捕食性革螨(植绥螨、巨螯螨等)、自由生活革螨(土壤革螨等)、体表寄生革螨和体内寄生革螨等。多数革螨是自生生活,少数是寄生生活。自生生活的革螨多孳生于枯枝烂叶下、草丛、土壤、禽畜粪堆和仓贮品等,其孳生环境复杂多样。寄生性革螨包括了体内寄生和体外寄生,以体外寄生最常见和最重要。体外(体表)寄生革螨包括了专性寄生和兼性寄生等不同类型,主要生活在宿主动物的体表(毛栖型)或巢穴(巢栖型);体内寄生革螨主要生活在宿主的鼻腔、呼吸道、外耳道、肺部等。对于不同环境场所的革螨,其标本采集和制作的方法是不一样的,在实际工作中,要根据当时当地的具体情况,因地制宜地选择不同方法。

（一）标本采集

革螨的生活场所十分广泛,所涉及的具体类群复杂多样,对于捕食性革螨、自由生活革螨、体表寄生革螨和体内寄生革螨等不同类群,其标本采集与保存的具体方法存在差异。此处主要介绍与医学相关革螨的采集与保存。

1. 体表寄生革螨采集与保存　体表寄生革螨属于体表寄生虫(体外寄生虫)的范畴,宿主动物范围十分广泛,包括哺乳类、鸟类、爬行类以及其他节肢动物等,但最常见和最主要的宿主是小型哺乳动物(小型兽类或小兽)中的啮齿动物(鼠类)。寄生于鼠类体表的革螨(鼠体革螨)与医学关系最密切,现以此为例介绍鼠体革螨的采集方法。

（1）宿主动物诱捕:采集鼠体革螨前,先要诱捕鼠类等宿主动物。采集宿主动物的工具多种多样,诱捕鼠类(啮齿目)、食虫类(食虫目)和树鼩类(攀鼩目)等小型哺乳动物,一般用捕鼠夹或捕鼠笼(图 32-49)进行革螨的宿主动物采集。诱捕鼠类等宿主动物的具体方法也比较多,一般多在傍晚布放鼠笼或鼠夹加食饵诱捕,次晨收获所捕获的鼠类等宿主。所捕获的鼠类宿主放入用白布缝制的"鼠袋"内,扎紧袋口以免革螨逃逸,带回实验室备用。放入"鼠袋"的宿主动物,必须遵循"一鼠一袋"的原则,以防止不同宿主动物体表革螨的相互污染。

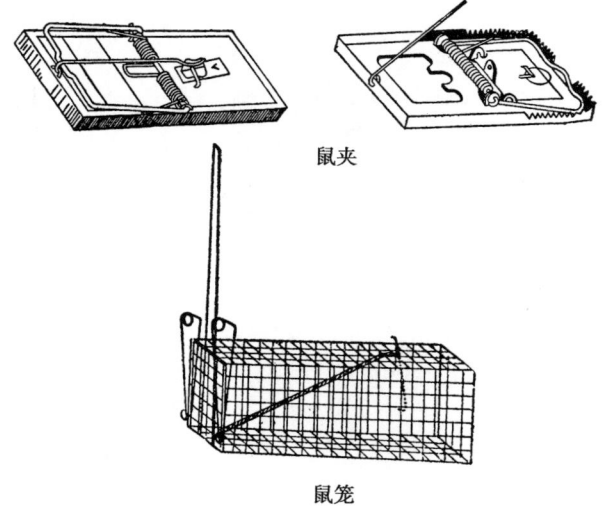

鼠夹

鼠笼

图 32-49　鼠笼与鼠夹
(引自 郭宪国)

(2)死革螨采集与保存:如果不需要采集活的革螨,就将现场捕获并装在密封"鼠袋"的宿主动物投入一个密闭的容器内(普通有盖塑料桶即可),然后投入若干浸透了乙醚的棉花球进行麻醉,直到宿主动物和革螨都被麻醉致死(一般 20~30 分钟)。对于用鼠夹捕获的死鼠,如果不需要采集活的革螨,也可以将革螨麻醉致死后再采集。在实际的革螨采集中,只要条件允许,都尽量用"全捕法"采集宿主体表的全部革螨。麻醉完成后,对宿主动物进行逐一仔细检查和采集,具体采集步骤如下:①将麻醉致死后的宿主动物置于一个大的白色方盘内,用眼科镊"夹取"或毛笔蘸固定液后"蘸取"的方法采集全部革螨。为了保证采集完全,可以先检查和采集附着在白色"鼠袋"上的革螨,然后用刷子(牙刷等)将宿主动物从头到尾梳刷 2~3 遍,尽量将宿主体表的革螨刷到白色方盘后采集,最后再从头到尾通过"翻毛法"仔细检查和采集宿主被毛间遗留的革螨。②将"夹取"或"蘸取"的革螨放入事先盛有 70% 或 75% 乙醇的容器内固定和保存,固定和保存革螨的容器可以用一般的玻璃小瓶、有盖离心管或微量离心管(Eppendorf tube)等,根据具体情况灵活选择。为了使革螨的肢体充分伸展,也可以用加热后的 70% 或 75% 乙醇(60~70℃)进行标本的保存和固定。③用油性记号笔在固定和保存革螨的容器上注明编号等标记,同时在容器内放入用铅笔标注了相同编号的标签纸,以避免不同宿主体表革螨相互混淆。④固定和保存的革螨必须做成玻片标本后,才能进行分类和鉴定。

(3)活革螨采集与保存:在实际工作中,有时需要采集活的革螨用于病原体检测、病原体分离和革螨人工培养等,在这种情况下就需要进行革螨的活体采集。具体采集步骤如下:①事先制作一个适合携带活螨的"湿纸管",湿纸管底部垫有一层用蒸馏水完全浸透的棉花,棉花上面铺有 1~2 层滤纸,以保持一定湿度。②准备一套"大方盘套小方盘"的简单装置(图 32-50A),一般是将一个大小适宜的较小白色方盘置于一个大方盘中,大方盘中加入适量清水,大、小方盘四周的边缘还可以涂上防蚊油或其他趋避剂,这一装置是为了防止在采集过程中活螨的逃逸。③将所捕获的鼠类等宿主动物机械处死或从鼻腔注入乙醚麻醉致死,置于较小方盘内,用"翻毛"的方法从头到尾检查 2~3 遍,用眼科镊"夹取"或蘸水后毛笔"蘸取"的方法采集鼠体全部革螨,同时检查掉落方盘内、残留在"鼠袋"上以及逃逸到大方盘水中的革螨。所采集的活革螨放入"湿纸管"内,管口用棉球纱布"塞子"塞紧,用油性记号笔在管上注明编号等标记,带回实验室备用。④所采集的活革螨如果不需要进一步进行病原体检测、病原体分离和革螨人工培养等,也可以直接用 70% 或 75% 乙醇固定和保存,固定和保存革螨的容器可以用一般的玻璃小瓶、有盖离心管或微量离心管等(图 32-50B)。经过固定和保存的革螨制成玻片标本后才可以进行分类和鉴定。标准玻片标本一般应贴上两个标签,标签上写明采集的宿主动物(寄主)及拉丁文学名、采集地点、采集时间、采集人、革螨名称及拉丁文学名、鉴定时间和鉴定人等信息(图 32-50C)。在进行活革螨的采集过程中,采集人员一定要穿戴口罩、乳胶手套、防护帽和防护服并扎紧袖口,注意个人防护。

(4)其他采集方法:除了上面介绍的常规采集方法外,也有人曾经使用其他特殊采集方法进行鼠体革螨和其他体表寄生虫(蚤、虱等)的采集和分离。当捕获的鼠类等宿主动物已经死亡且捕获数量较多,没有足够的时间逐一仔细检查每只宿主体表的革螨,这时可以采用"悬垂法"(宿主动物悬吊法)进行死宿主动

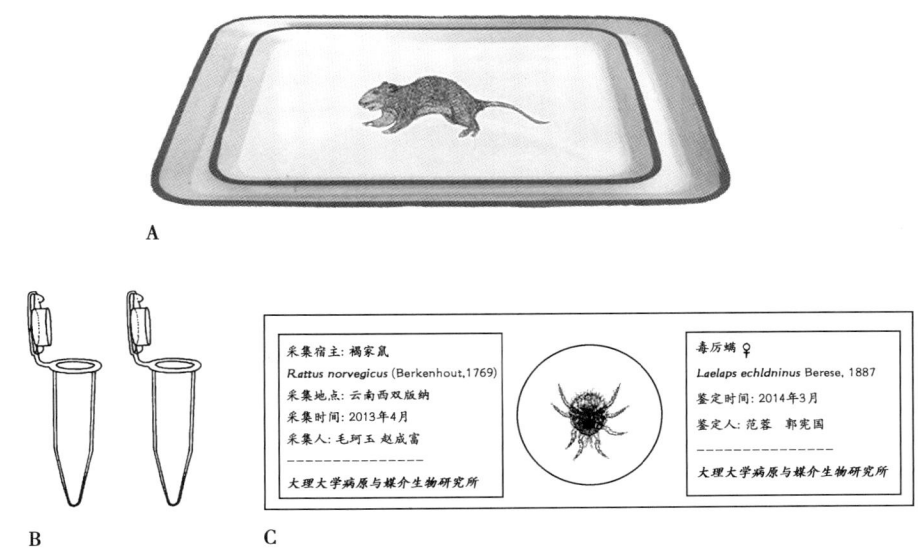

采集宿主: 褐家鼠
Rattus norvegicus (Berkenhout,1769)
采集地点: 云南西双版纳
采集时间: 2013年4月
采集人: 毛珂玉 赵成富
—————————————
大理大学病原与媒介生物研究所

毒厉螨♀
Laelaps echldninus Berese, 1887
鉴定时间: 2014年3月
鉴定人: 范莅 郭宪国
—————————————
大理大学病原与媒介生物研究所

A. 大方盘套小方盘装置;B. 有盖离心管;C. 标准玻片标本

图 32-50 革螨采集法
（引自 郭宪国）

物体表革螨的分离和采集(图 32-51):将死亡的宿主动物用绳索吊在一个固定支架上,支架下面放置一个事先盛有约 1/2 杯清水的烧杯,宿主特异性较强的革螨或其他体表寄生虫(蚤、虱等)会相继离开宿主而自然落入盛有清水的烧杯中。如果宿主动物仍然存活,在条件允许的情况下,可选用"支架漏斗法"分离和采集活宿主体表革螨等体表寄生虫(图 32-52):将一个大的漏斗固定在一个支架上,将捕获了活鼠的鼠笼直接放在漏斗上,下面放置一个事先盛有约 1/2 杯清水的烧杯,部分革螨或其他体表寄生虫(蚤、虱等)会逐步离开宿主而自然落入盛有清水的烧杯中,用这种特殊方法可以采集到部分体表革螨和其他体表寄生虫。

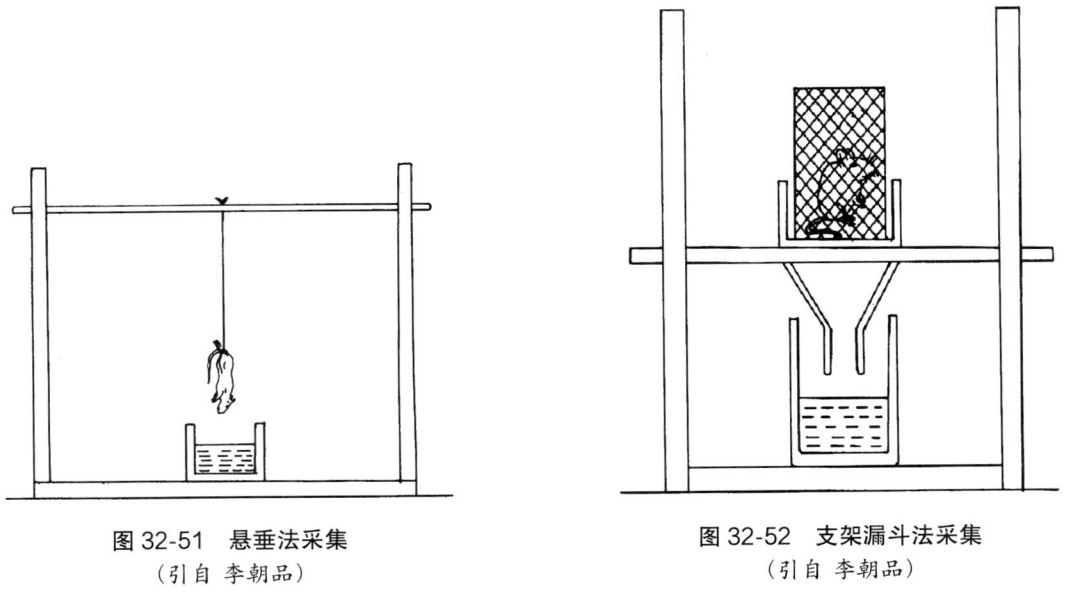

图 32-51 悬垂法采集
（引自 李朝品）

图 32-52 支架漏斗法采集
（引自 李朝品）

2. 腔道寄生革螨采集与保存 寄生于宿主动物腔道(如鸟类鼻腔等)的革螨属于体内寄生虫的范畴,其采集方法不同于体表寄生革螨的采集。如果不需要保存完整的宿主动物标本,则用剪刀剪开鼻腔后轻轻刮取鼻黏膜上的革螨。如果需要保存完整的宿主动物标本,则用棉签插入宿主鼻腔"蘸取"革螨。腔道寄生革螨的固定和保存与体表寄生革螨的固定和保存相同。

3. 动物巢穴革螨采集与保存 动物巢穴的革螨可以用直接采集法或电热集螨法进行标本的采集。

（1）直接采集法：鼠类等动物巢穴的革螨数量往往明显多于其体表的革螨数量，因此对动物巢穴的革螨采集也很重要。对动物巢穴革螨的采集一般不主张麻醉后采集，因麻醉后的死革螨不动，很难与巢穴中杂物区别，采集效果不好，故采取活体直接采集法进行采集，具体步骤如下：①将巢穴内容物（窝草、粪土、杂物等）全部装入白布"鼠袋"中扎紧袋口带回实验室备用。②参照在"活革螨采集"中的操作步骤，在"大方盘套小方盘"的简单装置中（图 32-50），将动物巢穴内容物倒入较小方盘内，用长镊子翻动巢穴内容物查找活动革螨，然后眼科镊"夹取"或蘸水后毛笔"蘸取"革螨。③所采集的革螨用 70% 或 75% 乙醇固定保存，与体表寄生革螨的固定和保存相同。

（2）电热集螨法（Tullgren's mite collection）：革螨和其他很多螨类对温度比较敏感，具有避热和趋湿的生物学特性，电热集螨法就是利用螨类的这一特性设计的。一个简易的"电热集螨器"通常包括了电灯泡、顶盖、箱室、铁丝网（金属筛、过滤筛或分样筛）、支架、漏斗、黑布袋、集螨瓶（收集瓶）和木块等几个部分（图 32-53）。将动物巢穴内容物放入中央的铁丝网上，集螨器下端接上事先盛有清水或固定液的集螨瓶（广口瓶或其他容器），用黑布袋套住集螨瓶和漏斗下方，并紧扎在漏斗上。然后打开 25~40W 白炽灯的灯泡照明烘烤，逐渐升温干燥，利用革螨等螨类避热、趋湿的特点，使其向下移动，通过铁丝网的筛子网眼，落入集螨瓶中。将集螨瓶中所收集的革螨倒入培养皿，分离革螨与其他杂物，用毛笔"蘸取"革螨放入 70% 或 75% 乙醇固定保存（与体表寄生革螨的固定和保存相同），同时检查并采集残留在黑布袋上的革螨。电热集螨器可以仿照图 32-53 用锌皮或镀锌铁片自制，顶盖上焊接一个电灯泡的承接口，灯泡与箱室内的备烤材料（动物巢穴内容物等）的距离在 10cm 以上，以免革螨被烤死。不同螨类及同一螨类不同虫期（成虫、若虫、幼虫）对照明温度和干燥的耐受程度很不一致，灯泡瓦数因具体螨类不同和备烤材料多少不同而灵活掌握。电热集螨器应放置一温度计监测箱内温度，箱室内温度不宜过高，以 45~50℃ 为宜。温度过高革螨容易被烤死，温度过低则达不到集螨要求。照烤时间视当时当地的气温及箱内温度变化而定，夏季（室温 30℃ 左右时）照烤 3~4 小时，冬季（室温在 10℃ 以下）照烤 24~48 小时或更久。照烤后不用的全部材料应焚烧或深埋。除了采集动物巢穴内革螨外，电热集螨器还可以用于采集其他环境（枯枝落叶、草丛、土壤、禽畜粪堆和垃圾等）中的自由生活革螨、其他自由生活螨类以及动物窝巢中的蚤类等其他节肢动物。

4. 其他环境革螨采集和保存 其他环境的革螨主要是指生活在枯枝落叶下、草丛、土壤、禽畜粪堆和垃圾等环境的自由生活革螨，对这些环境中革螨，可以参照"动物巢穴革螨采集与保存"的方法及步骤进行采集和固定保存。

（二）标本制作

革螨个体较小，肉眼或放大镜均不可能鉴定其种类，必须制作成玻片标本后在显微镜下仔细观察才能进行分类鉴定。革螨标本制作主要是玻片标本制作，包括标准玻片标本、临时玻片标本和永久玻片标本等不同类型。

1. 标准玻片标本 标准玻片标本是革螨标本制作与保存最常用的方法，通常采用氯醛胶进行封片。在教学和科研活动中，一般都主张制备标准玻片标本。

（1）氯醛胶准备：制作标本前配制氯醛胶封固液（水溶性胶），通常的氯醛胶封固液有霍氏液（Hoyer's solution 或 Hoyer's medium）和柏氏液（Berlese solution 或 Berlese medium）等。霍氏液（赫氏液）配方是：蒸

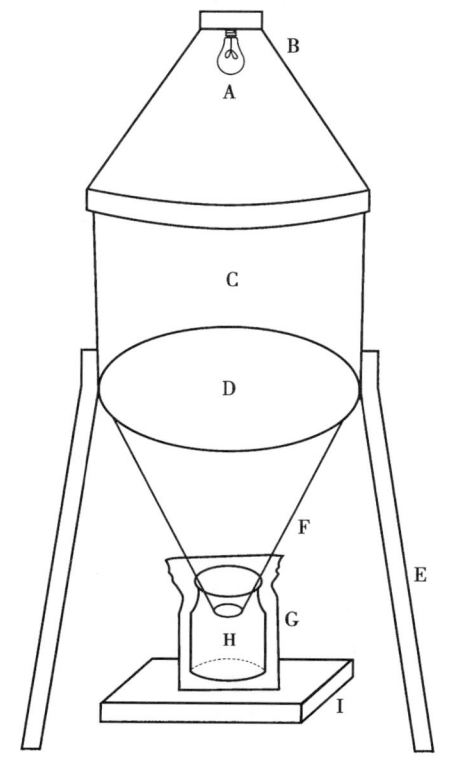

A. 电灯泡；B. 顶盖；C. 箱室；D. 铁丝网；E. 支架；F. 漏斗；G. 黑布袋；H. 集螨瓶；I. 木块。

图 32-53　电热集螨器结构示意图
（引自 李朝品）

馏水 50ml,阿拉伯胶 30g,水合氯醛 200g,甘油 20ml。柏氏液(贝氏液)配方是:蒸馏水 20ml,阿拉伯胶 15g,水合氯醛 160g,甘油 20ml。目前最常用的是霍氏液。

(2)浸泡洗涤:将固定和保存在 70% 或 75% 乙醇内的革螨倒入事先盛有清水或蒸馏水的培养皿内浸泡洗涤 30~60 分钟或数小时(视革螨大小灵活掌握),并去除杂物。

(3)封片:在洁净的载玻片正中央滴加 2~3 滴封固液(氯醛胶),用解剖针将洗涤后的革螨挑入封固液中,在体视显微镜(立体显微镜、解剖镜)下摆正位置,头端朝后,腹面朝上,肢体伸展,然后盖上盖玻片。一般情况下,每张玻片封 1 个标本,但同一种类也可以封制 2 个,背面和腹面朝上各 1 个。为了使革螨的肢体充分伸展,可在盖上了盖玻片后,将封制了革螨的载玻片在酒精灯上来回晃动 1~2 次适当加热,但必须注意不能加热过度,以免标本被烧焦。

(4)干燥和透明:将封制好的玻片标本平放在玻片板内,至于 40~45℃烤箱内烘干,直至封固液(氯醛胶)烤干为止,一般需要 5~7 天。烘干透明后的标本就可以在显微镜下清晰地观察其形态结构和进行分类鉴定。

(5)保存:烘干的玻片标本鉴定后,在玻片两侧各贴上一个标签(双标签),标签上写明采集的宿主动物(寄主)及拉丁文学名、采集地点、采集时间、采集人、革螨名称及拉丁文学名、鉴定时间和鉴定人等信息(图 32-50 C)。将贴好标签的标本逐一放入标本盒内,保存于专门的标本柜内。如果需要延长保存时间,则可以在盖玻片的四周涂抹一圈指甲油或防水漆等。

2. **临时玻片标本** 如果现场采集的革螨数量很大,难以按照上述程序制作标准玻片标本时,可以用氯醛胶封固液,将所采集的革螨制作成氯醛胶临时玻片标本,以便及时进行革螨的分类鉴定。

(1)临时封片:对于现场采集的大量革螨,可以经过短暂的"浸泡洗涤"后,参照"标准玻片标本制作"的基本步骤,用氯醛胶封固液,将若干革螨混合地封固在一张玻片上,制成临时玻片标本,玻片两端用油性记号笔标注标本序号即可。临时玻片标本可以在室内自然干燥后进行分类鉴定。

(2)临时封片洗脱:经过分类鉴定后,如果发现需要对部分革螨种类进行长期保存时,可以将"临时封片"置于事先盛有清水或蒸馏水的培养皿内浸泡数小时(陈旧标本 1~2 天),直到"临时封片"的封固液(氯醛胶)彻底溶解和盖玻片自然脱落后,将革螨取出,按照"标准玻片标本制作"的制作程序重新封片,制成标准玻片标本。

3. **永久玻片标本** 用氯醛胶封固液封固的标准玻片标本可以保存较长时间,但不能永久保存,保存几年或十几年后需要再次洗脱和再次封片,否则标本的部分结构就会变得比较模糊。

(1)脂溶性胶封片:对于个体较大且几丁质外骨骼较发达的革螨,可以参照蚤类和虱类永久标本制作的程序,用脂溶性胶(加拿大树胶、中性树胶等)封片,即经过 NaOH 溶液消化、逐级梯度乙醇脱水、二甲苯透明、封片、干燥等过程。

(2)双盖片封片:对于个体较小且几丁质外骨骼不发达的革螨,可以采用"双盖片封片"的方法制成永久玻片标本,具体步骤如下:①用小砂轮或玻璃刀将一张盖玻片切割为 4 等分的"小盖片";②按照"标准玻片标本"制作的方法和步骤,将革螨用氯醛胶封固液(水溶性胶)封片,加盖"小盖片",每张玻片封固 1 个革螨,然后在 40~45℃烤箱内烘干;③在烘干的标本上加上 2~3 滴脂溶性胶(加拿大树胶、中性树胶等),盖上大号盖玻片后烘干即可。

4. **染色标本** 为了便于在分类鉴定中客观反映革螨自身的体色,革螨玻片标本一般都不需要染色。特殊情况下,为了教学或展示需要等,可以将 70% 或 75% 乙醇固定的革螨移至清水或蒸馏水漂洗 5~10 分钟后,用 1% 的酸性品红溶液或石碳酸品红溶液(碱性品红 1 份,无水乙醇 10 份,5% 的石炭酸溶液 100 份)染色 6~12 小时,蒸馏水漂洗脱色后用氯醛胶封片。

(三) 不同标本采集与制作方法的优缺点

在革螨标本采集与制作过程中,所涉及的具体方法较多,不同的具体方法所适应的对象、范围和具体情形不尽相同,在实际工作中,要根据教学和科研工作的需要以及当时当地的实际情况等,正确选择不同的方法。

1. **不同采集方法优缺点评价** 不同的采集方法都有其自身的优点和不足,在实际工作中要善于科学评价不同采集方法的优缺点,并根据教学和科研的实际情况,因地制宜地选择合理的采集方法。

(1)体表寄生革螨采集与保存方法评价:"死革螨采集与保存"方法的主要优点是:麻醉致死后的革螨不会逃逸,采集人员不会被革螨等节肢动物叮咬,比较安全,不需要严格的个人防护。主要缺点是:有的革螨很小,麻醉致死后因不活动而不便于识别,有时候即使借助放大镜,也很难与宿主动物体表脱落的皮屑和其他杂质区别开来,容易漏检。"活革螨采集与保存"的主要优点是:活体革螨的用途广泛(如病原体检测分离等),同时活体革螨运动活跃,容易观察和识别,不容易漏检。主要缺点是:活体革螨容易逃逸,需要特殊装置防止逃逸,同时采集人员可能会被革螨等节肢动物(包括蚤类)叮咬,采集时需要穿戴防护衣、裤、袜等,不太安全,个人防护要求比较严格。在没有足够的时间逐一仔细检查每只宿主体表革螨的时候,可以使用"悬垂法"或"支架漏斗法"采集鼠类等体表寄生革螨,但这两种方法往往很难采集完全,在实际工作中使用较少。

(2)腔道寄生革螨采集与保存方法评价:在腔道寄生革螨采集中,如果剪开宿主动物鼻腔后再采集革螨,则无法完整保存宿主动物标本。如果用棉签插入宿主鼻腔"蘸取"革螨,又难以采集完全。

(3)动物巢穴革螨采集与保存方法评价:用"直接采集法"进行动物巢穴活体革螨采集的主要优点是活体革螨运动活跃,容易识别,容易与巢穴中杂物相区别。主要缺点是活体革螨容易逃逸,同时采集人员可能会被革螨等节肢动物(包括蚤类)叮咬,采集时需注意个人防护。

(4)其他环境革螨采集和保存方法评价:与动物巢穴革螨采集与保存方法类似。

2. 不同标本制作方法优缺点评价 不同的标本制作方法各有利弊,在实际工作中要善于科学评价不同标本制作方法的优缺点,并根据教学和科研的实际情况,因地制宜地选择合理的标本制作方法。

(1)固定保存液评价:革螨标本的固定和保存,通常首选70%或75%乙醇溶液,其他各种复合保存液不但需要特别的配制,而且固定和保存效果也并不理想。

(2)氯醛胶封片评价:用氯醛胶(水溶性胶)封片的革螨标本,其主要优点是:不需要经过逐级梯度乙醇脱水和专门的二甲苯透明等繁琐过程,制作程序相对比较简单,易于掌握。主要缺点是:用氯醛胶封固液封固的革螨玻片标本不能永久保存,保存几年或十几年后需要再次洗脱和再次封片,否则标本结构就会变得模糊不清。用柏氏液封固的标本,保存时间过长后会出现透明过度而导致不同结构之间的对比度差和结构模糊。

(3)脂溶性胶封片评价:用脂溶性胶(加拿大树胶和中性树胶等)封片的革螨标本,主要优点是能够永久保存,主要缺点是程序比较复杂,部分革螨标本可能会在逐级梯度乙醇脱水过程中变脆破裂,导致标本损坏,一些很小的革螨还会在此过程中因反复更换脱水液而丢失。

(4)双盖片封片评价:用"双盖片封片"封固的革螨标本,主要优点是可以兼顾水溶性胶和脂溶性胶的长处。主要缺点是:如果革螨个体肥厚,封固胶需要量较多,加上又需要双层盖玻片封片,就可能导致所制作的标本太厚而无法在高倍镜下观察和进行分类鉴定。

(四)标本采集与制作注意事项

革螨标本采集与制作的具体方法较多,有些方法的操作环节和操作步骤也比较多,在实际工作中应当尽量注意规范操作。同时,革螨个体较小,在标本采集和制作过程中,要尽量确保标本的结构完整,不要因为操作步骤较多而损坏标本,相关注意事项列举如下。

1. **标本采集注意事项** 在革螨标本采集过程中,应注意采集完全和螨体完整,防止交叉污染,因地制宜地选择不同方法,注意个人防护等。

(1)注意采集完全和螨体完整:在革螨采集中,只要条件允许,都尽量按照"全捕法"的原则将动物宿主体表或巢穴的革螨采集完全。有的革螨很小,肉眼难以发现,此时需要借助放大镜检查和采集,以尽量保证采集完全。在采集过程中,用眼科镊"夹取"革螨时,动作务必轻柔,以免对革螨造成损坏而影响后续种类鉴定的准确性。

(2)防止交叉污染:在体表寄生革螨采集过程中,每次只能检查一只宿主动物,不能同时将两只或两只以上的宿主动物同时放入白色方盘内检查和采集。采集完一个宿主动物后,必须清洗方盘或者用一次性纸巾擦净方盘后再检查和采集另一只宿主动物,以避免不同宿主动物体表革螨的交叉污染。固定和保存所采集革螨时,必须按照"一鼠一瓶"的原则将一只宿主动物体表的革螨装入一个容器小瓶,不能将不同宿主体表采集的革螨混装在一个容器内。

（3）不同方法的选择:不同的革螨采集与保存方法各有优缺点,在实际工作中,应当根据具体的工作性质、工作需要和当时当地的具体情况,合理选择不同的方法。

（4）个人防护及其他:鼠类体表及其巢穴中除了大量革螨外,还存在大量蚤类等其他节肢动物。在进行活体革螨采集时,一定要注意做好个人防护,以免被革螨、蚤类和其他节肢动物叮咬。如果固定和保存革螨的容器小瓶的瓶盖不紧,应用胶布密封容器瓶口,以避免乙醇外溢和挥发。完成革螨等节肢动物采集后,鼠类等动物尸体和巢穴内容物应妥善处理,以防止节肢动物媒介的四处扩散。动物巢穴可以通过焚烧后深埋。动物尸体一般用 5%~10% 甲酚皂溶液（来苏儿）浸泡消毒 24~48 小时后深埋。

2. **标本制作与保存注意事项**　在革螨标本制作与保存过程中,应注意以下事项:①有的革螨腹部经常充满来自宿主动物的血液,经常规封片后,其体内的血液会遮盖革螨的部分重要结构而影响观察和鉴定。在这种情况下,封片前可以用解剖针刺破革螨腹部后将血液挤压出来,然后用水清洗后再封片。②在玻片标本烘烤(烤片)过程中,若发现封固液不足而出现空隙时,应随时从封片侧缘补充封固液。③用氯醛胶封片的标本,数年或十几年后,标本的结构可能会变得比较模糊,此时需要用清水或蒸馏水洗脱后再重新封片。长期保存后的陈旧标本,洗脱时间需要根据具体情况延长,直至盖玻片自然脱落,不能强行翻开盖玻片。必要时可以用温水浸泡洗脱。④在整个标本制作过程中,动作要轻柔,以尽量避免标本破损。

二、区系研究方法

革螨区系（fauna of gamasid mites）是指特定区域内革螨的种类组成及分布状况。区系研究所涉及的方法主要是一些经典的方法,研究中不需要太多的现代化仪器设备,但工作比较艰苦,工作量较大,往往需要耗费较大的人力、物力和财力。革螨区系研究涉及现场调查、宿主诱捕、革螨采集、革螨分类鉴定等基本环节,正确的现场抽样调查和准确的分类鉴定是革螨区系研究中最重要的两个环节。现场调查是革螨区系研究中的第一步,革螨分类鉴定是革螨区系研究中的关键环节和制约因素,开展革螨区系研究必须懂得革螨的分类鉴定,离开革螨的分类鉴定,革螨区系研究就是一句空话。由于革螨分类鉴定是革螨区系研究的关键环节,有的文献也将区系研究称为区系分类研究。另外必须注意的是,区系研究往往是在一个较大的地理范围内开展的,太小的地理范围和某一个或几个采样点的革螨种类调查不是区系研究。区系研究中究竟需要调查多大的地理范围并没有明确的界限,一般在一个省、几个省、一个国家、几个国家或一个洲（如亚洲、欧洲、非洲等）的地理范围内开展。

（一）现场调查

现场调查是革螨区系研究中的第一步,在人力、物力、财力等条件允许的情况下,最好开展前瞻性调查（prospective investigation）。事实上,在一个较大的地理范围（如一个省或几个省）内开展前瞻性调查不但工作艰苦,而且往往需要耗费较大的人力、物力和财力,部分地理区域的高海拔缺氧、终年积雪、交通不便以及自然界难以预测的暴雨、山洪、山体滑坡和泥石流等,就会使预先设计好的现场调查变得更加困难。由于前瞻性现场调查的诸多困难以及革螨分类鉴定的技术难度较高,国内外革螨区系的文献报道大多来自回顾性调查（retrospective investigation）。

1. **回顾性调查**　革螨区系的回顾性调查调查实际上就是对历史调查资料的追踪、搜索和整理过程,包括对已经发表的各种零星文献的检索和归纳过程。在回顾性调查中,革螨区系的数据资料已经存在,研究者不需要重新开展专门的革螨现场调查,只需要对历史调查资料和文献进行全面的追踪、搜索和整理即可。由于历史性调查的调查时间不同、调查人员不同和具体调查方案不同,其区系数据往往残缺不全,在这种情况下就很难进行一些较好的定量化分析,所以许多革螨区系研究文献都是种类名录或种类组成的定性报道。

2. **前瞻性调查**　革螨区系的前瞻性调查就是先进行比较周密的调查方案设计,然后再按照预定的调查方案开展现场调查的方法,在准备开展研究时候,是没有任何现成数据资料的,所有的调查数据都必须通过研究者的实际调查后才能获得,即在开展调查之前,结果完全是未知的,具有一定的探索性。在开展前瞻性调查之前,首先必须进行比较周密的调查方案设计。在一个较大的地理范围内,往往存在不同的地理景观(landscape)和生境(habitat),如山区(山地)地理景观、平原(盆地、坝区)地理景观、荒漠地理景观、室内生境、农耕地生境、森林(林地)生境等,在存在多种地理景观和生境的地理区域开展革螨区系调查,一般主张进行分层抽样调查(stratified sampling investigation),以尽量保证调查结果能够客观反映所调查区域的实际情况。革螨区系的分层抽样调查,就是将拟调查的地理区域(总体)按照其属性特征分成若干类型或"层"(不同地理景观和不同生境等),然后在每种类型或"层"中随机抽取部分调查样点(即具体的调查点),再对所抽到的调查样点进行调查。通过划类分层,容易抽出具有代表性的调查样本。

3. **注意事项** 革螨区系研究主要是探讨革螨的种类组成及分布范围,传统区系研究中的调查取样往往不太严格,这是由区系研究的目的所决定的。虽然如此,但为了获得比较全面的结果,在现场调查中要注意以下问题:①区系研究中所选择的调查地点要尽可能全面,调查范围要尽可能比较广泛,对东、西、南、北、中的各个地理方位都应该设置具体的调查点;②对不同地形、地貌、海拔、景观和生境等不同地理环境都应设置一定的调查点,尽量确保现场调查能够涵盖不同的地理环境。③对于体表寄生革螨,现场调查中的宿主动物取样应有较大的数量,样本量要足够大,宿主数量太少(样本量太少)就很难反映区系的真实情况。

(二)革螨采集

革螨的生活场所十分广泛,所涉及的具体类群复杂多样,对于捕食性革螨、自由生活革螨、体表寄生革螨和体内寄生革螨等不同类群,其标本采集与保存的具体方法存在差异,关于鼠类等体表革螨的采集方法详见革螨标本采集与制作方法中的相关介绍。有的革螨个体十分微小,在革螨采集中要尽量采集完全,避免过多的种类在采集中被遗漏。

(三)宿主动物分类鉴定

完成革螨采集后,需要及时进行宿主动物的分类鉴定。鼠类等小兽是体表寄生革螨最重要的宿主动物,多数宿主动物可以依据其外部形态特征(如大小、外形、毛色、体长、体重、尾长、耳高、后足长等)进行直接分类鉴定,少数难以根据外部形态特征鉴定的种类,则需要剥制成标本后再进行详细鉴定。鼠类等小兽标本包括皮毛标本和头骨标本两种类型:

1. **宿主皮毛标本** 宿主皮毛标本剥制的基本步骤如下:①剥皮:在严格的个人防护下,将麻醉致死的鼠用手术刀和手术剪等解剖器材剥离并彻底剔除所有的肌肉、骨骼和内脏,确保一个完整的鼠皮被剥离出来。②防腐:用适当的防腐剂涂抹在鼠皮的内表面,确保涂抹均匀。防腐剂具有防止动物皮毛腐烂和受虫害侵袭的作用。防腐剂的配方有多种,其中含砷防腐剂的防腐效果好,标本保存时间长,在剥制标本制作中得到广泛应用,如三氧化二砷防腐粉等。三氧化二砷防腐粉的配方是:三氧化二砷(砒霜)20g、明矾(硫酸钾铝)70g,樟脑10g,配制时先将明矾、樟脑研磨成粉末,然后再与三氧化二砷混匀即可。三氧化二砷等砷类化合物是剧毒物品,在购买、配制、使用和保管中的要求都十分严格,必须谨慎使用和妥善保管,严防操作人员、周围人群和禽畜的中毒。③填充或假体支撑:如果需要制作姿态标本,则需要用铁丝等先做一个与鼠体大小和形状相当的假体支架,然后再填塞棉花等填充物。如果是一般的剥制标本,则仅在足和尾部用竹签或木棍等做支撑,其他部位直接填塞填充物即可。④缝合与整形:用针线缝合鼠皮,同时通过"整形"调整其形状和姿势。⑤固定:剥制标本制作成功后,姿态标本还需要固定在一个适当的平台上,以便于展示方便。每一个标本都要附上标签(标签纸或标签牌),标签上写明鼠种的学名(中文名+完整的拉丁文学名)、采集地点及生境、海拔、采集时间、采集人姓名、鉴定人姓名、鉴定时间等信息。

2. **宿主头骨标本** 在鼠类等宿主动物的分类中,经常需要结合头骨和牙齿的特征才能准确鉴定,因此需要制作宿主动物头骨标本。鼠类头骨标本通常用"水煮法"制作。将在"剥制标本"中剥离出来的整个鼠的头颅置于加有水的容器中煮沸,待接近煮熟时,取出并剔除头骨上的肌肉和筋膜等全部软组织,从枕骨大孔精心剔除全部脑组织。若软组织未剔除干净,则加入水中(必要时可加少量碳酸钠或氢氧化钠)再煮片刻,再去除剩余的软组织,直至头骨上的软组织被全部剔除干净为止。剔除全部软组织后的头骨经自然干燥后即成宿主动物头骨标本。

(四)革螨分类鉴定

革螨分类鉴定就是对在区系调查中所采集到的每一个革螨标本进行逐一鉴定和分类的过程,这是一个细致、烦琐、复杂和枯燥的过程,需要研究人员的高度负责和耐心。将制作好的革螨玻片标本置于显微镜下,按照目、亚目、总股、股、总科、科、亚科、属、亚属、种的分类层次,对照革螨检索表,逐一鉴定到种。部分革螨标本在标本采集和制作过程中,可能会出现螨体被杂物包裹或污染、肢体破损、刚毛脱落或肠道内容物太多而导致螨体结构模糊不清而无法准确鉴定,还有少量标本可能是尚未被认识的新种而暂时无法鉴定,在此情况下,可以"待定种"或"未定种"计入原始数据。分类鉴定技术是革螨区系研究中最关键的技术,对各种革螨的分类鉴定是否准确直接关系到革螨区系研究的结果,文献资料的全面和完整以及研究者分类鉴定技术的熟练程度是影响分类鉴定的关键制约因素。老一辈革螨分类学家通过自己几十年的辛勤劳动已经制备了部分革螨的检索表(分类鉴定工具),区系研究人员可以充分利用这些检索工具来进行革螨分类鉴定。然而,革螨种类繁多,目前有限的革螨检索表很不完整,不能涵盖已知的全部革螨种类,而且现有的检索表主要依据革螨雌虫编制,缺乏雄虫期检索表和非成虫期(幼虫、第一若虫和第二若虫)检索表。对于没有现成检索工具的革螨类群和虫期,则要求研究人员收集零星的分类资料来进行革螨的分类鉴定,工作难度则明显加大。

三、生态研究方法

虽然现代生态学是一门与其他多门学科相互关联、相互渗透的学科,所涉及的技术是多方面的,但在实际的生态学研究中涉及最多的是一些统计学及数学分析方法。经典的生态学研究主要通过直观的观察或现场调查,如实记录所观察到或调查到的结果,然后结合专业知识加以分析判断,这种研究方法基本上属于定性的研究,如对革螨生活史过程或生活习性的观察以及传统的革螨区系调查等。革螨的生态研究涉及个体生态(环境因素影响)、种群生态、群落生态和地理分布等多个方面。

环境因素对生命活动的影响主要是通过生物个体的具体反应来实现的,个体生态学主要研究各种环境因素对生命活动的影响,如各种生物和非生物因素对生物生长、发育、繁殖、寿命及行为活动等生命过程的影响等。在革螨的个体生态研究中,可以在实验室设置不同的环境条件,然后通过直接观察来研究革螨的个体行为;也可以通过现场调查来研究环境因素对革螨行为的影响。值得注意的是,在实际研究中,不要将个体生态学误认为是对个别革螨个体的研究,进行革螨个体生态学研究,仍然要求有足够的样本数量,否则就会犯错误。革螨以及整个医学节肢动物的经典生态学研究,往往是关于个体生态学方面的研究。个体生态学研究中,往往存在大量的观察,而且有些资料也必须通过观察才能获得。观察性研究可以在实验室完成,也可以在现场完成。

在研究革螨种群特征、群落特征和地理分布时,通常需要进行一系列的现场调查,然后运用一系列的生态统计方法,计算和分析相应的生态趋势或规律。在革螨生态研究中的现场调查与革螨区系研究中的现场调查比较类似,大多采用分层抽样调查等方法。革螨种群生态和群落生态研究往往需要借助数理统计手段来完成对复杂生态现象的描述和推断,统计学方法及数学模型在革螨种群生态和群落生态中十分重要。需要指出的是,虽然统计学及数学模型在革螨生态中很重要,但并不等于所有的生态研究都必须使用复杂的统计学方法或数学模型,每一种统计学方法或数学模型都有一定的适用条件,在实际研究中应当根据具体情况进行选用。在实际研究中应当避免不加选择地滥用数学模型,否则就会得出错误的结论。现代生态学研究中的生态统计方法很多,有的方法还比较复杂,此处仅介绍近年在革螨生态研究中出现的部分方法。

(一) 个体生态研究方法

1. **实验室观察**　实验室观察简便易行,需要观察的内容是多方面的,可以根据研究的具体目的来进行,如:观察某种革螨的生活史过程及所需要时间,生长发育过程及规律,行为活动及活动规律,摄食过程及对食物的偏好,交配繁殖过程及规律性,产卵习性及产卵地点等。在实际观察的基础上,记录所观察到的数据,按照统计学中的常规方法对原始数据进行归纳、汇总和统计,最后分析总结所观察到的结果。

2. **现场观察**　实验室观察虽然比较方便,但实验室的观察结果有时候不能完全代表自然状况,因为实验室观察是在人为控制的状态下进行的,而实际的情况要复杂得多。例如,革螨在自然状况下要受到许多环境因素的制约,实验室所观察到的革螨的生活史过程及所需时间、食物选择、吸血习性、产卵量及产卵地点等各种生态习性与实际状况是有差别的。为了获得比较可靠的资料,在进行实验室观察的同时,有时候还需要进行现场观察或自然状态下的直接观察。从理论上讲,现场观察的结果更接近自然状况,但革螨的个体很小,在自然状况下的现场观察大多比较困难,甚至很难做到,此时则必须用实验室观察的结果来近似地反映自然状态下的实际情况。

3. **注意事项** 无论是实验室观察还是现场观察,都必须注意以下几个问题:①对任何一种革螨或任何一只革螨个体的观察,都要实事求是,要客观记录所观察到的一切数据资料,对一些无法用现行理论解释的生态现象更是要如实记录,因为这往往是新发现的突破口;②不能仅仅凭一两次的观察盲目下结论,也不能凭观察少数的革螨个体来盲目推断整体情况,观察中要注意重复一定的观察次数,还要观察一定的数量,即需要足够的样本数量;③在观察中要注意正确对待少数极端个体的特殊情况,要合理科学地处理所观察到的数据资料,如:对某种革螨寿命的观察中,如果大多数个体寿命是数月,极个别个体活到数年或更长,这时不能将所观察到的数据进行简单平均来计算平均寿命,而应当进行一定的数据变换处理,否则极端个体的寿命会影响整体平均水平,偏离实际情况。

(二)寄生性革螨的感染统计

1. **构成比统计** 构成比统计广泛应用于医疗卫生及国民经济的各个领域。在革螨研究中,无论是革螨区系研究还是生态研究,构成比(proportion 或 constituent ratio)都是一个十分重要的统计指标。当所调查的某一地理区域或某种宿主动物体表存在多种革螨种类时,构成比就表示某种革螨的个体数量占所有革螨数量的百分比(%)。构成比是一个内部构成比例,即所有革螨种类构成比的累加值等于100%。计算方法比较简单,计算公式如下:

$$C_r = \frac{N_i}{N} \times 100\%$$

式中:

C_r——构成比;

N_i——某种革螨(或寄生虫)的个体数量;

N——全部革螨(或寄生虫)的个体数量。

2. **感染指标统计** 无论是体内寄生革螨,还是体表(体外)寄生革螨,感染指标的统计都是十分必要的。革螨感染指标通常包括感染率(prevalence)、平均多度(mean abundance)和感染度(mean intensity)三个指标。革螨的感染率也叫作染螨率(infestation rate),平均多度也叫作螨指数(infestation index)。需要特别指出的是,感染率、平均多度和感染度这三个指标适用于所有寄生虫感染的统计分析,而不仅仅是革螨感染。感染率、平均多度和感染度的计算比较简单,计算公式如下:

$$P = \frac{H_i}{H} \times 100\%; \quad M_A = \frac{N_i}{H}; \quad M_I = \frac{N_i}{H_i}$$

式中:

P——感染率;

M_A——平均多度;

M_I——感染度;

N_i——某种革螨(或寄生虫)的个体数量;

H_i——感染某种革螨(或寄生虫)的宿主个体数量,H=全部宿主个体数量。值得注意的是,上述公式中的字母代号并不是固定不变的,完全可以根据所研究的对象不同进行灵活更换,但在研究文献中必须对每一个字母代号加以准确定义。

3. **预测感染率统计** 预测感染率(predicted prevalence)是近年出现在蚤类(fleas)、吸虱(sucking lice)和革螨等体表寄生虫研究中的一个概念,它是用现场调查中实际计算出来的平均多度去推算理论感染率或预测感染率的一个数学模型,也是探讨平均多度与感染率之间相互关系的一个模型,计算公式如下:

$$PP = 1 - \left(1 + \frac{M_A}{k}\right)^{-k}$$

式中：

PP——预测感染率（理论感染率）；

M_A——平均多度（实际平均多度）；

k——k 指数。

在上述模型中，有两种计算方法可以算出此处的 k 指数，即：

（1） $1/k = aM_A^{(b-2)} - \dfrac{1}{M_A}$

a 和 b 为 Taylor 幂函数中的 a 和 b，详见空间分布型计算部分。

（2） $k = \dfrac{M_A^2 - \left(\dfrac{\sigma^2}{n}\right)}{\sigma^2 - M_A}$

式中：

σ^2——计算平均多度（M_A）的方差；

n——计算平均多度（M_A）的样方数。

4. 物种相似度统计 在革螨或其他体表寄生虫生态研究中，有时候需要比较不同性别宿主体表革螨（或寄生虫）所携带物种的相似程度，此时需要计算物种相似度（species similarity），一般用数理统计中的索伦森指数（Sorensen Index，C_{SS}）进行计算，计算公式如下：

$$C_{SS} = \dfrac{2C}{S_m + S_f}$$

式中：

C_{SS}——物种相似度（即 Sorensen 指数）；

S_m——雄性宿主体表的革螨（或寄生虫）物种丰富度（即种类数）；

S_f——雌性宿主体表的革螨（或寄生虫）物种丰富度（即种类数）；

C——雌性和雄性宿主体表共同的物种数。

（三）种群生态研究方法

1. 种群密度 对于自由生活革螨而言，种群密度（population density）通常指单位面积或单位空间（单位体积或单位生境）中某种革螨的个体数量，例如每平方米土壤中土壤革螨的个体数量（个/m²）。对于寄生性革螨而言，感染的平均多度和感染度实际上就是一个密度概念。革螨种群密度可以用以下一个简单的数学式子来表示：

$$D = \dfrac{P}{A}$$

式中：

D——表示密度；

A——表示单位面积或单位体积（如每平方米土壤等）；

P——表示某种革螨的个数。

革螨种群密度可以通过总量调查（total count）或抽样调查（sampling investigation）来获得。总量调查（相当于流行病学中的普查）是对某一空间范围内某种革螨全部个体数量的调查，即所谓的"全捕法"，如对某一地域范围内或某种宿主动物体表革螨的全部采集。要对全部革螨个体计数有时候是比较困难的，如对地域辽阔的某一地区革螨的全部采集就难以实现。在这种情况下，可以通过抽样调查来进行，即通过抽取总体中的部分个体来估计总体情况。生态学中的抽样调查总原则和方法与流行病学研究中的抽样调查是相似的，可以通过抽取一定数量的样方（quadrats）来进行种群密度估计。对于自由生活革螨，可以先在所需要的调查地段（如一块土壤）选取若干方形、条形或圆形的样方（根据实际情况进行），计数每个样方内某种革螨的全部个体数量，然后将各个样方的数量平均后得出该种革螨的平均密度。对体表寄生性革螨来说,一个宿主也可以当作一个样方。抽样调查中所得到的平均密度是一个平均数(mean),在比较两个或多个种群平均密度差别时,必须同时考虑它们各自不同的标准差(standard deviation)等参数,并作显著性检验(significance test),其检验的原理和方法与卫生统计学中的显著性检验方法是一致的,研究者可根据具体情况参考相应的检验方法。

2. 种群性比　若以 F 表示雌性,M 表示雄性,则种群性比(sex ratio)的数学表示方法可有以下几种不同的方式:

$$R_{F/M}=\frac{F}{M}; \quad R_F=\frac{F}{F+M}\times100\%; \quad R_M=\frac{M}{F+M}\times100\%$$

式中:

$R_{F/M}$——革螨(或寄生虫)雌雄比例;

R_F——雌性革螨(或寄生虫)比例;

R_M——雄性革螨(或寄生虫)比例;

F——雌性革螨(或寄生虫)的个体数量

M——雄性革螨(或寄生虫)的个体数量。

3. 种群年龄结构　年龄结构就是指某一年龄阶段在整个种群中所占的比例。若 a 表示某一特定年龄阶段,N 表示种群总数,则某一特定年龄阶段在种群中所占的比例 R_a 可表示为:

$$R_a=\frac{a}{N}\times100\%$$

根据各个年龄阶段所占的比例就可以绘制年龄结构图,如年龄锥体结构图等。

4. 种群空间分布格局　种群是由个体组成的,种群内个体的组成及在所生存空间内的分布有一定的规律性,有的是以单个个体的形式分布在所生存的空间,而有的是以个体群(colony)的形式存在于其生存空间。种群空间分布格局(spatial distribution pattern of population)就是指某一种群个体在其生存空间的分布模式。种群的空间分布模式是种群的重要属性之一,它是由物种的生物学特性和环境条件所决定的。种群空间分布一般分为随机分布(random distribution)和聚集分布(aggregated distribution)两大类。随机分布是个体独立地、随机地分配到可利用的空间中去,每个个体占空间中任何一点的概率是相等的,并且任何一个个体的存在决不影响其他个体的分布,即相互是独立的。随机分布可以是均匀的,也可以是不均匀的,均匀性随机分布有时候单独叫做均匀分布(uniform distribution 或 even distribution)。聚集分布是一种不均匀分布,种群内的个体不是独立、随机地分配到可利用的单位中去,而是形成很多大小集团或核心,集团或核心内的个体间不是互相独立的,一个个体的存在将影响集团或核心内其他个体的分布,但集团或核心之间的关系是随机的。测定种群空间分布格局的方法有两大类,一类是用样本频数分布与理论频数分布进行比较,通过 χ^2 检验,确定该种群的空间分布格局是否符合理论分布,用这种方法判定种群空间分布格局叫作"频次分布法";另一类是根据取样资料,用生态学中一些特有的分布型指数(或数学模型)来进行判断,这种方法叫作"分布型指数法"。在革螨研究中,目前主要是运用分布型指数法进行空间分布格局测定,此处仅介绍分布型指数法中的相关方法。

(1)分布型指数:在种群空间分布型中,分布型指数是最简单的方法,已经应用到了革螨、恙螨、蚤类和吸虱等体表寄生虫研究,通常包括了扩散系数(dispersion coefficient);丛生指数(clumping index)或 I 指数(I index);凯西指数(Cassie index);劳氏平均拥挤度(Lloyd's mean crowding);聚块指数(patchiness index);K 指数(K index)等不同的分布型指数,计算公式如下:

$$C=\frac{\sigma^2}{m}; \quad I=\frac{\sigma^2}{m}-1 \quad \text{或} \quad I=C-1; \quad K=\frac{m}{I} \quad \text{或} \quad K=\frac{m}{\left(\dfrac{\sigma^2}{m}-1\right)};$$

$$C_A=\frac{\sigma^2-m}{m^2} \quad \text{或} \quad C_A=\frac{m^*}{m}-1 \quad \text{或} \quad C_A=I-1 \quad \text{或} \quad C_A=\frac{1}{K};$$

$$m^*=m+\left(\frac{\sigma^2}{m}-1\right)\quad 或 \quad m^*=m+I;\quad m^*/m=C_A+1 \quad 或$$

$$m^*/m=\frac{m+\left(\dfrac{\sigma^2}{m}-1\right)}{m} \quad 或 \quad m^*/m=\frac{m+I}{m}$$

式中：

C——扩散系数；

I——丛生指数（I 指数）；

C_A——Cassie 指数；

m^*——Lloyd 平均拥挤度；

m^*/m——聚块指数（patchiness index）；K=K 指数；m=均数；σ^2=方差。各分布型指数的判定界限值详见（表 32-31）。

表 32-31　分布型指数判定界限值（引自　牛爱琴和郭宪国）

	C	m^*/m	I	C_A	K
均匀分布	<1	<1	<0	<0	<0
随机分布	=1	=1	=0	=0	$\to\infty$ or>8
聚集分布	>1	>1	>0	>0	>0

（2）泰勒幂函数：在种群空间分布型研究中，泰勒幂函数（Taylor's power law）也是一种比较常用的方法，其数学表达式如下：

$$\sigma^2=am^b \quad 或 \quad \lg\sigma^2=\lg a+b\lg m$$

式中：

m——均数；

σ^2——方差；

$\lg a$——直线在 Y 轴上的截距；

b——斜率（回归系数）。

判定标准：①当 $a>1$，$b>1$，为聚集分布，聚集强度随种群密度升高而增加；$a>1$，$b=1$，亦为聚集分布，但聚集强度不因种群密度的改变而变化；$a=1$，$b=1$，为随机分布；$a<1$，$b<1$，为均匀分布，种群密度越大，分布越均匀。②当 $\lg a<0$、$b<1$ 时，判定为均匀分布；当 $\lg a=0$、$b=1$ 时，判定为随机分布；当 $\lg a>0$、$b=1$ 或 $\lg a>0$、$b>1$ 时，判定为聚集分布。

（3）岩俊回归模型及随机偏离度检验：在种群空间分布型研究中，岩俊回归模型（Iwao's linear regression）也是一种比较常用的方法。在建立了 Iwao 回归方程后，可以直接根据直线方程中在 Y 轴上的截距（α）和斜率（β）进行空间分布型判定，也可以结合随机偏离度检验（significance test of deviation）进行判定。

Iwao 回归模型的数学表达式如下：

$$m^*=\alpha+\beta m$$

式中：

m^*——Lloyd 平均拥挤度；

m——均数；

α——直线在 Y 轴上的截距；

β——斜率（回归系数）。

判定标准：当 $\alpha=0$，$\beta=1$，为随机分布；当 $\alpha<0$，$\beta<1$，为均匀分布；当 $\alpha>0$，$\beta>1$，为聚集分布。

为了对 Iwao 直线回归方程中的 α 和 β 的值作出具有统计学意义的推断，从数理统计的角度来讲，在建

立了 Iwao 回归方程后,最好进行随机偏离度检验计算 F 值,计算公式如下:

$$F = \frac{\dfrac{1}{2}\left[n\alpha^2 + 2\alpha(\beta-1)\sum_{i=1}^{n}m_i + (\beta-1)^2\sum_{i=1}^{n}m_i^{\ 2}\right]}{\dfrac{1}{n-2}\sum_{i=1}^{n}(m_i^* - \alpha - \beta m_i)^2};$$

$$m_i = \frac{\sum_{j=1}^{n_i}m_{ij}}{n_i}; \quad m_i^* = m_i + \left(\frac{\sigma_i^2}{m_i} - 1\right)$$

式中:

n——在建立 Iwao 回归方程中的 m_i 变量数目;

n_i——第 i 次调查的样方数;

m_i——第 i 次调查的均数;

m_{ij}——第 i 次调查中第 j 个样方的革螨(或寄生虫)个体数;

σ_i^2——第 i 次调查的方差;

α——直线在 Y 轴上的截距(同前);

β——斜率(回归系数,同前)。

判定标准:当 $\alpha=0, \beta=1$ ($F<F_{0.05(2, n-2)}, P>0.05$)时,判定为随机分布;当 $\alpha>0, \beta>1$ ($F>F_{0.05(2, n-2)}, P<0.05$)时,判定为聚集分布。

(四) 群落生态研究方法

1. **群落基本结构**　革螨群落基本结构可以用群落内各物种构成比、优势种及其构成比、物种丰富度(richness)、生态多样性(ecological diversity)、均匀度(evenness)和优势度(dominance)等指标来反映。群落内各物种构成比、优势种及其构成比的计算方法与前面"寄生性革螨的感染统计"中的构成比统计方法相同。

(1) 物种丰富度:革螨群落的物种丰富度即革螨种类数,数学表达式如下:

$$S = \sum S_i$$

式中:

S——丰富度;

S_i——群落内第 i 物种。

(2) 生态多样性:生态多样性是反映群落结构复杂程度的一个指标,是群落研究中的一个重要内容。对于一般的生物群落而言,多样性与生物群落的稳定性有关,多样性越高,其群落往往越稳定,群落维持原有结构的能力越强,其抵抗外界干扰、恢复自身平衡的能力就越强。判定多样性的高低可以通过计算多样性指数(diversity index)来实现。多样性指数的类型比较多,如香浓-维纳多样性指数(Shannon-Wiener's diversity index, H')、辛普森多样性指数(Simpson's diversity index, D)、布里渊多样性指数(Brillouin's diversity index, H)、赫伯特种间相遇概率(Hurlbert's probability of interspecific encounter, PIE)、皮罗等级多样性指数[Pielou's index of hierarchical diversity, H'(FGS)]和麦金托什多样性指数(McIntosh's diversity index, D_M)等。目前已经应用于革螨群落生态研究的主要是香浓-维纳多样性指数。

1) 香浓-维纳多样性指数:香浓-维纳多样性指数(Shannon-Wiener r's diversity index, H')表述为:

$$H' = -\sum_{i=1}^{S}P_i \log P_i \quad 或 \quad H' = -\sum_{i=1}^{S}\left(\frac{N_i}{N}\right)\log\left(\frac{N_i}{N}\right)$$

式中:

H'——香浓-维纳多样性指数;

S——丰富度；

P_i——群落内第 i 种革螨（或寄生虫）的个体比例；

N_i——群落内第 i 种革螨（或寄生虫）的个体数；

N——所有革螨（或寄生虫）的总个体数；

log——对数，可以是常用对数（lg）或自然对数（ln）等。

2）辛普森多样性指数：辛普森多样性指数（Simpson's diversity index，D）表述为：

$$D = 1 - \sum_{i=1}^{S}(P_i)^2 \quad 或 \quad D = 1 - \sum_{i=1}^{S}\left(\frac{N_i}{N}\right)^2$$

式中：

D——辛普森多样性指数；

S、P_i、N_i、N 意义同前。

3）布里渊多样性指数：布里渊多样性指数（Brillouin's diversity index，H）表述为：

$$H = \frac{1}{N}\log\left(\frac{N!}{N_1! N_2! N_3! \cdots N_s!}\right)$$

式中：

H——布里渊多样性指数；

N_1、N_2、N_3、N_s——群落内第 1、2、3、S 物种的个体数；

S——群落内的物种数；

N——总个体数。

4）赫伯特种间相遇概率：赫伯特种间相遇概率（Hurlbert's probability of interspecific encounter，PIE）是 Hurlbert（1971）提出的一个概念，也可以作为一个多样性测定指标：

$$PIE = \sum_{i=1}^{s}\left(\frac{N_i}{N}\right)\left(\frac{N-N_i}{N-1}\right)$$

式中：

PIE——赫伯特种间相遇概率；

S——群落内的物种数；

N_i——群落内第 i 种个体数；

N——总个体数。

5）皮罗等级多样性指数：根据不同分类学等级对多样性作用程度不同的观点，有的学者推荐用皮罗等级多样性指数（Pielou's index of hierarchical diversity，H'（FGS））测定群落的多样性：

$$H'(FGS) = H'(F) + H'(G) + H'(S)$$

式中：

$H'(FGS)$——总的多样性指数；

$H'(F)$、$H'(G)$、$H'(S)$ 分别为科、属、种级的多样性指数。

各级多样性指数多用香浓-维纳多样性指数。

6）麦金托什多样性指数：麦金托什多样性指数（McIntosh's diversity index，D_M）表述为：

$$D_M = \frac{N - \left(\sum_{i=1}^{s} N_i^2\right)^{1/2}}{N - \sqrt{N}}$$

式中：

D_M——麦金托什多样性指数；

S、N_i、N 意义同前。

虽然多样性指数的类型比较多,但在生态学实践中,长期以来仍然以香浓-维纳多样性指数应用最普遍。

(3)均匀度:均匀度是反映群落内各物种个体分布情况的一个指标,最大值为 1(完全均匀群落),其计算方法随多样性指数的不同而不同,这里介绍三种常用方法,其中皮罗均匀度(Pielou's evenness)是基于香浓-维纳多样性指数的一种均匀度计算方法,也是最常用的一种均匀度计算方法。

1)皮罗均匀度:皮罗(Pielou's evenness,J')均匀度表述为:

$$J' = \frac{H'}{H'_{max}} \quad 或 \quad J' = \frac{H'}{\log S}$$

式中:

J'——皮罗均匀度;

H'——香浓-维纳多样性指数;

H'_{max}——最大多样性指数;

S——群落内的物种数;

log 的底取 2、e、10 均可。

2)麦金托什均匀度:麦金托什均匀度(McIntosh's evenness,R)表述为:

$$R = \frac{D}{D_{max}} \quad ; \quad D_{max} = \frac{N - N/\sqrt{S}}{N - \sqrt{N}}$$

式中:

R——麦金托什均匀度;

D——实测多样性指数;

D_{max}——最大多样性指数;

S——群落内的物种数;

N——群落内的个体数。

3)赫伯特均匀度:赫伯特均匀度(Hurlbert's evenness,R)表述为:

$$R = \frac{D - D_{min}}{D_{max} - D_{min}} \quad 或 \quad R = \frac{D_{max} - D}{D_{max} - D_{min}}$$

式中:

R——赫伯特均匀度;

D——实测多样性指数;

D_{max}——最大多样性指数;

D_{min}——最小多样性指数,数值上等于当一个种有($N-S+1$)个个体,其他种仅有一个个体时的多样性指数。

(4)优势度:评价优势种在群落中的主导地位及集中趋势,可计算优势度。优势度越高,说明优势种在群落内的主导地位及集中趋势越明显,反之则相反。优势度计算通常用辛普森优势度指数(Simpson's dominance index,C),计算公式如下:

$$C = \sum_{i=1}^{S} \left(\frac{N_i}{N} \right)^2$$

式中:

C——辛普森优势度指数;

S——丰富度;

N_i——群落内第 i 物种的个体数;

N——总个体数。

2. 生态位　生态位（ecological niche）是生态学中的一个重要概念,不同学者从不同的角度都曾经给予过不同的定义。有的学者强调生态位是物种所占据的空间,被喻为空间生态位（space niche）;有的学者强调群落内物种间捕食与被捕食的营养关系,被喻为营养生态位（trophic niche）;还有的学者将群落视为一个超体积的多维空间,称为超体积生态位（hypervolume niche）,群落内某物种可能占据的最大理论空间称为基础生态位（fundamental niche）,而实际占据的空间称为实际生态位（realized niche）。综合各派观点,生态位可以理解为群落内某物种对时间、空间、食物及宿主等资源的利用程度及在群落内所处的功能位置。生态位特征可以用生态位宽度（niche breadth 或 niche width）和生态位重叠（niche overlap）等定量指标加以表述。

（1）生态位宽度:对于革螨等体表寄生虫而言,生态位宽度表示某种革螨对空间、时间或宿主等环境资源的利用幅度,依据环境资源序列的不同,可以分为空间生态位、时间生态位或宿主生态位等不同类型。对于寄生性革螨或其他寄生虫,宿主生态位也可以视为营养生态位。生态位宽度可以作为判定某种革螨（或寄生虫）宿主特异性高低的一个指标,生态位宽度越宽,表示某种革螨（或寄生虫）能够选择的宿主范围越宽,宿主特异性越低;生态位宽度越窄,表示某种革螨（或寄生虫）能够选择的宿主范围越窄,宿主特异性越高。生态位宽度可以用莱文斯生态位宽度（Levins' niche breadth）等测定,计算公式如下:

$$B_i = \frac{1}{S\sum\limits_{h=1}^{S}P_{ih}^{2}}$$

式中:

B_i——某种革螨（或寄生虫）的莱文斯生态位宽度;

P_{ih}——第 i 种革螨（或寄生虫）利用第 h 级资源的比例（构成比）;

S——资源序列级数。

（2）生态位重叠:生态位重叠是指群落内任意两物种利用环境资源的相似及重叠程度,是研究群落内物种之间关系的方法之一。环境资源包括空间资源、时间资源和宿主资源等。如果所研究的环境资源序列是宿主资源序列,生态位重叠值的大小就可以反映不同革螨种类之间在宿主选择上的近似程度,生态位重叠值越大,则在对宿主选择上的近似程度越高;生态位重叠值越小,则在对宿主选择上的近似程度越低。测定生态位重叠的方法比较多,目前已经用于革螨等体表寄生虫生态研究的主要是科-富相似性比例（Colwell-Futuyma's proportional similarity）,此外还有皮安卡相似性比例（Pianka's proportional similarity）和赫伯特生态位重叠指数（Hurlbert's niche overlap）。皮安卡相似性比例也称为夹角余弦（clip angle cosine）。

1）科-富相似性比例:科-富相似性比例（Colwell-Futuyma's proportional similarity, C_{ij}）Colwell-Futuyma相似性比例表述如下:

$$C_{ij} = 1 - \frac{1}{2}\sum\limits_{h=1}^{S}\left|P_{ih} - P_{jh}\right|$$

式中:

C_{ij}——科-富相似性比例,表示 i 物种（i 种革螨或寄生虫）和 j 物种（j 种革螨或寄生虫）之间的生态位重叠程度;

S——环境资源序列级数;

P_{ih} 和 P_{jh}——表示 i 物种和 j 物种在第 h 资源等级中利用资源的比例。

判定标准:当两个物种完全不共享某一资源序列时,相似性比例最小,C_{ij} 趋近于 0,直至等于 0;当两个物种利用资源单位及其比例相同时,则两个物种的生态位完全相似,C_{ij} 趋近于 1,直至等于 1。

2）皮安卡相似性比例（夹角余弦）:皮安卡相似性比例（Pianka's proportional similarity, O_{ij}）或夹角余弦表述如下:

$$O_{ij} = \frac{\sum\limits_{h=1}^{S}P_{ih}P_{jh}}{\sqrt{\sum\limits_{h=1}^{S}P_{ih}^{2}\sum\limits_{h=1}^{S}P_{jh}^{2}}}$$

式中：

O_{ij}——皮安卡相似性比例（夹角余弦），表示 i 物种（i 种革螨或寄生虫）和 j 物种（j 种革螨或寄生虫）之间的生态位重叠程度；

S、P_{ih} 和 P_{jh} 意义同前。

3）赫伯特生态位重叠指数：赫伯特生态位重叠指数（Hurlbert's niche overlap，L_{ij}）表述如下：

$$L_{ij} = \sum_{h=1}^{S} P_{ih} P_{jh} / P_h$$

式中：

L_{ij}——赫伯特生态位重叠指数，表示 i 物种（i 种革螨或寄生虫）和 j 物种（j 种革螨或寄生虫）之间的生态位重叠程度；

S、P_{ih} 和 P_{jh} 意义同前。

（3）多维生态位：群落的资源包括了时间、空间、食物及宿主等多个维度。前述的生态位宽度及生态位重叠是在具体的某一个维度上的测定（一维生态位），是一个简化了的情形。多维生态位测定是同时对多个维度生态位特征的综合测定。当维度较多时，其测定就比较困难，此时可按照以下原则进行估测：①当各个维度上的资源序列完全独立时，其多维生态位值可以用各维度上一维生态位值的乘积表示；②当各个维度上的资源序列完全相关时，则可以用任何一个维度上的一维生态位值或它们适当的加权线性组合来估计；③当各维度上的资源既不完全独立又不完全相关时（在实际研究中此类情形最多），在保证最小信息损失的前提下，可以用适当的方法（如主份量分析等）将多维降低到二维或三维空间中去分析。

3. 种多度分布　种多度分布（或种多度关系）旨在阐明群落内个体数量与物种数量之间的相互关系，是群落生态学中的一个重要问题。普雷斯顿对数正态分布模型（Preston's lognormal distribution model）是拟合种多度分布理论曲线的常用方法，基本步骤是：在半对数直角坐标系中，代表群落内个体数量的横坐标用对数刻度标注（$\log_3 N$，N 表示个体数），代表群落内物种数量的纵坐标用算数刻度标注，根据实际的群落调查数据（实际个体数和物种数）绘制种多度分布的实际曲线图，然后用 Preston 对数正态分布模型拟合种多度分布理论曲线，并求取拟合优度（R^2）。在绘制种多度分布的实际曲线图时，可参照表 32-32 中 $\log_3 N$ 对数级范围进行 X 轴标注。

$$\hat{S}(R) = S_0 e^{-[a(R-R_0)]^2} \text{（普雷斯顿对数正态分布模型）}$$

$$R^2 = 1 - \frac{\sum_{R=0}^{m}[S(R) - \hat{S}(R)]^2}{\sum_{R=0}^{m}[S(R) - \bar{S}(R)]^2} ; \qquad \bar{S}(R) = \frac{1}{m} \sum_{R=0}^{m} S(R)$$

式中：

$\hat{S}(R)$——横坐标为第 R 个对数级数（对数刻度）所对应的理论物种数；

S_0——众数对数级数（实际种多度曲线最高点）所对应的众数物种数；

α——分布展开度常数（正态分布曲线宽度的倒数），是经过多次拟合后，根据拟合优度最佳者确定的；

R——对数级数（$0,1,2,3,\cdots,m$），表示曲线沿 X 轴的位置；

R_0——众数对数级数；

R^2——拟合优度；

$S(R)$——第 R 个对数级数（对数刻度）所对应的实际物种数；

$\bar{S}(R)$——每个对数级数的平均物种数。

4. 总物种数预测　革螨群落的总物种数预测可以用基于稀有种的总物种数估测方法（Chao 1 估测法）进行预测，也可以在成功拟合普雷斯顿种多度理论曲线的基础上，通过理论曲线下面积的粗略计算，估算出群落内的总物种数，即曲线面积估测法。

（1）乔 1 估测法：乔 1 估测法（Chao 1's estimation method）是基于稀有种的总物种数估测方法，估算公式如下：

表 32-32　群落种多度分布拟合中的 $\log_3 N$ 对数级范围（引自 刘哲和郭宪国）

$\log_3 N$ 对数级数（R）	$\log_3 N$ 对数级范围（个体数范围，I）	个体数范围的中位数（M）
0	1	1
1	2~4	3
2	5~13	9
3	14~40	27
4	41~121	81
5	122~364	243
6	365~1 093	729
7	1 094~3 280	2 187
8	3 281~9 841	6 561
9	9 842~29 524	19 683
10	29 525~88 573	59 049

注：$M=I$ 的中位数；$3^R=M$；$\log_3 M=R$。

$$S^* = S_{obs} + \frac{a^2}{2b}$$

式中：

S^*——期望物种数；

S_{obs}——实际物种数；

a——只有一个个体的稀有物种数；

b——只有二个个体的稀有物种数。

（2）曲线面积估测法：在成功拟合普雷斯顿种多度理论曲线的基础上，通过理论曲线下面积的粗略计算，可以估算出群落内的总物种数，即曲线面积估测法，估算公式如下：

$$S_T = (S_0\sqrt{\pi})/a；\quad S_M = S_T - S_A$$

式中：

S_T——拟估测的总物种数或期望总物种数；

S_A——实际总物种数；

S_M——在抽样调查中可能漏掉的物种数；

π——圆周率（3.141 592 6…）；

S_0 和 α 的意义同前。

（3）其他估测法：在对某一种宿主（单一种类宿主）体内或体表寄生虫群落总物种数进行估计时，上述近似计算方法是可行的。但在实际研究（特别是体表寄生革螨研究）中，有时需要对某一地域范围内多种宿主（混杂宿主样本）体表革螨群落进行估测，则出现严重偏差，如：在对某一地域啮齿动物体表革螨群落进行估测时，啮齿动物宿主本身就包括了许多具体的啮齿动物种类，宿主本身是一个混杂样本。为克服上述近似计算的偏差，郭宪国等（1996）在研究云南西部小兽（小型哺乳动物）体表革螨群落时推导和建立了以下模型，用以估测混杂宿主体表革螨群落内的总物种数：

$$S_t = S_b + \frac{N_b S_e'}{N_a} + N_b\left(\frac{S_b}{N_b} - \frac{S_a}{N_a}\right)$$

式中：

S_t——表示所需要估测的混杂宿主体表革螨（或寄生虫）群落内的革螨（或寄生虫）总物种数；

N_a、S_a 和 S_e'——分别表示混杂宿主中数量最多的宿主（优势宿主）的宿主个体数、优势宿主体表所获得的革螨（或寄生虫）实际种数以及在抽样过程中漏掉的种数；

N_b、S_b——分别表示混杂宿主的总宿主个体数及其体表所获得的革螨（或寄生虫）的实际种数。

对优势宿主体表的革螨（或寄生虫）总物种数的估测仍然用 $S_T=(S_0\sqrt{\pi})/a$ 进行计算，并据此计算出

$$S_e':S_e'=S_T-S_a$$

5. 种间协调系数　种间协调系数（coefficient of interspecific association）是以测定群落内任意两物种在各样方出现频率为基础的一个计算方法，用以测定群落内任意两物种之间的种间关系。在计算种间协调系数之前，首先需要制作一个种间协调关系分析列联表（表 32-33），在此列联表中，甲、乙两物种同时出现的样方频率为 a，同时不出现的频率为 d，甲物种出现、乙物种不出现的样方频率为 b，乙物种出现、甲物种不出现的样方频率为 c，则种间协调系数 V 的计算式表示为：

$$V=\frac{ad-bc}{\sqrt{(a+b)(c+d)(a+c)(b+d)}}$$

式中：

V——协调系数；

a——种 X 和种 Y 都出现的样方（宿主）数；

b——种 Y 出现但种 X 不出现的样方（宿主）数；

c——种 X 出现但种 Y 不出现的样方（宿主）数；

d——种 X 和种 Y 都不出现的样方（宿主）数。

判定标准：正协调：$V>0$，$P<0.05$（四格表卡方检验）；负协调：$V<0$，$P<0.05$；无协调：$V=0$。

表 32-33　种间协调关系分析列联表

		种 X		合计
		+	−	
种 Y	+	a	b	$a+b$
	−	c	d	$c+d$
合计		$a+c$	$b+d$	n

注：引自刘哲等。

6. 群落相似性　群落相似性（community similarity）是指多个群落之间的相似程度。测定群落相似性的指标很多，这里仅介绍目前已经用于革螨群落相似性测定的两类指标，即相似性系数（similarity coefficient）和距离系数（distance coefficient）。群落相似性测定可以在两个群落之间进行比较，也可以对多个群落同时进行比较。在对多个群落同时进行比较时，应先建立原始矩阵（matrix）并对其进行必要的标准化（standardization）。原始矩阵实际上是一个数据表，用 X' 表示，原始矩阵表中的数据用 x_{ik}' 表示，即 $X'=x_{ik}'$。原始矩阵的建立实际上就是按照下面的格式制备一个规范的原始数据表（表 32-34）：x_{ik}' 就代表该数据表格中的各个具体数值，即第 i 个群落的第 k 个指标值（$i=1,2,\cdots n$；$k=1,2,3,\cdots m$）。原始数据中，有时由于所选取的指标数据大小悬殊或数据测量单位不同而影响相似性的计算结果，此时需要对原始数据进行数据变换或标准化：

$$x_{ik}=\frac{x_{ik}'-\bar{x}_k'}{\sqrt{\dfrac{\sum_{i=1}^{n}(x_{ik}'-\bar{x}_k')^2}{n-1}}}\quad(i=1,2,3,\cdots n;k=1,2,3,\cdots,m)$$

式中：

x_{ik}——为经过标准化后第 i 个群落的第 k 个指标值；

$\overline{x}_k'$——为标准化之前原始数据表中第 k 项指标的均数；

x_{ik}' 意义同前。

表 32-34　群落相似性计算中的原始数据表

群落（样品）	指标				
	x_1'	x_2'	x_3'	...	x_m'
1	x_{11}'	x_{12}'	x_{13}'	...	x_{1m}'
2	x_{21}'	x_{22}'	x_{23}'	...	x_{2m}'
.	...	...	...	...	...
.	...	...	...	...	...
.	...	...	...	...	...
n	x_{n1}'	x_{n2}'	x_{n3}'	...	x_{nm}'

注：引自赵志模和郭依泉。

（1）相似性系数：相似性系数为真正的相似性指标，数值越大，相似性越大；数值越小，相似性越小。相似性系数的类型比较多，这里仅介绍已经用于革螨群落研究中的相关系数（r_{ij}）和夹角余弦（$\cos a_{ij}$）：

$$r_{ij} = \frac{\sum_{k=1}^{m}(x_{ik} - \overline{x}_i)(x_{jk} - \overline{x}_j)}{\sqrt{\left[\sum_{k=1}^{m}(x_{ik} - \overline{x}_i)^2\right]\left[\sum_{k=1}^{m}(x_{jk} - \overline{x}_j)^2\right]}}$$

$$\cos a_{ij} = \frac{\sum_{k=1}^{m}x_{ik}x_{jk}}{\sqrt{\left(\sum_{k=1}^{m}x_{ik}^2\right)\left(\sum_{k=1}^{m}x_{jk}^2\right)}}$$

式中：

r_{ij} 和 $\cos a_{ij}$——表示任意两个群落 i、j 之间的相关系数和夹角余弦；

x_{ik}、x_{jk}——分别表示 i、j 群落的第 k 项指标值；

$\overline{x}_i$、$\overline{x}_j$——分别表示 i、j 群落各指标值的均数；

m——为各群落的指标数。

（2）距离系数：距离系数实际上为相异指标，数值越大，相似性越小；数值越小，相似性越大。距离系数的类型比较多，这里仅介绍已经用于体表寄生虫群落研究中的欧氏距离（Euclidean distance，D_{ij}）：

$$D_{ij} = \sqrt{\sum_{k=1}^{m}(x_{ik} - x_{jk})^2}$$

式中：

x_{ik}、x_{jk} 意义同前。

7. **群落数量分类**　数量分类或数值分类（numerical taxonomy）是一门方法学，应用范围十分广泛。在寄生虫学领域，数量分类已经用于了各类寄生虫（特别是医学节肢动物）形态分类及亲缘关系的研究。近年，群落数量分类方法已经应用于了革螨群落的分类。

（1）群落聚类分析：聚类分析（clustering analysis）是数量分类中的主要组成部分，又有系统聚类、动态聚类（逐步聚类）、模糊聚类、有序样品聚类（最优分割法）、信息聚类、图论聚类及概率聚类等多种类型。目前应用在革螨群落研究中的主要是系统聚类分析（hierarchical clustering analysis）和模糊聚类分析（fuzzy clustering analysis）。系统聚类分析是目前在群落生态以及其他相关学科的数量分类中应用最广泛的聚类方法，它包括了最短距离法（shortest distance method）、最长距离法（longest distance method）、类平均法（group average method）、重心法（centroid method）及中线法（centerline method）等多种具体方法。聚类分析的计算过程比较复杂，一般都需要借助特定的统计程序来完成。在统计分析中经常使用的 SPSS 统计软件的各个版本中都有系统聚类分析程序，使用比较方便。模糊聚类是以模糊数学中的模糊集合理论为基础的一种分类方法。由于群落本身是一个结构松散、边缘模糊的实体，同时群落中物种的多少、多样性的高低等指标也具有模糊性的特点。因此，模糊聚类分析在群落的数量分类中具有特殊的意义。系统聚类分析和模糊聚类的数学原理都比较复杂，此处不作详细叙述。

（2）群落排序分析：排序（ordination）分析除了可对群落进行分类外，尚可以通过所研究群落在排序坐标中的位置研究群落间的相互关系，其基本原理是将拟分类的群落视为多维空间的多个质点，然后通过降低空间维数的办法，在保证最小畸变的前提下，用二维或三维坐标等较少维数的简化空间来反映各质点的位置。排序分析包括了极点排序（polar ordination，PO）、主分量分析或主成分分析（principal component analysis，PCA）、主坐标分析（principal axes analysis，PAA）、对应分析（correspondence analysis）、判别分析（discrimination analysis）、典范分析（canonical analysis）及相互平均法（reciprocal averaging method）等多种具体分析方法。目前已经应用于革螨群落研究的主要是极点排序和主分量分析排序。极点排序和主分量分析排序的数学原理都比较复杂，此处不作详细叙述。

四、人工饲养方法

（一）大量饲养

即人工巢穴法，用 8~10L 大玻璃缸做人工巢穴，使螨大量繁殖，如 Земская（1954）饲养柏氏禽刺螨，Ман（1959）饲养茅舍血厉螨，苏州医学院实验室大量饲养格氏血厉螨、鼠颚毛厉螨、毒厉螨、厩真厉螨等均用此法，即缸最下层置细砂约 4cm 高，其上置木屑、稻草、竹花等（或缸内只放 10~15 层滤纸），沿缸壁加水使砂潮湿保持缸内湿度，缸里放一小白鼠（若饲养毒厉螨则供以大白鼠）供血食，鼠颈上需带硬纸或 X 线片领枷，防鼠吃螨。对兼性血食者，每周另加二次游离血于载玻片上，并给以昆虫类食物，如蚊蝇组织、活粉螨等。为防螨逸出最早在缸口围以浸有驱避剂（DMP）的布带防护，上盖以纱缸盖，以防鼠逃出。缸放在盛有水的搪瓷盘中。置于 20~30℃的恒温室，或地下室。

Owen（1956）用大小为 38cm×38cm×38cm 的薄金属板盒试验，底上放一层 10~12.5cm 高的木屑混以活性炭，以保持湿度，其上放一张 0.6cm 孔径的金属纱，以免宿主弄乱木屑层，盒中放大白鼠、棉垫、食物和水、盒顶盖以 1.3cm 孔径的金属网纱，防鼠逃出，并通气良好，在此条件下毒厉螨大量繁殖，并可用吸虫器取螨。

Козлова（1959）饲养厩真厉螨用口径 25cm 高 23cm 干燥器，下层放蒸馏水，上下层间隔以金属网，网上放一层棉花、一层泥土，以保持足够温度。其中放螨，同时放燕麦、胡萝卜菜使繁殖粉螨和线虫，作为厩真厉螨食料，防护同上。

Ероцов（1969）饲养大量仓鼠赫刺螨（*Hirstionyssus criceti*），其人工巢穴由胶合板制成的两箱组成，下面箱大小 25cm×25cm×25cm 为巢室，上面箱 20cm×40cm×25cm 为鼠的饲养室，箱顶有 1.5cm 孔通气，两室中间有 8cm×8cm 孔相通，中隔以白铁皮和闸门，巢内放 5-6 只幼鼠和一母鼠（长尾黄鼠），上室放牛奶、蔬菜、青草，并每天清理，温度保持 20~25℃，湿度 50%~60% RH、放 100 只螨，2 周后可繁殖数千只，过冬可将巢内容物装于白布袋，浸湿放于冷处或 4℃冰箱。

（二）中量饲养

王敦清 1965 年报告饲养鼠颚毛厉螨和苏州医学院实验室经常应用于饲养多种革螨的方法，用高 8.5cm、中部内径 8cm、口径 6.5cm（或大一号）的玻璃圆筒马灯罩，筒底用石膏（或石膏、碳粉混合），加水适量制成厚度为 0.8~1.0cm 的硬底，适于吸收水分，保持一定湿度。筒口围以有驱避剂的松紧带圈，防螨逸出。可根据螨种，给以血膜、昆虫组织或乳鼠。将饲养瓶放于盛有细砂的搪瓷盘内，砂内含适量水分。砂盘外再套一稍大的盛有清水的搪瓷盘，以防螨逃逸，可置于温箱，温室调节适宜温度，上海寄生虫病研究所用塑料筒代替马灯罩,盖以有尼龙绢纱小窗的塑料盖,饲养柏氏禽刺螨。

这种中量饲养方法可用来集体饲养自然界采回的革螨和作为实验进行繁殖革螨的装置,这种装置易于取螨放螨,易于在双筒解剖镜下观察,便于分种、分期和计数。用于试验前和试验中短期存放革螨。

(三) 小量饲养

Нелъзина(1951)和 МаН(1959)均用湿饲养管,即普通试管的 1/4 装冷开水,脱脂棉卷紧塞入水中,其上依次放消毒细砂,薄层棉花和 2~3 层滤纸,使滤纸潮湿,管中悬放折成直角的滤纸一块,供螨停留,管口加棉塞,管内有足够湿度。也可用玻璃筒作石膏底,管侧有特制的小窗孔,用尼龙绢扎好,保持通气良好,以减少发霉和螨的死亡,玻璃筒放于湿沙盘中,保持足够湿度。

王敦清(1965)用直径 2.5cm、高 4.5cm 玻璃管,管底用石膏碳粉硬底,管外口有防蚊油纱布圈,防螨爬出。

Owen(1965)饲养毒厉螨用 5cm 长直径 1cm 的玻璃管,两端开口处各放一块绸布,以 6cm 长橡皮管塞好,放于干燥器中,器内下层盛以饱和硫酸铵溶液,保持 RH 81%,置 30℃ 温箱中。

对兼性血食革螨,可用玻璃纸涂血膜和昆虫组织,以及粉螨等喂食(МаН,1959),也可补充蚯蚓小块组织和蚤的幼虫,对专性血食螨,则需用活动物喂血或人工皮膜喂血。

小量饲养法用于仔细观察生活史、营养、繁殖等,以及作各种试验,观察方便,可直接放双目解剖镜下观察,携带方便,平时可置于恒温箱中,为革螨提供适宜的生活条件。

此外,农业螨类钝绥螨的人工繁殖是在培养皿内放泡沫塑料,上面铺一层塑料薄膜,加清水使泡沫充分吸水,膜上放 4 张浸透白蜡的具叠痕的纸,4 张纸自下而上依次渐小,每张纸上有数个圆形小孔,便于螨上下活动,纸与纸之间放少许棉絮供螨产卵,以蘸糖液的小棉球及花粉作为螨的食料。

五、数值分类与支序分析方法

(一) 数值分类方法

通过将大量的特征状态数值化以后,可以借助电子计算机的运算,求得各分类单元之间的相关关系,因而称为数值分类(numerical taxonomy)。

数值分类是根据近似程度建立分类系统,并不明确要求这种系统一定要反映系统发育过程。但实际上,一些数值分类学者仍试图用数值方法来重建系统发育的图式,或用数值方法来进行支序分析。

数值分类中将待分的单元称为运算分类单位(operational taxonomic units,OTU)。在生物分类中,OTU就代表分类单元。数值分类方法的特点之一是需要应用大量的特征,特征的数量原则上越多越好,因从理论上认为特征越多,分析结果越能接近客观实际。不过在实践中无法做到,因不论在工作量或在取得数据方面都有困难。目前在生物数值分类方面尚无统一的特征最低限的说法,也无理论可以依据。根据经验,一般认为有 40~60 个特征参加运算,已可符合要求。

为了便于计算机的工作,首先需要将特征加以数值化。将一特征划分为不同特征状况,分别用数值给以编码,以便进行数学运算。特征的类别及其编码方式随特征的性质而有不同。可分为以下几类:

1. **数值特征**　用自然数或实数表示的特征。例如长度、面积、体积、数量、比例数值、各种生理、化学、物理指标的测试数据等。这类性状无须再加以编码处理,即可使用。

2. **二态特征(Binary characters)**　即一特征的两种状态是相互对立的,非此即彼,不存在过渡状态。例如全变态与不全变态,某种器官、构造的有或无等等。在编码时,可用 "1" 或 "0",分别表示两种状态(或"+" 与 "–")。在二态特征中,"有或无" 特征的问题有时比较复杂。一种情况是真正的 "负状态",如翅的不存在或缺失。另一种情况则是由于偶然的,或非本质的原因造成 "负状态",例如某种昆虫的阳茎构造,由于只有一头标本而不便解剖,情况不明;或触角折断遗失;或植物标本缺花,因而不能和另一种的同一特征相比。此时,虽也应以 "0" 或 "–" 编码,但常特称之为 "缺项",以 "Nc" 表达之,以示与真正的 "负状态" 相区别。

3. **有序多态特征**　一性状具 3 个以上的状态,并排列成一定次序者。例如刻点无、刻点稀少、刻点较多、刻点密。前胸背板侧角短钝、伸出、尖角状、长刺状等。编码时可用 0、1、2、3……N 顺序表示之。

4. 无序多态特征 一种特征有3种以上的状态,但并不排列成明显的次序。例如黄、红、蓝、白色、直翅型、鳞翅型、鞘翅型前翅等。在编码时,可将其分解为互相独立的若干个二态特征。例如黄色/非黄色、红色/非红色……等(或是否黄色……等)。无序多态特征在编码时不易处理,为编制性状表格时的一大障碍。除上法外,如有可能,可事先设法将表面看来是无序的状态转变或换算成为有序状态,例如可将颜色转换为光波的波长,酶的电泳带谱转换为分光光度计所示的波形数据等。也有人为地给无序特征编排一定的次序,然后按此次序给以编码。例如对昆虫翅的性质这一特征,称膜质翅为1、革翅为2、半鞘翅为3、鞘翅为4、鳞翅为5等。

在运用特征时,应注意某些特征之间存在相互依存或从属的关系。例如"鞘翅有/鞘翅无"这一对特征状态与"鞘翅光滑/鞘翅有刻点"这一特征,后者的存在将依存于"有鞘翅"。如"有鞘翅"为负状态,则后者就不能出现。因此后一特征缺乏独立性,故应避免同时采用这两种特征。又需考虑到同一构造可有多方面的属性,均可作为特征被使用。例如触角的节数、触角的长度、触角是否有毛等。如果同时使用这一系列特征时,则实际上是给"触角"这一特征加了许多权。违反了数值分类方法的原则,因此也应避免使用。此外,在使用特征方面,应注意避免只局限于较窄的范围内,特征所涉及的面越宽、越全面越好。

在运用一系列数值特征作对比时,或在特征表格中同时有数值特征及其他用实数来表示的特征时,由于这些不同的数据的量度标准不同,其意义与单位均不一样,因此不论在绝对值的大小与变化幅度等方面常差距极大。在运算中常会造成绝对值大的一组数据掩盖其他数值很小的数据组,从而严重干扰运算的结果。因此,必须将原始数据按一定原则加以变换,才能克服这一缺点。常用的原始数据变换的方法又称标准化处理(standardization)。标准化处理是二态特征以外的数值分类中不可缺少的步骤。数据经过标准化处理后,即可进入运算阶段。在一般情况下,运算均是由计算机按一定的运算公式及程序来完成的。

数值分类方法的优点为:如依同一方法(公式)处理,标准可以一致,也可重复。并有可能将不同方面的特征结果综合在一起比较(均加以数值化和标准化),而且便于处理大量繁复的特征资料,帮助人脑整理出合理的相关关系。

(二)支序分析方法

德国昆虫学家亨尼系 Willi Hennig 最早于1950年提出系统发育系统学(phylogenetic systematics)的学说,用以尽量合理而规范地定义并建立物种或分类单元之间的亲缘关系。这一理论大大提高了生物系统学研究的系统性与科学性。系统发育的概念与相应研究方法,自20世纪70年代开始被逐步广泛接受,并迅速渗透到生物学的各个分支学科。因此,系统发育学(phylogenetics)在进化生物学领域占有核心地位,与之相应的方法论被称为支序分析(cladistics)。

支序分析是依靠分析性状及其状态,在所需分析的一批分类单元中,通过"共同衍征"这一特点寻找和确立姐妹群的办法,在某些分类单元之间建立起各种分支关系(主要是单系群关系)。并依此类推,逐级扩大,由近及远(或今及古)地确定分支位置,最终建成完整的支序图。

进行支序分析需要类群和性状两个方面的信息。进行支序分析的第一步,是选定了一个与某单系群相关的分类学或进化生物学问题。比较理想的情况是,这个类群的单系性较好,姐妹群(sister group)明确,但是其内部类群间关系尚不明确因而需要进行研究。这个时候情况是比较简单的,只需要选择该单系群内部低两个相对阶元水平的大部分单元,同时覆盖低一个阶元水平的全部单元,将其作为代表类群中的内群(ingroup)即可;外群(outgroup)则选择包括已知的姐妹群在内的一个或多个外群。如果实际情况不能满足理想情况,比较稳妥的方案是调整研究范围使之接近理想情况。

如果一个分类单元包含了一个最近共同祖先的所有后裔成员(在实际操作的意义上一般是指所有现生的后裔),或者说如果一个分类单元包含且只包含源于一个共同祖先的所有后裔成员,这样的属性即单系性(monophyly),这样的分类单元即单系群(monophyletic group),有时一个单系群也被称为一个分支(clade)。如果一个分类单元未能包含源于一个最近共同祖先的所有后裔成员,这样的属性即并系性(paraphyly),这样的分类单元即并系群(paraphyletic group)。曾经存在的多/复系群(polyphyletic group)概念已归入并系群概念。

由同一进化线系的分支产生出的两个类群,互称为姐妹群。

内群就是我们实际分析考察的对象类群,要求是一个单系群,其中所包含的代表类群叫作运算分类单元。对于较内群整体低1~2个阶元层级而言,代表类群应尽量多;对于较内群整体低2个或更多阶元层级而言,代表类群应足够多,如果做理想化的考虑则是希望包含内群中所有的现生物种。外群是研究者为正确判断内群的系统发育关系,在其研究对象之外选取的与内群有一定亲缘关系的类群。它对判断性状的极性很重要,普遍认为最重要、最有比较价值的外群是内群的姐妹群,称为第一外群。在实际研究中,比较理想的情况是采用包括姐妹群在内的关系依次渐远的若干类群作为连续外群。

在确定了类群之后,就需要确定用以表征类特点的性状状态(character state)信息。性状是识别生物和进行谱系分析的单位,存在于分子、细胞、显微构造、宏观形态等多个结构层次,可以来源于化石或现生生物有机体的不同发育阶段。对于基于形态特征的研究而言,是先选定若干同源性状或特征,然后识别代表种或高级分类单元整体的性状状态;对于基于分子序列的研究而言,比对结果中的每一列即相当于一个同源性状,其中的碱基或氨基酸残基即相当于性状的状态。有了不同代表类群各自的若干性状状态信息后,就得到一个矩阵,基于这个矩阵,基于不同原则中的不同算法就可以得到相应的分支图。

所有的用于分支分析的性状都应该具有间断状态(discrete state),对连续状态(continuous state)应该进行间断化处理。某结构质地或属性的差异、有或无、重复性结构的计数,这些一般形成间断状态;而质量、长度宽度等度量结果一般形成连续状态。状态编码(coding)可以是二态的,如0或1,也可以是多态的,如0,1,…,n;可以是加成性的(additive)或者说线性有序的(linearly ordered),也可以是非加成性的(non-additive)。以某特征的三个状态0、1、2为例,如果它们之间是加成性的关系,那么0~1和1~2的改变量都是1,而0~2的改变量是2;如果它们之间是非加成性的关系,那么0~1和0~2以及1~2的改变量则都是1。

一个性状演变系列如果完全适合一个支序图,则它的一致性指数(consistency index,CI)是1,而那些需要性状非同源进化解释的性状演变系列则具有较低的CI值,所以这个值与性状演变系列适合一个支序图所需的额外步数(性状的非同源进化特别假设)的比例有关。性状演变系列的信息含量常被作为加权的合理基础,信息含量也就是进化所产生的分类单元的自然分群与性状之间的关联程度。

连续加权是指,与一个等级系统一致的性状演变系列接受较高的权值,而那些与等级系统不一致的性状演变系列接受较低的权值。这种赋予性状演变系列不同权值的方法反复进行。一个数据矩阵被首先使用等权方法来发现最简约的支序图,随后将新的支序图与最初的支序图进行比较。若二者不同,CI被重新计算,并作为新一轮支序图搜索的权值。这个过程一直进行到支序图的形式在不同重复间没有区别为止。如果顺利,将产生单一的或至少比初始分析时数量少的支序图。MacClade等软件可以帮助非常方便地进行连续加权分析。

在进行支序分析之前,不同的同源性状是被同等对待的;在进行支序分析之后,还可以进一步区分,其中一类来自较远的共同祖先,这种性状称为共有祖征(symplesiomorphy),共有祖征缺少指示谱系关系的价值;另一类则来自最近的共同祖先,或者说两个姐妹群具有其最近的共同祖先第一次出现的性状,这种性状称为共有衍征(synapomorphy)。如果衍征只出现在某一个分类单元,则称之为自有衍征(autapomorphy)。共有衍征和自有衍征具有相对性,与代表类群选取有关。以茸毛和乳腺特征为例,对于探讨哺乳类、鸟类及其他羊膜类动物间关系而言,这两个特征是哺乳类的自有衍征;对于探讨原兽类、后兽类、真兽类和蜥形类之间的关系而言,这两个特征是前三者的共有衍征。

对于基于形态特征的支序分析,一般使用简约原则和最大简约法,即搜索树长或步长最小的支序图作为最优结果,以靴带(bootstrap)值评价各个分支或节点指示客观单系的可能性。有的支序分析研究中还会建立先验或后验的加权体系,从直觉上说,后验的更客观。也就是从等权加权得到的支序图开始,对于其中与支序图拓扑结构相吻合的特征给予更高的权值,再进行支序分析,重复这一过程直到支序图拓扑结构不再改变为止。

除了基于最简约结果讨论问题之外,常见基于比最简约结果长一两步的合意结果讨论问题的做法,这一做法的合理性在于大家公认简约法可能会低估实际进化改变量,对于分异程度较高的分子序列尤其如此。与之相应地,针对简约原则,还有一种用于评价各个分支或节点指示客观单系的稳健性的参数,就是布莱默支持指数。

早期手动建立的支序图（区分于依赖计算机算法程序的建树过程）多采用亨宁论证（Hennig argumentation）及 Zandee 和 Geesink（1987）所建立的遵循 Hennig 论证的包含-排除规则（inclusion-exclusion rule）。Hennig 论证表达为共有衍征是确定内群最近共同祖先关系的唯一证据，共有祖征、自有衍征、趋同和平行进化的性状不能为最近共同祖先关系提供正确的证据。在具体操作上，分别按照每一个性状演变系列中的共有衍征确定单独的支序图，然后判别这些支序图是否能够完全包含（支序图在逻辑上一致）或者排除（逻辑上不一致）。将逻辑上一致的来自不同性状演变系列的支序图结合成一个支序图（有关分类单元相互关系的系谱假说）。如果由各性状演变系列形成的所有支序图在逻辑上完全一致，就将来自不同性状演变系列的共有衍征信息结合到一个单一的系谱关系假设中去。如果由某些性状演变系列确定的支序图在逻辑上不一致，则分别将它们与那些由其他性状演变系列确定的逻辑上一致的支序图结合起来，这种不同的组合构成两个或者多个不同的关系假说，这种相互排斥的假说也就排除了引起逻辑上不一致的共有衍征信息。这些互相竞争的假说可以用支序图的比较方法来解决。

在以形态性状为信息来源的支序分析中，推断支序进化（cladogenesis）谱系关系最简单的方法是根据它们之间的表型相似程度聚类并排列谱系，即以相同性状的数目指示相似程度，将相同性状最多的种类聚在一起。但是局部最优并不意味着整体最优，在简约原则（criteria of parsimony）下，所有可能的谱系关系中，所涉及的进化改变事件数目最少的谱系被认为是最可信的，即数长最短的分支树为最优。简约性原则建立在这样一个假设的基础之上，即重复进化的可能性小是普遍的客观实际情况。简约原则有多种具体的优化方法可以应用，包括 Wagner 简约、Fitch 简约、Dollo 简约和 Camin-Sokal 简约等。Wagner 简约就是性状多态有序编码，Fitch 简约就是性状多态无序编码，Dollo 简约是指衍征状态只能起源一次，Camin-Sokal 简约是指衍征状态不能向普遍存在的祖征状态方向逆变。

支序分析或建立支序图的具体步骤如下：①首先根据该类群的背景知识的全面分析，初步确定其为一单系群。并了解其与邻近群的关系，或其在更高一级阶元中的地位。②选出作为分析依据的各个特征。③判断这些特征的极性，确立各分类单元中这些性状是属于祖征状态还是衍征状态。④根据上述材料，寻找并确立姐妹群，建立支序关系，画出支序图。此一步骤是支序分析的关键。共同衍征是判断姐妹群的标志，据此在各分类单元间进行比较，找出姐妹群。

由上述支序分析的方法可以看出，Hennig 分支分类学说的主要特色是根据共同祖先的相对近度来进行归类，即以相对时间来表达亲缘关系的。这样做，比用形态上的总体相似性进行归类的方法更能反映历史的实际过程，便于克服趋同和平行而引起的混淆和干扰。

六、电镜技术

（一）扫描电镜

将革螨放在盛有蒸馏水、生理盐水或丙酮的小烧杯内，以毛笔搅动，换洗 3 次后置于 2% 戊二醛固定 40 小时或 15 天，用 pH 7.4 磷酸缓冲液换洗三次，再从 50% 乙醇逐级替代脱水到 80% 每级 2~3 分钟，然后将螨以导电胶黏附或以双面胶黏附于样品台上，进行涂金，扫描电镜下观察摄像。

（二）透射电镜

取活螨置于多聚甲醛中致死，固定约 1 小时，在解剖镜下截取需要部分，如跗节则置于多聚甲醛中固定 12~24 小时，移至二甲砷酸钠缓冲液中 30 分钟，用 2% 琼脂包埋组织，切成 1mm³ 小块，再置于二甲砷酸钠缓冲液中 2~4 小时，以 1% 四氧化锇固定，经丙酮逐级脱水，于 100% 丙酮-618 包埋剂（1:1）中浸透 1 小时，再于 618 包埋剂中浸透 2 小时，然后包埋、切片，用枸橼酸铅染色。用透射电镜观察。

七、染色体技术

开展染色体的研究工作，关键问题之一是方法学。长期来，革螨染色体标本制作，国外一般使用螨卵早期胚胎组织或第二若螨，以地衣红染液压片染色。至今一般限于常规模型的分析。近年国内开展革螨染色体研究，在方法学上有很大改进。

玻璃纸压片、秋水仙素和低温预处理螨卵是国内创用玻璃纸压片永久标本制作法,不仅避免了细胞丢失,而且细胞铺平分散好,又简化了许多操作步骤,便于保存。另在染色之前,以秋水仙素或再加上 4℃ 预处理螨卵,促使有丝分裂终止在中期,以增加中期分裂相数,还将螨卵置于卡诺氏液中固定,保存于 4℃ 冰箱中,方便了工作并提高了成效。

周洪福等(1983)报道的玻璃纸压片法,具体方法如下:①将革螨含早期胚胎组织的卵置于洁净的盖玻片上。②覆盖 1cm² 左右玻璃纸(厚约 0.021mm),反面朝上,玻璃纸预先浸于 45% 冰醋酸水溶液中数分钟。③击破卵壳,使胚细胞铺展,静置 2~3 分钟。④压片。于玻璃纸上再覆盖一小片吸水滤纸,用拇指强力压片,加力要均匀。⑤固定。在玻璃纸上滴加 96% 酒精,固定 3~5 分钟。⑥染色。将已固定的玻璃纸和盖玻片分别用乳酸-醋酸地衣红染液(地衣红 2g,85% 乳酸 56ml,冰醋酸 44ml),于 55~60℃ 水浴中隔水加湿染色 10 分钟左右。⑦脱水及透明。依次经 96%~100% 酒精-酒精二甲苯(1:1)-二甲苯,每道 2~3 分钟。⑧封片。取载玻片加 1 滴中性胶,玻璃纸放在胶上,标本面向上,再加 1 滴胶,封以另一盖片,待干镜检。如制片得当,细胞全部贴在玻璃纸上,如盖片上存留部分细胞,可将盖片与玻璃纸分别封在同一载玻片上。

制备革螨染色体标本与卵龄有关,一般白色、不透明、未分化的胚组织适于制备,本方法在压破卵壳后,在低倍镜下选取含早期胚胎组织的卵,效果良好。一般取产后 0~6 小时龄的卵较为适宜。

陈春生等 1986 首先应用吉姆萨染液染色,操作简便,染色清晰,可以制备临时或永久性标本。革螨染色体使用吉姆萨染色成功,也为其显带打下了基础。在研究茅舍血厉螨、上海真厉螨这种产卵少,主要产幼虫甚至第一若虫的革螨用控制卵龄剖腹获取螨卵,解决材料来源问题。

采用螨卵胚细胞玻璃纸压片法 Giemsa 染色。按周洪福等方法制成压片标本后,加滴 0.45% 枸橼酸钠低渗 10~15 分钟。用冰醋酸加甲醇(1:3)混合液固定 30 分钟,1:10 Giemsa 染液(pH 7.4 磷酸缓冲液)染色 40 分钟。

李贵生等首次将改良气干法用于革螨染色体研究中。其步骤如下:①剖腹获取螨卵;②将螨置于盛有林格氏液(含秋水仙素 0.05mg/ml)的凹玻片中,28℃ 孵育 30 分钟;③吸去林格氏液,加入 0.07mol/L 的氯化钾液室温下低渗 20 分钟;④用甲醇:冰醋酸(3:1)混合固定 30 分钟(中间换两次固定液);⑤将螨卵挑入一洁净的 20mm×20mm 的盖玻片上,滴加一滴新鲜配制的 3:1 液固定剂,用玻璃棒将螨卵压破并涂开,再滴加一滴 3:1 液固定剂,空气干燥或酒精灯上微火烤干。1:20 Giemsa 染液(pH 7.0)染色 50 分钟,蒸馏水冲洗,空气干燥后镜检。

染色体分带技术的建立是细胞遗传学中一项重大进展。陈春生和孟阳春(1986,1987)首次报道了革螨染色体的 C 带和 G 带,通过对染色体分带技术的改进,已初步建立了革螨染色体 C 带和 G 带的方法。①C 分带:据 Sumner(1972)方法略加改进。先将压片标本浸入预热到 65℃ 的 5% Bₐ(OH)₂ 水溶液中 10 分钟,水洗后转置于预热到 65℃ 的 2×SSC 中保温 1 小时。水洗后用 1:10 Giemsa 染液(pH 7.0)染色 1 小时。②G 分带:选用 Seabright(1971)方法稍加修改。将片龄为 2 天~1 周的玻璃纸压片标本置于 65℃ 恒温箱中烘烤 4~8 小时,再放入 37℃ 的 0.125% 胰蛋白酶溶液(Hanks 液配制,pH7.0~7.2)中浸泡 15~30 秒钟,继以自来水冲洗后,再以 1:20 Giemsa 染液(pH 7.0)染色 15~20 分钟。

李贵生等对班带技术也进行了改进:①C 带:采用改进的 Sumner(1972)方法。用片龄 3~5 天内的标本,置 0.2mol/L HCl 中室温下处理 20 分钟,取出后流水冲洗,再置 52℃ 的 5% Bₐ(OH)₂ 液中 3~5 分钟,取出用温热蒸馏水洗三次,于 60℃ 的 2×SSC 液中 1 小时,蒸馏水洗,用 pH 70 磷酸缓冲液稀释 Giemsa 液(浓度为 1/20)染色 20 分钟。②G 带:按 Seabright(1971)的胰酶技术(GTG)和 Sumner 等(1971)的 ASG 法(Acetic-Saline-Giemsa)略加改进。

GTG 法:将片龄为 1 周左右的制片置于 60℃ 恒温箱中 2~4 小时,然后放入 37℃ 的 0.025% 胰蛋白酶溶液(用 0.85% NaCl 溶液配制)中 40 秒钟,取出后立即用蒸馏水冲洗,pH 7.0 磷酸缓冲液稀释 Giemsa 染液(浓度为 1/20)染色 10 分钟。

ASG 法:将片龄 5~7 天内的染色体标本置于 60℃ 的 2×SSC 溶液中处理 1 小时,取出后用无水酒精冲洗 3 次,干燥后用 pH 7.0 磷酸缓冲液稀释 Giemsa 染液(浓度为 1/20)染色 40 分钟。

染色后的标本水洗晾干后立即镜检或用中性胶封片作永久标本。

八、生物化学与分子生物学技术

这里讨论国内已开展的革螨的同工酶、蛋白质、糖、脂和游离氨基酸分析。

(一) 革螨匀浆制备

取雌性成螨实验前放入湿试管内置 25℃ 饥饿 7 天,使之排除肠内容物。取 30 只放入微型匀浆器内。盘状电泳的匀浆缓冲液配方:0.2mol/L Tris 25ml,0.1mol/L HCl 45ml,Triton X-100 0.5ml,加蒸馏水到 100ml(pH 7.0)。用于等电聚焦电泳的匀浆缓冲液用蒸馏水。在冰浴中磨碎,4 000r/min 离心,用于盘状电泳的匀浆离心 15 分钟,用于等电聚焦电泳的匀浆离心 40 分钟,取上清液用于电泳。

(二) 蛋白质浓度测定

分别用 751 分光光度计测出样品的 OD280nm 和 OD260nm 值后,根据 Warbury 公式计算蛋白质浓度

$$(mg/ml)=1.45\,OD_{280}-0.74\,OD_{260}$$

并调整至每 ml 含蛋白质 2mg。

(三) 电泳

1. 聚丙稀酰胺凝胶电泳(PAGE) 参照 Davis(1964)、Ornsein(1964)、莽克强(1975)所描述的盘状电泳方法,采用 7.5% 分离胶,2.5% 浓缩胶,电极缓冲液为 Tris-Gly 体系(pH=8.3)。电泳管 0.6cm×8cm。将制备好的凝胶管垂直插入上槽孔内。吸取革螨匀浆上清液 20μl 加于浓缩胶上面,加 1 滴蔗糖(40g/100ml)代替样品胶,再加 1 滴 0.01% 溴酚蓝作示踪染料。电泳时每支胶条电流浓缩胶为 1mA,分离胶为 2mA,当示踪染料泳动至凝胶管底部约 1cm 处则停止通电,泳动距离约 7cm。

2. 等电聚焦电泳(IEF) 参照 LKB 文献(1981)以及郭尧君(1983)和叶炳辉等(1985)描述的方法。使用 LKB-多用电泳仪及薄层聚丙烯酰胺毛细管凝胶模具。凝胶溶液配方:29.1% 丙烯酰胺 2.4ml,0.9% N,N′-甲叉双丙烯酰胺 2.4ml,pH 3.5~10(或 4~6.5)Ampholine 1.0ml,蒸馏水 6.5ml,3% 过硫酸铵 0.5ml、四甲基乙二胺(TEMED)20μl。电泳条件:pH 3.5~10 时,阳极电极液为 1mol/L H₃PO₄,阴极电极液为 1mol/L NaOH,温度为 10℃,电压 1 500V,电流 50mA,电功率 30W,电泳时间为 1.5 小时。pH 4~6.5 时,阳极电泳液为 0.1mol/L 谷氨酸加 0.5mol/L H₃PO₄,阴极电极液为 0.1mol/L β-丙氨酸,温度 10℃,电压 2 000V,电流 25mA,电功率 25W,电泳时间为 2.5 小时。加样量为 15μl。聚焦后,用凝胶表面微型复合 pH 电极测 pH。依据数据描绘出 pH 梯度曲线。

(四) 染色

1. 酯酶(EST)同工酶染色 取 40mg 乙酸萘酯,用 4ml 丙酮溶解,加 40ml 0.1mol/L pH 6.4 磷酸缓冲液和 40mg 重氮坚固蓝 RR(fast blue RR)。待坚固蓝完全溶解后置染液于平皿内,电泳毕取出的凝胶,立即转至染色液中,37℃ 水浴 30 分钟,移入 7% 冰醋酸中脱色。

2. 苹果酸脱氢酶(MDH)同工酶染色 取苹果酸溶液(2.76g/25ml,用 NaOH 调至中性)2.5ml。0.01mol/L 氰化钾溶液,0.01mol/L NAD(辅酶 I)0.25ml,氯化硝基四氮唑蓝(50mg/ml)0.25ml,N-甲基酚嗪硫酸盐(1.6mg/ml)0.25ml,0.01mol/L Tris-HCl pH 8.0 15.75ml,将以上溶液混合后,其他步骤同酯酶同工酶,但染色时间需 4 小时。

3. 乳酸脱氢酶(LDH)同工酶染色 取 0.5mol/L 乳酸钠 10ml,0.1% N-甲基酚嗪硫酸盐 2ml,0.3% 氯化硝基四氮唑蓝 10ml,NAD 25mg,蒸馏水 28ml,以上溶液混合后,其他步骤也同酯酶同工酶,但染色时间约需 2~3 小时。

4. 蛋白质染色 固定液:将 57.5g 三氯醋酸加 17.25g 磺基水杨酸溶解在蒸馏水中,溶解后再加蒸馏水至 500ml。

脱色液:混合 500ml 乙醇和 160ml 冰醋酸,加蒸馏水到 2 000ml。

染色液:460mg 考马斯亮蓝 R 250 加入 400ml 脱色液中。

保存液:取 40ml 甘油用脱色液稀释到 400ml。

电泳毕立即将凝胶放入固定液中固定 30~60 分钟。弃去固定液,用脱色液洗凝胶 10 分钟;然后在 60℃下,染色液内染色 10 分钟;再用脱色液脱色几次,直到背景清晰。

5. 糖染色 过碘酸 Schiff 氏（PAS）染色法

Schiff 氏染液：称取碱性美红 5g 溶于 1 000ml 沸水中，冷却至 50℃过滤；滤液中加入 2mol/L HCl 50ml，偏重亚硫酸钠 10g，置于冰箱 16 小时，次日加活性炭 5g，振动摇数分钟后过滤备用。

染色：电泳毕，取下凝胶，按以下步骤进行：12.5% 三氯醋酸固定 30 分钟；蒸馏水洗 3 次；1% 过碘酸（3% 乙酸配制）50 分钟；Schiff 氏液染色 2 小时（暗处）；0.5% 偏重亚硫酸钠洗 3 次，每次 10 分钟；流水冲洗至背景清晰。

6. 脂染色 用耐尔氏蓝（Nile's blue）染色法称取耐尔氏蓝 0.6g，溶于 100ml 11% 硫酸液，过滤备用。电泳后的凝胶用耐尔氏蓝染液室温染 2 小时，再用 1% 硫酸溶液脱色，换 3 次，然后置于流水中冲洗至谱带清晰可见，立即观察，记录结果并摄影。

（五）将盘状电泳胶条照相、绘图，并计算出同工酶带和蛋白质带的 Rf 值

胶条在冰醋酸中保存。用 PAN 型光密度扫描仪扫描，根据扫描峰的面积用积分计算出各组的百分数。等电聚焦根据 pH 梯度曲线找出同工酶带和蛋白带的等电点（pI）。胶板在保存中浸泡后用两张玻璃纸夹住，置于平板上干燥，制成透明薄层凝胶板保存。同工酶亚带分析参照林锦湖和关鹤龄（1985）的方法。

（六）氨基酸在革螨研究中的应用

氨基酸的分析在人和哺乳动物已广泛开展，但在革螨的研究中却极为罕见，李贵生（1989）分析格氏血厉螨、鼠颚毛厉螨和溜下盾螨按蒋滢等（1983，1986）DNS-CL 荧光反应结合薄板层析法，结果灵敏度高、速度快，操作简单且经济。

1. 样品制备 取革螨 20~40 只，放入盛有 0.25ml 双蒸水的微型组织研磨器内磨碎，然后加双蒸水至 1ml，制成匀浆，再经-20℃冰箱中冻融 2 次，每次半小时 3 500r/min 离心 15 分钟，取上清液 0.5ml，用 5% 磺柳酸制成无蛋白质滤液。

2. 丹磺酰化反应（DNS-CL 化） 取 0.5ml 无蛋白质滤液，蒸干，用 0.05~0.2mol/L Na_2CO_3-$NaHCO_3$ 或 $NaHCO_3$ 缓冲，调节 pH 9.5-10.5，加入 50ml DNS-CL 丙酮溶液，置暗室室温下或置暗处 37℃水浴中，待混合液中黄色完全消失为止，然后进行第二次蒸干，备作点样之用。

3. 聚酰胺薄膜层析

（1）点样：取一定量的丙酮，溶解第二次蒸干物，用平头微量注射器，在 7cm×7cm 的聚酰胺薄膜左角下，距左下边 1cm 处，进行点样，每次层析点样总量为 5~10μl，分多次点完并控制样点直径不超过 2mm。

（2）溶剂展开：分两次进行，第一次用 I 溶剂（苯：冰醋酸=9：1.7），方向向上，全程；第二次用 II 溶剂（甲酸：水=1.5：100），方向与第一次方向垂直，全程。

（3）显影：每次层析结束，将薄膜吹干，直至无有机溶剂气味为止，紫外层析灯（366nm）下显影观察各种氨基酸的荧光层析图谱，并确定每种氨基酸的相应荧光斑点。

（4）检测：检测氨基酸荧光层析图谱中每种氨基酸的荧光强度，推算氨基酸的含量。用铅笔轻轻画出每个荧光斑点，剪下，置 3ml 洗脱剂中，浸泡 4 小时，置暗室。使用日本岛津 Rf-510 荧光分光光度计，检测每种相应氨基酸的荧光强度。检测条件：增益 10/20，狭缝 10，奎宁 5，室温 20℃，最大激发波为 360nm，最大发射波（吸收波）为 510nm。

μm/100ml=[（无蛋白质滤液中某种游离氨基酸荧光强度-空白)/(相应标准氨基酸荧光强度-空白）]×标准浓度（μm）×（100/实际无蛋白质滤液用量）

（5）标准曲线的绘制：以 $5×10^{-11}$，10^{-10}，$2×10^{-10}$，$3×10^{-10}$ 和 $4×10^{-10}$mol/L 标准缬氨酸分别加入 DNS-CL 1mg/ml 丙酮溶液 1μl，2μl，4μl，6μl 和 8μl，进行 DNS-CL 化，然后点样层析，制成荧光大小、强度不同的荧光斑点，剪下，置 3ml 重蒸氯仿洗脱剂中，洗脱 4 小时，最后在 Rf-510 荧光分光光度计检测，以标准缬氨酸浓度为横坐标，其相应的荧光强度为纵坐标作图。

（七）同工酶

同工酶（isozyme）是具有相同或相似的催化功能而分子结构不同的一类酶。自从 Hunter 和 Markert 创立了同工酶酶谱（zymogram）技术以来，同工酶的研究得到了很大的发展，酶谱的变化已作为鉴定物种、研究分类与进化、遗传与变异的重要指标。同工酶的分离技术（简称同工酶技术）是典型的生化标记技术，主要原理是将蛋白质结构的近代知识,与同工酶的概念联系起来,通过电泳和组织化学方法进行特异性染色而把酶蛋白分子分离,并将其位置和活性直接在染色区标记出来。同工酶技术,作为在生物化学的重要手段之一,在遗传学、分类学、育种学、发育生物学、生理学、医学、病理学中得到了日益广泛的应用。应用同工酶电泳技术不仅可鉴别物种,而且可揭示类群的遗传结构,阐明类群的亲缘关系等,已广泛应用于生物分类和进化研究。螨类是一个特殊类群,大多数体型微小,传统技术在研究工作中逐渐反映出其不足之处,同工酶技术的出现很大程度上弥补了这些不足,国内外学者用同工酶进行蜱、螨分类和遗传变异研究,已引起蜱螨学者关注。

1. 同工酶在螨类分类和物种鉴定中的研究 同工酶在螨类分类中的应用,国外早在 20 世纪 80~90 年代就已经有了广泛的研究。Cicolani 等(1981)用淀粉凝胶电泳研究两种革螨光滑巨螯螨(*Macrocheles glaber*)和全光滑巨螯螨(*M. perglaber*),该两螨在形态特征上常不易鉴别,凝胶电泳发现 α-磷酸甘油脱氢酶(α-Gpdh)和谷草转氨酶(GOT)具种特异性,从而说明这两种巨螯螨是独立的种。

2. 同工酶在螨类亲缘关系鉴定和系统进化中的研究 螨类个体微小,生活方式多样,目前已有大量种的记述,对其亲缘关系、系统进化研究也是必要的。近似种间的遗传变异及近似种间在平均 25%~50% 的位点上的等位基因组成几乎是完全不同,种与种之间较大的生化差异使得同工酶电泳技术在鉴定不同的种时具有很大的价值。种下各类群的遗传变异在同一种的范围内,各种群间具有高度的生化相似性,研究表明:单个种群包含很多存在于这个种中的共同的遗传信息。同种种群间遗传变异的最大贡献来自多态位点上等位基因频率的差异,实验证明,同种种群间具有高度的生化相似性,但多态位点上等位基因频率常常是不同的。苏州医学院(1987)报道茅舍血厉螨和兵下盾螨的酯酶(EST)同工酶,苹果酸脱氢酶(MDH)和乳酸脱氢酶(LDH)同工酶的酶谱比较研究,根据两种革螨同工酶的电泳图谱和光密度扫描结果比较:第一,茅舍血厉螨和兵下盾螨的三种同工酶酶带数目完全不同。EST 同工酶的带数,兵下盾螨多于茅舍血厉螨,而 MDH 同工酶和 LDH 同工酶的带数均为茅舍血厉螨多于兵下盾螨,尤其 MDH 同工酶,茅舍血厉螨比兵下盾螨多 3 条酶带(图 32-54)。第二,两种不同种属革螨同工酶的主带电泳图谱和光密度扫描曲线的差异非常显著。MDH 同工酶茅舍血厉螨有 2 条主带(B,E 峰),而兵下盾螨仅 1 条主带(A 峰)。两种革螨 EST 同工酶主带迁移率(Rf 值)的 t 值为 5.75,P<0.001,具有非常显著差异。第三,两种不同种属革螨 LDH 同工酶,虽然电泳图谱上酶带数目不同,光密度扫描曲线显示兵下盾螨缺少 B 峰,但是,两者的 LDH 同工酶主带 Rf 值的 t 值为 1.11,P>0.05,无显著差异,这可能因为两者都属于同一科(厉螨科)的螨种,推测这种酶带现象可能表明两种螨互相间存在一定的亲缘关系。

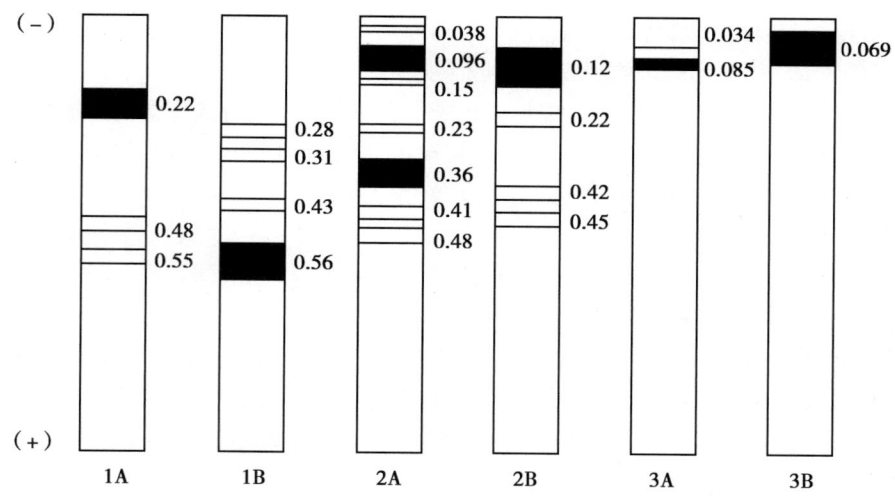

1. EST 同工酶;2. MDH 同工酶;3. LDH 同工酶;A. 茅舍血厉螨;B. 兵下盾螨。

图 32-54 两种革螨三种同工酶谱 Rf 值
(引自 诸葛洪祥和周洪福)

3. 同工酶在螨类基因座位多态性中的研究 同工酶的多态性是其电泳行为中最突出表现之一。不同酶蛋白编码基因产生不同分子形式的同工酶,不同等位基因位点的编码决定了酶蛋白的多肽链中氨基酸顺序的不同,以及基因的独立性和不同因素的限制就导致了同工酶酶谱的特异性,从而在电泳时行为表现各异。同一类群内不同个体间基因座位多态性的研究已成为亲缘关系相近的物种鉴定和系统分类的理论依据之一,而不同种群之间的基因座位多态性的研究已成为天然种群和亚种群划分的重要手段。

4. 同工酶检测方法 同工酶的检测方法有电泳法、免疫化学法、层析法、高效液相色谱法和动力学分析法等。同工酶检测具有高度的灵敏性,但通常所用的电泳法易受缓冲液的表面活性、电流、电压、温度、pH 以及样品用变性剂处理,都可引起酶蛋白构象变化,而出现额外的区带。酶还可以与核酸、核苷酸、小分子有机物、无机物及某些蛋白质如免疫球蛋白,形成复合物,故电泳速率、离子交换层析、耐热性、动力学参数等,都不能作为鉴定同工酶的依据。免疫化学法不受各种假象或矫作物的影响,是鉴定同工酶的可靠方法。如能用两种或两种以上方法进行综合检测、综合分析,其结果更满意。陈春生、孟阳春(1988)用盘状电泳(PAGE)和等电聚焦电泳(IEF)对茅舍血厉螨、兵下盾螨和羽腹巨螯螨 3 种革螨的雌性成虫,作酯酶同工酶与蛋白质的比较研究,结果:

(1)盘状电泳及其光密度扫描比较三种革螨酯酶同工酶酶带数目完全不同

1)茅舍血厉螨:茅舍血厉螨的电泳酶谱带上可见到 3 条带,以第 1 带为主带,染色深而较宽,在 100% 凝胶条上均可见到。迁移率 Rf 值平均为 0.22。另外两条副带,较细而弱。Rf 值分别平均为 0.48 和 0.55。

2)兵下盾螨:兵下盾螨有 4 条带,以第 4 带为主带,其 Rf 值平均为 0.56,出现率为 100%。另有一条较为清晰的副带。Rf 值为 0.31,以及二条浅而细的副带,Rf 值分别为 0.28 和 0.43。

3)羽腹巨螯螨:羽腹巨螯螨在电泳胶条上显示出 2 条主带,都集中于中段,第 1 带较宽,少数胶条,第 1 带可分为 2 条带,但互相之间非常靠近。

(2)三种革螨蛋白电泳图谱以及光密度扫描主峰分布也不一样

1)茅舍血厉螨:茅舍血厉螨蛋白电泳图谱上显示 12 条蛋白区带,少数可见到 14 条带。在 100% 的凝胶条上均显示 5 条染色深的蛋白带,其余为较细而强弱不等的蛋白带。其 Rf 值分别为 0.023、0.15、0.27、0.33、0.39、0.43、0.45、0.48、0.54、0.64、0.88、0.91。

2)兵下盾螨:兵下盾螨在电泳凝胶条上可见 5 条带,少数有 6~7 条带,第 2、4 和 5 条带非常清晰,Rf 值分别为 0.06、0.13、0.16、0.27、0.82。

3)羽腹巨螯螨:羽腹巨螯螨有 5~7 条蛋白带,少数达 8~10 条带,分布倾向于阴极端。第 2 和第 3 条带染色细而清晰。其 Rf 值分别为 0.016、0.15、0.27、0.42、0.48(图 32-54)。又进一步采用薄层 IEF 测定 EST 同工酶时,显示了许多条亚带,这些亚带不但数目,而且等电点(pI)都明显不同。三种革螨 IEF 测定的蛋白带,根据 pI 大致划分,茅舍血厉螨 24 条带,其中碱性 6 条、中性 1 条、酸性 17 条;兵下盾螨 9 条带,其中碱性 1 条、酸性 8 条;羽腹巨螯螨 22 条带,其中碱性 4 条、中性 1 条、酸性 17 条。从这结果看到,同工酶带和蛋白电泳带的分布,均存在明显的"科、属、种专一性"。

(3)同工酶酶带现象研究:茅舍血厉螨和兵下盾螨的 LDH 同工酶主带 Rf 值的 t 值为 1.11,$P>0.05$,无显著差异,为此推测这种酶带现象可能表明两者都属同一厉螨科,相互间存在一定亲缘关系。蛋白盘状电泳区带,在靠近凝胶条的止点部位,茅舍血厉螨和兵下盾螨都有一条蛋白区带,这是它们的共同点,而不同科则无此现象。从蛋白电泳的光密度扫描曲线来看,茅舍血厉螨和兵下盾螨的蛋白主峰比较均匀地分布在各段上,而羽腹巨螯螨主峰主要分布在阴极端。表明茅舍血厉螨和兵下盾螨的亲缘关系比羽腹巨螯螨更近些。再从 IEF 的等电点范围来看,无论是 EST 同工酶亚带或蛋白质 IEF 显示的带,茅舍血厉螨和兵下盾螨的 pI 范围比较接近,而羽腹巨螯螨的 pI 范围比前两种相差较远。

(4)应用高分辨率的薄层等电聚焦技术对三种革螨 EST 同工酶亚带进行研究:研究结果显示出比盘状电泳酶带数量多的亚带。而且发现不同科、属和种之间的 EST 同工酶亚带,不仅数目而且 pI 也具有明显区别。李贵生和孟阳春(1989)报道,应用丙烯酰胺盘状电泳,对格氏血厉螨、鼠颚毛厉螨、溜下盾螨 3 种同工酶(EST,LDH,MDH)以及蛋白质、糖脂等进行比较研究,对其中的 EST 同工酶和蛋白质还进行了等电点聚焦电泳 IEF 分析。结果显示盘状凝胶电泳格氏血厉螨、鼠颚毛厉螨、溜下盾螨 EST 同工酶分别显带 6、7、

6 条;LDH 同工酶为 4、2、4 条带;MDH 同工酶为 6、3、6 条带;蛋白质为 15、11、15 条带(用 SDS-PAGE 则为 25、23、23 条带);糖为 4、2、5 条带;脂为 4、2、5 条带。所有的检测指标除条带数各有差别外,其主带、迁移率、光密度扫描结果也各异,反映出 3 个不同种属间的差异及亲缘关系的远近。等电点聚焦电泳三种革螨的 EST 同工酶分别出现 14、12、12 条酶带,等电点均在 6.80 以下;蛋白质带为 22、22、24 条;蛋白质的等电点,格氏血厉螨除 1 条为碱性外,其余均为酸性;鼠颚毛厉螨的蛋白带全为酸性;溜下盾螨有 1 条蛋白带为 pH 6.90~7.20 的中性区带,2 条碱性带,余为酸性带。进一步证明 PAGE 结合 IEF 对革螨种的鉴定、亲缘关系的探讨以及遗传变异的研究是有效的辅助手段。

（5）同工酶在螨类氨基酸方面的研究:李贵生等(1989)应用丹磺酰 DNS-CL 荧光反应,聚酰胺薄膜层析法对格氏血厉螨、鼠颚毛厉螨和溜下盾螨作了游离氨基酸检测和定量分析。结果格氏血厉螨含有赖氨酸、丙氨酸、甘氨酸、丝氨酸、谷氨酰胺、鸟氨酸、脯氨酸、亮氨酸、异亮氨酸、缬氨酸、苯丙氨酸、苏氨酸、胱氨酸、甲硫氨酸和 γ-氨基丁酸等 15 种氨基酸。鼠颚毛厉螨缺乏谷氨酰胺,但含有牛磺酸。溜下盾螨与格氏血厉螨比较,缺少鸟氨酸和异亮氨酸,但有组氨酸、牛磺酸和精氨酸。3 种革螨的游离氨基酸除种类有差异外,含量也有不同,格氏血厉螨和鼠颚毛厉螨均以甘氨酸含量为高,格氏血厉螨甘氨酸含量为溜下盾螨的 3.6 倍,而鼠颚毛厉螨为溜下盾螨的 5.2 倍。溜下盾螨以脯氨酸含量最高,缬氨酸含量亦高于格氏血厉螨,其他氨基酸含量均较前两种螨低。蛋白质是生命的载体,蛋白质是由氨基酸以肽键相联构成的。进行氨基酸序列的分析,可以了解蛋白质的一级结构,是蛋白质合成不可少的步骤。通过氨基酸的分析,可以了解各种生物的代谢类型及营养需求,为细胞培养及组织培养打下基础。

（6）同工酶在螨类抗性中的研究:许多螨类是花卉、果树以及农田作物的重要危害生物,一些螨类还是许多重要经济作物的危害生物。螨类由于其个体小、世代多,繁殖速度快,发育历期短的特点使其极易对药物产生抗性。而且一些化学农药会对螨类天敌或其他动物产生毒害作用,对生态系统产生一定的破坏作用。因此有不少学者对螨类的抗性机制及药物对螨的作用机制进行研究,为开发获得高效、安全的新药提供了理论依据。

（7）同工酶在螨类区域性和生物指示中的研究:通过对某地的螨类同工酶的生化特征作比较分析可以从生化角度验证当地螨的种类和分布情况。由于地理分布和生态环境的不同可能造成螨的同工酶差异,这对害螨的抗性研究,以及利用螨作为环境污染监测的生物指标有重要意义。

九、免疫学技术

孟阳春等(1980)通过对流免疫电泳测定革螨的食性,该方法特异性、敏感性较高,能检测单个血食革螨,确定其血源,此法判定革螨血源较为可靠,也适用于其他小型节肢动物食性的检测。

（一）抗血清的制备

从小白鼠眼底动脉或股动脉放血,分离血清,作为抗原。选择雄性健康家兔若干只,采用足掌微量注射法,每次注射小白鼠血清 0.2~0.4ml,分 4 个足掌注射,第一次加等量福氏完全佐剂,充分混匀,每隔 1~2 周注射一次;或用明矾沉淀法制备抗原,肌内注射二次后,再做眼结膜注射。当效价达到 1∶20 000 以上时,从兔颈动脉放血,分离血清,即为兔抗小白鼠免疫血清,保存备用。抗人和抗其他动物血清的制备,除抗原不同外,方法同上。

（二）待检抗原制备

将待检革螨用小毛笔挑于 60℃ 左右的热水中烫死,解剖镜下鉴定螨种。每只螨分别加一小滴生理盐水研磨,研磨液即为待检抗原。研磨时加水要适量,磨螨务碎,并将全部研磨液加入抗原孔中。

（三）对流免疫电泳的条件

1. 缓冲液配制　0.02mol/L 巴比妥缓冲液(pH 8.6):巴比妥 1.106g,巴比妥钠 7.006g,乳酸钙 1.024g,加水定容至 2 000ml。用作电泳缓冲液或后续配制琼脂。

2. 琼脂板及打孔　于 7.5cm×2.5cm 载玻片上,浇注巴比妥缓冲液配制已溶化的 1% 日本琼脂 3ml。待冷却凝固后,用打孔器在琼脂板上打孔,吸出或挑去孔内琼脂。每张玻片分三排,可打孔 9 对。抗原、抗体孔直径均为 0.4mm,孔距 0.5cm,每孔加样 10μl。

3. 电泳　逐个在孔内加入抗原抗体后,将琼脂板移入电泳槽上,抗体孔放在阳极端,抗原孔放在阴极端。胶板两端分别用四层滤纸搭桥,一端紧贴在琼脂板,另一端浸入电极缓冲液。电泳时电压为10V/cm,时间为30分钟。电泳完毕即可观察有无白色沉淀线;再置于4℃湿盒12小时,再次观察;后将凝胶板移入搪瓷盘中,用生理盐水漂洗1~2天,每天换液2~3次,如为非特异性沉淀线,则可漂去。结果观察:凡在抗原与抗体孔间的透明琼脂胶中见有白色沉淀线者即为阳性。

如果需要永久保存标本,则可将胶板烘干后,用氨基黑或尼基黑染液进行染色。

镜检法与对流免疫电泳法相比,前者不论革螨吸血量多少,只要血色鲜明均易检出,但若革螨吸食淡黄色组织液,加之螨体背板颜色深,则可能检不出;而后者则不论革螨吸食血液还是组织液,均可被检出。但若吸入量太少则影响检出率,所以两种法可互相补充以提高检出率。

十、电生理技术

孟阳春等(1984)用电生理技术研究革螨足I跗节的嗅觉功能。方法如下:①用眼科手术刀将足I股节切断,以双面胶纸将足固定于载玻片上,取镀金钨丝(粗25μm)插入股节,再将跗节末端连同爪垫一起切去,断面和另一镀金钨丝紧密相对接,把载玻片上的两根镀金钨丝与刺激腔体内的两根银丝电极相连,交接处覆盖生理盐水棉球。插入股节的电极为参考电极,与断面相连的电极为记录电极。②将跗节装置移至昆虫触角电位仪加样器喷口下,二者相距约2cm。加样前,先用直径0.5cm的圆滤纸片蘸取氨水(分析纯),含NH_3 25%~28%,或乙酸(分析纯)放入针筒内,让其在吸有2ml空气的针筒内挥发。试验时将针头插入加样器侧孔通入气流管道中,分别将含有氨或乙酸的空气注入,并以注入单纯空气为对照。③从示波器观察并记录电位变化情况。加样器空气流速为20L/h。直流前置放大器增益×100(定标两光点距离为1mV);双线示波器光点扫描速度为1s/cm(时标为1秒),室温23~25℃;④拍照,记录示波器波形,根据波的振幅测出电压,波宽则由扫描速度的标志换算得出,也可用描记仪替代照相,直接描记在记录纸上。

十一、同位素技术

孟阳春等(1966)研究革螨食性时应用同位素技术(示踪原子法),该方法敏感性高。方法如下:①选体重20g左右健康、皮肤完整的小白鼠6只,其中2只腹腔注射^{32}P,每只注射0.5ml,含放射性核素相当鼠体重4μC/g;另4只注射^{51}Cr,其剂量2只为4μC/g,2只为2μC/g。②将革螨放湿试管中饿5天以上,将注射同位素的小白鼠,用鼠尾饲血法,置于自制铁纱小笼内,使鼠体活动受限,鼠尾留于湿试管中,保护衔接处勿使大小便污染,为了避免可能的污染,在鼠与湿试管间,除木塞与布外,又隔以穿洞的塑料薄膜及聚乙烯瓶盖。让螨叮咬1天后,将螨移至小指管,用电炉烘干。③将烘干的革螨逐个排列于载玻片上,于暗室中夹好X线片并编号,用黑纸包扎好,放在铝盒中,置于干燥橱内感光。取部分含同位素的血滴及摄食该血滴的革螨,同样包扎处理,摸索曝光时间,分期冲洗,选择适当时间冲洗实验组。^{32}P示踪者一般经7天,^{51}Cr者经20天冲洗效果较好。分别统计显影和未显影的百分比。同时以正常革螨每种各10只作为对照。

十二、杀螨试验

孟阳春等(1978)设计的药膜滤纸杀螨试验方法如下:①人工巢穴分种大量饲养繁殖革螨,每次试验取同种雌性革螨50只左右。②将杀虫剂溶于丙酮(分析纯,可蒸馏两次后使用)2ml中,配成所需浓度(相当于0.01g/cm²),均匀地滴加于200cm²滤纸(新华1号)上($9×9cm^2+8×16cm^2-3×3cm^2=200cm^2$)。将半圆形滤纸用玻璃纸粘成漏斗形,黏附于玻璃漏斗内,方形滤纸作圆锥底。③放入定量革螨后,置于25℃温箱中,使革螨接触药膜0.5小时,然后取出革螨放于饲养杯中,记录击倒螨数,再置于20℃温室内,经24小时或48小时记录死螨和活螨数。死亡标准是用小毛笔触动螨体不爬行者。试验浓度×100即为g/m²的药物剂量。对照组是用无药丙酮涂滤纸,其他操作同上。

残效试验是将药膜滤纸在室温下放置一定天数后,再同样做杀螨试验。

十三、驱避试验

孟阳春等(1983)观察7种防蚊剂对革螨的驱避作用,方法如下:用人工巢穴法饲养的革螨包括毒厉螨、茅舍血厉螨、兵下盾螨,均用雌螨。

(一) 玻璃板上的驱避试验

取长 133cm、宽 1.2cm 的白色布带,均匀渗吸驱避剂药液 2ml,制成药带。将药带固定于玻璃板上,围成正方形,板下衬有计数纸,纸上有 mm 标志,范围为 25cm² × 25cm²。试验温度 20℃,相对湿度 60%~70%。将革螨放于玻璃板中央,使螨自然爬行,观察革螨爬近药带时是否出现回转,并记录回转时离药带的距离,每次试验观察 50 只螨,每只螨观察 3 次,观察 3 次后即刻挑出该螨。在观察水洗对药带驱避作用的影响时,每天试验一次,每次试验完毕后将药带在自来水中荡洗 5 分钟,置于室内晾干,次日再继续试验。

(二) 人体上驱避试验

将药带系于人手腕部或涂药于手背,试验时将螨放于手掌,观察革螨爬近药带或涂药皮肤的转回螨数和爬过螨数。试验前需先做无药对照,计 5 分钟自然爬上的革螨数。在观察驱避的持续效果试验时,是主动放螨于手指上观察其爬近涂药皮肤或药带的转回数和爬过数,每次试验连续观察 40~50 只螨。

十四、其他技术

(一) 敌敌畏熏杀革螨试验

孟阳春和兰明扬(1966)进行该实验方法如下:

1. 本试验在容积为 5.5L 或 25L 有盖玻璃缸内进行。试验缸底部内置一层清水以保证足够的湿度。于小烧杯内加定量(10ml/cm³、1ml/cm³、0.1ml/cm³)的敌敌畏原液置于缸底。

2. 用 5cm × 2.5cm 两端开口的玻璃筒装螨,口端扎尼龙纱。三脚架上放塑料绿纱小筛,然后放进装螨筒,将其全部放入玻璃缸内后,盖上缸盖,进行自然熏蒸,经一定时间取出,在 24 小时后观察死亡率。另设同样条件作为对照,试验在室温或温箱中进行。除专门观察其他生活期的试验外,一般试验均用雌螨。

若有需要,可封堵鼠洞,投药于鼠洞内杀灭革螨,或于室内密闭条件下计算药量使用该法。通常,夏季高温杀螨作用较迅速,冬季低温则需较长时间。另外,由于革螨有卵生、卵胎生和胎生之别,如柏氏禽刺螨、格氏血厉螨、茅舍血厉螨等在适温下虫卵经 1~2 天才孵化幼虫,因此在不能久闭的场所(如居室),应在幼虫孵出后重复使用一次。

(二) 革螨生活力试验方法

孟阳春等(1982)选用格氏血厉螨、厩真厉螨和鼠颚毛厉螨三种革螨进行了革螨生活力试验,方法如下:

1. **低温下生活力的实验方法** 将雌性革螨按种分组,装在适于革螨生活且有保温装置的饲养管中,不给任何食物,然后分别置于恒温室(20℃)、冰箱(4℃)及低温冰箱(−20℃)中。定期用解剖显微镜观察,记录革螨存活数与死亡数。一般每两周观察一次,在−20℃的革螨按小时观察。每一试验均分多组并重复多次,其中 20℃试验组同时又是 4℃和−20℃的对照组。

2. **水中生活力的实验方法** 用旧白布制成 10cm × 6cm 布袋,各袋装一组同种革螨,口扎紧。用 1~2L 玻璃缸盛清水,将布袋浸于水中,再分别置于 20℃、30℃、40℃恒温室或温箱中,浸一定时间后取出,将螨挑于滤纸上,检查螨是否活动或触动,既不活动也无触动者为"止动",否则为活螨,再将活螨与"止动"螨分别置于正常环境(20℃湿试管中)24 小时后,再计死活螨数与死亡率。在 50℃热水中将螨直接放入并观察死亡时间。各种试验均同样做多组并重复 2~3 次。

(三) 革螨细胞培养方法

邓小昭等(2002)用革螨的若虫、幼虫进行细胞培养,建立螨细胞系,方法如下:

1. **螨体消毒** 将革螨幼虫、若虫置于 70% 乙醇消毒 10 分钟,弃去乙醇后,置含有效氯 1% 的次氯酸钠溶液作用 2 分钟,水洗后再用含 0.05% 氯化高汞的 70% 乙醇溶液消毒 10 分钟,水洗,在 28℃中培养 10 小时左右。

2. **螨细胞原代培养** 将培养 10 小时后的革螨若虫及子代幼虫用无菌眼科小剪反复剪碎螨体;每种螨加 2ml 0.75% 胰蛋白酶(pH 7.2~7.4),在 37℃水浴中充分消化,30 分钟后取出,以 2 000r/min 离心 15 分钟,弃上清液。将沉淀物悬于 4ml 10% 牛血清 199 液内,反复吹打。直至螨组织块成絮状为止,再用 10%

牛血清 199 液离心洗涤 3 次。每种螨可得细胞悬液 3ml,接种于 TC199 培养液中。加 0.4% 水解乳蛋白,15% 胎牛血清(fetal bovine serum,FBS),0.03% 谷氨酰胺,100U/ml 青、链霉素和适量 18 种非必需氨基酸,置 pH6.8~7.2、28℃、5%CO_2 培养箱中。每周半量换液培养。

3. 传代培养 待细胞生长成单层后移去上层培养液,在"条件培养基"(即换液量与原液量各半)中继续生长 2~3 天。刮下细胞层,用吸管吹打分散后传代。数代后,每周以 1:2~4 分种率传代,同时作冻存试验。

(四)革螨体内 HFRSV-RNA 定位检测方法

张云等(2002)用原位 RT-PCR 技术检测肾综合征出血热病毒(hemorrhagic fever with renal syndrome virus,HFRSV)在革螨体内的分布,方法如下:

1. 探针的制备 取 pG34S 株 Pa9MIB 质粒,用 Boehringer Mannhein 探针标记试剂盒扩增制备 S 基因属特异性和 M 基因型特异性 cDNA 探针。

(1)反应体系中加入质粒、六聚核苷酸混合物 2μl,dNTPs 标记混合底物 2μl,无菌双蒸水加至 19μl,DNA 聚合酶 I 大片段 1μl(2U),总反应体积为 20μl。

(2)离心,37℃过夜,煮沸 5 分钟后终止反应,加 12μl 4mol/L LiCl,200μl 95% 预冷乙醇,-20℃20 分钟,12 000×g 离心 15 分钟,75% 乙醇洗涤,10 000×g 离心 5 分钟,真空干燥,溶于 20μl TE 液中,-20℃保存备用。

2. 原位杂交 即革螨体内 HFRSV 原位 RT-PCR 定位研究。

(1)分别取鼠肺 HFRSV 抗原阳性和阴性的鼠窝格氏血厉螨、厩真厉螨经饲养卵孵出的子 1 代、子 2 代、子 3 代和子 4 代革螨冰冻切片(8~9μm),经梯度乙醇脱水,蛋白酶 K 37℃消化 15 分钟后备用。

(2)部分切片分别使用 DNase(10g/L)、RNaseA(10g/L)和 DNase+RNase 联合处理,37℃过夜。

(3)加入原位 RT-PCR 的应用液(ANV 逆转录酶 2μl+TagDNA PIUs II 聚合酶 2U dNTPs、上下游引物等)50μl/1 片,覆盖盖玻片后,进行逆转录反应(42℃,45 分钟)和 PCR 扩增(94℃,1 分钟;55℃,2 分钟;72℃,2 分钟;20 次循环)。

(4)原位 PCR 结束后,去掉盖玻片,经 4% 多聚甲醛固定 30 分钟,梯度乙醇脱水,风干后进行杂交检测,室温预杂交 1 小时,2×SSC 洗涤 1 分钟,吸干组织周围液体,滴加 30μl 含变性 ScDNA 探针的杂交液(预杂交液+0.5mg/L 变性探针+10% 硫酸葡聚糖),石蜡膜封闭,湿盒中 42℃过夜。预杂交液:2×SSC,50% 去离子甲酰胺,1×Denhats 液,500mg/L 变性鲱精 DNA、0.25g/L 酵母 RNA;

(5)室温依次为 2×SSC 1 小时,1×SSC 1 小时,0.5×SSC 30 分钟,均置于 mint-orbital shaker 上振洗,然后用 2% 正常绵羊血清封闭,再加抗 Dig-碱性磷酸酶复合物,37℃孵育 2 小时。后依次用缓冲液 I、缓冲液 III 各振洗 10 分钟;

(6)NBT:BCIP 避光显色 7 小时,甲基绿复染,梯度乙醇脱水,明胶甘油封片。经镜检,紫蓝色颗粒为阳性物质。

另外,孟阳春等(1981)在低温下使螨止动进行截肢:将螨放在下置冰块的玻片上,在解剖镜下用手术刀——截断第一对足的跗节,将截下的跗节移至另一玻片的封片液中。将截过肢的螨,逐个进行驱避试验(方法同前),当螨爬过驱避带时用毛笔取回继续观察,重复越过 3 次后,作为驱避无效。孟阳春等(1984)通过感毛染色试验观察感毛形态:先将螨用 60~70℃热水致死,或用 70% 酒精中保存标本,以 0.5% 龙胆紫或结晶紫液染色 15 分钟左右,再用 70% 酒精脱色 2 分钟,水洗,在解剖镜下截取足 I 跗节,移置于一滴 50% 酒精的载玻片上,加盖片镜检。也有以鼠疟原虫为观察指标观察革螨吸血的方法:选用体重 20g 左右、皮肤完整而健康的小白鼠,用腹腔注射 0.2ml 感染疟原虫的血液传代,感染后 9~11 天,尾部采血抹片后用吉氏染色法确定血液中存在大量疟原虫。然后剪去小白鼠腹部的毛,切勿伤及皮肤,将腹面向上固定在木板上。用胶布将瓶内胶盖(直径约 1cm,盖上开一小孔)固定在鼠腹面上,用毛笔挑入革螨 10~15 只于盖内,以胶布盖上小孔。经 1~3 小时后取出革螨,用两张玻片将螨压碎,待干后用吉氏染色法染色,用油镜观察有无血细胞和疟原虫,并以正常革螨作为对照。

(郭宪国 彭培英 吕 艳)

参考文献

［1］叶向光. 常见医学蜱螨图谱［M］. 北京:科学出版社,2020.

［2］李朝品. 医学节肢动物标本制作［M］. 北京:人民卫生出版社,2019.

［3］蒋峰,李朝品. 柏氏禽刺螨在中药材薏苡仁中的耐受力［J］. 中华疾病控制杂志,2019,23(9):1155-1157.

［4］陶香林,王逸泉,叶长江,等. 茅舍血厉螨侵袭人体皮肤1例［J］. 中国血吸虫病防治杂志,2018,30(4):476-478.

［5］彭靖尧,蔡同建,凌华,等. 肾综合征出血热的流行特征及防治措施研究进展［J］. 检验医学与临床,2018,15(20):3139-3142.

［6］周作勇,李和贤,杨浩钺,等. 伪结核棒状杆菌毒力因子的研究进展［J］. 中国人兽共患病学报,2017,33(12):1115-1119.

［7］赵亚娥. 一起实验室革螨叮咬人事件报道［J］. 中国媒介生物学及控制杂志,2017,28(3):304.

［8］柴强,陶宁,李朝品. 芜湖地区黑线姬鼠体表发现毒厉螨［J］. 中国血吸虫病防治杂志,2017,29(3):340-341.

［9］李朝品. 医学蜱螨学［M］. 台北:合记图书出版社,2015.

［10］杨晓娟,王文瑞. 我国肾综合征出血热研究进展［J］. 世界最新医学信息文摘,2014,14(7):50-51+53.

［11］张光良,唐占辉,洪体玉,等. 扁颅蝠和褐扁颅蝠体表寄生革螨的宿主选择［J］. 动物学研究,2013,34(1):21-26.

［12］梁裕芬,陈海英,韦俊彬. 一起大学宿舍革螨皮炎暴发和控制的报告［J］. 广西中医药大学学报,2012,15(3):38.

［13］谢强,卜文俊,于昕,等. 现代动物分类学导论［M］. 北京:科学出版社,2012.

［14］张玲霞,周先志. 现代传染病学［M］. 2版. 北京:人民军医出版社,2010.

［15］黄丽琴,郭宪国. 肾综合征出血热媒介革螨及其宿主动物研究进展［J］. 中国媒介生物学及控制杂志,2010,21(3):271-274.

［16］李朝品. 医学节肢动物学［M］. 北京:人民卫生出版社,2009.

［17］俞东征. 人兽共患传染病学［M］. 北京:科学出版社,2009.

［18］俞东征. 鼠疫动物流行病学［M］. 北京:科学出版社,2009.

［19］黄丽琴,郭宪国,任天广,等. 云南省横断山区柏氏禽刺螨种群生态学研究［J］. 中国媒介生物学及控制杂志,2009,20(6):550-552.

［20］李朝品. 医学蜱螨学［M］. 北京:人民军医出版社,2006.

［21］李健,赵仲堂. 肾综合征出血热媒介传播研究进展［J］. 中国人兽共患病学报,2006,22(11):1082-1083,1047.

［22］罗礼溥,郭宪国. 云南省25县(市)黄胸鼠体表革螨性比及年龄构成分析［J］. 热带医学杂志,2006,6(3):293-295.

［23］孟宪新,李洪芬,张振海. 德州市革螨种群分布及季节消长调查［J］. 中国媒介生物学及控制杂志,2005,16(5):390-391.

［24］郭丽琼,董先群,张孔金,等. 草菇真革螨的生物学特性研究［J］. 食用菌,2005,27(3):50-51.

［25］斯崇文,贾辅忠,李家泰. 感染病学［J］. 北京:人民卫生出版社,2004.

［26］张云,朱进,邓小昭,等. 用分子生物学方法检测螨体内汉坦病毒的研究［J］. 中华实验和临床病毒学杂志,2003,17(2):107-111.

［27］张云. 螨类传播汉坦病毒的研究进展［J］. 中华实验和临床病毒学杂志,2003,17(3):300-301.

［28］邓小昭,岳莉莉,张云,等. 革螨、恙螨细胞培养及其特征的初步研究［J］. 中国公共卫生,2002,18(10):1203-1204.

［29］张云,朱进,邓小昭,等. 革螨及恙螨体内肾综合征出血热病毒定位的研究［J］. 中华预防医学杂志,2002,36(4):232-234.

［30］王庆奎,张云,董秋良,等. 革螨自然感染HFRS病毒的分子生物学检测［J］. 安徽预防医学杂志,2001,7(2):81-83.

［31］张云,姜克俭. 革螨、恙螨与HFRS传病关系的调查研究［J］. 中国公共卫生,2000,16(6):525-526.

［32］张云,朱进,吴光华,等. 从革螨、恙螨单层细胞中分离和检出HFRSV基因的研究［J］. 中国公共卫生,2000,16(12):1081-1082.

［33］陶开华,章莉莉. 革螨、恙螨体内HFRSV结构蛋白基因检测［J］. 中国公共卫生,2000,16(1):17-18.

［34］张云,章莉莉. 革螨、恙螨体内肾综合征出血热病毒结构蛋白及基因检测［J］. 中国媒介生物学及控制杂志,1999,10(4):291-293.

［35］吴建伟,孟阳春. 原位分子杂交检测厩真厉螨经叮刺传播姬鼠型和家鼠型HFRSV的研究［J］. 中国人兽共患病杂志,1998,14(3):3-8.

［36］吴建伟,孟阳春. 原位分子杂交检测上海真厉螨与柏氏禽刺螨体内肾综合征出血热病毒的研究［J］. 中国寄生虫学与寄生虫病杂志,1998,16(6):441-444.

［37］吴建伟,孟阳春. 套式反转录-聚合酶链反应检测革螨体内肾综合征出血热病毒的初步研究［J］. 中国公共卫生,1998,14

（3）:134-136.

[38] 诸葛洪祥,孟阳春.用气干法制备柏氏禽刺螨的染色体[J].中国媒介生物学及控制杂志,1997,8(1):21-23.

[39] 马立名.中国北方 15 种革螨的季节数量变动[J].蛛形学报,1995,4(1):72-76.

[40] 孟阳春,李朝品,梁国光.蜱螨与人类疾病[M].合肥:中国科技大学出版社,1995.

[41] 车凤翔,孟令英,陈振生,等.肾综合征出血热病毒气溶胶动物实验感染研究[J].解放军预防医学杂志,1993,11(1):22-27.

[42] 邓国藩,等.中国经济昆虫志[M].北京:科学出版社,1993.

[43] 孟阳春,诸葛洪祥.流行性出血热病毒在革螨体内生存空间和时间的初步研究[J].中国公共卫生学报,1992,11(2):89-91.

[44] 周慰祖.厩真厉螨的生物学特性[J].动物学研究,1992,13(1):53-57.

[45] 顾以铭,田庆云.中国皮刺螨属二新种和一新纪录:蜱螨亚纲[J].动物分类学报,1992,17(1):32-36.

[46] 李贵生,孟阳春.格氏血厉螨染色体组型及其 C 带、G 带的研究[J].广东医药学院学报,1990,6(1):34-37.

[47] 李贵生,孟阳春.溜下盾螨染色体组型及其 C 带的研究[J].动物研究,1990,11(1):29-33.

[48] 李贵生,孟阳春.三种革螨的蛋白质、糖蛋白、脂蛋白的比较研究[J].昆虫知识,1990,27(4):224-226.

[49] 陈春生,孟阳春.蜱螨染色体[J].昆虫知识,1990,27(3):188-192.

[50] 周洪福,孟阳春.六类 14 种杀虫剂对革螨的毒效观察[J].中华预防医学杂志,1990,24(2):93-95.

[51] 李贵生,孟阳春.三种革螨同工酶的比较研究[J].广东医药学院学报,1989,5(2):14-17.

[52] 徐肇玥,陈兴保,徐麟鹤.虫媒传染病学[M].银川:宁夏人民出版社,1989.

[53] HOGERWERF L,ROOF I,DE JONG MJK,et al. Animal sources for zoonotic transmission of psittacosis:a systematic review[J]. BMC Infect Dis,2020,20(1):192-206.

[54] LIU Z,GUO XG,FAN R,et al. Ecological analysis of gamasid mites on the body surface of Norway rats(*Rattus norvegicus*)in Yunnan Province,Southwest China[J]. Biologia,2020,75(9):1325-1336.

[55] LIMA-BARBERO JF,SÁNCHEZ MS,CABEZAS-CRUZ A,et al. Clinical gamasoidosis and antibody response in two patients infested with *Ornithonyssus bursa*(Acari:Gamasida:Macronyssidae)[J]. Exp Appl acarol,2019,78(4):555-564.

[56] PENG PY,GUO XG,JIN DC. A new species of *Laelaps* Koch(Acari:Laelapidae)associated with red spiny rat from Yunnan province,China[J]. Pakistan J Zool,2018,50(4):1279-1283.

[57] PORSHAKOV AM,YAKOVLEV SA,KURNYAEVA AD,et al. Gamasid mites of small mammals in the semi-desert territories of Saratov Trans-Volga region[J]. Entomol Rev,2017,97(3):395-401.

[58] GUO XG,DONG WG,MEN XY,et al. Species abundance distribution of ectoparasites on Norway rats(*Rattus norvegicus*)from a localized area in Southwest China[J]. J Arthropod-Borne Dis,2016,10(2):192-200.

[59] ZOU LX,CHEN MJ,SUN L. Haemorrhagic fever with renal syndrome:literature review and distribution analysis in China[J]. Int J Infect Dis,2016,43:95-100.

[60] PENG PY,GUO XG,SONG WY,et al. Analysis of ectoparasites(chigger mites,gamasid mites,fleas and sucking lice)of the Yunnan red-backed vole(*Eothenomys miletus*)sampled throughout its range in Southwest China[J]. Med Vet Entomol,2015,29(4):403-415.

[61] PENG PY,GUO XG,SONG WY,et al. Communities of gamasid mites on *Eothenomys miletus* in Southwest China[J]. Biologia,2015,70(5):674-682.

[62] YU XJ,TESH RB. The role of mites in the transmission and maintenance of Hantaan virus(Hantavirus:Bunyaviridae)[J]. J Infect Dis,2014,210(11):1693-1699.

[63] GUO XG,SPEAKMAN JR,Dong WG,et al. Ectoparasitic insects and mites on Yunnan red-backed voles(*Eothenomys miletus*)from a localized area in Southwest China. Parasitol Res,2013,112(10):3543-3549.

[64] HUANG LQ,GUO XG,SPEAKMAN JR,et al. Analysis of gamasid mites(Acari:Mesostigmata)associated with the Asian house rat,*Rattus tanezumi*(Rodentia:Muridae)in Yunnan Province,Southwest China[J]. Parasitol Res,2013,112(5):1967-1972.

[65] YAN Y,JIN DC,WU D,et al. A revised checklist and key to the genus *Podocinum* Berlese(Acari:Podocinidae)with description of a new species from Tibet,Southwest China[J]. Zootaxa,2012,3194:35-48.

[66] CIRCELLA E,PUGLIESE N,TODISCO G,et al. *Chlamydia psittaci* infection in canaries heavily infested by *Dermanyssus gallinae*[J]. Exp Appl Acarol,2011,55(4):329-338.

[67] MAKAROVA OL. A review of gamasid mites(Parasitiformes,Mesostigmata)dwelling in the taiga of the Pechoro-Ilychskii Nature Reserve(northern Cis-Ural Region)with analysis of their assemblages in spruce forests[J]. Entomol Rev,2011,91(7):915-931.

［68］YAN Y,JIN DC,GUO XG,et al. A new species of *Podocinum Berlese* (Acari:Podocinidae) and a key to species of the genus from China［J］. Zootaxa,2011,3001:49-56.

［69］LUO LP,GUO XG,QIAN TJ,et al. Distribution of gamasid mites on small mammals in Yunnan Province,China［J］. Insect Sci, 2007,14(1):71-78.

［70］MEN XY,GUO XG,DONG WG,et al. Ectoparasites of Chevrier's field mouse,*Apodemus chevrieri*,in a focus of plague in Southwest China［J］. Med Vet Entomol,2007,21(3):297-300.

［71］GUO XG,QIAN TJ,MENG XY,et al. Preliminary analysis of chigger communities associated with house rats (*Rattus flavipectus*) from six counties in Yunnan,China［J］. Syst Appl Acarol,2006,11(1):13-21.

［72］SAINI R,PUI JC,BURGIN S. Rickettsialpox:Report of three cases and a review［J］. J Am Acad Dermatol,2004,51(5-suppl): S137-S142.

［73］ROSEN S,YERUHAM I,BRAVERMAN Y,et al. Dermatitis in humans associated with the mites *Pyemotes tritici*,*Dermanyssus gallinae*,*Ornithonyssus bacoti* and *Androlaelaps casalis* in Israel［J］. Med Vet Entomol,2002,16(4):442-444.

［74］GUO XG. Clusters of ectoparasitic gamasid mites and their small mammal hosts in different habitat regions in Western Yunnan［J］. Syst Appl Acarol,1999,4(1):39-48.

［75］GUO XG. Species-abundance distribution and expected species estimation of the gamasid mite community in Western Yunnan, China［J］. Syst Appl Acarol,1999,4(1):49-56.

［76］GUO XG. Host-specificity and host-selection of gamasid mites (Acari:Gamasina) ［J］. Syst Appl Acarol,1998,3(1):29-34.

［77］GUO XG. Spatial pattern analysis of *Laelaps echidninus* and *Laelaps nuttalli* using Iwao's method and a significance test of random deviation (Acari:Laelapidae) ［J］. Syst Appl Acarol,1997,2(1):89-93.

第三十三章

恙螨

恙螨（Chigger mites 或 Trombiculid mites）又称恙虫,古称沙虱,属于动物界、节肢动物门（Arthropoda）、蛛形纲（Arachnida）、蜱螨亚纲（Acari）、真螨目（Acariformes）中的恙螨科（Trombiculidae）和列恙螨科（Leeuwenhoekiidae）,是恙虫病（tsutsugamushi disease）的唯一传播媒介,还有可能是肾综合征出血热或流行性出血热的潜在传播媒介。恙螨的成虫和若虫营自生生活,幼虫则寄生于家畜和其他动物体表,吸取宿主组织液,引起恙螨性皮炎,部分种类可传播恙虫病等疾病。

历史上,我国对于恙螨和恙虫病的发现有着卓越的贡献。我国古代即有恙螨的研究和记载,东晋葛洪《抱朴子》将其称为"沙虱",描述其分布于袁、潭、处、吉（现江西宜春、湖南长沙、浙江丽水、江西吉安）、岭南、海南等地,并对其分布的地理景观、致病过程、防治等进行了阐述,可谓为有关恙螨最早的科学文献。明朝李时珍在《本草纲目》中记述了沙虱（恙螨）和沙虱传播的恙虫病,并对其形态、生态、致病及症状等进行了描述。

全世界已知恙螨约有 3 000 多种及亚种,分别隶属于 300 多属和亚属,其中有 50 种左右可侵袭人体。我国恙螨目前已达 500 种左右,隶属于 40 多个属。我国恙螨种类主要属于恙螨科（Trombiculidae）的 2 个亚科,即恙螨亚科（Trombiculinae）、背展恙螨亚科（Gahrliepiinae）和列恙螨科（Leeuwenhoekiidae）的列恙螨亚科（Leeuwenhoekiinae）。

第一节　形态学

恙螨的生活史包括卵、次卵、幼虫、若蛹、若虫、成蛹和成虫七个期。成虫和若虫营自生生活,幼虫营寄生生活,因此从动物体上采集幼虫较为容易,而成虫和若虫则较难采集。目前,对恙螨幼虫的形态特征了解比较多。尽管已通过培养的方法获得少数种类成虫和若虫进行形态学研究,获得其形态特征,但对多数恙螨种类的若虫和成虫的了解仍不多。所以,目前恙螨的分类仍以幼虫形态特征为主。恙螨的主要特征如下:①虫体呈囊状,由颚体和躯体两部分构成,虫体色呈红、橙、土黄或乳白色。幼虫 3 对足,成虫和若虫 4 对足。②幼虫躯体呈椭圆形或卵圆形,成虫或若虫呈葫芦形,前足体与后足体间大多有围颈沟,常呈腰隘状。③幼虫体毛稀疏可数;成虫和若虫体毛稠密而长,呈绒球状。④恙螨躯体前背有盾板,其中央有一对感器。幼虫盾板大,外围有盾板毛。成虫小而呈心形。外围无毛,但与冠嵴相连。⑤须跗节生于胫节腹面,呈拇指状,可与须胫节爪（须爪）对握,夹持食物。⑥螯肢露裸,无螯肢鞘包围,端节呈爪状,成为刺螯构造。

一、外部形态

恙螨的成虫、卵、次卵、幼虫、若蛹、若虫和成蛹的外部形态描述如下:

（一）成虫

成虫与若虫形态相似,但体较大,刚毛较多,且生殖孔已发育完全,可以辨别雌雄,颚肢爪的基部常有爪形刚毛 3 根,生殖孔旁各有生殖吸盘 3 个,且较若虫的为大。

雌性外生殖器与若虫的相似，但较若虫外生殖器大，有许多羽状刚毛及生殖刚毛（genital seta），生殖刚毛4根～6根，光裸或分枝的位于生殖板的后1/2或1/3处。雄性生殖孔与雌性的相同，亦有生殖吸板和生殖盘。但雄性生殖板上的刚毛较雌性的为多，雄性的生殖刚毛较粗大。雄性的生殖孔内尚有一个大的阴茎（penis），略呈卵圆形，其后半部有8根光裸刚毛，排成倒V形。

（二）卵

卵近球形，直径约130μm，但不同种类其直径亦有差异，乳白色至淡土黄色。光镜见卵壳表面具有密集的"痘痕"，即扫描电镜见的孔道开口，这些开口有圆或椭圆或不规则裂沟等形状；在光镜下见有一小裂纹，称破裂线；外壳较厚，内壳为薄的膜。

（三）次卵

次卵（deutovum）近卵形。外形从球形变成卵形，颜色加深变成深黄色，卵壳破裂，则成次卵。卵外壳自破裂线处分裂为两半，内壳显露在两半外壳间，成环带状，围绕虫卵。成熟的幼虫则孵化而出。

（四）幼虫

恙螨幼虫体长0.2~0.5mm，经饱食后体长达0.5~1.0mm，少数大型者可达1.5~2.0mm。恙螨幼虫形态可因种类不同而略有差异，虫体延展性强，随饱食程度不同而改变，一般呈椭圆形，饱食后在足体之间可能呈现为腰隘状；恙螨虫体颜色可为红色，橙色、黄色或乳白色，未进食幼虫比饱食幼虫体色深。虫体分颚体和躯体两部（图

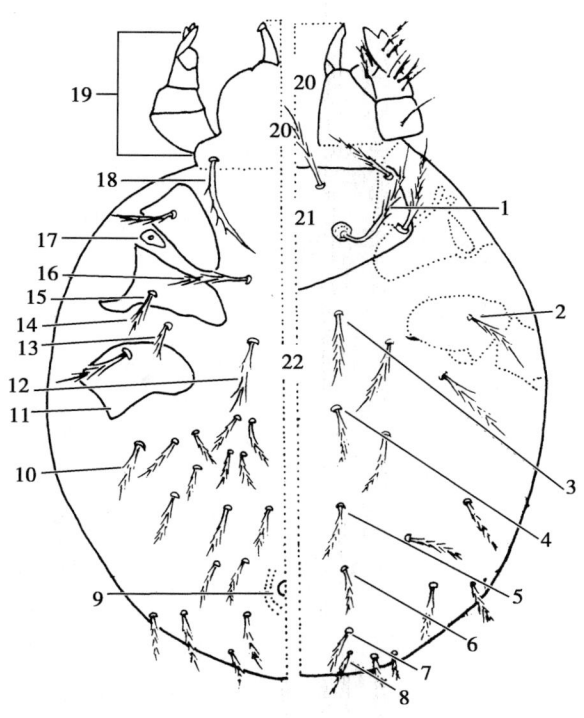

1. 背板；2. 第一排毛（肩毛）；3. 第二排毛；4. 第三排毛；5. 第四排毛；6. 第五排毛；7. 第六排毛；8. 第七排毛；9. 肛孔；10. 腹毛；11. 足Ⅲ基节；12. 后胸毛；13. 肩下毛；14. 基节毛；15. 足Ⅱ基节；16. 前胸毛；17. 拟气孔；18. 基节毛；19. 须肢；20. 颚体；21. 背板；22. 躯体。

图33-1　恙螨幼虫外形示意图
（仿 黎家灿）

33-1）。恙螨的分类与鉴别主要依据幼虫的形态进行，包括最主要的盾板，其次为躯体长宽、足指数、体毛数量和长度、附肢长度，基节尤其基节Ⅲ的长宽以及棘和特种毛的数量和量度，颚体各部包括触须毛等，都有一定的参考意义。

1. **颚体（gnathosoma）**　颚体又称假头或口器，位于身体的前端，包含须肢与螯肢各一对，中间藏有咽（图33-2）。

（1）螯肢（chelicera，CH）：在颚体的中间，由基节（basal segment）、远节（distal segment）及表皮内突（apodeme，AP）三部分构成。基节又称螯基（chelobase，CB），很大，近三角形，主要组成是肌肉，背面有许多点状构造，称刻点，前内侧有一指状突出，称假螯（pseudochela），后内侧常有一片状构造，称后侧瓣（lateroposterior flaps）。表皮内突或内骨骼（internal sclerite）近螯基后内侧，为凹陷状，似具有呼吸器官的作用。远节又称螯肢爪（Chelostyle 或 bladelike stylet，CS），近弯刀片形，顶端多具有三角冠（tricuspid cap，TC），能刺入皮肤取食。螯肢爪背缘和腹缘各种不同的齿的数目、形状与排列可作为为分类的特征。

（2）须肢（paip 或 palpus，PP）：须肢在螯肢的外侧，分6节，即基节、转节、腿或股节、膝节、胫节和跗节。转节甚小，与基节融合，仅在腹面留有痕迹，故一般只见5节。左、右基节在中间愈合，形成颚基或须床。颚基两侧各有1根羽状刚毛，称基节毛。颚基向前伸展，发出2对叶片，中间一对在腹面，称颚基内叶，外侧一对向背方卷包螯肢基节，形成螯肢鞘（gaea），螯肢鞘的一侧有1根分支或光裸的刚毛，称为螯鞘毛。腿节与膝节的背面各有1根长刚毛，分别称为腿毛或股毛及膝毛。胫节的背、侧、腹三面各有1根刚毛，分别称背胫毛、侧胫毛、腹胫毛，末端并有简单或分2~7叉的爪。跗节在胫节的内腹侧，和须肢爪相对，似拇指状，具有5~8根刚毛（通常是在背面有1~2根羽状刚毛，其余几根均在腹面，多为羽状，某些种类可能有1~2根是光裸的，即亚端毛及1根棒状具横纹的光裸刚毛（在腹外侧），称光裸感棒（solenidion 或 sensory club，so）或

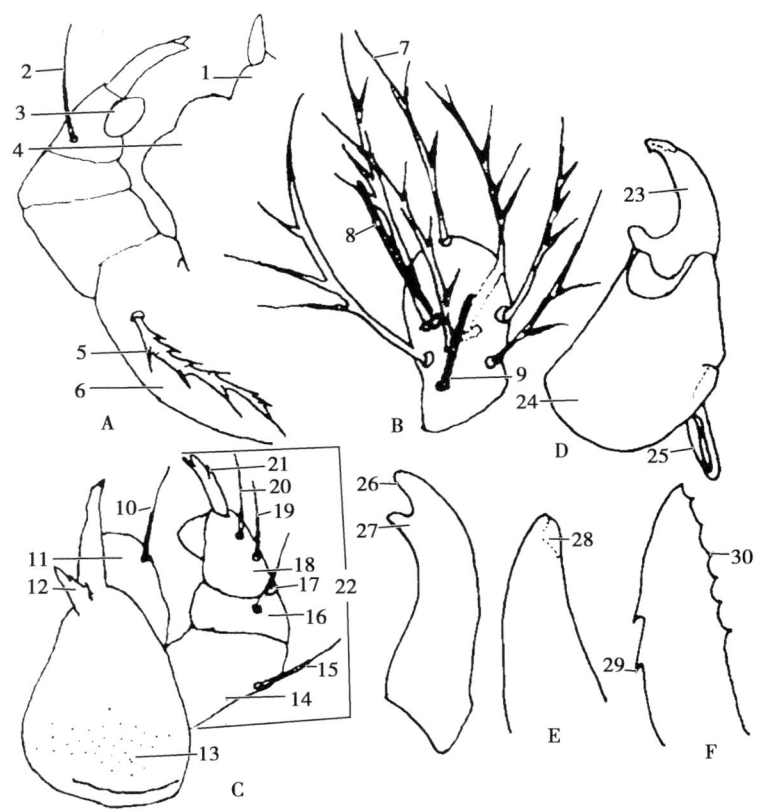

A. 颚体腹面观（左半部）：1. 颚基内叶；2. 腹胫毛；3. 跗节；4. 螯鞘；5. 基节毛；6. 颚基。

B. 颚体跗节：7. 顶刚毛；8. 亚端刚毛；9. 感棒。

C. 颚体背面观（右半部）：10. 螯鞘毛；11. 螯肢鞘；12. 假螯钳；13. 点头结构；14. 腿节；15. 腿毛；16. 膝节；
17. 膝毛；18. 胫节；19. 侧胫毛；20. 背胫毛；21. 爪；22. 须肢。

D. 螯肢：23. 螯肢爪；24. 基节；25. 表皮内突。

E. 须肢爪：26. 主爪；27. 副爪；28. 三角冠。

F. 螯肢爪：29. 齿；30. 齿。

图 33-2　恙螨幼虫颚体

（仿 黎家灿）

距（spur）。通常用的须肢毛公式：fp=股毛、膝毛、背胫毛、侧胫毛、腹胫毛。例如 fp=B-B-BNB。式中 B 代表刚毛分支，N 代表刚毛光裸。此公式为分类鉴定的一个重要依据。

2. **躯体**　为颚体以后的部分，呈椭圆形，体壁上具有明显的横纹。躯体包含背板、背毛、腹毛和足等结构。

（1）背板：又称盾板，是鉴别恙螨最主要的特征结构，鉴别特征包括形状、感器、背板毛等。背板的形状呈长方形、方形、五角形、梯形或舌形等，因种类而异。背板表面有刻点（pc）、亮斑（mc）、陷窝（scr）。有些背板表面还有一个前中突。盾板上面有 3~10 根以上的刚毛，通常为五根：即前中刚毛一根，前侧刚毛一对，以上三根刚毛都生在靠近盾板的前缘；后侧刚毛一对，生在背板后缘转角。此外，在背板的中部凹陷有一对圆形感觉毛基（sensillary base），上面有呈丝状、叶片状或球杆状的感觉毛（sensilla）一对。它的形状在各属恙螨中各不相同。背板和感觉毛形状，常被用作为分属的特征。盾板的两侧常有眼板一对，上面有眼点 1~2 对。背板的形状及其上的感觉毛、前后刚毛是恙螨种类鉴定的主要依据之一。

（2）背毛和腹毛：在背板与体后端间成行排列的刚毛，多呈羽状，其长度、数目与位置很固定，且各种不同，亦作为鉴别种类的特征之一。第一排通常为 2 根，分列于体最宽处的两侧，又名肩毛，之后依次分别为第二排毛、第三排毛等。常示以背毛公式（dorsal setation formula，fDS），如 2.8.6.6.4.2。

　　腹面有胸毛和腹毛,腹面毛。胸毛通常有2对,常示以胸毛(sternal formula,fst)2对。在足Ⅱ、Ⅲ基节间为1~2对或更多的肩下毛或基间肩毛,在足Ⅲ基节后为腹毛,在肛门前的较短小,肛门后的较粗大,亦呈横式排列,但不甚规则,示以腹毛式(ventral setation formula,fVS)。在体后端尚有臀毛。体后端的1/3处有肛门。

　　(3)足:腹面有足三对。足分为6或7节,由近端起为基节(coxa)、转节(trochanter)、股节或称腿节(femur)、膝节(genu)、胫节(tibia)和跗节(tarsus)6节;如为7节则股节又分为基腿节(basifemur)与远腿节(telofemur)。前足基节(anterior coxa或coxa1)与中足基节(median coxa或coxa2)相连,其间顶角有一个特殊器官,称拟气孔(urstigma)或基器(coxal organ),无气管与之相连。后足基节(posterior coxa或coxa3)离开稍远。足Ⅲ基节均与腹壁愈合,不能活动,常具均匀分布的点状构造,并各有羽状刚毛1根以上(Cx1、Cx3、Cx3)。基节以后的各节均能活动,并具有一定数量的羽状刚毛。有些种类的第远腿节上有1根长、光裸、鞭样刚毛,称长腿毛(mastifemorala),各膝节、胫节和跗节还有特殊的光裸刚毛或和具横纹短棒状的距(spur)或感棒(solenidion),分类特征的还有足跗胫、膝和腿节长鞭毛数(MT、Mt、MG及MF)等。在各膝节背面有一定数量的光裸刚毛,分别称为前、中、后膝毛(anterior genuala,ga;median genuala,gm;posterior genuala,gp)。各膝毛的数目为属、亚属及组的分类特征之一。在足Ⅰ膝节上还有1根小的微膝毛(microgenuala)。各胫节背面亦有一定数量的光裸刚毛,分别称为前、中、后胫毛(anterior tibiala,ta;median tibiala,tm;posterior tibiala,tp);足Ⅰ胫节尚有1根很小的微胫毛(microtibiala)。足Ⅱ、Ⅲ胫节还可能有似鞭状的长胫毛(mastitibiala)。足的末端有爪1对和爪间突1个。有些种类在虫体腹面有气门,气门如存在,则位于颚基与第一对足基节之间。足的节数,足上的各种刚毛均为分类的依据(图33-3)。

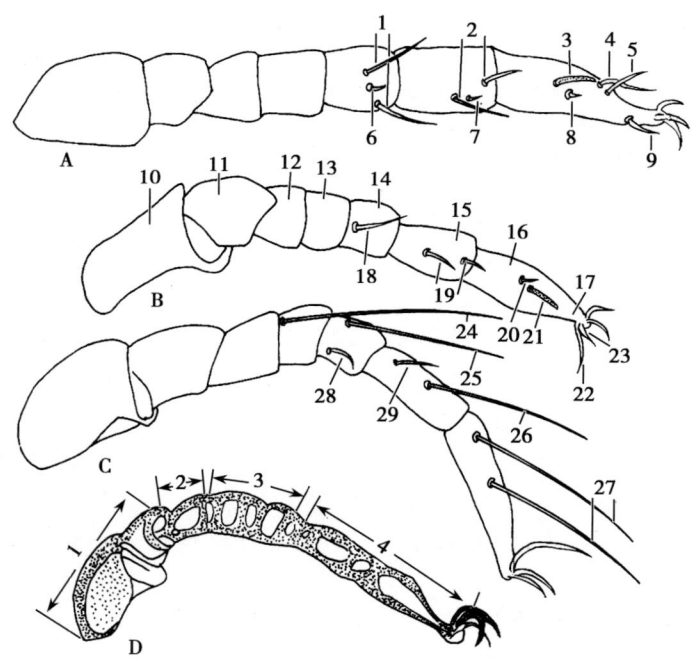

A. 足Ⅰ(pa):1. 膝毛(ga);2. 胫毛(ta);3. 跗毛(sl);4. 副亚端毛(PST);5. 亚端毛(ST);6. 微膝毛;8. 微跗毛;9. 跗前毛(PT)。

B. 足Ⅱ(pm):10. 基节;11. 转节;12. 基腿节;13. 远腿节;14. 膝节;15. 胫节;16. 跗节;17. 跗前节;18. 膝毛(gm);19. 胫毛(tm);20. 微跗毛;21. 跗毛(sl);22. 跗前毛(PT″);23. 爪间垫。

C. 足Ⅲ(pp):24. 长腿毛(MF);25. 长膝毛(HG);26. 长胫毛(M);27. 长跗毛(MT);28. 膝毛(qp);29. 胫毛(tp)。

D. 足Ⅲ长度:1+2+3+4=PP。

图 33-3　恙螨幼虫足

(仿 黎家灿)

（五）若蛹

若蛹（nymphochrysalis）体躯饱满，第一对足向上举起，甚至全部伸直搁在"肩"上，随虫体发育躯体自椭圆形变为狭长，后端突出一个钝圆部分，并在幼虫背板后方的表皮出现一个若蛹的角突，在背板后缘顶破幼虫皮，腹面则呈现若虫的足芽痕迹。随后原来幼虫的附肢均变为空壳，体色亦有改变，例如地里纤恙螨若蛹躯体正中深红色，前、后端为浅红色。

（六）若虫

若虫（nymph）形态与幼虫基本相似，但有 4 对足。颚体上的刚毛较幼虫多，螯肢远端背面有一列齿缺；颚床不向前侧面伸展或卷曲，螯鞘前侧缘有一簇短光裸刚毛。颚肢转节有明显的分界，颚肢爪不分支，其基部常有爪形刚毛 1 对。在Ⅲ、Ⅳ足处，两侧向内陷入，故呈"8"字形，全身密被刚毛。背板分三部分：后端的感觉区具 1 对感觉毛，中背的中背板为一条狭长的沟道（sclerotiged groove），称为背嵴（crista）；前端扩张的前背板常具有刚毛。眼点 1 对或 2 对，位于感觉区或背嵴中部之侧。足基节Ⅰ与Ⅱ和足基节Ⅲ与Ⅳ均各相连，而Ⅱ与Ⅲ间有明显的距离。在足基节Ⅳ附近有一个发育不完全的生殖孔（genital opening），其旁各有一块生殖吸盘（genital sucker）。雌雄不易区别。生殖孔之后为肛孔（anal opening）。足有 6 节，各节都有羽状刚毛，还有膝毛与跗毛等特殊光裸刚毛。附节Ⅰ扩大。各跗节均具 2 爪，但无爪间垫。

（七）成蛹

成蛹（imagochrysalis）形态与若蛹基本相似，其个体较若蛹为大，躯体亦为饱满的长椭圆形，第 1 对足向上举起达肩部，后 3 对足鼎立。背面出现一个角形突起。表皮包裹幼虫。

二、内部器官

恙螨内部结构研究较少，除成虫外，其他各期未见内部结构的相关文献。现将成虫内部结构描述如下：

（一）消化系统

消化系统（digestive system）由一根主管和几对唾液腺组成。主管由一个咽、食管、中肠、后肠道组成。咽呈 U 形，食管紧接在咽后面，食管开口于中肠。中肠具一对支囊（Diverticulum）。中肠后肠间有连接。恙螨只在进食后通过肛口排泄代谢废物，代谢废物呈白色小颗粒，后肠的功能可能是作为排泄器官。唾液腺的管不直接开口于消化道，它们的开口于螯肢与螯基间的气室，便于唾液进入宿主的伤口。

（二）循环系统

循环系统（circulatory system）由血液和血腔组成。血液中含有细胞，细胞核大，Giemsa's 染色后细胞质内充满略带紫色的小颗粒。肌肉的收缩带动体液的流动。

（三）神经系统

神经系统（nervous system）包括一个实质的脑，位于背板下面。神经元的细胞核小，位于神经基质的外缘。Kawamura（1926）年报道了红纤恙螨（*T. akamushi*）成虫的 7 对神经：1 对螯肢神经，1 对须肢神经，4 对足神经和 1 对脏神经。大部分幼虫具眼，某些若虫和成虫也有。眼点通常由镜样的厚角质和一团红色的色素组成。一些感觉刚毛也具有感觉的功能。某些种类的幼虫眼点发育不良或缺失。

（四）生殖系统

雄性生殖（reproduction system）系统由 1 个分二叶的睾丸和管道组成。具阴茎，较易辩认。雌螨包括 1 个分二叶的卵巢。两性均具外生殖器和生殖刚毛。

三、超微结构

恙螨的超微结构研究主要是以采用实验室培养的地里纤恙螨为标本利用扫描电镜技术观察恙螨的外部形态结构。

（一）若虫和成虫的超微结构

成虫和若虫的形态特征除立体观感和清晰易鉴别外，其结构基本同光镜描述一致。成虫和若虫的背腹毛形态各具特征，两虫期易于鉴别，它的特征除刚毛本身固有的外，也与恙螨的活动对各部位刚毛造成很大的形态差异，与虫期虫龄和孳生环境的影响有密切关系（图 33-4）。

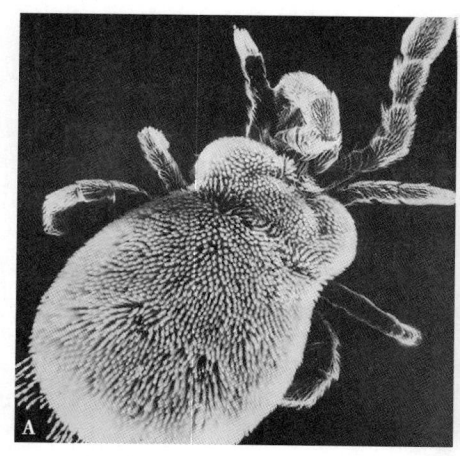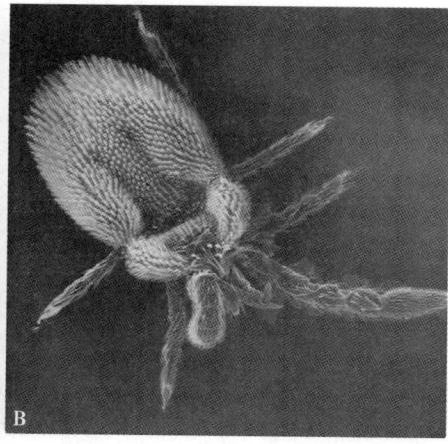

A. 成虫（背面观）×200；B. 若虫（背面观）×240。

图33-4 恙螨若虫和成虫的超微结构
（引自 黎家灿）

（二）精胞的超微结构

精胞包括精珠和精丝，总长幅度为250~401μm，精珠似小囊状，圆形，囊壁外薄膜一层形成囊袋，有的囊袋稍可扭转，略有弹性，干燥囊壁（膜）出现裂缝和内凹；一般精珠呈饱涨状态，囊袋表面有高低不规则的内摆微凹，似一张有弹性软薄膜包裹一团内容物的小袋，破裂时可见游离的长圆形精子，袋下部即精珠托座部分可见突凸小孔开口，不同精胞的突凸小孔大小不同，每精胞的突凸小孔数目不超过10个。精丝无色透明，实心，能弯曲，精丝局部有不规则的缺口或裂沟；根部最粗，形态似树根状（图33-5）。

（三）若蛹和成蛹的超微结构

成蛹躯体饱满，长椭圆形，第一对足向上曲举，达肩部，背面的角形突起较明显，前缘为破裂区。

（四）幼虫的超微结构

黎家灿等曾对实验室培养的地里纤恙螨幼虫背腹毛作详细的超微结构观察。背毛：肩毛后第2~4行的背毛呈羽状，主干末端细尖，毛根基部直径0.5~1μm（平均0.75μm），长12.5~15.0μm，有规律地交错排列的羽状分枝9~12枝，分枝长3.13~4.38μm。两背毛间隔横纹后弯形成波浪状，纹宽0.3~0.4μm，背毛着生于毛窝中，后缘为半月形凹窝围绕毛基。腹毛：足后肛门前的腹毛，其形态特征似背毛，毛根基部直径0.89~1μm（平均0.95μm），毛长14~15μm，有分枝为10~12个，分枝长3~4.5μm，体表皮的波浪状横纹宽0.3~0.5μm，其特征同背毛。恙螨幼虫有四对具有不同分泌动力学的泡状唾液腺，它们在恙螨幼虫叮咬宿主的过程中起到特殊的作用。在透射电镜下观察到恙螨幼虫的眼睛则是非倒像的，而成虫的眼睛是倒像的（图33-6）。部分恙螨背板超微结构如下：

1. **地里纤恙螨幼虫背板超微结构** 活标本：背板表面具有小凹点（光镜下为小麻点，称"痘痕"），假眉是感觉毛基部上缘的突嵴，表皮皱纹和背板边缘非常清晰，背板毛基部隆突起，感觉毛从圆形感基孔发出，孔缘突起，中央为具有一定深度的圆孔，背板前部较隆起，后部较低洼，每侧2个眼点位于背板后外侧，似蚕豆样圆形突起，前后排列，大小相等，未食贴近PL，饱食蚴稍离PL外侧。

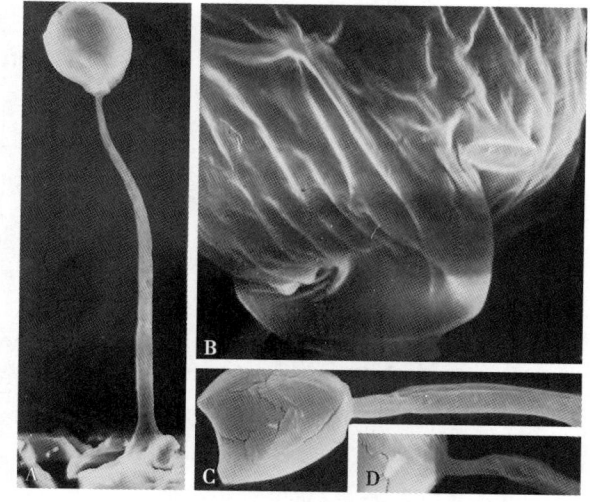

A. 精包（全貌，树立）×1900；B. 薄膜内摺，下部可见突凸小孔 ×4000；C. 精珠薄膜有裂缝，珠顶有凹，精丝有裂沟 ×1600；D. 精丝有精珠：有扭转，不规则的裂口，上接分叉托座 ×1300。

图33-5 恙螨精胞的超微结构
（引自 黎家灿）

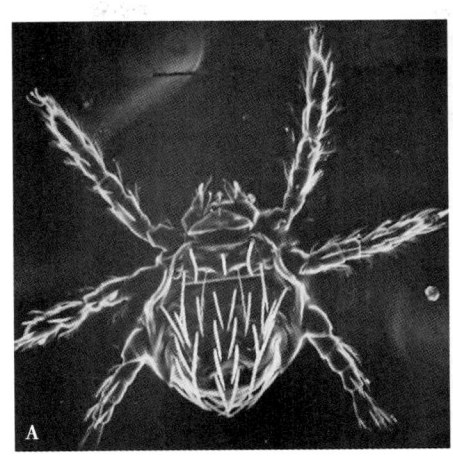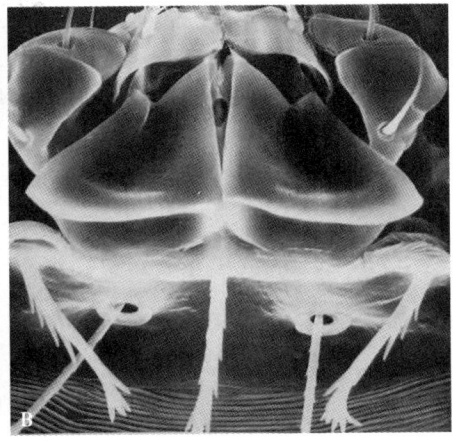

A. 未食幼虫（背面观）×210;B. 未食幼虫背板 ×3 000。

图 33-6　恙螨幼虫超微结构
（引自 黎家灿）

固定标本:虫体收缩,形态特征变化较大,扫描电镜观察不理想,背板变形,板面低注凹窝不平,AM 周围,假眉突嵴上侧和感毛下侧凹窝更为明显:边缘不清和形态不规则,背板毛排列不整,眼点缩埋表皮下。

2. 印度囊棒恙螨幼虫背板超微结构　活标本:背板梯形,背板毛根部隆凸,根部为圆形孔窝假眉突嵴明显,背板后半低注,感觉毛从似小碟状的圆形感基孔发出,棒上小针状;眼点椭圆形凸突起,前大后小排列,饱食眼点距 PL 外侧稍远,而未食蚴靠近 PL。固定标本:虫体饱满,背板轮廓不清,背板毛脱落缺如,棒状感觉毛上小棘不清。

3. 龙洞爬虫恙螨幼虫背板　活标本表皮皱纹明显,与背板边缘界线清楚:背板毛分枝短和交错排列:假眉突嵴与感毛基下缘突会合形成梭形,中央为感基孔,感觉毛膨大部分微弯具小棘,背板前半隆起,后半较低注,每侧具 2 个突起的眼点,紧连前后排列于 PL 外侧,后眼点靠近 PL。

4. 甲梯恙螨属幼虫背板　固定标本:虫体收缩,背板变形,感毛区和背板毛部位较隆起,其徐部位有不同程度的低注,尤其感毛下侧,故背板面呈高低不平,板边缘卷缩向腹面。

5. 多毛恙螨属幼虫背板　固定标本:虫体收缩,背板变形,近似半圆形,前缘圆形突起,中央为凸出的前中突。背板前半低注,后半较凸出,边缘卷缩向腹面,界限不清,与背板毛排列不规则,看不见毛基孔,感基孔口宽大如碗口,中央发出纤细鞭状感毛,眼点埋入表皮而不可见。

第二节　分类学

恙螨属于节肢动物门（Phylum Arthropoda）,蛛形纲（Class Aracnida）,蜱螨亚纲（Subclass Acari）,真螨目（Order Acariformes）,绒螨亚目（Suborder Acanthoptera）,绒螨总科（Superfamily Trombidioidea）的恙螨科（Family Trombiculidae）和列恙螨科（Family Leeuwenhoekiidae）。20 世纪初世界上仅记载有 3 种恙螨,至 50 年代初增加到 500 多种,20 世纪末全球已知有 3 000 种和亚种,分隶于 300 多属和亚属。1918 年最早报道我国台湾省有 6 种恙螨,1947 年云南发现地里纤恙螨。自 1948 年在广州,1950 年在广西桂林,1951 年在福建平潭岛陆续发现恙虫病以来,对媒介恙螨的调查报道也多了起来。1952 年梁柏龄在广州报道了地里纤恙螨和印度囊棒恙螨等,同年在福建也开始报道有关恙螨的一些种类,发现的恙螨有恙螨科的纤恙螨属（*Leptotrombidium*）、无前恙螨属（*Walchia*）、背展恙螨属（*Gahrliepia*）、囊棒恙螨属（*Euschoengastia*）、新棒恙螨属（*Noeschoengastia*）和列恙螨科的鳌齿恙螨属（*Odontacarus*）等 6 个属。1956 年华东地区也开始报道了恙螨调查的资料,此后,调查范围逐步扩大到几乎遍及全国。1952—1958 年见于文献报道的我国恙螨共有 56 种,分隶于 9 个属,1958—1963 年全国的恙螨种类增加到 142 种,分隶于 15 个属,至 1981 年全国已经发表的已有 207 种,分隶于 3 个亚科,17 个属。据全国已发表的和有关资料的报道,目前我国恙螨已达 500 多种和亚种,分隶于 3 个亚科,分别为恙螨科的恙螨亚科(Subfamily Trombiculinae)、背展恙螨亚科(Subfamily Gahrliepiinae)及列恙螨科的列恙螨亚科(Subfamily Leeuwenhoekiinae),共 40 多个属,其中有些新属是由国内专家所定立,50% 以上的种是我国科学家发表的新种或新亚种。

一、恙螨分类依据

恙螨的成虫和若虫营自由生活,幼虫营寄生生活,因此幼虫期从动物体上较容易采集。尽管我国用人工培养的方法,获得少数种类的成虫和若虫进行形态描述,但大多数种类成虫期资料不易获得,故目前对恙螨的分类研究仍以幼虫形态特征为依据。

恙螨幼虫的标准测量常用符号

AW(前侧毛距):背板前侧毛基间的距离。

PW(后侧毛距):背板后侧毛基间的距离。

SB(感毛基距):背板二感毛基间的距离。

ASB(感毛基前长):背板前缘与感毛基间的距离。

PSB(感毛基后长):背板后缘与感毛基间的距离。

SD(背板长):ASB+PSB。

AP(前后侧毛距):背板前后侧毛基间的距离。

PS:后侧毛与感觉毛基间的距离。

AM:前中毛或前中毛的长度。

AL:前侧毛或前侧毛的长度。

PL:后侧毛或后侧毛的长度。

PPL:后后侧毛或后后侧毛的长度。

S(Sens):感觉毛或感觉毛的长度。

VS:腹毛数。

DS:背毛数。

NDV:背腹毛数。

H:肩毛长。

PLs(后侧线):后侧毛基间的水平线。

fDS:背毛序,即背毛公式。

St:胸毛长。

Cx:足基节长。

Cx1:足 Ⅰ 基节毛数。

Cx2:足 Ⅱ 基节毛数。

Cx3:足 Ⅲ 基节毛数。

Ip(足指数):3 对足的长度相加,即 P1+P2+P3。

Als(前侧线):前侧毛基间的水平线。

B:分支(毛)。

N:光裸(毛)。

fcx(基节毛式):足基节 Ⅰ~Ⅲ 毛的数目。

fp(须肢毛式):须肢股节、膝节以及胫节背、侧、腹 5 根毛的形态(分支或光裸)。

fT(跗毛式):须肢跗节分支与光裸毛数目。

Oc:眼点。

--:表示在同一水平线。

/:表示在水平线上或下。

Ga:螯鞘毛性质,分支或光裸。

Gr:须肢胫节爪分叉数。

ga:足Ⅰ膝毛数。

gm:足Ⅱ膝毛数。

gp:足Ⅲ膝毛数。

tp:足Ⅲ胫毛数。

MT:足Ⅲ跗节长鞭毛数。

Mt:足Ⅲ胫节长鞭毛数。

MG:足Ⅲ膝节长鞭毛数。

MF:足Ⅲ腿节长鞭毛数。

SIF(综合鉴别式):SIF=fT-Ga-Gr-ga,gm,gp,tp-MT,Mt,MG,MF。

fsp:足分节公式。

fst:胸毛公式。

二、恙螨科、亚科、族检索表

恙螨科系 1944 年由 Ewing 建科,该科种类的主要特征为:幼虫体圆或椭圆形,若虫和成虫呈"8"字形,刺吸式口器,须肢发达,胫节爪和指状的跗节相对,为拇-爪复合体(thumb-claw complex)。我国恙螨种类主要隶属于恙螨科(Family Trombiculidae)的恙螨亚科(Subfamily Trombiculinae)、背展恙螨亚科(Subfamily Gahrliepiinae);列恙螨科(Family Leeuwenhoekiidae)的列恙螨亚科(Subfamily Leeuwenhoekiinae)。现将恙螨科、亚科、族检索表描述如下:

恙螨科、亚科、族检索表(引自　黎家灿,1997 年)

1. 背板无或具 1 根前中毛(AM),无前中突 ……… 恙螨科(Trombiculidae)·······························2

   背板具 2 根前中毛(AM=2),或具前中突,或具 2 根前中毛和前中突··
   ··· 列恙螨科(Leeuwenhoekiidae)·····················4

2. 背板无或具 1 根前中毛,各节足数为 6.6.6 至 7.7.7 ··········· 恙螨亚科(Trombiculinae)···············3

   背板无前中毛,长形,各节足数为 7.6.6,足Ⅲ无 tp(tp=0)·········· 背展恙螨亚科(Gahrliepiinae)

3. 感毛细毛(简单或丝状,二分叉或三分叉,分支或刺等)···················· 恙螨族(Trombiculini)

   感毛膨大(轻微或强度,纺锤形,棍棒状,梨形,鳞茎状等)··················· 棒感族(Schoengastiini)

4. 各足的节数为 6.6.6 ··· 列恙螨亚科(Leeuwenhoekiinae)···············5

   各足的节数为 7.7.7 ··· 阿波螨亚科(Apoloniinae)·····················6

5. 螯肢爪基关节长大于爪长之半,爪上常具背、腹齿,有时二者均有或均无··
   ··· 列恙螨族(Leeuwenhoekiini)

   螯肢爪基关节长大于爪长的 1/4,爪具大背、腹、侧齿如沟状··············· 华螨族(Whartoniini)

6. 感毛细长(简单、分支或刺),背板或半板(PLs 在板外)上 AM=2 或无前中突,或具前中突 AM=1
   或 2,有时板上具后后侧毛 PPL ··· 阿波螨族(Apolonniini)

   感毛球状 ·· 蜥螨族(Sauracarellini)

三、中国恙螨幼虫分属检索表

我国恙螨已达 500 多种和亚种,分隶于恙螨亚科、背展恙螨亚科及列恙螨亚科的 40 多个属。现将我国恙螨分属检索表列出如下:

中国恙螨幼虫分属检索表(引自　黎家灿,1997 年)

1. 背板具 2 根前中毛或具前中突,或 2 根前中毛和前中突均有 ···
   ·· 列恙螨科(Leeuwenhoekiidae)·················2

　　　 背板具1根前中毛或无前中毛,无前中突 ·················· 恙螨科(Trombiculidae)···············7

2. 各足节数为 6.6.6 ···························· 列恙螨亚科(Leeuwenhoekiinae)···············3

　　 各足节数为 7.7.7 ·································· 阿波螨亚科(Apoloniinae)

3. 螯肢爪基关节长大于爪长之半,爪上常具背齿腹齿,有时二者均无 ··

　　 列恙螨族(Leeuwehhoekiini)···············4

　　 螯肢爪基关节长约等于爪长的1/4,爪上具巨大的背、腹和侧齿,如钩状 ················

　　 滑顿螨族(Whartoniini)································ 滑顿螨属(Whartonia)

4. 背板具前中突,具气孔和气管 ···5

　　 背板无前中突,无气孔和管 ···6

5. 背板梯形或亚梯形,AL 远离 PL,具 2AM,2AL,2PL,无 PPL,Gr=2~4 ················

　　 ··· 螯齿恙螨属(Odontacarus)

　　 背板后缘钝圆,AL 接近 PL,具 1 对以上的 PPL,SB 远离 PLS ········ 多毛恙螨属(Multisetosa)

6. 背板亚梯形,后缘平直或钝圆,螯肢爪无背齿,有时具腹齿 ·········· 甲梯恙螨属(Chatia)

　　 背板具钝圆后缘,SB 远离 PLs,螯肢爪三角冠,无背齿和腹齿 ·········· 春川恙螨属(Shunsennia)

7. 背板通常长大于宽,是五角形或舌形,无前中毛,足节数 7.6.6 ································

　　 ·· 背展恙螨亚科(Gahrliepiinae)···············8

　　 背板宽大于长,具 1 根前中毛,足节数 6.6.6~7.7.7 ·········· 恙螨亚科(Trombiculinae)···············11

8. 背板毛 4~6 根 ···9

　　 背板毛 8 根或更多 ···10

9. 背板五角形,后缘通常尖突或狭长,有时端部钝圆或具乳状突,背板毛 4 根,2AL 和 2PL,感毛棒

　　 状,fT=4B ··· 无前恙螨属(Walchia)

　　 背板短舌状或马面状,背板毛 6 根,2AL,2PL 和 2PPL,fT=4B 或 4B.S ································

　　 ··· 棒六恙螨属(Schoengastiella)

10. 两感毛基之间具 1 对间毛 ·································· 间毛恙螨属(Intermedialia)

　　 两感毛基之间无间毛 ···································· 背展恙螨属(Gahrliepia)

11. 感毛膨大,呈纺锤形,棍棒形,梨形,鳞茎形等 ·········· 棒感恙螨族(Schoengastiini)···············12

　　 感毛细长,鞭状或丝状,二分叉或三分叉,分枝或具刺 ·········· 恙螨族(Trombiculini)···············27

12. 各足跗节具爪和爪垫,无爪间突,fT=7B,fst=2.2.2 或 2.4 ·········· 埋甲恙螨属(Mackiena)

　　 各足跗节无爪垫,具爪间突 ···13

13. 两感毛基十分靠近,SB 约小于感毛基部的宽度,感毛球状,背板近梯形,后缘突出 ················

　　 ··· 合轮恙螨属(Helenicula)

　　 两感毛基之间距大于感毛基部的宽度 ···14

14. 背板宽扁,PW>4AP,fT=7B,Gr=3~7,感毛梨状 ·········· 真棒恙螨属(Euschoengastia)

　　 背板形状不如上述,PW<4AP ···15

15. 螯肢爪粗大,端部呈戟状,背缘和腹缘均有锯齿,背板具前侧肩,PW<6AP ················

　　 ··· 华棒恙螨属(Huabangsha)

　　 螯肢爪形状不如上述 ···16

16. tp=0 ···17

　　 tp=1 ···19

17. 背板狭窄而小,PL 有时在板外,AM/ALs,fT=4B,各足基节多毛 ·········· 珠恙螨属(Doloisia)

　　 背板较宽,前缘内凹或双凹 ···18

18. 背板梯形,前缘、侧缘和后缘均内凹,感毛纺锤形,Gr=3,3AP>PW>2AP ················

　　 ··· 凹缘恙螨属(Schoutedenichia)

　　 背板宽大于长,后缘外突,PW 很宽,4AP>Pw>3AP,螯肢爪三角冠后有腹齿,Gr=3~6。

·· 钳齿恙螨属（*Cheladonta*）

19. 背板具前侧肩 ··· 20

　　背板无前侧肩 ··· 22

20. 背板后缘中部凹入，板的后 2/3 由表皮纹所覆盖，感毛球状，fT=7B.S，ga=3 ·····················

·· 新棒恙螨属（*Neoschoengastia*）

21. 背板略大，近梯形，前缘较平直，感毛纺锤形，ga=2 ·········· 副珠恙螨属（*Paradoloisia*）

　　背板略小，前缘轻凹或轻双凹，感毛棍棒形，Ga=N，PW<4AP ····· 囊棒恙螨属（*Ascoschoengastia*）

22. PL 不在背板上，感毛狭长近枪锋状，fT=5B 或 5B.S，寄生在蝙蝠体 ········ 三毛恙螨属（*Trisetica*）

　　PL 在背板上，感毛膨大 ··· 23

23. 背板后缘弧形突出 ··· 24

　　背板近梯形 ··· 25

24. 螯肢爪具锯齿，AL>PL，感毛梨状，SB 较靠近 ··········· 棒感恙螨属（*Schoengastia*）

　　螯肢爪无锯齿，PL>AL，感毛纺锤形或球形，SB 较宽 ··········· 爬虫恙螨属（*Herpetacarus*）

25. fT=7B 或 7B.S ··· 26

　　fT=5B 或 5B.S，AL>AM，背板近梯形，无前侧肩，后半部为表皮纹所覆盖 ·····················

·· 禽棒恙螨属（*Ornithogastia*）

26. fT=7B.S，背板后缘平直，感毛纺锤形，AM≫AL ··········· 毫前恙螨属（*Walchiella*）

　　fT=7B，背板后缘内凹，有时感毛很细，中部略膨大，PL≫AM ··········· 吕德恙螨属（*Riedlinia*）

27. 足 I 前跗毛（PT1）光裸，亚端毛（ST）和副亚端毛（PST）均光裸 ····································· 28

　　足 I 无亚端毛和副亚端毛，具 2 根前跗毛，fT=5B，背板具前侧肩 ········ 双棘恙螨属（*Diplectria*）

28. 背板前侧毛粗短，有时前后侧毛均粗短，呈木钉状，背板具前侧肩，fT=7B.S ·····················

·· 封氏恙螨属（*Fonsecia*）

　　背板前侧毛和后侧毛不呈粗短木钉状 ··· 29

29. 背毛和背板后侧毛呈扁平叶片状，背板近长方形，感毛基位近板后缘，无前侧肩，足Ⅲ无长鞭毛

·· 叶片恙螨属（*Trombiculindus*）

　　背毛和背板后侧毛不呈叶片状 ··· 30

30. 背板上具刻点 ··· 31

　　背板上具疣状突或网状纹 ··· 45

31. 背板上具 5 根毛，AM+2AL+2PL ··· 32

　　背板上具 7 根毛，AM+2AL+4PL，fT=7B，Ga=B ··········· 徐氏恙螨属（*Hsuella*）

32. 背板后缘中部具明显的乳状突，PL 均位于板外，无前侧肩，fT=4B.S，fst=2.2.9，fc=1.2.1，两侧各

　　具约 10 根腹肩毛 ·· 柳氏恙螨属（*Liuella*）

　　背板形状和其他特征不如上述 ··· 33

33. 足Ⅲ前 4 节均具长鞭毛，背板近四方形，具前侧肩，fT=7B.S ··········· 长鞭恙螨属（*Lorillatum*）

　　足Ⅲ仅有 MT 或 Mt，或无长鞭毛 ··· 34

34. 足Ⅲ仅具 MT 或 Mt ··· 35

　　足Ⅲ无长鞭毛 ··· 39

35. 背板具前侧肩 ··· 36

　　背板无前侧肩 ··· 38

36. 背板五角形，后缘尖突，侧缘和后缘常有表皮纹覆盖 ··········· 斑甲恙螨属（*Blankaartia*）

　　背板不呈五角形 ··· 37

37. 背板近长方形，后缘突出，有时有表皮纹覆盖板侧缘和后缘 ··········· 真恙螨属（*Eutrombicula*）

　　背板近梯形，fT=4B，足 I 无 PST，足Ⅲ无膝毛和胫毛 ··········· 鼠恙螨属（*Muritrombicula*）

38. 背板五角形，后缘向中部突出成后角，足Ⅲ基节毛 2~8 根 ··········· 五角恙螨属（*Miyatrombicula*）

背板近五边形,后缘有时钝圆,足Ⅲ具长鞭毛,后侧毛和背毛均呈细长的羽状毛 …… 新恙螨属(*Neotrombicula*)

39. 背板具表皮纹覆盖 …………………………………………………………………………………… 40

背板无表皮纹覆盖 …………………………………………………………………………………… 41

40. 背板后侧角具表皮纹覆盖,颚体腹面基部亦具表皮纹覆盖,感毛基之间的板后部具明显的表皮纹 ……………………………………………………………………………… 纹板恙螨属(*Striatriscuta*)

背板梯形,少数呈矩形,板周缘有表皮纹交联,螯肢爪粗短,爪间突端部如鸭爪状,略扁宽 ……………………………………………………………………………………… 络板恙螨属(*Rudniccula*)

41. 背板宽大于长,ALs/AM,感毛基位置正常,大都寄生于哺乳类尤其是鼠类体上 ……………………………………………………………………………………… 纤恙螨属(*Leptotrombidium*)

背板正方形或矩形,感毛基位置近板前缘或后缘,不寄生在哺乳类体上 ………………… 42

42. 寄生在翼手目体上 ………………………………………………………………………………… 43

寄主非上述 …………………………………………………………………………………………… 44

43. 背板矩形或梯形,ASB/PSB=2 或 3,足Ⅰ具膝毛 2 根,足Ⅲ具膝毛 1 或 2 根,股毛 1 根或付缺 …………………………………………………………………………… 翼手恙螨属(*Chiroptella*)

背板矩形,后缘平直或可突成角,侧缘内陷,SB 位于中央,fT=5B …………… 蝠恙螨属(*Sasatrombicula*)

44. 背板正方形,非常大,AP 很大,背板毛短须肢圆筒状,SB 靠近 ALs ……………… 蜥恙螨属(*Siseca*)

背板长方形,fT=7B,SB 宽而靠近板的后缘 ……………………… 鸟恙螨属(*Toritrombicula*)

45. 背板无前侧肩 ……………………………………………………………………………………… 46

背板具前侧肩,无表皮纹覆盖,AM/ALs,fT=6B,MT=1~3 …………… 微恙螨属(*Microtrmbicula*)

46. 背板近梯形,板上具刻点或网状纹,Gr=2~3,fT=6B ……………… 同恙螨属(*Cotrombicula*)

背板略近梯形,板上具刻点或网状纹,SB 位于板的后缘,fr=5B …………… 恙螨属(*Trombicula*)

四、恙螨科的分类与鉴别

恙螨科的分类特征在于其幼虫背板无前中突,无前中刚毛(AM=0)或具 1 根前中刚毛(AM=1)。本科有 2 亚科。

(一)恙螨亚科(TROMBICULINAE)的分类与鉴别

AM=1,足节式 7,7,7 或 7,6,6。

1. 纤恙螨属(*Leptotrombidium*)的分类与鉴别　小型至大型恙螨,fT=7B,须肢爪分三叉,螯鞘毛分支,盾板近四边形,宽大于长,AM 位于 ALs 之后,感毛端部一半具分支或光裸,PL 不特化呈叶片状,足Ⅰ膝毛 2 根,足Ⅲ无长鞭毛。本属在我国已知有 121 种,现将有医学重要性的 29 种检索表列出。

纤恙螨属分种检索表(引自 陆宝麟,2003)

1. 足Ⅲ基节毛位近基节前缘;距前缘 5~7μm ………………………………………………… 2

足Ⅲ基节毛位于基节前缘下方;距前缘 9~15μm ……………………………………………… 8

2(1) fp=N-N-BNB ………………………………………………………………………………… 3

fp=N-N-BNN ………………………………………………………………………………… 7

3(2) 感毛近基部光裸 …………………………………………………………………………… 4

感毛近基部具小棘 ………………………………………………………………………… 6

4(3) 背毛具 2 种形状 …………………………………………………………………………… 5

背毛仅 1 种形状,第 1 列背毛 10 根,Ds=44~48μm,Vs=39~45μm,AW 53~60μm,PW 56~65μm,SB 24~27μm,ASB 24~27μm,PSB 14~17μm,AP 15~19μm,AM 36~43μm,AL 30~34μm,PL 46~53μm,Sens 46~53μm ……………………………… 须纤恙螨(***Leptotrombidium palpate***)

5(4) 除正常背毛外,尚有柳叶状毛,后者由前至后逐渐加宽,毛上微棘列数也由 2 列增至 4 列,

AW 57~63μm,PW 63~71μm,SB 26~29μm,ASB 23~27μm,PSB 8~12μm,AP 18~21μm,
AM 39~47μm,AL 27~32μm,PL 53~62μm,Sens 50~64μm
·· 后叶纤恙螨(*Leptotrombidium postfoliatum*)

除正常背毛外,尚有粗疏齿状分支毛,毛上无微棘列,AW 57~68μm,PW 65~78μm,SB
27~33μm,ASB 24~32μm,PSB 11~15μm,AP 17~20μm,AM 39~42μm,AL 32~38μm,PL
48~56μm,Sens 45~56μm ·························· 异毛纤恙螨(*Leptotrombidium allosetum*)

6(3) SB 位于 PLs 略下方,第 1 列背毛 12 根,AW 71~73μm,PW 80~83μm,SB 34~35μm,ASB 26~
27μm,PSB 16~17pm,AP 20~22μm,AM 46~54μm,AL 39~42μm,PL 52~56,Sens 70~76μm
·· 普通纤恙螨(*Leptotrombidium gemiticulum*)

SB 明显位于 PLs 下方,第 1 列背毛 8 根,AW 67~68m,PW 70μm,SB 30~32μm,ASB 27~
29pm,PSB 13~14m,AP 14~16μm,AM 48μm,AL 34~37μm,PL 56~58μm,Sens 56~58μm
·· 东方纤恙螨(*Leptotrombidium orientale*)

7(2) 须肢膝毛长达到或超过须肢爪,盾板上各毛分支较长,感毛近基小棘略粗,AW 51μm,PW
52μm,SB 24μm,ASB 20μm,PSB 11μm,AP 14μm,AM 30μm,AL 29μm,PL51μm,Sens
41μm ··· 富士纤恙螨(*Leptotrombidium fuji*)

须肢膝毛长达不到须肢爪,盾板上各毛分支较短,感毛近基小棘略细,AW 44~48μm,PW
45~50μm,SB 20~23μm,ASB 19~24μm,PSB 11~12μm,AP 12~15μm,AM 20~23μm,AL
23~26μm,PL 36~41μm,Sens 27~30μm ·················· 高湖纤恙螨(*Leptotrombidium kaohuense*)

8(1) fp=N-N-BNB ··· 9
fp=N-N-BNN ··· 10

9(8) 肩毛 2 对,足Ⅲ基节具 1 根毛,感毛近基部具小棘,AW 76~85μm,PW 82~92μm,SB
31~37μm,ASB 32~35μm,PSB 16~18μm,AP 27~40μm,AM 40~50μm,AL 46~49μm,PL
53~60μm,Sens 68~81μm ························· 双肩纤恙螨(*Leptotrombidium dihumerale*)

肩毛 1 对,AW 50~53μm,PW 72~74μm,SB 23~25μm,ASB 21~23μm,PSB 9~11μm,AP
21~24μm,AM 36-38μm,AL 27~30μm,PL 48~50μm,Sens 47μm ·································
·· 梯板纤恙螨(*Leptotrombidium trapezoidum*)

10(8) SB/PLS ·· 11
SB-PLs 或 PLs/SB ··· 16

11(10) PW/SD=2,AW 88μm,PW 93~98μm,SB 31~35μm,ASB 32μm,PSB 14~16μm,AP 33μm,
AM 42~60μm,AL 42~45μm,PL 79~82μm ········· 蚌埠纤恙螨(*Leptotrombidium bengbuense*)
PW/SD<2 ··· 12

12(11) fDs=2.8.6.6.4.2=28 ·· 13
Ds=30~15μm ··· 15

13(12) 感毛近基部光裸 ·· 14
感毛近基部具微弱小棘,AW 52~57μm,PW 57~63μm,SB 21~24μm,ASB 21~22μm,PSB
11μm,AP 20~22μm,AM 37~39μm,AL 33~37μm,PL 49~53μm,Sens 44~50μm ·················
·· 古丈纤恙螨(*Leptotrombidium guzhangense*)

14(13) AP>SB,ASB>2PSB,PW/AP=2.2,Ip=792~807,AW 53~62μm,PW 64~75μm,SB 22~24μm,
ASB 26~29μm,PSB 11~13μm,AP 29~33μm,AM 44~51μm,AL 40~46μm,PL 51~62μm,
Sens 48~59μm ························· 微红纤恙螨(*Leptotrombidium rubellum*)

AP=SB,ASB=2PSB,PW/AP=2.6,Ip=684,AW 55~70μm,PW 65~80μm,SB 26~36μm,
ASB 24~31μm,PSB 11~16μm,AP 24~33μm,AM 42~55μm,AL 33~46μm,PL 46~68μm,
Sens 49~65μm ························· 地里纤恙螨(*Leptotrombidium deliense*)

15(12) ASB<2PSB,fDs=2.8.(10)8.8=36,Vs=22~26μm,AW 59~65μm,PW 70~76μm,SB 23~31μm,

ASB 22~26μm, PSB 14~16μm, AP 23~28μm, AM 50~51μm, AL 33~36μm, PL 48~51μm, Sens 59~64μm ·· 红纤恙螨（*Leptotrombidium akamushi*）

ASB>2PSB, fDs=2.8.6.6=30~37, Vs=21~26μm, AW 52~65μm, PW 63~71μm, SB 22~31μm, ASB 27~32μm, PSB 10~15μm, AP 26~31μm, AM 43~61μm, AL 36~48μm, PL 46~61μm, Sens 50~68μm ·· 英帕纤恙螨（*Leptotrombidium imphalum*）

16（10） SB-PLS 或略有上下 ·· 17

PLs/SB ·· 21

17（16） PL>2AL 或 PL>AL ··· 18

PL=AL ·· 19

18（17） PL>2AL, 盾板略扁宽, 体毛有 3 种不同形状, AW 69~72μm, PW 76~86μm, SB 30~34μm, ASB 27~32μm, PSB 13~15μm, AP 26~30μm, AM 56~64μm, AL 45~50μm, PL 100~117μm ··· 坝王纤恙螨（*Leptotrombidium bawangense*）

PL>AL, 体毛仅 1 种形状, AW 75μm, PW 87μm, SB 34μm, ASB 28μm, PSB 19μm, AP 26μm, AM 62μm, AL 38μm, PL 55μm ························· 错那纤恙螨（*Leptotrombidium cuonae*）

19（17） 感毛基部光裸 ·· 20

感毛基部具小棘, AW 64~70μm, PW 73~78μm, SB 30~36μm, ASB 24~27μm, PSB 12~15μm, AP 19~22μm, AM 44~52μm, AL 25~42μm, PL 65~72μm, Sens 54-66μm ··· 北里纤恙螨（*Leptotrombidium kitasatoi*）

20（19） AP>PS, AW 60~74μm, PW 68~82μm, SB 24~31μm, ASB 26~34μm, PSB 14~19μm, AP 26~29μm, AM 48~56μm, AL 42~52μm, PL. 51~65μm, Sens 60~75μm ··· 小板纤恙螨（*Leptotrombidium scutellare*）

AP=PS, AW 58~66μm, PW 66~72μm, SB 27~30μm, ASB 27~30μm, PSB 12~15μm, AP 23~26μm, AM 51~60μm, AL 38~44μm, PL 56~69μm, Sens 62~75μm ··· 川村纤恙螨（*Leptotrombidium kawamurai*）

21（16） 感毛近基部光裸 ·· 22

感毛近基部具小棘 ··· 24

22（21） AP>PS, AW 70μm, PW 78μm, SB 33μm, ASB 31μm, PSB 15μm, AP 26μm, AM 56μm, AL 43μm, PL 66μm, Sens 79μm ··················· 巴氏纤恙螨（*Leptotrombidium pavlovskyi*）

AP=PS 或 AP<PS ·· 23

23（22） AP=PS, AW 72μm, PW 79μm, SB 36μm, ASB 34μm, PSB I5μm, AP 24μm, AM 60μm, AL 43μm, PL 63μm, Sens 68μm ·················· 居中纤恙螨（*Leptotrombidium intermedium*）

AP<PS, AW 56~57μm, PW 59~61μm, SB 26~27μm, ASB 25~27μm, PSB 14μm, AP 16~18μm, AM 31~39μm, AL 28~40μm, PL 47μm, Sens 47~48μm ··· 无棘纤恙螨（*Leptotrombidium asetulum*）

24（21） 第 1 列背毛 8 根 ·· 25

第 1 列背毛 10 根或更多 ·· 27

25（24） AP>PS, AW 68~70μm, PW 72~77μm, SB 31~32μm, ASB 27~30μm, PSB 16~20μm, AP 21~25μm, AM 50~53μm, AL 36~38μm, PL 58~63μm, Sens 67~72μm ··· 亚中纤恙螨（*Leptotrombidium subintermedium*）

AP=PS ·· 26

26（25） 盾板后缘略呈弧形突出, Ds=34μm, Vs=37~45μm, AW 51~59μm, PW 56~63μm, SB 20~27μm, ASB 20~26μm, PSB 12~14μm, AP 14~18μm, AM 32~39μm, AL 25~30μm, PL 45~53μm, Sens 40~51μm ·· 于氏纤恙螨（*Leptotrombidium yui*）

盾板后缘较平直, DS=28~32μm, Vs=40~46μm, AW 56~60μm, PW 59~66μm, SB 26~29μm,

ASB 23~27μm,PSB 12~14μm,AP 20~21μm,AM 32~42μm,AL 27~32μm,PL47~54μm,

Sens 41~48μm ·· 东洛纤恙螨（ *Leptotrombidium dongluoense* ）

27（24）　AP=PS ··· 28

AP<PS,AW 60~68μm,PW 66~74μm,SB 32~36μm,ASB 24~27μm,PSB 12~14μm,AP

15~18μm,AM 38~51μm,AL 32~42μm,PL 44~58μm,Sens 56~69μm ·····················

·· 本氏纤恙螨（ *Leptotrombidium burnsi* ）

28（27）　盾板较大,第 1 列背毛 10 根,Ds=40~44μm,Vs=41~47μm,AW 62~68μm,PW 66~74μm,

SB 28~32μm,ASB 24~30μm,PSB 13~17μm,AP 21~26μm,AM 40~48μm,AL 33~43μm,

PL 46~56μm,Sens 49~56μm ·························· 海岛纤恙螨（ *Leptotrombidium insularae* ）

盾板较小,第 1 列背毛 12~14 根,Ds=48~57μm,Vs=52~62μm,AW 50~58μm,PW 54~62μm,

SB 24~29μm,ASB 24~27μm,PSB 12~15μm,AP 16~17μm,AM 32~39μm,AL 27~33μm,

PL 44~48μm,Sens 45~53μm ·························· 苍白纤恙螨（ *Leptotrombidium pallidum* ）

2. 叶片恙螨属（ *Trombiculindus* ）的分类与鉴别　小型或中型恙螨,盾板矩形或梯形,宽度大于长度,感毛丝状细长,远端具分支,SB/PLs。后侧毛和背毛及部分腹面后端尾毛变成扁宽的叶片状或窄柳叶状,表面有纵列小棘。根据 PL 的长宽之比,叶面棘列数及边缘侧棘粗细等特点分成 2 亚属:叶片恙螨亚属（ *Trombiculindus* Radford,1948）国内有 12 种,羽叶恙螨亚属（ *Plumosicola* Sinha,1954）国内也有 12 种。现将国内具有重要意义的 10 种列检索表如下。

叶片恙螨属分亚属及种检索表（引自 陆宝麟,2003）

1　　　PL 和背毛扁平宽阔,长宽之比为 6：1,或宽度更宽（ *Trombiculindus* 叶片恙螨亚属）··················· 2

PL 和背毛狭长,长度比宽大于 6：1（ *Plumosicola* 羽叶恙螨亚属）··································· 6

2（1）　PL 长宽之比为 5：1,或宽度更大 ··· 3

PL 长宽之比为 6：1 ·· 4

3（2）　PL 长宽之比为 3：1,盾板六边形,PL 上具 6~10 纵列小棘,AW 56~72μm,PW 82~87μm,SB

34~44μm,ASB 24~31μm,PSB 12~15μm,AP 15μm,AM 51μm,AL 38~39μm,PL 59μm×24μm,

Sens 67~70μm ························· 楔形叶片恙螨［ *Trombiculindus* (*Trombiculindus*) *cuneatus* ］

PL 长宽之此为 5：1,盾板梯形,PL 上具 4~5 列小棘,AW 72~75μm,PW 91μm,SB 44μm,

ASB 29μm,PSB 16μm,AP 23μm,AM 55μm,AL 36μm,PL（64~68）μm×13μm ··················

··· 竹叶片恙螨［ *Trombiculindus* (*Trombiculindus*) *bambusoides* ］

4（2）　fp=N-N-NNN（b）,PL 和背毛为心形,AW 66μm,PW 85μm,SB 39μm,ASB 28μm,PSB

16μm,PL 49μm　心毛叶片恙螨［ *Trombiculindus* (*Trombiculindus*) *cardiosetosus* ］

fp=N-N-BNN ··· 5

5（4）　盾板四边形,PL 和背毛似胡萝卜,AW 78~89μm,PW 78~102μm,SB 38~43μm,ASB 32μm,

PSB 15~17μm,AP 23μm,AM 66~68μm,AL 43~49μm,PL 67μm×11μm,Sens 65~72μm ··········

··· 棘楔叶片恙螨［ *Trombiculindus* (*Trombiculindus*) *acanthosphenus* ］

盾板长方形,PL 竹叶状,AW 70μm,PW 78μm,SB 41μm,ASB 22μm,PSB 16μm,AP 17μm,

AM 52μm,PL 68μm×11 μm ···

······························· 刺叶叶片恙螨［ *Trombiculindus* (*Trombiculindus*) *spinifoliatus* ］

6（1）　PL 长宽之比为 7：1,盾板似梯形,fp=N-N-NNB,AW 88μm,PW 99μm,SB 41μm,ASB 33μm,

PSB 23μm,AP 23μm,AM 55μm,AL 42μm,PL 65μm×10μm,Sens 75μm ···························

··· 云南叶片恙螨［ *Trombiculindus* (*Plumosicola*) *yunnanus* ］

PL 长宽之比长度更大 ·· 7

7（6）　PL 长宽之比约为 9：1 ·· 8

PL 长宽之比为 10∶1,AW 61~70μm,PW 70~87μm,SB 30~36μm,ASB 20~31μm,PSB 10~15μm,
AP 20~26μm,AM 44~46μm,AL 28~34μm,PL(50~60)μm×5μm,Sens 44~60μm ······
·· 泉州叶片恙螨[*Trombiculindus*(*Plumosicola*)*quanzhouensis*]

8(7) PW 小于 80μm,AW 65~67μm,PW 73~77μm,SB 31~34μm,ASB 28μm,PSB 15μm,AP 21μm,
AM 52μm,AL 36~39μm,PL(42~46)μm×5μm ······
·· 猪猬叶片恙螨[*Trombiculindus*(*Plumosicola*)*hylomydis*]
PW 大于 85μm ··· 9

9(8) PW=87~92μm,AW 79~81μm,SB 36~40μm,ASB 30~34μm,PSB 19~21μm,AP 26~28μm,
AM 55~62μm,AL 45~51μm,PL 58~64μm,Sens 75~96μm ······
·· 三峡叶片恙螨[*Trombiculindus*(*Plumosicola*)*sanxiaensis*]
PW=108μm,AW 95μm,SB 48μm,ASB 30μm,PSB 18μm,AP 30μm,AL 47μm,PL 65μm×7μm ·····
·· 鼠兔叶片恙螨[*Trombiculindus*(*Plumosicola*)*ochotonae*]

3. 新恙螨属(*Neotrombicula*)的分类与鉴别　小型至大型恙螨,盾板近五角形,感毛丝状,末端有分支或鞭状,无前侧肩,ga=B 或 N,足Ⅲ有长鞭毛。国内新恙螨已报道有 28 种,现将其中具有重要性的 11 种检索表列出。

新恙螨属分种检索表(引自 陆宝麟,2003)

1　肩毛 2 对,fp=B-B-N(b)N(b)B,AW 70~81μm,PW 86~96μm,SB 29~34μm,ASB 29~36μm,
PSB 25~29μm,AP 25~29μm,AM 50~55μm,AL 46~53μm,PL 60~67μm,Sens 74~86μm ··········
·· 日本新恙螨(*Neotrombicula japonica*)
肩毛 1 对 ··· 2

2(1) ga=B ··· 3
ga=N ··· 8

3(2) 后足鞭毛式=1 000 ·· 4
后足鞭毛式=2 101 或 3 100 ·· 5

4(3) Ds=40~51μm,fDs=2. 10. 2. 9. 2. 10,AW 72~78μm,PW 88~95μm,SB 29~36μm,ASB 36~39μm,
PSB 29~39μm,AP 33~36μm,AM 55μm,AL 46~55μm,PL 59~62μm,Sens 75~91μm ···········
·· 中华新恙螨(*Neotrombicula sinica*)
Ds=28~34μm,fDs=2. 6. 6. 2. 6. 6,AW 75~88μm,PW 91~107μm,SB 33~39μm,ASB 33~36μm,
PSB 29~33μm,AP 26-33μm,AM 26~50μm,AL 39~46μm,PL 55~68μm,Sens 78~88μm ·········
·· 温氏新恙螨(*Neotrombicula weni*)

5(3) 后足鞭毛式=2 101 ·· 6
后足鞭毛式=3 100 ·· 7

6(5) Ds=28~30μm,fDs=2.6.6.4.4,AW 72~79μm,PW 94~101μm,SB 26~31μm,ASB 34~38μm,
PSB 25~29μm,AP 26~34μm,AM 55~62μm,AL 46~58μm,PL 65~72μm,Sens 91~98μm ········
·· 田鼠新恙螨(*Neotrombicula microti*)
DS=32~36μm,fDs=2. 8. 8. 8(6),AW 80μm,PW 98~100μm,SB 25~28μm,ASB 37-40μm,
PSB 32~33μm,AP 30~33μm,AM 53-58μm,AL 55μm,PL 65~68μm,Sens 112~113μm ············
·· 长感新恙螨(*Neotrombicula longisensilla*)

7(5) 盾板软窄,AW 56~62μm,PW 65~82μm,Ds=38~50μm,SB 23~26μm,ASB 26~36μm,26~
42μm,AP 16~23μm,AM 29~42μm,AL 36~46μm,PL 42~62μm,Sens 58~85μm ···············
·· 徐氏新恙螨(*Neotrombicula hsui*)
盾板较宽,AW 65~72μm,PW 82~91μm,Ds=40~52μm,SB 26~31μm,ASB 29~36μm,PSB

31~36μm，AP 19~25μm，AM 43~50μm，AL 38~50μm，PL60~72μm，Sens 58~82μm·······················
···**田宫新恙螨（*Neotrombicula tamiyai*）**

8（2） 足Ⅲ鞭毛式=2 101，fp=B-B-BNB，AW 78~86μm，PW 96~108μm，SB 31~34μm，ASB 36~46μm，
PSB 26~36μm，AP 29~36μm，AM 53~72μm，AL 53~70μm，PL 58~86μm，Sens 103~115μm···········
···**波氏新恙螨（*Neotrombicula pomeranzevi*）**
足Ⅲ鞭毛式=1 000，fp=B-B-NNB ···9

9（8） Ds=44~52μm，fDs=2.8.10.2.10. 4. 6. 2=44，AW 67~74μm，PW 86~96μm，SB 32~34μm，
ASB 29~30μm，PSB 29~30μm，AP 27~32μm，AM 43~45μm，AL 41~42μm，PL 50~54μm，
Sens 67~72μm ··**长与新恙螨（*Neotrombicula nagayoi*）**
Ds=40μm 以下···10

10（9） 盾板较窄，AW 67~72μm，PW 82~91μm，SB 29~34μm，ASB 25~29μm，PSB 22~29μm，AP 24~
29μm，AM 36~48μm，AL 36~41μm，PL 46~55μm，Sens 62~72μm·······································
···**高丽新恙螨（*Neotrombicula gardellai*）**
盾板较宽，AW 73~84μm，PW 90~106μm，SB 31~36μm，ASB 31~34μm，PSB 28~34μm，AP
29~34μm，AM 34~39μm，AL 42~48μm，PL 50~59μm，Sens 70μm
···**异样新恙螨（*Neotrombicula anax*）**

4. 合轮恙螨属（*Helenicula*）的分类与鉴别　小型至中型恙螨，感毛基很靠近，SB 小于感毛基的直径。感毛球状，上具小刺。fT=4B，5B，或 6B。ga=N 或 B。

合轮恙螨属国内已报道有 17 种，其中较重要的是西盟合轮恙螨［*Helenicula simena*（Hsu et Chen，1957）］，其 fp=B-B-BBB，Gr=3，ga=N，Ds=50~59μm，排列不规则。AW 47~54μm，PW 65~71μm，SB 9~11μm，ASB 30μm，PSB 9~16μm，AP 19~28μm，AM 31~36μm，AL 43~59μm，PL 42~48μm。

合轮恙螨属分种检索表（引自 黎家灿，1997）

1 Cx³=1 ···2
Cx³=2 以上··7

2 Ga=B，ga=1···3
Ga=N，ga=2···5

3 Ds=100 根以上···4
Ds=90 根以下：背板略呈长方形，fp=B-B-Bb（N）B。DS73 根；fDS=14（12.2）.12.11（10）12.10.
1.8.1.2.2，VS=52。AW 52μm，PW 66μm，SB 8μm，ASB 31μm，PSB 12μm，AP 21μm，AM 25μm，
AL 55~63μm，PL 41μm···**柯氏合轮恙螨（*Helenicula kohlsi*）**

4 Ds=110 根以上，VS=67；背板后缘呈深远的圆形突出，中部稍平。fp=B-B-bbB，Gr=2。fDS=
2.16.10.12.14.12.14.14.8.6.4=112，AW 59μm，PW 70μm，SB 10μm，ASB 18μm，PSB 12μm，AP 20μm，
AM 24μm，AL 42μm，PL 31μm·························**刺毛合轮恙螨（*Helenicula comata*）**
DS=100 根以上，VS=80，背板近梯形，感毛荔枝形。fp=B-B-BBB，Gr=3。Ds排列不规则2.14.12······，
AW 52μm，PW 65μm，SB 9μm，ASB 33μm，PSB 13μm，AP 23μm，AM 26μm，AL 53μm，PL 45μm，
Sens?+16×12μm·······································**荔器合轮恙螨（*Helenicula litchia*）**

5 SB/PLs，AL>PL··6
SB-PLs，或略 SB/PLs，AL=PL；fp=B-B-Bb（N）B。Ds=90~98，fDS=12.9.6.4······=90，15.7.8······=92
或 12.11.8······=98；Vs=67~71，AW 51μm，PW 66μm，SB 11μm，ASB 27μm，PSB 17μm，AP 28μm，
AM 33μm，AL 51μm，PL 51μm，Sens 29μm·············**康鼠合轮恙螨（*Helenicula rattihaikonga*）**

6 背板后缘向后微呈圆形凸出，两后侧角略伸展，似尖角状，两 SB 边缘几相接（2μm）。DS=52~61，
fDS=4.15~19.9~10.1~2.2~3.8~9.13~14，VS=46~52，AW 51μm，PW 65μm，SB 10μm，ASB 27μm，

PSB 14μm,AP 30μm,AM 30μm,AL 56μm,PL 49μm,Sem28(8+20×18)μm····································

···兰屿合轮恙螨(*Helenicula edibakeri*)

背板后缘较平直,或稍向后凸出,DS=60~70,排列不规则,多见4.12.6.10.12.2.6.6.6.4.2 或 4.(7.6).

(10.2).10.10.2.4.2 等,VS=40±。AW 46μm,PW 58μm,SB 9μm,ASB 27μm,PSB 17μm,AP

28μm,AM 30μm,AL 58μm,PL 41μm,Sens 30μm···················**赛圩合轮恙螨(*Helenicula saihsuensis*)**

7　Cx³=2 ··8

　　Cx³=2 以上 ···10

8　SB 位后于 PLs,fp=B-B-BNB;背板近方形,后缘平。DS=67,fDS=2.8.6.7.10.6.10.9.5.4,VS=58。

　　AW 44μm,PW 51μm,SB 8μm,ASB 26μm,PSB 19μm,AP 29μm,AM 29μm,AL 46μm,PL

　　29μm,Sens?μm ··**方板合轮恙螨(*Helenicula rectangia*)**

　　SB 位前于 PS,fp=B-B-B(b)B(b)B ···9

9　Cx³=2,可能变异2~4;背板较小,AP 18μm,DS=38;fDS=2.8.6.6.8.4.2,Vs=28。AW 57μm,PW 71μm,

　　SB 9μm,ASB 26μm,PSB 13μm,AP 18μm,AM 32μm,AL 56μm,PL 46μm,Sens 29(13+16×19)μm

　　···伯劳合轮恙螨(*Helenicula lanius*)

　　Cx³=2,无变异;背板较大而横宽,AP 26μm,DS=49~50,排列不规则,VS=30~40,AW 62μm,

　　PW 81μm,SB 8μm,ASB 28μm,PSB 11μm,AP 26μm,AM 40μm,AL 61μm,PL 51μm,

　　Sens 21μm···宫川合轮恙螨(*Helenicula miyagawai*)

10　Cx³=3 或 4 ···11

　　Cx³=5 以上 ···14

11　Ga=B ··12

　　Ga=N ··13

12　Cx³=3(2~4),背板后缘向后圆突较深,SB 后于 PLs,fp=B-B-bbB。DS=34~42,fDS=2.8.6.6.6.

　　4.2,VS=30~40,AW 53μm,PW 72μm,SB 11μm,ASB 26μm,PSB 16μm,AP 22μm,AM 36μm,

　　AL 50μm,PL 45μm,Sens 29(11+18×17)μm ···

　　··球感合轮恙螨(*Helenicula globularis*)

　　Cx³=3,背板元宝形,AL≫PL,SB 与 PLs 同水平。fp=B-B-BN(b)B。DS=48~52,fDs=(2+8).

　　9.9.10.4.5.5,VS=44。AW 58μm,PW 78μm,SB 8μm,ASB 30μm,PSB 18μm,AP 26μm,AM

　　42μm,AL 60μm,PL 45μm,Sens 30(8+22×18)μm·········云南合轮恙螨(*Helenicula yunnanensis*)

13　SB 与 PLs 同一水平;fp=B-B-N(b)B,Ds=100~120,排列不规则,VS=77~81。AW 58μm,PW

　　74μm,SB 11μm,ASB 22μm,PSB 15μm,AP 26μm,AM 39μm,AL 61μm,PL 57μm,Sens 长 30μm,

　　直径 18μm ··沟毛合轮恙螨(*Helenicula aulacochaeta*)

　　SB 后于 PLs,fp=B-B-BNB。DS=96~120,fDS=4.(8.9.11).(11.5.10).(10.7).(8.5).(3.4.12),

　　VS=65~68。AW 60μm,PW 78μm,SB 12μm,ASB 29μm,PSB 20μm,AP 28μm,AM 40μm,AL

　　6μm,PL 58μm。Sens 33(8+25×19)μm···奥氏合轮恙螨(*Helenicula olsufjevi*)

14　Cx³=5;SB 后于 PLs,AL≥PL,fp=B-B-BbB,DS=47~51,fDS=4.(9.2).(6.2).8.(6.2).2.4.1.1,VS=

　　34~40。AW 52μm,PW 69μm,SB 9μm,ASB 25μm,PSB 14μm,AP 20μm,AM 27μm,AL 45μm,

　　PL 41μm,Sens(?+19×17)μm··徐氏合轮恙螨(*Helenicula olsufjevi*)

　　Cx³=6-8,fp=B-B-BBB ···15

15　SB 位前于 PLs;Cx³=6。DS=65,fDs=4.6.11.12.10.10.7.5,VS=60,AW 71μm,PW 86μm,SB 12μm,

　　ASB 35μm,PSB 22μm,AP 38μm,AM 43μm,AL 63μm,PL 60μm,Sens 38(8+30×25)μm···············

　　···阿坝合轮恙螨(*Helenicula abaensis*)

　　SB 后于或与 PLs 同一水平 ···16

16　SB 后于 PLs;Cx³=8。DS=50~52,fDS=2.8.6.8.······,VS=59,AW 48μm,PW 65μm,SB 11μm,ASB

　　34μm,PSB 17μm,AP 29μm,AM 37μm,AL 68μm,PL 56μm,Sens 32(11+21×18)μm···············

..................................鼢鼠合轮恙螨（*Helenicula myospalacis*）

SB 与 PLs 同一水平或稍后；Cx^3=6（或 5-8）。DS=50~59，排列不规则，VS=57~67，AW 51μm，PW 68μm，SB 10μm，ASB 30μm，PSB 14μm，AP 22μm，AM 34μm，AL 52μm，PL 46μm，Sens（13+16×？）μm...................................西盟合轮恙螨（*Helenicula simena*）

5. 钳齿恙螨属（*Cheladonta*）的分类与鉴别　小型至中型恙螨，盾板梯形、矩形或扁长方形，感毛球棒状或纺锤形，上具小棘。螯肢爪上具三角冠，内缘有 1 列锯齿。Gr=3~6 或更多，fT=4B 为主。肩毛多为 2 对，背毛排列不规则。

钳齿恙螨属国内已报道有 5 种，其中较重要的是德钦钳齿恙螨（*Cheladonta deqinensis* Yu et al.，1983），其 fcx=1. 1. 3，fp=B-B-BNB，Gr=3，感棒呈宽棒状。AW 47μm，PW 15~69μm，SB 26μm，ASB 20μm，PSB 15μm，AP 29μm，AM 29μm，AL 20μm，PL 37μm，Sens 40μm×11μm。

钳齿恙螨属分种检索表（引自　黎家灿，1997）

1　Cx^3=1 2

　　Cx^3>1 4

2　fcx=1.1.1，背板狭长方形，感毛圆球形，膨大部上密布小棘，基部光裸，刻点在感器之间较密，Ga=N，fp=B-B-BNB，Gr=6，眼点 2×2，有眼片，NDV=88（89）；AW 62μm，PW 90μm，SB 28μm，ASB 28μm，PSB 13μm，AP 24μm，AM 32μm，AL 37μm，PL 49μm，Sens（18×20+8）μm..................
...................................球形钳齿恙螨（*Cheladonta globosea*）

　　须肢胫节毛=BBB 3

3　fcx=1.1.1，背板狭长方形，其上有稀疏刻点，感毛球棒状，上密布小棘，基部光裸，fp=B-B-BBB，Ga=N，Gr=6，眼点付缺，DS=38~45，VS=29~34；AW 52μm，PW 68μm，SB 24μm，ASB 13μm，PSB 15μm，SD 28μm，AP 19μm，AM 24μm，AL 24μm，PL 34μm，Sens 28μm×11μm ....
...................................伊香钳齿恙螨（*Cheladonta globosea*）

　　fcx=1.1.1，背板狭长方形，大而横宽，感毛球棒状，均匀布满小棘，感毛基前有弧形框状脊突，眼点 2×2。Ga=N，fp=N-N-BBB；Gr=7，螯肢亚末端有 10 个~17 个细小腹齿，DS 约 40 根，VS=32；AW 60μm，PW 83μm，SB 29μm，ASB 21μm，PSB 13μm，AP 25μm，AM 29μm，AL 24μm，PL 39μm，Sens 33（24×13+9）μm...................................密齿钳齿恙螨（*Cheladonta micheneri*）

4　fcx=1.1.2，背板扁宽，呈狭长方形，其上刻点仅分布于后缘中段；SB 宽，感毛饭勺形，头端密布均匀小棘，近端有少量小棘，基部光裸。眼点 2×2，较小，有眼片。Ga=N；fp=N-N-BNB；Gr=6，DS 约 44 根，VS=28；AW 64μm，PW 90μm，SB 32μm，ASB 21μm，PSB 15μm，AP 24μm，AM 40μm，AL 33μm，PL 46μm，Sens 39μm ....二毛钳齿恙螨（*Cheladonta bicoxalae*）

　　fcx=1.1.3，背板似梯形，表面具稀疏小刻点，PL 角突出显著，感毛呈宽棒状，长宽比约 4∶1，膨大都具细长刺毛，基部远端有短小刺毛，近端具 2~3 圈小棘。眼点 2×2，无眼片，Ga=B，fp=B-B-BNB；Gr=3；背、腹毛较多，DS=89，VS=61；AW 47μm，PW 69μm，SB 26μm，ASB 20μm，PSB 15μm，SD 35μm，AP 29μm，AM 29μm，AL 20μm，PL 37μm，Sens 40μm×11μm ....
...................................德钦钳齿恙螨（*Cheladonta deqinensis*）

6. 新棒恙螨属（*Neoschoengastia*）的分类与鉴别　感毛球状，感毛基不接近，盾板具前侧肩，后缘中部凹进，盾板后部 2/3 或 3/4 处为表皮纹所盖。fT=7Bs，Gr=3，tp=1，寄生于鸟类、禽类。

新棒恙螨属国内已报道 9 种，其中较重要的是鸡新棒恙螨*N. gallinarum*（Hatori，1920），其 fCx=1. 1. 1，fp=B-B-BBB，背板较小，AL=PL，Ds=46，VS=40，AW 53~56μm，PW 67~70μm，SB 42μm，ASB 20μm，PSB 25μm，AP 28~31μm，AM 28~31μm，AL 45~48μm，PL 42~48μm，Sens 34μm。

新棒恙螨属分种检索表（引自 黎家灿，1997）

1 fcx=1.1.1···2
　fcx=1.1.3···6
2 螯鞘毛 Ga=B，足Ⅰ附节具1根长鞭毛（mt=1），足Ⅲ附节具5根长鞭毛（MT=5），DS=55~71，
　VS=43~48··朝川新棒恙螨（*Neoschoengastia asakawai*）
　Ga=N，mt=0，MT=1 或 0，DS<50，VS<40···3
3 ALs/AM，背板后缘向后明显突出，SB 靠近 PLs，ASB≈PSB，AL≈AM···4
　ALS-AM，背板后缘向后微突，中部略凹进，SB 位于 AP 中线上方，略靠近 ALs，ASB<PSB，AL>
　AM···5
4 MT=1，fp=B-N（b）-NNB，SB>AP，PL≈2AL，DS=32，VS=33~39··
　··矶鹬新棒恙螨（*Neoschoengastia monticola*）
　MT=0，fp=B-B-NNB，SB≈AP，PL≈3AL，DS=36，VS=25
　···下关新棒恙螨（*Neoschoengastia xiaguanensis*）
5 fp=B-B-BBB，背板较小，AL≈PL，DS=46，VS=40·················鸡新棒恙螨（*Neoschoengastia gallinarum*）
　fp=B-B-NBB，背板较大，AL<1.5PL，Ds=34，Vs=24~28
　···波氏新棒恙螨（*Neoschoengastia posekanyi*）
6 MT=1，fp=B-B-BNB···7
　MT=0，fp=B-B-BBB···8
7 SB<AP，SB 约位 AP 中线水平，AL≥PL>AM·················桃李新棒恙螨（*Neoschoengastia taoli*）
　SB>AP，SB 位高于 AP 中线，AL>PL>AM·················同心新棒恙螨（*Neoschoengastia tongxinensis*）
8 fst=2.2，VS=34~43，螯鞘毛通常8个~10个分枝，偶然也可似光裸，fp=B-B-BBB·································
　···所罗门新棒恙螨（*Neoschoengastia solomonis*）
　fst=2.4，VS=19~28，螯鞘毛似光裸或具1~2个、3~5个分枝，fp=B-B-B（b）B（b）B·································
　··六毛新棒恙螨（*Neoschoengastia hexasternosetosa*）

　7. 囊棒恙螨属（*Ascoschoengastia*）的分类与鉴别　中小型恙螨，感毛棒状，盾板具前侧肩，背板无表皮纹覆盖，fT=6B，ga=N，足Ⅲ的 tp=1，通常具 MT 和 Mt。
　囊棒恙螨属国内已报道18种，其中较重要有2种。

囊棒恙螨属分种检索表（引自 陆宝麟，2003）

1 AP>SB，fp=N（b）-N（b）-NNN，盾板小，fDs=2.8.6.6.6.4.2=34，AW 34~37μm，PW 45~57μm，SB 20~
　23μm，ASB 21~25μm，PSB 18~20μm，AP 25~29μm，AM 17~21μm，AL 15~27μm，PL 26~29μm，Sens
　28~31μm··印度囊棒恙螨（*Ascoschoengastia indica*）
　AP<SB，fp=B-B-BBB，盾板呈五角形，fDs=2.8.6.6~7.6=8=36~42，AW 44~48μm，PW 50~51μm，
　SB 20~23μm，ASB 20~23μm，PSB 21~24μm，AP 17~21μm，AM 23~30μm，AL 21μm，PL
　30~32μm，Sens 30~32μm···李氏囊棒恙螨（*Ascoschoengastia leechi*）

　8. 毫前恙螨属（*Walchiella*）的分类与鉴别　中型至大型恙螨，Ip=507~1 220，fT=7Bs，Gr=3，ga=N，盾板近梯形，无前侧肩。感毛纺锤形。AM 往往常于 PL。前足膝毛2~3根，微跗毛通常位于跗毛之后。后足无长鞭毛。
　毫前恙螨属在国内已报道7种，其中较重要的是许氏毫前恙螨（*Walchiella xui* Wang，Pan *et* Yan，1995），AW 65μm，PW 88μm，SB 36μm，ASB 28μm，PSB 30μm，AP 35μm，AM 56μm，AL 42μm，PL 42μm，Sens 72μm×5μm，其 fp=N-N-NNB，fDs=2.6.6.6.4.2=26，Vs=20。

毫前恙螨属分种检索表（引自　黎家灿，1997）

1　fp=B-B-BBB，AM>AL>PL。fDS=2.6.6......=37~42，VS=40~42，AW 53μm，PW 73μm，SB 25μm，
　　ASB 25μm，PSB 25μm，SD 50μm，AP 34μm，AM 53μm，AL 29μm，PL 22μm，Sens 42μm×10μm，
　　Ip=594~614 ··武夷毫前恙螨（*Walchiella wuyiensis*）
　　fp-N-（ ）-（ ）（ ）B ···2
2　fP=N-N-NNB，fDs=2.6.6.6.4.2=26，VS=20，AW 65μm，PW 88μm，SB 36μm，ASB 28μm，PSB
　　30μm，SD 58μm，AP 35μm，AM 56μm，AL 42μm，PL 42，Sens 72μm×5μm·······················
　　··许氏毫前恙螨（*Walchiella xui*）
　　fp-N-（ ）-BBB ···3
3　fp=N-N-BBB ···4
　　fp=N-B-BBB ···5
4　PL>AM>AL，fDS=2.6.10.4.8.9.5.4=48，VS=64，AW 53μm，PW 80μm，SB 33μm，ASB 32μm，PSB
　　19μm，SD 51μm，AP 44μm，AM 39μm，AL 32μm，PL 48μm，Sens 37μm×11μm，Ip=749·················
　　··南方毫前恙螨（*Walchiella notiala*）
　　AM>AL≥PL，fDS=2.6.10.8.6.4.2=38，VS=64，AW 66~70μm，PW 82~88μm，SB 36~38μm，ASB
　　33~37μm，PSB 24~25μm，SD 57~62μm，AP 48μm，AM 43μm，AL 33~35μm，PL 33μm，Sens
　　?μm，Ip=764 ···藏鼠毫前恙螨（*Walchiella zangshui*）
5　足Ⅰ膝毛2根，微跗毛位于跗毛之后，足Ⅱ无前跗毛，但有1根分枝毛。感毛纺锤形。fDS=2.6.
　　（10~12）·······=36~40，VS=41~49，AW 60μm，PW 78μm，SB 34μm，ASB 32μm，PSB 26μm，SD 68μm，
　　AP 47μm，AM 47μm，AL 37μm，PL 55μm，Sens 44μm×15μm，Ip=822~888·······························
　　··高山毫前恙螨（*Walchiella alpina*）
　　足Ⅰ膝毛3根，微跗毛位于跗毛之前。足Ⅱ有前跗毛 ··6
6　PD>AL，fDS=2.6.4.6.2.8.6.6.4.4=48，VS=48，AW 57μm，PW 70μm，SB 31μm，ASB 30μm，PSB
　　21μm，SD 51μm，AP 42μm，AM 37μm，AL 33μm，PL 37μm，Sens?μm，Ip=650 ·························
　　··西藏毫前恙螨（*Walchiella xizangensis*）
　　AD>PL，fDS=2.6.6.6.8.6.2.1=37，VS=45，AW 59μm，PW 75μm，SB 33μm，ASB 29μm，
　　PSB 21μm，AP 40μm，AM 39μm，AL 33μm，PL 30μm，Sens 47μm×16μm，Ip=747 ·····················
　　··盈江毫前恙螨（*Walchiella yingjiangensis*）

　　9. 爬虫恙螨属（*Herpetacarus*）的分类与鉴别　中型至大型恙螨，Ip=800~1 421，fT=7Bs，7B 或 6Bs。
螯肢爪无锯齿。盾板宽大于长，无前侧肩，无皮纹覆盖。感毛枪锋状、纺锤形或球状。足Ⅲ无长鞭毛。爬虫
恙螨属在国内已报道18种，其中较重要的有2种。

爬虫恙螨属分种检索表（引自　陆宝麟，2003）

1　感毛较细，长大于宽20倍，AW 77~87μm，PW 92~110μm，SB 31~36μm，ASB 35~47μm，PSB 26~
　　35μm，AP 41~54μm，AM 60~72μm，AL 45~62μm，PL 77~90μm，Sens 65μm×3μm·····················
　　··针毛爬虫恙螨（*Herpetacarus spinosetosus*）
　　感毛枪锋状，长是宽的 4~10 倍，AW 76~79μm，PW 95~99μm，SB 30~34μm，ASB 37~42μm，PSB
　　31~36μm，AP 43~50μm，AM 61~68μm，AL 53~57μm，PL 76~88μm，Sens 61μm×6μm·····················
　　··福建爬虫恙螨（*Herpetacarus fukienensis*）

　　10. 棒感恙螨属（*Schoengastia*）的分类与鉴别　盾板无前侧肩，具广阔的后突，SB 较窄而接近 PLs，
AL ≥ PL，感毛梨状。fT=7Bs，螯肢爪短而弯曲，背缘具许多锯齿，ga=N，Gr=3μm。

棒感恙螨属国内已报道 5 种,其中较重要的是钝距棒感恙螨(**_Schoengastia obtusispura_ Wang**,1962),fp=B(b)-N-NNB,前足和中足的跗节感觉杆附近各有 1 个极短的钝距。AW 72μm,PW 91μm,SB 24μm,ASB 34μm,PSB 30μm,AP 36μm,AM 29μm,AL78μm,PL 65μm,Sens 39μm×10μm。

棒感恙螨属分种检索表(引自 黎家灿,1997)

1　SB/PLs,背板梯形或略似五角形 ··2
　　SB-PLs,背板六角形 ···4

2　fp=B(b)-N-NNB,背板略似五角形,AW 72μm,PW 91μm,PL>2AM
　　···钝距棒感恙螨(**_Schoengastia obtusispura_**)
　　fp=B-( )-NNB,背板梯形,AW<70μm,PW<90μm,PL=2AM ···3

3　fp=B-N-NNB,背板较小,ASB=PSB,SB 靠近 PLS,SB 与感毛膨大部分近相等 ··············
　　··广州棒感恙螨(**_Schoengastia cantonensis_**)
　　fp=B-B-NNB,背板较大,ASB>PSB,SB 远离 PLs,SB 略大于感毛膨大部分 ·····················
　　··芦荡棒感恙螨(**_Schoengastia loudangicola_**)

4　fp=B-B-NNB,ASB>PSB,AW 58μm,PW 81μm,SD 60μm,螯肢端节凹面有 7 个~8 个小齿,足
　　Ⅰ膝毛 5(4)根[ga=5(4)],足Ⅲ跗节有 2 根长鞭毛(MT=2),fDs=2.11.8.6·····=37,VS=40 ··········
　　··云南棒感恙螨(**_Schoengastia yunnanensis_**)
　　fp=B-N-NBN,ASB=PSB,AW 46μm,PW 67μm,SD 40μm,ga=3,MT=1,螯肢端节凹面仅有 4~6
　　个小齿,fDs=2.8.6.6·····=30~32,VS=22~26
　　··石湾棒感恙螨(**_Schoengastia shihwanensis_**)

11. 凹缘恙螨属(*Schoutedenichia*)的分类与鉴别　小型至大型恙螨,Ip=470~1 400。盾板宽大于长,似梯形,后缘在 PL 之间有不同程度的内凹,感毛近似球形或纺锤形。

凹缘恙螨属国内仅 1 种粤中凹缘恙螨(*Schoutedenichia centralkwangtunga* Mo et al,1959),盾板近梯形,后缘明显内凹。AW 36~43μm,PW 53~60μm,SB 30~34μm,ASB 15~19μm,PSB 18~20μm,AP 30~34μm,AM 19~23μm,AL15~19μm,PL 23~30μm,Sens 26~30μm。

12. 真棒恙螨属(*Euschoengastia*)的分类与鉴别　盾板无前侧肩,PW>4AP,感毛明显膨大。fT=7B,Gr=3~7。Ga=B,少数为 N。ga 为 1、2 或 3 时,个别缺 gm,后跗毛和/或膝毛有时付缺,无长鞭毛,后足远腿节常具有 3 根分支刚毛。

真棒恙螨属国内已报道 6 种,其中较重要的是高山真棒恙螨(*Euschoengastia alpina* Sasa *et* Jameson,1954),其感毛膨大宽棒状,盾板后侧角尖锐,PL 位于尖角上,Gr=5,fp=B-B-BNB,fDs=2. 10. 12. 8. 6. 2. 2=42,VS=44,AW 63μm,PW 95μm,SB 36μm,ASB 26μm,PSB 9μm,AP 20μm,AM 35μm,AL35μm,PL 75μm,Sens 40μm。

真棒恙螨属分亚属、种检索表(引自 黎家灿,1997)

1　感毛明显膨大,梨形或宽棒状 ····················· **真棒亚属**(**_Euschoengastia_**)·····························2
　　感毛不膨大,或膨大轻微 ···**_farrellioides_亚属**
　　PW/SD=2.2;fp=(N)-(N)(B)NB,DS=28,fDS=2.8.6.6.4.2,VS=22;AW 60μm,PW 75μm,SB
　　30μm,ASB 20μm,PSB 13μm,AP 20μm,AM 37μm,AL 32μm,PL 53μm,Sens 46μm
　　··条纹真棒恙螨(**_Euschoengastia striala_**)

2　背板后侧角尖锐,PL 位于尖角上 ···3
　　背板后侧角圆钝;fp=B-B-bNB,Ga=b,DS=49,fDs=2.11.12.10.8.4.2,VS=43。AW 58μm,PW 79μm,
　　SB 25μm,ASB 25μm,PSB 11μm,AP 19μm,AM 33μm,AL 49μm,PL 61μm,Sens 32(9+23×14)μm
　　···潍坊真棒恙螨(**_Euschoengastia weifangensis_**)

3　Gr=6 ···4

　　Gr=5；PL>AL=AM；fp=B-B-BNB，DS=42，fDS=2. 10.12.8.6.2.2，VS≈44。AW 63μm，PW 95μm，
　　SB 36μm，ASB 26μm，PSB 9μm，AP 20μm，AM 35μm，AL 35μm，PL 95μm，Sens 40μm ··········
　　···**高山真棒恙螨**（ *Euschoengastia alpina* ）

4　fp=B-B-BNB；SB 宽阔，前方有"眉眶"，PL≫AL>AM，NDV 多 122 根；DS=63，fDS=2.13.17.12.
　　9.6.4，VS=59。AW 67μm，PW 94μm，SB 33μm，ASB 24μm，PSB 8μm，AP 16μm，AM 38μm，AL
　　42μm，PL 74μm，Sens 36（10+26 × 14）μm ···
　　···**喀昆真棒恙螨**（ *Euschoengastia kalakunluna* ）

　　fp=B-B-bbB，PL>AL>AM，NDV104 根，DS=54~58，fDS=2.13.15.11.9.6.2 或 2.12.13.12.7.6.2，VS=46，
　　AW 70μm，PW 107μm，SB 35μm，ASB 25μm，PSB 11μm，AP 19μm，AM 34μm，AL 38μm，PL
　　60μm，Sens 31（8+23 × 17）μm ··**久治真棒恙螨**（ *Euschoengastia jiuzhiensis* ）

（二）背展恙螨亚科（Gahrliepiinae）的分类与鉴别

小型、中型至大型恙螨，背板无前中毛，各节足数为 7.6.6，足Ⅲ无胫毛（即，AM=0，足节式 7.6.6，tp=0）。

13. 无前恙螨属（Walchia）的分类与鉴别　小中型恙螨。Ip=320~800。盾板五角形，中等长度，具尖后角，有时后缘钝圆或后角呈乳状突。AL=2，PL=2，AM=0，感毛棒状。眼有或无。

无前恙螨属分种检索表（引自 陆宝麟，2003）

1　　　　足基节毛式 fCx=1.1.1 ··2

　　　　　足基节毛式 fCx=1.1.2~5 ···4

2（1）　足Ⅱ~Ⅲ基节间无腹肩毛 ···3

　　　　　足Ⅱ~Ⅲ基节间有腹肩毛，体毛分支明显，AW 34~37μm，PW 41~43μm，SB 28~30μm，ASB
　　　　　21~23μm，PSB 31~34μm，AP 36~37μm，AL 26~31μm，PL 31~34μm，Sens 26~32μm ··········
　　　　　··**太平洋无前恙螨**（ *Walchia pacifica* ）

3（2）　盾板宽短，末端具乳状突，感毛细棒状，AW 48μm，PW 60μm，SB 40μm，ASB 23μm，PSB
　　　　　56μm，AP 41μm，AL 33μm，PL 30μm，Sens 35μm × 10μm ··
　　　　　···**乡野无前恙螨**（ *Walchia rustica* ）

　　　　　盾板窄长，感毛球棒状，AW 31~36μm，PW 36~42μm，SB 27~31μm，ASB 17~21μm，PSB 48~
　　　　　63μm，AP 32~36μm，AL 26~34μm，PL 26~27μm，Sens 17~21μm ····································
　　　　　···**似太平洋无前恙螨**（ *Walchia parapacifica* ）

4（1）　PW>AW，足Ⅱ~Ⅲ基节间具腹肩毛，AW 22~30μm，PW 35~40μm，SB 25~29μm，AS 19~22μm，
　　　　　PSB 43~53μm，AP 31~37μm，AL 20~28μm，PL 25~30μm，Sens 24μm × 14μm ··················
　　　　　···**葛洪无前恙螨**（ *Walchia koi* ）

　　　　　PW=AW，盾板两侧缘后缘平直，末端呈角状，AW 23~25μm，PW 25~31μm，SB 20~23μm，
　　　　　ASB 15~18μm，PSB 31~35μm，AP 31~32μm，AL 17~21μm，PL 20~23μm，Sens 20~21μm ·········
　　　　　···**中华无前恙螨**（ *Walchia chinensis* ）

14. 棒六恙螨属（Schoengastiella）的分类与鉴别　小型或中型恙螨。盾板向后延伸，近似马面形或舌形，上具 3 对刚毛，2AL+2PL+2PPL，感毛棒状。fCx=1.1.1~1.1.4，fT=4B.s。棒六恙螨属国内已报道 12 种，其中较重要的 2 种。

棒六恙螨属分种检索表（引自 陆宝麟，2003）

1　fp=B-B-NNB，SD=87μm，AW 49μm，PW 64μm，SB 41μm，ASB 22μm，PSB 65μm，AP 38μm，
　　AL 36μm，PL 35μm，Sens 38μm ···**萨氏棒六恙螨**（ *Schoengastiella saduski* ）

fp＝N-B-BNB，SD＝116μm，AW 52~65μm，PW 72~88μm，PPW 23~29μm，SB 40~52μm，ASB 23~29μm，PSB 85~98μm，AP 46~52μm，APP 71~82μm，AL 29~39μm，PL 33~42μm，PPL 29~33μm，Sens 36μm × 10μm ·· 社鼠棒六恙螨（ *Schoengastiella confuciana* ）

15. 背展恙螨属（ *Gahrliepia* ）的分类鉴别　中型至大型恙螨。盾板较大，长六角形或似长六角形。AM＝0，AL＝2，PL＝2，PPL 有多对。fT＝4B 或 5B，感毛棒状。眼点有或无。背展恙螨属国内已报道 36 种，其中较重要的有 6 种。

背展恙螨属分种检索表（引自　陆宝麟，2003）

1　fT＝5B，fp＝B-N-NNN，NDV＝110，AW 43μm，PW 73μm，SB 41μm，ASB 21μm，PSB 120μm，AP 39μm，AL 36μm，PL 39μm ··························· 云南背展恙螨（ *Gahrliepia yunnanensis* ）
　　fT＝4B ··· 2

2（1）盾板上具 8 根毛，SD＝128μm，NDV＝68~85，AW 42~51μm，PW 67~79μm，SB 28~53μm，ASB 19μm，PSB 109μm，AP 33~47μm，AL 25~39μm，PL 33~40μm，Sens 31~39μm ········· ··· 羊城背展恙螨（ *Gahrliepia yangchenensis* ）
　　　　盾板上具 8 根以上毛 ·· 3

3（2）盾板毛 10 根 ·· 4
　　　　盾板毛 10 根以上 ·· 5

4（3）SD＝185μm，fp＝N-N-NBB，AW 50μm，PW 86μm，SB 50μm，ASB 28μm，PSB 157μm，AP 50μm，AL 39μm，PL 42μm，Sens 34μm × 14μm ················· 洛氏背展恙螨（ *Gahrliepia romeri* ）
　　　　SD＝163μm，fp＝B-b-NNN，AW 57μm，PW 98μm，SB 55μm，ASB 23μm，PSB 140μm，AP 46μm，AL 4lμm，PL 49μm，Sens 36μm × 15μm ··········· 平潭背展恙螨（ *Gahrliepia pintanensis* ）

5（4）盾板毛 12 根，SD＝147~166μm，NDV＝85，AW 45~48μm，PW74~84μm，SB 46~48μm，ASB 21~23μm，PSB 126~143μm，AP 34~40μm，AL 36~38μm，PL 42~43μm，Sens 27~36μm ··········· ··· 八毛背展恙螨（ *Gahrliepia octosetosa* ）
　　　　盾板毛 26~28 根，SD＝149~162μm，NDV＝52~56，AW 52~55μm，PW 91~97μm，SB 52~55μm，ASB 26μm，PSB 123~136μm，AP 42~46μm，AL 39μm，PL 36~39μm，Sens 46μm × 10μm ·········· ··· 多毛背展恙螨（ *Gahrliepia myriosetosa* ）

五、列恙螨科（Leeuwenhoekiidae）的分类与鉴别

中型或大型恙螨，盾板具前中突，前中刚毛 2 根或 1 根，或无前中突而 AM＝2。

（一）列恙螨亚科（Leeuwenhoekiinae）的分类与鉴别

16. 螯齿恙螨属（ *Odontacarus* ）分类与鉴别　中型或大型恙螨，盾板横宽，具前中突，后缘弧形突出，AM＝2，感毛丝状，近基部无棘。螯肢爪具背腹齿。足Ⅱ~Ⅲ基节之间具 1~11 对腹肩毛。螯齿恙螨属国内已报道 10 种，其中较重要的有 2 种。

螯齿恙螨属分种检索表（引自　陆宝麟，2003）

1　感毛光裸，螯肢背齿 6~7 个，腹齿 1 个，AW 73μm，PW 86μm，SB 26μm，ASB 35μm，PD 23μm，AP 25μm，AM 50μm，AL 51μm，PL 71μm，Sens 71μm·············· 巨螯齿恙螨（ *Odontacarus majesticus* ）
　　感毛远端有分支，螯肢具腹齿 5 个，AW 58~64μm，PW 75~79μm，SB 23~26μm，ASB 26~32μm，PSB 26μm，AP 25~26μm，AM 41μm，AL 37~42μm，PL 45μm，Sens 70μm ·· ··· 四毛螯齿恙螨（ *Odontacarus tetrasetosus* ）

17. 甲梯恙螨属（ *Chatia* ）的分类与鉴别　中型至大型恙螨，Ip＝900~1 240。盾板梯形，横宽，前缘肩突

明显,中央多数前凸,AM=2,感毛丝状,SB/PLs。fT=7B。Gr=2~4。螯肢爪仅具背齿列。甲梯恙螨属国内已报道 6 种,其中较重要的 2 种。

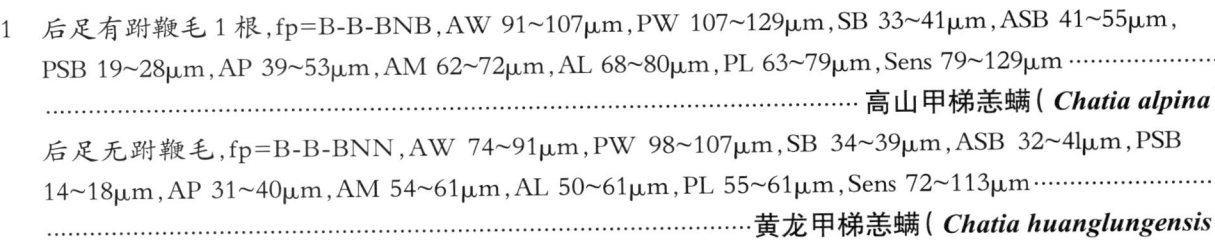

甲梯恙螨属的分种检索表(引自 陆宝麟,2003)

1 后足有跗鞭毛 1 根,fp=B-B-BNB,AW 91~107μm,PW 107~129μm,SB 33~41μm,ASB 41~55μm,
PSB 19~28μm,AP 39~53μm,AM 62~72μm,AL 68~80μm,PL 63~79μm,Sens 79~129μm ·················
·· **高山甲梯恙螨(*Chatia alpina*)**
后足无跗鞭毛,fp=B-B-BNN,AW 74~91μm,PW 98~107μm,SB 34~39μm,ASB 32~4lμm,PSB
14~18μm,AP 31~40μm,AM 54~61μm,AL 50~61μm,PL 55~61μm,Sens 72~113μm ··················
·· **黄龙甲梯恙螨(*Chatia huanglungensis*)**

18. 多毛恙螨属(*Multisetosa*)的分类与鉴别 盾板半圆形,具前中突,板侧缘具 4~7 对 PPL,个别 PPL 可突出于板外,AL 和 PL 分辨不清。感毛丝状,有稀疏纤细的短分支。盾板和眼板之间有板眼毛 2~3 对。肩手与背毛区分不明显,向腹侧延伸成腹肩毛 12~15 对。背腹毛多而密,不成列。Gr=4。螯肢爪具背腹齿。多毛恙螨属国内已报道 3 种,较重要的有 2 种。

多毛恙螨属分种检索表(引自 陆宝麟,2003)

1 盾板侧缘弯曲成弧形,感毛丝状无分支,AW 68μm,SB 23μm,ASB 29μm,PSB 20μm,AM 41μm,
Sens 63μm ··· **肥巨多毛恙螨(*Multisetosa major*)**
盾板侧缘在侧缘毛着生处有隆起,感毛端部一半有分支,AW 65μm,PW 76μm,SB 24μm,ASB
30μm,PSB 22μm,AM 43μm,AL 29μm,PL 33μm,Sens 77μm ·····························
·· **北京多毛恙螨(*Multisetosa pekingensis*)**

六、恙螨区系研究

恙螨区系研究包括恙螨种类、地理分布和螨数量等方面。20 世纪 50 年代起我国学者对螨的分类区系作了大量的调查研究,逐步查明了我国恙螨种类和地理分布。我国学者邓国藩指出:分类和区系是紧密相联的同一研究课题,区系=分类+分布+数量,分类是区系研究的基础,区系是分类研究的结果,二者是相辅相承的。我国恙螨区系研究已证明了这个关系。

我国最早于 1919—1938 年台湾省报告了 6 种恙螨,以后未见有关恙螨种类的报道;自 1952 年广州报告了地里纤恙螨和随后又发现印度囊棒恙螨等种类之后,全国各地都开展了不同程度的分类区系调查研究工作,因此恙螨种类的记载和新种的发现连年有所增加。到目前为止,我国恙螨区系研究已经历近 70 年,在各地区调查和报告材料已达 500 种以上,分隶于 3 个亚科的 40 余个属,其中 50% 以上的种类是我国科学家发表的新种或新亚种。

从被恙螨幼虫寄生的动物宿主看,各种恙螨寄生宿主种类十分丰富多。目前已鉴定的动物宿主有 200 多种,其中哺乳类最多,其次是鸟类。我国报告的恙螨种类中,自体内分离出恙虫病东方体者,主要是恙螨科,其中以纤恙螨属最为重要,包括地里纤恙螨、微红纤恙螨、红纤恙螨、苍白纤恙螨、小板纤恙螨、高湖纤恙螨、海岛纤恙螨、吉首纤恙螨、于氏纤恙螨、印度囊棒恙螨、中华无前恙螨和巨螯齿恙螨等 12 种,其中前 8 种已证实为恙虫病的传播媒介,后 4 种为自然感染的潜伏媒介。在恙螨体分离恙虫病东方体的同时,对动物宿主感染恙虫病东方体的调查,结果主要是啮齿动物,其次是食虫动物。在恙螨寄生的鸟类也发现有部分自然感染恙虫病东方体。

我国有关若虫和成虫的分类工作做得不多,主要由于采用培养获得成虫或若虫存在困难。目前的分类仍是根据幼虫的形态区别做定种分类的,还存在着混乱现象,目前的恙螨分类系统还需进一步改进完善。某些恙螨存在一定的变异、畸形以及种株问题。这些在恙螨形态、生理功能、生活史期所需时间以及传病作用等方面存在的差异具有重要意义,已引起研究者的关注。

我国恙螨种类的地理分布广泛,几乎遍布全国,包括广东、香港、海南、福建、台湾、云南、广西、山东、江苏、上海、浙江、安徽、四川、贵州、江西,湖南、湖北,河北,北京,河南、山西、陕西、青海、甘肃、宁夏、西藏、吉林、辽宁、黑龙江、新疆、内蒙古等32个省、市、地区。其中广东、福建、上海、云南、安徽、贵州、江苏、江西、浙江、山东和内蒙古等省、自治区研究比较多。恙螨分布的地形有海岛、平原、丘陵地,山区、高原等各种各样的地区,形成不同疫源地类型。我国传播恙虫病的恙螨主要分布在长江以南沿海各省,近二十多年来,山东、江苏和安徽发生了恙虫病暴发流行,该病在我国的分布已达北纬35度。

全世界恙螨达3 000多种,我国恙螨500多种,据野鼠体和孳生地检获的材料,多数恙螨种类无宿主特异性,同一种恙螨幼虫可以寄生在许多种宿主体上,即所谓泛寄生性,如高湖纤恙螨主要宿主是社鼠、针毛鼠和黄毛鼠,在黄胸鼠、褐家鼠体表亦有发现;地里纤恙螨的宿主范围比较宽,宿主特异性较低,达30余种,包括啮齿目、食虫目、甚至家畜(家猫、家兔)及一些鸟类;其主要寄生宿主往往随地域的不同而存在差异,如在广州地区几乎全部的地里纤恙螨都是寄生于褐家鼠、斯氏家鼠、黄胸鼠、臭鼩鼱这4种常见的鼠类,而地里纤恙螨在福建省的主要宿主是黄毛鼠,在云南省的主要宿主为黄胸鼠、中华新猬、坚实猪猬和大臭鼩。另一方面不同鼠种携带各种恙螨的百分比,有明显的不同,致使恙螨数量随不同地区和鼠种不同而有差异。如彭培英等(2015)在云南、四川、贵州等西南三省39个县(市)的对大绒鼠体表寄生虫的调查中发现有175种恙螨寄生,其中小板纤恙螨是优势恙螨种,占恙螨总数的20.1%。而云南省小家鼠体表则寄生攸氏无前恙螨、微板无前恙螨、密点纤恙螨、松鼠爬虫恙螨。詹银珠等(2011)在云南19县市的调查中发现黄胸鼠体表优势恙螨有印度囊棒恙螨、地里纤恙螨和微板无前恙螨等,朱琼蕊等(2013)对云南25县市黄胸鼠体表恙螨寄生的进一步研究发现滇南山地小区的恙螨感染率、平均多度和感染度最高,分别为28.9%(179/620)、10.6只螨/鼠和36.6只螨/鼠。地处低海拔地段的滇西高原小区和滇南山地小区的黄胸鼠体表恙螨群落相似性最高,主要优势螨种为地里纤恙螨;横断山中部小区、横断山南部小区和滇东高原小区主要优势螨种为印度囊棒恙螨和舌盾棒六恙螨等。

寄生的宿主种类越多,地区分布当然也随着扩大。红纤恙螨和地里纤恙螨普遍存在于东南亚及其附近边缘,在我国由上海至昆明这条线以南大部分地区都有地里纤恙螨,在广东该恙螨分布遍及全省。而高湖纤恙螨则主要分布在浙江南部的内陆山区林地(内陆山林型)和福建东北部山地。在自然界由于地区间条件如气候因素不同,造成恙螨区系的差异,食物的来源亦可影响一个地区孳生点的分布。成虫数量在必要时也可以从抽样调查恙螨孳生地所得到的相对数值得到启示。在区系调查的恙螨数量可用组成百分比及带螨率和带螨指数来表示。

我国很多地区已进行了较为细致的恙螨区系调查,赵善贤(1981)将广东恙螨区系划分为粤北区、中南沿海区、沿海岛屿区、海南岛区、南海诸群岛区;陈兴保等(1982)在安徽省按地区、地形和山脉进行恙螨区系的调查,摸清恙螨的种类及分布;刘国平等(1988)对黑龙江省东宁、萝北县和吉林省和龙县的恙螨进行了区系调查,东宁与和龙属东北区长白山亚区,萝北属东北区长白山亚区和大兴安岭亚区过渡地带,检获恙螨1科6属15种,其中灌丛、阔叶林、耕地的优势种分别为田宫新恙螨、波氏新恙螨、高丽新恙螨,山间湿草地以东方纤恙螨和高丽新恙螨的比率较高。王醮标等(1993)自1974年开始在江西进行了系统的恙螨区系调查,发现江西全省恙螨分属2科3亚科19属52种,其中37种属于东洋界,4种属于广布界,11种为江西地方种。其中以纤恙螨属的种类最多,计14种,占全部螨种数的26.41%,珠恙螨属、无前恙螨属和背展恙螨属次之,其余仅1~2种。叶瑞玉等(1993)对新疆西北部的博尔塔拉和伊犁地区进行恙螨区系研究,采获恙螨7属11种,发现在干旱荒漠和荒漠草原地带的代表性动物跳鼠科鼠类有大量恙螨寄生,以异样新恙螨最多,寄生部位与我国南方及山地的恙螨种类不同,主要寄生于口角周围、上下颌及眼睑等处,胡须间数量最多。薛健等(2004)将历次调查研究工作中采集于山东省各地区的恙螨标本鉴定结果和种类区系文献资料加以整理,基本厘清了山东省3亚科9属24种恙螨的种类区系分布;侯舒心等(2004)对云南省恙螨进行调查,发现云南省内恙螨192种,主要分布于中西部及中南部的热带及亚热带气候区,垂直高度多在1 000m以下或1 500~2 500m范围。古北界种类有114种,占59%,东洋界种类较少为6%,35%的种类为跨界分布。中华纤恙螨和小板纤恙螨为优势螨种。该省广布种类10种,特有种5种,广宿主种及窄宿主种类均较多。少数螨种仅发现于3 000m以上的高海拔温带气候区或500m以下的低海拔热带气候区。恙螨分布与地域、海拔及气候因素有关。段海生等(2009)认为湖北14属47种恙螨应划归东洋界,将湖北恙螨区系划分为鄂西南山区、鄂西北山区、江汉平原、鄂东南山区、鄂东北山区;青海已发现1科9属37种恙螨,其中属于古北界的种类33种,占86.84%;东洋界的种类1种,占2.63%;两界兼有的种类4种,占10.53%。境内的果洛玉树高原气候比较温暖湿润,恙螨种类明显增多,达20种,区系成分以古北界种类为主,与周边的蒙新高原存在一定的物种过渡和交流现象(如天山新恙螨、内蒙古多毛恙螨等)。青海羌塘高原气候干燥寒冷,整体环境异质性较低,该地区面积较大,但受调查因素影响,恙螨调查种类单一,仅为1种。青海祁连山地是青藏高原的重要组成部分,具有独特的自然地理位置和环境条件,是世界上高寒种质资源库之一。柴达木盆地植被稀疏短小,气候相对干燥,环境单调,异质性较低。黄南山地多为高原草原和谷地区域,环境异质性较高,气候相对湿润,植被多为高原草原。湟水河谷是黄土覆盖的河岸阶地和丘陵,气候比较温暖湿润,恙螨种类较多。上述地理区域的恙螨既与黄土高原存在物种交流(加定新恙螨、六毛纤恙螨等),又与蒙新高原存在物种交流(如北京多毛螨、中华新恙螨等),从而体现出这一区域恙螨物种多样性及在动物地理方面的边缘效应。

七、恙螨分类研究进展

恙螨的成虫和若虫营自由生活,幼虫营寄生生活,因此幼虫期从动物体上较易采获。虽然,我国用培养方法,获得少数种类的成虫和若虫进行形态描述,但培养成虫和若虫还未获得较理想的食物,达成虫期率极低,因此,大多数恙螨是以幼虫定种,成虫的记载很少,目前对恙螨的分类研究仍以幼虫形态特征作为依据,恙螨分类系统亦是以幼虫形态特征进行构建的,还存在着一定的混乱现象,还需进一步改进完善。

由于幼虫体上的毛是体壁的伸展物,其数目多少常出现变异情况,特别是背板上毛的变异引起学者们的注意,早年温廷桓、裘明华对鸡新棒恙螨幼虫背板毛的变异作了较详细的研究,在观察过程中发现某些形态变异尚属特异现象。其后,裘明华和陈茂梁对鸡新棒恙螨背板变异的再研究,为恙螨变异形态和变异的发生提供了参考依据。

随着科技的发展,除传统的光镜形态分类外,电镜技术、细胞生物学、分子生物学技术也应用于恙螨的种类研究。电镜在更细微尺度上补充了光镜形态的描述,丰富了不同种类恙螨形态特征知识;而染色体核型和染色体分带研究为分类学提供了新的依据。王敦清等对恙螨生物系统分类问题进行了较深入研究,尤其是对医学意义的纤恙螨种类,在形态学、细胞遗传学以及生物化学等方面的研究,首次提出用恙螨子代幼虫群体型态的随机抽样,数据统计和结合生物化学的酯酶同工酶谱的差异,证明湖南吉首地区的一种纤恙螨不是一个新种,而是与福建省水定县的一种纤螨同属英帕纤恙螨的不同地区亚种。孙玉梅和王敦清对我国常见5种恙螨成虫的酯酶同工酶酶谱进行比较,认为它在分类上可起到辅助和补充作用,尤其是在近缘种、姐妹种和种下分类上均有重要作用。而且,针对以恙螨幼虫形态特征作为分类依据仍存在一些问题及应用染色体及同工酶技术鉴定亲缘种敏感性和特异性还不很高并受许多条件限制的情况,国内学者尝试建立了适合于恙螨RAPD-PCR分析的实验条件和参数,为恙螨分子分类、遗传特性及亲缘关系的进一步研究提供实验依据和方法。王敦清等还首次创制了我国已知82种纤恙螨的检索表,梳理了各种恙螨在国内各省的地区分布,为我国纤恙属种类的分类和鉴别提供了较客观的科学依据,有助于解决和澄清纤恙螨分类混乱和鉴定困难的问题。尽管目前恙螨的分类仍主要以幼虫的形态特征为依据,仍存在一些问题,但随着18S核糖体DNA(18S rDNA)、28S核糖体DNA(28S rDNA)、核糖体DNA第二间隔转录区(ITS2)、线粒体细胞色素c氧化酶1(cox1)等分子分类标志在其他医学节肢动物分类中的应用,恙螨的分子分类也将得到迅速发展。Zhou等(2020)新近的研究表明ITS2rDNA序列可以作为鉴定鸡新棒恙螨的分子标志。

第三节　生物学

一、生活史

　　恙螨的生活周期包括成虫、卵、次卵（前幼虫）、幼虫、若蛹、若虫和成蛹 7 个时期（图 33-7）。从产卵发育至成虫，至少需要 2 个月左右，在温带地区，每年传 1~2 代。实验室恒温、恒湿（25~26℃，相对湿度 80%~100%）1 年可传代 2~3 代，食物足够时可传 4 代。多数恙螨的成虫和若虫营自生生活，主要食物是土壤中的小节肢动物卵和早期幼虫，但有些种类的食性为杂食性或腐食性。恙螨幼虫营寄生生活，一生只寄生 1 次，幼虫需爬到动物宿主如鼠类体上叮咬吸食。恙螨幼虫可寄生宿主范围很广，包括哺乳类、鸟类、爬行类、两栖类及节肢动物等，其中哺乳类最多，其次是鸟类。在哺乳类宿主动物中，又以小型哺乳动物（即"小兽"）中的啮齿目和食虫目种类最多。恙螨常寄生于啮齿动物如野鼠的耳窝、耳壳、肛周、阴囊、乳头、眼缘、足等皮肤上；有些种类侵袭人体，叮咬人体部位有后头发缘、颈部前后、前肩、前臂、乳房、腋窝、脐周、腹股沟、膝关节、踝及外阴部等。恙螨孳生地要求土壤较潮湿，主要是鼠类宿主常经过和停留，以及成虫和若虫食物丰富的小溪和河沟两旁，沼泽、水塘、树林及耕地的边缘地带和草地。在居民点多在地势低洼、潮湿荫蔽、环境卫生不好、鼠类活动场所如墙角、洞穴等处。孳生地常孤立分散，呈点状分布。恙螨个体细小，走动是爬行，活动限于孳生地范围附近，它们的散布主要靠鼠类宿主的携带，或人们搬运草料时把

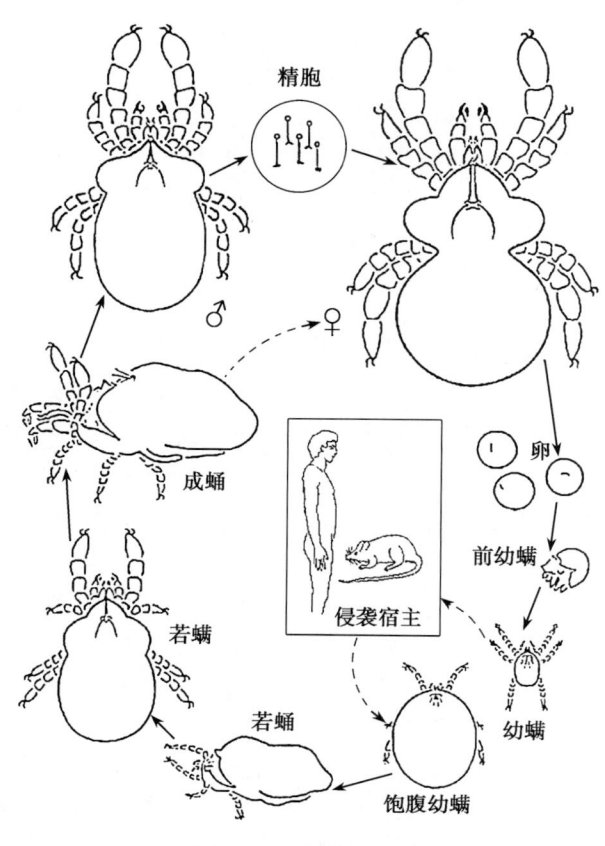

图 33-7　恙螨生活史
（仿 温廷桓）

恙螨带到比较远的地方。恙螨幼虫叮咬时以螯肢刺入皮肤，先注入含有多种溶组织酶和抗凝血物质的唾液，使局部组织溶解，然后吸取已溶解的组织和淋巴液。经 2~3 天（各种恙螨吸食时间不一，2~10 天，如地里纤恙螨只需 2 天）饱食后，饱食幼虫（饱蚴）离开宿主，爬到泥土表缝隙中静止发育，经过 4~10 天发育为静止的若蛹。若蛹躯体饱满，表皮包裹幼虫，经 10~16 天（平均 12 天），发育为若虫。

　　若虫形状与成虫相似，躯体呈 8 字形，密布绒毛如红绒球状，营自由生活，经 3 周后静止。在若虫的表皮下出现成蛹，约经 12 天，成虫从成蛹背面逸出。成虫亦营自由生活，主要以昆虫卵如蚤卵为食。性成熟后，雄虫产精球于外界，雌虫摄取精球受精。经 12 天左右开始产卵，全年平均产卵约 600 多个。

　　自卵发育至成虫，整个生活史在 23℃为 217 天，28℃为 130 天。成虫寿命平均为 288 天，长者可达 705 天，在自然界每年完成 1~2 代。

二、种类及宿主

　　国内近年的研究显示，恙螨中的大多数种类均可同时寄生在多种小兽宿主体表，这与革螨的宿主分布情况相似，而与吸虱、蚤类的宿主分布情况不同。与小兽体表其他媒介节肢动物相比，恙螨的种类最丰富。

　　恙螨幼虫对宿主没有严格的选择性，相较于其他小兽体表媒介节肢动物，恙螨寄生的宿主范围最广，特异性最低。从被恙螨幼虫寄生的动物宿主看，各种恙螨寄生宿主是相当普遍、种类十分丰富。迄今为止鉴定的动物宿主有 250 多种，寄生的动物包括哺乳类、鸟类、爬行类、两栖类及节肢动物等；其中哺乳类最多，

其次是鸟类。据野鼠体和孳生地检获的材料,多数恙螨种类无宿主的特异性,同一种恙螨幼虫可以寄生在许多种宿主体上,即所谓泛寄生性。Wharton 和 Fuller(1952)报告红纤恙螨寄生的动物宿主包括哺乳类和鸟类的达50种以上。我国恙螨病最主要的媒介之一的地里纤恙螨的宿主达100多种,包括啮齿目、食虫目、甚至家畜(家猫、家兔)及一些鸟类。徐秉锟等对广州市的地里纤恙螨进行过3年多的调查研究,结果发现在广州地区几乎全部的地里纤恙螨都是寄生于褐家鼠、斯氏家鼠、黄胸鼠、臭鼩鼱这4种常见的鼠类。在福建省,地里纤恙螨的主要宿主是黄毛鼠。张财兴等对厦门地区恙螨种类的调查发现,当地的地里纤恙螨的宿主为黄毛鼠、黄胸鼠、褐家鼠、臭鼩鼱。姜普林等对南澳县的调查发现,作为该地恙虫病的主要媒介的地里纤恙螨,其主要宿主为褐家鼠,当地的褐家鼠与地里纤恙螨的季节消长与恙虫病发病均一致。郭宪国课题组在对云南省19县市的地里纤恙螨的宿主调查发现,在云南省,地里纤恙螨主要寄生于黄胸鼠、中华新猬、坚实猪猬和大臭鼩体表。地里纤恙螨的宿主范围比较宽,宿主特异性较低,其主要寄生宿主往往随地域的不同而存在差异。

除地里纤恙螨外,郭宪国课题组还在云南对其他恙螨及鼠类宿主进行了较系统的调查。多数文献认为,我国长江以南大部分恙虫病疫区(包括云南省)主要宿主动物是黄胸鼠,地里纤恙螨是寄生于黄胸鼠体表的优势恙螨种类和恙虫病的主要传播媒介,黄胸鼠是地里纤恙螨的主要寄生宿主;长江以北的主要宿主是黑线姬鼠,优势恙螨是小板纤恙螨。而郭宪国课题组在云南19个县市调查时发现小板纤恙螨构成比最高(占17.73%),地里纤恙螨占1.66%,印度囊棒恙螨占1.36%。在黄胸鼠体表寄生恙螨群落中,印度囊棒恙螨是黄胸鼠体表的优势螨种,其构成比、感染率(染螨率)和感染度(螨指数)均超过地里纤恙螨。从而提出云南省地域宽广,地形地貌十分复杂,不同地域生境的恙螨构成和优势螨种可能存在明显差异,云南省可能同时存在多种主要媒介恙螨的观点,认为历史上认为地里纤恙螨是云南省恙虫病疫区优势螨种和主要媒介可能只是某些局部地段的情况,不能反映全省不同地域生境恙虫病媒介分布的全貌;并发现印度囊棒恙螨为云南省的主要恙螨之一,数量多且分布较广,主要集中分布在黄胸鼠体表。从自然景观来看,印度囊棒恙螨主要分布在中度海拔(1 500m 左右)、气温温和、降水量较少地区,与我国东南沿海地区的自然景观稍有差别。提出印度囊棒恙螨的分布主要与优势宿主的分布和活动场所有关,即与该地区黄胸鼠的构成比以及黄胸鼠在房屋周围生境出现的频度有关的观点。该课题组还发现小板纤恙螨在云南省集中分布于西北部和南部,其中大理市、维西县和宾川县的小板纤恙螨构成比最高。这三地地处滇西北地区,与中国长江以北地区的地理环境较相似,而与南方典型的低海拔、高温、多降水环境有明显差别,推测这3地小板纤恙螨的密集分布与当地的地理环境有关。在云南,小板纤恙螨对宿主选择不严格,宿主特异性低,可寄生于4目7科18属30种的小兽体表,宿主范围广。其在云南省的优势宿主为大绒鼠和齐氏姬鼠,不同于长江以北的小板纤恙螨的优势宿主黄毛鼠、褐家鼠和黑线姬鼠。在对于云南于氏纤恙螨宿主种类的研究中发现采自啮齿目(鼠类)、攀鼩目(树鼩)和食肉目小兽体表的于氏纤恙螨分别为57.78%、42.16% 和0.05%。宿主种类选择显示,42.16% 采自树鼩,其感染率(26.52%)和感染度(13.54 只螨/兽)均比较高。结果表明,尽管于氏纤恙螨的宿主特异性低,可以同时寄生在多种不同的宿主体表,但在云南省境内,于氏纤恙螨更倾向于寄生在树鼩、大绒鼠、珀氏长吻松鼠和齐氏姬鼠等野栖小兽的体表。聚块指数显示,于氏纤恙螨在大多数宿主小兽不同个体间的分布呈聚集分布格局。该课题组在云南对我国三大家栖鼠种之一的黄胸鼠进行体表恙螨调研发现黄胸鼠感染恙螨比较普遍,恙螨种类丰富,检获了3亚科17属114种,总染螨率达19.6%。总体而言,黄胸鼠体表优势恙螨为地里纤恙螨、印度囊棒恙螨和英帕纤恙螨等。但地里纤恙螨是云南南部低海拔地区黄胸鼠体表的主要优势螨种,而海拔较高的中部和北部地区,则可能主要是印度囊棒恙螨和舌盾棒六恙螨等其他螨种。这提示,传统上认为地里纤恙螨是云南省恙虫病的主要媒介恙螨可能只是指局部地段的情况,需进一步调查。

三、分布

恙螨分布在温暖潮湿地区,以热带雨林为最。东南亚地区的恙螨种类繁多,是世界上恙螨最集中的地区。我国以东南沿海至西南边境省区为恙螨主要分布区域。青藏高原虽然干寒,但也有局部微小气候适宜螨种存在。

恙螨寄生的宿主种类越多,其地区分布范围也越大。红纤恙螨和地里纤恙螨普遍存在于东南亚及其附近边缘,地里纤恙螨在我国主要分布于北纬30°以南的福建、广东、广西、浙江、江西、云南、贵州、四川、西藏、台湾等省份。在我国由上海至昆明这条线以南大部分地区都有地里纤恙螨,在广东地里纤恙螨分布遍及全省。在低海拔的沿海地区及河流沿岸、开阔的河谷平原、山间盆地地里纤恙螨密度较高。自然界由于地区间条件如气候因素不同,造成恙螨区系的差异,食物的来源亦可影响一个地区孳生点的分布。

我国恙螨种类的地理分布广泛,几乎遍布全国,包括广东、香港、海南、福建、台湾、云南、广西、山东、江苏、上海、浙江、安徽、四川、贵州、江西、湖南、湖北、河北、北京、河南、山西、陕西、青海、甘肃、宁夏、西藏、吉林、辽宁、黑龙江、新疆、内蒙古等32个省份。其中广东、福建、上海、云南、安徽、贵州、江苏、江西、浙江、山东和内蒙古等省份研究比较多。恙螨分布的地形有海岛、平原、丘陵地、山区、高原等各种各样的地区,形成不同疫源地类型。我国传播恙虫病的恙螨主要分布在长江以南沿海各省,近年山东、江苏和安徽发生了恙虫病暴发流行,该病在我国的分布已达北纬35°,不论是老疫区或新出现的疫区恙螨区系研究均有大量材料报道,尤其是恙螨区系结合生态的调查工作,为防治提供了资料。刘国平等于20世纪80年代对我国东北边境地区包括黑龙江省东宁、萝北县与吉林省和龙县的恙螨进行了区系调查,恙螨种类组成包括:①3个地区的恙螨种类组成;②不同生境的恙螨种类组成;③不同宿主体的恙螨种类组成;④不同季节的恙螨种类组成等。根据该地野鼠、马、牛、猪的恙虫病血清学调查证明存在恙虫病东方体的自然感染,可能存在恙虫病的自然疫源地。传统上认为,我国长江以南大部分恙虫病疫区(包括云南省)主要宿主动物是黄胸鼠,地里纤恙螨是寄生于黄胸鼠体表的优势恙螨种类和恙虫病的主要传播媒介,黄胸鼠是地里纤恙螨的主要寄生宿主;长江以北的主要宿主是黑线姬鼠,优势恙螨是小板纤恙螨。地里纤恙螨在我国主要分布于北纬30°以南的福建、广东、广西、浙江、江西、云南、贵州、四川、西藏、台湾等省份。在低海拔的沿海地区及河流沿岸、开阔的河谷平原、山间盆地密度较高。近年来,郭宪国课题组发现在地里纤恙螨是云南南部低海拔地区黄胸鼠体表的主要优势螨种,而海拔较高的中部和北部地区,则可能主要是印度囊棒恙螨和舌盾棒六恙螨等其他螨种,提示在云南的不同地域,优势螨种存在不同,地里纤恙螨可能仅在云南部分局部地区是恙虫病的主要传播媒介,而非整个云南地区。2013年以前,国内学者普遍认为微红纤恙螨的地理分布范围较窄,主要分布在福建省的沿海地区,其主要寄生宿主是黄毛鼠等;2013年耿明璐等报道微红纤恙螨在云南省的少数地区也有分布,此后蒋文丽等(2017)在更大范围内对微红纤恙螨进行了调查,发现该螨高度集中在纬度较低(北纬22°以南),海拔较低(500~1 000m),气候炎热、潮湿的江河沿岸地区的室外环境,特别是河谷坝区的室外环境,表明微红纤恙螨主要选择温暖、潮湿的河谷坝区环境作为其孳生地。

第四节　生态学

恙螨在生活史中有卵、前幼虫、幼虫、若蛹、若虫、成蛹、成虫期。恙螨幼虫寄生于鼠类、鸟类的耳窝、肛门等处。多孳生于潮湿、遮阴的丛林或河沟岸边草丛等场所,活动范围不大,多呈点状分布。其传播主要靠宿主携带或随水漂流而扩散。恙螨的生活史较复杂,其生活习性及生态特点尚不完全清楚。

一、成虫和若虫生态

成虫和若虫两者生活于自然界的泥土微小空隙中,微小环境保持适宜的湿度,即主要在小溪流、山沟等有水的两旁,常群集在小泥洞、泥石孔等处,常呈垂直分布。红纤恙螨成虫一般在地表面至8cm深处的泥土中,以3cm深处的范围内为最多。当地温下降或泥土过干时恙螨的成虫可向深处钻移,多为集中于4~6cm深的泥层内。莫艳霞和黎家灿应用2种酸碱度(pH4和pH8)水培养观察纯系地里纤恙螨成蛹发育至成虫与孵出幼虫,影响最大的是pH4,成虫3个月内无产卵,全部死亡。pH8管在3个月内成虫仍能正常发育和产卵孵出幼虫,说明酸性土壤不能成为恙螨孳生地。

(一)食性

恙螨的食性至今不完全清楚,一般较复杂,对食物有一定的选择性。有些种类可能具有明显的杂食性或甚至是单纯的腐食性,但多数恙螨主要喜爱动物性食物,特别是小型节肢动物的卵和早期幼虫,包括同种和异种恙螨的卵和蛹在内(在实验室恙螨培养观察中特别饥饿时常见现象)。国内外曾报告用蚊卵饲养印度囊棒恙螨(*Euschoengastia indica*)获得成功;用一种弹尾目(*Collembolans*)的昆虫 *Sinella curvseta* 培育多种恙螨,如多齿恙螨属(*Acomatacarus*)、囊棒恙螨属(*Euschoengastia*)、蛤蟆恙螨属(*Hannemania*)、新棒恙螨属(*Neoschengastia*)、恙螨属(*Trombicula*)和无前恙螨属(*Walchia*)等。我国报告地里纤恙螨(*L. deliense*)和巨螯齿恙螨(*Odontacarus majesticus*)非常喜欢新鲜的蚤卵,直至现在实验室培养各种恙螨均用新鲜猫蚤卵,效果很理想。在自然界,地里纤恙螨可能以弹尾目和等足目节肢动物作为食物的来源。苍白纤恙螨(*L. pallidum*)和背展属(*Gahrliepia*)的一些恙螨对实验室内以蚤卵为食进行培养是可以发育、繁殖传代的。以蚊卵为食培养某些种类恙螨,恙螨能吸食,但效果不佳。地里纤恙螨在饥饿时可吸食蚊卵,但发育、产卵较差,甚至不产卵,寿命短。因此实验室里一般不使用蚊卵作为恙螨的食物。

(二) 受精和产卵

恙螨用间接交配的方式进行受精。雄虫产精胞于地面,雌虫在精胞上面爬过去,摘取精珠,进行交配、受精。受精的雌虫在几天后开始产卵。

过去认为恙螨可能采用直接交配的方式进行受精;继国外 Lipovsky 等报告后,国内温廷桓等用与氏螯齿恙螨(*Odontacarus yosanoi*)观察证实,恙螨用间接交配的方式进行受精。成蛹羽化为成虫后,经过短暂时间的发育,完成性成熟,雄虫产出精胞,雌虫遇到后,活动增加,把躯体高抬,在精胞上面爬过去,并以其颚肢向精胞触碰,然后把躯体匍匐在精胞上,用其外生殖器摘取精珠,进行交配、受精。受精的雌虫过几天开始产卵。雄螨产置精胞和雌螨产卵情况,各螨种不同;如马来亚的红纤恙螨,雄螨羽化后 2~7 天成熟,雌螨羽化后 7 天开始产卵,产卵期为 6~253 天,平均 75 天。一个雌螨每次仅产卵 1 个,一生可产卵 229~4 450 个,平均 900 个。

雌螨产卵情况与恙螨的种类以及外界的温度、湿度、食物来源等都有关系,一般的雌虫,在 28℃±1℃,相对湿度 100% 的恒温恒湿及有充分食物的条件下,通常在化出后 1 周(少数 2~3 周)开始产卵,一年中的产卵情况比较稳定,似无明显的周期性,每一雌虫 4 个季度的产卵数平均为 159.28 个、183.22 个、163.44 个和 156.11 个,全年平均 662.05 个。在某一限度之内,产卵数量的增长可能大大地超过食物量的增长,如食物供应减少至原来的 1/6 则全年平均产卵数大约减少到只有原来的 1/66。据统计,随着雌虫年龄的增大,产卵能力也会逐渐衰退,正常的雌虫一般只有 2 年的时间生殖力比较旺盛,第三年产卵数量即明显下降,第四年以后还存活的雌虫一般不产卵。另外,产卵受温度的影响特别大,如果让成虫化出后立即生活在一种恒温和相对湿度 100% 的环境中,18~28℃温度范围内,产卵量随温度的上升而下降。温度对产卵和幼虫孵出的影响,还表现在产卵量和幼虫孵出的季节性的明显变化。在亚热带地区,冬季成虫虽继续产卵,但幼虫孵出很少。3~5 月是全年产卵最多的季节,出现幼虫数量也最多。8 月、9 月间产卵量少,孵出幼虫也显著减少。

(三) 寿命

恙螨成螨的寿命一般为 3 个多月到 2 年以上,而雌螨寿命比雄螨长,但寿命的长短因恙螨种类不同而异,如红纤恙螨的雄虫寿命长达 332 天,平均 116 天,雌虫最长 443 天,平均 185 天;地里纤恙螨雄螨寿命 15~81 天,平均 44 天,雌螨 75~107 天,平均 91 天。黎家灿、陈成福等(1987 年)观察实验室培养的地里纤恙螨羽化为成虫后,在 25℃恒温和相对湿度 85%~100% 的环境下可活 4~5 年以上,但恙螨生长至 3~5 年虫龄时已无生殖能力。外界因素,特别是温度对寿命长短的影响很大。在 23℃左右时,恙螨成虫的寿命最长。

二、幼虫生态

(一) 宿主

恙螨幼虫可寄生的宿主范围非常广泛,包括哺乳类、鸟类、爬行类、两栖类及节肢动物等。在哺乳动物,几乎所有种类如牛、羊、马、猴、虎、猫、犬、鼠以及小的食虫动物等都可寄生。多数恙螨种类没有宿主特异性(host specificity),同一种幼虫可寄生于多种动物宿主体上,如地里纤恙螨幼虫的宿主于 1952 年记录的有 11 种鸟和 57 种哺乳动物,包括有 26 种鼠以及灵猫、鹿与有袋类动物。同一种恙螨幼虫可寄生的宿主种类很多,地区不同,宿主的种类也可能不同。例如,在云南思茅地区地里纤恙螨幼虫的重要宿主为黄胸鼠,而广东佛山地区则为沟鼠。这种多宿主的习性与传播疾病有重要关系。但也有一些种类的幼虫,其宿主特异性比较严格,如蛤蟆恙螨属(Hannemania)的种类都寄生在两栖类动物体上,新棒恙螨属的种类寄生在鸟类体上,滑顿恙螨属的绝大多数种类都在蝙蝠体上,真恙螨属(Eutrombicula)的某些种类在爬行类体上。一般与人关系较密切的恙螨多寄生在小哺乳动物的体上。

恙螨幼虫在宿主体上的寄生部位多为毛羽稀少、皮薄而嫩、又较湿润之处,但对各种不同宿主,似有不同程度的选择性,如啮齿动物宿主,恙螨幼虫可叮咬宿主的耳窝、耳壳、肛门区、睾丸、乳头、眼缘和足;鸟类宿主,恙螨幼虫主要叮咬宿主的腹股沟、翼腋下和胸骨两侧;对于爬行类宿主,恙螨幼虫则主要叮咬宿主的鳞片下;而对于节肢动物宿主,恙螨幼虫主要叮咬宿主的节间膜处。有些恙螨种类甚至进入宿主体内固定部位寄生,如珠恙螨属(Doloisia)只生活在啮齿动物的鼻腔内;肺恙螨属(Vataoarns)只在宿主的肺内。

恙螨幼虫在人体的寄生部位包括头发缘、颈部前后、前肩、前臂、乳房、腋下、脐周、腹股沟、膝关节、踝及外阴等,几乎是全身性的。曾有一妇女肚脐眼内寄生恙螨幼虫的记录。

(二) 吸食

恙螨幼虫利用"外消化"的方式,刺吸宿主体液。当其螯肢刺入宿主皮肤后,首先分泌唾液(内含抗凝血物质和多种溶酶),溶解周围的表皮组织,使上皮细胞、棘细胞和基细胞等消化,然后吸入,同时使宿主的组织发生上皮细胞、胶原纤维及蛋白变性,而出现凝固性坏死,在唾液周围形成一个环圈。随着唾液继续第二次、第三次……的分泌,继之出现延伸的第二圈、第三圈……坏死性环圈的增长,逐渐形成一根"吸管",又称为"茎口"(stylostome)。茎口的长短不等,有的可长达饱食幼虫躯体的2~3倍,在幼虫吸饱离去后,宿主茎口反应需经过相当长的时间才被吸收或随表皮脱落。

恙螨幼虫在宿主体上吸饱或刺吸时间的长短与恙螨的种类、宿主的种类、寄生部位以及外界的温度、湿度等有关。一般时间较长,至少要在1天以上,如红纤恙螨需1~3天才能吸饱,印度囊棒恙螨要2~3天;地里纤恙螨2天,实验室传代常规是恙螨幼虫叮咬小鼠48小时可检获饱食幼虫。幼虫叮稳后转换到另一宿主体上不易进行再叮咬,如鼠耳被剪下后,耳上的幼虫可很快离去,如遇到活鼠时,还可能有再刺吸叮咬的机会。

幼虫吸饱后,即很快离开宿主,有的只要5~15分钟,就跌落到地面,但也可在宿主体上停留较长时间,甚至少数留在宿主体上化为若蛹到若虫。

(三) 孳生地

恙螨主要孳生于隐蔽、潮湿、多草、多鼠场所,以河岸、溪边、山坡、山谷、林缘、荒芜田园等杂草灌木丛生的地方为多,亦可在以及灌木丛或森林中,比较潮湿、有遮阴的浅层泥土内孳生,也可见于村镇附近的农作物区(菜园、花园)、瓦砾场、墙角等处;恙螨还可在城市内比较潮湿、建筑简陋、环境卫生差的地区孳生。孳生地常呈点状分布:在外界环境条件相对稳定的情况下,恙螨的孳生地也是比较稳定的,它与鼠的穴居与活动有密切的关系。

(四) 群居与活动

恙螨喜群居,孳生点常是一处许多恙螨,一处却无恙螨,前者称为"螨岛"。幼虫活动的范围很小,在孳生地的一定范围内,向垂直或水平方向移动。通常在外界环境相当稳定的条件下,幼虫只在出生地半径300cm、垂直距离10~20cm这一范围活动,可攀登到草、石头或地面的某些物体上或深入泥洞。恙螨的散布,主要靠宿主携带。其散布范围的大小随宿主迁移或活动的情况而定。另外也可随暴雨和洪水引起的泛滥散布各地。

幼虫出现在泥层表面或活动的情况,在每天似有规律性变化。不同种类的恙螨活动规律亦有不同。如地里纤恙螨幼虫出现于泥土表面一般早晚多,中午前后少,而日本的红纤恙螨出现在泥土中的情况则是白天多、夜间少。

光、温度、湿度等外界因素对恙螨幼虫活动有复杂的影响,不同种类的恙螨对外界因素发生的反应也有所不同。

1. 光对恙螨活动的影响　光强度和光源方向的改变都能影响恙螨幼虫的活动。不同恙螨种类的幼虫对光强度的选择也不相同,秋恙螨具有趋光性,地里纤恙螨有明显的向光性,但当强光与弱光同时存在时,幼虫反集中在光弱的一面。

2. 温度对恙螨活动的影响　温度与恙螨幼虫的生活有密切的关系。正常活动的温度范围是12~28℃,但最适宜的温度是20~30℃。在正常活动的温度范围内,幼虫的爬行速度和温度间呈直线的关系。地里纤恙螨幼虫在室温中每分钟约爬行10cm,温度降低时,爬行速度也跟着减低,当温度减低到13℃以下时就停止活动了。恙螨属的一种恙螨(未定种)在26℃时每分钟爬行6.4cm,升高到35℃时,可增至每分钟10.5cm。有些恙螨(*T.alfreddngesi*)在10℃时呈不动状态,还有的恙螨(如*Euschoengasti aperomysci*)在0℃才停止活动,有时甚至可在−5℃经38天之久,仍可在室温下复生。许多实验证明,在了解温度对恙螨生活的影响时,还必须联系到相对湿度的因素在内,例如地里纤恙螨25℃,相对湿度90%~100%能够正常传代培育,但培养管内相对湿度如果低于50%,即使温度保持为25℃,而恙螨仍很快死亡。

3. 湿度对恙螨活动的影响　湿度对恙螨生活力亦有重要的作用。恙螨幼虫的活动具有一定向湿性。饱和湿度对幼虫生活最为有利。阴天潮湿的情况下,从自然界中寻找恙螨孳生地较易。不同恙螨种类的幼虫在不同类型水中的发育和生活力均不相同;如印度囊棒恙螨幼虫在海水内可存活6~7天,而在井水中可发育至若虫期。幼虫对水抵抗力的强弱,对恙虫病的流行具有重要意义。地里纤恙螨未进食幼虫,在温度25℃±1℃的恒温环境中,当相对湿度为20%时,生存12.06小时±0.30小时,湿度30%时,生存12.37小时±0.40小时,生存时间随着相对湿度的增加而延长,愈近饱和湿度延长得愈明显,到相对湿度为100%时,生存时间增至7.78小时±0.28小时。

4. 音响、气流、颜色及物面状况等对恙螨幼虫的影响　巨大的音响可以使不动的恙螨幼虫活动。气流的缓速能影响恙螨的活动,一般气流低时幼虫走动较慢,但太高的气流又可使恙螨停止活动。恙螨幼虫具有群集于尖端的习性。在实验室内观察到地里纤恙螨在石膏体表面群集的情况,似与锥形石膏体表面的倾斜度及颜色有一定的关系,在一定倾斜度的范围内,倾斜度越大,幼虫集中的越多越快,但若超过一定倾斜限度时,幼虫就会跌落下来。在同样的锥形石膏体上幼虫在白色的比在黑色的锥体面上要集中得多。未进食的恙螨幼虫极易受含有二氧化碳的空气所影响而展开活动,因此藏匿于地面凹处的小板纤恙螨(*L. scutellare*)在行人接近时迅速爬上地面等待攀登人体。恙螨幼虫常有向附近物体移动的习性,并且正在走动的物体,尤其是黑色的,对它们似有特别的吸引力。

5. 季节消长　各种恙螨幼虫的季节消长和气候有密切的关系,特别是温度和湿度。一般而言,温度适量而湿度大的季节有利于恙螨繁殖和活动。炎热干燥季节不适于恙螨繁殖。恙螨的季节消长除其本身的生物学特点外,还受温、湿度和雨量的影响,各地区的各种恙螨幼虫发现于宿主体表均有季节消长规律,大致可分为三型:①夏季型:每年夏季出现一次高峰。一般于5月开始出现,7~9月最多,11月后渐减少。②春秋型:有春秋两个季节高峰,多数恙螨属此型。③秋冬型:出现在10月以后至次年2月,以冬季为高峰。夏季型和春秋型的恙螨多以若虫和成虫越冬,秋冬型无越冬现象。

6. 越冬　由于季节消长的不同,恙螨越冬的形式亦各异。夏季型及春秋型的恙螨常以其若虫和成虫在土壤中越冬,秋冬型的则无越冬现象。

第五节　中国重要种类

恙虫病是目前已知的由媒介恙螨传播的疾病,在病原学和流行病学方面均已得到证实。研究已证明地里纤恙螨(*Leptotrombidium deliense* Walch,1922)、微红纤恙螨(*L. rubellum* Wang et Liao,1984)、红纤恙螨(*L. akamushi* Barumpt,1910)、温氏纤恙螨或高湖纤恙螨(*L.wenense*或*L. kaohuense* Yang et al.,1958)、小板纤恙螨(*L. scutellare* Nagayo et al.,1921)、海岛纤恙螨(*Leptotrombidium insulare*)、吉首纤恙螨(*L. sialkotense*或*L. jishoum*)、苍白纤恙螨(*L. pallidum* Nagayo et al.,1919)、于氏纤恙螨(*L. yui* Chen et Hsu,1955)、印度囊棒恙螨(*Ascoschoengastia indica* Hirst,1915)、中华无前恙螨(*Walchia chinensis* Chen et Hsu,1955)、巨螯齿恙螨(*Odontacarus majesticus* Chen et Hsu,1955)等自然感染恙虫病东方体,其中目前已确证地里纤恙螨、小板纤恙螨、微红纤恙螨、高湖纤恙螨、苍白纤恙螨、吉首纤恙螨和海岛纤恙螨为我国恙虫病的主要传播媒介。地里纤恙螨和小板纤恙螨分别为我国长江以南和以北的重要传播媒介,前者为夏季型,后者为冬季型的流行型。老流行区如海南、广东等地区和近年发生暴发流行的山东、江苏等地区,分别以地里纤恙螨和小板纤恙螨为优势种传播恙虫病东方体。我国 500 余种恙螨中,已确证可作为恙虫病传播媒介的恙螨仅占恙螨种类不足 2%,而且他们均是纤恙螨属中的种类。

一、中国医学恙螨主要代表种

(一)地里纤恙螨(*Leptotrombidium deliense*)

地里纤恙螨(*Leptotrombidium deliense*)是 Walch 于 1922 年首先命名的一种恙螨,常见于各种鼠类等小型哺乳动物的体表,不仅是东南亚热带地区恙虫病最主要的传播媒介,也是世界上许多地区恙虫病的主要或重要传染媒介,曾被翻译为"地理纤恙螨"。分类地位:绒螨总科(Superfamily Trombidioidea),恙螨科(Family Trombiculidae),恙螨亚科(Subfamily Trombiculinae),纤恙螨属(Genus *Leptotrombidium*)。

1. 种名 地里纤恙螨(*Leptotrombidium deliense* Walch,1922)

2. 形态 鉴别特征:活体标本未饱食橘红色,饱食后淡红色,SB/PLs,AP=SB,AP>PS,PW/AP=2.6,感毛近基部光裸,油镜下可见少量微小分枝,fDS=2.8.6.6.4.2=28,VS=20~22。

地里纤恙螨幼虫细小,肉眼仅能见到,活体标本未饱食橘红色,饱食后淡红色,虫体饱食后短胖,近椭圆形,无腰缩,有鲜红色的眼点。体长 246~537μm,宽 180~378μm。体壁上有明显的横纹,上有背板、背毛和腹毛及足(图 33-8)。fp=N-N-BNN. 背板在躯体背面的前端,略呈长方形,宽大于长,背板刚毛 5 根(前中毛 AM=1,前侧毛 AL=2,后侧毛 PL=2),后侧毛距(PW)略大于前侧毛距(AW),背板后缘微向后突,中部微凹,两侧缘向内凹。感觉毛丝状,近基部光裸,油镜下可见少量微小分支,端部 1/2 处有 5~6 对细长分枝。感毛基(SB)位于后侧毛基水平线(PLs)的上方,前后侧毛距等于感毛基距(AP=SB),前后侧毛距(AP)大于后侧毛基与感毛基间的距离(PS),后侧毛距与前后侧毛距的比例(PW/AP)=2.6。眼点:鲜红色眼点,在背板外两侧,近后侧毛附近,有 2 对位于眼板上。背毛(DS)为在背板与体后端之间成行排列的刚毛,长度、数目与位置很固定,为鉴别的特征之一。背毛纤细具短小分支,背毛长 44~49μm;背毛排列(背毛公式,dorsal setation formula,fDS)为 2.8.6.6.4.2=28(即 DS 为 28 根)。腹毛数(VS)=20~22 根,腹毛长 28~47μm。足 3 对,每足分 7 节。足的末端有爪 1 对和爪间垫 1 个。足Ⅲ基节毛位于基节前缘下方,足Ⅰ长 243μm,足Ⅱ长 225μm,足Ⅲ260μm。足指数 Ip(3 对足的长度相加,即 $P_1+P_2+P_3$)=728。综合鉴别式(synthetic identification formula,SIF):SIF=7B-B-3-2111.0000。

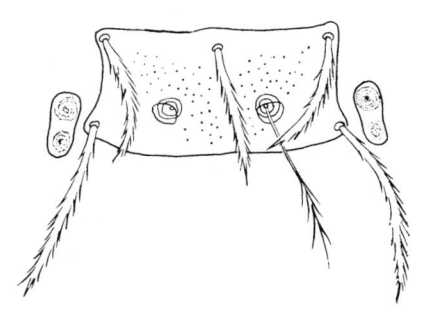

图 33-8 地里纤恙螨(*Leptotrombidium deliense*)幼螨背板
(仿 黎家灿)

背板各部位测量(单位:μm):前侧毛距(AW)63~67;后侧毛距(PW)77~89;感毛基距(SB)31~33;感毛基前长(ASB)26~28;感毛基后长(PSB)12~15;背板长(SD=ASB+PSB)39~43;前后侧毛距(AP)28~31;前中毛长度(AM)41~48;前侧毛长度(AL41~43;后侧毛长度(PL)54;感觉毛长度(Sens)54~58。

地里纤恙螨的背毛数目和排列一般比较稳定,也有少数标本的背毛 30 根左右,在福建沿海地区采到的标本背腹毛数 90% 以上稳定,闽东北山区采到的标本稳定者约 70%~80%。

3. 生活习性 在自然界地里纤恙螨的繁殖季节为夏秋季,广州地区地里纤恙螨全年均有出现,5~11 月保持较高数字。福建 4 月开始少量出现,6~8 月高峰,9 月后逐渐减少,冬季几乎见不到。地里纤恙螨是实验培养成功的一种媒介恙螨,也是在形态、生活史、生理、生态、遗传、经卵传递和经精胞传递等方面研究较多的一种媒介恙螨。在实验室条件下,对地里纤恙螨的成虫、幼虫、卵的形态及地里纤恙螨的实验生态较详细的研究,并为控制恙虫病而进行了地里纤恙螨遗传杂交实验研究。在实验室 29~34℃,相对湿度 100% 及供给充分食物条件下,虫期各阶段发育时间:产卵前期 5~9 天,卵期 6~10 天,次卵期 7~10 天,幼虫寄生期 2~7 天,寄生后期 1~4 天,若蛹期 4~11 天,若虫期 10~32 天,成蛹期 4~13 天,成虫期 58~245 天以上。完成一代即从前一代幼虫至下一代幼虫需 59~135 天,平均 89 天。

4. 生境与孳生物(宿主) 地里纤恙螨宿主范围比较宽,宿主特异性较低,宿主达 100 余种,包括啮齿目、食虫目、甚至家畜(家猫、家兔)及一些鸟类亦偶有携带,其主要寄生宿主往往随地域的不同而存在差异。寄生部位主要在鼠的耳壳内,食虫动物多数寄生在大腿内侧,尾部及生殖器附近。

5. 与疾病的关系　地里纤恙螨不仅是东南亚热带地区恙虫病最主要的传播媒介,也是世界上许多地区恙虫病的主要或重要传染媒介。地里纤恙螨是我国南方地区恙虫病的主要媒介。地里纤恙螨自然感染恙虫病东方体已在中国、印度、缅甸、泰国、马来西亚、澳大利亚、巴布亚新几内亚、巴基斯坦、菲律宾等许多国家发现。我国各个流行区反复从地里纤恙螨分离出恙虫病东方体,感染率很高,已在实验室证明可经卵、经变态期传递立克次体至少可传 2 代,并且能传播给健康动物,且能叮咬人,通过叮咬把恙虫病东方体传染给人。幼虫出现季节与恙虫病流行季节相一致,在流行季节里是优势种,因此,地里纤恙螨作为我国南方大部分地区夏季型恙虫病的主要传播媒介已从多方面得到证实。

6. 地理分布　国外:印度、缅甸、泰国、马来西亚、澳大利亚、巴布亚新几内亚、巴基斯坦、菲律宾等国家均发现地里纤恙螨自然感染恙虫病东方体;国内:地里纤恙螨在我国主要分布于北纬 30° 以南的福建、广东、广西、浙江、江西、云南、贵州、四川、西藏(察偶、墨脱)、台湾等省份。在低海拔的沿海地区及河流沿岸、开阔的河谷平原、山间盆地密度较高。

(二) 微红纤恙螨(*Leptotrombidium rubellum*)

微红纤恙螨(*Leptotrombidium rubellum*)是王敦清等在 1984 年先先命名的一个恙螨种类,常见于鼠类体表,是我国恙虫病的重要传播媒介之一。微红纤恙螨曾被误认为是地里纤恙螨的一个型,被称为"甲型地里纤恙螨",后正式定名为微红纤恙螨。分类地位:绒螨总科(Superfamily Trombidioidea),恙螨科(Family Trombiculidae),恙螨亚科(Subfamily Trombiculinae),纤恙螨属(Genus *Leptotrombidium*)。

种名微红纤恙螨(*Leptotrombidium rubellum* Wang et Liao,1984)

同物异名:甲型地里纤恙螨(type A of *Leptotrombidium deliense*)

1. 形态　鉴别特征:活体标本呈深橘红色,PW/SD=1.73,AP>PS,SB/PLs,SB<AP,ASB>2PSB,fDS=2.8.6.6.4.2=28,VS=20~22。

微红纤恙螨幼虫饱食后体短胖,无腰缩,虫体长 246~688μm,宽 176~636μm(图 33-9)。fp=N-N-BNN。背板后缘微向后突中部略平直,PW/AP=2.2,PW 略大于 AW,感毛近基部 1/3 处无小棘,在油镜下见有微小分枝,端部 1/2 处有 11~14 个细长分枝,PL>AM>AL。眼点 2×2。背毛分枝稀而短小。足Ⅲ基节毛位于基节前缘下方,足Ⅰ长 264~268μm,足Ⅱ长 242~246μm,足Ⅲ长 286~293μm,Ip=792~807。SIF=7B-B-3-2111.0000。

背板各部位测量(单位:μm):前侧毛距(AW)53~62;后侧毛距(PW)64~75;感毛基距(SB)22~24;感毛基前长(ASB)26~29;感毛基后长(PSB)11~13;背板长(SD=ASB+PSB)37~42;前后侧毛距(AP)29~33;前中毛长度(AM)44~51;前侧毛长度(AL)40~46;后侧毛长度(PL)51~62;感觉毛长度(Sens)48~59。

微红纤恙螨曾被认为是地里纤恙螨的一个型,被称为"甲型地里纤恙螨"。后来根据其外部形态、染色体核型和带型、同工酶、杂交试验及地理分布等特点,将其正式定名为微红纤恙螨。

2. 生活习性　微红纤恙螨的若虫、成虫喜食蚤卵,在实验室饲养条件下的生活力和繁殖力较强。在室温 29~34℃、相对湿度 100% 和充足的食物供应条件下虫期各阶段:产卵前期 7~8 天,卵期 11~21 天,寄生期 3~4 天,寄生后期 1~6 天,若蛹期 7~16 天,若虫期 6~20 天,成蛹期 5~19 天,成虫期 64~250 天以上。繁殖季节为夏秋季。

3. 生境与孳生物(宿主)　在福建省,微红纤恙螨仅分布于长乐至厦门一带的部分沿海地区的还边及傍海江边的草地,主要寄生于黄毛鼠的耳壳内。而在云南省,其主要分布在炎热、潮湿的低纬度、低海拔河谷坝区室外生境,其宿主特异性低(可寄生于黄胸鼠等 3 目 5 科 7 属 8 种宿主体表),主要倾向于寄生在黄胸鼠等宿主,且呈聚集性。

4. 与疾病的关系　微红纤恙螨是恙虫病的传播媒介。有研究

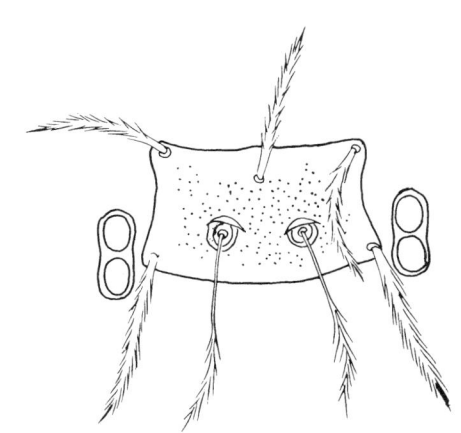

图 33-9　微红纤恙螨(*Leptotrombidium rubellum*)幼螨背板
(仿 黎家灿)

证明微红纤恙螨可经卵传递恙虫病东方体,且从不同代数的卵、幼虫、若虫、成虫体内分离出东方体,证实了在各个变态期中均可保持有恙虫病东方体。实验证明可传到 4 代,并可传播给健康动物。

5. 地理分布　仅见于我国福建、云南;国外尚未见分布报道。

(三)高湖纤恙螨(*Leptotrombidium kaohuense*)

高湖纤恙螨(*Leptotrombidium kaohuense*)是我国学者魏晋举等于 1957 年在浙江省青田县高湖村发现,由杨哲生等于 1958 年以正式新种的形式发表命名的一种恙螨,见于鼠类体表,是我国恙虫病的重要传播媒介之一。分类地位:绒螨总科(Superfamily Trombidioidea),恙螨科(Family Trombiculidae),恙螨亚科(Subfamily Trombiculinae),纤恙螨属(Genus *Leptotrombidium*)。

1. 种名　高湖纤恙螨(*Leptotrombidium kaohuense* Yang et al.,1958)

2. 形态　鉴别特征:活体标本未饱食橘红色,饱食后淡红色。须肢膝毛长不超过须肢爪。PL 长于感毛,背板上各毛及背毛均较短且具浓密分枝,PLS/SB,AP>PS,fDS=2.8.6.6.4(2).2(0)=28~32。感毛近基部 1/3 处具细小棘。足Ⅲ基节毛位于基节亚前缘上。

虫体椭圆形,长 323~587μm,宽 237~380μm,fpN=N-N-BNN。背板近似长方形,后侧角钝圆,后缘平直。PW/SD=1.5,PL 位于 SD 中线上,SB 离 PLs 线较远,约位于 SD 后 1/3 线上。眼点 2×2。背毛长 38(35~40)μm,VS=33~39,长 20(18~23)μm。足Ⅰ长 185μm,足Ⅱ长 163μm,足Ⅲ长 188μm,Ip=536。SIF=7B-B-3-2111.0000。

背板各部位测量(单位:μm):前侧毛距(AW)44~48;后侧毛距(PW)45~50;感毛基距(SB)20~23;感毛基前长(ASB)19~24;感毛基后长(PSB)11~12;背板长(SD=ASB+PSB)30~36;前后侧毛距(AP)12~15;前中毛长度(AM)20~23;前侧毛长度(AL)23~26;后侧毛长度(PL)36~41;感觉毛长度(Sens)27~30。

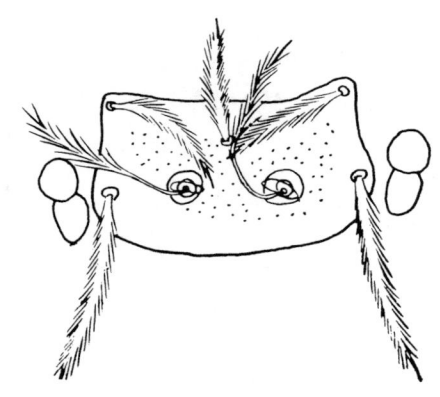

图 33-10　高湖纤恙螨(*Leptotrombidium kaohuense*)幼螨背板

(仿 黎家灿)

3. 生活习性　高湖纤恙螨已在实验室人工饲养获得成功,6~9 月实验室饲养各虫期:在温度为 28℃、相对湿度为 80% 的条件下饲养,以昆虫卵(果蝇卵、白蚁卵、库蚊卵)饲养高湖纤恙螨,完成一个生活史周期需 73~95 天(2.5~3 个月),平均 84 天,幼虫孵出率为 99.9%,若虫孵出率为 44.6%,成虫孵出率为 51.1%。从受精卵到幼虫孵出需 13~18 天。幼虫营寄生生活,寄生期 3~5 天。幼虫孵出后 1~2 天开始叮刺,3~5 天饱食,体积增大数倍。未饱食幼虫和未食幼虫均可以叮人。未食幼虫最多可以存活 128 天,保持不发育状态。隔代幼虫可叮刺健康小白鼠。饱食幼虫自动脱落,停止活动 3~5 天后发育成若蛹,隐于洞穴等光线阴暗处。在温度为 28℃、相对湿度为 80% 的条件下,从若蛹发育到若虫需 7~10 天。若虫为群居性,常成群地密集于洞隙附近或光线较暗处,同时喜欢钻洞穴。从若虫发育到成蛹需 16~20 天,成蛹到成虫需 7~9 天,成虫也具有群居性。若虫和成虫以昆虫卵为主要食物来源。雌雄成虫经常成对地一起活动,但雌雄成虫并不直接交配。雄性成虫孵出后 19 天产出精包(精胞、精球、精珠),并以细丝(精丝)粘于地表,精包由精丝托住,内含精子。雌性成虫通过生殖吸盘摘取地表的精包放入生殖孔受精(间接交配或间接受精)。雌虫成虫发育 16~26 天后成熟产卵,3 个月可繁殖一代。繁殖季节为夏秋季,其中以 6 月为高峰。

4. 生境与孳生物(宿主)　高湖纤恙螨的主要宿主为社鼠、针毛鼠,此外,黄毛鼠、白腹鼠、黄胸鼠、褐家鼠及臭鼩亦可作为其宿主,主要寄生在鼠类的耳廓、外耳道、腹股沟、会阴部等皮肤比较柔软和嫩薄的部位。该螨主要分布在浙江南部和福建东北部的山麓农耕地附近的草地,也可见于沼泽、池塘边和河沟两岸等附近的灌木丛、芦苇地、杂树林等比较阴暗、潮湿和鼠类(啮齿动物)经常出入的地方。

5. 与疾病的关系　高湖纤恙螨已经被确证为我国恙虫病的主要媒介恙螨之一。研究者已多次从自然界采到的高湖纤恙螨分离出恙虫病东方体,实验室也证明可经卵传递恙虫病东方体至少 2 代,并可传给健康动物,具有较强的叮咬人能力。幼虫出现季节与恙虫病流行季节相符,又是疫区流行季节里的优势种类,是我国浙江、福建夏季型恙虫病的重要传播媒介。

6. 分布　国内分布于浙江、福建、云南;国外尚未见分布报道。

(四) 小板纤恙螨(*Leptotrombidium scutellare*)

小板纤恙螨(*Leptotrombidium scutellare*)是 Nagayo 等于 1921 年首先命名的一种恙螨,常寄生于鼠类体表,是我国秋冬型恙虫病的主要传播媒介,也是流行性出血热的传播媒介之一。分类地位:绒螨总科(Superfamily Trombidioidea),恙螨科(Family Trombiculidae),恙螨亚科(Subfamily Trombiculinae),纤恙螨属(Genus *Leptotrombidium*)。

1. 种名 小板纤恙螨(*Leptotrombidium scutellare* Nagayo et al.,1921)

同物异名:小盾纤恙螨

2. 形态 鉴别特征:fp=N-N-BNN,背板后缘向后作弧形突出,AP>Ps 或 AP=PS,SB=AP,SB-PLs,感毛近基部无小棘,fDS=2.10(10~12)…=45~56 第一列背毛排列整齐,VS=31~40。

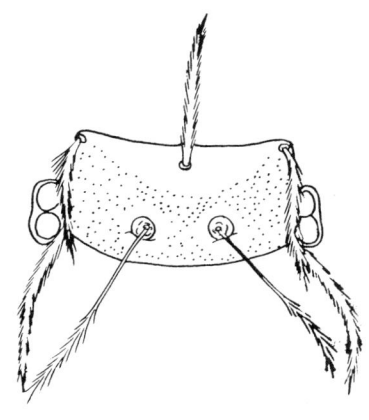

图 33-11 小板纤恙螨(*Leptotrombidium scutellare*)幼螨背板
(仿 黎家灿)

活体标本未饱食橘红色,饱食后全身呈均匀的粉红色,体短胖无腰缩,体长 238~377μm,宽 137~238μm。背板长方形,PW/SD=1.64,前缘和侧缘微向内凹。感毛近基部 1/3 处在油镜下可见微小分枝,端部 1/2 处有 7~8 对细长分枝。Oc=2×2,背毛排列 2.10.10.2.8.6.6.5.2 或 2.10.10.4.8.8.3 等不甚规则。背板毛及背毛略纤细,分枝较稀且短小。足Ⅲ基节毛位于基节前缘下方,足Ⅰ长 279μm,足Ⅱ长 254μm,足Ⅲ长 302μm,Ip=835。SIF=7B-B-3-2111.0000。

背板各部位测量(单位:μm):前侧毛距(AW)60~74;后侧毛距(PW)68~82;感毛基距(SB)24~31;感毛基前长(ASB)26~34;感毛基后长(PSB)14~19;背板长(SD=ASB+PSB)40~53;前后侧毛距(AP)26~29;前中毛长度(AM)48~56;前侧毛长度(AL)42~52;后侧毛长度(PL)51~65;感觉毛长度(Sens)60~75。我国的小板纤恙螨与 *L.scutellare*(Nagayo et al.,1920)比较,基本相同,感毛近基部无小棘。陈心陶等(1956 年)报道采自大兴安岭的标本感毛近基部有小棘,可能是不同种。

3. 生活习性 小板纤恙螨分布广泛,宿主多,主要寄生于耕作地栖息和活动的鼠类,其次为靠耕作地的山麓灌木草丛活动的鼠类。寄生部位主要在耳壳内,黑线姬鼠多在耳垂边缘,在白腹巨鼠和青毛鼠的胸部亦有大量寄生。小板纤恙螨的成虫、若虫尚能吸食一些蚤卵,在实验室条件下 11 月至次年 5 月,于室温、相对湿度 100% 供给充分食物,从饱食幼虫至成虫化出需 114~172 天,平均 145.13 天。徐秉锟等(1980 年)报道小板纤恙螨在 25℃的温箱中,饱食幼虫至成中化出需 102~177 天,由此推测在自然界绝大多数每年只能出现一代。因小板纤恙螨的若虫、成虫不很喜食蚤卵,在实验室饲养一代后难以继续饲养繁殖。该螨幼虫出现季节在冬、春季,福建调查 10 月开始少量出现,12 月至次年 2 月保持较高数字,4 月减少,5 月后没见到。陕西省调查 6~7 月出现少量,9~11 月指数为 18.5~133.4。江苏 9 月开始出现,10 月高峰,1~8 月未发现。

4. 生境与孳生物(宿主) 小板纤恙螨分布广泛,宿主达 26 种之多,主要寄生于耕作地栖息和活动的鼠类,如黄毛鼠、黑线姬鼠、斯氏家鼠、大足鼠、白腹鼠、大仓鼠等;其次是靠耕作地的山麓灌木草丛活动的鼠类,如白腹巨鼠、青毛鼠、社鼠、针毛鼠等;在家栖鼠类、松鼠、食虫动物、棕背䶄、东北鼠兔、竹鼠等亦偶有寄生。寄生部位主要在耳壳内,黑线姬鼠多在耳垂边缘,在白腹巨鼠和青毛鼠的胸部亦有大量寄生。

5. 与疾病的关系 小板纤恙螨在日本被认为是富士山和八丈岛等地冬季恙虫病的媒介。我国福建、山东、江苏等地发现秋冬季有恙虫病流行,并从疫区的小板纤恙螨分离到恙虫病东方体。江苏采集未吸食的幼虫 20~50 只为一组,叮咬 6 只小白鼠,2 只分离到恙虫病东方体证明自然感染并能经叮刺传播。此外,小板纤恙螨还可自然感染并能经卵传递和传播流行性出血热病毒,1989—1990 年在陕西省得到证实。该螨幼虫的出现季节与当地秋冬型恙虫病、流行性出血热的流行季节相一致,又是当时的优势种,小板纤恙螨既是我国秋冬型恙虫病的主要传播媒介,又是流行性出血热的传播媒介之一。

6. 地理分布 国外:日本、韩国;国内:河北、内蒙古、江苏、浙江、安徽、福建、江西、山东、河南、广东、云南、陕西、台湾等省份。

（五）苍白纤恙螨（*Leptotrombidium pallidum*）

苍白纤恙螨（*Leptotrombidium pallidum*）是 Nagayo 等于 1919 年首先命名的一种恙螨,常见于鼠类体表,是我国恙虫病重要传播媒介之一。分类地位:绒螨总科（Superfamily Trombidioidea）,恙螨科（Family Trombiculidae）,恙螨亚科（Subfamily Trombiculinae）,纤恙螨属（Genus *Leptotrombidium*）。

1. 种名　苍白纤恙螨（*Leptotrombidium pallidum* Nagayo et al.,1919）

2. 形态　鉴别特征:苍白纤恙螨饱食标本体呈筒状,略有腰缩,AP=PS,PW/SD=1.49,PLs/SB,感毛近基部有明显的小棘。背板毛及背毛略粗壮分枝密长。DS=48~57,VS=52~60。

活体标本未饱食橘红微带黄色,浓密的背毛在体背部呈白色,饱食后淡橘黄色,长 201~421μm,宽 151~304μm,fp=N-N-BNN. 背板宽度约为长度的 1.5 倍,前后缘均较平直,后侧角略钝圆,PW 略大于 AW,PL 位于 SD 中线略上方,感毛端部 2/3 处有 8 对左右细长分枝。眼点 2×2.fDS=2.14.11.10.8.6.4 或 2.12.15.11.7.2.2=48~57,排列不规则。第一列背毛排列不整开,背毛长 36~44μm,腹毛长 23~30μm,fst=2.2,足Ⅲ基节毛位于基节前缘下方,足Ⅰ长 178~221μm,足Ⅱ长 175~205μm。　足Ⅲ长 198~224μm,1p=551~650。SIF=7B-B-3-2111.0000。

背板各部位测量（单位:μm）:前侧毛距（AW）50~58;后侧毛距（PW）54~62;感毛基距（SB）24~29;感毛基前长（ASB）24~27;感毛基后长（PSB）12~15;背板长（SD=ASB+PSB）36~42;前后侧毛距（AP）16~17;前中毛长度（AM）32~39;前侧毛长度（AL）27~33;后侧毛长度（PL）44~48;感觉毛长度（Sens）45~53。

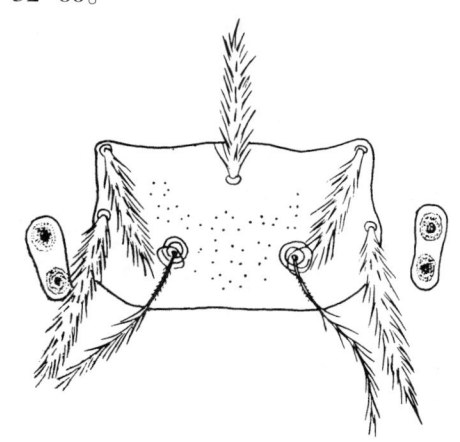

图 33-12　苍白纤恙螨（*Leptotrombidium pallidum*）幼螨背板

（仿 黎家灿）

3. 生活习性　在实验室里,苍白纤恙螨已成功培养,若虫、成虫能吸食蚤卵,在实验室条件下 11 月至次年 5 月于室温（福建）,相对湿度 100%,供给充分食物,幼虫寄生后期及若蛹期约 3 个月,若虫期 24~48 天,平均 35 天,成蛹期 11~37 天,平均 26 天,如果能正常取食夏季仍可继续产卵,但必须到 10 月下旬才相继出现大量幼虫。苍白纤恙螨幼虫在自然界出现季节为冬、春季。

4. 生境与孳生物（宿主）　宿主为针毛鼠、社鼠、黑线姬鼠、黄毛鼠、大足鼠、青毛鼠、白腹鼠、白腹巨鼠、小林姬鼠、褐家鼠、黑家鼠等。

5. 与疾病的关系　日本已证实苍白纤恙螨是冬季型恙虫病的传播媒介,亦有研究者认为苍白纤恙螨可能是出血热的传播媒介。

6. 地理分布　国外:日本、韩国;国内:黑龙江、浙江、福建、山东、广东、云南、台湾。

（六）海岛纤恙螨（*Leptotrombidium insulare*）

海岛纤恙螨（*Leptotrombidium insulare*）是我国学者魏晋举等于 1987 年在浙江东矶列岛发现并初步命名的一种恙螨,后于 1989 年进行正式新种记述命名,仅见于浙江沿海东矶列岛鼠类体表,是我国恙虫病的重要媒介之一。分类地位:绒螨总科（Superfamily Trombidioidea）,恙螨科（Family Trombiculidae）,恙螨亚科（Subfamily Trombiculinae）,纤恙螨属（Genus *Leptotrombidium*）。

1. 种名　海岛纤恙螨（*Leptotrombidium insulare* Wei,Wang et Tong,1989）

2. 形态　鉴别特征:PLS/SB. AP≥PS,PW/AP=3.15,SB>AP,感毛近基部有明显的小棘,PLs 线位于 SD 中线上,背板毛及背毛均较粗壮,分枝浓密,fDS=2.10.2.8.10.6.4.2=40~44,VS=41~47。

海岛纤恙螨活体标本呈橘红色,未进食标本长 199~204μm,宽 143μm~157μm,中等饱食标本长 274~330μm,宽 221~231μm,fp=N-N-BNN。背板长宽之比为 1:1.6~1.8,前后缘较平直。感毛端部 2/3 处有 8 对左右细长分枝,感毛与 PL 约等长,PL>AM>AL,Oc=2×2,背板长 43~52μm,腹毛长 34~39μm,fst=2.2。足Ⅲ基节毛位于基节前缘下方,足Ⅰ长 251μm,足Ⅱ长 243μm,足Ⅲ长 271μm,Ip=765。SIF=7B-B-3-2111.0000。

背板各部位测量（单位:μm）:前侧毛距（AW）62~68;后侧毛距（PW）66~74;感毛基距（SB）28~32;感毛基前长（ASB）24~30;感毛基后长（PSB）13~17;背板长（SD=ASB+PSB）37~47;前后侧毛距（AP）21~26;

前中毛长度（AM）40~48；前侧毛长度（AL）33~43；后侧毛长度（PL）46~56；感觉毛长度（Sens）49~56。

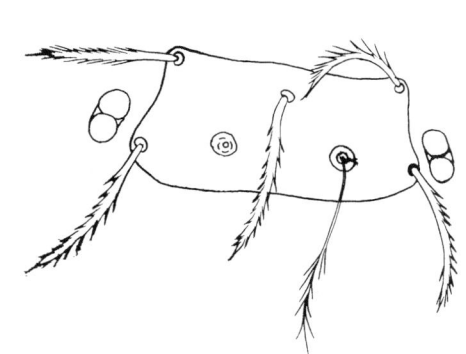

3. 生活习性　在实验室用野生型果蝇（*Drosophila melanogaster*）卵和黑翅土白蚁（*Macrotermes barneyi*）卵饲养海岛纤恙螨已获得成功，在28℃相对湿度80%条件下，完成个生活史周期需2.5~3个月。在自然界每年6月开始出现，8月下旬达高峰，9月下降。

4. 生境与孳生物（宿主）　海岛纤恙螨目前仅知分布于浙江沿海的东矶列岛等岛屿的恙虫病疫源地内，数量多，平均指数52~129，为当地绝对优势种。宿主为黄毛鼠、褐家鼠、小家鼠。

5. 与疾病的关系　已证实海岛纤恙螨能自然感染恙虫病东方体，实验室证明能经卵传递恙虫病东方体，具有较强的叮人传病能力。该螨幼虫出现与恙虫病流行季节相符，为浙东沿海岛屿恙虫病的传播媒介。

6. 地理分布　国内：浙江。

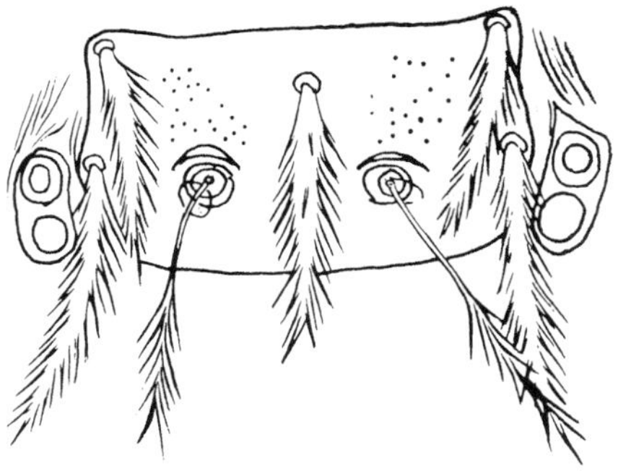

图 33-13　海岛纤恙螨（*Leptotrombidium insulare*）幼螨背板

（仿 黎家灿）

（七）红纤恙螨（*Leptotrombidium akamushi*）

红纤恙螨（*Leptotrombidium akamushi*）是Barumpt首先1910年首先命名，可见于鼠类、禽类等动物体表，是恙虫病重要传播媒介之一。分类地位：绒螨总科（Superfamily Trombidioidea），恙螨科（Family Trombiculidae），恙螨亚科（Subfamily Trombiculinae），纤恙螨属（Genus *Leptotrombidium*）。

1. 种名　红纤恙螨（*Leptotrombidium akamushi* Barumpt, 1910）

2. 形态　鉴别特征：SB/PLs，SB约等于AP，AP>PS，ASB≤2PSB，PW/AP≈2.7，PL=AM，fDS=2.8.6（8）…或 2.10.8.8.6.2=32~40，VS=22~36。

红纤恙螨活体标本红色，眼点明显，鲜红色，在背板外两侧，近后侧毛附近，有2对位于眼板上。饱食时体长280（273~298）μm，宽193（182~210）μm，fp=N-N-BNN，背板长方形，宽大于长，前缘颇平直或微呈双凹状，两侧缘向内凹，后缘微向后突，中部微凹。PW>AW，感毛近基部光裸，端部1/2处有6对细长分枝。眼点2×2，前略大于后。背毛在背板与体后端之间成行排列的刚毛，长度、数目与位置很固定，为鉴别的特征之一。背毛纤细具短小分支，长53~23μm，腹毛长25~39μm。足3对，每足分7节。足的末端有爪1对和爪间垫1个。足Ⅲ基节毛位于基节前缘下方，足Ⅰ长214μm，足Ⅱ长219μm，足Ⅲ长258μm，Ip=718。SIF=7B-B-3-2111.0000。

图 33-14　红纤恙螨（*Leptotrombidium akamushi*）幼螨背板

（仿 黎家灿）

背板各部位测量（单位：μm）：前侧毛距（AW）59~65；后侧毛距（PW）70~76；感毛基距（SB）23~31；感毛基前长（ASB）22~26；感毛基后长（PSB）14~16；背板长（SD=ASB+PSB）36~42；前后侧毛距（AP）23~28；前中毛长度（AM）50~51；前侧毛长度（AL）33~36；后侧毛长度（PL）48~51；感觉毛长度（Sens）59~64。

3. 生境与孳生物（宿主）　褐家鼠、黄胸鼠、黑家鼠、小家鼠、卡氏小鼠、黄毛鼠、针毛鼠、黑线姬鼠、东方田鼠、花松鼠、臭鼩、白齿鼩、短尾鼩、鹧鸪、家鸡、小鸦鹃、印度棕三趾鹑，甚至犬、猫、水牛、黄牛等偶有带染。幼虫出现季节在夏季。

4. 与疾病关系　在日本已证实红纤恙螨幼虫能自然感染恙虫病东方体，感染率2.3%~11%，并能经卵经变态期传递，还能叮咬人，成为日本东北部恙虫病的主要传播媒介。

5. 分布　国外：广泛分布于日本、菲律宾、巴布亚新几内亚、马来西亚等国家；国内：广东、台湾（澎湖）。

（八）其他可能作为恙虫病媒介的恙螨

1. 于氏纤恙螨（*Leptotrombidium yui*）　于氏纤恙螨（*Leptotrombidium yui*）是我国陈心陶教授等于

1955年首先命名的一种恙螨,见于多种鼠类体表,曾在其体内发现自然感染的恙虫病东方体,故可能为恙虫病传播媒介之一。分类地位:绒螨总科(Superfamily Trombidioidea),恙螨科(Family Trombiculidae),恙螨亚科(Subfamily Trombiculinae),纤恙螨属(Genus *Leptotrombidium*)。

(1)种名:于氏纤恙螨(*Leptotrombidium yui* Chen et Hsu,1955)

(2)形态:鉴别特征:活体标本乳白色,PLS/SB,SB=ASB,PL与感毛近等长,感毛基小棘在油镜下可见。背板前缘平直,后缘弧形突出。fDS=2.8.6.6.6.4.2=34,VS=37~45。

于氏纤恙螨活体标本乳白色,具鲜红色眼点,体长444~538μm,宽272~375μm,饱食后体膨大略呈圆筒形,腰缩不明显。fp=N-N-BN,背板近似长方形,长宽之比为1:1.6,PW>AW,AP约等于PS,后侧毛在后侧角上。眼点2×2,前略大于后。背毛略粗壮分枝浓密,背毛长37~47μm,腹毛长21~40μm,fst=2.2,足Ⅲ基节毛位于基节前缘下方,足Ⅰ长210~234μm,足Ⅱ长199~213μm,足Ⅲ长221~210μm,Ip=630~657。SIF=7B-B-3-2111.0000。

背板各部位测量(单位:μm):前侧毛距(AW)51~59;后侧毛距(PW)56~63;感毛基距(SB)20~27;感毛基前长(ASB)20~26;感毛基后长(PSB)12~14;背板长(SD=ASB+PSB)30~34;前后侧毛距(AP)14~18;前中毛长度(AM)32~39;前侧毛长度(AL)25~30;后侧毛长度(PL)45~53;感觉毛长度(Sens)40~51。

(3)生活习性:于氏纤恙螨的出现季节几乎全年均可见到,春秋季数量稍多。

(4)生境与孳生物(宿主):黄毛鼠、黑线姬鼠、大足鼠、白腹鼠、社鼠、针毛鼠、高山姬鼠、大绒鼠、黄胸鼠、褐家鼠、长吻松鼠、树鼩等,其中田栖鼠类是主要宿主。寄生部位在耳壳内,黑线姬鼠多在耳垂边缘和耳壳背面。

(5)与疾病的关系:在福建平潭岛发现有自然感染恙虫病东方体。

(6)地理分布:国内:辽宁、江苏、浙江、福建、江西、广东、云南、上海;国外:不详。

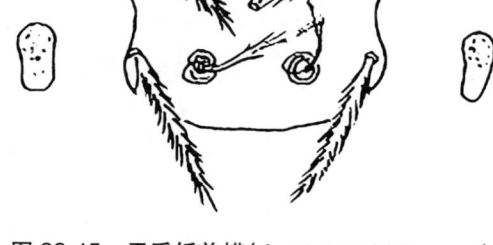

图33-15 于氏纤恙螨(*Leptotrombidium yui*)幼螨背板

(仿 黎家灿)

2. 英帕纤恙螨(*Leptotrombidium imphalum*)

英帕纤恙螨(*Leptotrombidium imphalum*)是Vercammen-Grandjean等于1975年首先命名的一种恙螨,常见于鼠类体表,曾在其体内发现自然感染的恙虫病东方体,故可能为当地恙虫病媒介。分类地位:绒螨总科(Superfamily Trombidioidea),恙螨科(Family Trombiculidae),恙螨亚科(Subfamily Trombiculinae),纤恙螨属(Genus *Leptotrombidium*)。

(1)种名:英帕纤恙螨(*Leptotrombidium imphalum* Vercammen-Grandjean et Langston,1975)

(2)形态:鉴别特征:SB/PLs,PW/SD=1.44~1.75,AP>PS,AP≥SB,ASB≥2PSB,感毛近基部无小棘。fDS=2.8.6(7).6(7~8).6~2=30~37,排列不甚规则,VS=21~26。

活体标本淡橘红色体,长221~263μm,宽163~187μm,fp-N-N-BNN,螯鞘毛有4~5个(偶有6个)长分枝,背板长方形,后缘有明显的双突或略平直,PLs位于SD靠后缘约1/4处,感毛端部有11~12个细长分枝,多数标本PL>AM>AL,眼点2×2。背毛纤细分枝较稀且短小,背毛长54(48~60)μm,腹毛长32(27~36)μm。足Ⅲ基节毛位于基节前缘下方,距前缘10.2μm。足Ⅰ长238~265μm,足Ⅱ长221~238μm,足Ⅲ长260~275μm,Ip=751(728~770)。SIF=7B-B-3-2111.0000。

背板各部位测量(单位:μm):前侧毛距(AW)52~65;后侧毛距(PW)63~71;感毛基距(SB)22~31;感毛基前长(ASB)27~32;感毛基后长(PSB)10~15;背板长(SD=ASB+PSB)

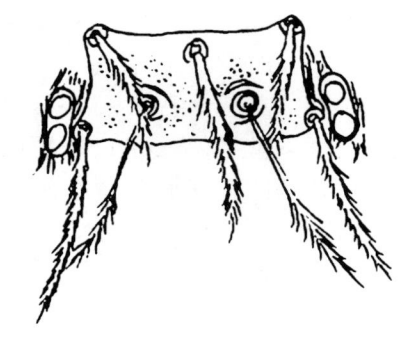

图33-16 英帕纤恙螨(*Leptotrombidium imphalum*)幼螨背板

(仿 黎家灿)

37~47；前后侧毛距（AP）26~31；前中毛长度（AM）43~61；前侧毛长度（AL）36~48；后侧毛长度（PL）46~61；感觉毛长度（Sens）50~68。

（3）生活习性：在实验室用蚤卵人工饲养获得成功，在月平均室温22.6~32.1℃，饱和相对湿度，并供给充分食物条件下，从卵发育至成虫需23~100天，平均44.5天，完成一代所需时间34~115天，平均57.5天。在实验室由于成虫吸食蚤卵量逐渐减少直至不食，在实验室饲养2~3代后难于继续饲养。

（4）生境与孳生物（宿主）：该螨的宿主为黑家鼠、青毛鼠、大足鼠、黄毛鼠、黄胸鼠。

（5）与疾病的关系：1987年云南省采自恙虫病患者附近捕获的黄胸鼠耳壳内的英帕纤恙螨分离到恙虫病东方体，故其可能是当地恙虫病的媒介。

（6）地理分布：国内：福建、台湾、云南、西藏；国外：印度、缅甸、锡兰、巴基斯坦、马来西亚。

3. 东方纤恙螨（*Leptotrombidium orientale*）　东方纤恙螨（*Leptotrombidium orientale*）是 Schluger 于1948年首先命名的一种恙螨，见于鼠类体表，在我国东北发现该螨自然感染恙虫病东方体，可能作为该地区恙虫病媒介；分类地位：绒螨总科（Superfamily Trombidioidea），恙螨科（Family Trombiculidae），恙螨亚科（Subfamily Trombiculinae），纤恙螨属（Genus *Leptotrombidium*）。

（1）种名：东方纤恙螨（*Leptotrombidium orientale* Schluger, 1948）

（2）形态：鉴别特征：fp=N-N-BNB，感毛近基部有小棘，SB 明显位于PLs 下方，背板后缘突出中部平直，PL 位于 SD 中线略上方，ASB≈2PSB，fDS=2.8.6.6.4.4.2=32，VS=42~48。

东方纤恙螨半饱食到饱食标本体长552~584μm，宽363~457μm，PW/SD=1.62~1.75。PL 与感毛等长，感毛端部2/3处有10对左右细长分枝。眼点2×2，fst=2.2。足Ⅲ基节毛接近基节前缘中部，足Ⅰ长260μm，足Ⅱ长248μm，足Ⅲ长293μm。Ip=801。

SIF=7B-B-3-2111.0000。

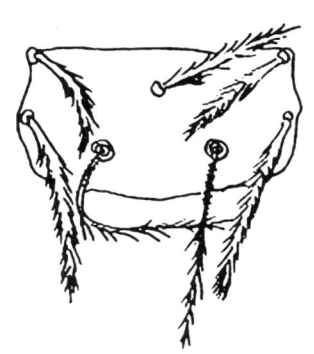

图 33-17　东方纤恙螨（*Leptotrombidium orientale*）幼螨背板
（仿 黎家灿）

背板各部位测量（单位：μm）：前侧毛距（AW）67~68；后侧毛距（PW）70；感毛基距（SB）30~32；感毛基前长（ASB）27~29；感毛基后长（PSB）13~14；背板长（SD=ASB+PSB）40~43；前后侧毛距（AP）14~16；前中毛长度（AM）48；前侧毛长度（AL）34~37；后侧毛长度（PL）56~58；感觉毛长度（Sens）56~58。

（3）生境与孳生物（宿主）：东方纤恙螨的宿主为黑线姬鼠、黑线仓鼠、草原鼢鼠。

（4）与疾病的关系：在吉林省珲春市敬信地区发现有该螨自然感染恙虫病东方体，可能作为该地区恙虫病媒介。

（5）地理分布：国内：吉林、辽宁、黑龙江；国外：韩国、俄罗斯。

4. 须纤恙螨（*Leptotrombidium palpale*）　须纤恙螨（*Leptotrombidium palpale*）是 Nagayo 等于1919年首次命名的一种恙螨，1956年陈心陶等首次记录我国存在该螨，常见于鼠类体表，能自然感染恙虫病东方体，是我国恙虫病可能的媒介之一。分类地位：绒螨总科（Superfamily Trombidioidea），恙螨科（Family Trombiculidae），恙螨亚科（Subfamily Trombiculinae），纤恙螨属（Genus *Leptotrombidium*）。

（1）种名：须纤恙螨（*Leptotrombidium palpale* Nagayo et al.1919）

（2）形态：鉴别特征：活体标本淡橘红色。fp=N-N-BNB。感毛近基部无小棘，在油镜下可见微小分枝。PW/SD=1.53，AP=PS，fDS=2.10.10.10.8…=44~48，VS=39~45。足Ⅲ基节毛位于基节前缘上。

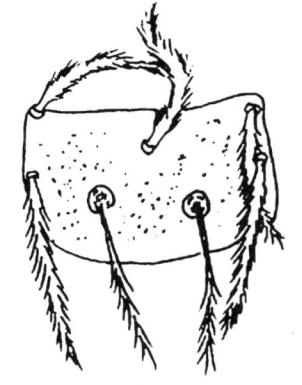

虫体椭圆形略有腰缩，长297μm，宽183μm。背板略呈长方形，前缘微内凹，后缘呈弧形突出，但中部平直。感毛端部2/3处有8~12对细长分支。SB 位于后侧线略下方。眼点2×2。背板毛及体毛由基部至末端均具密集的分枝，背毛长32~55μm，腹毛长42~21μm。足Ⅰ长244μm，足Ⅱ长230μm，足Ⅲ长263μm，Ip=737。SIF=7B-B-3-2111.0000。

图 33-18　须纤恙螨（*Leptotrombidium palpale*）幼螨背板
（仿 黎家灿）

背板各部位测量（单位:μm）:前侧毛距（AW）53~60;后侧毛距（PW）56~65;感毛基距（SB）24~27;感毛基前长（ASB）24~27;感毛基后长（PSB）14~17;背板长（SD=ASB+PSB）38~44;前后侧毛距（AP）15~19;前中毛长度（AM）36~43;前侧毛长度（AL）30~34;后侧毛长度（PL）46~53;感觉毛长度（Sens）46~53。

（3）生活习性:寄生部位主要在耳壳内,姬鼠在耳垂边缘。出现季节主要在冬春季。上海嘉定出现在10月至次年3月,12月最高,陕西省1973年调查出现在9月至次年4月,11~12月最高。

（4）生境与孳生物（宿主）:主要宿主为黄毛鼠、黑线姬鼠、东方田鼠、小林姬鼠、大仓鼠等田栖鼠类。此外,褐家鼠、黄胸鼠、小家鼠、社鼠、和平田鼠、西南绒鼠、麝鼩等亦可作为其宿主。

（5）与疾病的关系:在日本、朝鲜、苏联远东地区发现须纤恙螨能自然感染恙虫病东方体,可经变态期传递,能叮咬人。国外有研究者用个体接种法证明感染率为37%。我国虽无报道须纤恙螨感染恙虫病东方体,但在冬季型恙虫病疫区除小板纤恙螨外,须纤恙螨也占一定数量,二者活体幼虫区分难度较大,须纤恙螨很可能作为恙虫病媒介,应给予重视。

（6）地理分布:国内:分布范围很广,除陕西、甘肃、青海、新疆、西藏、四川外都有检出;国外:日本、韩国、朝鲜、苏联。

5. 印度囊棒恙螨（Ascoschoengastia indica）　印度囊棒恙螨（Ascoschoengastia indica）是 Hirst 于1915年命名的一种恙螨,可见于鼠类、部分鸟类体表,已正式其可携带恙虫病东方体,是恙虫病可能的媒介之一。分类地位:绒螨总科（Superfamily Trombidioidea）,恙螨科（Family Trombiculidae）,恙螨亚科（Subfamily Trombiculinae）,囊棒恙螨属（Genus Ascoschoengastia）。

（1）种名:印度囊棒恙螨（Ascoschoengastia indica Hirst,1915）

（2）形态:鉴别特征:腰缩不明显。红色眼点明显,背板小,近梯形,后缘向后端微微突出,AP≥SB,PW/AP=1.9,PL>AM>AL。

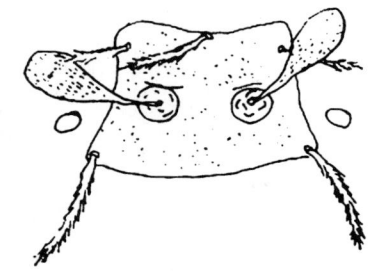

图 33-19　印度囊棒恙螨（Ascoschoengastia indica）幼螨背板
（仿 黎家灿）

活标本体色黄色或金黄色,饱食后体长可达 423μm,宽 265μm,颚体平均 77μm。须肢毛式 fp=N（b）-N（b）-NNN（b）,须肢爪分 3 叉,背板小,近梯形,具前侧肩前缘向后凹但中央微向前突,后缘向后端微微突出,PL>AM>AL。PW>AW。AP>SB,SB 位于后侧线上方（SB/PLs）。感毛棒状或球状,但基部并不嵌在嵴中,膨大部分有许多小棘。眼点红色明显,2×2。背毛 34 根,排列为 2.8.6.6.6.4.2;腹毛 36 根。基节毛式 1.1.1,足Ⅲ基节毛靠近基节中央。足Ⅰ长198μm,足Ⅱ长 164μm,足Ⅲ长 193μm,Ip=555。SIF=6B-N-3-3111.1000。

背板各部位测量（单位:μm）:前侧毛距（AW）34~37;后侧毛距（PW）45~57;感毛基距（SB）20~23;感毛基前长（ASB）21~25;感毛基后长（PSB）18~20;前后侧毛距（AP）25~29;前中毛长度（AM）17~21;前侧毛长度（AL）15~27;后侧毛长度（PL）26~29;感觉毛长度（Sens）28~31。

（3）生活习性:印度囊棒恙螨在实验室培养的条件下,饱食蚴停止活动时间为饱食后 3~9 天,若蛹出现时间为 5~14 天,蛹期为 7~10 天。繁殖高峰期为夏秋季,5月以后逐渐增多,8月后减少,冬季则未见到。

（4）生境与孳生物（宿主）:印度囊棒恙螨主要寄生于黑家鼠和褐家鼠的耳壳内（在云南的调查发现主要寄生于黄胸鼠）。其宿主还有:海南家鼠、大足鼠、白腹巨鼠、小泡巨鼠、黑尾鼠、缅鼠、赤腹丽松鼠、细腹丽松鼠、普通伏翼蝠、山拟啄木鸟等。在鼠类宿主的寄生部位主要是耳壳内外、脚、尾、生殖器等;在蝙蝠主要寄生部位是头部;在鸟类宿主则在身体各部分都可能发现。

（5）与疾病的关系:印度囊棒恙螨已被证明可携带恙虫病东方体。

（6）地理分布:国内分布范围较大,在上海、浙江、福建、广东、广西、云南、陕西、香港等地都有发现。

6. 中华无前恙螨（Walchia chinensis）　中华无前恙螨（Walchia chinensis）是陈心陶教授等于1955年首先命名的一种恙螨,常见于多种鼠类体表,可携带恙虫病东方体,是我国恙虫病可能的媒介之一。分类地位:绒螨总科（Superfamily Trombidioidea）,恙螨科（Family Trombiculidae）,背展恙螨亚科（Subfamily Gahrliepiinae）,无前恙螨属（Genus Walchia）。

（1）种名：中华无前恙螨（*Walchia chinensis* Chen et Hsu, 1955）

（2）形态：鉴别特征：足Ⅲ基节2根毛，基节Ⅰ、Ⅲ之间无毛。背板较小，PW 28μm，SD 51μm，后角呈90°锐角，SD/PW=1.82，AW与PW近相等，AP明显大于PP，感毛球棒状。

活体标本乳白色，具鲜红色眼点，体小，饱食后椭圆形，有明显的腰缩，体长421μm，宽301μm。fp=N-N-NNN，背板的SB位于AP中线水平，SB靠近AL、PL垂直线。fDS=2.6.6.6.6.6.4.2=32~38，背毛长20~26μm，VS=42~52，毛长12~23μm，fcx=1.1.2。足Ⅰ长164μm，足Ⅱ长135μm，足Ⅲ长164μm，Ip=463。SIF=4B-N-3-2110.0000。

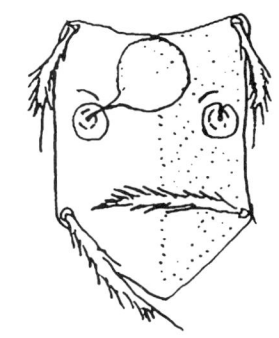

图33-20　中华无前恙螨（*Walchia chinensis*）幼螨背板
（仿 黎家灿）

背板各部位测量（单位：μm）：前侧毛距（AW）23~25；后侧毛距（PW）25~31；感毛基距（SB）20~23；感毛基前长（ASB）15~18；感毛基后长（PSB）31~35；背板长（SD=ASB+PSB）46~53；前后侧毛距（AP）31~32；前侧毛长度（AL）17~21；后侧毛长度（PL）20~23；感觉毛长度（Sens）20~21。

（3）生活习性：出现季节多在夏秋季，冬季也有少量发现。

（4）生境与孳生物（宿主）：目前已知中华无前恙螨宿主有黄毛鼠、褐家鼠、黄胸鼠、大足鼠、白腹鼠、斯氏家鼠、黑线姬鼠、卡氏小鼠等多种鼠类，寄生部位主要在耳壳内。

（5）与疾病的关系：广东和福建均证明中华无前恙螨带有恙虫病东方体，但媒介意义尚不清。

（6）地理分布：国内：分布于我国的福建、广东、广西、浙江、江西、湖南、湖北、江苏、安徽、云南、贵州、四川等省份；在福建的分布沿海多于山区，随着海拔逐渐增高，数量逐渐减少；国外：不详。

7. 巨螯齿恙螨（*Odontacarus majesticus*）　巨螯齿恙螨（*Odontacarus majesticus*）是陈心陶教授等于1955年首先命名的一种恙螨，常见于鼠类体表，亦可见于猫、犬等多种哺乳动物体表，可自然感染恙虫病东方体，是我国恙虫病可能的媒介之一。分类地位：绒螨总科（Superfamily Trombidioidea），列恙螨科（Family Leeuwenhoekiinae），列恙螨亚科（Subfamily Leeuwenhoekiinae），螯齿恙螨属（Genus *Odontacarus*）。

（1）种名：巨螯齿恙螨（*Odontacarus majesticus* Chen et Hsu, 1955）

（2）形态：鉴别特征：幼虫活体时为白色，背板五角形，AP<SB，PW/SD=1.5，PL>AM。本种与罗氏螯齿恙螨（*O. romeri* Womersley, 1957年）与氏螯齿恙螨（*O. yosanoi* Fukuzumi et Obata, 1953年）在形态上颇相似，但可以从须肢爪为2叉和感毛有无分枝成分枝情况及体毛数进行鉴别。

幼虫虫体肥大，长椭圆形，饱食体长825μm，宽440μm，颚体长140μm。须肢毛式B-B-BBB，胫侧毛分枝细小，而胫腹毛却有细长的分枝。须肢爪分2叉，螯鞘毛羽状分枝，螯肢呈刀形，其背面（凹面）亚末端有6~7个小齿，复面（凸面）1个小齿。背板呈五角形，PW/SD=1.5，前中突顶端较尖，背板毛6根（2AL+2AM+2PL），PL>AL>AM，前后侧毛距小于后侧毛距（AP<PS），AP<SB，SB位于后侧毛一直线上。感毛丝状，由基部至末端均光裸，无分枝。眼点2×2，前眼>后眼，位于眼板上。背毛64~92根，排列为12.9.6.9.6.12.9.9…胸毛1对，腹毛78~92根，NDV=142~184。足节式6.6.6，fcx=2.1.1，足膝胫节1.1.1.1。足Ⅰ长331μm，足Ⅱ长304μm，足Ⅲ长345μm，Ip=980。SIF=7B-B-2-1111.0000。

背板各部位测量（单位：μm）：前侧毛距（AW）73；后侧毛距（PW）86；感毛基距（SB）26；感毛基前长（ASB35 感毛基后长（PSB）23；前后侧毛距（AP）25；前中毛长度（AM）50；前侧毛长度（AL）51；后侧毛长度（PL）71；感觉毛长度（Sens）71。

（3）生活习性：巨螯齿恙螨5~10月份鼠体寄生率最高，试验证明该螨幼虫、成虫喜食新鲜的蚤卵，用蚤卵培养能正常发育生长。在室温23~33℃，相对湿度100%，饱食幼虫经8~25天的发育后变为若蛹，若蛹期13~19天，若虫期10~25天，成蛹期6~10天，成虫培养26~37天后部分成虫体内含有卵壳的相当成熟的卵。

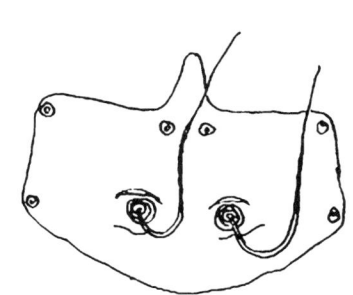

图33-21　巨螯齿恙螨（*Odontacarus majesticus*）幼螨背板
（仿 黎家灿）

（4）生境与孳生物（宿主）：巨螯齿恙螨的主要宿主为褐家鼠、黄胸鼠和黑家鼠,其他动物如斯氏家鼠、臭鼠、家犬、家猫、黄鼬、家兔、家猪、山羊亦可以作为其宿主。

（5）与疾病的关系:已证实巨螯齿恙螨可自然感染恙虫病东方体。

（6）地理分布:国内:广东、上海、江苏、浙江、安徽、福建、江西、山东、湖北、湖南、广西、四川;国外:不详。

要证明以上这些恙螨是恙虫病的传播媒介,还需要更多的病原学和流行病学证据,但也说明了自然界中存在多种恙螨有可以作为媒介的条件,地域的限制和种群数量使它们暂时未起到媒介的作用,当环境条件发生改变,使得这些恙螨有机会大量增殖,种群数量增加,幼虫有机会接触叮咬人群,这些恙螨就可能对人们的健康构成威胁。

各种媒介恙螨的生活史基本类似,生活史中均包括7个发育期。只有幼虫期才有叮咬能力,宿主范围相当广泛。实验证明有恙螨幼虫叮咬恙虫病东方体感染的鼠是可以获得病原体,而阳性恙螨叮咬动物宿主也可以使其获得感染。因此可以推论恙虫病东方体是通过媒介恙螨幼虫的叮咬活动吸入恙螨体内,通过经卵传递(可能还有经精胞传递)传到下一代的恙螨,再通过子代幼虫的叮咬传递给动物宿主,如此不断循环往复,使恙虫病东方体在恙螨和鼠类宿主之间不断循环,保持了病原体在自然界的种族延续。

随着恙虫病流行区的扩大,新的恙虫病媒介将不断被发现,有些种类不断被证实可以携带恙虫病东方体或有自然感染。如我国和全球的恙螨种类中,由于当时检测技术的限制,大部分种类被发现时均未做病原体的检测。在某些恙虫病流行地区,同时发现几种恙螨,但只有某一种优势种起着媒介恙螨的作用,其他种类则未检测到有恙虫病东方体感染。这些未检测到病原体的恙螨是否真的不能感染东方体? 非媒介恙螨生活史与其他媒介恙螨是类似的,生活史中均有幼虫叮咬阶段,这些幼虫也有机会吸取病原体和传播病原体,但为何检测不到病原体? 是否是由于检测技术的限制和检测数量不够而误判? 是否当环境有改变时,原来的非优势种变成优势种,那时可检测到病原体,起着传播恙虫病的作用? 或者是其体内有抑制恙虫病东方体生长的物质,病原体不能在其体内繁殖发育和经卵传递到子代而不能起到传播疾病的作用? 或者恙螨体内存在可以调控抑制病原体发育的基因,媒介恙螨体内存在传病基因,而非媒介恙螨体内则存在可以抑制传病基因活性的物质? 这都有待进一步的研究。

二、中国重要恙螨简介

恙螨科(Trombiculidae)

恙螨亚科(Trombiculinae)

(一)纤恙螨属(*Leptotrombidium*)

1. 红纤恙螨(*Leptotrombidium akamushi*) 见主要代表种。

2. 异毛纤恙螨(*Leptotrombidium allosetum* Wang,Liao et Lin,1981)

（1）形态:鉴别特征:活体标本乳白色。背毛有2种形状,一种具细长浓密分枝,如肩毛、第1列除两侧缘第2根毛之外的背毛和后侧毛;一种呈梳齿状的粗分枝,即其余的背毛。位于肛门后的6根腹毛亦呈梳齿状的粗分枝。

体卵圆形,长380~587μm,宽244~479μm,fp=N-N-BNB. 背板前缘略呈双凹,后缘略向后呈弧形突出,其中部略向内凹,PL>AM>AL,感毛近基部无小棘,但有极细小的稀疏分枝,端部1/2处有7对左右细长分枝,PLs/SB,Oc=2×2,fDS=2.8.6.6.4.2;2.8.6.6.4.3.1或2.8.6.6.4.4.2=28~32,背毛长53(50~59)μm,VS=33~39,腹毛长26(23~39)μm,足Ⅲ基节毛位于基节前缘上。足Ⅰ长228~257μm,足Ⅱ长205~224μm,足Ⅲ长227~248μm,Ip=684(660~729)。SIF=7B-B-3-2111.0000。

背板各部位测量(单位:μm):前侧毛距(AW)57~68;后侧毛距(PW)65~78;感毛基距(SB)27~33;感毛基前长(ASB)24~32;感毛基后长(PSB)11~15;背板长(SD=ASB+PSB)35~47;前后侧

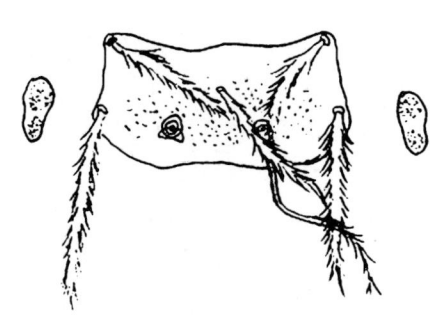

图 33-22 异毛纤恙螨(*Leptotrombidium allosetum*)幼螨背板

(仿 黎家灿)

毛距（AP）17~20；前中毛长度（AM）39~42；前侧毛长度（AL）32~38；后侧毛长度（PL）48~56；感觉毛长度（Sens）45~56。

（2）主要宿主：黑线姬鼠、针毛鼠、青毛鼠。

（3）地理分布：国内：福建；国外：不详。

3. 无棘纤恙螨（*Leptotrombidium asetulum* Chen et Hsu, 1965）

（1）形态：鉴别特征：与苍白纤恙螨极相似，主要是感毛近基部无小棘，AP<PS，PW/SD=1.44~1.56，背板毛及体毛分枝密长且粗壮，DS=53~54，第2列背毛10根~12根，VS=45~51。

活体标本红色，具红色眼点，饱食标本体长441μm，宽277μm，fp=N-N-BNN，背板前后缘及两侧缘较平直，SB明显位于PLs下方，PW略大于AW，感毛端部有10对~12对细长分枝，眼点2×2，前明显大于后。fDS=2.14（12）.10.3（1）.10.6（2）…=53~54，背毛最长47μm，腹毛最长34μm，fst=2.2。足Ⅲ基节毛位于基节前缘下方，足Ⅰ长242μm，足Ⅱ长211μm，足Ⅲ长241μm，Ip=694。SIF=7B-B-3-2111.0000。

（2）主要宿主：不详。

（3）地理分布：国内：广东（海康）；国外：不详。

4. 坝王纤恙螨（*Leptotrombidium bawangense* Zhao, 1982）

（1）形态：鉴别特征：PL特别长，AL不及其半，背板略扁宽，PW/SD≈1.9，PW/AW≈1.2，AP>PS，SB-PLs，fp=N-N-BNN。fDS=2.8.6.6.4.2=28，VS=20，Ip=861（828~925）。

活体标本黄或红色，饱食标本体长476~582μm，宽332~445μm，背板后缘向后呈双突状，PL>AM>AL。眼点2×2，不明显。体毛有3种不同形状：①肩毛、前背毛和肛后缘的一对腹毛与PL的形状基本相同；②后背毛和后腹毛变宽，除侧缘有稀疏的短分枝外，尚有两行稀疏而宽短的小棘，近基端者明显，向远端渐次减弱；③肛前腹毛有长分枝。肩毛长56~69μm，前背毛长47~56μm，前腹毛长33~37μm，足Ⅲ基节毛位于基节前缘下方，足Ⅰ长296（289~312）μm，足Ⅱ长263（254~281）μm，足Ⅲ长302（285~332）μm，Ip=861（828~925）。SIF=7B-B-3-2111.0000。

（2）宿主：白腹巨鼠。

（3）地理分布：国内：海南；国外：不详。

5. 蚌埠纤恙螨（*Leptotrombidium bengbuense* Chen et Fan, 1981）

（1）形态：鉴别特征：SB位于PLs略前，背板较大，后缘呈波浪形，中央向前凹陷，AP>PS，SB=AP，PW/AP=2.91，PLs线位于SD离后缘的1/5处。fDS=2.10.10.8.8（4）.6（5）.4.2（0）=45~52，VS=41~42。

虫体椭圆形，长275~328μm，宽187~220μm，fp=N-N-BNN。背板略呈横长方形，PW/SD≈2.0，PL>AM≥AL，眼点2×2，背毛较粗，肩毛长45~52μm，前背毛长47~65μm，腹毛长29~48μm，fst=2.2。足Ⅲ基节毛位于基节前缘下方，足Ⅰ长277~282μm，足Ⅱ长230~252μm，足Ⅰ长298~302μm，Ip=805~836。SIF=7B-B-3-2111.0000。

背板各部位测量（单位：μm）：前侧毛距（AW）88；后侧毛距

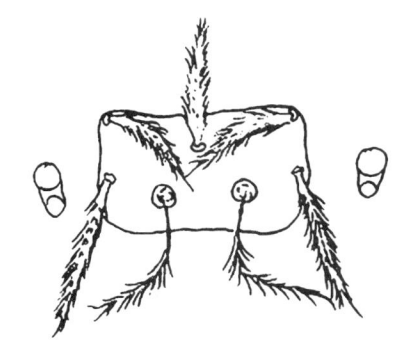

图33-23 无棘纤恙螨（*Leptotrombidium asetulum*）幼螨背板

（仿 黎家灿）

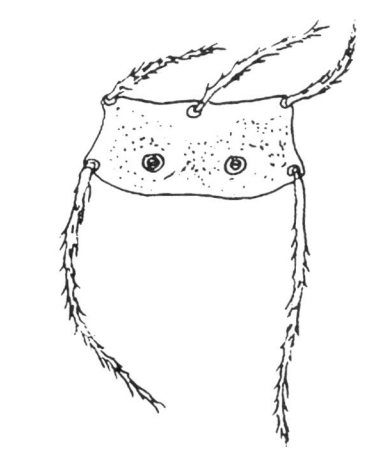

图33-24 坝王纤恙螨（*Leptotrombidium bawangense*）幼螨背板

（仿 黎家灿）

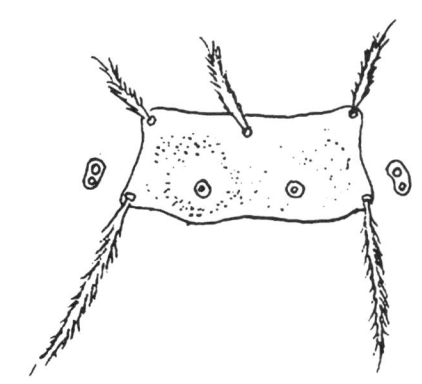

图33-25 蚌埠纤恙螨（*Leptotrombidium benghuense*）幼螨背板

（仿 黎家灿）

（PW）93；感毛基距（SB）31；感毛基前长（ASB）32；感毛基后长（PSB）14；背板长（SD=ASB+PSB）46；前后侧毛距（AP）33；前中毛长度（AM）42；前侧毛长度（AL）45，后侧毛长度（PL）79。

（2）宿主：褐家鼠。

（3）地理分布：国内：安徽；国外：不详。

6. 本氏纤恙螨（*Leptotrombidium burnsi* Sasa et al.，1953）

（1）形态：鉴别特征：饱食标本体短胖，椭圆形，无腰缩。AP<PS，PW/SD=1.84，ASB=2PSB，SB=2AP，PLs/SB，感毛近基部有明显的小棘。DS=52~62。VS=55~60，背板毛及背毛分枝粗壮如梳齿状，体毛均粗短。

活体标本未饱食橘红色，饱食后粉红色，长201~429μm，宽158~363μm，fp=N-N-BNN。背板长方形，宽度几近长度的2倍，前缘中部略凸，后缘平直，后侧毛位于SD中线上，感毛端部2/3处有8对左右细长分枝，PL>AM>AL。眼点2×2。fDS=2.10.12.10.7.6.4.2 或 2.12.13.2.13.10.6.4=52~62，背毛长33~49μm，腹毛长27~33μm，肛后腹毛分枝亦很粗壮，fst=2.2，足Ⅲ基节毛位于基节前缘下方，足Ⅰ长205~224μm，足Ⅱ长191~208μm，足Ⅲ长208~238μm，Ip=604~670. SIF=7B-B-3-2111.0000。

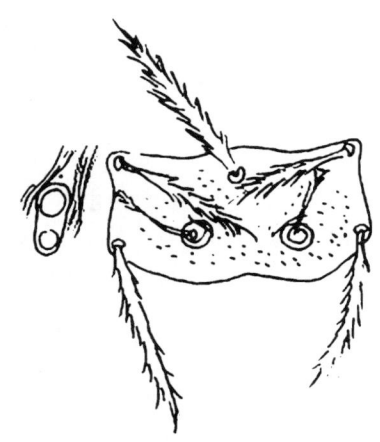

图33-26 本氏纤恙螨（*Leptotrombidium burnsi*）幼螨背板

（仿 黎家灿）

背板各部位测量（单位：μm）：前侧毛距（AW）60~68；后侧毛距（PW）66~74；感毛基距（SB）32~36；感毛基前长（ASB）24~27；感毛基后长（PSB）12~14；背板长（SD=ASB+PSB）6~41；前后侧毛距（AP）15~18；前中毛长度（AM）38~51；前侧毛长度（AL）32~42；后侧毛长度（PL）44~58；感觉毛长度（Sens）56~69。

（2）主要宿主：针毛鼠、社鼠、黄毛鼠、黑线姬鼠、白腹巨鼠。

（3）地理分布：国内：福建；国际：日本。

7. 错那纤恙螨（*Leptotrombidium cuonae* Wang，Pan et Yan，1996）

（1）形态：鉴别特征：新种属纤恙螨亚属（*Leptotrombidium*）的红种团（*akamushi group*），从背毛数目和排列序与于氏纤恙螨 *L.yui*（Chen et Hsu，1955）很相似，但有以下几点不同：①新种感毛近基部光裸而后者具小棘；②新种 PLs-SB 而后者 PLs/SB；③新种 VS=28 而后者 VS=37~45；④新种背板较大，AW 75，PW 87，SB 47，AP 26，而后者 AW 55，PW 59，SD36，AP 16。

虫体椭圆形，长528μm，宽421μm，须肢毛式 N-N-BNN，fT=7B，Ga=B，AM>PL>AL，PW/SD=1.85。感毛2根均从中部处折断，但可见到近端部有分枝残余。眼点2×2，前眼大于后眼。PS>AP。fDS=2.8.6.6.6.4.2=34，VS=28。足Ⅲ基节毛位于基节前缘下方。足跗毛Ⅰ（23μm）>Ⅱ（19μm）。fst=2.2。足Ⅰ长251μm，Ⅱ长234μm，Ⅲ长273μm，Ip=758。SIF=7B-B-3-2111.0000。

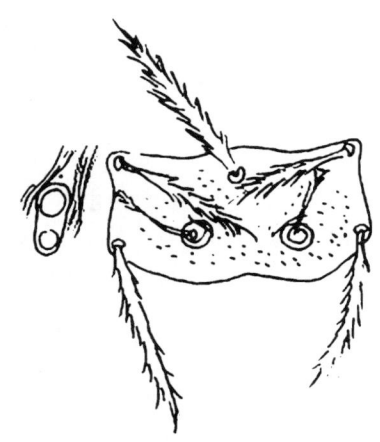

图33-27 错那纤恙螨（*Leptotrombidium cuonae*）幼螨背板

（仿 黎家灿）

背板各部位测量（单位：μm）：前侧毛距（AW）75；后侧毛距（PW）87；感毛基距（SB）34；感毛基前长（ASB）28；感毛基后长（PSB）19；背板长（SD=ASB+PSB）47；PS 28；前后侧毛距（AP）26；前中毛长度（AM）62；前侧毛长度（AL）38；后侧毛长度（PL）55。

（2）宿主：灰腹鼠。

（3）地理分布：国内：西藏；国外：不详。

8. 地里纤恙螨（*Leptotrombidium deliense* Walch，1922）见主要代表种。

9. 双肩纤恙螨（*Leptotrombidium dihumerale* Traub et Nadchatram，1967）

（1）形态：鉴别特征：肩毛2对，背板较大，足Ⅲ基节毛1根。

活体标本色泽不详，躯体椭圆形，长340~730μm，宽240~525μm. 须肢毛式 N-N-BNB，螯鞘毛羽状分枝。背板横宽，前缘略呈双凹状，后缘中部呈弧形凸出，AP≈PS，SB-PLs。感毛基部具小棘，端部2/3

有 15~17 个分枝,眼点 2×2。背板毛及体毛分枝较密长。背毛 58~62 根,除肩毛为 4 根外,其余各列排列不规则。腹毛 52~64 根。足跗毛Ⅰ≥Ⅱ,足Ⅲ基节毛位于基节缘下方。足Ⅰ长 302μm,足Ⅱ长 280μm,足Ⅲ长 320μm,Ip=902。SIF=7B-B-3-2111.0000。

背板各部位测量(单位:μm):前侧毛距(AW)76~85;后侧毛距(PW)82~92;感毛基距(SB)31~37;感毛基前长(ASB)32~35;感毛基后长(PSB)16~18;前后侧毛距(AP)27~40;前中毛长度(AM)40~50;前侧毛长度(AL)46~49;后侧毛长度(PL)53~60;感觉毛长度(Sens)68~81。

(2)宿主:斯氏高山䶄、银色高山䶄、白尾松田鼠。

(3)地理分布:国内分布于西藏、新疆;国外:巴基斯坦。

10. 东洛纤恙螨(*Leplotrombidium dongluoense* Wang et al.,1981)

(1)形态:鉴别特征:PLs/SB,AP 约等于 PS。PW/SD=1.63,PL 长于感毛,感毛近基部有明显的小棘。背板毛及背毛略粗长,分枝不呈疏齿状,fDS=2.8.6.6.4.2.(4).0.(2)=28~32,VS=40~46。

活体标本粉红色,体椭圆形,略有腰缩,长 221~515μm,宽 171~426μm,fp=N-N-BNN。背板前缘较平直,两侧缘微向内凹,后缘向后略呈弧形突出。感毛端部 2/3 处有 8 对左右细长分枝。PL 位于 SD 中线或略下方。足Ⅰ长 191~231μm,足Ⅱ长 164~198μm,足Ⅲ长 221~238μm,Ip=566~667。SIF=7B-B-3-2111.0000。

背板各部位测量(单位:μm):前侧毛距(AW)56~60;后侧毛距(PW)59~66;感毛基距(SB)26~29;感毛基前长(ASB)23~27;感毛基后长(PSB)12~14;背板长(SD=ASB+PSB)35~41;前后侧毛距(AP)20~21;前中毛长度(AM)32~42;前侧毛长度(AL)27~32;后侧毛长度(PL)47~54;感觉毛长度(Sens)41~48。

(2)宿主:黄毛鼠。

(3)地理分布:国内:福建;国外:不详。

11. 富士纤恙螨(*Leptotrombidium fuji* Kuwata et al.,1950)

(1)形态:鉴别特征:背板较小,AW≈PW,背板毛短而分枝密长。

活体标本粉红色,躯体椭圆形。须肢毛式 N-N-BNN,螯鞘毛羽状分枝。背板近扁方形,前缘内凹,后缘中部平直或微内凹,后侧角呈钝圆形,PL 位于背板侧缘的中点附近,PS>AP,SB 位于 PLS 之后。感毛基部具小棘,端部 2/3 处具 19~23 个细长分枝、眼点 2×2。背毛 30~32 根,排列不规则:2.8.6.6……腹毛 38~44 根。足跗毛Ⅰ>Ⅱ,足Ⅲ基节毛位于基节前缘。足Ⅰ长 200μm,足Ⅱ长 175μm,足Ⅲ长 260μm。Ip=575。SIF=7B-B-3-2111.0000。

背板各部位测量(单位:μm):前侧毛距(AW)51;后侧毛距(PW)52;感毛基距(SB)24;感毛基前长(ASB)20;感毛基后长(PSB)11;前后侧毛距(AP)14;前中毛长度(AM)30;前侧毛长度(AL)29;后侧毛长度(PL)51;感觉毛长度(Sens)41。

(2)主要宿主:黄毛鼠、社鼠、针毛鼠。

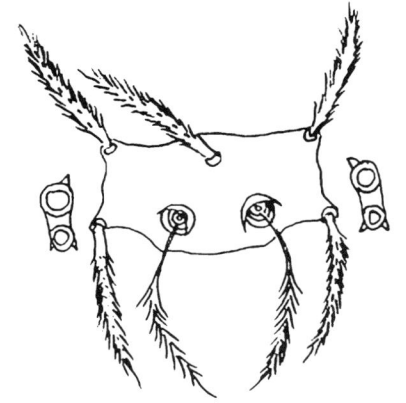

图 33-28　双肩纤恙螨(*Leptotrombidium dihumerale*)幼螨背板

(仿 黎家灿)

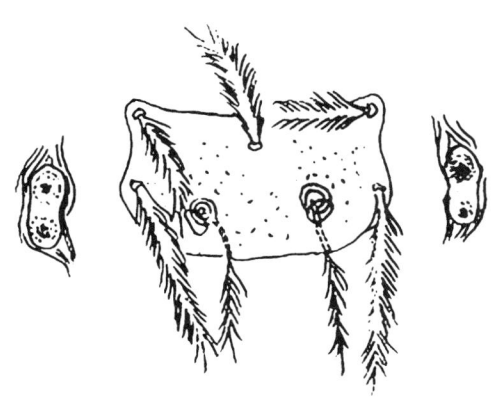

图 33-29　东洛纤恙螨(*Leptotrombidium dongluoense*)幼螨背板

(仿 黎家灿)

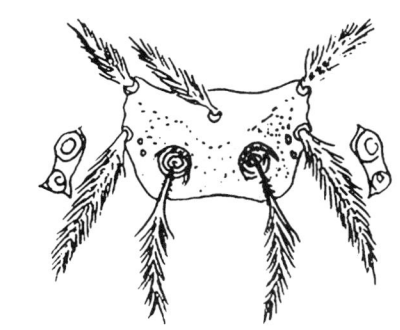

图 33-30　富士纤恙螨(*Leptotrombidium fuji*)幼螨背板

(仿 黎家灿)

（3）地理分布：国内：浙江、福建、广东、广西；国外：日本。

12. 普通纤恙螨（*Leptotrombidium gemiticulum* Traub et al., 1958）

（1）形态：鉴别特征：fp=N-N-BNB，背板后缘双凸，PW/AP=3.9，AP<PS，SB 略位于 PLs 下方，感毛明显长于 PL，感毛近基部有小棘，fDS=2.12.8.10.8.4.2=46，VS=46。

背板长方形，PW/SD=1.95，前缘略平直，侧缘微向内凹，PLs 位于 SD 中线上，感毛端部 2/3 处有 8~10 对细长分枝。眼点 2×2，前后等大。背板毛及体毛分枝较稀且纤细。肩毛长 55μm，背毛长 51~42μm，fst=2.2，腹毛长 28~44μm。足Ⅰ长 259μm，足Ⅱ长 231μm，足Ⅲ长 262μm，IP=752。SIF=7B-B-3-2111.0000。

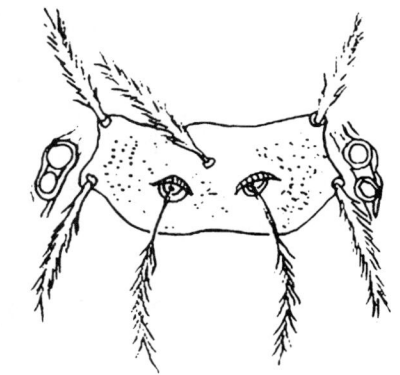

图 33-31　普通纤恙螨（*Leptotrombidium gemiticulum*）幼螨背板
（仿 黎家灿）

背板各部位测量（单位：μm）：前侧毛距（AW）71~73；后侧毛距（PW）80~83；感毛基距（SB）34~35；感毛基前长（ASB）26~27；感毛基后长（PSB）16~17；背板长（SD=ASB+PSB）42~44；前后侧毛距（AP）20~22；前中毛长度（AM）46~54；前侧毛长度（AL）39~42；后侧毛长度（PL）52~56；感觉毛长度（Sens）70~76。

（2）宿主：黑线姬鼠、花鼠。

（3）分布：国内：辽宁、吉林；国外：不详（韩国有报道）。

13. 古丈纤恙螨（*Leptotrombidium guzhangense* Wang et al.,1985）

（1）形态：鉴别特征：SB 在 PLS 线略上方，AP>PS，PW/AP=2.7，SB=AP，ASB=2PSB，感毛近基部有微弱小棘，fDS=2.8.6.6.4.2=28，VS=28。

活体标本橘红色，虫体椭圆形，fp=N-N-BNN。背板长方形，长宽之比为 1：1.8，后缘向后突出中部略平。感毛端部 2/3 处有 6~7 对细长分枝，PL>AM>AL，眼点 2×2，fst=2.2。足Ⅲ基节毛位于基节前缘下方，足Ⅰ长 217~232μm，足Ⅱ长 206μm，足Ⅲ长 225~240μm，Ip=648~678。SIF=7B-B-3-2111.0000。

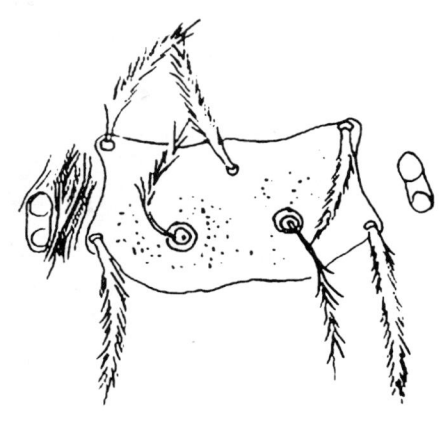

图 33-32　古丈纤恙螨（*Leptotrombidium guzhangense*）幼螨背板
（仿 黎家灿）

背板各部位测量（单位：μm）：前侧毛距（AW）52~57；后侧毛距（PW）57~63；感毛基距（SB）21~24；感毛基前长（ASB）21~22；感毛基后长（PSB）11；背板长（SD=ASB+PSB）32~33；前后侧毛距（AP）20~22；前中毛长度（AM）37~39；前侧毛长度（AL）33~37；后侧毛长度（PL）49~53；感觉毛长度（Sens）44~50。

（2）宿主：黑线姬鼠。

（3）分布：国内：湖南；国外：不详。

14. 英帕纤恙螨（*Leptotrombidium imphalum* Vercammen-Grandjean et Langston,1975）见主要代表种。

15 海岛纤恙螨（*Leptotrombidium insulare* Wei,Wang et Tong,1989）见主要代表种。

16. 居中纤恙螨（*Leptotrombidium intermedium* Nagayo et al.,1920）

（1）形态：鉴别特征：fp=N-N-BNN，SB-PLs 或 SB 在 PLs 略下方，PW 略大于 AW，PL>AM>AL，感毛近基部无小棘，在油镜下具微小分枝。fDS=2.10.8.2.6.4.2=40，VS=34.

活体标本粉红色，体长 298μm，宽 199μm。AP 略大于 PS，感毛端部有 10 对左右细长分枝。眼板明显，眼点 2×2，背板毛及背毛略粗，具粗短密集的分枝，背毛长 39~53μm，腹毛长 44~38μm，fst=2.2，足Ⅲ基节毛位于基节前缘下方，足Ⅰ长 239，足Ⅱ长 231μm，足Ⅲ长 265μm，Ip=735。SIF=7B-B-3-2111.0000。

背板各部位测量（单位：μm）：前侧毛距（AW）72；后侧毛距（PW）79；感毛基距（SB）36；感毛基前长（ASB）34；感毛基后长（PSB）15；背板长（SD=ASB+PSB）49；前后侧毛距（AP）24；前中毛长度（AM）60；前

侧毛长度(AL)43;后侧毛长度(PL)63;感觉毛长度(Sens)68。

（2）生活习性:幼虫出现季节为冬春季。

（3）宿主:黄毛鼠、黑线姬鼠、大足鼠、社鼠、褐家鼠、黑家鼠、小家鼠、树鼩等。

（4）地理分布:国内:河北、辽宁、上海、江苏、浙江、安徽、福建、江西、山东、广东、云南;国外:日本。

17. 高湖纤恙螨(*Leptotrombidium kaohuense* Yang et al., 1959)见主要代表种。

18. 川村纤恙螨(*Lentotrombidium kawamurai* Fukuzumi et Obata,1953)

（1）形态:鉴别特征:活体标本乳白色、SB-PLs,AP≈PS,SB≈ASB,PW/SD=1.7,PL>AM>AL,感毛近基部1/3处无小棘,fDS=2.8.6…=28~32,VS=28~32。

虫体长175~455μm,宽139~350μm,fp=N-N-BNN.背板近长方形,前缘平直,后缘略向后突其中部平直,PW略大于AW,感毛端部2/3处有10对左右细长分枝。眼点2×2,前后约等大。背板毛及背毛较粗壮。分枝粗长,背毛长54(48~60)μm,腹毛长36(32~42)μm。足Ⅲ基节毛位于基节前缘下方,足Ⅰ长221μm,足Ⅱ长195μm,足Ⅲ长232μm,Ip=648。SIF=7B-B-3-2111.0000。

背板各部位测量(单位:μm):前侧毛距(AW)58~66;后侧毛距(PW)66~72;感毛基距(SB)27~30;感毛基前长(ASB)27~30;感毛基后长(PSB)12~15;背板长(SD=ASB+PSB)39~45;前后侧毛距(AP)23~26;前中毛长度(AM)51~60;前侧毛长度(AL)38~44;后侧毛长度(PL)56~69;感觉毛长度(Sens)62~75。

（2）宿主:黑线姬鼠、黄毛鼠、褐家鼠、白腹巨鼠。

（3）分布:国内:福建;国外:日本。

19. 北里纤恙螨(*Leptotrombidium kitasatoi* Fukuzum et Obata,1956)

（1）形态:鉴别特征:体毛分枝浓密而细长,PLs/SB,足跗毛Ⅰ>Ⅱ。

活体标本淡红色,躯体卵圆形。须肢毛式N-N-BNN,螯鞘毛呈羽状分枝。背板扁方形,前缘略呈双凹状,后缘中部微平或略内凹,PL约位于两侧缘中点处,PS>AP,SB位于PLs之后。感毛基部具小棘,端部2/3处有17~21个长分枝。眼点2×2。背板毛和背腹毛分枝细长而较浓密。背毛30根~34根,通常排列为2.8.6.6.4.4.2,腹毛32~40根。足跗毛Ⅰ>Ⅱ,足Ⅲ基节毛位于基节前缘下方。足Ⅰ长2.52μm,足Ⅱ长223μm,足Ⅲ长253μm,Ip=728。IF=7B-B-3-2111.0000。

背板各部位测量(单位:μm):前侧毛距(AW)64~70;后侧毛距(PW)73~78;感毛基距(SB)30~36;感毛基前长(ASB)24~27;感毛基后长(PSB)12~15;前后侧毛距(AP)19~22;前中毛长度(AM)44~52;前侧毛长度(AL)35~42;后侧毛长度(PL)65~72;感觉毛长度(Sens)54~66。

（2）宿主:褐家鼠、黑线姬鼠、长尾仓鼠、东北鼢鼠。

（3）地理分布:国内:广东、陕西;国外:日本。

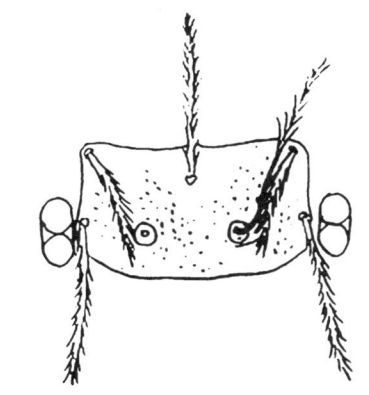

图33-33　居中纤恙螨(*Leptotrombidium intermedium*)幼螨背板

（仿黎家灿）

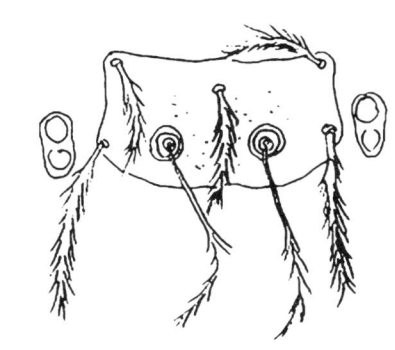

图33-34　川村纤恙螨(*Lentotrombidium kawamurai*)幼螨背板

（仿黎家灿）

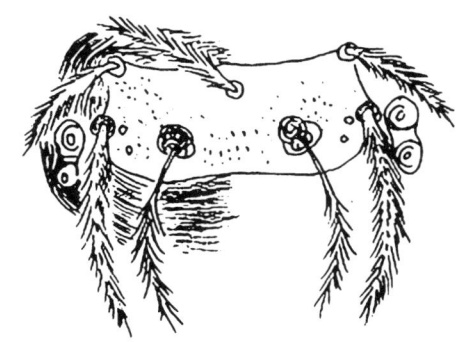

图33-35　北里纤恙螨(*Leptotrombidium kitasatoi*)幼螨背板

（仿黎家灿）

20. 东方纤恙螨（*Leptotrombidium orientale* Schluger，1948）见主要代表种。

21. 苍白纤恙螨（*Leptotrombidium pallidum* Nagayo et al.，1919）见主要代表种。

22. 须纤恙螨（*Leptotrombidium palpale* Nagayo et al.，1919）见主要代表种。

23. 巴氏纤恙螨（*Leptotrombidium pavlovskyi* Schulger，1948）

（1）形态：鉴别特征：PW/AP=3.0，PL>AM，SB>AP，SB 位于 PLs 略下方，AP>PS，感毛近基部无小棘，仅具稀疏的小分枝，感毛明显长于 PL。fDS=2.10.10.8.8.6.2=46，VS=44。

fp=N-N-BNN，背板长方形，宽为长的 1.73 倍，后缘向后略呈双凸，ASB=2PSB，感毛端部 2/3 处有 12 对左右细长分枝。眼点 2×2，前略大于后。肩毛长 65μm，背毛长 68~57μm，腹毛长 39~58μm，fst=2.2。足Ⅰ长 282μm，足Ⅱ长 250μm，足Ⅲ长 286μm，Ip=818。SIF=7B-B-3-2111.0000。

背板各部位测量（单位：μm）：前侧毛距（AW）70；后侧毛距（PW）78；感毛基距（SB）33；感毛基前长（ASB）31；感毛基后长（PSB）15；背板长（SD=ASB+PSB）46；前后侧毛距（AP）26；前中毛长度（AM）56；前侧毛长度（AL）43；后侧毛长度（PL）66；感觉毛长度（Sens）79。

（2）宿主：黑线姬鼠、大仓鼠。

（3）地理分布：国内：内蒙古、辽宁、吉林、黑龙江等省；国外：不详。

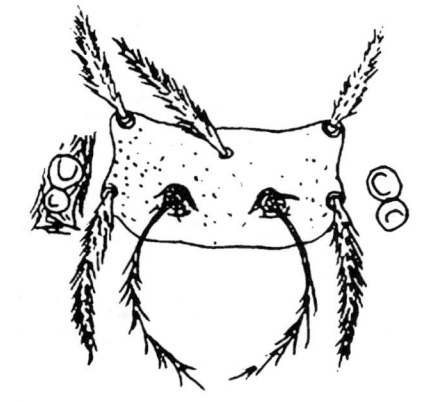

图 33-36 巴氏纤恙螨（*Leptotrombidium pavlovskyi*）幼螨背板

（仿 黎家灿）

24. 后叶纤恙螨（*Leptotrombidium postfoliatum* Wang，Liao et Lin，1981）

（1）形态：鉴别特征：背毛有 2 种不同的形状，背板毛尖细，分枝浓密；SB-PLs。

活体乳白色，卵圆形，长 297~528μm，宽 208~403μm。须肢毛式 N-N-BNB，螯鞘毛分枝。背板扁方形，前缘及后缘中部较平直或微内凹 AP≈PS，SB-PLs。感毛基光裸，端部 2/3 具 5~6 个分枝，眼点 2×2。背毛有 2 种不同形状，一种似盾板毛，如肩毛及第 1~2 列边缘毛和第 1~3 列体中部的背毛；另 1 种呈窄柳叶形，从第 1 列、2 列背毛两侧缘的第 2 根毛开始向体后部蔓延，靠近体前部的呈窄柳叶形，愈向后部此毛则渐加宽，毛上的微棘列数也由 2 列增加到 4 列。背毛 28 根，排列为 2.8.6.6.4.2，腹毛 34 根~38 根，位于肛门后的 6 根~8 根腹毛亦呈窄柳叶状。足Ⅲ基节毛位于基节前缘处。足Ⅰ长 215~254μm，足Ⅱ长 198~201μm，足Ⅲ长 221~264μm，Ip=659。SIF=7B-B-3-2111.0000。

背板各部位测量（单位：μm）：前侧毛距（AW）57~63；后侧毛距（PW）63~71；感毛基距（SB）26~29；感毛基前长（ASB）23~27；感毛基后长（PSB）8~12；前后侧毛距（AP）18~21；前中毛长度（AM）39~47；前侧毛长度（AL）27~32；后侧毛长度（PL）53~62；感觉毛长度（Sens）50~64。

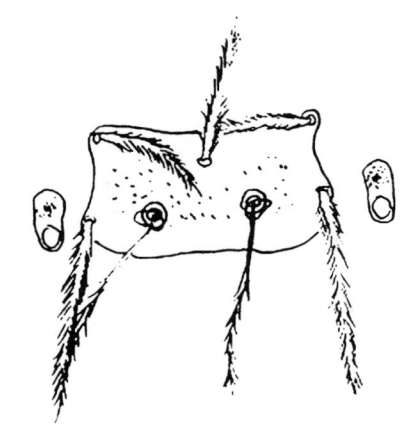

图 33-37 后叶纤恙螨（*Leptotrombidium postfoliatum*）幼螨背板

（仿 黎家灿）

（2）宿主：社鼠、白腹鼠。

（3）地理分布：国内：福建；国外：不详。

25. 微红纤恙螨（*Leptotrombidium rubellum* Wang et Liao，1984）见主要代表种。

26. 小板纤恙螨（*Leptotrombidium scutellare* Nagayo et al.，1921）见主要代表种。

27. 亚中纤恙螨（*Leptotrombidium subintermedium* Jameson et Toshioka，1954）

（1）形态：鉴别特征：fp=N-N-BNN，AP>PS。PW/AP=3.4，PLs/SB，ASB<2PSB，SB>AP，PLs 线位于 SD 中线略下方，感毛近基部有小棘。fDS=2.8.6.6.6.4.2=34，VS=48。

背板长方形,宽为长的 1.61 倍,前缘内凹中部略平直,后缘向后凸中部平直,PL>M>AL,感毛端部 2/3 处有 13 对左右细长分枝。眼点 2×2,前大于后。背板毛及背毛粗壮且分枝浓密,肩毛长 58μm,背毛长 54~58μm,腹毛长 30~42μm,fst=2.2。足 I 长 264μm,足 II 长 220μm,足 III 长 265μm,Ip=749。SIF=7B-B-3-2111.0000。

背板各部位测量(单位:μm):前侧毛距(AW)68~70;后侧毛距(PW)72~77;感毛基距(SB)31~32;感毛基前长(ASB)27~30;感毛基后长(PSB)16~20;背板长(SD=ASB+PSB)45~47;前后侧毛距(AP)21~25;前中毛长度(AM)50~53;前侧毛长度(AL)36~38;后侧毛长度(PL)58~63;感觉毛长度(Sens)67~72。

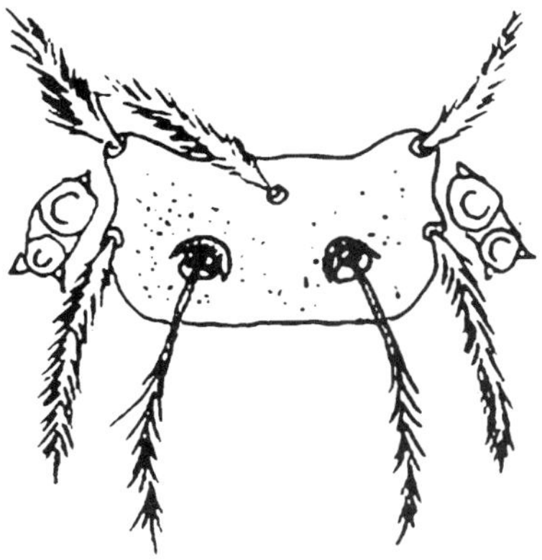

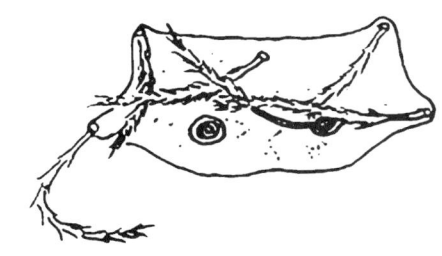

图 33-38　亚中纤恙螨(*Leptotrombidium subintermedium*)幼螨背板

(仿 黎家灿)

(2)生活习性:自然界幼虫出现季节主要为 3~5 月,属春季型螨类。

(3)宿主:小家鼠、黑线姬鼠、大林姬鼠、东方田鼠、大仓鼠、花鼠、棕背鼠等。

(4)地理分布:国内:辽宁、吉林、黑龙江;国外:韩国。

28. 梯板纤恙螨(*Leptotrombidium trapezoidum* Wang,Liao et Lin,1981)

(1)形态:鉴别特征:fp=N-N-BNB,PW/SD>2,SB-PLs,背板近梯形,后侧角明显外突,足 III 基节毛位于基节前缘下方。DS=24~26,VS=24。

活体标本乳白色,足 III 之后无明显的腰缩,体长 442~482μm,宽 353~406μm,背板前缘微向内凹,PW 比 AW 大很多,PW 约为 AP 的 3 倍,感毛略粗壮,近基部 1/3 处在油镜下可见稀疏的微小分枝,端部 2/3 处有 10 对左右纤细分枝,PL:AL=5:3。背板毛及体毛很纤细,具稀疏的短小分枝。fSD=2.8.6.2.4.4 或 2.8.6.2.4.2=24~26。背毛长 40~41μm,腹毛长 20~22μm,fst=2.2,眼板及眼点似付缺。足 I 长 191~208μm,足 II 长 168~178μm,足 III 长 185~198μm,Ip=571。SIF=7B-B-3-2111.0000。

背板各部位测量(单位:μm):前侧毛距(AW)50~53;后侧毛距(PW)72~74;感毛基距(SB)23~25;感毛基前长(ASB)21~23;感毛基后长(PSB)9~11;背板长(SD=ASB+PSB)30~34;前后侧毛距(AP)21~24;前中毛长度(AM)36~38;前侧毛长度(AL)27~30;后侧毛长度(PL)48~50;感觉毛长度(Sens)47。

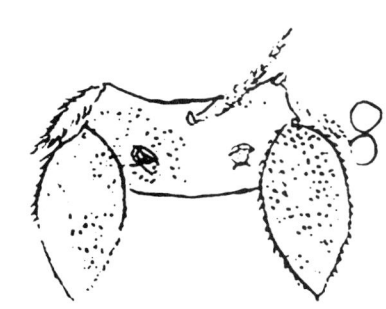

图 33-39　梯板纤恙螨(*Leptotrombidium trapezoidum*)幼螨背板

(仿 黎家灿)

(2)宿主:青毛鼠、针毛鼠、社鼠、白腹巨鼠。

(3)地理分布:国内:福建;国外:不详。

29. 于氏纤恙螨(*Leptotrombidium yui* Chen et Hsu,1955)见主要代表种。

(二)叶片恙螨属(*Trombiculindus*)

1. 棘楔叶片恙螨(*Trombiculindus acanthosphenus* Wang,Li et Shi,1988)

(1)形态:鉴别特征:背板长四边形,后侧毛处稍向外凸,后侧毛及背毛的形状似胡萝卜,唯两侧缘具粗大的棘,中部膨大处具 2~3 列短棘,SB>AP,PW/AP=4.4,AM≥PL>AL。

活体标本色泽不详。虫体卵圆形,长 336μm、宽 217μm。须肢毛式 N-N-BNN,须肢爪 3 分叉,螯鞘毛分枝,螯肢爪末端具三角冠。背板长四边形,宽大于长,后侧毛处稍向外突。其长宽之比例为 1:2.2,AM≥PL>AL,前后侧毛距小于后侧毛与感毛基距(AP<PS),SB>AP。SB 位于后侧毛下方(PLS/SB);后侧毛及背毛的形状似

图 33-40　棘楔叶片恙螨(*Trombiculindus acanthosphenus*)幼螨背板

(仿 黎家灿)

胡萝卜,唯两侧缘具粗大的棘,中部膨大处具 2~3 列明显的短棘,后侧毛长宽比为 6:1,感毛端部 1/2 处具 4~5 根稀疏的分枝,近基部处有稀疏的小毛。眼点 2×2,有眼板。背毛约 66 根,排列为 2.12.17.13.12.6.4 或 2.14.16.14.9.8.3。胸毛 2 对,腹毛 66~67 根,肛门之后有 22~25 根如背毛的膨大棘状毛。NDV=132~133。足Ⅲ基节毛位于基节前缘的下方约 17μm 处。足Ⅰ长 298μm,足Ⅱ长 287μm,足Ⅲ长 319μm,Ip=904。SIF=7B-B-3-2111.0000。

背板各部位测量(单位:μm):前侧毛距(AW)78~89;后侧毛距(PW)78~102;感毛基距(SB)38~43;感毛基前长(ASB)32~32;感毛基后长(PSB)15~17;前后侧毛距(AP)23~23;前中毛长度(AM)66~68;前侧毛长度(AL)43~49;后侧毛长度(PL)64×11~68×10;感觉毛长度(Sens)65~72。

(2)宿主:黑线姬鼠。

(3)分布:国内:湖北;国外:不详。

2. 竹叶片恙螨(*Trombiculindus bambusoides* Wang et Yu,1965)

(1)形态:鉴别特征:背板近梯形,前缘略向后凹,中央略突起,两侧缘皆向外突出成一钝角,后缘向后强度凸出,中部略向内凹,后侧毛呈竹叶状,具 4~5 列棘。AP<SB,PW/AP=4,PL>AM>AL。

活体时色泽不详。虫体卵圆形,足Ⅲ之后略有腰缩,体长 390~435μm,宽 240~263μm。须肢毛式 N-N-BNN,颚体较大,须肢爪 3 分叉,螯鞘毛密羽状。背板近梯形,其长宽之比例为 1:2,前缘略向后凹,中央略突起,两侧缘皆向外突出成一钝角,后缘向后强度凸出,中部略向内凹,后侧毛呈竹叶状,长宽之比为 5:1,PL>AM>AL,前后侧毛距约等于后侧毛距(AP=PS),SB>AP,SB 位于后侧毛之下方(PLs/SB)。后侧毛具 4~5 列棘。感毛脱落。眼点 2×2,有眼板。背毛 28 根,均呈叶片状,肩毛长约 59μm,宽 13μm. 第一列背毛长约为 65μm,宽 11μm,最后一列背毛长约 36μm,宽 7μm,背毛排列为 2.8.6.6.4.2。胸毛 2 对,腹毛 23~26 根,其中体后部边缘 2 对呈叶状外其余刚毛正常。足Ⅲ基节毛位于前缘中下方。足Ⅰ长 264μm,足Ⅱ长 248μm,足Ⅲ长 293μm,Ip=805。SIF=6B-B-3-2111.0000。

背板各部位测量(单位:μm):前侧毛距(AW)72;后侧毛距(PW)91;感毛基距(SB)44;感毛基前长(ASB)29;感毛基后长(PSB)16;前后侧毛距(AP)23;前中毛长度(AM)55;前侧毛长度(AL)36;后侧毛长度(PL)(64×13)~(68×13)。

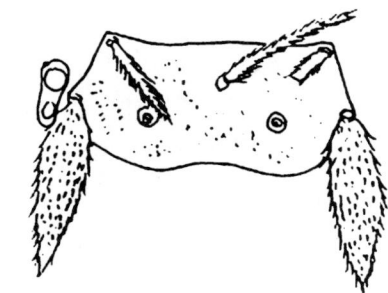

图 33-41 竹叶片恙螨(*Trombiculindus bambusoides*)幼螨背板
(仿 黎家灿)

(2)主要宿主:黑线姬鼠、褐家鼠、高山姬鼠、大绒鼠、树鼩等。

(3)地理分布:国内:浙江、安徽、四川、云南;国外:不详。

3. 心毛叶片恙螨(*Trombiculindus cardiosetosus* Hsu et Chen,1964)

(1)形态:鉴别特征:背板宽大于长,略似六边形,AP<SB,PW/AP=4.9。在叶片恙螨属已知种中,是本螨独特的特征。背毛和背板后侧毛呈心形叶状。

活体标本为白色,腰缩明显,饱食标本体长 483μm,宽 326μm。须肢毛式 N-N-NNN(b),须肢 3 分叉,分叉较粗短,背板宽大于长,近似六边形,其长宽之比例为 1:1.93,前缘向后凹入很深,PW 大于 AW。前后侧毛距约等于后侧毛与感毛基距(AP≈PS)。AP<SB,SB 位于后侧线之后(Pls/SB),AL 在前,AM 与 AL 水平距离颇远。PL 呈典型的心形叶片状,其上有许多小棘,长宽之比为 6:1。感毛脱落形态不详。眼点不明显,背毛 34 根,皆呈心形叶片状,其叶面均有小棘,从侧面看心形背毛像很浅的杓状。背毛排列比较固定,为 2.8.6.6.4(6).4(2).2.2=34。胸毛 2 对,腹毛约 16 根,最长腹毛达 39.25μm。足Ⅰ长 251.2μm,足Ⅱ长 227.6μm,足Ⅲ长 267μm,Ip=745.8。SIF=4B-B-3-1111.0000。

背板各部位测量(单位:μm):前侧毛距(AW)65.9;后侧毛距(PW)84.8;感毛基距(SB)39.3;感毛基前长(ASB)28.3;感毛基后

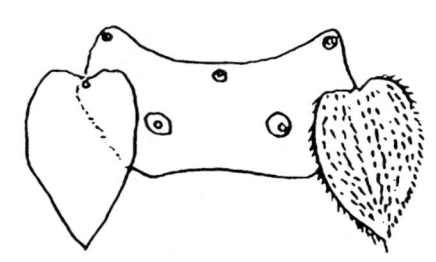

图 33-42 心毛叶片恙螨(*Trombiculindus cardiosetosus*)幼螨背板
(仿 黎家灿)

长（PSB）15.7；前后侧毛距（AP）17.3；后侧毛长度（PL）48.7。

（2）主要宿主：针毛鼠。

（3）分布：国内：广东；国外：不详。

4. 楔形叶片恙螨（*Tramnbiculindus cuneatus* Traub et Evans，1951）

（1）形态：鉴别特征：背板略呈六边形，宽大于长，前缘微向后凹，后缘略平，两侧缘皆向外凸出成一钝角。后侧毛呈叶状，其上可见 10~12 列小棘。SB>AP，PW/AP=5.6，PL>AM>AL。

活体标本色泽不详。体椭圆形，体长 355μm，宽 226μm。最宽处在足基节 3 水平线上。须肢毛式 N-N-BNB，须肢爪 3 分叉。背板略呈六边形，其长宽之比为 1：1.8，前缘微向后凹，后缘略平直，两侧缘皆向外凸出成一钝角，但在前后侧毛间又微内凹，PL>AM>AL，PW 大于 AW，前后侧毛距略小于后侧毛与感毛基距（AP<PS），SB>AP，SB 远距后侧毛之后（PLs/SB），前中毛较前侧毛粗长，有粗短分枝，后侧毛呈叶状，其上具 10~12 列棘，长宽之比为 3：1。感毛丝状，近基部有小棘，端部有稀疏的短分枝。眼点 2×2，有眼板。背毛 32 根，皆呈叶状，有 6~10 列小棘，排列 2.8.6.6.4.4.2=32，最后端 2 行和边缘 2 根背毛狭小，最宽背毛达 19μm。胸毛 2 对。腹毛 17~20 根。足Ⅲ基节毛位于基节前缘。足Ⅰ长 260μm，足Ⅱ长 244μm，足Ⅲ长 284μm，Ip=788。SIF=5B-B-3-? 111.0000。

背板各部位测量（单位：μm）：前侧毛距（AW）65~72；后侧毛距（PW）82~87；感毛基距（SB）34~44；感毛基前长（ASB）24~31；感毛基后长（PSB）12~15；前后侧毛距（AP）15；前中毛长度（AM）51；前侧毛长度（AL）38~39；后侧毛长度（PL）54~63×21~27；感觉毛长度（Sens）67~70。

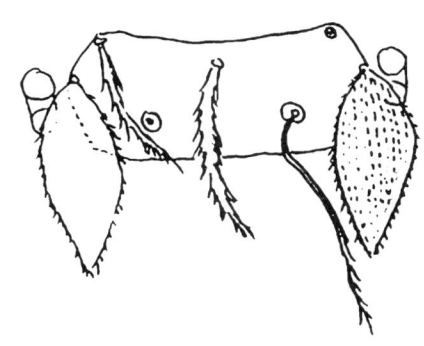

图 33-43　楔形叶片恙螨（*Tramnbiculindus cuneatus*）幼螨背板

（仿 黎家灿）

（2）主要宿主：臭鼩、黄胸鼠、黄毛鼠。

（3）分布：国内：福建、湖南、广东、广西、云南；国外：不详。

5. 刺叶叶片恙螨（*Trombiculindas spinifoliatus* Wang et al.，1985）

（1）形态：鉴别特征：本种与装甲叶片恙螨（*T.armatus* Traub et al，1986）和竹叶叶片恙螨（*T.bambusoides* Wang et Yu，1965）相似。与 *T.armatu* 比较本种的须肢毛为 N-N-BNN（b），且 AP 较短，SB>AP，PW/AP=4.9，SD/AP=2.4。与 *T.bambusoides* 比较，本种背毛较多，且叶片上具像 *T.armatus* 的明显小棘刺。

活体标本色泽不详。虫体椭圆形，须肢毛式 N-N-BNN（b），其中须肢胫节腹毛左边光裸，右边具一小分枝。须肢爪 3 分叉，螯肢爪上具三角冠。背板长方形，其长宽之比为 1：2.1，前缘较平直，中央略向前突出，后缘向后呈扁弧形突出，中央略向内凹，前后侧毛距约等于后侧毛距（AP≈PSB），SB>AP，SB 位于后侧毛之后（PLs/SB），板上中间具稀疏刻点，四周无刻点（制片中不见有感毛，前侧毛折断），前中毛较粗，后侧毛呈苦竹叶状，上具明显的棘，愈到端部棘愈粗大，故以此命名。眼点 2×2，有眼板。背毛 30 根，排列为 2.8.6.6.4.2.2。肩毛长 59μm，宽 11μm，前背毛长 66μm，宽 9μm，背部亚端毛长 44μm，宽 6μm，端毛长 48μm，宽 4μm. 胸毛 2 对，腹毛 28 根，腹毛仅后亚端毛与背毛一样，略膨大，其余毛均为分枝。足Ⅰ长 224μm，足Ⅱ长 205μm，足Ⅲ长 235μm，Ip=664。SIF=7B-B-3-2111.0000。

背板各部位测量（单位：μm）：前侧毛距（AW）70；后侧毛距（PW）78；感毛基距（SB）41；感毛基前长（ASB）22；感毛基后长（PSB）16；前后侧毛距（AP）17；前中毛长度（AM）52；后侧毛长度（PL）68×11。

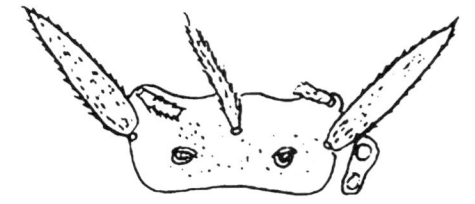

图 33-44　刺叶叶片恙螨（*Trombiculindas spinifoliatus*）幼螨背板

（仿 黎家灿）

（2）宿主：黑线姬鼠。

（3）分布：国内：湖南；国外：不详。

6. 猪猬叶片恙螨(*Trombiculindus hylomydis* Wang et Yu, 1965)

（1）形态：鉴别特征：背板近矩形，后缘向后呈强度凸出，中部略向前方凹进。SB>AP，PW/AP=3.6，AM>PL>AL。本种与屠氏叶片恙螨和云南叶片恙螨相近似，但与前者相比，本种背毛数明显的较少；和后者相比，本种背板明显较小，且腹面具更多的扁平窄柳叶状毛。

活体色泽不详。虫体椭圆形，体长 261~287μm，宽 193~199μm。须肢毛式 N-N-BNN。须肢爪 3 分叉，螯鞘毛分枝较密，背板近矩形，其长宽之比为 1 : 1.7，前缘中部向前略凸，两边向后略凹，两侧缘略向外突出，后缘向后呈强度凸出，其中部略向前方凹进。AM>PL>AL，前后侧毛距约等于后侧毛与感毛基距（AP≈PS），SB>AP，SB 略后于后侧毛（PLs/SB），后侧毛呈扁平窄柳叶状，边缘锯齿较长，长宽之比为 8 : 4~9 : 1。感毛失落。眼点 2×2，有眼板。背毛 34 根，状同背板后侧毛，呈扁平柳叶状，排列为 2.8.6.6.6.4.2。胸毛 2 对，腹毛 30 根~32 根，其中肛门后的 5~6 对毛呈扁平窄柳叶状，其余毛正常，足Ⅲ基节毛位于内 1/3 近中部，足Ⅰ长 261μm，足Ⅱ长 228μm，足Ⅲ长 264μm，Ip=753。SIF=7B-B-3-1111.0000。

背板各部位测量（单位：μm）：前侧毛距（AW）65~67；后侧毛距（PW）73~77；感毛基距（SB）31~34；感毛基前长（ASB）28；感毛基后长（PSB）15；前后侧毛距（AP）21；前中毛长度（AM）52；前侧毛长度（AL）36~39；后侧毛长度（PL）（42×5）~（46×5）。

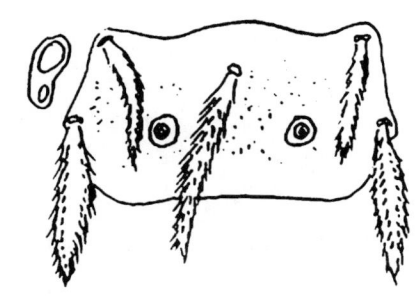

图 33-45　猪猬叶片恙螨（ *Trombiculindus hylomydis* ）幼螨背板

（仿 黎家灿）

（2）宿主：坚实猪猬。

（3）分布：国内：云南；国外：不详。

7. 鼠兔叶片恙螨(*Trombiculindus ochotonae* Wang et Zhai, 1984)

（1）形态：鉴别特征：背板呈宽长方形，具刻点，AW 和 PW 均大于已知几种 SB/PLs 的叶片恙螨。SB>AP，PW/AP=3.6，NDV=146。

中型恙螨，体呈椭圆形。须肢毛式 N-N-BNN，须肢爪 3 分叉，螯鞘毛分枝。背板呈宽长方形，上具刻点，其长宽之比为 1 : 2.25。前中毛位于前侧毛之下方。PL>AM，前后侧毛距大于后侧毛，与感毛基距（AP>PS），SB 位于后侧线上或略高（SB/PLs），PL 长与宽之比为 9 : 1。眼点 2×2，有眼板。背毛 91 根，排列为 2.16.13.18.8.8.10.7.6.3。胸毛 2 对，腹毛 55 根，40 根在肛门前，15 根在肛门后。背板后侧毛、背毛和肛门后腹毛均呈窄柳叶状。足Ⅲ基节毛位于基节内 1/2 稍前。足Ⅰ长 337μm，足Ⅱ长 311μm，足Ⅲ长 367μm，Ip=1 015。SIF=7B-B-3-2111.0000。

背板各部位测量（单位：μm）：前侧毛距（AW）95；后侧毛距（PW）108；感毛基距（SB）48；感毛基前长（ASB）30；感毛基后长（PSB）18；后侧毛距（AP）30；前侧毛长度（AL）47；后侧毛长度（PL）65×7。

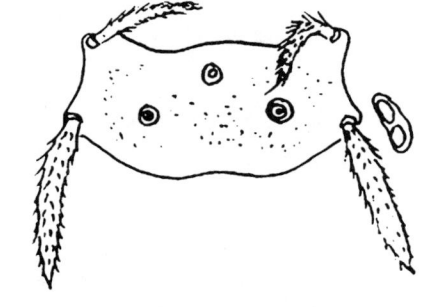

图 33-46　鼠兔叶片恙螨（ *Trombiculindus ochotonae* ）幼螨背板

（仿 黎家灿）

（2）宿主：川西鼠兔。

（3）分布：国内：四川（马尔康）；国外：不详。

8. 泉州叶片恙螨(*Trombiculindus quanzhouensis* Liao et al., 1987)

（1）形态：鉴别特征：背板长方形，前缘平直，后缘呈弧形突出，中部轻微凹进。SB>AP，PW/AP=3.2，PL>AM>AL。本种与南岭叶片恙螨（ *T.nanlingensis* ）较相似，但后者须肢毛 N-N-BNN，足Ⅲ基节毛位于基节前缘下方，AP 较小。

（2）种的特征：活体标本乳白色，体长 410~722μm，宽 226~653μm。须肢毛式 N-N-BNB，须肢爪 3 分叉，螯鞘毛分枝。背板长方形，其长宽之比为 1 : 1.9。前缘平直，后缘呈弧形突出，中部轻微凹进，板上感毛周围有稀疏刻点，PL>AM>AL。前后侧毛距大于后侧毛与感毛基距（AP>PS），SB>AP，SB 位于后侧线下方（PLs/SB）。PL 呈窄柳叶状，叶面中央具二纵列小棘，边缘上的锯齿较稀且细长，PL 长与宽之比为 10 : 1。

感毛丝状,近基部处光滑,远端 1/2 有 20~21 个小分枝。眼点 2×2,有眼板。背毛 28~30 根,形状如同背板后侧毛,排列为 2.8~10.6.6.4.4(2)。胸毛 2 对,腹毛 28 根~34 根,其中腹部后缘的 4 对毛呈窄叶片状。足Ⅲ基节毛约位于前缘上,距前缘 5μm,足Ⅰ长 236~263μm,足Ⅱ长 220~239μm,足Ⅲ长 255~281μm,Ip=729~782。SIF=7B-B-3-2111.0000。

背板各部位测量(单位:μm):前侧毛距(AW)61~70;后侧毛距(PW)70~87;感毛基距(SB)30~36;感毛基前长(ASB)20~31;感毛基后长(PSB)10~15;前后侧毛距(AP)20~26;前中毛长度(AM)44~46;前侧毛长度(AL)28~34;后侧毛长度(PL)50~60×5;感觉毛长度(Sens)44~60。

(3)宿主:黄毛鼠。

(4)分布:国内:福建;国外:不详。

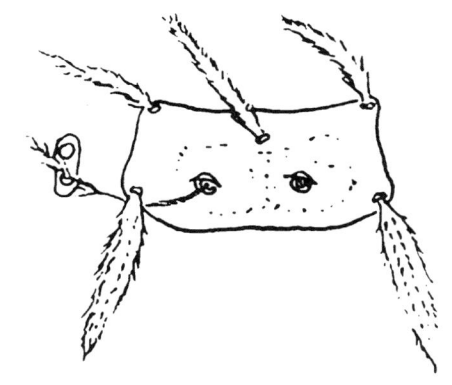

图 33-47　泉州叶片恙螨(*Trombiculindus quanzhouensis*)幼螨背板
(仿 黎家灿)

9. 三峡叶片恙螨(*Trombiculindus sanxiaensis* Wang et al.,1988)

(1)形态:鉴别特征:背板近似四方形,后侧毛处向外突。后缘突出。SB>AP,PW/AP=3.3,PL=AM>AL。本种与猪猡叶片恙螨和南岭叶片恙螨近似,但本种背板各部量度均大于前两者。本种与云南叶片恙螨不同在于背板较后者为小,AP 较大。

活体色泽不详,体卵圆形。体长 277~426μm,宽 187~298μm。须肢毛式 N-N-BNN,须肢爪 3 分叉,螯鞘毛分枝,螯肢爪末端具三角冠。背板近四边形,其长宽之比例为 1∶1.8。后侧毛处往外突,后缘突出。PL=AM>AL,PW<2AD。前后侧毛距大于后侧毛距(AP>PS),SB>AP,SB 位于近后侧毛基线上(SB-PLs),PL 长宽之比为 9∶1。感毛端部 1/2 处具 14~15 根分枝,基部光裸。眼点 2×2,有眼板。背毛 28~32 根,前背毛长 49μm,后背毛长 50μm,排列为 2.8.6.6.4.2 或 2.8.6.6.6.4。胸毛 2 对,腹毛 33 根~39 根,肛门之后有 6 根~8 根形如背毛的叶片状毛。足Ⅲ基节毛位于内 1/2 的中央。足Ⅰ长 277μm,足Ⅱ长 256μm,足Ⅲ长 320μm,Ip=853。SIF=7B-B-3-2111.0000。

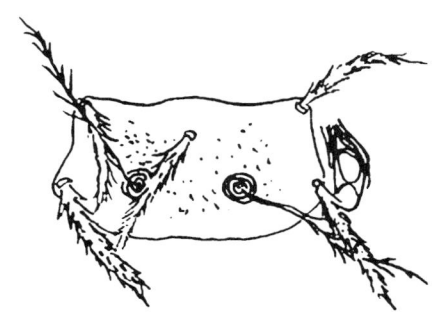

图 33-48　三峡叶片恙螨(*Trombiculindus sanxiaensis*)幼螨背板
(仿 黎家灿)

背板各部位测量(单位:μm):前侧毛距(AW)79~81;后侧毛距(PW)87~92;感毛基距(SB)36~40;感毛基前长(ASB)30~34;感毛基后长(PSB)19~21;前后侧毛距(AP)26~28;前中毛长度(AM)55~62;前侧毛长度(AL)45~51;后侧毛长度(PL)58~64;感觉毛长度(Sens)75~96。

(2)宿主:黑线姬鼠。

(3)分布:国内:湖北;国外:不详。

10. 云南叶片恙螨(*Trombiculindus yunnanus* Wang et Yu,1965)

(1)形态:鉴别特征:背板略近梯形,前缘两侧略向后凹,中部略向前凸,两侧缘略向外突出,后缘向后呈强度凸出,其中部略平直。SB>AP,PW/AP=4.3,PL>AM>AL。本种与福氏叶片恙螨相近似,但本种背板较大,背毛较少和腹部后缘有数毛呈窄柳叶状为其特征。

活体色泽不详。体卵圆形,体长 454μm,宽 259μm。须肢毛式 N-N-BNN,须肢爪 3 分叉,螯鞘毛密羽状。背板近似梯形,其长宽之比为 1∶1.8,前缘两边略向后凹,中部略向前凸,两侧缘略向外突出,后缘向后呈强度凸出,其中部略平直,PL>AM>AL,前后侧毛距小于后侧毛与感毛基距(AP<PS)。SB>AP,SB 位于后侧的后方(PLs/SB)。后侧毛呈扁平窄柳状,边缘锯齿长,长宽之比为 7∶1。感毛线状,近端 1/2 光裸,远端 1/2 处有 5~6 个分枝。眼点 2×2,有眼板。背毛 32 根,形状同背板后侧毛,呈扁平柳叶状,排列为 2.8,6.6.6.2.2.胸毛 2 对,腹毛约 35 根,其中后缘有 3 对呈扁平窄柳叶状,足Ⅲ基节毛位于近前缘中部。足 I 长 353μm，足 II 长 323μm，足 III 长 383μm，Ip=1 059。SIF=6B-B-3-1111.0000。

背板各部位测量（单位：μm）：前侧毛距（AW）88；后侧毛距（PW）99；感毛基距（SB）41；感毛基前长（ASB）33；感毛基后长（PSB）23；前后侧毛距（AP）23；前中毛长度（AM）55；前侧毛长度（AL）42；后侧毛长度（PL）65×10；感觉毛长度（Sens）75。

（2）宿主：小林姬鼠、黑线姬鼠、黄胸鼠、斯氏家鼠、白腹鼠、齐氏姬鼠、野外鼷鼠、侧纹岩松鼠等。

（3）分布：国内：云南；国外：不详。

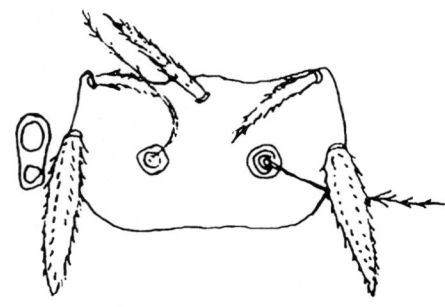

图 33-49　云南叶片恙螨（*Trombiculindus yunnanus*）幼螨背板

（仿黎家灿）

（三）新恙螨属（*Neotrombicula*）

1. 异样新恙螨（*Neotrombicula anax* Audy et Womersley，1957）

（1）形态：鉴别特征：Ga=N，背板宽明显大于长，Sens 羽状，背、腹毛（60 根）少，Ip=910，PL>AL>AM。

幼虫体呈宽卵圆形，长 390μm，宽 286μm。须肢毛式 B-B-NNB。背板前缘近平直，中部微突出，后缘呈浅弧形突出，表面刻点较稀，感毛基位于 PLs 的前方，Sens 近基部 1/3 光裸，近端部 2/3 有羽状分枝。眼板位于 PLs 的外侧，前眼大于后眼。背毛 32 根，排列为 2.6.6.6.6.4.2=32，背毛长 45μm，肩毛长 54μm。腹毛 28 根，前腹毛长 31μm，后腹毛长 36μm。足 I 长 325μm，足 II 长 260μm，足 III 长 325μm；各足特殊毛：ga=2，gm=1，gp=1，tp=1，MT=1。SIF=7Bs-N-3-2111.1000。

背板各部位测量（单位：μm）：前侧毛距（AW）73~84；后侧毛距（PW）90~106；感毛基距（SB）31~36；感毛基前长（ASB）31~34；感毛基后长（PSB）28~34；前后侧毛距（AP）29~34；前中毛长度（AM）34~39；前侧毛长度（AL）42~48；后侧毛长度（PL）50~59。

（2）宿主：帕米尔田鼠、根田鼠。

（3）分布：国内：西藏；国外：澳大利亚

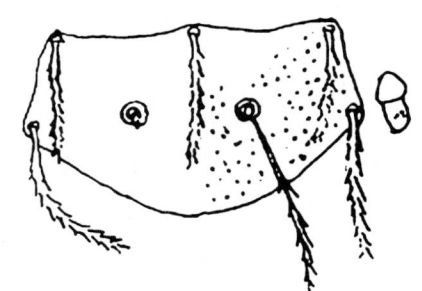

图 33-50　异 样 新 恙 螨（*Neotrombicula anax*）幼螨背板

（仿黎家灿）

2. 高丽新恙螨（*Neotrombicula gardellai* Kardos，1961）

（1）形态：鉴别特征：Ga=N，AW（67~72）较小，感毛基位于 PLs 的前方，腹毛（22~28 根）少。

幼虫体呈椭圆形，饱食虫体长 314μm，宽 270μm，未饱食虫体长 186μm，宽 167μm。须肢毛式 B-B-NN（b）B。背板前缘有浅的双凹，后缘呈钝圆形突，表面的刻点分布稀，Sens 丝状，基部 1/3 光裸，近端部 2/3 有 7~8 个分枝。眼板位于 PLs 的外侧，前眼大于后眼。背毛 30~36 根，多见为 30 根，排列为：2.6.6.6.4.4.2=30；2.7.6.6.5.4.2=32；2.8.8.6.4.4.2=34；2.8.8.6.6.4.2=36 等。腹毛 22~27 根。足 I 长 258（240~274）μm，足 II 长 231（220~240）μm，足 III 长 270（250~279）μm；各足特殊毛：ga=3，gm=1，gp=1，tp=1，MT=1。SIF=7Bs-N-3-3111.1000。

背板各部位测量（单位：μm）：前侧毛距（AW）67~72；后侧毛距（PW）82~91；感毛基距（SB）29~34；感毛基前长（ASB）25~29；感毛基后长（PSB）22~29；前后侧毛距（AP）24~29；前中毛长度（AM）36~48；前侧毛长度（AL）36~41；后侧毛长度（PL）46~55；感觉毛长度（Sens）62~72。

（2）生活习性：高丽新恙螨为东北地区黑线仓鼠体（88.7%）和大仓鼠体（69.2%）的优势螨种，活动季节在 7~9 月，高峰期在 8 月上半月；大仓鼠的带恙螨指数（12.3 只）较高。

（3）宿主：黑线姬鼠、大林姬鼠、大仓鼠、黑线仓鼠、褐家鼠、棕

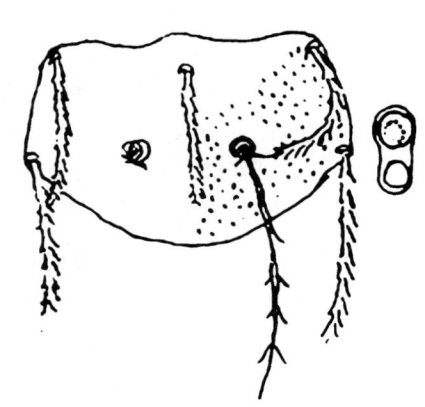

图 33-51　高 丽 新 恙 螨（*Neotrombicula gardellai*）幼螨背板

（仿黎家灿）

背鼩、社鼠、花鼠、东方田鼠。

（4）分布：国内：吉林、黑龙江；国外：韩国。

3. 徐氏新恙螨（*Neotrombicula hsui* Wang, 1964）

（1）形态：鉴别特征：Ga=B，须肢毛式 B-B-BBB，PSB 明显大于 ASB，背板后缘向后方呈近锐角形突出，背板毛粗壮，足Ⅲ鞭毛式=3 100。

幼虫活体颜色赤红，体椭圆形，饱食虫体长 532μm，宽 375μm，未饱食虫体长 382μm，宽 270μm。fT=7B.S. 背板前缘有双凹，中部向前方突出、两侧缘稍向内凹，表面刻点较密，感毛基位于 PLs 的后方，Sens 丝状，在中段有 7~8 个分枝。眼板位于 PLs 的后外侧，前眼大于后眼。DS=38~50 根，排列 为 2.10.8.8.6.4=38；2.10.2.12.2.8.6.4=46；2.10.2.9.10.8.4.4=49 等，第 1、2 列比较稳定。腹毛 42~56 根。足Ⅰ长 251μm，足Ⅱ长 241μm，足Ⅲ长 282μm；各足特殊毛：ga=2，gm=1，gp=1，tp=1，MT=3，Mt=1。SlF=7Bs-B-3-2111.3100。

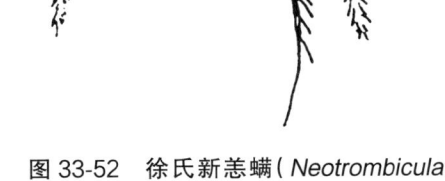

背板各部位测量（单位：μm）：前侧毛距（AW）56-62；后侧毛距（PW）65-82；感毛基距（SB）23-26；感毛基前长（ASB）26~36；感毛基后长（PSB）26~42；前后侧毛距（AP）16~23；前中毛长度（AM）29~42；前侧毛长度（AL）36~46；后侧毛长度（PL）42~62；感觉毛长度（Sens）58~85。

图 33-52　徐氏新恙螨（*Neotrombicula hsui*）幼螨背板

（仿 黎家灿）

（2）宿主：社鼠、黑线姬鼠。

（3）分布：国内：福建；国外：不详。

4. 日本新恙螨（*Neotrombicula japonica* Tanaka et al., 1930）

（1）形态：鉴别特征：Ga=B，背板后缘呈圆弧形突出，背板毛细长，SB（27）小，AP（27）小，PL（63）大，肩毛 4 根。

幼虫活体红色，体椭圆形，饱食虫体长 631μm，宽 489μm，未饱食虫体长 279μm，宽 216μm。须肢毛式 B-B-N（b）N（b）B，须肢胫节背毛和侧毛仅少数标本有 1~2 个分枝。螯鞘毛仅 1~2 个分枝。背板前缘有双凹，中部稍突出，表面有密集的刻点，感毛基位于 PLs 水平线上，感觉毛丝状，近基部 1/3 光裸，近端部 2/3 有 5~6 个分枝。眼板位于 PLs 的后外侧，前眼大于后眼。背毛 31~40 根，排列为 4.6.6.6.4.4.2=32；4.6.6.2.6.4.4.2=34；4.6.7.6.5.4.2.2=36；4.6.7.1.7.5.4.4.2=40 等。腹毛 26~38 根。足Ⅰ长 263（245~289）μm，足Ⅱ长 244（229~264）μm，足Ⅲ长 299（279~328）μm；各足特殊毛：ga=3，gm=1，gp=1，tp=1，MT=1。SIF=7Bs-B-3-3111.1000。

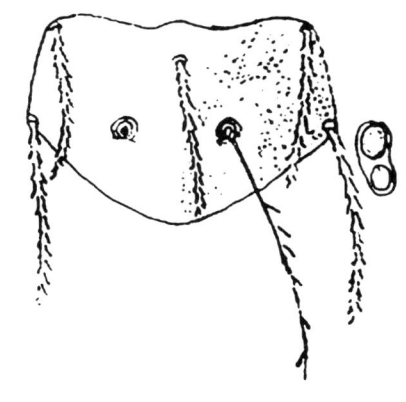

背板各部位测量（单位：μm）：前侧毛距（AW）70~81；后侧毛距（PW）86~96；感毛基距（SB）29~34；感毛基前长（ASB）29~36；感毛基后长（PSB）25~29；前后侧毛距（AP）25~29；前中毛长度（AM）50~55；前侧毛长度（AL）46~53；后侧毛长度（PL）60~67；感觉毛长度（Sens）74~86。

图 33-53　日本新恙螨（*Neotrombicula japonica*）幼螨背板

（仿 黎家灿）

（2）宿主：褐家鼠、黑线姬鼠、大林姬鼠、社鼠、鼹鼠、黑线仓鼠、大仓鼠、东北鼢鼠、棕背鼩、缟纹鼠、松鸦等。

（3）分布：国内：内蒙古、辽宁、吉林、黑龙江、陕西；国外：日本、韩国、乌克兰。

5. 长感新恙螨（*Neotrombicula longisensilla* Wang et al., 1995）

（1）形态：鉴别特征：Ga=B，须肢毛式 N-N-BNB，感觉毛长 112~113μm，鞭状，无分枝；背毛（32~36 根）少。足Ⅲ鞭毛式=2 101。

幼虫体卵圆形，长 287μm，宽 234μm。fT=7Bs。螯鞘毛仅具 2~3 个分枝。背板前缘有浅的双凹，后缘呈圆弧形突出,表面刻点较密,背板毛分枝短,感毛基位于 PLs 水平线上。眼板位于 PLs 的外侧,前眼大于后眼。fDS=2.8.8.8.4.2=32;2.8.8.8.6.4=36。排列为 35ab=41。各足特殊毛:ga=2,gm=1,gp=1,tp=1,MT=2,Mt=1,MF=1。SIF=7Bs-B-3-2111.2101。

背板各部位测量(单位:μm):前侧毛距(AW)80;后侧毛距(PW)98~100;感毛基距(SB)25~28;感毛基前长(ASB)37~40;感毛基后长(PSB)32~33;前后侧毛距(AP)30~33;前中毛长度(AM)53~58;前侧毛长度(AL)55;后侧毛长度(PL)65~68;感觉毛长度(Sens)112~113。

(2)宿主:松田鼠。

(3)分布:国内:西藏;国外:不详。

6. 田鼠新恙螨(*Neotrombicula microti* Ewing,1928)

(1)形态:鉴别特征:须肢毛式 N-N-BNB,Ga=B;AW(75)和 PW(86)较小;感毛基位于 PLs 稍后,感觉毛丝状,背毛(28~30 根)少。

幼虫活体时橘红色,体椭圆形,饱食虫体长 529μm,宽 470μm,未饱食虫体长 353μm,宽 270μm。fT=7Bs,背板前缘近平直,后缘呈圆弧形突出,表面有密集的刻点,Sens 在中段 1/3 有 8~10 个纤枝。眼板位于 PLs 的外侧,前眼与后眼约等大。排列为 2.6.6.6.4.4.2=30,排列比较稳定。腹毛 39~41 根。足I长 278(260~298)μm,足II长 258(235~284)μm,足III长 307(294~333)μm;各足特殊毛:ga=2,gm=1,gp=1,tp=1,MT=2,Mt=1,MF=1。SIF=7Bs-B-3-2111.2101。

背板各部位测量(单位:μm):前侧毛距(AW)72~79;后侧毛距(PW)94~101;感毛基距(SB)26~31;感毛基前长(ASB)34~38;感毛基后长(PSB)25~29;前后侧毛距(AP)26~34;前中毛长度(AM)55~62;前侧毛长度(AL)46~58;后侧毛长度(PL)65~72;感觉毛长度(Sens)91~98。

(2)生活习性:该恙螨的出现季节在 7~9 月,高峰期在 8 月上半月。

(3)宿主:棕背䶄、红背䶄、大林姬鼠和东方田鼠。

(4)分布:国内:吉林;国外:美国、加拿大。

7. 长与新恙螨(*Neotrombicula nagayoi* Sasa et al.,1950)

(1)形态:鉴别特征:Ga=N,fp=B-B-NBB,AW=67~74,PW=86~96,ASB=PSB,背毛 44~52 根,PL>AM>AL。

幼虫活体呈橘红色,体椭圆形,体长 260~584μm,宽 153~457μm。须肢毛式 B-B-NBB,胫节侧毛仅 1 个分枝,fT=7B.s.背板前缘有浅的双凹,中部稍突出,后缘呈钝圆形突出,表面刻点密布,Sens 丝状,基部光裸,近端部 2/3 有纤枝。眼板位于 PLs 的外侧。前眼稍大于后眼。排列为 2.8.10.2.10.4.6.2=44 等。腹毛 26~30 根。足I长 276μm,足II长 248um,足III长 301um。各足特殊毛:ga=3,gm=1,gp=1,tp=1,MT=1,Mt=1,MF=1。SIF=7Bs-N-3-3111.1000。

背板各部位测量(单位:μm):前侧毛距(AW)67~74;后侧毛距(PW)86~96;感毛基距(SB)32~34;感毛基前长(ASB)29~30;感毛基后长(PSB)29~30;前后侧毛距(AP)27~32;前中毛长度(AM)43~45;前侧毛长度(AL)41~42;后侧毛长度(PL)50~54;感觉毛长度(Sens)67~72。

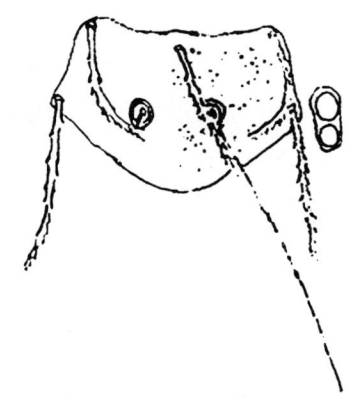

图 33-54 长感新恙螨(*Neotrombicula longisensilla*)幼螨背板

(仿 黎家灿)

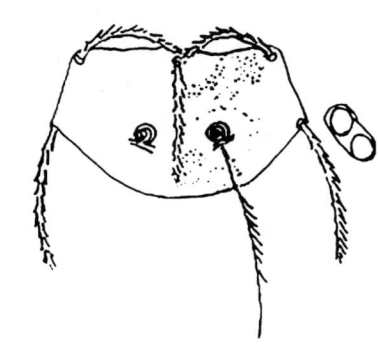

图 33-55 田鼠新恙螨(*Neotrombicula microti*)幼螨背板

(仿 黎家灿)

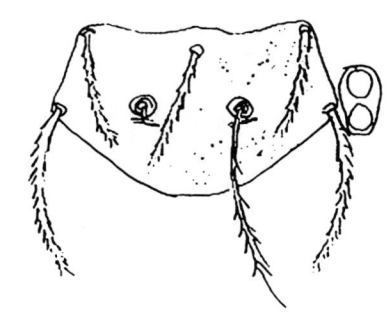

图 33-56 长与新恙螨(*Neotrombicula nagayoi*)幼螨背板

(仿 黎家灿)

（2）宿主：黑线姬鼠、大林姬鼠、红背䶄、松鼠、花鼠、间颅鼠兔等。

（3）分布：国内：内蒙古、黑龙江、青海；国外：日本。

8. 波氏新恙螨（*Neotrombicula pomeranzevi* Schluger,1984）

（1）形态：鉴别特征：Ga=N,须肢毛式 B-B-BNB,AW（80）和 PW（103）大,Sens 长鞭状,近基 1/2 有小棘,足Ⅲ鞭毛式=2 101。

幼虫活体时橘红色,体长 316~428μm,宽 174~328μm。fT=7Bs。背板前缘近平直,中部稍突出,后缘呈钝圆形突出,表面有密集的刻点,AM 位于 ALs 之后,感毛基位于 PLs 的后方,背板毛细长,分枝短。眼板位于 PLs 的外侧,前眼稍大于后眼。背毛 42~54 根,细长,分枝短。排列为 2.14.8.8.4.4.2=42；2.12.8.8.2.5.4.2.2=45；2.14.9.1.10.6.6.4.2=54 等。腹毛 41~58 根。足Ⅰ长 313（304~328）μm,足Ⅱ长 287（279~299）μm,足Ⅲ长 323（304~338）μm。各足特殊毛：ga=2,gm=1,gp=1,tp=1,MT=2,Mt=1,MF=1。SIF=7Bs-N-3-2111.2101。

背板各部位测量（单位：μm）：前侧毛距（AW）78~86；后侧毛距（PW）96~108；感毛基距（SB）31~34；感毛基前长（ASB 36~46；感毛基后长（PSB）26~36；前后侧毛距（AP）29~36；前中毛长度（AM）53~72；前侧毛长度（AL）53~70；后侧毛长度（PL）58~86；感觉毛长度（Sens）103~115。

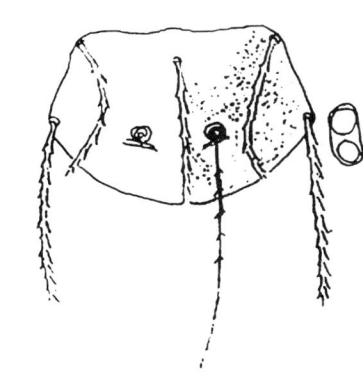

图 33-57 波氏新恙螨（*Neotrombicula pomeranzevi*）幼螨背板

（仿 黎家灿）

（2）生物学资料：波氏新恙螨的宿主为棕背䶄、红背䶄、黑线姬鼠、大林姬鼠、黑线仓鼠、大仓鼠、褐家鼠、鼹鼠、东方田鼠。该种恙螨为东北地区阔叶林生境中的优势螨种（64%）,为东方田鼠（78.9%）、花鼠（46.2%）、棕背䶄（45.1%）体的优势螨种,出现季节在 5~8 月,高峰期 6 月下半月。

（3）分布：国内：辽宁、吉林、黑龙江；国外：俄罗斯。

9. 中华新恙螨（*Neotrombicula sinica* Wang,1964）

（1）形态：鉴别特征：Ga=B,背板后缘呈弓形突出,ASB（37）和 PSB（34）大,背毛 40~51 根,足Ⅲ鞭毛式=1 000。

幼虫体椭圆形,饱食虫体长 622μm,宽 420μm,未饱食虫体长 375μm,宽 217μm。须肢毛式 B-B-NNB,背板前缘有双凹,中部突出,侧缘稍内凹,表面刻点分布较稀,AM 位于 ALS 之后,感毛基位于 PLs 的前方,感觉毛丝状,近基部 1/2 光裸,近端部 1/2 有 5~6 个分枝。眼板位于 PLs 的外侧,前眼明显大于后眼。排列为 2.9.2.8.6.2.5.4.2=40；2.10.2.9.2.10.9.1.4.2=51 等,背毛分枝密而不甚长。腹毛 38~46 根。足Ⅰ长 367μm,足Ⅱ长 322μm,足Ⅲ长 390μm。ga=2,gm=1,gp==1,tp=1,MT=1。SIF=7Bs-B-3-2111.1000。

背板各部位测量（单位：μm）：前侧毛距（AW）72~78；后侧毛距（PW）88~95；感毛基距（SB）29~36；感毛基前长（ASB）36~39；感毛基后长（PSB）29~39；前后侧毛距（AP）33~36；前中毛长度（AM）55；前侧毛长度（AL）46~55；后侧毛长度（PL）59~62；感觉毛长度（Sens）75~91。

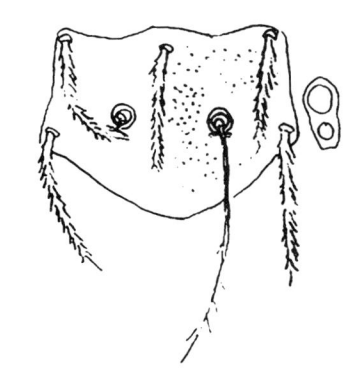

图 33-58 中华新恙螨（*Neotrombicula sinica*）幼螨背板

（仿 黎家灿）

（2）宿主：隐纹花松鼠、黄毛鼠、根田鼠、长尾仓鼠、间颅鼠兔。

（3）分布：国内：福建、青海；国外：不详。

10. 田宫新恙螨（*Neotrombicula tamiyai* Philip et Fuller,1950）

（1）形态：鉴别特征：Ga=B,fp=B-B-BBB,背板后缘呈半圆形突,背板毛和背毛分枝细长,足Ⅲ鞭毛式=3 100。

幼虫活体时橘红色,饱食虫体长 485μm,宽 415μm,未饱食虫体长 270μm,宽 206μm。fT=7Bs。背板前缘具浅的双凹,中部稍突出,表面刻点密布,AM 位 ALs 后方,感毛基位于 PLs 后方,感觉毛丝状,近基部 2/5 光裸,近端部 3/5 有 9~10 个分枝。眼板位于 PLs 的后外侧,前眼与后眼约等大。背毛 40~52 根,排列为 2.10.8.2.8.6.4=40;2.10.10.8.8.4.2=44;2.10.10.9.9.6.4=50;2.10.8.2.10.10.6.4=52。 腹 毛 6 根~60 根。足 I 长 257(245~274)μm,足 II 长 245(230~254)μm,足 III 长 274(254~289)μm。各足特殊毛:ga=2,gm=1,gp=1,tp=1,MT=3,Mt=1。SIF=7Bs-B-3-2111.3100。

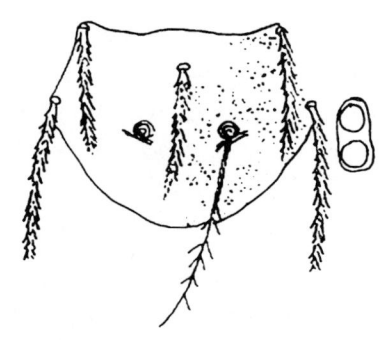

图 33-59　田宫新恙螨(*Neotrombicula tamiyai*)幼螨背板

(仿 黎家灿)

背板各部位测量(单位:μm):前侧毛距(AW)65~72;后侧毛距(PW)82~91;感毛基距(SB)26~31;感毛基前长(ASB)29~36;感毛基后长(PSB)31~36;前后侧毛距(AP)19~25;前中毛长度(AM)43~50;前侧毛长度(AL)38~50;后侧毛长度(PL)60~72;感觉毛长度(Sens)58~82。

(2)生活习性:田宫新恙螨是东北地区灌丛生境中的优势螨种(74.4%),是黑线姬鼠(66.4%),和褐家鼠(33.6%)体的优势螨种,活动季节出现在 4~6 月,高峰期在 5 月下半月。

(3)宿主:褐家鼠、黑线姬鼠、大林姬鼠、大仓鼠、花鼠、黄毛鼠。

(4)分布:国内:辽宁、吉林、黑龙江、福建、陕西;国外:韩国。

11. 温氏新恙螨(*Neotrombicula weni* Wang,1964)

(1)形态:鉴别特征:背板较大,AW=78,PW=95,ASB=34,PSB=31;Sens 中段有 4~5 个分枝,背毛(28~34 根)少。

幼虫活体赤色,体呈卵圆形,饱食虫体长 675μm,宽 478μm。须肢毛式 B-B-NNB;Ga=N(b),有的标本有 1 个小分枝。背板前缘中部稍突出,后缘呈弓形突出,后侧角明显,表面刻点分布稀,AM 位于 ALs 后方,感毛基位于 PLs 水平线上或略高。眼板位于 PLS 外侧,前眼明显大于后眼,背毛分枝较密,排列为 2.6.6.2.6.6-4,4-2、3。腹毛 30 根~38 根。足 I 长 299μm,足 II 长 273μm,足 III 长 319μm,Ip=891。各足特殊毛:ga=2,gm=1,gp=1,tp=1,MT=1。SIF=7Bs-N(b)-3-2111.1000。

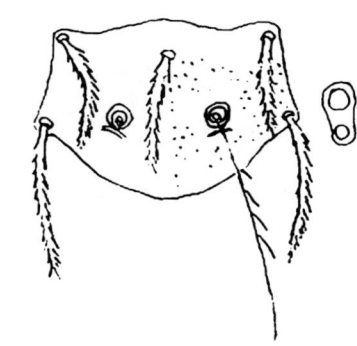

图 33-60　温氏新恙螨(*Neotrombicula weni*)幼螨背板

(仿 黎家灿)

背板各部位测量(单位:μm):前侧毛距(AW)75~88;后侧毛距(PW)91~107;感毛基距(SB)33~39;感毛基前长(ASB)33~36;感毛基后长(PSB)29~33;前后侧毛距(AP)26~33;前中毛长度(AM)26~50;前侧毛长度(AL)39~46;后侧毛长度(PL)55~68;感觉毛长度(Sens)78~88。

(2)宿主:社鼠、黑线姬鼠、东方田鼠、黄鼬、根田鼠、棕头鸦雀等。

(3)分布:国内:福建、上海、江苏、浙江、西藏、青海;国外:不详。

(四)合轮恙螨属(*Helenicula*)

西盟合轮恙螨(*Helenicula simena* Hsu et Chen,1957)

(1)形态:鉴别特征:背板略呈长方形,前缘凹陷,呈双凹状,后缘向后凸出,SB 与 PLs 同一水平,或稍偏后。AM 最短,AL>PL。

饱食的虫体长 704μm,宽 400μm,平均长 576μm,宽 348μm。须肢毛式 B-B-BBB,Gr=3,Ga=N。背板略呈长方形,前缘后凹,但中央部分又微向前凸出,呈双凹状,后缘向后凸出,两侧缘向内凹。AM 粗短,位后于 ALs;SB 与 PLs 同一水平,或稍偏后;AL>PL。眼点 2×2,与背板距离较远,后眼较小,不明显,其后缘近于 PLs 水平或稍前,眼板付缺。背毛 50~59 根,排列多为 4.6.6.8.8.…,但也可能是 4.6.8.8.8.…,或 4.6.6.8.9…,腹毛 57~67 根。足基节毛 1.1.6。足 I 长 275μm,足 II

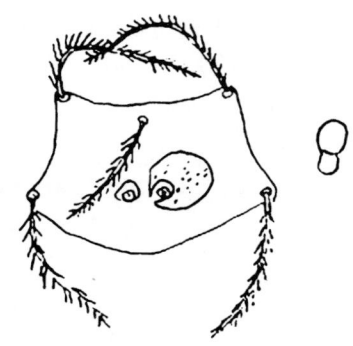

图 33-61　西盟合轮恙螨(*Helenicula simena*)幼螨背板

(仿 黎家灿)

长240μm,足Ⅲ长287μm,Ip=802。SIF=5B-N-3-2111.0000。

背板各部位测量(单位:μm):前侧毛距(AW)47~54;后侧毛距(PW)65~71;感毛基距(SB)9~11;感毛基前长(ASB)30;感毛基后长(PSB)9~16;前后侧毛距(AP)19~28;前中毛长度(AM)31~36;前侧毛长度(AL)43~59;后侧毛长度(PL)43~48;感觉毛长度(Sens)13+16×?。

(2)宿主:褐家鼠、黄胸鼠、社鼠、针毛鼠、斯氏家鼠、锡金小家鼠、高山姬鼠、白腹巨鼠、小耳林姬鼠、大绒鼠、林姬鼠、棒尾姬鼠、树鼩、棒尾鼩鼠、黑腹绒鼠、珀氏长吻松鼠等。

(3)分布:国内:广东、香港、广西、贵州、云南;国外:越南、泰国。

(五)钳齿恙螨属(Cheladonta)

德钦钳齿恙螨(*Cheladonta deqinensis* Yu et al.,1983)

(1)形态:鉴别特征:背板似梯形,前缘中间较平,两PL角较突出,表面具稀疏刻点,眼点2×2,等大,无眼片。感毛宽棒状,上具细长刺毛,PL>AM>AL,Ga=B,fp=B-B-BNB,Gr=3,fcx=1.1.3。背腹毛较多,DS=89,VS=61。

活时体色缺记录。中等饱食虫体长268μm,宽205μm,螯肢爪较大(长35μm,宽8μm),亚末端有一列细齿(6~8个),而倒冠齿则不明显。螯鞘毛分枝,须肢毛式B-B-BNB,须肢爪分3叉。背板近梯形,前缘内凹但中部较平,两PL角甚突出,后缘中部略内凹,表面具稀疏小刻点,感毛较大,呈宽棒状,膨大部长宽比约为4:1,具细长刺毛,基部远端具细短刺毛,近端具2~3圈小棘。PL>AM>AL。眼点2×2,无眼片,前后眼大小约相等。背毛羽状,分枝较短,共89根,肩毛4根,第2列以后排列很不规则,约为4.8.10.6.6.8.9.12.12.8.4.2。胸毛2对,腹毛61根皆为羽状,但前腹毛分枝较细,后腹毛状如背毛。足节7.7.7,足基节毛1.1.3,足长缺记录。SIF=4B-B-3-2110.0000。

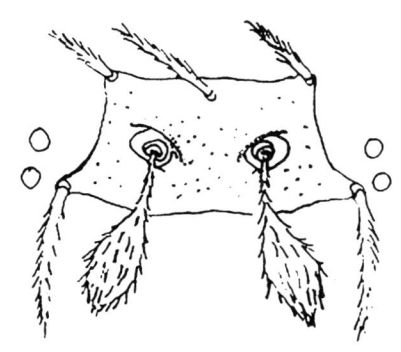

图33-62 德钦钳齿恙螨(*Cheladonta deqinensis*)幼螨背板

(仿 黎家灿)

背板各部位测量(单位:μm):前侧毛距(AW)47;后侧毛距(PW)69;感毛基距(SB)26;感毛基前长(ASB)20;感毛基后长(PSB)15;背板长(SD=ASB+PSB)35;前后侧毛距(AP)29;前中毛长度(AM)29;前侧毛长度(AL)20;后侧毛长度(PL)37;感觉毛长度(Sens)40×11。

(2)宿主:和平田鼠。

(3)分布:国内:云南;国外:不详。

(六)新棒恙螨属(Neoschoengastia)

鸡新棒恙螨(*Neoschoengastia gallinarum* Hatori,1920)

(1)形态:鉴别特征:fp=B-B-BBB,螯鞘毛光裸。AM-ALs,ASB<PSB,SB>AP,感毛球状,SB位于AP中线上方,AL=PL,fcx=1.1.1,MT=1。

活体标本橘红色,椭圆形,饱食标本体长390μm,宽320μm。背板很小,近似梯形,前半部有许多刻点,前缘几乎平直,后缘中部向前略凹进,感毛膨大部分有许多小棘,并被皮纹褶盖住,AL=PL>AM。眼点2×2,前大于后。fDS=2.10.8.6.8.6.4.2=46,背毛长33μm,fst=2.2,VS=40,腹毛长30μm。足Ⅰ长240μm,足Ⅱ长200μm,足Ⅲ长227μm,Ip=667。SIF=7Bs-N-3-3111.1000。

背板各部位测量(单位:μm):前侧毛距(AW)53~56;后侧毛距(PW)67~70;感毛基距(SB);感毛基前长(ASB)20;感毛基后长(PSB)25;背板长(SD=ASB+PSB)45;前后侧毛距(AP)28~31;前中毛长度(AM)28~31;前侧毛长度(AL)45~48;后侧毛长度(PL)42~48;感觉毛长度(Sens)34。

(2)生活习性:3~12月均有发现,活动最严重而猖獗的季节为6~10月。

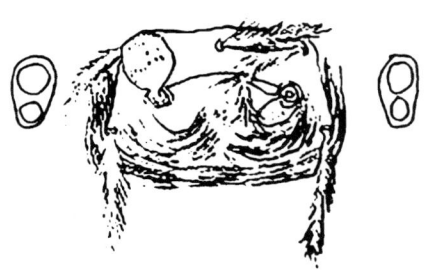

图33-63 鸡新棒恙螨(*Neoschoengastia gallinarum*)幼螨背板

(仿 黎家灿)

（3）生境与孳生物（宿主）：宿主有家鸡、鸽子、环颈雉、绿孔雀、鹧鸪、斑鸠、喜鹊、小杜鹃、麻雀、家鸭、家鹅、欧兔等禽、鸟类共 27 种之多。寄生部位主要在腋下和大腿内侧。幼雏寄生于腿腹、胸侧、翅内侧、头颈、背部、大腿内侧等几乎全身均可找到。

（4）与疾病的关系：鸡的感染率及感染度高，鸡体被寄生后所产生的组织反应大，可能引起鸡群的死亡。因此，该螨是对我国家鸡（家禽）危害严重的重要害虫。

（5）地理分布：本种恙螨在我国分布很广，目前已知分布于我国的台湾、香港、福建、广东、广西、贵州、云南、浙江、江西、湖南、江苏、上海、安徽、湖北、四川、山东、陕西、河北、辽宁、黑龙江、西藏等省；国外：不详。

（七）囊棒恙螨属（*Ascoschoengastia*）

1. 印度囊棒恙螨（*Ascoschoengastia indica* Hirst，1915）见主要代表种。

2. 李氏囊棒恙螨（*Ascoschoengastia leechi* Domrow，1962）

（1）形态：鉴别特征：背板近似五角形，后缘呈钝圆形凸出。AP<SB，PW/AP=2.9，PL>AM>AL。

活体标本呈淡乳黄色，小型螨类，体卵圆形，足Ⅲ之后略有腰缩。体长 142~297μm，宽 119~238μm。螯鞘毛光裸，须肢毛式 B-B-BBB，须肢爪分 3 叉。须肢跗毛式 fT=6B。背板近似五角形，前缘中部突出，后缘呈钝圆形凸出。PL>AM>AL，PW>AW。AP<SB，SB 位于 AL 和 PL 间的中线上（SB/PLs），感毛棒状，近毛基处 2 列弱小棘，膨大部分上有较密的小分枝。眼板明显，眼点 2×2，背板毛及背毛均具短小分枝。背毛 36~42 根，排列为 2.8.6.6.6.4.2.2；2.8.6.7.8.6.4.2 或 2.9.4.5.6.6.4.4.2。腹毛 46 根，足节式 7.7.7，足Ⅲ跗节具 1 根长跗鞭毛。足Ⅰ长 175~178μm，足Ⅱ长 142~158μm，足Ⅲ长 164~182μm，Ip=497。SIF=6B-N-3-3111.1000。

背板各部位测量（单位：μm）：前侧毛距（AW）44~48；后侧毛距（PW）50~51；感毛基距（SB）20~23；感毛基前长（ASB）20~23；感毛基后长（PSB）21~24；前后侧毛距（AP）17~21；前中毛长度（AM）23~30；前侧毛长度（AL）21~21；后侧毛长度（PL）30~32；感觉毛长度（Sens）30~32。

（2）生活习性：李氏囊棒恙螨主要活动季节为秋冬季。

（3）宿主：范围较广，包括花松鼠、黑家鼠、灰腹鼠、小泡巨鼠、红颊长吻松鼠等。

（4）分布：国内：福建、四川、云南、西藏；国外：老挝、泰国。

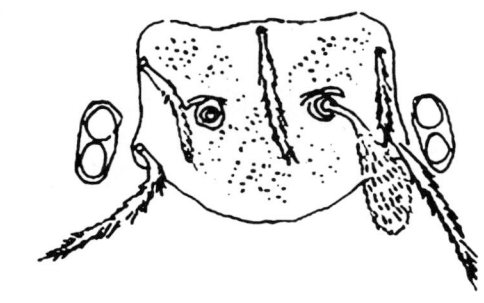

图 33-64　李氏囊棒恙螨（*Ascoschoengastia leechi*）幼螨背板

（仿 黎家灿）

（八）毫前恙螨属（*Walchiella*）

许氏毫前恙螨（*Walchiella xui* Wang et al.，1995）

（1）形态：鉴别特征：fp=N-N-NNB，背板较大，背腹毛较少。

活体色泽不详。虫体卵圆形，未饱食虫体长 285μm，宽 207μm。须肢毛式 N-N-NNB。背板近梯形，前缘呈双凹状，后缘明显后突为双凸状。AM>PL=AL。感毛枪锋状，膨大部分具许多细长毛，中部最宽处约 5μm。眼点 2×2。背毛 26 根，排列 2.6.6.6.4.2。腹毛 20 根。SIF=7Bs-N-3-3111.0000。

背板各部位测量（单位：μm）：前侧毛距（AW）65；后侧毛距（PW）88；感毛基距（SB）36；感毛基前长（ASB）28；感毛基后长（PSB）30；前后侧毛距（AP）35；前中毛长度（AM）56；前侧毛长度（AL）42；后侧毛长度（PL）42；感觉毛长度（Sens）72×5。

（2）宿主：锡金松田鼠。

（3）分布：国内：西藏；国外：不详。

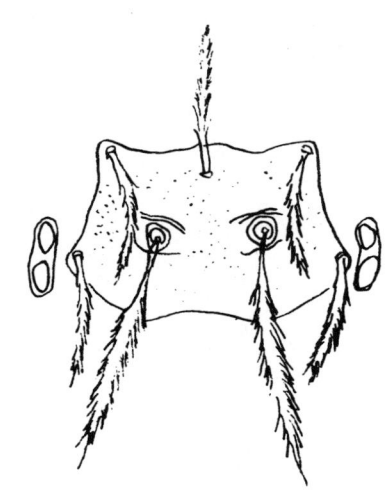

图 33-65　许氏毫前恙螨（*Walchiella xui*）幼螨背板

（仿 黎家灿）

（九）爬虫恙螨属（*Herpetacarus*）

1. 福建爬虫恙螨（*Herpetacarus fukienensis* Chen et al.,1958）

（1）形态：鉴别特征：背腹毛少而较长，PL>AM>AL，AP 大，足较长。

活体乳白色。虫体椭圆，长 588~707μm，宽 384~448μm。

须肢毛式 B-B-BNB，螯鞘毛光裸。背板近五角形，后缘呈浅弧形凸出。感毛枪棒状，柄部具小棘，端部具细长毛。背板毛及背毛分枝较稀短。眼点 2×2。背毛 48~65 根，排列不规则：2.11.10.10（14），…，腹毛 58~75 根。fst=2.2，fcx=1.1.1。足Ⅰ长 372μm，足Ⅱ长 340μm，足Ⅲ长 424μm，Ip=1 136。SIF=7Bs-N-3-3111.0000。

背板各部位测量（单位：μm）：前侧毛距（AW）76~79；后侧毛距（PW）95~99；感毛基距（SB）30~34；感毛基前长（ASB）37~42；感毛基后长（PSB）31~36；前后侧毛距（AP）43~50；前中毛长度（AM）61~68；前侧毛长度（AL）53~57；后侧毛长度（PL）76~88；感觉毛长度（Sens）（57~67）×（6~7）。

（2）宿主：黄毛鼠、小泡巨鼠、针毛鼠、大足鼠、青毛鼠等。

（3）分布：国内：福建、广东；国外：不详。

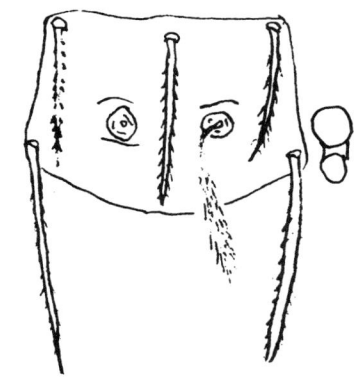

图 33-66　福建爬虫恙螨（*Herpetacarus fukienensis*）幼螨背板

（仿 黎家灿）

2. 针毛爬虫恙螨（*Herpetacarus spinosetosus* Wang et al.,1980）

（1）形态：鉴别特征：感毛似粗鞭状，长约 20 倍于宽，SB 靠近 PLs，AM、AL 较长。

活体乳白色，体椭圆，长 290~823μm，宽 224~598μm。须肢毛式 B-B-BNB，螯鞘毛光裸。背板近五角形，后缘呈浅弧形。感毛狭长，近粗鞭状，基部 1/3 处有 6~7 圈小棘，远端 2/3 处的膨大部分上有浓密的长分枝。眼点 2×2。背板毛及背毛均具稀疏的短小分枝。背毛 59~74 根，排列不规则：2.10（15）…，腹毛 69~87 根。fst=2.2，fcx=1.1.1。足Ⅰ长 303~356μm，足Ⅱ长 294~360μm，足Ⅲ长 353~429μm，Ip=1 042。SIF=7Bs-N-3-3111.0000。

背板各部位测量（单位：μm）：前侧毛距（AW）77~87；后侧毛距（PW）92~110；感毛基距（SB）31~36；感毛基前长（ASB）35~47；感毛基后长（PSB）26~35；前后侧毛距（AP）41~54；前中毛长度（AM）60~72；前侧毛长度（AL）45~62；后侧毛长度（PL）77~90；感觉毛长度（Sens）62~74×3。

（2）宿主：针毛鼠、社鼠、大足鼠、黄毛鼠、小泡巨鼠。

（3）分布：国内：福建；国外：不详。

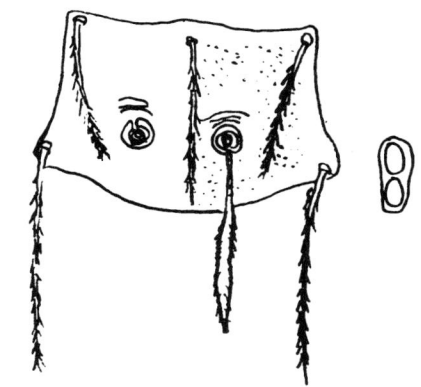

图 33-67　针毛爬虫恙螨（*Herpetacarus spinosetosus*）幼螨背板

（仿 黎家灿）

（十）棒感恙螨属（*Schoengastia*）

1. 钝距棒感恙螨（*Schoengastia obtusispura* Wang,1962）

（1）形态：鉴别特征：fP=B-N-NNB，背板较大略呈五角形，后侧角略向外突出，SB/PLs，SB 大于感毛膨大部分，ASB>PSB。足Ⅰ、Ⅱ跗节感觉杆附近各有一极短的钝距。

大型螨类，虫体椭圆形，长 623μm，宽 435μm，颚体粗大，螯肢端节凹面前半部有 1 列约 7~8 个锯齿状的小齿。PW/SD=1.42，背板前缘较平直，后缘向后方呈弧形突出，板上具斑点，AL>PL>2AM。眼点 2×2，前大于后。fDS=2.10.8.6.5.3.2=36，背毛长 55~39μm，fst=2.2，VS=34。fcx=1.1.1，足Ⅰ感觉杆之前近中部处及足Ⅱ感觉杆之后方各有 1 极短的钝距。足Ⅰ长 383μm，足Ⅱ长 330μm，足Ⅲ长

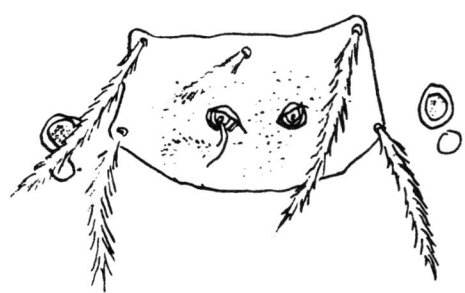

图 33-68　钝距棒感恙螨（*Schoengastia obtusispura*）幼螨背板

（仿 黎家灿）

405μm,Ip=1 118。SIF=7Bs-N-3-3111.1000。

背板各部位测量(单位:μm):前侧毛距(AW)72;后侧毛距(PW)91;感毛基距(SB)24;感毛基前长(ASB)34;感毛基后长(PSB)30;背板长(SD=ASB+PSB)64;前后侧毛距(AP)36;前中毛长度(AM)29;前侧毛长度(AL)78;后侧毛长度(PL)65;感觉毛长度(Sens)39×16。

(2)宿主:黄毛鼠。

(3)分布:国内:福建;国外:不详。

(十一)凹缘恙螨属(*Schoutedenichia*)

粤中凹缘恙螨(*Schoutedenichia centralkwangtunga* Mo et al.,1959)

(1)形态:鉴别特征:活体乳白色或带淡黄色。背板似梯形,后缘明显内凹,PL>AM>AL,AP~SB。

活体乳白色或微染黄色,饱食后前体较宽,后体较窄,可有腰缩。虫体长224~341μm,宽169~221μm。须肢毛式 N-N-NNN,须肢爪分3叉。螯肢远节具三头帽,腿节背面有密的小刻点。背板似梯形,有疏刻点,前缘在 AM 与 AL 之间内凹,两侧缘近乎平直,而后缘则明显内凹,PW>AW,AP≈SB,PL>AM>AL,感毛远段纺锤状,上有小分枝,感毛基部约位于前后侧毛距之中间,眉脊粗长,斜置于感毛基之前内侧缘。眼点2×2,后眼明显退化。背毛50~60根,分枝短小,其基部微向内凹入,排列为 2.7.6.8.8.… 或 2.8.4.10.…,不很规则。腹毛50~58根。足Ⅰ长188μm,足Ⅱ长148μm,足Ⅲ长176μm,Ip=512。SIF=4B-N-3-2110.0000。

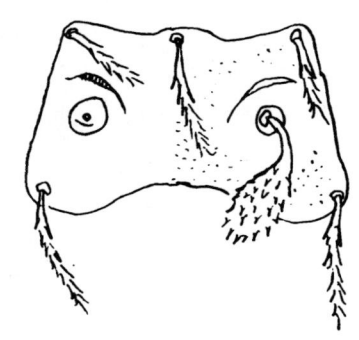

背板各部位测量(单位:μm):前侧毛距(AW)36~43;后侧毛距(PW)53~60;感毛基距(SB)30~34;感毛基前长(ASB15~19;感毛基后长(PSB)18~20;前后侧毛距(AP)30~34;前中毛长度(AM)19~23;前侧毛长度(AL)15~19;后侧毛长度(PL)23~30;感觉毛长度(Sens)26~30。

(2)宿主:较广泛,包括鼩鼱科的臭鼩鼱,鼠科的黄胸鼠、白腹巨鼠及其他鼠类,竹鼠科的栗色竹鼠。分布于广东,与我国西部相接的。

图 33-69　粤中凹缘恙螨(*Schoutedenichia centralkwangtunga*)幼螨背板

(仿 黎家灿)

(3)分布:国内:广东、广西、香港和海南;国外:越南、泰国。

(十二)真棒恙螨属(*Euschoengastia*)

高山真棒恙螨(*Euschoengastia alpina* Sasa et Jameson,1954)

(1)形态:鉴别特征:背板宽矩形,宽大于长度的3倍,后缘凸出,两侧缘向后外伸展,后侧角尖锐,PL位于尖角上。SB略后于PLs。

须肢毛式 B-B-BNB,Gr=5。Ga=B,螯肢爪具一亚端背齿。背板宽矩形,宽大于长度的3倍,前缘凹陷,后缘凸出,两侧缘向后外伸展,后侧角尖锐,PL位于尖角上。SB略后于PLs.在SB前无假眉。背板表面具稀少或无刻点。背毛42根,排列为 2.10.12.8.6.2.2。腹毛约44根。基节毛 1.1.1。SIF=7B-B-5-2110.0000。

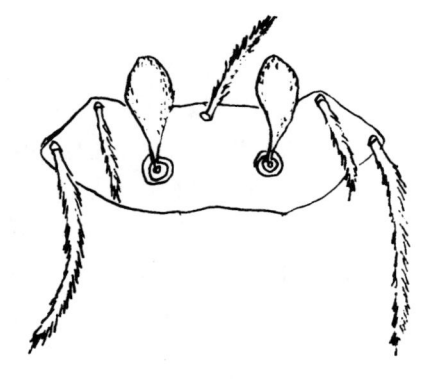

背板各部位测量(单位:μm):前侧毛距(AW)63;后侧毛距(PW)95;感毛基距(SB)36;感毛基前长(ASB)26;感毛基后长(PSB)9;前后侧毛距(AP)20;前中毛长度(AM)35;前侧毛长度(AL)35;后侧毛长度(PL)75;感觉毛长度(Sens)40。

(2)宿主:褐家鼠、黄胸鼠、社鼠、小家鼠、盖姬鼠、黑线姬鼠、大林姬鼠、东方田鼠、棕背鮃、红背鮃、东北鼩鼱、缟文鼠。

(3)分布:国内:有浙江、内蒙古、辽宁、吉林、黑龙江、宁夏、山东、湖北、安徽、江苏、上海、福建等省份;国外:日本。

图 33-70　高山真棒恙螨(*Euschoengastia alpina*)幼螨背板

(仿 黎家灿)

背展恙螨亚科（Gahrliepiinae）

（十三）无前恙螨属（*Walchia*）

1. 中华无前恙螨（*Walchia chinensis* Chen et Hsu,1955）见主要代表种。

2. 葛洪无前恙螨（*Walchia koi* Chen et Hsu,1957）

（1）形态：鉴别特征：肩毛2对，足Ⅲ基节毛2根，具肩腹毛。

活体色泽不详。饱食虫体长462~511μm,宽298~350μm。须肢毛式N-N-NNN,背板长五角形,感毛端部呈球形,具稀疏刺毛。未见眼点,背板毛及背毛分枝较长。背毛32根~38根,排列不规则:4.8（9）.8（6）.⋯腹毛为49~64根。足基节2与3之间具肩腹毛2~3对。fcx=1.1.2。足Ⅰ长167~195μm,足Ⅱ长155~168μm,足Ⅲ长190~203μm,Ip=540。SIF=4B-N-3-2110.0000。

背板各部位测量（单位:μm）:前侧毛距（AW）22~30;后侧毛距（PW）35~40;感毛基距（SB）25~29;感毛基前长（ASB19~22;感毛基后长（PSB）43~53;前后侧毛距（AP）31~37;前侧毛长度（AL）20~28;后侧毛长度（PL）25~30;感觉毛长度（Sens）（23~25）×（13~15）。

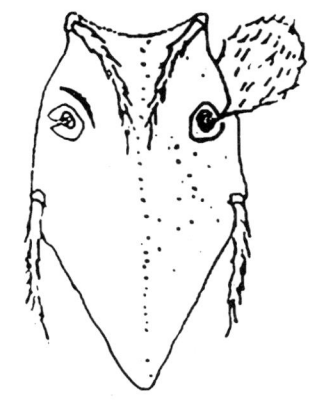

图33-71　葛洪无前恙螨（*Walchia koi*）幼螨背板

（仿 黎家灿）

（2）宿主:斯氏家鼠、大足鼠、大绒鼠、小林姬鼠、岩松鼠。

（3）分布:国内:安徽、海南、云南;国外:不详。

3. 太平洋无前恙螨（*Walchia pacifica* Chen et Hsu,1955）

（1）形态：鉴别特征:足Ⅲ基节1根毛,基节2、3之间有2~3根毛,偶多至5根。DS=4.8.8.6.4.2.2=34,VS=44~47,AP=PP,PW略大于AW,PSB>2ASB,背板毛及体毛分枝长而明显。

活体标本乳白色,具鲜红色眼点,体中小型,饱食后体呈长椭圆形,有明显的腰缩。饱食后体长可达462μm、宽276μm,fp=N-N-NNN,背板两后侧缘稍向外凸呈波浪状,后缘向后突出至90~100°钝角,背板末端达不到第二列背毛基部。SD/PW=1.26（福建标本1.67）。感觉毛宽棒状,SB位于AP中线水平,AL、PL、SB毛不在同一垂直线上。背毛长28~35μm,腹毛长17~31μm,fst=2.2。fcx=1.1.1,基节3毛位于基节前1/3处。足Ⅰ长197μm,足Ⅱ长179μm,足Ⅲ长224μm,Ip=600。SIF=4B-N-3-2110.0000。

背板各部位测量（单位:μm）:前侧毛距（AW）34~37;后侧毛距（PW）41~43;感毛基距（SB）28~30;感毛基前长（ASB）21~23;感毛基后长（PSB）31~34;背板长（SD=ASB+PSB）52~57;前后侧毛距（AP）36~37;前侧毛长度（AL）26~31;后侧毛长度（PL）31~34;感觉毛长度（Sens）26~32。

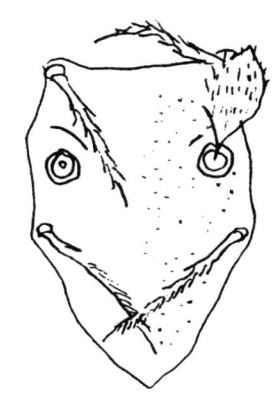

图33-72　太平洋无前恙螨（*Walchia pacifica*）幼螨背板

（仿 黎家灿）

（2）生活习性:出现季节多见于夏秋季。

（3）宿主:褐家鼠、黑家鼠、海南家鼠、斯氏家鼠、黄毛鼠、针毛鼠、社鼠、白腹巨鼠、青毛鼠、大足鼠、中华竹鼠、黑线姬鼠、大仓鼠、黑腹绒鼠、灰麝鼩等。

（4）分布:国内:福建、广东、广西、江西、浙江、湖南、江苏、安徽、上海、云南、贵州、四川;国外:不详。

4. 似太平洋无前恙螨（*Walchia parapacifica* Chen et al.,1955）

（1）形态：鉴别特征:足Ⅲ基节1根毛,基节2、3之间无毛。PW<45,SD<90,PSB>2ASB,SD/PW=1.81~1.91,背板后角呈60°锐角,与PLs之间呈等腰三角形。

活体标本乳白色,有鲜红色的眼点,饱食后虫体呈短椭圆形,略有腰缩,体长294~397μm,宽167~294μm。fp=N-N-NNN。背板两后侧缘平直,末端延伸达不到第三列背毛基部,PW略大于AW,AL=PL。感觉毛球棒状,膨大部分长略大于宽,SB位于AP中线水平。眼点2×2,背板毛和背毛分枝粗长,fDS=2.6.6.2.6.6.2.4.2=36;2.6.6.7.5.3.4.4.2=39;2.6.6.2.6.6.2.4=34,VS=32~47,背毛长27~22μm,腹毛长27~2μm,fst=2.2。fcx=1.1.1。基节 3 毛位于基节前缘下方。足Ⅰ长 175μm,足Ⅱ长 153μm,足Ⅲ长 190μm,Ip=518。SIF=4B-N-3-2110.0000。

背板各部位测量(单位:μm):前侧毛距(AW)31~36;后侧毛距(PW)36~42;感毛基距(SB)27~31;感毛基前长(ASB)17~21;感毛基后长(PSB)48~63;背板长(SD=ASB+PSB)65~84;前后侧毛距(AP)32~36;前侧毛长度(AL)26~34;后侧毛长度(PL)26~27;感觉毛长度(Sens)17~21。

(2)宿主:黄毛鼠、大足鼠、针毛鼠、社鼠、黑线姬鼠、板齿鼠、白腹巨鼠、青毛鼠、中华竹鼠、黄胸鼠、褐家鼠、小家鼠、水鼩鼱、灰麝鼩等。

(3)分布:国内:福建、广东、广西、江西、浙江、湖南、安徽、贵州、云南;国外:不详。

5. 乡野无前恙螨(*Walchia rustica* Gater,1932)

(1)形态:鉴别特征:足Ⅲ基节 1 根毛,足Ⅱ~3 基节间无腹肩毛。背板五角形,后角近乳突状,两后侧缘略呈波浪状。

fp=N-N-NNN,AP:PP=5:4,SD/PW=1.55。背板感毛长棒状。眼点 2×2,背毛 36~40 根,排列为 2.6.8.8…或 2.4.6.6.2.6.…腹毛 46~50 根。胸毛 fst=2.2。SIF=4B-N-3-2110.0000。

背板各部位测量(单位:μm):前侧毛距(AW)48;后侧毛距(PW)60;感毛基距(SB)40;感毛基前长(ASB)23;感毛基后长(PSB)56;背板长(SD=ASB+PSB)79;前后侧毛距(AP)41;前侧毛长度(AL)33;后侧毛长度(PL)30;感觉毛长度(Sens)35×10。

(2)宿主:黄胸鼠、斯氏家鼠、板齿鼠。

(3)分布:国内:浙江、香港、云南;国外:马来西亚、缅甸、泰国。

(十四)棒六恙螨属(*Schoengastiella*)

1. 社鼠棒六恙螨(*Schoengastiella confuciana* Wang,1964)

(1)形态:鉴别特征:背板较小呈舌形,上有不规则的斑纹。足基节 3 具 4 根羽状毛,其数目比较稳定,背板最宽处在后侧毛之后。PW/SD=0.7,PL>AL>PPL,AP>SB。

幼虫活体色泽不详。虫体椭圆形,饱食标本体长 764~940μm,宽 625~779μm。须肢毛式 N-B-BNB,背板上有不规则的斑纹,背板前缘两端的前侧毛处为前突出,中部略向内呈圆形凹入,后缘自后侧毛基之后均有断续的裂口,背板最宽处在后侧毛之后方。其长宽之比例为 PW/SD=0.7,PL>AL>PPL,AP>SB,感毛呈棒状,末端略尖,上密生细毛。SB 在前侧毛与后侧毛之间,更近于前侧毛基处,无眼点。背毛 29~32 根,排列为 2.4.(2).6.6.2.4.4,其中最后两行数目不稳定,位于体两侧及后缘的侧毛较前端及中部的毛为粗长。胸毛 2 对,腹毛 29 根,排列约为 6.7.6.6.2.2。NDV=61,fsp=7.6.6,fcx=1.1.4(3),其数目较稳定,个别标本足基节 3 为 3 根。足Ⅰ长 254μm,足Ⅱ长 222μm,足Ⅲ长 257μm,Ip=733。SIF=4B-N-3-?110.0000。

背板各部位测量(单位:μm):前侧毛距(AW)52~65;后侧毛距(PW)72~88;后后侧毛距(PPW)23~29;感毛基距(SB)46~52;感毛基前长(ASB)23~29;感毛基后长(PSB)85-98;前后侧毛距(AP)46-52;APP

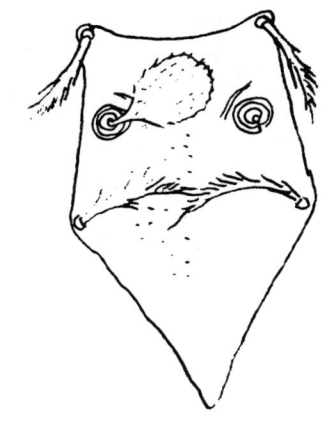

图 33-73 似太平洋无前恙螨(*Walchia parapacifica*)幼螨背板

(仿 黎家灿)

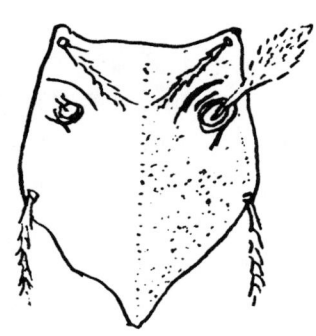

图 33-74 乡野无前恙螨(*Walchia rustica*)幼螨背板

(仿 黎家灿)

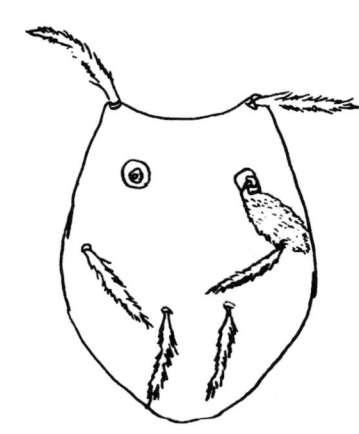

图 33-75 社鼠棒六恙螨(*Schoengastiella confuciana*)幼螨背板

(仿 黎家灿)

71-82;前侧毛长度（AL）29~39;后侧毛长度（PL）33~42;后后侧毛长度（PPL）29~33;感觉毛长度（Sens）36×10。

（2）宿主:社鼠、针毛鼠。

（3）分布:国内:浙江、福建、四川;国外:不详。

2. 萨氏棒六恙螨（*Schoengastiella saduski* Womersley,1952）

（1）形态:鉴别特征:背板舌形,PL水平最宽,PL后有2根~5根（变异）刚毛。2AP+2PL+2(2~5)（变异）PPL,AP<SB,PW/SD=0.72,AL>PL。

幼虫活体色泽不详。虫体宽椭圆形,长550μm,宽450μm。须肢毛式B-B-NNB,螯肢顶端具三角冠,Gr=3,Ga=N.背板舌形,刻点少,PL水平最宽,其长宽之比例为PW/SD=0.72,AL>PL,AP<SB。SB接近AL,距PL较远。感毛棒状,基部分距较大。眼点付缺,背毛32根,粗壮均羽状,排列为2.8（4）.9（2~5）.6.3.6.5.3,胸毛2对,腹毛36根,NDV=68。fsp=7.6.6,fcx=1.1.4。足Ⅰ长235μm,足Ⅱ长210μm,足Ⅲ长230μm,Ip=675。SIF=4B-N-3-2110.0000。

背板各部位测量（单位:μm）:前侧毛距（AW）49;后侧毛距（PW）64;感毛基距（SB）41;感毛基前长（ASB）22;感毛基后长（PSB）65;背板长（SD=ASB+PSB）88;前后侧毛距（AP）38;前侧毛长度（AL）36;后侧毛长度（PL）35;感觉毛长度（Sens）38。

（2）宿主:褐家鼠、黄胸鼠、黄毛鼠、社鼠、小家鼠、黑线姬鼠、黑线仓鼠、大仓鼠、黑腹绒鼠。

（3）分布:国内:东南沿海各省和河南、四川、陕西;国外:不详。

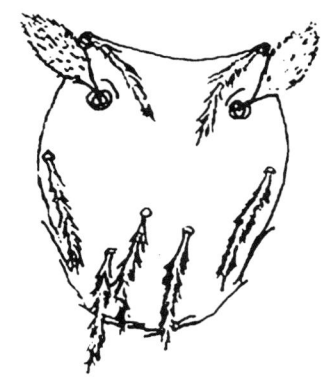

图33-76 萨氏棒六恙螨（*Schoengastiella saduski*）幼螨背板

（仿 黎家灿）

（十五）背展恙螨属（*Gahrliepia*）

1. 多毛背展恙螨（*Gahrliepia myriosetosa* Wang,1964）

（1）形态:鉴别特征:背板长六角形,背板毛26~28根,其中后侧毛22~24根。须肢毛式B-b-NNN。AL39μm,PL36~39μm。

虫体呈椭圆形,饱食虫体长472~495μm,宽307~375μm。须肢爪分3叉,螯鞘毛光裸。背板前缘较平直,后缘略外突。前侧毛基间距、感毛基间距和背板上最后1对后侧毛基间距几近相等。后后侧毛排列不规则。感毛纺锤形。眼点2×2。背毛54~59根,排列不规则,为2.4.4~5.4~6.9~12.…和不规则的一群。腹毛59~61根。胸毛2对。足Ⅰ长267μm,足Ⅱ长232μm,足Ⅲ长282μm。Ip=781。基节毛式1.1.1。足节式7.6.6。

SIF=4B-N-3-???0.00?。

背板各部位测量（单位:μm）:前侧毛距（AW）52~55;后侧毛距（PW）91~97;感毛基距（SB）52~55;感毛基前长（ASB）26;感毛基后长（PSB）123~136;前侧毛长度（AL）39;后侧毛长度（PL）36~39;感觉毛长度（Sens）46×10。

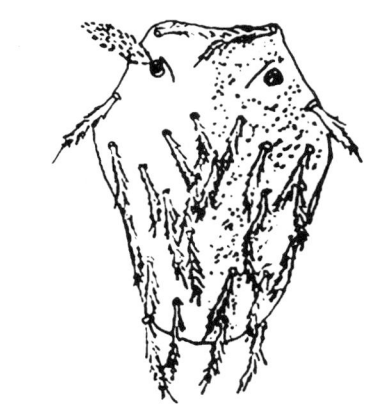

图33-77 多毛背展恙螨（*Gahrliepia myriosetosa*）幼螨背板

（仿 黎家灿）

（2）宿主:黄毛鼠、黑线姬鼠、罗赛鼠。

（3）分布:国内:浙江;国外:不详。

2. 八毛背展恙螨（*Gahrliepia octosetosa* Chen et al.,1956）

（1）形态:鉴别特征:背板长六角形,背板毛12根,其中后侧毛8根,排列为4.2.2。背毛36根。腹毛49根。

虫体呈椭圆形,长262~409μm,宽151~305μm。须肢毛式b-N-NN?,须肢爪分2叉,螯鞘毛光裸。背板前缘略平直,后缘外突。第3对后侧毛位于背板近后缘。感毛球棒状。无眼点。背毛36根,排列为

2.4.4.8.8.4.4.2；2.4.4.8.6.2.4.2。腹毛 49 根。胸毛 2 对。足Ⅰ长 233μm，足Ⅱ长 218μm，足Ⅲ长 260μm，Ip=711。基节毛式 1.1.1。足节式 7.6.6。
SIF=2? B-N-2?-???? 0.00??

背板各部位测量（单位：μm）：前侧毛距（AW）45~48；后侧毛距（PW）74~84；感毛基距（SB）46~48；感毛基前长（ASB）21~23；感毛基后长（PSB）126~143；前后侧毛距（AP）34~40；前侧毛长度（AL）36~38；后侧毛长度（PL）42~43；感觉毛长度（Sens）27~36。

（2）宿主：黄毛鼠、社鼠、针毛鼠、青毛鼠、白腹巨鼠、黑线姬鼠、东方田鼠。

（3）分布：国内：江苏、山东、福建、江西、湖北、广东、四川；国外：不详。

3. 平潭背展恙螨（*Gahrtiepia pintanensis* Wang，1962）

（1）形态：鉴别特征：背板略呈长六角形，背板毛 10 根，其中后侧毛 6 根，第 3 对后侧毛位于背板后缘，SD 162.8μm，AW 57μm，PW 97.8μm。

虫体呈椭圆形，长 525μm，宽 457μm。须肢毛式 B-b-NNN，须肢爪分 2 叉，螯鞘毛光裸。背板前缘略内凹，后缘略平直，上具刻纹。后侧毛排列为 2.2.2。感毛棒状，略似叶片，无眼点。背毛 41 根，排列为 2.4.6.8.…。腹毛 55 根。胸毛 2 对。足Ⅰ长 292μm，足Ⅱ长 270μm，足Ⅲ长 337μm，Ip=899。基节毛式 1.1.1，足节式 7.6.6。SIF=4B-N-2?-???0.00?。

背板各部位测量（单位：μm）：前侧毛距（AW）57.0；后侧毛距（PW）97.8；感毛基距（SB）55.4；感毛基前长（ASB）22.8；感毛基后长（PSB）140；背板长（SD=ASB+PSB）162.8；前后侧毛距（AP）45.6；前侧毛长度（AL）40.5；后侧毛长度（PL）48.9；感觉毛长度（Sens）35.8×15。

（2）宿主：黄毛鼠、罗赛鼠。

（3）分布：国内：福建；国外：不详。

4. 洛氏背展恙螨（*Gahrliepia romeri* Wormsley，1952）

（1）形态：鉴别特征：背板长六角形，背板毛 10 根，其中后侧毛 6 根，须肢毛式 N-N-NBB，SD 185μm。

虫体呈宽卵圆形，饱食虫体长 624μm，宽 540μm。须肢爪分 2 叉，螯鞘毛光裸。背板前缘略内凹，后缘略外突，表面具小刻点，后侧多而密。后侧毛排列为 2.2.2，第 3 对后侧毛位于背板后缘亚后端。感毛棍棒状。眼点 2×2。背毛 30 根，排列为 2.4.4.6.6.4.2.2。腹毛 54 根。胸毛 2 对，足Ⅰ长 260μm，足Ⅱ长 234μm，足Ⅲ长 273μm，Ip=767。基节毛式 1.1.1。足节式 7.6.6。SIF=4B-N-2-????.0000。

背板各部位测量（单位：μm）：前侧毛距（AW）50；后侧毛距（PW）86；感毛基距（SB）50；感毛基前长（ASB）28；感毛基后长（PSB）157；背板长（SD=ASB+PSB）185；前后侧毛距（AP）50；前侧毛长度（AL）39；后侧毛长度（PL）42；感觉毛长度（Sens）33.6×14；DS 36~42；VS 22~36。

（2）宿主：臭鼩鼱、板齿鼠、黄毛鼠、斯氏家鼠、黄胸鼠、大绒鼠、灰麝鼩。

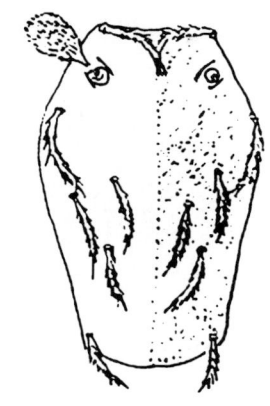

图 33-78　八毛背展恙螨（*Gahrliepia octosetosa*）幼螨背板

（仿黎家灿）

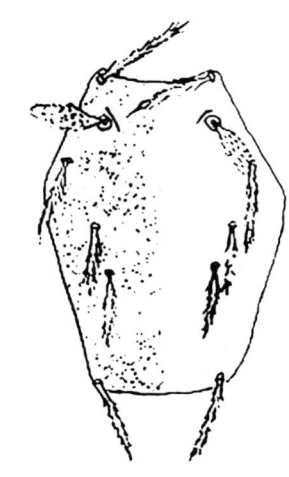

图 33-79　平潭背展恙螨（*Gahrtiepia pintanensis*）幼螨背板

（仿黎家灿）

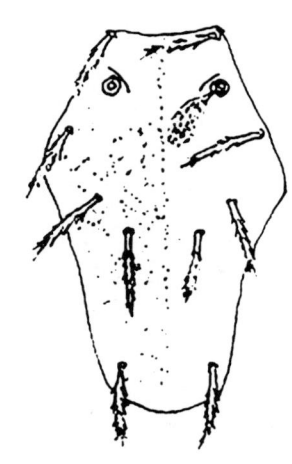

图 33-80　洛氏背展恙螨（*Gahrliepia romeri*）幼螨背板

（仿黎家灿）

（3）分布：国内：福建、香港、云南；国外：不详。

5. 羊城背展恙螨（*Gahrliepia yangchenensis* Chen et Hsu, 1957）

（1）形态：鉴别特征：背板长六角形，背板毛 8 根，其中后侧毛 4 根，SD128。背毛 30~37 根，排列为 2.4.4.6…；2.4.8.8…；2.4.6.8…。

活体标本红色、淡黄色或灰白色，呈椭圆形，饱食虫体长 329~378μm，宽 119~238μm。须肢毛式 B-N（b）-NNB，须肢爪分 3 叉，螯鞘毛光裸。背板前缘平直或略内凹，后缘略外突，表面有刻点。后侧毛排列为 2.2，第 2 对后侧毛位于背板近后缘。感毛棍棒状。眼点 2×2，前眼大于后眼，无眼板。腹毛 38~48 根，胸毛 2 对。足Ⅰ长 234μm，足Ⅱ长 214μm，足Ⅲ长 247μm，Ip=695。基节毛式 1.1.1。足节式 7.6.6。

SIF=4B-N-3-????0.00??

背板各部位测量（单位：μm）：前侧毛距（AW）42~51；后侧毛距（PW）67~79；感毛基距（SB）28~53；感毛基前长（ASB）19；感毛基后长（PSB）109；背板长（SD=ASB+PSB）128；前后侧毛距（AP）33~47；前侧毛长度（AL）25~39；后侧毛长度（PL）33~40；感觉毛长度（Sens）31~39。

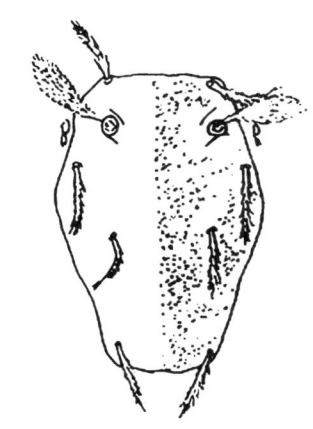

图 33-81　羊城背展恙螨（*Gahrliepia yangchenensis*）幼螨背板

（仿 黎家灿）

（2）宿主：臭鼩鼱、板齿鼠、黑线姬鼠、黄胸鼠、小家鼠、社鼠（刺毛灰鼠）、雷琼社鼠、黄毛鼠（罗赛鼠）、大足鼠、白腹巨鼠、海南家鼠、斯氏家鼠、褐家鼠、青毛鼠、白腹鼠。

（3）分布：国内：福建、广东、香港、广西、湖南、贵州、云南；国外：不详。

6. 云南背展恙螨（*Gahrliepia yunnanensis* Hus et al., 1965）

（1）形态：鉴别特征：背板长六角形，背板毛 18 根，其中后侧毛 14 根，排列为 2.3（4）.4.3（2）.2。背毛 44 根。腹毛 66 根。AW 43μm，PW 73μm，SB 41μm，SD 141μm。

活体标本色泽不详。虫体椭圆形，中度饱食虫体长 388μm，宽 294μm。须肢毛式 B-N-NNN，须肢爪分 3 叉，螯鞘毛光裸。背板前缘略平直，后缘略外突，表面具细密小刻点，感毛基后方有散在稀而小的少量圆形大凹痕。第 5 对后侧毛位于背板后缘。眼点 2×2，前眼大于后眼，无眼板。背毛 44 根，羽状，排列为 2.4.6.8.8.6.6.4。腹毛 66 根。胸毛 2 对。足Ⅰ长 205μm，足Ⅱ长 182μm，足Ⅲ长 228μm，Ip=615。基节毛式 1.1.1。足节式 7.6.6。SIF=5B-N-3-2110.000。

背板各部位测量（单位：μm）：前侧毛距（AW）43；后侧毛距（PW）73；感毛基距（SB）41；感毛基前长（ASB）21 感毛基后长（PSB）120；背板长（SD=ASB+PSB）141；前后侧毛距（AP）39；前侧毛长度（AL）36；后侧毛长度（PL）39。

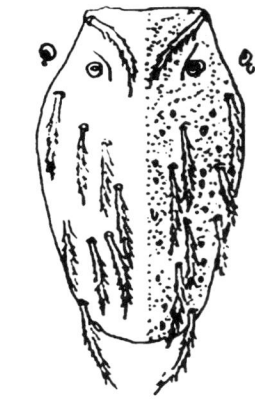

图 33-82　云南背展恙螨（*Gahrliepia yunnanensis*）幼螨背板

（仿 黎家灿）

（2）宿主：黄胸鼠、高山姬鼠、珀氏长吻松鼠、大绒鼠、和平田鼠、赤腹松鼠丽江亚种。

（3）分布：国内：云南；国外：不详。

列恙螨科（Leeuwenhoekiidae）

列恙螨亚科（Leeuwenhoekiinae）

（十六）螯齿恙螨属（*Odontacarus*）

1. 巨螯齿恙螨（*Odontacarus majesticus* Chen et Hsu, 1955）见主要代表种。

2. 四毛螯齿恙螨（*Odontacarus tetrasetosus* Yu et Yang, 1986）

（1）形态：鉴别特征：背板近五角形，前缘略平直，后缘中部呈角状凸出。AP<SB，PW/DS=1.5，PL>AM≥AL. 本种与四川螯齿恙螨（*O.sichuanensis*）较近似。主要区别本种具胸毛 2 对，背板较小，PW<80μm，PL>AM。

幼虫活体淡黄色,未饱食虫体长 345~398μm,宽 235~254μm,须肢毛式 B-B-BBB,须肢爪分 4 叉,螯鞘毛羽状,具 9~11 个分枝。螯肢长 41~42μm,末端除倒冠齿外尚有 5 个腹齿。背板近五角形,前缘略平直,后缘中部呈角状凸出。前中突长 18μm,宽 8μm。背板毛 6 根(2AL+2AM+2PL),PL>AM≥AL,前后侧毛距约等于后侧毛距(AP≈PS),AP<SB,SB 约位于后侧毛基部间线上(SB-PLs),感毛丝状,基部 1/2 光裸,远端 1/2 具 6 个细长分枝。眼点 2×2,前眼>后眼。背毛羽状,分枝细长,共 152~161 根,排列很不规则,毛式为 2.14…。肩毛 1 对,长 47~48μm,前背毛长 40μm,后背毛长 35~36μm,胸毛 2 对。足基节 2、3 之间具腹肩毛 7~10 对。腹毛 85~88 根,NDV=237~249。足节式 6.6.6,基节毛式 2.1.1,足爪未见纤毛列。足 I 长 292~297μm,足 II 长 270~275μm,足 III 长 315~318μm,Ip=880~887。SIF=7B-B-4-2111.0000。

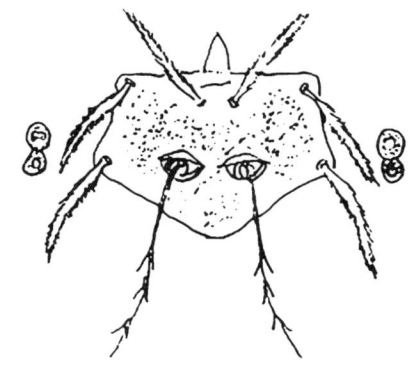

图 33-83 四毛螯齿恙螨(*Odontacarus tetrasetosus*)幼螨背板

(仿 黎家灿)

背板各部位测量(单位:μm):前侧毛距(AW)58~64;后侧毛距(PW)75~79;感毛基距(SB)23~26;感毛基前长(ASB)26~32;感毛基后长(PSB)26~26;前后侧毛距(AP)25~26;前中毛长度(AM)41~41;前侧毛长度(AL)37~42;后侧毛长度(PL)45~45;感觉毛长度(Sens)70。

(2)宿主:斯氏家鼠。

(3)分布:国内:云南;国外:不详。

(十七)甲梯恙螨属(*Chatia*)

1. 高山甲梯恙螨(*Chatia alpina* Shao et Wen,1984)

(1)形态:鉴别特征:大型螨种,背板大,近似矩形。前侧角隆起,前缘中央隆起超过前侧毛角,亦有标本平坦;后缘略后突而中央略内陷。AP>SB,PW/AP=2.6,AL≥PL>AM。本种与崴山甲梯恙螨(*Chatia wissemani* Traub et Nadchatram,1966)相近似;但本种体毛明显多,NDV=179,足粗长,尤为其跗节,足跗节有一长鞭毛。

活体标本淡黄色,虫体椭圆形,大型螨种,足较长,虫体长 65~946μm,宽 273~572μm。颚体较大,须肢毛式 B-B-BNB,须肢爪分 2 叉,螯鞘毛光裸,有时可出现 2~3 个小棘枝。螯肢不甚长,腹齿小而密。背板大,近似矩形,其长宽之比例为 1:1.6,前侧角隆起,前缘中央隆起超过前侧毛角,亦有标本平坦。后缘略后突,中央略内陷,背板毛 6 根(2AL+2AM+2PL),AL≥PL>AM,前后侧毛距大于后侧毛距(AP>PS),AP>SB。感毛基位于后侧线上方(SB/PLs)。感毛鞭状不分枝。眼点 2×2,较大而明显,位于眼板上。背毛 92(86~98)根,背毛基部有小毛片,分枝短棘状。背毛各列数量变异幅度较大,排列为 2.14.12.15.16.4.10.13.6。胸毛 2 对,腹毛 87 根,基部有小毛片。NDV=179(172~184)。足节式 6.6.6,基节毛式 2.1.1,足 III 基节毛位于基端 1/4 至 1/5 处,靠近前缘。足 I 长 42μm,足 II 长 369μm,足 III 长 438μm,Ip=1 231(1 187~1 345)。SIF=7B-N-2-2111.1000。

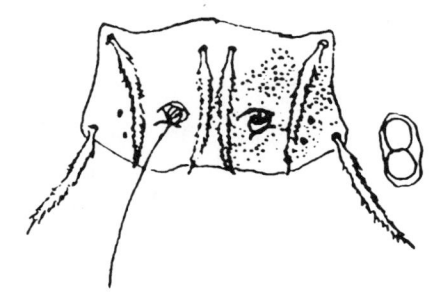

图 33-84 高山甲梯恙螨(*Chatia alpina*)幼螨背板

(仿 黎家灿)

背板各部位测量(单位:μm):前侧毛距(AW)91~107;后侧毛距(PW)107~129;感毛基距(SB)33~41;感毛基前长(ASB)41~55 感毛基后长(PSB)19~28;前后侧毛距(AP)39~53;前中毛长度(AM)62~72;前侧毛长度(AL)68~80;后侧毛长度(PL)63~79;感觉毛长度(Sens)79~129。

(2)宿主:高山鼠兔、白尾松田鼠、帕米尔松田鼠、灰仓鼠、大耳鼠兔、香鼬。

(3)分布:国内:仅在新疆和田地区发现,分布在海拔 4 000~5 000m 的高山区;国外:不详。

2. 黄龙甲梯恙螨(*Chatia huanglungensis* Chang et Wen,1965)

(1)形态:鉴别特征:背板较大呈长方形,背板四角皆钝圆,前缘微凹中部稍凸,后缘微凸,中部稍凹,侧缘微凹,几乎近直线。AP<SB,PW/AP=2.9,AM>PL>AL。

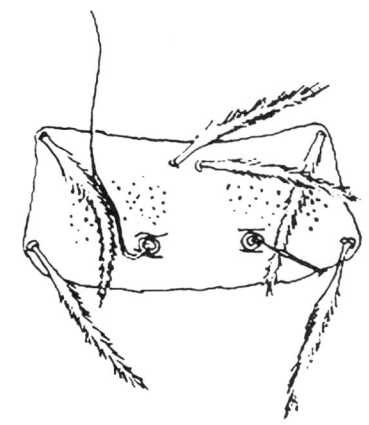

图 33-85　黄龙甲梯恙螨(*Chatia huanglungensis*)幼螨背板
(仿黎家灿)

活体标本橘红色,虫体卵圆形,未食标本体长 240μm,宽 300μm,饱食虫体长 420μm,宽 600μm。须肢毛式 B-B-BNN,须肢爪分 2 叉,螯鞘毛光裸,螯肢端部呈刀片状,具三角冠及 13 个~16 个细齿。背板呈长方形,其长宽之比为 1∶1.96,四角皆钝圆,前缘微凹,后缘微凸,侧缘微凹几近直线。背板毛 6 根(2AL+2AM+2PL),AM>PL>AL,前后侧毛距大于后侧毛距(AP>PS),AP<SB,感毛基位于后侧毛同一线上(SB/PLs)。感毛丝状不分枝。眼点 2×2,位于眼板上,远离背板。背毛 79 根~82 根,前 2 排及后 4 排较恒定,其他各排变异较大,排列为 2.12.6.10.4.10.11.10.8.4.2=79。胸毛 2 对,腹毛 63~78 根。足节式 6.6.6,基节毛式 2.1.1。足Ⅰ长 310(285~327)μm,足Ⅱ长 284(270~300)μm,足Ⅲ长 329(303~356)μm,Ip=923(858~983)。SIF=7B-N-2-2111.0000。

背板各部位测量(单位:μm):前侧毛距(AW)74~91;后侧毛距(PW)98~107;感毛基距(SB)34~39;感毛基前长(ASB)32~41;感毛基后长(PSB)14~18;前后侧毛距(AP)31~40;前中毛长度(AM)54~61;前侧毛长度(AL)50~61;后侧毛长度(PL)55~61;感觉毛长度(Sens)72~113。

(2)宿主:东北鼢鼠、棒尾小鼠、大仓鼠。

(3)分布:国内:陕西、内蒙古;国外:不详。

(十八)多毛恙螨属(*Multisetosa*)

1. 肥巨多毛恙螨(*Multisetosa major* Schluger,1955)

(1)形态:鉴别特征:背板半圆形,前缘平直。后侧角不明显,由前侧角向后均匀地凸出成后缘,4 对 PL 均匀弯曲地分布于侧缘和后缘上,2AM+4AL+8PL。

活体标本色泽不详。虫体肥大,椭圆形,第二与第三对足之间向外凸出。虫体长 504μm,宽 378μm。须肢毛式 B-B-BBB,须肢爪分 3 叉,螯鞘毛羽状分枝,螯肢爪呈刀状,背面有 5 个小齿,齿端较钝。腹面有 7 个较尖的小齿。背板半圆形,前缘平直,后侧角不明显。由前侧角向后均匀地凸出成后缘,2AM+4AL+8PL。前中突长 16μm,基部宽 13μm,AM 最长,其余各毛长度近相等,因后缘部分界线不清,该侧有 1 对刚毛在板外,均为中等长度。感毛丝状,无分枝,有假眉。眼点 2×2,板眼毛 4 根。背毛 158 根,后背毛排列不规则,毛杆较粗,分枝中等长度。胸毛 2 对,腹肩毛 13~15 根,腹毛 101 根。NDV=259,足节式 6.6.6,基节毛式 2.1.1,足Ⅲ基节毛位于节之前缘基端。足Ⅰ长 275μm,足Ⅱ长 261μm,足Ⅲ长 284μm,Ip=820。SIF=7B-B-3-2111.0000。

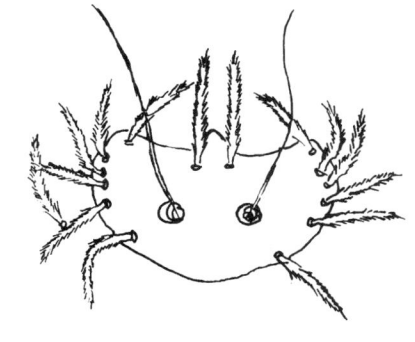

图 33-86　肥巨多毛恙螨(*Multisetosa major*)幼螨背板
(仿黎家灿)

背板各部位测量(单位:μm):前侧毛距(AW)68;感毛基距(SB)23;感毛基前长(ASB)29 感毛基后长(PSB)20;背板长(SD=ASB+PSB)49;前中毛长度(AM)41;感觉毛长度(Sens)63。

(2)宿主:褐家鼠、沟鼠。

(3)分布:国内:北京、河北、陕西;国外:不详。

2. 北京多毛恙螨(*Multisetosa pekingensis* Wen et Liu,1973)

(1)形态:鉴别特征:背板近似半圆形,前缘平直,前侧角明显。侧缘近似弧形,在侧缘毛着生处有隆起,无后侧角。后端正中呈不很明显的尖角形,前中突狭长而带三角形,顶端较尖,前中毛较侧缘毛为长,基周围隆起呈椭圆形。感毛基位于正中,感毛在端部一半有稀疏纤枝,侧缘毛 6 对,排列间距较均匀。背腹毛较多,各毛皆生于小毛片上。

活体标本色泽不详。眼板后方有略为隆起的肩突,足基节Ⅱ、Ⅲ后方有一浅的腰缩,虫体长 522μm,宽

408μm。腹面颚基节与基节Ⅰ之间有气门与体内气管相通，基节Ⅰ后外侧有拟气门，肛门位于腹体正中。须肢毛式 B-B-BBB，须肢爪分 4 叉，腹面主叉较大，螯鞘毛羽状，分枝不长，螯肢爪背缘有 4 个倒齿，腹缘有 7 个倒齿。背板近似半圆形，刻点稀疏不明显，其长宽之比例为 1∶1.4。前缘平直，前侧角明显。侧缘近似弧形，侧缘毛着生处有隆起，无后侧角。后端正中呈不很明显的尖角形。前中突狭长带三角形，顶端较尖 18μm×8μm，2AM+4AL+8PL，PL 排列间距较均匀，长度基本相等，左侧 PL₂ 位于板外方。AM>PL>AL，SB 位于背板中央而略偏后方，齐 PL₂ 水平线。感毛丝状，极纤细，端部一半有小棘状短分枝 2~3 个。感毛基后方有一对狭长的 S 形凹陷区。前中毛着生处略微隆起。眼点 2×2，位于眼板上，离背板较远，前后眼等大。眼板与背板之间有板眼毛，左侧 3 根，右侧 2 根。背毛 175 根着生于小毛片上，有些毛片不甚清晰，背毛形状、长度与背板毛相同；前部略短，往后增长。胸毛 2 对，腹毛 112 根。足基节Ⅱ、Ⅲ之间有腹肩毛，左侧 12 根，右侧 15 根。足节式 6.6.6，基节毛式 2.1.1。足Ⅲ基节毛位于基端亚前缘，足Ⅰ跗节副亚端毛背侧有 3 个小纤枝，足爪和爪间突的腹面均有纤毛列，爪下的较密，爪间突下只见 2 枝~3 枝纤毛。足Ⅰ长 275μm，足Ⅱ长 261μm，足Ⅲ长 284μm，Ip=820。SIF=7B-B-4-2111.0000。

$\quad$背板各部位测量（单位：μm）：前侧毛距（AW）65；后侧毛距（PW）6；感毛基距（SB）24；感毛基前长（ASB）30；感毛基后长（PSB）22；前中毛长度（AM）43；前侧毛长度（AL）29；后侧毛长度（PL）33；感觉毛长度（Sens）77。

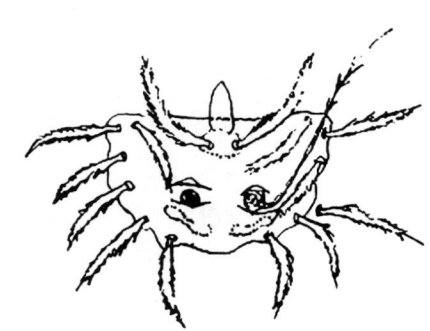

图 33-87　北京多毛恙螨（*Multisetosa pekingensis*）幼螨背板

（仿 黎家灿）

$\quad$（2）宿主：褐家鼠、阿拉善黄鼠、达乌尔鼠兔、长尾仓鼠。

$\quad$（3）分布：国内：北京、河北、青海、宁夏；国外：不详。

（方　强　夏　惠）

第六节　与疾病的关系

$\quad$恙螨的幼虫阶段必须叮咬人或其他脊椎动物才能完成生活史。恙螨叮咬人可直接致病，引起恙螨性皮炎；还可以作为传播媒介传播疾病，恙螨是恙虫病东方体的传播媒介，主要传播恙虫病。根据国内外研究报道，恙螨还可能会传播汉坦病毒、贝氏柯克斯体、莫氏立克次体和弓形虫等病原体。

一、恙虫病

$\quad$恙虫病（tsutsugamushi disease）又名丛林斑疹伤寒（scrub typhus），我国民间又称为"沙虱热"、"沙虱毒"；也是日本的一种地方病（分布于秋田、山形、新泻县河川流域），称"日本河川热"（Japanese-river-fever）。

$\quad$恙虫病的病原体为恙虫病东方体（*Orientia tsutsugamushi*，Ot）〔原称恙虫病立克次体，*Rickettsia tsutsugamushi*（Hyasi，Ongta，1931）或称东方立克次体，*Rickettsia orientalis*〕。临床特征为突然起病、发热、叮咬处有焦痂或溃疡、淋巴结肿大及皮疹。全球每年大约有 100 万人发病，有 10 亿人处于易感疫区。

$\quad$我国晋代医学家葛洪曾在所著《肘后方》和《抱朴子》中描述一种名叫沙虱的小虫能致沙虱毒，并详细记载了该病的流行病学、征候学、预防和治疗等。明朝李时珍在《本草纲目》中记述闽粤有一种恶性流行热症，系由沙虱传染，其症状有溃疡、发热和疹子，此种记载与今天的恙虫病特征相符。国外最早由日本人于 1810 年首先描述本病，直到 20 世纪 20 年代（恙虫病发现 1600 年后），1927 年日本学者绪方规雄等发现病原体，命名为东方立克次体。1931 年定名为恙虫病立克次体。至此，恙虫病的病原体才完全确立。但在我国，直到 1948 年才于广州分离出该病原体。

（一）病原学

$\quad$1. 分类定位　恙虫病东方体原名恙虫病立克次体，属于立克次体科，立克次体族（Tribe·richrnsieae），立克次体属（Genus *Rickettsia*）中的恙虫病群（scrub typhus group）。一般认为该群只有恙虫病东方体（*Orientia tsutsugamushi*）1 个种，但近年来这个观点遇到了挑战。新近亦发现有其他新种，如 Izzard 等（2010）

发现中东的恙虫病可由一种名为 *Candidatus Orientia chuto* 的新种所致;而 Abarca 等(2020)在智利通过分子生物学鉴定的方法发现一个新种,建议命名为 *Candidatus Orientia chiloensis*。近年研究发现,恙虫病立克次体在以下方面与立克次体属中的其他立克次体不同:①恙虫病东方体胞壁外叶小于内叶,缺少胞壁酸、葡糖胺、羟脂肪酸和 2-酮-3-脱氧辛酸(KDO)等组分,提示无肽聚糖和脂多糖(LPS)结构,故恙虫病东方体的抵抗力非常脆弱;恙虫病东方体细胞壁因缺乏肽聚糖和脂多糖所以较为柔软,其形状也不如其他立克次体和多数肽聚糖阳性细胞均匀,这与其缺乏刚性细胞壁是一致的。但近期研究发现,恙虫病东方体基因组含有一套完整的肽聚糖生物合成所需的基因,生成极少的肽聚糖量(几乎检测不到),这可能与恙虫病东方体生长和分裂都在渗透保护的环境中有关。此外,该研究通过高灵敏度质谱分析方法(GC/EIMS)检测到恙虫病东方体中含有二氨基酸内消旋-二氨基庚二酸(meso-DAP),同时,恙虫病东方体中固有的 murA-G 基因、SEDS 蛋白家族的 ftsW 和 RodA 基因以及 B 型青霉素结合蛋白(PBPs)具有的肽聚糖转肽酶活性,均对恙虫病东方体肽聚糖样结构的构建提供了有力的证据。研究还发现,恙虫病东方体虽然没有脂多糖,但是恙虫病东方体外膜的稳定性可以通过 TSA56 蛋白和其他的蛋白质的相互交联来维持。②蛋白组分分析也表明恙虫病立克次体菌体表面富含的主要特异性抗原为 56kD(54-58kD),在抗原变异株间含共同表位;③菌体从宿主细胞释放的出芽过程为其他立克次体少见,与包膜病毒的出芽过程相似;④除上述表型差异外,基因型有差别,恙虫病立克次体含有大于其他立克次体基因组 2 倍的环形染色体,16S rRNA 序列分析,其基因遗传关系树的距离,恙虫病立克次体与立克次体属中的其他成员关系较远。根据上述的研究结果,1995 年日本学者 Tamura 等建议,将恙虫病群从立克次体属分出,另立恙虫病东方体属(Genus *Orientia. Tsutsugamushi*),恙虫病立克次体改称为恙虫病东方体(*O. tsutsugamushi*)。

　　恙虫病东方体特异性抗原血清型较多,用小鼠毒素中和试验(NT)、补体结合试验(CF)、ELISA、微量凝集试验(MA)、微量免疫荧光抗体染色法(IFA)等方法可进行恙虫病东方体分型。目前在分型上除了国际公认的 Karp、Kato 和 Gilliam 这 3 个标准血清型外,1968 年从泰国还分离到 Fan 和 Chon 型两个新型,之后又发现了 3 株新型(TA686,TA716 和 TA763),共有 8 个型。除了上述可以采用免疫学方法进行恙虫病东方体分型之外,随着分子生物学的进展,还可以采用 DNA 长度多态性分析技术(RFLP)或 PCR/RFLP、NEST-PCR 等方法进行恙虫病东方体的基因分型。恙虫病东方体的基因分型的基因分型最初是通过 56kD 基因进行限制性片段长度多态性(RFLP)分析得到的。56kD 基因序列大约有 1 550 个碱基对长,蛋白质产物的大小从 516 个氨基酸残基到 540 个氨基酸残基不等。此外,56kD 蛋白含有 4 个高变区,表明分离株之间具有较高的遗传多样性。近年来,基因测序用于基因分型和系统发育分析的方式获得了世界性普及。与血清学和 RFLP 一样,基因分型是以 Karp 株、Kato 株和 Gilliam 株,以及泰国分离株(TA763 和 TA716)、日本分离株(Kawasaki、Shimokoshi、Kuroki 和 Saitama)和韩国分离株(Boryong)的基因序列作为参考株基因型,比较分析相似性而进行的。基因分型工作在很大程度上利用了 56kD 基因的完整开放阅读框架;然而,一些研究小组将重点放在可变区Ⅰ、Ⅱ、Ⅲ和Ⅳ的序列测定上。这方面的工作主要集中于基因型的地理分布研究,及将分离自人类、啮齿动物和恙虫中分离出来的恙虫病东方体基因型与已知的恙虫病东方体原型和参考菌株进行比较,并进行系统发育分析研究。这些分析的数据表明分离株与参考株或原型株的相似性范围为 60%~100%,大多数序列的一致性在 80%~95% 之间。日本发现不同于上述型别的 Shimocoshi,Kawasaki,Kuroki,Irie 和 Hirano 五个新型株,韩国也发现了 Boryong 型等新的基因型/进化支。在中国也发现不同于 Karp,Kato 和 Gilliam 三个原有血清型、类似 Kawasaki 和南韩株(Yonchon)的型别。研究发现,基于 GenBank 中 135 个接近完整的开放阅读框序列 56kDa 序列,恙虫病东方体可以划分为 9 个不同的进化支/基因型,包括 Karp、Saitama、Kuroki、TA763、Gilliam、Kawasaki、Japanese Gilliam、Kato 和 Shimokoshi。Karp 是全球最主要的基因型,约占所有感染的 50%。我国北方主要存在 Karp、Gilliam 和 Kato 型;山东、江苏等地区以 Kawasaki 型为主,南方主要以 Karp 型常见。作为我国恙虫病流行的重要省份的云南省主要以 Karp 型为主,其次为 Gilliam 型,Kato 型和混合型一般较少见,此外云南还可能存在日本 Kawasaki 型。Gilliam、Karp 和 Boryong 型是韩国恙虫病东方体的主要基因型,韩国也存在 Kawasaki 型;而马来西亚恙虫病东方体基因型则与 Gilliam 型和其他泰国型较为相似,印度恙虫病东方体基因型与 Gilliam 型相似。不同的基因分型具有不同的毒力,对人类和动物的生命安全均构成不同程度的威胁。

鉴于 56kD 基因存在着与宿主的相互作用,56kD 蛋白可以促进宿主细胞的摄取,并且可能在极端的选择压力下,导致在某些区域恙虫病基因组呈现更高的重组率和多样化效应因此,56kD 基因可能并不是恙虫病东方体基因分型最理想的标志物,但目前基于 56kD 的基因分型仍然是恙虫病东方体分离株鉴定和基因分型最广泛使用的方法。

除了可利用 56kD 基因对恙虫病东方体进行单基因基因分型外,还可以采用多位点序列分型技术(MLST)进行基因分型,这种多基因分型分析技术可以更好地分析各分离株之间的进化关系。为了减少由于选择压力和重组而导致的系统发育结构变化,MLST 多选择保守基因进行分析,如 atpD、clpX、dnaJ、dnaK、fabD、gyrB、icd、mdh、nrdA、sucD 和 ubi 等。与 56kD 基因分型相比,MLST 对恙虫病东方体菌株类型具有更高的鉴别力。

2. 形态结构　恙虫病东方体体呈双球或短杆状,多成对排列,大小不等,(0.2~0.5)μm×(0.3~1.5)μm,形态大小与所寄生的细胞种类及东方体的繁殖周期的不同阶段有关。经 Giemsa 或 Guneinez 染色光镜下可见;在电镜下可见其呈圆形、椭圆形、短杆状及哑铃状等多形态。也可在感染细胞中查见特别长的东方体,比常见大小长出几微米。但在无细胞悬液中培养时则只呈圆形,不呈多形态。在其分裂早期为哑铃状,中期则中部凹陷,晚期则分裂为较小的子代。有细胞壁、细胞质,细胞质内存在核糖体和高密度 DNA 核。细胞壁内层小叶比外层薄,外周具有柔软脆弱的胞膜,易受刺激而被破坏。用吉姆萨染色,细胞核呈紫红色,胞质为淡蓝色,东方体为紫红色靠近宿主细胞核旁,成堆排列。

3. 生物学特性　恙虫病东方体为原核微生物,专性胞内寄生,多在宿主吞噬细胞(主要为内皮细胞,也可存在于树突细胞、巨噬细胞、分叶核白细胞、淋巴细胞)的细胞核附近的胞质内寄生,也有学者观察到其在吞噬细胞核中寄生。生殖方式为二分裂繁殖。革兰氏染色阴性,类似革兰氏阴性细菌。

恙虫病东方体诱导宿主细胞产生吞噬作用形成含有东方体的自噬体,然后东方体又使自噬体膜损伤从而逃逸至胞质内增殖。在 2~3 天的潜伏期后大量的东方体现于细胞膜表面,释放出的病原体覆盖于宿主细胞膜,既可通过膜融合的方式直接感染邻近细胞,又可丢失宿主细胞膜以裸露的东方体侵入其他细胞。东方体引起宿主细胞自噬体膜缺失的机制至今未明。研究发现:使用四环素封闭病原体的翻译过程可使自噬体捕获东方体,表明自噬体膜缺失可能与病原体的基因表达产物有关。同时,该研究还发现,在药物抑制自噬作用后和在敲除自噬作用相关基因的小鼠胚胎成纤维细胞中,东方体仍可在胞内繁殖。

恙虫病东方体利用整合蛋白介导的信号转导和肌动蛋白细胞骨架的重排而侵入真核宿主细胞。首先恙虫病东方体利用宿主纤连蛋白与自身膜蛋白 56kD 蛋白(TSA56)相互作用而实现内化,随后纤连蛋白通过与整合蛋白 α5β1 相互作用促进东方体进入宿主细胞。

恙虫病东方体可适应于多种培养方法,较早应用的是小白鼠培养以及鸡胚卵黄囊培养法,而且较其他立克次体更早地用组织细胞培养法。小白鼠是恙虫病东方体的敏感动物,此是其他立克次体(小株斑点热立克次体除外)所不及的,故是恙虫病最常用的实验动物,可用于恙虫病东方体分离、培养及鉴定。可经腹腔、皮下或呼吸适感染,腹腔感染最敏感。如接种致死量,一般可在接种后 4~21d 死亡。不同鼠种对同一株恙虫病东方体,及不同株恙虫病东方体感染同一种小鼠,其繁殖和致死性也不同。某些株对小鼠表现为低毒性,可用降低小鼠免疫力的方法,如注射环磷酰胺,或用无胸腺小鼠,可促进东方体的繁殖。鸡胚培养时,多采用 7~9 日龄,行卵黄囊接种,濒死收获即可获丰富的东方体。恙虫病东方体可适应于各种细胞培养,东方体在不同细胞中的生长速度有异。可用原代和传代细胞株,如原代鸡胚成纤维细胞、地鼠肾细胞、人胚肾细胞;但更方便的还是传代细胞株,如 Hela、Vero、BHK、McCoy、L$_{929}$ 等,国内外学者多采用 Vero 和 L$_{929}$ 培养东方体。如试图获得大量的纯净东方体,组织细胞培养为最佳选择。因既可大量生产,又便于浓缩纯化,可用于东方体的核酸、蛋白分析及各种分子生物学研究。国内上述 3 种方法都在用,而国外学者基本采用组织细胞培养法。

恙虫病东方体毒力不一,有强毒株和弱毒株。因不同地区、不同株间的抗原性与毒力均有差异,故病情及病死率的差异也较大。中国学者发现,中国北方恙虫病疫源地多为 Gilliam 株,一般较 Karp 株的感染患者症状较轻。对动物的感染力,也因株和接种途径而异,经不同宿主传代毒力会发生改变外,还发现型别的转换。

恙虫病东方体具有与变形杆菌 OXk 共同抗原成分的耐热多糖抗原,临床上常用变形杆菌 OXk 为抗原作凝集试验协助诊断。但与 OX2、OX19 不发生凝集反应。病原体耐寒不耐热,56℃加热 10 分钟即可死亡,低温可长期保存,经真空冻干,强毒株和弱毒株在 −28℃ 分别可保存 3 年半和 10 年半;对一般消毒剂极为敏感。

4. **免疫学特性**　SDS-PACE 技术分析表明,恙虫病东方体具有 30 多条蛋白带。研究较多的是 56kD、47kD、58kD、110kD 和 22kD 等。58kD 蛋白是菌体外膜蛋白,高度保守,各株共有,系恙虫病东方体属特异性抗原,也是潜在性保护性抗原。56kD 蛋白是菌体主要外膜蛋白,暴露在菌体表面,与东方体的吸附和侵入有关。该抗原含有特异性抗原决定簇,也可产生特异型保护作用。22kD 蛋白也含型特异性抗原表位。上述抗原的结构及特性是确定恙虫病东方体的分类及免疫特性的基础。

东方体感染人体或其他动物宿主后,可诱发固有免疫和特异性免疫。恙虫病东方体进入皮肤吞噬细胞,引起细胞炎症反应,活化的树突细胞分泌促炎细胞因子和趋化因子,包括肿瘤坏死因子-α(tumor necrosis factor-α,TNF-α)、白细胞介素-13β(interleukin-13β,IL-13β)、IL-6、巨噬细胞炎性蛋白-1α/β(macrophage inflammtory protein-1α/β,MIP-1α/β)、MIP-2、单核细胞趋化蛋白-1(monocyte chemoattractant protein-1,MCP-1),引起白细胞向炎症区域的募集。MIP-1α/β、MCP-1 等 CC 类趋化因子主要趋化单核细胞和淋巴细胞,而 IL-8、MCP-2 等 CXC 类趋化因子趋化中性粒细胞;MIP-1α/β 和活性调节蛋白能有效趋化 Th1,但对 Th2 无趋化作用;MIP-1α 可刺激 Th1 产生干扰素-γ(interferon-γ,IFN-γ),而 MCP-1 可导致 Th2 产生 IL-4。总而言之,活化的树突细胞产生一系列细胞因子诱导 T 细胞分化,可能是机体抵御东方体感染的关键因素。内皮细胞在炎症过程中的作用也很重要。感染部位大量的 TNF-α 和 IL-1 引起内皮细胞活化,并上调 L-选择素、E-选择素、细胞间黏附分子-1(intracellular adhesion molecule-1,ICAM-1)、血管黏附分子-1(vascular adhesion molecule-1,VCAM-1)等细胞黏附分子的表达,已知 L-选择素能引起单核细胞向淋巴结的迁移,而恙虫病患者的 L-选择素和 E-选择素水平与疾病症状轻重相关。同时,内皮细胞产生 IL-1α、IL-6、IL-8(CXCL8)、IL-10、IL-15、TNF-α、TNF-β 等细胞因子和 CCL2、CCL17 等趋化因子引起局部炎症反应。此外,核转录因子-κB(nuclear factor-κB,NF-κB)的激活诱导巨噬细胞活化,产生 MIP-1α/β、MCP-1、活性调节蛋白。

NOD 样受体(nucleotide binding oligomerization domain-like receptors,NLR)在东方体感染的固有免疫机制中发挥着重要的作用。恙虫病东方体感染过程中,NOD1 受体检测到内皮细胞内的菌体成分,激活 NF-κB 下游信号通路,导致 IL-32 的产生,并主要由 IV 型杀伤细胞识别,IL-32 水平的提高引起 IL-1β、IL-6、IL-8 等促炎细胞因子的分泌和内皮细间黏附分子-1(inter-endothelial adhesion molecule-1,IEAM-1)的表达;此外,内皮细胞中产生的 IL-1β 同样会导致 IL-32 产生,随后引起 IL-1β、IL-6、IL-8 和 ICAM-1 的升高。总之,东方体感染的内皮细胞内 IL-32 诱导 IL-1β 表达,而后者又引发 IL-32 的分泌,IL-32 和 IL-1β 可能形成炎症进展中内皮细胞上的正反馈环路。

恙虫病患者及感染后的小鼠获得免疫力后,可保护不再受攻击。在免疫防御上,恙虫病东方体专性细胞内寄生的特点,决定了其细胞免疫为主的抗感染的免疫机制。动物实验证明,主要是 T 淋巴细胞产生免疫保护作用,而非 B 淋巴细胞,而且免疫小鼠的腹腔渗出液淋巴细胞较脾淋巴细胞更具保护力。恙虫病东方体抗原引起 Th1 细胞免疫应答和 T 细胞产生 IFN-γ 是免疫系统发挥防御的重要机制,而 Th2 的作用则相反。但小鼠腹腔注射东方体的动物模型实验发现,Th1 型和 Th2 型反应并不是明确对立的,均可活化 IL-12、IFN-γ 而抑制 IL-10,这说明 Th1 细胞/Th2 细胞平衡机制在恙虫病的疾病过程中产生作用以确保宿主保持稳态。树突细胞、吞噬细胞和间皮细胞等抗原提呈细胞产生 IL-12,引起 Th1 细胞反应,导致 IFN-γ 产生,而早期 IL-10 的产生可阻断这种 Th1 细胞反应,从而抑制对清除内皮细胞内感染的恙虫病东方体起重要作用的 Th1 型免疫反应;与此相反,IFN-γ 抑制 Th2 细胞增殖和包括 IL-4、IL-5、IL-6 等对 B 细胞分化和同种型转换所必需的 Th2 型细胞因子的分泌。低水平 TNF-α 合并高水平 IL-10 会使感染者的预后恶化。但是,随疾病进展而产生的过度促炎细胞因子反应也会导致严重后果,引起脓血性休克和多器官衰竭,产生全身炎症反应综合征:在威胁生命的感染中,多种促炎因子过度释放,血中高浓度的促炎因子与全身炎症反应综合征的进展密切相关。TNF-α 为机体防御所必须,TNF-α 的减少会促进东方体的增殖,而过量的 TNF-α 又会导致宿主病理损伤。

使用东方体抗体在感染早期进行被动免疫注射能否有效控制感染尚不明确,但是体液免疫在恙虫病东方体的感染过程中对机体起重要的保护作用。然而,单独使用细胞因子或抗体均不能完全抑制东方体的感染,这说明细胞免疫和体液免疫通过促进摄取和胞浆内消灭的方式在清除东方体中均起重要作用。东方体感染后,机体可产生 IgM 和 IgG 抗体,前者出现早,后者出现晚且维持时间长。恙虫病东方体的特异性抗体可降低东方对敏感细胞的吸附力和侵入力,可阻止恙虫病东方体侵入内皮细胞、上皮细胞及成纤维细胞,或者降低东方体对宿主细胞的直接损坏作用;增强巨噬细胞和中性粒细胞对恙虫病东方体的调理作用,协同吞噬细胞清除东方体,但不能抑制已侵入的东方体的生长。

(二)流行病学

恙虫病分布很广,横跨太平洋和印度洋的热带及亚热带地区,主要分布在亚洲东南部,西至阿富汗,东南至澳大利亚北部,东北至俄罗斯远东沿海的广大地区,该区域被称为恙虫病三角(tsutsugamushi triangle),其中包括中国在内的东南亚环太平洋国家是恙虫病的重点疫区,每年全球报告发病人数超过 100 万,仅东南亚就有超过 10 亿人居住在该病风险区。近年来,已发现在该区域外有恙虫病存在的证据。

我国大陆地区恙虫病发病率快速增长,发病区域不断扩大。1986 年以前,我国恙虫病疫区仅分布在长江以南,集中在广东、云南、福建和浙江 4 省,此后东北 3 省、山东、江苏、天津、山西、河北、江西、贵州、北京、陕西等省(直辖市)也陆续发现病例。2006 年后发病人数较高的地区有广西、云南、广东、福建、江苏、安徽和山东省(自治区),2016 年 7 个省区的病例数占全部发病数的 91.6%。目前,恙虫病已扩散至除宁夏回族自治区和上海市以外的全部地区;尽管西北地区的新疆维吾尔自治区、内蒙古自治区、甘肃和青海省仅有个别病例报告,但也发现动物恙虫病东方体血清学检测阳性。中国香港恙虫病年发病数为 2~30 例,有上升趋势,均为本地感染,无死亡病例,全年均有发病,高峰期在 5~11 月,与广东省流行季节一致。中国台湾省自 1970 年台东地区花莲县暴发恙虫病以来,每年均有恙虫病病例报道,发病率为 1.15/10 万,病例分布于全台湾地区,东部和中部山区发病率较高,发病季节以夏、秋季为主,冬季有少量病例。总体上看我国恙虫病的流行区已经从早期的长江以南省份扩大到南北方广泛分布,目前形成了三个主要发病地带:西南部云南、四川地区,南部广东、广西、福建、海南地区以及中东部山东、江苏、安徽地区。

1. **传染源** 鼠类是主要传染源和贮存宿主,我国恙虫病已知的主要宿主动物有:鼠属(*Rattus*)中的黄毛鼠(*R. losea*)、黄胸鼠(*R. Flavipectus*)、褐家鼠(*R. norvegicus*)、社鼠(*R. confucianus*)和大足鼠(*R. nitidus*),小家鼠属(*Mus*)中的小家鼠(*M. musculus*),板齿鼠属(*Bandicota*)中的板齿鼠(*B. indica*),姬鼠属(Apodemus)中的黑线姬鼠(*A. agrarius*)和大林姬鼠,仓鼠属(*Cricetulus*)中的大仓鼠(*C.triton*),以及鼩鼱属(*Suncus*)中的臭鼩鼱(*S. murinus*)等。广东、广西、福建、台湾以黄毛鼠、褐家鼠为主,云南以黄胸鼠、大足鼠为主,浙江以黄毛鼠、社鼠为主,湖南以黑线姬鼠为主,江苏以黑线姬鼠、社鼠、褐家鼠为主,山东以黑线姬鼠、大仓鼠为主,山西以大仓鼠为主,辽宁以大林姬鼠、大仓鼠为主,吉林、黑龙江以黑线姬鼠、大林姬鼠为主,在南方的广东、广西、福建,板齿鼠、臭鼩鼱也是重要的宿主动物。

野兔、家兔、家禽及某些鸟类也能感染本病。鼠类感染后多隐性感染,但体内保存恙虫病东方体时间很长,故传染期较长。人患本病后,血中虽有病原体,但由于恙螨刺蜇人类仅属偶然现象,所以患者作为传染源的意义不大。

2. **传播途径** 恙螨传播恙虫病,主要通过幼虫叮咬把恙虫病东方体传给人或动物宿主如鼠类。恙螨一生中一般只叮咬宿主一次,但某些特殊情况如幼虫未达饱食脱离原来的宿主后就有可能再爬到另外宿主进行第二次叮咬。恙虫病的传播必须是上一代的幼虫叮咬宿主获得感染,然后经过若蛹、若虫、成蛹达成虫,成虫产卵孵出子代幼虫,才具有感染性。恙螨多孳生于潮湿隐蔽的草丛中,幼虫常集栖于草叶之上,当人类或动物进入草地活动,就有可能被感染有恙虫病东方体的恙螨幼虫叮咬而受到感染。

此外,尚有实验证明感染恙虫病东方体而发病濒死的小鼠所排出的尿液中,有大量的恙虫病东方体存在,因而有可能通过皮肤伤口引起感染。实验还证明鼠类间的相互蚕食,也可能造成健康鼠类经由消化道而得到感染。

恙虫病东方体进入宿主细胞的第一步是先吸附于宿主细胞表面,通过细胞表面内陷将其吞噬进入宿主细胞内,随后进入细胞质中的吞噬体内,一个吞噬体内可含有 1 个或几个恙虫病东方体,其吞噬过程于10~20 分钟内完成。感染 24 小时以内处于延迟期,而感染后 48~72 小时间立克次体呈对数增长,繁殖最快,至 96 小时则出现平缓期,在感染后 72 小时,恙虫病东方体多聚集于细胞膜下,向外挤压细胞膜,最后以外突出芽式至细胞外,从而完成繁殖周期。

恙螨幼虫是恙虫病唯一的传播媒介。确定一种恙螨为媒介,应具备以下 4 项基本条件:①流行病学证据,应为当地发病季优势螨种,其季节消长与发病相关;②有病原体的自然感染;③有叮刺和传病能力;④能经卵传递病原体。世界恙螨种类超过 3 000 种,我国恙螨种类超过 500 种,目前已知恙虫病的媒介恙螨主要为纤恙螨属(*Leptotrombidium*)中的一些种类,其中已确证地里纤恙螨(*Leptotrombidum deliense*)、小板纤恙螨(*L. scutellare*)、微红纤恙螨(*L. rubellum*)、高湖纤恙螨(*L. kaohuense*)、海岛纤恙螨(*L. insularae*)等为恙虫病的主要传播媒介。地里纤恙螨和小板纤恙螨分别为我国长江以南和以北区的重要传播媒介,前者为夏季型,后者为秋、冬季型的流行型的媒介。老流行区如海南、广东等地区和近年发生暴发流行的山东、江苏、安徽等地区,分别以地里纤恙螨和小板纤恙螨为传播恙虫病东方体的优势种。

研究表明:恙虫病东方体在恙螨体内的持续时间和经卵传递代数有一定的限度并与恙螨的感染率、恙虫病东方体数量相关,持续、反复从感染宿主叮咬吸取恙虫病东方体,经变态期、经卵和经精胞传递等是保持恙螨代代体内恙虫病东方体长期保持种族的延续和传病的动力。要构成自然界中恙虫病东方体的循环及其种族延续,要有携带恙虫病东方体的鼠,要有恙虫病东方体阳性的恙螨,健康鼠是从阳性恙螨获得恙虫病东方体,健康恙螨是从携带恙虫病东方体鼠获得感染,两者条件存在和相互传递及传播构成了自然疫源地。

恙螨传播恙虫病东方体与茎口有关系。目前已知只有少数恙螨成为恙虫病的媒介。近年来的研究表明,与恙螨的茎口长短有密切关系。短茎口型见于居中纤恙螨,茎口仅深达表皮层和真皮层交界处,引起表皮增生;长茎口型,茎口很长,达真皮层,引起真皮炎性反应,如绯纤恙螨;中茎口型,茎口伸过表层而达真皮层的浅表,引起表皮层的表皮增生和真皮层的炎症反应,这类恙螨有地里纤恙螨和沙栖纤恙螨。短茎口型不能成为媒介,长茎口型和中茎口型均可成为媒介。

3. 人群易感性　人群对本病均易感,但患者以青壮年和儿童居多,这与该组人群野外活动机会多,受恙螨叮咬的几率大有关。感染后免疫期仅持续数月,最长 10 个月;且只能获得对原感染株病原体的免疫力,故可再次感染不同株而发病。

4. 流行特征　恙螨多生活在温暖、潮湿、灌木丛边缘、草莽平坦地带及江湖两岸。由于鼠类及恙虫的孳生和繁殖受气候与地理因素影响较大,本病流行有明显季节性与地区性。北方 10~11 月高发季节,南方则以 6~8 月为流行高峰,11 月明显减少,而台湾、海南和云南因气候温暖,全年均可发病。本病多为散发,偶见局部流行。

恙虫病发病人数及频率不断增多,流行范围也不断扩大,现已广泛分布于东起日本、巴布新几内亚西到巴基斯坦西部、中亚细亚南部,北自西伯利亚、朝鲜半岛,南至澳大利亚西部的亚洲及西、南太平洋广大区域,存在海岛型、山林型和丘陵型三种生境类型疫源地。

我国一年四季均有恙虫病流行,发病主要集中于每年 6~8 月和 10~11 月,据季节特点大体可分为:夏季型、秋季型、冬季型、春季型四型,其中夏季型和秋季型冬季型为主,但不同地区存在较大差异(表 33-1)。长江以南的福建、广东、广西等地区同时存在夏季型和秋季型,以夏季型为主,云南地区季节类型为夏季型,长江以北的江苏、安徽、山东等地区季节类型为秋冬型;人群分布上,农民、50 岁以上年龄组是我国恙虫病的高风险人群,同时女性、10 岁以下年龄儿童的发病风险有增大的趋势。

表 33-1　我国恙虫病的季节分型

类型	公布区域	发病高峰	媒介恙螨	传染源	流行特点
夏季型	北纬 31° 以南	6~8 月	地里纤恙螨、微红纤恙螨、高湖纤恙螨以地里纤恙螨为主	黄毛鼠、黄胸鼠、黑线姬鼠	症状典型,较严重
秋季型	北纬 31° 以北	9~11 月	小板纤恙螨	黑线姬鼠、社鼠、褐家鼠	症状典型,但较轻
冬季型	福建、海南	1~2 月	小板纤恙螨	黄毛鼠	症状轻且不典型
春季型	福建	4 月	地里纤恙螨	黄毛鼠	尚不清楚

注:引自李朝品,2009。

疫源地多样化：

（1）按地区分：我国恙虫病疫源地可分为南方疫源地、北方疫源地及其间的过渡型疫源地等。①南方疫源地：位于我国北纬31°以南地区，分布东至台湾、福建，西至云南、四川和西藏南部，南至海南、广东和广西，北至浙江和湖南，除贵州和江西两省情况不清外，其他省（区）均有存在，查出带病原体动物有20多种，以黄毛鼠、黑线姬鼠和黄胸鼠（云南）为主地里纤恙螨为主要传播媒介，主要流行于夏季，北纬25°以南的广东地区全年均有流行。南方疫源地恙虫病东方体感染型别多样，但以Karp型为主，还存在Saitama、TA763、JG、JG-v和类Kato型，并不断有新基因型报道。②北方疫源地：位于北纬40°以北与俄罗斯和朝鲜半岛接壤的沿海地区和岛屿，是我国近年新发现的疫源地。带病原体动物已经证实的有：黑线姬鼠、大林姬鼠和大仓鼠。山西、河北发生过流行，吉林、辽宁、黑龙江、新疆和甘肃发现疫源地。该类疫源地恙虫病东方体的主要流行型别尚无法确定，现有资料表明黑龙江省密山地区鼠感染的东方体存在Gilliam、Karp和Kato三种基因型别；吉林省珲春地区鼠和病例感染的东方体分离株血清型为Gilliam型；辽宁省宽甸地区鼠曾分离出Karp型东方体。③过渡型疫源地：位于北纬31°~40°之间，即南北两个疫源地中间地带，山东、江苏、安徽、可能还有天津属于此型。以黑线姬鼠为主要宿主动物，小板纤恙螨为传播媒介。主要流行于秋季。该类疫源地恙虫病东方体主要基因型别为Kawasaki型，此外还存在Karp型（山东、河南省）、类Fuji型、SDM1和SDM2型（山东省），Yongchon型（山西省），Kuroki型和Youngwhorl型（安徽省），Kato型（河南省）；血清学调查表明广泛存在Gilliam型（山东、河南、山西、河北省），Karp型（山东、河南省和天津市）和Kato型（山东、河南省）。④高原气候区疫源地：包括西藏、新疆的南疆、青海、四川的西部，甘肃的南部、云南的南部和西部地区。四川西部西昌地区的主要宿主动物为褐家鼠、媒介为地里纤恙螨。云南南部和西部的主要宿动物为黄胸鼠、媒介为地里纤恙螨。现有资料表明内蒙古、新疆地区鼠感染的恙虫病东方体基因型别较为复杂，包括Karp、类Taitung-2和Oishi等。

（2）按地理景观分：我国疆域辽阔，景观多样。不同的地理景观地区有着不同的生物群落，不同的生物群落带有不同的病原体，引起的疾病与流行特征也不一致。据调查，在福建、浙江、江苏三省存在景观具有代表性的三型恙虫病自然疫源地，即：①沿海岛屿型疫源地：主要分布于福建，主要储存宿主为黄毛鼠，主要媒介恙螨为地里纤恙螨，流行季节：夏季；恙虫病东方体分型：Gilliam型。②内陆山林型疫源地：主要分布于浙江，主要储存宿主为社鼠，主要媒介恙螨为高湖纤恙螨，流行季节为夏季；恙虫病东方体分型：Gilliam型。③内陆平原丘陵型疫源地：分布于江苏，主要储存宿主为黑线姬鼠、褐家鼠、社鼠、大麝鼩；主要媒介恙螨为小板纤恙螨，流行季节为秋冬季；恙虫病东方体分型：Kawasaki型。

（三）发病机制与病理

恙虫病东方体对人体的损害是全身性的，主要是广泛的小血管和血管周围炎，导致器官的炎性，急性间质浸润和水肿，血管性炎与血周围炎，使实质器官充血、水肿、细胞变性以致坏死。

恙虫病东方体阳性的恙螨幼虫叮咬人体后，病原体先在局部繁殖，然后直接或经淋巴系统入血，在小血管内皮细胞及其他单核-吞噬细胞系统内生长繁殖，不断释放东方体及毒素，引起东方体血症和毒血症。东方体死亡后释放的毒素是致病的主素要因。本病的基本病变与斑疹伤寒相似，为弥漫性小血管炎和小血管周围炎。小血管扩张充血，内皮细胞肿胀、增生、血管周围单核细胞、淋巴细胞和浆细胞浸润。皮疹由恙虫病东方体在真皮小血管内皮细胞增殖，引起内皮细胞肿胀、血栓形成、血管炎性渗出及浸润所致。幼虫叮咬的局部，因毒素损害，小血管形成栓塞、出现丘疹、水疱、坏死出血后成焦痂，焦痂脱落后即成溃疡。全身表浅淋巴结肿大，尤以焦痂附近的淋巴结肿大最为明显。体腔如胸腔、心包、腹腔可见草黄色浆液纤维蛋白渗出液，内脏普遍充血。肝脾可因单核-巨噬细胞细胞增生而肿大；心脏呈局灶或弥漫性心肌炎；肺脏可有出血性肺炎或继发性支气管肺炎；肾脏可呈广泛急性炎症变化；脑可发生脑膜炎；胃肠道常广泛充血。

（四）临床表现

人被恙虫病东方体感染后，其潜伏期5~15天，一般7天左右。一般的症状为发热、焦痂、淋巴节肿大及皮疹等。重症患者可引发多脏器损害。

1. 发热　恙虫病起病急骤，先有畏寒或寒战，继而发热，体温迅速上升，1~2天内可达39~41℃，个别超过41℃，呈稽留型、弛张型或不规则型，大部分呈稽留型。伴有相对缓脉、头痛、全身酸痛、疲乏思睡、食欲不佳、颜面潮红和结合膜充血等症状。个别患者有眼眶后痛。严重者出现谵语、烦躁、肌颤、听力下降，脑膜刺激征，血压下降，还可并发肺炎。发热可持续14~21天，经合理抗病原治疗后，患者体温可在治疗后3~5d恢复正常。

2. 焦痂及溃疡　为本病特征，见于67.1%~98%的患者。发病初期于被恙螨幼虫叮咬处出现红色丘疹，一般不痛不痒，不久形成水疱，破裂后呈新鲜红色小溃疡，边缘突起，周围红晕，1~2天后中央坏死，成为褐色或黑色焦痂，呈圆形或椭圆形，直径0.5~1cm，痂皮脱落后形成溃疡，其底面为淡红色肉芽组织，干燥或有血清样渗出物，偶有继发化脓现象。多数患者只有1个焦痂或溃疡，少数2~3个，个别多达10个以上。由于恙螨幼虫好侵袭人体潮湿和气味较浓的部位，故焦痂（或溃疡）多见于常见于腋窝、腹股沟、外阴、肛周、腰带压迫等处，也可见于颈、背、胸、足趾等部位。男性焦痂主要分布在会阴、外生殖器、腹股沟、臀部，该区域焦痂发现率亦高于女性。而女性焦痂分布相对分散，较多分布区域在会阴、外生殖器、腹股沟、臀部、腋窝、乳房，以及胸腹部、背部，但腋窝、乳房及背部的发现率高于男性。男女的体味或异味差异可能是导致男女焦痂分布不一的原因，这是否说明恙螨具有气味趋化性，尚有待进一步研究。焦痂附近的淋巴结常有明显肿大，因焦痂部位隐蔽不容易发现，临床上发现淋巴结肿大应寻找周围是否有焦痂以协助诊断。

3. 淋巴结肿大　表现为全身表浅淋巴结常肿大，发生率可达90%以上。以焦痂或溃疡附近的浅表淋巴结肿大为多。在发热前就可触到，一般大小如蚕豆至核桃大，孤立，活动，无粘连，有疼痛及压痛，无红肿，严重者有出血和坏死，但无化脓倾向。但继发感染可呈现化脓性淋巴结炎变化。肿大的淋巴结有的甚至隆起于皮肤表面，肉眼即可观察，故有的患者以淋巴结肿大就诊，淋巴结消散较缓慢，在恢复期仍可扪及。

4. 皮疹　35%~100%的患者在第4~6病日出现暗红色斑丘疹。少数病例可在发病开始即出现皮疹，或迟至病期第14d才出现皮疹。皮疹多为暗红色粟粒样充血性丘疹，压之褪色，少数呈出血性，无痒感，大小不一，直径为0.2~0.5cm，先见于躯干，后蔓延至四肢，面部很少，手掌脚底无疹。轻症者无皮疹，重症者皮疹密集，融合或出血。皮疹持续3~10天消退，无脱屑，可留有色素沉着。有时在第7~8病日发现软硬腭及颊黏膜上有黏膜疹。

5. 肝脾肿大　30%~50%患者有脾大；10%~20%患者肝大，质软，表面光滑，可有轻微触痛。

6. 并发症　恙虫病东方体对人体的损害是全身性的，其基本病理变化是全身广泛的小血管炎，导致组织器官的急性间质炎，血管炎与血管周围炎，使实质器官充血，水肿，细胞变性以致坏死。由于全身的小血管广泛受损，即表现为脏器的不同程度损害，严重者可导致器官功能衰竭。恙虫病并发症以支气管肺炎、心肌炎、心力衰竭较常见。

消化系统并发症：表现为食欲下降、恶心、呕吐、腹胀、腹痛及腹泻等症状，较常见的为中毒性肝炎，有报道称多器官损害恙虫病病例中肝功能损害比例高达93.5%，多表现为肝功能转氨酶升高，重者可出现黄疸、腹水，更严重的可出现肝性脑病。恙虫病发病期间如合并病毒性肝炎，可加重肝损害。部分病例可出现上消化道出血，表现为呕血、血便。其中恙虫病患者中有胃溃疡病史的部分病例，可促进溃疡出血，而患恙虫病之前无胃部疾病者，恙虫病也可致胃黏膜弥漫性出血。亦有恙虫病并发急性胰腺炎报道，以腹痛为主要表现。同样以腹痛为临床表现的还有恙虫病合并阑尾炎，其中包括化脓性阑尾炎，坏疽性阑尾炎。合并其他消化道系统损害的还有急性肠炎、急性胆囊炎、腹膜炎。

呼吸系统并发症：肺部受累在恙虫病较为常见，占恙虫病患者的21.6%~51.69%，主要表现为肺充血、出血性肺炎或继发性支气管肺炎。恙虫病东方体从恙螨叮咬处侵入体内繁殖，经淋巴系统进入血液循环，致东方体血症，在小血管内皮细胞和单核吞噬细胞系统中繁殖，产生毒素，引起全身毒血症状和各脏器炎症改变，在肺脏表现为广泛小血管炎，形成血管炎、血管周围炎及肺间质炎。该病尸解后肺部病理诊断为肺梗死、肺脓肿、支气管肺炎、部分气管坏死、肺门淋巴结急性炎症、肺出血、肺水肿。患者出现呼吸道症状和体征，主要表现为咳嗽咳痰、肺部可闻及啰音（以湿啰音为主），并可出现咯血、呼吸困难，严重者甚至出现呼吸衰竭。肺部受损症状大多表现较轻，以肺部体征及胸片改变明显，胸片以渗出性病变为主，病灶多位于中下肺，表现为斑点状、片状模糊影，可伴有少量胸腔积液。有报道恙虫病肺部损害主要表现为肺炎及间质性肺炎，且并发胸腔积液高达26%，部分病例可出现胸膜病变。肺部受累严重者可导致急性非损伤（acute lung injury，ALI）/急性呼吸窘迫综合征（acute respiratory distress syndrome，ARDS）。恙虫病致ALI/ARDS可出现咳嗽、进行性呼吸困难症状,可能为广泛的肺小血管炎及小血管周围炎致肺毛细血管通透性增加,肺间质肺泡水肿以及肺小血管栓塞,造成通气血流比例失调,通气受限,从而表现为进行性低氧血症、呼吸困难。而由多种病因导致的以呼吸困难、低氧血症、肺顺应性降低和透明膜形成等肺部病理改变为特征的急性进行性呼吸衰竭,采用通常的吸氧难以纠正其低氧血症,为临床上常见的危重病症之一,若不及时治疗其病死率相当高。因此,当恙虫病患者在病程中出现呼吸频率加快、呼吸困难等症状时,应及时作血气分析、胸部线摄片等有关检查以助诊断,采取积极有效的方法尽快纠正低氧血症,以防止恙虫病致 ALI/ARDS 的发生。

循环系统并发症:恙虫病东方体及毒素对心脏的损害表现为非化脓性间质性心肌炎、心肌间质水肿、轻重不等的弥散性或局限性细胞浸润,炎症常波及乳头肌、心传导束支和心外膜。重症病例可有心肌细胞脂肪变性、空泡化及坏死,可产生损伤电流而出现 S-T 段缺血性改变及 Q-TN 期延长。恙虫病合并心脏损害的临床表现主要有心悸、血压下降、心动过速或过缓、室性期前收缩、房性期前收缩、S-T 段下移、T 波低平或倒置、心肌酶谱升高等,也可出现心包积液,多为血管通透性增加引起的。大部分患者心电图和心肌酶学异常,随主要症状消失而恢复正常。恙虫病患者心脏损害发生于病程的第 1 周至第 4 周,为病变急性期,发生率为 31%,最常见的表现为心肌酶学的改变,其次为心肌缺血。少数严重者出现心力衰竭,左心功能不全。也有病例因并发弥漫性心肌炎猝死。临床上恙虫病出现发热、头痛咽痛等"类上感症状"并发心肌损害时易误诊为病毒性心肌炎,临床工作应注意避免。

泌尿系统并发症:主要表现为肾脏的损害,发生比例相对少见。临床上表现为少尿,眼睑及双下肢浮肿。尿常规检查可出现尿蛋白阳性,尿白细胞、尿红细胞、尿素氮增高,有透明管型和颗粒管型。尿蛋白/红细胞阳性是患者死亡的危险因子。虽然肾脏损害发生的比例不高,但致死率相对较高,恙虫病患者一旦出现肾脏损害应高度警惕。

神经系统并发症:恙虫病中枢神经系统损害主要表现为脑膜炎、脑炎,表现为头痛、呕吐、抽搐、耳聋、下肢瘫痪等症状,多数患者由表情淡漠转为烦躁不安、谵妄,部分患者尚可出现言语不利、吞咽困难、肌肉震颤、甚至抽搐、昏睡、昏迷。脑膜刺激征、巴宾斯基征可阳性。因神经系统受损症状体征无特异性,易误诊,而神经系统受损又是恙虫病患者死亡危险因素,故临床工作中发热并神经系统损害应多方面考虑,避免误诊。

血液系统并发症:主要导致外周血白细胞明显减少、血小板减少、急性溶血、贫血及弥散性血管内凝血等。恙虫病患者贫血发生率高,骨髓象变化多样。外周血象严重异常者预示病情较重的结论。在"蚕豆病"高发地区恙虫病患者应警惕溶血的发生。DIC 发生率低,但一旦发生病情严重。

其他并发症:部分患者可见眼底静脉曲张,视乳头水肿或眼底出血。亦可发生中耳炎、腮腺炎、血栓性静脉炎、肌炎、睾丸炎、阴囊肿大、肾炎、全身感觉过敏和微循环障碍等。

恙虫病并发多器官损害:恙虫病致器官损害基本病理变化是全身广泛的小血管炎,对人体的损害是全身性的。恙虫病患者并发脏器损害,可为单个脏器损害,也可同时并发几个脏器损害。多数报道并发器官损害发生率依次为肝、肺、心、肾、神经系统、凝血功能,也有少数存在偏差。恙虫病器官受损严重时可发生多器官功能障碍综合征(MODS),且 MODS 为其主要的致死原因。研究显示恙虫病 MODS 发生率约 9%,而发生 MODS 患者的病死率约 40%。恙虫病致器官损害基本病理变化是全身广泛的小血管炎,导致组织器官的急性间质炎,血管炎与血管周围炎,使实质器官充血,水肿,细胞变性以致坏死。临床上可出现如体温升高、心率加快、呼吸变频、白细胞计数增多、中性粒细胞增加等炎症反应表现。可能原因为恙虫病病原体或其死后所释放的毒素刺激机体产生大量炎症介质,如细胞因子、补体、凝集素、激肽、血小板激活因子、一氧化氮和氧自由基等,而引起的炎症反应。病情严重时最终导致机体对炎症反应失控而引起 SIRS,最终发展为 MODS,危及生命。

7. 特殊人群恙虫病特点 儿童、老人等特殊人群罹患恙虫病后有其自身特点,应予以特殊考虑。

儿童恙虫病:儿童外出草地玩耍喜蹲坐易得此病,恙虫病临床症状多样,加上儿童对疾病症状表达不清,因此儿童恙虫病患者更易出现误诊,而病程的延长亦导致病情加重。患儿肝功能异常、脑损害、间质性肺炎、肾损害及血液系统损害的发生率均高于成人患者,且儿童比成人更容易出现多器官功能损害。

老年恙虫病：老年恙虫病患者主要为农村老人，主要为外出农田劳作或所处农村环境而致病。老年人脏器功能随着年龄增大而衰退，代偿能力降低，且基础疾病较多，细胞免疫功能低下，易造成毒素的播散，存在发生多器官功能衰竭（MODS）的病理基础。老年恙虫病起病隐匿，临床症状不典型；单核吞噬细胞系统反应较差，肝脏肿大较少更易造成误诊；血常规检查中性细胞增多及核左移，红细胞及血小板下降较为明显；是 MODS 发生的高危人群。病情相对较重，且以发生肺脏损害较为明显，其次为肝、肾损害，发生肝损时较年轻人严重，死亡比率高。

妊娠期恙虫病：妊娠是一个正常而特殊的生理过程，孕妇各器官功能处于代偿时期。妊娠期间患恙虫病特别是孕早期对孕妇及胎儿影响严重，如未能及早控制感染会导致流产、早产、死胎、死产。而中晚孕妇女各脏器负荷加重，如患恙虫病更易并发心、肝、肾功能的损害，且妊娠妇女因担心用药会影响腹中胎儿，存在畏医心理，易耽误病情。因此早期诊断和治疗很重要，故确诊恙虫病后应及时选用特效抗生素治疗，治疗用药不仅要考虑疗效，同时还要考虑药物对胎儿、新生儿的影响。

（五）诊断

恙虫病的诊断应根据流行地区以及季节、临床表现、实验室检查、影像学改变等一系列综合资料做出诊断。恙虫病诊断标准为：①流行病学资料：流行季节到过疫区，有野外劳动或与草地接触史；②临床表现有发热、局部淋巴结肿大、皮疹、肝脾肿大或多器官损害；③查体见皮肤特异性焦痂或溃疡；④外斐反应阳性：变形杆菌 OXK 凝集反应阳性 1:160 以上，随病程效价逐渐升高。符合标准 3 项以上便可临床诊断。

1. 临床特点　有发热、焦痂、溃疡、局部淋巴结肿大，皮疹及肝脾肿大等临床症状。

2. 询问病史　夏秋季节，发病前 3 周内在流行地区有野外作业史，有上述临床症状者，应高度怀疑。

3. 实验室检查

（1）血常规检查：血象中白细胞总数多减少，最低可达 $2 \times 10^9/L$，亦可正常或增高；分类常有核左移。

（2）病原学检查方法：病原学检查是最早的恙虫病诊断方法之一，有动物接种分离和组织细胞培养分离增殖两种方法。前者常用小白鼠作为接种的实验动物。方法为抽取患者的静脉血接种于小鼠的腹腔，再从小鼠体内分离，阳性率可达 70%~80%。另一方法为细胞培养法，恙虫病东方体可感染多种细胞，常用的细胞有家兔、鸡胚组织细胞等原代细胞及 Vero-E6、BSC-1 等传代细胞，但该法检出率较低。无论采用动物接种分离或是组织细胞培养法分离都存在所需时间长、过程烦琐、成本高等缺点，故一般不用于明确诊断。

国内赵晓华等将 Macchiavello 染色法引用到焦痂涂片检查，建立了恙虫病焦痂涂片检查方法。阳性率达 84.76%。

（3）免疫学检查方法

1）抗体检测：检测恙虫病东方体抗体，首先要制备检测用的抗原，而东方体自然状态下易自溶，难以保存，培养传代困难，纯化制备工艺复杂，严重限制了恙虫病血清学诊断的开展。近年来随着分了生物学的发展，重组抗原的出现使得血清学方法有了更广泛的应用前景。与以往的全细胞抗原相比，重组抗原具有相似的敏感性和特异性，具有可重复性、运输方便、可大量制备等优点，解决了抗原制备问题。东方体表膜抗原中含量最丰富的 56kD 的型特异性抗原蛋白，以其良好的免疫原性和最易为宿主免疫系统所识别等特点，成为诊断抗原的最佳候选者。①外斐试验（Weil-Felix test，WF）：患者单份血清对变形杆菌 OXK 凝集效价 OXK≥1:160 或早晚期双份血清效价呈 4 倍增长者有诊断意义。最早第 4 天出现阳性，3~4 周达高峰，5 周后下降。早期曾广泛应用于立克次体疾病的诊断，其优点为操作简便，无需特殊的仪器设备；缺点为阳性率低，多在 50% 以下，特别是受 Gilliam 型感染的患者仅 19% 左右。另外因本方法是利用 Ot 与变形杆菌具有交叉抗原这一特性建立起来的，为非特异性方法，故与回归热、钩端螺旋体病、流行性出血热等发热性疾病患者血清存在交叉反应，现已不推广应用。②免疫荧光法：分为间接和直接两种，其中间接荧光法较为常用。间接荧光法检测常采用 Karp、Kato 和 Gilliam 型东方体作为检测用抗原。采用 IFA 测定血清抗体，一般于起病第 1 周末出现抗体，第 2 周末达高峰，阳性率高于外斐反应，抗体可持续数月甚至数年，对流行病学调查意义较大。此法具有较高的敏感性、特异性和重现性，被视为"金标准"。临床应用较为广泛，可用于早期诊断、流行病学调查，但是此法需要荧光显微镜和训练有素的专业人员，难以在农村、基层医院及现场使用;同时,由于不同血清型的恙虫病东方体存在较多的变异,导致此方法的敏感性和特异性低于其他金标准方法。③免疫酶染色法(immunoperoxidase technique,IP):基本原理与免疫荧光技术相似,不同的是使用酶染料取代了荧光染料,故用一般光镜就可以观察结果,适合于基层实验室使用。也分为直接法和间接法两种。间接免疫酶染色法(indirect immunoperoxidase technique,IIP)较为常用。此法具有良好的敏感性和特异性,常为各个实验室选为对照。缺点为抗原制备过程较复杂,目对实验室和操作人员有一定的要求,不能广泛应用。④被动血凝法(passive hemagglutination assay,PHA):将 Ot 可溶性抗原致敏于绵羊红细胞表面,与患者血清起凝集反应,从而达到快速诊断的目的,该方法简便、快速特异性和敏感性均较高。⑤酶联免疫吸附试验(enzyme-linkecl immuno sorbent assay,ELISA):具有灵敏、简便、经济等特点。特别是重组抗原的出现,使其在恙虫病诊断中的应用前景更为广泛,比全细胞抗原更适合于实验室的诊断检查。⑥斑点印迹法(dot-blot):是近年新发展的一种技术,它将抗原固定于对蛋白质有很强吸附能力的硝(醋)酸纤维素薄膜上,滴加待测血清和标记抗体后,标记物与底物作用形成不溶性沉淀产物,呈现斑点状着色,从而判定结果。该法简易、准确、经济、快速,适合于现场应用,有广阔的应用前景,尤其适合乡村和基层使用。国外已有商业试剂盒出售。⑦免疫层析法(immunochrmatography):是 20 世纪 90 年代兴起的一种将免疫技术和色谱层析相结合的快速诊断技术,其原理是将特异的抗体先固定于硝酸纤维膜的某一区带,当该干燥的硝酸纤维素膜一端浸入样品后,由于毛细管作用,样品将沿着该膜向前移动,当移动至固定有抗体的区域时,样品中相应的抗原即与该抗体发生特异性结合,若用免疫胶体金可使该区域显示一定的颜色,从而实现特异性的免疫诊断。免疫层析法已应用于恙虫病检测中。为了提高其对不同血清型恙虫病检测的敏感性,现在已经有采用 Karp、Kato、Gilliam、Boryong 和 Kangwon 五种血清型东方体的混合重组抗原作为包被抗体的免疫层析法检测试剂盒被研制成功。对恙虫病的初次感染的早期诊断,免疫层析法明显优于 IFA,但二者对再次感染的检测,则具有相同的敏感性。由于它具有快速、简便、直观以及不需要特殊仪器等特点,已逐步被广泛应用。

2)抗原检测:运用制备的抗体检测患者血清中的 Ot,能有效地在疾病早期抗体还未出现时作出诊断,同时也能进行分型及抗原性分析。迄今报道的有斑点杂交技术、斑点 ELISA、抑制 ELISA 等多种方法检测 Ot。血清学检测抗原的难题是抗体的制备,目前主要采用单克隆杂交瘤技术制备单抗。但其操作复杂,从免疫动物到筛选合适抗体需要几个月时间,以及杂交瘤细胞传代过程中可能发生变异等问题,给单抗的连续大量制备造成了很大的困难。Furuya 利用抗 Kawasaki 株东方体的单克隆抗体建立了抑制 ELISA 诊断方法,本法敏感度高,阳性率 92.5%,能检测同株(Karp 株)的最少抗原量为 6.7ng/μl,同时和 Kato 株抗原也呈阳性反应,且肉眼即可观察结果,结果保存时间长,稳定性好。

(4)分子生物学检查方法:近年来,PCR 技术和核酸探针技术快速发展,并被引进恙虫病的检测和研究中,大大提高了恙虫病的诊断水平,解决了过去难以解决的问题。

1)普通聚合酶链反应(polymerase chain reaction,PCR)技术:1990 年 Spruill 等率先根据 Sta58 基因序列设计 1 对引物从 Ot 基因组中扩增出约 1 300bp 基因片段。1992 年 Sugita 等分别用 2 对引物对 Karp、Kato、Gilliam、Kawasaki 和 Kuroki 基因组进行了扩增,分别能扩增出 538bp 和 109bp 的目的 DNA 片段,而以西伯利亚立克次体(R. sibirica)、立氏立克次体(R. rickettsii)、小鼠以及人的基因组为对照,结果却为阴性,证明在恙虫病急性发作阶段 PCR 技术是一种快速、敏感、特异的检测手段。国内最早由陈添胜等以 Sta58 基因序列为目的基因建立 PCR 方法,检测敏感度可达 10pg。目前恙虫病 PCR 检测靶基因主要为 Sta58、Sta56 和 16S rRNA 基因等。PCR 简便快速,高度敏感,是恙虫病早期诊断有价值的方法,但需要专业的人员、相应的设备和严格的操作规范,不适合在基层施用。

2)巢式 PCR(nested PCR,nPCR):为提高 PCR 方法的特异性,目前巢式 PCR 已普遍取代常规 PCR。东方体表面抗体 56kD 蛋白基因的巢式 PCR 被用来检测 Ot。该方法可从实验感染和自然感染鼠类的血块及脾脏标本中均检出 Ot,应用于现场鼠类标本的病原学调查;亦可应用于血液标本和焦痂标本,进行临床样本检测,具有高度的敏感性和特异性。

3)实时荧光定量 PCR(real-time fluorescence quantitation PCR,RT-PCR):目前实时荧光定量 PCR 是检测病原体高特异、高灵敏度的核酸检测技术。该法能有效克服常规 PCR 易发生交叉污染的问题,具有特异性强、能实时监控、能绝对定量、自动化程度高、反应时间短等优点,应用较多的是基于 Taqman 探针技术和 SYBR 荧光染料技术建立的 RT-PCR 方法。目前用恙虫病东方体 56kD 蛋白基因建立 RT-PCR 检测技术,特异性为 100%,敏感性是 NPCR 的 100 倍,可检测到 10 个拷贝以下模板,适合对各种标本进行快速检测。优化的实时荧光定量 PCR 技术能检测发热 3d 的早期感染 Ot 患者,最低能检测到 5 拷贝/μl 的模板 DNA,其敏感性、重复性均明显优于普通 PCR。

4)环介导等温扩增技术(loop-mediated isothermal amplification,LAMP):LAMP 是 Notomi 等在 1998 年报道的一种等温核酸扩增技术。该法依赖于识别保守序列 DNA 的 6 个特异性片段的 4 条引物(2 条外引物和 2 条内引物)和一种链置换 DNA 聚合酶(Bst DNA polymerase)。LAMP 检测体系中基因的扩增和产物的检测可一步完成,扩增效率高,可在 30~60 分钟扩增 10^9~10^{10} 倍,特异性较高。LAMP 技术的主要原理是 DNA 在 65℃左右可以处于动态平衡状态,DNA 在此温度下利用 4 条特异性引物依靠一种链置换 DNA 聚合酶,使链置换 DNA 的合成不停地自我循环。检测恙虫病东方体的 LAMP 技术业已研发成功,其检测下限可达 1mg/ml,具有敏感、特异、快速、等温便捷、可目测等优点。

5)核酸分子杂交(molecular hybridization)技术:随着东方体分了生物学研究的深入,如 Sta58、Sta56 等多个基因序列的测定,为核酸杂交技术用于东方体的检测奠定了基础。核酸杂交以其特异性及敏感性为主要特点,若能和其他方法联合使用,其应用范围应会更加广泛。

6)基因芯片(gene chips)技术:该技术具有高通量、集成化和自动化的特点。它是继单克隆抗体技术和 PCR 技术之后生命科学中的又一重大技术创新。国内操敏等根据东方体 56 000 外膜蛋白基因序列建立的基因芯片,能够检测东方体标准株 DNA 的特异性荧光,有望应用于东方体多种样本的检测。

4. 影像学诊断 恙虫病伴有胸部损害时,X 线改变主要为肺门阴影增大,肺纹理增多、增粗,小斑点状模糊影为常见,少数病例合并胸腔积液及心影增大等。恙虫病致 ALI/ARDS 患者胸部 X 线改变主要表现为双肺间质性肺炎改变,表现为双肺磨砂玻璃样改变,肺纹理增多及模糊,成网状影,并有小斑点病变;双肺弥漫性渗出性改变,表现为增粗肺纹理间可见斑片状、小片状、部分呈大片状密度均匀、边缘模糊阴影。

CT 作为更高端的影像学检查技术,对恙螨病,特别是无焦痂型的恙螨病的诊断中具有较高的价值。在恙虫病 CT 检测中,腹部累及的影像学表现主要有:①胆囊壁增厚;②肝脏体积增大;③脾脏体积增大;④腹腔及腹膜后淋巴结增大;⑤门静脉周围水肿,表现为门静脉分支周围稍低密度影环绕;⑥腹盆腔积液,表现为腹腔、盆腔游离低密度影;⑦脾脏梗死:脾脏梗死表现为门静脉期脾脏边缘片状、三角形状低密度影,边界清楚。虽然恙虫病的影像学改变无特异性,但可作为综合诊断的参考标准,对恙虫病的治疗与预后的评价具有一定的价值。

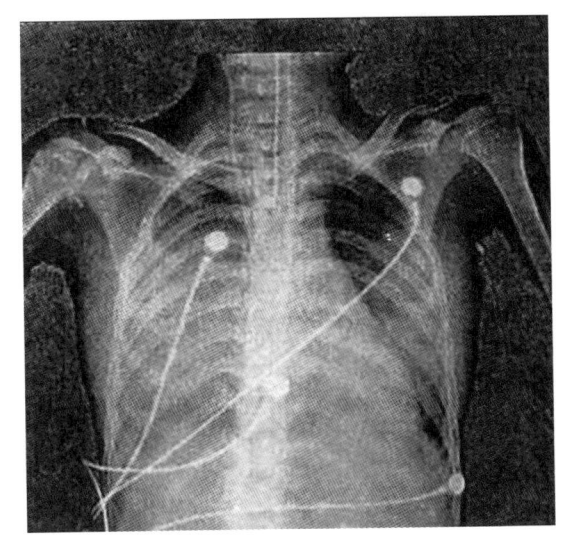

图 33-88 恙虫病致 ALI/ARDS 典型胸部 X 线表现
(引自 周少碧)

5. 鉴别诊断 恙虫病在临床表现上与伤寒、斑疹伤寒、炭疽、腺鼠疫和钩端螺旋体病等有相似之处,应注意鉴别。

(1)伤寒起病徐缓,表情淡漠,长程发热、相对缓脉、全身中毒症状、肝脾肿大、玫瑰疹及白细胞减少,无焦痂溃疡,血培养有伤寒杆菌生长,肥达氏反应阳性,外斐反应阴性。主要并发症为肠出血、肠穿孔。

(2)斑疹伤寒包括流行性斑疹伤寒和地方性斑疹伤寒两个病种。多见于冬春季节,无焦痂和局部淋巴结肿大,外斐反应 OX$_{19}$ 阳性,OX$_K$ 阴性,普氏或摩氏立克次体为抗原作补体结合试验阳性。

(3)钩端螺旋体病是由钩端螺旋体属的不同血清型致病性钩端螺旋体引起的一种人兽共患病,其临床特点为高热、全身酸痛、乏力、球结合膜充血、淋巴结肿大和明显的排肠肌疼痛;重者可并发肺出血、黄疸、脑膜脑炎和肾衰竭等。与恙虫病不同的是钩端螺旋体病祥肠肌明显,且无焦痂、溃疡及皮疹。血片中可找到

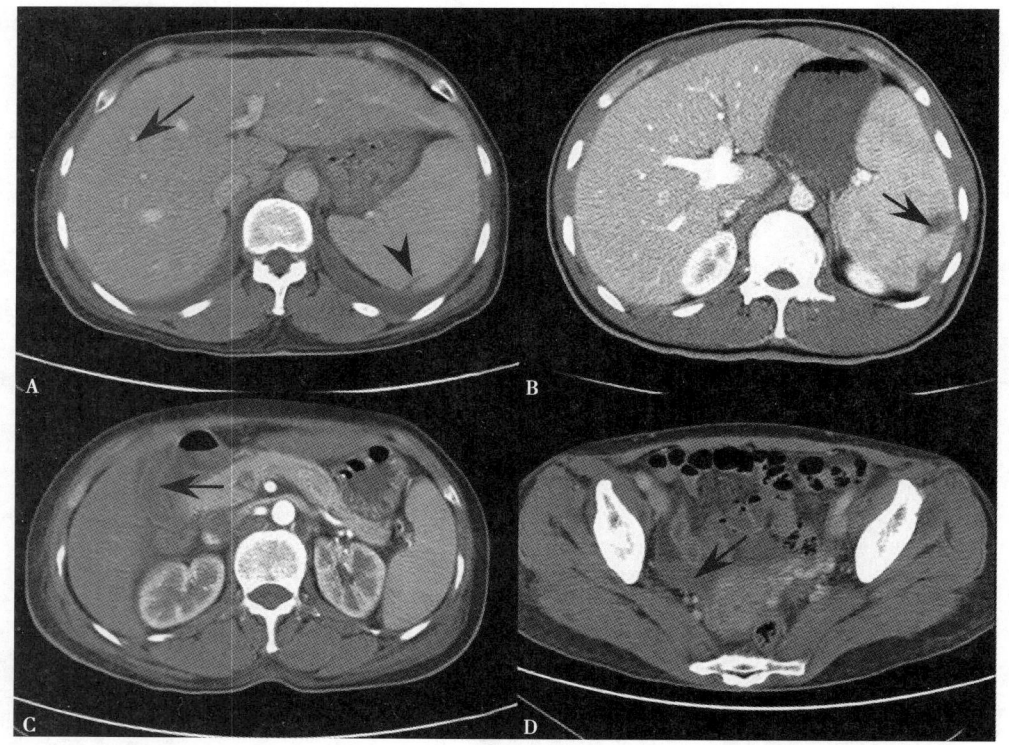

A. 图示肝脏、脾脏增大,黑箭所示门静脉周围低密度影;箭头所示脾脏梗死;B. 图黑箭所示脾脏梗死;C. 图黑箭所示胆囊壁增厚,胆囊周围积液;D. 图黑箭所示盆腔少许积液。

图 33-89 恙虫病腹部 CT 影像
(引自 单秋兰)

钩端螺旋体。钩端螺旋体补体结合试验阳和乳胶凝集试验阳性。

（4）皮肤炭疽是由炭疽杆菌所致的一种人畜共患的急性传染病。患者有牲畜接触史,病变多见于面、颈、肩、手和脚等裸露部位皮肤,初为丘疹或斑疹,第 2 日顶部出现水疱,内含淡黄色液体,周围组织硬而肿,第 3~4 日中心区呈现出血性坏死,稍下陷,周围有成群小水疱,水肿区继续扩大。第 5~7 日水疱坏死破裂成浅小溃疡,血样分泌物结成黑色似炭块的干痂,痂下有肉芽组织形成为炭疽痈。周围组织有非凹陷性水肿。黑痂坏死区的直径大小不等,可自 1cm 至 6cm,水肿区直径可达 5~20cm,坚实、疼痛不止、溃疡不化脓等为其特点。继之水肿渐退,黑痂在 1~2 周内脱落,再过 1~2 周愈合成疤。发病 1~2 日后出现发热、头痛、局部淋巴结肿大及脾大等。少数病例局部无黑痂形成而呈现大块状水肿,累及部位大多为组织疏松的眼睑、颈、大腿等,患处肿胀透明而坚韧,扩展迅速,可致大片坏死。全身毒血症明显,病情危重,若治疗贻误,可因循环衰竭而死亡。如病原体进入血液,可产生败血症,并继发肺炎及脑膜炎病。但皮肤炭疽毒血症状轻,皮疹不明显,血象白细胞总数多增高,取分泌物可查及炭疽杆菌,外斐反应阴性。

（六）治疗

1. 一般治疗 患者应卧床休息,多饮水,进流食或软食,注意口腔卫生,保持皮肤清洁。高热者可用解热镇痛剂,重症患者可予皮质激素以减轻毒血症状,有心衰者应绝对卧床休息,用强心药和利尿剂控制心衰。恙虫病患者并发 MODS,出现高热、热程长,临床上可加用激素治疗,其作用为及时退热,缩短热程,减少脏器损害并有助于已受损脏器炎症的消退。由于激素在脓毒症中的疗效取决于激素用量和患者病情,激素用量越大死亡风险也越大,大剂量激素增加病死率,而病死率是否降低取决于患者病情,高危死亡患者(需要大剂量血管活性药)可从小剂量、长程激素治疗中获益,反之则有害,因而恙虫病预防控制技术指南(试行)指出应慎用激素,但中毒症状明显的重症患者,在使用有效抗生素的情况下,可适当使用激素。

2. 病原治疗 可选用氯霉素(chloramphenicol),四环素类如多西环素(doxycycline)、米诺环素(minocycline)

或红霉素类如罗红霉素（roxithromycin）、阿奇霉素（azithromycin）和红霉素（erythromycin）作病原治疗。患者多于开始治疗后 24~48h 内体温恢复正常。也可用氟喹诺酮类如氧氟沙星（ofloxacin）和环丙沙星（ciprofloxaxin）作病原治疗，但其疗效较前 3 类药物稍差，常于开始治疗后 2~5 天内体温才恢复正常。对于儿童和孕妇，不宜用氯霉素、四环素和氟喹诺酮类药物治疗，而应使用阿奇霉素和罗红霉素治疗，以避免由于药物治疗而引起的对婴幼儿的毒副作用。对于病情较重的恙虫病患儿应选用传统的治疗药（氯霉素或多西环素），以免延误病情。多西环素为治疗恙虫病的特效药，疗程一般为 7 天，但对<8 岁的儿童有可能造成牙齿黄染的不良反应，在对<8 岁的儿童应用该药时必须对患儿家长讲明，取得家长的同意后方可应用，确保医疗安全。在应用氯霉素时也必须向患儿家长讲明该药的不良反应，取得家长同意后方可应用。

一般病例抗病原治疗药物疗程为 7~10 天，疗程过短可增加恙虫病复发机会，复发者疗程宜适当延长 3~4 天。由于恙虫病东方体的完全免疫在感染后两周发生，过早的抗生素治疗使机体无足够时间产生有效免疫应答，故不宜早期短疗程治疗，以免导致复发。有认为磺胺类药有促进恙虫病东方体的繁殖作用，应予慎重。

从 20 世纪 90 年代以来，恙虫病药物治疗疗效不佳病例报道已逐渐增多，恙虫病东方体已开始产生耐药性。1990 年在泰国北查那布里从一名患者身上分离出来一株多西环素敏感性降低菌株（AFSC-4）；1996 年，Watt 等报道在泰国北部恙虫病患者中发现常规的抗生素治疗（200mg 多西环素）对其治疗效果不佳，相对于泰国西部恙虫病患者，其退热时间延长了，恙虫病东方体的清除时间明显长于泰国西部患者，从泰国北部患者体内分离的恙虫病东方体菌株体外药敏试验也证明其对多西环素产生了一定的耐药性。此后，关于恙虫病东方体出现药物抗性的报道陆续增多，这需要给予高度的关注。

二、恙螨性皮炎

恙螨性皮炎（trombiculosis）是因恙螨幼虫叮咬人而引起的。恙螨幼虫会迁移到宿主皮肤薄之处，通常会在贴身衣物的边缘聚集，沿着腰带、内衣的内缝或袜子或鞋子上面可能会出现几处线形咬伤。咬伤通常是红斑丘疹，可能成簇出现，周围有红斑、小泡，偶尔会形成大疱。恙螨幼虫以螯肢刺入宿主皮肤，以唾液分解和液化宿主上皮细胞和组织，由于上皮细胞变性而出现凝固性坏死，形成一条吸管，称"茎口"（图 33-90）。人体被恙螨幼虫叮咬以后 6~12 小时，刺螯处可出现一个直径 3~6mm 的丘疹，中央有一水疱，周围有红晕，并且发痒难忍，有痛感，水疱破裂可导致细菌感染。出现炎性反应。水疱可发生坏死和出血，随后结成黑色痂皮，成为焦痂。瘙痒通常在几天内消退，但可能持续长达 2 周。世界上欧美地区是恙螨皮炎发生最多的地区，是秋新恙螨叮刺引起的。秋新恙螨幼螨秋季出现高峰，农民下田秋收，常常引起恙螨皮炎暴发，故欧洲称为秋收螨（harvest mite）。

在户外活动后，沿着暴露的皮肤或紧合的衣服周围出现分散的丘疹，通常表明患者被节肢动物叮咬了，应考虑应考虑到恙螨性皮炎、疥疮、臭虫、蚊子或蚂蚁叮咬所致的虫咬性皮炎（图 33-91，图 33-92）。跳蚤的叮咬有时也会沿着紧合身的衣服呈线性。由于许多其他感染、自身免疫性疾病或超敏反应引起的皮疹可能具有类似表现，所以户外接触史、症状的季节性特征和无复发是区分恙螨性皮炎和其他皮疹原因的重要因素。皮肤镜是一种具有偏振光光源的皮肤放大镜，可减少皮肤角质层对光线的折射，便于清楚地看到皮表、表皮、表皮与真皮交界处及真皮乳头层的结构。皮肤镜检查作为一种新的非侵袭

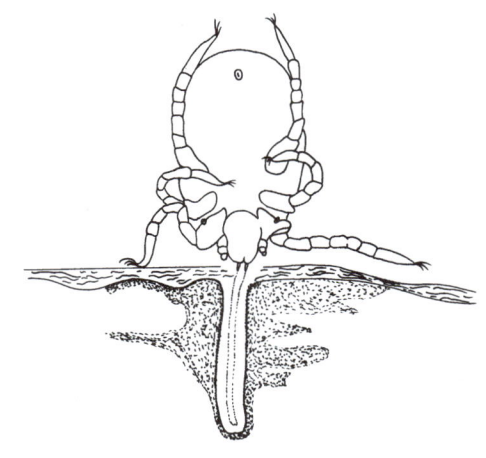

图 33-90 恙螨茎口
（引自 Alexander L）

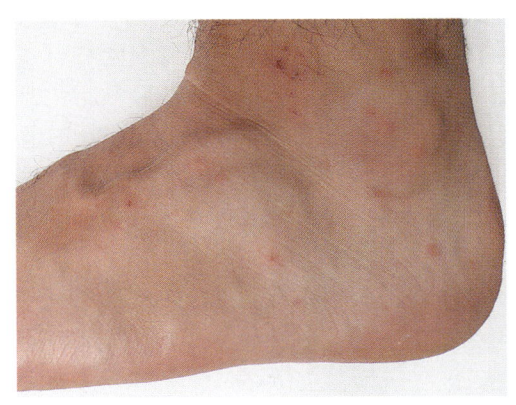

图 33-91 多发性恙螨性皮炎（脚）
（引自 Alexander L）

性皮肤科检查手段,操作简便、患者无痛无创,结果报告及时快速,且皮肤镜图像采集及保存方便,便于长期随访观察时比较病变的发展变化,有助于多维、立体化把握病变的性状、诊断准确率高,在皮肤病特别是色素性皮肤病的临床诊断、鉴别诊断、评价疗效、判断预后等方面具有重要的价值。同样,皮肤镜对诊断一些皮肤寄生虫病(例如疥疮、虱病、吸虫病、幼虫移行症、潜蚤病、蝇蛆病和蜱虫感染)很有用。在训练有素的医生手中,这些技术比传统方法更有效(例如,通过皮肤刮取样品的显微镜检查来鉴定寄生虫);由于其为非侵袭性检查,易于被患者接受,因而特别适合大规模筛查和治疗后随访。Nasca MR(2014)等发现以其对于恙螨性皮炎的诊断也均有重要价值,他们报道了一个病例,患者因被误诊为疥疮而接受了数个月的相关治

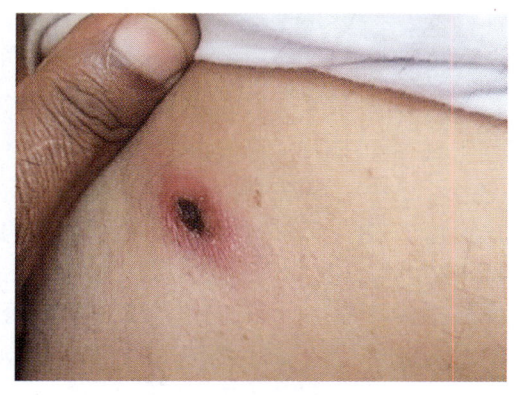

图 33-92　恙螨叮咬后的焦痂(右胸壁)
(引自 Alexander L)

疗,但瘙痒症状没有缓解而前来就诊。结果体格检查发现躯干和下肢多处剥落和细小的红斑散在各处(图33-93,A 组),但使用普通放大镜未检出疥疮或其他提示的发现。后通过视频皮肤镜(放大 150 倍)检查发现,在患者的右胫骨皮肤上附着有一个红色的螨,后经螨种鉴定为一种新恙螨幼虫(图 33-93,B 组),从而诊断为恙螨性皮炎。

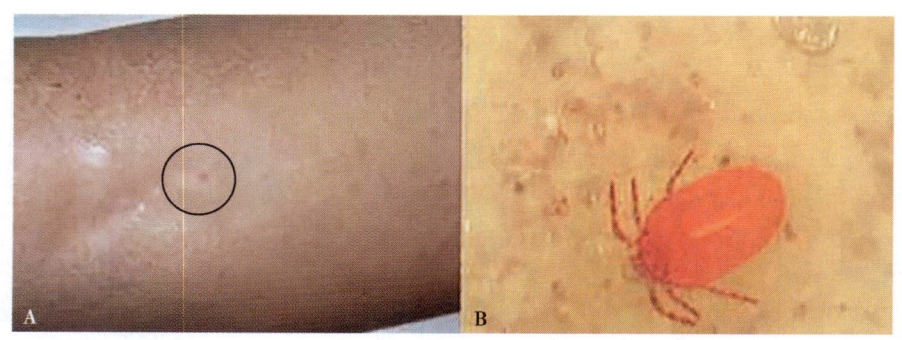

A. 非特异性皮损;B. 电子皮肤镜显示的附着在皮肤上的恙螨幼虫

图 33-93　电子皮肤镜检测恙螨性皮炎
(引自 Nasca)

三、流行性出血热

流行性出血热(epidemic hemorrhagic fever,EHF)又称为肾综合征出血热(hemorrhagic fever with renal syndrome,HFRS),是由汉坦病毒引起的自然疫源性疾病,临床上以高热、低血压、出血、少尿及多尿等肾功能损害为特征。该病以往在中国和日本被称为流行性出血热,在朝鲜和韩国被称为朝鲜出血热(Korean hemorrhagic fever,KHF),在苏联被称为远东出血热和出血性肾炎,在斯堪的纳维亚国家被称为流行性肾病(Nephropathia epidemica,NE)。1980 年世界卫生组织将其统一命名为肾综合征出血热。本病于 1931—1932 年在黑龙江沿岸的中苏交界地区被发现。1935 年起驻扎在我国东北北部的侵华日军中发生暴发流行,病死率高达 30%,曾按发病地区相继称为"二道岗热""孙吴热""黑河热"和"虎林热"等,1942 年确定为一种独立的疾病。20 世纪 40 年代后,在北欧斯堪的纳维亚半岛、朝鲜半岛、巴尔干半岛相继发生此病。1949 年初期,病例很少,直到 1955 年内蒙古大兴安岭地区的图里河和陕西宝鸡秦岭北坡修筑宝成铁路的工人中暴发流行后,才开始认识到它的危害,相继在东北、华中、华东、华南和西北广大农村陆续证实有此病流行,以黑线姬鼠(*Apodemus agrarius*)为主要传染源,并于 1956 年将此病定为法定报告传染病。HFRS 病毒首先由韩国李镐汪等在 1978 年从该国疫区捕获的黑线姬鼠肺组织中分离出,并根据分离地点称为汉滩病毒(Hantaan virus)。此后各地相继从不同动物及患者体内分离出许多株病毒,现国际上通称为 HFRS 病毒。

我国也于 1981 年从黑线姬鼠中也分离到 HFRSV,并于同年在我国又证实存在家鼠型,又称汉城型(SEO)HFRS,流行疫区进一步扩大,病例占世界总病例数的 90% 以上。在我国传染病疫情报告、行政发文及大众媒体的宣传仍称该病为"流行性出血热"。

20 世纪 50 年代,Traub 等(1954)认为苍白纤恙螨可能是出血热传播媒介。主要依据发现了在朝鲜半岛须纤恙螨等的地理分布、季节消长与该病的流行病学相符。我国吴光华等证明在陕西小盾纤恙螨可为媒介,是该病的传播方式之一,可能还起到保存疫源地的作用。

近年来的研究证实小盾纤恙螨体内有肾综合出血热病毒,可能是 HFRSV 的媒介。野外采集的小盾纤恙螨幼虫在实验室培养,用 IFAT 检测恙螨体内的 HFRSV 的结果显示,在培养 20d、80d、100d 和 115d 后的恙螨均分离到 HFRSV,说明该病毒在恙螨体可经卵传递。用特异、敏感的 Nested RT-PCR 检测野外捕获的恙螨体内 HFRSV RNA 也说明小盾纤恙螨有自然感染 HFRSV(张云等,1997,1998)。佘建军等(1998)等对须纤恙螨(L. subpalpale)作为肾综合征出血热传播媒介的可能性作了研究,发现须纤恙螨幼虫孳生地和生境符合 HFRS 疫源地基本特征,主要分布与流行区,为疫区宿主动物体外优势螨种,幼虫出现的高峰季节(11、12 月份),季节消长与人群 HFRS 发病基本一致,须纤恙螨幼虫叮咬阳性鼠可以获得感染,说明须纤恙螨具有作为 HFRSV 传播媒介的先决条件。但能否经卵传递尚须进一步的研究。

(一) 病原学

汉坦病毒(Hanta virus,HV)属汉坦病毒科(Hanta viridae)正汉坦病毒属(*Orthohantavirus*)。HV 通常呈球形,平均直径为 80~120nm,为分节段单股负链 RNA 病毒,病毒衣壳表面有包膜包被,基因组 RNA 分为三个节段,小片段(S segment,S)约 1 700bp,主要编码核蛋白(NP),与病毒核酸一起构建核衣壳,在病毒复制过程中起重要的作用,NP 具有良好的抗原性,是血清学检测的理想抗体;中等片段(M segment,M)约 3 600bp,主要编码病毒包膜糖蛋白(Gn 和 Gc)的前体蛋白,糖蛋白在病毒包膜表面形成棘突,和病毒受体结合介导病毒进入宿主细胞,糖蛋白上存在中和抗原位点;大片段(L segment,L)6 500~6 550bp,编码 RNA 依赖的 RNA 聚合酶,RNA 依赖的 RNA 聚合酶为病毒基因组 RNA 复制及 mRNA 合成所必须。

汉坦病毒感染人类后,主要引起两种类型的疾病,即肾综合征出血热(hemorrhagic fever with renal syndrome,HFRS)和汉坦病毒肺综合征(Hantavirus pulmonary syndrome,HPS)。HFRS 由主要分布于欧亚大陆的汉滩病毒(Hantaan virus,HTNV)、汉城病毒(Seoul virus,SEOV)、多布拉伐-贝尔格莱德病毒型(Dobrava-Belgdae virus,DOBV)、萨拉玛病毒(Saaremaa virus,SAAV)和普马拉病毒(Puumala virus,PUUV)引起;HPS 由分布在南美洲和北美州的无名病毒(Sin Nombre virus,SNV)和安第斯病毒(Andes virus,ANDV)引起。啮齿动物为其主要的自然宿主和储存宿主,鼠类感染汉坦病毒后多为无症状持续性感染,长期携带病毒,持续性排毒;该病毒主要通过带毒鼠的尿液、排泄物污染产生的气溶胶,被污染的食物或被啮齿动物咬伤等方式传染人。不同基因型的汉坦病毒通常由特定的宿主携带,病毒进化分析数据表明汉坦病毒和其宿主动物之间存在着共进化现象,即不同基因型的汉坦病毒在与宿主动物之间的长期共存关系中,病毒为了适应自身宿主动物的基因环境,便进化形成相对应的基因特征。目前全球至少有 30 个汉坦病毒基因型;各型病毒按照基因组同源性和宿主类型分类可分为三个组:HTNV 组(包含 HTNV、SEOV 和 DOBV 等),由鼠亚科啮齿动物携带:PUUV-PHV 组(包括 PUUV、PHV、TULV、KHBV 和 ISLAV 等),由田鼠亚科啮齿动物携带;SNV 组(包括 SNV、NYV、BAYV、BCCV、ELMCV 和 RIOSV 等),由棉鼠亚科啮齿动物携带。中国流行的汉坦病毒主要型别为 HTNV 和 SEOV,分别由黑线姬鼠(*A. agrarius*)和褐家鼠(*R. norvegicus*)携带。

(二) 流行病学

流行性出血热呈全球性分布,世界上有 4 大洲(亚洲、欧洲、非洲和美洲)40 多个国家有疫情发生,全球每年病例数超过 2 万人,主要发生在亚洲,但欧洲、非洲和美洲的病例数呈稳步增加趋势。我国受流行性出血热危害最为严重,自 20 世纪 50 年代我国首次发生流行性出血热暴发流行以来,我国发病率始终处于较高水平,每年全球 EHF 报告的病例数约 90% 来自中国。过去 60 年间,我国持续有汉坦病毒病例报告,每 10 年会出现一个高峰期,1986 年出现发病高峰期,此后病例数逐年下降,2019 年中国流行性出血热发病数量为 9 596 例,死亡人数为 44 人,发病率为 0.687 1/10 万,死亡率为 0.003 2/10 万。研究表明,病例数逐年下降可能与我国加强监测以及疫苗的普及接种有关。该疾病的流行呈现明显的季节性,我国一般有冬、春两季高峰,冬季高峰主要集中在 11 月份至次年的 1 月份,而春季高峰主要集中在 3~5 月份,且以冬季高峰发病率较高,以 HTN 型为主,感染人群广泛,以青壮年为主;春季高峰以 SEO 型为主。20 世纪 80 年代以前,我国 HFRS 疫区主要以 HTN 型为主,随着交通工具的发展、城市扩建及生态环境的改变等多种因素,SEO 型疫区向大中型城市蔓延,以 HTN 型 HFRS 发病逐渐减少,单峰型疫区逐渐转化成以春峰或秋峰为主的双峰型疫区。根据主要流行病毒株类型可将我国肾综合征出血热疫区分为姬鼠型疫区、家鼠型疫区和混合型疫区。目前我国的流行趋势是老疫区病例逐渐减少,新疫区则不断增加。中国 HFRS 自然疫源地和疫区,具有明显的地理景观特征。目前除新疆和澳门未发现本病病例外,其余省(自治区、直辖市和特区)均有过 HFRS 病例的报道。

流行性出血热的传染宿主和传染源主要是小型啮齿动物,以黑线姬鼠和褐家鼠为该病的主要传染源。鼠类感染汉坦病毒后多为无症状持续性感染,长期携带病毒,持续性排毒;该病毒主要通过带毒鼠的尿液、排泄物污染产生的气溶胶,被污染的食物或被啮齿动物咬伤等方式传染给人。具体的传播途径包括接触传播、呼吸道传播、消化道传播、垂直传播和虫媒传播。除鼠类之外,近年来发现包括家猪在内的家畜可以以多种方式排出病毒污染环境,提示在流行性出血热防制工作中做好防鼠灭鼠和防虫灭虫的同时,还应加强对家畜(禽)的管理与监测以及饲养屠宰人员的个人防护工作。

(三)发病机制

汉坦病毒侵入人体后,随血液散布全身,在各脏器组织细胞,特别在血管内皮细胞中增殖并释放至血液,引起病毒血症,出现发热和中毒症状。当小血管和毛细血管受到损害,引起血管通透性增加,血浆外渗,有效循环血量下降,导致低血压休克。在血管损害基础上,血小板损害、聚集、破坏和功能障碍,加上凝血机制失调,DIC 形成等引起全身广泛性出血。肾小管损害,血管通透性增加,引起肾间质水肿。肾小球基底膜损伤,肾小管上皮细胞变性,坏死、脱落和肾小管阻塞等引起蛋白尿、少尿和肾衰竭等一系列病理生理变化。HFRS 症状特点为全身毛细血管和小血管大面积损害、通透性增加,但至今病理机制仍未完全阐明。但越来越多的证据表明,汉坦病毒感染的发病机制可能是一个多因素的复杂过程。汉坦病毒可以直接改变内皮细胞功能及通透性,同时影响了机体的固有免疫应答,从而使抗原抗体复合物沉积,导致免疫损伤。

汉坦病毒的直接作用主要体现在汉坦病毒具有广泛噬性,病毒与细胞膜表面受体结合是病毒感染致病的第一步。在汉坦病毒与内皮细胞相互作用研究中,细胞整合素受体起到关键作用。汉坦病毒通过影响 β_3 整合素的功能,导致内皮细胞对血管内皮生长因子(vascular endothelail growth factor,VEGF)的敏感性增强,VEGF 与受体结合,使紧密连接的内皮细胞变得松动,内皮细胞通透性增加。富马酸二烯丙酯是汉坦病毒(HV)侵入细胞的协同因子。

除病毒的直接作用外,包括细胞免疫和体液免疫在内的免疫因素在也在流行性出血热的发生发展中发挥重要作用。如 HTNV 特异性 CD4+T 细胞和 CD8+T 细胞在清除病毒和 FRS 的发病机制中均发挥着重要的作用。对 HTNV 感染引起的 HFRS 患者急性期 T 细胞免疫应答的研究中发现,分泌 IFN-γ 的 T 细胞比例与 HFRS 病情的严重程度呈负相关。可见分泌 IFN-γ 的 T 细胞在病毒的清除过程中起到重要的免疫保护作用。同时 T 细胞应答是一把双刃剑,特异性 CD4+ 和 CD8+T 细胞可能在疾病的免疫损伤过程中起到重要作用。有研究表明,HFRS 的严重程度与 CD8+细胞毒性 T 细胞的数量相关。

除细胞免疫外,体液免疫应答在流行性出血热的致病机制也扮演重要角色。汉滩病毒感染人后可出现特异性 IgM,在临床症状开始时即可检测到。在疾病的早期,有效的抗体反应有助于限制病毒的播散和减少被病毒感染的内皮细胞数,避免这些内皮细胞被 T 细胞清除。这一机制有助于预防内皮细胞屏障的过度损伤。同时有研究发现 HFRS 患者的血细胞、血小板、尿液、肾小球及真皮毛细血管壁上检测到免疫复合物,在补体的作用下,免疫复合物最终引起细胞溶解、死亡,这可能是引起毛细血管通透性增加、血管内皮损伤、血小板减少及肾损害的主要原因。

(四)临床表现

HFRS 潜伏期一般为两周左右,起病急,发展快。典型病例具有三大主症,即发热、出血和肾脏损害。其常以发热,三痛(头痛、腰痛、眼眶痛)三红(脸、颈及上胸部发红),眼结膜充血,低血压休克等为主要临床症状表现,对机体肾脏损害极大,病死率高达 20%~90%。临床经过分为发热期、低血压休克期、水尿期、多尿期和恢复期五个时期。

发热期主要表现为感染性病毒血症和全身毛细血管损害引起的症状。起病急,有发热(38~40℃)、三痛(头痛、腰痛、眼眶痛)以及恶心、呕吐、胸闷、腹痛、腹泻、全身关节痛等症状,皮肤黏膜三红(脸、颈和上胸部发红),眼结膜充血,重者似酒醉貌。口腔黏膜、胸背、腋下出现大小不等的出血点或淤斑,或呈条索状、抓痕样的出血点。肋椎角有叩痛。束臂试验阳性。一般可持续5~6日。实验室检查可见外周血白细胞一般约 15 000/mm³,少数患者有类白血病反应;分类中淋巴细胞增多,有异常淋巴细胞,血小板减少。尿中有蛋白质、红细胞、白细胞及管型。

低血压休克期多于病程第4~6日体温开始下降时或退热后不久出现,也可出现于发热期,主要为失血浆性低血容量休克的表现。患者出现低血压,轻者血压略有波动,持续时间短。重者血压骤然下降,甚至不能测出,发生休克。休克时(除晚期者外)患者的皮肤一般潮红、温暖,出汗多,口渴,呕吐加重,尿量减少。可有烦躁不安、谵语、摸空等,重者有狂躁、精神错乱等,脉搏细速,可出现奔马律或心力衰竭。实验室检查可见外周血白细胞总数及分类中异常淋巴细胞增多,红细胞总数和血红蛋白量上升,血小板明显减少。尿变化显著。血中尿素氮轻度滞留。纤维蛋白原,凝血酶原时间、凝血酶时间、白陶土部分凝血活酶时间、鱼精蛋白副凝试验、纤维蛋白(原)降解产物等,可有不同程度的异常。

少尿期的特征为24小时尿量少于400ml,多出现于病程第5~7天,一般持续1~4天。少尿期与低血压期常无明显界限。此期胃肠道症状、神经系统症状和出血显著。患者有口渴、呃逆、顽固性呕吐、腹痛、谵语、幻觉、抽搐、鼻出血、呕血、便血、咯血、尿血等,皮肤、黏膜出血点增多。血压大多升高,脉压增大。肋椎角叩痛显著。尿量明显减少。24小时少于400ml,或甚至24小时尿量少于50ml。病情严重者可出现尿毒症、酸中毒、高钾血症等。由于尿少或尿闭,加上血浆等液体的大量回吸收,可出现高血容量综合征。并引起心力衰竭、肺水肿等。实验室检查可见尿中深褐色或红色,有大量蛋白、红细胞和管型,可排出膜样组织。血中尿素氮显著升高,二氧化碳结合力降低,血钾升高,钙和钠降低。纤维蛋白原降低,鱼精蛋白副凝试验阳性,纤维蛋白(原)降解产物增高。

多尿期多出现于病程第10~12日。该期肾脏组织损害逐渐修复,但由于肾小管回吸收功能尚未完全恢复,加上少尿期在体内储留的尿素等代谢产物的排泄,构成渗透性利尿的物质基础,以致尿量显著增多,出现多尿和夜尿症。多尿期通常持续7~14日尿量每日 4 000~6 000ml,极易造成脱水及电解质紊乱。特别是低钾血症。在多尿初期,代谢紊乱和氮质血症可十分显著。实验室检查可见患者各项化验逐步恢复正常,但尿比重仍低,血钾偏低。

恢复期一般从病程的第四周开始,整个病程约1~2个月。其特征为随着肾功能的逐渐恢复,尿量减至 3 000ml 以下。一般情况好转,除软弱无力外,无明显自觉症状。实验室检查都恢复正常。尿量、症状逐渐恢复正常,完全复原需数月。

以上各期并非每一位患者都有,轻型或非典型病员可缺少低血压期或少尿期。

国内有野鼠型和家鼠型流行性出血热两种,野鼠型临床表现较典型,经过较重,出现休克、出血、肾脏损害较多见,病死率高。家鼠型临床表现多不典型,经过较轻,出现休克、出血、肾脏损害较少,病程经过较短,多数患者发热期后直接进入多尿期或恢复期,病死率低。

(五) 诊断

根据流行病学资料,临床表现和实验室检查结果可作出流行性出血热的诊断。

1. 流行病学资料　包括流行地区、流行季节,与鼠类直接和间接接触史,进入疫区或两个月以内有疫区居住史。

2. 临床表现　起病急、发热、头痛、眼眶痛、腰痛、口渴、呕吐、酒醉貌,球结膜水肿、充血、出血,软腭、腋下有出血点,肋椎角有叩击痛。

3. 实验室检查

(1)一般实验室检查:外周血血常规检查见白细胞总数增高,分类中淋巴细胞增多,并有异常淋巴细胞,血小板数下降。尿检有蛋白、红细胞、白细胞、管型等。

(2)血生化及其相关实验室检查:流行性出血热肾脏损害最常见,血尿素氮及肌酐水平是反应患者肾功能情况的指标,其升高程度及速度与病情变化成正比。血尿素氮、白细胞、磷酸肌酸肌酶、凝血酶原时间、活化部分凝血活酶时间、D-D 二聚体、国际标准化比值的升高是导致患者死亡的危险因素;虽然该病由病毒感染引起,但其 C 反应蛋白水平却呈阳性,且各病期的变化趋势与心肌酶、肌酐变化基本一致。

（3）汉坦病毒滴度检测:汉坦病毒滴度检测包括传统经典的空斑试验、半数组织感染量法、流式细胞术。空斑试验稳定性较差,所得结果重复性亦差;半数组织感染量法最大不足为结果欠直观,所得结果不能直接代表病毒感染力及毒力大小,并且也无法对病毒进行克隆纯化等;而流式细胞术是一种简单、敏感、快速检测汉坦病毒滴度的方法。

（4）抗体检测:应用免疫学方法检测抗体有助于患者早期诊断,对临床不典型的患者尤有助于诊断。检测方法有间接免疫荧光试验、酶联免疫吸附试验、酶标 SPA 组化试验、血凝抑制试验、免疫黏附血凝试验、固相免疫血球吸附试验、固相放射免疫试验、胶体金技术、免疫印迹试验等。特异性 IgM 阳性或发病早期和恢复期两次血清特异性 IgG 抗体效价递增 4 倍以上,均有确诊价值。因抗体易在病毒亚型之间产生交叉反应,故抗体检测常用于本病诊断,不能用于病毒的分型。

（5）抗原检测:S 片段编码 NP,其抗原性及免疫原性均较强,已被作为疾病的早期诊断的靶标,以 NP 片段 N 端氨基酸残基为免疫原制定的单克隆抗体高度敏感性和特异性。目前较成熟及常用的检测方法为酶联免疫吸附法。

（6）核酸检测:汉坦病毒核酸检测主要通过 PCR 及其相关衍生技术(巢式 PCR、荧光定量 PCR 等)进行,PCR 技术检测法具有灵敏度高、特异性强等优点,已被广泛应用于临床。依据汉坦病毒基因片段的特点,一般选取 M 片段变异核苷酸序列设计型特异性引物进行病毒分型,而选取 L、S 保守片段的核苷酸设计属特异性引物检测病毒。除 PCR 外,LAMP 也可用于汉坦病毒核酸检测,由于其为等温扩增方法,故简单、便捷,有良好的发展前景。

（六）治疗

由于其致病机制尚不十分明确,因此尚无特殊治疗方法,但系统的对症治疗是极其重要的。抓好"三早一就"(早诊断、早休息、早治疗、就地或就近治疗)是本病治疗的关键。把好"四关"(休克、肾衰、出血、感染)亦是本病治疗重要环节。

1. 抗病毒治疗　汉坦病毒感染是流行性出血热的始动病因,早期抑制或清除患者体内的病毒对于减轻病理损害,阻断病情发展有重要作用。目前常用的抗病毒治疗药物是利巴韦林。美国陆军传染病研究所的 Huggins 等早在 20 世纪 80 年代中期即观察到利巴韦林对体外培养的汉坦病毒有明显抑制作用。使用利巴韦林治疗,不仅可以使临床症状改善、病程缩短,病死率下降,而且肾脏功能改善、病毒血症期缩短。除小分子抗病毒药物之外,抗汉坦病毒单克隆抗体也已被证明在体内体外均具有良好的抗病毒活性,将可能是一类有前景的治疗药物。

2. 液体疗法　本病各期均存在水、电解质、渗透压甚至酸碱平衡紊乱,因此合理的液体疗法是治疗的关键。发热期每日补液量不可过多,若输液过多,可时少尿期回收血管内的液体增加,容易发生高血容量综合征和心力衰竭、肺水肿。低血压休克期补液应遵循"先快后慢""先晶后胶"的原则。有明显酸中毒者,可酌情给予 5% 碳酸氢钠。为减少毛细血管的通透性,抑制炎症反应,减轻病毒血症,可给予肾上腺皮质激素(如地塞米松)。液体量补足后血压仍低时,可给予血管活性药物。但此期要严格监护,注意生命体征的变化,随时做好抢救治疗的准备。

3. 出血的治疗　本病患者出血的机制复杂,应针对不同的原因采取适当的治疗方案。①毛细血管损伤所致的出血:可选用卡巴克络,其具有降低毛细血管通透性、增加毛细血管对损伤抵抗力的作用。②血小板减少和功能障碍所致的出血:在排除了 DIC 高凝期后,可以输注浓缩的血小板。③尿毒症所致的胃肠道出血:可用凝血酶加入生理盐水中口服。必要时血液透析,降低血尿素氮对胃肠道黏膜的刺激。

4. 肾脏替代治疗　本病合并肾衰竭,经稳定内环境、保护肾脏功能和利尿等治疗,病情仍不能改善者需要进行血液净化治疗,首选血液透析,有助于恢复机体血小板的功能,使少尿现象得到进一步改善。不仅如此,血液透析治疗肾综合征出血热肾衰竭患者还能有效控制并发症,避免弥散性血管内凝血发生。血液透析治疗可显著提高重症出血热治愈率。

（七）预防

1. 灭鼠和防鼠 灭鼠是防止本病流行的关键,在流行地区要大力组织群众,在规定的时间内同时进行灭鼠。灭鼠时机应选择在本病流行高峰(5~6月和10~12月)前进行。春季应着重灭家鼠,初冬应着重灭野鼠。目前常用的有机械法和毒饵法等,机械法可用鼠夹、鼠笼等捕杀鼠类。毒饵法主要用鼠类爱吃的食物作诱饵,按一定比例掺入灭鼠药制成毒饵,投放在鼠洞或鼠经常出没的地方。灭家鼠常用的有敌鼠钠、杀鼠灵,灭野鼠的有磷化锌、毒鼠磷、万敌鼠钠、氯敌鼠等。毒饵法灭鼠收效高,但缺点是使用不慎可引起人、畜中毒,故在田野投放毒饵的3天内应派人看守,3天后应将多余的毒饵收回销毁。家庭中在晚上入睡前安放毒饵、白天收回。因鼠类的繁殖能力极强,所以灭鼠工作应持之以恒,略有放松,即前功尽弃。在灭鼠为主的前提下,同时作好防鼠工作。床铺不靠墙,睡高铺,屋外挖防鼠沟,防止鼠进入屋内和院内。新建和改建住宅时,要安装防鼠设施。

2. 灭螨、防螨 要保持屋内清洁、通风和干燥,经常用敌敌畏等有机磷杀虫剂喷洒灭螨。清除室内外草堆。

3. 加强食品卫生 做好食品卫生、食具消毒、食物保藏等工作,要防止鼠类排泄物污染食品和食具。剩饭菜必须加热或蒸煮后方可食用。

4. 做好消毒工作 对发热患者的血、尿和宿主动物尸体及其排泄物等,均应进行消毒处理,防止污染环境。

5. 注意个人防护 在疫区不直接用手接触鼠类及其排泄物,不坐卧草堆,劳动时防止皮肤破伤,破伤后要消毒包扎。在野外工作时,要穿袜子,扎紧裤腿、袖口,以防螨类叮咬。

6. 疫苗 自20世纪80年代国内外先后分离出汉坦病毒以来,国内外学者均大力研发相关疫苗。目前,现今正在研究的肾综合征出血热的疫苗种类主要包括灭活疫苗、减毒活疫苗、基因工程亚单位疫苗及核酸疫苗四种,已投入使用的主要是灭活疫苗,包括中国研制的鼠脑组织纯化灭活疫苗和细胞培养灭活疫苗,并在国内已经的得到广泛应用。我国在高危人群中进行免疫接种的流行性出血热疫苗已经从20世纪90年代单价灭活疫苗发展为现在的双价灭活疫苗。中国生产的经临床验证安全有效的疫苗,对于预防控制流行性出血热起到了重要作用。

四、Q 热

Q 热(Q Fever)是由贝氏柯克斯体(*Coxiella burneti*)所致的急性传染病,是一种自然疫源性疾病。1937年 Derrick 在澳大利亚的昆士兰(Queensland)发现并首先描述,因当时原因不明,故称该病为 Q 热。急、慢性 Q 热分别由贝氏柯克斯体的不同株所引起。我国 Q 热的发现和研究开始于20世纪50年代初,1950年张乃初等用贝氏柯克斯体 Henzerling 株抗原作补体结合试验检查了协和医院住院患者(其中临床诊断为"非典型肺炎"者37例)及健康者共70份血清,发现有10份 Q 热抗体阳性,并证明1例为 Q 热患者;60年代初在四川、内蒙古相继分离出我国的贝氏柯克斯体株,从而在病原学上证实我国 Q 热的存在。

恙螨可能是传播 Q 热的媒介。在实验室中曾证实秋新恙螨可自豚鼠获得 Q 热病原体贝纳柯克斯体(*Rickettsia burneti*,*Coxiella burneti*),并反过来感染健康豚鼠,在自然界从多毛螨体内也曾分离到此菌株。

（一）病原学

贝氏柯克斯体为 Q 热的病原菌,较小,为$(0.2\sim0.4)\mu m \times (0.4\sim1.0)\mu m$,多呈短杆状或球杆状,常排列成对,也可聚集成堆,构成类似包涵体的微小集落,见于内皮细胞或巨噬细胞胞浆;无鞭毛或荚膜,嗜酸,耐热,革兰氏染色阴性;不含有与变形杆菌 X 株起交叉反应的 X 凝集原,即血清外斐反应阴性;具有滤过性,能通过普通的细菌滤器;对外界环境抵抗力很强,在自然界宿主广泛,对人和家畜有较强的感染性。

贝氏柯克斯体表面结构是由三层单位膜所构成的细胞壁(即外膜)和胞浆膜(内膜):在内、外膜之间有周浆隙,是菌体贮存酶类的场所,其内又有一种电子密度较深而连接着内、外膜的粘连物,为周浆隙桥;而细胞内部结构清楚地显示出三个区,即在细胞浆周围含有核糖体颗粒的为核糖体区,细胞中央部分为含有核质(DNA)的核区,两区之间为缺乏电子密度的透明区。

贝氏柯克斯体是专性细胞内寄生的微生物,在巨噬细胞中的吞噬溶酶体内生长繁殖。它可能存在繁殖体和芽孢双相发育周期。经密度梯度离心纯化的贝氏柯克斯体,在电镜下可见到大型和小型两种细胞形态。小细胞(small cell variant,SCV)较粗短或为圆形,内部电子密度高、稠密的核质丝,有复杂的内膜系统;大细胞(large cell variant,LCV)多形性显著,呈纤维性胞质和弥散的核质丝,代谢活性强,对渗透压敏感,抵抗力差。有研究者认为感染细胞时小细胞先吸附于巨噬细胞表面,通过吞噬作用进入胞内,待吞噬小体与初级溶酶体融合,吞噬溶酶体内酸性 PH 激活空泡内的酶系统和/或营养物质,促进贝氏柯克斯体的代谢,同时由于它具有的超氧歧化酶与过氧化氢酶参与了消除它本身及宿主产生的超氧阴离子等毒性物质,而在吞噬溶酶体内存活下来。活化了的小细胞即开始生长并二分裂繁殖,电子显微镜下可见胞浆分裂处的细胞壁及胞浆膜明显收缩。当小细胞形态转向大细胞时,出现不对称横隔形成,即繁殖期。在大细胞二分裂繁殖的同时可有芽孢分化,此时大细胞称母细胞。以后母细胞裂解,芽孢释放至吞噬溶酶体,经继续发育成对渗透压有抗性、代谢暂停的小细胞。芽孢与小细胞不同点是肤聚糖层厚度或周间隙不同,小细胞的周间隙(13~21nm)比芽孢的(6~10nm)厚;膜结构范围不同,芽孢核心完全被膜环绕,而小细胞不是完全环绕,有的仅为细胞的一半;核心的电子致密度不同,芽孢具比小细胞致密度高的核心。

(二)流行病学

Q 热呈世界性分布,除新西兰外,世界各地几乎都报告有 Q 热病例。贝氏柯克斯体的主要宿主是家畜,特别是牛、羊。然而,近年来,越来越多的动物被报道可以感染贝氏柯克斯体,包括家养哺乳动物、海洋哺乳动物、爬行动物、蜱和鸟类。我国可感染贝氏柯克斯体的家畜包括黄牛、水牛、牦牛、绵羊、山羊、马、骡、驴、骆驼、狗、猪和家兔等。野生动物中的喜马拉雅旱獭、藏鼠兔、达乌利亚黄鼠、黄胸鼠,禽类中的鸡、鹊雀均可感染贝氏柯克斯体。受染动物外观健康,而分泌物、排泄物以及胎盘、羊水中均含有贝氏柯克斯体。患者通常并非传染源,但患者血、痰中均可分离出贝氏柯克斯体,曾有住院患者引起院内感染的报道,故应予以重视。

贝氏柯克斯体可通过呼吸道、消化道和接触等多种途径使人感染,其中呼吸道是引起 Q 热暴发和流行的主要传播途径。贝氏柯克斯体是所有立克次体中唯一可以不通过节肢动物而通过气溶胶方式就可使人及动物发生感染的病原体,牲畜屠宰过程中,感染动物的排泄物或处理内脏、胎盘等会产生大量微生物气溶胶而致感染。吸入含有贝氏柯克斯体的蜱螨粪便污染尘埃或继发性气溶胶也存在被感染的可能性。与病畜、蜱螨粪便接触,病原体也可通过受损的皮肤、黏膜侵入人体而导致经接触感染。饮用奶类和奶制品也可能经口传染 Q 热。人群各年龄组对贝氏柯克斯体普遍易感,凡是接触过贝氏柯克斯体的人,几乎都受感染,有的发病,有的隐性感染。由于易感人群感染贝氏柯克斯体之后,能产生稳固持久的免疫,所以畜牧人员、肉食品加工人员和制革、毛纺厂工人的新从业人员更易感染。

(三)发病机制

贝氏柯克斯体由呼吸道黏膜进入人体。先在局部单核吞噬细胞细胞内繁殖,然后入血形成柯克斯体血症,播及全身各组织、器官,造成小血管、肺肝等组织脏器病变。血管病变主要有内皮细胞肿胀,可有血栓形成。肺部病变与病毒或支原体肺炎相似。小支气管肺泡中有纤维蛋白、淋巴细胞及大单核细胞组成的渗出液,严重者类似大叶性肺炎。肝脏有广泛的肉芽肿样浸润。心脏可发生心肌炎、心内膜炎及心包炎、并能侵犯瓣膜形成赘生物,甚或导致主 A 窦破裂、瓣膜穿孔。其他脾、肾、睾丸亦可发生病变。

(四)临床表现

Q 热的临床表现形式多样,主要取决于进入体内病原体的数量、株别、个体的免疫力以及基础疾病。潜伏期 2~28 天,平均 12~19 天。以高热、剧烈和持续头痛为主要特征。

1. **无症状原发感染** 一般认为原发性的贝氏柯克斯体感染中约有 60% 的感染者可以不出现任何临床症状。

2. **急性 Q 热** 主要可表现为发热、头痛、肺炎和肝炎。几乎所有患者均可以出现发热症状。自限性发热为 Q 热最常见的临床表现形式,仅有发热,不出现肺炎。表现为突发高热,起病急骤,恶寒战栗,体温迅速高达 39~40℃,呈弛张热;病程呈自限性,一般约 1/3 患者热程不超过 1 周,1/2 患者不超过 2 周,3 周以后很少再有高热;有时发热与无热期可交替出现。剧烈和持续头痛,腰肌和腓肠肌疼痛也较明显,眼眶、关节、胸部疼痛时有发生。

Q 热引起肺炎的比例较高,可达 50% 以上,患者常于病程 3~4 日后出现干咳、胸痛,有少量黏痰或痰中带血,肺部体征极少,体检时可在肺底闻及少许湿啰音,部分有肺实变的体征。X 线多见肺部阴影(30%~80%),常位于肺下叶呈节段性或大叶性,也有肺门部及支气管周围浸润似支气管肺炎者。Q 热肺炎 X 线表现的常见特征是:呈肺段炎性模糊影且吸收缓慢,常伴肺体积缩小,有时发生肺叶实变,病变多发生在下叶,可多发或单发,线形肺不张少见,一般无胸膜渗出。肺炎变化于病期第 10~14 天最明显,2~4 周消失,有时可并发胸膜炎。Q 热常可引起肝炎,表现为肝功能异常和黄疸。少数病例有失眠、腹泻、脑炎等。

3. 慢性 Q 热　发热常持续数月以上,临床表现多样化,最易并发心内膜炎,此外为肺炎、肝炎等,也可伴有肺梗死、心肌梗死、间质性肾炎、关节炎和骨髓炎等,可单独或联合出现。

4. 其他　Q 热患者可合并无菌性脑膜炎或/和脑炎,常有严重的头痛,但脑组织病变并不显著。Q 热引起的脑膜炎或/和脑炎少见,脑脊液中可有白细胞计数升高,范围从数十到数百甚至上千不等,以单核细胞为主。蛋白质含量通常升高,葡萄糖含量正常。神经系统其他并发症还有肌无力、复发性脑膜炎、视力模糊、行为异常等。Q 热患者偶可发生脊椎骨髓炎、骨髓坏死、溶血性贫血等。

(五)诊断与鉴别诊断

Q 热的诊断有赖于流行病学资料、临床表现和实验室检查。

1. 临床诊断　疫区居住史和职业对诊断有重要参考价值。凡发热患者,如有与牛羊等家畜接触史,当地有本病存在时,应考虑 Q 热的可能性。对伴有剧烈头痛、肌痛、肺炎、肝炎、外斐反应阴性者应高度警惕。细胞免疫功能低下、既往有心脏瓣膜病变史及心脏瓣膜置换术史者出现细菌培养阴性的心内膜炎时要考虑 Q 热心内膜炎的可能。

2. 实验室检查　确诊要依靠免疫学检查或/和分子生物学检查,后者常需一定的条件和设备;必要时(有条件单位)做动物接种和病原体分离。Q 热的外斐反应阴性,有利于 Q 热与其他立克次体病相区别。

(1)血尿常规检查:白细胞计数多正常,仅少部分患者可有白细胞计数升高。血沉常增快,慢性 Q 热患者的血沉增快尤为显著,发热期可出现轻度蛋白尿,Q 热心内膜炎患者可出现镜下血尿。

(2)免疫学检查:免疫学检查特异性较高,常用补体结合试验(CFT)、间接免疫荧光试验(IFT)和酶联免疫吸附试验(ELISA)等。CFT 是有补体参与的,以绵羊红细胞和溶血素组成指示系统的免疫检测方法,是 Q 热免疫学检测中特异性非常高的一个试验,被许多国家实验室采用。ELISA 目前已经被广泛应用到 Q 热的免疫学抗体检测中,是实验室最常见的检测方法之一,除了可以检测 IgM 和 IgG 抗体外,还可以检测 IgA 抗体,一般在临床症状出现后 2~3 周,便可以检测到抗体。间接免疫荧光法是目前公认的 Q 热免疫学诊断的参考标准。这种方法用于 Q 热感染的早期诊断,通常在出现临床症状的 1~2 周内就可以检测到抗体。

(3)分子生物学检测:可应用于 Q 热检测的分子诊断技术主要包括 PCR 技术、环介导等温扩增(LAMP)、重组酶聚合酶扩增(RPA)和基因芯片。在 Q 热的诊断中,由于 PCR 技术比血清学的诊断时间早,而且相对病原分离,操作简单、分离率高,因此目前已取代病原分离而成为直接诊断的依据。PCR 技术包括常规 PCR、多重 PCR、巢式 PCR 和荧光定量 PCR 等。多重 PCR 是在常规 PCR 基础反应体系中加入多对引物,同时扩增出多个核酸片段,其优点是能鉴定不同基因种型,并提高检出率;巢式 PCR 适合 Q 热的早期诊断,能提高 PCR 的敏感性和特异性;荧光定量 PCR 的优点是特异性高,反应时间短,而且能够做到定量检测。LAMP 和 RPA 的优点在于等温、快速、便捷,而基因芯片技术以核酸杂交为基础,通过使用多种高度特异的探针来识别或检测不同物种,快速、特异和高通量。目前,PCR 是 Q 热分子诊断的主流技术,但随着技术的发展,LAMP 和 RPA 都有很好的应用前景。

(4)病原体分离鉴定:贝氏柯克斯体病原体分离鉴定主要采用动物接种或细胞培养两种方案。动物接种需使用 Q 热敏感动物豚鼠,取发热期患者血液 2~3ml 接种于豚鼠腹腔内,动物发热后处死,作脾脏压印涂片检查,可见存在于胞质内的病原体。而细胞培养分离病原体是采用绿猴肾细胞(BGM 细胞)在特定无抗生素培养基中进行的。一般受感染的细胞在 2 天左右其胞浆内会出现散在的病原体,5~7 天内病原大量增殖。甲醇固定后,用吉姆萨染色法可见紫红色小球状或短杆状体。也可用鸡胚卵黄囊或组织培养分离病原体。目前,随着无生命培养基 CCM 及其衍生物 ACCM、ACCM-1 等的出现,实现了贝斯柯克斯体无细胞体外培养,使贝斯柯克斯体的培养进入了一个新的时代,也打破了常规认为贝氏柯克斯体是"专性胞内寄生菌"的认识。

3. **鉴别诊断** Q热系多脏器多系统损伤,临床上表现多式多样,常与伤寒、流行性感冒、非典型肺炎、细菌性心内膜炎、沙门菌感染、布鲁菌病、传染性肝炎、胆囊炎、肾小球肾炎、骨髓炎、鹦鹉热等疾病相误诊。因此,对原因不明的发热,尤其感染性多脏器损害,应与上述疾病相鉴别。

(六)治疗

抗生素治疗对Q热有效,多西环素为最有效的治疗药物,疗程不宜过短,以防复发;复发再治仍有效。四环素与氯霉素对该病也具相当疗效,一般于48小时后退热。大环内酯类和氟喹诺酮类亦有效。

对慢性Q热一般采用至少两种有效药物联合治疗,可选用多西环素联合利福平治疗,现已获得一定成效,疗程数年(一般至少为3年)。另一可供选择的治疗方案是多西环素联合羟基氯喹。Q热心内膜炎可使用羟基氯喹联合多西环素的方案,疗程为18~36个月,可按血清学检测水平调整。用抗菌药物治疗不满意时,可进行人工瓣膜置换术。

(七)预防

1. **管理传染源** 患者应隔离,痰及大小便应消毒处理。注意家畜、家禽的管理,使孕畜与健畜隔离,并对家畜分娩期的排泄物、胎盘及其污染环境进行严格消毒处理。

2. **切断传播途径** 屠宰场、肉类加工厂、皮毛制革厂等场所,与牲畜有密切接触的工作人员,必须按防护条例进行工作。灭鼠灭蜱。对疑有传染的牛羊奶必须煮沸10分钟方可饮用。

3. **疫苗接种** 对接触家畜机会较多的工作人员可予疫苗接种,以防感染。牲畜也可接种,以减少发病率。灭活疫苗保护效果良好但局部反应较大;弱毒活疫苗用于皮上划痕或糖丸口服,效果较好。

五、地方性斑疹伤寒

地方性斑疹伤寒(endemic typhus)又称鼠源性斑疹伤寒(murine typhus),是一种通过鼠蚤传播而引起的以发热伴头痛、皮疹为主的自然疫源性急性传染病。其病原体是莫氏立克次体(*Rickettsia typhi*,*Rickettsia mooseri*)。曾在印度囊棒恙螨体内分离到莫氏立克次体,表明印度囊棒恙螨亦可能传播地方性斑疹伤寒。

(一)病原学

莫氏立克次体生物学形状于普氏立克次体相似,多为球杆状或细小杆状,也有呈丝状或链状排列,但不如普氏立克次体常见,大小为(0.3~0.7)μm × (0.8~2)μm。电镜下观察可见3层细胞壁和3层胞质膜,为典型细菌性细胞的单位膜结构,胞质内可见DNA、核糖体、电子透明区、空泡及膜质小器官。Macchiavello或姬姆尼茨染色呈红色,吉姆萨染色呈紫红色,可呈现两极浓染。莫氏立克次体存活于活细胞内,以二分裂方式繁殖,繁殖一代需要6~10小时。立克次体培养常用动物接种,鸡胚接种和细胞培养的方式。常用的培养细胞有鸡胚成纤维细胞,vero单层细胞等,最适宜的培养温度为37℃。莫氏立克次体抵抗力均较弱,56℃下数分钟即可免活。0.5%苯酚和75%的乙醇数分钟可将其杀灭。离开宿主后迅速死亡,但在-20℃或冷冻下可保存约半年,在其媒介节肢动物粪便中可存活一年以上。对四环素以及氯霉素等敏感,但磺胺类药物有促进其生长的作用。

动物实验可以区别莫氏立克次体和普氏立克次体:①莫氏立克次体接种雄性豚鼠腹腔后,豚鼠除发热外,阴囊高度水肿,称之为豚鼠阴囊现象。莫氏立克次体在睾丸鞘膜的浆细胞中繁殖甚多,其鞘膜渗出液涂片可查见大量立克次体。普氏立克次体仅引起轻度阴囊反应。②莫氏立克次体可引起大白鼠发热或致死,并在其脑内存活数月,故可用之保存菌种或传代。而普氏立克次体仅使大白鼠形成隐性感染。③莫氏立克次体接种于小白鼠腹腔内可引起致死性腹膜炎及败血症。

莫氏立克次体与普氏立克次体有共同的可溶性抗原,故二者有交叉反应,均能与变形杆菌OX19发生凝集反应。但二者的颗粒性抗原不同,用凝集试验和补体结合试验可将其区别。

(二)流行病学

地方型斑疹伤寒散发于全球,多见于热带和亚热带,属自然疫源性疾病。本病以晚夏和秋季谷物收割时发生者较多,并可与流行型斑疹伤寒同时存在于某些地区。国内以河南、河北、云南、山东、北京市、辽宁等的病例较多。

地方型斑疹伤寒传染源为哺乳动物,主要是黑家鼠、褐家鼠、黄胸鼠和小家鼠等;一般情况是以鼠→鼠蚤→鼠的循环形成在鼠间传播。鼠感染后大多并不死亡,而鼠蚤只在鼠死后才离开鼠体择人吮血使人感染。储存宿主及媒介是寄生蚤,现已发现自然感染莫氏立克次体的蚤种有:印鼠客蚤、亚洲客蚤、巴西客蚤、具带病蚤、不等单蚤、人蚤、猫栉首蚤、缓慢细蚤和禽角头蚤等,其中印鼠客蚤是最重要的传播媒介。鼠蚤通过吸吮病鼠血而致感染,病原体进入鼠蚤肠道内繁殖。当鼠蚤叮咬人时,同时排出含有病原体的粪便和呕吐物,病原体可经抓伤破损的皮肤侵入人体,或蚤被打扁压碎逸出的病原体可通过同一途径侵入人体。干蚤粪内的病原体偶可成为气溶胶经呼吸道或眼结膜等感染人。螨、蜱等节肢动物(如印度囊棒恙螨)亦可带本病原体,而成为传病媒介的可能。

人群对本病普遍易感,隐性感染率高,感染后可获得持久性免疫力,并与流行性斑疹伤寒有交叉免疫。

(三)发病机制与病理

人被受感染的带有莫氏立克次体的蚤或者恙螨等叮咬后,莫氏立克次体先在局部繁殖,然后进入血流,产生立克次体血症,再到达身体各器官组织,出现毒血症临床表现。莫氏立克次体死亡后所释放的毒素为致病的主要因素。在局部可引起丘疹、焦痂和溃疡。在全身可引起淋巴结肿大,焦痂附近的淋巴结肿大尤为显著。淋巴结中央可呈坏死。浆膜腔,如胸腔、腹腔、心包腔中可见黄绿色渗出液。内脏普遍充血,脾常充血,可肿大2~5倍,肝亦肿大,心肌可呈局灶性或弥漫性心肌炎症,可有局灶性出血或变性病变。肺可有出血性肺炎或继发性支气管肺炎。脑可出现脑膜脑炎。肾脏可呈广泛性急性炎症性病变。胃肠道常广泛充血。

斑疹伤寒的组织病理变化主要在血管系统,可见局灶性或广泛性血管炎和血管周围炎,以肺、脑、心、肾最为显著。血管周围可见单核细胞、淋巴细胞、浆细胞浸润。重型患者可见血管内皮细胞水肿及血管壁坏死、破裂。各脏器可发生充血、水肿及灶性坏死,严重者可导致MODS。

(四)临床表现

潜伏期6~16天,多为12天。少数患者有1~2天的前驱症状如疲乏、食欲不佳、头痛等。

发热是本病主要表现之一,患者体温39℃左右,为稽留热或弛张热,于1周左右达高峰,伴头痛、全身酸痛、结膜充血,热程9~14天,体温大多逐渐恢复正常。

多数患者(50%~80%)出现皮疹,多见于第4~7病日,皮疹初见于胸腹部,24小时内遍及背、肩、四肢等。而面、颈、手掌和足心一般无疹。皮疹多为充血性斑丘疹,出血性皮疹极为少见。皮疹大小不等,边缘不整,开始为粉红色斑丘疹,继成暗红色丘疹,持续7~10天消褪,一般不留痕迹。

本病神经系统症状较轻,大多仅有头晕、头痛,极少发生意识障碍。心肌很少受累,偶可出现心动过缓。咳嗽见于半数病例,肺底偶闻啰音,部分患者诉咽痛和胸痛。50%脾大。

(五)诊断与鉴别诊断

本病诊断需根据流行病学资料、临床表现和实验室检查进行综合分析,疾病确诊需有实验室检查证据。

1. **临床诊断** 根据患者发病季节(多发生在秋、冬季,但在温带、亚热带地区没有明显的季节性)、有跳蚤接触史或居住在鼠多地区等流行病学资料,结合急性持续性发热和典型皮疹等临床表现可做出初步临床诊断。

2. **实验室检查**

(1)血常规:发病早期(7天以内)1/4~1/2的病例有轻度白细胞和血小板减少,随后近1/3的患者出现白细胞总数升高。大多数患者白细胞计数为正常,明显增多或减少者罕见。

(2)免疫学检查:患者血清也可与变形杆菌OX19株发生凝集反应,效价为1:160~1:640,较流行性斑疹伤寒为低。阳性反应出现于第5~17病日,平均于11~15天,外斐反应虽然敏感,但特异性差,不可用以与流行性斑疹伤寒相区别。以莫氏立克次体为抗原与患者血清作凝集试验补体结合试验以及间接免疫荧光试验可与流行性斑疹伤寒相鉴别。

(3)分子生物学检查:可采用PCR技术、环介导等温扩增(LAMP)、重组酶聚合酶扩增(RPA)和基因芯片等方法检测患者血中莫氏立克次体DNA用于本病的早期诊断,并可有效与流行性斑疹伤寒相鉴别。

(4)动物接种:将患者血液注入雄性豚鼠的腹腔,动物一般于接种后5~7d开始发热,阴囊因睾丸鞘膜炎而肿胀,鞘膜渗出液涂片可见肿胀的细胞质内有大量的莫氏立克次体。动物接种分离莫氏立克次体需在有条件的实验室方可进行。

3. 鉴别诊断　本病常须与流行性斑疹伤寒、恙虫病、伤寒、钩端螺旋体病、斑点热、回归热疾病等鉴别。

（1）流行性斑疹伤寒：地方性斑疹伤寒的临床表现比流行性斑疹伤寒轻，另外它们的传播媒介不同：流行性斑疹伤寒的传播媒介为虱，而地方性斑疹伤寒为蚤。虽然它们有血清学交叉，但是患者血清对同源抗原的抗体的效价明显高于异源抗原的抗体效价。PCR等分子诊断技术或病原体分离可有效地区分二者。

（2）恙虫病：恙虫病也可出现与斑疹伤寒相似的皮疹，但该病传播媒介为恙螨，并可出现焦痂及溃疡。该病多为散发，多流行于亚洲和大洋洲。

（3）斑点热：基于皮疹，斑疹伤寒还需要与斑点热群立克次体引起的斑点热相鉴别。斑点热皮疹从腰、踝、前臂及手足心开始出现浅红色和边缘不整的皮疹，以后皮疹延至腋窝、躯干及颈、面部，皮疹转为深红色斑丘疹。斑点热的传播媒介是蜱，患者多有蜱叮咬史，该病多在温暖的蜱活动季节发生。

（4）回归热：虱传回归热的传播媒介及发病季节与流行性斑疹伤寒相同，但回归热发热呈回归型，患者右腓肠肌剧痛，并有肝、脾大和黄疸。回归热螺旋体为虱传回归热的病原体。

（5）钩端螺旋体病：该病多发生在夏、秋季，患者多与疫水密切接触，起病急，常有黄疸和出血，有明显的腓肠肌压痛。用人工培养基可从血、尿和脑脊液中分离到钩端螺旋体。

（6）伤寒：该病起病缓，且头痛轻微，体温为逐渐升高并有相对缓脉。患者的皮疹出现较晚而且稀少，皮疹呈淡红色。用人工培养基可从患者的血、尿、粪便及皮疹中分离出伤寒杆菌。

（六）治疗

氯霉素、四环素类药物对本病均有特效。多西环素效果优于四环素。氟喹诺酮类如环丙沙星、氧氟沙星和培氟沙星等对本病治疗也有效。患者体温常于治疗开始后1~3天内降至正常，体温正常后应该再用药3~4天。预后良好。

（七）预防

本病预防主要从灭鼠、灭蚤，对患者及早隔离治疗着手。由于本病多散发，故一般不采用大规模注射疫苗进行预防。如有暴发流行，对高危人群应进行疫苗接种，可用普氏立克次体株灭活疫苗。

六、弓形虫病

弓形虫病（Toxoplasmosis）是由弓形虫感染导致的一种重要的人兽共患病，具有流行范围广、感染率较高、临床症状复杂等特点，全世界约有20亿人感染过弓形虫，对人类健康造成极大威胁。其病原体弓形虫可寄生于包括人在内的绝大多数温血动物的有核细胞内。在非洲曾从勒格纤恙螨（*Leptotrombidium Trombicula*，*Leptotrombidium legacy*）和怪异逊盾恙螨（*Schoutedenichia paradoxa*）两种分离出刚地弓形虫（*Toxoplasma gondii*）。

（一）病原学

弓形虫病的病原体是弓形虫，属于顶端复合物亚门、孢子虫纲、真球虫目、弓形虫科、弓形虫属。弓形虫生活史分为滋养体（包括速殖子和缓殖子）、包囊、裂殖体、配子体和卵囊，前3期为无性生殖，后2期为有性生殖，仅在终宿主肠黏膜上皮细胞内发育造成局部感染。其中滋养体、包囊、卵囊等是对人体致病及与传播有关的发育阶段。

滋养体在中间宿主有核细胞内分裂繁殖，呈纺锤形或椭圆形，以内二芽殖、二分裂及裂体增殖方式繁殖。快速增殖的滋养体又称速殖子（tachyzoite），数个甚至十多个被宿主细胞膜包围的虫团称假包囊（pseudocyst）。急性弓形虫病病变组织中，速殖子可游离于细胞外，也可见于细胞内。速殖子大小为（4~7）μm×（2~4）μm，经瑞氏或吉氏染色后可见胞质呈淡蓝色，胞核紫红色，核位于虫体中央稍近钝圆端，核常呈红色颗粒状。分裂中的虫体可见2个胞核，此时速殖子变宽大而呈梭形。当速殖子增殖至一定数目时，宿主细胞膜破裂，速殖子释出，再侵入其他细胞继续繁殖。游离的滋养体呈弓形或新月形，活虫体无色透明，一端较尖，一端圆钝。包囊呈圆形或椭圆形，直径5~100μm不等，为慢性感染阶段虫体在宿主组织内的存在形式，多见于脑、骨骼肌、心肌及眼内。包囊壁由虫体分泌形成，内含数个至数百个滋养体，称缓殖子（bradyzoite）。缓殖子形态与速殖子相似，但增殖缓慢。包囊破裂后释出的缓殖子可再侵入新的宿主细胞形成包囊,或形成假包囊进行快速增殖。裂殖体寄生于终宿主猫科动物小肠绒毛上皮细胞内。成熟的裂殖体长椭圆形,内含 4~29 个新月形裂殖子,呈扇状排列。配子体由裂殖子发育而成。雄配子体圆球形,直径约 10μm,吉氏染色核呈红色,核质疏松;雌配子体圆形,直径 15~20μm,核小而致密,呈深红色。雌、雄配子体发育成熟后为雌、雄配子。卵囊由雌、雄配子受精结合后的合子发育而来。圆形或椭圆形,直径 10~12μm,囊壁分 2 层,光滑透明,刚排出时囊内含均匀的颗粒物质。成熟后卵囊内含 2 个孢子囊(sporocyst),每个孢子囊内含 4 个新月形的子孢子。卵囊是经猫粪便向外界传播的感染阶段。

人或其他温血动物可作为弓形虫的中间宿主,摄入猫粪中的卵囊或动物肉类中的包囊、速殖子后,虫体侵入肠壁,经血或淋巴进入单核吞噬细胞内寄生,并扩散至脑、淋巴结、肌肉、肝、心和肺等全身各组织器官,并在细胞内分裂繁殖,直至细胞破裂,释出的速殖子再侵入新的细胞。免疫功能正常的机体,滋养体在宿主细胞内增殖减慢,形成包囊。包囊在其体内可存活数月至数年,甚至终生。猫(或其他猫科动物)可通过捕食中间宿主,食入包囊或速殖子而感染,亦可食入被含卵囊猫粪污染的食物可被感染。入侵的虫体主要在肠黏膜上皮细胞内分裂增殖。经数代裂体繁殖后,部分裂殖子发育为雌、雄配子体,再发育为雌、雄配子,两者受精为合子,继续发育成为卵囊,随猫粪便排出体外。卵囊须在外界适宜条件下经 2~4 天才能发育成熟并具感染性。猫感染后,虫体除在肠上皮细胞内进行有性生殖外,尚可在其他组织细胞内进行无性生殖而形成包囊或假包囊,其发育过程与在其他中间宿主体内相同。

弓形虫具有丰富的遗传变异(基因型)。目前认为弓形虫基因结构的差异是由于 1 万多年来人类的耕作、迁移和贸易,选择性地促进了弓形虫在家猫-鼠的寄生关系和各地域优势基因型的演化所导致。基因分型方法较多,目前 PCR-RFLP 方法最为常用,该方法依赖于内切酶来识别核苷酸序列中的单核苷酸多态性(SNP)。由于该方法操作简便、经济,在各实验室得到广泛应用,我国也大多采用此法进行分型研究。早年,Sibley 等曾采用 3 个 PCR-RFLP 标记物对来自全球的 28 个弓形虫虫株基因多样性与弓形虫小鼠毒力之间的关系进行了研究,结果发现毒力株均为同一基因型。随后 Howe 等进一步将 PCR-RFLP 标记物扩展到 6 个,并对来自北美和欧洲的 106 个弓形虫虫株进行了分型,发现这些虫株主要属于 3 个基因型,亦即经典的 I 型、II 型和 III 型。I 型、II 型和 III 型虫株对小鼠的毒力强弱不同,I 型株的毒力最强,对小鼠的致死剂量(LD100)为大约 1 个速殖子;II 型和 III 型株为弱毒或无毒,对小鼠的半数致死剂量(LD50)为 10^5 个虫体或以上。与北美和欧洲的弓形虫基因型不同,南美洲弓形虫具有更加丰富的遗传多样性,当运用 10 个 PCR-RFLP 基因标记物对来自巴西的 125 个虫株进行分型时,发现了 48 个基因型。由于各实验室采用不同方法对不同地区或宿主来源的虫株进行分型研究,因此对弓形虫的基因分型命名尚需统一。传统的基因型命名是基于 PCR-RFLP 的前述 3 个经典基因型,亦称原型或克隆系,所有其他型别均被称之为非典型基因型。目前,弓形虫 PCR-RFLP 数据库(ToxoDB#)基因型命名是基于 10/11 个 PCR-RFLP 标记物(SAG1、5′-3′ SAG2、alt. SAG2、SAG3、BTUB、GRA6、L358、c22-8、c29-2、PK1a 和 Apico)的分型结果编码,迄今全球已报告了 290 个基因型。欧洲和北美人体感染多为 II 型弓形虫。而我国的情况与之不同,我国分离的样本中共鉴定出 12 个基因型,其中 ToxoDB#9 型为我国的优势弓形虫基因型,占我国分离的样本的一半以上,被命名为 Chinese 1 型。我国的其他基因型还包括 ToxoDB#10 型(即 I 型)、ToxoDB#1 型(即 II 型)和 ToxoDB#3 型(即 II 型变异型)、ToxoDB#2 型(即 III 型)、ToxoDB#205 型、ToxoDB#17 型、ToxoDB#18 型、ToxoDB#20 型、ToxoDB#204 型、ToxoDB#213 型和 ToxoDB#225 型。我国弓形虫 Chinese 1 基因型存在强毒株(TgCtwh3)和弱毒株(TgCtwh6)。鉴于同一基因型的不同毒力,上述 10 个遗传标记物的 PCR-RFLP 分型并不能区分我国 Chinese 1 型虫株的毒力特征,我国的 Chinese 1 优势基因型弓形虫虫株具有独特的毒力特征。

(二)流行病学

弓形虫感染呈世界性分布。据估计全球约 1/3 的人口呈弓形虫血清抗体阳性,但感染率具有明显的地域差异。欧美人群弓形虫抗体阳性率为 25%~50%,少数国家弓形虫抗体阳性率甚至超过 80%。北美洲和亚洲的弓形虫血清阳性率低于南美和非洲一些地区的,而欧洲的弓形虫血清阳性率介于二者之间。据最新的资料,我国普通人群弓形虫抗体阳性率不到 10%,显著低于世界其他国家。产生这些差异的原因可能与动物传染源的弓形虫感染率、环境中的虫荷量、当地居民的生活习惯、宿主的遗传背景以及某些地区高度恶性虫株的存在等因素有关。由于将食物烹饪至半熟不能杀死弓形虫,但 -20℃ 以下冻存 3 天即可杀死从组织中分离的包囊。因此,不同国家和地区各自的肉类烹制方式和不同的杀死肉类中弓形虫包囊的储存温度,可能也是导致不同地区弓形虫感染率差异的一个原因。

弓形虫卵囊可经猫科动物粪便排出,所以猫科动物(特别是猫)是最重要的传染源,其他多种家畜、家禽及野生动物等温血动物也可以作为本病传染源。人类感染主要为食入被猫粪中卵囊污染的食物和水,或生食、半生食被感染的肉类及蛋、乳等。胎儿先天性感染来源于胎盘的垂直传播。速殖子也可经损伤的皮肤黏膜感染。亦有经输血与器官移植传播本病的报道。

人类对弓形虫普遍易感,尤其是胎儿、婴幼儿、饲养或接触猫狗等宠物者、动物饲养员、屠宰工、肿瘤患者及各种免疫力缺陷或低下者。我国肿瘤患者癌症患者抗体阳性率为 16.8%,明显高于普通人群。

(三)发病机制和病理

弓形虫分为强毒株和弱毒株,如已长期传代保种至今的 RH 株为目前国际公认的强毒株,ME49 是弱毒株。随着分子生物学的发展,弓形虫的基因分型技术逐渐成熟。弓形虫虫株的基因型与毒力和致病密切相关。如前述的强毒株 RH 株即为 I 型虫株的代表,而弱毒株 ME49 则属于 II 型虫株。欧洲(尤其在法国)的人体弓形虫感染主要是由 II 型虫株引起,因此从先天性弓形虫病病理组织分离的虫株亦多属 II 型;其次是 III 型,III 型主要见于动物。但在南美洲,先天性感染大多数为非原型虫株。如 Pardini 等从急性弓形虫感染的产妇脐带血中分离到 6 个虫株均为非原型基因型,虫株毒力较强;与欧洲相比,南美洲患者临床上眼弓形虫病较多见。弓形虫感染导致的病理改变主要是虫体增殖引起的组织炎性及坏死,其次为某些效应分子诱导的细胞凋亡。免疫机能正常者弓形虫感染通常呈自限性,或无明显临床表现。但近年发现,这种隐性感染可能与某些神经精神疾病有关。一般而言弓形虫致病力的强弱取决于虫株毒力、增殖速率以及宿主种类。然而由于弓形虫不能在宿主细胞外分裂增殖,因此目前对于毒力的测定均是体外检测对宿主细胞的毒性,或是对易感动物(如小鼠)的致病/致死性,或是观察是否可成囊等。宿主在感染早期的固有免疫屏障对感染后的结局至关重要。细胞免疫反应在控制弓形虫的感染、传播和维持弓形虫的隐性感染等方面起着重要作用。特异性抗原刺激淋巴细胞后引起特异性免疫应答,$CD8^+T$ 细胞产生的细胞因子在弓形虫急性感染阶段发挥作用,而 $CD4^+T$ 细胞则在弓形虫慢性感染阶段发挥作用。研究还发现,$CD8^+T$ 细胞介导的免疫反应可抑制包囊的形成,辅助性 T 细胞/诱导性 T 细胞的功能缺陷可影响对 $CD8^+T$ 细胞的诱导转化,从而促进包囊的形成。近年来,对弓形虫急性毒力相关分子的研究取得重要进展。已知 ROP18-ROP5-ROP17 的结合成为关键的急性毒力因子,在小鼠可直接磷酸化免疫相关 GTP 酶(IRGs),使后者不能结合于纳虫泡膜(PVM),从而阻断了 NK、$CD4^+$ 和 $CD8^+$ 细胞分泌的 IFN-γ 介导的宿主免疫力。ROP18 可抑制 ATF6β,抑制树突状细胞抗原递呈。ROP18 可以磷酸化一种神经系统高表达的内质网应激蛋白 RTN1-C,导致神经元凋亡,成为弓形虫嗜神经性和脑炎的致病机制之一。弓形虫效应分子可"劫持"宿主免疫相关基因的表达,其多态性与致病和感染结局密切相关。如 I 型(如 RH 株)虫体棒状体蛋白 $ROP16_{I/III}$(而非 II 型虫株如 PRU 或 ME49 的 $ROP16_{II}$)可直接激活 STAT3/6,诱导宿主巨噬细胞向 M2 极化,抑制 Th1 应答;同时 I 型虫株的致密颗粒蛋白 $GRA15_I$ 不具有在感染早期诱导 IL-12 表达的能力,IFN-γ 和 IL-12 抑制导致了虫体在巨噬细胞内大量增殖,感染动物在急性期死亡。而在 II 型虫株(如 PRU 或 ME49)分泌的 $GRA15_{II}$ 则在感染后迅速激活 STAT-1 和 NF-κB,驱动巨噬细胞向 M1 极化,后者高表达诱导型一氧化氮合酶(iNOS)和产生一氧化氮(NO)以及促炎细胞因子,结果在急性期可清除虫体,或促使虫体在脑和肌肉中成囊,建立慢性感染。但需注意,以上研究结果均是在小鼠细胞或动物模型中获得的,有些并非适用于人体。例如,IRGs 在小鼠抗弓形虫感染中发挥重要作用,但人类细胞中缺乏 IRGs。近期研究发现,与小鼠的 iNOS 抗弓形虫作用相反,在人类细胞 iNOS 反过来可以促进虫体增殖。将人原代单核细胞与人原代肝细胞共培养后,GRA15 诱导的免疫应答反而抑制了 IFN-γ 的抗虫作用;在 IFN-γ 存在时,GAR15 和 NLRP3 炎性小体刺激人单核巨噬细胞表达 IL-1β,后者可强力诱导肝细胞表达 iNOS 和 NO;但令人意外的是,iNOS 显著降低了吲哚胺 2,3-双加氧酶 1(IDO1)水平。IDO1 是一种色氨酸代谢酶,是 IFN-γ 诱导的人体抗弓形虫强力免疫应答的关键分子;IDO1 低表达导致了色氨酸堆积,促进了胞内弓形虫繁殖。这表明弓形虫在与宿主细胞共进化过程中,获得了抵抗 GRA15 诱导的 IFN-γ 介导的免疫杀虫作用。孕妇在孕期(尤其是孕早期)急性感染弓形虫后,虫体增殖可破坏胎盘屏障,直接侵犯胎儿,导致严重的不良妊娠结局。然而在流行病学调查中发现,有些流产组织,甚至是母体血清 IgG 抗体阳性的胎盘病理组织也难以分离出弓形虫,甚至弓形虫 DNA 检测也呈阴性结果。这一现象提示,某些弓形虫感染相关的不良妊娠可能并非是虫体直接入侵引起的,而与弓形虫感染诱导的母胎界面的免疫耐受失衡有关。如,弓形虫 GRA15$_{II}$ 可体外诱导绒毛膜细胞发生内质网应激介导的凋亡;Chinese 1 弓形虫 Wh3 株可经氧化应激和线粒体损伤导致滋养细胞凋亡;Wh6 弱毒株也可引起大鼠孕期免疫功能紊乱,导致不良妊娠结局;PRU 株感染小鼠诱导蜕膜巨噬细胞向 M1 极化与不良妊娠密切有关。上述胎盘和胎儿损伤与弓形虫诱导的母体 IL-17A、IFN-γ 和 IL-12 高表达,IL-4、IL-10 和 TGF-β 等 Th2 细胞因子分泌减少,以及 Tregs 损伤有关。

(四)临床表现

弓形虫病分为先天性与获得性两类。胎儿在孕期经胎盘传播感染虫体,引起先天性弓形虫病。在早孕期间的感染,多可导致死胎、流产、早产、畸胎和无脑儿、脑积水、小头畸形等。妊娠中、晚期感染,出生婴儿多呈隐性感染,以后可出现脑钙化灶、视网膜脉络膜炎、精神运动障碍等先天性弓形虫病症候。亦可见发热、皮疹、消化道症状、肝脾肿大、心肌炎和癫痫等表现。获得性弓形虫病为出生后获得的感染,多无特异的临床表现,常见有淋巴结肿大,尤以颈后与颌下淋巴结肿大多见。其次有不规则低热、脑炎、脑膜脑炎等。累及眼部以视网膜脉络膜炎为主要特征。成人免疫功能正常者感染,包囊可长期寄生于中枢神经系统和横纹肌内,一般为无症状带虫状态,仅表现为血清抗体阳性。当机体免疫功能受损时,隐性感染可转变为重症弓形虫病。重症弓形虫病常继发于艾滋病、霍奇金病、淋巴肉瘤、白血病及大剂量细胞毒或免疫抑制剂使用之后。弓形虫脑膜脑炎是艾滋病患者死亡的主要原因之一。弓形虫病常见的临床类型主要有:弓形虫脑病、弓形虫眼病、弓形虫肝病、弓形虫性心包炎、弓形虫性肺炎,其具体临床特征如下:①弓形虫脑病临床上表现为脑炎、脑膜炎、脑膜脑炎、癫痫、精神异常等,可出现头痛、眩晕、谵妄、肌痛、淋巴结肿大等,脑脊液中可查见弓形虫速殖子;②弓形虫眼病主要为复发性、局限性、坏死性视网膜脉络膜炎,临床上表现为视力模糊、眼痛、畏光、盲点和流泪等。眼底表现为后极部视网膜水肿,黄斑渗出性病灶。新鲜病灶边界模糊,青灰色,轻度隆起,周围有视网膜出血;陈旧性病灶为卫星状散在白色圆形斑块及色素斑,或黄斑部色素上皮脱落;③弓形虫肝病:弓形虫破坏肝细胞引起肝实质炎症浸润和局部坏死,临床上表现为食欲减退、肝区疼痛、腹水、轻度黄疸、肝硬化、脾肿大等,病程长易复发;④弓形虫心肌心包炎:临床上可出现发热、腹痛、扁桃体炎、眼睑浮肿等,常无明显心脏异常症状,也可出现心悸、颈静脉怒张、胸痛、呼吸困难等,偶可闻及心包摩擦音。重者可出现胸前或胸骨后钝痛、锐痛,疼痛向颈部和肩部放射,如不及时治疗可出现心力衰竭;⑤弓形虫肺炎:临床上表现有咳嗽、咳痰、胸痛、气短、肺部音等,X 线检查有炎症浸润灶。肺部病变多合并巨细胞病毒和细菌感染,呈间质性和小叶性肺炎表现。

(五)诊断与鉴别诊断

弓形虫病的诊断应根据流行病学史、临床表现及实验室检查结果等做出。由于弓形虫可寄生于所有有核细胞,可累计的组织器官广泛,可引起的临床表现复杂,故诊断应充分结合流行病学史和实验室检查。

1. 流行病学史　有猫、犬等宠物饲养或接触史,或有生食或半生食猪、羊、牛、犬等动物肉类及其制品史,或有皮肤黏膜损伤、器官移植输血史,或有免疫功能低下或缺陷史,或妇女妊娠期有上述暴露史等。

2. 临床表现　弓形虫病临床表现复杂,可累计多个器官,表现出相应症状,特征性不强。

3. 实验室检查

(1)病原检查:由于弓形虫寄生于细胞内,且无组织器官选择性,病原检查较为困难。对可疑患者的体液及病变组织可用以下方法检查。

1)直接涂片法:急性感染患者取胸水、腹水、眼房水、脑脊液、羊水等离心沉淀,用沉渣作涂片,经瑞氏或姬氏染色后镜检;或将待检组织作切片或印片染色镜检,查找速殖子或包囊。此法检出率较低。

2)动物接种法:用患者体液或病理材料接种小鼠,1~3 周后取小鼠腹腔渗出液中查滋养体,或取鼠脑组织查包囊。

3)细胞培养法:用患者体液或病理材料接种于培养有敏感细胞的培养瓶(板)中,10~14 天收集培养细胞染色镜检,查假包囊或游离虫体。

(2)免疫学检查:是目前本病常用的重要实验诊断方法。如方法应用得当、结果判断准确,能达到较好的辅助诊断目的。急性期以检出特异性 IgM 抗体或循环抗原为可靠指标,也可观察特异性 IgG 抗体的动态变化;慢性期则以检测 IgG 抗体为主。常用的方法有 ELLISA、IHA、IFA 等。

（3）分子生物学检查:弓形虫病分子生物学检查采用的靶基因主要为 B1 基因和 AF146527 序列,采用的技术主要包括 PCR 技术(普通 PCR、巢式 PCR、荧光定量 PCR)、环介导等温扩增(LAMP)、重组酶聚合酶扩增(RPA)和基因芯片。荧光定量 PCR 特异性高,反应时间短,而且能够做到定量检测,是目前弓形虫病分子诊断的主流技术。

4. 鉴别诊断　先天性弓形虫病应注意和风疹病毒感染、巨细胞病毒感染和疱疹病毒感染等先天性感染鉴别;获得性弓形虫病应注意和传染性单核细胞增多症、淋巴结结核、视网膜脉络膜炎等疾病鉴别。

（六）治疗

磺胺嘧啶-乙胺嘧啶联合使用一直是弓形虫病的标准治疗方案。它们均为弓形虫叶酸的拮抗剂,对增殖期弓形虫有抑制作用,但其治疗存在疗程长、不良反应多等缺点。复方新诺明(即复方磺胺甲基异噁唑)也是弓形虫病的治疗的有效药物。孕妇则应选用螺旋霉素治疗。此外克林霉素、阿托伐醌、克拉霉素和阿奇霉素等也具有抗弓形虫作用,但疗效仍不及乙胺嘧啶-磺胺嘧啶联合疗法,可用于对磺胺类药物过敏患者的替代治疗。近年有报道称复方磺胺甲基异噁唑联合克林霉素治疗弓形虫脑病临床效果较好。我国学者一直致力于从中医药宝库中发掘抗弓形虫药物,现已发现青蒿素及其衍生物、大蒜素、扁桃酸、金丝桃素、白藜芦醇等对弓形虫的增殖均有直接或间接抑制作用,值得进一步深入研究。

（七）预防

疫苗是预防感染性疾病的理想手段。近二十年来,国内外学者对弓形虫 DNA 疫苗、亚单位疫苗进行了大量研究,目前这些疫苗虽然能在一定程度上诱导 Th1 应答、提高小鼠存活率或延长存活时间、减少包囊负荷,但到目前为止尚无有效的 DNA 疫苗或亚单位疫苗能够用于临床。目前除了唯一商业兽用减毒活疫苗"Toxovax"用于预防绵羊和山羊感染外,尚无其他实用的弓形虫病疫苗问世。因此,加强对畜、禽饲养、肉类加工的检疫及食品卫生的管理及监测,不食未熟肉类及蛋、乳制品,防止猫粪污染食物、蔬菜及饮水仍是预防弓形虫病的重要手段。定期对孕妇进行血清学检查,一旦发现感染应及时治疗或终止妊娠,防止先天性弓形虫病的发生。

恙螨基本上无宿主特异性,它们的动物宿主种类繁多,特别是鼠类,是多种病原体的载体。因此一种媒介恙螨有机会传播几种病原体。而我国恙螨种类繁多,分布广,从 20 世纪 90 年代以来恙虫病流行区不断扩大北移的事实中,发现在各地有很多潜在的传播媒介,随着恙虫病流行区的不断发现和研究的深入,将有更多的种类被证实是恙虫病的媒介。恙螨除传播恙虫病外,还可传播如肾综合征出血热等其他已知或未知的虫媒病。而且,恙螨还可能是某些细菌、病毒和立克次体病的传播媒介。我国恙螨种类多,其中蕴藏的媒介能量难以估计,是虫媒病防治中的一大隐患。因此,有必要对恙螨潜在的传播疾病能力和潜在威胁作全面深入的研究。

第七节　防制

恙螨不但是恙虫病的传播媒介,而且还可能传播出血热病毒等其他病原体。恙螨在我国分布广泛,经卵传递病原体。目前,我国已发现了 500 多种恙螨,恙螨分布的地形有海岛、平原、丘陵地、山区、高原等各种各样的地区,形成不同疫源地类型。因此恙螨控制对防治恙螨性皮炎和恙虫病等虫媒病具有重要意义。长期以来,恙虫病东方体疫苗的研究一直未获得满意的结果。原因在于恙虫病立克次体具有的免疫原性较低,而且在组织中培养条件严格,培养生长慢,其抗原类型又多,异源保护性差,所以疫苗的研制难度相应增加。目前,对恙虫病尚无有效的疫苗,预防本病主要通过消灭鼠类、杀灭恙螨、清除孳生环境等方面综合措施根除孳生地,结合个人和集体防护等,以达到控制恙螨,控制恙虫病的目的。

一、灭鼠

鼠是恙螨幼虫的主要宿主,又是恙虫病的传染源,消灭鼠类是防治恙虫病的根本方法。其一是在恙螨的生活史的七个阶段中,恙螨未食幼虫必须在动物体上吸食,才能继续发育,而鼠类是恙螨幼虫最喜欢的宿主。没有机会吸食动物宿主的恙螨幼虫,最终因饥饿死亡;其二是媒介恙螨体内之所以不间断地携带恙虫病东方体,特别是恙虫病东方体在恙螨体内消失一定时间和代数后又重新出现,是因为恙螨叮咬携带恙虫病东方体的鼠类时又可以重新获得感染,使恙虫病东方体在恙螨体内能长期维持和代代传递,以致恙虫病的病例不断出现。因此,消灭鼠类是切断恙虫病流行的一个重要环节。灭鼠是消灭恙螨和控制恙虫病东方体传播的一项根本性措施。

经常搞好环境卫生,清除适于鼠类取食、筑巢和繁殖的条件,并做好防鼠工作。主要使用毒饵灭鼠。灭家鼠主要使用缓效灭鼠药,如0.02%~0.03%敌鼠钠盐或杀鼠灵、0.3%~0.04%杀鼠迷、0.005%大隆或溴敌隆;灭野鼠可用0.5%~1.0%毒鼠磷、1%~2%磷化锌、0.05%~1.0%敌鼠钠盐或0.03%~0.04%杀鼠迷。药物应注意交替使用,防止鼠产生拒食性和耐药性。

二、清除恙螨滋生环境

我国恙虫病疫源地多样化,按地理景观分,有海岛屿型疫源地、内陆山林型疫源地和内陆平原丘陵型疫源地三型具有代表性疫源地。可以通过改变恙螨的生长环境来控制恙螨种群的数量,根据恙螨的生态习性因地制宜进行。如定期大搞环境卫生,铲除杂草和去除乱砖堆。恙螨在野外主要孳生在杂草丛中,根据某地铲草经验,铲去杂草和表面浮土,恙螨数量大大降低。清除乱砖堆,也可减少恙螨的孳生。改变地面的潮湿情况,使地面表层完全干燥,消灭可以形成稳定的小气候的环境,在居民点内,通过修建下水道、开沟渠、填土等方法降低恙螨孳生地所在的地下水位;清除垃圾杂物、瓦砾等;或锄松表层泥土,铺平后压实,最好加一层黄泥或砂石压实,改变遮阴条件,使地面的蒸发加快,破坏恙螨的孳生地。在野外建筑永久或临时房屋时,可用翻土机翻土,再用压路机压实,如果工作的质量好,达到全部消灭孳生地的目的。不能用这种方法处理的种植地带,尤其是耕作地的边缘地带,应常改变环境,如开垦种植,精耕细作,消灭所有的荒地和半荒地,以达到消灭恙螨孳生地的目的。

有些地区采用燃烧草地的方法,使地面的潮湿情况暂时改变,不利于恙螨孳生,以达到控制恙螨的目的。

三、药物杀螨

采用药物杀螨的方法,费用较大,困难较多,效果也并不一致。20世纪50年代使用的杀螨剂和其他昆虫的杀虫剂种类一样,如硫黄、有机氯杀虫剂二二二(DDT)和六六六等,有机磷杀虫剂如敌百虫等。硫黄是最早使用的杀螨剂,使用剂量通常为每亩地2 268g粉剂,但效果不及DDT或六六六。在恙虫病流行区,曾大面积使用0.5%丙体六六六粉剂,有一定效果。用0.5%丙体六六六粉剂喷洒草地持续时间较长,有效杀螨期可达20d,控制恙螨繁殖达40d。使用DDT存在很多公共问题如对环境污染、潜在的人类致癌性以及昆虫对其耐药性等,在很多国家已经禁止使用DDT。但由于疟疾在世界范围内仍是一个严重的公共卫生问题,而还没有找到一种经济有效对环境危害又小能代替DDT的杀虫剂杀灭传播疟疾的按蚊,WHO于2002年宣布,重新启用DDT。

处理疫区时,对草丛可用1‰敌敌畏溶液按100~200ml/m²喷洒灭螨,1次/7~10天;或用0.5%杀螟松乳剂按100ml/m²喷洒灭螨;1次/15~20天。对编草垫用的稻草,在地上铺成3~5cm厚,以2‰敌敌畏溶液按100ml/m²先喷1遍,翻过来再喷1遍,晒干后用。此外,还必须保持室内干燥和清洁。在人们经常活动的场所喷洒敌百虫等,有较好的灭螨效果。

由于恙螨类对上述杀虫剂产生抗药性,杀虫剂种类不断更新,特别是对人畜毒性大,化学性质不稳定,残效期短,成本高,或对环境污染严重的杀虫剂,不能广泛大量应用。因而不断研制了新型杀虫剂,如人工合成除虫菊酯、植物性杀虫剂等。目前已生产使用的拟除虫菊酯类杀虫剂,杀虫作用强,快速,对人畜安全,残效较长,成为有发展前途的一类新型杀虫剂。昆虫生长调节剂如保幼激素和发育抑制剂等,还处于试验阶段。此外,有研究者用阿维菌素防制恙螨成虫的实验研究,结果显示以阿维菌素滞留喷洒对恙螨成虫有很好的杀灭效果。

四、个人防护和集体防护

个人防护和集体防护虽然比较麻烦,但容易实施,效果较好。

(一) 个人防护

是指在疫区野外作业者使用防护剂和防护措施,以防恙螨幼虫叮咬。具体方法包括:①如在疫区杂草丛生的野外工作、宿营时,要求做到扎紧裤管、袖口和领口;用三角巾包扎头部和面部,防止恙螨幼虫侵袭人体。②不要坐卧草地上,不在杂草丛中坐卧休息,工作时脱下的衣服不要放在草丛上。穿驱虫剂浸泡过的衣服,防恙螨侵袭效果好。早期使用石油油精肥皂和硫黄配置成浸泡液,后来使用丁基苯二酸或苯二甲酸二丁酯或苯二甲酸二甲酯,苯甲酸甲苯,二苯基乙二酮或水杨酸二甲噻吩酯;近年也试用溴氰菊酯浸泡衣服防螨侵袭。衣服可用邻苯二甲酸二丁酯乳剂(以 0.5% 肥皂水作乳化剂)浸泡衣服(包括袜子),每套约 670ml,浸泡的衣服水洗 5 次后仍有一定的防护作用。据报告,恙螨在人体皮肤上爬行 20~30 分钟以至 1 小时,多尚未叮咬。③外露皮肤亦可涂擦驱虫剂和驱避剂等,防螨叮咬。在皮肤裸露部位,如手、颈、耳后等处以及小腿可涂擦邻苯二甲酸二甲脂,苯甲酸苄酯等,防螨侵袭。邻苯二甲酸二甲酯(dimethyl phthalate,避蚊油),有 2 小时的防护作用,避蚊胺有 4 小时的防护作用,但涉水后均失效;而以邻苯二甲酸二甲酯 70% 与邻苯二甲酸二丁酯(dibutyl phthalate)30% 合剂涂擦,可延长防护作用至 8h,经过 3~4 次涉水,仍有一定的效力。因此,野外作用后,及时换衣、洗澡或擦澡,重点擦洗腋窝、腰部、会阴等皮肤柔软部位,可减少被恙螨叮咬机会。

在有条件的地方,野外作业后,应立即洗澡和换洗衣服,或用过的衣服立即加以烫熨处理,以杀灭隐蔽在衣服缝隙中恙螨幼虫。

(二) 集体防护

在进入恙虫病流行区或可能存在本病的地区垦荒、生产、施工、行军、野营、训练等时,应做好流行病学侦察。主要的内容和方法有:①查阅将进驻地区的流行病学资料。向当地卫生机关了解以往有无疑似病例发生,历年来的发病数、发病率和发病季节,可能受染地点和防治经验等。②实地观察当地的环境。特别是活动地区、休息场所、宿营地,判断有无可能存在微小疫源地的场所。③有条件时可做恙螨与野鼠调查。选择不同类型可能为微小疫源地的地方,用小黑板调查恙螨,同时捕捉野鼠,检查有无携带媒介恙螨。

根据侦察结果,如进驻地区为流行区,选择宿营地应尽量避开低洼、潮湿、遮阴、多鼠、多草的地点,而选择地势较高、干燥、向阳、灌木丛草稀少,鼠密度较低的地点,搭帐篷前宿营地区及周围 35~50m 的地面进行清基,清除地面杂草,最好加以焚烧。营区周围挖防鼠沟并喷洒药物建立防护带,尽量做到睡高铺,防螨叮咬。并反复进行宣传,教育全体人员外出作业时扎紧裤脚、袖口;不在草地、沟边或草垛上躺卧;衣物不要放在草地上,防螨爬上;尽量防止皮肤破损,有破损时消毒包扎;不用手直接抓鼠或玩鼠。

第八节 研究技术

一、流行病学调查技术

(一) 恙螨种类调查

恙螨幼虫寄生的宿主种类很广泛,各种脊椎动物包括哺乳类、鸟类、爬虫类,以及甲壳类等都发现有恙螨的寄生,其中以啮齿动物和食虫动物为常见宿主,特别是鼠类宿主。所以恙螨种类调查通常以啮齿动物和食虫动物为调查对象,一般调查的对象为鼠类。为使调查资料能作为流行病学分析的科学依据,保证调查鼠体上恙螨种类和数量的准确性,采集恙螨应做到:①捕获活鼠,保证收集到的恙螨种类和数的准确性,一般采用鼠笼捕捉。②恙螨的检集应鼠连笼袋一起置箱内乙醚麻醉致死或用长铁钳挟死鼠检集,检集恙螨的鼠体部位有耳窝内、耳壳上、耳背基部、肛门、生殖器附近、胸部、后腿、鼻腔内和鼻周围等,做到不漏检部位。③恙螨种类的鉴定包括初步鉴定即在双目解剖镜下根据成堆的活恙螨幼虫体色和外形等初步鉴定属种。进一步鉴定是用贝氏制片液制作 1~2 片玻片标本,在酒精灯上慢慢加热使标本基本透明(或用饱和石炭酸溶液快速透明亦可),在显微镜下鉴定,证实解剖镜鉴定是否正确,做到捕获的鼠类当天就可分类计数登记。

(二) 生态学调查

1. **孳生环境**　不同孳生地捕鼠或小鼠定点诱饵收回,即在不同类型的孳生地,放置鼠笼捕获野鼠或以小白鼠装入铁丝笼内作动物诱饵,一天后收回。检查鼠体的恙螨幼虫,分别记录不同类型孳生地的恙螨种类及数量。

2. **动物宿主**　以啮齿动物和食虫动物为调查的对象,以鼠类为主的调查对象,采用鼠笼捕获活鼠收集恙螨,可作种类的初步鉴定,再计算每种鼠的带螨率和带螨指数来表示某种恙螨对宿主的选择性。计算公式如下:

$$带螨率（\%）=\frac{带螨鼠总数}{检查鼠总数}\times 100\%$$

$$带螨指数=\frac{检获某种恙螨数}{检查鼠总数}\times 100$$

每种恙螨在不同小兽宿主体表的构成比(Cr)、感染率 PM(%)、平均多度 MA(只螨/每兽)和感染度 MI(只螨/每兽)也是生态学研究中的常用指标,计算公式如下:

$$C_r=\frac{N_i}{N}\times 100\%;\quad P_M=\frac{H_m}{H}\times 100\%;\quad MA=\frac{M}{H};MI=\frac{M}{H_m}$$

式中:

Ni、N——为第 i 种恙螨的个体数及恙螨总个体数;

Hm、M 和 H 感染某种恙螨的宿主动物数、所感染的某种恙螨数和总的宿主动物数。

各恙螨在小兽宿主不同个体间的空间分布格局可用聚块指数(patchiness index,m^*/m)和负二项分布中的参数 K 来测定,计算公式如下:

$$m^*/m=\frac{m+I}{m}=\frac{m+\left(\frac{\sigma^2}{m}-1\right)}{m};\quad K=m^2/\sigma^2-m$$

式中:

m——为各样方的平均个体数;

σ^2——为方差;

m^*——为平均拥挤度。

当 $m^*/m<1$ 时判定为均匀分布;当 $m^*/m=1$ 时判定为随机分布;当 $m^*/m>1$ 时判定为聚集分布。$K>0$ 时判定为聚集分布。

因恙螨幼虫微小,为了保证取样的统一性和准确性,可主要选取宿主动物的双侧耳廓和外耳道作为为固定采集部位,用手术刀片刮取耳廓和外耳道的全部恙螨幼虫及疑似恙螨幼虫的附着物,按照"一兽一瓶"的原则将刮取物置于盛有 70% 酒精的 EP 管内固定、保存及备用。恙螨检查和采集完毕后,根据宿主动物的大小、外形、毛色、体重、体长、尾长、耳高、后足长等综合特征现场鉴定其种类,难以根据外部形态进行准确鉴定的宿主动物,剥制头骨标本后根据头骨和牙齿的形态特征再进行详细鉴定。

3. **季节消长**　调查恙螨的季节消长是确定恙螨能否成为恙虫病等疾病的媒介条件之一,作为主要媒介的种类,它在疾病流行季节数量很多,表示恙螨的季节分布是采用逐日或逐旬统计鼠体恙螨指数,求出消长曲线。常用每旬一次,用带螨率和带螨指数计算密度,观察季节消长。

4. **成虫和若虫调查**　采用泥土漂浮法,即在恙螨幼虫密度高的地方,挖土 15cm × 15cm × 5cm,连同地面的植物腐烂物质,放于有水的盆中,将土及腐殖质在水中搅拌,成虫或若虫浮于水面,用毛笔挑出集中。

(三) 流行病学调查

1. **分离恙螨幼虫体内的恙虫病东方体**　从捕获的鼠类或其他动物宿主,将恙螨幼虫挑出(耳窝部位最多,其次在耳壳上、耳背基部、肛门、生殖器附近、胸部、后腿、鼻腔内和鼻周围等),幼虫分类分组后,以一定数量的恙螨幼虫用无菌生理盐水洗净,放入研磨器;加入含青霉素 1 000 单位/ml,链霉素 1 000μg/ml 的生理盐水 1ml,研磨后放 4℃冰箱 4 小时,然后注入 3 只小鼠(BALB/c 小鼠,3 周龄)的腹腔。小鼠发病后,解剖取腹膜涂片,或腹水或肿大脾作涂片,Giemsa 染色后镜检,发现典型恙虫病东方体则为阳性,进一步作血清学的鉴定。如死亡鼠未查到东方体取出脾脏盲传 2 代后才确定为阴性。或进行恙螨幼虫体内恙虫病东方体的 PCR 检测,一定数量幼虫做 PCR 可检出东方体 DNA 阳性,或采用特异、敏感的 PCR 检测上述感染小鼠血、脾内东方体 DNA;尤其是传统法阴性鼠,作 PCR 可测出恙虫病东方体 DNA。据国内文献报告,从恙螨分离出恙虫病东方体者,主要是恙螨科,其中以纤恙螨属为最重要。影响恙螨感染率的因素很多,除时间因素和空间因素外,检查方法也是很重要的因素,例如采用集体恙螨接种法和个体恙螨幼虫叮咬法,结果差异很大,集体恙螨接种也视每组恙螨数多少而有不同,一般每组恙螨多者,分离东方体的阳性率也高,同样 PCR 法 50 个幼虫比 10 个幼虫的东方体 DNA 阳性亦越高。鉴于每组恙螨数不同,按组计算恙螨的自然感染方面,以恙螨最低感染率分析恙螨的自然感染率更有意义。计算公式:

$$恙螨最低感染率 = \frac{阳性组数}{检查恙螨总数} \times 100\%$$

另外恙螨的饱食程度与恙虫病东方体分离阳性率也有关系,试验证明:以传统法和 PCR 技术检测恙虫病东方体时,饱食幼虫的阳性率均比未进食幼虫高。

2. 恙虫病东方体经卵传递试验　恙螨一个生活周期中只有幼虫期寄生,而且叮咬饱食后不再叮咬,所以经卵传递是恙螨作为传播媒介的必要条件;或者经精胞传递,亦是由雌虫摄取雄虫产下地面的精胞间接受精,雌虫获得有恙虫病东方体的精胞后,最终也要经卵传递至子代,因此本试验包括经精胞传递,东方体经卵传递试验是流行病学调查不可缺少的工作。疫区采集的媒介恙螨包括实验室培养的恙螨,均能进行培养传代的才可做经卵传递的试验。培养传代的成虫产卵孵出第一代幼虫,叮咬病鼠,饱食后,经培养至若虫、成虫用新鲜蚤卵饲食,成虫产卵孵化为幼虫,将幼虫研磨,方法如上进行分离恙螨幼虫东方体试验,如得阳性结果,表明该恙螨体内东方体能经卵传递至下一代,可以连续 2、3、4……代进行东方体经卵传递试验,检测该种恙螨经卵传递可达若干代数。目前采用 PCR 技术检测恙虫病东方体经卵传递的效果具有特异敏感的优点,这是简便、快速的新方法。

二、恙虫病东方体分离技术

(一)恙螨体内恙虫病东方体分离技术

1. 叮咬法　恙虫病媒介恙螨(包括野鼠检获的饱食蚴,或孳生地泥土漂浮法获得的成虫、若虫带回实验室人工培养)经实验室的培育至成虫期产卵孵出未食幼虫,该幼虫进行分组,每组约 100 个(或 200 个)分别置于小方形培养碟(皿)的清水中,幼虫成群浮于水面待用。将小鼠用乙醚麻醉,每 100 只幼虫叮咬 1 个小鼠,用昆虫针挑取浮水面的未食幼虫置于鼠耳内,遇见幼虫爬出耳壳之外时,即用针挑回耳内,一直到全部幼虫叮稳为止,如遇相对湿度低时幼虫徘徊的时间短,叮稳较快,20~30 分钟,叮咬完毕,将小鼠置特制铁笼或玻璃缸内隔离饲养,48 小时取出小鼠经乙醚麻醉后,检出耳内全部幼虫。各组小鼠放回原笼或玻璃缸继续饲养,观察发病情况。

2. 接种法　恙虫病流行区野鼠检获的已吸食的饱食或未饱食幼虫,不需或难培养至成虫期,则置石膏炭粉培养管内让其活动几天,使体表污沾物清除干净。上述检获的饱食幼虫或成虫、若虫经实验室培养至成虫产卵孵出未食幼虫。饱食蚴或未食蚴进行分组,每组约 200 个,分别用小匀浆器磨碎后加 7.5% 蔗糖缓冲液 1ml(1 000 单位青霉素及 600μg 链霉素/ml)置于冰箱中 4℃处理 4 小时后,接种于 2 只小白鼠腹腔,观察发病情况。

以上 2 种传统法的各组小白鼠均观察 21 天,发病鼠解剖后取腹膜液涂片,Giemsa 染色涂片用甲醇液覆盖固定,干后滴加 2% Giemsa 染色液(中性水配制),染色 30 分钟,自来水缓慢冲洗,凉干待检,油镜观察,找到细胞内胞核旁排列典型的恙虫病东方体者为阳性,若观察 21 天,不发病的小白鼠为阴性,可作盲传 2 次。不发病的小鼠牌脏研磨液再次接种健康小鼠,一般反复 3 次接种,观察小鼠有否发病,3 次不发病算为阴性结果。

（二）小鼠等动物体内恙虫病东方体的分离

适合进行恙虫病东方体分离的动物标本有：①实验小鼠脾、血；②野外捕获的野鼠脾、血等。

分离方法：鼠血（肝素抗凝，新鲜）0.3~0.5ml 腹腔注射。鼠脾按需要量分别用无菌生理盐水洗净，分别放入研磨器，加入含青霉素 1 000 单位/ml，链霉素 1 000μg/ml 的生理盐水 1ml，研磨后的脾悬液放 4℃冰箱 4 小时，然后各注入 3 只小鼠（BALB/C）的腹腔。鼠血、脾悬液注射的小鼠分别置特制的铁笼内饲养和观察，经一定时间小鼠发病，解剖小鼠腹膜涂片或脾作印片，Giemsa 染色，镜检，发现典型的恙虫病东方体则为阳性，进一步作血清学的鉴定。如解剖的小鼠未查到东方体，盲传 2 代均阴性结果时，才可确定为阴性。

（三）临床患者的病原体分离

临床患者的病原体分离以小鼠（BALB/c 小鼠，2 周龄）进行动物接种最敏感。早期患者可取全血 0.3~0.5ml（肝素抗凝）注入小鼠腹腔。接种后一般 2 周左右发病，如小鼠有松毛、眼闭和有分泌物、呼吸急促、腹膨大、活动迟缓等表现，应立即进行解剖，可见皮下出血、两肺充血、肝脾和淋巴结充血肿大和水肿、并有胸水和腹水。取肝、脾和腹水等作涂片。Giemsa 染色，镜检。阳性可于内皮细胞内见到恙虫病东方体。东方体分布在脑、肝、脾和肾等器官都较高。诊断用的小鼠分离法，阳性率最高达 80%。

有的弱毒株经多次传代的小鼠虽有脾肿大和腹水，但无症状，也不死亡，涂片也查不到东方体，应做免疫学试验。即取传代鼠脾制成悬液，稀释成不同浓度（10^{-5}~10^{-1}），接种于小鼠皮下进行免疫，4 周后，不死的鼠用已知恙虫病东方体毒株攻击。以一定浓度腹腔内注射，也出现很强的免疫力。弱毒株接种的鼠血、脾、腹水等标本可用 PCR 检测，该技术简便、快速、特异和敏感。

三、恙虫病东方体阳性恙螨模型建立技术

恙虫病东方体阳性恙螨模型通常采用恙虫病东方体人工接种成虫法建立。

1. 恙螨　经实验室纯系培养证实无东方体感染的地里纤恙螨（亦可考虑采用其他已实现实验室纯系培养的其他种类恙虫病媒介恙螨），并连续传代饲养 30 代以上的成虫。培养和传代均按实验室常规方法进行。

2. 恙虫病东方体　纯化的 Karp 株，对 BALB/c 小鼠 LD_{50} 为 10^{-8}~10^{-6}（亦可采用其他血清型的恙虫病东方体菌株）。

3. 东方体悬液的制备　小鼠（BALB/c）腹腔接种富含恙虫病东方体 Karp 株的鼠脾悬液（1:10）0.5ml，小鼠发病，活动迟缓，耸毛，眼分泌物多。濒死时解剖，每只鼠以 30% 蔗糖缓冲液 3ml 冲洗腹腔，取冲洗液离心 5 000r/min，10 分钟；4℃ 2 小时或室温 15℃，离心 10 000r/min，10 分钟。取其沉淀加 4 倍量 30% 蔗糖缓冲液（含谷氨酰胺和 1% 牛血清蛋白），即制成浓缩东方体悬液，涂片，Giemsa 染色，平均每视野约 20 个东方体，置 4℃冰箱保存，当日接种。

4. 30% 蔗糖缓冲液（pH7.0）的配制　蔗糖 0.218Mol（74.621 4mg）、KH_2PO_4 0.003 8Mol（0.517mg）、$K_2HPO_4 \cdot 3H_2O$ 0.007 2Mol（1.643mg）、谷氨酰胺 0.004 9Mol（0.716mg）、蒸馏水 1 000ml。若加入 1% 血清蛋白效果更好。过滤除菌后分装，置 4℃冰箱保存备用。用于含东方体材料的洗涤，可保护东方体。

5. 接种"针"　1μl 微量注射器。

6. 恙螨接种与感染率检测　恙螨成虫置于滤纸片上，用底部装有浸过了乙醚的脱脂棉的青霉素瓶将虫罩住，待恙螨麻醉后，把瓶除去。将已麻醉的成虫移置双目解剖镜下进行腹部接种，每虫接种东方体悬液约 0.1μl，接种后的成虫置石膏炭粉管培养。接种的成虫用直、间接免疫荧光染色法和金银免疫染色法，加上透射电镜观察的检测法，其东方体感染率达 41.2% 以上；用 PCR 技术检测感染率高达 92.3%。接种后的成虫 4 个月后存活率为 83.7%，成虫一年内能保持较好的生殖能力。经人工接种的恙虫病东方体 Karp 株，能在恙螨体内增殖长达 360 天以上，并经卵传递至少 4 代子代。

四、恙虫病东方体免疫学检测技术

（一）直接免疫荧光染色

取一定量待检测的恙螨标本（成虫、卵、幼虫或蛹）置经处理干净的玻片上，在双目解剖镜下压出内容

物,涂片,刎除外骨骼和卵壳,风扇吹干;室温、四氯化碳固定 10 分钟,风干;滴加荧光标记单抗(如采用标记单克隆抗恙虫病东方体 Karp 株抗体)。置垫有湿纱布的具盖托盘内,37℃孵育 30 分钟;0.05M pH7.4 PBS 浸洗三次,每次 3 分钟,蒸馏水浸泡 1~2 分钟,脱水,风干;用 90% 甘油缓冲液封片,镜检。使用多功能大视野荧光显微镜观察,出现特异性颗粒状荧光为阳性,无特异性荧光为阴性。对照组为非感染的纯系恙螨。

(二)间接免疫荧光染色

本法采用羊抗兔 IgG 荧光标记抗体,实验时用 0.02% 伊文思兰-PBS 液稀释成 1:2 使用。

1. 恙虫病东方体 Karp 株抗体的制备　取高含恙虫病东方体 Karp 株的鼠脾悬液(1:10)2ml,腹腔接种新西兰白兔,共 5 次,每次间隔一周,末次注射一周后试血,经 IFA 测定滴度>1:64 时心脏穿刺放血。分离血清经 56℃,30 分钟水浴灭活,为兔抗恙虫病东方体 Karp 株免疫血清,分装,置于-21℃冰箱保存。

本法的制片和固定同直接免疫荧光染色。兔抗恙虫病东方体用 0.01M pH7.4 PBS 稀释成 1:64 使用,羊抗兔 IgG 荧光抗体用 0.02% 伊文思兰-PBS 液稀释成 1:2 使用。

2. 操作过程　制片、风干、固定、风干后滴加兔抗恙虫病东方体(用 0.01Mol/L pH 7.4 PBS 稀释成 1:64),置垫有湿纱布的具盖托盘内,37℃孵育 30 分钟,用 0.05mol/L pH7.4 PBS 浸洗去玻片上游离的抗体。滴加羊抗兔 lgG 荧光抗体(用 0.02% 伊文思兰-PBS 液稀释成 1:2),置垫有湿纱布的具盖托盘内 37℃孵育 30 分钟,用 PBS 洗去游离的荧光抗体。滴加甘油-PBS 覆盖液后用荧光显微镜检查。出现特异性颗粒状荧光为阳性,无特异性荧光为阴性。对照组为非感染的纯系恙螨(注:0.02% 伊文思兰液:伊文思兰 0.2g;0.01M PBS 100ml。溶解后室温保存,使用时再用 PBS 作 10 倍稀释,作为荧光抗体稀释液)。

(三)免疫金银染色

羊抗兔 IgG 胶体金标记抗体(SARG)有生物制品标准产品。本实验按 IGSS 间接法步骤进行。取受检恙螨(成虫、幼虫、卵或蛹等),成虫或幼虫用乙醚麻醉致死。置玻片上,在双目解剖镜下压出内容物,涂片,刎除外骨骼,风干;室温,四氯化碳固定 10 分钟,风干;0.02mol/L Tris-HCl 缓冲液(TBS pH8.2)湿滴,1:10 正常羊血清 5 分钟;1:64 兔抗恙虫病东方体 Karp 株抗体,室温 8 小时,1:10 正常羊血清 5 分钟,SARG 1:10,室温 8 小时;0.02mol/L TBS 浸洗三次,双蒸水洗三次,枸橼酸缓冲液浸洗 5 分钟,物理显微影 30 分钟(暗室操作),枸橼酸缓冲液浸洗 5 分钟,双蒸水洗三次,苏木素衬染 2 分钟,自来水洗,风干,油镜观察。出现特异性棕黑色颗粒为阳性,无特异性颗粒为阴性。对照组为非感染的纯系恙螨。

五、分子生物学技术

(一)恙虫病东方体 DNA 的提取

1. 实验标本的准备与处理

(1)恙螨标本:恙螨蒸馏水浸泡 2 小时,中间换水 1 次,洗净的恙螨置于研磨器,加适量的 TE 液研磨成悬液备用。

(2)鼠血、脾和腹水组织标本:实验室恙虫病东方体感染鼠发病后或野外捕获野鼠处死解剖后,分别取鼠血、脾和腹水标本。鼠血:一般眼球放血,采全血,用肝素抗凝(或采样是将血直接置于肝素管);血块标本则加 TE 液适量研磨备用。脾或其他组织:脾组织加蔗糖缓冲液(SPG)磨碎,取少量用于提取 DNA,其余置-80℃冰箱冻存。

(3)腹水及腹腔冲洗液:蔗糖缓冲液冲洗腹腔,吸取腹水,2 000r/mim,15 分钟离心,沉淀加适量 TE 混悬,备用。

(4)人血标本的处理:同鼠血标本处理。

2. 恙螨、鼠血、鼠脾及人血标本恙虫病东方体 DNA 的提取

(1)经典法:将恙螨 TE 研磨液(或其他标本的样品)吸取 100μl 于 Eppendorf 管中,加 1/10 体积的 10% 十二烷基硫酸钠(SDS),混匀,置 4℃冰箱过夜;加 10mg/ml 溶菌酶至终浓度为 2mg/ml,冰浴 30 分钟,加 10mg/ml 蛋白酶 K 至终浓度为 2mg/ml,55℃水浴 1~2 小时,加入等体积的酚,混匀 10 分钟,离心 5 000r/min 5 分钟,吸出水相,用酚重新抽提一次;用氯仿-异戊醇重复抽提 2 次;加入 1/20 体积 5M 氯化钠,2 倍体积的无水乙醇,-20℃冰箱过夜,离心去上清,加入 70% 乙醇振荡洗涤,去上清液晾干,取 20μl TE 溶

解沉淀,置-20℃保存备用。

鉴于恙螨体内恙虫病东方体含量较少,而经典酚氯仿法损失较大,可采取改良的方法:用 Eppendorf 管代替玻璃研磨器,加少量 TE,以制成盲端的塑料吸嘴捣碎洗净的恙螨,加入 SDS、蛋白酶 K 55℃ 2 小时,37℃ 3 小时,直接用氯仿抽提 2 次(可以减少因使用酚而造成的损失),乙醇沉淀。

(2) NaI 法:向标本中加等量 6M NaI 溶液(终浓度为 3M),充分混匀,加等量氯仿;异戊醇抽提 1 至数次,水相用 0.6 体积异丙醇洗一次,抽干,溶于适量 TE。

NaI 法提取 DNA 耗时少,用于 PCR 检测恙虫病东方体标本当天可出结果,较适合临床检测。

(3) 冻融法:取 0.5ml 血样 100℃加热 1 分钟,然后-70℃冷冻 1 分钟;重复加热、冷冻过程 5 次后,10 000r/min 离心 3 分钟,取上清液 5μl 做 PCR。

采用冻融法提取标本 DNA 不需任何生化试剂,成本远低于经典法,冻融法的快速价廉的特点使其更适合于大规模的流行病学调查,尤其适合于基层地区。

(二) 恙虫病东方体的 PCR 等分子检测方法

聚合酶链反应技术应用于恙虫病东方体研究是恙虫病研究的一个突破,它为研究恙螨和动物宿主体内恙虫病东方体的动态变化与流行规律等研究提供有效的手段。国内学者曾用免疫荧光、免疫金银等检测恙螨体内的东方体,其阳性率为 41%,而用 PCR 技术检测恙螨体内恙虫病东方体的阳性率则达到 90% 以上。

1. 恙虫病东方体的 PCR 检测

(1) Sta58 引物:根据恙虫病东方体 Sta58 基因编码区序列合成的引物如下:

Primer 1　5′-ACTACTGCTACAGTTATAGC-3′;

Primer 2　5′-GAGTAAGAGCTTCTCCGTC-3′。

扩增片段 987bp。模板 DNA 的提取:见恙虫病东方体 DNA 提取。

(2) PCR 反应体系:10×PCR buffer 5μl,dNTPs(2mM)5μl,primer 1 和 primer 2 各 1μl,Taq E(1U/μl)2μl,Rt-DNA 5μl,ddH$_2$O 39μl,反应体积为 50μl。

(3) 步骤:加 Taq 酶前先预温 7 分钟,然后按 93℃ 35 秒,57℃ 1 分钟,70℃ 1 分钟,共 35 个循环,最后 70℃保温 7 分钟。PCR 完成后,取 10μl 产物用 1% 琼脂糖凝胶电泳,以溴酚蓝作指示剂,EB 染色。凡见 987bp 带者为阳性。对结果不明确者,可取 4μl 第一次 PCR 产物再做一次 PCR。对特异带较弱者,可追加少许 DNA 多聚酶,再循环 10 次。

2. 恙虫病东方体 nPCR 检测　根据恙虫病东方体 Sta56 基因编码区序列设计合成群引物如下:

Rt34　5′-TTGCTAGTCCAATGTCTGC-3′

Rt55　5′-CCCTGCTGCTGTGCTTGCTGCG-3′

Rt10　5′-CCGAATTCATGCCTGAGCCTACTATAATGCC-3′

Rt11　5′-CGGGATCCTTAGACAGATGCACTATTAGGC-3′

2 对引物经过计算机软件分析,所设计的引物无发夹结构,并通过实验室检测证实具有很好的特异性,外引物 Rt34 和 Rt55 及内引物 Rt10 和 Rt11 对恙虫病东方体 5 个株均可进行扩增,在约 507bp 出现单一清晰条带,而对普氏立克次体(Rickettsia prowazekii)和莫氏立克次体(R. thphi)等则未见阳性扩增带。具体操作步骤如下:

第一次 PCR 反应体系:

10×PCR buffer	5μl
dNTP(2mmol/L)	5μl
primer Rt34	1μl
primer Rt55	1μl
Taq E(2U/μl)	0.8μl
Rt-DNA	5μl
ddH$_2$O	32.2μl
石蜡油	50μl

扩增条件是:94℃ 30s,57℃ 2分钟,70℃ 2分钟,共30个循环,最后70℃保温5分钟。第一次PCR产物按下列步骤处理:酚,氯仿,异戊醇抽提一次,乙醇沉淀,再溶于50μl 0.1×TE(pH8.0),ddH₂O稀释10倍。

取处理后的第一次PCR产物5μl作第二次PCR的模板,改引物为内引物Rt10和Rt11,其余条件均与第一次PCR相同。

取5μl NPCR产物在1.5%琼脂糖凝胶上电泳,以溴酚蓝为指示剂,EB染色,以PCR Markers 1μl为DNA分子量对照,然后在紫外灯下,观察目的条带。

3. 核酸杂交检测PCR产物 用核酸杂交法检测PCR产物比电泳检测PCR产物和单纯核酸杂交法具有更高的敏感性和特异性。据实验室敏感性和特异性的比较,PCR结合核酸杂交法比NPCR法敏感10倍,比Sta58引物PCR敏感100倍,比核酸杂交敏感1 000倍。但需时较长,不适合于做临床诊断。其优点是一次可处理较多标本,可用于恙虫病流行病学研究。具体操作步骤如下:

(1)恙虫病东方体探针的制备:恙虫病东方体探针来源于Sta58和Sta56两种,经过特异性实验证明,来源于Sta56的探针具有较好的特异性。一般用PCR法标记和随机引物标记法制备探针,经过标记效率的检测,PCR法标记的探针效率高于随机引物法标记的探针100倍,故实验室常用来源于引物Sta56、PCR法标记的探针。

PCR法:取纯化的恙虫病东方体DNA 2μl(或Sta56引物第一次扩增产物2μl),加地高辛标记的dNTP混合物,用Sta56引物3、4进行PCR扩增,反应体系和条件同前。将产物用酶切去两头引物部分后在2%琼脂糖上电泳,EB染色,紫外灯下观察出现目的条带后,在条带前用刀切下一长方形模,加入低熔点胶,置冰箱冷却,使快速凝固。电泳至条带完全进入软胶中,收集软胶入小塑块中,65℃温育10分钟,混匀,冷却至室温,用酚-氯仿法纯化,无水酒精沉淀,75%乙醇洗涤,凉干,溶于50μl TE,置-20℃冰箱保存。

(2)斑点杂交检测PCR产物:剪取所需大小的杂交膜,以铅笔划分好点样位置,先浸入双蒸水稍洗,移至20×SSC,凉干;使杂交膜漂浮于20×SSC上。将PCR产物沸水浴5分钟变性,迅速移至冰浴中,取2μl点样。80℃真空烘2小时。按每100cm² 2ml加入杂交缓冲液,68℃预杂交至少1小时,弃预杂交液。按每100cm² 2.5ml加入杂交液和约26ng探针加样,68℃预杂交至少24小时,不时振摇。以2×SSC,SDS 0.1%(W/V),室温洗膜两次,每次5分钟,再以2×SSC,SDS 0.1%(W/V)68℃洗膜2次,每次15分钟。将膜放在装有显色剂的封口塑料袋中显色1~3小时,用TE洗膜,观察结果,烘干保存。

4. nPCR检测恙虫病东方体流行株型 根据恙虫病东方体主要表面蛋白Sta56基因编码区序列设计合成的恙虫病东方体型特异引物序列如下:

Karp株(KP):5'-GCTTCGAAACAATATGGGATTTATAACC-3'

Gilliam株(G):5'-CTTTATATCACTATATATCTT-3'

Kato株(KT):5'-GAATATTTAATAGCAATGGA-3'

Kawasaki株(KW):5'-ATGCTGCTATTGATACAGCC-3'

Kuroki株(KR):5'-CACCGGATTTACCATCATAT-3'

经实验室检测证实,Karp株、Gillism株、Kato株、Kuroki株和Kawasaki株特异性引物对仅扩增各相应的分离株,对其他株则无扩增。KP和引物Rt10扩增后产物为230bp多核苷酸;G和引物Rt10扩增后产物为407bp多核苷酸;KT和引物Rt10扩增后产物为242bp多核苷酸;KW和引物Rt11扩增后产物为523bp多核苷酸;KR和引物Rt10扩增后产物为220bp多核苷酸。具体操作步骤如下:

(1)用群外引物Rt34和Rt55作第一次PCR,并处理扩增产物,反应体系及反应条件同NPCR检测恙虫病东方体。

(2)取处理后的nPCR第一次PCR产物5μl做模板,分别加入Karp、Gilliam、Kato、Kuroki、Kawasaki 5对恙虫病东方体型特异引物,其余条件不变,做第二次PCR。第二次PCR产物电泳观察目的条带。

5. 恙虫病东方体荧光定量PCR(real-time PCR,RT-PCR)检测 荧光定量PCR是指在PCR反应体系中加入荧光基团,利用荧光信号积累实时监测整个PCR进程,最后通过标准曲线对未知模板进行定量分析的方法。荧光定量PCR是检测病原体高特异、高灵敏度的核酸检测技术。该法能有效克服常规PCR易发生交叉污染的问题,具有特异性强、能实时监控、能绝对定量、自动化程度高、反应时间短等优点,应用较多的是基于 Taqman 探针技术和 SYBR 荧光染料技术建立的 RT-PCR 方法。SYBR 荧光染料 RT-PCR 是在 PCR 反应体系中,加入过量 SYBR 荧光染料,SYBR 荧光染料非特异性地掺入 DNA 双链后,发射荧光信号,而不掺入链中的 SYBR 染料分子不会发射任何荧光信号,从而保证荧光信号的增加与 PCR 产物的增加完全同步。SYBR 仅与双链 DNA 进行结合,因此可以通过溶解曲线,确定 PCR 反应是否特异。TaqMan 荧光探针 RT-PCR 是在 PCR 扩增时在加入一对引物的同时加入一个特异性的荧光探针,该探针为一寡核苷酸,两端分别标记一个报告荧光基团和一个淬灭荧光基团。探针完整时,报告基团发的荧光信号被淬灭基团吸收;PCR 扩增时,Taq 酶的 5′–3′ 外切酶活性将探针酶切降解,使报告荧光基团和淬灭荧光基团分离,从而荧光监测系统可接收到荧光信号,即每扩增一条 DNA 链,就有一个荧光分子形成,实现了荧光信号的累积与 PCR 产物形成完全同步。

目前用恙虫病东方体 56kD 蛋白基因建立的 RT-PCR 检测技术,特异性为 100%,敏感性是 nPCR 的 100 倍,可检测到 10 个拷贝以下模板,适合对各种标本进行快速检测。优化的实时荧光定量 PCR 技术能检测发热 3 天的早期感染 Ot 患者,最低能检测到 5 拷贝/μl 的模板 DNA,其敏感性、重复性均明显优于普通 PCR。

上游引物 56kD-RP:TTT YWG CTA GTGCRA TAG AAT TRG;

下游引物 56kD-FP:CGC CAG TRA TMA TTC CTC CRA;

TaqMan 探针:FAM-TAAGGA CCA CAC TCT AAT C-MGB(碱基简并表:Y=C/T,W=A/T,R=A/G,M=A/C)

6. 恙虫病东方体环介导等温扩增技术检测　环介导等温扩增技术(Loop-mediated Isothermal Amplification, LAMP)是 Notomi 等在 1998 年报道的一种等温核酸扩增技术。该法依赖于识别保守序列 DNA 的 6 个特异性片段的 4 条引物(2 条外引物和 2 条内引物)和一种链置换 DNA 聚合酶。LAMP 检测体系中基因的扩增和产物的检测可一步完成,扩增效率高,可在 30~60 分钟扩增 10^9~10^{10} 倍,特异性较高。LAMP 技术的主要原理是 DNA 在 65℃左右可以处于动态平衡状态,DNA 在此温度下利用 4 条特异性引物依靠一种链置换 DNA 聚合酶,使链置换 DNA 的合成不停地自我循环。针对恙虫病东方体 56ku 基因设计的恙虫病东方体 LAMP 检测技术业已研发成功,其检测下限可达 1mg/ml,具有敏感、特异、快速、等温便捷、可目测等优点。其引物序列如下:

OT2B3:5′-AAAGACAAAGAGGCAGAGT-3′;

OT2F3:5′-CCTTCAGCAGCATTAATTGC-3′;

OT2FIP:5′-CAACACCAGCATATATTGAGACTGATTGATCTGAGTATGATTGTCGG-3′;

OT2BIP:5′-GTGCAGGGTTAGCTTATACTTCTGAAGTGCTCCTGATGCAAC-3′;

OT2LB:5′-AAGGATATTAAAGGGCATACAGGC-3′;

OT2LF:5′-ACG TCAGCATAGAGTTTAACTTGG-3′。

反应体系:2×LAMP mix12.5μl,25mmol/L MgCl₂ 6.13μl,钙黄绿素 1μl,Bst DNA 聚合酶 1μl,混合引物(FIP、BIP 为 1.6μmol/L,F3、B3 为 0.2μmol/L,LF、LB 为 0.8μmol/L)2.5μl,模板 1μl,加去离子水至 25μl,63℃恒温扩增。

7. 恙虫病东方体重组酶聚合酶扩增检测　重组酶聚合酶扩增(Recombinase Polymerase Amplification, RPA),被认为是一种可能替代 PCR 的核酸检测技术。RPA 技术主要依赖于三种酶:能结合单链核酸(寡核苷酸引物)的重组酶、单链 DNA 结合蛋白(SSB)和链置换 DNA 聚合酶。这三种酶的混合物在常温下也有活性,最佳反应温度在 37℃左右。重组酶与引物结合形成的蛋白-DNA 复合物,能在双链 DNA 中寻找同源序列。一旦引物定位了同源序列,就会发生链交换反应形成并启动 DNA 合成,对模板上的目标区域进行指数式扩增。被替换的 DNA 链与 SSB 结合,防止进一步替换。在这个体系中,由两个相对的引物起始一个合成事件。整个过程进行得非常快,一般可在十分钟之内获得可检出水平的扩增产物。RPA 可在 37℃常温下即可进行,无需特殊仪器,简便快速。现已建立的以恙虫病东方体 47kd 蛋白编码基因为靶标的 RPA 检测方法的检测能力 real-time PCR 相仿,其引物序列如下:

47-7F	TAAAGTTGCATGATGGTTCAGAACTCATAGCA
47-3R-nfo	Biotin-TATTGCAATAACCTGATCTCCTACTCTAGA
47-3R-exo	TATTGCAATAACCTGATCTCCTACTCTAGA

47probe12-nfo   5′d FAM-ATTAAAAATTAATTCTCCAGCAGCATTATCTTA-
[THF]-GCGACTTTTGGCGACTCA-3′ blocker

47probe12-exo   5′d ATTAAAAATTAATTCTCCAGCAGCATTATCTTA-
[FAM-dT]-GC-[THF]-AC-[BHQ-1-dT]-TTTGGCGACTCA-3′blocker

六、恙螨的培养和传代

恙螨的实验室培养是从事媒介恙螨和恙虫病病原体及传病机制等科研工作的基础,恙螨培养需要适宜的培养基,温度、湿度以及食物和宿主。目前一般采用石膏碳粉管培养法。

1. 培养所需的材料   石膏、碳粉、无底厚玻璃圆筒(高 6.5cm,外径 3cm)、光照培养箱、解剖镜、蚤卵、小鼠等。

2. 石膏碳粉培养管的制作   在无底厚玻璃圆筒的一端倒入已调好的石膏浆,厚度为 0.3~0.5mm,凝固后倾入已加少些水的混合碳粉石膏粉(碳粉与石膏粉的比例为 1:3 或 1:9),将碳粉石膏粉压实制成 0.5~1.0mm 的厚度,再在玻璃筒的另一端紧塞以适当大小的包裹绸布的胶塞即可。炭粉石膏粉可在烤箱内加温消毒后,再制成培养管,以防生长霉菌,或在炭粉石膏粉混合液内加入含有 0.01% 硫柳汞的清水搅拌,亦可达到防止霉菌生长的作用。

3. 培养所需的温度和湿度   恙螨生活史各阶段在发育生长过程中,喜温暖、潮湿。可在 13~35℃生长发育,适宜温度为 18~28℃,最适宜温度为 25℃ ± 1℃。湿度为 80%~100%。炭粉石膏培养管内隔天加水,可保持湿度在 80%~100% 之间。

4. 培养所需的动物宿主   恙螨的生活史包括卵、次卵、幼虫、若蛹、若虫、成蛹和成虫七个时期。其中幼虫期必须行寄生生活才能进入到下一阶段的发育。因此,在实验室培养时,需要动物宿主供恙螨度过寄生阶段。恙螨对宿主的选择不是很严格,包括哺乳类、鸟类、爬行类、两栖类及节肢动物等。同一种的恙螨幼虫可寄生在多种动物宿主体上。一般而言,野鼠是很好的选择对象,黄毛鼠效果较好。如用野外捕获的野鼠,必须先在实验室内经至少 7 天的隔离、驯养,并在试验前详细检查耳壳内外和全身,证明确无恙螨幼虫寄生,才可以使用。在实验室进行长期恙螨培养时,小鼠是首选的动物宿主,常选用 3 周龄、无东方体感染纯系健康的 BALB/c 小鼠。

5. 实验室常规恙螨培养和传代   野鼠体上检获的恙螨饱食幼虫或孳生地捕获的成虫或若虫,或实验室恙螨未食幼虫叮咬小鼠后检获的饱食幼虫,置碳粉石膏粉培养管培养,密度以每管不超过 30 个恙螨为宜。恙螨移入培养管后,沿管壁滴加入水分,或管竖在盛有清水(水深约 0.5cm)的搪瓷盆或玻璃皿中,使石膏层和碳粉层潮湿,保持管内湿度 80%~100%。将培养管置于 25℃ ± 1℃的光照培养箱中培养,一般隔天往石膏碳粉管中加水一次以保持湿度。同时定时移去管塞,在显微镜或解剖镜下观察培养的恙螨,清除培养管中霉菌等污物,并饲以新鲜蚤卵。

食物是培养恙螨的关键。恙螨的食性较复杂,对食物有一定的选择性。多数恙螨喜欢动物性食物,尤其是小节肢动物卵和早期幼虫,包括同种和异种的恙螨卵和蛹。国外曾报告用蚊卵饲养印度囊棒恙螨获得成功。国内学者在培养地里纤恙螨过程中,发现地里纤恙螨在饥饿时可吸食蚊卵或其他昆虫卵,但效果并不理想。用蚊卵喂食的恙螨,一般发育迟缓,寿命较短,产卵极少且成活率低,有的甚至不产卵;用新鲜蚤卵喂饲的地里纤恙螨则生长发育良好,产卵孵出的幼虫健康,成活率高且幼虫数量多。故实验室均喜选用新鲜蚤卵作为培养恙螨的食物。

在实验室培养过程中,恙螨在成蛹羽化变成成虫约 1 周后,雌虫就开始产卵。由于恙螨的幼虫必须要在宿主体上寄生吸食才能继续发育,因此,当发现培养管中恙螨卵孵化出幼虫时,需要把幼虫用解剖针移至盛水的培养碟,以备叮咬宿主。目前实验室均用自动叮咬宿主吸食法使幼虫吸食。一般先将选择的宿主动物(小白鼠)用乙醚麻醉,用解剖针将预先准备的浮于水面上的恙螨未食蚴移置鼠耳壳内,同时用放大镜或解剖镜观察,如有幼虫爬出小鼠耳壳外,需重新将其挑入耳窝,等幼虫全部叮咬稳后,稍等片刻便把小白鼠放回铁丝鼠笼,再将该笼置于带水的搪瓷盆上,一般 48 小时后,恙螨幼虫已吸饱,麻醉小鼠,检获饱食幼虫。置石膏碳粉管培养。

6. **纯系恙螨的培养和传代**　由于科研工作的需要,有时要求恙螨是单一品系的培养。单一品系的恙螨必须通过纯系恙螨培养才能获得。纯系培养是从一对雌雄成虫开始,连续传代培养多代后获得纯系品种。

恙螨培养至成蛹后,每个成蛹单独分管培养,等羽化为成虫,鉴别性别后,进行配对。每一培养管放置1对雌雄成虫培养,培养方法按常规。雌虫产卵孵出幼虫后,使未食幼虫叮咬纯系健康的BALB/c小鼠,48h后幼虫饱食,麻醉小鼠挑出饱食蚴,置干净的石膏碳粉管继续培养,经若蛹、若虫、成蛹和成虫,产卵孵出幼虫,再行叮咬传代培养,不断重复传代,至25代以上就可以获得大量的纯系恙螨,供科研工作调用。

七、恙螨标本的采集

(一)动物宿主体上采集恙螨幼虫

野外捕获的恙螨动物宿主,有时捕获时动物如已死,在这种情况下,为防止恙螨幼虫的逃逸,可用白纸分开包着,注明采集地点、日期后,置于白布袋或塑料袋内,扎紧袋口,带回实验室检查。

如野外捕获的动物宿主未死,用乙醚麻醉或用铁钳处死后,进行检查收集恙螨;一般用眼科镊或解剖针将宿主全身遍查以后,再检查不同的部位,如耳壳、眼缘、鼻腔、乳头、肛孔、外生殖器或翅上等,特别是小哺乳动物的耳壳内。如见有白色或橘黄色的,集聚成堆(或团)的恙螨幼虫,用眼科尖镊、解剖针或金属耳括挑取。

如叮咬着的恙螨幼虫未饱食,则不易取下;或恙螨幼虫数量多,又来不及检取时,也可将恙螨连同叮咬部位,一起剪切下来,置于小玻璃碟内,再将这碟放置于装有一浅水的搪瓷盘内,过1~2天,多数恙螨幼虫就自行落下,漂浮于水面,再用毛笔或解剖针挑取。

(二)自然界采集恙螨幼虫、若虫和成虫

1. **动物诱捕法**　用活的小白鼠装入小铁丝笼,置于草地或其他要调查的地方,一般是下午7时放,次晨7时收回,小鼠放24小时后检查鼠身上是否又恙螨幼虫叮咬。

2. **漂浮法**　取地面表层取泥土约500cm³,倾入盛有约2/3容量的清水玻璃缸内,用铁勺搅拌,静止片刻,恙螨和其他昆虫将漂浮在水面上,收集漂在水面上的恙螨生活史各期虫体。

3. **黑色小板或黑色胶板诱法**　准备漆成黑色的黑色小板、黑色胶板或是黑色X线胶片,面积为10cm×10cm。将小黑板等放置所调查的地方,一定时间(如10分钟)后,检取聚集在板上的恙螨幼虫。

4. **碟诱法**　把白色碟子置于要调查的地方,隔夜收回,检查收集爬入碟子上的恙螨幼虫。

5. **光诱法**　用一定面积的一张厚纸,中开一窗(一定面积),加盖透明纸,铺于要检查的地方,过一定时间,检取聚积在窗孔的恙螨。

国内陈心陶等(1958,1959)曾利用动物诱捕和漂浮相结合的方法,采集恙螨,效果甚佳。

八、恙螨标本保存

一般实验室常用玻片法制成玻片标本保存。现场常用液浸法,即将采得的恙螨幼虫,立即放入70%酒精的指管内,管里放一标签,用软铅笔在签上注明采集号、采集地点、日期、宿主、采集者,再装满酒精,用脱脂棉塞紧,放入盛有酒精的玻璃瓶中保存。

亦可将采得的标本投入氯醛胶中,或用氯醛胶封固制片,保存,片上贴标签。据王菊生等的经验,用此法保存的标本,以后制片的效果更好。

捕获的各种动物,可剥制作成整体标本,保存,待后鉴定。

所有采集情况都应详尽记录,记录应包括采集编号、宿主号、宿主、采集地点、采集地环境、恙螨种类、寄生部位和数量以及保存方法等。

九、恙螨标本制作技术

(一)玻片标本制作

1. 非染色标本制作

(1)标本处理:将保存在70%酒精内的恙螨幼虫置于小四方玻碟的蒸馏水中洗涤数分钟。如为氯醛

胶封固的标本,先用水浸泡,使盖片与载玻片分开后,用眼科弯镊将盖片移去。

（2）自蒸馏水粘取一个恙螨幼虫,放于载玻片正中的一滴氯醛胶内;在解剖镜下,恙螨的位置调正,使其背面朝上,体与玻片垂直;然后轻轻盖上小盖片（大小为 22mm × 22mm 或 18mm × 18mm）。最好是一张载玻片上只封一个恙螨。如同种恙螨标本较多,在一张载玻片上封 2 个或更多的标本时,应使标本一半背面朝上,一半腹面朝上,并整齐地排成一行或两行,以便于观察。

（3）将制好的标本平放在标本盘上,再置于 35~40℃ 的温箱内,直到制片胶完全干固。在玻片标本干燥的过程中,应注意观察,如标本的胶部分干了,即用解剖针自盖片侧面添胶。在标本封胶完全烘干后,于盖片的周缘,加添丙酮赛璐珞液、加拿大胶或蜡（2 份）与松香（7 份）混合剂,便于长期保存。

（4）在显微镜下,鉴定虫种,并在玻片的两侧贴上标签（标签包括中文名、学名、宿主、采集地点、编号、日期、采集者）。

2. 染色标本制作

（1）将保存在 70% 酒精或氯醛胶内的幼虫取出,放于蒸馏水中 5~10 分钟。移至 1% 酸性品红（acid fuchsin）内染色 6~12 小时。

（2）在蒸馏水中冲洗。

（3）用氯醛胶封固。

3. 氯醛胶的配制 过去一般采用贝氏液（Belese medium）,但用此液封制的标本,过于透明,鉴定很困难,现多改用 Heyer 氏改良的贝氏液。

（1）贝氏液配方:

蒸馏水（distilled water）	20ml
水合氯醛（chloral hydrate）	160g
甘油（glycerin）	20ml（湿度大的地区可少加甘油）
阿拉伯胶（gum Arabic）	15g
冰醋酸	若干滴

（2）赫氏液（Hoyer's medium）或贝氏改良液

蒸馏水	50ml
水合氯醛	200g
甘油	20ml
阿拉伯胶	30g

配制时,先将洁净的阿拉伯胶捣碎,加蒸馏水;置于 50~60℃ 温箱内,溶解。再加甘油、水合氯醛等混合液,放入温箱内,使水合氯醛完全溶解后,在温箱内用白绸布过滤。再在温箱内放置几小时,使胶内气泡完全消失后,装于玻璃瓶内,盖紧,存于暗处,备用。

近年来,又有用聚乙烯醇（polyvinyl alcohol, PVA）,封制恙螨标本。该液的配制方法如下:①将 PVA 溶于 4 倍体积的水（90℃）中;②将溶液过滤后,放在水浴箱中,浓缩至糖浆状;③加乳酸和石炭酸各 22 份至 56 份的 PVA 浓缩液中,即成。活标本及用酒精或其他溶液浸泡标本均可用该液封固,永久保存。但经此液封固的标本,收缩较明显,影响鉴定。

（二）暂时性处理标本

恙螨幼虫放于载玻片上,加 1 滴酒精酚混合剂（无水酒精 5 单位,酚 95 单位）或冰醋酸,盖上盖玻片。观察后,仍可转入酒精内或用氯醛胶制片,保存。

十、鼠类标本的采集、制作与保存技术

鼠类标本采集、制作时工作人员应做好个人防护,防止被感染或鼠体外寄生媒介叮咬。在鼠传疾病疫区采集鼠类标本时,工作人员须经过严格培训合格后方可进行工作。对采集到的鼠类标本应妥善处理。采集到的鼠类标本均应先行检查鼠体外寄生媒介后放入白布袋内带回冷冻或浸泡在酒精甘油中暂时保存。标本制作中所需的砒霜膏等剧毒药剂的使用保存应符合相应部门要求,应有完善的管理程序。

（一）鼠类标本采集

1. 捕鼠笼诱捕法　采用捕鼠笼诱捕法在室内外进行诱捕采集,将采集的鼠类用乙醚/三氯甲烷麻醉毒死后装入鼠袋内,做好记录和标记,然后带回实验室进行标本制作。

2. 捕鼠夹夹捕法和粘鼠板粘捕法　对一些使用捕鼠笼诱捕法无法诱捕的鼠类和场所采用捕鼠夹夹捕法和粘鼠板粘捕法进行采集,将采集的鼠类装入鼠袋内,做好记录和标记,带回实验室进行标本制作。

3. 毒饵毒杀法或蒸熏法　选择国境口岸内或交通工具有鼠活动的场所采用毒饵或蒸熏剂蒸熏灭鼠,采集被杀灭的鼠类装入鼠袋内,做好记录和标记,带回实验室制作标本。

4. 填写记录表　每次采集结束后均应规范填写鼠类监测采集记录表,按表内项目逐项填写,特别是生态学资料保证内容全面,准确无误。

（二）鼠类标本制作

1. 选取标本　在做好个人防护的条件下将采集的鼠类进行简要分类计数,检查采集体外寄生的蚤、蜱、螨等媒介,进行测量后,剖开下腹部,彻底浸泡消毒48小时以上,选取头骨、体型完整有代表性的鼠类测量记录性别、体长、尾长、耳长、后足长度和体重后制作标本。

2. 固态标本制作

（1）剥皮:将选好的鼠类标本放在解剖板上在腹部正中皮肤上自外生殖器前(小型鼠类约1cm,大型鼠类2cm)至胸软骨处下缘剪开一个纵切口,不剪开腹部肌肉部分;用镊子夹住皮肤切开部分,以解剖刀背先自切口两侧,然后向后部轻轻剥离,使皮肤与皮下组织分离,至肛门处从皮肤内面把肠剪断;脱出后腿,在胫骨上端剪断,留下胫骨;将鼠尾基部自内侧剥脱1~2cm,用左手食指和中指夹住鼠尾剥脱出的根部,右手用镊子夹住鼠尾剥脱出的基部固定,左手用力抽出鼠尾椎骨;翻脱鼠皮,脱出前腿,自桡尺骨近端剪断前腿,留下桡尺骨;向前脱出头部,自耳基部割断外耳道,在眼部轻轻切开皮肤与眼相连的皮肤,直至将鼻口相连的皮肤完整剥离下来。

（2）剔除肌肉和皮下脂肪:用手术刀剔除胫骨和尺骨上的肌肉,刮去皮下脂肪,用石膏粉把所刮下的脂肪搓掉涂抹防腐剂。用毛笔或小毛刷在皮肤内面和胫骨、尺骨上均匀涂上防腐剂,不留空白。

（3）填充鼠体:选取一段比鼠尾长度长出1~3cm的4号铁丝,按照鼠尾椎的形状和长度缠绕棉花,其粗细程度较鼠尾椎稍细,均匀涂上防腐剂,插入鼠尾部;选取一段比鼠体长度短1~3cm的4号铁丝,前端用棉花缠成鼠头大小形状,插入头部,后端与尾部铁丝相连。向鼠体内填充棉花,至头部、四肢、背部与鼠体原来的形状相似。四肢应壤实,背部应填平。用线将腹部切口及口缝合起来。

（4）整理外形:用梳子将鼠体毛梳理平整,放在木板上,前足向前并行,爪向下,下颌紧贴前肢,后肢向后并行,后足腹面向上,鼠腹部紧贴木板,在左后肢上系上标签,用大头针或昆虫针固定四足在木板上在阴凉处晾干。

（5）头骨标本制作:自颈部剪下头骨放入烧杯内加水煮3~5分钟取出,剔除肌肉,注意不要损坏骨骼部分;自枕大孔处将脑组织掏出;用双氧水进行漂白后在日光下晒干,与鼠体标本编为同一个编号保存。

3. 生态标本制作

（1）剥皮:将选好的鼠类标本放在解剖板上在腹部正中皮肤上自外生殖器前(小型鼠类约1cm,大型鼠类2cm)至胸软骨处下缘剪开一个纵切口,不剪开腹部肌肉部分;用镊子夹住皮肤切开部分,以解剖刀背先自切口两侧,然后向后部轻轻剥离,使皮肤与皮下组织分离,至肛门处从皮肤内面把肠剪断;脱出后腿,在胫骨上端剪断,留下胫骨;将鼠尾基部自内侧剥脱1~2cm,用左手食指和中指夹住鼠尾剥脱出的根部,右手用镊子夹住鼠尾剥脱出的基部固定,左手用力抽出鼠尾椎骨;翻脱鼠皮,脱出前腿,自桡尺骨近端剪断前腿,留下桡尺骨;将皮剥至颈部时,自枕骨后剪断颈部,将脑组织自枕大孔处掏出。

（2）剔除肌肉和皮下脂肪及涂抹防腐剂:同固态标本制作。

（3）填充鼠体:选取一段比鼠尾长度长3~5cm的4号铁丝,按照鼠尾椎的形状和长度缠绕棉花,其粗细程度较鼠尾椎稍细,均匀涂上防腐剂,插入鼠尾部;选取一段比鼠体长度长3~5cm的4号铁丝,前端自枕大孔处插入头部;选取比鼠前后肢长度长3~5cm的4号铁丝各2根,一端从前肢和后肢插入,自足掌穿出2~3cm,另一端与尾部和头部铁丝相连;向鼠体内填充棉花,至形状与鼠体原来的形状相似。用线将腹部切口缝合起来。将四肢所露出的铁丝一端固定在所选定的固定支架/支撑物上,将鼠形整理成所拟定的姿势梳理好鼠毛,安上义眼,将标签系在左后肢上,放阴凉处晾干。

4. 浸泡标本制作　对无须制成标本的可直接剖开鼠腹部,放入盛有75%酒精甘油或5%甲醛溶液的玻瓶内密封,加贴标签或用铅笔书写好标签放入瓶内后保存。

5. 鼠种鉴定　对采获的鼠类进行鼠种鉴定,计数各鼠种数量,对不常见鼠种请专家指导鉴定。

6. 填写标签　鉴定后将种名(包括拉丁名称)性别、体长、尾长、耳高、后足长度、体重、采集地点、采集日期等填入标签。标签系在左后肢上。

7. 填写记录表　每次标本制作结束后均应填写规范的记录表,做到内容全面,准确无误。

(三)鼠类标本保存

固态标本鉴定后与头骨放入同一标本盒内再放入相应的标本柜内避光干燥保存,盒内放入适量樟脑块等防霉防蛀药物保存,定期检查补充,防止霉变和虫蛀。生态标本保存同上。如发现虫蛀,可采用蒸薰剂蒸薰除虫。浸泡标本放入浸泡标本柜内避光保存,定期检查,补充或更换酒精甘油或甲醛溶液等保存液,保持标本完全浸泡于保存液中。

（方　强　夏　惠）

参考文献

[1] 单秋兰,李莹.恙虫病腹部CT表现[J].影像研究与医学应用,2020,4(18):152-154.

[2] 罗云燕,尹家祥.恙虫病东方体及其宿主和媒介的研究概况[J].疾病监测,2019,34(10):920-923.

[3] 李贵昌,王玉姣,岳玉娟,等.我国恙虫病夏季型和秋季型疫区划分研究[J].中国媒介生物学及控制杂志,2019,30(03):233-236.

[4] 栗绍刚,郭东星,李静宜,等.恙虫病临床诊治特点及预防[J].寄生虫与医学昆虫学报,2019,26(02):118-123.

[5] 刘晓宁.安徽省阜阳市秋冬型恙虫病病原体基因型及流行危险因素研究[D].安徽医科大学,2019.

[6] 沈继龙,余莉.我国弓形虫病流行概况及防治基础研究进展[J].中国血吸虫病防治杂志,2019,31(01):71-76.

[7] 殷强玲.中国流行性出血热重点流行区汉坦病毒遗传进化特征分析[J].中国疾病预防控制中心,2019.

[8] 李贵昌,栗冬梅,李焱,等.2006—2016年我国恙虫病流行特征分析[J].疾病监测,2018,33(02):139-143.

[9] 李贵昌,刘起勇.恙虫病的流行现状[J].疾病监测,2018,33(02):129-138.

[10] 李兰娟,任红.传染病学[M].9版.北京:人民卫生出版社,2018.

[11] 蒋文丽,郭宪国,宋文宇,等.云南省微红纤恙螨分布规律的进一步研究[J].中国病原生物学杂志,2017,12(10):979-982+993.

[12] 龚健仁.我国恙虫病的分布状况与研究概况[J].中华疾病控制杂志,2016,20(11):1176-1181.

[13] 冯时,梁张,赵桂萍,等.恙虫病的免疫机制研究进展[J].生命科学研究,2016,20(03):267-270.

[14] 孙烨.我国恙虫病地方性流行南北异质性比较研究[M].中国人民解放军军事医学科学院,2016.

[15] 吴义城.我国大陆地区恙虫病时空特征分析及风险预测研究[M].中国人民解放军军事医学科学院,2016.

[16] 陈琳,赵锋,孟菁,等.恙虫病诊断方法研究进展[J].中国国境卫生检疫杂志,2015,38(01):67-71.

[17] 段义农,王中全,方强,等.现代寄生虫病学[M].2版.北京:人民军医出版社,2015.

[18] 冯基花,曾诚,张剑锋.恙虫病患者焦痂分布特征研究(附249例报告)[J].临床误诊误治,2015,28(04):9-11.

[19] 王涛,宋立华.贝氏柯克斯体的分子致病机理研究进展[J].中国人兽共患病学报,2015,31(09):876-880,885.

[20] 代湘云,李晶,刘睿,等.肾综合征出血热研究现状[J].西北民族大学学报(自然科学版),2014,35(03):51-54.

[21] 杨汉青,李海龙,王雪,等.青海省恙螨聚类分析的探讨[J].中国地方病防治杂志,2014,29(4):241-243.

[22] 张鲁燕,毕振旺,赵仲堂.我国恙虫病东方体分子流行病学研究进展[J].中华流行病学杂志,2014,35(01):88-92.

[23] 耿美玲,操敏,张锦海,等.恙虫病东方体环介导恒温扩增可视化快检方法的建立[J].中国病原生物学杂志,2013,8(06):489-492.

[24] 吴观陵.人体寄生虫学[M].4版.北京:人民卫生出版社,2013.

[25] 朱琼蕊,郭宪国,黄辉,等.云南省黄胸鼠体表恙螨地域分布分析[J].中国寄生虫学与寄生虫病杂志,2013,31(05):396-399+405.

［26］付秀萍,贺金荣,张景山,等. TaqMan‐MGB 探针实时荧光定量 PCR 检测恙虫病东方体方法的建立［J］.中国媒介生物学及控制杂志,2012,23（02）:108‐110.

［27］何凤屏,徐新,王江桥,等.实时荧光定量 PCR 技术的优化及其在恙虫病东方体诊断中的应用［J］.国际检验医学杂志,2012,33（12）:1422‐1424.

［28］林上进,郭宪国.我国小板纤恙螨及其与人类疾病的关系［J］.安徽农业科学,2012,40（01）:188‐190.

［29］詹银珠,郭宪国,左小华,等.云南省 19 县(市)黄胸鼠体表寄生恙螨群落生态学探讨［J］.中国人兽共患病学报,2011,27（07）:610‐614.

［30］冯晓妍,吴敏,罗敏.我国 Q 热流行病学研究进展［J］.医学动物防制,2010,26（03）:219‐220.

［31］李朝品.医学节肢动物学［M］.北京:人民卫生出版社,2009.

［32］侯舒心,郭宪国.恙螨数值分类和属间系统发育关系的研究［J］.中国病原生物学杂志,2008,3（4）:307‐309.

［33］中华人民共和国国家质量监督检验检疫总局.医学媒介生物标本采集、制作及保存规程（SN/T 1876‐2007）［S］.北京:中国标准出版社,2007.

［34］周少碧.恙虫病合并急性肺损伤/急性呼吸窘迫综合征 12 例临床分析［D］.广西医科大学,2007.

［35］冯素玲,李建国,罗泽如,等.恙虫病 91 例焦痂特点分析［J］.中国误诊学杂志,2006,6（23）:4636‐4637.

［36］侯舒心,郭宪国,门兴元,等.云南省恙螨区系及垂直分布研究［J］.动物分类学报,2006,31（4）:746‐751.

［37］侯舒心,郭宪国.恙虫病及其媒介恙螨研究进展［J］.大理学院学报,2006,5（12）:74‐77.

［38］莫定彪.20 例恙虫病患者影像学改变及临床意义［J］.华夏医学,2005,18（4）:592‐594.

［39］薛健,周光智,刘运喜.山东省恙螨区系研究［J］.中国媒介生物学及控制杂志,2004（06）:452‐454.

［40］吴光华.我国恙虫病媒介恙螨的调查研究［J］.中国媒介生物学及控制杂志,2005,16（6）:485‐487.

［41］陆宝麟,吴厚永.中国重要医学昆虫分类与鉴别［M］.郑州:河南科技出版社,2003.

［42］黎家灿,郑小英,奚志勇,等.45 年恙螨与媒介恙螨传播恙虫病的基础研究［J］.中山医科大学学报,2002,23（1）:1‐9.

［43］黎家灿,郑小英,奚志勇.我国恙螨与恙虫病的研究［J］.中国公共卫生,2000,16（9）:773‐775.

［44］唐天开,詹道成,陆振豸,等.阿维菌素防制热带珊瑚岛地里纤恙螨成虫试验［J］.中国媒介生物学及控制杂志,2001（03）:213‐214.

［45］吴光华.我国恙虫病的流行病学特点与防治策略［J］.中国公共卫生,2000,16（9）:777‐779.

［46］黎家灿,王敦清,陈兴保.中国恙螨［M］.广州:广东科技出版社出版,1997.

［47］王醮标,宋杰益.江西恙螨的种类组成与区系成分［J］.江西植保,1993,16（03）:18‐20.

［48］叶瑞玉,陈欣如,张自坚,等.新疆博尔塔拉及伊犁地区革螨恙螨区系［J］.地方病通报,1993,8（02）:44‐47.

［49］刘国平,陶增琰,全理华,等.我国东北边境地区恙螨区系和生态调查［J］.生态学杂志,1988,7（2）:13‐16.

［50］陈兴保,刘家荣.皖南地区和蚌埠市恙螨区系的研究［J］.蚌埠医学院学报,1982,7（1）:25‐28.

［51］赵善贤.广东省恙螨区系的划分［J］.广东卫生防疫资料,1981（02）:13‐16.

［52］ABARCA K,MARTÍNEZ‐VALDEBENITO C,ANGULO J,et al. Molecular description of a novel *Orientia* species causing scrub typhus in Chile［J］. Emerg Infect Dis,2020,26（9）:2148‐2156.

［53］ALEXANDER L,BUCKLEY CJ. Chigger bites［M］. In:Stat Pearls［Internet］. Treasure Island（FL）:StatPearls Publishing;2020.

［54］KALA D,GUPTA S,NAGRAIK R,et al. Diagnosis of scrub typhus:recent advancements and challenges［J］. 3 Biotech,2020,10（9）:396.

［55］KANNAN K,JOHN R,KUNDU D,et al. Performance of molecular and serologic tests for the diagnosis of scrub typhus［J］. PLoS Negl Trop Dis,2020,14（11）:e0008747.

［56］RAMONDETTA A,RIBERO S,PEANO A,et al. *In Vivo* Observation of trombiculosis with fluorescence‐advanced videodermatoscopy［J］. Emerg Infect Dis,2020,26（8）:1904‐1905.

［57］YANG J,LUO L,CHEN T,et al. Efficacy and safety of antibiotics for treatment of scrub typhus:A network meta‐analysis［J］. JAMA Netw Open,2020,3（8）:e2014487.

［58］ZHOU Q,WANG ZX,TAO JM,et al. Characterization of *Neoschoengastia gallinarum* from subtropical China by rDNA and identification of two genotypes based on mitochondrial cox1［J］. Parasitol Res,2020,119（10）:3339‐3345.

［59］KELLY DJ,FUERST PA,RICHARDS AL. Origins,importance and genetic stability of the prototype strains Gilliam,Karp and Kato of *Orientia tsutsugamushi*［J］. Trop Med Infect Dis,2019,4（2）:75.

［60］ELDIN C,MÉLENOTTE C,MEDIANNIKOV O,et al. From Q Fever to *Coxiella burnetii* Infection:a Paradigm Change［J］. Clin Microbiol Rev,2017,30（1）:115‐190.

［61］JIANG H,ZHENG X,WANG L,et al. Hantavirus infection:a global zoonotic challenge［J］. Virol Sin,2017,32（1）:32-43.

［62］SALJE J. Orientia tsutsugamushi:A neglected but fascinating obligate intracellular bacterial pathogen［J］. PLoS Pathog,2017,13（12）:e1006657.

［63］CHAO CC,BELINSKAYA T,ZHANG Z,et al. Development of recombinase polymerase amplification assays for detection of *Orientia tsutsugamushi* or *Rickettsia typhi*［J］. PLoS Negl Trop Dis,2015,9（7）:e0003884.

［64］KUO CC,LEE PL,CHEN CH,et al. Surveillance of potential hosts and vectors of scrub typhus in Taiwan［J］. Parasit Vectors,2015,8:611.

［65］LIU Q,WANG ZD,HUANG SY,et al. Diagnosis of toxoplasmosis and typing of *Toxoplasma gondii*［J］. Parasit Vectors,2015,8:292.

［66］PHETSOUVANH R,SONTHAYANON P,Pukrittayakamee S,et al. The diversity and geographical structure of *Orientia tsutsugamushi* strains from scrub typhus patients in Laos［J］. PLoS Negl Trop Dis,2015,9（8）:e0004024.

［67］NASCA MR,LACARRUBBA F,MICALI G. Diagnosis of trombiculosis by videodermatoscopy［J］. Emerg Infect Dis,2014,20（6）:1059-1060.

［68］SAADATNIA G,GOLKAR M. A review on human toxoplasmosis［J］. Scand J Infect Dis. 2012,44（11）:805-814.

［69］KIM DM,PARK G,KIM HS,et al. Comparison of conventional,nested,and real-time quantitative PCR for diagnosis of scrub typhus［J］. J Clin Microbiol,2011,49（2）:607-612.

［70］IZZARD L,FULLER A,BLACKSELL SD,et al. Isolation of a novel Orientia species（*O. chuto* sp. nov.）from a patient infected in Dubai［J］. J Clin Microbiol,2010,48:4404-4409.

［71］NAKAYAMA K,KUROKAWA K,FUKUHARA M,et al. Genome comparison and phylogenetic analysis of *Orientia tsutsugamushi* strains［J］. DNA Res,2010,17（5）:281-291.

［72］KELLY DJ,FUERST PA,CHING WM,et al. Scrub typhus:the geographic distribution of phenotypic and genotypic variants of *Orientia tsutsugamushi*［J］. Clin Infect Dis,2009,48 Suppl 3:S203-230.

［73］WATT G,KANTIPONG P,JONGSAKUL K,et al. Doxycycline and rifampicin for mild scrub-typhus infections in northern Thailand:a randomised trial［J］. The Lancet,2000,356（9235）:1057-1061.

第三十四章

粉螨

粉螨（acaroid mites）隶属于蜱螨亚纲、真螨目（Acariformes）、粉螨亚目（Acaridida），为无气门螯肢类变温动物，是一群形态多样、孳生物种类繁多、生境分布十分广泛的小型节肢动物。粉螨嗜湿怕干，具负趋光性，常孳生在潮湿隐蔽的环境中，可广泛孳生于储藏物、房舍角落、食品加工厂、粮仓、田野、动物巢穴、养殖场，甚至交通工具等人类的生活和工作环境中。粉螨食性复杂，包括植食性、菌食性、腐食性和杂食性等。粉螨的分泌物、排泄物、代谢物、卵、螨壳以及死亡螨体等均具有过敏原性，可引起人体过敏；由于其生命力顽强，可非特异侵染人体引起肺螨病（pulmonary acariasis）、肠螨病（intestinal acariasis）、尿螨病（urinary acariasis）和螨性皮炎等粉螨源性疾病。

常见的粉螨通常包括粉螨科（Acaridae）、脂螨科（Lardoglyphidae）、食甜螨科（Glycyphagidae）、果螨科（Carpoglyphidae）、嗜渣螨科（Chortoglyphidae）、麦食螨科（Pyroglyphidae）和薄口螨科（Histiostomidae）等7科。全球粉螨约有27科430属1 400种，目前我国已记录的粉螨种类约有150种。

粉螨躯体多呈卵圆形，颜色可为乳白色至棕褐色等多种色彩，大小多在120~500μm之间，体壁光滑或粗糙，也可有细致的皮纹。多数类群螨体柔软，呈半透明状。躯体前端背面有一块背板，无气门。粉螨口器退化，螯肢常为钳状，具齿，须肢较小，1~2节。足常有单爪，或爪退化并由盘状的爪垫衬所覆盖。足的基节与腹面愈合，基节区域的位置常被亚表皮内突（subintegumental apodeme）分隔。跗节端部吸盘状，常有单爪。雄螨具阳茎和肛吸盘，足Ⅳ跗节背面具跗节吸盘1对。雌螨具产卵孔，无肛吸盘和跗节吸盘。粉螨躯体背面、腹面及足上着生各种刚毛，这些刚毛的长短、形状及其排列方式均是粉螨形态学分类的重要依据。

粉螨多为卵生，其生活史通常包括卵（egg）、幼螨（larva）、第一若螨（protonymph）、第三若螨（tritonymph）和成螨（adult）几个阶段。在发育至第一若螨、第三若螨和成螨之前，各有一短暂的静息期（quiescent stage），即幼螨静息期（quiescent stage of larva）、第一若螨静息期（quiescent stage of protonymph）和第三若螨静息期（quiescent stage of tritonymph），蜕皮后变为下一个发育时期。当遇到恶劣环境或杀螨剂胁迫时，第一若螨可变为休眠体（hypopus），即第二若螨（deutonymph）；若环境条件改善，休眠体复苏，变为第三若螨。

第一节　形态学

粉螨体躯分段与蜱的体躯分段相同，以围颚沟（circumcapitular suture）为界分为颚体（gnathosoma）和躯体（idiosoma）两部分。颚体构成螨体的前端部分，其上生有螯肢（chelicera）、须肢（palpus）和口下板（hypostome）等。躯体位于颚体的后方，是感觉、运动、代谢、消化和生殖等功能的中心，可再划分为着生有4对足的足体（podosoma）和位于足体后方的末体（opisthosoma）两部分；足体又以背沟（sejugal furrow）为界，分为前足体（propodosoma）（足Ⅰ、Ⅱ区）和后足体（metapodosoma）（足Ⅲ、Ⅳ区）。末体（opisthosoma）位于后足体的后部，以足后缝（postpedal furrow）为界与后足体分开。有的学者把螨类的体躯分为前半体（proterosoma）和后半体（hysterosoma）。前半体包括颚体和前足体，后半体包括末体和后足体。有的学者把螨类的体躯分为颚体、足体（前足体和后足体）和末体（足后区）；有的将其分为前体和末体两部分，其中前体又分为颚体和足体。

一、外部形态

(一) 颚体

粉螨的颚体一般位于躯体的前端,由颚基(gnathobase)、螯肢(chelicera)、须肢(palpus)和口下板(hypostome)等组成(图34-1)。由于粉螨的中枢神经系统并不在颚体内,而是位于后方的前足体内,颚体因此也被称为假头(capitulum)。孙程成(2013)用显微无损影像学方法对粉尘螨(*Dermatophagoides farinae*)形态进行深入研究,采用基于同步辐射光源的纳米成像设备扫描了粉尘螨的假头、螯肢,并成功对其进行三维重建。颚体背面有螯肢和口上板(epistome),两侧有须肢,腹面为口下板。颚体上着生有口器,位于螯肢的下方。典型的粉螨,其颚体背面常退化,似一小叶片位于螯肢基部之间,故可从其背面看到螯肢。有些粉螨颚体也可被前足体背面的喙状伸出物所覆盖,如脊足螨属(*Gohieria*)(图34-2);有些粉螨的颚体较小,螯肢由长而带齿的活动叶组成,其上着生一些感觉器官,如速生薄口螨(*Histiostoma feroniarum*)。颚体由关节膜与躯体相连,活动自如,可部分缩进躯体内。活体粉螨的颚体常与躯体呈一定角度,有利于螯肢顶端接触食物。螯肢和须肢的形态特征是粉螨分类的依据之一。

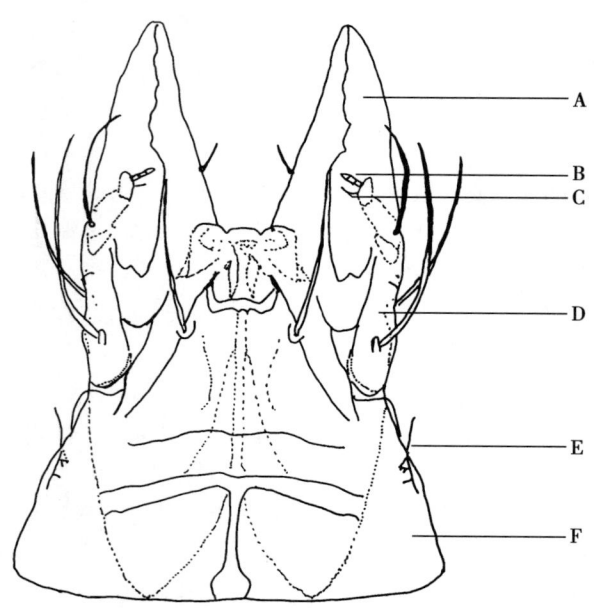

A. 螯肢;B. 感棒;C. 芥毛;D. 须肢;E. 基节
上毛;F. 颚体基部。

图34-1　食甜螨属颚体腹面
(仿 李朝品、沈兆鹏)

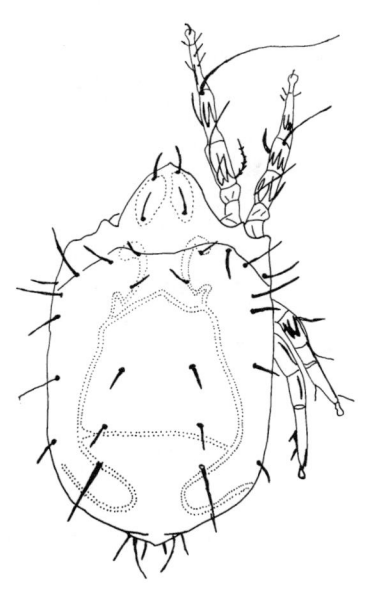

图34-2　棕脊足螨(♀)背面
(仿 李朝品、沈兆鹏)

1. 螯肢　由三节基节(coxa)和两节端节(distal article)组成,位于颚体背面,与须肢同为粉螨的取食器官。螯肢两侧扁平,后面较大,形成一个大的基区,基区向前延伸的部分为定趾(fixed digit),定趾内面为一锥形距(conical spur),上面为上颚刺(mandibular spine)(图34-3)。与定趾关联的是动趾(movable digit),定趾和动趾构成剪刀状结构,且其内缘常具有刺或"锯齿"。粉螨有螯肢1对,每个螯肢能彼此独立活动,这得益于从前足体背板长出的肌肉连接螯肢而使其活动自如。粉螨的螯钳有把握和粉碎食物的功能。由于对不同食物的适应,各种粉螨的螯肢常特化为形态各异的形状,有的钳状部分消失,有的无定趾,有的螯肢则特化为尖细的口针。在螯肢定趾的下方为上唇(labrum),上唇为一中空结构,形成口器的盖。上唇向后延伸到躯体中,形成一板状结构,其侧壁与颚体腹面部分一起延长,开咽肌(dilator muscles of pharynx)起源于此(图34-4)。

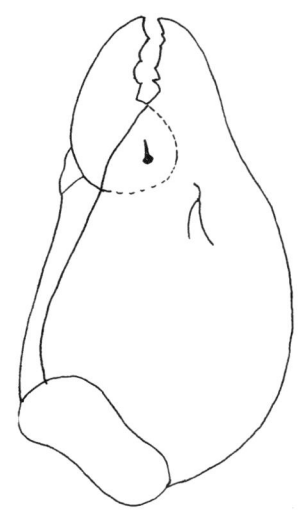

图 34-3 粉螨螯肢
(仿 李朝品、沈兆鹏)

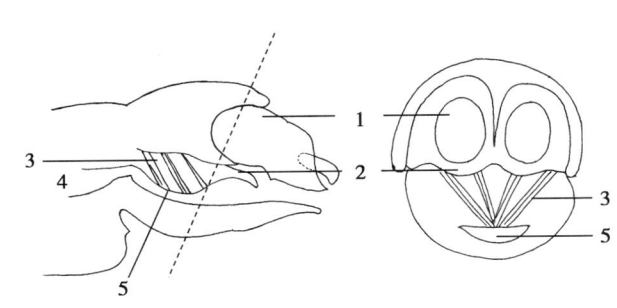

1. 螯肢;2. 上唇;3. 开咽肌;4. 食管;5. 咽。

图 34-4 粉螨亚目螨类口器的排列
(仿 李朝品、沈兆鹏)

2. 须肢和口下板　须肢(palpus)1 对位于颚体外侧,共 2 节,须肢基节也是粉螨的颚基(图 34-5)。须肢为一扁平结构,趾节消失,其基部有一条刚毛和一个偏心的圆柱体,此可能是第 3 节的痕迹或是一个感觉器官(图 34-6,图 34-7)。须肢基节愈合构成颚体的腹面部分,即口下板(hypostome)或称下头(infracapitulum),向前特化成磨叶(malae)1 对。粉螨须肢的主要功能是寻找、捕获和把握食物,在取食后清洁螯肢,或交配时须肢被雄螨用来抱持雌螨,因此雄螨的须肢常较雌螨的更为粗壮。有些粉螨的口器可因某种特殊的生活方式而发生变异。如薄口螨科(Histiostomidae)螨类的口器适于从液体或半液体食物中吸取小的食物颗粒。

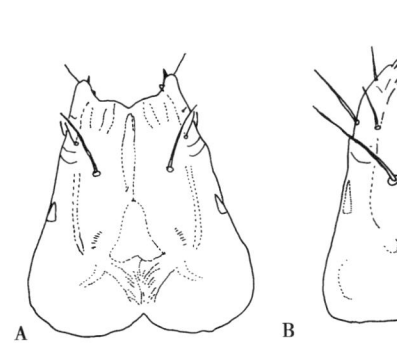

A. 粉螨属;B. 食酪螨属。

图 34-5 粉螨科须肢特征
(仿 李朝品、沈兆鹏)

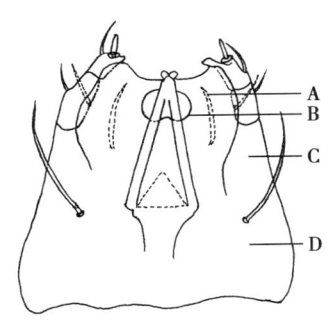

A. 磨片;B. 上唇;C. 须肢;D. 须肢基节。

图 34-6 粗脚粉螨除去螯肢的颚体背面
(仿 李朝品、沈兆鹏)

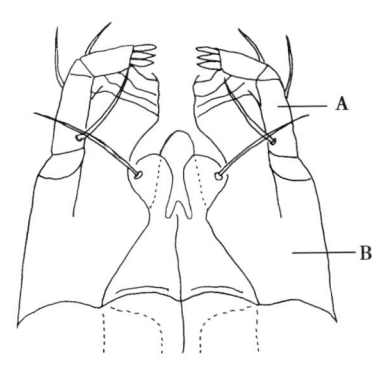

A. 须肢;B. 须肢基节。

图 34-7 害嗜鳞螨颚体腹面
(仿 李朝品、沈兆鹏)

(二)躯体

粉螨躯体常为卵圆形,表面分节痕迹不明显,有些螨类的表皮有或纤细或粗而不规则的纹饰,有的形成形状各异的刻点和瘤突,有的形成整齐的网状格。粉螨躯体背腹两面均着生各种刚毛(图 34-8),刚毛的形状和排列方式因属、种而异,故粉螨刚毛的数量、形状和排列方式均是其分类的重要依据。多数粉螨在前足体与后半体之间有清晰的背沟(sejugal furrow),借以将螨体划分为前足体和后半体。有些螨类的雄螨在后足体与末体之间还有另一条沟即足后缝(postpedal furrow),以其为界将后足体与末体分开,使躯体的分段非

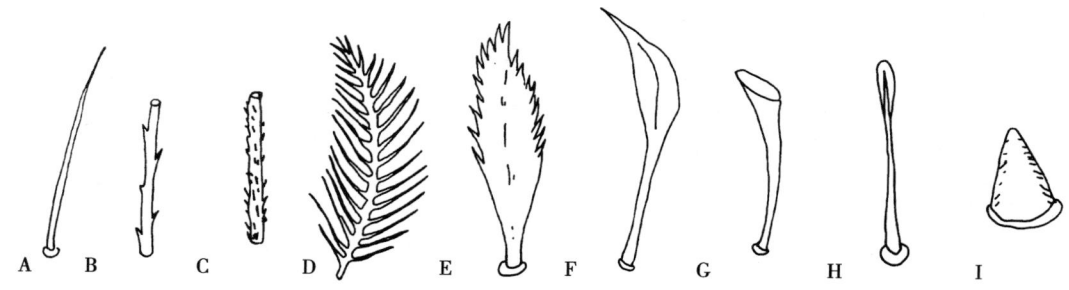

A. 光滑或简单；B. 稍有栉齿；C. 栉齿状；D. 双栉齿状；
E. 缘缨状；F. 叶状或镰状；G. 吸盘状；H. 匙状；I. 刺状。

图 34-8　刚毛形态
（仿 李朝品、沈兆鹏）

常清晰。有些雄性粉螨的躯体后缘突出呈叶状，如狭螨属（*Thyreophagus*）和尾囊螨属（*Histiogaster*）。上述的沟和缝，有些粉螨有，有些粉螨无。沟和缝只表现在躯体表面，与昆虫区分头、胸、腹的缝不同，也与跗线螨、蠕形螨、瘿螨等螨类后半体上的轮状纹不同，后者只是附着肌肉的构造在体表的呈现，而不是真正的缝。

1. **体壁**　粉螨体躯最外层的组织是体壁（integument），其功能是维持粉螨的固有外形、供肌肉附着和参与体躯的运动，因与脊椎动物的骨骼功能类似，常称为外骨骼（exoskeleton）。不同种类的粉螨体壁硬化程度也不同，粉螨的体壁较其他节肢动物的柔软。

粉螨体壁由表皮（cuticle）、真皮（epidermis）和基底膜（lamina）组成。表皮可分为上表皮（epicuticle）、外表皮（exocuticle）和内表皮（endocuticle）三层。上表皮很薄，无色素，最外层为黏质层（cement layer），中层为蜡层亦称盖角层（tectostracum layer），内层为表皮质层（cuticulin layer）。外表皮和内表皮合称前表皮（procuticle），均由几丁质（chitin）形成。外表皮无色，酸性染料可使之染成黄色或褐色。内表皮可用碱性染料染色。表皮层下是真皮层，真皮层具有细胞结构。真皮层的细胞有管（孔）向外延伸，直至上表皮的表皮质层，并在此分成许多小管。紧贴真皮细胞之下有一层基底膜，这也是体壁的最内层。粉螨的体壁常称为"表皮"，具有支撑和保护体躯、呼吸和调节体内水分的吸入与排出、防止病原体侵入、参与运动等功能，还可通过感觉毛或其他结构接受外界的刺激与信号。Hughes（1959）认为，表皮的功能主要是呼吸和调节水分吸入与排出。Knülle 和 Wharton（1964）认为，在临界平衡点之上，表皮所吸收的水分可与非活性吸湿剂相比拟。粉螨的体壁有表皮细胞特化而成的皮腺（dermal gland），如侧腹腺（latero-abdorninal gland）和末体腺（opisthosomal gland）。皮腺的分泌物经裂缝或管（孔）分泌至体外，可能与报警、聚集和性信息素有关，毛和各种感觉器形状和功能均与此相关。如，粉螨科（Acaridae）、果螨科（Carpoglyphidae）和麦食螨科（Pyoglyphidae）螨类的末体腺（opisthonotal gland）均能分泌报警外激素（alarm pheromones）。粉螨表皮有的可较坚硬，有的相当柔软，有的还饰以花纹、瘤突或网状格等，这些在粉螨分类学上均具有一定意义。真螨目（Acariformes）螨类的腺体较复杂，除唾液腺和基节腺外，还有 1~3 对颚足腺与贯穿体侧的颚足沟（podocephalic canal）相连，便于将腺体分泌物运至有关器官和部位。

粉螨无触角，须肢和足 I 具有与触角相似的功能，是粉螨重要的感觉器官。须肢和足 I 之所以具有感觉器官的作用，是因为其上着生着各种不同类型的感觉器和毛，如格氏器（Grandjean's organ）、触觉毛（tactile setae）、感觉毛（sensory setae）和黏附毛（tenent setae）等。粉螨躯体上刚毛的长短和形状各式各样，有丝状、鞭状、扇状等，其数目和毛序（chaetotaxy）具有重要的分类学意义。按功能可分为三类，即触觉毛、感觉毛和黏附毛。触觉毛广泛分布于全身，感觉毛多着生在附肢上，黏附毛多位于跗节末端爪上。触觉毛大多为刚毛状，因具有触觉功能而有保护粉螨躯体的作用；感觉毛为棒状，具细轮状纹，其端部钝圆且内壁有轮状细纹，又称感棒（solenidion）；黏附毛顶端柔软而膨大，可分泌黏液，以利螨体黏附在孳生物的表面。不同足节上的感棒常用相应的希腊字母来表示：股节上用 θ，膝节上用 σ，胫节上用 φ，跗节上用 ω。芥毛（famuli）着生在足 I 跗节上，用希腊字母 ε 表示。着生于粉螨躯体上的各种触觉毛、感觉毛、黏附毛均有感觉作用，依其光学特性可分为两类：一类具有辐基丁质（actinochitin）芯，亦称亮毛素的光毛质芯。这种亮毛素实质上是一种具光化学活性的嗜碘物质,即光毛质(actinopilin),具有此物质的大多数刚毛轴在偏光下会出现双折射(birefringent)的发光现象且易于碘染。另一类不具有亮毛素的光毛质芯,在光学上为不旋光的,因此不出现折光现象,也不易碘染。Grandjean(1935)将无气门目、前气门目和隐气门目等含有光毛质刚毛的螨类归为光毛质类群,亦称亮毛类(Actinochitinosi);将不含有光毛质刚毛的螨类归为无光毛质类群,亦称暗毛类(Anactinochitinosi)。此两类又分别相当于 Evans(1961)所提出的复毛类(Actinochaeta)和单毛类(Anactinochaeta)螨类。粉螨的感觉器官类型和数量随种类和发育期而异。

粉螨前足体前侧缘(足I基节前方,紧贴体侧)可向前形成一环绕颚体基部的薄膜状(呈角状突起)的骨质板,即格氏器(Grandjean's organ)。格氏器为火炬形等多种形状,有的很小,有的则膨大呈火焰状,如薄粉螨(*Acarus gracilis*)。格氏器基部有一个向前伸展弯曲的侧骨片(lateral sclerite),围绕在足I基部。侧骨片后缘为假气门(pseudostigma),亦称基节上凹陷(supracoxal fossa),凹陷内着生有基节上毛(supracoxal seta),也称为伪气门刚毛(pseudostigmatic setae)。基节上毛的形状可呈杆状或分枝状,伯氏嗜木螨(*Caloglyphus berlesei*)、家食甜螨(*Glycyphagus domesticus*)就是分别拥有杆状、分枝状基节上毛的粉螨种类。

2. 背板与头脊　粉螨躯体背面(dorsum)通常着生有背板或头脊。背板(dorsal shield)着生在前足体背面,也称为前足体板(propodosomal shield),如粉螨科(Acaridae)的螨类。有些粉螨的前足体板特化为狭长的头脊(crista metopica),其上还着生有背毛,如食甜螨属(*Glycyphagus*)的螨类(图34-9)。背板与头脊的大小、形状、是否完整及是否有背毛等均具有重要的分类学意义。

3. 背毛　粉螨背面刚毛包括顶毛(vertical setae)、胛毛(scapular setae)、肩毛(humeral setae)、背毛(dorsal setae)、侧毛(lateral setae)和骶毛(sacral setae),这些刚毛的长度不等、形态各异(图34-10),在不同类群中往往变异很大。但在同一类群中,粉螨背毛(dorsal setae)的排列方式、着生位置和形状固定不变,故背毛是粉螨分类鉴定的重要依据之一。

前足体背面有顶内毛(vertical internal setae)、顶外毛(external vertical setae)、胛内毛(internal scapular setae)和胛外毛(external scapular setae)等4对刚毛。顶内毛位于前足体背面中央近前缘处,并在颚体上方向前延伸;顶外毛位于螯肢两侧或稍后的位置;胛内毛和胛外毛位于前足体背面后缘,呈横列分布。粉螨这些刚毛是否缺如及其位置、形状、长短等,均是粉螨亚目(Acaridida)螨类分类鉴定的依据。亦有些种类

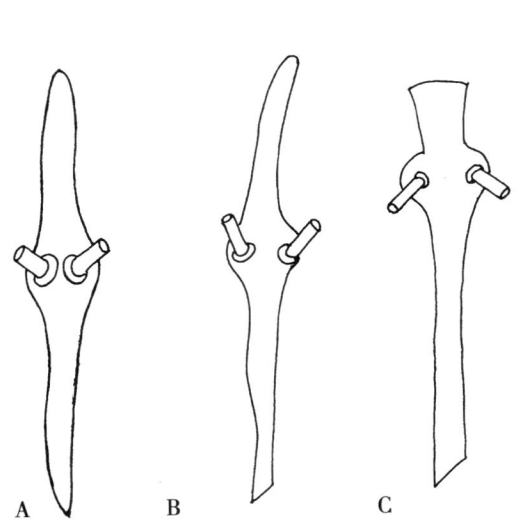

A.隆头食甜螨;B.家食甜螨;C.隐秘食甜螨。

图 34-9　粉螨头脊
(仿 李朝品、沈兆鹏)

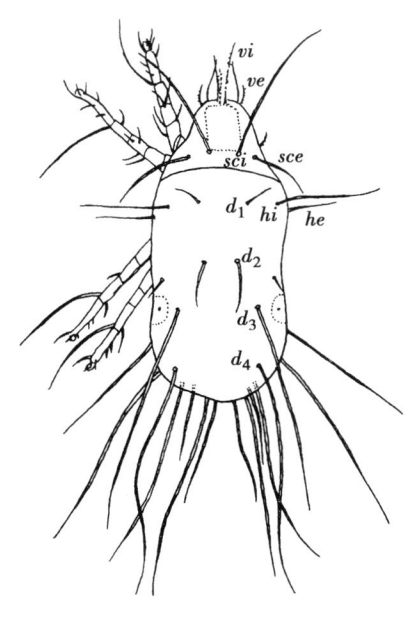

vi. 顶内毛;*ve.* 顶外毛;*sci.* 胛内毛;*sce.* 胛外毛;*hi.* 肩内毛;*he.* 肩外毛;*d₁~d₄.* 背毛。

图 34-10　腐食酪螨背面刚毛
(仿 李朝品、沈兆鹏)

无顶毛,如粉尘螨(*Dermatophagoides farinae*)(图 34-11),或在前足体背面中线前端有一狭长的头脊(crista metopica)(图 34-12),顶内毛着生于头脊上,如食甜螨属(*Glycyphagus*)。

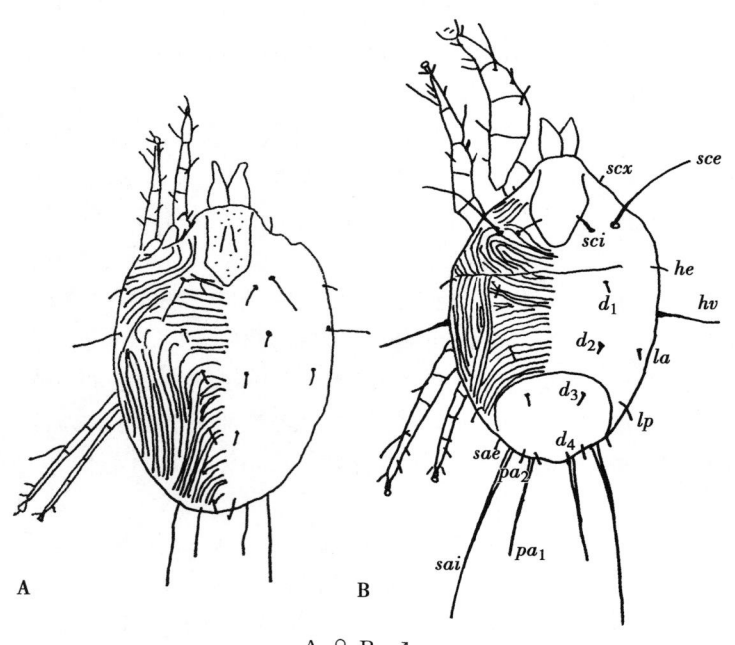

A.♀;B.♂。
sce,*sci*,*he*,*hv*,*d*₁~*d*₄,*la*,*lp*,*sae*,*sai*,*pa*₁,*pa*₂:躯体的刚毛;*scx*:基节上毛。

图 34-11 粉尘螨背面
(仿 李朝品、沈兆鹏)

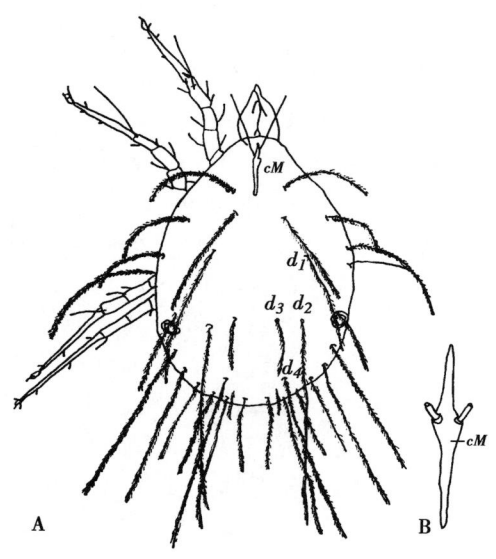

A.家食甜螨背面;B.家食甜螨头脊;*d*₁~*d*₄.背毛;
cM.头脊。

图 34-12 家食甜螨的头脊
(仿 李朝品、沈兆鹏)

后半体包括后足体和末体,在后半体前侧缘的足Ⅱ、Ⅲ之间着生有 1~3 对肩毛(humeral setae),根据其着生位置可分为肩外毛(external humeral setae)、肩内毛(internal humeral setae)和肩腹毛(ventral humeral setae)。中线两侧有背毛(dorsal setae)4 对,由前至后依次为第一背毛(d_1)、第二背毛(d_2)、第三背毛(d_3)和第四背毛(d_4)。螨体两侧有侧毛(lateral setae)2 对,根据着生位置分为前侧毛(anterior lateral setae)和后侧毛(posterior lateral setae),前侧毛位于侧腹腺开口之前。在后背缘,生有骶毛(sacral setae)1 对或 2 对,根据其着生位置又分为骶内毛(*sai*)和骶外毛(*sae*)(图 34-13)。这些刚毛的长度和形状因粉螨种类而异,有的变异甚大,通常螨体后面刚毛的长度要比位于螨体前面的刚毛长,有些刚毛可缩短,或全部缺如。

不同科属的粉螨,其背毛形态各异。粉螨科(Acaridae)螨类的背毛多为刚毛状,但食粪螨属(*Scatoglyphus*)螨类多着生有棍棒状背毛,其上有很多小刺(图 34-14)。果螨科(Carpoglyphidae)螨类背毛多呈短杆状且端部圆钝(图 34-15)。栉毛螨亚科(Ctenoglyphinae)螨类背毛可呈刚毛状、栉齿状、羽毛状等多种形态(图 34-16)。为便于识别,现以椭圆食粉螨(*Aleuroglyphus ovatus*)背毛为例,将其着生位置列于表 34-1。

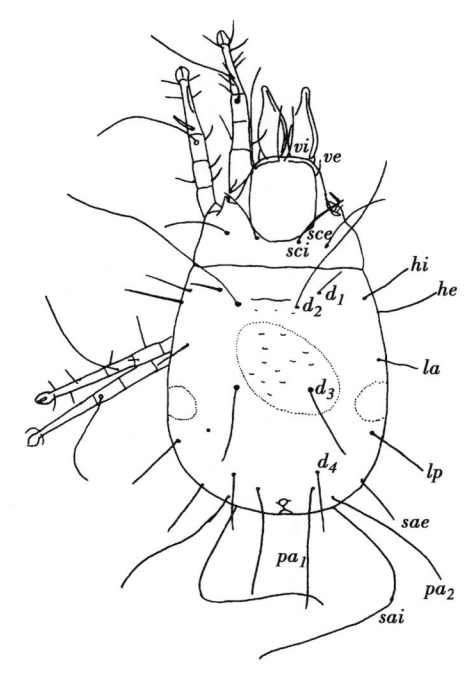

ve,*vi*,*sce*,*sci*,*he*,*hi*,*d*₁~*d*₄,*la*,*lp*,*sae*,*sai*,*pa*₁,*pa*₂:躯体刚毛。

图 34-13 薄粉螨(♀)背面
(仿 李朝品、沈兆鹏)

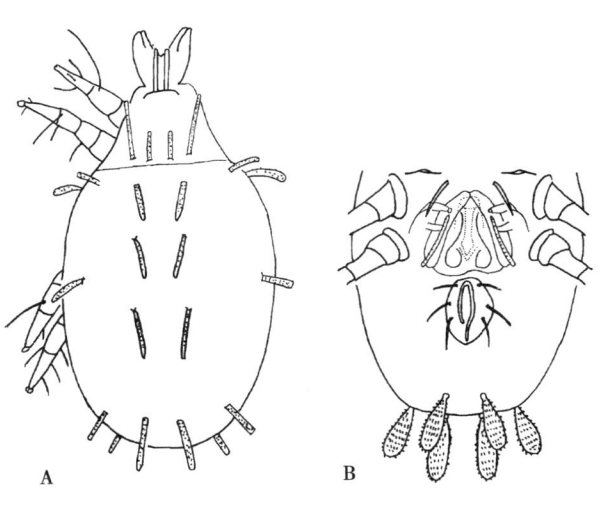

A. 背面；B. 后半体腹面；C. 背面刚毛。

图 34-14　多孔食粪螨

（仿 李朝品、沈兆鹏）

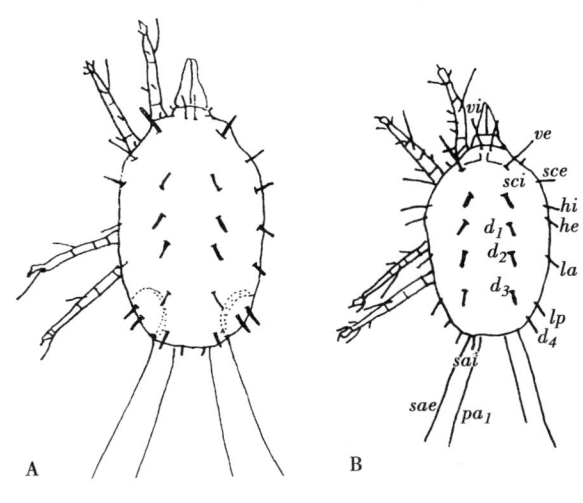

A. 成螨（♀）；B. 成螨（♂）。

vi, ve, sci, d₁~d₄, hi, he, la, lp, sae, sai, pa₁：躯体的刚毛。

图 34-15　甜果螨背面

（仿 李朝品、沈兆鹏）

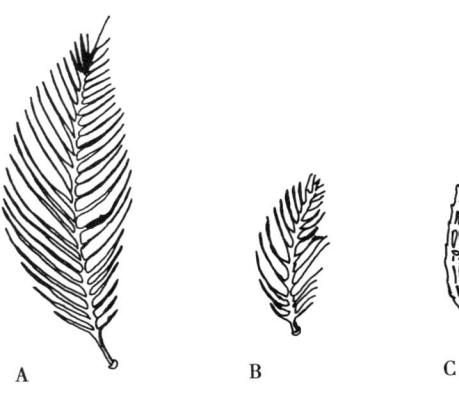

A. 羽栉毛螨；B. 卡氏栉毛螨；C. 棕栉毛螨；D. 媒介重嗜螨。

图 34-16　栉毛螨亚科螨类背面刚毛

（仿 李朝品、沈兆鹏）

表 34-1　椭圆食粉螨背毛及其着生位置

背毛名称	符号	着生位置	背毛名称	符号	着生位置
顶内毛	vi	前足体前缘中央	第一至第四对背毛	$d_1 \sim d_4$	位于后半体背面,呈两纵行排列
顶外毛	ve	顶内毛后方侧缘			
胛内毛	sci	位于胛外毛内侧	前侧毛	la	位于后半体侧缘中间
胛外毛	sce	前足体后缘	后侧毛	lp	在前侧毛之后
肩内毛	hi	位于肩外毛内侧	骶内毛	sai	后半体背面后缘,近中央线处
肩外毛	he	在背沟之后,后半体两侧	骶外毛	sae	在骶内毛的外侧

4. 腹毛 粉螨的腹毛（ventral setae）包括基节毛（coxal setae）、基节间毛（intercoxal setae）、前生殖毛（pre-genital setae）、生殖毛（genital setae）、肛毛（anal setae）和肛后毛（post-anal setae）（图 34-17）等。相对于粉螨背毛而言，其腹毛数量较少，结构也较简单。生殖孔周围有 3 对生殖毛，依其着生位置分别称为前生殖毛（g_1）、中生殖毛（g_2）、后生殖毛（g_3），或用前生殖毛（f）、中生殖毛（h）、后生殖毛（i）表示。肛门周围肛前毛（pre-anal setae）1~2 对和肛后毛（post-anal setae）1~5 对，分别称为肛前毛复合群和肛后毛复合群。有时这肛前毛和肛后毛可连在一起，统称为肛毛。在足 I、III 基节上有基节毛 1 对。基节毛和生殖毛的数目和位置是相对固定的，但肛毛的数目和位置在不同种类和性别之间差异较大。如，有些雌粉螨的肛门纵裂周围有肛毛 5 对（a_1~a_5）（图 34-18），肛后毛 2 对（pa_1、pa_2）；雄螨肛吸盘前方有肛前毛 1 对，肛后毛 3 对（pa_1、pa_2、pa_3）（图 34-19）。雄螨生殖孔外有 1 对生殖瓣（genital valve）、2 对生殖盘（genital sucker），中央有阳茎（penis）（图 34-20）；雌螨相对应处是一中央纵裂的产卵孔（oviporus），外覆生殖瓣，两侧具 2 对生殖盘，3 对生殖毛（f、h、i）（图 34-21，图 34-22）。

为便于识别，现以椭圆食粉螨（*Aleuroglyphus ouatus*）腹毛为例，将其着生位置列于表 34-2。

除腹毛外，粉螨腹面还有表皮皱褶（epidermal folds）、表皮内突（apodeme）、胸板（sternum）、基节内突（epimeron）、生殖板（genital shield）和圆形角质环（circular chitinous rings）等（图 34-23）。在螨体边缘有侧腹腺（latero-abdorninal gland），位于前侧毛（la）和后侧毛（lp）之间，侧腹腺中含有高折射率的黄色、棕色或无色液体，膝澳食甜螨（*Austroglycyphagus geniculatus*）侧腹腺中的这种液体甚至为红色。在粉螨腹面后半体上，有圆形角质环 4 对，分别位于肩毛附近、前侧毛附近、靠近躯体后端以及肛门两侧。例如，在实验室薄口螨（*Histiostoma laboratorium*）的后半体腹面就清晰可见这些圆形的角质环。有不少粉螨在侧骨片后端和邻近基节上毛（supracoxal seta）处有一细孔或裂缝，可能为表皮下方腺体的开口。

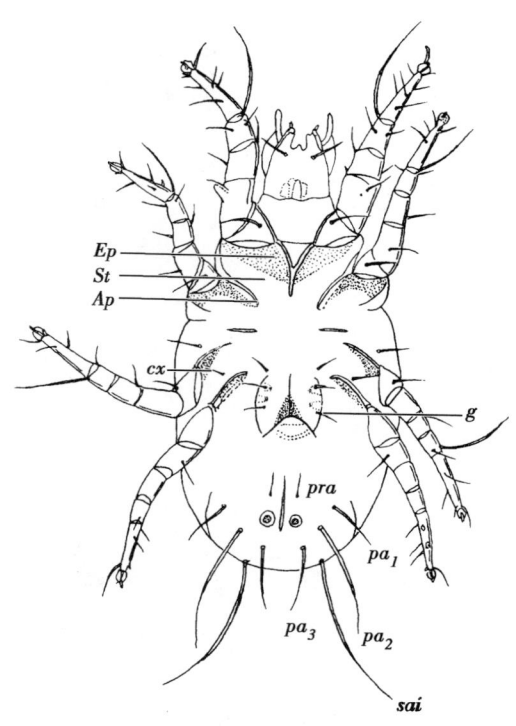

pa_1~pa_3. 肛后毛；*pra.* 肛前毛；*sai.* 骶内毛；*cx.* 基节毛；*g.* 生殖毛；*Ap.* 表皮内突；*Ep.* 基节内突；*St.* 胸板。

图 34-17 粗脚粉螨腹面刚毛
（仿 李朝品、沈兆鹏）

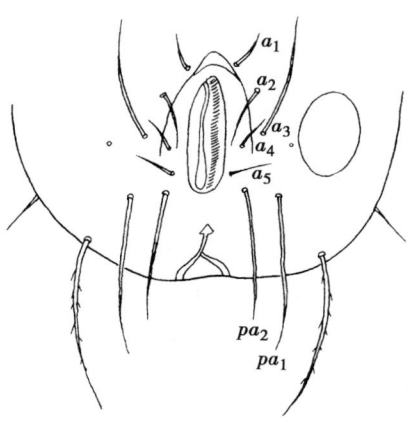

a_1~a_5. 肛毛；pa_1、pa_2. 肛后毛。

图 34-18 粗脚粉螨（♀）肛门区
（仿 李朝品、沈兆鹏）

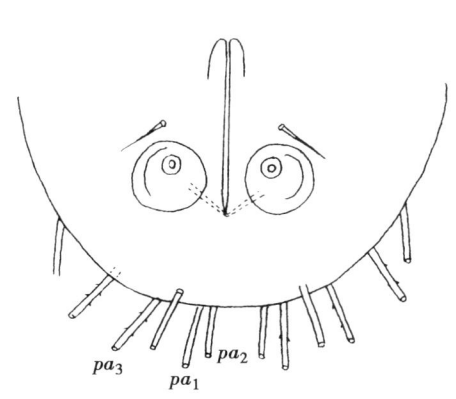

图 34-19　腐食酪螨（♂）腹面后端
（仿 李朝品、沈兆鹏）

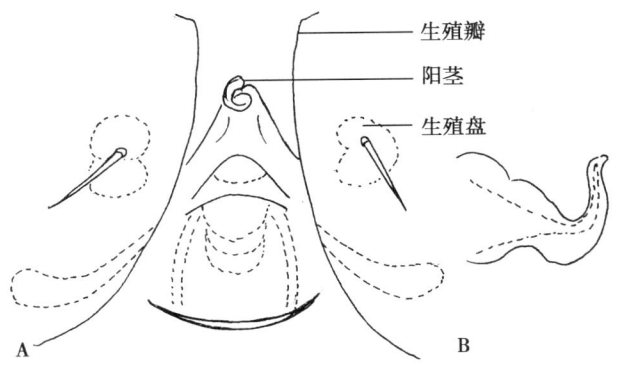

A. 外生殖器区；B. 阳茎侧面观。

图 34-20　腐食酪螨（♂）生殖器区和阳茎
（仿 李朝品、沈兆鹏）

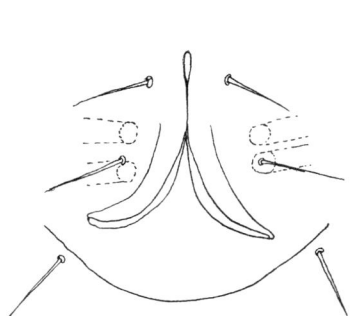

图 34-21　粗脚粉螨（♀）外生殖器区
（仿 李朝品、沈兆鹏）

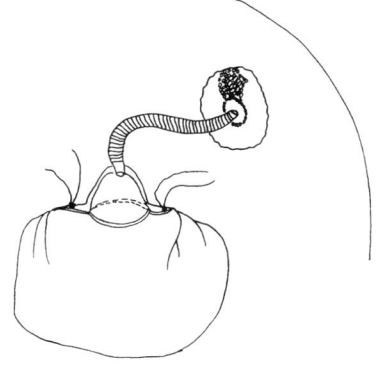

图 34-22　粗脚粉螨（♀）交合囊和受精囊
（仿 李朝品、沈兆鹏）

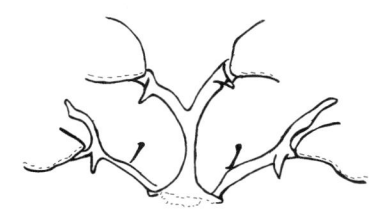

图 34-23　甜果螨基节
（仿 李朝品、沈兆鹏）

表 34-2　椭圆食粉螨腹毛及其着生位置

刚毛名称	符号	着生位置	刚毛名称	符号	着生位置
基节毛	cx	足Ⅰ和足Ⅲ基节上	肛毛	a	肛门周围
肩腹毛	hv	后半体腹侧面，足Ⅱ、Ⅲ之间	肛前毛	pra	肛门前面
生殖毛（前、中、后）	g_1,g_2,g_3 或 f,h,i	位于生殖孔周围	肛后毛（第一、二、三对）	pa（pa_1,pa_2,pa_3）	肛门后面

　　5. 足　粉螨的成螨、第一若螨和第三若螨均有 4 对足,幼螨有 3 对足。足由基节（coxa）、转节（trochanter）、股（腿）节（femur）、膝节（genu）、胫节（tibia）和跗节（tarsus）组成,其中基节与躯体腹面愈合而不能自由活动,其余 5 节均可活动（图 34-23,图 34-24）。基节着生有基节毛（coxal setae）和基节间毛（intercoxal setae）,基节的前缘硬化并向内部突出而形成表皮内突（apodeme）。足Ⅰ表皮内突在腹面中线处愈合成胸板（sternum）,而足Ⅱ、Ⅲ、Ⅳ的表皮内突则常分开。粉螨足基节后缘也可骨化形成基节内突（epimere）,并可与相邻的表皮内突（apodeme）愈合。足Ⅰ转节背面有基节上腺（supracoxal gland）,其分泌液流入颚足沟（podocephalic canal）内。前跗节（pretarsus）位于跗节远端,其末端为爪（claw）、爪间突（empodium）和爪垫（pulvillus）,其中爪间突常呈吸盘状或爪状。雄粗脚粉螨（*Acarus siro*）足Ⅰ股节粗大,腹面具锥状距 1 个（图 34-25）。脂螨属（*Lardoglyphus*）雌螨的爪分叉,异型雄螨（heteromorphic male）足Ⅲ末端有 2 个大刺（图 34-26）；食甜螨科（Glycyphagidae）螨类的爪常附着在柔软的前跗节（pretarsus）顶端,由 2 个细"腱"（tendon）连接在跗节末端（图 34-27）,无爪螨属（*Blomia*）的足跗节无爪。害嗜鳞螨的跗节基部着生有亚跗鳞片（ρ）（图 34-28）；根螨属（*Rhizoglyphus*）的爪可以在 2 块骨片中间转动,基部被柔软的前跗节包围。粉螨所有的足均具爬行功能,第一对足兼有取食功能。

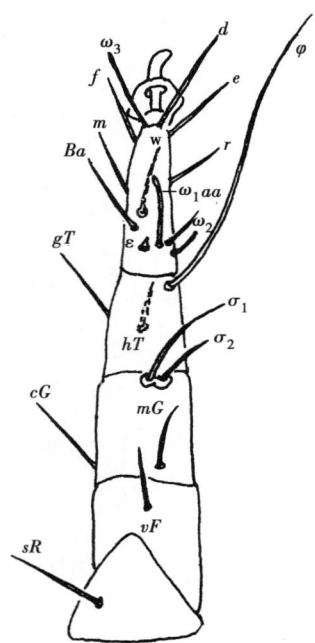

gT、hT. 胫节毛;cG、mG. 膝节毛;vF. 股节毛;
sR. 转节毛;ω₁~ω₃. 跗节感棒;ε. 跗节芥毛;aa. 亚
基侧毛;φ.胫节感棒;σ₁ 和 σ₂. 外膝毛和内膝毛;
Ba. 背中毛;w. 腹中毛;r. 侧中毛;d. 第一背端毛;
e. 第二背端毛;f. 正中端毛;m. 正中毛。

图 34-24 椭圆食粉螨左足 I
（仿 李朝品、沈兆鹏）

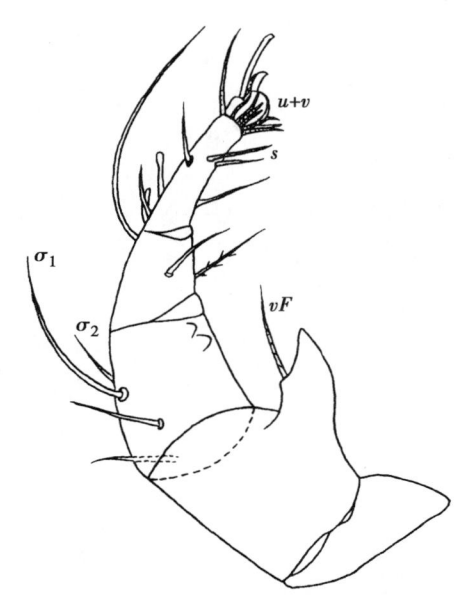

图 34-25 粗脚粉螨(♂)足 I 股节腹面锥状距
（仿 李朝品、沈兆鹏）

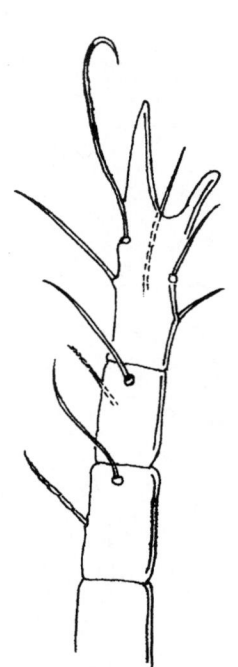

图 34-26 扎氏脂螨
（♂）右足 III 背面
（仿 李朝品、沈兆鹏）

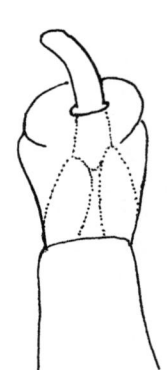

图 34-27 食甜螨属柄吸盘
（仿 李朝品、沈兆鹏）

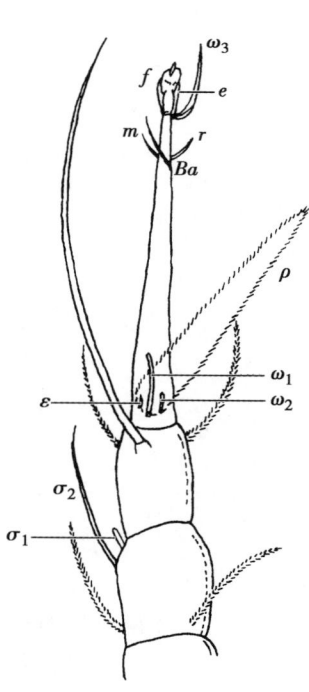

ω₁~ω₃、σ₁、σ₂. 感棒;ε. 芥毛;f、e、
Ba、m、r. 刚毛;ρ. 跗节鳞片。

图 34-28 害嗜鳞螨跗节基部
的亚跗鳞片(ρ)
（仿 李朝品、沈兆鹏）

粉螨足Ⅳ跗节有明显吸盘(图 34-29),如粗脚粉螨(*Acarus siro*)足Ⅳ跗节近基部及中部有吸盘 2 个;雄伯氏嗜木螨足Ⅳ跗节 1/2 处有交配吸盘 2 个;椭圆食粉螨(*Aleuroglyphus ovatus*)和食菌嗜木螨(*Caloglyphus mycophagus*)足Ⅳ跗节端部也有 2 个交配吸盘;雄拱殖嗜渣螨(*Chortoglyphus arcuatus*)的足Ⅳ跗节中间也有 2 个交配吸盘。

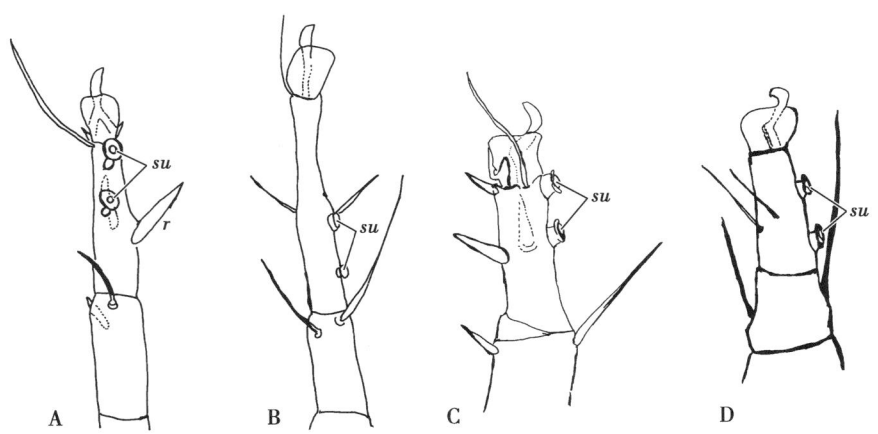

A. 伯氏嗜木螨;B. 粗脚粉螨;C. 食菌嗜木螨;D. 椭圆食粉螨。

图 34-29　粉螨足Ⅳ跗节吸盘
(仿 李朝品、沈兆鹏)

6. 足毛　粉螨足上着生有许多刚毛状突起(图 34-30),跗节最多且自足Ⅰ至足Ⅳ逐渐减少。这些刚毛状突起包括感棒(solenidia)、芥毛(famulus)和真刚毛(true setae)三种。感棒(ω)是一薄的几丁质管,其基部不膨大,末端有开口。由于感棒不具栉齿,且有裂缝状的凹陷,故镜下可见条纹。芥毛(ε)仅存在于足Ⅰ跗节,微小,常呈圆锥形;芥毛芯子中空,含原生质,镜下呈双折射性,常与第一感棒(ω_1)接近。真刚毛与螨体上其他刚毛一样,内有辐几丁质组成芯,外有附加层,附加层上有梳状物;真刚毛的基部膨大,多封闭,着生于表皮的小孔中。在粉螨亚目(Acaridida)中,足上感棒、刚毛的数目及排列方式基本相同,但形状、着生位置和数目并非完全一致。因此,感棒或刚毛的移位或缺如,常作为分类鉴别的重要依据,甚至在同一种类雌雄粉螨间也存在差异。如,麦食螨科(Pyoglyphidae)足Ⅰ跗节上的第一感棒(ω_1)从跗节基部的正常位置移位到前跗节的基部,该科的嗜霉螨属(*Euroglyphus*)和尘螨属(*Dermatophagoides*)跗节上的第三感棒(ω_3)着生在该节顶端,而拱殖嗜渣螨(*Chortoglyphus arcuatus*)足Ⅰ跗节上缺少芥毛(ε)。粉螨科(Acaridae)螨类足的刚毛变异不大,但食甜螨科(Glycyphagidae)螨类足刚毛常有较大变异:嗜鳞螨属(*Lepidoglyphus*)螨类所有足的跗节均被一个有栉齿(毛)的亚跗鳞片(subtarsal scale, ρ)包裹;米氏嗜鳞螨(*Lepidoglyphus michaeli*)足Ⅲ膝节上的腹面刚毛(nG)膨大成栉状鳞片(pectinate scales);棕脊足螨(*Gohieria fusca*)的膝节和胫节上有明显的脊条;弗氏无爪螨(*Blomia freemani*)所有的足跗节均细长,足Ⅳ跗节常与胫节基部连接处构成一个角度,可向内

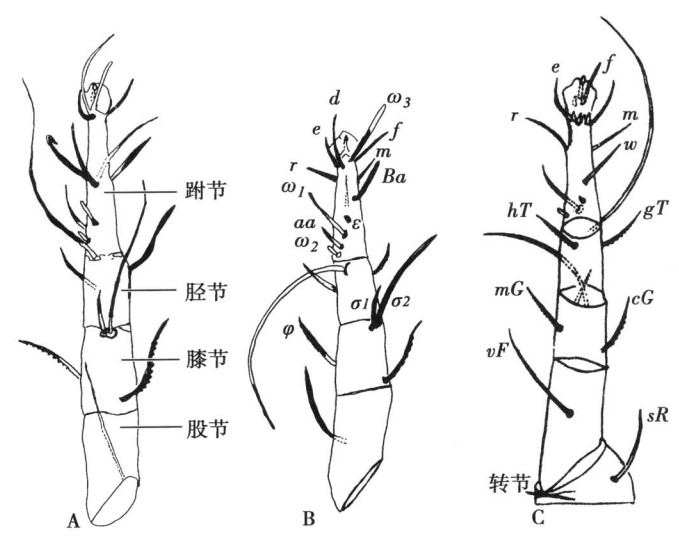

A. 粗脚粉螨(♀)背面;B. 薄粉螨(♀)背面;C. 薄粉螨(♀)腹面;$\omega_1 \sim \omega_3$. 跗节感棒;φ. 胫节感棒;σ_1、σ_2. 膝节感棒;ε. 跗节芥毛;aa、Ba、d、e、f、m、r、w. 跗节的刚毛和刺;gT、hT. 胫节毛;cG、mG. 膝节毛;vF. 股节毛;sR. 转节毛。

图 34-30　粉螨左足Ⅰ
(仿 李朝品、沈兆鹏)

弯曲;雄隆头食甜螨($Glycyphagus\ ornatus$)的足I、II胫节上有1条梳状毛(hT),雌螨足I、II胫节上的梳状毛为正常刚毛。食甜螨科(Glycyphagidae)螨类的须肢及足I、II跗节上有芥毛[棘状毛(eupathidia)]和感棒[环管毛(solenidion setae)]。这两种毛均为感觉毛。有的螨足I跗节上还有一种芥毛(famuli),其末端膨大或多刺。

粉螨的足上有感棒、背毛、腹毛和侧毛,可将其纵向划分为前背毛、后背毛和前腹毛、后腹毛和前侧毛、后侧毛。其中以足I跗节上的感棒和刚毛最为复杂,但其着生位置和排列顺序也是有规则的。我国常见的椭圆食粉螨($Aleuroglyphus\ ovatus$)躯体和足上的刚毛种类较齐全,故以此螨为例介绍相应的刚毛名称及着生位置。椭圆食粉螨右足I上的刚毛及着生位置见表34-3,该螨足I跗节上的刚毛分为基部群、中部群和端部群等三个群(表34-4)。

表34-3　椭圆食粉螨右足I上的刚毛及着生位置

刚毛名称	符号	着生位置
转节毛	sR	转节腹面前方
股(腿)节毛	vF	股(腿)节腹面中间上方
膝节毛2条	mG,cG	mG位于足I背面,cG位于足I腹面
膝外毛和膝内毛(膝节感棒)	σ_1,σ_2	位于膝节背面前端的骨片上,σ_1较长,σ_2较短
胫节毛2条	gT,hT	gT位于足I侧面,hT位于足I腹面
胫节感棒(鞭状感棒、背胫刺)	φ	位于胫节末端背面

表34-4　椭圆食粉螨跗节I上刚毛及其着生位置和形状

刚毛名称	符号	着生位置及形状
	基部群	
第一感棒	ω_1	跗节背面近基部,长杆状
芥毛	ε	靠近第一感棒,小刺状
亚基侧毛	aa	位于第一感棒右侧,刚毛状
第二感棒	ω_2	位于亚基侧毛下方,短钉状
	中部群	
背中毛	Ba	位于跗节背面中部,毛发状
腹中毛	w	位于跗节腹面中部,毛发状
正中毛	m	位于背中毛上方
侧中毛	r	位于背中毛右侧
	端部群	
第一背端毛	d	跗节端部背面,长发状
第二背端毛	e	位于第一背端毛的右侧
正中端毛	f	位于第一背端毛的左侧
第三感棒	ω_3	跗节背面端部,管状
中腹端刺	s	跗节腹面端部中间,刺状
外腹端刺	p,u 或 $p+u$	位于中腹端刺的左侧,刺状
内腹端刺	q,v 或 $q+v$	位于中腹端刺的右侧,刺状

足Ⅰ端跗节基部有呈圆周形排列的刚毛 8 根,以左足为例:第一背端毛(d)位于中间,正中端毛(f)和第二背端毛(e)分别位于 d 的左、右两侧,腹端刺(p、q、u、v 和 s)为短刺状,着生在足的腹面,中腹端刺(s)位于中间,外腹端刺(p、u)位于左面,内腹端刺(q、v)位于右面。除了所有足跗节均着生的这些刚毛和刺之外,第三感棒(ω_3)仅着生在足Ⅰ跗节上,ω_3 呈圆柱状,位于该节背面端部,并在最后一个若螨期开始出现。有的螨在邻近跗节基部可见几丁质突起(chitinous process,S),如尘螨属(Dermatophagoides)的小角尘螨(Dermatophagoides microceras)。足Ⅰ跗节中部有 4 根刚毛呈轮状排列,背中毛(Ba)位于背面,腹中毛(w)位于腹面,正中毛(m)和侧中毛(r)各位于左面和右面。足Ⅱ跗节同样具有这些刚毛,但在足Ⅲ跗节和足Ⅳ跗节仅有 r 和 w 2 根刚毛。跗节基部群有 4 根刚毛和感棒:第一感棒(ω_1)为棒状感觉毛,着生在背面,在粉螨各发育期的足Ⅰ、Ⅱ跗节上均有;足Ⅱ跗节的第一感棒比足Ⅰ跗节第一感棒长,特别在幼螨期第一感棒尤其长。在足Ⅰ跗节上的芥毛(ε)小刺状,常紧靠第一感棒(ω_1)。第二感棒(ω_2)较小,位于较后的位置,在第一若螨期开始出现,其与亚基侧毛(aa)仅着生于足Ⅰ跗节。

胫节感棒(φ)又称鞭状感棒或背胫刺,着生在足Ⅰ、Ⅱ、Ⅲ胫节背面,存在于粉螨生活史各发育阶段。足Ⅰ、Ⅱ胫节有胫节毛 2 根,gT 位于足的侧面,hT 位于足的腹面。足Ⅰ膝节背面有 2 根感棒 σ_1、σ_2,着生在同一凹陷上;而足Ⅱ、Ⅲ膝节上仅有 1 根感棒。在足Ⅰ、Ⅱ膝节上有 2 根膝节毛 cG、mG,而足Ⅲ膝节上仅有 1 根 nG 刚毛,在足Ⅳ膝节上,感棒和刚毛均缺如。足Ⅰ、Ⅱ、Ⅲ腿节腹面均有腿节毛(vF)1 根。足Ⅰ、Ⅱ、Ⅳ转节的腹面均有转节毛(sR)1 根。如,纳氏皱皮螨(Suidasia nesbitti)足Ⅰ跗节端部腹面有腹端刺 5 根,分别为 1 根中腹端刺(s)、2 根外腹端刺(p、u)、2 根内腹端刺(q、v);腐食酪螨(Tyrophagus putrescentiae)足Ⅰ跗节腹端刺(s、u、v)呈刺状,而腹端刺(p、q)呈长毛状;食粉螨属(Aleuroglyphus)的外腹端刺(p、u)和内腹端刺(q、v)分别愈合为 1 根腹端刺,加上 1 根腹端刺(s),其足Ⅰ跗节腹端刺共 3 根;伯氏嗜木螨(Caloglyphus berlesei)足Ⅰ跗节有 p、u、s、q、v 等 5 根腹端刺;干向酪螨(Tyrophagus casei)所有足跗节上的第二背端毛(e)呈厚刺状;水芋根螨(Rhizoglyphus callae)足Ⅰ跗节上的背中毛(Ba)变为锥形距;弗氏无爪螨(Blomia freemani)足Ⅳ胫节感棒(φ)移位着生于胫节中间;雄河野脂螨(Lardoglyphus konoi)的足Ⅰ、Ⅱ、Ⅳ爪不分叉,足Ⅲ跗节短,刚毛着生在端部;伯氏嗜木螨(Caloglyphus berlesei)足Ⅰ跗节第二背端毛(e)变为粗刺状,其正中端毛(f)和侧中毛(r)均变为镰状毛,顶端膨大呈叶片状,腹中毛(w)和正中毛(m)变为粗刺;伯氏嗜木螨(Caloglyphus berlesei)与食菌嗜木螨(Caloglyphus mycophagus)足Ⅰ、Ⅱ胫节毛(gT、hT)均变为刺状。

7. 生殖孔和肛门　生殖孔是粉螨生殖器官的开口,雌雄两性生殖孔位于躯体腹面的足基节之间。肛门是粉螨消化器官的末端开口,常位于末体腹面近后端。

(1) 生殖孔(genital opening):粉螨仅成螨具有生殖孔,其形状和位置多样,是鉴别若螨和成螨的主要特征。粉螨亚目(Acaridida)螨类的生殖孔位置多种多样,呈纵向或横向排列,一般开口于足Ⅱ~Ⅳ基节之间。生殖孔被 1 对分叉的生殖褶(genital fold)遮盖,其内侧是生殖"吸盘"(genital sucker)亦称生殖乳突(genital papilla),为 1 对粗的直管状结构。在粉螨发育过程中,第一若螨有生殖感觉器(genital sense organs)1 对,第三若螨有生殖感觉器 2 对。生殖板(genital shield)是围绕生殖孔的骨化程度较弱的腹面板状结构。无爪螨属(Blomia)的雌螨有一个附加的不成对的生殖褶,从后面覆盖生殖孔。

雌螨外生殖器主要是交配囊(bursa copulatrix)、生殖孔(genital pore)或生殖瓣(genital valve)。交配囊的形状因螨种而异,也具有一定的分类学意义。交配囊位于足Ⅲ、Ⅳ基节之间,与雌螨的内部生殖系统相连。雌螨生殖孔较大,两侧具 2 对生殖乳突,外覆生殖瓣,呈纵向或横向裂缝,营自生生活的粉螨多为纵向裂缝,而营寄生生活的螨类多呈横向裂缝,便于排卵。麦食螨科(Pyoglyphidae)的雌螨生殖孔呈内翻的 U 形,有一块骨化的生殖板,食甜螨属(Glycyphagus)的雌螨生殖孔前缘有一块呈新月状的细小前骨片(epygnium)。雌性生殖孔的前缘可与胸板相愈合,也可与围绕在输卵管孔周围的围生殖环(circumgenital ring)相愈合,前者如果螨属(Carpoglyphus),后者如脊足螨属(Gohieria)。雌螨体躯后端有一圆形的小陷腔,即交配囊,其位于体表的孔常通过富有弹性的交配囊管通向受精囊(receptacula seminis),受精囊与卵巢相连。

雄螨生殖孔两侧具前、中、后 3 对生殖毛(g_1、g_2、g_3),生殖孔外表具生殖瓣 1 对和生殖乳突(genital papilla)2 对,中央有一几丁质管状阳茎(penis),其着生在结构复杂的几丁质支架(chitinous struts)上,支架上附有可使阳茎活动的肌肉(图 34-31)。雄螨阳茎形态多样,对粉螨种类鉴别具有重要意义。粉螨科

（Acaridae）螨类的睾丸成对，睾丸中产生的精细胞（sperm cell）通过成对的或单一的输精管（vas deferens）导入射精管（ejaculatory ducts）。在输精管和射精管之间有附属腺（accessory gland），保护精细胞顺利进入雌螨受精囊。粉螨亚目（Actinedida）的螨类通过阳茎把精细胞直接导向雌螨的生殖孔中。雄螨有特殊的交配器，可以是位于肛门两侧的 1 对交尾吸盘或肛吸盘（anal sucker）（图 34-32），或位于足Ⅳ跗节的 1 对小吸盘（图 34-33），或仅在足Ⅰ和Ⅱ跗节上有 1 个吸盘。食甜螨科（Glycyphagidae）雄螨常无肛吸盘和跗节吸盘，而隆头食甜螨（*Glycyphagus ornatus*）足Ⅰ、Ⅱ吸盘的形状变异有辅助交配作用。许多寄生性粉螨足Ⅲ、Ⅳ吸盘的变异也有着同样的作用。

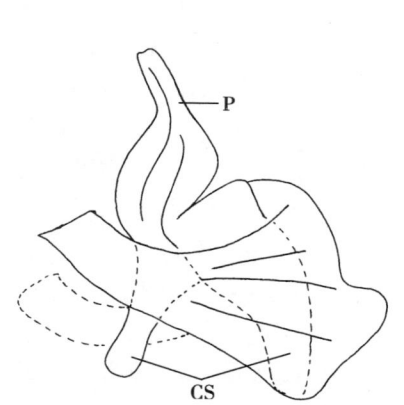

P. 阳茎；CS. 几丁质支架。

图 34-31　棉兰皱皮螨雄螨（♂）外生殖器侧面

（仿 李朝品、沈兆鹏）

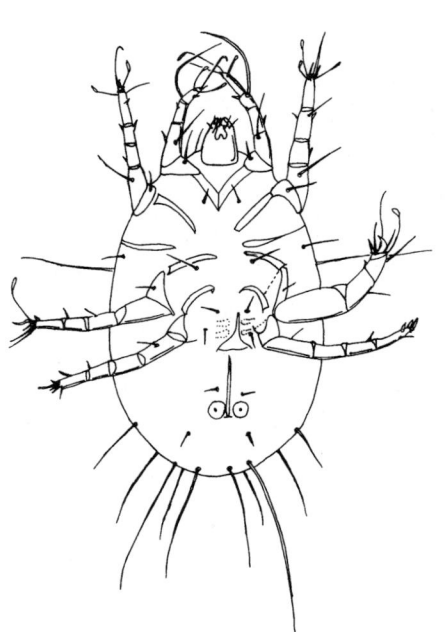

图 34-32　罗宾根螨畸形异型雄螨（♂）腹面

（仿 李朝品、沈兆鹏）

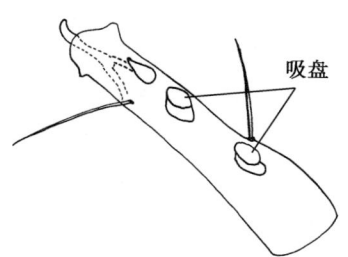

图 34-33　干向酪螨（♂）足Ⅳ跗节背面的吸盘

（仿 李朝品、沈兆鹏）

粉螨的某些种类具雄螨多态现象，即某些螨类出现多型雄螨。如嗜木螨属（*Caloglyphus*）、根螨属（*Rhizoglyphus*）和士维螨属（*Schwiebia*）等可出现以下 4 种类型的雄螨：①同型雄螨（homomorphic male），体躯形状和背刚毛的长短与未孕的雌螨相似；②二型雄螨（bimorphic male），体躯较大，背刚毛较长；③异型雄螨（heteromorphic male），与同型异螨相似，但有变形的足 3 对；④多型雄螨（pleomorphic male），与二型雄螨的体躯类似，但第 3 对足变形。如，根螨属（*Rhizoglyphus*）螨类能形成两种类型的雄螨，一种与雌螨相似，另一种足Ⅲ膨大，且该足跗节变异成 1 个稍弯曲的爪；而脂螨属（*Lardoglyphus*）仅有异型雄螨，而没有同型雄螨。Woodring（1969）根据粉螨体躯形状和背刚毛的长短将这 4 种类型雄螨又合并划分为二群：同类型雄螨（homotype male），其体躯的形状及刚毛的长短与雌螨相同；二型雄螨（bimotypes），其体躯和背刚毛均较长。Michael（1901）观察了异型雄螨变异的足，这种足不与地面接触，不具爬行功能。如畸形嗜木螨（*Caloglyphus anomalus*）可将这种足当作武器，用于互相搏斗，以杀死年轻的同型雄螨。

（2）肛门：粉螨肛门（anal）通常位于末体后端，是其消化道末端出口，肛门两侧有肛板（anal shield）围护。不同粉螨的肛门着生位置也有差别，有的肛门位于躯体末端，有的位于末体腹面近后缘。有些粉螨的雄螨肛门区有 1 对肛吸盘，肛吸盘附近有 1 对肛前毛（pre-anal setae）和 3 对肛后毛（post-anal setae）（pa_1、pa_2、pa_3）。雌螨的肛门通常纵裂，周围有 5 对肛毛（anal setae）（$a_1 \sim a_5$）、2 对肛后毛（pa_1、pa_2）。

二、内部结构

粉螨躯体内有肌肉系统、神经系统、循环系统、消化系统、生殖系统等。由于粉螨食性复杂，不同螨种的内部结构差异也较大。其中：①粉螨肌肉系统的横纹肌发达，多附着于表皮内突及肥厚板等处，有的也附着于粉螨的柔软表皮,可借助肌肉活动改变粉螨的躯体型态,其主要功能是参与足、须肢、螯肢、生殖器和肛板等的躯体活动。②粉螨的中枢神经系统为中枢神经块,由食管神经环、食管下神经节、腹神经链、食管上神经节等多数神经节高度愈合而成,食管上部的中枢神经集团有成对的脑神经节和螯肢神经节,分别向咽、眼和螯肢等处发出神经,另有须肢神经节1对,通常位于食管进入中枢神经集团的入口处,由横连合与螯肢神经节联结,并且分布神经到须肢和咽,粉螨亚目(Acaridida)螨类的内脏神经节为1对,足神经节向足和与足有关的肌肉发出神经,内脏神经节向消化系统、生殖系统和其他内脏器官发出神经。内脏神经节可能相当于其他蛛形纲动物腹部神经节的融合体。③粉螨的循环系统是开放血管系,血液无色,流经各内脏器官和肌肉等处。血液凭借身体的运动特别是背腹肌的收缩而实现体内循环。

与大量的粉螨外部形态研究资料相比,有关粉螨的内部形态结构研究相对较少。刘志刚(2004,2009)等学者对屋尘螨(Dermatophagoides pteronyssinus)、热带无爪螨(Blomia tropicalis)用连续切片及HE染色后观察其内部结构,发现消化系统及生殖系统占据粉螨体腔的大部分空间。消化系统可见口咽部、前中肠、中肠、两个较大的盲肠、结肠等,肠腔特别是中肠内可见明显的粪便颗粒。生殖系统位于螨体的体腔末端,雌螨可见卵巢等系统,雄螨可见较大的附腺、睾丸等结构。下面以粉尘螨为例,重点介绍粉螨消化系统和生殖系统的形态、结构。

(一) 消化系统

粉尘螨的消化系统为管状结构,占据其体腔的大部分空间,主要结构包括口前腔、肠和肛门,肠分为前肠(foregut)、中肠(midgut)、后肠(hindgut),而后肠又分为结肠(colon)和直肠(rectum)。前肠和后肠内壁衬有表皮,中肠无表皮。中肠前、后段连接处及中肠与后肠连接处肠道均有收缩。

1. 口前腔　口前腔(prebuccal cavity)由颚体围绕而成。颚体位于足I之间,为消化系统最前端的一个功能性结构,主要包括位于背面和侧面的一对螯肢和一对须肢,以及口上板、口下板。螯肢内有可支配动趾开合的肌肉组织。上唇在横切面上近似为三角形与口上板相接。颚体的腹面为口下板,位于须肢之间,其侧面与须肢基节融合。口下板中央有一个向背面突出的脊,脊的中部呈Y形并向后逐渐变大。口下板与须肢之间有两个沿动趾呈弧度弯曲的槽。

2. 肠　Brody(1972)将粉尘螨的肠依次分为前肠、中肠和后肠三部分,每个肠区又分为前后两段。

(1) 前肠:前肠由咽(pharynx,PH)和食管(esophagus,Es)两部分组成。咽的角化程度较高,背面附着有几组肌肉,矢状切面上可见其向腹面弯曲。咽与食管连接处有很多褶皱。有厚度均匀的表皮覆盖于食管内壁。食管为褶皱样,其横切面呈八角星形,这些褶皱之间形成的槽为血腔的组成部分。

(2) 中肠:中肠分前中肠(anterior midgut,AMg)和后中肠(posterior midgut,PMg)两部分,中间为一个狭窄区,前中肠向后伸出两个盲肠(caecum)。前中肠肠壁较薄,其形态因充血程度不同而异。中肠的上皮细胞有多种形态。在前中肠近食管段,背侧上皮细胞体积较小为鳞片状;腹面有两排体积较大的细胞,这些细胞多数向肠腔(gut lumen)伸出或附着在肠壁上,仅少部分与之相连。有些肠腔中的游离细胞与之形态相似,可能来源于此。肠腔内的消化物疏松,偶尔可见到其他螨的附肢及表皮样内容物。前中肠后面部分的背、腹面及盲肠腔面为立方上皮。盲肠中的腔隙常因其上皮细胞密度增大而变得狭窄。后中肠球形,肠壁除大量鳞状细胞外,也有少量的立方细胞。腔内明显可见围食膜将食物包成球状,形成早期的粪粒。后中肠通过狭长的开口与后肠相连。

3. 后肠和肛门　后肠分为结肠和直肠两段,其内壁为表皮覆盖,腔内可见围食膜包裹的粪粒。结肠背壁形成两个明显的背褶,背褶两边有两团细胞,可能为结肠的腺体。腔面有许多突起伸入肠腔,使内壁呈锯齿状,其表皮上覆盖一层黏液样物质。直肠为管状结构,与裂缝样肛门(anus)相连接。

4. 消化腺　唾液腺(salivary gland)位于螨体脑前方,开口于前口腔,呈不规则形,细胞呈嗜碱性深染。

(二) 生殖系统

1. 雄性粉尘螨生殖系统的形态结构　雄性粉尘螨的生殖系统由睾丸(testis)、输精管(vasa defrentia)、附腺(accessory gland)、射精管(ejaculatory duct)、阳茎(penis)及附属交配器官(accessory copulatory organ)组成,占据粉尘螨血腔后部大部分空间。此外,粉螨生殖系统的功能相关结构还包括肛侧板吸盘(adanal suckers)和第IV对足跗吸盘(tarsi suckers)等附属交配器官。

（1）睾丸：粉尘螨雄螨有睾丸一个，位于体腔末端直肠的后方，是精子产生和发育的场所，在 HE 染色的切片上可以清晰地见到染成蓝紫色的单睾丸，其形态常因充盈度不同而异：完全充盈时呈椭圆形，后部可与腹部肌肉相接触，可见不规则排列的各发育阶段精子细胞。成簇排列的精原细胞（spermatogonium）位于睾丸的背侧部，呈不规则形态，有细胞核；再向内排列的是精母细胞（spermatocyte），呈圆形，细胞核嗜碱性，大而圆，细胞浆嗜酸性，其形态与精原细胞相近，但稍大于精原细胞；精细胞（spermatozoa）较精母细胞小，位于睾丸前段靠近附腺，细胞浆嗜酸性；成熟精子数量很多且分布较弥散，细小呈蝌蚪状或逗点状。

（2）输精管：输精管沿睾丸的腹侧部分出二支向前端延伸，形成一对输精管，位于肠、附腺和睾丸之间。成熟雄粉尘螨输精管管腔很大，其充盈时占据体腔后部的大部分空间，和睾丸分界不清，其内储存着大量成熟精子细胞和后期发育的精子细胞，输精管通过末端与附腺相连来传递成熟精子。

（3）附腺：雄性粉尘螨生殖系统中最大的器官是附腺，单个，椭圆形，位于体腔中后约 1/3 处，一端与射精管相连，另一端游离于体腔，附腺的壁由较厚的上皮细胞组成。有些螨类附腺是雌雄共有的结构（Hughes，1959；Witalinski 等，1990），其功能重要而复杂。

（4）射精管：光镜下可见射精管为一小而细胞壁高度角化的紫红色囊状结构，与附腺紧密连接，末端与阳茎相连。

（5）阳茎：雄螨的阳茎高度角化且细长，位于足Ⅲ、Ⅳ基节之间，着生在骨化的三角形基板上，平时出于自身保护的需要通常隐藏在生殖褶下方，只有在交配时才会凸显出来，生殖褶内面有生殖感觉器。

（6）附属交配器官：位于肛门两侧的一对肛吸盘和位于足Ⅳ上的两对跗吸盘为粉尘螨的附属交配器官，雌雄粉尘螨交配时可借助这些吸盘使二者腹部贴附更加紧密，便于交配。

2. 雌性粉尘螨生殖系统的形态结构　粉尘螨的雌螨生殖系统包括两个部分：第一部分开口于后半体肛门左侧，由交配孔（bursa copulatrix）、交配管（ductus bursae）、储精囊（receptaculum seminis）和一对囊导管（ducti receptaculi）组成，这些结构主要功能是完成受精。雌雄螨经交配孔交配后精子暂时储存于储精囊，后经一对囊导管传递至输卵管内完成受精（Hughes，1959）。第二部分由一对卵巢（ovary）、一对输卵管（oviduct）、子宫（uterus）、产卵管（ovipositor）和产卵孔（oviporus）组成，这些结构主要功能是完成产卵。产卵孔开口于足Ⅱ、Ⅲ基节之间的腹侧。

（1）交配孔和交配管：交配孔是一个开放的圆形小孔，位于肛门裂的左上方，结构和形状具有种特异性（Walzl，1992）。交配孔向体内延伸并通过一对交配管与储精囊相连。雄螨在交配时将阳茎插入雌螨交配孔，经交配管将精液传至后端与之相连的储精囊。

（2）储精囊和囊导管：储精囊为椭圆形囊状结构，是雌雄螨交配后精液暂时储存的场所，有一定的伸缩性，充盈时囊壁是光滑的，无精液充盈时囊壁呈褶皱状。常位于血腔末体中部，直肠的上方，其在血腔的位置常受充盈度的影响而发生变化，充盈时储精囊的囊壁可抵后部体壁。储精囊经囊导管与输卵管相连。

（3）卵巢：一对锥球形卵巢位于肛门裂两侧直肠下方，与囊导管相连接，卵巢内有若干大小不等的无卵黄卵母细胞，细胞间界限不清，相互连成团块状；光镜下卵巢组织比较致密，HE 染色切片显示为对称深蓝紫色的两叶。卵巢中央有一具有多个细胞核的较大体积细胞，周围是不同发育阶段的卵母细胞，这些大小不等的卵母细胞通过细胞间索带与中央细胞相连接。因中央细胞与营养作用有关，又称为营养合胞体细胞。卵母细胞呈圆形，强嗜碱性，通常成簇地聚集在一起，其不同发育阶段细胞体积也不同，发育越成熟的卵母细胞体积越大，卵巢内的卵母细胞在进入输卵管之前均为无卵黄颗粒细胞。

（4）输卵管：于卵巢腹侧壁伸出一对输卵管，其管壁由上皮细胞组成，卵细胞的卵黄生成作用在输卵管内发生，成熟卵细胞体内充满了卵黄颗粒使得其体积达到最大，中央有一核，卵细胞的最外层包裹着卵膜样非细胞结构物质，成熟卵细胞通过输卵管进入子宫腔。输卵管很细，当无卵存在时光镜下通常不易见到；当有卵存在时管腔膨大，光镜下可见。

（5）子宫：子宫腹侧与输卵管相连接，子宫腔大呈扁平囊状，外壁由较薄的基膜层和肌肉层组成，上皮细胞呈立方形，细胞间界线分明，子宫的形态与是否存在内孕卵密切相关，无孕卵时常皱缩在一起而呈扭曲状；有卵细胞时宫腔充盈膨胀，上方可达直肠壁，在切片上明显可见椭圆形的红染卵细胞。子宫的两侧有一对环形肌，具有协助子宫排卵的作用。

（6）产卵管和产卵孔：子宫腹侧向前连接产卵管，经产螨的产卵管为管腔较大的薄壁硬化管，管壁上皮组织稀疏，末端略膨大，开口为产卵孔，位于基节Ⅱ、Ⅲ之间。在扫描电镜下可见产卵孔呈"人"字形，位于半月形生殖板（genital plate）的下方，生殖板侧缘骨化明显。

第二节　分类

有关粉螨的分类研究，最早应是英国学者 Michael 于 1901—1903 年开始的，约 20 年后荷兰学者 Oudemans 对粉螨分类研究作出巨大贡献，发表了很多相关学术论文。20 世纪 40 年代初，苏联学者 захваткин 对粉螨分类做了较为系统的研究，此后，Hughes（1948，1961，1976）、дубинин（1953）、Yunker（1955）、Baker（1958）、Krantz（1970，1978）、Evans（1992）等对粉螨分类均作了大量卓有成效的研究工作，取得了丰硕的成果。直至今日，每年均不断发现蜱螨的新种新属，其分类研究仍处于"百家争鸣"的状态。目前蜱螨分类意见尚不统一，科一级的分类问题较多，至于种名则更加混乱。各个学者因采用的标本和研究方法不同，研究结论也不尽相同。随着研究工作的不断进展，同一学者的分类结论也会不断修正。在历史上曾产生重要影响的粉螨分类系统主要有 Baker 等（1958）、Hughes（1976）、Krantz（1978）、Evans（1992）、Krantz 和 Walter（2009）的系统。

一、蜱螨分类的历史沿革

Baker 等（1958）将所有蜱螨归为蜱螨目（Acarina），下设 5 亚目：蜱亚目（Ixodides）、绒螨亚目（Trombidiformes）、疥螨亚目（Sarcoptiformes）、爪须亚目（Onychopalpida）和中气门亚目（Mesostigmata）。疥螨亚目又分成粉螨总股（Acaridides）和甲螨总股（Oribatei）。

Krantz（1970）将蜱螨目提升为亚纲，下设 3 目 7 亚目 69 总科。其中的无气门亚目（Acaridida）又分为粉螨总股（Acaridides）和瘙螨总股（Psoroptides）。粉螨总股下设粉螨总科（Acaroidea）、食菌螨总科（Anoetoidea）和寄甲螨总科（Canestrinioidea）3 个总科。Krantz（1978）又将蜱螨亚纲（Acari）分为 2 目 7 亚目，即寄螨目（Parasitiformes）和真螨目（Acariformes）。其中，寄螨目包括节腹螨亚目（Opilioacarida）、巨螨亚目（Holothyrida）、革螨亚目（Gamasida）和蜱亚目（Ixodida）4 亚目，真螨目（Acariformes）包括粉螨亚目（Acaridida）、甲螨亚目（Oribatida）和辐螨亚目（Actinedida）3 亚目。

Evans（1992）沿用 Krantz 蜱螨亚纲的概念，在该亚纲下设节腹螨总目（Opilioacariformes）、寄螨总目（Parasitiformes）和真螨总目（Acariformes）3 个总目，再分为 7 目，其中真螨总目下设粉螨目（Acaridida）、甲螨目（Oribatida）和绒螨目（Trombidiformes）。

Krantz 和 Walter（2009）把蜱螨亚纲重新分为寄螨总目（Parasitiformes）和真螨总目（Acariformes）2 个总目。其中，寄螨总目包括节腹螨目（Opilioacarida）、巨螨目（Holothyrida）、蜱目（Ixodida）和中气门目（Mesostigmata）4 个目，真螨总目包括绒螨目（Trombidiformes）和疥螨目（Sarcoptiformes）2 个目，这些目下又设 125 总科，540 科。即以前分类系统中的粉螨亚目（Acaridida）被降格为甲螨总股（Desmonomatides 或 Desmonomata）下的无气门股（Astigmatina）。该无气门股下又分为 10 个总科，76 个科，包括粉螨（Acaridia）和瘙螨（Psoroptidia）2 个主要类群。

除了以上产生重要影响的粉螨分类系统外，还有以下分类系统：Hughes（1948）在《贮藏农产品中的螨类》（*The Mites Associated with Stored Food Products*）一书中将螨类分为疥螨亚目（Sarcoptiformes）、恙螨亚目（Trombidiformes）和寄生螨亚目（Parasitiformes）。Hughes（1961）在《贮藏食物的螨类》（*The mites of stored food*）一书中将粉螨总股内设虱螯螨总科（Pediculocheloidea）、鳌螨总科（Listrophoroidea）、尤因螨总科（Ewingoidea）、食菌螨总科（Anoetoidea）和粉螨总科（Acaroidea）5 个总科。其中，前 4 个总科分别均只有 1 个科，即虱螯螨科（Pediculochelidae）、鳌螨科（Listrophoridae）、尤因螨科（Ewingidae）、食菌螨科（Anoetidae），而粉螨总科却下设了 13 个科，其中除粉螨科（Acaridae）和表皮螨科（Epidermoptidae）外，其余的 11 个科均为寄生性粉螨，其宿主为鸟类、昆虫和哺乳类动物，故粉螨总科中与农牧业及储藏物有关的螨类仅有粉螨科和表皮螨科 2 个科。Hughes（1976）在《贮藏食物与房舍的螨类》（*The mites of stored food and houses*）一书中将原属粉螨总股的类群提升为无气门目（Astigmata）或称粉螨目（Acaridida）。在该目下设粉螨科（Acaridea）、食甜螨科（Glycyphagidae）、果螨科（Carpoglyphidae）、嗜渣螨科（Chortoglyphidae）、麦食螨科（Pyroglyphidae）和薄口螨科（Histiostomidae）。此外还对他 1961 年提出的粉螨总科的分类意见作了很大的修正，即将原来的食甜螨亚科提升为食甜螨科，将原属于食甜螨亚科的嗜渣螨属和果螨属分别提升为嗜渣螨科和果螨科，将原属食甜螨亚科脊足螨属（Gohieria）的棕脊足螨（G. fusca）列为食甜螨科的钳爪螨亚科，将原来属于表皮螨科的螨类归类为麦食螨科。

二、本书采用的分类体系

本书仍沿用蜱螨亚纲（Acari），真螨总目（Acariformes）、疥螨目（Sarcoptiformes）、甲螨亚目（Oribatida）、甲螨总股（Desmonomatides 或 Desmonomata）、无气门股（Astigmatina 或 Astigmata），下设 10 个总科，76 个科，包括粉螨（Acaridia）和瘙螨（Psoroptidia）2 个主要类群分类体系，参考 Hughes（1976）、沈兆鹏（1995）、李朝品（1996）和 Krantz（2009）的分类意见，将常见粉螨分为 7 个科，即：粉螨科（Acaridae）、脂螨科（Lardoglyphidae）、食甜螨科（Glycyphagidae）、嗜渣螨科（Chortoglyphidae）、果螨科（Carpoglyphidae）、麦食螨科（Pyoglyphiae）和薄口螨科（Histiostomidae）。

近年来，随着粉螨研究的不断深入，许多新的种类在国内不断被发现。如，江镇涛在 1991 至 1998 年间共发现南昌华脂螨（Sinolardoglyphus nanchangensis Jiang, 1991）、水芋士维满（Schwiebea callae Jiang, 1991）、庐山粉螨（Acarus lushanensis Jiang, 1992）、景德镇食酪螨（Tyrophagus jingdezhenensis Jiang, 1993）、拟长食酪螨（Tyrophagus mimlongior Jiang, 1993）、中国食粉螨（Aleuroglyphus chinensis Jiang, 1994）、江西士维螨（Schwiebea jiangxiensis Jiang, 1995）、东方华皱皮螨（Sinosuidasia orientalis Jiang, 1996）、梅岭士维螨（Schwiebea meilingensis Jiang, 1997）、香港士维螨（Schwiebea xianggangensis Jiang, 1998）等 10 个粉螨新种，张浩等（2000）发现淮南根螨（Rhizoglyphus huainanensis Zhang, Li et Zhuge, 1998），李雯琳（2015）记述了茶树菇士维螨（Schwiebea agrocybe sp.nov）、空心菜士维螨（Schwiebea ipomoea sp.nov）、泉州士维螨（Schwiebea quanzhouensis sp.nov）、三明士维螨（Schwiebea sanmingensis sp.nov）等 4 个新种。随着粉螨种类的增加，给螨种鉴定及检索表的编写提出更高要求，限于篇幅，在此仅将粉螨亚目分科检索表、粉螨科成螨分属检索表描述如下。

粉螨（Acaridida）成螨分科检索表

1. 无顶毛，皮纹粗、肋状，第一感棒（ω_1）位于足 I 跗节顶端 ·· 麦食螨科（Pyroglyphidae）
   有顶毛，皮纹光滑或不为肋状，ω_1 在足 I 跗节基部 ···2

2. 须肢末节扁平，螯肢定趾退化，生殖孔横裂，腹面有 2 对几丁质环 ········ 薄口螨科（Histiostomidae）
   须肢末节不扁平，螯肢钳状，生殖孔纵裂，腹面无明显的几丁质环 ····································3

3. 雌螨足 I~IV 跗节爪分两叉，雄螨足 III 跗节末端有两突起 ·············· 脂螨科（Lardoglyphidae）
   雌螨足 I~IV 跗节单爪或缺如 ··4

4. 躯体背面有背沟，足跗节有爪，爪由两骨片与跗节相连，爪垫肉质；雄螨末体腹面有肛吸盘，足 IV 跗节有吸盘 ·· 粉螨科（Acaridae）
   躯体背面无背沟，足跗节无两骨片，有时有两个细腱；雄螨末体腹面无肛吸盘，足 IV 跗节无吸盘 ·····5

5. 足 I 和 II 表皮内突联合，呈 X 形胸板 ··· 果螨科（Carpoglyphidae）
   足 I 和 II 表皮内突分离 ···6

6. 雌螨生殖板大，新月形，生殖孔位于足 III~IV 之间，雄螨末体腹面有明显的肛吸盘 ·· 嗜渣螨科（Chortoglyphidae）
   雌螨生殖板不明显，若明显，生殖孔位于足 I~II 之间；雄螨末体腹面无肛吸盘 ·· 食甜螨科（Glycyphagidae）

粉螨科成螨分属检索表

1. 躯体背面刚毛光滑，有时略有栉齿，足 I、II 背面无褶皱 ··2

　　　　全部背刚毛棍棒状,带有很多小刺,足 I、II 背面有褶皱 ·················· 食粪螨属(*Scatoglyphus*)

2. 膝节 I 上的 σ_1 比 σ_2 长 3 倍以上,雄螨的 I 股节膨大,并在 I 股节腹面有锥状突起 ····· 粉螨属(*Acarus*)

　　膝节 I 上的 σ_1 不及 σ_2 3 倍长,雄螨的 I 股节不膨大,I 股节腹面无锥状突起 ··················· 3

3. 胛内毛 *sci* 与胛外毛 *sce* 等长,或长于 *sce* ··· 4

　　sci 缺如,或远短于 *sce* ··· 7

4. *ve* 比足膝节短,位于 *vi* 连线后方 ······························· 嗜菌螨属(*Mycetoglyphus*)

　　ve 与膝节等长,或比膝节长,几位于 *vi* 的同一水平上 ····································· 5

5. d_1 毛短,l_2 毛为 d_1 的 2 倍以上,约等于 l_1 ······················· 向酪螨属(*Tyrolichus*)

　　d_1 和 l_2 短,约等长,远短于 l_3、d_3 和 d_4 ·· 6

6. I、II 跗节背面端部的 *e* 毛短,针状,跗节末端有 5 个腹端刺 ············ 食酪螨属(*Tyrophagus*)

　　I、II 跗节背面端部 *e* 毛为粗刺状,跗节末端有 3 个腹端刺 ············· 嗜酪螨属(*Tyroborus*)

7. *ve* 和 *vi* 在同一水平线上 ··· 8

　　ve 和 *vi* 不在同一水平线上,或 *ve* 缺如 ·· 9

8. 体表有皱纹或鳞片状花纹 ······································· 华皱皮螨属(*Sinosuidasia*)

　　体表无皱纹或鳞片状花纹 ······································· 食粉螨属(*Aleuroglyphus*)

9. 有 *sci* 毛,有 d_1、d_2、l_1、l_2 毛 ··· 10

　　无 *sci* 毛,无 d_1、d_2、l_2 毛 ·· 12

10. *sci* 微小,表皮有皱纹 ··· 皱皮螨属(*Suidasia*)

　　sci 微小或长,表皮光滑,无皱纹 ··· 11

11. 在 I、II 跗节,*Ba* 膨大形成粗壮的锥状刺,并与 ω_1 接近 ············ 根螨属(*Rhizoglyphus*)

　　在 I、II 跗节,*Ba* 为简单的细长刚毛 ························· 嗜木螨属(*Caloglyphus*)

12. 在 I 跗节 ω_1 和 ω_2 无刺状毛 ····························· 狭螨属(*Thyreophagus*)

　　在 I 跗节 ω_1 和 ω_2 有刺状毛 ·· 13

13. 跗节 I 长为宽的 2 倍以上 ·· 尾囊螨属(*Histiogaster*)

　　跗节 I 粗短,长约等于宽 ··· 士维螨属(*Schwiebia*)

　　粉螨完成一代历经卵、幼螨、第一若螨(前若螨)、第二若螨(休眠体)、第三若螨(后若螨)和成螨等阶段(静息期未列),以上这些生活史各期的形态特征检索表如下:

粉螨(Acaridida)生活史各期检索表

1. 退化的附肢或有或无,并常包裹在第一若螨的表皮中 ············· 不活动休眠体或第二若螨

　　具发达的附肢 ··· 2

2. 有 3 对足,有时有基节杆 ··· 幼螨

　　有 4 对足,无基节杆 ·· 3

3. 螯肢和须肢退化为叉状附肢。无口器。在躯体腹面后端有吸盘集合 ········· 活动休眠体或第二若螨

　　螯肢和须肢发育正常。有口器。躯体腹面后端无吸盘 ··································· 4

4. 有 1 对生殖感觉器和 1 条痕迹状的生殖孔 ·· 第一若螨

　　有 2 对生殖感觉器 ··· 5

5. 生殖孔痕迹状。无生殖褶 ·· 第三若螨

　　有生殖褶 ··· 6

6. 生殖褶短。阳茎有一系列几丁质支架支持 ··· 雄螨

　　生殖褶通常较长,或生殖孔由 1 或 2 块板蔽盖。通往交配囊的孔位于体躯后端 ·················· 雌螨

　　　　　　　　　　　　　　　　　　　　　　　　　　　　　　　　　　　　(杨庆贵　陶　莉)

第三节　生物学

粉螨种类繁多,喜孳生于阴暗潮湿的环境中,多数种类营自生生活,少数种类营寄生生活。自生生活的粉螨一般为植食性、菌食性或腐食性;寄生生活的粉螨一般寄生于动植物的体内或体表。植食性粉螨以谷物、食品、干果等为食,严重为害储藏物;菌食性粉螨常以各种菌类(如真菌、藻类、细菌等)为食,是为害食用菌等菇类栽培的重要害螨;腐食性粉螨则以腐烂的植物碎片、苔藓等为食,参与自然界的物质循环。寄生性粉螨,若寄生于农业害虫体内,则能抑制害虫繁殖,对农业有利;若寄生于益虫体内,则对农业有害。粉螨不仅为害储藏物,某些种类还能侵袭人体,引起人体螨病和螨性过敏性疾病。因此,了解粉螨的生物学特征,对有效防制粉螨有重要意义。

一、生活史

螨类的一个新个体(卵或幼螨)从离开母体至发育成性成熟个体的发育周期称为一代或一个世代。如为卵胎生种类,世代从幼螨(或是若螨、休眠体、成螨)自母体产出开始,到子代再次生殖为止。因此,粉螨的生活史是指粉螨完成一代生长、发育和繁殖的全过程。

(一) 生活史过程

粉螨的生活史可包括两个阶段,第一阶段为胚胎发育,自卵受精后开始至卵孵化出幼螨,此阶段在卵内完成;第二阶段为胚后发育,从卵孵化出幼螨开始直至螨发育成性成熟的成螨。

螨类完成一个世代所需的时间可随种类、环境和气候条件变化而产生差异,其中环境因子(如温湿度)是重要的影响因素。同一种螨类,在我国温度较高的南方,完成一个世代所需的时间较短,每年发生的代数较多;在温度较低的北方,完成一个世代所需的时间较长,每年发生的代数较少。与此同时,南方温暖,螨类的发生期和产卵期长,世代重叠现象明显,分清每一世代的界线比较困难;而北方寒冷,发生期和产卵期短,发生代数少,世代的界线比较容易划分。

(二) 个体发育

大多数粉螨营自生生活,其个体发育包括 5 个阶段,即卵、幼螨、第一若螨(前若螨)、第三若螨(后若螨)、成螨(图 34-34);但在第一若螨和第三若螨之间可以有一个第二若螨(deutonymph),它在某种条件下可转化为休眠体(hypopus),有时可完全消失。

由于粉螨的卵有较大卵黄,故卵比较大,产下的卵均聚集成堆,偶有孤立的小堆。粉螨一般为卵生,由于卵细胞在雌成螨体内时已进行分裂,因此经常可见到含有多个卵细胞的螨卵。亦有少数种类卵在雌螨内发育至幼螨或第一若螨后产出。卵产出后,因外界环境条件不同,其卵发育期所需时间不同,一般情况下,温度 25℃、相对湿度 80% 左右时,对粉螨卵孵化出幼螨比较适宜。

幼螨出壳后即开始取食,但活动比较迟缓。幼螨仅 3 对足,这是与其他发育时期的主要区别。粉螨幼螨经过一段活动时期后开始静息,此期为一完全不活动时期,其静息期约为 24 小时。静息时该螨躯体膨大呈囊状,半透明,晶亮有珍珠光泽,各对足向躯体紧缩,易与幼螨相区别。一般栖息在角落等较隐蔽的地方,此阶段没有活动能力,抵抗外界捕食等危险的能力较差,故需躲藏起来。静息后期颜色逐渐变成暗黄色,然后开始蜕皮。蜕皮时,第二和第三对足之间的背面表皮横向开裂,前 2 对足先伸出来,然后整个螨体从裂缝处蜕出,成为具有 4 对足的第一若螨(Protonymph)。第一若螨发育一段时间后进入第一若螨静息期,第一若螨静息期时间很短暂。第一若螨经过静息期蜕皮后即变为第三若螨。第三若螨经一段时间的活动期,也会经过约 24 小时的静息时期(第三若螨静息期),蜕皮后发育为成螨。若螨和成螨均有 4 对足。成螨具生殖器,易与若螨相区别。粉螨的第一若螨和第三若螨,可根据生殖感觉器的对数加以区别。成螨有雌螨和雄螨两性。粉螨各期发育时间随螨种不同而不同,此外,还与外界环境有密切关系。如腐食酪螨在不同温度和饲料条件下的发育历期不同。

当遇到不良的环境条件时,一些种类的粉螨会出现休眠体期。它是粉螨生活史中一个很特殊的发育阶段,介于第一若螨和第三若螨之间。粉螨在休眠体期不进食,其腹面末端有吸盘(sucker clasper),可以此附

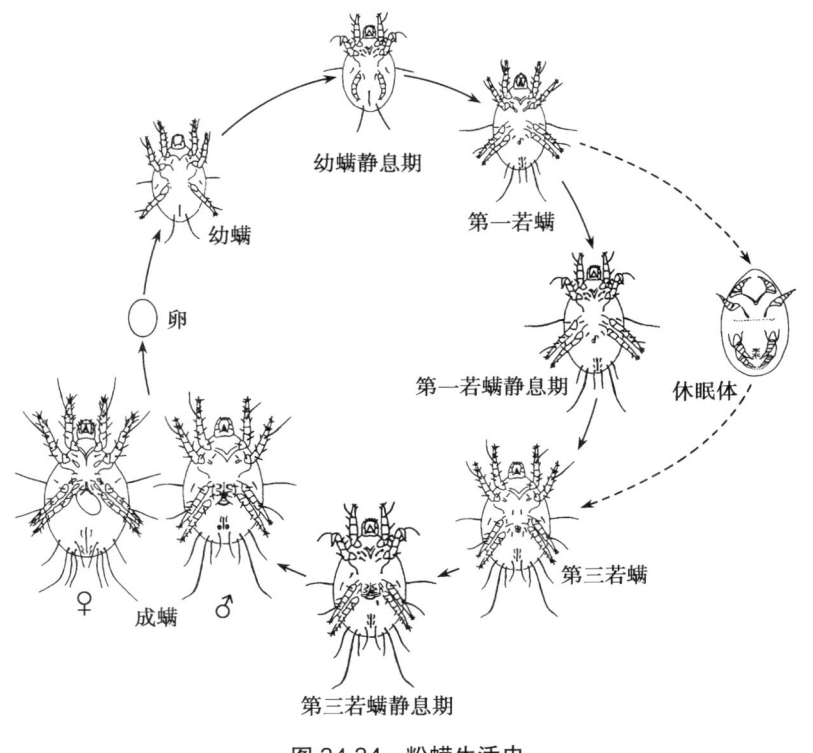

图 34-34　粉螨生活史
（仿 李朝品）

着昆虫、其他动物体、食品、工具等而得以传播，甚至附着于尘土中借助气流来传播，休眠体不仅有利于传播，还可以使其在不良环境下生存，所以一般认为休眠体是一种适于传播及抵抗不良环境的原始形式。一旦遇到适宜环境时，即能蜕去硬皮恢复活动。大多数粉螨形成活动休眠体，只有少数粉螨形成不活动休眠体（图 34-35），如粉螨属、食甜螨属等。

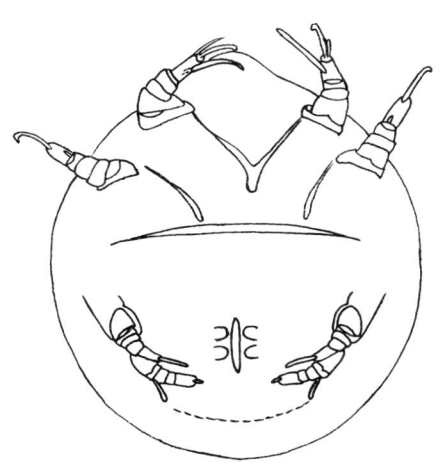

图 34-35　害嗜鳞螨不活动休眠体腹面
（仿 李朝品）

　　产生休眠体的原因十分复杂，有些学者认为可能与遗传有关，而这种遗传功能很可能与环境条件密切相关。这些环境条件可以包括食物的性质、温度、相对湿度、食物的 pH 值、拥挤度、废物的积聚以及食物的质量等，上述各因素均为诱导粉螨形成休眠体的重要因素，其中食物的性质比其他因素更为重要。如粗脚粉螨遇到低湿空气和含水量低的食料时，为适应不良环境，其前若螨蜕皮，变成休眠体。粉螨的休眠体在动物界中可能是独一无二的，对粉螨的发育和繁殖起促进作用。

（三）生殖

　　大多数粉螨是卵生的，有些种类还可行卵胎生，即雌螨直接产出幼螨，有时也可产出若螨。粉螨雌雄异体，主要为两性生殖，粉螨科有些种类雄螨又可分为常型雄螨和异型雄螨二型。两种类型的雄螨，任何一种类型的雄螨都能与雌螨交配。此外，也有少数螨种可行孤雌生殖。

　　1. 两性生殖（gamogenesis）　雄雌螨进行交配，卵受精后发育。受精卵发育为个体，具有雌雄两种性别，通常雌性的比例较大。

　　2. 孤雌生殖（parthenogenesis）　雌螨可不经交配，而产卵繁殖后代。在雄螨很少或尚未发现的螨类中，未受精卵可发育为雌螨，称为产雌单性生殖（thelyotoky）。在雄螨常见的螨类中，未受精卵只能发育成雄螨，称为产雄单性生殖（arrhenotoky）。由产雄单性生殖所发育成的雄螨，还可与母代交配，产下受精卵，使群体恢复正常性比。所以，孤雌生殖是螨类适应周围环境的结果，可保障其种族繁衍和大量繁殖。如粗脚粉螨的繁殖方式既可为两性生殖,也可行孤雌生殖,孤雌生殖后代为雄性。

3. 卵胎生(ovoviviparity) 有些螨类的卵,在母体中就已完成胚胎发育,因此从母体产下的不是卵而是幼螨,有时甚至是若螨、休眠体或成螨。卵胎生完全不同于哺乳动物真正的胎生,螨类胚胎发育所需的营养由卵黄供给,而哺乳动物所需的营养是通过胎盘从母体直接取得。

粉螨亚目中多数螨种是以直接方式进行交配,多数雌雄粉螨可多次交配,交配时间长短不一,一般为 10~60 分钟。在同一世代中,往往雄螨比雌螨提前成熟,当雌螨发育成熟后,雄螨即开始追逐雌螨,一旦追到后,即行交配。交配过程中,螨体可以活动、取食,但以雌螨活动为主,一旦遇惊扰或有外物阻拦,多立即停止交配。

根据实验室饲养观察,雌螨多于交配后 1~3 天开始产卵,且喜将卵产于离食物近、湿度较大的地方。产卵量、产卵期以及持续时间因螨种不同而有所差异。例如,腐食酪螨一生交配多次,产卵多次。在 25℃下,平均产卵时间为 19.61 天,单雌日均产卵量为 21.87 粒。多数卵聚集呈堆状,也有少数呈个体散存状态的卵。伯氏嗜木螨昼夜均可产卵,产卵时间可持续 4~8 天,单雌平均产卵 48.1 粒。产卵方式为单产或聚产,聚产的每个卵块有 2~12 粒不等,排列整齐或呈不整齐的堆状,产卵开始后 3~6 天达高峰,最高日单雌产卵量为 27 粒,产卵持续期内偶有间隔 1 天不产卵现象。在产卵期间,仍可多次进行交配。椭圆食粉螨一生可以交配多次,于交配后 1~3 天开始产卵。以面粉作饲料,在温度 25℃和相对湿度 75% 的条件下,可持续产卵 4~6 天,单雌平均产卵 55.5 粒。在上述饲养条件下,产卵期平均 3 天。粗脚粉螨在湿度为 80%~85% 及适宜的温度条件下,其繁殖率最快。福建嗜木螨在室温 25℃时,雌螨一次产卵可延缓 1 天至数天不等,每一卵块的卵数可多达 100 余粒。

另外,温度、湿度等环境因素以及饲料种类等均对粉螨产卵能力有较大影响。刘婷等对腐食酪螨的生殖进行了较为详细的研究,结果表明:随着温度的升高,腐食酪螨雌成螨半数死亡时间逐渐缩短,平均寿命变短,12.5℃时最长,30℃时最短。日均产卵量和平均产卵量呈先升后减的趋势,最高平均产卵量和最高日均产卵量均出现在 25℃,表明该温度更适宜该螨的生长繁殖。据研究数据显示,取食啤酒酵母粉的腐食酪螨雌成螨平均产雌数较取食玉米者多。表明温度和饲料对腐食酪螨的繁殖均有很大影响。

（四）寿命

在室温条件下,雌螨寿命为 100~150 天,雄螨为 60~80 天。粉螨的寿命除了与自身遗传生物特性相关外,还与温湿度以及饲料的营养成分有关。刘婷等研究了温度及饲料对腐食酪螨发育历期的影响,结果见表 34-5。表明在饲养温度范围内,不同饲料条件下腐食酪螨各螨态发育历期与温度呈负相关,即随温度的升高而缩短,随温度的降低而延长。用啤酒酵母粉和玉米粉作饲料时存在明显差异。在实验所设的 5 种温度下,用啤酒酵母粉为饲料饲养的腐食酪螨的各个阶段的发育历期均较在相同条件下以玉米粉饲养者的历期较短,即发育速率较快。

（五）性二型和多型现象

同一种生物(有时是同一个个体)内出现两种相异性状的现象称为性二型现象。螨类通常有明显的性二型现象,雌螨一般较雄螨大。如粉螨科的粗脚粉螨(Acarus siro),雄螨足Ⅰ股节和膝节增大,股节腹面有一距状突起,使足Ⅰ显著膨大,而雌螨的足不膨大。

粉螨亚目(Acaridida)的某些螨类有多型现象,有时可发现两种或四种类型的雄螨。如根螨属(Rhizoglyphus)的雄螨有时有两种类型:一种是与雌螨相似,另一种则是第三对足膨大,跗节由一稍微弯曲的爪代替。有时还可见只在躯体一侧有特别肥大的足。在嗜木螨属(Caloglyphus)、根螨属和士维螨属(Schwiebea)中,有时可发现四种类型的雄螨:①同型雄螨,躯体的形状和背刚毛的长短很像未孕的雌螨;②二型雄螨,躯体和刚毛均较长;③异型雄螨,很像同型雄螨,但足Ⅲ变形;④多型雄螨,躯体形状与二型雄螨相同,但足Ⅲ变形。

（六）传播

粉螨的足具爪和爪间突,同时具有黏毛、刺毛或吸盘等攀附结构,尤其是休眠体更具有特殊的吸附结构,使其易于附着在其他物体上,然后被携带传播至远方。此外,粉螨自身较轻,还可随气流传至高空,迁移至远方。

为害贮粮和食品的粉螨,原来是栖息在鸟类和啮齿类巢穴中的螨类,正是由于鸟类和啮齿类动物的活动,把它们从自然环境带到人为条件的仓库里。有些螨类,如甜果螨和食虫狭螨,它们通过小白鼠和麻雀的

表 34-5 腐食酪螨试验种群在不同温度及饲料下的发育历期

单位:天

发育阶段	饲料	温度/℃				
		12.5	15	20	25	30
卵期	酵母	14.50 ± 1.235aA	8.74 ± 0.642bA	5.51 ± 0.303cA	2.59 ± 0.115dA	2.50 ± 0.148eA
	玉米	16.62 ± 0.936aB	10.46 ± 0.58bB	5.88 ± 0.347cB	3.40 ± 0.087dB	2.73 ± 0.153eB
幼螨	酵母	6.98 ± 1.003aA	5.01 ± 0.268bA	2.68 ± 0.461cA	1.31 ± 0.045dA	1.27 ± 0.165dA
	玉米	9.37 ± 0.426aB	6.97 ± 0.350bB	3.47 ± 0.339cB	2.18 ± 0.174dB	1.50 ± 0.166dB
静息 1	酵母	2.93 ± 0.124aa	2.21 ± 0.211bA	1.40 ± 0.198cA	0.60 ± 0.003dA	0.56 ± 0.032dA
	玉米	3.10 ± 0.114aB	2.46 ± 0.235bB	1.46 ± 0.172cB	0.95 ± 0.109dB	0.70 ± 0.149dB
前若螨期	酵母	4.94 ± 0.365aA	3.90 ± 0.289bA	1.62 ± 0.353cA	1.21 ± 0.112dA	0.80 ± 0.023dA
	玉米	10.47 ± 0.235aB	6.79 ± 0.056bB	4.26 ± 0.149cB	2.17 ± 0.358dB	1.65 ± 0.259eB
静止 2	酵母	2.81 ± 0.009aA	1.99 ± 0.134bA	1.60 ± 0.273cA	0.60 ± 0.035dA	0.58 ± 0.052dA
	玉米	2.59 ± 0.205aB	2.21 ± 0.094aB	1.31 ± 0.006cA	0.94 ± 0.064dB	0.95 ± 0.050dA
后若螨期	酵母	4.57 ± 0.451aA	3.51 ± 0.213aA	2.43 ± 0.311bA	1.12 ± 0.014cA	1.05 ± 0.155dA
	玉米	17.70 ± 0.244aB	8.41 ± 4.396bB	2.98 ± 0.247cB	1.65 ± 0.011cdA	1.24 ± 0.041dA
静止 3	酵母	3.31 ± 0.039aA	2.40 ± 0.099bA	1.69 ± 0.240cA	0.60 ± 0.046dA	0.55 ± 0.034dA
	玉米	4.67 ± 0.118aB	2.70 ± 0.436bA	1.88 ± 0.129bA	1.14 ± 0.158cB	0.95 ± 0.050cB
产卵前期	酵母	8.00 ± 0.621aA	4.98 ± 0.149bA	2.12 ± 0.070cA	1.20 ± 0.041dA	1.10 ± 0.067dA
	玉米	14.27 ± 0.279aB	9.78 ± 0.633bB	2.91 ± 0.113cB	1.35 ± 0.224dB	1.05 ± 0.150dB
总计	酵母	48.04 ± 3.848	32.73 ± 2.010	19.05 ± 2.212	9.23 ± 0.477	8.41 ± 0.673
	玉米	78.79 ± 2.560	49.79 ± 2.790	24.18 ± 1.505	13.78 ± 1.189	10.77 ± 1.021

注:表中数据为"平均数 ± 标准误"同一行数据后标有不同小写字母表示差异显著($p<0.05$,邓肯新复级差测验 SPSS11.5)。同一列中相同温度和发育阶段而不同饲料的历期比较采用不同大写字母表示差异显著。($P<0.05$,$student$-t-检验 Excel2003)

消化道后还有一部分可以存活,特别是卵和休眠体的存活率更高,这样,小白鼠和麻雀就起着传播这些螨类的作用。仓储物流、人工作业等也在不知不觉中为粉螨的传播提供了一定机会。

随着国际贸易的增加,螨类和商品一起传入我国的可能性亦随之增加。如甜果螨,我国于 1962 年在上海地区的砂糖中首次发现,以后又在蜜饯、干果等甜食品上大量发现,但在 1962 年以前我国从未发现过此种害螨,因此很有可能它们是进口砂糖时带进来的。为了防止有害螨类从国外传入我国,必须做好进口商品的检疫工作。

(七) 越夏、越冬和滞育

越夏是指生活在接近地面或低矮植物上的螨类,在夏季特别炎热、干燥的时候,会在泥块或树干上产下抗热卵或越夏卵;而生活在离地面较高树木中的螨则在叶片中找寻避热场所,也产抗热卵,夏季不孵化;生活在落叶树上的螨类,夏季在树枝或树皮上产卵,经过夏季炎热及冬季寒冷后,才在第二年春季孵化。

多数粉螨以雌成螨进行越冬,也有以雄成螨、若螨或卵越冬。如粗脚粉螨(*Acarus siro*)以雌螨在仓库尘埃中、储藏物内、缝隙及清扫工具内等处越冬;刺足根螨(*Rhizoglyphus echinopus*)以成螨在土壤中越冬,腐烂的鳞茎残瓣中最多,也有在贮藏的鳞茎鳞瓣内越冬。越冬雌螨有很强的抗寒性和抗水性,其抗寒性与湿度相关,低湿时即使温度不很低,也能造成大量死亡,因低湿时,越冬雌螨体内水分不断蒸发,致其脱水而死。越冬雌螨能在水中存活 100 小时左右。枯枝落叶、水体、杂草和各种植物等均是粉螨常见的越冬场所。

滞育是螨类为适应不良环境,呈现出停止活动而静止的一种生存状态,可以保证螨种延续。粉螨的滞育一般分为兼性滞育与专性滞育两种。二者既有共同之处,又有不同之点。共同之处为均是对不良环境的一种适应,如孳生环境的温度过高或过低,和/或孳生物干燥或营养缺乏等都能引起滞育。不同之处为专性滞育是在诱发因子较为长期作用下在一定的敏感期才能形成,生理上已有准备,如体内脂肪和糖等的累积,含水量及呼吸强度的下降,抗性的增强以及行为与体色的改变等,一旦进入专性滞育之后,即使恢复对其生长发育良好的条件也不会解除,必须经过一定的低温或高温,以及施加某种化学作用后才能解除;而兼性滞育,也称休眠(dormancy),则是在不良因子作用下,立即停止其生长,而不受龄期的限制,在生理上一般缺乏准备,只要不良因子消除,滞育就会随之解除,立即恢复生长发育。

蟎类的滞育可发生在多个发育阶段,有的以卵期滞育,有的以雌蟎滞育等。而粉蟎科的有些蟎类各个发育期都能发生滞育,如粗脚粉蟎和腐食酪蟎在低温干燥的不良环境中,若蟎可变为"休眠体"。

二、生境与孳生物

粉蟎多营自生生活,广泛孳生于房舍、粮食仓库、食品加工厂、饲料库、中草药库、畜禽饲料以及养殖场等人们生产、生活的环境,粉蟎在储粮及其他食品中大量繁殖时,霉菌及储粮昆虫亦随之繁殖猖獗,使粮食及其他食品变质,失去营养价值,有时食用变质或有粉蟎的食品会引起中毒。粉蟎对中成药的污染也是一个严重的问题,不但影响药品质量,而且直接危及人体健康和生命,是值得引起关注的重要问题。

(一) 食性

粉蟎孳生场所广泛,可孳生于自然界的动物巢穴、草堆,栖息于人、畜房舍、仓库等场所,其食性复杂,可以各种动物的皮屑、排泄物、食物碎屑、腐败有机物以及霉菌等为食。根据食性,粉蟎大体可分为植食性粉蟎、菌食性粉蟎和腐食性粉蟎三个类型。

植食性粉蟎是以食物、饲料、中药材、干果及其糖类等为食。植食性粉蟎多隶属粉蟎科(Acaridae)、果蟎科(Carpoglyphidae)和食甜蟎科(Glycyphagidae)等。如粗脚粉蟎(*Acaras siro*)、腐食酪蟎(*Tyroplmgus putreseeentiae*)、椭圆食粉蟎(*Aleuroglyphus ovatus*)、拱殖嗜渣蟎(*Chortoglyphus accuatus*)、棕足脊蟎(*Gohieria fusca*)、弗氏无爪蟎(*Blomia freemani*)、隆头食甜蟎(*Glycyphagus ornatus*)、羽栉毛蟎(*Ctenoglyphus plumiger*)、隐秘食甜蟎(*Glycyphagus privatus*)、甜果蟎(*Carpoglyphus lactis*)等。

菌食性粉蟎以食用菌及储藏物孳生霉菌的菌丝及孢子为食,造成食用菌播种后,不发菌或发菌后出现"退菌"现象,或者被害部位出现变色孔洞,影响食用菌的质量及产量等。常见的菌食性粉蟎包括腐食酪蟎(*Tyrophagus putrescentiae*)、食菌嗜木蟎(*Caloglyphus mycophagus*)、伯氏嗜木蟎(*Caloglyphus berlesei*)、家食甜蟎(*Glycyphagus domesticus*)、害嗜鳞蟎(*Lepidoglyphus destructor*)和速生薄口蟎(*Histiostoma feroniarum*)等。如家食甜蟎常以生长在纤维上的霉菌为食。椭圆食粉蟎可以生长在谷物上的霉菌为食,如粉红单端孢霉(*Trichothecium roseum*)。粗脚粉蟎喜食谷物的胚芽部分,主要危害稻谷、大米、小米、小麦、面粉、黄豆、玉米、玉米粉、向日葵、中药材、香肠、水果干及各种干杂食品等,其还喜食阿姆斯特丹散囊菌(*E. amstelodami*)、匍匐散囊菌(*E. repens*)和赤散囊菌(*E. ruber*),并能消化这些真菌的大部分孢子。

腐食性粉蟎以腐烂谷物、朽木霉菌及其他腐败的有机物质为食,常见的种类包括腐食酪蟎(*Tyrophagus putrescentiae*)、罗宾根蟎(*Rhizoglyphus robini*)和速生薄口蟎(*Histiostoma feroniarum*)等。如速生薄口蟎常孳生在腐败的植物、潮湿的谷物、腐烂的蘑菇和蔬菜、树木流出的液汁,以及牛粪等呈液体或半液体状态的有机物中。

(二) 孳生物

不同种类的粉蟎对孳生环境有不同的选择,但孳生的环境需有充足的食物及适宜的温湿度以保证粉蟎能够孳生繁殖。避光,温湿度稳定,食物充足,人为活动较少的环境,是粉蟎理想的栖居地。粉蟎常见的孳生物包括储藏粮食,储藏干果、动物饲料、中药材等。

1. 储粮、干果及其他食品　粉蟎可以在多种储藏粮食中生活,以真菌和食物碎屑为食。死亡的蟎体及其碎片、裂解产物,活蟎蜕下的皮、排泄物、代谢产物以及由粉蟎传播的真菌及其他微生物,可严重污染粮食和食物。粉蟎危害食物,先把谷物的胚芽吃掉,使受害谷物的营养价值和发芽率明显下降。而且粉蟎严重污染的面粉所制作的食物,无论是外观或食用味道均明显变差,影响食物的品质。粉蟎在储粮中大量繁殖,有时可见谷物表面像地毯一样铺着一层,可见数目之多;消除后不久又是一层,可见蟎荷之多、繁殖速度之快。据报道,密闭储藏的大米(无害蟎)启封后1个月左右,就有粉蟎的大量发生。蒋峰、张浩(2019)对齐齐哈尔市的地脚米/粉、挂面屑及玉米碴进行粉蟎孳生情况的调查,共检获9种粉蟎,孳生密度高达168.09只/g。储藏的干果同样会受到粉蟎的侵害,这些干果包括红枣、黑枣、应子和桂圆等。李朝品(1995)记述腐食酪蟎在每只桂圆中可达64~289只,平均163只。粉蟎大量的迁移,多种真菌及其他微生物在粉蟎的迁移过程中被广泛播散,也加速了储粮和干果的变质;其尸体、排泄物、分泌物等也可污染储粮和干果。陶宁

（2015）从49种储藏干果中共检获12种粉螨,其中甜果螨、腐食酪螨、粗脚粉螨及伯氏嗜木螨为优势螨种,且孳生密度高达79.78只/g。另据报道,我国台湾南部地区,储藏红糖的受染率达91%,每公斤红糖中有螨1914只;白糖的受染率71%,每公斤白糖中有螨1412只。在食品卫生方面,有些人们直接食用的食品,如蜜饯、糕点、茶叶和奶粉等,也有大量粉螨孳生,若有粉螨污染,可随食物直接进入人体内部,而导致人体螨病。由上述可见,储藏食物是粉螨孳生的主要场所之一。

2. 成药和药材　由于储藏物螨类危害问题的日益突出,粉螨对成药和药材的污染逐步引起人们注意。新鲜的中药材孳生粉螨的密度较低,当储藏时间在6个月至2年内,粉螨孳生密度会逐渐增高,从而造成中药材质量和药用价值的下降。李朝品(2005)从74种中药材中分离粉螨37种,隶属于7科21属,孳生密度为9.18~226.24只/g,并且相当一部分中草药有2种以上粉螨孳生。沈兆鹏(1995)对有关部门的中草药和中药蜜丸进行调查发现粉螨污染率达45%,特别是中药蜜丸,其蜡壳完好,但拨开蜡壳可见粉螨,显然是在加工过程中就已经被粉螨污染。湛孝东(2009)从安徽省10个城市医药商店共采集107种中药材样本,共检获粉螨28种,隶属于7科20属。由此可见在中草药和中药材采集、加工、储藏至生产、销售和应用的多个环节中均有粉螨孳生繁殖。大多被粉螨污染的中草药主要是淀粉和蛋白质等含量较高的中草药:植物根、茎、叶、花、果、籽、仁等和动物的皮壳及其分泌物等。诸如天冬、党参、人参、桔梗、僵蚕、蝉蜕、蜂房等。重庆商业储运公司在储存土霉素片、合霉素片和健胃片的堆垛地面和铺垫物中发现大量粉螨。也有报道曾在生产青霉素药厂的车间里,发现青霉素针剂被粉螨污染。这些粉螨不仅影响了药品的质量,而且人们在应用被粉螨污染的药品后可引起一系列疾病发生,因此,我国的药品卫生标准规定口服和外用药品中不得检出活螨。

3. 动物饲料　动物饲料的原料主要包括谷物、麦麸、米糠、豆饼、棉籽饼、玉米糠、骨粉、鱼粉等。其存放环境不如粮种和食品要求严格,因此更加容易受螨类的污染。比较常见的粉螨是粗脚粉螨、腐食酪螨、椭圆食粉螨等。李朝品(2008)对安徽省油饼、糟渣、豆类、糠麸和谷物等饲料及其原料样本进行粉螨孳生情况调查时,共从中检获20种粉螨,隶属于4科13属,总体孳生率为45.2%。被螨类污染的动物饲料首先表现为饲料重量的损失,由于粉螨的危害,猪饲料的损失可达10%以上,甚至可达50%,严重影响了动物饲料生产的利润。食用被粉螨污染的饲料后,各类动物还常出现维生素A、B族维生素、维生素C、维生素D缺乏等营养不良症状,动物抗病能力减弱,并可导致腹泻和呕吐等。用污染螨类的饲料长期喂养动物,易于产生肝、肾、肾上腺和睾丸机能的衰退。粉螨代谢产生的水和二氧化碳,使饲料的含水量增加,导致霉变,短期内使饲料变质、结块,甚至产生恶臭;粉螨的代谢物对人畜具有毒性,含有大量粉螨毒素的饲料喂养妊娠中家畜,可使胎儿死亡率增高,胎儿质量减轻,甚至死胎等。英国Wilkin对9对小猪进行喂养实验,发现用螨污染的饲料喂养,猪食量增加,但生长缓慢。同时粉螨身体表面和内部含有大量的霉菌和青霉孢子等,也能影响家畜的生长。用粉螨污染的饲料饲养家畜,家畜表现出食量增加而生长发育不好,还可导致腹泻、呕吐、过敏性湿疹和肠道疾病等。沈兆鹏(1996)用螨污染的饲料喂养畜禽,发现畜禽的产奶量和产卵量均下降;用粗脚粉螨污染的饲料喂养小鼠,小鼠的食量增大,但体重减轻,且胎鼠的死亡率增高。粉螨孳生于饲料严重危害家畜业的养殖和饲料业的发展。

4. 食用菌生产基地　食用菌在人工栽培的过程中,菇房内光照条件不佳,通风情况较差,温度一般维持在20~35℃,湿度保持在55%~80%,其生产过程中需要的培养料一般为谷壳、棉籽壳、甘蔗及各种作物秸秆上以及木材表面的残屑。螨类适宜在温暖潮湿的环境中孳生,人工栽培食用菌过程中,菇房内较为恒定的温度、湿度、弱光照和培养料是其基本条件,而此种环境也非常适宜各种螨类的发生和生长繁殖。菇房周围垃圾、废弃物上也可有粉螨大量存在。周年性大区域栽培,使得螨类的种类和数量以及所造成的损失均逐年上升。已成为制约食用菌产业进一步发展的因素之一。目前常见被粉螨侵染的食用菌主要包括双孢蘑菇、平菇、鸡腿蘑、香菇、金针菇、白灵菇、草菇、白木耳、黑木耳、凤尾菇、松茸菇、羊肚菇、牛肚菇和小黄菇等。张艳漩等国内学者通过对食用菌及其培养料孳生螨类的调查,目前已发现螨类共16科43种。其中包括粉螨亚目中的粉螨科(Acaridae)15种、食甜螨科(Glycyphagidae)2种、嗜渣螨科(Chortoglyphidae)1种、薄口螨科(Histiostomidae)2种。江佳佳(2005)对淮南地区6种常见食用菌样本、菌种及其培养料进行粉螨孳生情况调查,分离出粉螨5种,隶属于3科4属。食用菌发生螨类孳生可能是由于菌种、蝇类、鼠类及家禽的携带导致螨类侵入菇床;

或由于菇房、料架消毒不彻底,尤其是一些靠近仓库、饲料间、鸡猪等禽畜棚舍的菇房;食用菌地料不新鲜及未经"二次发酵",或由劳动工具及工作人员携带粉螨后出入菇房也可造成传播。

5. **家居环境粉尘** 在我们生活的周围环境中,孳生着大量的粉螨,它们喜欢栖息于人们的房舍灰尘中。房舍密闭性强,通风不良,温湿度相对稳定;同时居室中沙发、床垫、被褥等常与人体接触,皮屑丰富,为尘螨提供了丰富的食物,尤其以铺有地毯、通风条件差的灰尘中尘螨数目较高,国内外许多调查和报道也证实了该论点。前捷克学者对该国床垫灰尘进行调查后表明,在床垫灰尘中,屋尘螨和粉尘螨的种群数目大致相同,或者屋尘螨的数目稍多,并且在每年7月、8月,尘螨的数目最多。方宗君(2000)调查了螨过敏性哮喘患者居室一年四季尘螨密度与发病关系,结果显示居室内一年四季尘螨密度差异有显著性,秋季尘螨密度最高。李朝品(1996)调查证实一年中的8月(25℃,相对湿度66%),螨类检出数最多,在铺有地毯的房屋采集灰尘200mg,从中可检出尘螨近300只,肉食螨科螨类10只,其他螨类6只;不铺地毯的房屋灰尘中检出尘螨39只,肉食螨科螨类1只,其他螨类5只。广州市曾对居民家庭进行尘螨定点、定量调查、选择长期居住的床位、枕头、室内的桌面或蚊帐顶面共34个固定点,每月收集灰尘样品2次并进行检查。共收集样品572份,检查后在其中的531份灰尘样品中检出尘螨,检出率高达92.83%。一份床上的灰尘(1g)中,尘螨数高达11 849只;一份枕头灰尘(1g)中,尘螨数达11 471只。赵金红等(2009)对安徽省房舍孳生粉螨种类进行调查,共检获粉螨26种,隶属于6科16属。许礼发(2012)对安徽淮南地区居室空调隔尘网粉螨孳生情况进行了调查,共检获粉螨23种,隶属于7科17属。在房舍灰尘中的许多螨类都是粮食、食品仓库中常见的种类。房舍螨类主要是粉螨,以屋尘螨、粉尘螨和梅氏嗜霉螨较为常见,其次为腐食酪螨、粗脚粉螨、纳氏皱皮螨、水芋根螨、拱殖嗜渣螨、家食甜螨、害嗜鳞螨、无爪螨属螨类和薄口螨属螨类等,还有少数捕食性螨类,如马六甲肉食螨、普通肉食螨和鳞翅触足螨等,这些肉食螨科(Cheyletidae)螨类以粉螨为食。以上调查数据充分证实了粉螨在居家环境中的大量孳生以及对人潜在的严重危害。

三、粉螨的细胞遗传

粉螨亚目(Acarida)至今已报道约3科7属10种螨的染色体,雄性具有XO或XY性染色体。至少6种粉螨和1种食甜螨科的雄性有XO性染色体,2种粉螨科雄性有XY性染色体,如表34-6所示。

表34-6 粉螨亚目染色体数目和生殖类型

科名	染色体数目		生殖类型			
	2n	n	B	A	P	T
食菌螨科(Anoetidae)	8,14	4,7		×	×	×
粉螨科(Acaridae)	10~18	5~17	×			
食甜螨科(Glycyphagidae)		9	×			

注:* 生殖类型缩写:B(bisexuality):两性生殖;A(arrhenotoky):产雄单性生殖;P(parahaploidy):类单倍体;T(thelytoky):产雌单性生殖。

四、粉螨信息素

信息素是影响生物重要生理活动或行为的微量小分子化学物质,属化学信息物质(semiochemials)。化学信息物质泛指生物自然产生的影响生物间相互关系的化学物质,一般意义上可理解为信息素。按基本作用性质和功能,可将信息素分为种内的(有时尤其过去也将其称为外激素)和种间的(他感作用物质)。前者包括性信息素(又有性抑制信息素和性诱信息素等)、标迹信息素、告警信息素、群集性信素等;后者包括利他素(kairomone)、利己素(allomones)和互益素(synomone)等。螨类信息素是螨类释放以控制和影响同种或异种行为活动的重要化学信息物质。由于其在害螨防治等方面的应用潜力和优越性,螨类信息素的类型、化学特性、作用方式和机制等方面的研究已逐渐受到重视。

(一)粉螨信息素的类型、化学及其生物学作用

1. **性信息素** 粉螨性信息素对螨类寻找配偶,种的延续具有重要作用,粉螨(亚)目一些种类的已知性信息素见表34-7。

到目前为止,除了静粉螨(*Acarus immobilis*)和粗脚粉螨(*Acarus siro*)以外,粉螨的性信息素几乎都发现于雌螨中。Bocek 和 Griffiths 发现,在粗脚粉螨中,雌螨通常首先发现雄螨并追其行踪,而雄螨直到雌螨的末体接近它时才有反应。Levinson 等报道了粗脚粉螨中的两性信息素。雌性信息素可使雄性找到该雌性,雄性信息素则可能控制交尾行为的开始和结束。

表 34-7　部分螨的性信息素

种类	名称或主要化学成分	结构式
多食嗜木螨(*Caloglyphus polyphyllae*)	β-粉螨素(β-Acaridial)	
洛氏嗜木螨(*Caloglyphus rudriguezi*)	Undecane	
嗜木螨(*Caloglyphus* sp.)	玫瑰呋喃(Rosefuran)	
嗜木螨(*Caloglyphus* sp.)	(2R,3R)-epoxyneral	
椭圆食粉螨(*Aleuroglyphus ovatus*)	2,6-HMBD	
静粉螨(*Acarus immobilis*)	十三烷(tridecane) 二十五烷(pentacosane) 二十七烷(heptacosane) 二十九烷(nonacosane) 十五烷(pentadecane) 十七烷(heptadecane) (z)-8-heptadecene (z,z)-6,9-heptadecadiene 2,6-HMBD	
罗宾根螨(*Rhizoglyphus robini*)	α-粉螨素(α-Acaridial)	

2. 报警信息素　在遇到危险时,粉螨可以释放特定的传递预警信息的化学物质,即报警信息素。报警信息素不一定有严格的种间隔离或种的专一性,因为一种螨可以从其他种类的报警信息中获利。研究较多且对其化学特性有初步了解的螨类报警信息素见表 34-8。

表 34-8　部分螨的报警信息素

种类	名称或主要化学式	结构式
长食酪螨 （*Tyrophagus longior*）	β-粉螨素 （β-Acaridail）	
爪食酪螨 （*Tyrophagus neiswander*）	Z-6-pentadecene（61%） Z-7-pentadecene（35.1%） Z-6-tetradecene（2.1%） Z-7-tetradecene（1.1%）	
尘食酪螨 （*Tyrophagus perniciosus*）	2,6-HMBD	
腐食酪螨 （*Tyrophagus putrescentiae*）	柠檬醛 Citral （包括牻牛儿醛 Geranial 和橙花醛 Neral） 橙花醇甲酸酯 （Neryl formate）	
似食酪螨 （*Tyrophagus similes*）	异薄荷二烯酮 （Isopiperitenone）	
棉兰皱皮螨 （*Suidasia medanensis*）	橙花醛 （Neral）	
唇薄口螨 （*Histiostoma laboratorium*）	牻牛儿醛 （Geranial）	
罗宾根螨 （*Rhizoglyphus robini*）	α-粉螨素 （α-Acaridial）	

从报警信息素的生物学作用看,它应该在螨体内大量储存并可以随时释放。报警信息素有时可以作为利己素,驱走同种的其他个体,甚至是捕食者。Rudrigues认为报警信息素或其合成化合物在保护储藏物,防治螨害方面有作用。

3. 聚集信息素　聚集信息素是在种内引起种群高密度聚集的化学物质。一些螨类在特定的某一个或多个生理阶段(如第一若螨,活动力减弱的第二若螨即休眠体,第三若螨和成螨)可产生聚集信息素,一些已知的螨类聚集信息素见表34-9。

表34-9　部分螨的聚集信息素

种类	名称或主要化学式	结构式
河野脂螨 (*Lardoglyphus konoi*)	脂螨素 (Lardolure)	
拱殖嗜渣螨 (*Chortoglyphus arcuatus*)	2-苯基乙醇 (2-phenylethanol)	
多食嗜木螨 (*Caloglyphus polyphyllae*)	β-粉螨素 (β-Acaridial)	

聚集信息素吸引大量的螨聚集在一起,其生物学意义包括有利于发现和逃避天敌、增加繁殖机会、抵御不良环境等。如害嗜鳞螨(*Lepidoglyphus destructor*)和家食甜螨(*Glycyphagus domesticus*)在特定生理阶段聚集,有利于成螨寻找配偶,即聚集增加了螨发现配偶并产生后代的机会。已经观察到背嗜草螨(*Chortoglyphus arcuatus*)和棕脊足螨(*Gohieria fusca*)的成螨和若螨被移到新的环境中后,它们就会表现聚集行为。有趣的是,当湿度低时,也表现出聚集行为。这样可以减少水分的散失。但也有人认为干燥时的聚集行为可能只是螨对干燥的一种反应,而不是信息素的作用。另外,聚集信息素也可能被捕食者所感知,而成为利他素。螨类的聚集信息素被鉴定出来的很少,可能是由于聚集信息素产生于特定阶段,产量少而不易提取到足够的量来分析鉴定。

研究发现,有些螨具有两种信息素,如河野脂螨可产生聚集信息素脂螨素和报警信息素柠檬醛。有些螨分泌的一种信息化学物质兼具两种信息素的功能,如长土维螨(*Schwiebea elongata*)分泌的橙花醛在高剂量时是报警信息素,而该化学物质在低剂量时却是聚集信息素;多食嗜木螨分泌的β-粉螨素既可作为性信息素,特定环境(如被移到陌生环境)时又可发挥聚集信息素的作用。根据鉴定出来的信息素的化学结构可知,许多信息素具有多功能作用(multiple function),即一种化学物质对一种或者多种螨传递不同的信息。如2,6-HMBD是椭圆食粉螨的雌性信息素和静粉螨的雄性信息素,又可作为阔食酪螨(*Tyrophagus palmarum*)的报警信息素,β-粉螨素是长食酪螨的报警信息素和多食嗜木螨的性信息素等。

(二) 粉螨信息素的分泌和感受

普遍认为,粉螨报警信息素产生于其末体腺(opisthonotal glands),如粉螨科、甜果螨科、麦食螨科等。而聚集信息素则被认为是由小而开放的体壁腺(integumental glands)分泌的。

粉螨信息素的感受器被认为是外肛毛,但有些学者则持否定意见,原因是他们认为外肛毛是普通刚毛,根据普通刚毛的结构和生物学作用,不能作为信息素的感受器。持这一观点者认为信息素感受器应在脑的附近,而螨的"脑"位于第一对足(足I)的体中央,最接近脑的唯一可见的感受结构是足I基节上毛,其不是普通刚毛。基节上毛位于转节上方、前足体侧缘的基节上凹陷,它的作用包括保护基节腺的孔口或是感觉器官,或有其他功能,被认为是信息素的感受器。另外还有学者认为,跗节(tarsi)包括哈氏器(Haller's organ)也可以作为信息素的感受器。目前关于螨类信息素的分泌和接受了解的很少,因此还需要进一步深入研究。

（三）螨类信息素的提取、生物测定和分离鉴定

尽管人们已经鉴定出部分螨的信息素成分,但对于种类繁多,与人类关系很密切的许多螨类的信息素人们还知之甚少,需要进一步深入广泛的加以研究。因此,研究者需要在继承传统研究方法的基础上加以改进。下文介绍在螨类信息素研究中的常用方法。

1. **螨信息素的提取** 到目前为止,广泛用于螨类信息素提取的方法是溶剂提取法。常用的试剂有二氯甲烷、正己烷、乙醚、戊烷等。这些试剂的好处是无须把提取液置于高温下,这些溶剂就能充分挥发而除去。由于螨的个体微小,信息素的含量极少,所以提取时往往需要大量个体。许多螨类首先需要先用传统的盐水漂浮法使之与食料分离,然后再浸泡在提取液中。这种方法可以较大量的提取信息素,但纯度不高。另外还可以用滤纸尖接触螨的腺体孔口,然后把滤纸浸到微量提取液中提取。这种提取法得到的信息素纯度较高但量极少。

2. **生物测定** 信息素生物测定,就是利用活体或部分器官受刺激后所显示的行为特征来判断信息素的存在与否。用于螨类各类信息素生物测定的常用方法如下。

（1）报警信息素的生物测定:在直径10cm的有盖培养皿底部铺上湿滤纸,在培养皿中间放入少量食料（或不放）将螨放入让其自由行动,然后5mm×5mm浸上测试液的滤纸放入培养皿,如果螨有明显的逃跑行为,则证明该测试液有活性。可将报警信息素用己烷配制成不同浓度进行测试,找出有活性的最低浓度,需同时设对照。

（2）性信息素的生物测定

1）直径为10cm的有盖培养皿底部放置湿滤纸,在其中心放干酵母并接入10只螨,当它们开始取食时,放入浸有测试液的滤纸,距离1cm。如果螨停止取食并开始寻找、显示出有交配行为,则证明测试液有效。为证明此效果不是聚集信息素效果,可放入异性螨再测试其行为或可将同性螨身上涂上该信息素观察其有无试图交配行为。

2）基本同上,但不放食料,且滤纸放置距离3cm。

另外,还可用毛细管蘸上液体点到培养皿中测试。

（3）聚集信息素生物测定:基本同上法,但接入的螨不分性别且不需要有试图交配的行为。此外,作者认为可以仿照昆虫信息素的测定方法,用Y形管、X形管或改进后的嗅觉仪进行更加准确的生物测定。

3. **分离鉴定** 信息素粗提物需要进一步分离纯化以鉴定其化学成分,分离时利用各种层析技术,如柱层析、薄层层析、气相层析等。一般步骤为:①蒸发溶剂（在减压条件下）;②柱层析,可用Florisil柱、硅酸柱、饱和硝酸银硅酸柱,可用逐渐增加乙醚百分数的正己烷作为上述吸附剂的洗脱溶剂;③薄层层析;④气相层析,收集分离物后进行纯度测定。

鉴定信息素化学结构时常用的方法有:①用实验反应测定分子团的机能;②不饱和分子的氢化,可能的话,包括测定被吸收的氢量;③不饱和分子的臭氧化作用或高锰酸盐氧化作用;④紫外光谱和红外光谱分析（测定功能团和不饱和现象）;⑤磁共振谱分析（测定质子及其基团的数目）;⑥质谱分析（测定分子式和分子碎片）;⑦旋光性分析（测定分子是否具有光学活性）。

（四）螨类信息素的应用及其前景展望

螨类信息素的应用目前还停留在理论水平,由于技术上还不成熟,化学特性、作用机制等研究还不充分,所以在运用上有很多局限性。但随着对螨类信息素成分及其作用机制研究的进一步深入,其将在螨类系统学、害螨防治等重要领域具有利用研究的广阔前景。

1. **用于种的鉴定** 用传统的形态分类鉴定区分近缘种通常很困难,而且有些螨具有性多型现象,这种现象给螨的分类鉴定带来了不便。而借助于性信息素手段则可取得较为理想的效果。由于性信息素具有种的特异性,可以用它选择性的识别不同种类。尤其对于同地域分布的近缘种,性信息素不失为一种有效的分类鉴别手段。

2. **用于害螨综合防治** 研究表明,利用信息素控制害螨是可行和有效的,既可独立使用,也可与杀螨剂配合使用。如在温室中用报警信息素配合杀螨剂防治百合科植物上的罗宾根螨,比单独使用杀螨剂时的效果显著,可以明显减少害螨量;Rodriguez用报警信息素防治腐食酪螨也取得一定效果。随着研究的进一

步深入,还可以利用螨类性信息素(或其类似物,甚至性信息素抑制剂)来干扰交配;利用趋避信息素使害螨远离食物;利用信息素和其他生物农药组合使用使螨类不育或感染病毒,从而达到事半功倍的防治效果。此外,还可利用聚集信息素进行螨害的测报等。虽然利用信息素防治害螨不能达到根治害螨的作用,但却是害螨尤其储藏物害螨综合防治的重要手段之一。随着人们对绿色农产品、绿色药物的要求日益强烈,螨类信息素的利用将会更受重视。

螨类信息素具有良好而广阔的应用前景,但其利用需以大量的基础理论研究为前提,因此,今后对螨类信息素的研究应继续加强其化学成分及其作用、体内合成机制、接受机制和作用的生理机制等各方面的研究。相信随着信息素化学和其他方面研究的日益完善,信息素凭借其灵敏度高,选择性强,对天敌无害,不造成环境污染等优点,使其应用研究必将受到广泛关注。

(叶向光　陶　宁)

第四节　生态学

粉螨作为节肢动物的一大类群,有关其生态学的研究也越来越受到重视。粉螨生态学是研究粉螨生活状态及其与环境关系的科学,而研究粉螨生态是了解粉螨消长规律的重要手段,也为有效防制粉螨提供重要的理论依据。除了经典的个体生态学(autecology)、种群生态学(population ecology)和群落生态学(community ecology)外,目前已经形成了分子生态学、行为生态学、化学生态学、遗传生态学、进化生态学、景观生态学和全球生态学等较为完备的学科体系。

粉螨的个体生态学主要研究环境因素对粉螨生长发育和繁殖的影响,即研究粉螨个体与其周围环境因子间的相互关系,包括粉螨生长、发育、繁殖、休眠、滞育、扩散等生理行为与其所生存的生态环境(包括温度、湿度、光照、雨量、气流、植被等一系列因素)之间相互关系的研究。粉螨种群生态学是研究粉螨种群数量动态与环境相互作用关系的科学。种群生态研究是目前整个生态学领域中最活跃的部分,其研究内容主要包括环境因素对粉螨生长发育和繁殖的影响,如种群的性比、年龄组配或年龄结构、出生率、死亡率、空间分布格局、时间分布格局及种群动力学(population dynamics)等。群落生态学中的群落系指在一定生境或区域内多种种群的集合,是高于种群的生态层次,其研究内容非常广泛,包括了群落物种组成、优势种特征、丰富度、均匀度、多样性、稳定性、种多度分布、生态位、种面积关系、群落相似性、群落数量分类、群落内食物网联系及群落演替等多方面内容。群落生态学的研究对象为孳生于相同地区内不同种螨的总体,研究关注的内容主要包括种间关系和人为作用下的生物群落演替规律。孳生在同一个群落中的不同种螨,由于彼此间存在直接或间接竞争、捕食以及其他对抗性的生物学关系,因而在个体数量上也存在相互制约关系。故群落中各成员之间往往保持一定的数量比例关系,虽然这种关系也在不断地变化,但总是符合各个螨种的要求。因此,粉螨的种群生态和群落生态是粉螨生态学中两个密切相关的重要组成部分。

就粉螨而言,虽然局部生境的各种粉螨调查以及较大范围的区系研究文献十分丰富,但涉及群落特征性的研究则较少。本节内容主要就粉螨的个体生态、种群生态、群落生态等经典生态学内容展开叙述。

一、个体生态

个体生态学研究是粉螨生态领域最经典的研究。目前,粉螨个体生态研究主要包括粉螨生活史各阶段的发育历期、产卵量、产卵次数、产卵地选择等产卵习性、昼夜活动规律、孳生及栖息地选择、食性、寿命、越冬、滞育等行为习性及其与温度、湿度、光照、雨量、植被、宿主环境之间的关系等内容。

(一)非生物因素

非生物因素包括温度、湿度、光照、气体、食物、季节变化等条件的共同作用所形成的综合效应。

1. 温度　粉螨为非恒温动物,其新陈代谢受外界环境温度的影响较大,而温度是对粉螨影响最为显著的环境因素之一。在适宜环境温度范围内,粉螨体温随环境温度增高而增高,其新陈代谢作用、取食量、生长发育速度也与之呈正相关。反之则生长发育速度减慢。一般可将温度对粉螨的影响分为如下五个温区:致死低温区(-40~-10℃)、亚致死低温区(-10~8℃)、适宜温区(8~40℃)、亚致死高温区(40~45℃)、致死高温区（45~60℃）。在适宜温区粉螨的发育速率最快，寿命最长，繁殖力也最强；在其他温区粉螨的发育速率受阻，甚至死亡。

骆昕（2018）研究了罗宾根螨（*Rhizoglyphus robini*）在不同温度、不同食药用菌寄主上的发育历期、发育起点温度及有效积温。结果显示，温度是罗宾根螨生长过程中的重要影响因素：在实验温度范围内，罗宾根螨的发育历期随着温度的升高呈现出先缩短后延长趋势，在25~31℃时发育历期较短；当温度在43℃或12℃时，因螨卵无法正常孵化而不能完成生活史；在最适温度下，罗宾根螨在香菇上的发育总历期最短，为9.45天±1.83天，在秀珍菇上最长，13.37天±1.83天。

2. 湿度　螨体的含水量约占粉螨体重的46%~92%，其含水量自幼螨至成螨逐渐降低。因粉螨的营养物质运输、代谢产物输送、激素传递和废物排除等都只有在溶液状态下才能实现，当螨体内的水分不足或者严重缺水时，会影响粉螨的性成熟速度、寿命和正常生理活动，甚至引起粉螨死亡。

粉螨获取水分的主要途径有以下三种：①从食物中获得水分，这是最基本的方式。②利用体内代谢水。③通过体壁吸收空气中的水分。粉螨在活动中同时也会不断地自体内排出水分，其失水途径主要是通过体壁蒸发失水和随粪便排水。正常情况下粉螨体内获得的水分和失去的水分应保持平衡，一旦失衡就会影响到粉螨的正常生理活动。粉螨的适宜湿度范围，很大程度上受它自身生理状况和温度的影响。当螨体失去水分且处于不能及时补偿水分的干燥环境时，其发育、生殖就会受到影响。因此，在防制粉螨时可通过干燥储藏物和仓库使得粉螨得不到水分补充，没有适宜的生活环境，从而提高防制效率。

吕文涛（2008）研究了不同湿度对家食甜螨卵的孵化率和发育历期的影响。结果显示：相对湿度为50%时，所有螨卵均不孵化；相对湿度升高到60%时，有32%的卵可成功孵化；随着湿度的升高，孵化率也随之升高，当相对湿度升高到80%时螨卵孵化率达90%以上。其研究结果还表明，恒温状态下家食甜螨的发育历期总体上随湿度的升高而缩短。在相对湿度分别60%、70%、80%和90%时，家食甜螨完整发育历期依次为28.17天±1.70天、22.86天±1.25天、12.75天±0.52天和13.23天±0.33天。可见，湿度对家食甜螨各螨态发育速率的影响显著，除幼螨期外，其他各螨态的发育速率在各个湿度条件下差异明显。

在自然环境中温湿度总是同时存在，共同作用于粉螨。杨燕（2007）研究了33种不同温湿度处理对腐食酪螨卵发育、孵化、成螨存活率和繁殖的影响，结果显示：在15℃±1℃、20℃±1℃、25℃±1℃、30℃±1℃、35℃±1℃ 5种恒温条件下，相对湿度低于60%时腐食酪螨几乎难以存活，高湿环境条件有利于其种群正常繁衍。在适宜范围内，相对湿度与腐食酪螨成螨存活率关系显著，温度与腐食酪螨卵的发育历期、成螨日均产卵量关系极显著。

3. 食物　粉螨与食物的关系是粉螨生态学的重要研究内容之一。食物中的蛋白质、脂肪、碳水化合物和水分等均对粉螨的新陈代谢及生长繁殖非常重要。不同螨种对食料的需求也不同，可根据食物来源将粉螨分为植食性、捕食性、寄生性、菌食性和腐食性。大多数粉螨属于植食性、菌食性和腐食性螨类。植食性粉螨吮吸植物液汁，对农作物造成危害。而菌食性和腐食性粉螨则以植物碎片、苔藓和真菌为食。如，椭圆食粉螨可为害各种谷物，特别是脂肪和蛋白质含量丰富且潮湿的储藏物；嗜木螨常发生在腐烂或长霉的稻谷、麦类、花生、玉米、亚麻子中；食虫狭螨多发生于陈旧且含水量高的面粉及家禽饲料中，也可孳生于昆虫、水稻、碎米及草堆上；皱皮螨常为害各种粮食及其制品、甚至药品等；腐食酪螨除了可孳生于腐败变质的食品和谷物外，还常孳生于食用菌培养料中。而尘螨喜取食人体脱落的皮肤和毛发等。当单一食性的粉螨缺乏它所要选择的食物时，就会影响到其正常的生长发育。因此，可以利用粉螨对食物有选择性的特点，在仓库里轮流存放不同品种的粮食，来抑制粉螨的发生。

除专性捕食及寄生粉螨外，大多数粉螨均有兼食性。如，植食性者也可能兼腐食或菌食性，粗脚粉螨（*Acarus siro*）和害嗜鳞螨（*Lepidoglyphus destructor*）常同时存在于粮仓中，二者均为菌食性，但其各自偏嗜的菌种不同，故很少有竞争食物的现象发生。

4. 气体　生活在仓库环境中的粉螨，其仓内气体成分的变化直接影响到它的呼吸作用，储藏环境内的氧气含量直接与粉螨的生命活动相关。特别是在密闭粮堆的情况下，粮堆内的气体成分随粮食种类及微生物、害虫等生命活动的变化而改变。此外，气味等因素也会对粉螨的活动范围产生影响，腐食酪螨就能被干酪的气味所吸引。为了防制储藏粮食中的粉螨，常利用熏蒸剂（如磷化氢）熏蒸除螨。

5. 光照 大多数粉螨具负趋光性,光的强度和方向的改变,能够影响到粉螨的活动。我们可利用粉螨负趋光这一特点来防制粉螨,例如可以采用暴晒的方法去除谷物中的粉螨。粉螨负趋光还被应用于粉螨的分离,光照驱螨法就是利用灯光的光线刺激使得粉螨定向地爬到黑纸板下方,灯亮几小时后即可用毛笔从黑纸和玻璃板上收集粉螨。

6. 季节变化 随着季节变化,影响粉螨生长发育的光照、温度、湿度等相应生长环境因子在不同地区和季节发生巨大变化,粉螨的生长发育情况也表现出相应差异,显示出具有明显的季节消长特性。

（二）生物因素

生物因素是指粉螨生存环境中所有生物因其生命活动而对某种粉螨所产生的直接或间接影响,以及该种粉螨个体间的相互影响,这些因素包括各种病原微生物、捕食性和寄生性天敌等。

1. 微生物与粉螨的关系 微生物与粉螨的关系密切,有些微生物可以作为粉螨的食物,但自然界中大量的真菌、细菌及病毒等病原微生物常使粉螨致病,甚至导致其死亡,可用来防制螨害。浙江大学生命科学学院对高效、绿色防治柑橘螨害进行了有益的尝试,并于 2011 年成功创制 2 个真菌杀螨剂,这也是开创了国内首个真菌杀螨剂产品的先河。粉螨种群多样性还受寄生于螨体内微生物的影响。Erban（2016）等的研究结果表明寄生于腐食酪螨体内的 *Wolbachia* 菌会影响该螨的繁殖和种群增长,从而导致物种间的多样性较物种内的多样性更强。

2. 其他动物与粉螨的关系 主要包括捕食性螨类对粉螨的影响和粉螨对寄主的影响两方面。

（1）捕食性螨类对粉螨的影响:粉螨往往是肉食螨等捕食性螨类的捕食对象,因捕食性螨类对粉螨种群具有良好的调节作用,相关研究资料和报道较多。

李朋新（2008）在 RH 85% 和 16℃、20℃、24℃、28℃、32℃五个实验室常温条件下,研究了巴氏钝绥螨雌成螨、雄成螨和若螨对椭圆食粉螨的捕食效能。结果显示:在不同温度下该螨的捕食效能属于 HollingⅡ型。温度相同时,雌螨的捕食能力最大,若螨其次,雄螨的捕食能力最弱。在椭圆食粉螨密度固定时,巴氏钝绥螨的平均捕食量随着其自身密度的增高而逐渐减少。

（2）粉螨对寄主的影响:粉螨可寄生于人和其他动物的体内或体表,其中寄生于人体的粉螨对人类健康影响较大。螨类在宿主上取食,对宿主可有直接机械性损伤或传播病原体引起间接损害。内寄生螨类除可寄生于呼吸系统引起人体肺螨病外,还可寄生于脊椎动物的其他部位。人和脊椎动物也可偶然吞入活螨,而活螨可在消化道等处生存繁殖,从而造成人体内或动物体内肠螨病。甚至,有些粉螨还可侵入泌尿系统引起尿螨病。

二、种群生态

种群是同一物种在一定空间和时间内所有个体的总和,是物种生存、繁殖和进化的基本单位。粉螨种群生态学（population ecology）以粉螨种群作为研究对象,其研究范畴包括粉螨的种群分布、数量动态及其种群与周围环境中生物、非生物因素之间的相互关系等。随着相关研究工作的深入,粉螨种群生态学研究已从种群数量特征及多样性等定性研究深入到种群生长发育和数量动态的定量模拟运用,包括种群生命表、矩阵模型和多元分析等。

种群又分为实验种群和自然种群。实验种群是指人们为了验证某种假说,用人工饲养的方法在实验室内所建立的种群称为实验种群（experimental population）。一般室内饲养的粉螨特定种群均为实验种群。自然种群（natural population）是在一定时期内占据一定空间的同种生物的集群。一般自然界中存在的种群均为自然种群。自然种群中的个体并不是简单的集合,而是彼此可以交配,并通过繁殖将各自的基因遗传给后代。选择自然种群作为研究对象已成为粉螨种群生态学研究的重要基础,通过对自然种群研究而得出的结果能更加如实地反映种群数量动态、分布及与周围环境相互作用的关系。因而,选择自然种群为研究对象已成为粉螨研究的重要组成部分。

（一）种群的结构

种群由很多同种个体组成,但却不是个体的简单叠加,每一个种群都有其独特的年龄组成、种群性比、出生率、死亡率等特征。张涛（2007）对腐食酪螨的种群性比进行了研究,结果发现腐食酪螨子代雌雄性比随温度的升高而逐渐增大,在 16℃、20℃、24℃、28℃、32℃ 5 种恒温条件下的子代雌雄性比分别为:

1.1：1.0、1.4：1.0、1.7：1.0、2.0：1.0、2.2：1.0。张继祖等（1997）对福建嗜木螨（*Caloglyphus fujianensis*）种群性比的研究结果已显示,该螨种群会根据各个季节中温度的变化通过调节自身的性比来适应。当日均温大于15℃时,雌雄性比为0.8：1;而日均温小于12℃时,其性比则达到3.5：1。低温环境中的这种偏雌的性比有利于提高粉螨的生殖力,这也是粉螨种群进化过程的一种适应策略。罗冬梅（2007）对椭圆食粉螨（*Aleuroglyphus ovatus*）的种群结构也进行了相关的实验分析,结果表明椭圆食粉螨的子代雌雄性比随温度升高而增加。通过研究椭圆食粉螨不同年龄组对高温的耐受能力,发现成螨、若螨、幼螨的耐高温的能力顺序为:成螨>若螨>幼螨。在37℃时,椭圆食粉螨三种年龄期均能正常生存;而49℃处理35分钟后,各年龄期的椭圆食粉螨全部死亡。因此,研究粉螨种群的结构特征有助于了解该种群的发生发展趋势,预测种群的兴衰走向,为谷物和储藏物孳生粉螨的防控提供有益指导。

（二）环境因素对种群的影响

1. 温度和相对湿度 粉螨的生命活动需要能量,其能量来源包括吸取体外的太阳辐射能和粉螨自身在物质代谢中所产生的热能。在各种气象条件中,温度是影响粉螨生命活动最为重要的一个因素,其一切活动必须在一定的温度范围内进行。因粉螨是躯体微小的变温动物,其吸热和散热速度均较快,保持和调节体内温度的能力有限,代谢所需热能主要取决于周围的环境温度,故气温对粉螨生长发育的影响就更加直接和明显。外界环境温度的变化,常会引起粉螨发育的停滞,甚至死亡。其中能进行正常生长发育和繁殖的范围称为适宜温区,也称为有效温度区。粉螨在适宜温区内生长发育最快,繁殖力最强。

张涛（2007）研究表明腐食酪螨的发育历期随温度的升高而缩短。在16℃、20℃、24℃、28℃、32℃ 5种恒温条件下,整个发育历期在16℃条件下最长,32℃条件下最短,分别为55.37天和11.46天。进一步在恒湿条件下用37℃、39℃、41℃、43℃、45℃、47℃、49℃七种高温处理腐食酪螨成螨、若螨、幼螨,观察对腐食酪螨的影响,发现成螨耐高温能力最强,若螨次之,幼螨最弱,随着试验温度的升高,腐食酪螨死亡时间急剧缩短。49℃时,腐食酪螨各螨态在21分钟内全部死亡,而在37℃下三种螨态的螨均可存活。

杨洁等人（2013）以麸皮为饲料,研究了15℃、20℃、25℃、30℃ 4种温度梯度对椭圆食粉螨生活史的影响后发现,在同一湿度条件下,温度增高,其发育速度加快。如在85%的相对湿度条件下,椭圆食粉螨在15℃、20℃、25℃以及30℃时完成一代所需的时间分别为39.67天、32.02天、19.40天和13.67天,温度从15℃到25℃仅相差10℃,生活周期却缩短了20.27天。

阎孝玉等人（1992）研究了在75%的相对湿度条件下,椭圆食粉螨在20℃、22.5℃、25℃、27.5℃以及30℃时完成一代所需的时间分别为25.6天、20天、14.0天、12.2天和10.6天,该螨于上述温度条件下的生长发育也和杨洁等（2013）研究结果基本一致。此外,椭圆食粉螨在同一温度下的生长发育速度随相对湿度的增高而加快,在20℃时,椭圆食粉螨于75%和85%的相对湿度条件下完成一代所需的时间分别为25.6天和23.2天,相对湿度相差10%,生活周期相差2.4天;随着温度的升高,这种差值逐渐减少,在22.5℃、25℃、27.5℃以及30℃时,椭圆食粉螨在这两个相对湿度中的生活周期分别相差2.3天、1.6天、0.6天、0.6天,与20℃相比大为减少（表34-10）。

表34-10 不同温、湿度对椭圆食粉螨生长发育的影响

湿度/%	温度/℃	卵期/d			幼螨期/d			第一若螨期/d			第三若螨期/d			卵发育至成螨/d		
		最少	最多	平均	最少	最多	平均	最少	最多	平均	最少	最多	平均	最少	最多	平均
75	20.0	5.7	8.0	7.2	6.0	9.0	7.6	4.0	6.3	5.1	4.0	7.0	5.7	19.7	31.3	25.6
	22.5	4.0	8.0	6.4	3.3	8.3	5.1	2.7	6.0	4.3	3.0	6.0	4.5	13.0	28.3	20.0
	25.0	3.3	8.0	6.3	2.0	6.0	3.2	2.0	6.7	2.7	2.3	4.0	3.2	9.0	21.7	14.0
	27.5	3.0	5.0	3.0	2.0	4.0	3.0	1.7	4.7	3.0	1.7	4.7	3.0	8.4	18.4	12.2
	30.0	3.0	5.0	3.7	2.0	3.3	2.6	1.7	3.7	1.7	1.7	3.3	2.3	8.4	15.3	10.6
85	20.0	4.3	3.0	3.9	5.7	8.0	6.5	4.0	6.0	6.2	4.7	6.0	5.6	16.7	28.0	23.2
	22.5	3.3	7.6	4.7	3.3	6.7	4.7	2.7	4.7	4.9	3.0	4.3	4.4	12.3	23.3	17.7
	25.0	3.3	8.0	4.2	2.3	4.0	3.0	2.0	3.7	2.5	2.0	3.3	2.7	9.6	17.0	12.4
	27.5	3.0	5.4	3.0	2.3	3.0	2.7	1.7	3.0	2.4	1.7	3.3	2.6	9.0	14.7	11.6
	30.0	3.0	4.3	3.3	1.7	3.1	2.6	1.7	2.3	2.0	1.7	3.7	2.2	8.7	13.0	10.0

资料来源:阎孝玉,杨年震,袁德柱,等. 椭圆食粉螨生活史的研究. 粮油仓储科技通讯,1992,（6）:53-55.

　　湿度是影响粉螨个体生理行为的又一重要因素。对于躯体微小,体壁很薄,用皮肤进行气体交换的粉螨而言,湿度似乎比温度更为重要。因为湿度不仅影响粉螨的直接发育,而且还能影响粉螨的寿命、生殖力、行为,甚至影响到粉螨的存活。在自然环境里,温度和湿度总是同时存在并互相影响,共同作用于粉螨的生长发育过程。

　　A M Cunnington 和 M E Solomon 研究了一系列温、湿度变化对粗脚粉螨的影响,证实了粗脚粉螨发育所必须的温度范围在 25~31℃ 之间;相对湿度范围在 62% 至饱和状态之间(图 34-36)。M E Solomon 研究粗脚粉螨后指出,该螨对大气湿度的变化率有反应,向相对湿度为 80%~85% 的地方集中。在这种适宜温度和高湿度的条件下,粗脚粉螨的繁殖率最快。

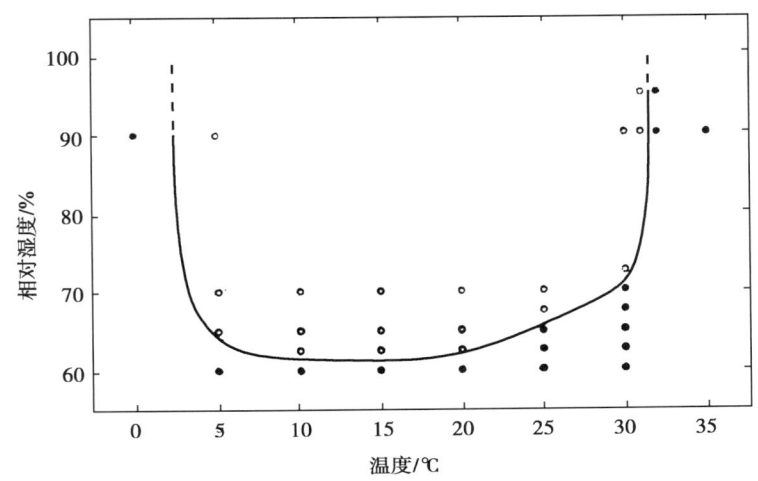

图 34-36　粗脚粉螨完全发育的物理极限
(引自 Hughes)

　　国内外学者对腐食酪螨的生活史和生态进行广泛研究后认为,腐食酪螨发育的最低温度极限为 7~10℃,最高温度极限达 35~37℃。以啤酒酵母作饲料,在温度 32℃、相对湿度 98%~100% 的饲养条件下,腐食酪螨的最快发育期为 21 天,雌螨占比 60%。以麦胚作饲料,在温度 32℃、相对湿度 87% 的饲养条件下,其完成生活史约需 2~3 周。腐食酪螨与大多数粉螨一样,相对湿度高时(甚至高达 100%)其发育速度快。Zdarkova 研究了在相对湿度 14.3%~89% 范围内,腐食酪螨对一系列湿度变化的反应:当相对湿度小于 22% 时,该螨对湿度的变化几乎无反应;但相对湿度在 22%~78% 之间变化时,腐食酪螨就会选择较高的湿度,且它们能区分出 1% 的湿度变化。

　　2. 光照　光照对于粉螨而言,似乎是并不重要。因为粉螨畏光、喜栖息于阴暗潮湿处。通常,储藏物品的仓库一般很少有光照,只要具备一定的温湿度条件,粉螨便可大量孳生,因此,人们根据粉螨负趋光性(畏光)这一生物学特点设计了相应的采集、分离粉螨的方法,还据此特点设计制作了螨类分离器,或称贝氏漏斗。此外,人们还将粉螨畏光这一生物学特点应用于消灭和防制粉螨的具体实践中。如,将有粉螨危害的储存粮食置于日光下暴晒 2~3 小时;家庭中的螨类,特别是孳生于地毯和床上用品灰尘中的螨类,可采取日晒衣物、勤洗勤换等措施来消灭粉螨。

　　3. 季节消长　粉螨易孳生于含水量较高的谷物中,若温湿度适宜,能很快繁殖,其数量与季节关系较大。上海地区的调查结果表明粉螨发生高峰在“黄梅天气”的 4~5 月,这时空气中的相对湿度大,气温也较高,利于粉螨的孳生繁殖;而到了 7~9 月,上海的气温常达 30℃ 以上,甚至可达 35℃ 以上,由于温度较高,粉螨的生长发育受到抑制;但到 10 月之后,温湿度又适宜于粉螨的孳生繁殖,它们又大量繁殖起来。我国四川的气候温暖潮湿,无霜期长,尤其是在 4~10 月份相对湿度经常达到 80% 以上,这样的温、湿度为粉螨的生长发育创造了良好的条件。每年 5 月下旬或 6 月上旬粉螨便逐渐活动;7~8 月为旺盛期;12 月到次年 2 月天气寒冷,粉螨的活动也随之减弱。孙庆田等(2002)研究发现粗脚粉螨以雌螨在贮藏物内越冬,越冬的雌螨翌年 6 月中旬复苏后即可取食、为害相应的储藏物,7 月中旬至 8 月中旬为该螨盛发期,此后便开始越冬。邹志文等(2003)调查了仓储麦麸中纳氏皱皮螨自然种群数量消长情况,结果表明高峰期出现在 5 月中旬。崔玉宝、李朝品(2004)在 2002 年 3 月至 2003 年 2 月调查淮南市 2 所大学学生宿舍螨类孳生情况,发现全年均可检出螨类,各月检出率为 19.72%~91.60% 不等,以 6 月至 8 月检出率较高。

陶莉、李朝品(2007)探讨了腐食酪螨种群季节消长及其与生态因子的关系,于每月 5、15、25 日定点采集淮南地区某粮仓内腐食酪螨样本,进行腐食酪螨及天敌的鉴定及计数,同时测定并记录仓温及相对湿度。采用灰色关联度分析法对所采集的数据进行分析,结果显示,腐食酪螨种群数量在 6 月下旬和 9 月中旬达到最高水平,捕食螨对该螨有较为明显的跟随效应。以上结果表明:相对湿度、仓温为影响腐食酪螨种群消长的重要生态因子,该螨种群消长曲线呈双峰型,可于 6~9 月发生高峰期对该地区的粮仓进行集中防制。

4. 生物因素　粉螨的生长还受到肉食螨等生物因素的制约。国外学者早在 20 世纪初便已开始研究肉食螨对粉螨的防制作用。Pulpan 和 Verner(1965)研究了普通肉食螨在仓库中防制粉螨的潜能,Solomon(1969)报道了普通肉食螨能防制粗脚粉螨的研究成果。于晓和范青海(2002)研究了马六甲肉食螨对腐食酪螨的控制效果,发现每一成螨一昼夜能捕食腐食酪螨达 10 只左右,整个约 19 天的生育期能捕食 100 只左右。因此,在腐食酪螨孳生情况不是很严重的情况下,马六甲肉食螨可有效控制腐食酪螨数量的增长。夏斌(2003)研究结果显示,普通肉食螨各螨态对腐食酪螨都有一定的捕食能力,其功能反应均为 Holling Ⅱ型,其中雌螨的捕食能力最强,其次为雄螨和幼若螨。温度在肉食螨捕食粉螨效能中具有重要影响,在 24~28℃ 的温区范围内,普通肉食螨对粉螨具有较高的捕食效能,能够较好地控制储粮中粉螨的危害,达到较为理想的防制效果。除以上提到的肉食螨外,目前已实际应用于粉螨生物防制中的捕食螨主要种类为植绥螨和纯绥螨,近年从国外引进的西方盲走螨也在防制果园害螨上取得显著成效。此外,小花蝽、黑顶小花蝽、深点食螨瓢虫、六点蓟马等螨类天敌在粉螨的生物防制中也有重要意义。

有些粉螨以其他昆虫卵、虫体为食,可用于生物防制其他害虫。在美国北卡罗来纳州的玉米及花生田中的腐食酪螨为瓜十一星叶甲(*Diabrotica undecimpunctata howardi* Berber)的重要致死因子。据报道,腐食酪螨可很快找到并捕食土壤中的叶甲卵,其对卵的嗜好程度超过有机质残渣、真菌和节肢动物尸体。试验结果显示,若将腐食酪螨与叶甲卵一起装入含土壤的容器内,从卵中孵育出的叶甲成虫数量会比无螨的对照组少很多。Rack 和 Rilling(1978)发现,腐食酪螨可取食葡萄根瘤蚜(*Daktulosphaira vitifolii*,Fitch)的活体、卵或死亡的成虫。若在室内供给葡萄根瘤蚜活虫,在 23℃、相对湿度 85% 条件下,腐食酪螨可在 2~3 周内完成一代,表明这种活虫是腐食酪螨的适宜食物。Walter 等(1986)也成功地用多种线虫饲养包括腐食酪螨在内的食酪螨属的多种粉螨。以上这些研究资料表明,食酪螨可作为土壤害虫的天敌,其应用前景值得我们进一步关注。除腐食酪螨外,Sturhan 和 Hampel(1977)观察到刺足根螨[*Rhizoglyphus echinopus*(Fumouze et Robin)]可捕食根结线虫(*Heterodera*)、茎线虫(*Ditylenchus*)和长线虫(*Longidorus*)等多种植物寄生线虫,对于线虫包囊(cysts)则经过一番犹豫后也会袭击,故刺足根螨在土壤中有调节线虫种群密度的作用,该螨也可用于生物防制。

5. 其他因素　李隆术等(1992)用气调技术进行腐食酪螨的防制试验,用氮气作平衡气体,按不同体积比混合 CO_2 和 O_2,探讨气调对腐食酪螨是否有控制作用,以及在不同温度下观察螨的急性致死程度,分析了多因子以及因子间的互作对 LT50 的影响,得出温度(X_1)、CO_2(X_2)、O_2(X_3)三个因子间的回归方程为:$Y=30.3-7.89X_1-10.17X_2+7.47X_3+3.45X_2X_3$。当温度和 CO_2 较高而 O_2 较低时,LT50 最短(12.03h),相反则长(62.25h)。温度和 CO_2 较高使螨的呼吸与新陈代谢提高,低 O_2 可使螨增强呼吸来保证 O_2 的供应,如果环境中有高浓度的 CO_2,螨就会因对 O_2 的需求被迫吸入 CO_2,从而加速死亡。但较高温度会影响粮食品质,在实际生产中广泛应用的低温、低 O_2、高 CO_2 的控制措施,只要相对延长处理时间,也可有效控制腐食酪螨的为害。

为进一步研究气调对螨的生长发育的影响,李隆术等(1998)开展了气调和温度对腐食酪螨发育和繁殖的影响试验。结果显示,10%CO_2 和 5%O_2 的气调环境比 16%CO_2 和 9%O_2 对腐食酪螨的抑制力更强。温度越高,对腐食酪螨的存活影响更大,幼螨最为敏感,前若螨、后若螨和卵次之,温度升高会提高螨对气调的敏感度,使螨的产卵前期延长,产卵期和成螨期寿命缩短,产卵力下降。值得注意的是,粉螨可以用延长发育期和减慢发育速度来适应气调环境。

此外,还有气味等其他因素也可对粉螨造成一定的影响。如,腐食酪螨能被干酪气味和含有 1%~5%

的乳酸溶液所吸引。具有特别气味的茴香醛和肉桂醛,在浓度低时对腐食酪螨有吸引力,但当浓度高时,却使它们感到厌恶(Žďárková,1971)。粉螨对气味的趋性作用还可用于害螨防制。如,可将骨头烤香后置于生产蘑菇的菇床上,待到因螨的趋性作用而大量聚集在骨头上时,再将骨头投入开水中杀死害螨。

(三) 种群的空间分布型

种群的空间分布型是指组成种群的个体在其生活空间中的分布格局或位置状态。研究粉螨的种群空间分布型有助于认识它们的生态过程及其与生境的相互关系。种群的空间分布有集群分布、随机分布和均匀分布3种基本类型。集群分布体现了种群内部相互有利的生态关系,而随机分布意味着种群内部没有明确的生态关系,均匀分布则反映了种群内部相互排斥的生态关系。

空间分布型是种群生态学的重要研究内容之一。目前国内从事螨类研究的学者以研究农业螨类空间分布型者居多,而对粉螨的空间分布型研究主要集中在少数种类,如陶莉、李朝品等(2006)对腐食酪螨(Tyrophagus putrescentiae)的空间分布型研究表明,腐食酪螨空间格局是以个体群为基本成分呈聚集分布,且具有密度越高聚集度越大的特点。罗冬梅(2007)对椭圆食粉螨(Aleuroglyphus ovatus)种群的空间分布型也进行了研究,其结果也显示椭圆食粉螨种群是呈聚集分布的。同样,孙恩涛(2014)对椭圆食粉螨群的空间布局研究结果也得出聚集分布的结论。此外,赵金红等(2012)对学生宿舍中粉尘螨(Dermatophagoides farinae)种群的空间分布型进行相关研究,采用扩散型指标测定粉尘螨在学生宿舍中的空间分布型,其结果也提示粉尘螨(Dermatophagoides farinae)呈现聚集分布,采用Taylor冪法则分析粉尘螨聚集度与种群密度的关系,发现该螨密度越高呈现聚集度越大的趋势,该学者进一步用Iwao回归分析法研究表明粉尘螨以个体群的方式存在。以上这些研究为有效控制以粉螨为主的人居环境害螨并选择合适的防制策略提供了一定的理论依据。

(四) 生命表与种群的生态对策

1. 生命表 生命表是描述粉螨种群死亡过程及存活情况的一种有效工具。它是按种群生长时间或种群年龄(发育阶段)的程序编制,系统记述种群死亡率、存活率和生殖率的一览表,其意义在于提供一个分析和对比种群个体起作用生态因子的函数数量基础。通过生命表的组建和分析,不仅能够直接展示粉螨种群数量的存活率、出生和死亡率、死亡原因等的动态特征,而且可进一步分析种群动态的内在机制,如分析种群存活动态、估计特定条件下种群的增长潜力及其数量消长趋势。

目前国内关于螨类生命表的组建和分析研究较多,如张涛(2007)建立了腐食酪螨实验种群生命表,在16~32℃区间内,16℃时雌螨寿命最长,而28℃时每只腐食酪螨平均总产卵数最多。构建了5种温度下腐食酪螨实验种群的生殖力生命表,结果表明腐食酪螨净增殖率(R_0)、内禀增长率(R_m)、周限增长率(λ)在28℃时达到最大值,分别为88.414、0.194、1.214;同样在28℃下该螨种群倍增时间为最短的3.573天。另外,腐食酪螨子代性比也有随着温度的升高雌性后代的比例增加的特点。吕文涛等(2010)对家食甜螨(Glycyphagus domesticus)在不同温度下的实验种群生命表的组建分析得出5个不同温度条件下的家食甜螨实验室种群发育情况,即不同温度对家食甜螨的存活率及生殖力的影响较大,适宜的温度有利于家食甜螨的生长、发育和成熟。过低或过高的温度都会对其个体发育及种群增长不利。此外,罗冬梅(2007)也研究报道了椭圆食粉螨(Aleuroglyphus ovatus)实验种群生命表的组建分析。种群生命表的应用对粉螨种群动态方面的研究有着极其重要的意义,生命表中的参数可以清晰明了地显示螨在各种因素影响下的变化趋势,生命表多被用来研究和分析粉螨与温度、湿度、光照、降雨、药物、种内及种间竞争和捕食等生态因子的关系,是研究对人类生活各方面的利弊作用影响不可或缺的重要工具。

2. 种群的生态对策 生态对策是指任何生物在某一特定的生态压力下均可能采用有利于种群生存和发展的对策。是由学者MacArthur和Wilson(1967)首先将种群生态对策的概念引入到生态学中。在生态对策方面,物种对生态环境总的适应对策表现在多个方面,主要包括:①生殖对策:不同类型的粉螨采取不同的生殖对策。有些粉螨把较多的能量用于营养生长,而用于生殖的能量较少,因此这些粉螨的生殖能力比较低。而另一些粉螨则把更多的能量用于生殖,以便产生大量的后代,这些粉螨所占有的生境往往是不太稳定的。②生活史对策:分为r对策和K对策两种。r对策的粉螨种群通常寿命较短,生殖率很高,产生大量的后代,但后代存活率低,发育快,成螨个体小、寿命短且单次生殖多而小的后代,一旦环境条件转好便会以高增长率r迅速恢复种群,使得该螨种得以扩展。而K对策的种群通常寿命长,种群数量稳定,竞争力强;生物个体较大,但生殖力弱,只能产生少量的后代。粉螨通常属于 r 对策者。

(五)种群数量动态——矩阵模型的应用

粉螨种群数量动态是指粉螨种群数量在时间和空间上的变动。研究种群数量动态的规律性,可揭示种群动态的主要原因,对种群数量进行预测及实施调控,不仅是种群研究的核心内容,也是种群生态学研究的主要任务。

粉螨种群数量动态主要有种群数量统计、实验种群研究和数学模型 3 种研究方法。其中利用数学原理和方法来建立能概括和模拟种群变化的数学模型被广泛应用。里斯来(Leisle)矩阵模型是近年来广泛应用于研究昆虫综合治理的数学模型,该模型是在种群生命表方法上推导出来的,它是以相等时间间隔划分的年龄组为基础,用于研究生物种群数量动态,可以推算各年龄组的组成及其变化趋势。但是里斯来矩阵模型是按等距间隔时间划分年龄组,而且时间间隔也要求与年龄组的间距一致。这对于大多数生物种群的应用会受到一定的限制。例如,多数粉螨在一个生活史周期中可划分为若干个发育阶段,如卵—幼螨—若螨—成螨。但把一个生活史划分为等距间隔的若干个发育阶段是比较困难的,进而 Vandermeer(1975)在等期年龄组的里斯来矩阵模型的基础上建立了不等期年龄组的射影矩阵模型。就粉螨而言各发育时期及龄期也是不相同的。因此,为了适应于研究粉螨种群,可以将上述模型与其他数学模型结合起来,如 Morris-Watt(莫里斯-瓦特)数学模型适用于推算以一个生活史为单位的数量发展趋势。通过联合模型的应用,更便于进行粉螨生命表的数据分析,有助于粉螨种群动态的研究。此外,粉螨种群的动态描述还可运用捕食者与捕食物相互作用的 Holing 模型等其他数学模型来进行。李朋新等(2008)报道了巴氏钝绥螨(*Amblyseius barkeri*)在不同温度下对猎物椭圆食粉螨(*Aleuroglyphus ovatus*)的捕食效能,其研究结果表明在不同温度和一定猎物密度范围内,巴氏钝绥螨各螨态的捕食量随猎物椭圆食粉螨密度的增大而增加,但当猎物增加到一定密度后,其捕食量则在一定阈值内波动,属于 Holling II 型。数学模型的运用对了解天敌对粉螨的作用具有重要意义。

三、群落生态

群落是指占有一定空间,有相同自然资源需求,互相关联、互相依存着的几个或多个种群的集合体。以群落为研究对象的生态学分支学科为群落生态学,它是现代生态学中不可缺少的组成部分。一般意义上的群落多为生物群落,是指一定空间范围内包括全部共同生活的动物、植物和微生物等各个物种的种群,这些种群共同组成了生态系统中的有生命的部分。群落侧重于多样性、稳定性、均匀度、优势种特征等结构特征的研究,以及群落数量分类、群落食物网联系、群落演替等内容。随着数学学科的发展,以及信息论、系统论、电子计算机技术的发展和渗透,群落生态学已然成为一门多学科结合的发展潜力巨大的学科。

现代生态学研究范围应包括系统内的所有生物,但生态学工作者实际上往往仅注重研究与其自身有关的那些群落。因此,还可根据群落的生物类群将其分为植物群落、动物群落、昆虫群落、微生物群落、仓库群落等,还可以再细分为鸟类群落、爬行类群落、蛾类群落、粉螨群落等。Krantz GW 将整个储粮螨类又分为三种食物嗜好群落:第一种螨类为粉螨,它直接破坏谷物,并以谷物的碎屑为食,这些螨类可独立生存,也可与捕食性螨类并存于储粮中;第二种螨类为革螨亚目及辐螨亚目的一些捕食性或寄生性螨类,它们捕食第一种螨类或寄生于仓库其他动物身上;第三种螨类为菌食性及腐食性的甲螨亚目螨类,主要存在于含水量高的谷物中。粉螨亚目中的家食甜螨在仓库群落中为第三种螨类的重要成员。在储粮仓库、粮食加工厂以及人类住所的大多数螨类属于粉螨,构成了粉螨群落,整个群落中虽然粉螨种类繁多,但总有其优势种群,我们要想采取高效有用的防制措施,就必须了解该粉螨群落中的优势种群。因此,掌握粉螨群落及其优势种群,对粉螨防制具有特别重要的意义。

聚类分析(clustering analysis)是群落数量分类中的主要分析方法,又有系统聚类、模糊聚类、动态聚类(逐步聚类)、有序样品聚类(最优分割法)、图论聚类、信息聚类及概率聚类等多种类型,目前以前四种聚类较为常用,尤其是模糊聚类在粉螨群落数量分类中具有特殊的应用价值。

王元秀等(1999)对山东省五个气候区共 20 个选中点内的面粉加工厂、粮库、粮店等三种不同生境进行调查采样和聚类分析。结果显示山东省储粮螨类优势种顺序为:腐食酪螨、椭圆食粉螨、粉尘螨、屋尘螨、拱殖嗜渣螨、纳氏皱皮螨、棕脊足螨、普通肉食螨、赫氏蒲螨、马六甲肉食螨。此结果与沈兆鹏(1988)描述的中国储藏物螨类优势种顺序(腐食酪螨、纳氏皱皮螨、椭圆食粉螨、甜果螨、粉尘螨、马六甲肉食螨、酪阳厉螨)基本一致。

由于粉螨群落在生态环境中分布具有不同程度的模糊性,李朝品(2004)采用模糊聚类法对粉螨在粮食生境中孳生分布的优势种及多样性进行初步研究,结果显示,在仓储粮生境中既存在优势种分布,也存在多样性分布。

以上研究成果显示,采用具体生态指标对粮食生境中的粉螨进行模糊分类较为符合实际,由于粉螨在粮食中孳生分布既存在优势种也存在多样性的特征,故可进一步结合螨密度等其他生态学指标和环境因子以及储存时间等,有望建立预警指标体系,以评价储藏物的粉螨污染状况。

(陶　莉)

第五节　中国重要种类

一、中国粉螨主要代表种

(一)粗脚粉螨

1. 种名　粗脚粉螨(*Acarus siro* Linnaeus,1758)

同种异名:*Acarus siro var farinae* Linnaeus,1758;*Aleurobius farinae var africana* Oudemans,1906;*Tyrophagus farinae* De Geer,1778。

2. 形态

(1)鉴别特征:雄螨体长320~460μm,雌螨体长350~650μm。椭圆形,呈淡黄色、红棕色或无色(图34-37,图34-38)。基节上毛(scx)基部膨大,有粗栉齿。格氏器(G)为表皮皱褶,端部延伸为丝状物。顶外毛(ve)短,不及顶内毛(vi)的1/4,vi伸至螯肢顶端。后半体刚毛肩内毛(hi)、前侧毛(la)、后侧毛(lp)和背毛d_1~d_4均短,特别是d_2或d_3的长度不超过该毛基部至紧邻该毛后方的刚毛基部之间的距离。足Ⅰ膝节感棒σ_1是σ_2长度的3倍以上。足Ⅰ、Ⅱ跗节的第一感棒(ω_1)斜生,形成的角度一般小于45°,ω_1在基部最粗,然后逐渐变细直到顶端膨大处。

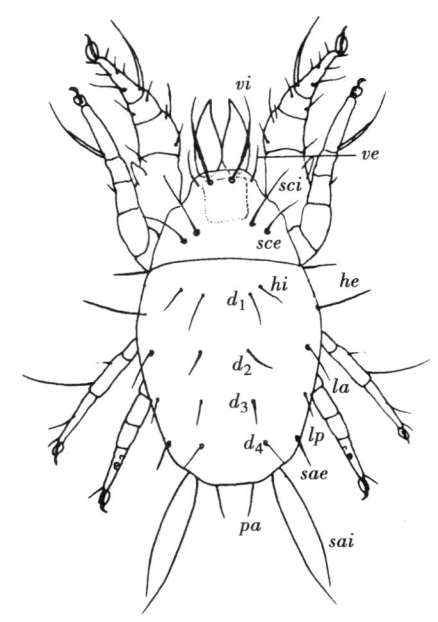

vi. 顶内毛;*ve.* 顶外毛;*sci.* 胛内毛;*sce.* 胛外毛;*hi.* 肩内毛;*he.* 肩外毛;d_1~d_4背毛;*la.* 前侧毛;*lp.* 后侧毛;*sai.* 骶内毛;*sae.* 骶外毛;*pa.* 肛后毛。

图34-37　粗脚粉螨(*Acarus siro*)(♂)背面
(仿 李朝品、沈兆鹏)

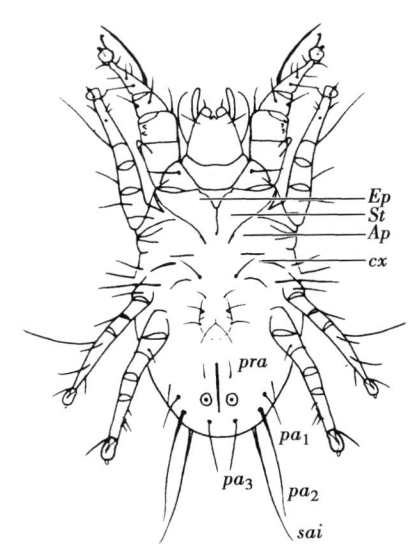

Ep. 基节内突;*St.* 胸板;*Ap.* 表皮内突;*cx.* 基节毛;*pra.* 肛前毛;pa_1~pa_3. 肛后毛;*sai.* 骶内毛。

图34-38　粗脚粉螨(*Acarus siro*)(♂)腹面
(仿 李朝品、沈兆鹏)

（2）形态描述

1）雄螨:肩内毛（hi）和肩外毛（he）短,he 较 hi 长 2 倍。前侧毛（la）和后侧毛（lp）也短,与第一背毛（d_1）等长。末体有长骶外毛（sae）1 对和第二肛后毛（pa_2）1 对,骶外毛（sae）1 对且短和第三肛后毛（pa_3）1 对。足 I 的膝节和股节增大,使足 I 变粗,股节腹面有一刺状突起,突起上有股节毛（vF）;足 I 膝节腹面有 2 对由表皮形成的小钝刺,跗节顶端的刺 u 和 v 愈合成一大刺,足Ⅲ、Ⅳ跗节上的中腹端刺（s）增大,最长边与跗节的爪等长。生殖孔位于足Ⅳ基节之间,有生殖毛（g）3 对（g_1、g_2、g_3）。末体近后缘有 1 对肛吸盘,肛吸盘前方有肛前毛 1 对。支撑阳茎（$penis$）的侧支在后面分叉,阳茎为"弓"形管状物,末端钝。肛门后缘有 1 对肛吸盘。

2）雌螨:外形与雄螨相似。躯体后缘因交配囊略凹,背面刚毛栉齿较雄螨少。足 I 未变粗,股节无锥状突起,跗节的端刺 u 和 v 是分开的,且比中腹端刺（s）小;所有足的 s 都较大,且向后弯曲。生殖孔位于足Ⅲ和足Ⅳ基节之间。腹面肛毛 5 对,其中 a_2 的长为 a_1、a_4、a_5 的 2 倍,a_3 最长,为 a_1、a_4、a_5 的 4 倍,肛后毛 pa_1、pa_2 较长,伸出体躯后缘很多。

3）幼螨:似成螨。胛毛（sc）几乎等长,基节杆（CR）钝,向端部稍膨大,后肛毛不到躯体长的一半。

4）休眠体:活动休眠体躯体呈淡红色,背面拱起,腹面内凹。前足体背板与后半体分离,且前突明显,可覆盖颚体。无眼。顶内毛（vi）长于顶外毛（ve）,具栉齿。胛内毛（sci）略长于胛外毛（sce）,两者位于同一水平位置。第二背毛（d_2）位于第一背毛（d_1）之间,第二背毛（d_2）、第三背毛（d_3）和第四背毛（d_4）在一条直线上;具 2 对肩毛;3 对侧毛,第一背毛（d_1）和侧毛 l_1 比第四背毛（d_4）长约 3 倍。足Ⅱ、足Ⅲ基节表皮内突相连;足Ⅳ基节表皮内突略弯曲,不相连;胸板与足Ⅱ基节表皮内突分离,足Ⅲ基节表皮内突仅在中线处部分分离。1 对生殖毛与吸盘板前方 1 对吸盘的着生位置在同一直线上;刚毛基部与吸盘基部的间距小于刚毛基部之间的距离。吸盘板小,与体后缘具一定的距离;较大的中央吸盘周围具 3 对周缘吸盘,并由透明区相互隔开。足的前跗节均退化,具发达的爪。足 I 的感棒 ω_2、σ 及足Ⅲ的 σ 均不发达,腹刺复合体被 2 个呈膨大状的叶状刚毛（vsc）所替代。足 I、Ⅱ跗节的第一感棒（ω_1）较细长,顶端膨大,第三感棒（ω_3）着生在背面中间;足 I、Ⅱ跗节的第二背端毛（e）顶端呈吸盘状,足Ⅲ跗节的 e 则为叶状,足Ⅳ跗节的 e 为躯体长的 1/2;各足的正中端毛（f）均为叶状,薄而透明;除足Ⅳ的侧中毛（r）外,其余各足的 r 均为叶状;足 I~Ⅲ跗节的正中毛（m）或呈长叶状,腹中毛（w）宽扁且具栉齿;足 I 胫节的背胫刺（φ）长于足 I 跗节,足Ⅱ胫节的 φ 等长于足Ⅱ跗节（图 34-39,图 34-40）。

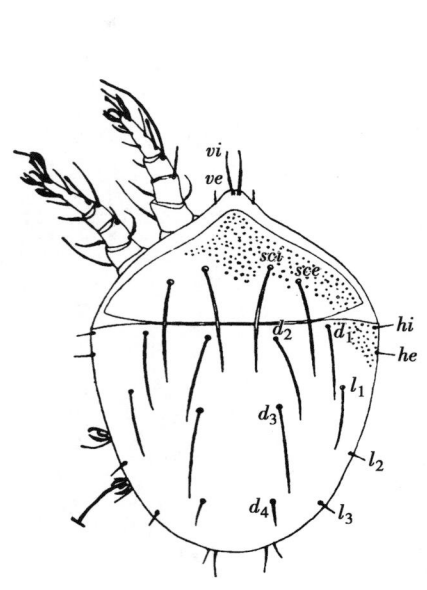

vi、ve、sce、sci、d_1~d_4、he、hi、l_1~l_3:躯体的刚毛。

图 34-39　粗脚粉螨（*Acarus siro*）休眠体背面

（仿 李朝品、沈兆鹏）

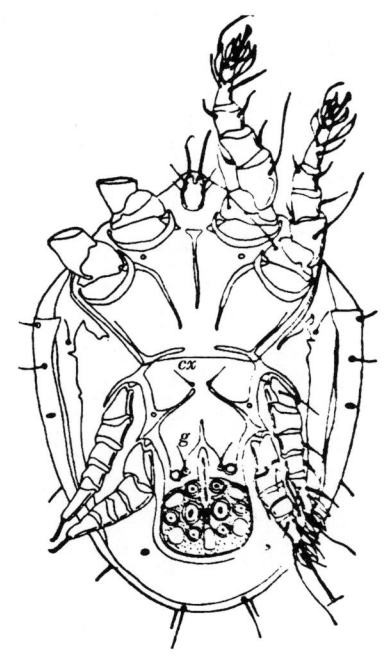

g:生殖毛;cx:基节毛。

图 34-40　粗脚粉螨（*Acarus siro*）休眠体腹面

（仿 李朝品、沈兆鹏）

3. 生活习性 粗脚粉螨是重要的仓储螨类之一,常见的孳生场所有面粉厂、轧花厂、粮食仓库、动物饲料仓库、中药材仓库、草堆和蜂箱等。因此常在粮食、谷物、中药材、居室灰尘、蘑菇栽培料以及粮食制品等中发现该螨。由于其生境较稳定,故一年四季均可发现该螨。粗脚粉螨的孳生物种类繁多,常见的如面粉、小麦、饲料及中药材等。

4. 生境与孳生物 粗脚粉螨是重要的仓储螨类之一,常见的孳生场所有面粉厂、轧花厂、粮食仓库、动物饲料仓库、中药材仓库、草堆和蜂箱等。因此常在粮食、谷物、中药材、居室灰尘、蘑菇栽培料以及粮食制品等中发现该螨。由于其生境较稳定,故一年四季均可发现该螨。粗脚粉螨的孳生物种类繁多,常见的如面粉、小麦、饲料及中药材等。

5. 与疾病的关系 其排泄物、分泌物、碎屑及死亡螨体等均为强烈变应原,人体接触后会引起过敏性皮炎、皮疹。此外,粗脚粉螨还可特异性侵染人体引起疾病。

6. 地理分布 国内分布于北京、上海、云南、黑龙江、安徽、江苏、江西、甘肃、吉林、西藏、四川和台湾等;国外分布于英格兰、加拿大等。

(黄永杰)

(二)小粗脚粉螨

1. 种名 小粗脚粉螨(*Acarus farris* Oudemans,1905)

同种异名:*Aleurobius farris* Oudemans,1905

2. 形态

(1)鉴别特征:与粗脚粉螨较为相似,不同点为粗脚粉螨足Ⅰ、Ⅱ第一感棒(ω_1)两边从基部开始逐渐变粗,在膨大为圆头之前变狭,从而形成明显的"颈"。圆头最阔部分与杆的最阔部分相等。

(2)形态描述

1)雄螨:体长约365μm,一般无色、略透明,后缘圆滑。形态似粗脚粉螨。不同点:侧面观,足Ⅰ、Ⅱ的第一感棒(ω_1)的直径从基部向上稍膨大,在端部膨大为圆头之前略变细,其前缘和跗节背面成角近90°(粗脚粉螨约45°)。足Ⅱ、Ⅲ和Ⅳ跗节的中腹端刺(s)约为其爪长的1/2~2/3,s顶端尖细。

2)雌螨:与粗脚粉螨不同点(图34-41):足Ⅰ~Ⅳ跗节的中腹端刺(s)约为其爪长的1/2~2/3,s顶端尖细;肛毛a_1、a_4与a_5几乎等长,a_2较a_1长1/3,a_3长度为a_1的2倍长。

3)休眠体:与粗脚粉螨相比不同点:后半体背面的刚毛明显短,很少膨大或呈扁平形,第一背毛(d_1)、侧毛l_1和第四背毛(d_4)长度几乎相等(图34-42)。腹面(图34-43),在吸盘基部与1对生殖毛呈等边三角形,位于生殖毛后外方的吸盘明显;足Ⅳ表皮内突朝中线向前弯曲。第一感棒(ω_1)均匀地逐渐变细。

3. 生活习性 小粗脚粉螨的生活习性与粗脚粉螨十分相似。小粗脚粉螨发育也由卵孵化为幼螨,再经第一至第三若螨期发育为成螨。据观察,在温度25℃左右、相对湿度80%~90%的环境中完成1代需3~4周。小粗脚粉螨畏干燥,但耐低温,在不良环境下可形成休眠体,在相对湿度70%以下难以生存,在环境温度为0℃时还能爬行取食。Sánchez-Ramos(2007)在无光照、相对湿度为90%±5%,温度分别为7℃、10℃、15℃、20℃、25℃、27℃、29℃和29.7℃下对小粗脚粉螨的发育进行检测。通过Logan-Ⅲ型模型预测卵、幼螨、第一若螨、第三若螨和成螨的最适温度分别为28.7℃、26.3℃、26.8℃、27.7℃和27.9℃,预测发育速率分别为0.27天、0.39天、0.63天、0.55天和0.10天。

4. 生境与孳生物 小粗脚粉螨常栖息于野外,常在草

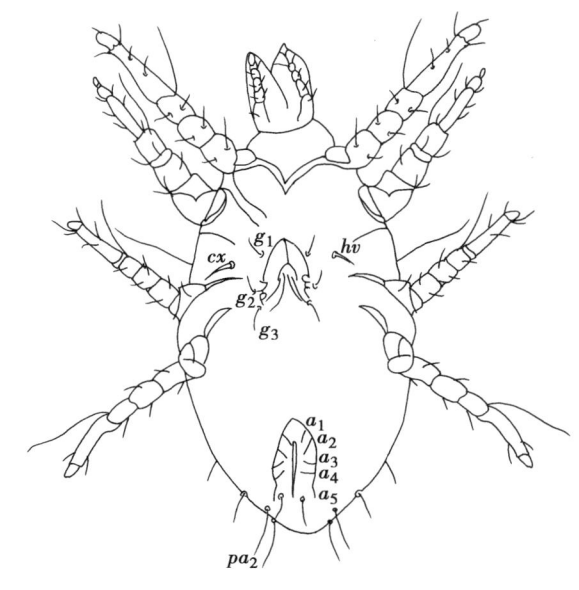

hv、g_1~g_3、cx、a_1~a_5、pa_2:刚毛。

图34-41 小粗脚粉螨(*Acarus farris*)(♀)腹面
(仿 李朝品、沈兆鹏)

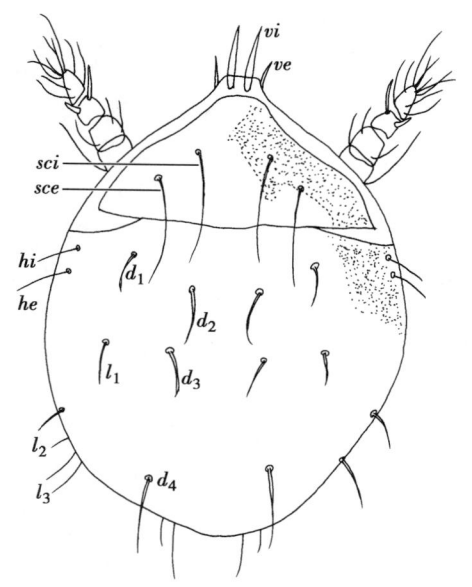

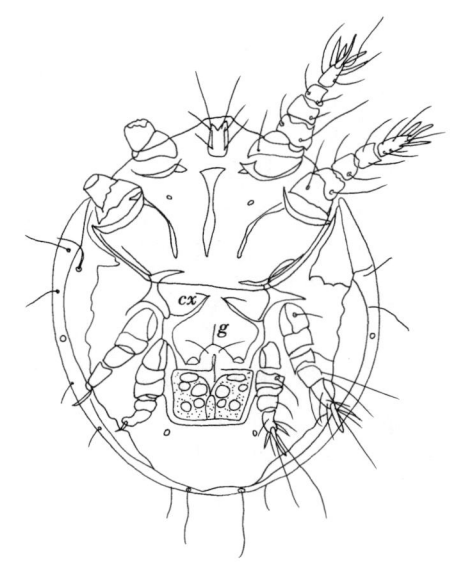

ve、vi、sce、sci、hi、he、$l_1 \sim l_3$、$d_1 \sim d_4$：躯体的刚毛。

图 34-42 小粗脚粉螨(Acarus farris)休眠体背面

（仿 李朝品、沈兆鹏）

cx：基节毛；g：生殖毛。

图 34-43 小粗脚粉螨(Acarus farris)休眠体腹面

（仿 李朝品、沈兆鹏）

堆、鸟窝内和鸡舍的深层草堆中发现，也可在面粉、小麦、饲料、干酪、燕麦及家禽饲料中也被发现。

5. 与疾病的关系　可引起皮炎等。沈莲(2010)报道小粗脚粉螨可以导致人体过敏反应，此外小粗脚粉螨还可引发螨性哮喘。

6. 地理分布　国内分布于安徽、广东、河南、江西、辽宁和西藏等；国外分布于波兰、德国、荷兰、肯尼亚、美国和英国等。

（三）静粉螨

1. 种名　静粉螨(Acarus immobilis Griffiths,1905)

同种异名：无。

2. 形态

（1）鉴别特征：静粉螨与小粗脚粉螨形态极为相似，不同点：足Ⅰ、Ⅱ跗节 ω_1 的两边几乎平行，腹端刺小，约为跗节爪之一半，末端扩大为一个明显的卵状头，头的最阔部分宽于杆的最阔部分，腹后缘突出，顶端向前。

（2）形态描述

休眠体：体长约 210μm，卵圆形，呈白色或半透明状（图 34-44）。为不活动休眠体，躯体刚毛短，几乎不可见。颚体退化，被一对隆起取代。躯体背面拱起，具刻点，腹面凹形，前足体和后半体之间具横沟。背面毛序与小粗脚粉螨的活动休眠体相似，不同点：所有刚毛较短，不易看出，顶外毛(ve)及后半体后缘的 1 对刚毛缺如；后半体具孔隙 1 对，足Ⅳ基节水平在肩内毛(hi)之后有 1 对腺体。腹面（图 34-45），基节骨片与粗脚粉螨活动休眠体相似，足Ⅳ表皮内突呈直形。足上刚毛与感棒较粗脚粉螨和小粗脚粉螨休眠体数目、大小减少（小），第一感棒(ω_1)超过足Ⅰ、Ⅱ跗节长度的一半，第一感棒(ω_1)末端膨大呈卵形。足Ⅰ的膝节感棒(σ)和胫节感棒(φ)均短钝，足Ⅰ、Ⅱ跗节中腹端刺(s)、第二背端毛(e)、足Ⅱ跗节的正中端毛(f)、足Ⅲ和足Ⅳ跗节第二背端毛(e)均缺如。

3. 生活习性　休眠体是粉螨为应对外界不良环境而形成的特殊形式，但当不良条件得到改善后，休眠体又可继续发育，Griffiths(1966)证实，静粉螨休眠体型成的主要原因可能是营养不良，其原因可能是静粉螨在发育繁殖的过程中逐渐耗尽了原先充足的食物供应而引起的。进一步的研究表明，基础食物的比例和有效的形式是影响休眠体的产生的重要因素。温、湿度条件对粉螨的生长发育也具有较大的影响，过低或过高时都会促使休眠体的发生。

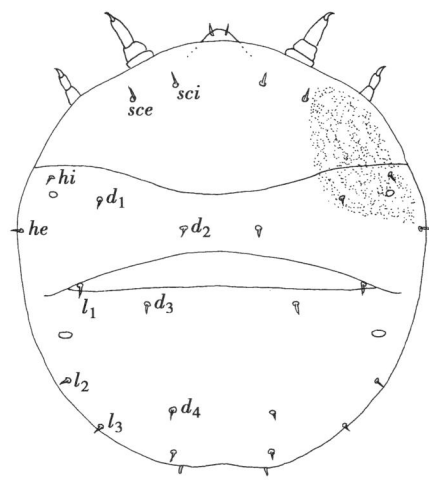

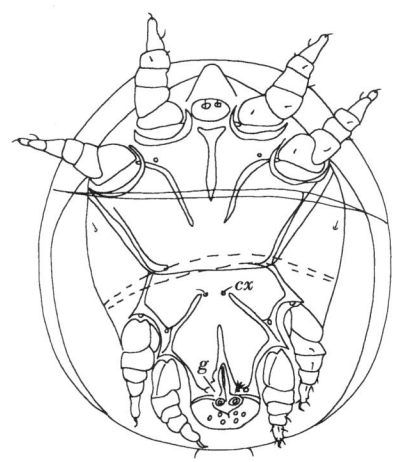

sce、sci、d_1、d_2、d_3、d_4、he、hi、l_1~l_3：躯体的刚毛。

图 34-44　静粉螨（*Acarus immobilis*）
休眠体背面

（仿 李朝品）

cx：基节毛；g：生殖毛。

图 34-45　静粉螨（*Acarus immobilis*）
休眠体腹面

（仿 李朝品）

4. 生境与孳生物　静粉螨报道主要孳生于鸟窝,偶尔发生于农场的原粮和仓库中发生。Hughes（1955）报道可在谷物残屑、腐殖质、磨碎的草料中和干酪上发现该螨。我国新记录由邹萍（1989）首先报道,采自于构菌菌种瓶、平菇菇床、棉籽壳及假黑伞培养料（稻草）;Solarz K（2004）对动物园哺乳动物排泄物的灰尘、垃圾、碎片和残留物样本检测发现,49 个样本中 44 个样本存在螨类孳生,共收集螨类 5 097 只,其中静粉螨 220 只（4.31%）。陶宁等（2016）在芜湖某农贸市场的金针菇中也发现该螨休眠体。

5. 与疾病的关系　暂未见报道。

6. 地理分布　国内分布于安徽、江西和上海等地;国外分布于美国、加拿大和日本等。

（石　泉）

（四）薄粉螨

1. 种名　薄粉螨（*Acarus gracilis* Hughes,1957）

同种异名:无。

2. 形态

（1）鉴别特征:薄粉螨形态与粗脚粉螨相似,但其背毛 d_2 为 d_1 长的 4~5 倍。

（2）形态描述

1）雄螨:体长 280~360μm,体表皮有皱纹,其后部有微小乳突。形态似粗脚粉螨（图 34-46）,不同点:躯体刚毛稍有栉齿,胛毛（sc）与第三背毛（d_3）等长且均较短,3 对背毛除第二背毛（d_2）均短,2 对肩毛（hi、he）、2 对侧毛（la、lp）和骶外毛（sae）均为短刚毛。第二背毛（d_2）、骶内毛（sai）和肛后毛（pa_1、pa_2）较长,第二背毛（d_2）为第一背毛（d_1）长度的 4 倍以上,骶内毛（sai）为躯体长的 70%。足 I 股节上具 1 腹刺;足 I、II 跗节的第一感棒（ω_1）较长并逐渐变细,第一感棒（ω_1）与背中毛（Ba）基部间的距离较第一感棒（ω_1）短;位于第一感棒（ω_1）基部的末端的芥毛（ε）较明显,为一微小丘突;足 IV 跗节的交配吸盘位于该节基部且彼此接近。

2）雌螨:前足体板较雄螨宽阔,后缘圆。背刚毛的排列、长度似雄螨,但第三背毛（d_3）较长,较第一背毛（d_1）长 2 倍以上（图 34-47）;肛门区刚毛似粗脚粉螨,但肛后毛 pa_2 较长,肛毛 a_3 的长度不

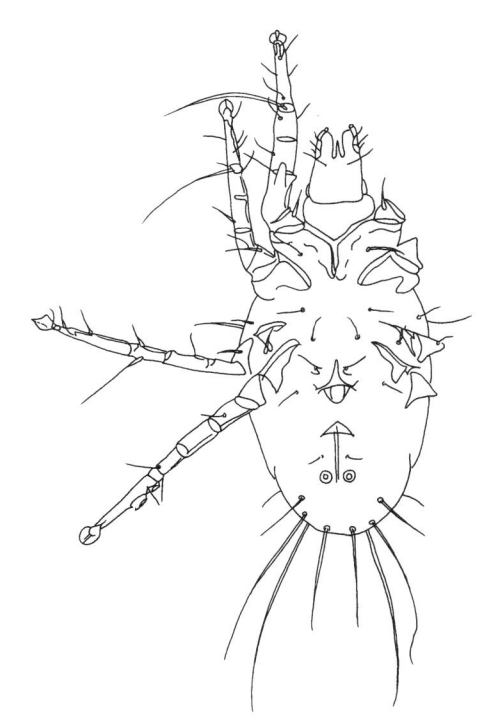

图 34-46　薄粉螨（*Acarus gracilis*）（♂）腹面

（仿 李朝品、沈兆鹏）

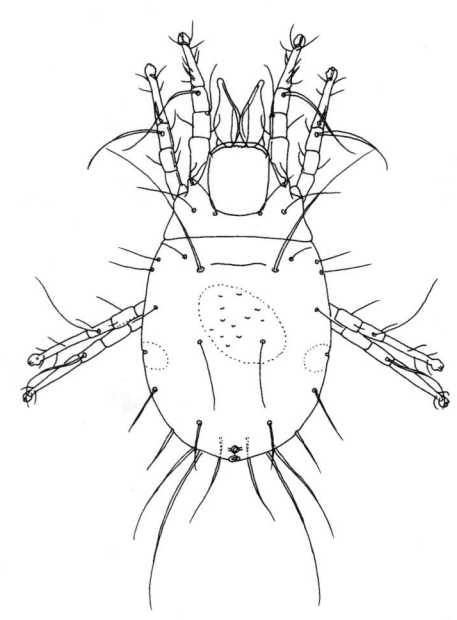

图 34-47 薄粉螨（*Acarus gracilis*）（♀）背面
（仿 李朝品、沈兆鹏）

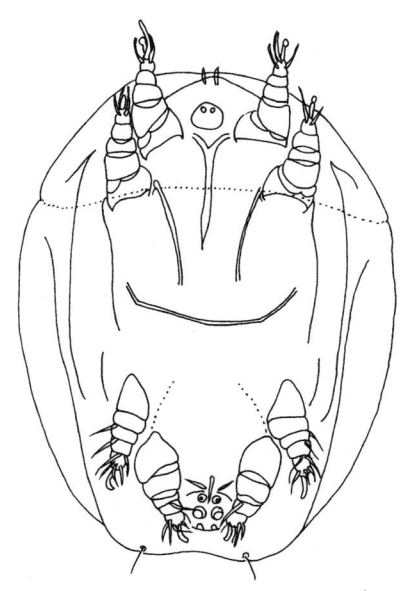

图 34-48 薄粉螨（*Acarus gracilis*）
休眠体腹面
（仿 李朝品、沈兆鹏）

及 a_1 或 a_2 长度的 2 倍。

3）休眠体：似静粉螨休眠体（图 34-48）。不同点：吸盘板的位置较靠后，中央吸盘发达，无发育不全的吸盘；基节骨片不够发达；躯体后缘 1 对刚毛较长，为足Ⅳ跗节、胫节的长度之和；足具刚毛与感棒，跗节的第一感棒（ω_1）比胫节感棒（φ）短，跗节刚毛常为叶状。

3. 生活习性　在相对湿度 90%，温度 20℃的条件下不产生休眠体，此条件下完成其生活史需 20~21 天。

4. 生境与孳生物　薄粉螨常在野外孳生，可见于蝙蝠的栖息场所、鸟巢和鼠类的旧窝等，但在房舍和仓库环境中也能采集到薄粉螨。我国学者陆云华（1997）在江西新余市渝水区北岗乡芙蓉村的米糠中首先采集到该螨。

5. 与疾病的关系　可能引起相关过敏性疾病。

6. 地理分布　国内分布于安徽、福建、河南、江西和中国台湾等地；国外分布于阿根廷和英国等。

（五）阔食酪螨

1. 种名　阔食酪螨（*Tyrophagus palmarum* Oudemans，1924）

同种异名：*Tyrophagus perniciosus* Zachvatkin，1941；掌状长螨。

2. 形态

（1）鉴别特征　顶外毛（*ve*）具栉齿，几乎位于顶内毛（*vi*）的同一水平，向下弯曲。胛外毛（*sce*）较胛内毛（*sci*）短，侧毛（*la*）与第一背毛（d_1）约等长，但短于 d_3 和 d_4。螯肢较小，前背片呈桃形，有假气门 1 对，位于足Ⅰ基节处。足较细长，跗节背端刚毛 *e* 为针状，腹面有 5 根刚毛，其中中央 3 根加粗。足Ⅰ膝节的膝外毛（σ_1）比膝内毛（σ_2）短。足Ⅰ、Ⅱ胫节刚毛较粉螨属短。雄螨足Ⅰ不膨大，股节也无腹刺，足Ⅳ跗节有 2 个吸盘；体后缘有 5 对较长刚毛，即外后毛、内后毛各 1 对及肛后毛 3 对。ω_1 细长，中部稍膨大，缩成一个小头，阳茎小。

（2）形态描述

1）雄螨：体长 330~450μm（图 34-49）。前足体板后缘几乎挺直，前侧缘有一对无色角膜，该板通常不清楚，向后伸展约达胛毛（*sc*）处，后缘几乎挺直。顶内毛（*vi*）延伸且超出螯肢顶端，与该螨的刚毛一样均有稀疏的栉齿。基节上毛（*scx*）弯曲，基部不膨大，有等长的侧短刺。胛毛（*sc*）比前足体长，胛内毛（*sci*）比胛外毛（*sce*）长，两对胛毛几乎成一横列。格氏器有 2 个分支，一支为杆状，另一支外形不规则。后半体背面，前侧毛（*la*）、肩腹毛（*hv*）和第一背毛（d_1）均为短毛，且几乎等长，约为躯体长度的 1/10；背毛 d_2 长度约为前侧毛(la)的3~4倍;肩内毛(hi)长于肩外毛(he),且与体侧缘成直角;其余刚毛均较长。前跗节较发达,各足末端爪均为柄状。足I跗节长度超过该足膝、胫节之和,其上的感棒ω_1为雪茄状,亚基侧毛(aa)着生于ω_1的前端位置;第一背端毛(d)和第三感棒(ω_3)长于第二背端毛(e),且明显超出爪的末端;u,v及s等跗节腹端刺均为刺状,两侧为细长刚毛p和q。足I膝节的膝内毛(σ_2)稍短于膝外毛(σ_1)。足IV跗节与膝、胫节之和几乎等长,一端部吸盘居该节中间,其上刚毛r、w远离吸盘。阳茎向前渐细呈茶壶嘴状,其阳茎较长食酪螨短。肛门吸盘位于肛门后两侧。腹面,肛门吸盘呈圆盖状,且稍超出肛门后端,位于躯体末端的肛后毛pa_1较pa_2、pa_3短而细。

2)雌螨:体长350~550μm。除第二性征外,形态与雄螨十分相似。

3. 生活习性 阔食酪螨属中温高湿性的螨类,喜孳生于富含蛋白质的食物中,是储藏食品的重要害螨之一。在温度24~27℃、相对湿度85%以上的环境中。完成生活史需时15~22天,发育的最低温度为6~10℃,最高温度为38℃。此螨对低温有较强的抵抗力,但对湿度十分敏感,抗干燥能力弱,当相对湿度在55%以下时,该螨难以继续生长发育。在生活史中,未发现异型若螨和休眠体。

4. 生境与孳生物 阔食酪螨呈世界性分布,常在草地表层土壤和存放于田野的草堆中发现此螨,也能大量孳生于粮食仓库、米面加工厂和酱菜厂等,也可在干酪和旧的蜂巢、蛛网和鸟窝中发现。该螨可为害玉米、大麦、小麦等谷物,还可为害奶粉、干酪、鱼干、鱼粉、蛋粉、火腿、酱菜、饲料、微生物培养基等。

5. 与疾病的关系 暂未见报道。

6. 地理分布 呈世界性分布,国内北京、上海、河南、四川、浙江、西藏、云南、贵州、广西、广东、台湾及东北各省均有此螨分布。

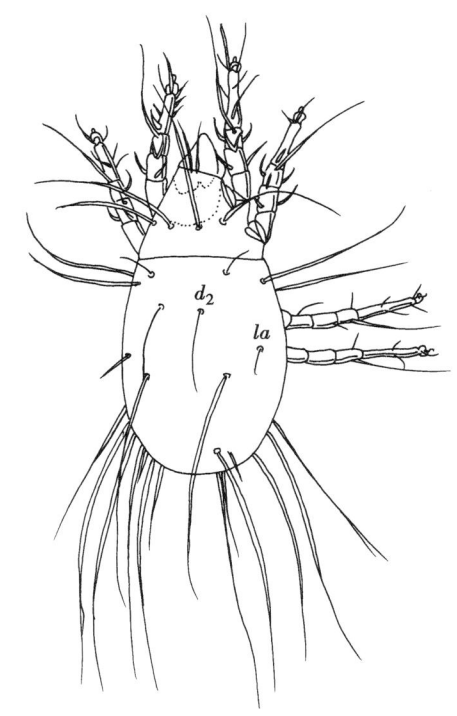

d_2、la. 躯体的刚毛。

图 34-49 阔食酪螨(Tyrophagus palmarum)(♂)背面

(仿 李朝品、沈兆鹏)

(许 佳)

(六)腐食酪螨

1. 种名 腐食酪螨(*Tyrophagus putrescentiae* Schrank,1781)

同种异名:*Acarus putrescentiae* Schrank,1781,*Tyrophagus longior var. castellanii* Hirst,1912;*Tyrophagus noxius* Zachvatkin,1941;*Tyrophagus brauni* E.& F.Turk,1957。

2. 形态

(1)鉴别特征:雄螨长280~350μm,雌螨长320~420μm。螨体无色,附肢颜色常随食物性质而变,表皮光滑,躯体较其他种类细长,刚毛长而不硬直,常拖在躯体后面。基节上毛膨大,并有细长栉齿。雄螨阳茎2次弯曲,似茶壶嘴。背毛d_2的长度约为d_1长的2~3.5倍。

(2)形态描述

1)雄螨:每一螯肢均有齿,有一锯状突起和上颚刺。前足体背板常不清楚,向后伸展达胛毛(sc)处,后缘几乎挺直(图34-50)。前足体板的前侧缘有无色角膜1对。顶内毛(vi)有稀疏的栉齿,并向前延伸,超出螯肢顶端;顶外毛(ve)位于vi稍后,比足的膝节长。胛毛(sc)比前足体长,胛外毛(sce)比胛内毛(sci)短。基节上毛(scx)扁平且基部膨大,有许多硬直的侧突,膨大的基部向前延伸为细长的尖端。标本不同或观察标本的角度不同时,基节上毛基部的宽度和侧突的长度不同。格氏器有2个分枝,一枝为杆状,另一枝外形不规则。第一背毛(d_1)、前侧毛(la)和肩腹毛(hv)均短,且几乎等长,约为躯体长的1/10;d_2为d_1长度的2~3.5倍;肩内毛(hi)比肩外毛(he)长,且与体侧成直角;其余刚毛均较长,连在一起呈扇状"长列"。腹面,表皮内突的颜色很浅,基节内突板是无色的,足I表皮内突前缘外形不规则。圆盖状的肛门吸盘稍超出肛门后端,着生在躯体末端的肛后毛 pa_1 比 pa_2 和 pa_3 短而细。体躯比例和背刚毛的长度在种内有变异。各足末端的爪为柄状,前跗节较发达。足 I 跗节的长度不超过膝、胫节之和,其上的第一感棒(ω_1)在顶端稍膨大且与芥毛(ε)接近,亚基侧毛(aa)的起源点在 ω_1 的前端;ω_3 和背毛(d)明显超出爪的末端,且比第二背端毛(e)长;跗节腹端刺 u、v 及 s 均为刺状,两侧为细长刚毛 p 和 q。足 I 膝节的膝外毛(σ_1)比膝内毛(σ_2)稍长。足 IV 跗节的中间着生有吸盘 1 对,并有 2 条刚毛 r 和 w,r 接近基部,w 远离基部。阳茎较短且弯曲呈 S 形,支持阳茎的侧骨片向外弯曲。

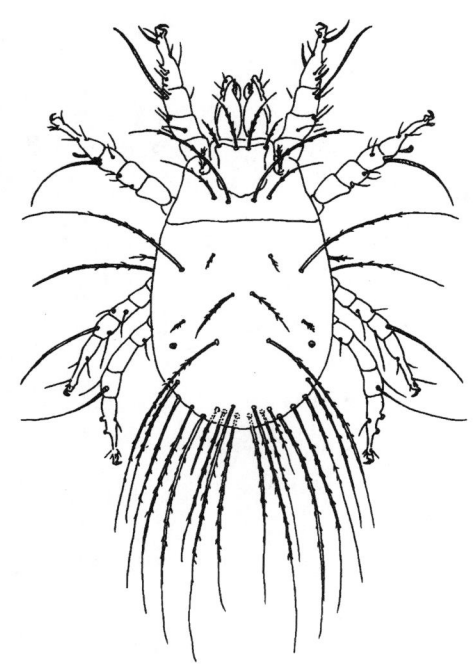

图 34-50 腐食酪螨（*Tyrophagus putrescentiae*）雄螨背面
（仿 李朝品、沈兆鹏）

2）雌螨:躯体形状和刚毛的长度及排列与雄螨相似。不同点:肛门孔几达躯体后端,周围有 5 对肛毛,其中 a_2 较 a_1 长,a_4 比 a_2 长;肛后毛 pa_1 和 pa_2 也较长。

3）幼螨:sci 比 sce 长,d_1 和 d_2 比 d_3 短;躯体后缘有长刚毛 1 对;有基节杆和基节毛。

4）卵:稍有刻点。

3. 生活习性 该螨喜多脂肪及蛋白质食物,喜群居,常与粗脚粉螨杂生在一起,喜孳生于较潮湿而生霉的食物中。其发育的最低温度为 7~10℃,在 11~13℃完成一代需要 39~50 天;在 16~19℃完成一代需要 29~40 天;在 20~22℃完成一代需要 24~31 天;在 23℃、相对湿度为 85% 时,完成一代仅需 14~21 天;最高温为 35~37℃。在温度 24~28℃、相对湿度 92%~100% 时,适宜其发育繁殖。

4. 生境与孳生物 呈世界性广泛分布,在米面加工厂、饲料库、蛋品、干酪加工车间生长繁殖。常孳生在脂肪和蛋白质含量高的储藏食品中,如蛋粉、火腿、肉干、鱼干、干酪、坚果、花生、瓜子等,也可孳生于稻谷、大米、小麦、大麦、面粉、米糠、麸皮、棉籽、中草药、烟草等。腐食酪螨也是真菌培养的害螨,曲霉属霉菌、散囊菌属霉菌和青霉菌属霉菌对其都具吸引力。腐食酪螨体内外均能携带各种孢子,可加速孢子的传播。腐食酪螨可在消毒过的麦胚上生活,说明其并非完全依靠霉菌生活。

5. 与疾病的关系 腐食酪螨可引起肺螨病和肠螨病。同时有研究表明,腐食酪螨与粉尘螨、屋尘螨有共同抗原,可引起人类过敏性疾病,如过敏性皮炎、过敏性哮喘等。

6. 地理分布 国内分布于上海、北京、山东、河北、河南、江苏、浙江、湖北、湖南、广东、广西、四川、重庆、福建、陕西、云南、西藏、香港、台湾等;国外分布于美国、英国、新西兰等。

（七）长食酪螨

1. 种名 长食酪螨（*Tyrophagus longior* Gervais,1844）

同种异名:*Tyroglyphus longior* Gervais,1844;*Tyroglyphus infestans* Berlese,1844;*Tyrophagus tenuiclavus* Zakhvatkin,1941。

2. 形态

（1）鉴别特征:雄螨长 330~535μm,雌螨长 530~670μm。体型较大,躯体较腐食酪螨宽,长椭圆形,白色,螯肢和足颜色较深。前足体板的前侧缘无带色素的角膜,基节上毛(scx)弯曲,且有短栉齿。雄螨足 IV 跗节上 1 对吸盘近该节基部,跗节刚毛 w、r 远离吸盘。第二背毛(d_2）长度是 d_1 和 la 长的 1~1.3 倍。

（2）形态描述

1）雄螨:足和螯肢颜色较深,螯肢有时有模糊的网状花纹（图 34-51）。躯体和足上刚毛排列似腐食酪螨。不同点:基节上毛(scx)弯曲,基部不膨大,有等长短侧刺;第二背毛(d_2）的长度是第一背毛(d_1)和前侧毛(la)的 1~1.3 倍。足 I、II 跗节的第一感棒(ω_1)长,向顶端渐变细;足 IV 跗节长度大于膝节和胫节两节之和,1 对跗节吸盘靠近该节的基部,刚毛 r 和 w 远离吸盘。阳茎向前逐渐变细,似茶壶嘴样;支持阳茎的侧骨片向内弯曲。肛门吸盘位于肛门后两侧。

2）雌螨:第二性征与雄螨有区别,其他一般构造与雄螨相似。

3）卵:具有明显的刻点。

3. 生活习性　两性生殖,雌雄交配后产卵。在适宜的环境下,卵经 4~5 天即可孵化为幼螨,再经第一、第三若螨期变为成螨。未发现休眠体。成螨喜孳生于潮湿生霉的粮食中,常与小粗脚粉螨和羽克螨一起发生。

4. 生境与孳生物　长食酪螨分布广泛,常可孳生于储藏谷物、干酪和养殖场中,特别在草堆中,该螨是优势种。可在粮食仓库久存的发霉面粉、腐米、地脚粮中发现,也可在干酪、蘑菇、烂莴苣、烂芹菜和萝卜等中发现。养殖场中掉落的毛羽中也可发现该螨。

5. 与疾病的关系　可被长食酪螨叮咬,而引起皮炎。

6. 地理分布　国内分布于北京、上海、河南、安徽、云南、浙江、广西、贵州、广东、西藏、四川、东北各省及台湾;国外分布于英国、波兰、冰岛等。

（八）椭圆食粉螨

1. 种名　椭圆食粉螨(*Aleuroglyphus ovatus* Troupeau,1878)

同种异名:*Tyroglyphus ovatus* Troupeau,1878;椭圆嗜粉螨;椭圆饵嗜螨。

2. 形态

（1）鉴别特征:雄螨长 480~550μm,雌螨长 580~670μm。椭圆食粉螨形态特征与线嗜酪螨相似,但足和螯肢为深棕色,其余白而发亮,对比明显,易于识别(图 34-52)。雌螨肛毛 4 对;雄螨阳茎支架挺直,为直管状,足跗节背端毛 e 为毛发状。

（2）形态描述

1）雄螨:前足体板长方形,两侧略凹,表面有刻点;基节上毛(scx)呈叶状,侧缘有较多长直的梳状突起;胛外毛(sce)较长,约为胛内毛(sci)长度的 3 倍。后半体背毛 d_1、d_2、d_3 以及前侧毛(la)和肩内毛(hi)与 sci 等长,d_4 和后侧毛(lp)稍长;骶外毛(sae)、骶内毛(sai)和 2 对肛后毛(pa)为长刚毛,这些刚毛组成较为稀疏的"长列";所有刚毛均有小栉齿,且短刚毛末端常有分叉,有时尖端有部分扭曲。足短粗,足 I、Ⅱ跗节的第一感棒(ω_1)较长,向尖端逐渐变细,末端圆钝,且与微小的芥毛(ε)着生在同一凹陷;跗节端部有 $p+u$、$q+v$ 和 s 三个粗大的腹端刺,外方 2 个腹刺顶端呈钩状;第二背端毛(e)为毛发状;足Ⅳ跗节的中央部分着生有吸盘 1 对。生殖褶和生殖感觉器淡黄色,阳茎的支架挺直,后端分叉,阳茎呈直管状。躯体腹面 3 对肛后毛(pa)排列在一直线上。

2）雌螨:与雄螨相似。不同点:肛门孔周围有 4 对肛毛(a),其中 a_2 较长,超过躯体后缘;2 对肛后毛(pa)也较长,几乎位于同一直线上。

3）幼螨:与成螨相似,但发育不完全。胛内毛(sci)比胛外毛(sce)短,基节杆为一钝端管状物;足 I 跗节的第一感棒(ω_1)向顶端膨大,可达该节末端;肛后毛 1 对。

3. 生活习性　两性生殖,雌螨一生可多次交配。交配后 1~3 天产卵。椭圆食粉螨发育历期包括卵、幼螨、幼螨静息期、第一若螨期、第一若螨静息期、第三若螨、第三若螨静息期等阶段。该螨喜湿热环境,常聚集在仓库中 33~35℃的地方。在温度 20℃时,行动迟缓,不能正常发育,产卵率也大大降低;在温度 18℃、

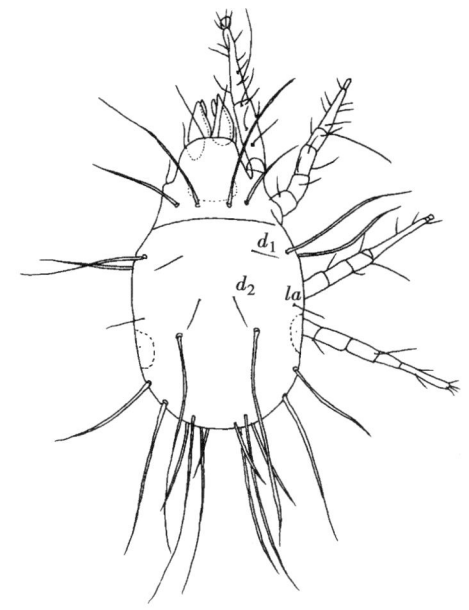

d_1、d_2、$la.$ 刚毛。

图 34-51　长食酪螨(*Tyrophagus longior*)雄螨背面

（仿 李朝品、沈兆鹏）

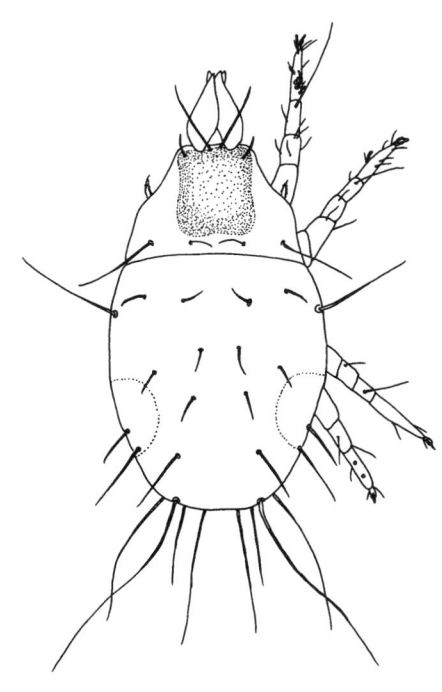

图 34-52　椭圆食粉螨(*Aleuroglyphus ovatus*)雄螨背面

（仿 李朝品、沈兆鹏）

相对湿度 40%~50% 的环境下,该螨难以存活;在温度 7~8℃、相对湿度 90% 的环境下,难以发现该螨。

4. 生境与孳生物　分布范围较广泛,常孳生于麦子、面粉、饲料、鱼干制品、米糠中,亦可在鼠洞及养鸡场中被发现。该螨还有吃霉菌的习性,在球黑孢霉和粉红单端孢霉上,可较快繁殖。

5. 与疾病的关系　该螨可导致人体螨病。其排泄物、分泌物、死亡的螨体等具有过敏原性,可引起长期接触人员的螨类皮炎等螨性过敏性疾病。

6. 地理分布　国内分布于北京、上海、河北、河南、云南、湖南、浙江、四川、东北各省及台湾;国外分布于英国、法国、荷兰、土耳其、日本、韩国、加拿大、美国、苏联等。

(九) 伯氏嗜木螨

1. 种名　伯氏嗜木螨(*Caloglyphus berlesei* Michael,1903)

同种异名: *Tyloglyphus mycophagus* Menin,1874; *Tyloglyphus mycophagus sensu* Berlese,1891; *Caloglyphus rodinovi* Zachvadkin,1935。

2. 形态

(1) 鉴别特征:同型雄螨长 600~900μm,异型雄螨长 700~1 000μm,雌螨长 800~1 000μm。伯氏嗜木螨雌雄差异很大。前足体板长方形,后缘稍凹或不规则,两侧较直。基节上毛(scx)明显,几乎光滑,超过第一背毛(d_1)长度的 1/2。

(2) 形态描述

1) 同型雄螨:表皮光滑有光泽,无色,附肢淡棕色;在潮湿环境下,躯体呈纺锤形,在足Ⅲ和Ⅳ之间最阔。颚体狭长,顶端逐渐变细,螯肢有齿并有一明显的上颚刺。除顶内毛(vi)外,所有躯体背面刚毛几乎完全光滑并在基部加粗,但不同个体的刚毛长度不一。顶外毛(ve)短小,位于前足体板侧缘中央;2 对胛毛彼此间的距离相等,胛外毛(sce)长度是胛内毛(sci)的 4~5 倍;基节上毛(scx)明显,几乎光滑,超过第一背毛(d_1)长度的 1/2。格氏器为一截断状刺,表面有小突起。第一背毛(d_1)短,为躯体长度的 5%~10%;d_2 为 d_1 长度的 2~3 倍,前侧毛(la)和肩内毛(hi)为 d_1 长度的 1.5~2 倍;第三背毛(d_3)、第四背毛(d_4)和后侧毛(lp)较长,d_4 超出躯体末端很多。腹面,基节内突板发达,无色,形状不规则。肛后毛 pa_2 长度是 pa_1 的 4~6 倍,pa_3 比 pa_2 长,超过躯体后缘。有明显的圆形肛门吸盘。各足较细长,末端爪呈柄状,且前跗节发达。足Ⅰ跗节的第一感棒(ω_1)顶端膨大,与芥毛(ε)着生于同一几丁质凹陷上;亚基侧毛(aa)的着生点远离第一感棒(ω_1)和第二感棒(ω_2),顶端的第三感棒(ω_3)为一均匀圆柱体;第一背端毛(d)超出爪的末端,第二背端毛(e)为粗刺状,正中端毛(f)和侧中毛(r)为镰状且顶端膨大呈片状。腹面,正中毛(m)和腹中毛(w)为粗刺,趾节基部有 5 个明显的刺状突起。胫节毛 gT 和 hT 刺状,gT 比 hT 细小。膝节腹面刚毛有小栉齿。足Ⅳ跗节的交配吸盘明显,位于该节端部的中央,正中端毛(f)细长,且顶端膨大,r 和 w 为刺状。阳茎为一条挺直管状物,骨化明显。

2) 异型雄螨:躯体刚毛较同型雄螨的长,且刚毛基部明显加粗;足Ⅲ明显增粗,各足的末端表皮内突粗壮(图 34-53)。

3) 雌螨:较雄螨圆,当大量卵发育时,躯体可膨胀(图 34-54)。背毛(d)较同型雄螨短,背毛 d_3 比 d_4 长,有小栉齿,末端截断状。肛门周围着生有 6 对微小肛毛(a),其中前端两侧有 2 对刚毛,后端有 4 对刚毛。生殖感觉器大且明显。除副性征外,足的毛序与同型雄螨相同。末端的交配囊被一小骨化板包围,有一细管与囊状的受精囊相通。

4) 休眠体:躯体长 250~350μm,深棕色,呈拱形,除前足体前面外,其表皮光滑(图 34-55)。前足体呈三角形,向前收缩成圆形的尖顶;顶内毛(vi)着生在尖顶的顶上,2 对胛毛排列成弧形,横贯前足体。后半体长度是前足体的 5~6 倍,有微细刚毛。腹面,足Ⅱ基节内突外形稍弯曲。足Ⅱ基节板内缘明显,但不是封闭;足Ⅲ和足Ⅳ基节板是完全封闭的,沿中线分离;各基节板缘均加厚。生殖板和吸盘板骨化明显。足Ⅰ和足Ⅲ基节板有基节吸盘;生殖孔两侧着生有吸盘和刚毛各 1 对。吸盘板上着生有 8 个吸盘,其中前吸盘和中央吸盘的直径几乎相等。背面观,各足都有发达的爪和前跗节,且能看见足Ⅰ和Ⅱ的大部分。足Ⅰ和Ⅱ跗节有 5 条弯曲的叶状毛包围爪,其中 2 条较小。背端毛(e)顶端膨大为杯状吸盘;第一感棒(ω_1)较该节基部宽,但比足Ⅱ跗节的 ω_1 短。背中毛(Ba)光滑。在足Ⅰ、足Ⅱ胫节和膝节上,hT、gT 和 mG 均为刺状,较 ω_1 短。足Ⅳ跗节的 r 长且弯曲,几乎延伸到跗节末端,并有栉齿。

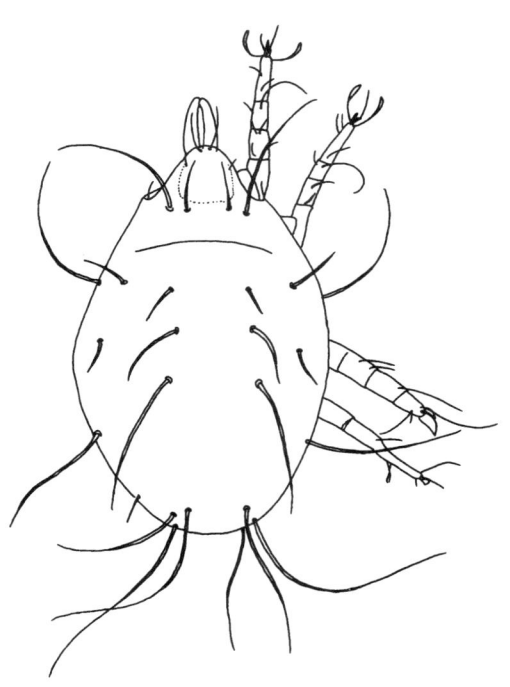

图 34-53　伯氏嗜木螨（*Caloglyphus berlesei*）
异型雄螨背面

（仿 李朝品、沈兆鹏）

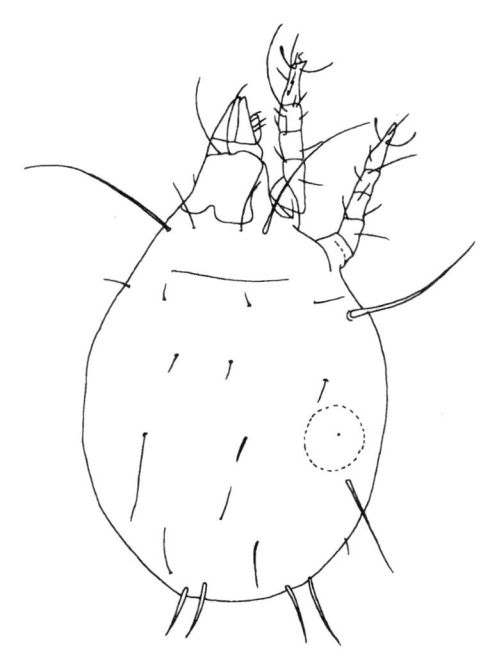

图 34-54　伯氏嗜木螨（*Caloglyphus berlesei*）
雌螨背面

（仿 李朝品、沈兆鹏）

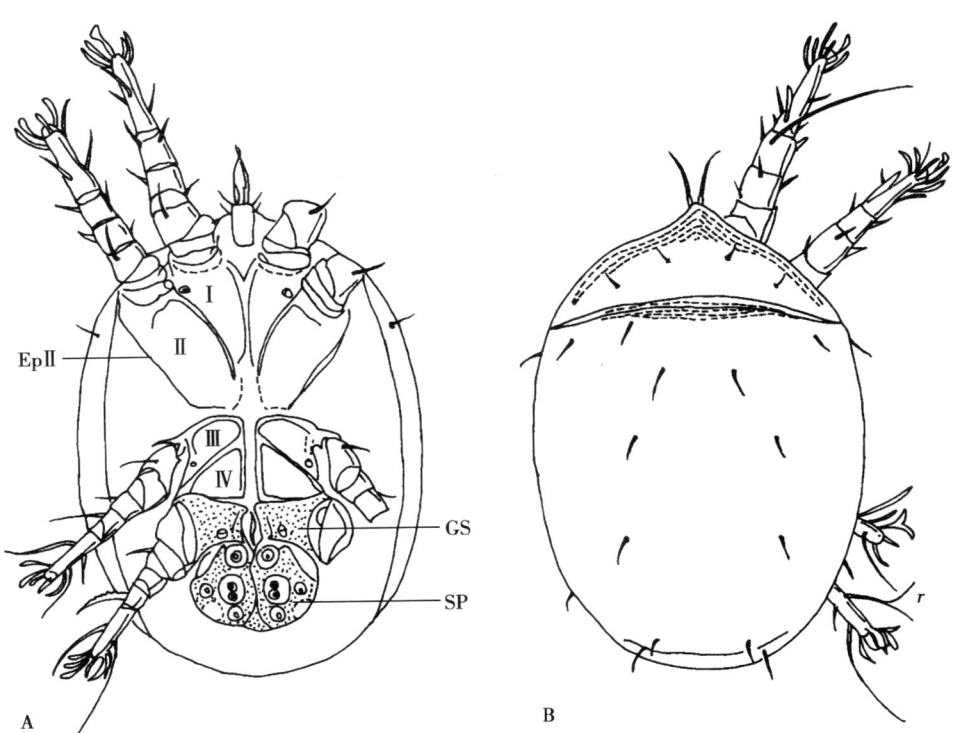

I~IV. 基节板；EpⅡ.Ⅱ表皮内突；GS. 生殖板；SP. 吸盘板；*r*. 锯齿状刚毛。

图 34-55　伯氏嗜木螨（*Caloglyphus berlesei*）休眠体:(Ａ)腹面;(Ｂ)背面

（仿 李朝品、沈兆鹏）

5）幼螨：足上无叶状刚毛，基节杆发达。

3. 生活习性 两性生殖，雌雄螨可多次交配，交配后 3~5 天产卵。卵于适宜温度下，经 3~5 天开始孵化为幼螨，经第一、第三若螨期，发育为成螨，常在第一若螨期与第三若螨期之间发生休眠体。伯氏嗜木螨为好湿好热性螨类，怕高温及干燥。一般温度超过 35℃难以生存；在相对湿度为 55% 的环境中，不到 1 小时即死亡。

4. 生境与孳生物 分布较广泛，常见孳生物为稻谷、大米、腐米、米糠和玉米粉等。可在潮湿发霉的小麦上发现，也可在极湿条件下的表面带有水膜的花生和亚麻籽上发现，近年在鸡场的草堆中也大量发现。伯氏嗜木螨可侵害昆虫的卵和幼虫，造成很大危害；储藏物昆虫也可携带伯氏嗜木螨的休眠体，如黄粉虫。伯氏嗜木螨性喜潮湿，在饱和的相对湿度和温度 22℃条件下，以麦胚为饲料，生活史周期只需 8~9 天，且繁殖率较高。

5. 与疾病的关系 伯氏嗜木螨皮壳、分泌物、排泄物等均具有较强的过敏原性，可引起螨性皮炎、哮喘、鼻炎等多种过敏性疾病。

6. 地理分布 国内分布于北京、上海、重庆、河北、河南、黑龙江、湖南、安徽、江苏、江西、广西、吉林、广东、四川和台湾等地；国外分布于英国、韩国、意大利、德国、荷兰、澳大利亚、俄罗斯、美国和南非等。

（十）食菌嗜木螨

1. 种名 食菌嗜木螨（*Caloglyphus mycophagus* Megnin，1874）

同种异名：无

2. 形态

（1）鉴别特征：雄螨长约 640μm，雌螨长约 780μm。较伯氏嗜木螨更圆。前足体板的后缘几乎平直，背面刚毛与伯氏嗜木螨的相似。雌螨第四背毛（d_4）与第三背毛（d_3）等长或比 d_3 长，后侧毛与第一背毛（d_1）和第二背毛（d_2）几乎等长。

（2）形态描述

1）雄螨：比伯氏嗜木螨更圆。前足体板后缘几乎平直。背毛排列似伯氏嗜木螨。顶内毛（vi）和胛内毛（sci）栉齿明显，基节上毛（scx）短，不及第一背毛（d_1）长度的 1/2。后半体的第一背毛（d_1）、第二背毛（d_2）和后侧毛（lp）几乎等长，第三背毛（d_3）和后侧毛（lp）的长度有变异，但比伯氏嗜木螨的短。腹面肛后毛排列分散，pa_2 不及 pa_1 长度的 2 倍。足 I 跗节刚毛序列似伯氏嗜木螨；足 IV 跗节的两个吸盘位于该节端部的中央，正中端毛（f）稍膨大。

2）雌螨：近球形（图 34-56）。第四背毛（d_4）与第三背毛（d_3）等长或比 d_3 长，并超出躯体后缘；刚毛毛序同伯氏嗜木螨。腹面有 6 对肛毛。交配囊位于躯体末端，并开口于球形的受精囊。

3. 生活习性 行两性生殖，没有孤雌生殖，无异性雄螨，亦未发现休眠体。该螨为中温高湿性螨类，常孳生于水分较高的粮食中，尤其是发霉粮食中繁殖较快。

4. 生境与孳生物 食菌嗜木螨性喜潮湿，可生活在树苗、蘑菇和土壤上，也可孳生在储藏的大米、面粉和米糠等中，有时可在腐殖质中生活。

5. 与疾病的关系 有报道在尿液样本中检出此螨。

6. 地理分布 国内分布于安徽、江苏、上海、四川、重庆、黑龙江、吉林、辽宁、台湾、广西、广东、云南等；国外分布于加拿大、美国、英国、法国、俄罗斯、韩国、日本等。

（十一）罗宾根螨

1. 种名 罗宾根螨（*Rhizoglyphus robini* Claparede，1869）

同种异名：*Rhizoglyphus echinopus*（Fumouze et Robin，1868）*sensu* Hughes，1961。

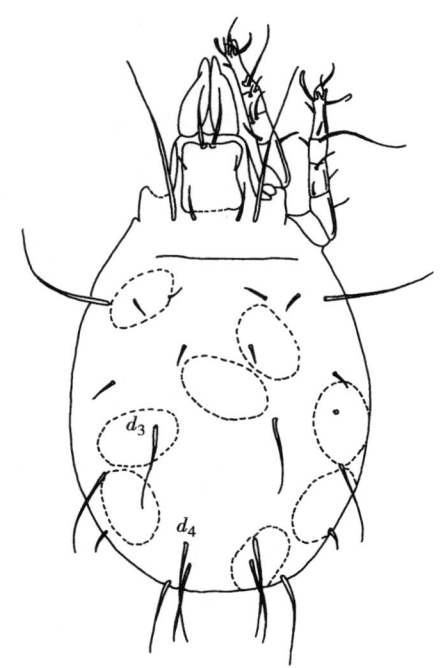

d_3、d_4. 背毛。

图 34-56 食菌嗜木螨（*Caloglyphus mycophagus*）雌螨背面

（仿 李朝品、沈兆鹏）

2. 形态

（1）鉴别特征：同型雄螨长 450~720μm，异型雄螨长 600~780μm，雌螨长 500~1 100μm。表面光滑，附肢淡红棕色；前足体板长方形，后缘稍呈不规则状；腹面表皮内突的颜色较深。螯肢齿较明显。具 6 对刚毛；d_3 与 d_3~d_3 间距几乎等长；sci 微小。足短粗，末端为粗壮的爪和爪柄，退化的前跗节包裹着爪柄。肛吸盘板较小，无放射状纹。

（2）形态描述

1）同型雄螨：光滑无色，有光亮，附肢淡红棕色。颚体构造正常，螯肢的齿明显。前足体板长方形，后缘稍不规则。顶外毛（ve）为微毛或缺如。背毛光滑，胛外毛（sce）、肩外毛（he）、第四背毛（d_4）和骶内毛（sai）超过躯体长度的 1/4；其余刚毛（sci、d_1、d_2、hi、la）长度不及体长的 1/10；d_4、后侧毛（lp）和骶外毛（sae）比第一背毛（d_1）长且常存在。基节上毛（scx）像鬃毛，比 d_1 长。腹面，表皮内突色深，附着在板上。生殖孔位于足Ⅳ基节之间，有成对的生殖褶蔽遮短的阳茎，阳茎的支架几为圆锥形。肛门孔较短，后端两侧有肛门吸盘，无明显骨化的环。有 3 对肛后毛（pa），pa_1 较位置稍后的 pa_2 和 pa_3 短，后者超出躯体后缘很多。足粗短，各足末端为粗壮的爪和柄；前跗节退化并包裹柄的基部，腹面有 5 个刺（p、q、s、u、v）把柄的基部包围。足Ⅰ跗节的第一背端毛（d）、正中端毛（f）和侧中毛（r）弯曲，顶端稍膨大；第二背端毛（e）和腹中毛（w）为刺状，背中毛（Ba）为粗刺，位于芥毛（ε）之前。跗节基部的感棒 ω_1、ω_2 和 ε 相近，第三感棒（ω_3）位于正常位置，胫节感棒（φ）超出爪的末端，胫节毛 gT 加粗。膝节的膝外毛（σ_1）和膝内毛（σ_2）等长，腹面刚毛加粗呈刺状。足Ⅳ跗节有吸盘 1 对，位于该节端部中央。

2）异型雄螨：体型较大，足、颚体和表皮内突的颜色明显加深（图 34-57）。背毛均较长，足Ⅰ~Ⅲ的侧中毛（r）、正中端毛（f）、第一背端毛（d）顶端膨大为叶状；足Ⅲ的末端有一弯曲的突起，这种变异仅发生于躯体的一侧。

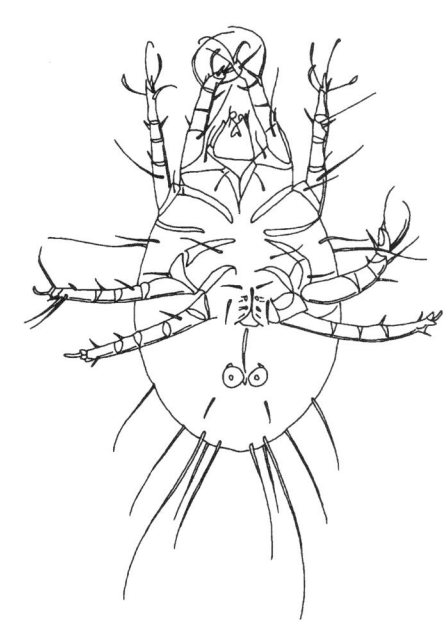

图 34-57　罗宾根螨（*Rhizoglyphus robini*）畸形异型雄螨腹面

（仿 李朝品、沈兆鹏）

3）雌螨：与雄螨相似。不同点：生殖孔位于足Ⅲ和足Ⅳ基节之间。肛门孔周围有 6 对肛毛，位于外后方的 1 对肛毛较其余 5 对明显长。交配囊孔位于末端，被一块骨化程度弱的板包围，交配囊与受精囊由一条管子相连，受精囊由 1 对管子与卵巢相通。

4）休眠体：躯体长 250~350μm，外形与伯氏嗜木螨的休眠体相似（图 34-58）。不同点：颜色从苍白至深棕色，表皮有微小刻点，顶毛周围刻点较明显；喙状突起明显，并完全蔽盖颚体。背毛光滑。腹面胸板清楚，足Ⅲ和足Ⅳ基节板轮廓明显，与生殖板分离。足Ⅰ和足Ⅲ基节上有基节吸盘，生殖孔两侧着生有刚毛和生殖吸盘；吸盘板上有 2 个大中央吸盘和 6 个大小一样的周缘吸盘。足粗短，背面观仅见足Ⅰ端部三节；足Ⅰ跗节的爪被 1 条端部膨大的刚毛和 5 条叶状刚毛包围。第一感棒（ω_1）比跗节短；背中毛（Ba）刺状；足Ⅰ膝节腹刺 gT 和 hT 比 ω_1 长；足Ⅳ跗节的背端毛（d）稍超出爪的末端。

5）幼螨：相对于躯体比例，第三背毛（d_3）和前侧毛（la）较其他发育期长；有基节杆，其末端圆滑。

3. 生活习性　罗宾根螨常孳生于根茎类作物、花卉和中药材中。其发育历期主要有卵、幼螨、第一若螨、休眠体、第三若螨以及成螨。其发育最适宜温度为 27℃，完成发育过程约需 11 天。在 13~26℃条件下，罗宾根螨生活史周期需要 7~27 天，在地温 10℃以下时，以休眠体在土壤中越冬，越冬深度一般在 3~7cm 之间，但不超过 9cm。罗宾根螨行严格的两性生殖，一般在进食后进行交配，可多次交配。雄螨有两型，与雌螨相似的同型雄螨以及足Ⅲ异常发达的异型雄螨。

4. 生境与孳生物　呈世界性分布，为重要的农业害螨，可在茄子、胡萝卜、萝卜、葱、洋葱、蒜、葡萄和马铃薯等上发现。罗宾根螨可吃一切腐烂的植物和动物，但在新鲜的食物上，其取食和繁殖比在腐烂食物上要快。有些双翅目昆虫可与罗宾根螨有相同的栖息场所，可携带该螨的休眠体，如粪蝇、麦蝇和种蝇等。

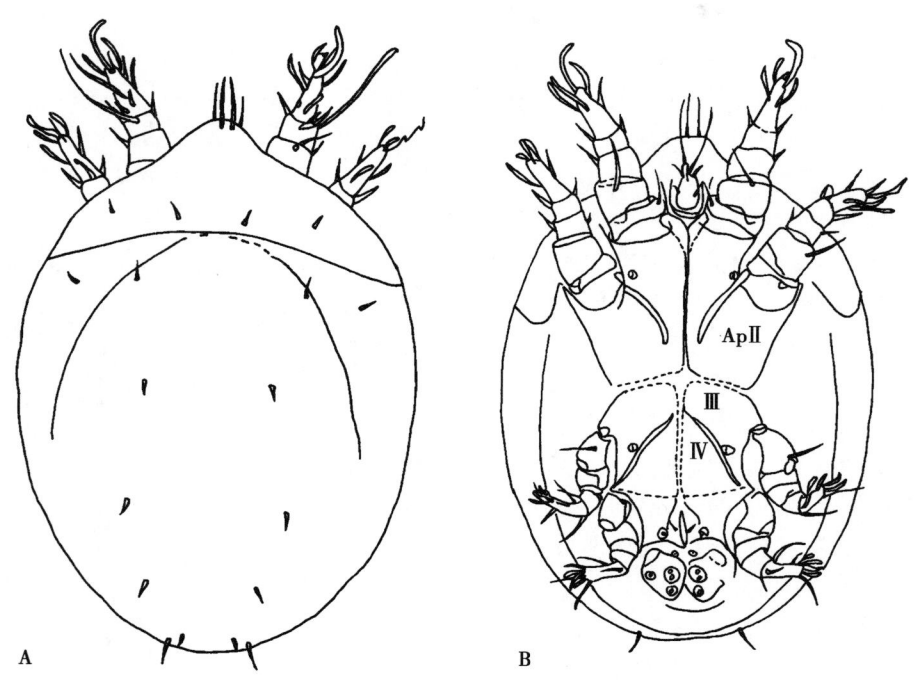

ApⅡ. 表皮内突Ⅱ;Ⅲ、Ⅳ. 基节板。

图 34-58 罗宾根螨(*Rhizoglyphus robini*)休眠体:(A)背面;(B)腹面
(仿 李朝品、沈兆鹏)

5. 与疾病的关系 可侵袭皮肤,使人感到瘙痒、刺痛,甚至出现血管肿胀现象,但此推论仍需进一步的研究证实。

6. 地理分布 国内分布于上海、重庆、云南、新疆、江苏、浙江、江西、山西、吉林、四川、福建和台湾等;国外分布于韩国、日本、尼泊尔、印度、以色列、希腊、俄罗斯、波兰、德国、奥地利、瑞士、意大利、比利时、荷兰、英国、阿尔及利亚、埃及、南非、澳大利亚、新西兰、斐济、加拿大、美国、墨西哥、哥伦比亚等。

(十二) 淮南根螨

1. 种名 淮南根螨(*Rhizoglyphus huainanensis* Zhang,Li et Zhuge,2000)

同种异名:无。

2. 形态

(1)鉴别特征:雌螨长 1 006μm,宽 520μm,囊状,深棕色,躯体及附肢骨化较明显。躯体背面有 9~14 个椭圆形蚀刻痕迹。未见雄螨。

(2)形态描述

雌螨:颚体较小,背面不易见。螯肢分 2 节,每节均着生 1 微小刚毛,端节有 1 棒状感觉毛,须肢基部有 1 对较长刚毛。前足体板似梯形,其上密布微小刻点。顶外毛(ve)微小,着生于前足体板侧缘中部一凹陷处;顶内毛(vi)着生于前足体板前端(图 34-59)。胛外毛(sce)粗长,较明显,胛内毛(sci)位于胛外毛(sce)内后侧,为微小刚毛,长度与第一背毛(d_1)相近。肩外毛(he)短小,肩内毛(hi)粗长,有 4 对背毛,其中背毛 d_1 和 d_2 为微小毛,背毛 d_4 较长,约为 d_1 和 d_2 长的 3 倍,约为 d_3 的 2 倍,延伸于体后。前侧毛(la)微小、不明显,后侧毛(lp)较长,约为前侧毛(la)的 2 倍。骶内毛(sai)为长刚毛。未见基节上毛(scx)及骶外毛(sae)。足短粗,末端有一粗壮的爪和爪柄,退化的前跗节包裹柄基部。腹面有 5 个明显刺,位于柄的基部。足 I 跗节上 d、f、r 均弯曲,顶端稍膨大,e、w 为刺状,背中毛(Ba)为粗刺,位于芥毛 ε 之前,ω_1、ω_2 与 ε 较近,ω_3 位置正常,gT 加粗,膝节上 σ_1 与 σ_2 几等长。生殖孔位于足Ⅲ、Ⅳ间,呈 "人" 字形,周围有 3 对微小刚毛,两侧有 2 对大而明显的生殖感觉器。肛门纵列状,周围有肛毛 6 对。交配囊孔位于躯体末端,为一骨化程度弱的板包围,交配囊由 1 根细管与受精囊相连(图 34-60)。

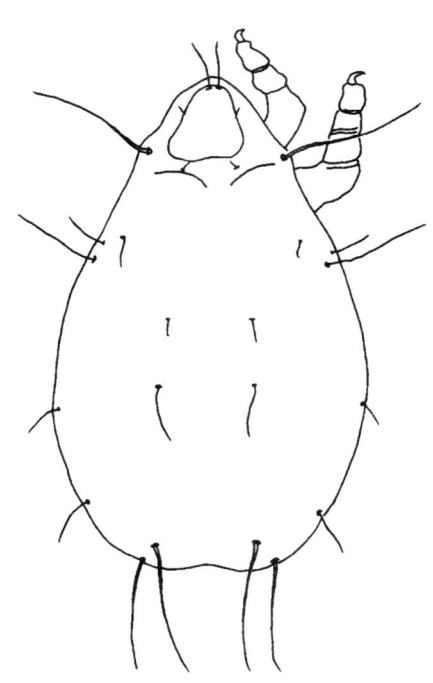

图 34-59　淮南根螨（*Rhizoglyphus huainanensis*）（♀）背面
（仿 李朝品、沈兆鹏）

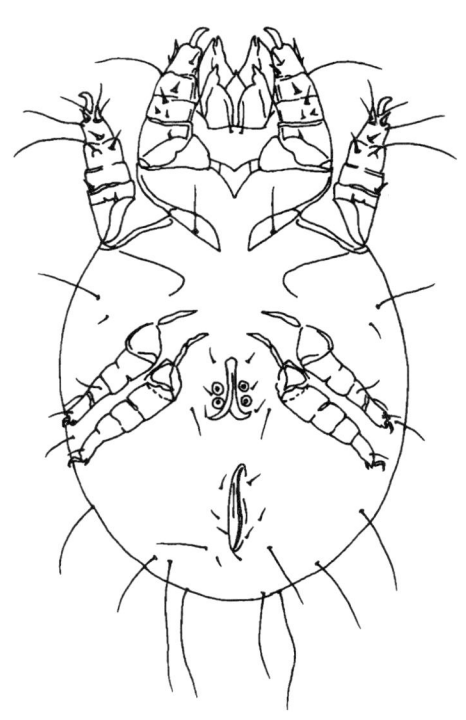

图 34-60　淮南根螨（*Rhizoglyphus huainan-ensis*）（♀）腹面
（仿 李朝品、沈兆鹏）

3. 生活习性　淮南根螨常孳生于潮湿的环境。

4. 生境与孳生物　常孳生于潮湿或腐烂的洋葱根茎，也可于腐烂的植物表层、菌物、枯枝落叶和富含有机质的土壤中。

5. 与疾病的关系　推测其致病性与罗宾根螨相似，需进一步验证。

6. 地理分布　国内安徽有报道。

（十三）食虫狭螨

1. 种名　食虫狭螨（*Thyreophagus entomophagus* Laboulbène，1852）

同种异名：食虫粉螨（*Acarus entomophagus* Laboulbene，1852）；*Throphagus entomophagus* Laboulbènè et Robin，1862。也见 Michael，1903。

2. 形态

（1）鉴别特征：雄螨长 290~450μm，雌螨长 455~610μm。椭圆形，体狭长，表皮无色，光滑，螯肢、足淡红色，体色可随消化道中食物颜色而变。螯肢定趾与动趾间具齿，顶外毛（*ve*）、胛内毛（*sci*）、肩内毛（*hi*）、前侧毛（*la*）、第一背毛（d_1）和第二背毛（d_2）缺如。雄螨末体瓣较大，扁平，后缘加厚；雌螨受精囊颈铃形；雌雄螨躯体背面刚毛相对较长。

（2）形态描述

1）雄螨：长卵形，表皮无色有光泽；足粗短，淡红色。螯肢带齿，须肢端节的小感觉杆长。前足体板向后伸展达胛毛（*sc*），后缘圆钝，侧缘有缺刻，缺刻处在根螨属中顶外毛（*ve*）所着生的水平上。顶内毛（*vi*）前伸到颚体上方，基节上毛（*scx*）为一曲杆；胛外毛（*sce*）为躯体最长刚毛。肩外毛（*he*）和后侧毛（*lp*）在后半体两侧，背毛 d_4 在末体瓣的基部，胛内毛（*sci*）、顶外毛（*ve*）、前侧毛（*la*）和背毛 d_1、d_2 均缺如。末体瓣扁平，腹面凹，肛门吸盘位于一个凹陷中。末体背板前缘不规则，后缘加厚。末体瓣腹面的肛后毛 pa_1 和 pa_2 为微毛，pa_3 较长，超出躯体后缘；骶外毛（*sae*）在肛后毛 pa_2 水平的外方。发达的侧板与表皮内突愈合。生殖孔位于足Ⅳ基节间。各足末端的爪为柄状，前跗节发达，将爪基部包裹。足Ⅰ跗节的第一感棒（ω_1）顶部逐渐变细，第二感棒（ω_2）粗杆状，位于 ω_1 之前；足Ⅰ跗节端部，第一背端毛（*d*）超出爪的末端，正中端毛（*f*）、腹中毛(w)和侧中毛(r)为细长刚毛,第二背端毛(e)为小刺状;跗节腹端p、q、u、v和s均为小刺状,p、q较小。第三感棒(ω_3)位于正常位置。足Ⅳ跗节短,故交配吸盘相邻近。足Ⅳ胫节的感棒φ着生处有一小刺。

2)雌螨:外形较雄螨细长,后缘稍尖,未延长成末体瓣。生殖孔位于足Ⅲ、Ⅳ基节之间,距肛门较远。肛门伸至躯体后缘,肛门孔两侧有2对长的肛毛。交配囊孔位于末端,经一环形管与交配囊相通。

3)幼螨:无基节杆。刚毛似成螨,前侧毛(la)为细短刚毛,体后缘有1对刚毛,各足前跗节发达(图34-61)。

3. **生活习性** 两性生殖,无孤雌生殖。食虫狭螨在温度24~30℃、相对湿度98%、粮食水分16%的环境下,完成一代需21~28天。发育过程中未发现异型雄螨与休眠体。

4. **生境与孳生物** 多孳生于面粉加工厂、粮食仓库及啤酒厂等场所,普遍存在于面粉和大米中,另外在草堆、蒜头、芋头、槟榔、昆虫标本、部分中药材、麻雀窝也发现过该螨,不但严重危害储藏物质量和人体健康,还可造成昆虫等动物标本的损害。

5. **与疾病的关系** 可引起人体肺螨病,亦可引起过敏反应。

6. **地理分布** 国内分布于安徽、北京、福建、河北、河南、黑龙江、湖南、吉林、辽宁、上海、四川和台湾等;国外分布于波兰、德国、法国、美国、前苏联、意大利和英国等。

(十四)纳氏皱皮螨

1. **种名** 纳氏皱皮螨(*Suidasia nesbitti* Hughes,1948)

同种异名:*Chbidania tokyoensis* Sasa,1952。

2. **形态**

(1)鉴别特征:雄螨长269~300μm,雌螨长300~340μm。表皮有纵纹,有时有鳞状花纹,并延伸至末体腹面,活体时具珍珠样光泽。肩外毛(he)和骶外毛(sae)较长,其余背毛均短。足Ⅰ跗节具5个腹端刺(u、v、p、q和s),其中u、v细长,p、q和s为弯曲的刺,s着生在跗节中间。雄螨无肛门吸盘。

(2)形态描述

1)雄螨:扁平,呈阔卵圆形,表皮有纵纹,有时有鳞状花纹,并伸展到末体腹面。活体标本有珍珠样光泽。螯肢有齿,腹面有一上颚刺。前足体板光滑,向后伸展至后半体。躯体刚毛完全,顶外毛(ve)微小,着生在前足体板侧缘中央,顶内毛(vi)前伸至颚体上方。基节上毛(scx)扁平,有针状突起,格氏器为有齿状缘的表皮皱褶。胛内毛(sci)很短,在前足体板后缘两侧,胛外毛(sce)为sci长度的4倍以上,两者相邻近。后半体背刚毛光滑,除肩外毛(he)和骶外毛(sae)外,所有刚毛均短,约与sci等长,不易看清,背毛d_1、d_2、d_3、d_4排成直线,sae长而柔软。腹面,表皮内突短(图34-62)。肛门孔达躯体后缘,周围有肛毛3对,无肛吸盘。足粗短,足Ⅰ跗节的第一背端毛(d)超出爪的末端,第二背端毛(e)和正中端毛(f)为短刚毛,感棒ω_1细长;腹面的p、q和s为弯曲的刺,腹端刺(s)在跗节中间,外腹端刺u和内腹端刺v细长。跗节基部的刚毛和感棒较集中,足Ⅰ跗节的感棒ω_1,向前盖在背中毛(Ba)的基部,足Ⅱ跗节的感棒ω_1较短。跗节的芥毛(ε)弯向胫节,常被ω_1蔽盖;亚基侧毛(aa)、背中毛(Ba)、侧中毛(r)、腹中毛(w)和正中毛(la)为细小刚毛,第二感棒(ω_2)与Ba相近。足Ⅰ膝节的膝内毛(σ_2)比膝外毛(σ_1)长3倍以上。足Ⅳ跗节的交配吸盘彼

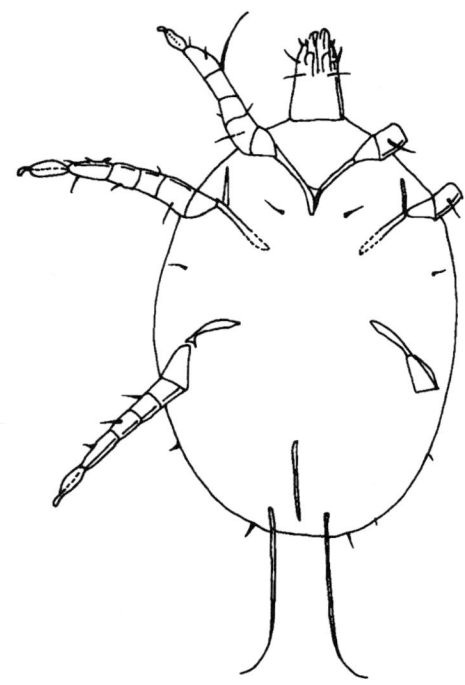

图34-61 食虫狭螨(*Thyreophagus entomophagus*)幼螨腹面

(仿 李朝品、沈兆鹏)

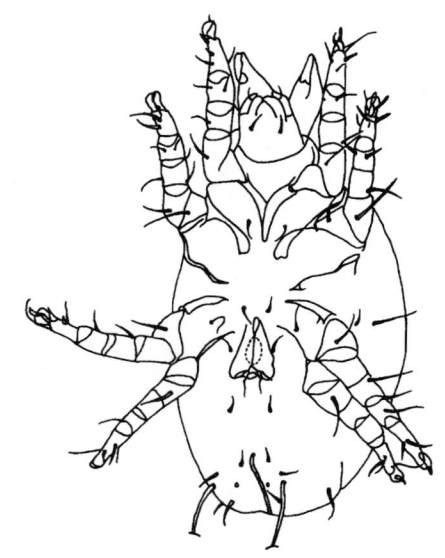

图34-62 纳氏皱皮螨(*Suidasia nesbitti*)(♂)腹面

(仿 李朝品、沈兆鹏)

此分离,靠近该节的基部和端部。阳茎位于足Ⅳ基节间,为一条长而弯曲的管状物。

2）雌螨:与雄螨相似,不同点:肛门孔伸达躯体末端,有肛毛5对,肛毛 a_3 远离肛门。生殖孔位于足Ⅲ和Ⅳ基节间。

3）幼螨:躯体长约160μm,表皮皱纹没有成螨明显,有基节毛(cx)而无基节杆(cR)。

3. 生活习性　广泛分布于我国大部分省区,以南方较为多见。喜在温度24~29℃、粮食水分15%~17%、相对湿度85%~95%的环境中生活。行两性生殖,雌雄螨交配后,一般1~3天后产卵。整个生活史包括卵、幼螨、第一若螨、第三若螨和成螨,未发现休眠体。

4. 生境与孳生物　可在各种储藏的粮食和食品中被发现,是我国常见的储藏物螨类,也曾在青霉素粉剂中发现。常孳生于仓储粮食或食物中。主要孳生物为稻谷、小麦、大米、小米、小麦粉、玉米粉、山芋粉、麸皮、肉干、青霉素粉剂、苕干等,也可在鸟类皮肤上、加工厂磨粉机、加工副产品与仓库下脚粮中发现。

5. 与疾病的关系　是引起人体肺螨病的螨种之一,其代谢产物对人体有毒性作用,可引起皮炎或皮疹。

6. 地理分布　国内分布于上海、北京、黑龙江、山东、河南、河北、湖北、四川、广东、广西、云南等;国外分布于英国、芬兰、比利时、意大利、葡萄牙、北美等。

（十五）棉兰皱皮螨

1. 种名　棉兰皱皮螨(*Suidasia medanensis* Oudemans,1924)

同种异名: *Suidasia insectorum* Fox,1950; *Suidasia pontifica* Fain et Philips,1978。

2. 形态

（1）鉴别特征:雄螨长300~320μm,雌螨长290~360μm。表皮无纵沟,具鳞片状皱纹。肩内毛(hi)与肩外毛(he)几乎等长。雄螨具1对大而扁的肛门吸盘。

（2）形态描述

1）雄螨:形态似纳氏皱皮螨,不同点:表皮皱纹鳞片状,无纵沟。顶外毛(ve)在较前的位置,位于顶内毛(vi)和基节上毛(scx)间;肩内毛(hi)和肩外毛(he)等长。肛门孔接近躯体后端,肛门孔周围有肛毛3对,吸盘着生在肛门孔的两侧(图34-63)。足Ⅰ外腹端刺(u)和内腹端刺(v)和芥毛(ε)缺如。

2）雌螨:与雄螨不同点:肛门周围着生5对肛毛,且排列成直线,第3对肛毛远离肛门。

3）幼螨:躯体长约160μm。有基节杆(CR)和基节毛(cx)。

3. 生活习性　该螨属于中温中湿性螨类,行两性生殖。在温度23℃和相对湿度87%的条件下,以麦胚为饲料,生活史需16~18天,未发现休眠体。

4. 生境与孳生物　常孳生于米糠、大麦、面粉、花生、豆类、鱼粉、茶叶、玉米、酱油、火腿、干姜、百合、蘑菇、大蒜、豆豉、洋葱头、烂芒果、羽毛、微生物培养基及各种糖食品中;在蜂巢、蚊子尸体上亦发现过该螨。

5. 与疾病的关系　其致病性与纳氏皱皮螨相似。

6. 地理分布　国内分布于河北、河南、四川、陕西等;国外分布于英国、德国、安哥拉、北非、波多黎各等。

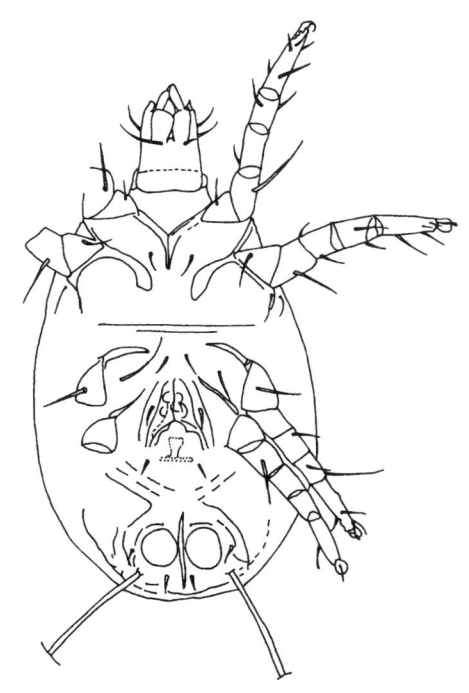

图34-63　棉兰皱皮螨(*Suidasia medanensis*)（♂）腹面

（仿 李朝品、沈兆鹏）

（陶　宁）

（十六）扎氏脂螨

1. 种名　扎氏脂螨(*Lardoglyphus zacheri* Oudemans,1927)

同种异名:无。

2. 形态

（1）鉴别特征　表皮光滑,呈乳白色,表皮内突,足和螯肢颜色较深。前足体无背板。背部多数刚毛基部明显加粗且无栉齿。背毛 d_4 较 d_3 长 3 倍以上,顶外毛(ve)弯曲且具栉齿,长度约为顶内毛(vi)的一半,并与 vi 位于同一水平。雄螨足 I、II 爪分叉。休眠体后半体板的刚毛简单,足 IV 跗节上刚毛顶端不膨大为叶状。

（2）形态描述

1）雄螨:体长 430~550μm,卵圆形,表皮光滑呈乳白色(图 34-64)。螯肢细长,剪状齿软弱无力;格氏器表皮皱褶,为不明显的三角形。顶内毛(vi)前伸达颚体上方,顶外毛(ve)位于颚体两侧,栉齿明显。基节上毛(scx)短小弯曲,具锯齿;胛毛(sc)相互间距离约等长;胛内毛(sci)短,不超过胛外毛(sce)长度的 1/4。背毛 d_1、d_2、d_3,前侧毛(la),后侧毛(lp)与胛内毛(sci)等长;背毛 d_4、骶内毛(sai)和骶外毛(sae)较长,较 sci 长 3 倍以上;后半体肩内毛(hi)和肩腹毛(hv)短,不超过肩外毛(he)长度的 1/4。肛门孔两侧有 1 对圆形吸盘,一弯曲骨片包围吸盘后缘,各吸盘前有 1 对肛前毛(pra);3 对肛后毛(pa_1、pa_2、pa_3)较长,均超出躯体后缘很多,其中 pa_3 最长。腹面:表皮内突和基节内突角质化程度高,基节内突界限明显。足细长,各足前跗节发达,覆盖细长的胫节,与分叉的爪相关联。足 I 的端部刚毛群中第一背端毛(d)最长,且超出爪的末端,第二背端毛(e)和正中端毛(f)为光滑刚毛;腹面有内腹端刺($q+v$)、外腹端刺($p+u$)和腹端刺(s);第三感棒(ω_3)长,几乎伸达前跗节的顶端;亚基侧毛(aa)、背中毛(Ba)、正中毛(m)、侧中毛(r)和腹中毛(w)包围在前跗节中部;跗节基部具第一感棒(ω_1)、第二感棒(ω_2)和芥毛(ε),ω_1 稍弯、管状,与 ε 相近。胫节和膝节的刚毛有小栉齿,胫节感棒(φ)呈长鞭状;膝内毛(σ_2)比膝外毛(σ_1)长。足 III 跗节末端为 2 个粗刺,d 着生于长齿的基部,e、f、r 和 w 位于跗节的中央。足 IV 跗节末端为一不分叉的爪,交配吸盘位于中央。

2）雌螨:体长 450~600μm,躯体后端渐细,后缘内凹,表皮内突和基节内突的颜色较雄螨浅。躯体毛序与雄螨基本相同(图 34-65),不同点在于:位于足 III 和足 IV 基节间的生殖孔为一纵向裂缝;肛门周围有 5 对短肛毛(a_1~a_5),其中 a_3 较长;2 对肛后毛(pa_1、pa_2)较长,超过躯体末端,其中 pa_2 长度超过躯体的 1/2。躯体后端的交配囊在体后端的开口为一小缝隙,并与受精囊相连通。各足均有爪且分叉。

3）幼螨:在每一基节毛(cx)的侧面有基节杆。

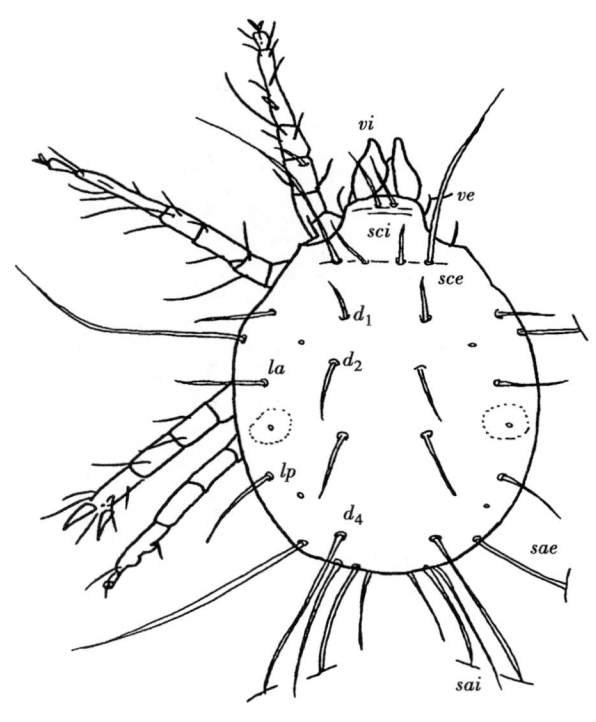

ve、vi、sce、sci、d_1~d_4、la、lp、sae、sai. 躯体刚毛。

图 34-64 扎氏脂螨(*Lardoglyphus zacheri*)雄螨背面
（仿 李朝品、沈兆鹏）

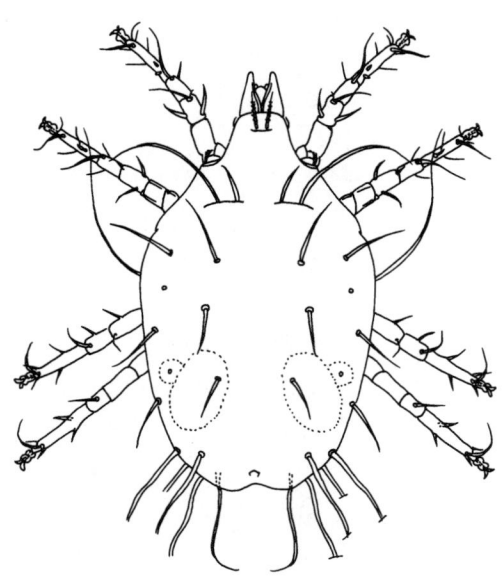

图 34-65 扎氏脂螨(*Lardoglyphus zacheri*)（♀）背面
（仿 李朝品、沈兆鹏）

4）休眠体:体长 230~300μm,淡红色至棕色,呈梨形。背面(图 34-66A):背部隆起,前足体板有细致鳞状花纹,蔽盖在躯体前部,后部被前宽后窄的后半体板蔽盖;后半体板的前缘内凹,表面有细致的网状花纹,后部的表皮颜色加深并增厚。顶外毛(ve)和顶内毛(vi)着生在前足体前缘,前足体后缘有胛内毛(sci)和胛外毛(sce)呈弧形排列,且 sci 较 sce 稍短。腹面(图 34-66B):腹面骨化程度强,足Ⅰ表皮内突愈合成短的胸板,足Ⅱ、Ⅲ和Ⅳ表皮内突在中线分离。基节白的内缘加厚,足Ⅱ的基节白向后弯,在内面与足Ⅳ表皮内突相连。腹毛 3 对,1 对位于足Ⅱ、Ⅲ之间,1 对位于足Ⅳ表皮内突内面,1 对位于生殖孔的两侧。吸盘板上有 2 个较大的中央吸盘,4 个较小的后吸盘(A~D),2 个前吸盘(I、K)和 4 个较模糊的辅助吸盘(E~H)。足Ⅰ、Ⅱ和Ⅲ末端的膜状前跗节有一单爪。足Ⅰ的毛序同成螨,但跗节的背中毛(Ba)缺如,膝节只有 1 感棒(σ)。足Ⅳ较短,端跗节和爪被第一背端毛(d)、第三背端毛(e)和正中端毛(f)所取代,有内腹端刺($q+v$)、外腹端刺($p+u$)和腹端刺(s)3 个短腹刺。

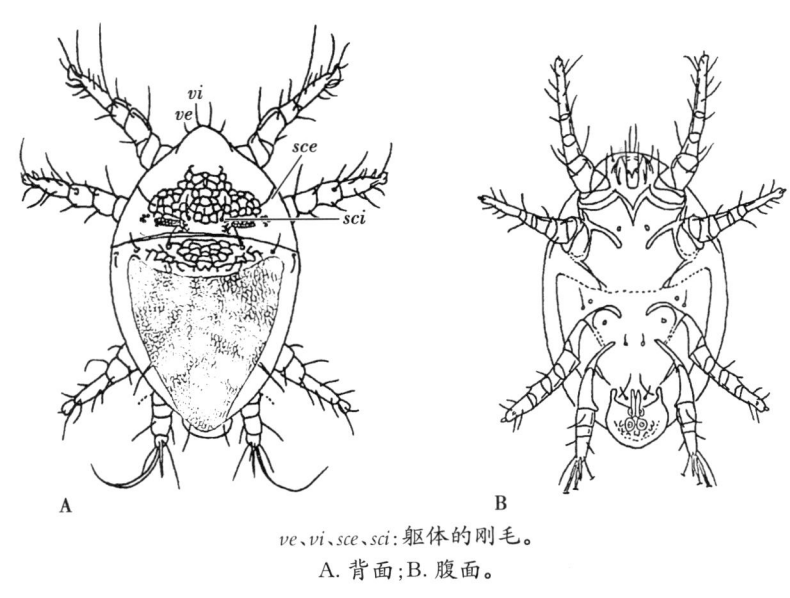

ve、vi、sce、sci:躯体的刚毛。
A. 背面;B. 腹面。

图 34-66 扎氏脂螨($Lardoglyphus\ zacheri$)休眠体
(仿 李朝品、沈兆鹏)

3. 生活习性　扎氏脂螨为中温高湿性螨类,经过卵、幼螨、第一若螨和第三若螨发育为成螨,行两性生殖,无孤雌生殖现象,在温度 23℃、相对湿度 87% 的环境中完成生活史需 10~12 天。当扎氏脂螨所处环境条件不宜、食物缺乏时,可在第一若螨与第三若螨之间形成休眠体(第二若螨),休眠体可附着于仓库昆虫(如白腹皮蠹)的幼虫体上而传播。

4. 生境与孳生物　扎氏脂螨是蛋白质含量高的储藏食品的重要害螨,如鱼干、咸鱼制品、皮革等。Griffiths 记载在屠宰场的肠渣、骨头、羊皮上常发现扎氏脂螨。Iversond 等(1996)研究发现扎氏脂螨取食兽皮、绵羊毛皮、香肠肠衣、动物内脏及腐肉等动物制品,或者大量寄生在皮蠹上。该螨在鱼干、鸭肫干、腊肉等储藏食品中亦可孳生;李朝品等(1998—2005)在安徽省中药材孳生粉螨的调查中在海星、海燕、白芨、灵芝等十余种中药材中分离到扎氏脂螨;陈琪(2013)亦曾在芜湖地区的储藏中药材中分离出该螨。

5. 与疾病的关系　暂未见相关报道。

6. 地理分布　国内分布于安徽、福建、广东、黑龙江、吉林、上海、四川和中国香港等;国外分布于美国、德国、南美、墨西哥、澳大利亚、朝鲜、荷兰、日本等。

(十七)河野脂螨

1. 种名　河野脂螨($Lardoglyphus\ konoi$ Sasa et Asanuma,1951)

同种异名:$Hoshikadenia\ konoi$ Sasa et Asanmua,1951。

2. 形态

(1)鉴别特征　成螨椭圆形,呈白色,足及螯肢颜色较深。躯体毛序与扎氏脂螨($Lardoglyphus\ zacheri$)

基本相同，但背毛 d_3 与 d_4 几乎等长，雄螨足Ⅰ、Ⅱ的爪不分叉。休眠体后半体板的刚毛加粗呈刺状，足Ⅳ跗节上有 2 根刚毛且顶端膨大为叶状。

（2）形态描述

1）雄螨：体长 300~450μm，无前足体背板（图 34-67），螨体外形较扎氏脂螨稍圆，毛序与扎氏脂螨基本相同，但第四背毛（d_4）、骶外毛（sae）、肛后毛（pa_1、pa_2）与第三背毛（d_3）等长。螯肢的定趾和动趾具几个小齿。肛门吸盘周围的几丁质骨片向躯体后缘急剧弯曲，肛门前端两侧具肛毛（a）。足Ⅰ、Ⅲ和Ⅳ的爪不分叉，足Ⅲ跗节较短，端部有刚毛；足Ⅳ中央有交配吸盘。

2）雌螨：体长 400~550μm，躯体刚毛的毛序与雄螨相似（图 34-68），骶外毛（sae）和肛后毛（pa_1）较粗，受精囊呈三角形。

3）休眠体：体长 215~260μm。与扎氏脂螨休眠体相似，主要区别在于：后半体板上的刚毛呈刺状，较粗。腹面，足Ⅲ表皮内突向后延伸至足Ⅳ表皮内突间的刚毛。吸盘板的 2 个中央吸盘较小，周缘吸盘 A 和 D 被角状突起替代，辅助吸盘半透明。足Ⅰ、Ⅱ和Ⅲ的跗节细长。足Ⅰ和Ⅱ跗节的正中端毛（f）呈叶状；足Ⅲ跗节除第一背端毛（d）外，其余刚毛均在顶端膨大成透明的薄片；足Ⅳ跗节有第 2 背端毛（e）、外腹端毛（$p+u$）和侧中毛（r）均呈叶状。

3. 生活习性　河野脂螨喜中温高湿，常孳生于高水分、高蛋白的食品中。在温度 23℃、相对湿度 87% 的条件下，以动物心肺、肉干作饲料，9~11 天可完成一代。

4. 生境与孳生物　河野脂螨是蛋白质含量高的储藏食品的重要害螨，常在鱼干、咸鱼制品和皮革中孳生，还可在中药材海龙、海马、牛虻、地龙、人参、南沙参、蜈蚣、天牛、狗肾、牛鞭、壁虎、海蛇、九香虫、地胆、紫河车、紫色花中孳生。

5. 与疾病的关系　该螨可引起肺螨病、肠螨病和尿螨病。李朝品（2003）对某省从事粮食和中药材储藏、加工不同人群的 69 例尿螨病患者尿液中检测出该螨。

6. 地理分布　国内分布于安徽、上海、广东、福建、四川、辽宁、黑龙江、吉林、贵州和台湾等；国外分布

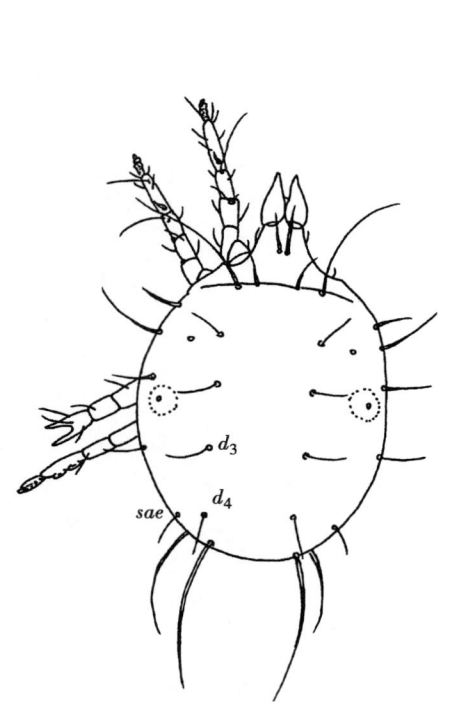

d_3、d_4、sae. 躯体刚毛。

图 34-67　河野脂螨（*Lardoglyphus zacheri konoi*）（♂）背面
（仿 李朝品、沈兆鹏）

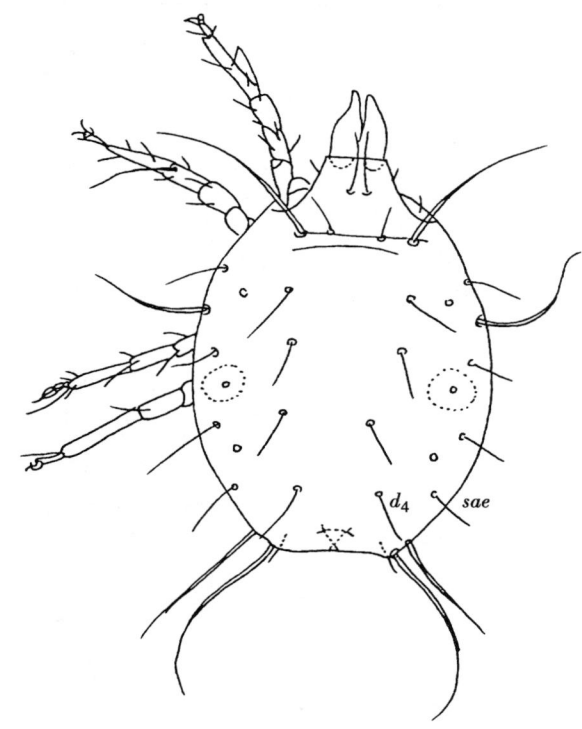

d_4、sae. 躯体刚毛。

图 34-68　河野脂螨（*Lardoglyphus zacheri konoi*）（♀）背面
（仿 李朝品、沈兆鹏）

于日本、印度、英国、德国等。

（袁良慧）

（十八）家食甜螨

1. 种名　家食甜螨（*Glycyphagus domesticus* De Geer，1778）

同种异名：*Acarus domesticus* De Geer，1778；*Oudemansium domesticus* Zachvatkin，1936。

2. 形态

（1）鉴别特征：圆形，乳白色。前足体背板缺如，头脊狭长；体背无横沟；亚跗鳞片未包盖足Ⅰ跗节；足Ⅰ膝节的膝内毛（σ_2）长于膝内毛（σ_1）2倍以上，足Ⅰ、Ⅱ胫节着生有2根腹毛；生殖孔位于足Ⅱ、Ⅲ基节之间。顶内毛（vi）几乎位于头脊的中央，背毛d_2和d_3几乎位于同一水平上。

（2）形态描述

1）雄螨：体长320~400μm，表皮具有微小乳突（图34-69），正面观模糊。螯肢和足颜色较深。狭长的头脊从螯肢基部伸展到顶外毛（ve）基部的水平上。顶内毛（vi）着生于头脊中部最宽处。螨体刚毛上着生较细的栉齿呈辐射状排列，刚毛直且硬。背毛d_2和d_3几乎位于同一水平上，d_2较短，不及d_1长度的一半，位于d_3左上侧，d_3基部具一突起，可作为肌肉的附着点进行活动；胛内毛（sci）长于胛外毛（sce），位于同一水平线；侧毛3对（l_1、l_2、l_3），肛后毛3对（pa_1、pa_2、pa_3），骶毛2对（sai、sae）；基节上毛（scx）分叉大，分支长而细。足细长，具爪，各足的亚跗鳞片（ρ）被位于跗节中央的栉状腹中毛（w）代替，正中毛（m）、背中毛（Ba）和侧中毛（r）在w基部和跗节顶端间。足Ⅰ表皮内突相连接形成短胸板，足Ⅰ、Ⅱ表皮内突均发达，足Ⅲ、Ⅳ表皮内突细长。足Ⅰ跗节的ω_1较长细杆状，为足Ⅱ跗节的ω_1长度的2倍，ε短小；足Ⅰ膝节的膝外（内）毛（σ_1）与跗节ω_1等长，σ_2为σ_1长度的2倍。足Ⅲ、Ⅳ胫节的胫节毛（hT）远离端部。生殖孔位于足Ⅱ、Ⅲ基节之间。

2）雌螨：体长400~750μm，毛序与雄螨基本相同。生殖孔伸展至足Ⅲ基节的后缘位置，长度小于肛门孔前端到生殖孔后端间的距离，一块较小的呈新月形状的生殖板覆盖于生殖褶的前端。具生殖毛3对，其中后1对生殖毛位于生殖孔的后缘外侧。具2对肛毛，位于肛门孔的前端。交配囊呈管状，在体后缘突出。

3）幼螨：头脊构造似成螨，但骨化不完全。基节杆明显。

4）休眠体：躯体和皮壳长约330μm，卵圆形囊状，呈白色，常包裹在具网状花纹的第一若螨表皮内（图34-70）。

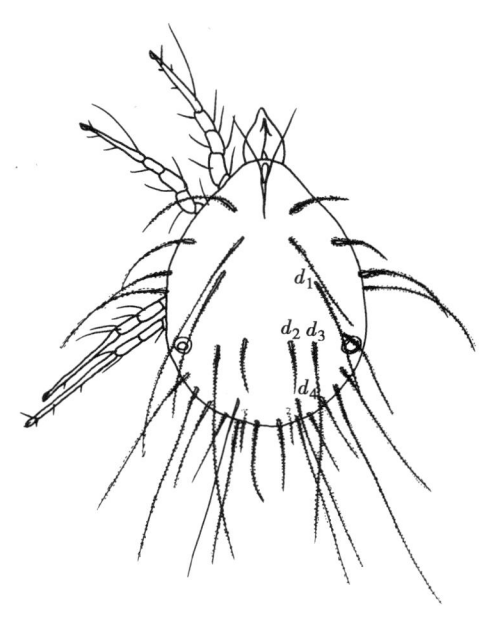

d_1~d_4. 背毛。

图 34-69　家食甜螨（*Glycyphagus domesticus*）（♂）背面

（仿 李朝品、沈兆鹏）

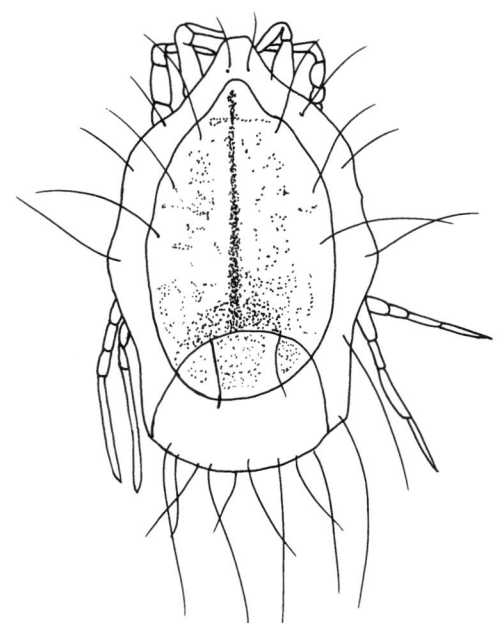

图 34-70　家食甜螨（*Glycyphagus domesticus*）休眠体背面包裹在第一若螨的表皮中

（仿 李朝品、沈兆鹏）

3. 生活习性　家食甜螨经卵、幼螨、若螨阶段、发育为成螨,在第一与第三若螨期之间,有一个休眠体,即第二若螨,休眠体发生概率较高,常有 50% 的第一若螨形成休眠体。该螨常与其他食甜螨杂居在一起,行有性繁殖,在温度 23~25℃、相对温度 80%~90% 条件下,约 22 天完成一代。家食甜螨雌成螨在 15~35℃ 的温度范围内,寿命随温度升高而缩短,在相对湿度为 85%、温度为 15℃ 时,寿命可达 69.07 天,而在 35℃ 时,寿命缩短为 24.32 天。其产卵量与温度也密切相关,在 25℃ 时产卵量最大,雌螨平均产卵量为 428.63 粒,在温度为 15~30℃ 时,其子代性比随着温度的升高而升高,超过 30℃ 后有降低趋势。

4. 生境与孳生物　该螨是房舍、粮食加工厂、储藏室及仓库内的常见螨种,常于鸟窝、蜂巢、发霉粮食、仓库碎屑粮、畜棚干草堆等中发现该螨。常孳生于大米、稻谷、小麦、面粉、麸皮、亚麻籽、红糖、干枣、牛肉干、红枣、干酪、火腿、干草堆、芝麻、烟草、豆饼及多种中药材等,也可大量孳生于麻类纤维,以霉菌为食。Solarz(2019)在农场的牛棚、牲口棚、割草机房、猪舍和禽舍中也发现了该螨。

5. 与疾病的关系　可引起过敏性哮喘、过敏性皮炎、尿螨病、肺螨病、肠螨病等疾病。Joyeux 和 Baer(1945)记载此螨还是鼠体内小链绦虫(*Catenotaenia pusilla*)的传播媒介。Davies(1926)记载,此螨可引起兔耳溃疡。张纯青等(2006)对 76 例未接受过特异性免疫治疗的哮喘和/或变应性鼻炎患者进行皮肤点刺试验发现,家食甜螨的阳性率为 60%。

6. 地理分布　国内分布于北京、上海、辽宁、黑龙江、安徽、江苏、江西、广西、吉林、福建、广东、四川、台湾等;国外分布欧洲较加拿大、日本和澳大利亚等。

(十九) 隆头食甜螨

1. 种名　隆头食甜螨(*Glycyphagus ornatus* Kramer,1881)

同种异名:无

2. 形态

(1) 鉴别特征:卵圆形,表皮呈灰白色或浅黄色。背面观,躯体逐渐变宽,在足Ⅱ和足Ⅲ之间达到最宽,足Ⅳ之后逐渐收窄。刚毛着生处的基部有明显的角质化。着生顶内毛(vi)之前的头脊有一明显的骨化区,雌螨的骶内毛(sai)较背毛 d_2 长。基节上毛(scx)分叉小且分支短而密。

(2) 形态描述

1) 雄螨:体长 430~500μm,表皮布有微小颗粒(图 34-71)。头脊与家食甜螨相似,顶内毛(vi)位于头脊中央最宽处。躯体刚毛长且具密集栉齿,刚毛着生处具明显的角质化。背毛 d_2 较短,位于 d_3 前后;背毛 d_3 较长,超出躯体且基部有一小突起连接肌肉,可活动;躯体后刚毛均极长。基节上毛(scx)具分支呈叉状,分叉小,分支短而密。足Ⅰ、Ⅱ跗节均弯曲,胫节和膝节端部膨大。足Ⅰ、Ⅱ胫节上的胫节毛(hT)变形呈三角形梳状,足Ⅰ hT 内缘具 9~10 齿,足Ⅱ hT 内缘具 4~5 齿。各足刚毛均较长并具栉齿;足Ⅰ膝节的膝外毛(σ_1)短于膝内毛(σ_2)。阳茎呈直管形。

2) 雌螨:体长 540~600μm(图 34-72),表皮覆有微小颗粒但不清晰。与雄螨不同处:生殖孔的后缘位于足Ⅲ表皮内突同一水平,较肛门孔前缘到生殖孔后缘之间的距离短。交配囊在突出体后端的丘突状顶端开口。足Ⅰ跗节的背中毛(Ba)、侧中毛(r)、正中毛(m)和腹中毛(w)较为集中。足Ⅰ、Ⅱ跗节不弯曲,且胫节的 hT 正常。

3) 幼螨:似成螨。不同点:头脊为板状,表皮光滑。有小基节杆。

3. 生活习性　该螨行有性生殖,交配后即产卵,在温度 22~25℃、相对湿度 80%~90% 条件下,经 3~6 天可孵化为幼螨。幼螨取食 3 天,静息 1 天后蜕皮成为第一若螨,再经第三若螨发育为成螨。在第一、第三若螨中,亦各有 1 天的静息期,完成整个生活周期约需 18 天。

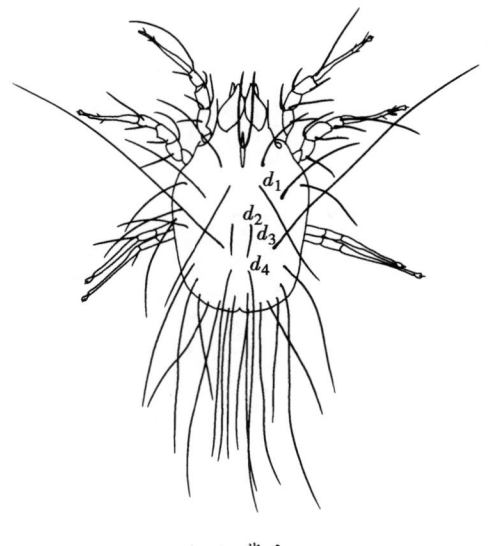

d_1~d_4. 背毛。

图 34-71　隆头食甜螨(*Glycyphagus ornatus*)(♂)背面

(仿 李朝品、沈兆鹏)

4. 生境与孳生物 隆头食甜螨分布广泛,常发生于面粉、麦子、草堆和油料种子的残屑中,在动物饲料和巢穴中也可发现,在居家房舍的尘埃中也有发现,亦生活于小型哺乳动物巢穴、麻雀窝及蜂巢中。崔玉宝(2003)也曾在空调隔尘网表面收集到该螨;赵丹(2007)在黄山的中药材陈皮中也发现该螨;李朝品(2008)曾在安徽省农村居民储藏物面粉、撒子、油菜籽和尖椒中检测到该螨;李朝品(2000)在储藏植物性中药材蕹菜、白前、木香、紫苑、白芷和杏仁中也发现该螨。

5. 与疾病的关系 可侵袭人体引起皮炎和肠螨病等。刘文和等(1989)通过流行病调查证实,1988年5月龙岩卷烟厂卷烟车间暴发的58例皮炎患者是由装烟麻袋上沾染的隆头食甜螨侵袭人体所致;张荣波(2006)采用ABC-ELISA法对肠螨病进行研究,48例肠螨病患者中就存在该螨的侵染。

6. 地理分布 国内分布于上海、河南、黑龙江、安徽、江西、吉林、福建、四川等;国外分布于英国、德国、荷兰、法国、意大利、苏联、波兰、以色列等。

(蒋 峰)

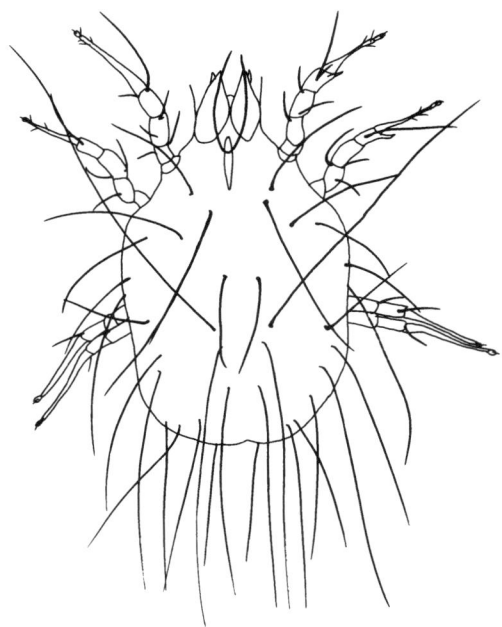

图34-72 隆头食甜螨(*Glycyphagus ornatus*)(♀)背面

(仿 李朝品、沈兆鹏)

(二十)害嗜鳞螨

1. 种名 害嗜鳞螨(*Lepidoglyphus destructor* Schrank,1781)

同种异名:*Acarus destructor* Schrank,1781;*Lepidoglyphus destructor* Schrank,1781;*Glycyphagus anglicus* Hull,1931;*Acarus spinipes* Koch,1841;*Lepidoglyphus cadaverum* Schrank,1781;*Glycyphagus destructor*(Schrank)*sensu* Hughes,1961;普通毛螨;普通食甜螨;普通糖螨;鞘足食甜螨。

2. 形态

(1)鉴别特征:表皮模糊,灰白色,具有微小乳突。背刚毛硬直,栉齿密,直立在体躯表面(图34-73)。各跗节被一有栉齿的位于跗节基部的亚跗鳞片(subtarsal scale)包裹雄性两足I膝节上的 σ 不加粗,雌性后面一对生殖毛位于生殖孔后缘之后。膝节I的膝内毛(σ_2)比膝外毛(σ_1)长4倍以上,膝外毛 σ_1 的顶端膨大。膝胫节腹面刚毛有栉齿。胫节III、IV的腹毛 kT 不着生在关节膜的边缘。

(2)形态描述

1)雄螨:躯体长350~500μm。生殖孔位于基节III间,前面有三角形骨板,两侧有生殖毛(g_1,g_2)2对,第3对生殖毛(g_3)着生在生殖孔后缘之后。肛门孔前端有肛毛1对,并向后至躯体后缘。

2)雌螨:躯体长400~560μm(图34-74)。刚毛形状和排列与雄螨相似,不同点:生殖褶大部分相连,前端有一新月形生殖板覆盖;第3对生殖毛(g_3)在生殖孔后缘水平,位于足III、IV表皮内突间。短管状的交配囊的部分边缘为叶状。肛门伸展到躯体后缘,前端两侧有肛毛2对,内方一对比外方一对短。

3)不活动休眠体:与皮壳长约350μm,不活动,被第一若螨的表皮包裹(图34-75)。休眠体为卵圆形,无色,足退化。一贯穿背面的横缝把躯体分为前足体和后半体两个部分。足I和II的表皮内突轻度骨化,足IV间有生殖孔的痕迹。足I、II、III的爪与跗节等长,足IV爪很短。足I跗节基部有一相当于第1感棒 ω_1 的长感

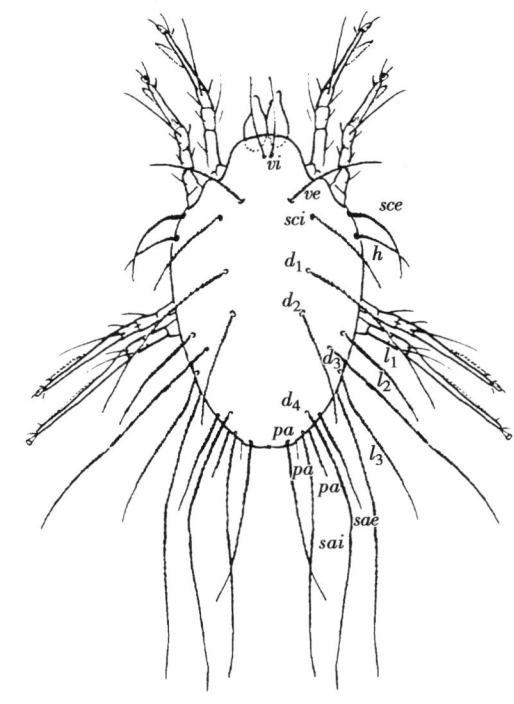

ve、vi、sce、h、d_1~d_4、l_1~l_3、sae、sai、pa. 躯体的刚毛。

图34-73 害嗜鳞螨(*Lepidoglyphus destructor*)(♂)背面

(仿 李朝品、沈兆鹏)

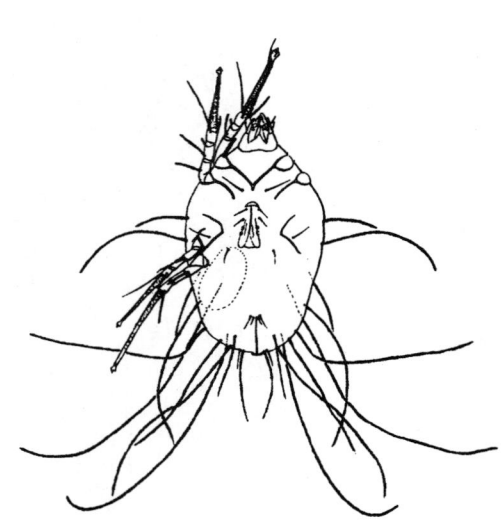

图 34-74 害嗜鳞螨（*Lepidoglyphus destructor*）（♀）腹面

（仿 李朝品、沈兆鹏）

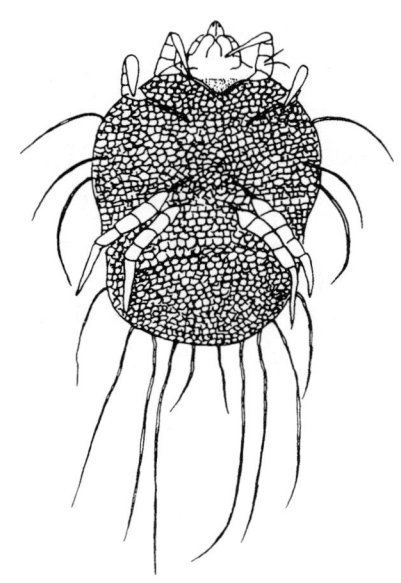

图 34-75 害嗜鳞螨（*Lepidoglyphus destructor*）休眠体腹面，包裹在第一若螨的表皮中

（仿 李朝品、沈兆鹏）

棒，跗节 II 的感棒较短。

4）幼螨：与成螨相似，有小基节杆。

3. 生活习性　害嗜鳞螨行动急促且无规律，雌雄交配后 2~3 天产卵，卵白色，长梨形，卵散产，产卵之处分布广泛，一个雌螨产卵 3~10 粒，在温度 20~29℃、相对湿度 80% 条件下，卵经 7~9 天，孵化为幼螨。幼螨经 7~9 天，变为第一若螨，再经第三若螨期，即发育为成螨，在环境不适宜时，往往在第一若螨后形成不活动的休眠体（即第二若螨），可耐受 −18℃ 的低温，包裹于第一若螨的网状皮壳中。

4. 生境与孳生物　该螨除栖息于粮食、食品、油料外，还栖息于啮齿动物巢穴、蜂巢中。也有研究人员在仔鸡养殖场落下的羽毛中发现此螨。此外，它也是房舍螨类的重要成员，可孳生在床垫的填充物中。

5. 与疾病的关系　害嗜鳞螨分泌物、代谢产物和死螨裂解物也是重要变应原之一，可引起过敏性哮喘、过敏性皮炎、异位性皮炎等变态反应性疾病。该螨进入人体可引起肺螨病、肠螨病、尿螨病等人体内螨病。

6. 地理分布　国内分布于上海、江苏、安徽、山东、四川、陕西、广东、广西、黑龙江、吉林、辽宁、湖南、湖北、贵州等省（自治区、直辖市）；国外分布于英国、加拿大、日本、波兰、苏联等。

（二十一）米氏嗜鳞螨

1. 种名　米氏嗜鳞螨（*Lepidoglyphus michaeli* Oudemans，1903）

同种异名：*Glycyphagus michaeli* Oudemans，1903。

2. 形态特征

（1）鉴别特征：该螨形态与害嗜鳞螨相似，体型比害嗜鳞螨大。躯体上的毛序也与害嗜鳞螨相似，不同的是刚毛的栉齿较密。其刚毛长度在前足体背毛毛序区别最明显，米氏嗜鳞螨胛内毛（*sci*）比顶内毛（*vi*）长。其足的各节，特别是足 IV 的胫节和膝节，顶端膨大，形成薄而透明的缘，包围后一节的基部。胫节的腹面刚毛比害嗜鳞螨更"多毛"，足 IV 胫节毛 *hT* 加粗、多毛，雌、雄两性的足 III 的腹面刚毛 *nG* 膨大成"毛皮状"鳞片。足 III 和足 IV 胫节的端部的关节膜向后伸展到胫节毛（*hT*）基部，其两边的表皮形成薄板，因此胫节毛 *hT* 着生于深缝基部。

（2）形态描述

1）雄螨：雌雄两性形态相似。躯体长 450~550μm。一般形状与害嗜鳞螨相似，不同点：躯体刚毛栉齿较密，胛内毛（*sci*）明显长于顶内毛（*vi*）。足的各节（尤其是足 IV 的胫膝节）顶端膨大为薄而透明的缘，包围后一节的基部。胫节的腹面刚毛多，足 III、IV 胫节的端部关节膜后伸至胫节毛 *hT* 基部，两边表皮形成薄板，*hT* 着生在一深裂缝的基部。足Ⅲ膝节的腹面刚毛 nG 膨大成毛皮状鳞片。

2）雌螨:躯体长 700~900μm(图 34-76)。与害嗜鳞螨不同点:该螨生殖孔位置较前,前端被一新月形生殖板覆盖,后缘与足Ⅲ表皮内突前端位于同一水平,后 1 对生殖毛远离生殖孔。交配囊为管状,短并且不明显。

3）休眠体:休眠体为梨形,长约260μm,包裹在第一若螨的表皮中,表皮可干缩并饰有网状花纹。跗肢退化,无吸盘板,稍能活动。

3. 生活习性 该螨的生殖发育与害嗜鳞螨相同。进行有性生殖。亦是经卵期、幼螨期、若螨期,再发育为成螨。在温度 23℃和谷物含水量为 15.5% 时,完成其生活周期约需 20 天。第一若螨期后往往形成稍活动的休眠体。休眠体似梨形。跗肢退化。无吸盘板,常包裹于第一若螨的网状干缩表皮中。

4. 生境与孳生物 在自然环境中分布广泛,大量发现于脱水蔬菜及饲料、草堆中,在储藏食品中,如谷物、干菜、啤酒酵母、饲料等也常能发现。

5. 与疾病的关系 该螨侵袭人体时,可引起过敏性皮炎或瘙痒性皮疹。

6. 地理分布 国内分布于上海、江苏、黑龙江、广东、四川、吉林、辽宁等省份;国外分布于英国、法国、荷兰、德国、苏联、瑞典、保加利亚、匈牙利、捷克。

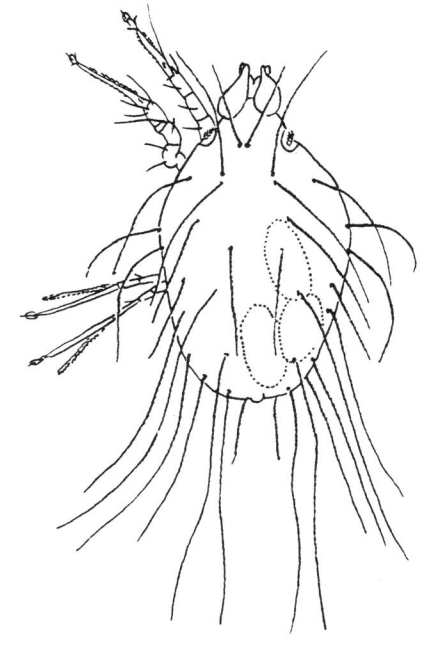

图 34-76 米氏嗜鳞螨(*Lepidoglyphus michaeli*)(♀)背面

(仿 李朝品、沈兆鹏)

(二十二)热带无爪螨

1. 种名 热带无爪螨(*Blomia tropicalis* van Bronswijk,de Cock et Oshima,1973),简称热带螨。

同种异名:无。

2. 形态

(1)鉴别特征:该螨躯体微小,体型几近球形。无背板或头脊。无栉齿状亚跗鳞片和爪,背部有顶毛 2 对,肩肿毛 2 对,背毛 5 对,侧毛 5 对,肩毛 1 对。足Ⅰ膝节仅有一条杆棒(σ),生殖孔位于足Ⅲ、Ⅳ基节之间。雌螨有交配管,雄螨缺生殖吸盘和跗节吸盘。肛门开口在腹部末端。

(2)形态描述

1)雄螨:外形似弗氏无爪螨。躯体呈球形,长 320~350μm,足Ⅱ、Ⅲ之间最宽。表皮无色、粗糙、很多微小突起。螯肢较大,骨化完全,动趾 2 个,定趾有 2 个大齿和 2 个小齿。无前足体背板或头脊,腹面表皮内突为斜生的细长骨片,表皮内突在中线处相连。躯体刚毛栉齿密,顶毛(vi、ve)2 对相近,向前伸展几达螯肢顶端,顶内毛(vi)在顶外毛(ve)之后。基节上毛(scx)分枝密集。肿内毛(sci)和肿外毛(sce)着生在同一水平线;肩外毛(he)和背毛(d_1)着生在同一横线上几乎等长。背毛(d_2)栉齿少相距较近,较其余刚毛短,其与背毛(d_1)和背毛(d_3)的间距相等。背毛 d_1、d_4、d_5,侧毛 l_2、l_3、l_4、l_5 等均为长刚毛,后面的刚毛比躯体长。生殖孔位于足Ⅲ、Ⅳ基节间,隐藏在生殖褶之下,生殖褶内有生殖感觉器(图 34-77)。生殖孔周围有 3 对生殖毛(g_1、g_2、g_3),第 2 对生殖毛(g_2)间距近。阳茎为 1 条短的弯管。有 2 块基骨片所支持。肛门伸达体躯后缘,在肛门前端和后端两侧各有一对光滑肛毛(a_1、a_2)。1 对有栉齿的很长的肛后毛(pa_3)突出在体躯末端。各足跗节细长,超过胫、膝节长度之和。顶端前跗节叶状,爪缺如。足Ⅰ跗节的第三感棒(ω_3)较前跗节长,为一弯曲钝头杆状物,跗节端部的第一背端毛(d),第二背端毛(e)和正中端毛(f)较短,腹面有 3 个小刺;背中毛(Ba)、正中毛(m)和侧中毛(r)有栉齿,且在同一水平,距跗节端部较近;第一感棒(ω_1)为头部稍膨大的杆状物,第二感棒(ω_2)较短;芥毛(ε)不明显。足Ⅰ、Ⅱ膝节和胫节腹面的刚毛均有栉齿。足Ⅲ、Ⅳ无感棒,第Ⅳ对足的跗节常弯曲,刚毛退化。

2)雌螨:躯体长度为 440~520μm。刚毛排列和雄螨相似。不同点:雌螨生殖孔被斜生的生殖褶蔽盖,在生殖褶下侧,有 2 对生殖感觉器,在生殖孔两侧有 3 对生殖毛(图 34-78),其中第 1 对生殖毛相互靠拢。有 6 对肛毛,其中 2 对在前缘,4 对在后缘,外面的 2 对肛后毛比其余的长,栉齿也明显。交配囊为 1 条长

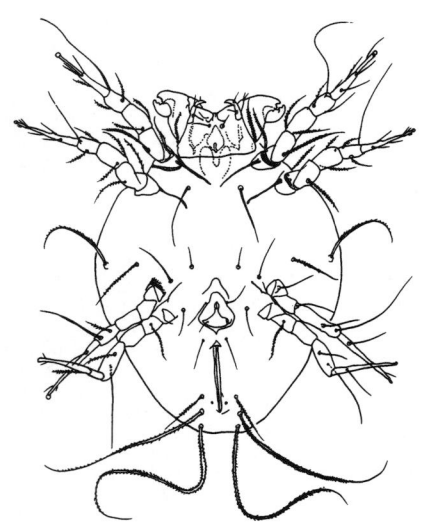

图 34-77　热带无爪螨（*Blomia tropicalis*）（♂）腹面
（仿 李朝品、沈兆鹏）

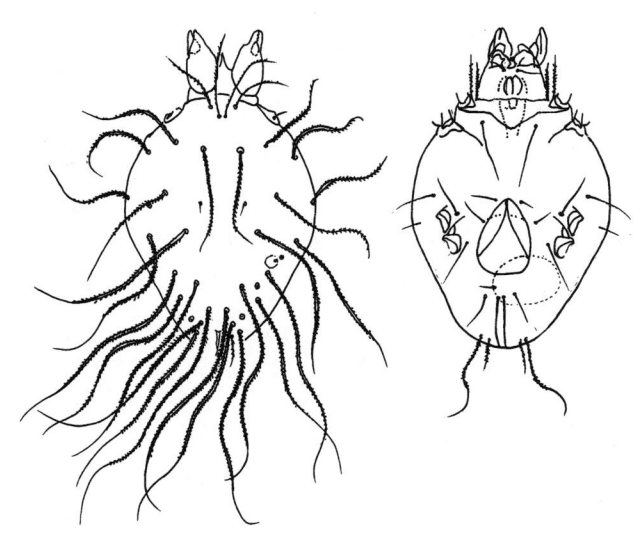

图 34-78　热带无爪螨（*Blomia tropicalis*）（♀）背面和腹面
（仿 李朝品、沈兆鹏）

而稍弯曲的管子,越往末端逐渐变细。

3. 生活习性　卵生,未见孤雌生殖。生活史阶段包括卵、幼螨、第一若螨(前若螨)、第三若螨和成螨。发育时间长短依赖于生存环境温湿度。最适温度为 26℃,相对湿度为 80%。其分布较广泛,是热带和亚热带地区的一类常见变应原。

4. 生境与孳生物　在温湿度适宜的条件下,人居环境为此螨孳生的主要场所。此外,该螨还可孳生在仓库或粮库中,危害储藏物,如小麦、大麦、大米等。

5. 与疾病的关系　热带无爪螨致敏性已经证实与过敏性鼻炎、过敏性哮喘及过敏性皮炎有关,且与粉尘螨、屋尘螨、腐食酪螨、棉兰皱皮螨等具有共同抗原成分。

6. 地理分布　分布于全世界的热带和亚热带地区。

（二十三）羽栉毛螨

1. 种名　羽栉毛螨（*Ctenoglyphus plumiger* Koch, 1835）

同种异名:*Acarus plumiger* Koch, 1835。

2. 形态

（1）鉴别特征:常无背沟,部分螨种具背沟。螨体边缘常为双栉齿状毛,有时为叶状。表皮较为粗糙。足 I 膝节上着生有感棒 σ_1 和感棒 σ_2。两性二态现象明显。雄螨较雌螨小,呈圆形,阳茎长。雌螨体较扁平,突出在颚体上。雌螨背上布表皮有不规则的突起。雌螨躯体刚毛的分枝直,每个分枝与主干成锐角,雄螨的 d_1 和 d_2 几乎等长。

（2）形态描述

1）雄螨:躯体长度为 190~200μm,淡红色至棕色,呈梨形,无肩状突起(图 34-79)。有些表皮光滑,有些具有微小乳突。腹面骨化较为完全,阳茎长而弯被围在足 I、足 II、足 III、足 IV 的表皮内突形成的三角形区域内。背毛均为双栉状,出入躯体很深;d_3 和 d_4 特别长,d_1 和 d_2 等长。足粗而长,各足的末端有前跗节和爪,前跗节腹部凹陷。足 I、II 跗节背面有明显的脊;ω_1 着生在脊基部的细沟上,ω_2 和 ε 在其两侧,ω_3 在前跗节基部;其他跗节刚毛均细短,足 I 胫节上的 Φ 粗长。足 I 膝节的 σ_1 短于 σ_2,且顶端膨大。足 I、足 II 胫节有 1 根腹毛;足 I、足 II 膝节有 2 根腹毛。

2）雌螨:躯体长 280~300μm,几乎呈五角形(图 34-80)。背面有不规则的粗糙疣突,腹面有细微颗粒。腹面足 I 表皮内突发达,并相连成短胸板,足 II、足 III、足 IV 表皮内突末端彼此分离;足 II 基节内突短且与足 III 表皮内突相愈合。生殖孔大且长,后伸至足 III 基节臼后缘,有一发达的生殖板。交配囊向基部变宽,具微小疣状突。肛门孔前端两侧有 2 对肛毛,伸展至躯体后缘。躯体刚毛较雄螨长,周缘刚毛的主干有明显的直

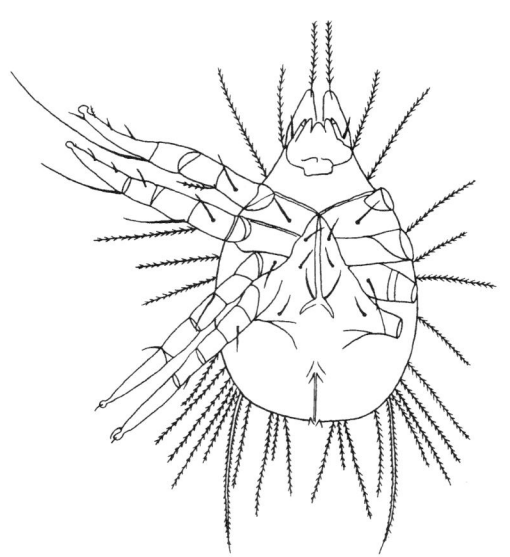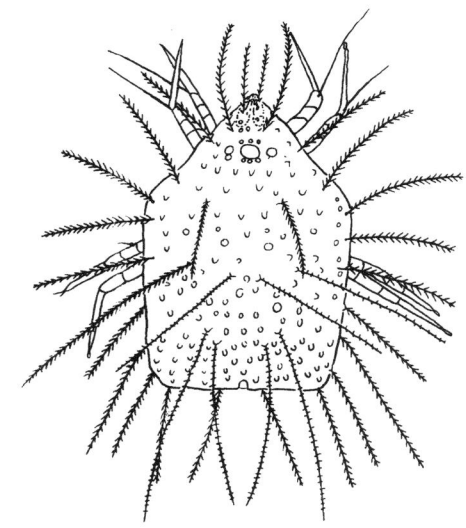

图 34-79　羽栉毛螨（*Ctenoglyphus plumiger*）（♂）腹面

（仿 李朝品、沈兆鹏）

图 34-80　羽栉毛螨（*Ctenoglyphus plumiger*）（♀）背面

（仿 李朝品、沈兆鹏）

刺，且与主干成锐角。背毛 d_1、d_2、d_3、d_4 及胛内毛 *sci* 较窄，但栉齿密。足较雄螨细，胫节的感棒 φ 不发达。

3）幼螨：躯体刚毛栉齿少。

3. 生活习性　羽栉毛螨雌雄交配后，1~2 天产卵，在温度 22℃、相对湿度 75% 以上时，卵经 3~5 天孵化为幼螨。幼螨取食 3~4 天，进入静息状态。约 1 天变为第一若螨。第一若螨再经第三若螨发育为成螨。该螨在适宜条件下，完成一代需 3~4 周。未发现休眠体。

4. 生境与孳生物　羽栉毛螨分布广泛，可在麦子、稻谷等储藏物中发现，有时可在草堆中大量发生。也可在鱼粉残屑及蜜蜂巢中大量发生。

5. 与疾病的关系　该螨侵袭人体时，可引起过敏性皮炎或瘙痒性皮疹。

6. 地理分布　国内分布于四川、江苏、湖南、黑龙江、吉林、辽宁等省；国外分布于英国、德国、法国、意大利、荷兰、苏联和澳大利亚。

（二十四）棕脊足螨

1. 种名　棕脊足螨（*Gohieria fusca* Oudemans，1902）

同种异名：*Ferminia fusca* Oudemans，1902；*Glycyphagus fuscus* Oudeman，1902。

2. 形态

（1）鉴别特征：躯体椭圆略呈方形，雄螨体长 300~320μm，雌螨体长为 380~420μm。表皮棕色，小颗粒状，有光滑短毛。腹面扁平，足膝节和胫节有明显脊条，足股节和膝节端部膨大。

（2）形态描述

1）雄螨：似椭圆形，呈棕色。表皮分布有微小颗粒及光滑的短毛。背面观，前足体向前延伸，可遮盖颚体。后半体背面前缘有一横褶（transverse pleat）。足Ⅰ表皮内突相连形成短胸板（short sternum），短胸板与足Ⅱ~Ⅳ表皮内突愈合成绕生殖孔的环状物，但背面、腹面的连接处均为无色（图 34-81）。各足粗短，膝节与胫节的背面具脊条，很明显，故称之为脊足螨。足Ⅲ、Ⅳ明显弯曲，端跗节较长。足Ⅰ胫节的鞭状感棒（φ）特长，其他足胫节的 φ 依次减短。足Ⅰ膝节上着生的膝节感棒（σ_1）明显长于（σ_2）。生殖孔着生于足Ⅳ基节之间的位置，阳茎呈管状。肛门孔可后伸到体末端，前端有刚毛 1 对。

2）雌螨：与雄螨相比：体型更大，形状更接近方形，体色较浅，刚毛较细，足更细长，背面的足脊更为明显。活螨具发达气管 1 对，里面充满空气，其分支前端膨大成囊状，后面的部分较长，呈弯曲状，可相互交叉但不连接。足Ⅰ表皮内突与呈横向的生殖板愈合；足Ⅱ表皮内突几乎与围生殖环接触，足Ⅲ、Ⅳ表皮内突内面相连。生殖孔着生于足Ⅰ~Ⅲ基节之间。生殖褶较大，着生于足Ⅰ~Ⅳ基节之间，其下面有生殖吸盘 2 对，与

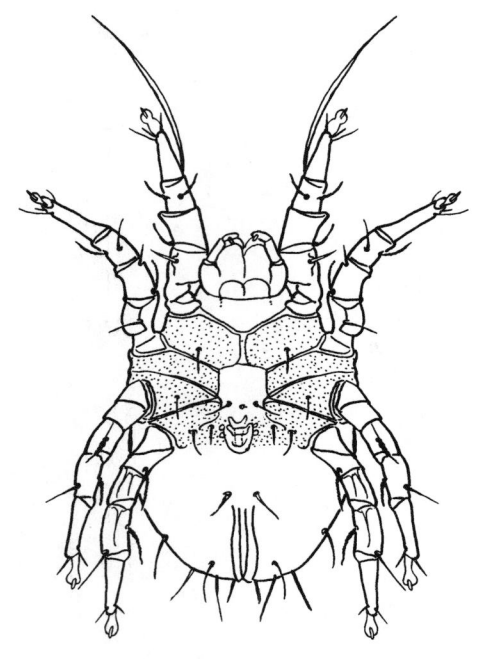

图34-81 棕脊足螨(*Gohieria fusca*)(♂)腹面
（仿 李朝品、沈兆鹏）

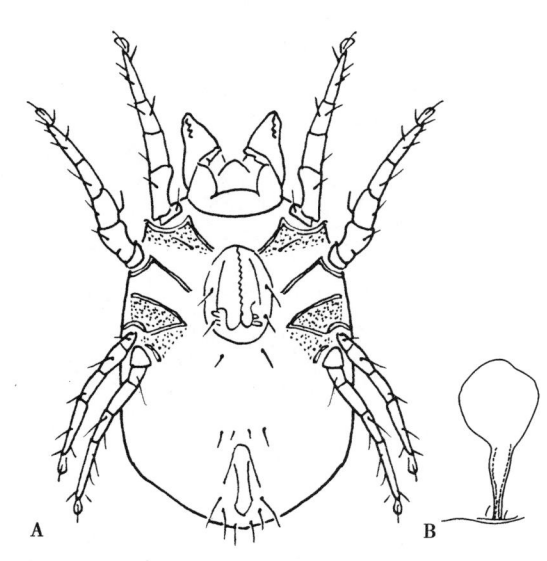

A.腹面；B.外生殖器图。

34-82 棕脊足螨(*Gohieria fusca*)(♀)
（仿 李朝品、沈兆鹏）

足Ⅲ基节位于同一水平；生殖感觉器较小，着生于生殖褶的后缘。交配囊被一小突起蔽盖，通过一管子与受精囊相通。位于肛门孔两侧的褶皱可超出躯体后缘。肛门前缘的前端着生有肛毛2对(图34-82)。

3. 生活习性　行有性生殖。雌雄交配时，雄螨负于雌螨背上，并随雌螨爬行。如遇到触动，停止交配。根据 Boulanova 在1937年记载，雌螨可分散产卵11~29粒，在24~25℃条件下，完成生活周需11~23天。交配后3~5天产卵，卵散产，白色，椭圆形，一端较细。在25℃左右、相对湿度85%~90%的环境中，卵经3~5天孵化为幼螨。幼螨活动3~4天即进入静息期1天，蜕化为第一若螨。再经第三若螨再变成成螨。第一与第三若螨均有一天的静息期。当环境条件适宜时，完成一代需2~4周。在观察中未发现休眠体和异型雄螨。

4. 生境与孳生物　该螨是我国普遍存在的一种家栖螨，多孳生于面粉、粮食、细糠、麸皮、食糖、中药材、饲料等，也可在床垫表面的积尘中发现。未发现休眠体和异型雄螨。

5. 与疾病的关系　人体接触到该螨并受该螨侵袭时，可引起人体皮炎症，若侵染人体，可引起人类肺螨病等。

6. 地理分布　国内分布于安徽、北京、上海、福建、广东、河南、黑龙江、吉林、辽宁、山西、四川和台湾等；国外分布于埃及、北爱尔兰、比利时、德国、法国、荷兰、捷克、日本、俄罗斯、土耳其、新西兰和英国等。

（孙恩涛）

（二十五）拱殖嗜渣螨

1. 种名　拱殖嗜渣螨(*Chortoglyphus arcuatus* Troupeau，1879)

同种异名：*Tyrophagus arcuatus* Troupeau，1879；*Chortoglyphus nudus* Berlese，1884。

2. 形态

（1）鉴别特征：卵圆形，躯体坚硬，表皮光滑，无前足体背板，前足体与后半体间无背沟分界。体表刚毛短且多光滑。爪常插入柔软的前跗节末端，足Ⅰ膝节仅有1根感棒。雄螨阳茎位于足Ⅰ、足Ⅱ间，具跗节吸盘和明显的肛门吸盘。雌螨的生殖孔位于足Ⅲ、足Ⅳ基节间，被2块骨化板覆盖，板后缘形成一光滑的弓形弯曲物。

（2）形态描述

1）雄螨：体长250~300μm，卵圆形，背部隆起，螨体表皮光滑，明亮，质地坚硬，呈淡红色、棕黄色或淡绿色。无前足体与后半体之分，前足体背板缺如。躯体刚毛短且细，为11~20μm。螯肢呈较大的剪状，齿明显，背面布有细纵纹。颚体由关节膜与躯体相连，能自由活动，腹面基部具明显的横纹。躯体前缘伸出在颚体上方，稍长的顶外毛(*ve*)与顶内毛(*vi*)几乎处于同一水平，具明显栉齿。胛内毛(*sci*)与胛外毛(*sce*)

处于同一水平,排成横列,距离几乎相等。4对背毛($d_1 \sim d_4$)几乎排列成2条直线。并具肩毛3对,即肩内毛(hi)、肩外毛(he)和肩腹毛(hv),侧毛2对,即前侧毛(la)和后侧毛(lp)。基节上毛(scx)呈杆状,细小且稍有栉齿。腹面刚毛较少也较简单(图34-83),除足Ⅱ基节外,各足基节均有一对基节毛(cx)。足细长,端部具小爪。足Ⅰ跗节的第一感棒(ω_1)呈杆状且弯曲,第二感棒(ω_2)与ω_1形态相似,但较小,ω_1约为ω_2的5~6倍长。腹中毛(w)呈刺状且较粗,背中毛(Ba)为细长毛。胫节感棒(φ)长,远超跗节末端。足Ⅰ膝节具感棒(σ)一根,膝节腹面刚毛(cG、mG)和胫节腹面刚毛(gT、hT)具明显栉齿。足Ⅳ跗节膨大,中央具2跗吸盘。阳茎呈一弯曲管状物且大,前端呈浅螺旋状,基部分叉明显。生殖孔位于足Ⅰ、Ⅱ之间,具3对生殖毛,足Ⅰ、Ⅱ表皮内突分离,形成透明生殖褶的一部分。无胸板。肛孔距躯体后缘有一段距离,在肛孔两侧有1对呈长椭圆形的肛吸盘,肛吸盘中央有明显的纵沟;吸盘漏斗状,基部环形骨化。吸盘前有1对肛前毛(pra),吸盘后有1对肛后毛(pa)。

2)雌螨:体长350~400μm。形态与雄螨相似。足Ⅰ表皮内突愈合成短胸板;足Ⅱ表皮内突横贯躯体,平行于足Ⅲ、Ⅳ基间的长骨片,但足Ⅲ、Ⅳ表皮内突不发达(图34-84)。足Ⅳ较雄螨长,但足Ⅰ、Ⅱ短;足Ⅳ跗节特别长,超过前2节之和。生殖褶为一宽板,后缘弯曲,骨化明显,生殖褶内未见生殖感觉器。肛门位于躯体后缘,具肛毛5对。位于躯体后端背面的交配囊为小圆孔状。

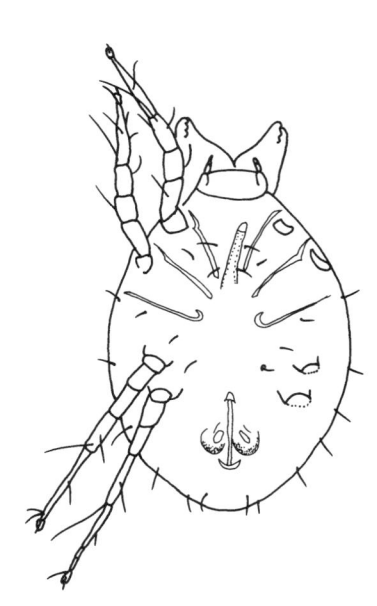

图34-83　拱殖嗜渣螨(*Chortoglyphus arcuatus*)(♂)腹面
(仿 李朝品、沈兆鹏)

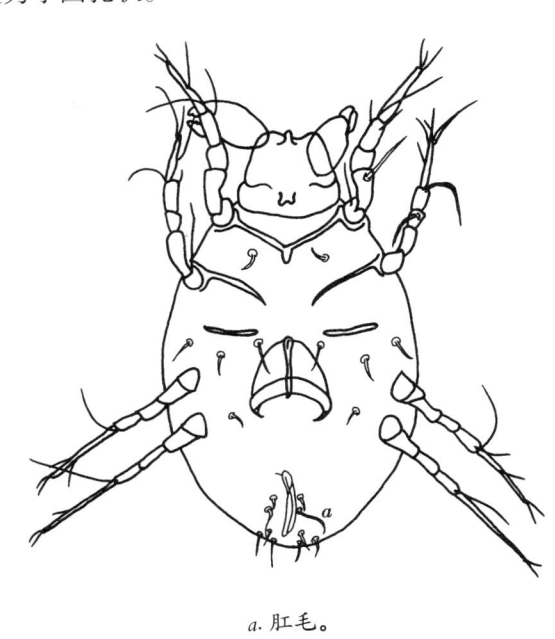

a. 肛毛。

图34-84　拱殖嗜渣螨(*Chortoglyphus arcuatus*)(♀)腹面
(仿 李朝品、沈兆鹏)

3)幼螨:体长150~170μm,卵圆形,呈乳白色。背毛(d_4)缺如,具前侧毛(la),无后侧毛(lp)。腹面生殖毛及刚毛缺如。2对骶毛明显。具基节毛,但未见基节杆,外生殖器尚未发育。足Ⅰ跗节基部背面的凹陷处着生长弯杆状的第一感棒(ω_1)和第二感棒(ω_2),ω_1长度为ω_2的4~5倍。无转节毛(sR)。

4)若螨:第一若螨体长210~230μm;未见第二若螨(休眠体);第三若螨体长270~300μm。若螨卵圆形,呈乳白色,螨体半透明,表皮光滑且明亮。后侧毛(lp)及背毛(d_4)已发育。具骶毛2对,肛毛2对。但sR缺如。在表皮下出现痕迹状的生殖感觉器,即生殖感觉器雏形。

5)卵:长103~120μm,长椭圆形,呈乳白色,半透明,具光泽。表面光滑,无明显刻点和条纹。

3. 生活习性　该螨属嗜热性螨类,一般在温度32~35℃时,繁殖迅速,温度降至20℃时,活动减弱,繁殖停止。在温度25℃,相对湿度80%的条件下,完成生活史需要24天。该螨喜欢在粮食水分14.5%~16%、相对湿度75%以上的环境中孳生。

4. 生境与孳生物　拱殖嗜渣螨营自由生活,分布广泛,是世界性分布的储藏物螨类,常孳生于房屋、谷物仓库、牲畜棚、磨坊、麻雀窝和草堆里等,在面粉、麦子、大米、稻子、麦仁、糯米、十三香、黑木耳和红薯等储藏物以及动物饲料中发现,也见于床铺、地毯和空调尘埃中,对贮粮为害仅次于粗脚粉螨(*Acarus siro*)并常与棕脊足螨和粗脚粉螨栖息在一起。

5. 与疾病的关系 该螨是生境广泛与人类卫生健康关系密切。其分泌物、排泄物及其尸体的降解产物等均为强烈变应原,与过敏性哮喘及过敏性鼻炎的发生有一定的关系。Sánchez-Borges M(2012)对229例过敏性鼻炎或鼻窦炎患者进行过敏原皮肤点刺实验,发现175例患者呈阳性,其中拱殖嗜渣螨为58.2%;Boquete M(2006)对138名有过敏性鼻炎或哮喘患者进行拱殖嗜渣螨变应原皮肤点刺实验发现,58%的患者皮肤点刺实验阳性,同时发现螨的数量与疾病进展时间有显著的相关性;Calvo M(2005)在智利对100例过敏性哮喘儿童做皮肤挑刺实验发现,68%的患者对拱殖嗜渣螨呈阳性;Neffen HE(1996)对阿根廷56名因螨导致的哮喘患者研究发现,其中27人对拱殖嗜渣螨呈阳性。

6. 地理分布 国内分布于北京、上海、河南、云南、辽宁、湖南、安徽、江西、广西、吉林、福建、广东、四川、香港和台湾等;国外分布于英国、法国、比利时、意大利、德国、荷兰、波兰、苏联、阿联酋、新西兰和巴巴多斯等。

(二十六)甜果螨

1. 种名 甜果螨(*Carpoglyphus lactis* Linnaeus,1758)

同种异名 *Acarus lactis* Linnaeus,1758;*Carpoglyphus passularum* Robin,1869;*Glycyphagus anonymus* Haller,1882。

2. 形态

(1)鉴别特征:躯体呈椭圆形,稍扁平,表皮光滑且明亮。无前足体板及区分前足体和后半体的横缝。足I、II表皮内突与胸板愈合呈X形。躯体刚毛光滑,背毛 $d_1 \sim d_4$ 在基部成直线排列,顶内毛(*vi*)在前足体背面前部;顶外毛(*ve*)位于足II基节的同一横线上;体后缘着生的肛后毛(*pa₁*)和骶外毛(*sae*)较长;有侧毛3对。足I胫节的感棒 φ 着生在胫节中间。幼螨无基节杆。

(2)形态描述

1)雄螨:体长380~400μm,椭圆形,略扁平,表皮光亮或略有颜色,足和螯肢呈淡红色,躯体后缘呈截断状或稍呈凹形。无前足体背板。圆锥形的颚体运动灵活,有1对稍凸出的角膜无色素网膜,位于颚体基部两侧。螯肢呈剪刀状。基节上毛(*scx*)为一粗短的杆状物。除顶外毛(*ve*)和体躯后缘的2对长刚毛(*pa₁*、*sae*)外,所有的刚毛均短,末端钝圆呈杆状。顶内毛(*vi*)不超出螯肢的顶端,顶外毛(*ve*)与 *vi* 不处于同一水平位置,位于 *vi* 和胛内毛(*sci*)之间,背毛(*d₁~d₄*)和 *sci* 在躯体背面中央排列成二纵列。侧腹腺移位到体躯的后角,内含有颜色的物质。腹面(图34-85A)表皮内突骨化明显,足I表皮内突在中线处愈合成胸板,胸板的后端呈两叉状,与足II表皮内突相关联。生殖孔位于足III、IV基节之间,阳茎为一弯管,顶端挺直向前,生殖感觉器非常长,具3对几乎等长的生殖毛。肛门伸达体躯后缘,具肛毛1对。4对足末端均具发达的前跗节。足I跗节的一些中部群和端部群刚毛均为刺状。 ω_1 呈杆状,常向外弯曲,盖在 ω_2 的基部。在足I、II胫节, φ 着生在中区,并有2根腹面刚毛。

2)雌螨:体长380~420μm。形态与雄螨相似。颚体细长,螯肢动趾具3齿,定趾2齿。在躯体腹面(图34-85B),胸板和足II表皮内突愈合成生殖板,覆盖在生殖孔的前端。生殖褶位于足II、III基节之间,骨化程度不强。肛门孔达体躯后缘,仅有肛毛1对。交配囊为一圆孔,位于体躯后端背面。足较雄螨细长,前跗节不甚发达。

3)幼螨:体长约180μm。静息的幼螨躯体背面隆起,3对足向躯体极度收缩。躯体最长刚毛为肛后毛(*pa₁*),背面刚毛较成螨一样,均为短杆状,2对骶毛(*sai*、*sae*)缺如。腹面,无基节杆。生殖毛和肛前毛缺如,无生殖器官痕迹。

4)若螨:第一若螨长约210μm。静息期躯体背面隆起呈半球状,躯体发亮呈玻璃样,4对足向躯体收缩。躯体最长毛与成螨一致,即肛后毛(*pa₁*)和骶外毛(*sae*)。腹面,具生殖感觉器(*Gs*)1对,生殖毛和肛前毛各1对。第一若螨静息期约24小时,后期可见第2对 *Gs*,蜕皮后则变为第三若螨。第三若螨体长约250μm,躯体刚毛与成螨相似。腹面,有 *Gs* 2对,生殖毛(*f*、*h*、*i*)3对,肛前毛(*pra*)1对。第三若螨静息期也约24小时,静息期前段有 *Gs* 2对,后段可见生殖器官的雏形,而后蜕皮变为成螨。

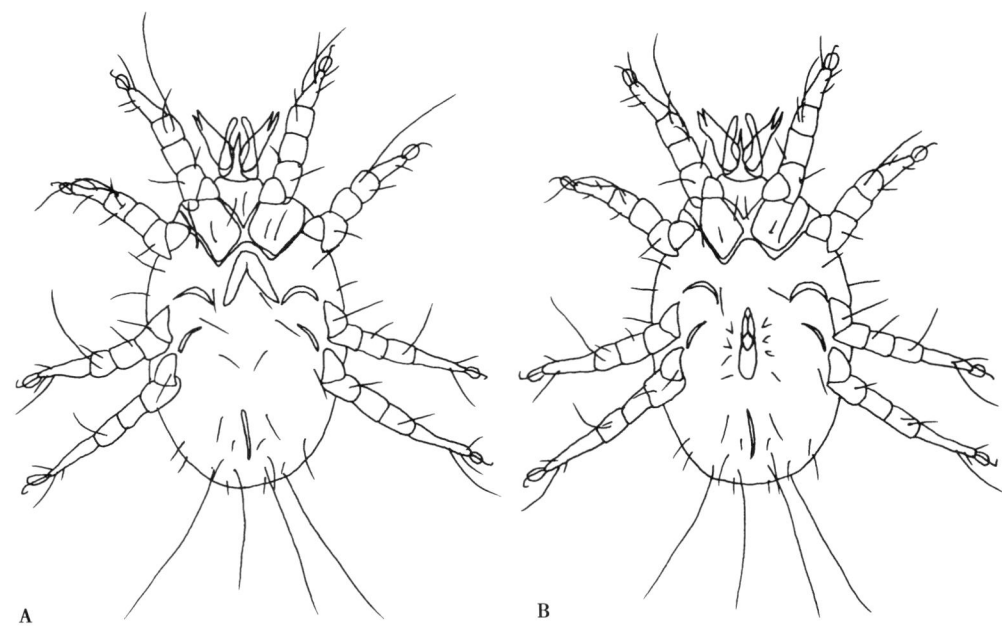

A. ♂腹面；B. ♀腹面。

图 34-85　甜果螨（*Carpoglyphus lactis*）腹面

（仿 李朝品、沈兆鹏）

5）休眠体：休眠体很难发现，休眠体躯体长约 272μm（图 34-86）。躯体呈椭圆形，黄色，背面有颜色较深的条纹。颚体小，部分被躯体所蔽盖。背毛短，杆状，顶内毛（*vi*）位于较后的位置，顶外毛（*ve*）位于顶内毛（*vi*）与骶外毛（*sae*）之间。$d_1 \sim d_4$ 和 *sci* 排列与成螨相同。腹面，在足Ⅳ基节之间有一明显的吸盘板。足4 对，细长，足上的刚毛也很长。

3. 生活习性　该螨属好湿性的螨类，行有性生殖，嗜好食糖、蜜饯和干果等含糖分高的食品，在环境条件适宜时可以大量繁殖。甜果螨生活史分为：卵、幼螨、第一若螨、第三若螨和成螨。雌雄交配后 2~3 天即产卵，1只雌螨一周左右，可产 25~72 粒卵。其迅速硬化的卵柄常将卵附着于物体上。据研究，在 25℃±1℃、相对温度75% 的砂糖中培养，其生活周期平均为 15 天。卵发育期84 小时，幼螨 84 小时，幼螨静修期 24 小时，第一若螨期60 小时，第一若螨静息期 24 小时，第三若螨 60 小时，第三若螨静修期 24 小时。在第一若螨期与第三若螨之间，有时形成休眠体。甜果螨寿命为 40~50 天。

4. 生境与孳生物　常孳生于高水分或发酵的甜食品中，如白砂糖、红砂糖、蔗糖、含糖糕点、干果、蜜饯等，也可在酸牛奶、干酪、蜂巢、蜜蜂箱里的花粉以及在果汁饮料残渣、番泻叶调合剂、漂浮在果子酒上面的软木片、腐烂马铃薯、干酪、陈旧的面粉、可可豆和花上发现，几乎可在所有糖类和含糖食物中生存与繁殖。

5. 与疾病的关系　甜果螨其分泌物、排泄物及其尸体的降解产物等均为强烈变应原，可引起粉螨性皮炎、皮疹等；甜果螨还可非特异性侵染人体，引起肠螨病、尿螨病。

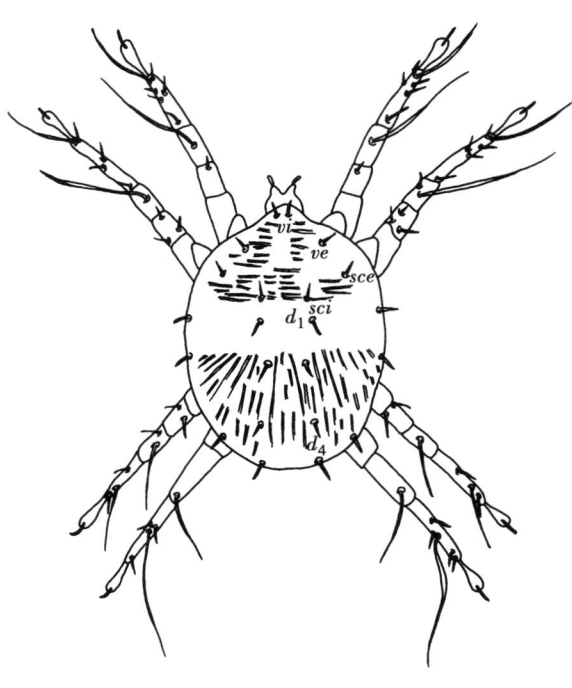

ve、*vi*、d_1、d_4、*sci*、*sce*. 躯体刚毛。

图 34-86　甜果螨（*Carpoglyphus lactis*）活动休眠体

（仿 李朝品、沈兆鹏）

6. 地理分布 国内分布于北京、上海、河北、辽宁、黑龙江、安徽、山东、江苏、浙江、广西、吉林、福建、广东、四川和台湾等；国外分布于欧洲、北美、南美等。

（二十七）粉尘螨

1. 种名 粉尘螨（*Dermatophagoides farinae* Hughes，1961）
同种异名：美洲尘螨；*Dermatophayoides culine* Deleon，1963

2. 形态

（1）鉴别特征：椭圆形，淡黄色，体表具细致的花纹，雄螨背面具不明显横沟；后半体背板小，圆形，位于体末，前缘伸至第二背毛（d_2）和第三背毛（d_3）之间；足Ⅰ明显粗大；足Ⅰ跗节爪状突起的外侧有一个小突起 s，股节有指状突起，表皮内突可分离或在中线愈合成短胸板；足Ⅱ跗节的 s 为指状。雌螨 d_2 与 d_3 区域具横纹，足Ⅰ、Ⅱ跗节的 s 大而尖；交配囊孔在肛门后缘一侧，由一根细长管与受精囊连接，并在凹陷基部开口。

（2）形态描述

1）雄螨：体长 260~360μm。颚体小，螯肢发达，须肢扁平状；前足体背板形状多样，后缘可向侧面伸展并包围胛毛；后半体具圆形小背板，位于体末；背沟不明显；躯体刚毛光滑，具基节上毛（scx）；胛外毛（sce）较胛内毛（sci）长 4 倍以上；肩毛 2 对，分别为肩外毛（hv）和肩内毛（hi）；呈 2 纵行排列的 4 对背毛（$d_1 \sim d_4$）在躯体后缘相互靠近，并与前侧毛（la）、后侧毛（lp）和骶外毛（sae）等长；肛后毛（pa_1）和骶内毛（sai）为长刚毛，sai 的长度超过躯体长的 1/2，较 pa_1 长约 1/3，行走时拖在体后。腹面，足Ⅰ、Ⅲ基节具基节毛（cx）；生殖孔位于足Ⅲ、Ⅳ基节间，周围有 3 对生殖毛（f、h、i），其中后生殖毛（i）较前，而中生殖毛（f、h）短，阳茎细长；肛门位于末体，被一圆形肛环包围，环内有明显的肛吸盘（as）和肛前毛（pra）各 1 对。各足末端前跗节发达，具小爪；足Ⅰ明显加粗，跗节的第一感棒（ω_1）在前跗节基部，与第三感棒（ω_3）在同一水平，芥毛（ε）小，接近顶端；且股节腹面有一粗大突起，表皮具横条纹；足Ⅱ跗节感棒（ω_1）位于基部；足Ⅲ跗节末端分叉，相对位置有一小突起；足Ⅳ跗节末端有小吸盘一对；足Ⅰ、Ⅱ胫节腹面着生刚毛一根，足Ⅰ膝节具 2 条感棒（σ_1、σ_2），足Ⅲ较足Ⅳ粗长。

2）雌螨：体长 360~400μm。形态与雄螨相似（图 34-87）。无后半体背板，背面表皮具横纹。足Ⅰ、Ⅱ较雄螨细，且长短、粗细相同；足Ⅳ跗节上有 2 条短刚毛取代了雄螨的 1 对退化的吸盘，且较足Ⅲ长。生殖孔呈人形，前端有一新月形的生殖板，后生殖板侧缘骨化；交配囊孔在肛门区背面，由一细管与受精囊相通。

3. 生活习性 该螨属中温、中湿性螨类，行两性生殖，行动较缓慢。整个发育过程共分 5 期，即卵、幼螨、第一若螨、第三若螨和成螨，完成一代生活史约需 30 天。雄螨寿命 60~80 天，雌螨可达 100~150 天，雌螨交配后 3~4 天开始产卵，每次产卵 1~2 粒，可多次交配，未受精的雌螨不会产卵。河南省科研所（1990）报道在温度 25℃±2℃、相对湿度 80% 培养下发现：卵期 7.44 天，幼螨期 4.85 天，幼螨静息期 3.26 天，第一若螨期 6.80 天，第一若螨静息期 2.80 天，第三若螨期 4.20 天，第三若螨静息期 2.80 天。粉尘螨也受外界环境温、湿度限制，在 55℃ 10 分钟或 45℃ 120 分钟死亡率为 100%，若当所处环境温度低于 0℃连续 24 小时也不能存活，当湿度小于 50% 或大于 85% 则不能繁殖。

4. 生境与孳生物 粉尘螨生境分布广泛，常见于全球各地的居室环境中，孳生于地毯、沙发和床垫等多种场所，以皮屑、散落的食品碎屑及真菌为食。还可孳生于面粉厂、食品厂、棉纺厂、食品仓库、谷物仓库及中药材仓库的尘屑和家禽、家畜饲料中，孳生物有面粉、饼干粉、玉米粉、地脚粉、废棉花、中药材、仓库、动物饲料、房舍灰尘、夏季凉席和空调隔尘网等。国内学者李朝品等（2000，2002，2009）调查研究发现，粉尘螨可在中药厂、面粉厂、纺

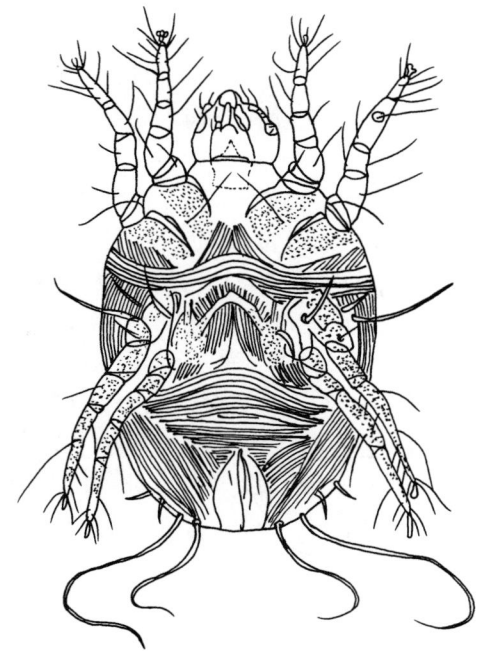

图 34-87 粉尘螨（*Dermatophagoides farinae*）（♀）腹面

（仿 李朝品、沈兆鹏）

织厂、粮库、储藏物、居室、动物饲料中大量孳生及繁殖,严重危害储藏物,并可携带霉菌污染孳生物。朱万春等(2007)对张家港市过敏性哮喘患者居室床面、地面、家具、空调隔尘网及空气中的灰尘样本调查,从中分离出粉尘螨;吴子毅等(2008)调查福建地区房舍以粉尘螨为主,这与波兰、巴西和我国广西、上海等地以屋尘螨为主的结果不同,具体的原因有待探讨;许佳等(2020)在安徽某口岸货场储粮区的谷物残渣与灰尘混合物中分离出粉尘螨;蒋峰等(2021)在安徽安庆某进口豆类中也分离出该螨。

5. 与疾病的关系　粉尘螨为目前已知最强过敏原之一,目前已分离出过敏原组分 36 种,分别为 Der f 1-8、Der f 10-11、Der f 13-18、Der f 20-39。其分泌物、排泄物、尸体裂解物可引起过敏性皮炎、鼻炎、哮喘等;粉尘螨还可非特异性侵染人体引起肺螨病、肠螨病和尿螨病。

6. 地理分布　该螨呈世界性分布。国内分布于福建、河南、四川、广西、广东、安徽、辽宁、江苏、深圳、上海、北京等;国外分布于英国、美国、日本、澳大利亚、阿根廷、意大利、荷兰和加拿大等。

(二十八)屋尘螨

1. 种名　屋尘螨(*Dermatophagoides pteronyssinus* Trouessart,1897)

同种异名:欧洲尘螨;*Mealia toxopei* Oudemans,1928;*Visceroptes saitoi* Sasa,1984

2. 形态

(1)鉴别特征:躯体呈梨形,雄螨后半体背板大,长方形,前侧缘凹,前伸至 d_1 与 d_2 中央,后缘伸至体末;雄螨体背无横沟,足 I、II 长与宽几乎相等,足 I 跗节顶端粗大突起不明显,股节无指状突起,表皮内突分离,不愈合成胸板;雌螨体背 d_2 与 d_3 区的表皮条纹为纵向,交配囊孔在肛门后缘一侧,由一根细长管与受精囊连接,并在凹陷基部开口。

(2)形态描述

1)雄螨:体长 280~290μm。体表皮纹与粉尘螨雄螨相似。前半体两侧深凹,前背板长方形,但后缘圆,后两侧凹。后半体足 II、III 之间突而宽,足 III、IV 后两侧向内凹。后半体背板较大,长方形,向前伸达 d_1 与 d_2 之间。sci 及 d_1 短,sce 较 sci 长 6~7 倍,着生于体侧横纹上,与前足体板后缘几在同一水平上。腹面(图 34-88),足 I 表皮内突分离,不愈合成胸板。足 I~IV 基节区的骨化程度弱,后生殖毛(pa)退化。足 I 不膨大,与足 II 的长、宽度相同,足 I 跗节末端的粗大突起不明显,足 III 跗节末端分叉状,足 IV 跗节有 1 对吸盘。

2)雌螨:体长约 350μm,形态特征与雄螨相似,不同点:无后半体背板;背毛 d_2 和 d_3 着生处的表皮为纵条纹。交配囊孔在肛门后缘一侧,由一根细长管与受精囊连接,并在凹陷基部开口。足 III、IV 略细,从膝节起向内弯曲。

3. 生活习性　屋尘螨属喜湿性螨类。发育过程包括卵、幼螨、第一若螨、第三若螨和成螨 5 期,在适宜条件下完成一代生活史约需 30 天。该螨为有性生殖,雄螨可终生进行交配,雌虫仅在前半生交配 1~2 次,偶有 3 次。交配后 3~4 天开始产卵,雌螨每天产卵 1~2 粒,一生产卵约 30 粒,多者可达 200~300 粒,产卵期约为 1 个月。雄螨寿命 60~80 天,雌螨可长达 100~150 天。在 20℃、65%~75% 的相对湿度下,屋尘螨每周增长速率为 30%,当温度低于 20℃时,尘螨生长发育缓慢,10℃ 以下发育和活动停止,相对湿度低于 30% 可导致成螨死亡。Arlian(2001)发现,当相对湿度较低时,幼螨具有极低的代谢率和抗脱水能力,可多次发生滞育,幼螨发育迟缓。这些幼螨进入静息期,最长可达 1 年余,处于此生活史时期的螨黏附在地毯、沙发和床垫上,当春季来临,温湿度适宜时,又可继续发育为成螨。

4. 生境与孳生物　凡房屋潮湿、尘屑多之处均易于发生,广泛栖息于房屋尘埃和褥垫表面灰屑中广泛栖息,可在

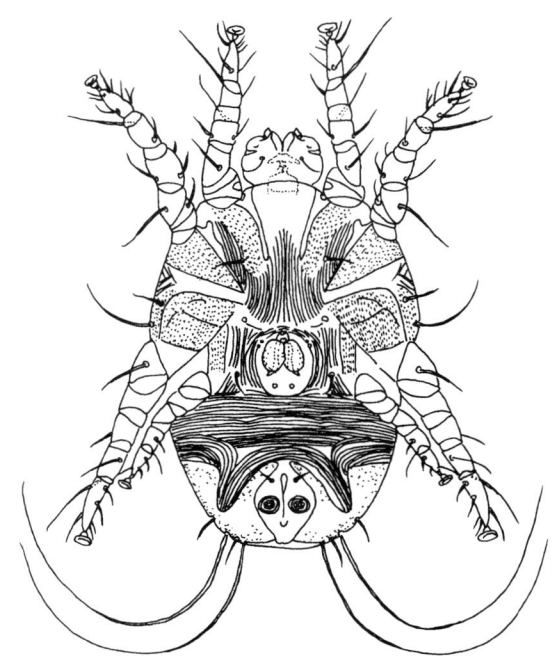

图 34-88　屋尘螨(*Dermatophagoides pteronyssinus*)(♂)腹面

(仿 李朝品、沈兆鹏)

谷物残屑、动物皮屑、卧室床褥、毛衣、棉衣和地毯等孳生，也常在哮喘病患者的被褥、衣服上发现。蒋峰和李朝品（2019）在安徽合肥市售的面粉、大米、糯米、燕麦、燕麦片、小米、大豆、鱿鱼干、干鱼、虾干、猪肉脯、鱼肉脯、牛肉脯、香菇、黑枣、腰果、黄秋葵干、芒果干、香菇以及尘埃中均发现屋尘螨；叶向光等（2019）在蛇房垫料中也分离出该螨。

5. 与疾病的关系　屋尘螨为目前已知最强过敏原之一，目前已分离出过敏原组分30种，分别为Der p 1-11、Der p 13-15、Der p 18、Der p 20-21、Der p 23-26、Der p 28-33、Der p 36-38，可引起过敏性皮炎、鼻炎、哮喘等；还可侵染人体引起肺螨病、肠螨病和尿螨病。

6. 地理分布　该螨呈世界性分布。国内分布于河南、四川、广东、广西、福建、辽宁、江苏、深圳、安徽、上海和北京等；国外分布于英国、意大利、丹麦、荷兰、比利时和加拿大等。

（李生吉　蒋　峰）

（二十九）速生薄口螨

1. 种名　速生薄口螨（*Histiostoma feroniarum* Dufour,1839）

同种异名：*Hypopus dugesi* Claparede,1868；*Hypopus feroniarum* Dufour,1839；*Histiostoma pectineum* Kramer,1876；*Tyroglyphus rostro-serratum* Megnin,1873；*Histiostoma sapromyzarum*（Dufour,1839）*sensu* Cooreman,1944；*Acarus mammilaris* Canestrini,1878。

2. 形态

（1）鉴别特征：成螨躯体近长椭圆形，体后缘略凹，白色较透明。颚体小且高度特化，螯肢呈锯齿状，定趾退化。腹面表皮内突较发达，足Ⅰ表皮内突愈合为胸板，足Ⅱ表皮内突伸达中央，未连接，向后弯，有几丁质环2对，呈圆形或近似圆形，位于足Ⅲ~Ⅳ基节之间的生殖孔前。足Ⅰ跗节的刚毛加粗成刺（第一背端毛 d 除外）；足Ⅰ、Ⅱ胫节的感棒 φ 短，不明显。体背有一条显明的横沟。足Ⅰ~Ⅲ基节有基节上毛。各足末端均为粗爪。雄螨生殖感觉器缺如，阳茎稍突出。雌螨生殖孔为一横缝，在前1对几丁质环间。休眠体常有吸盘板，在吸盘板上有8对吸盘。在足Ⅰ和Ⅱ基节上，常有吸盘。足Ⅲ和Ⅳ常直接向前伸展。须肢端节呈二叶状，1对呈刺状的刚毛长度相似。

（2）形态描述

1）雄螨：体长250~500μm（图34-89）。螯肢长，具锯齿，螯肢由延长的有锯齿的活动趾组成，并能在前口槽内前后广泛的活动。前口槽侧壁为须肢基节，其须肢端节为一块扁平的二叶状几丁质板，能自由活动，其板上有刺1对，其中一个刺伸向侧面，另一个刺伸向后侧面。体表有微小突起，前足体和后半体被一明显的横沟分开，体后缘略凹。背毛较短，约与足Ⅰ胫节等长；1对顶内毛（vi）彼此分离较远，顶外毛（ve）位于 vi 后方；胛毛（sc）分散与 ve 相距较远；但肩外毛（he）与肩内毛（hi）相互靠近；1对背毛（d_2）间较背毛（d_1、d_3、d_4）明显缩短，d_4 靠近躯体后缘；2对侧毛（l_1、l_2）位于侧腹腺之前。腹面，足的表皮内突发达，足Ⅰ表皮内突愈合为胸板，足Ⅱ表皮内突伸达中央，未连接，向后弯曲，具2对相距很近的几丁质环，位于生殖孔之前；位于足Ⅳ基节间的生殖褶皱不明显，其后有2块叶状瓣，猜测可能在交配时有吸附作用。肛门远离躯体后缘，较小，其周围有肛毛4对。足粗而短，且各足均具一粗壮的爪，并有成对的杆状物支持，柔软的前跗节将其包围；各足粗细变化大，足Ⅱ较粗大；足上的刚毛加粗成刺。各跗节末端的腹刺均发达，足Ⅰ跗节的第一感棒（ω_1）着生在基部，向后弯曲，覆盖在胫节的前端，芥毛（ε）与 ω_1 着生在同一深凹中，不易看清；足Ⅰ、Ⅱ跗节上的背中毛（Ba）位于 ω_1 之前；足Ⅱ跗节上的 ω_1 位置正常，但稍弯曲。足Ⅰ、Ⅱ胫节上感棒 φ 较短。足Ⅰ膝节的膝外毛（σ_1）和膝内毛（σ_2）等长。足Ⅲ膝节无感棒。足Ⅰ、Ⅲ基节无基节毛。

2）雌螨：体长400~700μm。躯体背毛和足上刚毛的排列方式和顺序与雄螨相似。颚体小且高度特化，须肢端节为一块带有1对刺的扁平的二叶状几丁质板。腹面（图34-90），具2对圆形或近圆形的几丁质环，前1对环位于足Ⅱ、Ⅲ基节间，位于生殖孔两侧；后1对环相距较近，位于足Ⅳ基节水平，后面的几丁质环前后各有2对生殖毛。足Ⅰ表皮内突在中线处愈合。除足Ⅰ外表皮内突短，相距较远。肛门小且远离躯体后缘。

3）幼螨：足Ⅰ、Ⅱ基节水平间有1对几丁质环；躯体背面有许多叶状突起，突起上着生有背刚毛。

4）若螨：第一若螨、第三若螨与雌螨相似，但第一若螨有1对几丁质环，第三若螨有2对。

5）休眠体：体长120~190μm，体躯扁平，后缘逐渐变窄，表皮骨化明显。颚体特化，顶内毛（vi）向前伸长,顶外毛(*ve*)短小,前足体几乎呈三角形,躯体背面刚毛6对,均细小(图34-91)。腹面(图34-92),足Ⅲ表皮内突在中线处相连,因此,胸板和腹板被一拱形线分开。足Ⅰ、Ⅱ基节板明显,足Ⅲ基节板几乎封闭;在足Ⅰ、Ⅲ基节板上各有1对小吸盘,躯体末端有一发达的吸盘板,共具8个吸盘,以2-4-2的形式排列。各足细长,具爪,后2对足直接向前伸展。足Ⅰ、Ⅱ的末端有1膨大的刚毛,基部有1透明的叶状背端毛*d*;足Ⅰ的第一感棒(ω_1)直且顶端膨大,较同足的胫节感棒φ略短,膝节感棒(σ)较膝节的刺状刚毛短。足Ⅱ的ω_1较同足的胫节感棒φ和膝节感棒σ略长。

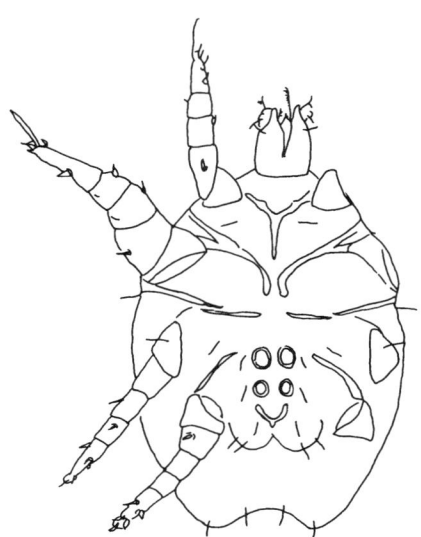

图 34-89 速生薄口螨(*Histiostoma feroniarum*)(♂)腹面
(仿 李朝品、沈兆鹏)

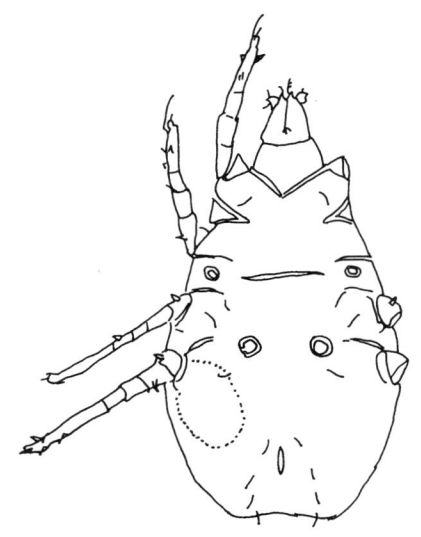

图 34-90 速生薄口螨(*Histiostoma feroniarum*)(♀)腹面
(仿 李朝品、沈兆鹏)

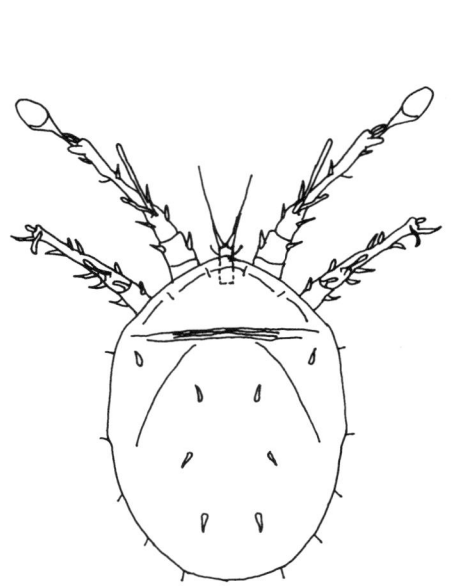

图 34-91 速生薄口螨(*Histiostoma feroniarum*)休眠体背面
(仿 李朝品、沈兆鹏)

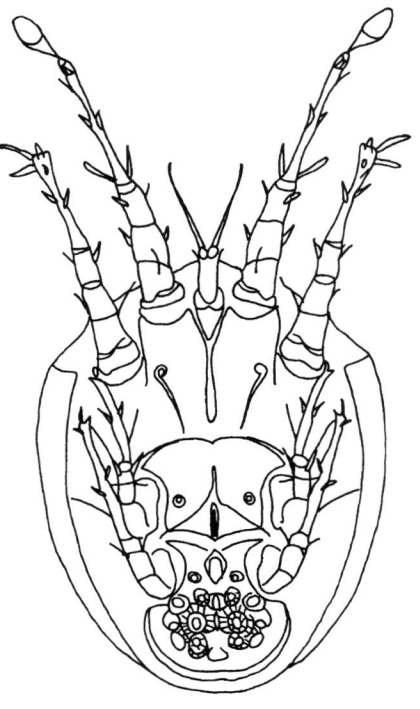

图 34-92 速生薄口螨(*Histiostoma feroniarum*)休眠体腹面
(仿 李朝品、沈兆鹏)

3. 生活习性 该螨整个发育过程共5各时期，即卵、幼螨、第一若螨、第三若螨和成螨。Scheucher（1957）观察发现，速生薄口螨能在3~3.5天的时间里很快完成其生活史，最适温度为25~30℃。Hughes（1958）报告显示速生薄口螨成雌螨，无论是受精的还是未受精的，在最后一次蜕皮后大约3天开始产卵，从孵化到繁殖开始的时间，从5~6天不等。速生薄口螨生殖方式为一种特殊的孤雌生殖-产雄孤雌生殖（arrhenotoky），其中二倍体雌性由受精卵发育而来，未受精卵发育成单倍体雄性。速生薄口螨成年雄性在交配前保护处于第三若螨阶段的雌性，直到最后的蜕皮成为成螨。这一过程持续约24小时，之后出现受精开孔并发生交配。雄螨也会与成熟的雌螨交配，但交配时间较短，而且在交配前没有保护行为。Cooreman（1944）也曾研究速生薄口螨的生活史，在20~25℃的条件下，完成其发育需2~4天。陆云华（2002）对江西食用菌上的速生薄口螨的生态学进行了初步研究。在条件适宜的环境下，完成一代仅需8~10天。若在温度过高或过低，湿度太低等其他不良因素下，可形成抵抗力很强的休眠体，当环境再度适宜时，休眠体可蜕皮后成为第三若螨。雌螨在与雄螨交配后的2~3天，便可开始产卵，一生可产卵50~240粒。

4. 生境与孳生物 该螨营自由生活，属高潮湿性螨类，喜阴暗、潮湿、腐烂、温暖的环境，常栖息于潮湿腐败的食物或液体、半液体食物上。此螨为栽培蘑菇的重要害螨，也可在洋葱、中药材生姜、枸杞、腐烂的植物、潮湿的谷物、面粉类腐败的食物及腐败菌类上发现。

5. 与疾病的关系 该螨遍布世界各地，为世界性害螨，可引起粉螨过敏性皮炎等。

6. 地理分布 国内分布于江西、上海、安徽和河南等；国外分布于英国、荷兰、法国、意大利、德国、美国、澳大利亚和新西兰。

（三十）吸腐薄口螨

1. 种名 吸腐薄口螨（*Histiostoma sapromyzarum* Dufour, 1839）

同种异名：*Hypopus sapromyzarum* Dufour, 1839；*Anoetus sapromyzarum* Oudemans, 1914；*Anoetus humididatus* Vitzthum, 1927；*Sensu* Scheucher, 1957。

2. 形态

（1）鉴别特征：与速生薄口螨相比，吸腐薄口螨须肢端节完整，着生在其上的一根刚毛比另一根刚毛长2倍以上。躯体腹面的几丁质环长椭圆形，中间收缩。

（2）形态描述

1）雄螨：体长400~620μm，体型近似卵圆形，无色或淡白色。颚体高度特化，背缘具锯齿，螯肢从须肢基节形成的凹槽内伸出，可自由活动。须肢端节扁平且完整，叶突上着生两根刺状长毛，其中一根的长度为另一根的2倍多。前足体与后半体间具有横缝阻隔，后半体后缘略凹。腹面具2对几丁环，肾型，第一对几丁质环位于足Ⅱ、Ⅲ之间，第二对位于足Ⅳ同一水平上。生殖孔位于第一对几丁质环之间，横向开孔。肛孔小，距后缘远。生殖毛2对，分别位于第二对几丁质环的前、后方。足短、细、具爪。足Ⅰ两基节内突在体中线相接。足Ⅱ和Ⅳ的基节内突短，内端相互远离。

2）雌螨：体长300~650μm，近梨状，无色或淡白色。形态与雄螨近似。腹面肾形的几丁质环内凹部分朝内（图34-93）。足Ⅰ膝节除 σ 外皆强化如刺状。足Ⅰ、Ⅱ胫节感棒（φ）短而不明显。

3. 生活习性 吸腐薄口螨喜群居于阴暗、潮湿、温暖的环境中，常栖息于半液体的食物中，有时还在谷物或腐败的小麦粉中生活。李云瑞（1987、1988）报道，吸腐薄口螨的成螨和若螨可为害芦笋（*Asparagus officinalis*）的嫩笋和笋尖，还可侵入笋中为害，可导致嫩笋腐烂发臭，还可转株为害，通过爬行扩散，也可附着于畜禽、老鼠、昆虫等躯体传播。陆云华（2002）曾对菇房腐薄口螨的传播途径进行了研究，发现主要通过三种方式进行传播：菇房残留、播种带入和昆虫媒介带入。

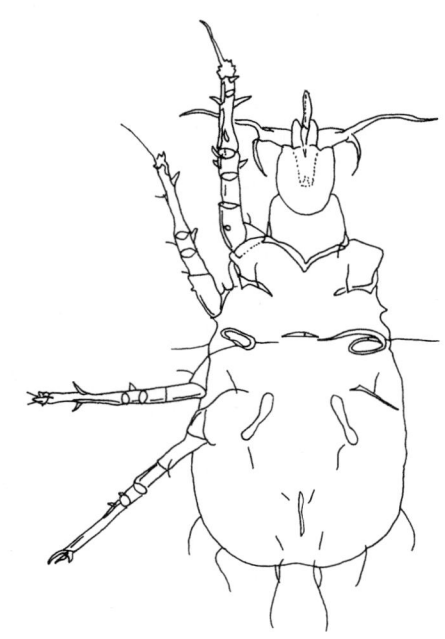

图34-93 吸腐薄口螨（*Histiostoma sapromyzarum*）（♀）腹面

（仿 李朝品、沈兆鹏）

4. 生境与孳生物　主要为害谷物、腐败的小麦粉、蘑菇及微生物培养基等。经常可在腐败真菌,即乳菇属(*Lactarius*)、红菇属(*Russula*)、口磨属(*Tricholoma*)、鹅膏属(*Amantia*)和硬皮马勃属(*Scleroderma*)菌类上发现吸腐薄口螨的成螨;也曾有学者在腐烂的五色水仙(*Hyacinthus orientalis*)球茎和潮湿木料里发现此螨;陆云华(2002)报道,该螨是江西食用菌中主要害螨之一,直接取食菌丝、子实体,可蛀蚀栽培料,还可传播杂菌造成大幅减产;吴连举(2008)发现吸腐薄口螨可在人参上孳生,并导致人参连作障碍;柴强等(2016)报道吸腐薄口螨在中药材白及上大量孳生。

5. 与疾病的关系　该螨可在孳生物上大量繁殖,其排泄物(粪粒)、分泌物、皮蜕、死亡的螨体及其裂解物等可构成强变应原,使接触者患多种螨性过敏症,如螨性过敏性哮喘、过敏性鼻炎、过敏性皮炎等。

6. 地理分布　国内分布于福建、江西和重庆等;国外分布于英国、德国、荷兰、法国、意大利、巴西、玻利维亚、菲律宾、澳大利亚等。

(蒋　峰　高锡银)

二、中国重要粉螨名录

蛛形纲(Arachnida)

　蜱螨亚纲(Acari)

　　真螨目(Acariformes)

　　　粉螨亚目(Acaridida)

(一)粉螨科(Acaridae Ewing et Nesbitt,1942)

1. 粉螨属(*Acarus* Linnaeus,1758)

(1)粗脚粉螨(*Acarus siro* Linnaeus,1758):国内分布于黑龙江、吉林、北京、上海、四川、云南、甘肃、安徽和台湾等。国外分布于英格兰、加拿大等,呈世界性分布。主要孳生于谷物、粮食、蘑菇栽培料、居室灰尘中等;也可在存放中药材及西药的仓库、干酪、养殖场的深草堆、废弃的蜂箱中及轧花厂的灰尘中发现。

(2)小粗脚粉螨(*Acarus farris* Oudemans,1905):国内分布于河南和安徽等。国外分布于英格兰、苏格兰、威尔士、荷兰、德国、肯尼亚、美国、波兰、捷克等。主要孳生于大麦、燕麦、干酪、家禽饲料中等,也可在草堆、鸟窝及鸡舍的深层草堆中发现。

(3)静粉螨(*Acarus immobilis* Griffiths,1964):国内分布于上海、安徽、江西等。国外分布于美国、日本等。主要孳生于谷物残屑、腐殖质、磨碎的草料和干酪中等,也可在碎草、鸟巢、粮食仓库中发现。

(4)薄粉螨(*Acarus gracilis* Hughes,1957):国内分布于江西、河南、安徽、福建和台湾等。国外分布于阿根廷和英国等。主要孳生于鸟巢、房屋、鼠窝、蝙蝠的栖息地及陈粮残屑中等。

(5)庐山粉螨(*Acarus lushanensis* Jiang,1992):国内主要分布于江西等。主要孳生于面粉、粮食仓库、蘑菇房中等。

(6)奉贤粉螨(*Acarus fengxianensis* Wang,1985):国内主要分布于上海。主要孳生于粮食仓库、养殖场、谷物、饲料和节肢动物等。

(7)昆山粉螨(*Acarus kunshanensis*):国内主要分布在江苏等。主要孳生于储藏粮食等。

(8)波密粉螨(*Acarus bomiensis* Wang,1982):国内主要分布于西藏。主要孳生于树洞、草堆、饲料、谷物、储藏中药材等。

(9)丽粉螨(*Acarus mirabilis* Volgin,1965):国内主要分布于重庆。主要孳生于储藏谷物、储藏食物及调味品等。

2. 华粉螨属(*Sinoglyphus*)

香菇华粉螨(*Sinoglyphus lentinusi* Zou et Wang,1989):国内主要分布于上海等。主要孳生于香菇等。

3. 食酪螨属(*Tyrophagus* Oudemans,1924)

(1)腐食酪螨(*Tyrophagus putrescentiae* Schrank,1781):国内分布于北京、上海、重庆、河北、河南、江苏、浙江、湖南、山东、安徽、湖北、广西、陕西、福建、广东、四川、云南、西藏、香港、东北各省及台湾等。国外分布于英国、新西兰、美国等,是一种世界性广泛分布的房舍和储藏物害螨。主要孳生于干酪、火腿、肉干、坚果、蛋粉、鱼干、花生、葵花子、油菜籽、奶粉、蛋品、小麦、大米、烟草、海带、八角、辣椒干和花椒等中。

（2）长食酪螨（*Tyrophagus longior* Gervais,1844）：国内分布于北京、上海、河南、安徽、云南、浙江、广西、贵州、广东、西藏、四川、东北各省及台湾等。国外分布于英国、波兰、冰岛等,是一种呈世界性广泛分布的储藏物害螨。主要孳生于面粉、碎米、小麦、花生、干酪、鱼干、蘑菇、烂莴苣、烂芹菜等蔬菜,仔鸡养殖房、麻雀窝、谷物堆垛、草堆中也可发现。

（3）阔食酪螨（*Tyrophagus palmarum* Oudemans,1924）：国内分布于安徽、重庆、河北、河南、江苏、浙江、湖南、山东、湖北、广西、陕西、福建、广东、四川等。国外分布于澳大利亚、俄罗斯、韩国、荷兰、美国、日本等。主要孳生于谷物、面粉、干酪、草堆及蜂巢中等。

（4）瓜食酪螨（*Tyrophagus neiswanderi* Johnston et Bruce,1965）：国内分布于河南、安徽、山东、江西等。国外分布于美国、英国等。主要孳生于粮食仓库、棉花、烟叶、旋覆花等储藏中药材中、鸡窝及草垛中等。

（5）似食酪螨（*Tyrophagus similis* Volgin,1949）：国内分布于上海、重庆、云南、辽宁、吉林、西藏和四川等。国外分布于英国、爱尔兰、新西兰、美国、比利时、冰岛、澳大利亚、荷兰、日本和韩国等。主要孳生于面粉、米糠、大米、蘑菇、碎稻草、旧草堆中等。

（6）热带食酪螨（*Tyrophagus tropicus* Roberston,1959）：国内分布于重庆、四川等。国外分布于英国、加纳、尼日利亚、巴布亚新几内亚和美国等。主要孳生于山楂片、核桃、芝麻糖、香菇干、八角、辣椒干、谷物、烟草和尘屑中等。

（7）尘食酪螨（*Tyrophagus perniciosus* Zachvatkin,1941）：国内分布于江苏、云南、广西、四川、西藏等。国外分布于俄罗斯、英国、美国、保加利亚、澳大利亚等。主要孳生于大米、面粉、奶粉、干酪及米糠等储藏谷物。

（8）短毛食酪螨（*Tyrophagus brevicrinatus* Roberston,1959）：国内分布于重庆、四川、安徽、广东等。国外分布于英国、加纳和西部非洲等。主要孳生于椰仁干、大蒜头、柴胡、丹皮、决明子、伸筋草、败酱草、茵陈、土鳖虫、菊花、蛇含草、百合等中药材。

（9）笋食酪螨（*Tyrophagus bambusae* Tseng,1972）：国内主要分布于台湾。主要孳生于腐败的竹笋、木瓜中。

（10）垦丁食酪螨（*Tyrophagus kentinus* Tseng,1972）：国内主要分布于台湾。主要孳生于公园的腐植质、落叶中等。

（11）拟长食酪螨（*Tyrophagus mimlongior* Jiang,1993）：国内主要分布于江西。主要孳生于马铃薯等。

（12）景德镇食酪螨（*Tyrophagus jingdezhenensis* Jiang,1993）：国内主要分布于江西省。主要孳生于茵陈等储藏中药材。

（13）赣江食酪螨（*Tyrophagus ganjiangensis* Jiang,1993）：国内主要分布于江西省。主要孳生于酿造厂、制酒厂的豆饼和高粱、混合饲料内等。

4. 嗜酪螨属（*Tyroborus* Oudemans,1924）

线嗜酪螨（*Tyroborus lini* Oudemans,1924）：国内主要分布于四川、重庆等。国外主要分布于英国、新西兰、土耳其、荷兰、日本等。主要孳生于面粉、大米、小麦、米糠、饲料仓库、黑木耳、花椒、养鸡房草窝及孵化箱的残屑中等。

5. 向酪螨属（*Tyrolichus* Oudemans,1924）

干向酪螨（*Tyrolichus casei* Oudemans,1910）：国内分布于上海、四川、云南、湖南、江苏、福建、黑龙江、吉林、安徽、广东、广西、台湾等。国外分布于英国、俄罗斯等。主要孳生于干酪、麸皮、面粉、花生仁、大米、碎米、干酪、稻谷、小麦等谷物中,在动物饲料及蜂巢中也可发现。

6. 嗜菌螨属（*Mycetoglyphus* Oudemans,1932）

菌食嗜菌螨（*Mycetoglyphus fungivorus* Oudemans,1932）：国内分布于安徽、四川、湖南、黑龙江等。国外分布于英国、德国、匈牙利、美国、日本、波兰、俄罗斯、格鲁吉亚等。主要孳生于鼠穴、草堆、鸟巢、灰尘、中药材、腐烂的蔬菜、发霉变质的粮食、干果类和潮湿的烂木头残屑等。

7. 食粉螨属（*Aleuroglyphus* Zachvatkin,1935）

（1）椭圆食粉螨（*Aleuroglyphus ovatus* Troupeau,1878）：国内分布于北京、上海、河北、河南、云南、湖南、浙江、四川、东北及台湾。国外分布于英国、法国、荷兰、土耳其、日本、韩国、加拿大、美国、俄罗斯等。主要孳生于小麦、大米、玉米、糙米等储粮、面粉、玉米粉、麸皮、山芋粉、鱼干制品、饲料、养鸡场及鼠洞等。

（2）中国食粉螨（*Aleuroglyphus chinensis* Jiang，1994）：国内主要分布于贵州、江西等。主要孳生于谷物麸皮、地骨皮、红河麻、过路黄、秦归等中药材。

（3）台湾食粉螨（*Aleuroglyphus formosanus* Tseng，1972）：国内主要分布于台湾等。主要孳生于储藏粮食及食品等。

8. 嗜木螨属（*Caloglyphus* Berlese，1923）

（1）伯氏嗜木螨（*Caloglyphus berlesei* Michael，1903）：国内主要分布于北京、上海、重庆、河北、河南、黑龙江、湖南、安徽、江苏、江西、广西、吉林、广东、四川和台湾等。国外分布于英国、韩国、意大利、德国、荷兰、澳大利亚、俄罗斯、美国和南非等。主要孳生于潮湿发霉的粮食及饲料、养殖房草堆、蚁巢、大蒜、植物性中药材等。

（2）食菌嗜木螨（*Caloglyphus mycophagus* Megnin，1874）：国内主要分布于安徽、江苏、上海、四川、重庆、黑龙江、吉林、辽宁、台湾、广西、广东、云南等；国外主要分布于加拿大、美国、英国、法国、俄罗斯、韩国、日本等。主要孳生于潮湿霉变的玉米、花生、大米、米糠、麸皮、蘑菇、盆栽文竹、土壤、树根的空洞等。

（3）食根嗜木螨（*Caloglyphus rhizoglyphoides* Zachvatkin，1937）：国内主要分布于安徽、四川等。国外主要分布于俄罗斯、英国、德国、加拿大、葡萄牙、捷克、安哥拉等。主要孳生于小麦、大米、玉米、淀粉、米糠、饲料、潮湿草堆、蚁巢、鼠洞及大蓟、木通等中药材。

（4）奥氏嗜木螨（*Caloglyphus oudemansi* Zachvatkin，1937）：国内主要分布于安徽、上海、湖南、江苏、四川等。国外分布于英国、意大利、俄罗斯、澳大利亚、印度、捷克、希腊等。主要孳生于陈面粉、湿花生、霉苡仁等储藏粮食、地骨皮等中药材、湿草堆、腐烂植物、粮食加工厂潮湿墙角、蚁巢、养鸡场中等。

（5）赫氏嗜木螨（*Caloglyphus hughesi* Samsinak，1966）：国内主要分布在安徽、上海、云南、广西、四川等。国外主要分布于英国、俄罗斯、缅甸等。主要孳生于过期挂面、陈面粉、潮湿山芋粉等储藏粮食，蘑菇培养基、白芍、百合、车前草、苎麻根等中药材。

（6）昆山嗜木螨（*Caloglyphus kunshanensis* Zou et Wang，1991）：国内主要分布于福建、江苏、上海等。主要孳生于蘑菇房中的蘑菇床上。

（7）奇异嗜木螨（*Caloglyphus paradoxa* Oudemans，1903）：国内主要分布在上海、河南等。国外主要分布于俄罗斯等。主要孳生于蘑菇房中的蘑菇床上。

（8）嗜粪嗜木螨（*Caloglyphus coprophila* Mahunka，1968）：国内主要分布在福建、河南等。国外主要分布于匈牙利等。主要孳生于蘑菇房中的蘑菇床上。

（9）上海嗜木螨（*Caloglyphus shanghainensis* Zou et Wang，1989）：国内主要分布于上海等。国外主要分布于日本。主要孳生于蘑菇子实体上。

（10）卡氏嗜木螨（*Caloglyphus caroli* Channabasavanna et Krishna Rao，1982）：国内主要分布在江西等。国外主要分布于印度的邦加罗尔等。主要孳生于稻谷及米糠中。

（11）福建嗜木螨（*Caloglyphus fujianensis* Zou，Wang et Zhang，1988）：国内主要分布于福建等。主要寄生于蛴螬、金龟子等。

9. 根螨属（*Rhizoglyphus* Claprarède，1869）

（1）罗宾根螨（*Rhizoglyphus robini* Claprarède，1869）：国内分布于上海、重庆、云南、新疆、江苏、浙江、江西、山西、吉林、四川、福建和台湾等。国外分布于韩国、日本、尼泊尔、印度、以色列、希腊、俄罗斯、波兰、德国、奥地利、瑞士、意大利、比利时、荷兰、英国等。主要孳生于大葱、大蒜、洋葱、韭菜、新西兰百合、欧洲油菜、野芋、大丽花、胡萝卜、大麦、风信子、鸢尾、麝香百合、水仙、马铃薯、郁金香和玉米等。

（2）水芋根螨（*Rhizoglyphus callae* Oudemans，1924）：国内分布于吉林、江苏和浙江等。国外分布于美国、英国、匈牙利、俄罗斯、印度和日本等。主要孳生于洋葱、百合、甜菜、马铃薯、葡萄、郁金香球茎等。

（3）大蒜根螨（*Rhizoglyphus allii* Bu et Wang，1995）：国内分布于陕西、重庆和北京。国外未见相关报道。主要孳生于洋葱和大蒜等根茎上。

（4）淮南根螨（*Rhizoglyphus huainanensis* Zhang，2000）：国内安徽有报道。主要孳生于洋葱根茎上。

（5）康定根螨（*Rhizoglyphus kangdingensis* Wang，1983）：国内四川有报道。主要孳生于冬虫夏草等麦角菌科真菌中。

（6）水仙根螨（*Rhizoglyphus narcissi* Lin et Ding, 1990）：国内福建有报道。主要孳生于水仙等。

（7）长毛根螨（*Rhizoglyphus setosus* Manson, 1972）：国内主要分布于福建、台湾、香港。国外主要分布于日本、泰国、新加坡、澳大利亚、新几内亚、太平洋群岛、库克群岛、斐济、汤加、萨摩、美国、古巴、百慕大圣约翰岛。主要孳生于上海青、洋葱、大葱、大蒜、韭菜、苋菜、麦冬草等。

（8）单列根螨（*Rhizoglyphus singularis* Manson, 1972）：国内主要分布于福建、台湾等。国外主要分布于斐济、印度、印度尼西亚等。主要孳生于生姜、大葱、野芋、花叶芋、苏铁、姜花等。

（9）猕猴桃根螨（*Rhizoglyphus actinidia* Zhang, 1994）：国内分布于湖北。主要孳生于猕猴桃肉质根上。

（10）澳登根螨（*Rhizoglyphus ogdeni* Fan et Zhang, 2004）：国内主要分布于福建。国外主要分布于新西兰。主要孳生于洋葱、大蒜等植物根部的须根上。

（11）短毛根螨（*Rhizoglyphus brevisetosus* Fan et Su, 2006）：国内主要分布于重庆、福建。主要孳生于蒜头、马蹄莲等。

（12）花叶芋根螨（*Rhizoglyphus caladii* Manson, 1972）：国内主要分布于台湾。国外主要分布于印度、尼泊尔、新几内亚岛等。主要孳生于台湾山芋、海芋、匍枝银莲花等。

10. 狭螨属（*Thyreophagus* Rondani, 1874）

（1）食虫狭螨（*Thyreophagus entomophagus* Laboulbene, 1852）：国内主要分布于上海、北京、河北、河南、安徽、福建、湖南、四川、吉林、辽宁、黑龙江等。国外主要分布于英国、意大利、法国、苏联、德国、美国和波兰等。主要孳生于面粉、陈旧大米、碎米、草堆、蒜头、芋头、槟榔、昆虫标本、部分中药材中等。

（2）尾须狭螨（*Thyreophagus circus* Zhang, 1994）：国内报道见于湖北。主要孳生于黄柏枯干皮层、松树脱落皮层内等。

（3）伽氏狭螨（*Thyreophagus gallegoi* Portus et Gomez, 1980）：国内报道见于江西。主要孳生于储粮仓库、面粉及中草药加工厂等的墙角灰尘中。

11. 尾囊螨属（*Histiogaster* Berl, 1883）

八宿尾囊螨（*Histiogaster bacchus* Zakhvatkin, 1941）：国内主要分布于江西、广西、四川和西藏等。国外主要分布于俄罗斯等。主要孳生于葡萄酒的液面表层、储存酒的木桶、醋厂的木板、屠宰场的残渣等。

12. 皱皮螨属（*Suidasia* Oudemans, 1905）

（1）纳氏皱皮螨（*Suidasia nesbitti* Hughes, 1948）：国内主要分布于上海、北京、吉林、黑龙江、山东、河南、河北、湖北、四川、广东、广西、云南、内蒙古、安徽、江苏、香港、台湾等。国外分布于英国、葡萄牙、芬兰、比利时、意大利、俄罗斯、北美、北非、南部非洲、西印度群岛和韩国等。主要孳生于面粉、玉米粉、山芋粉、大米、麸皮、米糠、玉米、瓜子、饲料、谷壳、油菜籽、黄花菜、肉干、鱼粉、羽毛、辣椒粉、中药材、薯干、青霉素粉剂等。

（2）棉兰皱皮螨（*Suidasia medanensis* Oudemans, 1924）：国内主要分布于上海、广东、湖南、云南、福建、江苏、安徽、香港、台湾等。国外主要分布于英国、德国、北非、波多黎各、安哥拉、日本、韩国等。主要孳生于大麦、小麦、面粉、玉米、米糠、花生、红糖、白糖、豆类、蜜饯、奶粉、肉干、饼干、豆芽、碎鱼干、酱油、火腿、干姜、百合、蘑菇、鱼粉、龙眼干、山慈菇、蜂蜜、茶叶、大蒜、豆豉、洋葱头、烂芒果、羽毛、微生物培养基等。

13. 华皱皮螨属（*Sinosuidasia* Jiang, 1996）

（1）东方华皱皮螨（*Sinosuidasia orientates* Jiang, 1996）：国内主要分布于江西。主要孳生于东方伏翼、花斑皮蠹上等。

（2）缙云华皱皮螨（*Sinosuidasia jinyunensis* Zhang et Li, 2002）：国内主要分布于重庆。主要孳生于白星花金龟等花金龟科昆虫上。

14. 食粪螨属（*Scatoglyphus* Berlese, 1913）

多孔食粪螨（*Scatoglyphus polytremetus* Berlese, 1913）：国内主要分布于安徽、江西、上海、广东、四川等。国外主要分布于意大利等。主要孳生于碎米、米糠、尘屑、干鸡粪、中药材及腐烂的有机物中等。

15. 士维螨属（*Schwiebea* Oudemans, 1961）

（1）漳州士维螨（*Schwieba zhangzhouensis* Lin, 2000）：国内主要分布于福建。主要孳生于水仙的球茎等。

（2）香港士维螨（*Schwiebea xianggangensis* Jiang,1998）:国内主要分布于江西。主要孳生于百合科植物薤的鳞茎等。

（3）水芋士维螨（*Schwiebea callae* Jiang,1991）:国内主要分布于北京、河南、湖北、江西、福建、云南、贵州、海南等。主要孳生于生姜、葱、朱顶红、水仙、芦竹、蜘蛛兰、芋头、蒜、韭菜等植物的根系土壤等。

（4）江西士维螨（*Schwiebea jiangxiensis* Jiang,1995）:国内主要分布于江西。主要孳生于芋头等植物的地下球茎等。

（5）梅岭士维螨（*Schwiebea meilingensis* Jiang,1997）:国内主要分布于江西。主要孳生于百合的鳞茎等。

（6）类士维螨（*Schwiebea similis* Manson,1972）:国内主要分布于安徽、上海、山东、江苏、浙江、江西、福建、香港及台湾等。国外主要分布于日本等。主要孳生于豆饼等饼类饲料等。

（7）阿罗珠士维螨（*Schwiebea araujoae* Fain,1977）:国内主要分布于福建、台湾等。国外主要分布于法国等。主要孳生于黄花菜、参薯等。

（8）墩士维螨（*Schwiebea obesa* Fain et Fauvel,1998）:国内主要分布于福建等。主要孳生于芋头、蒜等。

（9）泉州士维螨（*Schwiebea quanzhouensis* sp.nov.）:国内主要分布于福建、海南等。主要孳生于葱、大蒜等。

（10）罗氏士维螨（*Schwiebea rocketti* Woodring,1966）:国内主要分布于福建等。主要孳生于青椒等。

（11）三明士维螨（*Schwiebea sanmingensis* sp.nov.）:国内主要分布于福建、海南等。主要孳生于生姜、豆角等。

（12）似士维螨（*Schwiebea similis* Manson,1972）:国内主要分布于福建、江西、江苏、云南、贵州、湖北、香港等。主要孳生于芋头、葱、韭菜、生姜、香水百合、洋葱等。

（13）图厄科尔士维螨（*Schwiebea tuzkoliensis* Bugrov,1995）:国内主要分布于福建等。主要孳生于蒜等。

（14）生姜士维螨（*Schwiebea zingiberi* Manson,1972）:国内主要分布于福建、贵州、香港等。主要孳生于芋头、生姜等。

（15）空心菜士维螨（*Schwiebea ipomoea* sp.nov.）:国内主要分布于福建等。主要孳生于空心菜等植物的根系土壤。

（16）茶树菇士维螨（*Schwiebea agrocybe* sp.nov.）:国内主要分布于福建等。主要孳生于茶树菇等。

（二）脂螨科（Lardoglyphidae Hughes,1976）

1. 脂螨属（*Lardoglyphus* Oudemans,1927）

（1）扎氏脂螨（*Lardoglyphus zacheri* Oudemans,1927）:国内主要分布于黑龙江、吉林、安徽、福建、广东、上海、四川和香港等。国外主要分布于英国、德国、墨西哥、澳大利亚、朝鲜、荷兰、美国、日本等。主要孳生于咸鱼、腊肉、鱼干、鸭肫干、皮革、瞿麦、海星、海燕、白芨、灵芝等储藏物中孳生及动物制品,还可在皮蠹发现。

（2）河野脂螨（*Lardoglyphus konoi* Sasa et Asanuma,1951）:国内主要分布于辽宁、黑龙江、吉林、安徽、上海、广东、福建、四川、贵州等。国外主要分布于日本、印度、英国、德国等。主要孳生于咸鱼、鱼干、火腿、肉松、花生等蛋白质含量高的物品,也可在海龙、牛虻、地龙等中药材孳生。

2. 华脂螨属（*Sinolardoglyphus* Jiang,1991）

南昌华脂螨（*Sinolardoglyphus nanchangersis* Jiang,1991）:国内主要分布于江西等。主要孳生于芝麻等油料作物的种子中。

（三）食甜螨科（Glycyphagidae Berlese,1887）

1. 食甜螨亚科（Glycyphaginae Zachvatkin,1941）

（1）食甜螨属（*Glycyphagus* Hering,1938）

1）家食甜螨（*Glycyphagus domesticus* De Geer,1778）:国内主要分布于上海、北京、江苏、四川、黑龙江、吉林等。国外主要分布于欧洲、加拿大、日本、澳大利亚等。主要孳生于面粉、花生、芝麻、大米、红糖、红枣、干酪、发霉粮食、仓库碎屑粮、畜棚干草堆等。

2）隆头食甜螨（*Glycyphagus ornatus* Kramer,1881）:国内分布于四川、海南、安徽、贵州等。国外分布于英国、德国、荷兰、法国、意大利、波兰、以色列、捷克等。主要孳生于油料种子、面粉残屑、小麦、草堆、麻雀窝、小型哺乳动物巢穴、蜂巢等。

3）隐秘食甜螨（*Glycyphagus privatus* Oudemans,1903）:国内分布于河南、河北、江苏、湖南、贵州、辽宁、

黑龙江、吉林、安徽、广东、广西、上海、四川、江西、福建等。国外分布于英国、德国、荷兰、法国、意大利、俄罗斯、波兰、以色列和捷克等。主要孳生于面粉、米糠、芝麻、山楂、小麦、党参、土茯苓、干姜皮、天仙子、月季花、山茶、碎屑粮、仓库、麻雀窝等。

4）双尾食甜螨（*Glycyphagus bicaudatus* Hughes，1961）：国内主要分布于安徽等。国外主要分布于英国等。主要孳生于小麦、大麦等储藏粮食、鸟窝、鼠洞等。

5）扎氏食甜螨（*Glycyphagus zachvatkini* Volgin，1961）：国内主要分布于上海等。主要孳生于蘑菇、鼠洞等。

（2）拟食甜螨属（*Pseudoglycyphagus* Wang，1981）

1）余江拟食甜螨（*Pseudoglycyphagus yujiangensis* Jiang，1996）：国内主要分布于江西等。主要孳生于混合饲料、动物饲料中等。

2）金秀拟食甜螨（*Pseudoglycyphagus jinxiuensis* Wang，1981）：国内主要分布于广西。主要孳生于鼠洞等。

（3）嗜鳞螨属（*Lepidoglyphus* Zachvatkin，1936）

1）害嗜鳞螨（*Lepidoglyphus destructor* Schrank，1781）：国内主要分布于安徽、广西、贵州、黑龙江、湖北、湖南、吉林、江苏、辽宁、山东、陕西、上海和四川等。国外主要分布于德国、法国、荷兰、加拿大、日本、英国等。主要孳生于在大米、燕麦、黑麦、小麦、干果、草地、草垛、已死昆虫、晒干的哺乳动物毛皮、鼠洞、蜂巢、床垫填充物及空调隔尘网等。

2）米氏嗜鳞螨（*Lepidoglyphus michaeli* Oudemans，1903）：国内主要分布于安徽、广西、贵州、黑龙江、湖北、湖南、吉林、江苏、辽宁、山东、陕西、上海和四川等。国外主要分布于保加利亚、德国、英国、法国、荷兰、匈牙利、英国、捷克、瑞典等。主要孳生于储藏谷物、脱水蔬菜、饲料、牲畜棚的草堆、啤酒酵母、啮齿类和食虫动物的巢穴等。

3）棍嗜鳞螨（*Lepidoglyphus destifer* Oudemans，1903）：国内主要分布于安徽、四川等。主要孳生于芝麻、香菇干、玉米等储藏粮食及食物。

（4）澳食甜螨属（*Austroglycyphagus* Fain et Lowry，1974）

膝澳食甜螨（*Austroglycyphagus geniculatus* Vitzthum，1919）：国内主要分布于安徽、福建、广西、河南、江西、云南等。国外主要分布于英国、非洲东部及扎伊尔等。主要孳生于花生饼、红枣、玉米、红参、杜仲、柴胡、虫草、鸟窝等。

（5）无爪螨属（*Blomia* Oudemans，1928）

1）弗氏无爪螨（*Blomia freemani* Hughes，1948）：国内主要分布于湖南、江苏、上海、四川、浙江、福建等。国外主要分布于新加坡、北爱尔兰、英格兰等。主要孳生于面粉、小麦、麸皮、地脚粉、饲料等。

2）热带无爪螨（*Blomia tropicalis* Van Bronswijk，de Cock et Oshima，1973）：国内主要分布于安徽、广东、海南、河南、湖南、江苏、内蒙古、上海、四川、台湾、香港及浙江等。国外主要分布于南美、北爱尔兰、马来西亚、新加坡、印度尼西亚及英格兰等。主要孳生于小麦、大米、中药材、空调隔尘网、床尘等。

2. 栉毛螨亚科（Ctenoglyphinae ZachVatkin，1941）

（1）重嗜螨属（*Diamesoglyphus* Zachvatkin，1941）

媒介重嗜螨（*Diamesoglyphus intermedius* Canestrini，1888）：国内主要分布于河南、黑龙江、湖南、吉林、江苏、辽宁和四川等。国外主要分布于德国、意大利和英国等。主要孳生于面粉、谷物、粮食仓库、草堆、鸟巢等。

（2）栉毛螨属（*Ctenoglyphus* Berlese，1884）

1）羽栉毛螨（*Ctenoglyphus plumiger* Koch，1835）：国内主要分布于辽宁、黑龙江、湖南、江苏、吉林和四川等。国外主要分布于英国、法国、德国、荷兰、意大利、澳大利亚等。主要孳生于小麦、燕麦、谷壳、鱼粉、川贝母、马齿苋、夏枯草等储藏粮食及中药材，也可在榆树皮、牲畜棚的尘屑、草屑、干牛粪、动物饲料、蜂巢等发现。

2）棕栉毛螨（*Ctenoglyphus palmifer* Fumouze et Robin，1868）：国内主要分布于安徽、江苏、河南等。国外主要分布于英国、法国、意大利、德国等。主要孳生于中药材凤眼草、谷壳、地窖的墙角尘土、锯屑、牲畜棚的饲料残屑、燕麦残屑等。

3）卡氏栉毛螨（*Ctenoglyphus canestrinii* Armanelli，1887）：主要孳生于大风子、大腹叶、玉米须等中药材

及牲畜棚的土壤、肥料堆、鱼粉、草屑等。

（3）革染螨属（*Grammolichus* Fain，1982）

爱革染螨（*Grammolichus eliomys* Fain，1982）：国内主要分布于江西等。主要孳生于糯米等储藏粮食。

3. 钳爪螨亚科（Labidophorinae ZachVatkin，1941）

脊足螨属（*Gohieria* Oudemans，1939）

棕脊足螨（*Gohieria fusca* Oudemans，1902）：国内主要分布于安徽、北京、福建、广东、河南、黑龙江、吉林、辽宁、山西、上海、四川和台湾等。国外主要分布于埃及、北爱尔兰、比利时、德国、法国、荷兰、捷克、日本、俄罗斯、土耳其、新西兰和英国等。主要孳生于面粉、大米、麸皮、食糖、中药材、床垫表面的积尘、饲料中等。

4. 洛美螨亚科（Lomelaearinae Subfam，1993）

洛美螨属（*Lomelacarus* Fain，1978）

费氏洛美螨（*Lomelacarus faini* Fain et Li，1993）：国内主要分布于重庆等。主要孳生于八角、黑木耳、三奈等储藏食物、调味料。

5. 嗜蝠螨亚科（Nycteriglyphinae Fain，1963）

嗜粪螨属（*Coproglyphus* Türk et Türk，1957）

斯氏嗜粪螨（*Coproglyphus stammeri* Türk et Türk，1957）：国内主要分布于安徽等。国外主要分布于英国、德国等。主要孳生于大米、麸皮、面粉、干粪、地脚粉、尘埃、蜣螂、地蚕、天南星等中药材、蝙蝠窝及其粪便、鸟窝、鸡窝等。

6. 嗜湿螨亚科（Aeroglyphinae ZachVatkin，1941）

嗜湿螨属（*Aeroglyphus* Zachvatkin，1941）

粗壮嗜湿螨（*Aeroglyphus peregrinans* Berlese，1892）：国内尚未见报道，国外主要分布于美国等。主要孳生于谷物仓库的储粮中。

（四）嗜渣螨科（Chortoglyphidae Berlese，1897）

嗜渣螨属（*Chortoglyphus* Berlese，1884）

拱殖嗜渣螨（*Chortoglyphus arcuatus* Troupeau，1879）：国内主要分布于北京、上海、四川、河南、江西、湖南、安徽等。国外主要分布于俄罗斯、英国、法国、比利时、意大利、德国、荷兰、波兰、捷克、阿联酋、新西兰和巴巴多斯等。主要孳生于大米、玉米、面粉、小麦、碎米、米糠、麸皮、饲料、草堆、磨坊、牲畜棚以及谷物仓库的尘埃等。

（五）果螨科（Carpoglyphidae Oudemans，1923）

果螨属（*Carpoglyphus* Robin，1869）

（1）甜果螨（*Carpoglyphus lactis* Linnaeus，1758）：国内分布于北京、上海、广东、广西、江苏、浙江、四川、河北、吉林、黑龙江等。国外主要分布于欧洲、北美、南美等。主要孳生于食糖、蔗糖、含糖糕点、干果、蜜饯、酸牛奶、干酪、蜂巢、果汁饮料残渣等。

（2）芒氏果螨（*Carpoglyphus munroi* Hughes，1952）：国外主要分布于英国。主要孳生于蝙蝠窝、昆虫尸体等。

（3）赣州果螨（*Carpoglyphus ganzhouensis* Jiang，1991）：国内主要分布于江西等。主要孳生于房舍的灰尘、红糖、屠宰场的残渣等。

（六）麦食螨科（Pyoglyphidae Cunliffe，1958）

1. 麦食螨亚科（Pyroglyphinae Cunliffe，1958）

（1）麦食螨属（*Pyroglyphus* Cunliffe，1958）

非洲麦食螨（*Pyroglyphus africanus* Hughes，1954）：国内主要分布于安徽等。国外主要分布于西非、英国等。主要孳生于鱼粉、胡椒、家居环境、储藏粮食、纺织品、中草药等。

（2）嗜霉螨属（*Euroglyphus* Fain，1965）

1）梅氏嗜霉螨（*Euroglyphus maynei* Cooreman，1950）

国内主要分布于上海、江苏、安徽等。国外主要分布于德国、英国、荷兰、比利时、意大利、丹麦、波兰和日本等。主要孳生于谷物及其尘屑、棉籽饼、面粉、地毯、沙发、房舍灰尘、动物巢穴等。

2）长嗜霉螨（*Euroglyphus longior* Trouessart，1897）：国内主要分布于安徽等。国外主要分布于英国、瑞典、法国、波兰和美国等。主要孳生于谷物尘屑、棉籽饼、房舍灰尘、褥垫灰屑及动物巢穴等。

2. 尘螨亚科（Dermatophagoidinae Fain,1963）

尘螨属（*Dermatophagoides* Bogdanov,1864）

（1）粉尘螨（*Dermatophagoides farinae* Hughes,1961）国内主要分布于福建、河南、四川、广西、广东、安徽、辽宁、江苏、深圳、上海和北京等。国外主要分布于英国、美国、日本、阿根廷、荷兰和加拿大等。主要孳生于有面粉、饼干粉、玉米粉、地脚粉、废棉花、中药材、仓库、动物饲料、房舍灰尘、夏季凉席和空调隔尘网等。

（2）屋尘螨（*Dermatophagoides pteronyssinus* Trouessart,1897）：国内主要分布于河南、四川、广东、广西、福建、辽宁、江苏、深圳、安徽、上海和北京等。国外主要分布于英国、意大利、丹麦、荷兰、比利时、俄罗斯、美国和加拿大等。主要孳生于谷物残屑、动物皮屑、卧室床褥、毛衣、棉衣和地毯等。

（3）小角尘螨（*Dermatophagoides microceras* Griffiths et Cunnington,1971）：国内主要分布于河南、安徽等。国外主要分布于英国、西班牙和美国等。主要孳生于屋尘、中药材、羊毛衣物、羽毛垫子、房屋及褥垫的尘埃等。

（4）施氏尘螨（*Dermatophagoides scheremetewski* Bogdanoff,1864）：国外主要分布于俄罗斯等。主要孳生于皮炎患者的皮肤等。

（七）薄口螨科（Histiostomidae Scheucher,1957）

薄口螨属（*Histiostoma* Kramer,1876）

（1）速生薄口螨（*Histiostoma feroniarum* Dufour,1839）：国内主要分布于河南、安徽、新疆、浙江、江西和福建等。国外主要分布于法国、美国、英国、德国、意大利、荷兰、新西兰、澳大利亚等。主要孳生于潮湿的谷物及面粉类、腐败的食物、腐败菌类、洋葱、枸杞等。

（2）吸腐薄口螨（*Histiostoma sapromyzarum* Dufour,1839）：国内主要分布于重庆、江西和福建等。国外主要分布于英国、法国、德国、荷兰、意大利、巴西、玻利维亚、菲律宾、澳大利亚等。主要孳生于腐败的真菌、腐烂的五色水仙球茎、潮湿木料、芦笋、垃圾及蘑菇培养料等。

（3）实验室薄口螨（*Histiostoma laboratorium* Hughes,1950）：国内主要分布于内蒙古、福建等。国外主要分布于英国。主要孳生于养殖果蝇的培养基、玉米粉培养基等。

（4）美丽薄口螨（*Histiostoma pulchrum* Kramer,1886）：国内主要分布于重庆等。主要孳生于花生等。

（5）圆孔薄口螨（*Histiostoma formosani* Phillipsen et Coppel,1977）：国内主要分布于广西等。主要孳生于家白蚁等。

（王赛寒）

第六节　与疾病的关系

粉螨主要孳生于房舍和储藏物中，其中有些种类生存能力很强，能在人体内短暂生存，引起人体螨病；排泄物和螨体裂解物具过敏原性，可诱发特应性人群过敏。粉螨过敏临床表现为过敏性皮炎、鼻炎、咽炎、咳嗽、哮喘等。

早在 1662 年，Helmont 就提出了接触尘埃可诱发哮喘的假说，Kern（1921）和 Cooke（1922）也提出过敏性哮喘和过敏性鼻炎与屋尘（house dust）中的特殊抗原有关。Dekker（1928）在过敏性哮喘患者的床铺灰尘中检获了尘螨和食甜螨，Ancona（1932）提出食酪螨和食甜螨等均可诱发过敏性哮喘。Voorhorst（1962）在 Boezeman 的帮助下从屋尘中找到了尘螨。Voorhorst 和 Oshima（1964）首次提出屋尘中的过敏原主要是尘螨螨体及其代谢产物，Miyamoto（1968）等证实尘土过敏原的活性与尘土中螨的数量呈正相关。Mitchell（1969）指出，家螨死亡后，其尸体等仍具过敏原活性。McAllen（1970）报道屋尘螨过敏原的活性很高，仅需 0.05~1μg 就可诱发特应性者发生哮喘。Tovey 等（1981）报道，尘螨过敏原主要来源于尘螨的排泄物，其次为发育过程中蜕下的皮屑（壳）等。Heymann（1989）运用生化和分子生物学技术证实了 Der f1 和 Der f2 是粉尘螨的主要过敏原。自 20 世纪 80 年代以来，世界卫生组织（WHO）和国际免疫学学会联盟（ICIU）多次联合举办国际尘螨过敏与哮喘的工作会议，汇集研究成果，制定指导文件，指导科学研究，推动了全球尘螨过敏研究工作的开展。

一、粉螨过敏

(一) 过敏原

粉螨常见于全球各地的房舍和储藏物中,广泛的孳生于粮食、食物、中药材、衣物、家具和室内尘土里,是现代屋宇生态系统中的主要成员。目前记述的粉螨大多对人类具有过敏原性,且不同螨种之间具有交叉过敏原,特应性人群接触粉螨过敏原可诱发过敏,临床上表现为过敏性哮喘、过敏性鼻炎、过敏性皮炎等。Fernández-Caldas(2007)报道将近 20 种螨可导致人体过敏反应。沈莲(2010)对家庭致敏螨类进行了报道。综合以往文献将粉螨主要致敏螨种列于表(34-11)。

表 34-11　粉螨(Acaridida)主要致敏螨种(引自 李朝品 叶向光)

科名 Family	属名 Genera	种名 Species
粉螨科 (Acaridae)	粉螨属(*Acarus*)	粗脚粉螨(*A. siro* Linnaeus, 1758)
		小粗脚粉螨(*A. farris* Oudemans, 1905)
	食酪螨属(*Tyrophagus*)	腐食酪螨(*T. putrescentiae* Schrank, 1781)
		长食酪螨(*T. longior* Gervais, 1844)
	食粉螨属(*Aleuroglyphus*)	椭圆食粉螨(*A. ovatus* Troupeau, 1878)
	嗜木螨属(*Caloglyphus*)	伯氏嗜木螨(*C. berlesei* Michael, 1903)
	根螨属(*Rhizoglyphus*)	罗宾根螨(*R. robini* Claparède, 1869)
	狭螨属(*Thyreophagus*)	食虫狭螨(*T. entomophagus* Laboulbene, 1852)
	皱皮螨属(*Suidasia*)	纳氏皱皮螨(*S. nesbitti* Hughes, 1948)
		棉兰皱皮螨(*S. medanensis* Oudemans, 1924)
脂螨科 (Lardoglyphidae)	脂螨属(*Lardoglyphus*)	扎氏脂螨(*L. zacheri* Oudemans, 1927)
		河野脂螨(*L. konoi* Sasa et Asanuma, 1951)
食甜螨科 (Glycyphagidae)	食甜螨属(*Glycyphagus*)	家食甜螨(*G. domesticus* De Geer, 1778)
		隆头食甜螨(*G. ornatus* Kramer, 1881)
		隐秘食甜螨(*G. privatus* Oudemans, 1903)
	嗜鳞螨属(*Lepidoglyphus*)	害嗜鳞螨(*L. destructor* Schrank, 1781)
		米氏嗜鳞螨(*L. michaeli* Oudemans, 1903)
	澳食甜螨属(*Austroglycyphagus*)	膝澳食甜螨(*A. geniculatus* Vitzthum, 1919)
	无爪螨属(*Blomia*)	弗氏无爪螨(*B. freemani* Hughes, 1948)
		热带无爪螨(*B. tropicalis* Van Bronswijk, De Cock et Oshima, 1973)
	栉毛螨属(*Ctenoglyphus*)	羽栉毛螨(*C. plumiger* Koch, 1835)
	脊足螨属(*Gohieria*)	棕脊足螨(*G. fusca* Oudemans, 1902)
嗜渣螨科 (Chortoglyphidae)	嗜渣螨属(*Chortoglyphus*)	拱殖嗜渣螨(*C. arcuatus* Troupeau, 1879)
果螨科 (Carpoglyphidae)	果螨属(*Carpoglyphus*)	甜果螨(*C. lactis* Linnaeus, 1758)
麦食螨科 (Pyroglyphidae)	麦食螨属(*Pyroglyphus*)	非洲麦食螨(*P. africanus* Hughes, 1954)
	嗜霉螨属(*Euroglyphus*)	梅氏嗜霉螨(*E. maynei* Cooreman, 1950)
		长嗜霉螨(*E. longior* Trouessart, 1897)
	尘螨属(*Dermatophagoides*)	粉尘螨(*D. farinae* Hughes, 1961)
		屋尘螨(*D. pteronyssinus* Trouessart, 1897)
		小角尘螨(*D. microceras* Griffiths et Cunmngton, 1971)
薄口螨科 (Histiostomidae)	薄口螨属(*Histiostoma*)	速生薄口螨(*H. feroniarum* Dufour, 1839)

粉螨的整个体躯对人都具有过敏原性,但由于粉螨不同部位的组织结构和生化特性的不同,其作用于人体后产生的刺激强度也不同,同时人体对其产生的反应性也不同。换言之,粉螨不同部位过敏原性的强弱存在差异。Tovey 等(1981)报道,99% 的粉螨过敏原来自其排泄物,其余为发育过程中蜕下的皮或壳等。Ree 等(1992)报道屋尘螨Ⅰ类过敏原(Der p 1)存在于屋尘螨后中肠、口咽等部位以及肠内容物(粪粒)中。Thomas(1995)报道屋尘螨Ⅱ类过敏原(Der p 2)是屋尘螨雄螨生殖系统的分泌物。Park 等(2000)通过冰冻切片免疫荧光技术证实屋尘螨Ⅱ类过敏原(Der p 2)来源于消化道,并汇集在粪粒中。李朝品(2005)证实 HLA-DRB1*07 基因可能是螨性哮喘遗传等位易感基因,HLA-DRB1*04 和 HLA-DRB1*14 基因可能在螨性哮喘发生过程中具有保护作用。

近二十年来,逐步证实了粉螨变应原的组成非常复杂,约含有 30 种以上的变应原,具有不同的氨基酸序列、分子量、酶活性、与患者特异性 IgE 结合等特性。同一类螨的变应原具有广泛的交叉反应,但不同类的变应原其结构和抗原性都是不相关的。现公认在粉螨所致过敏反应性疾病中起重要作用的为尘螨属的屋尘螨(*Dermatophagoides pteronyssinus* Trouessart,1897)(Der p)和粉尘螨(*Dermatophagoides farinae* Hughes,1961)(Der f)变应原。由于尘螨的种内和种间的微观不均一性,这些变应原称为组(groups);而研究较多、较为透彻的为第Ⅰ、Ⅱ组(约 70%~80% 螨过敏反应性疾病患者均对此两组变应原过敏)。

第一组(Der p 1/Der f 1),主要存在于螨排泄物中,功能类似螨肠内消化酶,其变应原性最强,在螨总提取物中可产生超过 50% 的特异性 IgE 抗体。Ⅰ类变应原是热易变性糖蛋白,分子量测得为 25kDa,等电聚焦呈异质性,PI=4.5~7.2。Ⅰ类变应原有相似的物理化学性质,Der p 1 和 Der f 1 的氨基酸序列有 80% 是一致的,主要差异在 N 端 120 个氨基酸残基(45%),C 端 201~222 个氨基酸残基(31%),中间区域 90~130 个氨基酸残基(30%)。第 21~90、131~200 氨基酸残基构成的两个序列形成两个球状结构域,分别显示出 6% 和 14% 的差异。通过 cDNA 分析还发现 Der p 1 和 Der f 1 是半胱氨酸蛋白酶,与木瓜蛋白酶和肌动蛋白属同一家族,有 222 或 223 个氨基酸残基。第二组(Der p 2/Der f 2),主要由雄螨生殖系统分泌的,分子量为 14~15kDa,等电聚焦亦是异质的,PI=7.6~8.5,为热稳定性糖蛋白。Der p 2 和 Der f 2 的 cDNA 序列均有 129 个氨基酸,没有 N-端糖基化作用位点。它们相互有 12% 的氨基酸差异,而这种差异显著高于其他过敏原组分。在序列、大小、半胱氨酸残基的分布上与附睾蛋白质的一个家族类似。其他组变应原的研究也在不断深入,如第三组变应原 Der f 3 和 Der p 3 的 N 端序列均与丝氨酸蛋白酶相似,两者有类似胰蛋白酶活性;第五组变应原 Der f 5 和 Der p 5 是比较重要的变应原,含有 132 个氨基酸残基的多肽,成熟蛋白分子量约 13~14kDa,与 Der p 7 有明显的交叉反应,在体外已克隆表达出该类重组变应原且已显示重要的临床意义,约 50%~70% 的螨过敏患者血清中检测为阳性,占总特异性 IgE 25%;Der f 10 和 Der p 10 的 cDNA 克隆分析发现,它们与动物原肌球蛋白同源,与患者血清 IgE 结合较高,也是尘螨的一种主要变应原之一;Der f 14 对蛋白酶比较敏感,易降解,产物具有更强的致敏性,而 Der p 14 主要存在于血液和淋巴的脂质转运颗粒中,这种过敏原疏水亲脂,但可以诱导高的 IgE 反应性和具有高的 T 细胞刺激性(表 34-12)。

表 34-12 尘螨变应原特征

变应原		分子量/kD	功能
Der p1	Der f1	25	半胱氨酸蛋白酶
Der p2	Der f2	14	类似附睾蛋白
Der p3	Der f3	25	胰蛋白酶
Der p4	Der f4	57	淀粉酶
Der p5	Der f5	15	—
Der p6	Der f6	25	胰乳胶蛋白酶
Der p7	Der f7	26,29,31	—
Der p8	Der f8	26	谷胱甘肽转移酶
Der p9	Der f9	24~68	胶原溶丝氨酸蛋白酶

续表

变应原		分子量/kD	功能
Der p10	Der f10	37	原肌球蛋白
Der p11	Der f11	92,98	副肌球蛋白
Der p12	Der f12	14	—
Der p13	Der f13	15	脂肪酸结合蛋白
Der p14	Der f14	177	卵黄蛋白,转运蛋白
	Der f15	63-105	几丁质酶
	Der f16	53	凝溶胶蛋白(肌动蛋白)
	Der f17	53	EF 手性蛋白,钙结合蛋白
	Der f18	60	几丁质结合物
Der p20		40	精氨酸激酶
	Der f22	17	类髓样分化蛋白-2
Der p23	Der f23	14	围管膜蛋白
Der p24	Der f24	13	泛醌细胞色素 c 还原酶结合蛋白
Der p25	Der f25	34	磷酸丙糖异构酶
Der p26	Der f26	18	肌球蛋白轻链
	Der f27	48	丝氨酸蛋白酶抑制剂
Der p28	Der f28	70	热休克蛋白
Der p29	Der f29	16	亲环蛋白
Der p30	Der f30	16	铁蛋白
Der p31	Der f31	15	肌动蛋白酶
Der p32	Der f32	35	分泌型无机叫磷酸酶
Der p33	Der f33	52	α-微管蛋白
	Der f34	18	肌钙蛋白 C,钙结合蛋白
	Der f35	52	乙醛脱氢酶
Der p36	Der f36	14-23	抑制蛋白
	Der f37	29	几丁质结合蛋白
Der p38		15	细菌溶解酶
	Der f39	18	肌钙蛋白 C

热带无爪螨(*Blomia tropicalis* Van Bronswijk,de Cock et Oshima,1973)是热带和亚热带地区重要的过敏原。还有研究者对古巴的螨性哮喘患者中进行皮肤点刺试验和免疫印迹试验后发现,232 名具有哮喘症状的患者中有 87.1% 和 68.1% 的人分别对屋尘螨(*Dermatophagoides pteronyssinus* Trouessart,1897)和热带无爪螨(*Blomia tropicalis* Van Bronswijk,de Cock et Oshima,1973)过敏,58.6% 的患者对这三种螨混合性过敏。梅氏嗜霉螨(*Euroglyphus maynei* Cooreman,1950)相对也较为常见,其发生具有地域特点,交叉免疫电泳表明梅氏嗜霉螨有 4~6 种变应原与尘螨是共同的。如其第一组变应原组分 Eur m1 与 Der p1 有 85% 的序列是同源的,而 Der p4 与 Eur m4 有 90% 的氨基酸序列一致。腐食酪螨(*Tyrophagus putrescentiae* Schrank,1781)的变应原亦是仓储螨变应原中的重要成分,Tyr p2 与尘螨变应原 Der f 2,Der p2 之间同源性为 43% 和 41%。

粉螨分布于世界各地,栖息环境多种多样,广泛孳生于家居环境、工作场所、储物间和畜禽圈舍,有些螨类甚至可滞留于交通工具中。Voorhorst 等(1967)观察了来自荷兰、德国、英国、澳大利亚、巴西和伊朗等国的屋尘样本,均发现了屋尘螨(*Dermatophagoides pteronyssinus*)。Mitchell(1969)在美国的屋尘样本中发现了粉尘螨（*Dermatophagoides farinae*）。Miyamoto（1976）在日本屋尘中发现了 36 种螨，每克屋尘含 10~2 000 只螨。孳生在房舍和储藏物的粉螨按照食性的不同，可分为植食性螨类（phytophagous mites）、菌食性螨类（mycetophagous mites）、腐食性螨类（saprophagous mites）、杂植食性螨类（panphytophagous mites）和尸食性螨类（necrophagous mites），此外，还有碎粒食性、螨食性（同类相残）、血液或体液食性螨类等。我国自 20 世纪 70 年代起开始对粉螨过敏进行研究，目前业已证实粉螨是我国过敏性疾病的重要过敏原之一，约 60%~80% 的过敏性疾病由粉螨引起。沈兆鹏（1985）报道储藏物螨类可对环境造成污染，螨类污染可导致过敏性疾病。方宗君（2000）调查了螨过敏性哮喘患者的居室内尘螨密度季节消长与发病关系，结果显示一年四季居室内尘螨的密度有显著性差异，其中秋季尘螨密度最高。崔玉宝和王克霞（2003）对空调隔尘网表面粉螨孳生情况进行了调查，发现粉螨孳生率为 72.78%，孳生密度为 7.68 只/g ± 3.437 只/g。孙劲旅（2010）在对北京地区 38 个尘螨过敏患者的家庭进行螨类调查，结果显示枕头的平均螨密度最高，达 281.90 只/g，其次为床垫螨密度 119.71 只/g 和沙发螨密度 114.67 只/g。广州曾对居民家庭进行尘螨孳生情况调查，共选择 34 个固定点，包括床铺 13 张、枕头 12 个，室内桌面或蚊帐顶面 9 处；每月对各采样点进行收集灰尘样品 2 次，共收集灰尘样品 572 份；结果从 572 份灰尘样品中检出有尘螨孳生的 531 份，检出率高达 92.83%；其中有一份从床上采集的灰尘，孳生螨高达 11 849 只/g，有一份从枕头上采集的灰尘，孳生螨为 11 471 只/g；此次从广州居民家庭中检获的螨均属于粉螨亚目（Acaridida），其优势种为屋尘螨（*Dermatophagoides pteronyssinus*）、粉尘螨（*Dermatophagoides farinae*）和弗氏无爪螨（*Blomia freemani*）。在中国台湾省南部地区的调查发现，72% 的白糖有螨类污染，孳生密度为 700 只/g；91% 的红糖有螨类污染，孳生密度为 900 只/g。李朝品（1997）在 146 种共 1 460 份中药材中采用清水漂浮法和塔氏电热集螨器分离法，共分离出粉螨 48 种，隶属 7 科 25 属。陶宁（2015）在 49 种储藏干果中共获得粉螨 12 种，隶属 6 科 10 属，其优势种为甜果螨、腐食酪螨、粗脚粉螨和伯氏嗜木螨，桂圆、平榛子、话梅等样本中孳生密度较高，分别为 79.78 只/g、48.91 只/g、35.73 只/g。江佳佳（2006）在淮南地区 6 种食用菌及其菌种、培养料中孳生的粉螨分别采用直接镜检法、电热集螨法和避光爬附法共分离出粉螨 5 种，隶属 3 科 4 属，其中平菇中粉螨孳生密度最高为 11.836 只/g，而白灵菇中粉螨孳生密度最低为 1.372 只/g，并且研究发现 60 名蘑菇房的工人中皮肤挑刺试验（skin prick test，SPT）阳性为 16.7%，明显高于健康者的 5.0%。陶宁（2017）对中国台湾地区储藏食物粉螨的情况调查发现，39 种市售样本中分离出 13 种粉螨，隶属于 6 科 11 属。湛孝东（2013）对芜湖市出租车和私家车各 60 辆的坐垫、脚垫和后备厢等处的灰尘研究发现，120 份样本中，阳性标本 79 份，阳性孳生率为 65.83%，共检出螨类 786 只，隶属 5 科 15 属 23 种。王克霞（2014）在芜湖地区家庭空调隔尘网灰尘中检测出屋尘螨和粉尘螨 1 组变应原。朱万春和诸葛洪祥（2007）在张家港市的 200 份居室尘埃中，粉尘螨 1 组变应原、屋尘螨 1 组变应原和粉尘螨 2 组变应原浓度高于 2μg/g 的样本超过 50%。

粉螨孳生需要充足的食物和适宜的温度及湿度。陶宁等（2016）对 30 种中药材粉螨孳生情况进行研究，结果表明其中有 28 种中药材有粉螨孳生，孳生率为 93.3%。Penaud（1975）报道适宜螨孳生的环境为温度 25~30℃、相对湿度 75%~80% 的场所。Arlian 等（1979）采集屋尘过敏患者住处的屋尘样本，发现螨的孳生率为 100%，每克屋尘可检获螨 10~8 160 只，密度 7 月、8 月、9 月三个月份最高。Elliot Middleton（1978）观察住家和医院采集的屋尘样本，发现不同样本（屋尘、褥垫等）屋尘螨的密度差别很大。阎孝玉等（1992）研究证实椭圆食粉螨（*Aleuroglyphus ovatus*）发育最快的温度和相对湿度分别为 30℃和 85%。陶莉和李朝品（2006）在淮南观察了腐食酪螨种群消长及空间分布型发现，腐食酪螨适宜繁殖温度为 24~25℃、湿度为 85%，其在年周期中有 2 个高峰期，分别是 6 月下旬和 9 月中旬，7 月和 8 月的螨口数也较高。综上，粉螨的分布特征是由食物、温度、湿度和光照等多种生态因素决定的。因此，在同一环境不同年份或同一年份不同环境中粉螨种群数量多少、高峰发生时间都会存在差异。

（二）过敏性疾病

1. 过敏哮喘　哮喘为世界性的一种慢性常见病，全球约有 3 亿哮喘患者，而我国超过 1 000 万，其中成人发病率约为 1%，儿童可达 3%，且发病率及死亡率均呈上升均势。Voorhorst（1964）肯定的屋尘螨与过敏性哮喘患者有直接的关系，并指出尘螨是儿童和成人哮喘发生中的危险因子。我国儿科哮喘工作者分别于 1990 年、2000 年、2010 年进行 3 次 0~14 岁城市儿童哮喘流行病学调查，其患病率分别为 0.91%、1.97%、

3.02%,有显著增高的趋势。一般认为发达国家哮喘患病率高于发展中国家,城市高于农村。世界各地哮喘流行病学调查均显示,由各种过敏原引起的过敏性哮喘的发病率高于非过敏性哮喘。哮喘是气道的慢性过敏性炎症反应,是致敏原诱发的迟发性过敏反应中,由多种细胞和炎症介质、细胞因子参与的慢性气道炎症,以屋尘螨(*Dermatophagoides pteronyssinus* Trouessart,1897)、粉尘螨(*Dermatophagoides farinae* Hughes,1961)、梅氏嗜霉螨(*Euroglyphus maynei* Cooreman,1950)等为主要致敏原引起的慢性气道炎症所致的哮喘称之为尘螨过敏性哮喘(Dust Mite Sensitive Asthma,DMSA)。

(1)病原学:德国学者 Musken 等分别用热带无爪螨(*Blomia tropicalis*)、粉尘螨(*Dermatophagoides farinae*)、屋尘螨(*Dermatophagoides pteronyssinus*)、腐食酪螨(*Tyrophagus putrescentiae*)、粗脚粉螨(*Acarus siro*)等 14 种螨浸液对哮喘农民进行皮肤点刺试验(SPT),总阳性率高达 59%;国内有学者利用 Pharmacia CAP 系统测定 104 例支气管哮喘患者血清屋尘螨、粉尘螨、粗脚粉螨、腐食酪螨和害嗜鳞螨的特异性 IgE(SIgE),阳性率为 76.92%、76.92%、63.46%、59.62% 和 58.65%。Puerta 用放射变态反应性吸虫药(RAST)检测 97 例过敏性哮喘患者和 50 例非过敏性哮喘患者血清中对棉兰皱皮螨特异性 IgE 抗体水平,73.2% 例哮喘患者(71 例)血清对棉兰皱皮螨 IgE 阳性。

(2)流行:美国有学者采用病例-对照研究检查 343 例 7~12 岁支气管哮喘儿童,尘螨皮试阳性率与哮鸣复发次数密切相关;新西兰学者随机选择一组儿童从产生哮喘直至 13 岁的随访结果表明:对于哮喘症状和气道高反应性,室内过敏原特别是粉螨是最重要的危险因素;日本研究发现,在 419 个学龄儿童中,哮喘的发生与尘螨 IgE 的浓度相关。澳大利亚的研究发现尘螨是哮喘患者支气管高反应性和哮喘发展最重要的危险因子,其次为猫毛和蟑螂。我国在 20 世纪 90 年代初期对 10 个有代表性的城市进行调查,哮喘儿童螨皮试阳性率为 69.7%,正常对照组仅为 12.1%,二者差异有显著性,低龄儿童哮喘螨阳性率可大于 80%。上述数据均表明在世界范围内,尘螨变应原是儿童和成人哮喘发展中最重要而持续存在的危险因子。

适宜的温湿度是粉螨生长、发育、繁殖的重要条件。一般说来,粉螨的最适温度为 18~28℃,<10℃时则基本丧失繁殖能力,适宜湿度是相对湿度 75%~80%。故尘螨性哮喘多发生于尘螨适宜生长繁殖的春、秋两季,但也有全年发病者。

(3)发病机制:螨性哮喘是以肺内嗜酸性粒细胞聚集、黏液过度分泌、气道高反应性为特点的 IgE 介导的 I 型过敏反应性疾病。Munir 等总结了尘螨所致螨性哮喘中发病受遗传倾向、环境触发和变应原暴露(Der p 1含量≥2μg/g 危险水平)三个方面的相互关系,认为在三者的共同作用下患者产生过敏反应,若再次暴露于变应原则可发生螨性哮喘症状。现在一般认为,螨性哮喘的发生和发展是遗传因素、环境因素、免疫反应及神经调节共同作用的结果。

1)遗传因素:螨性哮喘是一种遗传易感性疾病,具有家族倾向,目前大多数学者认为其是由不同染色体上成对致病基因共同作用引起。Moffatt 等(1994)首次报道了 TCRα/δ 复合体与特异性 IgE 反应存在遗传连锁,提示 TCRα 基因位点主要影响特异性 IgE 反应。国内有学者发现 TCRVβ8、TCRVβ5.1 在对屋尘螨(*Dermatophagoides pteronyssinus* Trouessart,1897)过敏的哮喘患者外周血中被优势取用的次数比正常对照组多,并推测 TCRVβ8、TCRVβ5.1 基因片段可能与哮喘患者屋尘螨过敏有关。

相关的遗传流行病学研究表明,组织相容性白细胞抗原(HLA)的Ⅱ类基因多态性与螨性哮喘发病相关,而 HLA-Ⅱ类抗原(包括 DP、DQ、DR)在抗原呈递过程中起关键作用而影响免疫反应的特异性。因此各国学者们对Ⅱ类抗原等位基因与某些特殊抗原的 IgE 高反应之间的关系进行了研究。Kim YK 等报道 178 例朝鲜族哮喘患者 HLA-DRB1*07 等位基因频率高于正常组,但 HLA-DRB1*04 和 *14 基因频率低于正常组,进而推测在哮喘的发生过程中,HLA-DRB1*07 位点基因易感,DRB1*04 和 DRB1*14 可能具有保护作用。Stephen 等在特应质家系的研究结果显示,机体对尘螨的特异性免疫应答与 HLA-DRB、HLA-DQB、HLA-DPB 基因间存在明显的连锁关系,其中与 HLA-DPB 的连锁关系较强。Lara-marquez 等对委内瑞拉尘螨诱发的哮喘患者的研究表明,HLA-DQA1*0501/DQB1*0301 的频率在哮喘患者中明显升高,并认为这两个基因型与尘螨诱发哮喘的易感性相关。国内学者胡敬富等在探讨 HLA-DRB1、DQB1 位点基因与中国汉族哮喘的相关性时发现,对屋尘螨抗原皮试阳性者的 HLADRB1*07 等位基因频率较家系成员中皮试阴性者显著增高,表明 HLA-DRB1*07 可能限定对屋尘螨抗原的特异性 IgE 反应。李朝品等采用序列特异性引物-聚合酶链反应(PCR-SSP)法进一步研究发现,螨性哮喘患者组 HLA-DRB1*07 等位基因频率较非螨性哮喘患者组及正常对照者组均显著增高,证实 HLA-DRB1*07 可能是螨性哮喘的遗传等位易感基因,而 DRB1*04 和 DRB1*14 等位基因频率较正常对照组显著降低,提示 DRB1*04 和 DRB1*14 基因可能在螨性哮喘的发生过程中具有保护作用。

综上所述,螨性哮喘可能是由多基因位点共同作用引起,而具有不同遗传背景的不同种族人群 HLA Ⅱ 类抗原螨性哮喘相关性等位基因频率分布情况存在差异。

2)环境因素:环境因素亦是诱发螨性哮喘的重要致病因素。对螨性哮喘患者而言,哮喘症状的严重程度多与暴露于变应原的级别程度相关。有对儿童随访至 11 岁发现,1 岁时暴露在 Der p 1 > 10μg/g 尘土中的儿童在 11 岁时哮喘发生率增加 5 倍;暴露的级别程度越高,哮喘发生得越早。在成人也有类似的报道,对平均年龄为 41 岁的成人研究发现,尘螨暴露与气道高反应性呈正相关,与 FEV1 呈负相关。这表明尘螨过敏性哮喘的发生与室内尘螨的水平有密切关系,在高水平尘螨变应原暴露房间居住的特应性儿童,其哮喘发病率是生活在低水平尘螨变应原暴露房间内特应性儿童的 7~32 倍。有关室内尘螨水平达到何种程度才能使机体致敏或引起哮喘,世界卫生组织有暂行的标准:①诱发机体致敏的尘螨水平:每 1 克室尘中含有 100 只尘螨足以使特异性患者致敏;②诱发尘螨过敏性哮喘者急性发作的尘螨水平:每 1g 室尘中含有 500 只尘螨可诱发尘螨过敏性哮喘患者的急性发作或出现较重的哮喘症状。国外有研究显示当室内灰尘中 Der p 1 含量大于 2 000μg 时,即可形成特异性 IgE 抗体;大于 10 000μg 时,大部分螨过敏反应性哮喘患者将出现症状。大量的流行病学调查表明,哮喘症状的严重程度与居室内尘螨过敏原含量存在剂量-效应关系。

对于螨性哮喘的儿童和成人,一旦解除环境中尘螨变应原暴露情况,气道炎症和高反应性均降低,哮喘症状及肺功能会得到改善。国外有研究表明,当哮喘儿童脱离尘螨环境后,他们的哮喘症状好转,峰流速增加,气道高反应性降低(PC20 上升),尘螨 sIgE 水平下降,诱导的痰中嗜酸性粒细胞和上皮细胞数量减少。当这些儿童回到有尘螨的环境后,哮喘往往复发。Platts-Mills 等发现,尘螨过敏患者在环境控制病房住院 2 个月后,9 例患者有 5 例气道高反应性下降 8 倍以上。在丹麦,30 名哮喘患者的房间经过改造及空气换气改善后,床垫灰尘上尘螨计数从 110 只/g 下降到 20 只/g。5 个月后,他们的用药积分下降,FEV1 改善,总 IgE 水平下降;15 个月后峰流速和哮喘症状明显缓解。

3)免疫反应机制:螨性哮喘的发病机制除了与遗传、环境因素相关外,还与免疫反应关系密切。目前公认在特异性抗原刺激下,免疫应答中 T 细胞亚群 Th1/Th2 比例失衡及功能失调是哮喘发病的重要机制。国内有学者对尘螨过敏的哮喘儿童外周血体外持续给予尘螨主要变应原 Der p、Der f 刺激,发现 Der p 和 Der f 可促进 Th2 细胞优势表达,Th1/Th2 向 Th2 转化,表明螨性哮喘的发生与 Th1/Th2 细胞免疫应答有关。

初始 CD4+T 细胞接受抗原刺激后首先分化为 Th0 细胞,Th0 细胞继续分化为三种 Th 细胞亚群,即 Th1 细胞、Th2 细胞、Th3 细胞。Th0 细胞的分化方向受抗原的性质、局部环境中的激素及细胞因子等多种因素的调控,其中最为重要的影响因素是细胞因子的类别和细胞因子之间的平衡对 Th0 细胞的分化具有重要的调节作用。Th1 细胞主要分泌 IL-2、IFN-γ、TNF,其中 IFN-γ 可活化巨噬细胞,增强其杀伤已被吞噬的病原体的能力,还能促进 IgG 的生成,并通过调理作用和激活补体系统促进吞噬细胞的吞噬和杀伤功能;IL-2、IFN-γ 可增强 NK 细胞的杀伤能力,共同刺激 CTL 细胞的增殖和分化;TNF 除了作为效应分子直接诱导靶细胞凋亡外,还能促进炎症反应。因此,Th1 细胞的主要效应功能是增强吞噬细胞介导的抗感染机制,并作为迟发型超敏反应中的效应性 T 细胞,还可介导许多器官特异性自身免疫病。Th2 细胞分泌的细胞因子 IL-4、IL-5、IL-6、IL-9、IL-10 及 IL-13 可促进 B 细胞的增殖、分化和抗体的生成,增强 B 细胞介导的体液免疫应答。由于 IL-4 和 IL-5 可诱导 IgE 的生成和嗜酸性粒细胞的活化,Th2 细胞在过敏反应及抗寄生虫感染中也发挥重要作用。目前认为尘螨变应原引起患者特应性 CD4+ Th2 型反应的原因主要是 Th2 细胞可直接有效地辨认尘螨变应原肽配基产生的细胞受体信号的性质和强度,通过分泌 IL-6 等细胞因子进而诱导 IL-4 的产生并抑制 IL-12 的作用,促使 IgE 的产生和 EOS 炎症反应。在适应性免疫应答中,Th1 和 Th2 细胞处于相对平衡状态;当机体受异常抗原刺激时,上述平衡被打破,Th1 细胞/Th2 细胞失衡,可引发特应性皮炎和支气管哮喘等过敏反应性疾病。

螨性哮喘患者 Th1 细胞/Th2 细胞失衡可表现为 Th1 型细胞因子分泌减少和 Th2 型细胞因子分泌增多。如 IL-12 是 Th1 细胞产生的重要因子,可促使 Th0 细胞分化为 Th1 细胞并诱导分化后的 Th1 细胞产生大量的 IFN-γ,从而再次促使 Th0 细胞向 Th1 细胞分化,形成正反馈调节。研究表明,哮喘患者血清中 IL-12 水平显著低于健康者,而过敏性哮喘患者呼吸道活组织中 IL-12 mRNA 的表达亦较正常人组织的表达水平显著降低。此外还有研究发现 IFN-γ 是 IL-4 的拮抗因子,可通过抑制 IL-4 mRNA 转录水平从而抑制体内 IgE 生成,而 IL-4/IFN-γ 之间的不平衡是导致 IgE 异常升高的原因,也是螨性哮喘的重要特征。Th2 型细胞产生的 IL-4 是促使 Th0 向 Th2 分化的必需因子,在 I 型过敏反应发生中起重要作用,而哮喘患者血清中可检出 IL-4 增多。IL-5 与 IL-4 协同作用促进 B 细胞产生 IgE,可特异性地作用于嗜酸性粒细胞释放主要碱性蛋白(MEP)和嗜酸性粒细胞阳离子蛋白(ECP),引起气道上皮损伤和气道高反应性。国外有报道在过敏原激发的哮喘患者痰中可检测出较高浓度的 IL-5、EOS、ECP 及 MEP,且检测出的 IL-5 浓度与其结合高亲和力受体的浓度相一致。

4)神经调节机制:神经因素是哮喘发病的重要环节之一。支气管受复杂的自主神经支配,除肾上腺素能神经、胆碱能神经外,还有非肾上腺素能非胆碱能(NANC)神经系统。过敏性哮喘患者 β-肾上腺素受体功能低下,而患者对组胺和乙酰甲胆碱反应性显著增高,提示存在胆碱能神经张力的增加。NANC 能释放舒张支气管平滑肌的神经介质如血管活性肠肽、一氧化氮及收缩支气管平滑肌的介质如 P 物质、神经激肽,舒张支气管平滑肌的神经介质和收缩支气管平滑肌的神经介质两者平衡失调,引起支气管平滑肌收缩。此外,从感觉神经末梢释放的 P 物质、降钙素、神经激肽 A 等炎症介质导致血管扩张、血管通透性增加和炎症渗出,此即为神经源性炎症。神经源性炎症能通过局部轴突反射释放感觉神经肽而引起哮喘发作。

(4)临床表现:螨性哮喘初发多在婴幼儿,常有明显家族史和明显的遗传倾向,早期有婴儿湿疹经久不愈,四季发作,尤好发于春秋两季及多雨季节,发作时间常在睡后或晨起,或在整理卧具、地毯沙发时。发作前常有前驱症状,表现为干咳或连续打喷嚏,咳出大量白色泡沫痰甚至血色痰,随之胸闷气急,喘息样呼吸困难。重者可致缺氧、口唇发绀,胸部听诊有哮鸣音。症状重而持续时间较短,并可突然消失,若打开窗户或到户外症状可减轻。患儿常伴湿疹和过敏性鼻炎,且未控制的鼻炎严重影响哮喘的控制。过敏性哮喘病情严重程度、哮喘控制水平、哮喘急性发作时的严重程度以往文献已有了明确的分级(表 34-13~表 34-15)。

表 34-13 哮喘病情严重程度分级

分级	临床特点
间歇状态 (第 1 级)	症状<每周 1 次;短暂出现;夜间哮喘症状≤每月 2 次;FEV1≥80% 预计值或 PEF≥80% 个人最佳值,PEF 或 FEV1 变异率<20%
轻度持续 (第 2 级)	症状≥每周 1 次,但<每日 1 次;可能影响活动或睡眠;夜间哮喘症状>每月 2 次,但<每周 1 次;FEV1≥80% 预计值或 PEF≥80% 个人最佳值,PEF 或 FEV1 变异率 20%~30%
中度持续 (第 3 级)	每日有症状;影响活动或睡眠;夜间哮喘症状≥每周 1 次,;FEV1 60%~79% 预计值或 PEF 变异率 60%~79% 个人最佳值,PEF 或 FEV1 变异率>30%
重度持续 (第 4 级)	每日有症状;频繁出现;经常出现夜间哮喘症状;体力活动受限;FEV1<60% 预计值或 PEF<60% 个人最佳值,PEF 或 FEV1 变异率>30%

表 34-14 哮喘控制水平分级

特征	控制 (符合以下所有标准)	部分控制 (任意一周内满足一项或两项标准)	未控制 (任意一周内)
日间症状	无(≤2 次/周)	>2 次/周	出现部分控制的 3 项或 3 项以上特征
活动或运动受限	无	任何	
夜间症状/夜间觉醒	无	任何	
需缓解药物治疗	无(≤2 次/周)	>2 次/周	
肺功能(PEF or FEV1)	正常	<80% 预计值或个人最佳值	
急性加重	无	≥1 次/年	任意一周内出现异常

注:任何急性加重均应重新评估维持治疗,以确保治疗足够达到控制哮喘;任意一周内的一次恶化即可认为该周内哮喘未得到控制;对 5 岁及 5 岁以下的儿童,肺功能并不是一项可靠的测试指标。

表 34-15 哮喘急性发作时严重程度分级

临床特点	轻度	中度	重度	危重
气短	步行,上课时	稍事活动	休息时	
体位	可平卧	喜坐位	端坐呼吸	
讲话方式	连续成句	单词	单词	不能讲话
精神状态	可有焦虑,尚安静	有时焦虑或烦躁	常有焦虑,烦躁	嗜睡或意识模糊
出汗	无	有	大汗淋漓	
呼吸频率	轻度增加	增加	常>30 次/min	
辅助呼吸肌活动及三凹征	常无	可有	常有	胸腹矛盾呼吸
哮鸣音	散在,呼气相末期	响亮,弥漫	响亮,弥漫	减弱乃至无
脉率/(次·min^{-1})	<100	100~120	>120	脉率变慢或不规则
奇脉	无,<10mmHg	可有,10~25mmHg	常有,>25mmHg	无
使用 β_2 激动剂后 PEF 预计值或个人最佳值 %	>80%	60%~80%	<60% 或<100L/分 或作用时间<2h	
PaO$_2$(吸空气,mmHg)	正常	≥60	<60	
PaCO$_2$/mmHg	<45	≤45	>45	
SaO$_2$(吸空气,%)	>95	91~95	≤90	
pH				降低

（5）诊断:符合 GINA 和我国《支气管哮喘诊治指南》的诊断标准,存在可变性的喘息、气紧、胸闷、咳嗽等临床症状,有可变性气流受限的客观证据,并排除其他可引起哮喘样症状的疾病;暴露于粉尘螨过敏原可诱发或加重症状;过敏原皮肤点刺试验或血清 sIgE 检测至少对一种过敏原呈阳性反应;无过敏原检测结果不能确诊过敏性哮喘,而仅有血清 SIgE 阳性或过敏原点刺试验也不能诊断为过敏性哮喘。

本病应与气管扩张症、呼吸道内异物、嗜酸性粒细胞增多症、心源性哮喘、细支气管炎、喘息性支气管炎、气管淋巴结核、先天性喉喘鸣,咽后壁脓肿,胃食管反流等疾病进行鉴别。

（6）治疗

1）预防:通过体外体内试验、斑贴试验等方法寻找可能的过敏原,一旦确定过敏原后尽可能避免再次接触。对于由粉螨引起的过敏性哮喘患者,室内勤通风,保持室内干燥,个人床单和衣物应勤洗勤晒等。

2）平喘药物:治疗过敏性哮喘的药物包括缓解性药物和控制性药物两类。①缓解性药物也称解痉平喘药,包括短效 β_2 受体激动剂（SABA）、短效吸入型抗胆碱药（SAMA）、短效茶碱类药、全身用糖皮质激素等,应按需使用,可迅速解除支气管痉挛,缓解哮喘症状。②控制性药物包括吸入型糖皮质教素（ICS）、白三烯（LT）调节剂、长效 β_2 受体激动剂（LABA、不单独使用）、茶碱缓释剂、色甘酸钠、酮替酚等,需长期使用,用于治疗气道慢性炎症,使哮喘维持临床控制。

3）生物制剂:6 岁及以上儿童、青少年和成人中重度过敏性哮喘患者注射奥马珠单抗治疗过敏性哮喘,取得了较理想的治疗效果。

4）粉螨过敏性哮喘的免疫治疗:采用粉螨提纯过敏原制成的疫苗对粉螨性哮喘患者进行特异性免疫治疗（specific immunotherapy,SIT）,在国内外已广泛应用。特异性免疫治疗又称脱敏治疗,是指用过敏原从低浓度逐渐至高浓度反复给予刺激,使患者对过敏原产生耐受性,从而抑制过敏症状的发作。过敏性哮喘患者体内 Th2 水平较健康人高,SIT 造成 CD4 阳性 T 细胞无反应性或凋亡,使 T 细胞出现无能反应,以致出现免疫耐受性,并保护特异性 Th1 细胞使其占优势,同时可促使 Th2 向 Th1 转换,从而导致 Th1/Th2 比例失衡,降低患者对过敏原的反应。过敏原疫苗也可作为免疫调节剂调节或下调特应性患者的免疫应答,干扰过敏反应的自然发展进程,具有预防和治疗的双重作用。近年国内的临床研究也证明了其具有良好的疗效,肖晓雄(2009)对32例支气管哮喘和过敏性鼻炎患者进行特异性免疫治疗,14个月后所有患者SIgG水平显著升高。宋薇薇(2014)通过粉尘螨变应原特异性舌下含服治疗31例过敏性哮喘患儿,随访3年后发现其哮喘症状评分、用药评分和肺功能指标较抗哮喘药治疗组明显改善。

2. 过敏性鼻炎 过敏性鼻炎(allergic rhinitis,AR)是发生在鼻黏膜的I型过敏反应性疾病。研究表明,尘螨是过敏性鼻炎最主要的过敏原。鼻腔受到尘螨刺激后会出现急性反应和迟发反应(在刺激后3.5~8.5小时出现)。与没有迟发反应的AR患者比较,有迟发反应的患者在早期有白三烯生成增加及在两期中对组胺鼻腔高反应。这也反映了尘螨与AR之间的因果关系。Aresro等研究发现,尘螨作为过敏性鼻炎最主要的过敏原之一,可通过长期诱导鼻黏膜炎症,进一步在发展为鼻息肉中起作用。Tilman(2020)对3 997名疑似过敏性鼻炎的患者调查发现,56%人群对屋尘螨过敏。

(1)病原学:过敏性鼻炎为IgE所介导的I型过敏反应过程,与尘螨过敏性哮喘有相似的免疫功能异常和过敏反应过程。导致粉螨过敏性鼻炎的螨种包括屋尘螨(*Dermatophagoides pteronyssinus* Trouessart,1897)、粉尘螨(*Dermatophagoides farinae* Hughes,1961)、腐食酪螨(*Tyrophagus putrescentiae* Schrank,1781)、热带无爪螨(*Blomia tropicalis* Van Bronswijk,de Cock et Oshima,1973)、甜果螨(*Carpoglyphus lactis* Linnaeus,1758)、家食甜螨(*Glycyphagus domesticus* De Geer,1778)、长食酪螨(*Tyrophagus longior* Gervais,1844)、椭圆食粉螨(*Aleuroglyphus ovatus* Troupeau,1878)、粗脚粉螨(*Acarus siro* Linnaeus,1758)、梅氏嗜霉螨(*Euroglyphus maynei* Cooreman,1950)、害嗜鳞螨(*Lepidoglyphus destructor* Schrank,1781)、小角尘螨(*Dermatophagoides microceras* Griffiths & Cunnington,1971)等。Navpreet对125个患有AR和哮喘的患者家庭采集粉尘样本500份,检测发现466份样本有螨类孳生,检获粉螨7种,即屋尘螨(*Dermatophagoides pteronyssinus* Trouessart,1897)、粉尘螨(*Dermatophagoides farinae* Hughes,1961)、小角尘螨(*Dermatophagoides microceras* Griffiths et Cunnington,1971)、粗脚粉螨(*Acarus siro* Linnaeus,1758)、腐食酪螨(*Tyrophagus putrescentiae* Schrank,1781)、害嗜鳞螨(*Lepidoglyphus destructor* Schrank,1781)、梅氏嗜霉螨(*Euroglyphus maynei* Cooreman,1950)。王成硕(2006)对554例过敏性鼻炎患者进行变应原检测,发现64.6%患者对粉尘螨过敏,64.3%患者对屋尘螨过敏。

(2)流行:全球约有5亿人患过敏性鼻炎,其中以西欧、北欧、北美等发达地区流行率最高,发病率介于12%~30%之间;我国在19世纪和20世纪初有地区性流行率的报道,发病率在0.5%~1.5%之间,近年来有增高趋势。韩德民等(2007)对国内11个中心城市的进行流行病学调查发现,成人自报患病率在9%~24.6%之间,平均为11.2%。

(3)发病机制:过敏性鼻炎按其发病机制与病程可分为常年性过敏性鼻炎和季节性过敏性鼻炎,螨性过敏性鼻炎为常年性过敏性鼻炎。常年性过敏性鼻炎发病无明显季节性差异,易发因素包括尘螨、霉菌、冷空气、香水、食物及其他化学物质等,多与室内的环境有关。患者常于清晨起床时发作,这可能与接触灰尘,接触枕棉絮、螨虫或温度改变有关。此种鼻炎很少出现眼痒、流泪、眼结膜充血等眼过敏表现,一般病程至少要在半年以上,且有明显的个人或家庭过敏史,发作期有典型症状和体征。粉尘螨(*Dermatophagoides farinae* Hughes,1961)、屋尘螨(*Dermatophagoides pteronyssinus* Trouessart,1897)等吸入性过敏原进入黏膜后,与聚集在鼻黏膜肥大细胞表面的高亲和力IgE受体(FcεRI)相结合,引起肥大细胞通过脱颗粒形式释放预先合成并储藏在细胞内的炎性介质(如组胺等),并诱导细胞膜磷脂介质合成(如前列腺素、白细胞三烯等),这些炎症介质作用于鼻黏膜的感觉神经末梢、血管壁和腺体,引发患者鼻痒、打喷嚏、清水样涕等症状。组胺等炎性介质募集和活化嗜酸性粒细胞及Th2淋巴细胞等免疫细胞,导致炎性介质的进一步释放,炎性反应持续和加重,鼻黏膜出现明显组织水肿导致鼻塞。

(4)临床表现:症状可因与刺激因素接触的时间、数量以及患者的机体反应状况不同而各异。螨性过敏性鼻炎,随时可发作,时轻时重,或每晨起床时发作后而逐渐减轻。一般在冬季容易发病,常同全身其他变应性疾病并存。

典型症状为鼻痒、阵发性喷嚏连续发作、大量水样鼻涕和鼻塞。具体表现为:①鼻痒和连续喷嚏:每天常有数次阵发性发作,随后鼻塞和流涕,尤以晨起和夜晚明显。鼻痒见于多数患者,有时鼻外、软腭、面部和外耳道等处发痒。②大量清水样鼻涕,当急性反应趋向减弱或消失时,可减少或变稠厚,若继发感染可变成黏脓样分泌物。③鼻塞:程度轻重不一,单侧或双侧,间歇性或持续性,亦可为交替性。④其他:患者还可出现头痛、头昏、耳闷、流眼泪、声嘶、哮喘发作等。

过敏性鼻炎患者就诊后可检查见鼻黏膜苍白、淡白、灰白或淡紫色,鼻甲水肿,总鼻道及鼻腔底可见清涕或黏涕。如合并感染,则黏膜充血,双侧下鼻甲暗红,分泌物呈黏脓性或脓性。病史长、症状反复发作者,可见中鼻中息肉样变或下鼻甲肥大。约30%患者合并有变应性哮喘,部分患者可发现鼻息肉。

(5)诊断:结合我国具体情况,2009年我国颁布的过敏性鼻炎诊断标准如下:①鼻痒、喷嚏、鼻分泌物和鼻塞4大症状中至少2项,症状持续0.5~1小时以上,每周4天以上;②过敏原皮肤试验呈阳性反应,至少1种为(++)或(++)以上或过敏原特异性IgE阳性;③鼻黏膜形态炎性改变。主要根据前两项即可作出诊断,其中病史和特异性检查结果应相符。

过敏性鼻炎应与急性鼻炎、血管运动性鼻炎、非变应性鼻炎伴嗜酸性粒细胞增多综合征、冷空气诱导性鼻炎、反射亢进性鼻炎、内分泌性鼻炎、顽固性发作性喷嚏等疾病进行鉴别,其鉴别主要通过询问患者其家族过敏史、既往史、工作环境和生活环境等情况,并结合临床表现及相应检查等。

(6)治疗

1)预防:预防螨性过敏性鼻炎的首要方法是远离过敏原。粉螨喜湿,保持屋内通风、透光及干燥是减少其孳生的最佳途径。经常对空调滤网进行清洁除尘。用热水经常清洗床上用品及衣物,房间布置尽量简化以方便除尘,最好不要铺地毯。打扫卫生时,尽量用湿抹布或特制的除螨抹布,可减少粉螨及其排泄物随着整理房间时飞扬在空中。室内不要储存过多的食物,减少粉螨的孳生等。

2)药物治疗:由于服用简便,效果明确,是治疗本病的首选措施。①抗组胺药:临床上有西替利嗪、左西替利嗪、氯雷他定、地氯雷他定等,对治疗鼻痒、喷嚏和鼻分泌物增多有效;②糖皮质激素:临床上多用鼻内糖皮质激素制剂,包括丙酸氯地米松、布地奈德、醋丙酸或糠酸氟替卡松、糠酸莫米松喷鼻剂等,对鼻黏膜局部作用强;③减充血剂:多采用鼻内局部应用,包括儿茶酚胺类和异吡唑林类的衍生物药物;④抗胆碱药:0.03%异丙托溴铵喷鼻剂可明显减少鼻水样分泌物;⑤肥大细胞稳定剂:临床上应用4%色甘酸钠溶液滴鼻或喷鼻;⑥生物制剂:奥马珠单抗主要适用于经过其他药物治疗仍不能控制的重度过敏性鼻炎或哮喘患者。

3)特异性免疫疗法:特异性免疫疗法是从低浓度逐渐至高浓度的过敏原提取物对过敏者进行反复接触,提高患者对此类过敏原的耐受性,从而控制或减轻患者症状,其机制是使机体产生"封闭抗体"以减少过敏原与IgE的结合;增强调节性T细胞能力及抑制T细胞向Th2细胞转化。王磊(2015)通过舌下含服粉尘螨滴剂治疗过敏性鼻炎患者,4周和8周后患者鼻分泌物嗜酸性粒细胞计数明显低于治疗前,鼻黏膜局部免疫状态发生改变。Hernández(2018)用低剂量屋尘螨变应原皮内免疫治疗过敏性鼻炎患者,3个月后患者鼻腔症状明显好转。

4)其他疗法:在严格掌握适应证的情况下,对增生肥大的下鼻甲做部分黏膜下切除,可改善患者通气。对鼻甲黏膜激光照射、射频以及化学烧灼等,可降低患者鼻黏膜敏感性,但疗效较短。

3. 异位性皮炎 异位性皮炎(Atopic Dermatitis,AD)又称特异性皮炎、遗传过敏性皮炎,是具有遗传倾向的一种过敏反应性皮肤病,主要表现为湿疹样皮疹伴瘙痒,70%的患者家族中有过敏性哮喘或过敏性鼻炎等遗传过敏史,因过敏原而诱发或加重。主要表现为皮肤干燥、血清IgE等免疫指标升高、皮肤感染倾向等,是一种具有慢性、复发性、瘙痒性、炎症性特点的皮肤病。

(1)病原学:大多数AD患者血清IgE升高,特别是伴有呼吸道过敏者尤为明显,升高的程度大致与皮损的严重度、皮损范围相平行;以吸入性变应原给患者作皮试,阳性率可达80%,皮损严重者更为明显,表明过敏反应发病机制在AD中的重要作用。引起粉螨过敏性皮炎的粉螨包括腐食酪螨(*Tyrophagus putrescentiae* Schrank,1781)、食菌嗜木螨(*Caloglyphus mycophagus* Megnin,1874)、家食甜螨(*Glycyphagus domesticus* De Geer,1778)、害嗜鳞螨(*Lepidoglyphus destructor* Schrank,1781)、伯氏嗜木螨(*Caloglyphus berlesei* Michael,1903)、速生薄口螨(*Histiostoma feroniarum* Dufour,1839)、椭圆食粉螨(*Aleuroglyphus ovatus*

Troupeau，1878）、梅氏嗜霉螨（*Euroglyphus maynei* Cooreman，1950）、粉尘螨（*Dermatophagoides farinae* Hughes，1961）及屋尘螨（*Dermatophagoides pteronyssinus* Trouessart，1897）等。自 20 世纪 60 年代中期以来，世界各国众多学者通过临床观察、尘螨浸液皮试、皮肤斑贴试验、嗜碱性粒细胞脱颗粒试验、尘螨特异性 IgE 与 IgG 测定及特异性 T 淋巴细胞测定，证实尘螨为诱发 AD 的重要变应原，近来一些实验室还开展了特异性 T 细胞检测技术。临床研究早已证实，大多数 7 岁以上 AD 患者的尘螨特异性 IgE 水平较高，其体内淋巴细胞对尘螨均有较强的反应。Langeveld 等用尘螨给患者作皮肤异位斑贴试验（atopic patch test，APT）阳性率为 15%~100%，Van 等的研究表明，对 AD 患者进行尘螨浸液挑刺试验，不仅可诱发局部产生尘螨特异性 T 细胞，而且还发现了皮肤内含有针对尘螨的特异性记忆 Th2 细胞群。室内尘螨密度与 AD 发病关系密切，其密度越高，诱发 AD 的概率也越大。目前有学者认为，每克屋尘含 100 只尘螨时，便足以引起异位性体质对尘螨处于致敏状态，当尘螨数目>500 只/g 室尘浓度时，具有较高致敏性，并足以诱发临床症状。有研究证实，通过某种措施使室尘中的 Der pI 组变应原含量下降至 2mg/g 室尘以下时，可明显改善 AD 患者的症状。

（2）流行：1923 年，斯堪的纳维亚异位性皮炎发病率约为 1.3%，70 年后该地异位性皮炎的发病率高达 23%。ISAAC 全球调查数据显示，在一些国家，超过 20% 的儿童受异位性皮炎的影响，异位性皮炎发病率发达国家高于发展中国家，意大利 6~7 岁儿童异位性皮炎发病率为 10.0%，13~14 岁儿童异位性皮炎发病率为 7.4%；澳大利亚 6~7 岁儿童异位性皮炎发病率为 17.1%，13~14 岁儿童异位性皮炎发病率为 10.7%；英国 6~7 岁儿童异位性皮炎发病率为 16%，13~14 岁儿童异位性皮炎发病率为 10.6%。异位性皮炎症状与纬度呈正相关，与室外年平均温度成负相关。异位性皮炎患者 1 岁发病者约占全部患者的 50% 左右，约 90% 患者在 5 岁前发病。

（3）发病机制：Tupker 等用特应性斑点试验和抗原吸入试验分别验证了两种尘螨进入人体的途径：直接经表皮进入和经呼吸道进入。Wistokat 等用尘螨做特应性斑点试验（APT），然后将 APT 结果与抗原特异性 IgE、特异性淋巴细胞增殖以及外周血 T 细胞激活标志做了比较，结果发现 APT 与抗原特异性淋巴细胞增殖和 CD54 或 CD30 T 细胞呈显著相关，证明了免疫机制在 AD 发病中的作用。此外，国外还有学者通过白三烯 B4（LTB4）释放试验发现，IgE 介导的 I 型超敏反应中释放的 LTB4 在 AD 患者速发型过敏反应中起重要作用。

AD 在不同年龄患者中的发病机制不尽相同。有学者利用皮肤挑刺试验及测定特异性 IgE 抗体发现，低龄人群与速发型过敏反应有正相关。已有研究证明成人 AD 患者血中抗原特异性 IgE、IL-4、IFN-γ 显著升高，但在婴儿抗原特异性 IgE 却非常低，甚至没有。Kimuro 等发现 IL-4 的含量在 AD 婴儿和儿童体内均很高，但 IFN-γ 的含量在 AD 婴儿体内比儿童体内高得多。表明 AD 婴儿体内尘螨特异性 Th 细胞仍未分化成 Th2，而停留在 Th0 阶段；由于它所分泌的 IFN-γ 相对增多，而引起尘螨特异性 IgE 抗体的合成缺乏。

（4）临床表现：临床上根据异位表现差异和对不同变应原反应结果，将异位性皮炎分成单纯型和混合型，单纯型一般不并发呼吸系统症状，混合型一般都会出现哮喘、过敏性鼻炎等呼吸过敏症状。异位性皮炎可发生于婴儿期、儿童期及成人期，大部分患者多于出生后 2~6 个月发病，但也可发生于任何年龄，男性患者略多于女性。不同年龄阶段的 AD 患者，皮疹分布及表现会有所差异。

婴幼儿期：皮疹最常见于面部，也常见于其他暴露或易受摩擦刺激部位，如四肢伸侧。会阴、臀部一般较少受累。皮疹多表现为红斑、散在或融合的水肿性丘疹、丘疱疹，可有渗出及结痂，瘙痒剧烈。继发感染或淋巴结肿大较常见。病程迁延反复，病情变化可受出牙、呼吸道感染、情感刺激、气候变化等影响。

儿童期：儿童期异位性皮炎又可分二型，即湿疹型和痒疹型。皮疹多分布于肘膝屈侧、颈侧、腕、踝等处。婴幼儿期的红斑、丘疹逐渐被以苔藓样变为主的皮损所取代。痒疹型尤其好发于四肢伸侧及背后，皮疹表现为全身性疏散分布的米粒至黄豆大丘疹、损害处干燥，往往伴有局部淋巴结肿大。可因搔抓以至继发细菌感染。病程呈慢性经过，常反复发作，可逐渐痊愈或发展迁延为成人期异位性皮炎。

成人期：多有婴儿期或儿童期异位性皮炎的病史。皮损惯发于四肢屈侧、颈部，也可发生于前额、眼睑、手背等处。还偶有全身泛发者。病变较局限，皮疹多呈苔藓样变或淡红色丘疹性片块，表面可见细鳞屑附着和色素沉着。患处瘙痒剧烈，往往因瘙痒剧烈而继发感染。

一般来说，异位性皮炎典型患者要经历上述三个阶段的表现，但也可不出现婴儿期而直接进入儿童期或成人期异位性皮炎。有些患者仅有异位性皮炎表现，某些患者除有鼻炎外，还可伴发其他过敏性疾病，如支气管哮喘、荨麻疹、过敏性鼻炎等。此外，本病患者往往伴有皮肤干燥、毛囊角化、掌纹增多及皮肤白色划痕征现象。异位性皮炎易引起细菌感染或并发病毒性皮肤病。

（5）诊断：目前异位性皮炎诊断标准很多，包括我国的康克非标准、英国 Williams 标准及美国 Hanifin 和 Rajka 标准，其中英国 Williams 标准内容简洁、使用方便，其特异性、敏感性与 Hanifin 和 Rajka 标准、康克非标准相似。英国 Williams 诊断标准为最近 12 个月内出现皮肤瘙痒，及伴随有以下 5 条中的至少 3 条：①屈侧皮炎湿疹史，包括肘窝、腘窝、踝前、颈部（10 岁以下儿童包括颊部）；②个人有哮喘或过敏性鼻炎病史（或 4 岁以下儿童的一级亲属中有过敏性疾病史）；③近年来全身皮肤干燥史；④屈侧可见湿疹样皮疹（或 4 岁以下儿童在面颊部/前额和四肢伸侧可见湿疹）；⑤2 岁前就出现皮肤症状（适用于 4 岁以上患者）。

本病易被误诊为湿疹、神经性皮炎、婴儿脂溢性皮炎、银屑病、玫瑰糠疹等，其鉴别应根据患者的年龄及临床表现，尤其是病史或皮损形态、分布不典型等。

（6）治疗

1）预防：温暖潮湿的环境有利于粉螨的孳生，加强室内通风换气、经常除尘、日常用品的经常性日晒及各种食物的正确储存都会减少粉螨的孳生，有利于特应性皮炎的治疗，同时发病后避免接触刺激性的化学品、碱性肥皂、职业性美发使用的化学品及频繁洗手也有一定帮助。在母乳喂养期间，母亲进食低过敏原饮食或选择水解的婴儿配方奶有一定的改善作用，但可能会造成婴幼儿营养不良等。

2）皮肤护理、瘙痒及睡眠处理：慢性期可每日沐浴 1 次；急性期每日用温水沐浴 1~2 次，每次 10~20 分钟，沐浴后使用药物或保湿剂。瘙痒易干扰患者睡眠和日常活动，抗组胺药（如羟嗪、苯海拉明或多塞平）依靠镇静作用可减轻患者痛苦，最好在休息前使用。

3）药物治疗：一般包括外用药物治疗、系统治疗、中药治疗等。①外用药物：外用糖皮质激素是特应性皮炎的一线治疗药物。强效皮质激素则可以尽快控制症状，低强度制剂可以减少不良反应发生的风险。如果患者长期依赖中至强效糖皮质激素制剂，则需要考虑用其他外用药物替换治疗，吡美莫司乳膏可运用于轻度到中度异位性皮炎患者，他克莫司软膏可运用于中度到重度患者。②系统治疗：对于病情严重患者，可采用中小剂量的糖皮质激素短期用药，有助于缓解特应性皮炎的皮肤红肿，但停药后易引起病情反弹，儿童尽量不用或少用此药。有镇静作用的抗组胺药用于因瘙痒导致失眠或夜间剧烈搔抓致使出现血痂的患者。多种光疗均能改善特应性皮炎患者的病情。③中药治疗：宋瑜等对脾虚湿盛型特应性皮炎 60 例患者使用脾化湿清肺汤（陈皮、枳壳、桑叶、菊花、金银花、黄芩、土茯苓、白鲜皮、白术、生甘草），治疗 8 周，总有效率为 100%，且临床疗效随治疗时间的增加而升高。张明采用增液汤合犀角地黄汤加减治疗阴虚血热症的特应性皮炎，7 剂后，患者症状明显缓解。④其他：Novak（2012）对 168 名尘螨过敏性皮炎的患者进行尘螨浸液脱敏治疗，发现其能减轻部分过敏性皮炎患者的症状。2017 年 3 月，美国 FDA 批准 Dupilumab 用于顽固性特应性皮炎的治疗。抑制细胞因子 IL-4 的生物制剂 Tofacitinib、抑制 IL-13 的 Lebrikizumab 和 Tralokinumab 已进行 II 期临床试验，为一些重症、顽固难治的特应性皮炎治疗带来了希望。

此外，粉螨过敏性皮疹还可能影响心血管功能。李朝品（1995）等对 17 例尘螨过敏性荨麻疹进行跟踪调查发现：患者临床表现为皮肤瘙痒及全身泛发风团，部分患者伴有发热、恶心、呕吐、腹痛、腹泻、胸闷、气喘、呼吸不畅、心悸、心动过速、频发性室性早搏和窦性心律不齐等，发疹时患者心电图会有相应的改变。

粉螨除可引起粉螨性皮炎、皮疹外，近年来的研究表明，居室环境孳生的粉螨还可引起荨麻疹等常见的皮肤过敏性疾病。国内有学者用 29 种变应原对广州珠江地区 432 例慢性荨麻疹患者进行皮试，结果显示尘螨阳性率最高，达 71.1%。此外，还有学者报道湿疹、春季性结膜炎等过敏性疾病与居室环境孳生的粉螨有关。

二、皮炎和皮疹

由粉螨侵袭人体皮肤引起的过敏性皮炎、皮疹称为粉螨性皮炎（acarodermatitis）、粉螨性皮疹（acarian eruption）。由于有些粉螨多出现在仓库和杂货店中，患者与杂货店的货物等储藏物接触后而诱发皮炎和皮疹,故称为杂货痒症(grocery itch)。近年来城市居民夏季因睡草席引起的粉螨性皮炎在全国多地时有发生,如上海、南京等,调查结果与粉螨暴露有关。

粉螨性皮炎和皮疹的患者以仓储工作人员较多,这与其常暴露于大量仓储粉螨及其代谢物有关。引起粉螨性皮炎、皮疹的粉螨包括粉螨科(Acaridae Ewing & Nesbitt,1942)、食甜螨科(Glycyphagidae Berlese,1887)、果螨科(Carpoglyphidae Oudemans,1923)和麦食螨科(Pyoglyphidae Cunliffe,1958)等,较常见的有粗脚粉螨(*Acarus siro* Linnaeus,1758)、腐食酪螨(*Tyrophagus putrescentiae* Schrank,1781)、纳氏皱皮螨(*Suidasia nesbitti* Hughes,1948)、甜果螨(*Carpoglyphus lactis* Linnaeus,1758)、家食甜螨(*Glycyphagus domesticus* De Geer,1778)、粉尘螨(*Dermatophagoides farinae* Hughes,1961)和屋尘螨(*Dermatophagoides pteronyssinus* Trouessart,1897)等数十种。人体接触到这些螨类并受到其侵袭时,即可引起过敏性皮炎或瘙痒性皮疹。粉螨引起的皮炎、皮疹可能是粉螨的分泌物、排泄物,皮壳和死亡螨体的裂解产物所致,上述强烈的变应原接触到人体后,能引起以红斑、丘疹、水疱为主要表现的变应性皮肤病;粉螨侵袭人体时,其代谢产物对人体有毒性作用,亦可引起皮炎或皮疹。皮疹的发生与粉螨的接触方式有关,以手、前臂、面、颈、胸和背为多见,重者可遍及全身。发疹的同时可伴有发热、不适,甚至出现背痛及胃肠症状,并可出现表皮剥脱、局部淋巴结肿大、嗜酸性粒细胞增多等。洪勇(2016)报道某高校教师前臂、肩、颈部等处出现散发或融合成片的皮疹,剧痒、灼热、无水疱,经诊断为由腐食酪螨引起的粉螨性皮炎。

粉螨性皮炎、皮疹出现在暴露于粉螨及螨性代谢物的部位,表现为红斑,并混杂小丘疹、疱疹和脓疱,可继发表皮脱落、湿疹化。发病既可急性,也可慢性,皮损处往往局限成堆,亦可播散融成一片,皮炎发生可能与粉螨叮咬及其代谢物有关。

各种螨所引起的皮炎、皮疹表现有所差异,如食甜螨和果螨引起的皮疹部位先出现红色斑点,每个斑点上有3~4个咬迹,几个小斑点混合成3~10mm大小的丘疹或疱疹;抓破后可继发感染,出现脓疱,继而湿疹化,表皮脱落,甚至出现脓皮症(pyoderma)。房舍中最常见的粉螨种类包括:屋尘螨(*Dermatophagoides pteronyssinus* Trouessart,1897)、粉尘螨(*Dermatophagoides farinae* Hughes,1961)、长嗜霉螨(*Euroglyphus longior* Trouessart,1897)和梅氏嗜霉螨(*Euroglyphus maynei* Cooreman,1950)引起的皮疹属过敏性皮疹,发疹往往局限于某一部位或呈对称性,甚至泛发全身。随即出现大小不等之风团,呈鲜红色或苍白色;境界清楚,可融合为环状、片状、地图状,皮疹常于数分钟或数小时内消退,不留痕迹。抓破可引起糜烂、溢液、结痂和脱屑等。

三、非特异性侵染

粉螨分布广泛,可孳生储藏物、中药材及人类的居室中,侵入人体后,可侵染呼吸系统、消化系统、泌尿系统等,引起螨源性疾病。

(一)肺螨病

肺螨病(Pulmonary acariasis)是螨类经呼吸道侵入人体并暂时寄生在肺部所引起的一种疾病。对肺螨病的研究,至今已有近一个世纪的历史。在20世纪30年代前,肺螨病的研究多限于动物的发病情况,平山柴(1935)在以血痰为特征的二个患者咳痰中发现了螨,野平(1936)也在4个患者的痰中查见螨,但当时有些学者持不同的看法。此后井藤(1940)按预想的途径进行了动物实验,证实那些原来生活在体外的螨是通过一定途径进入呼吸道偶然寄生于人体的。此后,Carter(1944)、Soysa(1945)、Van der Sar(1946)、佐佐学(1947)、田中茂等(1949)以及高桥圭尔等(1949)、Sasa M(1951)等相继做了许多研究。我国对肺螨病的报道最早见于高景铭,继之魏庆云等许多学者对肺螨病的病原学、流行病学、病理学、致病机制、临床症候、实验诊断和治疗等方面进行了系统的研究。

1. 病原学　粉螨经呼吸道侵入人体并在肺部暂时寄生,引起肺螨病。致病螨的种类很多。1944年Carter报道的11例肺螨病,在痰内发现5属10种螨类。以后不少学者相继在患呼吸系统疾病的患者痰内检出螨类。佐佐学综述了前人的研究成果,对粉螨和蚣线螨作了介绍,并记载了引起肺螨病的14种螨。陈兴保等对肺螨病病原和流行情况进行了调查研究,鉴定出肺螨病病原螨类5科12个属(表34-16)。

表 34-16　肺螨病病原螨类

科	属	种
粉螨科（Acaridae）	粉螨属（Acarus）	粗脚粉螨（A. siro）
	食酪螨属（Tyrophagus）	腐食酪螨（T. putrescentiae）
	食粉螨属（Alouroglyphus）	椭圆食粉螨（A. ovatus）
	嗜木螨属（Caloglyphus）	伯氏嗜木螨（C. berlesei）
	狭螨属（Thyreophagus）	食虫狭螨（T. entomophagus）
	皱皮螨属（Suidasia）	纳氏皱皮螨（S. nesbitti）
麦食螨科（Pyroglyphidae）	尘螨属（Dermatophagoides）	粉尘螨（D. farinae）
	嗜霉螨属（Euroglyphus）	梅氏嗜霉螨（E. maynei）
蹒线螨科（Tarsonemidae）	蹒线螨属（Tarsonemus）	谷蹒线螨（T. granarius）
	狭蹒线螨属（Steneotarsonemus）	斯氏狭蹒线螨（S. spirifer）
嗜渣螨科（Chortoglyphidae）	嗜渣螨属（Chortoglyphus）	拱殖嗜渣螨（C. arcuatus）
肉食螨科（Cheyletidae）	肉食螨属（Cheyletus）	马六甲肉食螨（C. malaccensis）

2. 流行　据文献记载，国外委内瑞拉、西班牙、日本、朝鲜等均有相关报道，国内见于黑龙江、安徽、广东、广西、海南、四川、江苏、山东、江西等。肺螨病的发生与患者的职业、工作环境、年龄等有一定的关系，无明显的季节性。环境中含螨量愈高，其患病率愈高，因此从事粮食和中草药储藏加工的人员，其工作环境中孳生有大量的粉螨，若在此环境中的工作人员不习惯戴口罩，粉螨很有可能通过呼吸道而造成人体感染。魏庆云（1983）发现16~45 岁年龄组本病的发病率较高，可能是这部分人群多在一线工作，直接接触中草药、粮食的机会多，因此受螨侵袭的机会增多。赵玉强（2009）对山东省肺螨病的流行情况进行调查发现，13.8% 粮食加工人员和 10.78% 的粮食搬运工均有肺螨病的感染，且感染率与接触螨类孳生环境的时间长短有关，且随年龄增大感染率增高。

3. 发病机制　关于肺螨病致病机制，以往文献记述主要由螨类寄生引起的机械性损伤和螨体或代谢抗原所引起的免疫病理性损害。

（1）螨类寄生引起的机械性损伤：环境中的螨类经各级气管、支气管到达寄生部位过程中，常以其足体、颚体活动，破坏肺组织而致明显的机械性损伤，继而引起局部细胞浸润和纤维结缔组织增生。

（2）螨体或代谢抗原所引起的免疫病理反应：螨的分泌物、代谢产物、螨体及死螨的分解物等刺激机体产生免疫病理反应。以往文献报道肺螨病患者螨特异性免疫球蛋白（血清 IgG、IgA 和 IgE）有明显增高，提示螨类寄生于肺部其代谢分泌物以及螨体裂解物作为抗原刺激机体产生体液免疫反应。

4. 病理

（1）大体病变：豚鼠肺部有直径 1~5mm 大小不等的圆锥形结节病灶形成，色微黄，切面病灶多位于胸膜下，深部肺组织内也有散在病灶。解剖镜下观察，病灶显示为白色或微黄凝胶物，病灶内可见金黄色物质和寄生的螨类，一个病灶内多数可见 1~5 只螨，也有更多者。较小的病灶表面光滑，较大者中央有不规则裂隙，有时扩大似小囊状。病灶常呈孤立散在分布，也有彼此接近或融合的病灶存在。除肺外，其他脏器没有发现螨，也有个别豚鼠仅见有肺部病变而没有发现螨。

（2）镜下病变：受累豚鼠肺脏病灶主要表现为支气管炎及细支气管周围的肺实质病变。除少数细支气管上皮呈腺样增生外，大部分表现为不同程度的坏死、脱落和反应性增生，为炎性肉芽组织所代替，而导致管腔狭窄或闭塞。肺部表现为广泛的实变，尤以胸膜下最明显。细支气管周围的肺实质表现为散在的异物性肉芽肿形成，近胸膜下大部分肺泡呈明显的萎陷状态，并有大小不等、分布相对集中的淋巴滤泡形成。部分肺泡隔毛细血管扩张充血并伴有中性粒细胞、巨噬细胞、淋巴细胞等炎性细胞浸润，使肺泡隔明显增宽，其病理改变似间质性肺炎。肺组织内结节性病灶切片内有螨存在，螨体具有一层黄色折光的体壁，螨体切片形状各异，有的切到整个躯体，有的切到肢体，其周围出现反应性细胞浸润和纤维组织增生，肺实质中亦见有灶性充血、出血、水肿和代偿性肺气肿等（图 34-94）。

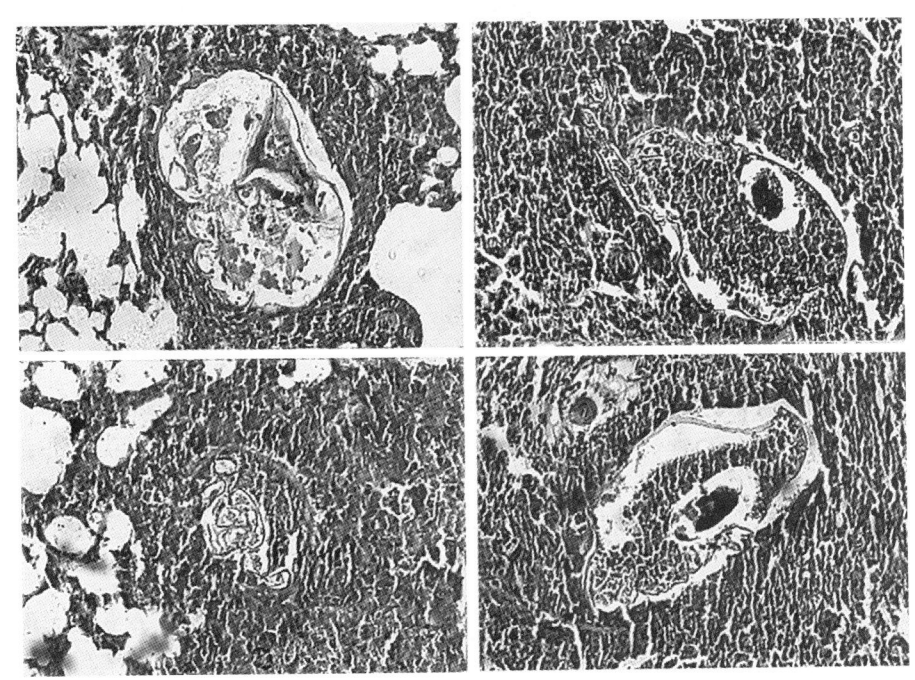

图 34-94　豚鼠肺结节中的粉尘螨(肺组织病理切片)
(引自 李朝品)

5. 临床表现　肺螨病患者主要表现为咳嗽、咳痰、痰血或咯血、胸闷、胸痛、气短、哮喘等呼吸系统症状,少数患者早晚咳嗽剧烈,并有乏力、低热、烦躁、背痛、头痛、头晕、腹痛、腹泻等症状。多数患者没有哮喘或过敏等既往病史。体检多数患者可闻及干性啰音;少数可闻及水泡音等。综合国内外研究资料,可将本病分为"四型",其中Ⅲ、Ⅳ型患者多为重度感染,Ⅳ型患者往往需要住院治疗。

Ⅰ型(似感冒型):患者仅表现为咳嗽、咳痰、乏力、周身不适。多为轻型感染或许是吸入死螨及其碎片所致。

Ⅱ型(支气管炎型):患者除Ⅰ型症状外,还伴有胸闷、胸痛、气短等症状,多为中度感染。

Ⅲ型(过敏哮喘型):患者除Ⅰ、Ⅱ型的症状外,主要表现为哮喘、阵发性咳嗽、痰带血丝、背痛等症状。

Ⅳ型(似肺结核型):患者除Ⅰ~Ⅲ型表现的症状外,常常胸闷严重,干咳或多痰,痰有奇臭味,咯血、盗汗、低热、全身乏力或无力。

6. 实验室检查　肺螨病患者血液学检查嗜酸性粒细胞多数明显增高,个别减少。国外报道亦有白细胞总数达 $10 \times 10^9/L$ 以上者,最高可达 $41 \times 10^9/L$,嗜酸性粒细胞在分类中占 0.33~0.81,总数 $4.5 \times 10^9/L$~$28.3 \times 10^9/L$;国内报道白细胞数 $3.2 \times 10^9/L$~$8.0 \times 10^9/L$,嗜酸性粒细胞在分类中占 0.08~0.46 不等。亦有报道,白细胞总数在 $5.3 \times 10^9/L$~$10.4 \times 10^9/L$ 之间,嗜酸性粒细胞在 0.04~0.39,最高达 0.48,总数为 $0.32 \times 10^9/L$~$5.05 \times 10^9/L$。嗜碱性粒细胞脱颗粒试验(HBDT)总体阳性率可高达 95.92%,患者血清粉螨特异性抗体(IgG)总体阳性率达 95.92%,其中强阳性者占 22.45%。肺螨病患者血清总 IgE、特异性 IgE 水平均较正常明显增高。本病患者的红细胞、血红蛋白和血小板计数以及血沉、肝功能等均未见异常。

7. 胸部 X 线检查　观察患者胸部 X 线片,可见在排除与既往病史有关的病变外,均显示出肺门阴影增强,肺纹理增深,紊乱。肺门及两肺野显示散在的、大小不一的、直径 2~50mm 大小的结节样病灶阴影。此外尚有部分患者胸片的肺实质部的透亮度变得灰暗模糊,个别患者两肺野有网状阴影分布。

8. 诊断　肺螨病虽没有发现特异症状,但仍有诊断依据可循,提出以下几点供参考:①肺螨病的发病与职业有一定关系,如从事粮食、中草药材加工和贮藏的人群发生率较高。②患有呼吸系统疾病者,经治疗后原发病已愈,而其症状不消失或时轻时重,经久不愈,应考虑肺螨病存在的可能。③本病嗜酸性粒细胞计数明显增高。④患者 X 线胸片显示肺门阴影增浓,肺纹理增深,常可见结节状阴影。⑤患者痰内查见寄生螨类是确诊本病最可靠依据。

本病应当与支气管炎、支气管哮喘、肺结核、肺吸虫病等呼吸系统其他疾病进行鉴别,其鉴别主要借助X线胸片、血液学检查等;询问既往病史及其职业、工作环境亦有参考意义。鉴别诊断困难者,则有待于痰液检查,痰螨阳性者方可确诊。建议对长期患有呼吸系统疾病,经久不愈,鉴别诊断困难的病例,应根据其病史和职业,可疑似肺螨病,进行痰螨分离。此外,免疫学诊断对于本病的诊断也有一定价值,如皮内试验、皮肤挑刺试验、酶联免疫吸附试验、放射性过敏原吸附试验、荧光抗体检查、黏膜激发试验等。但是无论通过上述哪种手段来确诊本病,都应注意到与呼吸系统其他疾病同时并存,或在原来疾病基础上的继发感染。诊断肺螨病应收集24小时痰液,或早晨第一口痰,用碱性消化法分离痰液中的螨类。无论收集何时痰,容器必须预先处理洁净,以免环境中螨类混入。秦瀚霄(2016)报道1例被误诊为肺吸虫病的肺螨病患者,在患者痰液中发现屋尘螨、粉尘螨和毛囊蠕形螨。

9. 治疗 据文献记述国外学者曾对肺螨病采用了卡巴胂(Carbarsone),乙酰砷胺(Acetarsol)等砷剂治疗,也有采用枸橼酸乙胺嗪(Hetrazan)、硫代二苯胺(Thiodiphenylamine)、依米丁(Emetine)等。国内学者魏庆云(1983)采用卡巴胂治疗患者(每次0.1g~0.2g,2次/d,连用10天为1个疗程,间隔10天再进行第2个疗程和第3个疗程),证明卡巴胂的近期治愈率达75%,但发现药物反应较严重,有些患者可表现为头晕,步态蹒跚而卧床不起,鉴于此药对人体有害,国内已停产禁用。亦有学者采用阿苯哒唑、吡喹酮、枸橼酸乙胺嗪和甲硝唑4种药物进行治疗对比研究,结果认为甲硝唑的疗效较为满意。陈兴保(1990)等研究证实甲硝唑对肺螨病的显著疗效(0.2g,3/d或0.4g,2次/d,1个疗程为7天,每个疗程间隔7~10天,共3个疗程),经3个疗程治疗后痰螨转阴率达94.4%。因甲硝唑还具有毒性小,口服方便等优点,该药物在临床上用途较为广泛,但用该药治疗部分患者时可发生食欲减退、恶心、腹泻等胃肠道反应,但多数患者能耐受,若反应较重,可暂停几天再服用,为减少胃肠道副反应,服用此药时可加服维生素B₆10mg。治疗肺螨病服用甲硝唑的同时须根据病情对症处理,如同时服用抗过敏药、抗生素等。

(二)肠螨病

肠螨病(intestinal acariasis)是由某些粉螨随其污染的食物被人吞食后,寄生在肠腔或肠壁所引起的一系列以胃肠道症状为特征的消化系统疾病。Hinman和Kammeier(1934)首先报道了粉螨科(Acaride Ewing&Nesbitt,1942)中的长食酪螨(*Tyrophagus longior* Gervais,1844)所引起的肠螨病。细谷英夫(1954)从小学生粪便中查出粉螨。Herny(1958)也有类似的报道。Robertson(1959)认为食酪螨属(*Tyrophagus*)中的螨除可引起人的皮炎、支气管炎、哮喘外,也可引起肠炎。我国有关肠螨病的研究报道尚少。李友松(1980)报道1例因腹痛、腹泻而就医的患者,从其粪便中检出了螨和螨卵。周洪福(1980)报道1起饮红糖饮料所引起的肠螨病。赵季琴(1984)、李朝品(1987,1995,1996,2003,2007)、童载光(1989)、李兴武(2001)、刘萃红(2002)、王克霞(2003)、孙杨青(2005)及张荣波(2006)等对肠螨病均有报道。

1. 病原学 据文献所载,迄今为止能够引起肠螨病的种类主要是粉螨,其次是跗线螨,其中粉螨包括粗脚粉螨(*Acarus siro* Linnaeus,1758)、腐食酪螨(*Tyrophagus putrescentiae* Schrank,1781)、长食酪螨(*Tyrophagus longior* Gervais,1844)、甜果螨(*Carpoglyphus lactis* Linnaeus,1758)、家食甜螨(*Glycyphagus domesticus* De Geer,1778)、河野脂螨(*Lardoglyphus konoi* Sasa et Asanuma,1951)、害嗜鳞螨(*Lepidoglyphus destructor* Schrank,1781)、隐秘食甜螨(*Glycyphagus privatus* Oudemans,1903)、粉尘螨(*Dermatophagoides farinae* Hughes,1961)和屋尘螨(*Dermatophagoides pteronyssinus* Trouessart,1897)等10余种,隶属于粉螨科(Acaride Ewing&Nesbitt,1942)、果螨科(Carpoglyphidae Oudemans,1923)、食甜螨科(Glycyphagidae Berlese,1887)和麦食螨科(Pyoglyphidae Cunliffe,1958)等。

2. 流行 我国有关肠螨病的报道主要见于安徽、山东、河南、江苏等地。肠螨病的发生虽无明显的季节性,但本病好发于春秋两季,因此两季的温度和湿度有利于粉螨的生长及繁殖。肠螨病的发生与职业和饮食习惯有关,李朝品(1996)报道,从事中草药加工和贮藏的人员粪螨检出率6.7%,从事粮食贮藏和加工者粪螨检出率为4.7%,且从工作环境及部分食物中分离出的螨与粪便中检出的螨相一致。长期食用易孳生粉螨的食物和中药材等有患肠螨病可能,刘翠红(2002)从6例肠螨病患者家庭中的红糖和中药材中检获到粉螨。Ahmed(2020)对埃及米尼亚市1 000份人类粪便进行粉螨检测,发现87份粪便样本中有粉螨孳生,并指出肠螨病的发生与某些职业有关。

3. 发病机制 螨进入肠道后,其颚体、螯肢和足爪等可造成肠壁组织的机械性刺激,螨可侵入肠黏膜层,甚至肌层,引起组织损伤。螨的排泄物及代谢产物和死亡螨体的裂解物可引起过敏反应,导致消化系统症状,如腹痛、腹泻、肛门烧灼感等。

4. 病理 人体误食粉螨后,轻者可无症状,亦可不治自愈,重者则可出现腹泻、腹痛、腹部不适、乏力和精神不振等临床症状。腹泻每日 3~4 次,少数患者可达每日 6~8 次以上,稀便,有时带黏液,腹泻可持续数月或数年,时发时愈,反复发作。分析 30 例肠螨病患者的临床症状,其发生频率为腹泻占 87%(26 例),腹痛 66.7%(20 例),腹部不适 63.3%(19 例),黏液稀便 50%(15 例),脓血便 43.3%(13 例),乏力 83.3%(25 例),消瘦 30%(9 例),肛门烧灼感 46.7%(14 例),精神不振 26.7%(8 例),腹胀 76.7%(23 例),此外还有哮喘、呕吐、食欲下降、低热、烦躁和全身不适等。

5. 实验室检查 对 30 例肠螨病患者作白细胞分类计数,除 4 人白细胞略有增高(11×10^9/L~12.9×10^9/L)外,其他均在正常范围(6.55×10^9/L~10.4×10^9/L)。嗜酸性粒细胞在分类占 0.04~0.11,计数 0.32×10^9/L~0.78×10^9/L,均表现为嗜酸性粒细胞增高。

6. 肠镜检查 直肠、结肠镜检可见肠壁苍白,黏膜呈颗粒状,且有少量点状瘀斑、出血点和溃疡,溃疡直径 1~2mm,彼此不融合。损害严重部位可见肠壁组织脱落,直肠组织活检时,可发现螨和成簇的螨卵,尤其在溃疡边缘可取得活螨及卵。

7. 诊断 肠螨病诊断主要依据以下几点:①临床特点:患者具有消化道的一般症状,如腹泻、腹胀、腹部不适、恶心、呕吐、黏液稀便、脓血便等,经治疗后,症状时轻时重,经久不愈;②肠螨病的发生与职业和饮食习惯有关,如从事中药材和粮食储藏、加工及销售人员发生率较高;③病原检查常用方法有粪便直接涂片、饱和盐水漂浮法和沉淀浓集法,若为肠螨病患者,粪检可查见活螨、死螨、螨卵及其残体等;④直肠镜检查,观察肠壁及黏膜有无典型病灶;⑤嗜酸性粒细胞增多。

本病临床上常误诊为过敏性肠炎、神经性肠炎、阿米巴痢疾或肠道其他寄生虫病,应结合病原检查与之相鉴别。

8. 治疗 目前治疗肠螨病尚无特效药物,李友松(1972)报道用氯喹和驱虫净治疗本病有效。赵季琴(1984)报道六氯对二甲苯治疗本病有效,也有人用甲硝咪唑或用伊维菌素(Ivermectin)治疗,均认为效果较为满意。孙杨青(2006)用伊维菌素和甲硝唑治疗肠螨病,发现伊维菌素治愈率高,且不良反应小。

(三)尿螨病

泌尿系螨病(urinary acariasis)又称尿螨病,是由某些螨类侵入并寄生在人体泌尿系统而引起的一种疾病。早在 1893 年 Miyake 和 Scariba 在日本一名患血尿和乳糜尿病的导尿标本中查见 25 只螨,并绘了图,后经 Oudemans 鉴定认为是一种跗线螨(Tarsonemus),可能还有粉螨。次年,赤星能夫、渊上弘也从患者尿中检出粉螨。此后,Blane 和 Rollet(1910)、Castellani 和 Chalmers(1919)、Dickson(1921)、Mackenzie(1923)对尿螨病均有报道。我国尿螨病的研究和报道较少。杨子庄(1962)和徐秉馄、黎家灿(1985)均分别从肾炎患儿或儿童尿液中查见螨,张恩铎(1984—1991)在黑龙江省发现 47 例尿螨病,其病原主要是粉螨和跗线螨。郑勇(2007)提出尿螨分离作为尿螨病诊断的主要诊断依据,血清总 IgE、粉螨特异性 IgE 及皮肤挑刺试验作为辅助诊断依据。

1. 病原学 综合以往文献,引起尿螨病的常见螨种,主要是粉螨和跗线螨,包括粗脚粉螨(*Acarus siro* Linnaeus,1758)、腐食酪螨(*Tyrophagus putrescentiae* Schrank,1781)、长食酪螨(*Tyrophagus longior* Gervais,1844)、椭圆食粉螨(*Aleuroglyphus ovatus* Troupeau,1878)、伯氏嗜木螨(*Caloglyphus berlesei* Michael,1903)、食菌嗜木螨(*Caloglyphus mycophagus* Megnin,1874)、纳氏皱皮螨(*Suidasia nesbitti* Hughes,1948)、河野脂螨(*Lardoglyphus konoi* Sasa et Asanuma,1951)、甜果螨(*Carpoglyphus lactis* Linnaeus,1758)、害嗜鳞螨(*Lepidoglyphus destructor* Schrank,1781)、家食甜螨(*Glycyphagus domesticus* De Geer,1778)、粉尘螨(*Dermatophagoides farinae* Hughes,1961)、屋尘螨(*Dermatophagoides pteronyssinus* Trouessart,1897)、梅氏嗜霉螨(*Euroglyphus maynei* Cooreman,1950)、谷跗线螨(*Tarsonemus granarius* Lindquist,1972)和赫氏蒲螨(*Pyemotes herfsi* Oudemans,1926)。可自患者尿液中检出成螨、幼螨、休眠体、卵等不同生活史阶段,也可自同一份标本中存在两种或两种以上阶段。

2. 流行　尿螨病的报道也不多,国外仅见于日本等少数国家,国内主要分布在安徽、黑龙江及广东等地。本病的发生与职业有一定关系,文献报道从事中药材储藏和加工者的尿螨检出率最高,其次是从事粮食储藏及加工者,与上述职业同一场所的其他工作人员或与其密切接触者尿螨检出率相对较低。

3. 病理学　螨类寄生在泌尿道内,其颚体和爪刺激尿道上皮,破坏其上皮组织,螨类还具有挖掘的特性,因此除引起尿道上皮的破坏外,还可侵犯尿道的疏松结缔组织,甚至小血管,引起受损局部的小溃疡。螨类的代谢产物和排泄物还可引起组织的炎性反应。有关螨类侵入人体的途径,有人认为是从外阴侵入,逆行而达到肾脏;也有人认为是从皮肤侵入的;还有人认为螨是从呼吸、消化系统内侵入血流之后,继而侵入肾和泌尿道的。总之,螨究竟是如何侵入泌尿系统尚无确切意见和有力证据。文献报道对尿螨病患者进行膀胱镜检查和组织活检,可见膀胱三角区黏膜上皮增生、肥厚,固有膜内有浆细胞、淋巴细胞浸润,并可见许多密集的粉红色脓肿,膀胱内壁轻度小梁性改变,侧壁局部呈充血样改变,毛细血管充血扩张。

4. 临床表现　尿螨病的主要症状是夜间遗尿和尿频,少数患者可出现血尿、蛋白尿、脓尿、尿痛、发热、浮肿及全身不适等症状。张恩铎对 47 例尿螨病患者的临床症状作了统计,95% 以上有不明原因的尿路刺激症状,轻微面部与下肢浮肿占 90%,少尿占 90%,蛋白尿 95%,血尿 29%,尿中出现大片上皮细胞 80%,并可 100% 的检出螨。症状轻重与螨的感染度有密切关系。重度感染者,症状较明显,轻度感染者症状较轻微或无明显症状。亦有文献报道尿螨病患者的常见临床症状及其出现频率分别为夜间遗尿 100%(69/69)、尿路刺激症状 100%(69/69)、水肿 92.75%(64/69)、尿量异常 86.96%(60/69)、蛋白尿 89.86%(62/69)、上皮细胞尿 100%(69/69)、血尿 63.77%(44/69)、白细胞尿 36.23%(25/69)、菌尿 18.84%(13/69)、发热 17.39%(12/69)、全身不适 39.13%(27/69)、脓尿 10.14%(7/69)、肾区疼痛 5.80%(4/69)、高血压 8.70%(6/69)、肾功能减退 2.90%(2/69)。

5. 实验室检查　据报道尿螨病患者的血常规检验往往表现为嗜酸性粒细胞增高,白细胞计数在 $(5.3 \sim 11.4) \times 10^9/L$,白细胞分类中嗜酸性粒细胞有不同程度的增高,嗜酸性粒细胞计数为 $(0.5 \sim 0.14) \times 10^9/L$。尿螨病患者血清总 IgE 水平和螨特异性 IgE 水平均明显升高。重度患者表现最为明显。血清螨特异性 IgE 是反映尿螨病的特异指标,是病原螨感染的重要依据。

6. 诊断　尿螨病的诊断主要依靠尿液中检出成螨、若螨、螨卵或螨的体毛、碎片等,收集清晨第一次小便或 24h 尿液,经离心沉淀后镜检螨体,检出上述螨的任何螨期或碎片均可诊断。对尿螨病的诊断通常参考以下几个方面:①患者尿内查见螨类是确诊本病的最可靠依据;②尿螨病的发生似与职业有一定关系,如从事粮食、中药材加工和贮藏的人群发生率较高;③血清总 IgE 水平和血清螨特异性 IgE 水平明显增高,螨抗原皮试阳性;④本病嗜酸性粒细胞计数增高;⑤膀胱镜检查可见特异性病变。活组织镜检可见膀胱三角区黏膜上皮增生、肥厚,固有膜内有浆细胞、淋巴细胞浸润,组织活检可查见螨等;⑥患者有泌尿系统疾病经治疗后,原发病已愈而其症状不消失或时轻时重、经久不愈,应考虑有尿螨病存在的可能。

7. 治疗　尿螨病的防治,目前尚无理想药物,有人报道用氯喹进行治疗,也有人认为甲硝哒唑会有良好的效果,由于螨类侵入人体泌尿系统途径不详,对于本病预防尚缺少有效预防措施。

四、其他疾病

Simpson(1944)报道在一例颌癌中有食酪螨属螨类,可能是长食酪螨(*Tyrophagus longior* Gervais,1844)的各期,有活螨、螨卵以及螨的排泄物。张恩铎(1984)在黑龙江安达一名女患者的脑脊液中发现螨。刘安强(1985)发现一例外耳道及乳突根治腔内感染并孳生粉螨科(Acaridae)螨类。张恩铎(1988)报道 1 例由螨侵入血循环引起的血螨症。同时螨还可引起输卵管、子宫及肝脏出血等。常东平(1988)报道阴道螨症 2 例,患者的典型症状为阴道奇痒,白带增多,腰腹疼痛并有下坠感,取阴道分泌物镜检见螨体。李朝品(1992)报道了粉螨可以携带、传播黄曲霉,而黄曲霉素(aflatoxin)是强烈的致癌物质,对人类健康危害极大。李朝品,王健(1994)报道了尘螨性过敏性紫癜一例。何琦琛(2002)在人耳道内发现皱皮螨属(*Suidasia*)。张朝云(2003)报道了一起由粉螨引起的食物中毒案例,案例中一个 11 岁小孩食用了粉螨污染的牛肉引起了急性中毒。

(王慧勇)

第七节　防制

粉螨种类繁多,有捕食性、植食性、腐蚀性、菌食性和寄生性等多种摄食方式,不但可危害储藏物、传播黄曲霉菌,而且还可引起人体过敏等疾病。因此,粉螨对人类的危害已经成为一个重要的公共卫生问题。由此可见,控制粉螨的孳生,减少粉螨对人居环境的污染已成为亟待解决的问题之一。近年来,控制粉螨孳生的方法通常采用环境防制、化学防制、生物防制和遗传防制等,现介绍如下。

一、环境防制

环境防制是防制粉螨的最基础、最根本的方法。是指根据粉螨的孳生、栖息、行为等生物学特性及其生态学特点,通过合理的改造人居环境,造成不利于粉螨孳生、繁殖的条件,从而达到控制粉螨孳生的目的。

保持环境清洁是控制粉螨最常用、最简便的有效措施。由于粉螨孳生需要丰富的食物和适宜的温湿度,因此在隐蔽潮湿的房舍里总能发现较多的螨类。Griffiths(1959)和 Sinha 和 Mills(1968)均报道,螨类喜食某些真菌孢子,这些真菌孢子随粉螨粪便排出,真菌随粉螨从一个地方传播到另一个地方。李朝品(2002)进行了腐食酪螨、粉尘螨传播霉菌的实验研究,结果证实腐食酪螨、粉尘螨具有很强的传播霉菌能力。Arlian 和 Morgan(2003)报道了居室尘螨等常见于变应原暴露场所,易引起哮喘等过敏性疾病。吴子毅(2006)对房屋粉螨孳生情况的调查表明:客厅为 27.83%、卧室为 36.78%、厨房为 27.42%。在广州市对居民家庭进行尘螨定点、定量调查的调查结果中,共发现 572 份样品中检出尘螨的有 531 份,检出率高达 92.8%;1g 床上的灰尘有螨高达 11 849 只;1g 枕头灰尘含螨达 11 471 只。李生吉等(2008)调查了图书馆内流通图书、过期书刊、古籍善本三类图书表面灰尘中螨孳生情况,发现过期书刊中螨类孳生率最高,为81.43%。调查共检获螨类 23 种,隶属于 7 科 19 属。赵金红等(2009)调查发现安徽省房舍粉螨总孳生率为54.39%,孳生螨种 26 种,隶属于 6 科 16 属。湛孝东等(2013)调查居室空调粉螨污染情况,在 202 份空调隔尘网积尘中检出螨类 3 265 只,共 18 种,隶属于 6 科 14 属。陶宁(2015)报道 49 种储藏干果中发现粉螨 12 种,隶属于 6 科 10 属。洪勇(2016)从 500g 中药材海龙中分离出 254 只粉螨。由上述案例可见,粉螨的生境复杂、广泛,采取措施对粉螨进行环境防制非常重要。具体方法有:①在居室装修时选用对粉螨吸附能力较高的磷灰石抗菌除臭过滤网;②仓库门、窗应装纱门、纱窗,设挡鼠板、布防虫线,以阻止鼠、昆虫及其他小型动物入侵时将螨带入;③入仓储存的粮食等谷物应过筛,或用风车、电动净粮机除尘;④保持仓库内外环境的清洁卫生,保持储物器具、运输工具的清洁;⑤在空气粉尘含量较大的场所安装除尘设备降低室内灰尘浓度等都可营造成不利于粉螨的孳生环境。在人们的家庭居所中,也可采用吸尘器,吸除墙角、地毯、床上用品、沙发等处的灰尘等。由此可见清除房舍环境中尘埃,保持室内环境清洁,是控制房舍内粉螨孳生的有效方法。

二、干燥和通风

环境中的湿度是螨类生长和发育的重要影响因子。螨类体内水分的平衡主要通过环境中水分的吸收和排除来调节,因此湿度可以对螨类体内的含水量造成影响,进而影响螨类的体温和代谢速率。王慧勇等(2019)比较了湿度、温度以及天敌数量等生态因子对螨类的影响,结果发现相对湿度对椭圆食粉螨种群数量的影响最大;吾玛尔·阿布力孜等(2019 年)通过对土壤螨类群落特征的分析,也表明土壤中的湿度是限制土壤螨类繁衍的最重要的制约因子。上述多项研究均表明,相对于其他生态因子,湿度是限制螨类生长和繁殖最重要的因素。

多数家栖螨类对孳生环境的湿度均有一定的要求,最适的生长湿度为 70%~80%,在此环境下,种群繁衍迅速,生长发育快。当环境湿度小于 70% 时,螨类的发育就会受到抑制,甚至停止生长。Zdarkova 研究腐食酪螨(*Tyrophagus putrescentiae*)在相对湿度(relative humidity,RH)14%~89% 的反应时发现,当 RH 低于 22% 时,湿度的变化对螨的影响不明显;但在 RH 22%~78% 的条件下,腐食酪螨偏向选择较高的湿度,且在此湿度范围内,螨可区分出 1% 的湿度变化。根据粉螨这一生物学特点,可利用干燥和通风的方法控制粉螨。例如在粮食和储藏物仓库中,螨类生长繁殖需要依靠粮食的水分,粗脚粉螨(*Acarus siro*)在粮食水分为 14%~18% 时可发育繁殖,腐食酪螨为 15%~18%,水芋根螨($Rhizoglyphus callae$)为 16%~18%。当粮食水分为 12%~12.5% 时难于生活。许多仓储螨类在 RH 60% 以下的干燥环境中即难以进行繁殖。家食甜螨($Glycyphagus domesticus$)在 RH 70% 以上时才能生存,在 RH 60% 以下时很快死亡。休眠体虽然比较耐干燥,但在 RH 10% 时,仅能生存 1 周。因此,将储藏粮食的含水量控制在 12% 以下,或大气 RH 控制在 60% 以下,大多数粉螨则不能存活。保持居室通风亦可降低粉螨的孳生密度,李隆术等(1992)用三元一次正交组合设计的方法研究了温度、CO_2 浓度和 O_2 浓度三个因子不同水平的组合对腐食酪螨的极性致死作用,结果表明 CO_2 浓度是导致该螨死亡的重要因子。因此若人为地营造一个低 O_2 高 CO_2 的环境,即可以达到控制螨虫孳生的目的。有学者曾采用磷化氢与 CO_2 混合熏蒸防制面粉中的螨类,研究发现当 CO_2 浓度为 4%,磷化氢的杀虫效果可增加 20%;当 CO_2 浓度为 12%,磷化氢的杀螨效果可增加 40%~60%。目前缺氧法已广泛应用于螨类控制,例如自然缺氧法、微生物辅助缺氧法、抽氧补充 CO_2 法等。在人们的家居环境中,经常将衣物、床单、被褥、枕芯等进行定期日晒,保持环境干燥;对于储物间等可使用去湿剂或去湿机来降低储物间的相对湿度,均可有效地减少房舍粉螨孳生。因此,通过干燥和通风来控制环境的温湿度是防制粉螨孳生的重要措施。

三、温度

粉螨是小型的变温节肢动物,自身体温调节能力较差,会随着外界环境温度的变化而改变体温。一般情况下,温度升高到 37~40℃ 时,螨类出现热麻痹,不活动,温度达到 40℃ 时 24 小时死亡,达到 45~50℃ 时,12 小时死亡,当温度为 52℃ 时,8 小时即可死亡;而当温度为 55℃ 时,10 法则便可死亡。刘婷等(2007)对腐食酪螨的研究发现,随着温度的升高腐食酪螨的平均寿命也会变短,12.5℃ 时寿命最长(126.35 天),30℃ 时寿命最短(22.0 天)。张伟等(2009)报道了南北方冬季室内螨类孳生情况,在冬季寒冷干燥的环境下,南方城市的室内仍有螨类活动,而同时期的北方城市室内没有螨类活动。由此可见,环境温度超过粉螨耐受程度可致其死亡,通过调节环境温度(不活动高温、致死高温、不活动低温和致死低温)可控制螨类孳生。具体方法有:①高温杀螨:不同的螨类对温度的耐受高温的临界值也不同,超过临界值,均可以造成螨类的发育迟缓或死亡。卢芙萍等(2011)通过研究发现 42℃ 是木薯单爪螨生长发育的极端高温,在此温度下,木薯单爪螨的卵不能孵化,而螨的各种龄期也最多仅存活 66 小时,不能进一步发育;张洁等(2014)对带有根螨的百合种球进行热处理的结果表明,40℃ 是百合种球热处理除螨高温致死的临界点,40℃ 处理≥2.0 小时,根螨致死率可达 100%;Abbar(2016)在研究温度对不同发育阶段腐食酪螨的影响时发现,在高温 40~45℃ 的条件下,1~4 天内可以杀死所有的腐食酪螨。因此,生产生活中可以利用烘干设备高温杀螨,烘干机的热风温度达到 85~100℃ 后,保持 63 分钟或温度达到 95~100℃ 后,保持 33 分钟;利用红外线加热设备高温杀螨,将温度升至 60~70℃,保持 12 小时左右,均可将螨杀死。室内物品如被褥、枕头、地毯和沙发靠垫等置于阳光下曝晒即将螨杀死或驱离。②低温杀螨:螨类对低温的耐受临界值也因螨而异,降低温度能够很好地抑制螨的生长和繁殖。Eaton(2011)的研究结果显示,在某些不适合使用杀螨剂和熏蒸剂的场合下,使用低温冷冻的方法可以有效杀死食物中孳生的螨类。一般温度降到 0℃ 左右时,粉螨处于冷麻痹状态,在 -5℃ 时,腐食酪螨可以存活 12 天,粗脚粉螨、家食甜螨可存活 18 天;在 -10℃ 时,粗脚粉螨可以存活 7~8 天,家食甜螨可存活 3 天;在 -15℃ 时,粗脚粉螨仅可存活 3 天,而在 -18℃、5 小时的条件下可以杀死 90% 的腐食酪螨。因此,采用低温冷冻是控制螨类种群数量的有效途径。在家居环境中,也可以将日常的储藏物、生活用品等放置在冰箱冷冻过夜,从而达到杀螨的目的。

四、光照

光照是影响螨类存活和生殖的重要因素之一。不同种类的螨对光照的反应亦不同,影响程度也存在一定差异,主要表现为对其生长发育、繁殖以及是否滞育几方面。张燕南等(2016)研究报道了双尾新小绥螨($Neoseiulus bicaudus$ Wainstein)生长发育的适宜光照时间为 12~16 小时,若小于 12 小时时,从卵发育至成螨的各个发育阶段所需时间均有所缩短,大于 16 小时则均有所延长。粉螨为负趋光性,多孳生于隐蔽的环境中,例如储藏物仓库中很少有光照,若同时满足一定的温度和湿度,粉螨即可大量孳生。在日常生活中,尽量避免室内长时间处于阴暗状态,可用灯光驱离螨类;对棉被、毛毯、衣服和储藏物也可采用日光下晾晒的方式驱螨;对禽类、家畜以及宠物等也可用晒太阳的方式驱螨。

五、化学防制

化学防制是病媒综合防制中的重要手段,是指使用天然或合成的毒物,以不同的剂型和途径毒杀、驱避或引诱粉螨。化学防制具备施行方便、见效快、效果佳等优点,但也存在粉螨抗药性和环境污染问题。因此,但使用前必须了解有关粉螨的食性、栖性、活动、种类及对杀螨剂的敏感性,选择最佳杀螨剂,有的放矢,才能达到有效防制粉螨的目的。

(一) 杀螨剂的分类

1. 按杀螨剂的化学类型不同,分为无机杀螨剂及有机杀螨剂。

2. 按杀螨剂的剂型不同,分为粉剂、液剂、乳剂、雾剂、烟剂等。

3. 按进入虫体的途径和作用不同,分为触杀剂、熏杀剂、胃毒剂、驱避剂等。

(二) 杀螨剂的作用

1. **熏蒸作用** 利用化学药物产生的蒸气或气体杀灭粉螨。可在粉螨通过薄而透明的表皮进行呼吸时进入螨虫体内,产生毒杀作用。

2. **烟雾作用** 利用物理、化学原理,将固体或液体杀螨剂转变为烟雾状态而起到的杀虫作用。杀螨剂转变为烟雾状态后,可通过粉螨的呼吸系统渗入螨体内而产生毒杀作用。

3. **触杀作用** 将杀螨剂直接喷洒在粉螨经常活动的场所或栖息的物体表面,当粉螨接触后并接受到致死剂量而死亡。

4. **胃毒作用** 将杀螨剂喷洒在粉螨喜吸食的植物的茎、叶、果实和食饵的表面或混合在食饵中,当粉螨吸食这些植物或食饵时,就将药物一同吸入消化道里,药物在其消化道内被分解吸收,从而使螨体中毒死亡。

5. **驱避作用** 有些药物可以驱避粉螨,因此当人或畜体上涂有这种药物或衣裤上浸泡这种药物时,即可避免粉螨的侵袭,免受其害。具有这种作用的药物称为驱避剂、忌避剂或避螨剂。

6. **诱螨作用** 有些药物作用与驱避剂作用相反,能引诱粉螨靠近,当粉螨聚集时,可以捕杀或毒杀之。具有引诱作用的药物称为诱螨剂,诱螨剂与胃毒剂混用时,效果更佳。

(三) 杀螨剂使用方法

1. **烟剂熏杀** 将杀螨剂、可燃物质、助燃剂和降温剂等几种成分混合而成烟剂,并利用烟剂燃烧产生烟雾,散布空间,使粉螨接触药物致死。但烟剂一般适用于杀灭空房、地下室、牲畜房等场所栖息的粉螨。例如用于粮食中粉螨防制的磷化氢。

2. **室内滞留喷洒** 指使用具有残效的触杀(或同时具有空间触杀)制剂,喷洒于室内或厩舍的板壁、墙面及室内的大型家具背、底面等,当侵入室内的粉螨栖息在这样处理的表面时因接触杀螨剂而中毒死亡。滞留喷洒常用肩负式压力喷雾器来进行,可使用油剂、乳剂、水悬剂或胶悬剂。作滞留喷洒时,药剂的浓度可根据喷洒的对象及吸湿程度而定。吸湿性强的泥土墙可用较低的浓度,吸湿性低的如木板墙可用较高的浓度。

3. **空间喷洒** 指在室内或野外,把杀螨剂直接喷射到空间,使防制对象沾着药剂雾粒而中毒死亡。它与上述滞留喷洒不同的是直接毒杀粉螨,多用于防制、毒杀室内粉螨。空间喷洒具有快速杀螨作用,但一般无残效,或仅有很短残效。可用手推、手持或车载的各种压缩喷雾器、弥雾机、气雾发生器、热雾机等,以及小规模使用的气雾罐等喷洒工具,既可在地面进行,也可作空中喷洒。

4. **撒布粉剂** 粉剂可直接撒布,或用各种喷粉器在地面或空中喷粉。由于粉剂不易通过皮肤吸收,所以一些低毒或中毒的杀螨剂,如倍硫磷等可用于人体灭螨。

(四) 常用杀螨剂

1. **有机磷类** 是目前应用最广泛的杀螨剂。有机磷类杀螨剂可作用于粉螨的中枢神经系统,具有广谱、高效、速杀性能,常兼有触杀、胃毒与熏杀作用,对粉螨的杀灭作用强大且很少引起粉螨产生抗药性。有机磷杀螨剂在自然界中易分解或生物降解,故可减少残留和污染。但有些具内吸作用,可通过植物根茎进入茎叶内毒杀粉螨,也可通过动物体表进入体内,导致植物死亡和人畜中毒。以下主要介绍具有杀螨活性的有机磷农药。

（1）毒虫畏（chlorfenvinphos）:化学名称:2-氯-1-（2,4-二氯苯基）乙烯基二乙基磷酸酯。又称杀螟威。为琥珀色油状液体,具轻微气味。熔点 $-23\sim-19℃$,沸点 $167\sim170℃$（66.7Pa）。微溶于水,但可与丙酮、乙醇、煤油、丙二醇和二甲苯混溶。毒性:高,大鼠急性经口 LD_{50} 10mg/kg,大鼠急性经皮 LD_{50} $31\sim108$mg/kg。是一种新的有机磷内吸杀螨杀虫剂。对温血动物的毒性很小,国外曾报道其可用于杀灭家畜的体外寄生虫。用途:用于水稻、玉米、甘蔗、蔬菜、柑橘、茶树等及家畜的杀虫杀螨。

（2）甲基毒虫畏（dimethylvinphos）:化学名称:（顺）-2-氯-1-（2,4,5-三氯苯基）乙烯基二甲基磷酸酯。又称甲基杀螟威、杀虫畏和虫畏磷。白色结晶,熔点 $95\sim97℃$。微溶于水,溶于丙酮、氯仿、二氯甲烷、二甲苯。毒性:大鼠经口 LD_{50} $4\,000\sim5\,000$mg/kg,小鼠经口 LD_{50} $2\,500\sim5\,000$mg/kg。是一种有强触杀性的低毒有机磷杀虫杀螨剂,可使胆碱酯酶活性下降,无内吸作用,但有一定的内渗效果。用途:可用于防治家畜的蜱螨。

（3）巴毒磷（crotoxyphos）:化学名称:（E）-O,O-二甲基-O-（1-甲基-2-羰基-a-苯乙基）乙烯基磷酸酯。又称丁烯磷和赛吸磷。淡黄色液体,有轻微酯味,熔点为 $135℃$。微溶于水,溶于部分有机溶剂。毒性:急性毒性口服大鼠 LD_{50} 38.4mg/kg,小鼠口服 LD_{50} 39.8mg/kg。具有触杀和胃毒作用,无内吸作用,速效,对各种螨类均有较好的防效。用途:巴毒磷作为畜用、农用杀虫杀螨剂,可防治家畜体外寄生虫。

（4）敌敌畏（O,O-dimethyl-O-2,2-dichlorovinylphosphate）:化学名称:O,O-二甲基-O-2,2-二氯乙烯磷酸酯。又称 DDVP、喷勃、卢克、铁卫、棚虫克和熏蚜一号等。纯品是无色有芳香气味的液体,有挥发性。熔点为 $-60℃$。室温下水中的溶解度约为 10g/L,在煤油中溶解 $2\%\sim3\%$,能与大多数有机溶剂和气溶胶推进剂混溶。毒性:急性毒性小鼠经口 LD_{50} $50\sim92$mg/kg,大鼠经口 LD_{50} $50\sim110$mg/kg。敌敌畏为广谱性杀虫、杀螨剂,具有触杀、胃毒和熏蒸作用。触杀作用比敌百虫效果好,对害虫击倒力强而快。用途:对咀嚼口器和刺吸口器的害虫均有效,可用于蔬菜、果树和多种农田作物。

（5）氯吡硫磷（chlorpyrifos）:化学名称:O,O-二乙基-O-（3,5,6-三氯-2-吡啶基）硫代磷酸酯。又称毒死蜱、乐斯本、久敌、神农宝、落螟、农斯特、雷丹和思虫净等。原药为白色颗粒状结晶,熔点 $42.5\sim43℃$,相对密度 1.398。水中溶解度为 1.2mg/L,溶于大多数有机溶剂。室温下稳定。属中等毒性杀虫剂。原药大鼠急性经口 LD_{50} 163mg/kg,急性经皮 LD_{50} >2g/kg。对试验动物眼睛有轻度刺激,对皮肤有明显刺激,长时间多次接触会产生灼伤。在试验剂量下未见致畸、致突变、致癌作用。作用特点:毒死蜱具有触杀、胃毒和熏蒸作用。在叶片上残留期不长,但在土壤中残留期较长,因此对地下害虫防治效果较好。在推荐剂量下,对多数作物无药害,但对烟草敏感。对粮仓害虫、害螨和家畜体外的寄生虫亦有很好的防效。用途:适用于水稻、小麦、棉花、果树、蔬菜、茶树上多种咀嚼式和刺吸式口器害虫,也可用于防治城市卫生害虫。

（6）嘧啶磷（pirimiphos ehtyl）:化学名称:O-2-二乙胺基-6-甲基嘧啶-4-基-O,O-二乙基硫逐磷酸酯。又称灭顶磷、安定磷、派灭赛和乙基虫螨磷。原药为棕黄色液体,相对密度 1.157。$30℃$水中溶解度为 5mg/L,易溶于大多数有机溶剂。可被强酸和碱水解,对光不稳定,对黄铜、不锈钢、尼龙、聚乙烯和铝无腐蚀性。毒性:低毒,大白鼠雌性急性经口 LD_{50} $2\,050$mg/kg,对鸟类、鸡毒性较大,对鱼中毒。为高效、广谱的有机磷杀虫剂。用途:对水稻、果树、棉花、花卉、蔬菜等有良好的防螨效果。

（7）氧乐果（omethoate）:化学名称:O,O-二甲基-S-（N-甲基氨基甲酰甲基）硫代磷酸酯。又称欧灭松、华果、克蚧灵和氧化乐果。纯品为无色透明油状液体,沸点约 $135℃$,相对密度 1.32。可与水、乙醇和烃类等多种溶剂混溶,微溶于乙醚,在中性及偏酸性介质中较稳定,遇碱易分解。应贮存在遮光、阴凉的地方。毒性:属高毒杀虫剂,无慢性毒性。原药大鼠经口 LD_{50} 500mg/kg,急性经皮 LD_{50} 为 700mg/kg。具有强烈的触杀作用和内渗作用,击倒力快,高效广谱,是较理想的根、茎内吸传导性杀螨、杀虫剂,特别适于防治刺吸性螨类,不易产生抗性,并可降低易产生抗性的拟除虫菊酯的抗性。用途:对抗性蚜虫有很强的毒效,对飞虱、叶蝉、介壳虫及其他刺式口器害虫亦具有较好防效。在低温下仍能保持较强的毒性,特别适于防治越冬的螨类。

（8）敌杀磷（dioxathion）:化学名称:S,S'-（1,4-二烷-2,3-二基）-O,O,O',O'-四乙基-双（二硫代磷酸酯）。又称敌恶磷、二恶硫磷、敌杀磷、环氧硫磷和虫满敌。不挥发的稳定固体,工业品为棕色液体。沸点

60~68℃（0.067kPa），相对密度1.257。不溶于水，溶于已烷和煤油，可溶于大多数有机溶剂。毒性：急性经口雄大白鼠 LD_{50} 43mg/kg，雌大白鼠23mg/kg，小白鼠50~176mg/kg。急性经皮雄大白鼠 LD_{50} 235mg/kg，雌大白鼠63mg/kg。吸入大白鼠 LC_{50} 1 398mg/（kg·h），小白鼠340mg/（kg·h）。该物质可能对神经系统有影响，导致惊厥、呼吸衰竭。接触高浓度的该物质，可能导致死亡。用途：对螨的成螨、若螨和卵均有效，残效期长，可控制螨的发生。亦可在棉花、柑橘、葡萄、苹果、梨以及观赏植物上防治红蜘蛛，也适用于草地、庭院、文娱场所和工地等防治蜱螨。

（9）乙硫磷（phosphorodithioic acid）：化学名称：S,S′-亚甲基-O,O,O′,O′-四乙基双（二硫代磷酸酯）。又称蚜螨、乙硫磷、益赛昂、易赛昂、乙赛昂、昂杀拉、灭蟑灵、爱杀松和一二四零。纯品为白色至琥珀色油状液体，工业品为油状液体，有恶臭。熔点-12~-15℃，相对密度1.22，沸点125℃（0.001 3kPa）。微溶于水，溶于氯仿、苯、二甲苯，易溶于丙酮、甲醇、乙醇。毒性：急性毒性 LD_{50} 大鼠经口13~34mg/kg，大鼠经皮1 600mg/kg。为非内吸性杀虫、杀螨剂，具有较强的触杀作用，一定的杀螨卵作用。用途：用于防治棉花、水稻、果树作物上的害虫和害螨，但不能在蔬菜和茶树上使用。

（10）马拉硫磷（malathion）：化学名称：O,O-二甲基-S-［1,2-二（乙氧基羰基）乙基］二硫代磷酸酯。又称马拉松、四零四九和马拉赛昂。纯品为无色或淡黄色油状液体，有蒜臭味，工业品带深褐色，有强烈气味。熔点2.9~3.7℃，沸点156~159℃（0.093kPa），相对密度1.23，微溶于水，可与大多数有机溶剂混溶。毒性：属低毒杀虫剂。原药雌鼠急性经口 LD_{50} 1 751.5mg/kg，雄大鼠经口 LD_{50} 1 634.5mg/kg，大鼠经皮 LD_{50} 4 000~6 150mg/kg，对蜜蜂高毒，对眼睛、皮肤有刺激性。毒性低，残效期短，具良好的触杀、胃毒和一定的熏蒸作用，无内吸作用，对刺吸式口器和咀嚼式口器的害虫都有效。进入虫体后氧化成马拉氧磷，从而更能发挥毒杀作用。而进入温血动物时，则被在昆虫体内所没有的羧酸酯酶水解，因而失去毒性。用途：适用于防治烟草、茶和桑树等作物上的害虫。用于卫生方面可杀灭蚊蝇幼虫和臭虫，也可用于防治粮仓害虫。

（11）伏杀硫磷（phosalone）：化学名称：O,O 二乙基-S-（6-氯-2-氧苯噁唑啉-3-基甲基）二硫代磷酸酯。又称伏杀磷和佐罗纳。原药为无色晶体，略有蒜味。熔点42~48℃，难溶于水，溶于醇、丙酮、苯等有机溶剂。毒性：属中毒杀虫杀螨剂。急性经口雄性大白鼠 LD_{50} 120~170mg/kg，雌性大白鼠 LD_{50} 135~170mg/kg，急性经皮大白鼠 LD_{50} 1 500mg/kg，兔>1 000mg/kg。对人的ADI为0.006mg/kg。作用特点：伏杀硫磷是触杀性杀虫、杀螨剂，无内吸作用，杀虫谱广，持效期长，代谢产物仍具杀虫活性。在常用剂量下，对作物安全。用途：适用于果树、大田作物和经济作物上防治多种害虫和害螨。

（12）辛硫磷（phoxim）：化学名称：O,O-二乙基-O-（苯乙腈酮肟）硫代磷酸酯。又称肟硫磷、倍腈松和腈肟磷。理化性质：纯品为浅黄色油状液体，熔点5~6℃，相对密度1.178。20℃时水中的溶解度为7mg/L，在甲苯、正己烷、二氯甲烷、异丙醇中均大于200g/L，微溶于脂肪烃类。在植物油和矿物油中缓慢水解，在紫外光下逐渐分解。毒性：急性毒性雄大鼠经口 LD_{50} 2 170mg/kg，大鼠经皮 LD_{50} 1 000mg/kg。辛硫磷对人、畜低毒，对蜜蜂有触杀和熏蒸毒性。作用特点：杀虫谱广，击倒力强，以触杀和胃毒作用为主，无内吸作用，杀磷翅目幼虫效果较好。在田间因对光不稳定，很快分解，所以残留期短，残留危险小，但该药施入土中，残留期很长，适合于防治地下害虫。用途：适合于防治地下害虫。对危害花生、小麦、水稻、棉花、玉米、果树、蔬菜、桑、茶等作物的多种鳞翅目害虫的幼虫有良好的效果，对虫卵也有一定的杀伤作用。也适于防治仓库和卫生害虫。

（13）治螟磷（sulfotep）：化学名称：O,O,O′,O′-四乙基二硫代焦磷酸酯。又称苏化二〇三、硫特普和双一六〇五。黄色液体，沸点136~139℃（0.267kPa）、110~113℃（27Pa），相对密度1.196。室温下水中的溶解度为25mg/L，能与多数有机溶剂混溶。不易水解，对铁有腐蚀性。毒性：急性毒性大鼠经口 LD_{50} 5mg/kg，小鼠经口 LD_{50} 22mg/kg。该品为触杀型、非内吸性杀虫剂，对棉红蜘蛛和蚂蟥有很好的杀灭效果，亦可用于温室熏蒸杀虫杀螨。用途：主要用于防治水稻、棉花害虫等。

（14）三唑磷（triazophos）：化学名称：O,O-二乙基-O-（1-苯基-1,2,4-三唑-3-基）硫代磷酸酯。又称螟克清、扑虫特和关螟等。纯品为浅棕黄色液体，熔点0~5℃，相对密度1.247，水中的溶解度为35mg/L，可溶于大多数有机溶剂。对光稳定，在酸、碱介质中水解，140℃分解。毒性：大鼠急性经口 LD_{50} 82mg/kg，大鼠急性经皮 LD_{50} 1 100mg/kg。属中毒、广谱有机磷杀虫、杀螨、杀线虫剂，具有强烈的触杀和胃毒作用，杀虫效果好,杀卵作用明显,渗透性较强,无内吸作用。用途:主要用于防治果树、棉花和粮食类作物上的鳞翅目害虫、害螨、蝇类幼虫及地下害虫等。

2. 拟除虫菊脂类 拟除虫菊脂类杀螨剂是一类根据天然除虫菊素化学结构而仿生合成的杀螨剂,它具有杀螨活性高、击倒作用强、对高等动物低毒及在环境中易生物降解等特点。此类杀螨剂包括天然除虫菊素和合成拟除虫菊酯杀螨剂,天然除虫菊素是除虫菊花中所含的除虫菊素,它对害虫有强烈的触杀和胃毒作用,其蒸气亦有熏蒸和驱赶作用,这类药剂杀螨毒性强,杀螨谱广,对人畜十分安全,但由于有不稳定性的缺点,因而仅能作为一类室内杀螨剂;拟除虫菊酯杀螨剂的化学结构和前者类似,但它克服了天然除虫菊素的缺点,具有化学性质稳定、残效较长的优点,目前该螨剂已得到广泛应用。

(1)联苯菊酯(bifenthrin):化学名称:(1R,S)-顺式-(Z)-2,2-二甲基-3-(2-氯-3,3,3-三氟-1-丙烯基)环丙烷羧酸-2-甲基-3-苯基苄酯。又称天王星、虫螨灵和毕芬宁。纯品为白色固体,熔点68~71℃。在水中溶解度为0.1mg/l,溶于丙酮、氯仿、二氯甲烷、乙醚、甲苯、庚烷,微溶于戊烷、甲醇。对光稳定,在酸性介质中亦稳定,但在碱性介质中会分解。毒性:急性毒性大鼠经口LD_{50} 54.5mg/kg,兔经皮LD_{50}>2 000mg/kg。对皮肤和眼睛无刺激作用,无致畸、致癌、致突变作用。对人畜毒性中等,对鱼毒性很高。作用特点:是一种高效合成除虫菊酯杀虫、杀螨剂,具有触杀、胃毒作用,无内吸、熏蒸作用。杀虫谱广,对螨也有较好防效。作用迅速,残效期长,对环境较为安全。用途:可用于防治棉花、果树、蔬菜、茶叶等作物的鳞翅目幼虫、蚜虫、叶螨等害虫、害螨。

(2)氯氟氰菊酯(cyhalothrin):化学名称:2,2-二甲基-3-(2-氯-3,3,3-三氟-1-丙烯基)环丙烷羧酸-α-氰基-3-苯氧基苄酯。又称三氟氯氰菊酯、功夫和功夫菊酯等。为黄色或棕色黏稠油状物(工业品),沸点187~190℃(26.7Pa),密度1.2。水溶解度<1mg/L,能以任意比例与醇类、脂肪烃、芳香烃、卤代烃、酯类、醚类和酮类混溶。毒性:急性经口雄性大鼠LD_{50} 166mg/kg,雌性大鼠LD_{50} 144mg/kg。作用特点:是一种高效、广谱、速效、持效期长的拟除虫菊酯类杀虫、杀螨剂,以触杀和胃毒作用为主,无内吸作用。喷洒后耐雨水冲刷,但长期使用该药,作物易产生抗性。用途:能有效地防治棉花、果树、蔬菜、大豆等作物上的多种害虫,也能防治动物体上的寄生虫。对螨的使用剂量要比常规用量增加1~2倍。

(3)溴氟菊酯(brofluthrinate):化学名称:(R,S)-A-氰基-3-(4′-溴代苯氧苄基)-(R,S)-2-(4-二氟甲氧基苯基)-3-甲基丁酸酯。又称中西溴氟菊酯。淡黄色至深棕色液体。不溶于水,易溶于醇、醚、苯、丙酮等多种有机溶剂。在中性、微酸性介质中稳定,碱性介质易水解。对光比较稳定。毒性:对人畜低毒,原药对大鼠急性经口LD_{50}>10 000mg/kg,大鼠急性经皮>2 000mg/kg。对皮肤和眼睛无刺激,无致癌、致畸、致突变性。对鱼类高毒,对蜂低毒。作用特点:具有触杀和胃毒作用,是一种高效、广谱、残效期长的拟除虫菊酯类杀虫剂、杀螨剂,对蜂螨也有效。用途:适用范围广,可用于防治蔬菜、果树、大豆、茶树上的害虫和害螨。高效、广谱的杀虫、杀螨剂,对多种害虫、害螨有良好的效果。

3. 氨基甲酸酯类 氨基甲酸酯类杀螨剂是指化合物结构中含有氨基甲酸基本模板的一类具有杀螨活性的药物,该类杀螨剂具有作用迅速、持效期短、选择性强和对天敌安全等特点,多数兼有胃毒和空间触杀作用,对哺乳动物毒性一般较有机磷类高,且价格较贵。

(1)苯硫威(fenothiocard KCO-3001 Panocon):化学名称:S-4-(苯氧基丁基)-N,N-二甲基硫代氨基甲酸酯。又称苯丁硫威、芬硫克、克螨威和排螨净。白色结晶,熔点40~41℃。不溶于水,溶于大多数有机溶剂。毒性:雄性大鼠急性经口LD_{50} 1 150mg/kg,雌性1 200mg/kg,雄性小鼠急性经口LD_{50} 7 000mg/kg,雌性为4 875mg/kg;小鼠急性经皮LD_{50}>8 000mg/kg;大鼠皮下注射LD_{50} 763~803mg/kg,小鼠为3 400~3 510mg/kg;大鼠急性吸入LC_{50}为1.79mg/L。作用特点:氨基甲酸酯类杀螨剂,对卵、幼螨、若螨均有强烈活性,有其是杀卵活性较佳。对雌螨活性不高,但在低浓度下有明显降低雌螨繁殖、降低卵孵化的功能,以230~500mg/L浓度施于柑橘果实上,可防治全爪螨的卵和幼螨。用途:适用于防治各发育阶段的螨,尤其是螨卵。

(2)涕灭威(aldicarb):化学名称:2-甲基-2-甲硫基丙醛-O-(N-甲基氨基甲酰)肟。又称铁灭克、丁醛肟威和神农丹。原药为具有硫黄气味的白色结晶,熔点98~100℃,相对密度1.195。20℃时水中溶解度为4.93g/L,可溶于丙酮、苯、四氯化碳等大多数有机溶剂。毒性:属高毒农药品种,原药大鼠经口LD_{50} 0.9mg/kg。对人畜高毒,对鸟类、蜜蜂和鱼类高毒。涕灭威具有触杀、胃毒和内吸作用,能被植物根系吸收,传导到植物地上部各组织器官。速效性好,持效期长。撒药量过多或集中撒布在种子及根部附近时,易出现药害。涕灭威在土壤中易被代谢和水解,在碱性条件下易被分解。用途:适用于防治蚜虫、螨类、蓟马等刺吸式口器害虫和食叶性害虫,对作物各个生长期的线虫有良好防治效果。

(3)克百威(carbofuran):化学名称:2,3-二氢-2,2-二甲基-7-苯并呋喃基甲氨基甲酸酯。又称呋喃丹、虫螨威、大扶农和卡巴呋喃。无色结晶,无气味。熔点 153~154℃,相对密度 1.180。水中的溶解度低,为 0.7g/L,可溶于多种有机溶剂,但溶解度不高,难溶于二甲苯、石油醚、煤油。在中性、酸性介质中较稳定,在碱性介质中不稳定。无腐蚀性,不易燃。毒性:属高毒杀虫剂,原药大鼠急性经口 LD_{50} 8~14mg/kg,家兔急性经皮 LD_{50}>10 200mg/kg,对眼睛和皮肤无刺激作用。在试验剂量内对动物无致畸、致突变、致癌作用。对鱼、鸟高毒,对蜜蜂无毒。克百威是广谱性杀虫、杀螨剂,具有触杀和胃毒作用。它与胆碱酯酶结合不可逆,因此毒性甚高。能被植物根部吸收,并输送到植物各器官,以叶缘最多。用途:适用于水稻、棉花、烟草、大豆等作物上多种害虫的防治,也可专门用作种子处理剂使用。

(4)伐虫脒(formetanate):化学名称:3-二甲氨基亚甲基亚氨基苯基-N-甲氨基甲酸酯。又称威螨脒、敌克螨、敌螨脒和伐虫螨。纯品为黄色结晶固体,熔点 101~103℃,不挥发。20℃水中的溶解度为 0.1mg/L,易溶于苯、二氯甲烷。毒性:大鼠经口 LD_{50} 20mg/kg,小鼠经口 LD_{50} 18mg/kg。对皮肤刺激中等,对眼睛刺激强烈。作用特点:为杀螨、杀虫剂,它起抑制乙酰胆碱酯酶的作用,对螨卵及成螨均有效,常被作为一种盐来发挥作用。用途:适用于园艺、农作物以及森林植物中的蜘蛛螨、锈螨等的防治。

4. 杂环类 杂环类杀螨剂是指化合物分子中包含有杂环结构的并具有杀螨活性的有机化合物。杂环类杀螨剂种类众多,根据其作用机制可分为螨类生长调节活性剂(噻螨酮、四螨嗪、氟螨嗪、乙螨唑、螺螨酯和螺甲螨酯)、螨类神经毒剂(氟虫腈、克杀螨、灭螨猛)、螨类呼吸代谢控制剂(嘧螨醚、嘧螨酯、唑螨酯、吡螨胺、哒螨酮、喹螨醚)等。生长调节剂主要是抑制螨的生长发育,影响几丁质合成,抑制其蜕皮,杀螨卵和若螨作用较强,对成螨效果差,甚至无效,该类药剂一般表现为触杀作用,内吸作用不明显;螨类神经毒剂种类不多,对人畜具有潜在危害性;螨类呼吸代谢控制剂大多作用时间长,一般具有触杀活性,无内吸性或内吸性较弱,害螨以触杀为主,对若螨、幼螨和成螨的杀伤力均较强,但对卵的杀伤力不大。

(1)四螨嗪(clofentezine):化学名称:3,6-双(2-氯苯基)-1,2,4,5-四嗪。又称阿波罗、螨死净和克芬螨。纯品为红色晶体,熔点 182.3℃。对光、热、空气稳定,可燃性较低。毒性:大鼠急性经口 LD_{50}>1 000mg/kg,大鼠急性经皮 LD_{50} 为 5 000mg/kg,大鼠急性吸入 LC_{50} 为 9mg/L(4 小时)。对兔皮肤有轻微刺激作用。该药为有机氯特效杀螨剂,有触杀作用,药效持久。对卵和若螨效果较好,对成螨无效,可使雌螨产生的卵不健全,从而导致螨灭迹,对天敌及环境安全。用途:适用于防治果树、棉花、观赏植物上的植食性害虫和害螨。

(2)乙螨唑(etoxazole):化学名称:(RS)-5-叔丁基-2-[2-(2,6-二氟苯基)-4,5-二氢-1.3-噁唑-4-基]乙氧基苯。又称依杀螨。纯品外观为白色晶体粉末,熔点 101.5~102.5℃。20℃时的溶解度:水 75.4μg/L,丙酮 309.4g/L,甲醇 104.0g/L,二甲苯 251.7g/L。毒性:属低毒,对益虫安全,对哺乳动物低毒(LD_{50} 5 000mg/kg),残留期短(DT_{50} 19d)。作用特点:其作用方式是抑制螨卵的胚胎形成以及从幼螨到成螨的蜕皮过程,对卵及幼螨有效,对成螨无效,因此最佳的防治时间是害螨危害初期。本药耐雨性强,持效期长达 50d。使用剂量低,对环境安全,对有益昆虫及益螨无危害或危害极小。用途:对棉花、苹果、花卉、蔬菜等作物的叶螨、始叶螨、全爪螨、朱砂叶螨等螨类有卓越防效。

(3)螺螨酯:化学名称:3-(2,4-二氯苯基)-2-氧代-1-氧杂螺[4,5]-癸 -3-烯 4-基 -2,2-二甲基丁酸酯。又称螨威多和螨危。有效成分为季酮螨酯(Spirodiclofen)。外观白色粉状,无特殊气味,熔点 94.8℃,相对密度 1.29。20℃时的溶解度:正己烷 20g/L,二氯甲烷>250g/L,异丙醇 47g/L,二甲苯>250g/L,水 0.05g/L。毒性:属低毒,大鼠急性经口 LD_{50}>2 500mg/kg,急性经皮 LD_{50}>4 000mg/kg。作用特点:有触杀作用,无内吸性。主要抑制螨的脂肪合成,阻断螨的能量代谢,对螨的各个发育阶段都有效。具有杀螨谱广、适应性强、卵幼兼杀、持效期长、低毒、低残留、安全性好、无互抗性等优点。用途:可用于柑橘、葡萄等果树和茄子、辣椒、番茄等茄科作物的螨害治理。

(4)吡螨胺(tebufenpyrad):化学名称:N-(4-特丁基苄基)-4-氯 -3-乙基-1-甲基-5-吡唑甲酰胺。又称心螨立克。纯品为白色结晶,熔点 61~62℃,相对密度 1.021 4。25℃时在水中的溶解度为 2.8mg/L,溶于丙酮、甲醇、氯仿、乙腈、正己烷和苯等大部分有机溶剂。毒性:急性毒性大鼠经口 LD_{50} 595mg/kg,大鼠经皮 $LD_{50}>2\,000$mg/kg,大鼠吸入 LC_{50} 为 $2\,660$mg/m^3。属低毒剂,对鸟类、蜜蜂等无毒。是一种高效、快速的酰胺类杀螨剂,具有独特的化学性质和作用方式,无交互抗性,对各种螨类和螨的发育全过程均有速效、高效作用,持效期长,毒性低,无内吸性,有渗透性。用途:主要用于棉花、果树、蔬菜等作物防治害螨。

在进行粉螨防制时,首先要正确分类,才能"对螨下药",达到有效防制粉螨的目的。其次,杀螨剂应具有高效低毒、使用方便、经济、安全、有效、保护期长、对种子发芽力无影响等特点,经一系列急、慢性毒性试验,达到国家制定的允许残留标准后方能使用。据报道的 19 种杀螨剂对粗脚粉螨、腐食酪螨和害嗜鳞螨的防制效果见表 34-17。

表 34-17 部分杀螨剂水稀释液对谷物中三种粉螨的防制效果

杀虫剂	剂量/ppm	粗脚粉螨		腐食酪螨		害嗜鳞螨	
		死亡率等级（7d）	死亡率等级（14d）	死亡率等级（7d）	死亡率等级（14d）	死亡率等级（7d）	死亡率等级（14d）
毒死蜱	2.0	4.0	4.0	4.0	4.0	4.0	4.0
辛硫磷	2.0	4.0	4.0	4.0	4.0	4.0	4.0
稻丰散	10.0	3.0	4.0	3.0	4.0	4.0	4.0
虫螨磷	4.0	3.0	4.0	3.0	4.0	3.0	4.0
右旋反灭虫菊酯	2.0	2.0	4.0	1.0	3.0	3.0	4.0
右旋反灭虫菊酯/增效醚	2.0/20.0	3.0	4.0	1.0	3.0	3.0	3.0
除虫菊酯/增效醚	2.0/20.0	3.0	4.0	2.0	2.0	1.0	3.0
C_{23763}	10.0	1.0	3.0	4.0	4.0	4.0	4.0
马拉硫磷	10.0	0	2.0	3.0	4.0	3.0	4.0
杀螟硫磷	9.0	0	0	3.0	4.0	3.0	4.0
碘硫磷	10.0	0	1.0	3.0	4.0	3.0	4.0
杀虫畏	20.0	0	1.0	3.0	4.0	4.0	4.0
溴硫磷	12.0	0.0	2.0	3.0	3.0	3.0	4.0
敌敌畏	2.0	1.0	1.0	2.0	3.0	4.0	4.0
灭螨猛	10.0	2.0	2.0	1.0	1.0	2.0	3.0
除虫菊素	9.0	1.0	2.0	2.0	1.0	0	0
异丙烯除虫菊/增效醚	2.0/20.0	2.0	2.0	1.0	2.0	1.0	2.0
异丙烯除虫菊	9.0	1.0	0	0	0	1.0	1.0
增效醚	20.0	0	0	0	0	0	1.0

注:死亡率<10% 为 0 级;死亡率 25% 为 1 级;死亡率 50% 为 2 级;死亡率 75% 为 3 级;死亡率 100% 为 4 级。

5. 其他杀螨剂

（1）熏蒸剂:熏蒸剂是防制粉螨的一种速效剂,常用的熏蒸剂有磷化氢、溴甲烷、四氯化碳、溴乙烷、环氧乙烷、二氯化碳等。研究表明,熏蒸剂虽然可迅速杀死粉螨成螨,但对螨卵和休眠体的杀伤力则很弱。国外有学者报道了在 10℃条件下,应用 12 种熏蒸剂对长食酪螨、害嗜鳞螨和粗脚粉螨的毒力作用,熏蒸剂包括了丙烯腈、四氯化碳、溴乙烷、甲酸乙酯、二溴化乙烯、二氯化乙烯、环氧乙烷、甲代烯丙基氯、溴甲烷、三氯甲烷、甲酸甲酯和磷化氢。结果显示,经过每种熏蒸剂熏蒸后立即进行检查,均未发现活螨。但在以后的不同时期中可见到幼螨,说明有螨卵存活。

对于储粮螨使用熏蒸剂的研究,近年来国内外出台了很多新规定。过去 50 多年中应用于储粮中防制螨类的熏蒸剂主要为磷化氢、溴甲烷和氯化苦等。氯化苦具有催泪作用,对操作人员的身体健康影响较大,现已经很少使用。溴甲烷则因为其能破坏地球大气臭氧层,国际社会先后在 1985 年的《保护臭氧层的维也纳公约》、1987 年的《关于消耗臭氧层物质的蒙特利尔议定书》以及 1992 年的《哥本哈根修正案》中,把溴甲烷列入受控物质的清单中,并要求发达国家 2005 年完全淘汰溴甲烷;发展中国家 2015 年实现全部淘汰。我国粮食系统也于 2007 年元旦之后,不再使用溴甲烷。至此,能应用于防治储粮害虫(包括粉螨)的熏蒸剂只有磷化氢一种。且它不对被熏蒸物的品质产生影响;散毒时,在空气中很快被氧化为磷酸,环境相容性好;对非靶标生物无积累毒性;其剂型多样化,便于在各种场合下使用;且使用成本低,利于在诸多发展中国家推广应用。

到目前为止,单独使用一种熏蒸剂进行一次熏蒸很难根除储藏物中的粉螨。因此,近年来多位学者报道了采用磷化氢进行连续二次低剂量熏蒸、磷化氢环流熏蒸及磷化氢和 CO_2 混合熏蒸的方法,均取得了较好的杀螨效果。二次熏蒸的间隔时间需根据气温、螨种及仓库的密闭性等因素决定。Bowley 和 Bell 用磷化氢和溴甲烷进行连续二次低剂量熏蒸试验,在 20℃条件下可完全防制长食酪螨、害嗜鳞螨和粗脚粉螨,二次熏蒸之间的间隔为 10~14 天;10℃条件下完全防制害嗜鳞螨和粗脚粉螨所需间隔为 5~9 周,防制长食酪螨所需间隔以 7 周为宜。沈兆鹏(1993)研究以纳氏皱皮螨的生活史,发现其最少发育周期为 9.16 天,即在适宜温、湿度条件下,完成其生活周仅 9~10 天。因而提示,为了正确掌握二次低剂量熏蒸之间的间隔,其时间可以缩短到 9 天左右,即在第一次低剂量熏蒸之后,隔 8~9 天再进行第二次低剂量熏蒸,达到了彻底消灭储粮中的纳氏皱皮螨的目的。因此,掌握好连续 2 次低剂量熏蒸的间隔,是取得良好的粉螨防制效果的关键。

(2)谷物保护剂:谷物保护剂是专门防制储粮害虫的高效低毒的化学农药。因谷物保护剂与粮食直接接触,而粮食是供人们食用的,因此,谷物保护剂(主要是化学杀虫剂,其次是微生物农药、昆虫生长调节剂、植物性杀虫剂等)一定是对人和哺乳动物低毒(不但谷物保护剂本身低毒,且分解产物也必须低毒或无毒),且要具有使用方便、经济、安全、有效、保护期长、对种子发芽力无影响等特点,经一系列急、慢性毒性试验。达到国家制定的允许残留标准后才能使用。目前常用的谷物保护剂有保粮磷(杀螟松和溴氰菊酯复配而成)、马拉硫磷、虫螨磷、杀螟硫磷、毒死蜱、除虫菊酯、灭螨猛等数十种。其中前四种为我国常用的谷物保护剂,对储藏谷物防螨均有较强作用。

使用时将具有残效的触杀(或同时具有空间触杀)制剂,喷洒于室内或厩舍的板壁、墙面及室内的大型家具背面、底面等,当侵入室内的粉螨栖息时因接触杀螨剂而中毒死亡。也可将杀螨剂喷洒在粉螨喜食植物的茎、叶、果实、食饵的表面,也可混合在食饵内,当粉螨取食时,将药物一同食入消化道,药物在其消化道内分解吸收,从而使粉螨中毒死亡。作滞留喷洒时,药剂的浓度可根据喷洒的对象及吸湿程度适当调整。例如,优质杀螟硫磷(fenitrothion,含 1%)和溴氰菊酯(deltamethrin,含 0.01%)的复配制剂保粮磷,其杀螨效果好,作用持续时间长,用药量少,对人畜安全,不影响种子发芽力等,不仅能防制多种储粮甲虫,对谷蠹也有杀灭作用,同时能有效地防制腐食酪螨和害嗜鳞螨(*Lepidoglyphus destructor*)等储粮螨类,其毒性低,对大鼠急性口服 LD_{50} 为 2 710mg/kg,急性经皮 LD_{50} 为 4 640mg/kg;对大鼠皮肤、眼无刺激,对人畜低毒。常用的保粮磷剂量为 4ppm,而国家规定的允许残留量为杀螟硫磷 5ppm、溴氰菊酯 0.5ppm。其使用剂量明显低于国家允许残留量,因而使用是安全的。

虫螨磷(pirimiphos—methyl):化学名称:甲基嘧啶硫磷,简称甲基嘧啶磷或甲嘧硫磷。甲基嘧啶硫磷对人和哺乳动物的毒性均很低,经毒力测试大鼠急性口服 LD_{50} 为 2 050mg/kg,对兔子经皮急性毒性 $LD_{50}>2\ 000mg/kg$,对鸟类的毒性要大一些。慢性毒性研究表明,除了影响胆碱酯酶的活性外,无其他明显的影响。虫螨磷兼有触杀和胃毒作用,并且有一定的熏蒸作用。作为谷物保护剂常用于防治储粮昆虫和螨类,国外常用剂量为 4ppm;我国常用剂量为 5~10ppm。英国学者用甲基嘧啶硫磷对防治储粮螨类进行实仓试验,用 2% 甲基嘧啶硫磷粉剂,对 200t 已有螨类危害的小麦进行处理,剂量为 4ppm。实仓试验的结果表明,当小麦中甲基嘧啶硫磷的剂量为 4ppm 能有效防治粉螨属(代表种是粗脚粉螨)、食酪螨属(代表种是腐食酪螨)和食甜螨属(代表种是家食甜螨)的各种粉螨。

（3）生长调节剂：粉螨生长调节剂可阻碍或干扰粉螨正常发育生长而致其死亡，不污染环境，对人畜无害。因而是最有希望的"第三代杀螨剂"。有人试用人工合成保幼激素类似物蒙五一五（altosid）和蒙五一二（altozar）杀螨，以 0.032 2ppm 和 0.032 6ppm 混入粉尘螨食料中，就可发挥很强的抑螨作用。

（4）驱避剂（repellent）：驱避剂又叫避虫剂，本身无杀虫作用，但挥发产生的蒸气具有特殊的使粉螨厌恶的气味，能刺激粉螨的嗅觉神经，使粉螨避开，从而防止粉螨的叮咬或侵袭。主要是将其制成液体、膏剂或冷霜直接涂于皮肤上，也可制成浸染剂，浸染衣服、纺织品或防护网等。但使用最多的驱避剂为驱蚊剂，有邻苯二甲酸二甲酯（dimethyl phthalate，DMP）、避蚊胺（DEET）、驱蚊灵（dimethylcarbate）等。

（5）硅藻土：硅藻土等惰性粉被誉为储粮害虫的天然杀螨剂。硅藻土具有很强的吸收酯及蜡的能力，能够破坏粉螨表皮的"水屏障"，使其体内失水，重量减轻，最终死亡。英国的科学家认为，硅藻土能有效地防制储粮螨类。在他们采用无定形沉淀硅、保护粉、无定形硅粉（Dryacid）和杀虫粉（Insecto）进行防治粗脚粉螨、腐食酪螨和害嗜鳞螨的试验中，每种硅藻土分别使用了 4 个剂量：每公斤小麦用硅藻土 0.5g、1.0g、3.0g 和 5.0g。试验结果表明，在温度 15℃、相对湿度 75% 条件下，4 种硅藻土粉的剂量为 1~3g/kg 时，几乎可以杀死全部粗脚粉螨，有效防制腐食酪螨和害嗜鳞螨需要 3~59/kg 的剂量；但害嗜鳞螨对硅藻土并不敏感。并且其对人及哺乳动物等的毒性低，对小鼠急性口服 LD_{50} 为 3 160mg/kg，因此，可在粮食输送过程中将硅藻土与粮食搅拌混匀，或用喷粉机将硅藻土覆盖在建筑物表面，以此来防制粉螨。但长期高剂量使用硅藻土会使螨产生抗性及如何将其均匀地搅拌到大堆粮食中、粮食中粉尘的增加是否会给工作人员带来健康问题等仍需要研究、解决。

（6）芳香油（天然植物提取物）：是一种天然的、高效、低毒、环境友好型的防螨剂。植物精油在环境中易降解，对非靶标生物无害，在杀螨的同时亦可杀死真菌、细菌和其他微生物。在经济昆虫的饲养中，用来防制螨类，既可以提高收益，又能避免化学药物对产品的污染。鄂建等（1989）用 9 种天然植物芳香油进行防制腐食酪螨的实验发现，柠檬油、香茅油和香樟油在 10ppm 的剂量下即可杀死全部腐食酪螨，且天然植物性芳香油无污染、无残留、来源广、作用螨不产生抗药性或抗药性产生延迟，在经济昆虫的饲养中用来防制螨类，既可以提高收益，又能避免化学药物对产品的污染。孙为伟（2019）在 81 种植物精油中筛选出了肉桂精油和丁香精油，并通过生物测定研究了它们对腐食酪螨和伯氏嗜木螨（Caloglyphus berlesei）的毒力。结果显示，肉桂精油和丁香精油毒性最强，杀灭率均为 100%。采用熏蒸和触杀同时作用的方法，测定了肉桂精油对腐食酪螨的毒力分别是苯甲酸苄酯和邻苯二甲酸二丁酯的 9.08 倍和 33.76 倍；对伯氏嗜木螨的毒力是上述两种农药的 8.63 倍和 31.63 倍。进一步的研究还确定了肉桂精油杀螨活性成分是肉桂醛，同时发现密闭熏蒸的杀螨效果明显优于半开放触杀的效果，因此认为肉桂醛是通过蒸气相对两种害螨起作用，且肉桂醛对腐食酪螨和伯氏嗜木螨的 24 小时驱避作用均呈现为浓度依赖性。采用同样的研究方法测试了丁香精油和丁香酚对腐食酪螨和伯氏嗜木螨的毒力，二者同样显示出了明显优于苯甲酸苄酯和邻苯二甲酸二丁酯杀螨作用。研究发现丁香酚是丁香精油杀螨活性成分，通过蒸气相杀螨、24 小时驱避效果也呈现为浓度依赖性。显示了肉桂精油及其活性成分肉桂醛和丁香精油及其活性成分丁香酚对腐食酪螨和伯氏嗜木螨成螨及卵的毒性、熏蒸杀灭作用和驱避作用。

（7）脱氧剂：最近，国外有学者发现某些脱氧剂可以有效杀灭尘螨的成虫和虫卵，可以作为控制尘螨的新措施；这些脱氧剂主要包括铁离子型和抗坏血酸型。铁离子型脱氧剂对粉尘螨、屋尘螨的杀灭作用极佳，而对腐食酪螨的杀灭作用较差。抗坏血酸型脱氧剂对粉尘螨、屋尘螨以及腐食酪螨的杀灭作用未达到 100%，分析原因可能是生成的二氧化碳对 3 种主要尘螨的影响有限，螨的耐缺氧能力增强的缘故。此外，Colloff 等介绍了运用液氮杀灭床垫与地毯中尘螨的方法，有效率可达 90%~100%。

（五）粉螨对杀螨剂的抗药性

粉螨的抗药性是指对某种杀螨剂原本敏感的粉螨种群，经过一个时期接触这种杀螨剂之后，该种群对此杀螨剂产生的耐性或抵抗力。粉螨的抗性不是种的特征，而是种群的表现。粉螨可对一种杀螨剂产生抗性，也有同时对多种杀螨剂产生抗性，称作多重抗性（multiple resistance）或交叉抗性；还有对一种杀螨剂具抗性的粉螨，同时对另一尚未接触过的杀螨剂也具有抗性，称作交互抗性（cross resistance）。粉螨抗性的产生，对治疗螨性疾病极为不利，而且新杀螨剂的研制及更新速度相对缓慢，长此以往，抗药产生速度将超过替代杀螨剂的问世,应引起足够的认识。

1. 抗性的标准　长期以来,群体抗性水平的标准均采用半数致死量(LD_{50})和半数致死浓度(LC_{50})。WHO 于 1976 年提出一种以区分剂量衡量群体抗性水平的标准方法,该方法以敏感品系 $LC_{99.9} \times 2$ 剂量作为区分剂量,确定死亡率 98%~100% 为敏感级(S 级),80%~98% 为初级抗性(M 级),80% 以下为抗性(R 级)。此标准因能比较准确地反映群体抗性水平,且能预报群体中高抗个体的频率,因而在世界范围内被广泛采用。我国亦将此标准稍加修改后用于现场抗性调查和抗性划分。

2. 抗性的影响因素　粉螨对不同杀螨剂的抗性效果不同,即使对同一种杀螨剂,粉螨产生的抗性及其水平也受到诸多因素影响,主要包括外界环境因素和虫体自身因素两个方面。

(1)外界环境因素:杀螨剂的使用剂量、使用时机及有效期内的温湿度和营养等外界因素可以影响抗性的形成和发展,其中最为重要的是杀螨剂的剂量和温度。一般认为,对杀螨剂的抗性基因与敏感基因是同一位点上的一对等位基因,使用高剂量杀螨剂去除抗性杂合子可以延缓抗性的发展。但该方面尚需作进一步深入研究。杀螨剂处理时与处理后的温度对抗性水平的影响较大。温度影响杀螨剂的穿透速率,也影响虫体的解毒过程。一般来说,在适宜温度下,粉螨对杀螨剂的抗性形成较慢。

(2)螨体自身因素:粉螨不同种或同种不同生理状态下,对杀螨剂产生的反应不同。在相同条件下,不同螨种对同一杀螨剂的抗性差异较大。Bowley 和 Bell 用溴甲烷和磷化氢进行连续 2 次低剂量熏蒸试验,来防制长食酪螨(*Tyrophagus longior*)、害嗜鳞螨(*Lepidoglyphus destructor*)和粗脚粉螨(*Acarus siro* Linnaeus),结果在 10℃ 条件下完全防制害嗜鳞螨和粗脚粉螨所需间隔为 5~9 周,而防制长食酪螨所需间隔以 7 周为宜。再如熏蒸剂可迅速杀死粉螨成螨,但对螨卵的毒效较差或无效,可能是因为缺少靶标作用部位。幼螨或若螨的抗性水平则随着虫龄增加而增加,不同幼期的抗性差别可能与螨体含水量有关,还可能与表皮增厚有关。无论螨体处于哪一龄期,蜕皮时尤易受杀螨剂的毒杀作用而死亡。

3. 抗性的机制　研究表明粉螨的抗药性是由基因决定的,也是杀螨剂选择的结果。关于抗性形成的机制学说,其中被广泛接受的是先期适应(preadaptation)学说。该学说认为,粉螨抗药性是一个先期适应现象,由选择形成的。在粉螨自然种群中本身存在着广泛的多态性(polymorphism),个体间对杀螨剂的敏感性不同,杀螨剂在抗性形成过程中并没有改变粉螨,只是起了筛选作用,即将耐药性低的个体淘汰,而耐药性较高的个体存活下来。这样一代代地选择,最终出现了抗性的群体。抗性的形成过程实际上是抗性基因积累和加强的过程,如果没有抗性基因,无论如何选择,也不会形成抗性,即并非所有粉螨对所有杀螨剂都能产生抗药性。

4. 抗性的治理

(1)高杀死或低剂量处理:高杀死是指采用有效剂量将粉螨种群中 99% 个体杀死。高杀死可使抗药性基因频率降至最低,在自然选择下使抗药性基因逐渐消失。该措施得到提倡,并于防制实践中广泛应用。

当粉螨种群抗药性频率很低时,提倡采用低剂量杀螨剂处理。该处理一方面不会杀死大量的敏感粉螨,从而保持种群对杀螨剂的敏感性,另一方面还可影响粉螨的行为、发育速度、生殖能力和寿命等,从而降低种群密度。

(2)选用新的杀螨剂:新选用的杀螨剂要注意有无交互抗性。因为这有利于挑选杀螨剂和及时发现粉螨抗性的产生。如林丹和马拉硫磷 1:3 混合物能有效防制粉螨,但由于有些粉螨已对其产生抗药性,故许多国家包括我国已禁用林丹。应尽可能选用新的高效低毒杀螨剂,以达到更好的防制效果。如 Oshima 等(1972)用硅胶涂于席上,5 月及 7 月各涂一次,以降低湿度,阻止粉螨(主要是尘螨)的生长。

(3)有计划地轮用或联用杀螨剂:轮换使用或联合使用两种或两种以上不同毒杀机制的杀螨剂,包括使用增效剂,不但能增强防螨效果,还能有效预防害螨出现抗药性。从理论上讲,杀螨剂混用是有效的抗性治理方法,但两种杀螨剂混合使用成本高且可增加对哺乳动物的毒性,因而在混合使用时必须慎加选择。在防制实践中,应用较多的是杀螨剂与增效剂的混合使用。为了防止粉螨抗性产生,必须避免一处连续多次使用一种杀螨剂,可用不同作用和机制的杀螨剂轮替使用。

(4)加强对抗性的研究:利用先进技术对一些虫种遗传基因进行分析,并对标志基因进行鉴定,从而探测抗性基因在染色体图谱上的情况;以及应用同位素标记杀螨剂、色谱及分光光度分析技术等,研究杀螨剂解毒或酶抑制的微量技术。

（5）尽量采用综合防制措施：根据具体情况，采用多种防制措施，不单靠杀螨剂。同时，同一杀螨剂尽可能防制多种有害节肢动物，例如杀螟硫磷室内滞留喷洒不但可以毒杀侵入室内的粉螨，也兼有防制室内蚊、蝇、鼠蚤、蟑螂等效果。

(六) 合理安全使用杀螨剂

杀螨剂的效果除制剂的性质和本身的毒杀作用外，各种杀螨剂只有合理使用，才能既提高防制效果。使用不当，甚至滥用，不仅造成浪费，也增加了杀螨剂的环境污染，还可加速抗药性的产生，降低防制效果。正确鉴定粉螨的种类。各种杀螨剂及其剂型，都具有不同性能，各自适用于特定的场合和目的。例如我国在利用谷物保护剂来防制储粮害螨时，谷物的含水量在安全标准下，虫螨磷、毒死蜱和防虫磷的剂量分别为5ppm、5ppm、15ppm，采用稻壳载体和喷洒与谷物混和的方法，能完全控制储粮在一年时间内不发生螨类。因而在实际防制工作中，应尽可能使用杀螨剂最适当的剂量，应用于最适宜的时机和场所。

(七) 杀螨剂的环境污染

杀螨剂在杀灭粉螨的同时，必然对环境造成污染。杀螨剂中的有机氯、有机磷也会按照生物循环规律进行转移与流动，因此也会对其他生物（包括人畜）造成影响。杀螨剂的危害主要是由于其自身的以下特征所造成的。

1. 化学稳定性　多数杀螨剂毒性成分稳定不易分解，会对环境造成长久的污染。
2. 扩散机制　可通过空气或水的移动而散布。
3. 广谱毒性　其毒性成分对多种生物都有毒害作用。
4. 毒性累积作用　其有机成分难溶于水，却易溶于脂肪。因此，通过食物链的传递，会在人或畜的脂肪组织中造成累积，即所谓生物浓缩现象（bioconcentration）。

(八) 杀螨剂使用注意事项

由于杀螨剂对人和动物大多有毒性，在住宅内或粮仓内作滞留喷洒等均可能引起人的中毒和粮食的损害。在施用杀螨剂时要注意安全操作：

1. 减少用药次数，保护利用好天敌。为充分发挥好天敌作用，就要使天敌达到一定的虫口密度，才能使天敌自然控制力与害虫繁殖力之间保持一定幅度的动态平衡。
2. 正确选用农药品种，做到对症下药。
3. 轮用、混用农药，延缓病虫抗药性的出现。
4. 操作时须戴口罩，穿工作服，尽量避免皮肤与药物接触。
5. 室内喷洒时，须先将食物、食具等搬出室外或遮盖防护，以防止药物污染。
6. 室外喷洒时，要站在上风。
7. 在喷洒过程中，如发生腹痛、呕吐、大量出汗、流泪等症状，应服解毒片，并去医院治疗。
8. 喷洒后如有药液剩余，应妥为保存，不要随便放置，更不能倒入江河，避免发生意外事件。
9. 工作结束后应用肥皂洗手、沐浴、更换衣服。

(九) 杀螨剂研究开发的新进展

化学防治具有高效、迅速、使用方便、性价比高等优点。但使用不当可对储藏物产生药害，杀伤储藏微环境中的有益生物，引起人畜中毒、环境污染和导致储藏物的农药残留等。因此，随着人们对环境保护重视程度的增强及粉螨抗药性的发展，一直需求不断更新杀螨剂品种，同时人们也越来越崇尚天然产品、无污染食品。世界各国杀螨剂研究工作者都在致力于开发高效、低毒、低残留的新型杀螨剂。

六、生物防制

近年来，由于滥用杀虫剂，导致杀虫剂的污染越来越严重，同时随着螨类抗药性的逐渐增强，使得生物防制（biological control）的研究越来越受到世界卫生组织相关机构的重视。

生物防制是指利用有益生物及其产物防制有害生物，即利用某种有益生物（天敌、寄生物或微生物等）或其代谢物（信息素等）来控制某种有害生物的防制措施。其特点是防制特异性强、对非目标生物（人、畜等)和有益生物无害,不污染环境,已成为目前医学节肢动物防制的方向之一。生物防制方法主要包括以下几种:①天敌螨类和昆虫的利用,即寄生性、捕食性螨类和昆虫,如"以螨治螨"。②寄生物的利用,即原生动物、线形动物等,如微孢子虫和罗索线虫等;③微生物的利用,即细菌、真菌、病毒和类菌原体等,如苏云金杆菌、白僵菌、核型多角体病毒、阿维菌素等,此外还有捕食性鸟类的利用等。

在采用生物防制措施时,既要充分考虑到粉螨生态学和种群动态的变化情况,还应考虑所要释放或放养天敌的生物学特性及天敌对目标生物与非目标生物产生的影响和自身数量变化、存活情况等。在自然界中,粉螨和它的天敌或捕食者、寄生物与宿主之间是相互制约的,并保持一定的动态平衡。若没有其他干扰因素,天敌减少粉螨则相应增多;反之,天敌增多粉螨则相应减少,但最终粉螨和它的天敌之间将要达到一个相对平衡的稳定状态。而生物防制就是要打破这种相对平衡,通过增加天敌的种类和/或数量,遏制粉螨的数量,以达到降低粉螨危害的目的。但对于病原体而言,则相当于是一种生物杀虫剂(biocide)。

捕食性螨类是一类以捕食为生的螨类,它们以害螨、蚜虫、粉虱、蚧、跳虫等微小动物及其卵为食,也可以捕食线虫。主要包括植绥螨科(Phytoseiidae)、厉螨科(Laelapidae)、绒螨科(Trombidiidae)、肉食螨科(Cheyletidae)大赤螨科(Anystidae)、长须螨科(Stigmaeidae)和巨须螨科(Cunaxidae)等。有关于捕食螨类的关注最早开始于农业害螨的研究。从19世纪初开始,国外学者就注意到植绥螨是叶螨和瘿螨的重要捕食者;1990年Gerson和Smiley报道巨须螨奔跑敏捷,能不加挑剔地捕食各种作物和其他生境中的小型节肢动物;单纯鞘硬瘤螨(*Coleoscirus simple*)可以捕食根结线虫(*Meloidgyne* sp.)等蠕形线虫及土壤中的小型节肢动物;普劳螨属的种类(*Pulaeus* sp.)也可以取食节肢动物和线虫。而后,有学者又发现捕食螨在储藏害螨的防制中也具有巨大的潜力。例如,马六甲肉食螨对腐食酪螨有很好的控制作用,每只成螨一昼夜可捕食10只左右的腐食酪螨;而普通肉食螨是粗脚粉螨的天敌,1只普通肉食螨平均可捕食粗脚粉螨12~15只/d。在捷克和奥地利都进行过普通肉食螨防治粉螨的研究,有人将该螨释放到空仓和粮食水分高于14%的粮仓内,发现可明显抑制粉螨的种群增长。在释放有普通肉食螨的空仓内,粉螨的数量只有20只/m²;而用甲基嘧啶硫磷处理的空仓中,粉螨的数量为140只/m²;而无普通肉食螨的对照空仓中粉螨数量为170只/m²。捕食螨和粉螨的推荐比例为1:10至1:100,这取决于粮食水分,如果是粮食水分高,粉螨的发育就会很快,应以较高的比例释放。

关于储藏物害螨的生物防治,我国学者做了大量的工作,如张艳璇和林坚贞(1996)报道了马六甲肉食螨对害嗜鳞螨捕食效应研究,林雨婷(2009)报道了利用马六甲肉食螨防治腐食酪螨的研究。有学者较为详细的比较了普通肉食螨原若螨、后若螨、雌成螨三种螨态对粗脚粉螨卵、幼螨、若螨和成螨的捕食功能。结果表明,普通肉食螨三种螨态对粗脚粉螨各螨态的功能反应均属于Holling Ⅱ型,普通肉食螨三种螨态中,雌成螨对粗脚粉螨卵、幼螨、若螨和成螨的攻击能力最强;普通肉食螨喜食粗脚粉螨幼螨,最大捕食效能为42.436只/d;在捕食能力方面,除粗脚粉螨卵以外,普通肉食螨对粗脚粉螨的捕食能力大小均为:雌成螨>后若螨>原若螨,进一步证实了普通肉食螨对粗脚粉螨具有很好的防治潜能。郭蕾等(2014)通过实验研究发现,等钳蠊螨对腐食酪螨的各螨态的喜好程度依次为:幼螨、卵、若螨、成螨。但也有学者(郑亚强,2017)报道了斯氏钝绥螨(*Amblyseius swirskii*)对马铃薯腐食酪螨具有良好的捕食作用。在相同温、湿度条件下,斯氏钝绥螨对马铃薯腐食螨若螨的捕食作用强于对雌成螨。

国内学者更为详细的研究发现了不同温度下马六甲肉食螨对粗脚粉螨的日捕食率随着年龄的增长,均呈现升高后缓慢降低的趋势。32℃时马六甲肉食螨对粗脚粉螨的日捕食率最高,为20只。22℃、30℃和32℃下马六甲肉食螨对粗脚粉螨的特定年龄-龄期捕食率分别在日龄27天、18天和6天达到最高值17只、15.67只和20只。不同温度下马六甲肉食螨对粗脚粉螨的特定年龄捕食率从高到低依次为32℃、30℃、22℃,净捕食率从高到低依次为22℃、30℃、32℃,转化率为30℃、22℃、32℃。因此,适当提高温度有助于马六甲肉食螨对害螨的捕食,32℃的捕食率最高,但累积净捕食率最低,22℃的捕食率最低,但累积净捕食率最高。在不同生态区投放应用时,高温季节害虫害螨极易爆发危害,但马六甲肉食螨最具捕食能力的成螨期短且累积净捕食率低,适时补充投放马六甲肉食螨是较优的生防策略。

李明新等(2008)报道了巴氏钝绥螨(*Amblyseius barkeri*)对椭圆食粉螨的捕食功能反应均属于Holling Ⅱ型。温度相同时,捕食能力由强到弱依次为:雌成螨>若螨>雄成螨,幼螨不捕食椭圆食粉螨。温度对各螨态的捕食能力有一定的影响。从16℃、20℃、24℃、28℃到32℃,各螨态对椭圆食粉螨的捕食能力随温度升高而增大,28℃时捕食能力最大。在椭圆食粉螨密度固定时,巴氏钝绥螨的平均捕食量随着其自身密度的提高而逐渐减少。鳞翅触足螨(*Ceratina laeviuscula* Wu)是储粮中常见的肉食螨。夏斌等(2008)在研究鳞翅触足螨雌雄成螨对腐食酪螨的功能反应时,同样也发现了鳞翅触足螨雌、雄成螨对椭圆食粉螨的功能反应均属于HollingⅡ型,且雌成螨的捕食能力强于雄成螨。雌成螨捕食效能表现为28℃时最高,12℃时较低;在腐食酪螨密度不变的情况下,鳞翅触足螨的捕食能力亦表现为随着其自身密度的增加而下降。

生物防制具有有效控制害虫,不污染环境,改善生态系统,降低防治费用等多种优点,作为害虫综合治理的重要组成部分,对其进行研究具有重要的意义。世界上许多国家,已经允许在储藏环境中使用捕食性和寄生性天敌防制害虫,如美国从1992年起,在商品中引入寄生虫和捕食者已被环境保护组织认可。生物防制符合现阶段人们控制储藏物粉螨的要求,具有广阔的发展前景。

七、遗传防制

遗传防制是通过各种方法处理以改变或移换粉螨的遗传物质,以降低其繁殖势能或生存竞争力,从而达到控制或消灭种群的目的。

遗传防制的主要方法有:①杂交绝育:通过强迫两种近缘种团和复合种杂交,因其染色体配对异常,可导致后代中雌虫正常而雄虫绝育;②化学绝育:采用的是化学不育剂,属于影响能育性的化合物。可以用其处理幼虫、蛹和成虫;例如保幼激素可明显减少腐食酪螨的产卵量。③辐射绝育:经射线照射来破坏染色体而使其绝育,但不影响它的存活,例如使用50Gy的电离辐射照射害螨24小时,可降低螨类的产卵能力及卵的生活力,若用超过250Gy的电离辐射照射螨类,则可使之绝育。④胞质不育:是指精子进入卵细胞的原生质内受到不亲和细胞质的破坏,精子核不能实际与卵核结合,使之成为不育卵;例如,桑全爪螨(*Panonychus mori*)感染了沃尔巴克菌(Wolbachia)后能够产生生殖不亲和性,降低卵的孵化率和雌性后代数。⑤染色体易位:是通过两个非同源染色体的断裂,断片相互交换配偶,使正常的基因排列发生改变。

目前的遗传防制主要集中在昆虫,螨类的遗传防制相对匮乏,储藏物粉螨的遗传防治更是少之又少。遗传防制是新发展起来的害虫防治方法,在实际应用中还存在许多要解决的问题,包括自然种群的动态变化问题,绝育的处理和杂交技术的防制等,其规模应用尚需做进一步深入研究。

八、法规防制

法规防制是利用法律、法规或条例,保证各种预防性措施能够及时、顺利地得到贯彻和实施,来避免粉螨的侵入或传出到其他地区。如我国已有通告,要求加强对农林医学节肢动物的检验检疫,防止地中海实蝇(*Ceratitis capitata*)从国外输入,执行后效果显著。随着国际贸易、旅游等国际交往的发展,储藏物粉螨可以通过人员、交通运输工具和进出口货物及包装等传入或输出。因此要有效的做到法规防制必须加强对海港及进口口岸的检疫、卫生监督和强制防制三个方面的工作,必要时采取消毒、杀螨等具体措施。

我国目前已经制定了一系列关于害虫的检疫标准,并建立了相应的植物螨类检疫制度,但对螨类检疫的标准还不够完善,有关螨类检疫条款、螨类抽检制度、螨类检疫技术标准与规范、螨类检疫专家库等亦未形成。由于螨类的危害在国际上受到越来越多的重视,对于螨类的检疫壁垒越来越高,我国也应该加强螨类的法规防制,建立完善的相关螨类检疫条款及制度,制订螨类检疫技术标准与规范,设立螨类检疫专家库,在全国系统内共享资源,对创新我国检疫机制是个有益的尝试,同时也可以提高我国产品的国际竞争力。

除以上粉螨防制措施之外,目前有一些防螨产品的使用也显示出了较好的防制效果。如防螨纤维制品的使用,即通过喷淋、涂层等方法将防螨整理剂加入织物中,或者在成纤聚合物中添加防螨整理剂,再纺丝成防螨纤维,或者对纤维进行化学改性,使其具备防螨效果。

粉螨的防制是降低或消除螨害的重要环节。由于粉螨繁殖力和适应力强、生态习性复杂、种群数量大,仅凭某单一措施常很难奏效,必须采取综合防制的办法才能达到有效控制的目的。粉螨的综合防制是从粉螨与生态环境和社会条件的整体观点出发,采取综合防制的方法,降低粉螨的种群数量或缩短其寿命,将其种群数量控制在不足以危害人类健康的密度。

(郭俊杰)

第八节　研究技术

粉螨种类多、数量大、分布广,与人类生产和生活关系密切,研究技术涉及内容较多。可将其分为传统研究技术和现代研究技术,本节主要介绍粉螨的传统研究技术,包括粉螨的采集、分离、保存、标本制作与培养等。

一、标本的采集、分离与保存

为满足教学、科研、防治、鉴定、考证和各种科研工作的需要,人们常常需要用到大量粉螨标本,而这些标本的获得就需要我们熟练掌握粉螨的采集、分离、保存和标本制作技术。

(一) 采集

粉螨为陆栖生物,多数营自生生活,大多数种类为植食性、菌食性或腐食性,多分布于人类日常生活、工作和居住的多种场所,有的孳生在房舍和储藏物中,有的孳生在房舍的尘埃中,孳生物主要包括:①面粉厂的地脚粉,米厂的地脚米及其细糠,中药厂剁药车间的灰尘及碎药材渣、沫,中药材柜灰尘等;②谷物(小麦、大豆、玉米等)、饲料、面粉等;③干果、蜜饯、干酪、过期糕点、鱼、肉干、鱼粉等;④砂糖、柠檬粉、酸梅粉、橘子粉等;⑤骨制品、兽皮、皮毛织物、棉麻及人造纤维织物等;⑥植物茎、叶、草堆、牧场、草编制品等;⑦油坊、烤房、糕点作坊下脚料和垃圾等;⑧商品货仓、储藏商品、粮仓、药库等;⑨小型哺乳动物的巢穴、家禽的屋舍、鸟巢、蝙蝠窝等;⑩室内墙壁和窗台上的灰尘、床尘、地尘等。

采集工具常用的有温湿度计、生态箱、采样袋、铲子、刷子和吸尘器等。采集方法:堆放的粮食、饲料、干果等,一般应采集其表层下 2~3cm 处的样本;地脚粉的采集应选取背光、避风处;卧室内尘埃的采集可选用吸尘器吸取。

(二) 分离

对所采集来的样本,根据形状、性质以及研究目的等可分别采用下列方法进行分离,以便获得所需要的粉螨样本。

1. **直接镜检法**　称取一定重量的样本置于平皿内,在连续变倍显微镜下,将样本用"○"号毛笔从平皿一侧移至另一侧,直接镜下,当发现粉螨时,用解剖针将其挑出。

2. **水膜镜检法**　将采集的样本称取一定重量后,放入小烧杯内,在杯内加一定量的水,然后搅匀,待样本沉淀后,用接种环吊取水膜于载片上,置载片于连续变倍显微镜下,用"○"号毛笔及解剖针分离粉螨。

3. **振筛分离法**　根据目的螨的大小,可选取不同孔径的分样筛(40~160 目/吋)。将选定的分样筛安装在电振动筛机上(分样筛的孔径从上至下逐渐变小),在最上面的分样筛内放样本,盖上筛盖,旋紧固定螺栓,然后启动筛机;根据螨的大小,选取某一孔径分样筛的阻留物,作进一步分离用。没有电振动筛机,也可用手执分样筛分离螨。

4. **电热集螨法**　将电热集螨器(tullgren)清理干净,放在安全位置。选取孔径适宜的分样筛,将采集的样本放入筛内,并均匀平铺在筛网上,厚不超过 2cm,再将筛放进电热集螨器的铁丝架上,打开电源开关,约经几小时到十几小时后,收集瓶中便获得了所需要螨。

除上述分离方法外,文献报道的分离方法还有光照驱螨法、避光爬附法、背光钻孔法、食料诱捕法等。粉螨体小而轻,可悬浮在空气中,在粉螨孳生密度较高的场合,空气中含有悬浮螨类,其分离方法可采用空气粉尘采样器采集,开机一定时间后,取下滤膜,分离出粉螨,且可根据空气流量,计算出空气中浮悬螨的密度。也可在玻片上滴加 50% 甘油,然后置于窗台、桌面、地板上等,螨落在玻片上的甘油中不易逃逸,放置一定时间后收集载玻片,然后在体视显微镜下分离粉螨。若样本为易溶于水的物品,如砂糖等,则可用温水将其溶解后,吊取水膜分离粉螨,或用铜丝网过滤分离粉螨。综上分离粉螨首先要根据样本的形态、性质,选取适合的分离方法,力求做到简单、高效,当然同一样本采用几种方法分离其中的螨会有更好的收获。

(三) 保存

粉螨样本保存常采用双重溶液浸渍法,常用的保存液有 2 种:①70%~80% 乙醇;②奥氏保存液(Oudemans fluid)。保存方法:①采用酒精保存液保存。保存前,用"○"号毛笔或毛发针,挑取一定数量的粉螨,直接放入盛有浓度为 50%~70% 热酒精(约 70℃)的指形管中,使其肢体伸展,姿势正常,用铅笔在纸条上记录采集时间、地点、采集人姓名、孳生物等,与螨一起放入同一个指形管中,用脱脂棉塞紧管口后,再放入盛有同样保存液的广口瓶中,用软木塞塞住瓶口即可。②奥氏保存液保存。挑取一定数量的粉螨热酒精杀死后,再移入盛有奥氏保存液的指形管中,用铅笔在纸条上记录采集时间、地点、采集人姓名、孳生物等,与螨一起放入同一个指形管中,用脱脂棉塞紧管口后,放入盛有奥氏保存液的的广口瓶中,用软木塞塞住瓶口即可。

奥氏保存液的配方和配法为①配方:70% 乙醇 87 份,冰醋酸 8 份,甘油 5 份。②配法:将纯酒精用蒸馏水稀释到浓度 70% 后,加入冰醋酸和甘油,摇匀备用。

二、标本的制作

为了能够使采集到的粉螨样本长久保存,以供展览、示范、教育、鉴定、考证及其他各种科学研究之用,一般将其制作成各式不同的标本。制作的标本应具有造型美观、内容清晰、易于观察和保存的特点。制作玻片标本对研究粉螨的形态结构具有重要意义,玻片标本分为临时玻片标本和永久玻片标本。临时玻片标本制作简便、快速,但只限于临时观察之用,不能长期保存,永久标本制作相对复杂、费时,适合长期保存。

(一)封固剂

1. 临时封固剂 常用的临时封固剂包括:① 50%~100% 乳酸;②乳酸苯酚(酚 20 份、乳酸 20 份、甘油 40 份、蒸馏水 20 份);③乳酸木桃红(乳酸 60 份、甘油 40 份、木桃红微量)。

2. 永久封固剂 常用的有三种:①Faure 改进的贝氏封固剂,配方为;蒸馏水 50ml、水合氯醛 5g、甘油 20ml、阿拉伯胶结晶 30g。配制方法:按上述顺序混合后用绢筛过滤,若过滤不畅,可稍微加热后过滤。②C-M 封固剂,配方为:甲基纤维素 5g、碳蜡(多乙烯二醇)2g、一缩乙二醇 1ml、95% 乙醇 25ml、乳酸 100ml、蒸馏水 75ml。配制方法:将甲基纤维素和乙醇混合后加入其余成分,用玻璃丝过滤,混合液放在 40~45℃的温箱内,经 3~5d,或直接达到所希望的稠度。加入 95% 乙醇可降低黏稠度。③多乙烯乳酸酚封固剂,配方为:多乙烯醇母液 56%、酚 22%、乳酸 22%。配制方法:先配多乙烯醇母液,用多乙烯醇粉 7.5g,加入纯酒精 15ml,充分摇匀,加入蒸馏水 100ml,再摇匀即成多乙烯醇母液,然后将酚及乳酸分别加入母液中,摇匀后即成多乙烯乳酸酚封固剂。

(二)标本制作

在标本制作的各个环节中一定要注意保持粉螨的完整,尤其是粉螨的背毛、腹毛以及足上刚毛等都是鉴定的重要部位。一个不完整的标本不仅给螨种的鉴定带来一定的困难,甚至失去原有的价值。

1. 活螨观察 把收集到的样本例如灰尘、面粉等放在平皿中铺一薄层后置于体视显微镜下观察其运动方式,然后检获粉螨,用零号毛笔或毛发针,挑取粉螨,取一载玻片,在其中央滴一滴 50% 的甘油,将挑取的粉螨放入甘油中,然后盖上盖玻片即可进行镜下观察。

2. 临时标本 挑取粉螨直接放入滴有 50%~100% 乳酸液的载玻片上,盖上盖玻片,放在约 60℃的板上加热使其透明,冷却后即可观察。可轻微推动盖玻片,使标本滚动即可看背面、侧面和腹面的细微结构。用乳酸苯酚易使体软的螨类皱缩;乳酸木桃红常用于骨化不明显的粉螨,可使表皮被木桃红染色。

3. 永久标本 直接取活螨或保存的螨 2~3 只于盛有清水的平皿内清洗,然后用"○"号毛笔挑于滤纸上,吸除保存液后备用。用玻棒蘸取适量封固剂滴于载玻片中央,将粉螨移至封固剂中,用毛发针拨动螨体"整姿"后,加盖玻片即可。标本制作加盖玻片时要从一侧轻轻接触封固剂成 45° 角后慢慢放下,以防产生气泡;封固剂的量要适当,以盖玻片盖上后正好铺满但不外溢为宜。对背面隆起的粉螨,可在封固剂中放入 3~4 块碎盖片后再加盖玻片,以免标本被压碎或变形。

常用电吹风法、酒精灯法和烘箱法对上述标本进行加热干燥处理,其中以电吹风法处理最为理想。电吹风法是利用电吹风的热风加热玻片标本,当封固剂出现气泡或开始沸腾时,停止加热,冷却后即可。此法容易掌握,制成的粉螨玻片标本透明,各足挺展。酒精灯加热处理是把玻片标本放在酒精灯火焰上加热,其余基本同电吹风加热法,但此方法与电吹风加热法相比,加热程度不易掌握。烘箱法是把玻片标本平放在烘箱中(60~80℃),烘干时间约需 6d,每日观察多次,至玻片标本完全透明为止。

玻片标本完全干燥后,在相对湿度较大的地区,可在盖玻片四周涂封一层无色指甲油,以防封固剂发霉和回潮。最后在玻片标本的右方粘贴标签,标签上写明粉螨的学名和汉名、采集地点、时间、采集人姓名以及储藏物等。

4. 玻片标本的重新制作　有些粉螨标本十分珍贵,损坏后很难再获得,为了保护这些宝贵的教学、科研资源,要及时对陈旧标本进行适当修复。

玻片标本保存一段时间后,特别是保存 10 年以上的博物馆的标本,往往会出现气泡或析出结晶,使其形态特征模糊不清,需要重新制作。重新制作最简单的方法是:将玻片标本有盖玻片的一端向下放在加满水的玻璃容器内,这样载玻标本的标签不会沾水而损坏,标本则全部浸在水中,数天后,封固剂软化并溶于水中,盖玻片和粉螨标本脱落入容器内。将标本反复清洗,再按玻片标本制作的一般方法重新制作。

三、粉螨饲养

了解粉螨食性、温湿度和光照等诸多因素是粉螨饲养的基本要求,在粉螨饲养中应当尽量探索符合粉螨孳生的自然条件(生境)和孳生物,以此为基础进行粉螨的饲养,以期获取足量的粉螨。

(一) 饲料选择

饲料、水分、温度和光照是粉螨饲养基本条件,选择选择了符合粉螨营养需求饲料对于粉螨的饲养,对于粉螨饲养非常重要。

1. 蛋白质饲料　是粉螨生存蛋白质的主要来源,按其来源可分为动物性蛋白质饲料、植物性蛋白质饲料、单细胞蛋白质饲料等。常见的有鱼粉、肉骨粉、昆虫粉、酵母粉、羽毛粉、蛋白粉、脱脂奶粉、豆粕等。

2. 能量饲料　是粉螨生长、发育和繁殖的能量来源,常见的有谷物类、糠麸类、面粉、淀粉、植物(根、茎、瓜、果)类和油脂类等。

3. 矿物质饲料　是粉螨生存矿物质的来源,其种类包括人工合成的、天然单一的和多种混合的矿物质,常见的种类有蛋壳粉、贝壳粉、骨粉、食盐、磷矿石、石膏等。

4. 维生素饲料　是粉螨生存所需维生素的来源,主要种类包括人工提取或合成的单一维生素或复合维生素,分 2 大类,即水溶性维生素(包含维生素 B_1、维生素 B_2、维生素 B_6、维生素 B_{12}、烟酸、生物素、泛酸、胆碱、叶酸、维生素 C 等)和脂溶性维生素(包含维生素 A、维生素 D、维生素 E、维生素 K)。

5. 青绿多汁饲料　是粉螨生存所需水分等多种营养的来源,其中含有粗蛋白质、维生素与矿物质,常见种类包括白菜、包菜、紫花苜蓿等。

(二) 常用饲料配方

据文献记述在粉螨饲料中添加淀粉型底物能有益于粉螨生长,反之在粉螨饲料中添加抑制剂阿卡波糖能抑制淀粉水解,不利于粉螨的生长。由此可见粉螨饲料配方的成分对于粉螨饲养的意义,现介绍 2 个常用配方。

配方一:大米 400g,面粉 300g,加一定量的酵母或麦曲。

配方二:玉米 30%、豆粕 20%、鱼粉 5%、面粉 40%、添加剂预混料 5%。

饲料加工:将上述原料经粉碎后过≤80 目分样筛,将过筛后的细粉混匀,经烘干灭菌,测定营养成分后备用。

(三) 饲养条件

粉螨饲养设施主要包括饲养室、温湿度控制设备、光调设备和酸度计等。常有的有普通培养箱、生态培养箱、小型粉碎机、分样筛、温湿度调节器、解剖镜、毛发针、平底搪瓷盘、玻璃干燥器、有机玻璃器皿、塑料制品容器、尼龙袋和雾化器等。

粉螨是变温动物,体壁薄,体温调节的能力弱,环境温度的变化会直接影响其体温。同时粉螨无气门用皮肤进行呼吸,环境含氧量的变化也会影响其生存与繁殖。文献记载粉螨活体含水量约占 80%,孳生适宜温度约为 25℃,相对湿度约为 75%,不同种类的粉螨对温湿度需求有一定的差异,因此温湿度是影响粉螨生存和繁殖的重要因素。

(四) 饲养规模

1. 个体饲养　有关粉螨的个体饲养,沈兆鹏(1995)记述了一种方法,此方法所用的个体饲养器由三部分组成:一块载玻片大小、厚3mm的无色有机玻璃板,其上钻有1小孔,小孔上方直径6mm,下方直径3mm,孔壁呈45°斜面;孔壁周围用氯化乙烯涂抹光滑,以去除幼螨及各静息期隐匿的粉螨;一块涂黑的15mm²的滤纸,用胶水将其粘贴在小孔下方,以作饲养器底部;一块普通盖玻片,充当饲养器盖,先在上孔边缘用凡士林涂抹一薄层,然后将盖玻片盖在上孔上压紧,防止粉螨逃逸。饲养时,先在孔内放入少量饲料,然后接种需饲养的粉螨;在环境温度25℃和相对湿度75%的条件下饲养。

研究粉螨生活史时,一般需用60个上述的个体饲养器,每个饲养器中接种入螨卵1~2粒,逐日观察并记录。较为理想的是把1对正在交配的粉螨移入饲养器中饲养,使其产卵,然后分期分批取出虫卵,进行扩大饲养。

制作饲养器工艺要精细,小室或称洞穴规格要统一。所用材料既要一致,又要灵活,对体色较深的螨类,可用无色透明的有机玻璃制作饲养器;反之可用深色有机玻璃制作。用氯化钠作过饱和盐水可以得到76%左右的相对湿度,用氯化钾可得到87%左右的相对湿度,用硫酸钾可得到98%左右的相对湿度。饲螨器应置于恒温条件下,若条件简陋,温度上下浮动绝对值也要控制在5℃以内,以防冷凝影响观察。培养粉螨的饲料可用麦胚、酵母、心肌(肉)干粉、面粉、大米等;放入饲养器前,最好先灭菌(酵母除外),以防发霉,然后按适当的比例搭配混合使用。

2. 群体饲养　群体饲养也称为集体饲养,是为了获得大量的试验对象而采取的一种饲养方法。集体饲养的方法简单,只需调节适宜的温湿度即可,其他方面例如与饲养容器的选择关系不大。通常情况下,将干燥器底部加入过饱和食盐水,保持约75%的相对湿度,上面放一玻璃瓶,瓶中放入新鲜饲料;将粉螨接种于饲料上,然后用滤纸封闭瓶口;将干燥器置于25℃±1℃的条件下(使用恒温箱或放在可保持25℃左右的室内),使其繁殖。约经过4~6周时间,粉螨形成群落,满布于饲料的表层。再用直径15cm,高18cm的玻璃圆筒,筒底放入大米400g,米上放面粉300g,然后将干燥器中饲育的粉螨连同饲料移入圆筒中,并用滤纸封口;置于温度25℃、相对湿度75%的小室中,4~6周可获得大量的粉螨。若需要大量的粉螨用于制药,可在饲养室内安装恒温恒湿机,以保证室内恒定适宜的温湿度;将面粉用120目/吋过筛后分层置于室内,每层厚度3~4cm,把干燥器内培养的螨种移到面粉表层,然后在其上覆一层大米(大米用40目/吋过筛),厚度0.5cm左右;4~6周后筛除大米和面粉,便可收获大量粉螨。为了有利于粉螨发育繁殖,可在面粉中加一定量的酵母或麦曲,饲育室尽量避光。

3. 批量饲养　为了取得大量的粉螨用于抗原生产等,需要大量粉螨时,应建立整体温湿度控制的封闭饲养室。饲养室要求门和墙要有良好的保温性,地面和墙壁要平整、易清洁,可以包含数个小间,每间室内可搭建、摆放数个饲养架,每个饲养架包含4~5层或更多,每层间距30~40cm,并放有饲养粉螨的容器,或将面粉用120目/吋过筛后分层置于室内,每层厚度为3~4cm,把干燥器内培养的螨种移到面粉表层,然后在其上覆一层大米(大米用40目过筛),厚度0.5cm左右;4~6周后筛除大米和面粉,就可收获大量粉螨,为了有利于粉螨发育繁殖,可在面粉中加入一定量的酵母或麦曲,饲养室尽可能避光。

此外,饲养室须配备相应的清洗设施用于清洁饲养容器与器材。大规模饲养还应在饲养室附近独辟空间配置其他一些专用设备设施以简化流程、保障操作,如采用电热鼓风干燥箱对饲料等进行干燥、采用高温高压灭菌锅对饲料等进行除虫消毒、采用小型粉碎机粉碎混合饲料、采用人工或自动分样筛收集粉螨产品。除此以外,需配置体视显微镜在饲养过程中进行样本检查。

(刘继鑫)

四、粉螨变应原浸液的制备

用提取液从变应原来源的原材料中提取的含变应原成分的溶液。其中尘螨变应原提取液无论是在螨性过敏性疾病的诊断还是在脱敏治疗中均有广泛应用。尘螨变应原蛋白提取的方法有很多,例如传统的Coca's液、PBS、Tween-20、NH_4HCO_3等。其中Coca's液是最常用的变应原提取液。

1. 粉螨的收集与分离　螨浸液多用屋尘螨、粉尘螨及腐食酪螨等制成。可在粮仓、粮店等处收集地脚粉尘等,取回后用粗、细筛依次筛选,去除杂质,获取粉螨(详见粉螨的分离)。应用丙酮清洗、灭活、脱脂三次,然后置37℃恒温箱干燥,三次称重为同等重量时,密闭储存备用。

2. 粉螨变应原提取液的配制 常用碳酸氢盐-盐水提取液（Coca 碱性提取液,配方:氯化钠 5.0g,碳酸氢钠 2.75g,石炭酸 4.0g,水 1 000ml）。

3. 粉螨变应原浸液的制备 其具体制备步骤为:①取粉螨干粉 1.0g 浸泡在 100ml 提取液中,放入 4℃冰箱内提取 48~72 小时。在提取过程中应每日用振荡器或磁力搅拌器搅拌 2h 以上;②提取过程完成后,用多层纱布粗滤,再用滤纸过滤。如过滤液不澄清,应再行脱脂;③过滤液倒入透析囊,将透析囊放入提取液中,置冰箱内。4 小时更换一次提取液,至提取液不变色止;④浓缩浸液,可将浸液袋装入赛璐珞管内挂起并用电扇吹;⑤用试纸鉴定 pH,并用氢氧化钠或盐酸校正到 pH=7.0;⑥将浸液倒入已消毒的 Seitz 滤器中,用负压将浸液滤入消毒容器中,分装于无菌疫苗瓶内;⑦抽取样品进行细菌和霉菌检查,临床应用前先做动物毒力试验;⑧抽取无菌样品,测定蛋白质含量。⑨贴好瓶签,填好制备记录单,置 4℃冰箱中备用。

（李生吉）

参考文献

[1] 柴强,蒋峰,李朝品.中国香港超市地脚粉孳生粉螨的初步调查[J].中国病原生物学杂志,2020,15（3）:322-323.

[2] 李朝品,叶向光.粉螨与过敏性疾病[M].合肥:中国科学技术大学出版社,2020:197-266.

[3] 赵亚男,洪勇,李朝品.Der p1 T 细胞表位融合蛋白对哮喘小鼠的特异性免疫治疗效果[J].中国寄生虫学与寄生虫病杂志,2020,38（1）:74-79.

[4] 曹雪涛.医学免疫学[M].7 版.北京:人民卫生出版社,2019.

[5] 柴强,洪勇,陶宁,等.椭圆食粉螨各发育阶段外部形态扫描电镜观察[J].中国血吸虫病防治杂志,2019,31（3）:305-306+345.

[6] 柴强,李朝品.重组蛋白 Blo t 21 T 特异性免疫治疗哮喘小鼠效果研究[J].中国寄生虫学与寄生虫病杂志,2019,37（3）:286-290.

[7] 洪勇,赵亚男,彭江龙,等.海口市地脚米孳生热带无爪螨的初步调查[J].中国血吸虫病防治杂志,2019,31（3）:343-345.

[8] 蒋峰,李朝品.合肥市市售食物孳生粉螨情况调查[J].中国病原生物学杂志,2019,14（6）:697-699.

[9] 孙为伟,贺培欢,曹阳,等.普通肉食螨对粗脚粉螨的捕食功能研究[J].粮油食品科技,2019,27（4）:73-77.

[10] 杨文喆,蒋峰,李朝品.砀山家常储粮孳生粉螨的种类调查[J].中国病原生物学杂志,2019,14（7）:819-821.

[11] 赵亚男,李朝品.甜果螨形态的扫描电镜观察[J].中国血吸虫病防治杂志,2019,31（5）:513-515.

[12] 郭娇娇,孟祥松,李朝品.农户储藏物孳生粉螨种类的初步调查[J].中国血吸虫病防治杂志,2018,30（6）:656-659.

[13] 柴强,洪勇,王少圣,等.淮北某面粉厂皱皮螨孳生情况调查及其形态观察[J].中国血吸虫病防治杂志,2018,30（1）:76-77+80.

[14] 郭娇娇,孟祥松,李朝品.安徽临泉居家常见储藏物孳生粉螨的群落研究.中国血吸虫病防治杂志,2018,30（3）:325-328.

[15] 李朝品,沈兆鹏.房舍和储藏物粉螨[M].2 版.北京:科学出版社,2018.

[16] 骆昕,曲绍轩,马林.不同温度和食用菌寄主对罗宾根螨生长发育的影响[J].食用菌学报,2018,25（3）:77-81.

[17] 裴莉,李朝品.大连地区仓储环境粉螨群落结构及多样性研究[J].热带病与寄生虫学,2018,16（4）:187-190.

[18] 陶宁,李远珍,王辉,等.中国台湾省新竹市市售食物孳生粉螨的初步调查[J].中国血吸虫病防治杂志,2018,30（1）:78-80.

[19] 洪勇,柴强,湛孝东,等.储藏中药材龙眼肉孳生甜果螨的研究[J].中国血吸虫病防治杂志,2017,29（6）:773-775.

[20] 柴强,郭娇娇,陶宁,等.中药材生姜孳生速生薄口螨的情况调查及形态观察[J].中国血吸虫病防治杂志,2017,29（6）:776-777+818.

[21] 柴强,陶宁,李朝品.啤酒酵母粉中发现食虫狭螨[J].中国血吸虫病防治杂志,2017,29（1）:72-73+86.

[22] 柴强,湛孝东,郭伟,等.空调器隔尘网灰尘中发现棕脊足螨[J].中国血吸虫病防治杂志,2017,29（5）:612-614.

[23] 郭娇娇,孟祥松,李朝品.芜湖市面粉厂粉螨种类调查[J].中国病原生物学杂志,2017,12（10）:987-989+986.

[24] 洪勇,柴强,陶宁,等.腐食酪螨致皮炎 1 例[J].中国血吸虫病防治杂志,2017,29（3）:395-396.

[25] 洪勇,杜凤霞,赵丹,等.齐齐哈尔市地脚粉孳生纳氏皱皮螨的初步调查[J].中国血吸虫病防治杂志,2017,29（2）:225-227.

[26] 洪勇,郭娇娇,柴强,等.储藏小麦中发现粗脚粉螨休眠体[J].中国血吸虫病防治杂志,2017,29（5）:635-636.

[27] 洪勇,陶宁,柴强,等.害嗜鳞螨休眠体光镜下形态观察[J].中国血吸虫病防治杂志,2017,29（4）:505-507.

[28] 陶宁,郭娇娇,李朝品.储藏小麦中发现小粗脚粉螨休眠体[J].中国血吸虫病防治杂志,2017,29（06）:778-779.

［29］陶宁,洪勇,柴强,等.黄粉虫养殖饲料中发现粗脚粉螨［J］.寄生虫与医学昆虫学报,2017,24（3）:188-190.

［30］陶宁,王少圣,杨艳峰,等.某民航机场食品厂面粉库发现热带无爪螨［J］.中国血吸虫病防治杂志,2017,29（4）:496-497+501.

［31］湛孝东,段彬彬,洪勇,等.屋尘螨变应原 Der p2 T 细胞表位疫苗对哮喘小鼠的特异性免疫治疗效果［J］.中国血吸虫病防治杂志,2017,29（1）:59-63.

［32］湛孝东,段彬彬,陶宁,等.户尘螨 Derp 2 T 细胞表位融合肽对哮喘小鼠 STAT6 信号通路的影响［J］.中国寄生虫学与寄生虫病杂志,2017,35（01）:19-23.

［33］宋红玉,赵金红,湛孝东,等.医院食堂椭圆食粉螨孳生情况调查及其形态观察［J］.中国病原生物学杂志,2016,11（6）:488-490.

［34］陶宁,段彬彬,王少圣,等.芜湖地区储藏动物性中药材孳生粉螨种类及其多样性研究［J］.中国血吸虫病防治杂志,2016,28（03）:297-300.

［35］柴强,陶宁,湛孝东,等.中药材白及孳生吸腐薄口螨的研究［J］.中国血吸虫病防治杂志,2016,28（4）:453-455.

［36］洪勇,陶宁,湛孝东,等.洋葱害螨速生薄口螨的形态观察［J］.中国血吸虫病防治杂志,2016,28（3）:301-303.

［37］洪勇,赵金红,李朝品.中药材海龙孳生河野脂螨的调查研究［J］.中国血吸虫病防治杂志,2016,28（2）:202-204.

［38］李朝品,沈兆鹏.中国粉螨概论［M］.北京:科学出版社,2016.

［39］李朝品,赵蓓蓓,湛孝东.屋尘螨1类变应原 T 细胞表位融合肽对过敏性哮喘小鼠的免疫治疗效果［J］.中国寄生虫学与寄生虫病杂志,2016,34（3）:214-219.

［40］秦瀚霄,袁冬梅,廖琳,等.肺螨病误诊1例［J］.中国寄生虫学与寄生虫病杂志,2016,34（2）:96.

［41］孙恩涛,谷生丽,刘婷,等.椭圆食粉螨种群消长动态及空间分布型研究［J］.中国血吸虫病防治杂志.2016,28（4）:422-425.

［42］陶宁,湛孝东,李朝品.金针菇粉螨孳生调查及静粉螨休眠体型态观察［J］.中国热带医学,2016,16（1）:31-33.

［43］陶宁,湛孝东,赵金红,等.某高校食堂害嗜鳞螨孳生调查及形态观察［J］.中国血吸虫病防治杂志,2016,28（2）:199-201+219.

［44］湛孝东,段彬彬,吴华,等.黄粉虫养殖饲料中发现阔食酪螨及其休眠体［J］.中国血吸虫病防治杂志,2016,28（3）:304-305+330.

［45］湛孝东,陶宁,赵金红,等.中药材木耳中粉螨及害嗜鳞螨孳生情况调查［J］.中国媒介生物学及控制杂志,2016,27（3）:276-279.

［46］柴强,陶宁,段彬彬,等.中药材刺猬皮孳生粉螨种类调查及薄粉螨休眠体型态观察［J］.中国热带医学,2015,15（11）:1319-1321.

［47］段彬彬,宋红玉,李朝品.户尘螨Ⅱ类变应原 Der p2 T 细胞表位融合基因的克隆和原核表达［J］.中国寄生虫学与寄生虫病杂志,2015,33（4）:264-268.

［48］段彬彬,湛孝东,宋红玉,等.食用菌速生薄口螨休眠体光镜下形态观察［J］.中国血吸虫病防治杂志,2015,27（4）:414-415+418.

［49］郭伟,湛孝东,赵金红,等.不同储藏方式对螨孳生情况影响的初步研究［J］.中国媒介生物学及控制杂志,2015,26（1）:81-83.

［50］宋红玉,段彬彬,李朝品.ProDer f 1 多肽疫苗免疫治疗粉螨性哮喘小鼠的效果［J］.中国血吸虫病防治杂志,2015,27（5）:490-496.

［51］宋红玉,段彬彬,李朝品.某地高校食堂调味品粉螨孳生情况调查［J］.中国血吸虫病防治杂志,2015,27（6）:638-640.

［52］陶宁,湛孝东,孙恩涛,等.储藏干果粉螨污染调查［J］.中国血吸虫病防治杂志,2015,27（6）:634-637.

［53］王磊,孟庆翔,谢景华,等.舌下含服粉尘螨滴剂治疗过敏性鼻炎前后鼻分泌物嗜酸细胞检测［J］.临床医学,2015,35（5）:37-38.

［54］徐朋飞,李娜,徐海丰,等.淮南地区食用菌粉螨孳生研究（粉螨亚目）［J］.安徽医科大学学报,2015,50（12）:1721-1725.

［55］湛孝东,吴华,胡慧敏,等.空调器隔尘网富集尘螨过敏原的研究［J］.中国血吸虫病防治杂志,2015,27（6）:612-615.

［56］赵蓓蓓,姜玉新,刁吉东,等.经 MHCⅡ通路的屋尘螨1类变应原 T 细胞表位融合肽疫苗载体的构建与表达［J］.南方医科大学学报,2015,35（2）:174-178.

［57］祝海滨,徐海丰,徐朋飞,等.粉尘螨1类变应原 Der f1 T 细胞表位疫苗对哮喘小鼠特异性免疫治疗的实验研究［J］.中国微生态学杂志,2015,27（8）:890-894.

［58］李娜,姜玉新,刁吉东,等.粉尘螨Ⅲ类重组变应原对哮喘小鼠免疫治疗的效果［J］.中国寄生虫学与寄生虫病杂志,2014,32（4）:280-284.

［59］姜生,金永安.超细纤维非织造织物物理防螨性能研究[J].棉纺织技术,2014,42(8):13-16.

［60］姜玉新,尹康,靳文杰,等.粉尘螨变应原 Der f1 mRNA 对小鼠特异性免疫治疗的实验研究[J].中国寄生虫学与寄生虫病杂志,2014,32(4):268-273.

［61］陆维,李娜,谢家政,等.害嗜鳞螨Ⅱ类变应原 Lepd d2 对过敏性哮喘小鼠的免疫治疗效果分析[J].中国血吸虫病防治杂志,2014,26(6):648-651.

［62］崔光斌,阮标,余咏梅.尘螨过敏原与过敏性疾病[J].云南医药,2014,35(4):491-493.

［63］宋薇薇,柴若楠,谢华,等.变应原特异性舌下含服免疫治疗儿童螨过敏性哮喘的对照研究[J].临床军医杂志,2014,42(8):776-779.

［64］陈琪,刘婷,孙恩涛,等.光镜下伯氏嗜木螨主要发育期的形态学观察[J].皖南医学院学报,2013,32(5):349-352.

［65］李朝品,姜玉新,刘婷,等.伯氏嗜木螨各发育阶段的外部形态扫描电镜观察[J].昆虫学报,2013,56(2):212-218.

［66］陈琪,孙恩涛,刘志明,等.芜湖地区储藏中药材孳生粉螨种类[J].热带病与寄生虫学,2013,11(2):85-88.

［67］王克霞,郭伟,王少圣,等.地鳖养殖环境中孳生粉螨群落生态调查[J].中国媒介生物学及控制杂志,2013,24(1):62-63+66.

［68］王克霞,郭伟,湛孝东,等.空调隔尘网尘螨变应原基因检测[J].中国病原生物学杂志,2013,8(05):429-431+435.

［69］吴观陵.人体寄生虫学[M].第4版.北京:人民卫生出版社,2013.

［70］杨洁,尚素琴,张新虎,等.温度对椭圆食粉螨发育历期的影响[J].甘肃农业大学学报,2013,48(5):86-88.

［71］湛孝东,郭伟,陈琪,等.芜湖市乘用车内孳生粉螨群落结构及其多样性研究[J].环境与健康杂志,2013,30(4):332-334.

［72］赵金红,王少圣,湛孝东,等.安徽省烟仓孳生螨类的群落结构及多样性研究[J].中国媒介生物学及控制杂志,2013,24(3):218-221.

［73］刘婷,牛卫中,高锡银,等.芜湖地区储藏物孳生粉螨的群落研究[J].皖南医学院学报,2012,31(1):7-10.

［74］郭伟,刘志明,姜玉新,等.不同方法提取粉尘螨变应原致敏效果的优化研究[J].中国病原生物学杂志,2012,7(11):812-815+819.

［75］唐小牛,马红丹,姜玉新,等.粉尘螨Ⅲ类重组变应原致敏的小鼠哮喘模型致敏效果分析[J].中国人兽共患病学报,2012,28(9):880-884.

［76］郭伟,马玉成,姜玉新,等.尘螨Ⅰ类变应原基因的 DNA 改组及生物信息学分析[J].中国人兽共患病学报,2012,28(9):902-907.

［77］姜玉新,马玉成,李朝品.尘螨Ⅱ类改组变应原对哮喘小鼠免疫治疗的效果[J].山东大学学报(医学版),2012,50(10):50-55.

［78］马玉成,朱涛,姜玉新,等.尘螨Ⅱ类变应原 Der f2 和 Der p2 的 DNA 改组及生物信息学分析[J].基础医学与临床,2012,32(6):634-638.

［79］许礼发,湛孝东,李朝品.安徽淮南地区居室空调粉螨污染情况的研究[J].第二军医大学学报,2012,33(10):1154-1155.

［80］陈实,王灵.海南儿童哮喘常见吸入性变应原的调查[J].临床儿科杂志,2011,29(6):552-555.

［81］陈兴保,温廷恒.粉螨与疾病关系的研究进展[J].中华全科医学,2011,9(3):437-440.

［82］丁伟.螨类控制剂[M].北京:化学工业出版社,2011.

［83］赵金红,张超,姜玉新,等.粉螨性小鼠哮喘模型的建立与评估[J].中国病原生物学杂志,2011,6(10):761-764+806.

［84］吕文涛,褚晓杰,周立,等.家食甜螨在不同温度下的实验种群生命表[J].医学动物防制,2010,26(1):6-8.

［85］侯翠芳.纺织品防螨技术的研究进展[J].南通纺织职业技术学院学报,2009,9(2):13-17.

［86］李朝品.医学节肢动物学[M].北京:人民卫生出版社,2009.

［87］陶金好,曹兰芳,孔宪明,等.上海市郊区儿童过敏性疾病过敏原的研究[J].上海交通大学学报(医学版),2009,29(7):866-868.

［88］王慧勇,沈静,宋福春,等.淮北地区仓储环境中粉螨的群落组成及季节消长[J].环境与健康杂志,2009,26(12):1119-1120.

［89］吴桂华,刘志刚,孙新,等.热带无爪螨体内特异性变应原定位[J].昆虫学报,2009,52(1):108-111.

［90］赵玉强,邓绪礼,甄天民.山东省肺螨病病原及流行状况调查[J].中国病原生物学杂志,2009,4(1):43-45.

［91］郭冬梅,李朝品.Webwork 框架在粉螨亚目螨种分类系统中的应用[J].微计算机信息,2008,24(2):270-272.

［92］李朝品,吕文涛,裴莉,等.安徽省动物饲料孳生粉螨种类调查[J].四川动物,2008,27(3):403-407.

［93］李朝品.人体寄生虫学实验研究技术[M].北京:人民卫生出版社,2008.

［94］李生吉,赵金红,湛孝东,等.高校图书馆孳生螨类的初步调查［J］.图书馆学刊,2008,30(162):67-69.

［95］蔡成郁,白羽,刘志刚,等.粉尘螨3类变应原基因的克隆、表达、纯化与变应原性鉴定［J］.中国寄生虫学与寄生虫病杂志,2007,25(1):22-26.

［96］李朝品.医学昆虫学［M］.北京:人民军医出版社,2007.

［97］沈兆鹏.中国储粮螨类研究50年［J］.粮食科技与经济,2007,32(3):38-40.

［98］陶莉,李朝品.腐食酪螨种群消长与生态因子关联分析［J］.中国寄生虫学与寄生虫病杂志,2007,25(5):394-396.

［99］王少圣,刘文艳,李朝品,等.粉尘螨的培养实验［J］.医学理论与实践,2007,20(6):630-631.

［100］王少圣,刘文艳,李朝品,等.粉尘螨的饲养管理［J］.特种经济动植物,2007,10(4):21-21.

［101］李朝品.医学蜱螨学［M］.北京:人民军医出版社,2006.

［102］刘婷,金道超,郭建军,等.腐食酪螨在不同温度和营养条件下生长发育的比较研究［J］.昆虫学报,2006,49(4):714-718.

［103］孙杨青,刘学文,梁伟超,等.伊维菌素与甲硝唑治疗肠螨病的临床疗效比较［J］.中国基层医药,2006,13(5):759-760.

［104］陶莉,李朝品.腐食酪螨种群消长及空间分布型研究［J］.南京医科大学学报(自然科学版),2006,26(10):944-947.

［105］王成硕,张罗,韩德民,等.北京地区变应性鼻炎患者吸入变应原谱分析［J］.临床耳鼻咽喉科杂志,2006,20(5):204-207.

［106］杨庆贵,李朝品.室内粉螨污染及控制对策［J］.环境与健康杂志,2006,23(1):81-82.

［107］李朝品,贺骥,王慧勇,等.淮南市不同环境中粉螨群落组成和多样性现场调查［J］.中国寄生虫学与寄生虫病杂志,2005,23(6):460-462.

［108］李朝品,江佳佳,贺骥,等.淮南地区储藏中药材孳生粉螨的群落组成及多样性［J］.珠形学报,2005,14(2):100-103.

［109］江佳佳,李朝品.我国食用菌螨类及其防制方法［J］.热带病与寄生虫学,2005,3(4):250-252.

［110］李朝品,王慧勇,等.储藏干果中腐食酪螨孳生情况调查［J］.中国寄生虫病防制杂志,2005,18(5):382-383.

［111］李朝品,王慧勇,江佳佳,等.淮南地区屋宇生态系粉螨群落组成和多样性研究［J］.生态学杂志,2005,24(12):1534-1536.

［112］李明华,殷凯生,蔡映云.哮喘病学［M］.2版.北京:人民卫生出版社,2005.

［113］王慧勇,李朝品.粉螨危害及防制措施［J］.中国媒介生物学及控制杂志,2005,16(5):403-405.

［114］王克霞,杨庆贵,田晔.粉螨致结肠溃疡一例［J］.中华内科杂志,2005,44(9):7.

［115］温廷桓.螨非特异性侵染［J］.中国寄生虫学与寄生虫病杂志,2005,23(S1):374-378.

［116］吴观陵.人体寄生虫学［M］.3版.北京:人民卫生出版社,2005.

［117］贺骥,江佳佳,王慧勇,等.大学生宿舍尘螨孳生状况与过敏性哮喘的关系［J］.中国学校卫生,2004,25(4):485-486.

［118］林耀广.现代哮喘病学［M］.北京:中国协和医科大学出版社,2004.

［119］杨庆贵,李朝品.粉尘螨Ⅰ类抗原cDNA的克隆表达和初步鉴定［J］.免疫学杂志,2004,20(6):472-474.

［120］郝敏麒,徐军,钟南山.华南地区粉尘螨主要变应原Der f2的cDNA克隆及序列分析［J］.中国寄生虫学与寄生虫病杂志,2003,21(3):160-163.

［121］李朝品,崔玉宝,杨庆贵,等.腐食酪螨和粉尘螨的共同抗原［J］.吉首大学学报,2003,24(2):31-34.

［122］李朝品,王健.粮食和中药材储存职业人群患尿螨病的调查研究［J］.中国职业医学,2003,30(1):40-42.

［123］王克霞,崔玉宝,杨庆贵,等.从十二指肠溃疡患者引流液中检出粉螨一例［J］.中华流行病学杂志,2003,24(9):793.

［124］夏斌,龚珍奇,邹志文,等.普通肉食螨对腐食酪螨捕食效能［J］.南昌大学学报(理科版),2003,27(4):334.

［125］张朝云,李春成,彭洁,等.螨虫致食物中毒一例报告［J］.中国卫生检验杂志,2003,13(6):776.

［126］邹志文,夏斌,龚珍奇,等.纳氏皱皮螨消长及空间分布型研究［J］.科学技术与工程,2003,3(6):565-567.

［127］蔡茹,王健.尿螨病临床症状的初步调查［J］.中国媒介生物学与控制杂志,2002,13(2):116-118.

［128］李朝品,武前文,桂和荣.粉螨污染空气的研究［J］.淮南工业学院学报,2002,22(1):69-74.

［129］李全文,代立群等.介绍一种变应原粉尘螨的培养方法［J］.中国生物化杂志,2002,23(2):61-63.

［130］刘萃红.肠螨症患者家庭粉螨孳生情况调查［J］.郑州大学学报(医学版),2002,37(5):711-712.

［131］陆云华.食用菌害螨江西新纪录——速生薄口螨的研究［J］.宜春学院学报(自然科学),2002,24(4):57-59.

［132］马正升,黄斌斌,金辉,等.防螨纤维及织物的研究进展［J］.金山油化纤,2002,21(4):29-32.

［133］郝敏麒,徐军,钟南山.粉尘螨Ⅰ类变应原(Der f1)的cDNA克隆及序列分析［J］.免疫学杂志,2001,17(3):213-215.

［134］李兴武,潘珩,赖泽仁.粪便中检出粉螨的意义［J］.临床检验杂志,2001,19(4):233.

［135］李朝品.肺螨病在不同职业人群中流行情况的研究［J］.中国职业医学,2000,27(3):23-25.

［136］温廷桓,蔡映云,陈秀娟,等.尘螨变应原诊断和免疫治疗哮喘与鼻炎安全性分析［J］.中国寄生虫与寄生虫病杂志,

1999,17（5）:276-278.

[137] 北京农业大学.昆虫学通论(上册)[M].2版.北京:中国农业出版社,1999.

[138] 钟自力,叶靖.痰液中检出粉螨一例[J].上海医学检验杂志,1999,14(2):36.

[139] 常东平,胡兴友,于宁昌.阴道螨症2例[J].人民军医,1998,41(2):117.

[140] 郭永和,刘永春,秦剑,等.螨体抗原间接荧光抗体试验和酶联免疫吸附试验诊断肺螨病的研究[J].中国寄生虫病防治杂志,1997,10(1):48.

[141] 李云瑞,卜根生.农业螨类学[M].兰州:西南农业大学出版社,1997.

[142] 梁来荣,张智强.粉螨科//张智强,梁来荣.农业螨类图解检索[M].上海:同济大学出版社,1997.

[143] 张智强,梁来荣,洪晓月,等.农业螨类图解检索[M].上海:同济大学出版社,1997.

[144] 李朝品,吕友梅.粉螨性腹泻5例报告[J].泰山医学院学报,1995,15(2):146.

[145] 李朝品,武前文,吕友梅.尘螨过敏性荨麻疹的心脏表现[J].张家口医学院学报,1995,12(3):31.

[146] 孟阳春,李朝品,梁国光.蜱螨与人类疾病[M].合肥:中国科学技术大学出版社,1995.

[147] 李朝品,王健.尘螨性过敏性紫癜一例报告[J].中国寄生虫学与寄生虫病杂志,1994,12(2):10.

[148] 陆联高.中国仓储螨类[M].成都:四川科学技术出版社,1994.

[149] 李朝品,梁国光.肺螨病的临床症状分析[J].齐齐哈尔医学院学报,1991,12(4):177-179.

[150] 李朝品,李立.安徽人体螨性肺病流行的调查[J].中国寄生虫学与寄生虫病杂志,1990,8(1):41-44.

[151] 李隆术,李云瑞.蜱螨学[M].重庆:重庆出版社,1988.

[152] 忻介六.农业螨类学[M].北京:农业出版社,1988.

[153] 李朝品,陈蓉芳.肠螨病二例报道[J].皖南医学院学报,1987,6(4):351.

[154] 李朝品,李立.四种肺螨病病原螨的扫描电镜观察[J].皖南医学院学报,1987,6(3):13-15.

[155] 李云瑞.蔬菜新害螨—吸腐薄口螨 Histiostoma sapromyzarum(Dufour)记述[J].西南农业大学学报,1987,9(1):46-47.

[156] 李朝品,陈兴保,李立.肺螨类生境研究[J].蚌埠医学院学报,1986,11(2):86.

[157] 休斯.贮藏食物与房舍的螨类[M].忻介六,沈兆鹏,译.北京:农业出版社,1983.

[158] 姚永政,许先典,实用医学节肢动物学[M].北京:人民卫生出版社,1982.

[159] AHMED A K,KAMAL A M,MOWAFY N M E,et al. Storage Mite Infestation of Dry-Stored Food Products and Its Relation to Human Intestinal Acariasis in the City of Minia,Egypt[J]. Journal of Medical Entomology,2020,57(2):329-335.

[160] SU X,FANG Y,XU J Y,et al. The complete mitochondrial genome of the storage mite pest Tyrophagus fanetzhangorum(Acari:Acaridae)[J]. Systematic & Applied Acarology,2020,25(9):1693-1701.

[161] AGACHEI,LAU S,AKDIS C A,et al. EAACI guideline on allergen immunotherapy:House dust mite-driven allergic asthma[J]. Allergy,2019,74(5):855-873.

[162] BOUSQUET J,HELLINGS P W,AGACHE I,et al. Allergic thinitis and its impact on asthma(ARIA)phase 4(2018):change management in allergic thinitis and asthma mulimorbidity using mobile technrlogy[J]. The Jounral of Allergy and Clinical Immunology,2019,143(3):864-879.

[163] EPSTEIN T G,LISS GM,BERENDTS K M,et al. AAAAI/ACAAI subcutaneous immunotherapy surveillan Ce study(2013-2017):fatalities,infe Ctions,delayed recations,and use of epineplnine autoinjectors[J]. The Jouranl of Allergy and Clinical Lmmunology. In Practice,2019,7(6):1996-2003.

[164] MATRICARDI P M,DRAMBURG S,POTAPOVA E,et al. Molecular diagnosis for allergen immunotherapy[J]. The Journal of Allergy and Clinical Immunology,2019,143(3):831-843.

[165] MEHLICH J,FISCHER J,HILGER C,et al. The basophil activation test differentials between patients with alpha-gal syndrome and asymptomatic alpha-gal sensitization[J]. Journal of Allergy and Clinical Immunology,2019,143(1):182-189.

[166] NIEDERBERGER V,VEUBAUER A,GEVERT P,et al. Safety and efficacy of immunotherapy with the recombinant B-cell epitope-based grass pollen vaccine BM32[J]. The JournalofAllergy ancl Clinicallmmunotherapy,2018,142(2):479-509.

[167] WILSON J M,PLATTS-MILLS T A E. Home environmental intervention for house dust mite[J]. Joural of Allergy and Clinical Immunology in Practices,2018,6(1):1-7.

[168] ZHAN X D,LI C P,CHEN Q. Carpoglyphus lactis(Carpoglyphidae)infestation in the stored medicinal Fructus Jujubae[J]. Nutricion Hospitalaria,2017,34(1):171-174.

[169] YANG B H,LI C P. Characterization of the complete mitochondrial genome of the storage mite pest Tyrophagus longior(Gervais)(Acari:Acaridae)and comparative mitogenomic analysis of four acarid mites[J]. Gene,2016,576(2):807-819.

[170] ERBAN T,KLIMOV P B,SMRZ J,et al. Populations of Stored Product Mite Tyrophagus putrescentiae Differ in Their Bacterial

Communities［J］. Front Microbiol, 2016, 12（7）:1046.

［171］LI C P, CHEN Q, JIANG Y X. Single nucleotide polymorphisms of cathepsin S and the risks of asthma attack induced by acaroid mites［J］. International journal of clinical and experimental medicine, 2015, 8（1）:1178-1187.

［172］LI C P, YANG B H. A hypothesis-effect of T cell epitope fusion peptide specific immunotherapy on signal transduction［J］. Int J Clin Exp Med, 2015, 8（10）:19632-19634.

［173］LI C P, JIANG Y X, GUO W, et al. Morphologic features of Sancassania berlesei（Acari: Astigmata: Acaridae）, a common mite of stored products in China［J］. Nutricion Hospitalaria, 2015, 31（4）:1641-1646.

［174］LI C P, ZHAN X D, ZHAO J H, et al. Gohieria fusca（Acari: Astigmata）found in the filter dusts of air conditioners in China［J］. Nutr Hosp, 2015, 31（2）:808-812.

［175］LI C P, ZHAO B B, JIANG Y X, et al. Construction and Expression of Dermatophagoides pteronyssinus group 1 major allergen T cell fusion epitope peptide vaccine vector based on the MHC Ⅱ pathway［J］. Nutricion Hospitalaria, 2015, 32（5）:2274-2279.

［176］ZHAN X, LI C, GUO W, et al. Prokaryotic Expression and Bioactivity Evaluation of the Chimeric Gene Derived from the Group 1 Allergens of Dust Mites［J］. Nutricion Hospitalaria, 2015, 32（6）:2773-2778.

［177］ZHAN X D, LI C P, JIANG Y X, et al. Epitope-based vaccine for the treatment of Der f3 allergy［J］. Nutricion Hospitalaria, 2015, 32（6）:2765-2772.

［178］SUN E T, LI C P, NIE L W, et al. The complete mitochondrial genome of the brown leg mite, Aleuroglyphus ovatus（Acari: Sarcoptiformes）: evaluation of largest noncoding region and unique tRNAs［J］. Exp Appl Acarol, 2014, 64（2）:141-157.

［179］LI C P, GUO W, ZHAN X D, et al. Acaroid mite allergens from the filters of air-conditioning system in China［J］. Int J Clin Exp Med, 2014, 7（6）:1500-1506.

［180］LI C P, ZHAN X D, HE J, et al. The density and species of mite breeding in stored products in China［J］. Nutr Hosp, 2014, 31（2）: 798-807.

［181］LI C P, GUO W, ZHAN X D, et al. Acaroid mite allergens from the filters of air-conditioning system in China［J］. Int J Clin Exp Med, 2014, 7（6）:1500-1506.

［182］ZHAO B B, DIAO J D, LIU Z M, et al. Generation of a chimeric dust mite hypoallergen using DNA shuffling for application in allergen-specific immunotherapy［J］. Int J Clin Exp Pathol, 2014, 7（7）:3608-3619.

［183］WONG S F, CHONG A L, MAK J W, et al. Molecular identification of house dust mites and storage mites［J］. Exp Appl Acarol, 2011, 55（2）:123-133.

［184］ZHANG Z Q, HONG X Y, FAN Q H. Xin Jie-Liu centenary: progress in Chinese Acarology［J］. Zoosymposia, 2010, 4（1）:1-4.

［185］KRANTZ G W, WALTER D E. A Manual of Acarology［M］. 3rd ed. Lubbock: Texas Tech University Press, 2009.

［186］LOCKEY R F, BUKANTZ S C, LEDFORD D K. Allergens and allergen immunotherapy［M］. New York: Informa Healthcarel, 2008.

［187］ASPALY G, STEJSKAL V, PEKÁR S, et al. Temperature-dependent population growth of three species of stored product mites（Acari: Acaridida）［J］. Exp Appl Acarol, 2007, 42（1）:37-46.

［188］CHUA K Y, CHEONG N, KUO I C, et al. The Blomia tropicalis allergens［J］. Protein and Peptide Letters, 2007, 14（4）:325-333.

［189］FERNÁNDEZ-CALDAS E, IRAOLA V, CARNÉS J. Molecular and biochemical properties of storage mites（except Blomia species）［J］. Protein Pept Lett, 2007, 14（10）:954-959.

［190］ZHANG R B, HUANG Y, LI C P, et al. Diagnosis of intestinal acariasis with avidin-biotin system enzyme-linked immunosorbent assay［J］. World J Gastroenterol, 2004, 10（9）:1369-1371.

［191］ARLIAN L G, MORGAN M S. Biology, ecology, and prevalence of dust mites［J］. Immunology & Allergy Clinics of North America, 2003, 23（3）:443-468.

［192］BELTRANI V S. The role of house dust mites and other aeroallergens in atopic dermatitis［J］. Clinics in dermatology, 2003, 21（3）:177-182.

［193］KALINSKI P, LEBRE M C, KRAMER D, et al. Analysis of the $CD4^+$ T cell responses to house dust mite allergoid［J］. Allergy, 2003, 58（7）:648-656.

［194］HEISHI M, KAGAYA S, KATSUNUMA T, et al. High-density oligonucleotide array analysis of mRNA transcripts in peripheral blood cells of severe atopic dermatitis patients［J］. Int Arch Allergy Immunol, 2002, 129（1）:57-66.

［195］ARLIAN L G, PLATTS-Mills T A. The biology of dust mites and the remediation of mite allergens in allergic disease［J］. J Allergy Clin Immunol, 2001, 107（3 Suppl）:S406-S413.

［196］ATHANASSIOU C G,PALYVOS N E. Distribution and migration of insects and mites in flat storage containing wheat［J］. Phytoparasitica,2001,29（5）:379-392.

［197］BABU K S,HOLGATE S T,ARSHAD S H. Omalizumab,a novel anti-IgE therapy in allergic disorders［J］. Expert opinion on biological therapy,2001,1（6）:1049-1058.

［198］SOPELETE M C,SILVA D A O,ARRUDA L K,et al. *Dermatophagoides farinae*（Der f1）and *Dermatophagoides pteronyssinus*（Der p1）allergen exposure among subjects living in Uberlandia,Brazil［J］. International archives of allergy and immunology,2000,122（4）:257-263.

［199］FURMONAVICIENE R,TIGHE P J,CLARK M R,et al. The use of phage-peptide libraries to define the epitope specificity of a mouse monoclonal anti-Der p1 antibody representative of a major component of the human immunoglobulin E anti-Der p1 response. Clin Exp Allergy,1999,29（11）:1563-1571.

［200］JIA S L. The use of phosphine fumigation in combination with carbondioxide for control of mites in stored wheat［J］. Proceedings of the 7th intentntion Working Conference on stored-Product Protection,1999,1（1）:496-498.

［201］HAYDEN M L,PERZANOWSKI M,MATHESON L,et al. Dust mite allergen avoidance in the treatment of hospitalized children with asthma［J］. Annals of Allergy,Asthma & Immunology,1997,79（5）:437-442.

［202］ZEILER T,TAIVAINEN A,RYTKÖNEN M,et al. Recombinant allergen fragments as candidate preparations for allergen immunotherapy［J］. Journal of allergy and clinical immunology,1997,100（6）:721-727.

［203］PLATTS-MILLS TAE,THOMAS WR,AALBERSE RC,et al. Dust mite allergens and asthma:reportof a second international workshop［J］. J Allergy Clin Immunol,1992,89（5）:1046-1060.

［204］SPORIK R,CHAPMAN M D,PLATTS-MILLS T A E. House dust mite exposure as a cause of asthma［J］. Clinical & Experimental Allergy,1992,22（10）:897-906.

［205］HUGHES A M. The mites of stored food and house［M］. London:Her Majesty's Stationery Office,1976.

第三十五章

蠕形螨

蠕形螨（*Demodex* mites），分类隶属蛛形纲（Arachnida）、蜱螨亚纲（Acari）、真螨目（Acariformes）、蠕形螨科（Demodicidae）、蠕形螨属（*Demodex*），是一类小型永久性寄生螨，可寄生在多种哺乳动物的毛囊、皮脂腺、睑板腺、耵聍腺、表皮凹陷、腔道和内脏内，引起蠕形螨病。蠕形螨发现于19世纪中叶，1841年Berger向巴黎科学院呈递了一份关于人外耳道内发现一种新的寄生虫（人蠕形螨）的密报；同年，Henle向Zutich报道同样在外耳道毛囊内发现了新的寄生虫。1842年，Simon在柏林发表论文，详细描述在人面部毛囊中查到的这种寄生虫为螨，并称其为毛囊脂螨。1844年Tulk在犬身上也发现了一种新的寄生虫（犬蠕形螨），当时未确定其名称；直到1859年，Leydig从南美蝙蝠中发现了蝙蝠蠕形螨后才对犬蠕形螨（*Demodex canis*）进行了命名。蠕形螨科（Demodicidae）则是在1855年由Nicolet创立。目前已知的蠕形螨来自11目哺乳动物，共140余种或亚种。虽然绝大多数哺乳动物有两种或两种以上蠕形螨寄生，但除已有犬蠕形螨感染人体的报道以外（Morsy等，1995；王彦平等，1998；Esenkaya和Dik，2018），绝大多数蠕形螨对寄生宿主有严格的物种特异性。

1972年，Desch和Nutting根据形态和主要寄生部位将人体蠕形螨分为两种，即寄生在毛囊内的毛囊蠕形螨（*Demodex folliculorum* Simon，1842）和寄生在皮脂腺内的皮脂蠕形螨（*Demodex brevis* Akbulatova，1963）。两种人蠕形螨呈全球性分布，除新生儿以外，不同肤色人种和各年龄阶段均可感染。近几十年来，国内外越来越多的临床流行病学调查资料和meta分析综合定量分析结果显示，人体蠕形螨感染与动物蠕形螨感染（如犬蠕形螨、山羊蠕形螨）一样具有致病性，与酒渣鼻、痤疮、睑缘炎、脂溢性皮炎、外耳道瘙痒症、脱发等多种皮肤病的发生密切相关。近年，人蠕形螨作为一种新现的螨源性皮肤病已经引起医学界的广泛关注，其致病机制的探索和特效药物的研发成为目前蠕形螨研究的热点和难点。本章将着重介绍人体蠕形螨的形态、分类、生物学、生态学、致病性、检查方法、流行病学、防制原则，以及蠕形螨的研究技术。

第一节　形态学

蠕形螨虽然种类繁多，但不同物种间形态存在相似性。因此，本节以两种人体蠕形螨为例，就毛囊蠕形螨和皮脂蠕形螨的成螨外部形态、内部结构、扫描电镜形态以及各期形态（成螨、若螨、幼螨和卵）特征逐一进行介绍。

一、外部形态

蠕形螨形似蠕虫状，乳白色，半透明，长100~400μm，雌螨略大于雄螨。体壁较薄，为壳质膜结构，表面具有明显的环形皮纹。螨体可分为颚体、足体和末体三个部分（图35-1）。

（一）颚体

蠕形螨颚体位于螨体前端，呈宽短的梯形，宽度大于长度（图35-1）。口器为刺吸式，具螯肢一对，呈细针状，平时收藏在口前腔内。锥状突位于颚基背面中部，前端于颚基腹面的口下板共同形成喙。口位于口下片前端1/3处。取食时，螯肢由口前腔中向前下方伸出，刺入宿主细胞吸食。在颚基内的后部有一较小的马蹄形咽泡（pharyngeal bulb），咽泡的形状为分类的特征之一。在咽泡前方水平处有一对微小的颚腹毛（subgnathosomal seta）。在颚基背面两侧有一对呈双叶形短铆钉状的背基刺（supracorxal spine），以柄着生于基部陷窝内，可能为一种感觉器。触须一对，各分三节，基节较大，其他二节较小，第三节端部腹面有五个刺形须爪（毛）（papal claw or seta）。触须能弯曲活动，有助于运动和蜕皮，并能破裂宿主的上皮细胞。

（二）足体

足体位于颚体之后，约占体长的 1/4。但有些螨其长度和宽度在种间有明显差异，如 *D. foyeolator* 雄螨（Bukva，1984）足体占体长的 2/5；而 *D. flagellurus*（Bukva，1985）足体只占体长的 1/10 左右。足体腹面有足四对（图 35-1），粗短呈芽突状，足沿足体插入腹侧面，一般间隔是一致的，但也有少数种如袋鼯蠕形螨（Nutting，1970）在足 Ⅱ 和 Ⅲ 间有一间隙。各足基节与体壁愈合成扁平的基节片，不能活动，其他各节呈套筒状，能伸缩活动。足跗节上有一对锚状叉形爪，每爪分三叉，第四对足基节片的形状具分类学特征。足的能动节中间一节有一大的向后的距（Spur），有助于螨在栖息处保持位置。足体具一对向后弯的跗节爪，除与距共同维持栖息时的位置外，还有牵拉运动功能。每爪深埋于跗节，有一粗的硬化的柄壁，其内腔狭窄充满胞浆。爪的末端分叉，并有一大的向后的中柄距。在大多数种（腹面观）基节板沿腹面中线相会，而有的种是沿两内侧缘有一裂缝。在某些种（如皮脂蠕形螨，Desch 和 Nutting，1972）具有性别二态性特点。

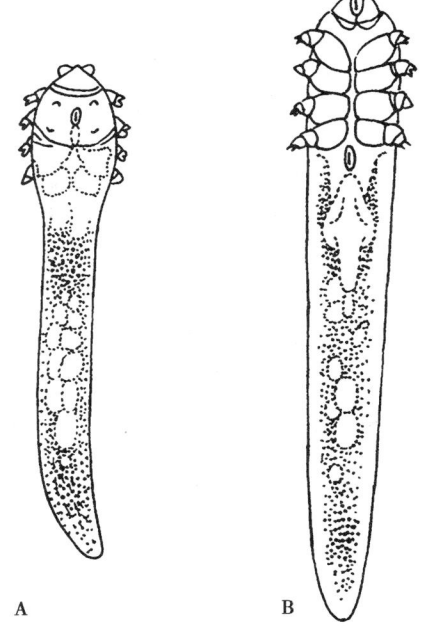

A. 雄螨；B. 雌螨。

图 35-1　毛囊蠕形螨（*Demodex folliculorum*）成螨

从颚体向后足体背面足Ⅲ和足Ⅳ平面有一背板。背板的表皮较螨体其他部分增厚，有无数的横沟。背板也有各种指印样花纹，刻印在表皮上，这些花纹可作为分类的依据。在足体背面可见两对粗短呈瘤状的背足体毛（dorsal podosomal setae），前后各一对，其排列和形态因螨种而异。

雄性生殖孔位于足体背面第一、第二对背足体毛之间一长圆形突起上，阳茎末端膨大呈毛笔状，可由体内经生殖孔伸出。雌性阴门位于螨体腹面第四对足基节片之间的后方，为一狭长纵裂状开口。阴唇十分柔软，当产卵时利于卵通过。

（三）末体

末体细长，形如指状或锥状，约占体长的 1/2 以上。末端的形状具有明显的种间差异，毛囊蠕形螨末端为指状，皮脂蠕形螨末端为锥状，可作为两种人蠕形螨的形态鉴别特征。蠕形螨末体角皮的环形横纹，在一定程度利于螨体屈伸活动。环形横纹向前直至足体背板后缘，使得足体与末体的分界在背面较为明显。

二、内部结构

有关蠕形螨的内部结构，在《蠕形螨属形态学和解剖学》一文中对其消化系统、神经系统和生殖系统等超微结构做了详细描述，其后有关这方面的研究报道很少。现就蠕形螨的内部结构相关报道做一简要介绍。

（一）消化系统

有关蠕形螨消化系统的形态结构目前尚不十分清楚。根据已有的研究资料记载，毛囊蠕形螨雌螨有肛道，毛囊蠕形螨雄螨、皮脂蠕形螨雌螨和雄螨未发现有肛道，据此推断毛囊蠕形螨雌螨具有完整的消化系统，由口、食管、肠及肛道组成；毛囊蠕形螨雄螨、皮脂蠕形螨雌螨和雄螨则因无肛道而不具有完整的消化系统。蠕形螨消化系统的真实结构还有待进一步研究证实。

Desch 和 Nutting 观察了毛囊蠕形螨消化系统的超微结构，报道其消化系统主要由口腔、食管、前肠腔、Ⅰ型和Ⅱ型肠上皮细胞组成，当时未见有中肠腔和肛道的记载。通过光镜和电镜研究毛囊蠕形螨的消化系统，口前腔内有一对针状螯肢，在触肢两基节底部之间由体前腹面一个纵向裂隙开口伸出，每一螯肢具一硬化的、直立的、板样的基部，称喙基骨（fulcrum），着生于前背部至口前腔，螯肢从喙基骨向下延伸至口前腔，弯曲向前变尖成一细针。整个螯肢似鱼钩形。薄的角皮板形成一杆状从螯肢之间分开,从口前腔背面向下至口前腔后端形成隔膜达口腔底部。

采用环境扫描显微镜也清楚地观察到了人体蠕形螨口器的形态。毛囊蠕形螨口器位于颚体的腹面,口下板呈前窄后宽的梨形,周围是较平坦的外板,中部是唇样的内板,两唇中央有纵向裂隙,其内未见牙齿,但有一锥形口针,可从裂口处伸出(图35-2),口针中心未见管腔。侧面观口下板前端呈水平刀尖状,突出于颚体前下方。皮脂蠕形螨口器与毛囊蠕形螨的相似,不同的是口下板短而宽,呈宽椭圆形,口下板中央也有一纵裂状的口孔,未见到口针。唇状的口裂吸附在受伤组织细胞表面,可能是一种特殊的刺吸式口器,组织液和组织碎片被吸入口腔,损伤局部组织细胞,引起病变和继发感染(冯玉新等,2008)。

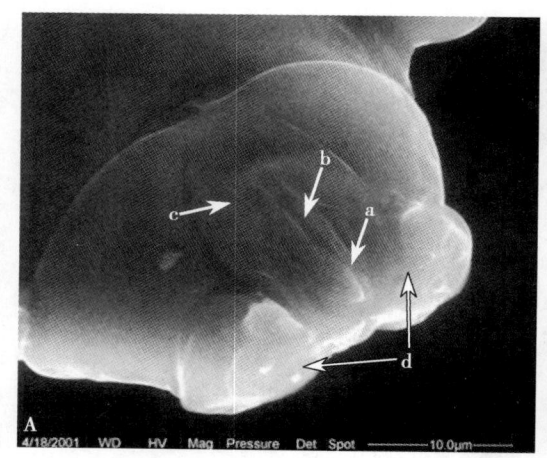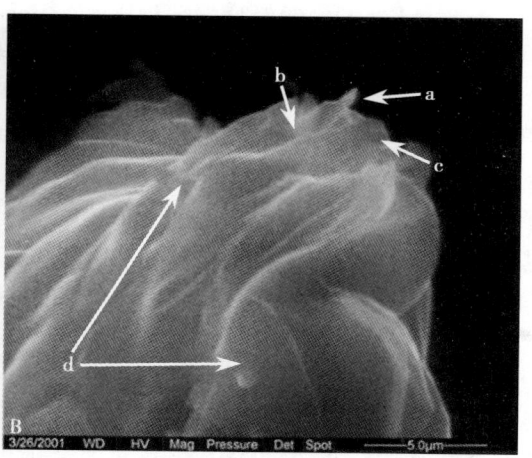

A. 腹面观;B. 侧腹面观。
a. 口针;b. 口裂;c. 口下板;d. 须肢爪。

图35-2　毛囊蠕形螨(*Demodex folliculorum*)颚体电镜图

口前腔后腹面两侧有一对唾液腺管开口,从口前腔腺管向背侧弯曲穿过颚体鞘的大孔通向足体。唾液腺管在颚体内的部分较大,并有一半月形的管腔,最宽处约2μm,管腔后端呈卵圆形,唾液腺管在毛囊蠕形螨足Ⅱ水平处连接腺体。每个腺体有一大的中心细胞,周围围绕着一些较小的细胞。靠近管和腺的连接处,有微绒毛伸向管腺,唾液腺细胞有一大的核和明显的核仁,胞浆充满许多大小不等的电子透明空泡,这些空泡可能含有腺体的分泌产物,被运送到口前腔作为消化液,来消化由咽泵吸到口前腔中的宿主细胞内容物。在口前腔消化食物是许多蛛形纲动物的特征。

口前腔底部后方有一短小的食管,并从口前腔底部后方开始弯曲向下通至杯形的咽泵。食管腔近圆形,直径仅1μm,因此认为蠕形螨的进食是液体型的食物,咽泵腔随其膨大的外形而扩大。咽泵的作用是由一对咽肌从颚体鞘的顶部向上举起,使咽肌收缩,咽泵顶部下移,从而使咽腔扩大,腔内局部压力变低而吸引口前腔的食物。在活体标本可见咽泵不规则的抽吸动作,食物由咽泵通向足体。在食管横断面上可见食管壁为二倍厚的半月形的角皮区连接着薄的易屈的角皮的末端。食管壁的这种结构,在来自咽泵的不同压力下,可使食管腔变形,在压力下成卵圆或圆形,在无压力时则呈扁平形。这样可防止食物反流。在本系统未见有瓣膜和内肌肉性结构来移动食物。

食管出颚体鞘沿中线在足基部肌肉以上直达足Ⅱ,然后成角度向背侧穿至一大的中枢神经团。进入中枢神经团后穿过腹面在背部露出,在中枢神经团后约20μm处食管突然变宽为2~3μm,末端包埋于肠细胞,未见有清楚的中肠腔。在食管的后部分,自足Ⅱ至末端,表皮壁变得均匀而薄,在纵切面呈波浪状,当食管邻近末端处壁薄而直,肠细胞的胞浆包着食管末端,在光镜下呈暗淡的空泡。

末体内含有两型肠细胞,Ⅰ型细胞包绕食管,位于末体前端,与中枢神经团和生殖器官毗连。未见有明显的中肠腔。Ⅰ型细胞靠近前肠腔处,吸收来自口前腔消化的食物。光镜下可见这些细胞含有深染的和不着色的颗粒。在相差显微镜下,这些不着色的颗粒表现为细毂样。在电子显微镜下,可见致密的颗粒如漩涡样结构,大而带膜的小球体,表示有涡状结构的形成,不着色的颗粒为圆形或卵圆形分层的凝结物结构,分层的数目及电子密度,在同一细胞内从一个凝结物到另一个凝结物各不相同。这些凝结物在山羊蠕形螨曾试验性的鉴定为鸟嘌呤的衍生物,同样结构也见于有关其他蠕形螨的报告。因蠕形螨缺少中肠,没有排出氮生废物的作用机制,这些颗粒,尤其是凝结颗粒,可能是使不溶解的无毒废物分离的一种方法。随着螨体的发育成熟,这种颗粒也随之增加,观察不成熟螨的活体标本,可见肠中仅有很少的颗粒,并且颗粒的内容、密度及颜色与成螨的均不同,颜色变化从浅棕黄到深棕黄色,线粒体和内质网的小束也偶见于胞质中,一些脂肪小滴也可出现,胞浆的基底物质为发亮电子。

Ⅱ型细胞位于Ⅰ型细胞之后,向末体后端延伸,充满了整个螨体的后 2/3。两型细胞分界不规则,也没有特殊的细胞间连接线。长形的Ⅱ型细胞含有无数脂肪小滴,常成行排列,这些细胞的前部含有的颗粒和Ⅰ型细胞的相同,Ⅱ型细胞中区有大批的脂肪小滴和卵圆形的线粒体及少量的内质网。细胞的后部充满大量卵圆形或长形的有分枝的线粒体,在许多延长的线粒体上可见纵嵴。在毛囊底部,末体的末端则朝向毛囊口,此处线粒体密度最高,也是氧供应最丰富的地方,显示这种胞质的高氧化代谢,胞质的区带可包括脂质内含物的分解代谢,宿主的皮脂即是这种脂肪物质的食物来源,这些细胞的胞核位于后 1/3 处。Ⅱ型细胞包绕末体器官的皮下层,末体器官结构与功能不详,仅见于毛囊蠕形螨的雌成螨,呈指状向后弯曲,具有角皮纹。

综上所述,毛囊蠕形螨消化系统摄取营养和排出废物的过程为螨通过螯肢刺入宿主细胞,将细胞质吸入口前腔,对食物进行初步消化,然后与唾液腺的分泌物混合成为一种液体,沿狭窄的食管被咽泵推入肠Ⅰ型细胞,营养物质被吸收运输到螨体的各个组织。凝结物如鸟嘌呤衍生物和有涡结构的颗粒以及类脂物等则作为能量贮存在Ⅱ型细胞。废物在最初由Ⅰ型细胞分离而被排泄。对虎蠕形螨的摄食方式进行超微结构的研究观察发现,虎蠕形螨可以通过颚体的锥状突、口下板和触须爪以及足爪等的活动,不断撕开裂解角化过度的角皮层,使大量角化物悬浮于毛囊间而获得食物;游弋于毛囊中的蠕形螨,则通过触须和足的活动,利于螯肢吞食和吮吸固体角化物质;皮脂腺中的螨可直接吞食撕裂后的微小皮脂腺细胞而获得营养。

(二) 生殖系统

对毛囊蠕形螨生殖系统进行研究观察发现,雌、雄螨各有一性腺位于末体的中央神经团后缘与肠之间。毛囊蠕形螨雌、雄螨的解剖结构和其生殖过程具体如下。雄性睾丸呈球形,直径近 20μm,由很薄非肌性的被膜包绕,其内充满不同发育阶段的精子。精子最初产生于球形睾丸的后端,逐渐向前端移行发育成熟。未成熟的精子呈不规则形,大小为 2~3μm,早期核近圆形,未见染色质粒,有一核仁;之后随着染色质沿周围分布,核与核仁消失。精子前半部的顶体(acrosome)开始形成一透明电子空泡,覆盖几乎 1/3 的胞核;此时胞核的外膜保持完整,胞浆含有分散的核糖体、粗内质网、线粒体及微管。

成熟的精子无鞭毛,较未成熟者小,染色质呈絮状,核的被膜部分消失,顶体变为致密电子位于核的前面,细丝状的杆从顶体的核伸出至核后的胞浆,核-杆-顶体复合物位于细胞周围,顶体部分最靠近胞浆膜。

精子成熟后经睾丸产出,向前至鳞茎状的贮精囊,贮精囊腔为上皮细胞排列,细胞内含线粒体、分散的粗面内质网以及糖原,这些上皮细胞构成基底层,其侧缘由附近的上皮细胞交错对插,贮精囊外面的前半部包膜有环形肌包绕,收缩纤维束位于基底层邻近,核和线粒体位于周围,许多半胞桥小体(hemidesmosome)沿着基底层内面的肌细胞发生。

贮精囊腔内装有精子,这些精子不是稀疏的成束或成捆,而是在形态上和在雌螨贮存的精子一样。由于贮精囊壁环形肌的收缩,迫使精子经过贮精管进入阳茎基部。毛囊蠕形螨的阳茎长约 24μm,其基部直径约 2μm,远端渐成一细尖,阳茎从中点到末端由正面形成一坚硬的背杆,腹面部分由皱褶的鞘覆盖,当这两部分缩回,便可阻止释放精子。阳茎在一对伸缩肌的作用下,从生殖孔伸出并使上述两部分开,允许精子从中间通过,狭窄的阳茎腔道仅许单个精子排列通过,单个输入到雌螨的生殖道。通常一次可输入 10~20 个精子,而不是成团的输入雌体。

雌性卵巢位于末体近腹壁,含有一串直径 5μm 的卵母细胞,被一层薄的细胞鞘膜包绕,嗜碱性卵浆含有卵圆形线粒体、游离的核糖体和高尔基体,偶有小的卵黄颗粒。近球形的卵母细胞核,直径 2~3μm,核仁位于中心。

子宫从卵巢向前伸,由两部分组成,前半部分贮存精子,后半部分生成卵黄。未成熟雌螨的子宫后壁高度折叠。卵巢靠近子宫贮卵区很近,仅数微米。卵巢一次仅能成熟一个卵,在子宫内进行卵黄生成,生成的卵(毛囊蠕形螨)最大为 $105\mu m \times 42\mu m$。卵的生长使卵巢向后移位,子宫壁也被拉直;成熟的卵后面紧挨着卵巢内的卵母细胞,正在生长的卵与子宫壁的前背侧与中枢神经团相对,子宫壁外面有少许细的肌肉枝条。

当卵黄生成时,卵内充满形状不同、大小不一的致密电子卵黄颗粒,线粒体集中在周围和后部,生发泡(geymmal vesicle)变大,直径约 $10\mu m$,同时核仁也增大,核膜有很多小孔,粗面内质网位于周围和核旁的卵细胞内。

卵壳是薄片结构,有密电子和亮电子束交替,每薄片包含一中心致密层及不太致密的内层和外层,薄片不是一层层连续的沉积,其数为 2~5 层,分散在卵的不同地方,卵壳物质的来源不清,未见卵孔(micropyle),推测精子是在卵壳形成前钻入。

子宫贮精区为立方体型细胞排列,含丰富的粗面内质网。在成熟雌螨,这些细胞发育较大,约 $7\mu m$,由两部分构成包涵体,包涵体中央绕以不规则的电子辉环的颗粒物质,这些包涵体的功能不详。受精后精子进入到贮精区腔内。

阴道连接子宫贮精区和阴门,阴道上皮很薄(小于 $1\mu m$),一对末体生殖肌起自两侧体壁,在足Ⅳ后约 $20\mu m$ 处汇集插入阴道-阴门联合处,通过收缩将卵向前推至阴门边缘。另外两对扁平的肌束延伸到达末体两侧体壁的角皮下,这些肌肉的收缩使末体变短,将子宫内的卵向前推动。

综上所述,毛囊蠕形螨的生殖过程为,精子在睾丸发育后,贮于鳞茎状的贮精囊内,贮精囊壁环形肌收缩,迫使精子到达管状的阳茎。当交配时,阳茎自背中线平足Ⅱ处的雄性生殖孔伸出,使精子进入雌螨的阴门,一旦进入雌螨生殖道,精子集聚于子宫前部的贮精区,子宫后部则容纳卵黄生成的卵。卵巢一次仅有一个卵黄生成并能发育成卵,成熟卵比卵黄生成前的卵母细胞约长 20 倍,卵的受精推测是在子宫内卵壳形成之前完成。卵巢位于子宫后端,含有一串紧密地满装卵黄生成前的卵母细胞。产卵时,末体的纵肌迫使卵自子宫内向前经狭窄的阴门排出,产生未受精的(单倍体)和受精的(二倍体)卵。卵产于毛囊内,其前端朝向毛囊底部。

(三)神经系统

在毛囊蠕形螨体内,中枢神经团(symganglion)是一最大的器官,前方尖细,约 $15\mu m$,后方较宽,约 $35\mu m$,分成两叶,自足Ⅱ平面向后伸入末体 $20\mu m$。毛囊蠕形螨的中枢神经团与其他螨相似,为神经毡(neuropile)外被以皮质组成。皮脂蠕形螨的神经原细胞体 4~6 层,但在后背和两侧区域仅 1~3 层细胞;神经原的核仁较小($0.75~1.0\mu m$),呈圆形或卵圆形。在皮脂蠕形螨的核浆嗜碱性,神经毡则嗜酸性。中枢神经团曾有学者鉴定,既不是神经胶质细胞,也不是神经分泌细胞;神经毡缺少细胞核,电镜下神经毡为许多胞突接合,但在皮脂蠕形螨没有。在足体内从中央神经团有一大的神经干向前发出,各器官未见分枝。

(四)肌肉系统

毛囊蠕形螨的肌肉曾被分为三组功能,即进食、生殖和运动,参与进食和生殖的肌肉在前面已有描述,不再赘述。现将毛囊蠕形螨的运动肌肉简述如下。

毛囊蠕形螨的运动肌肉包括一对纵肌(足体末体肌)和六对背腹肌,所有背腹肌都位于足体内。足的肌肉可使附肢向上、下、后运动,足体末体肌则有助于产卵,但未见性别差别。

(五)内分泌系统

毛囊蠕形螨成螨未见产生激素的细胞,内分泌系统还有待研究发现。

(六)呼吸系统

未见有呼吸系统存在。蠕形螨可能爬出毛囊口通过角皮的直接扩散进行气体交换。

三、扫描电镜形态

蠕形螨作为一类永久性体表寄生虫,种类较多,螨体很小,其外部形态特征是进行蠕形螨物种鉴别的重要依据,因此国内外学者相继对犬蠕形螨、山羊蠕形螨、两种人蠕形螨的外部形态进行了扫描电镜观察。

扫描电镜对山羊蠕形螨生活史各期颚体、足体和末体的超微结构观察,发现一个圆锥状须乳突位于雌螨触须第 2 节背面;叶状背阳茎侧突和腹阳茎侧突竖立于阳茎同一基部;未受精雌螨船形阴门的一对瓣汇成纵线,雌螨交配后阴门半开,产卵后全部敞开。对山羊蠕形螨的背基刺、须肢附节爪、亚颚毛、须肢动节小突、足爪、股距、爪距、阴道及雄性生殖孔、阴茎、阴鞘、背足体毛、背部及末体皮纹、肛孔等微细结构进行扫描电镜观察进一步发现,山羊蠕形螨各期未成熟螨体的颚体和足体附肢与成螨在结构形态上存在差异。

环境扫描电镜观察两种人蠕形螨显示,毛囊蠕形螨,颚体呈梯形,前端较窄,基部较宽。由一对须肢爪、锥状突及口下板组成。锥状突位于额体背部中央,前端尖锐,被基内叶包绕。额体腹面口下板呈梨形,外板较平,后部左右融合,向前中央有一长裂隙,长约 9μm,宽 3.4μm。口腔内有一口针,从两片口下板中间的裂口处伸出。未见螯肢。须肢位于两侧,分三节,由 1 个基节和 2 个动节组成。基节和动节 1 内侧壁与锥状突和基内叶侧壁融合。动节 2 腹面观呈三角形板状,弯向腹侧。须肢爪 7 个,刺状,呈“钉鞋底”状,前 3 个爪三角形排列,后 4 个爪紧密排成两排,弯向腹侧。背基刺位于两须肢基节后,似具有单上睑的眼睛,其上的睑状结构可睁可闭。足体成螨足四对,圆锥形,结构相似,每只足分四节。股节后侧见一巨大刺状突起,向腹后方伸出,为股距。每一足可见外侧一个双叉爪、内侧一个三叉爪,外侧双叉爪爪柄处有一指向后方的爪距。雌螨足体背部微微隆起,起始于第一足水平的纵皮纹沿两侧向后延伸,与始于第二足水平的环纹汇合,无背足体毛。雄螨生殖器位于两对背足体毛中央,生殖鞘为椭圆形,中央可见线状生殖口,长约 5μm。阳茎呈毛笔尖状,可从生殖口伸出。雌性生殖孔位于腹面中央第四对足水平中后部,为纵向狭长裂隙,长约 8μm,前方有一弧形皱褶,呈锚形。多数雌螨阴唇紧紧闭合,少数微微开启。足体腹面各基节板不融合。雄螨足体背部与雌螨一样隆起,但在第二对足水平之前无雌螨样皮纹。具两对背足体毛,呈晕样,前一对相距约 25μm。后一对相距约 22μm,前后背足体毛相距约 10μm。末体约占整个体长的 2/3~4/5,圆柱形,表膜上有明显环纹,前后皮纹间距无明显变化。无特殊结构,未见肛道。尾部钝圆,皮纹呈指纹斗形圆纹。末体比例较大,占体长的 3/4,具环纹,无特殊结构。

皮脂蠕形螨,颚体宽而短,前端较平。背部的锥状突呈三角形,尖而长,止于颚体前端,与须肢动节 2 齐平,稍短于口下板,无基内叶。两个背基刺豆形,着生于陷窝内,位于额基前端外侧。皮脂蠕形螨须肢上有五个钩状爪,颚体前端有一对弯向腹侧的小钩。皮脂蠕形螨口下板短而宽,呈宽椭圆形,长约 3.5μm,宽约 8.1μm。口下板中央可见一裂隙状口孔,未见口针。足体腹面微微隆起,各基节板融合,四对足圆锥形,结构相似,每只足分四节。无股距。每足具一个单爪、双叉爪、三叉爪,双叉爪后侧无爪距。雌性生殖孔位于腹面中央第四对足水平后方,呈纵向狭长裂隙,两阴唇紧紧关闭,前后有弧形皱褶,呈“工”字形。皮脂蠕形螨背部无皮纹,无背足体毛。皮脂蠕形螨末体几乎与足体等长,约占整个体长的 1/2,圆柱形,表膜上有明显环纹,前后皮纹间距无明显变化,无特殊结构,未见肛道。尾部尖,形似毛笔头,呈指纹斗形椭圆纹。

采用环境扫描电子显微镜进一步观察毛囊蠕形螨和皮脂蠕形螨的口器,从而判断其性质、食性和致病性。人体蠕形螨口器既有刺器(口针)又有口裂的特殊刺吸式口器。而原先的常规 ESEM 所见口孔是在口下板前端的小圆孔。实际上那是背面两基内叶前缘与腹面口下板前缘所围成的一个凹陷,其内亦未见原先描述的一对刺状螯肢。而是口裂中有一粗大的锥状口针,但未见其中央有吸管样结构,它可能仅是刺器。口裂中未发现牙齿。口针可刺破组织细胞,须肢爪可抓碎组织细胞。唇状的口裂吸附在受伤组织细胞表面,组织液和组织碎片被吸入口腔,推测这是一种特殊的刺吸式口器。这些锐性结构可损伤局部组织细胞,引起病变和继发感染(冯玉新等,2008)。

采用荧光显微镜、扫描电镜和激光共聚焦显微镜分别对人体毛囊形蠕形螨进行形态学观察。选用 5μg/ml 碘化丙啶对螨体进行荧光染色,避光染色 15 分钟,分别置于荧光显微镜和激光共聚焦显微镜下观察;2.5% 戊二醛固定螨体标本,梯度酒精和叔丁醇脱水,金喷镀后扫描电镜观察。结果荧光显微镜下碘化丙啶对螨体有很强的结合力。最终发现螨体荧光信号均匀展示于细胞表面,充分展现螨体型态,扫描电镜更加清楚、细致地展示人体毛囊型蠕形螨的超微结构,激光共聚焦显微镜将螨体分层扫描图片进行三维重建,真实、完全、直观地展露了螨体,显然三种显微技术均可展示蠕形螨超微形态。碘化丙啶对螨体有很好的荧光染色作用,使激光扫描共聚焦显微镜能够获得更加精准的超微形态结构,结合三维重建技术有着广泛的应用价值。实验证明,三种显微技术均可展示蠕形螨超微形态。荧光显微镜操作简单、快捷、经济,若能将患处皮脂溶解后在玻片上滴加碘化丙啶观察,能迅速观察到患者所感染蠕形螨类型和感染程度,可应用于临床快速诊断和医学实验教学,但观察的清晰度还不够。扫描电镜虽然清晰、直观,但仅能观察螨体体表形态,无法观察到螨体内部形态结构。激光扫描共聚焦显微镜能同时获得清晰、精准的人体蠕形螨体内和体外的超微形态结构,尤其是结合三维重建技术,对了解人体蠕形螨超微形态结构、研究生物学分类等有着十分广阔的应用前景(佘俊萍等,2011)。

四、各期形态特征

(一)毛囊蠕形螨

1. 成螨 体细长(图 35-3),平均大小为 300.01(289.70~310.33)μm × 53.97(52.75~55.20)μm。颚体较短呈梯形。足体腹面有足 4 对,活动明显;末体明显长于足体,呈指状,端部钝圆。末体长度差异较大,平均长度为足体的 2.53(2.42~2.65)倍,其中最长为 4.21 倍,最短为 1.21 倍。成螨表面可见环行皮纹。雌螨大于雄螨,雄螨生殖孔位于足体背面第 2 对足之间。雌螨生殖孔位于螨体腹面第 4 对足基节片之间的后方,为一椭圆形裂隙。雌螨在水镜下可见一指状肛道(门),雄螨无。受孕的雌螨体内可见蘑菇状的卵 1 只。

2. 若螨 体长大于成螨(图 35-3),平均大小为 448.25(424.18~472.33)μm × 49.20(46.39~52.02)μm。若螨颚体宽短,足 4 对,基节骨突 4 对。颚体与四对足运动活跃。蜕皮的若螨体内含一正在发育的成螨,可见成螨 4 对足在活动,基节片清晰可见。

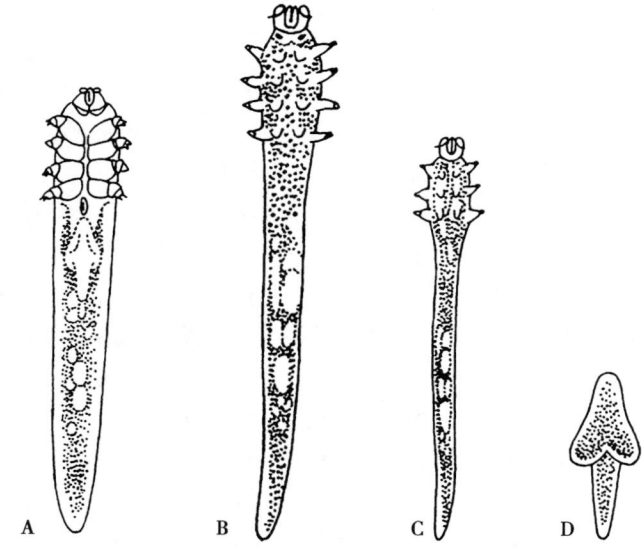

A. 成螨;B. 若螨;C. 幼螨;D. 卵。

图 35-3 毛囊蠕形螨(*Demodex folliculorum*)各期形态

3. 幼螨 新孵出的幼螨(图 35-3),体较短,大小为 116.2μm × 23.1μm,可见足 3 对,螨体活动。体侧壁细锯齿状,为环形皮纹;长大的幼螨体狭长,大小为 281.5μm × 32.0μm,可见足三对,足体前端明显膨隆,颚体位其前下方;末体明显变长。腹面可见基节骨突三对。足体与颚体活动明显,可见螨体移动。幼螨小于若螨,蜕皮的幼螨体内可见正在发育的若螨。

4. 卵 腹面扁平,背面隆起,头端膨大形似半个蘑菇状(图 35-3),平均大小为 97.18(92.16~102.20)μm × 42.37(39.49~45.24)μm,灰褐色,壳较薄,卵内可见分化程度不等的卵细胞或正在发育的幼胚。环境扫描电镜下毛囊蠕形卵呈蘑菇状,卵壳表面光滑,背侧隆起,腹侧扁平。前端钝圆,向后逐渐增宽增厚,背部较腹面窄,于两侧形成凹陷。

(二)皮脂蠕形螨

1. 成螨 螨体粗短(图 35-4),平均为 269.94(205.54~334.34)μm × 62.84(60.59~65.09)μm,螨体颗粒消失,较透明。末体明显较毛囊蠕形螨短,末端大多呈锥状,体壁与内含物间有明显缝隙,少数呈指状,尖端均有一小棘。末体平均为足体的 2.00(1.90~2.10)倍,95% 参考值范围为 2.00 ± 0.74。成第四基节片左右愈合。雄性生殖孔位于足体背面第二对足之间。雌螨生殖孔位于螨体腹面第 4 对足之后的腹中线上,较毛囊蠕形螨偏后。雌、雄成螨均未见肛道(门)。

2. 若螨 若螨较成螨小(图 35-4),呈粗大的颗粒状,大小平均为 172.66(164.89~180.42)μm × 43.50(41.19~45.80)μm,有足 4 对,未见基节骨突。

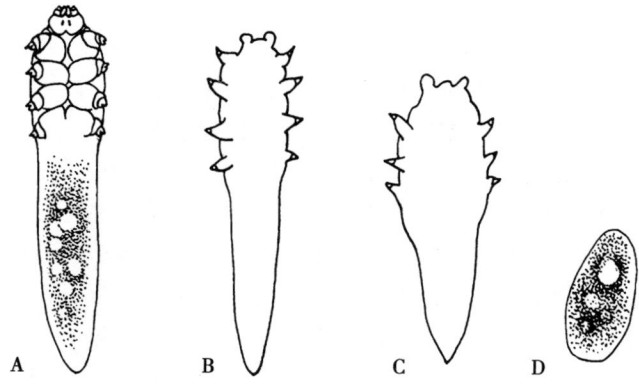

A. 成螨;B. 若螨;C. 幼螨;D. 卵。

图 35-4 皮脂蠕形螨(*Demodex brevis*)各期形态

3. 幼螨　皮脂蠕形螨刚孵出的幼螨近似椭圆形(图 35-4),为 63.8~38.1μm,可见螨体活动。成熟幼螨体内呈粗大的颗粒状,大小平均为 118.94(110.44~127.43)μm×36.78(34.15~39.38)μm,有足 3 对,末体短小,呈锥状。蜕皮幼螨体内可见一正在发育的若螨。

4. 卵　近椭圆形(图 35-4),灰褐色,平均大小为 60.23(58.53~61.93)μm×34.86(33.82~35.91)μm,壳较薄,初产卵比较小,颜色很浅,卵壳较薄,卵内可见分化程度不等的卵细胞,随着卵细胞不断分化,卵的头端明显膨大,出现幼螨雏形。

第二节　分类学

长期以来,蠕形螨的分类主要依据寄生的宿主和形态特征。对于寄生在不同宿主的蠕形螨,以所寄生的宿主冠名,如人蠕形螨、犬蠕形螨、猫蠕形螨和猪蠕形螨等;对于寄生在同一宿主的蠕形螨,则依据寄生部位和形态特征进行分类。近几十年来,飞速发展的分子生物学技术为蠕形螨的分类提供了新途径。

一、传统形态分类

蠕形螨隶属真螨总目(Acariformes),蠕形螨科(Demodicidae)。蠕形螨属以下的分类主要以寄生部位、寄生宿主和螨体型态特征作为分类依据。

(一)按寄生部位分类

蠕形螨隶属于蜱螨亚纲(Acari),真螨总目(Acariformes)、绒螨目(Trombidiformes)、前气门亚目(Prostigmata)、异气门总股(Eleutherengonides)、缝颚螨股(Raphignathina)、食肉螨总科(Cheyletoidea)、蠕形螨科(Demodicidae)。该科一般分 5 属(表 35-1):蠕螨属(*Demodex*,Owen)、口蠕螨属(*Stomatodex*,Fain)、鼻蠕螨属(*Rhinodex*,Fain)、眼蠕螨属(*Ophthalmodex*,Lakoschus et Nutting)和翼蠕螨属(*Plerodex*,Lukoschus等),其中与致病关系密切的是蠕螨属,大多数寄生于多种哺乳动物和人体的不同部位(表 35-2)。

表 35-1　蠕形螨各属的寄生宿主和寄生部位

属名	目名	宿主	寄生部位	文献来源
蠕螨属 (*Demodex*)	翼手目(Chiroptera) 啮齿目(Rodentia) 食肉目(Carnivora) 偶蹄目(Artiodactyla) 奇蹄目(Perissodactyla) 灵长目(PriMates)	蝙蝠 鼠 犬 牛 马 人	表皮窝,毛囊,外分泌腺,全(浆) 分泌腺	Owen Nutting,1974
鼻蠕螨属(*Rhinodex*)	灵长目	狐猴科	鼻腔	Fain,1959
口蠕螨属 (*Stomatodex*)	灵长目 翼手目	狐猴科 蝙蝠科	口腔及鼻腔	Fain,1959
眼蠕螨属 (*Ophthalmodex*)	翼手目 啮齿目	蝙蝠科 鼠	眼腔	Lukoschus 和 Nutting,1980
翼蠕螨属(*Pterodex*)	翼手目	蝙蝠科	表皮窝	Lukoschus 等

注:采自 Nutting 的《毛囊螨(蠕形螨科)的生物学和病理学》。

(二)按寄生宿主分类

目前蠕形螨已知的种和亚种约达 140 个,其中至少 50 种可寄生于各种哺乳动物体表或/和内脏中,从而引起被寄生动物的皮炎和内脏病变等,如犬蠕形螨(*Demodex canis*)、猪蠕形螨(*Demodex phylloides*)、牛蠕形螨(*Demodex bovis*)、山羊蠕形螨(*Demodex caprae*)等。蠕形螨属常见种及寄生宿主见表 35-2。

表 35-2　蠕形螨属常见种及寄生宿主

中文名	学名	宿主
毛囊蠕形螨	*Demodex folliculorum* Simon,1842	人
毛囊蠕形螨中华亚种	*Demodex folliculorum sinensis* subsp.nov. 谢禾秀 et al.,1982	人
皮脂蠕形螨	*Demodex brevis* Akbulstova,1963	人
犬蠕形螨	*Demodex canis* Leydig,1859	狗
猫蠕形螨	*Demodex cati* Hirst,1919	猫
牛蠕形螨	*Demodex bovis* Stiles,1892	牛
猪蠕形螨	*Demodex phylloides* Csokor,1879	猪
绵羊蠕形螨	*Demodex ovis* Hirst,1919	绵羊
袋鼠蠕形螨	*Demodex marsupiali* Nutting et al.,1980	袋鼠
小家鼠蠕形螨	*Demodex musculi* Oademants,1897	小家鼠
长蠕形螨	*Demodex tongior* Hirst,1918	姬鼠
蝠长蠕形螨	*Demodex longissimus* Desch et Nutting,1972	蝙蝠
鹿蠕形螨	*Demodex odocoilei* Desch et Nutting,1974	白尾鹿
褐鼠蠕形螨	*Demodex nanus* Hirst,1918	褐鼠

（三）按形态分类

1. 体长　螨体总长与各体段（颚体、足体、末体）的长宽比例。
2. 颚体　触须爪（毛）的数目、位置和形状；背基刺的形状及二刺之间的距离；咽泡的形状。
3. 足体　阳茎的形状和位置；生殖孔的位置、有盖或无盖；有无背足体毛；雌螨外生殖器的第 4 后生侧片的形状、排列和位置；足与足之间的距离及着生位置。
4. 末体　尾端的形状（如钝圆形、尖形或钩形），肛道有或无、形状和位置。

二、分子分类

20 世纪 50 年代分子生物学作为一门独立的分支学科脱颖而出，进入 21 世纪以来得到了蓬勃发展，尤其是 DNA 数据在物种分类方面的应用，不仅弥补了传统形态学分类方法无法鉴别形态相似近缘物种的缺陷，而且能够发现新物种，提高了物种鉴定效能。然而，蠕形螨由于个体微小、体壁几丁质厚、破膜困难、DNA 提取很难，加上无法进行体外培养，实验用螨只能通过流行病学调查获取，离体蠕形螨容易自溶使得实验螨源的获取更加困难（赵亚娥和 Rojas，2012）。虽然 2002 年日本学者 Hasegawa 等首次向 GenBank 提交了一条犬蠕形螨几丁质合成酶序列片段（登录号为 AB080667），但是直到 2008 年有关蠕形螨分子鉴定的基因序列和研究报道在 Pubmed 和 CNKI 中才陆续被检索到，主要涉及的螨种有毛囊蠕形螨、皮脂蠕形螨、犬蠕形螨、猫蠕形螨、山羊蠕形螨等。

（一）人蠕形螨

寄生在人体的蠕形螨在形态学上普遍认为有两个种，即毛囊蠕形螨和皮脂蠕形螨。1982 年谢禾秀等依据寄生在中国人的毛囊蠕形螨形态特征提出了毛囊蠕形螨中华亚种，但一直未得到证实。2009 年，赵亚娥和成慧通过探索不同的基因组 DNA 提取方法，成功提取到混合蠕形螨 DNA，通过设计随机引物，采用 RAPD 方法对毛囊蠕形螨和皮脂蠕形螨进行了分子标记，结果显示两种人蠕形螨的 DNA 指纹图谱具有明显差异，首次在分子水平对两种蠕形螨进行了区分。之后，进一步建立了单只蠕形螨 RNA 提取方法，采用线粒体 16S 和 *cox*1 基因片段、核糖体 18S 和 28S 可变区等 DNA 条形码对人蠕形螨地理株和表型进行了分子鉴定，结果显示毛囊蠕形螨中国株为同一个种，未发现中华亚种；毛囊蠕形螨中国株和西班牙株也为同一个种,不存在地理株差异(Zhao 等,2013);人蠕形螨四种表型被鉴定为两个种,即指状末端的三个表型为毛囊蠕形螨,锥状末端的表型为皮脂蠕形螨(Zhao 等,2013;Hu 等,2014)。

(二)犬蠕形螨

寄生在犬的蠕形螨形态学上命名有三个种,即 *Demodex canis*、*Demodex injai* 和 *Demodex cornei*。Rojas 等(2012)从西班牙犬体表分离到犬蠕形螨的三种表型,通过对线粒体 16S rDNA 439bp 和 *cox*1 基因 453bp 进行扩增、测序和分析发现,三种表型之间序列相似度为 98.8%(99.1%~98.5%),因此作者认为,*D. canis*、*D. injai* 和 *D. cornei* 隶属于同一个物种。然而,Sastre 等(2012)采用 mtDNA 16S 338bp 对犬蠕形螨分子鉴定的研究得到了不同的结论,*D. canis* 与 GenBank 中 *D. canis* 序列一致性为 97.3%~99.6%,*D. cornei* 与 *D. canis* 的序列一致性为 97.8%~99.6%,而 *D. injai* 与 *D. canis* 序列一致仅为 76.6%,因此作者认为 *D. canis* 和 *D. injai* 是两个不同的物种,而 *D. cornei* 只是 *D. canis* 的一个变体。至此,寄生在犬的蠕形螨为两个种还是三个种尚不确定。

(三)猫蠕形螨

寄生在猫的蠕形螨已经报道有 *Demodex cati* 和 *D. gatoi* 两种,Ferreira 等(2015)自 74 只猫身上采集毛发样本提取蠕形螨 DNA,扩增 mtDNA 16S 330bp 片段并测序比对,结果显示,*D. cati* 和 *D. gatoi* 的序列与 GenBank 中相同物种序列一致性均在 98% 以上,而第三个未命名蠕形螨的序列与 *D. gatoi* 和 *D. cati* 的序列一致性分别为 75.2% 和 70.9%,达到种间水平,分子鉴定表明寄生在猫的蠕形螨应该有三种。

(四)其他

Zhao 等(2013,2014)分别采用 mtDNA 16S 和 *cox*1 对山羊蠕形螨进行分子分类鉴定和系统发育研究发现,山羊蠕形螨与皮脂蠕形螨的亲缘关系要近于与犬蠕形螨和毛囊蠕形螨。此外,蝙蝠蠕形螨、鼠蠕形螨等其他动物蠕形螨的分子检测也有少数报道。

第三节　生物学

人们对人蠕形螨的生物学研究报道较少,目前尚有许多问题仍不清楚。本节主要介绍人体蠕形螨的生活史、寄生习性和离体蠕形螨存活时间。

一、生活史

两种人体蠕形螨的生活史基本相同,整个发育过程只能在人体进行,需经历卵(ovum)、幼螨(larva)、若螨(nymph)和成螨(adult)4 个时期。现以毛囊蠕形螨生活史为例介绍如下(图 35-5)。

毛囊蠕形螨主要寄生在人体的毛囊内,对光线敏感,经常于夜间从毛囊孔爬出,与雄螨完成授精后再回到毛囊内产卵,通常一次只产一个卵。卵呈半个蘑菇状,壳较薄,产出时胚胎已发育到一定阶段,镜下可见卵内正在发育的胚胎。卵期一般约 60 小时,孵出 6 足幼螨。

幼螨体细长,平均 283μm×34μm,足 3 对,各足 2 节,足跗节各具 1 爪,爪端分 3 叉。触须 1 对,分 2 节,端部有 5 个须爪。咽泡明显,无颚腹毛,末体环纹不明显。幼螨亦寄生在毛囊内,取食和发育,约 108 小时蜕皮,发育为若螨。

若螨期大小平均 392μm×42μm,咽泡明显,末体环纹清晰。足 4 对,基节骨突 4 对,各足无分节,跗节有一对 4 叉爪。约经 60 小时蜕皮,发育为成螨。

雌雄成螨可间隔取食,约经 120 小时发育成熟,完成一

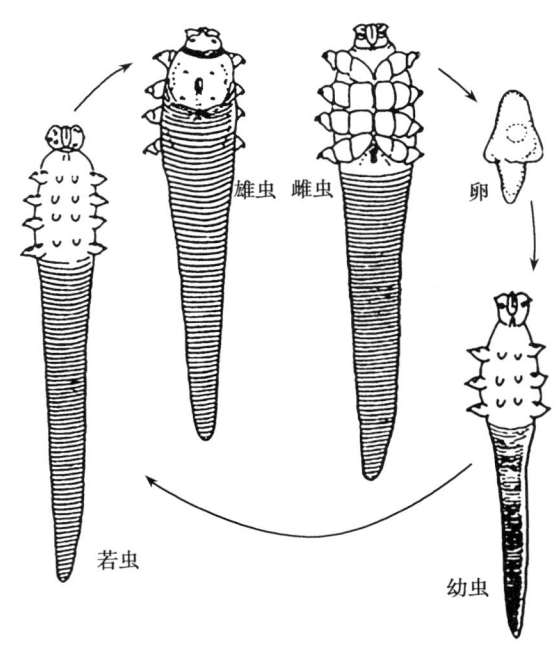

雄虫　雌虫

卵

若虫

幼虫

图 35-5　毛囊蠕形螨(*Demodex folliculorum*)生活史

代约需 350 小时,即 14.5 天。蠕形螨两性差别在未成熟时期不明显,生活史各期均在宿主体上度过,一般来说所有的前若螨期是最短的,幼螨和若螨期约相等,成螨数超出未成熟螨总数,表明螨成螨生活时间相对较长。雄螨交配后死亡,雌螨寿命 2 个月左右。

但有学者对毛囊蠕形螨的生活史持不同意见,认为生活史有卵(ovum)、幼螨(larva)、前若螨(protonymph)、若螨(nymph)和成螨(adult)5 个时期,前若螨期是毛囊蠕形螨生活史中的一特殊龄期。但仔细观察所提供的前若螨期的图片可以发现,该图片显示的应该是正在蜕皮的幼螨。

关于蠕形螨的生殖方式,山羊蠕形螨(D. caprae)和松猴蠕形螨(D. saimiri)的雄螨是单倍体,雌螨是双倍体,推测某些蠕形螨可能营产雄单性生殖方式。如果这种生殖方式存在,那就意味着一只雌螨,无论受精与否,都可在新宿主繁殖后代。研究还发现,蠕形螨的胚胎每个细胞具有 2 个或 4 个染色体,雄螨是单倍体,雌螨是二倍体,这种现象也揭示蠕形螨可能有产雄单性生殖(arrhenotoky)现象,雄螨自未受精卵发育而来,雌螨则自受精卵发育而来。一个未受精的雌螨可产生单倍体的雄性子代,随后能使它们的母代受精,而母代又可产生二倍体的子代。如新宿主第一次感染的是一个受精的雌螨,它就可产生二倍体雌性子代,再依次产生单倍体雄性子代。因此无需雄螨和雌螨同时感染,宿主也能大量繁殖,在宿主间广泛传播。蠕形螨虽有阳茎,但至今为止还没有观察并记录到雌、雄螨交配的现象。

二、寄生习性

蠕形螨广泛寄生于人和多种哺乳动物体内,属专性寄生螨,具有种的特异性。下面主要介绍人体蠕形螨的寄生宿主、寄生部位、寄生方式等生活习性。

(一)寄生宿主

长期以来人们一直认为,人体蠕形螨对宿主有严格的选择性,人是人体蠕形螨的唯一宿主。迄今为止尚未见到蠕形螨种间自然传播的报道。然而,国内学者用人体蠕形螨接种兔,或种幼犬均获成功,但未见反复传代感染成功的报道,据此认为人体蠕形螨在人犬之间存在相互感染显得证据明显不足。之后也有报道人蠕形螨和犬蠕形螨间存在交叉感染的情况。Morsy 等(1995)等报道了一例人体蠕形螨同时感染一名小孩和他的宠物犬而引起发病,经抗蠕形螨治疗后症状消失。王彦平等(1998)等报道犬蠕形螨致人体皮炎一例。Esenkaya 和 Dik(2018)报道了一例 20 岁的女学生喂养的犬身上出现发痒、丘疹脓疱、结痂和脱发等症状,3~4 周后女学生的脸和手臂也出现相似症状。从患者和犬身上刮取的皮肤刮屑和毛发样本均查到蠕形螨成螨和卵。犬和患者分别经伊维菌素和氯菊酯治疗一月后,临床症状和螨感染度均有改善或消失。但这只能提示蠕形螨存在种间相互传播致病的可能,但不能断定是蠕形螨的错位寄生或者偶然寄生,还是确实存在相互感染传播的可能,有待证实。

(二)寄生部位

人体蠕形螨寄生于人体皮肤的毛囊和皮脂腺内,尤其是皮脂腺发达的部位,常见寄生部位有颜面部、颈、肩背、胸、乳头、外耳道、大阴唇、阴茎、阴囊和肛周等处,偶见在人舌的皮脂腺、毛细血管痣寄生。流行病学调查显示,蠕形螨好发于颜面部,但颜面部各部位感染率调查结果也不尽相同,多数认为以鼻周围最高,其次是颊部、额部、眼周。随机选择 100 例蠕形螨阳性者检查面部 5 个部位,发现螨的感染率以颊部最高(69%),其次为额部(58%)、额部(50%)、鼻沟(50%)和鼻尖部(40%)。这一结果除可能与颊部本身感染率高有关以外,也可能与颊部较平坦,容易粘贴牢固有关。

(三)寄生方式

Spickett(1961)在胶带条上观察到毛囊蠕形螨位于毛囊口,前端向外,有的颚体与足体均在毛囊口外,末体在毛囊内,单居率 51.1%,单居者既有在毛囊口的,也有游离于毛囊间表皮的(图 35-6)。李朝品等(1996)观察了 30 例皮炎型酒渣鼻患者的鼻、额、颊面表皮的蠕形螨,结果表明毛囊蠕形螨多为群居,寄生于毛囊内,以颚体朝向毛囊底部,各足紧靠在毛囊上皮上。一个毛囊内常有 1~6 只螨群居,甚至可达 18 只或更多。成虫和若虫多分布于毛囊和皮脂腺管上端,卵和幼虫以及少部分成虫则在毛囊、皮脂腺管内和皮脂腺内。皮脂蠕形螨常单个寄生于皮脂腺和毛囊内,并游离于毛囊间表皮,偶见 2 只在同一毛囊内。寄生在皮脂腺的皮脂蠕形螨,其颚体全部朝向腺体基底,末体朝向无定向。毛囊蠕形螨和皮脂蠕形螨可寄生于同一人体上,通常毛囊蠕形螨的感染率和感染度要明显高于皮脂蠕形螨。毛囊蠕形螨成螨和若螨多分布于毛囊皮脂腺管上端,卵和幼螨以及少部分成螨则在毛囊皮脂腺管内和皮脂腺内。

皮脂蠕形螨常单个寄生于皮脂腺和毛囊内,并游离于毛囊间表皮。寄生在皮脂腺的皮脂蠕形螨,其颚体全朝向腺体基底,末体朝向无定向。毛囊蠕形螨和皮脂蠕形螨可寄生于同一人体上,通常毛囊蠕形螨的感染率和感染度要明显高于皮脂蠕形螨。

(四)皮肤类型

人体蠕形螨在不同皮肤类型人群的感染率不同,油性皮肤人群蠕形螨感染率明显高于中性或干性皮肤人群。湿润型皮肤(皮脂分泌量多)蠕形螨感染率(60.85%)要高于中性皮肤(33.02%)和干燥型皮肤(皮脂分泌量少)(6.13%);不同皮肤性状学生蠕形螨感染情况调

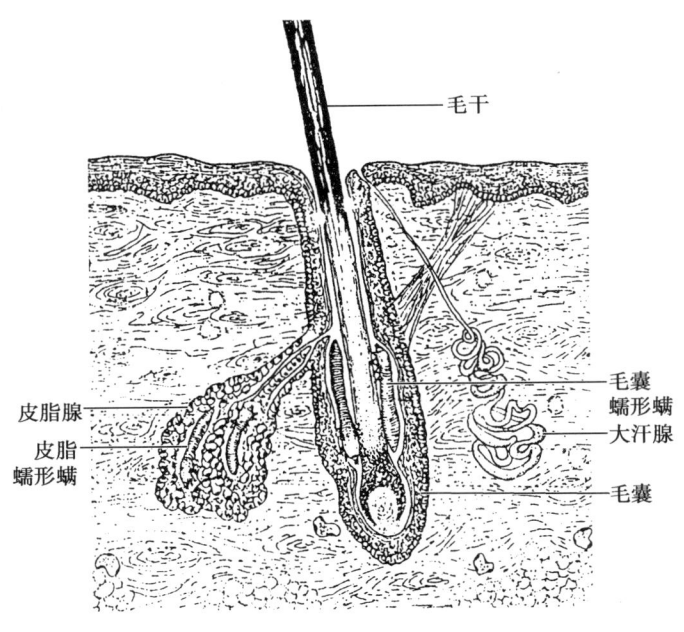

图 35-6 人蠕形螨的寄生方式

查后也发现,油性皮肤感染率 81.79%(674/824)要高于中性皮肤感染率 36.75%(746/2030)和干性皮肤感染率 12.56%(99/788),三者差异显著。其原因可能是油性皮肤者皮脂分泌较多,造成皮脂分泌排出受阻,螨在其中大量繁殖;同时皮脂也为螨提供了营养,有利于螨的寄生。

由此可见,毛囊发达和皮脂腺分泌旺盛的人为蠕形螨生长繁殖提供了一个适宜的生存环境。在皮脂腺发达的部位和皮脂腺分泌旺盛情况下蠕形螨的生存密度较高,而皮脂腺分泌不旺盛的儿童极少感染蠕形螨,在肢体末端的某些部位其毛囊数量少、毛囊间距离大,几乎没有蠕形螨寄生。

当某些因素能够刺激局部皮肤引起皮脂腺分泌增加时,有利于蠕形螨在皮脂丰富环境下的生存。常用类固醇油膏者毛囊蠕形螨感染率特别高,局部外用类固醇激素可使局部皮肤皮脂腺分泌增加而使得蠕形螨的感染率和感染度增加。

三、离体螨存活时间

(一)体外离体培养

目前在实验室体外培养螨尚未取得成功。虽然有人尝试用一些介质对蠕形螨成螨进行培养,但仅能延长螨体在外界环境的存活时间,而不能完成生活史的发育和繁殖。蠕形螨在液体石蜡 13 天、IMDM 细胞培养液 9 天、DMEM 细胞培养液 8 天、50% 和 70% 甘油中存活时间分别是 9 天和 5 天,可见在液体石蜡中存活时间最长。进一步研究认为在环境温度 15℃、高湿条件下的液体石蜡中,蠕形螨最长生存时间可达 18 天。姜淑芳(2003)也验证了人体蠕形螨在 15℃、高湿环境的液体石蜡中,最长能活 17 天。由此可见,液体石蜡、15℃、高湿环境可能为人体蠕形螨体外存活较适宜的条件。Zhao 等(2011a)对不同介质和温度条件下毛囊蠕形螨和皮脂蠕形螨的存活力进行了系统的观察研究后发现,两种人蠕形螨在 16~22℃的血清中存活时间最长,可以作为人蠕形螨的体外保种条件。

(二)动物接种

人体蠕形螨在动物体内的培养,虽然有人做过尝试,但并未实现在动物体的传种接代。用人体蠕形螨接种兔或幼犬虽然获得初次实验成功,但未见反复传代感染成功的报道。因此人体蠕形螨在兔和犬皮肤能否接种成功还有待进一步反复实验证明。

第四节 生态学

人体蠕形螨的形态特征和食性决定其适合在毛囊和皮脂腺内生存,并完成生活史各期的转变。但蠕形螨离开原宿主毛囊皮脂腺后再侵犯新宿主的这一过程,必然要受到外界诸因素的影响。成螨作为蠕形螨在同一宿主不同部位或不同宿主之间传播的最适宜时期,对其进行生态学研究对于研究人体蠕形螨病的流行病学及蠕形螨病的控制均有重要意义。

一、温度

Zhao 等(2009)对不同温度条件下毛囊蠕形螨和皮脂蠕形螨的存活力(存活时间和活动度)进行了系统的观察研究,结果显示(表 35-3 和表 35-4),毛囊蠕形螨和皮脂蠕形螨均耐低温而不耐高温,体外最适宜的维持温度为 5℃,体外培养最佳生长温度为 16~20℃。温度在 0℃以下和 37℃以上对螨是有害的,致死温度为 54℃,有效杀螨温度为 58℃。

毛囊蠕形螨在体外不同温度处理存活时间有显著差异(表 35-3)。在低温条件下(-15~0℃),螨的存活时间随着温度的降低而缩短。在-15℃条件下只能存活 5.5 小时,明显短于-5℃和 0℃亚群的存活时间($P<0.01$)。7 个中温亚组在 5~37℃的生存时间差异有统计学意义($P<0.01$)。温度越高,螨存活的时间越长。毛囊蠕形螨的最佳生存温度为 5℃,存活时间为 110 小时,但 5℃的中位生存时间与 8~10℃和 16~20℃的中位生存时间无显著差异($P>0.05$)。16~20℃生存时间明显长于 25~26℃和 29~30℃生存时间($P<0.05$)。随着温度升高至 36~37℃,存活时间大幅缩短至 16.5 小时,高温亚组间也存在显著差异($P<0.01$)。在 45℃下,螨的存活时间为 90 分钟,而在 54℃下,螨的存活时间急剧下降至 5 分钟。两组间差异有统计学意义($P<0.01$)。当温度上升到 56℃、58℃和 60℃时,毛囊蠕形螨的存活时间分别为 3 分钟、1 分钟和 1 分钟。58℃组与 60℃组间差异无统计学意义($P>0.05$)。

表 35-3 不同温度条件下毛囊蠕形螨的存活时间比较

分组	温度 /℃	试螨数 /只	存活时间		
			最长	最短	中位数
低温组	-15	41	11.0	2.0	5.5
	-5	71	32.5	3.0	21.5
	0	59	39.0	3.0	23.0
中温组	5	42	270.0	7.0	110.0
	8~10	37	274.0	6.0	81.0
	16~20	53	184.0	6.0	68.0
	25~26	67	151.0	4.0	49.5
	29~30	36	84.0	4.0	34.0
	32~33	50	65.0	4.0	20.0
	36~37	39	54.0	2.0	16.5
高温组	45	33	215	30	90
	54	107	27	3	5
	56	30	6	2	3
	58	30	2	1	1
	60	30	1	0	1

注:存活时间单位:低温度和中等温度单位为小时,高温度单位为分钟。
引自 zhao 等,2009。

温度对皮脂蠕形螨存活时间有明显影响（表 35-4）。在 3 个低温亚组中，皮脂蠕形螨存活时间最短（5 小时）发生在 −15℃，显著短于 −5℃ 亚组和 0℃ 亚组（$P<0.01$）。7 个中温亚群间存在差异（$P<0.01$）。皮脂蠕形螨在 5℃ 下存活时间最长（145 小时）。8~10℃ 和 16~20℃ 亚组间差异无统计学意义（$P>0.05$）。而 16~20℃、25~26℃、29~30℃ 亚组间差异均有统计学意义（$P<0.01$）。随着温度的升高，存活时间逐渐缩短。当温度上升至 36~37℃ 时，存活时间迅速缩短至 17 小时。5 个高温亚组间也存在显著差异（$P<0.01$）。除 58℃ 组与 60℃ 组间差异外（$P<0.05$），其余各组间差异均有统计学意义。

表 35-4　不同温度条件下皮脂蠕形螨的存活时间比较

分组	温度 /℃	试螨数 /只	存活时间		
			最长	最短	中位数
低温组	−15	34	11.0	0.5	5.0
	−5	61	57.0	1.0	34.0
	0	52	58.0	6.0	35.0
中温组	5	71	246.0	12.0	145.0
	8~10	55	204.0	4.0	87.0
	16~20	80	228.0	7.0	88.0
	25~26	90	110.0	5.0	40.0
	29~30	58	94.0	7.0	30.0
	32~33	56	75.0	5.0	27.5
	36~37	54	32.0	3.5	17.0
高温组	45	58	60	30	30
	54	43	13	2	3
	56	53	5	1	2
	58	55	2	1	1
	60	45	1	0	1

引自 zhao 等，2009。

Zhao 等（2009）认为，毛囊蠕形螨在 25~26℃ 时不仅存活时间长，而且活动良好，故此认为，25~26℃ 是毛囊蠕形螨生长发育的最适温度，适宜发育范围在 20~30℃。当温度在 8~10℃ 与 16~18℃ 时虽然存活时间较长，但活动力较差；低温环境下，螨体代谢速度减慢，螨体内储存的营养物质消耗减少，因此存活时间延长。当温度低于 0℃ 时，温度过低易导致螨体冰结晶使原生质破裂，损坏细胞内和细胞间的细微结构，细胞停止代谢而快速死亡。当温度高于 37℃，达到 45℃ 时，螨体遇到高温刺激，产生应急反应，运动加速以逃离不良环境，继而很快进入抑制状态，运动迟缓直至死亡；并且高温加速螨体代谢过程，能量消耗加快，体内储存的营养物质耗尽而加速死亡。当温度达到 54℃ 以上时，螨体不能耐受，机能衰竭而致死。

李朝品（1996）曾观察了人体体温对蠕形螨检出率的影响。实验选取了 96 例住院患者，体温 ≥38℃ 者 48 人，体温正常者 48 人。两组均在上午 9 时起开始检查，前者检出蠕形螨 44 例，检出率 91.6%；后者检出蠕形螨 32 例，检出率 66.7%。两组间差别具有显著意义。此后又观察了洗浴前后对蠕形螨检出率的影响，浴前、浴后各检查 1 次，浴室外温度 11~12℃，浴室内温度 35℃±1℃，水温 45℃±5℃。浴前、浴后检出率分别为 29.9% 和 60.9%，两者间差别具有显著意义。分析可能原因为宿主皮肤温度升高时，毛囊及毛囊口扩张，皮脂变稀，有利于螨在毛囊内及出入毛囊活动有关。反之，当宿主温度降低时，皮肤受寒冷刺激，立毛肌收缩，毛囊口紧闭，皮脂变稠，则不利于蠕形螨的活动。

二、湿度

蠕形螨喜潮湿，怕干燥。研究表明蠕形螨适宜高湿环境生活，在 23℃ 潮湿纱布上可生存 48~132 小时；

36℃、95%RH,毛囊和皮脂蠕形螨分别生存 94 小时和 95 小时,50%RH 则分别为 5 小时和 2 小时,但未见对蠕形螨在梯度湿度下生存能力的变化和适宜的生存湿度范围的研究报道。吴建伟和孟阳春(1990)研究结果显示,25℃时两种蠕形螨的生存时间与湿度梯度递增不呈直线关系,近似一指数曲线。低于 65%RH,生存时间均在 4 小时左右,96%RH 时却显著增加,种间无差异,进一步证实蠕形螨仅适宜高湿(96%RH)环境生存。

三、趋光性

关于蠕形螨的趋光性亦存在分歧。有学者认为毛囊蠕形螨在白天可出现在皮肤表面;但也有学者认为蠕形螨具负趋光性,夜间光线暗时活动力增强,爬出毛囊、皮脂腺,在皮肤表面爬行求偶,在毛囊口或皮脂腺口处交配,因此蠕形螨夜间比白天检出率高;还有学者认为毛囊蠕形螨成螨的活动与光照的关系不大,夜间和中午均处于螨溢出高峰期。推测是由于人体睡眠静止状态对螨活动干扰少,致使螨的逸出增加,或人体睡眠时的某种生理变化(如皮脂分泌、毛囊扩张等)有利于螨的逸出。

四、活动

人体蠕形螨因足体较短,爬行较为缓慢,通常为 8~16cm/h。生存力较强,受宿主的体温,温度、湿度等环境条件变化的直接影响。毛囊蠕形螨在 36~38℃时每分钟最快可达 786.6μm,皮脂蠕形螨在 34~37℃时平均速度为每分钟 67.2μm。王昆(1998)在研究毛囊蠕形螨运动能力时发现,其运动速度呈 0~40μm/min 和 200~260μm/min 的双峰分布。

谢禾秀等(1987)对于人体蠕形螨爬行的研究是一大进步,将两种蠕形螨移至 1% 琼脂平板上,观察到毛囊蠕形螨爬行路线无规律性,可任意绕圈爬行,爬行足迹呈车轮状,每步足迹距离基本相等,约为 1.5μm。皮脂蠕形螨爬行规律基本上只限于在原地绕圈爬行。关于爬行速度,毛囊蠕形螨在 36~38℃时每分钟最快可达 786.6μm,皮脂蠕形螨在 34~37℃时平均速度为 67.2μm。

吴建伟和孟阳春(1990)研究显示,两种离体蠕形螨活动能力在 20~46℃间,随温度增高而增加,在 30℃时,毛囊蠕形螨足的活动频率约为 20℃时的 2.66 倍,皮脂蠕形螨为 2.55 倍,均可使螨的爬行速度加快。提示在人体皮温(33℃)环境下,螨的移行能力较强,接触传播极易发生;同时表明温度的增高可能具有激发螨传播的作用,与 Nutting 认为母婴间的皮肤温差可能是激发螨移行传播因子之一的观点一致。已有研究表明,人体蠕形螨 45℃时活动能力最强,50℃时多数螨颚体、足体和末体均停止活动,约 20 分钟后多数死亡,60℃时约经 6 分钟即可死亡。

五、传播

目前,一般认为蠕形螨只有成虫期才具有传播力。Spickett(1961)报道人体蠕形螨是以若虫和雄虫传播的。蠕形螨的足短爪强,可前后活动爬行,当宿主体温升高或降低到一定温度时,便从毛囊、皮脂腺中爬出,在体表或毛发上爬行,此时与感染者接触最易造成感染。Desch 记述,观察活标本(特别是毛囊蠕形螨、皮脂蠕形螨、犬蠕形螨、山羊蠕形螨和牛蠕形螨),见成螨活跃地爬行,未成熟螨不活跃,偶见足动。在解剖方面,未成熟螨的发育较成螨差,其分节和肌肉都是很幼稚的,因此,成螨在同一宿主与宿主毛囊间的传播是最适宜的时期。李芳(1986)报道游离在皮肤表面的人体蠕形螨绝大多数是成虫期,且雌虫远多于雄虫。认为成虫期尤其是雌虫为感染期。李朝品等(1992)研究表明,两种人体蠕形螨成虫、若虫及少数幼虫均可出现在皮肤表面,成虫、若虫占绝对多数,94.31%~98.57%,如与感染者接触,成虫、若虫及幼虫均能造成传播,但主要是成虫。

六、食性

人体蠕形螨主要以脂肪细胞、皮脂腺分泌物、角质蛋白质和细胞代谢产物为食,还刺吸宿主上皮细胞内容物。李朝品(1991)研究也证实这一点,人体蠕形螨的各期(除卵和若虫外)都要摄食,尤其嗜食脂肪细胞和皮脂腺溢出物。对山羊蠕形螨(*Demodex caprae*)的超微结构及对宿主致病力的观察认为,蠕形螨取食的主要方式为,用颚体的锥状突、口下板和触须爪突以及足爪等机械性的撕开裂解角质层,吞食营养物质;并分泌一些酶类形成食物空泡,消化角化物质,使吞入的碎片变为细小碎屑吸收。

七、季节消长

国内徐州地区人体面部蠕形螨的感染度有季节性变化。蠕形螨的检出率和感染度与徐州地区一年之中气温变化有关,1~3 月气温偏低蠕形螨的检出率低且检螨数较少,4~8 月气温回升,外界环境温湿度适宜螨体生存与活动,蠕形螨的检出率和感染度为全年最高,并多见成螨,也可见幼螨及卵。7 月为市区最高气温,蠕形螨的检出率和感染度均略有下降,似与气温过高而冲浴过频而不利螨体存留有关。8~12 月随着气温变凉蠕形螨活动减弱,其检出率和感染度随之降低。该地区 4~6 月蠕形螨的检出率较高与皮肤科门诊螨性皮炎就诊者居多相符合。

第五节　中国重要种类

蠕形螨(*Demodex* mites)是一类小型永久性寄生螨,目前已知有 140 种和亚种,寄生于人和多种哺乳动物的毛囊和皮脂腺中,也可寄生在睑板腺、耵聍腺、表皮凹陷、腔道和内脏。蠕形螨除少数种外,绝大多数对所寄生的宿主有选择性,具有种的特异性。

一、人蠕形螨

寄生于人体的蠕形螨有毛囊蠕形螨(*Demodex folliculorum*,Simon,1842)和皮脂蠕形螨(*Demodex brevis* Akbulatova,1963)两种,主要寄生在人体的毛囊和皮脂腺内。Simon(1842)最先描述毛囊蠕形螨具有明显的多态性,提出毛囊蠕形螨有两个亚种,即长毛囊蠕形螨(*Demodex folliculorum longus*)和短毛囊蠕形螨(*Demodex folliculorum brevis*)。我国学者谢禾秀等(1982)报道我国人体毛囊蠕形螨在形态和量度特征与国外的有所不同,定名为毛囊蠕形螨中华亚种(*Demodex folliculorum sinensis*,谢禾秀等,1982)。人们对皮脂蠕形螨的认识较晚,直到 1963 年,Akbulatova 才对其形态进行了描述报道。

随着研究技术的发展,赵亚娥(2007)采用数码显微镜 Motic DM B5 软件系统,对两种人体蠕形螨各期形态进行了系统的摄像测量报道。毛囊蠕形螨自卵到幼螨,螨体不断发育长大,变长变宽,若螨期长度达到顶峰,成螨期宽度达到顶峰,但成螨的长度较若螨和幼螨都要短,且个体间长短差异很大,最长为 496.2μm,最短为 180.10μm;末体与足体的比例悬殊,最大为 4.21 倍,最小为 1.21 倍,95% 参考值范围为 2.53 ± 1.25。作者考虑,个体间如此大的差异是否存在亚种?如长尾毛囊蠕形螨(末体是足体的 4 倍以上)、中尾毛囊蠕形螨(末体是足体的 1.5~4 倍)和短尾毛囊蠕形螨(末体是足体的 1.5 倍以下);亚种间是否存在致病性的不同,还有待研究证实。

赵亚娥通过动态摄像观察,首次展示了皮脂蠕形螨的各期典型形态特征,并与毛囊蠕形螨对比后发现,两种蠕形螨的各期形态存在明显差异。皮脂蠕形卵近椭圆形,而毛囊蠕形卵形似半个蘑菇。皮脂蠕形螨新生幼螨粗短略呈椭圆形,而毛囊蠕形螨新生幼螨细长形,足体大末体小。皮脂蠕形螨的幼螨、若螨与毛囊蠕形螨形态比较,螨体明显短小,呈颗粒状,未看见基节骨突。皮脂蠕形螨成螨形态也与毛囊蠕形螨不同,螨体在成螨期最长,而非若螨期最长,螨体透明、末体较短,平均为足体的 2 倍(1.90~2.10),95% 参考值范围为 2.00 ± 0.74。并且发现皮脂蠕形螨末体型态也有两种,即较长的锥状(末体约为足体的 2 倍)和较短的指状(末体约等于足体),是否为两个亚种?致病性如何?也有待深入研究。

根据蠕形螨的分类依据,毛囊蠕形螨和皮脂蠕形螨成螨的主要特征鉴别,参照 Desch et Nutting(1972)对两种人体蠕形螨形态的描述概述如下。其量度比较见表 35-5,细微结构比较见表 35-6。

(一)毛囊蠕形螨

1. 种名　毛囊蠕形螨(*Demodex folliculorum* Simon,1842)

2. 形态　成螨体细长,雌螨大于雄螨,马蹄形咽泡细长,后端开口较窄。雄螨生殖孔位于第二对背足体中间的一个三角形突起上,阳茎长 24.2μm,第四基节占左右两块中线区相接近,但不愈合(图 35-7)。雌螨有一指状肛道,雄螨无。末体长度约占全长的 2/3 以上,末端钝圆。

幼螨体细长,平均 283μm×34μm,足 3 对,各足 2 节,足跗节各具 1 爪,爪端分 3 叉。触须 1 对,分 2 节,端部有 5 个须爪。咽泡明显,无颚腹毛,末体环纹不明显。幼螨亦寄生在毛囊内,取食和发育,约 108 小时蜕皮,发育为若螨。

若螨期大小平均 392μm×42μm,咽泡明显,末体环纹清晰。足 4 对,基节骨突 4 对,各足无分节,跗节有一对 4 叉爪。约经 60 小时蜕皮,发育为成螨。

卵呈半个蘑菇状,壳较薄,产出时胚胎已发育到一定的阶段,镜下可见卵内正在发育的胚胎。卵期一般约 60 小时,孵出 6 足幼螨。

3. 生活习性　毛囊蠕形螨主要群居于人体的毛囊内,常见寄生部位有颜面部、颈、肩背、胸、乳头、外耳道、大阴唇、阴茎、阴囊和肛周等处,偶见在人舌的皮脂腺、毛细血管痣寄生,尤其好寄生于颜面部。

4. 宿主　人是毛囊蠕形螨唯一宿主。

5. 与疾病的关系　毛囊蠕形螨寄生引起人蠕形螨病,表现为以丘疹、脓疱、结节等为主要症状的临床症候群,症状类似酒渣鼻、痤疮、毛囊炎、口周炎以及睑缘炎等。

6. 地理分布　全国各地均有报道。

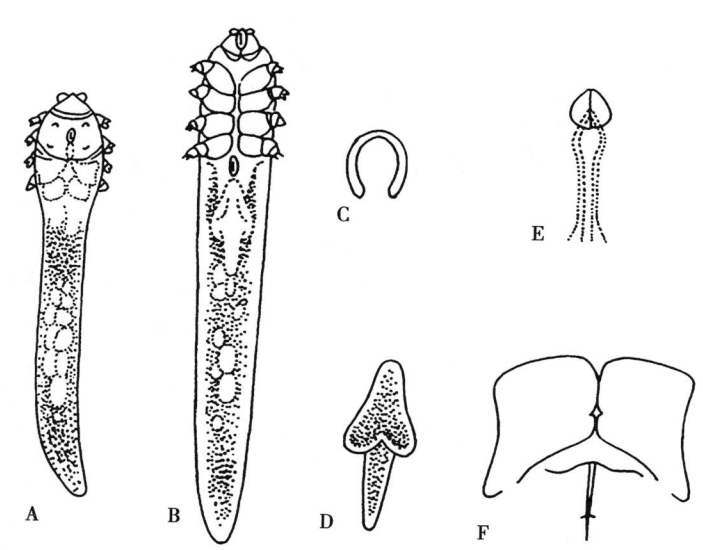

A. 雄螨;B. 雌螨;C. 咽泡;D. 卵;E. 雄性阳茎;F. 第四基节片。

图 35-7　毛囊蠕形螨(*Demodex folliculorum*)
(引自 李朝品、高兴政)

(二) 皮脂蠕形螨(*Demodex brevis* Akbulatova,1963)

1. 形态　螨体粗短,咽泡较宽,大小为 3.89μm×3.89μm,前端有一明显的咽管通道,咽泡为一倒圆酒杯形,后端开口为 2.97μm。第四基节片左右愈合(图 35-8)。雄性生殖孔位于第二对足水平线上,阳茎长 17.7μm。雌雄螨均无肛道。末体长度占总长度的 1/2 以上。末端尖细多呈锥状。

若螨较成螨小,呈粗大的颗粒状,大小平均为 172.66(164.89~180.42)μm×43.50(41.19~45.80)μm,有足 4 对,未见基节骨突。

幼螨近似椭圆形,为 63.8~38.1μm,可见螨体活动。成熟的幼螨体内呈粗大的颗粒状,大小平均为 118.94(110.44~127.43)μm×36.78(34.15~39.38)μm,有足 3 对,末体短小,呈锥状。

卵近椭圆形,灰褐色,平均大小为 60.23(58.53~61.93)μm×34.86(33.82~35.91)μm,壳较薄,初产卵比较小,颜色很浅,卵壳较薄,卵内可见分化程度不等的卵细胞。

2. 生活习性　皮脂蠕形螨通常单个寄生于人体皮脂腺丰富的部位,例如颜面部、颈、肩背、胸、乳头、外耳道、大阴唇、阴茎、阴囊和肛周等处,尤其好寄生于颜面部。

3. 宿主　人是皮脂蠕形螨唯一宿主。

4. 与疾病的关系　皮脂蠕形螨的致病性目前尚存在争议。一部分学者认为,皮脂蠕形螨寄生在皮脂腺内,主要消耗皮脂腺腺体细胞,

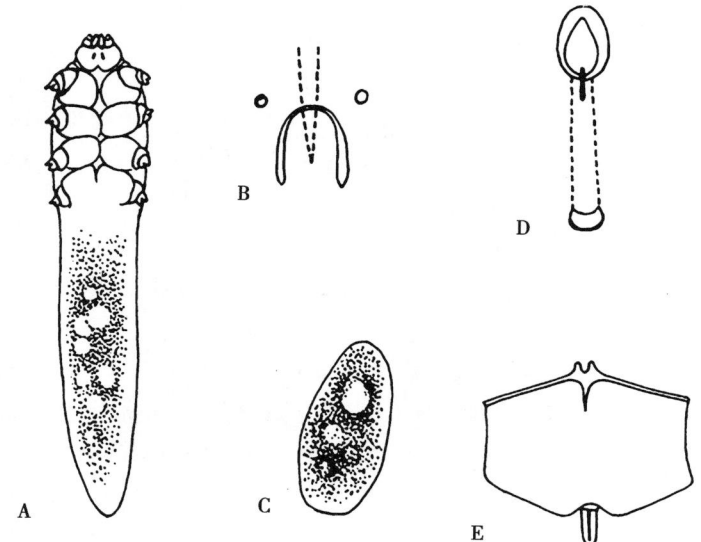

A. 成螨;B. 咽泡;C. 卵;D. 雄螨阳茎;E. 第四基节片。

图 35-8　皮脂蠕形螨(*Demodex brevis*)成螨
(引自 李朝品、高兴政)

通常不会引起皮脂腺变形或膨大。而另一部分学者则认为皮脂螨寄生于毛囊深部,对组织破坏性大,纤维组织增生严重,易产生结节(表35-5,表35-6)。

5. 地理分布　全国各地均有报道。

表 35-5　毛囊蠕形螨和皮脂蠕形螨的量度比较

单位:μm

分段		毛囊蠕形螨		皮脂蠕形螨	
		雌	雄	雌	雄
颚体	长	21.30	19.50	21.00	15.48
	宽	26.50	24.00	26.00	17.68
足体	长	75.00	67.70	62.00	28.74
	宽	51.70	45.00	52.70	39.21
末体	长	179.90	191.00	122.40	103.90
	宽	40.30	32.70	41.50	33.90
总长		294.00	279.70	203.20	148.10

表 35-6　毛囊蠕形螨和皮脂蠕形螨的细微结构之比较

部位	结构	毛囊蠕形螨	皮脂蠕形螨
颚体	背基刺	较大,呈铆钉形	较小、球形
	触须跗节	三个单爪,一个双叉爪	一个单爪,一个双叉爪
	口下板	较细长、梨形	较宽、近似苹果形
	口孔	近似菱形	椭圆形
足体	前半部(背面)	有纵皮纹	光滑无皮纹
	背足体毛	雌螨梭状,雌螨乳头形	雌螨两边微凹,中间略突起;雄螨结节状
	足跗节	一对双叉爪,有爪基距	一对分叉数目不等的爪,无爪基距
末体	尾端	粗钝,皮纹呈斗形指纹状	尖细,皮纹为箕形指纹状

二、动物蠕形螨

自从 19 世纪中叶人类发现蠕形螨以来,目前已知蠕形螨来自 11 个目的哺乳动物,绝大多数哺乳动物有两种以上蠕形螨寄生,并且每年都有 1~3 种新种在发表。由于蠕形螨主要寄生在宿主的毛囊和皮脂腺内,有的也可寄生在睑板腺、耵聍腺、表皮凹陷、腔道和内脏,因而可引起动物严重的蠕形螨病,对畜牧业造成巨大的经济损失。现将我国业已报道的动物蠕形螨种类介绍如下。

(一)犬蠕形螨

1. 种名　犬蠕形螨(*Demodex canis* Leydig,1859)

2. 形态　螨体呈蠕虫状(图 35-9)。螨体长 0.1~0.4mm,宽 0.03~0.045mm。螨体可分为颚体、足体和末体三部分。颚体长约 0.03mm;足体长 0.15mm,宽 0.04mm;末体长约 0.25mm,宽 0.04mm。口器由一对须肢,一对螯肢和一个口下板组成。刚孵出的幼螨,前端椭圆,后端略尖。未发育成熟的胸部有三对足的刺钩,成螨则有四对粗短的足,腹部有多条明显的横纹。实验观察发现,淋巴结中的螨体小于皮肤中的螨体。淋巴结内成螨大小平均为 216.5μm×40.7μm,若螨平均为 154.7μm×35.5μm,卵平均为 81.3μm×33.2μm;皮肤内成螨平均为 275.6μm×42.1μm,若螨平均为 238.6μm×43.2μm,幼螨平均为 187.4μm×37.5μm,卵平均为 84.2μm×34.5μm。

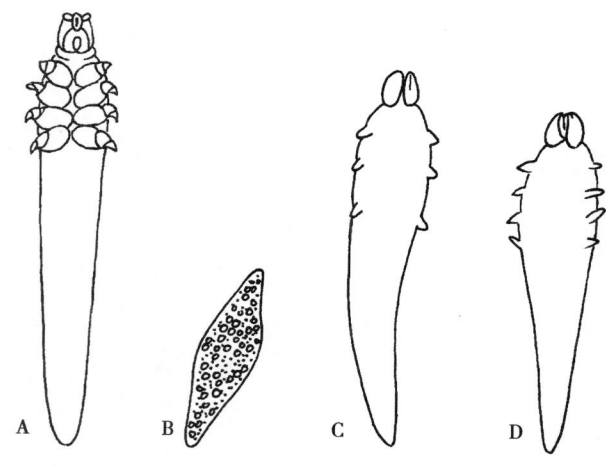

A. 成螨；B. 卵；C. 幼螨；D. 若螨。

图 35-9 犬蠕形螨（*Demodex canis*）
（引自 李朝品、高兴政）

（二）山羊蠕形螨（*Demodex caprae* Railliet，1895）

1. **形态** 雌螨平均长度为 243.75μm，颚体细长向前突出，口下片明显，圆形咽泡下端开口较小，有一明显咽管，由咽泡内向前通出，与口前腔相连。触须一对，各分 3 节，基节较大，其他 2 节较小，第三节腹面有 5 个刺形须爪。足体背面皮纹呈菊花状，足 4 对，各足一对叉形爪。阴门为一长裂。第 4 基节片自阴门后端中缝处向后延伸，形成左右两块长椭圆形骨片，表面具有明显环纹，两对背足体毛粗大，末体后端有一明显肛道（图 35-10）。

雄螨平均长度为 232.48μm，生殖孔位于二对背足体毛之间的一突起上，生殖突起似花苞形，其两侧不光滑，呈不规则的粗齿状，阴茎粗大，长约 36.1μm，生殖孔区皮纹明显，其他特征同雌螨。

若螨外形细长，尤以末体特长，长度为 375.44μm。足 4 对，各足具一对 3 叉爪，位于几丁质增厚的骨片上，每对足之间有乳状突一对。

幼螨长度为 56.33μm，颚体与足体分界明显。足 3 对，端部均具一个 3 叉爪，左右足间无乳突状，末体尾端尖细。

卵呈长椭圆形，乳白色或半透明状，大小平均为 84.47μm×48.37μm，有时可见卵内有正在发育的胚胎（刘素兰，1988）。

2. **生活习性** 山羊蠕形螨主要寄生在山羊的头颈部、臀部和后肢等皮肤薄嫩处的毛囊和皮脂腺内。

3. **宿主** 山羊是山羊蠕形螨的特异性宿主。

4. **与疾病的关系** 山羊蠕形螨寄生引起山羊蠕形螨病。肉眼观察患畜皮下组织，有灰白色或淡黄白色结节，结节大小不等，形态各异，有的可融合在一起，形如花菜状，向皮下突出。干板皮结节明显，鲜皮的小结不易辨别。鲜皮上的结节切开内含乳酪样或豆腐渣样物质，有特殊臭气，患部皮肤肥厚，污秽，凹凸不平，取出结节，皮肤为空洞。发病部位因头颈部、臀部和后肢等部位皮肤薄嫩，易与患病畜体

3. **生活习性** 犬蠕形螨主要寄生在病犬的皮肤组织、浅表淋巴结以及肝脏、肺脏等组织器官内。

4. **宿主** 主要寄生在犬，偶有人体感染的报道。

5. **与疾病的关系** 犬蠕形螨寄生通常引起一种常见的顽固性皮肤病，俗称"癞皮病"。本病呈现明显的接触感染特点。皮肤病变主要发生于毛囊和真皮，破坏的毛囊周围组织见以淋巴细胞为主的炎性细胞浸润病变，并有程度不同的炎性细胞浸润和结缔组织增生，病变淋巴结呈现不同程度的增生性淋巴结炎、出血性淋巴结炎和卡他性淋巴结乩炎。临床以脱毛、皮屑增多、毛囊炎、皮肤溃烂等为主要特征。患犬可继发化脓性炎症，血液白细胞总数升高。病理切片观察病变皮肤组织出血、坏死、溃疡。

6. **地理分布** 犬蠕形螨病在我国各地都有发生和流行，有的地区的幼犬感染率可达 50% 以上。

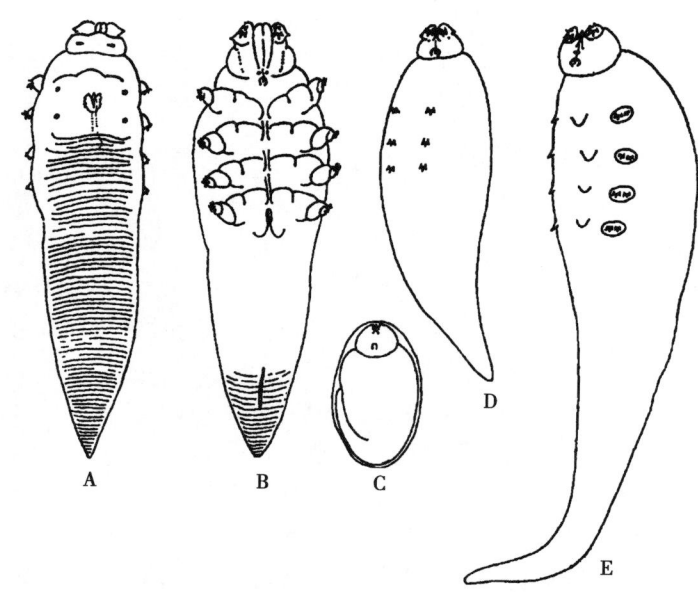

A. 雄螨背面观；B. 雌螨腹面观；C. 发育中卵；D. 幼螨；E. 若螨。

图 35-10 山羊蠕形螨（*Demodex caprae*）
（仿 刘素兰等）

和污染圈栅等物接触而易受感染。山羊蠕形螨病除影响山羊健康,降低生产力外,患羊皮不宜用于制革生产,造成很大经济损失。

5. 地理分布　我国农区及半农半牧区饲养山羊较多,大多数都有不同程度山羊蠕形螨病的感染和流行,在西南、西北、中南部分山区,流行面广,发病率高,主要包括贵州、四川、湖北、云南、陕西、湖南、江西、安徽、江苏、上海、河南和山东等。本病的发生没有明显的季节性,一年四季均发生。

(三) 牛蠕形螨(*Demodex bovis* Stiles,1892)

1. 形态　牛蠕形螨螨体细长呈蠕虫状,半透明乳白色,一般体长 0.17~0.44mm,宽 0.045~0.065mm,全体分为颚体、足体和末体 3 个部分。颚体(假头)呈不规则四边形,由 1 对螯肢、1 对须肢、1 个口下板组成,为短喙状的刺吸式口器;足体(胸)有 4 对短粗的足;末体(腹)长,表面有明显的环形横纹(韩晓辉,2004)。雄螨交配器位于背板中央,雌螨生殖孔位于第四对足侧板腹表面后方(图 35-11)。成螨和若螨有四对足,幼螨有三对足,足的第五节是具有两个爪的跗节。基节基板高度骨化,成对地排列在螨体两侧。

2. 生活习性　牛蠕形螨易侵犯牛的颈部、肩胛部、腹部和背部皮肤,头部也受侵害,但侵害整个体表的很少,主要寄生在动物皮肤的乳头层和网状层中即在真皮内,它们侵入毛囊中繁殖,形成一个含有几百到几万个螨体和卵的蠕形螨群体。

3. 宿主　牛是牛蠕形螨的特异性宿主。

4. 与疾病的关系　感染牛蠕形螨后,起初受害处出现小结节,大小从针头大到榛子大。结节有时呈红色,挤压时从中排出自色内含物和蜡样浓稠物,常混有血液。有时结节化脓,形成鸽卵大的脓肿,上覆许多鳞屑。该处进一步出现粗厚的疮痂,被毛脱落,患部出血。颈部、躯干部的黄色疮痂会蔓延至体后侧和股内侧。皮肤变得粗厚皱缩。有时发病轻微并能自愈,有时病程长且重,广泛感染的乳牛可能死于恶病质。

5. 地理分布　黑龙江、青海、新疆、宁夏等地已有报道。

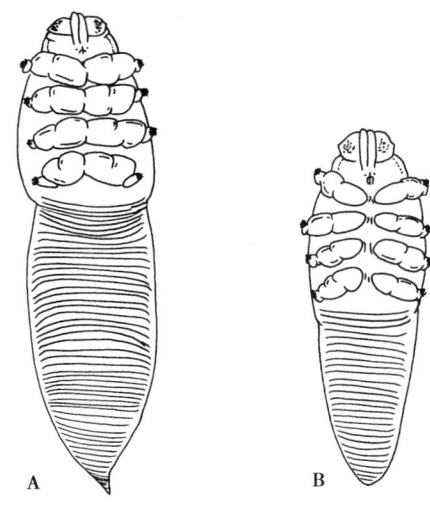

A. 雄螨;B. 雌螨。

图 35-11　牛蠕形螨(*Demodex bovis*)腹面观
(仿 Matthes,Bukva)

(四) 猪蠕形螨(*Demodex phylloides* Csokor,1879)

1. 形态　成螨(图 35-12)长 0.22~0.25mm,宽 0.05mm,呈纺锤形。螨体由头、胸和腹三部分组成;口器由脚须、螯肢和口下板组成;胸部腹面有四对短足;腹部最长,雄螨腹部较细,横纹明显,雌螨腹部较粗,横纹不显,腹面有很大的阴户。

2. 生活习性　猪蠕形螨多寄生在猪体皮肤嫩细部分的毛囊、皮脂腺或皮下结缔组织中,如眼周、鼻部和耳基部皮肤。

3. 宿主　猪是猪蠕形螨的特异性宿主。

4. 与疾病的关系　猪蠕形螨寄生引起猪蠕形螨病,感染部位出现结节状、块状和条状突起,表现为红斑、丘疹、脱毛、鳞屑、水肿等,若继发感染形成脓肿、溃烂,造成病猪生长缓慢,耗料增加;患部肌肉有臭味,无食用价值;毛粗糙,皮肤肥厚形成褶皱、附有痂皮,失去了生产高级革制品的价值。

5. 地理分布　呈地方性流行,宁夏、青海、贵州、天津等地已有报道。

(五) 鹿蠕形螨(*Demodex odocoilei* Desch et Nutting,1974)

1. 形态　螨体细长像水蛭,由头部、胸部及长形的腹部

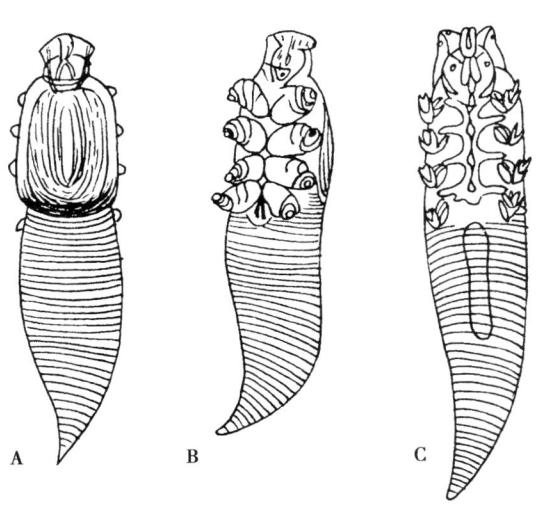

A. 雌螨背面;B. 雌螨腹面;C. 雄螨腹面。

图 35-12　猪蠕形螨(*Demodex phylloides*)
(引自 李朝品、高兴政)

构成。头部具有口器和一对蹄铁状触觉器官。成螨胸部着生四对分三节的短腿,腹部的背面有细的线状横纹。雄螨的生殖器在胸部的背面突出,雌螨阴户则在腹面。其发育史分为卵、幼螨(三对腿)、若螨和成螨。

2. 生活习性　鹿蠕形螨多半先发现于患部皮肤毛囊上部,而后发现于毛囊根部。很少寄生于皮脂腺内,能在组织和淋巴结内生存繁殖。螨体离开宿主在湿润的条件下可活数日至 21 天。

3. 宿主　鹿是鹿蠕形螨的特异性宿主。

4. 与疾病的关系　鹿蠕形螨主要寄生在鹿的头、颈部、背部等部位,引起的病变呈局灶性脱毛形成丘疹;病变皮肤高于健康皮肤呈扁平的台地状,大如硬币或银元或更大一些。内含粉状或脓状物如牙膏样,刮取物中有各期的蠕形螨与卵。严重者脊背部毛全部脱掉,皮肤颜色发生改变,由初期的咖啡色逐渐变深,有些梅花鹿失去“梅花斑”而呈灰褐色;患部皮肤发炎增厚隆起有皱,如果继发感染化脓菌则发展为脓疱型,发出难闻的臭味;鹿只偶尔互相啃咬患部,患鹿表现瘙痒不安,进行性消瘦,造成死亡。

5. 地理分布　吉林、黑龙江等地已有报道。

(六)仓鼠蠕形螨(*Demodex criceti* Nutting et Rauch,1958)

仓鼠蠕形螨基本结构与一般人和动物身上的蠕形螨相似(图 35-13),但整体量度要小得多,是目前报道的最小一种。螨体细小、颚体、足体、末体三部分分界清楚。颚体为梯形,左右微微摆动;足体上有 4 对足,呈套筒状,可里外伸缩,每对足基部各有 1 对足基板,分界清楚;末体短,末端圆钝,上有许多环绕的横纹。螨体全长 71~80μm,最大体宽 25~35μm。颚体、足体、末体长分别为 10μm、35μm、25μm。仓鼠蠕形螨只有人蠕形螨 1/2.6~1/3.8 长。人蠕形螨末体比其颚体与足体之和还要长,而仓鼠蠕形螨末体比其足体还要短。

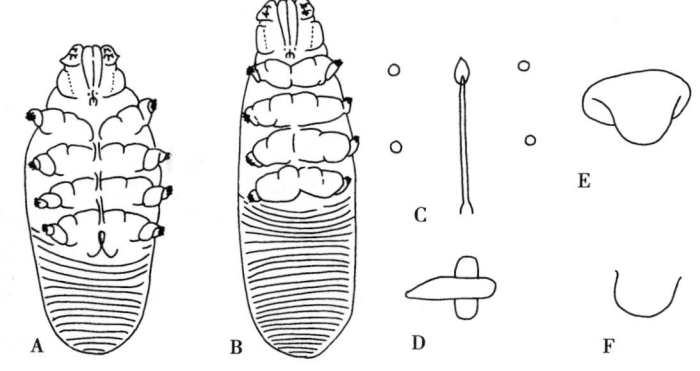

A. 雄螨腹面观;B. 雌螨腹面观;C. 雄螨阳茎;D. 颚刺;E. 带基底板的若螨表皮鳞片;F. 幼螨和前若螨表皮鳞片。

图 35-13　仓鼠蠕形螨(*Demodex criceti*)
(仿 Nutting,Rauch)

(七)地鼠蠕形螨(*Demodex hamster* 王明爽,2000)

地鼠蠕形螨目前仅检索到一篇报道,仅对其成螨形态进行了简要描述。形态类似蠕形螨属其他种类,成螨长蠕虫状,分为颚体、足体、末体三部分,末体部较其他种类宽粗。体长 0.132 5mm。最宽处在螨体中部,为 0.012 5mm,颚体长卵圆形。长 0.015mm,宽 0.025mm 颚基部长大于宽,背基刺长羽毛状,毛基明显;足体部长 0.045mm,宽 0.025mm,有 4 对短而粗的足;后体部长 0.072 5mm。约占螨体总长之 1/2,表面布满横纹,未见原肛道。卵:长椭圆形,长 0.097 2mm,前端稍宽 0.04mm,另一端宽 0.037 5mm,前半部中央两侧各有一棘状突起,卵壳稍厚,可见卵内胚胎(王明爽等,2000)。

(八)猫蠕形螨(*Demodex cati* Hirst,1919)

成螨形态与犬蠕形螨相似(图 35-14)。猫蠕形螨病是由蠕形螨寄生于猫皮脂腺或毛囊而引起的一种顽固性寄生虫性皮炎,又称之为猫毛囊虫病或脂螨病,重症者可因衰竭、中毒而死亡。患猫烦躁不安,跛行,食欲缺乏,嘴唇、鼻梁、额部、耳廓、颊部、眼眶、四肢皮肤脱毛、湿润、肿胀,有绿豆大小结节样脓疱,被覆有灰白色或黄结色恶臭的脓样物质,大部分体表淋巴结有不同程度的肿胀,病猫精神沉郁、日渐消瘦、不愿走动。

(九)虎蠕形螨(*Demodex tigris* 施新泉,1985)

1. 形态　雄螨体长约 240μm。颚体略成扇形,长宽平均为 18.7μm×20.2μm;亚颚基毛微小;咽泡呈马蹄形,较宽;背基刺 1 对,锥刺状,基部距离为 12.6μm。触须 1 对,末节有爪突 7 个。足体长宽平均为 59.1μm×34.7μm;雄性生殖孔开口于足Ⅰ与足Ⅱ之间水平线的中央,具生殖孔盖,阳茎毛笔状;背足体毛 2 对,细小结节状;足 4 对,每足附节具有附爪 1 对。末体长宽平均为 161.7μm×17.3μm,后端较细,无肛道(图 35-15)。

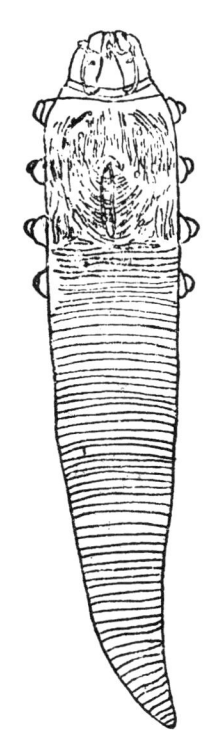

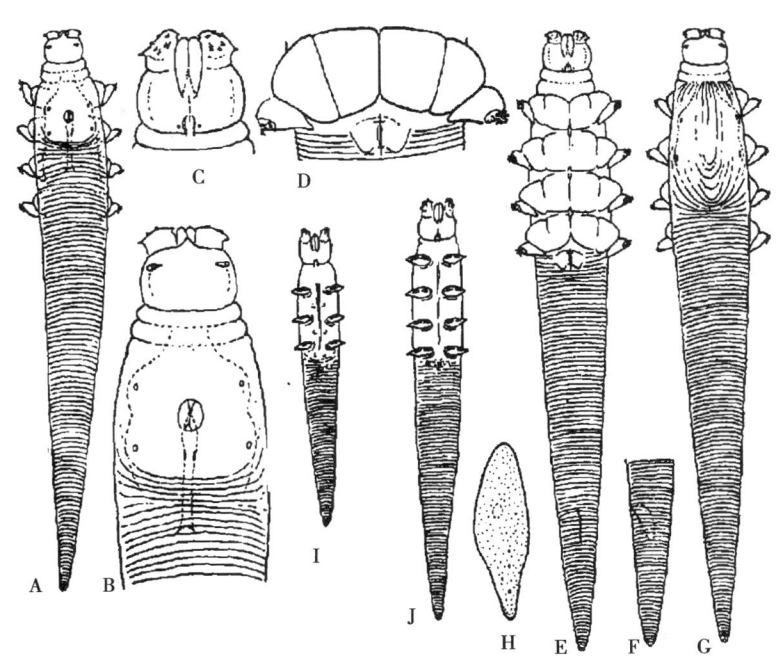

A. 雄螨背面观;B. 雄螨足体背面观,示生殖孔和阳茎;C. 颚体腹面观,示咽泡位置、形状;D. 雌螨腹面观,足Ⅳ,示阴门位置;E. 雌螨腹面观;F. 雌螨末体,示肛道;G. 雌螨背面观;H. 卵;I. 幼螨;J. 若螨。

图35-14 猫蠕形螨(*Demodex cati*)(♂)背面观
(仿 杨庆爽等)

图35-15 虎蠕形螨(*Demodex tigris*)
(仿 施新泉等)

　　雌螨体长约260μm。颚体与雄螨相似,长宽平均为20.3μm×21.6μm。足体长宽平均为66.1μm×38.4μm;背足体毛2对,细小卵圆形;阴门位于第4后侧片连接处后方,呈纵裂缝。末体长宽平均为142.3μm×33.0μm;肛道明显,侧面观由开口处呈囊状后伸。

　　若螨形态和成螨相似,大小平均为235.3μm×40.4μm。具有4对短足,每足前缘有1对具有4~5锯齿的扁形爪。腹盾片不明显。

　　幼螨长梭形,大小平均为156.7μm×21.7μm。颚体和成螨相似。具有3对足,每足前缘具有1个细扁爪,爪上有4~5锯齿突。每足之间的腹盾片不明显。

　　卵呈纺锤形,大小平均为82μm×32μm。前端较粗钝圆,后端较细,有的卵内可见正在发育的幼螨。

　　2. 生活习性　尚未见报道。

　　3. 宿主　虎是虎蠕形螨的特异性宿主。

　　4. 与疾病的关系　虎蠕形螨寄生引起虎蠕形螨病,临床表现为患兽被毛粗乱,无光泽,并形成毛球疙瘩,尤以颈背部、臀部、面额、尾部为甚。触摸患处皮肤,手感粗糙油腻,可有沙粒大至米粒大的结节。皮肤采样以及粪便检查时均可查到大量的各发育阶段的螨,严重时1g粪内的螨数高达2 400余条。临床上经常可见患兽消化不良腹泻等症,并影响动物的正常生长发育,患兽明显地比健康的同龄幼虎瘦小。

　　5. 地理分布　目前仅检索到上海有报道。

(十)大熊猫蠕形螨(*Demodex ailuropodae* sp.nov. 徐业华,1986)

　　1. 形态　雄螨(图35-16)正模长160.4μm,副模:3只平均为片172.9μm。颚体梯形,长宽为20.2μm×23.1μm,平均为29.2μm×23.8μm。亚颚基毛微小,位于咽泡两侧稍前。咽泡马蹄状,但较细长,大小为4.6μm×23μm。背基刺1对,呈弯曲锥刺状,尖端指向中间,背基刺基部距离为11.4μm。螯肢针状。触须1对,末节有爪突6个。足体长宽为4.9μm×289μm,平均为48.4μm×36.8μm。雄性生殖孔位于足体背面,开口在足Ⅰ之间水平线的中央,呈纵裂,裂口周围角皮较厚,略呈圆状突起。阳茎毛笔状,长为22.3μm。背足体毛2对,为小结节状,排列于生殖孔的四角,分别在足Ⅰ与足Ⅱ之间的水平线上。足4

对,每足附节具有附爪主对,呈锚状。末体长度为83.8μm×28.9μm,平均为95.3μm×29.6μm。表皮具有细环纹,末体后端较雌螨尖细,无肛道。

雌螨配模长度236.8μm;副模:9只,平均为223.1μm。颚体与雄螨相似,长宽为27.3μm×32.8μm,平均为25.7μm×31.9μm。足体长宽为60.6μm×52.0μm,平均为60.3μm×46.4μm。背面表皮有纵向皮纹,在足Ⅲ之后背面皮纹呈环状。背足体毛2对,呈梭形,各位于足Ⅰ、足Ⅱ水平线的两侧。末体长宽为153.0μm×46.2μm,平均为127.1μm×38.1μm。表皮具细横纹,末体后端较钝圆。阴门位于第4后侧片连接处后方,呈纵裂缝,长为8μm。肛道明显,靠近后端,较粗短,末体侧面观,可见由开口处向后伸呈管状弯曲。

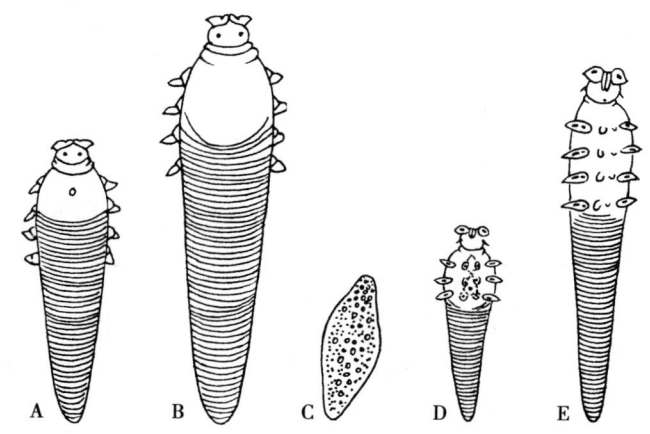

A. 雄螨背面观;B. 雌螨背面观;C. 卵;D. 幼螨;E. 若螨。

图 35-16　大熊猫蠕形螨(*Demodex ailuropodae*)
(引自 李朝品、高兴政)

若螨形态和成螨相似,大小为141.5μm×39.8μm。具有4对足,每足前缘有1对3尖齿爪。每足之间有1对乳突状腹盾片。

幼螨梭形,大小为122.7μm×27.1μm。颚体和成螨相似。具有3对足,每足前缘具有单个3尖齿爪。每足之间有1对较小的乳突状腹盾片,腹盾片之间有明显纵皮纹。

卵纺锤形,大小为88.8μm×27.0μm。一端较钝圆,另一端较细,有时可见其内有发育的幼螨。

2. 生活习性　熊猫蠕形螨主要寄生于熊猫的毛囊上段,即漏斗部及皮脂腺导管内。

3. 宿主　熊猫是熊猫蠕形螨的特异性宿主。

4. 与疾病的关系　熊猫蠕形螨寄生时常出现兽毛脱落,但蠕形螨不破坏毛乳头,不影响毛发生长。

5. 地理分布　目前在重庆、四川等地已有报道。

第六节　与疾病的关系

蠕形螨的致病性至今为各国学者所关注。解剖和组织切片提示蠕形螨属中的所有种类在其生活过程中的任何时间内,均能用针状口器刺入宿主细胞,吸取细胞内含物。然而,人蠕形螨的致病性由于人群感染率而发病率低而一直备受争议。随着国内外有关人蠕形螨感染与毛囊糠疹、酒渣鼻、睑缘炎等皮肤病相关的病例报道越来越多,流行病学统计学方法的使用使其致病性得到间接验证,人蠕形螨病作为一种新现的螨源性皮肤病(赵亚娥,2016)愈发引起了皮肤科临床医生和相关研究者的广泛兴趣,进一步推动了人蠕形螨病发病机制、临床表现、诊断、流行和防治等方面的研究。

一、人蠕形螨病

关于人体蠕形螨的致病性,人们一直存在争议。起初因其人群感染率高而大多数人感染后症状轻微或无症状,故在过去很长一段时间内认为,人体蠕形螨是一种非致病性螨,至于少数有症状者则认为是因化脓性细菌感染所致。近几十年来,随着国内外学者对蠕形螨研究的不断深入,越来越多的临床病例-对照研究显示,酒渣鼻、痤疮、睑缘炎等皮肤病患者蠕形螨的感染率和感染度均明显高于正常人群或其他皮肤病患者,因此这些学者认为蠕形螨对人体具有致病性。进一步临床观察发现,酒渣鼻、痤疮、睑缘炎等皮肤病患者在临床杀菌消炎等治疗无效后,采用抗蠕形螨药物治疗症状消失;而且发现,患有白血病、HIV、恶性肿瘤、糖尿病等低免疫力人群,蠕形螨的感染致病更严重,表现出明显的皮肤脓疱疹或脂溢性皮炎的临床症状,经抗蠕形螨药物治疗后症状也完全消失,以此证明人体蠕形螨具有致病性,尤其在人体免疫力低下时致病性更强。

从蠕形螨与人体的寄生关系来看,蠕形螨寄生在人的毛囊和皮脂腺内,通过刺吸宿主细胞和取食皮脂腺分泌物来掠夺营养;螨的活动和出入毛囊、皮脂腺,其颚体上的螯肢、触须以及锐利的足爪,必然会给宿主造成机械性损害;螨的分泌物、代谢产物以及甲壳质颗粒等,亦可造成化学性或变应原性刺激,引起组织出现炎症反应。因此寄生虫学界普遍认为人体蠕形螨具有致病性。

(一) 致病因素

人体蠕形螨为什么人群感染率很高而发病率较低? 现阶段的研究认为,人体蠕形螨致病性的强弱,主要与人体所感染蠕形螨的螨种、密度、宿主的免疫力以及是否继发细菌感染等因素有关。

1. **螨种**　目前人们对寄生在人体的两种蠕形螨的致病性认识有所不同。一部分学者认为,皮脂蠕形螨寄生在皮脂腺内,主要消耗皮脂腺腺体细胞,通常不会引起皮脂腺变形或膨大,因此其致病性较毛囊蠕形螨为低。而另一部分学者则持相反观点,认为皮脂螨寄生于毛囊深部,对组织破坏性大,纤维组织增生严重,易产生结节,所以比毛囊蠕形螨危害严重。还有一部分学者持第三种观点,认为两种蠕形螨均有致病性。Akilov 等(2005)就认为,两种蠕形螨寄生于人体所出现的临床症状、面部分布、发病季节因螨种不同而有差异。毛囊蠕形螨是原发性蠕形螨病的病原体,它通常在面部的 T 形区域引起鳞屑疹,覆盖颜面的 8%~15%。皮疹起自正常皮肤,最初伴随瘙痒,红斑在丘疹脓疱出现以后开始出现,并且在治疗后消失。大约半数患者的症状有季节性加剧现象。而皮脂蠕形螨通常是继发性蠕形螨病的病原体,其特征是两颊部对称性的丘疹脓疱疹,覆盖颜面的 35%~40%。皮疹通常起自有病变的皮肤,伴随着皮损的加剧而出现瘙痒,红斑在丘疹脓疱出现之前就有,并且在治疗后可直持续一段时间。大部分患者在夏天发病。

2. **密度**　皮肤学家通常认为蠕形螨是人面部的正常菌群,只有当大量繁殖并侵入真皮层时才变为病原体,引起炎症反应,故有人建议把螨的密度高于 5 个/cm^2 作为诊断蠕形螨病的标准。然而 Erbagci 和 Ozgoztasi(1998)对 28 名酒渣鼻患者和年龄、性别相匹配的 38 名健康人采用皮肤表面活检技术来研究蠕形螨感染与酒渣鼻的关系以及螨密度在酒渣鼻病中的重要性。结果显示,酒渣鼻组螨的计数均值(6 684)显著高于对照组(2 868),$P<0.05$;但螨密度大于 5 个/cm^2 在酒渣鼻患者组有 10 人,在健康者组有 5 人,两组间没有统计学意义($P>0.05$)。因此认为一定的螨密度不能作为诊断发病的合适标准。酒渣鼻是多因素起源的疾病,个体特性可能改变对蠕形螨炎症反应的严重性,提出大量的蠕形螨与其他诱发因子一起在酒渣鼻的发病中起作用。

3. **宿主的免疫力**　机体的免疫力和对螨的反应性与蠕形螨的致病力有一定关系。Damian 和 Rogers(2003)报道了一名患有急性白血病的 6 岁男孩在维持化疗时出现了广泛的面部皮疹、红斑和脱皮。皮肤刮除术检查蠕形螨是阴性。在化疗结束并局部使用激素后皮疹加重,面部和眼睑周围出现脓肿,并伴随两侧睑缘炎和下眼睑睑板腺囊肿。后经皮肤活组织检查显示重度毛囊蠕形螨感染。治疗采用局部涂抹扑灭司林和口服伊维菌素联合用药,3 个月后面部皮疹完全消除。他认为,在免疫低下患者,蠕形螨感染可以引起严重的面部和眼睑炎症。口服伊维菌素和局部扑灭司林的联合使用是一种安全有效的治疗重度脂螨病的方法。

4. **继发感染**　蠕形螨的致病性与继发细菌感染有关早有报道。Spickett(1961)从麻风病患者皮肤毛囊内检到蠕形螨,其肠道中也有麻风杆菌,认为此螨可传播麻风。在电镜下观察到螨体表有细菌,明显的沟纹和缝隙中亦有病原微生物。近年,关于蠕形螨继发细菌感染与酒渣鼻发展的关联性已有陆续报道。对确诊的 260 例酒渣鼻患者用透明胶带法检查两侧鼻沟处和面部皮损处感染的蠕形螨,显微镜检查蠕形螨感染情况,用手术刀片刮取鼻部和面部皮损处皮脂和组织进行培养,染色后显微镜检查细菌感染情况。结果显示随着蠕形螨感染阳性率的上升细菌感染阳性率也上升,表明蠕形螨感染与细菌感染密切相关。认为蠕形螨感染后长期寄生于毛囊和皮脂腺内,使皮肤组织病理改变是导致酒渣鼻的主要致病原因,继而引起的细菌继发感染是使酒渣鼻病程延长、病情加重的重要因素之一。

Lacey 等(2007)为了进一步了解继发性细菌感染在丘疹脓疱性酒渣鼻中的作用,从一例丘疹脓疱型酒渣鼻患者面部蠕形螨中分离出蔬菜芽孢杆菌,研究这些细菌抗原是否能够刺激酒渣鼻患者炎症反应。结果发现,其产生的抗原能刺激外周血中单核细胞增殖,酒渣鼻组阳性率为 72.72%(16/22),对照组阳性率为 29.41%(5/17),差异有统计学意义($P=0.010\ 5$)。蛋白质印迹结果显示,62kD 和 83kD 两种抗原性蛋白能与酒渣鼻患者血清起免疫反应,而与对照组血清不反应,说明从毛囊蠕形螨分离出来的细菌相关抗原,能够刺激丘疹脓疱性酒渣鼻患者炎症反应;并且发现62kD蛋白质与细菌新陈代谢方面的碳水化合物以及信号转换酶具有氨基酸序列的同源性,83kD的蛋白质与细菌热休克蛋白类似。

Zhao等(2016)基于DGGE技术采用病例-对照研究对中国西安面部皮肤病患者33名和皮肤健康者30名螨体内细菌和相应面部皮肤细菌进行了多样性、菌群组成和主成分分析,以探讨蠕形螨感染者面部菌群分布特点与面部皮肤损害的关系。细菌多样性分析显示,只有病例组毛囊蠕形螨体内细菌均匀度(E)明显大于相应皮肤表面细菌($P=0.041$),其余均无差异。菌群组成分析显示,各组螨体内细菌和相应皮肤细菌均分属于4门12个分类群,变形菌门占39.37%~52.78%,厚壁菌门占2.7%~26.77%,放线菌门占0~5.71%,拟杆菌门占0~2.08%。在病例组毛囊蠕形螨体内厚壁菌门葡萄球菌属明显高于对照组毛囊蠕形螨和皮脂蠕形螨;变形菌门鞘氨醇单胞菌属明显低于对照组毛囊蠕形螨($P=0.016$)。组间分析显示,病例组和对照组各自聚集,且螨体内细菌与相应皮肤细菌各组分别重叠在一起。结论是,病例组与对照组蠕形螨肠道内的细菌与相应面部皮肤基本相似;变形菌门和厚壁菌门是蠕形螨体内的主要菌群,葡萄球菌属增高和鞘氨醇单胞菌属减少可能与面部皮肤病的发生有关。

钟彩梅等(2020)对酒渣鼻患者鼻部蠕形螨寄生与鼻部皮肤微生物群落的关系进行了分析,他们以2017年5月至2019年6月于佛山市顺德区慢性病防治中心皮肤科收集酒渣鼻患者与面部健康对照者各14例为标本,其中酒渣鼻患者中早期8例,中期6例,进行蠕形螨及微生物组成分析。结果发现酒渣鼻组鼻部皮肤蠕形螨相对含量(1.647%±0.389%)高于健康组(0.448%±0.089%,$t=2.92$,$P=0.007$)。蠕形螨的相对含量与细菌相对含量呈负相关($r=-0.95$,$P<0.001$),与真菌相对含量呈正相关($r=0.76$,$P<0.001$)。酒渣鼻组鼻细菌、真菌群落Shannon指数(0.91±0.17、1.261±0.045)显著高于健康组(0.47±0.12、0.549±0.071,$t=2.17$、8.48,$P<0.05$);两组的主成分分析结果示,仅细菌群落显著不同($t=2.32$,$P=0.029$),而真菌群落无差异($t=0.82$,$P=0.461$)。此外,中期酒渣鼻患者蠕形螨相对含量显著高于早期($t=6.56$,$P<0.001$);早、中期患者中细菌和真菌的Shannon指数差异无统计学意义($P>0.05$),主成分分析结果示细菌和真菌的群落结构差异均有统计学意义($P<0.05$)。最终,他们认为酒渣鼻的发生发展与蠕形螨的寄生和皮肤局部微生态的改变有关。

蠕形螨继发细菌感染在睑缘炎也有报道。Zhu等(2018)分析了蠕形螨、细菌与慢性睑缘炎的关联性。纳入56例慢性睑缘炎患者和46名健康志愿者,拔取三根睫毛并获得眼睑缘拭子标本,显微镜下鉴定蠕形螨种类和数目,采用培养、菌落计数和质谱分析鉴定细菌谱。在45例患者共检测到蠕形螨191只,包含毛囊蠕形螨161只和皮脂蠕形螨30只;在21例对照检测到蠕形螨101只,包含毛囊蠕形螨63只和皮脂蠕形螨38只,表明睑缘炎患者蠕形螨感染度明显高于健康对照组,差异具有统计学意义($P<0.05$)。54名患者和37名对照的睫毛样品细菌培养呈阳性(睫毛、眼睑边缘或两者皆有)。病例组的痤疮丙酸杆菌和金黄色葡萄球菌的克隆数明显高于对照组。相比于有毛囊蠕形螨感染的对照组,有毛囊蠕形螨感染的患者不仅细菌克隆数明显增加($P<0.01$),痤疮丙酸杆菌的数目也明显增加($P<0.05$)。这些结果提示毛囊蠕形螨和痤疮丙酸杆菌参与慢性睑缘炎的发生。

(二)致病机制

人体蠕形螨的致病机制,目前仍不十分清楚。相关研究表明,蠕形螨对人体的致病作用主要表现为掠夺营养,机械性损伤和代谢产物所导致的化学毒性作用以及免疫病理反应,与宿主自身的免疫状况及遗传因素也有一定的相关性。

1. 掠夺营养　蠕形螨寄生于宿主的毛囊和皮脂腺内,刺吸皮肤油脂,以皮脂腺、角质蛋白为食,并可吞食毛囊上皮细胞,通过刺激皮脂腺引起过度分泌,油脂溢出;长期刺激则可导致皮脂腺肿胀、增生、毛囊口扩张。

2. 机械性损伤　蠕形螨的成螨具有硬的螯肢、须肢和带刺的四对足。蠕形螨感染人体后,螨体钻入毛囊和皮脂腺内,螨锋利的口器和足爪,很容易造成毛囊和皮脂腺周围细胞组织破坏,毛囊内出现创面,这样就会刺激真皮层毛细血管增生、扩张,真皮上部出现水肿,皮肤组织变性。蠕形螨还可刺激棘细胞和基底细胞增生,毛囊的周围炎症细胞浸润,胶原纤维和弹性纤维变性,鳞状上皮过度角化,填塞毛囊口,妨碍皮脂外溢;加上螨体进出活动,易使化脓性细菌侵入而继发皮脂腺炎、痤疮和疖肿等。

3. **免疫反应**　蠕形螨感染人体出现皮肤免疫病理损害的重要原因。寄生在毛囊和皮脂腺内的蠕形螨,一旦突过真皮层,就会引起强烈的Ⅰ型过敏反应,临床出现皮肤瘙痒、水肿、荨麻疹等。蠕形螨代谢产物也可作为抗原,刺激机体产生免疫反应。用单克隆抗体技术发现在毛囊和皮脂腺周围出现大量辅助T淋巴细胞浸润,表明细胞介导的免疫反应参与蠕形螨感染过程。这些致敏的淋巴细胞对有蠕形螨感染部位的上皮组织可产生自身免疫攻击,释放淋巴因子,引起血管扩张及真皮层血管增生和真皮增殖性肥厚,导致基底细胞变性、坏死,继而增生,形成以螨为中心的肉芽肿,表明Ⅳ型变态反应在蠕形螨的致病上起到了重要作用。血清免疫球蛋白是检查最常见的方法。邢道荣等(1998)用酶联免疫吸附方法检测到鼻赘型酒渣鼻中有大量浆细胞,显示体液免疫也参与了蠕形螨感染过程,浆细胞功能活跃,产生大量IgE,破坏了神经内分泌系统与免疫系统的平衡,造成组织损伤,真皮层增殖性肥厚,鼻赘形成。免疫学研究还发现,蠕形螨患者淋巴细胞的凋亡与蠕形螨感染密度呈正相关,提示蠕形螨在人体寄生过程中可能会导致局部免疫抑制,使得蠕形螨能在宿主皮肤中长期存活。

4. **宿主免疫状况**　蠕形螨相关病理与免疫损害之间的潜在联系尚不十分清楚。在免疫功能正常的人群,蠕形螨通常能控制在较低螨数,不表现出明显的临床症状;然而,在免疫功能缺陷的人群,例如获得性免疫缺陷综合征、肿瘤患者等,蠕形螨感染密度高且症状严重。据此,有学者推测免疫功能低下可能是继发蠕形螨感染的重要因素。

5. **遗传因素**　人类白细胞抗原(human leukocyte antigen,HLA),是人类编码主要组织相容性复合体(MHC)的基因,包括HLA-Ⅰ类抗原和HLA-Ⅱ类抗原。HLA-Ⅰ类抗原包括经典的HLA-A、HLA-B和HLA-C分子,分布于机体几乎所有有核细胞表面,主要功能是识别和呈递内源性抗原。Mumcuoglu et Akilov(2005)对蠕形螨病患者外周血免疫细胞进行HLA和白细胞分化抗原(Cluster of Differentiation,CD)检测显示,在未携带HLA-A2的患者,CD8$^+$数量低,白细胞功能活动降低,IgA浓度较高,皮损区域较大且明显,提示HLA-A2对蠕形螨病具有免疫保护作用。然而,在携带HLA-Cw2的患者,CD3$^+$数量减少,吞噬活性增加,螨密度更高,皮肤损伤更严重,提示HLA-Cw2是蠕形螨病的易感基因。HLA-Ⅱ类抗原包括HLA-DR、HLA-DQ和HLA-DP分子,仅表达于淋巴组织中的某些细胞表面,主要功能是识别和呈递外源性抗原。HLA-DR的过度表达是通过免疫反应而损伤眼表组织结构的机制之一。范春梅等(2011)采用流式细胞术联合印迹细胞学对结膜上皮细胞HLA-DR的表达阳性率及荧光强度检测发现,相对于健康对照组,痤疮、脂溢性皮炎以及类固醇皮炎且眼部蠕形螨检查为阳性患者结膜上皮细胞中HLA-DR的阳性率(49.68 ± 9.24 vs 8.93 ± 4.37)和荧光强度(21.22 ± 1.65 vs 13.98 ± 1.34)均明显提高,差异具有统计学意义($P<0.05$)。

杂合子STAT1的功能获得性(gain of function,GOF)突变会导致联合免疫缺陷,患者临床特征多种多样,包括呼吸道和皮肤的反复细菌感染。最新研究发现来自同一个家庭的四名成员均携带杂合的STAT1-GOF突变,临床表现为面部丘疹脓疱、睑缘炎和霰粒肿等酒渣鼻样的慢性蠕形螨病特征,具体机制尚不清楚。

(三)病理变化

李朝品和段中汉(1996)对蠕形螨寄居的睑缘皮肤进行组织病理学观察,切片显示毛囊水肿、扩张,囊内角质增厚,炎症细胞浸润,睑板腺导管高度扩张,腺体增生、肥大,内有螨体断面。李朝品(1999)又对人体蠕形螨所致外耳道瘙痒症进行较系统的组织病理学研究,切片显示,毛囊口不规则扩张,呈漏斗状或不规则型袋状延伸,囊内角质增厚,可见残留的毛乳头和毛干,部分毛囊栓塞。皮脂腺呈分叶状增生,腺腔内容物增多,腺细胞肥大,核深染。有些区域表现为炎性细胞浸润,细胞间轻度水肿,真皮乳头层可见少量淋巴细胞为主的浸润,也可见单核巨噬细胞核和嗜酸性细胞,尤以有螨寄生的毛囊之中,底部尤为显著。毛囊、皮脂腺开口及盯聍腺口等处均可见螨体和螨体碎片,螨断面周围有角化物质包绕,在有螨寄生的毛囊及皮脂腺盯聍腺周围有炎性细胞浸润,以淋巴细胞为主,真皮层毛细血管扩张增生。人体蠕形螨在组织切片中(或从颚体、足体,或从末体,或仅足部等位)被切成纵、横等不同的断面。螨多位于毛囊球部、中部及近毛囊口处,在同一毛囊同时可见多个螨的断面,一般为1~3个,甚至可达9个。在盯聍腺内,螨体多数单个位于腺导管或腺小叶内,有时在同一导管可见2个螨体断面。同一盯聍腺内,多个导管可同时存在螨体断面,一般为1~5个,也可达11个。毛囊蠕形螨主要寄生于毛囊底部,皮脂蠕形螨则常寄生于皮脂腺的导管部和腺体部。病理切片显示,蠕形螨在毛囊中以口器刺入并吞食上皮细胞,破坏上皮细胞层和皮脂腺,引起增生、肥大。毛囊、皮脂腺呈现袋状扩张和延伸,毛发易枯萎并折断。寄生数量多时可致棘细胞和基底细胞增生,毛囊周围炎症细胞浸润,胶原纤维和弹性纤维变性,鳞状上皮过度角化,填塞毛囊口。寄生在皮脂腺的螨,可引起皮脂腺分泌受阻,影响其正常分泌,导管受阻且有利于螨的大量繁殖,在螨体四周形成囊状鞘样突起,在皮肤表面有结节,周围有炎症反应。在肉芽肿样酒渣鼻活检标本中,可见在肉芽肿样结节中央有死亡蠕形螨及其碎片,说明当螨穿到毛囊或皮脂腺外时,可引起肉芽肿样反应,螨体周围有组织坏死和巨噬细胞包围。此外由于毛囊、皮脂腺增生,腺口扩大,使之成为细菌入侵的门户,螨体的进出活动即携带了病原微生物,可导致毛囊皮脂腺炎、痤疮和疖肿等。另外,病理切片可见,蠕形螨常与混合痣、表皮囊肿、基底细胞癌、结核样麻风、血管性萎缩性皮肤异色症、乳癌等皮肤病或肿瘤同时存在,在这些病变中央无螨,而边缘毛囊中一般都有螨。

在毛囊蠕形螨感染引起的病理组织切片中可见,毛囊蠕形螨主要寄生于毛囊和皮脂腺内,在螨体的不同断面,偶尔可以见到有颚体、足体和末体,极难看到整个螨体。螨体断面类似多边形,周边是嗜伊红的角质层,中间有许多嗜苏木精染的颗粒,中央含有一深嗜伊红的核。毛囊蠕形螨在皮脂腺内可引起皮脂腺肿胀变性,继而皮脂腺萎缩,细胞变小,胞质红染,核固缩,皮肤附件周围淋巴细胞浸润。同时毛囊上皮变性、脱落,脱落的变性坏死物与毛囊蠕形螨阻塞毛囊,引起毛囊扩张。受到损伤和炎症刺激的皮脂腺、毛囊和上皮的基底细胞有不同程度的增生。

(四)临床表现

人体感染蠕形螨后,大多数人症状轻微或无自觉症状,但实验室检查通常可查到螨。只有当螨密度较高、机体免疫力低下,或对蠕形螨敏感的人群,才容易出现蠕形螨病。常见病变有:蠕形螨性酒渣鼻、痤疮、睑缘炎、外耳道瘙痒、口周皮炎、乳头疮以及疖肿等。蠕形螨出入毛囊易使化脓性细菌侵入,也可继发毛囊炎、皮脂腺炎等感染性病灶。下面介绍几种常见的与蠕形螨感染有关的疾病。

1. **蠕形螨感染与酒渣鼻** 酒渣鼻(rosacea)是一种发生在颜面中部,以皮肤潮红、毛细血管扩张以及丘疹、脓疱为主要表现的慢性皮肤病,通常与痤疮和脂溢性皮炎并发。酒渣鼻目前病因不明,可能与精神因素、遗传因素、食用辛辣食物、抽烟、嗜酒、内分泌失调、血管调节机制失常、高热、寒冷刺激、紫外线照射、化学品刺激以及蠕形螨感染等多种因素有关。其发病机制可能是在皮脂溢出的基础上,由于感染或冷热刺激等因素造成颜面部血管运动神经失调,毛细血管长期持续扩张而导致相应的临床表现。人体蠕形螨在酒渣鼻病中的致病作用早在1961年国外学者Ayres就已经给予肯定。Erbagci和Ozgoztasi(1998)也认为大量毛囊蠕形螨可能在酒渣鼻的发病机制中起作用,酒渣鼻面部血流增加可能为蠕形螨入侵繁殖提供了方便,蠕形螨通过自身酶分解上皮及腺体的皮脂及蛋白质,引起毛囊上皮的分解并导致毛囊周围炎症细胞的浸润。

Georgala等(2001)为了评估毛囊蠕形螨在酒渣鼻的病因和进程中的重要性,对92例丘疹脓疱性酒渣鼻患者和92名年龄性别相匹配的对照者进行了病例-对照研究。通过显微镜下检查小囊内容物来评价毛囊蠕形螨的存在和密度,并且在5名蠕形螨阳性和5名蠕形螨阴性的受试者实行组织学检查和免疫组化研究。调查显示,酒渣鼻患者组蠕形螨感染率为90.2%,对照组感染率为11.9%;在每个视野内酒渣鼻患者蠕形螨的密度平均2.03个(范围0~5,SD=1.2),对照组平均0.16个(范围0~2,SD=0.52),两组间感染率和感染密度均存在显著差异,$P<0.0001$。免疫组化显示,毛囊感染伴随毛囊周围大量(90%~95%)的$CD4^+$辅助性诱导T细胞的浸润,在蠕形螨阳性患者发现巨噬细胞和朗汉斯细胞数目增多。他认为蠕形螨虽然有可能不是酒渣鼻的直接病因,但有可能是重要的辅助因子,尤其是与丘疹脓疱性酒渣鼻的发生有关。

国外研究者通过临床观察和组织病理学研究表明,毛囊和皮脂腺的炎症可能对酒渣鼻的发病机制很重要。毛囊蠕形螨在面部皮肤滤泡中常见。根据皮肤表面活组织检查证明,酒渣鼻患者蠕形螨的密度很高。高密度的蠕形螨通过触发炎症、特异性免疫反应、机械性阻断毛囊,或是作为携带细菌的媒介而在酒渣鼻的发病机制中起作用。采用病例-对照研究对75例痤疮样酒渣鼻与75例盘状狼疮和75例光化性扁平苔藓进行对比,结果显示,蠕形螨在痤疮样酒渣鼻患者中的感染率(38.6%)显著高于盘状狼疮(21.3%)和光化性扁平苔藓(10.6%),$P<0.001$。他认为,蠕形螨感染是与酒渣鼻的发生有关,但不能因此确定是蠕形螨感染

导致酒渣鼻的发生,还是酒渣鼻为蠕形螨的繁殖提供一个合适的环境。

Zhao 等(2010)自 CNKI、MEDLINE 和 ISI Web of Knowledge 数据库中检索 1950—2009 年发表的所有酒渣鼻与蠕形螨感染的病例-对照研究进行 meta 分析,筛选到 48 篇中英文文献,涉及 10 个国家共 28 527 名参与者,统计分析软件随机效应模型得到混合比值比为 7.57,表明蠕形螨感染是酒渣鼻发生的重要危险因素。然而,酒渣鼻发生与蠕形螨感染之间的因果关系依旧不完全清楚。作者推测蠕形螨引起酒渣鼻的过程可以概括为:随着年龄的增长,皮脂腺成熟,皮脂腺分泌增加,为蠕形螨提供营养。螨体运动刺激可导致毛囊、皮脂腺和毛发扩张,引起酒渣鼻。此外,蠕形螨种类的增加可能会破坏免疫反应,这反过来又会导致蠕形螨的大量繁殖。

蠕形螨感染与酒渣鼻的发生有关,这一结论已经得到临床皮肤病学家的普遍认同。人体面部皮脂腺丰富,温度适宜,是人体蠕形螨寄生的主要场所。鼻尖和鼻唇沟皮肤含有丰富的皮脂腺和毛囊,是蠕形螨理想的寄生场所,酒渣鼻面部血流增加也为蠕形螨入侵繁殖提供了方便。蠕形螨通过自身酶分解上皮及腺体的皮脂和蛋白质为食,引起毛囊上皮的分解并导致毛囊周围炎症细胞的浸润,通过阻塞毛囊开口或通过微生物介质而对酒渣鼻的发展起作用,电镜下已发现螨表面有细菌,螨肠道中有芽孢杆菌,蠕形螨可通过其几丁质的外壳引起肉芽肿的异物反应。在临床上表现为局部皮肤瘙痒、脱屑、潮红,出现红色斑丘疹以及软组织增厚的螨性皮炎,严重者可导致螨性酒渣鼻。

国内学者对蠕形螨性酒渣鼻的临床分型也有报道。根据临床表现及病因的不同,将酒渣鼻分为蠕形螨性酒渣鼻、细菌性酒渣鼻和增生性酒渣鼻(即鼻赘型)三种类型。蠕形螨性酒渣鼻(demodectic rosacea)又根据病原螨种的不同分为:浅型酒渣鼻(毛囊蠕形螨皮炎)、深型酒渣鼻(皮脂蠕形螨皮炎)和混合型酒渣鼻(皮脂蠕形螨与毛囊蠕形螨混合感染)。

1)浅型酒渣鼻:临床上表现为鼻部皮肤先出现弥漫性潮红,再逐渐出现与皮脂腺口一致的散在性或密集性红丘疹、斑丘疹、半球形小结节、脓疱及结痂、脱屑等,可成批发生,经久不愈,有痒感及烧灼感。这些浅表性皮疹易被洗脸的毛巾擦破致出血、渗出、结痂及脱屑等继发性损害。特征为皮疹表浅、丘疹疱疹斑块突出皮面,明显可见,红肿浸润不深,螨感染度极高,且以毛囊蠕形螨为主,皮脂蠕形螨较少或没有。

2)深型酒渣鼻:临床上皮损往往局限于鼻部,也可以鼻部为中心,逐渐向周围蔓延,患部皮肤呈弥漫性潮红、暗红,久则紫红。皮肤呈轻度水肿,浸润较深,有的毛细血管扩张或毛囊口扩大,显示皮肤粗糙。在鼻部皮肤浸润性红肿的基底上,可出现散在性丘疹、大小不一的结节或脓疱。其特点为局部皮肤深部浸润性损害,挤皮脂时,鼻部有较多奶油状皮脂渗出。鼻部皮脂定量检螨,螨数较少,其中皮脂蠕形螨比例较高。

3)混合型酒渣鼻:临床表现为鼻部皮肤潮红、红丘疹、小结节、脓疱等,类似上述两种类型酒渣鼻的临床症状。早期呈毛囊、皮脂腺慢性炎症,晚期出现软组织肥厚,严重时皮损可累及额、颊、颏以及眼周皮肤,个别在躯干、上肢出现散在性红色斑丘疹,从皮损部位可查见毛囊蠕形螨和皮脂蠕形螨。

王焱等(2003)等学者根据酒渣鼻在临床的三期病程,分别对红斑期、丘疹脓疱期和鼻赘期进行了皮肤组织病理变化的观察。

1)红斑型:螨体钻入毛囊、皮脂腺内,由于螨体的机械性刺激,其排泄物的物理化学刺激,可使组织出现炎症表现,即酒渣鼻一期病变。组织切片显示,表皮轻度角化,细胞间轻度水肿,有以淋巴细胞为主的大量炎症细胞浸润,基层细胞排列紊乱。真皮浅层毛细血管增生、扩张、充血,周围轻度水肿,伴有炎症细胞浸润,部分毛囊纵横切面呈不规则扩张,其内含有螨寄生或螨体碎片,毛囊上皮细胞有轻度增生。部分皮脂腺轻度增生,可见少量螨寄生。

2)丘疹脓疱型:螨体不断繁殖以及对组织破坏,逐渐导致毛囊和皮脂腺的袋装扩张和延伸,致其结缔组织增生、肥大形成丘疹样改变,严重可形成鼻赘;还可出现毛干脱落、毛囊及皮脂腺口扩大;螨体进出毛囊导致化脓菌感染,继发脓疱、疖肿,形成酒渣鼻二期病变。组织切片显示,表皮基本正常。真皮浅层可见毛细血管增生、扩张和充血,少量淋巴细胞浸润。部分毛囊呈不规则扩张,内有少量螨寄生,毛囊周围有轻度炎症细胞浸润。大部分皮脂腺轻度增生,部分皮脂腺内有螨寄生,腺细胞无正常结构,出现肿胀,轻微炎症反应。

3)鼻赘型:病程长且重即形成三期病变。组织切片显示,表皮轻度肥厚,角化过度伴有灶性角化不全。

部分棘细胞轻度水肿,棘层肥厚,伴有炎症细胞浸润,基层基本正常。真皮有不同程度结缔组织增生,并伴有轻度水肿和炎症淋巴细胞浸润,少部分有肉芽肿形成。浅层毛细血管增生、扩张和充血。毛囊呈不规则扩张,内有大量螨寄生,毛囊和血管周围均有不同程度炎症细胞浸润。大部分皮脂腺增生,内有螨寄生,周围细胞肥大、肿胀,有轻、中度炎症细胞浸润。

细胞免疫和体液免疫在鼻赘型酒渣鼻的形成过程中起到了重要作用。免疫组织病理研究显示,Th 细胞在酒渣鼻肉芽肿及毛囊周围浸润细胞中占绝大多数,在酒渣鼻患者中可检测到针对蠕形螨的特异性抗体。因此认为,人体蠕形螨作为一种螨体抗原及其分泌物和代谢产物可引起机体产生免疫反应,使 IgE 值增高,再者人体免疫系统受神经系统的支配,神经内分泌系统与免疫系统形成一个互相调节网络,一旦失衡造成组织损伤而导致酒渣鼻的病程特性,出现典型的鼻赘表现。

国外学者对丘脓疱性酒渣鼻和酒渣鼻样蠕形螨病之间的关系已有报道。Forton 和 De Maertelaer(2018)认为丘脓疱性酒渣鼻和酒渣鼻样蠕形螨有许多相似之处,例如,丘疹性酒渣鼻的典型特征是面部中央的丘疹脓疱和持久性红斑,而小的浅表丘疹脓疱和滤泡鳞片则提示酒渣鼻样退化,但通常认为是两种不同的皮肤病,主要原因是蠕形螨在酒渣鼻发生中的因果作用尚未被广泛接受。对 242 例面部中央存在丘疹脓疱的患者进行回顾性、观察性的病例对照研究,同时检查蠕形螨密度。结果显示,持续性红斑患者的蠕形螨密度大于非持续性红斑患者;132 例近期未接受治疗或患有其他面部皮肤病的患者中,120 例(91%)出现持续性红斑,119 例(90%)出现小的浅表丘疹,124 例(94%)出现滤泡鳞片,116 例(88%)同时具有传统上与丘脓疱性酒渣鼻和酒渣鼻样蠕形螨病相关的临床特征。蠕形螨密度较高与毛囊鳞屑的存在有关,而与丘疹的大小或持久性红斑是否存在无关。因此,作者认为酒渣鼻样蠕形螨病和丘疹脓疱性酒渣鼻不应再被视为两个单独的疾病,而应被视为同一种疾病的两种表型。

蠕形螨性酒渣鼻临床特点:①蠕形螨性酒渣鼻一般男性多于女性,好发于中老年。本病发病缓慢,起初无自觉症状,部分有轻微痒感,各种类型酒渣鼻病程不一,浅型 5 年以内为多,深型 10 年左右,15 年以上多形成不同程度的鼻赘。蠕形螨性酒渣鼻皮损部位以鼻尖为最多,其次鼻沟处,额、颏、颊等相对较少。其发病过程常以鼻为中心,向额、颏、颊部发展,首先皮肤潮红,继之以毛囊炎性红丘疹、斑丘疹、脓疱、结痂、毛细血管扩张及软组织肥厚等皮肤损害。部分患者与季节、饮食有关。春季及饮食辛辣食物症状加重;亦有约 1/3 的女性患者,症状在月经前期及经期加重。部分患者在发病期有灼烧感、刺痛和蚁行感等。②蠕形螨性酒渣鼻若不及时治疗,随着病程不断发展,最后可能导致鼻赘型酒渣鼻;临床表现为鼻部皮肤过度肥厚如赘瘤。若杀螨药物疗效不佳,需采用物理疗法或手术矫形。

2. 蠕形螨感染与痤疮　痤疮(acne)是一种累及毛囊皮脂腺的慢性炎症性皮肤病,好发于皮脂溢出部位,可表现为粉刺、丘疹、脓疱、结节、囊肿及瘢痕等皮损。痤疮的病因比较复杂,主要与雄激素、皮脂分泌增多、毛囊皮脂腺导管异常角化、痤疮丙酸杆菌增殖及遗传等因素有关。部分患者还与免疫、使用化妆品、饮食刺激和内分泌紊乱等因素有关。尚未提起与蠕形螨的感染有关,可见蠕形螨感染与痤疮发生的关系目前还未得到皮肤病学家的认同。

国外有关蠕形螨感染与痤疮(acne)发生有关的报道较少,且认为蠕形螨感染似乎与普通痤疮(acne)的发生不存在关联。Okyay 等(2006)对 102 名大学生进行了毛囊蠕形螨感染率的调查,结果有痤疮组与无痤疮组蠕形螨感染率分别为 20.7% 和 38.6%,两组间没有显著差异;蠕形螨的感染密度也与有、无痤疮没有关系,痤疮组毛囊蠕形螨的平均数为 $0.19/cm^2 \pm 0.45/cm^2$,非痤疮组为 $0.67/cm^2 \pm 1.54/cm^2$,$P>0.05$。还有报道,蠕形螨病在痤疮和健康者中的患病率都是 12%。在另一项研究中,101 名痤疮患者有 11.8% 发现毛囊蠕形螨,50 名健康对照者均未发现螨。可见毛囊蠕形螨与痤疮发生的关系有待进一步研究。

国内有关蠕形螨感染与痤疮关系的报道较多,大多数临床病例-对照研究和流行病学调查提示,痤疮患者蠕形螨的感染率和感染度明显高于正常人群。Zhao 等(2012)完成了蠕形螨感染和寻常痤疮之间的荟萃分析。检索了 1950 年 1 月至 2011 年 8 月发表在 ISI Web of Knowledge、MEDLINE 和 CNKI 数据库的相关文章,筛选纳入符合标准的中文论文 60 篇和英文论文 3 篇,涵盖了土耳其和中国 25 个不同的省/市的 42 130 名参与者。基于随机效应模型的统计分析获得优势比(ORs)为 2.80(95% CI,2.34-3.36),表明寻常痤疮的发生与蠕形螨感染存在正相关,提示当寻常痤疮常规治疗无效时,应考虑检查蠕形螨并采取必要的杀螨治疗。

　　刘安怡等（2016）在阜阳职业技术学院 2014 级和 2015 级的医学检验和护理专业中，随机抽取阜阳职业技术学院医学专业 306 名女大学生进行面部痤疮的检查及蠕形螨感染的鉴定。306 名受检的女生中，确诊患有痤疮的有 120 人，患病率为 39.22%。其中，Ⅰ度痤疮 73 例，Ⅱ度 38 例，Ⅲ度 9 例，未见Ⅳ度痤疮患者。发现面部蠕形螨感染的学生共 71 人，感染率为 23.20%。其中轻度蠕形螨感染 58 例，占感染总数的 81.69%，中度感染 11 例，重度感染 2 例。蠕形螨感染的学生痤疮患病率高于非蠕形螨感染的学生（$P<0.05$），且痤疮患病程度高于未感染者（$P<0.001$），中重度蠕形螨感染的学生，痤疮患病程度高于轻度感染者（$P<0.05$）。120 例确诊痤疮的学生中，发现蠕形螨感染 39 例。73 例Ⅰ度痤疮的学生中，检出面部蠕形螨 10 例（轻度 9 例，中度 1 例）；Ⅱ度痤疮的 38 例，发现蠕形螨感染 23 例（轻度 17 例，中度 6 例）；9 例Ⅲ度痤疮的学生中，6 例感染面部蠕形螨（中度 4 例，重度 2 例）。面部蠕形螨感染的学生，痤疮的患病率为 54.93%，未检出蠕形螨感染的学生 235 人，确诊痤疮 81 人，患病率为 34.49%，二者比较差异有统计学意义（$\chi^2=9.577$，$P<0.05$），表明面部蠕形螨感染与痤疮的患病有一定的相关性。

　　3. **蠕形螨感染与眼部疾患**　蠕形螨感染与眼部病患的关系已引起人们的关注。国外研究显示，蠕形螨感染与某些眼部病变如睑缘炎、睑板腺功能障碍、角膜炎、睑板结膜炎、睑板炎、干眼症、复发性麦粒肿等有关，尤其是睑缘炎，是蠕形螨感染最常见的眼部疾患。为了探讨蠕形螨在眼部病患中的作用，我国学者进行了一系列的研究报道。李朝品和段中汉（1996）对蠕形螨寄居的睑缘皮肤进行组织病理学观察，切片显示毛囊水肿、扩张，囊内角质增厚，炎症细胞浸润，睑板腺导管高度扩张，腺体增生、肥大，内有螨体断面。睫毛毛囊内螨的纵断面多显示为毛囊蠕形螨，多数螨颚体朝向毛囊底部，少数朝向毛囊口或毛囊侧壁；睑板腺内螨的纵切面多显示皮脂蠕形螨，其颚体朝向不一，多见出入睑板腺导管方向。皮脂蠕形螨对细胞产生的破坏性十分明显，它产生的隧道可深达上皮，甚至有人报道早期皮脂蠕形螨所致的炎症反应，可穿透真皮和毛细血管网。

　　李朝品等（1990）报道人体蠕形螨可寄生于睫毛毛囊和皮脂腺内，可引起蠕形螨性睑缘炎。李朝品等（1996）对蠕形螨寄居的睑缘皮肤进行组织病理学观察，切片显示睫毛毛囊水肿、扩张，囊内角质增厚，炎症细胞浸润，睑板腺导管高度扩张，腺体增生、肥大，内有螨体断面。皮脂蠕形螨对细胞产生的破坏性十分明显，它产生的"隧道"可深达上皮，有人报道早期皮脂蠕形螨所致的炎症反应中，螨虫甚至可穿透真皮和毛细血管网。田晔和李朝品（2004）对 507 例睑缘炎患者的眼睑调查显示，睑缘炎患者蠕形螨染率（50.7%）显著高于其他眼病患者（11.7%）和无眼病志愿者。Anane（2007）对 69 个慢性睑缘炎的患者和 96 个对照组进行了长达十四个月的前瞻性研究，结果显示，蠕形螨在慢性睑炎中感染率为 58%，对照组为 15.6%，两者之间的差异有统计学意义。因此认为蠕形螨可能是慢性睑缘炎的病因，在临床上对螨性睑缘炎患者应采用包括杀螨在内的系统性治疗是必要的。睫毛蠕形螨寄居的患者，经常出现倒睫、秃睫、眼部炎症等表现，在进行睫毛蠕形螨杀灭治疗后症状缓解，各种炎症体征改善，以此证明眼部蠕形螨具有致病性。

　　Zhao 等（2012）采用 meta 分析以确认蠕形螨感染和睑缘炎之间的关联性。对 1950 年 1 月至 2010 年 12 月发表在 ISI Web of Knowlegde、MEDLINE 和 CNKI 数据库的相关病例-对照研究进行全面定量分析，共筛选纳入文献 11 篇，包括英文文献 4 篇，覆盖中国、土耳其、法国和德国四个不同的国家，涉及 4 741 个参与者（2 098 例睑缘炎和 2 643 例对照）。使用优势比（OR）作为 meta 分析影响指标，结果显示，随机效应模型得到的 OR 值为 4.89（$95\%CI=3.0-7.97$），表明蠕形螨感染与睑缘炎之间呈强关联，具有非常显著的统计学意义。

　　近年眼科学界给予更多关注。刘祖国和梁凌毅（2014）认为，睑缘炎是眼科常见的疾病之一，轻者导致患者眼部刺激症状，严重者可由于累及睑板腺和角膜而影响视力乃至引起视功能的损害。近年越来越多的研究发现蠕形螨感染可能是睑缘炎的重要病因之一，其诊断和治疗成为目前睑缘炎的关注重点，临床医生应对此予以足够的重视。但是考虑到蠕形螨性睑缘炎临床上目前仍然面临许多未确定的问题与挑战，尤其是该病诊断和治疗方面仍然存在一定的争议，他们俩结合国内外研究结果与自己的经验进行分析，并就如何提高临床诊断的正确率和改善该病的治疗效果展开讨论。提出重视对蠕形螨性睑缘炎的诊断与治疗将有助于提高睑缘炎以及睑板腺功能障碍（MGD）的诊断和治疗水平，最终改善该病的整体预后。Wu 等（2019）对中国儿童和成人睑缘结膜炎（BKC）的眼表特征和蠕形螨感染情况进行了调查分析。纳入 50 例

BKC 患者和 50 例年龄、性别匹配的健康受试者,在裂隙灯照明下评估眼睑边缘特征和角膜疾病。每只眼睛取 4 根睫毛,用光学显微镜观察蠕形螨感染情况。结果显示,BKC 患儿的角膜新生血管形成($P=0.001$)和瘢痕形成($P=0.040$)较成人明显,而成人组的睑脂质量较差($P=0.008$);儿童 BKC 的诊断延迟比成人要长(2.2 年 vs 1.2 年,$P=0.022$);螨感染在 BKC 患者中比在健康人群中更常见(56% vs 26%,$P=0.002$)。蠕形螨阳性患者的眼睑缘炎症和睑板腺功能障碍较 BKC 阴性患者严重。BKC 患儿的角膜病变较成年 BKC 患者严重,可能与诊断延迟所致;眼蠕形螨病在 BKC 患者中更为常见。眼蠕形螨感染与眼睑缘炎症和睑板腺功能障碍有关。

陈雪峰等(2020)分析了眼表蠕形螨感染在不同性别、不同年龄及不同病种间的分布特征。他们对 2016 年 6 月—2019 年 3 月在中国中医科学院眼科医院门诊就诊的患有常见 6 种外眼病(包括睑腺炎、睑板腺囊肿、结膜炎、角膜炎、干眼及睑缘炎)的患者共 839 例,检查患者睫毛是否感染蠕形螨。结果显示不同病种蠕形螨感染率不同,睑腺炎患者 33.33%,睑板腺囊肿患者 27.11%,睑缘炎患者 41.30%,结膜炎患者 20.81%,角膜炎患者 64.71%,干眼患者 51.80%。其中,角膜炎患者的感染率最高,与结膜炎患者比较($P=0.000$)、睑腺炎患者比较($P=0.047$)及与睑板腺囊肿患者比较($P=0.001$),差异有统计学意义;与干眼患者及睑缘炎患者比较,差异无统计学意义($P>0.05$)。所以干眼等上述常见外眼病蠕形螨感染率较高,临床眼科医生需重视蠕形螨感染对常见外眼病发生发展的影响,必要时要予以抗蠕形螨治疗。

Cheng 等(2020)对 119 名干眼症患者进行横断面研究,评估蠕形螨与其症状和眼表参数在干眼症患者中的相关性。结果显示,蠕形螨在干眼症患者高度流行(68.9%),尤其是老年患者。相对于无蠕形螨感染的患者,蠕形螨感染患者出现瘙痒的频率更高(58.5% vs 35.1%,$P=0.03$),眼睑畸形更严重,泪膜更不稳定。

程胜男和黄渝侃(2020)选取 2017 年 9 月至 11 月就诊于华中科技大学同济医学院附属协和医院眼科门诊的患者 83 例,将其分为睑板腺功能障碍组和非睑板腺功能障碍组,进行临床症状与蠕形螨感染检测比较分析。结果发现蠕形螨感染数量与角膜荧光素染色评分呈正相关($r=0.299$,$P=0.004$),与泪膜破裂时间呈负相关($r=-0.281$,$P=0.007$)。因此,他们认为中重度特别是极重度蠕形螨感染可能是造成睑板腺功能障碍的重要因素,且眼部损伤程度与蠕形螨的感染数量密切相关。

钟原(2020)选取 62 例双眼发痒患者探讨蠕形螨感染是否为睑缘炎的致病因素,并判断干眼发生的可能相关因素。他根据患者是否发生睑缘炎分成观察组(30 例,发生睑缘炎)和对照组(32 例,未发生睑缘炎)。两组患者均进行蠕形螨检验及干眼三项试验和比较。本研究结果显示,观察组蠕形螨感染阳性率46.67% 高于对照组的 18.75%,差异具有统计学意义($P<0.05$)。说明蠕形螨感染在睑缘炎患者中普遍存在。观察组干眼三项试验阳性率 36.67% 高于对照组的 12.50%,差异有统计学意义($P<0.05$)。说明蠕形螨感染很可能与干眼症的发生有关。他们推测感染蠕形螨会使睑缘炎症反复加重,破坏睑缘结构,如睑板腺开口、皮肤黏膜交接处,以及眨眼时会导致泪液涂布、动力异常,以及眼表上皮损伤,继而发生水液缺乏型干眼。当睑缘炎症迁延不愈时,眼表杯状细胞和副泪腺等与黏蛋白和基础泪液分泌相关的细胞或组织结构逐渐受损,最终会导致患者混合型干眼。

谢翠娟等(2020)采用回顾性病例观察研究,通过共焦显微镜检查,探讨活体组织上睑缘蠕形螨成螨及卵的形态以及感染率相关统计分析。她们通过对 2018 年 10 月 1 日至 2019 年 3 月 1 日于济南市明水眼科医院 379 例干眼症状患者睑缘蠕形螨观察,眼睑睫毛囊行共焦显微镜检查,观察螨体及卵形态。采用的阳性标准为 4 个眼睑中,任一个眼睑蠕形螨计数达到 3 条/3 根睫毛,包括蠕形螨或卵,即为睑缘蠕形螨检查阳性。结果在 379 例干眼症状患者中发现蠕形螨感染者 330 例,阳性率为 87.1%。其中男性感染率为 86.6%,女性感染率为 87.4%,不同性别间整体比较差异无统计学意义。发现随着年龄的增加,睑缘蠕形螨感染率增加,≥60 岁组感染率最高。各年龄组间整体比较差异有统计学意义。

汪筠贞等(2020)认为睫毛蠕形螨感染与睑板腺功能障碍发生的相关性,并分析睫毛蠕形螨感染对睑板腺功能障碍患者眼表症状跟体征的影响。结果发现睑板腺功能障碍<40 岁组(A1 组)睫毛蠕形螨检出数量和阳性率均高于非睑板腺功能障碍<40 岁组(A2 组),差异有统计学意义($P<0.05$);睑板腺功能障碍 60 岁组(B1 组)与睑板腺功能障碍>60 岁组(B2 组)检出数量和阳性率均无统计学意义($P>0.05$);睑板腺功能障碍患者睫毛蠕形螨检出阳性组(Ⅰ组)与睑板腺功能障碍患者睫毛蠕形螨检出阴性组(Ⅱ组)睑板腺分泌物性状评分差异有统计学意义(P<0.05);因此,他们认为在40岁以下人群中,睫毛蠕形螨与睑板腺功能障碍形成有一定相关性;而在60岁以上人群中,相较于其他影响因素,睫毛蠕形螨对睑板腺功能障碍形成的作用并不显著,表明睫毛蠕形螨对睑板腺功能障碍形成的影响主要体现在中青年时期,且随着年龄增长,二者之间的关联性进一步降低。

当睑缘炎感染严重时,很可能会导致角膜穿孔,造成患者失明。2020年10月13日,银川晚报报道了一例蠕形螨感染引起的角膜穿孔。17岁的小马家住宁夏回族自治区,近几年眼睛反复发炎,到处就诊均诊断为角膜炎,但久治不愈。她的眼睛剧痛,左眼视力急剧下降,经宁夏回族自治区人民医院西夏分院就诊检查,左眼角膜穿孔,且穿孔直径达1.5mm。随后,她转往宁夏眼科医院。宁夏眼科医院角膜病科医师为其做检查时发现小马的眼睫毛根部竟有很多蠕形螨,由此,小马被诊断为双眼蠕形螨性睑缘炎导致的角膜穿孔,视力几乎丧失,只能实施手术治疗。

由此可见,蠕形螨性睑缘炎是由寄生在睫毛毛囊或睑板腺内的螨所引起的毛囊扩张以及螨的分泌物、排泄物刺激毛囊上皮细胞增生所致。蠕形螨摄食上皮细胞,使毛囊扩张、增生,大量寄生时会影响皮脂层形成,破坏腺体细胞。此外,螨的活动(如爬行、交配等)所造成的机械性刺激和分泌物、代谢产物的化学刺激,以及螨体出入毛囊、睑板腺时带入某些病原性细菌导致继发性感染而引起睑缘炎。患者常出现眼部充血、流泪、畏光、异物感、眼睑发痒、烧灼感、局部红肿和睫毛脱落等,严重者可见睑部红肿糜烂、出现脱屑、睑结膜充血甚至角膜损害等症状。然而,有研究发现,临床症状和蠕形螨寄居的数量并无相关性,即少量的蠕形螨寄居有可能出现很明显的症状,而严重的圆柱状鳞屑伴有高计数的蠕形螨也有可能不出现明显的症状。这一发现使得人们对蠕形螨与睑缘炎发生之间的关联性产生怀疑。

病原学检查在眼睑和睫毛的毛囊内可发现毛囊蠕形螨的各个发育阶段,成螨、前若螨和幼螨皆以上皮细胞为食,导致毛囊扩张和增生而过度角质化,使角蛋白和脂质类的混合物在眼睫毛处形成一套管状分泌物。皮脂蠕形螨寄生于睫毛毛囊的皮脂腺、睑板腺的小叶内,以寄生部位的皮脂细胞为食,大量皮脂蠕形螨感染会破坏皮脂腺细胞,产生眼睑的肉芽肿,堵塞睑板腺和皮脂腺微管。

蠕形螨寄居眼部的特征:在裂隙灯显微镜下观察,睫毛根部的鳞屑有两种,一种为圆柱状鳞屑或袖套状鳞屑,另一种为非圆柱状鳞屑图。圆柱状鳞屑自睫毛根部发出,与睫毛根部紧密相连,呈袖套样高出睑缘皮肤面,与皮肤连接紧密。非圆柱状鳞屑的屑状物不自睫毛根部发出,与睫毛根部存在间隙,常呈片状。圆柱状鳞屑高发于蠕形螨寄居的睫毛,改良睫毛蠕形螨抽样和镜检方法后发现,32例圆柱状鳞屑睫毛患者的睫毛蠕形螨检出率为100%,而且睫毛蠕形螨的计数与圆柱状鳞屑的多寡相关。在422只蠕形螨样本中只发现5只皮脂蠕形螨。这一蠕形螨寄居眼部的特征得到肯定和证实。因此,典型的圆柱状鳞屑被认为是睫毛寄居蠕形螨尤其毛囊蠕形螨的特征。

4. 蠕形螨感染与外耳道病变 蠕形螨在外耳道寄生,临床上最常见的症状是外耳道瘙痒症,其发病率约16.4%,主要临床症状为瘙痒、耳痛、充血、油耳、耵聍块和耳闷、脱屑等。人体外耳道皮肤经蠕形螨感染后,螨体钻入毛囊、皮脂腺或耵聍腺内,刺吸宿主细胞内容物而破坏相应部位的细胞。由于螨体寄生和进出毛囊活动时,其螯肢、触须、足爪等机械性刺激,以及其分泌物、甲壳质颗粒等的化学性刺激而使组织出现炎症反应。蠕形螨在毛囊内不断繁殖和破坏,逐渐引起毛囊和耵聍腺的袋状扩张和延伸,最终可导致外耳道瘙痒和灼烧感。由于外耳道与环境相通,外界的灰尘、真菌等均可飘落到外耳道内,这些物质和分泌的皮脂可混合在一起形成耳垢,对皮肤产生刺激作用,引起瘙痒。同时进入外耳道的某些真菌可在外耳道皮肤上生长,真菌菌丝的生长对皮肤可产生机械性刺激,其代谢物可产生化学性刺激,同时真菌孢子、菌丝和代谢物均可作为变应原引起变态反应,这些物理的、化学的及变应原的刺激,也必然导致外耳道瘙痒,因此认为上述原因是导致外耳道瘙痒的主要因素。

蠕形螨感染与外耳道的病变有关早有报道。从外耳道耵聍中检出人体蠕形螨,证实蠕形螨感染可引起外耳道病变。李朝品(1991—1992)对于蠕形螨性外耳道瘙痒症的系列报道记载,蠕形螨性外耳道瘙痒症主要临床症状为瘙痒、耳痛、充血、油耳、耵聍块和耳闷、脱屑等。由于外耳道与环境相通,外界的灰尘、真菌等均可飘落到外耳道内,这些物质和分泌的皮脂可混合在一起形成耳垢,对皮肤产生刺激作用,引起瘙痒。同时进入外耳道的某些真菌可在外耳道皮肤上生长,真菌菌丝的生长对皮肤可产生机械性刺激,其代谢物可产生化学性刺激,同时真菌孢子、菌丝和代谢物均可作为变应原引起变态反应,这些物理的、化学的及变应原的刺激,也进一步导致外耳道瘙痒。此外,有些患者身体其他部位患皮肤癣症,这些癣菌的孢子或菌体可以随挖耳等因素进入外耳道生长。已有研究表明,外耳道外 1/3 皮肤为复层鳞状上皮,有丰富的皮脂腺、汗腺、毛囊和特殊的耵聍腺,蠕形螨寄生在毛囊和皮脂腺周围,摄取脱落的鳞屑和耵聍,故外耳道也是蠕形螨寄生的良好环境。袁明惠(1988)报告 3 例外耳道皮肤蠕形螨感染,此 3 例均为女性工人,年龄最大者 63 岁,最小 3 岁。临床表现均有挖耳史和局部皮肤发痒。病程一般持续 1~2 个月;检查见外耳道毛少,皮肤粗糙,3 例均有继发性感染,红肿、疼痛,鼓膜不甚清楚。主要临床表现为局部皮肤持续性发痒,伴轻度皮损征象,分泌物呈现豆腐渣样;镜下查见毛囊蠕形螨。灭滴灵治疗效果满意。作者还对本病的病理改变,感染途径,诊断要点及预防措施进行了讨论报告病例的临床表现提示:①较长时间的外耳道皮肤发痒,伴轻度皮损征象,可能是蠕形螨感染的主要特征;②外耳道皮肤化脓性感染,且经局部抗感染治疗效果不佳,应尽早作实验室检查,查找螨体;③诊断时还应注意与真菌性外耳道皮炎相鉴别;④理发师挖耳常常是导致螨传播的重要原因之一。

孙彦青和于平(2005)为了解外耳道蠕形螨感染及分布情况,对 360 名在校大学生外耳道蠕形螨感染情况进行了调查,检查 360 人外耳道耵聍,有蠕形螨感染者 44 人,感染率为 12.22%,其中男生感染率为 13.18%(24/182),女性感染率为 11.24%(20/178),男女感染率差异无显著性($X^2=0.203$,$P>0.05$)。在 44 例感染者中,油性 11 人,28 人为蜡状耵聍,糠皮样耵聍 5 人。在 316 名未感染者中,糠皮耵聍 267 人,占 84.49%;蜡状耵聍 26 人,占 8.23%;油性耵聍 23 人,占 7.28%。结果发现文认为蠕形螨寄生在外耳道,成螨不断爬动,螨借助针状螯肢刺吸宿主细胞内的营养物质,又不断排泄代谢产物,螨对组织细胞的机械性、化学性刺激,螨体表面带菌,以及组织中的肥大细胞,嗜酸性粒细胞,组织细胞浸润等是蠕形螨寄生致外耳道瘙痒的主要因素。

丁跃明和黄秀琼(2005)为了解在校大学生外耳道蠕形螨感染及分布情况,他们采用自行设计的问卷回顾被检者外耳道的自觉症状,抽取大理地区某高校 98 级、99 级部分入学新生共 613 例在校大学生作为受检对象,其中男 304 例,女 309 例。调查结果显示,蠕形螨感染与外耳道瘙痒症发生有关。蠕形螨寄生在外耳道,借助针状螯肢刺吸宿主细胞内的营养物质,又不断排泄代谢产物,蠕形螨对组织细胞的机械性、化学性刺激,螨体表面带菌导致组织中的肥大细胞、嗜酸性粒细胞、组织细胞等浸润,可能是蠕形螨寄生致外耳道瘙痒的致痒因素。在外耳道瘙痒者中,检查见外耳道皮肤表面粗糙,略显充血,经统计学处理,也证实了外耳道瘙痒与蠕形螨寄生有关。此外,在对 1 例化脓性中耳炎患者进行诊断时,发现患者鼓膜穿孔,取外耳道分泌物镜检查获蠕形螨,在鼻唇沟部刮片亦查获蠕形螨,给予抗炎、抗螨综合治疗痊愈后未再复发,复检螨阴性,临床上诊断为蠕形螨性中耳炎。

外耳道皮肤寄生的蠕形螨,主要是从头皮和面部迁移而来。真菌的生活力极强,特别是有些兼性寄生性真菌,它们既可在环境中的有机物上生长,又可在人体皮肤上寄生,人体蠕形螨的寄生导致了外耳道分泌物增多,为真菌的生长提供了有利条件,有些真菌的菌体和孢子很轻,可随风在空中飘荡,一旦飘入外耳道内,便可在皮肤上生长。此外,有些患者身体其他部位患皮肤癣症,这些癣菌的孢子或菌体可以随挖耳等因素进入外耳道生长。

5. 蠕形螨感染与其他部位病变　蠕形螨感染不仅与酒渣鼻、痤疮、睑缘炎以及外耳道瘙痒有关,也与脱发、外阴瘙痒症、上皮性肿瘤和眼睑基底细胞癌等的发生有一定关系。

李朝品等(1988,1992)对脱发与人体蠕形螨的关系作了探讨,认为人体蠕形螨(特别是毛囊蠕形螨)可能是脱发,特别是脂溢性脱发的主要病因之一,其致病性在于宿主自身的体质和反应性,并与虫体的数量有关。

向熙瑞等(1993)对秃发患者进行蠕形螨感染情况调查后发现,秃发组蠕形螨的感染率高于正常对照组;从不同类型秃发的蠕形螨感染情况看,脂秃的蠕形螨感染率明显高于斑秃;头皮部阳性率脂秃为 37.2%,斑秃为 9.3%($P<0.05$),面部阳性率脂秃为 45%,斑秃为 14%($P<0.01$);从螨种的情况看,头皮部以皮脂蠕形螨为多,面部以毛囊蠕形螨为多。结果提示脂秃可能与蠕形螨感染有关。

在外阴瘙痒症 484 例病因分析的报道中,首次发现蠕形螨为外阴瘙痒症的致病病原体。英国学者于 1

例男性单侧乳晕皮脂腺增生患者乳房组织病理切片中部分皮脂腺导管内见蠕形螨。我国学者在113例乳癌乳房切除标本的乳头中发现除了蠕形螨的感染外,无其他的病变发现。由此推测,乳头瘙痒是蠕形螨感染所表现的症状。

国内学者报道了1例女性面部蠕形螨毛囊炎伴钙化病例,发现其毛囊内有蠕形螨存在,真皮毛细血管扩张及慢性炎细胞浸润,真皮毛囊内大量钙化,认为可能是由于感染因素对皮肤可产生损伤,而使之产生营养不良性钙化。对化妆品皮炎、激素依赖性皮炎等患者进行蠕形螨感染情况调查结果显示,蠕形螨感染已成为化妆品皮炎、激素依赖性皮炎等面部皮肤病的重要病因,且患者往往滥用皮质类固醇激素软膏以及化妆品,会刺激皮肤并引起炎症或使原有皮肤损害加重,并推荐蠕形螨检测应成为化妆品皮炎、激素依赖性皮炎诊疗过程中的必要检查项目。

孙静等(2002)对一些上皮性肿瘤进行组织病理学研究后发现,该类疾病的发生与蠕形螨感染关系较为密切:①残留于肿瘤之中的毛囊或皮脂腺中可发现毛囊蠕形螨的螨体,表明毛囊蠕形螨的感染可能先于肿瘤的发生;②绝大多数毛囊蠕形螨感染的病例(包括女性乳头这一相对正常的皮肤组织)存在不同程度的鳞状上皮和毛囊基底细胞增生;③在某些基底细胞癌病例中,可见癌组织与被毛囊蠕形螨感染的毛囊之间存在基底细胞增生和不典型增生的中间阶段;④基底细胞癌和外毛鞘瘤病例的毛囊蠕形螨感染率均明显高于其他皮肤肿瘤和皮肤病。综上提出,毛囊蠕形螨感染与上皮性肿瘤的发生有一定关系,尤其与以基底细胞增生为病理特征的肿瘤发生相关性更高。对113例单纯蠕形螨感染而无其他病变的乳头标本研究结果发现,蠕形螨主要寄生在生长旺盛的皮脂腺内,引起皮脂腺肿大,淋巴细胞浸润,基底细胞增生等现象。当乳头感染蠕形螨时,容易引发螨性乳头炎。早期表现皮脂腺肿大,大量淋巴细胞浸润,继而皮脂腺细胞变小,基底细胞增生,皮脂腺袋变小甚至消失等现象,可表现为乳头红肿和皮肤粗糙肥厚,伴有大小不等的结节等症状。

国外学者Erbagci等(2003)指出,蠕形螨感染可能还是诱发眼睑基底细胞癌的致病因子之一。但蠕形螨感染是否真正能引发肿瘤还有待于进一步的研究。

(五) 实验诊断

鉴于蠕形螨在人体感染率很高而发病率较低,而且对人体皮肤所造成的损伤如酒渣鼻、痤疮、睑缘炎等缺乏特异性症状,很难作出明确的病因诊断,因此对人体蠕形螨病的诊断应采取综合性的诊断方法。首先针对临床症状作出初步诊断,对可疑病例再结合病原学查找蠕形螨进行确诊。当患者满足下列条件时,可诊断为蠕形螨病:①患者皮肤出现相应部位的临床表现;②经过抗菌消炎等治疗无明显效果;③病变部位查到大量蠕形螨;④经过抗螨治疗症状明显减轻或消失。具体诊断方法如下:

1. 询问病史、观察临床症状　关于人体蠕形螨病的临床诊断,首先应通过询问病史和临床治疗观察以排除其他病因的可能。对于病史与蠕形螨病流行因素相符,且具有相应临床特征者,可作出初步诊断。蠕形螨病的临床特征如下:蠕形螨病不仅会造成面部鼻、颊、颌和眉间等处的血管扩张,使患者皮肤出现不同程度的潮红、红斑、湿疹或散在的针尖大小的红色痤疮样丘疹,还可造成皮肤痒感和烧灼感等。因螨体阻塞皮脂腺开口,分泌的皮脂不能滋润皮肤表面,致皮肤干燥、毛孔增粗,易并发细菌感染,产生痤疮、酒渣鼻、脂溢性皮炎等局部皮肤损害;毛囊和皮脂腺的袋状扩张和延伸、内角质栓形成、毛孔扩大造成皮肤粗糙和毛发脱落。此外,蠕形螨还可寄生于头部、眼睑、外耳道、外生殖器等部位,造成睑缘炎、外耳道瘙痒、毛发脱落、外阴瘙痒等症状。

2. 病原学检查　人体蠕形螨病确诊的依据是通过病原学检查找到蠕形螨。然而在很多健康人中可以检测到蠕形螨。事实上,采用现代敏感的检查方法,蠕形螨在健康人群中的感染率接近100%,因此单纯发现蠕形螨不能作为诊断蠕形螨发病的证据。而蠕形螨的密度或小结的位置在发病的鉴定中更为重要。蠕形螨的密度直接受检查方法、取材部位、患者年龄、检查次数、环境温度、调查者的技能以及被检者的依从性等多个因素的影响,每一次检查所得蠕形螨的密度,并不一定能很客观地反映所被检查者蠕形螨感染的真实情况,因此检查结果差异很大。国外报道蠕形螨的检查方法有透明胶带、皮肤碎屑、皮肤压迹、粉刺提取物、脱毛法、氰基丙烯酸酯皮肤表面活组织切片检查和活组织检查等。其中以活组织检查法报道最多。李朝品等(1989)采用直接刮拭法、挤压刮拭法和透明胶纸法对人体蠕形螨的检查方法进行了研究,认为3种方法中透明胶纸法检出率较高。

（1）直接刮拭法：用皮肤刮铲或蘸水笔尖后钝端从受检部位皮肤，如鼻沟、鼻尖部、颊、额等部位直接刮取皮脂。

（2）挤压刮拭法：双手拇指相距 1cm 左右先压后挤，然后再刮取皮脂。

上述两种方法刮取的皮脂置于载玻片上，滴加适量 70% 的甘油，与之混匀，覆以盖片即可镜检，若要以皮脂定量计算感染度，可将刮取的皮脂放入特制的皮脂定量检螨器的定量槽内，然后取出置于载玻片上，按上述步骤涂片镜检，皮脂蠕形螨和毛囊蠕形螨分别计数。

（3）透明胶纸粘贴法：嘱被检对象于睡眠前进行面部清洁，待干后，取宽 1.2cm、长 5cm 左右的透明胶带贴于受检部位皮肤上，次晨揭下，贴回载玻片，在光学显微镜下顺序观察计数，记录螨种。如不够透明可在胶带与玻片间滴加少许甘油，以提高检出率。目前也有人将透明胶纸粘贴法和挤压法结合应用，即在粘贴透明胶带的受检部位再辅以手法多次挤压后，再揭下胶带进行镜检，可提高检出率。

刮拭法主要用于蠕形螨引起的皮肤病如痤疮、酒渣鼻、毛囊炎等的诊断。优点是简便易行，适用临床门诊操作。缺点是①检出率低，尤其是直接刮拭法，不能将深处皮脂内螨体挤出，因此直接刮拭法的检出率要低于挤压刮拭法；②在刮取时若用力过大易给受检者造成痛苦，因此受检者有时拒绝取样，依从性差，影响检出率；③检查部位在面部三角区挤压有一定危险；④刮拭法受手法轻重的限制，标准难以统一。

透明胶纸粘贴法最为常用，不仅适用于临床诊断蠕形螨引起的皮肤病如痤疮、酒渣鼻、毛囊炎等，而且适用于流行病学调查和临床疗效考核。它是利用人体蠕形螨夜间在毛囊口和皮肤表面活动，雌雄螨交配这一生态习性。采用透明胶纸过夜粘贴，大大提高了检出率。其优点是：①透明胶纸法与刮拭法比较具有操作简单、计数方便、不受手法和采样量多少的限制；②无痛苦、危险小，受检者易于接受；③检查面积固定，标准统一，既适用于定性分析，进行人群感染率的计算，又可做定量研究，观察蠕形螨的感染密度；④采用此法多次夜间贴面尚有驱螨作用。其缺点是检查结果容易受胶带的粘性、粘贴的部位、面积和时间的影响。

（4）皮肤活组织检查：皮肤活检（skin biopsy）是一种较好的通过病理切片观察皮肤深度损伤的方法，但它是一种侵入性的检查方法，需要局部皮肤麻醉，用于观察螨体在皮肤内的寄生生态以及蠕形螨所致的组织病理学改变。用无菌刀片切取病灶皮肤，置于固定液中固定 16~24 小时后，经常规梯度乙醇脱水、二甲苯透明、浸蜡、包埋支撑蜡块。在石蜡切片机上进行垂直于皮肤表面的连续切片，片厚 $10\mu m$，切片行常规免疫组化染色，光学显微镜下观察切片内螨数量。此法有以下优点：①容易检测蠕形螨的感染密度，进行定量检查；②易于观察螨引起周围组织的病理变化。缺点是：①受取材范围的限制，检出率低，不能作为感染率的检查方法；②仅能检出毛囊浅表的毛囊蠕形螨，容易漏检位于毛囊深处的毛囊蠕形螨和位于皮脂腺的皮脂蠕形螨。③不易动态反映螨感染的密度变化；④具有一定的创伤性。

相对于皮肤活检法，标准皮肤表面活检法（standard skin surface biopsy，SSSB）是一种方便、快速的蠕形螨采样方法（Aşkin 和 Seçkin，2010），操作步骤如下：①在玻片上滴一滴氰基丙烯酸粘合剂，绘制面积为 $1cm^2$；②将载玻片的黏着面贴于受损的皮肤上；③待其干燥后，轻轻取下载玻片；④在光学显微镜下放大 40 倍观察蠕形螨种类并计数。该方法适合对面部蠕形螨进行密度测定，但不适合大规模的人群流行病学调查。以上两种方法多用于病例报告和病例-对照研究，很少用于正常人群的流行病学调查，且主要在国外使用。

（5）眼睑睫毛检查法：主要用于蠕形螨引起的睑缘炎的诊断：①传统的采样镜检方法，随机每睑拔出 4 根睫毛（每人共16根），将睫毛置于载玻片上，滴一滴生理盐水或花生油，加盖玻片，在显微镜下计数蠕形螨。②改良的睫毛采样镜检方法，裂隙灯下采样选择带有园柱状鳞屑的睫毛，每睑拔 2 根，共 8 根，置于载玻片上，盖上盖玻片，将 20 μl 生理盐水缓慢滴于盖玻片的侧缘，待其缓慢向对侧扩散，镜下观察整个过程，并计数螨。若圆柱状鳞屑致密，内无明显的螨轮廓，则加入酒精以溶解致密的鳞屑并刺激蠕形螨向外迁徙，延长观察时间至 20 分钟。改良方法大大提高了蠕形螨的检出率，明显减低了假阴性和低计数。

（6）外耳道蠕形螨的分离和检查：将外耳道消毒后，用无菌试管收集耵聍等外耳道分泌物，将其置于载玻片上，滴加适量 70% 甘油与之混匀，静置 5 分钟，用解剖针把耵聍撕碎，覆以盖玻片，即可镜检。查见各期蠕形螨均记为阳性。

（7）激光共聚焦显微镜法：激光共聚焦显微镜检查技术近年兴起的一种新的蠕形螨检查方法,具有敏感性高、无创、可重复、可计数等优势,已应用于脸部和眼部蠕形螨的临床检查。以眼部检查为例,具体操作步骤为：将专用凝胶滴于角膜显微镜表面,盖上一次性角膜接触帽;患者坐于检查台前,下颌及额部固定在托架上,嘱患者向下注视固视,翻开上睑缘,调节激光扫描摄像头位置,使激光光束位于睑缘;缓慢推进摄像头,使接触帽与睑缘轻微接触。设置焦平面为0,旋转激光扫描摄像头调节环改变焦平面,获得每个眼睑鼻中颞部睑缘毛囊根部图像并计数。然而,共聚焦显微镜价钱昂贵,检查费用相对较高,且只能观察到毛囊漏斗表面 200~300μm 的范围,更深的蠕形螨无法观察,尚未广泛推广使用。

（六）流行病学

人体蠕形螨呈世界性分布,除新生儿以外,各年龄组均可感染。近年,国外有关人体蠕形螨感染情况的调查报道逐渐增加,据报道成人感染率为 27%~100%。国内这方面的报道相对较多,全国各地均有报道,但感染率差异很大,在 0.8%~97.8% 之间,人群平均感染率为 31.5%。人蠕形螨检出率相差悬殊可能主要是由检螨方法和手法不同而造成的。美国北卡罗来纳州立大学学者 Megan Thoemmes 通过 DNA 分子生物学手段检测发现,100% 的成年人面部都检测到了人蠕形螨 DNA。

1. 流行条件　人体蠕形螨的感染流行,必须同时具备传染源、传播途径和易感人群三个基本条件。

（1）传染源：寄生在人体的蠕形螨有两种,即毛囊蠕形螨和皮脂蠕形螨,它们是导致人体蠕形螨病的病原体。通常人体蠕形螨感染以单纯毛囊蠕形螨为主,单纯皮脂蠕形螨或混合感染者则较少。人体蠕形螨具有专性寄生的特性,国内外虽有个别人与动物交叉感染的报道,也有学者尝试建立犬动物模型,但尚未完全获得成功。因此目前认为人是蠕形螨病的唯一传染源,即蠕形螨病患者和带螨者,动物宿主有待进一步商榷。

一般认为蠕形螨只有成螨期才具有传播力。Spickett（1961）报道人体蠕形螨是以若螨和雄螨传播的。蠕形螨的足短爪强,可前后活动爬行,当宿主体温升高或降低到一定温度时,便从毛囊、皮脂腺中爬出,在体表或毛发上爬行,此时与感染者接触最易造成感染。Desch 通过观察活体标本（特别是毛囊蠕形螨、皮脂蠕形螨、犬蠕形螨、山羊蠕形螨和牛蠕形螨）后发现,成螨活跃地爬行,未成熟螨不活跃,偶见足动;解剖学研究也发现,末成熟螨的发育较成螨差,其分节和肌肉都是很幼稚的。因此他认为,成螨为同一宿主或不同宿主毛囊间的传播的最适宜时期。

国内有学者报道,游离于皮肤表面的人体蠕形螨绝大多数为成螨,且雌螨远多于雄螨,故认为其感染期主要为雌性成螨。而有研究显示,两种人体蠕形螨成螨、若螨及少数幼螨均可出现皮肤表面,成螨、若螨占绝对多数,94.31%~98.57%,若与感染者接触,成螨、若螨及幼螨均能造成传播,但主要传播者为成螨。

（2）传播途径：蠕形螨的传播途径,按其来源可分为自体传播和异体传播。自体传播是指蠕形螨病患者或带螨者自身的反复感染,即从自体的一个部位传播到另一个部位,导致感染范围扩大。蠕形螨感染者往往伴有皮肤、鼻以及耳等感染部位瘙痒,常用手搔抓皮肤、揉鼻子、挖耳道等部位后又去抓自体的其他部位而造成蠕形螨的扩散。自身物品上残留的蠕形螨,也是造成自体蠕形螨反复感染的另一个重要途径。

异体传播是指蠕形螨病患者或带螨者将蠕形螨传播给他人的传播途径,按其感染方式又分为直接接触感染和间接接触感染：①直接接触感染主要发生在有亲密关系的亲人或者朋友之间,哺乳、亲吻、握手等均可能感染。毛囊蠕形螨线粒体 DNA 序列比对分析显示（Palopoli 等,2015）,家庭成员和配偶间的序列相似度比无血缘关系的人群更高,提示直接接触应该是造成蠕形螨传播的主要途径;②间接接触感染由于蠕形螨在外界具有较强的抵抗力,它对酸碱度的适应范围较大,84 消毒液、普通洗涤用品以及市售各种杀螨化妆品对其均达不到有效杀灭效果。离体的毛囊蠕形螨成螨在叮咛中能存活 4 个月以上,国内报道从感染者面部刮取的皮脂内蠕形螨也能存活 2 周。它耐低温而不耐高温,在 5℃环境可存活一周;20~30℃为外界生存的适温范围,通常能活 2~3 天;54℃为其致死温度,它也能活 3~5 分钟。蠕形螨更喜欢在潮湿的环境生存,在潮湿的纱布中能存活 2~6 天,干燥空气中也可存活 1~2 天。因此当人们有机会接触蠕形螨感染者用过的物品如毛巾、脸盆、梳子、化妆品等,很容易造成交叉感染;在家庭、学校、幼儿园等集体生活人群更易发生间接传播。旅馆、发廊、美容店及其化妆室等公共场所也是造成蠕形螨间接传播的主要场所。

（3）易感人群：人群对蠕形螨具有普遍易感性,不分国籍、种族、性别、职业等。

2. 流行特点　国内外学者对人体蠕形螨的流行特点包括年龄、性别、职业、工种、民族、寄生部位、皮肤类型、卫生习惯等进行了大量的调查报道,其调查结果不尽一致。

（1）性别分布:男女之间的感染率的差异各地报道不同。承德医学院筛检男生 1 302 人,阳性 631 人,感染率为 48.46%;检查女生 2 276 人,阳性 888 人,感染率为 39.01%,经卡方检验,男、女生蠕形螨感染差异有统计学意义（x^2=30.262,$P<0.100\ 1$）。莆田学院医学院男生感染率为 61.63%（249/404）,女生感染率为 53.53%（432/807）,男生感染率显著高于女生（x^2=7.18,$P<0.01$）。张美华等（2005）也认为男性感染率（43.53%）明显高于女性（25.18%）,差异有统计学意义（x^2=26.83,$P<0.05$）。而对海口市中小学生、青岛地区大学生以及西安交通大学在校大学生蠕形螨感染情况调查后则认为,男、女生感染率差异无显著性（$P>0.05$）。

（2）年龄分布:年龄分布从 8 个月的小孩到 80 岁的老人都有感染,调查所得结果基本一致,显示皮脂腺分泌不旺盛的儿童蠕形螨感染率较低;随着年龄的增长蠕形螨的感染率增高。3 日龄新生儿人体蠕形螨检出率为 0,10 岁以下的很低,青春期明显升高,以 40~60 岁年龄组最高。对 1 048 名学生调查表明,总阳性率为 32.16%,大学生蠕形螨的感染率 34.26% 明显高于中学生 19.74%,认为与大学生的皮脂腺分泌旺盛,有利于感染和寄生螨。对 425 名中、小学生蠕形螨感染情况的调查表明,总感染率为 28.2%。其中小学、初中、高中学生感染率分别为 16.1%、29.6%、39.7%,三者间差异有显著性（x^2=21.91,$P<0.05$）。Zhao 等（2011b）对 756 名 13~22 岁的在校学生进行了蠕形螨感染情况的流行病学调查,结果发现 18 岁以上的学生蠕形螨感染率是 16 岁以下学生的 22.1 倍;16~18 岁的学生蠕形螨感染率也较 13~15 岁学生的 2.1 倍,也说明蠕形螨的感染率随着年龄增长而增高,原因与皮脂腺分泌以及与外界环境接触机会增多有密切关系。

（3）皮肤类型:皮肤类型与蠕形螨感染密切相关。曹永生等（2009）对唐山市 4 所高校 512 名大学生进行了蠕形螨感染情况调查。结果显示油性皮肤蠕形螨感染率最高,为 46.97%（93/198）;其次为混合性皮肤,感染率为 33.94%（56/165）;干性皮肤蠕形螨感染率最低,为 26.62%（37/139）,三者差异有统计学意义（$P<0.05$）。Zhao 等（2011c）对 860 例 12~84 岁的皮肤科门诊患者进行蠕形螨流行病学调查也获得了相似的结论,油性（29.53%,75/254）或混合性（49.66%,146/294）皮肤病患者的螨检出率高于中性（28.35%,55/194）或干性（38.14%,45/118）皮肤病患者。作者分析可能的原因是蠕形螨主要消耗毛囊和皮脂腺中的活细胞。大量上皮细胞的破坏可导致代偿性增生和皮脂分泌增强,皮脂腺中螨的螯肢和爪的运动会刺激皮脂腺毛囊,促进分泌,有利于螨的生存与繁殖。皮肤干燥患者的螨检出率高于中性皮肤患者,皮肤干燥可能只是大量蠕形螨突出堵塞毛囊口造成的假象。

张杰等（2014）对天津市某高校大学生面部蠕形螨感染情况进行了调查。他们采用透明胶纸粘贴法,共检查 1 023 人,总感染率为 13.39%,发现不同性别之间感染率无明显差异。蠕形螨感染与面部皮肤有关,油性皮肤感染 22.59% 明显高于干性皮肤及中性皮肤。人体皮脂腺比较丰富的部位如头皮、额、鼻、鼻沟、颏部等部位蠕形螨喜寄生,并以宿主细胞和皮脂腺分泌物、角质蛋白、皮脂为食,因此油性皮肤的学生检出率更高。阳性感染者中不同部位检出率有差异,特别是油脂分泌旺盛的鼻翼部位,检出率高达 81.75%。最终发现该校蠕形螨感染较为普遍,建议学校应该加强蠕形螨防治的卫生宣教工作,改善学生生活居住环境,督促学生养成良好的公共卫生和个人卫生习惯,减少蠕形螨的感染。

（4）民族分布:不同地区各民族居民的感染率有所差别。采用挤压法调查广西汉、苗、壮、瑶、侗 5 个民族 1 005 人蠕形螨感染率发现,总感染率为 36.22%,其中壮族感染率为 35.56%,汉族为 47.37%,苗族、瑶族和侗族分别为 50.0%、29.41% 及 29.85%。汉族和苗族的感染率显著高于壮、瑶、侗族（$P<0.05$）。采用透明胶纸粘贴法对内蒙古通辽职业学院在校 242 名在校大学生进行蠕形螨感染情况检查,其中 135 名为蒙古族,其感染率为 37.8%（51/135）,汉族同学为 107 人,其感染率 28.97%（31/107）,两种感染率差异具有统计学意义（x^2=3.78,$P<0.05$）。民族与螨的感染率存在统计学关系,蒙古族感染率明显高于汉族学生,差异具有统计学意义。考虑到该校蒙古族学生大多数来自农牧区,其入学前居住环境与卫生条件均较差可能是导致蠕形螨感染率高的原因,这一推测有待大样本流行病学调查进一步确认。

莫颂轶等（2013）对桂西地区在校壮、汉族女大学生面部蠕形螨感染情况,探讨影响蠕形螨在壮、汉族城乡女大学生间感染的相关因素,为预防和控制皮肤面部疾病、促进民族地区女大学生卫生保健,提供一定的参考依据。他们采用透明胶纸法和调查问卷,对 2012 年右江民族医学院在校壮、汉族女生面部蠕形螨的感染进行调查。结果有 239 名壮、汉族女大学生,面部皮肤蠕形螨总感染率为 32.22%,其中壮族女生感染率为 35.61%,汉族女生感染率为 28.04%,差异无显著性(x^2=1.550, P>0.05)。来自农村地区的壮族女生感染率高于城镇地区,差异有显著性(x^2=6.096, P<0.05)。汉族女生城镇、农村两地生源感染率的差异无显著性(x^2=1.113, P>0.05)。这表明桂西民族地区在校壮、汉族女大学生面部螨感染发生率较高,民族间无明显差异性。

（5）工种分布:不同工种人群蠕形螨感染情况有所不同(x^2=81.32, P<0.05),电镀车间工人工作环境酸雾弥漫,感染率较低;幼儿园教师、保育员、食堂工作人员,对自身卫生要求较高,卫生条件较好,感染率较低;粉尘车间的工人由于工作环境的恶劣,自身清洁难以保证,故感染率较平均感染率为高;外勤人员常在外住宿,卫生条件差又共用毛巾、床单等,交叉感染的机会增加,感染率大大高于平均感染率。因此认为工作环境和个人卫生条件决定蠕形螨寄生率的高低。

王琪璘等（2012）调查了唐山市学生、银行职员和化妆品销售人员面部蠕形螨感染情况,对受检者进行问卷调查,内容包括年龄、性别、职业、个人卫生习惯、皮肤类型、面部疾病、生活条件及居住环境等,并对有关影响因素进行了分析,采用挤压法和透明胶带纸粘贴法,对鼻尖和鼻翼侧部进行蠕形螨的检查。本次调查共调查 825 人,面部蠕形螨感染者 244 人,感染率 29.58%,其中男性感染率为 28.90%,女性感染率为 30.08%;学生感染率为 27.01%（其中小学生 8.07%,初中生 20.11%,高中生 25.73%,大学生 52.20%）,银行职员感染率 37.86%,化妆品销售员感染率 37.00%;油性皮肤者感染率为 42.91%,干燥型皮肤者感染率为 24.37%,混合型皮肤者感染率为 21.82%;患有酒渣鼻、痤疮等面部疾病者感染率为 82.61%,高于无面部疾病者 28.05%（ x^2=31.98, P<0.05）;居住环境潮湿的受检者感染率为 51.75%,高于居住环境干燥者 17.81%（ x^2=103.31, P<0.05）。表明唐山市不同职业人群面部蠕形螨感染率不同,与年龄、性别、职业、皮肤类型、面部疾病、生活条件、居住（工作）环境及个人卫生习惯等有关。

姬红等（2013）对哈尔滨市服务行业人群蠕形螨感染情况进行调查,并对相关因素进行分析。服务行业人员因其职业特殊性,同人群广泛接触,了解此类人群蠕形螨感染情况并加强健康教育是预防、控制和阻断蠕形螨感染和传播途径的重要措施。在送检的 449 位受检者中,有 196 人感染蠕形螨,感染率为 43.65%,男性感染率为 48.36%（89/184）,女感染率为 35.85%（95/265）,男性感染率高于女性。在不同职业人群中,从事美发服务业的蠕形螨阳性率最高占 64.52%,饭店服务员的阳性率最低为 21.14%。面部患有痤疮、酒渣鼻、毛囊炎等皮肤疾病者蠕形螨阳性率为 67.36%,显著高于正常者的 15.94%。从鼻翼部位检测出蠕形螨的人数是 159 人,占感染人数的 81.12%,从下颌部位检测出有 68 位感染者,占感染人数的 34.96%。常混用他人日常用品的人群阳性率为 54.31%,显著高于不混用者的 15.67%。可见蠕形螨在人群中普遍感染,感染率与性别、职业、日常生活习惯和皮肤疾病等因素有关。

农子军等（2011）对桂林市 646 名理发员、美发师、饭店服务员进行了蠕形螨检查,其中男性 18 人,女性 459 人,年龄为 20~45 岁。总感染率 55.26%（357/646）,其中理发员感染率为 81.77%（157/192）,美发师感染率为 66.91%（93/139）,饭店服务员感染率 33.97%（107/315）;男性感染率为 36.61%（67/183）,其中毛囊蠕形螨感染 35 人,皮脂蠕形螨感染 21 人,混合感染 11 人;女性感染 289 人,感染率为 62.63%（290/463）,其中毛囊蠕形螨感染 172 人,皮脂蠕形螨感染 76 人,混合感染 41 人。蠕形螨总感染率女性高于男性（ x^2=39.54, P<0.01）。经常与理发者混用毛巾者、剃须刀等用品的理发员和美发师感染率为 91.13%（267/293）,不混用者感染率为 32.01%（113/353）;面部皮肤正常者感染率 17.60%（41/233）,面部皮肤有疾患者感染率 76.51%（316/413）。结果显示蠕形螨感染率与职业和个人卫生习惯有密切关系。

（6）城乡分布:大多数调查显示,蠕形螨感染率与城、乡分布无关。国内学者对城、乡学生蠕形螨的感染情况调查发现,来自城市学生的感染率为 48.79%（222/455）,来自农村学生的感染率为 50.79%（384/756）,二者之间差异无显著性（ x^2=0.135, P>0.05）。姚宗良（2005）共检查城市学生 269 人,阳性 54 例,感染率为 20.1%;农村 309 人,阳性 59 例,感染率 19.1%,两者间无显著性差异（ P>0.05）。对来自县城、市内学生 351 人进行蠕形螨感染情况调查发现,阳性 113 人,感染率 32.19%;来自镇、乡村学生 449 人,阳性 155 人,感染率 34.52%,经检验,城、乡学生蠕形螨感染率差异无统计学意义（ x^2=0.48, P>0.05）。但也有学者认为农村与城市被调查者之间的感染率有显著的差异,农村明显高于城市,这是由于农村卫生条件差,没有良好的卫生习惯,毛巾、脸盆混用现象严重,导致间接传播的机会多。因此生活方式和卫生习惯对蠕形螨的感染率高低起较大的作用。

（7）卫生习惯:个人卫生习惯与蠕形螨感染的关系结果不一。绝大多数调查结果认为,个人卫生习惯与蠕形螨感染关系密切。对长期使用皂类洗脸的学生感染率与不使用皂类的学生进行比较发现,两者之间有显著的差异。共用洗脸洁具者(如毛巾、脸盆)的感染率比分用洗脸洁具者要高($P<0.05$)。常与他人混用日常用品(脸盆、毛巾等)者感染率为61.38%(426/694),明显高于不与他人混用日常用品者感染率49.32%(255/517),差异具有显著性($x^2=17.51,P<0.01$)。国内大学生使用香皂洗脸者与未用者感染率差异有显著性;使用除螨用品者与未用的感染率差异有非常显著性;经常共用毛巾等洗漱用品与不共用的感染率差异有显著性者;共用化妆品者与不共用者感染率差异有显著性。但每天洗脸1~2次者与每天3次以上者两者感染率差异无显著性;用冷水洗脸者与温水洗脸者感染率差异也无显著性。成慧等(2008)采用meta分析方法对1994年1月1日至2006年12月31日在中国期刊网上检索到的有关混用生活用品者和使用洁面用品者与蠕形螨感染关系的文献进行综合定量评价,旨在探讨人体蠕形螨感染与个人卫生习惯的关系。结果共检索到有关生活用品混用的文献11篇,涉及9 356人,经常混用生活用品者蠕形螨平均感染率(45.82%,2 496/5 447)明显高于不常混用生活用品者(27.71%,1 083/3 909),二者间差异有统计学意义($x^2=316.28,P<0.05$)。检索到使用洁面用品相关文献7篇,涉及3 230人,不使用洁面用品者蠕形螨的平均感染率(31.44%,464/1 476)明显高于使用洁面用品者蠕形螨平均感染率(27.25%,478/1 754),二者之间的差异亦有统计学意义($x^2=6.79,P<0.05$)。因此认为,个人卫生习惯与蠕形螨感染关系密切,常使用香皂和除螨用品者感染率较低,与香皂可去除面部油脂,减少毛孔堵塞有关;共用毛巾等洗漱用品和共用化妆品者,容易造成交叉感染。

然而,洗脸次数不同者螨感染率差异有显著性($x^2=5.88,P<0.05$);常用香皂或洗面奶洗脸者与很少用香皂或洗面奶洗脸者比较,差异却没有显著性($x^2=2.02,P>0.05$);在校大学生用过他人毛巾的感染率为58.59%,从不用他人毛巾的感染率为28.27%,差异有显著性($x^2=43.07,P<0.05$)。使用肥皂或洗面奶等清洁用品者感染率为19.31%(56/290),不用者感染率为19.72%(57/289),两者差异无显著性($P>0.05$)。Okyay等(2006)也检测了集体聚集以及公用洁具等危险因素,但结果也无显著性差异。

（8）生活习惯:崔彦龙等(2007)调查935名驻保高校大学生蠕形螨感染情况发现,生活中有抽烟、饮酒习惯者的蠕形螨感染率(22.55%,53/235)明显高于无此习惯者(9.85%,69/700)($P<0.01$)。说明抽烟、饮酒等生活习惯可能是致病诱因之一,作者推测原因可能因为长期抽烟、饮酒会降低人体皮肤免疫力,从而加大蠕形螨感染机会。Kokacya等(2016)调查了蠕形螨在酒精依赖患者中的流行情况,结果发现24例酒精依赖患者有37.5%感染蠕形螨,而24例健康对照只有4.1%蠕形螨呈阳性,两组存在显著差异,作者同样认为长期饮酒会削弱免疫系统,缺乏良好的自我护理,使得蠕形螨感染更严重。何鑫等(2009)研究结果有所差异,福建医科大学262名在校生的饮食、睡眠习惯等问卷调查,结果显示,经常吃辛辣食品者感染率为50.0%(24/48),明显高于偶尔及没有吃辛辣食品者的28.97%(62/214,$x^2=7.862 2,P<0.05$),而吸烟、饮酒、吃甜食、失眠与熬夜对蠕形螨感染率无影响。

刘雪莹等(2019)对芜湖市某医学院校住校大学生生活习惯以及面部蠕形螨感染情况进行调查,随机抽取芜湖市某医学院校的公共卫生学院4个班级120名住校大学生,采用透明胶带粘贴过夜法进行蠕形螨病原学检查,并对学生个人生活习惯、面部健康情况和饮食情况等相关因素进行问卷调查。此次调查共发出120份调查问卷,收回有效问卷113份。其中33例调查者面部蠕形螨感染为阳性,总感染率为29.20%,男生和女生的感染率分别为29.63%和28.81%,差异无统计学意义($x^2=0.009,P=0.924$)。经x^2检验,蠕形螨的感染率与被调查者的饮食口味差异有统计学意义($x^2=6.651,P=0.038$),饮食油腻者蠕形螨感染率高;与被调查者的生活习惯差异无统计学意义($P>0.05$)。结果发现芜湖市某医学院校住校大学生饮食口味与面部蠕形螨的感染率相关。结果表明,芜湖市某医学院校住校大学生面部蠕形螨的感染率在国内人群感染率范围内,饮食油腻者蠕形螨感染率高,大部分大学生有良好的生活习惯,但仍有熬夜、抽烟等现象。督促大学生养成良好的卫生生活与饮食习惯,有利于预防和控制蠕形螨感染。

郭艳梅等（2020）选择昆明医科大学海源学院2017级临床医学专业和医学检验技术专业在校全日制本科生作为调查对象,对学生面部蠕形螨的感染状况进行调查,比较不同性别、生源地、肤质、面部皮肤状态、生活习惯大学生蠕形螨感染率。最终发现在369例感染者中,两种混合感染人数最多,占总感染人数的51.49%;感染度为轻度人数最多,占总感染人数的84.01%;生源地为城市的研究对象蠕形螨感染率高于农村（$P<0.05$）;面部皮肤光滑者的蠕形螨感染率低于面部皮损者（皮肤粗糙、痤疮、丘疹）（$P<0.05$）;3个月以上更换1次枕套、被罩的研究对象蠕形螨感染率最高（$P<0.05$）。生活环境、皮肤状态、个人生活习惯等均是影响蠕形螨感染率的相关因素,学校和学生可通过养成良好生活习惯,定期检查等措施,降低感染率,但本研究样本量较小,因此还需扩大样本量对其进行更深入的研究。

Vargas-Arzola等（2020）评估了8 033名在校人群（包括7 782名学生和251名学者）的睫毛蠕形螨感染率以及与螨感染相关的一些危险因素。118人毛囊蠕形螨阳性,患病率为1.47%（118/8 033）,其中女性63人（53.39%）,男性55人（46.61%）;感染率与年龄呈负相关（r=-0.45）,19~22岁人群感染率最高（2.1%,84例）;右眼和左眼毛囊蠕形螨数量无差异;然而,使用化妆品或面霜、隐形眼镜、脱毛剂与毛囊蠕形螨感染相关。尽管蠕形螨的流行率并没有随着体重的增加而增加,但发现51~60kg体重组和71~80kg体重组的流行率明显高,81kg以上体重组的流行率尤其高（2.6%）。总之,观察到年轻人是毛囊蠕形螨感染的主要人群,与先前报道的老年人感染率高的结果相反。此外,日常用品如化妆品、面霜、眼线笔、眼镜或隐形眼镜可能是毛囊蠕形螨感染的主要元凶。

（七）治疗与预防

人体蠕形螨是永久性寄生螨,未经灭螨治疗通常不会自行消失。人蠕形螨病的预防主要是要注意个人卫生和环境卫生,无症状或症状较轻的感染者无须特别治疗,症状较明显者则可采用药物或物理方法治疗。因此,一旦经病原学检查确定为蠕形螨感染,应及时予以灭螨治疗。然而,目前尚未有公认的特效药物,对蠕形螨病的治疗仍处于实验探索阶段。临床治疗主要包括西医治疗、中医治疗和中西医结合治疗等方法。国外学者治疗蠕形螨病多采用西药,常见药物有:1%~2%甲硝唑,2%~5%扑灭司林、伊维菌素、硫黄制剂和10%克罗他米通霜等,但这些西药均为化学合成药物,工艺复杂;长期使用会出现副反应,如长期服用甲硝唑可引起食欲缺乏、恶心呕吐,还可引起白细胞减少,更严重的是有致畸作用;硫黄制剂对皮肤刺激性较大,可引起皮肤干燥脱屑。国内学者在西药治疗的基础上,对中药治疗人体蠕形螨进行了尝试。主要药物有:复方花椒霜剂、复方百部乳液和百特药液等。据报道虽具有一定的杀螨效果,但其杀螨有效成分与杀螨机制尚不清楚,因而在临床上并未推广应用。然而,随着人们生活水平的提高,抗螨护肤产品的需求量却很大,市场上相继出现了形形色色的抗螨护肤品。但多数产品有效成分标注不清且未取得合法的产品质量鉴定,有效性和安全性有待于进一步的验证。

1. 西药治疗 主要治疗药物包括甲硝唑、伊维菌素、扑灭司林、硫化硒、邻苯二甲酸二丁酯、十二烷基苯磺酸钠、10%克罗米通霜剂、苯甲酸苄酯乳剂、1%林丹霜剂、5%~10%硫黄霜剂/洗剂等。

（1）甲硝唑（Metronidazole）:又名灭滴灵,为硝基咪唑类合成药物,是广泛用于治疗滴虫病、阿米巴病、贾第虫病及其他原虫病的药物,主要通过抑制氧化还原反应,使虫体氮链发生断裂而发挥作用。目前国内、外学者也将其用于治疗蠕形螨病。口服500mg甲硝唑15天,可成功治疗蠕形螨性红斑、毛细血管扩张型酒渣鼻;局部应用2%甲硝唑凝胶治疗慢性蠕形螨性睑结膜炎有效;局部涂擦1%甲硝唑经过1~3年随访无复发;外用0.75%甲硝唑治疗丘疹脓疱型酒渣鼻,2个月后杀螨效果与安慰剂相比,具有显著性差异。其机制可能是通过一种或几种在体外形成的活性代谢产物而作用于蠕形螨。

甲硝唑凝胶是一种杀灭蠕形螨的有效药物,48小时内人体蠕形螨死亡率可达100%,但服用甲硝唑后可引起食欲减退、恶心、皮疹等不良反应。也有文献报道蠕形螨可在体外存活于1mg/ml的甲硝唑溶液中,认为甲硝唑治疗蠕形螨的机制不在于对蠕形螨的直接作用。大剂量长疗程使用甲硝唑,有致人基因突变和发生癌症的可能性。改用口服替硝唑进行杀螨试验,不仅治疗效果与口服甲硝唑基本相同,而且副作用明显低于甲硝唑。

（2）伊维菌素（Ivermectin）:又名双氢除虫菌素,属半合成广谱口服抗寄生虫药,是来源于链霉菌属的一种半合成产物,是大环内酯类二糖型抗寄生虫制剂,用来防治人和动物的寄生虫感染。伊维菌素具有抗体内、外寄生虫的作用,能选择性地与多种寄生虫神经细胞和肌肉细胞中的谷氨酸启动性氯离子通道及 r-氨基丁酸启动性氯离子通道高亲和力结合,导致细胞膜对氯离子通透性增加,引起超极化,从而阻断神经信号的传递,使寄生虫麻痹,肌肉细胞失去收缩能力,从而导致虫体死亡。10 例蠕形螨阳性患者(曾用甲硝唑、硫黄洗剂无效),临床皮损症状明显,用 0.2% 伊维菌素隔日 1 次涂于患处,治疗 6 周后患者皮肤变光滑,毛孔变细,症状全部消失,毛囊蠕形螨计数明显下降,皮脂蠕形螨计数无明显差异(可能与其寄生部位较深有关),表明伊维菌素具有较高杀螨及改善症状作用。应用伊维菌素能够成功治疗人类免疫缺陷病毒(HIV)感染者的蠕形螨病;伊维菌素治疗螨阳性者,3 周有效率为 75% 左右,6 周有效率达 100%,对两种蠕形螨均有良好疗效。通过两个主要的三期试验评估了 1% 伊维菌素乳膏对中重度丘疹脓疱型酒渣鼻的疗效和安全性。结果显示,伊维菌素乳膏治疗 12 周后,与对照组相比,1% 伊维菌素乳膏组的丘疹脓疱型酒渣鼻症状明显减轻,疾病相关性生活质量明显改善,随着治疗时间延长(40 周),症状持续改善。伊维菌素常见副作用包括嗜睡、眩晕和震颤等神经毒性;关节或肌肉疼痛;皮肤瘙痒、皮疹;心跳加速;面部或四肢浮肿,以及由于吸入或皮肤接触等引发的过敏反应。

（3）扑灭司林(Permethrin):又名二氯苯醚菊酯,属拟除虫菊酯类抗寄生虫药。对蚊、蝇、血蚤、虱、蜱、螨、虻等节肢动物均有很好的杀灭作用,对虱卵也有杀灭作用,是外用杀灭节肢动物非常有效的药物,目前已用于治疗疥疮和虱病。扑灭司林对螨、虱等节肢动物具有致死作用,而对哺乳动物和人类基本无毒性或毒性很低,主要作用于昆虫神经,使其过度兴奋、痉挛,最后麻痹死亡。应用 2% 扑灭司林乳膏治疗 5 例感染毛囊蠕形螨并出现明显病理损害的儿童效果满意;局部使用扑灭司林治疗一例 35 岁获得性免疫缺陷综合征患者面部的蠕形螨病,症状消失;外用 5% 扑灭司林乳剂治疗丘疹脓疱型酒渣鼻,在 15~30 天后杀螨效果与安慰剂相比,具有明显的统计学意义。对蠕形螨性睑缘炎患者开展的一项前瞻性介入研究结果显示,使用 5% 氯菊酯药膏涂抹患者睫毛进行为期 6 个月的治疗,通过定期观察睫毛蠕形螨的数量和睑缘炎等临床症状缓解程度,评估治疗效果。随访结束后,观察到患者蠕形螨螨荷显著降低,睑缘炎症状得到明显改善,鳞屑的程度和角膜染色也得到改善。眼表疾病指数结果未受影响,且无不良反应报告。但也有研究显示,外用 1% 扑灭司林乳剂治疗蠕形螨病,45 天后,虽染螨荷降低,但无明显杀螨作用;应用 5% 扑灭司林治疗急性淋巴细胞性白血病儿童的蠕形螨病,疗效并不理想。扑灭司林一般耐受性良好,潜在副作用为皮肤刺激。

（4）硫化硒(Selenium Sulfide):又名二硫化硒,具有抗皮脂溢性及角质溶解作用。其作用主要通过抑制皮脂形成,使螨食物来源减少,限制其生长繁殖。曾佳和王小波(2000)报道,应用 2.5% 硫化硒洗剂治疗毛囊蠕形螨性皮炎 185 例,治疗三周,分三个等级评估治疗效果。痊愈:皮损、自觉症状消失,镜检螨阴性;显效:皮损大部分消退,自觉症状减轻,镜检螨<2 个/低倍镜;无效:皮损无改善,镜检螨>2 个/低倍镜。结果治愈 167 例,治愈率为 90.27%,总有效率高达 98.92%;庞云龙等(1998)也报道了用含有 2.5% 硫化硒的希尔生洗液外涂治疗蠕形螨病,总有效率为 84.3%。但要注意,硫化硒在皮肤吸收后能引起中毒症状,出现一过性轻微灼痒、干燥、脱屑,食欲缺乏、上腹疼痛等不良反应。

（5）邻苯二甲酸二丁酯(Dibutyl phthalate):又名灭蚴灵,是一种驱避剂,主要用于驱赶蚊、虫。但后来研究发现,可防止血吸虫尾蚴钻入皮肤,故名灭蚴灵,在血吸虫病流行区广泛用于治疗尾蚴性皮炎。袁方曙等(2001)将灭蚴宁用于治疗蠕形螨病,效果较好。患者洁面后将灭蚴灵涂抹于患处和整个面部,连续使用 6 周后,灭蚴灵对蠕形螨性痤疮及螨性酒渣鼻的显效率分别为 41.5% 和 40.6%,总有效率均为 100%;通过与新肤螨灵的疗效比较,表明灭蚴灵对蠕形螨病有显著疗效,未发生不良反应。因此认为灭蚴灵是一种广泛应用于皮肤病的药物,在不改变原用药途径和剂量的情况下,可以同时治疗包括蠕形螨病在内的多种皮肤病。夏惠等(2004)采用邻苯二甲酸二丁酯乳化液治疗面部蠕形螨感染者 447 例,治疗 20 天后复查面部蠕形螨阴转率为 92.84%(415/447),其中有粉刺、皮疹和脓疱疹等明显面部损害的患者治疗有效率为 90.00%(27/30),明显高于市售的肤螨灵和灭滴灵。体外杀螨实验结果显示,邻苯二甲酸二丁酯乳化液能够在 1 小时内杀死全部蠕形螨;动物毒性实验进一步显示 LD_{50} 在安全范围,局部用药无明显刺激和过敏反应。因此认为邻苯二甲酸二丁酯乳化液有望成为安全、高效的蠕形螨病治疗药物。

（6）十二烷基苯磺酸钠(Sodium Dodecyl benzene sulfonat,SDBS):十二烷基苯磺酸钠(SDBS)属阴离子

型表面活性剂,是合成洗涤剂中的主要成分,对细菌有一定的杀伤力,当浓度为 25ppm 时,即可使沙门氏菌、变形菌、大肠杆菌的鞭毛完全丧失,使其活动完全停止,从而达到抑菌效果。十二烷基苯磺酸钠曾用于农作物螨的防治,效果良好。将 2% SDBS 软膏进行体外杀螨效果和 32 例蠕形螨病患者疗效的临床观察,结果显示 SDBS 具有明显的体外杀螨作用,并且对于降低螨感染度和改善患者临床症状作用明显。其机理可能是 SDBS 通过毛囊管、皮脂腺的细胞膜浸透到皮肤组织,清除了寄生在较深部位的蠕形螨而发挥作用。

(7)10% 克罗米通霜剂(Cromiton cream):又名优力肤,为无色、无味的油状液体,有较强的杀螨作用。适用于丘疹脓疱型蠕形螨性酒渣鼻、蠕形螨性毛囊炎及酒渣鼻样蠕形螨病。其作用主要经体表、呼吸器进入螨体内,靶标为神经系统,先出现螨体痉挛,然后麻痹死亡。段彦溪和王爱康(1989)为了观察优力肤的杀螨效果,将 120 例蠕形螨检测阳性的在校大学生随机分为 3 天组和 6 天组进行比较研究,每日早晚各涂抹一次。待疗程结束后的第二天镜检蠕形螨发现,3 天组或 6 天组杀螨效果明显,总有效率为 84.17(101/120),且 6 天组的有效率(95.00%,57/60)显著高于 3 天组(73.33%,44/60)。Forton 等(1998)报道,外用 10% 克罗米通治疗蠕形螨病,用药 6 周后,6 例蠕形螨病患者的平均螨计数降低了 64%,与对照组相比,具有明显的统计学意义。优力肤副作用轻微,少数患者可出现轻微瘙痒、灼热、眼干、皮肤潮红等不良反应。

(8)苯甲酸苄酯乳剂:10% 苯甲酸苄酯乳剂具有较好的杀螨效果。Forton 等(1998)报道外用 10% 苯甲酸苄酯乳剂治疗人体蠕形螨病,每天涂抹患处两次,45 天后发现苯甲酸苄酯既能明显降低螨密度,也大大降低了螨的平均计数,与治疗前相比,差异显著。Forton 和 Maertelaer(2020)使用局部苯甲酸苄酯乳剂(+克罗米通)治疗 344 例蠕形螨阳性患者(103 例酒渣鼻,241 例糖尿病),通过 7.1 个月 ± 0.5 个月长期随访,评估并比较低剂量(12% 每日 1 次)和高剂量(12% 每日 2 次或 20%~24% 每日 1 次)剂量方案对蠕形螨密度和临床症状的影响。最终随访的 248 例依从性良好的患者中,蠕形螨密度恢复正常的有 217 例(88%),症状消失的有 204 例(82%),且高剂量需要的依从性更高,但是起效更快;初始蠕形螨密度越高,需要的治疗时间越长。结果表明苯甲酸苄酯(+克罗米通)局部治疗,尤其是高剂量,可能是一种酒渣鼻和蠕形螨病的有用治疗方案。

(9)1% 林丹霜剂:林丹具有较强的杀螨作用,无色、无臭,适用于蠕形螨性睑缘炎、酒渣鼻样蠕形螨病和毛囊糠疹。主要通过破坏螨的中枢及周围神经,使螨中毒死亡。但 Forton 等(1998)研究结果显示外用 1% 林丹治疗蠕形螨病患者 15 天后,并未显示出明显的杀螨效果。而且林丹具有毒性,被人体大量吸收后可较长时间的在脂肪组织中蓄积,排出较慢,引起中枢神经系统中毒,对肝、肾功能有损害,因此儿童及哺乳期妇女、孕妇禁用。外用时间不宜超过 2~3 周。

(10)5%~10% 硫黄霜剂/洗剂:10% 硫黄软膏为美国疾病控制中心推荐用于治疗蠕形螨的常用药物(1999),硫黄与皮肤接触后可转变为硫化氢和五硫黄酸,而触杀螨,使之死亡,在体外具有较强的触杀人体蠕形螨的作用;但 Forton 等(1998)试验结果显示外用 10% 升华硫黄治疗蠕形螨病,在治疗 15 天后蠕形螨计数明显下降,而在治疗 45 天后发现毛囊蠕形螨计数并未下降,与治疗前相比无明显统计学意义,作者认为可能是硫黄制剂中有效杀螨成分不稳定所致。加之硫黄色黄油腻,涂抹在脸上有不舒服的感觉,对皮肤具有较强的刺激作用,可引起皮肤干燥脱屑,因此多数患者拒绝使用。

Jacob 等(2019)比较分析了多种常用蠕形螨感染治疗药物的有效性和安全性。组合关键词蠕形螨、毛囊炎、蠕形螨病、毛囊蠕形螨或皮脂蠕形螨自 PubMed(1946—2019 年)和 Embase(1947—2019 年)检索到文献 1 476 篇,最终纳入评价蠕形螨治疗效果的 6 篇随机对照研究,涉及甲硝唑、氯菊酯、苯甲酰苯甲酸、克鲁米顿、林丹和硫等药物。结果显示,短疗程口服甲硝唑可有效降低蠕形螨密度;每天局部使用或每天使用两次氯菊酯能够有效杀螨;克鲁米通和苯甲酸苄酯也是有效的杀螨治疗方法。该研究确认了氯菊酯、克罗米通、苯甲酸苄和口服甲硝唑可能是有效的治疗方案,但几种治疗方法会引起皮肤的轻度至中度刺激,长期疗效尚不确定。

Sarac(2019)对蠕形螨病常用的三种外用药物硫黄酰胺钠合剂、克鲁米特和氯菊酯的疗效和耐受性进行了比较。研究对象为 28 例原发性蠕形病患者和 44 例酒渣鼻伴蠕形螨病患者,比较治疗前后蠕形螨计数、患者满意度和红斑下降率。结果显示,三种药物均能显著降低寄生虫的数量;患者满意度乙酰胺钠组高于

10% 克罗米通和 5% 氯菊酯组,且临床评价(红斑/丘疹脓疱和白头)乙酰胺钠组也优于其他组,但均无明显统计学差异。

其他药物:应用于治疗人体蠕形螨病的药物还包括异维 A 酸、吡喹酮等。异维 A 酸联合甲硝唑治疗毛囊虫病,有效地纠正了毛囊漏斗部的过度角化,抑制皮脂分泌,在治愈率上与对照组有显著差异。吡喹酮能够破坏蠕形螨体表膜,抑制虫体对葡萄糖摄取,吡喹酮组痊愈率 74.9%,好转率为 13.1%,与对照组相比,具有显著性差异。以兽用 3% 敌百虫酒治疗亦取得了满意的效果。将敌百虫 3 片(每片含量 0.5g)研碎,加 75% 酒精 100 ml,摇匀,浸渍半小时后使用。每日涂擦皮肤炎症部位 3~4 次。15 例患者 1 周后蠕形螨检查全部为阴性。该品配制简单,价格低廉,疗效显著,适合门诊使用。

2. 中药治疗　目前常用的是天然提取药物。我国中草药资源丰富,品种繁多,且中药作为天然药物已被证实是绿色、安全、无污染、毒副作用小的药物。关于应用中药制剂抑杀人体蠕形螨,国内学者已有不少相关报道,均取得较好的杀螨效果。其中李朝品(1991),李朝品和田晔(2005)和刘继鑫等(2015)都进行了相应的研究工作。李朝品(1991)用中药复方制剂百特药液治疗蠕形螨病的疗效及毒副作用进行实验研究,发现"百特药液"有较为理想的体外杀螨作用,后将此药液制成了霜剂、滴耳剂、药皂和香波,其杀螨效果优于其他实验药物。对于中草药目前研究较多且取得一定进展的有:百部、大黄、黄柏、藜芦、蒲公英、荆芥、苦参等,这些中草药常常制成配伍制剂,可以多种中药提取液按比例混合,也可以与西药按比例混合制成乳剂、软膏等。

(1)复方百部:百部性味甘、苦,微温,有灭虱杀虫的功效。复方百部乳液(百部、蛇床子和苦参混合的乙醇浸出液浓缩后等离子水混匀制成乳液制剂)的杀螨效果,用药 20 天后有效率和治愈率分别为 100% 和 82.98%,与空白对照乳液差异非常显著,对皮肤无副作用;崔春权等报道,由百部、苦杏仁等中药提取液组成的复方百部霜对毛囊蠕形螨有杀灭作用,螨体在加药 4 小时开始死亡,6 小时全部死亡。

(2)复方大黄膏:大黄具有活血化瘀、清热解毒、泻火凉血、祛风杀虫、消肿止痒的功效。现代研究认为大黄还具有较强的杀螨作用。用大黄、硫黄等四味中药调制成纯中药膏剂,受试者于每日早晚涂抹于面部,治疗 3 周后发现,螨消除有效率达 95%,其中痊愈者占 47%,显效率高达 85%。进一步发现复方大黄膏 50% 浓度的原液 8 小时内可杀死全部螨,与对照组杀螨结果差异显著,进一步证实复方大黄膏体外杀螨效果显著,具有较好的治疗人体皮肤蠕形螨病的效果,可作为治疗痤疮等皮肤病的良好的方药。

(3)藜芦乳膏:藜芦别名山葱,为百合科多年生草本植物,性味辛、苦、寒,是一种药用植物,有祛痰催吐及杀虫的功效。藜芦乳膏组螨在加药 4 小时开始死亡,7 小时全部死亡,有较强的体外杀螨作用,藜芦可经螨体表皮或吸食进入其消化系统,造成局部刺激,引起反射性螨体兴奋,进而抑制其感觉神经末梢和中枢神经而致螨体死亡。藜芦乳膏对实验动物完整或破损皮肤均无皮肤急性毒性反应,无刺激性,也不产生致敏作用,在治疗与毛囊蠕形螨感染有关的酒渣鼻、痤疮、毛囊炎及脂溢性皮炎是安全的。

(4)百特药液:百特药液是从几十种对蠕形螨和真菌有抑杀作用的中草药中筛选配制而成的药物。通过实验显示,百特药液在体外具有较强的抑螨杀螨作用,作用强度随作用时间的延长而增加。与 4% 硼酸乙醇等治疗组对比,百特药液治疗外耳道瘙痒症的治愈率、好转率分别为 84.0% 和 12.0%,显著高于其他治疗组,提示百特药液确有抑菌杀螨作用。此外,通过对家兔进行皮肤刺激实验和眼结膜的药物刺激实验,显示百特药液对皮肤和眼结膜无刺激作用,是治疗外耳道瘙痒症的理想药物之一。

(5)蒙药荆芥-8:蒙药荆芥-8 由荆芥、苦参、藁本、蔓荆子、天南星、大蒜、花椒、辣椒组成,具有增补胃火、杀虫之功效。临床上主要用于肛门杀虫,治疗阴道寄生虫感染及丘疹、疥疮、秃疮等皮肤寄生虫病,是蒙医传统杀虫方剂。蒙药荆芥-8 及其各单味药的水煎液,在体外均具有不同程度的杀灭人体蠕形螨的作用。

(6)黄柏提取物:黄柏具有抗菌、抗溃疡以及治疗痤疮等活性,在发挥抗菌解毒作用的同时可促进血管新生,迅速消除炎症水肿,改善创面微循环,促进肉芽生长和加速伤口愈合。通过萃取黄柏提取液进行人体蠕形螨体外杀螨实验研究发现,黄柏提取物的体外杀螨时间为 0.83 分钟 ± 0.36 分钟,0.5 分钟时螨出现死亡,1.5 分钟时全部死亡;均明显早于百部提取物,杀螨时间为 3.53 分钟 ± 1.04 分钟,2.0 分钟时螨才出现死亡,5.0 分钟时全部死亡。说明黄柏提取物具有良好的杀螨效果。

(7)蒲公英提取物:蒲公英在我国大部分地区均有分布,具有清热解毒、广谱抑菌、保肝抗毒、促进免疫等作用,还有祛斑美白等护肤功效。通过萃取蒲公英提取液进行人体蠕形螨体外杀螨实验研究。结果显示,蒲公英提取物的体外杀螨时间为 1.50 分钟 ± 0.65 分钟,显著短于阳性对照组百部提取物的体外杀螨时间 3.53 分钟 ± 1.04 分钟($P<0.01$),阴性对照生理盐水组螨死亡时间大于 120 分钟。毒理实验显示,蒲公英提取物对家兔完整皮肤和破损皮肤均无明显毒性,说明蒲公英提取物体外抗毛囊蠕形螨活性强且皮肤安全性高。

3. **中西医结合治疗** 主要治疗药物包括克螨灵、甲硝唑硫黄软膏、甲硝唑配伍牛黄等。

(1)克螨灵:以灭滴灵纯粉、百部、苦参、升华硫黄、花椒、双甲脒等为主要成分,按适当比例混合而成的中西药结合乳剂,被命名为克螨灵,经体外杀螨试验,证实具有杀虫快、无毒性、无过敏反应的效果。治疗对象为临床症状典型者 433 例,未成年人组用克螨灵Ⅰ、Ⅱ号(配方为:Ⅰ号:灭滴灵纯粉、百部、苦参;Ⅱ号:灭滴灵纯粉、百部、千里光)。成人组用克螨灵Ⅲ、Ⅳ号(配方为:Ⅲ号:灭滴灵纯粉、升华硫、百部;Ⅳ号:灭滴灵纯粉、双甲脒、花椒浸出液)。均外用,2 次/d,20 天为 1 个疗程。疗程结束 2~3 个月后复查,治愈率为 88.2%,好转率为 10.3%。但复方中各药最佳比例组合尚待进一步确定。

(2)甲硝唑硫黄软膏:应用甲硝唑硫黄软膏对 128 例蠕形螨感染者进行治疗,3 个月后治愈率可达 85.2%。将 66 例蠕形螨性酒渣鼻患者随即分为两组,A 组 40 例,采用 10% 硫黄软膏 10g 加灭滴灵片 4g 碾成粉,制成膏药,治愈 29 例;B 组 26 例,用 10% 硫黄软膏外加灭滴灵口服,治愈 14 例,两者间疗效均较好,无显著性差异。应用口服甲硝唑并外搽“复方甲硝唑霜”(升华硫黄 5g、甲硝唑 6g、地塞米松 7.5mg、市售雪花膏 100g 混合搅匀),共治疗面部蠕形螨皮炎 96 例,治愈 89 例,好转 6 例,无效 1 例,治愈率为 92.71%,总有效率为 98.96%。

(3)甲硝唑配伍牛黄:应用甲硝唑粉与蛇黄软膏配伍外涂,早晚各一次,治疗 30 例,15 天后蠕形螨转阴率为 100%。对甲硝唑配伍牛黄对毛囊蠕形螨运动能力的影响进行定量研究后显示,1% 甲硝唑配伍 1% 牛黄溶液和 2% 甲硝唑配伍 2% 牛黄溶液都是毛囊蠕形螨运动能力的有效抑制剂,此法在临床上值得作进一步的研究。

其他:针灸联合甲硝唑治疗酒渣鼻,即在鼻尖、鼻翼及少商穴处用碘酒和酒精消毒后,用三棱针点刺出血数滴,隔日一次;另在迎香、曲池、合谷、足三里处常规消毒后针刺,每日 1 次;并口服甲硝唑 0.2g,每日 3 次。6 周后,治疗的 50 例中仅 1 例无效。选用有效杀螨剂、护肤剂及改变皮肤表面理化性质,抑制螨生长繁殖剂等中西药物制成痤螨灵擦剂,治疗 114 例螨性皮炎患者,临床痊愈 73 例,显效 31 例,有效 9 例,无效 1 例,总有效率高达 99.21%。痊愈及显效患者追踪观察 40 例,3~6 个月未见 1 例复发。以百部、硫黄、甲硝唑等为配方配制的杀螨液,对蠕形螨感染者的治疗有效率 90.64%,治愈率达 57.31%,具有较好的杀螨抑螨效果。以生地黄 20g、当归 10g、赤芍 15g、川芎 10g、黄芩 15g、大黄 6g、丹参 15g、桑白皮 15g、穿山甲 10g、桃仁 12g、红花 12g 水煎为汤剂,治疗面部蠕形螨病患者 176 例,每日 1 剂,分 2 次口服,同时外敷 2% 灭滴灵霜;对照组口服甲硝唑 0.2g,3 次/天,同时外敷 10% 硫黄软膏。6 周后评价疗效。治疗组有效率为 73.56%(64/87),对照组有效率为 59.55%(53/89),两组疗效差异有统计学意义($P<0.05$),表明内服中药汤剂外用 2% 灭滴灵霜对面部蠕形螨的疗效显著优于口服单纯西药治疗(甲硝唑外用硫黄软膏)。

4. **植物精油** 近年来的国内外研究发现各种植物精油具有较强的杀螨作用。主要包括茶树油、花椒油、桉叶油、薄荷油、樟脑油和艾叶油等,这些植物精油究竟有无抑杀蠕形螨的作用,或者说其治疗蠕形螨病有无疗效,尚待进一步研究验证。

(1)茶树油:茶树(Camellia sinensis O.Ktze.)是山茶科山茶属的一种灌木类植物,分布于热带及温暖地区。茶叶有保健作用,茶的清香与茶中的挥发性成分密切相关。事实上挥发性成分有许多独特的生理活性,有杀菌、消炎、抗氧化、清热解毒等作用,有些已经用于医疗和保健。茶树油体外、体内的杀螨实验显示,茶树油的体外杀螨具有剂量依赖性,用 50% 茶树油擦洗眼睑能刺激蠕形螨爬出皮肤;体内杀螨显示,50% 茶树油擦洗眼睑治疗蠕形螨感染有效。高莹莹等(2016)探讨了 5% 茶树油眼膏治疗 240 例蠕形螨相关鳞屑性睑缘炎的临床疗效,结果显示,240 例患者中 180 例(75.0%)不适症状消失,38 例(15.8%)明显缓解,212 例(88.3%)睑缘变清洁;治疗前蠕形螨镜检计数为(6.2 ± 4.8)只/4 根睫毛,治疗后降至(0.7 ± 0.6)只/4 根睫毛($t=6.96$,$P<0.01$)。所有患者均未出现过敏或不良反应。表明 5% 茶树油眼膏擦拭睑缘能有效缓解蠕形螨相关鳞屑性睑缘炎的临床症状,降低眼部蠕形螨寄生数量。

Karakurt 和 Zeytun（2018）探讨了 7.5% 茶树油（TTO）睫毛洗发水对睑缘炎患者眼部蠕形螨密度及症状的影响。经过临床检查和寄生虫学检查，共纳入 135 例确诊为蠕形螨性睑缘炎的患者，用含或者不含 TTO 的睫毛洗发水对患者进行治疗。使用含 TTO 的睫毛洗发水患者，36% 的人群蠕形螨平均数量从 6.33/睫毛减少到 0（$P<0.001$）；另外 64% 的患者蠕形螨没有完全清除，但是蠕形螨平均计数从 12.46/睫毛减少到 4.15/睫毛（$P<0.001$）。使用无 TTO 睫毛洗发水的患者，11.7% 的人群蠕形螨数量完全减少，每根睫毛的蠕形螨数从平均 2.00 减少到 0（$P=0.017$）。在没有完全减少的剩余 88.3% 患者，蠕形螨平均计数从 11.98/睫毛减少到 7.91/睫毛（$P=0.024$）。此外，使用含 TTO 的睫毛洗发水患者，眼部症状评分基于瘙痒、灼烧、异物进入眼睛的感觉、眼睛发红和筒状头皮屑等主观体验而产生）显著降低（$P<0.001$）。使用不含 TTO 的睫毛洗发水患者，症状评分基本相同（$P>0.05$）。综上所述，作者得出以下结论，在完全减少蠕形螨数量、显著减少蠕形螨数量、缓解或者完全减少患者的眼部症状方面，使用含 TTO 的睫毛洗发水的效果要比不含 TTO 的睫毛洗发水效果好，且无不良副作用。

（2）花椒油：花椒为芸香科植物，无毒、可食，古人早已用其煎水来灭虱、疗疥、消疮散疖、止痒、润发，内服可驱虫、止泻。从药性上看，花椒味辛、性温，有温中助阳，散寒燥湿，止痒、驱虫、抑菌和局麻作用。袁方曙等（2003）报道用自制花椒挥发油乳霜剂治疗蠕形螨病，对痤疮、酒渣鼻、脱发的有效率依次为 100%、100% 和 78.3%，优于对照组，其治愈率依次为 54%、40% 和 8.7%，与对照组差异显著，无不良反应。研究发现，花椒油的杀螨有效成分以分子状态存在其挥发油中，O/W 型乳霜剂增加了药物与皮脂相容性，有利药物进入毛囊、皮脂腺与螨体充分接触。

（3）桉叶油：系用植物蓝桉树叶经蒸馏提取的挥发油，有杀菌、消毒、祛痰、降压等多种功能，民间较早就有用桉叶燃烧驱赶蚊蝇的习俗。用桉叶油对人体蠕形螨的杀（驱）螨实验，结果显示桉叶油对蠕形螨具有较强的杀灭作用，且随着药物浓度的增加和药物作用时间的延长，螨体死亡率明显升高。将 10% 桉叶油霜应用于治疗，结果表明，桉叶油霜作为单味中草药就具有较强的杀蠕形螨作用，治疗效果不亚于 10% 硫黄软膏，如果再配伍其他合成药或中草药，有望在治疗蠕形螨病方面优于硫黄软膏。

（4）薄荷油：薄荷为唇形科植物薄荷的地上部分。主要功效为疏散风热，清利头目。薄荷主要含有挥发油（称薄荷油），油中主要成分为 1-薄荷脑（即薄荷醇）及少量薄荷酮。用新采集的薄荷提取挥发油，将挥发油制成乳剂，对 50 例患者进行用药治疗 1 个月后，结果发现病情轻者 30 例有效，在薄荷油乳剂中加入甲硝唑，并口服甲硝唑治疗则效果更好。提示薄荷油乳剂治疗酒渣鼻有一定的疗效。赵亚娥和郭娜（2007）报道薄荷油有很强的体外杀灭两种人体蠕形螨的作用，尤其对皮脂蠕形螨的杀灭作用显著。且随着药物浓度的增加及作用时间的延长，蠕形螨死亡率增高。

（5）樟脑油：樟脑（Camphor）作为樟脑油的主要成分，被用作家庭卫生用品已有悠久历史，具有较好的防霉防蛀驱蚊虫等作用。Morsy 等（2005）报道应用 100%、75% 和 50% 的新鲜制备的樟脑油可治愈面部蠕形螨病；El-shazly 等（2004）也报道，局部应用甘油稀释 1/3 的樟脑油和口服 500mg 甲硝唑 15 天，可成功治疗与蠕形螨感染有关的红斑毛细血管扩张型酒渣鼻。赵亚娥等（2006）应用樟脑油进行了体外杀灭人体蠕形螨的实验研究，发现樟脑油对毛囊蠕形螨和皮脂蠕形螨均有显著的杀灭作用，其杀螨效果与药物浓度及药物作用时间呈正相关。

（6）艾叶油：艾叶为菊科植物艾的干燥叶，属多年生草本植物。艾叶用于治病已有两千多年的历史。研究表明，艾叶具有抗细菌、抗真菌、抗病毒等多种作用，临床上已经用于呼吸道、消化道、泌尿道炎症、皮肤疾患，以及治疗疟疾、癌症等多种疾病治疗。赵亚娥等（2005）报道艾叶醇提物和艾叶水提物均有明显的杀螨作用，且醇提艾叶杀螨率明显高于水提艾叶。由于艾叶的化学成分主要为挥发油、黄酮、桉叶烷和三萜类等成分，考虑可能是其挥发油中含有杀螨成分，因此又对艾叶精油进行了体外杀螨试验，结果显示，艾叶精油杀螨作用明显优于艾叶粗提物。作者认为其杀螨机理主要是通过作用于螨的神经肌肉系统，导致螨体出现兴奋-痉挛-松弛-死亡等中毒症状而死。

（7）冬青油：冬青油是从中药植物冬青的种子以及叶子提取的植物油，99% 以上为水杨酸甲酯，具有一定的抑菌杀菌、解热镇痛、杀虫等功效。吴明娟等（2015）通过体外实验观察冬青油对两种人体蠕形螨的杀灭作用，发现浓度为 50%、25%、12.5%、6.25%、3.25% 的冬青油分别能在 10 分钟、1 小时、4 小时、8 小时和

12 小时以内杀死所有毛囊蠕形螨,在 1 小时、2 小时、4 小时、8 小时、12 小时以内杀灭所有皮脂蠕形螨。作者根据螨体出现的"痉挛-松弛-死亡"的典型变化,推测冬青油可能是通过神经肌肉毒性作用引起螨体死亡。

此外,李文戈等(2005)试验观察了姜黄、丁香、桉叶、珊瑚姜和木姜子等五种植物的挥发油霜的体外杀螨效果发现,这五种挥发油霜均具有不同程度的杀灭人体蠕形螨作用,且随着药物作用时间的延长,螨死亡率明显增高。其中,姜黄油霜的杀螨效果最强。

5. 其他治疗 主要包括液氮冷冻联合药物治疗、倒模面膜法、CO_2 激光配合药物治疗、热敷、湿巾擦拭、生长因子、脱敏治疗等。

(1)液氮冷冻联合药物治疗:应用冷冻治疗蠕形螨病是通过低温使细胞内外形成冰晶,细胞膜水和类脂蛋白复合体变性,改变细胞的通透性,从而使细胞破裂细胞坏死,这样螨在低温作用下变性、死亡并随痂皮一起脱落;并且可使皮疹和毛细血管扩张消失,减轻症状;同时冷冻有收缩毛孔抑制皮脂腺分泌及脂肪酸的活性,减少游离脂肪酸刺激毛囊引起的炎症,达到治疗目的。配以甲硝唑内服提高了疗效。此方法患者易于接受,操作简便,疗效肯定,不良反应少,安全性高,值得应用。采用液氮冷冻配合中药内服治疗 34 例蠕形螨检查全为阳性的酒渣鼻患者,治愈 19 例,蠕形螨检查转阴或减少的为 32 例,疗效明显优于单纯口服中药组。将 164 例蠕形螨病患者随机分为两组,治疗组 101 例,采用液氮冷冻,每周 1 次,同时口服甲硝唑 0.2g,3 次/d,共 5 周。对照组 63 例仅服甲硝唑,方法同上。结果显示治疗组痊愈率为 56.44%,有效率为81.19%;对照组分别为 31.75% 和 60.32%,两组治愈率及有效率差异有显著性。螨消失率,两组比较也有显著性差异。

(2)倒模面膜法:将甲硝唑 2g,氨苯砜 1g,维生素 B_6 1.2g,霜剂基质加至 100g 制成面膜 1 号药霜,治疗60 例蠕形螨病患者。先用 50% 乙醇棉球洁肤后,喷雾 15 分钟再涂抹药霜后按摩 15 分钟,最后用医用石膏倒模 30 分钟,每周 1 次,连用 5 次后痊愈 83.3%,显效 16.6%,未见明显副作用。以面膜倒模治疗蠕形螨病 30 例,组成面膜的成分为甲硝唑 2g,红霉素 1.5g,维生素 B_6 1g,加霜剂基质至 100g。治疗时先用 50% 的酒精清洁面部,然后用面膜霜涂于面部。按摩 15 分钟,30 分钟后取下面膜。每周 1 次,4 次为 1 个疗程。1个疗程后,30 例患者中痊愈 10 例,占 33.3%;显效 15 例,无效 5 例;2 个疗程后,痊愈 20 例,显效 10 例,总有效率达 100%,且无明显的副作用。使用伊维菌素超声波导入配合倒模面膜治疗 30 例毛囊蠕形螨病患者。晚上睡前洗净面部,涂伊维菌素导入液用超声波导入,再作倒模面膜。治疗第 1 周末,多数受试者皮损无变化,螨感染度未降低反增高;治疗第 2 周末,皮损逐渐消退,螨感染度降低;治疗第 3 周末,皮损进一步改善,螨感染度明显下降,与治疗前比较差异显著($P<0.001$)。3 周疗程结束后,30 例患者治愈 20 例(66.67%),显效 6 例(20.00%),好转 4 例(13.33%),总有效率为 100%。治疗结束后 1 个月有 2 例复发(10%),再治疗仍有效。治疗中未见不良反应。

(3)CO_2 激光配合药物治疗:采取 CO_2 激光和杀螨药物内服、外用等综合疗法对确诊为"蠕形螨性酒渣鼻"的 68 例门诊患者进行了治疗。具体方法如下:用甲硝唑 0.2g,3 次/d 口服及外用"痤螨灵"霜剂,每天 3 次,14 天为 1 疗程。1 个疗程后,根据继发性皮损类型实施 CO_2 激光手术治疗,激光治疗后 10~14 天再重复使用上述药物 1~2 个疗程。结果显示临床治愈 19 例,显效 38 例,有效 10 例,无效 1 例,总有效率高达98.53%。治愈及显效患者 28 例追踪观察 3~6 个月未见 1 例复发。根据继发性皮损类型实施不同方法的 CO_2 激光手术治疗,可以阻断扩张的毛细血管,凝固增大的毛囊口和增生的皮脂腺,汽化、切割赘瘤,使皮损逐渐恢复正常。然后再重复使用杀螨药物 1~2 个疗程,可以强化治疗,巩固疗效。杀螨药物配合 CO_2 激光治疗,不但能消退蠕形螨所致的急性期症状,终止病情发展,而且能有效地去除酒渣鼻后期出现的继发性皮肤损害,为晚期酒渣鼻的治疗提供了有效的方法。

(4)热敷、湿巾擦拭等物理方法:Murphy 等(2020)观察并比较温敷对 42 例睑板腺功能障碍和睑缘毛囊蠕形螨的治疗效果。通过为期两个月的热敷治疗研究,比较温敷、睑板腺功能障碍 Rx EyeBag® 和 OPTASE™ 湿热面膜三种热敷方法。受试者接受四次访问:基线、两周、四周和八周。结果显示,睑板腺功能障碍 Rx EyeBag® 和 OPTASE™ 湿热面膜明显减轻了睑板腺功能障碍($P<0.05$),但两种方法无显著差异($P=0.29$);用温面布未见睑板腺功能障碍改善。只有 OPTASE™ 湿热面膜在第 8 周疗程显著降低了毛囊蠕形螨的数量($P=0.036$),三组患者的症状和眼表染色均有明显改善($P<0.05$),各组间渗透性、泪液无创破裂

时间及泪液分泌试验均无明显变化（$P>0.05$）。在 8 周的疗程中，与使用暖面巾相比，睑板腺功能障碍 Rx EyeBag® 和 OPTASE™ 湿热面膜，表现出更好的疗效提示在治疗睑板腺功能障碍的症状和体征方面均有作用；OPTASE™ 湿热面膜表现出双重治疗能力，即治疗睑板腺功能障碍和睑缘毛囊蠕形螨。反复应用热疗治疗睑板腺功能障碍可能继续为患者提供一个良好的家庭治疗选择。

Wong 等（2019）观察了 Blephadex™ 眼睑擦拭对蠕形螨等眼部不适因素的影响，Blephadex™ 眼睑擦拭的主要成分包括芦荟、椰子油、茶树油、十二烷基醚硫酸钠、甜菜碱表面活性剂和月桂基葡萄糖苷。20 名受试者随机分配，使用 Blephadex™ 眼睑擦拭任何一只眼睛，每天一次，持续 30 天。结果发现，仅在接受治疗的眼睛观察到蠕形螨数量显著减少。随着时间的推移，仅治疗组的整体舒适度有所改善（$P=0.05$），治疗组和未治疗组的眼睛干燥症状均明显减轻（$P=0.02$）。眼表疾病指数（OSDI）和眼瘙痒评分保持不变（$P>0.05$）。在该实验中，尽管正常健康人群每天使用 Blephadex™ 眼睑擦拭一个月后，眼部微生物群、泪膜特征及细菌脂肪酶均无变化，但在接受治疗的眼睛观察到蠕形螨数量显著减少。作者认为需要在活动性睑缘炎人群中进行安慰剂对照的随机临床试验进一步阐明 Blephadex™ 眼睑擦拭的作用。

（5）生长因子：Luo 等（2019）评估外用重组牛碱性成纤维细胞生长因子（rbFGF）凝胶修复面部酒渣鼻患者皮肤损伤的效果。在本单盲研究中，将接受奥硝唑片治疗的 1 287 例蠕形螨诱导的酒渣鼻患者随机分为 rbFGF 凝胶治疗组（n=651）和对照组（n=636），但未明确分组身份。治疗组患者在皮损处局部应用 rbFGF（$0.2g/cm^2$）达 8 周，而对照组患者则接受凝胶载体治疗，除非发生溃疡则使用 rbFGF。所有患者在使用 rbFGF 凝胶治疗前后进行皮肤病变评分和组织学分析。随访 6 个月。rbFGF 治疗组红斑、丘疹、脱屑和干燥有显著改善。随访 2 个月、4 个月、6 个月后，治疗组总有效率明显高于对照组，分别为 81.67% vs 28.84%，85.11 vs 40.81%，96.56% vs 55.82%。治疗 6 个月后，rbFGF 组患者均未出现溃疡或形成瘢痕。在对照组中，61% 的患者皮肤病变加重，其中 12% 出现溃疡，给予 rbFGF 凝胶以防止瘢痕形成。组织学分析显示，rbFGF 凝胶治疗的皮损表皮增生逐渐减少，真皮水肿消退，表明 rbFGF 可改善抗蠕形螨药物治疗患者面部酒渣鼻皮肤损伤的修复。

（6）脱敏治疗：有学者应用尘螨变应原脱敏治疗毛囊螨感染的酒渣鼻，有效率可达 75%，提示用毛囊螨变应原脱敏治疗的设想，方法新颖，值得进一步研究。

6. 杀螨药物药效判定 面对众多的杀螨药物和护肤制剂，首先需要通过实验研究来确定其疗效及毒副作用。在判断药物杀螨效果时，除了观察临床症状是否减轻外，还有一套更加客观的病原学观察标准，通常可以参照以下三条标准来判定目的药物疗效：①治疗后蠕形螨的密度降到正常值以下；②治疗后螨密度比治疗前明显降低；③蠕形螨形态在治疗前后有变化。我们可以用以上的标准来衡量杀螨药物的效果，亦可以用杀螨药物来进行诊断性治疗。

7. 螨体死亡的判定标准 目前人们公认的人体蠕形螨死亡的判断标准有二：一是对体外杀螨实验中螨死亡的判断标准为，用解剖针等针状物反复触之螨体，螯肢或足爪不动者定为死亡；二是对人体蠕形螨自然死亡的判断标准为，在普通光学显微镜高倍（400×）下观察，死螨形态明显改变，螨体内容物明显减少，螨体活动停止，变得透明，足体干枯，表膜纹理模糊或消失，只剩下几丁质外壳，体周出现油滴状分泌物堆积，发生皱缩变形、边界不清，破裂后内容物外溢等。可判断为蠕形螨死亡。最新研究发现，蠕形螨停止活动后，螨体的自发荧光慢慢减少，有助于更加精确地评估死亡时间点（Clanner-Engelshofen 等，2018）。

考虑到人蠕形螨病特效药物的研发还处于摸索阶段，因此，人蠕形螨病主要以预防为主，注意个人卫生和环境卫生，不共用毛巾、脸盆等，被褥等物品要勤洗勤晒；尽量避免与患者接触，对蠕形螨感染者接触过的物品，用 58℃ 以上高温杀螨，防止交叉感染。同时，养成良好的饮食和作息习惯，不熬夜，多运动，有效提高免疫力和抵抗力，降低感染蠕形螨的概率。

二、动物蠕形螨对人体的危害

动物蠕形螨的致病性已基本肯定，目前已在 6 种以上动物体的真皮层内发现有螨体，可见大量螨寄生于宿主的睑板腺、外分泌腺等部位，有的还可侵入血流或内脏，引起相应病变，严重时可导致动物死亡。由于绝大多数蠕形螨对寄生宿主具有严格的特异性，因此动物蠕形螨几乎不会感染人体。中英文文献数据库中虽然能够能检索到几篇人感染犬蠕形螨的报道(Morsy,1995;王彦平,1998;Esenkaya 和 Dik,2018),患者出现发痒、丘疹脓疱等犬蠕形螨病相似症状,提示动物蠕形螨有感染人体的可能,但尚需进一步证实。

第七节　防制

人蠕形螨主要通过直接或间接接触传播,鉴于目前缺乏特效杀螨药物,因此必须贯彻"预防为主"的方针,坚持积极治疗患者、切断传播途径和保护易感人群的宗旨,才能达到有效控制蠕形螨的流行传播的目的。现有的防制措施主要涉及卫生宣传、物理防制和个人防护三个方面。

一、卫生宣传

人体蠕形螨寄生在人毛囊和皮脂腺内,主要通过与感染者直接接触和间接接触而传播。蠕形螨的感染率和感染度有随年龄增长而增加的趋势。目前对于人体蠕形螨感染和蠕形螨病的控制,首先要加强卫生宣传,提高全社会对蠕形螨传播性和致病性的认识,防患于未然。医务工作者,尤其是临床皮肤科医生对酒渣鼻、痤疮、睑缘炎、脂溢性皮炎、脂溢性脱发等与蠕形螨感染有关的疾病应做到早发现、早诊断、早治疗,以减少蠕形螨病的发生和传播。

要做到对人体蠕形螨感染和蠕形螨病的早发现、早诊断,临床医生就必须对酒渣鼻、痤疮、睑缘炎、脂溢性皮炎、脂溢性脱发等与蠕形螨感染有关的各种皮肤病进行常规的蠕形螨检查,尤其是在这些皮肤病临床采用抗菌消炎治疗无效的情况下,应考虑蠕形螨检查,以便做到及早抗螨治疗。

蠕形螨病的治疗目前虽然缺乏特效药物,但国内外许多有识之士已经展开了对治疗蠕形螨病药物的研发工作,有的已经用于临床试验性治疗,相信在不远的将来,治疗蠕形螨病的特效药物一定会研制成功。目前治疗人体蠕形螨病的常见药物见本章第五节。

二、物理防制

目前有关蠕形螨杀螨消毒方面的研究报道较少,赵亚娥和郭娜(2005)采用三种环境条件对毛囊蠕形螨杀灭作用的实验研究发现,2% 甲硝唑溶液对毛囊蠕形螨无体外杀灭作用;3 种消毒液中,只有 75% 医用酒精对蠕形螨有杀灭作用,1% 新洁尔灭和 84 消毒液(1∶50)对蠕形螨均无效。蠕形螨不耐高温,45℃对毛囊蠕形螨生存不利,54℃为致死温度,60℃为灭螨的最佳有效温度。因此,高温灭螨法可以作为目前既环保有效又简便快捷的方法,杀螨温度要在 60℃以上,持续 3 分钟即可;也可用 75% 的酒精浸泡蠕形螨患者和感染者用过的物品,如毛巾、肥皂、搓澡巾、梳子、内衣内裤等半小时以上;卫生间台面等不易浸泡的物品要用 75% 的酒精反复擦洗,以减少蠕形螨的传播。

三、个人防护

鉴于缺乏治疗蠕形螨病尚缺乏特效药物,因此对于人体蠕形螨感染和蠕形螨病的控制,重在切断传播途径和保护易感人群。防止蠕形螨传播的有效措施如下:①避免与蠕形螨病患者和蠕形螨感染者的直接接触,如亲吻、贴面、握手等;②避免与蠕形螨病患者和蠕形螨感染者的间接接触,讲求个人卫生,卫生洁具要专人专用,不用公用毛巾和脸盆洗脸,不混用他人的卫生用具和内衣内裤;③对蠕形螨患者和感染者接触过的物品,要定期杀螨消毒。人体蠕形螨防制的重点和难点问题是防止蠕形螨的反复感染,因此要坚持预防感染为主,重在治疗的方针。必须做到正确诊断、及时治疗,以达到较好的防制蠕形螨病的目的。

第八节　研究技术

由于长期以来人们对蠕形螨致病性认识的不足,使得蠕形螨的研究尚处在起步阶段。有关蠕形螨的研究技术相对滞后,报道也较少。本节就人体蠕形螨的标本采集与制作技术、流行病学分析方法、分子生物学研究技术及对蠕形螨的研究展望作一简单介绍。

一、标本采集与制作技术

蠕形螨的标本制作技术,受蠕形螨在外界存活时间很短,极易死亡消失的影响,其保种、标本封存、电镜标本制作等问题一直未得到解决,始终限制着人们对蠕形螨的深入研究。现就已经报道的一些实验技术方法作一介绍,以便为今后蠕形螨的研究工作有所帮助。鉴于有些方法尚不成熟,仍出于探索阶段,仅供大家参考。

(一)人体蠕形螨取螨器和定量检查法

袁方曙和郭淑玲(2001)报道的自制人体蠕形螨取螨器,应该属于改进的刮拭法,目前尚未在临床和研究工作中推广使用。自制取螨器有两种型号,即镊式取螨器和刮片式取螨器。

1. 制作与用途　制作方法为:①镊式取螨器由不锈钢材料制成,端面光滑,边缘有角而不锐,有适合鼻唇沟、鼻翼的轻微凸弧,制成不同的型号以用于成人和儿童,是螨性酒渣鼻的专用诊断器械,镊过面积为定量;②刮片式取螨器由有机玻璃制成,端面光滑,边缘有角而不锐,有轻微凹弧,适合头皮、额、颏、肩背等部位较大面积的取螨。柄上的圆孔仿痤疮压子,可检查单一病变毛囊,双头刮片在普查时可节省消毒时间,柄上有公制刻度尺。

2. 操作方法　刮器与皮肤成75°角,力求手法轻重一致。检查者站立在患者右侧,患者端坐,头仰位,器械不交叉使用:①鼻部取螨时,检查者左手揽患者头固定,同时将鼻尖压向左侧,尽量展平右鼻翼、鼻唇沟,右手持镊在右鼻翼或鼻唇沟处,加压镊取皮脂一次;②额部取螨时,助手或嘱患者自己将额部皮肤左右张紧并固定头的位置,闭眼使额纹消失。定距离加压刮取皮脂一次。用牙签从取螨器上刮下皮脂,均匀涂于滴有石蜡油的载玻片上,镜检,分类,计数,计算感染率和感染度。感染度计算公式为:取检面积=割器宽度×割过长度;感染度(螨数/cm²)=检出螨总数/取检面积。

(二)中性树胶直接封片制作蠕形螨标本

在显微镜下标出蠕形螨在胶纸上的位置,再按15mm×15mm或18mm×18mm大小剪下含螨体的胶带(以所选用的盖片能覆盖为宜),再将胶带重新贴在载玻片上。倘若螨体已在载玻片合适位置,可直接在载玻片上裁去多余的胶带。擦去标记号,以免树胶溶解标记和沾污标本。将适量的中性树胶滴加在载玻片的胶带上,再加上盖玻片,让其自然干燥或置温箱(60℃)干燥,待干后在镜下重新标记螨体(以便日后观察)。最后修整标本,贴上标签即可。中性树胶封片后,粘贴蠕形螨时,留在胶带上的皮脂、毫毛和胶带贴附在载玻片上留下的小气泡等均消失。

此法制作的标本透明,保存时间较长(最长为28个月),螨体完整,颚体、足体和末体等主要特征在镜下清晰可辨,末体之横纹也相当明显。蠕形螨的这些形态特征,足以作为病原学诊断之依据,也达到寄生虫学实验教学标本的要求。需要注意的是,用中性树胶直接封片制作的蠕形螨标本较透明,在观察时光线不宜过强。

此外,制作蠕形螨标本时,亦可先在含蠕形螨的胶带上滴加甲醇液(从胶带一侧滴加,使甲醇液由胶带边缘渗入),待干后,再用中性树胶封片。用甲醇固定制作的标本,保存时间亦达15个月。镜下观察螨体对比度较佳,视野较清,螨体边缘较清晰,易辨认。其原因可能是与甲醇溶解胶带所黏附的皮肤脂溢性物质,且对螨体有固定作用有关。

(三)蠕形螨标本的制作与染色

取皮肤皮脂分泌物检查是蠕形螨常用的诊断方法之一,在检查中存在着标本难以长时间保存的问题,李永祥采用了简易的方法可使蠕形螨螨体各期标本保存时间长达2年以上,并可染色观察相关形态。其具体方法为:①将取出的皮脂刮入含脂溶剂-戊二醛(即10%洗洁精和5%戊二醛)试管中,反复冲洗吹打后静置5分钟,离心弃上清,重复3次,沉渣中各期螨体可从皮脂中洗脱,分离固定后备用;②将皮脂放入二甲苯和pH7.4磷酸缓冲液(PBS)的分离液试管中,反复冲洗吹打后静置5分钟,离心,弃上清液,取沉渣移入3%-5%戊二醛液固定10~15分钟,PBS洗涤离心,取沉渣备用;③取上述洗脱分离的沉渣用甘油明胶封片,光镜下观察或相差显微镜下观察;④按常规脂肪类染色方法,取上述洗脱沉渣于试管中,分别用1%酸性品红、油红O或苏丹Ⅲ进行染色,经分色冲洗后用甘油明胶封片,光镜下观察。

报道中说明了此种染色方法的原理:用脂溶剂-戊二醛液这种亲水性脂溶剂可从皮脂类物质中将螨体洗脱出,并同时可固定螨体的形态。在形成的油水分层液相中,皮脂类物在水溶性液中上浮接触脂类溶剂二甲苯,脂类物质被溶解,螨体游离,经离心后螨体进入缓冲液中,再进行固定。

光镜下观察发现,经过处理的蠕形螨各期螨体易与皮脂、角质蛋白等成分溶解分离,镜下可见各期螨体型态完好,无皱缩现象,可清晰观察口孔、螯肢、须肢、背板花纹、足体及足末跗节爪、末体环形纹,有时还可见马蹄形咽泵,阳茎和体壁生殖裂隙等特殊结构。未固定前还可进行活体运动观察。

采用脂肪类染色方法及复染,蠕形螨体表着浅红色,可显示螨体外形、足体及分节、背板花纹和末体环形纹尤为清楚。螨体内肠腔细胞染成浅橘红色涡状颗粒状,其后有不均匀排列大小不等的鲜红色类脂物的脂肪小滴(Ⅰ、Ⅱ类细胞),易于分辨,颜色对比显著。卵壳清晰,卵内也有少量脂类物质着色。

本方法制作的蠕形螨标本,分别较直接油浸片观察各期螨体型态,背景干净。在普通光镜及相差显微镜下既可观察螨体的细微结构及特殊结构,还可观察蠕形螨活体运动的情况,能满足直观形象化教学和研究螨体运动状态、侵袭力等的特殊需要,染色后可清楚显示蠕形螨体壁崤纹,特征性的环形纹,体内类脂物质的形成、分布及随螨体衰老后增多,脂肪小滴由小变大的特征性形态;更重要的是标本可以较长时间保存。

(四)蠕形螨扫描电镜样本的制备方法

1. 普通扫描电镜样本的制备方法 用透明胶纸法从酒渣鼻患者患处取材,光镜下初步鉴定,然后将胶条置于2.5%戊二醛内固定,再将固定后胶条反贴于玻片上,或者直接刮取皮脂分离蠕形螨。滴加二甲苯,在解剖镜下将螨体挑入凹形皿内,再依次用二甲苯、丙酮清洗数次。然后,用磷酸缓冲液换洗3次,将螨体用30%蛋清液粘在小玻片上,经1%锇酸固定1小时。再用缓冲液换洗3次,经乙醇脱水,转入乙酸异戊酯中处理15分钟,经二氧化碳临界点干燥并用金属喷镀后,用扫描电镜(JXA840)观察,尤其是有鉴别意义的细微结构。

2. 环境扫描电镜样本的制备方法 分别用自制刮片式取螨器自受检者额部皮肤取螨。将取下的皮脂分泌物、皮肤碎屑与人体蠕形螨的混合物用牙签从取螨器上剃下,置于2%洗洁精溶液中,用牙签尽量将大的皮脂块碾碎,混匀。用自制微型挑螨器,于40倍解剖镜下,在清洗中轻柔分离、清洗2次,再用双蒸水清洗2次。将洗净的人体蠕形螨不需任何固定处理,立即放在QUANTA 200环境扫描电镜样品托或贴有导电胶的样品托上观察。电镜工作参数选用WD 7.5~9.3mmol/lm,HV 20.0 KV,DetGSED,Spot3.0,温度5℃,压力0.5 kPa,相对湿度60%。

二、病原学检测技术

目前蠕形螨常用的检测技术有显微镜镜检法和PCR检测法两类。

(一)显微镜镜检法

1. 普通光学显微技术 透明胶带法获取的螨,将胶带轻轻粘于载玻片上,直接置于载物台上,直接镜检;挤鼻法或者刮取法获得的皮脂,针刺破疱液获得的脓液,收集的外耳道分泌物等,置于载玻片上,加一滴甘油溶解混合物,覆上盖玻片,轻压后置低倍显微镜下观察蠕形螨的感染情况。

2. 共聚焦激光扫描显微镜 患者取舒适状态的平卧位,充分暴露面部皮损部位。在聚焦激光扫描显微镜(CLSM)(vivaseopel500)成像区域滴1滴浸液(蒸馏水为介质,折射率为1.33),将含有耦合剂(心云医用超声耦合剂 TM-100型)的组织环置于皮损检测区域,使其与受检皮损相连,调整探头到最佳成像角度后对皮肤组织进行成像,扫描范围4mm×4mm(XY水平方向),扫描深度为300μm以内的表皮及真皮浅层,扫描可较好显示皮脂腺和毛囊结构时,选取鼻尖、鼻翼两侧、双侧脸颊等5处进行成像,观察各皮损处的单位面积内(4mm×4mm)蠕形螨结构和数量(取以上5个部位数量的平均值)(肖佳等,2016)。

(二)PCR检测法

随着分子生物学技术的不断发展,近年PCR方法开始用于蠕形螨的分子检测。Casas等(2012)通过设计毛囊蠕形螨 rDNA 18S 的 TaqMan 探针,对酒渣鼻患者的蠕形螨感染情况进行绝对定量,结果检测到的螨分子数在 $2×10^2 \sim 2×10^6$ 之间,PCR效果接近100%。Tenorio-Abreu等(2016)通过建立毛囊蠕形螨

TaqMan 实时定量 PCR 检测方法,实现了对 46 例眼睑基底细胞癌活组织毛囊蠕形螨的标准化定量,灵敏度为 1~10 个拷贝/μl,特异性为 100%。

三、流行病学研究方法

目前,国外有关蠕形螨感染因素的调查报道较少。国内有关这方面的报道虽然很多,但分析方法绝大部分是仅对调查结果进行单因素分析,所得结论受地区、人群、检查方法、调查者等诸多因素的影响,差异很大。然而,影响蠕形螨感染的因素往往不是某个因素单独的作用,而是多个因素共同作用的结果。因此,单因素卡方检验所得结论只能说明单个因素的作用,而不能说明影响蠕形螨感染的众多因素间,哪个起主要作用,哪个起次要作用,各因素间有何联系。为此,有人采用多元回归分析和 Meta 分析的方法对蠕形螨的感染因素进行了尝试性分析研究,以求得出具有说服力的结论。

(一)回归分析在蠕形螨感染因素分析中的应用

回归分析是处理变量的统计相关关系的一种数理统计方法,其基本思想是对于没有严格确定性的函数关系自变量和因变量,设法找出最能代表它们之间关系的数学表达形式。主要用于:①确定几个特定变量之间是否存在相关关系,如果相关,则找出它们之间合适的数学表达式;②根据一个或几个变量的值,预测或控制另一个变量的取值,并确定这种预测或控制能达到的精确度;③进行因素分析。即对于共同影响一个变量的许多变量(因素),找出其中的重要因素和次要因素,并确定这些因素之间的关系。

鉴于大量的人体蠕形螨流行病学调查显示,影响人群蠕形螨感染率的因素很多,不同人群、不同地区、不同调查者所得结果也各不相同。为了了解人群蠕形螨感染的主要危险因素,姜淑芳(2003)等采用问卷调查配合检查的方法对居住在北京市丰台区的部分幼儿、中小学生、军队院校学生和居民进行调查。要求对年龄、性别、职业、面部皮肤状况认真填写,将结果建立数据库,采用 logistic 回归的统计分析方法对人群蠕形螨的感染因素进行分析,结果表明,年龄为主要相关因素,随年龄增加蠕形螨感染有增多趋势。

孙海双和罗新萍等(2005)对河南科技大学的大学生蠕形螨感染危险因素也进行了 Logistic 回归分析,结果显示,经单因素分析,城乡籍贯、性别因素两组之间无统计学差别($P>0.05$)。再将单因素回归分析有统计学意义的 10 种因素,进行多因素逐步回归分析,最终进入多因素 logistic 回归方程的有 5 种,分别为面部皮肤损害、家庭年人均收入、洗浴用具单用习惯、使用皂类洗脸习惯和医学专业类型。其中,有痤疮、酒渣鼻、脂溢性皮炎、红斑丘疹等面部皮肤损害是影响大学生蠕形螨感染最主要的危险因素,其 OR 值为 3.523。在洗浴用具单用习惯方面,两组大学生毛巾、脸盆基本能单独使用,混用现象不多,但毛巾当浴巾使用、使用毛巾或浴巾相互搓澡、剃须刀相互借用现象较为普遍。回归分析显示,洗浴用具混用(包括毛巾当浴巾使用、使用毛巾或浴巾相互搓澡、剃须刀相互借用情况)是导致大学生蠕形螨传播的一种重要危险因素。由于在毛巾当浴巾使用、使用毛巾或浴巾相互搓澡、剃须刀相互借用方面报道鲜见。在使用皂类洗脸习惯方面,其保护作用可能与皂类洗脸不仅去污、清洁皮肤,而且可改变皮肤的 pH,不利于蠕形螨的寄生有关. 多因素回归分析提示,在进入回归方程的 5 种危险因素中,卫生行为因素占 2 种,可见上述两种行为因素在蠕形螨感染的发生、发展和转归中起重要作用。

(二)Meta 分析在蠕形螨感染因素分析中的应用

Meta 分析是对同一课题的多项独立研究的结果进行系统的、定量的综合性分析。它是文献的量化综述,是以同一课题的多项独立研究的结果为研究对象,在严格设计的基础上,运用适当的统计学方法对多个研究结果进行系统、客观、定量的综合分析。

Meta 分析的基本方法是依靠搜集已有或未发表的具有某一可比特性的文献,应用特定的设计和统计学方法进行分析与综合评价,对具有不同设计方法及不同病例数的研究结果进行综合比较。

Meta 分析在医学科研中具有以下特殊作用:①提高统计分析效能。由于把许多具有可比性的单个研究结果进行合并分析,提高了对初步结论的论证强度和效应的分析评估力度;②分析多个同类研究的分歧和原因。对多个临床试验结果不尽一致或存在分歧时,通过同质性/齐性检验和合并分析可以寻找有关原因,便于作出更科学的结论;③引出新见解;回答单个临床试验中尚未提及或是不能回答的问题,寻求新的假说;④节省研究费用。Meta 分析比大规模临床试验代价低廉甚至更为可行;⑤有助于循证医学的开展。

Meta 分析是获取和评价大量文献的科学方法,特别是在当今信息爆炸的时代,Meta 分析有助于临床医生对文献进行再分析、判定与评价,从而在有限的时间内获取更多所需的信息。

在蠕形螨感染因素分析中的应用:随着对蠕形螨研究的深入,有关人体蠕形螨感染情况的流行病学调查资料越来越多,不同人群、不同地区以及不同调查者所得人群蠕形螨感染因素调查结果差异很大。许正敏和张勤国(2003)对男女性别蠕形螨的感染情况显示 3 种不同的调查结果:阳性率男女之间差异无显著性、男性高于女性和女性高于男性,首次将 Meta 分析方法用于不同性别蠕形螨感染情况的综合分析研究。结果共收集 15 个调查资料,累计 13 657 例,其中男性累计 6 622 例,蠕形螨阳性 244 例;女性累计 7 235 例,蠕形螨阳性 2 785 例。从收集文献可见,性别间蠕形螨阳性率差的均数从 -0.075 1 到 0.078 3 相差较大,这可能是调查资料来自不同地区及年龄的差异,集体聚居大学生、非集体聚居的职工、农民、小学生可能存在一定选择偏倚。且样本量的大小不一,因此影响了各自独立研究的可靠性。通过本次的 Meta 分析,可在一定程度上弥补不足,通过综合性分析,显示男女不同性别间蠕形螨阳性率有较大差别(95%CI,0.013 1-0.224 9)。男性蠕形螨阳性率高于女性蠕形螨阳性率。

关于集体聚集与非集体聚集人群与蠕形螨感染的关系,调查结果也不一致。有报道,人体蠕形螨感染呈聚集性,集体聚集人群(在校二年级、三年级老生)感染率高于非集体聚集人群(入学新生)。但也有研究结果认为,非集体聚集人群(教师、医护人员、工人、干部等)感染率高于集体聚集人群(学生),或者认为集体聚集与非集体聚集间蠕形螨感染率差异无显著性。为此,许正敏和张勤国(2005)对其进行了 Meta 分析。结果共收集到 14 份符合标准的现场调查资料,累计调查人数 17 490 人。调查人群主要为在校大学生(入学新生和大二、大三学生)、干部、工人、教师、医护人员、炊事员。调查蠕形螨感染率为 8.6%~66.8%,其中集体聚集人群感染率为 34.62%(4 546/13 130),非集体聚集人群为 28.99%(1 264/4 360)。计算各份资料的集体聚集与非集体聚集人群感染率差为 -0.124 9~0.387 4,相差较大,可能由于调查资料来自不同地区及年龄、性别、职业存在一定选择偏倚,且有些研究样本量大小不一,从而影响了研究结果的一致性。而 Meta 分析可在一定程度上纠正上述偏差,通过 Fleiss 法分析,集体聚集与非集体聚集人群蠕形螨感染合并资料齐性一致,经 OR 检验两人群蠕形螨感染率差异无显著性(x^2=0.004 4,P>0.05),表明人体蠕形螨感染无明显集体聚集性。

人蠕形螨的致病性长期存在争议,在此背景下,2010—2012 年,Zhao 等(2010;2012a;2012b)通过 CNKI、PubMed 和 ISI 数据库检索,对蠕形螨感染与酒渣鼻、睑缘炎和痤疮关联性研究的中英文文献进行综合定量研究,间接证明了蠕形螨感染与酒渣鼻、睑缘炎存在强关联,OR 值分别为 7.57 和 4.89,与痤疮呈中度关联,OR 值为 2.80,确认了蠕形螨感染是多种面部皮肤病发生的重要危险因素。

Meta 分析具有对相同目的的多个独立研究结果能够进行综合统计分析和评价、提高统计功效、解决结果不一致、使研究结论更加全面和可靠的优点。然而,它在寄生虫学科的应用才刚刚起步,相关研究报道还很少。可以预计,随着人们对 Meta 分析统计方法的逐步了解,将很快在寄生虫学科得到广泛的应用。

四、分子生物学研究技术

蠕形螨由于螨体小、体壁几丁质厚、螨源获取困难等原因使得分子水平研究发展缓慢,目前在 DNA 水平的研究仍然主要集中在 DNA 分子分类鉴定,在蠕形螨分类部分已有介绍,在基因组、转录组和蛋白水平的研究才刚刚起步。

基因组测序是获得物种全部遗传信息的重要手段,然而在蠕形螨目前缺乏报道,仅检索到一篇采用流式细胞术(FCM)测定山羊蠕形螨基因组大小的中文文献。苏磊等(2013)通过组织匀浆器和超声波破碎螨体,在柠檬酸介质中分离蠕形螨的细胞核,同时以家鸡血细胞核 DNA 含量为内标,用 FCM 测定经碘化丙啶(PI)染色的家鸡血细胞核和蠕形螨细胞核混合样品发出的 PI 荧光强度,通过比较蠕形螨与家鸡血细胞 DNA 含量峰值的倍数关系,计算出蠕形螨的基因组大小。结果测得蠕形螨 DNA 含量约为 1.05pg/2C,以 1pg DNA 相当于 978Mb 的参考标准,计算出蠕形螨基因组大小约为 512Mb,但是这一数据与已报道的粉尘螨等螨种基因组大小相差较大,所以需要后续进一步实验研究验证。

cDNA 文库构建是 20 世纪 70 年代中期问世的研究基因组学的基本方法之一。肖克源等(2012)以大约 100mg 山羊蠕形螨为研究对象,构建蠕形螨 cDNA 文库。采用 TransZol Up 试剂盒提取其总 RNA,然后参照 SMART 方法构建 cDNA 文库,结果显示构建的 cDNA 文库库容量为 2.56×10^6 cfu,重组效率达 98%,平均插入片段长度大于 1 000bp,表明 cDNA 文库质量良好,为进一步对蠕形螨基因探索奠定基础。Niu 等(2017)构建了粉尘螨与毛囊蠕形螨或皮脂蠕形螨混合后匀浆法提取 RNA 并构建 cDNA 文库的方法,结果显示,文库重组率为 90.67%~90.96%,文库滴度为 7.50×10^4~7.85×10^4 pfu/ml,随机挑取的阳性克隆和特异性引物也均检测到了蠕形螨功能基因,表明人蠕形螨与粉尘螨混合构建的 cDNA 文库是成功的。

转录组测序技术是近年蓬勃发展的全面获得功能基因信息的重要技术之一。Zhao 等(2016)成功构建了螨类 RNA 提取方法,完成了两种人蠕形螨的 RNA 提取、转录组测序、功能注释与差异基因筛选验证研究,结果毛囊蠕形螨和皮脂蠕形螨分别获得转录组数据 67.78Mb 和 65.6Mb,注释结果基本相似。基于生物信息学手段和人工比对,确认了重要功能基因的 CDS 五类 29 种 48 亚型 237 条。两种蠕形螨具有差异的基因有四类 20 种 30 亚型,涉及代谢、运动、解毒和应激等功能,其中织蛋白酶、丝氨酸蛋白酶抑制蛋白、精氨酸激酶、磷酸丙糖异构酶、肌肉特异性蛋白、天冬氨酸蛋白酶、丝氨酸蛋白酶、肌球蛋白重链、α 微管蛋白等多种功能基因在两种蠕形螨差异表达,为今后深入探讨蠕形螨致病性和功能基因研究提供了分子数据(Hu 等,2019a;2019b)。

在蠕形螨蛋白水平研究空白的背景下,朱晓丽等(2014)以较易获取的大约 500mg 山羊蠕形螨为研究对象提取全蛋白,通过十二烷基硫酸钠聚丙烯酰胺凝胶电泳(SDS-PAGE)初步分离得到蠕形螨蛋白,用基质辅助激光解析电离飞行时间质谱(MALDI-TOF-MS)结合 Mascot 检索软件查询 NCBI NR 数据库鉴定出部分蛋白质条带。提取的蛋白条带经数据库检索比对出 21 种可信蛋白,其中 170kD 条带比对出的蛋白为肌动蛋白和胞质肌动蛋白,130kD 条带比对出的蛋白为谷氨酰胺连接酶和腺苷酰转移酶,15kD 以下条带比对出的蛋白大部分为组蛋白,为蠕形螨蛋白组学研究奠定了基础。

人们对蠕形螨的研究已经有近百年的历史,虽然取得了可喜的成绩,但对它的认识还很有限,目前还有很多问题没有搞清楚,如对人体蠕形螨的透射电镜观察尚未见报道,有些内部结构还不清楚;没有合适的保种方法;分类上是否存在亚种或地域上的种株差异? 人体蠕形螨为什么感染率很高,几乎 100%,而发病率较低? 其致病机制是什么? 治疗尚缺乏有效的杀螨药物等等,这些问题都有待于今后予以研究解决。

近几十年,随着分子生物学技术的飞速发展,分子生物学研究方法在寄生虫学研究领域已经发挥了重大作用,解决了有些寄生虫以前种群分类不清、致病机制不明以及许多过去含糊不清的问题。然而,分子生物学研究方法在人体蠕形螨的研究中,目前国内外暂处于摸索阶段,基因库中未能检索到关于人蠕形螨全基因组序列。但是值得庆幸的是,蠕形螨分子分类鉴定的研究已经趋于成熟,转录组水平和蛋白水平的研究已经起步,共培养对蠕形螨分子致病机制的研究逐步展开(Lacey 等,2018;胡丽等,2020),这些研究已经是一个良好的开端,在今后一定会有长足的发展,使人体蠕形螨的研究上一个新台阶,必将消除蠕形螨对人类的危害。

（赵亚娥 胡 丽）

参考文献

[1] 汪筠贞,黄文志,吴敏,等.睫毛蠕形螨感染与睑板腺功能障碍的关系[J].广州医药,2020,51(1):1-5,18.

[2] 陈雪峰,张晶,李亚敏,等.839 例常见外眼病患者蠕形螨感染情况分析[J].中国中医眼科杂志,2020,30(1):35-33.

[3] 胡丽,赵亚娥,熊国典,等.蠕形螨对共培养 HaCaT 细胞的 TLR2 以及炎症相关基因表达的影响[J].热带病与寄生虫学,2020,18(1):5-11.

[4] 郭艳梅,张伟琴,周本江,等.昆明市某医学院大学生面部蠕形螨感染状况整群抽样调查[J].现代医学与健康研究,2020,4(12):90-92.

[5] 钟彩梅,何思华,赵伟峰等.酒渣鼻患者鼻部皮肤蠕形螨寄生对局部微生态的影响[J].中华皮肤科杂志,2020,53(5):345-351.

[6] 钟原.蠕形螨感染对睑缘炎及干眼发生的影响[J].中国现代药物应用,2020,14(18):105-106.

[7] 程胜男,黄渝侃.眼部蠕形螨感染与睑板腺功能障碍的相关性分析[J].华中科技大学学报(医学版),2020(1):67-71.

[8] 谢翠娟,李兆瑞,于广委,等.共焦显微镜观察睑缘蠕形螨形态及感染相关分析[J].临床眼科杂志,2020,28(3):233-235.
[9] 田苗,陈长征.激光共聚焦显微镜在睑缘炎患者蠕形螨感染诊断中的应用[J].武汉大学学报(医学版),2019,40(4):621-624.
[10] 刘雪莹,王数文,陶青,等.芜湖市某医学院校大学生生活习惯及面部蠕形螨感染情况调查[J].中国媒介生物学及控制杂志,2019,30(4):469-471.
[11] 刘祖国,梁凌毅.重视蠕形螨性睑缘炎的诊治[J].中华实验眼科杂志,2018,036(2):81-85.
[12] 吴曹英,邹云敏,于世荣,等.共聚焦激光显微镜扫描在面部毛囊蠕形螨检测中的应用[J].中国麻风皮肤病杂志,2018,34(4):239-240.
[13] 刘安怡,汪作琳,张振东.女大学生面部痤疮与蠕形螨感染的关系调查分析[J].基层医学论坛,2016,20(16):2173-2175.
[14] 肖佳,郭爱元,黄健,等.共聚焦激光扫描显微镜在蠕形螨检测中的应用[J].中国寄生虫学与寄生虫病杂志,2016,34(4),366-369.
[15] 赵亚娥.人蠕形螨病:一种新现的螨源性皮肤病[J].中国寄生虫学与寄生虫病杂志,2016,34(5):456-472.
[16] 高莹莹,黄丽娟,董雪青,等.5%茶树油眼膏治疗蠕形螨相关鳞屑性睑缘炎[J].中华眼视光学与视觉科学杂志,2016,1:50-53.
[17] 吴明娟,赵学凯,黄婷婷,等.冬青油对蠕形螨体外杀虫的作用研究[J].川北医学院学报,2015,30(5):586-589.
[18] 朱晓丽,郭淑玲,苏磊,等.蠕形螨全蛋白提取及相对分子量鉴定[J].山东大学学报(医学版),2014,(5):58-62.
[19] 张杰,苏贺靖,代锐,等.天津市某高校大学生蠕形螨感染情况的调查[J].中外医疗,2014,33(7):52-53.
[20] 胡铁中.酒渣鼻与蠕形螨感染关系的META分析[J].中国中西医结合皮肤性病学杂志,2014,13(4):230-231.
[21] 徐娜.蒙古族地区在校大学生蠕形螨虫感染状况调查与研究[J].中国实用医药,2014,(01):265-266.
[22] 苏磊,郭淑玲,冯玉新,等.流式细胞术测定蠕形螨基因组大小[J].山东大学学报(医学版),2013,51(6):57-60.
[23] 赵亚娥,De Rojas Manuel.蠕形螨的系统学研究进展[J].国际医学寄生虫病杂志,2013,40(3):166-170.
[24] 莫颂轶,蒋敏丽,孔保庆,等.239名壮、汉族城乡女大学生面部蠕形螨感染情况及影响因素分析[J].右江民族医学院学报,2013,(2):141-143.
[25] 姬红,康鹏,李懿宏,等.哈尔滨市服务行业人群蠕形螨感染情况及相关因素分析[J].热带病与寄生虫学,2013,11(1):35-32.
[26] 王琪璘,王娜,王菁菁,等.唐山市不同职业人群面部蠕形螨感染情况调查及影响因素分析[J].中国病原生物学杂志,2012,(10):789-791+783.
[27] 肖克源,郭淑玲,刘艳荣,等.蠕形螨cDNA文库的构建及鉴定[J].山东大学学报(医学版),2012,(5):15-19.
[28] 佘俊萍,张锡林,王光西,等.三种显微技术对人毛囊蠕形螨的观察和研究[J].四川动物,2011,(1):47-49.
[29] 范春梅,高莹莹,许锻炼,等.眼部蠕形螨寄居患者结膜上皮ICAM-1和HLA-DR的表达和意义[J].细胞与分子免疫学杂志.2011,27(4):450-451.
[30] 曹永生,游琴秀,王琳,等.唐山市大学生面部蠕形螨感染情况调查[J].中国寄生虫学与寄生虫病杂志,2009,27(3):271-273.
[31] 何鑫,陈亚峥,吴思源,等.福建医科大学学生蠕形螨感染调查与分析[J].海峡预防医学杂志,2009,(1):39-40.
[32] 赵亚娥,成慧.毛囊蠕形螨与皮脂蠕形螨基因组DNA的RAPD分析和序列比对[J].昆虫学报,2009,52(11):1273-1279.
[33] 顾艳萍.中西医结合治疗面部蠕形螨感染176例疗效分析[J].中国病原生物学杂志,2009,4(1):附页4.
[34] 成慧,赵亚娥,彭雁,等.人体蠕形螨感染与个人卫生习惯关系的Meta分析[J].中国媒介生物学及控制杂志,2008,19(1):54-57.
[35] 冯玉新,郭淑玲,刘莹,等.两种人体蠕形螨口器环境扫描电镜观察[J].中国病原生物学杂志,2008,(10):768-769.
[36] 田晔,李朝品,邓云.蒲公英提取物有体外抗毛囊蠕形螨活性及皮肤安全性的实验研究[J].中国寄生虫学与寄生虫病杂志,2007,25(2):133-136.
[37] 崔彦龙,苑文英,韩世晓.部分驻保高校大学生蠕形螨感染情况调查[J].医学研究与教育,2007,(3):37-38.
[38] 赵亚娥,郭娜.薄荷油体外抗蠕形螨效果及杀螨机制[J].昆虫知识,2007,(1):74-77+155.
[39] 赵亚娥,郭娜,穆鑫,等.艾叶精油对离体蠕形螨的杀螨作用与杀螨机制探讨[J].中国人兽共患病杂志,2007,23(1):8-11.
[40] 张荣波,李朝品,田晔.黄柏提取物体外抑杀毛囊蠕形螨活性研究[J].中国药理学通报,2006,22(7):894-895.
[41] 赵亚娥,郭娜,李琛,等.桉叶油对人体蠕形螨体外杀灭作用的实验研究[J].中国媒介生物学及控制杂志,2006,17(6):461-464.

［42］赵亚娥,郭娜,师睿,等.新型天然杀螨药物樟脑精油的杀螨效果观察与机制分析［J］.西安交通大学学报(医学版),2006,27(6):544-547.

［43］丁跃明,黄秀琼.蠕形螨在大学生外耳道分布的观察［J］.临床耳鼻咽喉科杂志,2005,19(4):176-177.

［44］孙彦青,于平.大学生外耳道蠕形螨感染情况调查［J］.中国寄生虫病防治,2005,18(4):272.

［45］孙海双,罗新萍.大学生蠕形螨感染危险因素logistic回归分析［J］.第四军医大学学报,2005,26(23):2198-2199.

［46］许正敏,张勤国.集体聚集与非集体聚集人群蠕形螨感染的Meta分析［J］.中国寄生虫病防治杂志,2005,18(2):156.

［47］赵亚娥,郭娜.三种环境条件对毛囊蠕形螨杀灭作用的实验研究［J］.中国媒介生物学及控制杂志,2005,16(5):372-374.

［48］田晔,李朝品.睑缘炎患者眼睑蠕形螨调查［J］.中国寄生虫病防治杂志,2004,17(4):236.

［49］田晔,李朝品.人面部蠕形螨感染致病及其防治［J］.疾病控制杂志,2004,8(4):355.

［50］杨举,张西臣,尹继刚,等.犬蠕形螨病病理组织学观察［J］.中国寄生虫病防治杂志,2004,17(3):181-182.

［51］夏惠,胡守锋,马维聚,等.邻苯二甲酸二丁酯乳化液治疗蠕形螨病的研究［J］.中国寄生虫学与寄生虫病杂志,2004,22(4):248-249.

［52］王焱,佟立,胡群.酒渣鼻病皮肤组织病理改变与蠕形螨寄生的关系［J］.内蒙古民族大学学报(自然科学版),2003,18(2):159.

［53］许正敏,张勤国.不同性别人体蠕形螨感染Meta分析［J］.中国寄生虫学与寄生虫病杂志,2003,21(6):372–374.

［54］姜淑芳,董丽娟,李同京.人体蠕形螨体外存活条件的初步探讨［J］.医学动物防制,2003,19:136-137.

［55］孙静,刘会敏,何金,等.毛囊蠕形螨感染的皮肤病理学研究［J］.第二军医大学学报,2002,23(8):880.

［56］李永祥,刘振忠,郑志红.蠕形螨标本的制作与染色［J］.中国人兽共患病杂志,2002,18(2):12.

［57］袁方曙,郭淑玲.人体蠕形取螨器检查方法介绍［J］.中华皮肤科杂志,2001,5(2):89.

［58］王明爽,洪花,王彦平,等.一种寄生在中国地鼠的蠕形螨［J］.中国实验动物学杂志,2000,10(2):121-122.

［59］曾佳,王小波.2.5%硫化硒洗剂治疗毛囊蠕形螨皮炎疗效观察［J］.中国皮肤性病学杂志,2000,014(3):206-207.

［60］李朝品.人体蠕形螨所致外耳道瘙痒症组织病理变化的研究［J］.锦州医学院学报,1999,20(5):12.

［61］朱学军,长高灿.蠕形螨与眼病20例临床分析［J］.中国校医,1999,13(4):283.

［62］王唯唯,黄文达.中性树胶直接封片制作蠕形螨标本［J］.中国寄生虫学与寄生虫病杂志,1998,16(2):154.

［63］王彦平,李萍,邝国强,等.犬蠕形螨致人体皮炎一例报告［J］.白求恩医科大学学报,1998,24(3):265.

［64］邢道荣,余杨林,张颖.酒渣鼻伴人体蠕形螨感染者血清IgE的检测［J］.中国校医,1998,12(6):444.

［65］李朝品,段中汉.人眼睑缘蠕形螨寄生及致病性的探讨［J］.中国人兽共患病杂志,1996,12(1):17.

［66］孟阳春,李朝品,梁国光.蜱螨与人类疾病［M］.合肥:中国科学技术大学出版社,1995:261-281.

［67］向熙瑞,孙建华,吴惠莉,等.秃发与人体蠕形螨关系的探讨［J］.临床皮肤科杂志,1993,(1):45.

［68］袁方曙,郭淑玲,于安珂,等.复方花椒霜剂治疗人体蠕形螨病临床试验研究［J］.中国寄生虫病防治杂志,1993,6(4):316.

［69］李朝品.人体外耳道蠕形螨寄生及致病性的探讨［J］.中国寄生虫病防治杂志,1991,4(3):211.

［70］吴建伟,孟阳春.离体蠕形螨活动和生存能力的研究［J］.苏州医学院学报,1990,10(2):94.

［71］段彦溪,王爱康.优力肤霜治疗面部蠕形螨感染120例疗效观察［J］.中国寄生虫病防治杂志,1989,2(3):199-200.

［72］刘素兰,徐业华,谢禾秀,等.山羊蠕形螨各期形态及对宿主致病力的观察［J］.畜牧兽医学报,1988,(1):63-66.

［73］杨莉萍,易有云.蠕形螨病的动物感染初报［J］.中国寄生虫学与寄生虫病杂志,1988,6(2):138-139.

［74］李朝品.外耳道瘙痒防治对策的研究［J］.锦州医学院学报,2000,21(5):14.

［75］李朝品.人体蠕形螨所致外耳道瘙痒症组织病理变化的研究［J］.锦州医学院学报,1999,20(5):12.

［76］李朝品,段中汉.人眼睑缘蠕形螨寄生及致病性的探讨［J］.中国人兽共患病杂志,1996,12(1):17.

［77］李朝品,王克霞.人群蠕形螨寄生生态的观察［J］.中国寄生虫学与寄生虫病杂志,1996:14(2):135.

［78］李朝品,梁国光.脱发与感染人体蠕形螨的关系［J］.齐齐哈尔医学院学报,1992:13(3):115.

［79］李朝品.人体外耳道蠕形螨寄生及致病性的探讨［J］.中国寄生虫病防治杂志,1991,4(3):211.

［80］李朝品,张荣波.外耳道瘙痒症淮南地区流行情况的调查［J］.第四军医大学学报,1991:12(5):325.

［81］李朝品,方严.人体蠕形螨睑缘寄生的研究［J］.中华眼科杂志,1990:26(6):371.

［82］李朝品,黄玉芬.人体蠕形螨检查方法的研究［J］.皖南医学院学报,1989:8(2):138.

［83］李朝品.外耳道瘙痒症淮南地区流行情况的调查［J］.第四军医大学学报,1991:12(5):325.

［84］李朝品,刘国章,黄玉芬,等.脱发与人体蠕形螨关系的探讨［J］.中国寄生虫学与寄生虫病杂志,1988:特辑:148.

［85］袁明惠.外耳道皮肤蠕形螨感染三例报告［J］.泸州医学院学报,1988,11(1):44-45.

［86］施新泉,周忠勇,李克东.虎蠕形螨的发现及其治疗［J］.中国兽医科技,1985,(8):46-47.

［87］施新泉,谢禾秀,徐业华.蠕形螨属一新种(真螨目:蠕形螨科)［J］.动物分类学报,1985,(04):385-387.

［88］谢禾秀,刘素兰,徐业华,徐荫祺.蠕形螨的分类和一新亚种(蜱螨目∶蠕形螨科)［J］.动物分类学报,1982,（03）∶265-269.

［89］BITTON E,AUMOND S. *Demodex* and eye disease∶a review［J］.Clin Exp Optom,2020,doi∶10. 1111/cxo. 13123.

［90］CHENG A M,HWANG J,DERMER H,et al. Prevalence of ocular demodicosis in an older population and its association with symptoms and signs of dry eye［J］.Cornea,2020,DOI∶10. 1097/ICO. 0000000000002542.

［91］FORTON F M N,DE MAERTELAER V. Effectiveness of benzyl benzoate treatment on clinical symptoms and *Demodex* density over time in patients with rosacea and demodicosis∶a real life retrospective follow-up study comparing low- and high-dose regimens［J］.J Dermatol Treatment,2020,DOI∶10. 1080/09546634. 2020. 1770168.

［92］MURPHY O,DR. VERONICA O'DWYER,LLOYD-MCKERNAN A. The efficacy of warm compresses in the treatment of meibomian gland dysfunction and *Demodex folliculorum* blepharitis［J］.Curr Eye Res,2020,45（5）∶563-575.

［93］VARGAS-ARZOLA J,SEGURA-SALVADOR A,TORRES-AGUILAR H,et al. Prevalence and risk factors to *Demodex folliculorum* infection in eyelash follicles from a university population of Mexico［J］.Acta Microbiologica et Immunologica Hungarica,2020,DOI∶10. 1556/030. 2020. 01067.

［94］ZHANG A C,MUNTZ A,WANG M T M,et al. Ocular *Demodex*∶a systematic review of the clinical literature［J］.Ophthalmic Physiol Opt,2020,40（4）∶389-432.

［95］HECHT I,MELZER-GOLIK A,SZYPER N S,et al. Permethrin Cream for the Treatment of *Demodex* Blepharitis［J］.Cornea,2019,38（12）∶1513-1518.

［96］HU L,ZHAO Y E,NIU D L,et al. Establishing an RNA extraction method from a small number of *Demodex* mites for transcriptome sequencing［J］.Exp Parasitol,2019a,200∶67-72.

［97］HU L,ZHAO Y E,NIU D L,et al. De novo transcriptome sequencing and differential gene expression analysis of two parasitic human *Demodex* species［J］.Parasitol Res,2019b,118（12）∶3223-3235.

［98］JACOB S,VANDAELE M A,BROWN J N. Treatment of *Demodex*-associated inflammatory skin conditions∶A systematic review［J］.Dermatol Ther,2019,32∶e13103.

［99］LUO Y,LUAN X L,SUN Y J,et al. Effect of recombinant bovine basic fibroblast growth factor gel on repair of rosacea skin lesions∶A randomized,single-blind and vehicle-controlled study［J］.Exp Ther Med,2019,17（4）∶2725-2733.

［100］SARAC G. A comparison of the efficacy and tolerability of topical agents used in facial *Demodex* treatment［J］.J Cosmet Dermatol,2019,18（6）∶1784-1787.

［101］WU M L,WANG X C,HAN J,et al. Evaluation of the ocular surface characteristics and *Demodex* infestation in paediatric and adult blepharokeratoconjunctivitis［J］.BMC Ophthalmol,2019,19∶67.

［102］Wong K,Flanagan J,Jalbert I,et al. The effect of Blephadex™ Eyelid Wipes on *Demodex* mites,ocular microbiota,bacterial lipase and comfort∶a pilot study［J］.Cont Lens Anterior Eye,2019,42（6）∶652-657.

［103］Lacey N,Russell-Hallinan A,Zouboulis C C,et al. *Demodex* mites modulate sebocyte immune reaction∶possible role in the pathogenesis of rosacea［J］.Br J Dermatol,2018,179（2）∶420-430.

［104］ZAENGLEIN A L. Acne Vulgaris［J］.N Engl J Med,2018,379∶1343-1352.

［105］CLANNER-ENGELSHOFEN B M,RUZICKA T,REINHOLZ M. Efficient isolation and observation of the most complex human commensal,*Demodex* spp［J］.Exp Appl Acarol,2018,76∶71-80.

［106］ESENKAYA T F,DIK B. A dog related *Demodex* spp. infestation in a student∶a rare *Demodex* case［J］.Mikrobiyol Bul,2018,52∶214-220.

［107］FORTON FMN,DE MAERTELAER V. Papulopustular rosacea and rosacea-like demodicosis∶two phenotypes of the same disease［J］?J Eur Acad Dermatol,2018,32（6）∶1011-1016.

［108］KARAKURT,YÜCEL,ZEYTUN E. Evaluation of the efficacy of tea tree oil on the density of *Demodex* mites（acari∶demodicidae）and ocular symptoms in patients with demodectic blepharitis［J］.J Parasitol,2018,104（5）∶473-478.

［109］ZHU M Y,CHENG C,YI H S,et al. Quantitative analysis of the bacteria in blepharitis with *Demodex* infestation［J］.Front Microbiol,2018,9∶1719.

［110］NIU D L,WANG R L,ZHAO Y E,et al. cDNA library construction of two human Demodexspecies［J］.Acta Parasitol,2017,62（2）∶354-376.

［111］ZHAO Y E,YANG F,WANG R L,et al. Association study of *Demodex* bacteria and facial dermatoses based on DGGE technique［J］.Parasitol Res,2017,116（3）∶945-951.

［112］KOKACYA M H,KAYA O A,COPOGLU U S,et al. Prevalence of *Demodex* spp among alcohol-dependent patients［J］.

Cukurova Med J,2016,41（2）:259-263.

［113］TENORIO-ABREU A,SÁNCHEZ-ESPAÑA J C,NARANJO-GONZÁLEZ L E,et al. Development of a PCR for the detection and quantification of parasitism by *Demodex folliculorum* infestation in biopsies of skin neoplasms periocular area ［J］. Rev Esp Quimioter,2016,29（4）:220-223.

［114］ZHAO Y E,HU L,YANG Y J,et al. Improvement on the extraction method of RNA in mites and its quality test ［J］. Parasitol Res,2016,115:851-858.

［115］FERREIRA D,SASTRE N,RAVERA I,et al. Identification of a third feline *Demodex* species through partial sequencing of the 16S rDNA and frequency of *Demodex* species in 74 cats using a PCR assay ［J］. Vet Dermatol,2015,26（4）:239-e53.

［116］GUPTA G,DAIGLE D,GUPTA AK,et al. Ivermectin 1% cream for rosacea ［J］. Skin therapy letter,2015,20（4）:9-11.

［117］PALOPOLI M F,FERGUS D J,MINOT S,et al. Global divergence of the human follicle mite *Demodex folliculorum*:persistent associations between host ancestry and mite lineages ［J］. Proc Natl Acad Sci USA,2015,112:15958-15963.

［118］HU L,ZHAO Y E,CHENG J,et al. Molecular identification of four phenotypes of human *Demodex* in China ［J］. Exp Parasitol,2014,142（1）:38-42.

［119］ZHAO YE,CHENG J,HU L,et al. Molecular identification and phylogenetic study of *Demodex* caprae ［J］. Parasitol Res,2014,113（10）:3601-3608.

［120］HOM M M,MASTROTA K M,Schachter SE. *Demodex* ［J］. Optom Vis Sci,2013,90（7）:e198-e205.

［121］ZHAO Y E,HU L,MA J X. Molecular identification of four phenotypes of human *Demodex* mites（Acari:Demodicidae）based on mitochondrial 16S rDNA ［J］. Parasitol Res,2013,112（11）:3703-3711.

［122］ZHAO Y E,HU L,MA J X. Phylogenetic analysis of *Demodex caprae* based on mitochondrial 16S rDNA sequence ［J］. Parasitol Res,2013,112（11）:3969-3977.

［123］ZHAO Y E,MA J X,HU L,et al. Discrimination between *Demodex folliculorum*（Acari:Demodicidae）isolates from China and Spain based on mitochondrial cox1 sequences ［J］. J Zhejiang Univ-Sci B,2013,14（9）:829-836.

［124］CASAS C,PAUL C,LAHFA M,et al. Quantification of *Demodex folliculorum* by PCR in rosacea and its relationship to skin innate immune activation ［J］. Exp Dermatol,2012,21（12）:906-910.

［125］ROJAS M D,RIAZZO C,ROCÍO CALLEJÓN,et al. Molecular study on three morphotypes of *Demodex* mites（Acarina:Demodicidae）from dogs ［J］. Parasitol Res,2012,111（5）:2165-2172.

［126］SASTRE N,RAVERA I,VILLANUEVA S,et al. Phylogenetic relationships in three species of canine *Demodex* mite based on partial sequences of mitochondrial 16S rDNA ［J］. Vet Dermatol,2012,23（6）:509-e101.

［127］ZHAO YE,HU L,WU L P,et al. A meta-analysis of association between acne vulgaris and *Demodex* infestation ［J］. J Zhejiang Univ-Sci B（Biomed & Biotechnol）,2012a,13（3）:192-202.

［128］ZHAO Y E,WU L P,HU L,et al. Association of Blepharitis with *Demodex*:A Meta-analysis ［J］. Ophthal Epidemiol,2012b,19（2）:95-102.

［129］ZHAO Y E,GUO N,WU L P. Influence of temperature and medium on viability *Demodex folliculorum* and *Demodex brevis*（Acari:Demodicidae）［J］. Exp Appl Acarol,2011a,54:421-425.

［130］ZHAO Y E,GUO N,XUN M,et al. Sociodemographic characteristics and risk factor analysis of *Demodex* infestation（Acari:Demodicidae）［J］. J Zhejiang Univ Sci B,2011b,12（12）:998-1007.

［131］ZHAO Y E,PENG Y,WANG X L,et al. Facial dermatosis associated with *Demodex* a case-control study ［J］. J Zhejiang Univ Sci B,2011c,12（12）:1008-1015.

［132］AŞKIN U,SEÇKIN D. Comparison of the two techniques for measurement of the density of *Demodex folliculorum*:standardized skin surface biopsy and direct microscopic examination ［J］. Br J Dermatol,2010,162（5）:1124-1126.

［133］ZHAO Y E,WU L P,PENG Y,et al. Retrospective analysis of the association between *Demodex* infestation and rosacea ［J］. Arch Dermatol,2010,146（8）:896-902.

［134］ZHAO Y E,GUO N,WU L P. The effect of temperature on the viability of *Demodex folliculorum* and *Demodex brevis* ［J］. Parasitol Res,2009,105（6）:1623-1628.

［135］TURK M,OZTURK I,SENER A G,et al. Comparison of incidence of *Demodex folliculorum* on the eyelash follicle in normal people and blepharitis patients ［J］. Turkiye Parazitol Derg,2007,31（4）:296-297.

［136］OKYAY P,ERTABAKLAR H,SAVK E,et al. Standardized skin surface biopsy:method to estiMate the *Demodex folliculorum* density,not to study the *Demodex folliculorum* prevalence - Response to Forton ［J］. J Eur Acad Dermatol Venereol,2007,21,1302.

［137］OZCELIK S,SUMER Z,DEGERLI S,et al. The incidence of *Demodex* folliculorum in patients with chronic kidney deficiency［J］. Turkiye Parazitol Derg,2007,31（1）:66-68.

［138］LACEY N,DELANEY S,KAVANAGH K,et al. Mite-related bacterial antigens stimulate inflammatory cells in rosacea［J］. Brit J Dermatol,2007,157（3）:474-481.

［139］CLYTI E,NACHER M,SAINTE-MARIE D,et al. Ivermectin treatment of three cases of demodecidosis during human immunodeficiency virus infection［J］. Int J Dermatol,2006,45（9）:1066-1068.

［140］AYDOGAN K,ALVER O,TORE O,et al. Facial abscess-like conglomerates associated with *Demodex* mites［J］. J Eur Acad Dermatol Venereol,2006,20（8）:1002-1004.

［141］OKYAY P,ERTABAKLAR H,SAVK E,et al. Prevalence of *Demodex folliculorum* in young adults:relation with sociodemographic/hygienic factors and acne vulgaris［J］. J Eur Acad Dermatol Venereol,2006,20（4）:474-476.

［142］FORTON F,GERMAUX M A,BRASSEUR T,et al. Demodicosis and rosacea:epidemiology and significance in daily dermatologic practice［J］. J Am Acad Dermatol,2005,52（1）:74.

［143］DOLENC-VOLJC M,POHAR M,LUNDER T. Density of *Demodex folliculorum* in perioral dermatitis［J］. ACTA Dermato-Venereologica,2005,85（3）:211-215.

［144］MUMCUOGLU K Y,AKILOV O E. The role of HLA A2 and Cw2 in the pathogenesis of human demodicosis［J］. Dermatology,2005,210（2）:109-114.

［145］EL-BASSIOUNI S O,AHMED J A A,YOUNIS A I,et al. A study on *Demodex folliculorum* mite density and immune response in patients with facial dermatoses［J］. J Egypt Society Parasitol,2005,35（3）:899-910.

［146］CZEPITA D,KUŹNA-GRYGIEL W,KOSIK-BOGACKA D. Investigations on the occurrence as well as the role of *Demodex* folliculorum and *Demodex* brevis in the pathogensis of blepharitis［J］. Klin Oczna,2005,107（1-3）:80-82.

［147］CZEPITA D,KUZNA-GRYGIEL W,KOSIK-BOGACKA D. *Demodex* as an etiological factor in chronic blepharitis［J］. Klin Oczna,107（10-12）:722-724.

［148］WESOLOWSKA M,BARAN W,SZEPIETOWSKI J,et al. Demodicidosis in humans as a current problem in dermatology［J］. Wiad Parazytol,2005,51（3）:253-256.

［149］XU J,GUO SL,LIU Y. Environmental scanning electron microscopy observation of the ultrastructure of *Demodex*［J］. Microsc Res Tech,2005,68（5）:284-289.

［150］RODRIGUEZ AE,FERRER C,ALIO JL. Chronic blepharitis and *Demodex*［J］. Arch Soc Esp Oftalmol,2005,80（11）:635-642.

［151］BONAMIGO R R,BAKOS L,EDELWEISS M,et al. Could matrix metalloproteinase-9 be a link between *Demodex folliculorum* and rosacea？［J］J Eur Acad Dermatol Venereol,2005,19（5）:646-647.

［152］AKILOV O E,BUTOV Y S,MUMCUOGLU K Y. A clinico-pathological approach to the classification of human demodicosis［J］. J Dtsch Dermatol Ges,2005,3（8）:607-614.

［153］ARICI M K,SUMER Z,TOKER M I,et al. The prevalence of *Demodex folliculorum* in blepharitis patients and the normal population［J］. Ophthal Epidemiol,12（4）:287-290.

［154］KUZNA G W,KOSIK B D,CZEPITA D,et al. Symptomatic and asymptomatic infections of *Demodex* spp. in eye lashes of patients of different age groups［J］. Wiad Parazytol,2004,50（1）:55-61.

［155］RASZEJA K B,JENEROWIC D,IZDEBSKA J N,et al. Some aspects of the skin infestation by *Demodex folliculorum*［J］. Wiad Parazytol,2004,50（1）:41-54.

［156］CRAWFORD GH,PELLE MT,JAMES WD. Rosacea:I. Etiology,pathogenesis,and subtype classification［J］. J Am Acad Dermatol,2004,51（3）:327-341.

［157］KARINCAOGLU Y,BAYRAM N,AYCAN O,et al. The clinical importance of *Demodex folliculorum* presenting with nonspecific facial signs and symptoms［J］. J Dermatol,2004,31（8）:618-626.

［158］TSUTSUMI Y. Deposition of IgD,alpha-1-antitrypsin and alpha-1-antichymotrypsin on *Demodex folliculorum* and *D. brevis* infesting the pilosebaceous unit［J］. Pathol Int,2004,54（1）:32.

［159］ZOMORODIAN K,GERAMISHOAR M,SAADAT F,et al. Facial demodicosis［J］. Eur J Dermatol,2004,14（2）:121.

［160］KARINCAOGLU Y,BAYRAM N,AYCAN O,et al. The clinical importance of *Demodex folliculorum* presenting with nonspecific facial signs and symptoms［J］. J Dermatol,2004,31（8）:618.

［161］EL-SHAZLY A M,HASSAN A A,SOLIMAN M,et al. Treatment of human *Demodex folliculorum* by camphor oil and metronidazole［J］. J Egypt Soc Parasitol,2004,34（1）:107.

［162］DAMIAN D,ROGERS M. *Demodex* infestation in a child with leukaemia：treatment with ivermectin and permethrin ［J］. Int J Dermatol,2003,42（9）：724-726.

［163］ERBAGCI Z,ERBAGCI I,ERKILIC S. High incidence of demodicidosis in eyelid basal cell carcinomas ［J］. Int J Dermatol, 2003,42（7）：567-571.

［164］BASTA-JUZBASIC A,SUBIC J S,LJUBOJEVIC S. *Demodex folliculorum* in development of dermatitis rosaceiformis steroidica and rosacea-related diseases ［J］. Clin Dermatol,2002,20（2）：135-140.

［165］GEORGALA S,KATOULIS A C,KYLAFIS G D,et al. Increased density of *Demodex folliculorum* and evidence of delayed hypersensitivity reaction in subjects with papulopustular rosacea ［J］. J Eur Acad Dermatol Venereol,2001,15（5）：441-444.

［166］JANSEN T,KASTNER U,KREUTER A,et al. Rosacea-like demodicidosis associated with acquired immunodeficiency syndrome ［J］. British Journal of Dermatology. 2001,144（1）：139-142.

［167］MORSY T A,FAYAD M E,MORSY A T,et al. *Demodex folliculorum* causing pathological lesions in immunocompetent children ［J］. J Egypt Soc Parasitol,2000,30（3）：851.

［168］FORSTINGER C,KITTLER H,BINDER M. Treatment of rosacea-like demodicidosis with oral ivermectin and topical permethrin cream ［J］. J Am Acad Dermatol,1999,41（5 Pt 1）：775.

［169］FORTON F,SEYS B,MARCHAL J L,et al. *Demodex folliculorum* and topical treatment：acaricidal action evaluated by standardized skin surface biopsy ［J］. Br J Dermatol,1998,138（3）：461.

［170］ERBAGCI Z,OZGOZTASI O. The significance of *Demodex folliculorum* density in rosacea ［J］. Int J Dermatol,1998,37（6）：421.

［171］MORSY T A,EL OKBI M M,EL-SAID A M,et al. *Demodex*（follicular mite）infesting a boy and his pet dog ［J］. J Egypt Soc Parasitol. 1995,25（2）：509-512.

［172］MATTHES H F,BUKVA V. Features of bovine demodecosis（*Demodex bovis* Stiles,1892）in Mongolia：preliminary observations ［J］. Folia Parasitol（Praha）. 1993,40（2）：154-155.

［173］DESCH C E,NUTTING W B. *Demodex folliculorum*（Simon）& *D. brevis* akbulatova of man：Redescription and revaluation ［J］. J Parasitol,1972,58（1）：169-177.

［174］SPICKETT S G. A preliminary note on *Demodex folliculorum* Simon 1842 as possible vector of leprosy ［J］. Leprosy Rev,1961, 32：263.

［175］NUTTING W B,RAUCH H. *Demodex criceti* n. sp.（Acarina：Demodicidae）with notes on its biology［J］. J Parasitol,1958,44（3）：328-333.

第三十六章

疥螨

疥螨（*Sarcoptes* mite）分类隶属蛛形纲（Arachnida）、蜱螨亚纲（Acari）、真螨目、疥螨科（Sarcoptidae）、疥螨属（*Sarcoptes*），是一类呈世界性分布的永久性寄生螨，通常寄生于人和哺乳动物的皮肤表皮角质层内，是引起人疥疮（scabies）和兽疥癣（mange）的病原体。疥螨于 1689 年由意大利两位学者首次描述，1991 年 Fain 报道疥螨可寄生在 7 目 17 科 40 多种哺乳动物，包括牛、山羊、绵羊、猪、马、兔、猫、骆驼等家畜，以及美洲野猪、羚羊、小熊猫、苏门羚、豚鼠、野犬等野生动物。疥螨的祖先起源尚不清楚，据记载，疥螨与人类疾病之间的因果关系于 1687 年被 Bonomo 和 Cestoni 发现，寄生于人体的疥螨称为人疥螨（*Sarcoptes scabiei* var. *hominis* de Geer,1778），引起的疥疮是一种顽固性、接触性和剧烈瘙痒的传染性极强的常见皮肤病，主要通过接触传播，如性交、握手、接触患者污染物，也可在家庭或宿舍因集体生活而相互传染，呈全球性分布。根据 2015 年全球疾病负担研究，全世界约有 2.04 亿人患有疥疮，能够造成严重的发病率和死亡率，已被世界卫生组织列入性传播疾病范围和被忽视的螨源性皮肤寄生虫病。

第一节　形态学

寄生在不同宿主的疥螨形态上存在细微差异，本节主要以人疥螨为代表，就成螨的外部形态、内部结构、扫描电镜形态以及各期形态特征（成螨、若螨、幼螨和卵）逐一进行介绍。

一、外部形态

疥螨螨体微小，卵圆形，浅黄色或乳白色，大小为（200~500）μm×（150~400）μm。螨体不分节，无眼无气门，有足 4 对，位于腹面。雌螨大于雄螨。整个螨体由颚体（gnathosoma）与躯体（idiosoma）两部分组成（图 36-1）。

（一）颚体

颚体短小，位于躯体前端，俗称假头。由螯肢、触须和口下板三部分组成。螯肢 1 对，位于螨体背面中央，呈钳状，其定趾与动趾内缘有锯齿；触须 1 对，位于螯肢的两侧，由 3 节组成，各节均具有刚毛，其末端除 1 根刚毛外，还有 1 根杆状突起和小刺，可能为感觉器。触须的外缘有一膜状结构，呈鞘状，覆盖于其两侧；口下板 1 对，位于腹面，由颚基向前延伸而成。

（二）躯体

疥螨躯体呈囊状，背面隆起，腹面较平，体表有大量波状的横行皮纹，成列的圆锥形皮棘，成对的粗刺和刚毛。躯体背部的前端有盾板（图 36-2）。雌螨盾板呈长方形，宽大于长；雄螨盾板则呈盾牌状，在躯体后半部背面有 1 对后侧盾板。腹面光滑，仅有少数刚毛。躯体的中部表皮突起，形成许多皮棘。雌螨有皮棘约 150 个，而雄螨较少。肛门位于躯体后缘正中，半背半腹。

疥螨的足粗短，圆锥形，前两对与后两对之间的距离较远，各足基节与腹壁融合成骨化的基节内突。第 1 对足的基节内突在中央处汇合，然后向躯体后方延伸为一条呈 Y 形的胸骨，第 2 对内突互不连接。第 1、

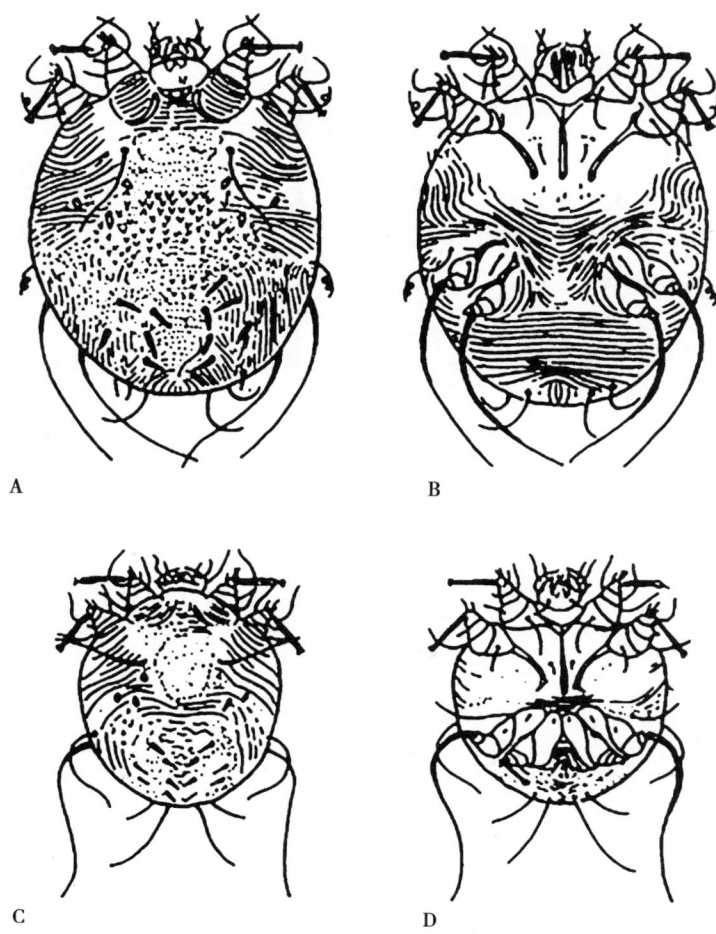

A. 雌螨背面；B. 雌螨腹面；C. 雄螨背面；D. 雄螨腹面。

图 36-1　疥螨成螨
（引自 李朝品、高兴政）

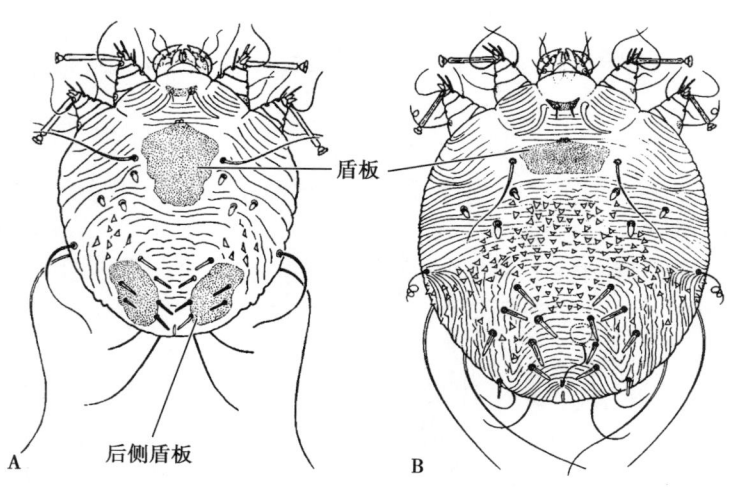

A. 雄螨；B. 雌螨。

图 36-2　疥螨成螨盾板
（引自 李朝品、高兴政）

2 对足各节,除具刚毛外,在膝节、胫节和跗节上有棘毛,跗节上还有微毛和爪突。跗节端部有一个带长柄的吸垫,为膜质结构,具有吸盘的功能。后 2 对足的末端雌雄不同,雌性基节的内突相互分离,跗节末端各具 1 根长鬃;雄性基节的内突互相连接,第 3 对足的跗节末端各具 1 根长鬃,第 4 对足的跗节末端则为长柄吸垫。

雄螨的生殖区位于第 4 对足之间略后处,生殖器骨化较深,呈钟形,前方有一细长的骨质内突,称为生殖器前突,与第 3、4 对足的基节内突相连,正中有弯钩状的阳茎。雌螨的产卵孔呈横裂状,位于腹面足体中央。在躯体后方紧接肛门的背前端,有一骨化较强的交合突(copuletory papilla),此突的后缘有一交合孔,经一细弯管通至体内的球形受精囊。

二、内部结构

疥螨成螨内部器官包括消化系统、生殖系统、肌肉结构、神经系统和循环系统五部分。

(一) 消化系统

消化系统由口腔、咽、唾腺、食管、中肠、结肠、直肠和肛门组成。咽与口腔和食管相连,角质化程度比其他部位略高,有几组肌肉附着于咽的顶部。唾腺由合成前期、合成期和分泌期细胞组成。唾腺 1 对,由两叶组成,每叶由 4~6 个大型的、处于不同生理功能状态的腺细胞组成,位于中肠前半部两侧。食管贯穿于中枢神经块,连结咽与中肠。食管内壁为表皮所覆盖。中肠在充盈状态时,位于螨体中部,前端位于中枢神经块之后,后端位于螨体中部稍偏后。中肠上皮细胞根据形态、结构和内含物可分为鳞状细胞、柱状细胞、核变性圆细胞和全变性细胞等四个发育阶段。中肠壁前端薄,仅有一层鳞状细胞,鳞状细胞具有深染的核和嗜碱性细胞质。中肠后端除鳞状细胞外,还具有 1 种柱状细胞,具有泡状结构,内含类晶体结构,细胞质轻度嗜碱性,核位于细胞底部。食管和中肠内含物呈絮状物,未见完整细胞和各种细胞器。直肠前接结肠,后接肛门,直肠前段肠壁具有较多的微管替代马氏管的功能。肠壁仅见鳞状细胞,但在少数切片中,偶见少数柱状细胞。肛门位于螨体末端腹面。

(二) 生殖系统

雌性生殖系统为单管型,由单个卵巢、输卵管、受精囊、子宫、产卵孔及附腺组成。卵巢由卵细胞、间质腺细胞和被膜细胞组成。输卵管壁细胞具有分泌功能。产卵孔背壁由单层体壁表皮构成,腹壁则由双层体壁表皮构成。

(三) 肌肉组织

肌肉组织为典型的节肢动物肌肉类型,肌质网、横管系统发达,肌原纤维具有 A 带、I 带、Z 带和 H 带。A 带中粗,细肌丝的配备关系为 1∶(9~11)。

(四) 神经系统

神经系统由中枢和外周神经系统组成。中枢神经系含有 3 种神经原细胞和 2 种胶质细胞,神经突起具有微管和微丝,末梢含有 3 种末梢小泡。

(五) 循环系统

循环系统具有 4 种体腔细胞,其中含量最多的是脂肪细胞,胞质内富含脂滴和糖原。

三、扫描电镜形态

扫描电镜下观察可见(Arlian 和 Morgan,2017),疥螨的躯体为椭圆形、龟甲样,腹侧平坦,背侧凸出。背侧躯体有粗壮的侧部(1)和背部(d)刚毛、表皮棘、粗糙横脊以及表皮条纹。背刚毛(sci、l1 和 d1)为层状(图 36-3)。疥螨体壁的表皮层由上表皮、外表皮和内表皮三部分构成。表皮内微管无分叉,表皮表面具有棘状突和杆状毛。体壁真皮层细胞呈柱状且有分叉,核电子密度较低。颚体的螯肢、须肢、口下板和瓣状结构组成前后口腔和涎管等。雌性肛门开口于后部/背部,在肛门开口前方有乳头状的交腔囊乳头(图 36-4)。

成螨四对足粗短。雌螨足Ⅲ和足Ⅳ不越过躯体侧后边缘,而足Ⅰ和足Ⅱ越过躯体前边缘的跗骨,终止于足垫。雄螨的足Ⅳ有一个蔓延的爪间突。雌螨的足Ⅲ和足Ⅳ,雄螨的足Ⅲ终止于长刚毛;雄螨和雌螨所有足末端都有爪（图 36-5），雌螨的足 I、II、III 和 IV 的末端都有两个刺状爪。雄螨的足 I、II 和 III 上有两个刺状爪，足 IV 上有一个。另外，雌螨前 2 对足末端的吸垫边缘稍高，中央凹陷，底部有一环状褶皱，与柄连接处具关节囊状结构；爪突高度几丁质化，呈"犬齿"状，可见于 4 对足跗节末端；多数皮棘呈不规则的锥形，部分皮棘无尖，呈"指"状；7 对杆状粗刺的基部均有表皮突起形成的"底座"，但其端部形状不一，少数有尖，多数无尖，无尖者断面凹陷呈 V 形。

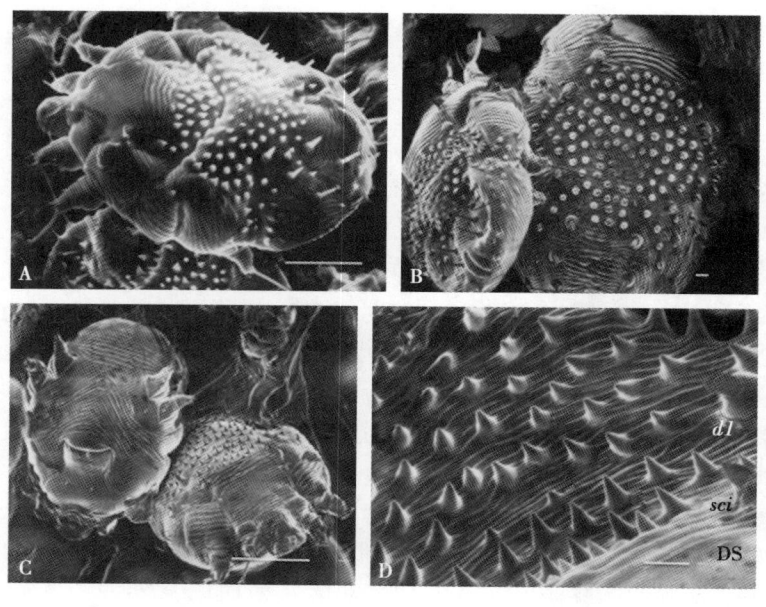

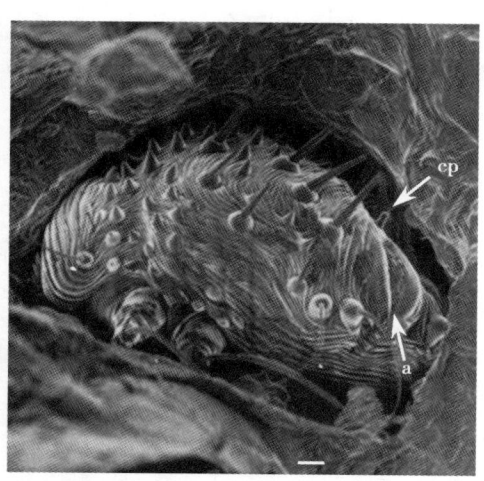

A. 人疥螨；B. 猪疥螨；C 和 D. 犬疥螨。背棘、表皮粗条纹和内肩胛片状刚毛（*sci*）、背刚毛（*d1*）和背板（DS）。

图 36-3　疥螨（♀）扫描电镜
（引自 Arlian、Morgan）

a. 背部末端和肛门；cp. 乳头状的交腔囊乳头。

图 36-4　角质层中犬疥螨（*Sarcoptes scabiei var. canis*）（♀）扫描电镜照片（后位观）
（引自 Arlian、Morgan）

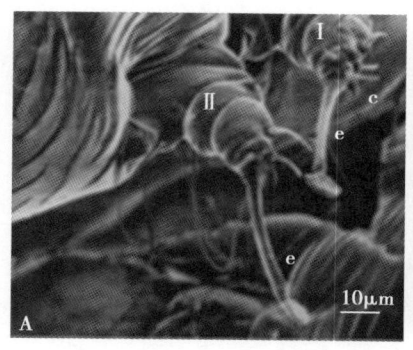

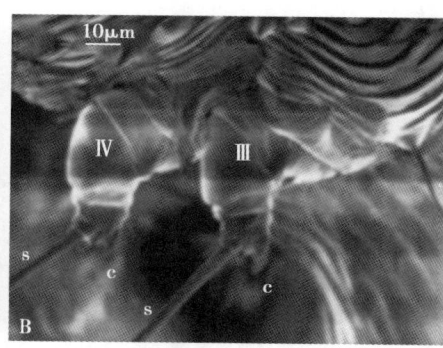

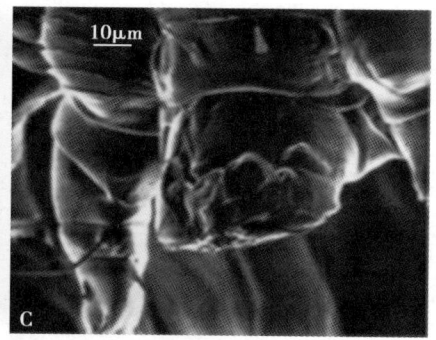

A. 足 I 和足 II 显示跗关节和爪子（c）蔓延的爪间突（e）终止于垫；B. 足 III 和足 IV 显示两爪（c）跗骨上的长刚毛（s）；C. 头盖骨（须肢和螯肢）和足。

图 36-5　犬疥螨（♀）扫描电镜
（引自 Arlian、Morgan）

四、其他各期形态

（一）若螨

若螨（图 36-6）似成螨，但体型比成螨小，且生殖器官尚未显现。雄螨只有一期若螨，而雌螨则有两期若螨。前若螨长约 0.16mm，第 4 对足比第 3 对足为短，各足无转节毛；后若螨长 0.22~0.25mm，产卵孔尚未发育完全,但交合孔已生长,可以进行交配。躯体腹面第 4 对足之间具有生殖毛 2 对,第 1~3 对足各有转节毛 1 根。第 3、4 对足的端部具长鬃。

(二)幼螨

疥螨幼螨(图 36-7)大小为(120~160)μm×(100~150)μm,形似成螨,但足为 3 对,前 2 对足具有吸垫,后 1 对足具有长鬃,身体后半部有杆状毛 5 对。生殖器官尚未发育。足转节均无毛。

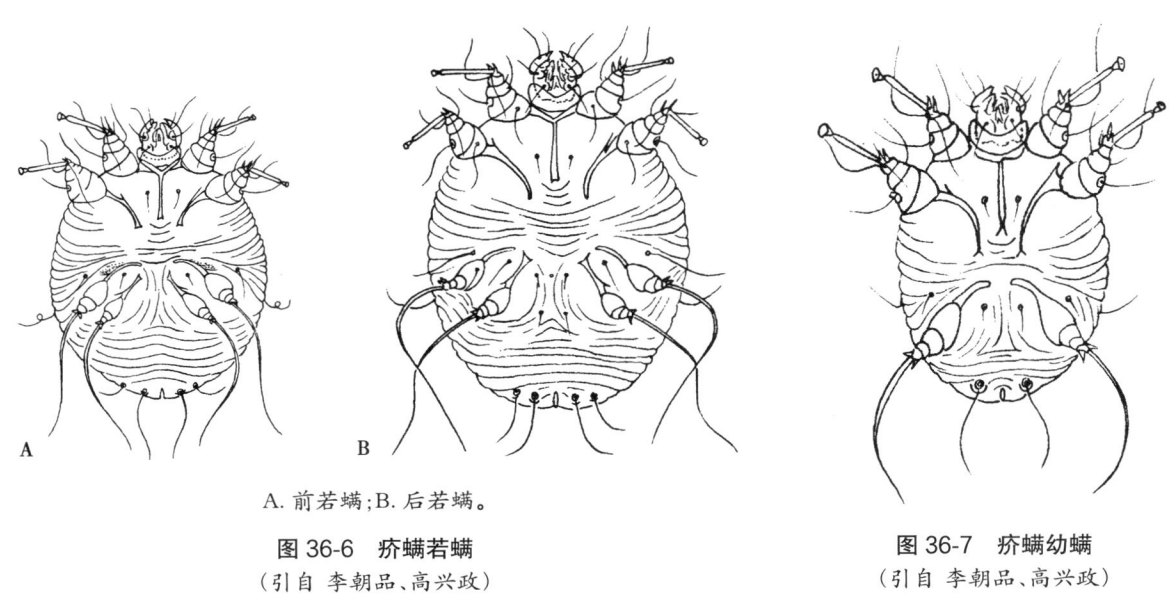

A. 前若螨;B. 后若螨。

图 36-6 疥螨若螨
(引自 李朝品、高兴政)

图 36-7 疥螨幼螨
(引自 李朝品、高兴政)

(三)卵

疥螨的卵(图 36-8)呈椭圆形,淡黄色,壳较薄,大小为 80μm×180μm,产出后 3~7 天孵出幼螨,隧道内常见 4~6 个卵群集在一处。初产卵未完全发育,可以透过卵壳看到发育中的幼螨。电镜扫描显示卵壳表面有大小不等、形状不一的多边形、扁平形疣状突起密布。

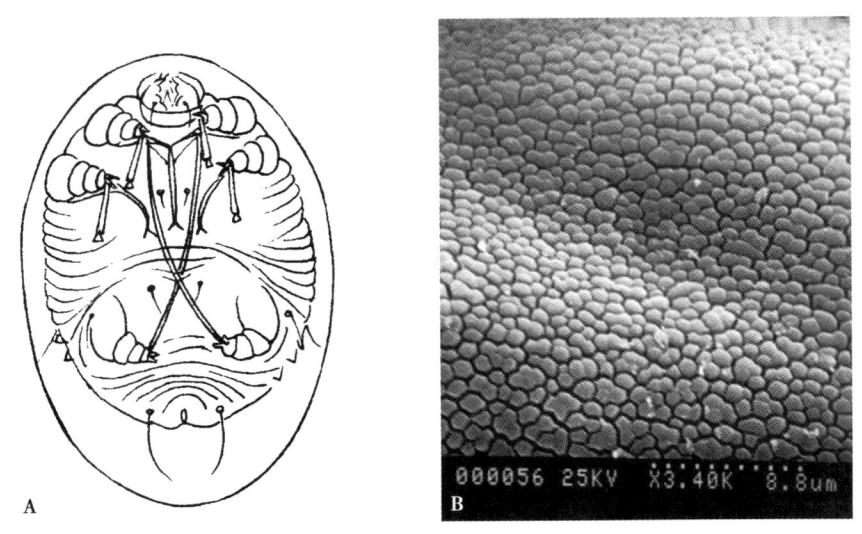

A. 卵内部结构;B. 卵壳扫描电镜图。

图 36-8 疥螨卵
(A. 引自 徐业华;B. 引自 高葆真、屈孟卿)

第二节 分类学

长期以来,疥螨的传统分类方法主要是依据形态学和所寄生的宿主,寄生在不同种类宿主的疥螨被冠以不同的种名,如人疥螨、犬疥螨、猪疥螨等。随着现代分子生物学技术的发展,疥螨的分子分类学也应运而生。

一、传统形态分类

疥螨(Sarcoptes mite)隶属于蜱螨亚纲(Acari),真螨总目(Acariformes)、疥螨目(Sarcoptiformes)、甲螨亚目(Oribatida)、甲螨总股(Desmonomatides)、无气门股(Astigmatina),疥螨总科(Sarcoptoidea)、疥螨科(Sarcoptidae)。根据 Fain(1968)的分类,疥螨科分为 2 个亚科共 10 个属,即疥螨亚科(Sarcoptinae)和背肛疥螨亚科。疥螨亚科包括疥螨属(Sarcoptes)、同疥螨属(Cosarcoptes)、前疥螨属(Prosarcoptes)、鼠疥螨属(Trixacarus)和猿疥螨属(Pithesarcoptes)5 个属;背肛疥螨亚科(Notoedrinae)包括背肛疥螨属(Notoedres)、皱唇蝠疥螨属(Chirnyssus)、抢叶蝠疥螨属(Chirnyssoides)、翼手疥螨属(Chirophagoides)和蝠疥螨属(Nycterdocoptes)5 个属。引起人体疥疮主要为疥螨属的人疥螨(Sarcoptes scabiei var. hominis de Geer,1778)。

(一)按形态分类

迄今为止,形态学方法仍然是寄生虫种类分类的最主要方法之一。疥螨的大小、外形、雌螨躯体背面上鳞片状皮刺的数量和腹外侧刺的多少等形态差异是鉴别不同螨种的重要分类依据。例如,人疥螨和挪威疥螨雌螨躯体背面上的鳞片状皮刺无差异,但人疥螨和猪疥螨雌螨躯体背面上鳞片状皮刺的数量不同,因此皮刺数量可以作为人疥螨和猪疥螨的形态鉴别依据。另外,猪雌疥螨腹外侧没有刺,但挪威雌疥螨腹外侧有刺,因此,依据雌疥螨腹外侧有无刺可以区分猪疥螨和挪威疥螨。然而,由于缺乏对不同寄生宿主疥螨的系统形态学研究,有些来自不同宿主物种的疥螨在形态学上不易区别,如寄生在犬身上的疥螨与寄生在人身上的疥螨从形态上是无法区别的,这给疥螨分类提出了一个难题。把寄生在不同宿主的疥螨定义为不同的种还是把它们划分为同一个种的不同变种? 目前存在两种不同的观点:一种是把不同的种株划分成不同的种;另一种是把不同的种株看作是一个种的不同变种。鉴于形态学分类鉴定存在困难和争议,仅根据形态学特征划分疥螨种类是远远不够的。

(二)按寄生宿主分类

由于疥螨多数对寄生宿主具有特异性,因此可以利用这种宿主特异性进行物种分类鉴定。截至目前,全世界已记载的疥螨有 28 个种和 15 个亚种,寄生宿主广泛,涉及 7 目 17 科 43 种哺乳动物,包括人、牛、马、骆驼、羊、犬、兔等。Fain(1975)从不同宿主采集了大量疥螨标本比较发现,来自不同宿主的疥螨,其大小、毛序、背部和腹部的皮棘都有差异,在生理、宿主、致病方面亦有不同。Pence 等(1975)报道,寄生在野生犬科动物的疥螨,其体毛出现倍增、消失和变形,变异频度极高,有些形态变化很大,说明寄生在不同宿主上疥螨已出现分化。

然而,从 Pillers(1921)列出的各种疥螨的主要宿主和非主要宿主(表 36-1)可以看出,有些疥螨并不具有宿主特异性。从实验室和自然感染过程中可以发现,一些变种具有宿主特异性,例如犬疥螨感染豚鼠和猪是暂时性的,犬疥螨不能感染小鼠、裸鼠和大鼠(Arlian 等,1984)。但是,一些疥螨出现了宿主非特异性,如犬疥螨能够持久地感染给新西兰白兔,感染兔的犬疥螨未发生形态学上的变化,而且可重新感染给犬;澳大利亚袋熊身上的疥螨是由犬和狐狸传染而来。根据"种"的概念,Fain(1975)认为,所有疥螨都是一个种的异名,其他的疥螨则为变种或亚种。疥螨在有些宿主上的非特异性,使得单纯依据宿主是不能够对疥螨进行完全分类的。

另外,很多动物疥螨能感染人类,因此有学者认为,人是动物疥螨的溯源宿主或起源宿主,但需要进一步研究证明。国外已有水牛疥螨、犬疥螨、猪疥螨等感染人体的报道。人接触感染水牛疥螨(S. scabiei var. bubalis)的水牛后可染上疥螨。以犬疥螨(S. scabiei var.canis)感染人皮肤,在 96 小时的观察期间内,组织学观察发现犬疥螨可形成"隧道",并产下了 9 个发育正常的卵,其中 2 个卵离体后可正常孵化,但未观察到

表 36-1　常见疥螨的主要宿主和非主要宿主

种或亚种名	主要宿主	非主要宿主
牛疥螨（Sarcoptes bovis）	牛	人
狐疥螨（Sarcoptes vulpis）	狐	人
猪疥螨（Sarcoptes suis）	猪	人
骆驼疥螨（Sarcoptes dromendrii）	骆驼	人
狮疥螨（Sarcoptes leonis）	狮	人
蝙蝠疥螨（Sarcoptes wombati）	蝙蝠	人
犬疥螨（Sarcoptes canis）	犬	人
狼疥螨（Sarcoptes lupi）	狼	马
马疥螨（Sarcoptes equi）	马	牛、人
兔疥螨（Sarcoptes cuniculi）	兔	鼬、豚、鼠
绵羊疥螨（Sarcoptes ovis）	绵羊	山羊、猪、人
美洲疥螨（Sarcoptes aucheniae）	美洲驼	羊驼、绵羊、马、人
山羊疥螨（Sarcoptes caprae）	山羊	绵羊、牛、马、猪、人

注:引自 Pillers,1921。

螨完成生活史,这一结果表明犬疥螨对人是具有感染性的。Chakrabarti（1990）报道在与感染了疥螨的猪接触的 46 人中,30 人（65.22%）出现了疥疮的症状,其中 20 人（66.67%）的皮损中采到了螨,感染者以 26~35 岁之间的青壮年居多,感染部位以肢体为重,主要症状为瘙痒。上述结果表明,不是所有的疥螨亚种都具有宿主特异性,但在一定程度上存在着宿主嗜好性及生理学方面的差异（Arlian 等,1984）。国内关于兔疥螨感染人体已有多篇报道,其传染源是患疥癣的病兔,通过接触传播,人群普遍易感。兔疥螨所致人疥疮和人疥螨所致疥疮不尽相同,前者无隧道,无结节,病情比较轻,有自限性。早在 1962 年,罗汉超就在出现相同皮肤症状的兔子身上查到了许多疥螨,工作人员一旦与此类病兔接触,均在短期内发生相同的皮肤病,而未接触过病兔的人则不发生此病。由于从 3 例患者的皮肤损害内查到疥螨,结合皮肤损害特点、分布部位以及病程等均符合疥疮的临床表现,用一般抗疥药物治疗效果良好,确认工作人员所患皮肤病为疥疮。

　　背肛疥螨亚科背肛疥螨属的猫背肛疥螨（Notoedres cati）,除寄生在猫以外,也可偶然寄生于人体。周宝璋（1992）报道在 1989 年 3 月至 1990 年 6 月攀枝花矿务局总医院收治猫疥螨致人发病 22 例,其中有 19 例在 7 个家庭中,病期为 2~45 天,多数 10~20 天,一般接触病猫后 3~5 天发病,1 例接触病猫 2 小时,2 天后发病,该 7 个家庭的 12 只病猫都查出疥螨。这 22 例患者都有与病猫密切接触史,病猫均检出大量疥螨,而且发病症状、部位、疹型相同,病理活检一致,患者接触病猫前无发疹史,符合猫疥螨所致疥疮的诊断。猫背肛疥螨体型较小,肛门明显,位于躯体背面,雌螨大小为 247μm×170μm,雄螨为 147μm×122μm,躯体近圆形,无盾板,杆状毛与皮棘也较少（图 36-9）。该螨主要寄生于猫的面、鼻、耳等处,可使寄生部位的皮肤增厚,发生表皮龟裂和黄棕色疮痂。

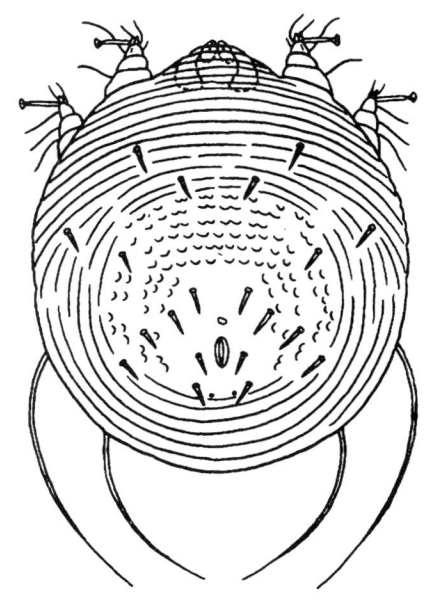

图 36-9　猫背肛疥螨（Notoedres cati）（♀）背面

（引自 徐业华）

二、分子分类

　　现代分子生物学技术的飞速发展,为疥螨在 DNA 水平的分类鉴定提供了条件。分子分类鉴定主要依据 DNA 序列,直接反映遗传物质的信息。直接测序法作为最理想和最常用的分子分类鉴定方法,不是简单地以螨所寄生的宿主和表型特征为分类依据,因此鉴定结果不受环境因素的影响,所得结论更可靠。目前,虽然国内外有关疥螨 DNA 分类鉴定的研究已有一些报道,主要涉及微卫星 DNA、线粒体 DNA 和核糖体 DNA 分子标记,但由于选择的基因片段不同以及纳入的疥螨地理株与寄生宿主的限制而未取得一致结论。

(一) 微卫星 DNA

微卫星 DNA 是真核生物基因组中 2~3 个由核苷酸组成的串联重复序列,它们随机分布在整个基因组中,具有高度变异性和多态性,因而可用作分类学研究和遗传作图的分子标记。通过对疥螨微卫星 DNA 分子的等位基因序列进行比较,能够实现对形态相似同一区域或者不同区域宿主以及寄生在相同宿主或不同宿主的疥螨进行分类,利用疥螨的遗传多样性,为宿主特异性和遗传多样性提供一些有趣的信息。Walton 等(1997)从部分疥螨基因文库中筛选出 18 个具有高度重复序列的阳性克隆,这些克隆中含有 13 个二核苷酸重复序列、4 个三核苷酸重复序列和 1 个四核苷酸重复序列,根据这些重复序列的两翼序列设计引物,对疥螨的特定基因进行扩增,并以扩增产物作为探针,可应用于疥螨流行病学调查和分类学研究。Walton 等(1999)在应用微卫星标记对来自人和犬疥螨的同源性研究时,发现了 70 种遗传突变因子,并且这些遗传因子的突变不是由地理环境所决定,而是由特定的宿主决定的。但 Berrilli 等(2002)获得了相反的结论,他们对来自北欧的羚羊疥螨和红狐疥螨的第二内部转录间隔区(ITS-2)和长度为 40bp 的线粒体 16S rRNA 对进行分析发现,这两种标记可区分来自不同地理区域的疥螨,但不能区分来自不同宿主的疥螨。Rasero 等(2010)采用疥螨微卫星基因分型将来自 3 个欧洲国家 10 种哺乳动物的 15 个宿主种群分为三类(宿主分类源):食草源、食肉源和杂食源。微卫星分析结果显示,这些群体之间缺乏基因流动,但在一个群体内可以发生基因流动。然而,无疥癣的动物可能与有疥癣的动物生活在同一地理区域内,宿主的生理、免疫防御等特性阻碍了不同区域潜在宿主物种之间的转移和定植。疥螨的基因组成(等位基因的存在和频率)可能会随着时间而改变(漂移)。Alasaad 等(2011)利用 9 个微卫星位点对当年收集的疥螨进行了种群遗传多样性分析,结果表明西班牙阿斯图里亚的比利牛斯羚羊、马鹿(狍)和红狐共栖的野生哺乳动物间,疥螨的遗传多样性变化不大。Oleaga 等(2013)采用微卫星比较了从相同地域收集的伊比利亚狼、羚羊、马鹿、狍和赤狐疥螨的遗传多样性,结果显示来自伊比利亚的狼疥螨拥有最多的基因多样性。

(二) 核糖体 DNA

近年来,利用核糖体 DNA 对物种进行分类和种间进化关系分析,已成为研究热点。核糖体 rDNA 结构比较特殊,5.8S、18S 和 28S rDNA 相对保守,而 ITS 区进化速率快,变异大,在绝大多数真核生物中有着非常广泛序列多态性。ITS-2 是核糖体大亚基和小亚基之间的第二内部转录间隔区,其物种间序列同源性很小,具有明显的遗传多态性,因此 rDNA ITS-2 序列为亲缘关系较近并且形态相似的螨种鉴定提供了非常有价值的遗传标记,在疥螨的种群分类鉴定中已有广泛应用。Berrilli 等(2002)对采自意大利和西班牙不同地区岩羚羊和红狐的疥螨核糖体 DNA ITS-2 和线粒体 DNA 16S 进行序列遗传变异分析,结果显示 ITS-2 序列在不同宿主和地理间表现出更高程度的遗传多态性,且大多为几个固定核苷酸的替换,说明被研究的种群之间基因自由交换受到限制,可能与当地种群的遗传结构有关。Gu 和 Yang(2008)对分离自中国兔和猪的 6 株疥螨核糖体 DNA ITS-2 361bp 进行了序列比对分析结果显示,核苷酸序列中没有缺失或插入,序列一致性为 96.9%~99.7%,系统发育分析也进一步表明这 6 个分离株隶属于同一个物种。Alasaad 等(2009)对收集自 4 个欧洲国家 9 种宿主 13 个野生哺乳动物的疥螨进行了核糖体 DNA ITS-2 扩增和比对分析,共获得 148 条长度为 404bp 的 ITS-2 序列,鉴定出 67 个变异位点(16.59%),UPGMA 分析显示没有任何地理株或者宿主聚类的迹象,因此认为 rDNA ITS-2 不适用研究疥螨种群之间的遗传多样性。

(三) 线粒体 DNA

线粒体 DNA(mitochondrial DNA,mtDNA)是环状、共价闭合的双链分子。不同于 rDNA,mtDNA 具有以下特点:①分子结构简单;②母系遗传方式,几乎无任何重组,便于进行进化分析;③不同区域突变率不同,可根据不同目的选择不同区域 DNA 片段;④进化速度快,远远快于核 DNA,有利于分析新形成物种,其中 COI、16S 和 12S 在疥螨的分类鉴定中已有广泛应用。Skerratt 等(2002)对澳大利亚袋熊、犬和人的 23 份疥螨样本进行了线粒体 DNA 12S 部分序列测序分析,结果显示这些螨核苷酸序列相似度为 96.32%

（314/326）；系谱分析表明，这些螨来自两个地理分支，但三种不同宿主的螨在系统发育上没有分化；因此作者认为他们来自共同的祖先，mtDNA 12S 可能是澳大利亚袋熊、犬和人疥螨的一个适合的群体标记。线粒体 16S 序列虽然可以区分羚羊和红狐疥螨的不同地理株，但也不能区别不同宿主的疥螨（Berrilli 等，2002）。然而，Walton 等（2004）基于线粒体 16S 和 COI 对澳大利亚人疥螨和犬疥螨进行系统进化研究结果却认为，疥螨在不同宿主和地域存在基因型的差异。Amer 等（2014）从水牛、牛、绵羊和兔子皮肤刮取到 25 个疥螨样本，利用核糖体 DNA ITS2 和线粒体 DNA $cox1$ 和 16S 进行分子特征标记。核糖体 DNA ITS2 序列显示没有宿主分离或者地理隔离，然而线粒体 DNA $cox1$ 和 16S 基因显示 4 种动物疥螨存在基因型差异。Andriantsoanirina 等（2015）对法国疥螨和 GenBank 中检索到的不同地域和不同宿主的疥螨进行 $cox1$ 基因多态性分析，研究表明人疥螨不构成单一的同质种群，人疥螨存在三个截然不同且分离的分支（A、B 和 C），犬疥螨和人疥螨在遗传上没有差异；此外，C 支含有来自人类和其他 12 个寄主物种（狗、兔子、黑猩猩、猪、羊、水牛、牛、袋熊、袋鼠、浣熊狗、野山羊和貂）的疥螨，基因流在不同寄主的螨之间发生。Lastuti 等（2019）发现印度尼西亚玛琅、岸朱、东爪谏义里和东爪哇四个地区的兔疥螨的 $cox1$ 序列非常相似，不存在地理株差异；同年报道了自东爪哇获得的山羊和兔疥螨 $cox1$ 序列相似性达 99%，未发现宿主隔离（Lastuti 等，2019）。

（四）多基因片段联合

鉴于不同基因以及同一基因不同片段在物种鉴定方面的效力不同，因此，通过比较多基因片段之间的鉴定效能，筛选适合疥螨分子分类鉴定的 DNA 条形码，是提高分子鉴定成功率的有效途径，核糖体、线粒体或微卫星 DNA 的联合应用在疥螨的分子分类鉴定中已有报道。Zhao 等（2015）通过比较核糖体 ITS2、线粒体 16S 和 $cox1$ 序列对中国人疥螨、犬疥螨以及 GenBank 中检索到的不同宿主和地理株疥螨种群分类的鉴定结果发现，线粒体 $cox1$ 基因 317bp 可以将疥螨分为 5 个支（种），即人疥螨分为 4 支（中国人 1 疥螨、中国人 2 疥螨、澳大利亚人疥螨和巴拿马人疥螨）和动物疥螨 1 支。动物疥螨支涉及 9 种动物，且中国犬疥螨与美国犬疥螨和澳大利亚犬疥螨聚为一小支。进一步序列分析显示，5 个种内序列差异均小于等于 2.6%，种间为 2.6%~10.5%，种内和种间未发生重叠；而核糖体 ITS2 基因 311bp 和线粒体 16S 基因 275bp 则不能，序列差异在 1.0% 以上在种内和种间存在重叠。因此提出线粒体 $cox1$ 基因 317bp 可以作为疥螨分子分类鉴定的 DNA 条形码，中国人疥螨与澳大利亚人疥螨和巴拿马人疥螨存在地理隔离，而犬疥螨不存在地理隔离，且与其他动物疥螨为同一个种。Li 等（2018）通过对核糖体 ITS-2 和线粒体 16S 基因测序，描述了从中国野生动物中采集 13 株疥螨以及一株兔疥螨的遗传特征。经过克隆和测序得到 14 条 ITS-2 序列和 12 条 16S 序列。进一步分析单倍型网络和群体遗传结构发现，ITS-2 中有 79 个单倍型，16S 中有 31 个单倍型；系统发育树显示部分聚类与地理位置和寄主有关，基因多态性分析提示所有疥螨具有相似的起源。作者推测疥螨的遗传进化可能与宿主的遗传进化有关，但需要更多的证据支持。Naz 等（2018）利用核标记 ITS-2、线粒体标记 16S 和微卫星标记对巴基斯坦人疥螨进行了鉴定。ITS-2 序列分析显示，人疥螨没有宿主分离和地理分离；而 16S 分析结果显示，人疥螨既存在宿主隔离，也存在地理隔离；微卫星分析结果显示，人疥螨种群内和种群间均存在等位基因多态性。疥螨的不同变异属于不同的寄主种类和地理区域，说明巴基斯坦人疥螨存在遗传分离。

国外还有研究通过联合运用形态和分子生物学手段发现，疥螨可以在不同捕食关系的宿主之间传播（Arlian 等，1984；Alasaad 等，2013；Renteria-Solis 等，2014）。感染犬的疥螨可以永久性感染家兔，并且这些螨能够再次感染犬，这表明漫游/户外捕食野兔的家犬和野犬可能会从这些宿主感染疥疮，因此疥螨可以在不同犬和家兔之间交叉感染。同样，野生羚羊疥螨已被证明会感染家养山羊，反之亦然，感染红狐的疥螨可以感染家犬。微卫星标记分析表明德国浣熊可能会感染红狐疥螨。根据现有研究结果，疥螨可能是由不同种和不同种的变种组成，疥螨的形态和生态多样性可能是由不同的变种不断进行杂交的结果。然而，由于疥螨无法进行杂交育种研究，交叉感染的研究也非常有限，目前自不同哺乳动物收集的疥螨是否具有宿主特异性尚不清楚，相同宿主内或者不同宿主间是否有多个物种也不清楚。目前，研究者已开始把分子标记作为疥螨分类的重要依据，虽然疥螨分子系统学的研究还处在起步阶段，寄生在很多宿主上的疥螨目前尚缺乏分子分类研究，但现有的分子研究的结果为这些问题提供了一些有趣见解。然而，这些研究使用了不同的核基因、核糖体基因和线粒体基因,导致所得结论不完全一致。今后应不断寻找新的、有良好检测功能的分子标记及检测手段,加强疥螨分子系统学的研究,结合形态学和宿主特异性来完善疥螨发育关系的进化起源树,确定不同地域和宿主来源疥螨的分类地位,为疥螨的流行病学、传播模式以及疥螨病的控制研究提供科学依据。

第三节 生物学

人们对疥螨的生物学研究报道较少,目前尚有许多问题仍不清楚。本节主要介绍疥螨的生活史、寄生习性和离体疥螨存活时间。

一、生活史

疥螨是皮肤永久性寄生螨,以角质层组织和渗出的淋巴液为食,它们的一生几乎在宿主身上度过,并能在同一宿主体上世代相传。生活史包括卵、幼螨、若螨和成螨四个阶段(图 36-10),其中幼螨致病力最强。雄螨和雌螨的若螨又分为两期,第一期和第二期,但由于雄螨第二期若螨稍大于第一期,在显微镜下不易观察出它们的区别,所以常误认为雄螨只有一个若螨期。雌螨的第二若螨蜕变为成螨需要的时间比较长,而雄螨所需时间很短。

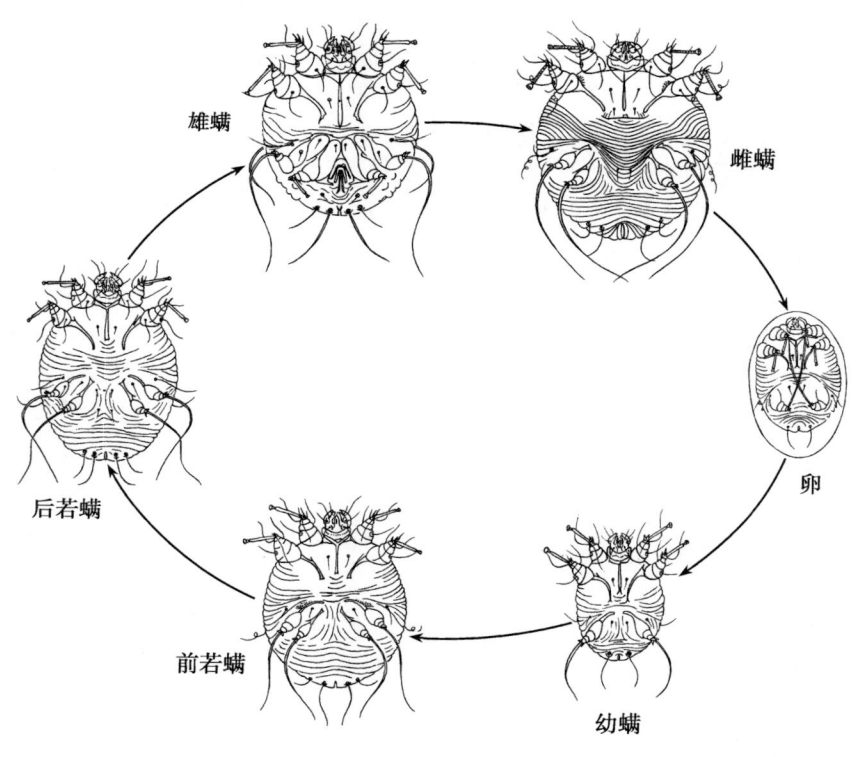

图 36-10 疥螨生活史示意图
(引自 李朝品)

雌螨的第二若螨已经形成成熟的阴道,与雄螨完成交配后蜕皮变成雌螨,受精后的雌螨非常活跃,用前足附节末端的爪在宿主的表皮挖凿隧道,平均每天挖 2~5mm,然后逐渐形成与皮肤平行的隧道。每隔一定距离的地方有到达表皮的纵向通道,雌螨 2~3 天后产卵于"隧道"内,卵期一般为 3~4 天,但若外界温度降低,孵化期可延续到 10 天左右。卵对环境有一定的耐受性,离开宿主后 10~30 天尚能发育。

幼螨很活跃,有时离开"隧道"爬到宿主皮肤表面,重新再凿一"隧道"生活,有的在原来的"隧道"旁挖掘一侧道定居,有的仍在母体"隧道"内寄居。幼螨生活在原隧道中,螨期 3~4 天,在定居的"隧道"内蜕皮变为若螨。

雄性若螨只有 1 期,经 2~3 天后蜕皮发育为雄螨;雌螨有 2 个若螨期,I 期若螨 2~3 天后变为 II 期若螨。雄螨交配后不久死亡,或筑一短"隧道"短期寄居。雌性 II 期若螨则于交配后重新钻入宿主皮肤内挖掘"隧道",不久蜕皮为雌性成螨,2~3 天后开始产卵,每隔 2~3 天产卵一次,每次可产卵 2~3 粒。因此,在"隧道"内可见很多卵排集在一处(图 36-11)。疥螨从卵发育到成螨,一般约 10~14 天。雌螨一生可产 40~50 粒,寿命通常为 6~8 周。

二、寄生习性

疥螨广泛寄生于人和多种哺乳动物皮肤,属专性寄生螨,多数具有宿主特异性。下面主要介绍人疥螨的寄生部位、侵入皮肤、挖掘隧道、繁殖交配、寻找宿主、摄取营养等相关生活习性。

(一) 寄生部位

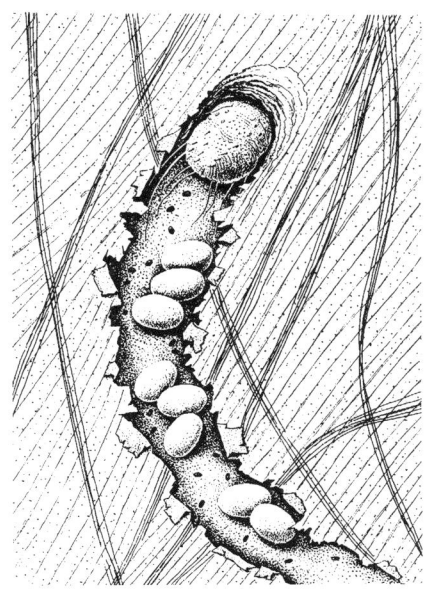

图 36-11 疥螨在皮肤内隧道产卵

人疥螨感染通常局限于皮肤表层的特定部位,多见于体表皮肤柔软嫩薄的皱褶处,手指间、手腕和肘部是成年患者最常见的感染部位,腕屈侧、肘窝、腋窝、胸部、脐周、下腹部、背部、腰部、腹股沟、臀间沟、会阴部、外生殖器、股内侧,踝和趾间等部位也是感染的有利部位,重者遍及全身;女性患者还可见乳房下、乳晕处感染;儿童全身均可被侵犯。黄淑琼等(2015)收集 2011 年 1 月到 2013 年 12 月在乐山市人民医院门诊就诊且临床最后确诊为疥疮的 3 岁以下的婴幼儿共 96 例,全身均被累及,其中胸部有皮损者 72 例(75.00%)、四肢 72 例(75.00%),腹部 70 例(72.92%)、腋窝 62 例(64.58%)、臀部 58 例(60.41%)、背部 58 例(60.41%)、头面部 52 例(54.17%)、指缝 50 例(52.08%)、掌跖 38 例(39.58%)和阴囊 28 例(29.17%)。

疥螨在人体皮肤的分布特征表明,手和手腕容易感染可能是接触感染者或者处理被螨污染的材料的结果,部分原因是这些部位的皮肤脂质组成相对其他位置特异。疥疮多发生在皮肤薄嫩的部位,与疥螨喜侵犯毛囊皮脂腺单位密度低和角皮层较薄的区域有关。身体不同的解剖区域皮肤的脂质含量和脂质混合物有所不同,因此螨偏爱身体的某些特定区域的原因目前还不清楚,很可能涉及皮肤多种因素的相互作用,皮肤脂质区域可能有某种吸引力将螨转移到身体的这些有利部位。

(二) 侵入皮肤

当疥螨感染宿主时,它们首先必须穿过皮肤的表皮角质层。犬疥螨和人疥螨的各生命阶段穿过宿主皮肤的过程已在实验室显微镜下观察到。放置在皮肤上的疥螨分泌出透明的液体(可能是唾液)可能含有消化酶,例如天冬氨酸蛋白酶(Mahmood 等,2013),帮助疥螨溶解皮肤组织,从而进入到皮肤内。分泌的唾液在疥螨身体周围形成一个水池,皮肤角质层被溶解,螨沉到凹陷的皮肤。当螨下沉时,它的腿像乌龟一样移动、挖掘、爬行,推动着螨向前移动,迅速在角质层中形成一个洞。疥螨挖掘人体皮肤角质层,一般选择在两条以上皮纹沟的柔嫩皱褶处,该处的皮纹沟与表皮常有不同程度的分离。钻皮动作开始时是颚体向下,躯体上翘,螨体纵轴与被侵皮肤呈 60°~70° 角,颚体左右摆动,前两足跗节交替挖掘,3~4 秒后,螨体角度开始慢慢变小。此时,受试者皮肤局部有轻微刺痛感。疥螨在掘进中时挖时停,躯体完全进入皮肤的时间为 40~120 分钟,平均 67 分钟。

(三) 挖掘隧道

疥螨寄生在宿主表皮角质层的深处,以螯肢和前两足跗节爪突挖掘,逐渐形成一条与皮肤平行的蜿蜒隧道(图 36-12)。"隧道"是疥螨在宿主皮下自掘的寄居和繁殖场所,也是因疥螨的寄生所形成宿主皮肤损伤的特有形态表现,对疥疮的临床诊断和鉴别诊断有着重要价值。雌螨挖掘隧道的能力强,每天挖 0.5~5mm。雄螨与 II 期若螨亦可单独挖掘,但能力较弱。I 期若螨和幼螨不能挖掘隧道,生活在雌螨所挖掘隧道中。当疥螨钻入皮肤角质层后,沿水平方向不断向前挖掘,并啮食角质而形成一条与皮肤平行的线形、弧形、不规则曲线形或呈断断续续虚线形的穴道。用 5 倍放大镜或肉眼观察,一般新近形成的"隧道"

外观比较完整,"隧道"表面的角质层多呈灰白色或浅黑色;陈旧性"隧道"外观则呈棕褐色或黑色干枯,多数表皮脱落或残缺不全。"隧道"的长度与疥螨的螨期及疥螨寄居时间长短有关。一般长 3~5mm,宽 0.5~1.0mm,最长可达10~15mm,最短者仅遮盖住螨体。幼螨、若螨及雄螨寄居的"隧道"均较雌螨短。

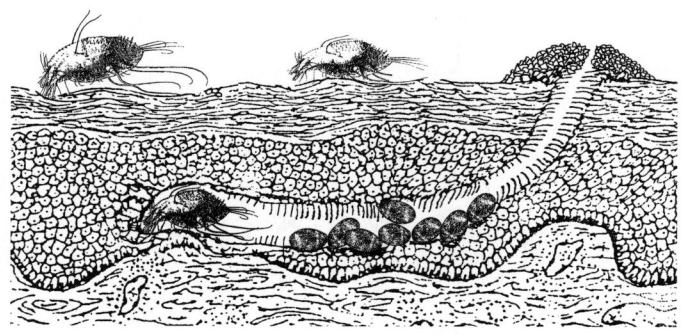

图 36-12　疥螨寄生在皮内隧道中示意图
(引自 李朝品)

(四) 繁殖交配

疥螨的交配现象较为特殊,多于夜间在宿主皮肤表面进行。雄螨钻出"隧道"游离于宿主皮肤表面,寻找配偶,与雌性Ⅱ期若螨交配。受精后的雌性Ⅱ期若螨非常活跃,爬行迅速,是疥螨散播和侵犯宿主的重要时期。它既可感染原宿主,又易感染新宿主,还可以污染被褥、衣服导致间接传播。离体雌性活疥螨在人手背皮肤表面的爬行无一定方向性,爬行路线绝大多数是沿皮纹沟前进,也可横越皮纹沟后,再沿皮纹沟爬行。爬行动作是第 1 对足与第 2 对足左右交叉前进,转体时螨体外侧前 1、2 足向前内侧交替用力外扒,而同侧后 3、4 足起支持配合作用,使螨外侧抬高并向内侧倾斜,此时内侧各足无明显动作。疥螨爬行扩散速度的快慢直接受外界温度的影响,也与螨龄大小、个体差异及离体时间的长短等因素有关。在外界温度 13~14℃时,每分钟平均爬行距离 3mm;在 25℃±2℃时,平均爬行距离为 11.4mm,波动范围在 7~21mm 之间;在 32℃时,1 分钟最快可爬行 35mm。离体疥螨在爬行的过程中时有停留,停留的位置多在两条以上皮纹沟交叉的凹陷处,并有试探性钻皮动作。在爬行中每分钟停留 1.5 次,时间为 4.3 秒。

疥螨能够离开它们的洞穴在皮肤上游荡,即便寄生在宿主的螨数量很少,雄性和雌性还是会找到对方并完成交配。已有报道螨能够散发信息素参与这一过程,例如鸟嘌呤等嘌呤化合物以及其他含氮废物和酚类化合物,疥螨可能产生类似的化合物参与反应。Arlian 和 Vyszenski-Moher(1996)将 10 个含氮代谢物和 3 个酚类化合物分别提供给犬疥螨的所有生命阶段,鸟嘌呤、嘌呤、腺嘌呤、尿囊素、次黄嘌呤、黄嘌呤、尿酸、氯化铵、硝酸铵和硫酸铵都吸引了大量的疥螨,三种酚类化合物 2,6-二氯苯酚、水杨酸甲酯和 2-硝基苯酚也吸引了疥螨的所有生命阶段;雌性对各种化合物的大部分浓度反应最大,而雄性对小部分浓度有反应,氮和酚化合物可能作为疥螨的信息素。

(五) 寻找宿主

疥螨在离宿主较近的情况下寻找来自宿主的刺激,因此他们能够离开宿主以及污染宿主的环境。因此,人类和其他哺乳动物可能不需要与感染宿主直接接触就能感染疥螨。对于人类疥疮,床上用品、家具、玩具和衣服中的活螨可能是一个传染源;对于野生和家养哺乳动物来说,共用的栖息地、谷仓和畜栏等可能是感染疥螨的来源。

用犬疥螨进行实验,将雌螨放置在一根直径 1mm 垂直于宿主并与之接触的金属丝上,螨在距离宿主不同距离的地方,沿着金属丝向寄主方向行走。68% 以上的雌螨在距离宿主 4.9cm 处向宿主移动,而在距离宿主 4.2cm 处时所有疥螨都向这个方向移动。当放置在 11.2cm 之外时,大约 20% 的测试螨会迁移到宿主。因此,感知和响应寄主的能力随着离寄主的距离增加而减弱。在这些实验中,引起反应的宿主刺激可能是宿主散发的体味、热量或者呼出的二氧化碳(Arlian 等,1984)。

螨会在没有宿主的情况下寻找热刺激源。83% 以上的雌螨寻找 5.6cm 以外的热源。然而,当同时让它们选择这两种刺激时,雌螨对人工热刺激和宿主皮肤气味的反应是一样的。在距离两种刺激 6.5cm 时,38% 的螨选择活的宿主,5% 的螨选择人工热刺激 32℃,其余 57% 的螨对任何一种刺激都没有反应,可能是疥螨无法区分从相反方向提供的两种刺激。在其他两种选择实验中,疥螨选择了含有宿主气味且没有 CO_2 的空气,这样就不需要 CO_2 来诱导反应。将人疥螨置于 20~30℃的温度梯度中表现出类似的趋温反应,在 24℃以下,人疥螨向较热的部分移动,因此 24℃以下区域没有螨。这些实验清楚地表明,寄生在宿主附近环境中的疥螨感知到来自宿主的刺激(气味、体温),并会寻找其来源。

探测光和光强以及宿主味道和体温可能是疥螨寻找宿主的重要因素。疥疮的光反应尚未被广泛研究。先前报道的人疥螨的数据显示,它对光刺激没有反应。相比之下,犬疥螨能够被63fc(678 lm/m²)和100fc(1 076 lm/m²)的荧光灯吸引,观察到大量螨从皮肤疥疮外壳中迁移到光线下,而不是停留在室内黑暗的地方。

(六)摄取营养

疥螨居住在哺乳动物的皮肤表皮无生命的角质层中自己挖掘的洞穴,人们曾经认为疥螨以溶解细胞角质层为食。然而,后来的研究提示当它们在角质层深挖时,摄食细胞间液体(淋巴)渗入疥螨周围洞穴口器下表皮附近的活组织(细胞)。扫描电子显微镜和光学显微镜显示,疥螨驻留在皮肤角质层的透明层和颗粒层界面,细胞间液在靠近螨的位置可以渗透到洞穴里。螨似乎向真皮挖洞以保持这个位置,因为基底层细胞增殖并且上层干燥的角质层被推向皮肤表面。疥螨"隧道"和中肠存在宿主的IgG抗体表明这些螨吞食了寄主血清,但它们有相对有限的酶活性,似乎无法消化IgG。

三、离体螨存活时间

屈孟卿等(1986)观察了离体雌性人疥螨在浴池业的各种微小气候下的平均寿命。结果证明,在河南济源市元月份,公共浴池洗澡间昼夜平均温度为16.25℃(12~20℃),相对湿度为84%~96%,离体雌性活疥螨的平均寿命为3.07天,最长可存活7天,48小时死亡率18.42%;更衣休息间昼夜平均温度为14.87℃(11.8~16.8℃),相对湿度88%,其平均寿命为3.21天,最长可存活5天,48小时死亡率为57.14%;而置于公共浴池公用湿毛巾中,平均寿命3.41天,最长可生存7天,48小时死亡率为29.26%。公共浴池休息更衣间在乡镇农村的浴池业中,一般是床位与床位相邻,衣服多放在床位上,浴巾公用,结合离体疥螨在该场所温度及相对温度条件,能正常爬行和存活天数较长,又有实验感染成功的事实,因此,公共浴池休息更衣间这一场所,在疥疮流行病学上的意义值得重视。

1988年,屈孟卿等进一步设计了三种实验类型观察螨体外存活时间:第一种是离体疥螨暴露于不加盖的干滤纸皿内;第二种是将其置于湿润的带盖的生理盐水湿滤纸皿内;以上两组均放在不同梯度温箱内和冰箱中。第三种是将离体疥螨置于不加盖的玻皿内,分别放于浴池洗澡间、休息更衣室及浴用湿毛巾上。观察记录疥螨离体后,在上述诸条件下的每天存活情况,按$\Sigma fd/n$的公式计算平均存活天数,即其平均寿命(L_1),以平均寿命的例数$(1/L)$表示日死亡率(F),并以1-F求得日存活率。

表36-2的实验结果显示离体雌性活疥螨的平均寿命,在温度较高及所处环境的相对湿度较低时,寿命较短,48小时死亡率较高;反之,温度较低,相对湿度较大时,其寿命较长,48小时死亡率较低。如10℃时,

表36-2 在不同温度的干燥及湿润条件下离体雌性人疥螨的平均寿命

温度/℃	微环境条件	观察疥螨数/只	逐日死亡累计只数/d													平均寿命/d	每天存活率/%
			1	2	3	4	5	6	7	8	9	10	11	12	13		
0	A*	12	0	7	8	12										2.75	0.64
	B**	29	1	6	6	9	14	20	23	27	28	29				5.38	0.81
10	A	38	23	32	34	37	38									1.68	0.41
	B	29	1	3	3	4	5	9	11	23	23	26	28	29		7.62	0.87
15	A	43	11	21	35	41	43									2.49	0.60
	B	33	3	4	4	7	12	24	25	29	29	33				5.86	0.83
20	A	40	26	35	40											1.48	0.32
	B	59	14	32	49	54	57	59								2.51	0.61
25	A	44	37	44												1.16	0.14
	B	35	15	22	35											1.94	0.49
35	A	18	18													1.00	0
	B	80	76	80												1.05	0.02
40	B	12	12													1.00	0

注:* 暴露在干滤纸皿内(无盖);** 生理盐水湿滤纸皿内(带盖)。
引自屈孟卿等,1988。

生活于生理盐水湿滤纸皿内的离体疥螨平均寿命为 7.62 天,最长可存活 12 天,48 小时死亡率为 10.34%,而在 35℃的上述条件下,其平均寿命 1.05 天,最长可存活不足 2 天,48 小时死亡率 100%;同样为 10℃,暴露在干滤纸皿内者平均寿命 1.68 天,最长可存活 5 天,48 小时死亡率为 84.21%。在 15~25℃条件下,暴露在干滤纸皿内者平均寿命分别为 2.49 天、1.48 天和 1.16 天,最大存活时间依次为 5 天、3 天和 2 天,48 小时死亡率分别为 48.83%、87.50% 和 100%;同样在此温度条件下,生理盐水湿滤纸皿的疥螨,平均寿命依次为 5.86 天、2.51 天和 1.94 天;最长存活时间为 12 天、6 天及 3 天;48 小时死亡率分别为 15.90%、54.23% 及 62.85%。再以同湿润条件,但温度分别为 0℃和 10℃,前者的平均寿命为 5.38 天,最长寿命 10 天,48 小时死亡率为 20.68%;后者平均寿命 7.62 天,最长存活 12 天,48 小时死亡率 10.34%。在干燥条件下,0℃其平均寿命 2.7 天,最长存活 4 天,48 小时死亡率 58.33%;10℃其平均寿命 1.68 天,最长存活 5 天,48 小时死亡率 84.21%。各实验组疥螨除生存的最后 2 天外,均能正常爬行。总的看来,低温高湿或高温低湿对离体疥螨的存活均不利。这一点与 Arlian 等(1984)对犬疥螨和人疥螨的观察是一致的。

屈孟卿等认为,暴露在干燥滤纸皿内和放置于生理盐水湿滤纸皿内的疥螨生存条件,与离体后疥螨所处的外界干、湿条件较为接近。若结合疥螨离体后的爬行和钻皮活动与温度关系来分析,并以平均寿命作为离体疥螨存活的有效时限,在外界比较干燥的条件下,估计其有效扩散温度为 15~20℃,有效扩散时限为 1~2.49 天;而在外环境较为湿润的条件下,有效扩散温度为 15~35℃,有效扩散时限为 1.05~5.85 天。另外,离体后疥螨无论在外界较干燥或湿润的条件下,48 小时的死亡都是较高的,这一特点在正确分析疥疮流行病学态势上具有一定意义。

四、再感染能力

国内屈孟卿等(1989)将从患者"隧道"皮损处获取的雌性活疥螨,随机计数分开包裹于滤纸包内,再分别置于不同场所存放一定时间后,按设计进行再感染试验。首先将志愿者手腕部置于 10×2.8 倍双目解剖镜视野中,再将受试疥螨移放于其手腕皮肤表面,保持局部外界温度在 25℃±1℃,在镜下连续观察。凡在 1 小时内疥螨完成或 2/3 躯体钻进皮肤角质层者,按感染成功计。每次观察 2~4 只,合并计算结果。

(一)雌性人疥螨离体不同时间后的感染力

从表 36-3 中所示结果可以看出,疥螨离开人体时间越短,其存活率越高,再感染的能力越强,反之,离体时间越长,存活率越低,再感染力越差。离开宿主 48 小时,在其存活者中,仍有 80.64% 的感染力。84 小时后存活者失去感染能力。说明在冬春季节中,疥螨离开宿主"隧道",在一般住室条件下,3 天后很快失去传播能力。

表 36-3 雌性活疥螨离体不同时间后的感染力 *

离体时间 /h	离体后的存活情况			存活螨的感染情况		
	标本只数	存活只数	存活率/%	观察只数	钻入只数	感染力/%
1	20	20	100.00	20	20	100.00
5	13	13	100.00	13	13	92.30
24	93	70	75.27	25	25	88.00
48	101	53	53.48	31	31	80.64
72	92	28	30.43	16	16	50.00
84	214	16	7.48	14	14	0.00

注:* 标本置放在 8~10℃及相对湿度 52%~66% 的住室桌面。
引自屈孟卿,1988。

(二)雌性疥螨离体后置于公共浴池更衣间及湿浴巾 48 小时后感染力

屈孟卿等的实验表明(表 36-4),在这两种特定的微小环境下,离体两天的雌性人疥螨仍有 75.00%~77.77% 的感染能力,离体当天感染力则更高。在患者的指甲污垢中可发现疥螨卵,抓痒后脱落的皮屑中发现活雌疥螨,而疥疮患者一般在沐浴后皮损部痒感加剧,抓痒频繁,且浴后人体皮肤角质层变得较为柔嫩,"隧道"更易被抓破,导致疥螨被动的散落于更衣休息间的床位上、衣服上、浴巾上。浴池更衣间在冬春季节的日平均温度在14.9℃以上,离体疥螨在此条件下,能正常爬行和钻入皮肤角质层引起感染。因此认为,公共浴池业的更衣休息间是疥螨散播造成人群感染的重要公共场所,其在疥疮流行病学上的意义值得重视。

表 36-4　疥螨离体后置于浴池休息更衣间不同条件下 48 小时的感染力 *

场所	48 小时的存活情况			存活螨的感染情况		
	标本只数	存活只数	存活率/%	观察只数	钻入只数	感染率/%
休息更衣间床单	56	40	71.42	16	12	75.00
浴用毛巾	41	31	76.60	18	14	77.77

注:* 休息更衣间的日平均温度为 14.9℃,相对湿度为 88%~94%。
引自屈孟卿,1989。

(三) 离体后置于棉衣、被窝中若干时间后的感染力

屈孟卿等(1988)的实验结果如表 36-5 所示。将离体雌性活疥螨置于无人穿的棉衣内 72 小时,虽然其存活率仅为 42.47%,但在存活的 16 只中仍有 56.25% 的感染力。说明穿着患者衣服也是感染疥疮的方式之一;睡人的被窝内温度较高,相对湿度较低,随着人们入睡时间的推移,被窝中温度会更高,相对湿度更低,离体疥螨的存活率及感染力逐步下降。因此,仅在人们入寝后前几个小时感染力强。事实上疥疮患者体内的疥螨夜间爬出交配,疥螨常会主动或被动的散布于患者的被窝中或床单上。若与患者同床共被,则是家庭传播的重要方式。另外,离体疥螨在此温度及相对湿度的微环境下,爬行迅速,易于扩散,这可能是造成与患者同住集体宿舍或通铺的人群罹患疥疮的主要原因。出差、旅游后患疥疮者,很可能是使用了患者睡过的床单、被套等被感染的。

表 36-5　离体疥螨置于未穿棉衣及单人被窝中若干时间后的感染力 *

场所	离体时间 /h	48 小时的存活情况			存活螨的感染情况		
		标本只数	存活只数	存活率/%	观察只数	钻入只数	感染率/%
未穿棉衣中	48	69	39	56.52	18	15	83.33
	72	48	48	42.47	16	9	56.25
单人睡被窝	1	12	10	83.33	10	9	90.00
	2	48	17	35.41	17	15	88.24
	4	56	17	30.35	17	6	35.29

注:* 无人穿棉衣内温度为 3~8℃,相对湿度为 56%;单人睡被窝温度为 32.4~35.8℃,相对湿度为 46%~48%。
引自:屈孟卿等,1988。

第四节　生态学

疥螨的交配必须在宿主皮肤表面完成,交配后再侵犯原宿主或扩散传播至新宿主,但疥螨离开"隧道"后至再次侵染宿主的这一过程,必然要受到外界诸因素的影响,疥螨脱离后的生存和保持感染的能力是疥螨在环境中感染宿主的关键因素。因此,对人疥螨离体生态方面的研究,不仅具有重要的流行病学意义,而且对消灭离体疥螨和控制疥疮的流行也将起到积极的作用。

一、温度

屈孟卿等(1988)根据人疥螨的这一生态特点,从患者皮损处以解剖镜镜检法采集大量雌性活疥螨,挑选活动力强、离体不超过 1 小时的螨体作为实验对象,对离体疥螨在不同温度下的存活力进行了观察。结

果显示，在0~9℃时，离体雌性活疥螨颚体及4对足均不能活动，呈"休眠"状；10~12℃时，肢体可活动，但不能爬行；13~14℃可缓慢爬行；15~31℃有钻皮活动，爬行速度因温度的高低而异；32~38℃爬行速度明显加快，钻皮活动减少；39~40℃爬行呈逃窜状，无钻皮现象；43~45℃前2对足动作不协调，有时不能正常伸展，前进速度非常缓慢；46~48℃前2对足虽有不停的伸展活动，但已失去爬行能力；50℃时30秒至1分钟内死亡。以上结果表明，离体疥螨散播温度为13~40℃，最适散播温度为15~31℃，在此温度界限内可侵犯宿主，造成人体感染的机会最多（表36-6）。离体雌性活疥螨在50℃水温中1分钟内死亡率100%（表36-7），提示用50℃以上热水，浸泡被疥疮患者污染的衣物，是杀死逗留在这些物品上的离体疥螨的简便、有效的方法之一。

表36-6　离体雌性人疥螨的活动与温度的关系

温度/℃	活动状态	温度/℃	活动状态
0~9	"休眠"	39~40	呈逃窜状 ***
10~12	肢体活动	43~45	爬行减慢 *
13~14	缓慢爬行 *	46~48	不能爬行
15~31	正常爬行 **	>50	死亡
32~38	爬行加快 ***		

注:* 不能钻皮;** 具钻皮活动;*** 钻皮活动减少。
引自屈孟卿等,1988。

表36-7　离体雌性人疥螨对不同水温的耐受性

观察指标	不同水温/℃					
	40	45	50	55	60	65
观察疥螨数/只	64	61	60	42	40	40
停留作用时间/min	20	10	1	1	1	1
死亡疥螨数/只	0	0	60	42	40	40
死亡率/%	0	0	100	100	100	100

注:引自屈孟卿等,1988。

　　屈孟卿等（1988）还观察了在-12℃±4℃超低温条件下，离体雌性活疥螨在不同时间内的死亡率（表36-8），证明其在该条件下12小时全部死亡。提示采取这种冷冻措施，在我国北方严寒的冬季将患者的内衣、被褥置于室外通风处一昼夜，亦可起到杀灭疥螨的作用。

表36-8　在-12℃±4℃条件下离体雌性人疥螨在不同时间内的死亡情况

观察指标	时间/h				
	4	6	8	10	12
观察疥螨数/只	67	70	42	50	28
死亡疥螨数/只	31	39	30	41	28
死亡率/%	46.26	52.85	71.42	82.00	100

注:引自屈孟卿等,1988。

　　为了探讨在疥疮流行季节中，晒晾被褥在阻断传播上的作用，屈孟卿等（1988）用涤棉布单层包裹离体雌性活疥螨，并分别用透明胶带固定在被褥的被里及被表，置庭院内晾晒，其结果（表36-9）证明，晒晾被褥对杀灭离体疥螨有一定作用，随着季节变换，气温的升高和相对湿度的下降，不利于螨的存活。在外界相同的温度和湿度下的2、3月份，被褥上疥螨直接暴露于阳光下死亡率较高，似与阳光的直射有关。

表 36-9 晒晾被褥对离体疥螨生存的影响

月	旬	平均温度/℃	平均相对温度/%	放置疥螨只数		晒晾时间/h	死亡率/%	
				向阳面	背阳面		向阳面	背阳面
2	下	5.4	48.6	50	50	24	76.0（38/50）	56.0（28/50）
3	中	8.3	69.0	42	37	24	92.9（39/42）	54.0（20/37）
4	中	20.9	55.5	36	30	30	100.0（36/36）	100.0（30/30）
5	上	25.5	30.8	40	40	9~12	100.0（40/40）	100.0（40/40）

注：引自屈孟卿等，1988。

二、光照

光照的强弱与季节变化有关，对疥螨生存力的影响已有报道。张长锋和陈钢舰（2016）探讨了季节和光照对犬疥螨病流行的影响，发现在犬场犬疥螨病的流行表现为秋季开始，冬春季节加剧，为发病高峰期，夏季减少或基本平息的规律，而在农村杂散养犬户中这种季节性的表现就不甚明显。据此初步分析认为，夏季犬脱毛，皮肤易受日光直射，改善了通风条件和皮肤表面的蒸发作用，皮温升高，这些条件都不利于卵和幼螨的发育，因此在夏季，新发病例自然减少，犬也只呈现螨病的轻微病状或带螨现象。但到了秋季，由于绒毛的长出，皮温降低，阳光直射于皮肤时间减少，发病数和复发病例逐渐增加，到冬、春季节到达最高峰。因此作者建议，养犬要经常给犬洗澡，保持犬体表皮肤卫生，加强犬舍的通风与干燥；严冬季节让犬多晒太阳，减少犬疥螨病的发生。

三、氢离子浓度

屈孟卿等（1988）将离体雌性活疥螨接触不同氢离子浓度溶液湿滤纸 8 小时后，观察其死亡率（表 36-10）。实验结果表明，雌性疥螨耐碱不耐酸，在中性及弱碱性环境下，死亡率较低。据此，屈孟卿等建议将治疥外用药物赋形剂的氢离子浓度调整为 pH4~5 或用 pH5 的水溶液沐浴后，再涂擦治疥药物，可能会提高药物疗效和缩短疗程。

表 36-10 pH 对离体疥螨生存的影响

湿滤纸 pH	接触时间/h	死亡率/%	湿滤纸 pH	接触时间/h	死亡率/%
3~5	8	100.0	9	8	5.1
6	8	13.9	10	8	17.0
7	8	2.8	11	8	28.4
8	8	4.9	12	8	93.6

注：引自屈孟卿等，1988。

四、季节消长

关于疥疮门诊患者就诊时间分布，国内外均有研究报道，认为秋季和冬季是疥疮的多发季节。日本某医院皮肤科的门诊患者统计分析发现，患者数以 10 月至次年 3 月较多，12 月为高峰。在我国，由于研究涉及的省市不同，气候不同，而导致结果存在差异。苏敬泽等（1983）报告，广东湛江疥疮门诊患者数量在 10~12 月以及 1~3 月高于 4~9 月。王履新等（1986）对 1984 年 4~7 月份新疆石河子医学院附属医院皮肤科 193 例患者进行了研究，发现疥疮门诊患者春秋两个季节人数较多，冬夏两个季节人少较少，从其调查中可以发现，5~6 月患者较多，到 7 月就显著减少，他们认为是气温变化对疥螨喜湿怕干的生活习性产生了影响，他们推测是当地春秋两季气温适宜，人们的户外运动较多，相互之间传播导致发病患者较多。黄淑琼等（2015）收集 2011 年 1 月到 2013 年 12 月在四川乐山市人民医院门诊就诊且临床最后确诊为疥疮的 3 岁以下的婴幼儿共 96 例，其发病季节分布如下:冬季发病 42 例(43.75%),春季 30 例(31.25%),秋季 14 例(14.58%),夏季 10 例(10.42%),冬春两季发病率明显高于秋夏两季,作者推测可能与农村卫生条件相对较差有关。

屈孟卿等(1988)以河南济源市疥疮防治门诊 1986—1987 年两年各月份初诊疥螨阳性患者的人数、定位采螨指数(只/单侧手腕)、所采雌螨的孕卵比率(制片后逐个检查标本)和各月份平均气温等四项作为指标,结合离体疥螨在外界不同温度和不同湿润及干燥条件下的平均寿命,24 小时及 48 小时死亡率等因素加以综合分析,证明该地全年虽均有疥疮初诊病例,但 2~5 月及 10 月至次年 1 月病原阳性患者分别占全年的 41.47% 和 43.85%,而 6~9 月仅占全年患者的 14.7%(表 36-11)。这种双峰的季节多发的态势,与相应月份平均气温密切相关。当地 6~9 月的每月份平均气温波动在 21.1~27.0℃ 之间,这几个月的采螨指数在 2.17~3.54 只的范围,孕卵率为 13.23%~26.17%,而其他月份的月平均温度均在 20.8℃ 以下,采螨指数(3.86~8.76 只)及孕卵率(38.06%~49.00%)均明显高于 6~9 月(表 36-12,表 36-13)。Sokolova 等(1989)发现疥疮患者"隧道"中的平均卵数(生殖指数)在 9~12 月份(11.5 ± 1.3)高于 1~7 月份[(8.9 ± 1.1)~(6.0 ± 0.6)]。

表 36-11　1946 例病原阳性疥疮患者的月分布与平均气温的关系

月份	2	3	4	5	6	7	8	9	10	11	12	1
阳性数	200	251	222	134	55	74	56	101	124	283	232	214
阳性率/%	41.47				14.47				43.83			
平均气温/℃	2.4	6.9	14.7	20.8	25.2	27.0	25.9	21.1	15.1	7.1	1.2	0.8

注:引自屈孟卿等,1988。

表 36-12　各月份从患者单侧手腕部采集疥螨指数比较

月份	1	2	3	4	5	6	7	8	9	10	11	12
阳性人数	214	200	251	222	134	55	74	56	101	124	283	232
疥螨数/只	1 427	1 735	1 808	882	585	177	262	164	219	1 019	1 120	896
平均螨数	6.69	8.76	7.2	3.97	4.37	3.21	3.54	2.93	2.17	8.24	3.96	3.86

注:引自屈孟卿等,1988。

表 36-13　各月份所采雌螨的孕卵情况

月份	1	2	3	4	5	6	7	8	9	10	11	12
疥螨总数/只	624	1 172	387	165	93	87	68	105	411	415	231	624
雌疥螨数/只	622	1 151	375	163	93	86	68	104	407	405	227	622
雌螨孕卵数/只	199	564	127	49	25	16	9	27	138	145	93	199
孕卵率/%	31.99	49.00	49.00	34.04	30.06	26.88	18.60	13.23	25.96	33.9	40.96	31.99

注:引自屈孟卿等,1988。

屈孟卿等分析获得上述结果的原因与济源市不同月份的温度和湿度有关,月平均气温高于 21℃ 以上的月份,疥疮初诊人数随着平均气温的上升而减少,而在月平均气温 21℃ 以下各月份疥疮就诊人数则增多,与离体雌性活疥螨在外界的生存能力相一致。在外界 20~25℃ 且干燥的环境条件下,疥螨平均寿命为 1.16~1.41 天,离体后 24 小时死亡率 20℃ 为 65.0%,25℃ 则为 84.09%;离体后 48 小时死亡率 20℃ 时为 87.5%,25℃ 则为 100%;在相同温度下,外界环境温润的情况下,疥螨平均寿命为 1.94~2.51 天,离体后 24 小时死亡率 20℃ 为 23.72%,25℃ 为 42.85%。由于 6~9 月份的离体疥螨在外界平均寿命短暂,且死亡率较高,侵袭感染人的机会相对减少,因而这几个月份疥疮初诊患者数下降;在 6~9 月份即使被感染,其感染度(采螨指数)也低于其他月份;孕卵率不高,反映出疥螨在这几个月中繁殖潜能的低水平,不利于传播。故认为,上述因素是导致 6~9 月疥螨传播强度低于其他月份的重要原因。

第五节　中国重要种类

疥螨是寄生于人和多种哺乳动物表皮内的一类小型永久性寄生螨,具有比较严格的宿主特异性。然而,能够感染人体的疥螨除人疥螨外,多种动物疥螨偶尔也可以感染人。

一、人疥螨

人疥螨隶属于疥螨科(Sarcoptidae)的疥螨属(*Sarcoptes*),可通过直接或间接接触而感染。

人疥螨

1. 种名　人疥螨(*Sarcoptes scabiei* var. *hominis* de Geer,1778)

2. 形态　成螨乳白或浅黄色,近圆形或椭圆形,背部隆起,腹部扁平(图 36-13)。雌螨体长 0.3~0.5mm,颚体短小,基部嵌入躯体内。螯肢钳状,尖端有小齿。须肢分 3 节。无眼,无气门。躯体背面有波状横纹、成列的鳞片状皮棘及成对的粗刺和刚毛等,后半部有几对杆状刚毛和长鬃。背部前端有盾板,雄螨背部后半部还有一对后侧盾板。腹面光滑,仅有少数刚毛。足 4 对,粗短呈圆锥形,分前后两组。足的基节与腹壁融合成基节内突。前两对足跗节上有爪突,末端均有具长柄的爪垫,称为吸垫;后两对足的末端雌螨均为长鬃。产卵孔位于后两对足之前的中央(横裂),阴道纵裂位于躯体末端。雄螨比雌螨小,形态与雌螨相似,但足Ⅰ、足Ⅱ、足Ⅳ上有吸盘,足Ⅲ末端有一长刚毛。外生殖器位于第Ⅳ对足之间略后处。

3. 生活习性　疥螨发育过程包括卵、幼螨、前若螨、后若螨和成 5 期。生活史整个过程均在宿主皮肤角质层自掘的"隧道"内完成。雌螨第二若螨与雄螨交配后蜕皮,发育为雌成螨,2~3 天后产卵于"隧道"内,卵期一般为 3~4 天,也可延续到 10 天左右。幼螨生活在"隧道"中,3~4 天后蜕皮变为若螨。雄性若螨只有 1 期,经 2~3 天后蜕皮发育为雄成螨,而雌螨有 2 个若螨期,Ⅰ期若螨约 2~3 天后变为Ⅱ期若螨。雄螨交配后不久死亡,或筑一短"隧道"短期寄居。雌性Ⅱ期若螨则于交配后重新钻入宿主皮肤内挖掘新"隧道",不久蜕皮为雌成螨,再次产卵。每隔 2~3 天产卵一次,每次可产卵 2~3 粒。因此,在"隧道"内可见排列的多个卵。疥螨从卵发育到成螨,一般 10~14 天。雌螨一生可产 40~50 粒,寿命通常为 6~8 周。

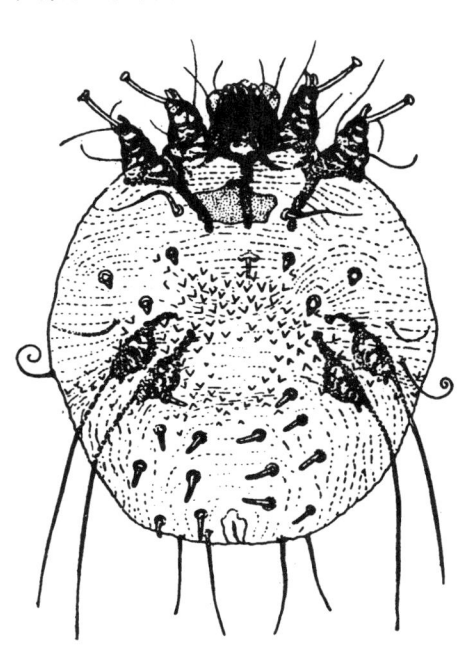

图 36-13　人疥螨(*Sarcoptes scabiei* var. *hominis*)(♀)背面

(引自 徐岁南、甘运兴)

4. 宿主　不同人种皆可感染。

5. 与疾病的关系　人疥螨感染引起疥疮。疥螨进入人体后寄生于表皮内,常以皮肤薄嫩处寄居,如指间、腕屈侧、肘窝、腋窝、下腹部、股内侧、外生殖器、女性乳房下等部位最为常见,而头和掌跖面不易累及,引起一系列临床反应,如皮疹、瘙痒等。

6. 地理分布　世界各地均有广泛分布。

二、动物疥螨

动物疥螨隶属于疥螨科(Sarcoptidae)的疥螨属(*Sarcoptes*)、膝螨属(*Cnemidocoptes*)和背肛螨属(*Notoderes*)。动物疥螨分布于全世界,至少可寄生于 40 多种哺乳动物,所有种类均为永久性体表寄生螨,其中以马、牛、羊、猪、犬、兔的种类最常见。人可通过与病畜或其污染的物品直接接触而感染。

(一)猫背肛螨

1. 种名　猫背肛螨(*Notoedres cati* Hering,1838),亦称猫疥螨、猫耳螨。

2. 形态　螨体（图 36-14）微黄色,呈龟形,背面隆起,腹面扁平。雌螨体长 0.21~0.23mm,体宽 0.16~0.18mm;雄螨体长 0.14~0.15mm,体宽 0.12~0.13mm。口器呈蹄铁形,为咀嚼式。背部鳞片及棒状刺较少,有拇指状的条纹,无棘,无前背板。足粗短,雄螨第 1、2、4 对足末端有吸盘,第 3 对肢末端有刚毛;雌螨第 1、2 对足末端有吸盘,第 3、4 对足有刚毛;吸盘柄长,不分节;第 3、4 对足不突出体缘。肛门位于螨体背面,离后缘较远,肛门周围有环形角质皱纹。

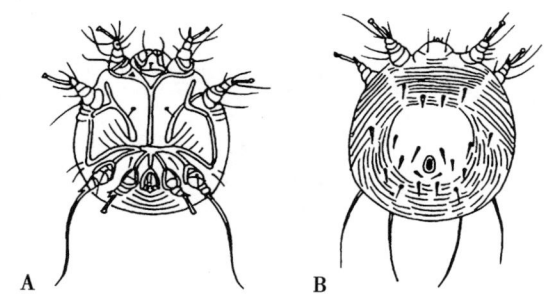

A. 雄螨腹面;B. 雌螨背面。

图 36-14　猫背肛螨（*Notoedres cati*）成螨
（引自 李朝品、高兴政）

3. 生活习性　主要寄生在猫的面部、鼻、耳等处,整个发育过程与人疥螨相似,包括卵、幼螨、若螨和成螨 4 个阶段,全部在宿主皮肤内完成。

4. 宿主　猫是主要宿主,偶尔也感染人。

5. 与疾病的关系　可引起猫疥螨病,主要感染猫、兔和狐。多寄生于耳、鼻、嘴、面部和颈部背面,严重时可蔓延全身。患部表皮常形成龟裂、增厚成黄色痂,严重可导致死亡。猫背肛螨寄生在猫的耳、面部、眼睑和颈部等皮内引起患部发生剧烈瘙痒,脱毛,皮肤发红,疹状小结等。

6. 地理分布　世界各地均有广泛分布。

（二）犬疥螨

1. 种名　犬疥螨（*Sarcoptes canis* var. *canis* Gerlach,1857）

2. 形态　螨体浅黄色,近圆形。体表多皱纹,覆以相互平行的细毛,背部稍隆起,腹面扁平。假头后面有一对粗短的垂直刚毛,背胸上有一块长方形的胸甲。躯体可分前后两部,前部为背胸部,有第 1、2 对足,伸向前方,后部为背腹部,有第 3、4 对足,伸向后方,足短小,不超过体缘。雌螨半透明白色,体长 0.33~0.45mm,宽 0.25~0.35mm。螨体背面隆起,上有细密横纹、鳞片、锥状突起和刚毛,口器圆锥形,足Ⅰ、足Ⅱ上有吸盘,吸盘为喇叭状,吸盘柄长度为吸盘宽的 4 倍,不分节,无吸盘的足末端均有一根长刚毛。产卵孔位于后两对足之前的中央（横裂）,阴道纵裂位于躯体末端。雄螨比雌雄小,体长 0.20~0.24mm,宽 0.15~0.19mm。雄螨形态与雌螨相似。足Ⅰ、足Ⅱ、足Ⅳ上有吸盘,足Ⅲ末端有一长刚毛。外生殖器位于足Ⅲ、足Ⅳ基节之间。卵呈椭圆形（图 36-15）。

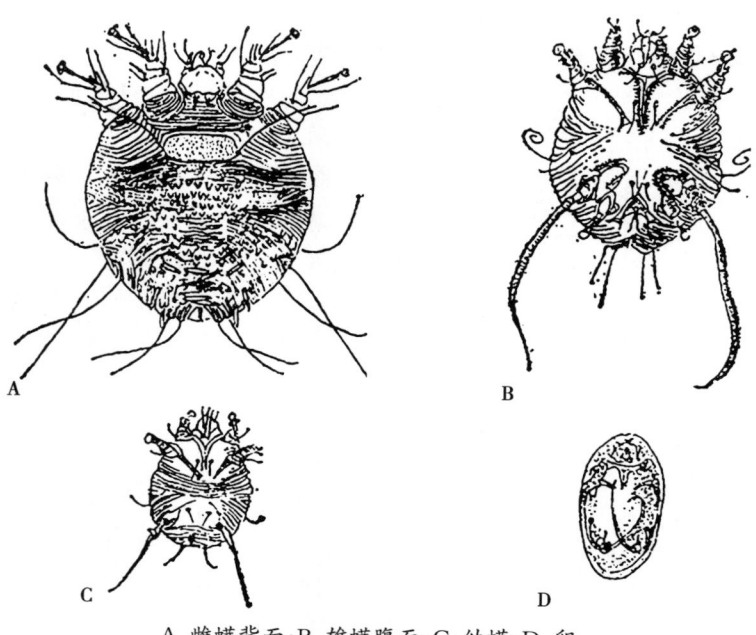

A. 雌螨背面;B. 雄螨腹面;C. 幼螨;D. 卵。

图 36-15　犬疥螨（*Sarcoptes canis* var. *canis*）
（引自 邱汉辉）

3. 生活习性　整个发育过程属于不完全变态,包括卵、幼螨、若螨和成螨 4 个阶段。雌雄成螨在皮肤隧道内交配,雌螨产卵;卵经 3~8 天孵化为幼螨,幼螨爬行至皮肤表面活动,在新寄居的皮肤上挖掘小穴,穴内蜕化为若螨;若螨又在皮肤内挖掘隧道,在隧道里发育为成螨,发育过程为 8~22 天,平均周期为 15 天。

4. 宿主　犬为主要宿主,也可感染人。

5. 与疾病的关系　犬疥螨寄生于犬皮肤内引起犬的"癞皮病",主要特征为剧痒、脱毛、皮炎、高度传染性等。该螨不同日龄均易感染。犬疥螨病出现时,先由头部、口、鼻、眼、耳部和颈部开始,随后渐渐蔓延至胸部、肩部、背部、体侧以致全身皮肤。病初皮肤发红、发痒,病犬时时向木柱、墙壁及椅脚等处擦痒,或以口啃咬患部皮肤。患犬有时出现搔抓耳部、面部,倒地打滚,瘙痒不安的症状。接着皮肤出现疹状结节、水疱,破溃后形成痂皮,被毛脱落稀疏,脱毛部与周围健康部区别明显。患部皮肤渐次肥厚,失去弹性,在皮肤紧张部分形成龟裂,在皮肤疏松部分形成皱褶,并流出带恶臭的分泌物。脱毛部范围越扩大,犬只体态则越衰退。继后患犬食欲下降,日益消瘦,体质衰弱,发育不良,精神不振,倦怠,头低耳耷,可视黏膜苍白,呈现贫血症状和高度的营养障碍。病情严重的,在寒冷的季节,再加上皮肤秃毛,常引起患犬死亡。剧痒贯穿于整个疾病过程中,当气温上升或运动后引起体温升高时则痒觉更为剧烈。如治疗不良,犬经过冬季之后逐渐消瘦,机体抵抗力显著下降,春季气温回升,雨量渐多,疥螨的繁殖生长加快,症状加重。

6. 地理分布　世界各地均有广泛分布。

(三) 猪疥螨 (*Sarcoptes scabiei* var. *suis* Gerlach, 1857)

1. 形态　螨体 (图 36-16) 呈浅灰色或黄白色,椭圆形或龟形。头胸部与腹部融合,背面稍凸,腹面扁平。口器为马蹄形咀嚼式,由一对退化的螯肢和一对须肢组成,须肢分 3 节,每节有一根毛。体表有波状横纹和几丁质表皮,其上有圆锥形的刺和长鬃毛。腹部有 4 对短粗足,2 对向前,2 对向后斜列,基部有角质内突,末端有长刚毛或具柄吸盘。雌螨体长 0.31~0.51mm,体宽 0.28~0.36mm。口器大小为 0.06mm × 0.05mm。体表存在较多皱纹,背部有刺和刚毛。肛门位于体腹面后端中央。足 I、足 II 跗节末端有一长柄吸盘,足 III、足 IV 跗节末端无吸盘而各有一根长刚毛,吸盘与柄长约 0.06mm。足 I、足 II 长 0.07~0.08mm,足 III、足 IV 长 0.06~0.07mm。雄螨体长 0.19~0.35mm,体宽 0.17~0.29mm,形态与雌螨相似。口器大小为 0.05mm × 0.05mm。生殖孔位于第 4 对足间中线上。足 I、足 II 分为 5 节,跗节末端有爪和有柄吸盘,吸盘与柄长约 0.05mm;足 III 和足 IV 分为 4 节,足 III 跗节有长刚毛一根,足 IV 跗节末端有个较小的带柄吸盘。足 I、足 II 长约 0.07mm,足 III 长约 0.06mm,足 IV 长 0.05mm。

2. 生活习性　发育过程有卵、幼螨、若螨和成螨 4 个阶段,全部在猪体上度过。成螨可入侵宿主皮下发掘隧道,吞食组织细胞和体液,呈永久性寄生。雌雄螨在隧道内交配产卵,每 2~3 天产卵一次,一生可产卵40~50 个。卵经过 3~4 天孵化成 3 对足的幼螨,再经过 3~4 天蜕皮成第一期若螨,再经过 3~4 天蜕皮成为第

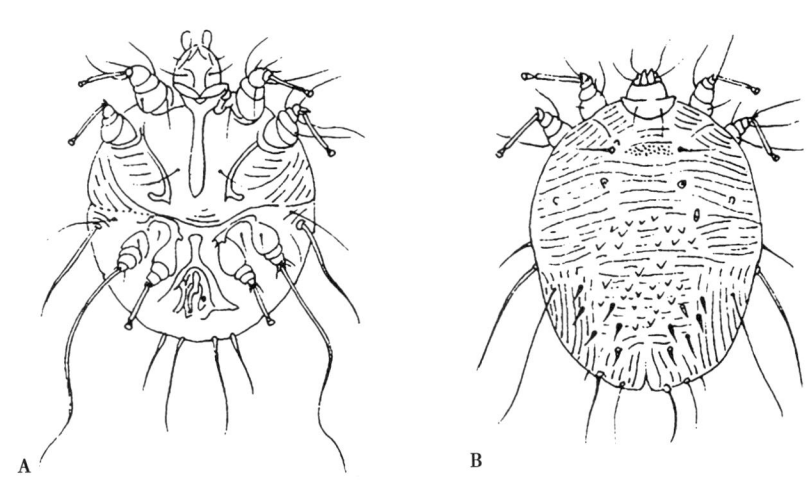

A. 雄螨腹面;B. 雌螨背面。

图 36-16　猪疥螨 (*Sarcoptes scabiei* var. *suis*) 成螨
(引自 李朝品、高兴政)

二期若螨,再发育为成螨。整个发育过程为 15~20 天,雌螨一般可存活 4~5 周,而雄螨在交配后很快死亡。

3. 宿主 猪是主要宿主,可感染人。

4. 与疾病的关系 为接触传染的寄生螨,寄生在猪皮肤上引起猪最常见的外寄生螨性皮肤病,俗称"猪癞"或"猪疥癣",感染家猪和野猪,仔猪多发,初期主要发生于眼部、颊部和耳根部,然后蔓延到背部、身体两侧和后肢内侧,引起患部皮肤剧痒,出现红斑、结痂、脱毛和皮肤增厚等。可侵入人体皮肤引起皮肤病。

5. 地理分布 广泛分布于世界各地,国内报道地区有安徽、北京、重庆、福建、甘肃、广东、广西、贵州、海南、河北、河南、黑龙江、湖北、湖南、吉林、江苏、江西、辽宁、内蒙古、宁夏、青海、山东、山西、陕西、上海、四川、台湾、天津、西藏、新疆、云南、浙江。

(四)马疥螨(*Sarcoptes* var. *equi*)

1. 形态 螨体(图 36-17)为黄白色或灰白色,似龟形,口器在螨体前端,头胸腹合为一体,腹面有圆锥形的足 4 对。卵呈椭圆形,灰白色。其发育过程包括卵、幼螨、若螨和成螨 4 个阶段。

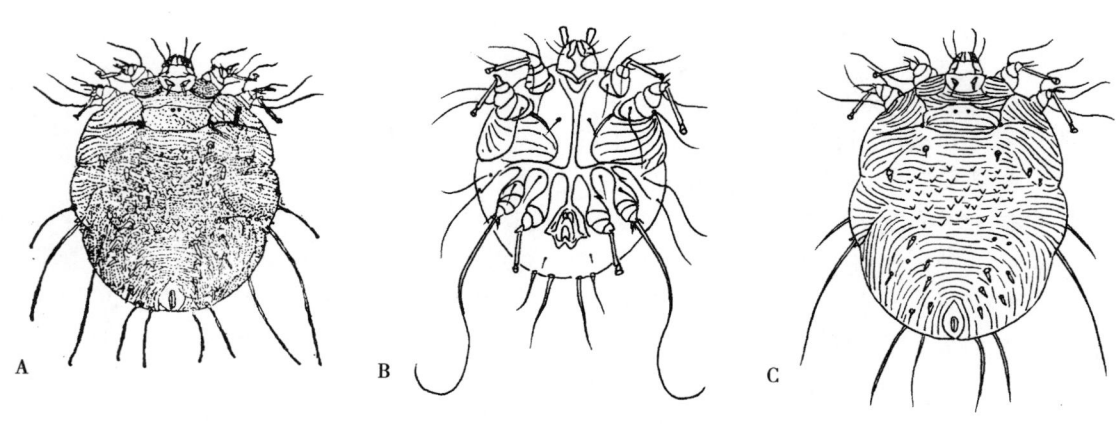

A. 雌螨背面;B. 雄螨腹面;C. 雄螨背面。

图 36-17 马疥螨(*Sarcoptes* var. *equi*)成螨
(引自 李朝品、高兴政)

2. 生活习性 寄生部位由头、颈、体侧开始,随后延及肩背以致全身。疥螨在马的表皮深层挖凿螨道,采食组织和淋巴,并在其中发育繁殖。雌螨在隧道内产卵(一生可产 40~50 枚),孵化的幼螨爬到皮肤表面,在毛间皮肤挖凿小穴,并在里面蜕化为若螨,若螨钻入皮肤浅穴,在里面蜕化为成螨,发育过程平均 15 天。

3. 宿主 马为主要宿主,也可感染牛和人。

4. 与疾病的关系 该病以马的瘙痒不安(表现为倚物摩擦、蹭痒、啃咬等现象)和各类型皮肤炎(丘疹、溃疡、脱毛、结痂)为主要特征。发病初期可见马的头、颈、肩等部位皮肤有损伤,受长毛保护的部位和低位末梢部位一般不受侵害。病初症状为剧烈瘙痒,随后出现丘疹和小泡而成急性皮肤炎,皮肤鳞屑化后结痂、掉毛,皮肤变厚。常以颈部皮肤的病变最明显,病情严重的可蔓延至全身,致使患马厌食、消瘦、虚弱,甚至可致全身性衰竭。

5. 地理分布 在黑龙江、福建、甘肃等地已有报道。

(五)牛疥螨(*Sarcoptes scabiei* var. *bovis* Cameron,1924)

1. 形态 成螨(图 36-18),呈浅灰色或黄白色,近圆形,头、胸、腹部区分不明显。雌螨体长 0.25~0.46mm,体宽 0.17~0.35mm。口器大小为(0.06~0.07)mm×(0.05~0.06)mm。口器短,呈马蹄形。体表有横向和斜向波纹,表皮上具有成排的锥状凸和小刺。腹部有短而粗的 4 对足,前 2 对斜向伸出体前方,后 2 对几乎不伸出体外。背面有锥状凸和小刺,腹面具有细横纹。产卵孔位于后 2 对足前面正中央,阴道位于体末端的肛门腹面。雄螨体长 0.18~0.23mm,体宽 0.11~0.18mm,形态与雌螨相似。雄性生殖孔位于第 4 对足之间,肛门位于体末端,其两侧无性吸盘和尾突。

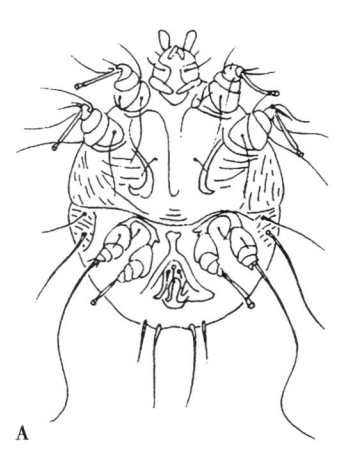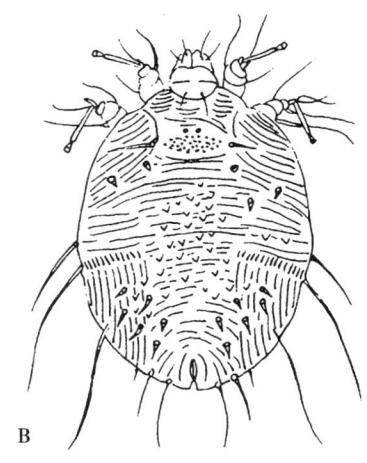

A. 雄螨腹面；B. 雌螨背面。

图 36-18　牛疥螨（*Sarcoptes scabiei* var. *bovis*）成螨

（引自 李朝品）

2. 生活习性　发育过程有卵、幼螨、若螨和成螨 4 个阶段。雌螨在皮内隧道产卵，一生可产 20~40 个，卵经 3~7 天孵化成幼螨，再经数日发育成若螨和成螨，完成一个发育周期约 15~20 天。牛疥螨成螨寄生于皮肤角化层下，并不断在皮内挖凿隧道，以角质层组织和渗出的淋巴液为食，不断的发育和繁殖。一般存活周期为 3 周左右，但随外界的温度、湿度和光照强度等因素变化有显著差异。

3. 宿主　牛是主要宿主，亦可侵袭人。

4. 与疾病的关系　对黄牛、水牛、牦牛和犏牛有致病性，主要寄生于牛的腹下阴囊、会阴等部位，亦可寄生于牛的面部、颈部、背部、腿部等被毛较短的部位，患部奇痒，可出现一层灰白色的痂皮。也可入侵人体，引起人疥疮。

5. 地理分布　广泛分布于世界各地，国内报道地区有重庆、福建、甘肃、广东、广西、贵州、河北、河南、黑龙江、湖北、吉林、江苏、江西、辽宁、青海、山东、陕西、上海、四川、天津、新疆、云南、浙江。

（六）山羊疥螨（*Sarcoptes scabiei* var. *caprae*）

1. 形态　山羊疥螨（图 36-19），呈现龟形，成螨为乳白色，不分节，雌螨的体型一般大于雄螨。由假头部与体部组成，螨体没有明显的横缝，其腹面有足 4 对，足分 5 节，前后各两对，末端有吸盘，也有的没有吸盘。卵主要为圆形或者椭圆形，卵壳较薄，一般为淡黄色。

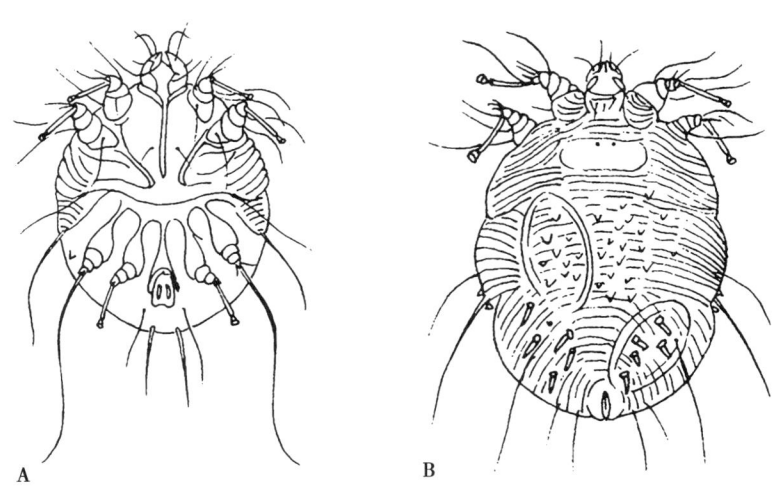

A. 雄螨腹面；B. 雌螨背面。

图 36-19　山羊疥螨（*Sarcoptes scabiei* var. *caprae*）成螨

（引自 李朝品）

2. 生活习性 山羊疥螨的生长发育和繁殖过程均在羊皮内完成,生活史经历卵、幼螨、若螨、成螨4个阶段,幼螨致病力最强。雌螨在山羊皮下隧道中产卵,卵经过3~7天孵化成六脚幼螨,再经数日变成小疥螨,最后发育为成螨,其发育过程为15~20天。山羊疥螨对于外界环境有一定的抵抗力,其在圈舍墙壁或其他器物上最多能存活3周;空气湿度在65%,外界温度18~20℃时,可以存活2~3天;外界温度在7~8℃时,可以存活15~18天。卵离开宿主10~30天以内仍有发育能力(吉巴阿拉,2019)。

3. 宿主 山羊为主要宿主,还可感染猪、牛等多种家畜。

4. 与疾病的关系 山羊疥螨多寄生在宿主的皮肤深层,疥螨活动时会产生一定的机械刺激,其新陈代谢会分泌一定的毒素刺激宿主,使宿主皮肤出现炎症病变。起初在山羊的嘴角,眼睛周围和四肢内侧毛少区域会出现少量小红点儿,随后小红点逐渐变大,形成丘疹,最终形成结节水疱和脓疱,脓疱破裂后形成结痂。结痂与羊毛灰尘相互混杂,形成较厚的疣状结痂,结痂具有很强的传染性,结痂皲裂后从中流出浑浊带有血液的内容物。患病部位存在白色的皮屑组织,病情严重的患病羊会导致全身羊毛脱落。由于患病羊身体瘙痒难耐,体表脱毛,在圈舍中烦躁不安,不断啃咬患病部位,摩擦患病部位,影响正常采食正常休息,患羊身体消瘦,最终极度衰竭或者激发感染其他传染性疾病死亡。

5. 地理分布 广泛分布于世界各地。

（七）兔背肛螨（*Notoedres cati* var. *cuniculi* Gerlach,1857）,亦称兔疥螨

1. 形态 螨体呈龟状,浅黄色,背部隆起,腹部扁平(图36-20)。口器位于体前端,为咀嚼式,螯肢和须肢退化明显。体部腹面有足4对,末端具有柄不分节的吸盘或长刚毛。

雌螨体长0.25~0.42mm,体宽0.18~0.32mm。口器大小为(0.07~0.08)mm×(0.05~0.07)mm。螯肢的螯钳动齿与不动齿内外排列,呈短粗状,动齿外侧有刚毛一根。螯肢腹面有一呈倒三角形的口下板与螯肢形成圆形口。须肢有3节,基节较短呈长方形,第2、3节逐渐变尖变长。背部无刚毛,在边缘处有稀少刚毛,背面布满呈圆形、椭圆形或三角形类似鳞甲的结构。前足体中央处有一长方形胸甲,胸甲后部有一对气孔,胸甲前方两侧各有一根刚毛。足Ⅰ、足Ⅱ基节与侧体相连处有5~6层横褶,横褶与胸甲相连的缺刻中有许多突出物。腹面可见许多横褶,前足体横褶较少,中央颜色较深。生殖孔位于足Ⅱ后方中央处,呈横缝状,横缝上方开口,开口出有10多条生殖围条,上方有颜色较深的生殖吸盘。肛门位于体末端。足Ⅰ、足Ⅱ长0.05~0.09mm,足Ⅲ长0.05~0.06mm,足Ⅳ长0.04~0.06mm。足Ⅰ、足Ⅱ跗节末端有一长柄吸盘,足Ⅲ、足Ⅳ跗节末端有一根长刚毛而无吸盘,吸盘与柄长0.05~0.06mm。

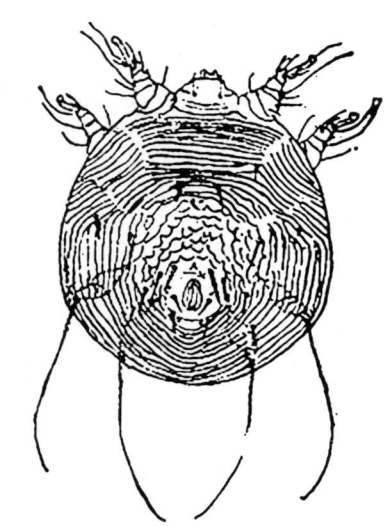

图36-20 兔背肛螨（*Notoedres cuniculi*）（♀）

（引自 李朝品）

雄螨体长0.17~0.24mm,体宽0.14~0.19mm,形态与雌螨相似。口器大小为(0.04~0.07)mm×(0.04~0.06)mm。生殖孔开口于足Ⅳ之间,肛门位于体末端。4对足呈短粗状,足Ⅰ、足Ⅱ长0.06~0.07mm,足Ⅲ长0.05~0.06mm,足Ⅳ长0.04~0.05mm,足Ⅰ、足Ⅱ、足Ⅳ跗节末端有一长柄吸盘,足Ⅲ跗节末端有一根长刚毛而无吸盘。

2. 生活习性 发育过程有卵、幼螨、若螨和成螨4个阶段,全部在兔体上度过。成螨咬破表皮钻到皮下发掘隧道,吞食组织细胞和体液。雌雄螨交配产卵,雌螨可产20~40个卵,经3~7天孵出幼螨,幼螨进一步发育蜕化为若螨,若螨再蜕皮发育为成螨,全部发育期为14~21天。雄螨生存期为35~42天,雌螨生存期为21~35天。

3. 宿主 主要寄生于兔,也可感染人。

4. 与疾病的关系 寄生于兔的体表,通常引起家兔"生癞",主要发生于兔的嘴巴、鼻孔周围、脚爪等部位,患部奇痒,可形成灰白色痂皮,使患部皮肤变厚变硬,其特征为患部剧痒、兔体消瘦、皮肤结痂和脱毛。还可引起人体皮肤的皮疹、丘疹或水疱疹。

5. 地理分布 广泛分布于世界各地,国内报道地区有安徽、北京、重庆、福建、甘肃、广东、广西、贵州、河南、黑龙江、湖南、吉林、江苏、内蒙古、宁夏、山西、陕西、四川、新疆、云南。

（八）鼠背肛螨（*Notoedres nuris*），亦称鼠疥螨

1. 形态　成螨身体呈圆形（图36-21），雌螨体长0.18~0.37mm，宽0.13~0.27mm。雄螨体长0.1~0.19mm，宽0.11~0.15mm。雌雄均有4对足，前两对足的末端具有短柄的吸盘，形如钟摆。在雌螨第3和第4对足的末端只有长刚毛无吸盘，雄螨第3对足的末端为长刚毛，而第4对末端却有吸盘。肛门位于体背面，离体后缘较远，肛门周围无皱褶，没有大的鳞状突起和大的棘。卵呈椭圆形，长0.08~0.12mm，宽0.08~0.09mm，平均大小0.12mm×0.82mm。

2. 生活习性　喜好寄生于雌鼠的耳和面部，雄鼠的阴囊及其周围皮肤。

3. 宿主　鼠是主要宿主。

4. 与疾病的关系　初发病时，患部皮肤充血，局部有脱毛现象，剧痒，用脚爪用力搔挠患部而抓破皮肤、产生炎症，病变部位皮肤增厚、剧痒，表面角质层脱落，而后形成结节连成痂，若全身感染很快死亡。有的地鼠皮肤损伤破裂，身体消瘦，不能交配。雌鼠易吃仔，严重者影响生产甚至死亡。

5. 地理分布　在我国吉林、云南等地已有报道。

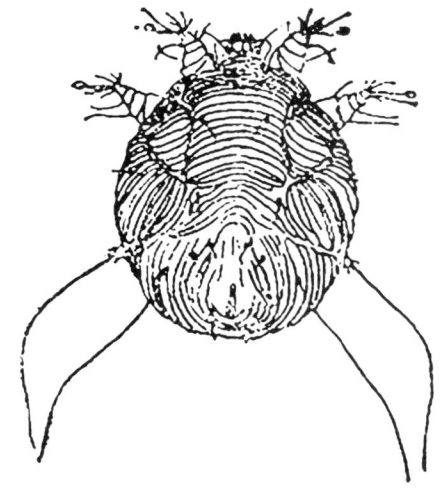

图36-21　鼠背肛螨（*Notoedres nuris*）（♀）
（引自 李朝品）

第六节　与疾病的关系

疥螨是寄生在宿主的皮肤表皮层内的一种永久性寄生螨，通常表现为特征性接触传染性皮肤病，引起剧烈的皮肤瘙痒、隧道、丘疹和结节，称其为"疥疮"。

一、疥疮

（一）致病因素

疥螨寄生就能导致疥疮，居住环境差、卫生习惯不良、性生活混乱等均可诱发疥疮。患者剧烈摩擦或抓挠皮肤不仅可能导致擦伤，增加特应性皮炎、牛皮癣等其他皮肤病感染的风险和严重程度；还能引起金黄色葡萄球菌或化脓性链球菌继发感染，导致脓疱病、蜂窝织炎、疖病、脓肿、淋巴管炎和脓毒症。链球菌感染后还可继发链球菌性肾小球肾炎、猩红热、急性风湿热、风湿性心脏病、坏死性筋膜炎、反应性关节炎-滑膜炎和儿童自身免疫性神经精神疾病。对于结痂疥疮患者，若继发细菌感染可引起恶臭与单纯疱疹复合感染可导致疱疹性疥疮。

（二）致病机制

疥疮是疥螨感染引起的常见皮肤损害，患者初次感染疥螨后，经过几周才会出现临床症状。疥螨的致病主要有两方面，一方面螨体钻入皮肤以及在皮肤内挖掘"隧道"引起的机械性刺激，另一方面螨的排泄物、分泌物、螨体碎片等引起的免疫反应。近年来疥疮的免疫学研究提示后者似乎更为重要。皮肤微血管内皮细胞（HMVEC-D）在调节疥疮感染引起的皮肤炎症和免疫反应中发挥了一定作用。疥螨本身所致的皮炎比较轻微，皮疹和瘙痒主要是由免疫反应引起的。

疥疮产生的各种皮肤炎症损害主要是雌螨及它们的卵和粪块沉积于表皮，引发细胞介导的迟发型超敏反应所致。同时，细胞免疫在宿主抵御疥螨再次感染中起主要作用。Arlian等（1994）发现在宿主感染疥螨的早期，损伤的皮肤中出现大量中性粒细胞和少量巨噬细胞，随着病情的发展浸润的浆细胞数量增多；当再次感染疥螨时浸润的中性粒细胞数量快速升高。医源性细胞免疫抑制疗法、艾滋病、T细胞恶性肿瘤、先天性细胞损伤及外用皮质类固醇激素的患者均易发生结痂性疥疮。组织学研究提示一般疥疮的皮损是由细胞免疫引发的。丘疹、隧道和结节的浸润大多数细胞为淋巴细胞，且主要为T淋巴细胞，T/B细胞比例大于外周血。疥疮患者血液及皮肤的T细胞亚群单克隆抗体研究显示，皮肤的淋巴细胞主要为T辅助/诱导细

胞（CD4、OKT4[+]），特别是在隧道内疥螨的附近。在丘疹和结节真皮内也主要是此种单核细胞的浸润。细胞毒性/抑制细胞（CD8、OKT8[+]）的数量较少，T辅助/T抑制细胞大约为4∶1。疥疮患者血液中T细胞（CD2[+]）及其亚群的水平与正常无异。丘疹及结节下真皮内单个核细胞（CD14[+]）的数量少于淋巴细胞，它在隧道及丘疹性损害的真皮内占单个核细胞浸润的15%，在结节中占30%~40%。B细胞只占浸润单个核细胞的5%。真皮内浸润的致密度似乎与疥螨的存在及其隧道的深度有关。疥螨抗原与疥疮肉芽肿的形成亦有密切关系。

宿主感染疥螨后，疥螨抗原不仅可激发宿主的细胞免疫反应，也可激发宿主的体液免疫反应，其炎症局部和血清中均会有抗体产生。研究发现，大约40%的疥疮患者血清IgE明显升高，最高达24.2mg/L。血清中的IgA、IgG和IgM也均有升高现象，尤以IgA增高为著，占患者总数的44.2%，与此同时还显示补体C₃降低。如用疥疮浸出液皮试，患者不仅出现阳性反应，且被动转移皮肤试验也为阳性。疥疮患者急性期外周血B/T细胞比例明显升高，并存在B细胞被激活的现象。免疫实验显示疥螨丘疹、结节和"隧道"的真皮连接处、真皮血管处有IgM、IgA和C₃沉积，而且还发现血嗜酸性粒细胞增高的患者中，大部分有C₃及免疫球蛋白异常。外周血T/B母细胞之比与以I型变态反应为特征的异位皮炎相似，而与IV型变态反应（接触性皮炎）不同，均提示疥疮的发病为I型变态反应所致。大多数疥疮患者血清免疫球蛋白浓度有变化，不管病程长短，IgE都是升高的，而未见IgA、IgG和IgM的显著变化。另外，朗格汉斯细胞在疥疮的病理反应中也可能起到重要的作用。采用ATP酶染色和透射电子显微镜技术对6例疥疮皮损表皮朗格汉斯细胞进行观察发现，其中4例细胞密度明显降低，有灶性集聚现象，许多朗格汉斯细胞的树状突缩短、减少或消失。3例用透射电子显微镜观察发现，2例Birbeck颗粒形状异常，1例Birbeck颗粒增多。这些变化确切的免疫病理学意义有待于进一步研究。

此外，不同的疥螨亚种间，甚至与其他螨类如屋尘螨（*Dermatophagoides pteronyssinus*）间均可能存在共同抗原，这在疥疮的病程发展上有何意义尚不明了了。然而，与粉尘螨变应原发生交叉反应和Th1/Th2模式的改变，有助于我们今后更好地研究和理解疥疮的发病机制。

（三）病理变化

急性湿疹型疥疮组织学变化为表皮不规则肥厚、组织间水肿、细胞外渗、表皮内水疱形成。真皮改变类似多形红斑，其血管周围有纤维蛋白样物质沉积及炎性细胞浸润。有些疥疮表皮内病变轻微，仅显示有细胞外渗现象。疥疮结节组织学显示以表皮组织的棘层肥厚，表皮增长，细胞内水肿为主，其次为角化不全，表皮内淋巴细胞浸润、组织间水肿，表皮内微肿形成和角化过度，表皮内微肿的细胞成分以中性粒细胞和嗜酸性粒细胞或组织细胞为主，具有完整的角质覆盖，但表皮内嗜酸性粒细胞浸润少见。有些报告显示有密集的淋巴细胞、嗜酸性粒细胞和组织细胞浸润，浸润可伸展到皮下脂肪组织，并可出现生发滤泡，很像网织细胞增生。在真皮的变化中，以血管增生、血管周围和淋巴管周围炎症细胞浸润为显著。浸润扩散较深，呈衣袖样或斑片状，浸润主要由不同数量的淋巴细胞、嗜酸性粒细胞和组织细胞组成，也似多形红斑型变化，外观很像淋巴瘤和螨赘。部分病例伴有红细胞外渗或毛细血管内皮细胞肿胀，进而导致管腔狭窄和闭塞。组织切片内一般不显示疥螨或卵，但病期1月内结节中偶然可以查见。

国内学者刘淑华等（1994）对28例男性外生殖器疥疮的78个炎性结节进行了较为深入的病理学研究。28例男性均有典型疥疮损害，其中5例为首发症状（17.85%）。年龄16~52岁，病期4天至6个月，半数以上在2周内。临床表现阴囊部结节较大，约黄豆大，呈半球形，红色至棕红色，阴茎、龟头部结节较小，约绿豆大。78例疥疮炎性结节连续切片、镜检显示，未抓破结节表面均可见到隧道，呈2~16mm长短灰白色或褐灰色线头状或细波纹状。经过HE染色之后，发现结节隧道内疥螨及其排泄产物。1个隧道内只见一个雌疥螨，位于隧道盲端。螨体长约64μm，宽约55μm。带胚卵指发育成熟尚未孵化的卵，HE染色呈嗜碱性纺锤形，大小不一，长18~22μm，横径10~12μm。卵为椭圆形无色透明，其大小与带胚卵一致。幼螨在组织切片中少见，体积小，形态大致与成螨相似，多在隧道入口处。卵壳在隧道内示各种不同形态，壳壁薄，0.5~0.7μm，开口端向内卷曲或被挤压变形，数目多达20个以上。螨粪便在隧道内成堆，为黄褐色。隧道在组织切片上呈波纹状，长166~200μm或更长，盲端最宽约76μm，位于角质层内，完整的隧道顶部无开孔处。完整"隧道"的末端无开口，盲端位于角质层。"隧道"内可见疥螨的不同发育期螨态和成堆的螨粪，幼螨多在近"隧道"入口处,表皮内嗜酸性粒细胞占 15.38%,真皮中嗜酸性粒细胞占 20.17%。进一步证明炎性结节主要是由疥螨直接侵入造成的原发性损害,当然也与疥螨及分泌毒素的抗原性刺激有关,而非纯属超敏反应。

(四)临床表现

疥螨成螨侵入体表后,一般须经 20~30 天的潜伏期才会出现临床症状。感染疥疮后,最先出现的症状是皮肤瘙痒,患者常常难以入眠;继而在瘙痒部位同时伴有小丘疹、水疱或结痂;由于搔抓,可见遍体抓挠的痕迹,甚至血迹斑斑。初始皮疹多见于指缝、手腕皮肤柔软薄弱处,继而传播到身体其他部位。民间流传的"疥疮像条龙,先在手上行,腰中绕 3 圈,腿间扎大营"非常形象地说明了疥疮自身感染的方式。

1. **典型疥疮** 分潜伏期、自觉症状、疥疮皮损等三方面进行介绍。

(1) 潜伏期:首次感染疥螨的患者,并不立即出现自觉症状,只有当疥螨繁殖增多和宿主做出免疫应答之后才出现皮肤瘙痒和丘疹,一般约经 4 周以上。关于疥疮潜伏期的问题,早在 1944 年已被 Mellanby 对志愿者的研究所证实。他对 4 例首次感染疥疮志愿者持续观察 160 天,在感染之初的 25~30 天内,没有新的"隧道",随后"隧道"数目逐渐增加,感染者出现瘙痒和隧道周围有炎症红斑反应等症状。再感染者的潜伏期较短,常常只有数日。

(2) 自觉症状:瘙痒是疥疮的主要症状,这种剧烈瘙痒具有夜间加重的特征,常常影响患者的睡眠。由于搔抓常引起表皮剥脱和出血,体检时往往可见抓痕、血痂,也容易引起继发感染而发生脓疱疮、疖肿、毛囊炎、甲沟炎等并发症。

(3) 疥疮皮损:以往认为疥螨"隧道"是本病的特征,而认为丘疹、水疱、结节是继发或过敏疹,脓疱为继发感染所形成。苏敬泽(1984)根据现有的资料和自己的研究认为,这些皮损均为病原的直接作用或过敏反应所致的病理损害。他观察了 1 567 例疥疮病例,统计了皮损的各种表现、比率和分布部位,并通过组织学的研究,揭示了疥疮炎症损害显微改变与临床表现的关系,发现疥疮的丘疹、水疱、脓疱、结节都是具有特征性的皮损征象,不仅可以相互区别,也异于其他皮肤病皮损,是疥疮特异的皮损体征。它们与"隧道"一样,具有同样的诊断价值。

1)丘疹:典型特征为浅在毛囊或非毛囊性丘疹,稍高出皮面,顶略尖或圆,皮色或浅红,基底部无或有浅在红斑,直径 1~2mm 孤立分布、无簇集及融合倾向。在丘状隆起的范围内或稍外的角质层内可见幼螨或成螨及"隧道",基底炎症轻微。有别于伴发风团和炎症深在的其他节肢动物叮咬,也不同于密集骤发、炎症明显并有融合倾向的接触过敏性皮炎的斑丘疹或血疱疹。

2)水疱:常为 2~4mm 直径圆形紧张的小水疱,高出皮面,划界清楚,充满透明液体,基底无或稍有充血。典型者在疱缘可找到螨点,或见灰黑色虚线状"隧道"轨迹横过或始于其上。角质层完整,疱缘近处可见"隧道"及螨体、带胚卵和排泄物,与群发的疱疹样皮炎有所不同。

3)脓疱:多发生在水疱的基础上,因继发细菌感染而引起。表现为正圆形乳黄色充盈的脓疱,中心可见褐色或黄绿色小点,疱底外绕 1~2mm 红晕,构成以红黄两色同心圆,临床征象很特殊。红黄交界处可发现螨点,脓疱顶偶见淡棕色虚线状"隧道"轨迹。在脓疱边缘的角质层"隧道"内可见螨体及其排泄物。脓疱为角质层下大疱,个别切片提示为表皮内小水疱融合而成,内容物为纤维蛋白及大量中性粒细胞,疱底棘层受压萎缩。

4)结节:为棕红色或褐红色、绿豆至黄豆大小的半球形、水肿性中等硬度的皮内痒性结节,表面可见"隧道"、螨点、鳞屑和血痂。结节数目不定,散在分布,一般多发生于外生殖器、腹股沟、臀部、腋部等处,最常见于阴囊和阴茎。结节表皮角化过度,角质层内可见断续的"隧道"和糜烂,"隧道"内有螨体及卵。疥疮型结节须与霍奇金病、蕈样肉芽肿、节肢动物叮咬反应的持久性肉芽肿等相鉴别。

5)"隧道":疥螨"隧道"是疥疮的显著特征。该"隧道"的形态特征已在生活史部分阐述。从组织学上来看,整个"隧道"几乎全在角质层内,正常及部分角化不良细胞构成"隧道"的顶部和基底。顶部致密完整,基底组织有不同程度的炎性反应。"隧道"盲端与棘层相连,始端常有形如马蹄形小口,并伴有淡黄色小痂或点状糜烂面。至于"隧道"的外观色泽,可能系疥螨的排泄物和外界尘土侵入污染而形成。新鲜典型的"隧道"外观比较完整,色泽较浅,"隧道"除始端外无其他开口,而陈旧性"隧道"外观呈棕褐色或黑色干枯,多数表皮脱落残缺不全,且"隧道"内偶见短小侧肢,其中常检出幼螨,可能系幼螨所致。

2. 非典型疥疮 包括婴幼儿疥疮、老年人疥疮、隐匿性疥疮、清洁者疥疮、结节性疥疮、挪威疥疮和局限性疥疮七种类型。

(1)婴幼儿疥疮:主要指3岁以内婴幼儿所患的疥疮,多由母亲、家人或邻居的传染而罹患。婴幼儿皮肤细嫩,抗病能力差,易受外界感染因子的侵袭,其发病部位和临床表现均与成人有所不同,故疥螨除侵犯成人好发部位外,尤其是腋窝和肛周,还可累及儿童的头、颈、面、背部、踝部与掌跖等部位,形成蚕豆大小的褐色结节,可能与婴幼儿皮肤薄嫩,对疥螨发生强烈的异物反应有关。重者往往泛发全身疥螨,"隧道"也多见于掌蹠部,易出现大疱及脓疱,其次才是指间,腹部及踝部。且易继发湿疹样变和继发化脓性感染,不容易找到疥螨隧道,此外继发湿疹样变化往往较成人明显而泛发,常易造成误诊。因此,要注意同婴儿湿疹、脓疱疮、药物性皮炎、大疱性荨麻疹、丘疹性荨麻疹等鉴别。方玉莲(2004)分析52例婴儿疥疮,发生湿疹样变者为19例(占38.5%),化脓性感染6例(占11.5%);患者往往就诊前多使用过抗生素、抗组胺药及糖皮质激素等,可使病情加重,难以辨认。

(2)老年人疥疮:年龄≥65周岁的人在新病例中占有相当一部分比例,老年人皮肤干燥,对疥螨及其代谢产物反应减弱,特别在一些免疫应答不健全的老年患者,可能无常见症状,这取决于螨增殖和皮肤角化过度情况。老年人容易发生皮肤瘙痒疾患,加之部分患者习惯搔抓或热水烫洗,使皮疹变得更加不典型。

(3)隐匿性疥疮:此类多属于误诊误治或自行乱用药后患者,多因使用皮质激素,如是局部或全身应用了糖皮质激素,可使疥疮的症状和体征发生改变,有轻有重,其临床表现、部位及分布不典型,而类似疱疹样皮炎、毛囊角化病等皮肤病造成误诊。但疥疮的感染和传播持久存在。特别是含氟糖皮质激素,皮肤免疫受到抑制,使疥疮感染加重,临床上不易辨认,若患者原已患有皮肤瘙痒症、慢性湿疹、神经性皮炎、银屑病等,又感染疥疮,则往往容易被忽视。

(4)清洁者疥疮:为目前常见的类型,多见于城市患者和夏季患病者。随着我国城乡居民生活水准的提升,部分患者有良好的卫生习惯,平均每1~2天洗澡1次,而出现瘙痒症状后更会增加洗澡次数。由于卫生条件好,洗涤、更衣频繁,发病部位不典型,皮疹往往不太明显,数目也少,临床表现呈现不典型。此类患者一般无指间皮损,皮疹往往仅有散在分布的红色小丘疹及抓痕,症状常轻微,"隧道"难被发现,常常被误诊为其他皮肤病。

(5)结节性疥疮(Nodular scabies):又称疥疮炎性结节、疥疮后持续性结节。此类多见于男性的阴囊、阴茎、腹股沟、腋部及女性的臀部、腹部等部位,为红棕色结节,奇痒,可持续数月至一年以上才消失,足跖部的疥疮也可表现为持续性的棕色瘙痒性结节。以往主要见于欧洲,约有7%的患者发生结节,目前在我国也较为常见。据不完全统计,结节性疥疮占疥螨患者的27.5%~59.05%。不同性别、年龄的发生率存在差异,361例结节性疥疮患者中,男性占96.4%,女性占3.6%,80.6%的病例发生在11~30岁,2/3以上的患者皮损发生在阴囊、阴茎,其次在腹股沟,偶见于腋部及四肢,女性大阴唇和乳房亦有发生;361例中28.5%的病例炎性结节与疥疮其他皮损同时发生,71.5%的病例继发于其他皮损后1周以上出现,也有因反复发作迁延到半年之后才发生的。有的在疥疮治愈之后,结节仍可存在数月,甚至一年以上;36例曾继发脓皮病,23例继发皮炎。

(6)挪威疥疮(Norwegian scabies):也称为角化性疥疮(scabies keratotica)或结痂性疥疮(crusted schbies),是一种少见的严重的疥疮,1844年挪威Danielsser和Boeck首次报道此病故名。本病临床罕见,临床特点不同于一般疥疮,具有高度接触传染性,表现以严重角化性银屑病样损害为特点,常伴剧烈瘙痒,患者面部以及头发区有堆积的鳞屑及结痂,生殖器和臀部可有严重的皲裂和鳞屑,毛发干枯脱落,指间肿胀,手掌及指趾间角化过度,甲增厚弯曲变形。其他部位则多以播散性红斑丘疹、结痂以及脱屑为主要皮损表现。挪威疥疮多发生于身体虚弱、免疫功能低下或长期卧床、行动不便的老年人,长期使用免疫抑制剂、皮质类固醇激素或接受放射治疗的患者,慢性淋巴性或粒细胞性白血病患者、麻风病患者等亦多罹患。

此类型疥疮虽然罕见,但近年国内外均有报道。国内学者杨萍等(2015)报道了一例因尿毒症在杭州市第一人民医院皮肤科肾内科住院行长期透析治疗的65岁男性患者颈部多发红斑、丘疹,伴瘙痒,夜间明显,未予治疗,后红斑丘疹逐渐增多,蔓延至面部、腹股沟、腰背部、四肢,红斑丘疹上出现较厚鳞屑,遂请皮肤科会诊。患者精神萎靡,消瘦,生命体征尚平稳,躯干、四肢弥漫性红斑,境界欠清,上有密集暗红色丘疹,米粒至黄豆大小,多发抓痕,颈部、腹股沟、手掌、颜面、头皮红斑融合成片,上有黄白色厚痂,阴毛、头发干枯,指甲增厚。刮取患者腹股沟处皮屑行直接镜检,可见多个疥螨。国外学者 Monari 等(2007)报道一健康妇女在口服环孢素 A 后感染挪威型疥疮。这种患者一般表现为免疫力低下,其血清 IgA 水平较正常人明显降低,对疥螨浸出液皮内试验可产生特异性无反应性。患者手、足、掌、跖、指、趾间可见大片的角化过度的银屑病样鳞屑,尤以甲下、指端和关节附近为甚。甲廓也可遭受侵犯,甲板变厚、变形,在手足可形成大的疣状痂,掌跖则可出现不规则的肥厚和皲裂。头皮、面部、颈部和躯干呈广泛的红斑、浸润和鳞屑,有时为红皮症和明显的疣状斑片,甚至有类似毛囊角化症的表现。头面部还可有化脓性痂皮,放出恶臭。毛发干燥无光泽。在肘、膝、臀等易受压迫的部位极易发生角化脱落性皮损。患者表浅淋巴结肿大,周围血液中嗜酸性粒细胞增多,自觉轻痒或不痒,少数患者剧痒。在患处鳞屑或痂皮下可检出大量疥螨,1 个痂中就可查到 200 万个疥螨。

挪威型疥疮不仅症状严重,而且整个病程发展缓慢,通常为 1 年左右,而后持续多年,有长达 21 年以上的,具有很强的传染性。国外曾报道 1 例住院患者曾传给 367 个病员和医护人员。国内杨萍等(2015)、戚世玲等(2015)多位学者也报道了 10 余例疥疮人传人。其中 1 例传给其配偶,在住院期间 1 例曾传给 8 个人,1 例传给 16 个人,1 例传给多位护工及医护人员,而与挪威型疥疮患者接触感染的医护人员、清洁工等健康人群均表现为普通型疥疮,说明挪威型疥疮的病原与普通型疥疮相同,而受染者的机体状态、免疫力的高低决定了疥疮的临床特点。

(7)局限性疥疮:有的患者仅表现一侧腋窝或臀部发现皮疹,常易误诊,需检出疥螨确诊,而长期卧床患者损害常常局限于持续接触床单的部位。在有些常接触疥疮的人的外露的皮肤上出现散在的、发生奇痒的斑疹,这在疥疮暴发流行机构的护理人员中常见,但这并非发生了疥疮,而是对疥螨的免疫反应。

3. 疥疮的并发症　较多,基本可分为两个类型,即变态反应性并发症和感染中毒性并发症。前者如湿疹、疥疮结节、荨麻疹等,病情不重,但治疗时间较长;后者如脓疱疮、肾炎、败血症及皮肤吸收外用药中毒等,病情较重。据童永良(1990)报告,在其诊治的 450 例疥疮患者中,416 例有并发症,占本病的 92.44%。其中并发湿疹者为 86.54%;疥疮结节者为 68.03%;脓疱疮者为 5.20%,疖肿者为 25.72%;淋巴管炎和淋巴结炎者为 22.35%;肾炎者为 20.43%;荨麻疹者为 18.75%;皮肤吸收外用药物中毒者为 2.88%;败血症者为 1.20%。从疥疮发病到出现并发症的病期,一般为 1~2 周,最长的达半年,最短者仅 1 天。据作者分析,疥疮并发症的原因与误诊及治疗不当有密切关系。因此,首次正确诊断与正规治疗疥疮,对预防其并发症的发生有着非常重要的临床及流行病学意义。

此外,强烈瘙痒病变可导致患者睡眠紊乱、嗜睡、疲劳,注意力难以集中,能力下降,生产力降低。尤其是后疥疮瘙痒症,可能在疥螨被灭绝后持续很长一段时间,比较顽固,导致患者虚弱。疥疮患者患贫血、智力障碍和双相情感障碍的风险增加,造成严重的经济负担,尤其是对于有严重系统性后遗症的患者,导致患者被社会排斥,自身感觉羞耻、尴尬和抑郁,严重影响生活质量。同时,常伴随一些继发性感染和感染后并发症,特别是 A 组链球菌和金黄色葡萄球菌感染,在疥疮的流行区通常伴随特有的急性流行性链球菌感染后的肾小球肾炎。为了控制疾病,需要同时治疗全部患者和接触者,应用一些化学药物治疗疥疮取得了一定效果,但常因延误诊断、治疗依从性差以及不正确的局部用药而受阻。在澳大利亚北方偏远的原始地区,因反复感染疥疮而由此造成的经常性脓皮病现已被确定为极端水平的肾炎和风湿性心脏病重要辅助诊断因素。

(五)实验诊断

对于有结痂疥疮的人类和患有晚期疥疮的家畜和野生动物(包括狗、狐狸、郊狼、鹿、山羊、岩羚羊、兔子等),疥疮诊断并不困难,因为它们的皮损内含有成千上万的螨,很容易在皮肤刮取后获得。然而,在人类和其他哺乳动物中,普通疥疮感染的早期诊断是非常困难的,因为早期感染病灶部位螨很少,而且前几周内不表现或者表现出轻微的临床症状,出现原发疹大约在感染疥螨后 4~6 周,因此治疗前患者很可能将疥螨传染给其他健康人,导致传染难以控制。据报道,对大约 900 名患有普通疥疮的成年患者进行螨检查发现,成螨的数量很低,小于 15(平均 11.2)(Mellanby,1972)。在犬和其他动物早期的疥疮感染也只能检测到少量螨,这使得采用皮肤刮取法检出的阳性率非常低。

此外,疥疮的临床诊断复杂,强烈的瘙痒、皮疹、红斑是普通疥疮常见的临床表现。然而,这些临床表现与许多其他皮肤病相似,例如特应性皮炎、湿疹、牛皮癣、尿布疹、昆虫叮咬等以及肥皂/洗涤剂、乳液、香水、金属、橡胶等其他化学物质引起的皮肤刺激性反应,混淆后贻误治疗。且近来皮质类激素制剂(如氟轻松软膏等)的广泛滥用,虽然可以一时减轻瘙痒等症状,但病变仍向加剧方向发展,致使原有的典型皮疹变为不典型,不易辨认而误诊。尽管如此,通常情况下,根据疥疮的好发部位,家庭中或集体宿舍往往有数人同时或相继发病,以及以丘疹为主的皮肤损害和夜间剧烈瘙痒,特别是发现“隧道”等临床表现,一般不难作出诊断。病原学检查获取到疥螨、疥螨的卵或粪便,是确诊疥疮的最有力证据,近年免疫学方法、分子生物学技术等在疥螨的诊断也有应用。

1. 病原学检查 主要包括针挑法、刮皮法、解剖镜镜检法、“隧道”染色法和滤过紫外线灯检查五种方法。

(1)针挑法:选用消毒的 6 号注射针头,持针与皮肤平面呈 10°~20° 角,针口斜面向上,在“隧道”末端距螨点约 1mm 处垂直于“隧道”长轴进针,直插至螨点底部并绕过螨体,然后放乎针杆(呈 5°~10°)并稍加转动,疥螨即落入针口孔槽内,缓慢挑破皮肤或直接退出针头,移至滴有一滴甘油或 10% KOH 溶液的载玻片上镜检。在进针时,持针要平稳,切忌过深或过浅。过深可致出血,模糊视野,不利检查,过浅时易刺破螨体。另外,挑破皮肤出针时,不可用力过猛,以免将疥螨弹掉丢失。张尚仁等(1988)还指出该法对患者皮损处的“隧道”发现率可 100%,“隧道”内检螨阳性率为 92.51%~97.65%。他于 1989 年曾在一女性初中学生患者的双手及腕部的“隧道”内,挑出疥螨 405 只,其中雌性 355 只,雄性 46 只,幼螨 4 只。然而,针挑法在实践中操作有一定困难,深浅不易拿捏,容易将螨挑掉,尤其对于初学者容易失败。而且很多患者对这种方法比较恐惧,不愿意配合医护人员的操作。

(2)刮皮法:选择新发的、未经搔抓的无结痂的炎性丘疹,用消毒的圆口外科手术刀片,蘸少许矿物油,滴在炎性丘疹表面,然后用刀片平刮 6~7 次,以刮破丘疹顶部的角质层部分,至油滴内有细小血点为度。如此连刮 6~7 个皮疹后,将刮取物移至载玻片上镜检确诊。该法除可检出各期疥螨螨体外,还可发现疥螨卵及疥螨排出的棕褐色、外形不规则的尘状粪便,该法的病原阳性率为 51.6%~79.82%。与针挑法相似,刮皮法也会伤害患者的皮肤,而且经常会出现部分隧道内的疥螨没有被刮出或刮出后丢失。患者尤其是儿童对该法易产生恐惧感,不能很好配合,而且刮片法疥螨检出阳性率较低,不适宜大范围普查。

(3)解剖镜镜检法:让就诊者将手及掌腕部置于 4×10 或 2.5×10 的双目解剖镜视野下,检查者利用 45° 角入射的强光源(100 瓦普通灯泡),在其指侧及掌腕等嫩薄皮肤的皮损处观察,可清晰地看到疥疮患者的疥螨“隧道”及其内的疥螨轮廓和所在部位。然后,用消毒的尖头手术刀挑出镜检,一般 1~2 分钟内即可确诊。在解剖镜下,“隧道”内的疥螨呈淡黄色或淡棕色,螨体透明,颚体及躯体前部色泽较重,且隐约可见前足基节内突。该法患者皮损处的“隧道”发现率为 100%,“隧道”内检螨阳性率为 92.51%~97.65%,检出率远远超过刮皮法,同时与其他常见皮肤病具有鉴别诊断意义。该法能够检出刚钻入角质层、尚未形成隧道或隧道很短浅的疥螨,在短时间内从患者获取大量疥螨用于实验。因此,解剖镜镜检法对疥螨的确诊和生态学研究均具有较高价值,但是对操作者的专业技术(如解剖镜及电光源)和判断能力要求较高。

(4)“隧道”染色法:用棉签蘸取蓝或黑墨水,涂抹于患者可疑的皮损处,使其覆盖上一层颜色,1~2 分钟后用水棉球揩去表面墨迹,浸入“隧道”内的墨水大部分被保留,“隧道”着色后更易观察,借此特征确定诊断。根据张尚仁等(1988)的观察,该法“隧道”阳性率为 81.05%。改法在操作上简便易行,患者易于接受,不受条件限制,只要稍加培训,即使是乡村医生亦可掌握,在实践中非常适用于城镇及农村防治工作。但是“隧道”染色法检出率较解剖镜镜检法低,主要原因是隧道上的皮肤角质层被抓破和残缺不全,墨水易被擦掉;或隧道较探,墨水浸不进去,不易着色所致。通过多染几个皮损部位可以提高确诊率。

(5)滤过紫外线灯检查:采用在皮损处涂 0.1% 四环素溶液,让其自然干燥 3 分钟,然后用蒸馏水棉球拭净并晾干,再将该皮损部位置于滤过紫外线灯下照射,疥疮患者皮损“隧道”处可呈现亮绿色荧光反应,即为阳性,作者用该法检查临床诊断为疥疮的患者 116 例,阳性 105 例,阳性率为 90.5%;然而,在作为对照的 40 例瘙痒症和湿疹患者中,有 8 例也出现阳性,假阳性率为 20.5%。因此,操作者采用此法检查疥疮时应予以注意。滤过紫外线灯检查对患者皮肤伤害不大,一般患者能够接受并配合医护人员。但缺点是采取假阳性率过高,容易造成误判。

综上所述,疥疮的临床表现易与湿疹、皮炎、皮肤瘙痒症等相混淆,不仅贻误治疗,而且也是造成疥螨传播的重要因素。因此,探索高特异性和高敏感性的病原检查方法,提高临床确诊率,是疥疮防治工作中亟待解决的关键问题。随着科技的不断发展,免疫学诊断和分子生物学诊断技术在疥疮的诊断中也有应用。

2. 免疫学检查　疥疮的免疫学诊断主要依赖于患者血清中产生识别适当疥螨抗原的特异性抗体。由于疥螨无法在体内或体外进行大规模培养,导致缺乏足够疥螨用于诊断性抗原或疫苗的研制。截至目前,诊断试验和疫苗研发所需的抗原分子主要依赖重组分子的识别和生产,重组分子可被宿主循环抗体识别,从而应对活跃的疥疮感染。现今生产的重组分子虽然在犬、猪和兔身上进行了筛选,取得一定进展,但关键重组分子尚未确定。

此外,疥螨抗原与环境中无所不在的屋尘螨抗原之间存在高水平交叉反应。全世界范围内有很高比例的人对屋尘螨过敏,机体针对尘螨过敏原和抗原产生相应的 IgE 和 IgG 抗体。然而,由于并不是所有疥疮患者都会产生针对疥螨的抗体,但是疥疮患者通常会对尘螨过敏原易感,因此,通过检测疥螨特异性 IgE 为基础的血清学试验存在一定的局限性(Arlian 等,2015)。宿主在产生 IgG 抗体之前可能会产生针对疥螨抗原的 IgM 抗体。因此,早期诊断可能应该基于检测到疥疮患者血液中的 IgM 或 IgM 和 IgG。Arlian 等(2005)研究发现,91 例普通疥疮患者血清中有 45.1%、27.5% 和 73.6% 的人分别产生针对疥螨抗原的 Ig、IgG 和 IgM,只有 2.2% 的人有针对疥疮螨抗原的 IgE。然而,由于疥螨与其他螨类抗原存在交叉反应并且人体对尘螨抗原更敏感,91 例疥疮患者中,84.6%、91.2% 和 86.8% 的 IgG 对粉尘螨、屋尘螨和埋内欧尘螨发生反应,75.8%、83.5% 和 84.6% 患者的 IgM 分别与这三种螨抗原发生反应。但是只有 2%~3% 的患者的 IgE 直接针对四种螨疥螨、粉尘螨、屋尘螨和埋内欧尘螨的任意一种。许多尘螨抗原与疥螨抗原存在交叉反应表位。因此,用于检测疥疮抗体的蛋白分子不应该与尘螨的任何抗原蛋白或肽存在交叉反应。如果确实存在于世界不同地理区域感染人类的多种疥螨株,有可能需要开发这种抗原和血液抗体谱的组合,并针对世界特定地区/地区进行定制。

与普通疥疮患者相比,大多数结痂疥疮患者血清中有针对疥螨抗原的 IgE。Arlian 等(2004)的一项研究调查了普通疥疮和结痂疥疮患者的 IgE 和 IgG 特征。免疫印迹法发现,6 例结痂疥疮患者的血清 IgE 可识别 SDS-PAGE 分离的犬疥螨提取物中的 11~21 个蛋白/肽。相比之下,7 例普通疥疮患者中只有 3 例有 IgE,2 例有 IgG,IgG 能识别蛋白条带,但是它们的结合较弱,提示滴度低得多。Walton 等(2010)还证明,结痂疥疮患者的血清 IgE 水平显著高于普通疥疮患者,可识别与尘螨过敏原同源的 4 种重组人疥螨蛋白。

同时,人们对开发人类和动物疥疮的诊断性血液测试手段很感兴趣,尤其在疥疮刮伤后恢复螨体困难的情况下,疥螨感染能够激活宿主体液反应产生循环抗体,以针对疥螨抗原的血清抗体阳性为基础的血检有利于疥疮的早期诊断。血清酶联免疫吸附试验(ELISA)在疥疮的诊断中已有报道,并且在不同宿主物种进行了评估,结果显示诊断成功率取决于疥螨的感染程度、感染持续时间以及使用的抗原类型。Haas 等(2005)评估了在 ELISA 中使用狐狸疥螨抗原诊断人类疥疮的可能性。ELISA 板被涂上一层狐狸疥螨抗原,然后与 41 例确诊感染人疥疮的患者血清发生反应,结果 48% 的患者血清 IgG 抗体检测为阳性,17% 为临界阳性;疥疮症状持续 4 周以上的患者 IgG 滴度明显高于病程较短的患者。

上述研究结果表明,寄生在不同宿主的疥螨抗原之间存在交叉反应,可以用于不同疥疮宿主血清中的抗体检测;在 IgG 产生之前,IgM 抗体可能更适合疥疮的检测。这些提示我们,患者血清的免疫学检测对于疥疮的诊断是可行的,也是未来发展的趋势,但还需基于大量的研究,力求提高诊断的特异性和敏感性,从而提高诊断效率。

3. 其他　分子生物学技术的发展和 Genbank 中疥螨基因序列的可用性为分子诊断方法的研发提供了机遇。Angelone-Alasaad 等(2015)设计了常规 PCR 和 TaqMan 实时 PCR 两种基于 PCR 的疥疮诊断方法,通过扩增线粒体 16S 135bp 片段,对采集自 14 个国家的 23 种宿主的疥螨标本进行了分子诊断,结果成功对 6 种 48 只不同临床程度的动物疥癣进行了确诊。

4. 鉴别诊断　疥疮的临床表现与多种皮肤病之前存在相似性,必须注意鉴别诊断。

（1）皮肤瘙痒症：为一种仅有皮肤瘙痒而无原发损害的皮肤病，瘙痒常为阵发性，此外尚有烧灼、虫爬、蚁走等感觉。饮酒或吃辛辣食物、情绪变化、搔抓摩擦、被褥温暖，甚至某些暗示均可促使瘙痒发作或加重。最初患病时仅有瘙痒而无皮疹，进而由于搔抓出现条状表皮剥脱和血痂，久之可见苔藓样变及色素沉着等继发性病损。该病好发于四肢，不发生在指缝，皮损多干燥，无水疱，无集体发病，也不传染给其他人。本病一般老年人多见，冬季和夏季易发。

（2）寻常痒疹（prurigo vugaris）：也称单纯性痒疹（prurigo simplex），以中年男女多见，损害多发于四肢伸侧面，是孤立的圆形丘疹，绿豆至豌豆大小，数目不定，红褐色或灰黄褐色，表面干燥、较坚硬，丘疹顶部有微小的水疱，但水疱常被抓破而不见，疱破后表面留有浆液性结痂，损害分批出现，引起剧烈瘙痒，由于长期搔抓可出现抓痕、苔藓化及色素沉着，少数病例愈后留有点状结疤。多数患者自幼开始发作，病程长，常伴有腹股沟淋巴结肿大，指间与阴部罕见，无传染性。

（3）丘疹性荨麻疹：是一种好发于婴儿及儿童的瘙痒性皮肤病。皮损常为圆形或梭形之风疹块样损害，顶端可有针头到豆大的水疱，散在或成簇分布。好发于四肢伸侧，躯干及臀部。一般经过数天到1周余皮损可自行消退，留暂时性色素沉着斑。皮损常亦可陆续分批出现，持续一段时间。本病瘙痒剧烈，可因反复搔抓而引起脓皮病等，有反复发作趋势。本病的病因比较复杂，多数认为与昆虫叮咬有关，如跳蚤、虱、螨、蠓、臭虫及蚊等。该病不传染，以夏秋季多见。

（4）急性湿疹：是一种常见的炎性皮肤病，可发生于任何部位，常见于头面、耳后、四肢远端及阴囊、女阴、肛门等处，对称分布。发病较快，初起为在红斑的基础上出现密集的粟粒大丘疹、丘疱疹或小水疱。病变界限不清，多对称分布，扩展成片，患部瘙痒。可有糜烂、渗出，呈多形性，瘙痒虽然剧烈，但该病无传染性。

（5）婴儿湿疹：是婴儿时期常见的一种皮肤病，属于变态反应性疾病，好发于婴儿头面部，皮疹为群集性或散在性小红斑及丘疹，初期为红斑，以后为小点状丘疹、疱疹，很痒，疱疹破损，渗出液流出，干后形成痂皮。厚薄不一，可有糜烂渗出、剧痒皮损常常对称性分布。患儿常烦躁不安，影响睡眠，食欲不佳，但绝不传染给父母及其他人。

（6）播散性神经性皮炎：是神经功能障碍性皮肤病的一种临床表现。慢性病程，常多年不愈，治愈后也易复发，泛发全身各处，为多数弥散性苔藓样斑片，不倾向湿润，好对称发生，自觉阵发性剧痒，以夜晚神经过度兴奋时为著，常因此影响患者睡眠。无传染性。

（7）体虱病：瘙痒主要在躯干部，叮咬处出现红斑，有时中心伴有一个出血点。也可出现丘疹或风团，在衣缝中可找到虱及虱卵，但缺乏疥疮特有的"隧道"。

（六）流行病学

1. 流行周期　疥疮是一种世界性接触传染性皮肤病和重大的公共卫生问题。在许多热带和亚热带地区，如非洲，埃及，中美洲和南美洲北部和中部澳大利亚，加勒比群岛，印度，东南亚，疥疮较为流行，在一些贫穷和人口相对过密的发展中国家，感染率较高；在发达国家，疥疮以散发的个别病例或公共团体的暴发为主。流行病学研究表明，疥疮的流行不受性别、种族、年龄或社会经济状况的影响，主要促成感染疥疮的因素似乎是贫穷的卫生条件、拥挤的居住条件，以及世界战争、经济大萧条和居民流动等。在1940年第二次世界大战期间及其后一段时间内（1944—1946），一些皮肤科门诊的疥疮患者达10%~15%；到1950—1953年之间疥疮患者呈明显减少的趋势，门诊量患者下降到1%。最近一次流行开始于1963年，在法国首先发现新病例，1964年波及英国，随后蔓延到葡萄牙、苏联、联邦德国、意大利、民主德国、欧洲，其他各国疥疮发病率也逐渐升高。继而，在美洲、非洲、大洋洲和亚洲许多国家又先后形成流行。如1963年在英国伦敦皮肤科医院新患者中，疥疮患者仅占0.1%，到1966年即上升到2.4%，1964—1966年间英国各地疥疮的患病率有的高达7%~11%。1969—1970年英国年鉴报告指出，近年来在英格兰和威尔士，疥疮发生的范围已明显扩大，1965—1970年疥疮几乎增加了4倍。同时指出，这次疥疮流行不仅见于贫困阶层，甚至在一些上层知识分子家庭也有发生。

我国在抗日战争和解放战争期间，疥疮流行广泛，遍及各省、市约1亿患者，追溯全国20个监测点至1954—1957年间先后终止流行，在1959年宣告基本消灭疥疮后，十余年间均未见到新病例报道。1968年我国海南岛发现疥疮,1969 年长沙发现疥疮。20 世纪 70 年代初期出现再次流行,先是 1970 年在福建、广西等省区发现散在病例,继而自南向北逐渐流行,很快波及全国。根据全国 50 个监测点的调查结果,除 3 个点未发现疥疮外,其他 47 个点内均发现疥疮,其中湖北、广东两个点门诊就诊患者中,疥疮患者高达 50%,江西、广西、贵州省有些门诊点的疥疮就诊率也达 10%。在这 47 个点中有 29 个点平均高达 41.39%。在河南再次疥疮流行开始于 1979—1982 年,在潢川首先发现新病例,继而新县、西峡、淅川、卢氏开始流行,其后几年内由西南向东北迅速传播至全省各县、市。1985 年春,河南省卫生防疫站在全省 91 个县、市组织调查 1 135 万人,查出疥疮患者 83 150 例,平均患病率 730/10 万;1986 年春在全省 134 个县(市、区)又调查 21 673 031 人,查出患者 126 391 例,平均患病率 580/10 万,推算两年来全省患者逾百万。1987 年及 1988 年全省患疥率为 310/10 万及 397/10 万,仍然处于发病阶段,但自 1990 年以后显著减少。

20 世纪中期,许多学者根据疥疮流行的自然消长情况,认为该病呈周期性流行,其流行规律一般以 30 年为一周期,每一次流行之间常有 15 年的间歇,每次流行常持续 15 年左右。根据我国 47 个监测点的调查,有 37 个点认为本次流行始于 1970—1980 年之间,多数在 1973—1976 年,估计与上一次流行相隔 18 年左右,与全世界疥疮流行周期相吻合。

2. 流行因素　　关于疥疮发生周期性流行的原因还不太清楚,但是很多有说服力的资料提示,免疫学因素可能起着重要作用。当人群中有足够数量的人发生了免疫反应时,疥疮就成为一种不常见的疾病,直到没有感染过的新一代成长起来,才会发生再一次的流行。因此,多数学者认为人群免疫力的下降是形成疥疮流行的主要原因之一,其发病时,迟发型超敏反应起重要作用,但一直没有定论。河南疥疮大流行,25 岁以下患者占 76.12%;广东湛江 30 岁以下者占 74.6%,江西赣州 30 岁以下者占 89.8%。这一年龄组属于易感人群,缺乏对疥疮的免疫力,这一流行病学现象也支持免疫学因素造成疥疮周期性流行的观点。

人与人的密切接触是疥疮传播的主要途径。疥疮常常在家庭内、集体住宿的学校和单位中流行,严重时无一人幸免。张尚仁等(1988)报告,从 2 951 例疥疮患者中询得有接触史者 2 614 例,在家庭和学校、工矿集体宿舍感染者 2 446 例,占 93.57%;苏敬泽等(1983)报告 1 567 例,询得有接触史者 944 例,其中家庭内感染者为 63.03%,周围人群感染者 36.97%;张岩等(1985)观察 1 086 例,89% 与患者有过密切接触,70% 的患者有阳性家族史。家庭内的疥疮常常是由于上学的儿童首先带入,也有由亲戚和朋友或外出经商、做工传入。邻居之间的传播,多由婴幼儿、学龄前儿童患者引起。在农村集体住宿的中、小学生,乡镇或个体企业的厂矿工人,以及拘留所、审查站等临时集中场所人员,由于居住拥挤、卫生环境差、阴暗潮湿及学生们喜欢"打通铺"睡觉等原因,构成了疥疮感染的主要人群和疥疮传播的重要"疫源地"。

集体生活和群居是疥螨传染的主要途径之一。屈孟卿(1984)观察证实,睡人被窝内的温度在 34.1℃ 左右,相对湿度约在 46%~48% 之间,置于其中的离体疥螨存活率及再感染人的能力,仅在人们入寝前两个小时较高,第 4 个小时就已下降至 30.35% 及 36.29%。其存活率也逐渐降低。离体疥螨在无人穿用的棉衣内,3 天后的再感染率仍在 56.25% 以上。事实上疥疮患者夜间随时都会抓痒,疥螨也是在夜间爬出隧道进行交配的。且作者等曾在患者的指甲污垢中发现过疥螨卵,在患者抓痒后脱落的角质皮屑中找到过雌性活疥螨,如此,全夜间疥螨均有主动或被动地散布于患者被窝及床单上的机会,若与患者同床共被或被褥相邻,则是家庭成员或睡铺者感染的重要方式。离体疥螨在 32℃±1℃ 的条件下,每分钟平均爬行距离为 35mm,易于扩散,这可能是造成与患者住同一宿舍的成员罹患疥疮的原因。

目前大多数学者倾向于疥疮可以通过用具等间接传播,屈孟卿等(1989)研究证明,疥螨离开人体后,在外环境 8~10℃ 及相对湿度 52%~66% 的条件下,能生存 4~5 天;离体时间越短,其存活率越高,再感染人的能力亦越强,离体 3 天后则失去传播能力。Arlian 等(1984)观察到,犬疥螨及人疥螨离体后在 21℃,相对湿度 40%~80% 的条件下可存活 24~36 小时;犬疥螨在 22~24℃,相对湿度 75% 条件下离体 36 小时尚具再感染性。又据屈孟卿等研究,置离体疥螨于公共浴池休息更衣间的床位与湿浴巾的特定微小环境下,48 小时后其存活率分别为 71.42% 及 75.60%,再感染人的能力为 75.00% 及 77.77%。若在离体的当天其存活率及感染力则更高。疥疮患者一般在沐浴后皮损部痒感加剧,抓痒频繁,且浴后人体皮肤角质层变得较为柔嫩,隧道更易被抓破,导致疥螨被动的散落于更衣休息时的床位、衣服、浴巾上,加之浴池更衣休息间,在冬春季节内的日平均温度均在 14.9℃ 以上,离体疥螨在此条件下,能正常爬行和侵入皮肤角质层而引起感染。因此,作者认为公共浴池业的更衣休息间是疥螨散播,造成人群感染的重要社会场所。穿用患者衣服,在患者睡过的床单、席子、被套里睡觉也可间接被感染。印度一次大规模流行病学调查提示,在公用毛巾、床单、被套和衣服的家庭里,疥疮的发病率在统计学上明显增高。杨治豫(1982)报告睡患者的床铺而感染者为 12.1%;张尚仁等(1988)报告旅社住宿或至公共浴池沐浴后感染疥疮者占 6.43%。他们很可能是使用了患者睡过的床单、被套及休息更衣间的床位等而被感染的。另外,穿用患者的衣服亦可能被感染。以上资料充分说明,疥疮间接传播造成流行的问题不容忽视。

人口流动量大,为疥疮流行创造了远距离传播的条件。改革开放政策实施后,国际交往频繁,旅游活动增加。市场经济的不断发展,交通的不断便利,农村人口也大量涌入城市,并且南来北往,增加了疥疮传播的机会。此外逢年过节,尤其是春节群众走亲串友的习俗和学校寒、暑假住校学生流动造成传播机会增多,通过公共设施,如旅馆、车船、浴室、寝室等其他场所传播受感染的人将疥疮传给家庭内成员,这些人又将疥疮传向社会,形成疥疮流行的恶性循环。

群众缺乏防治疥疮的科学知识,很多患者对疥疮病名感到陌生,为自己患疥疮感到茫然,认为本病在旧社会才有,所以很多人患病后都认为是"湿热"或"过敏",没有及时就医。此外部分医务人员专业知识的生疏,对疥疮新的流行情况不了解,在诊断过程中忽视了疥疮的临床皮损及询问有关传染史,有的疥疮患者甚至被误诊为过敏性皮炎、接触性皮炎收入住院治疗。而且类固醇激素外用药的广泛滥用,致使部分患者症状轻微和不典型等,也是造成疥疮流行的不可忽视的因素。

此外,对公共设施消毒、管理不严,致使疥疮间接传染的机会增大;有关部门对疥疮的流行重视不够,没有开展全国性的普防普治活动;动物疥螨传播给人目前也成为一个问题,如美国犬疥螨传播给人的病例时有发生,我国也有养兔厂兔疥螨引起人疥疮流行的报告,都应引起足够的重视。

3. **多发季节**　疥疮的好发季节可在春末夏初及秋末冬初之际,此期气候变化多,温差较大。苏敬泽等(1983)报告,在广东湛江 1~3 月及 10~12 月高于 4~9 月上旬;在日本某医院皮肤科的门诊患者统计分析中,亦发现患者数以 10 月~次年 3 月为多,12 月为高峰。Burkhart(1983)在其综述中指出,大多数作者的报告说明秋季和冬季是多发季节,但他们均未提及出现季节高峰的原因。屈孟卿等(1988)以河南济源市疥疮防治门诊 1986—1987 年两年各月份初诊疥螨阳性患者的人数,定位采螨指数(只/单侧手腕),所采雌螨孕卵比率和各月平均气温为指标,结合离体疥螨在不同温度和不同湿润条件下的平均寿命综合分析,结果证明:该市全年虽均有疥疮发生,但 2~5 月及 10 月到次年 1 月病原阳性患者分别占 41.47% 和 43.85%,而 6~9 月仅占全年患者的 14.7%。这种倒马鞍型的季节发病态势与月平均气温相关。6~9 月的各月份平均在 21.1℃ 至 27.0℃ 之间,这个月的采螨指数波动在 2.17~3.54 只,孕卵率为 13.23%~26.17%,而其他月份的月平均气温均在 20.8℃ 以下,采螨指数(3.86~8.76 只)及孕卵率(38.06%~49.00%)明显高于 6~9 月。疥疮患者隧道中的平均卵数(生殖指数)在 9~12 月份(11.5 ± 1.3)高于 1~7 月份(8.9 ± 1.1)~(6.0 ± 0.6)。研究证明,该地在疥疮流行的年代里,月平均气温高于 21℃ 以上月份,疥疮就诊者随着气温的上升而下降,而在月平均气温 21℃ 以下各月就诊者则增多。这一现象似与离体雌性活疥螨于 20~25℃ 时,在外界环境干燥条件下平均寿命为 1.16~1.41 天,而在外环境湿润的情况下为 1.94~2.51 天有密切关系。由于其平均寿命短,侵袭感染人体的机会相对减少,即使感染,其感染度也低于其他月份,孕卵率不高,反映出其在这几个月中繁殖潜能的低水平,不利于传播,这些因素是导致 6~9 月疥螨在传播强度低于其他月份的重要原因。当然,与人群在这几个月中,勤洗澡、勤更换衣服等也有一定关系。因此,在河南地区疥螨传播强度低下的 6~9 月份,抓紧传染源的治疗,减少散播,对全年的疥疮防治将起到事半功倍的效果。

4. **发病年龄、性别与职业**　关于疥疮的发病年龄,据张尚仁等(1989)对疥疮 2 951 例的分析,任何年龄均可发病,最小者为出生仅七天的婴儿,最大者为 79 岁的老人。其中 1 岁以内者占 2.61%,1~6 岁者为 3.22%,7~15 岁者为 22.47%,16~25 岁者为 50.32%,26~50 岁者为 20.50%,61 岁以上者为 1.46%。苏敬泽等(1983)对疥疮 1 567 例的分析,1 岁以内者为 9.06%,1~6 岁者为 3.45%,7~12 岁者 3.77%,13~18 岁者为 31.40%,18~30 者为 26.93%,30 岁以上者为 25.39%,年龄最小者为 42 天,最大者为 70 岁。从感染疥疮患者的性别分析,有男性患者多于女性患者的趋势。就疥疮患者的职业而论,苏敬泽等(1983)报告,工人为 21.12%,农民为 13.66%,干部为 6.45%,教师为 2.36%,学生为 38.54%,战士为 1.21%,儿童为 14.74%,其他为 1.91%。张尚仁等（1989）报告,学生为 40.66%,农民为 33.21%,工人为 17.38%,学前儿童为 5.83%,干部为 2.91%。前者学生与农民占患者人数的 52.20%,后者占 73.87%。说明在疥疮流行的年代里,学生与农民发病率最高。

5. 发病与气象因素的关系　气象因素的变化影响着疥疮发患者数的多少。据古东和姚集建（2002）报告,平均气温与疥疮发患者数呈负相关（r=-0.090 2）。当月平均气温在 22.2℃±2.9℃时是疥疮患者就诊的高峰期,当月平均气温在 29.1℃±1.8℃时,疥疮患者就诊人数急剧降至低谷期,它们的平均气温差异显著（u=31.468,$P<0.01$）。当月平均气温从 15.7℃上升至 25.6℃时（1~5 月）,疥疮发患者数也从 1 月逐渐上升至 5 月最高点,当月平均气温上升至 29.1℃±1.8℃（6~8 月）疥疮发患者数急剧降至最低点,当月平均气温下降到 9 月的 27.9℃时,疥疮发患者数又有所回升。

平均相对湿度与疥疮发患者数呈正相关（r=0.068 3）。每年 3~5 月是疥疮患者就诊的高峰期,其平均相对湿度在 81%±9%,而 1999 年 10~12 月的疥疮患者就诊高峰期的平均相对湿度显得比较低,只有 63%±13%,而每年 6~8 月疥疮患者就诊人数以及发患者数最低谷期的平均相对湿度在 82%±6%。

日照时数与疥疮发患者数呈负相关（r=-0.094 3）。1999 年 3~5 月是疥疮患者就诊的第一个高峰期,其平均日照时数 2.8 小时±3.4 小时,无日照时数天数 36 天。1999 年 10~12 月是疥疮患者就诊的第二个高峰期,其平均日照时数 5.5 小时±3.5 小时,无日照时数天数 12 天。2000 年 3~5 月是疥疮患者就诊的第三个高峰值,其平均日照时数在 3.2 小时±3.2 小时,无日照时数天数 37 天。1999 年 6 月是该年度日照时数最高的,高达 217.4 小时,平均日照时数 7.2 小时±3.7 小时,无日照时数只有 3 天,疥疮患者就诊及发病人数都是最少的。4 月是该年度发病人数最多的月份,其日照时数 105.0 小时,平均日照时数 3.5 小时±3.6 小时,无日照天数 7 天,其前一个月（3 月）是该年度日照时数最低的,只有 70.2 小时,平均日照时数 2.3 小时±3.1 小时,无日照时数天数达 16 天。

（七）治疗与预防

1. 疥疮的治疗原则和治愈标准　疥疮的病原体是人疥螨,"隧道"是其在人体皮肤角质层自掘的寄居、繁殖场所,丘疹、水疱、结节等皮损及瘙痒是病原的直接作用和过敏反应所致。因此,疥疮治疗的关键是正确诊断和合理用药。疥疮的治疗原则是杀螨、抗过敏、预防再感染和处理并发症。一般以外用药物为主,根据并发症的情况作相应处理。治愈标准为全疗程正规用药后,旧皮损消失,无新皮损出现,检查疥螨及卵阴性,停药后两周无复发者为治愈,瘙痒和结节不应作为判断疗效的依据。

2. 治疗药物的选用　目前,疥疮的治疗主要采用局部外用药。随着药物性质的不断明确,有些常用的治疗药物已被淘汰或将被淘汰。如硫黄软膏及相关硫黄洗剂曾是传统、有效、安全的治疗药物,由于该药存在众所周知的缺点,已于 2004 年被国家列入取消制剂产品。1%γ-666 霜（商品名为疥得治、疥宁、疥灵霜）属有机氯类农药,虽从 1948 年开始用于治疗疥疮至今,且以高效、价廉、无油腻著称,但该药可透过皮肤吸收,在体内蓄积,有一定潜在危险性,对中枢神经有毒性作用,约 3.74% 的患者皮肤有不同程度的不良反应,且孕妇、产妇、婴幼儿禁用等,因此该药亦是将被淘汰的产品。目前常用的治疗药物介绍如下。

（1）百部:又名百部草,含有原百部碱、百部碱、百部定碱等多种碱类,味甘、苦,性微温。冯现光和刘明钦（1983）采取外用百部酊擦洗,内服抗组织胺药和镇静药的方法治疗 12 例男性疥疮患者,2 周均治愈出院。曾冲（1984）对 20 例疥疮患者应用自制双磺百部酊外搽治疗,有效率达 90%,其中痊愈率 55%,好转率（皮疹及瘙痒基本消失）为 35%。刘旭和郭海仓（1995）采用百部酊治疗 300 例疥疮患者,结果全部治愈,其中第 1 个疗程治愈 244 例（占 81.33%）,平均治愈天数 6 天。万克英（1996）采用自制复方百部搽剂治疗疥疮 88 例,痊愈 55 例,好转 32 例,无效 1 例,总有效率 98.86%。

（2）10% 黎芦乳膏:黎芦是传统中药,多用于催吐。《本草纲目》中记载,该药有杀虫治疗癣作用。经动物预试证明,黎芦中的生物碱成分有杀死昆虫作用,对疥螨作用尤为明显。巴彩凤和杨素华（2001）采用黎芦乳膏治疗 48 例疥疮患者,2 次/d,连用 5 天为 1 个疗程。1 个疗程治愈者 38 例（占 72.9%）,2 个疗程治愈者 8 例（占 17%）,另外 2 例因未坚持治疗复诊而无效。治愈时间 5~13 天。经临床试用疗效迅速,药性安全,效果好,患者易接受。

（3）中药复合煎剂:亓育华（2009）使用雄黄 1 份、硫黄 2 份、川椒 2 份、蛇床子 2 份、苦参 2 份、胆矾 1

份,磨碎成粉末,开水冲后搅匀用于患部擦洗。80 例疥疮患者被随机分为治疗组(中药外洗治疗)40 例和对照组(硫黄软膏治疗)40 例,结果显示中药外洗治疗疥疮效果显著,治愈率为 92.50%,明显高于对照组治愈率 67.50%,提示中药外洗治疗组治疗疥疮有良好的临床疗效,且优于硫黄软膏对照组,无不良反应。范华(2012)用艾叶、川椒、野菊花、地肤子、明矾、苦参、大黄、藿香各 30g 的比例煎水外洗治疗 110 例疥疮患者,4 天为 1 个疗程,停药 7 天后判定疗效。结果 1 个疗程治愈 95 例,治愈率为 87.36%,两个疗程治愈 15 例,占 13.64%,总治愈率 100%。

(4)铍宝消炎癣湿药膏:婴幼儿疥疮的治疗一般可用 5% 的硫黄软膏或 10% 的优力肤,禁用丙体六六六、苯甲酸苄脂和伊维菌素。因为小儿易对疥螨排泄物或死亡螨体过敏,常并发丘疹性荨麻疹或湿疹改变,应同时给予口服扑尔敏、外用激素霜等脱敏药物治疗。余良思(2007)于 2003 年 6 月—2006 年 6 月采用广东皮宝制药有限公司生产的铍宝消炎癣湿药膏(主要成分:升药底、升华硫、蛇床子、樟脑、冰片等)治疗婴幼儿疥疮患者 43 例,43 例患者均为门诊初诊婴幼儿,年龄 5~36 个月,病损部位以胸腹、背部为主 34 例,累及四肢 7 例,累及头面部、手掌足跖 2 例。皮损表现与并发感染,湿疹样反应 36 例,小水疱 2 例,脓疱 1 例,毛囊炎 3 例,疖 1 例,所有病例未用过其他治疗疥疮的药物,均有疥疮接触史。所有患儿搽药前先洗澡,然后搽铍宝消炎癣湿药膏搽损害密集的好发部位和全身皮肤。外搽 1 个疗程痊愈 30 例,痊愈率 69.77%,两个疗程总痊愈 41 例,总痊愈率 95.34%,第 3 个疗程均痊愈,愈率 100%。未见明显毒副作用。本临床疗效观察结果表明铍宝消炎癣湿药膏治疗婴幼儿疥疮疗效可靠,除 1 例并发疖肿伴有发热使用抗菌药物治疗外,均未用抗生素、镇静剂治疗而痊愈,且未见明显毒副反应,值得临床选用。

(5)25% 苯甲酸苄脂乳剂:房迎华等(2007)为了明确 25% 复方苯甲酸苄酯霜治疗疥疮的效果,将 2003 年 2 月—2006 年 2 月就诊的门诊疥疮患者 200 例随机分为 2 组,治疗组 104 例,用复方苯甲酸苄酯霜;对照组 96 例,使用 5% 硫黄软膏。患疥疮处用清水或肥皂水洗净后全身擦药,连用 3 天为 1 个疗程,第 4 日复诊(必要者需再连用 3 天)。停药 1 周观察疗效。结果显示治疗组有效率为 100%(102/102),治愈率为 96.01%(98/102);明显高于对照组有效率为 77.55%(76/98),治愈率为 48.16%(45/98)。25% 苯甲酸苄脂霜对皮肤无刺激性也无异臭,杀灭疥螨效果好,而且对婴儿和孕妇无危害。辅助外擦以抗炎抗过敏止痒制剂,不染衣被,易于患者接受,适用于临床疥疮治疗,值得临床推广。

(6)邻苯二甲酸二丁酯-OP 乳化剂:胡守锋等(2006)邻苯二甲酸二丁酯-OP 乳化剂溶液治疗门诊疥疮患者 75 例,1 个疗程治愈率为 90.67%。进一步分别使用二丁酯-OP 乳化剂溶液和疥宁霜治疗体检疥疮患者各 80 例,1 个疗程治愈率分别为 92.5% 和 82.50%,差异有显著统计学意义($x^2=9.00,P<0.005$),且无不良反应发生,提示二丁酯-OP 乳化剂是一种安全可靠、高效的疥疮治疗药物。

(7)10% 复方灭滴灵软膏:复方敌百虫霜虽属有机磷类低毒农药,但在高等动物体内能迅速分解为无毒化合物,并很快被排出体外,离体疥螨对敌百虫的 LD_{50} 为 0.889 4ppm。且该药治疗疗程短、疗效高,涂药一次治愈率为 94.52%,必要时隔 2~3 天重复一次,杀灭从疥螨卵中孵出的幼螨,疗效达 100%。使用 10% 复方灭滴灵软膏治疗丘疹水疱型疥疮平均 3 天治愈,脓疱糜烂型平均 3.75 天治愈,结节型平均 6.5 天治愈,无其他副作用,总治愈率达 95%。使用复方敌百虫霜治疗 2 951 例疥疮患者,无一例发生副作用,使用安全,对孕妇、婴幼儿均适用。对涂药患者进行采螨跟踪观察,结果发现涂药后 20 分钟采到的螨活动力已减弱,仅能缓慢爬行。40 分钟后失去爬行能力,仅肢体微微颤动;34 小时后采集到的疥螨全部死亡。但该药的最大缺点是不能长期保存,而不适宜工业化生产。

(8)1% 丙体六六六霜:使用方便、搽药次数少、疗效佳而被广泛使用。1% 丙体六六六霜经皮肤吸收后,能直接破坏寄生于角质层内人型疥螨的中枢及周围神经系统,使疥螨中毒而死亡。因为此药经大面积皮肤吸收之后的毒性,禁用于婴儿、儿童、孕妇、哺乳期妇女、有神经系统疾病患者等。

(9)20% 氧化锌硫软膏:叶欣等(2020)观察 20% 氧化锌硫软膏治疗疥疮的疗效和安全性。将 240 例疥疮患者随机分成实验组、对照组各 120 例,分别予以 20% 氧化锌硫软膏和 10% 硫软膏外用,治疗结束后 14 天比较疗效、安全性及满意度,并在治疗结束后 3 个月随访比较复发率。结果实验组的痊愈率(95.00%)高于对照组(87.50%),差异有统计学意义($P<0.05$),实验组的灼热等不良反应发生率及复发率均较对照组低。提示在规范使用前提下,20% 的氧化锌硫软膏在痊愈率、满意度及安全性上优于 10% 的硫软膏,值得

临床推广。

（10）二氯苯醚菊酯：又名二氯苯醚菊酯、苄氯菊酯、除虫精，属拟除虫菊酯类杀虫剂，二氯苯醚菊酯通过破坏虱、螨及其他节肢动物的神经细胞膜的钠递发挥杀灭作用，哺乳动物从皮肤吸收药物效果较差，药物迅速被水解失活，并快速从尿中排出，被认为是目前较理想的局部治疗药物，具有高效、低毒、方便等优点，一般用 5% 乳剂外涂。111 例年龄在 3 个月至 102 岁的疥疮患者曾多次接受 1% 疥灵霜或 10% 优力肤霜治疗无效，经 5% 二氯苯醚菊酯 1 次涂治，总有效率为 98%。19 例疥疮患者单次使用 5% 二氯苯醚菊酯大约 4 周以后，治愈 181 例（91%），而单次应用丙体六六六洗剂，205 例患者仅治愈 176 例（86%），这一结果证实了在局部地区的早期试验，在局部地区试验中，曾以 5% 二氯苯醚菊酯治疗 23 例患者，1 个月后，治愈 21 例（91%），而同期对照组，单次应用 10% 丙体六六六治疗 23 例患者，治愈 15 例（65%）局部地区 2 月龄至 5 岁儿童的双盲试验中发现，夜间平次应用 5% 二氯苯醚菊酯 4 周后，47 例患者治愈 42 例（89%），而应用 10% 克罗米通霜剂者，47 例患者仅治愈 28 例（60%）。此外，在应用二氯苯醚菊酯的患者中，部分患者出现短暂性瘙痒、红斑和水肿，高热、刺痛、皮疹、麻木感、麻刺感也可发生。全身性反应尚未见到报道，在动物实验中，此药无致畸或对生育的其他副作用。人体资料暂缺。

（11）5% 二氯苯醚菊酯霜：应用 5% 二氯苯醚菊酯霜在 3 个疗养院治疗疥疮，包括疗养患者、职员、来访者及家属共计 995 例，202 例确诊为疥疮，年龄从 8 月到 102 岁，其中 111 例为疗养患者，这些患者曾多次接受过 1% 疥灵霜或 10% 优力肤霜治疗无效。在治疗前，每个患者按皮疹计数来评价感染的严重程度：皮疹小于等于 10% 为轻度，11~49 为中度，大于等于 50 为重度。在患者浴后自耳部以下擦药，面及头皮受累者则全身用药，指甲修剪后用牙刷甲下涂药。分别在用药后 14~17 天和 28~32 天评价疗效。第 14 天皮疹无改善者进行再次治疗，其后在第 14 天和 28 天复查，在第 28 天判断是否治愈。在 202 例疥疮患者中，其中完成治疗观察者有 195 例，其中 91 例（46.7%）经过 1 次治疗，77 例（39.5%）经过 2 次治疗，23 例（11.8%）经过 3 次以上治疗皮疹消失，总有效率 98%。有 28 例（2.8%）患者出现皮肤副作用，最常见的是皮肤瘙痒，但此种瘙痒是由于药物还是疥疮引起的目前还是难于区分，因疥疮后瘙痒可在治愈后持续数周。Rao 等（2019）对 5% 氯菊酯和 10% 克罗米通两种常用治疗疥疮药物的有效性进行了比较研究。纳入的疥疮患者 160 例，年龄 13~65 岁，被随机分配到氯菊酯组和克罗米通组，各组 80 例患者，随访 4 周，结果 5% 氯菊酯治疗组有效率为 81.25%（65/80），明显高于 10% 克罗米通治疗组有效率 53.75%（43/80）（$P=0.001$），支持 5% 氯菊酯是治疗疥疮的可选择药物。Anderson 和 Strowd（2017）对过去 5 年韦克森林医学院皮肤科确诊为疥疮的患者进行回顾性分析发现，局部使用氯菊酯是最常见的治疗方法（69%），其次是联合使用局部氯菊酯和口服伊维菌素（23%），口服伊维菌素（7%）和其他治疗（1%）。

（12）复方甲环霜：李燕和荆晓琳（1999）使用自制复方甲环霜治疗 20 例疥疮患者，取得较好疗效。他们在中国一重集团公司医院门诊收集的 20 例疥疮患者中，男性患者 15 例，女性患者 5 例。年龄分布范围是 16~45 岁。病程最长者 2 个月，最短者 1 周。其中，3 例疥疮患者的阴囊处出现了 2~3 个结节。上述 20 例患者之前均未用过其他药物治疗。他们具体使用治疗的药物每盒 50g，复方甲环霜主要由 1% 环丙沙星，2% 甲硝唑，10% 升华硫和 5% 樟脑配制而成，使用时，开始从患者颈部往下周身皮肤全部涂擦药物，每日涂抹 2 次。第四天开始以皮损处涂药，每日 2 次，直至皮损全部消退后再用药 1 周。结果发现有 20 例患者平均用药 2~5 周后皮损全部消退，3 例有疥疮结节患者检以液氮冷冻治疗，半个月后结节消退。他们认为环丙沙星主要是通过影响细菌 DNA 联接酶和 DNA 旋转酶，干扰 DNA 合成而导致细胞死亡，具有抗菌谱广杀菌力强的特点。甲硝唑具有抗滴虫和抗阿米巴原虫以及抗厌氧菌感染的作用。升华硫有杀菌及杀虫作用。樟脑有止痒作用。由这些药物制成的复方甲环霜治疗疥疮具有疗效好，无副作用，成本低等优点，是治疗疥疮的一种有效药物。

（13）伊维菌素：是放线菌属所产生的大环内酯阿凡曼菌素 B1a 二氢衍生物，阿凡曼菌素是在农作物中广泛使用的杀虫剂，伊维菌素属于一种广谱抗寄生虫感染药物，新近用来治疗人类疥疮。可以口服给药，疗效可靠，安全性好，在治疗疥疮的药物中，是唯一可以系统应用的药物。近年来的大量报道证明口服伊维菌素治疗疥疮疗效令人满意。

Meinkling 等（1995）用 200μg/kg 伊维菌素单剂量口服治疗两组疥疮患者，第 1 组为无合并症的疥疮患者 13 例,年龄在 18~80 岁之间,其中 11 例完成单剂量口服治疗。第 2 组为合并 HIV 感染的疥疮患者 11 例,年龄在 28~48 岁,其中 7 例具有人类免疫缺陷的症状。所有患者在接受治疗前 30 天和治疗后 4 周中未用其他治疗药物。在治疗的 2 周和 4 周后检查,第 1 组 11 人中 5 例(45%)2 周后治愈,其余 6 例 4 周后治愈。第 2 组中,6 例(55%)2 周后治愈,2 例 4 周后治愈,另 2 例在用药 2 周后因有新病损又第 2 次给药,且于首次给药后 4 周治愈。11 例合并 HIV 感染疥疮患者中 10 例痊愈。在这项研究中,没发现任何副作用,所有患者反映该药起效快,尤其在消除瘙痒方面很明显,个别患者在治疗 48 小时内就起效,解除瘙痒感,睡眠好转。用伊维菌素结合局部用药能够成功治疗免疫功能不全的疥疮患儿,伊维菌素 6mg 口服,在治疗当日、随后的 4 日内两次外用 0.025% 去炎松软膏涂于结痂部位,其后 48~72 小时,患者症状明显改善,急性炎症开始控制。7 天后再给 6mg 伊维菌素口服,2 周后痂皮减少,鳞屑中查疥螨阴性,继续用 0.025% 去炎松软膏和角质剥脱剂每日 2 次,6 周后无明显疥疮症状。冯柏秋(2005)对 42 例未用过其他治疗疥疮的药物患者服伊维菌素片,间隔 3 天再服同等剂量 1 次,共 2 次。治疗期间,不用其他内服或外用药物,每周 1 次复诊,观察疗效及副作用;6 例患者因治疗 2 周后有新皮疹出现,又再次按上法服药,共服药 4 次。结果显示服药 2 次,第 2 周痊愈 28 例,第 4 周痊愈 8 例,总痊愈 36 例(85.71%);6 例服药 4 次者,4 周时均痊愈。4 周所有患者均痊愈,痊愈率 100%。未发现副作用。他根据以上伊维菌素的作用特点和疥螨的卵经 3~4 天后方能孵成幼螨,离开人体后还可存活 2~3 天等因素,采用间隔 3 天的双次服药方法,简便、疗效好、无明显副作用,可供临床选用。

(14)其他:王冬梅(2007)报道了应用液氮冷冻的方法治疗疥疮结节疗效较好。此外,周发忠(2007)比较了微波与液氮冷冻治疗疥疮结节的疗效,结果发现微波治疗组与液氮冷冻治疗均取得了较好疗效,但微波治疗组一次性治愈率 93.8%,显著高于液氮冷冻治疗的一次性治愈率 80.2%(P<0.01),且微波治疗操作简单,易于掌握作用于皮损的深度,治疗时间短,术中不出血,痛苦小,术后无明显水肿及感染,且结痂愈合较快,是治愈疥疮结节的一种较好治疗手段。李琳(2015)在郑州市儿童医院皮肤科应用曲安奈德联合利多卡因局部封闭治疗疥疮结节,经临床随访观察,取得较好疗效。共计收集了 148 例患者,年龄 2 岁~14 岁。结节分布于阴囊、阴茎、女外阴唇、腋下,数目 3~15 个。直径 0.3~1.0cm,平均 0.6cm。患者随机分为治疗组和对照组。治疗组给予曲安奈德加 2% 利多卡因按 1:1 稀释后局部注射,进针至结节的中心部位,视结节大小注入药液 0.1~0.5ml,使其充分浸润,直至结节变白、凸出。对照组于结节处外涂艾洛松乳膏,轻轻揉擦片刻,以不见药膏为度,每日 1 次,2 周为 1 疗程。2 周后复查结果显示治疗组有效率为 98.73%,对照组有效率为 63.77%,两组总有效率差异有统计学意义。该研究将曲安奈德加 2% 利多卡因按 1:1 稀释后局部注射,利多卡因可稀释曲安奈德,降低激素的副作用,且配合利多卡因局封能缓解注射时的疼痛,增加患儿的依从性,对于婴幼儿疥疮结节的治疗尤为合适。本研究治疗组有效率明显高于对照组,因此,他认为曲安奈德联合利多卡因局部封闭是一种疗效高、成本低、比较可靠的治疗婴幼儿疥疮结节的方法。

杀螨剂可用于治疗疥疮,但容易产生耐药性,从而导致治疗失败。此外,这些化学品对人类和动物存在已知的和未知的毒性。因此,预防疥螨感染的疫苗接种是目前研究者努力的方向,疫苗接种可能诱导对疥螨的免疫保护。宿主第二次感染疥螨后,抗体滴度比最初(原发)感染发展得更快更强,疥螨感染痊愈的动物在随后的再感染上表现出螨感染数量减少。Arlian 等(1996)发现 8 只曾经感染过疥螨的犬,7 只治愈后在实验中再次感染疥螨时表现出保护性免疫,并且在 64 天内自动清除了疥螨。

3. 正确涂擦药物与坚持全疗程 有些患者未能按时坚持用药或时断时续,或涂药时操作不细致,未用力揉擦,致使药物未能进入角质层发挥作用,或没有全面用药,造成治疗死角,使有些部位的病灶依然存在和发展,或只顾用药,忽视洗澡、更衣、消毒等的配合,或任意搔抓引起刺激性皮炎,脓疱疮等并发症等。因此,正确用药和坚持全疗程甚为重要。正确的涂药方法是使用抗疥药物前,让患者用热水沐浴,擦干皮肤后先在皮损处用力涂擦一次药物,然后自颈部以下全身普遍涂擦,好发部位反复几次,但任何药物均忌入口、眼、鼻等处。第一疗程治疗结束后 1 周,最好再进行 1 个疗程,以巩固疗效。据张尚仁等(1988)报告,涂用抗疥药物前,先用毛巾蘸取米醋擦身,可提高药物疗效。

4. 止痒镇静与抗组胺药物的应用 疥疮瘙痒常使患者夜不能眠,经抗疥药物治疗后疥螨检查虽为阴性,但瘙痒和湿疹样变化,仍会持续一段时间。因此,适当内服或外用一些止痒镇静药物和抗组胺药物,以保证患者休息,防止搔抓引起的合并症,并减轻治疗药物的刺激反应,都是必要的。

5. 治疗中应注意的问题 涉及用药、治疗原则、心理建设等九个方面。

（1）用药到位：对局部皮肤分泌物多或有脓性结痂的患处先用热水泡软，洗去分泌物或脓痂后涂药，否则药物渗不到痂皮底部，不能杀灭该处的疥螨。

（2）及时补药：当患者洗手、擦汗或为之换尿布时会将部分药物擦掉，此时要及时补药，确保药物在皮肤上的持续作用时间。

（3）防止再感染：撤药的同时，彻底清除患者用过的所有不能高温消毒的污染物品，以防再感染。

（4）同患必须同治：所有"感染"陪护、医务人员、家属以及曾与"感染"患者同住一室的患者都按疥疮治疗，统一时间、统一用药、统一方法、规范治疗。

（5）停用相关药物：停用其他皮肤科药物，特别是激素类药物。

（6）建立良好的医患关系：在疥疮的诊治过程中，要重视患者的心理，要尊重、理解、接纳患者。

（7）帮助患者树立治病防病的信心：要宣传有关疥疮的卫生知识，解释治疗的具体安排，争取患者的积极配合。

（8）指导患者应对人际关系变化：调动患者的社会支持系统，不仅让患者周围同病者能同治，而且让患者从和谐的人际关系中获得治病的信心。

（9）采用抗生素治疗继发细菌感染：可以局部使用抗生素，如莫匹罗星、瑞他帕林等，但可能会引起细菌耐药和接触过敏，应谨慎使用。严重继发细菌感染可用氯唑西林、克林霉素、第一代或第二代头孢菌素、大环内酯等进行全身治疗，但应避免持续使用，以免产生耐甲氧西林的微生物。

6. 预防措施 加强卫生宣传教育，注意个人卫生，勤洗澡，勤换衣，被褥经常洗晒；避免与患者接触，不使用患者的衣物和用具，对其使用过的衣物和床单应使用50℃以上热水机洗并在热烘干机中干燥，尤其对于结痂疥疮患者尤为重要。所有软垫家具和地毯应用真空吸尘器和真空袋，并妥善处理。同时治疗所有密切接触者，对于避免传播和控制感染很重要。通过限制性伴侣的数量和严格的个人卫生习惯，降低疥疮风险。对公共浴室、更衣间、休息室床位等公共场所定期进行除螨。

二、其他

动物疥螨感染人体已有报道，例如犬疥螨、兔疥螨、猪疥螨、牛疥螨、猫疥螨、狐狸疥螨等，出现皮肤小丘疹、脱屑、痂皮和苔藓化等，一般不形成隧道。人不是动物疥螨的适宜宿主，但可短暂寄生，停止接触动物一般可痊愈（杨维平，1998）。然而，鉴于许多研究报道动物疥螨尚未发现明显的宿主隔离，动物疥螨能够在人以及其他不同宿主之间相互传播；人类在开发自然的过程中，与动物接触更加频繁，感染疥螨的机会也增加，因此，加强对本病的重视和防护十分必要。

与人类关系最为密切的动物主要为犬和猫，人类感染犬疥螨和猫疥螨后症状不一，但多为自限型。姜日花等（1995）从1993年8月至1994年10月在长春及北京见到由犬疥螨引起的9家族21例疥疮，21例疥疮患者，男10例，女11例，年龄8~65岁，病期平均2周左右。皮损主要分布在与病犬接触的部位，如胸腹部、两上肢，其次为下肢小腿或踝关节周围等处，但因季节不同而略有差异，夏季胸部及上腹部为多，而冬季则下腹乃至下肢小腿为重，但双手尤其指间隙无丘疹及疥疮隧道。皮疹特点为散在分布之粟粒大小红色丘疹或小脓疱，伴有表皮剥离，周围绕有红晕。症状轻重不一，常有中等度的瘙痒。病史中9家族均有明确宠物饲养或接触传染史，且多数在与病犬接触两周内发病，18只病犬均查见犬疥螨。由动物疥螨所致疥疮有以下几个特征：有饲养宠物或与宠物接触史。潜伏期很短或不明显。皮疹好发于与动物接触部位，主要分布于胸前、上肢，个别也有发生在下肢或踝关节关节周围，如长期接触皮疹可泛发全身。但双手、指间隙无皮损及疥疮隧道，患者皮损中一般查不到疥螨。

刘欣（2010）对能够感染人体的犬疥螨和猫疥螨进行了介绍。犬疥螨是高度传染的寄生虫，主要通过直接接触感染的犬或狐狸，但是也有少数报道认为间接接触毛发和污染物也会感染。在人等其他多种实验动物身上也能建立犬疥螨的感染已经成功，感染的患者症状表现为小臂内侧和腹部散在的瘙痒性小红丘疹，通常2~3周自愈。猫背肛螨主要感染猫和野生猫科动物，偶尔也会感染其他哺乳动物，例如狐狸、果子狸、浣熊、兔子、犬和人。猫疥螨病在多数国家少见或罕见，而在某些区域例如欧洲的意大利、瑞士、西班牙、斯洛文尼亚和克罗地亚的部分地区较为流行。1986 年有学者在印度调查 48 例人感染猫背肛螨,引起自限性病变。

兔疥螨对人的传染性很大,感染症状较严重,但脱离接触病兔后患者多能自愈,在人与人之间几乎不传播。特别在炎热的夏季,其繁殖力和活动力均有所增强,人接触以后很难避免不被传染。传染到人以后引起的损害并不仅限于接触部位,常延及全身,导致全身瘙痒严重,影响睡眠,如不及时防护,仍旧频繁接触,损害会日益加多、瘙痒也会愈趋严重。人疥螨和兔疥螨引起人疥疮皮疹在临床上有相似之处,也有不同之点。兔疥螨引起的人疥疮没有隧道和结节,多有风团,与接触病兔有关,脱离接触后能自愈。疥螨离开人体以后的存活期说法不一,有的认为只能生存 2~3 天,也有认为 3~10 天,据笔者对兔疥螨的观察为 6 天。患者与病兔脱离接触后 15~30 天能自愈,说明了兔疥螨传染到人体后不能长时期寄生、发育、繁殖,不会造成人与人之间的再次传染。兔疥螨之所以传染性非常大,绝大多数是因为饲养员长期密切接触患病动物,反复感染,病情长时间不愈且逐渐加重,皮疹泛发全身,甚至并发化脓感染(段洪富等,2000)。

国庆芳等(1990)对济宁冷库屠宰车间兔疥螨引起人疥疮的人进行调查,发现济宁冷库屠宰车间的 46 名收购及饲养工人中均有皮疹发生。其中,35 人先后调离原工作后不经治疗,第 4 天起症状好转,7 天后皮疹及自觉症状消失,当再次接触兔时,皮疹又重新出现。斑丘疹 12 例,粟粒至绿豆大小,不易破。根据调查,接触兔子的 46 名工人全部发生皮疹,发病率为 100%。接触 1 天发病者 20 人,2 天者 12 人,5 天者 12 人,20 天者 2 人。发病季节均在夏天。发病部位除上肢均有皮疹外,躯干及下肢皮疹者 27 例,面部皮疹者 8 例,腰部及股部皮疹者 6 例。皮疹形态,丘疹 37 例,散在,绿豆至黄豆大小,基底坚硬,开始较小,逐渐增大。斑丘疹 12 例,粟粒至绿豆大小,不易破。单纯水疱者 5 例,水疱周围发红。伴结痂及抓痕者 24 例。风团样损害 3 例。个别患者指间有损害,瘙痒以夜间较重。尤其在夏季,疥螨的繁殖力和活动力均增强,长期接触病兔,易受感染。兔疥螨引起的疥疮潜伏期短,发病部位为上肢,股部皮损极少,且主要为散在丘疹,无"隧道"及结节,水疱也很少,患者与病兔脱离接触 5~15 天后,一般可以实现不治自愈,说明人只是暂时宿主,兔疥螨在人体不能长期寄生、发育和繁殖,不会造成人与人之间的传染流行。但他们也发现一例女患者,其孩子与她存在同样的皮损,这可能是患者和孩子接触后间接传染自己的孩子所致。

李敬双等(1999)报道了辽宁省锦州畜牧兽医学校购买的 30 只小兔相继全部感染兔疥螨。兔发病后期两名饲养员也发病,手部、胳膊和腿部也出现小丘疹,剧痒,采用 1% 敌百虫涂擦瘙痒处,每天一次,连用 5 天,完全治愈。上述这些病例在隔离病兔、注意防护以后,能用一般抗疥药物治疗均能迅速痊愈,但是如果饲养人员未注意防护,照样与病兔频繁接触,虽然用了抗疥药物均毫无效果,这说明本病的防治关键在于对病兔的及时处理。因此有必要对实验室的家兔进行定期检查,如发现此病,应及时隔离、治疗,或者加以淘汰,以免继续传播并传染于人(罗汉超,1960)。

段洪富等(2000)报道,哈尔滨市养兔厂职工及其家属,以及医学实验室工作者有多人患病,皮损部位和形态极像疥疮,在个别职工指间损害查到少数疥螨,在病兔皮损上(主要在痂皮上)查到大量的疥螨。其足上有不分节的长柄吸盘,肛门位于体末端,经鉴定属于兔疥螨。其临床特点为病程短、皮损散在,无隧道,通常接触兔子 1 到 3 天后发病,脱离兔 15~20 天后不再起新皮疹并逐渐自愈。再次接触时,再次发病,脱离接触后能自愈。未与兔接触者未见发病。长期接触者不易自愈,再次发病重、皮疹多。全部患者均以夜间剧烈瘙痒为主要症状。皮疹多发于皮肤柔嫩处,如上、下肢内侧及腹部(饲养员用手接触病兔并用双膝夹住兔子剪毛),此外,面颈部、躯干亦有发疹。全部患者上肢均有皮疹。皮疹的原发损害为针头至绿豆大散在的丘疹小水疱,多数患者有散发的绿豆大的扁平风团,风团中央常见一针尖大的小出血点。继发损害有抓痕、结痂,重者有色素沉着,苔藓样变、脱屑。继发感染者有红、肿、化脓、溃疡等。

人感染狐狸疥螨也有报道,并且能在人与人之间传播。涂建华(2009)报道了哈尔滨东北虎林园饲养部 1998 年 9 月在饲养狐狸的工人中发生的疥疮局部流行事件。所有患者分别在指间、手背、双上肢前端及前胸(部分女患乳房下)、下腹部和双大腿内侧不同程度地出现针头大小丘疹和丘疱疹。2 例青年男患者双手出现小水疱及脓疱、溃烂明显,在指缝处能见到很浅的线形匐行疹,似疥螨掘出的隧道,其中 1 例阴囊有 2 个黄豆大浅褐色结节。部分患者病变处呈苔藓样改变及渗出糜烂发生湿疹。1 例女患者因搔抓致右手背红肿、疼痛,继发淋巴管炎。22 例患者发病后均觉瘙痒,以夜间加重。对 2 例青年男患者及 1 例女患者和屠宰后未经处理且脱毛较重的狐狸皮在哈医大二院化验检查,患者指缝及腹部皮损处取材直接镜检找到疥螨,狐狸皮内同时查到疥螨尸体和卵。作者推测本次疥疮的流行可能是外来配种的狐狸首先感染了疥螨,配种时将疥螨传染给林园狐狸(工人回忆配种前林园狐狸全部健康),工人在喂养狐狸时又被感染。当时正值洪灾期间,工人挤住在临时搭建的帐篷里,睡通铺,卫生、通风条件差,被污染的衣服、毛巾等生活用品常混放在一起,直接或间接接触机会多,致使疥病在集体生活中得以流行。

第七节　防制

疥疮是一种接触传染性皮肤病,蔓延快、易流行、危害大。因此,必须从"大卫生"观念出发,坚决贯彻"预防为主"的方针,有关部门密切协作,落实责任,切实执行积极治疗患者,切断传播途径,保护易感人群等系列措施,才能有效控制疥疮。国内许多学者从不同角度对其预防提供了许多建议和意见,下面笔者从三个方面对其进行分类归纳。

一、卫生宣传

普及疥疮的防治知识,广泛深入地进行科普教育,使群众认识到疥疮的危害性,从而提高其自我保健意识和预防、治疗疥疮的积极性与自觉性,尤其是对集体生活的厂矿工人、住校中小学生、流动青年农民等,以及饲养家畜或者接触动物的动物饲养员。督促民众改善居住条件、养成良好的个人卫生习惯,勤洗澡、勤换衣服、勤晒被褥,并注意室内的通风换气,同时应尽量避免与患者接触,不使用患者的衣、被、毛巾等,减少感染的机会。加强饲养管理,对牲畜定期用温水清洗体表,防止皮肤病的发生。定期畜舍、笼具食槽、运动场进行清洁消毒,及时杀灭病原体,防止皮肤病的发生。

二、物理防制

疥疮流行期间,旅店、招待所、农村学生及工矿企业的集体宿舍、车船铺位和公共浴池休息更衣间等公共场所,曾是疥螨播散造成人群感染疥疮的重要社会场所,对其周围环境来说也是疥疮传播的主要"疫源地"。因此,对上述场所应加强卫生管理和卫生监督。在疥疮流行期间,对社会人群主要感染场所的公共浴池更衣间、旅店、招待所以及车船等处,用 80% 敌敌畏乳油熏蒸,每立方米空间按 20~30mg 投药,若密闭情况良好,在 2 小时内可 100% 杀灭离体疥螨,以上方法简单,且是行之有效的阻断传播的重要措施。

三、个人防护

由于疥螨具有极高的传染性,因此应树立高度的防范意识,重视保护自己,保护家人。若已有家庭成员感染疥疮,要立即采取隔离措施和彻底治疗,杜绝蔓延。其所用的衣物如内衣、床单、被套及毛巾、手套等要用沸水浇烫,杀死离体疥螨。经常保持皮肤的清洁卫生,特别是皮肤皱褶处如腋下、肛门附近、会阴部、趾指间以及女性的乳房下和婴幼儿的颈部,最好常用温水洗涤淋浴,尤其是在夏天汗出过多或皮肤上尘埃附着及污垢过多时。适当的日光照射,可以改善皮肤的血液循环,加强组织的新陈代谢,是保持皮肤强壮的一个重要措施。但对日光高度敏感者,或患有光感性皮肤病及红斑狼疮的患者则应避免日晒,外出活动时,酌情采取一定的防光措施,如戴宽边帽、穿长袖衣和长脚裤等。

第八节　研究技术

由于很长时间人们对疥螨致病的忽视,使得疥螨的研究报道相对较少。本节就疥螨的标本采集与制作技术、病原学检验技术与分子生物学研究技术以及对疥螨的研究展望作一简单介绍。

一、标本采集与制作技术

(一)标本的采集

疥螨标本的采集方法已如前述,其中以针挑法和解剖镜镜检法为佳。

（二）标本的固定与保存

采集的疥螨标本应先用 70% 酒精或 2% 中性戊二醛固定 4~5 天后再制片保存，以便进行形态学等方面的研究。常用的制片方法有下述两种：

1. 半永久性标本制作法　用 Berlese 液或 Hoyer 液等水溶性封固剂制片，按封固恙螨幼螨标本的方法操作。但是这些封固剂中的水合氯醛和甘油都会吸收水分，易使烤干的标本反潮、混浊。因此，必须用干漆或聚乙烯醇在盖玻片周围加边，以延长保存时间，若制片标本放置日久，标本出现过透明，使疥螨结构模糊，或盖玻片内产生气泡和霉菌时，可将盖玻片周围的干漆或聚乙烯醇用小刀轻轻刮掉，然后将标本插入载玻片缸内，用蒸馏水浸泡 2~3 天，至盖玻片与载玻片自动分离后，取出螨体，再用上述同样方法制片。

2. 永久性标本封片法　将固定后的标本，浸泡在 10% NaOH 或 KOH 水溶液中 4~8 小时，然后水洗 3 次，每次 10~20 分钟，继而经 60%、70%、80%、85%、90%、95% 及 100% 酒精脱水，在每级酒精内的脱水时间为 10 分钟，再经冬青油透明后，用中性加拿大树胶封片。为了避免疥螨标本在操作中丢失，因此腐蚀、水洗、脱水、透明的全过程，要在离心沉淀的条件下进行，每次离心沉淀 1 500r/min，5 分钟。借助解剖镜，选取完美的标本，用加拿大树胶封固后，平放在 50~60℃ 的烤箱内烤干保存。

二、病原学检验技术

（一）显微镜检查法

最常用的病原检测方法之一。具体操作如下：在损伤部位滴加 1~2 滴液体石蜡，然后刮取皮屑，获取标本，经 10% 氢氧化钾溶解皮肤碎屑后，置于光学显微镜低倍镜下进行检测。在患者皮肤中刮取的皮肤碎屑或疥螨"隧道"末端内检测出螨体、卵、卵壳片段或螨的粪粒是显微镜检查法的诊断依据。此法特异性较好，但对于普通疥疮，由于其疥螨寄生数量较少，灵敏度较低。此外，一些其他因素也会影响灵敏度，例如临床表现、样本位点的数量、反复刮除和样品检测者的经验等。所以，在大多数病例中，即使检测结果是阴性，也不能立刻排除疥疮。

（二）皮肤镜检查

皮肤镜技术（dermoscopy）是一种观察在体皮肤微细结构的非创伤性显微图像分析技术。它通过使用油浸、光照与光学放大设备，对皮肤可以保持垂直观测，从而观察到表皮下部、真皮乳头层和真皮深层等肉眼无法看到的皮肤影像结构及特征，这些特征与皮肤组织病理学的变化有着相对明确的对应关系，根据这些对应关系确定皮肤镜诊断的敏感性和特异性。在放大 20~40 倍时，疥螨头部和两对前脚的典型的形态类似一个悬挂式滑翔机的三角形形状，有时疥螨近圆形的躯体也能被鉴别，灵敏度可达 91%，特异性可达 86%，明显高于传统的显微镜检法，这在 2017—2019 年中山大学附属第三医院皮肤科门诊就诊的具有疥疮临床表现和流行病学史的 120 例患者中得到证实。同时采用皮肤镜检和刮片显微镜检法两种方法检查疥螨，皮肤镜以查得疥螨隧道或螨体为阳性，刮片法以查得螨体、卵为阳性，结果皮肤镜镜检法阳性率为 92.5%（111/120），明显高于刮片法阳性率 76.7%（92/120），两者差异有统计学意义（X^2=11.57，P<0.05），表明皮肤镜可作为诊断疥疮的一种新方法推广，并且具有无创、简单、准确和迅速的优势，应用前景良好，但是需要操作者熟练掌握其诊断技能。

（三）共聚焦显微镜技术

反射式共聚焦显微镜（reflectance confocal microscopy，RCM）是一种新型的皮肤病诊断技术，能够扫描从皮肤表面直至真皮乳头及浅层约 300μm 的皮肤深度，实现皮肤的无创、原位、实时和动态监测，在疥疮的病原学诊断中已有应用，但其敏感性和特异性有待特高。唐祯等（2020）采用 RCM 对 67 例临床疑诊为疥疮的患者进行诊断，结果有 46 例患者（68.66%）被诊断为疥疮，其中 41 例 RCM 阳性者予以诊断性治疗后均好转，7 例通过 RCM 检查阴性者经诊断性治疗后无效。然而，21 例 RCM 诊断阴性者经诊断性治疗后 14 例好转，5 例经 RCM 检查阳性者经诊断性治疗后无明显改善，表明 RCM 可以为临床诊断疥疮提供较好的客观依据，但存在漏误诊，作者分析原因可能是因为部分皮疹镜下可表现为非特异性炎症改变，且无明显疥疮特征结构。另外，部分患者在外院经不规范疥疮治疗后好转，在该院就诊时皮损处于恢复期，疥螨可能不排出，导致 RCM 不能检出。5 例 RCM 阳性者经诊断性治疗无效者，考虑可能因为角质层局灶性增厚，折光增强,在 RCM 镜下误认为是隧道结构,甚至将结痂区域高折光物质认为是卵或螨体,因此 RCM 不能排除疥疮,提示目前使用 RCM 检查可以作为诊断和鉴别诊断疥疮的有效辅助工具。

(四)皮血管镜检查

皮血管镜技术(Dermatoscopy)是一种体外观测皮肤表面以下微细结构的具有内置发光和高分辨率图像分析的非创伤性技术,能够对患者的皮肤进行详细检查,范围可以从皮肤的表皮到乳头状真皮层。通过观察检测部位出现"喷流飞行云"的模式进行诊断,在皮肤内表现为疥螨螨体和它的隧道。对于很难获取皮肤碎屑的疥疮患者,例如婴幼儿,应当用经典检测方法缺乏敏感性时,皮血管镜检查也许是一种有效的方式。但是由于设备的成本高,大范围群体应用具有一定的局限性。

(五)PCR 检测技术

PCR 技术具有强特异性、高敏感性、简便快速等优点。虽然与显微镜检查法一样,PCR 技术用于疥疮的诊断仍然依赖于样本中螨体或螨体碎片的存在,但是敏感性远远高于镜检法,是一种未来极具潜力的检测技术。随着分子生物学技术的不断发展,PCR 技术有望成为一种灵敏性高和特异性高的检测手段而被广泛应用,尤其对于非典型疥疮患者的诊断。

(六)疥疮的真皮内皮肤试验

该法需要用整体螨提取物进行真皮内皮肤试验方法,由于目前无法培养足够数量的人疥螨,所以暂时是不可行的。同时,来自动物模型的整体螨提取物中含有宿主的异种混合物和尘螨等寄生虫抗原,在组分、效价和纯度上也有所改变。疥疮患者经常呈现给临床医生的是全身不明原因的皮肤瘙痒症,纯化具有良好特征重组体的有标准化蛋白质含量的疥螨变应原可能在未来会被应用于疥疮皮肤试验检和免疫治疗。

三、分子生物学研究技术

近二十年来,随着现代分子生物学技术的快速发展,疥螨在分子水平的研究报道陆续增加,其中报道较多主要有疥螨的线粒体 DNA、微卫星、核糖体 DNA 在疥螨分子分类鉴定中的应用,这些内容在疥螨的分子分类部分已有介绍。该部分主要介绍疥螨的 cDNA 文库构建、线粒体基因组 DNA 测序以及基因组和转录组测序。

(一)疥螨 cDNA 文库的构建

目前构建的疥螨 cDNA 文库主要有红狐疥螨 cDNA 文库、犬疥螨 cDNA 文库和人疥螨 cDNA 文库,从构建的文库中筛选出多个有用克隆,为人疥疮和兽疥癣的诊断和疫苗的研发提供了丰富的分子数据。Mattsson 等(2001)成功构建了红狐疥螨的 cDNA 文库,并且克隆了一段表达 102.5kD 蛋白的基因,经序列分析证实该基因是副肌球蛋白的表达基因,它在大肠杆菌内的重组表达产物与患有疥癣的犬和猪的血清发生阳性反应,也证实该基因编码的产物确实为副肌球蛋白。同时还设计了一段大约编码 17kD 的副肌球蛋白基因,在大肠杆菌中高效表达的重组蛋白成功被患有疥癣的病兔血清所识别。Witzendorff 等(2004)用疥疮患者的血清从犬疥螨的噬菌体 cDNA 文库中筛选出 61 个克隆,其中 25 个克隆的 3′ 端含有重复的 GA 核苷酸序列。应用蛋白质斑迹法分析发现,这些具有重复 GA 序列的克隆不与健康人的血清或对尘螨过敏的患者血清反应,因此可以用于疥疮的诊断,但这些基因编码何种蛋白质还有待于研究。Harumal 等(2003)用患有疥癣病兔的血清从人疥螨 cDNA 文库中筛选出 Ssag1 克隆。该克隆序列与尘螨变应原 M-177 具有高度的同源性,与血淋巴的阿朴脂蛋白发生交叉反应,而且在再感染试验中发现该克隆诱导宿主产生保护力。免疫组织化学分析发现该基因编码的蛋白定位于疥螨内器官、角质层和螨的卵内。Katja 等(2003)构建的人疥螨的噬菌体 cDNA 文库中共有 145 个克隆,经测序发现该文库包含了疥螨的大部分序列。在这 145 个克隆中发现了与近缘物种重要功能基因高度相似的同源序列,分别编码 M-177 载脂白、谷胱甘肽 S-转移酶、副肌球蛋白、谷胱甘肽 S-转移酶(GST)、天冬氨酸蛋白酶、组织蛋白酶 L 等。

(二)疥螨线粒体基因组 DNA 测序

疥螨的线粒体基因组 DNA 测序数据为物种起源和跨种传播提供了新证据。在疥螨的 Mofiz 等(2016)自澳大利亚北部不同地区的一个猪疥疮模型(猪疥螨)和两名人类患者(人疥螨)的数千只螨提取了 DNA 并分别进行测序,测序组装生成了一个 14kb 的线粒体基因组序列,注释了 35 个基因。通过与其他螨类进行比较鉴定出的单核苷酸多态性（SNPs）推断样本中存在 6 个单倍群，这些单倍群分为两个密切相关的演化支，其中一个演化支包括人疥螨和猪疥螨，说明人和一些动物宿主之间只存在有限的遗传差异，增加了宿主交叉感染风险。

Fraser 等（2017）认为跨寄主传播在疥螨感染的流行病学和起源中起着重要作用，为了进一步提供遗传资源信息验证这一推断，作者自新南威尔士、维多利亚和塔斯马尼亚患病的袋熊和考拉收集疥螨进行了线粒体基因组测序，并将它们与美国人疥螨线粒体基因组序列进行了比较分析。结果在袋熊和考拉中发现了独特的单倍型，序列相似性高达 99.1%~100%；近全长线粒体基因组的系统发育分析显示，疥螨有三个分支（一个人类和两个有袋类），没有明显地理或寄生宿主隔离；线粒体基因序列的可用性也使得对疥螨一系列假定的分子标记进行重新评估发现，cox1 是分子流行病学调查中信息最丰富的基因。利用这个基因靶点，作者提供了额外的证据来支持不同动物宿主间的跨宿主传播。澳大利亚有寄生虫从世界各地的寄主入侵的历史，跨宿主传播是这一被忽视的病原体流行病学的一个共同特征，在"新世界"的其他地方也可能存在类似的模式，这项工作为扩展分子研究澳大利亚和其他地区人和动物疥螨流行病学提供了基础。

Ueda 等（2019）对来自日本野生浣熊的貉属疥螨的完整线粒体基因组进行了分析。疥螨线粒体基因组由 13 837 个环状基因组成，其中包含 13 个蛋白质编码基因、2 个 rRNA 基因和 22 个 tRNA 基因，首次发现在其他动物疥螨中缺失的两种 tRNAs（丙氨酸和酪氨酸），通过注释、qRT-PCR、测序和 Northern 分析预测它们具有短的非三叶草结构，但需要进一步实验证据证明它们的存在。此外，通过对 cox1 基因分析发现，日本野生浣熊疥螨 cox1 基因序列与日本的 1 株犬疥螨、3 株浣熊疥螨、2 株中国犬疥螨、4 只澳大利亚袋鼠疥螨序列相同，也为该螨在不同动物宿主间的跨种传播提供了新证据。

（三）基因组和转录组测序

基因组和转录组的高通量测序是近年全面揭示物种遗传信息、发现重要功能基因最先进的技术。Rider 等（2015）首次尝试生成犬疥螨的基因组草案，并利用它来识别对系统发育群体研究有用的分子标记，以及识别对疥螨独特生物学至关重要的候选蛋白编码基因。作者提取活犬疥螨 DNA，采用配对技术进行超深度覆盖测序，使用基于 de Bruijn 的算法组装成 contigs；对组装的基因组进行重复元件检测，并采用从头和基于同源性的方法进行基因注释。结果组装的基因组草图大小约 56.2Mb（包含一个线粒体基因组群）。预测的蛋白质组包含 10 644 个蛋白，其中 67% 的蛋白与其他近缘物种具有明显的同源性。该基因组还包含超过 140 000 个简单序列重复位点。线粒体基因组包含 13 个蛋白编码位点和 20 个转运 RNA。通过比较疥螨预测的蛋白质组与蜱等其他吸血节肢动物中鉴定的唾液蛋白和转录本，确定了数百个候选唾液腺蛋白基因，包括丝氨酸蛋白酶抑制剂、铁蛋白、金属蛋白酶、三磷酸腺苷双磷酸酶和巨噬细胞迁移抑制因子基因家族的新成员，许多其他编码唾液蛋白、代谢酶、结构蛋白、潜在的免疫调节蛋白和候选疫苗的基因也被确定；编码半胱氨酸和丝氨酸蛋白酶副产物以及谷胱甘肽 S-转移酶的基因以基因簇表示；发现了与尘螨 33 种致敏原存在同源性的大部分基因。该基因组草案有助于进一步了解疥螨的宿主-宿主相互作用、生物学特性、与其他螨类的系统发育关系，以及抗原产生基因、候选免疫调节蛋白和途径和杀螨剂抗性基因的鉴定，为诊断、治疗和预防疥螨新方法的研发提供了机会。

次年，Hu 等（2016）首次完成了犬疥螨的转录组测序。通过提取活疥螨总 RNA，进行质量评估、Illumina 测序功能注释、CDs 预测和验证。结果显示，样本 JMQ-lngm RNA 质量符合建库标准。生物分析仪检测基线平整，RNA 18S 峰单一。接着，利用 Illumina 平台测序共获得 clean reads 65.78M，组装成 20 826 条 Unigenes，占犬疥螨全基因组 56.26Mb 大小的 62.98%；用七大功能数据库对 15 034 条（72.19%）Unigenes 进行了注释。最后在 20 826 条 Unigenes 中共检测出 13 122 个 CDS，被非冗余核苷酸（NT）数据库注释为疥螨 Unigenes 的 112 条，人工比对拼接成完整的 CDS 70 条；连续 indels≥10bp 的 3 个 CDs 验证结果显示，在围食膜因子本次拼接出现了失误，JMQ-lngm 丢失了 35bp（781~815）；在钠离子通道证实了犬疥螨比人疥螨确实少 90bp（2 577~2 669）；在氯离子通道 JMQ-lngm3 个内含子未被清除。另外，对犬疥螨变应原基因预测显示，有 61 条 unigene 被注释，分别与尘螨的 19 种变应原基因有关，尤其是 Der 1、Der 3、Der 8 和 Der 10 这 4 种变应原基因已经被确认在 NT 数据库中。本研究的结论是第一次成功地完成了对犬疥螨的转录组测序和功能注释，为疥螨科相关致病基因研究提供了分子数据。

疥螨作为寄生在人体皮肤的常见螨种,尽管已经取得了一定的研究成果,但对它的认识仍然非常有限。例如疥螨的内部结构目前不是很清楚,人疥螨缺乏合适的体外培养方法,疥螨是一个种还是多个种?治疗特效药物的缺乏等等都有待今后予以研究解决。庆幸的是,伴随着显微摄像技术、免疫学技术以及分子生物学技术的不断发展,尤其是疥螨基因文库的建成和完善,抗原基因的进一步筛选,线粒体全基因DNA、基因组以及转录组测序的完成,为疥螨分子水平的分类鉴定、致病机制研究、疫苗的研发、有效治疗药物的筛选等提供了大量的技术支撑和基础数据。可以预期,在不久的将来,人们可实现对寄生在不同宿主疥螨的亲缘关系分析,研制出疥螨基因工程疫苗,从而更加科学有效地预防和控制疥螨病的发生。

(赵亚娥 胡 丽)

参考文献

[1] 叶欣,何鸿义,冯霞,等.20%氧化锌硫软膏治疗疥疮120例疗效与安全性分析[J].中国皮肤性病学杂志,2020,34(2):160-164.

[2] 唐祯,鲁建云,黄健,等.反射式共聚焦显微镜在疥疮诊断中的应用[J].中国麻风皮肤病杂志,2020,36(8):497-499,512.

[3] 吉巴阿拉.山羊疥螨病治疗[J].四川畜牧兽医,2019,(06):51.

[4] 张长锋,陈钢舰.犬疥螨病防治的探讨[J].江西畜牧兽医杂志,2016,6:39-41.

[5] 李琳.曲安奈德局部封闭治疗婴幼儿疥疮结节疗效观察[J].医药论坛杂志,2015,36(9):50-51.

[6] 杨萍,吴黎明,钟剑波.挪威疥3例报道及文献回顾[J].全科医学临床与教育,2015,13(5):589-591.

[7] 黄淑琼,杨学军,彭露,等.96例婴幼儿疥疮临床分析[J].皮肤病与性病,2015,37(4):42.

[8] 戚世玲,肖阳娜,周芳,挪威疥1例[J].皮肤性病诊疗学杂志,2015,(2):138-140.

[9] 范华.中药外洗治疗疥疮110例[J].现代中医药,2012,32(5):30.

[10] 刘欣.感染人类的宠物螨病[J].中国比较医学杂志,2010,(Z1):153-155.

[11] 亓育华.中药外洗治疗疥疮临床观察[J].中国社区医师(医学专业半月刊),2009,11(18):146.

[12] 涂建华.人与狐狸共患疥疮诊治[J],中国医药导报,2009,6(6):109.

[13] 王冬梅.液氮冷冻治疗疥疮结节300例[J].皮肤病与性病,2007,29(2):33-34.

[14] 余良思.外用铍宝消炎癣湿药膏治疗婴幼儿疥疮疗效观察[J].中国麻风皮肤病杂志,2007,23(10):912-913.

[15] 房迎华,王远,李德群.复方苯甲酸苄酯霜治疗疥疮疗效观察[J].黑龙江医药科学,2007,(04):77.

[16] 周发忠.微波与液氮冷冻治疗疥疮结节的疗效对比观察[J].四川医学,2007,28(2):208-209.

[17] 胡守锋,夏惠,马维聚,等.邻苯二甲酸二丁酯-OP乳化剂溶液治疗疥疮的疗效观察[J].中国病原生物学杂志,2006,1(5):400,S3.

[18] 冯柏秋.口服伊维菌素治疗疥疮42例疗效观察[J].中国皮肤性病学杂志,2005,19(7):445.

[19] 方玉莲.婴儿疥疮52例临床分析[J].中国麻风皮肤病杂志,2004,20(1):93.

[20] 古东,姚集建.气象因素与疥疮发病的关系研究[J].皮肤病与性病,2002,24(2):5-6.

[21] 巴彩凤,杨素华.黎芦乳膏治疗疥疮48例效果观察[J].中国寄生虫病防治杂志,2001,14(2):120.

[22] 段洪富,王丽,王军.哈尔滨市养兔厂疥螨引起人疥疮流行的调查报告[J].哈尔滨医药,2000,20(4):36.

[23] 李燕,晓琳.自配复方甲环霜治疗疥疮20例疗效分析[J].齐齐哈尔医学院学报,1999,(1):35.

[24] 李敬双,于洋,张德威.家兔和人交叉感染疥螨的诊治[J].中国养兔杂志,1999,(4):3-5.

[25] 杨维平.人体寄虫感染与性传播疾病[J].江苏临床医学杂志,1998,2(3):276-281.

[26] 万克英.复方百部搽剂治疗疥疮88例[J].皮肤病与性病,1996,(2):84.

[27] 刘旭,郭海仓.百部酊治疗疥疮300例[J].甘肃中医学院学报,1995,12(3):27.

[28] 姜日花,王苗,刘兆铭,等.犬疥螨引起疥疮21例[J].中华皮肤科杂志,1995,(5):334.

[29] 刘淑华,马元龙,王泽民.疥疮结节隧道的临床及病理学研究[J].中国皮肤性病学杂志,1994,28(1):8-9.

[30] 周宝璋.猫疥螨致人疥病22例报告[J].皮肤病与性病,1992,14(2):21-22.

[31] 国庆芳,谢星宿,齐敦魁,等.兔疥螨引起人疥疮的调查[J].济宁医学院学报,1990,(1):27-28.

[32] 河南省预防医学历史经验编辑委员会.河南预防医学历史经验[M].第1版.南京:江苏科学技术出版社,1990:452.

[33] 张尚仁,等.疥疮2951例的临床分析[J].河南寄生虫病杂志,1989,2(1):26.

[34] 屈孟卿,等.雌性人疥螨感染能力的实验研究[J].河南寄生虫病杂志,1989,2(1):15-16.

[35] 张尚仁,屈孟卿,王仲文.三种检查疥疮病原体的方法评价[J].河南医科大学学报,1988,(03):249-250.

［36］屈孟卿, 等. 离体人疥螨的生态特征［J］. 河南寄生虫病杂志, 1988, 1（1）:17-18.

［37］屈孟卿, 等. 人疥螨的某些生物学特征与疥疮季节发病的关系. 河南寄生虫病杂志, 1988, 1（2）:31-32.

［38］王履新, 赵巧玲, 张新民, 等. 门诊 193 例疥疮病的调查分析. 石河子医学院学报, 1986, 8（1）:34-35.

［39］曾冲. 双磺百部酊治疗疥疮 20 例［J］. 中西医结合杂志, 1984,（5）:279.

［40］冯现光, 刘明钦. 用百部酊治愈疥疮 12 例［J］. 新医学, 1983, 14（2）:101.

［41］苏敬泽, 吴志华, 刘季和, 等. 中国疥疮流行现状和趋势的分析［J］. 皮肤病防治, 1983,（Z1）:9-18.

［42］罗汉超. 兔疥螨引起人的疥疮［J］. 中华医学杂志, 1960,（7）:469-470.

［43］LASTUTI NDR, MA'RUF A, YUNIARTI WM. Characterization of mitochondrial COX-1 gene of *Sarcoptes scabiei* from rabbits in East Java, Indonesia［J］. J Adv Vet Anim Res, 2019, 6（4）:445-450.

［44］LASTUTI N D R, ROHMAN A, HANDIYATNO D, et al. Sequence analysis of the cytochrome coxidase subunit 1 gene of *Sarcoptes scabiei* isolated from goats and rabbits in East Java, Indonesia［J］. Vet World, 2019, 12（7）:959-964.

［45］RAO MA, RAZA N, FAHEEM M, et al. Comparison of efficacy of permethrin 5% cream with crotamiton 10% cream in patients with *Scabies*［J］. J Ayub Med Coll Abbottabad, 2019, 31（2）:236-232.

［46］UEDA T, TARUI H, KIDO N, et al. The complete mitochondrial genome of *Sarcoptes scabiei var. nyctereutis* from the Japanese raccoon dog: Prediction and detection of two transfer RNAs（tRNA-A and tRNA-Y）［J］. Genomics, 2019, 111（6）:1183-1191.

［47］LI CY, SUN Y, XIE Y, et al. Genetic variability of wildlife-derived *Sarcoptes scabiei* determined by the ribosomal ITS-2 and mitochondrial 16S genes［J］. Exp Appl Acarol, 2018, 76（1）:53-70.

［48］NAZ S, CHAUDHRY F R, RIZVI D A, et al. Genetic characterization of *Sarcoptes scabiei var. hominis* from scabies patients in Pakistan［J］. Trop Biomed, 2018, 35（3）:796-803.

［49］ARLIAN LG, MORGAN MS. A review of Sarcoptes scabiei: past, present and future［J］. Parasit Vectors, 2017, 10（1）:297.

［50］ANDERSON K L, STROWD L C. Epidemiology, diagnosis, and treatment of scabies in a dermatology office［J］. J Am Board Fam Med, 2017, 30（1）:78-84.

［51］ARLIAN L G, MORGAN M S. A review of *Sarcoptes scabiei*: past, present and future［J］. Parasit Vectors, 2017, 10（1）:297.

［52］FRASER T A, SHAO R, FOUNTAIN-JONES N M, et al. Mitochondrial genome sequencing reveals potential origins of the scabies mite Sarcoptes scabiei infesting two iconic Australian marsupials［J］. BMC Evol Biol, 2017, 17（1）:233.

［53］HU L, ZHAO Y E, YANG Y J, et al. De novo RNA-Seq and functional annotation of *Sarcoptes scabiei canis*［J］. Parasitol Res, 2016, 115（7）:2661-2670.

［54］MOFIZ E, SEEMANN T, BAHLO M, et al. Mitochondrial genome sequence of the scabies mite provides insight into the genetic diversity of individual scabies infections［J］. PLoS Negl Trop Dis. 2016, 10（2）:e0004384.

［55］ARLIAN L G, FELDMEIER H, MORGAN M S. The potential for a blood test for scabies［J］. PLoS Negl Trop Dis. 2015, 9: e0004188.

［56］ANDRIANTSOANIRINA V, ARIEY F, IZRI A, et al. *Sarcoptes scabiei* mites in humans are distributed into three genetically distinct clades［J］. Clin Microbiol Infect, 2015, 21（12）:1107-1114.

［57］ANGELONE-ALASAAD S, MOLINAR MIN A, PASQUETTI M, et al. Universal conventional and real-time PCR diagnosis tools for Sarcoptes scabiei［J］. Parasit Vectors, 2015, 8:587.

［58］RIDER SD J R, MORGAN M S, ARLIAN L G. Draft genome of the scabies mite［J］. Parasit Vectors, 2015, 8:585.

［59］ZHAO Y E, CAO Z G, CHENG J, et al. Population identification of Sarcoptes hominis and *Sarcoptes canis* in China using DNA sequences［J］. Parasitol Res, 2015, 114（3）:1001-1010.

［60］AMER S, WAHAB T A E, METWALY A E N, et al. Preliminary molecular characterizations of Sarcoptes scaibiei（Acari: Sarcoptidae）from farm animals in Egypt［J］. PLoS One, 2014, 9（4）:e94705.

［61］RENTERÍA-SOLÍS Z, MIN A M, ALASAAD S, et al. Genetic epidemiology and pathology of raccoon-derived *Sarcoptes* mites from urban areas of Germany［J］. Med Vet Entomol, 2014, Suppl 1:98-103.

［62］ALASAAD S, ROSSI L, HEUKELBACH J, et al. The neglected navigating web of the incomprehensibly emerging and reemerging Sarcoptes mite［J］. Infect Genet Evol, 2013, 17:253-259.

［63］MAHMOOD W, VIBERG LT, FISCHER K, et al. An aspartic protease of the scabies mite *Sarcoptes scabiei* is involved in the digestion of host skin and blood macromolecules［J］. PLoS Negl Trop Dis, 2013, 7（11）:e2525.

［64］OLEAGA A, ALASAAD S, ROSSI L, et al. Genetic epidemiology of *Sarcoptes scabiei* in the Iberian wolf in Asturias, Spain［J］. Vet Parasitol, 2013, 196（4）:453-459.

［65］ALASAAD S, OLEAGA A, CASAIS R, et al. Temporal stability in the genetic structure of *Sarcoptes scabiei* under the host-taxon law:empirical evidences from wildlife-derived Sarcoptes mite in Asturias,Spain [J]. Parasit Vector,2011,4:151.

[66] WALTON S F,PIZZUTTO S,SLENDER A,et al. Increased allergic immune response to *Sarcoptes scabiei* antigens in crusted versus ordinary scabies [J]. Clin Vaccine Immunol,2010,17(9):1428-1438.

[67] RASERO R,ROSSI L,SOGLIA D,et al. Host taxon-derived Sarcoptes mite in European wild animals revealed by microsatellite markers [J]. Biol Conserv,2010,143(5):1269-1277.

[68] ALASAAD S,SOGLIA D,SPALENZA V,et al. Is ITS-2 rDNA suitable marker for genetic characterization of *Sarcoptes* mites from differentwild animals in different geographic areas [J]. Vet Parasitol,2009,159:181-185.

[69] GU XB,YANG GY. A study on the genetic relationship of mites in the genus *Sarcoptes* (Acari:Sarcoptidae)in China [J]. Int J Acarol,2008,34:183-190.

[70] NEYNABER S,WOLFF H. Diagnosis of scabies with dermoscopy [J]. CMAJ,2008,178(12):1540-1541.

[71] MONARI P,SALA R,CALZAVARA-PINTON P. Norwegian scabies in a healthy woman during oral cyclosporine therapy [J]. Eur J Dermatol,2007,17(2):173.

[72] HAAS N,WAGEMANN B,HERMES B,et al. Crossreacting IgG antibodies against fox mite antigens in human scabies [J]. Arch Dermatol Res,2005,296(7):327-331.

[73] HAAS N,WAGEMANN B,HERMES B,et al. Crossreacting IgG antibodies against fox mite antigens in human scabies [J]. Arch Dermatol Res,2005,296(7):327.

[74] ARLIAN L G,MORGAN M S,ESTES S A,et al. Circulating IgE in patients with ordinary and crusted scabies [J]. J Med Entomol,2004,41(1):74-77.

[75] WALTON S F,HOLT DC,CURRIE B J,et al. Scabies:new future for a neglected disease [J]. Adv Parasitol,2004,57:309.

[76] WITZENDORFF C,MATTHES H F,LUCIUS R. Characterisation recombinant immunoreactive antigens from the scab mite *Sarcoptes scabiei* [J]. Int J Med Microbiol,2004,293:50.

[77] HARUMAL P,MORGAN M J,WALTON S F,et al. Identification ofhomologue of a house dust mite allergen in a cDNA library from *Sarcoptes scabiei var hominis* and evaluation of its vaccipotential in a rabbit *S. scabiei var. canis* model [J]. Am J Tro Med Hyg,2003,68(1):54-60.

[78] KATJA F,DEBORAH C H,PEARLY H,et al. Generation ancharacterization of cDNA clones from *Sarcoptes scabiei var hominis* for an expressed sequence tag library:identification homologues of house dust mite allergens [J]. Am J Trop MeHyg,2003,68(1):61-64.

[79] BERRILLI F,D'AMELIO S,ROSSI L. Ribosomal and mitochondrial DNA sequence variation in *Sarcoptes* mites from different hosts and geographical regions [J]. Parasitol Res,2002,88:772-777.

[80] SKERRATT L F,CAMPBELL N J H,MURRELL A,et al. The mitochon-drial 12S gene is a suitable marker of populations of *Sarcoptes scabiei* from wombats,dogs and humans in Australia [J]. Parasitol Res,2002,88(4):376-379.

[81] BERRILLI F,AMELIO S D,ROSSI L. Ribosomal and mitochondrial DNA sequence variation in *Sarcoptes* mites from different hosts and geographical regions [J]. Parasitol Res,2002,88:772-777.

[82] MATTSSON J G,LJUNGGREN E L,BERGSTROM K. Paramyosin frothe parasitic mite *Sarcoptes scabiei*:cDNA cloning an heterologous expression [J]. Parasitology,2001,122(5):555-562.

[83] WALTON S F,CHOY J L,BONSON A,et al. Genetically distinct dog-derived and human-derived *Sarcoptes scabiei* in scabies-endemic communities in northern Australia [J]. Am J Trop Med Hyg,1999,61(4):542-754.

[84] ZAHLER M,ESSIG A,GOTHE R,et al. Molecular analyses suggest monospecificity of the genus *Sarcoptes* (Acari:Sarcoptidae) [J]. Int J Parasitol,1999,(29):759-766.

[85] WALTON S F,CURRIE B J,KEMP D J. A DNA fingerprintin system for ectoparasite *Sarcoptes scabiei* [J]. Mol Biochem Parasitol,1997,85(2):187-196.

[86] ARLIAN L G,MORGAN M S,RAPP C M,et al. The development of protective immunity in canine scabies [J]. Vet Parasitol,1996,62:133.

[87] ARLIAN L G,VYSZENSKI-MOHER DL. Responses of *Sarcoptes scabiei* (Acari:Sarcoptidae)to nitrogenous waste and phenolic compounds [J]. J Med Entomol,1996,33(2):236-243.

[88] ARLIAN L G,RAPP C M,VYSZENSKI-MOTHER D L,et al. *Sarcoptes scabiei*:Histopathological changes associated with acquisition and expression of host immunity to scabies [J]. Exp Parasitol,1994,78(1):51-63.

[89] CHAKRABARTI A. Pig handler's itch [J]. Int J Dermatol. 1990,29(3):205-206.

[90] ARLIAN L G,RUNYAN R A,ACHAR S,et al. Survival and infectivity of *Sarcoptes scabiei var. canis* and *var. hominis* [J]. J Am

Acad Dermatol,1984,11（2,Pt1）:210-215.

［91］ARLIAN L G,RUNYAN R A,ESTES S A. Cross infestivity of *Sarcoptes scabiei* ［J］. J Am Acad Dermatol,1984,10（6）:979-986.

［92］PENCE D B,CASTO S D,SAMUEL W M. Variation in the chaetotaxy and denticulation of *Sarcoptes scabiei*（Acarina: Sarcoptidae）from wild canids ［J］. Acarologia. 1975,17（1）:160-165.

［93］MELLANBY K. Scabies ［M］. 2nd ed. E. W. Classey:Hampton,UK,1972.

第三十七章
蒲螨与其他螨类

蛛形纲的节肢动物除了常见的蜱、革螨、恙螨、粉螨、蠕形螨和疥螨外,还有一些其他螨类也与人类和动物的健康密切相关。如引起人体皮炎的蒲螨,导致人体螨病的跗线螨,引起人体变态反应的叶螨、瘿螨、肉食螨等;引起动物瘙痒和皮肤损伤的足螨、疮螨、耳螨、癣螨等,以及导致蜜蜂患病与死亡的蜂螨,其中有些种类也能感染人类,如犬耳螨;有些螨类虽不直接感染人或动物,但作为部分寄生虫的中间宿主,在疾病的传播上起了重要作用,如甲螨的一些种类为裸头科绦虫的中间宿主。这些与人类疾病有关的螨类都是医学节肢动物学关注与研究的对象。本章简要介绍蒲螨、跗线螨、甲螨、肉食螨、疮螨、羽螨、蜂螨、癣螨和叶螨。

第一节　蒲螨

蒲螨隶属于蜱螨亚纲(Acari),真螨总目(Acariformes)、绒螨目(Trombidiformes)、前气门亚目(Prostigmata)、海殖螨总股(Supercohort Eleutherengonides)、异气门股(Cohort Heterostigmatina)、蒲螨总科(Pyemotoidea)、蒲螨科(Pyemotidae)、蒲螨属(Pyemotes),该属常与昆虫相关联,通常是昆虫的捕食者。蒲螨种类较多,分布广泛,严重危害农作物,部分种类具重要的医学意义,可引起人体蒲螨性皮炎等疾病,如赫氏蒲螨(Pyemotes herfsi)和麦蒲螨(Pyemotes tritici)。蒲螨总科的特征:成螨体型微小,呈椭圆形,雌雄异体,雄螨常寄居在雌螨体上。颚体囊状或稍延长,通常与退化的须肢紧贴。螯肢呈针状,可部分伸缩,须肢较小。跗节Ⅱ、Ⅲ及Ⅳ末端各有2爪和膜质爪间突。口器刺针式,部分缩在颚体内。未孕雌螨椭圆形,两端略尖,扁平,黄色;受孕后,螨体呈球形,可膨大约60倍。雌螨足Ⅱ、Ⅲ及Ⅳ的形状及大小基本相似,足Ⅳ转节呈三角形,可退化为狭带,足Ⅳ膝节有2条刚毛。

一、形态学

成螨体型微小,黄色或灰白色,呈卵圆形,通常雌螨狭长、雄螨缩短,长200~350μm,由颚体、躯体和足三部分组成。

颚体近似圆形,前突,完全从前足体暴露出来,螯肢针刺状,须肢退化且各节难以辨认。气门位于颚基两侧,各有一气管通入体内,先膨大成气囊,然后分支成较细的微气管通入躯体后部。

躯体表皮大多数刚毛呈短针状,少数呈长毛状。前半体背面着生有刚毛3对,第1对为较短的顶毛,位于颚体背面,向前伸展并超越颚体上方;第2对为较短的胛内毛,位于假气门器之前;第3对为较长的外胛毛,位于假气门器之后;前半体在足Ⅱ水平的背面两侧各有一对樱桃状的感器,其毛窝如盅状。后半体分5节,各节向后逐渐缩小,其中足后方的末体有3节,节间膜随妊娠而伸展。后半体背面的第1节有2对较细短的刚毛,两侧有1对长毛;第2节有1对长毛,第3节有长短毛各1对,排列于同一水平上,末节后缘有2对刚毛,长短各1对。在腹面,足Ⅰ基节有1对刚毛,足Ⅱ基节有2对刚毛,末体有5对刚毛,其中的2对分别着生在足Ⅲ~Ⅳ基节间,其余着生在足Ⅲ~Ⅳ基节的基节板上。足Ⅰ腹面的基节内突愈合成胸骨,足Ⅱ的基节内突与足Ⅰ基节愈合伸达胸骨附近,足Ⅲ与足Ⅳ的基节内突和基节片斜向伸入体内,其内端是游离的。

生殖孔和肛门都位于躯体的末端。

足短小,分为 5 个活动节,末端有膜质前跗节及爪 2 个。第 1 对足具有触角的作用,其余 3 对足为步行足。足 I 跗节的端部有一附棘,并具有一弯钩形的爪间突,但无爪。足末端有细毛,外缘上有一条感棒,较短,且具条纹。后 3 对足各有 2 爪,均出自很细的前跗节上,在前跗节末端都着生有双叶状的爪垫。足 IV 股节分为 2 亚节,即基股节和端股节,足 IV 跗节有细线状长毛。

雌螨未孕时甚小,大小平均约 $125\mu m \times 75\mu m$,黄色或灰色,长卵圆形,背腹扁平。妊娠时,体末端膨大如球,直径可达 2mm 以上,肉眼清晰可见,状如一洁白小珠。

雄螨体型更小,呈短卵圆,常吸附于雌螨的"膨球"上,肉眼辨认如粉末状。躯体较宽。前足体近似三角形,有 1 对长毛。后半体呈拱形,侧缘凹。后足体背面有 1 对长毛,其前有 2 较短,几乎排列于同一水平线上。躯体末端有 2 对较短刚毛。躯体的后缘有一附肢,呈尾节状,上有 1 对交配用的吸盘。足 IV 向内弯成钩爪状,股节不分 2 亚节,无呼吸系统,其余特征均似雌螨。雄螨的形态特征是蒲螨种类鉴定的主要依据。

二、分类学

蒲螨科包括 30 多属。根据蒲螨的形态和寄主范围,美国学者 Cross 和 Moser 将蒲螨属划分成 2 组,分别为小蠹蒲螨群(*Pyemotes scolyti* group)和球腹蒲螨群(*Pyemotes ventricosus* group)。小蠹蒲螨群的种类寄生于小蠹虫,捕食小蠹的卵、幼螨及若螨,有些雄螨出现极端的多态现象,雌螨成虫可携播异性,携播雌螨较正常的雌螨更短更阔。球腹蒲螨群寄主多样,主要包括鞘翅目、鳞翅目等昆虫,有些虫种甚至可以袭击和取食成虫,没有发现雄螨的多态现象。球腹蒲螨群可侵袭人体,引起疾病的危险性较大。参照 Cross 和 Moser(1975)编制蒲螨科常见 32 属雌螨检索表如下。

蒲螨科常见属雌螨检索表

1. 足 II~IV 同形,足 IV 转节呈三角形或横带状···2
   足 II~IV 不同形,足 IV 转节呈四边形,长远大于宽··11
2. 足 I 具双爪···3
   足 I 具单爪或缺爪··6
3. 无假气门器,足 I~IV 基节具 1 根刚毛···4
   具假气门器,足 I~IV 基节具 2~3 根刚毛··5
4. 大部分足毛刺状,气门可辨认····················刺蒲螨属(*Acanthomastix*)
   足毛刚毛状,气门难辨认························长毛蒲螨属(*Dolichomotes*)
5. 颚体长宽相近,螯肢大、镰状······················镰螯蒲螨属(*Pavania*)
   颚体细长,螯肢微小································长头螨属(*Dolichocybe*)
6. 无拟器门器,颚体部分或全部与前足体融合···7
   具拟器门器,颚体大、明显··9
7. 气门开口在前足体两侧,足 II~IV 只有爪垫无爪···8
   气门开口在前足体背面,各足均具爪··············旁小首螨属(*Paracarophenax*)
8. 前足体背毛 3 对;颚体与前足体部分融合;后胸板 5 对毛·····小首螨属(*Acarophenax*)
   前足体背毛 2 对;颚体与前足体完全融合;后胸板 3~4 对毛·····无爪螨属(*Adactylidium*)
9. 足 I 5 节,体躯通常梭形··10
   足 I 仅 4 节,体躯卵圆形·······································杉胶螨属(*Resinacarus*)
10. 足 I 无爪,足 IV4 节,前足体腹面有 1 对吸盘·············宽颚螨属(*Caraboacarus*)
    足 I 具爪,足 IV5 节,前足体腹面无吸盘····················蒲螨属(*Pyemotes*)
11. 前足体游离,具 2~3 对背毛。前胸板毛 4~6 对,偶尔 2 对···························12
    前足体一部分或全部被前背板覆盖,背毛 1 对,前胸板毛 4 对······················21

三、生物学

　　蒲螨的生殖方式十分奇特,属于卵胎生。新产出的雌螨交尾后离开母体,寻找适宜的昆虫寄主,发现寄主后首先通过口针向寄主体内注入蒲螨毒素,将其麻醉,这种麻痹是不可恢复的。之后雌螨寄生于寄主体表,吸取营养。蒲螨寄主范围广泛,主要寄生于鳞翅目、鞘翅目等昆虫。

蒲螨是一类卵胎生螨,卵、幼螨、若螨都在体内发育,直至发育成为成螨自母体产出。卵在母体内开始为球形,逐渐变为卵圆形。卵孵化成幼螨,椭圆形,3 对足,后发育为 4 对足,经若螨再发育成成螨产出。通过母体透明几丁质体壁观察到的特征而鉴别其性别。母体内发育成熟的雄螨从母体生殖孔处爬出,很少离开母体,附着于母体膨大的末体上刺吸寄生。雌幼螨即将出生时,会在母体内不停活动,自动爬向母体生殖孔。母体外的雄螨以其强有力的第 IV 足伸入母体,将其拖出生殖孔。一旦雌螨产出生殖孔,母体外的雄螨即与其交尾,行有性生殖。一只雄螨可以与若干头雌螨交配,雄螨交配后 1 天死亡。若将所有雄螨都从受孕雌螨的末体移去,雌螨则进行孤雌生殖繁殖幼螨,但产出的螨均为雄性。雌螨固定在昆虫寄主体上取食,取食前腹部末端并不膨大,可自由活动(游离状),但取食后腹部末端开始膨大,成为球形,称为膨腹体,体积可以达到身体的几十倍甚至上百倍。其后代在膨腹体内发育至成螨,一个膨腹体内通常可以孕育 100 多个后代。

蒲螨生活周期较短,在相对湿度75%、温度25℃的条件下,大约 7 天蒲螨幼体就能发育成性成熟的蒲螨膨腹体。蒲螨在 28℃左右时较活跃。Bruce 等(1990)对蒲螨的特点概括为,高的繁殖能力,生活史短,产出的所有后代都是性成熟的成螨,种群中 95% 是雌性,雌螨出生时立刻交尾并开始搜寻寄主,容易饲养。马立芹等(2009)研究发现,随着温度的升高,蒲螨的发育历期逐渐缩短,发育速率增大,平均产后代数逐渐减少,平均产后代历期也逐渐缩短;在 19~22℃下,蒲螨平均产子量和单雌产子量较高,为蒲螨繁殖的最适温区;在 15℃条件下,雌螨可取食,并且腹部膨大,具有胎斑,无子代产出;在 10℃条件下,雌螨可取食,腹部略膨大,无子代产出;进一步进行蒲螨发育起点温度的推算,结果发现蒲螨的发育起点温度在 10.00~10.48℃。据于丽辰等(1997)报道,寄主的大小、好坏可影响蒲螨母体的大小,且母体的大小与产后代量差异显著。在研究中发现,相同温度下蒲螨的产子天数和产子量存在较大差异,原因可能是在试验观察过程中将蒲螨母体从寄主身体上碰落,造成蒲螨母体大小不一致所致。

四、生态学

蒲螨为世界性分布;国外的意大利、南斯拉夫、埃及、印度、美国、澳大利亚、保加利亚等,以及我国的北京、上海、四川、江苏、浙江、安徽等地均有相关报道。

(一) 蒲螨的寄主

蒲螨是多种害虫的体外寄生性天敌,小蠹蒲螨组的种类寄主谱则很窄,只寄生 1 种或几种小蠹虫;而球腹蒲螨组的种类寄主谱很广,可寄生多种昆虫,即使不能在寄主上正常发育,由于球腹蒲螨毒素的作用,也可以使寄主麻痹死亡。球腹蒲螨组的寄主有同翅目、鞘翅目、鳞翅目、双翅目及膜翅目的幼虫或蛹体上,向寄主体内注入毒液造成寄主永久性麻痹,然后在寄主体上完成发育;雄螨则终生寄生于雌螨膨胀的末体上。以赫氏蒲螨为例,可寄生于鳞翅目、鞘翅目昆虫,蚕和棉红铃虫也是其最喜好的寄主,同时柞蚕、蓖麻蚕、桑螟、菜粉蝶、二化螟、麦蛾、谷象、米象和大豆象的幼虫等也都能被其寄生。麦蒲螨(Pyemotes tritici)是粮仓中鳞翅目昆虫,即麦蛾和谷蛾的幼虫及蛹的天敌,将毒素注入昆虫体内,使其麻痹,甚至死亡。由于麦蒲螨数量的迅速增加和具有毒性的特异性毒液,可引起人类疾病。国内学者赖乃揆于 1982 年 1 月—1986 年 12 月在广东检查屋尘样本时发现赫氏蒲螨,说明蒲螨亦可孳生于人类生活环境中。蒲螨在自然界中主要靠风力完成扩散和传播,直到落到植食性害虫体上,才真正开始寄生生活。

小蠹蒲螨组的种类属于寡寄生性天敌,雄螨可以出现多态现象,雌螨仅寄生寄主幼体和蛹,不寄生成虫,但可以随成虫迁移,因此为迁移型螨;该组的所有种类都不产生毒素,以寄主的血淋巴和皮下组织为食。但于丽辰等(1997)研究表明,小蠹蒲螨的雌螨攻击寄主时,叮咬寄主节间膜,向寄主体内释放毒素;在取食后的 24 小时内,雌螨腹部开始膨大直至失去爬行能力,如果此时蒲螨膨腹体脱离寄主将不再寄生。

球腹蒲螨组的寄主谱广,原因之一是它能产生毒素将寄主麻痹致死。研究表明球腹蒲螨组的种类依靠毒素先将寄主麻痹,然后固定其上取食血淋巴,其腹部末端开始膨大。营产雄孤雌生殖,后代在膨腹体内发育,受精卵发育为雌性幼体,未受精卵发育为雄性幼体,成熟后由母体产出,每个雌性蒲螨膨腹体可产生 250~350 只的后代。研究表明麦蒲螨种群雄性比例为 1%~5%,雌性为 95%~99%。

（二）蒲螨的繁殖

蒲螨对理化因素的抵抗力也不同,以赫氏蒲螨为例,孕雌螨的抵抗力最强,刚交配受精的雌螨抵抗力弱。通常孕雌螨在温度达 39℃时,大约 100 分钟死亡;在温度达 60~70℃的干热情况下,3~5 分钟死亡;在温度达 80~90℃的湿热情况下,1 分钟左右死亡。幼雌螨在温度达 50℃时,5~15 分钟死亡;在温度达 80~90℃的湿热情况下,0.5 分钟左右死亡。刘洁等（2014）对麦蒲螨在不同贮存温度和不同降温方式处理后的寄生效果进行了分析,结果发现,0℃下贮存的麦蒲螨后代有着更强的寄生能力;在 0℃条件下,麦蒲螨的贮存时间超过 10 天后,随时间增长,麦蒲螨产出的后代数量随之减少,寄生能力随之下降;贮存温度超过 0℃时,麦蒲螨的可贮存时间随温度升高而下降;采用不同低温贮存方式的麦蒲螨,回到常温条件后的恢复时间不同,所产出后代的寄生率以及个体大小也不同;梯度降温方式下贮存的麦蒲螨回到常温条件下后,恢复产出时间略高于直接降温方式,但是差异并不显著。

温度、湿度等自然因素对雌螨的繁殖影响较大。在室温 20~22℃时,38 天母体产出下一代成虫。在合适气温下,其发育繁殖时间可缩短至 8~10 天。在温度达 28~35℃,相对湿度为 85%~98% 时,蒲螨可大量繁殖,高峰期 1 天可产螨 50 个。一个雌螨可产下一代螨 200~300 个,其雌雄比例为 200：（3~8）。温暖潮湿季节农业害虫猖獗时,蒲螨数量也剧增,一般盛发周期为 4 个月,基本上与其所寄生的农作物害虫的盛发周期一致。

五、中国重要种类

（一）中国蒲螨主要代表种

1. 赫氏蒲螨

（1）种名:赫氏蒲螨（*Pyemotes herfsi* Oudemans,1936）

（2）同物异名:虱状蒲螨;虱状羌螨;*Pyemotes zwoelferi* Krczal,1963。

（3）形态特征

1）雌螨(图 37-1):已孕雌螨直径可达 2mm,未孕时长约 223μm。幼雌螨体呈扁平的卵圆形,灰白色或略带黄色。前足体侧缘近乎挺直,有背突起 1 对,假气门器位于其后方。假气门器是与细柄相连接的球状头部的刚毛,插入杯状结构中。后半体分为 5 节,并且长度为前足体 2 倍以上,向躯体后方逐渐缩小。足Ⅰ表皮内突与长的腹板相连,足Ⅱ表皮内突与足Ⅰ基片连接,几乎达到腹板。足Ⅲ、足Ⅳ表皮内突和足Ⅳ基片斜向插入躯体中,末端游离。躯体末端有生殖孔。气门在颚体基部两侧开口,两条气管由此聚合,通入贮气囊,躯体后部空气由此供给。躯体刚毛细而光滑,背侧顶毛向前伸,并超越颚体的上方。假气门器的前后着生有胛内毛和胛外毛,且胛内毛较胛外毛短。后半体第一节有刚毛 2 对,第二节有刚毛 1 对,第三节有刚毛 2 对,躯体后缘有长度不等的刚毛 2 对。肩区侧方有长的刚毛 1 对。在腹面,足Ⅰ基节有刚毛 1 对,足Ⅱ基节有刚毛 2 对,末体有刚毛 5 对。颚体呈圆形,螯肢针状,须肢各节彼此无法区别。足分为 5 节,足Ⅰ起触角的作用,其余各足用于步行。足Ⅰ跗节粗钝,末端有短钩状的爪。足末端有若干细刚毛,外缘有一条短具条纹的感棒。在足Ⅰ胫节同样的位置上,有类似的器官,但较上述感棒狭窄。足Ⅱ~足Ⅳ前跗节上着生有细长的叉状爪,足Ⅳ股节可分为短的基股节及较长端股节,而足Ⅱ、足Ⅲ股节不分节(图 37-2)。

2）雄螨:常附着于雌螨螨体,躯体后缘有一附肢,呈尾节状,附肢上有一对交配用的吸盘。口器及前方 3 对足与雌螨相似。足Ⅳ股节弯曲而延长,且不再分节;足Ⅳ跗节末端有一粗大的爪。

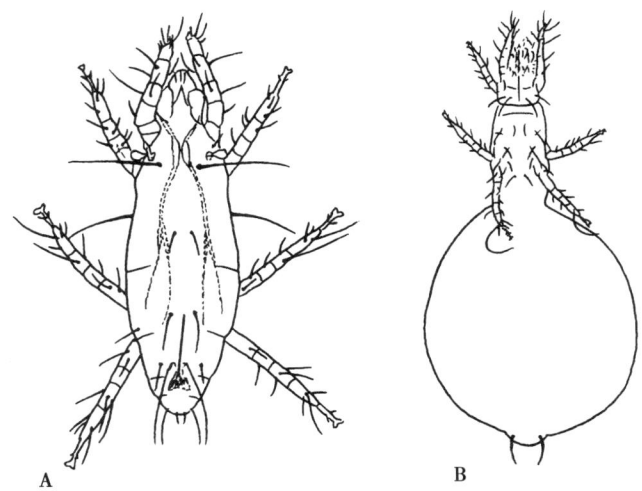

A. 幼螨背面;B. 怀孕螨腹面。

图 37-1　赫氏蒲螨（*Pyemotes herfsi*）（♀）幼螨与怀孕螨
（仿 忻介六等）

2. 麦蒲螨

（1）种名:麦蒲螨（*Pyemotes tritici* Lagrere-Fossat et Montagne, 1851）

（2）同物异名:*Pyemotes boylei* Krczal, 1959。

（3）形态特征

1）雌螨（图 37-3）:呈纺锤形,体长 259μm,宽 94μm。颚体长 43μm,宽 35μm;有背毛 2 对,腹毛 4 对,感棒 1 对。前足体背板后缘弧形,有 4 对毛,v_1 和 v_2 毛短,sc_1 毛球形,sc_2 毛长不达到 C 片后缘。后半体背板由 C 板、D 板、EF 板、H 板和 Sp 板组成。C 板后缘中部为显著的凹缘,有 2 对毛,c_2 毛长 29μm,通常比 c_1 毛稍长。D 板后缘中部较平直,有 1 对 d 毛,长 25μm。EF 板后缘中部稍凸,有 2 对毛,f 毛长

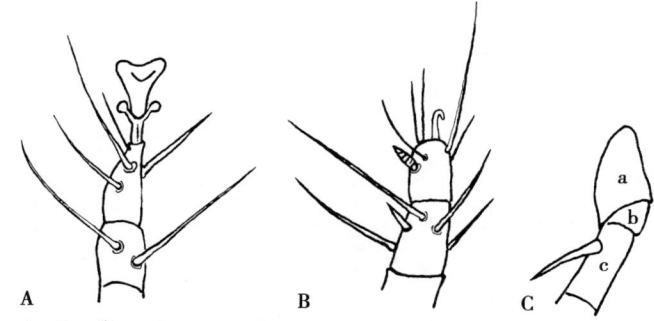

A. 足 II 背面观;B. 足 I 背面观;C. 足 IV 的转节和股节;a. 转节;b. 基股节;c. 端股节。

图 37-2 赫氏蒲螨（*Pyemotes herfsi*）（♀）左足
（仿 忻介六等）

46μm,e 毛长 14μm。H 板后缘弧形,有 2 对毛,h_1 毛长 25~26μm,h_2 毛长 14μm。Ps 板后缘弧形,可见有 1 对毛,通常着生在腹面,非常微小。躯体腹面有 5 对表皮内突,前半体有 1 个中表皮内突。第 1 对表皮内突在颚下方交接,形成一个 90° 的夹角,中表皮内突强壮;第 2 对表皮内突与中表皮内突连接处紧密;第 3 对表皮内突稍短于第 4 对表皮内突,第 5 对表皮内突明显短于第 3 和第 4 对。有 10 对腹毛,$1a$ 长 16μm,$1b$ 长 15μm,$2a$ 长 30μm,$2b$ 长 15μm,$3a$ 长 27μm,$3b$ 长 25μm,$3c$ 长 19μm,$4a$ 长 18μm,$4b$ 长 19μm,ag 长 17μm。腹部三角片后缘比较直。足 I~IV 的刚毛分布见图 37-4。足 I 毛式为 1-4-4-6+2φ-13+ω,腿节 v' 毛长 51μm,胫节 d 毛长 41μm。足 II 毛式为 1-3-3-4+φ-7+ω,胫节 d 毛长 22~28μm,跗节 tc'' 毛长 36μm。足 III 毛式为

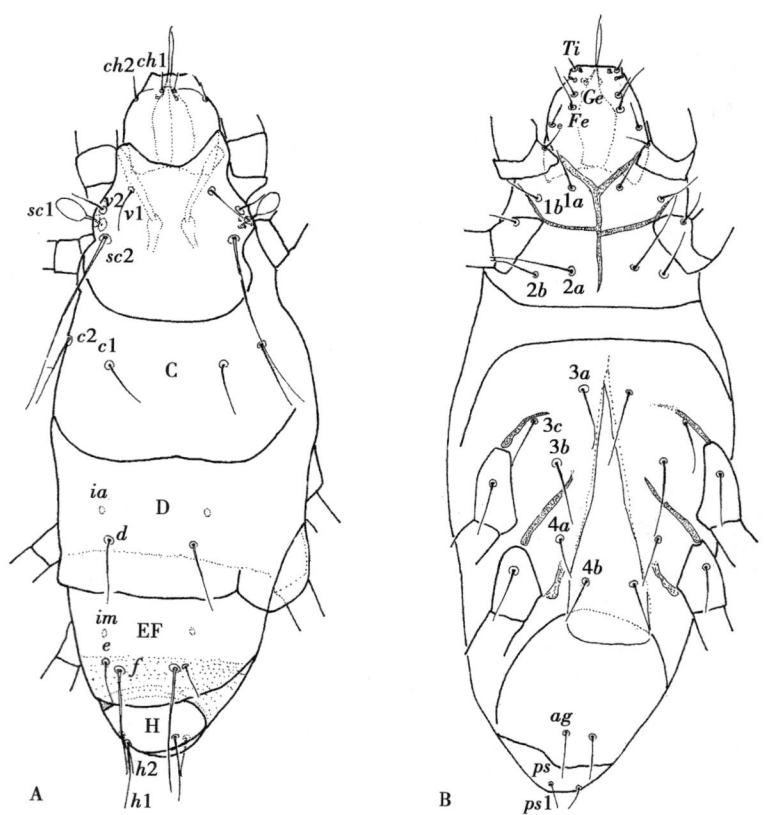

A. 背面观;B. 腹面观。

图 37-3 麦蒲螨（*Pyemotes tritici*）（♀）
（引自 Yu、Zhang 和 He）

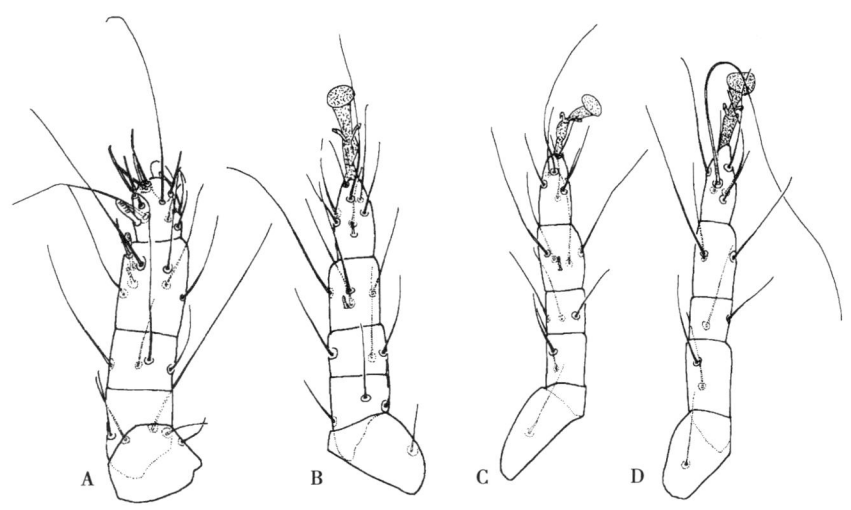

A. 足 I ; B. 足 II ; C. 足 III ; D. 足 IV。

图 37-4　麦蒲螨（*Pyemotes tritici*）（♀）足 I~IV 的刚毛分布

（引自 Yu、Zhang 和 He）

1-2-3-4+φ-7，胫节 *d* 毛长 38μm，跗节 *tc″* 毛长 39~48μm。足 IV 毛式为 1-2-2-4-6，胫节 *d* 毛长 43μm，跗节 *tc″* 毛长 110~116μm。

2）雄螨（图 37-5）：体长 170~187μm，宽 90~109μm，近椭圆形。颚体长 20~27μm，宽 25~33μm；背面有 2 对微小的毛，位于前缘中部，ch_1 和 ch_2；腹面可见 3 对毛 Ti、Ge、Fe 和 1 对小的感棒，Fe 毛较长为 14μm，另 2 根十分微小。前背板前缘为弧形，有 4 对毛，v_1 毛仅有痕迹，v_2 毛微小，sc_1 毛长 9~19μm，sc_2 毛较粗长，为 61~76μm，接近 CD 板 *d* 毛的基部，粗度小于 *d* 毛的 1/2。后半体背板，C 板与 D 板愈合形成 CD 板，近半圆形，有 3 对毛，c_1 毛长 25μm，c_2 毛长 26μm，*d* 毛长且粗，长约 113μm。EF 板有 2 对毛，*e* 毛和 *f* 毛，*e* 毛小，

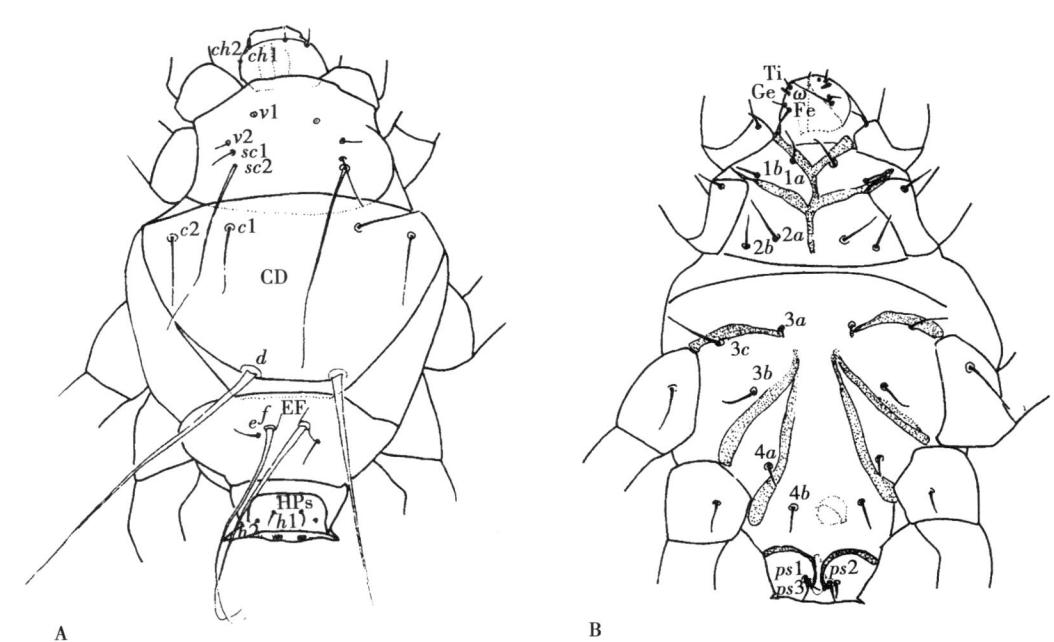

A. 背面观；B. 腹面观。

图 37-5　麦蒲螨（*Pyemotes tritici*）（♂）

（引自 Yu、Zhang 和 He）

长仅 9μm,着生在紧靠 f 毛的外后侧;f 毛粗长,接近 d 毛的粗度,长可达 66~84μm。H 板与 Ps 板愈合,形成 HPs 板,上有 5 对十分微小的毛,h_1、h_2、ps_1、ps_2、ps_3,其中 2 对在背面可见,3 对在腹面可见,ps_2 指状。躯体腹面,有 5 对表皮内突,前半体有 1 个中表皮内突。第 1 对表皮内突粗壮,在颚体下面相交,形成一个 90°的角,上端达到足 I 转节与颚相连的基部;第 2 对上行接近足 I 转节,另一端与中表皮内突连接;中表皮内突强壮;第 3 对、第 4 对、第 5 对表皮内突,每对表皮内突间均不彼此相连,4~5 对之间的彼此连接。腹毛可见 9 对,1a 靠近表皮内突 I,长 13μm;1b 靠近足 II 表皮内突,长 9μm;2a 远离足 II 表皮内突,长 13~17μm;2b 稍后于 2a,长 11~13μm;3a 位于足 III 表皮内突的前方,毛状,长 3~5μm,短刺状;3b 长 11~19μm;3c 靠近足 III 表皮内突的后面,长 14~19μm;4a 长 8μm,4b 长 6~10μm,ag 长 9μm。足 I~IV 的刚毛分布见图 37-6。足 I 短于其他足,毛式为 1-4-4-6+φ-13+ω,胫节 d 毛长 56μm。足 II 毛式为 1-3-3-4-7+ω,胫节 d 毛长 54μm。足 III 毛式为 1-2-3-4-7,腿节 d 毛长 84μm;胫节 d 毛长 86μm。足 IV 毛式为 1-2-2-4+φ-5,腿节 d 毛长 78μm,胫节感棒不到爪基部。

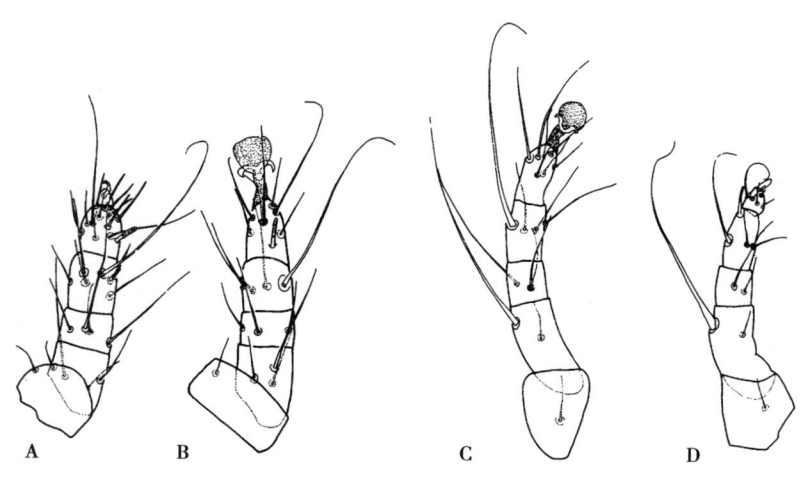

A. 足 I;B. 足 II;C. 足 III;D. 足 IV。

图 37-6 麦蒲螨(*Pyemotes tritici*)(♂)足 I~IV 的刚毛分布

(引自 Yu、Zhang 和 He)

3. 小蠹蒲螨

(1) 种名:小蠹蒲螨(*Pyemotes scolyti* Oudemans,1963)

(2) 同物异名:*Pediculoides scolyti* Oudemans,1963。

(3) 形态特征

1) 雌螨(图 37-7):虫体呈淡黄色,迁移型颜色较深,体型为长纺锤形,体长 204~240μm(平均 222μm),体宽 92~120μm(平均 102μm),背板(片)基部有明显的纵向细纹。颚体卵圆形,侧缘毛 2 对;腹面有 2 对毛和 1 对感棒。前足体背面,背板后缘中央凹缘,有 3 对毛(v_1、v_2、sc_2)和 2 对假气门器(sc_1)。前足体腹面,足 I 表皮内突汇合成一狭的夹角(约 35°),与前胸表皮内突连接成 Y 形,足 II 表皮内突与前胸表皮内突相接,另一端伸向足 I、II 转节间;有 4 对 la 毛,位于足 I 表皮内突的 1/2 处;lc 位于足 II 表皮内突的前方,足 I、II 转节间;2a 间距为 la 的 1 倍,紧靠足表皮内突后方;2c 间距约与 lc 相等,位于 2a 的外侧后方。后半体背面,背片 C、D、EF 的后缘均为中央凹缘,C 片有 2 对毛,c_1 和 c_2;D 片有 1 对 d 毛,其前方有杯形器 1 对(ia);EF 片 2 对毛(e、f)和 1 对杯形器(im);H 片有 2 对毛,h_1 和 h_2;PS 片 1 对短毛,约等长于 h_2 毛。后半体腹面,足 III、足 IV 表皮内突发达,彼此不连接;表皮内突 V 仅残存 1 个瘤状物。有毛 6 对,$3a$、$3b$、$3c$、$4a$、$4c$;末体腹毛 1 对。足 I 粗壮,胫节发达,腹面有 2 个感棒(ϕ_1、ϕ_2)与 1 根刺毛排成一横排,ϕ_1 为 ϕ_2 的 2 倍长;跗节爪发达,从一个明显的梗上伸出,感棒(ω)位于跗节背面近基部。足 II~IV 类似,各有一个伸长的爪间突,足 II 胫节与跗节背面各有 1 个小感棒,足 IV 跗节背面有 1 根极长毛。

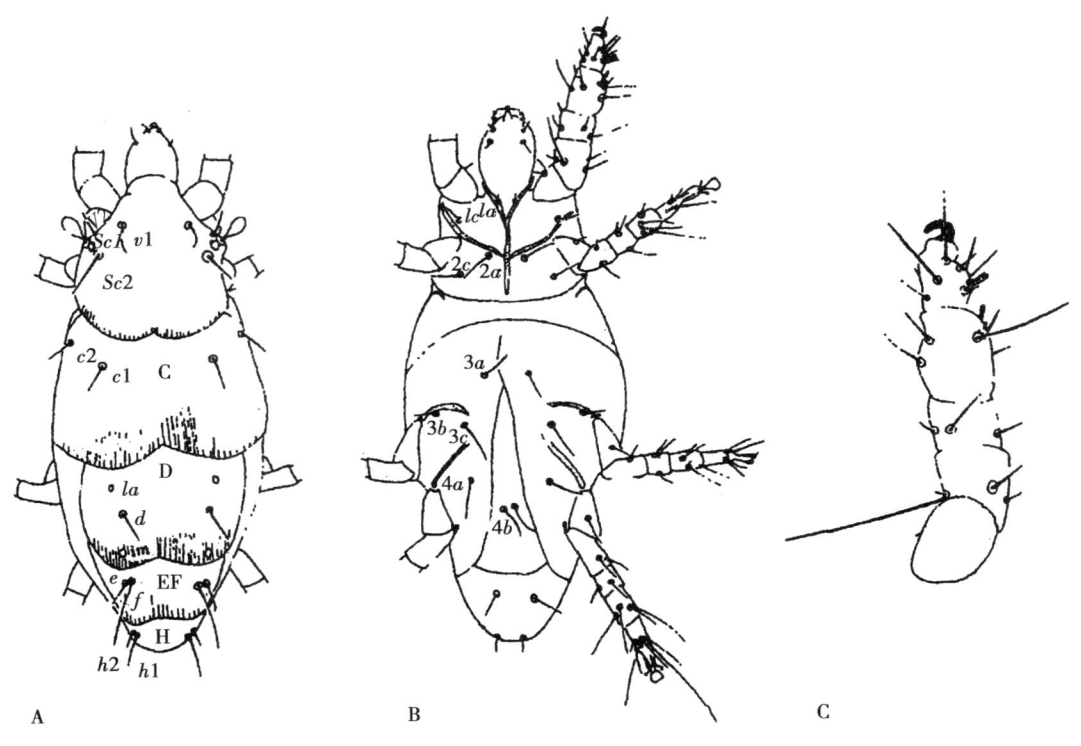

A. 背面；B. 腹面；C. 足 I 。

图 37-7 小蠹蒲螨（*Pyemotes scolyti*）（♀）

（引自 于丽辰）

2）雄螨（图 37-8）：虫体近球形，体长 138~179μm（平均 164μm），宽 114~150μm（130μm）。颚体卵圆形，有前侧毛 2 对，腹毛 2 对，感棒 1 对。前足体背面，仅 1 对短毛 Sc_2，V_1、V_2、Sc_1 的毛窝明显可见。前足体腹面，足 I 表皮内突形成 90° 夹角，并与前胸表皮内突成 Y 形；足 II 表皮内突与前胸表皮内突相连，另一端伸达足 II 转节。la 靠近足 I 表皮内突的外侧基部，$2a$ 紧靠足 II 表皮内突后方，间距为 la 的 3 倍，$2c$ 位于 $2a$ 的外后侧，间距约与 lc 间距相等。后半体背面，分 C、D、EF 3 个背片，C 片有 2 对短毛（c_1，c_2），c_1 位于该片前部，c_2 位于后缘两侧；D 片有 1~2 对粗壮毛，d_1 和 d_2。EF 片 2 对毛，e 毛短小，f 毛变异大。后半体腹面，足 III~IV 表皮内突骨化明显，彼此相连，并向中心汇集，将腹部分隔成 5 块；腹毛 $3b$、$4a$、$4b$ 排成一弧线；$3a$ 细小，位于足 III~IV 表皮内突交接的夹角内，常不可见；$3c$ 在 $3b$ 后方。足 I 短粗，胫节腹面有 2 根感棒（ϕ_1、ϕ_2），中间夹

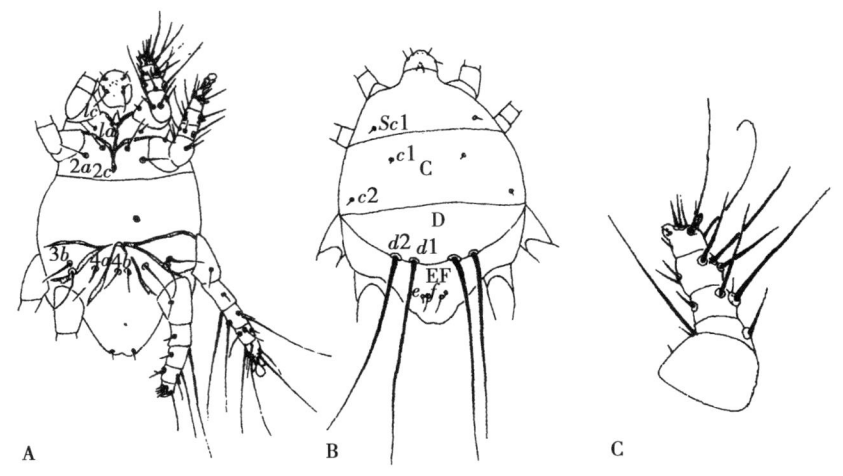

A. 腹面；B. 背面；C. 足 I 。

图 37-8 小蠹蒲螨（*Pyemotes scolyti*）（♂）

（引自 于丽辰）

1 根荆毛,三者连成 1 条斜线;跗节末端斜截状,内端角仅具爪梗,爪退化;外端角生一粗大感棒。足Ⅱ~Ⅲ各有 1 对小爪和 1 爪尖突;足Ⅱ胫节感棒位于腹面外侧,跗节感棒位于背侧;足Ⅳ股节发达,胫节感棒缺如,跗节末端平截,跗节爪刀状,末端尖。

(二)中国重要蒲螨名录

1. 赫氏蒲螨(*Pyemotes herfsi* Oudemans,1936)

(1)寄主名称:主要寄生于鳞翅目昆虫,如棉红铃虫、麦蛾、米蛾、大菜粉蝶等,其次是姬蜂和天牛的幼虫。

(2)地理分布:国内见于北京、上海、河北、山东、河南、江苏、浙江、湖南、四川、陕西、云南、黑龙江、吉林、辽宁;国外见于英国、美国、荷兰。

2. 麦蒲螨(*Pyemotes tritici* Legrere-Fossa et Montagne,1851)

(1)寄主名称:主要寄生于鳞翅目、鞘翅目、脉翅目和膜翅目昆虫,如地中海粉螟、印度谷螟、麦蛾、马铃薯麦蛾、棉红铃虫、烟草窃蠹、咖啡豆象、豌豆象、四纹豆象、锯谷盗等。

(2)地理分布:国内见于宁夏、广东;国外见于美国、古巴、墨西哥、欧洲。

3. 球腹蒲螨(*Pyemotes ventricosus* Oudemans,1936)

(1)寄主名称:主要寄生天然宿主有麦蛾、桃枝麦蛾、谷象、棉铃象、四纹豆象、绿豆象、胡椒象、麦茎小蜂、棉斑实蛾、莲纹夜蛾、绵红铃虫、苹果食心虫等。

(2)地理分布:国内见于北京、上海、四川、江苏、浙江、湖南、安徽;国外见于法国、英国、瑞士、意大利。

4. 中华甲虫蒲螨(*Pyemotes zhonghuajia* Yu,Zhang et He,2010)

(1)寄主名称:主要寄生在美国白蛾、椰心叶甲、光肩星天牛、双条杉天牛、松褐天牛、台湾狭天牛、杨干象、肤小蠹、多毛小蠹虫、二齿茎长蠹、六星黑点豹蠹蛾、国槐叶柄小蛾、潜叶蛾等。

(2)地理分布:国内见于河北;国外尚未见报道。

5. 小蠹蒲螨(*Pyemotes scolyti* Oudemans,1963)

(1)寄主名称:主要寄主于危害核果类果树的果树小蠹和多毛小蠹,以及危害榆树的脐腹小蠹。

(2)地理分布:国内见于河北;国外尚未见报道。

六、与疾病的关系

(一)蒲螨性皮炎

又称谷痒症(grain itch)、枯草热或草痒症,是人们接触含有蒲螨的谷物、粮制品和草制品等,被其叮咬所致,可急性,也可慢性,皮损局限成堆,亦可播散溶成一片。蒲螨寄生于昆虫体表,人类偶然或暂时受其骚扰。蒲螨性皮炎可能与蒲螨的唾液成分有一定的关系。

蒲螨和人体接触后约 20 分钟,被叮咬处即出现持续性剧痒,继而出现皮疹,以丘疹或丘疱疹为主要特征,亦可有荨麻疹或紫红色斑丘疹。皮疹呈圆形或椭圆形,单个出现或成片出现,边缘可相互融合,直径大小不一,多在 0.1~0.6cm,皮疹上常可见蒲螨叮咬的痕迹,中央有水疱,抓挠水疱易被破坏。皮炎好发部位为颈部、面部、背部、腹部和前臂屈侧等裸露部位,重者可遍及全身,但以躯干居多,面部较少,叮刺多的可有200~300 处,严重者无法计数。如无再次接触蒲螨,痒感一般在 2~3 天后渐退,5~6 天后消失,亦有少数患者持续 15 天之久。部分患者可出现全身症状,可有发热、恶心、乏力、心动过速、全身不适、头痛、关节痛等。甚至尿中出现少量蛋白,局部淋巴结肿胀,血检有白细胞增高,诱发哮喘。因瘙痒抓破皮肤,可导致继发感染。如果患者连续接触蒲螨,则皮炎反复出现症状加重,温暖的床褥和出汗可增强病痛。

蒲螨性皮炎病程较短,能自愈一般不引起注意,只有出现暴发流行和重症时才会得到重视;同时蒲螨螨体小,肉眼难以观察,所以临床医生检查时很难发现,常导致漏诊或误诊,因此实际流行地区及发病率要比文献记载的多。有时当患者出现持续性剧痒时,蒲螨已经离开人体,所以对一些原因不明皮炎,检查环境中体外寄生虫的存在十分重要。Neumayr 和 Kuenzli(2019)报道了一例瑞士农户,由于户外接触木材而引起的蒲螨皮炎。Tognetti 等(2019)报道一例 20 月龄的婴儿,因曾居住于乡村而引起了蒲螨皮炎。在农村,蒲螨性皮炎发生时间多与农作物收获季节一致,农作物收获季节,孳生在农作物浮尘中的蒲螨可随风飘扬至较远处,使附近居民受到侵袭;也可随粮食或其他农作物被运输至外地并进一步扩散,引起暴发流行。据车里穆和韩玉敏（1995）记载,1954 年北京发生过一起蒲螨性皮炎的暴发流行;1980 年西南农学院和四川省卫生厅等单位在四川省射洪县进行调查,发生皮炎者达 1 400 多人,发病率达 1.97%(1 400/71 137),其中 8 个棉花加工厂 944 人中,929 人发病,发病率高达 98.40%。据 Kunkle(1982)报道,佛罗里达大学曾发生一起由蒲螨侵袭马及其接触人群引起的皮炎,检查周围环境发现苜蓿草内孳生有大量的麦蒲螨;在 1961—1981 年期间,美国得克萨斯州爆发了三次蒲螨性皮炎。Tomczyk-Socha 等(2017)报道了波兰弗罗茨瓦夫药材公司工作人员暴发的一次蒲螨性皮炎。

(二)蒲螨人体内寄生

蒲螨寄生人体的报道较少,曾有学者报道从人体痰液中检出赫氏蒲螨和麦蒲螨,另在小儿肾炎患者尿中发现赫氏蒲螨的存在。究竟这些蒲螨在人体内是否能长期生存或完成生活史,蒲螨人体内寄生确切原因和机制有待进一步研究。

七、防制

蒲螨为农业和林业及仓储害虫的天敌,一般不需要大规模的消灭,当发生严重危害人群健康的时候,可在局部范围内采取防制措施。蒲螨孳生的稻谷、麦草和各类谷物秸秆等,置烈日下暴晒,必要时进行焚烧,以消灭螨虫及其孳生物,是一种简单快速的方法。蒲螨孳生的菇房内,首先清除污染源,对已污染或危害严重的培养料要及时处理并清除,同时对污染的环境进行清洁和消毒;也可烟叶诱杀,将新鲜烟叶平铺在菌螨危害的培养料面上,待烟叶上菌螨聚集较多时,轻轻地将烟叶取下后焚化。对蒲螨孳生环境,如储藏或堆放农作物的场所,使用杀虫剂喷洒,如除虫菊酯类(Pyrethrins)、胡椒基丁醚(Piperonyl butoxide)、杀螨特(Aramite)、马拉硫磷(Malathion)等,可有效地杀死蒲螨及相应寄主。

预防蒲螨性疾病最重要的措施是减少和清除工作环境或生活场所中孳生的蒲螨。工作环境中如有螨类孳生,在工作结束后,要注意个人卫生,勤洗澡并更换衣物,可防止皮炎的发生。有些药物对蒲螨有驱避作用,如苯甲酸苄酯(Benzyl benzoate)和邻苯二甲酸二甲酯(Dimethyl phthalate),将其涂在皮肤上,可防止其叮咬。对蒲螨性皮炎患者,通常不需要治疗,离开感染物后,可自动痊愈。如需治疗,建议使用 10% 硫黄软膏(Sulphur ointment),或萘酚(Naphthol)2g 加沉降硫(Prepared Sulfur)2.66g,再加凡士林(Vaseline)30g 调成油膏,局部涂擦。严重者可口服抗组胺药物,如马来酸氯苯那敏(Chlorphenamine)、氯雷他定(Astemizole)等,同时应立即更换环境,避免重复与蒲螨接触。

八、研究技术

(一)蒲螨的人工饲养

小蠹蒲螨组的种类仅寄生小蠹虫,人工饲养不容易,相关蒲螨饲养的研究主要集中在球腹蒲螨的饲养方面。由于球腹蒲螨不具有寄主专化性,其潜在寄主很多。Cross 等(1981)认为球腹蒲螨组的成员的替代寄主很多,多为幼虫和蛹;国外人工饲养此组蒲螨的替代寄主为烟青虫(*Heliothis assulta*)蛹。国内球腹蒲螨已经开始大规模繁育,其繁育步骤为:①选择赤眼蜂蛹、青杨天牛幼虫、黄粉甲蛹、双条杉天牛幼虫作为替代寄主。②在外壁涂有驱避剂的培养皿放入替代寄主和已经复壮的蒲螨种螨,将其上已经有发育成熟的蒲螨膨腹体的替代寄主或者是蒲螨刚寄生好的替代寄主转移到培养皿内的平台上。在每 1 头替代寄主上的蒲螨刚开始固定的阶段,每个指形管中置放 1~20 头替代寄主,塞住管口,放入容器中,置于温度为 20~32℃、相对湿度为 50%~85%、洁净无尘、通风良好的环境下,8 天后繁育出次代蒲螨。

(二)蒲螨在害虫生防中的应用

蒲螨是一种寄生性天敌,蒲螨属的若干种类外寄生于鳞翅目、鞘翅目及膜翅目昆虫的幼体和蛹上,雌螨有螯针刺吸寄主体液,能导致寄主死亡。由于蒲螨个体小、发育快、寄主广等特点,使其在隐蔽性害虫的防治中具有很大潜力,已广泛用于生物防治方面。早在 20 世纪 80 年代,Bruce 和 Lecato(1980)报道了利用麦蒲螨成功防治红火蚁(*Solenopsis invicta*),蚂蚁将蒲螨膨腹体搬运到它们的巢中,导致整个巢穴都被麦蒲螨侵染。Hoschele 等(1993)在地中海粉螟产卵后 10 天或幼虫孵化后 6 天,对其 400 头的幼虫群体释放 80 只以上麦蒲螨,可以完全控制地中海粉螟。Tomalski(1988)利用麦蒲螨的组织匀浆注入大蜡螟对其进行防治,结果表明这种组织匀浆含有毒素成分,能导致大蜡螟幼虫瘫痪致死。Drummond(1989)研究了麦蒲螨对马铃薯甲虫(*Leptinotarsa decemlineata*)幼虫的寄生作用,2~4小时就出现不可恢复的麻痹。张佐双等(2008)在林间淹没式释放麦蒲螨防治双条杉天牛(*Semanotus sinoauster*)幼虫、柏肤小蠹(*Phloeosinus aubei*)幼虫、双棘长蠹(*Sinoxylon japonicum*)幼虫和六星黑点豹蠹蛾(*Zeuzera leuconotum*)幼虫,30天后进行防效调查,校正寄生死亡率分别为84.7%、67.3%、67.85和60.5%;他们还在室内利用麦蒲螨防治美国白蛾(*Hyphantria cunea*)幼虫,具有良好的寄生效果。刘静等(2008)利用北京植物园提供的蒲螨对椰心叶甲试验研究表明,蒲螨对椰心叶甲各龄期的选择性达极显著差异,最喜欢寄生蛹,选择寄生率达到96.67%,其次是椰心叶甲5龄幼虫,寄生率为60.00%。贺丽敏等(2011)在北戴河地区释放蒲螨防治松梢螟也取得了理想的效果。熊唯嘉等(2018)研究发现,寄生性天敌蒲螨能很好的寄生椰子织蛾(*Opisinaarenosella walker*)幼虫与成虫,是一种控制椰子织蛾的优秀天敌,能导致幼虫与成虫100%被寄生。中华甲虫蒲螨(*Pyemotes zhonghuajia*)是从多种蛀干甲虫体上发现的一个在我国广泛分布的优势蒲螨新种,对天牛、小蠹虫、木蠹蛾、吉丁虫等蛀干害虫非常有效。李霞(2020)用川硬皮肿腿蜂(*Scleroderma scichuanensis*)和中华甲虫蒲螨协同防治天牛类蛀干害虫,进行野外释放及防效研究,结果表明川硬皮肿腿蜂和中华甲虫蒲螨对天牛均有控制作用,两者的交互作用,平均寄生率为52.8%,虫口减退率为54.62%,防治效果均优于农药;两者作用时期不同,蒲螨对低龄幼虫寄生率高,肿腿蜂对中高龄幼虫寄生率高;在防治时,应根据两者的作用特点和优势,在不同时间(龄期)进行2种天敌的先后释放,可达到较高的寄生率和虫口减退率。也有用天敌蒲螨防治红蜘蛛技术,使红蜘蛛死率均达70%以上,提高了防治效果(韩晋杰,2017)。

(三)蒲螨毒素的研究和应用

蒲螨毒素属于昆虫特异性神经毒素,是作用于昆虫神经系统的一种蛋白类毒素。球腹蒲螨组的种类在寄生过程中,螯针刺入寄主时会分泌毒液,蒲螨毒素一旦注入寄主体内,就会导致寄主的神经系统麻痹,造成永久性瘫痪乃至死亡,蒲螨即在寄主体上完成后代发育。早在1988年,美国的Tomalski等从麦蒲螨中分离纯化得到了2类蒲螨毒素蛋白,其中高分子量的蛋白质片段注入昆虫幼虫体内后,引起肌肉松弛性麻痹,低分子量的蛋白质则引起肌肉迅速收缩性麻痹。低分子量的毒素蛋白里面包含了3种蛋白质,分别命名为TxP-Ⅰ、TxP-Ⅱ和TxP-Ⅲ。由于蒲螨毒素具有很高的毒力,1只蒲螨雌螨毒液中的毒素可以致死它自身体重16.6万倍的寄主。因此,人们试图将螨毒素基因转入杆状病毒中,从而大大提高病毒自身的毒力,对目标害虫起到更好的毒杀作用。从麦蒲螨寄主组织匀浆中提取的TxP-I能使昆虫快速收缩麻痹而被公认为最好的昆虫神经毒素。蒲螨毒素基因的重组有利于开发新的杆状病毒杀虫剂,插入麦秸秆蒲螨毒素,TxP-I基因的AcNPV即是增加杀虫效果较明显的重组病毒,用该病毒注射大蜡螟幼虫,幼虫在2天内瘫痪并停止取食,这也是第一株在应用上表现成功的重组杆状病毒。

在林业害虫特别是隐蔽性强的害虫防治中,将蒲螨毒素导入白僵菌中,增强白僵菌的毒力作用,也能很好的针对钻蛀性等隐蔽林业害虫的防治。虽然蒲螨毒素对害虫具有很强的毒杀作用,但是有些种类也会引起人类的皮炎和蒲螨在人体内寄生等,因此在利用蒲螨防治害虫时也要注意蒲螨对人类的影响。

(赵金红)

第二节 跗线螨

跗线螨隶属于蜱螨亚纲(Acari),真螨总目(Acariformes)、绒螨目(Trombidiformes)、前气门亚目(Prostigmata)、海殖螨总股(Supercohort Eleutherengonides)、异气门股(Cohort Heterostigmatina)、跗线螨总科(Tarsonemoidea)、跗线螨科(Tarsonemidae),世界性分布。早在1910年Saul在人和动物的癌组织中发现人跗线螨(*Tarsonemus hominis*),此后国外学者又在尿液、痰液、脑脊液、皮肤痣和瘤的组织中检出人跗线螨。近年来,国内学者在人痰液中查获跗线螨的报道日趋增多,并证实为谷跗线螨(*Tarsonemus granarius* Lindquist,1972)。

一、形态学

螨体较小,长100~400μm,卵圆形,表皮无色或淡黄色。口器适于刺吸。螯基被螯肢鞘紧紧包裹,其末端在口针中。

颚体的背、腹各具刚毛 1 对，一般背面 1 对刚毛较长。须肢小，具有 1~2 根微小刚毛，其基节分为 2 节或 3 节，且基部愈合。须肢形态是重要的分属特征。

躯体前足体背面为一单板或被背板覆盖，后足体被许多重叠板覆盖。前足体腹面及第 4 对足的体躯部分被基节板覆盖。足和颚体肌肉着生在表皮内突和后侧片上。胛毛着生在前足体背面的表皮上，有时一对棒形假气门器着生在杯状凹陷中，而雌螨才具有杯状凹陷。雌螨的前足体呈三角形或梯形，着生有 2 对背毛和腹毛。雄螨的前足体着生有 2~4 对背毛和 2 对腹毛。前足体的毛序及表皮内突的形态是重要分类特征。雌、雄螨后半体型态与典型的蒲螨科形态相似，只是刚毛数略少。雄螨的交尾器呈圆锥形或心脏形，其近端部分一般被最后一块体板覆盖，末端伸向体后上方有一环带状结构。交尾器正前方常有一三叉状的结构。

雌螨的足 I 因胫节与跗节相互融合而为 4 节，末端具爪，且形态多样。雄螨的足 I 有 5 节，末端通常具 1 个钩状爪；通常雌、雄螨足 I 胫节有 1~2 个感棒，其跗节具 1 个感棒；足 I 的胫节和跗节上某些刚毛的形态和感棒可作为鉴别的重要特征。雌、雄螨足 II 和雄螨足 III 具 5 节，但雌螨足 III 具 4 节；多数具弯曲的双爪和爪垫，个别属仅具外侧爪或双爪均退化；足 II 感棒形态位置是分种的依据之一。雄螨足 IV 不具移动功能，可能为副交配附肢，它们急剧向中线弯曲，末端各有 1 爪；足的分节数可能减少到 3 节或 4 节，且股节可能变形，内缘形成一个距或缘；这些钳状的足，可能用于运输静止期的雌螨和幼螨。雌螨足 IV 仅有 2~3 节，其足端仅有 2 条不等长的刚毛。气门 1 对，每个气门与体躯后部伸展的气管相通，并开口于颚体的基部。

二、分类学

跗线螨科的分类，根据 Beer（1954）将本科分为长喙跗线螨属（*Rhynchotarsonemus*）、半跗线螨属（*Hemitarsonemus*）、异跗线螨属（*Xenotarsonemus*）、狭跗线螨属（*Steneotarsonemus*）和跗线螨属（*Tarsonemus*）。1965 年 Beer et Nucifora 进行了修订，将该科增加为 18 个属，其中包括 7 个新属。1980 年曾义雄和罗干成又建立 2 个新属，现共有 20 个属。跗线螨种类繁多，仅跗线螨属目前已报道近 300 种，且不断有新种的记述。参照曾义雄和罗干成（1980）依据形态特征编制跗线螨科分属检索表如下。

跗线螨科分属检索表

1. 足 IV 极短，假头位于腹面足 II 基节之间，其端部不超过躯体的轮廓线 ……………………… *Cheylotarsonemus*
   足 IV 正常，假头位于躯体前端 …………………………………………………………………… 2
2. 雌螨假气门器缺如，雄螨前足体着生有背毛 2 对 ………………………………………………… 3
   雌螨具气门器，雄螨前足体着生有 3 对或 4 对背毛 …………………………………………… 4
3. 雌螨足 I 很强壮，不似足 II 由基部向端部逐渐变细，各节短且阔，前跗节末端着生一强大的爪，
   无垫状爪垫；足 IV 为 3 节。未发现雄螨 ………………………………… 小跗线螨属（*Tarsonemella*）
   雌螨足 I 正常，前跗节末端着生爪小，具有宽阔的垫状爪垫；足 IV 为 2 节。雄螨前足体着生有 2
   对背毛 …………………………………………………………………… 蜂跗线螨属（*Acarapis*）
4. 假气门器端部不膨大，钉状或絮状 ……………………………………………………………… 5
   假气门器端部膨大 …………………………………………………………………………………… 6
5. 雌螨假气门器钉状，与足 II 膝节等长；后半体有 6 对背毛。雄螨前足体具 4 对背毛；足 IV 胫节与
   跗节愈合成胫跗节；股节内缘突状衍生 ………………………………………………… *Chaetotarsonemus*
   雌螨假气门器呈絮状，后半体具 5 对背毛。未发现雄螨 …………………………… *Neosteneotarsonemus*
6. 雌螨后足体具腹毛 4 对，足 I 前跗节具一强大的爪，无垫状爪垫 ……………………………… 7
   雌螨后足体具腹毛 2 对，足 I 前跗节具爪和宽阔的爪垫 ……………………………………… 9
7. 颚体具前伸的须肢，形成喙。未发现雄螨 ……………………………… 鼻跗线螨属（*Nasutitarsonemus*）
   颚体不形成喙 ……………………………………………………………………………………… 8
8. 雌螨足 II 和足 III 各具 2 个极发达的爪。未发现雄螨 ………………… 拟跗线螨属（*Pseudotarsonemoides*）
   雌螨足 II 和足 III 各具 1 个极发达的爪。未发现雄螨 ………………… 单爪跗线螨属（*Ununguitarsonemus*）

雌螨足Ⅱ和足Ⅲ不具明显的爪。雄螨前足体具 3 对背毛,后足体具 4 对腹毛;足Ⅳ胫节与跗节愈合成胫跗节,端部具一纽扣状爪 ··· 多食跗线螨属(*Polyphagotarsonemus*)

9. 雌、雄螨颚体须肢前伸形成明显的长喙 ··············· 长喙跗线螨属(*Rhynchotarsonemus*)

雌、雄螨颚体宽大于长,须肢粗短,呈三角形,内向;体常长形 ·································· 10

雌、雄螨颚体宽小于长,须肢短或中等长度,成圆柱形,前伸,但不形成喙。雄螨前足体具 4 对背毛 ····································· 11

10. 雄螨前足体具 4 对背毛,足Ⅳ胫节和跗节发达,爪不退化。雌螨足Ⅲ后 3 节(无前跗节)长于足Ⅳ后 2 节 ·································· 狭跗线螨属(*Steneotarsonemus*)

雄螨前足体具 3 对背毛,足Ⅳ胫节和跗节极短,爪退化,纽扣状。雌螨足Ⅲ后 3 节(无前跗节)短于足Ⅳ后 2 节 ························· 旁狭跗线螨属(*Parasteneotarsonemus*)

11. 雌螨背具网纹 ·· 12

雌螨背不具网纹 ·· 13

12. 雌螨背网纹仅限于后半体 1/3 前。雌雄螨前足体和后半体背毛长,具刺,有的毛长等于或大于躯体最宽处的宽度 ····························· 角跗线螨属(*Ceratotarsonemus*)

雌螨背网纹延伸到前足体和后半体的某些背板,背毛不太长,刺通常不明显 ········· 13

13. 雌螨有的背毛端部明显膨大,雄螨至少有的背毛粗糙、凸凹不平或针状 ················
··· 迷跗线螨属(*Daidalotarsonemus*)

雌雄螨背毛均呈毛发状,有的勉强呈针状 ·································· *Moseria*

14. 雌螨前足体背毛相互靠拢,各对毛着生在前足体 1/3 前;雄螨足Ⅳ胫节长为其宽的 5 倍,但短于股节长度 1/2 ························· 菌跗线螨属(*Fungitarsonemus*)

雌螨前足体背毛远离,第 2 对毛着生于前足体的后半部 ··························· 15

15. 雌螨足Ⅳ短,其转节(或称基节)内缘间的距离小于其宽度。雄螨足Ⅳ胫跗节无爪或爪垫 ····
··· 异跗线螨属(*Xenotarsonemus*)

雌螨足Ⅳ通常发达,其转节(或称基节)内缘间的距离大于其宽度。雄螨足Ⅳ具无爪 ···· 16

16. 雄螨足Ⅳ胫节和跗节愈合成胫跗节 ·················· 分胫跗线螨属(*Lupotarsonemus*)

雄螨足Ⅳ胫节和跗节明显 ··· 17

17. 雄螨足Ⅳ胫节和跗节的长度大于股节长度的一半 ········· 半跗线螨属(*Hemitarsonemus*)

雄螨足Ⅳ胫节和跗节的长度小于股节长度的一半,并小于股节基宽的 3 倍 ·············
··· 跗线螨属(*Tarsonemus*)

三、生物学

常行孤雌生殖。雄螨较雌螨小,多半不能取食。生活史分为卵、幼螨、静息期及成螨 4 个时期,卵孵化的幼螨,不经若螨阶段即变为成螨。卵白色,相对较大,表面平滑或具不同形态的突起或凹陷,单个产出。幼螨足 3 对,躯体后端有特征性的三角形膨大,尤其发育为雄性者。幼螨发育后进入静止期,其后的变态经若螨到成螨都在幼螨皮下进行,即幼螨背部表皮裂开,羽化出雄螨或雌螨个体。大多数跗线螨营孤雌生殖,但这种现象是否能产生雌性或雄性后代,仍需进一步研究。雌螨孕卵后螨体有所增大,但并不像蒲螨孕卵后形成膨大的球腹。

跗线螨属好热性螨类。在四川每年夏季高温季节,谷跗线螨常在小麦粮堆中大量发生。陆联高(1994)曾在四川简阳石桥仓库中调查发现,6 月下旬,粮温 28~30℃,小麦水分 14%,谷跗线螨虫口密度为每公斤粮食约 50 只。

四、生态学

谷跗线螨主要以真菌为食,尤其是储藏粮食中生长的青霉菌,曲霉属,毛壳菌属等。尽管其赖以为食的真菌栖息地很多,但谷跗线螨孳生环境只限于在仓库生活,常栖息在中药材、粮食等的贮藏场所,如粮库、面粉厂、中药厂、中药店、药材库等,尤以粮库及中药材仓库为最多。Sinba 和 Wallace(1966)研究发现跗线螨栖息在储存的谷物中,这些螨类喜食小麦。谷跗线螨与粉螨、肉食螨和甲螨等的一些种类混合栖息于相同环境内。李朝品和李立(1990)报道,在地脚样本、稻仓尘、玉米仓尘、麦仓尘、中药柜尘、中药厂选料车间地脚药渣及中草药中,均检出有谷跗线螨和其他螨种。仇祯绪等(1991)报道,检查中药材时,也检出了谷跗线螨,占所有检出螨类总数的 13.88%,谷跗线螨、粉螨和甲螨在各药中均检获,同时发现 8 月下旬、9 月和10 月上旬为螨的孳生高峰期。赵金红等(2015)也在储藏中药红花中发现了谷跗线螨的孳生。

Sinba(1968)发现谷仓地板上的谷物贮存时间长短,腐烂有机物残渣以及真菌对跗线螨孳生数量的影响比温度作用更大。跗线螨螨体小而光滑,可侵入鸟类的羽毛根及哺乳动物的皮下,也有可能非特异侵入人体,在体内穿行,导致人体螨病。

五、中国重要种类

(一) 中国跗线螨主要代表种

谷跗线螨

(1) 种名:谷跗线螨(*Tarsonemus granarius* Lindquist,1972)

(2) 同物异名:谷蒲螨。

(3) 形态特征

1) 雌螨(图 37-9):雌螨躯体长约 160μm,近椭圆形,躯体黄色,由发亮的表皮覆盖。颚体长大于宽,有背中表皮内突 1 条,但基部无 1 对腹基节内突。须肢呈圆锥形,接近平行,螯肢针鞘短而不显著,背毛和腹毛着生在须肢基部附近。

前足体背板似三角形,局部覆盖颚体基部和假气门器,4 块背片重叠覆盖在躯体背面,第 1 块背片最大,背面缘叠盖腹面。后胃(opisthogaster)也为基节板和一系列叠盖的腹板所覆盖,后方的腹板在躯体后缘形成一个尾叶,并有刚毛 1 对。躯体后端有交配孔。足 I 的表皮内突愈合,形成短的胸板,足 II~III 表皮内突内方不愈合。前中表皮内突位于足 II 之间,其他的表皮内突位于足 III 之间,后表皮内突前端与足 IV 的表皮内突相连。基节板的后缘被一条横的表皮内突划分,且一条具条纹的表皮将第一腹板前缘与基节板的后缘分开。前足体背面着生顶毛 1 对,肩毛 1 对和棒状的假气门器 1 对,假气门器的头部有细的突

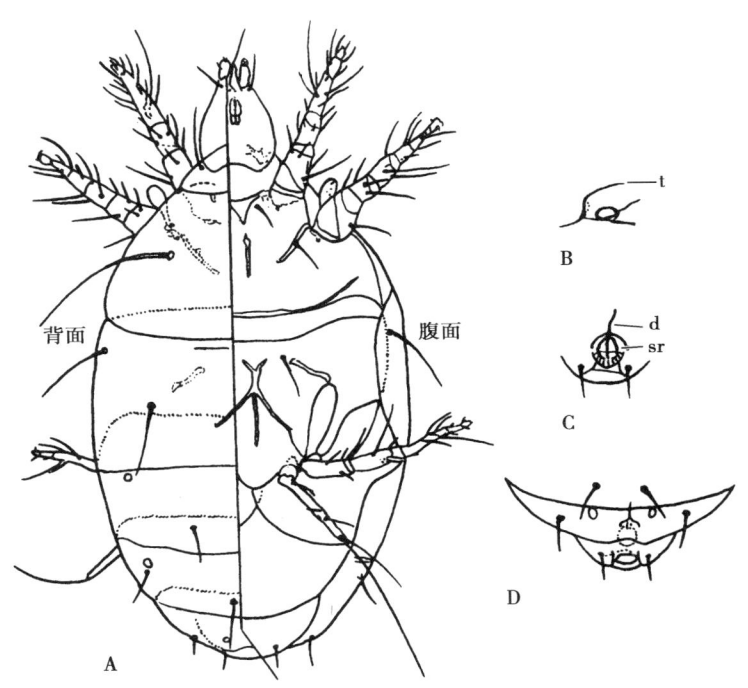

A. 虫体背面与腹面;B. 交配囊侧面;C. 交配囊腹面;D. 交配囊背面;d. 导向卵巢的导管;sr. 受精囊;t. 足 IV 背片。

图 37-9 谷跗线螨(*Tarsonemus granarius*)(♀)
(引自 Hughes)

起覆盖。足 I~IV 基节板上着生有基节毛。气门开口于足 I 基部,肩毛的前方有凹陷 1 对,后半体背片上有成对的刚毛。

足 I 的跗节有 1 爪和 1 个膜质爪垫,足 II~III 跗节有成对爪。足 I~III 的跗节很发达,足 IV 紧密靠拢,分为 3 节,端节为亚端节长的一半,端节上有 2 根刚毛,其中一根长度是另一根的一半。

2) 雄螨(图 37-10):体小,长约 116μm,行动迟缓,难以发现。前足体背板稍骨化,后半体背面为一块大的前背片和一块较小的后背片所覆盖。4 块基节板覆盖在腹面,前后基节板被一片有条纹的表皮分隔开。在足 I 和足 II 基节板的表皮之间有一条纹区。足 I 的基节内突愈合成 1 块长的胸板,足 II 基节内突可自由活动,足 III 和足 IV 的基节内突延长,在前方彼此愈合,且与一块中骨片愈合。无气门或假气门器。

前足体背板着生2对顶毛、2对肩毛,前肩毛长约为后肩毛的2倍。后半体前方背片大,着生3对刚毛及1对孔,后方背片小,有刚毛和孔各1对。足Ⅰ~Ⅲ基节板有基节毛。足Ⅲ基节板有2对刚毛。足Ⅰ~Ⅲ的趾节与雌螨的相似。足Ⅳ股节延长,外缘稍凸起,内缘几乎挺直,末端短且向内弯,跗节末端具爪。

(二)中国重要跗线螨名录

本名录收录在国内记载的跗线螨10属39种,其中,多食跗线螨属(*Polyphagotarsonemus* Beer et Nucifora,1965)1种,蜂跗线螨属(*Acarapis* Hirst,1921)1种,半跗线螨属(*Hemitarsonemus* Ewing,1939)1种,狭跗线螨属[*Steneotarsonemus*(*Carextarsonemus*)Mitrofanov et Sharonov,1988]7种,菌跗线螨属(*Fungitarsonemus* Comroy,1958)3种,迷跗线螨属(*Daidalotarsonemus* DeLeon,1956)3种,纹跗线螨属(*Ogmotarsonemus* Lindquist,1986)1种,奇跗线螨(*Xenotarsonemus* Beer,1954)1种,跗线螨(*Tarsonemus* Canestrini et Fanzago,1876)20种,半跗线螨属(*Hemitarsonemus* Ewing,1939)1种。

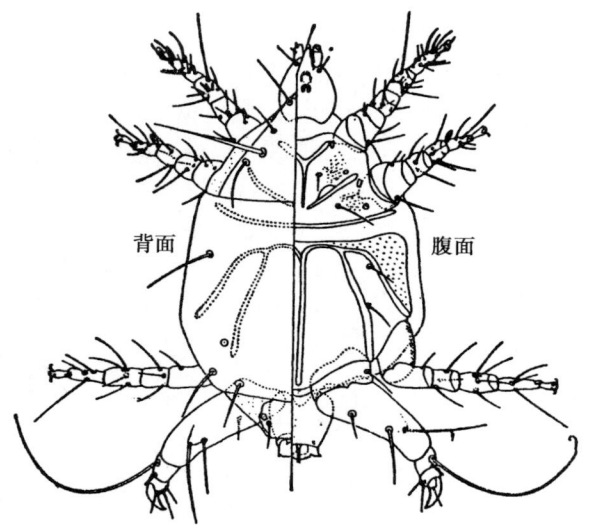

图37-10 谷跗线螨(*Tarsonemus granarius*)(♂)背面与腹面观

(引自 Hughes)

1. 侧多食跗线螨(*Polyphagotarsonemus latus* Banks,1904)
(1)寄主名称:寄生在辣椒、茄子、茶、柑橘、西红柿、大豆、马铃薯、花生、四季豆、南瓜等上。
(2)地理分布:国内见于四川、江苏、北京、福建。

2. 外蜂跗线螨(*Acarapis externus* Morgenthaler,1934)
(1)寄主名称:寄生在蜜蜂体等上。
(2)地理分布:国内见于福建。

3. 叉半跗线螨(*Hemitarsonemus furcalis* Lin et Zhang,1995)
(1)寄主名称:寄生在阔叶凤尾蕨等上。
(2)地理分布:国内见于福建。

4. 叉毛狭跗线螨(*Steneotarsonemus furcatus* De Leon,1956)
(1)寄主名称:寄生在棕叶狗尾草等上。
(2)地理分布:国内见于福建。

5. 似苇狭跗线螨(*Steneotarsonemus phragmitidis* von Schlechtendal,1898)
(1)寄主名称:寄生在棕叶狗尾草、五节芒、水稻、野古草等上。
(2)地理分布:国内见于四川、福建。

6. 斯氏狭跗线螨(*Steneotarsonemus spinki* Smiley,1967)
(1)寄主名称:寄生在水稻等上。
(2)地理分布:国内见于广西、广东、福建。

7. 拟叉毛狭跗线螨(*Steneotarsonemus subfurcatus* Lin et Zhang,1990)
(1)寄主名称:寄生在水稻等上。
(2)地理分布:国内见于福建。

8. 三毛新狭附线螨(*Steneotarsonemus trisetus* Lin et Zhang,1995)
(1)寄主名称:寄生在茭白等上。
(2)地理分布:国内见于福建。

9. 锐角狭附线螨(*Steneotarsonemus acricorn* Lin et Zhang,1995)
(1)寄主名称:寄生在麻竹等上。

（2）地理分布：国内见于福建。

10. 果蔗狭跗线螨（*Steneotarsonemus saccharum* Lin,Chen et Zhang,2009）

（1）寄主名称：寄生在甘蔗、果蔗等上。

（2）地理分布：国内见于广东。

11. 布赖昆菌跗线螨（*Fungitarsonemus borinquensis* Attiah,1970）

（1）寄主名称：寄生在竹等上。

（2）地理分布：国内见于福建。

12. 浆片菌跗线螨（*Fungitarsonemus lodici* Lindquist,1986）

（1）寄主名称：寄生在茶、竹、杨梅、毛冬青、芒、杜英等上。

（2）地理分布：国内见于福建。

13. 拟暖水菌跗线螨（*Fungitarsonemus subtepidariorum* Lin et Liu,1994）

（1）寄主名称：寄生在茶、梅药栓等上。

（2）地理分布：国内见于福建。

14. 卵斑迷跗线螨（*Daidalotarsonemus biovatus* Lin et Liu,1995）

（1）寄主名称：寄生在毛竹、茶等上。

（2）地理分布：国内见于福建。

15. 背裂迷跗线螨（*Daidalotarsonemus notoschism* Lin et Zhang,1994）

（1）寄主名称：寄生在细柄草等上。

（2）地理分布：国内见于福建。

16. 卫毛迷跗线螨（*Daidalotarsonemus euonymus* Yang,Ding et Zhou,1987）

（1）寄主名称：寄生在水稻上。

（2）地理分布：国内见于四川。

17. 刘氏纹跗线螨（*Ogmotarsonemus liui* Lin et Zhang,1993）

（1）寄主名称：寄生在茭白等上。

（2）地理分布：国内见于福建。

18. 标枪似奇跗线螨（*Xenotarsonemus belemnitoides* Weis-Fogh,1947）

（1）寄主名称：寄生在水稻等上。

（2）地理分布：国内见于福建。

19. 乱跗线螨（*Tarsonemus confusus* Ewing,1939）

（1）寄主名称：寄生在水稻、辣椒、茭白、草莓、茉莉、桃、柳、南瓜、枯叶、马尾松、芒、竹、茶、大豆、梨、麻竹等上。

（2）地理分布：国内见于四川、北京、福建。

20. 不定跗线螨（*Tarsonemus dubius* Delfinado,1976）

（1）寄主名称：寄生在紫苏等上。

（2）地理分布：国内见于福建。

21. 镰孢跗线螨（*Tarsonemus fusarii* Cooreman,1941）

（1）寄主名称：寄生在鸟巢、水稻、茶、毛竹、枯叶等上。

（2）地理分布：国内见于四川、福建。

22. 福州跗线螨（*Tarsonemus fuzhouensis* Lin et Zhang,1982）

（1）寄主名称：寄生在水稻、小麦、平菇、蘑菇、凤尾菇等上。

（2）地理分布：国内见于福建。

23. 谷跗线螨（*Tarsonemus granarius* Lindquist,1972）

（1）寄主名称：寄生在芋头、枯叶、桃、芒、地瓜、小麦、稻谷等上。

（2）地理分布：国内见于云南、四川、辽宁、黑龙江、吉林。

24. 唯一跗线螨（*Tarsonemus insignis* Delfinado，1976）

（1）寄主名称：寄生在银耳等上。

（2）地理分布：国内见于福建。

25. 微小跗线螨（*Tarsonemus minusculus* Canestrini et Fanzago，1876）

（1）寄主名称：寄生在香茶菜上。

（2）地理分布：国内见于福建。

26. 伦氏跗线螨（*Tarsonemus randsi* Ewing，1939）

（1）寄主名称：寄生在毛竹等上。

（2）地理分布：国内见于福建。

27. 湖泊跗线螨（*Tarsonemus lacustris* Schaarschmidt，1959）

（1）寄主名称：寄生在梨、桃、水稻、柑橘等上。

（2）地理分布：国内见于四川、福建。

28. 佐氏跗线螨（*Tarsonemus sasai* Ito，1962）

（1）寄主名称：寄生在茭白、五节芒等上。

（2）地理分布：国内见于福建。

29. 踝骨跗线螨（*Tarsonemus scaurus* Ewing，1939）

（1）寄主名称：寄生在甘蔗、水稻、毛竹、木荷等上。

（2）地理分布：国内见于福建。

30. 高雄跗线螨（*Tarsonemus takaoensis* Ito，1964）

（1）寄主名称：寄生在柑橘等上。

（2）地理分布：国内见于福建。

31. 双叶跗线螨（*Tarsonemu sbilobatus* Suski，1965）

（1）寄主名称：寄生在水稻、甘蔗、茭白、小麦、南瓜、茄子、茉莉、大豆、马尾松等上。

（2）地理分布：国内见于福建。

32. 韦氏跗线螨（*Tarsonemus waitei* Banks，1912）

（1）寄主名称：寄生在水稻、桃、柑橘、柳等上。

（2）地理分布：国内见于四川、福建。

33. 王氏跗线螨（*Tarsonemus wangi* Lin et Zhang，1989）

（1）寄主名称：寄生在香菇、平菇、凤尾菇等上。

（2）地理分布：国内见于福建。

34. 史氏跗线螨（*Tarsonemus smithi* Ewing，1939）

（1）寄主名称：寄生在云实等上。

（2）地理分布：国内见于四川。

35. 鼹鼠跗线螨（*Tarsonemus talpae* Schaarschmidt，1959）

（1）寄主名称：寄生在水稻、南瓜、玉米、芋头等上。

（2）地理分布：国内见于四川。

36. 树皮跗线螨（*Tarsonemus subcorticalis* Lindquist，1969）

（1）寄主名称：寄生在松小蠹上。

（2）地理分布：国内见于河北。

37. 矛形跗线螨（*Tarsonemus lanceatus* Lin et Zhang，1995）

（1）寄主名称：寄生在麻竹、柑橘上。

（2）地理分布：国内见于福建。

38. 单爪跗线螨（*Tarsonemus uniunguis* Lin et Zhang，1995）

（1）寄主名称：寄生在茭白上。

（2）地理分布：国内见于福建。

39. 双凸半跗线螨（*Hemitarsonemus biconvexa* Lin et Zhang，1994）

（1）寄主名称：寄生在金毛狗上。

（2）地理分布：国内见于四川。

六、与疾病的关系

谷跗线螨体小而角皮光滑，能自由钻入宿主植物树皮中，进入哺乳动物皮下和鸟类羽毛根中。也有学者认为跗线螨有可能进入人体后在脏器组织中穿行至肠壁中，使人致病。在人体中常有检出谷跗线螨的报道，广州在肺螨病患者的痰液中检出，而同时能在患者工作场所的尘土样本中检出。跗线螨可与屋尘螨等共同孳生于居室环境内，或大量单独生存于工作场所，可能是人体非特异性感染的来源，也可能是一种螨性过敏原。

（一）肺螨病（pulmonary acariasis）

据报道跗线螨可引起人体肺螨病，且肺螨病患者痰液中大多可发现跗线螨。同时，该螨导致的人体螨病与人们的工作环境密切相关。陈兴保（1989）报道，在患者痰液中检获的螨种，均为人们工作环境中常见的螨种。据调查，发病率最高的是从事粮食工作人员，其次为密切接触中草药的人员，从事其他职业的人员该病的发病率较低。发病年龄一般以青壮年常见，患者的生活或工作环境中存有大量的螨类，当达到一定的数量和密度时，可经呼吸道侵入人体内而引起该病。发病率与接触螨类环境的时间长短有关，接触时间长，吸入螨的机会就多，发病率可能就高，性别与发病率无明显相关。肺螨病患者无特殊的临床表现，轻者似感冒和支气管炎，重者类似哮喘或胸膜炎等肺部疾病，主要临床症状为咳嗽、咳痰、乏力、周身不适、痰中带血；痰多呈白色黏液泡沫状；严重者可出现胸闷、干咳或多痰，痰多奇臭以及咯血、盗汗等。我国曾有学者报道，一患者连续三年均因咯血而住院治疗，其间多次经抗酸染色查结核分枝杆菌及痰液结核分枝杆菌培养均为阴性。胸片显示肺门阴影增厚，肺纹理增粗，两肺尖及右上第1肋间、左第4前肋间均见斑点状阴影，边缘尚清。肺科诊断为"咯血，右上肺浸润型结核"。经收集该病人早晨第一口痰和24小时痰液检查，均发现有谷跗线螨。据临床检查结果综合分析，该病例的原发呼吸系统疾病经治疗后已愈。结合其职业和病史，加之其症状不消失或时轻时重且长期不愈的情况，高度疑为肺螨病，最终经进行痰中螨的分离成功而确诊。Ryu等（2003）报道了韩国第一例跗线螨感染病例，患者为23岁的医学生，临床症状仅表现为轻微咳嗽，在其痰液中检测到跗线螨。

（二）肠螨病（intestinal acariasis）

近几十年来，有关非特异性肠螨病报道有10余起，检出的病原螨有10余种，其中就包括谷跗线螨。本病在热带和温带的夏秋季多见，发病常与职业有关。同时本病易被误诊为过敏性肠炎、神经性肠炎、阿米巴痢疾等。我国亦有从患者粪便中发现了谷跗线螨报道。肠螨病如用抗螨药物治疗，可使粪螨转阴，症状消失。

（三）尿螨病（urinary acariasis）

人尿液中发现跗线螨见于1959年日本的报道，我国最早发现于1962年，以后见于1985年报道在广州儿童急性肾炎尿中。徐秉锟和黎家灿（1985）报道，对患有肾炎的患儿进行尿液检查，检查时间长达13个月以上，共检查78次，阳性者19次，检出螨25只，还有卵4个，不能排除螨类在泌尿系统长期生存的可能性。2009年在牡丹江报道69例成人血尿患者43%被检出尿中跗线螨阳性，病程有长达10余年者。仝连信（2011）在临床工作中检出3例跗线螨侵染男性肾脏引起血尿患者。故该螨种可能为尿螨症病原之一。尿螨症并无特异症状，主要表现为夜间遗尿和尿路刺激症状，如尿频、尿急、尿痛，有尿量异常、脓尿、血尿等。

（四）组织螨病（organic acariasis）

早年有报道在皮肤癌患者中检出人跗线螨，在皮肤痣的病例组织切片中也发现有跗线螨，但皮肤组织中螨如何侵入及寄生尚待进一步研究证实。仓储螨类分布很广，医疗器械污染时有发生，由此导致的误诊也不少，Samsinak等（1960）报道对摩洛哥的卡萨布兰卡的妇女进行6次腰穿中，在第2次至第4次的三次脑脊液中发现螨，分别鉴定为人跗线螨各期若螨和皱皮螨（*Suidasia* sp.）的第二若螨，3次阳性平均1只/ml，第5次在第4次后1个月为螨阴性，第6次在第5次两月后为螨阴性，结果指出，尽管操作十分仔细和器械经过消毒，无疑棉花或穿刺针管腔污染所致。国内有些报道错误将此作为由穿刺针污染而导致患者中枢神经系统螨病。张恩铎(1984)在黑龙江一位突然昏厥的女患者的脑脊液中检出成螨和螨卵,以后又从该患者及其他泌尿系统病例和 4 位哮喘患者的血液中检出跗线螨。

(五)其他

跗线螨不仅可以导致人体内螨病,而且可以在人体体表寄生。李朝品(1995)曾报道谷跗线螨"寄生"在人体阴部,该患者自觉瘙痒,阴部皮肤可见大小不等皮疹,直径多在 3~5mm,弥散在皮肤表面,单个散发或成片出现,皮疹周围皮色鲜红至暗红,中央可见针尖大暗红小点和水疱,因瘙痒抓破,可续发感染。1967—1968 年在波兰华沙有厌恶跗线螨(*Tarsonemus noxius*)在幼儿和老人皮肤内的报道。

七、防制

跗线螨常在仓储环境中孳生,与其他螨类及一些昆虫混杂栖息繁衍。故应在保证储藏物完全优质的前提下采取有效措施对跗线螨进行综合性的防制,以创造一个使环境条件对贮藏有利而对螨类不利的良好生态环境。通常采用物理机械防制、密封与气调防制、化学防制、生物防制、清洁卫生防制等,如保持储藏谷物干燥,改造仓库建筑,使之低温通风,仓具清洁,必要时可用杀螨剂熏仓或喷施杀螨。

许多跗线螨也是农林上最重要的广食性害螨种类之一,对农作物构成极大的潜在威胁,而生物防治利用捕食螨以螨治螨也越来越受到人们的青睐。如侧多食跗线螨可为害麻疯树、茶树等,导致这些植物的正常生长受到影响,最终导致产量下降。江淮等(2014)田间释放巴氏钝绥螨(*Amblyseius barkeri*)对茶园的跗线螨(*Polyphagotarsonemus latus*)进行防治,试验结果表明,选用巴氏钝绥螨可有效地控制茶园跗线螨的危害,对跗线螨的控制作用在短期内虽不如化学农药,但是持效性较好,基本可维持 1 个月,故可作为一种控制茶园跗线螨的生物调控技术措施。朱睿等(2019)探究了加州新小绥螨(*Neoseiulus californicus*)对侧多食跗线螨的潜在控制能力,结果表明加州新小绥螨对侧多食跗线螨有很好的控制潜力,对侧多食跗线螨的卵、幼螨、若螨和雌成螨的选择性捕食系数分别为 $0.64℃$、$1.50℃$、$0.77℃$ 和 $1.09℃$,$28℃$ 时加州新小绥螨的捕食能力最强。

谷跗线螨对人体危害的防治应以预防为主。对患者的治疗,可采取对症及综合疗法,如治疗肺螨病可用卡巴胂(carbarsone),乙酰砷胺(acetarsol)等砷剂治疗,也有采用枸橼酸乙胺嗪(hetrazan)、硫代二苯胺(thiodiphenylamine)、依米丁(emetine)、甲硝唑(metronidazole)、伊维菌素(ivermectin)等,并防止与病原螨再次接触;肠螨病治疗曾报道用氯喹(chloroquine)和驱螨净等治疗,但这些药物副作用较大,目前没有特效药物,据报道甲硝唑和伊维菌素有良好效果。

八、研究技术

尘螨过敏性哮喘等变态反应性疾病是临床上的常见病、多发病,而谷跗线螨也是烟仓、居室灰尘、空调滤网灰尘中的优势螨种之一。近年来,谷跗线螨的形态特征、组织结构特点以及基本生物学特性研究逐渐完善。

(一)谷跗线螨的形态学研究

谷跗线螨作为一种常见的仓储螨类,其形态及其与某些疾病的关系曾受到关注。Lindquist(1972)首次对谷跗线螨的外部形态进行描述,但一些细微的特征在普通光学显微镜下则难以清晰观察。李朝品等(1987)用扫描电镜观察了其外部颚体、足体的形态特征。赵学影(2013)通过制作谷跗线螨石蜡切片,经苏木精-伊红染色法(hematoxylin-eosin staining,HE)染色后光镜观察其内部形态结构,明确了谷跗线螨颚体、背板、基节板、表皮内突、背足体、刚毛等外部形态以及其消化道等的内部结构特点。

(二)谷跗线螨变应原的定位研究

为明确谷跗线螨交叉反应性变应原在体内的定位,赵学影(2011)用 HE 染色谷跗线螨石蜡切片后,光镜观察其内部形态结构,同时选用对尘螨过敏患者的阳性血清特异性 IgE 抗体作探针,免疫组织化学染色分析其交叉反应性抗原存在位置,结果显示,谷跗线螨的消化系统占据其体腔的大部分,包括口咽部、中肠、后肠、肛门和唾液腺等结构。免疫组织化学染色显示谷跗线螨的口咽部、中肠、肠内容物、肠壁及生殖腺等均有阳性反应。谷跗线螨体内存在可诱发人体 IgE 抗体的变应原,变应原在其体内的分布格局与屋尘螨基本一致。

(三)谷跗线螨精氨酸激酶基因的克隆表达

精氨酸激酶(arginine kinase,AK)广泛存在于无脊椎动物如昆虫、甲壳动物和软体动物体内,是一种对能量代谢、贮藏和利用起重要调节作用的磷酸原激酶。赵学影（2016）从空调滤网灰尘中采集谷跗线螨，经逆转录 RT-PCR，首次克隆获得了谷跗线螨的精氨酸激酶基因，证实谷跗线螨体内存在精氨酸激酶基因，该螨 AK 基因由 724 个碱基组成，其编码的蛋白相对分子质量约为 26.02kD，等电点为 10.10。成功克隆谷跗线螨精氨酸激酶基因，可为进行谷跗线螨的过敏原性分析、害虫防治新靶点的研究奠定理论基础。

（赵金红）

第三节　甲螨

甲螨（oribatid mites）隶属于蜱螨亚纲（Acari）、真螨总目（Acariformes）、疥螨目（Sarcoptiformes）、甲螨亚目（Oribatida），因其大多数种类体表不同程度的骨化与矿化，颜色深浅不一，形似甲虫而得名，英文中通常称为"beetle mite"或"armored mite"。此外，又因其常见于苔藓之中，故被称作"moss mites"。甲螨通过气管呼吸，气管在足盘腔处开口或通过短气管与外界相通，短气管通常在足基部或感器窝处开口，故又被称为隐气门亚目（Cryptostigmata）。甲螨个体微小，食性杂，营自由生活，是螨类中分布广、种类丰富，数量庞大的重要类群之一。全世界已知甲螨 163 科 1 323 属 11 516 种（亚种）（Subías，2023），但估计这仅为全球甲螨实际种数的 10%~20%（Schatz，2002；Balogh et Balogh，1992）。甲螨在较长时间内不被人们所重视，研究进展缓慢，直到 20 世纪中期关于此方面的研究才逐步加快。人们对甲螨的认识涉及土壤有机物降解、对土壤理化性质的影响、储藏物防护、动物疫病、环境生态指示以及作为某些重要人兽共患寄生绦虫的中间宿主等，甲螨对人类健康存在间接威胁。

一、形态学

甲螨形态多样，有圆形、卵圆形、筒形、长方形、扁平形等。大部分甲螨体表坚硬，由钙盐等物质矿化形成。一些原始种类体表骨化微弱，仅在刚毛着生处形成小骨片。甲螨体色多为褐色或深褐色，有些类群颜色较浅。甲螨体表光滑，或有各种凹孔、刻纹或凸起。许多类群体表覆有一层白色或灰色蜡被，一些甲螨将有机质或矿物碎屑黏附在蜡被上，或将杂质压缩成块状，一些种类还保留着不同发育时期的蜕皮。

成体甲螨可分为颚体（gnathosoma）和躯体（idiosoma）两部分。其中，躯体包括前背板（prodorsum）、后背板（notogaster）、基节区（coxisternum/coxisternal region）、肛殖区（anogenital region）和足体（podosoma）。甲螨基本形态结构见图 37-11。

甲螨体型可分为 4 种（图 37-12），即全缝型（holoid）、分缝型（dichoid）、折缝型（ptychoid）和三缝型（trichoid），其中全缝型又分为大孔型和短孔型 2 种。

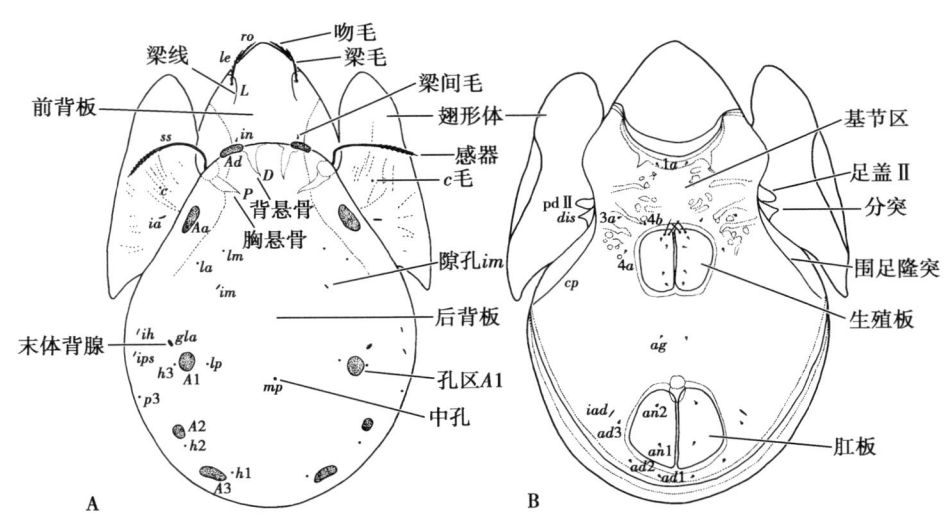

A. 背面观；B. 腹面观。

图 37-11　甲螨基本形态结构
（潘雪、刘冬　绘）

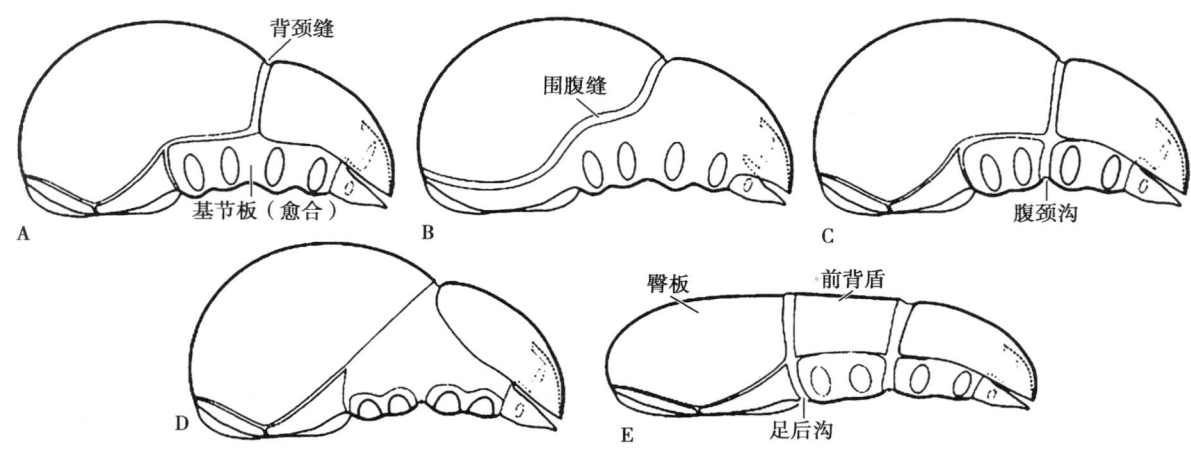

A. 全缝型（大孔型）；B. 全缝型（短孔型）；C. 分缝型；D. 折缝型；E. 三缝型。

图 37-12　甲螨体型示意图（箭头处为关节）

（改编自 Krantz、Walter）

（一）颚体

颚体着生于前背板向前方延伸的吻盖下，通常从背面不可见，为隐颚型（stegasime）；少数较为原始的类群颚体外生，为裸颚型（astegasime）。

甲螨颚体（图 37-13）由下颚体（subcapitulum）或颚体底（infracapitulum）、1 对须肢（palpus）和 1 对螯肢（chelicera）三部分组成。

下颚体包括基部的颏（mentum）、成对的颊（gena）和助螯器（rutellum）。在下颚体的各部分结构中，颏通常具有 1 或 2 对刚毛（h），颊具 1 对粗毛（a）和 2 对细毛（m），侧唇（lateral lip）具 3 对口侧毛（or）。

须肢通常由 5 节组成，少数类群须肢愈合成 2~4 节。其中跗节表面通常着生具感觉作用的刚毛、感棒（solenidion，ω）、荆毛（eupathidia，acm，ul，su），以及隙孔，其他 4 节的毛序通常为 0-2-1-3。

螯肢多分为动趾（movable digit）和定趾（fixed digit）两部分。螯肢也有许多特化的类型，如有的螯肢细

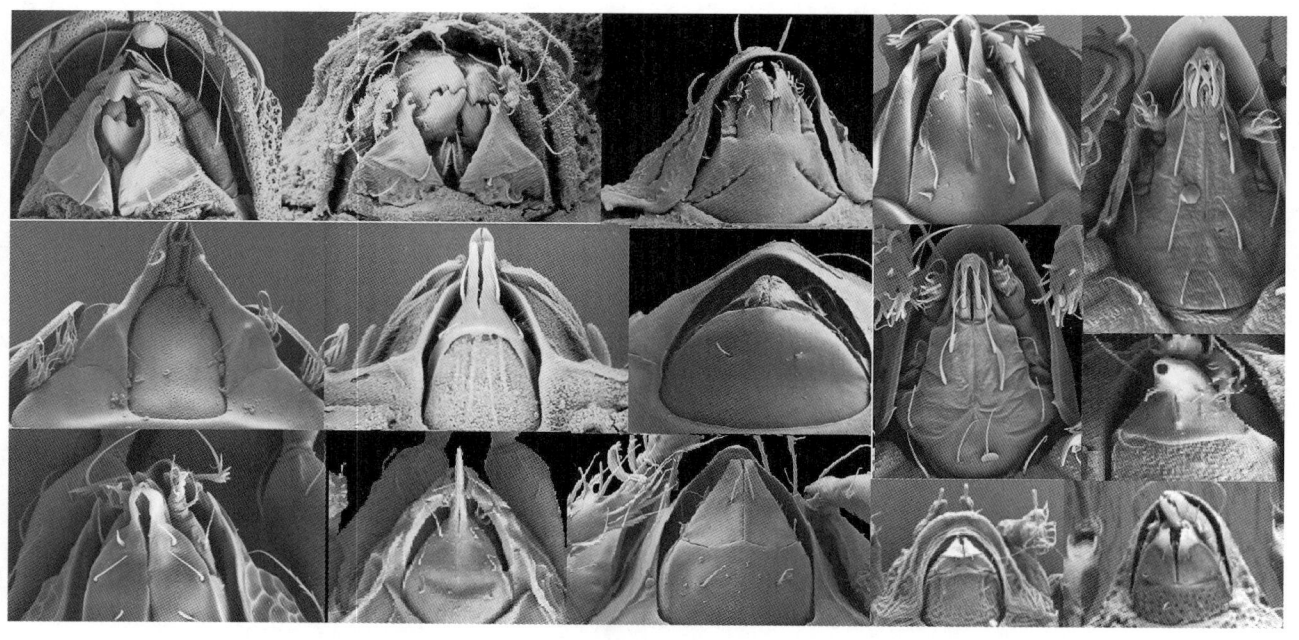

图 37-13　甲螨不同类群颚体扫描电镜照

（改编自 Hunt 等）

长或为极细的棒状；有的螯肢前半部变细，呈细钳状；也有的螯肢为尖齿型（有时也称吸吮型）。螯肢通常具有 2 对刚毛 *cha* 和 *chb*。螯肢的形状是重要的分科依据。

（二）前背板

前背板（prodorsum）（图 37-14）是覆盖于前半体背面与侧面的板状结构，背面观大致呈三角形或梯形。大部分甲螨为隐颚型，前背板向前方延伸形成吻（rostrum）。吻边缘光滑、卷曲、具齿或形成各种凹陷和突起，是形态分类的重要特征。

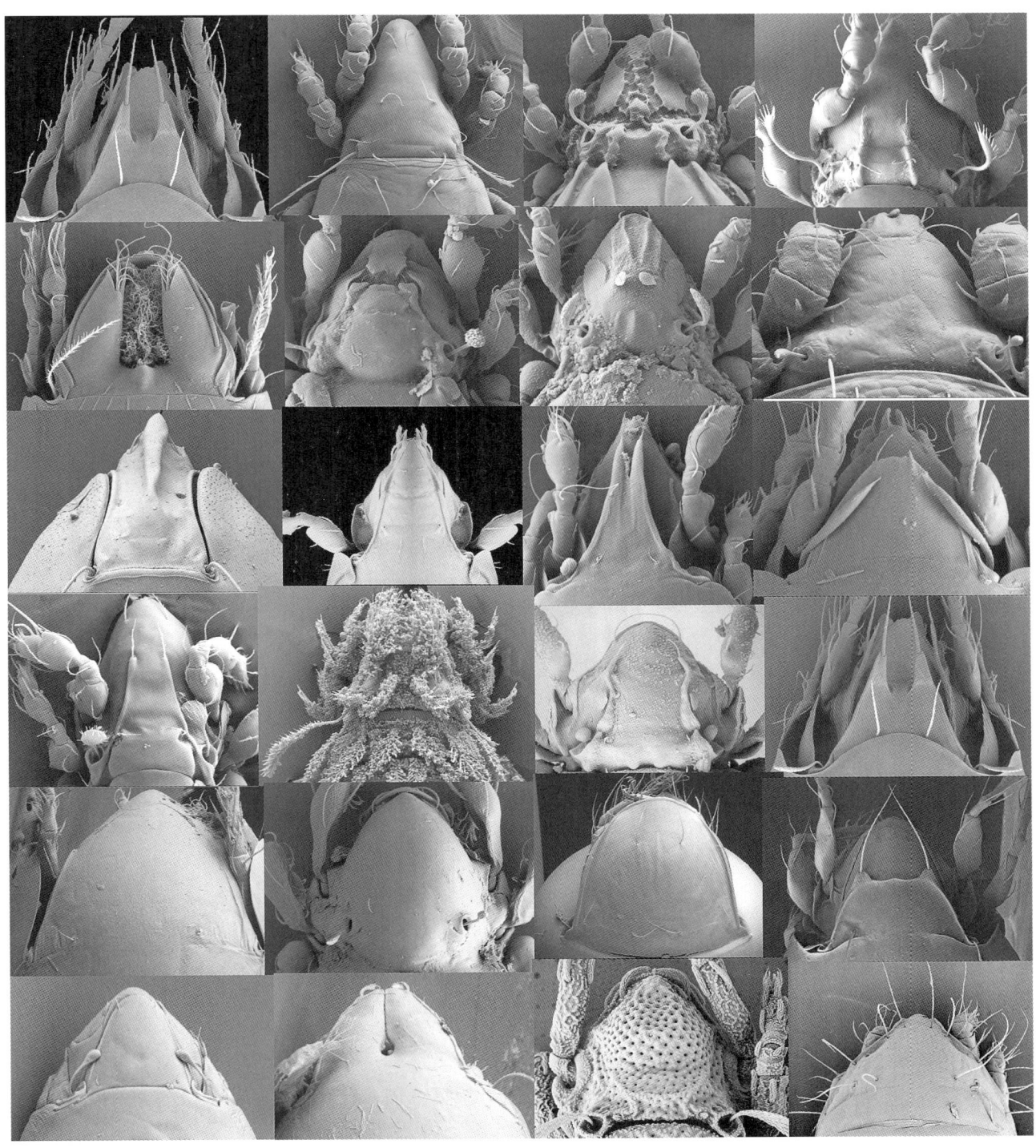

图 37-14 甲螨不同类群前背板扫描电镜照

（改编自 Hunt 等）

前背板基部光滑,或具微突、网状和其他衍生结构。许多甲螨类群前背板中部或侧面具 1 对纵向延伸的刀片状结构,称为梁(lamella)。梁的形状多样,有的仅为痕迹状的低隆起线,甚至缺失,有的发达成板状,甚至基部或中部愈合,或左右梁愈合覆盖整个前背板。部分类群没有梁,仅具分脊(costula)或梁突(lamellar crest)。梁通常起于感器窝(bothridium),一些类群的梁由横梁(translamella)相连。梁前端游离于前背板之上的齿状或刀状等结构,称为梁尖突(lamellar cusp),梁毛(lamellar seta)通常着生于此。若无梁时,梁毛则常位于前背板中部。因此,梁、横梁与梁尖突的有无、形状、大小与位置,以及梁毛的形状与着生位置,均是形态分类的依据。在前背板背面及两侧还有一些结构,如前梁(prolamella)、亚梁(sublamella)、侧盾板(tutorium)、足盖(pedotectum)、对生突(enantiophysis)以及其他突起结构。短孔甲螨股(Brachypylina)的足 I 和足 II 基部通常具鳞片状或耳状足盖,位于相应的足盘腔(acetabulum)后侧。足 I 和足 II 之间远离足盘腔的齿状或角状侧突称为前足体侧隆突(propodolateral apophysis),不与足盖共存。大翼甲螨科梁退化成梁线(line L),侧盾板退化成亚梁线(line S)。

前背板通常具 6 对能感受机械性刺激的刚毛。其中吻毛(rostral seta)、梁毛(lamellar seta)和梁间毛(interlamellar seta)一般沿前背板中轴前后成对排列。1 对蛊毛(trichobothrium)分别位于前背板后侧两边,由碗状或杯状感器窝(bothridium/pseudostigma)和形态各异的感器(sensillum/bothridial seta/pseudostigmatic organ)组成。感器外毛(exobothridial seta)2 对(exa/exp 或 ex_1/ex_2 或 xs/xi 或 xa/xp),位于感器窝腹面外侧。懒甲螨股(Nothrina)和短孔甲螨股种类通常仅具 1 对感器外毛,有的类群 2 对感器外毛均缺失,而在一些类群中感器外毛退化,呈残留的孔泡状。

(三)后背板

后背板(notogaster)(图 37-15)指覆盖于后半体背面、侧面与后面的板状结构。后背板通常呈半球形、椭圆形、扁形、凹形或侧扁等形状。在多数类群中为一整块,通过围腹缝(circumgastric scissure)与前背板和腹区分开。后背板与前背板交界处为完整或不完整的背颈缝。有些种类的后背板由 1 对侧上缝(suprapleural scissure)将后背板分为背盾(notaspis)、侧盾(pleuraspis)和若干侧上板(suprapleural plate)。窝关节甲螨总股(Enarthronotides)的背盾上具 1~3 条横缝,将背盾分为前背盾(pronotaspis)和臀板(pygidium)。

后背板表面通常光滑或具各种雕纹。一些种类后背板具瘤突、刺或脊(crista)。肩区结构简单或具各种突起结构,短孔型甲螨(brachypilina type)的有翅类肩部往往扩展成为板状或膜状结构,即翅形体(pteromorph),翅形体形状多样,可隐藏全部或部分收缩的足体。一些类群的翅形体基部形成完整或不完整的铰链(hinge)。有些种类后背板后缘向后延伸形成顶盖,位于围腹缝上方,称为背板后盖(posterior notogastral tectum)。背板后盖完整、或中部不完整(如孔背类 Poronota)、或在中部形成重叠,部分后盖重叠呈裂片状。

除短孔型甲螨外,后背板毛通常为 16 对。其他甲螨后背板毛多为 15 对或 10 对,也有多于或少于 10 对。混居甲螨总股(Mixonomatides)和懒甲螨股的 f_1 和 f_2 毛退化,或仅其中 1 对退化。一些孔背类甲螨后背板毛退化,仅毛基窝可见。后背板毛数量、相对位置、形状以及大小均是重要的鉴定特征。

大部分甲螨[除古甲螨总股(Palaeosomatides)和窝关节甲螨总股]后背板具 1 对末体背腺(opisthonotal glands 或 oil glands),开口于后背板中部侧方。隙孔(lyrifissure)一般有 5 对,从前至后依次为 ia,im,ip,ih 和 ips。许多类群后背板具有分泌性腺体,如孔区(porose area)和背囊(saccule)。孔区一般有 4 对,从前至后命名为 $Aa,A1,A2,A3$。背囊与孔区同源,着生位置与孔区也相似,从前至后命名为 $Sa,S1,S2,S3$。孔区和背囊统称为八孔器(octotaxic organ),其形状、位置和大小是重要的分类特征。

(四)基节区

足基节与腹板愈合,形成基节板(epimere)。基节板一般为 4 块,有些种类基节板呈现不同程度愈合,如足 III 与足 IV 基节板愈合;各基节板边界清晰明显,有的边缘模糊或中间断开。基节板间具骨化的片状结构基节条(apodeme)。全缝型甲螨的基节区相对完整;分缝型甲螨足 II 与足 III 基节板间具腹颈沟(ventrosejugal groove);三缝型甲螨除具腹颈沟外,足 IV 基节板后方还具足后沟(postpedal furrow)。足 I 基节板前缘有时形成颏盖(mental tectum 或 mentotectum)覆于下颚体。

除上述基本结构外,一些短孔甲螨股种类各基节板外具一片状突出物,用以保护足,称为足盖;第 III、IV 足盘腔间有刺状或脊状突起,称为分突(discidium,Di);有些种类从足 IV 后方沿腹板边缘向前中部延伸形成围足

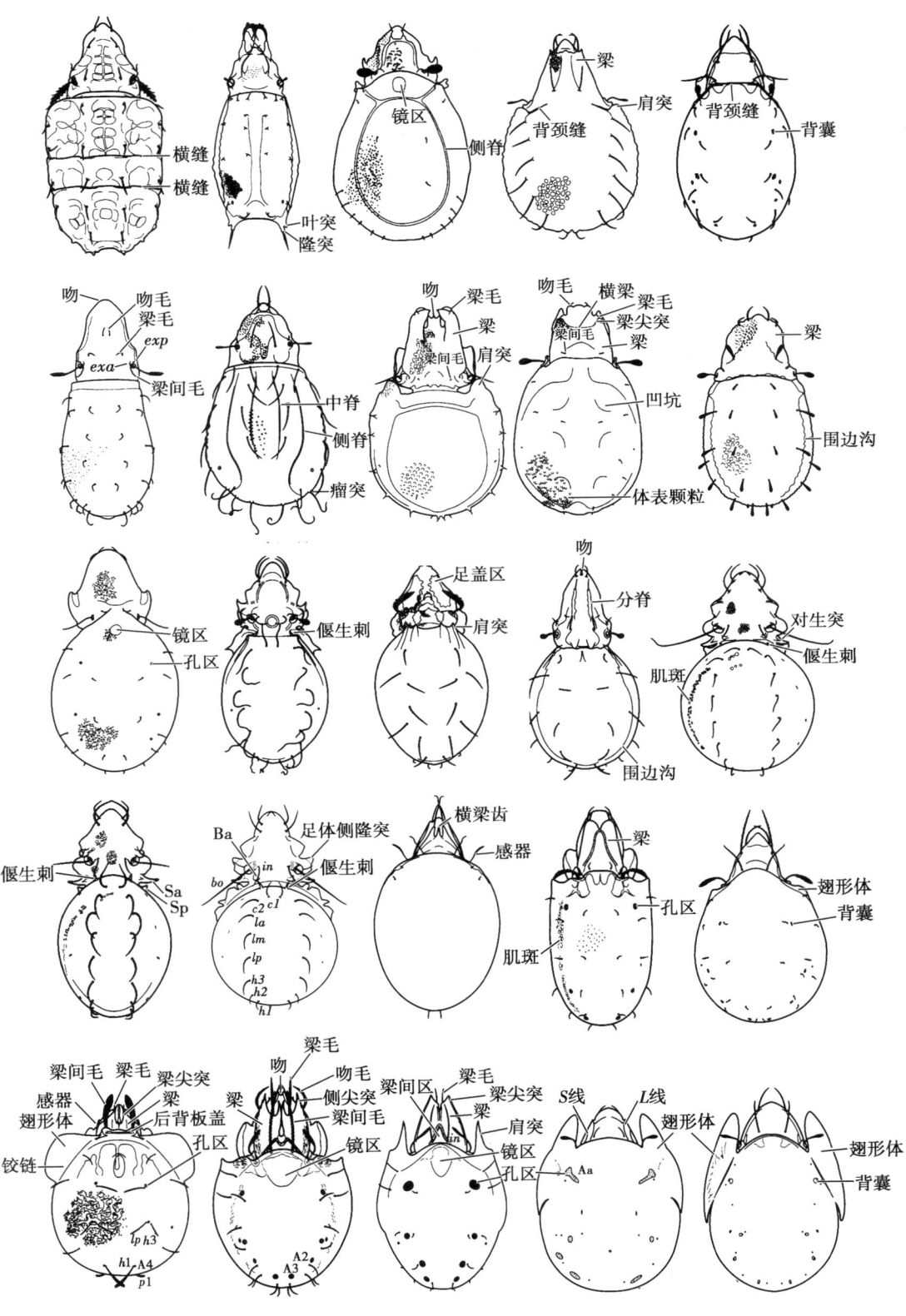

图 37-15　甲螨不同类群后背板结构

（改编自 Balogh、Balogh）

隆突（circumpedal carina），围足隆突可能会与分突相连，端部形成不太明显的刀状凸起，即包被突（custodium）。

基节板上着生有基节毛（epimeral seta），可用毛序来表示。基节板毛序一般为 3-1-3-4，表示足 I～IV 基节板分别着生 3、1、3、4 对刚毛。一些种类基节毛和腹板毛呈分枝状，一些种类基节板和腹板具增生毛（neotrichy）。

（五）肛殖区

肛殖区（anogenital region）位于基节区后方，包括生殖孔和肛孔，分别着生有 1 对生殖板（genital plate）和肛板（anal plate），其上有生殖毛（genital seta, g）和肛毛（anal seta, an），生殖板有时具横缝。

在大孔型甲螨（macropylina type）中，生殖孔和肛孔极大，前、后缘相互靠近，占据肛殖区全长，生殖板和肛板外侧各有 1 对细长的殖侧板（aggenital plate）和肛侧板（adanal plate），其上着生有殖侧毛（aggenital seta, ag）和肛侧毛（adanal seta, ad）。低等甲螨往往属于大孔型。在短孔型甲螨中，生殖孔和肛孔较小，二者一般分开较远，位于一明显的腹板上，殖侧板和肛侧板与腹板愈合不可辨。肛殖区毛的数量可用毛序表示，如 4-1-2-3 表示：由前至后依次代表生殖毛、殖侧毛、肛毛、肛侧毛的数量分别为 4 对、1 对、2 对和 3 对。高等甲螨往往属于短孔型。

肛侧板上着生肛侧隙孔（iad）；肛板上有时具肛隙孔（ian）。肛侧隙孔与肛孔的相对位置也是重要的鉴定特征之一。

生殖板围成生殖腔（genital vestibule），其内具外生殖器（genital organ）和成对的生殖乳突（genital papilla）。雌螨通常具一管状的产卵器（ovipositor），雄螨具较小的导精器（spermatopositor 或 male genital sclerite 或 penis）。外生殖器上具正殖毛（eugenital seta）。生殖乳突（genital papilla）通常为 3 对（Va, Vm, Vp）。

（六）足

足（leg）4 对（图 37-16），呈圆柱状，大多甲螨足都由 5 节组成，即转节（trochanter）、股节（femur）、膝节（genu）、胫节（tibia）和跗节（tarsus），而古甲螨总股足为 6 节，其中股节分为基股节（basifemur）和端股节（telofemur）两部分。跗节末端跗端节为爪（claw），包括单爪（monodactylous）、双爪（bidactylous）和三爪（tridactylous）三种类型。

较原始的类群，膝节与胫节形状与大小相似。一些类群，如罗甲螨科（Lohmanniidae），腿节具有宽阔的腹侧龙骨，用于保护收缩时的其他足节。短孔甲螨股的足形态多样，有的较细，而有的呈念珠状，膝节明显小于胫节。短孔型甲螨足基部与足盘腔连接处呈直角状弯曲。足 I～II 转节较小，通常隐藏于足盘腔内，弯曲发生于腿节基部；而足 III～IV 转节较大，弯曲则发生于转节。足 I～IV 跗节近关节处背面具一隙孔。足 III～IV 股节和转节上通常具有起呼吸作用的孔区，胫节与跗节上偶尔也存在。

足上着生有各种形状的毛，根据结构的不同，可将足上的毛分为简单毛（simple seta）、荆毛（acanthoides）、感棒（solenidion）、芥毛（famulus）。足上毛的数量和类型可用足毛序来表达，如足 I：1-4-2（1）-4（1）-16（2），即足 I 转节、股节、膝节、胫节和跗节毛的数量依次为 1、4、2、4 和 16，膝节、胫节和跗节上着生的感棒数量为 1、1 和 2。

二、分类学

世界上有关甲螨的研究最早可追溯至 19 世纪，意大利的 Berlese 记述了几种低等甲螨，同一时期英国的 Michael 于 1884 年发表了专著 *British Oribatidae*。然而，由于生活在土壤中的甲螨体型微小，不易采集，有很长一段时间未引起人们注意。直至 1905 年，Berlese 发明了烘虫漏斗，随后 Tullgren 于 1917 年对该烘虫漏斗进行了改良，极大地提高了土壤螨类和其他小型节肢动物的标本采集效率，至此，甲螨的分类学研究才真正进入了发展阶段。关于甲螨在分类系统中的地位，长期以来都备受螨类学者的重视。20 世纪中叶，Baker 和 Wharton（1952）在其所著的 *An Introduction to Acarology* 一书中指出，甲螨总股（Oribatei）隶属于蜱螨目，全世界已知甲螨种类可分为 35 科，并给出了各科的检索表。而法国的蜱螨学家 Grandjean（1954）在详细研究幼螨、若螨和成螨的比较形态学的基础上，提出了 11 族群（groups）的甲螨分类系统。匈牙利的 Balogh（1961）则以前人的观点为基础，结合自己的研究，又将甲螨分为 25 总科 87 科。随后又于 1972 年出版了 *The Oribatid Genera of the World* 一书，书中将甲螨分为 44 总科 134 科 700 属。Balogh et Balogh（1992）修订的 *The Oribatid Mites Genera of the World* 一书将甲螨类群增至 7 股 46 总科 179 科 1 153 属。与此同时，Evens（1992）又提出另一新的分类系统，该系统认为甲螨目（Oribatida）隶属于辐毛总目（Actinotrichida）。至此，对于甲螨在分类系统中的地位，不同学者有着不同的见解。直至 Krantz 和 Walter（2009）在前人研究的基础上结合系统发育学，提出甲螨亚目（Oribatida）应隶属于疥螨目（Sarcoptiformes），这一分类系统目前

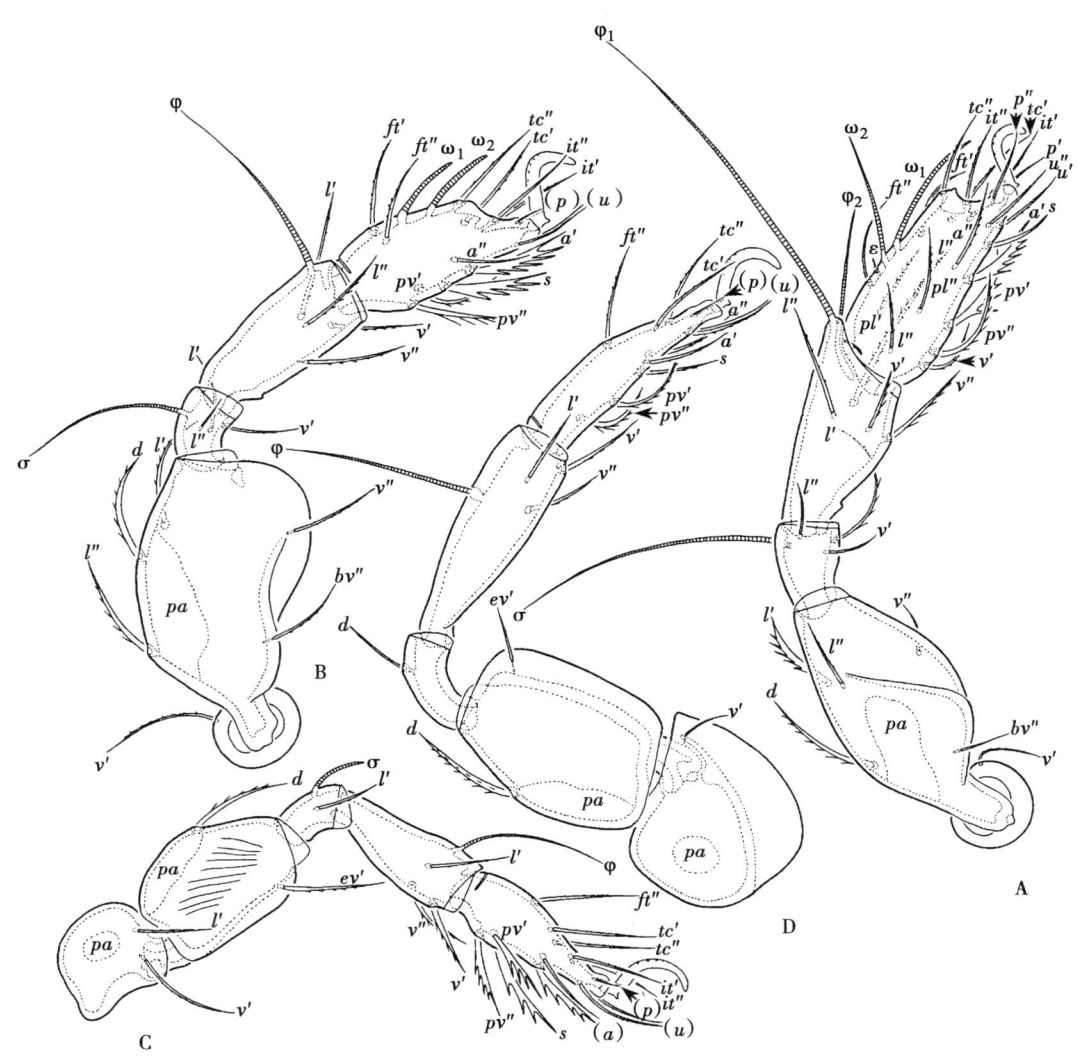

A. 足Ⅰ；B. 足Ⅱ；C. 足Ⅲ；D. 足Ⅳ。

图 37-16　甲螨足Ⅰ~Ⅳ结构

（引自 Ermilov、Liao）

被大多数甲螨学者接受并使用。甲螨亚目主要分类系统见表 37-1。

表 37-1　甲螨亚目主要分类系统

Baker 和 Wharton，1952	Krantz，1978
非折甲螨股（Aptyctima）	大孔甲螨总股（Macropylides）
折甲螨股（Ptyctima）	双股甲螨股（Bifemoratina）
	折甲螨股（Ptyctimina）
	节缝甲螨股（Arthronotina）
	全懒甲螨股（Holonotina）
	短孔甲螨总股（Brachypylina）
Balogh 和 Mahunka，1983	**Evans，1992**
古甲螨总股（Palaeosomata）	环裂甲螨亚目（Circumdehiscentiae）
节缝甲螨总股（Arthronota）	古甲螨亚目（Palaeosomata）
窝关节甲螨股（Enarthronota）	窝关节甲螨亚目（Enarthronota）

续表

Balogh 和 Mahunka，1983	Evans，1992
节折甲螨股（Arthroptyctima）	准缝甲螨亚目（Parhyposomata）
准缝甲螨总股（Parhyposomata）	混居甲螨亚目（Mixonomata）
混居甲螨总股（Mixonomata）	真折甲螨亚目（Euptyctima）
二甲螨股（Dichosomata）	德甲螨总亚目（Desmonomata）
真折甲螨股（Euptyctima）	
全懒甲螨股（Holosomata）	
短孔甲螨总股（Brachypylina）	

Balogh 和 Balogh，1992	Subías，2004
古甲螨股（Palaesomata）	古甲螨股（Palaeosomata）
窝关节甲螨股（Enarthronota）	准缝甲螨股（Parhyposomata）
缝甲螨总科（Hypochthonioidea）	窝关节甲螨股（Enarthronota）
原卷甲螨总科（Prothoplophoridea）	缝甲螨总科（Hypochthonioidea）
短孔甲螨总科（Brachychthonoidea）	短孔甲螨总科（Brachychthonoidea）
奇缝甲螨总科（Atopochthonoidea）	广缝甲螨总科（Cosmochthonioidea）
准缝甲螨股（Parhyposomata）	奇缝甲螨总科（Atopochthonioidea）
混居甲螨股（Mixonomata）	原卷甲螨总科（Protoplophoroidea）
卷甲螨总科（Phthiracaroidea）	混居甲螨股（Mixonomata）
真卷甲螨总科（Euphthiracaroidea）	真折甲螨股（Euptyctima）
罗甲螨总科（Lohmmannoidea）	中卷甲螨总科（Mesoplophoroidea）
真罗甲螨总科（Eulohmannoidea）	真卷甲螨总科（Euphthiracaroidea）
全罗甲螨总科（Perlohmannioidea）	卷甲螨总科（Phthiracaroidea）
上罗甲螨总科（Epilohmanioidea）	全懒甲螨股（Holosomata）
无角罗甲螨总科（Collohmannioidea）	短孔甲螨股（Brachypylina）
奈缝甲螨总科（Nehypochthonoidea）	
德甲螨股（Desmonomata）	
短孔甲螨股（Brachypylina）	
孔背甲螨股（Poronota）	

Krantz 和 Walter，2009	
古甲螨总股（Palaeosomatides）	虱螯甲螨科（Pediculochelidae）
窝关节甲螨总股（Enarthronotides）	异缝甲螨总科（Heterochthonioidea）
短甲螨总科（Brachychthonioidea）	准缝甲螨总股（Parhyposomatides）
奇缝甲螨总科（Atopochthonioidea）	混居甲螨总股（Mixonomatides）
缝甲螨总科（Hypochthonioidea）	奈缝甲螨总科（Nehypochthonioidea）
缝甲螨科（Hypochthoniidae）	真罗甲螨总科（Eulohmannioidea）
短缝甲螨科（Eniochthoniidae）	全罗甲螨总科（Perlohmannioidea）
中卷甲螨科（Mesoplophoridae）	上罗甲螨总科（Epilohmannioidea）
罗甲螨科（Lohmanniidae）	无角罗甲螨总科（Collohmannioidea）
原卷甲螨总科（Protoplophoroidea）	真卷甲螨总科（Euphthiracaroidea）
广缝甲螨科（Cosmochthoniidae）	卷甲螨总科（Phthiracaroidea）
单缝甲螨科（Haplochthoniidae）	德甲螨总股（Desmonomatides）
球缝甲螨科（Sphaerochthoniidae）	懒甲螨股（Nothrina）
原卷甲螨科（Protoplophoridae）	短孔甲螨股（Brachypylina）

　　我国甲螨分类研究可追溯至 20 世纪 20 年代,在山东省任教的美国人 Jacot(1922)首次报道了我国(北京)的 4 种(亚种)甲螨。随后,他又报道了北京和山东两地共 10 种(亚种)甲螨(Jacot,1923,1924)。在之后近 60 年的时间内,中国大陆对于甲螨的报道几乎是一片空白。在仅有的零星报道中,忻介六(1965)在《蜱螨学进展》中国仓储螨类名录中列入了滑菌甲螨[*Scheloribates laevigatus*(C.L. Koch,1835)]和羽广缝甲螨(*Cosmochthonius plumatus* Berlese,1910);另外 4 篇研究国内 3 种绦虫生活史的文献中,则记录了 13 种采自福建省和四川省的作为绦虫中间寄主的甲螨(林宇光,1962;林宇光等,1975;林宇光等,1982a,b)。此外,Bulanova-Zachvatkina(1960)基于中国(广州)的标本描述了一新种中华裂甲螨(*Meristacarus chinensis* Bulanova-Zakhbatkina,1960)。直至 1982 年,随着第一届中国土壤动物学大会的召开,一些中国的螨类学家,包括忻介六、文在根、王慧芙和李云瑞等才开始着手甲螨的分类学研究,在中国大陆各地区开展野外考察和标本采集,并鉴定了许多甲螨类群。这期间,由尹文英院士主持的两项国家自然科学基金重点项目“亚热带森林土壤动物区系及其在森林生态平衡中的作用”和“中国典型地带土壤动物研究”,极大地推动了我国甲螨分类学的研究进展。1997 年,Aoki、Yamamoto 等与中国螨类专家合作,共同发表了中国大陆 68 科 312 种甲螨名录(Aoki 等,1997)。此外,一些地区性的甲螨研究工作也在开展,如李朝品等(2001)对淮南地区甲螨开展调查研究,发现甲螨 24 科 30 属 33 种。而中国甲螨的分类学研究并不仅仅局限在大陆地区,Mahunka(1976,2000a,b)和 Luxton(1992,1993)曾报道了香港地区的 33 种(亚种)甲螨(包括 6 新属、17 新种和 1 新亚种的描述),Tseng(1982,1984)则报道了台湾地区共 28 科 56 属 76 种甲螨(包括 14 新属和 58 新种)。随后,王慧芙等又于 2002 年和 2003 年发表“中国甲螨名录”I 和 II,根据该名录对我国甲螨物种的统计,截至 2001 年底,中国已报道的甲螨种类达 101 科 278 属 580 种(亚种)(Wang 等,2002 与 2003)。随后的 10 多年,中国科学院动物研究所、中国科学院东北地理与农业生态研究所、贵州大学等单位的学者,相继开展了我国甲螨类群的系统调查,并着手该类群在国内的分类学研究。随着对许多地区的甲螨进行野外考察和标本采集鉴定,国内甲螨的已知种类数量在不断增加。截至 2010 年,我国共记录甲螨 97 科 275 属 599 种,其中产自我国的模式标本(新种或新亚种)有 264 种(亚种)(Chen 等,2010)。到 2018 年,我国(包括香港和台湾地区在内)已报道的甲螨达 110 科 308 属 746 种,其中产自我国的模式标本(新种或新亚种)有 403 种(亚种)(魏漪,2017;Ryabinin 等,2018)。根据本文作者最新统计,截至 2020 年,中国已报道有甲螨 101 科 307 属 858 种(亚种)。

三、生物学

　　甲螨的食性较为复杂,大多数以腐殖质碎屑和真菌类为食,但有时也会捕食线虫和其他微生物。甲螨有卵生、卵胎生及死后卵胎生 3 种繁殖方式。1 头雌螨体内存在的卵数一般为 1~2 个,少数种类可有 10 个以上,但未见有 20 个以上的种类。雌螨一生的产卵量为 40~70 粒,个别种类可达 200 多粒。雌螨一般产卵在地面、落叶表面、蜕壳、菌丝、腐烂植物组织深处等处。甲螨生活史是经过卵、幼螨、第一若螨、第二若螨以及第三若螨期发育为成螨。这其中还包括一个静止的前幼螨期。短孔型甲螨和折甲螨在第三若螨发育至成螨期间,形态通常发生较大变化,导致若螨与成螨间的种类对应比较困难。而在其他类群中,成螨与若螨的主要区别为骨化程度与外生殖器形态。

　　甲螨的性二型并不明显,通常也仅限于雄性体型略小于雌性,雄性生殖板相应地小于雌性生殖板。甲螨有两性生殖和单性生殖两种方式。两性生殖时,雄螨把具柄的精包放置在地面,由雌螨拾起而受精,雌、雄性没有直接的接触,但有个别例外。甲螨的单性生殖为产雌单性生殖。目前已知有 100 余种甲螨行单性生殖,有时甚至整个总科、科、属的种类中均为单性生殖(Norton 和 Palmer,1991;Norton 等,1993)。

　　甲螨通常具有 K 型生活史特征,生长缓慢,生活周期长且繁殖率低。一般在温带地区的甲螨,通常可存活 1~2 年,也有 4~5 年(Krantz 和 Walter,2009)。由于甲螨具有 K 型生活史,后代较少,在这样的前提下甲螨进化出各种防御方式躲避敌害,如伪装、拟态、蜡状渗出物、防御腺体、体表硬化,以及一系列特殊体型和保护结构。有些种类在受到刺激时,前背板可像折刀一样向腹面折入,同时将相对柔软的足和基节板向内收缩,形成球状,利用坚硬的体表保护自身不受捕食者的侵害。还有的种类进化出弹跃功能,使得躲避敌害的能力大大增强。

甲螨运动能力弱,活动范围非常有限,但其体型微小,可以借助气流进行扩散。由于这种方式比较被动,并无明确的目的性,甲螨很可能被气流带到并不适合生存的地方,从而导致死亡,这对于繁殖率低,后代少的 K 型生活史的甲螨来说并不是一个非常有效的方式。在这样的情况下,许多甲螨进化出借助其他动物来进行扩散的方法,即携播(phoresy)。有的甲螨只通过一类动物进行扩散,携播者与被携播者存在一一对应的关系,而有的甲螨却并没有固定的选择对象。大多数携播类甲螨是通过一些脊椎动物来进行携播,尤其是啮齿类和鸟类,而有的甲螨则是通过昆虫进行携播。

四、生态学

作为一类营自由生活的螨类,甲螨在世界范围内均有分布,其主要生活在土壤-落叶系统的有机层中、苔藓与地衣上,以及植物地表部分,或在地面植被和土壤之间移居生存,还有一些适应了水生或半水生环境。甲螨相当大的一部分栖息在土壤中,是土壤螨类中种类和数量最多的一类,其相对多度大多数在30%~70% 范围内(邵元虎等,2015)。有研究报道,在温带森林每平方米范围内的腐殖质层中生活着 10 万头以上的甲螨,其种类在 100~150 种,数量和种类的丰富程度不容小觑(Krantz 和 Walter,2009)。土壤的结构质地、理化性质、季节变化、气温与降水、地上植物群落、生境异质性等多种环境影响因子会不同程度地影响甲螨的分布、数量、种类组成、季节动态等特征,进而直接或间接地影响到其在生态系统中作用的发挥(张燕等,2002;邓振旭和谢桂林,2005;李灿阳,2007);同时由于生活习性、栖息环境及种群数量的特性,甲螨被认为是土壤环境监测的重要指标之一(邓振旭和谢桂林,2005;Krantz 和 Walter,2009;李灿阳,2007;邵元虎等,2015)。甲螨在土壤中的分布具有表聚性,主要集中在土壤的表层,个体的数量会随着土层的加深而逐渐减少。而在腐殖质堆积深厚的落叶层以及发酵层很发达的土壤中,即使达到相当深度仍有大量土壤甲螨存在。李朝品等和刘国礼(1996)通过调查发现土壤甲螨大多栖息在 0~15cm 表土层中,其中在土壤表层 0~5cm 的甲螨数量最多(83.61%~90.87%),而 15cm 以下很难发现甲螨。因此,在进行土壤甲螨采集时,采集深度一般以 15cm 为宜,而在样品分离时,置土厚度 5cm 左右,通过电热法分离 24~28 小时,能达到较好的分离效果(张浩等,1997)。

土壤的 pH 值、温湿度、植被类型、食源的数量和质量、外界的扰动等因素都会影响到甲螨群落的结构(Maraun et Scheu,2000)。有研究表明,大部分种类甲螨喜酸性土壤环境,随着酸性增加,其多度随之增加,因此有学者将其称为嗜酸性螨(acidophilic mite)(Hågvar 和 Amundsen,1981)。大多数甲螨对湿度要求相对较高。林地潮湿的有机质土壤往往为甲螨提供了良好的生存环境。但不同甲螨种类对湿度条件也有一定的适应性,如生活在地表的一些种类其表皮具有防水蜡被,可有效地控制水分蒸发的速度,而栖息在较深土层的一些甲螨就没有防水蜡被(陈万鹏,2010)。甲螨在世界各地都有分布,温度适应范围大,对温度有一定的耐受性,但同时甲螨躯体小,体壁薄,体内温度调节能力弱,外界环境温度的变化对甲螨的影响较大(陶莉和李朝品,2006)。因此,最适温度依甲螨种类不同而有差异。食物源也可影响甲螨密度,在针阔叶混交林地区,秋季落叶为甲螨提供丰富食物源。大部分甲螨类群对林型或凋落物类型没有特别的偏好(Rajski,1967,1968),这说明林型或凋落物类型对甲螨群落结构和密度的影响相对较小(Migge 等,1998)。此外,被称为生态系统工程师的蚯蚓其自身的活动会影响土壤的物理环境和其他土壤生命有机体的生活状况。蚯蚓在翻动土壤的过程中一方面会使本身聚集在一起的甲螨群落被迫分散,一方面会取食土壤中的有机质和带入非有机质物质,降低土壤有机质含量,从而影响到甲螨的生存环境和群落结构(Maraun 等,1999),加之甲螨繁殖率低和移动能力弱的特点,对其群落结构影响尤为明显(Maraun 和 Scheu,2000)。

五、中国重要种类

(一) 中国甲螨主要代表种

1. 超菌甲螨(图 37-17)

(1) 种名:超菌甲螨(*Scheloribates chauhani* Baker,1945)

(2) 引证:*Scheloribates chauhani* Baker,1945:386. / *Scheloribates*(*Scheloribates*)*chauhani*:Subías,2004. / *Scheloribates chauhani*:Lin,1962;Lin,Guan,等,1982a,1982b;Wang,Wen et Chen,2003;Chen,Liu et Wang,2010.

（3）形态特征：体黄褐色，长 533~565μm，后背板宽 393~405μm。吻端略宽圆，吻毛长，覆刺毛，着生于前梁上；梁基部宽，端部细，长于前背板长度的 1/2；横梁线短；前梁发达，其端部超过吻毛基部；梁毛着生于梁端，覆刺毛，长于吻毛，其端部超过吻端；梁间毛位于两梁之间，长于梁毛，覆刺毛，其端部接近吻端；感器末端膨大，呈纺锤状，覆刺毛，与柄部长度几乎相等；感器窝未被翅形体全部覆盖。后背板近光滑，背颈缝呈弓形；翅形体非可动型，其前缘未达到背颈缝水平，表面具放射状条纹；后背板毛 10 对，仅毛窝可见；背囊 4 对。基节板毛序为 3-1-3-3。肛板大于生殖板；生殖毛 4 对，g_2 和 g_3 毛间距大；殖侧毛 1 对；肛毛 2 对，肛侧毛 3 对；隙孔 *iad* 位于肛板前缘两侧。各足跗节异型三爪。

（4）生境与孳生物：甲螨除主要生活在土壤与落叶系统的有机层中、苔藓与地衣上、以及植物地表部分外，还是扩张莫氏绦虫（*Moniezia expansa*）、阿尔泰裂睾绦虫（*Schizorchis altaica*）、横转副裸头绦虫（*Paranoplocephala transversaria*）、立氏副裸头绦虫（*Paranoplocephala ryjikovi*）、司氏伯特绦虫（*Bertiella studeri*）和萨氏无摄腺绦虫［*Aprostatandrya*（*Sudarikovina*）*cricetuli*］的中间宿主。

（5）与疾病的关系：甲螨吞食动物粪便中的扩张莫氏绦虫虫卵后，六钩蚴在甲螨体腔内发育 30~130 天形成拟囊尾蚴，牛羊吞食后感染，危害牲畜健康。在 20.0~30.5℃条件下，阿尔泰裂睾绦虫虫卵发育为成熟拟囊尾蚴需要 7 天，拟囊尾蚴为短尾型，可寄生于 6 种以上的鼠、兔体内（关家震等，1988）。横转副裸头绦虫和立氏副裸头绦虫常感染喜玛拉雅旱獭。

（6）地理分布：分布于印度；国内见于四川、福建、台湾。

2. 滑菌甲螨（图 37-18）

（1）种名：滑菌甲螨［*Scheloribates laevigatus*（C.L. Koch, 1835）］

（2）引证：*Zetes laevigatus* C.L. Koch, 1835：3（8）. / *Scheloribates laevigatus*（C.L. Koch, 1835）：Willmann, 1931. / *Oribata lucasi* Nicolet, 1855：432；Michael, 1884；van der Hammen, 1952. / *Notaspis lucasi*（Nicolet,

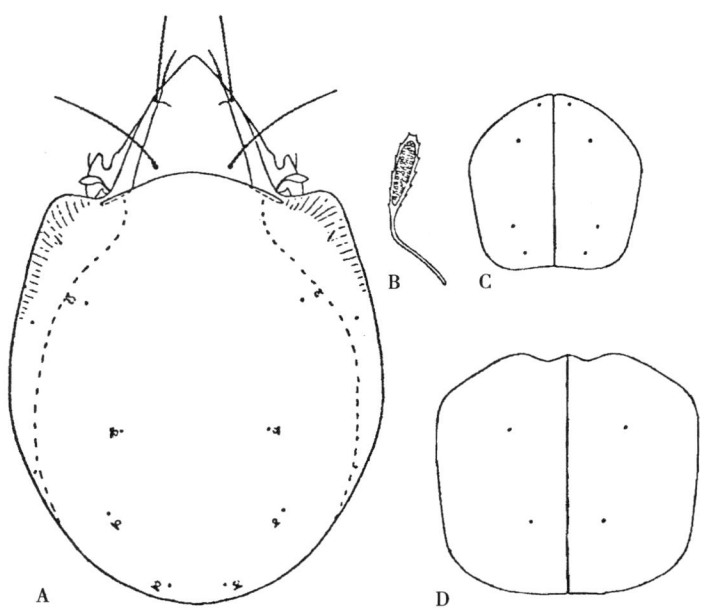

A. 背面观；B. 感器；C. 生殖板；D. 肛板。

图 37-17 超菌甲螨（*Scheloribates chauhani*）

（仿 Baker）

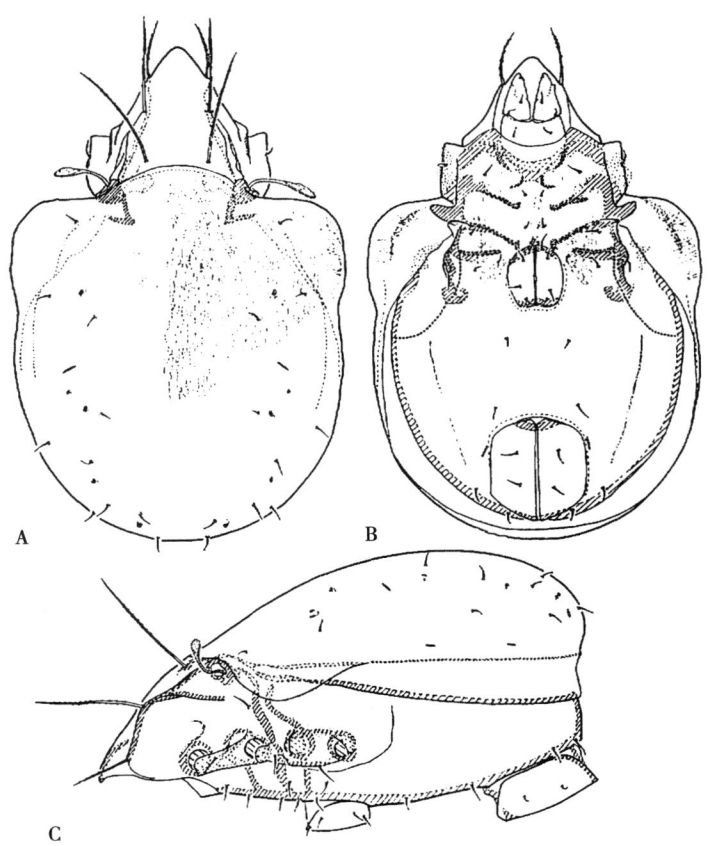

A. 背面观；B. 腹面观；C. 侧面观。

图 37-18 滑菌甲螨（*Scheloribates laevigatus*）

（仿 Wunderle、Beck 和 Woas）

1855）：Oudemans，1900. /*Murcia lucasi*（Nicolet，1855）：Oudemans，1913. /*Oribata michaeli* Hull，1914：284. /*Oribates fuscomaculata* sensu Oudemans，1896：Oudemans，1896；non C.L. Koch，1841：van der Hammen，1952. /*Scheloribates angustirostris* Mihelčič，1957：110；Subías，2004；Bayartogtokh，2010. /*Scheloribates robustus* Mihelčič，1969：363；Subías，2004；Bayartogtokh，2010. /*Scheloribates laevigatus*：Sellnick，1928，1960；Willmann，1931；Grandjean，1942，1958；Balogh，1943；Kates et Runkel，1948；van der Hammen，1952；Schweizer，1956；Haarlov，1957；Woodring，1962；Pletzen，1963；Woodring et Cook，1962；Weigmann，1969；Kunst，1971；Bernini，1973；Pérez-Iñigo，1974，1976，1980，1993；Ghilarov et Krivolutsky，1975；Seniczak，1980；Marshall，Reeves et Norton，1987；Wunderle，Beck et Woas，1990；Fujikawa，Fujita et Aoki，1993；Mahunka et Mahunka-Papp，2004；Bayartogtokh，2000，2010；Subías et Shtanchaeva，2012. /*Scheloribates*（*Scheloribates*）*laevigatus*：Subías，2004；Ivan et Vasiliu，2008. /*Scheloribates laevigatus*：Lin，1962；Lin，He et Sun，1975；Xin，1965；Wen，1990；Yu，Wang，et al，1991；Chen，Li et Wen，1992；Wang，Hu，et al，1992；Lu，Wang et Liao，1996；Chu et Aoki，1997；Wang，Li et Zheng，1997；Li，Wang et Zheng，2000；Wang，Wen et Chen，2003；Chen，Liu et Wang，2010.

（3）形态特征：体黄褐色，长500~510μm，后背板宽350~360μm。吻端略宽圆；吻毛长，单边覆刺；梁狭窄，略长于前背板长度的1/2；前梁发达，其端部超过吻毛基部；梁毛着生于梁端，覆刺毛，长于吻毛，其端部超过吻端；梁间毛位于两梁之间，略长于梁毛，覆稀疏刺毛，其端部接近吻端；感器末端膨大，呈纺锤状，覆刺毛，柄部光滑。后背板近光滑，前部中央、侧缘及后缘具亮斑；背颈缝弓形；翅形体非可动型，前缘未达到背颈缝水平，表面光滑或具不明显条纹；后背板毛10对，纤细短小；背囊4对。基节板毛序为3-1-3-3。足盖Ⅱ窄，末端圆钝；分突小，末端圆钝；围足隆突不达足盖Ⅱ。肛板大于生殖板；生殖毛4对，g_2和g_3毛间距大；殖侧毛1对；肛毛2对，肛侧毛3对，ad_3毛位于肛板前侧，ad_1毛位于肛板后侧；隙孔*iad*位于肛板前缘两侧。各足跗节异型三爪。

（4）生境与孳生物：在草地中常发现此种甲螨。已报道该螨是扩张莫氏绦虫、大裸头绦虫（*Anoplocephala magna*）和贝氏莫尼茨绦虫（*Moniezia benedeni*）的中间宿主。

（5）与疾病的关系：大裸头绦虫对马的感染十分普遍，幼年马匹感染更为常见。大量感染的幼马，肠管阻塞或肠管套迭和扭转，甚至穿孔破裂。虫体代谢产物亦会引起癫痫型的神经中毒，重病的马匹多数死亡。此外，该种甲螨也是莫氏绦虫的中间宿主。甲螨吞食由宿主排出粪便中的莫尼茨绦虫虫卵后，六钩蚴穿过消化道壁，进入体腔，发育30~130天形成具有感染性的拟囊尾蚴，动物吃草时吞食了含拟囊尾蚴的甲螨而被感染，危害牲畜健康。扩张莫氏绦虫在羔羊体内经37~40天发育为成虫。贝莫氏绦虫在绵羊体内经42~49天，在犊牛体内经47~50天变为成虫。绦虫在动物体内的寿命为2~6个月，以后自动排出体外。

（6）地理分布：分布于古北界、新北界、东洋界、埃塞俄比亚界、阿根廷和玻利维亚；国内见于吉林、北京、河北、山东、山西、上海、江苏、安徽、浙江、湖南、福建、广东、四川、贵州、新疆、台湾。

3. 白菌甲螨棒亚种（图37-19，图37-20）

（1）种名：白菌甲螨棒亚种［*Scheloribates pallidulus latipes*（C.L. Koch，1844）］

（2）引证：*Zetes latipes* C.L. Koch，1844：38（14）. /*Oribates latipes*（C.L. Koch，1844）：Berlese，1886. /*Protoribates*（*Scheloribates*）*latipes*（C.L. Koch，1844）：Berlese，1908./*Scheloribates latipes*（C.L. Koch，1844）：Sellnick，1928./*Scheloribates latipes*：Willmann，1931；Balogh，1943；Sengbusch，1951；van der Hammen，1952；Schweizer，1956；Weigmann，1969；Fujikawa，1972；Ghilarov et Krivolutsky，1975；Pérez-Iñigo，1976，1993；Moraza，Herrera et Pérez-Iñigo，1980；Seniczak，1980；Lee et Lee，1981；Marshall，Reeves et Norton，1987；Fujikawa，Fujita et Aoki，

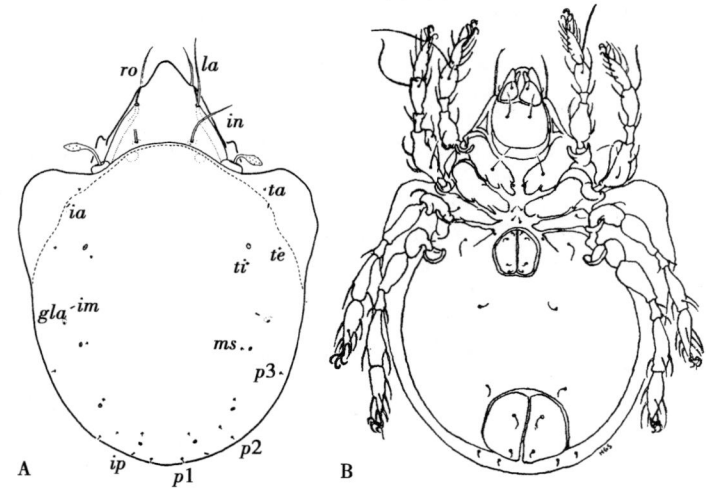

A. 背面观；B. 腹面观。

图 37-19　棒菌甲螨（*Scheloribates latipes*）

（A. 仿 Weigmann；B. 仿 Sengbusch）

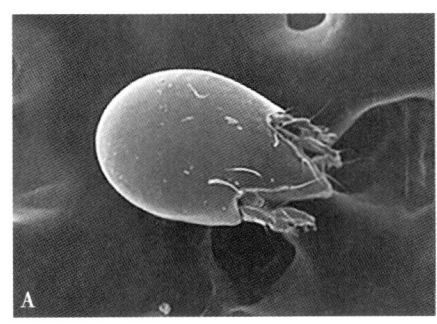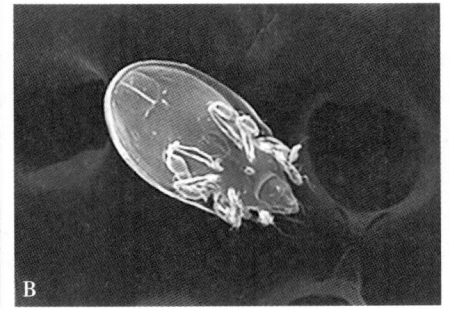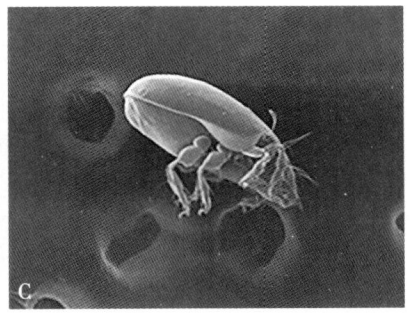

A. 背面观；B. 腹面观；C. 侧面观。

图 37-20　白菌甲螨棒亚种（*Scheloribates pallidulus latipes*）

（潘雪、刘冬 摄）

1993；Aoki，2000；Bayartogtokh，2000，2010；Mahunka et Mahunka-Papp，2004./ *Scheloribates*（*Scheloribates*）*latipes*：Ivan et Vasiliu，2008. /*Scheloribates latipes*：Wen，Aoki et Wang，1984；Chen，Wen，et al，1988；Wang，Hu，et al，1988；Bu，1990；Wen，1990；Wang，Hu et al，1992；Chen，Li et Wen，1992；Wen et Zhao，1993；Wang，Zhang et Cui，1993；Wang et Wang，1994；Wen et Zhao，1994；Lu，Wang et Liao，1996；Wang，Lu et Wang，1996；Wang，Li et Zheng，1997；Aoki，Yamamoto et Hu，2000；Hu，2000；Li，Wang et Zheng，2000；Wang，Hu et Yin，2000；Wang，Wen et Chen，2003；Chen，Liu et Wang，2010.

（3）形态特征：体褐色至深褐色，长 450~475μm，后背板宽 285~310μm。吻端略宽圆，吻毛长，覆稀疏刺毛；梁狭长，长于前背板的 1/2；前梁发达，超过吻毛基部；梁毛着生于梁端，细长，覆稀疏刺毛，其端部超过吻端；梁间毛位于两梁之间，与梁毛近等长，覆稀疏刺毛，端部不达吻端；感器末端膨大，呈纺锤状，覆刺毛，柄部光滑。后背板近光滑，侧缘及后缘具亮斑；背颈缝弓形；翅形体非可动型，前缘未达到背颈缝水平，表面光滑；后背板毛 10 对，h_1、h_2、h_3、p_1、p_2 和 p_3 纤细短小，清楚可见，其他毛不易观察，但毛窝清楚；背囊 4 对。基节板毛序 3-1-3-3。肛板大于生殖板；生殖毛 4 对，g_2 和 g_3 毛间距大，殖侧毛 1 对；肛毛 2 对，肛侧毛 3 对，ad_1 毛位于肛板前侧，ad_2 和 ad_3 毛位于肛板后侧；隙孔 *iad* 位于肛板前缘两侧。各足跗节异型三爪。

（4）生境与孳生物：在草地中常发现此种甲螨，已有报道该螨是裸头科绦虫（*Anoplocephalidae*）和扩张莫氏绦虫的中间宿主。

（5）与疾病的关系：该种甲螨吞食由宿主排出粪便中的莫氏绦虫虫卵后，六钩蚴穿过消化道壁，进入体腔，发育 30~130 天形成具有感染性的拟囊尾蚴，动物吃草时吞食了含拟囊尾蚴的甲螨而被感染，危害牲畜健康。扩张莫氏绦虫在不同动物体内发育时间详见滑菌甲螨部分。

（6）地理分布：分布于古北界、东洋界、新北界、埃塞俄比亚界；国内见于黑龙江、吉林、北京、山东、山西、上海、江苏、安徽、浙江、福建、云南、贵州、广东、海南、新疆。

4. 班氏圆单翼甲螨（图 37-21）

（1）种名：班氏圆单翼甲螨［*Peloribates banksi*（Ewing，1909）］

（2）引证：*Oribata banksi* Ewing，1909：364./ *Peloribates banksi*（Ewing，1909）：Woolley，1958. /*Peloribates banksi*：Marshall，Reeves et Norton，1987；Norton et Kethley，1990. /*Peloribates banksi*：Lin，1962；Wang，Wen et Chen，2003；Chen，Liu et Wang，2010.

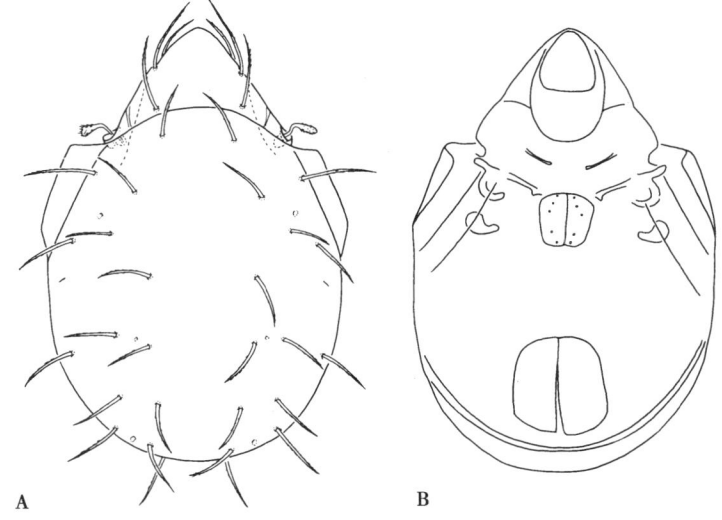

A. 背面观；B. 腹面观。

图 37-21　班氏圆单翼甲螨（*Peloribates banksi*）

（仿 Woolley）

（3）形态特征：体深褐色，长540~560μm，后背板宽400~412μm。吻端略宽圆，吻毛长，覆刺毛，着生于短小突起上；梁毛着生于梁端，覆刺毛，其端部超过吻端；梁扁平，无尖突，基部几乎与感器窝相接；无横梁；前梁存在；梁间毛，覆刺毛，几乎与梁毛等长，其端部不达吻端；感器末端膨大，呈棒状，覆刺毛，柄部细且弯曲；感器窝未被翅形体覆盖。后背板近光滑；背颈缝弓形；翅形体发达，向腹侧弯曲，具完整铰链；后背板毛14对，覆刺毛，背囊4对。基节板毛序3-1-3-2。肛板大于生殖板；生殖毛5对，g_3和g_4毛间距大；殖侧毛1对；肛毛2对；肛侧毛3对；隙孔 iad 位于肛板前缘两侧。各足跗节异型三爪。

（4）生境与孳生物：在草地中常发现此种甲螨，已报道该螨是裸头科绦虫和扩张莫氏绦虫的中间宿主。

（5）与疾病的关系：该种甲螨吞食由宿主排出粪便中的扩张莫氏绦虫虫卵后，六钩蚴在甲螨螨体腔内发育30~130天形成拟囊尾蚴，被牛羊吞食后感染，危害牲畜健康。裸头科绦虫对马的感染十分普遍，幼年马匹更为普通。大量感染的幼马，肠管阻塞或肠管套叠和扭转，甚至穿孔破裂。虫体代谢产物亦会引起癫痫型的神经中毒，重病的马匹多数死亡。

（6）地理分布：分布于新热带界、东洋界、新北界；国内见于福建。

5. 莉副翼甲螨（图37-22）

（1）种名：莉副翼甲螨［Parakalumma lydia（Jocot,1923）］

（2）引证：Neoribates lydia Jacot,1923:169. /Neoribates lydia：Jacot,1924./Parakalumma lydia：Jacot,1929；Zachvatkin,1953；Ghilarov et Krivolutsky,1975. /Neoribates（Parakalumma）lydia：Subías,2004；Nakamura,2009. /Parakalumma lydia：Lin,et al,1982a,1982b；Wang,Wen et Chen,2003；Chen,Liu et Wang,2010.

（3）形态特征：体浅红褐色，长680~695μm，后背板宽400~408μm。吻端窄，圆钝；吻毛覆刺毛；梁窄，长于前背板长度的1/2，无尖突；横梁中断；梁毛着生于梁端，覆刺毛，长于吻毛，超过吻端；梁间毛位于两梁之间，长于梁毛，覆刺毛，其端部接近吻端；感器端部膨大呈细纺锤状，覆刺毛，柄部细长；感器窝被翅形体全部覆盖。后背板近光滑；背颈缝弓形；翅形体可动型，铰链完整，前缘尖，达到梁毛和梁间毛之间水平，表面具放射状条纹；后背板毛10对，仅毛窝可见；背囊4对；隙孔3对可见。基节板毛序2-0-2-3。足盖Ⅱ窄，末端圆钝；分突大，三角形，末端钝；围足隆突长，超过足盖Ⅱ。肛板大于生殖板；生殖毛5对，殖侧毛1对；肛毛2对，肛侧毛3对；隙孔 iad 位于肛板前缘两侧。各足跗节异型三爪。

（4）生境与孳生物：在草地中常发现此种甲螨，已报道该螨是扩张莫氏绦虫，横转副裸头绦虫、立氏副裸头绦虫和裸头科绦虫的中间宿主。

（5）与疾病的关系：横转副裸头绦虫和立氏副裸头绦虫常感染喜玛拉雅旱獭。裸头科绦虫对马的感染十分普遍，幼年马匹更为普通。大量感染的幼马，肠管阻塞或肠管套迭和扭转，甚至穿孔破裂。虫体代谢产物亦会引起癫痫型的神经中毒，重病的马匹多数死亡。

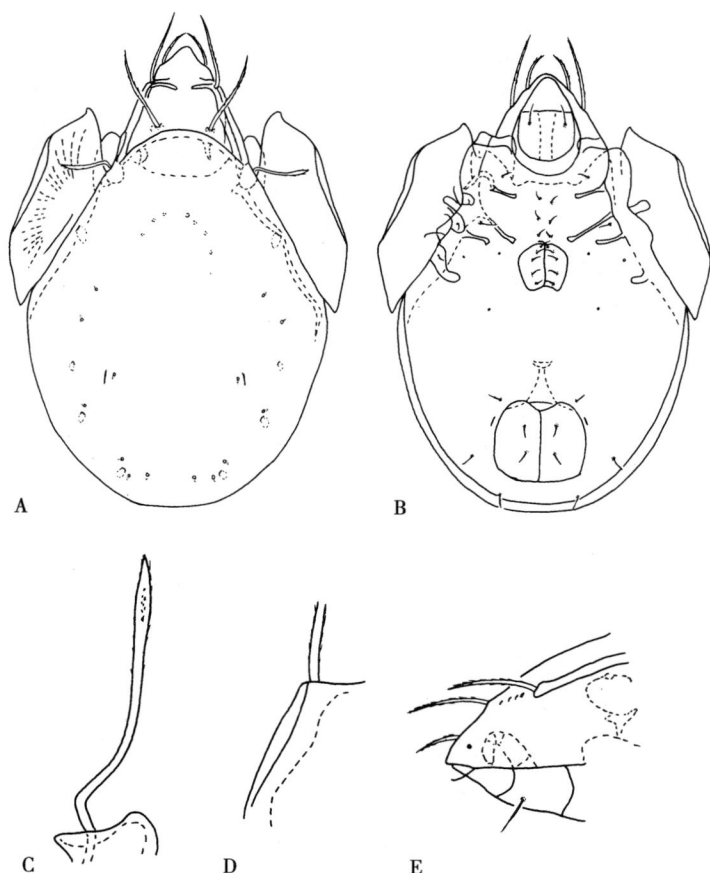

A. 背面观；B. 腹面观；C. 感器与感器窝；D. 尖突与梁毛基部；E. 前背板侧面观。

图 37-22　莉副翼甲螨（Parakalumma lydia）
（仿 Jacot）

（6）地理分布：分布于古北界（东部）；国内见于山东、四川、新疆。

6. 长毛顶翼甲螨（图37-23）

（1）种名：长毛顶翼甲螨［*Allogalumna*（*Acrogalumna*）*longipluma*（Berlese，1904）］

（2）引证：*Oribates elimatus* var. *longiplumus* Berlese，1904：30. /*Oribates longiplumus*（Berlese，1904）：Berlese，1914. /*Galumna longiplumus*（Berlese，1904）：Oudemans，1919；Sellnick，1928；Willmann，1931；Grandjean，1935；Balogh，1943；Schweizer，1956. /*Acrogalumna longipluma*（Berlese，1904）：Jacot，1933；Ghilarov et Krivolutsky，1975；Subías，1977，2004；Marshall，Reeves et Norton，1987；Beck et Woas，1991；Mahunka，1992；Mahunka et Mahunka-Papp，1995，2004；Weigmann，2006；Bayartogtokh，2010；Subías et Shtanchaeva，2012；Seniczak，Iturrondobeitia et Seniczak，2012. /*Acrogalumna longiplumus*：Grandjean，1956；Sellnick，1960；Engelbrecht，1972；Pérez-Iñigo，1993. /*Allogalumna longiplumus*（Berlese，1904）：Grandjean，1936，1942，1946；van der Hammen，1952. /*Oribata setiformis* Hall，1911；Jacot，1937. /*Galumna filata* Oudemans，1914；van der Hammen，1952. /*Oribates elimatus* sensu Oudemans，1896；van der Hammen，1952. /*Notaspis elimatus* sensu Oudemans，1900；van der Hammen，1952./ *Galumna longiporus* Mihelčič，1952；Subías，2004. /*Galumna latiplumus* Mihelčič，1952；Subías，2004. /*Galumna longipluma*：Lin，1962，1975；Lin，Guan，et al，1982a，1982b；Wang，Wen et Chen，2003；Chen，Liu et Wang，2010.

（3）形态特征：体黄褐色，长625~790μm。吻端略窄；吻毛、梁毛和梁间毛覆刺毛，吻毛最短，梁间毛最长；感器窝被翅形体全部覆盖。背颈缝弓形；翅形体可动型，铰链完整，前缘圆钝，达到梁毛着生水平，表面具放射状条纹；后背板毛10对，仅毛基窝可见，c_2毛着生于翅形体；孔区5对，*Aa*分为2部分，近圆形，*A2*和*A3*呈椭圆形；隙孔4对，无中孔。足盖Ⅱ圆钝。肛板大于生殖板；生殖毛6对；殖侧毛1对；肛毛2对，肛侧毛3对；隙孔*iad*位于肛板前缘两侧。各足跗节异型三爪。

（4）生境与孳生物：在草地中常发现此种甲螨，已报道该螨是扩张莫氏绦虫、萨氏无摄腺绦虫和裸头科绦虫的中间宿主。

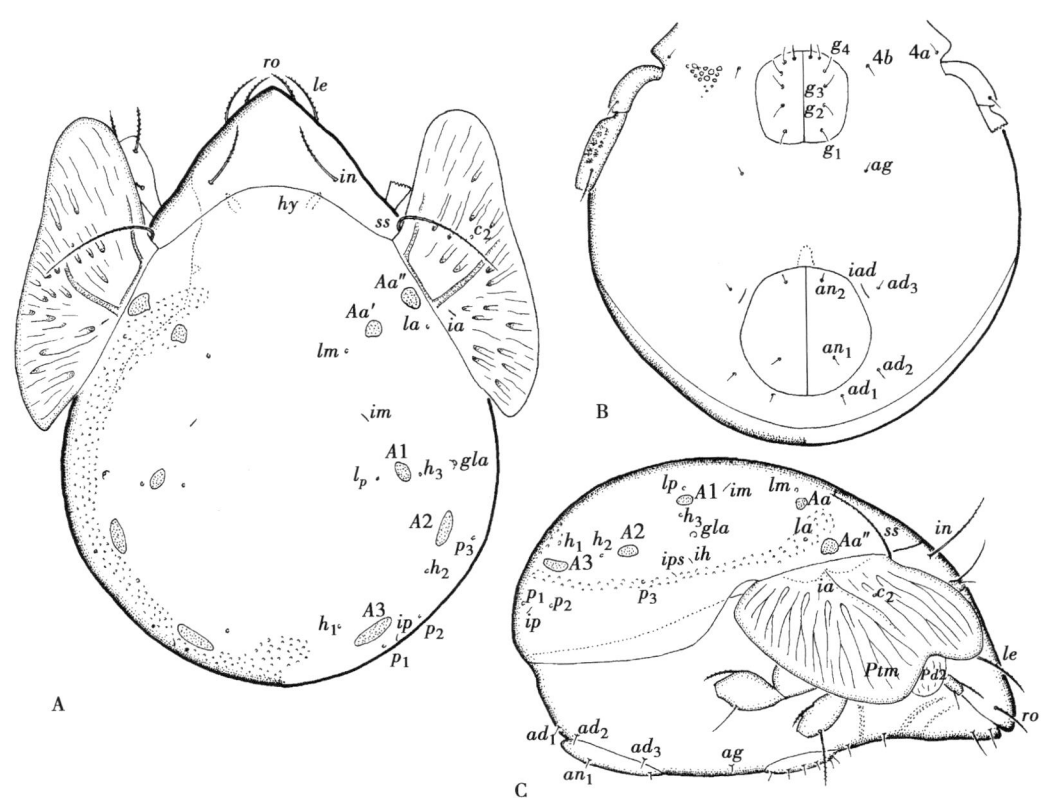

A. 背面观；B. 肛殖区；C. 侧面观。

图 37-23　长毛顶翼甲螨［*Allogalumna*（*Acrogalumna*）*longipluma*］

（仿 Seniczak，Iturrondobeitia et Seniczak）

（5）与疾病的关系：该种甲螨吞食由宿主排出粪便中的扩张莫氏绦虫虫卵后，六钩蚴在甲螨螨体腔内发育 30~130 天形成拟囊尾蚴，被牛羊吞食后感染，危害牲畜健康。裸头科绦虫对马的感染十分普遍，幼年马匹更为普通。大量感染的幼马，肠管阻塞或肠管套迭和扭转，甚至穿孔破裂。虫体代谢产物亦会引起癫痫型的神经中毒，重病的马匹多数死亡。

（6）地理分布：分布于古北界、东洋界、新北界、埃塞俄比亚界、新西兰；国内见于四川、福建、贵州、新疆。

7. 弗州大翼甲螨（图 37-24）

（1）种名：弗州大翼甲螨（*Galumna virginiensis* Jacot, 1929）

（2）引证：*Galumna virginiensis* Jacot, 1929：33. /*Galumna virginiensis*：Jacot, 1934；Baker et Wharton, 1952；Marshall, Reeves et Norton, 1987. /*Galumna*（*Galumna*）*virginiensis*：Subías, 2004. /*Galumna virginiensis*：Lin, 1975；Lin, Guan, et al, 1982a, 1982b；Wang, Wen et Chen, 2003；Chen, Liu et Wang, 2010.

（3）形态特征：体棕褐色，长 510~555μm，后背板宽 370~385μm。前背板宽，吻端圆钝，吻毛、梁毛和梁间毛覆刺毛；梁毛末端超过吻端，梁间毛末端接近吻端水平；梁侧缘隆起，梁毛着生其末端；无尖突；横梁中断；感器端部膨大，呈细纺锤状，覆刺毛，柄部细长；感器窝几乎被翅形体全部覆盖。后背板近光滑；无背颈缝；背颈缝孔区 *Ad* 近椭圆形；翅形体可动，铰链完整，前缘圆钝，达到梁毛着生水平，表面具放射状条纹；后背板毛 10 对，仅毛窝可见；孔区仅 3 对可见，*Aa* 大，呈圆钝的三角形，*A1* 和 *A2* 近圆形；具中孔。基节板毛序 1-0-1-2。足盖 II 窄，末端尖；分突大，三角形，末端尖；围足隆突长，超过足盖 II。肛板大于生殖板；生殖毛 6 对，*g*₁₋₃ 毛位于生殖板前缘，*g*₄ 和 *g*₅ 毛间距大；殖侧毛 1 对；肛毛 2 对，肛侧毛 3 对；隙孔 *iad* 位于肛板两侧，与肛板平行。各足跗节异型三爪。

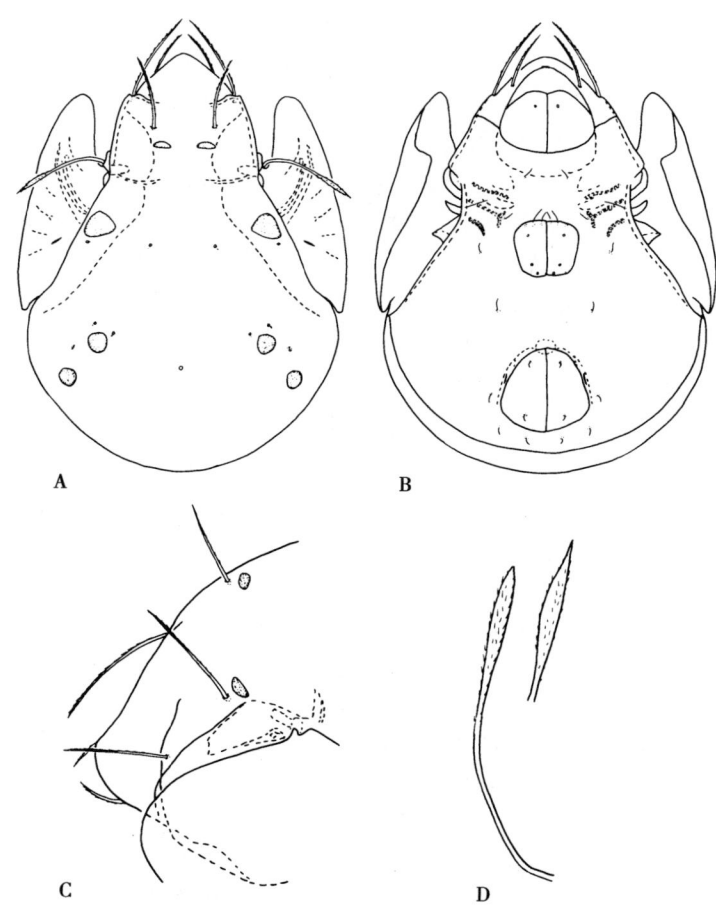

A. 背面观；B. 腹面观；C. 前背板侧面观；D. 感器。

图 37-24 弗州大翼甲螨（*Galumna virginiensis*）
（仿 Jacot）

（4）生境与孳生物：在草地中常发现此种甲螨，已报道该螨是阿尔泰裂睾绦虫、扩张莫氏绦虫、立氏副裸头绦虫和裸头科绦虫的中间宿主。

（5）与疾病的关系：在 20.0~30.5℃条件下，阿尔泰裂睾绦虫虫卵发育为成熟拟囊尾蚴需要 75 天，拟囊尾蚴为短尾型，可寄生于 6 种以上的属兔体内。扩张莫氏绦虫虫卵被该种甲螨吞食后，六钩蚴在甲螨体腔内发育 30~130 天形成拟囊尾蚴，被牛羊吞食后感染，危害牲畜健康。立氏副裸头绦虫常感染喜马拉雅旱獭。裸头科绦虫对马的感染十分普遍，幼年马匹更为普通。大量感染的幼马，肠管阻塞或肠管套迭和扭转，甚至穿孔破裂。虫体代谢产物亦会引起癫痫型的神经中毒，重病的马匹多数死亡。

（6）地理分布：分布于新北界、东洋界；国内见于四川、福建。

8. 弯毛大翼甲螨（图 37-25）

（1）种名：弯毛大翼甲螨［*Trichogalumna curva*（Ewing, 1907）］

（2）引证：*Oribata curva* Ewing, 1907：113. /*Oribata curva*：Ewing, 1909. /*Galumna curvum*（Ewing, 1907）：

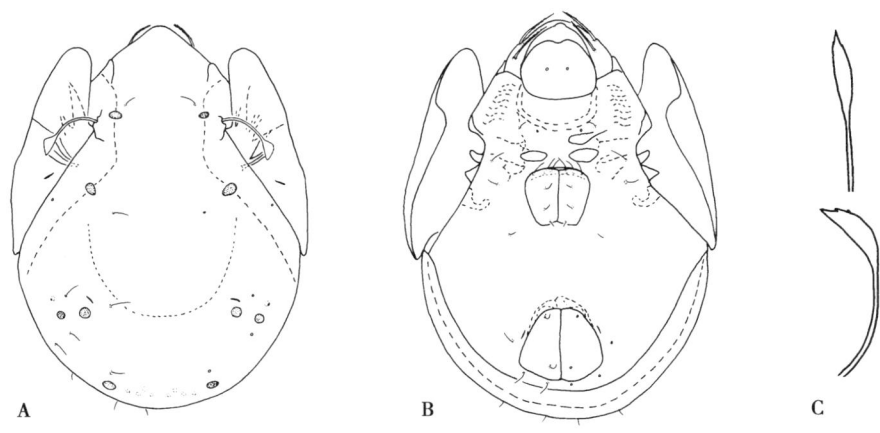

A. 背面观；B. 腹面观；C. 感器。

图37-25　弯毛大翼甲螨（*Trichogalumna curva*）

（仿 Jacot）

Jacot，1933. /*Galumna curvum*：Jacot，1934，1937. /*Pergalumna curva*（Ewing，1907）：Ghilarov et Krivolutsky，1975. /*Pergalumna curva*：Marshall，Reeves et Norton，1987；Subías，2004；Subías et Shtanchaeva，2012. /*Oribates tantillus* Berlese，1908；Jacot，1934；Ghilarov et Krivolutsky，1975；Marshall，Reeves et Norton，1987；Norton et Kethley，1990. /*Galumna tantillus*（Berlese，1908）：Jacot，1923. /*Galumna curvum*：Lin，1975；Lin，Guan，et al，1982a，1982b；Wang，Wen et Chen，2003；Chen，Liu et Wang，2010.

（3）形态特征：体棕褐色，长380μm。前背板宽，吻端宽圆，吻毛和梁毛覆刺毛；梁间毛纤细，短小；梁呈脊状，无尖突；感器端部膨大，呈纺锤状，粗糙，柄部细长；感器窝几乎被翅形体全部覆盖。后背板近光滑；无背颈缝；背颈缝孔区 *Ad* 椭圆形；翅形体可动，铰链完整，前缘圆钝，达到梁毛着生水平；后背板毛10对，纤细短小；孔区4对，*Aa*，*A1* 和 *A2* 近圆形，*A3* 椭圆形。足盖Ⅱ窄，圆钝；分突三角形，末端尖；围足隆突长，超过足盖Ⅱ。基节板毛序1-0-1-2。肛板大于生殖板；生殖毛5对，g_{1-3} 毛位于生殖板前缘；殖侧毛1对，靠近生殖板；肛毛2对，肛侧毛3对；隙孔 *iad* 位于肛板两侧。各足跗节异型三爪。

（4）生境与孳生物：在草地中常发现此种甲螨，已报道该螨是扩张莫氏绦虫、裸头科绦虫、黄鼠栉带绦虫（*Ctenotaenia citelli*）和梳妆莫斯绦虫（*Mosgovoyia pectinata*）的中间宿主。

（5）与疾病的关系：扩张莫氏绦虫虫卵被该种甲螨吞食后，六钩蚴在甲螨体腔内发育30~130天形成拟囊尾蚴，被牛羊吞食后感染，危害牲畜健康。裸头科绦虫对马的感染十分普遍，幼年马匹更为普通。大量感染的幼马，肠管阻塞或肠管套迭和扭转，甚至穿孔破裂。虫体代谢产物亦会引起癫痫型的神经中毒，重病的马匹多数死亡。黄鼠栉带绦虫常感染长尾黄鼠和赤颊黄鼠。梳妆莫斯绦虫常感染灰草兔。

（6）地理分布：分布于新北界、古北界（东部）；国内见于山东、福建、贵州、四川。

（二）中国重要甲螨名录

甲螨种类丰富，其中少数种类可传播人兽共患绦虫病，对人和家畜造成危害，现将有医学重要性的部分甲螨螨种列名如下：

1. 美扇珠足甲螨［*Licnodamaeus pulcherrimus*（Paoli，1908）］

（1）生境：常见于草地、枯枝落叶和土壤腐殖质中。

（2）地理分布：国内见于吉林、山东、新疆。

2. 渐尖角甲螨（*Ceratoppia acuminata* Golosova，1981）

（1）生境：常见于草地和土壤腐殖质中。

（2）地理分布：国内见于新疆。

3. 新疆多奥甲螨（*Multioppia xinjiangensis* Wang，Zheng，Wang，Zhang et Wen，1990）

（1）生境：常见于草地中。

（2）地理分布：国内见于新疆。

4. 新小奥甲螨 [*Oppiella nova* (Oudemans, 1902)]

（1）生境：常见于草地、枯枝落叶和土壤腐殖质中。

（2）地理分布：国内见于黑龙江、吉林、北京、河北、山东、上海、江苏、安徽、浙江、福建、广东、湖南、贵州、云南、新疆、香港、台湾。

5. 覆盖头甲螨 [*Tectocepheus velatus* (Michael, 1880)]

（1）生境：常见于草地、枯枝落叶和土壤腐殖质中。

（2）地理分布：国内见于黑龙江、吉林、北京、河北、山西、山东、河南、安徽、浙江、福建、湖南、贵州、云南、贵州、新疆、台湾。

6. 戴氏鳞顶甲螨 (*Lepidozetes dashidorzsi* Balogh et Mahunka, 1965)

（1）生境：常见于草地、枯枝落叶和土壤腐殖质中。

（2）地理分布：国内见于吉林、河北、山西、新疆。

7. 新疆单奥甲螨 (*Phauloppia xinjiangensis* Wang, Zheng, Wang, Zhang et Wen, 1990)

（1）生境：常见于草地中。

（2）地理分布：国内见于新疆。

8. 班氏圆单翼甲螨 [*Peloribates banksi* (Ewing, 1909)]

（1）生境：常见于草地、枯枝落叶和土壤腐殖质中。

（2）地理分布：国内见于福建。

9. 超菌甲螨 (*Scheloribates chauhani* Baker, 1947)

（1）生境：常见于枯枝落叶、土壤腐殖质、苔藓与地衣、以及植物地表部分。

（2）地理分布：国内见于福建、四川、台湾。

10. 滑菌甲螨 [*Scheloribates laevigatus* (C.L. Koch, 1835)]

（1）生境：常见于草地、枯枝落叶、朽木、苔藓和土壤腐殖质中。

（2）地理分布：国内见于吉林、北京、上海、江苏、安徽、浙江、湖南、福建、广东、四川、贵州、新疆、台湾。

11. 白菌甲螨棒亚种 [*Scheloribates pallidulus latipes* (C.L. Koch, 1844)]

（1）生境：常见于草地、枯枝落叶、苔藓和土壤腐殖质中。

（2）地理分布：国内见于黑龙江、吉林、北京、山东、山西、上海、江苏、安徽、浙江、福建、云南、贵州、广东、海南、新疆。

12. 莉副大翼甲螨 [*Parakalumma lydia* (Jocot, 1923)]

（1）生境：常见于草地、枯枝落叶和土壤腐殖质中。

（2）地理分布：国内见于山东、四川、新疆。

13. 普通尖棱甲螨 (*Ceratozetes mediocris* Berlese, 1908)

（1）生境：常见于草地、枯枝落叶、朽木、苔藓和土壤腐殖质中。

（2）地理分布：国内见于吉林、北京、山东、安徽、贵州、新疆、台湾。

14. 非凡点肋甲螨 (*Punctoribates insignis* Berlese, 1910)

（1）生境：常见于草地、枯枝落叶和土壤腐殖质中。

（2）地理分布：国内见于吉林、北京、安徽、河南、重庆、福建、海南、贵州、新疆。

15. 长孔点肋甲螨 (*Punctoribates longiporosus* Balogh, 1963)

（1）生境：常见于草地、枯枝落叶和土壤腐殖质中。

（2）地理分布：国内见于吉林、重庆、贵州。

16. 长毛顶翼甲螨 (*Acrogalumna longipluma* (Berlese, 1904))

（1）生境：常见于草地、枯枝落叶和土壤腐殖质中。

（2）地理分布：国内见于四川、福建、贵州、新疆。

17. 弗州大翼甲螨 (*Galumna virginiensis* Jacot, 1929)

（1）生境：常见于草地、枯枝落叶和土壤腐殖质中。

（2）地理分布:国内见于四川、福建。
18. 弯毛大翼甲螨[*Trichogalumna curva* (Ewing,1907)]
（1）生境:常见于草地、枯枝落叶和土壤腐殖质中。
（2）地理分布:国内见于山东、福建、贵州、四川。

六、与疾病的关系

甲螨在畜牧业上是各种绦虫的中间宿主,如羊的扩张莫氏绦虫与盖氏曲子宫绦虫(*Thysaniezia giardi*)、反刍动物的叶状裸头绦虫(*Anoplocephala perfoliata*)、大裸头绦虫以及贝莫氏绦虫等都是由各种甲螨作为中间宿主传播。最重要的是莫尼茨绦虫病,常以地方性疾病方式流行,常见于羔羊和犊牛,不但引起幼畜的发育不良,而且可导致死亡,在世界各国都有广泛的分布,我国甘肃、宁夏、青海、陕西及新疆等很多地区内的羔羊均有感染,并受到不少损失。此病病原是扩张莫氏绦虫与贝莫氏绦虫,而其中间宿主则为甲螨。其次重要的是马裸头绦虫病,在我国哈尔滨、北京及兰州等地的马、驴、骡中广泛流行,其病原为大裸头绦虫、叶状裸头绦虫及小副裸头绦虫(*Paranoplocephala mamillana*),而这些病原的中间宿主则为尖棱甲螨科(Ceratozetidae)、丽甲螨科(Liacaridae)、大翼甲螨科(Galumnidae)及步甲螨科(Carabodidae)等甲螨。

研究表明立氏副裸头绦虫、叶状裸头绦虫、大裸头绦虫、扩张莫氏绦虫、盖氏曲子宫绦虫、齿状彩带绦虫(*Cittotaenia denticulata*)等均以草地的甲螨为中间宿主。据报道有40多种甲螨参与裸头绦虫的生活史,在这些甲螨中,我国已报道了5科5属12种。如滑菌甲螨(*Scheloribates laevigatus*)及一种大翼甲螨(*Galumna* sp.)是司氏伯特绦虫(*Bemiella studeri*)的中间宿主,该绦虫是猴和其他灵长类常见的寄生虫,偶可感染人,迄今报告已有20余例,见于东非、印度尼西亚、毛里求斯、菲律宾、印度和新加坡等地。绦虫虫卵被甲螨吞食后,卵内六钩蚴发育成拟囊尾蚴,人因误食含有拟囊尾蚴的螨类而感染。此外,一种合若甲螨(*Zygoribatula* sp.)可传播人体寄生绦虫。有报道在人体痰液中检获5种甲螨,故甲螨可能亦为人体肺螨病的病原之一。

七、防制

甲螨不仅可以用于环境检测和辨别土壤类型,而且可为农林业及仓储害虫的天敌,故一般情况下不必特意灭杀。但也有部分甲螨能危害储藏物和农作物,可在局部范围内采取防制措施,如暴晒、焚烧,或用杀螨剂等。

甲螨导致人体疾病较少,注意个人卫生,可预防其侵袭人体。如因误食甲螨感染司氏伯特绦虫的患者,用阿的平驱虫有效。

八、研究技术

(一)形态学技术

1. 标本采集与制作

（1）标本采集:主要采用烘烤法,即利用生活于枯枝落叶和土壤中的甲螨避光、喜湿的习性,通过给予灯光照射和加热,迫使甲螨从其中逃出而采集。在采集工具方面需要利用干漏斗,也称作 Berlese-Tullgren 装置,该装置由4部分构成,最上方为白炽灯泡和灯罩,中间为一漏斗,漏斗中有一层铁丝筛网,漏斗下方为接收落下土壤甲螨的盛有酒精的容器。利用干漏斗采集时,将包含甲螨的枯枝落叶或土壤放在漏斗中的铁丝网上,接通灯泡电源,灯泡一般用40W 或60W,也可用25W、100W,但随着灯泡功率的升高,会使体壁较薄、行动缓慢的甲螨在落下之前因失水、温度过高而死亡;低功率的灯泡虽可减少这一损失,但完全分离甲螨所需时间延长。在采集土样时,可用筛网将粗大的石块、土块、枝叶等筛除。

（2）标本制作

1）挑选:收集到的标本往往和其他一些小型无脊椎动物和杂质混在一起,需要在解剖镜下将甲螨挑选出来。在挑选时应注意将未成熟的个体也挑选出来,由于它们体色浅,体壁骨化弱,外形与成体有一定区别,往往被忽视。另外,一些甲螨个体微小,需仔细查看。

2）清洗：一些甲螨体表黏附有杂物，如果不对这些杂物进行清除，将影响标本的检视和鉴定。标本的清洗一般可用软毛刷，在解剖镜下放在酒精中轻轻刷洗，也可将标本放入超声波清洗仪中清洗，清洗时间和超声波强度视标本状况而定。对于特别难以清洗的标本，可使用蛋白酶溶液浸泡、清洗。在清洗标本时，一定要小心、微力，使用超声波清洗和蛋白酶溶液清洗时，要时常观察，摸索经验，以免由于清洗造成标本破碎，毛、步足的脱落。

3）透明：由于甲螨体表矿化，在显微镜下不能让透射光穿过，所以必须进行透明。透明一般采用乳酸浸泡的方法。将清洗好的标本放在小容器中，加入乳酸，浸泡时间视标本骨化程度、环境温度而异。为缩短透明时间，可将透明容器放在温箱或灯光下加热。标本透明期间可在解剖镜下观察，如发现标本已透明，即可从乳酸中移出，进行下一步的制片。对于体色极深的标本，可用过氧化氢退色，但不可时间太长。

4）制片：由于甲螨体型微小，很多形态特征必须在显微镜下观察，因此，需要制作成玻片标本。制片方法同其他甲螨标本的制片方法相似，根据所制玻片使用的封存介质和保存时间长短不同，可分为永久制片法和临时封片法两种。①永久制片法：是利用可以长久保存的封固液封装标本，而使标本可以长期以玻片形式保存的制片方法。其具体步骤为：将透明处理好的标本从乳酸中挑出，放入清水中轻轻冲洗，然后在载玻片中央滴加一滴封固液，将冲洗好的标本放入封固液中，在解剖镜下用细小的解剖针调整标本姿态，盖上盖玻片，放入恒温箱中或烤片机上烘烤，以加速封固液干燥凝固。为了观察方便，常常需要将标本解剖后封固。一般从标本后半体背腹沟将后背板剖开，再卸下四足、前背板、口器、基节和腹板，在一张载玻片上依次对上述结构制片。在甲螨永久制片中，一般使用霍氏封固液。由于霍氏封固液为水溶性介质，容易吸收空气中的水分而溶解挥发，造成空胶现象。为避免玻片空胶，常常在玻片完全干燥后，在盖玻片四周涂抹防水介质，如指甲油、加拿大胶、绝缘漆等。永久制片一旦制作好，可以方便地镜检标本，但要观察一些需要不同姿态才能观察到的特征会受到限制，而且在绘制特征图时也往往会因为姿态不正而受影响。因而，某些具体标本需结合使用临时制片法进行检视与鉴定。②临时封片法：是在凹玻片凹陷处一侧滴上一滴乳酸，将盖玻片轻轻盖在乳酸滴上，使得盖玻片与凹玻片凹陷处充盈乳酸。将透明后的标本直接放入充盈乳酸的凹陷处，在解剖镜下调整好位置和姿态后，立即放在显微镜下观察，镜检完后将标本取出，用清水冲洗干净后放入酒精保存。与永久制片法相比，临时制片可以任意调整标本姿态，但每次镜检前需要制片，较为烦琐，且标本多次移动，容易受损。针对一些特殊体型的类群（如折甲螨），利用永久制片法将不利于调整姿态，对各个角度进行观察，所以针对特殊体型甲螨的研究主要采取临时封片法，部分解剖下来的结构采取了永久制片的方法。

（3）标本鉴定、描述与绘图：标本的鉴定依据传统分类学研究方法，在显微镜下观察不同类群的形态学特征，核对相关文献描述，鉴定其种类。在光学显微镜下，对前、后背板、颚体、基节区、肛殖区、足、毛序等形态特征进行详细描述。标本的描述采用国际上广泛使用的甲螨形态特征名称和术语。利用显微镜绘图仪，完成形态特征草图的绘制，采用黑白点线法覆墨。绘制好的图借助图像扫描仪，扫描并以 TIFF 格式存储在电脑中，再通过 Adobe Photoshop CS 软件，完成特征图的排版。

（4）标本量度：甲螨个体大小的量度，是在显微镜下利用目镜测微尺或通过显微镜相机软件测量其体长、体宽以及其他各部分结构，其中体长是指从前背板吻端至后背板后缘的长度；体宽则指体躯最宽处的宽度（一般为后背板最宽处的宽度值）。标本测量单位为微米（μm）。

（5）标本拍照：对所鉴定的标本进行显微数码拍照，采集整体和各结构的形态特征，将拍摄的数码照片输入计算机，利用 Adobe Photoshop CS 软件进行图像清晰度处理，以 TIFF 格式保存。

（6）标本保存：甲螨标本主要采取液浸和玻片两种保存方式。①液浸标本：通常保存于75%~90%乙醇中，做好标签，标签与野外记录相对应，应注明采集地点、日期、生境、海拔、采集人等信息。对于需要提取 DNA 的甲螨标本，应放置于95%以上的乙醇中，并且-20℃低温保存。②玻片标本：通常保存于标本盒中，每个玻片标本均贴上对应的标签，标签内容主要包括物种名（中文名与学名）、采集地、采集时间、鉴定人等信息。

2. 扫描电镜技术　利用吸管冲洗、毛刷刷洗或超声波震动等方法清洗标本。随后用70%、80%、90%、95%和100%乙醇进行梯度脱水处理，每级3次，每步间隔10防治方法，最后保存在100%乙醇中。一些蜡被较厚的甲螨标本，可在脱水前浸泡在氯仿中，用细针去除蜡被。将脱水处理完毕的标本放入干燥仪中进行CO_2临界点干燥。标本在干燥处理后，用导电胶将其粘在铜样品台上，待导电胶干透后放镀膜机真空室喷金。将粘有标本的铜样品台送入扫描电镜观察,并拍摄电镜照片。

3. 显微 CT 与三维重构 尽量选择新鲜、状态良好的标本,清洗干净后置于 Bouin's 固定液中固定 24 小时。将固定好的标本取出,然后用 70%、75%、80%、85%、90%、95% 和 100% 的梯度乙醇进行脱水处理,每级 3 次,每步间隔 15 分钟左右,最后样品放置在 100% 乙醇中过夜。将脱水处理好的标本放入干燥仪中进行 CO_2 临界点干燥。干燥好的标本用白乳胶固定,放置于显微 CT 成像系统的样品台上,设定好扫描参数,选用 40 倍镜头进行样本扫描,保存原始数据。将保存好的 TIFF 格式的图片导入软件 Amira 6.0.1,对目标结构进行重构,经过光滑等处理,得到最终图。运用 VG Studiomax 软件,进行旋转、剖切,在不同的断层位置形成剖切后新的三维模型。最后使用 Adobe Photoshop CS 和 Illustrator 软件对图片进行调整。

(二)活体饲养与个体发育研究

以石膏-碳粉混合物 6∶1 的比例配制培养基平铺于玻璃罐底,将收集到的甲螨活体放置其上,以落叶、树皮、腐殖质等为饲料,辅以酵母进行饲养,放入人工气候箱内,每周 3 次喂食,饲养条件为 25℃,相对湿度 90% 的完全黑暗环境,并及时清理出现的杂菌,以免影响甲螨生存。

在体视显微镜下定时对其进行观察,了解其生活习性、生活史等,并做好采集点的生态学资料记录,为室内观察到的现象分析提供相关佐证。在体视镜下挑选不同发育阶段的甲螨,经过清洗、透明、封片等步骤,将甲螨做成玻片标本或临时玻片,在光学显微镜下,对前、后背板、颚体、基节区、肛殖区、足等形态特征进行详细描述和显微拍照,比较不同龄期甲螨形态特征的差异。对部分个体微小,不易在光学显微镜下观察的种类可通过扫描电镜手段观察。最终掌握甲螨各结构特征在个体发育中的变化规律,同时解决成体和幼体对应问题。

(三)分子生物学技术

通过 DNA 的提取,设计引物,交由生物公司测序,获取物种分子序列。采用的测序策略为第一代测序(Sanger 法)和第二代测序(Illumina 法)相结合。利用第一代双向测序获得每个物种的标准 CO I 短片段,这个短片段作为每个物种的一个"标签";利用这个"标签"作为参考序列"诱饵"(reference),在第二代测序的 reads 中"调取"不同种群的全线粒体基因组。

1. 单头甲螨 DNA 数据库的构建

(1)总 DNA 提取:单头甲螨取单侧的足(1~4 条)用于总 DNA 的提取,剩下的部分用于做凭证标本。DNA 提取使用 DNeasy Blood Tissue Kit(Qiagen)试剂盒,DNA 提取流程为:①备 1.5ml 离心管,标记样品信息,用挑虫针挑取单头甲螨放入离心管中,并确认样品已加入,然后加入 180μl Buffer ATL 至离心管底部;将灭菌的少许磁珠放入离心管中,放入研磨仪研磨 60s;②将离心管放入 56℃金属浴锅,按 450r/min 摇浴 30 分钟,盖上塑料罩保温;③取出离心管晾至室温,加入 20μl 蛋白酶 K,然后将离心管放入 56℃金属浴锅,按 450r/min 转摇浴 3 小时,盖上塑料罩保温(孵育期间每间隔 1 小时摇匀一次离心管,目的是消除分层现象);④取出离心管晾至室温,加入 200μl Buffer AL,立即充分颠倒摇匀,产生少许白色沉淀;离心后将离心管放入 56℃金属浴锅,加热 20min 左右至沉淀完全溶解;⑤取出离心管晾至室温,加入 200μl 无水乙醇,充分摇匀至呈油状澄清即可;⑥用移液枪将离心管内的液体(约为 600ml)全部移入试剂盒配备的离心管滤柱中,静置 5 分钟,而后在离心机上以 8 000r/min 离心 1 分钟,摒弃下液;⑦保留滤柱,更换离心管,在过滤柱上加 500μl Buffer AW1,静置 5 分钟,而后在离心机上以 8 000r/min 离心 1 分钟,摒弃下液;⑧保留滤柱,换上备用离心管,在过滤柱中加入 500μl Buffer AW2,静置 5 分钟,而后在离心机上以 14 000r/min 离心 3 分钟,摒弃下液;⑨保留滤柱,换上处理后的普通 1.5ml 离心管(盖上盖子,剪去连接部分,待用)放置超净台大约 15 分钟直至酒精完全挥发;⑩加入 100μl Buffer AE 进行过滤清洗 DNA,放置约 5 分钟后,以 8 000r/min 离心 1 分钟,取下液;⑪将得到液体放于 100μl 离心管中,注上标记,存于 -20℃环境下保存备用。

(2)PCR 扩增:使用 TAKARA Ex taq 酶进行短片段 PCR 扩增。反应体系为 25μl,其中 Ex taq 0.25μl、10×Buffer 2.5μl、dNTP 2.5μl、$MgCl_2$ 2.5μl、DNA 模板 2μl、上下游引物各 1.25μmol/L,超纯水加至 25μl。短片段 PCR 热循环反应程序为:首先 96℃预变性 3 分钟,接着 35 个扩增循环,包括:95℃变性 45 秒、50℃退火 45 秒、72℃延伸 50 秒,最后 72℃延伸 5 分钟,待 PCR 程序结束后将产物保存于 4℃条件下。所得到的 PCR 产物,CO I 片段基因的大小:LCO1490—HCO2198 这对引物对应片段大小为 658bp, bcdF01-bcdR04 这对引物对应片段大小为 661bp。16S 片段，LR-J-12287-LR-N-13398 这对引物对应片段大小为 415bp。

（3）电泳制作：步骤依次为：①用量筒量取 1×TAE 溶液 20ml，倒入三脚瓶中，称取 0.4g 琼脂糖与 TAE 混合；②于有机玻璃胶槽上垂直插入样品梳；③将配好的琼脂糖溶液放入微波炉中加热融解至溶液透明，无白色沉淀；④待琼脂糖溶液温度降至 50℃ 左右（不烫手）时，取溴化乙锭（EB）溶液 0.2µl 加入至琼脂糖溶液中；⑤将琼脂糖倒入胶槽内，使溶液形成均匀的胶层，待胶完全凝固后拔出梳子；⑥取 DNA 扩增产物 5µl 和 DNA marker 3µl，使用微量移液枪分别加入样品槽中；⑦将制胶板和胶块放入电泳槽内，接通电源。控制电压保持在 80~100V，电流在 90mA 左右，电泳 20 分钟左右；⑧电泳结束后，取出胶板，并在波长为 254nm 的紫外灯下观察，将有明显条带的 PCR 产物原液送至生物公司进行 Sanger 双向测序。

2. 基于二代测序技术的土壤螨类 DNA 数据库的构建

（1）DNA 提取和测序：取 100~200 头甲螨，使用 QIAGEN Genomic DNA 提取试剂盒提取总 DNA，操作步骤按说明书进行。扩增的全基因组随后进行琼脂糖凝胶电泳确定是否成功扩增。电泳检测：以 1kb DNA Ladder 作为对照，取扩增产物 1µl 和 Loading Buffer 4µl，加在 0.8% 的琼脂糖凝胶上电泳检测，5V/cm 的电压条件下，在 1×TAE 缓冲液中电泳 30 分钟之后，在 Gel Doc EQ 凝胶成像仪下拍照并记录结果。扩增成功的个体应当在 10kb 左右有一条主带，如果全为拖带则大概率测序失败。对于第一次扩增没有任何条带的个体，后续重复实验也无法再扩增成功，应当重新提取 DNA 另行扩增。扩增后的总 DNA 送测序公司进行 Illumina 测序，NGS 送测质量必须达到 2µg 以上。将 DNA 混合样本送至生物公司使用 Illumina Hiseq 2000 平台进行高通量测序，测序数据量为 10G，得到全线粒体基因组测序数据。

（2）序列拼接和注释：测序后的扩增子使用 SPAdes-3.8.2-Linux 进行 contigs 无参拼接，同时通过利用 CO I 或 16S 基因的片段（单头甲螨常规测序构建的 DNA 数据库）作为诱饵，通过 Geneious 发现来自测序数据中的线粒体长重叠群，然后用 Geneious 将长片段组装成完整的线粒体基因组。或者使用 Novoplasty/MitoZ 进行 reads 筛选，筛选出的线粒体 reads 进行拼接。为确定组装的完整性和准确性，需要将线粒体基因组以整圆长度组装，若重叠群的两端发生重叠即可证明线粒体基因组已经完整。拼接完成后，对结果进行注释：首先，使用 Geneious Prime 的开放阅读框（OFRs）检索功能定位 13 个蛋白编码基因（PCGs），并使用 NCBI 的 blastp 功能进行比对确认。其次，依据保守序列片段的相似性定位两个 rRNA 基因（rrnL 和 rrnS），并使用 NCBI 的 BLASTn 功能查找和确认，但两条 rRNA 基因的起始和终止位置尚无法确定。参照线粒体基因组基因排布规律，在最终结果中将其位置假定为紧接上游基因之后和下游基因之前，再次使用 tRNAscan-SEtRNAscan-SE 和 ARWEN 来明确 22 个转运 RNA（tRNA）。

（刘　冬）

第四节　肉食螨

肉食螨隶属于蛛形纲（Arachnida）、蜱螨亚纲（Acari）、真螨总目（Acariformes）、肉食螨总科（Cheyletoidea）。肉食螨呈世界性分布；广泛分布在储藏物、落叶层、土壤表面及植物叶等，有捕食性和寄生性两大类。其中，大多数是营自由生活的捕食性螨类，能捕食粉螨、叶螨、小型昆虫及节肢动物，是害螨的重要天敌，被认为是一类可用于生物防治的有益螨类；少数肉食螨为鸟类、哺乳类或昆虫的外寄生者。目前，所知与人体有关的肉食螨主要为肉食螨属（*Cheyletus* Latreille，1798）的普通肉食螨（*Cheyletus eruditus* Schrank，1781）、马六甲肉食螨（*Cheyletus malaccensis* Oudemans，1903）、特氏肉食螨（*Cheyletus trouessarli* Oudemans，1903）和单梳螨属（*Acaropsis* Moquin-Tandon，1863）的阳罩单梳螨（*Acaropsis sollers* Rohdendorf，1940），这些肉食螨对人类健康存在潜在危害。

一、形态学

肉食螨（图 37-26）体型呈长卵圆形，无色或红色，由颚体、躯体和足三部分组成。由于雄螨数量相对较少，且雄螨常存在二型或多型，肉食螨分类主要依据雌螨的外部形态。

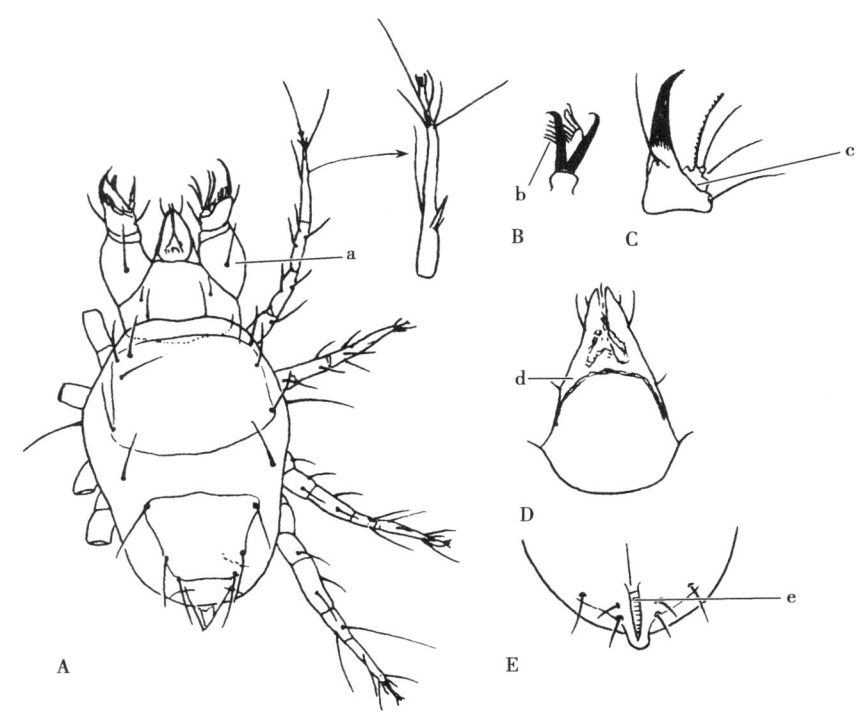

A. 背面及足 I 跗节;B. 足 I 端跗节;C. 须肢拇爪突起;D. 颚体背中面;E. 体后腹面阴茎区。
a. 须肢;b. 爪间突上的粘毛;c. 须肢跗节;d. 气门沟;e. 阴茎。

图 37-26　肉食螨成螨形态
(引自 忻介六)

(一) 颚体

颚体能左右活动,基部由须肢基节和颚体背片愈合而成。前背部如喙,向前延伸。喙为一管子,由螯肢基部或口针鞘与须肢内小叶愈合而成,其远端为口,在此着生有刚毛 3 对,即腹面 1 对、背面 1 对和口区很短的 1 对。螯肢的动趾为针状结构,位于螯肢基部腹面的凹陷中,由动关节膜与凹陷相联,能活动,伸缩自如。Summers et Price(1970)提议将气门沟远端的那部分称为"前复片"(protegmen),接近气门沟的螯肢基部称为"复片"(tegmen)。气门沟沿躯体两侧向后延伸,横贯喙,并形成突起。这是由加厚的外骨骼的一条沟构成,外部由薄膜覆盖,内部由隔板压缩而成的间隙。气门开口位于每个气门沟侧支的后端附近。两个气囊与很多细的气管相连,且在中线上与气门沟连接。须肢气门器位于气门沟侧支的外方,是一个小杆或圆形突起。须肢的须分 5 节,胫节扩大为爪状结构,其基部内侧有时形成数目不等的齿,即使在同一躯体的肉食螨标本中,两侧胫齿的数目亦不同。胫节的基部着生有刚毛 3 根,其中内侧刚毛 2 根,外侧刚毛 1 根。须肢跗节退化成由胫节生出的小垫(small cushion),其上着生光滑的镰状刚毛 2~3 根、梳状毛 1~2 根和棒状感棒 1 根。须肢转节退化,并嵌入基节区。股节着生刚毛 3~4 根,膝节着生刚毛 1~2 根,转节无刚毛。两个须肢能自由活动,像钳子一样夹住猎物,是肉食螨的捕食工具。跗节也能活动,因为股节外表面的肌肉着生在跗节上。

(二) 躯体

成螨的背面被 1~2 个背板所覆盖,其表面具有细凹痕可加以辨别,其他部分有皱褶。前背板(proterosomal shield)呈不规则的四边形,常在每个前角上有刚毛 3 对,在后角上有刚毛 1~2 对,称为背侧毛(dorsolateral setae),可能有角膜 1 对。在雄螨和某些雌螨中,板的中央还有背中毛(dorsomedian setae)。雌螨背中毛的形状与其他背毛显著不同,但第二若螨的背中毛形状与其他背毛则相似。一些雌螨有狭而长的后背板(hysterosomal shield),其上着生侧缘毛(lateral peripheral setae)3 对或 3 对以上,而在雄螨的前缘仅有刚毛 1~2 对。若螨的后背板可能缺如,或具有 2 块及 2 块以上的板。长胛毛 1 对,呈梳齿状或扁平的叶状,着生在两块背板相接处。躯体的背后端有微小的乳突 3 对,每个乳突顶端均有一小刺。一般情况下,肉食螨躯体腹面无板,但有些雄螨的小胸板向后延伸到足 Ⅱ 基节和足 Ⅳ 基节之间可能出现一块腹板。躯体腹面的肛门之前通常有腹毛5对。尾孔位于雌螨躯体腹部末端,并连接生殖和排泄管。每侧尾孔都着生有肛毛和后肛毛。雄螨的阴茎呈弯曲状,并从体躯末端的小孔伸出。

(三)足

成螨有4对足,每足有5个自由节,其基节和腹部体壁愈合。足Ⅱ~Ⅳ跗节远端狭而成梗节,前跗节的末端有爪1对。爪之间有一个垫状的爪间突,其上着生有梳状刚毛2根,刚毛的倒刺末端粗大,有很多刚毛围绕趾节,其中最显著的是1根不成对的腹毛(ventral azygos)和2根长的背侧端毛(addorsal terminal setae)。梗节处着生有4根较短的刚毛。足Ⅰ和足Ⅱ跗节的外背侧隆起上着生一个 ω 感棒,并与支持毛或护毛(guard setae)相联。足Ⅰ胫节和膝节上着生2根较小的感棒 φ 和 σ。

二、分类学

Leach(1815)首次建立了肉食螨科,并将其分为4个属。Ewing(1938)将肉食螨分为肉食螨亚科(Cheyletinae)和肉分螨亚科(Nyoviinae)。Baker(1949)将肉食螨亚科上升为肉食螨科,包括19属87种。Dubinin(1954)和Cunliffe(1955)将肉食螨科进一步提升到肉食螨总科(Cheyletoidea)的位置。Volgin(1969)将肉食螨科分为2个亚科54个属,是目前最为完整的分类系统。1999年,Gerson 等对肉食螨科做了深入研究,在 Fain 等(1997)研究的基础上,提出了肉食螨科分亚科检索表,并列出了肉食螨科中全世界已知的76属441个已知种的名录,至此肉食螨科的分类系统基本形成。根据肉螨亚科各属雌螨的形态特征,编制中国肉螨亚科雌螨分属检索表如下。

中国肉食螨亚科雌螨分属检索表

1. 足Ⅰ~Ⅳ跗节没有爪,爪间突均为羽状;足Ⅰ胫节没有感棒,须肢附节没有梳状毛(姬螯螨亚科 Cheyletiellinae)···姬螯螨属(Cheyletiella)
   足Ⅱ跗节有成对的爪和爪间突,足Ⅲ、Ⅳ有爪和爪间突或仅有爪间突,足Ⅰ跗节有或没有成对的爪和爪间突,足Ⅰ胫节有感棒,须肢附节常有梳状毛(肉食螨亚科 Cheyletinae)·····························2
2. 各足跗节有成对的爪···3
   足Ⅰ或各足跗节没有成对的爪···22
3. 眼不明显或无眼···4
   眼1对···9
4. 须肢跗节有发达的梳状毛2根···5
   须肢跗节有梳状毛1根···8
5. 躯体呈纺锤形、伸长,足Ⅲ、Ⅳ基节与足Ⅰ、Ⅱ基节显著远离·····························贝氏螨属 Bakr
   躯体呈卵形或梨形,足Ⅲ、Ⅳ基节与足Ⅰ、Ⅱ基节不远离···6
6. 前背板1块,缺背板···暴螯螨属(Cheletonella)
   有后背板1块···7
7. 背板边缘毛呈披针形或光滑状;若有背中毛,则数量少·······························肉食螨属(Cheyletus)
   背板边缘毛呈扇状;背中毛多,形状多样·····································真扇毛螨属(Eucheyletia)
8. 须肢爪无基齿,肛门位于末体尾部的后突上·····································尾螯螨属(Caudacheles)
   须肢爪有基齿3个,肛门位置正常···异尾螯螨属(Heterocaudacheles)
9. 躯体细长,中间明显收缩;背板发育不良或缺·····································螯钳螨属(Chelacheles)
   躯体略呈卵形,背面有1块或多块背板···10
10. 前背板1块,后背板缺···11
    前背板1块,后背板1块或1对···12
11. 须肢跗节梳状毛1根···螯梳螨属(Chelacaropsis)
    须肢跗节梳状毛2根···螯螨属(Cheletacarus)
12. 后背板1对···13

三、生物学

在有粉螨的地方经常可以发现肉食螨,它们以粉螨为食,也可能捕食幼小的贮藏物蛾类、甲虫和米虱。当食物缺少时,它们会自相残杀,如普通肉食螨会捕食鳞翅足螨。有些肉食螨对捕获物有所选择,若有两种捕食对象时,普通肉食螨则先捕食粗脚粉螨而不捕食害嗜鳞螨。因为肉食螨捕食粉螨,所以它是控制粉螨数量的一种自然因子。Solomon(1964)发现,在夏季,普通肉食螨对控制粗脚粉螨的数量有相当重要的作用,但在冬季,它的作用很小,这是因为捕食对象繁殖得很快的缘故。Coombs 和 Woodroffe(1968)用小粗脚粉螨做试验,也得到同祥的结果。据报道,在春季或夏季(5~10℃)把捕食者接种到谷物表面,肉食螨和捕获物之间的比例为 1∶100 到 1∶10 000。

肉食螨的发育过程有卵、幼螨、第一若螨和第三若螨,最后发育为成螨。但 Saleh(1986)报道,马六甲肉食螨的生活史没有第三若螨。未发现肉食螨的休眠体,但在进入第一若螨、第三若螨和成螨之前,各有一个平均仅 1 天的短暂静息期。肉食螨生长发育的温度在 8~32℃之间。在适宜的温度(17~23℃)和湿度(相对湿度 85%~100%)下,肉食螨的平均寿命一般为 1~2 月。不同种类的肉食螨,其生活史亦不同,并且受外界环境的影响。Beer(1956)报道,普通肉食螨在 26.7~29.4℃下,19~30 天完成一个生活周期。夏斌等(2005)报道,在 16~32℃范围内,普通肉食螨各螨态的发育历期随温度的升高而缩短,各螨态在 28℃和 32℃条件下历期最短,在 16℃、20℃和 24℃时,各螨态的发育历期逐渐缩短,各温度逐渐差异显著;如普通肉食螨前若螨活动期,在 16℃的历期为 10.80 天,在 20℃、24℃、28℃和 32℃时分别为 5.47 天、3.32 天、1.62 天和 1.50 天。张艳璇等(1997)报道,马六甲肉食螨在 18~22℃条件下,卵期 5~6 天,幼螨 3 天、静息 2 天,前若螨期 3~4 天、静息 2 天,后若螨期 3~4 天、静息 3 天,雌成螨期 20~26 天,整个生活史为 48~50 天;雌螨在 12~27℃条件下,产卵量为

77~107 粒,产卵期为 14~16 天,日产卵量最高可达 17 粒,卵成堆,雌螨静伏在卵堆上。温度对肉食螨各螨态的存活率有较大的影响,高温和低温均不利于肉食螨的生长发育和存活。夏斌等(2005)研究发现,普通肉食螨在 24℃时存活率最大,在 32℃时存活率最小,在低温 16℃时存活率也较低。肉食螨普遍为孤雌生殖,有些种类可产生一种或几种异型雄螨,在这些异型雄螨中,须肢的长度和喙上的装饰都较正常的大。

肉食螨是捕食性螨类,用胫爪捕捉猎物,并用螯肢穿刺,吸收猎物的内容物。早在 20 世纪 60 年代,就有学者发现普通肉食螨可捕食害嗜鳞螨、粗脚粉螨和腐食酪螨等螨类。Barker(1983)报道,在 25℃、相对湿度 75% 条件下,普通肉食螨可控制害嗜鳞螨的数量,当肉食螨的内禀增长率 r_m 大于害嗜鳞螨时,能迅速地控制害嗜鳞螨的数量,但随着害嗜鳞螨的数量减少到不足时,肉食螨数量也会减少;当肉食螨内禀增长率 r_m 小于害嗜鳞螨时,肉食螨对害嗜鳞螨数量的控制影响不大。肉食螨捕食的螨类种类不同,其生殖率和产卵量也可不同,如普通肉食螨以粗脚粉螨为食,其生殖率高于以害嗜鳞螨为食的生殖率;普通肉食螨以二斑叶螨为食的产卵量低于其以腐食酪螨为食的产卵量。而马六甲肉食螨捕食过程中,其体色会随食物的不同而发生变化。

温度及螨态也可影响肉食螨的捕食效率,如普通肉食螨在 16℃条件下,仅有雌螨具有捕食椭圆食粉螨的行为,雄螨、若螨及幼螨未捕食;而在 28℃条件下,雌螨具有较高的捕食效能;在同一温度下,普通肉食螨不同螨态处理椭圆食粉螨的时间不同,以雌成螨最短,其次是雄螨、若螨及幼螨;在同一温度下,普通肉食螨雌成螨对椭圆食粉螨的最大日捕食量最大,其次是雄螨、若螨及幼螨。Mohamed(1982)报道,在 27℃条件下,肉食螨(*Cheyletus cacahuamilpensis*)捕食细须螨(*Dolichotetranychus* sp.),在成螨期雌螨和雄螨的捕食量分别为 143.2 只和 63.6 只;在整个生活史中,雌螨和雄螨的捕食量分别为 224.0 只和 104.0 只,可见雌螨的捕食量大于雄螨。

四、生态学

肉食螨呈世界性分布;孳生在贮藏物、落叶层、土壤表面、植物叶等上,常与其他螨类混合栖息在同一环境中。1959—1970 年间,Sinha et Wallace(1973)通过对麦场中肉食螨的种群季节消长的研究,发现普通肉食螨在温度低的 2 月份左右(-3~5℃)数量较少(65 只/200g),而在温度高的 8 月份左右(22~28℃)数量达到高峰(180 只/200g),且每隔 2~5 年就会达到一个高峰。1961—1963 年,肉食螨数量达到一个非常高的值(1 430 只/200g)。Zaher et Soliman(1975)对土壤中捕食螨的消长行为作了调查,认为肉食螨在春、夏发生多,而冬季少,其结论与 Sinha et Wallace 的结论基本相似。在温度较低的 2 月和 3 月,温度的变化对螨的数量影响不大,螨的数量与相对湿度成正比关系。肉食螨的种群密度与温度、湿度、食物源之间存在着一定的相关性,其中温度和湿度可能是较为重要的影响因素,同时储存物种类、被捕食猎物、微生物、季节性温变、季节性种群密度等也是其影响因子。

五、中国重要种类

(一)中国肉食螨主要代表种

1. 普通肉食螨

(1)种名:普通肉食螨(*Cheyletus eruditus* Schrank,1781)

(2)引证:*Acarus eruditus* Schrank,1781. /*Eutarsus cancriformis* Hessling,1852;Oudemans,1938. /*Cheletes eruditus*(Schrank):Oudemans,1906. /*Cheyletus ferox*:Banks,1906;Baker,1949. /*Cheyletus seminivorus*(Packard):Ewing,1909;1912. /*Cheyletus eruditus*:Baker,1949. /*Cheyletus eruditus*:Volgin,1969. /*Cheyletus eruditus*:Summers et Price,1970.

(3)形态特征

1)雌螨(图 37-27):体长 650~710μm,无色,扁平,略呈圆菱形。颚体相对狭长,由喙和须肢组成,其长度约为躯体长度的 0.45~0.50 倍;喙呈长三角形,复片(T)有条纹,气门沟形。须肢 5 节,十分特化,股节外缘稍凸出,长度约为最宽处的 1.5 倍,着生 1 根长稀倒刺背毛;胫节演化为胫爪,爪基部有 2 个齿,须肢跗节退化为小垫,着生梳状毛 2 根和光滑毛 2 根,外梳毛有齿 10~13 个,内梳毛有齿 14~16 个。气门沟 M 型;前背板梯形,前角圆,后缘略凹,宽为长的 1.4 倍,前背板上有 4 对边缘毛,无中毛(DM);后背板与前背板远离,呈倒梯形,有边缘毛 3 对,无中毛(DM);两背板间有腰毛 1 对;背毛均为栉状;躯体肩毛光滑,明显长于背毛。

腹毛5对,第5对位于尾孔前缘前方。足比躯体短,足Ⅳ股节有刚毛2根,跗节Ⅰ感棒 ω 基部不膨大,向顶端逐渐变细,SS很短,长仅为 ω 的1/4。足Ⅰ跗节 ω 位于该节腹侧中部,足Ⅳ股节有毛2根。

2)雄螨(图37-28):体长约400μm,卵圆形,淡黄色。颚体大,约为躯体的一半。喙侧有小突,无侧翼(A),气门沟与雌螨相似。须肢股节长为宽的1.8倍,外缘凸,内缘凹,胫节爪基部有2个齿;跗节上有梳毛及光滑毛各2根,外梳毛和内梳毛有齿10个;喙圆锥形,端部圆,气门板M形。前背板梯形,较雌螨宽,几乎覆盖前足体,前缘与颚体后缘吻合,侧缘略凸,角圆,有边缘毛4对和中央毛2对。后背板小,长方形,前缘略凹,后缘与体末相吻合,有边缘毛5对。躯体肩毛呈长矛状。足Ⅰ跗节感棒 ω 长而尖,与跗节腹栉状毛等长,几伸达跗节基部。支持毛不明显。

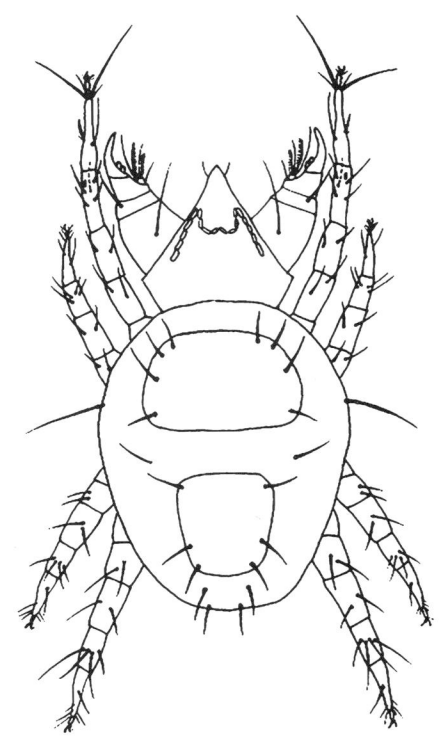

图37-27 普通肉食螨(*Cheyletus eruditus*)
(♀)背面观
(引自 夏斌)

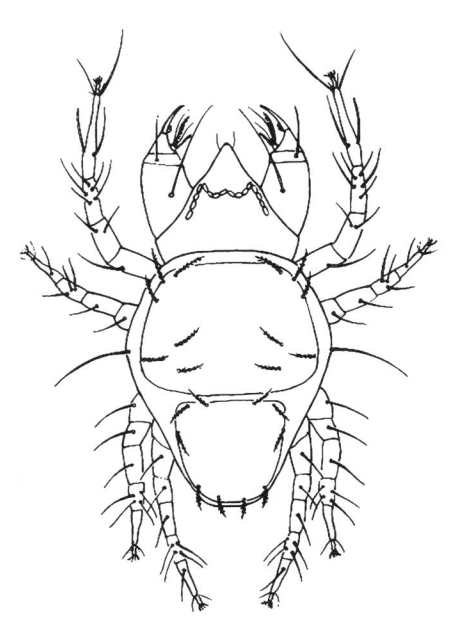

图37-28 普通肉食螨(*Cheyletus eruditus*)(♂)背面观
(引自 夏斌)

3)异型雄螨:比同型雄螨大,骨化更强。颚体的大小,背面的花纹以及须肢股节的长度均有很大变异。须肢股节的长度比宽度大2~4倍;股节的长度以其前端外侧角与后侧角之间的连线来量度,宽度是以股节背面刚毛着生点作一与长度垂直的线来测定。股节腹面的2条刚毛远离。颚体背面的花纹,喙和气门片的中间部分随须肢股节的延长而变长。

(4)生物习性:普通肉食螨行动迅速,在爬行时如遇昆虫及大型螨即后退。捕食粉螨时,先用须肢胫爪捕获后,再以螯肢穿刺其捕获物皮肤,注以毒汁,使其失去知觉,然后吸食其体内物质,在食物缺乏时,还取食自身所产的卵和幼螨、若螨。普通肉食螨捕食能力强,一天可吃掉腐食酪螨6~10头、椭圆食粉螨68头。在仓贮粮食中,常与粉螨生活在一起。如有粗脚粉螨和害嗜鳞螨同时在一起,则喜捕食粗脚粉螨,捕食比例为1:20或1:25。该螨生殖方式有两性生殖和单性生殖两种。两性生殖,是通过雌雄交配卵受精后发育的一种生殖方式,这种生殖方式除同型雄螨与雌螨交配外,异型雄螨亦可与雌螨交配。单性生殖,又称孤雌生殖,未受精的卵可以发育为雌螨。很少发现雄螨,但出现时,则常几个雄螨在一起。雌螨在适宜的环境条件下,一昼夜平均产卵20粒左右,最高可达40余粒。卵系堆产,每堆40~100粒。卵椭圆形,黄色或淡黄色。雌螨产卵后,常守护在卵旁直至卵孵化为幼螨时为止。普通肉食螨的发育由卵经幼螨、二次若螨发育为成螨,共5个时期,在平均温度27.8℃、相对湿度80%的条件下,生活周期为20~30天。

（5）生境与孳生物：普通肉食螨广泛分布于粮库及仓储场所，是理想的天敌资源，对多种粉螨，如腐食酪螨（夏斌等，2003）、椭圆食粉螨（夏斌等，2007）、粗脚粉螨（孙为伟等，2019）等有较好的防治效能，对储粮害虫的卵和低龄幼虫有很好的防治潜能（贺培欢等，2016）。在自然环境里，普通肉食螨捕食叶螨、瘿螨、粉螨等微小动物，也可捕食螟虫的卵。除栖息于粮仓和各种贮藏物中，有时还栖息在鸟类、哺乳动物巢穴中取食螨类。有时还在房屋和被褥上发现。有时还危害人体。人体被叮咬后，起红斑发痒，形成皮炎症。

（6）与疾病的关系：引起肺螨病的病原螨之一就是普通肉食螨。李朝品（1988）报道从受检患者痰液中分离出螨类共 10 种，其中就包括普通肉食螨。李朝品等（1990）对安徽省淮南、蚌埠、合肥、芜湖及宿州等地开展肺螨病的调查，在受检人员痰液中检出普通肉食螨。以在中草药库、中药房、中药加工厂、粮食加工厂、粮食仓库等处工作的员工作为调查对象，在被调查的患者痰内检出的螨经制片鉴定计有 14 种，存在肉食螨科的普通肉食螨（李朝品，2000）。普通肉食螨也能引起一些皮肤病。周淑君等（2004）在上海市大学生螨性皮炎的调查中发现，皮炎患者床席分离到的捕食螨比率高达 55%。Gonzalezperez 等（2008）发现患有哮喘或者鼻炎等呼吸道疾病的患者可能更容易对普通肉食螨过敏。Porto 等（2017）首次报道了普通食螨唾液会使易感人群患上皮炎，住在巴西的居民偶尔出现不明原因的瘙痒皮疹，经过调查发现是普通肉食螨导致的皮炎。在被普通肉食螨叮咬后，其唾液就有可能引起人过敏反应。因此，要控制这些捕食螨进入室内环境，并且要及时做好环境清洁等工作。

（7）地理分布：呈世界性分布；国内见于吉林、辽宁、北京、河北、河南、山东、四川、江苏、上海、浙江、湖北、湖南、江西、福建、广东、云南、台湾；国外见于日本、意大利、波兰、捷克斯洛伐克、苏联、加拿大、美国、澳大利亚及非洲。

2. 马六甲肉食螨

（1）种名：马六甲肉食螨（*Cheyletus malaccensis* Oudemans，1903）

（2）引证：*Cheletes malaccensis* Oudemans，1903；Oudemans，1906./*Cheyletus malaccensis* Baker，1949；Hughes，1961. /*Cheyletus malaccensis* Volgin，1969. /*Cheyletus malaccensis* Summers et Price，1970.

（3）形态特征

1）雌螨（图 37-29）：体长约为 650μm；体躯分为颚体和体躯两部分，颚体较大，约为躯体长度的 1/3，由喙（R）和须肢（PP）两部分组成。喙管状，顶端为口（M），喙背有小刻点和条纹。须肢 5 节，分为转节、股节、膝节、胫节和跗节。须肢股节常短，膨大，外缘凸，宽度与长度相等；胫节爪基部通常有一个呈两叶状的齿，外梳毛比爪长，有齿 15 个，内梳毛有齿 25~30 个。须肢可自由活动，其功能如钳，用以捕获粉螨和节肢动物为食。气门沟 M 型，在中线和侧枝间有 4~5 节；颚体气门沟后为复片（Te），气门沟前为前背片（Pr）气门开口于气门沟侧枝后缘，在中线处 2 个气囊与气门相连，再与微气管相连接。

体躯背面有前背板和后背板 2 块。前背板大，似梯形，侧缘后缘凸，后缘角圆，几乎覆盖前半体，宽为长的 1.2 倍，前背板上有 4 对栉状边缘毛；后背板小，约为前足体板一半，似倒梯形，相对狭长，有 3 对栉状边缘毛；背片背面有细致条纹，在气门片前方条纹不明显。腰毛与前背板后缘几乎位于同一水平。腹面柔软无板，有腹毛 5 对，第 5 对腹毛（V）位于尾孔前端同一水平。肛毛 3 对和后肛毛 3 对。肩毛呈长矛状，明显长于背毛。

足 4 对，由转节、股节、膝节、胫节和跗节 5 节组成，基节腹面表皮愈合不活动。足 I 跗节端部为梗节（P），末端有 1 对爪（C），爪之间为爪垫（Pv），爪垫上着生梳毛 2 根，梳毛呈分枝状，顶端膨大。跗节端部围生一些毛，其中有光滑长毛 2 根。梗节上亦生有毛。叉状毛明显。足 I 跗节感棒 ω 相对粗短，着生在一个隆起上，基部扩

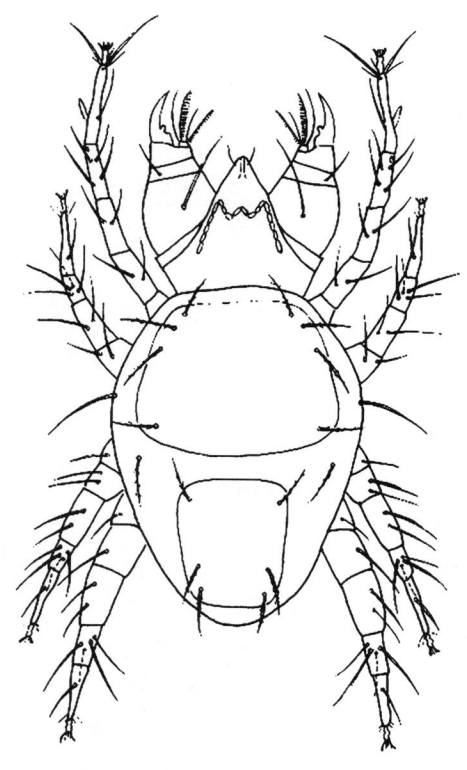

图 37-29　马六甲肉食螨（*Cheyletus malaccensis*）（♀）背面观
（引自 夏斌）

大,无支持毛。足 I 胫节和膝节有 φ 毛和 δ 毛。

2）雄螨(图 37-30):体长约 500μm,颚体大,约为躯体的 0.65 倍。须肢由 5 个活动节组成,位于喙两侧。须肢的股节特长,内侧膨大,有刚毛 3 根;膝节退化成环,有栉毛 1 根;跗节的 2 条梳状毛直;胫节演化为胫爪,爪基部有一个齿,内梳毛有齿 8~11 个,外梳毛有齿 13~15 个。喙短而钝,两侧伸展成翅状翼,翅状翼的一部分盖及须肢的转节,并有 2 个形状不同的吻齿(RS)。气门沟呈帽形,在中线和侧枝间有 4~5 节。前背板大,宽为长的 1.3 倍,前背板呈圆梯形,几乎完全覆盖前足体,有边缘毛 4 对和中央毛 2 对,后 1 对中央毛间的距离为它与相应边缘毛间距离的 2 倍。后背板呈窄长形,两侧缘稍凸,前缘与前背板后缘相接,后缘窄圆延伸至体躯末端,有边缘毛 5 对;肩毛呈长矛状,明显长于背毛。足 I 跗节感棒粗短,基部膨大,支持毛不明显。

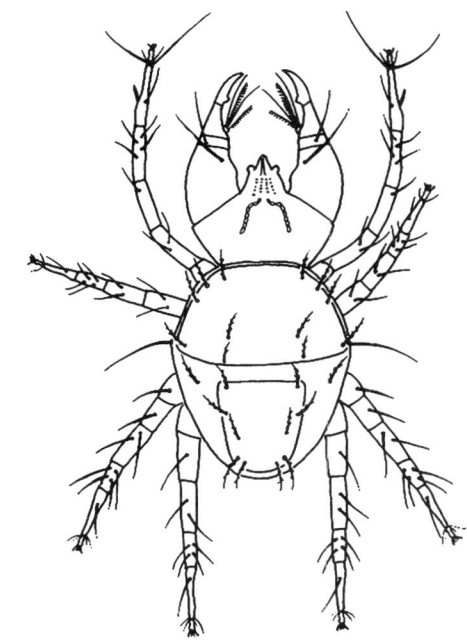

图 37-30　马六甲肉食螨(*Cheyletus malaccensis*)(♂)背面观
(引自 夏斌)

(4）生活习性:可在贮藏的稻谷、大米、小麦中发现,它们捕食粉螨。每头成螨一天能捕食粉螨 10 只左右,整个胚后发育时期捕食 100 多只。每头雌螨最多能产卵 73 个,产卵期可持续 6 天。雌螨产卵后常有护卵行为。有孤雌生殖与两性生殖两种生殖方式,孤雌生殖产生雄性个体,两性生殖会同时产生雄性个体与雌性个体(Palyvos 和 Emmanouel,2009）。发育中未发现异型雄螨。

该螨生活史有卵、幼螨、第一若螨、第二若螨和成螨 5 个时期。在进入第一、二若螨和成螨之前,各有一个静休期,静休时间短,各约 1 天。在 25℃,相对湿度 75%~80% 的条件下,平均生活史 20 天,其中:卵期 4 天,幼螨期 3.5~4 天,第一若螨期 5.5~6 天,第二若螨期 5 天。雌螨所产的卵为乳白色,椭圆形,一端略尖。卵为集产,每堆 45~80 粒。雌螨产卵期约 1 周,产卵后,常伏在卵堆上或守护在卵堆旁,有时四处寻食。

温度和湿度对马六甲肉食螨雄螨的成螨期和发育总历期有显著影响。在实验室条件下,以腐食酪螨为食,发育温度上限与下限分别为 37.4~37.8℃ 和 11.6~12.0℃,温度低于 15℃ 种群将不能繁殖,最适温度在 33.1~33.5℃,有效积温为 238.1~312.5 日度(Palyvos 和 Emmanouel,2009）。雌螨在相对湿度 85% 时,由卵发育为成螨所需的时间最短,平均为 16.3 天,而在相对湿度 65% 时,所需发育时间最长,平均为 18.6 天;雄螨则在相对湿度 95% 时,所需发育时间最短,平均为 12.6 天,而在相对湿度 65% 时最长,平均为 14.7 天(刘璐等,2018）。

马六甲肉食螨是一种广食性的螨类,能捕食多种害螨。比较马六甲肉食螨对 7 种储藏物害虫的防治作用,发现其对椭圆食粉螨(Hubert 等,2007）和害鳞嗜螨(Cebolla 等,2009）的防治十分有效。

(5）生境与孳生物:马六甲肉食螨广泛存在于储粮、中药材、植物叶片、树皮、地面枯枝落叶和动物巢穴等环境中,是营自由生活的捕食性螨,能捕食粉螨、叶螨、瘿螨及介壳虫等小型动物,可用于害螨的生物防治,是具有重要经济价值的动物类群。也能生活在居室内,并能通过呼吸道侵入人体。

(6）与疾病的关系:马六甲肉食螨可以引起人肺螨病。陈兴保等(1989）报道,在受检人员的痰液中检出马六甲肉食螨,并且此螨在痰液中出现率较高,可能是致螨性肺病的常见种类之一。赵玉强等(2007,2009）在山东省 8 个地区 16 个县(市),以普通人群及从事不同行业的重点人群为对象,采用访问法和螨渗液皮肤点刺试验调查肺螨感染情况,从痰中检出螨类 4 科 7 属 8 种及环境螨 16 种,其中包括马六甲肉食螨。

Yoshikawa(1985）报道,人类在接触到含有马六甲肉食螨的未充分干燥的榻榻米(稻草)床垫后,68.00% 的人患上了丘疹性荨麻疹,以此得出结论,这些以前被认为对人类无致病性的肉食螨可能会引发荨麻疹。Yoshikawa(1987）进一步证实,马六甲肉食螨通过唾液可引起人的丘疹性荨麻疹。Htut(1994）同样发现,人类被马六甲肉食螨叮咬后会引发丘疹性荨麻疹。刘晓宇等(2010）从全国 3 个不同地理区域的 6 个城市采集灰尘样品,从中分离出肉食螨科的马六甲肉食螨等捕食螨。在捕食螨类中,肉食螨科的马六甲肉食螨和阳罩单梳螨是我国南方最主要的肉食螨类。而在我国中部地区,马六甲肉食螨和普通肉食螨则是最主要的肉食螨类。在我国的北方地区,鳞翅触足螨则占到了总螨数的 5.40%,而在其他两类地区则未发现。肉食螨科的捕食螨散布在室内,其排泄物和死亡残体可能诱发过敏性鼻炎、哮喘和皮疹等多种过敏性疾病。虽然马六甲肉食螨可用于防治害螨,但也是一种致痒性螨类。陈静等(2016)调查芜湖市某高校学生宿舍床席的螨类和昆虫孳生状况,发现致痒性螨类主要有马六甲肉食螨、蹒螨和蒲螨等,其检出率分别为9.81%、3.74% 和 1.64%。这些螨类是螨性皮炎等发生的重要危险因素之一,感染者全身奇痒难受。此外,在伊朗等国家,马六甲肉食螨也是引起呼吸道和其他过敏性疾病的主要肉食螨类(Soleimani-Ahmadi 等,2017)。

(7)地理分布:呈世界性分布;国内见于吉林、陕西、山东、河北、河南、四川、安徽、江西、福建、广东、广西、上海、北京、黑龙江、辽宁、台湾;国外见于菲律宾、日本、马来西亚、英国、法国、波兰、葡萄牙、土耳其、苏联、美国、澳大利亚和非洲。

3. 特氏肉食螨

(1)种名:特氏肉食螨(*Cheyletus trouessarli* Oudemans,1903)

(2)引证:*Cheyletus trouessarti* Oudemans,1903. /*Cheyletes trouessarti* Oudemans,1903;Oudemans,1906. /*Cheyletus trouessarti* Rohdendorf,1940. /*Cheyletus trouessarti* Volgin,1969. /*Cheyletus davisi*(Baker,1949)Summers et Price,1970.

(3)形态特征

1)雌螨(图 37-31):似菱状,椭圆形,体长约 600μm,后半体两侧略凹并向体后逐渐缩小。颚体约为躯体长度的 0.35 倍。喙呈圆锥状,端部钝圆,复片(Te)有条纹,前复片(Pr)无显明的纹条。须肢小,股节外缘稍凸,胫节爪基部有 3 齿,外梳毛有 14 个齿,内梳毛几乎平直,有 20 个齿,胫节爪基部有齿 2~4 个,但常为 3 个,左右胫节爪的齿数可能不同。气门沟 M 型,气门片的侧枝有 4~5 节,在中线及侧枝间仅有 2 节。背片的背面有条纹,前背片无明显的花纹。背板的形状和排列与普通肉食螨相似,前背板呈梯形,覆盖背前半体的大部分,前缘与颚体相接,侧缘略凸,后缘直,侧后角圆,有栉状边缘毛4对,中央毛(DM)1对。后背板呈长方形,四角圆,前、侧、后缘均略凹,有栉状边缘毛 3 对,中央毛 2 对,其形状呈薄壁状且不显著,背中毛不很明显,壁很薄,小型,囊泡状,与雄性普通肉食螨不同。支持毛的长度为感棒长度的 2 倍。腹毛与肛毛的排列和普通肉食螨相似,但第 5 对腹毛位于较后的位置,着生于尾孔前端的两侧。足 I 跗节的 ω 基部不膨大,向前端尖,位于 *ss* 的内侧并靠近 *ss*,*ss* 比 ω 长 1 倍。

2)雄螨(图 37-32):卵圆形,体长 400μm。颚体大,约为躯体的 0.65 倍;喙短,有大的侧突,两侧可以伸

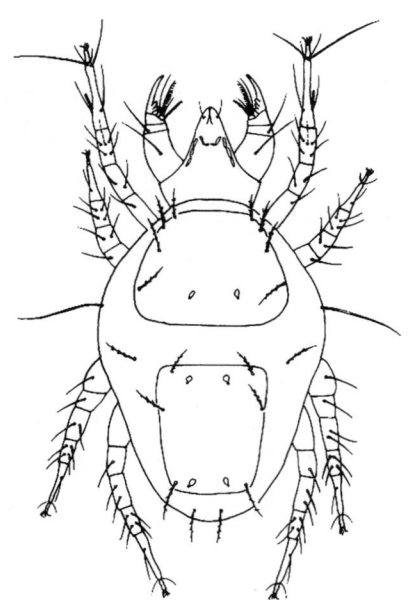

图 37-31　特氏肉食螨(*Cheyletus trouessarli*)(♀)背面观

(引自 夏斌)

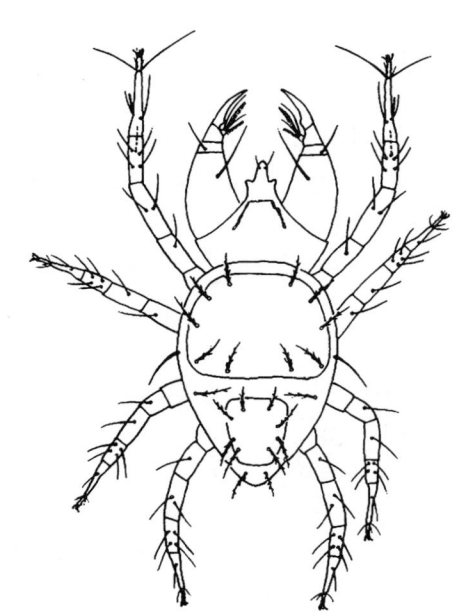

图 37-32　特氏肉食螨(*Cheyletus trouessarli*)(♂)背面观

(引自 夏斌)

展成翅状翼,复片(Te)有网纹。须肢跗节的内梳毛约有小齿12个,外梳毛有齿14个;须肢股节的长度约为最宽处的1.8倍,胫节爪基部有1个齿。气门沟圆拱形,气门片呈拱形或者在中间有齿突。背片饰有网纹花纹。前背板大,呈梯形,宽为长的1.5倍,有边缘毛4对和中央毛1对。后背板近三角形,有边缘毛3对和中央毛1对;侧毛呈披针状;在腹面有1块小的胸板向后伸展达足Ⅱ基节,包围了第1对腹毛。足Ⅰ跗节感棒ω比支持毛ss稍短。生殖孔位于体背末端。

(4)生活习性:特氏肉食螨属季节性螨类。在四川地区,每年4~6月、9~11月发生,7~8月不易多见。在温度20~26℃,粮食含水量15.5%时繁殖最快。该螨未成熟期的发育起点温度为12.9℃,有效积温为250.5(日度)。此螨亦行两性和单性生殖。单性孤雌生殖,不似普通肉食螨那样,未受精的卵发育产生雄螨。特氏肉食螨雌螨产卵为集产,每堆有20~40粒。雌螨产卵后,即守护卵旁直至卵全部发育为止。此螨的发育亦由卵、幼螨、二次若螨期,再发育为成螨。在适宜环境条件下,完成1代需时2~3周。在发育中无异型雄螨发生(朱志民等,2000)。

(5)生境与孳生物:特氏肉食螨是一种捕食性螨类,它能捕食粉螨、叶螨、瘿螨及介壳虫等微小动物,因此可在贮藏谷物中发现,也可以在枯枝落叶层、土壤表层、树皮下和仓鼠的巢洞中发现。在居室内也能发现,能通过呼吸道进入人体。

(6)与疾病的关系:特氏肉食螨也会引起人的过敏反应。刘晓宇等(2010)从全国3个不同地理区域的6个城市采集的灰尘样品中,分离出的肉食螨也包括特氏肉食螨。在苏格兰的格拉斯哥,很多地方的住房质量差,生活水平低下,再加上当地温和多雨的气候,使其成为一个特别适合室内尘螨滋生的地方,调查人员从采集到的尘螨中发现了特氏肉食螨,表明特氏肉食螨存在引起人过敏或者患上呼吸道疾病的可能性(Colloff,2010)。

(7)地理分布:呈世界性分布;国内见于黑龙江、吉林、辽宁、四川、上海、江西、台湾;国外见于英国、法国、德国、荷兰、美国。

4. 阳罩单梳螨

(1)种名:阳罩单梳螨(*Acaropsis sollers* Rohdendorf,1940)

(2)引证:*Acaropsis sollers* Rohdendorf,1940. /*Acaropsis sollers* Volgin,1969. /*Acaropsis sollers* Summers et Price,1970.

(3)形态特征

1)雌螨(图37-33):长椭圆形,橘红色,发亮,躯体长约560μm。颚体与体躯划分十分明显。喙和前复片(Pr)呈圆锥形,上有不甚明显的条纹。气门沟为平坦的弧形,分节均匀,侧肢有4~5节。须肢略呈直状,长约为宽的2倍;须肢股节外缘凸出,股节不膨大,其长为宽的2倍;须肢跗节有梳状毛1根,约12个齿,故又称三瘤单梳螨,这根梳状毛位于2根光滑镰状毛和1根短棍状毛的一边;胫节爪基部有形状不规则的齿3~4个。前背板似梯形,角圆,前缘直,侧缘、后缘略凸,饰有不明显的纵条纹,有边缘毛4对和中央毛3对。后背板狭长,远离前背板,四角圆,前后缘略直,侧缘略凹,有刚毛6对。前、后背板分离,之间的膜上有刚毛1对,背毛均为密齿披针形,栉齿密集;肩毛1对,长矛状,明显比背毛长。足Ⅰ的爪和前跗节比其余各足小,足Ⅰ跗节感棒ω长,圆柱状,伸达跗节顶部,其支持毛ss短,紧贴感棒ω的基部;跗节有1根不成对毛(Az),跗节端部有较长背侧毛(Ad)2根,其末端为梗节(p);梗节上有爪(C)和爪垫(Pv);胫节φ毛及膝节δ毛均呈短棒状。足Ⅱ跗节ω短棒状略弯,着生于该跗节端部;背侧毛(Ad)较短,仅伸达梗节(p)端部;梗节上有爪(C)、爪垫(Pv)和分枝毛2根,分枝顶端略膨大。各足股节只有梳栉齿状长毛1根。足Ⅱ、Ⅲ之间的躯体侧缘,有光滑的胛

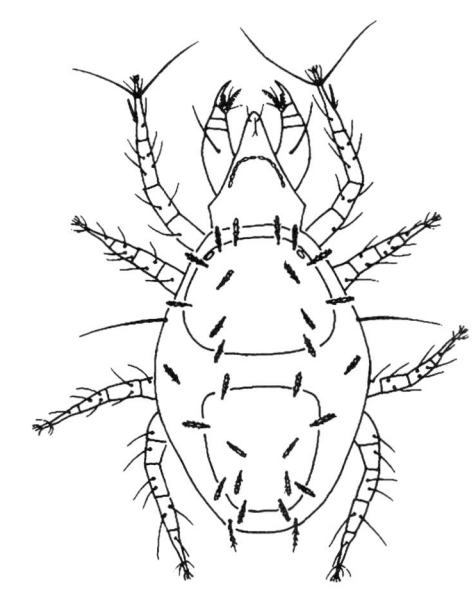

图37-33　阳罩单梳螨(*Acaropsis sollers*)(♀)背面观
(引自 夏斌)

毛1对,较长。

2)雄螨:躯体长约400μm。喙长而尖,基部阔。气门片为一整齐的拱形。须肢跗节梳状毛约有齿12个。胫节爪基部有齿2个。前背板的两侧很突出,前后缘几成直线,刚毛的排列与雌螨相似。后背板有边缘毛和中央毛各3对。

(4)生活习性:该螨捕食粮食中的粉螨,极为贪食,1头成螨每天捕食粗脚粉螨、腐食酪螨、长食酪螨8~10头。阳罩单梳螨的雌、雄螨交配后,2~3天即产卵,集产,卵呈白色椭圆形,一端略尖。在温度24~27℃,相对湿度80%~95%的环境中,完成一代需15~21天。该螨的发育,卵期3~5天,幼螨期2天,经过短时静息后,蜕皮为第一若螨,再经第二若螨期,即发育为成螨。在发育中有时会产生异型雄螨,但很难发现。阳罩单梳螨除两性生殖外,亦行单性孤雌生殖,孤雌生殖成螨均为雌螨(沈兆鹏,1991)。根据陆联高在四川观察,每年5~6月在粮堆中即可发现,一般密度1~2级。夏季高温,粮堆面层温度高达35℃以上时,很难发现。秋季温度降至20~25℃时,常在秋粮入库的粮堆面层发现。

(5)生境与孳生物:阳罩单梳螨可在贮藏的稻谷、小麦、玉米中发现,并以为害贮藏谷物的粉螨为食,也曾在牛栏以及猪圈的食物垃圾中发现(沈兆鹏,2006)。在地鳖虫养殖土里也分离到了该螨(陶宁等,2016)。

(6)与疾病的关系:阳罩单梳螨可能会引起人的过敏性鼻炎、哮喘和皮疹等多种过敏性疾病。刘晓宇等(2010)从全国3个不同地理区域的6个城市采集灰尘样品,从中分离出阳罩单梳螨。调查发现,阳罩单梳螨和马六甲肉食螨是我国南方最主要的肉食螨类,因此,在我国南方的室内,要更加注意防范此类肉食螨对环境的污染,及时做好清洁工作。

(7)地理分布:国内见于河南、四川、北京、上海、陕西、江西、云南、辽宁、吉林、黑龙江。

(二)中国重要肉食螨名录

本名录收录在国内记载的肉食螨5属14种,其中,肉食螨属(*Cheyletus* Latreille,1776)4种,单梳螨属(*Acaropsis* Moquin-Tandon,1863)1种,触足螨属(*Cheletomorpha* Oudemans,1904)1种,真扇毛螨属(*Eucheyletia* Baker,1949)7种,螯钳螨属(*Chelacheles* Baker,1958)1种。

1. 普通肉食螨(*Cheyletus eruditus* Schrank,1781)

(1)生境:常生活在粮仓、土壤、鸟类及哺乳动物的巢穴内等。

(2)地理分布:国内见于吉林、辽宁、北京、河北、河南、山东、四川、江苏、上海、浙江、湖北、湖南、江西、福建、广东、云南、台湾。

2. 特氏肉食螨(*Cheyletus trouessarli* Oudemans,1902)

(1)生境:常生活在土壤、某些动物的巢穴内。

(2)地理分布:国内见于安徽、江西、重庆。

3. 转开肉食螨(*Cheyletus aversor* Rohdendorf,1940)

(1)生境:常生活在烤房、灰尘中。

(2)地理分布:国内见于安徽。

4. 马六甲肉食螨(*Cheyletus malaccensis* Oudemans,1903)

(1)生境:常生活在粮仓内。

(2)地理分布:国内见于安徽、江西、重庆。

5. 阳罩单梳螨(*Acaropsis sollers* Rohdendorf,1940)

(1)生境:常生活在仓库、牲畜棚内。

(2)地理分布:国内见于江西、四川、上海、甘肃、云南、江苏。

6. 鳞翅触足螨[*Cheletomorpha lepidopterorum*(Shaw,1794)]

(1)生境:常生活在粮仓内,寄生在褐织叶蛾和豆杂色夜蛾的翅膀上。

(2)地理分布:国内见于江西。

7. 牲真扇毛螨(*Eucheyletia taurica* Volgin,1963)

(1)生境:常生活在粮仓及某些鼠类的巢穴内,可在谷壳及麦麸中发现。

（2）地理分布：国内见于江西、四川、上海、浙江、云南、江苏、福建、河南、吉林、甘肃。

8. 中华真扇毛螨（*Eucheyletia sinensis* Volgin,1963）

（1）生境：常生活在仓库内,可寄生在小家鼠身上,也可在储藏的大米、小麦、饲料中发现。

（2）地理分布：国内见于江西、云南、台湾、湖南。

9. 网真扇毛螨（*Eucheyletia reticulata* Cunliffe,1962）

（1）生境：常生活在仓库内,可在储藏的稻谷、谷物、中草药、麦麸、生姜中发现。

（2）地理分布：国内见于台湾、上海、四川、福建、云南、广西。

10. 俄勒冈真扇毛螨（*Eucheyletia oregonensis* Smiley et Whitaker,1981）

（1）生境：常生活在粮仓内。

（2）地理分布：国内见于云南。

11. 捕真扇毛螨［*Eucheyletia harpyia*（Rohdendorf,1940）］

（1）生境：常生活在粮仓中,可在储藏的面粉及大米中发现。

（2）地理分布：国内见于吉林、江苏、上海、江西、黑龙江。

12. 比氏真扇毛螨（*Eucheyletia bishoppi* Baker,1949）

（1）生境：常生活在仓库中,可在稻谷中发现。

（2）地理分布：国内见于广西。

13. 缺毛真扇毛螨（*Eucheyletia omissa* Xia,Liang et Zhu,2004）

（1）生境常生活在仓库中,可在稻谷中发现。

（2）地理分布：国内见于江西。

14. 双长螯钳螨（*Chelacheles bipanus* Summers et Price,1970）

（1）生境：常生活在粮仓内。

（2）地理分布：国内见于上海、广东、云南。

六、与疾病的关系

（一）肺螨病

肉食螨体小而轻,可悬浮于空气中,环境中存在的螨虫,可随粉尘一起进入人的呼吸道引起肺螨病。陈兴保等（1989）报道,在肺螨病患者的痰液中检出马六甲肉食螨,且检出率高,推测其可能是致螨性肺病的常见种类。赵玉强等（2007,2009）在山东省的普通人群及从事不同行业的重点人群的痰液中也检查出了马六甲肉食螨。此外,李朝品（2000）在中草药库、中药房、中药加工厂、粮食加工厂、粮食仓库等处也检出了普通肉食螨等。

（二）荨麻疹

螨虫叮咬会引起人体荨麻疹。早在1985年,Yoshikawa就发现人类在接触到有马六甲肉食螨的床垫后,68.00%的人会患上丘疹性荨麻疹,因此推断肉食螨会引发荨麻疹。1987年,Yoshikawa证实,马六甲肉食螨的唾液是引起荨麻疹的病因。这一结论得到Htut（1994）的证实。

（三）过敏性疾病

捕食性肉食螨散布居室,可能诱发过敏性鼻炎、哮喘和皮疹等多种过敏性疾病。有报道表明,从皮炎患者床席分离到的捕食螨比率高达55.00%（周淑君等,2004）。虽然马六甲肉食螨常用于防治害螨,但同时也是一种致痒螨类,可导致螨性皮炎,令感染者全身奇痒难受。有调查显示,在芜湖市某高校学生宿舍的床席中检出了致痒螨类—马六甲肉食螨,检出率高达9.81%（陈静等,2016）;此外,在伊朗等国家,该螨也是呼吸道和其他过敏性疾病的主要螨源（Soleimani-Ahmadi 等,2017）。普通肉食螨叮咬后,其唾液有可能引起人过敏反应（Porto 等,2017）。而患有哮喘或者鼻炎等呼吸道疾病的患者,更容易对普通肉食螨过敏（Gonzalezperez 等,2008）。特氏肉食螨也会引起人的过敏反应。人们不仅从居室灰尘样品中分离出特氏肉食螨（刘晓宇等,2010）,且有证据表明其有可能引起人过敏或者患上呼吸道疾病（Colloff,2010）。此外,阳罩单梳螨可能会引起人的过敏性鼻炎、哮喘和皮疹等多种过敏性疾病。人们也在居室灰尘中分离到阳罩单梳螨(刘晓宇等,2010)。调查结果表明,阳罩单梳螨和马六甲肉食螨是我国南方最主要的肉食螨类,因此,在我国南方地区,居室内要更防范此类肉食螨的侵入,切断过敏原。

七、防制

肉食螨是某些仓储害螨的天敌,一般情况下不必特意地灭杀。

肉食螨导致人体螨病的报道较少,注意环境卫生、个人卫生等,可预防其侵袭人体致病。如保持仓库、房舍通风良好,降低湿度,保持清洁干燥的环境;勤晒与勤洗被褥、枕头、衣物,在螨密度较高环境中的工作人员应戴口罩等。对肺螨症患者用砷剂、枸橼酸乙胺嗪或甲硝唑等治疗,并防止与病原螨再次接触。

八、研究技术

肉食螨的研究主要集中在形态分类、生物学以及生态学研究上,在生理、生化以及分子生物方面研究较少,期待未来有更多的生物学技术用于肉食螨研究,用以开发和利用这一自然资源。

(一)形态学技术

除传统的形态描述外,借助光学显微镜与电子显微镜对标本进行系统全面的形态学观测,对于种类鉴定及内部器官的观察具有非常重要的意义。Kucerova 等(2009)利用扫描电镜(SEM)技术,详细观察并记录了马六甲肉食螨虫卵的外部形态和相关数据。Filimonova(2019)描述了肉食螨科一种禽螯螨(*Ornithocheyletia sp.*)的前体丝腺的精细结构,发现每个腺体由 7 个锥体分泌细胞和 1 个环状折叠的间隙细胞组成,富含微管;分泌细胞的精细结构表明蛋白质合成强烈,分泌颗粒丰富均匀;颗粒的纤维含量通常被细分为两个电子密度的几个区域;轴突末端在间期细胞体上形成规则的突触结构,这意味着神经调节腺体的活动。Di Palma 等(2009)通过口器的超微结构,分析了肉食螨生活习性的适应机制,根据肉食螨摄食习性,有的参与储藏食物的害虫综合治理,有的则是人畜兼有的寄生虫,但它们都是在用口器刺穿组织后吸食液体食物,三维结构分析表明口器表现出对这种进食行为的特殊适应,各种结构的转变都是为了使肉食螨口器能够刺穿动物组织。

(二)生物化学技术

生物化学方面的研究让人们对肉食螨的认知更进一步。Midori 等(1987)用两种方法确定马六甲肉食对人体体液的摄食,第一种方法是测量马六甲肉食螨暴露于人类皮肤 5~6 小时后的体重变化,所有引起丘疹的马六甲肉食满从 0.5μg 增加到了 13.1μg,而没有引起损伤的马六甲肉食螨从 0.5μg 增加到 1.9μg;第二种方法是在抗人血清琼脂平板上进行的微沉淀研究,在切碎的乳突周围可见弧形白色沉淀物,导致丘疹,电泳显示沉淀是一种白蛋白成分,以未引起丘疹的马六甲肉食螨提取物为抗原,抗人血清为抗体时,未出现沉淀或沉淀线。最近报道,马六甲肉食螨仅通过注射唾液引起丘疹性荨麻疹对人类具有致病性。

(三)分子生物学技术

随着生命科学和化学的不断发展,人们对生物体的认知已经逐渐深入到微观水平。分子生物学技术的发展,为我们了解螨类提供了的新技术和新方法。迄今为止,在肉食螨中应用最多的分子生物学技术,是基因扩增、测序与系统进化分析。Yang 等(2015)以线粒体 CO Ⅰ和 12S rRNA 基因的部分区域为基础,对我国分布的马六甲肉食满群体遗传结构进行了研究,检测到 50 个 CO Ⅰ基因单倍型和 9 个 12S rRNA 基因单倍型;在单倍型中有 3 个进化枝,在基于 CO Ⅰ序列的贝叶斯进化树和最大简约进化树中,有 2 个基于 12S rRNA 序列,单倍型的聚类与其地理分布无关;分子变异分析表明,群体间的遗传分化相对较弱,在群体中发现了主要的遗传分化,认为所观察的马六甲肉食螨遗传结构,可能是长期气候波动和近期人类干扰的结果。Lan 等(2020)在分子水平上分离马六甲肉食螨线粒体(mt)基因组序列,这可以减少形态学鉴定中的不确定性,有助于重建肉食螨的系统发育,利用二代测序法对马六甲肉食螨的完整线粒体基因组进行了测序;经过组装和注释,发现了一个 14 732bp 的马六甲肉食螨线粒体基因组,包含 13 个蛋白编码基因、2 个核糖体 RNA(rRNA)基因和 22 个转移 RNA(tRNA)基因,与节肢动物祖先的线粒体基因组相比,tRNA 大部分被截短,没有 D 臂和 TψC 臂;在 12 个线粒体基因组基因中发现了重排;利用其他 29 种螨的线粒体基因组数据,采用贝叶斯方法和最大似然法进行了系统发育分析,这有力地支持了马六甲肉食螨与叶螨科的亲缘关系较其他螨类更为密切;这些结果代表了第一个完整的肉食螨类群的线粒体基因组记录。这可能有助于改善肉食螨的分子系统发育关系和群体遗传学。Zhao 等(2020)收集并归类了 6 个重要医学螨科的 9 个物种,进行 DNA 条形码编码,从 GenBank 中提取了螨类线粒体 cox1、16S 和 12S 序列,以及 ITS、18S 和 28s rDNA 序列作为候选基因,经序列比对和分析表明 28S rDNA 是合适的靶基因;随后,设计了通用的发散结构域引物,对 125 份螨样进行了分子鉴定;最后,在肉食螨中评估了识别效率高的分歧域的普遍性,以筛选螨类 DNA 条形码;28S rRNA 基因的 D5 区(67.65%)、D6 区(62.71%)和 D8 区(77.59%)的测序成功率明显高于 D2 区(19.20%)、D3 区(20.00%)和 D7 区(15.12%);成功的扩散域均与 GenBank 中的近缘物种相匹配,同一性为 74%~100%,覆盖率为 92%~100%,系统发育分析支持这一结果;此外,这 3 个不同的区域也有各自的优势,D5 区具有最低的种内差异(0~1.26%),D6 区具有最大的条形码间隙(10.54%)和最短的序列长度(192~241bp),D8 区具有最长的索引(241bp);进一步的普适性分析表明,3 个不同结构域的引物适用于 40 个科的 225 个物种的鉴定,认为 28S rDNA 的 D5、D6 和 D8 结构域是通用的 DNA 条码,可用于螨的分子分类和鉴定。由于其通用性,28S rDNA 将在未来的螨类分子鉴定中具有巨大的潜力。

(邹志文　夏　斌)

第五节　痒螨

痒螨,又称为痒螨,主要指痒螨科(Psoroptidae Canestrini,1892)下各属的种类,其中分布较广和致病性较强的种类归属于痒螨属(*Psoroptes* Gervais,1841)、足螨属(*Chorioptes* Gervais et van Beneden,1859)、耳螨属(*Otodectes* Canestrini,1894)、痢螨属(*Caparinia* Canestrini,1894),全部营寄生生活,主要寄生于畜禽和野生动物的体表皮肤,引起动物的相关螨病。少数痒螨可寄生于人体,如犬耳螨引起人的耳螨病,对人类健康存在危害。痒螨呈世界性分布;其引起的螨病已被世界动物卫生组织(World Organisation for Animal Health,OIE)列为国际贸易中的其他重要疾病(B 类病)。

一、形态学

痒螨虫体微小,呈卵圆形或椭圆形,灰白色或淡黄色,体长 309~900μm,不分节,无眼、无气门,由颚体(capitulum 或 gnathosoma)、躯体(idiosoma)和足(leg)组成。颚体位于躯体前方,躯体位于颚体后方,足位于躯体腹面。躯体和足上着生许多长短、粗细不一的刚毛(seta),刚毛数目因螨的种类不同而差异较大。痒螨科纲毛分布见图 37-34。

(一)外部形态

1. 颚体　又称为假头,呈圆锥形,位于躯体前端,主要为口器,由螯肢(chelicera)、须肢(pedipalpus)、口下板(hypostome)组成,背面后方没有粗短的垂直刺。螯肢 1 对,位于颚体背面,细长呈钳状,由 3 节基节和 2 部分端节构成,背侧端节为定趾(fixed digit),腹侧端节为动趾(movable digit),端节末端有齿,适于刺破皮肤。须肢 1 对,简单,位于颚体前端两侧,其上着生感觉器。口下板 1 块,位于颚体中央下方,一般为螯肢与须肢所覆盖而不易被看见。

2. 躯体　呈卵圆形,表面有细皮纹,具背毛(dorsal seta)和腹毛(ventral seta),背面明显弯起,有前背板(anterior scutum)和后背板(posterior scutum 或 hysteronotal shield),腹面略向外凸,肛门位于躯体末端。雌螨(图 37-35A,B),腹面前部正中有横裂的产卵孔(ovipore)或阴门(vulva)和呈倒 U 字形的产卵器(ovipositor),产卵孔两侧有外雌器殖板(epigynum);后端有纵裂的肛门,肛门背侧为受精孔。雌性第二若螨(青春雌,pubescent female)的体末端有一对瘤状突起(交配结节),脱皮为雌螨时,瘤状突起消失。雄螨(图 37-35C,D),体末端中央常凹入而形成 2 个突起,即尾突(opisthosomal lobe);尾突上有长刚毛,尾突前方的腹面有两个棕色杯状肛侧吸盘或肛吸盘(paranal suckers 或 adanal suckers);生殖器(阴茎,penis)位于第 4 对足基节之间。

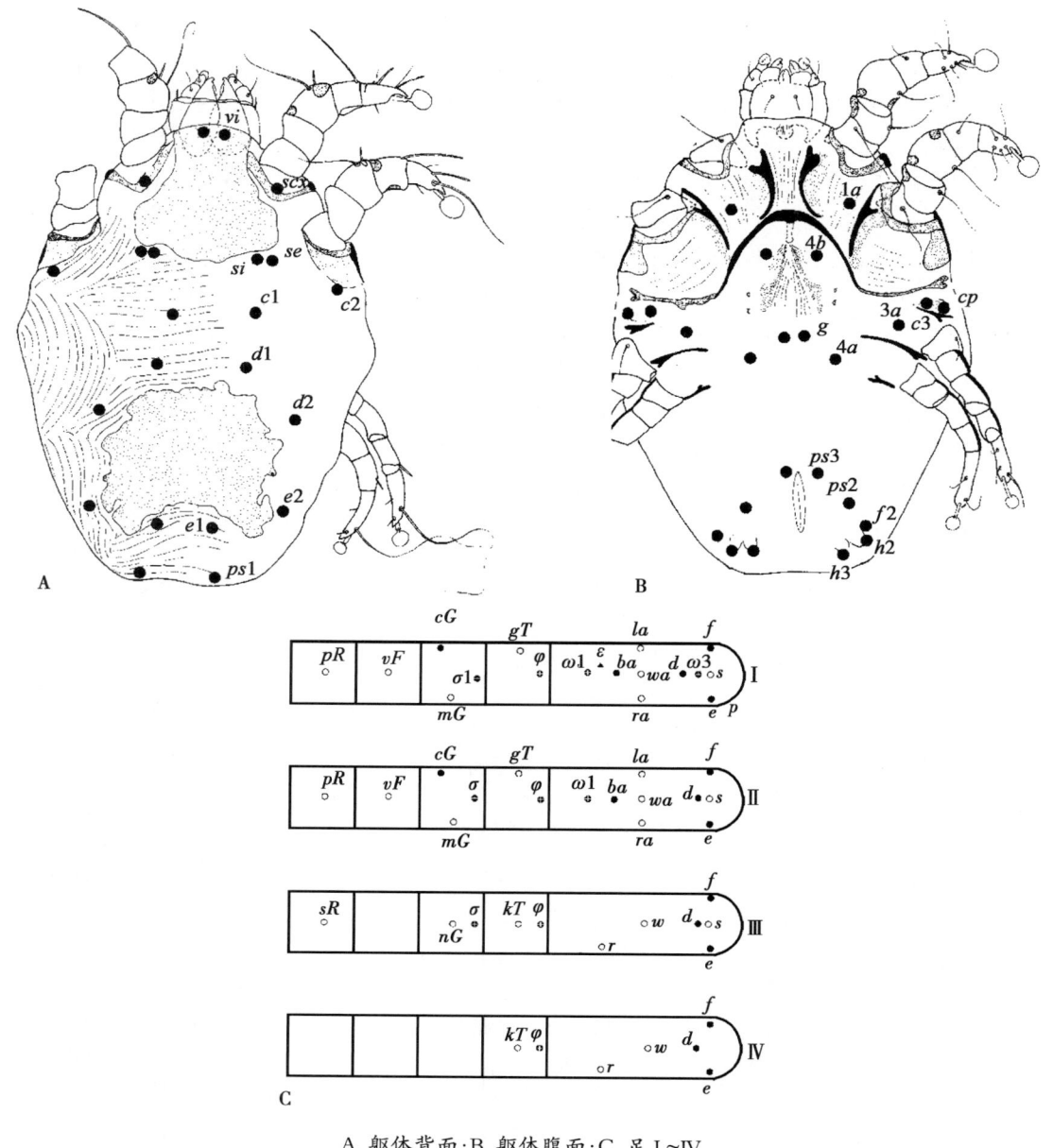

A. 躯体背面;B. 躯体腹面;C. 足Ⅰ~Ⅳ

图 37-34 瘙螨科纲毛分布图
（引自 Bochkov）

3. 足　呈圆锥形,成螨与若螨为4对,幼螨为3对。足Ⅰ和足Ⅱ粗大,位于躯体前半部,足Ⅲ和Ⅳ细长,位于躯体后半部,其中雄螨和耳螨属、痢螨属雌螨的足Ⅳ短于足Ⅲ。足由基节（coxa）、转节（trochanter）、股节（femur）、膝节（genu）、胫节（tibia）、跗节（tarsus）、跗端节（pretarsus）或趾节（apotelus）组成（图37-36）。跗节上有刚毛,位于跗节末端的趾节通常为爪状或吸盘状,吸盘具柄,柄长分节或柄短不分节。瘙螨属雄螨的足Ⅰ、Ⅱ、Ⅲ和雌螨的足Ⅰ、Ⅱ、Ⅳ跗节末端具带柄吸盘,柄长分节。足螨属雄螨的足Ⅰ、Ⅱ、Ⅲ、Ⅳ和雌螨的足Ⅰ、Ⅱ、Ⅳ跗节末端具带柄吸盘,柄短不分节。耳螨属和痢螨属雄螨的足Ⅰ、Ⅱ、Ⅲ、Ⅳ和雌虫的足Ⅰ、Ⅱ跗节末端具带柄吸盘,柄短不分节。

（二）内部器官

瘙螨的内部器官包括循环系统、消化系统、生殖系统、神经系统和腺体5部分。其中,消化系统（图37-37）包括硬化肌质咽、食管、胃、结肠、后结肠和肛门腔,咽位于口腔内,通入食管,食管经大脑腹面进入胃,胃前部突起4个胃盲囊,胃后部两侧突起2个盲囊（盲肠）,胃部中央接一短的结肠,结肠后为后结肠,后结肠通入肛门腔,开口于肛门孔。生殖系统分为雄性生殖系统和雌性生殖系统。雄性生殖系统（图37-38）

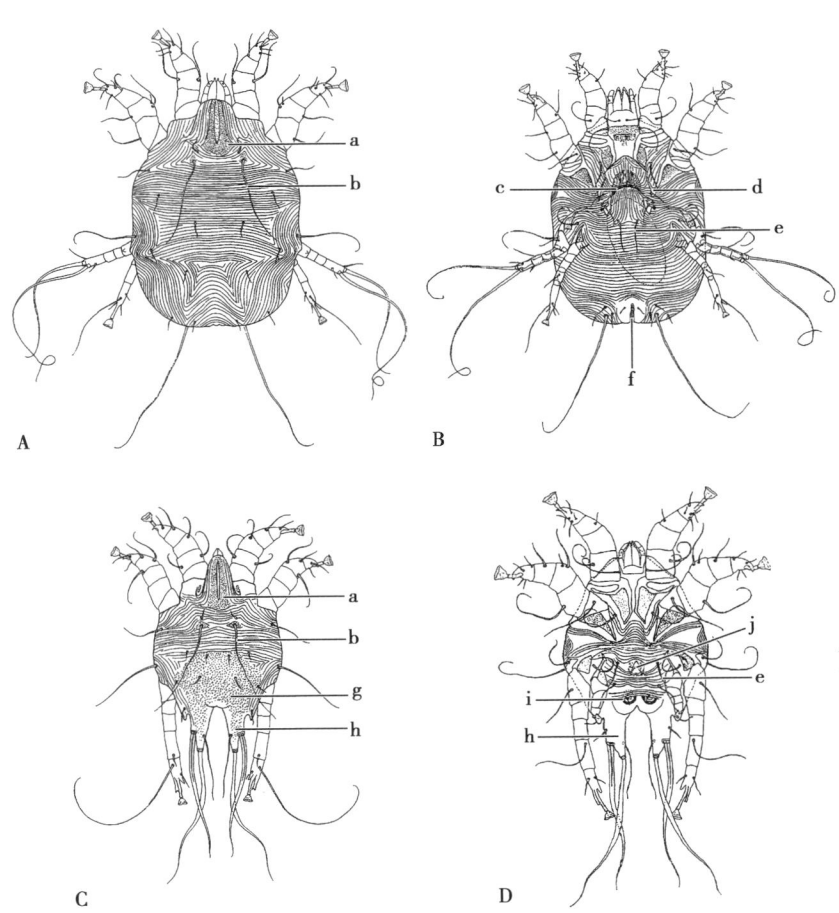

A.(♀)背面观;B.(♀)腹面观;C.(♂)背面观;
D.(♂)腹面观。

a. 前背板;b. 背毛;c. 产卵孔或阴门;d. 外雌
器殖板;e. 腹毛;f. 肛门;g. 后背板;h. 尾突;
i. 肛侧吸盘;j. 阴茎。

**图 37-35 克氏足螨(*Chorioptes crewei*)
成螨**

（引自 Lavoipierre）

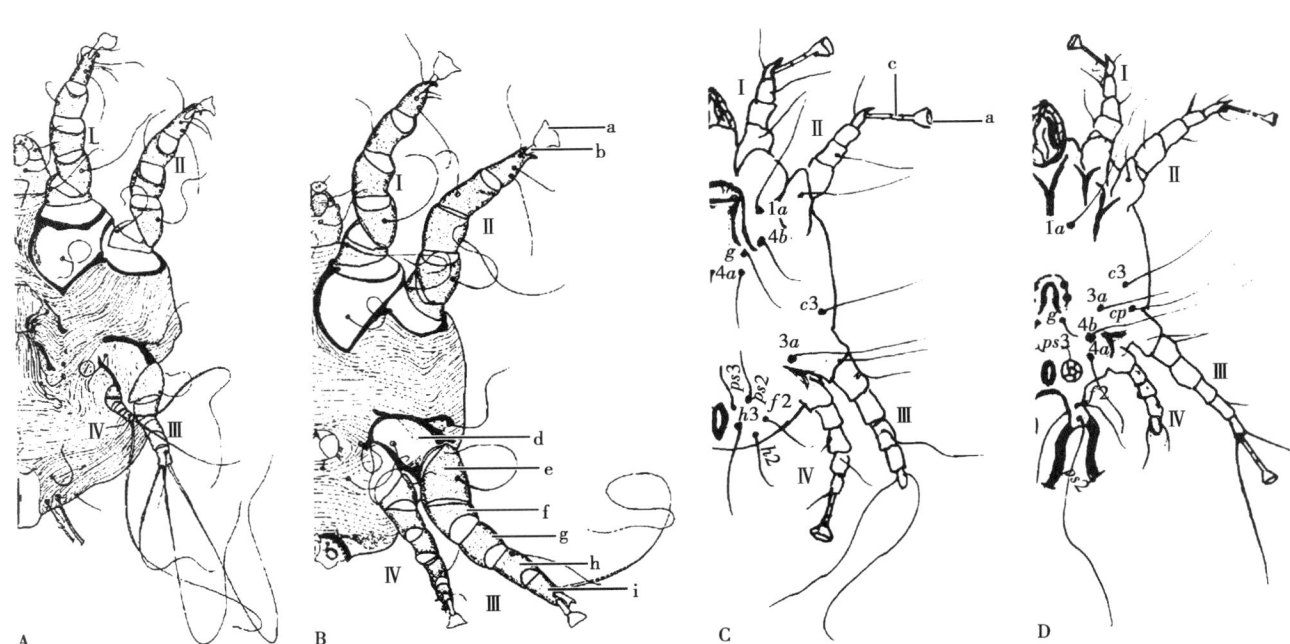

A,B. 艾鼬痒螨(♀)与(♂);C,D. 水牛痒螨(♀)与(♂)。

a. 爪垫或吸盘;b. 短柄;c. 长柄;d. 基节;e. 转节;f. 股节;g. 膝节;h. 胫节;i. 跗节。

图 37-36 艾鼬痒螨(*Caparinia ictonyctis*)与水牛痒螨(*Psoroptes natalensis*)腹面观

（A,B. 引自 Bochkov 等;C,D. 引自 Amer 等）

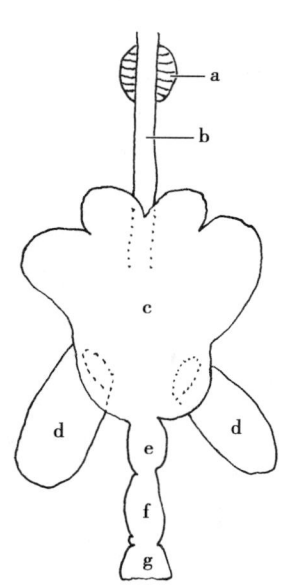

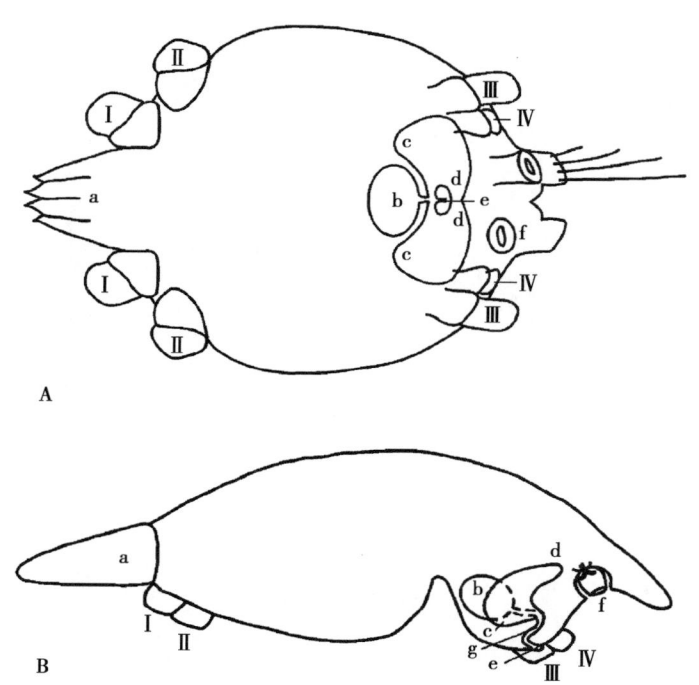

a. 咽；b. 食管；c. 胃；d. 盲肠；e. 结肠；f. 后结肠；g. 肛门腔。

图 37-37 绵羊痒螨（*Psoroptes ovis*）消化系统腹面观
（仿 Beetham）

A. 腹面观；B. 侧面观。

a. 颚体；b. 附腺；c. 输精管；d. 睾丸；e. 阴茎；f. 肛侧吸盘；g. 射精管。

图 37-38 绵羊痒螨（*Psoroptes ovis*）（♂）生殖系统
（引自 Lekimme 等）

包括睾丸 1 枚、输精管 1 对、附腺 1 枚，及一个居中的射精管和交配器（阴茎），交配器位于足Ⅲ与足Ⅳ之间的腹部中央。雌性生殖系统（图 37-39）包括排卵孔 1 个、子宫 1 个、输卵管 1 对、卵巢 1 对、受精孔 1 个、受精管 1 根、受精囊 1 个、精子输出管 1 对，排卵孔位于足Ⅱ的腹部中央，后接子宫，子宫通过两条输卵管连接卵巢，精子输出管连接输卵管与受精囊，受精管内接受精囊、外接受精孔。

（三）痒螨科形态特征

虫体呈椭圆形或卵圆形，躯体背腹扁平，基节与基节内突明显；缺刚毛 h1，刚毛 scx 有或无，刚毛 si 与刚毛 se 邻近；足Ⅰ和足Ⅱ跗节背侧端突明显，且向后弯曲，足Ⅰ和足Ⅱ的刚毛 s 呈丝状，偶尔呈钩状。雌螨的后背板（hysteronotal shield）有或无，末端完整无缺裂或狭窄突起，产卵孔呈 Y 形或横裂（多数痒螨亚科虫种），生殖板明显或缺（多数痒螨亚科虫种）。雄螨的后背板明显，足Ⅳ短于足Ⅲ或两足长短相近，足Ⅳ的刚毛 d 和 e 呈盘状或丝状。

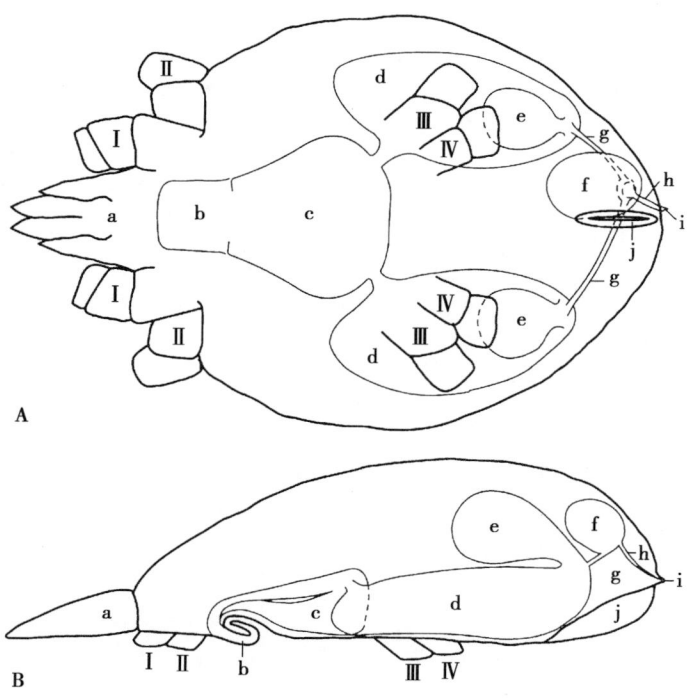

A. 腹面观；B. 侧面观。

a. 颚体；b. 产卵器；c. 子宫；d. 输卵管；e. 卵巢；f. 受精囊；g. 精子输出管；h. 受精管；i. 受精孔；j. 肛门裂。

图 37-39 绵羊痒螨（*Psoroptes ovis*）（♀）生殖系统
（引自 Lekimme 等）

二、分类学

痒螨科,又称痒螨科,由 Canestrini 于 1892 年建立,隶属于真螨目(Acariformes)、无气门亚目(Astigmata)、痒螨总股(Psoroptidia)、痒螨总科(Psoroptoidea),模式属为痒螨属(*Psoroptes* Cervais,1841)。

按 Bochkov(2010)记载,痒螨科分为 6 亚科 29 属 50 种,其中,痒螨亚科(Psoroptinae Canestrini,1892)有 10 属 21 种,寄生于偶蹄目、食肉目、猬形目、蹄兔目、兔形目、奇蹄目、啮齿目等动物的皮肤(包括耳廓),呈世界性分布;痍螨亚科(Psoralginae Oudemans,1908)有 5 属 9 种,寄生于双门齿目(袋熊科)、披毛目、啮齿目动物的皮肤,分布于澳洲、南美洲;马卡亚科(Makialginae Gaud et Mouchet,1959)有 6 属 11 种,寄生于灵长目、原猴亚目动物的皮肤,分布于非洲(包括马达加斯加);猴螨亚科(Cebalginae Fain,1962)有 6 属 7 种,寄生于灵长目、阔鼻亚目动物的皮肤,分布于南美洲;袋螨亚科(Marsupialginae Fain,1963)仅 1 属 1 种,寄生于负鼠目动物的皮肤,分布于南美洲;鼻螨亚科(Nasalialginae Fain et Nadchatram,1979)仅 1 属 1 种,寄生于灵长目(猴科)动物的耳廓,分布于亚洲。本节重点介绍痒螨亚科的基本情况与足螨属、痒螨属、耳螨属、痂螨属的相关内容。

(一)痒螨亚科

1. 属与种类概述　在痒螨科中,痒螨亚科的种类最多和宿主分布最广,其各属的种类数与宿主及分布地域见表 37-2。

表 37-2　痒螨亚科各属的种类数与宿主及分布地域

属名称	种数	宿主科	宿主目	分布地域
痂螨属(*Caparinia* Canestrini,1894)	5	鬣狗科,刺猬科,鼬科,仓鼠科,跳鼠科	食肉目,猬形目,啮齿目	欧洲,非洲
足螨属(*Chorioptes* Gervais et van Beneden,1859)	5	牛科,马科,兔科,艾鼬科,熊科	偶蹄目,奇蹄目,兔形目,食肉目	世界性
足痒螨属(*Choriopsoroptes* Sweatman,Walker et Bindernagel,1964)	2	牛科	偶蹄目	非洲
足耳螨属(*Choriotodectes* Fain,1975)	1	牛科	偶蹄目	非洲
针鼠螨属(*Echimyalges* Fain,1967)	1	针鼠科	啮齿目	南美洲
蹄兔螨属(*Hyracoptes* Fain et Lukoschus,1981)	1	蹄兔科	蹄兔目	非洲
耳螨属(*Otodectes* Canestrini,1894)	1	犬科	食肉目	世界性
痒足螨属 *Psorochorioptes* Fain,1963	1	牛科	偶蹄目	非洲
痒螨属(*Psoroptes* Gervais,1841)	3	牛科,马科,兔科	偶蹄目,奇蹄目,兔形目	世界性
特鲁螨属(*Trouessalges* Fonseca,1954)	1	西猯科	偶蹄目	南美洲

注:引自 Bochkov,2010。

2. 重要属分类检索表　在痒螨亚科中,痒螨属、足螨属、耳螨属的宿主呈世界性分布;痂螨属的种类多、宿主范围较广,参照 Lavoipierre(1959)编制痒螨亚科 4 个重要属的雌螨与雄螨分类检索表如下。

痒螨亚科 4 个重要属分类检索表

雄螨:

1. 足跗节末端吸盘柄长而分节 ··· 痒螨属(*Psoroptes*)

　足跗节末端吸盘柄短不分节 ··2

2. 虫体腹面末端分裂弱,尾突不明显··· 耳螨属(*Otodectes*)

虫体腹面末端分裂强,尾突明显··3

  3. 足Ⅲ跗节仅 1 根长刚毛···足螨属（*Chorioptes*）

    足Ⅲ跗节具多根长刚毛···痂螨属（*Caparinia*）

雌螨:

  1. 足Ⅰ、Ⅱ和Ⅳ跗节末端具柄和吸盘,足Ⅲ跗节末端具长刚毛··2

    足Ⅰ、Ⅱ跗节末端具柄和吸盘,足Ⅲ和Ⅳ跗节末端具长刚毛·····································3

  2. 足跗节末端吸盘柄长而分节 ···痒螨属（*Psoroptes*）

    足跗节末端吸盘柄短不分节 ··足螨属（*Chorioptes*）

  3. 足Ⅲ跗节具 2 根长刚毛···耳螨属（*Otodectes*）

    足Ⅲ跗节具 3 根长刚毛···痂螨属（*Caparinia*）

（二）足螨属

1. 种类概述　足螨属,又称皮痒螨属,由 Gervais 和 van Beneden 于 1859 年建立,隶属于痒螨亚科,模式种为牛足螨〔（*Chorioptes bovis*（Hering,1845）Gervais et van Beneden,1859〕。已报道的种类除牛足螨外,还有得州足螨（*Chorioptes texanus* Hirst,1924）、克氏足螨（*Chorioptes crewei* Lavoipierre,1958）、臭獾足螨（*Chorioptes mydaus* Fain,1975）、熊猫足螨（*Chorioptes panda* Fain et Leclerc,1975）、日本足螨（*Chorioptes japonensis* Takahashi et Nogami,2001）、斯氏足螨（*Chorioptes sweatmani* Bochkov,Klimov,Hestvik et Saveljev,2014）及牛足螨的相关变种。

2. 分类历史　据 Sweatman（1957）记载,Hering 于 1845 年首次报道了从奶牛体表分离的一种螨虫,当时命名为牛疥螨（*Sarcoptes bovis*）;Gerlach 在 1857 年建立共栖螨属（*Symbiotes*）时,将来自牛、马和大象的螨虫归其属下,命名为牛共栖螨（*Symbiotes bovis*）、马共栖螨（*Symbiotes equi*）、象共栖螨（*Symbiotes elephi*）;Delafond 和 Bourguignon 在 1857 年或 1858 年,从山羊体表检出并命名了山羊共栖螨（*Symbiotes caprae*）;在 1859 年,Gervais 和 van Beneden 依据山羊共栖螨的特征建立了足螨属（*Chorioptes*）,并将山羊共栖螨、牛共栖螨、马共栖螨、象共栖螨重新命名为山羊足螨（*Chorioptes caprae*）、牛足螨（*Chorioptes bovis*）、马足螨（*Chorioptes equi*）、象足螨（*Chorioptes elephi*）,确定山羊足螨（*Chorioptes caprae*）为模式种;Hirst 于 1924 年,在美国得州检出山羊的第二种足螨,命名为得州足螨（*Chorioptes texanus*）;Sweatman 汇总了足螨属已知种类的形态学和生物学数据,并进行了跨宿主感染实验,表明来自不同家畜的 4 种足螨（牛足螨、马足螨、山羊足螨、绵羊足螨）不具有宿主特异性,应为同物异名,牛足螨具有名称优先。随后,相继在野生动物体表发现并命名了克氏足螨（Lavoipierre,1958）、臭獾足螨（Fain,1975）、熊猫足螨（Fain et Leclerc,1975）、日本足螨（Takahashi et Nogami,2001）、斯氏足螨（Bochkov 等,2014）等。Bochkov（2010）分析了日本足螨的原始文献,发现仅在雄螨刚毛 h2、h3 的形态和刚毛 ps2 的长度与牛足螨略有差异,认为这些差异属于牛足螨的种内变异,故将其列为牛足螨的同物异名。

3. 基本形态特征　虫体呈卵圆形或椭圆形,颚体呈短圆锥形,长宽约相等,体表有细纹,跗节上的吸盘柄短而不分节。雄螨的足Ⅰ~Ⅳ跗节上有带柄吸盘,足Ⅳ很不发达,体末端 2 个尾突发达,尾突基部的前方腹面有 2 个环状肛侧吸盘。雌螨的足Ⅰ、足Ⅱ、足Ⅳ跗节上有带柄吸盘,足Ⅲ跗节上有 2 根长刚毛、无吸盘。

4. 分类检索表　参照 Bochkov 等（2014）编制足螨属雄螨分类检索表如下。

足螨属雄螨分类检索表

1. 尾突呈近方形或稍偏长;刚毛 h2 和 h3 的基部邻近,刚毛 ps1 的长度明显短于 ps2;足Ⅲ胫节的长度略等于或短于感棒 φ ···2

   尾突呈近三角形,长度为宽度的 2 倍;刚毛 h2 和 h3 的基部间隔较大,刚毛 ps1 的长度至少为 ps2 的 3 倍;足Ⅲ胫节的长度为感棒 φ 的 2.5 倍··克氏足螨（*Chorioptes crewei*）

2. 刚毛 h2 和 h3 呈窄披针形(最大宽度 7~9μm)或微扁平(最大宽度 3μm),长度略等于或长于足Ⅲ
(跗端节除外);刚毛 h2 明显长于 ps2 和 h3;足Ⅲ的 f 呈两分叉,其前腹面外延不明显;足Ⅲ跗节(跗
端节除外)长度为刚毛 e 的 1.5~2 倍,略等于或长于刚毛 w ···3
　　刚毛 h2 和 h3 呈宽披针形(最大宽度 14~18μm),长度明显短于足Ⅲ(跗端节除外);刚毛 ps2 明显
　　长于 h2 和 h3;足Ⅲ的 f 呈三分叉,其前腹面外延明显;足Ⅲ跗节(跗端节除外)长度明显短于刚毛
　　e 和 w(来自多种宿主的标本)或仅略长于刚毛 e 和 w(来自日本鬣羚的标本)····································
　　·· 牛足螨(Chorioptes bovis)

3. 刚毛 d1 和 e1 的长度超过 20μm;刚毛 h2 和 h3 呈窄披针形(最大宽度 7~9μm),长度超过
160μm;足Ⅰ跗节(包括缘距)长度为胫节的 1.1~1.6 倍··4
　　刚毛 d1 和 e1 的长度为 8~10μm;刚毛 h2 和 h3 微扁平(最大宽度 2~3μm),长度少于 140μm;足
　　Ⅰ跗节与胫节近等长 ··· 臭獴足螨(Chorioptes mydaus)

4. 足Ⅲ跗节平直;刚毛 ps2 的长度为 ps1 的 2.2~3 倍;足Ⅰ跗节(包括缘距)长为胫节的 1.1~1.2 倍;
足Ⅲ感棒 φ 的长度最大为其胫节的 1.2 倍 ··5
　　足Ⅲ跗节略弯曲;刚毛 ps2 的长度为 ps1 的 1.5~1.7 倍;足Ⅰ跗节(包括缘距)长为胫节的 1.3~1.6 倍;
　　足Ⅲ感棒 φ 的长度为其胫节的 1.4~1.7 倍 ·· 熊猫足螨(Chorioptes panda)

5. 虫体(含颚体)长 220~295μm;躯体的长度为刚毛 h2 和 h3 的 1.6~1.7 倍,为刚毛 cp 的 3~4 倍;足
Ⅲ(含跗端节)的长度约为其刚毛 sR 的 3 倍;足Ⅲ跗节的缘距弯曲,在其刚毛 f 基部的距未发育
　　·· 斯氏足螨(Chorioptes sweatmani)
　　虫体(含颚体)长 380~405μm;躯体的长度为刚毛 h2 和 h3 的 1.3~1.4 倍,为刚毛 cp 的 1.3~1.6 倍;
　　足Ⅲ(含跗端节)的长度约为其刚毛 sR 的 1.8~2 倍;足Ⅲ跗节的缘距平直,在其刚毛 f 基部的距小
　　而明显 ··· 得州足螨(Chorioptes texanus)

(三)瘙螨属

1. **种类概述** 瘙螨属,又称痒螨属,由 Gervais 于 1841 年建立,隶属于瘙螨亚科,模式种为绵羊瘙螨
(Psoroptes ovis Hering,1838)。已报道的种类除绵羊瘙螨外,还有马瘙螨(Psoroptes equi Hering,1838)、牛瘙
螨(Psoroptes bovis Gerlach,1857)、兔瘙螨(Psoroptes cuniculi Delafond,1859)、鹿瘙螨(Psoroptes cervinus Ward,
1915)、纳塔尔瘙螨(Psoroptes natalensis Hirst,1919)、马耳瘙螨(Psoroptes hippotis Railliet et Henry,1920)、皮
氏瘙螨(Psoroptes pienaari Fain,1970)及相关变种。

2. **分类历史** 瘙螨属的分类历史悠久而复杂。综合 Sweatman(1958b)、Bates(1999)、Wall et Kolbe
(2006)记载,最早的种类由 Hering 在 1838 年报道,分别在绵羊和马的体表检出,当时归于疥螨属(Sarcoptes),
而瘙螨属(Psoroptes)由 Gervais 于 1841 年建立;许多早期学者认为瘙螨属只有一个种,由 Fürstenberg 在 1861
年将其综合命名为普通痒螨(Dermatokoptes communis),Mégnin 则在 1877 年将来自绵羊、马、牛的体螨和兔的
耳螨分别命名为长喙瘙螨(Psoroptes longirostris)的变种,如长喙瘙螨绵羊变种(Psoroptes longirostris var. ovis)、
长喙瘙螨马变种(Psoroptes longirostris var. equi)、长喙瘙螨牛变种(Psoroptes longirostris var. bovis)、长喙瘙螨兔变
种(Psoroptes longirostris var. cuniculi);Raillet 在 1893 年又重新定义所有瘙螨为普通瘙螨(Psoroptes communis)
的变种,如普通瘙螨绵羊变种(Psoroptes communis var. ovis);Canestrini 在 1894 年命名来自瞪羚耳部的螨虫为瞪
羚瘙螨(Psoroptes gazellae),Ward 于 1915 年命名来自大角绵羊耳部的螨虫为鹿瘙螨(Psoroptes cervinus),Hirst
在 1919 年对检自南非纳塔尔省水牛体表的螨虫命名为纳塔尔瘙螨(Psoroptes natalensis),Henry 在 1920 年将
发现于马耳部的螨虫命名为马耳瘙螨(Psoroptes hippotis);Hirst 于 1922 年对来自不同家畜的瘙螨属螨虫进行
了仔细观查,发现形态差异很小,认为除纳塔尔瘙螨外,该属中其余种类应视为同一物种(普通瘙螨)或其变
种;Neveau-Lemaire 在 1938 年,再次将瘙螨属各变种重新定义为马瘙螨(Psoroptes equi)的变种,如马瘙螨绵羊
变种(Psoroptes equi var. ovis)。Sweatman(1958c)在对瘙螨属已有虫种进行形态学与生物学比较后,将其没有
差异的种类列为同物异名,仅保留 5 种瘙螨,即鹿瘙螨、兔瘙螨、马瘙螨、纳塔尔瘙螨、绵羊瘙螨,并建立了瘙
螨属雄螨的分类检索表。Bates(1999)记载了 Sweatman(1958c)保留的 5 种瘙螨,并列出了有待确认的 3 种

瘙螨,即 Vanek 与 Novakova 于 1959 年在欧洲野兔检出的马瘙螨野兔变种(*Psoroptes equi* var. *leporis*),Chavez 与 Guerrero 于 1965 年在羊驼耳部、Alverado 等于 1966 年在美洲驼的耳部与体部检出的奥奇瘙螨(*Psoroptes auchinae*)或普通瘙螨奥奇变种(*Psoroptes communis* var. *auchinae*),以及 Fain 于 1970 年在非洲水牛的头部检出并命名的皮氏瘙螨(*Psoroptes pienaari*)。Wall et Kolbe(2006)对 Hering 在 1838 年发表的原始文献进行了详细分析,认为尽管原文首先描述的种类是 *Sarcoptes equi*(即 *Psoroptes equi*),但最先完整描述的种类是 *Sarcoptes ovis*(即 *Psoroptes ovis*),故认为绵羊瘙螨(*Psoroptes ovis*)有分类优先。Bochkov(2010)仅保留了 3 种瘙螨,即绵羊瘙螨、纳塔尔瘙螨、皮氏瘙螨,将马瘙螨、兔瘙螨、鹿瘙螨列为绵羊瘙螨的同物异名。

3. 基本形态特征 虫体呈卵圆形或长圆形,颚体呈长圆锥形,螯肢与须肢细长,体表有细皱纹,跗节上的吸盘柄长而分节。雄螨的足 I~III 跗节上有带柄吸盘,足 IV 不发达、跗节上无吸盘,体末端 2 个尾突发达,尾突基部的前方腹面有 2 个环状肛侧吸盘。雌螨的足 I、足 II、足 IV 的跗节上有带柄吸盘,足 III 跗节上有 2 根长刚毛、无吸盘。

4. 分类检索表 参照 Sweatman(1958c)依据瘙螨属各虫种雄螨尾突刚毛 *h2* 的形状与长度(图 37-40)编制分类检索表如下。

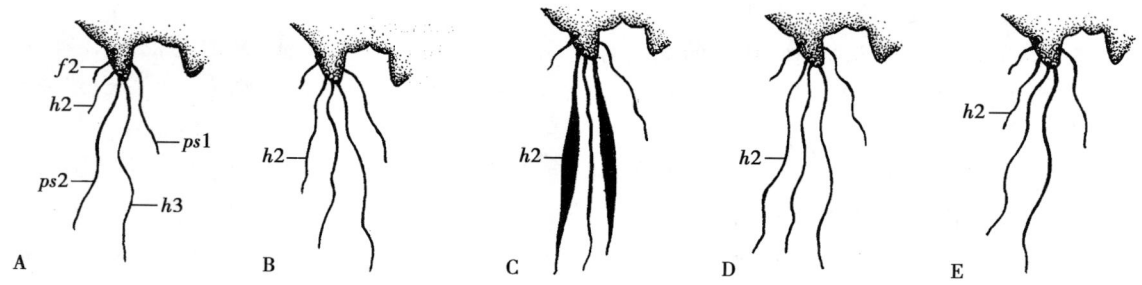

A. 兔瘙螨(*Psoroptes cuniculi*);B. 鹿瘙螨(*Psoroptes cervinus*);C. 纳塔尔瘙螨(*Psoroptes natalensis*);D. 马瘙螨(*Psoroptes equi*);E. 绵羊瘙螨(*Psoroptes ovis*)。

图 37-40 瘙螨(*Psoroptes*)(♂)尾突刚毛图
(引自 Sweatman)

瘙螨属雄螨分类检索表

1. 寄生于耳部 ·· 2
   寄生于体部 ·· 3
2. 成螨尾突刚毛 *h2* 长 64~164μm ··· 兔瘙螨(*Psoroptes cuniculi*)
   成螨尾突刚毛 *h2* 长 145~354μm ··· 鹿瘙螨(*Psoroptes cervinus*)
3. 成螨尾突刚毛部分呈竹片状 ······························ 纳塔尔瘙螨(*Psoroptes natalensis*)
   成螨尾突刚毛全部呈线状 ··· 4
4. 成螨突刚毛 *h2* 长约 333μm ··· 马瘙螨(*Psoroptes equi*)
   成螨突刚毛 *h2* 长 74~258μm ································· 绵羊瘙螨(*Psoroptes ovis*)
   成螨突刚毛 *h2* 长 145~354μm,分布于美国 ················· 鹿瘙螨(*Psoroptes cervinus*)

(四)耳螨属

1. 种类概述 耳螨属,又称癞螨属、耳痒螨属、耳恙虫属,由 Canestrini 于 1894 年建立,隶属于瘙螨亚科,模式种为犬耳螨[*Otodectes cynotis*(Hering,1838)Canestrini,1894]。已报道的种类除犬耳螨外,还有 3 个变种,即,犬耳螨犬变种(*Otodectes cynotis* var. *canis* Neveu-Lemaire,1938)、犬耳螨猫变种(*Otodectes cynotis* var. *cati* Neveu-Lemaire,1938)、犬耳螨雪貂变种(*Otodectes cynotis* var. *furonis* Neveu-Lemaire,1938)。

2. 分类历史　据 Sweatman（1958b）记载，Hering 于 1838 年首次在家犬的耳部检出螨虫，命名为犬疥螨（*Sarcoptes cynotis*）；Bendz 在 1859 年认为其归属错误，调整到 Gerlach 建立的共栖螨属（*Symbiotes*），名称为犬共栖螨（*Symbiotes canis*）；同年，Gervais 和 van Beneden 摒弃共栖螨属，用足螨属（*Chorioptes*）替代；Mégnin 在 1877 年将来自猫的螨命名为无尾足螨猫变种（*Chorioptes ecaudatus* var. *catotis*，在 1878 年将来自雪貂的螨命名为耳足螨雪貂变种（*Chorioptes auricularum* var. *furonis*）；Neumann 在 1914 年，将来自犬的螨命名为犬足螨犬变种（*Chorioptes cynotis* var. *canis*）；Canestrini 在 1894 年为来自猫、雪貂和犬的螨建立了耳螨属（*Otodectes*），分别命名为猫耳螨（*Otodectes cati*）、雪貂耳螨（*Otodectes furonis*）、犬耳螨（*Otodectes cynotis*）；Sweatman 还观察了来自不同动物耳螨的卵在体外发育及完成生活史情况，发现来自狗、狐狸、猫和雪貂的耳螨在生物学上无法区分，加上这些耳螨的形态相似，认为不同动物的耳螨变种应被忽略，这些变种都应归于犬耳螨。

3. 基本形态特征　虫体呈卵圆形，体表有稀疏的刚毛和细皱纹，跗节上的吸盘柄短而不分节。雄螨的足Ⅰ~Ⅳ跗节上有带柄吸盘，尾突不发达，每个尾突上有 2 根长刚毛和 2 根短刚毛，尾突基部的前方腹面有 2 个环状肛侧吸盘。雌螨的足Ⅰ、足Ⅱ的跗节上有带柄吸盘，足Ⅳ极小、不能伸出躯体边缘。

（五）痂螨属

1. 种类概述　痂螨属，又称卡帕痒螨属，由 Canestrini 于 1894 年建立，隶属于瘙螨亚科，模式种为刺毛痂螨［*Caparinia setifera*（Mégnin,1880）Canestrini,1894］。已报道的种类除刺毛痂螨外，还有赤狐痂螨［*Caparinia vulpis*（Mégnin,1880）Canestrini,1894］、三毛痂螨［*Caparinia tripilis*（Michael,1889）Canestrini,1894］、艾鼬痂螨（*Caparinia ictonyctis* Lawrence,1955）、刺猬痂螨（*Caparinia erinacei* Fain,1962）、冠鼠痂螨（*Caparinia lophiomys* Fain,1975）、北非痂螨（*Caparinia algirus* Fain et Portús,1979）。

2. 基本形态特征　雄螨小于雌螨。跗节吸盘（爪垫）呈钟形，柄短不分节；雄螨的足Ⅰ~Ⅳ跗节和雌螨的足Ⅰ、足Ⅱ跗节有吸盘，雌螨和若螨的足Ⅲ和足Ⅳ跗节无吸盘。雄螨背面有一个拉长的前背板和一个四方形的后背板，腹部后端每侧有 3 个突起，每个突起上具 1 根长刚毛；足Ⅲ跗节具 3 根长刚毛。雌螨和若螨仅有前背板；足Ⅳ细小，足Ⅲ和足Ⅳ的末端具 3 根长刚毛；腹部后端有 1 或 2 对长刚毛。雌、雄成螨第一对足的基内突在腹面中央不相遇，但每侧足Ⅰ与足Ⅱ的基内突相遇；肛门开口于腹面末端。

3. 分类检索表　参照 Bochkov 等（2019）编制痂螨属雄螨与雌螨分类检索表如下。

痂螨属分类检索表

雄螨：

1. 足Ⅰ基节区闭合，足Ⅲ的长度为足Ⅳ的 1.3~1.5 倍，刚毛 *h2* 长于 400μm ·····································2

   足Ⅰ基节区向后开口，足Ⅲ的长度约为足Ⅳ的 1.7 倍，刚毛 *h2* 短于 300μm ····································冠鼠痂螨（*Caparinia lophiomys*）

2. 肛侧板远端几乎融合 ···3

   肛侧板远端间隔较宽 ···4

3. 足Ⅲ基节区完全闭合 ···艾鼬痂螨（*Caparinia ictonyctis*）

   足Ⅲ基节区半闭合 ···三毛痂螨（*Caparinia tripilis*）

4. 肛侧板呈宽圆形 ···5

   肛侧盾呈几乎笔直和近似平行的弧形 ···刺毛痂螨（*Caparinia setifera*）

5. 刚毛 *f2* 长于 90μm ··北非痂螨（*Caparinia algirus*）

   刚毛 *f2* 短于 50μm ··刺猬痂螨（*Caparinia erinacei*）

雌螨：

1. 无刚毛 *ps3* ···2

   有刚毛 *ps3* ···4

2. 足Ⅰ基节区闭合，足Ⅳ分为 5 节（胫节与跗节分离）··3

　　足 I 基节区向后开口,足Ⅳ分为 4 节(胫节与跗节融合)·················· 冠鼠痂螨(*Caparinia lophiomys*)
　3. 刚毛 $d2$ 和 $e1$ 之间的水平距离约为刚毛 $e1$ 和 $e2$ 之间的水平距离的 2 倍或以下,刚毛 $ps2$ 和 $f2$ 的基部彼此明显分开·················· 刺猬痂螨(*Caparinia erinacei*)
　　刚毛 $d2$ 和 $e1$ 之间的水平距离约为刚毛 $e1$ 和 $e2$ 之间的水平距离的 4 倍,刚毛 $ps2$ 和 $f2$ 的基部靠近或几乎接触·················· 北非痂螨(*Caparinia algirus*)
　4. 成螨体长(包括颚体)短于 450μm,刚毛 $h2$ 约为体长的 1.3 倍·················5
　　成螨体长(包括颚体)长于 450μm,刚毛 $h2$ 约为体长的 1.7~2 倍·········· 刺毛痂螨(*Caparinia setifera*)
　5. 刚毛 si 的基部与刚毛 se 的基盘相连·················· 三毛痂螨(*Caparinia tripilis*)
　　刚毛 si 的基部与刚毛 se 的基盘不相连·················· 艾鼬痂螨(*Caparinia ictonyctis*)

三、生物学

(一)个体发育和生活史

　　痒螨是一类卵生螨类,完整生活史包括 5 个阶段,即虫卵、幼螨、第一若螨、第二若螨、成螨,所有发育阶段均在宿主皮肤上进行。虫卵经 3 天左右孵出幼螨,幼螨体小,颜色浅,有 3 对足,第 1、2 对足有吸盘,第 3 对足末端有 2 根长刚毛。幼螨采食 1~1.5 天后进入静止期,然后蜕皮成为第一若螨。第一若螨采食 1 天后,经过静止期蜕皮成为雄螨或第二若螨。然后,雄螨以其肛侧吸盘与雌性第二若螨(青春雌)躯体后部的 1 对交配结节(copulatory tubercles)相接,抓住青春雌依附成对。约经 2 天后,青春雌脱皮为雌螨(携卵雌螨),躯体后端的瘤状突起消失,雄螨与雌螨正式进行交配。雌螨采食 1~2 天后,开始在宿主皮肤上产卵,卵呈椭圆形、不透明、灰白色,平均每天产卵 1.2~5.6 枚,一生可产卵约 40 枚。

　　痒螨可以世代相继地生活在同一宿主体表上。在一般条件下,一次完整的生活史发育需要 2~4 周,但在适宜条件下只需 9~12 天,其时间长短会受温度和相对湿度等外在因素以及宿主免疫状态的影响。在温度为 35℃、相对湿度为 80% 的条件下,虫卵孵化时间为 4 天,完成整个生活史约为 3 周。足螨、耳螨、痂螨的生活史发育与痒螨基本相似,耳螨全部发育过程需 18~28 天。

(二)生活习性与寿命

　　痒螨寄生于脊椎动物的皮肤表面,为无掘洞穴的专性外寄生虫,用其带齿的螯肢刺破宿主皮肤,以刺吸渗出液为食。痒螨对外界各种不利因素的抵抗力较强,离开宿主后,能在温度 6~8℃ 和湿度 85%~100% 的畜舍内存活 2 个月,在牧场上能活 35 天,在−12~−2℃ 时存活 4 天,在−25℃ 时仅存活 6 小时。Wilson 等(1977)发现,绵羊痒螨离开宿主体表后 17 天,仍具有感染性。Arlian 等(1981)发现,兔痒螨在温度为 5~30℃ 和相对湿度 20%~99% 的条件下,可离体存活 4~21 天。付雪红等(2008)报道了不同温度、湿度和培养环境对离体绵羊痒螨生存活力的影响,结果显示,痒螨的最适生长发育温度及繁殖期在 21~28℃ 范围内,随着温度的升高,痒螨的存活时间缩短;绵羊痒螨对 4℃ 低温有一定耐受力,但对 35℃ 以上的高温耐受力较弱;在同一温度下,相对湿度越高,各虫态存活时间越长;在相同条件下,通常成螨比若螨的存活时间长,雌螨比雄螨的存活时间长。绵羊痒螨的最长存活时间可达 48 天,兔痒螨达 84 天,牛足螨达 69 天。

(三)宿主多样性

　　痒螨科的螨虫寄生宿主广泛,可寄生于偶蹄目(Artiodactyla)、食肉目(Carnivora)、负鼠目(Didelphimorphia)、双门齿目(Diprotodontia)、猬形目(Erinaceomorpha)、蹄兔目(Hyracoidea)、兔形目(Lagomorpha)、奇蹄目(Perissodactyla)、披毛目(Pilosa)、灵长目(Primates)、啮齿目(Rodentia)的相关动物。其中,痒螨属的螨虫可寄生于偶蹄目的牛科(Bovidae)、奇蹄目的马科(Equidae)、兔形目的兔科(Leporidae)的相关动物;足螨属的螨虫可寄生于偶蹄目的牛科、鹿科(Cervidae)、骆驼科(Camelidae)、长颈鹿科(Giraffidae),奇蹄目的马科,兔形目的兔科,食肉目的臭鼬科(Mephitidae)、熊科(Ursidae)的相关动物;耳螨属的螨虫可寄生于食肉目的犬科(Canidae)、猫科(Felidae)、鼬科(Mustelidae)、浣熊科(Procyonidae),啮齿目的豚鼠科(Caviidae)的各类动物;痂螨属的螨虫可寄生于食肉目的鼬科、鬣狗科(Hyaenidae),猬形目的猬科(Erinaceidae),啮齿目的鼠科(Mruidae)、跳鼠科(Dipodidae)的相关动物。

四、生态学

(一) 地理分布与宿主选择

瘙螨科螨虫的分布范围与宿主密切相关,一方面取决于螨虫对宿主的选择性,另一方面取决于适宜宿主的地域分布。有些螨虫呈全世界分布,如,牛足螨(*Chorioptes bovis*)的寄生宿主包括牛科、马科、骆驼科、鹿科的相关动物,兔瘙螨(*Psoroptes cuniculi*)的寄生宿主包括兔科、牛科、马科、鹿科的相关动物,而这些动物又分布广泛,故牛足螨和兔瘙螨在亚洲、欧洲、美洲、非洲、大洋洲等均有报道。有些螨虫则呈地区性分布,如,熊猫足螨(*Chorioptes panda*)的寄生宿主仅报道有大熊猫和美洲黑熊,目前已知的地理分布仅限于中国的部分省市及法国、英国,而克氏足螨(*Chorioptes crewei*)仅报道于喀麦隆的红胁小羚羊,鹿瘙螨(*Psoroptes cervinus*)仅见于美国的大角绵羊和加拿大麋鹿,刺毛痢螨(*Caparinia setifera*)仅记录于南非的条纹鬣狗。

(二) 季节消长

瘙螨的生命周期虽不随季节而变化,但雌螨的产卵量与平均温度存在一定关系。温度越低,产卵量越大,雌螨的寿命越短。而在夏天处于休眠期的雌螨,产卵量少,寿命更长。因此,在盛夏时候,牛、羊的体表几乎没有螨虫,而到了秋天,螨虫开始恢复活动,到冬季,牛、羊的体表会出现大量螨虫。有学者观察到瘙螨在夏天出现休眠期与两种情况有关,其一,宿主体毛脱落或绵羊剪毛后,导致宿主皮肤的生理性变化;其二,随着螨病的进程,皮肤产生病理性变化,如结痂;宿主皮肤的这些变化,均不利于螨虫的生长。徐雪萍等(2010)对绵羊自然感染痒螨(瘙螨)的越夏情况进行了跟踪观察,发现绵羊痒螨在夏季随着气温的升高,逐渐进入潜伏期,大量螨虫死亡,痒螨寄生数量急剧减少,仅有极少数带卵雌螨移行寄生在颈部、耳廓周围毛密处,原患部逐渐长出新毛,绵羊痒螨以带卵雌螨的形式越夏。

五、中国重要种类

(一) 中国瘙螨主要代表种

1. 牛足螨

(1) 种名:牛足螨[*Chorioptes bovis*(Hering,1845)Gervais et van Beneden,1859]

(2) 形态特征:成熟螨呈卵圆形或椭圆形,颚体为长宽约相等的短圆锥形,体表有细纹。雄螨的足Ⅰ~Ⅳ和雌螨的足Ⅰ、足Ⅱ、足Ⅳ末端有带柄吸盘,柄短不分节,吸盘呈酒杯状。雄螨的足Ⅰ~Ⅲ长而较粗大,足Ⅲ末端有1根长刚毛,足Ⅳ不发达,其末端无长刚毛。雌螨的足Ⅰ~Ⅲ较粗壮,足Ⅲ末端有2根长刚毛无吸盘,足Ⅳ较细,其末端有1根长刚毛和3根短刚毛。雄螨的体末端有2个发达尾突,尾突呈近方形或稍偏长,每个尾突上有4根刚毛,其中2根呈叶片状,尾突基部前方的腹面有2个棕色杯状的肛侧吸盘。雌螨的产卵孔呈倒U形,位于足体区的中央。参照Sweatman(1957)描述各发育期虫体的形态特征如下。

1) 雌螨(图37-41):体型与若螨相近,足Ⅰ、足Ⅱ和足Ⅳ末端有吸盘,在腹面足体部中央出现阴门,体末端背面的生殖吸盘消失,保留若螨期足Ⅲ末端的2根长刚毛,体长306~415μm,体宽229~287μm。足Ⅰ、足Ⅱ长分别为138~164μm和125~167μm,足Ⅲ长87~106μm,其末端的前后刚毛长377~542μm和744~886μm,足Ⅳ长100~129μm,其末端有1个带柄吸盘和1根长刚毛、3根短刚毛。背面,刚毛与青春雌相似,前背板长92~107μm,其邻近的刚毛长

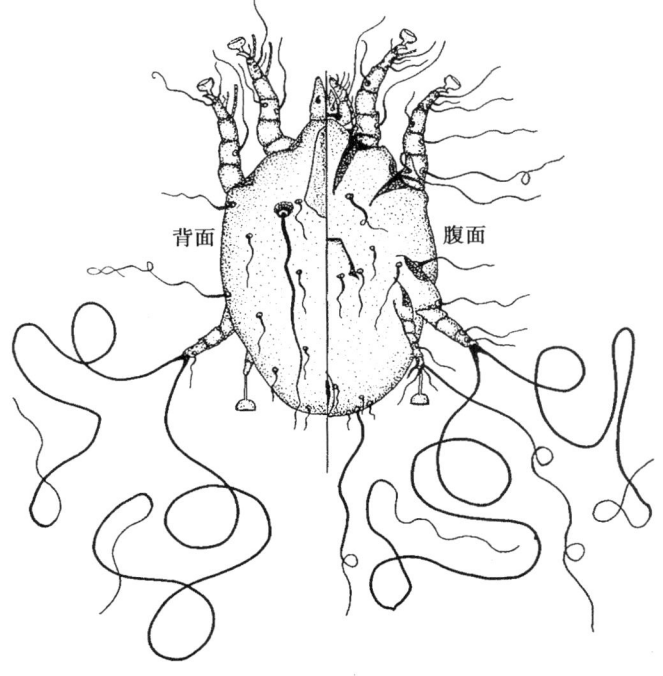

图37-41 牛足螨(*Chorioptes bovis*)(♀)
(引自 Sweatman)

背面   腹面

37~47μm，其后外侧的刚毛长 185~229μm；在 2 对
侧刚毛中，靠前足体的侧刚毛长 43~64μm，靠后
足体的侧刚毛长 129~158μm。腹面，足体区中央
有呈倒 U 形的产卵器，阴门为横裂状，其四周有 4
个长条形、不规则的外雌器殖板（图 37-42）；后足
区的刚毛为 4 对，比青春雌少 1 对；靠前足体的刚
毛长 56~71μm，体末端的长刚毛长 194~257μm。

2）雄螨（图 37-43）：形态上有明显变化，在背
部、腹部和足部都出现骨化，4 对足的末端都有吸
盘，体长 272~325μm（含尾突），体宽 208~238μm。
足Ⅰ、足Ⅱ的长度分别为 143~162μm 和 145~177μm，
足Ⅰ的膝节和胫节出现骨化；足Ⅲ长 150~166μm，
有 5 节，若螨时末端的 2 根长刚毛消失，跗节上出
现 3 根刚毛（1 长 2 短）、1 个爪垫（吸盘）、1 个带 2
齿的钩；足Ⅳ长 61~74μm，有 5 节，若螨时末端的

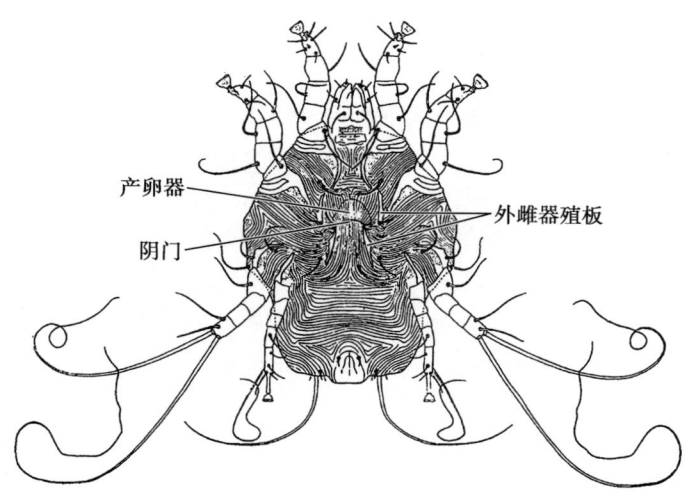

图 37-42　牛足螨（*Chorioptes bovis*）（♀）生殖器
（引自 Lavoipierre）

长刚毛消失，跗节远端出现带柄爪垫，爪垫的大小约为足Ⅰ~Ⅲ爪垫的一半。背面，前背板长 72~85μm，邻近刚
毛长 43~53μm，其后外侧的刚毛长 172~217μm，有侧刚毛 2 对，靠前足的侧刚毛长 71~87μm，靠后足的侧刚毛长
198~253μm；在背后端，第二若螨时的 2 对刚毛，由 1 对较长的体后刚毛和 2 个带刚毛的尾突替代；每个尾突上
有刚毛 5 根，其中 3 根出自尾突后内侧角共同基部，中间根刚毛向远端逐渐变细，两侧的刚毛向远端呈剑形或
披针形，另 2 根分别位于尾突外侧和前内侧。腹面，在肛门的前外侧各有 1 个肛侧吸盘（paranal sucker），其上
各有 1 根短刚毛，在后足体区中部的生殖器附近有刚毛 1 对和钩状物 2 对，靠前足体的刚毛长 81~103μm。

3）雌性第二若螨（青春雌，图 37-44）：虫体体型增大，长宽为（258~361）μm×（180~246）μm。足Ⅰ~

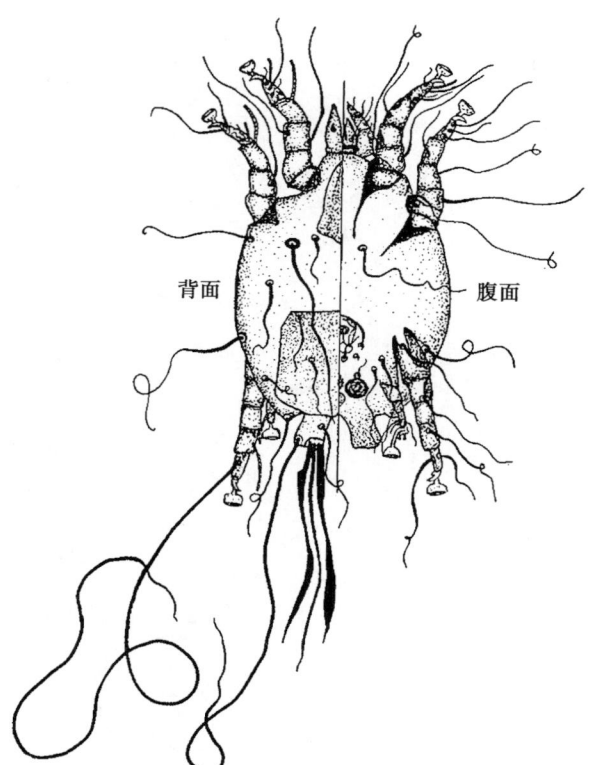

图 37-43　牛足螨（*Chorioptes bovis*）（♂）
（引自 Sweatman）

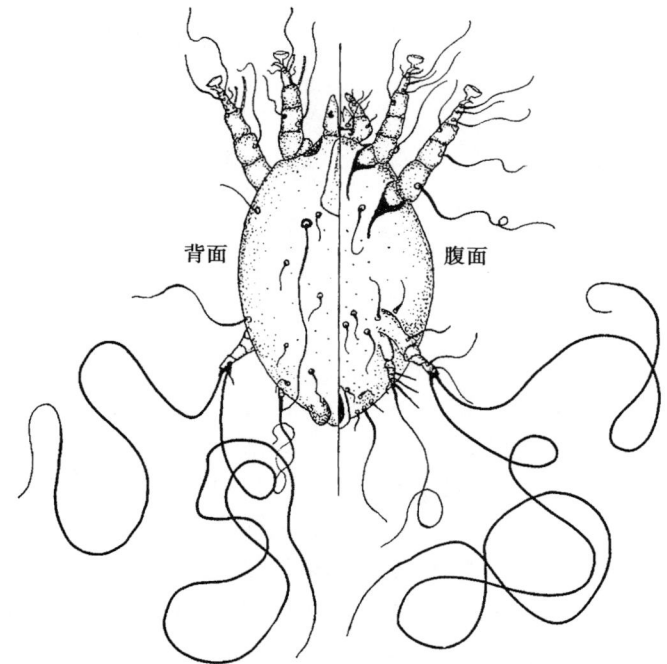

图 37-44　牛足螨（*Chorioptes bovis*）（♀）第二若螨
（引自 Sweatman）

足Ⅳ的长度分别为 97~119μm、95~115μm、36~53μm、27~32μm，足Ⅲ末端的前后刚毛长 233~327μm 和 534~669μm，足Ⅳ末端刚毛长 151~195μm。背面，前背板长 61~84μm，伴随的刚毛长 27~34μm，其后外侧的刚毛长 130~314μm；有侧刚毛 2 对，靠前足的侧刚毛长 30~45μm，靠后足的侧刚毛长 66~81μm；体后末端无横纹区域有 1 对突起的交配结节。腹面与雄性第二若螨相同，后足区有刚毛 5 对，靠前足体的刚毛长 32~61μm，体末端的长刚毛长 106~248μm。

4）雄性第二若螨（图 37-45）：体型增大，长宽为（230~336）μm×（165~250）μm。足Ⅰ和足Ⅱ的长度分别为 101~134μm 和 100~136μm，其转节上均有 1 根长刚毛，股节、膝节和胫节与第一若螨相同；足Ⅲ长 58~77μm，末端的前后刚毛长分别为 304~420μm 和 690~865μm；足Ⅳ长 30~40μm，由 5 节组成，且向远端逐渐变小，第 4 节有 1 根刚毛，末节有 4 根刚毛，末端刚毛长 293~364μm。背面，前背板长 58~80μm，伴随的刚毛长 35~48μm，其后外侧的刚毛长 153~192μm，有侧刚毛 2 对，靠前足的侧刚毛长 50~68μm，靠后足的侧刚毛长 104~158μm，有背毛 6 对。腹面，后足区有短刚毛 5 对（第一若螨为 3 对），其余刚毛数量相同，但长短有异，靠前足体的刚毛长 48~72μm，体末端的长刚毛长 138~198μm。

5）雌性第一若螨（图 37-46）：形态与雄性第一若螨相同，但在体末端的背面增加了 1 对交配结节（copulatory tubercles），虫体长宽为（176~285）μm×（145~238）μm。足Ⅰ~足Ⅲ的长度分别为 94~111μm、95~116μm、37~55μm，足Ⅲ末端的前后刚毛长 253~325μm 和 501~683μm；足Ⅳ由 4 节组成，长 19~34μm，末节有 2 根短刚毛和 1 根末端长刚毛，其长度为 140~240μm。背面，前背板长 57~76μm，伴随的刚毛长 24~35μm，其后外侧的刚毛长 103~142μm；有侧刚毛 2 对，靠前足的侧刚毛长 36~49μm，靠后足的侧刚毛长 72~97μm，另有 6 对背毛；在体后末端无横纹的区域有 1 对交配结节，该区域与雄性第一若螨相同区域的比较见图 37-47。腹面与雄性第一若螨相同，靠前足体的刚毛长 34~67μm，体末端的长刚毛长 74~109μm。

6）雄性第一若螨（图 37-48）：除体型增大和有足Ⅳ外，基本与幼螨相同，呈棕灰色，长宽为（188~280）μm×（140~209）μm。足Ⅰ~足Ⅲ的长度分别为 90~126μm、95~128μm、44~61μm，足Ⅲ末端的前后刚毛长 258~341μm 和 575~678μm；足Ⅳ由 4 节组成，长 21~31μm，末节有 2 根短刚毛和 1 根末端长刚毛，其长度为 180~246μm。背面，前背板长 55~71μm，伴随的刚毛长 24~40μm，其后外侧的刚毛长 110~171μm，有侧刚毛 2 对，靠前足的侧刚毛长

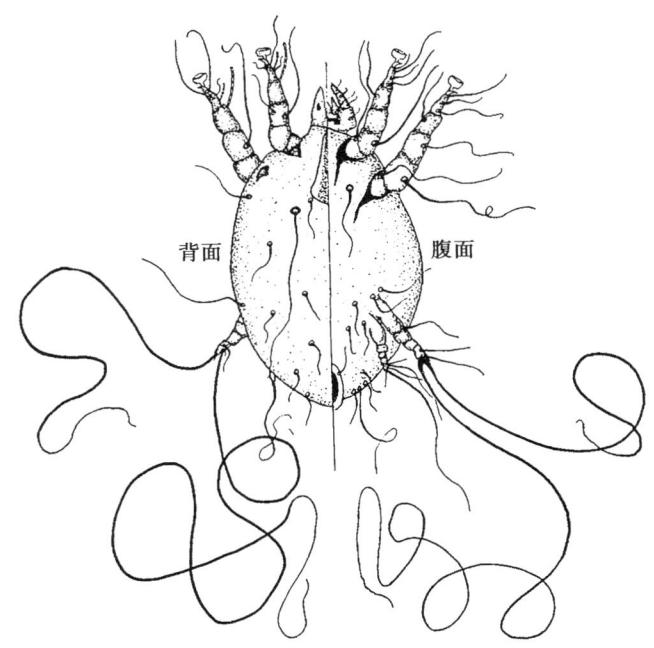

图 37-45　牛足螨（*Chorioptes bovis*）（♂）第二若螨
（引自 Sweatman）

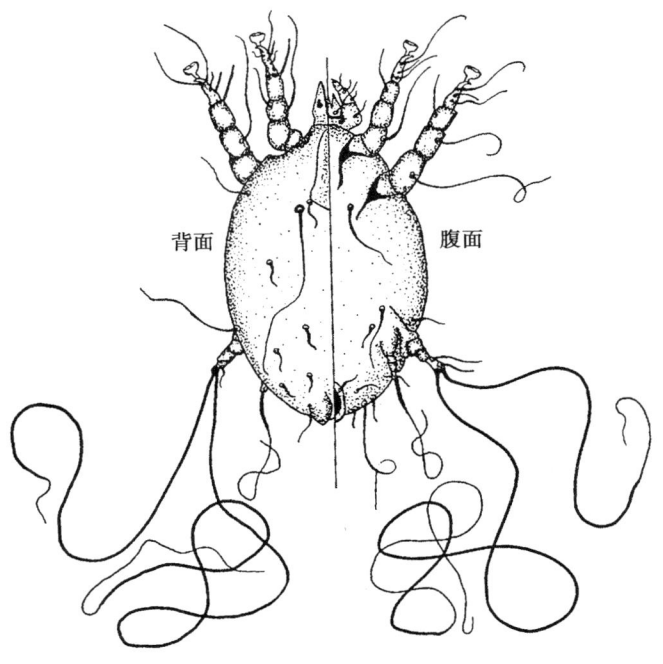

图 37-46　牛足螨（*Chorioptes bovis*）（♀）第一若螨
（引自 Sweatman）

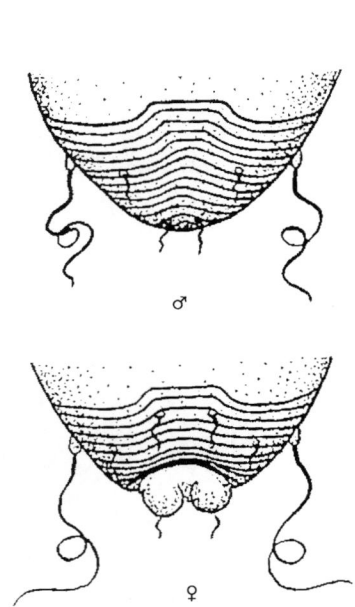

图 37-47 牛足螨（*Chorioptes bovis*）第一若螨体末端背面观
（引自 Sweatman）

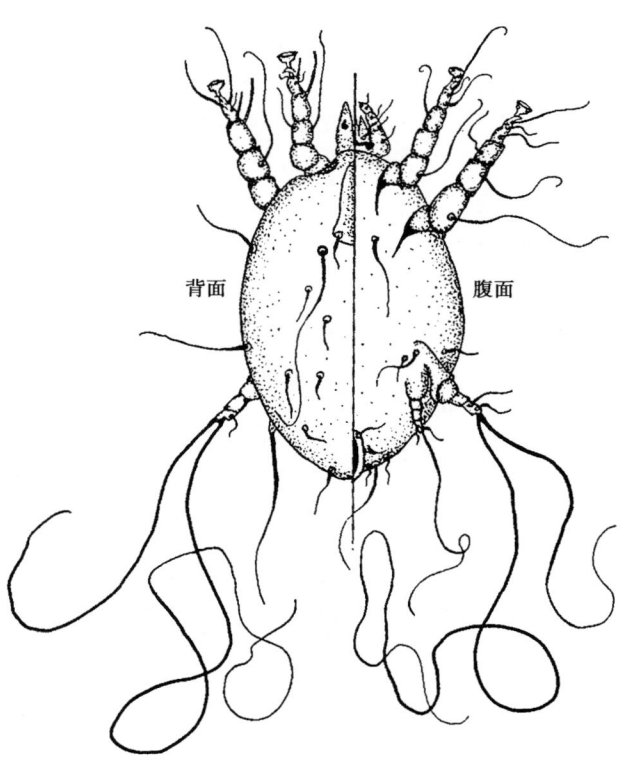

图 37-48 牛足螨（*Chorioptes bovis*）（♂）第一若螨
（引自 Sweatman）

36~56μm，靠后足的侧刚毛长 79~132μm；另有 6 对背毛，除幼螨的 5 对外，在体末端增加了 1 对。腹面，除幼螨阶段已有 4 对刚毛外，在后半体区增加了 5 对短刚毛，其中，1 对邻近足Ⅳ的基节，1 对位于肛门，1 对位于肛门附近，2 对位于体末刚毛的两侧；靠前足体的刚毛长 37~61μm，体末端的长刚毛长 82~150μm。

7）幼螨（图 37-49）：呈长椭圆形，长宽为（131~236）μm×（82~175）μm，刚孵出时为半透明白色，但很快变为棕灰色。足Ⅰ、足Ⅱ有吸盘，长度几乎相等，分别为 74~101μm 和 77~101μm；足Ⅲ较短，长为 37~54μm，有 2 根长刚毛，前刚毛长 200~312μm，后刚毛长 462~654μm。背面，前端有 1 块呈长钟形或等腰三角形的背板，背板底角附近有 1 对刚毛，而后外侧的 1 对刚毛长 87~112μm；外侧有刚毛 2 对，靠前足的刚毛长 20~38μm，靠后足的刚毛长 58~81μm；此外，还有短刚毛 5 对，除背板外的部位由表纹覆盖。腹面，有短刚毛 4 对，其中，位于足Ⅱ基节内侧的 1 对刚毛长 34~60μm，足Ⅲ基节内、外侧各 1 对，位于肛门两侧的 1 对体末端刚毛长 71~118μm；除体后肛门外，均由表纹覆盖，前部表纹呈 V 形。

8）虫卵（图 37-50）：呈椭圆形，表面为亮白色，长

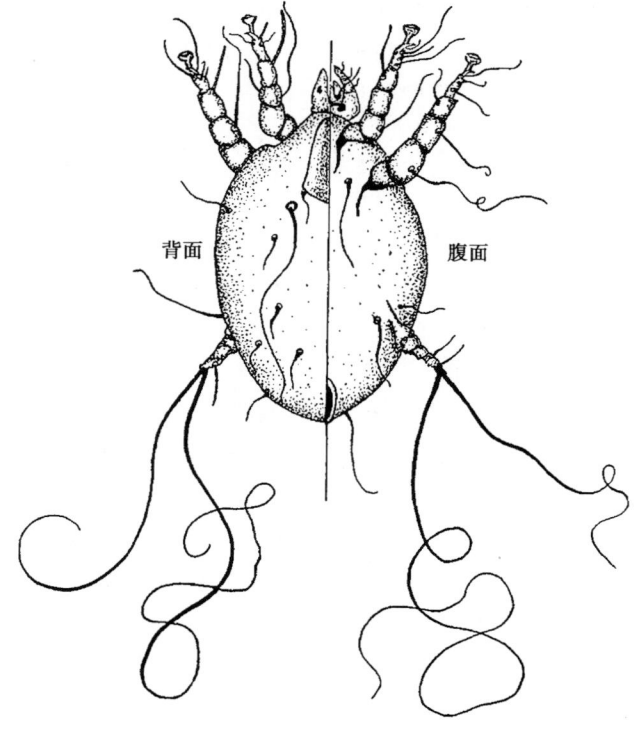

图 37-49 牛足螨（*Chorioptes bovis*）幼螨
（引自 Sweatman）

139~181μm,在靠近一端的卵壳上有2个疣状突起。

（3）生活习性:牛足螨寄生于宿主的皮肤表面,用螯肢刺吸皮肤渗出液为食。雌螨在皮肤上产卵,虫卵呈椭圆形。约经4天,虫卵孵出幼螨,在35℃、相对湿度80%的离体条件下,幼螨通常可保持活力3~5天,最长可达12天。幼螨有足3对,足Ⅰ、足Ⅱ末端有吸盘,足Ⅲ末端无吸盘有2根长刚毛。幼螨经22~30小时的静止状态后,蜕皮成为第一若螨,有足4对,足Ⅳ末端有1根长刚毛。第一若螨经3~5天的采食,体型变大,然后经22~30小时的静止状态后,蜕皮成为雄性第二若螨或青春雌。雄性第二若螨通常保持活力3~5天后,进入静止状态,脱皮成为成雄螨。雄螨在毛发和表皮碎片中快速移动,找到青春雌后,用足Ⅲ拽住青春雌的后部,往其体后部拖拽,最后雄螨用肛侧吸盘与青春雌的附着吸盘相连结合(图37-51)。这种结合通常持续4~8天,随着青春雌脱皮为雌螨,雄螨与雌螨正式交配(图37-52),交配后雄螨与雌螨分离。雌螨产卵期为3~16天,每天产卵1~3枚。产卵雌螨的寿命可达21天,而未产卵雌螨的寿命可达30天,部分可达49~55天,雄螨的寿命可达49天。

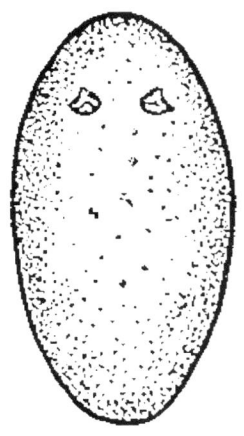

图 37-50　牛足螨(*Chorioptes bovis*)虫卵
（引自 Sweatman）

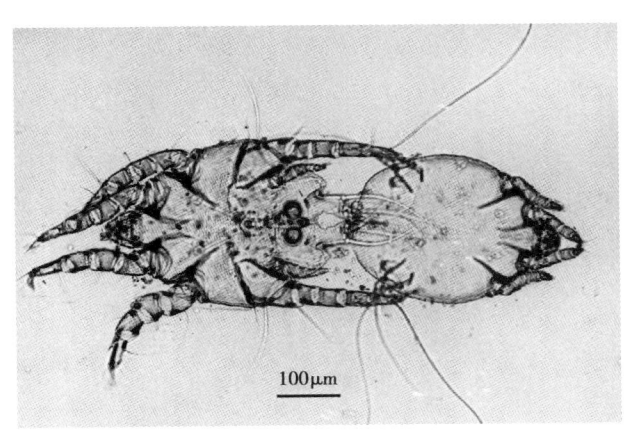

图 37-51　牛足螨(*Chorioptes bovis*)雄螨与青春雌
（引自 Shibata 等）

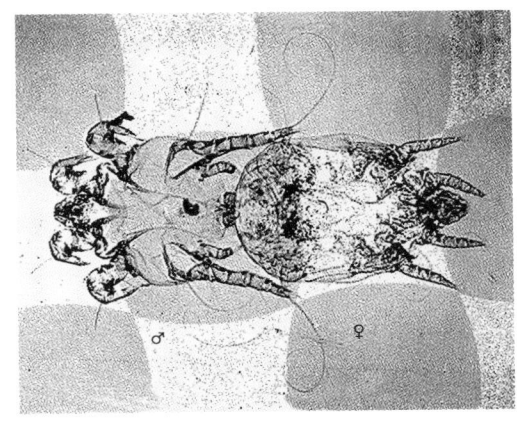

图 37-52　牛足螨(*Chorioptes bovis*)雄螨与雌螨交配
（引自 Sweatman）

（4）宿主范围:寄生宿主广泛,已报道的宿主有牛科动物、鹿科动物、骆驼科动物、马科动物。

（5）与疾病的关系:寄生在宿主的耳部、颈部、蹄部、腿部、尾根部、肛门附近及股内侧乳房基部等部位的皮肤,可引起宿主的寄生性皮肤病,引发寄生部位皮肤的肿胀、脱毛、结痂等,导致宿主瘙痒不安、采食减少,感染严重时,宿主体重降低、产乳量下降。

（6）地理分布:呈世界性分布。

2. 犬耳螨

（1）种名:犬耳螨[*Otodectes cynotis*(Hering,1838)Canestrini,1894]

（2）形态特征:成熟螨呈卵圆形或近圆形,体表有细纹和少量刚毛。雄螨的足Ⅰ~Ⅳ和雌螨的足Ⅰ、足Ⅱ末端有带柄吸盘,柄短不分节,吸盘呈酒杯状。雄螨的足Ⅰ~Ⅲ长而较粗大,足Ⅲ末端有2根长刚毛,足Ⅳ伸出体外的长度约为足Ⅲ的一半,其末端有1根长刚毛。雌螨的足Ⅰ~Ⅲ较粗壮,足Ⅲ末端有2根鞭形长刚毛和1根短刚毛,足Ⅳ极小,不伸出体边缘,其末端有2根长刚毛和3根短刚毛。雄螨的体末端有2个不发达的尾突,尾突基部前方的腹面有2个环状肛侧吸盘。雌螨的阴门呈一横向狭缝,位于足体区的中央。参照Sweatman(1958b)描述各发育期虫体的形态特征如下。

1）雌螨（图37-53）：从第二若螨发育到携卵雌螨的过程中，体后端背侧的附着吸盘消失，腹面出现足Ⅳ和阴门，体型和刚毛数与第二若螨一致。虫体呈卵圆形，体型增大，长宽为（345~451）μm×（270~296）μm，螯肢长69~81μm。足Ⅰ长171~190μm，足Ⅱ长171~188μm，跗节有带柄吸盘，柄短不分节；足Ⅲ长143~164μm，跗节无吸盘，除第二若螨已有的刚毛外，跗节上增加了1根刚毛；足Ⅳ短小不伸出体外，长31~47μm，由5节组成，末节上有2根长刚毛和3根短刚毛。背面，前背板的形状、背毛对数（9对）和位置，均与第二若螨一致，但体后端的1对交配结节消失。腹面，腹毛的数量（12对）和位置与第二若螨一致，在足体区的中央有一个呈横裂缝的阴门（产卵孔），在阴门的四周有4个长条形、不规则的外雌器殖板。

2）雄螨（图37-54）：从第二若螨发育到成熟雄螨的过程中，体后端背侧的交配结节消失，体型发生较大变化，足Ⅳ明显，腹面后部出现1对生殖吸盘，体后端轻微内陷形成2个小尾突。虫体呈卵圆形，体型继续增大，长宽为（274~362）μm×（209~296）μm，螯肢长66~74μm。足Ⅰ、足Ⅱ粗细基本相同，足Ⅲ粗壮与足Ⅳ伸出体外，足Ⅰ长153~193μm，足Ⅱ长155~198μm，足Ⅲ长219~259μm，足Ⅳ长113~138μm；足Ⅰ~Ⅳ的跗节上均有带柄吸盘，柄短不分节；足Ⅲ跗节有2根长刚毛和1根稍长刚毛，足Ⅳ跗节有1根长刚毛和2根短刚毛。背面，除第二若螨已有的前背板和9对背毛外，在体后半部有一块大的后背板，覆盖了后半体的大部分区域；体末端的小尾突上着生长刚毛1对、中长刚毛2对和短刚毛1对。腹面，在第二若螨期的肛周刚毛和1对后足体刚毛消失；在后足体区的中央有雄性生殖器，体后部邻近肛门的中央有对1对肛侧吸盘，每个肛侧吸盘着生1根短刚毛；小尾突上除背面可见的4对刚毛外，腹面还有1对短刚毛。

3）第二若螨（图37-55）：该阶段未显示出性别分化，足Ⅳ不明显，在体后端出现1对交配结节。虫体呈卵圆形，体型增大，长宽为（225~356）μm×（151~262）μm，螯肢长55~60μm。足Ⅰ长121~142μm，足Ⅱ长122~143μm，末端有带柄吸盘；足Ⅲ长72~82μm，末端无吸盘，有2根长刚毛，前刚毛短于后刚毛。背面，前背板的形状、背毛的对数（9对）和位置，均与第一若螨一致，在体后端有1对交配结节。腹面，除第一若螨的10对腹毛外，在后足体区增加了2对腹毛。

4）第一若螨（图37-56）：该阶段没有显示出两性分化，虽然出现足Ⅳ，但不明显，刚毛除幼螨期所见外，

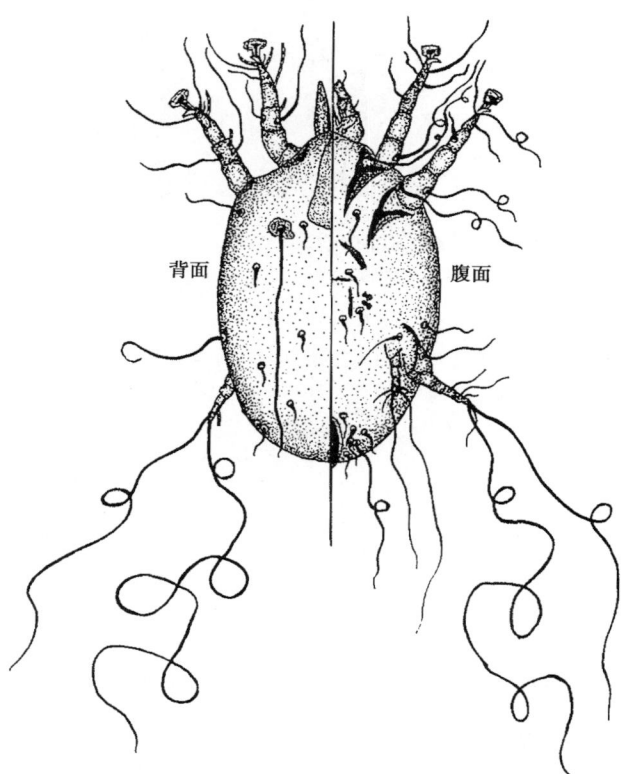

图37-53 犬耳螨（*Otodectes cynotis*）（♀）成螨
（引自 Sweatman）

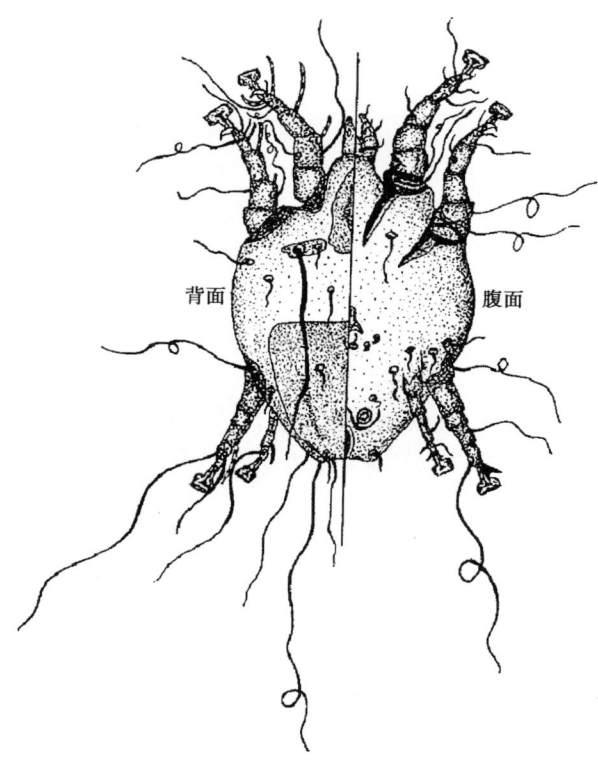

图37-54 犬耳螨（*Otodectes cynotis*）（♂）成螨
（引自 Sweatman）

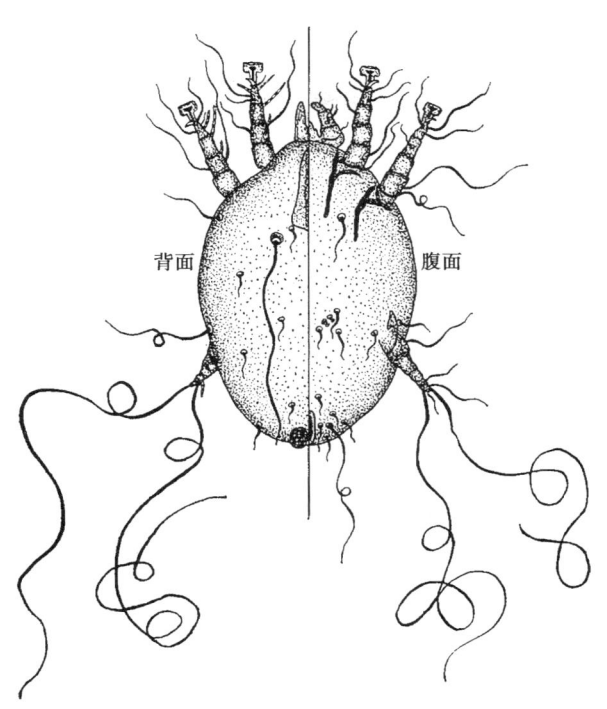

图 37-55　犬耳螨（*Otodectes cynotis*）第二若螨
（引自 Sweatman）

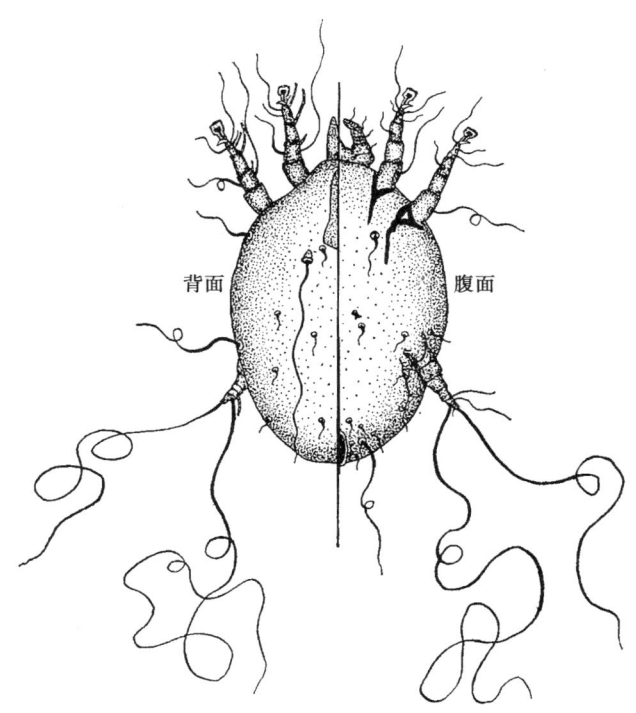

图 37-56　犬耳螨（*Otodectes cynotis*）第一若螨
（引自 Sweatman）

另有增加。虫体呈卵圆形，体型增大，长宽为（187~293）μm×（150~214）μm，螯肢长 43~55μm。足Ⅰ长 97~127μm，足Ⅱ长 106~122μm，末端有带柄吸盘；足Ⅲ长 60~79μm，末端无吸盘，有 2 根长刚毛，后刚毛长于前刚毛；足Ⅳ长 5~8μm，由 2 个小节组成，在末节上有 1 根短刚毛和 1 根稍长的端刚毛。背面，除有幼螨的三角形前背板和相同的背毛数（8 对）外，在躯体的后中部增加了 1 对短背毛。腹面，除有幼螨的 4 对腹毛外，在后足体区增加了 1 对腹毛，并在体后部增加了 5 对腹毛。

　　5）幼螨（图 37-57）：虫体柔软，呈卵圆形，灰褐色，长宽为（138~224）μm×（103~159）μm，螯肢长 37~52μm。足Ⅰ、足Ⅱ有 6 节，长度相等，为 77~105μm，末端有带柄吸盘；足Ⅲ稍弱，有 6 节，长为 55~72μm，末端无吸盘，有 2 根长刚毛，后刚毛长于前刚毛。背面，前端有 1 块呈三角形的硬化背板，除背板外的部位由细条纹覆盖；背板后角的附近有短刚毛 1 对，后外侧有长刚毛 1 对；另有背毛 6 对（牛足螨的背毛为 7 对），包括背侧毛 3 对和背中毛 3 对。腹面，有腹毛 4 对，其中，足Ⅱ基节内侧 1 对和足Ⅲ基节内、外侧各 1 对毛较短，体末端肛侧 1 对毛稍长；除体后肛门外，腹部表面均有细条纹。

　　6）虫卵：呈椭圆形、褐色，长 166~206μm，在靠近一端的卵壳上有 2 个疣状突起。当孵出幼螨时，虫卵沿纵轴裂开。

　　（3）生活习性：犬耳螨寄生于宿主的外耳道，用螯肢咀嚼坏死的表皮为食。雌螨在宿主的外耳

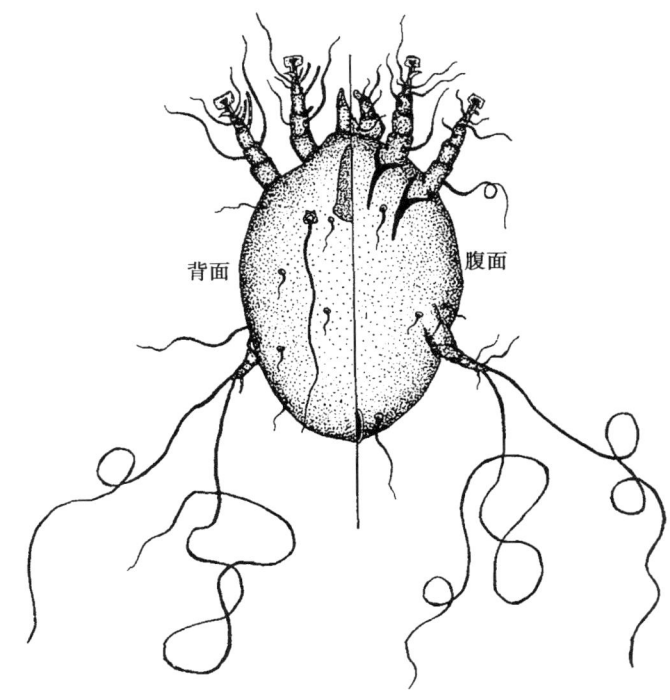

图 37-57　犬耳螨（*Otodectes cynotis*）幼螨
（引自 Sweatman）

道内产卵,虫卵呈椭圆形。在适宜条件下,约经 4 天,虫卵孵出幼螨。幼螨、第一若螨和第二若螨,分别经过 3~5 天活动期的不断采食,有时达 10 天以上,使其体型逐渐增大,然后分别经过 22~30 小时的静止期。静止期后,幼螨完成蜕皮成为第一若螨,第一若螨完成蜕皮成为第二若螨,第二若螨完成蜕皮可成为雄螨或携卵雌螨。从形态上不能确定幼螨、第一若螨和第二若螨的性别,第一若螨体后端背侧无交配结节,第二若螨则有交配结节,但与性别无关。在雄螨形成不久,开始寻找第二若螨,通过其腹面后部的肛侧吸盘与第二若螨后端背侧的交配结节结合成对(图 37-58)。这种结合的持续时间,取决于第二若螨的发育程度。当结合的第二若螨完全发育为成螨时,在这种新生的成螨中,一部分为雄螨,另一部分为携卵雌螨。只有由第二若螨与雄螨结合后发育形成的携卵雌螨才能正常产卵,而未与雄螨结合直接由第二若螨蜕皮形成的携卵雌螨不能产卵。雌螨产卵时,有分泌物从阴门流出,从而将虫卵附着于产卵处。在体外条件下,完成整个生活史(从虫卵孵化到雌螨产虫)需要 18~28 天。

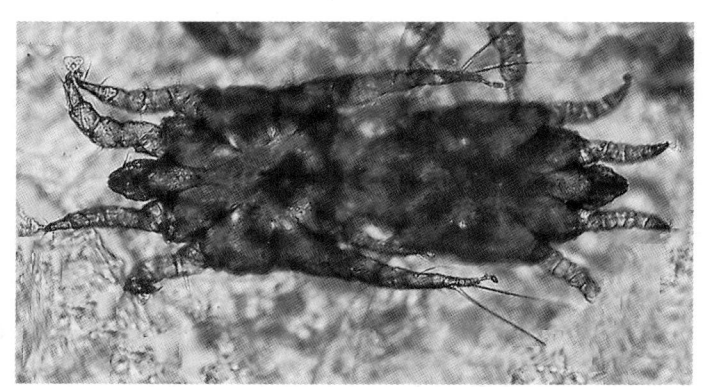

图 37-58 犬耳螨(*Otodectes cynotis*)雄螨与第二若螨结合
(引自 da Cruz 等)

(4)宿主范围:寄生宿主较为广泛,已报道的宿主有犬科动物、鼬科动物,豚鼠科动物、浣熊科动物,并有人体感染报道。

(5)与疾病的关系:寄生在宿主的外耳道皮肤,可引起宿主的寄生性皮肤病,引发寄生部位皮肤的破损、出血、结痂等,可堵塞耳道,导致宿主瘙痒不安,不断摇头与搔抓耳部。

(6)地理分布:呈世界性分布。

3. 兔痒螨

(1)种名:兔痒螨[*Psoroptes cuniculi*(Delafond,1859)Canestrini et Kramer,1899]

(2)形态特征:虫体呈长椭圆形或近圆形,灰黄色或类黑色,体部背面和腹面具有细横纹。口器为长圆锥状,伸出体前端,螯肢和须肢细长。雄螨的足Ⅰ~Ⅲ和雌螨的足Ⅰ、Ⅱ、Ⅳ末端有带柄吸盘,柄长而分节;雄螨的足Ⅳ不发达,无吸盘,有短刚毛;雌螨的足Ⅲ末端有 2 根长刚毛,无吸盘。雄螨的体末端凹陷明显,形成 2 个发达尾突,尾突基部的前方腹面有 2 个肛侧吸盘。参照 Sweatman(1958c)描述各发育期虫体的形态特征如下。

1)雌螨(图 37-59):虫体型态与青春雌相似,在腹面出现阴门,而青春雌期的背后端交配结节消失。虫体呈卵圆形,长宽为(403~749)μm×(351~499)μm,螯肢长 97~158μm。足Ⅰ长 200~311μm,足Ⅱ长 209~322μm,跗节有带柄吸盘,柄长 74~100μm,分节;足Ⅲ长 158~277μm,跗节无吸盘,有 2 根长刚毛、2 根短刚毛及 1 根

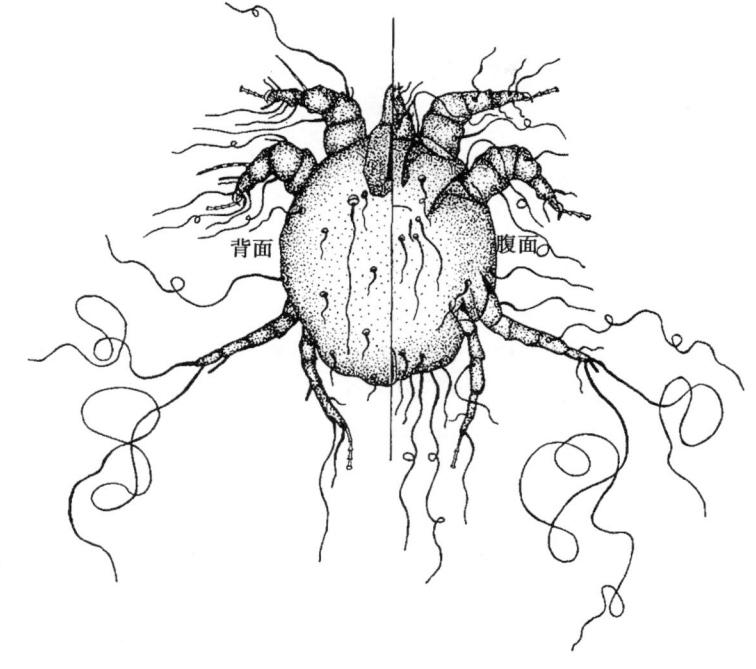

背面　　　　　腹面

图 37-59 兔痒螨(*Psoroptes cuniculi*)(♀)成螨
(引自 Sweatman)

短杆；足Ⅳ长180~270μm，跗节有带柄吸盘，柄长分节，另有刚毛5根和1根短杆。背面，除体后交配结节消失外，前背板形状和10对背毛的分布与青春雌一致。腹面，阴门呈横向裂缝，位于前足体区后部，通常在阴门的后面有3对腹毛（图37-60A），但有时只有2对（图37-60B）；后足体区腹毛2对，体后部腹毛5对。

2）雄螨（图37-61）：从雄性第二若螨发育到雄螨，除体型增大和背、腹面有明显变化外，足Ⅲ末节顶端原有的2根鞭形刚毛消失，出现2个叉齿和1个带柄吸盘，柄长分节；足Ⅳ末节顶端原有的分节长柄消失，出现2个带微细柄的小裂突。虫体呈卵圆形，长宽为（431~547）μm×（322~462）μm，螯肢长81~108μm。足Ⅰ长213~269μm，足Ⅱ长214~274μm，末端有带柄吸盘，柄长69~85μm，分节；足Ⅲ长293~412μm，跗节上有长、中、短刚毛各1根，顶端有2个叉齿和1个带柄吸盘，柄长分节；足Ⅳ长105~132μm，有6节，跗节上有2根短刚毛，末端有2个小裂突。背面，除第二若螨已有的前背板外，在体后半部有一块大的后背板，覆盖了后半体的大部分区域；背毛为9对（比若螨期少1对），体末端有1对大尾突，每个尾突带2根长刚毛和3根中等短刚毛。腹面，在肛门前侧方有1对肛侧吸盘，每个吸盘旁有1根短刚毛；在后足体区的中央出现生殖器和1对腹毛，而在若螨期的肛周腹毛和1对后足体腹毛消失。

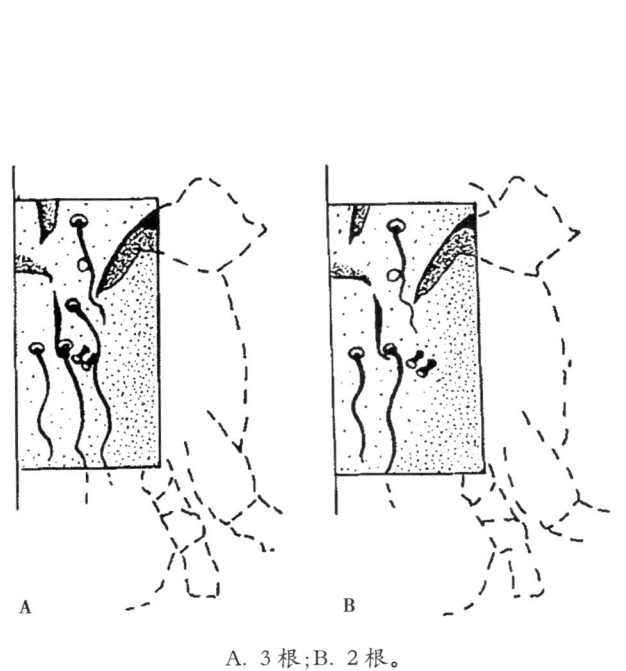

A. 3根；B. 2根。

图37-60　兔痒螨（*Psoroptes cuniculi*）（♀）阴门后腹毛
（引自 Sweatman）

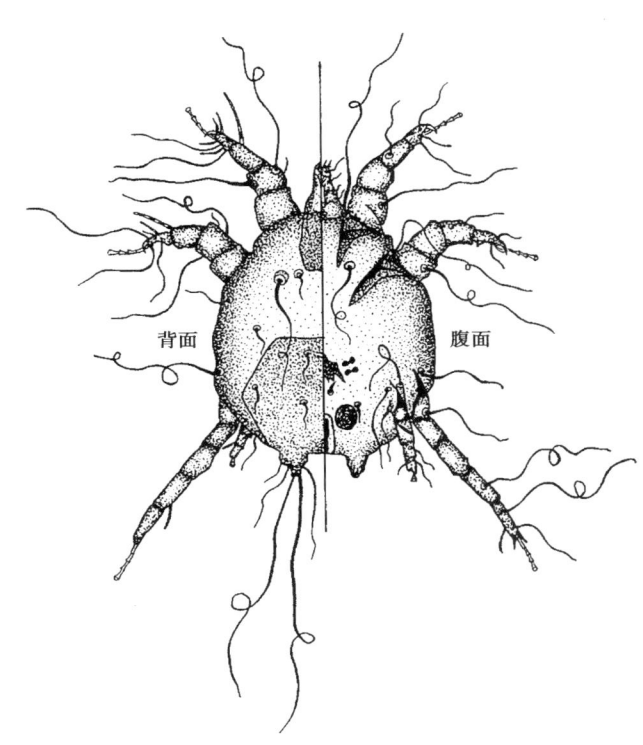

图37-61　兔痒螨（*Psoroptes cuniculi*）（♂）成螨
（引自 Sweatman）

3）雌性第二若螨（青春雌，图37-62）：除体后端背面有1对交配结节外，背面、腹面、颚体和足的特征与雄性第二若螨相同。虫体呈卵圆形，长宽为（346~670）μm×（316~435）μm，螯肢长77~97μm。足Ⅰ长145~184μm，足Ⅱ长137~182μm，足Ⅲ长77~109μm，足Ⅳ长77~111μm，足Ⅰ和足Ⅱ末端的柄长35~56μm，其余特征同雄性第二若螨。背面的形态特征与雌性第一若螨相同。腹面的形态特征与雄性第二若螨相同。

4）雄性第二若螨：虫体体型继续增大，腹面后足体区增加2对腹毛，基本形态除没有体后端背侧的交配结节外，与青春雌相同。虫体呈卵圆形，长宽为（370~547）μm×（274~380）μm，螯肢长79~90μm。足Ⅰ长163~204μm，足Ⅱ长163~209μm，末端有带柄吸盘，柄长52~68μm，分节；足Ⅲ长129~145μm，末端无吸盘，有2根长刚毛，后刚毛比前刚毛长；足Ⅳ长118~147μm，有5根刚毛，其中3根短刚毛和2根稍长刚毛。背面，形态特征与第一若螨相同。腹面，在后足体区有5对腹毛，即在第一若螨3对腹毛的基础上，增加了2对。

5）雌性第一若螨（图37-63）：虫体呈卵圆形，背面的长宽为（293~420）μm×（242~370）μm，螯肢长

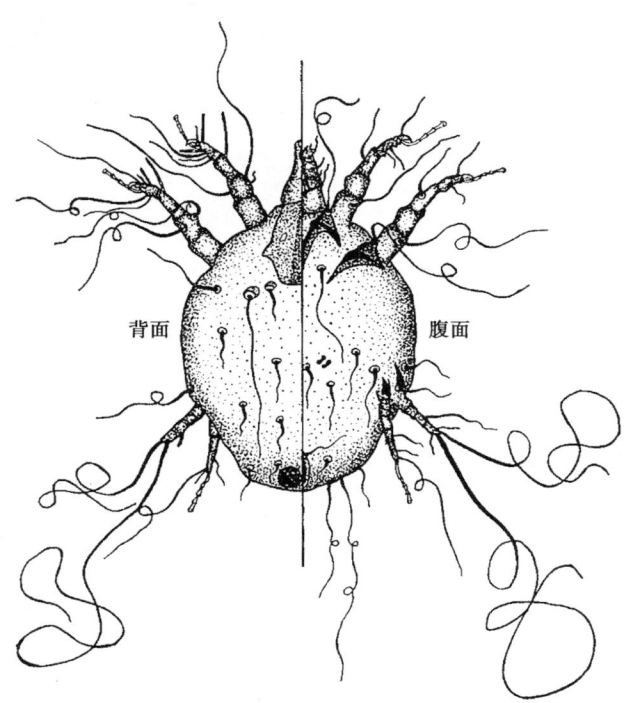

图 37-62 兔瘙螨（*Psoroptes cuniculi*）青春雌
（引自 Sweatman）

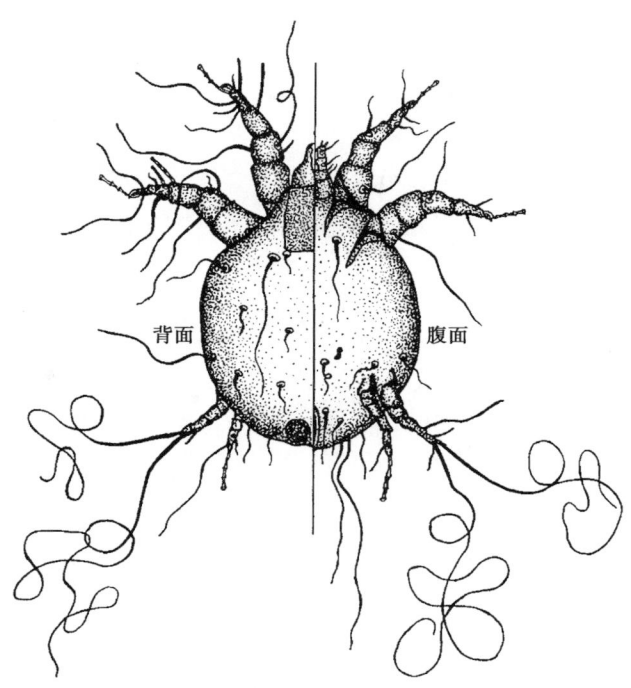

图 37-63 兔瘙螨（*Psoroptes cuniculi*）（♀）第一若螨
（引自 Sweatman）

72~85μm。足Ⅰ长 155~180μm，足Ⅱ长 158~185μm，足Ⅲ长 97~113μm，足Ⅳ长 81~93μm，足Ⅰ和足Ⅱ末端的柄长 48~61μm，其余特征同雄性第一若螨。背面，前背板、刚毛数量与位置同雄性第一若螨，在体后端有 1 对吸盘。腹面特征与雄性第一若螨相同。

6）雄性第一若螨：该阶段虫体除体型变大、刚毛增多、出现 1 对足Ⅳ外，躯体和颚体与幼螨大致相同，其形态除没有后背吸盘外，与雌性第一若螨基本相同。虫体呈卵圆形，背面的长宽为（303~419）μm×（242~319）μm，螯肢长 76~85μm。足Ⅰ长 154~182μm，足Ⅱ长 156~174μm，末端有带柄吸盘，柄长 45~61μm，分节；足Ⅲ长 101~121μm，末端无吸盘，有 2 根长刚毛，后刚毛比前刚毛长；足Ⅳ长 84~109μm，有 6 节，向末端逐渐变细，末节上有 2 根短刚毛、1 根稍长刚毛和 1 个带柄吸盘，柄长分节。背面，除有幼螨相同的前背板和 9 对背毛外，在躯体的中后部增加了 1 对短背毛。腹面，除有幼螨的 4 对腹毛外，增加了 5 对腹毛，其中，1 对位于后足体区，4 对位于体后部。

7）幼螨（图 37-64）：虫体柔软，灰褐色，呈长卵圆形，背面的长宽为（287~399）μm×（177~254）μm，螯肢长 56~74μm。足Ⅰ、足Ⅱ有 5 节，长度约相等，分别为 126~147μm 和 126~145μm，末端有带柄吸盘，柄长分节；足Ⅲ细小，有 6 节，长为 76~85μm，末节上有 2 根短刚毛，其末端无吸盘，有 2 根鞭子样的长刚毛，且后刚毛长于前刚毛。背面，前端有呈矩形的前

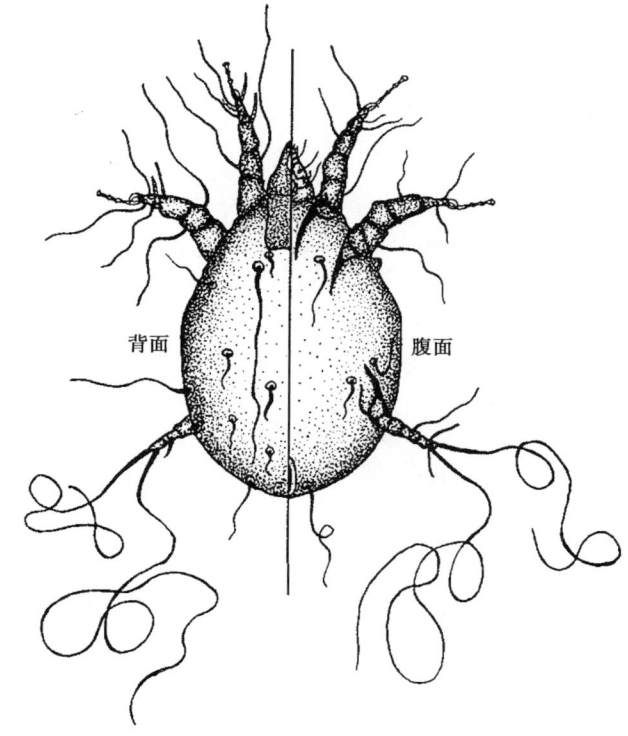

图 37-64 兔瘙螨（*Psoroptes cuniculi*）幼螨
（引自 Sweatman）

背板,除背板外的部位由细条纹覆盖;前背板后角附近有 1 对短刚毛,短刚毛的后外侧为 1 对长刚毛,另有 5 对背毛和 2 对背侧毛。腹面,布满细纹,有腹毛 4 对,其中,足Ⅱ基节内侧 1 对,足Ⅲ基节的内、外侧各 1 对,另 1 对稍长的背毛位于体末端肛门两侧。

8)虫卵(图 37-65):呈椭圆形,亮白色,长 190~274μm,在靠近一端的卵壳上有 2 个朝向另一端的突起。当孵出幼螨时,虫卵沿纵轴裂开。

(3)生活习性:兔瘙螨寄生于宿主体表,以吸食宿主血液和淋巴液或消化组织营寄生生活,秋冬季节易发螨病。雌螨在宿主皮肤上或毛发中产卵,虫卵在 35℃、相对湿度 80% 和完全黑暗的离体条件下,经 4 天孵出幼螨。幼螨经活动期与休眠期后蜕皮为雌性第一若螨或雄性第一若螨,再经发育和蜕皮为青春雌或雄性第二若螨。雄性第二若螨经活动与休眠期后发育为雄螨,雄螨寻找青春雌并与其结合,与雄螨结合的青春雌逐渐体型

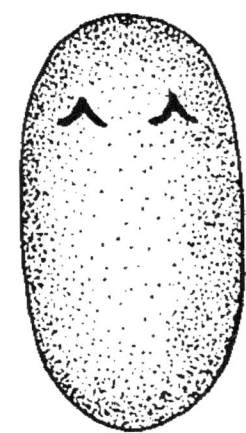

图 37-65　兔瘙螨(*Psoroptes cuniculi*)虫卵
(引自 Sweatman)

变大发育为雌螨,待雌螨发育成熟为携卵雌螨时与雄螨分离。休眠期的螨虫,在相同条件下,约需休眠 30 小时,然后蜕皮进入活动期。虫卵孵化和 3 个休眠期的时间为 7 天,一个完整的生活周期,则在 7 天基础上,加上幼螨与 2 期若螨的活动期、携卵雌螨的产卵前期所需时间。由于活动期的时间长于休眠期,因此,兔瘙螨的完整生活史时间大约为 3 周。Smith 等(1999)报道,在相对湿度 95% 的条件下,兔瘙螨的离体最长存活时间随温度的升高呈线性下降,在温度为 9℃时约存活 15 天,当温度升高至 30℃时,仅存活 5 天;相同条件下,成熟雄螨的存活天数明显低于成熟雌螨、雌性若螨、雄性若螨和幼螨,死亡率达 50% 的天数(LT_{50}),雌性若螨明显高于其他发育阶段虫体;相对湿度对螨虫的存活天数和 LT_{50} 均有明显影响,在 30℃时,相对湿度 75% 和 85% 的 LT_{50} 比 55% 和 65% 的约长 1 天。

(4)宿主范围:寄生宿主较为广泛,已报道的宿主有兔科动物、牛科动物、马科动物、鹿科动物。

(5)与疾病的关系:主要寄生于宿主的耳壳、耳凹、颜面、鼻和趾间等部位,偶尔寄生于无耳螨的马体部皮肤,可引起宿主的外耳道炎,严重时可导致宿主出现脑神经症状。

(6)地理分布:呈世界性分布。

(二)中国瘙螨种类名录

国内已记载的瘙螨科种类 3 属 10 种,其中,足螨属(*Chorioptes* Gervais et van Beneden,1859)4 种,耳螨属(*Otodectes* Canestrini,1894,又名:癞螨属,耳羔虫属)1 种,瘙螨属(*Psoroptes* Gervais,1841,又名:痒螨属)5 种。

1. 牛足螨 [*Chorioptes bovis* (Hering,1845) Gervais et van Beneden,1859]

(1)同物异名:牛疥螨(*Sarcoptes bovis* Hering,1845),牛足螨牛变种(*Chorioptes bovis* var. *bovis* Neveu-Lemaire,1938),牛足螨马变种(*Chorioptes bovis* var. *equi* Neveu-Lemaire,1938),牛足螨山羊变种(*Chorioptes bovis* var. *caprae* Neveu-Lemaire,1938),牛足螨绵羊变种(*Chorioptes bovis* var. *ovis* Neveu-Lemaire,1938),日本足螨(*Chorioptes japonensis* Takahashi et Nogami,2001)。

(2)宿主名称:牛科的牛、水牛、欧洲野牛、蛮羊、山羊、绵羊、白大角羊、伊兰羚羊、日本鬣羚、山瞪羚、臆羚、安氏林羚,骆驼科的双峰驼、大羊驼、羊驼,马科的家马、普通斑马、非洲野驴,鹿科的西方狍。

(3)寄生部位:颈部、腿部、尾根部、蹄部、耳部、肛门附近及股内侧乳房基部等部位的皮肤。

(4)地理分布:呈世界性分布;国内见于安徽、贵州、河北、宁夏、陕西、上海、四川、天津、浙江;国外见于澳大利亚、比利时、巴西、加拿大、法国、德国、冰岛、印度、印度尼西亚、伊朗、以色列、日本、利比亚、荷兰、新西兰、纳米比亚、巴基斯坦、菲律宾、秘鲁、波兰、俄罗斯、塞内加尔、南非、瑞典、瑞士、英国、美国。

2. 兔足螨(*Chorioptes cuniculi* Vitzthum,1943)

(1)同物异名:共栖足螨兔变种(*Chorioptes symbiotes* var. *cuniculi* Railliet,1893),牛足螨兔变种(*Chorioptes bovis* var. *cuniculi* Neveu-Lemaire,1938)。

（2）宿主名称：家兔。

（3）寄生部位：外耳道与体部皮肤。

（4）地理分布：国内见于安徽、贵州、湖南、江西、宁夏、山东、陕西、浙江。

3. 熊猫足螨（*Chorioptes panda* Faint et Leclerc，1975）

（1）同物异名：熊猫痒螨。

（2）宿主名称：熊科的大熊猫、美洲黑熊。

（3）寄生部位：耳部、胸腹部与四肢的皮肤。

（4）地理分布：国内见于福建、上海、四川；国外见于法国、英国。

4. 得州足螨（*Chorioptes texanus* Hirst，1924）

（1）宿主名称：牛科的牛、山羊、台湾鬣羚，鹿科的驼鹿、中东黇鹿、驯鹿。

（2）寄生部位：体部、耳部皮肤。

（3）地理分布：国内见于四川、台湾；国外见于巴西、加拿大、德国、以色列、日本、韩国、马来西亚、波兰、美国。

5. 犬耳螨［*Otodectes cynotis*（Hering，1838）Canestrini，1894］

（1）同物异名：犬疥螨（*Sarcoptes cynotis* Hering，1838），犬耳螨犬变种（*Otodectes cynotis* var. *canis* Neveu-Lemaire，1938），犬耳螨猫变种（*Otodectes cynotis* var. *cati* Neveu-Lemaire，1938），犬耳螨犬雪貂变种（*Otodectes cynotis* var. *furonis* Neveu-Lemaire，1938）。

（2）宿主名称：犬科的犬、狐，猫科的猫、猞猁、虎猫，鼬科的雪貂，豚鼠科的豚鼠，浣熊科的浣熊，人偶可感染。

（3）寄生部位：外耳道皮肤。

（4）地理分布：呈世界性分布；国内见于河北、河南、黑龙江、吉林、江苏、辽宁、陕西、山东、四川、新疆、云南；国外见于阿尔巴尼亚、阿根廷、澳大利亚、孟加拉国、巴西、智利、德国、希腊、匈牙利、冰岛、意大利、日本、韩国、利比亚、立陶宛、墨西哥、荷兰、波兰、葡萄牙、南非、西班牙、瑞典、美国、扎伊尔。

6. 马痒螨［*Psoroptes equi*（Hering，1838）Gervais，1841］

（1）同物异名：马痒螨，马疥螨（*Sarcoptes equi* Hering，1838），长喙痒螨马变种（*Psoroptes longirostris* var. *equi* Mégnin，1877），普通痒螨马变种（*Psoroptes communis* var. *equi* Railliet，1885），马痒螨马变种（*Psoroptes equi* var. *equi* Neveu-Lemaire，1938）。

（2）宿主名称：马科的马、驴、骡。

（3）寄生部位：体部皮肤。

（4）地理分布：呈世界性分布；国内见于安徽、重庆、甘肃、河北、河南、黑龙江、吉林、江苏、辽宁、内蒙古、宁夏、青海、陕西、四川、天津、新疆、云南；国外见于英国、利比亚、菲律宾、南非、土耳其。

7. 绵羊痒螨［*Psoroptes ovis*（Hering，1838）Gervais，1841］

（1）同物异名：绵羊痒螨，绵羊疥螨（*Sarcoptes ovis* Hering，1838），长喙痒螨绵羊变种（*Psoroptes longirostris* var. *ovis* Mégnin，1877），普通痒螨绵羊变种（*Psoroptes communis* var. *ovis* Railliet，1893），马痒螨绵羊变种（*Psoroptes equi* var. *ovis* Neveu-Lemaire，1938）。

（2）宿主名称：牛科的绵羊、大角绵羊。

（3）寄生部位：体部皮肤。

（4）地理分布：呈世界性分布；国内见于安徽、北京、重庆、福建、甘肃、贵州、河北、河南、黑龙江、湖北、吉林、江苏、江西、辽宁、内蒙古、宁夏、青海、山东、山西、陕西、四川、西藏、新疆、云南；国外见于比利时、智利、利比亚、菲律宾、南非、美国、英国。

8. 牛痒螨［*Psoroptes bovis*（Gerlach，1857）Canestrini et Kramer，1899］

（1）同物异名：牛痒螨，长喙痒螨牛变种（*Psoroptes longirostris* var. *bovis* Mégnin，1877），普通痒螨牛变种（*Psoroptes communis* var. *bovis* Railliet，1893），马痒螨牛变种（*Psoroptes equi* var. *bovis* Neveu-Lemaire，1938）。

（2）宿主名称：牛科的黄牛、牦牛。

（3）寄生部位：体部皮肤。

（4）地理分布：国内见于安徽、福建、甘肃、广东、广西、贵州、河南、黑龙江、湖北、湖南、吉林、江苏、江西、辽宁、内蒙古、宁夏、青海、山东、山西、陕西、四川、西藏、新疆、云南；国外见于利比亚、纳米比亚。

9. 纳塔尔痒螨（*Psoroptes natalensis* Hirst，1919）

（1）同物异名：水牛痒螨，水牛痒螨。

（2）宿主名称：牛科的水牛、黄牛、瘤牛，马科的马。

（3）寄生部位：体部皮肤。

（4）地理分布：呈世界性分布；国内见于安徽、重庆、广西、贵州、湖北、江苏、江西、山东、陕西、四川、西藏、云南、浙江；国外见于博茨瓦纳、巴西、埃及、法国、印度、日本、肯尼亚、新西兰、菲律宾、南非、乌拉圭。

10. 兔痒螨［*Psoroptes cuniculi*（Delafond，1859）Canestrini et Kramer，1899］

（1）同物异名：兔痒螨，兔皮螨（*Derrnatodectes cuniculi* Delafond，1859），马痒螨兔变种（*Psoroptes equi* var. *cuniculi* Neveu-Lemaire，1938），马痒螨山羊变种（*Psoroptes equi* var. *caprae* Neveu-Lemaire，1938），瞪羚痒螨（*Psoroptes gazellae* Canestrini，1894），马耳痒螨（*Psoroptes hippotis* Railliet et Henry，1920）。

（2）宿主名称：兔科的兔，牛科的山羊、绵羊、大角绵羊、瞪羚、羚羊、黑斑羚，马科的马、驴、骡，鹿科的长耳鹿、麋鹿。

（3）寄生部位：耳壳、耳凹、颜面、鼻和趾间皮肤，偶见于耳部无螨感染的马体部皮肤。

（4）地理分布：呈世界性分布；国内见于安徽、北京、重庆、甘肃、广西、贵州、河北、河南、黑龙江、湖北、湖南、吉林、江苏、江西、辽宁、宁夏、青海、山东、山西、陕西、上海、四川、天津、新疆、云南、浙江；国外见于澳大利亚、利比亚、新西兰、菲律宾、南非、英国、美国、扎伊尔。

（三）中国未报道的痒螨亚科主要种类名录

国内暂未报道的痒螨亚科3个主要属11种，其中，足螨属3种、痒螨属2种、痂螨属（*Caparinia* Canestrini，1894）6种。

1. 克氏足螨（*Chorioptes crewei* Lavoipierre，1958）

（1）宿主名称：牛科的红胁小羚羊（*Cephalophus rufilatus*）。

（2）寄生部位：耳部皮肤。

（3）地理分布：喀麦隆。

2. 臭獾足螨（*Chorioptes mydaus* Fain，1975）

（1）宿主名称：臭鼬科的爪哇臭獾（*Mydaus javanensis*）。

（2）寄生部位：不详。

（3）地理分布：马来西亚。

3. 斯氏足螨（*Chorioptes sweatmani* Bochkov，Klimov，Hestvik et Saveljev，2014）

（1）宿主名称：鹿科的驼鹿（*Alces alces*）。

（2）寄生部位：耳部皮肤。

（3）地理分布：芬兰、俄罗斯、瑞典。

4. 鹿痒螨（*Psoroptes cervinus* Ward，1915）

（1）同物异名：鹿痒螨，鹿痒螨（*Psoroptes cervinae* Ward，1915），普通痒螨鹿变种（*Psoroptes communis* var. *cervinae* Hirst，1922），马痒螨鹿变种（*Psoroptes equi* var. *cervinae* Neveu-Lemaire，1938）。

（2）宿主名称：牛科的大角绵羊（*Ovis aries*），鹿科的加拿大麋鹿（*Cervus canadensis*）。

（3）寄生部位：大角绵羊的耳部皮肤，麋鹿的体部皮肤。

（4）地理分布：美国。

5. 皮氏痒螨（*Psoroptes pienaari* Fain，1970）

（1）同物异名：皮氏痒螨。

（2）宿主名称：牛科的非洲水牛（*Syncerus caffer*）。

（3）寄生部位：头部皮肤。

（4）地理分布：南非、乌干达。

6. 北非痂螨（*Caparinia algirus* Fain et Portús，1979）

（1）宿主名称：猬科的阿尔及利亚刺猬（*Aethechinus algirus*）。

（2）寄生部位：体部皮肤。

（3）地理分布：西班牙。

［注：国内曾将"*Caparinia algirus*"译为"海藻痂螨"，但依据 Fain et Portús（1979）记载，该新种种名来自其宿主名称——阿尔及利亚刺猬（英文名称：Algerian Hedgehog，学名：*Aethechinus algirus*），因此，本种的中文名称应为"阿尔及利亚痂螨"。由于"*Aethechinus algirus*"又称为"北非刺猬"，故本书用"北非痂螨"作为"*Caparinia algirus*"的中文名称］

7. 刺猬痂螨（*Caparinia erinacei* Fain，1962）

（1）宿主名称：猬科的四趾刺猬（*Atelerix albiventris*）、南非刺猬（*Atelerix frontalis*）。

（2）寄生部位：体部皮肤。

（3）地理分布：肯尼亚、南非、坦桑尼亚。

8. 艾鼬痂螨（*Caparinia ictonyctis* Lawrence，1955）

（1）宿主名称：猬科的四趾刺猬（*Atelerix albiventris*），鼬科的非洲艾鼬（*Ictonyx striatus*）。

（2）寄生部位：头部皮肤。

（3）地理分布：韩国、南非、美国。

9. 冠鼠痂螨（*Caparinia lophiomys* Fain，1975）

（1）宿主名称：鼠科的东非冠鼠（*Lophiomys imhausi*），跳鼠科的非洲跳鼠（*Jaculus jaculus*）。

（2）寄生部位：体部皮肤。

（3）地理分布：埃及、索马里。

10. 刺毛痂螨［*Caparinia setifera*（Mégnin，1880）Canestrini，1894］

（1）同物异名：刺毛足螨（*Chorioptes setifera* Mégnin，1880）。

（2）宿主名称：鬣狗科的条纹鬣狗（*Hyaena hyaena*）。

（3）寄生部位：体部皮肤。

（4）地理分布：南非。

11. 三毛痂螨［*Caparinia tripilis*（Michael，1889）Canestrini，1894］

（1）同物异名：三毛共栖螨（*Symbiotes tripilis* Michael，1889）。

（2）宿主名称：猬科的四趾刺猬（*Atelerix albiventris*）、黑龙江刺猬（*Erinaceus amurensis*）、欧洲刺猬（*Erinaceus europaeus*）、东欧刺猬（*Erinaceus roumanicus*）。

（3）寄生部位：体部、头部、脸部与耳部皮肤。

（4）地理分布：比利时、哥斯达黎加、英国、韩国、荷兰、新西兰、波兰、罗马尼亚、俄罗斯、南非、西班牙。

六、与疾病的关系

瘙螨为接触性感染，可通过与病畜直接接触，或通过病畜污染的畜舍、物品接触而感染。家畜和人感染瘙螨后可引起瘙螨病，被瘙螨叮刺处的皮肤出现肿胀和水肿，有炎性渗出物，表现为剧痒、皮肤增厚和皲裂等。

（一）牛足螨病

牛足螨病，是牛疥癣病之一，由牛足螨寄生于牛、羊、马、驴、驼等动物的耳、颈、腿、蹄、尾根与肛门附近等部位的表皮而引起的一种皮肤病。

1. 病原学 牛足螨（*Chorioptes bovis*），可分为牛足螨牛变种（*Chorioptes bovis* var. *bovis*）、牛足螨马变种（*Chorioptes bovis* var. *equi*）、牛足螨山羊变种（*Chorioptes bovis* var. *caprae*）、牛足螨绵羊变种（*Chorioptes bovis* var. *ovis*），隶属于瘙螨科（Psoroptidae）、瘙螨亚科（Psoroptinae）、足螨属（*Chorioptes*）。

2. 流行病学　该病一般发生在冬季与春季,特别是在潮湿、光照少、卫生条件差的牛舍饲养的牛群中易造成蔓延流行,可造成一定的经济损失。顾有方等(1996)报道了对皖南一奶牛场发生本病的调查情况,检查了428头成年奶牛与100头犊牛,成年奶牛的感染为38.1%,而犊牛未见感染。Heath 等(1983)报道了新西兰野山羊感染牛足螨的情况,共检野山羊368只,其中冬季(7~8月)感染率达100%,夏季(2~3月)感染率降至27%。

3. 发病机制和病理　足螨的口器刺破皮肤并分泌毒素,刺激神经末梢而引起痒觉,迫使病畜不停地啃咬患部,并在各种物体上用力摩擦,从而加重患部的炎症和损伤。同时,皮肤发生炎性浸润,发痒处的皮肤形成结节和水疱,在病畜蹭痒时,结节与水疱破裂,流出渗出液。渗出液与脱落的上皮细胞、被毛及污垢混杂在一起,干燥后结成痂皮。痂皮被擦破后,又引起创面的液体渗出和毛细血管出血,重新结痂。随着皮肤角质层角化过度,患部出现脱毛、皮肤增厚,失去弹性而形成皱褶。由于发痒,严重影响患畜的采食与休息,使其消化、吸收功能降低,特别在寒冷季节,体内蓄积的脂肪被大量消耗,致病畜日渐消瘦,若有继发感染,严重时可引起死亡。

4. 临床表现　牛足螨病多寄生在尾根部、肛门两侧、股内侧乳房上方及蹄部,马足螨多寄生在四肢球节部,绵羊足螨多发寄生在蹄部与腿外侧,山羊足螨多寄生在颈、耳及尾根部。患病部位可出现脱毛和白色鳞片,形成角质化的痂皮。病程稍长可见皮屑脱落,皮肤增厚和有皱褶。患病动物可表现为瘙痒不安、跺脚,摔打尾巴,交互摩擦或用牙啃咬患肢,采食量减少,奶牛的产乳量下性。

5. 实验室检查　根据临床表现,对疑似患足螨病的动物,用解剖刀片刮取病畜健康与病患交界处的痂皮,放入备好的清洁袋或小瓶内带回实验室。在实验室将痂皮放在载玻片上,用10%氢氧化钾溶液处理,待痂皮软化后,置显微镜下检查,发现不同发育期的螨虫可初步诊断。

6. 诊断和鉴别诊断　确诊常须病原鉴定,将实验室检出的成螨经处理后,置于显微镜下进行形态学观察。牛足螨呈卵圆形,体表有细纹,口器为短锥形,肛门位于体末端;前2对足较粗大,雄螨的4对足和雌螨的第1、2、4对足末端具带柄吸盘,柄短不分节,吸盘呈杯形;雌螨的第3对足仅有2根长刚毛,雄螨的第4对很不发达。雄螨的体后端有2个尾突,每个尾突上有4根刚毛,其中2根呈叶片状,尾突前方腹面有2个棕色环状吸盘。

7. 治疗　可用伊维菌素(ivermectin)片剂或注射液,按每公斤体重0.2mg给牛、羊内服或皮下注射。多拉菌素(doramectin)注射液,按每公斤体重0.2mg给牛、羊皮下注射。莫西菌素(moxidectin)溶液,按每公斤体重0.2mg给羊口服或0.4mg给马口服;注射液,按每公斤体重0.2mg给牛皮下注射;浇泼剂,按每公斤体重0.5mg给牛背部浇泼。依普菌素(eprinomectin)浇泼剂,按每公斤体重0.5mg给牛背部浇泼。

8. 预防　保持畜舍的宽敞、干燥、透光、通风,经常清扫和定期消毒畜舍,所有用具应清洗干净并消毒。保持适度的畜群饲养密度,不能过于密集,经常查看畜群中有无发痒、脱皮现象。发现可疑患畜,应及时隔离饲养,查明原因。对确诊的患畜,要及时隔离治疗。对新引入家畜,应隔离观察,并作螨病检查,确认无螨后,再并入畜群中。

(二)绵羊痒螨病

绵羊痒螨病,又称绵羊瘙螨病,由绵羊瘙螨寄生于绵羊体表而引起的一种皮肤病。

1. 病原学　绵羊瘙螨(*Psoroptes ovis* 或 *Psoroptes communis ovis*),又称为马瘙螨绵羊变种(*Psoroptes equi var. ovis*),隶属于瘙螨科(Psoroptidae)、瘙螨亚科(Psoroptinae)、瘙螨属(*Psoroptes*)。

2. 流行病学　绵羊瘙螨病的流行有一定的季节性,夏节对瘙螨的发育极为不利,绵羊剪毛后,皮肤表面的湿度骤降,加上阳光和干燥作用,瘙螨的发育和生存受阻,不得不移行到皮肤的皱襞中和其他阳光照射不到的部位潜伏,待进入秋冬季节,重新活跃起来,而引起瘙螨病的复发。周本加(2011)于2010年对青海省牧草良种繁殖场的16个患病羊群进行绵羊痒螨病调查,查出阳性319只,阳性率42.82%,其中秋季发病5群、冬季发病4群、春季发病7群。

3. 发病机制和病理　瘙螨常寄生于毛根部,侵害被毛稠密和温度、湿度比较恒定的皮肤部分。瘙螨以口器穿刺宿主皮肤采集时,除机械性刺激外,还可分泌有毒物质,使表皮的神经末梢同时遭受化学刺激,引起皮肤的营养障碍和功能的破坏。产生的炎症局限于上皮基底层,且伴有浸润,故在皮肤上出现浅红色或浅黄色粟粒大或扁豆大的小结节,及充满液体的小水疱。患畜搔擦痒部,可造成小水疱部分的弥漫性细胞浸润和水肿,汗腺和毛囊也受到损坏。随后脱毛,皮肤上出现鳞屑,而后出现脂肪样的浅黄色痂皮。在冬节和早春,患病严重的绵羊出现进行性消瘦的全身性变化,当大面积体表发生脱毛时,常因瘦弱和寒冷而死亡。

4. 临床表现　多发生在长毛的部位,开始局限于背部或臀部,但很快蔓延到体侧,被侵害部位的毛易脱落,重症者全身毛脱光。表现为奇痒,常在木桩、墙壁等处摩擦,或用后肢搔抓患部。患部皮肤最初出现针头大至粟粒大的结节,继而形成水疱和脓疱。随着患部渗出液增多,皮肤表面湿润,最后结成浅黄色脂肪样的痂皮,有些患部皮肤肥厚变硬,形成龟裂。病羊出现贫血与高度营养障碍,在寒冷季节,因皮肤秃毛,可引起大批死亡。

5. 实验室检查　依据临床表现,对疑似患螨病的动物,从病变患处用解剖刀片刮取深部皮屑,放入清洁袋或小瓶内带回实验室。在实验室用 10% 氢氧化钾处理病料,置显微镜下检查,若为螨病,可发现不同发育期的螨虫。

6. 诊断和鉴别诊断　主要为病原鉴定。从发现的螨虫中,用转移针挑出成熟的雌螨和雄螨,可以用伯氏溶液(三氯乙醛树酯)、Vitzhums 氏液、Hoyer 氏液或 Heinze 氏改良 PVA(乳胶醇)液进行固定,显微镜下观察螨虫的结构。瘙螨属的携卵雌螨呈珍珠白色,足Ⅰ、足Ⅱ、足Ⅳ末端有吸盘,足Ⅲ末端有 2 根长刚长,躯体腹面前部有 1 个宽的生殖孔,后端有纵裂的阴道;成熟雄螨的足Ⅰ~Ⅲ末端有吸盘,足Ⅳ特别短、无吸盘和刚毛,躯体末端有 2 个尾突,腹面后部有 2 个性吸盘;各足末端的吸盘长在 1 个长而分 3 节的柄上。酶联免疫吸附试验(ELISA)已用于绵羊的痒螨病诊断。

7. 治疗　可用 0.1g/L 的爱普瑞克(eprinomectin)或阿维菌素(avermectin)注射液,按每公斤体重 0.2mg 进行皮下注射,其螨虫杀净率均可达 100%。伊维菌素(ivermectin)片剂,按每公斤体重 0.2mg 经口一次投服,对初期感染的病羊效果显著;对病程较长,感染严重的病羊,需在间隔 7~10 天后重复投药一次。

8. 预防　经常清扫羊圈,定期消毒,保持用具清洁。羊舍要宽敞、干燥、透光,通风良好。注意观察羊群中有无发痒、掉毛现象,发现可疑患羊,应及时隔离和查明原因,采取相应措施。在温暖季节,剪毛后 1~2 周可进行药浴。从外引入的羊只,应隔离观察一段时间,确认无螨病时,再并入羊群。

(三) 兔痒螨病

兔痒螨病,又称兔瘙螨病,由兔瘙螨寄生于兔、羊、马、驴、骡、鹿等动物的外耳道而引起的一种皮肤病。

1. 病原学　兔瘙螨(Psoroptes cuniculi 或 Psoroptes communis cuniculi),又称为马瘙螨兔变种(Psoroptes equi var. cuniculi),隶属于瘙螨科(Psoroptidae)、瘙螨亚科(Psoroptinae)、瘙螨属(Psoroptes)。

2. 流行病学　本病为接触性感染,健康动物与患病动物相互接触而感染,也可通过与受螨虫及其虫卵污染的圈舍、用具、工作人员衣服等而感染,发病急、传播快。在潮湿、阴暗和拥挤的环境中易发,特别是秋冬季节的发病率较高。对兔的危害很大,轻者使患兔掉毛、消瘦,重者可引起患兔死亡。

3. 发病机制和病理　基本同绵羊痒螨病。

4. 临床表现　患病部位在外耳道,可形成硬而坚实、紧贴皮肤的黄白色痂皮,厚厚地嵌于耳道内如纸卷样,甚至完全堵塞耳道。病变部位发痒,导致患病动物摇头、搔耳,常在硬物上摩擦。若病变延至脑部,可引发动物癫痫。患病动物食欲下降,出现营养不良,重症者若不及时治疗,可引起死亡。

5. 实验室检查　在皮肤患部与健康部交界处用小刀刮取痂皮,刮至皮肤轻微出血为止,将刮下的皮屑置于清洁袋或小瓶内带回实验室。在实验室可用加热至 40~50℃ 的热水处理病料 30~40 分钟,借助放大镜在黑色背景下观察螨虫情况;或将刮取的皮屑置载玻片上,滴加适量的煤油,加盖玻片后稍用力搓动,或皮屑经 10% 氢氧化钾(KOH)处理后置载玻片上,在显微镜下检查,可发现不同发育期的螨虫。

6. 诊断和鉴别诊断　基本同绵羊痒螨病。

7. 治疗　可用阿维菌素注射液,按每公斤体重 0.2mg,颈部皮下注射连用 2 次,间隔 1 周。或用 10% 伊维菌素注射液,按每公斤体重 0.3~0.5g 颈部皮下注射 2~4 次,每次间隔 7~10 天。

8. 预防　经常保持畜舍或笼具的清洁与干燥,通风良好,饲养密度不宜过大。常检查动物的耳部是否有脱毛或结痂,一旦发现患病动物应及时隔离。新引进动物,必须经隔离检查无本病后,才能并群饲养。兔群对本病具有高度感染性,对患病兔须进行彻底治疗。

（四）牛痒螨病

牛痒螨病，又称牛瘙螨病，是牛疥癣病之一，由牛瘙螨寄生于黄牛、牦牛等动物的体表而引起的一种皮肤病。

1. 病原学　牛瘙螨（*Psoroptes bovis* 或 *Psoroptes communis bovis*），又称为马瘙螨牛变种（*Psoroptes equi var. bovis*），隶属于瘙螨科（Psoroptidae）、瘙螨亚科（Psoroptinae）、瘙螨属（*Psoroptes*）。

2. 流行病学　牛瘙螨终身寄生于宿主皮肤表面，不在表皮内挖掘隧道，因此，宿主体表的温度和湿度对牛瘙螨的发育速度有较大影响。本病为接触性感染，可通过与患病牛或被污染的用具、场地、工作人员的衣物等接触而感染。在冬季，特别是在潮湿阴暗且拥挤的牛舍内，感染和发病会更严重。牛钟相等（1998）报道了山东省 7 县市牛痒螨病流行病学调查结果，总感染率为 45.9%，其中郯城的牛群感染率高达 95.6%。雷萌桐等（2016）报道，牛瘙螨在青海、西藏、四川的牦牛感染率分别为 9.20%、12.56%、15.0%~30.0%。

3. 发病机制和病理　同绵羊痒螨病。

4. 临床表现　牛患病之初，开始于颈部、角基底部与尾根部，随后蔓延至垂肉与肩侧部，严重时可达全身。表现为奇痒，常在木桩处摩擦，或用舌舔吮患部。可见皮肤损伤，渗出液凝固形成痂皮，导致皮肤增厚，失去弹性。感染严重时，可致病牛精神委顿，食欲陡减，卧地不起，甚至导致死亡。

5. 实验室检查　基本同绵羊痒螨病。

6. 诊断和鉴别诊断　基本同绵羊痒螨病。

7. 治疗　常用的治疗方法有体表药浴、涂药、注射用药和口服用药。若成群发病，又处于温暖季节，可采用药浴方法进行治疗，常用的药浴液有 0.05% 辛硫磷（phoxim）乳油水溶液、0.25% 蝇毒磷（coumaphos）水溶液、0.1% 杀虫脒（chlordimeform）水溶液等，药浴前应先做小群安全性试验，确保无问题后再进行大群治疗，根据需要可进行 2 次药浴。对少量发病，多采用涂药、注射或口服用药方法进行治疗，可用 0.075% 螨净或 0.05% 双甲脒（amitraz）水溶液，对患病部位进行涂沫；或用 1% 阿维菌素水溶液按每公斤体重 0.02ml 或 20% 碘硝酚（nitroxinil）溶液按每公斤体重 0.05ml，进行颈部皮下注射；或用 0.2% 阿维菌素粉剂按每公斤体重 1g 拌料饲喂，也可用阿维菌素片剂（每片 2mg）按 10kg 体重 1 片口服。

8. 预防　保持牛舍的宽敞、干燥、通风与透光，避免牛群过于密集与拥挤，对用具和牛舍、运动场地等要定期进行清洁与消毒。经常观察和检查牛群，查看有无蹭痒与掉毛，发现可疑病牛，要及时诊断，一旦确诊要采取隔离措施，进行相应治疗。从外地新引入的牛群，要先隔离观察，确认无螨病后再合群。有条件的牧场，在每年的夏末初秋，可对牛群进行 1~2 次药浴或药物喷洒。

（五）犬耳螨病

犬耳螨病，又称耳痒螨病，由犬耳螨寄生于犬、猫、狐、雪貂、浣熊等动物外耳道而引起的一种皮肤病，该病可感染人。

1. 病原学　犬耳螨（*Otodectes cynotis*），又称为耳痒螨，可分为犬耳螨犬变种（*Otodectes cynotis* var. *canis*）、犬耳螨猫变种（*Otodectes cynotis* var. *cati*）、犬耳螨雪貂变种（*Otodectes cynotis* var. *furonis*），隶属于瘙螨科（Psoroptidae）、瘙螨亚科（Psoroptinae）、耳螨属（*Otodectes*）。

2. 流行病学　耳痒螨病是犬、猫的一种常见外寄生虫病，呈世界性分布。主要通过直接接触传播，特别是在哺乳期，幼年犬、猫与母犬和母猫的频繁接触而易发生感染，犬、猫之间也可相互传播。汪恭富等（2014）报道了对南京地区 2007—2011 年犬类皮肤病发病情况的统计结果，其中耳痒螨病占病例总数的百分比呈逐年增高，分别为 2.7%、3.5%、4.5%、6.7% 和 8.3%。许腾等（2016）记载了对济南地区犬耳道寄生虫病的调查情况，在检出的 103 例确诊病例中，由耳痒螨引起的耳道寄生虫病占 61.2%。Fanelli 等（2020）报道了对西班牙穆尔西亚市区与郊区 296 只猫感染耳痒螨的情况，结果显示一年 4 季均可感染，春、夏、秋、冬的感染率分别为 26%、30%、27%、45%。de Heyning et Thienpont（1977）报道在比利时发现世界首例人类感染犬耳螨的病例。

3. 发病机制和病理　犬耳螨寄生在犬、猫的外耳道内，用口器刺破皮肤，吸吮淋巴液、组织液和血液为食，对寄生部位产生刺激，导致皮炎或变态反应，引起上皮细胞过度角质化与增生，感染部位的炎性细胞，特别是肥大细胞和巨噬细胞增多，皮下血管扩张。随着刺激的加剧，痒觉愈来愈明显，动物因痒感而不断摇头、抓耳、在器物上摩擦耳部,从而引起耳部血肿和耳道溃疡。若病变深入到内耳与脑膜,可导致动物出现痉挛或转圈动物。

4. 临床表现 患病部位皮肤破损,渗出液凝固后结成痂皮,可堵塞耳道。犬感染时,通常为双侧性,在耳道内有灰白色的沉淀物。猫轻度感染会引起耳道内出现褐色蜡样渗出物,随后形成痂皮。若继发细菌感染,可引起化脓性外耳炎,病变可深入到中耳、内耳及脑膜等部位。有超过 50% 的犬外耳炎和 85% 的猫外耳炎病例都与耳痒螨的感染有关。动物患病后,常有不断摇头与搔抓耳部等动作。

5. 实验室检查 取可疑病例的耳垢或病变部位的刮取物,放入清洁袋或小瓶内带回实验室。在实验室将耳垢或刮取物放在载玻片上,滴上几滴 10% 氢氧化钾溶液,待皮屑溶解后,置显微镜下检查,可发现不同发育期的螨虫。

6. 诊断和鉴别诊断 依据临床表现可作出初步诊断,在实验室检查的基础上,从查获的螨虫中,用转移针挑出成熟的雌螨和雄螨进行形态鉴定。虫体呈椭圆形,口器为短圆锥形,有 4 对足。雌螨足Ⅳ不发达,不能伸出体边缘。雄螨体后端有 2 个尾突,每个尾突上有 2 长 2 短共 4 根刚毛,腹面尾突前方有 2 个肛侧吸盘。

7. 治疗 先用温肥皂水刷洗患部,以除去污垢和痂皮,再用杀螨剂按推荐剂量和使用方法进行局部涂擦、喷洒、洗浴、口服或注射等。可用伊维菌素(ivermectin)或多拉菌素(doramectin),按每公斤体重 0.2~0.4mg 进行皮下或肌内注射,用药 2 次,每次间隔 14 天。或将 12.5% 双甲脒用温水稀释 250~500 倍,进行药浴或涂擦,间隔 7 天重复 1 次。

8. 预防 加强犬、猫的饲养管理和笼舍的清洁卫生,保持笼舍宽敞、干燥和通风,避免潮湿与拥挤。定期用杀螨剂喷洒笼舍与用具,避免与带螨动物或有脱毛与瘙痒症状的动物接触,给犬、猫佩戴除螨颈圈可减少感染螨的机会。对新引进的犬、猫,要仔细检查,确认无螨后方可合群饲养;发现患病或带螨的犬、猫,应及时隔离治疗,防止病原蔓延。

七、防治

动物螨病,包括痒螨病(瘙螨病)、耳螨病、足螨病及疥螨病的防治,目前仍以药物防治为主,免疫预防与生物防治处于研究之中。

(一) 药物防治

药物防治是螨病的最主要防治方法,已在生产实际中取得显著效果。

1. 药物类别 可分为体表涂药、药浴、注射用物和口服用药。

(1)体表涂药,包括①25% 螨净,临用时可用机油、煤油或柴油配成 0.075% 溶液,一次性涂擦患部;②12.5% 双甲脒乳剂,临用时稀释成 0.05% 的溶液进行涂沫,一次性使用;③2.5% 溴氰菊酯(deltamethrin)乳剂,配成 0.005%~0.075% 的溶液一次性直接喷洒;④0.06% 二嗪农(diazinon)水乳剂一次性喷淋。

(2)药浴用药,包括①0.05% 辛硫磷乳油水溶液,②0.025% 二嗪农水溶液,③0.1% 杀虫脒水溶液,④0.05% 溴氰菊酯水溶液,⑤0.03%~0.05% 双甲醚水溶液;大群药浴前应先做小群安全试验,药物温度保持在 36~38℃,最低不能低于 30℃。

(3)注射用药:包括①1% 阿维菌素注射液,按每 10kg 体重 0.2ml 颈部皮下注射;②1% 伊维菌素注射液,按每公斤体重 0.2mg 皮下注射,感染严重者可间隔 7~10 天再用药一次;③1% 多拉菌素,按每公斤体重 0.2mg 皮下注射;④20% 碘硝酚注射液,按每公斤体重 10mg 颈部皮下注射;⑤25% 蝇毒磷注射液,按每公斤体重 5~10mg 肌内注射。

(4)口服用药:主要为 0.2% 阿维菌素粉剂,按每公斤体重 1g 拌入饲料饲喂或直接灌服,或用每片 2mg 的阿维菌素片剂,按每 10kg 体重 1 片直接灌服。

2. 应用实例 施新泉等(1985)报道了大熊猫足螨病的诊疗情况,对临床表现和镜检确定为足螨病的 1 只大熊猫,采用去螨乳剂(配方见原文)洗擦全身,25 分钟后用清水反复冲洗去净药液,同时用 1% 杀灭菊酯(fenvalerate)乳剂对笼舍四周喷雾以杀死环境中虫体,10 天后脱毛处开始长出新毛,50 天后复检未发现虫体。张龙现等(2002)观察了 1% 阿维菌素(avermectin)注射液对兔痒螨病的治疗效果,选用自然感染病兔,分别按每公斤体重 0.4mg 和 0.2mg 一次性皮下注射,3 周后治疗兔左右耳的平均病变记分减少率为

96.49% 和 95.83%。徐学前等（2006）用多拉菌素（Doramectin）治疗患犬耳螨病的犬,按每公斤体重 0.9mg 皮下注射,2 周后治愈率达 100%;而按每公斤体重 0.6mg 和 0.3mg 皮下注射,则在 3 周后的治愈率为 100% 和 87%。赖为民等（2009）采用长效伊维菌素（Ivermectin）注射液对发生痒螨病的兔,按每公斤体重 0.3ml 一次性大腿肌内注射,治愈率达 98.67%,5 个月内的复发率仅为 1.52%;同时对未发病的兔进行净化处理,按每公斤体重 0.2ml 一次性大腿肌内注射,5 个月内痒螨病发生率仅为 0.37%。Bosco 等（2019）用氟雷拉纳（Fluralaner）点滴液（Bravecto® spot-on）治疗自然感染猫栉首蚤（Ctenocephalides felis）和犬耳螨的猫,按每公斤体重 40mg 一次性涂沫于患病处,用药后 7 天,平均每只猫体表的蚤数从用药前的 13.25（1~30）降到 0,耳朵的螨数从用药前的 7.65（1~41）降到 0,并持续到用药后 84 天仍未检出蚤和螨,有效率达 100%。

（二）免疫预防

疫苗作为动物外寄生虫病防控的新型措施,已受到人们的广泛关注,并将成为控制寄生虫病的发展方向。Pruett 等（1998）用绵羊痒螨可溶性蛋白的部分纯化片段免疫犊牛,免疫后 28 天人工感染绵羊痒螨,以感染后第 8 周,螨虫引致的病变面积（平方厘米）和获得的螨虫数作为试验指标,结果显示,100 微克蛋白免疫的 14 头牛,平均病变值为 3.0,其中 8 头牛无明显病变,从 3 头牛获得的螨虫数平均为 38 个,而佐剂对照组平均病变值为 488.0,从 6 头牛获得的螨虫数平均为 131 个。Burgess 等（2016）用绵羊痒螨 7 种抗原的重组蛋白构建的亚单位疫苗免疫 6 月龄内羔羊 3 次,每次间隔 2 周,终免后 2 周,在每只羔羊的肩胛部人工释放 50 只混合阶段的绵羊痒螨,感染后 6 周,统计每只羔羊皮肤的病变面积和螨虫数,结果显示,与不免疫组相比,免疫组羔羊的平均病变面积减少 57.05%,螨虫数减少 56.32%。这些研究为研制开发痒螨病疫苗奠定了基础,相信在不久的将来,会有一批高效、安全与环境友好的新型免疫防治制剂在生产上得到应用。

（三）生物防制

生物防制可有效克服药物防治带来的不利因素,如螨的抗药性、畜产品的药物残留、药物对环境造成的污染等,虽然目前处于研究阶段,但开辟了螨病防控的新方法。据杨茂生（2000）报道,从山羊蠕形螨（Demodex caprae）病霉变的病料上分离获得一株真菌——好食链孢霉（Neurospora sitophila）,用好食链孢霉的代谢产物原液每只兔皮下注射 0.5ml,或 1∶400 生理盐水涂沫患病处,以治疗兔足螨（Chorioptes cuniculi）病,一周后采皮屑镜检,已无活动螨虫,治愈率达 95%。Smith 等（2000）利用从牛蜱（Boophilus sp.）分离获得的金龟子绿僵菌（Metarhizium anisopoliae）4 556 株,测试其对来自兔的绵羊痒螨（Psoroptes ovis）的致死性,试验前用沙氏葡萄糖琼脂加酵母（Sabouraud dextrose agar plus yeast,SDAY）培养基培养菌株,将成熟雌螨和成对的成熟雄螨与雌性若螨放入真菌培养皿中,1 小时后再将螨虫移入含浸有血清滤纸的小瓶内,每 24 小时计数死螨 1 次,并检查真菌感染的迹象,结果显示,所有螨虫在 3 天后死亡,并且在 6 天后,有 60% 死亡成熟雌螨、10% 死亡成熟雄螨和 30% 死亡雌性若螨的表皮表面出现真菌菌丝。Jiang 等（2019）评价了商品化的球孢白僵菌（Beauveria bassiana）菌粉对兔痒螨的杀螨效果,用无菌水将菌粉配制成 4 种孢子浓度（4.26×10^6~4.26×10^9）的悬液,在无菌 6 孔细胞培养板中,每孔加入菌液 3ml,放入 15 只成螨,再在螨体表面喷洒菌液 2ml,浸渍 5 分钟后,将螨虫转移至垫有滤纸的干净无菌培养皿中,置 28℃、相对湿度 90% 的培养箱中,每天镜检螨虫的死亡情况至第 9 天,结果表明,第 9 天 4 个浓度的螨虫死亡率分别为 82.78%~100%;同时,用每毫升含分生孢子 4.26×10^9 个的球孢白僵菌菌液喷涂患病兔耳朵一次,从 0 天至处理后 30 天,每天对兔耳进行临床记分（0~6）和统计治愈率,结果显示,处理 3 天后,球孢白僵菌组的临床记分从 4.36 和 3.50 降到 0.63 和 0.50,治愈率达 100%。

（四）其他

近年,植物提取物作为抗寄生虫制剂已成为研究的热点,除用于鸡球虫病防治外,在螨虫防治方面也相继开展了研究。Nong 等（2013,2014）报道了紫茎泽兰（Eupatorium adenophorum）植物提取物对兔痒螨（Psoroptes cuniculi）的体内临床效果和得州足螨（Chorioptes texanus）的体外杀螨活性,将紫茎泽兰乙醇提取物,分别配制成每毫升 1.0g、0.5g 和 0.25g 的溶液,测定 3 个药物浓度对螨虫的杀灭效果,①将紫茎泽兰溶液分别涂沫自然感染兔痒螨的新西兰兔,每只兔的双耳涂沫 2ml,在 0 天和第 7 天各处理 1 次,以兔耳的临床记分（0~6）作为评定标准,结果显示,初次用药后 7 天,紫茎泽兰各组的病变记分从 3.08~3.73 降至 0.37~0.48,第 2 次用药后 7 天,病变记分全部为 0;②取紫茎泽兰 3 个浓度的溶液各 2ml,分别放入直径为 10cm 垫有滤纸的培养皿中,每个培养皿放入来自奶牛的足螨 10 只,将培养皿置 25℃、75% 相对湿度下孵育,定期通过针刺检查螨虫是否死亡,结果显示,3 小时后死亡率为 100%~66.7%,4 小时后分别为 100%~86.7%。钟留情等(2016)观察了丁香子(*Eugenia caryophyllata*)植物提取物丁香酚(Eugenol)对兔痒螨的体外杀螨活性,结果显示,丁香酚 4mg 组在作用 2 小时、4 小时、8 小时后,螨的死亡率分别为 65.0%、81.7% 和 100%,2mg 组在作用 4 小时、8 小时、12 小时后,螨的死亡率分别为 50.0%、95.0% 和 100%,而 1mg 组在作用 12 小时、18 小时、24 小时后,螨的死亡率分别为 76.7%、86.7% 和 100%,阴性对照组全部存活。

八、研究技术

随着科学技术的发展,许多新技术已在寄生虫研究领域得到广泛应用,如 DNA 条形码技术、同工酶技术、RNA 干扰技术、分子标记技术、转基因技术、抗体芯片技术等,但在痒螨研究中的应用还十分罕见。除传统的形态学技术外,在痒螨研究中应用较多的新技术是基因的扩增、测序、分型及系统进化分析等。

(一) 形态学技术

对寄生虫各发育阶段进行系统的形态观测,或对某一标本进行完整的形态描述,是种类鉴定的重要依据,也是寄生虫分子鉴定的基础,传统而常用的方法是标本的采集与制作技术,借助光学显微镜与电子显微镜对标本进行系统、全面的形态学观测。Sweatman(1957,1958b,1958c)采用传统的形态学技术,详细观察和记述了牛足螨、犬耳螨和兔痒螨各发育阶段的形态特征与相关数据。Lohse 等(2002)系统观测了来自瑞典猫、德国犬和波兰北极狐的犬耳螨各发育阶段(虫卵、幼螨、第一若螨、第二若螨、雌螨与雄螨)的形态特征,检测了虫卵和各发育阶段虫体的长、宽,以及各阶段虫体每对足和颚体的长度,发现除北极狐第一若螨颚体的长度明显大于猫的长度外($P<0.05$),其余各值均无显著差异,说明来自不同宿主的犬耳螨不存在亚种或变种,应属于同一虫种。Lekimme 等(2005)采用透射电镜和扫描电镜,较系统地观察了绵羊痒螨雄螨与雌螨生殖系统的超微结构,雄性生殖系统由 1 对睾丸、2 根输精管、1 根射精管与附腺、1 个交配器组成,雌性生殖系统由 1 个生殖孔、1 个受精囊、成对的卵巢和输卵管、1 个子宫、1 个通向排卵孔的产卵器组成。Amer 等(2015)通过光学显微镜,检查了来自埃及水牛感染螨虫的皮肤刮取样品 80 份,发现 17 份(21.25%)感染痒螨(*Psoroptes*)、27 份(33.75%)感染疥螨(*Sarcoptes*)、36 份(45.00%)同时感染痒螨和疥螨,通过形态学特征的详细观测,确定检出的痒螨为纳塔尔痒螨(*Psoroptes natalensis*)。Bochkov 等(2019)采用扫描电镜技术,观察了艾鼬痢螨雌螨与雄螨的整体与局部形态特征,通过光镜技术比较了艾鼬痢螨、三毛痢螨、刺毛痢螨、刺猬痢螨、阿尔及利亚痢螨和冠鼠痢螨的局部形态特征,详细描述了艾鼬痢螨各发育阶段的形态、大小与相关刚毛的长度,并依据形态特征,建立了痢螨属 6 个种的雌、雄虫分类检索表,为痢螨的分类鉴定提供了重要的参考依据。

(二) 生物化学技术

生物化学技术已在部分痒螨研究中应用。Hamilton 等(2003)全面回顾了痒螨消化系统的形态、生理、生化和分子生物学方面的研究进展,已在螨类中发现 19 组过敏原,在绵羊痒螨和兔痒螨中记录了 15 种酶,即磷酸酶(phosphatase)3 种、酯酶(esterase)3 种、蛋白酶(bacillopeptidaseb)5 种、糖苷酶(glycoside hydrolases)4 种,阐述了这些酶和过敏原在螨虫消化中的作用,研究表明绵羊痒螨利用了依赖于在细胞内环境中起作用的酸性肽酶的消化系统,且细菌作为潜在的直接和间接营养源的参与,又增补了消化酶的作用,作者认为,绵羊皮肤表面细菌与消化酶的相互作用,可能是导致明显过度病理反应引起临床型绵羊结痂的原因。Mahajan 等(2016)用伊维菌素治疗自然感染纳塔尔痒螨的水牛,检测感染牛治疗前后血液的氧化应激标识物浓度及血常规与生化指标的变化情况,结果显示,感染水牛的脂质过氧化物酶(peroxidase)在治疗前显著高于治疗后($P\leqslant0.05$),治疗前丙二醛(malondialdehyde)水平显著升高,表明脂质过氧化物介导的皮肤损伤在纳塔尔痒螨感染水牛中发挥了作用;同样,在治疗前,机体抗氧化剂(谷胱甘肽)的低水平和抗氧化酶(过氧化氢酶、超氧化歧化酶)的活性降低,表明感染痒螨的水牛处于显明的氧化应激状态;而在血常规和生化指标中,治疗前后仅白细胞数、中性粒细胞与淋巴细胞浓度变化明显($P\leqslant0.05$);研究结果不仅提供了有关纳塔尔痒螨感染水牛中氧化应激指数的信息,还提供了水牛痒螨病的发病机制及该病处理方法的更多见解。

(三) 分子生物学技术

分子生物学技术的发展,不仅为研究寄生虫的入侵与发育机制提供了新技术,还为寄生虫的形态分类提供了新方法和支撑,在瘙螨中应用最多的基因扩增、测序与系统进化分析。Lohse 等(2002)对来自不同国家和宿主的 16 株耳螨(猫 11 株、犬 2 株、北极狐 1 株、雪貂 2 株)进行 ITS2 扩增和测序,发现存在 5 种基因型,其中 13 株基因Ⅰ型、3 株基因Ⅱ型、基因Ⅲ、Ⅳ、Ⅴ型各 1 株,3 株为多基因型(2 株同时具有基因Ⅰ型和基因Ⅱ型、1 株同时具有基因型Ⅰ和基因型Ⅳ),若按宿主来源归类,则猫 9 株、犬 1 株、北极狐 1 株、雪貂 2 株为基因Ⅰ型,猫 3 株(含 2 株同时为基因Ⅰ型)为基因Ⅱ型,犬 1 株为基因Ⅲ型,猫 1 株(同时为基因Ⅰ)为基因Ⅳ型,猫 1 株为基因Ⅴ型,研究结果支持了形态学观测结果,证明来自不同国家和宿主的耳螨都为犬耳螨。Wang 等(2012)对经形态学鉴定的 4 种 7 个分离株螨虫,即 4 株得州足螨和熊猫足螨、兔瘙螨、纳塔尔瘙螨各 1 株,分别提取 DNA,进行 CO Ⅰ和 18S rDNA 基因扩增与测序,将 14 个序列与 GenBank 中螨类可用的其他序列一起,分别用邻接法(neighbor-joining,NJ)和最大简约法(maximum parsimony,MP)构建进化树进行系统发育分析,结果显示,兔瘙螨和纳塔尔瘙螨在 2 个分支上,4 株得州足螨在同一进化支的 2 个小支上,而熊猫足螨则在另一支上,NJ 与 MP 的结果一致,作者认为兔瘙螨和纳塔尔瘙螨可能是瘙螨属中 2 个不同种,得州足螨与熊猫足螨为足螨属中 2 个不同种。Amer 等(2015)选取形态学鉴定为纳塔尔瘙螨的 11 个样本,进行 ITS2PCR 扩增和 DNA 序列分析,与 GenBank 中的 11 个瘙螨序列、8 个足螨序列和 1 个耳螨序列一起,用 NJ 进行系统发育分析,结果显示,11 个样本的 ITS2 序列全部与来自 GenBank 的纳塔尔瘙螨序列聚为一支,并与其他类群明显分离,支持了形态学鉴定结果。

(四) 其他技术

Beetham(1997)利用免疫细胞化学和切片染色技术,通过光学显微镜较系统地观察了绵羊瘙螨的神经系统、消化系统和生殖系统的基本形态及在体内的分布,神经系统包括大脑神经中枢、腹部神经索、环食管神经团及运动神经和感觉神经,消化系统包括咽、食管、胃、与胃相连的 4 个前胃盲囊和 2 个后胃盲囊、结肠、后肠和肛门,雌螨的生殖包括成对的卵巢和输卵管。

(黄　兵)

第六节　羽螨

羽螨,是一个从生态学观点提出的螨类类群。鸟类体表寄生有许多种类的螨类,但学者们认为"真正"的羽螨是隶属于羽螨总科(Analgoidea)和翅螨总科(Pterolichoidea)的螨类(OConnor,2009),而两总科隶属的无气门目(Astigmata),在 2009 年出版的第三版 *A Manual of Acarology* 中被降格为甲螨亚目下的无气门股(Astigmatina)(Krantz 和 Walter,2009)。许多寄生于哺乳动物的螨类也属于此阶元,如人疥癣病就是由痒螨次股疥螨科的螨类引起。羽螨中的一些种类,也能引起人类的过敏反应,如隶属于羽螨总科麦食螨科(Pyroglyphidae)的屋尘螨和粉尘螨,是人类过敏疾病的主要过敏原,对人类健康存在危害,这些螨类营自由生活,本节主要记述寄生于鸟体表的羽螨。

一、形态学

羽螨体型较小,肉眼很难辨认,绝大多数体长在 300~700μm 之间,但也有个别种类超过 2 000μm(Gaud 和 Atyeo,1996)。羽螨具有无气门股螨类的一般形态特征,但同大多数寄生螨一样,羽螨的形态也在与宿主协同进化过程中发生了适应性的改变。根据羽螨的主要微生境,学者将羽螨的形态变化归纳为 4 类(Mironov,1987;Dabert et Mironov,1999)。

(一) 寄生在绒毛中的羽螨

由于鸟类绒毛贴近皮肤,在飞羽和覆羽的覆盖之下,空气流动的强度较小,生活在这里的羽螨不需要强化的骨片,同时其背毛较之营自由生活的螨类有所延长,这些加长的背毛有助于羽螨更好的依附在绒毛上。在密集的绒毛丛中,这类羽螨移动很缓慢,就像长臂猿的手臂那样缓慢移动,或是像游泳一样。通常,这类羽螨(图 37-66)的足Ⅰ或足Ⅱ有一个钩状距突(apophyses),用来抓住毛杆。跗节吸盘,尤其是后面两对足的吸盘不发达。足Ⅰ的前跗节可伸缩,雄螨的足Ⅲ、足Ⅳ膨大以利于交配。

（二）寄生在羽叶上的羽螨

在羽螨家族中，这类羽螨形态变异现象较为普遍，主要是因为生活在这里的螨类必须适应鸟类飞行时产生的强大气流和羽毛的不断摩擦。所有这类羽螨体型都比较扁平，通常身体边缘有各种形状的延伸扩展或有扁平的刚毛以使身体更具流线型，减少空气阻力。羽叶螨（图 37-67），雄螨的末体后端分为扁平的两叶，背毛短小或者干脆缺失，端毛通常粗大、扁平，有些螨的刚毛呈叶片状，如 *Opisthocomacarus* 属。为了能更好地抓住羽毛以免被抖落，这些羽螨的足通常短小，并且从躯体侧面长出，有发达的步行器，而钩状距突少见；躯体背板骨化，基节内突通常与基节板融合，基节区骨化较强；强骨化的表皮能避免羽螨在寄主羽毛摩擦时受伤及体内水分蒸发。本类群有些螨的体型不对称，如 *Dinalloptes* 属。

（三）寄生在羽管内的羽螨

寄生在飞羽、尾羽和较大覆羽羽管内的羽螨比较特殊。学者认为这类螨，最初很可能是由生活在羽叶上的螨演化而来，有些也可能是从绒毛上迁移而来。这样的迁移在羽螨进化史上发生过很多次，最近的"移民"就是形态没有变异的羽叶螨类。羽管螨（图 37-68）是从靠近

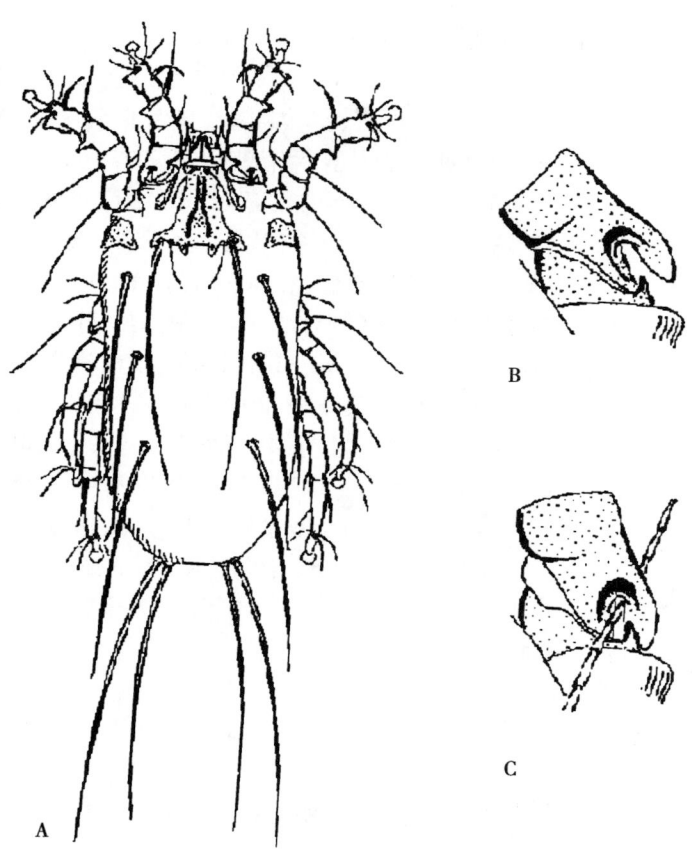

A. 背面；B. 钩状距突；C. 钩状距突抓住羽枝。

图 37-66　寄生在绒毛中的羽螨
（引自 Mironov）

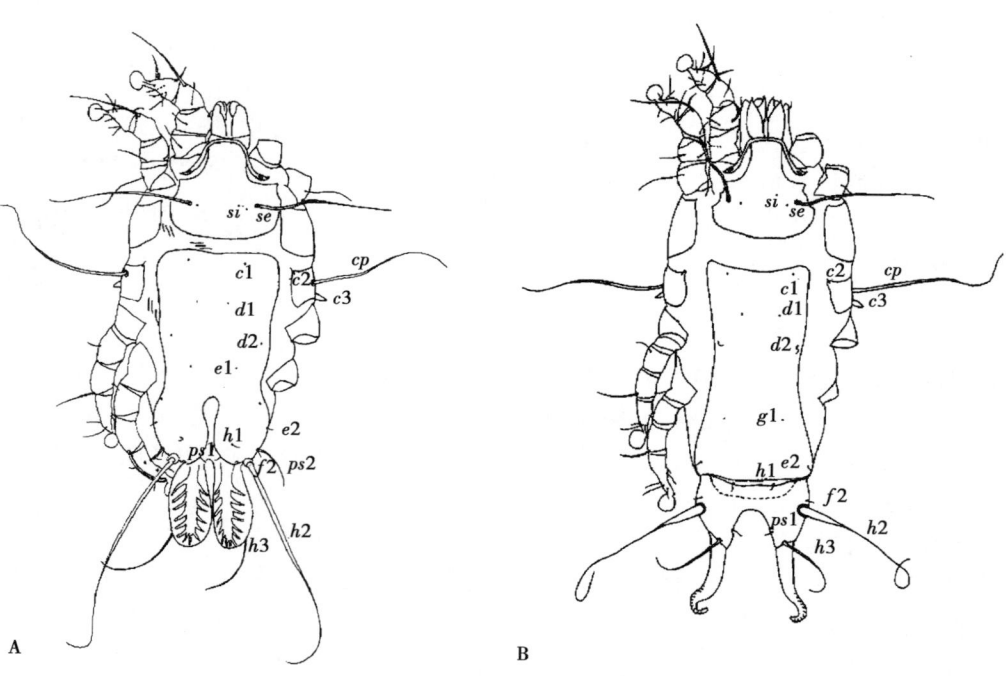

A.（♂）背面；B.（♀）背面。

图 37-67　寄生在羽叶上的羽螨
（王梓英　绘）

羽轴基部一个叫做上脐的小孔进入羽管,或通过自己打开缺口进入羽管。羽管内没有气流和摩擦,因此,最终管螨的形态都是长圆柱形或袋状,有些种类的体型在羽螨中最大。这些管螨通过幼螨扩散分布,而成螨都生活在羽管内。管螨躯体侧面和末端的刚毛较长,朝各个方向伸展,形成一个半球形的感觉区域(dubinin,1956)。螨体骨化较弱,尤其是后半体。有些管螨以海绵状毛髓为食,其前半体骨化较强,螯肢粗壮;雄螨的足Ⅲ、足Ⅳ膨大,并着生有各种形状的距突,如 *Plutarchusia* 属的螨类。

(四)寄生在皮肤中的羽螨

这个类群的种类较少,仅包括表皮螨科(Epidermoptidae)和皮螨科(Dermationidae)的羽螨。此类羽螨生活在鸟类的皮肤上,甚至表皮下,形态与别的羽螨不同,而更类似于寄居哺乳动物的痒螨科(Psoroptidae)或疥螨科(Sarcoptidae)的种类。寄居在皮肤上的螨呈圆形,躯体扁平,如表皮螨科和皮螨科的螨类(图 37-68)。寄生在皮肤组织内的螨呈球状,如疥螨亚科的螨类,骨化相对较弱;足短小,可伸缩,长有钩状距突用于抓住皮肤。

二、分类学

(一)世界羽螨分类历史

1. 启蒙时期 最早的羽螨为 *Acarus passerinus*,由 Linnaeus 于 1758 年记载于"自然系统"(Linnaeus,1758),该螨采自苍头燕雀(*Fringilla coelebs* Linnaeus)。但有趣的是,在同一时间发现的第二种羽螨 *Pediculus pari* Linnaeus,却被归于昆虫纲虱目(Anoplura)中,而不是螨类。60 年后,Nitzsch 在 1818 年建立了羽螨的第一个属—羽螨属(*Analges*),该属包含了当时发现的所有羽螨(图 37-69)。从第一次发现羽螨至 19 世纪 60 年

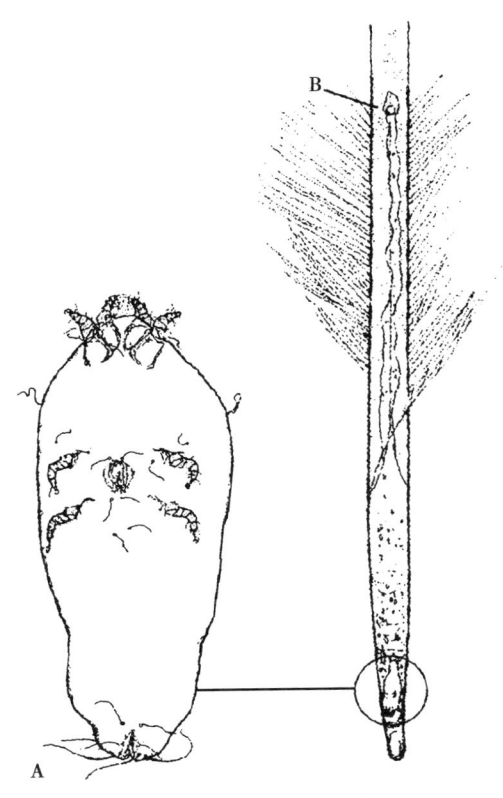

A.羽螨从上脐进入羽管;B.羽螨打开缺口进入羽管。

图 37-68 寄生在羽管内的羽螨

(引自 Mironov)

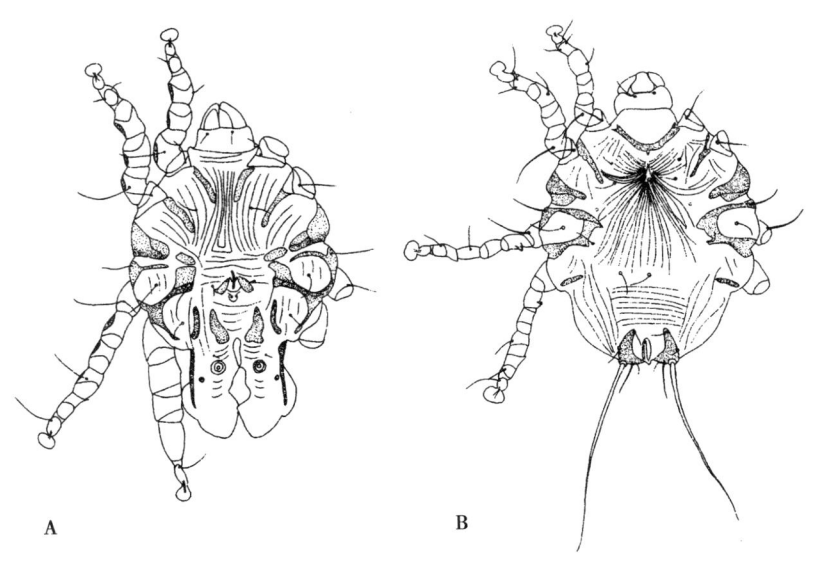

A.(♂)腹面;B.(♀)腹面。

图 37-69 寄生在皮肤上的羽螨

(王梓英 绘)

代后期,这个阶段是一个初级调查或种类发现的阶段。

2. 兴起时期　Robin(1868a,1868b)首先提出鸟类疥螨(Avicolar Sarcoptidae 或 Sarcoptides avicoles)这一属上分类阶元,包括 5 个属的羽螨。几年后,Robin et Mégnin(1877)又提出羽毛疥螨(Sarcoptides plumicoles)这个总称,并首次详细列出羽螨 5 个属的形态检索特征。接着,Trouessart et Mégnin(1884a,b,c)将羽毛疥螨作为外寄生螨疥螨科(Sarcoptidae Murray,1877)的一个亚科,并把其中的属划为 3 个部分。从 1884 年至 1916 年,Trouessart(1916)与合作者发表了大量专著,对羽螨系统学和新种的发现做出了重大贡献。他最终认为羽螨作为一个亚科包含 4 个阶元:Analgeseae 12 属,Pterolicheae 35 属,Proctophyllodeae 9 属和 Epidermopteae 6 属。

3. 消退时期　在 Oudemans(1906a,1906b)提出的分类系统中,羽螨与无气门亚目的任何单系类群都不符合。在他的系统中,现在学者认同的有代表性的 12 个科的羽螨,以及其他营自由生活和寄生在哺乳动物的无气门亚目的螨类,被划为分属于无气门亚目的 3 个不同类群中。这种只根据很少几个形态特征就划分高级阶元的人为分类系统,受到了当时蜱螨学家的批评,这个系统还阻碍了蜱螨系统学的良好发展。然而,直到 20 世纪 40 年代,包括一些羽螨学者还在对这一系统进行订正。详细阐述 Oudemans 分类系统对羽螨系统学有影响的文献包括 Dubinin(1953)、Gaud et Atyeo(1996)。

4. 复兴时期　20 世纪 50 年代初期,有两位学者不约而同地试图将羽螨建立为一个单系类群。Radford(1953)的尝试并未取得成功,他提出的分类系统只包括了当时已知的阶元,并且没有任何的形态鉴定依据。在实际应用中,在高级阶元上,Radford 又重新采用 Trouessart 1916 年的分类系统。在 Radford 的分类系统中,Trouessart 提出的属上阶元被上升至科级地位,一般科所包括的种类根据 Oudemans 建立的几个新科有所扩大。此外,包括羽螨在内的科级阶元没有归于一个正式统一的较高阶元。Dubinin(1953)将羽螨重建为一个单系群——羽螨总科,包括 5 个科:羽螨科(Analgidae)、表皮螨科(Epidermoptidae)、后叶羽螨科(Freyanidae)、尾叶羽螨科(Proctophyllodidae)、翅螨科(Pterolichidae)。Dubinin 在 1951 年第一次描述前苏联的羽螨时,已经对所有羽螨使用“Analgesoidea”这个属上总称。此外,Dubinin 对所提出的羽螨属上阶元都作了详细的形态描述。Dubinin 将羽螨作为单系群的建立和他发表的三册“Fauna of the USSR”(1951,1953,1956),大大地激起了学者对羽螨研究的热情,尤其在欧洲和非洲(Gaud et Atyeo,1996;Mironov,1996,1997)。此后 25 年,学者们一直沿用 Dubinin(1953)的分类系统。

5. 当代研究　直到 20 世纪 70 年代末期,由于大量发现新物种和进行分类研究,羽螨的已知种类是 Dubinin(1953)提出的 650 种的 3 倍,已命名的属超过 400 个,分属 30 个科。这么多的属上阶元迫切需要一个合适的分类系统,这个分类系统必须能清晰的表述其中各阶元的关系。Atyeo(1979)发现羽螨前跗节的结构和跗节毛序,能成功地将科和总科等高级阶元划分开来。根据这些特征(前跗节骨片的结构,跗节前端 p 与 q 毛的存在与否),Gaud et Atyeo(1978)提出了羽螨的一个新分类系统,包括 3 个总科(Analgoidea,Freyanoidea 和 Pterolichoidea)、33 个科。但之后,OConnor(1982)、Ehrnsberger 等(2001)认为,有的后叶羽螨科的种类存在跗节前端毛(p,q),并且后叶羽螨总科螨类的板状副跗是由翅螨总科的 L 形副跗演变而来,因此,认为后叶羽螨总科中的 3 个科隶属于翅螨总科。目前,这一总科级分类系统,为大多数羽螨分类学家所认可(OConnor,2009)。

(二)中国羽螨分类研究历史

自羽螨研究开始以来;国外学者对采自中国鸟类的羽螨作了零星报道。最早一篇专述是由日本学者杉本正笃于 1940 年发表的对台湾羽螨的研究。次年,他发表了对台湾羽螨研究的续篇。McClure 等人于 1973 年调查研究了亚洲鸟类体表的外寄生虫种类,对中国只调查了台湾和香港地区的鸟类。至于我国学者对本国羽螨的研究,则只见台湾学者杨仕闵(1999)关于台湾鸟类羽螨种类调查的一篇专述性论文,但遗憾的是其论文中所调查的大部分种类未能鉴定到种。王敦清等(1995)报道了从美国引进的鹧鸪种鸟上发现一种害螨——迟钝翅螨(Pterolichus obtusus),并简要描述了其形态。尽管近些年,西南大学相关学者对中国鸟类羽螨的种类进行了调查研究,并发现命名了数十个新种(王梓英和王进军,2012;Wang 等,2014a,2014b,2015,2020;Su 等,2013;Mu 等,2015,2016;Chang 等,2018),但我国羽螨分类研究中需要填补的空白还很多。

（三）羽螨分科检索表

分别参照 OConnor（2009）、Gaud et Atyeo（1996）编写羽螨总科、羽螨分科的分类检表如下。

羽螨分类检索表

1. 步行器上无副跗导引（也有文献称跗前突导管），不可收缩；足Ⅳ跗节上具腹毛3支；p、q毛存在
   或缺如 ......翅螨总科（Pterolichoidea）......2
   步行器上具副跗导引（如果步行器小也有残余），常可完全收缩；足Ⅳ跗节上腹毛少于3支；p、q
   毛缺如 ......羽螨总科（Analgoidea）......19
2. 具p、q毛，副跗L形，在背面有一短而厚的基枝相连；步行器端部通常具齿 3
   p、q毛缺如或退化，副跗轻微肘状弯曲，腹面有一基枝与跗节端部相连；步行器端部无齿 17
3. 足Ⅲ跗节具3支腹毛 4
   足Ⅲ跗节具1支腹毛 ......小克螨科（Kramerellidae）
4. 转节无毛；足Ⅰ跗节上无比感棒$\omega 3$更长的毛 5
   转节通常具毛（除了鸽羽螨科的 Atyeonia 属）；足Ⅰ跗节上具2支比感棒$\omega 3$长的毛 6
5. 足Ⅰ~Ⅲ膝节都无感棒$\sigma 1$，具g毛 ......苍白螨科（Ochrolichidae）
   足Ⅰ~Ⅲ膝节具感棒$\sigma 1$，无g毛；寄生于雨燕科（Apodidae）鸟类 ......定螨科（Eustathiidae）
6. 产卵孔为一纵裂缝，围以一块宽的U形前殖板，步行器侧面长线状；寄生于鸭科（Anatidae）鸟
   类 ......直畸螨科（Rectijanuidae）
   产卵孔为倒U、倒V、倒Y形或一横裂缝，步行器形状不一 7
7. 雌螨生殖盘位于g毛之前；kT毛常位于足Ⅳ胫节，如kT毛缺如，雄螨足Ⅰ上具V形的亚基节内
   突或雄螨生殖吸盘离生殖器很近 8
   雌螨生殖盘位于g毛之后；雄螨生殖吸盘离生殖器相对较远；足Ⅳ胫节无kT毛；雄螨足Ⅰ上亚
   基节内突末端通常分离 ......壳格螨科（Gabuciniidae）
8. 雌螨具导精管，至少有足Ⅳ跗节的一半长；雄螨足Ⅳ上股节和膝节融合，或与生殖器位于亚基节
   内突之间 9
   雌螨导精管退化或缺如；雄螨足Ⅳ上股节和膝节分界明显，生殖器位于亚基节内突末端之后 10
9. 雌螨导精管高度骨化，厚实坚硬 ......厚殖螨科（Thoracosathesidae）
   雌螨导精管质地较薄，可弯曲，长度不一；g毛存在 ......隐尾螨科（Crypturoptidae）
10. si 位于 se 毛之后，si 毛间距较大 11
    si 毛与 se 毛位于同一水平线上 12
11. 躯体背面2/3以上的部分都骨化了；雌螨具1对ad毛 ......翼螨科（Ptiloxenidae）
    后半体无骨片，前背板骨化弱；雌螨无ad毛 ......欧氏螨科（Oconnoriidae）
12. 足Ⅲ~Ⅳ着生在腹面，$c3$毛刚毛状；雄螨基节骨化；雌螨具1对ad毛；多生活在羽管中 13
    不具前述特征 15
13. 足Ⅰ亚基节内突Y形；产卵孔Ω形，侧前方区域为明显折扇状；躯体延长 14
    足Ⅰ亚基节内突V形或其他形状；产卵孔倒Y形，侧前方区域骨化；躯体球形 ......
    ......囊螨科（Ascouracaridae）
14. 后半体骨片被纵向分开，雄螨被一条纵线分开，雌螨被一条光滑带状结构分开 ......
    ......无翼鸟螨科（Kiwilichidae）
    后半体骨片未被纵向分开 ......羽管螨科（Syringobiidae）
15. 雌螨无前殖板，产卵孔倒U形或一横裂缝，$c3$毛较长，只有基部会扁平膨大 ......
    ......鸽羽螨科（Falculiferidae）
    雌螨具前殖板，若没有前殖板则产卵孔呈倒Y形，$c3$毛短，剑状 16

16. 足Ⅲ~Ⅳ从腹面伸出,前跗节是相对的胫节 2 倍长;雌螨具 2 对 *ad* 毛 …………… 喜螨科(Cheylabididae)
    上述两个特征不会同时存在;雌螨无 *ad* 毛 …………………………………………… 翅螨科(Pterolichidae)

17. 足Ⅲ跗节具 3 支腹毛 …………………………………………………………………………………… 18
    足Ⅲ跗节具 1 支腹毛 …………………………………………………………………… 蛄帜螨科(Vexillariidae)

18. 具 1 对顶毛(*vi*);足Ⅲ~Ⅳ从躯体侧面伸出 ………………………………………… 尾螨科(Caudiferidae)
    具 2 对顶毛或顶毛缺如;足Ⅲ~Ⅳ从躯体腹面伸出 ……………………………… 后叶羽螨科(Freyanidae)

19. 足Ⅳ跗节上具 1 支毛;雄螨有时无足Ⅳ ………………………………………………… 梨螨科(Apionacaridae)
    足Ⅳ跗节上具多支毛;雄螨具足Ⅳ ………………………………………………………………………… 20

20. 足Ⅱ膝节上通常具感棒 σ1,足Ⅳ胫节上具 *kT* 毛 ……………………………………………………… 21
    感棒 σ1 和 *kT* 毛不会同时存在 …………………………………………………………………………… 30

21. 足Ⅲ膝节上无感棒 σ1;顶毛缺如 ……………………………………………………………………… 22
    足Ⅲ膝节上具感棒 σ1,无感棒的种类有 2 对顶毛 …………………………………………………… 23

22. 足Ⅰ~Ⅱ呈锥状,跗节短,具端背爪;前殖板与足Ⅰ亚基节内突末端不连接 ……………………
    ……………………………………………………………………………………… 表皮螨科(Epidermoptidae)
    足Ⅰ~Ⅱ呈筒状,跗节无端背爪;前殖板与足Ⅰ亚基节内突末端连接 ………… 皮螨科(Dermationidae)

23. 足Ⅰ跗节上的感棒 ω1 着生在跗节前端,接近 ω3. …………………………………………………… 24
    足跗节Ⅰ上的感棒 ω1 着生在跗节中部,与在足Ⅱ跗节的位置相同 ………………………………… 25

24. 足Ⅱ跗节感棒 ω1 着生在跗节前端,与足Ⅰ跗节着生位置相同 ………………… 摺羽螨科(Ptyssalgidae)
    足Ⅱ跗节感棒 ω1 着生在跗节中间靠后 ………………………………………… 麦食螨科(Pyroglyphidae)

25. 跗节柄粗大,直径与爪的直径相当,柄的侧面与背腹面凸出部分不对称(在 Ancyralges 属中步行
    器不存在而柄分叉) ………………………………………………………………………………………… 26
    跗节柄纤细,直径仅为爪直径的 1/4,侧面对称,背腹面未凸起 ……………………………………… 27

26. 足Ⅲ~Ⅳ从腹面伸出,足Ⅰ~Ⅱ胫节没有腹毛;雌螨没有前殖板,雄螨常没有后背板;常寄生在羽
    管中 ……………………………………………………………………………………… 皮腺螨科(Dermoglyphidae)
    足Ⅲ~Ⅳ从侧面伸出(如果雌螨有前殖板,雄螨有后背板,那足就很少从近侧缘伸出);足Ⅰ~Ⅱ胫
    节上具腹刺 …………………………………………………………………………………… 羽螨科(Analgidae)

27. 每足步行器呈铲状,其骨片明显,中央骨片宽(有步行器 1/3 宽) ………………………………… 28
    每足步行器末端边缘圆形或凹陷,中央骨片窄 ………………………………………………………… 29

28. 足Ⅰ跗节腹面具膜质结构,步行盘侧面骨片明显 ……………………………… 雀羽螨科(Pteronyssidae)
    足Ⅰ跗节腹面无膜质结构,步行盘侧面骨片边界不明显 ……………………… 蛄螨科(Avenzoariidae)

29. 产卵孔为一横缝;足Ⅲ~Ⅳ从腹面伸出;寄生在羽管内 ………………………… 高蛄螨科(Gaudoglyphidae)
    产卵孔倒 Y 形,足Ⅲ~Ⅳ从侧缘伸出 ……………………………………………… 皮痒螨科(Psoroptoididae)

30. 足Ⅱ膝节上无感棒 σ1,感棒 σ1 着生在足Ⅰ膝节的背面中 …………………… 尾叶羽螨科(Proctophyllodidae)
    足Ⅱ膝节上具感棒 σ1(几乎都存在,如果缺如,感棒 σ1 着生在足Ⅰ膝节的背面端部) …………… 31

31. 每足膝节与股节融合 …………………………………………………………………………………… 32
    足Ⅰ~Ⅱ的膝节与股节未融合 ……………………………………………………… 特鲁螨科(Trouessartiidae)

32. 顶毛存在或缺如;足Ⅲ胫节 *kT* 毛存在或缺如(如果缺如,就有 1 对顶毛或雄螨的 *h2* 毛叶状);雌
    螨有完整的后半体板 …………………………………………………………………………………… 33
    顶毛通常缺如;足Ⅲ胫节具长且强壮的 *kT* 毛;雄螨的 *h2* 毛不膨大;雌螨的后半体板通常不完整
    …………………………………………………………………………………………… 羽掌螨科(Xolalgidae)

33. 雌螨末体有双栉形的延长结构,其上着生 1 对端毛;雄螨具 2 对毛着生在肛侧板近前方并远离
    生殖器 ………………………………………………………………………………… 栉尾羽螨科(Thysanocercidae)
    雌螨末体延长结构上无端毛;雄螨具 1 对毛紧靠肛侧板,另 1 对毛紧接生殖器 ………………………
    …………………………………………………………………………………………… 异羽螨科(Alloptidae)

三、生物学

羽螨的食性较杂,可取食皮屑和羽毛碎片、羽毛中央角化的髓质、羽毛基部毛乳突的液体基质、尾脂腺分泌的油脂、真菌孢子(担子菌,子囊菌,半知菌)、花粉和藻类等(Dubinin,1951;O'Connor,1982b;Blanco 和Frias,2001;Blanco 等,2001;Proctor,2003)。

羽螨在宿主体上完成生活周期,包括卵、前幼螨、幼螨、第一若螨、第三若螨和成螨。长期以来,人们认为羽螨的生活周期中有第二若螨期(或休眠体),但 Fain 和 Bafort(1967)证实只有营巢栖自由生活的颈下螨科(Hypoderatidae = Hypoderidae,Hypodectidae)存在第二若螨期,其休眠体隐藏于宿主鸟的皮下。

四、生态学

除了少数几个在羽毛上生活的科能寄生不同目的鸟类外,大多数种类的羽螨对宿主的选择具有较强的特异性,它们只寄生于某个属甚至某个种的鸟类。翅螨总科的寄主特异性较强(Guad 和 Atyeo,1996),如定螨科(Eustathiidae)所有 18 个属的螨类只寄生雨燕目(Apodiformes)的雨燕科(Apodidae)和凤头雨燕科(Hemiprocnidae)的鸟类,隐尾螨科(Crypturoptidae)9 属 17 种的螨类只寄生鴂形目(Tinamiformes)鴂鸟科(Tinamidae)的鸟类。羽螨总科的螨类对宿主的选择范围较广,如 Ingrassiinae 亚科螨类寄生的宿主范围最广,能寄生 15 个目的鸟类(Guad 和 Atyeo,1996;Proctor,2003)。

羽螨分布在鸟的体表,几乎不移动,并且每种羽螨都有特定的栖息位置(Dubinin,1951;Pérez 和 Atyeo,1984)。如果羽螨偶然被尘土或雨水从宿主体上冲刷下来,其寿命会很短。如果宿主死亡,特鲁螨科特鲁螨属(Trouessartia)的螨类、羽螨科麦氏羽螨属(Mégninia)的种类、Diplaegidia 属的一些种类、鸽羽螨科(Falculiferidae)Pterophagus 属的螨类(Gaud,1992)以及蛄帜螨科(Vexillariidae)Ciconiacarus 属的螨类会很快逃逸,但 Dabert 和 Mironov(1999)观察认为有很多种类能在鸟类尸体上生存两个月。

相比起鸟类体上其他共生节肢动物,羽螨即使在数量较多的情况下也对宿主无害。羽螨属的属名 Analges 就是没有疼痛的意思。但有时共生螨类太多,宿主身体也会虚弱。麦氏羽螨属的有些种类可造成现代化养鸡业的经济损失。鸡严重感染麦氏羽螨后,会引起体重和产蛋率下降,羽毛脱落(Gaud 和 Atyeo,1996)。引起这种影响的原因目前还不清楚。但可能是因为鸡的健康问题和(或)鸡舍的卫生条件差引起。梅氏羽掌螨(Dubininia melopsittaci)在它的代表性宿主——长尾鹦鹉体上,数量较多时可引起宿主羽毛脱落,鸟啄羽毛又会引起皮肤伤害(Atyeo 和 Gaud,1987)。但有些鹦鹉脱毛是生理现象,而不是因为节肢动物的影响(Gaud 和 Atyeo,1996)。

五、中国重要种类

(一) 中国羽螨主要代表种

1. 家鸡麦氏羽螨

(1) 种名:家鸡麦氏羽螨[*Mégninia cubitalis*(Mégnin,1877)]。

(2) 同物异名:*Dermaleichus cubitalis* Mégnin,1877。

(3) 形态特征

1) 雌螨(图 37-70A,B;图 37-71A,B):体长 262~363μm,体宽 208~250μm。前背板形状与雄螨一样,长 69~74μm;有一对内顶毛,$se:se$ 38~42μm。肩板和后背板退化缺如,$c2$ 毛、$d2$ 毛和 $e2$ 毛基部膨大,都未着生在骨片上。足 I 亚基节内突分离,足 III、IV 基节区域有狭窄骨片。前殖板短。刚毛之间的距离为 $d2:e1$ 67~87μm,$c2:d2$ 86~97μm,$d2:e2$ 83~101μm,$h3:h3$ 64~77μm。

2) 雄螨(图 37-70C,D;图 37-71C,F):体长 392~420μm,体宽 344~406μm。前背板退化,呈不规则四边形,长 81~94μm;se 毛着生在其边缘;$se:se$(两者之间距离)31~38μm;有一对内顶毛。胛板退化,肩板不发达,$c2$ 毛基部膨大,着生在接近肩板的顶角;cp 和 $c3$ 毛纤细。后半体背板长 218~246μm,宽 134~144μm;背板前缘和侧缘前端向内凹陷。$d2$ 和 $e2$ 毛膨大。尾叶在 $ps1$ 毛的水平位置有裂缝。足 I 亚基节内突 Y 形,足 III 与足 IV 基节区域有三角形骨片。生殖器位于足 IV 亚基节内突间的中央。生殖弓长 22~25μm,宽

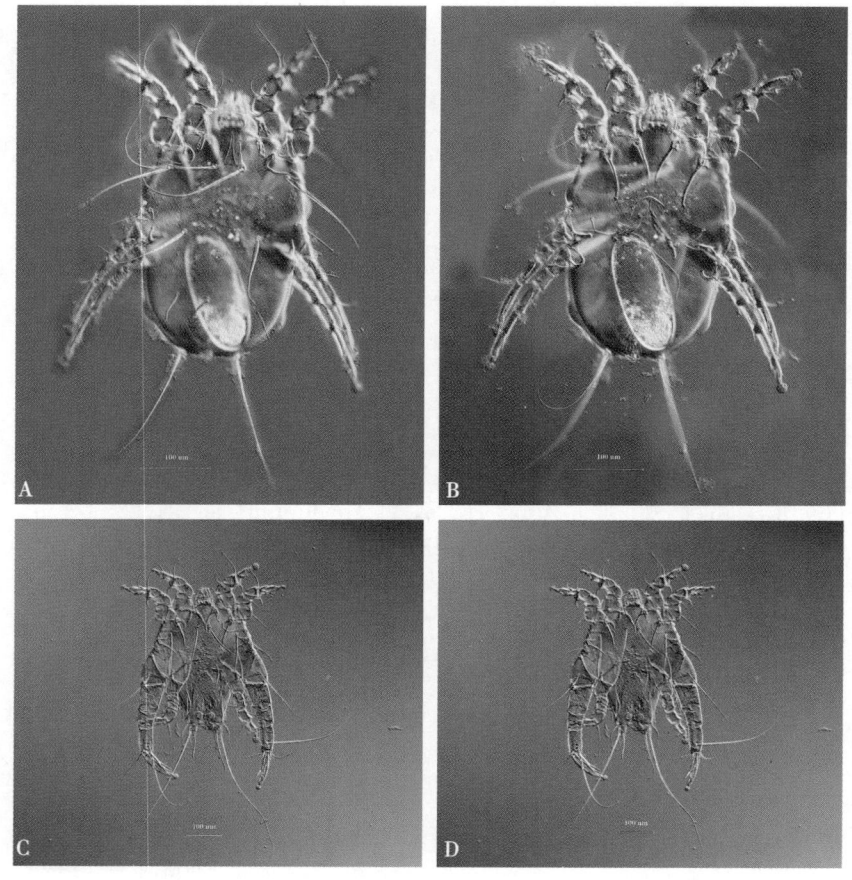

A.(♀)背面;B.(♀)腹面;C.(♂)背面;D.(♂)腹面。

图 37-70 家鸡麦氏羽螨(*Megninia cubitalis*)成螨
(王梓英 摄)

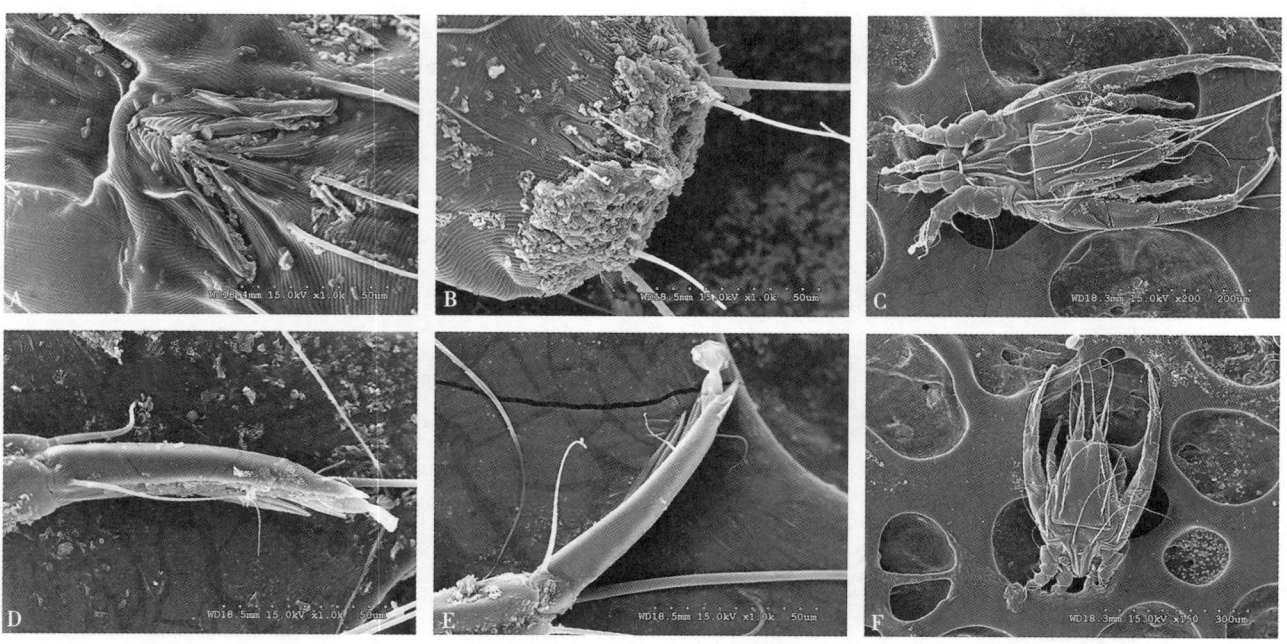

A.(♀)产卵孔;B.(♀)肛门;C,F.(♂)背面;D,E.(♂)足Ⅲ跗节。

图 37-71 家鸡麦氏羽螨(Megninia cubitalis)
(王梓英 摄)

31~52μm。肛板左右半月形对称。肛吸盘圆形。足Ⅰ股节有退化的凸起;足Ⅰ、Ⅱ膝节上 cG 矛尖形,胫节上刺突明显;足Ⅲ跗节(图 37-71D,E) w、s 毛呈矛状。各刚毛之间的距离分别为: $d1$: $d2$ 20~27μm, $e1$: $e1$ 91~107μm, $d2$: $e1$ 57~93μm, $c2$: $d2$ 31~68μm, g : g 20~25μm, $ps3$: $ps3$ 37~58μm, g : $ps3$ 28~32μm。

(4)生活习性:羽螨生活在宿主的羽毛上,取食皮屑和羽毛碎片、羽毛中央角化的髓质、羽毛基部毛乳突的液体基质、尾脂腺分泌的油脂、真菌孢子(担子菌,子囊菌,半知菌)、花粉和藻类等。

(5)宿主范围:家鸡(*Gallus gallus*),雉鸡(*Phasianus colchicus*),山齿鹑(*Colinus virginianus*),紫翅椋鸟(*Sturnus vulgaris*),棕斑鸠(*Spilopelia senegalensis*),火鸡(*Meleagris gallopavo*)。

(6)与疾病的关系:报道现代化养鸡工厂中,鸡严重感染家鸡麦氏羽螨后会引起鸡体重和产蛋率下降,羽毛脱落(Gaud et Atyeo,1996)。对人的影响未见报道。

(7)地理分布:呈世界性分布;国内见于四川、台湾、云南;国外见于越南、菲律宾、印度、意大利、波兰、伊朗、喀麦隆、巴西、埃及、美国、古巴、新西兰。

2. 迟钝翅螨

(1)种名:迟钝翅螨(*Pterolichus obtusus* Robin,1877)

(2)同物异名:无。

(3)形态特征

1)雌螨(图 37-72A,B):虫体呈纺锤形,长 400~510μm,宽 190~230μm。螯肢钳状,动趾和定趾端部各具 2 个齿。须肢端部弯向体中央。体背面具 1 块前背板,位于前足体,形状似平顶的宽缘帽, vi 位于板前缘中部,两毛之间距离略宽, se 长为 si 长的 10 倍以上,二者均位于前背板两侧缘的凹陷处。后足体也有 1 块背板,略似酒杯形,板上具 4 对毛,其中最后 1 对位于板的后缘和躯体之间。末体上具 1 块肛板,略似扁半圆形,肛门位于中央,1 对毛位于肛门两侧。肛板之后具 1 对乳状突。末端具 1 对长毛和 1 对短毛。体腹面,在足Ⅲ基节之间中央的下方具生殖孔,孔的上方具一新月形的生殖板。体腹面尚具 5 对毛。

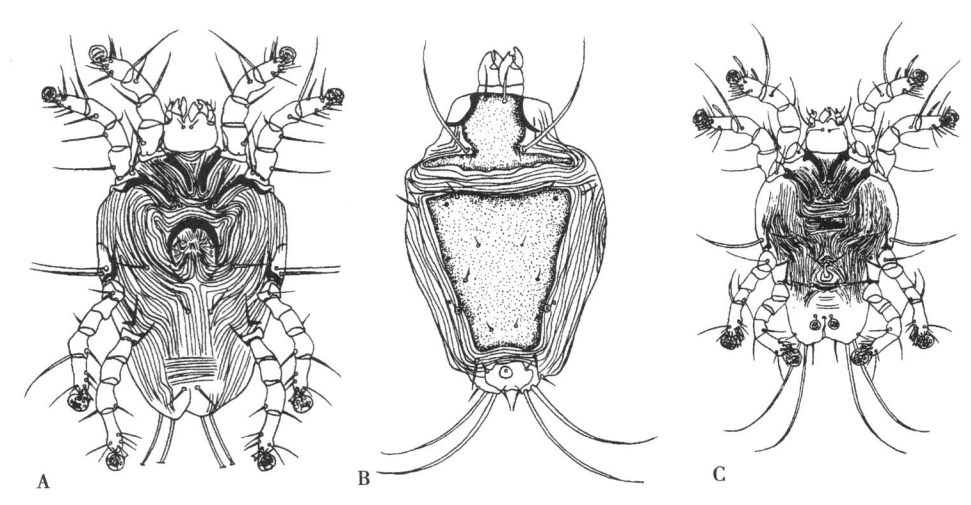

A.(♀)腹面;B.(♀)背面;C.(♂)腹面。

图 37-72　迟钝翅螨(*Pterolichus obtusus*)

(仿 OConnor)

2)雄螨(图 37-72C):体比雌螨略小,长 340~390μm,宽 140~180μm。颚体似雌螨,体背面亦具前背板和后背板,其形状及板上 vi、板侧缘凹陷处的 se 和 si 均似雌螨,末体具一对乳状突,上具 1 对长毛和 1 对短毛。体腹面,足Ⅲ基节之间中部具生殖孔,孔内具粗短管状的阴茎,端部向上而略弯向腹面。末体 1 对乳状突之间有肛孔,乳突中部内侧具 1 对吸盘。

(4)生活习性:生活在宿主的飞羽上,取食皮屑和羽毛碎片、羽毛中央角化的髓质、羽毛基部毛乳突的液体基质、尾脂腺分泌的油脂、真菌孢子(担子菌,子囊菌,半知菌)、花粉和藻类等。

（5）宿主范围：美国鹧鸪（*Alectoris chukar*），红腿石鸡（*Alectoris rufa*），原鸡（*Gallus gallus*），家鸡（*Gallus gallus domesticus*），爪哇红原鸡（*Gallus gallus bankiva*），家鸽（*Columba livia domestica*），野鸡（*Phasianus colchicus*），戴氏火背鹇（*Lophura diardi*），珠鸡（*Numida meleagris*），火鸡（*Meleagris gallopavo*），白尾海雕（*Haliaeetus albicilla*），榛鸡（*Bonasa bonasia* 或 *Tetrastes bonasia*），鹌鹑（*Coturnix coturnix*），黑鹧鸪（*Francolinus francolinus*），柳雷鸟（*Lagopus lagopus*），岩雷鸟（*Lagopus muta*），蓝孔雀（*Pavo cristatus*），斑翅山鹑（*Perdix dauurica*），灰山鹑（*Perdix perdix*），高加索黑琴鸡（*Lyrurus mlokosiewiczi*），黑琴鸡（*Lyrurus tetrix*），黑嘴松鸡（*Tetrao urogalloides*），紫翅椋鸟（*Sturnus vulgaris*），棕斑鸠（*Spilopelia senegalensis*），家麻雀（*Passer domesticus*），褐顶鹧鸪（*Pternistis ahantensis*），珠颈斑鸠（*Spilopelia chinensis*）。

（6）与疾病的关系：陈家祥等（1993）、王墩清等（1995）分别报道了1993年福州市某养殖场从广东省转引的一群美国鹧鸪种鸟中检出迟钝翅螨的情况，进场20天左右，鹧鸪群出现病态，表现为鸟群有明显的骚动，患鸟流鼻液、眼泪。随后鸟眶下窦和眼睑肿胀、取食量减少、鸟体消瘦、产卵率下降；不久，少数病鸟因消瘦贫血，感染细菌性病害而死亡；饲养员反映每做完鸟舍的卫生后，人身体就产生瘙痒，随着挑检病死鸟和诊治病鸟的操作频繁，瘙痒加剧；检查鸟体，见翼羽和尾羽上有许多迟钝翅螨寄生。

（7）地理分布：呈世界性分布；国内见于福建、台湾；国外见于越南、老挝、印尼、菲律宾、意大利、波兰、西班牙、塞内加尔、喀麦隆、巴西、埃及、古巴。

3. 岩鸽双弯羽螨

（1）种名：岩鸽双弯羽螨［*Diplaegidia columbae*（Buchholz，1869）］

（2）同物异名：*Dermaleichus columbae* Buchholz，1869；*Megninia columbae*（Buchholz，1869）Sugimoto，1940。

（3）形态特征

1）雌螨（图 37-73A，B）：体长 259~312μm，体宽 179~237μm。前背板形状与雄螨一样，长 40~46μm。有一对内顶毛。*se*:*se* 31~32μm。肩板和后背板退化缺如，*c2* 毛、*d2* 毛和 *e2* 毛明显，都未着生在骨片上。足 Ⅰ 亚基节内突分离，前殖板短，产卵孔后端有骨片与足Ⅳ亚基节内突相连，*g* 和 *4a* 并排位于产卵孔下方中间位置。刚毛之间的距离分别为 *d2*:*e1* 43~57μm，*c2*:*d2* 86~105μm，*d2*:*e2* 57~63μm，*h3*:*h3* 63~70μm。

2）雄螨（图 37-73C，D）：体长 260~325μm，体宽 242~246μm。前背板退化，呈不规则四边形，长 38~54μm。*se* 毛着生在其边缘，*se*:*se* 25~31μm。有一对内顶毛。胛板退化，肩板不发达，*c2* 毛膨大，着生在不规则四边形肩板的顶角，*cp* 和 *c3* 毛纤细。后半体背板长 171~176μm，宽 101~113μm，背板前缘向外凸起，侧缘前端向内凹陷。*d2* 和 *e2* 毛膨大。足 Ⅰ 亚基节内突分离，足Ⅲ基节区域有小块三角形骨片，足Ⅳ基节区域有一窄条骨片。生殖器位于足Ⅳ亚基节内突间的中央。生殖弓长 19~35μm，宽 31~45μm，与两侧骨片相连。生殖盘分散。*g* 和 *4a* 并排位于生殖器下方中间位置。肛板完整，拱形。肛吸盘圆形。足Ⅰ股节有距突；足Ⅰ、足Ⅱ胫节上刺突明显；足Ⅲ跗节有 *w*、*s* 毛呈矛状；足Ⅳ跗节上有两个凸起。刚毛之间的距离分别为 *d1*:*d2* 14~19μm，*e1*:*e1* 57~65μm，*d2*:*e1* 38~52μm，*c2*:*d2* 41~61μm，*g*:*g* 9.2~12μm，*ps3*:*ps3* 19~22μm，*g*:*ps3* 16~18μm。

（4）生活习性：生活在宿主的羽毛上，取食皮屑和羽毛碎片、羽毛中央角化的髓质、羽毛基部毛乳突的液体基质、尾脂腺分泌的油脂、真菌孢子（担子菌，子囊菌，半知菌）、花粉和藻类等。

（5）宿主范围：珠颈斑鸠（*Spilopelia chinensis*），家鸡（*Gallus gallus domesticus*），原鸽（*Columba livia*），欧斑鸠（*Streptopelia turtur*），白翅哀鸽（*Zenaida asiatica*），哀鸽（*Zenaida macroura*），环颈斑鸠（*Streptopelia capicola*），粉头斑鸠（*Streptopelia roseogrisea*），红眼斑鸠（*Streptopelia semitorquata*），白胸森鸠（*Turtur tympanistria*），庭园林莺（*Sylvia borin*），棕斑鸠（*Spilopelia senegalensis*），马岛蓝鸠（*Alectroenas madagascariensis*），红嘴鸥（*Chroicocephalus ridibundus*），亚高山林莺（*Curruca cantillans*），斑尾林鸽（*Columba palumbus*），棕鹃鸠（*Macropygia mackinlayi*），鹌鹑（*Coturnix coturnix*），紫翅椋鸟（*Sturnus vulgaris*），家麻雀（*Passer domesticus*），灰斑鸠（*Streptopelia decaocto*），珠颈斑鸠（*Spilopelia chinensis*），蓝斑森鸠（*Turtur afer*）。

（6）与疾病的关系：Colloff 等（1997）报道，岩鸽双弯羽螨是鸽子和虎皮鹦鹉养殖者的主要过敏原，患者抗血清的蛋白免疫印迹（Western blotting）显示有 20 个 IgE 结合组分，分子量从 22~200kD 不等。

（7）地理分布：呈世界性分布；国内见于重庆、台湾；国外见于马来西亚、菲律宾、波兰、美国、南非、喀麦隆、扎伊尔、多哥、摩洛哥、英国、马达加斯加、罗马尼亚、所罗门群岛、埃及。

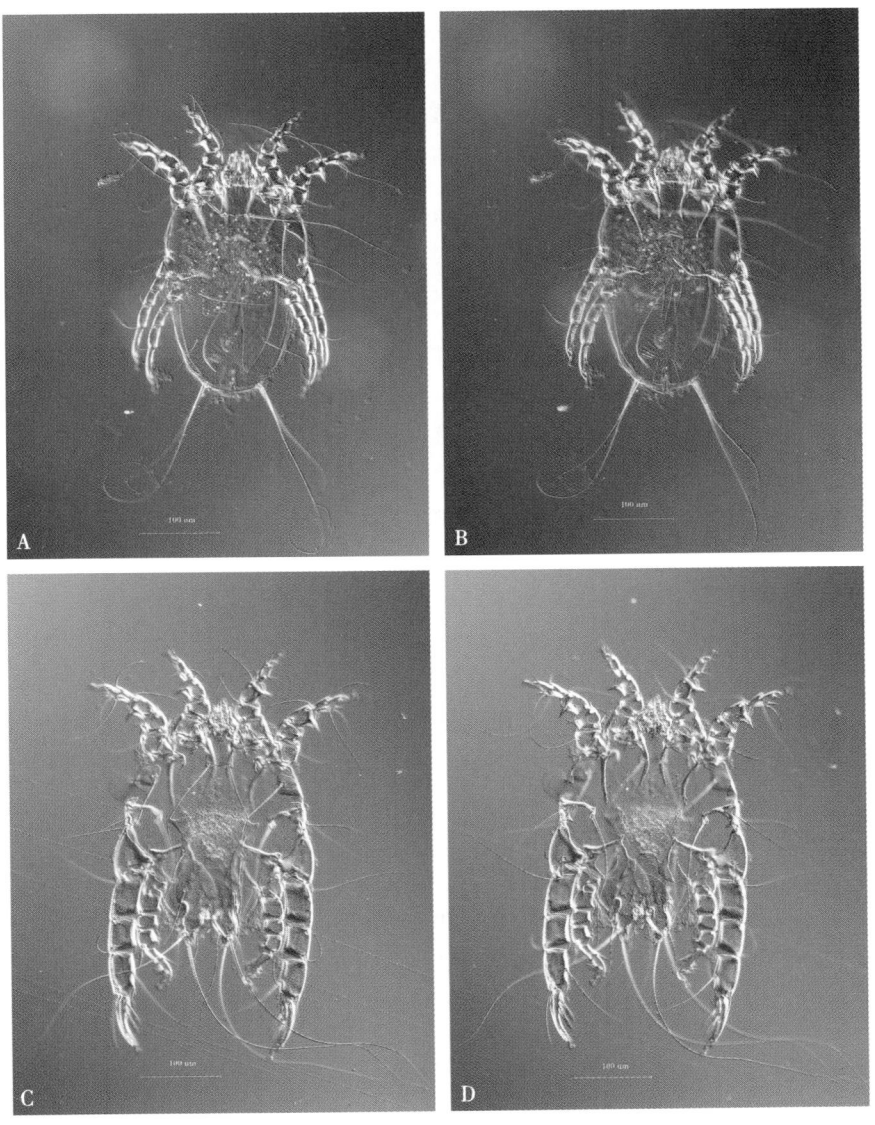

A.(♀)背面;B.(♀)腹面;C.(♂)背面;D.(♂)腹面。

图 37-73 岩鸽双弯羽螨(*Diplaegidia columbae*)成螨

(王梓英 摄)

(二) 中国重要羽螨名录

目前国内已报道的羽螨总科和翅螨总科螨类 110 余种,在这里主要记录与观赏鸟类和家禽相关的羽螨,不包括营自由生活的螨类(如尘螨类)。

1. 粉红胸鹨羽螨(*Analges roseate* Su,Wang et Liu,2013)

(1)宿主名称:粉红胸鹨(*Anthus roseatus*)。

(2)地理分布:国内见于四川;国外尚未见报道。

2. 原鸽鸽羽螨(*Falculifer rostratus* Buchholz,1869)

(1)宿主名称:原鸽(*Columba livia*),岩鸽(*C. rupestris*),珠颈斑鸠(*Spilopelia chinensis*)。

(2)地理分布:国内见于重庆、台湾;国外见于波兰、巴西、摩洛哥、喀麦隆。

3. 突变膝螨(*Knemidokoptes mutans* Robin et Lanquentin,1859)

(1)宿主名称:家鸡(*Gallus gallus domesticus*)。

(2)地理分布:国内见于台湾;国外见于美国、西班牙、埃及。

4. 鸡新膝螨[*Neocnemidocoptes gallinae*（Railliet,1887）]

（1）宿主名称：家鸡（*Gallus gallus domesticus*）。

（2）地理分布：国内见于台湾；国外见于伊朗、印度、美国。

5. 丽色噪鹛雀皮螨（*Passeroptes formosus* Wang,Mu,Su et Liu,2014）

（1）宿主名称：丽色噪鹛（*Garrulax formosus*）。

（2）地理分布：国内见于贵州；国外尚未见报道。

6. 曲茎尾叶羽螨（*Proctophyllodes flexuosa* Wang,Wang et Su,2014）

（1）宿主名称：黑尾蜡嘴雀（*Eophona migratoria*）。

（2）地理分布：国内见于重庆、云南。

7. 长跗画眉螨（*Timalinyssus longitarsus* Wang et Wang,2008）

（1）宿主名称：画眉（*Garrulax canorus*），黑领噪鹛（*G. pectoralis*）。

（2）地理分布：国内见于贵州；国外尚未见报道。

8. 长毛三趾鹑螨（*Turnixacarus longisetus* Wang,Liu et Wang,2009）

（1）宿主名称：棕三趾鹑（*Turnix suscitator*）。

（2）地理分布：国内见于贵州；国外尚未见报道。

六、与疾病的关系

大多数种类的羽螨对宿主和人类没有影响，但有时共生螨类太多，宿主身体会虚弱。现代化禽鸟养殖工厂中，如果禽鸟严重感染羽螨后，会引起体重和产蛋率下降，羽毛脱落，甚至死亡，饲养者会有瘙痒等过敏性反应。

七、防治

禽鸟养殖工厂改善养殖条件，降低养殖密度，养殖人员做好防护。陈家祥等（1993）报道可以用 0.1%~0.2% 敌百虫（dipterex）和 6×10^{-5} 溴氰菊酯（deltamethrin）药浴 2 次，结合舍内、外环境和鸟笼消毒后，鸟类螨病能得到根治。

八、研究技术

由于羽螨的栖境与其他节肢动物有很大差别，因此这里详细介绍其采集的方法，其他研究技术与别的节肢动物类似，就不再赘述。

（一）从活体鸟采集羽螨

在征得相关部门允许的条件下，在野外用鸟网捕鸟。捕到鸟后，拍下照片用于鉴定。然后用肉眼或手持放大镜观察所捕鸟类羽毛上是否有螨，用毛笔蘸取乙醇将螨类刷取到装有无水乙醇的离心管中，最后将鸟放飞。

（二）从冰冻和浸泡鸟体采集羽螨

通过收集刚死亡鸟类（还保持体温的死鸟）身上的螨类，在有条件的情况下将整只鸟放入冰箱保存；在条件不允许的情况下，将整只鸟浸入 75% 乙醇保存。冰冻的鸟从冰箱取出后解冻至翅膀能伸展开时，放入一有盖子的容器。倒入 75% 乙醇至覆盖鸟体，再加入几滴洗洁精后盖好盖子，用力摇晃几分钟，用 350 目的网筛过滤乙醇，然后用洗瓶将留在筛面上羽螨冲洗至培养皿，在解剖镜下挑取螨类至装有无水乙醇的离心管中保存。乙醇浸泡的鸟类直接加入洗洁精后按上述方法操作。

（三）从干制鸟类标本上采集羽螨

在经鸟类干制标本管理人的同意后，将鸟类标本取出，在其下方放置一张干净的称量纸（25cm×25cm），用光滑木棒轻轻敲弹鸟类标本的体躯覆羽、翅膀飞羽及尾羽，期间要注意不能损坏鸟类标本。然后，小心将称量纸上敲打下来的碎屑转移至干净离心管，做好标记。收集的碎屑在实验室条件下转移至干净培养皿中，在解剖镜下挑取螨至装有无水乙醇的离心管中保存。

注意每次采集都要用干净的称量纸，并将木棒擦拭干净，以免交叉污染。

（王梓英）

第七节　蜂螨

蜂螨是指与蜜蜂饲养业和野生种群相关的螨类,目前已报道100多种,可分为寄生性和非寄生性蜂螨。非寄生性蜂螨隶属于寄螨总目(Parasitiformes)、中气门目(Mesostigmata)、革螨股、皮刺螨总科(Dermanyssoidea)的2科3属,分别为瓦螨科(Varroidae)的瓦螨属(*Varroa*)、真瓦螨属(*Euvarroa*),厉螨科(Laelapidae)的热厉螨属(*Tropilaelaps*);真螨总目、绒螨目、跗线螨总科(Tarsonemoidea)的跗线螨科(Tarsonemidae)的蜂盾螨属(*Acarapis*),类群广泛,对养蜂业生产影响不大。寄生性蜂螨对世界养蜂业危害巨大,严重阻碍了养蜂业的健康发展,虽然目前暂无感染人的报道,但对从事蜂螨研究或与蜂螨接触的人员存在一定的潜在危害。迄今已报道13种蜂螨,隶属于皮刺螨总科(Dermanyssoidea)的瓦螨科(Varroidae)的瓦螨属(*Varroa*)、真瓦螨属(*Euvarroa*),厉螨科(Laelapidae)的热厉螨属(*Tropilaelaps*),跗线螨科(Tarsonemidae)的蜂盾螨属(*Acarapis*),其中危害最严重的是狄斯瓦螨(*Varroa destructor*)、梅氏热厉螨(*Tropilaelaps mercedesae*)和武氏蜂盾螨(*Acarapis woodi*)。本节内容仅涉及寄生性蜂螨。

一、形态学

(一)外部形态

蜂螨具有明显的雌雄二态性,各阶段雄螨均小于雌螨。身体不分节,由颚体(gnathosoma)、躯体(idiosoma)、足(leg)组成。颚体位于前腹侧,形成口器,主要由须肢和螯肢组成,螯肢较长或较短,有的隐藏于背板下。躯体包括一个大背板和不同的腹板,背板覆盖整个背面,腹板主要包括胸板、腹殖板、肛板等。成螨有4对足,若螨3对足。整个身体(包括足)都密布有刚毛。不同属的蜂螨形态各异,下面分别介绍瓦螨属和热厉螨属成螨的外部形态。

1. **瓦螨**　虫体较大,呈横椭圆形或卵圆形。

(1)雌螨(图37-74A):呈横椭圆形,躯体宽大于长,棕褐色。背部明显隆起,腹面平,略凹,侧缘背腹交界处无明显界线。颚体位于前腹侧,形成口器,由两个感觉须肢和两个螯肢组成。螯肢由基趾(basal digit)、中趾(middle digit)和远趾(distal digit)组成,远趾可动,有2个小齿。须肢跗节上有化学感受器,起味觉和嗅觉功能。躯体背板和腹板高度硬化,背板和腹板间覆盖有薄膜,利于在取食和卵形成过程中迅速扩张。背板两侧有15~26对棘状刚毛,刚毛细长或粗短。胸板呈新月形,具5~6对刚毛。腹殖板似五角形,后端膨大。肛板呈倒三角形。腹侧板和后足板宽大,呈三角形。气门延伸成弯曲的

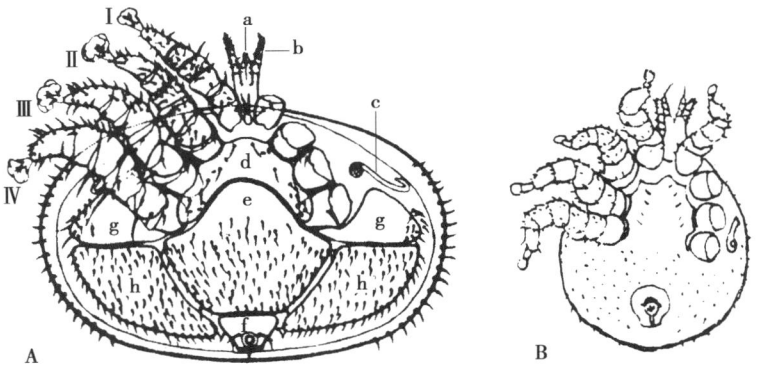

A.(♀);B.(♂)。

a.螯肢;b.须肢;c.气管;d.胸板;e.腹殖板;f.肛板;g.后足板;h.腹侧板。

图37-74　狄斯瓦螨(*Varroa destructor*)成螨腹面观
(引自 黄双修)

气管游离于体壁,延伸或不延伸至背板外侧边缘。足4对,覆盖刚毛,粗短强健,每只足的附节末端均有钟形的爪垫(吸盘),有利于对宿主的附着;前足很少用于运动,经常像昆虫的触角一样在空中升起。跗爪具不同形状和大小的感觉器。

(2)雄螨(图37-74B):形态结构与雌螨相似,在整个生活史发育阶段,雄螨始终小于雌螨。雄螨呈卵圆形,黄白色略带棕黄。螯肢的远趾特化为细长的导精趾。背板和腹板仅表现出微弱的硬化,身体始终呈三角形,背板上刚毛排列无序,具有相对于其身体更长的足,比雌螨的足长。

2. **热厉螨**　个体较小,呈长椭圆形,体型为又窄又长,长大于宽。

（1）雌螨（图 37-75A）：呈红棕色。颚体位于躯体前端，含有钳状螯肢（图 37-76），有些种类的螯肢前端有小齿，钳齿毛短小，呈针状。躯体背板覆盖整个背面，前端略大，后端钝圆，密生刚毛。腹面在足Ⅲ和足Ⅳ基节之间有一对腹侧气门，有细长的气门板和胸叉（tritosternum），气门板向后延伸至基节后缘。有网状的马蹄形胸版和细长的腹殖板。腹殖板呈棒状，其长度至少为肛板的两倍，前端紧接胸板，后端钝圆或者尖锐，紧接肛板。肛板前缘钝圆，后端平直，具刚毛 3 根。成螨有 4 对足，足上附有带爪的吸垫，第一对足细长，垂直对齐，类似于天线。

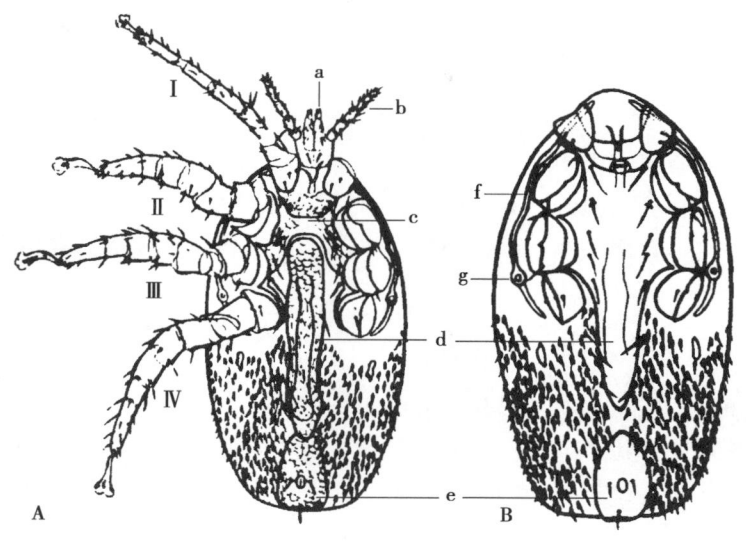

A.（♀）；B.（♂）。

a. 螯肢；b. 须肢；c. 胸板；d. 腹殖板；e. 肛板；f. 气门板；g. 气孔。

图 37-75 亮热厉螨（*Tropilaelaps clareae*）成螨腹面观
（引自 黄双修）

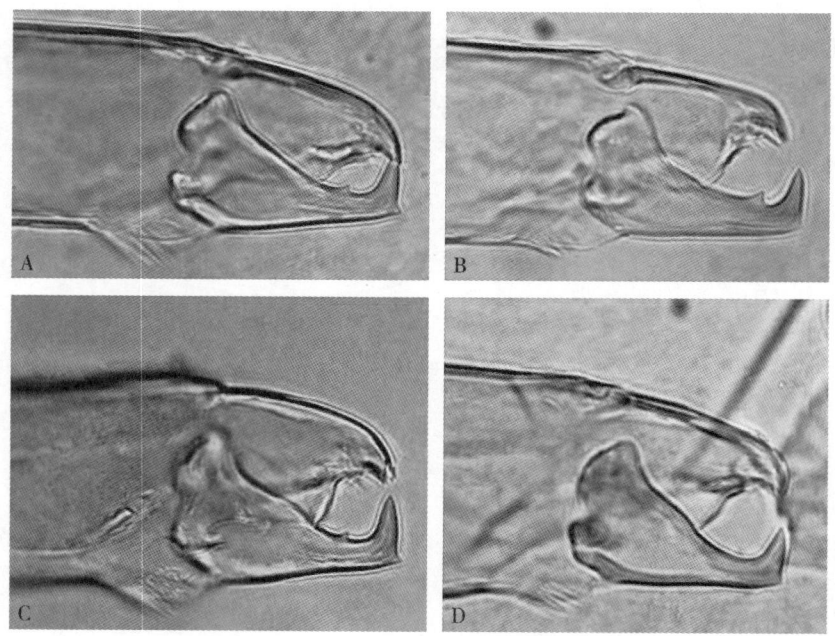

A. 亮热厉螨（*Tropilaelaps clareae*）；B. 柯氏热厉螨（*Tropilaelaps koenigerum*）；
C. 梅氏热厉螨（*Tropilaelaps mercedesae*）；D. 泰氏热厉螨（*Tropilaelaps thaii*）。

图 37-76 热厉螨（*Tropilaelaps*）（♀）螯肢
（引自 Anderson 等）

（2）雄螨（图 37-75B）：形态结构与雌螨相似。雄螨小于雌螨，淡黄色。螯肢的远趾演变为导精趾（图 37-77），呈螺旋线圈状或猪尾巴状。腹殖板与肛板不相连。

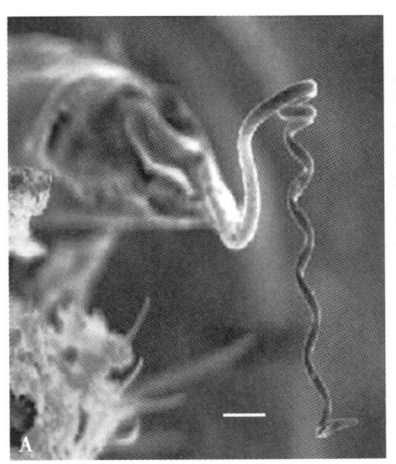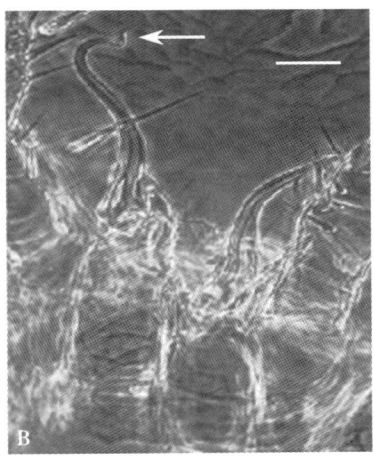

A. 螺旋线圈状（亮热厉螨 *Tropilaelaps clareae*）；B. 猪尾巴状（柯氏热厉螨 *Tropilaelaps koenigerum*）。

图 37-77　热厉螨（*Tropilaelaps*）导精趾形状
（引自 Anderson 等）

（二）内部结构

以狄斯瓦螨（*Varroa destructor*）为例，介绍蜂螨的生殖系统与感觉器官。瓦螨的口器和消化系统结构类似于其他螨类，通过口外消化以半固态组织为食。瓦螨有一个简单的管状肠道结构，中肠内没有酶活性。口器上具有发育良好的唾液小管，使唾液能有效地与体内宿主组织混合。

1. 生殖系统

（1）雌螨：生殖器分为两部分。第一部分由卵巢、子宫和阴道组成，阴道通向生殖孔，生殖器开口位于第 2 对足之间，通过生殖孔释放卵子。第二部分由受精孔、受精道、受精囊和精子输出管组成，受精孔位于每侧足Ⅲ与足Ⅳ基节之间，用于接收精子。受精道通向受精囊，这是一个大的囊状器官，在卵子受精之前，是精子的储存处。卵子在卵巢内发育，卵巢位于受精囊的腹侧，含有两个溶血器官，溶血器官具有营养功能。

（2）雄螨：生殖系统由位于身体后部的单个睾丸形成，从睾丸中输出两条输精管，合并到第二对足之间的胸骨板边缘开口的射精管中。精子属于带型，经过 8 个成熟阶段，其中 6 个阶段在雄性体内，2 个阶段在交配后受精的雌螨体内。

2. 感觉器官　在前足的跗节（tarsi）上有一个凹状感觉器官（sensory pit organ）（图 37-78），由 9 个位于内部的感觉器（nine sensilla inside the pit，S1~S9）和 9 个环绕的长毛发感觉器（nine longer hair sensilla，R1~R9）组成。其中，S1、S3、S5 为壁孔感觉器，与其他节肢动物的嗅觉感觉器相似；S7、S8、S9 为非孔感觉器，承担湿热感受器功能；其他（S2 和 S6）在形态上显示具有味觉功能。毛发感觉器也分为两类：一类具有接触化学受体的特性，起味觉作用；另一类作为化学受体的感受器，具有额外接受热的功能。

二、分类学

寄生性蜂螨主要包括瓦螨科（Varroidae）的瓦螨属（*Varroa*）和真瓦螨属（*Euvarroa*）、厉螨科（Laelapidae）的热厉螨属（*Tropilaelaps*）以及跗线螨科（Tarsonemidae）的蜂盾螨属（*Acarapis*）的螨类，隶属于节肢动物门（Arthropoda）、蛛形纲（Arachnoidea）、蜱螨亚纲（Acari）、寄螨总目（Parasitiformes）、中气门目（Mesostigmata）、革螨股、皮刺螨总科（Dermanyssoidea）；真螨总目、绒螨目、跗线螨总科（Tarsonemoidea）。不同科蜂螨的形态特征明显不同：瓦螨科的体型较大，其中瓦螨属呈横椭圆形或卵圆形，宽大于长，而真瓦螨属呈三角形；厉螨科

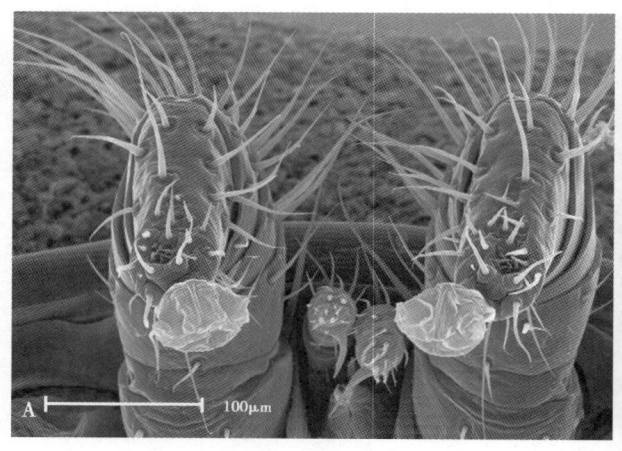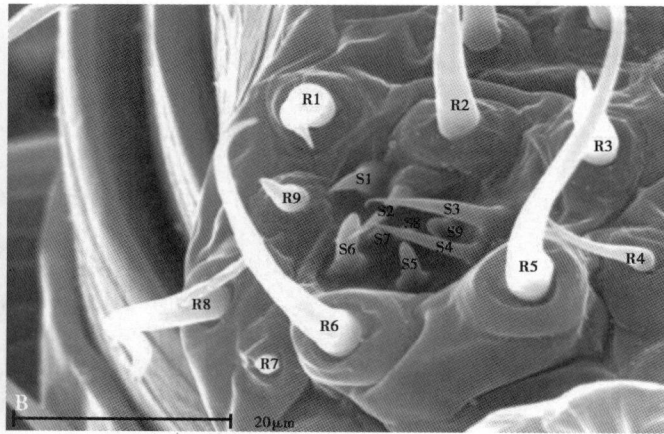

A. 前足和口器;B. 凹状感觉器官。

图 37-78 狄斯瓦螨(*Varroa destructor*)的前足跗节凹状感觉器官
(引自 Dillier 等)

的体型较小,呈长椭圆形,长大于宽;跗线螨科的最小,呈梨形,需在显微镜下才能观察到。

(一)瓦螨科

目前已记载寄生于蜜蜂的瓦螨科螨有 2 属 6 种,包括真瓦螨属 2 种、瓦螨属 4 种。真瓦螨属与瓦螨属的形态差异较明显,与瓦螨属的主要区别是颚基沟有 13~14 个三角形小齿,无胸板隙孔。

1. **真瓦螨属** 已报道该属寄生于蜜蜂的螨有 2 种,即欣氏真瓦螨(*Euvarroa sinhai* Delfinado-Baker,1974)、旺氏真瓦螨(*Euvarroa wongsirii* Wangsiri,1990)。欣氏真瓦螨(图 37-79),由 Delfinado-Baker 在 1974 年发现于印度的小蜜蜂(*Apis florea*)并命名,该螨体型略似三角形,体长约 1 040μm,体宽约 1 000μm,胸板有刚毛 3 对,背板后缘着生一排(40 根左右)200μm 长的披针形刚毛。旺氏真瓦螨(图 37-80),由 Wangsiri 于 1990 年在泰国清莱的黑小蜜蜂上发现并命名,体长 1 000μm,体宽 1 125μm,体后部较宽,呈三角形,后缘有 47~54 根 230μm 长的刚毛。

2. **瓦螨属** 包括雅氏瓦螨(*Varroa jacobsoni* Oudemans,1904)、恩氏瓦螨(*Varroa underwoodi* Delfinado-Baker et Aggarwal,1987)(图 37-81)、林氏瓦螨(*Varroa rindereri* de Guzman et Delfinado-Baker,1996)(图 37-82)和狄斯瓦螨(*Varroa destructor* Anderson et Trueman,2000)共 4 种。1904 年首次在印度尼西亚爪哇岛(Java)

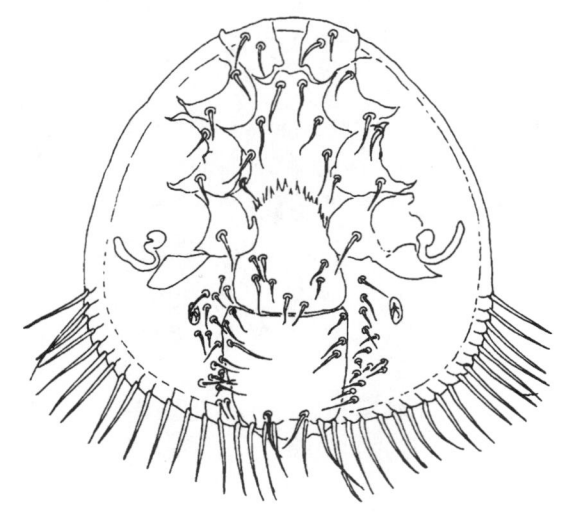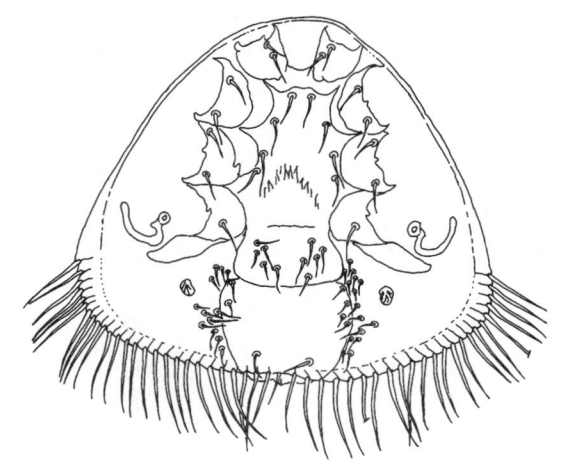

图 37-79 欣氏真瓦螨(*Euvarroa sinhai*)(♀)腹面观
(引自 Lekprayoon 等)

图 37-80 旺氏真瓦螨(*Euvarroa wongsirii*)(♀)腹面观
(引自 Lekprayoon 等)

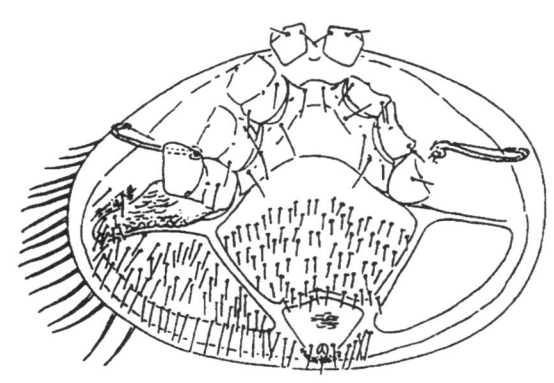

图 37-81　恩氏瓦螨（*Varroa underwoodi*）（♀）
（引自 黄双修）

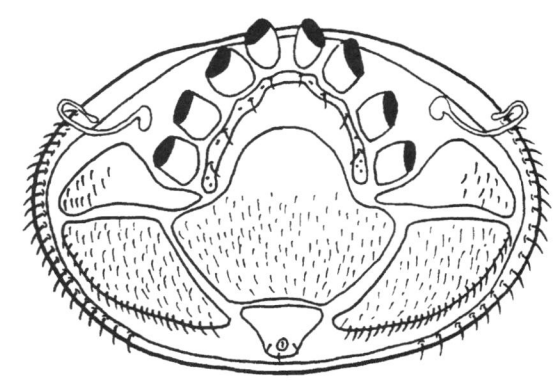

图 37-82　林氏瓦螨（*Varroa rindereri*）（♀）腹面
（引自 黄双修）

的东方蜜蜂群中发现了雅氏瓦螨，1987 年在尼泊尔的东方蜜蜂群中发现了恩氏瓦螨，1996 年在马来西亚婆罗洲/沙巴州的沙巴蜂（*Apis koschevnikovi*）发现了林氏瓦螨，直到 2000 年 Anderson 等利用分子生物学方法才将狄斯瓦螨与雅氏瓦螨区分，且只有狄斯瓦螨寄生于西方蜜蜂群，目前在我国发现的只有狄斯瓦螨和恩氏瓦螨。根据瓦螨属各雌螨的形态特征，编制分类检索表如下。

瓦螨属雌螨分类检索表

1. 须肢转节无刚毛，体型较大，长 1 117~1 180μm，宽 1 677~1 698μm，呈横椭圆形，气管长而弯度较大，延伸至背板外侧边缘 ·································· 林氏瓦螨（*Varroa rindereri*）
   须肢转节有 1 根刚毛 ··2
2. 体型最小，长 713~820μm，宽 1 050~1 360μm，呈椭球形，背板两侧缘有细长放射状刚毛 ·············
   ·· 恩氏瓦螨（*Varroa underwoodi*）
   体型偏小，横椭圆形，短而尖的环状气管，背板两侧缘刚毛短而粗 ······································3
3. 体型略小接近于球型，长 1 036~1 089μm，宽 1 479~1 542μm，宽长比为 1.2~1.3∶1 ·················
   ·· 雅氏瓦螨（*Varroa jacobsoni*）
   体型略大，长 1 140~1 194μm，宽 1 667~1 750μm，宽长比大于或等于 1.4 ·····························
   ·· 狄斯瓦螨（*Varroa destructor*）

（二）厉螨科

　　厉螨科寄生于蜜蜂的螨均属于热厉螨属（*Tropilaelaps*），迄今，已报道有 4 种，包括亮热厉螨（*Tropilaelaps clareae* Delfinado et Baker，1961）、柯氏热厉螨（*Tropilaelaps koenigerum* Delfinado-Baker，1982）、梅氏热厉螨（*Tropilaelaps mercedesae* Anderson et Morgan，2007）、泰氏热厉螨（*Tropilaelaps thaii* Anderson et Morgan，2007）。其中，亮热厉螨于 1961 年首次发现于菲律宾的西方蜜蜂群，1982 年 Delfinado-Baker 在斯里兰卡的大蜜蜂群中发现了柯氏热厉螨，Anderson 等于 2007 年对亚洲及其邻近地区的大量小蜂螨样本进行了形态学、线粒体 CO I 基因和 ITS1-5.8S-ITS2 序列的综合分析后，确定寄生于蜜蜂的小蜂螨分为 4 个种：柯氏热厉螨、梅氏热厉螨、亮热厉螨、泰氏热厉螨，而梅氏热厉螨最初被误认为是亮热厉螨。目前我国仅发现了梅氏热厉螨，依据 4 种热厉螨雌螨的形态特征编制分类检索表如下。

热厉螨属雌螨分类检索表

1. 螯肢有端齿，腹殖板后端钝圆或尖锐，肛板尖顶钟形或梨形 ···2
   螯肢较短无端齿，腹殖板后端钝圆，肛板钟形，隐藏于背板下，体长平均 890μm，宽 491μm ·············
   ·· 泰氏热厉螨（*Tropilaelaps thaii*）
2. 腹殖板后端较尖锐，肛板呈钟形，螯肢较长有端齿，略超出背板，体长平均 979μm，宽 542μm ·············

·· 梅氏热厉螨（*Tropilaelaps mercedesae*）

　　腹殖板后端钝圆，肛板呈钟形或梨形，螯肢有端齿··3

　3. 肛板呈梨形，螯肢超出背板，体长平均 693μm，宽 427μm··········柯氏热厉螨（*Tropilaelaps koenigerum*）

　　肛板钟形，螯肢隐藏于背板下，体长平均 882μm，宽 484μm··············亮热厉螨（*Tropilaelaps clareae*）

（三）跗线螨科

　　该科寄生性蜂螨隶属于蜂盾螨亚科（Acarapinae）、蜂盾螨属（*Acarapis*），主要有背蜂盾螨（*Acarapis dorsalis* Morgenthaler，1934）、外蜂盾螨（*Acarapis externus* Morgenthaler，1931）、武氏蜂盾螨（*Acarapis woodi* Rennie，1921）。武氏蜂盾螨于 1921 年在英国怀特岛的西方蜜蜂中被发现并命名，Morgenthaler 于 1934 年描述了背蜂盾螨和外蜂盾螨。3 种蜂盾螨的寄生部位明显不同，易于区分。武氏蜂盾螨的雌螨长 151μm，宽 86μm，主要寄生于成年蜂的气管和气囊里，偶尔也会寄生在成蜂腹部、头部的气囊内以及翅基部。背蜂盾螨的雌螨长 151μm，宽 81μm，寄生于蜜蜂胸部背沟。外蜂盾螨的雌螨长 170μm，宽 105μm，主要寄生于头部和胸部的表面。

三、生物学

（一）个体发育和生活史

　　寄生性蜂螨的一生与蜜蜂紧密相连，离开蜜蜂，所有蜂螨都无法独立生存。瓦螨属和热厉螨属的蜂螨，其所有生活阶段都寄生于成年蜜蜂体表和封盖蜜蜂幼蜂巢房内，在封盖蜜蜂幼蜂巢房内发育繁殖，经历卵、幼螨、前期若螨、后期若螨、成螨 5 种虫态，与寄主蜜蜂的发育之间有着紧密的同步性。而武氏蜂盾螨在成年蜜蜂气管和气囊里发育繁殖，只有卵、幼螨、成螨 3 种虫态。

　　1. 瓦螨生活史　主要包括两个明显的阶段，即寄生在蜜蜂巢房内、感染蜜蜂幼蜂的繁殖期和附着在成年蜂体上、以成年蜜蜂为食的携播期。

　　成熟雌螨在工蜂幼蜂巢房封盖前 15~20 小时、雄蜂幼蜂巢房封盖前 40~50 小时，随着内勤蜂的哺育活动而伺机进入幼蜂巢房，代表着繁殖期的开始。进入蜜蜂巢房后，爬到巢房底部，通常隐匿于巢房底部的幼蜂食物中，通过气孔呼吸。在巢房封盖后，蜜蜂幼蜂消耗完食物，螨爬到蜜蜂前蛹期上，在蜜蜂的角质层刺穿一个孔（100μm），为自己和后代建立取食点，吸取蜜蜂幼蜂的脂肪体。雌螨侵入巢房后 60~70 小时，产下第一粒含 7 条染色体的单倍体雄卵，并将卵黏贴在巢房顶壁；之后雌螨每隔 30 小时产下一粒含 14 条染色体的二倍体雌卵（可产 6 粒或更多的卵），并将其放到巢房底部。雄螨和雌螨的发育期分别为 6.6 天和 5.8 天。

　　瓦螨由卵期发育成年需经幼螨、前期若螨和后期若螨，若螨完成最后一次蜕皮后发育成熟为成螨。雄螨的成熟早于第一只性成熟的雌螨约 20 小时，成熟雄螨在其排泄物聚集处等待成熟雌螨，待雌螨到达后开始交配。雄螨几乎仅与刚蜕皮的成熟雌螨交配。成功授精的雌螨（母螨和女儿螨）随寄主一起出房并寄生于成年蜂体表，以成年蜂为食，进入携播期。发育成熟的女儿螨在授精后，通常需要 5 天时间以完成精子获能的过程，随后便可以进入繁殖期。雌螨一生中会经历 2~3 个周期，在实验室条件下，雌螨一生最多可有 7 个繁殖周期，产卵多达 30 枚。

　　2. 热厉螨生活史　热厉螨的生活史和瓦螨类似，区别在于热厉螨产卵不需要吸食幼蜂的血淋巴，而瓦螨需要吸食幼蜂的脂肪体激活卵的生成。携播期的热厉螨附着在成蜂体上，不能吸取成蜂的血淋巴为食，因此热厉螨在成年蜜蜂体上存活时间不超过 3 天，约为瓦螨的十分之一。

　　在西方蜜蜂群，热厉螨的生活史起始于成熟的交配雌螨进入部分封盖的含有晚期蜜蜂幼蜂的巢房内。成熟雌螨在交配后 2 天产卵，与瓦螨不同（每间隔 30h 产卵），热厉螨产卵速度更快，大概 24 小时就产一粒卵。卵羽化后，在成螨最后蜕皮之前需经过 3 个龄期（幼螨、前期若螨、后期若螨）的发育。卵和幼螨孵化时间较短，大约 0.4 天和 0.6 天，前期若螨和后期若螨需要较长发育时间，大约 2 天和 3 天。热厉螨在工蜂群总的发育时间为 6~9 天，在雄蜂群的发育要少 24 小时。每头雌螨在巢房内一般产 1~4 粒卵，雌、雄卵数量相同。大多数螨随着宿主蜜蜂的成熟而完成发育，在蜜蜂出巢房前的幼蜂巢房内交配，交配过程类似于瓦螨，待巢房内蜜蜂发育成熟即将出房时，热厉螨恰处于繁殖末期。雌螨及其子代借助出房的蜜蜂咬破蜡盖后出房而进入携播期,此时巢脾或成蜂体上可见到热厉螨,但热厉螨在巢脾或成蜂体上存活时间不超过 3 天,之后再次进入巢房内开始新一轮的繁殖。

3. 武氏蜂盾螨生活史　武氏蜂盾螨生活史周期较短,都在成年蜜蜂气管里发育,只有 3 个明显的阶段,即卵、幼螨和成螨。成熟交配的雌螨随蜜蜂翅基附近的颤动到达前胸第一对气门,再随气门的呼吸气流侵入开着的气门,进入蜜蜂气管,48 小时内雌螨开始产下第一粒卵,代表发育循环开始。一般 3~4 天内能产 5~10 粒卵,卵需要 3~4 天孵化为幼螨,经蛹蜕皮后羽化为成螨。雄螨完成发育需要 11~12 天,雌螨需要 14~15 天。成熟雌螨与雄螨交配后,从蜜蜂的气管中出来,爬到体毛的顶端,一旦接触到新的蜜蜂,螨就会转移到其毛发上,进入气管,完成生殖发育。如果武氏蜂盾螨不能在 24 小时内找到新的寄主,就会死亡。

(二) 吸食和寿命

瓦螨通过口器吸食幼蜂和成年蜂的脂肪体,而不是之前认为的吸食血淋巴,脂肪体是蜜蜂的一个重要器官,产生卵黄前体卵黄蛋白,对长期生存和免疫功能至关重要。而热厉螨只吸食幼蜂的血淋巴,在携播期寄生在成蜂体表上时不能吸食蜜蜂的血淋巴。武氏盾蜂螨也是通过口器顶端的小针刺穿蜜蜂的气管吸食血淋巴,寄生体表寻找新寄主时,不吸食。

蜂螨的寿命由于其发育、寄生和吸食等不同而不同。狄斯瓦螨雄螨由卵发育为成螨大约需 5.5 天,成年雄螨在封盖的蜜蜂巢房中与成年雌螨交配后很快死亡,寿命只有 0.5 天左右。雌螨完成发育需 8~9 天,在春夏季繁殖时期,雌螨的平均寿命为 43.5 天,最长可达 2 个月;而在越冬期,雌螨靠吸取越冬蜂的脂肪体和自身储存的营养生活,可生存 6 个月以上。由于成蜂体表坚硬,携播期热厉螨的螯肢不能撕裂成蜂体表取食,因此在成蜂体上存活时间相对较短。在实验条件下,梅氏热厉螨在蛹上存活 5 天以上,而在成蜂体上仅存活 1 天;将热厉螨和工蜂幼蜂放在一起时,热厉螨能存活 4 周,但如果没有食物,热厉螨仅能存活 1~3 天。

(三) 化学通信和行为

蜂螨化学通信和行为的研究主要集中在瓦螨。瓦螨的所有生命阶段都需要与蜜蜂密切互动,因此,蜜蜂和螨虫释放的许多化学信号参与了这一过程。瓦螨在入侵蜜蜂幼蜂巢房时,可利用来自蜜蜂幼蜂分泌的信息素等寻找寄主的方向,从而协助入侵巢房。不同日龄的成年蜂释放的信息素不同,瓦螨因此会最优化地选择适合自己生存的适龄蜜蜂。

研究发现蜜蜂幼蜂分泌的一些脂肪酸酯(如棕榈酸甲酯、棕榈酸乙酯和亚麻酸甲酯)、化合物(棕榈酸、C17-C22 脂肪醇和 C19-C22 醛)及其食物中的 2-羟基己酸对螨有引诱作用。在西方蜜蜂群中,狄斯瓦螨在雄蜂幼蜂中感染率是在工蜂幼蜂中 8 倍多,说明狄斯瓦螨对雄蜂幼蜂的寄生有很大偏好,这可能与雄蜂幼蜂和蜂巢中含有大量引诱剂有关;相反,蜂王巢房很少有螨入侵,表明这些巢房蜂王浆对螨可能有排斥作用。除了引诱外,有些蜜蜂的表皮碳氢化合物(CHs)对瓦螨能产生阻止作用,影响螨虫在蜜蜂巢房中的分布。在携播期,螨虫更喜欢内勤蜂而不是觅食蜂,这种偏好与觅食蜂的化学特征有关。据报道觅食蜂角质层中不饱和烃(Z)-8-十七烯[unsaturated hydrocarbon(Z)-8-heptadecene]的含量较高,对螨有排斥作用。

瓦螨的繁殖能力也同样受到一些化学信息素的影响,研究表明蜜蜂幼蜂体内的保幼激素对蜂螨的产卵具有刺激作用,而成蜂体内的保幼激素影响狄斯瓦螨进入幼蜂巢房。另外,蜂蛹产生的挥发性化合物可以抑制螨虫产卵,蜜蜂幼蜂产生的 3 种脂肪酸(油酸、软脂酸和硬脂酸)和 3 种脂肪酸乙酯是引起雄螨交配行为的主要信息素。感染瓦螨的巢房释放的化合物影响螨的产卵,同一个巢房内感染螨虫越多,每只螨虫产卵的数量会按比例减少。

螨虫自身产生的化合物对蜜蜂的寄生和在蜂群中的繁殖等也产生影响。螨虫能够模仿寄主的化学特征(表皮碳氢化合物),从而避免寄主的识别。东方蜜蜂的工蜂通过一种特殊舞蹈能识别同伴身上的螨虫并将其分离出来,可能是通过由螨产生的化学信号来完成。另外,在雄螨和雌螨交配过程中,新成熟的雌螨产生的化合物会引发雄螨的交配欲望。

四、生态学

(一) 地理分布与栖息地

不同蜂螨的地理分布受寄主蜜蜂的分布以及传播途径等影响。如狄斯瓦螨,主要寄生于西方蜜蜂和东方蜜蜂,随着商业性引种和大规模转地放蜂,除了澳大利亚、夏威夷和非洲的部分地区外,已经分布于全世界。相对于狄斯瓦螨,热厉螨的分布范围窄,主要分布在亚洲的热带与亚热带地区,截至目前,欧洲地区并未出现热厉螨的相关报道。

(二) 季节消长与生物节律

不同气候条件会影响蜂群内蜂螨的种群动态。热厉螨和瓦螨都需要在蜜蜂幼蜂巢房内完成生长发育和繁殖,因此感染受到蜜蜂育雏、蜂群群势和季节等影响。在蜜蜂活跃的幼蜂期,热厉螨和瓦螨的流行和强度都比较高。在温带气候的国家,感染率随季节变化,秋季蜂群感染率最高,冬季感染率最低。在我国,狄斯瓦螨和梅氏热厉螨的感染率从南到北呈递减趋势,南方地区冬季,蜂群未断子,狄斯瓦螨和梅氏热厉螨也能在蜂群中繁殖;而在北方地区冬季,瓦螨主要随蜂群以成螨在蜂体、蜂箱中越冬,但由于梅氏热厉螨不能吸食成蜂的血淋巴,在成蜂体上存活时间短,冬季感染率几乎为零。武氏盾蜂螨由于寄生在成年蜂气管内,感染也受到季节等因素的影响,冬季感染率最高,夏季蜜蜂数量最多的时候少。在日本,对蜂群武氏盾蜂螨感染率的调查发现感染率从 11 月到翌年 2 月急剧上升,在晚春时下降,8~10 月染率很低,很难检测到。

(三) 宿主选择

不同品种、同一品种不同品系的蜜蜂对不同蜂螨的易感性不一样。如狄斯瓦螨的原始寄主是东方蜜蜂,随着西方蜜蜂引入亚洲,狄斯瓦螨逐渐转移到西方蜜蜂寄生,对西方蜜蜂的感染率远高于东方蜜蜂,并造成严重危害,但对东方蜜蜂一般情况下其寄生率很低,危害也不明显。同样,在东方蜜蜂群,狄斯瓦螨很少在工蜂蜂群内繁殖,似乎仅限于雄蜂蜂群;相反,在西方蜜蜂群,狄斯瓦螨在雄蜂幼蜂房和工蜂幼蜂房都可繁殖,但对雄蜂幼蜂有很大偏好。在西方蜜蜂群不同亚种间产卵也有差异。来自南美洲的非洲蜜蜂,只有不到 50% 的雌螨产卵,但在欧洲的亚种蜜蜂群产卵差异很少。梅氏热厉螨也有类似情况,在适宜宿主西方蜜蜂群也更喜欢寄生雄蜂巢房,但在原始寄主大蜜蜂群,寄生雄蜂和工蜂巢房无差异。武氏蜂盾螨可寄生在蜂王、工蜂或者雄蜂的气管中,但工蜂是其主要寄主,且工蜂对气管螨的敏感性随着年龄的增长而迅速降低,9 天以上的蜜蜂很少被感染,交配后雌螨优先选择 4 日龄以内的幼龄蜂寄生,而 24 小时以内新出现的蜜蜂尤其具有吸引力。

五、中国重要种类

(一) 中国蜂螨主要代表种

1. 狄斯瓦螨

(1) 种名:狄斯瓦螨(*Varroa destructor* Anderson et Trueman,2000)

(2) 概述:狄斯瓦螨俗称"大蜂螨",是蜜蜂的一种体外寄生虫,原始寄主为东方蜜蜂,自 20 世纪上半叶成功实现寄主扩张而寄生于西方蜜蜂后,迅速蔓延至世界各地,是目前广泛寄生于西方蜜蜂中最主要的瓦螨。狄斯瓦螨存在多种线粒体单倍型(mitochondria haplotype),但只有 2 个基因型—朝鲜型(Korea haplotype)和日本/泰国型(Japan/Thailand haplotype)能够在西方蜜蜂群中繁殖,其中朝鲜基因型呈世界性分布;而日本/泰国基因型由于致病力较弱,仅分布于日本、泰国以及美洲的部分国家。

(3) 形态特征

1) 雌螨:棕褐色,呈横椭圆形,宽大于长,全身密布刚毛,体长 1 140~1 194μm,体宽 1 667~1 750μm。背部明显隆起,腹面平,略凹,侧缘背腹交界处无明显界线。有背板 1 块,覆盖体背全部及腹面的边缘,背板两侧有粗短刚毛。腹板由数块骨片组成,包括胸板、腹殖板、腹侧板、肛板、后足板等,胸板呈新月形,腹殖板似五角形,肛板呈倒三角形,腹侧板和后足板宽大,呈三角形。弯曲的气管游离于体壁,不延伸至背板外侧边缘。足 4 对,粗短强健,每只足的附节末端均有钟形的爪垫。

2) 雄螨:形态与雌螨相似,各阶段均小于雌螨,躯体呈卵圆形,淡黄色,长 800~900μm,宽 700~800μm,足比雌螨足长。

3) 后期若螨:雌螨呈心脏形,体长 870μm,宽 1 000μm,足末端有肉突。虫体变成横椭圆形,体背出现褐色斑纹,体长增至 1 100μm,宽 1 400μm,腹面骨板形成,但未完全几丁质化。

4) 前期若螨:近圆形,乳白色,体表生有稀疏的刚毛,具 4 对粗壮的足。随时间的推移,虫体变成卵圆形,能刺吸蜂蛹的脂肪体。

5）幼螨:在卵内发育,卵产出时已具雏形,具有 3 对足。

6）卵:乳白色,卵圆形,长 600μm,宽 430μm,卵膜薄而透明。卵产出时即可见 4 对肢芽,形似紧握的拳头。少数卵无肢芽,无孵化能力。

（4）生活习性:狄斯瓦螨寄生于除卵外的各个发育期蜜蜂体上,发育繁殖主要在蜜蜂幼蜂巢房内完成,受温度、湿度、地域和季节气候等影响大。其生活温度与蜂巢温度相对应,大概 34~35℃,偏好温度为 32℃±2.9℃。狄斯瓦螨能辨别 1℃的温差,温度与其繁殖能力密切相关:在 34.5℃能繁殖,而在 31.5℃则无法繁殖,在 32.5~33.4℃的繁殖率最高。湿度也是影响其繁殖能力的重要影响因素,最适宜繁殖的相对湿度为 55%~70%。在具有相同类型幼蜂存在的情况下,狄斯瓦螨在较小巢房中的繁殖能力明显高于较大巢房。狄斯瓦螨的消长与蜂群的群势有关,春季是蜂群繁殖季节,群势增长比较快,螨的寄生率也较高。在我国从南到北,中华蜜蜂和西方蜜蜂群受狄斯瓦螨的感染率呈递减趋势。

（5）宿主范围:东方蜜蜂（*Apis cerana*）,西方蜜蜂（*Apis mellifera*）。

（6）与疾病关系:见大蜂螨病。

（7）地理分布:呈世界性分布;但在澳大利亚、非洲部分国家以及印度洋西南的岛屿未见报道。中国约于 1957 年在江苏与浙江的西方蜜蜂中发现感染,1960 年后迅速传播蔓延到全国各地。

2. 梅氏热厉螨

（1）种名:梅氏热厉螨（*Tropilaelaps mercedesae* Anderson et Morgan,2007）

（2）概述:梅氏热厉螨俗称"小蜂螨",是亚洲地区蜜蜂的重要害螨。其形态与亮热厉螨比较相似,容易混淆,利用分子生物学技术可将二者区别。寄生于我国蜜蜂群的小蜂螨均为梅氏热厉螨,而并非早期定义的亮热厉螨。

（3）形态特征

1）雌螨:棕红色,卵圆形,体长大于宽,长 947~1 010μm,宽 519~660μm,为 4 种热厉螨中体型最大。螯肢较长,略超出背板,钳状,前端有小齿,且钳齿毛短小,呈针状。躯体被整个背板覆盖,前端略大,后端钝圆,密生刚毛。腹板包括气门板、胸板、腹殖板、肛板等。腹面有一对腹侧气门,位于足Ⅲ与足Ⅳ基节之间,有细长的气门板和胸叉（tritosternum）,气门板向后延伸至基节后缘。有网状的马蹄形胸板,细长的腹殖板,前端紧接胸板,腹殖板后端较尖,呈棒状。肛板呈钟状,腹殖板和肛板紧密相连。有 4 对足,足上附有带爪的吸垫,第一对足细长、垂直对齐,类似于天线。

2）雄螨:体型类似于雌螨,但小于雌螨,淡黄色,长 904~937μm,宽 504~542μm。螯肢演变为导精趾,导精趾长,且端部呈螺旋线圈状。腹殖板顶端较尖,肛板尖顶钟形,与腹殖板分开。

3）后期若螨:椭圆形,长 900μm,宽 610μm。

4）前期若螨:椭圆形,乳白色,体背有细小刚毛。

5）幼螨:卵圆形,有 3 对足,第 1 对足比第 2、3 对足长。

6）卵:近圆形,卵膜透明。

（4）生活习性:梅氏热厉螨寄生于除卵外的各个发育期的蜜蜂体,但在成年蜜蜂体上不能吸食蜜蜂血淋巴,在蜜蜂幼蜂巢房完成生活史,因此,螨的发育繁殖与季节、温度、湿度密切相关。在温暖、湿润的环境下,梅氏热厉螨更易生长和繁殖。在蜜蜂活跃的幼蜂期,热厉螨的流行和强度都比较高。在我国,梅氏热厉螨感染率在夏、秋季高,且南方地区的感染程度显著高于北方地区,主要是受高温、空气湿润等气候影响;在东部地域的爆发率高于西部地域,是因为西部地域海拔较高、气温相对较低,而东部地域较低、温度偏高和海洋带来湿润的空气更有利于蜂螨生长与繁殖。梅氏热厉螨的流行与蜜蜂的育雏相关。在蜂群越冬期,由于温度降低,花期结束,蜂群进入断子期,梅氏热厉螨的繁殖率会迅速降低、甚至消失。研究也发现,在狄斯瓦螨感染强度高的蜂群中,梅氏热厉螨感染强度往往也高;生产蜂王浆的蜂群,其梅氏热厉螨感染程度通常也高。

（5）宿主范围:小蜜蜂（*Apis florea*）,大蜜蜂（*Apis dorsata*）,东方蜜蜂（*Apis cerana*）,西方蜜蜂（*Apis mellifera*）,黑大蜜蜂（*Apis laboriosa*）,印度蜜蜂（*Apis indica*）。

（6）与疾病关系：见小蜂螨病。

（7）地理分布：分布于整个亚洲大陆（除了印度尼西亚的苏拉威西岛）。中国于1960年前后在广东首次发现梅氏热厉螨，随后逐渐向北扩散，目前在养蜂地区普遍存在。

3. 武氏蜂盾螨

（1）种名：武氏蜂盾螨（*Acarapis woodi* Rennie, 1921）

（2）概述：武氏蜂盾螨又称"气管螨"，二十世纪初首先在英国怀特岛的西方蜜蜂中被发现并命名。

（3）形态特征：螨体体型小，梨形，呈半亮白色，需在显微镜下才能看到。雌螨（图37-83A），体长123~180μm，宽76~100μm，背板5节，头胸节背板上着生长刚毛8对，第4对足上着生刚毛5对。雄螨（图37-83B），体长96~100μm，宽60~63μm，背板上着生刚毛6对，第4对足上缺少跗骨结构，未成熟螨有3对足比成熟雌螨的长。

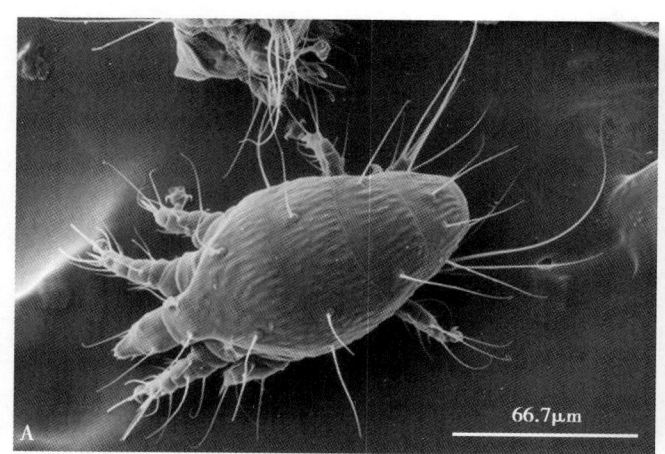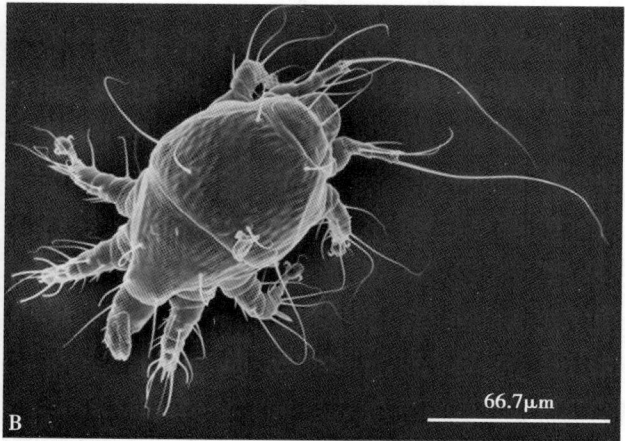

A.（♀）；B.（♂）。

图37-83 武氏蜂盾螨（*Acarapis woodi*）背面观
（引自 Sammataro 等）

（4）生活习性：武氏盾蜂螨主要寄生在成蜂的气管里，吸食蜜蜂的血淋巴为食。其种群随季节变化：冬季感染率最高，秋季感染率其次，夏季感染率最低，可能是由于夏季成年蜜蜂种群数量最多，相对感染螨虫的蜜蜂数量减少。

（5）宿主范围：西方蜜蜂（*Apis mellifera*），东方蜜蜂（*Apis cerana*），非洲蜜蜂（*Apis mellifera scutellata*），大蜜蜂（*Apis dorsalta*）和印度蜜蜂（*Apis indica*）。

（6）与疾病关系：见气管螨病。

（7）地理分布：世界各地（除澳大利亚、新西兰和斯堪的纳维亚半岛）均有报道，国内见于香港，大陆未见报道。

（二）中国蜂螨种类名录

目前已发现寄生于中国蜜蜂的螨虫4属5种，其中，瓦螨属（*Varroa*）2种，热厉螨属（*Tropilaelaps*）、蜂盾螨属（*Acarapis*）、真瓦螨属（*Euvarroa*）各1种。

1. 狄斯瓦螨（*Varroa destructor* Anderson et Trueman, 2000）

（1）宿主名称：东方蜜蜂（*Apis cerana*），西方蜜蜂（*Apis mellifera*）。

（2）寄生部位：幼蜂体表或幼蜂巢房内，以及成蜂体表。

（3）地理分布：呈世界性分布（但澳大利亚、夏威夷和非洲的部分地区未见报道），国内见于安徽、江苏、浙江、江西、湖南、湖北、福建、广东、广西、云南、山西、甘肃、吉林、新疆、四川、内蒙、贵州、西藏、黑龙江、海南、北京。

2. 恩氏瓦螨（*Varroa underwoodi* Delfinado-Baker et Aggarwal，1987）

（1）宿主名称：东方蜜蜂（*Apis cerana*），绿努蜂（*Apis nuluensis*），苏拉威西蜂（*Apis nigrocincta*），西方蜜蜂（*Apis mellifera*）。

（2）寄生部位：幼蜂体表或幼蜂巢房内，以及成蜂体表。

（3）地理分布：国内见于云南、浙江、江西、广东、吉林、西藏；国外见于尼泊尔、韩国、越南、马来西亚、印度尼西亚、巴布亚新几内亚。

3. 梅氏热厉螨（*Tropilaelaps mercedesae* Anderson et Morgan，2007）

（1）宿主名称：小蜜蜂（*Apis florea*），大蜜蜂（*Apis dorsata*），东方蜜蜂（*Apis cerana*）、西方蜜蜂（*Apis mellifera*），黑大蜜蜂（*Apis laboriosa*），印度蜜蜂（*Apis indica*）。

（2）寄生部位：幼蜂体表或幼蜂巢房内，以及成蜂体表。

（3）地理分布：分布于亚洲大陆（除了印度尼西亚的苏拉威西岛），国内见于安徽、重庆、福建、广东、广西、河南、湖南、湖北、江苏、江西、浙江、云南、山西、陕西、宁夏、甘肃、四川、内蒙古、贵州、海南、北京。

4. 武氏蜂盾螨（*Acarapis woodi* Rennie，1921）

（1）宿主名称：西方蜜蜂（*Apis mellifera*），东方蜜蜂（*Apis cerana*），非洲蜜蜂（*Apis mellifera scutellata*），大蜜蜂（*Apis dorsata*），印度蜜蜂（*Apis indica*）。

（2）寄生部位：主要寄生于成年蜂的气管和气囊里，偶尔也会寄生在成蜂腹部、头部的气囊内以及翅基部。

（3）地理分布：呈世界性分布（除澳大利亚、新西兰和斯堪的纳维亚半岛），国内见于香港。

5. 欣氏真瓦螨（*Euvarroa sinhai* Delfinado et Baker，1974）

（1）宿主名称：黑小蜜蜂（*Apis andreniformis*），小蜜蜂（*Apis florea*），西方蜜蜂（*Apis mellifera*），大蜜蜂（*Apis dorsalis*），印度蜜蜂（*Apis cerana indica*）。

（2）寄生部位：幼蜂体表或幼蜂巢房内，以及成蜂体表。

（3）地理分布：国内见于云南；国外见于印度、伊朗、斯里兰卡、泰国、马来西亚。

（三）中国未报道的蜂螨种类名录

国内未报道的蜜蜂寄生性螨4属8种，其中，瓦螨属2种，热厉螨属3种，真瓦螨属1种，蜂盾螨属2种。

1. 雅氏瓦螨（*Varroa jacobsoni* Oudemans，1904）

（1）宿主名称：东方蜜蜂（*Apis cerana*）、沙巴蜂（*Apis koschevnikovi*）、苏拉威西蜂（*Apis nigrocincta*）、绿努蜂（*Apis nuluensis*）和西方蜜蜂（*Apis mellifera*）。

（2）寄生部位：幼蜂体表或幼蜂巢房内，以及成蜂体表。

（3）地理分布：印度尼西亚、马来西亚、泰国、巴布亚新几内亚、所罗门群岛。

2. 林氏瓦螨（*Varroa rindereri* de Guzman et Delfinado-Baker，1996）

（1）宿主名称：沙巴蜂（*Apis koschevnikovi*），大蜜蜂（*Apis dorsata*）。

（2）寄生部位：幼蜂体表或幼蜂巢房内，以及成蜂体表。

（3）地理分布：马来西亚。

3. 亮热厉螨（*Tropilaelaps clareae* Delfinado et Baker，1961）

（1）宿主名称：大蜜蜂炳氏亚种（*Apis dorsata binghami*），大蜜蜂小舌亚种（*Apis dorsata breviligula*），东方蜜蜂（*Apis cerana*），西方蜜蜂（*Apis mellifera*）。

（2）寄生部位：幼蜂体表或幼蜂巢房内，以及成蜂体表。

（3）地理分布：印度尼西亚、菲律宾。

4. 柯氏热厉螨（*Tropilaelaps koenigerμm* Delfinado-Baker et Baker，1982）

（1）宿主名称：大蜜蜂炳氏亚种（*Apis dorsata binghami*），东方蜜蜂（*Apis cerana*），黑大蜜蜂（*Apis laboriosa*）。

（2）寄生部位：幼蜂体表或幼蜂巢房内，以及成蜂体表。

（3）地理分布：斯尼兰卡、印度尼西亚。

5. 泰氏热厉螨（*Tropilaelaps thaii* Anderson et Morgan，2007）

（1）宿主名称：黑大蜜蜂（*Apis laboriosa*）。

（2）寄生部位：幼蜂体表或幼蜂巢房内，以及成蜂体表。

（3）地理分布：越南。

6. 旺氏真瓦螨（*Euvarroa wongsirii* Lekprayoon et Tangkanasing，1991）

（1）宿主名称：黑小蜜蜂（*Apis andreniformis*），大蜜蜂（*Apis dorsata*）。

（2）寄生部位：幼蜂体表或幼蜂巢房内，以及成蜂体表。

（3）地理分布：泰国、马来西亚。

7. 背蜂盾螨（*Acarapis dorsalis* Morgenthaler，1934）

（1）宿主名称：西方蜜蜂（*Apis mellifera*）。

（2）寄生部位：蜜蜂胸部背沟（dorsal groove）。

（3）地理分布：加拿大、美国、新西兰、澳大利亚、巴布亚新几内亚、韩国、伊朗、哥伦比亚、韩国。

8. 外蜂盾螨（*Acarapis externus* Morgenthaler，1931）

（1）宿主名称：西方蜜蜂（*Apis mellifera*），东方蜜蜂（*Apis cerana*）。

（2）寄生部位：蜜蜂颈部。

（3）地理分布：加拿大、美国、新西兰、澳大利亚、巴布亚新几内亚、韩国、伊朗、哥伦比亚、韩国。

六、与疾病的关系

（一）大蜂螨病

大蜂螨病是指由瓦螨寄生于蜜蜂的成蜂及幼蜂体上，以吸食蜜蜂的脂肪体为食，对蜜蜂群造成严重危害的一种体外寄生虫病。

1. 病原学　狄斯瓦螨（*Varroa destructor*），俗称"大蜂螨"，隶属于瓦螨科（Varroidae）、瓦螨属（*Varroa*）。

2. 流行病学　狄斯瓦螨是危害西方蜜蜂蜂群的主要生物因素之一，呈世界性分布。大蜂螨需要通过蜜蜂幼蜂完成生活史，并寄生在成蜂体上完成传播，因此大蜂螨的流行受到蜂群幼蜂、蜂群群势和季节等影响。周婷等（2005）检查了中国17个省份28个养蜂场的1 000群西方蜜蜂群，发现西方蜜蜂群大蜂螨的感染率为100%，感染率从南到北呈下降的趋势，说明气温对大蜂螨的流行具有重要影响。对韩国43个养蜂场，进行秋季瓦螨感染情况调查，发现感染率达91%。

3. 发病机制　脂肪体对蜜蜂具有重要功能，比如储存营养、提高免疫力、调节关键激素活性等。瓦螨利用口器刺穿蜜蜂的角质层，吸取蜜蜂幼蜂和成蜂的脂肪体，引起蜜蜂体重、脂肪体含量下降以及免疫力降低等，导致蜜蜂衰弱，寿命缩短。另外，大蜂螨可作为残翅病毒（deformed wing virus，DWV）、蜜蜂急性麻痹病毒（acute bee paralysis virus，ABPV）等病原体的传播载体，传播细菌病、病毒病等，加快了蜂群的灭亡。

4. 临床特征　白色蛹上可见苍白或暗红棕色螨，蜂群比较弱，蜂群幼蜂羽化率明显降低。雄蜂或工蜂外壳被刺穿，巢脾和巢房门口可见大量残翅或卷翅的瘦小幼蜂爬行。成蜂死亡率增高，群势明显下降，蜂群骚动不安，丧失生产能力，蜜蜂丢弃幼蜂和蜂蛹，整个蜂群濒于灭亡。

5. 检查和诊断　对蜜蜂巢房的检查与小蜂螨的相似。另外，狄斯瓦螨在成蜂体上寄生时间比小蜂螨长，可对成蜂进行检查。从未封盖的蜂脾上收集工蜂，放入一个装满酒精的容器，搅拌10分钟，将酒精混合液浇注到直径2~3mm的筛网上，使蜜蜂与蜂螨分离，检查滤液中有无蜂螨，并计数。

6. 治疗　可分为物理防治法、化学防治和生物防治等方法。

（1）物理防治法：常用的有热处理法和粉末法。

1）热处理法：狄斯瓦螨发育的最适温度为32~35℃，在42℃时出现昏迷，43~45℃时出现死亡。利用这一特性，把大蜂螨抖落在金属网笼中，加热至41℃并不断转动网笼，保持5分钟，即可达到治螨的效果。但由于蜜蜂对温度也较敏感，对加热温度要求极其严格，所以在实际生产中应用不便。

2）粉末法：是将各种无毒的细粉末，如白糖粉、松花粉、淀粉、面粉等均匀喷洒在蜜蜂身体上，使大蜂螨足上的吸盘失去吸附作用而从蜂体上脱落。使用该方法时，网纱落螨框下放一张白纸，并在纸上涂抹油脂或粘胶,以便黏附落在蜂箱底部的瓦螨,同时也可从箱底部堆积的落螨数来推断寄生状况。虽然粉末对蜜蜂没有危害,但只能使部分瓦螨脱落,所以该方法只可作辅助手段使用。

（2）化学防治法:是目前防治蜂螨最普遍采用的方法,常用药物有甲酸（formic acid）、乳酸（lactic acid）、草酸（oxalic acid）等有机酸类及各种拟菊酯类化合物,其中甲酸因对蜂产品无残留、治螨效果较好、不易产生耐药性而得到广泛的应用,已商品化有欧洲的甲酸板、美国的甲酸粘胶。氟胺氰菊酯（tau-fluvalinate）是我国最广泛使用的蜂螨防治药物,其最主要的特点是使用方便、药效较好,但长期使用易产生耐药性。

（3）生物防治法:通过雄蜂脾诱杀、关王断子等饲养管理措施可以减少寄生瓦螨的数量,维持养蜂生产。

1）雄蜂脾诱杀法:瓦螨通常更青睐寄生于雄蜂蛹,一个雄蜂房内常有数只瓦螨寄生、繁殖。利用这一特性,可在蜂群中加入安装上雄蜂巢础或窄形巢础的巢框,让工蜂建造一整框的雄蜂脾,待蜂王产卵后20天,取出雄蜂脾,打开封盖,将雄蜂蛹及瓦螨振出。

2）关王断子治螨法:将蜂王关入蜂房中,或者限制蜂王产卵10天左右。每年在蜂群越冬前、后进行关王断子治螨,这时大蜂螨完全暴露在外,并配合药剂防治,这样治螨较为彻底,实践证明一年进行两次断子期防治螨虫,是控制终年螨害的关键。

7. 预防　大蜂螨的传播途径较为复杂。地区间传播主要是由于商业性引种和大规模转地放蜂,并且缺乏严格的检疫措施所引起的。蜂群间的传播途径通过蜜蜂在采集活动中相互接触传染给健康蜂群,或者是在蜂场里的盗蜂、迷巢蜂、合并蜂群及人为地调换子脾等进行传播。因此,在传播途径上需引起重视,加强检疫是主要的预防措施。

（二）小蜂螨病

小蜂螨病是由热厉螨属小蜂螨寄生于蜂群幼蜂与蛹体表引起的一种外寄生虫病。

1. 病原学　梅氏热厉螨（*Tropilaelaps mercedesae*）,隶属于厉螨科（*Laelapidae*）、热厉螨属（*Tropilaelaps*）。

2. 流行病学　小蜂螨繁殖快、携播期短,主要寄生在蜂群幼蜂与蛹的体表,靠吸食幼蜂与蛹的体液为生,严重危害蜜蜂健康,是一种比大蜂螨危害性更大的蜜蜂体外寄生虫。我国西方蜜蜂群小蜂螨的寄生率高达95%。小蜂螨需要在蜜蜂幼蜂巢房内完成生活史,因此,小蜂螨的感染受到蜜蜂育雏、蜂群群势和季节等影响。在蜜蜂活跃的幼蜂期,小蜂螨的流行和强度都比较高。在温带气候的国家,如韩国,只有秋季才能看到小蜂螨。在中国,西方蜜蜂群小蜂螨的感染比例较高,且随季节变化,秋季最高（86%）,其次夏季（67%）、春季（17%）,冬季（13%）最低。南方的养蜂场感染率（71%）高于北方（29%）,因为南方的气候更温和,蜜蜂幼蜂期长。在亚热带和热带地区,如在巴基斯坦西部,小蜂螨能在幼蜂巢房全年繁殖,但流行高峰是在5月份和10月份。在印度查谟地区,蜂群感染率最高的是3~5月份（约占蜂群总数的32%）和9~11月份（约占蜂群总数的23%）,这两个时期西方蜜蜂育雏率高;感染率最低是1月份（1%）和6~8月份（2%）,这两个时期的蜂群产量下降。在越南北部,最高感染率（约23%）出现在8~11月份之间,6月份为17%,而7~8月份只有2%。在阿富汗的喀布尔,气候相对寒冷、半干旱,7月份有20%的巢房被感染,但在10月份冬季开始时几乎没有感染。

3. 发病机制和机制　小蜂螨寄生在蜂群幼蜂与蛹的体表,以吸食它们体液为生,对蜜蜂幼蜂和蛹造成直接伤害。另外,还可造成蜜蜂感染病毒、细菌、真菌等,如发现小蜂螨及其寄主西方蜜蜂体内的残翅病毒具有较高的拷贝数。

4. 临床特征　蜂群感染小蜂螨后,寿命缩短,体重减轻,以及翅、足或腹部畸形,封盖子脾出现穿孔现象。蛹感染小蜂螨后通常在足、头部和腹部出现较深的色斑,常导致大量的幼蜂与蛹死亡。勉强出房的蜜蜂形态畸形,蜂翅残缺不堪,难以伸展,造成蜂群群势急剧下降或消失。

5. 检查和诊断　对于小蜂螨中度感染群,抽出子脾,抖掉成蜂,对着阳光敲击巢脾时会看到小蜂螨在脾面快速逃窜;同时也可根据蜜蜂感染后出现的临床症状直接观察:受小蜂螨重度感染的蜂群巢脾口经常会有幼蜂、蛹的尸体,蜂群受侵害后常因清除不足而散发恶臭。对于轻度或早期感染,通常需要通过打开巢房盖观察以及箱底残渣检查等进一步确诊。

（1）粘贴法:搁置一块白色的粘性板于蜂箱底,放置一铁丝网（网孔直径约为3mm）于粘性板上,并将它固定到粘性板上,保持一定距离。随后向蜂箱里喷杀螨剂或者烟剂 6~10 次,等待一段时间后,抽出粘性板观察小蜂螨量。此方法可有效检测出寄生率较低的蜂群中小蜂螨的量,适用于小蜂螨的前期诊断。

(2)蜂脾检查:在打开蜂巢检查时,由于蜂螨喜欢雄蜂巢,所以在雄蜂蛹上发现蜂螨的概率比工蜂巢房高。选择一小片日龄较大的封盖子巢房区,用一个呈梳子状的蜜盖叉沿着巢脾表面平行地插入雄蜂的封盖子区,将蜂脾挑开,便可检查蜂群感染小蜂螨的程度。由于成螨体表色深,而寄主呈乳白色,所以成螨易暴露,但若螨体表颜色浅,常需仔细观测。此方法有效并简单易用,适于诊断普通蜂群。

(3)熏蒸检查法:从蜂脾中取出数十只蜜蜂,将它们放入一个装有浸泡过约 1ml 乙醚棉团的玻璃杯,等待 3~5 分钟后,待蜜蜂迷晕后,轻摇数次,此时能够观察到玻璃杯的杯壁与杯底是否有小蜂螨的存在。

6. 治疗 小蜂螨病的防治可分为非化学防治和化学防治两类方法。

(1)非化学防治:包括断子法和热处理法。

1)断子法:由于小蜂螨无法吮吸到成蜂体液,小蜂螨在成蜂体表仅能存活 1~2 天,通过采用移走蜂群中子脾的方法,减少小蜂螨寄生繁殖的场所,进行控制小蜂螨,效果明显,但该方法对商业养蜂不适合,因为商业蜂群数量较多,移走子脾的方法将花费大量劳动力和时间。

2)热处理法:是根据蜜蜂比小蜂螨耐热的原理,将蜜蜂装在一个可转动的卧式圆形沙笼里,回旋加热到 42~44℃,加热 3~5 分钟,可使小蜂螨脱落。

(2)化学防治:主要通过许多化学合成的杀虫剂有效控制小蜂螨,如硫黄(sulphur)、甲酸和百里酚(thymol)控制蜂群小蜂螨已经证明非常有效。利用硫燃烧生成的二氧化硫蒸蜂脾,为防止蜜蜂中毒,熏封盖蜂脾的时长限于 5 分钟内,熏蒸蜂卵的时长限于 1 分钟内。利用化学合成杀螨剂需要注意蜂螨耐药性的产生。

7. 预防 见大蜂螨病预防。

(三)气管螨病

气管螨病是由武氏蜂盾螨寄生在成年蜂的气管和气囊里,吸食蜜蜂的血淋巴,对成年蜜蜂造成危害极大的一种寄生虫病。

1. 病原学 武氏蜂盾螨(*Acarapis woodi* Rennie,1921),隶属于跗线螨科(Tarsonemidae)、蜂盾螨属(*Acarapis*)。

2. 流行病学 武氏蜂盾螨于 1921 年在欧洲被首次发现,1984 年在美国和 1985 年在加拿大相继被发现,之后迅速扩散,导致整个北美蜂群大量损失。随后,世界各国陆续报道了蜂群气管螨病。Garrido-Bailón 等(2012)发现西班牙大部分地区蜂群感染了武氏蜂盾螨,患病率高于预期,且秋季(19.8%)高于春季(12.7%)。Takashima 等(2020)发现日本东方蜜蜂(*Apis cerana japonica*)群武氏蜂盾螨的感染率高达 62.5%。气管螨对蜂群造成的最严重损害是冬季蜂群死亡。在美国和加拿大,感染气管螨 40%~50% 以上的蜂群在冬季死亡,且气温越低,蜂群死亡率会更高。

3. 发病机制和机制 气管螨寄生在成年蜂的气管和气囊里,刺穿蜜蜂气管壁吸食血淋巴,对气管造成直接损害,堵塞气管,造成呼吸不畅;同时,吸食血淋巴造成营养损失。偶尔寄生蜜蜂翅基部会导致蜜蜂后翅脱落。另外,气管螨也是某些病毒和细菌传播的携带者。

4. 临床特征 感染气管螨的蜜蜂飞行肌肉受损,飞行能力下降,在蜂巢周围爬行。爬行的蜜蜂,腹部膨胀,后翅脱落和气管受损。严重感染时,蜜蜂气管变得不透明和变色。而感染严重的蜂群,幼蜂区减少,群势下降;冬季蜂群松散,蜂蜜消耗增加,蜂蜜产量下降,最终导致蜂群消失,被遗弃的蜂巢满是蜂蜜。

5. 检查与诊断 由于武氏蜂盾螨寄生于蜜蜂气管内,因此需要专门的技术进行检查,目前的方法主要包括形态学技术,血清学检查和分子检测法。

(1)形态学技术:对于轻度感染,需要对蜜蜂气管进行解剖,并在显微镜下仔细检查;对于重度感染,气管会变得不透明和变色,无须借助显微镜就能发现螨虫。另外,在对大量蜜蜂进行检查时,可将蜂胸和水一起放入搅拌器中,粉碎蜜蜂胸部,使充有气体的气管漂浮在上面,然后收集表面残渣来诊断螨的感染情况。该技术的优点是可处理大量的蜜蜂(100~200 只),但缺点是不能区分栖息在颈部、胸部的其他螨。

(2)血清学诊断:是利用抗原抗体结合建立的一种 ELISA 方法,可对整只蜜蜂样本进行气管螨检测,但当螨虫患病率低于 5% 时,检测的敏感性降低,且与蜜蜂血淋巴和胸肌中的其他蛋白发生交叉反应,应用受到限制。

（3）分子检测法：由于形态学检查费时费力，因此各国学者尝试建立武氏蜂盾螨的分子检测方法，包括根据武氏蜂盾螨的内转录间隔区 2（ITS2）、细胞色素氧化酶 1 基因（COI）等序列建立的常规 PCR、巢式 PCR 和荧光定量 PCR 等方法。

6. 防治 由于气管螨寄生在成年蜂的气管里，最有效防治方法就是确保杀螨剂进入成年蜂气管，最佳施药季节为秋季和早春。目前国外采用烟剂、熏蒸剂和内吸剂三种剂型防治气管螨，如薄荷醇、甲酸和合成杀螨剂（amitraz）。美国唯一授权的蜜蜂气管螨药是薄荷醇晶体，但在外界温度较低时，薄荷醇晶体挥发量少而达不到治疗效果，而温度过高时，挥发量过大，对蜜蜂产生趋避作用。甲酸和 amitraz 也可用于防治气管螨，但对蜜蜂和蜂蜜都有负面影响，所以不推荐使用。生物防治法具有较高安全性，在巢框上放一块植物油制的糖饼，通过植物油挥发的气味干扰雌螨搜寻新寄主，从而有效保护幼蜂不被侵染。另外，培育抗螨蜂种也是防治气管螨最有效的方法，现已有几个蜜蜂亚种对气管螨产生抗性，如布克法斯特蜂（Buckfast bee），其蜂王已被商业化饲养和出售。

7. 预防 伍氏蜂盾螨已被列为国际检验性螨类，目前在我国大陆尚未发现，因而加强检疫是防治伍氏蜂盾螨传入我国大陆的重要措施。应严格检疫或禁止进口来自有伍氏蜂盾螨病国家的蜂群，对发现伍氏蜂盾螨的蜂群要坚决烧毁处理。

七、防制

（一）化学防治

目前生产中最普遍采用防制方法是化学防治。化学药剂可大致分为熏烟剂、熏蒸剂、喷雾剂和内吸剂，主要包括拟除虫菊酯（氟氯苯菊酯和氟胺氰菊酯）、双甲脒（amitraz）、蝇毒磷（coumaphos）、甲酸、草酸等。用 15% 硝酸钾（potassium nitrate）和 12.5% 双甲脒溶液浸泡过的滤纸条作为蜂房熏蒸剂，可以抑制梅氏热厉螨。甲酸、百里酚和草酸联合使用对热厉螨有很好的效果，但是过度使用，会对蜜蜂造成伤害，影响雄蜂和工蜂的繁殖。近年来，以拟菊酯类为主要成分的治螨药物，使用方便且效果较好、对蜂安全和蜂产品无污染，被广泛应用。但研究发现蜂螨已对拟除虫菊酯、磷酸酯、双甲脒类药物产生抗性。另外，所有的化学防治在蜂蜜流通季节开始前至少 8 周都必须暂停，以避免对蜂产品污染。

（二）生物防制

已在利用寄生真菌防治大蜂螨病和培育抗螨蜂种防治气管螨病方面取得成功。

1. 利用寄生真菌防治螨病 在实验室已成功利用寄生真菌进行了瓦螨的生物防制，Hamiduzzama 等（2012）发现昆虫病原真菌——黑僵菌（*Metarhizium anisopliae*）、球孢白僵菌（*Beauveria bassiana*）和红粉粘帚霉菌（*Clonostachys rosea*）感染狄斯瓦螨后能显著影响瓦螨的死亡率，真菌可通过感染瓦螨和防止瓦螨对蜜蜂免疫系统的抑制来减少其对蜂群的损害，但是真菌会影响幼蜂发育、引起蜂王和工蜂的死亡以及造成新出现的成年蜜蜂的体重下降等不利影响，使得这一方法未得到广泛使用。

2. 培育抗螨蜂种防治螨病 根据蜜蜂抗螨特征，筛选对蜂螨有抗性的蜜蜂品种是最安全有效的方法，如蜜蜂的卫生行为、梳理行为以及封盖历期，其中蜜蜂的卫生行为被认为是螨在欧洲和亚洲蜜蜂群减少种群增殖的主要特征，由于卫生行为是可遗传性状，因此成为了很多抗螨育种重要的育种目标性状。培育抗螨蜂种也是防治气管螨最有效的方法，现已发现有几个蜜蜂亚种对该螨产生抗性，如布克法斯特蜂（Buckfast bee），其蜂王已被商业化饲养和出售，其他也有几个成功的抗螨蜂种上市。

（三）其他

在蜂螨病防治中，应用较多方法还有热处理法和关王断子法。

1. 热处理法 是根据蜜蜂比蜂螨耐热的原理，将蜜蜂抖落至一个可转动的金属网笼中，回旋加热到 41℃，保持 3~5 分钟，就可以使螨虫自然脱落。它最大的优点是不污染蜂产品，但是在实际生产中不方便应用。

2. 关王断子法 根据小蜂螨和大蜂螨携播期在成年蜜蜂体上的特性，可采用诱入王台、分蜂与人为幽闭蜂王等方法，每年在蜂群越冬前、后进行关王断子治螨，这时蜂螨完全暴露在外，并配合药剂防治，这样治螨较为彻底。断子法简单易用，对蜂产品零污染。但由于它约束蜂王产卵，会削弱蜂群群势，进而影响整个蜂群的产出效益，所以它常用于越冬或越夏时期。还可以利用大蜂螨和小蜂螨偏爱雄蜂虫蛹的特点，用雄蜂幼蜂脾诱杀或每隔 16~20 天割 1 次雄蜂蛹，并清除蜂尸，以此来达到控制大蜂螨病和小蜂螨病的目的。

八、研究技术

（一）形态学技术

主要根据蜂螨的分类学特征、形态特征以及某些种类特殊结构的信息，如热厉螨属的螯肢、腹板和肛板等形态学特征，利用光学显微镜和扫描电子显微镜对虫体进行观察。在进行形态学鉴定时，野外采集的螨立即保存在 70%~95% 酒精中，这样可以确保标本不受损坏。如果标本用于 DNA 分析，则应在采集后几天内存放在 4℃或–20℃的冰箱，以减少组织中的 DNA 降解，在–20℃冷冻的标本可保存数年，如果更长保存时间，应保存在–70℃。在鉴定之前，最好去掉蜂螨的软组织，然后再至于玻璃载玻片上，用立体显微镜或配备目测千分尺的复合光学显微镜对标本进行观察，包括体型（长和宽），背板的结构和刚毛，腹部的结构特征，以及足和足上刚毛的数量、分布等，应特别关注种类鉴定的特征。

（二）生物化学技术

生物化学技术已广泛应用于蜂螨的生物学、生理学、免疫学和蜂螨对杀螨剂的抗性等研究中。由于脂类物质在瓦螨的生理学中发挥重要作用，Zalewski 等（2016）利用高分辨率气相色谱法对感染和未感染瓦螨的前蛹期工蜂及瓦螨的脂类进行分析，发现感染组的饱和脂肪酸含量低于未感染组，而不饱和脂肪酸含量高于未感染组；对取食不同蜜蜂瓦螨的脂类进行分析，发现取食工蜂的螨含有较多的短链饱和脂肪酸和较高比例的多不饱和脂肪酸。Prisco 等（2016）对蜂螨与病毒共生影响蜜蜂免疫系统研究发现瓦螨传播的蜜蜂残翅病毒（DWV）通过干扰蜜蜂的 NF-κB 信号通路，对蜜蜂体液免疫和细胞免疫反应产生抑制，有利于瓦螨的取食和繁殖；同时，狄斯瓦螨感染影响蜜蜂个体发育与免疫系统等生理功能，降低蜂群对病毒的抵抗力；瓦螨与 DWV 这种互惠的关系协同对蜜蜂的免疫系统及其健康造成持续的负面影响。

（三）分子生物学技术

由于形态学鉴定存在不足，特别是很难区分形态相似的种类，所以采用分子生物学技术对蜂螨的种特异性 DNA 片段进行分析，已成为蜂螨分类学研究的重要手段。目前主要是利用线粒体 DNA 基因和核糖体 rDNA ITS1-5.8S-ITS2 基因的转录间隔区（ITS）序列对蜂螨的分类进行界定，其中对瓦螨线粒体 DNA 细胞色素氧化酶基因（CO I 基因）序列比较分类的方法，成为目前世界上公认的瓦螨分类手段。Anderson（2000）利用 mtDNA CO I 基因序列及其酶切片段多态性分析（PCR-RFLP）将狄斯瓦螨区别于雅氏瓦螨，并发现有多个基因型，其中只有两个基因型（韩国基因型 K 型，日本基因型 J 型）的狄斯瓦螨能在西方蜜蜂感染繁殖。Anderson et Morgan（2007）利用 PCR-RFLP 对热厉螨的线粒体 CO I 基因和 ITS1-5.8S-ITS2 的序列进行分析，发现 4 种热厉螨 CO I 基因和 ITS1-5.8S-ITS2 基因上存在各自特异的限制性酶切位点，可用于区分 4 种热厉螨。根据线粒体 DNA 基因序列，Navajas 等（2010）利用 CO I 和其他 mtDNA 标记（ATP6、COX III 和 CYTB）发现狄斯瓦螨不同种群之间和种群内部的遗传变异。Muntaabski 等（2020）对寄生于阿根廷西方蜜蜂的狄斯瓦螨 CO I 和另外一个线粒体基因 NADH 脱氢酶的 3 个亚基（ND4、ND4L 和 ND5）进行分析，发现均属于韩国基因型，且 ND4 基因序列有一个位点发生变异，显示狄斯瓦螨存在两个亚型（KArg-N1 和 KArg-N2），这些亚型的出现与地理位置的纬度显著相关，ND4 似乎是检测螨虫种群遗传变异的敏感标记。

随着组学技术和其他分子生物学技术的发展，在蜂螨的研究也得到广泛应用。已对重要蜂螨的基因组、转录组和蛋白质组进行了测序分析。Mondet 等（2018）利用 RNA-Sequence 对狄斯瓦螨各阶段的转录组进行了比较分析，发现携播期雌螨和产卵后雌螨参与能量和几丁质代谢的基因表达上调，寄生蜜蜂巢房内繁殖期的雌螨转录调节相关的功能基因过度表达，一些参与行为调节的神经递质、神经肽受体以及唾液腺活性化合物的基因，在生殖之外的其他阶段表达水平更高；另外发现，人工饲养与自然携播期雌螨之间、产卵和不产卵雌螨之间基因转录无差异。Huang 等（2020）利用 RNAi 技术对狄斯瓦螨的 6 个与生存和繁殖相关的基因进行敲除，发现 2 个基因（蛋白酶体 26S 亚基三磷酸腺苷酶（Pros26S）和 Daughterless（Da））对瓦螨的生存非常重要，4 个基因（核糖体蛋白 L8（RpL8）、核糖体蛋白 L11（RpL11）、核糖体蛋白 P0（RpP0）

和核糖体蛋白 S13（RpS13））对瓦螨的繁殖很重要。Giuffre 等（2019）利用定量 PCR 研究狄斯瓦螨行为与蜜蜂残翅病毒（DWV）、囊状幼蜂病毒（SBV）等病毒载量之间的关系，发现蜂群、DWV 和 SBV 都可能在螨的行为中发挥重要作用，提示瓦螨-病毒相互作用也是未来蜜蜂病原体研究的一个组成部分。随着杀螨剂的长期使用，蜂螨对杀螨剂产生了抗性，对某些药物的抗性已建立分子检测方法，如 Stara 等（2019）根据钠离子通道基因的抗性突变位点，利用 PCR-RPLF 检测了瓦螨对杀螨剂氟胺氰菊酯的抗性。

（四）其他技术

在研究蜂螨的摄食行为等生物学过程中，Ramsey 等（2019）将蜜蜂的脂肪组织和血淋巴用不同荧光生物素标记后饲喂螨，通过共聚焦激光扫描显微镜、透射电子显微镜等观察，发现狄斯瓦螨吸食的是蜜蜂的脂肪组织而不是之前一直认为的血淋巴。Li（2019）利用刺探电位技术和组织学深入分析了瓦螨取食蜜蜂蛹的摄食行为和生物力学，发现螨虫在摄食受到阻碍时，会调整自己的摄食行为，以获得足够数量的食物。

（韩红玉）

第八节　癣螨

癣螨隶属于无气门股、疥螨总科、癣螨科（Myocoptidae Gunther，1942），是一种永久性寄生螨类，包括癣螨属（Myocoptes Claparede，1869）、住毛螨属（Trichoecius Canestrini，1899）、克里尼卡属（Crinicastor Poppe，1889）、睡鼠螨属（Gliricoptes Lawrence，1956）、松鼠螨属（Sciurocoptes Fain，Munting et Lukoschus，1969）、启示螨属（Apocalyptoides Bochkov，2016）。绝大多数癣螨寄生于啮齿类动物的皮毛，目前暂无感染人的报道，但对密切接触人员存在潜在风险。该科中最常见的种为鼠癣螨（Myocoptes musculinus Koch，1884），呈世界性分布；常常混合寄生，采食宿主的上皮组织和组织液，严重感染时可引起癣螨病（Myocopic mange），其特征是脱毛、瘙痒、皮炎、耳内出血及溃疡等症状。鼠群中螨的污染常是影响小鼠达到国家Ⅰ级实验动物标准的原因之一。

一、形态学

癣螨躯体略长，背腹展平或近圆柱形，螨体由颚体、躯体和足组成。颚体位于躯体前方，足位于躯体腹面。躯体和足上生有很多刚毛，刚毛的数目因螨的种类不同而差异较大。癣螨科的刚毛分布见图 37-84。

癣螨具有刚毛 h1（若缺，大多数的后半体刚毛也缺）、vi 和 c1，缺刚毛 scx。具有生殖乳突。动趾具有螯肢罩（cheliceral hood）和腹部隆起，须肢节背面融合。基节骨片明显，基节开口不明显，在足Ⅰ与足Ⅱ基节区之间无横纹膜或瓣，缺基节间附着器官。雌螨和若螨的足Ⅲ与足Ⅳ、雄螨足Ⅲ形态变异：这些足的股节膨大、腹部凹陷，膝节发育明显，胫节和跗节缩短，缺跗前节；股节、膝节、胫节、跗节相抱，适于握毛用。足Ⅰ、足Ⅱ具刚毛 ba，足Ⅲ缺刚毛 s 和芥毛 ε。柄垫骨片小，但可辨认。

雌螨：缺后体背板，卵孔 Y 形，具有外雌器殖板（epignum）（在癣螨属中缺），肛门开口于末端或腹部，卵生。

雄螨：具有或缺尾突（opisthosomal lobes）和肛侧吸盘，足Ⅲ和足Ⅳ发育正常，足Ⅳ无柄垫。足Ⅳ刚毛 d 和 e 呈吸盘状。

二、分类学

癣螨科，又称兽螨科、鼠疥螨科，由 Gunther 于 1942 年建立，曾隶属于真螨目（Acariformes）、无气门亚目（Astigmata）、痒螨总股（Psoroptidia）、疥螨总科（Sarcoptoidea），模式属为癣螨属（Myocoptes Claparede，1869）。

癣螨科分为 6 属 68 种，其中，癣螨属（Myocoptes）有 25 种，寄生于马岛鼠科（Nesomyidae）、鼠科（Muridae）、仓鼠科（Cricetidae）、鼬科（Mustelidae）的皮毛，呈世界性分布；住毛螨属（Trichoecius）有 27 种，寄生于仓鼠科、鼠科、丽仓鼠科（Calomyscidae）、鳞尾松鼠科（Anomaluridae）、马岛鼠科的皮毛，呈世界性分布；克里尼卡属（Crinicastor）有 4 种，寄生于鼠科的皮毛，分布于欧洲、非洲；睡鼠螨属（Gliricoptes）有 9 种，寄生于睡鼠科（Gliridae）、跳鼠科（Dipodidae）和山刺鼠科（Platacanthomyidae）的皮毛，分布于亚洲、欧洲、非

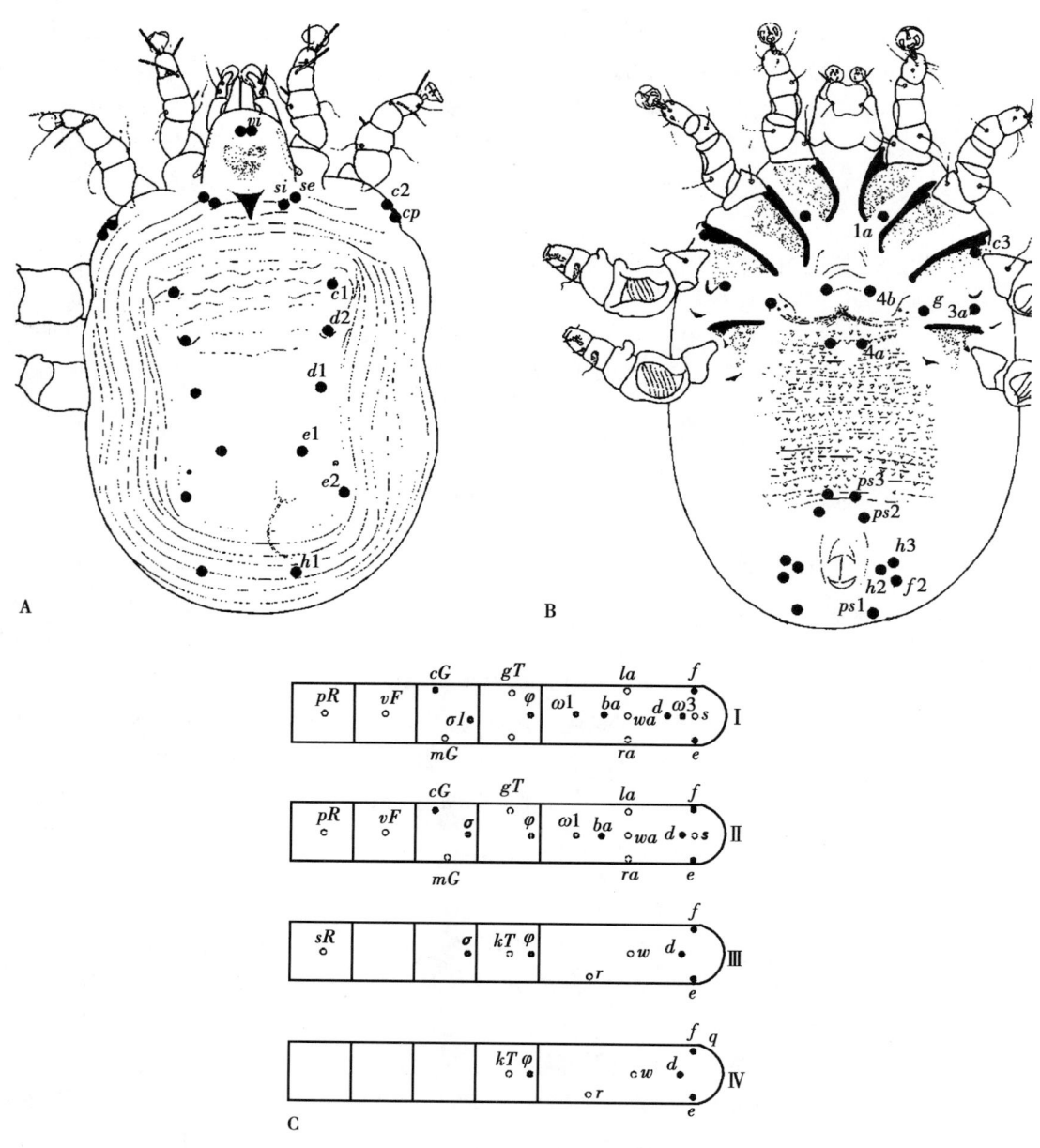

A. 躯体背面；B. 躯体腹面；C. 足 I~IV。

vi. 顶内毛；*si.* 胛内毛；*se.* 胛外毛；*c2,cp,c1,d2,d1,e1,e2,h1,c3,ps3,ps2,h3,h2,f2,ps1.* 背毛；*1a,4b,3a,4a.* 基节区刚毛；*g.* 生殖刚毛；*pR,sR.* 转节毛；*vF.* 股节毛；*cG,mG.* 膝节毛；*σ1,σ.* 膝节感棒；*gT,kT.* 胫节毛；*φ.* 胫节感棒；*ω1.* 第 1 感棒；*ba.* 背中毛；*la.* 正中毛；*wa,w.* 腹中毛；*ra,r.* 侧中毛；*d.* 第 1 背端毛；*f.* 正中端毛；*ω3.* 第 3 感棒；*s.* 腹端毛；*e.* 第 2 背端毛；*q.* 内腹端刺。

图 37-84 癣螨科刚毛分布
（引自 Bochkov）

洲、北美洲；松鼠螨属（*Sciurocoptes*）有 2 种，寄生于松鼠科（Sciuridae）的皮毛，分布于欧洲和北美洲；启示螨属（*Apocalyptoides*）仅有 1 种，寄生于跳鼠科的皮毛，分布于亚洲。

参照 Bochkov 等（2016）编制癣螨科分属以及癣螨属、毛螨属、克里尼卡属和睡鼠螨属部分种类的分类检索表。

癣螨科分属检索表

1. 两性：足 I 表皮内突 a 相互不融合，足 I 跗节有刚毛 *d*。雌螨：躯体背腹强力展平，肛门开口位于腹部,交配囊开口于腹部末端或末端。雄螨:刚毛 g 中等发达,足Ⅱ基节区无正中角质褶皱 ··············2

两性:足Ⅰ表皮内突 a 相互融合,足Ⅰ跗节无刚毛 d。雌螨:躯体亚圆柱形,肛门开口于背部或腹部末端,交配囊开口于背侧。雄螨:刚毛 g 为不明显的微毛,足Ⅱ基节区有正中角质褶皱 ············

·· 住毛螨属(*Trichoecius*)

2. 两性:前足体背板后缘有不成对的三角状侧中骨片(极少数情况下缺该骨片),有刚毛 $e1$ 或 $ps1$。

雌螨:后半体有鳞片 ···3

两性:前足体背板后缘有或缺成对的三角状侧中骨片,缺刚毛 $e1$ 或 $ps1$。雌螨:后半体无鳞片 ······4

3. 两性:足Ⅲ跗节有基部膨胀呈鞭状延伸的刚毛。雌螨:有外雌器殖板,刚毛 $h2$ 和 $h3$ 呈鞭状、长度基本相同,末体后缘凸起。雄螨:后体尾突彼此分开,足Ⅳ跗节无背部凸起 ············

·· 松鼠螨属(*Sciurocoptes*)

两性:足Ⅲ跗节有基部膨胀呈双叶状延伸的刚毛。雌螨:缺外雌器殖板,刚毛 $h2$ 呈鞭状,明显长于 $h3$,末体后缘凹陷。雄螨:后体尾突彼此靠近,足Ⅳ跗节具有 4 个背部刺状凸起 ··············

·· 癣螨鼠(*Myocoptes*)

4. 两性:前足体背板后缘有成对的三角状侧中骨片,有刚毛 $h1$。雌螨:刚毛 $d2$ 基部位于 $d1$ 后方较远处。雄螨:有后半体背板 ··5

两性:前足体背板后缘无三角状侧中骨片,缺刚毛 $h1$。雌螨:刚毛 $d2$ 基部和 $d1$ 几乎位于相同水平。雄螨:缺后半体背板 ·· 克里尼卡属(*Crinicastor*)

5. 两性:柄垫盘的中央骨片有一对顶钩。雌螨:有后半体背板。雄螨:末体后端呈双叶,有肛侧吸盘 ·· 睡鼠螨属(*Gliricopt*)

两性:柄垫盘的中央骨片缺顶钩。雌螨:缺后半体背板。雄螨:末体后端呈圆形,缺肛侧吸盘 ··············

·· 启示螨属(*Apocalyptoides*)

癣螨属 7 种螨虫分类检索表

雄螨

1. 足Ⅲ和足Ⅳ基本等长,后半体具有明显发达的中央内突,肛侧骨片前端融合 ·····························2

足Ⅲ明显长于足Ⅳ,后半体无中央内突,肛侧骨片基本平行············ 沙鼠癣螨(*Myocoptes meriones*)

2. 足Ⅲ基节区之间的区域最多具有 4 片鳞片或无,刚毛 g 呈丝状 ·····································3

足Ⅲ基节区之间的区域有 17~20 片三角形鳞片,刚毛 g 稍膨大 ······ 鳞状癣螨(*Myocoptes squamosus*)

3. 足Ⅱ与足Ⅲ基节之间的区域有少量三角形鳞片,每个足Ⅲ基节至少有 2 片三角形鳞片 ·················4

足Ⅱ与足Ⅲ基节之间的区域无三角形鳞片,每个足Ⅲ基节区有 1 片三角形鳞片 ·····················

·· 麝鼠癣螨(*Myocoptes ondatrae*)

4. 阴茎明显短于刚毛 $4a$ ···5

阴茎与刚毛 $4a$ 基本等长 ·· 波斯癣螨(*Myocoptes persicus*)

5. 肛侧吸盘较发达,直径为 5~7μm ··6

肛侧吸盘较小,直径不超过 4μm ·································· 鼠癣螨(*Myocoptes musculinus*)

6. 末体尾突之间的最大距离为 6~9μm ······················ 日本癣螨(*Myocoptes japonensis*)

末体尾突之间的最大距离为 12~3μm ···················· 加拿大癣螨(*Myocoptes canadensis*)

雌螨

1. 刚毛 $e1$ 明显长于 $e2$ ··2

刚毛 $e1$ 与 $e2$ 基本等长 ··5

2. 足Ⅱ基节区有少量宽圆形的鳞片或无,足Ⅱ基节区之间的区域无鳞片 ·······························3

足Ⅱ基节区有多量三角形鳞片,足Ⅱ基节区之间的区域有 14~17 片三角形鳞片 ·····················

·· 鳞状癣螨(*Myocoptes squamosus*)

3. 刚毛 *ps3* 末端伸至刚毛 *ps2* 基部水平线之前,足Ⅱ基节区具有少量宽圆形的鳞片 ·······4
   刚毛 *ps3* 末端伸至刚毛 *ps2* 基部水平线处,足Ⅱ基节区无鳞片 ··········麝鼠癣螨(*Myocoptes ondatrae*)
4. 后半体背板后缘有鳞片,刚毛 *e2* 长 9~12μm ·············鼠癣螨(*Myocoptes musculinus*)
   后半体背板后缘无鳞片,刚毛 *e2* 长 15~18μm ·············波斯癣螨(*Myocoptes persicus*)
5. 刚毛 *h2* 基部水平线之后的后体腹部无鳞片 ·······6
   刚毛 *h2* 基部水平线之后的后体腹部有鳞片 ·············沙鼠癣螨(*Myocoptes meriones*)
6. 刚毛 *f2* 基本等长或稍长于 *h3* ·············日本癣螨(*Myocoptes japonensis*)
   刚毛 *h3* 比 *f2* 长约 3 倍 ·············加拿大癣螨(*Myocoptes canadensis*)

住毛螨属 12 种螨虫分类检索表

雄螨

1. 后半体背板平滑,刚毛 *4a* 比 *3a* 长 2 倍以上 ·······2
   后半体背板有明显的纵向横纹,刚毛 *4a* 比 *3a* 长不到 2 倍或几乎等长 ·······7
2. 刚毛 *ps3* 不分裂,呈丝状 ·······3
   刚毛 *ps3* 分裂 ·············罗氏住毛螨(*Trichoecius romboutsi*)
3. 后半体背板无横沟 ·······4
   后半体背板具横沟,紧跟在刚毛 *d2* 水平之后 ·······5
4. 刚毛 *cp* 与 *3a* 基本等长,缺刚毛 *f2* 和 *ps2* ·············鼠住毛螨(*Trichoecius muris*)
   刚毛 *cp* 比 *3a* 长 3 倍以上,有刚毛 *f2* 和 *ps2* ·············巢鼠住毛螨(*Trichoecius micromys*)
5. 后半体背板的横沟呈半圆形,刚毛 *d2* 位于横沟的侧端水平 ·······6
   后半体背板的横沟略凹陷,刚毛 *d2* 位于横沟的前端水平 ·········林姬鼠住毛螨(*Trichoecius apodemi*)
6. 刚毛 *d1* 比 *d2* 长 2 倍;刚毛 *e1* 与 *d2* 处于相等水平位置,位于末体的后缘 ···············
   ·············威达瓦山住毛螨(*Trichoecius widawaensis*)
   刚毛 *d1* 与 *d2* 基本等长,刚毛 *e1* 比 *e2* 更接近末体后缘 ·········布拉萨基住毛螨(*Trichoecius blaszaki*)
7. 有刚毛 *f2* ·······8
   无刚毛 *f2* ·············赤杨住毛螨(*Trichoecius clethrionomydis*)
8. 有刚毛 *e1*,刚毛 *4b* 成对 ·······9
   无刚毛 *e1*,刚毛 *4b* 不成对 ·············丽仓鼠住毛螨(*Trichoecius calomysci*)
9. 刚毛 *e1* 位于后半体腺体(hysteronotal glands)后端较远处 ·······10
   刚毛 *e1* 位于与后半体腺体水平相当的位置 ·············特纳斯住毛螨(*Trichoecius tenax*)
10. 刚毛 *c2* 比 *c1* 长约 1.5 倍,刚毛 *d2* 比 *d1* 长约 2 倍,刚毛 *e1* 与 *e2* 的水平位置相当 ···············
    ·············杜比尼住毛螨(*Trichoecius dubininae*)
    刚毛 *c2* 与 *c1* 基本等长,刚毛 *d2* 与 *d1* 基本等长,刚毛 *e1* 位于 *e2* 水平位置的前端 ···············
    ·············旅鼠住毛螨(*Trichoecius lemmus*)

雌螨

1. 后半体骨片化,表皮内突Ⅲa 呈窄带形 ·······2
   后半体非骨片化,表皮内突Ⅲa 呈半圆形 ·······7
2. 刚毛 *d1* 与 *d2* 基本等长 ·······3
   刚毛 *d1* 比 *d2* 长 2 倍以上 ·············罗氏住毛螨(*Trichoecius romboutsi*)
3. 交配囊远端变宽,呈钟形,无刚毛 *ps3* ·······4
   交配囊远端不变宽,有刚毛 *ps3* ·······5
4. 交配囊远端的宽度与刚毛 *e1-e1* 之间的距离基本相等 ·············鼠住毛螨(*Trichoecius muris*)
   交配囊远端的宽度比刚毛 *e1-e1* 之间距离窄 3~4 倍 ·············巢鼠住毛螨(*Trichoecius micromys*)

5. 肛门开口位于背部 ··· 6
   肛门开口位于背部末端 ······················· 林姬鼠住毛螨（*Trichoecius apodemi*）
6. 刚毛 *d*1 和 *d*2 的长度分别为 20μm 和 17μm ········ 威达瓦山住毛螨（*Trichoecius widawaensis*）
   刚毛 *d*1 和 *d*2 的长度分别为 8~12μm 和 5~8μm ········ 布拉萨基住毛螨（*Trichoecius blaszaki*）
7. 有刚毛 *ps*3 ··· 8
   无刚毛 *ps*3 ··· 9
8. 刚毛 *e*2 位于 *e*1 水平后部，刚毛 *e*1 长 35~40μm，伸达末体的后端 ···········
   ·· 沙鼠住毛螨（*Trichoecius meriones*）
   刚毛 *e*2 位于 *e*1 水平前部，刚毛 *e*1 长 15~20μm，止于末体后端之前 ···········
   ·· 赤杨住毛螨（*Trichoecius clethrionomydis*）
9. 有刚毛 *e*1 ·· 10
   无刚毛 *e*1 ···································· 丽仓鼠住毛螨（*Trichoecius calomysci*）
10. 刚毛 *e*1 长 4~15μm，远不伸达末体后端，刚毛 *e*1-*e*1 之间的距离为 15~25μm ··· 11
    刚毛 *e*1 长 23~27μm，伸达末体后端，刚毛 *e*1-*e*1 之间的距离为 5μm ···········
    ·· 杜比尼住毛螨（*Trichoecius dubininae*）
11. 刚毛 *c*1 和 *e*2 的长度分别为 13~15μm 和 8~10μm ········ 旅鼠住毛螨（*Trichoecius lemmus*）
    刚毛 *c*1 和 *e*2 的长度均为 20~35μm ················ 特纳斯住毛螨（*Trichoecius tenax*）

克里尼卡属 2 种螨虫的分类检索表

第三若螨

前足体背板相对较小，无刚毛 *si* 和 *se*；刚毛 *se* 和 *cp* 分别比 *si* 和 *c*3 长至少 4 倍以上，刚毛 *h*2 比足 I 和足 II 的 *vF* 均长 3 倍以上 ······· 仓鼠克里尼卡螨（*Crinicastor criceti*）
前足体背板较大，占据躯体背部表面的 1/2，有刚毛 *si* 和 *se*，刚毛 *se* 和 *cp* 分别比 *si* 和 *c*3 长 1.5~2 倍，刚毛 *h*2 与足 I 和足 II 的 *vF* 基本等长 ········· 姬鼠克里尼卡螨（*Crinicastor apodemi*）

睡鼠螨属 5 种螨虫的分类检索表

雄螨

1. 阴茎不肥大，长度明显短于躯体的 1/2 ·· 2
   阴茎很长，长度基本与躯体等长 ·············· 北部睡鼠螨（*Gliricoptes betulinus*）
2. 末体尾突不发达，长 9~10μm ··· 4
   末体尾突发达，长 20~36μm ·· 3
3. 有刚毛 *c*3，后半体背板的前缘伸达刚毛 *c*1 基部水平处，生殖板与肛门板融合 ·········
   ··· 林睡鼠睡鼠螨（*Gliricoptes nitedulus*）
   无刚毛 *c*3，后半体背板的前缘不伸达刚毛 *c*1 基部水平处，生殖板与肛门板明显分开 ···
   ··· 园睡鼠睡鼠螨（*Gliricoptes eliomys*）
4. 刚毛 *e*1 基部明显位于刚毛 *e*2 基部水平线之后，阴茎顶端远未伸达刚毛 *4b* 基部的水平处 ······
   ··· 榛睡鼠睡鼠螨（*Gliricoptes muscardinus*）
   刚毛 *e*1 与 *e*2 的基部处于相同水平，阴茎顶端伸达刚毛 *4b* 基部的水平处 ·················
   ··· 睡鼠睡鼠螨（*Gliricoptes glirinus*）

雌螨

1. 刚毛 *ps*3 不伸达刚毛 *ps*2 基部水平处，有刚毛 *c*3 ·· 2
   刚毛 *ps*3 伸达刚毛 *ps*2 基部水平处，无刚毛 *c*3 ······· 园睡鼠睡鼠螨（*Gliricoptes eliomys*）
2. *gl* 开口与刚毛 *e*2 基部之间的距离基本等于后半体背板后缘与 *gl* 开口之间的距离 ············· 3

gl 开口与刚毛 $e2$ 基部之间的距离比后半体背板后缘与 gl 开口之间的距离长 2 倍··
··林睡鼠睡鼠螨（*Gliricoptes nitedulus*）

3. 后半体背板有刚毛 $d1$ 和 $d2$，刚毛 $h2$ 长 170~220μm ··4
后半体背板无刚毛，刚毛 $h2$ 长 120~150μm ··················榛睡鼠睡鼠螨（*Gliricoptes muscardinus*）

4. 刚毛 se 伸达刚毛 $c1$ 基部水平处 ··睡鼠睡鼠螨（*Gliricoptes glirinus*）
刚毛 se 不伸达刚毛 $c1$ 基部水平处 ······················北部睡鼠螨（*Gliricoptes betulinus*）

三、生物学

癣螨主要寄生于啮齿类动物，少量寄生于食肉动物。除了少数种类之外，几乎所有与啮齿类动物相关的癣螨都是永久、高度特异的单宿主或专性外寄生虫。大多数癣螨寄生于宿主的皮毛里。对癣螨的生物学研究报道较少，有许多问题目前仍不清楚。已有研究主要集中在鼠癣螨。

鼠癣螨为不打洞螨，寄生于皮毛，以皮脂样分泌物、皮垢为食。进食时，躯体与皮肤表面常形成钝角，利用抱握器附着在发干上，通常所有的爪均黏附到毛发上。在采食过程中，不同发育阶段的螨虫常常会聚集在一起，可引起轻度的疱疹，严重程度与螨群数量呈正比。鼠癣螨生活史包括卵、幼螨、两期若螨和成螨。虫卵细长，呈椭圆形，淡黄色，壳很薄，单个存在。幼螨形状类似成螨，较小，仅有 3 对足，生殖器官未发育。若螨和成螨均为 4 对足，形态相似，但若螨体稍小，且生殖器尚未出现。前期若螨较小，后期若螨较大，生殖孔尚未发育完全，但交合孔已形成，可行交配，有生殖毛 2 对。成年雌螨产卵，卵通常附着在毛发干中间三分之一处，在重度感染下，一根毛发可黏附多个卵。卵经 5d 孵化，卵壳纵裂，从远端孵出幼螨；在孵化或胚胎死亡后，卵变得坍塌、干瘪。鼠癣螨完成全部生活史约需 8 天（也有报道为 14 天）。一般认为，癣螨在宿主的毛发上度过一生。尚不清楚癣螨的虫卵能在环境中存活多久。

癣螨主要通过直接接触传播，且不同发育阶段虫体均可传播，健康动物通过接触黏附有虫卵的脱毛、皮屑或环境中活的螨虫而感染。将成年健康的 C3Hf 小鼠与感染了鼠癣螨的小鼠共饲养后 24 小时，可在 C3HF 小鼠身上发现不同发育阶段的鼠癣螨，主要寄生于腹股沟和腹部区域；第 3 天出现中度感染；第 12 天出现中度、重度感染，其中小鼠腹膜的癣螨密度最高；第 21 天出现严重感染。母鼠感染其后代的时间与后代长出毛发的时间有关，且感染部位与毛发出现的位置一致：新生鼠在 4~5 日龄长出头部和背部的毛发，癣螨首先感染该区域；在 8~9 日龄长出腹膜的毛发，该区域也相继感染了癣螨；之后感染发展迅速，在 3 周龄时，幼鼠出现与母鼠相当的感染强度。

鼠癣螨可将身体靠在毛发的顶端进行休息，而无须足的支撑，在某些发育阶段中虫体也可通过其后端刚毛与毛干接触而悬浮在空中。在毛发的顶端，螨虫的前两对腿不断挥动，试图抓住新的宿主，此时的癣螨容易被抓走。而用抱握器黏附在毛发上的癣螨，很难将其抓走。

鼠癣螨通常感染小鼠，也有感染豚鼠的报道。该螨曾在实验动物中的感染率较高，但随着动物获得与饲养条件的改善，以及病原的有效控制等原因，大大降低了该病的流行率。在一项大规模调查中，发现仅有 0.10% 的小鼠感染了该螨。通常，老年小鼠或抵抗力较低的小鼠更易感。不同品系的小鼠对鼠癣螨的敏感性也不同，C57BL/6 和 NC 小鼠比 BALB/c 小鼠更易感。

罗氏住毛螨也是不打洞螨，寄生于宿主皮毛，其生物学特性研究不多。生活史包括卵、幼螨、2 个若螨期以及成螨，由于形态与鼠癣螨很相似，导致罗氏住毛螨在诊断中常被忽略。

四、生态学

癣螨呈世界性分布；寄生于宿主的皮毛里，常与肉螨科（Myobiidae）的鼷鼠肉螨（*Myobia musculi*）混合感染。但与鼷鼠肉螨相比，鼠癣螨更活跃，散布在身体上的更多区域，其虫卵黏附在毛发上更远端的位置。在单独感染中，鼠癣螨常常感染脸部、头部和颈部，而在与鼷鼠肉螨混合感染时，鼠癣螨更容易感染腹股沟区、腹部腹膜和背部的皮肤；在严重的混合感染中，鼠癣螨有将鼷鼠肉螨挤掉的趋势。

癣螨对环境条件非常敏感。在宿主死亡 30~45 分钟，不同发育阶段的癣螨均主动离开宿主，在离开宿主后第 2 天，雄螨和多数幼螨无活动能力，第 4 天出现快速死亡，第 6 天仅少量若螨可活动，第 7 天无存活螨虫。而保留在死亡宿主上的癣螨,48小时后死亡开始快速增加,特别是雌螨,第4天出现大量死亡,存活的大多数为球形的幼螨和若螨,第7天有少量的球形若螨存活,第9天仅个别若螨存活,第10天后无存活螨虫。在缺乏营养时,癣螨会发生脱水,活动性降低,丰满或球形的癣螨在此条件下的寿命更长。

五、中国重要种类

(一)中国癣螨主要代表种

1. 鼠癣螨

(1)种名:鼠癣螨(*Myocoptes musculinus* Koch,1884)

(2)形态特征

1)雌螨(图37-85):体长约300μm、宽约136μm,呈椭圆形,白色。背部的前背板部分地悬在颚体上,光滑,除了1对小刚毛之外,其余呈长方形,末端具有细小点。后背板呈正方形,其后的表皮披有细纹。侧边条纹沿着身体轮廓分布。在腹侧,从生殖器孔的后唇片开始,有指向后端的小刺横列。

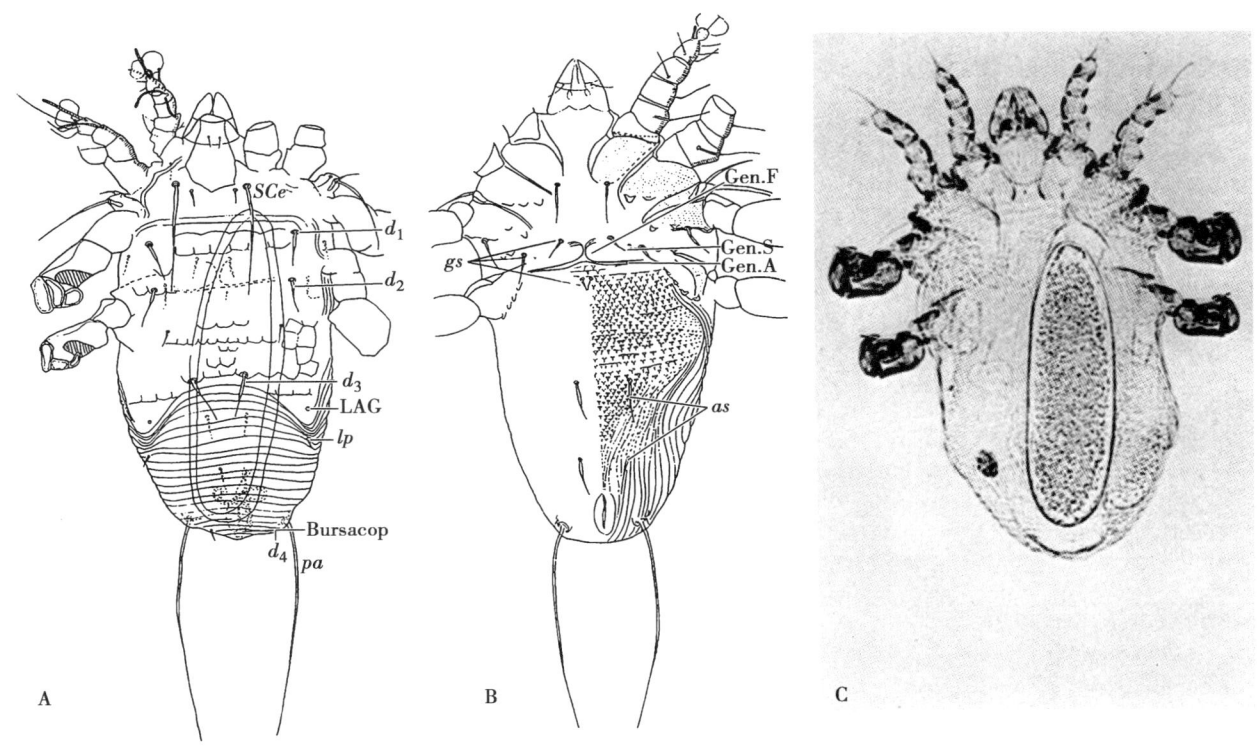

A. 背面观;B,C. 腹面观。

SCe. 胛外毛;d_1,d_2,d_3,d_4. 背刚毛;LAG. 侧腹腺;*lp*. 侧后刚毛;Bursacop. 交配囊;*pa*. 肛门后刚毛;Gen F. 生殖皱褶;*gs*. 生殖刚毛;Gen S. 生殖感觉器官;Gen A. 生殖孔;*as*. 肛门刚毛。

图37-85 鼠癣螨(*Myocoptes musculinus*)(♀)
(A,B. 引自 Watson;C. 引自 Flynn)

颚体呈圆形,位于躯体前方,是由简单的钳状螯肢组成,悬垂着融合的须肢。须肢的触须具有2对刚毛,其中1对很长。颚体可通过柔软几丁质颈在身体上活动,有时可见其部分悬垂于口器基部腹部。

躯体的刚毛强壮、简单而光滑,基部稍增厚。背刚毛的命名稍有困难。位于身体后部的一半、横条纹之前的2根刚毛紧靠在一起。d_3向前迁移,位于腹外侧腺前部d_2正常的位置,在腺体后方的正常位置具有一个小的lp(侧后刚毛)。d_1和d_2位置比较靠边,分别位于足Ⅲ和足Ⅳ基部。d_4很小,位于亚末端位置。d_1和d_2均约为SCe长度的一半。在d_3与d_4之间的后方,经仔细观察后,可见交配囊开口于亚末端孔的外部,通过一条细弯管通向卵巢。腹部有发达的表皮内突,每个末端分开。在足Ⅱ~Ⅳ基节的后侧方有小的杯状增厚物。生殖孔呈横状,有 2 个厚的唇片,唇片的内表面有生殖感觉器官(生殖吸盘)的痕迹。具有生殖刚毛和肛门刚毛。在后端可见长而强壮的稍弯曲的刚毛 pa,侧翼是小刚毛 as。

足 I (图 37-86A) 和足 II (图 37-86B) 简单,分为 5 节,末端有呈大叶状的吸盘,无爪。跗节基部具有感觉器窝(sensory pit)。足 I 缺 ω_2,其 φ 明显短于足 II 的,钝端,仅有 1 根 σ,ω_1 占据了 d 的位置,成为末端,具有 d,但较小,缺失刚毛 u、v、p、q。足 II 的毛序基本与足 I 的相同,ω_1 位于末端,明显长于足 I 的,末端呈钝钩状,d 很长。足 III (图 37-86C) 和足 IV 高度变形以更适用于附着,其末端关节在增大的膝股节上折叠,与足 I 和 II 相比,通常更短而粗。它们高度骨化,常弯向身体。在沟状股节的侧壁内形成一个带有对角槽(diagonal grooves)的小隆起,当胫节和跗节压在毛发上时,可作为梳齿夹住毛发。膝节也呈沟状,扁平胫节和跗节的边缘变厚并凸起。转节呈球形,可通过 3 个对角肌沿不同方向运动。当这种结构被陷成 W 状时,很难取出,利于黏附到宿主毛发上。

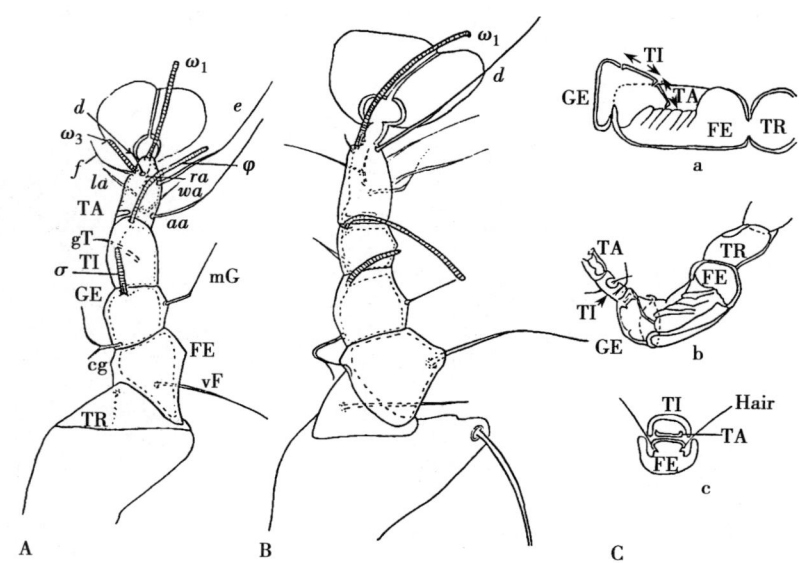

A. 右足 I 背面观;B. 右足 II 背面观;C. 左足 III (a. 收缩,b. 部分屈张,c. 抱毛发)。ω_1,ω_3,φ,σ. 感棒;d,e,f,la,ra,wa,aa. 刚毛;TA. 跗节;gT. 胫节毛;TI. 胫节;GE. 膝节;mG,cg. 膝节毛;FE. 股节;vF. 股节毛;TR. 转节;Hair. 毛发。

图 37-86 鼠癣螨(*Myocoptes musculinus*)(♀)足

(引自 Watson)

2)雄螨(图 37-87A~C):体长约 191μm、宽 136μm。前背板与雌螨相似,无后背板。保存后其形状不易变形,在保存样本中,由于足 IV 靠在身体上,因此躯体大致呈三角形。而在活体中,由于足 IV 远离身体,躯体大致呈卵圆形或球形。

颚体与雌螨相同。

躯体皱纹比雌螨的粗,背部和后部有一个 Y 形几丁质增厚物,是阴茎肌肉附着的地方。在背部背板与足 I 之间以及足 I 与 II 之间均有几丁质支杆(chitinous struts),其轮廓大致呈三角形,是表皮内突的延伸,可提供额外的肌肉附着区域。腹部无刺,表皮内突很强壮,缺胸板。足 I 和足 II 每侧的内突连起来形成一个 Y 形。阴茎位于第 4 对足之间,生殖褶皱呈马蹄形。体刚毛总体与雌螨的相同,但更厚更强壮,且由于体长较短而显得更长,实际长度与雌螨的相当。具有 3 对小的生殖刚毛。纵裂的肛门两侧有一对吸盘,肛门无唇片,仅有一对肛门刚毛。在体后端有一非常细的半透明腹部襟翼(ventral flap),呈双瓣状,每瓣带有一对弯曲的长刚毛和几对小刚毛。

足 I 和足 II 不变形,与雌螨相似,足 III 变形为更适于握毛用,除足 I、足 II 的跗节刚毛 wa 呈二裂状外,足 I~III 的刚毛排序与雌螨相同。足 IV 增大、强壮、弯曲,有少量刚毛,末端有一个强壮的爪和一组 4 个小刺,

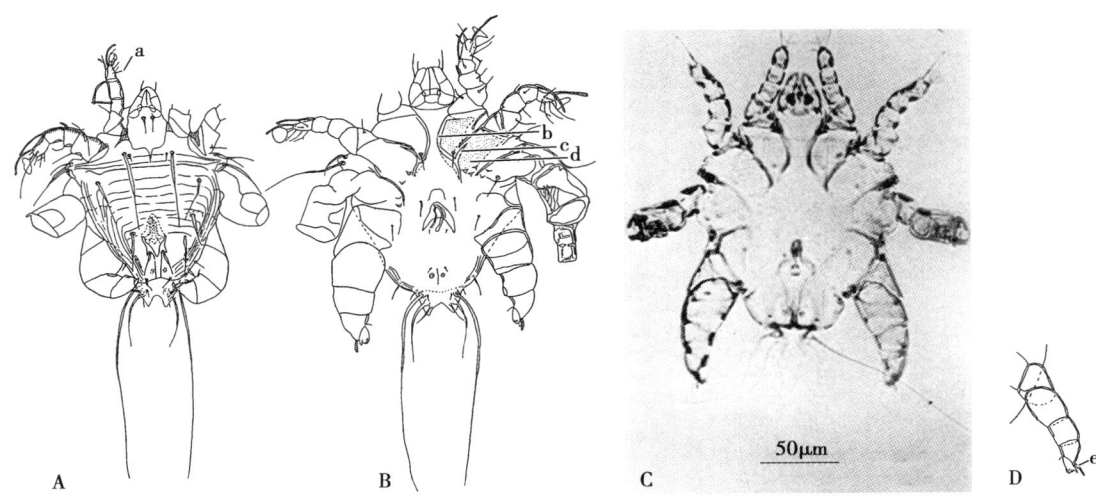

A. 背面观(保存样本);B. 腹面观(新鲜样本);C. 腹面观;D. 右足Ⅳ腹面观。
a. 跗节二裂状刚毛;b. 足Ⅰ表皮内突;c. 足Ⅱ表皮内突;d. 后侧片;e. 感棒。

图 37-87　鼠癣螨(_Myocoptes musculinus_) (♂)
(A,B,D. 引自 Watson;C. 引自 Flynn)

感棒 φ_1 位于亚末端(图 37-87D)。

3)第三若螨(图 37-88):体长约 212μm、宽约 171μm。具有 4 对足,虫体型态与雌螨相似,但更趋球形。躯体条纹与雌螨的相同,后半体背板表面覆盖有方形的板。在足Ⅱ与足Ⅲ基节之间有长排小刺,向后扩散;在足Ⅳ基节之间及向后延伸的部位也有相似的横向小刺行,在身体边缘的横向小刺行可能会被认为是表皮隆起。无生殖孔,表皮内突强壮、明显,为躯体腹侧的几丁质提供独特的结构。躯体的毛序与雌螨的相似,腹部有 3 对生殖刚毛。足的毛序也与雌螨的相似,足Ⅰ跗节首次出现 ω_3,在足Ⅱ基部(股节)靠近刚毛 vF 基部处有一个几丁质增厚部。

4)第一若螨(图 37-89):体长约 185μm、宽约 120μm,呈球形。有 3 对足,与幼螨相似,但足间距离大致相等,开始出现足Ⅳ痕迹,为一个小的内部侧突起。躯体条纹和后半体背板均与雌螨的相似。有 d_4 刚毛,缺 2 对生殖刚毛,其余躯体毛序与雌螨的相似。3 对足的刚毛与幼螨的相似,足Ⅰ缺 ω_3。

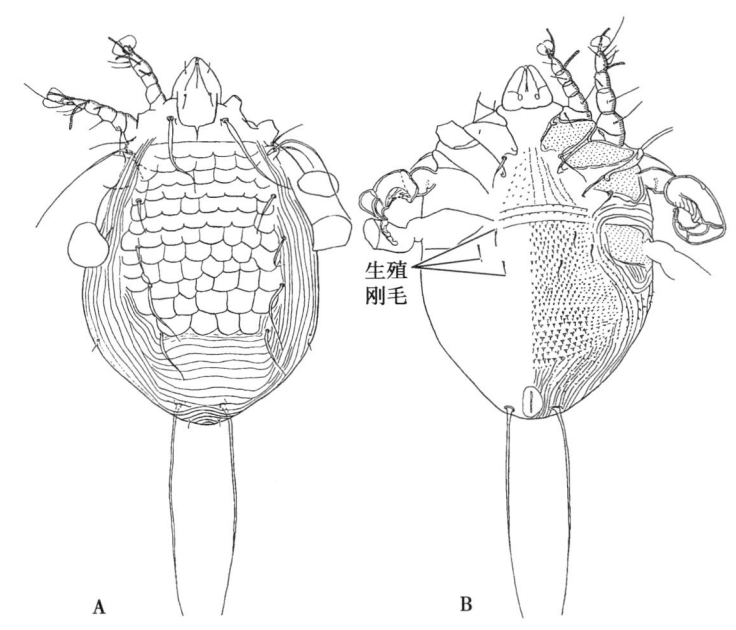

A. 背面观;B. 腹面观。

图 37-88　鼠癣螨(_Myocoptes musculinus_)第三若螨
(引自 Watson)

5)幼螨(图 37-90):体长约 156μm,宽 80μm,呈卵圆形,具有 3 对足,其中足Ⅱ和Ⅲ被呈双瓣的肩突(humeral prominence)分开。颚体与雌螨的相同。背部,前足体背板呈椭圆形,有 2 个凹陷,无刚毛,不悬垂颚体,在口器与背板前缘之间有明显的缝隙,背板上有 1 根后刺;后半体背板平滑,其后部和侧面有沿着身体轮廓分布的细条纹。腹部,从横沟的水平开始,有许多长(相当于雌螨的 2 倍)而向后伸的棘突纵向行,棘突的底部宽阔。除了缺 d_4 外,躯体上的毛序与雌螨的相同,背部 d_3 比雌螨的更接近体后端。仅有 1 对生殖刚毛,无生殖孔,肛门具有一个厚唇片,有常见的肛门刚毛。在足Ⅰ基节中有基节杆(coxal rods)(胸柄,bruststiele)的痕迹。除了足Ⅰ跗节缺 ω_3 外,足的毛序与雌螨的相同;足Ⅱ和足Ⅲ与雌螨的相似。

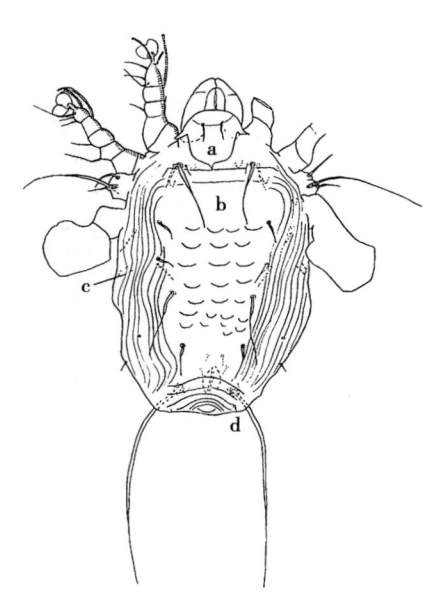

a. 前足体背板;b. 后半体背板;c. 足Ⅳ痕迹;d. 刚毛。

图 37-89 鼠癣螨(*Myocoptes musculinus*)第一若螨背面
（引自 Watson）

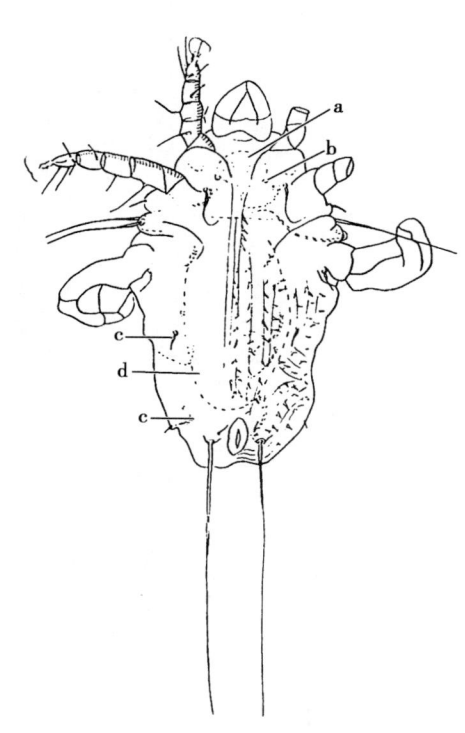

a. 背部前足体背板位置;b. 基节杆;c. 躯体刚毛;d. 背部后半体背板位置。

图 37-90 鼠癣螨(*Myocoptes musculinus*)幼螨腹面观
（引自 Watson）

6）鼠癣螨虫期检索表（引自 Watson,1960）

1. 有 3 对足···2
   有 4 对足···3
2. 前足体背板呈长方形,且悬在颚体上;在足Ⅳ位置有内部突起··························第一若螨
   前足体背板呈卵圆形,不悬在颚体上;在足Ⅳ位置无突起····························幼螨
3. 第 4 对足强壮、弯曲、末端有爪··雄螨
   第 4 对足短,变异为适于握毛用··4
4. 有横向的生殖器官··雌螨
   无横向的生殖器官··第三若螨

2. 罗氏住毛螨

（1）种名:罗氏住毛螨(*Trichoecius romboutsi* van Eyndhoven,1946)

（2）形态特征

1）雌螨（图 37-91A）:虫体白色,卵圆形,前后两端略尖,体长 220.4μm ± 31.9μm,体宽 95.1μm ± 14.2μm。颚体及 4 对足的形态与鼠癣螨雌螨相似,但第 2、3 对足之间的间距较大。体表有横纹环绕,背面长刚毛仅 2 对,腹面的刚毛也较少。阴门开口于腹面,部分突出体后端。

2）雄螨（图 37-91B）:体型与鼠癣螨雄螨相似,但较小,体长 154.5μm ± 16.5μm,体宽 92.8μm ± 6.4μm。第 3 对足较长,变异为适于握毛用;第 4 对足则较小,末端无爪,但有环状肉须样构造。躯体较柔软,表面横纹及刚毛较少,体后端有长刚毛 2 对、短刚毛 1 对,肛门孔前方有 1 对较长的前肛毛。

3）若螨:虫体小而柔软,呈不规则的囊状,有 4 对足。

4）幼螨:虫体极小,体型与若虫相似,只有前 3 对足。

3. 中国癣螨检索表
参照耿志贤（1989）编制我国已报道的 2 种主要癣螨检索表如下。

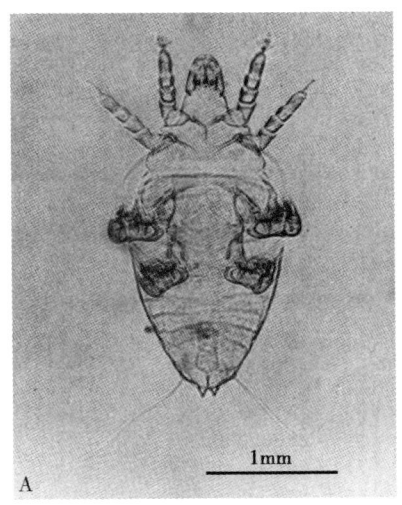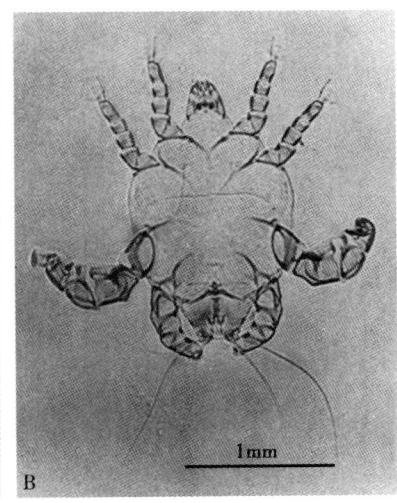

A.（♀）；B.（♂）。

图 37-91　罗氏住毛螨（*Trichoecius romboutsi*）成螨腹面观
（引自 Flynn）

雌螨

颚体呈圆形；前 2 对足末端有吸盘，后 2 对足变异，适于握毛用；虫体呈长椭圆形，较宽大，有体表鳞
状纹，体表刚毛数较多 ·· 鼠癣螨（*Myocoptes musculinus*）
颚体呈圆形；前 2 对足末端有吸盘，后 2 对足变异，适于握毛用；虫体呈略尖卵圆形，体小，无体表鳞
状纹，体表刚毛数较少 ·· 罗氏住毛螨（*Trichoecius romboutsi*）

雄螨

颚体呈圆形；前 2 对足末端有吸盘，第 3 对足变异，适于握毛用；虫体宽大，第 4 对足长而粗，有爪，
有 1 对长的后端刚毛，有肛吸盘 ·· 鼠癣螨（*Myocoptes musculinus*）
颚体呈圆形；前 2 对足末端有吸盘，第 3 对足变异，适于握毛用；虫体较小，第 4 对足较小，无爪，有 2
对长的后端刚毛，无肛吸盘 ··· 罗氏住毛螨（*Trichoecius romboutsi*）

幼螨

虫体呈扁平状 ··· 鼠癣螨（*Myocoptes musculinus*）
虫体呈不规则囊状 ··· 罗氏住毛螨（*Trichoecius romboutsi*）

虫卵

长径为 203.6μm ± 12.3μm，宽径为 49.2μm ± 3.8μm ······················· 鼠癣螨（*Myocoptes musculinus*）
长径为 154.9μm ± 7.9μm，宽径为 41.2μm ± 4.7μm ······················· 罗氏住毛螨（*Trichoecius romboutsi*）

（二）中国癣螨种类名录

目前在中国仅记录癣螨 3 属 4 种，其中，睡鼠螨（*Gliricoptes*）1 种，癣螨属（*Myocoptes*）1 种，住毛螨属
（*Trichoecius*）2 种。

1. **亚洲睡鼠螨（*Gliricoptes asiaticus* Fain，1970）**

（1）宿主名称：山刺鼠科（Platacanthomyidae）的中国猪尾鼠（*Typhlomys cinereus*）。

（2）寄生部位：皮毛。

（3）地理分布：国内见于福建。

2. 鼠癣螨（*Myocoptes musculinus* Koch,1844）

（1）同物异名：鼠牦螨,鼠疥螨（*Sarcoptes musculinus* Koch,1844）；拉氏凸牦螨（*Listrophorus larisi* Vorobiov,1938）。

（2）宿主名称：鼠科（Muridae）的小家鼠（*Mus musculus*）、小林姬鼠（*Apodemus sylvaticus*）、大林姬鼠（*Apodemus peninsulae*）。

（3）寄生部位：皮毛。

（4）地理分布：世界性分布；国内见于吉林、新疆、青海、云南、内蒙古、北京；国外见于德国、英国、意大利、荷兰、比利时、波兰、保加利亚、乌克兰、俄罗斯、哈萨克、伊朗、韩国、埃及、圣海伦娜岛、南非、澳大利亚、美国、芬兰、法国、巴西、挪威。

3. 罗氏住毛螨（*Trichoecius romboutsi* van Eyndhoven,1946）

（1）同物异名：罗氏癣螨（*Myocoptes romboutsi* van Eyndhoven,1946）；罗氏住毛螨（*Trichoecius romboutsi* Fain,等,1969）。

（2）宿主名称：鼠科的小家鼠。

（3）寄生部位：皮毛。

（4）地理分布：世界性分布；国内见于内蒙古、北京；国外见于荷兰、比利时、罗马尼亚、波兰、捷克、俄罗斯、美国。

4. 西藏住毛螨（*Trichoecius tibetanus* Fain,1970）

（1）宿主名称：田鼠科的藏仓鼠（*Cricetulus kamensis*）。

（2）寄生部位：皮肤。

（3）地理分布：国内见于西藏。

（三）中国未报道的癣螨种类名录

目前国外报道而国内未报道的癣螨64种,其中,启示螨属（*Apocalyptoides*）1种,克里尼卡属（*Crinicastor*）4种,睡鼠螨属（*Gliricoptes*）8种,癣螨属（*Myocoptes*）24种,松鼠螨属（*Sciurocoptes*）2种,住毛螨属（*Trichoecius*）25种。

1. 跳鼠启示螨（*Apocalyptoides allactaga* Fain et Lukoschus,1979）

（1）宿主名称：跳鼠科（Dipodidae）的五趾跳鼠（*Allactaga sibirica*）。

（2）寄生部位：皮毛。

（3）地理分布：蒙古。

2. 姬鼠克里尼卡螨（*Crinicastor apodemi* Fain,Munting et Lukoschus,1969）

（1）宿主名称：鼠科（Muridae）的小林姬鼠、黑线姬鼠（*Apodemus agrarius*）。

（2）寄生部位：皮毛。

（3）地理分布：荷兰、西班牙、乌克兰、吉尔吉斯、保加利亚、俄罗斯、波兰。

3. 刚果克里尼卡螨（*Crinicastor congolensis* Fain,1970）

（1）宿主名称：鼠科的弗式线鼠（*Grammomys poensis*）。

（2）寄生部位：皮毛。

（3）地理分布：刚果、加蓬、坦桑尼亚。

4. 仓鼠克里尼卡螨（*Crinicastor criceti* Poppe,1889）

（1）宿主名称：仓鼠科（Cricetidae）的原仓鼠（*Cricetus cricetus*）。

（2）寄生部位：皮毛。

（3）地理分布：德国、意大利、法国、荷兰、比利时、波兰、俄罗斯、乌克兰、吉尔吉斯。

5. 攀鼠克里尼卡螨（*Crinicastor deomys* Fain,1970）

（1）宿主名称：鼠科的刚果攀鼠（*Deomys ferrugineus*）。

（2）寄生部位：皮毛。

（3）地理分布：刚果、安哥拉、布隆迪、乌干达。

6. 北部睡鼠螨（*Gliricoptes betulinus* Kok,Lukoschus et Fain,1971）

（1）宿主名称:跳鼠科的北部蹶鼠（*Sicista betulina*）。

（2）寄生部位:皮毛。

（3）地理分布:波兰、俄罗斯、吉尔吉斯、挪威。

7. 园睡鼠睡鼠螨（*Gliricoptes eliomys* Kok,Lukoschus et Fain,1971）

（1）宿主名称:睡鼠科（Gliridae）的花园睡鼠（*Eliomys quercinus*）。

（2）寄生部位:皮毛。

（3）地理分布:突尼斯、瑞士、荷兰。

8. 睡鼠睡鼠螨（*Gliricoptes glirinus* Canestrini,1895）

（1）宿主名称:睡鼠科的胖睡鼠（*Glisglis*）。

（2）寄生部位:皮毛。

（3）地理分布:意大利、德国、法国、比利时、俄罗斯、亚美尼亚。

9. 非洲睡鼠睡鼠螨（*Gliricoptes graphiuri* Fain,1970）

（1）宿主名称:睡鼠科的纳特格拉斯非洲睡鼠（*Graphiurus nagtglasii*）。

（2）寄生部位:皮毛。

（3）地理分布:刚果、坦桑尼亚、科特迪瓦。

10. 榛睡鼠睡鼠螨（*Gliricoptes muscardinus* Kok,Lukoschus et Fain,1971）

（1）宿主名称:睡鼠科的榛睡鼠（*Muscardinus avellanarius*）。

（2）寄生部位:皮毛。

（3）地理分布:德国、澳大利亚、波兰、乌克兰。

11. 林睡鼠睡鼠螨（*Gliricoptes nitedulus* Kok,Lukoschus et Fain,1971）

（1）宿主名称:睡鼠科的林睡鼠（*Dryomys nitedula*）。

（2）寄生部位:皮毛。

（3）地理分布:波兰、保加利亚。

12. 武尔卡诺睡鼠螨（*Gliricoptes vulcanorum* Fain,1970）

（1）宿主名称:睡鼠科的非洲林地睡鼠（*Graphiurus murinus*）。

（2）寄生部位:皮毛。

（3）地理分布:刚果、坦桑尼亚、科特迪瓦。

13. 林跳鼠睡鼠螨（*Gliricoptes zapus* Fain et Whitaker,1974）

（1）宿主名称:跳鼠科的西岸林跳鼠（*Zapus trinotatus*）。

（2）寄生部位:皮毛。

（3）地理分布:美国、加拿大。

14. 攀鼠癣螨（*Myocoptes dendromus* Fain,1970）

（1）宿主名称:马岛鼠科（Nesomyidae）的黑耳非洲攀鼠（*Dendromus melanotis*）、中黑攀鼠（*Dendromus mesomelas*）。

（2）寄生部位:皮毛。

（3）地理分布:刚果。

15. 沙鼠癣螨（*Myocoptes gerbillicola* Fain,1970）

（1）宿主名称:鼠科的小裸跖沙鼠属（*Taterillus* sp.）、刚果长尾沙鼠（*Taterillus congicus*）、大沙鼠（*Gerbilliscus kempi*）。

（2）寄生部位:皮毛。

（3）地理分布:刚果。

16. 线鼠癣螨（*Myocoptes grammomys* Fain,1970）

（1）宿主名称:鼠科的南非线鼠（*Grammomys dolichurus*）、褐鼻鼠（*Oenomys hypoxanthus*）。

（2）寄生部位：皮毛。

（3）地理分布：刚果、安哥拉、布隆迪、乌干达。

17. 弧氏癣螨（*Myocoptes hoogstraali* Fain,1971）

（1）宿主名称：鼠科的非洲小沙鼠（*Gerbillus gerbillus*）。

（2）寄生部位：皮毛。

（3）地理分布：埃及。

18. 驼鼠癣螨（*Myocoptes hybomys* Fain,1970）

（1）宿主名称：鼠科的单环驼鼠（*Hybomys univittatus*）。

（2）寄生部位：皮毛。

（3）地理分布：科特迪瓦。

19. 艾鼬癣螨（*Myocopte sictonyx* Fain,1970）

（1）宿主名称：鼬科（Mustelidae）的非洲艾鼬（*Ictonyx striatus*）。

（2）寄生部位：皮毛。

（3）地理分布：卢旺达。

20. 加拿大癣螨（*Myocoptes canadensis* Radford,1955）

（1）宿主名称：仓鼠科的环颈旅鼠（*Dicrostonyx* sp.）、格陵兰环颈旅鼠（*Dicrostonyx groenlandicus*）。

（2）寄生部位：皮毛。

（3）地理分布：加拿大、美国。

21. 日本癣螨（*Myocoptes japonensis* Radford,1955）

（1）同物异名：*Myocoptes jamesoni*（Radford,1955）Fain 等,1969；*Myocoptes glareolid*（Samsinak,1957）Fain 等,1969。

（2）宿主名称：仓鼠科的史氏䶄（*Myodes smithii*）、堤岸田鼠（*Myodes lareolus*）、后盾田鼠（*Myodes gapperi*）、黑田鼠（*Microtus agrestis*）、普通田鼠（*Microtus arvalis*）、欧洲松田鼠（*Microtus subterraneus*）、草原田鼠（*Microtus pennsylvanicus*）、根田鼠（*Microtus oeconomus*）、塔山松鼠（*Microtus tatricus*）、歌田鼠（*Microtus miurus egorovi*）、两栖水䶄（*Arvicola amphibious*）、山白䶄（*Chionomys nivalis*）。

（3）寄生部位：皮毛。

（4）地理分布：日本、荷兰、比利时、捷克共和国、波兰、乌克兰、俄罗斯、哈萨克斯坦、美国、吉尔吉斯斯坦、亚美尼亚、挪威。

22. 基伍癣螨（*Myocopte skivuensis* Fain,1970）

（1）宿主名称：鼠科的博塔囊鼠（*Thomomys bottae*）。

（2）寄生部位：皮毛。

（3）地理分布：刚果。

23. 有鳞癣螨（*Myocoptes lepidotus* Lawrence,1956）

（1）宿主名称：鼠科的金毛蹊鼠（*Aethomys chrysophilus*）。

（2）寄生部位：皮毛。

（3）地理分布：南非。

24. 刚毛鼠癣螨（*Myocoptes lophuromys* Bochkov,OConnor et Skoracki,2016）

（1）宿主名称：鼠科的刚毛鼠（*Lophuromys woosnami*）。

（2）寄生部位：皮毛。

（3）地理分布：乌干达。

25. 潭鼠癣螨（*Myocoptes malacomys* Fain,1970）

（1）宿主名称：鼠科的潭鼠属（*Malacomys* sp.）、爱氏潭鼠（*Malacomys edwardsi*）、长足潭鼠（*Malacomys longipes*）。

（2）寄生部位：皮毛。

（3）地理分布：科特迪瓦。

26. 沙鼠癣螨（*Myocoptes meriones* Bochkov,2016）
（1）宿主名称：鼠科的柽柳沙鼠（*Meriones tamariscinus*）、红尾沙鼠（*Meriones libycus*）。
（2）寄生部位：皮毛。
（3）地理分布：吉尔吉斯斯坦、塔吉克斯坦。

27. 林鼠癣螨（*Myocoptes neotomae* Fain,Lukoschus,Cudmore et Whitaker,1984）
（1）宿主名称：仓鼠科的佛罗里达林鼠（*Neotoma floridana*）。
（2）寄生部位：皮毛。
（3）地理分布：美国。

28. 光裸癣螨（*Myocoptes nudus* Fain,1970）
（1）宿主名称：鼠科的斑刚毛鼠（*Lophuromys flavopunctatus*）、蹊鼠属（*Aethomys nyikae*）。
（2）寄生部位：皮毛。
（3）地理分布：刚果。

29. 麝鼠癣螨（*Myocoptes ondatrae* Lukoschus et Rouwet,1968）
（1）宿主名称：仓鼠科的麝鼠（*Ondatra zibethicus*）。
（2）寄生部位：皮毛。
（3）地理分布：德国、英格兰、美国。

30. 波斯癣螨（*Myocoptes persicus* Fain,1970）
（1）宿主名称：仓鼠科的灰仓鼠（*Cricetulus migratorius*）。
（2）寄生部位：皮毛。
（3）地理分布：伊朗、土耳其、吉尔吉斯斯坦。

31. 松田鼠癣螨（*Myocoptes pitymys* Fain et Bochkov,2004）
（1）宿主名称：仓鼠科的林地田鼠（*Microtus pinetorum*）。
（2）寄生部位：皮毛。
（3）地理分布：美国。

32. 昆士兰癣螨（*Myocoptes queenslandicus* Fain,1986）
（1）宿主名称：鼠科的长毛兔形鼠（*Mesembriomys gouldii*）。
（2）寄生部位：皮毛。
（3）地理分布：澳大利亚。

33. 家鼠癣螨（*Myocoptes rattus* Fain et Zumpt,1977）
（1）宿主名称：鼠科的褐家鼠（*Rattus norvegicus*）。
（2）寄生部位：皮毛。
（3）地理分布：非洲。

34. 微刺癣螨（*Myocoptes spinulatus* Fain,1970）
（1）宿主名称：马岛鼠科的耳黑非洲攀鼠（*Dendromus melanotis*）、中黑攀鼠（*Dendromus mesomelas*）。
（2）寄生部位：皮毛。
（3）地理分布：刚果、肯尼亚、坦桑尼亚。

35. 鳞状癣螨（*Myocoptes squamosus* Fain,Munting et Lukoschus,1969）
（1）宿主名称：仓鼠科的根田鼠（*Microtus oeconomus*）、草原田鼠（*Microtus pennsylvanicus*）。
（2）寄生部位：皮毛。
（3）地理分布：荷兰、美国、俄罗斯。

36. 纹状癣螨（*Myocoptes striatus* Fain,1970）
（1）宿主名称：马岛鼠的南非囊鼠（*Saccostomus campestris*）、肥鼠（*Steatomys opimus*）。
（2）寄生部位：皮毛。
（3）地理分布：刚果。

37. 毒癣螨（*Myocoptes verrucosus* Fain,1970）

（1）宿主名称：鼠科的大沙鼠（*Tatera* sp.）。

（2）寄生部位：皮毛。

（3）地理分布：刚果。

38. 松鼠松鼠螨（*Sciurocoptes sciurinus* Hennemann,1919）

（1）宿主名称：松鼠科（Sciuridae）的欧亚红松鼠（*Zapus trinotatus*）。

（2）寄生部位：皮毛。

（3）地理分布：澳大利亚、大不列颠、荷兰、比利时、保加利亚。

39. 金花鼠松鼠螨（*Sciurocoptes tamias* Fain et Hyland,1970）

（1）宿主名称：松鼠科（Sciuridae）的金花鼠（*Tamias striatus*）。

（2）寄生部位：皮毛。

（3）地理分布：美国。

40. 原鼠住毛螨（*Trichoecius akodon* Fain,1970）

（1）宿主名称：仓鼠科的南美原鼠（*Akodon albiventer*）。

（2）寄生部位：皮毛。

（3）地理分布：阿根廷。

41. 林姬鼠住毛螨（*Trichoecius apodemi* Fain,Munting et Lukoschus,1969）

（1）宿主名称：鼠科的小林姬鼠（*Apodemus sylvaticus*）。

（2）寄生部位：皮毛。

（3）地理分布：荷兰、保加利亚、吉尔吉斯、乌克兰、俄罗斯、亚美尼亚、挪威。

42. 布拉萨基住毛螨（*Trichoecius blaszaki* Labrzycka et Dabert,2008）

（1）宿主名称：鼠科的大林姬鼠（*Apodemus peninsulae*）。

（2）寄生部位：皮毛。

（3）地理分布：波兰、俄罗斯。

43. 丽仓鼠住毛螨（*Trichoecius calomysci* Bochkov,Malikov et Arbobi,1999）

（1）宿主名称：丽仓鼠科（Calomyscidae）的丽仓鼠（*Calomyscus* sp.）。

（2）寄生部位：皮毛。

（3）地理分布：伊朗。

44. 赤杨住毛螨（*Trichoecius clethrionomydis* Portus et Gallego,1986）

（1）宿主名称：田鼠科的堤岸田鼠（*Myodes glareolus*）。

（2）寄生部位：皮毛。

（3）地理分布：西班牙、荷兰、保加利亚、波兰、俄罗斯、日本、哈萨克斯坦、俄罗斯、美国。

45. 杜比尼住毛螨（*Trichoecius dubininae* Bochkov,2016）

（1）宿主名称：田鼠科的狭颅田鼠（*Lasiopodomys gregalis*）。

（2）寄生部位：皮毛。

（3）地理分布：俄罗斯、哈萨克斯坦、吉尔吉斯坦。

46. 真茎住毛螨（*Trichoecius euphallus* Fain,1972）

（1）宿主名称：鼠科的非洲侏儒鼠（*Mus minutoides*）。

（2）寄生部位：皮毛。

（3）地理分布：非洲。

47. 法氏住毛螨（*Trichoecius faini* Bochkov,OConnor et Skoracki,2016）

（1）宿主名称：鳞尾松鼠科（Anomaluridae）的阿奇蒙特柔毛鼠属（*Hylomyscus arcimontanus*）。

（2）寄生部位：皮毛。

（3）地理分布：坦桑尼亚。

48. 格氏住毛螨（*Trichoecius gettingeri* Fain，Lukoschus，Cudmore et Whitaker，1984）

（1）宿主名称：田鼠科的白足鼠（*Peromyscus leucopus*）。

（2）寄生部位：皮毛。

（3）地理分布：美国。

49. 豪氏住毛螨（*Trichoecius hauwaertsi* Fain，1970）

（1）宿主名称：马岛鼠科的黑耳非洲攀鼠（*Dendromus melanotis*）。

（2）寄生部位：皮毛。

（3）地理分布：刚果。

50. 霍氏住毛螨（*Trichoecius hollidayi* Lawrence，1951）

（1）宿主名称：鼠科的纹鼠（*Rhabdomys pumilio*）。

（2）寄生部位：皮毛。

（3）地理分布：南非、坦桑尼亚。

51. 柔毛鼠住毛螨（*Trichoecius hylomyscus* Bochkov，OConnor et Skoracki，2016）

（1）宿主名称：鳞尾松鼠科（Anomaluridae）的安塞利柔毛鼠（*Hylomyscus anselli*）、斯特拉柔毛鼠（*Hylomyscus stella*）。

（2）寄生部位：皮毛。

（3）地理分布：坦桑尼亚、加蓬。

52. 小鳞尾松鼠住毛螨（*Trichoecius idiuri* Fain，1970）

（1）宿主名称：鳞尾松鼠科（Anomaluridae）的长耳鳞尾松鼠（*Idiurus macrotis*）。

（2）寄生部位：皮毛。

（3）地理分布：刚果。

53. 卡氏住毛螨（*Trichoecius kalrai* Radford，1947）

（1）宿主名称：鼠科的沙鼠属（*Gerbillus* sp.）、小裸掌沙鼠属（*Taterillus* sp.）、刚果长尾沙鼠（*Taterillus congicus*）、大沙鼠（*Gerbilliscus kempi*）。

（2）寄生部位：皮毛。

（3）地理分布：埃及、刚果。

54. 旅鼠住毛螨（*Trichoecius lemmus* Bochkov，2016）

（1）宿主名称：田鼠科的西伯利亚旅鼠（*Lemmus sibiricus*）。

（2）寄生部位：皮毛。

（3）地理分布：俄罗斯。

55. 洛滕西住毛螨（*Trichoecius lootensi* Fain，1970）

（1）宿主名称：鼠科的斑刚毛鼠（*Lophuromys flavopunctatus*）。

（2）寄生部位：皮毛。

（3）地理分布：刚果、安哥拉、坦桑尼亚。

56. 潭鼠住毛螨（*Trichoecius malacomys* Fain，1970）

（1）宿主名称：鼠科的潭鼠（*Malacomys edwardsi*）。

（2）寄生部位：皮毛。

（3）地理分布：科特迪瓦。

57. 沙鼠住毛螨（*Trichoecius meriones* Bochkov，2016）

（1）宿主名称：鼠科的子午沙鼠（*Meriones meridianus*）。

（2）寄生部位：皮毛。

（3）地理分布：土库曼斯坦。

58. 巢鼠住毛螨（*Trichoecius micromys* Fain，Munting et Lukoschus，1969）

（1）宿主名称：鼠科的巢鼠（*Micromys minutus*）。

（2）寄生部位：皮毛。

（3）地理分布：荷兰、比利时。

59. 鼠住毛螨（*Trichoecius muris* Fain, Munting et Lukoschus, 1969）

（1）宿主名称：鼠科的褐家鼠（*Rattus norvegicus*）。

（2）寄生部位：皮毛。

（3）地理分布：荷兰、波兰、乌克兰等国家。

60. 纳塔尔住毛螨（*Trichoecius natalensis* Fain, 1972）

（1）宿主名称：鼠科的多乳头鼠（*Mastomys natalensis*）。

（2）寄生部位：皮毛。

（3）地理分布：非洲。

61. 沼鼠住毛螨（*Trichoecius otomys* Fain, 1970）

（1）宿主名称：鼠科的非洲沼鼠（*Otomys irroratus*）。

（2）寄生部位：皮毛。

（3）地理分布：刚果、乌干达。

62. 松田鼠住毛螨（*Trichoecius pitymydis* Portus et Gallego, 1986）

（1）宿主名称：田鼠科（Cricetidae）的地中海松田鼠（*Myodes glareolus*）。

（2）寄生部位：皮毛。

（3）地理分布：刚果、乌干达。

63. 特纳斯住毛螨（*Trichoecius tenax* Michael, 1889）

（1）同物异名：特纳斯癣螨（*Myocoptes tenax* Michael, 1889），矮脚癣螨（*Myocopte sbrevipes* Trouessart et Canestrini, 1895），矮脚住毛螨（*Trichoecius brevipes* Canestrini, 1899），特纳斯新癣螨（*Neomyocoptes tenax* Lawrence, 1956），特纳斯住毛螨（*Trichoecius tenax* Fain 等, 1969）。

（2）宿主名称：田鼠科的黑田鼠（*Microtus agrestis*）、普通田鼠（*Microtus arvalis*）、根田鼠（*Microtus oeconomus*）、欧洲松田鼠（*Microtus subterraneus*）、塔山松鼠（*Microtus tatricus*）、草原田鼠（*Microtus pennsylvanicus*）、史氏小鼠（*Myodes smithii*）。

（3）寄生部位：皮毛。

（4）地理分布：英格兰、德国、荷兰、俄罗斯、希腊、西班牙、法国、比利时、保加利亚、乌克兰、亚美尼亚、美国、挪威。

64. 威达瓦山住毛螨（*Trichoecius widawaensis* Haitlinger, 1986）

（1）宿主名称：鼠科的黑线姬鼠（*Apodemus agrarius*）。

（2）寄生部位：皮毛。

（3）地理分布：波兰、吉尔吉斯斯坦。

六、与疾病关系

鼠癣螨寄生于宿主体表，以浅表皮组织为食。感染后通常症状不明显，不引起人们注意。在严重感染时可引起癣螨病（Myocopic mange），其特征是瘙痒、局部脱毛、红斑、皮肤溃疡、淋巴结肿大、生长缓慢和消瘦等。其他的癣螨，比如罗氏住毛螨，偶尔会引宿主轻度的皮炎。癣螨病症状的轻重，更多地取决于小鼠的年龄及其健康状况，而不是所感染螨虫的数量。通常幼年、老年或抵抗力较低小鼠的症状更为严重。

鼠癣螨感染会导致机体免疫紊乱、引起 Th2 免疫反应、改变炎性细胞因子、增高血清 IgE、增加宿主感染其他病原体如弓形虫致死的机会，病理变化主要包括溃疡性皮炎、淋巴结病、高丙种球蛋白血症、继发性淀粉样变、淋巴细胞减少症、粒细胞增多、脾肥大等。详细的致病机制研究尚未进行。

七、防制

癣螨一般仅感染啮齿类动物,未见有感染人的报道。治疗癣螨常用的药物是伊维菌素,据报道,按体重200μg/kg 给药,皮下注射两次,间隔一周;或在饮用水中按每升 10μg、25μg 或 50μg 给药,连续使用 4 天,均有效消除鼠癣螨。在实践中,很少有达到 100% 消灭效果的杀螨剂,而即使有很少量螨虫的存活也构成潜在再次感染的传染源,因此,很难根除癣螨。在许多情况下,癣螨感染是一个反复出现的问题,而消灭感染的有效方法就是剖腹取胎法更新鼠群。

八、研究技术

癣螨的研究技术主要集中在其检查方法方面。目前最常用的方法为形态学检测,包括:

(1)皮毛检查法:用立体显微镜在强光下对死亡或麻醉小鼠的全身皮毛进行检查,用镊子分开毛发,从口角开始到尾巴基部结束,重点检查腹部两侧和腹股沟区域;

(2)粘贴法:用透明胶纸粘贴于小鼠的耳根、眼睑、口周、颈部、背部、臀部及腹股沟等部位,6 小时后取下贴于载玻片上镜检;

(3)拔毛法(Fur-pluck test):拔取死亡小鼠头部、耳根、眼睑、面部、背部、腹部两侧和尾巴基部毛,汇集在载玻片上,滴加矿物油,用盖玻片覆盖后镜检。形态学检查可靠性强,但需要训练有素且经验丰富的检查人员,操作比较烦琐,耗时费力。

Laltoo 等(1979)研究了感染小鼠对鼠癣螨抗原的 IgE 抗体反应情况,结果发现小鼠皮肤最早在第 5 周对鼠癣螨抗原产生阳性,血清 IgE 最早在第 6 周对鼠癣螨抗原产生反应,高水平抗体可以持续 1 年。采用血清学方法对鼠癣螨进行检查,灵敏度高,但特异性欠佳。

高正琴等(2017)利用形态学观测与多重 PCR 方法,对 5 109 只 SPF 小鼠感染鼠癣螨的情况进行检测,经显微镜检查,发现 39 份阳性样本,检出的癣螨包括卵、幼螨、若螨和成螨;利用多重 PCR 方法对阳性样品进行鼠癣螨 cytb(细胞色素 b)、cox2(细胞色素 C 过氧化物酶亚基 2)和 ATP6(ATP 合成酶 F0 亚基 6)基因扩增,发现 39 份样本均为阳性,与形态学鉴定一致;且与豚鼠背毛螨(*Chirodiscoides caviae*)、豚鼠长虱(*Gliricola porcelli*)、兔痒螨(*Psoroptes cuniculi*)等不同种属的螨虫无交叉反应;序列比对结果显示,不同个体间鼠癣螨的 cytb、cox2 和 ATP6 部分基因序列核苷酸相似性达 100%。结果表明,显微照相技术联合多重 PCR 技术检测鼠癣螨,可靠性强,检出率高,可为净化鼠癣螨提供技术支持。

第九节　叶螨

叶螨(tetranychid mite,spider mite)是一类体型微小的植食性螨类,体色呈红、褐、黄、绿等色,故我国俗称红蜘蛛、黄蜘蛛。隶属于真螨目(Acariformes)、叶螨科(Tetranychidae,Donnadieu,1875),是最重要的农业害螨。通常叶螨生活在植物的叶片上,用口针刺吸液汁,为害植物。多数叶螨生活在叶片的下表面,在叶脉两侧更易发现;生活在上表面的种类也不少。目前,人们所知与人体有关的叶螨只有叶螨属(*Tetranychus* Dufour,1832)的二斑叶螨(*Tetranychus urticae* Koch,1836)、全爪螨属(*Panonychus* Yokoyama,1929)的柑橘全爪螨[*Panonychus citri*(McGregor,1916)]和苹果全爪螨[*Panonychus ulmi*(Koch,1836)],可导致人体过敏,对人类健康存在一定危害。

一、形态学

叶螨总科的共同特征是螯肢特化成口针和口针鞘,跗节上生有 5~7 根刚毛,并与胫节爪形成拇爪复合体,各足跗节前端,生有爪 1 对和爪间突 1 个。

1. 背毛序(图 37-92)　叶螨背面有前足体背毛(dorsal propodosomal setae)3~4 对。苔螨属的第 1~2 对前足体背毛着生在 4 个扁化的突起上,后者的基部连在一起,称檐形突,悬罩在喙的上方,第 3~4 对前足体背毛位于前足体的前侧缘。独角螨属的第 1 对背毛着生在两个突起上,两突起之间有一个不生刚毛的中央突起。后半体一般有背毛 9~12 对,其中,肩毛(humerale setae)1 对,背中毛(dorsocentral hysterosomal

setae) 3 对,背侧毛(dorsolateral hysterosomal setae) 3~5 对,骶毛(sacral setae) 2 对,臀毛(clunal setae) 1 对。

有些种类臀毛缺少,甚至骶毛缺少。叶螨背毛的形状和长短极为不同,有叶状和刚毛状两种基本类型。刚毛状毛的长短和粗细相差悬殊,从上一列刚毛到下一列刚毛之间的距离称"列间距"。有的背毛具细微的茸毛,有的有锯齿,有的缺刻很深呈羽状。背毛有时着生在粗大的结节上,有时不着生在结节上,后者基部的表皮呈环状。

2. 颚体(图 37-93) 叶螨的颚体由螯肢和喙组成。螯肢分为 2 节,前面一节可以活动并特化为细长的口针,基部一节左右相互愈合成大型的口针鞘,口针鞘的背面观呈心形,其前端有的圆钝、有的凹陷。口针和口针鞘常常突出于前足体的前缘,饥饿时缩在前足体中央的螯肢窝内。

叶螨的须肢由 6 节组成。胫节有大的爪,悬罩在跗节上方。跗节上有 7 根刚毛,叶螨亚科的这些刚毛形态有显著变异,其中 1 根呈圆柱状膨大,称端感器(terminal sensillum),1根呈小棍状,称背感器(dorsal sensillum),2 根为刺状毛,另外3 根仍为刚毛状毛。喙位于颚体中央,下接口下板。口下板腹面有刚毛 1 对。

3. 气门沟(图 37-94) 叶螨有发达的气管系统,从口针鞘中央洼陷处发出两条弯向上方的分支,称为气门沟,当它接

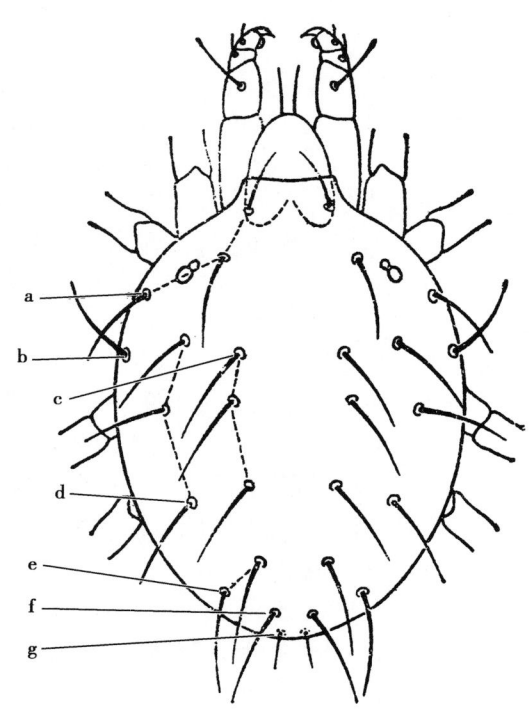

a. 前足体背毛;b. 肩毛;c. 后半体背中毛;d. 后半体背侧毛;e. 骶毛;f. 臀毛;g. 肛后毛。

图 37-92 叶螨的背毛序
(引自 马恩沛等)

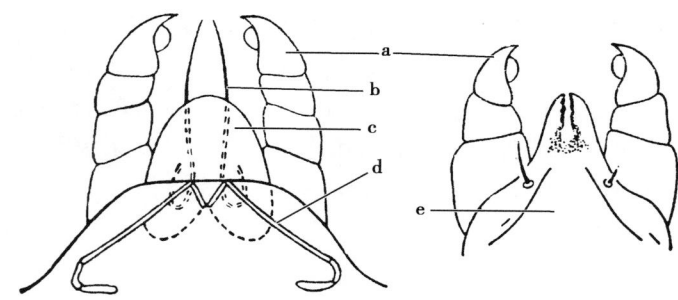

a. 须肢;b. 口针;c. 口针鞘;d. 气门钩;e. 口下板。

图 37-93 叶螨颚体构造
(引自 马恩沛)

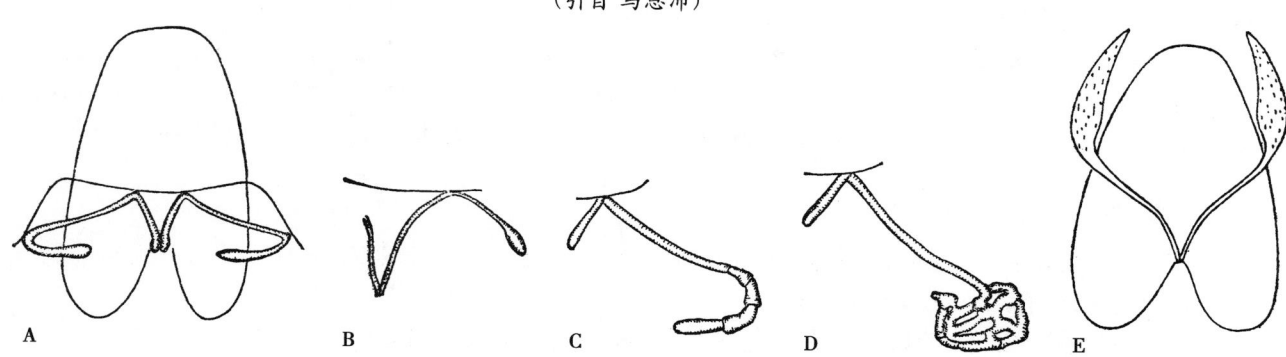

A. 模式图;B. 小球状;C. 膝状;D. 分支缠结;E. 圆锥状。

图 37-94 叶螨的气门沟
(引自 马恩沛等)

近体表时便弯曲成一定的角度,并继续伸向两侧。气门沟的末端部分构造极不相同;叶螨亚科的一些种类向后内方呈膝状弯曲,后者可能被横隔分成几个小室,或者具分支和分支相互缠结;另一些种类的气门沟末端简单地膨大成小球状。苔螨亚科的一些种类,气门沟常突出于体躯前缘呈犄角状,其末端部分常膨大成粗的圆柱状。叶螨气门沟的整体型状,随着口针鞘在螯肢窝内的伸缩而发生变化。

4. 腹毛序(图 37-95)　叶螨的雌成螨腹面有刚毛 7 组,即口下毛(hypostomal setae)1 对,基节毛(coxal setae)4 对,基节间毛(intercoxal setae)3 对,殖前毛(anterior genital setae)1 对,生殖毛(genital setae)2 对,肛毛(anal setae)1~2 对,肛后毛(postanal setae)1~2 对。有些种类的足Ⅱ基节毛只有 1 对,少许叶螨有许多基节毛和基节间毛。若螨和幼螨的腹毛数按龄期递减。叶螨的成螨和若螨有足 4 对,幼螨只有 3 对足。足的环节可分为基节、转节、股节、膝节、胫节和跗节,基节附着在腹面参与腹壁的构成,其余环节可以活动。各足环节上的刚毛数(触毛和感毛)有分类学上的意义。

5. 双毛(图 37-96)　叶螨足Ⅰ跗节上有双毛(duplex setae)2 对,足Ⅱ跗节有双毛 1 对,这是正常的情形。双毛由前毛(大毛)和后毛(微毛)组成,前者在正常情况下呈刚毛状,为感毛,长度显著大于后毛,后者一般是微小的触毛,前毛和后毛的基部联合在一起。但是,有时后毛较长,其长度达前毛的 1/2,甚至等长;有时前毛呈小棍状感毛。双毛的对数和有无,因种类而发生变化;个别种类的雄螨,胫节上也有双毛。

6. 爪和爪间突(图 37-97)　各足跗节前端,生有爪 1 对和爪间突 1 个。叶螨亚科的爪退化成短条状,各生有 2 条顶端膨大的粘毛。苔螨亚科的爪呈爪状或条状,各生有 1 对、2 对或 2 列粘毛。爪间突的形状有条状、爪状和分裂成 3 对刺毛的 3 种类型。苔螨亚科的爪间突呈爪状或条状,腹面生有粘毛。叶螨亚科的爪间突呈爪状或分裂成 3 对刺毛,有时爪间突完全退化。爪状的爪间突腹面常生有刺毛簇,但是,绝无粘毛。裂爪螨属的爪状爪间突分裂成两个爪。

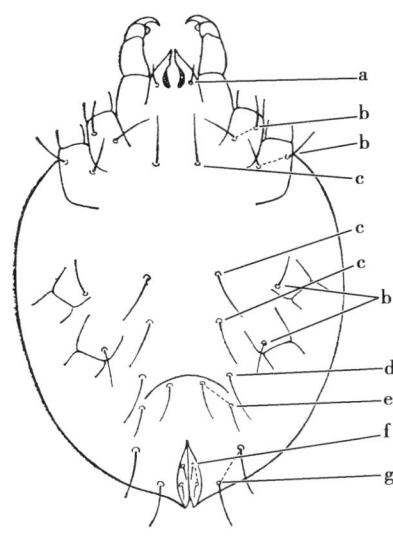

a. 口下毛;b. 基节毛;c. 基节间毛;d. 殖前毛;e. 生殖毛;f. 肛毛;g. 肛后毛。

图 37-95　叶螨的腹毛序
(引自 马恩沛等)

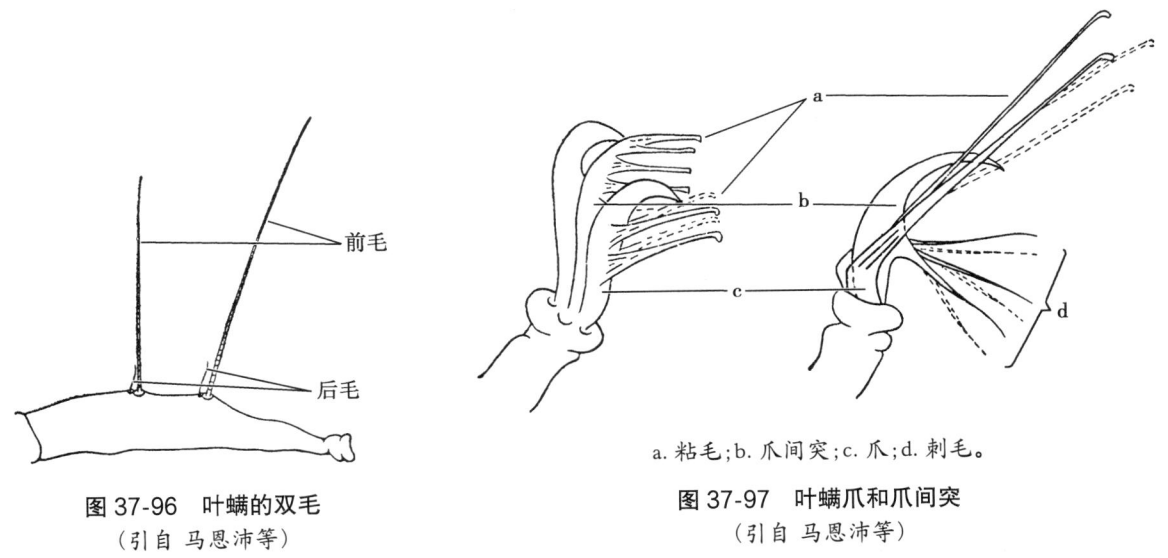

前毛

后毛

图 37-96　叶螨的双毛
(引自 马恩沛等)

a. 粘毛;b. 爪间突;c. 爪;d. 刺毛。

图 37-97　叶螨爪和爪间突
(引自 马恩沛等)

7. 阳茎(图 37-98)　雄螨阳茎的形状和大小差异很大,对于叶螨亚科的种类鉴定有十分重要的意义。阳茎高度骨化,有些叶螨的阳茎侧面观平直,不弯向背面或腹面;有的很长,中段有波状起伏;有些种类的阳茎弯曲,基部宽阔,称为柄部(shaft),端部比较尖细,弯向背面或腹面,称为钩部(hook);钩部有时呈 S 形,并在转弯处有明显的增粗;有些叶螨的阳茎末端膨大,形成锤状构造,称为端锤(distal knob);端锤的主要特征

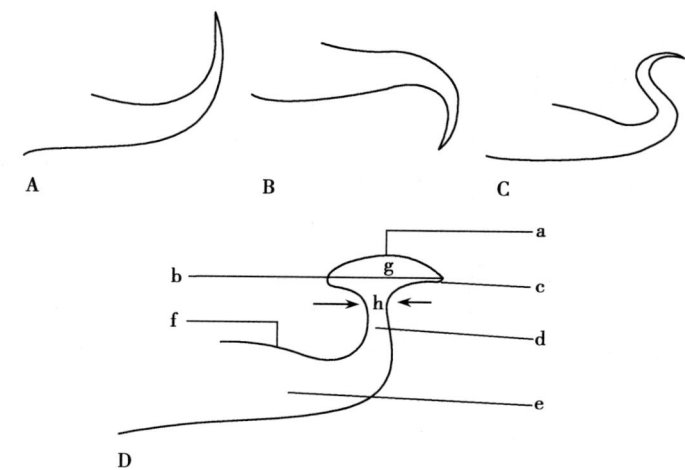

A. 向上弯曲;B. 向下弯曲;C. 向上呈 S 形;D. 阳茎各部分名称。
a. 顶部;b. 近侧突起;c. 远侧突起;d. 基部;e. 柄部;f. 柄部背缘;g. 轴的宽度;h. 茎部的宽度。

图 37-98 叶螨阳茎的构造模式图
（引自 马恩沛等）

是,除远侧突起外,有近侧突起;连接柄部和端锤的弯曲部分称为茎部(stem),茎部与端锤相连接处是茎部的基部;近侧突起与远侧突起的联线称为端锤的轴(axis),后者与柄部的轴相交的角度有分类学意义。有些叶螨在阳茎边上有生殖刺;它是包围在阳茎外面的一层骨化程度较强的鞘,可称之为阳茎鞘,在制作侧面观标本时,后者与阳茎分离。

二、分类学

　　叶螨隶属于叶螨总科,是重要的农业害螨,棉叶螨、山楂叶螨、柑橘全爪螨、苹果全爪螨、六斑始叶螨、麦岩螨和果苔螨等主要害螨,为农业生产部门所熟知。但是,系统的分类学研究,我国是从 20 世纪 50 年代后期开始。马恩沛、沈兆鹏等 1984 年编著《中国农业螨类》时记述了叶螨科 16 属 76 种,检索表如下。

叶螨科分属检索表（引自马恩沛等,1984）

1. 爪间突有粘毛;肛毛 3 对（苔螨亚科 Bryobiinae）···2
   爪间突无粘毛,或爪间突缺如;肛毛 1~2 对（叶螨亚科 Tetranychinae）··············25
2. 爪呈爪状,爪间突条状（苔螨族 Bryobiini）···3
   爪呈条状,爪间突条状或爪状···6
3. 前足体背毛 4 对···4
   前足体背毛 3 对···5
4. 有檐形突悬罩在喙上;内骶毛位于后缘;基节 I 只有 1 对刚毛·······················苔螨属（Bryobia）
   无檐形突;内骶毛位置正常;基节 II 有 2 对刚毛·······················假苔螨属（Pseudobryobia）
5. 跗节 I 有正常的双毛 2 对;肛后毛腹位·······················旁苔螨属（Parabryobia）
   跗节 I 无双毛;肛后毛背位·······················小螨属（Bryobiella）
6. 爪和爪间突条状（棘爪螨属 Hystrichonychus）···7
   爪条状,爪间突爪状···20
7. 前足体背毛 3 对···8
   前足体背毛 4 对·······················叶螨拟属（Tetranycopsis）
8. 有臀毛···9
   缺臀毛·······················孔爪螨属（Porcupinychus）
9. 内骶毛位于后缘或靠近后缘···10

内骶毛位于正常位置 ………………………………………………………………………………18

10. 无檐形突 ………………………………………………………………………………………………11

　　有檐形突 ………………………………………………………………………………………………12

11. 体躯条纹正常：背毛著生在结节上，粗而长 ………………………………… 比尔螨属（*Beeerella*）

　　体躯背面有颗粒状花纹 ……………………………………………………………… 列苔螨属（*Reckiella*）

12. 有 2 个前突起悬罩喙上；体后部有 3 对或几对背毛着生在结节上 ……… 中苔螨属（*Mesobryobia*）

　　有 3 个前突起悬罩喙上；体后部的背毛不着生在结节上 …………… 独角螨属（*Monoceronychus*）

13. 后半体背毛 10 对 …………………………………………………………………………………14

　　后半体背毛 12 对 ……………………………………………………………… 棘爪螨属（*Hystrichonychus*）

14. 腹毛数正常 …………………………………………………………………………………………15

　　腹毛数很多 ……………………………………………………………………………… 牡苔螨属（*Taurioba*）

15. 雌螨跗节 I 有正常的双毛 2 对 …………………………………………………………………16

　　雌螨跗节 I 有双毛 3 对 …………………………………………………………… 旁岩螨属（*Parapetrobia*）

16. 部分或全部背毛着生在粗结节上 ………………………………………………………………17

　　背毛分离，不着生在粗节结上 ……………………………………………………………………18

17. 背中毛和内骶毛着生在结节上；背毛分离 ………………………………………… 单头螨属（*Aplonobia*）

　　背中毛不着生在结节上；内骶毛结合成组，外骶毛与臀毛结合成组 ………… 格鲁螨属（*Georgiobia*）

18. 内骶毛位于正常位置，气门沟简 …………………………………………… 旁单头螨属（*Paraplonobia*）

　　内骶毛不位于正常位置 ………………………………………………………………………………19

19. 内骶毛和第三对背中毛接近；足毛粗 …………………………………………… 无单头螨属（*Anaplonobia*）

　　内骶毛和第三对背中毛远离；足毛有微齿 ………………………………………… 新岩螨属（*Neopetrobia*）

20. 有 3 对正常的基节闻毛（岩螨族 Petrobini） ……………………………………………………21

　　有许多对腹毛（新毛螨族 Neotrichobiini） …………………………………………… 毛螨属（*Neotrichobia*）

21. 跗节 I 有双毛 2 对 …………………………………………………………………………………22

　　跗节 I 有双毛 1 对，雄螨胫节 I 有双毛 …………………………………… 小裂头瞒属（*Schizonobiella*）

22. 喙上无突起 …………………………………………………………………………………………23

　　喙上方有 3 个有刚毛的突起 ……………………………………………………… 梅苔螨属（*Mezranobia*）

23. 爪间突有 2 粘毛 ……………………………………………………………………………………24

　　爪间突只有 1 对粘毛 …………………………………………………………………… 裂头螨属（*Schizonobia*）

24. 背毛部分或全部着生在结节上 …………………………………………………… 如叶螨属（*Tetranychina*）

　　背毛不着生在结节上 ……………………………………………………………………… 岩螨属（*Petrobia*）

25. 双毛不典型或缺如；爪间突缺如，或爪状（广叶螨族 Eurytetranychini） …………………………26

　　跗节 I 的双毛正常，爪间突用状或远端分裂 ……………………………………………………31

26. 爪间突缺如 ………………………………………………………………………………………27

　　爪间突爪状 ………………………………………………………………………………………30

27. 雌螨有肛毛 1 对；内骶毛位于后缘 ……………………………………………………………28

　　雌螨有肛毛 2 对；内骶毛位置正常 ……………………………………………… 真叶螨属（*Eutetranychus*）

28. 背中毛显著短于背侧毛；基节 II 有刚毛 2 对 …………………………………… 缺爪螨属（*Aponychus*）

　　背中毛等于或长于背侧毛；基节 II 有刚毛 1 对 ………………………………………………29

29. 第三对后半体背侧毛位于后缘；无臀毛；跗节 II 无双毛；末体背面表皮有融合的网状纹路 …………

　　 ……………………………………………………………………………………… 华叶螨属（*Sitnotetranychus*）

　　第三对后半体背侧毛位置正常；有臀毛；附节 II 有不典型的双毛 1 对；末体背面表皮纹路不规则

　　形 ……………………………………………………………………………………… 中叶螨属（*Chinotetranychus*）

30. 爪间突爪小 ……………………………………………………………………… 广叶螨属（*Eurytetranychus*）

三、生物学

　　叶螨是蜱螨亚纲中最重要的植食性螨类，叶螨科螨类为害粮食、棉花、油料、蔬菜、果树、烟、茶、桑、麻、甘蔗、橡胶等主要经济作物，以及城市绿化、园林观赏和森林树木等各种植物，是农、林业的大害虫。

　　叶螨的全部种类均在植物的叶片上摄食，以其刺吸式口器吮吸植物细胞内含物，直接破坏叶片组织，故名叶螨。多数叶螨生活在叶片的下表面，在叶脉两侧更易发现；生活在上表面的种类也不少。有些叶螨能分泌蛛丝，结成丝网，甚至结成光洁的丝膜，群集于膜下生活；有些种类完全不分泌蛛丝。

　　叶螨的个体发育包括卵、幼螨、第一若螨、第二若螨和成螨五个时期。卵孵化出的幼螨仅具足 3 对，而若螨和成螨具 4 对足。若螨和成端的区别除体型大小、腹面毛数不同外，成端有生殖孔而若螨无。各若螨期和成螨期开始之前各经过一个静止期，此时螨体固定于叶片或丝网上，不食不动，各足卷曲，体呈囊状。

　　叶螨的雌雄两性个体，在大多数情况下，区别是显著的。雌螨的体型呈椭圆形；叶螨亚科的雌螨，背面隆起，腹面突出；苔螨亚科的雌螨，背面中央平坦，边缘微微翘起，腹面突出。雄螨大多数呈菱形，比雌螨小得多。雌成螨腹面有生殖盖和生殖皱襞，雄螨有特殊构造的阳茎是区分雌雄的可靠依据。

　　叶螨的生殖方式为两性生殖和孤雌生殖二种。该科的多数种类营两性生殖,即雌、雄二性经过交配以后,受精卵发育为具有雌雄二种性别的后代,如叶螨属(*Tetranychus*)、始叶螨属(*Eotetranychus*)和全爪螨属(*Panonychus*)等。雌螨不经交配仍可产卵繁殖后代,即为孤雌生殖。雌螨经孤雌生殖所产的未受精卵全部发育为雌螨的,称为产雌孤雌生殖,在苔螨亚科内的一些种类,以苜蓿苔螨(*Bryobia praetiosa*)、果苔螨(*Bryobia rubrioculus*)为代表。如未受精卵全部发育为雄性后代,称为产雄孤雌生殖,如叶螨属、始叶螨属等种类,当在一定的生态条件下,雌螨可营产雄孤雌生殖。

四、生态学

　　叶螨生活史的长短决定于不同的种类以及自然因子的影响。苔螨属、岩螨属等苔螨亚科的类群生活史相对长,如果苔螨(*Bryobia rubrioculus*)在23~25℃时,完成一代生活史需19~29天,在我国北方一年发生3~5代。而叶螨属中的一些种类,如叶螨属等生活史相对较短,朱砂叶螨(*Tetranychus cinnabarinus*)在23~25℃时,完成一代生活史需10~13天,在北方一年可发生10代,而在南方可发生20代以上。

五、中国重要种类

(一)中国叶螨主要代表种

1. 二斑叶螨

(1)种名:二斑叶螨(*Tetranychus urticae* Koch,1836)

(2)引证:*Tetranychus urticae* Koch,1836;Ma et Yuan,1975;Wang,1981;Ma 等,1984.

(3)形态特征

1)雌螨(图37-99A):背面观呈卵圆形。体长428~529μm,宽308~323μm。体色变化较大,主要有灰绿、黄绿和深绿色。夏秋活动时期,体色通常呈锈红色或黄绿色,深秋时橙红色个体逐渐增多,为越冬滞育雌螨。体躯两侧各有黑斑一个,其外侧三裂,内测接近体躯中部,极少有向末体延伸者;越冬滞育型雌成螨黑斑先变成橙红色后消失。背面表皮的纹路纤细,在第3对背中毛和内骶毛之间纵行,形成明显的菱形纹。后半体背面的表皮纹突呈半月形。高度小于宽度。背毛12对,刚毛状,缺臀毛。腹面有腹毛16对,其中包括基节毛6对,基节间毛3对,殖前毛1对,生殖毛2对,肛毛2对和肛后毛2对。气门沟不分支,顶端向后

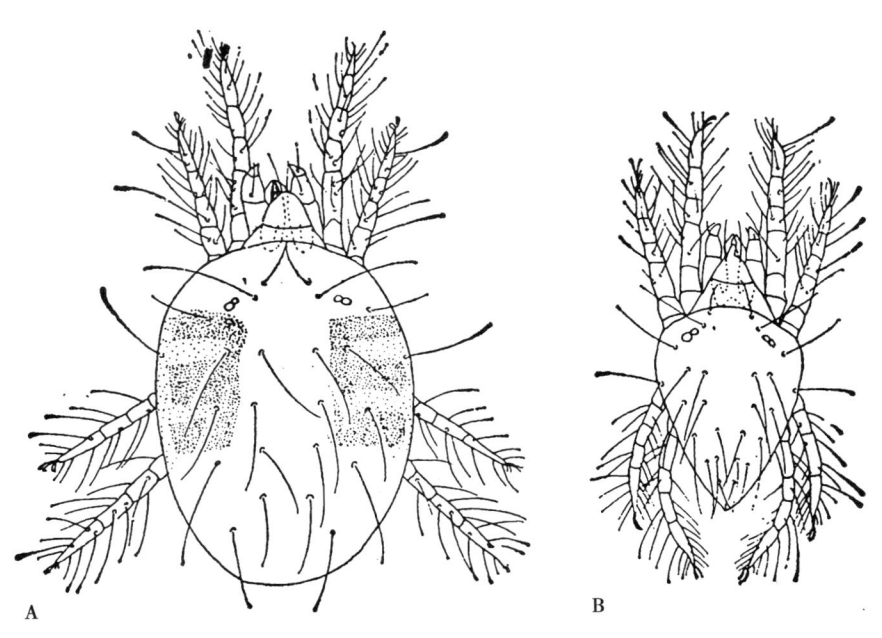

A.(♀)背面;B.(♂)背面。

图 37-99　二斑叶螨(*Tetranychus urticae*)

(引自 忻介六)

内方弯曲成膝状。须肢跗节的端感器显著,长 6.7μm,宽 3.3μm;背感器长 4.7μm,刺状毛长 7.4μm。足Ⅰ跗节前后双毛的后毛微小。足Ⅰ~Ⅳ各环节上的刚毛数为:转节各 1,股节 10、6、4、4,膝节 5、5、4、4,胫节 10、7、6、7,跗节 18、16、10、11。爪间突分裂成几乎相同的 3 对刺毛,无背刺毛。

2)雄螨(图 37-99B):背面观略呈菱形,尾端尖,比雌螨小。体长 365~416μm,宽 192~220μm。体色呈淡黄色或黄绿色。体背上的二斑不太明显,活动较敏捷。须肢跗节的端感器细长,长 5.7μm,宽 2.1μm;背感器稍短于端感器,刺状毛比锤突长。背毛 13 对,最后 1 对是从腹面移向背面的肛后毛。足Ⅰ~Ⅳ各环节上的刚毛数为:股节 10、6、4、4,膝节 5、5、4、4,胫节 13、7、6、7,跗节 20、16、10、11。阳茎的端锤十分微小,两侧的突起尖利,长度几乎相等。

(4)生物学习性:该螨主要寄生在叶片的背面取食,刺穿细胞,吸取汁液,受害叶片先从近叶柄的主脉两侧出现苍白色斑点,随着危害的加重,可使叶片变成灰白色及至暗褐色,抑制光合作用的正常进行,严重者叶片焦枯以至于提早脱落。另外,该螨还释放毒素或生长调节物质,引起植物生长失衡,以致有些幼嫩叶呈现凹凸不平的受害状,大发生时树叶、杂草、农作物叶片一片焦枯现象。

二斑叶螨年发生代数在我国辽宁 8~9 代,华北地区 12~15 代,南方 20 代以上,以雌成螨在土缝、枯枝落叶下、树皮裂缝等处吐丝结网潜伏越冬。3 月中旬至 4 月中旬,当平均气温上升到 10℃左右时,越冬雌成螨开始出蛰;当平均气温升至 13℃左右时,开始产卵,平均每雌产卵 100 多粒。卵经过 15 天左右孵化,4 月底至 5 月初为第 1 代孵化盛期。幼螨上树后先在长枝叶片上进行为害,然后再扩散至全树冠。7 月螨量急剧上升,进入大量繁殖和发生期,发生为害高峰在 8 月中旬至 9 月中旬。进入 10 月份,当气温下降至 17℃以下时,出现越冬雌螨,当气温进一步下降至 11℃以下时,即全部变成滞育个体。二斑叶螨发育的最适温度为 24~25℃,相对湿度为 35%~55%。高温、干旱有利于大发生。二斑叶螨的生殖方式以两性生殖为主,在无雄螨时也可以进行孤雌生殖。该螨的发育起点温度为 11.65℃,完成 1 代所需的有效积温为 162.19℃。短日照和低温是诱导二斑叶螨发生滞育的主要因子。

(5)生境与孳生物:二斑叶螨寄主为棉、七叶树、榆、圆叶牵牛、美人蕉、梅、益母草、醉鱼草、茑萝、胭脂花、狗尾草、旱金莲、木薯、蓖麻、蜀葵、构树、刺桐、三七等。

(6)与疾病的关系:具有相同或不同的变应原而有交叉反应(吴观陵等,2013)。二斑叶螨能使人形成过敏反应,已有 15 篇论文报道了人对二斑叶螨的敏感性(Zhou 等,2018)。Astarita 等(1994)检测了暴露于受感染的温室环境中的叶螨过敏患者过敏症状的发作,并跟踪了其呼气流速峰值,两项研究用二斑叶螨提取物进行了支气管激发(Delgado 等,1997;Jee 等,2000),并观察了大多数二斑叶螨过敏患者的反应。这表明叶螨敏感性具有临床相关性,但这可能因所考虑的位置和人群而异。Kim 等(2006)报告说,对二斑叶螨过敏的比率随着年龄的增长而增加。

(7)地理分布:二斑叶螨是世界性广布种,亚洲、欧洲、非洲、美洲和大洋洲等均有分布。在我国广泛分布于江西、上海、陕西、云南、四川、重庆、山东、广西、广东、甘肃、山西等地。

2. 柑橘全爪螨

(1)种名:柑橘全爪螨[*Panonychus citri*(McGregor,1916)]

(2)引证:*Panonychus citri*(McGregor,1916);Tseng,1974;Wang,1981c;Ma 等,1984;Wang,1989;Wang et Cui,1992a;Wang et Cui,2000.

(3)形态特征

1)雌螨(图 37-100):体长 399~465μm,体宽 266~330μm。体呈圆球形,背面隆起,深红色。背毛白色,着生于红色的毛瘤上。背毛的长度(μm)如下:前足体背毛第一对 65,第二对 192,第三对 112;肩毛 88;背中毛第一、二对 177,第三对 148;背侧毛第一对 192,第二对 169,第三对 127;内骶毛 99,外骶毛 44;臀毛 39。足橘黄,颚体色稍浅。须肢跗节端感器顶端略呈方形,稍膨大,长 5μm,宽 4.5μm,其长略大于宽;背感器小枝状,稍短于端感器,长 3μm。刺状毛长 5~6μm。生殖盖纹路前半部纵行和斜行,后半部横向,形成三角形纹;其前方纹路纵行。气门沟末端膨大,呈小球状。背毛 13 对,粗壮,具茸毛,着生于粗大的突起上。足Ⅰ~Ⅳ各环节上的刚毛数为:转节各 1,股节 8、6、3、1,膝节 5、3、3、3,胫节 8、5、5、5,跗节 17、14、10、10。各足前足体 1、3 对背毛短于第 2 对背毛;后半体背毛中除肩毛,骶毛,臀毛较短外,其他背毛长。外骶毛于臀毛等长,其长度约为内骶毛长的1/3。各足跗节爪坚爪状,其腹基侧具一簇针状毛。足Ⅰ跗节双毛近基侧有3根触毛和1根感毛,胫节具7根触毛和1根感毛。足Ⅱ跗节双毛近基侧有2根触毛和1根感毛,另1根触毛在双毛近旁;胫节有5根触毛。足Ⅲ、Ⅳ跗节各有9根触毛和1根感毛;胫节各有5根触毛。爪退化,各生粘毛1对。爪间突爪状,腹面有刺毛3对,其长度显著大于爪状部分。

2)雄螨:体长346~402μm,体宽166~206μm。红色或棕色。背毛13对,长度(μm)如下:前足体背毛第一对49,第二对112,第三对99;肩毛101;后半体背中毛第一对125,第二对122,第三对55;背侧毛第一对127,第二对117,第三对81;内骶毛34,外骶毛21,臀毛18。气门沟末端小球状。须肢跗节端感器小柱形,长3μm,宽约1.8μm,其长约为宽度的1.5倍;背感器小枝状,长于端感器,约为3.5μm。刺状毛长6μm。足Ⅰ跗节双毛近基侧有3根触毛和3根感毛;胫节有7根触毛和4根感毛。足Ⅱ跗节双毛近基侧有2根触毛和1根感毛,另一触毛位于双毛近旁;胫节有5根触毛。足Ⅲ、Ⅳ胫节、跗节毛数同雌螨。阳具柄部弯向背面,形成S形的钩部,顶端尖利,钩部长度与柄部背缘等长。

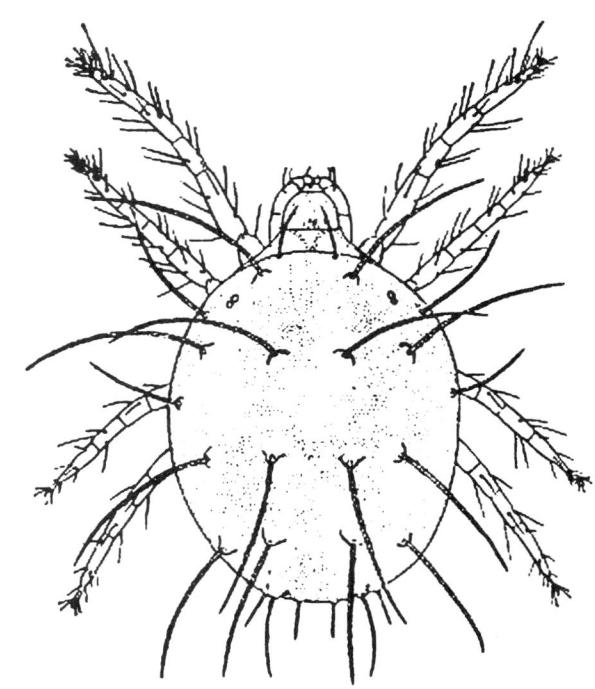

图37-100　柑橘全爪螨(*Panonychus citri*)(♀)背面观
(引自 忻介六)

(4)生物学习性:柑橘全爪螨为我国南方柑橘产区的重要害螨。苗木和大树普遍受害,叶片受害后呈现灰白色的失绿斑点,叶片失去光泽,严重时一片苍白,造成大量落叶和落果,严重影响产量和树势,在生产上造成的损失可达30%,个别地区的年份甚至无收。柑橘全爪螨1年发生代数,随各地温度高低而异。年平均气温15℃地区发生12~15代;18℃地区可发生16~17代。世代重叠。多以卵和成螨在叶片背面或枝条裂缝及潜叶蛾为害的卷叶内越冬,冬季温暖地区无明显越冬休眠现象。

柑橘全爪螨繁殖方式以两性生殖为主,其后代绝大多数为雌螨。也能行孤雌生殖,但后代绝大多数为雄螨。雌螨出现后即交配,一生可交配多次。每雌螨日平均产卵2.9~4.8粒,一生平均产卵31.7~62.9粒。春秋世代产卵多,夏季世代产卵少。卵多产于叶片及嫩梢上,叶片正、背面均有,但以叶背中脉两侧居多。卵的发育起点温度为8.2℃,有效积温为109.6℃,孵化的最适温、湿度分别为25~26℃和60%~70%。柑橘全爪螨各虫态发育历期与温度变化有密切关系。卵期在夏季4.5天,冬季可达2个月以上。雌成螨寿命夏季平均为10天左右,冬季平均为50天。

幼螨孵化后即取食为害。成螨行动敏捷,在叶背和叶面均有分布。夏季高温有越夏习性。越夏场所主要在枝干裂缝、上翘的树皮下及树冠内部的夏梢基部等处。亦有喜阳光和趋嫩绿习性,多在向阳方向为害。因此,以树冠中、上部和外围叶片受害较重,并常从老叶转移到嫩绿的枝叶、果实上为害。

(5)生境与孳生物:寄主有30科40多种植物,主要为芸香科植物。此外,梨、桃、柿、枣、桑、桂花、垂柳、月季和一品红等经济作物和园林观赏植物均可为害。

(6)与疾病的关系:柑橘全爪螨是叶螨过敏的另一大源头,具有相同或不同的变应原而有交叉反应,个别人员接触后有过敏反应(吴观陵等,2013)。已有9篇论文报道了其引起人类的过敏反应(Zhou 等,2018)。但其与二斑叶螨引起的过敏有显著的异质性,且柑橘全爪螨的对儿童的影响比二斑叶螨更为明显(Kim 等,2002)。

(7)地理分布:柑橘全爪螨是世界性广布种,在我国主要分布在北京、河南、山东、陕西、江苏、浙江、江西、湖北、湖南、四川、台湾、福建、广东、广西、云南及大部分柑橘产区。

3. 苹果全爪螨

(1)种名:苹果全爪螨[*Panonychus ulmi*(Koch,1836)]

（2）引证：*Tetranychus ulmi* Koch，1836；/*Panonychusulmi*（Koch，1836）Bognár，1961；Ripka 等，1993；Ripka，1998；Kontschán，2014.

（3）形态特征

1）雌螨（图 37-101）：体长 381μm，宽 292μm，圆形，背部隆起，侧面观呈半球形，体色深红。背毛白色，粗壮，具粗茸毛，共 26 根，着生与黄白色的毛瘤上。须肢端感器长略大于宽，顶端稍膨大。背感器小枝状，与端感器等长。刺状毛较长，约为端感器的 2 倍。口针鞘前端圆形，中央微凹。气门沟端部膨大，呈球形。背表皮纹纤细。足Ⅰ爪间突坚爪状，其腹基侧具 3 对与爪间突近于相等。足Ⅰ跗节 2 对双毛相距近。

2）雄螨（图 37-102）：体长 246μm。须肢端感器柱形，长宽略等。背感器小枝状，长于端感器。足Ⅰ爪间突与雌螨同。足Ⅰ跗节双毛近基侧有 3 根触毛和 3 根感毛，双毛腹面有 2 根触毛。足Ⅱ跗节双毛近基侧有 2 根触毛和 1 根感毛。阳具末端弯向背面，呈 S 形弯曲，末端尖细。

（4）生物学习性：苹果全爪螨原产欧洲，后传入世界各地，是欧洲、美洲、亚洲等地苹果、梨、一些核果树上的重要害螨。在苹果树上为害常使叶色变褐，严重时会引起落叶，从而导致果实变小、产量降低。国内吉林、甘肃等地发生较重。

与山楂叶螨和二斑叶螨不同，苹果全爪螨以卵越冬。苹果全爪螨卵完成 1 代所需 10~14 天。早春干旱对此螨繁殖有利。从全年种群数量消长的情况来看，以越冬代、第 1 代和第 2 代的螨量为多，以后各世代的螨量显著减少。北方果区年生 6~9 代，以卵在短果枝果台和二年生以上的枝条的粗糙处越冬，越冬卵的孵化期与苹果的物候期及气温有较稳定的相关性。苹果全爪螨雌成螨产两种类型的卵：夏卵产在叶片上，是非休眠的；冬卵主要产在树皮上。越冬卵为深红色，夏卵为橘红色。卵的类型由光周期、温度和雌成螨的营养条件所决定。越冬卵孵化十分集中，所以越冬代成虫的发生也极为整齐。幼螨，若螨，雄螨多在叶背取食活动，雌螨多在叶面活动为害，无吐丝拉网习性，既能两性生殖，也能孤雌生殖。

（5）生境与孳生物：主要寄主有苹果、梨、桃、李、杏、山楂、沙果、海棠、樱桃及观赏植物樱花、玫瑰等。叶片受害初期出现失绿小斑点，以后许多斑点连成斑块。在叶片上有许多螨蜕，并有丝网。受害严重的叶片枯焦，似火烧状，提前落叶。

（6）与疾病的关系：苹果全爪螨具有相同或不同的变应原而有交叉反应（吴观陵等，2013）。但其导致

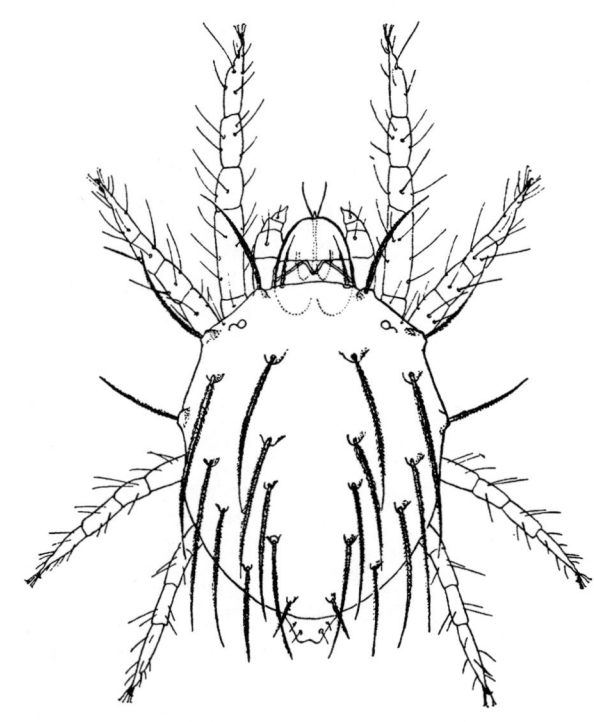

图 37-101　苹果全爪螨（*Panonychus ulmi*）（♀）背面观
（引自 Geijskes）

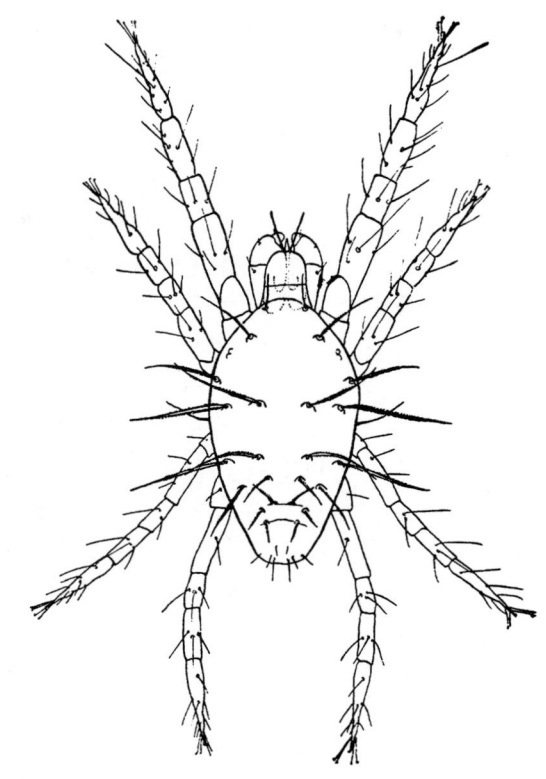

图 37-102　苹果全爪螨（*Panonychus ulmi*）（♂）背面观
（引自 Geijskes）

人类过敏的报道非常少,目前仅一篇报道(Kim 等,1999b),有关其敏感性的研究有待进一步深入。

（7）地理分布:世界性分布;我国分布于北京、辽宁、山东、山西、河南、河北、江苏、湖北、四川、陕西、甘肃、宁夏、内蒙古、北京等地。

(二) 中国重要叶螨名录

本名录收录在国内记载的叶螨 6 属 11 种,其中,叶螨属(*Tetranychus* Dufour,1832)4 种,全爪螨属(*Panonychus* Yokoyama,1929)2 种,始叶螨属(*Eotetranychus* Oudemans,1931)2 种,苔螨属(*Bryobia* Koch,1836)1 种,岩螨属(*Petrobia* Murray,1877)1 种和小爪螨属 1 种(*Oligonychus* Berlese,1886)。

1. 二斑叶螨(*Tetranychus urticae* Koch,1836)

（1）生境:寄生在棉、七叶树、榆、圆叶牵牛、美人蕉、梅、益母草和醉鱼草等多种植物上。

（2）地理分布:世界性广布种,亚洲、欧洲、非洲、美洲和大洋洲等均有分布。在我国广泛分布于江西,上海,陕西,云南,四川,重庆,山东,广西,广东,甘肃,山西等地。

2. 朱砂叶螨(*Tetranychus cinnabarinus* Boisduval,1867)

（1）生境:寄主广泛,我国已记载 32 科 113 种植物。主要寄主作物有棉花、玉米、高粱、小麦、豆类、瓜类、芝麻、红麻、向日葵、辣椒、茄子、苕子等。

（2）地理分布:世界性分布;国内遍布于华东、华北、华南、东北、西北和西南各地棉区。

3. 截形叶螨(*Tetranychus truncatus* Ehara,1956)

（1）生境:危害棉花、玉米、蓼、小旋花、澳洲千里木、构树、桑树、刺槐、榆树、薯类,豆类、瓜类、茄子等。

（2）地理分布:世界性分布;我国各省市地区均有分布。

4. 山楂叶螨[*Amphitetranychus*(*Tetranychus*)*viennensis*(Zacher,1920)]

（1）生境:寄生于苹果、梨、桃、李、杏、沙果、山楂、海棠、樱桃等果树,也可为害草莓、黑莓、法国梧桐、梧桐、泡桐等植物。

（2）地理分布:在我国北方及中南各果区都有发生,在东北南部、华北及其以南地区发生严重。广泛分布于北京、河北、江西、山东、广西、甘肃和青海等地。

5. 柑橘全爪螨[*Panonychus citri*(McGregor,1916)]

（1）生境:寄生于 30 科 40 多种植物上,主要为芸香科植物。

（2）地理分布:世界性广布种,在我国主要分布于北京、河南、山东、陕西、江苏、浙江、江西、湖北、湖南、四川、台湾、福建、广东、广西、云南及大部分柑橘产区。

6. 苹果全爪螨[*Panonychus ulmi*(Koch,1836)]

（1）生境:主要寄主于苹果、梨、桃、李、杏、山楂、沙果、海棠、樱桃及观赏植物樱花、玫瑰等植物。

（2）地理分布:世界性分布;我国分布于北京、辽宁、山东、山西、河南、河北、江苏、湖北、四川、陕西、甘肃、宁夏、内蒙古、北京等地。

7. 六点始叶螨[*Eotetranychus sexmaculatus*(Riley,1890)]

（1）生境:为害橡胶、柑橘、油桐、腰果、茶树、番石榴、台湾相思、苦楝和波罗蜜等 20 多种经济植物和野生植物。

（2）地理分布:我国分布于上海、江苏、浙江、湖南、重庆、海南等地区。

8. 柑橘始叶螨(*Eotetranychus kankitus* Ehara,1955)

（1）生境:为害柑橘类外,尚有桃、葡萄、豇豆、小旋花、蟋蟀草等。

（2）地理分布:在中国大部分柑橘产区均有发生,广泛分布于广东、广西、浙江、江西、云南、贵州、四川、重庆、湖北、湖南、陕西和甘肃等地。

9. 果苔螨[*Bryobia rubrioculus*(Scheuten,1857)]

（1）生境:寄生于苹果、梨、桃、樱桃、杏、李、沙果等蔷薇科果树。

（2）地理分布:分布于北京、辽宁、河北、山东、内蒙古、山西、河南、宁夏、陕西、甘肃、新疆、江苏等地。

10. 针叶小爪螨[*Oligonychus ununguis*(Jacobi,1905)]

（1）生境:寄生于杉木、云杉、雪松、黑松、落叶松、侧柏等多种针叶树以及栗、栎等多种阔叶树。

（2）地理分布：广泛分布于山西、陕西、湖南、安徽、宁夏、河北、山东、江苏、浙江、北京等地。

11. 麦岩螨 [*Petrobia latens*（Müller, 1776）]

（1）生境：为害麦类作物，其次为棉、豆类、果树和森林。

（2）地理分布：世界性分布；我国多分布于北方干旱地区，如河北、山东、山西、河南、陕西、甘肃、内蒙古、青海、西藏和安徽等地。

六、与疾病的关系

叶螨是重要的室外过敏原，可能会导致果农和生活在农村地区的儿童患与工作相关的哮喘和鼻炎，并产生一系列不同于室内孳生螨产生的过敏原（Kim 等，1999a）。迄今为止已经有 24 篇论文探讨了叶螨过敏的报道（Zhou 等，2018），在已有的关于叶螨过敏的报道中，主要发生在韩国，已有在韩国对 2 412 名患者的研究中，9.8% 的患者对叶螨过敏（Kim 等，2006）。此外，还有意大利、西班牙、瑞典、日本和南非等地，涉及到的叶螨为 3 种：柑橘全爪螨、二斑叶螨和苹果全爪螨。Kim 等（2002）使用单独的患者群体报告了对二斑叶螨和柑橘全爪螨的敏感性，他们在 1999 年还报告了在同一患者人群中二斑叶螨和苹果全爪螨的敏感性患病率。

综合估计表明，叶螨敏感性在农业人口中较为常见。因此，与果树打交道的农业工人或在温室中工作的农业工人以及周围的农村人口有可能对二斑叶螨和柑橘全爪螨产生敏感性。需要进一步的研究来证实苹果全爪螨敏感性的流行，并检查对叶螨的敏感性是否是农村人口职业过敏和/或一般过敏的原因。Kim 等（1999a）报告说，对二斑叶螨过敏的比率随着年龄的增长而增加，Kim 等（2002）报告农村地区叶螨过敏的患病率高于城市地区。

此外，应注意的是，对其他过敏原（包括家养螨和/或非分类学相关物种）过敏的患者更有可能对叶螨产生反应。Jee 等（2000）使用竞争性 ELISA，发现屋尘螨提取物不能与单致敏患者血清中与二斑叶螨蛋白结合的 IgE 竞争，但可以与多致敏患者血清中的 IgE 竞争。有证据表明，二斑叶螨和柑橘全爪螨引起的过敏具有显著的异质性，异质性的一个可能来源是研究人群，回归分析研究了其他可能的异质性来源，但不能确定导致变异的单一因素。基于个体研究，两个可能相关的因素是患者年龄和居住地。

七、防制

叶螨具有很强的繁殖力，且有很强的抗药性。田间防治主要依赖化学防治，常用的杀螨剂有溴螨酯（bromopropylate）、克螨特（炔螨特）（propargite）、杀螨脒（formetanate）、哒螨酮（pyridaben）、苯丁锡（fenbutain oxide）、四螨嗪（clofentezine）和塞螨酮（fenpropathrin）等，还可以利用捕食螨如胡瓜新小绥螨（*Neoseiulus cucumeris*）、巴氏新小绥螨（*Neoseiulus barkeri*）等进行生物防治。此外，室内绿植上的叶螨可用石灰水、硫黄粉或洗衣粉水进行防治。

叶螨导致人体过敏的报道较少，多注意室内绿植螨虫孳生，过敏体质人员应减少接触叶螨，可预防其侵袭人体致病。

八、研究技术

叶螨是重要的农业和林业害虫。随着科学技术的发展，许多新技术已在叶螨研究领域得到广泛应用，如 DNA 条形码技术、同工酶技术、RNA 干扰技术、分子标记技术、转基因技术、抗体芯片技术等。除传统的形态学技术外，在叶螨研究中应用较多的新技术是基因的扩增、测序、分型及系统进化分析等。

（一）形态学技术

Motheset Seitz（1981a）利用光学显微镜和电子显微镜对二斑叶螨的前体丝腺的精细结构进行了观测，发现二斑叶螨雌性和雄性都有 5 个成对的腺体和 1 个不成对的腺体，丝纺器由成对的丝腺组成，丝腺从食管两侧横向延伸至足趾，而唾液分泌物由三对腺体组成，它们有一个相互连接的导管，即后脑管；背侧足头腺可产生浆液性分泌物，前足头腺可产生黏液性分泌物，臀部器官可增加液体、离子丰富的分泌物；气管腺可能产生一种分泌物，促进融合的螯和针的运动。同年，他们利用光镜和电镜对二斑叶螨消化系统进行了观察,发现咽部的特殊结构会造成局部真空,促使植物细胞成分流入体内,使之能够连续进食,且无须持续主动吸吮;同时发现尾盲肠细胞中的一些细胞首先进入再吸收和贮存阶段,然后离开上皮,成为中肠腔的自由吞噬细胞,最后作为排泄细胞通过中肠进入后肠(Mothes et Seitz,1981b)。*Sanjaya* 等(2015)利用光镜和扫描电镜研究了昆虫病原真菌对神泽氏叶螨(*Tetranychus kanzawai*)的致病特性,显微照片和扫描电镜观察到的感染过程显示出附着、发芽、穿透、挤压和分生孢子真菌形式。Nicolas 等(2018)使用组织学和显微镜技术以及多种示踪染料,描述了二斑叶螨的消化系统的组织特性,证明了中肠隔室之间存在独特的过滤功能,且该功能可以按大小分离分子。

(二)生物化学技术

Van Leeuwen 等(2005)在对二斑叶螨抗性品系进行交叉耐药性检测时,发现通过增加细胞色素P450 单加氧酶(mono-oxygenases,MO)和酯酶(esterases,EST)的活性来增强解毒是抗性和交叉抗性产生的重要原因;首次证明 MO 的新底物 7-乙氧基-4-三氟甲基香豆素(7-ethoxy-4-trifluoromethylcoumarin,7-EFC),能很好地替代 7-乙氧基香豆素(7-EC),在抗性品系中分别用两个底物检测,7-EFC 大约提高了 3 到 4 倍的 MO 活性。Yorulmaz 和 Ay(2009)测定二斑叶螨抗性品系的 EST、谷胱甘肽 S-转移酶(glutathione S-transferase,GST)和 P450,发现除酯酶活性没有明显变化外,GST 酶活性从 10.23 增加到12.36mOD/min/mg 蛋白,P450 酶活性从 1.70 提高到 3.90μOD/(min·mg)蛋白。Ay et Kara(2011)发现,与敏感品系相比,二斑叶螨的抗性品系和田间品系对唑螨酯(fenpyroximate)的抗性分别提高了 64.43 倍和 1.06倍。抗性品系对阿维菌素(abamectin)、毒死蜱(chlorpyrifos)、克螨特(propargite)、四螨嗪(clofentezine)和双甲脒(amitraz)的抗性分别为 7.80 倍、6.90 倍、6.43 倍、4.78 倍和 2.78 倍,其 EST、GST 和 P450 酶活性分别比敏感 GSS 品系高 1.92 倍、1.06 倍和 3.96 倍;结果表明,P450 和 EST 很可能在抗药性机制中起一定作用。Paola 等(2012)的研究发现,与敏感品系相比,二斑叶螨田间品系的雌成虫对吡螨胺(tebufenpyrad)和唑螨酯具有较高的抗性;酶活测定表明,两种田间品系的 MO 活性比敏感品系分别提高了 2.66 倍和 1.95 倍。

(三)分子生物学技术

分子生物学技术的发展,不仅为研究螨虫的入侵与发育机制提供了新技术,还为螨虫的形态分类提供了新方法和支撑,在叶螨中应用最多的基因扩增,测序与系统进化分析。Grbić 等(2011)上传了完全测序和注释的二斑叶螨全基因组,是第一个完整的螯合物基因组,发现二斑叶螨具有最小的节肢动物基因组序列(90M)。Dermauw 等(2013)报道了二斑叶螨 ATP 结合转运蛋白(ATP-binding cassette,ABC)基因超家族的全基因组调查和表达分析,共获得 103 个 ABC 基因,包括八个亚家族(A 至 H)的所有成员;系统发育分析表明,二斑叶螨中大量的 ABC 基因主要是由于 ABCC、ABCG 和 ABCH 亚家族中 ABC 基因的谱系特异性扩增所致,通过对多食性节肢动物食草动物中的 ABC 基因进行了首次全面分析,证明了广泛的植物寄主范围和在二斑叶螨中的高水平的农药抗性与 ABC 基因的谱系特异性扩展有关,其中许多响应转录对异源生物的暴露。Suzuki 等(2017)采用 5 种不同方法来评价 RNAi 技术在二斑叶螨中的应用潜力,结果表明最有效方法是将螨直接浸泡在 dsRNA 溶液中,其次是将 dsRNA 涂抹于叶子上,这种方法未来可作为喷洒使用;在转基因拟南芥植物中表达 dsRNA 能降低叶螨的适应性,也为大规模开发 RNAi 农药提供了理论指导。Peng 等(2019)从抗甲氰菊酯(fenpropathrin)的朱砂叶螨中筛选出 4 个具有诱导特性的羧酸酯酶(carboxylesterase,CarE)基因,对它们进行 RNAi 均能导致叶螨相应基因特异性下调,酯酶活性降低,抗性降低;同时饲喂 4 个基因 dsRNA 比单独饲喂一个基因 dsRNA 在降低酶活性和抗抗药性方面效果更显著;结果表明,4 个 CarE 基因协同参与了甲氰菊酯抗性的形成。

(四)生态学技术

捕食-被捕食系统中智利小植绥螨(*Phytoseiulus persimilis*)和二斑叶螨是蜱螨亚纲中研究最多、最为人所知。由于这两种螨在农艺学上的重要性,大量的模拟研究调查了这两种螨在个体水平上的相互作用,Migeon(2019)等根据文献资料,收集资料和实地调查数据,对智利小植绥螨和二斑叶螨的全球发生地点进行汇编和地理定位。Li 等(2017)使用两种亚致死浓度的联苯菊酯(bifenthrin)LC$_{10}$ 和 LC$_{20}$ 处理了新生雌虫以探究其对该螨的生活史和种群参数的作用,结果表明,暴露于 LC$_{10}$ 和 LC$_{20}$ 的联苯菊酯会严重影响叶螨的种群参数,与对照相比,后代的内禀增长率 r_m 和周限增长率 λ 更低,平均世代周期 T 更长,存活率(9%、

13%)、产卵期(77.6%、83.1%)、每雌产雌率(89.2%、76.9%)和寿命(79.2%、83.1%)均有下降(括号中是下降率),这也表明联苯菊酯在田间合理使用以更好地控制害螨。Omukoko 等(2020)使用 5 种球孢白僵菌的分离株,研究在温室条件下对伊氏叶螨(*Tetranychus evansi*)密度的影响,发现球孢白僵菌 ICIPE 35 品系能在番茄叶、茎和根上定殖,并能减少了番茄上伊氏叶螨种群密度。

（邹志文　夏　斌）

参考文献

［1］叶向光,李朝品.常见医学蜱螨图谱［M］.北京:科学出版社,2020.

［2］李霞.川硬皮肿腿蜂与中华甲虫蒲螨协同防治天牛类蛀干害虫技术研究［J］.防护林科技,2020(1):48-49+52.

［3］李霞.中华甲虫蒲螨在小线角木蠹蛾防治中的应用［J］.防护林科技,2020(2):38-40.

［4］李霞.沧州蛀干害虫生物防治技术研究［J］.绿色科技,2020(17):104-105+107.

［5］尹志伟,刘向军,郭帅,等.沈阳地区宠物犬主要体外寄生虫病流行状况调查［J］.吉林畜牧兽医,2019(5):15-17.

［6］尹潇潇,李燕方,古江,等.基于线粒体 ATP6 基因全序列分析中国绵羊痒螨(兔亚种)的遗传多样性［J］.浙江农业学报,2019,31(8):1231-1238.

［7］朱睿,郭建军,乙天慈,等.加州新小绥螨对侧多食跗线螨的捕食潜能［J］.植物保护学报,2019,46(2):465-471.

［8］关琛,方素芳,刘康雅,等.冀西北地区绵羊螨虫感染情况调查研究［J］.中国草食动物科学,2019,39(4):52-54.

［9］孙为伟,贺培欢,曹阳,等.普通肉食螨对粗脚粉螨的捕食功能研究［J］.粮油食品科技.2019,27(4):73-77.

［10］李叶晨,黄晨燕,夏哲然,等.中华甲虫蒲螨对松墨天牛的生防潜力初探［J］.基因组学与应用生物学,2019,38(6):2516-2521.

［11］张丽莹,薛国红.蒲螨对多毛小蠹和光肩星天牛控制作用初探［J］.内蒙古林业科技,2019,45(1):42-43+61.

［12］刘璐,曹阳,贺培欢,等.不同湿度条件下马六甲肉食螨的生长发育初探［J］.河南工业大学学报(自然科学版),2018,5:102-107.

［13］李燕方,古江,袁媛,等.基于线粒体 12S 基因全序列分析我国绵羊痒螨(兔亚种)的遗传多样性［J］.畜牧兽医学报,2018,49(11):2468-2476.

［14］熊唯嘉,熊德平,王敏增,等.寄生性天敌蒲螨对入侵害虫椰子织蛾的室内试验［J］.北京园林,2018,34(1):51-55.

［15］庄明亮,薛运波,吴迪,等.西藏东方蜜蜂发现恩氏瓦螨寄生［J］.蜜蜂杂志,2017(7):10-11.

［16］祝秀丽,潘杰,胡帅,等.中国特有的林木钻蛀性害虫天敌中华甲虫蒲螨的特征特性及应用前景［J］.现代农业科技,2017(24):110-111.

［17］高正琴,贺争鸣,岳秉飞.鼠癣螨(*Myocoptes musculinus*)分子鉴定和感染调查［J］.实验动物科学,2017,34(4):50-54.

［18］韩晋杰.利用蒲螨防治枣树红蜘蛛试验初报［J］.山西林业,2017(4):46-47.

［19］蔺哲广.东方蜜蜂和西方蜜蜂与狄斯瓦螨间寄主—寄生虫互作关系的对比研究［D］.杭州:浙江大学,2017.

［20］魏漪.内蒙古高原甲螨(蜱螨亚纲:疥螨目:甲螨亚目)分类学研究［D］.北京:中国科学院大学,2017.

［21］权中会,陈冰洁,郑博方,等.477 例门诊犬寄生虫种类和感染情况的调查［J］.动物医学进展,2016,37(11):118-122.

［22］许腾,徐晓冉.济南地区犬耳道寄生虫病的调查与研究［J］.黑龙江畜牧兽医,2016(5-下):186-188.

［23］陈静,王康,南丹阳,等.芜湖市某高校学生宿舍床席螨类和昆虫孳生状况调查［J］.中国血吸虫病防治杂志,2016,28(2):151-155.

［24］赵红霞,罗岳雄,梁勤,等.小蜂螨研究现状［J］.环境昆虫学报,2016,38(4):852-856.

［25］赵学影,杨小迪,邹玉兰,等.谷跗线螨精氨酸激酶基因的克隆及序列分析［J］.中国人兽共患病学报,2016,32(2):148-151.

［26］贺培欢,张涛,伍祎,等.普通肉食螨对 9 种储粮害虫的捕食能力研究［J］.中国粮油学报,2016,31(11):112-117.

［27］钟留情,侯伟峰,郭超,等.丁香酚对兔痒螨的体外杀螨活性研究［J］.黑龙江畜牧兽医,2016(4-上):189-191.

［28］陶宁,郭伟,王少圣,等.地鳖虫养殖环境中肉食螨种类调查及网真扇毛螨形态观察［J］.中国血吸虫病防治杂志,2016,28(4):429-431.

［29］韩晋杰.蒲螨对几种半翅目林业害虫的控制作用［J］.山西林业科技,2016,45(2):38-39.

［30］雷萌桐,蔡进忠,李春花,等.我国牦牛体外寄生虫感染概况［J］.中国兽医杂志,2016,52(8):68-70.

［31］刘洁,骆有庆,俞琳锋,等.麦蒲螨对黑沙蒿主要害虫寄主选择行为研究［J］.植物保护,2015,41(6):109-112.

［32］陈祉作.我国小蜂螨风险评估方法研究与应用［D］.北京:北京林业大学,2015.

［33］邵元虎,张卫信,刘胜杰,等.土壤动物多样性及其生态功能[J].生态学报,2015,35(20):6614-6625.

［34］赵金红,湛孝东,孙恩涛,等.中药红花孳生谷跗线螨的调查研究[J].中国媒介生物学及控制杂志,2015,26(6):587-589.

［35］郭海宁,高宝荷,肖秋萍,等.伊维菌素治疗家兔螨虫病效果观察[J].黑龙江畜牧兽医,2015(12-下):177-179.

［36］刘洁,骆有庆,宗世祥,等.贮存温度对麦蒲螨寄生能力的影响初探[J].应用昆虫学报,2014,51(6):1532-1537.

［37］吴跃开,欧国腾,李晓虹.侧多食跗线螨对麻疯树的为害及防控[J].南方农业学报,2014,45(5):776-780.

［38］汪恭富,金程,冯秀娟.南京地区犬类皮肤病病案分析[J].畜牧与兽医,2014,46(3):94-96.

［39］汪淮,王晓庆,彭萍,等.巴氏钝绥螨对茶跗线螨的田间控制效果[J].南方农业,2014,8(31):14-15.

［40］黄兵.中国家畜家禽寄生虫名录[M].2 版.北京:中国农业科学技术出版社,2014.

［41］冯涛,耿绍辉,胡启红,等.承德地区犬常见皮肤病的流行情况调查与诊治[J].河北旅游职业学院学报,2013,18(1):79-81.

［42］吴观陵.人体寄生虫学[M].4 版.北京:人民卫生出版社,2013.

［43］张翔,宗世祥,骆有庆.麦蒲螨繁殖、贮存和运输的初步探究[J].西北农业学报,2013,22(8):108-111.

［44］赵学影,赵振富,孙新,等.谷跗线螨扫描电镜的形态学观察[J].中国人兽共患病学报,2013,29(3):248-252+261.

［45］殷玲.东方蜜蜂抗螨相关基因的筛选及初步验证[D].扬州:扬州大学,2013.

［46］王梓英,王进军.羽螨分类系统沿革及其中国一新纪录科和三新纪录种[J].动物分类学报,2012,37(4):875-884.

［47］贺丽敏,闫乃庚,于丽辰.中华甲虫蒲螨田间释放控制松梢螟研究[J].林业实用技术,2012(11):73-75.

［48］叶浩风,叶双岚,周勇,等.一起由球腹蒲螨引起丘疹性荨麻疹暴发的流行病学分析[J].热带医学杂志,2011,11(9):1081-1082+1085.

［49］仝连信,鞠传余,韩鹏飞.3 例跗线螨侵染男性肾脏引起血尿的临床分析[J].国际检验医学杂志,2011,32(13):1530.

［50］陈晓兰,王帅兵.泰州市犬螨虫病的流行病学调查[J].贵州农业科学,2011,39(3):156-158.

［51］周本加.高海拔地区绵羊痒螨病流行状况调查与分析[J].畜牧与兽医,2011,45(1):110-111.

［52］赵学影,赵振富,孙新,等.谷跗线螨交叉反应性变应原的定位[J].昆虫学报,2011,54(7):848-852.

［53］刘晓宇,吴捷,王斌,等.中国不同地理区域室内尘螨的调查研究[J].中国人兽共患病学报,2010,26(4):310-314.

［54］陈万鹏.东北地区土壤甲螨分类研究[D].沈阳:沈阳农业大学,2010.

［55］罗其花,周婷,王强,等.蜂螨的种类及蜜蜂主要害螨研究进展[J].中国农业科学,2010,43(3):585-593.

［56］罗其花,周婷,王强,等.小蜂螨研究综述[J].昆虫知识,2010,47(2):263-269.

［57］罗其花.中国小丰满自然种系构成,流行病学调查及及生成物学研究[D].北京:中国农业科学院,2010.

［58］胡志刚,严子锵,周勇,等.球腹蒲螨引致幼儿园内皮炎暴发的调查与控制[J].中华卫生杀虫药械,2010,16(3):204-206.

［59］徐雪萍,付雪红,陈志蓉,等.绵羊痒螨越夏生物学研究[J].新疆农垦科技,2010,(4):36-37.

［60］马立芹,温俊宝,许志春,等.寄生性天敌蒲螨研究进展[J].昆虫知识,2009,46(3):366-371.

［61］赵玉强,王海防,刘丽娟,等.山东省肺螨病病原及流行状况调查[J].中国病原生物学杂志,2009,4(1):43-45.

［62］赖为民,杨光友,喻惠玲.长效伊维菌素注射液对兔痒螨病的治疗效果及兔场净化效果观察[J].中国畜牧兽医,2009,36(10):140-142.

［63］付雪红,陈志蓉,何立雄,等.不同温湿度和培养环境对离体绵羊痒螨生存活力的影响[J].中国兽医寄生虫病,2008,16(4):4-8.

［64］刘静,张方平,韩冬银,等.蒲螨生物学习性及对椰心叶甲龄期选择性的初步研究[J].植物保护,2008,(5):86-89.

［65］张佐双,熊德平,程炜,等.利用蒲螨控制美国白蛾的室内试验[J].北京园林,2008,(1):15-17.

［66］贾德才,李春花.伊维菌素片剂对绵羊痒螨病的治疗效果观察[J].青海畜牧兽医杂志,2008,38(4):21-22.

［67］石保新,张壮志,张文宝,等.爱普瑞克驱杀绵羊痒螨和寄生线虫的疗效观察[J].动物医学进展,2007,28(10):50-53.

［68］李灿阳.重金属污染对土壤动物群落结构及生理影响的研究[D].金华:浙江师范大学,2007.

［69］周婷,王强,姚军,等.中国狄斯瓦螨(*Varroa destructor*,大蜂螨)研究进展[J].中国蜂业,2007,58(2):5-7.

［70］赵玉强,甄天民,程鹏,等.肺螨病流行状况的调查与防治[J].中华卫生杀虫药械,2007,13(6):435-438.

［71］夏斌,罗冬梅,邹志文,等.普通肉食螨对椭圆食粉螨的捕食功能[J].昆虫知识,2007,27(4):334-337.

［72］李国清.兽医寄生虫学(双语版)[M].北京:中国农业大学出版社,2006.

［73］沈兆鹏.中国重要储粮螨类的识别与防治(三)辐螨亚目革螨亚目甲螨亚目[J].黑龙江粮食,2006(4):31-35.

［74］徐学前,肖啸,李志敏,等.犬耳痒螨病的诊治及多拉菌素的疗效试验[J].中国兽药杂志,2006,40(5):55-57.

［75］陶莉,李朝品.我国螨类生态学的研究进展[J].中国媒介生物学及控制杂志,2006,17(5):428-431.

［76］黄兵,沈杰.中国畜禽寄生虫形态分类图谱［M］.北京:中国农业科学技术出版社,2006.

［77］邓振旭,谢桂林.中国不同地带土壤甲螨的初步研究［J］.菏泽学院学报,2005,5:57-60.

［78］周婷.狄斯瓦螨的生物学特性及在我国的自然分布［D］.北京:中国农业科学院,2005.

［79］赵恒章,王天有,刘保国.兔耳痒螨病的诊治［J］.中国兽医寄生虫病,2005,13（4）:53-54.

［80］夏斌,龚珍奇,余丽萍,等.温度对普通肉食螨生长发育和存活率的影响［J］.南昌大学学报(理科版),2005,29（3）:286-289.

［81］崔玉宝.蒲螨与人类疾病［J］.昆虫知识,2005,42（5）:592-594.

［82］周淑君,张敏,方颖,等.上海市大学生螨性皮炎的调查及危险因素分析［J］.中国病原生物学杂志,2004,17（2）:85-86.

［83］贺丽敏,于丽辰.蒲螨实验种群生命表的组建及分析［J］.河北果树,2004（3）:9-10.

［84］夏斌,梁广文,曾玲,等.中国真扇毛螨属记述(蜱螨亚纲,肉食螨科)［J］.动物分类学报,2004,29（1）:89-92.

［85］徐玉辉,杨光友,赖松家.动物痒螨病的研究进展［J］.中国畜牧兽医,2004,31（10）:42-44.

［86］黄双修.蜜蜂外寄生螨的主要种类和恩氏瓦螨(*Varroa underwoodi*)在中国的首次发现［J］.中国养蜂,2004,55（2）:6-7.

［87］夏斌,龚珍奇,邹志文,等.普通肉食螨对腐食酪螨捕食效能［J］.南昌大学学报(理科版).2003,27（4）:334-336.

［88］龚珍奇,夏斌,涂丹,等.肉食螨生态学研究进展［J］.江西植保,2003,26（4）:152-155.

［89］世界动物卫生组织.哺乳动物、禽、蜜蜂A和B类疾病诊断试验和疫苗标准手册［M］.4版.农业部畜牧兽医局,译.北京:中国农业科学技术出版社,2002.

［90］张龙现,宁长申,王军,等.1%Avermectin注射液对兔痒螨病的治疗试验［J］.中国养兔杂志,2002（2）:9-11.

［91］张燕,金道超,杨茂发,等.甲螨的研究进展及展望［J］.贵州大学学报(农业与生物科学版),2002,5:368-374.

［92］李朝品,朱玉霞,刘国礼,等.甲螨采集和分离技术的研究［J］.淮南工业学院学报,2001,21（2）:65-72.

［93］沈兆鹏.储藏农副产品中的真扇毛螨［J］.粮油仓储科技通信,2001（6）:28-41.

［94］解谦.螨类与人体肺螨病的关系［J］.大同职业技术学院学报,2001,15（3）:86-88.

［95］朱志民,周凯,夏斌,等.温度对特氏肉食螨发育历期的影响［J］.南昌大学学报(理科版),2000,24（4）:307-309.

［96］李朝品.肺螨病在不同职业人群中流行情况的研究［J］.中国职业医学,2000（3）:25-27.

［97］杨茂生.好食链孢霉的分类鉴定及对山羊蠕形螨病的防治研究［J］.畜牧与兽医,2000,32（6）:7-8.

［98］牛钟相,吴绍强,胡孝忠,等.牛疥癣的综合性防治措施［J］.山东畜牧兽医,1998（5）:19-20.

［99］于丽辰,梁来荣,敖贤斌,等.我国新天敌资源—小蠹蒲螨形态与生物学研究［J］.蛛形学报,1997,6（1）:46-52.

［100］孔繁瑶.家畜寄生虫学［M］.2版.北京:中国农业大学出版社,1997.

［101］朱耀沂,青木淳一.福山森林落叶层及腐植层之甲螨相［J］.中华昆虫,1997,17（3）:172-178.

［102］张艳璇,林坚贞,候爱平.马六甲肉食螨与害嗜鳞螨相互关系研究［J］.福建省农科院学报,1997,12（1）:44-47.

［103］张浩,梁国光,李朝品.淮南地区土壤甲螨的采集与分离方法［J］.齐齐哈尔医学院学报,1997,18（3）:170-172.

［104］刘维忠.犬皮肤螨种类调查及处理［J］.中国兽医寄生虫病,1996,4（1）:34-35.

［105］李朝品,王克霞,徐广绪,等.肠螨病的流行病学调查［J］.中国寄生虫学与寄生虫病杂志,1996,14（1）:63-65.

［106］李朝品,刘国礼.甲螨采集和分离技术的研究［J］.安徽农业技术师范学院学报,1996,10（3）:23-27.

［107］李朝品,武前文,吕友梅.三起大学生蒲螨皮炎流行报告［J］.中国学校卫生,1996,17（1）:56.

［108］金玉亮,郭昭林,王志强,等.狐耳痒螨病病原体型态学观察［J］.特产研究,1996（2）:23-24.

［109］赵辉元.畜禽寄生虫与防制学［M］.长春:吉林科学技术出版社,1996.

［110］顾有方,沈永林.奶牛足螨型疥癣的诊疗［J］.中国兽医科技,1996,26（6）:40.

［111］王敦清,陈家祥,李孟潮,等.引进的美国鹌鸪体上的一种害螨［J］.华东昆虫学报,1995,4（1）:107-108.

［112］车里穆,韩玉敏.蒲螨和其他螨类［M］//孟阳春,李朝品,梁国光.蜱螨与人类疾病.合肥:中国科学技术大学出版社,1995:369-377.

［113］李朝品,李冬萍.谷跗线螨阴部寄生［J］.齐齐哈尔医学院学报,1995,16（2）:93-95.

［114］林坚贞,刘浩官.福建迷跗线螨属一新种(蜱螨亚纲:跗线螨科)［J］.动物分类学报,1995,20（3）:309-311.

［115］林坚贞,张艳璇.福建半跗线螨属一新种记述(蜱螨亚纲:跗线螨科)［J］.福建省农学院学报,1995,10（4）:45-47.

［116］林坚贞,张艳璇,刘浩官,等.福建省跗线螨名录(蜱螨亚纲:跗线螨科)［J］.福建省农科院学报,1995,10（1）:44-47.

［117］林坚贞,刘浩官.福建菌跗线螨属一新种记述(蜱螨亚纲:跗线螨科)［J］.华东昆虫学报,1994,3（1）:13-16.

［118］林坚贞,刘浩官.迷跗线螨属一新种记述(蜱螨亚纲:跗线螨科)［J］.福建省农科院学报,1994,9（2）:62-64.

［119］林坚贞,张艳璇.四川省13种跗线螨及2新种记述(蜱螨亚纲:跗线螨科)［J］.西南农业大学学报,1994,16（6）:525-528.

［120］陈家祥,李孟潮.迟钝翅螨在我国的发现及其对美国鹌鸪的危害［J］.福建农学院学报,1993,22（4）:463-465.

［121］陈德威. 啮齿类实验动物疾病学［M］. 北京：北京农业大学出版社，1993.

［122］林坚贞，张艳璇. 中国纹跗线螨属一新种（蜱螨亚纲：跗线螨科）［J］. 动物分类学报，1993，18（4）：429-433.

［123］沈兆鹏. 我国储粮中的肉食螨［J］. 粮食储藏，1991，20（4）：21-30.

［124］陈兴保，孙新，胡守峰. 肺螨病的临床特征与治疗［J］. 临床医学，1991（3）：7-8.

［125］王丽真，郑经鸿，王新华，等. 新疆甲螨二新种和一新记录（蜱螨目：若甲螨科、奥甲螨科、扇珠足甲螨科）［J］. 昆虫分类学报，1990，12（1）：73-78.

［126］李朝品，李立. 安徽人体螨性肺病流行的调查［J］. 中国寄生虫学与寄生虫病杂志，1990，8（1）：41-44.

［127］张淑聪，文在根. 六种甲螨的记述［J］. 白求恩医科大学学报，1990，16（6）：566-569.

［128］林坚贞，张艳璇. 福建狭跗线螨属一新种（蜱螨亚纲：跗线螨科）［J］. 昆虫学报，1990，33（3）：369-372.

［129］忻介六. 应用蜱螨学［M］. 上海：复旦大学出版社，1989：43-45.

［130］陈兴保，孙新，胡守锋. 肺螨病病原和流行情况的调查研究［J］. 中国寄生虫病防治杂志，1989（2）：85-87.

［131］林坚贞，张艳璇. 福建跗线螨属一新种（蜱螨亚纲：跗线螨科）［J］. 动物分类学报，1989，14（1）：42-45.

［132］耿志贤. 小鼠体腹侧被毛中两种寄生螨的形态及其鉴别［J］. 上海实验动物科学，1989，9（3）：170-173.

［133］王慧芙，诺尔顿. 中国尾甲螨总科的新纪录和异懒甲螨属一新种［J］. 动物分类学报，1988，13（3）：261-273.

［134］李隆术，李云瑞. 蜱螨学［M］. 重庆：重庆出版社，1988.

［135］李朝品，陈兴保，李立. 安徽省肺螨病的首次研究初报［J］. 蚌埠医学院学报，1985，18（4）：184.

［136］王敦清，孙玉梅，王灵岚. 熊猫痒螨各虫期形态的研究（真螨目：瘙螨科）［J］. 武夷科学，1985，5：99-104.

［137］施新泉，周忠勇，吕泽坚，等. 大熊猫足螨病的诊疗报告［J］. 动物学杂志，1985（3）：48-49.

［138］徐秉锟，黎家灿. 儿童肾炎病例尿中检获的螨类［J］. 广东寄生虫学会年报，1985，7：203.

［139］马恩沛，沈兆鹏，陈熙雯，等. 中国农业螨类［M］. 上海：上海科学技术出版社，1984.

［140］HUGHES A M. 贮藏食物与房舍的螨类［M］. 忻介六，沈兆鹏，等，译. 北京：农业出版社，1983.

［141］林宇光，关家震，王芃芃，等. 立氏副裸头绦虫的生活史研究［J］. 动物学报，1982a，28（3）：262-270.

［142］林宇光，关家震，王芃芃，等. 横转副裸头绦虫的发育史研究［J］. 动物学报，1982b，28（4）：368-376.

［143］李德昌，王玉玺，金怀玉. 寄生于小白鼠体表的两种螨——*Myocoptes musculinus* 及 *Myobia musculi* 的形态描述［J］. 兽医大学学报，1981，1（4）：20-25.

［144］林宇光，何玉成，孙毓兰. 扩张莫氏绦虫病的流行学及其自然传播媒介的考察［J］. 动物学报，1975，21（2）：141-152.

［145］忻介六. 蜱螨学进展［M］. 上海：上海科学技术出版社，1965：83-117.

［146］林宇光. 莫氏扩张绦虫 *Maniezia expansa*（Rudolphi，1810）的发育和其中间宿主研究［J］. 福建师范大学学报，1962，3：45-68.

［147］朱广居，富和. 谷痒症的调查报告［J］. 中华皮肤科杂志，1957（3）：252.

［148］BRICEÑO C，GONZÁLEZ-ACUÑA D，JIMÉNEZ J E，et al. Ear mites，*Otodected cynotis*，on wild foxes（*Pseudalopex* spp.）in Chile［J］. J Wildlife Dis，2020，56（1）：105-112.

［149］ERMILOV S G，LIAO J. Contribution to the knowledge of the oribatid mite genus *Perxylobates*（Acari，Oribatida，Haplozetidae）［J］. Acarologia，2020，60（3）：612-621.

［150］FANELLI A，DOMÉNECH G，ALONSO F，et al. *Otodectes cynotis* in urban and peri-urban semi-arid areas：a widespread parasite in the cat population［J］. J Parasit Dis，2020，44：481-485.

［151］HUANG-BASTOS M，BASSINI-SILVA R，ROLIM L S，et al. *Otodectes cynotis*（Sarcoptiformes：Psoroptidae）：new records on wild carnivores in Brazil with a case report［J］. J Med Entomol. 2020，57（4）：1090-1095.

［152］LAN Y M，FENG S Q，XIA L Y，et al. The first complete mitochondrial genome of *Cheyletus malaccensis*（Acari：Cheyletidae）：gene rearrangement［J］. Syst Appl Acarol，2020，25（8）：1433-1443.

［153］MAGOWSKI W Ł. Review of *Tarsonemus heterosetiger* Mahunka，1974（Acari：Heterostigmatina：Tarsonemidae）-an unusual species from Central Africa warranting supraspecific recognition［J］. Zootaxa. 2020，4790（1）：108-120.

［154］MUNTAABSKI I，RUSSO R M，LIENDO M C，et al. Genetic variation and heteroplasmy of *Varroa destructor* inferred from ND4 mtDNA sequences［J］. Parasitol Res，2020，119（2）：411-421.

［155］NOËL A，LE CONTE Y，MONDET F. *Varroa destructor*：how does it harm *Apis mellifera* honey bees and what can be done about it?［J］. Emerg Top Life Sci，2020，4（1）：45-57.

［156］OMUKOKO C A，MANIANIA N K，WEKESA V W，et al. Effects and persistence of endophytic *Beauveria bassiana* in tomato varieties on mite density *Tetranychus evansi* in the Screenhouse［C］//Sustainable Management of Invasive Pests in Africa. 2020.

［157］PAN X，LIU D. Contribution to the knowledge of the oribatid mite subgenus *Galumna*（*Neogalumna*）（Acari，Oribatida，

Galumnidae）with description of a newspecies from Inner Mongolia，Northeast China［J］. Syst Appl Acarol-UK，2020，25（11）：1935-1947.

［158］SUBÍAS L S. Listado sistemático，sinonímico y biogeográfico de los ácaros oribátidos（Acariformes：Oribatida）del mundo（excepto fósiles）（15ª actualización）［A/OL］.［2020-11-10］. http：//bba.bioucm.es/cont/docs/RO_1.pdf.

［159］TAKASHIMA S，OHARI Y，ITAGAKI T. The prevalence and molecular characterization of *Acarapis woodi* and *Varroa* Suppldestructor mites in honeybees in the Tohoku region of Japan［J］. Parasitol Int，2020，75：102052.

［160］TRAYNOR K S，MONDET F，DE MIRANDA J R，et al. *Varroa destructor*：A complex parasite，crippling honey bees worldwide［J］. Trends Parasitol，2020，36（7）：592-606.

［161］VAN ALPHEN J J M，FERNHOUT B J. Natural selection，selective breeding，and the evolution of resistance of honeybees（*Apis mellifera*）against *Varroa*［J］. Zool Lett，2020，6：6.

［162］WANG Z Y，LI X L，MU N，et al. Four new feather mites of the genus *Mesalgoides* Gaud & Atyeo（Acariformes：Psoroptoididae）from passerines（Ayes：Passeriformes）of China［J］. Syst Appl Acarol-UK，2020，25（2）：236-254.

［163］ZHAO Y，ZHANG W Y，WANG R L，et al. Divergent domains of 28S ribosomal RNA gene：DNA barcodes for molecular classification and identification of mites［J］. Parasite Vector，2020，13：1-12.

［164］BOCHKOV A V，KLIMOV P B，KIM D H，et al. Validation of the status of a species with high CO1and low nuclear genetic divergences：the scab mite *Caparinia ictonyctis* stat. res.（Acariformes：Psoroptidae）parasitizing the African hedgehog *Atelerix albiventris*［J］. Zootaxa，2019，4544（4）：523-547.

［165］BOSCO A，LEONE F，VASCONE R，et al. Efficacy of fluralaner spot-on solution for the treatment of *Ctenocephalides felis* and *Otodectes cynotis* mixed infestation in naturally infested cats［J］. BMC Vet Res，2019，15（1）：28.

［166］DE GUZMAN L I，RINDERER T E，BURGETT D M，et al. Understanding the trends in prevalence and abundance of *Acarapis dorsalis* and *Acarapis externus* in *Apis mellifera* colonies［J］. Trends Entomol，2019，15：85-94.

［167］FILIMONOVA S. Fine structure of the silk gland in the mite *Ornithocheyletia* sp.（Prostigmata，Cheyletidae）［J］. J Morphol，2019，280（1）：50-57.

［168］GIUFFRE C，LUBKIN S R，TARPY D R，et al. Does viral load alter behavior of the bee parasite *Varroa destructor*？［J］. PLos One，2019，14（6）：e0217975.

［169］HUANG Z Y，BIAN G，XI Z，et al. Genes important for survival or reproduction in *Varroa destructor* identified by RNAi［J］. Insect Sci，2019，26：68-75.

［170］JIANG A，YUAN Y，YANG R，et al. *Beauveria bassiana* is a potential effective biological agent against *Psoroptes ovis* var. *cuniculi* mites［J］. Biol Control，2019，131：43-48.

［171］LI A Y，COOK S C，SONENSHINE D E，et al. Insights into the feeding behaviors and biomechanics of *Varroa destructor* mites on honey bee pupae using electropenetrography and histology［J］. J Insect Physiol，2019，119：103950.

［172］MIGEON A，TIXIER M S，NAVAJAS M，et al. A predator-prey system：*Phytoseiulus persimilis*（Acari：Phytoseiidae）and *Tetranychus urticae*（Acari：Tetranychidae）：worldwide occurrence datasets［J］. Acarologia，2019，59（3）：301-307.

［173］NEUMAYR A，KUENZLI E. *Pyemotes ventricosus* dermatitis：a serpiginous skin lesion due to a mite that parasitizes a wood-boring beetle［J］. Am J Trop Med Hyg，2019，100（5）：1041-1042.

［174］PENG W，JINHANG L，XINYANG L，et al. Functional analysis of four upregulated carboxylesterase genes associated with fenpropathrin resistance in *Tetranychus cinnabarinus*（Boisduval）［J］. Pest Manag Sci，2019，75（1）：252-261.

［175］RAMSEY S D，OCHOA R，BAUCHAN G，et al. *Varroa destructor* feeds primarily on honey bee fat body tissue and not hemolymph［J］. Proc Natl Acad Sci USA，2019，116（5）：1792-1801.

［176］STARA J，PEKAR S，NESVORNA M，et al. Detection of tau-fluvalinate resistance in the mite *Varroa destructor* based on the comparison of vial test and PCR-RFLP of kdr mutation in sodium channel gene［J］. Exp Appl Acarol，2019，77：161-171.

［177］TOGNETTI L，CINOTTI E，PIANIGIANI E，et al. *Pyemotes ventricosus* detection in a baby skin folds［J］. J Eur Acad Dermatol Venereol. 2019，33（3）：e93-e94.

［178］CHANG H Q，WANG Z Y，LIU H. Four new feather mite species of the genus *Anhemialges* Gaud，1958（Astigmata：Analgidae）from China［J］. Zootaxa，2018，4531（2）：251-265.

［179］CHANTAWANNAKUL P，RAMSEY S，VAN ENGELSDORP D，et al. *Tropilaelaps* mite：an emerging threat to European honey bee［J］. Curr Opin Insect Sci，2018，26：69-75.

［180］EVAN JVD，COOK SVC. Genetics and physiology of *Varroa* mites［J］. Curr Opin Insect Sci，2018，26：130-135.

［181］GHEBLEALIVAND S S，IRANI-NEJAD K H，MAGOWSKI W Ł，et al. The genus *Tarsonemus* Canestrini and Fanzago，

1876（Acari：Heterostigmatina：Tarsonemidae）in East Azerbaijan，Iran，with a description of *T. lenticulatus* sp. nov. and re-description of *T. annotatus* Livshits，Mitrofanov and Sharonov，1979［J］. Zootaxa，2018，4446（1）：13-38.

［182］IACOB O，IFTINCA A. The dermatitis by *Caparinia tripilis* and *Microsporum*，in african pygmy hedgehog（*Atelerix albiventris*）in Romania-first report［J］. Braz J Vet Parasitol，2018，27（4）：584-588.

［183］MONDET F，RAU A，KLOPP C，et al. Transcriptome profiling of the honey bee parasite *Varroa destructor* provides new biological insights into the mite adult life cycle［J］. BMC Genomics，2018，19（1）：328.

［184］NICOLAS B，VLADIMIR Z，SOTA Y，et al. The digestive system of the two-spotted spider mite，*Tetranychus urticae* Koch，in the context of the mite-plant interaction［J］. Front Plant Sci，2018，9：1206.

［185］RYABININ N A，LIU D，GAO M X，et al. Checklist of oribatid mites（Acari，Oribatida）of the Russian Far East and Northeast of China［J］. Zootaxa，2018，4472（2）：201-232.

［186］ZHOU Y，JIA H，ZHOU X，et al. Epidemiology of spider mite sensitivity：a meta-analysis and systematic review［J］. Clin Transl Allergy，2018，8（1）：1-10.

［187］DA CRUZ C L，ALPINO T，KOTTWITZ J. Recurrent ear mite（*Otodectes cynotis*）infestation in three related groups of Patagonian cavies（*Dolichotis patagonum*）［J］. J Zoo Wildlife Med，2017，48（2）：484-490.

［188］DE GUZMAN L I，WILLIAMS G R，Khongphinitbunjong K，et al. Ecology，life history，and management of *Tropilaelaps* mites［J］. J Econ Entomol，2017，110（2）：319-332.

［189］LI Y Y，FAN X，ZHANG G H，et al. Sublethal effects of bifenazate on life history and population parameters of *Tetranychus urticae*（Acari：Tetranychidae）［J］. Syst Appl Acarol，2017，22（1）：148-158.

［190］MCAFEE A，CHAN Q W T，EVANS J，et al. A *Varroa destructor* protein atlas reveals molecular underpinnings of developmental transitions and sexual differentiation［J］. Mol cell protemics，2017，16（12）：2125-2137.

［191］PORTO B C Z，COUTO J C M，STAINKI D R，et al. Dermatitis by *Cheyletus eruditus* in man［J］. Vet Parasitol，2017，9：63-64.

［192］SOLEIMANI-AHMADI M，ZARE M，ABTAHI S M，et al. Species identification and prevalence of house dust mites as respiratory allergen in kindergartens of the Bandar Abbas city［J］. Iran J Allergy Asthm，2017，16（2）：133.

［193］SUZUKI T，NUNES M A，ESPAÑA M U，et al. RNAi-based reverse genetics in the chelicerate model *Tetranychus urticae*：A comparative analysis of five methods for gene silencing［J］. PLoS One，2017，12（7）：e0180654.

［194］TOMCZYK-SOCHA M，JEDRZEJEWSKA-JURGA K，LIMBURSKA J，et al. Outbreak of occupational dermatitis associated with *Pyemotes ventricosus*［J］. JAMA Dermatol，2017，153（7）：686-688.

［195］BOCHKOV A V. Myocoptid mites（Acariformes：Myocoptidae）of the fauna of the former USSR［J］. Zootaxa，2016，4193（3）：451-485.

［196］BURGESS S T，NUNN F，NATH M，et al. A recombinant subunit vaccine for the control of ovine psoroptic mange（sheep scab）［J］. Vet Res，2016，47（1）：26.

［197］CHANTAWANNAKUL P，DE GUZMAN L I，LI J L，et al. Parasites，pathogens，and pests of honeybees in Asia［J］. Apidologie，2016，47：301-324.

［198］KAVINSEKSAN B，WONGSIRI S. Grooming behavior of *Apis dorsata* Fabricius，Thai commercial，and Primorsky honey bees（*Apis mellifera* Linnaeus）to the bee mite *Euvarroa sinhai* Delfinado & Baker［J］. J Asia Pac Entomol，2016，19：359-363.

［199］KHONGPHINITBUNJONG K，NEUMANN P，CHANTAWANNAKUL P，et al. The ectoparasitic mite *Tropilaelaps mercedesae* reduces western honey bee，*Apis mellifera*，longevity and emergence weight，and promotes Deformed wing virus infections［J］. J Invertebr Pathol，2016，137：38-42.

［200］MAEDA T，SAKAMOTO Y. Tracheal mites，*Acarapis woodi*，greatly increase overwinter mortality in colonies of the Japanese honeybee，*Apis cerana japonica*［J］. Apidologie，2016，47：762-770.

［201］MAHAJAN S，PANIGRAHI P N，DEY S，et al. Circulating oxidative stress caused by *Psoroptes natalensis* infestation in Indian water buffaloes［J］. J Parasit Dis，2016，41（3）：689-692.

［202］MOATS C R，BAXTER V K，PATE N M，et al. Ectoparasite burden，clinical disease，and immune responses throughout fur mite（*Myocoptes musculinus*）infestation in C57BL/6 and Rag1$^{-/-}$ mice［J］. Comparative Med，2016，66（3）：197-207.

［203］MU N，SU X H，LIU H，et al. Two new feather mite species of the subfamily Ingrassiinae Gaud & Atyeo，1981（Acari：Analgoidea：Xolalgidae）from China［J］. Syst Appl Acarol-UK，2016，21（1）：21-34.

［204］NAZZI F，CONTE Y L. Ecology of *Varroa destructor*，the major ectoparasite of the western honey bee，*Apis mellifera*［J］. Annu Rev Entomol，2016，61：417-432.

［205］PRISCO G D，ANNOSCIA D，MARGIOTTA M，et al. A mutualistic symbiosis between a parasitic mite and a pathogenic virus undermines honey bee immunity and health [J]. Proc Natl Acad Sci USA. 2016,113 (12):3203-3208.

[206] YANG X,YE Q,XIN T,et al. Population genetic structure of *Cheyletus malaccensis* (Acari:Cheyletidae) in China based on mitochondrial COI and 12S rRNA genes [J]. Exp Appl Acarol,2016,69 (2):117-128.

[207] ZALEWSKI K,ZAOBIDNA E,ZÓLTOWSKA K. Fatty acid composition of the parasitic mite *Varroa destructor* and its host the worker prepupae of *Apis mellifera* [J]. Physiol Entomol,2016,41:31-37.

[208] AHN A J,AHN K S,NOH J H,et al. Molecular prevalence of acarapis mite infestations in honey bees in Korea [J]. Korean J Parasitol,2015,53 (3):315-320.

[209] AMER S,ABD EL WAHAB T,EL NABY METWALY A,et al. Morphologic and genotypic characterization of *Psoroptes* mites from water buffaloes in Egypt [J]. PLoS One,2015,10 (10):e0141554.

[210] EO K,KWAK D,KWON O. Treatment of mange caused by *Caparinia tripilis* in native Korean wild hedgehogs (*Erinaceus amurensis*):a case report [J]. Vet Med-Czech,2015,60 (1):57-61.

[211] MU N,KUANG X J,WANG Z Y. Feather mites of the genus *Passeroptes* Fain (Acariformes:Dermationidae) from passerines (Aves:Passeriformes) of China [J]. Zootaxa,2015,3985 (1):53-68.

[212] OCONNOR B M,KLIMOV P B. Review and resolution of some nomenclatural issues regarding the genus *Psoroptes* (Acari: Psoroptidae),scab-mites of domestic and wild mammals [J]. Exp Appl Acarol,2015,66 (3):337-345.

[213] WANG Z Y,PROCTOR H C. Two new feather mites of the genus *Neocalcealges* Orwig (Analgoidea:Trouessartiidae) from the Sichuan province of China [J]. Zootaxa,2015,3946 (4):567-576.

[214] AHADUZZAMAN M. Ear mite (*Otodectes cynotis*) induced otitis externa and complicated by Staphylococci infection in a Persian cat [J]. J Adv Parasitol,2014,2 (2):21-23.

[215] BOCHKOV A V,KLIMOV P B,HESTVIK G,et al. Integrated Bayesian species delimitation and morphological diagnostics of chorioptic mange mites (Acariformes:Psoroptidae:*Chorioptes*)[J]. Parasitol Res,2014,113 (7):2603-2627.

[216] DEMKOWSKA-KUTRZEPA M,TOMCZUK K,STUDZIŃSKA M,et al. *Caparinia tripilis* in African hedgehog (*Atelerix albiventris*) [J]. Vet Dermatol,2014,26 (1):73-75.

[217] NONG X,LI S H,WANG J H,et al. Acaricidal activity of petroleum ether extracts from *Eupatorium adenophorum* against the ectoparasitic cattle mite,*Chorioptes texanus* [J]. Parasitol Res,2014,113 (3):1201-1207.

[218] WANG Z Y,MU N,SU X H,et al. Three new species of the genus *Passeroptes* Fain (Astigmata:Dermationidae)from China [J]. Zootaxa,2014,3838 (1):87-97.

[219] WANG Z Y,WANG J J,SU X H. Four new feather mite species of the genus *Proctophyllodes* Robin (Astigmata: Proctophyllodidae)from China [J]. Zool Systemat,2014,39 (2):248-258.

[220] YORULMAZ S. Multiple resistance,detoxifying enzyme activity,and inheritance of abamectin resistance in *Tetranychus urticae* Koch (Acarina:Tetranychidae) [J]. Turk J Agric For,2014,33 (4):393-402.

[221] DERMAUW W,OSBORNE E J,CLARK R M,et al. A burst of ABC genes in the genome of the polyphagous spider mite *Tetranychus urticae* [J]. BMC Genomics,2013,14 (1):1-22.

[222] HUDSON S D,ZHUROV V,GRBIC V,et al. Measurement of the elastic modulus of spider mite silk fibers using atomic force microscopy [J]. J App Phys,2013,113 (15):401.

[223] MOREIRA A,TROYO A,CALDERÓN-ARGUEDAS O. First report of acariasis by *Caparinia tripilis* in African hedgehogs, (*Atelerix albiventris*),in Costa Rica [J]. Rev Bras Parasitol Vet,2013,22 (1):155-158.

[224] NONG X,REN Y J,WANG J H,et al. Clinical efficacy of botanical extracts from *Eupatorium adenophorum* against the scab mite,*Psoroptes cuniculi* [J]. Vet Parasitol,2013,192 (1-3):247-252.

[225] SAMMATARO D,DE GUZMAN L,GEORGE S,et al. Standard methods for tracheal mite research [J]. J Apic Res,2013,52 (4): 1-20.

[226] SANJAYA Y,OCAMPO V R,CAOILI B L. Infection process of entomopathogenic fungi metarhizium anisopliae in the *Tetranychus kanzawai* (Kishida)(Tetranychidae:Acarina) [J]. Agrivita,2013,35 (1):64-72.

[227] SU X H,WANG Z Y,LIU H. A new species of the genus *Analges* from Sichuan,China (Astigmata,Analgidae)[J]. Acta Zootaxon Sin,2013,38 (4):807-810.

[228] GARRIDO-BAILÓN E,BARTOLOMÉ C,PRIETO L,et al. The prevalence of *Acarapis woodi* in Spanish honey bee (*Apis mellifera*)colonies [J]. Exp Parasitol,2012,132 (4):530-536.

[229] HAMIDUZZAMAN M M,SINIA A,GUZMAN-NOVOA E,et al. Entomopathogenic fungi as potential biocontrol agents of theecto-parasitic mite,*Varroa destructor*,and their effect on the immune response of honey bees (*Apis mellifera* L.) [J]. J

Invertebr Pathol,2012,111:237-243.

［230］KIM D H,OH D S,AHN K S,et al. An outbreak of *Caparinia tripilis* in a colony of African pygmy hedgehogs (*Atelerix albiventris*)from Korea ［J］. Korean J Parasitol,2012,50(2):151-156.

［231］KIM K R,AHN K S,OH D S,et al. Efficacy of a combination of 10% imidacloprid and 1% moxidectin against *Caparinia tripilis* in African pygmy hedgehog(*Atelerix albiventris*) ［J］. Parasite Vector,2012,5(1):158.

［232］SENICZAK S,ITURRONDOBEITIA J C,SENICZAK A. The ontogeny of morphological traits in three species of Galumnidae (Acari:Oribatida)［J］. Int J Acarol,2012,38(7):612-638.

［233］TIRELLO P,POZZEBON A,CASSANELLI S,et al. Resistance to acaricides in Italian strains of *Tetranychus urticae*: toxicological and enzymatic assays ［J］. Exp App Acarol,2012,57(1):53-64.

［234］WANG S,GU X,FU Y,et al. Molecular taxonomic relationships of *Psoroptes* and *Chorioptes* mites from China based on COI and 18S rDNA gene sequences ［J］. Vet Parasitol,2012,184(2-4):392-397.

［235］AY R,KARA F E. Toxicity,inheritance of fenpyroximate resistance,and detoxification-enzyme levels in a laboratory-selected fenpyroximate-resistant strain of *Tetranychus urticae* Koch(Acari:Tetranychidae) ［J］. Crop Prot,2011,30(6):605-610.

［236］GRBIĆ M,VAN LEEUWEN T,CLARK R M,et al. The genome of *Tetranychus urticae* reveals herbivorous pest adaptations［J］. Nature,2011,479(7374):487-492.

［237］BOCHKOV A V. A review of mammal-associated Psoroptidia(Acariformes:Astigmata) ［J］. Acarina,2010,18(2):99-260.

［238］CHEN J,LIU D,WANG H F. Oribatid mites of China:a review of progress,with a checklist［J］. Zoosymposia,2010,4: 186-224.

［239］COLLOFF M J. Mites from house dust in Glasgow ［J］. Med Vet Entomol,2010,1(2):163-168.

［240］CORNMAN S R,SCHATZ M C,JOHNSTON S J,et al. Genomic survey of the ectoparasitic mite *Varroa destructor*,a major pest of the honey bee *Apis mellifera* ［J］. BMC Genomics,2010,11:602.

［241］DUARTE A,CASTRO I,DA FONSECA I M P,et al. Survey of infectious and parasitic diseases in stray cats at the Lisbon Metropolitan Area,Portugal ［J］. J Feline Med Surg,2010,12(6):441-446.

［242］NAVAJAS M,ANDERSON D L,DE GUZMAN L I,et al. New Asian types of *Varroa destructor*:a potential new threat for world apiculture ［J］. Apidologie,2010,41(2):181-193.

［243］ROSENKRANZ P,AUMEIER P,ZIEGELMANN B. Biology and control of *Varroa destructor* ［J］. J Invertebr Pathol,2010,103 (S1):S96-S119.

［244］RÜFENACHT S,ROOSJE P J,SAGER H,et al. Combined moxidectin and environmental therapy do not eliminate *Chorioptes bovis* infestation in heavily feathered horses ［J］. Vet Dermatol,2010,22(1):17-23.

［245］YU L C,ZHANG Z Q,HE L M. Two new species of *Pyemotes* closely related to *P. tritici* (Acari:Pyemotidae) ［J］. Zootaxa, 2010,2723:1-40.

［246］ARTHER R G. Mites and lice biology and control ［J］. Vet Clin Small Anim,2009,39:1159-1171.

［247］CEBOLLA R,PEKÁR S,HUBERT J. Prey range of the predatory mite *Cheyletus malaccensis* (Acari:Cheyletidae) and its efficacy in the control of seven stored-product pests ［J］. Biol Control,2009,50(1):1-6.

［248］DI PALMA A,NUZZACI G,ALBERTI G. Morphological,ultrastructural and functional adaptations of the mouthparts in cheyletid mites(Acari:Actinedida:Cheyletidae) ［J］. Int J Acarol,2009,35(6):521-532.

［249］GONZÁLEZ-ACUÑA D,SAUCEDO G C,CORTI P,et al. First records of the louse *Solenopotes binipilosus* (Insecta: Phthiraptera) and the mite *Psoroptes ovis* (Arachnida:Acari) from wild southern huemul (*Hippocamelus bisulcus*) ［J］. J Wildlife Dis,2009,45(4):1235-1238.

［250］KRANTZ G W,WALTER D E. A Manual of Acarology ［M］. 3rd ed. Lubbock:Texas Tech University Press,2009.

［251］KUCEROVA Z,HROMADKOVA J. Egg morphology of the predatory mite,*Cheyletus malaccensis* (Acarina:Cheyletidae) ［J］. Entomol Gen,2009,32(1):35-40.

［252］LEFKADITIS M A,KOUKERI S E,MIHALCA A D. Prevalence and intensity of *Otodectes cynotis* in kittens from Thessaloniki area,Greece ［J］. Vet Parasitol,2009,163(4):374-375.

［253］PALYVOS N E,EMMANOUEL N G. Temperature-dependent development of the predatory mite *Cheyletus malaccensis* (Acari: Cheyletidae) ［J］. Exp Appl Acarol,2009,47(2):147-158.

［254］WANG Z Y,LIU J,WANG J J. A new species of *Turnixacarus*,a newly record feather mite genus (Astigmata,Pterolichidae), from China ［J］.Acta Zootaxon Sin,2009,34(1):28-31.

［255］WU J,LIU ZG,RAN P X,et al. Influence of environmental characteristics and climatic factors on mites in the dust of air-conditioner filters [J]. Indoor Air,2009,19:474-481.

[256] XHAXHIU D,KUSI I,RAPTI D,et al. Ectoparasites of dogs and cats in Albania [J]. Parasitol Res,2009,105(6):1577-1587.

[257] YORULMAZ S,AY R. Multiple resistance,detoxifying enzyme activity,and inheritance of abamectin resistance in *Tetranychus urticae* Koch(Acarina:Tetranychidae)[J]. Turk J Agric For,2009,33(4):393-402.

[258] CHEE J H,KWON J K,CHO H S,et al. A survey of ectoparasite infestations in stray dogs of Gwang-ju city,Republic of Korea [J]. Korean J Parasitol,2008,46(1):23.

[259] GONZALEZPEREZ R,POZAGUEDES P,MATHEU V,et al. Preliminary data of selected population sensitized to *Cheyletus Eruditus* [J]. J Allergy Clin Immun,2008,121(2):S91-S91.

[260] SUH G H,HUR T Y,LIM S,et al. The first outbreak of *Chorioptes texanus*(Acari:Psoroptidae) infestation in a cattle farm in Korea [J]. Korean J Parasitol,2008,46(4):273-278.

[261] URAL K,ULUTAS B,KAR S. Eprinomectin treatment of psoroptic mange in hunter/jumper and dressage horses:A prospective, randomized,double-blinded,placebo-controlled clinical trial [J]. Vet Parasitol,2008. 156(3-4):353-357.

[262] WANG Z Y,WANG J J. A new species of feather mite:*Timalinyssus* Mironov,2001(Astigmata:Pteronyssidae)from *Garrulax canorus canorus*(Linnaeus)(Passeriformes:Timaliidae)in China [J]. Zootaxa,2008,1962:65-68.

[263] ANDERSON D L,MORGAN M J. Genetic and morphological variation of bee-parasitic *Tropilaelaps* mites(Acari:Laelapidae): new and re-defined species [J]. Exp Appl Acarol,2007,43(1):1-24.

[264] BAKER D G. Arthropods [M].// FOX J G,et al. The Mouse in Biomedical Research. Burlington:American College Laboratory Animal Medicine(Elsevier),2007:565-579.

[265] HESTVIK G,ZAHLER-RINDER M,GAVIER-WIDÉN D,et al. A previously unidentified *Chorioptes* species infesting outer ear canals of moose(*Alces alces*):characterization of the mite and the pathology of infestation [J]. Acta Veta Scand,2007,49(1): 21.

[266] HUBERT J,HÝBLOVÁ J,MÜNZBERGOVÁ Z,et al. Combined effect of an antifeedant α-amylase inhibitor and a predator *Cheyletus malaccensis* in controlling the stored-product mite*Acarus siro* [J]. Physiol Entomol,2007,32(1):41-49.

[267] OLD J M,HILL N J,DEANE E M. Isolation of the mite *Myocoptes musculinus* Koch from the Spinifex Hopping mouse (*Notomysalexis*)[J]. Lab Anim-UK,2007,41(2):292-295.

[268] WELTER A,MINEO J R,DE OLIVEIRA SILVA D A,et al. Balb/c mice resistant to *Toxoplasma gondii* infection proved to be highly susceptible when previously infected with *Myocoptes musculinus* fur mites [J]. Int J Exp Pathol,2007,88(5):325-335.

[269] DILLIER FVX,FLURI P,IMDORF A. Review of the orientation behaviour in the bee parasitic mite *Varroa destructor*:Sensory equipment and cell invasion behavior [J]. Rev Suisse Zool,2006,113(4):857-877.

[270] KIM T B,KIM Y K,CHANG Y S,et al. Association between sensitization to outdoor spider mites and clinical manifestations of asthma and rhinitis in the general population of adults [J]. J Korean Med Sci,2006,21(2):247-252.

[271] POCHANKE V,HATAK S,HENGARTNER H,et al. Induction of IgE and allergic-type responses in fur mite-infested mice[J]. Eur J Immunol,2006,36(9):2434-2445.

[272] WELTER A,MINEO J R,SILVA D A,et al. An opposite role is exerted by the acarian *Myocoptes musculinus* in the outcome of *Toxoplasma gondii* infection according to the route of the protozoa inoculation [J]. Microbes Infect,2006,8(11):2618-2628.

[273] WALL R,KOLBE K. Taxonomic priority in *Psoroptes* mange mites:*P. ovis* or *P. equi*? [J]. Exp Appl Acarol,2006,39(2): 159-162.

[274] ALTERIO G L D,CALLAGHAN C,JUST C,et al. Prevalence of *Chorioptes* sp. mite infestation in alpaca(*Lama pacos*)in the south-west of England:implications for skin health [J]. Small Ruminant Res,2005,57(2-3):221-228.

[275] CENTERS FOR DISEASE CONTROL AND PREVENTION,USA. Outbreak of pruritic rashes associated with mites - Kansas, 2004 [J]. Morbid Mortal Weekly Rep,2005,54(38):952-955.

[276] LEKIMME M,LECLERCQ-SMEKENS M,DEVIGNON C,et al. Ultrastructural morphology of the male and female genital tracts of *Psoroptes* spp.(Acari:Astigmata:Psoroptidae)[J]. Exp Appl Acarol,2005,36(4):305-324.

[277] REHBEIN S,WINTER R,VISSER M,et al. Chorioptic mange in dairy cattle:treatment with eprinomectin pour-on [J]. Parasitol Res,2005,98:21-25.

[278] VAN LEEUWEN T,VAN POTTELBERGE S,TIRRY L. Comparative acaricide susceptibility and detoxifying enzyme activities in field-collected resistant and susceptible strains of *Tetranychus urticae* [J]. Pest Manag Sci,2005,61(5):499-507.

[279] SUBÍAS L S. Listado sistemático,sinonímico y biogeográfico de los Ácaros Oribátidos(Acariformes,Oribatida)del mundo (1758-2002)[J]. Graellsia,2004,60:3-305.

［280］HAMILTON K A,NISBET A J,LEHANE M J,et al. A physiological and biochemical model for digestion in the ectoparasitic mite,*Psoroptes ovis*（Acari：Psoroptidae）［J］. Int J Parasitol,2003,33（8）:773-785.

［281］PROCTOR H C. Feather mites（Acari：Astigmata）:ecology,behavior,and evolution［J］. Ann Rev Entomol,2003,48:185-209.

［282］RODRIGUEZ-VIVAS R I,ORTEGA-PACHECO A,ROSADO-AGUILAR J A,et al. Factors affecting the prevalence of mange-mite infestations in stray dogs of Yucatán,Mexico［J］. Vet Parasitol,2003,115（1）:61-65.

［283］RYU J S,REE H I,MIN D Y,et al. A human case of house dust mite *Tarsonemus floricolus* collected from sputum［J］. Korean J Parasitol,2003,41（3）:171-173.

［284］SHIBATA A,YACHIMORI S,MORITA T,et al. Chorioptic mange in a wild Japanese serow［J］. J Wildlife Dis,2003,39（2）: 437-440.

［285］SRÉTER T,SZÉLL Z,VARGA I. Ectoparasite infestations of red foxes（*Vulpes vulpes*）in Hungary［J］. Vet Parasitol,2003, 115（4）:349-354.

［286］WANG H F,WEN Z G,CHEN J. A checklist of oribatid mites of China（Ⅱ）（Acari：Oribatida）［J］. Acta Arachnol Sin,2003, 12（1）:42-63.

［287］AKUCEWICH L H,PHILMAN K,CLARK A,et al. Prevalence of ectoparasites in a population of feral cats from north central Florida during the summer［J］. Vet Parasitol,2002,109（1-2）:129-139.

［288］BALOGH J,BALOGH,P. Identification Keys to the Oribatid Mites of the extra-Holarctic Regions. I［M］. Miscolc:Well-Press Publishing Limited,2002:1-957.

［289］KIM Y K,CHANG Y S,LEE M H,et al. Role of environmental exposure to spider mites in the sensitization and the clinical manifestation of asthma and rhinitis in children and adolescents living in rural and urban areas［J］. Clin Exp Allergy,2002,32 （9）:1305-1309.

［290］LOHSE J,RINDER H,GOTHE R,et al. Validity of species status of the parasitic mite *Otodectes cynotis*［J］. Med Vet Entomol, 2002,16（2）,133-138.

［291］SCHATZ H. The Oribatida literature and the described oribatid species（Acari）（1758-2001）an analysis［J］. Abhandlungen und Berichte des Naturkundemuseums Gorlits,2002,74（1）:37-45.

［292］WANG H F,WEN Z G,CHEN J. A checklist of oribatid mites of China（Ⅰ）（Acari：Oribatida）［J］. Acta Arachnol Sin,2002,11 （2）:107-127.

［293］BLANCO G,FRIAS O. Symbiotic feather mites synchronize dispersal and population growth with host sociality and migratory disposition［J］. Ecography,2001,24:113-120.

［294］BLANCO G,TELLA J L,POTTI J,et al. Feather mites on birds:costs of parasitism or conditional outcomes? ［J］. J Avian Biol,2001,32（3）:271-274.

［295］DEGIORGIS M P,HÅRD AF SEGERSTAD C,CHRISTENSSON B,et al. Otodectic otoacariasis in free-ranging Eurasian lynx in Sweden［J］. J Wildlife Dis,2001,37（3）:626-629.

［296］EHRNSBERGER R,MIRONOV S V,DABERT J. A preliminary analysis of phylogenetic relationships of the feather mite family Freyanidae Dubinin,1953（Acari：Astigmata）［J］. Biol Bull Poznan,2001,38:181-201.

［297］TAKAHASHI M,NOGAMI S,MISUMI H,et al. Mixed infestation of sarcoptic and chorioptic mange mites in Japanese serow, *Capricornis crispus* Temminck,1845 in Japan,with a description of *Chorioptes japonensis* sp. nov.（Acari：Psoroptidia）［J］. Med Entomol Zool,2001,52（4）:297-306.

［298］ANDERSON D L. Variation in the parasitic bee mite *Varroa jacobsoni* Oud［J］. Apidologie,2000,31:281-292.

［299］ANDERSON D L,TRUEMAN J W. *Varroa jacobsoni*（Acari：Varroidae）is more than one species［J］. Exp Appl Acarol,2000, 24（3）:165-189.

［300］JEE Y K,PARK H S,KIM H Y,et al. Two-spotted spider mite（*Tetranychus urticae*）:an important aller-gen in asthmatic non-farmers symtomatic in summer and fall months［J］. Ann Allergy Asthma Immunol,2000,84（5）:543-548.

［301］MAHUNKA S. Oribatids from Hong Kong Ⅱ（Acari：Oribatida：Euphthiracaridae）（Acarologica Genavensia XCIV）［J］. Arch Sci,2000a,53（1）:43-48.

［302］MAHUNKA S. Oribatids from Hong Kong Ⅲ（Acari：Oribatida：Microzetidae and Oribatulidae）（Acarologica Genavensia XCIV） ［J］. Arch Sci,2000b,53（3）:177-184.

［303］MARAUN M,SCHEU S. The structure of oribatid mite communities（Acari,Oribatida）:patterns,mechanisms and implications for future research［J］. Ecography,2000,23（3）:374-382.

［304］SAMMATARO D,GERSON U,NEEDHAM G. Parasitic mites of honey bees:life history,implications,and impact［J］. Annu

Rev Entomol,2000,45:519-548.

［305］SMITH K E,WALL R,FRENCH N P. The use of entomopathogenic fungi for the control of parasitic mites,*Psoroptes* spp.［J］. Vet Parasitol,2000,92（2）:97-105.

［306］WANGH F,CUI Y Q,LIU Y H. Acari:Oribatida［M］.//HUANG B K. Fauna of Insects in Fujian Province of China,vol. 9. Fuzhou:Fujian Science and Technology Publishing House,2000:296-323.

［307］BATES P G. Inter- and intra-specific variation within the genus *Psoroptes*（Acari:Psoroptidae）［J］. Vet Parasitol,1999,83(3-4): 201-217.

［308］DABERT J,MIRONOV S V. Origin and evolution of feather mites（Astigmata）［J］. Exp Appl Acarol,1999,23:437-454.

［309］DE GUZMAN L I,RINDERER T E. Identification and comparison of *Varroa* species infesting honey bees［J］. Apidologie, 1999,30:85-95.

［310］ESSING A,RINDER H,GOTHE R,et al. Genetic differentiation of mites of the genus *Chorioptes*（Acari:Psoroptidae）［J］. Exp Appl Acarol,1999,23:309-318.

［311］KIM Y K,SON J W,KIM H Y,et al. Citrus red mite（*Panonychus citri*）is the most common sensitizing allergen of asthma and rhinitis in citrus farmers［J］. Clin Exp Allergy,1999a,29（8）:1102-1109.

［312］KIM Y K,LEE M H,JEE Y K,et al. Spider mite allergy in apple-cultivating farmers:European red mite（*Panonychus ulmi*）and two-spotted spider mite（*Tetranychus urticae*）may be important allergens in the development of work-related asthma and rhinitis symptoms［J］. J Allergy Clin Immunol,1999b,104（6）:1285.

［313］MARAUN M,ALPHEI J,BONKOWSKI M,et al. Middens of the earthworm *Lumbricus terrestris*are important microhabitats for micro- and mesofauna in forest soil［J］. Pedobiologia,1999,43:276-287.

［314］SMITH K E,WALL R,BERRIATUA E,et al. The effects of temperature and humidity on the off-host survival of *Psoroptes ovis* and *Psoroptes cuniculi*［J］. Vet Parasitol,1999,83（3-4）:265-275.

［315］YOUNG S M. Feather mites in Taiwan and their parasitical relationship［J］. Chin J Entomol Spec Publ,1999,12:71-82.

［316］HUNT G S,NORTON R A,KELLY J P H,et al. An interactive glossary of oribatid mites［CD-ROM］. Melbourne:CSIRO Publishing,1998.

［317］MIGGE S,MARAUN M,STEFAN S,et al. The oribatid mite community（Acarina）of pure and mixedstands of beech（*Fagus sylvatica*）and spruce（*Picea abies*）of different age［J］. Appl Soil Ecol,1998,9:119-126.

［318］PRUETT J H,TEMEYER K B,FISHER W F,et al. Evaluation of natural *Psoroptes ovis*（Acarina:Psoroptidae）soluble proteins as candidate vaccine immunogens［J］. J Med Entomol,1998,35（5）:861-871.

［319］AOKI J,YAMAMOTO Y,WEN Z G,et al. A checklist of oribatid mites of China（Acari:Oribatida）. First report［J］. Bull Inst Environ Sci Technol Yokohama Natn Univ,1997,23（1）:63-80.［in Japanese］

［320］BEETHAM P K. Sheep scab mite（Acari:Psoroptidae）:General morphology and immunocytochemistry using serum from infested animals［J］. Ann Entomol Soc Am,1997,90（2）:202-207.

［321］COLLOFF M J,MERRETT T G,MERRETT J,et al. Feather mites are potentially an important source of allergens for pigeon and budgerigar keepers［J］. Clin Exp Allergy,1997,27:60-67.

［322］DELGADO J,ORTA J C,NAVARRO A M,et al. Occupational allergy in greenhouse workers:sensitization to *Tetranychus urticae*［J］. Clin Exp Allergy,1997,27（6）:640-645.

［323］MIRONOV S V. Contribution to the feather mites of Switzerland with descriptions of five new species（Acarina:Sarcoptiformes）
［J］. Bull Soc Entomolo Sui,1997,70:455-471.

［324］MIRONOV S V,KOPIJ G. New feather mite species of the subfamily Pterodectinae（Astigmata:Proctophyllodidae）from some passerines（Aves:Passeriformes）of South Africa［J］. J African Zool,1997,111（6）:449-463.

［325］WEIGMANN G. New and old species of Malaconothroidea from Europe［J］. Spixiana,1997,20（3）:199-218.

［326］GAUD J,ATYEO W T. Feather mites of the world（Acarina,Astigmata）:the supraspecific taxa［J］. Ann Mus r Afr cent,Sci Zool,1996,277（Pt.1）:193/（Pt.2）:436.

［327］LOSSON B,LONNEUX J F. Field efficacy of moxidectin 0.5% pour-on against *Chorioptes boris*,*Damalinia boris*,*Linognathus vituli* and *Psoroptes ovis* in naturally infected cattle［J］. Vet Parasitol,1996,63（1-2）:119-130.

［328］MIRONOV S V,KOPIJ G. Three new species of the feather mite family Proctophyllodidae（Acarina:Analgoidea）from some South African passerine birds（Aves:Passeriformes）［J］. Acarina,1996,4（1-2）:27-33.

［329］MIRONOV S V,KOPIJ G. New feather mite species（Acarina:Analgoidea）from some starlings（Passeriformes:Sturnidae）of South Africa［J］. J African Zool,1996,110（4）:257-269.

［330］MUSKEN H，WAHL R，FRANZ J T，et al. Frequency of sensitization with the predator mite *Cheyletus eruditus* and storage mites in house dust mite sensitized patients［J］. Allergologie，1996，19（1）：29-34.

［331］ASTARITA C，FRANZESE A，SCALA G，Astarita Farm workers' occupational allergy to *Tetranychus urticae*：clinical and immunologic aspects［J］. Allergy，1994，49（6）：466-471.

［332］HTUT T. A case study of bite reactions in man and domestic dust samples that implicate the house dust mite predator *Cheyletus malaccensis* Oudemans（Acari：Cheyletidae）［J］. Indoor Built Environ，1994，3（2）：103-107.

［333］CORPUZ-RAROS L A. A checklist of Philippine mites and ticks（Acari）associated with vertebrates and their nests［J］. Asia Life Sci，1993，2（2）：177-200.

［334］HOSCHELE W，TANIGOSHI L K. *Pyemotes tritici*，a potential biological control agent of *Anagasta kuehniella*［J］. J Exper Appl Acarol，1993，17：781-792.

［335］LUXTON M. A new species of *Dometorina* from Hong Kong（Arachnida：Acari），with a key to the genus［J］. J Nat Hist，1993，27：63-66.

［336］NORTON R A，KETHLEY J B，JOHNSTON D E，et al. Phylogenetic perspectives on genetic systems and reproductive modes in mites［M］.// WRENSCH D，EBBERT M. Evolution and Diversity of Sex Ratio in Insects and Mites. New York：Chapman and Hall，1993：8-99.

［337］BALOGH J，BALOGH P. The Oribatid Mites Genera of the World［M］. Hungary：The Hungarian Natural History Museum，1992.

［338］EVENS G O. Principles of Acarology［M］. Oxon：CAB International，1992.

［339］GABAJ M M，BEESLEY W N，AWAN M A Q. A survey of mites on farm animals in Libya［J］. Ann Trop Med Parasit，1992，86（5）：537-542.

［340］GAUD J. Acquisition d'hotes nouvesux par les acariens plumicoles［J］. Bull Soc Fr Parasitol，1992，10：79-91.

［341］HU S H，WANG X Z. The community structure of Oribatei and their dynamics in Tianmu Mountain［M］.//YIN W Y，et al. Subtropical soil animals of China. Beijing：Science Press，1992：30-39.

［342］LUXTON M. Oribatid mites from the marine littoral of Hong Kong（Acari：Cryptostigmata）［J］. The Marine Flora and Fauna of Hong Kong and Southern China，1992，3：211-227.

［343］SENICZAK S. The morphology of the juvenile stages of moss-mites of the family Nothridae（Acari，Oribatida），I［J］. Zool Anz，1992，229（3/4）：134-148.

［344］STRONG K L，HALLIDAY R B. Biology and host specificity of the genus *Psoroptes* Gervais（Acarina：Psoroptidae），with reference to its occurrence in Australia［J］. Exp Appl Acarol，1992，15（3）：153-169.

［345］GUNNARSSON E，HERSTEINSSON P，ADALSTEINSSON S. Prevalence and geographical distribution of the ear canker mite（*Otodectes cynotis*）among arctic foxes（*Alopex lagopus*）in Iceland［J］. J Wildlife Dis，1991，27（1）：105-109.

［346］LEKPRAYOON C，TANGKANASING P. *Euvarroa wongsirii*，a new species of bee mite from Thailand［J］. Internat J Acarol，1991，17（4）：255-258.

［347］NORTON R A，PALMER S C. The distribution，mechanisms and evolutionary significance of parthenogenesis in oribatid mites［M］.//SCHUSTER R，MURPHY P W. The acari：reproduction，development and life-historystrategies. London：Chapman & Hall，1991：107-136.

［348］BRUCE W A，WRENSCH D L. Reproductive potential，sex ratio，and mating efficiency of the straw itch mite［J］. J Econ Entomol，1990，83（2）：384-391.

［349］WUNDERLE I，BECK L，WOAS S. Ein Beitrag zur Taxonomie und Ökologie der Oribatulidae und Scheloribatidae（Acari，Oribatei）in Südwestdeutschland［J］. Andrias，1990，7：15-60.

［350］DRUMMOND F A，CASAGRANDE R A. Effect of the straw itch mite on larvae and adults of the Colorado potato beetle［J］. Am Potato J，1989，66（3）：161-163.

［351］BALOGH J，BALOGH P. Oribatid Mites of the Neotropical Region. I［M］. Budapest：Akadémiai Kiadó，1988：1-335.

［352］TOMALSKI M D，BRUCE W A，TRAVLS J，et al. Preliminary characterization of toxins from the straw itch mite，*Pyemotes tritici*，which induce paralysis in the larvae of a moth［J］. J Toxicon，1988，26（2）：127-132.

［353］ATYEO W T，GAUD J. Feather mites（Acarina）of the Parakeet，*Melopsittacus undulatus*（Shaw）［J］. J Parasitol，1987，73：203-206.

［354］MIRONOV S V. Morphological adaptations of feather mites to different types of plumage and skin of birds［J］. Parazitologicheskii Sbornik，1987，34：114-132.

［355］SOLL M D,CARMICHAEL I H,SWAN G E,et al. Control of cattle mange in southern africa using ivermectin［J］. Trop Anim Health Pro,1987,19(2):93-102.

［356］YOSHIKAWA M. Feeding of *Cheyletus malaccensis*(Acari:Cheyletidae)on human body fluids［J］. J Med Entomol,1987,24 (1):46-53.

［357］KAMILI B,WALLWORK J A,MACQUITTY M. Primitive cryptostigmatid mites from the Chihuahuan desert of New Mexico［J］. Acarologia,1986,27(4):325-347.

［358］YOSHIKAWA M. Skin lesions of papular urticaria induced experimentally by *Cheyletus malaccensis* and *Chelacaropsis* sp.(Acari: Cheyletidae)［J］. J Med Entomol,1985,22(1):115-117.

［359］PÉREZ T M,ATYEO W T. Feather mites,feather lice,and thanatochresis［J］. J Parasitol,1984,70:807-812.

［360］TSENG Y H. Taxonomical study of oribatid mites from Taiwan(Acarina:Astigmata)(Ⅱ)［J］. Chin J Entomol,1984,4:27-74.

［361］BALOGH J. MAHUNKA S. Primitive Oribatids of the Palaearctic Region［M］. Budapest:Akadémiai Kiadó,1983:1-372.

［362］HEATH A C G,BISHOP D M,TENQUIST J D. The prevalence and pathogenicity of *Chorioptes bovis*(Hering,1845)and *Psoroptes cuniculi*(Delafond,1859)(Acari:Psoroptidae)infestations in feral goats in New Zealand［J］. Vet Parasitol,1983,13 (2):159-169.

［363］O'CONNOR B M. Acari:Astigmata［M］.//Parker S.P. Synopsis and Classification of Living Organisms. New York: McGraw-Hill,1982a.

［364］O'CONNOR B M. Evolutionary ecology of astigmatid mites［J］. Ann Rev Entomol,1982b,27:385-409.

［365］TSENG Y H. Taxonomical study of oribatid mites from Taiwan(Acarina:Astigmata)(Ⅰ)［J］. Chin J Entomol,1982,2(1): 53-106.

［366］ARLIAN L G,KAISER S,ESTES S A,et al. Infestivity of *Psoroptes cuniculi* in rabbits［J］. Am J Vet Res,1981,42(10): 1782-1784.

［367］CROSS E A,MOSER J C,RACK G. Some new forms of *Pyemotes*(Acarina:Pyemotidae)from forest insects,with remarks on polymorphism［J］. Int J Acarol,1981,7(1-4):179-196.

［368］GREGORY M W. Mites of the hedgehog *Erinaceus albiventris* Wagner in Kenya:observations on the prevalence and pathogenicity of *Notoedres oudemansi* Fain,*Caparinia erinacei* Fain and *Rodentopus sciuri* Fain［J］. Parasitology,1981,82(1): 149-157.

［369］HÅGVAR S,AMUNDSEN T. Effects of liming and artificial acid rain on the mite(Acari)fauna inconiferous forest［J］. Oikos, 1981,37(1):7-20.

［370］MOTHES U,SEITZ K A. Fine structure and function of the prosomal glands of the two-spotted spider mite,*Tetranychus urticae* (Acari,Tetranychidae)［J］. Cell Tissue Res,1981a,221(2):339.

［371］MOTHES U,SEITZ K A. Functional microscopic anatomy of the digestive system of *Tetranychus urticae*(Acari,Tetranychidae) ［J］. Acarologia,1981b,22(3):257-270.

［372］BRUCE W A,LECATO G L. *Pyemotes tritici*:apotential new agent for biological control of the redimported fire ant,*Solenopsis invicta*(Acari:Pyemotidae)［J］. Int J Acarol,1980,6(4):271-274.

［373］ATYEO W T. The pretarsi astigmatid mites［J］. Acarologia,1979,20:244-269.

［374］FAIN A,PORTÚS M. Two new parasitic mites(Acari,Astigmata)from the Algerian hedgehog *Aethechinus algirus*,in Spain［J］. Rev lbérica Parasitol,1979,39:577-585.

［375］LALTOO H,VAN ZOOST T,KIND L S. IgE antibody response to mite antigens in mite infested mice［J］. Immunol Commun, 1979,8(1):1-9.

［376］GAUD J,ATYEO W T. The feather mite superfamilies［M］//KRANTZ G G. A manual of acarology. Corvallis: Oregon State University Bookstores,Inc. 1978:388-393.

［377］KRANTZ G W. A manual of acarology［M］. 2nd ed. Oregon:Oregon State University Bookstore,1978:1-509.

［378］ATYEO W T,PETERSON P C. A new species of *Plutarchusia* oudemans 1904,with a key to the species(Analgoidea: Syringobiidae)［J］. J Parasitol,1977,63(1):145-148.

［379］DE HEYNING J V,THIENPONT D. Otitis externa in man caused by the mite *Otodectes cynotis*［J］. Laryngoscope,1977,87: 1938-1941.

［380］WILSON G I,BLACHUT K,ROBERTS I H. The infectivity of scabies(mange)mites,*Psoroptes ovis*(Acarina:Psoroptidae),to sheep in naturally contaminated enclosures［J］. Res Vet Sci,1977,22(3):292-297.

［381］MAHUNKA S. Neue und interessante milben aus dem Genfer Museum XVIII Oribatiden aus Hong-Kong(Acari)［J］.

Acarologia, 1976, 18: 360-372.

[382] CROSS E A, MOSER J C. A new, dimorphic species of *Pyemotes* and a key to previously-described forms (Acarina: Tarsonemoidea) [J]. Ann Ent Soc Amer, 1975, 68(4): 723-732.

[383] FAIN A. Nouveaux taxa dans les Psoroptinae hypothese sur l'origine de ce groupe (Acarina, Sarcoptiformes, Psoroptidae) [J]. Acta Zool Pathol Antverp, 1975, 61: 57-84.

[384] FAIN A, LECLERC M. A case of mange in a giant panda caused by a new species of *Chorioptes* (Acarina: Psoroptidae) [J]. Acarologia, 1975, 17(1): 177-182.

[385] ZAHER M A, SOLIMAN Z R, EL-BISHLAWY S M. Studies on population dynamics of soil predaceous prostigmatid mites in Giza, Egypt [J]. Zeitschrift für Angewandte Entomologie, 1975, 79: 440-443.

[386] BROCKIE R E. The hedgehog mange mite, *Caparinia tripilis*, in New Zealand [J]. New Zeal Vet J, 1974, 22(12): 243-247.

[387] MCCLURE H E, RATANAWORABHAN N, EMERSON K C, et al. Some Ectoparasites of the Birds of Asia [M]. Bankok: Applied Scientific Research Corporation of Thailand, 1973: 1-219.

[388] SINHA R N, WALLACE H A H. Population dynamics of stored-product mites [J]. Oecologia, 1973, 12(4): 315-327.

[389] BALOGH J. The Oribatid Genera of the World [M]. Budapest: Akadémiai Kiádo, 1972: 1-188.

[390] LINDQUIST E E. A new species of *Tarsonemus* from stored grain (Acarina: Tarsonemidae) [J]. Can Ent, 1972, 104: 1699-1708.

[391] AOKI J. The oribatid mites of the Islands of Tsushima [J]. Bull Nat Sci Mus, 1970, 13(3): 395-442.

[392] FAIN A, HYLAND K. Notes on the Myocoptidae of North America with description of a new species on the eastern chipmunk, *Tomiasstriatus* Linnaeus [J]. J New York EntomolS, 1970, 78: 80-87.

[393] WEIGMANN G. Zur taxonomie der europaischen Scheloribatidae mit der Beschreibung von *Topobates holsaticus* n. sp. (Arachnida: Acari: Oribatei) [J]. Senckenberg Biol, 1969, 50: 421-432.

[394] RAJSKI A. Autecological-zoogeographical analysis of moss mites (Acari, Oribatei) on the basis offauna in the Poznan environ. Part II [J]. Fragm Faun, 1968, 14(12): 277-405.

[395] FAIN A, BAFORT J. Cycle évolutif et morphologie de Hypodectes (Hypodectoides) propus (Nitzsch) acarien nidicole à deutonymphe parasite tissulaire des pigeons [J]. Bull Acad R Belg, 1967, 53: 501-533.

[396] RAJSKI A. Autecological-zoogeographical analysis of moss mites (Acari, Oribatei) on the basis offauna in the Poznan environs. Part I [J]. Pol Pismo Entomol, 1967, 37: 69-166.

[397] AOKI J. Oribatid mites (Acarina: Oribatei) from Himalaya with descriptions of several new species [J]. Journal of the College of Arts and Sciences, Chiba University, 1965, 4(3): 289-302.

[398] FAIN A. Un nouvel acarien psorique du hérisson Sud-Africain: *Caparinia erinacei* n. sp. [J]. Rev Zool Bot Afr, 1962, 65(3-4): 204-210.

[399] BALOGH J. Identification keys of world Oribatid (Acari) families and genera [J]. Acta Zool Acad Sci H, 1961, 7: 243-344.

[400] HAMMER M. Investigations on the oribatid fauna of the Andes Mountains. II. Peru [J]. Biologiske Skrifter, 1961, 13(1): 1-157.

[401] WATSON D P. The effect of the mite *Myocoptes musculinus* (C.L. Koch 1840) on the skin of the white laboratory mouse and its control [J]. Parasitology, 1961, 51: 373-378.

[402] BULANOVA-ZACHVATKINA E M. New representatives of primitive oribatid mites from the superfamily Perlohmannoidea Grandjean, 1958 (Acariformes) [J]. Zool J, 1960, 39(12): 1835-1848. [In Russian].

[403] SAMSINAK K, JARRY D. Un curieux cas de pseudo-parasitism par acariens dans un liquide cephalo-rachidian [J]. Ann Parasitol, 1960, 35: 730-736.

[404] WATSON D P. On the adult and immature stages of *Myocoptes musculinus* (Koch) with notes on its biology and classification [J]. Acarologia, 1960, 2(3): 335-344.

[405] LAVOIPIERRE M M J. A description of the male and female of *Chorioptes crewei* Lavoipierre, 1958 (Acarina: Psoroptidae), together with some remarks on the family Psoroptidae and a key to the genera contained in the family [J]. Acarologia, 1959, 1(3): 354-364.

[406] VAN DER HAMMEN L. Berlese's primitive oribatid mites [J]. Zool Verhandelingen, 1959, 40: 1-93.

[407] LAVOIPIERRE M M J. A preliminary description of a new species of *Chorioptes* from an African antelope [J]. Ann Trop Med Parasit, 1958, 52(3): 384.

[408] SWEATMAN G K. Redescription of *Chorioptes texanus*, a parasitic mite from the ears of reindeer in the Canadian arctic [J].

Can J Zool, 1958a, 36（4）:525-528.

［409］SWEATMAN G K. Biology of *Otodectes cynotis*, the ear canker mite of carnivores［J］. Can J Zool, 1958b, 36（6）, 849-862.

［410］SWEATMAN G K. On the life history and validity of the species in *Psoroptes*, a genus of mange mites［J］. Can J Zool, 1958c, 36（6）, 905-929.

［411］WOOLLEY T A. Redescriptions of Ewing's Oribatid mites, X. Family Haplozetidae（Acarina: Oribatei）［J］. Trans Amer Micr Soc, 1958, 77:333-339.

［412］SWEATMAN G K. Lif e history, non-specificity, and revision of the genus *Chorioptes*, a parasitic mite of herbivores［J］. Can J Zool, 1957, 35（6）:641-689.

［413］DUBININ V B. Feather mites（Analgesoidea）: III Family Pterolichidae［J］. Fauna SSSR Paukoobraznye, 1956, 6（7）:1-813.

［414］FLYNN R J. Ectoparasites of mice［J］. Proceedings of the Animal Care Panel, 1955, 6:75-91.

［415］LAWRENCE R F. A new mange-mite from the Cape polecat［J］. Ann Trop Med Parasit, 1955, 49（1）:, 54-62.

［416］RADFORD C D. Some new and little-known mites of the genus Myocoptes Claparède（Acarina: Listophoridae）［J］. Parasitology, 1955, 45:275-286.

［417］GRANDJEAN F. Essai de classification des Oribates（Acariens）［J］. Bull Soc Zool Fr, 1954, 78:421-446.

［418］DUBININ V B. Feather mites（Analgesoidea）, Part II, Families Epidermoptidae and Freyanidae［J］. Publisher Nauka, Moscow-Leningrad. Fauna USSR Paukoobraznye, 1953, 6（6）:1-411.

［419］RADFORD C D. The mites（Acarina: Analgesidae）living on or in the feather of birds［J］. Parasitology, 1953, 42:199-230.

［420］BAKER E W, WHARTON G W. An Introduction to Acarology［M］. New York: Macmillan, 1952:465.

［421］GAMBLES R M. *Myocoptes musculinus*（Koch）and *Myobia musculi*（Schrank）, two species of mite commonly parasitizing the laboratory mouse［J］. British Vet J, 1952, 108（6）:194-203.

［422］HAMMER M. Investigations on the microfauna of Northern Canada, Part I. Oribatidae［J］. Acta Arctica, 1952, 4:1-108.

［423］DUBININ V B. Feather mites（Analgesoidea）Part I: Introduction to their study［J］. Fauna USSR Paukoobraznye, 1951, 6（5）:1-363.

［424］DUBININ V B. Species criteria in parasitic animals［J］. Parazitol Sborn, 1951, 13:5-28.

［425］DUBININ V B. Feather mites of birds of the Baraba Steppe Report I. Feather mites of waterfowl and wading birds of the orders of rails, grebes, plamipedes, anserines, herons, gulls, and limicoles［J］. Parazitol Sborn, 1951, 13:120-256.

［426］SENGBUSCH H G. Notes on some New York oribatid mites［J］. Zoologica, New York Zoological Society, 1951, 36:155-162.

［427］BAKER E W. *Scheloribates chauhani*, a new species of oribatid mite from India（Acarina: Ceratozetidae）［J］. J Wash Acad Sci, 1945, 35（12）:386-388.

［428］HAMMER M. Studies on the oribatids and collemboles of Greenland［J］. Meddelelser om Grønland, 1944, 141（3）:1-210.

［429］SUGIMOTO M. Studies on the Formosan mites（3rd report）（On the feather mites Analgesidae Canestrini, 1892）［J］. Bulletin of the School of Agriculture and Forestry, 1940, 1:40-58.

［430］GEIJSKES D.C. Beiträge zur Kenntnis der europäischen Spinnmilben（Acari, Tetranychidae）, mit besonderer Berücksichtigung der niederländischen Arten［J］. Mededeelingen van de Landbouwhoogeschool, 1939, 42（4）: 1-68.

［431］JACOT A P. Evolutionary trends, ecological notes, and terminology of the large-winged mites of North America［J］. Am Midl Nat, 1937, 18（4）:631-651.

［432］LOMBARDINI G. Elenco alfabetico di specie esistenti nell'acroteca della R［J］. Stazione di Entomologia Agraria di Firenz. Redia, 1936, 22:37-51.

［433］ROBERTS F H S. A check list of the arthropod parasites of domesticated animals in Queensland［J］. Aust Vet J, 1935, 11（1）: 2-10.

［434］JACOT A P. The Galumnas（Oribatoidea-Acarina）［J］. J New York Entomol S, 1934, 42（1）:87-125.

［435］JACOT A P. The primitive Galumninae（Oribatoidea Acarina）of the middle West［J］. Am Midl Nat, 1933, 14:680-703.

［436］JACOT A P. American oribatid mites of the subfamily Galumninae［J］. Bull Mus Comp Zool Harv, 1929, 69:3-36.

［437］JACOT A P. Oribatoidea Sinensis III［J］. Journal of the North China Branch of the Royal Asiatic Society, 1924, 55:78-83.

［438］JACOT A P. Oribatoidea Sinensis II［J］. Journal of the North China Branch of the Royal Asiatic Society, 1923, 54:168-181.

［439］JACOT A P. Oribatoidea Sinensis I［J］. Journal of the North China Branch of the Royal Asiatic Society, 1922, 53:118-130.

［440］EWING H E. New Oribatidae［J］. Psyche, Camb, 1907, 14:111-115.

［441］OUDEMANS A. Das Tracheensystem der Labidostomide aund eine neue Klassifikation der Acari［J］. Zool Anz, 1906a, 29: 632-637.

［442］OUDEMANS A. Nieuwe classificatie der Acari［J］. Entomologische Berichten，1906b，2：43-46.

［443］BERLESE A. Acari nuovi. Manipulus Ⅲ［J］. Redia，1904，2：10-32.

［444］MICHAEL A D. On some unrecorded parasitic acari found in Great Britain［J］. J Linnean Soc London，Zool，1889，20（123）：400-406.

［445］MICHAEL A D. British Oribatidae，Vol I［M］. London：Ray Society，1884：1-336.

［446］TROUESSART E L，MÉGNIN P. Sur la classification des Sarcoptides plumicoles［J］. Compte rendu hebdomadaire des seances de l'Academie des Sciences Paris，1884，98：155-157.

［447］TROUESSART E L，MÉGNIN P. Sur le polymorphisme sexuel et larvaire des Sarcoptides plumicoles［J］. Compte rendu hebdomadaire des seances de l'Academie des Sciences Paris，1884，97：1319-1321.

［448］TROUESSART E L，MÉGNIN P. Sur la morphologie des Sarcoptides plumicoles［J］. Compte rendu hebdomadaire des seances de l'Academie des Sciences Paris，1884，97：1500-1502.

［449］ROBIN C，MÉGNIN P. Memoie sur les Sarcoptides plumicoles［J］. Journal de l'anatomie et de l'homme et des animaux，1877，13：209-248.

［450］ROBIN C. Mémoire sur les Sarcoptides avicoles et sur les metamorphoses des Acariens［J］. Compte rendu hebdomadaire des seances de l'Academie des Sciences Paris，1868a，66：776-786.

［451］ROBIN C. On the avicolar Sarcoptidae，and on the metamorphoses of the Acarina［J］. Annals and Magazine of Natural History，4th series，1868b，2：78-79.

［452］KOCH C L. Deutschlands crustaceen，Myriapoden und Arachniden（1835-1844）［J］. 1835，vols. 1-3；1836，vols. 4-9；1837，vols. 10-16；1838，vols. 17-22；1839，vols. 23-30；1841，31-34；1844，vols. 35-40.

第三十八章

蛛形纲的其他节肢动物

蛛形纲和昆虫纲同属节肢动物门,但两者的外部形态区别很大。蛛形纲动物的身体包括头胸部和腹部,常具有一对强大的螯肢、一对脚须和四对步足,无触角,无翅;而昆虫纲动物一般由头、胸、腹三部分组成,有一对触角、三对步足和两对用于飞翔的前后翅。蛛形纲动物有 50 000 多种,主要包括蜱螨目(Acarina)、蜘蛛目(Araneae)、蝎目(Scorpionida)和盲蛛目(Phalangida)。本章主要介绍属于蜘蛛目和蝎目的节肢动物。

第一节　蜘蛛目

蜘蛛目(Araneae)是蛛形纲中最大的一个目,种类繁多,分布较广,大多数为陆生。蜘蛛是地球上最古老的生物之一,由大约 4 亿年前泥盆纪的祖先进化而来;也是地球上最成功和最具有生物多样性的无脊椎动物。根据美国自然历史博物馆在线网站的统计,截至 2024 年 1 月 23 日,已经鉴定的蜘蛛种类为 51 904 种,分别属于 138 个科,4 372 个属。常见的蜘蛛中,大多数无毒或者毒性不大,不会造成较大危害;少数种类毒性却较强,对人畜的危害较大,如分布于澳大利亚的漏斗网蛛(funnel-web spider)、南美洲的巴西游走蛛(*Phoneutria fera*)、东北亚的穴居狼蛛(*Lycosa singoriensis*)和间斑寇蛛(*Latrodectus tredecimguttatus*)又名黑寡妇球腹蛛(*Latrodectus mactans*)(图 38-1)及我国的虎纹捕鸟蛛(*Haplopelma huwena*),能伤害牲畜或人类。

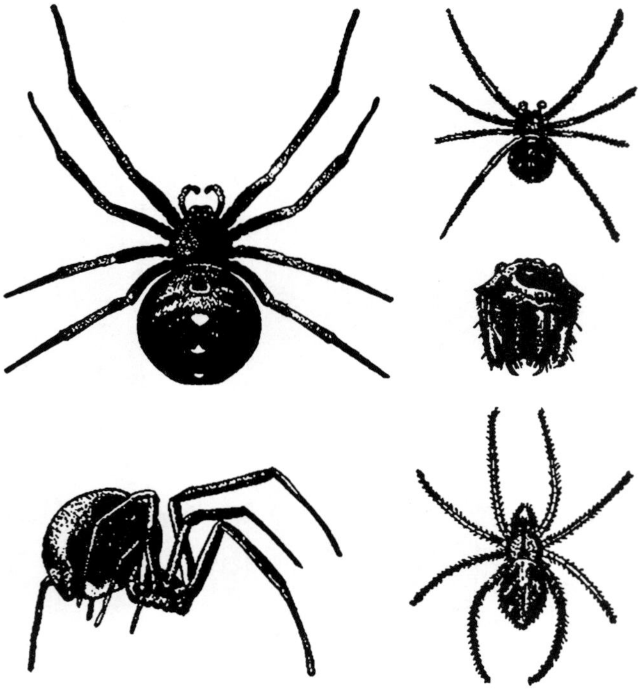

一、形态

蜘蛛的躯体分为头胸部和腹部,两者间由一细柄相接。除原始种类外,体表分节不明显,整个腹部愈合成一个整体(图 38-2)。

(一)头胸部

蜘蛛的头胸部多数呈梨形,外骨骼角质较硬。背面有比较发达的背甲(carapace);腹面为胸甲(breastplate)或叫做胸板(sternum);靠前端有一颈沟,可将头部和胸部分开。头的前端有眼 2~12 个,多为

图 38-1　黑寡妇球腹蛛(仿 Hayward 等)
(仿 徐劳南、甘运兴)

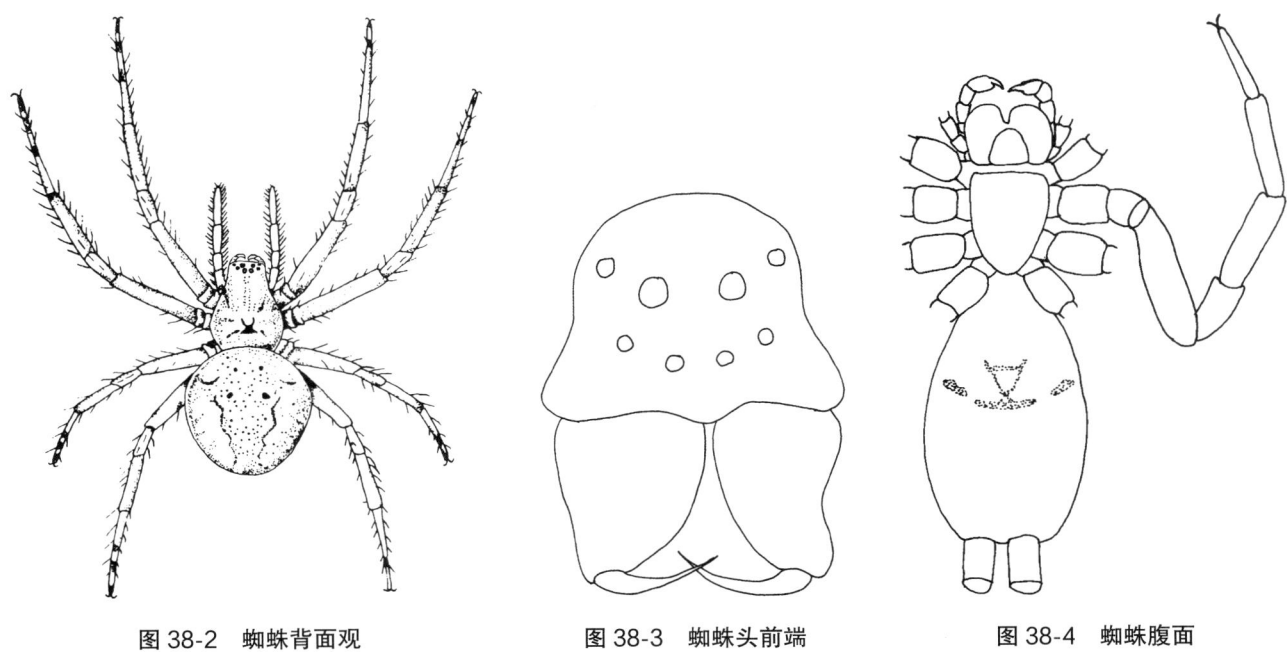

图 38-2 蜘蛛背面观　　　　图 38-3 蜘蛛头前端　　　　图 38-4 蜘蛛腹面

8 个(图 38-3),其数目及排列是分类的重要依据之一。腹面有胸腹板(图 38-4),腹板之前有唇瓣,腹板周围有附肢基节。螯肢较小,末端不呈钳状,螯肢基节有一中沟,其两侧有齿,基节端部有爪,不使用时,爪折回于沟中如折刀状。基节端部内有毒腺及毒腺的开孔。脚须足状,除去后跗节由 6 节组成。雄蛛脚须最后一节膨大,凹成穴状,内有盘曲的管,是其交配器官(图 38-5)。其余附肢为步足,细长,7 节,端部具爪,爪的数目及形态为分类依据之一。第一、二对附肢为头部附肢,参与组成蜘蛛的口器,第三、四、五、六对附肢为胸部附肢,称为步足。

1. 背甲　蜘蛛背甲的表面因种类不同差异较大,或光滑,或具刻点,或有疣突、小棘等。头部与胸部完全愈合,仅有一横向弧形的界缝,称为颈沟(cervical groove),其前方部分的背甲为头区(head region),后方部分为胸区(thoracic region),眼及口器着生于头区,胸区有中窝或放射沟。

2. 胸甲　由胚胎时期头胸部各节的腹板愈合而成,一般为心形,上被绒毛、短毛,有的还有各种形状的斑纹。两侧缘的凹陷处与步足基节相嵌合。前缘连下唇,相接处有界缝。

3. 眼　位于背甲前缘,大多数为 8 只,都为单眼,分两列,分别称为前眼列和后眼列。眼在头部占的区域,称为眼区(ocular area)或眼域,其中前、后中眼的部分为中眼域,一般呈方形或梯形。蜘蛛眼的大小、排列以及内部结构的不同,是分类的重要依据之一。

4. 额　位于前眼列至背甲前缘之间狭长的头区部分(图 38-6)。

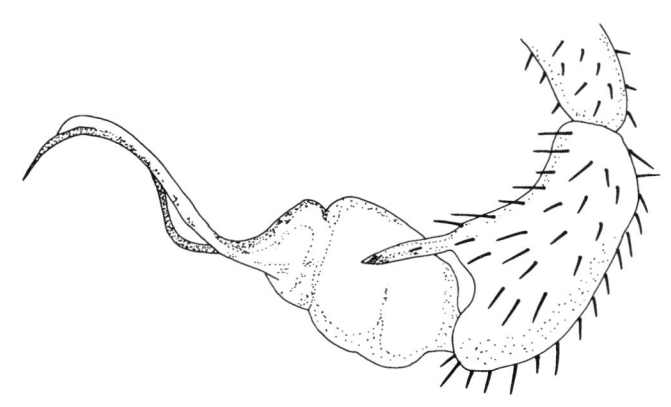

图 38-5 雄蛛特化的交配器

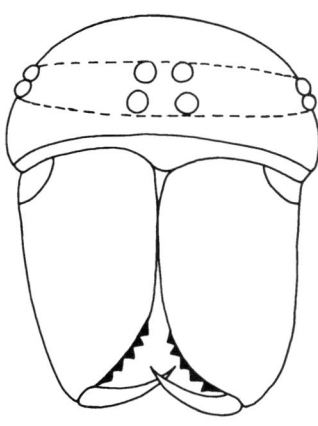

图 38-6 蜘蛛的额所在位置

5. 口及口器 蜘蛛口位于头胸部前端中央,两触肢的基部之间。口器由螯肢(chelicera)、触肢(pedipalp)基节的颚叶、上唇和下唇等部分组成。螯肢(图38-7)垂直向下,由螯基(paturon)和螯爪(fang)组成,螯爪一般较细长,有一定的弯曲度,接近末端的背侧有一毒腺开孔。螯爪不用时,深藏于内缘的沟内,故此称为牙沟(fang furrow)。在牙沟的前、后隆起处,有前齿堤位于前侧,有齿3~5枚,比较粗大;还有后齿堤位于后侧,有齿2~3枚,比较细小。螯肢的主要作用是捕捉和毒杀猎物,而对于纤软柔弱的猎物也能起咀嚼的作用。触肢(图38-8)位于螯肢之后,口的左右两侧,分为6节,由基节、转节、腿节、膝节、胫节和跗节组成。雌蛛触肢跗节末端有爪一枚。基节向扩张形成前端较宽,并长有毛丛的片状颚叶,同时具有感觉和协同螯肢捕食的作用。在基节的内缘构成口腔的侧壁。雌蛛及幼龄雄蛛的触肢呈足须状。而雄蛛触肢的顶端随着发育变化,逐渐形成具有交媾功能的触肢器。

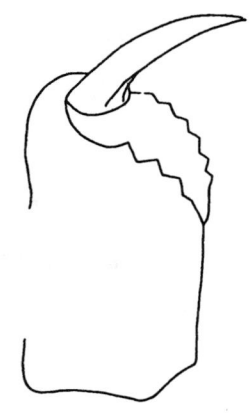

图38-7 蜘蛛的螯肢

6. 步足 步足为胸部的附肢(图38-9),共分4对,每足由基节、转节、腿节、膝节、胫节、后跗节和跗节等7节组成。步足上有毛、刺、跗节器、听毛等多种感觉器官。听毛一般微细纤弱,多直立。跗节末端有爪,爪的下缘有若干锯齿。此外,在结网蜘蛛中有几根爪状刺,称为副爪。

(二)腹部

蜘蛛腹部形状多变,有卵圆形、长筒形、多角形等。腹部外骨骼较柔软,多被绒毛,不多节(图38-4)。背、腹面常有斑纹及凹点,凹点是内部肌肉附着处。体色多变,有的鲜艳夺目,具银色、金色斑带;有的斑纹图案化,形状各异;多数背面中、后端有叶斑。腹面前端有一横行沟,生殖孔位于此沟的中央。成熟的雌蛛,生殖孔附近角质化形成形态各异的生殖厣(genital operculum),其内壁具有纳精囊(seminal receptacle),也称为交媾囊(copulatory receptacle)或交媾管(copulatory duct)并开口于外,称为交媾孔(copulatory pore),统称为外雌器(epigynum)。书肺孔开口在生殖孔两侧。腹面后端中线处有一小的气管孔,其后为纺织器(spinneret)。纺织器是附肢的变形,原始的种类有4对,排列稀松,多数为3对,排列集中。纺织器呈短圆锥形,在静止时隐藏于前、后纺织器之间。纺织器的顶面都有膜状纺区。纺区上有不同形状的纺管,分别与体内的丝腺相连(图38-10)。腹部末端为肛门的开口。

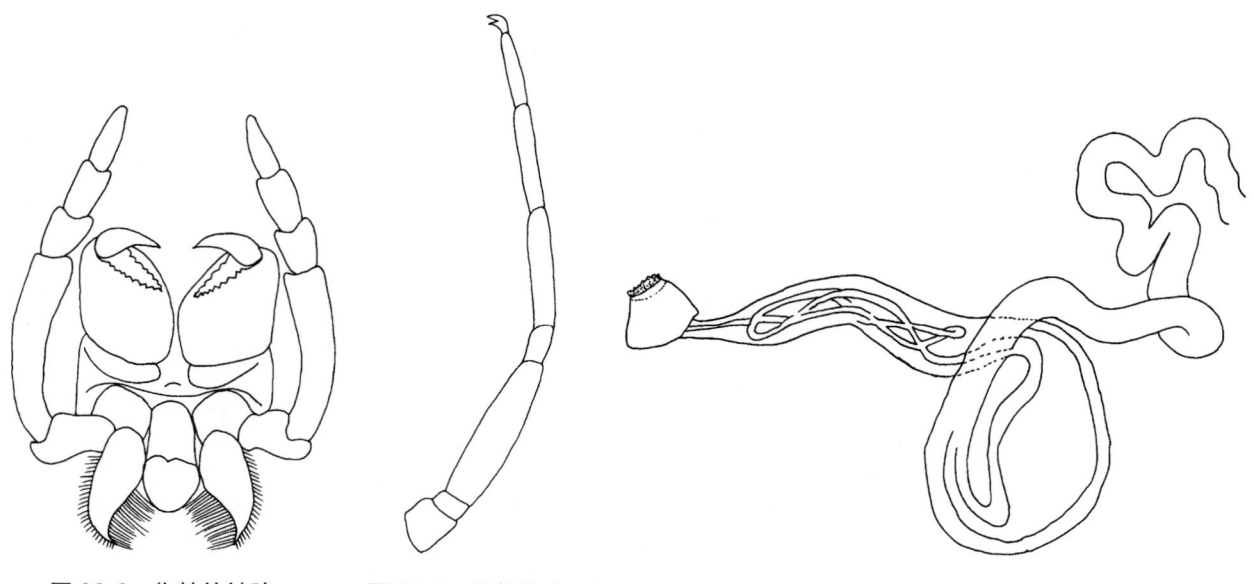

图38-8 蜘蛛的触肢   图38-9 蜘蛛的步足   图38-10 蜘蛛的纺织器

(三)外生殖器

蜘蛛具有角质化的外生殖器。由于生殖隔离,不同种类的外生殖器的结构不同,借以阻止异种间的交配和保持种的相对稳定。蜘蛛的雌、雄外生殖器的结构如同锁和钥匙的关系,即有什么样的外雌器就有与之相适应的触肢器,而且不同种类的触肢器间的差异程度较其外雌器间的差异更加显著。

1. 触肢器　雄蛛的交配器(copulatory organ),由触肢的跗节特化而成。雄性若蛛三、四龄时跗节逐渐膨大,颜色变深,至亚成体时,内部结构已完善。最后一次蜕皮后即成熟,为黑褐色的强角质化。跗节本体分化为跗舟(cymbium)和副跗舟(subsidiary cymbium),与跗舟相连无关节。触肢器的内部具有暂时贮存精液的结构,称为贮精器(seminal capacity)。贮精器分为3部分,即位于生殖球基部的育囊(brood capsule),称为容精球或基底,居中的一段管子,管径较容精球为小,内壁衬有微角质环,称为贮精囊(seminal receptacle),远端的针状细管称为射精管(ejaculatory duct)。

2. 外雌器　雌蛛的交配器官。由外部的生殖厣和其内部的交媾、纳精等生殖器官组成,主要功能是引导和接收雄蛛触肢器的相应结构以完成交配行为,并有纳精、贮精的作用。此外,还是体内受精和向体外排卵的场所。外雌器位于生殖沟之前,是一个较强角质化并凸起的结构。基部腹侧有两个交媾孔的开口,近端与生殖沟交界处的正中还有一个雌孔,也叫产卵孔。基部腹侧或腹后侧的中间有的种类还有中隔;中隔的两侧,基部生殖厣内陷,称为侧凹陷,也叫交媾腔(copulatory cavity),是引导雄性插入器经此入交媾孔注入精液的通道,雌蛛纳精后,此腔被胶状黑色物堵塞。外雌器的基部内部与交媾管、纳精囊(seminal receptacle)、子宫(uterus)等相连。

二、分类

从分类学上蜘蛛属于节肢动物门(Arthropoda),蛛形纲(Arachnida)和蜘蛛目(Araneae)。蜘蛛目又分为后纺亚目(Opisthothelae)和中纺亚目(Mesothelae)两大类,中纺亚目只由唯一的节板蛛科组成,该科蜘蛛的特点为穴居和腹部分节。后纺亚目的蜘蛛腹部很少或完全不分节,该亚目又可进一步分为两大类:原蛛下目(Mygalomorphae)和新蛛下目(Araneomorphae),分别代表"原始蜘蛛"和"现代蜘蛛"。原蛛下目的蜘蛛有2对书肺、4个或6个纺器和1对能上下活动的毒牙,已鉴定有2 500多种,约占蜘蛛总数的7%;不能结精致的蛛网,有些体型很大,如虎纹捕鸟蛛(Haplopelma huwena)、海南捕鸟蛛(Haplopelma hainanum)和广西缨毛蛛(Chilobrachys guangxiensis),曾被命名为敬钊缨毛蛛(Chilobrachys jingzhao)。新蛛下目的蜘蛛只有单对前书肺和气管,一般有6个纺器和像钳子一样相对活动的毒牙,体型较小且多数寿命只有1~2年,约占蜘蛛总数的93%。目前已经鉴定的蜘蛛分别属于138个科,4 372个属和51 904种。

三、生物学

(一) 生活史

在自然条件下,蜘蛛从出生到成熟,需要经过2~3年。一年中,蜘蛛的发育经历复苏期、生长发育期、填蜕期和休眠期四个阶段。由于我国地域广阔,南北差异较大,加上品种的不同,所以每个时期的时间、长短不尽相同。与一般昆虫相比,蜘蛛属长寿命者,大多数蜘蛛完成一个生活史,需8个月至2年的时间,雄蛛寿命较短,交尾后不久即死亡。

(二) 生活习性

蜘蛛为食肉性动物,食性广,食物大多为昆虫或其他节肢动物,但其口无上颚,不直接吞食固体食物,仅适于吸吮液体食物。当捕获猎物时,先将毒液注入猎物,麻醉或杀死猎物后,分泌消化液经猎物伤口注入猎物体内,先进行体外消化,待猎物的软组织被分解及液化后,吸入体内,再到体内消化和吸收。

蜘蛛的生活方式可分为两大类:即游猎型和定居型。游猎型蜘蛛,到处游猎、捕食、居无定所、完全不结网、不挖洞、不筑巢。有鳞毛蛛科,拟熊蛛科和大多数的狼蛛科等。定居型蜘蛛,有的结网,有的挖穴,有的筑巢,作为固定住所,如壁钱、类石蛛等。凡营独立生活的蜘蛛,个体间都保持一定间隔距离,互不侵犯。

蜘蛛不但雌雄异形,雄蛛小于雌蛛,而且有的异色,如跳蛛科(Salticidae)的雄性体色明亮,雌性体色灰暗,巨蟹蛛科(Heteropodidae)的雄性背面有红色斑纹,雌性全为绿色。雄蛛比雌蛛的性成熟时间早,而且出现的时间短,一般采集到的大多是雌蛛。蜘蛛的交尾方式独特,如交尾后,雄蛛不被雌蛛杀死而能逃脱者则能再次交尾。

雌蛛产卵前,先将卵产于由丝做成的"产褥"上,然后用丝覆盖,并将卵袋编成固定形式。一只雌蛛,一般只产一个卵袋,也有产多个卵袋的,如园蛛产5~6个,红斑毒蛛产13个。雌蛛的产卵数可以从几个到几百个,如红斑毒蛛可产60~720个,园蛛科的某些种可产1 000个。

刚孵化的幼蛛仍留在卵袋内,在卵袋内经 1 次蜕皮后,才离开卵袋。由于狼蛛不仅带卵袋游猎,而且当幼蛛孵化后,还有携幼的习性,故称狼蛛为保姆蛛(babysitter spider)。雌蛛在编成卵袋后,有的立即死亡,有的在幼蛛脱离卵袋后,继续生活一段时期才死亡,有的被自己孵出的幼蛛活活咬死为食。

蜘蛛至成熟期以前,随着生长,须经多次蜕皮,蜕皮次数和间隔时间很不一致。一般说,小型蛛一生蜕皮 4~5 次;中型蛛 7~8 次;大型蛛 11~13 次。

所有的蜘蛛生活都利用丝。蛛丝由丝腺细胞分泌,在腺腔中为黏稠的液体,经纺管导出后,遇到空气很快凝结成丝状,丝的比重为 1.28,强韧而富有弹性。幼蛛在开始结网生活时,蛛丝如附着不到任何物体时,恰好有上升的气流,则腾空而起,在空中顺着风飘飞,如园蛛科(Araneidae)、狼蛛科(Lycosidae)、盗蛛科(Pisauridae)、跳蛛科(Salticidae)等,都有"飞行"本领,对避免互相残杀,疏散密度过大,起很大的作用。

四、生态学

蜘蛛生态学研究落后于分类学研究,中国蜘蛛生态学研究是与农田以蛛治虫研究相应发展的。我国制定了"预防为主,综合防治"的植物保护方针,从生态学角度出发,利用天敌抑制害虫发生。蜘蛛是农田生态系统主要组成部分,也是害虫捕食性天敌中的重要组成部分,在控制稻田害虫的发生发展中起着极其重要的作用。蜘蛛受生态因子的影响,生态因子包括温度、湿度、光、风、食物等。温度对蜘蛛个体发育和繁殖力及种群数量、种群密度分布有影响。虎纹捕鸟蛛仅分布在我国北回归线以南的热带和亚热带季风气候区,由于人为干扰,栖息环境破坏,其自然种群数量正在不断减少,是一种濒危物种;该种蜘蛛昼伏夜出,有两个活动高峰;自然条件下,主要捕食在地面活动的直翅目(Orthoptera)、鞘翅目(Coleoptera)、蜚蠊目(Blattaria)、半翅目(Hemiptera)等大中型昆虫以及小型两栖爬行类、鸟类、啮齿动物,食性广泛。温度和食物对虎纹捕鸟蛛的若蛛生长发育的交互影响极为显著。虎纹捕鸟蛛的种群栖息地多为砂页岩发育而成的红色酸性黏土,其洞穴多分布在近水源、向阳山坡地或旱作田的宽厚堤埂上;洞口多呈圆形、无覆盖物。

五、中国重要蜘蛛种类

我国目前已发现的蜘蛛种类为 69 科 735 属 4 282 种,常见的蜘蛛主要有如下几种:

(一)园蛛科(Araneidae)

1. 大腹园蛛(*Araneus ventricosus* L. koch,1878) 隶属于新蛛下目(Araneomorphae),园蛛科(Araneidae),园蛛属(*Araneus*),分布于我国 20 多个省份。雄性体长约 15mm,雌性体长约 30mm。头部短于腹部,呈黑褐色,扁平,梨形,有小白毛。分 3 个眼丘,其中两侧眼丘各 2 眼,前缘中区眼丘有 4 眼。步足强大,多刺,上有深色斑带。螯肢强壮,有 7 枚小钩。沿中线有 8 对细小圆斑,腹部有 1 对白斑,生殖厣黑色呈舌状体,纺织器锥形。主要栖息地为屋檐、庭院、杂房、树丛等地,蛛网为大型车轮状垂直圆网,昼伏夜出,夜间居于网的中心位置,白天停留在网旁的缝隙或树叶丛中隐蔽。大腹园蛛与农业生产生活密切相关,以昆虫为食,主要依靠蛛网和毒液来捕食猎物。产出的卵袋中含有卵 500~1 000 个。

2. 角园蛛(*A. cornutus* Clerck,1757) 雄性体长 5~6mm,背甲呈黄色,头部中央及背甲边缘显黑褐色,头部和颈沟处密生白毛。后中眼与中窝之间有 2 条深棕色平行线纹。螯肢黑褐色。触肢黄色,中突的游离端呈叉状。胸板棕色,前端中央有 1 块黄色条斑。足黄褐色,具深褐色轮纹。腹部周缘灰色,斑纹红褐色,斑纹之间胡部位显白色。

雌性体长 9~10mm。背甲呈棕黄色,比雄性的颜色稍深。体型基本和雄性相同。腹部卵圆形,基色黄色,斑纹棕褐色,心斑前半段显露,其两侧有弧形斑,中后方有 3~4 块斑,两侧边缘呈波纹状,腹面中央黑色,两侧为黄白色,鳞状条斑,其后端在纺织器前方愈合。

(二)黄金蛛科(Argiopidae)

1. 横纹金蛛(*Argiope bruennichii* Scopoli,1772) 雄性体长 5~6mm。头胸部呈卵圆形,背面灰黄色,密被银白色毛,螯肢基节、触肢颚叶和下唇黄色。中窝横向排列,呈灰色。胸板中央、足呈黄色,颈沟、放射沟也为黄色,边缘棕色,足上有黑点及黑色刺,自膝节至后跗节各有黑色轮纹,腹部长椭圆形,无黑色横纹。背面浅黄色,前端两侧肩部各有 1 个隆起,自前至后共有 10 条左右黑色褐色横纹,因此,称为横纹金蛛。

雌性体长 18~22mm。体型与雄性基本相同,体色要比雄性艳丽。所不同的是雌性腹部腹面中央有黑色斑,两侧各有 1 条黄色纵纹。

2. **悦目金蛛**(*A. amoena* L. Koch,1878)　雄性体长 5~8mm。雌性体长 20~25mm。背甲扁平,黑褐色,密被白色细毛。中窝横向。自中窝至后中眼处有 2 条深色细纹。螯肢黑褐色。触肢浅黄色,具黑色刚毛,其膝、胫节的离体端具深色轮纹。颚叶、下唇基部为浓褐色,前端为淡黄色。足为黑色,具淡黄色轮纹。腹部背面前方两侧稍隆起,使腹部前端呈截状。整个腹背的基色为淡灰褐色,上有 3 条鹅黄色宽横带,与暗灰褐色底相间排列,色泽艳丽。腹部腹面黑褐色,有 1 对不连续的浅黄色纵纹。纺织器有红纹。

3. **棒络新妇蛛**(*Nephila clavate* L. Koch,1878)　雄性体长 5~6mm。头部颇隆起呈长梨形,颈沟凹深,中窝横向,黄色,前端为褐色,形成黄色 V 状斑,颈沟外侧各有 1 条棕褐色宽纵带在胸前后端相愈合,密生白色细绒毛。胸部两侧缘为黄色。螯肢棕黑色,具侧结节,螯爪基部黑色,端部枣红色,前、后齿堤各具 3 齿。触肢除跗节末端显黑色外,其余各节呈黄色,多黑刺。颚叶基部黑色,端部红棕色,具褐灰色丛毛。下唇长大于宽,基部和两侧为黑色,中央有 1 块银白色条斑,端部尖,呈赤褐色。胸板两侧为棕黑色并密被黑色细毛及长毛,中央有颇宽的黄白色条斑。足以黄色为基色,腿节中部和端部、膝、胫节两端,后跗节大部分及跗节全部皆为黑色,整个足部多黑毛和长刺。腹部呈圆筒状,背面前端为黄色,其后有 3 条蓝绿色横带与 2 条黄色带纹相间排列,腹背末端色泽较深,并具黄色圆斑。腹部背面中央有 1 块黄褐色纵斑,两侧各有 1 条黄色白条斑。纺织器棕褐色。

雌性体长 20~25mm。体型与雄性基本相同,体色要比雄性艳丽。所不同的是雌性腹部腹面中央有 1 条棕褐色"亚"字形斑纹,周围显白色。外雌器无垂体。

(三)漏斗蛛科(Agelenidae)

1. **华丽漏斗蛛**(*Agelena opulenta* L. Koch,1878)　雄性体长 8~9mm。雌性体长 10~16mm。体型椭圆,头胸狭长,头较窄。8 只眼几乎等大,2 眼列强前曲,以至前中眼与后侧眼几乎成直线排列。中眼区长大于宽。额高为前侧眼直径的 2~3 倍。下唇长大于宽,胸板心形。背甲较长,呈橙黄色,周缘褐色。额宽大,由额至眼区为黑色。中窝、放射沟皆明显,为黑褐色。螯肢平行,茶褐色并稍稍倾向后方,螯爪及齿堤为黑色,前齿似三角形,显橙黄色,其外缘平行,二前缘呈一直线,内前角生有丛毛。下唇达于颚叶长度之半,前端圆形,为白色。后端稍后曲并显污浊的橙黄色,疏生短毛。胸板中凸,心形,橙黄色,中部显褐色。足部长大而多毛,其腹侧的色泽稍淡,而背侧的颜色浓厚,各节末端呈茶褐色。腹部长卵形,背面为污黄色而有 1 块黑色纵斑,从黑斑内,有数对"八"字形白斑。腹部腹面有褐色窄条纹,其两侧则为橙黄色或黑褐色纵条斑。后纺织器长,约为前纺织器的 4 倍。

2. **迷宫漏斗蛛**(*A. labyrinthica* Clerk,1757)　雄性体长约 8mm。雌性体长 9mm。体型椭圆,呈灰色。头胸部有白色连轮状斑纹;有利于吮吸的小口;单眼 4 对,位于头胸部背面前端;下有跗肢 6 对,第一对呈单螯状,通向毒腺;第二对为脚须,起触角的作用,雄性末节膨大成交配器;其余 4 对为足,由 7 节组成,跗节末端由钩爪 2 枚。腹部椭圆形,有"八"字形的白斑 5 对。前腹面有生殖孔,上有生殖板覆盖,腹面后端有肛门,前方有 3 对纺锤突,第 3 对纺锤突延伸成 1 对尾状。纺锤突尖端有小孔,通向纺织腺,能分泌黏液,凝成丝质而结网。

3. **森林漏斗蛛**(*A. sylvatica* Oliger,1983)　雌蛛体长 10~14mm,其特征是背部呈甲黄色,2 条黄褐色纵带分布在眼后方的中线两侧,在中线两侧之间生有许多细致紧密的短毛;两眼列前凹,两边的螯肢呈黑褐色。雌蛛的腹部背面呈黑褐色,并且其中线两侧有两条黑色纵带纹和五个灰色呈"人"字形的斑纹。与雌蛛相比,雄蛛略大,其体长可以达到 9~19mm。此外,雄蛛的外雌器陷腔位于外雌器中部至前部的中线上,其前端比后端要宽,同时雄蛛的形状具有个体差异。结漏斗网,网的开口分为"前门"和"后门",蜘蛛常常潜伏在"前门"附近,受到惊吓后迅速从"后门"逃遁。"后门"位置隐蔽,与网管相连,有的蛛网网管伸入到石隙、壁缝或落叶层中,增加其逃避敌害的概率,多隐匿于阴暗潮湿的地方,喜欢结网于墙角、石缝、枯树、草间、树皮、灌木、篱笆以及地表疏松的土壤等地方,网大而明显,网的直径可达 40cm。其毒液毒性小,可以麻痹、捕获飞虫等猎物作为食物,广泛分布于我国南北方的山区和森林中。

(四)壁钱科(Urocteidae)

华南壁钱(*Uroctea compactilis* L. Koch,1878)体型扁而平,呈灰褐色,密生细毛。头胸部为心形,头背面有单眼 4 对,头下有适于吮吸的小口。跗肢 6 对,第 1 对呈螯状,第 2 对为脚须,起触角的作用,雄性末节膨大成交配器;其余 4 对为等长的足。腹部呈卵圆形,上有许多小黑点。腹面有生殖孔,上有生殖板覆盖。尾端有突起的纺织突,通向纺织腺,能分泌黏液而抽丝。

(五) 虫窒虫当科 (Ctenizidae)

大卫氏拉土蛛 (*Latouchia davidi* Simon, 1886) 体长 10mm。体型为椭圆,呈黑褐色。头胸部比腹部大,头部前端头背面有单眼 4 对,头下有适于吮吸的小口。胸部下面有跗肢 6 对,第 1 对呈螯状,第 2 对为脚须,起触角的作用,雄性末节膨大成交配器;其余 4 对为足部。腹部背面中央有 U 形沟。腹部呈椭圆形,上有 7 对白色带纹。前腹面中央有生殖孔,上有生殖板覆盖。尾端有突起的纺织突 2 对,尖端有小孔,通向纺织腺,能分泌黏液而抽丝。

(六) 球腹蛛科 (Theridiidae)

八斑球腹蛛 (*Coleosoma octomaculatum* Bösenberg & Strand, 1906) 雄性体长 2mm,头胸部背面的黑色纵带延伸至整个眼区,螯肢基节背面有 1 个较大的突起,腹部背面灰褐色,4 对黑斑变异较大,有的清楚,有的仅有第 2 对黑斑,而腹部前端均呈黑色,腹面灰褐色,在书肺部位有倒三角形黑斑。纺织器周围淡黑色。

雌性体长 2~3mm,头胸部背面白色或淡褐色,自后眼列后端有 1 条较宽的黑色纵带,个别的纵带短或不完整,眼周围有较大的黑圈。前中眼间距比后中眼间距要小,后眼列至中窝之间有 1~2 行毛。下唇和胸板及触肢、足部均为浅黄色,下唇长小于宽,胸板末端伸出于第 4 对足基节之间。腹部背面白色,有 4~5 对点状黑斑,第 5 对位于腹部后下方,因小而不易见。外雌器的内部构造有 1 对瓢形受精囊。在书肺部位有倒三角形黑斑,中间有黑色横带。纺织器周围淡黄色。

(七) 跳蛛科 (Salticidae)

浊斑扁蝇虎 (*Menemerus confusus* Boes. et Str., 1906) 又名蝇虎,雄性体长 7~8mm。体型扁平,颜色灰黑,背甲黑色似长方形,额部密被白色细毛,背面中央为灰白色毛,两侧黑色纵带末端相连呈 U 形。黑色纵带之外侧各有 1 条白色细纹,边缘为黑色。眼区黑褐色,占头胸部 2/5。螯肢黑褐色,前齿堤 2 齿,后齿堤 1 齿。触肢呈黄褐色有白色细毛。第 1 足较粗大,其下方有 5~6 刺。腹部背面有菱形斑纹,菱形斑纹后面有黑色细中纹,黑色侧纵带间断地和菱形斑纹构成 1 个中形斑,外缘灰白色,腹部末端和纺织器均为灰褐色。

雌性体长 8~9mm。腹部扁平呈椭圆形,前宽后窄,背面灰黄色,有大型黑色花斑,个别颜色混浊,边缘深褐色,中央灰黑色。腹部腹面基色黄白,并有许多不规则的黑褐色小斑点。

(八) 捕鸟蛛科 (Theraphosidae)

1. 虎纹捕鸟蛛 (*Haplopelma huwena* Wang et al., 1993) 世界上体型较大的蜘蛛之一,分布于我国广西和云南以及越南北部,由我国湖南师范大学王家福最先在广西省宁明县发现。因其背腹部的斑纹形似老虎的皮纹,当地人也称该蜘蛛为"地老虎",被命名为虎纹捕鸟蛛,曾被命名为 *Selenocosmia huwena* 或 *Orinithoctonus huwena*。雌雄蛛体型差别较大,外雌器是鉴别雌雄的主要标志。虎纹捕鸟蛛体长一般在 6~9cm,步足长 6~10cm,步足间距 27cm,螯肢长约 1cm,体重一般在 20~30g,身体多毛,头胸部背面有辐射状斑纹,腹部背面有虎皮状花纹,头胸部包括眼、口器、步足和附肢等感觉、取食和运动器官。眼为单眼,一般为 6~8 个,分前眼列和后列两排,从功能和色泽而言,分夜眼和昼眼。夜眼为白珍珠色,适于黑色的夜间和隐蔽活动,而昼眼为黑艳色,适于白天或强光下活动生活,有同型眼和异型眼。附肢分为螯肢和触肢,螯肢也叫上颚,在头胸部的第 1 对附肢位于口器的前上方,由螯基、螯爪两部分组成,爪端附近由一毒腺开孔,用以排出毒液。由爪端小孔排出;触肢又叫脚须,是头胸部第 2 对附肢,位于螯肢之后。触肢由 6 节组成:基节、脚节、膝节、胫节和跗节等。雄性性成熟后跗节由触肢器,用于储存和传递精子。口器是由螯肢、触肢基板、上唇和下唇等组成,位于胸甲前,为一极小的孔,由捕捉、压碎和吮吸汁液的功能。步足 4 对,着生于头胸部两侧,步足末端由 2 爪或 3 爪,由基节、转节、腿节、膝节、胫节、后跗和跗节等 7 节组成。步足上有很多毛,节与节之间有一种纤维毛,叫听毛。头部背面覆盖着背甲,上面有一 V 形颈沟,颈沟之前称头部,后称胸部,胸部背面甲上常有一凹陷中窝,后面常有纵向或横向短沟,称为放射沟 (radial furrow)。

腹部不分节,呈卵圆球形,腹部背面前端中央有心脏环斑。标示心脏所处的位置,另有 2 对深色凹陷的肌斑,腹面有书肺、气管、气门、生殖孔、纺织器,有一腹柄连着头、胸部,由腹节特化而成,窄而短,很难看到。腹部腹面近腹柄的肥厚部分为胃外区,下方两侧为书肺板,胃外区后方为胃外沟,称为生殖沟(genital groove),生殖沟两侧由书肺孔,中央有生殖器的开口。呼吸器官位于生殖沟正中,雌性的生殖孔与雄性基本相同,但雌性在生殖孔外有一几丁质特化的盖板,也称为外雌器,起着引导和接受雄性触肢的作用。虎纹捕鸟蛛喜欢挖掘地洞穴居,洞口分布有蛛丝网,夜间活动,攻击性强,当遇到猎物或被挑衅时,立即高举头部,展开螯肢和毒爪,毒牙可以刺进猎物体内,并射入毒液。

2. 海南捕鸟蛛(*Haplopelma hainanum* Liang et al.,1999)　分布在我国海南省五指山等山区,体型较大、毒性较强的毒蜘蛛之一,曾命名为 *Selenocosmia hainuna* 或 *Orinithoctonus hainuna*. 雌蛛体长 5~9cm,步长 5~8cm。形态与虎纹捕鸟蛛相似,区别在于头胸部和躯体颜色,虎纹捕鸟蛛偏褐色,而海南捕鸟蛛呈黑褐色。海南捕鸟蛛穴居,昼伏夜出,以昆虫及其他节肢动物或蛙类为食,具有攻击性。

3. 广西缨毛蛛(*Chilobrachys guangxiensis* Yin & Tan,2000)　体型较大的毒蜘蛛之一,与虎纹捕鸟蛛和海南捕鸟蛛相似,雌蛛体长 5~8cm,步足长 5~7.5cm,背甲红褐色,腹部浅黄褐色,分布于我国海南省琼中县等山区,曾被我国著名的蛛形学家赵敬钊教授命名为敬钊缨毛蛛(*Chilobrachys jingzhao*),后来发现其与之前发现的广西缨毛蛛是一个种,现被定名为广西缨毛蛛。广西缨毛蛛的纺器比虎纹捕鸟蛛和海南捕鸟蛛的纺器要长,穴居生活,洞口及周围布有蛛丝,昼伏夜出,主要以昆虫及其他节肢动物、蚯蚓和蜗牛等为食物。

(九) 狼蛛科(Lycosidae)

穴居狼蛛(*Lycosa singoriensis* Laxmann,1769)属新蛛下目(Araneomorphae)、狼蛛科(Lycosidae)、狼蛛属(*Lycosa*),是一种体型较大的毒蜘蛛。雌蛛体长 20~40mm,全身呈灰黑或灰褐色,躯体和步足密生黑、白及棕色茸毛。头胸部梨形,前部隆起,中间有黑、白相间的辐射状斑纹,两侧呈黄白色。腹部椭圆形,背面密布黑色小斑点,中间有黑褐色的心脏斑纹,后部有 6 对黄白色的斑点。腹部腹面黑色,密生黑色绒毛。雄蛛体长 20mm 左右,形状与雌蛛相似,但体色较浅,腹部明显较小。穴居狼蛛雌蛛于当年 5~7 月份出生,第 2 年4~5 月产卵繁殖后代;卵袋略呈椭圆形,形似大花生仁,灰白色;第 3 年 5、6 月以后陆续死亡,其寿命约为 2 年。穴居狼蛛相互残杀现象比较普遍。越冬期在洞内呈蛰伏状态,有 120~150 天不饮食。穴居生活,洞口圆形或椭圆形,直径 2~3cm,洞深可达 30~60cm,洞穴多建造在沟渠、旧墙、畦沟和山坡的向阳面,地下水位高的湿润土壤中。常在夜间出猎,以各类昆虫为食。生活在森林、草原、荒漠、半荒漠等地方,在我国分布于新疆、内蒙古、甘肃等省。繁殖季节的雌蛛毒性最强,容易伤害人畜,严重者可致死亡。

(十) 球蛛科(Theridiidae)

间斑寇蛛(*Latrodectus tredecimguttatus* Rossi,1790)属新蛛下目(Araneomorphae)、球蛛科(Theridiidae)、寇蛛属(*Latrodectus*),体型中等大小,间斑寇蛛雌雄交配后,雌蛛往往把雄蛛杀死,因此间斑寇蛛又俗称"黑寡妇"或"黑毒蜘蛛",是目前世界上发现的最毒的蜘蛛之一,严重威胁人畜的身体健康。雌蛛体长10~14mm,头胸部和步足紫褐色,梨状或坛状,颈沟深,中窝为一三角形或半圆形的凹坑。腹部卵圆形或倒桃形,黑褐色,密被褐色细毛,背面有 3 对肌痕,成熟待产母蛛腹部浑圆,膨胀如球,肌痕不明显。雄蛛体长4~5mm,腹部黑色,卵圆形,背面前缘有一弧形黄色斑,后有 3 列黄色斑,腹部腹面中央也有一黄色横斑。生活在石缝、土洞、低矮植物丛中,蛛网的形状不规则,捕食昆虫作为食物。7 月下旬以后所产的卵,发育成幼蛛后要在卵袋内越冬;当年 7~8 月从卵袋中孵出的幼蛛,至 10~11 月进入蛰伏状态,在土缝、洞隙或枯草叶簇中越冬。雄蛛寿命短于雌蛛。间斑寇蛛相互残杀现象甚于穴居狼蛛。在我国,主要分布于新疆等地。2000 年新疆发生该蜘蛛咬伤人畜事件,1 人中毒后经抢救无效身亡。间斑寇蛛的毒素不仅存在于毒腺中,而且在身体其他部位(如腿和腹部组织等)以及卵粒和初生幼蛛体内也存在。

六、与疾病的关系

蜘蛛的毒液器官主要包括螯肢、毒牙、毒腺、毒液管和环绕毒腺的肌肉。除了妩蛛科(Uloboridae)和节板蛛科(Liphistiidae)外,其他蜘蛛都具有分泌毒液的毒腺,蜘蛛种类不同,毒腺的大小也有差异,有的毒腺长达 12mm,有的毒腺仅为 2mm。不同蜘蛛的毒牙长度也不同,有的毒牙长达 12mm,有的只有 0.4mm。绝大多数蜘蛛的毒牙无法穿透人体皮肤,不会对人类造成危害。蜘蛛产生的毒液用于防御敌害或捕获猎物。蜘蛛毒液是由多种分子组成的复杂混合物,少数蜘蛛的毒牙蜇入人体皮肤后,分泌的毒液对人类能引起广泛的临床症状,如皮肤坏死、皮肤过敏、神经毒性、细胞毒性、出血、水肿、炎症、疼痛、麻痹、心律不齐、血小板凝集和血液凝固等。分布于南美洲的巴西游走蛛是目前已知的毒性最强的蜘蛛之一。我国有被新疆的间斑寇蛛咬伤致死的病例报道。

七、防制

毒蛛活动频繁地区,以预防为主,加强个人防护,野外工作时尽量不要裸露皮肤,扎紧衣裤口,不要在田间地头睡觉。不要挑衅蜘蛛,蜘蛛一般不会主动叮咬人。人被毒蜘蛛叮咬后,可立即用火柴或烟头烧灼伤口,抢在毒素未扩散前以高温破坏其毒素,该法必须在被咬后 1~2 分钟内进行方为有效;可采用大剂量可的松加在 5% 葡萄糖盐水中快速输液,并用维生素 C 辅助治疗;也可用抗蛛毒血清治疗。被叮咬在四肢时,立即在伤口上方用绳带结扎,每 15~30 分钟放松 1~2 分钟;局部伤口先用过饱和高锰酸钾液洗净,常规消毒。

八、研究技术

（一）标本采集与制作方法

1. 蜘蛛标本采集　蜘蛛属于蛛形纲,蜘蛛目,是世界上最古老的物种之一,其种类数目仅次于昆虫,分布极为广泛。蜘蛛的体色多种多样,腿跨度从 0.5μm 到 25cm。大多数蜘蛛近地面陆地栖息生活,少数树栖、穴居和水栖生活。蜘蛛一般都具有毒腺,产生的毒液用于防御敌害或捕获猎物。蜘蛛毒液是由多种分子组成的复杂混合物,对人类能引起广泛的临床症状,如皮肤坏死、神经毒性、细胞毒性、出血、水肿、炎症、血小板凝集和血液凝固等。

（1）标本采集方法:蜘蛛的采集方法多种多样,一般有下列方法。

1）引诱法采集:对于地下穴居、隐藏在石头缝隙、树洞的蜘蛛,可用树枝或草尖轻轻拨动蛛网以引诱蜘蛛出洞。用防水笔填好标签,并随标本一起存放、运输,带回实验室。

2）掘土采集:对体型较大的穴居蜘蛛(如捕鸟蛛),先找到穴居的洞穴,用铁铲或小铲先除去洞穴周围的泥土,然后顺着蜘蛛的巢穴挖到底而获得。预先准备好较大的一次性塑料空杯,蜘蛛出来后,捕入其中。

3）棍棒敲打法采集:把桶或捕虫网等较大的容器置于蛛网下面,棍棒敲打蛛网附着物,蜘蛛掉落在容器中。然后用牙签盒、指管或吸管捕捉落入容器里的蜘蛛。

4）扣捕法采集:用指形采集管或塑料瓶扣捕在地面上、叶面上或网上的蜘蛛。扣捕时,另一侧用手或瓶塞挡住。抽丝下垂的蜘蛛则用管或塑料瓶在下方接着即可。

5）捕虫网采集:用捕虫网可捕捉高处结网的蜘蛛。用捕虫网在草丛和灌木丛中来回扫捕蛛体小的蜘蛛。

6）毛笔采集:蛛体特别小的蜘蛛一般用毛笔蘸 95% 的酒精粘捕。

（2）注意事项

1）蜘蛛的生殖器官是进行种类鉴定和分类研究的最重要依据。采集时应尽可能采集性成熟个体。蜘蛛一般雄性先成熟,在同一地点,尽量采集到雌蛛和雄蛛。采集到一起活动的雌雄蜘蛛时,合装于一只标本管内。同一地点、同一时间采集的标本装入同一管内。

2）采集蜘蛛时,有些蜘蛛警惕性高,容易逃走,务必动作迅速。尽量避免徒手捕捉,蜘蛛身体脆弱,采集时要轻柔,以保持标本的完整性。工作人员要带上防护手套,以免被有些毒蜘蛛蜇伤。

3）采集时,蜘蛛可直接放入盛有 95% 酒精的玻璃瓶或指形管中杀死固定;需要活体标本时,可单管保存。

4）要附上详细的采集记录,包括采集日期、采集地点、采集人等,标本和标签不能分开,以免发生差错。被酒精浸泡的蜘蛛,其色彩、花纹等易褪色,在活体时应对颜色特征加以记录。

5）采集的标本要求有一定的质量和数量。

2. 蜘蛛标本制作与保存

（1）标本制作方法：将新采到的蜘蛛先用 95% 酒精浸泡固定，除去污物，每隔 1~2 天换一次 80% 的酒精，连续 2~3 次后，装入盛满酒精的指形管（或其他小瓶），用脱脂棉塞紧口。

（2）注意事项：根据酒精容易挥发的特点，注意每隔一段时间更换一次同样浓度的酒精。用于塞口的脱脂棉的直径应大于指形管的内径，以保证塞紧后不易脱落。塞紧后的脱脂棉上部距离指形管的端口不少于 1cm。标本只能用酒精保存，不能用福尔马林，因为福尔马林容易使标本硬化变脆，降低或失掉标本的使用价值（展览用的标本可用福尔马林保存）。

（3）蜘蛛标本保存：把已装入指形管（或其他小瓶）的蜘蛛标本，倒扣在标本瓶或大的广口瓶里，再加入 80% 酒精，以浸没指形管为宜，加盖即可永久保存。

（二）蜘蛛毒液的收集

1. 电刺激采毒法　一人戴上防护手套，小心抓住蜘蛛，把蜘蛛的毒螯接触一干净小烧杯边缘。另一人将电刺激器的两个电极分别放置在螯肢之间的根部和外侧，电极用食盐水湿润，以增加导电性，用 25~50V、15~40Hz 交流电刺激蜘蛛，刺激时间为 2~3 秒，长时间刺激可能导致蜘蛛晕厥甚至死亡。蜘蛛感受电刺激后，从毒螯末端射出毒液，毒液滴黏附在小烧杯边缘。用微量加量枪小心收集蜘蛛分泌的毒液（注意避免蜘蛛的唾液污染），毒液收集管暂时放置在 4℃ 冰盒上。体型较大、毒液分泌较多的蜘蛛适合采用电刺激采毒法进行采毒。

2. 塑料片采毒法　实验前把一次性洁净薄塑料水杯剪切成边长为 4~5cm 的正方形，并折成 W 形塑料片。实验时采毒工作者戴上防护手套，用左手拇指和中指夹住蜘蛛的头胸部两侧，食指顶住蜘蛛的背部来固定蜘蛛，右手将一塑料片置于蜘蛛的毒螯和口器之间，使两个毒螯定位于 W 形塑料片的两个凹槽中，口器在塑料片的下方。当塑料片接触蜘蛛毒螯时，蜘蛛有可能将毒液射在塑料片上，用微量加量枪小心吸取明亮的毒液滴，毒液收集管暂时放置在 4℃ 冰盒上。体型较小、躯体较软的蜘蛛适合采用塑料片采毒法进行采毒。也可以结合电刺激采毒法采毒，当两个毒螯定位于 W 形塑料片的两个凹槽中以后，协助采毒者将两个电极分别置于两个蜘蛛毒螯的根部，对蜘蛛进行电刺激，蜘蛛受到刺激后，将毒液射在塑料片上，小心收集毒液滴。

采毒结束后，放入 -40℃ 冻干机中冻干成粉末。蜘蛛粗毒的冻干粉末一般呈灰白色和淡黄色。蜘蛛粗毒干粉密封后，放置在超低温冰箱（-80℃），可以保存数年活性不降低。

（三）蜘蛛多肽的分离纯化

蜘蛛粗毒先用超纯水溶解后，4℃，10 000r/min，离心 20 分钟，然后取上清进行凝胶过滤，通过进样针上样层析柱 G-75，层析柱预先用 50mM NH_4HCO_3（PH 6.8）平衡 30 分钟。洗脱液为 50mM NH_4HCO_3，流速为 1.0ml/min，监测波长为 280nm，洗脱峰分子量通过 SDS/PAGE 进行测定。分子量高于 10kD 的蛋白质继续用于双向聚丙烯酰胺凝胶电泳分析，分子量低于 10kD 的蛋白质或多肽用高效液相色谱分为下列两步进行纯化。

1. 阳离子交换柱层析　在 Waters 公司色谱系统上进行，层析柱采用 Waters P-1 型阳离子交换柱（10mm×100mm）。上样前，应先对阳离子交换色谱系统进行清洗，最好用高浓度盐的洗脱液冲洗交换柱，再跑一次空白梯度，并平衡柱内 pH。再将样品液注射进入系统中。在 280nm 紫外光波长、室温的条件下，检测经含不同盐浓度洗脱液洗脱下来的多肽毒素峰。收集目的峰，通过反相高效液相色谱进一步脱盐纯化。洗脱液由四部分组成：0.2mol/L NaH_2PO_4、0.2mol/L Na_2HPO_4、2mol/L NaCl 和双蒸水。其具体梯度设定见表 38-1。

2. 反相高效液相色谱（RP-HPLC）纯化　在 Waters 公司高效液相色谱仪上进行，检测波长为 280nm，反相柱温度为 40℃。洗脱液由两部分组成：0.1% TFA（v/v）的双蒸水和 0.1% TFA（v/v）的乙腈。两溶液都需用惰性气体氮气除去溶解在其中的空气。通过 A 泵使样品溶液直接流经反相柱，上样体积根据离子交换洗脱峰的吸收值来决定。洗脱梯度中包括脱盐过程，用 15 分钟含 0.1% TFA（v/v）的双蒸水进行脱盐（表 38-2）。收集目的洗脱峰，用质谱鉴定分子量和纯度。对于不纯的样品，重新进行窄梯度反向高效液相色谱洗脱，洗脱的乙腈浓度一般设置在上次目的峰乙腈洗脱浓度变化 5% 的范围，梯度变化速度为乙腈浓度每分钟变化 0.5%。当目的成分纯度高于 99% 后，将其冷冻干燥成粉末，并冷藏备用。

表 38-1 阳离子交换色谱梯度

时间/min	流速/(ml·min⁻¹)	A%	B%	C%	D%
	3	1	18	0	81
6	3	1	18	0	81
12	3	1	18	8	73
18	3	1	18	10	71
40	3	1	18	20	61
56	3	1	18	81	0
58	3	1	18	81	0
60	3	1	18	0	81
80	3	1	18	0	81

注:检测波长:280nm 柱温:室温 A:NaH_2PO_4 B:Na_2HPO_4 C:NaCl D:ddH_2O。

表 38-2 反相高效液相色谱

时间/min	流速/(ml·min⁻¹)	A%	B%
	1	100	0
15	1	100	0
20	1	85	15
55	1	60	40
60	1	0	100
68	1	0	100
70	1	100	0
75	1	100	0

注:检测波长:280nm 柱温:40℃ A:ddH_2O（0.1% TFA）B:ACN（0.1% TFA）。

(四) 蜘蛛毒素组学研究

1. **蜘蛛毒液的成分** 蜘蛛的毒液是由毒腺分泌产生的多种分子组成的复杂混合物。蜘蛛毒液能引起广泛的药理学症状,如出血、皮肤坏死、水肿、炎症、神经毒性、细胞毒性、血小板凝集和血液凝固等。对蜘蛛毒液的研究是从粗毒开始的,虽然毒蜘蛛的毒液对人体造成伤害,但通过传统的生化分离技术结合现代的质谱技术和蛋白质测序技术,发现其中的某些成分可作为药物先导分子、药理学工具试剂和生物杀虫剂而造福人类。毒液蜘蛛毒液成分可分为 3 类:小分子的无机物质和有机物质、多肽、蛋白质。

蜘蛛毒液中小分子的无机物质和有机物质:它们的分子量小于 1 000Da,包括无机离子和无机盐(如 Ca^{2+}、Na^+、K^+、Mg^{2+} 和 Cl^-)、有机酸(如柠檬酸、乳酸和二氢苯乙酸)、葡萄糖、氨基酸、生物胺(如组胺、精胺、亚精胺和腐胺)和神经递质(如谷氨酸、天冬氨酸、肾上腺素、多巴胺、GABA、5-羟色胺和 N-甲基-3,4-二烃基苯乙胺)等。然而对这些物质在毒液中的功能知之甚少。

蜘蛛毒液中的多肽:它们的分子量在 1 000~10 000Da,捕鸟蛛科蜘蛛毒液中的多肽主要分布在 3 000~5 000Da 和 6 500~8 000Da 两个范围内,它们分别对应 30~45 个和 60~70 个氨基酸残基的多肽,这是多肽分子量的双峰分布特征。这些多肽毒素一般包括 3 对或 3 对以上的二硫键,到目前为止,大约有 300 个多肽被深入研究,它们主要生物学功能是作用于靶细胞膜上的各种离子通道,通过阻断或者强化离子流来使猎物麻痹甚至死亡。有些多肽类毒素的作用具有专一性的特点,然而更多的多肽类毒素能作用于多种不同类型的离子通道,如 HWTX-I 能减少成年大鼠背根神经节的 N 型钙离子通道和河豚毒素不敏感型钠离子通道的峰电流。有少 6 数多肽类毒素被发现有着其他的生物学功能,如 HWTX-XI 是个高效胰蛋白酶抑制剂,同时也能阻断钾离子通道,是个双功能的分子;从蜘蛛 *Psalmopoeus cambridgei* 粗毒中分离出的含

33 个氨基酸残基的多肽 Psalmopeotoxin I（PcFK1）能特异性的杀死红细胞内的恶性疟原虫。

蜘蛛毒液中的蛋白质：它们的分子量大于 10kD，包括高分子量的神经毒素和各种蛋白酶。黑寡妇蜘蛛 Latrodectus 中就有分子量为 110kD 的蛋白质，对脊椎动物和无脊椎动物都有很强的神经毒性。对蜘蛛毒液中的酶类研究得比较少，常见的有：神经磷脂酶、透明质酸酶、磷脂酶、异构酶和酶类等。在蜘蛛 Loxosceles 的粗毒中分离到一类分子量为 35kD 的高分子量蛋白质，它们具有使皮肤坏死、炎症反应和红细胞凝集等功能，化学性质即为磷脂酶 D。通过联用凝胶过滤、离子交换和 MALDI-TOF 质谱鉴定，分别从 *Hippasa agelenoides*（Simon，1884）和 *Hippasa partita* 的毒腺提取物中分离到丝氨酸蛋白酶（分子量为 16.35kD）和透明质酸酶（分子量为 42.26kD）。然而蜘蛛毒液中存在的这些蛋白酶的来源还存在学术上的分歧，有学者认为蜘蛛毒液中的蛋白水解酶酶是在采集蜘蛛毒液时，体液、唾液或消化分泌液污染所致。

2. **蜘蛛毒腺 cDNA 文库的构建**　基因文库的构建是现代生命科学研究中的一项重要技术，基因文库可分为基因组文库和 cDNA 文库。所谓 cDNA 文库是指细胞全部 mRNA 逆转录成 cDNA 并被克隆的总和。cDNA 文库又可分为经典 cDNA 文库、标准化（等量化）cDNA 文库、固相 cDNA 文库、差示（扣除）cDNA 文库、全长 cDNA 文库和酵母双杂交 cDNA 文库等。根据克隆载体（质粒载体或噬菌体）的不同分为质粒 cDNA 文库和噬菌体 cDNA 文库。构建质粒 cDNA 文库的基本过程为：①提取总 RNA 并纯化获取 mRNA；②第一链 cDNA 合成；③第二链 cDNA 合成；④内切酶消化、cDNA 分级分离；⑤连接至克隆载体；⑥转化入细菌；⑦评价构建的 cDNA 文库的质量。

蜘蛛毒腺解剖：刺激蜘蛛使毒腺产生信使 RNA（mRNA），4 天后再剖杀蜘蛛取其毒腺；超净台用 75% 酒精擦洗，紫外照射 30 分钟；实验用的加样枪用 0.1% DEPC 水擦洗。研钵放置在陶瓷盆中，周围放置冰块使其预冷，研钵底部垫锡箔纸，防止加液氮时结冰固定在陶瓷盆上。快速取 20 只蜘蛛毒腺（每只蜘蛛毒腺重约 50mg，总重量约为 1g），用液氮把毒腺磨碎成粉末（约 30 分钟）。这个过程在实验台上进行，以下步骤在超净台中进行。

提取蜘蛛毒腺总 RNA：根据毒腺重量用 Trizol 试剂溶解毒腺粉末（1ml Trizol 溶解 50~100mg 组织，且样品体积不能超过 Trizol 体积的 10%），分装在无 RNA 酶的 1.5ml 管中，室温静置 5 分钟以裂解核蛋白复合体；1ml Trizol 中加入 0.2ml 氯仿，用手剧烈振荡 15 秒，静置 2~3 分钟；4℃、12 000r/min 离心 15 分钟；吸取上层水相至新的无 RNA 酶的 1.5ml 管中；1ml Trizol 中加入 0.5ml 异丙醇、混匀、室温静置 10 分钟；4℃、12 000r/min 离心 10 分钟；弃上清液、1ml Trizol 中加入 DEPC 水配置的 75% 的乙醇 1ml、漩涡混匀；4℃、75 000r/min 离心 5 分钟；弃上清液，超净台风干；用 DEPC 水溶解、分装 30μl/管、–70℃ 保存。

蜘蛛毒腺总 RNA 的质量测定：采用 1% 的琼脂糖凝胶电泳来判断总 RNA 是否完整，观察指标为 18S 和 28S 核糖体 RNA 条带的亮度；核酸定量仪测量 OD$_{260}$/OD$_{280}$ 比值来判断提取的 RNA 的纯度，较好的纯度其比值在 1.8~2 之间。电泳装置的处理：清洁剂彻底清洗后，75% 酒精擦洗，干燥后加 3% 过氧化氢浸泡 10 分钟，再用 0.1% DEPC 水清洗。所用琼脂糖凝胶和电泳缓冲液都用 0.02% DEPC 水配置，分子量 Marker 最好用 RNA Marker。

提取总 RNA 后，根据 cDNA 文库构建试剂盒说明先后合成 cDNA 的第一链和第二链，*Sfi*I 内切酶消化合成的 cDNA；cDNA 分级分离后获得带 *Sfi*I 接头的 cDNA 片段；这些片段连接至同样经过 *Sfi*I 内切酶消化的且去磷酸化的载体 pDNR-LIB 上。

电转化：构建文库用的电感受态菌株为 XL1-Blue 大肠杆菌，制备方法如下：从过夜培养的 LB 平板上挑一个单克隆接种到 5ml 液体 LB 培养基中培养过夜；第二天取 2ml 加入到 160ml 液体 LB 中 37℃ 继续培养至 OD$_{600}$ 为 0.4 左右，摇床速度为 225r/min，时间需要约 3 小时；4℃ 冷却 30 分钟，间或摇匀使菌液冷却均匀，同时预冷离心机至 4℃ 和预冷 50ml 的离心管；菌液分装至 4 个 50ml 离心管中，4℃、4 000r/min 离心 15 分钟；弃上清液，加灭菌水摇匀，4℃、4 000r/min 离心 15 分钟；重复上面一个步骤 2 次；弃上清液，加灭菌的 10% 甘油、混匀；4℃、4 000r/min 离心 15 分钟；弃上清液，用 1ml 灭菌的 50% 甘油重悬；测 OD$_{600}$ 使其值为 0.05，调整细胞至（2~3）× 10^{10}/ml；分装为 200μl/管、液氮速冻后迅速置 -70℃ 保存。按常规方法配置 SOC 培养液，电击转化杯及电击仪均为 Eppendorf 公司产品、选用 0.1cm 电击杯先放置冰上预冷。电转化过程如下：从 –70℃ 取出电感受态细胞，融化后迅速加入文库的连接液，用加样枪混匀；冰上静置 1 分钟，迅速地加入电击杯的狭缝中,轻弹电击杯,使菌液沉在杯底,擦干电击杯外的水雾;选 Ec1 程序,电击一次;迅速的加入 SOC 使总体积为 1ml,用枪头混匀,吸取转化液加入摇菌管;37℃、225r/min 培养 1 小时。分别取 1μl 转化液至 1ml SOC 中混匀后,再取 1μl 与 150μl SOC 混匀后涂板在直径为 12cm 的含氯霉素的 LB 平板上,37℃培养过夜(14~16 小时)。

随着现代生物学技术的发展,现在很多生物公司开发了成熟的构建 cDNA 文库的试剂盒,使 cDNA 文库的构建简单、快速而高效。通过构建蜘蛛毒腺 cDNA 文库,然后进行大规模的测序,可以鉴定到很多编码毒素的基因。Kozlov 等使用 Stratagene 公司 cDNA 试剂盒构建了蜘蛛 *Agelena orientalis* 毒腺 cDNA 文库,随机测序 2 166 个重组克隆,这些序列表达标签(expressed sequence tag,EST)通过聚类分析可分为 37 个重叠群(每个群有 2~1 500 个同源 EST 序列)和 332 个单一序列。使用 EST 策略,Fernandes-Pedrosa 等构建了蜘蛛 *Loxosceles laeta* 毒腺 cDNA 文库,随机挑取克隆测序,获得 3 008 个 EST,这些 EST 能被分为 1 357 个族,其中 16.4% 的 EST 属于毒素基因,14.5% 属于可能的毒素基因,34% 属于细胞基因,剩下的 25% 没有找到匹配基因。

(五)蜘蛛多肽的空间结构

蜘蛛多肽通常分子量小、可溶和结构明确,很难形成晶体,适合采用磁共振法解析结构。目前,已有 30 多个蜘蛛多肽毒素的三维空间结构通过磁共振的方法被解析,然后提交到蛋白质数据库 Protein Data Bank(PDB)中。但是最近,科学家采用 X-衍射晶体学方法也解析了第一个蜘蛛多肽 ProTx-Ⅱ的三维结构,其原子分辨率为 0.99Å。根据这些蜘蛛多肽毒素的半胱氨酸框架和结构特征的不同,可以把它们主要分为三种结构模体。

1. 抑制性胱氨酸结(inhibitor cystine-knot,ICK)模体　从目前的研究结果来看,尽管不同种类的蜘蛛毒液中分离出来的神经毒素多肽或其他活性多肽在一级结构和生物功能上存在很大差别,但是绝大多数的蜘蛛多肽毒素都采取这种三维结构模体。典型的 ICK 模体特征是包含短的 3 股反平行 β-折叠以及 Ⅰ-Ⅳ、Ⅱ-Ⅴ和Ⅲ-Ⅵ的二硫键配对方式,Ⅰ-Ⅳ和Ⅱ-Ⅴ两对二硫键以及中间的肽主链形成一个大环,而Ⅲ-Ⅵ二硫键从环中穿过使得在空间上形成一个类似于"结"的拓扑空间结构。另外,蜘蛛多肽毒素的模体具有一些共同特点,一般在 C 端均存在两股反平行的 β-折叠,由一个短的 β-转角或 3_{10}-螺旋连接而形成一个 β 发夹结构,部分多肽毒素在其 N 端还有第 3 个 β-折叠。来自广西缨毛蛛的多肽 JZTX-Ⅲ(PDB 编号为 2I1T)、JZTX-Ⅶ(2AAP)和 JZTX-Ⅺ(2A2V),来自虎纹捕鸟蛛的多肽 HWTX-Ⅰ(1QK6)、SHL-Ⅰ(1QK7)、HWTX-Ⅳ(1MB6)和 HWTX-X(1Y29),以及来自海南捕鸟蛛的多肽 HNTX-Ⅰ(1NIX)、HNTX-Ⅲ(2JTB)和 HNTX-Ⅳ(1NIY)的结构都是属于 ICK 模体。

2. 二硫键定向 β-发夹结构(disulfide-directed β-hairpin,DDH)模体　分离于虎纹捕鸟蛛毒液的多肽毒素 HWTX-Ⅱ(1I25),其空间结构不是采取经典的 ICK 模体,而是一种新型的结构模体。它缺乏半胱氨酸结,却包含有两对强制性二硫键稳定的反平行 β-发夹。HWTX-Ⅱ含 3 对二硫键,配对方式为 Ⅰ-Ⅲ,Ⅱ-Ⅴ和Ⅳ-Ⅵ,与 ICK 模体的 Ⅰ-Ⅳ、Ⅱ-Ⅴ和Ⅲ-Ⅵ的二硫键配对方式明显不同。DDH 模体存在于除真菌和古细菌以外的所有门类的蛋白质或多肽中,可通过半胱氨酸残基之间的区域变异以及增加新的二硫键而被修饰。但是由于 DDH 模体和 ICK 模体都包含反平行 β-发夹结构,因此 ICK 模体可以看成是在 DDH 模体的基础上进化而来一种分子。

3. Kunitz 模体　HWTX-Ⅺ从虎纹捕鸟蛛的毒液中分离纯化的 Kunitz 结构的蜘蛛毒素,具有很强的胰蛋白酶抑制活性和较弱的钾通道抑制活性。HWTX-Ⅺ(2JOT)含有 3 对二硫键,配对方式 Ⅰ-Ⅳ、Ⅱ-Ⅵ和Ⅲ-Ⅴ。其二级结构包括 N 端很短的一段 3_{10}-螺旋和 C 端的 α-螺旋以及分子中间的三股反平行 β-折叠。这种结构与前两种多肽毒素结构有明显的区别。

(六)蜘蛛多肽的生物活性

蜘蛛多肽毒素主要是多肽神经毒素,它们特异地作用于昆虫或哺乳动物细胞膜上各种离子通道和受体,起着阻断、抑制、激动和兴奋等调节作用。另外,蜘蛛多肽被发现有其他的生物学功能。

1. 蜘蛛多肽神经毒素　根据离子通道的门控机制的特点,将它们分为三类。

(1)电压门控型离子通道:通道的打开由跨膜电压控制,它们的特点是对某种离子有非常高的通透性,包括钠、钾和钙离子通道等。

（2）配体门控型离子通道：当神经递质与离子通道受体结合后而开启，包括谷氨酸受体通道、乙酰胆碱受体通道、辣椒素受体通道和酸敏感质子通道等。

（3）机械门控型离子通道：也称机械敏感型离子通道，它能感受细胞膜的表面应力变化，将细胞外机械信号转导至细胞内。

目前发现的蜘蛛多肽神经毒素大部分是作用于细胞膜上的电压门控钠、钾和钙离子通道。

1）作用于钠离子通道的蜘蛛多肽：钠离子通道具有多样的生理学和药理学特性，以及多样的结构特性，有多种钠离子通道亚型。神经元上的钠离子通道可能影响神经活动，并且与感觉和运动功能障碍相关。它可能与几种神经系统疾病相关，如多发性硬化症、癫痫、中风、外周神经病变和神经性疼痛。钠离子通道是局部麻醉剂、抗惊厥药以及抗心律失常药等多种治疗药物和杀虫剂的主要分子靶点。蜘蛛多肽能够靶向结合不同的钠离子通道亚型，从广西缨毛蛛粗毒分离获得的蜘蛛多肽 JZTX-Ⅰ 和 JZTX-Ⅲ 对心肌 Nav1.5 通道电流具有抑制作用；从捕鸟蛛 *Thrixopelma pruriens* 毒液中分离的多肽 ProTx-Ⅰ 和 ProTx-Ⅱ 具有抑制 Nav1.8 通道的功能；从蜘蛛 *Ceratogyrus cornuatus* 毒液中分离获得的多肽 CcoTx1-3，其中 CcoTx1 和 CcoTx2 可以抑制 Nav1.1、Nav1.2、Nav1.4、Nav1.5 和 Nav1.8 通道电流，CcoTx1 还可以作用于 Nav1.3 通道，而 CcoTx3 只抑制 Nav1.5 和 Nav1.8 通道电流。Nav1.7 通道与痛觉紧密相关，与其作用的蜘蛛多肽从蜘蛛毒液中不断被发现。从分布于南美洲蜘蛛 *Pamphobeteus nigricolor* 毒液中获得的多肽 Pn3a 能够有效且特异性抑制 Nav1.7 通道电流。利用蜘蛛多肽 ProTx-Ⅱ、HWTX-Ⅳ 和芋螺多肽 μ-conotoxin KⅢA，结合冷冻电镜技术，分别解析了人的 Nav1.7 通道和 Nav1.2 的结构，为开发镇痛药奠定了结构基础。

2）作用于钾离子通道的蜘蛛多肽：钾离子通道主要分为电压门控钾离子通道、内向整流钾离子通道、钙激活钾离子通道以及双孔钾离子通道。其中，电压门控型钾离子通道种类最多。钾离子通道通过调节细胞膜内外钾离子浓度参与众多生物学过程和生理学功能，如血压调节、免疫、神经递质释放、神经传导、肌肉收缩、激素分泌、细胞内容积调节、细胞生长和分化等。蜘蛛多肽作用于钾离子通道也具有多样性，分离于捕鸟蛛 *Grammostola spatulata* 毒液的蜘蛛多肽 HaTx1 和 HaTx2 都能阻断 Kv2.1 通道电流；来源于蜘蛛 *Heteropoda venatoria* 毒液的 HpTx1-3 均能抑制 Kv4.2 通道的电流，而 HpTx2 也能抑制 Kv4.1 和 Kv4.3 通道的电流；从捕鸟蛛 *Heteroscodra Maculata* 粗毒中分离的多肽 HmTx1 能抑制 Kv2.1、Kv2.2、Kv4.1、Kv4.2 和 Kv4.3 通道电流，对小鼠进行脑室注射后能引起抽搐、痉挛、震颤和死亡。来源于巴西蜘蛛 *Phoneutria nigriventer* 的多肽 PhKv 通过选择性调节钾通道 Kv4.1~4.3 的电流，能够较好地恢复老年痴呆症模型小鼠的长期记忆功能。

3）作用于钙离子通道的蜘蛛多肽：电压门控型钙离子通道存在于所有可兴奋细胞（神经元细胞、肌细胞和胰腺细胞）的细胞膜上。钙离子通道是控制多种生理功能的关键，包括心肌细胞收缩、窦房结节点的兴奋、胰岛素和胰高血糖素的释放、神经递质释放等。钙离子通道分为低压激活钙离子电流（T 型）和高压激活钙离子电流，高压激活钙离子电流又分为 5 种亚型（L、N、P、Q 和 R 型），而 P、Q-型钙离子电流难于区分，通常用 P/Q 来表示。从我国南方山区的虎纹捕鸟蛛粗毒中分离的多肽 HWTX-Ⅰ、HWTX-Ⅹ 和 Huwentoxin-ⅩⅢ能够选择性抑制 N-型钙离子通道，HWTX-Ⅰ 和 Huwentoxin-ⅩⅢ有望开发成为镇痛药物；从非洲捕鸟蛛 *Hysterocrates gigas* 的粗毒中分离获得的蜘蛛多肽 SNX-482 能够以低浓度抑制 R-型钙离子通道；从巴西捕鸟蛛 *Phoneutria nigrivener* 分离获得的蜘蛛多肽 Tx3-2 和 Tx3-5 对 L-型钙离子通道有抑制作用，但不影响 T-型钙离子通道；蜘蛛多肽 Phα1β 能够选择性抑制电压门控钙离子通道，尤其是 Cav2 通道。从蜘蛛 *Filistata hibernalis* 获得的多肽 DW13.3 能够抑制多种钙离子通道，抑制效果最佳的为 P/Q-型钙离子通道。

4）作用于其他类型离子通道的蜘蛛多肽：蜘蛛多肽主要作用于电压门控钠、钾和钙离子通道，但有部分蜘蛛多肽作用于其他门控类型通道。谷氨酸受体在兴奋性传递过程中有重要作用，*Phoneutria nigrivener* 粗毒中的多肽 Tx4-3 和 Tx4（6-1）能够在微摩尔浓度水平下抑制谷氨酸的摄取。机械敏感型离子通道感受张力的变化，从蜘蛛 *Grammostola rosea* 粗毒分离获得的 GsMtx-4 是抑制阳离子机械敏感型离子通道的蜘蛛多肽，在治疗心律失常、脊髓损伤、肌营养不良和胶质瘤等方面具有潜在的临床应用价值。酸敏感型离子通道感受 pH 值的变化，蜘蛛多肽 PcTx1 具有调控这类通道的功能；来自澳洲的漏斗网蛛 *Hadronyche infensa*

粗毒的多肽 Hi1a,具有 6 对二硫键的双结毒素多肽,能够完全抑制酸敏感型离子通道 ASIC1a 的活性。辣椒素受体(transient receptor potential,TRP)是一种非选择性的阳离子通道,感受伤害性刺激,从我国虎纹捕鸟蛛粗毒分离获得的第一个双 ICK 结构的多肽 DkTx 具有激活辣椒素受体亚型 TRPV1 的功能,从而证实了 TRPV1 有一个独特的双门通道激活机制。而蜘蛛多肽 Phα1β 能够特异性抑制辣椒素受体亚型 TRPA1,而对其他亚型没有作用。

2. 其他的非离子通道活性的蜘蛛多肽　蜘蛛多肽还具有其他生物学功能。

(1)抗菌作用:Lycosin-Ⅰ 是从穴居狼蛛(Lycosa singoriensis)毒液中分离的一种由 24 个氨基酸组成的分子量为 2 886.676Da,等电点为 10.78 的碱性蜘蛛多肽,它的一级结构的氨基酸序列为:RKGWFKAMKSIAKFIAKEKLKEHL,包含 7 个赖氨酸且没有半胱氨酸残基;可形成双亲性 α-螺旋结构,具有较强的抗菌活性,尤其是抑制临床耐药的鲍曼不动杆菌。来自同一种蜘蛛粗毒的多肽 Lycosin-Ⅱ 也具有抗菌活性。来源于蜘蛛 Lycosa carolinensis 的多肽 lycotoxins-Ⅰ 和 lycotoxins-Ⅱ 是成孔肽,在细菌和真菌的细胞膜上打孔,从而抑制其生长。海南捕鸟蛛多肽 Oh-defensin 具有抗革兰氏阳性菌、革兰氏阴性菌和真菌的作用。蜘蛛多肽 LyeTx1 靶向病原生物的细胞膜,具有抗细菌和真菌的作用,且仅有微弱的溶解红细胞的活性。目前,临床上感染性疾病出现了较广泛的抗药性,急需发现新的抗菌药,而蜘蛛粗毒是发现有效抗菌肽的重要资源,值得进一步深入研究。

(2)降血压作用:Lycosin-Ⅰ 通过作用于血管内皮 NO 的信号通路,能够舒张血管内皮和降低血压。大鼠胸主动脉离体血管环实验显示,蜘蛛(Lasiodora sp.)的粗毒能使大鼠胸主动脉呈剂量依赖性舒张,并且能增强 eNOS 的功能,也能提高 eNOS 的磷酸化水平。

(3)抗寄生虫作用:蜘蛛多肽 Lycosin-Ⅰ 和 XYP1 以及虎纹捕鸟蛛和广西缨毛蛛的粗毒通过抑制弓形虫入侵宿主细胞和其在宿主细胞内的增殖,具有明显抗弓形虫感染的作用。来自蜘蛛 Psalmopoeus cambridgei 粗毒的多肽 PcFk1 和 PcFk2 能特异性地杀死红细胞内的恶性疟原虫,但不溶解宿主正常的红细胞。

(4)酶抑制作用:HWTX-XI 是从虎纹捕鸟蛛粗毒分离获得的多肽,具有高效抑制胰蛋白酶的功能,同时也能阻断钾通道,是一个双功能分子。

(5)凝聚作用:从虎纹捕鸟蛛粗毒分离获得的多肽 SHL-Ⅰ 能够使小鼠和人红细胞发生明显的凝聚反应;从虎纹捕鸟蛛毒腺获得的基因,通过构建真核表达载体,表达获得的多肽产物 SHL-Ib1b 和 SHL-Ib1c 同样具有凝聚功能。

(6)抗癌作用:Lycosin-Ⅰ 通过双信号途径抑制肿瘤的生长,也能诱导膀胱癌细胞的凋亡和抑制其转移。巴西游走蛛粗毒也显示具有治疗脑胶质瘤的潜能。

(7)抗炎作用:Lycosin-Ⅰ 通过 IκB/NK-κB 信号途径发挥抗炎作用。

(8)杀昆虫作用:来源于间斑寇蛛卵粒的多肽 Latroeggtoxin-Ⅲ 能特异性杀死蟑螂。有些蜘蛛多肽杀昆虫具有很强的选择性,如 Dc1a 能有效地杀死德国小蠊,而对美洲大蠊无作用。蜘蛛毒液中,存在大量的环境友好型的生物杀虫剂,对于控制农业害虫有重要的研究价值,值得重点开发利用。

第二节　蝎目

蝎目(Scorpionida)是节肢动物门蛛形纲的一个目。蝎是地球上最古老的陆生动物之一,有"活化石"之称,距今有 4 亿多年,躯体分头胸部和腹部,其中腹部又分成前腹部和后腹部。前腹部和头胸部较宽并紧密相连,可合称躯干,后腹部窄长,可称作"尾",末端还有一袋形尾节,尾节末端为一弯钩状毒针。截至 2021 年 1 月 11 日,世界上已报道蝎有 2 581 种,分布广泛,除极地区域外的地球陆地上都有蝎生活;中国记载的蝎包括 5 科、12 属和 54 种。蝎子是我国的名贵中药材,是一种重要的经济动物,养蝎产业发展前景良好。

一、形态学

蝎子雌雄异体,外形略有差异。雌蝎一般比雄蝎大,雌蝎一般体长 55~65mm,体宽 10~15mm;雄蝎 45~55mm,体宽 7~10mm。在动物学上,将蝎子的身体分为头胸部(前体)和腹部(后体)两部分。其中后体又分为中体(前腹部)和末体(后腹部),前体和中体较宽,合称躯干,末体窄长称为尾巴(图 38-11)。

1. 头胸部　头胸部(前体)呈梯形,在近中央处的眼丘上有一对中央眼,在前端两侧角各有排成一斜列的三个侧眼。中眼和侧眼均为单眼。前体由 6 节组成,共 6 对附肢。螯肢有助食作用,可将猎物撕裂、捣碎。

2. 中体　中体分为 7 节,分节不明显。第一节腹面有生殖厣,第二节腹面有一对栉状器,第三至第六节腹面各有一对书肺相通。

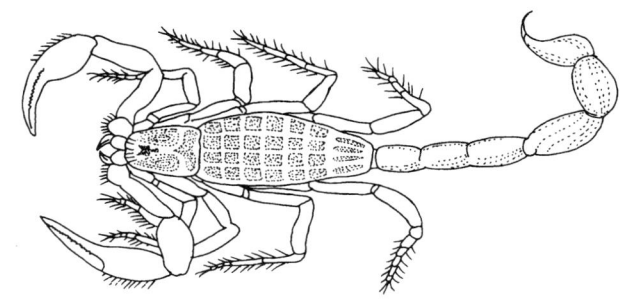

图 38-11　蝎子的形态特征

3. 末体　末体分为 5 节,第五节腹面后缘节间膜上的开口为肛门。第五节之后为一袋状的尾刺,与毒针、毒腺相通,用以杀死猎物及自卫。

一般幼蝎较成蝎难识别。雄蝎一般腹部较窄,背部和腹部均隆起,生殖孔甲片较雌蝎小而圆,呈小圆点状,腹侧栉板较长,后腹部尾巴粗,体光泽较明显,脚须细长,脚须钳的第一节较粗大。雌蝎的腹部比雄蝎肥大,背宽平,光泽不明显,脚须粗短,脚须钳的第一节细小。雌雄蝎子躯干宽度和后腹部宽度的比例不同,雄蝎子比例不到 1∶2,雌蝎子比例为 1∶2.5。

二、分类(检索表)

我国目前已记载的蝎,分别属于钳蝎科(Buthidae)、豚蝎科(Chaerilidae)、真蝎科(Euscorpiidae)、半蝎科(Hemiscorpiidae)和蝎科(Scorpionidae)等 5 科、12 属和 54 个种。钳蝎科在我国分布最广泛,包括 6 个属(壕蝎属(*Hottentotta*)、等蝎属(*Isometrus*)、狼蝎属(*Lychas*)、正钳蝎属(*Mesobuthus*)、直钳蝎属(*Orthochirus*)和拉兹蝎属(*Razianus*)和 18 个种及亚种。豚蝎科只有豚蝎属(*Chaerilus*),包括 8 个豚蝎种,只分布在我国西藏南部。我国蝎分类地位中最大的一个科是真蝎科,包括真蝎属(*Euscorpiops*)(11 种)和琵蝎属(*Scorpiops*)(12 种),主要分布于我国云南省和西藏自治区。半蝎科只包括链尾蝎属(*Liocheles*)和藏蝎属(*Tibetiomachus*);蝎科仅包括异蝎属(*Heterometrus*)。

三、生物学

自然条件下,蝎子从仔蝎生长发育到成蝎需要 3 年时间。蝎子的繁殖期为 4~5 年,每年产一胎,平均寿命 7~8 年。雌雄性比为 3∶1。在一年当中,蝎子的发育经历复苏期、生长期、填蜕期和休眠期四个阶段。夏秋季节是蝎子生长、发育和繁殖的旺季。

雌蝎一次交配可多次产卵,一般在 6~7 月交配。雌雄蝎子交配时,相对跳起的"交配舞"(图 38-12),目的是雄蝎将雌蝎拉在一条直线上,找一个干燥而坚硬的地方,进行体外射精。雄蝎先将精夹排在地面或

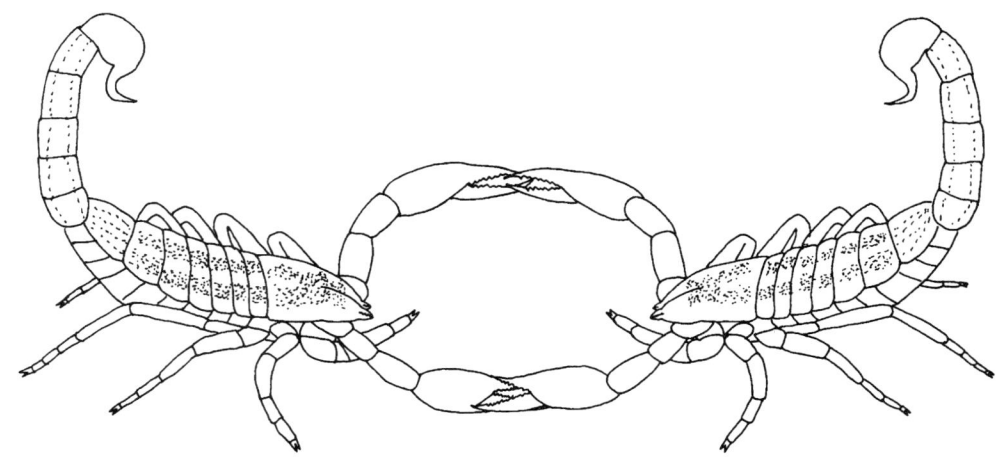

图 38-12　雌雄蝎子交配图

瓦片、石块上,然后向后退,将雌蝎向前拉,使得精夹上半部刺入雌蝎的生殖腔,并释放出精液,精液进入雌蝎子体内后,可长期贮存于纳精囊(贮精囊)内。因此,可连续产仔3~5年。雌蝎交配受精后,受精卵在体内约经40天完成胚胎发育,在7~8月产出仔蝎。仔蝎产出后挣脱黏液膜,本能地爬在母蝎背上,一般头朝外成丘状群集在母蝎背上。仔蝎不取食,靠体内残留的卵黄为营养维持生长发育。仔蝎体长1cm左右,乳白色,体肥胖,附肢短,活动能力弱。仔蝎出生后第五天便在母蝎背上完成第1次蜕皮,进入第2龄。蜕皮后的小蝎会跌落在母蝎周围,但很快又会爬上母蝎背部。2龄幼蝎体色加重变为淡褐色,体重增加,体型也变得细长,再过5~7天,2龄幼蝎便离开母蝎背部独立生活,这时的幼蝎活动能力增强,尾针可以蜇刺,并能排出少许毒液,有捕食小虫的能力,夜间开始四处活动捕食。

2龄幼蝎在9月可第2次蜕皮成为3龄蝎,体长达2cm以上,体重也有所增加。3龄蝎经过40天左右的时间吃肥储备好足够的营养准备越冬,10月下旬进入冬眠,翌年清明前后起蜇,5月以后随气温升高幼蝎又开始大量捕食。6月第3次蜕皮成为4龄蝎,8月第4次蜕皮成为5龄蝎,然后进入冬眠。第三年6月和8月各蜕一次皮成为成蝎。第三年末达到性成熟,到来年夏天开始繁殖。

四、生态学

1. **栖息环境与活动规律** 蝎子属于昼伏夜出的动物,喜潮怕湿、喜暗、喜群居、好静,并且有识窝和认群的习性。野生蝎子喜欢生活在低山、丘陵或岗地的碎石、土穴、岩缝、树皮下和陈旧房屋的缝隙等阴暗处。蝎子没有固定的栖息场所,随着觅食来源和季节的变化而改变栖息处。喜安静、清洁、温暖的环境,对声音和强光呈负趋性,轻微的音响能使蝎子惊慌逃窜,但适宜弱光和黑光灯。光照不仅影响蝎子的活动节律,而且也是其生长发育的重要条件之一。蝎子的嗅觉非常灵敏,对各种有强烈气味的物质,如油漆、汽油、煤油、农药、化肥等,有强烈的回避性。蝎子对风很敏感,但视力很差,基本上没有搜寻、跟踪、追捕以及远距离发现目标的能力,主要以感知周围小昆虫活动时引起的空气震动来发现目标的。躲在沙里的蝎子就是通过感受沙里或沙面上昆虫运动产生的表面波动来寻找食物。

2. **食性** 蝎子为捕食性动物,喜欢捕食各种小动物,如蜘蛛、蝗虫、蚊子、苍蝇等等。蝎子根据猎物移动造成的空气震动进行捕食,震动越大,蝎子的反应越灵敏。蝎子耐饥饿,但食量大,在有水分和风化土的情况下,不吃不喝也能存活8~9个月,而饥饿的蝎子一次可以吃掉与其体重差不多的食物。

3. **水分** 蝎子的生长发育离不开水分,水分缺乏,将影响机体活动的顺利进行。蝎子体内的水分通过体表散发、粪便排出、呼吸等不停地消耗,需要不停地从外界获取适量水分以维持自身的体液平衡。一方面通过捕食新鲜、多汁的昆虫获取大量水分,另一方面,可以通过体壁上的气孔从潮湿的空气中获得水分。一般情况下,蝎子不会直接饮水。

4. **温度和湿度** 蝎子是变温动物,体温常与环境温度接近,体温随环境温度的变化而变化,环境温度升高,体温上升。因此,环境温度对蝎子的生长、发育繁殖、行为方式、分布及其他生命活动很重要。蝎子可在−2~42℃的温度内存活,但在−2~0℃、40~42℃时,仅能存活5个小时左右。蝎子冬眠的安全温度为2~7℃。当温度长期高于7℃时,蝎子冬眠不安,体内新陈代谢加快,易出现早衰而不能安全越冬的现象。12℃以上开始活动,温度达到25~39℃时,蝎子的交配、产仔才能正常进行,生长发育才能处于良好状态。42℃以上的高温可导致蝎子脱水死亡。蝎子对湿度也有一定要求,一般活动场所要偏湿,栖息的窝穴则要干燥。蝎子窝内土壤的含水量为15%左右,空气相对湿度保持在70%左右,对其生长发育有利。

五、中国重要蝎种类

蝎子喜温热,广泛分布于世界除寒带以外的大部分地区。全世界约有2 500余种;我国约有19种和亚种,归属于5科9属,分布于河北、河南、山东、山西、陕西、安徽等省,其中河南、山东产量最大。常见种类主要有如下几种:

1. **东亚钳蝎**(*Buthus martensii* Karsch,1879) 又名为马氏正钳蝎,成年蝎体长60mm左右,具复眼1对,单眼3对,栉装器有16~25枚,为我国传统中药材,入药名称为"全虫"或"全蝎",用于慢性疼痛、癫痫、脑卒中、风湿性关节炎等的治疗。我国分布最广、数量最多的一种蝎,分布我国的10多个省份,其中河北、山东、河南、陕西等省份最多。东亚钳蝎为肉食动物,在自然条件下主要以捕获各种节肢动物为食,如蜘蛛、小蜈蚣、蟋蟀和蝗虫的幼虫等。东亚钳蝎常栖息在山坡石砾、近地面的洞穴和墙缝等隐蔽处,害怕噪声,喜欢安静的生活环境,轻微的音响就会使蝎子惊慌逃窜。东亚钳蝎的生长、发育、繁殖、行为和分布及其他生命活动都易受外界环境温度的影响,华北地区一般在 10 月以后,蝎的活动逐渐减少,逐渐进入冬眠,最佳休眠温度为 0~4℃。

2. 山蝎(*Liocheles australasiae* Fabricius,1775)身体呈赤褐色,后腹部尾节上无明显纵沟。主要分布在兰州、西安、成都、西宁等地。

3. 藏蝎主要特点是体型大,凶悍,产于四川的西部和西藏。

4. 会全蝎体型中等,身较短,深褐色,喜碱性土,除捕食昆虫外,还吃一些麸皮、谷子等植物性饲料。产仔期较早。产地为河南的南阳和湖北老河口的蝎,是上等的中药材。

5. 东全蝎体型较长大,深褐色,喜酸性土,喜食昆虫,产仔多,主要分布于山东和河北。

6. 斑蝎体细为其主要特征,尤其腹部尾节更显细长。成年雄蝎体长约 45mm,雌蝎可达 70mm。主要分布在我国的台湾。

7. 十腿蝎比一般的蝎子多两足。产于河南西部的淅川县一带,其他地方极为少见。

六、与疾病的关系

蝎毒腺分泌的毒液对人们的身体健康产生很大威胁,尤其对儿童的威胁最大,一些经济不发达地区,如南非、墨西哥、印度南部、中东和撒哈拉地区,经常发生被蝎蜇伤的事件,全世界每年有约 120 万被蝎蜇伤的病例,尤其是热带地区,造成 3 200 多人死亡。蝎产生的毒液用于防御敌害或捕获猎物。蝎毒液也是由多种分子组成的复杂混合物,包括多肽、蛋白质、酶类、脂类、氨基酸、多胺、核苷酸、杂环化合物、无机盐等,对人类能引起广泛的临床症状,如疼痛、神经毒性、出血、水肿、头晕、肢体麻木、恶心、呕吐、发热、呼吸困难、休克、心跳加速和全身不适等。重度毒蝎蜇伤常见于婴幼儿,通常会引起呼吸短促、肺内积液、呼吸困难、多涎、视力模糊、言语不清、吞咽困难、异常眼运动、肌肉抽搐、行走障碍以及其他肌肉运动共济失调等症状,患者如不及时治疗可能有生命危险。有些蝎是我国传统的名贵中药材,如东亚钳蝎,具有通络止痛、攻毒散结和息风镇痉等功效,可治疗抽搐痉挛、小儿惊风、破伤风、癫痫、慢性疼痛、风湿顽痹、脑卒中和偏正头痛等。以蝎为原料可加工制作为保健性和功能性食品。

七、防制

全球目前发现有大约 1 500 种毒蝎,其中 50 种蝎毒的毒性大,如正钳蝎(Mesobuthus)、钳蝎(Buthus)和芒蝎(Androctonus)。蝎受到外界刺激被激怒后,出于防御的本能,会分泌毒液进行攻击,因此做好个人防护尤其重要,农民和猎人等野外工作时尽量不要裸露皮肤,扎紧衣裤口,不要在田间地头睡觉。因蝎毒呈酸性,如被蝎蜇刺后,可用 3% 氨水、5% 小苏打或肥皂水等冲洗伤口、中和或破坏毒液的活性。当蝎毒引起全身中毒严重或有过敏性休克表现时,可用抗蝎毒血清解毒,用肾上腺素、地塞米松等药物抗休克治疗,并进行对症和支持治疗,预防感染。有些患者对毒蝎蜇伤引起的病情缺乏认知及病情加重而产生恐惧、焦虑的心情,需要加强心理疏导,缓解其焦虑和恐惧的情绪,有助于康复。2011 年 8 月 3 日美国食品药品管理局批准首个用于刺尾蝎属蝎蜇伤的特效治疗药物 Anascorp,只可静脉注射给药。若患者被蝎蜇伤后出现明显的蝎毒液蜇入临床体征,包括肌肉抽搐、异常眼运动、言语模糊、呼吸困难、多涎、口吐白沫和呕吐等,应尽快使用 Anascorp 治疗。

八、研究技术

(一)标本采集与制作方法

1. 蝎标本采集　蝎属于蛛形纲,蝎目,世界上已报道有 20 科、208 属、2 581 种,主要分布在热带和亚热带地区。蝎体表分节明显、有强大的触肢。蝎多数陆生,喜欢栖息在小洞穴、树皮、朽木下、石片下和岩石缝隙,有些种类喜欢栖息在人类的生活环境如旧民居墙壁中、杂物堆和废墟里面。蝎在我国传统中医药中是名贵药材,可治疗多种疾病。蝎产生的蝎毒素,对人类有害,蜇刺后能迅速引起剧痛,甚至死亡。

（1）标本采集方法:主要采用捕捉法,白天寻找蝎的栖息地,在蝎经常生活的环境中,使用铁钩翻开石块、朽木或枯枝落叶等,用大号镊子夹取蝎,装入牙签盒、采集管或塑料瓶中。蝎子的外骨骼在紫外灯的照射下会发出黄绿色的荧光,因此,夜间利用紫外灯(如蝎子专用紫外灯)可搜索外出活动的蝎子,装入采集管中。

（2）注意事项:首先在栖息地的大石块或朽木下寻找,以便迅速的判断有无蝎分布。在沙丘中采集时,先观察表面有无蝎夜间外出活动的小孔或通道,若有则可以尝试往深处挖掘,注意使用铁锹时要小心谨慎,每次挖掘的沙层不要过深,以防止锹刃将蝎铲断。胡杨树等树皮下的空隙是蝎良好的藏身场所。我国的西北地区或西南地区,农田、草原、草甸都没有蝎类分布;在北方地区,茂密的树林中极少有蝎分布。

2. 蝎标本制作与保存

（1）标本制作方法:传统分类用标本的制作:把蝎放入小瓶中,加入75%酒精浸泡,用脱脂棉塞紧瓶口。分子系统学所用标本的制作:把蝎标本置于充满99.5%酒精的小瓶中。

（2）注意事项:传统分类用标本采用常温保存,分子系统学所用标本采用低温保存。

（3）蝎标本保存:一般应直接在70%~75%酒精中保存。为避免酒精长期浸泡使标本的肢体变脆,可用醋酸甲醛酒精混合液保存。

（二）蝎毒素组学研究

蝎粗毒的采集方法包括剪尾法、人工刺激法和电刺激法三种,其中电刺激法优势明显,是常用的蝎毒采集方法,类似于蜘蛛粗毒的采集。用采毒仪的一个电极夹住蝎子的一个触肢,再用一个金属夹夹在蝎子后腹部第5节处,用另一个电极不断接触金属夹,蝎子受到电刺激后,从尾部排出毒囊中的毒液,将毒液收集于50ml的小烧杯中,真空冷冻干燥后,-80℃保存备用。蝎粗毒干粉呈白色,易溶于水。选生长发育旺盛的成蝎进行采毒,间隔10天采1次毒为宜,不能过于频繁;以在6~9月采毒最好,产量最高,大约3 000只成蝎可产湿毒6~7g,可冻干成干粉1g左右。一般雄蝎的个体比雌蝎小,其产毒量也比雌蝎少。

蝎毒素的研究方法与蜘蛛毒素的研究方法十分类似。通过凝胶过滤、离子交换等生物化学分离方法,并结合生物质谱技术等蛋白质组学方法,鉴定了蝎毒的成分,主要包括具有各种生物活性的蝎多肽、酶类和蛋白质等。通过构建蝎毒腺cDNA文库并基因测序、毒腺转录组测序和蝎基因组测序等转录组学和基因组学方法,结合生物信息学技术,发现了大量的编码蝎多肽毒素的基因,尤其发现了在生化纯化过程中容易丢失的低丰度组分,有利于理解蝎的多肽毒素的分子多样性。

（三）蝎多肽的结构与功能

1. 作用于离子通道的蝎多肽

（1）钠离子通道蝎多肽:蝎多肽作用于电压门控钠离子通道的一般包括α-蝎毒素和β-蝎毒素。蝎多肽BmK I是从东亚钳蝎毒液中分离获得的一个α-蝎毒素,由64个氨基酸组成,能够直接激活小背根神经节(DRG)神经元上的NaV1.8通道,也可引起疼痛。蝎多肽BmK IT2是从东亚钳蝎毒液中分离获得的一个β-蝎毒素,具有治疗癫痫的效果,可以抑制大鼠DRG神经元上的TTX-S型和TTX-R型钠离子通道电流。蝎多肽BmK AS和BmK AS-1由66个氨基酸组成,内含4对二硫键,能抑制大鼠DRG神经元上的TTX-S型和TTX-R型钠电流,具有较好的镇痛效果。

（2）钾离子通道蝎多肽:作用于钾离子通道的蝎多肽可以分为α、β、γ、κ和δ 5种亚家族毒素。martentoxin是由37个氨基酸组成的,包括3对二硫键的蝎多肽,能够专一性抑制大电导钙激活钾离子通道。由31个氨基酸组成的蝎多肽BmBKTX1,形成3对二硫键,也选择性抑制昆虫的大电导钙激活钾离子通道。BmKTX、BmKTX1和BmKTX2是从东亚钳蝎毒液中分离的多肽,都是由37个氨基酸组成,对大鼠Kv1.3通道的功能具有很强的抑制作用。

2. 抗菌作用的蝎多肽

蝎多肽Mucoporin能够特异性抑制革兰氏阳性菌。一部分来源于蝎的抗菌肽具有双亲性、阳离子型和α-螺旋结构的多肽,通过靶向结合细菌或真菌的细胞膜,引用细胞膜溶解来发挥抗菌的作用。来源于东亚钳蝎粗毒的不含半胱氨酸的BmKn2是一种具有α-螺旋结构的碱性线性多肽,C末端被酰胺化修饰,抑制革兰氏阳性和阴性菌的效果很好,经过分子改造,BmKn2的类似物Kn2-7能够通过直接结合 HIV-1 病毒的包膜,高效抑制 HIV-1 病毒。从蝎 *Chaerilus tricostatus* 分离获得的多肽 Ctriporin 具有特异性抑制金黄葡萄球菌的作用。来源于黄肥尾沙漠蝎(*Androctonus australis* Ewing,1928)血淋巴的多肽 Androctonin 有抗细菌和真菌的功能。

3. 抗癌作用的蝎多肽　蝎毒素多肽可以通过阻断肿瘤细胞上的离子通道、抑制肿瘤细胞的侵袭和转移以及激活肿瘤细胞内的信号通路导致其凋亡和阻滞细胞周期的发展发挥抗癌作用。来源于 *Rophalurus junceus* 蝎毒能够显著抑制骨髓瘤的繁殖并溶解肿瘤细胞。印第安黑蝎(*Heterometrus bengalensis*)的蝎毒能够诱导白血病细胞系 K562 和 U937 凋亡和抑制繁殖。东亚钳蝎粗毒可以诱导胶质瘤细胞凋亡和抑制胶质瘤在体内的生长。从东亚钳蝎粗毒分离获得的多肽 BmKCT,由 35 个氨基酸组成,包含 4 对二硫键,也能抑制胶质瘤的生长和转移,此外,该多肽也能抑制氯离子通道的活性。

4. 镇痛作用的蝎多肽　蝎作为中药材用来治疗急性和慢性疼痛。从蝎粗毒中分离获得的多肽 BmK-AS 和 BmK dIT-AP3 具有镇痛作用。

5. 抗癫痫作用的蝎多肽　东亚钳蝎的粗毒和分离获得的多肽,可以用来治疗癫痫。蝎的体部和尾部,作为中药材已经用来治疗严重的神经性失调疾病,如癫痫和偏瘫。

6. 抗疟疾作用的蝎多肽　从条斑钳蝎(*Mesobuthus eupeus* C. L. Koch,1839)粗毒中获得的多肽 Meucin-25 和 Meucin-24 能够特异性杀死恶性疟原虫,也能抑制伯氏疟原虫的生长,而对寄生的宿主细胞没有影响。

(蒋立平)

参考文献

[1] 梁宋平,张云. 中国动物多肽毒素[M]. 北京:科学出版社,2016.

[2] 彭小珍. 斑寇蛛幼蛛毒素的生物化学研究[D]. 长沙:湖南师范大学,2016.

[3] 尹长民,彭贤锦,颜亨梅,等. 湖南动物志:蜘蛛类[M]. 长沙:湖南科学技术出版社,2012.

[4] 冯幼,肖森光,刘春生,等. 蝎子生态学研究概况[J]. 经济动物. 2012,7:47-49.

[5] 梁宋平. 动物多肽毒素及其药物学研究[J]. 湖南师范大学学报(医学版)2012,9(1):1-5.

[6] 郭冬,张守纯,郑海辉. 蝎子的生态学研究进展[J]. 贵州农业科学. 2011,39(3):104-105.

[7] 田圆圆,张加,董江萍. FDA 批准首个毒蝎螫伤治疗药 Anascorp[J]. 药物评价研究. 2011,34(5):398-400.

[8] 伍玉明. 生物标本的采集、制作、保存与管理[M]. 北京:科学出版社,2010.

[9] 唐兴. 海南捕鸟蛛多肽毒素分子多样性研究[D]. 长沙:湖南师范大学,2010.

[10] 张勇群. 新疆穴居狼蛛毒素分子多样性和功能研究[D]. 长沙:湖南师范大学,2009.

[11] 陈金军. 敬钏缨毛蛛毒素分子多样性和功能研究[D]. 长沙:湖南师范大学,2008.

[12] 蒋立平. 虎纹捕鸟蛛毒素的基因克隆、表达及功能研究[D]. 长沙:湖南师范大学,2008.

[13] 周庆和,刘呈苓. 蝎子人工养殖新技术[M]. 济南:山东科学技术出版社,2006.

[14] 赵江萍. 毒蝎中毒 65 例的救治与护理[J]. 中国误诊学杂志. 2006,6(22):4451.

[15] 刘明山. 蜘蛛养殖与利用技术[M]. 北京:中国林业出版社,2005.

[16] 魏永平. 经济昆虫养殖与开发利用大全[M]. 北京:中国农业出版社,2001.

[17] 高其双. 蝎子的养殖与加工技术[M]. 武汉:湖北科学技术出版社,2001.

[18] 颜亨梅. 中国虎纹捕鸟蛛的生态学[J]. 动物学报. 2000,46(1):44-51.

[19] 尹长民. 中国蜘蛛生态学研究概况[J]. 蛛形学报. 1999,8(2):122-127.

[20] 尹长民,王家福,朱明生,等. 中国动物志:蛛形纲[M]. 北京:科学出版社,1997.

[21] 冯钟琪. 中国蜘蛛原色图谱[M]. 长沙:湖南科学技术出版社,1990.

[22] 伍淑仙. 无脊椎动物学[M]. 北京:北京大学出版社,1990.

[23] 林秀瑛译. 动物学大全[M]. 北京:科学出版社,1988.

[24] 朱传典. 中国蜘蛛名录(1983 年修订)[J]. 白求恩医科大学学报增刊,1983.1-130.

[25] 农田蜘蛛编写组. 农田蜘蛛[M]. 北京:科学出版社,1980.

[26] SAADIA T,HAFIZ M T,MUHAMMAD A,et al. Nature and applications of scorpion venom:an overview[J]. Toxin Reviews, 2020,39(3):214-225.

［27］YACOUB T,RIMA M,KARAM M,et al. Antimicrobials from Venomous Animals:An Overview［J］. Molecules,2020,25（2402）:1-19.

［28］NATALIE J S,VOLKER H. Versatile spider venom peptides and their medical and agricultural applications. Toxicon,2019,158:109-126.

［29］NORELLE L D,DAVID W. Structural diversity of arthropod venom toxins［J］. Toxicon,2018,152:46-56.

［30］BROWNELL P H. Compressional and surface waves in sand:used by desert scorpions to locate prey［J］. Science,1977,197:477-479.

［31］World Spider Catalog（2021）. World Spider Catalog. Version 22.0. Natural History Museum Bern［A/OL］. http://www.wsc.nmbe.ch/statistics/.

［32］REIN J O. Scorpion's World.［A/OL］. http://www.ntnu.no/ub/scorpion-files/index.php.

第四篇

其他医学节肢动物

其他医学节肢动物主要包括甲壳纲（Crustacea）、唇足纲（Chilopoda）、倍足纲（Diplopoda）和舌形虫亚纲（Pentastomida）。甲壳纲现在分类学者将其升格为甲壳亚门，在甲壳亚门下设软甲纲（Malacostraca）、桡足亚纲（Copepoda）等。

软甲纲在节肢动物门中位于中间位置但形态较原始，身体分头胸和腹两部分，由较多的体节构成，每个体节几乎都有一对附肢，附肢单肢或双肢型。绝大多数水栖，以足鳃进行呼吸，部分陆生程度高的呼吸系统有特化。真软甲类具5头节8胸节6腹节及尾节，胸节和头节通常被头胸甲所覆盖，头节全部合并。触角2对，着生在头胸部前方，步足5对，着生在头胸部两侧。眼具有眼柄。重要类群有淡水蟹、淡水虾等，它们是某些寄生蠕虫如并殖吸虫（肺吸虫）、华支睾吸虫、曼氏迭宫绦虫、阔节裂头绦虫、棘颚口线虫和麦地那龙线虫等的中间宿主。

桡足亚纲体躯分为前体部和后体部，其间有1活动关节，分节不超过11节。前体部包括头部和胸部。头部一般由6个头节与第一胸节（或第一、二胸节）愈合而成。背面有1个单眼或1对晶体。其腹面有6对附肢。胸部有3~5个自由体节，各有1对胸足，第5对胸足有显著雌雄区别。后体部（又称腹部）较短小，由3~5节组成，雌性第一、二愈合。雄性第一腹节为生殖节，末节最小，因具肛门，称为肛节，其末端有1对尾叉。多数抱卵种类的雌体以黏质将排出的卵黏合成团黏着在生殖节上，通常可见两团。淡水的桡足纲和软甲纲一样，也可感染各种寄生虫。

唇足纲虫体狭长，背腹扁平，分为头和躯体两部分，躯体由若干形状相似的体节组成。头部具1对多节触角，每一体节有粗壮的足一对，第一体节步足成钳状，内连毒腺。营陆生生活，捕食性，无翅，以气门呼吸，如蜈蚣。蜈蚣螫伤人畜时所释放的一种毒素。在螫伤局部可致红肿、发热和灼痛；同时产生淋巴管炎。

倍足纲虫体呈长管形，多节，由头及若干形状相似的体节组成，触角一对，除第一节外，每一体节各有纤弱的足2对，无翅，陆生生活，腐食性，常见种类如马陆，所分泌的物质可引起宿主的皮肤过敏，其个别种类被证明可作为缩小膜壳绦虫的中间宿主。

舌形虫亚纲是节肢动物中非常特殊的一类专性体内寄生虫。成虫扁平而狭长呈蠕虫样，依种类不同具有明显或不明显的环节，虫体构造极其特化，无循环系统和呼吸系统。成虫期无足，有2对倒钩位于口的两侧，故称五口动物。成虫主要寄生在食肉类和食草类哺乳动物或爬行类动物的呼吸道，幼虫和若虫可见寄生于脊椎动物的内脏器官，引起舌形虫病。舌形虫在分类上曾归属于舌形动物门（Pentastoma），而今通过分子遗传学的研究和对精子结构的研究，普遍认同过去属于独立门的舌形虫纲，现在认为属于甲壳亚门（Crustacea）。

（周宪民）

第三十九章

甲壳纲

目前认为甲壳动物最早出现于古生代寒武纪。身体分头胸部和腹部,体表具几丁质外壳(甲壳)。具典型的双肢型(biramous)附肢,头胸部前端有触角1~2对,步足5对。甲壳动物个体发育分为胚胎发育期(embryonal epoche)与胚后发育期(postembryonal epoche)两个阶段。胚胎发育期从受精卵初次卵裂,到孵化出幼体为止,这个发育期包括卵裂、原肠胚形成、中胚层发生直至幼体孵出并能适应于独立生活等若干过程。胚后发育期则从幼形动物起,直到个体发育至性成熟为止,这个发育期内,甲壳动物幼体的变化因不同种类而异,而绝大多数甲壳动物的胚后发育期都会发生变态(metamorphosis)。甲壳纲内的节肢动物中少数可作为医学寄生虫的中间宿主,诸如淡水蚤、淡水蟹、淡水虾和蝲蛄等。

据目前所知,泛甲壳类由原本属于甲壳纲的三类以及六足虫总纲构成,泛甲壳类最早记录是古生代寒武纪的多节耳材村虫(*Ercaicunia multinodosa* Luo et al,1999),而在古生代结束前,甲壳纲就已经相当繁盛。根据分子和形态证据,它们共同属于泛甲壳类(Pancrustacea)的真甲壳类(Vericrustace),包括1个超目和1个地位不明确的超目[一说由稀甲总纲(Superclass Oligostraca)和多甲总纲加上另外两个目组成甲壳亚门(Subphylum Crustacea),多甲总纲(Superclass Multicrustacea)包括2纲:包含桡足亚纲和茗荷(Family Lepadidae)的六肢幼虫纲(Class Hexanauplia)和包含虾蟹的软甲纲(Class Malacostraca)。

本章拟主要介绍可作为寄生虫中间宿主的诸如剑水蚤、淡水蟹、淡水虾及蝲蛄等淡水甲壳动物。

第一节 淡水蚤

淡水蚤是隶属于桡足亚纲(Copepoda)的小型的甲壳动物,体长不超过3mm,营浮游与寄生生活,分布广。分哲水蚤目(Calanoida)、剑水蚤目(Cyclopoida)和猛水蚤目(Harpacticoida)等9目。其中哲水蚤目有1种,剑水蚤目有10多种可作为寄生虫中间宿主。

一、形态学

剑水蚤是一类小型低等的甲壳动物,总共100余科,体长1~3mm,它们生活在各种类型的淡水中,如河流、水库、湖泊、池塘、沟渠及沼泽里,营浮游生活。约有11种可作为曼氏迭宫绦虫、阔节裂头绦虫、麦地那龙线虫以及棘颚口线虫等人体寄生虫的中间宿主。

剑水蚤身体细小,呈圆锥形,但背面微隆起,腹面较平,体节明显。身体可分为头胸部和腹部两部分,头胸部较大,呈卵圆形,由头节和5~6个胸节所组成(附着颚足的胸节不计在内),在身体的中部有一明显的可动关节,位于第4、5胸节之间。头节前端具一眼点及5对附肢(第1触角、第2触角、大颚、第1小颚及第2小颚)。第1胸节(附着第1胸足)大都与头节愈合,其余各胸节相应地附着第2~5胸足。触角2对,第1触角较短,圆柱形,可用以游泳。第2触角也为游泳器官。胸肢,又称游泳肢,5对,前4对双枝型,上有多数刚毛,第5对退化为短小的单肢(图39-1)。

剑水蚤腹部细长,呈圆柱形,分 3~5 节,雄体第 1 腹节为生殖节。雌体第 1~2 腹节愈合为生殖节。腹部的最后一节称为尾节,背面具有肛门,其上方覆盖着肌板。尾节的后端具一对尾叉,末端的羽状刚毛,称尾毛。附肢为双肢型,即基部的基肢及由基肢分出的内肢与外肢。唯第 1 触角的外肢已消失。有时第 2 触角、大颚及第 5 胸足的外肢亦退化或消失,成为单肢状。

剑水蚤的内部器官比较简单。消化系统自口通入食管,其后端有宽阔的胃,由后肠通到肛门。神经系统联合集中在头部。剑水蚤无鳃和心脏,血液借肌肉、附肢及消化道的运动而流动。剑水蚤无呼吸器官,其主要通过体表而进行呼吸。

剑水蚤的排泄器官开口于第 2 小颚的后面,身体表面及消化道的后部亦具排泄功能。雌性和雄性性腺不成对,位于食管的上面,且均具两个生殖孔。雄体的两条薄的输精管的末部内常积聚了许多精子,精子包在精荚内。雌体的两条输卵管,分出多支盲管;卵成熟后,从输卵管排出时,管壁能分泌一种黏液,把卵细胞团聚在一起,形成 1~2 个卵囊。卵囊附于雌性生殖节的两侧或贴近其腹面。

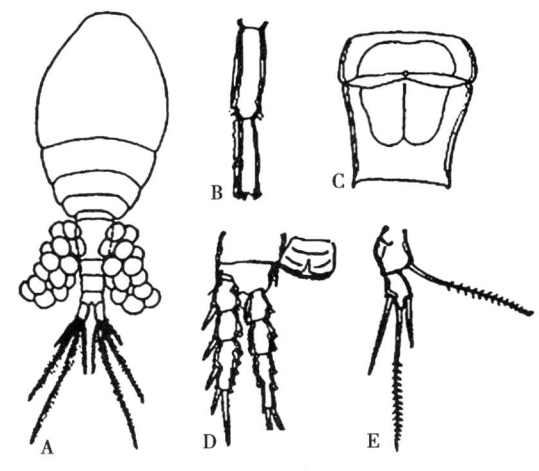

A. 雌性整体背面观;B. 第 1 触角末两节;C. 生殖节示纳精囊;D. 第 4 胸足;E. 第 5 胸足。

图 39-1　棕色大剑水蚤(*Macrocyclops fuscus* Jurine,1820)

(仿 中国科学院动物研究所甲壳动物研究组)

剑水蚤鉴定要点:①前体部远宽于后体部;②在身体中部(第 4、5 胸节之间)有一明显活动关节;③第 1 触角由 6~17 节组成,长者可达头胸部的末端,短者仅为头节的 1/3;④两个卵囊在身体两侧。

二、分类学

剑水蚤隶属节肢动物门(Phylum Arthropoda)-甲壳亚门(Subphylum Crustacea)-多甲总纲(Superclass Multicrustacea)-六肢幼虫纲(Class Hexanauplia)-桡足亚纲(Subclass Copepoda)-新桡足下纲(Infraclass Neocopepoda)-足甲总目(Superorder Podoplea)-剑水蚤目(Order Cyclopoida)。本目内种类十分复杂,已发现约有 1 000 种,分隶 50 余科。下文分类先按照老分类行文,新分类数据可参考 Worms(http://www.marinespecies.org/)。

(一)剑水蚤科(Cyclopidae)

身体较粗壮,前体部较后体部宽大。头部与前两胸节愈合成头胸部;游离胸节有 4 节。第 1 触角雌体有 6~21 节,雄体为 17 节或更少;第 2 触角无外肢,分 4 节,少数为 3 节。大颚退化成一小突起,附有 2~3 根刚毛。前 4 对游泳足发达,内外肢各 2~3 节。第 5 游泳足,即第六胸肢通常退化,无两性差异。1929 年 F. Kiefer 根据第五游泳足的结构将本科分为 3 个亚科,即咸水剑水蚤亚科(Halicyclopinae)、真剑水蚤亚科(Eucyclopinae)与剑水蚤亚科(Cyclopinae)。剑水蚤亚科种类多,共约 30 属、300 多种,其中包括大剑水蚤属(*Macrocyclops*)、拟剑水蚤属(*Paracyclops*)、近剑水蚤属(*Tropocyclops*)、奥湖剑水蚤属(*Ochridacyclops*)、真剑水蚤属(*Eucyclops*)、剑水蚤属(*Cyclops*)、刺剑水蚤属(*Acanthocyclops*)、中剑水蚤属(*Mesocyclops*)、温剑水蚤属(*Thermocyclops*)、沙居剑水蚤属(*Psammophilocyclops*)、外剑水蚤属(*Ectocyclops*)、异剑水蚤属(*Apocyclops*)、后剑水蚤属(*Metacyclops*)和小剑水蚤属(*Microcyclops*)等。常见的是剑水蚤属、中剑水蚤属、真剑水蚤属和温剑水蚤属。

1. **剑水蚤属**　第 1 触角有 14~17 节。第 1~4 胸足外肢均为 3 节;第 5 胸足为 2 节,基节与第 5 胸节分离,外末角具 1 羽状毛,内缘中部具 1 刺,末缘具 1 长刚毛。尾叉较长,表面具纵脊。包括近邻剑水蚤(*Cyclops vicinus* Uljanin,1875)、英勇剑水蚤(*Cyclops strenuus* Fischer,1851)、叉足剑水蚤(*Cyclops furcifer* Claus,1857)、叶片剑水蚤(*Cyclops vicinus lobosus* Kiefer,1954)和拉达克剑水蚤(*Cyclops ladakanus* Kiefer,1936)等。以近邻剑水蚤和英勇剑水蚤常见,广泛分布于我国的淡水水域。

2. **真剑水蚤属**　第 1 触角细长,12 节。尾叉细长,其长度大于宽度的 3 倍,外缘具细齿。包括穴居真剑水蚤（*Eucyclops serrulatus nagasakai* Ueno，1934）、如愿真剑水蚤（*Eucyclops speratus* Lilljeborg，1901）、大尾真剑水蚤（*Eucyclops macruroides* Lilljeborg，1901）、锯齿真剑水蚤（*Eucyclops macruroides denticulatus* Graeter，1903）、棘刺真剑水蚤（*Eucyclops euacanthus* Sars，1909）和长尾真剑水蚤（*Eucyclops macrurus* Sars，1863）等。常见有锯缘真剑水蚤（*Eucyclops serrulatus* Fischer，1851），分布于我国的淡水水域。

3. 中剑水蚤属　尾叉较短，内缘光滑，末端尾刚毛发达。第1~4胸足内、外肢均为3节；第5胸足有2节，第1节较宽，外末角具1羽状刚毛，内缘中部及末端各具1羽状刚毛。广布中剑水蚤（*Mesocyclops leuckarti* Claus，1857）分布于我国各省区的淡水水域，北碚中剑水蚤（*Mesocyclops pehpeiesis* Hu，1943）分布于江苏（无锡）、四川（北碚）、云南（昆明）、湖北（宜都、石首、荆门）、陕西（朝邑）、山西（伍姓湖）、北京、内蒙古（乌拉素海）等地的淡水水域。

4. 温剑水蚤属　头胸部呈卵圆形，腹部瘦削。尾叉较短，内缘光滑。第5胸足分2节，基节短而宽，外末角突出具1羽状刚毛，末节窄长，末缘具1刺和1刚毛。包括胸饰外剑水蚤（*Ectocyclops phaleratus* Koch，1838）、多刺外剑水蚤（*Ectocyclops polyspinosus* Harada，1931）、台湾温剑水蚤（*Thermocyclops taihokuensis* Harada，1931）、蒙古温剑水蚤（*Thermocyclops mongolicus* Kiefer，1937）、虫宿温剑水蚤（*Thermocyclops vermifer* Lindberg，1935）、短尾温剑水蚤（*Thermocyclops brevifurcatus* Harada，1931）、透明温剑水蚤（*Thermocyclops hyalinus* Scudder，1900）、粗壮温剑水蚤（*Thermocyclops dybowskii* Lande，1890）和等刺温剑水蚤（*Thermocyclops kawamurai* Kikuchi，1940）等。常见有台湾温剑水蚤和透明温剑水蚤，广布于我国各省区的淡水域，在鱼苗孵化季节常侵袭鱼卵和鱼苗，影响渔业生产。

（二）长腹剑水蚤科（Oithonidae）

体瘦小而娇嫩，甲壳薄，透明。前体部与后体部分界明显，后体部细长。头部只与第1胸节愈合为头胸部，游离胸节有5节。第1触角雌体细长，有10~15节，雄体较粗壮，变成执握肢。第2触角短小，无外肢，有2~3节。大颚须发达。颚足平直。前4对游泳足内外肢各3节，少数2节，底节末端有1刺和2刚毛，有些种类刺完全退化而只有1~2根刚毛。大部分种类栖憩海洋与半咸水中，我国主要有包括窄腹剑水蚤属（*Limnoithona*）的中华窄腹剑水蚤（*Limnoithona sinensis* Burckhardt，1913）和四刺窄腹剑水蚤（*Limnoithona tetraspina* Zhang et Li，1976）。其中中华窄腹剑水蚤，在河口附近或沿海地区的淡水中生活，分布于广东（广州）、福建（泉州、晋江、陇海）、江苏（黄花泾、无锡、苏州河）、安徽（巢湖）、天津等地的淡水中；四刺窄腹剑水蚤分布于上海（崇明岛）。

（三）镖剑水蚤科（Cyclopinidae）

体型较长腹剑水蚤科粗壮。绝大多数头部与前2个胸节愈合成为头胸部。游离胸节有4节。吻短，向下弯曲。雌体第1触角与长腹剑水蚤科相比较短小，有6~26节。雄体第1触角变成短的执握肢。第2触角无外肢，共4节。大颚须发达。前4对游泳足短而粗，内外肢约等长，各3节。第5游泳足1~3节，末节扁平，有1个刺和2~3根刚毛。栖憩在海洋水深0~100m的沿岸区，分布广泛。包括镖剑水蚤属（*Cyclopina* Claus）、拟镖剑水蚤属（*Paracyclopina* Smirnov）与近镖剑水蚤属（*Cyclopinclla*）。属于拟镖剑水蚤属的矮小拟镖剑水蚤（*Paracyclopina nana*），分布于海南（海口），广东（文昌、石岐、顺德、虎门、阳江、海丰），福建（盐田、集美），天津和苏联（绥芬河口）淡水水域。

三、生物学

剑水蚤通常营两性生殖。雄体以第1触角握住雌体，执握的时间从几分钟到长达几天。在执握过程中，雄体把自己生殖节上的精荚紧贴在雌体生殖节的腹面，精子通过精荚的颈部流入雌体的纳精囊里。受精所需要的时间可以从几分钟到两个月。

雌性通常将卵用黏液腺黏住形成卵囊，悬挂于生殖节下腹部两侧。幼体从卵孵化后即能在水中自由活动，呈卵圆形，称无节幼体，后端有两根刚毛. 前端有1单眼和3对游泳肢，第1对附肢为单肢型，第2~3对是双肢型。无节幼体在水中活跃地游泳、生长和变态。经过5或6个无节幼体期，变成长形的桡足幼体，附肢生长逐渐齐备，分节逐渐明显，再经5或6个幼体期，最后蜕皮为成体。全过程所需要的时间，随种类和环境的不同而异。如剑水蚤属需7~180天。许多种类的幼体，在不良条件下，可以由分泌的有机物包围而形成包囊,度过不良环境,待环境适宜,再行生长繁殖。

四、生态学

剑水蚤是浮游生活,分布于池塘、湖泊等水域。某些种类(如近邻剑水蚤)除分布于淡水外,还可在含盐量丰富、矿化作用较强的水中生活。在极为贫瘠的水体中,pH 为 3.2~4 的情况下,则不能生存。英勇剑水蚤和近邻剑水蚤均为中国淡水水域中常见的数量丰富的种,尤其在秋冬寒冷季节常见,它也是淡水鱼类的重要天然饵料。

剑水蚤是典型的游泳动物,它以第1触角和胸足的划动,在水中作连续的急速跃进。在几次跳动之后,它在水草或其他物体上静止一会儿,然后再作下一次连续的跳动。剑水蚤在水体中,如果一停止跳动,就会立即下沉。

剑水蚤的食物大都是微细的有机物,如有机悬浮物、细菌、原生动物及微细的鞭毛藻等,但有不少的种类也能食取轮虫、枝角类,甚至是较大的摇蚊幼虫及水栖寡毛类等。

五、中国重要种类

剑水蚤类分布于淡水或海洋,淡水水域中的桡足类代表浮游动物一方面是水域食物链不可缺少的一个环节,是某些鱼类的天然饵料,有些种还可作为污染的指标种;另一方面剑水蚤是某些寄生虫如麦地那龙线虫、棘颚口线虫、曼氏迭宫绦虫及阔节裂头绦虫等的中间宿主。剑水蚤科主要有棕色大剑水蚤(*Macrocyclops fuscus* Jurine,1820)、锯缘真剑水蚤(*Eucylops serrulatus* Fischer,1851)、绿色近剑水蚤(*Tropocyclops prasinus* Fischer,1860)、英勇剑水蚤(*Cyclops strenuus* Fischer,1851)、近邻剑水蚤(*Cyclops vicinus* Uljanin,1875)、草绿刺剑水蚤(*Acanthocyclops viridis* Jurine,1820)、矮小刺剑水蚤(*Acanthocyclops vernalis* Fischer,1853)、广布中剑水蚤(*Mesocyclops leuckarti* Claus,1857)、台湾温剑水蚤(*Thermocyclops taihokuensis* Harada,1931)、棘尾刺剑水蚤(*Acanthocyclops bicuspidatus* Claus,1857)和短角异剑水蚤(*Apocyclops royi* Lindberg,1940)等可作为一些寄生虫的中间宿主。

(一)锯缘真剑水蚤(*Eucylops serrulatus* Fischer,1851)

雌性体长 0.80~1.12mm。体型窄长。第四脚节的后侧角包围着第五胸节,第五胸节的后侧角呈钝圆形,边缘具短毛,尾叉的长度为宽度 3.5~5.0 倍,外缘具锯齿。第一触角分 12 节,末三节细长具透明膜。第一、二、三、四胸足外肢第三节的刺式为:3-4-4-3。第四胸足内肢第三节的长度约为宽度的 2.6~3.0 倍,末端的内刺约相当节本部长度的 1.0~1.3 倍,约相当外刺长度的 1.4~105 倍。第五胸足仅一节,具 1 刺 2 刚毛。雄性体长 0.60~0.80mm,第六胸足具 1 刺 2 刚毛(图 39-2)。

(二)棕色大剑水蚤(*Macrocyclops fuscus* Jurine,1820)

雌性体长 1.72mm。体型粗壮。头胸部里卵形,中部最宽。纳精囊较大,后半部分为左右两半。尾叉的长度约相当宽度的两倍,内缘具一列细刚毛,侧尾毛很小。第一触角分 17 节,末三节的外缘具透明膜,第十五、十六两节的膜上具细锯齿;第十七节的膜延伸到节的末

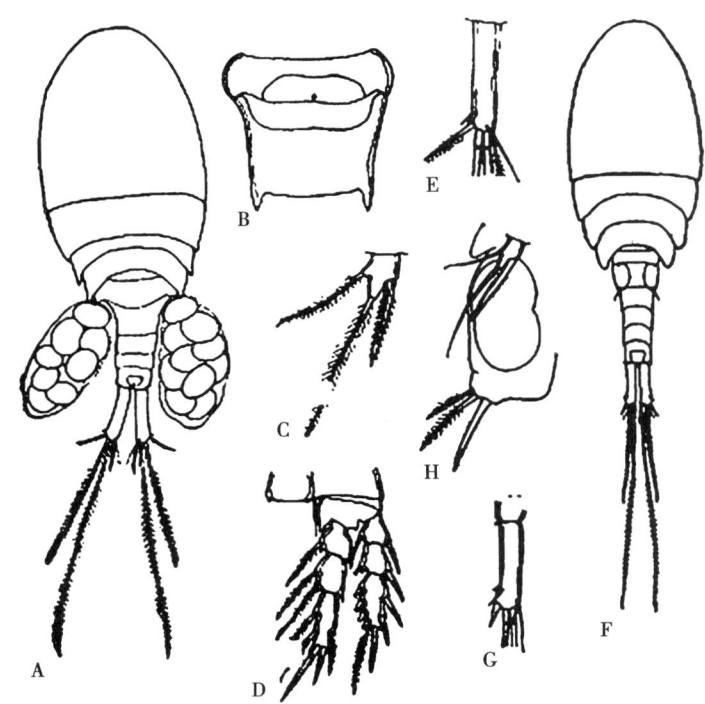

A. 雌性整体背面观;B. 生殖节示纳精囊;C. 尾叉;D. 第 4 陶足;E. 第 5 胸足;F. 雄性整体背面观;G. 尾叉;H. 第 5、6 胸足。

图 39-2 锯缘真剑水蚤(*Eucylops serrulatus* Fischer,1851)
(仿 中国科学院动物研究所甲壳动物研究组)

端之外,膜基半部具较大的锯齿,5~6个。第一、二、三、四对胸足内、外肢均分3节,外肢末节的刺式为:3-4-4-3。第四胸足内肢第四节的长度约为宽度的3倍,末端的外刺约相当内刺长度的1.6倍,而与节本部等长;连接板的后线隆起具一列细刺,腹面具两列细刺。第五胸足的第一节较大;第二节具1长刚毛及2刺,内刺约相当外刺长的1.7倍。

(三)绿色近剑水蚤(*Tropocyclops prasinus* Fischer,1860)

雌性体长0.53~0.62mm。头胸部呈长卵形,纳精囊的前半部呈笔架状,下半部的两侧均呈半圆形。尾叉的长度约为宽度的2.2倍,侧尾毛着生于背面外缘中部稍后处。第一触角分12节。第一、二、三、四胸足的刺式为:3-4-4-3。第四胸足连接板外凸,其内肢第三节的长度约相当其宽度的2.5~3.0倍,末端的内刺约相当外刺长度的2倍,约为节本部长度的1.50~1.69倍。第五胸足具一根细长的刺及两根刚毛。雄性体长0.45mm。第六胸足具1根内刺及2根外刚毛(图39-3)。

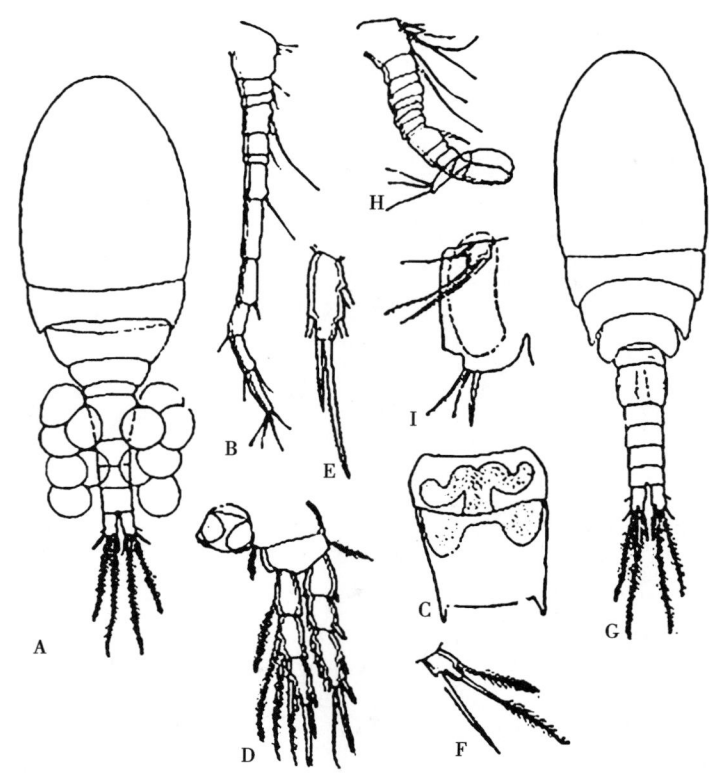

A. 雌性整体背面观;B. 第1触角;C. 生殖节示纳精囊;D. 第4胸足;E. 第4胸
足内肢末节;F. 第5胸足;G. 雄性整体背面现;H. 第1触角;I. 第5、6胸足。

图39-3　绿色近剑水蚤(*Tropocyclops prasinus* Fischer,1860)
(仿 中国科学院动物研究所甲壳动物研究组)

(四)英勇剑水蚤(*Cyclops strenuus* Fischer,1851)

雌性体长1.45~1.3mm。体型较粗壮。生殖节的宽度大于长度,纳精囊呈卵圆形。尾叉的背面有纵行隆线。第一触角共分17节。第一、二、三、四胸足内、外肢均分3节,刺式为:3-4-3-3。第四胸足内肢第三节的长度约相当宽度的2.8倍,末端内刺长度约相当外刺的1.7倍。第五胸足分两节,基节宽,外末角具一根羽状刚毛;末节呈长方形,内线中部具刺一根,末缘具长羽状刚毛一根。雄性体长1.25~1.33mm。第六胸足具1根内刺,2根刚毛(图39-4)。

(五)近邻剑水蚤(*Cyclops vicinus* Uljanin,1875)

雌性体长1.45~1.65mm。体型较大,第四胸节的后侧角突出成锐三角形,第五胸节的后侧角甚锐,向两侧突出。生殖节的长度大于宽度,纳精囊呈椭圆形。尾叉的长度约相当宽度的6~8倍,背面有一纵行隆线。

第一触角分 17 节。第一、二、三、四胸足外肢第三节的刺式为：2-3-3-3。第四胸足内肢第三节的长度约相当宽度的 2.85 倍,末端的外刺短细,内刺较长而粗,短于节本部,约为外刺长度的 2.16 倍。第五胸足分两节,基节的外末角具一根刚毛,末节的内缘中部具一短刺,末端具羽状刚毛一根。雄性体长 1.20~1.45mm。第六胸足外侧刚毛最长,内刺最短(图 39-5)。

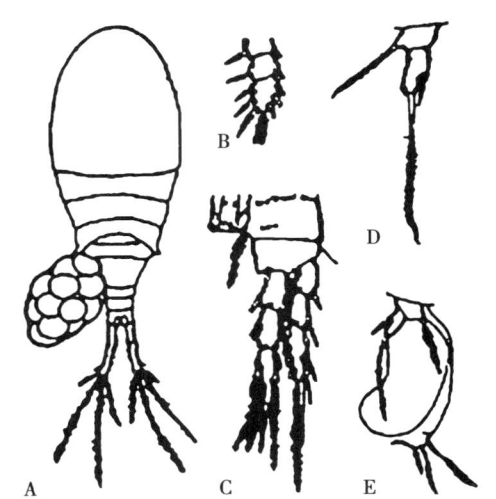

A. ♀体;B. 第 1 胸足外肢;C. 第 4 胸足;D. 第 5 胸足;E. ♂第 5、6 胸足。

图 39-4　英勇剑水蚤(*Cyclops strenuus* Fischer,1851)
(仿 中国科学院动物研究所甲壳动物研究组)

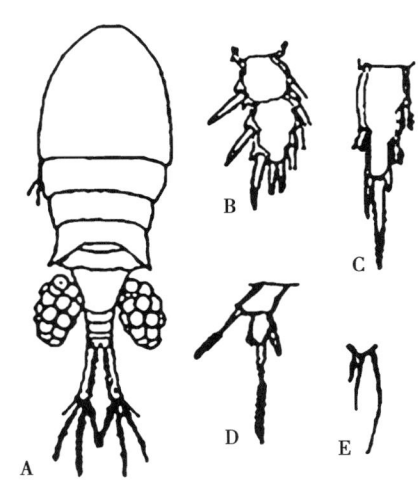

A. ♀体;B. 第 1 胸足外肢;C. 第 4 胸足内肢末节;D. 第 5 胸足;E. ♂第 6 胸足。

图 39-5　近邻剑水蚤(*Cyclops vicinus* Uljanin,1875)
(仿 中国科学院动物研究所甲壳动物研究组)

(六) 草绿刺剑水蚤(*Acanthocyclops viridis* Jurine,1820)

雌性体长 1.5~2.05mm。体型粗壮。生殖节的长度大于宽度,纳精囊的前半部较宽大。尾叉的长度约相当宽度的 4 倍。第一触角共分 17 节。第一、二、三、四胸足外肢第三节的刺式为：2-3-3-3。第四胸足内肢第三节的长度约相当宽度的 2.3 倍,末端的内刺稍长于外刺,但均短于节本部。第五胸足的第一节很宽,外末角具长刚毛一根;第二节短小,内缘中部具一小刺,末端具一长刚毛。雄性体长 1.4~1.6mm。第六脚足内刺粗壮,较中刚毛稍长,外刚毛最长(图 39-6)。

(七) 棘尾刺剑水蚤(*Acanthocyclops bicuspidatus* Claus,1857)

雌性体长 0.87~1.47mm。体型较粗壮。第二、三、四、五胸节的后侧角略突出。生殖节的长度大于宽度。纳精囊的前半部呈半圆形,后半部呈长圆袋状。尾叉的长度约为宽度的 5 倍余。第一、二、三、四胸足外肢第三节刺式为：2-3-3-3。第四胸足内肢第三节的长度约相当宽度的 2.6 倍,末端外刺的长度约为节本部长 2/3,约为内刺长的 1.4 倍。第五胸足分 2 节,第一节短而宽,外末角附长刚毛一根;第二节窄长,其长度约相当宽度的 2.7 倍,内刺的长度约与节本部相等,外末角具一长则毛(图 39-7)。

(八) 矮小刺剑水蚤(*Acanthocyclops vernalis* Fischer,1853)

体型粗壮,第四、五胸节的后例角呈尖锐状突出。生殖节的长度大于宽度,窄长条状。尾叉的长度大于宽度的 4.5~5.0 倍。第一

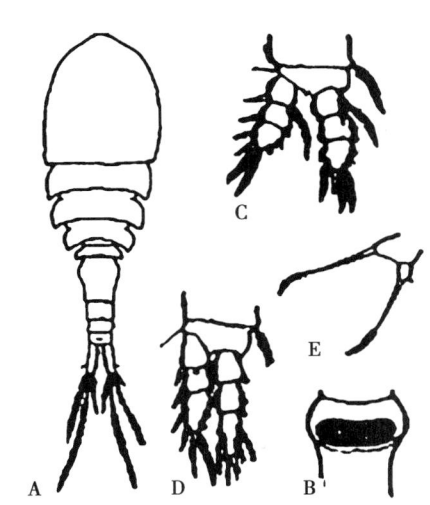

A. ♀体;B. 生殖;C. 第 1 胸足;D. 第 4 胸足;E. 第 5 胸足。

图 39-6　草绿刺剑水蚤(*Acanthocyclops viridis* Jurine,1820)
(仿 中国科学院动物研究所甲壳动物研究组)

触角共分 17 节。第一、二、三、四胸足外肢第三节刺式为:3-4-4-4。第四胸足内肢第三节的长度约相当宽度的 2.5 倍,末端两刺约等长,外刺较内刺稍长,均短于节本部的 2/3。第五胸足分 2 节,基节短而宽,外末角突出,并附长刚毛一根,末节的长度约为宽度的 1.8 倍,内、外末缘分别具一短刺及一长刚毛(图 39-8)。

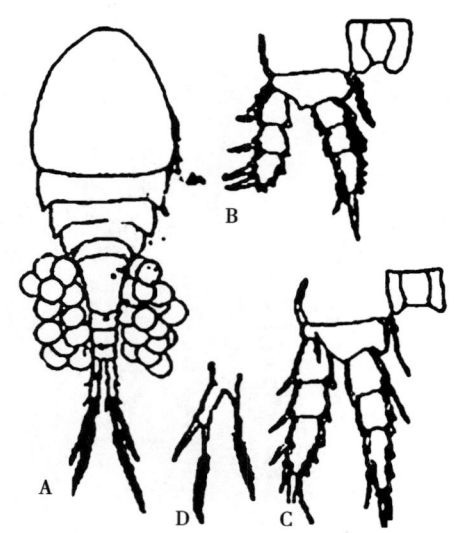

A. ♀体;B. 第 1 胸足;C. 第 4 胸足;D. 第 5 胸足。

图 39-7 棘尾刺剑水蚤(*Acanthocyclops bicuspidatus* Claus,1857)

(仿 中国科学院动物研究所甲壳动物研究组)

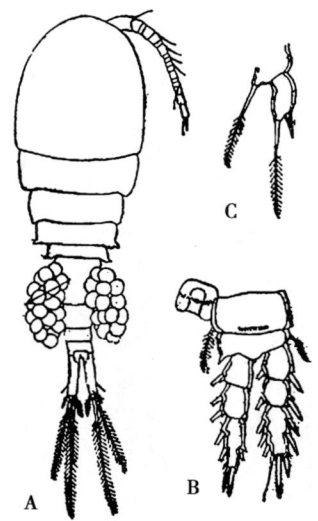

A. 雌性整体背面观;B. 第 4 胸足;C. 第 5 胸足。

图 39-8 矮小刺剑水蚤(*Acanthocyclops vernalis* Fischer,1853)

(仿 中国科学院动物研究所甲壳动物研究组)

(九) 广布中剑水蚤(*Mesocyclops leuckarti* Claus,1857)

雌性体长 0.88~1.20mm。头脑甲呈卵圆形。生殖节瘦长,纳精囊呈 T 形。尾叉的长度约相当宽度的 3.2 倍。第一触角共分 17 节,末两节具透明膜,末节的透明膜近末端 1/3 处具一钩状缺刻。第一、二、三、四胸足外肢第三节的刺式为:2-3-3-3。第四胸足内肢第三节的长度约相当宽度的 3.9 倍,末端的内刺稍短于外刺,两刺均短于节本部。第五胸足第一节的外末角具一根羽状刚毛,第二节窄长,内缘只一长刺,末端具一根长刚毛。雄性体长 0.64~0.83mm。第六胸足具一根短内刺及两根外刚毛(图 39-9)。

(十) 台湾温剑水蚤(*Thermocyclops taihokuensis* Harada,1931)

雄性体长 0.90~1.53mm。头胸部呈椭圆形。生殖节前宽后窄,长度约为后缘宽度的 1.5 倍。纳精囊呈 T 形。尾叉向后分展,长度约为宽度的 2.5 倍。第一触角末端可达第三胸节的中部,共分 17 节,最末两节具透明膜。第一至第四胸足内、外肢均分 3 节,外肢第三节的刺式为:2-3-3-3。第四胸足内肢第三节窄长,其长度约为宽度的 3.22 倍,内刺长于节本部。第五胸足外末角具 1 羽状刚毛,末节窄长,末部较基部稍宽,末端具 1 内刺及 1 外刚毛。雄性体长 0.70~0.75mm。第六胸足内肢较长,中刺最短,外刚毛最长,约为内刺长的 2.6 倍(图 39-10)。

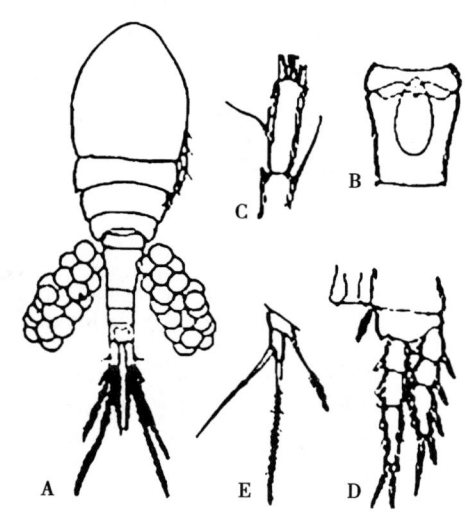

A. ♀体;B. 生殖节;C. 第 1 触角末节;D. 第 4 胸足;E. ♂第 5 胸足。

图 39-9 广布中剑水蚤(*Mesocyclops leuckarti* Claus,1857)

(仿 中国科学院动物研究所甲壳动物研究组)

（十一）短角异剑水蚤（*Apocyclops royi* Lindberg,1940）

雌性体长 0.94~0.99mm。头节近圆形,第二、三、四胸节的后侧角突出,第五胸节较生殖节稍宽,近侧缘的背面具一长刚毛。纳精囊的前半部呈横梭形,后半部呈长圆袋状。尾叉的长度约为宽度的 5.5 倍,侧尾毛位于尾叉侧缘的中部。第一触角较短,其末端约抵头节的末缘,共分 11 节。第二触角分 3 节。第一、二、三、四胸足内、外肢均分两节,外肢末节的刺式为:3-4-4-3。第一胸足第二基节的内末角具一长刚毛,末端约抵内肢第 2 节的中部。第四胸足内肢第二节的长度约为宽度的 1.93 倍,约为末端外刺长度的 1.46 倍。第 5 胸足的基节与第 5 胸节愈合,末节的内末角具一短刺,外末角具长刚毛一根。雄性体长 0.75mm。第五胸足呈方形,内末缘壮刺的长度大于节本部长度的两倍余。第六胸足具两根侧毛及一根内刺（图 39-11）。

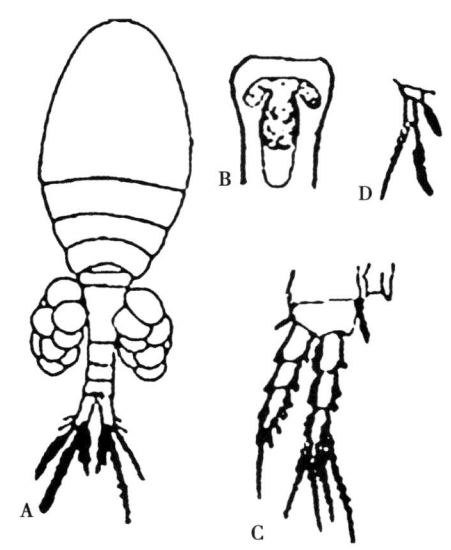
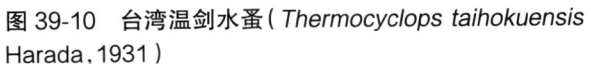

A. ♀体；B. 生殖节；C. 第 4 胸足；D. 第 5 胸足。

图 39-10　台湾温剑水蚤（*Thermocyclops taihokuensis* Harada,1931）
（仿 中国科学院动物研究所甲壳动物研究组）

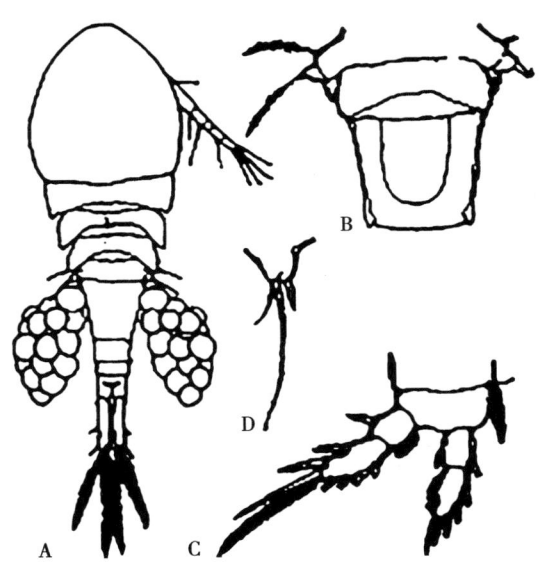

A. ♀体；B. 第 5 胸节及生殖节 C. 第 4 胸足；D. ♂第 6 胸足。

图 39-11　短角异剑水蚤（*Apocyclops royi* Lindberg,1940）
（仿 中国科学院动物研究所甲壳动物研究组）

六、与疾病的关系

由于剑水蚤的存在,使寄生虫得以完成其生活史并传播,有害于人体和家畜的身体健康。现将它们可传播的寄生虫病列举如下:

（一）麦地那龙线虫病（dracunculiasis）

可作为麦地那龙线虫中宿主的剑水蚤包括棕色大剑水蚤、锯缘真剑水蚤、绿色近剑水蚤、英勇剑水蚤、近邻剑水蚤、草绿刺剑水蚤、棘尾刺剑水蚤、广布中剑水蚤。幼虫在水中被剑水蚤吞食后,在其体内发育为感染期幼虫。当人或动物饮水误吞含感染期幼虫的剑水蚤后,幼虫在十二指肠处从剑水蚤体内逸出,钻入肠壁,经肠系膜、胸腹肌移行至皮下结缔组织。雌、雄虫穿过皮下结缔组织到达腋窝和腹股沟区。雌、雄受精后,成熟的雌虫于感染后第 8~10 个月内移行至终宿主肢端的皮肤。在移行过程中雌虫释放大量代谢产物,可引起全身的变态反应,表现皮疹、腹泻、恶心、头晕、哮喘等。局部水疱破溃形成溃疡后变态反应减退。

本病是一种人兽共患寄生虫病,据估计全世界每年有 500 万~1 000 万患者。人的感染除了误饮含剑水蚤的自然界水体外,亦可因生食泥鳅引起。化疗药物可用灭滴灵和噻苯达唑。改善供水条件、不饮用生水以及杀灭剑水蚤等措施,均有益于本病的预防。

（二）人体颚口线虫病（gnathostomiasis）

由棘颚口线虫和刚棘颚口线虫寄生人体所引起。已报道的可作为棘颚口线虫第一中间宿主的剑水蚤有:双色中剑水蚤、锯缘真剑水蚤、英勇剑水蚤、近邻剑水蚤、广布中剑水蚤、短角异剑水蚤和台湾温剑水蚤。

可作为刚棘颚口线虫第一中间宿主的剑水蚤已报道 15 种,分别是双尾刺剑水蚤、草绿色剑水蚤、英勇剑水蚤、长尾真剑水蚤、白色大剑水蚤、棕色大剑水蚤、粗壮中剑水蚤、广布中剑水蚤、垮立小剑水蚤、透明温剑水蚤、台湾温剑水蚤、长刺温剑水蚤、锯缘真剑水蚤、近邻剑水蚤和短角异剑水蚤。

虫卵随粪便排出体外,在水中孵化出第一期幼虫,幼虫被剑水蚤吞食后,在其体内发育为第二期幼虫。当含幼虫的剑水蚤又被第二中间宿主(多为淡水鱼类)吞食后,在其体内发育为第 3 期幼虫。人非本虫的适宜宿主,常通过生食或半生食含第三期幼虫的淡水鱼类或转续宿主而受感染。

本虫的致病作用主要是幼虫在人体组织中移行,加上虫体的毒素(如类乙酰胆碱、含透明质酸酶的扩散因子、蛋白水解酶等)刺激,可引起皮肤幼虫移行症和内脏幼虫移行症。

治疗主要靠手术取虫,可用噻苯达唑杀虫。预防方法是不食生的或半生熟的鱼类、禽鸟类、两栖类,爬行类和哺乳类等肉类。

(三)裂头蚴病(sparganosis)

曼氏迭宫绦虫寄生在终宿主的小肠内,虫卵随粪便排出体外,在水中孵出钩球蚴,钩球蚴被第一中间宿主剑水蚤吞食后在其血腔内发育为原尾蚴。蝌蚪吞食剑水蚤,原尾蚴在蝌蚪逐渐发育成青蛙的过程中了发育为裂头蚴。猫、犬等终宿主吞食了带有裂头蚴的蛙和转续宿主后,裂头蚴逐渐在其肠内发育为成虫。人一般是它的非适宜宿主,而曼氏迭宫绦虫成虫寄生人体仅偶有发现。

可作为曼氏迭宫绦虫的第一中间宿主剑水蚤有 19 种:白色大剑水蚤、*Cyclops albidus*、*Cyclops affinis*、*Cyclops diaphanus*、*Cyclops bicuspidatus*、*Cyclops fimbriatus*、*Cyclops frexopedum*、*Cyclops magnus*、*Cyclops oithonoides*、*Cyclops signatus*、*Cyclops soli*、*Cyclops vidinus*、*Cyclops viridis*、锯缘真剑水蚤、胸饰外剑水蚤、无色中剑水蚤、广布中剑水蚤、台湾温剑水蚤、等刺温剑水蚤、透明温剑水蚤。

裂头蚴寄生人体可引起曼氏裂头蚴病。人体感染的途径有两种即裂头蚴或原尾蚴经皮肤或黏膜侵入,或误食裂头蚴或原尾蚴,饮用生水,或游泳时误吞湖、塘水、使受感染的剑水蚤有机会进入人体。

成虫感染可用吡喹酮、阿苯哒唑等药驱除。裂头蚴主要靠手术摘除,术中注意务将虫体尤其是头部取尽,放能根治,也可用 40% 酒精和 2% 普鲁卡因 2~4ml 局部封闭杀虫。

本病预防应加强宣传教育,改变不良习惯,不用蛙肉、蛇肉、蛇皮贴敷皮肤、伤口,不生食或半生食蛙、蛇、禽、猪等动物的肉类,不生吞蛇胆不饮用生水等是预防本病的有效措施。

(四)阔节裂头绦虫病

阔节裂头绦虫完成生活史需要两个中间宿主,第一个为镖水蚤(瘦弱镖水蚤)及剑水蚤(绿色近剑水蚤、锯缘真剑水蚤、英勇剑水蚤、草绿刺剑水蚤、棘尾剑水蚤、矮小刺剑水蚤),第二中间宿主为淡水鱼。成虫寄生于人体、狗、猫等哺乳类动物的小肠内。虫卵在水中孵化成钩毛蚴而被第一中间宿主剑水蚤所食,进一步发育为原尾蚴,再被鱼吞食后经 1~4 周发育成实尾蚴(裂头蚴)。人若食用未煮熟的含有此感染性实尾蚴的鱼肉即可感染裂头绦虫病。

大部无症状,重症则以消化功能紊乱及贫血为主大多为巨幼红细胞性贫血,与恶性贫血相似。防治关键在于健康教育,改变不卫生的食鱼习惯,加强对犬、猫等动物的管理,避免粪便污染河、湖水。

剑水蚤还可作为某些家畜或淡水养殖鱼类一些寄生虫的中间宿主,如鹅剑带绦虫病、棘衣虫病、嗜子宫线虫病、舌状绦虫病等。此外,在淡水养鱼场中,有些种如华鱼蚤属,常大量寄生于鱼类鳃上,造成死亡损失。有些种直接危害鱼卵和鱼苗。如台湾温剑水蚤常侵袭鱼卵、鱼苗,咬伤或咬死大量的仔、稚鱼,对鱼类的孵化和幼鱼的生长造成危害,影响渔业生产。由此可见如防治不当剑水蚤对渔业或家畜生产造成很大的危害。

七、防制

剑水蚤的防治可采用物理防治和化学防制的方法。①物理防治:孵化池进水口或出水网采用过滤网,以预防剑水蚤进入或促进其流出不至于聚积在孵化设备内;②化学防治:药物杀灭,供水池中如果发现剑水蚤多时,可用 90% 的晶体敌百虫 0.5ppm 浓度全池泼洒杀灭,也可用上述浓度的敌百虫杀灭,用药时先停止供水,将所需药物均匀泼洒在孵化设备中,并搅拌 10~30 分钟,恢复供水即可。

八、研究技术

淡水蚤一般生活在水流缓慢、肥沃的水域中,湖泊、池塘、水库中数量常较江河多。在山溪以及流速大的江河中几乎见不到淡水蚤,淡水蚤一年四季都可以捕捞到。淡水蚤标本采集主要工具是水网,可以根据需要自行制作。

(徐一扬 邹节新)

第二节 淡水蟹

中国淡水蟹的研究是在沈嘉瑞、伍献文等先辈的奠基下起步,在戴爱云等编著出版了《中国动物志 节肢动物门 甲壳动物亚门 软甲纲 十足目 束腹蟹科 溪蟹科》一书。

淡水蟹隶属于甲壳动物亚门(Crustacea)、软甲纲(Malacostraca)、十足目(Decapoda)、短尾次目(Brachyura)。目前,我国淡水蟹的种类约有320余种及亚种,分别隶属于2总科2科38属。其中隶属于溪蟹科的华溪蟹属蟹类,已分类鉴定82种及亚种,约占我国淡水蟹总数的33.50%,是最为庞大的一个属,是中国大陆特有属种的代表。

淡水蟹分布于地处热带、亚热带即长江30°N以南的诸省区,淡水蟹的种类与数量非常丰富,这与其所栖息地域的水文地理,和由此造成的复杂的微生态环境密切相关,也是由于淡水蟹自身有限的扩散能力和较低的生殖力以及窄幅居住所致。而地理上的隔离和生态条件的不同与变化,终得以使异地蟹种的形成,由此促进了淡水蟹在我国多样性的形成,因而成为全球淡水蟹种类最多的国家。

一、形态学

(一) 外部形态

淡水蟹身体原分为21节,由于头部与胸部各节愈合,因而整个身体仅分为头胸部和腹部。头胸部包括头胸甲和腹甲两部分,各部都附有不同的附肢。

淡水蟹的腹部短小扁平,折于头胸甲之下而紧贴于胸部腹甲。腹部分为7节,没有愈合现象。溪蟹科成体雄性腹部为三角形,而束腹蟹科成体雄性腹部为⊥形,在第5~6节处具一明显"束腰"。溪蟹科和束腹蟹科成体雌性腹部均为舌形,但溪蟹科蟹类在幼体时两性腹部的区别不大,不易区分,而束腹蟹科的雌雄幼体则区别明显。

1. 头胸部(Cephalothorax) 淡水蟹头胸部的背面覆盖一个类似圆方形的头胸甲,腹面则为胸部腹甲,依照解剖位置,头胸甲可划分为前缘,尚包括中间部位的额缘以及两侧的眼缘。而两侧则又可分为前侧缘、后侧缘和后缘。前侧缘的第一齿称为前鳃齿。眼窝的外侧角称外眼窝角。淡水蟹的前侧缘多呈锯齿状形态,但其形状是否尖锐、平钝,以及数量的多寡,则因种而异。

在头胸甲的背面,其外表凹凸不平,可随其内部脏器位置的不同而划分为若干区。因此,表面凹凸不平所形成的沟、叶、脊等,也随所在区的位置具有不同的名称。如紧靠头胸甲前缘之后的额区;位于额区两侧,额缘之后的眼区头胸甲的中央,胃区之后的胃区可分为前胃区、中胃区、后胃区及左右两侧的侧胃区;位于头胸甲中央的心区;位于侧胃区的两侧,眼区之后的肝区;位于心区之后紧接后缘部分的肠区;位于头胸甲两侧宽大部分的鳃区,又可分前、中、后3区;位于肝-胃区与鳃区之间向内侧斜行的沟称之为颈沟;位于眼后区横行的隆起部分称为眼后隆脊。

淡水蟹头胸部的腹面称为胸部腹甲,共分8节,一般第2~4节愈合,第5~8节的中部凹陷成胸部腹甲沟。其中各节的愈合部形成有横向的胸节缝的间隔沟。在第7~8胸节的中部有一条纵向的中线,称为纵行中线或中纵缝。雄性个体第5胸甲内侧有一个铆钉状突起,称为腹锁突。雌性的生殖孔位于第6胸节内侧缘。此外,第5~8胸甲外侧称为外胸甲。

头部第1对触角,位于口前板的上方和额缘的下方之间,第2对触角位于口前板的两侧,而第2触角基部的腹甲形成口前板,在口前板的下方有一近方形的口框,但被第3颚足所遮盖。

2. 腹部（abdomen） 淡水蟹的腹部短小扁平，折于头胸甲之下而紧贴于胸部腹甲。腹部分为7节，没有愈合现象。溪蟹科成体雄性腹部为三角形，而束腹蟹科成体雄性腹部为⊥形，在第5~6节处具一明显"束腰"。溪蟹科和束腹蟹科成体雌性腹部均为舌形，但溪蟹科蟹类在幼体时两性腹部的区别不大，不易区分，而束腹蟹科的雌雄幼体则区别明显。

3. 附肢（appendage） 淡水蟹除了第1头节没有真正意义的附肢而仅具一对复眼之外，几乎所有的体节均有一对附肢。如第2、3头节分别具第1触角和第2触角，前者为双肢型，后者为单肢型；第4~6头节的附肢相应为大颚，主要由坚硬的大颚体及大颚须构成，大颚须分为2节或3节，是淡水蟹的科的鉴别要点；8个胸节的前3对特化为颚足，均为双肢型。在淡水蟹的后5对胸节，着生有一对螯足和4对步足，均为单肢型。螯足和步足均分为7节，即底节、基节、座节、长节、腕节、前节、和指节。淡水蟹的2只螯足大多为不对称，且一般雄性的螯足比同种雌性螯足粗大。其前节的基部宽大成掌部，末部细长，成为不动指，与可动指合成为钳状。螯足的功能主要为捕食或抵御外敌，步足则用以爬行。

打开淡水蟹的腹部，在雄性可见有2对腹肢，该腹肢特化成为交接器。第一腹肢一般坚硬粗壮，第二腹肢纤细柔软，二者均分为4节。但束腰蟹属蟹类的第一腹肢的末两节发生愈合，形态上表现为基部肿胀而末半部纤细。溪蟹科第一腹肢形态复杂，通常分为背、腹两叶，其内侧具有纵褶而形成一个沟槽，第二腹肢即藏于此内。雌雄交配时，第1、2腹肢一并插入雌性生殖孔，第二腹肢类似唧筒一样将精液射入雌性纳精囊内。在分类上，第一腹肢末节是否分叶，或是否具有缺刻，以及所指示的方向，末二节与末节的长度之比等等，均具有种的形态鉴别意义。雌性淡水蟹的第1对腹肢则完全退化，尚保留第2~5腹节上共4对腹肢，为双肢型。以上腹肢从基部各分出内外2肢，其上均着生有刚毛，功能之一为附着所产下的卵粒和尚未离开母体独立生活的幼蟹。

（二）内部形态

淡水蟹的内部结构，包括呼吸系统、生殖系统、消化系统、循环系统、排泄系统和神经系统。

淡水蟹的鳃是呼吸系统的主要器官，数量8对，居于头胸部左右两侧，形态叶状。每个鳃片的中央有一条扁平的鳃脊，两侧为排列紧密的鳃叶，鳃叶的内部为中空管状。此外，在鳃脊的背腹两侧，有入鳃和出鳃的血管经过，静脉血流经鳃时进行气体交换转成为动脉血。鳃叶内保持有一定量的水分，这样淡水蟹即便暂时离开水体，也可以进行呼吸和在陆地上维持较长时间的生命。

淡水蟹的循环系统主要由心脏和从心脏发出的通向躯体各部位的7条动脉所组成。心脏位于头胸甲的中部下方，肉眼外观其形态呈近正方的梯形，为富有弹性的囊状器官，活体状态时如着力掀开头胸甲，可见上下搏动的心脏。

（三）具有分类意义的形态结构

淡水蟹的分类，因头胸甲、螯肢、步足等形态结构多有相似之处，或发生一定的变异或体表颜色的单调性，给形态的分类与鉴定带来巨大的困难，因而在20世纪70年代以前一度成为分类研究工作的瓶颈。中国科学院动物研究所戴爱云先生，根据德国学者Bott等发现以雄性个体第一腹肢为主要鉴别特征是最为明显和可靠的指标，她结合其他鉴别点对我国的淡水蟹类进行了系统分类研究，并适时总结提出诸如溪蟹科华溪蟹属雄性第一腹肢的指向特征进行分组等，对该属溪蟹的鉴定具有切实的指导意义和形态分类上的实用价值。

目前，我国淡水蟹仅见有拟地蟹总科束腹蟹科和溪蟹总科溪蟹科2总科2科39属320余种及亚种。2总科具有分类意义的主要鉴别要点，可依照大颚须所分节片的数量加以区别开来。即拟地蟹总科的大颚须分为2节，而溪蟹总科的大颚须分为3节。

溪蟹总科的淡水蟹类分化十分复杂与多样化，可依据两性胸甲缝间隔沟由窄而宽的顺序将其逐步排列，再根据第三颚足外肢鞭的有无可作为分衍的两大分枝。有鞭的类群较无鞭的多，则再依两性头胸甲的形态，特别是雄性腹部及第一腹肢的形状结构，雌性生殖孔的形状以及生态，地理分布等多种性状予以划分。

淡水蟹具有分类意义的形态结构，主要包括：大颚须分节的数目；雄性腹部系三角形抑或⊥形；第3颚足外肢是否有鞭；第4/5胸甲缝内端之间的距离以及与腹锁突的间距；雄性第一腹肢末节的形状，即末节是否圆钝、钝切、或不对称分叶或是否错开、或是否具有缺刻，以及末二节与末节的长度之比；雄性第一腹肢的指向,即是直指、外指、内指或是背指;前侧缘齿的数目以及是否尖锐、平钝。此外,尚包括头胸甲的形态、长度与宽度的比例;雌性生殖孔的形态;胃磨的形态结构等。尤其为雄性第一腹肢的形状,与其雌性个体的生殖孔形状相对应,二者可视为钥匙与锁的关系。

二、分类学

本节分别记述了拟地蟹总科束腹蟹科束腰蟹属和溪蟹总科溪蟹科的华溪蟹属、华南溪蟹属、博特溪蟹属、宽胸溪蟹属、毛肢溪蟹属、中溪蟹属、中国溪蟹属、黔桂溪蟹属、异掌溪蟹属、中印溪蟹属、拟川溪蟹属、小巧溪蟹属和近溪蟹属等可携带并殖吸虫的蟹种。

三、生物学

溪蟹为两栖性,它们并不长久埋浸在水里,而是在水边或潮湿处营半陆栖性生活。溪蟹具昼伏夜出,喜独具的特点,白天隐藏在石块下,泥沙间,洞穴中。平时一块石下或一个洞中仅藏一只蟹。到了晚上则爬出觅食或在水底活动。溪蟹的活动与温度有着密切的关系,当初春 3~5 月,水温在 10~18℃,则开始从冬眠中苏醒活动觅食。到了夏季 6~9 月,水温升高至 18~30℃,溪蟹则进入生长繁殖旺季。整个秋季 10~11 月,溪蟹仍积极活动,到处觅食,积累营养,膨大肝胰脏,准备越冬。12 月至翌年 2 月,水温下降低于 10℃时,溪蟹则离开水体在岸旁远离水体 5~6m,或更远处挖洞穴居,呈休眠状态。越冬的洞穴则可同时藏匿数只蟹,直至天气变暖,水温升高,才开始活动。母蟹一次的产卵量在 50~300 粒之间,卵粒较大,直径 2.5~3mm。卵粒直接牢固地附着在腹肢的刚毛上。抱卵的母蟹常停留在阴湿的草地下,洞穴中或石块缝隙间,并时常扇动腹部,移动腹肢,转移卵粒,有时进入水中歇息,然后再爬到水上,还经常将螯足伸入腹部梳理卵子,使胚胎得到充足的水分和氧气。当环境不利,食物缺乏或受到惊扰时也有自食卵粒的现象。

四、生态学

淡水蟹绝大部分生活在纯淡水中,特别集中在山区的清水溪流中,在淡水中生活繁衍生息,完成整个的生活史。还有不少种类可适应于低盐度的咸淡水,或栖息于潮湿的丛林泥洞中。虽然它们在较低海拔的热带亚热带区极为昌盛,属暖水性质,但相当部分也延伸至温带区以及热带亚热带的高海拔处,成为暖温性或冷水性的成分。根据溪蟹所分布的生态区,大致可定位山地型、丘陵型及平原型。

五、中国重要种类

(一)束腰蟹属(Genus *Somanniathelphusa* Bott,1968)

黄龙束腰蟹(*Somanniathelphusa huanglungensis* Dai et Peng,1994)形态描述:头胸甲前后隆起,鳃区略显肿胀,颈沟中部细而深,胃心区之间的 H 形沟很深。额后叶锋锐,眼后隆脊平钝。外眼窝角略显垂直,与前侧缘第二齿之间具较宽的圆形缺刻,第一二齿约等长,第三齿稍长,末齿锐小,指向前外方。额下三角区的宽度约当长度的 3.1 倍。两螯肢不对称。雄性腹部⊥形,第 5 节的宽度约当长度的 1.7 倍,第 6 节的长度相当于基部宽度的 1.7 倍,尾节的长度约当宽度的 1.2 倍,约与第六节等长。雄性第一腹肢,末半部稍长于基半部,末端向外侧弯拱,末缘钝切略凹。雌性腹部长圆形,第 6 节的宽度约当长度的 3.1 倍,尾节略呈三角形,宽度约当长度的 2.5 倍,短于第六节,生殖孔内侧半圆形,外侧缘呈 S 形。雄性头胸甲长 31.4mm,宽 40.1mm;雌性长 24.2mm,宽 29.8mm(图 39-12)。

(二)华溪蟹属(*Sinopotamon* Bott,1967)

1. 修水华溪蟹(*Sinopotamon xiushuiense* Dai,Zhou et Peng,1995)形态描述:头胸甲稍隆,颈沟稍宽而深,胃心区之间的 H 形沟细。额后叶圆钝隆起,眼后隆脊突出。外眼窝角呈平钝的三角形,其外缘的长度约当前侧缘的 1/2,具圆钝的颗粒齿 6 枚,前鳃齿不显突出,前侧缘具颗粒锯齿 15~16 枚。两螯肢不甚对称。雄性腹部三角形,第 6 节的宽度相当于长度的 2 倍,尾节舌形,宽度约当长度的 1.2 倍。雄性第一腹肢,末第 2 节约当末节长的 2.7 倍,末节具明显的三角形背、腹叶,外侧面的长度约当宽度的 1.8 倍。第二腹肢末第二节约当末节长的 2.4 倍。雌性腹部第 6 节的宽度约当长度的 2.6 倍,尾节的宽度约当长度的 2.4 倍,

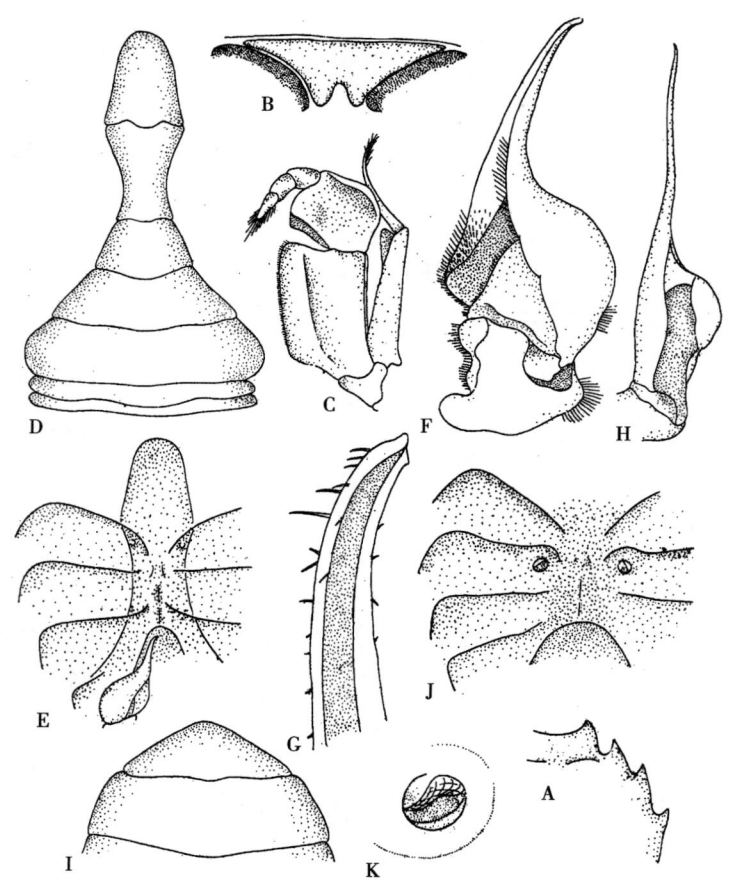

A. 前侧缘齿;B. 额下三角区;C. 第三颚足;D. 腹部;E. 胸部腹甲;F. 第一腹肢;G. 第
一腹肢末端放大;H. 第二腹肢;I. 雌性腹部末两节;J. 生殖孔;K. 生殖孔放大。

图 39-12　黄龙束腰蟹(_Somanniathelphusa huanglungensis_ **Dai et Peng,1994)**
(仿 戴爱云)

生殖孔呈卵形。雄性头胸甲长 34.8mm,宽 43mm;雌性长 28.3mm,宽 34.6mm(图 39-13)。

2. 万载华溪蟹(_Sinopotamon wanzaiense_ Dai,Zhou et Peng,1995)形态描述:头胸甲略显肿胀厚实,颈沟较深而明显,胃心区之间的 H 形沟细而清晰。额后叶突出,眼后隆脊略显锋锐。外眼窝角三角形,其外缘具低不明显的颗粒齿,前鳃齿略大而突出,前侧缘具颗粒锯齿 15~16 枚。两螯肢不对称。雄性腹部长三角形,第 6 节的宽度相当于长度的 1.9 倍,尾节呈圆钝的三角形,宽度约当长度的 1.1 倍。雄性第一腹肢,末第 2 节相当于末节长的 2.9 倍,末节腹面末端角状,长约当宽的 2.3 倍,外侧面的长度约当宽的 1.9 倍,末端可见明显的两叶分叉。第二腹肢末第二节约当末节长的 2.5 倍。雌性腹部卵圆形,第 6 节的宽度约当长度的 2.9 倍,尾节的宽度约当长度的 2.4 倍,稍短于第 6 节。雄性头胸甲长 30.0mm,宽 37.0mm;雌性长 28.5mm,宽 33.7mm(图 39-14)。

3. 安远华溪蟹(_Sinopotamon anyuanense_ Dai,Zhou et Peng,1995)形态描述:头胸甲稍隆,颈沟的中部凹陷较深,胃心区之间的 H 形沟细而深,两侧具隆块,呈蝶翅状。额后叶隆起,眼后隆脊较突。外眼窝角三角形,其外缘较长,约当前侧缘的 1/2,具细颗粒齿 7~8 枚,与前鳃齿之间具较深的缺刻。两前侧缘略显平行,隆脊形,具颗粒锯齿 18~20 枚。两螯肢不对称。雄性腹部长三角形,第 6 节的宽度相当于长度的 2 倍,尾节舌形,宽度约当长度的 1.1 倍。雄性第一腹肢,末第 2 节约当末节长的 3.7 倍,侧面观稍向外弯,第二腹肢末第二节约当末节长的 2.4 倍。雌性腹部卵圆形,第 6 节的宽度约当长度的 2.5 倍,尾节的宽度约当长度的 1.9 倍,生殖孔椭圆形。雄性头胸甲长 33.2mm,宽 40.8mm;雌性长 27.7mm,宽 34.1mm(图 39-15)。

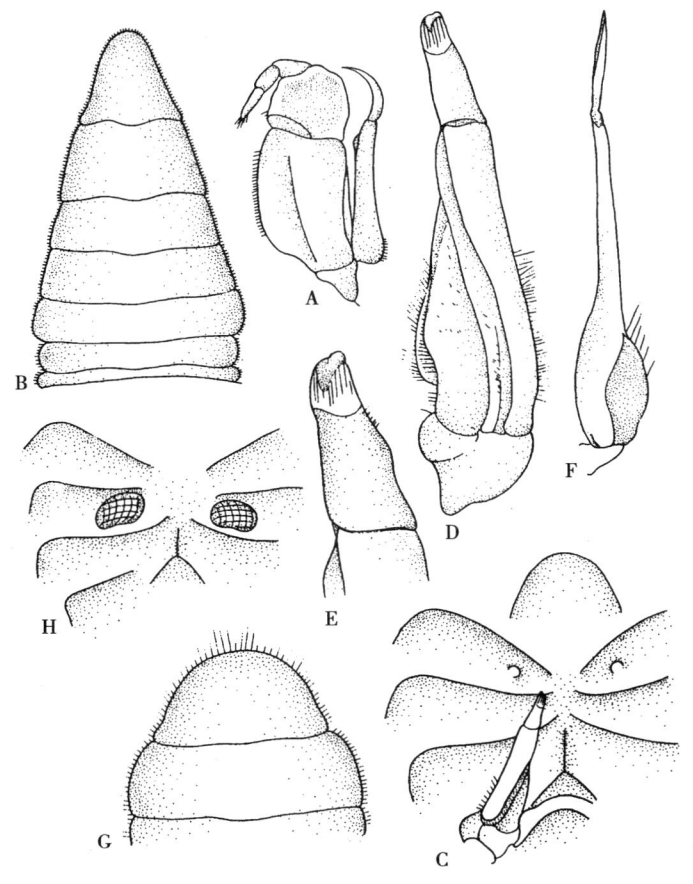

A. ♂,第三颚足;B. ♂,腹部;C. ♂,第一腹肢自然位置;D. E. ♂,第一腹肢及其放大的末节;F. ♂,第二腹肢;G. ♀,腹部的末二节;H. ♀,生殖孔。

图 39-13　修水华溪蟹(*Sinopotamon xiushuiense* Dai,Zhou et Peng,1995)
(仿 戴爱云)

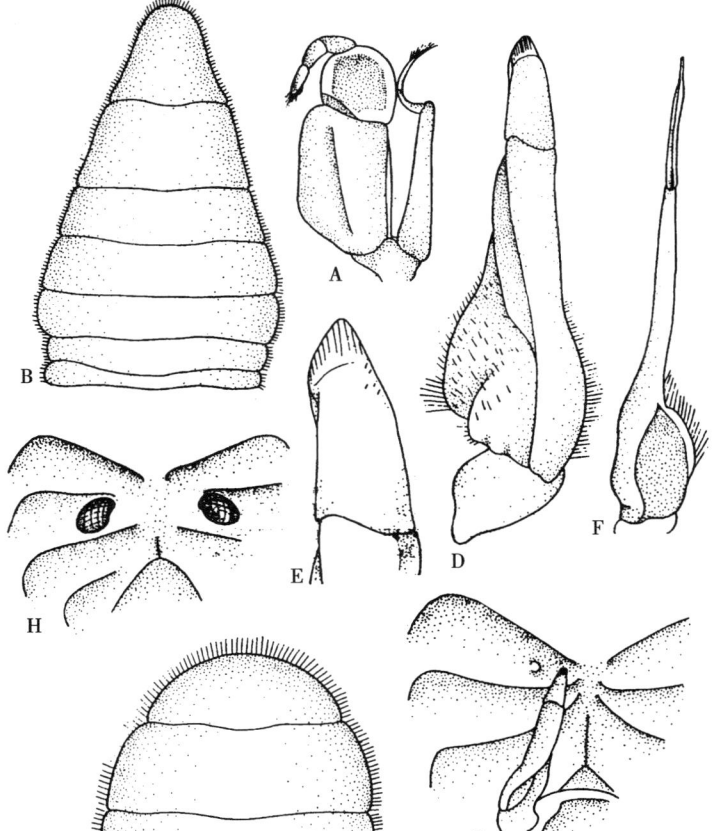

A. ♂,第三颚足;B. ♂,腹部;C. ♂,第一腹肢自然位置;D. E. ♂,第一腹肢及其放大的末节;F. ♂,第二腹肢;G. ♀,腹部的末二节;H. ♀,生殖孔。

图 39-14　万载华溪蟹(*Sinopotamon wanzaiense* Dai,Zhou et Peng,1995)
(仿 戴爱云)

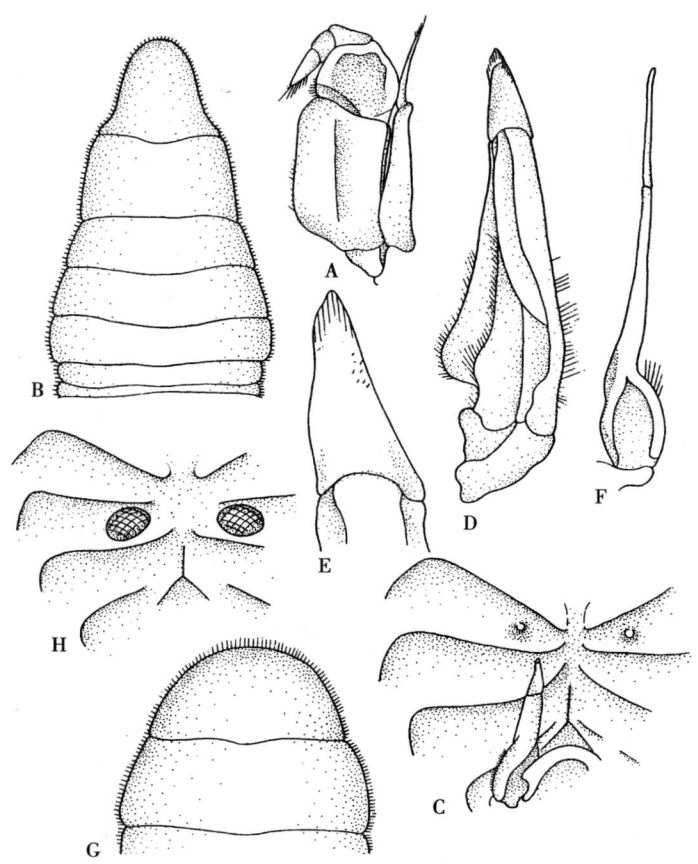

A. ♂,第三颚足;B. ♂,腹部;C. ♂,第一腹肢自然位置;D. E. ♂,第一腹肢及其
放大的末节;F. ♂,第二腹肢;G. ♀,腹部的末二节;H. ♀,生殖孔。

图 39-15 安远华溪蟹(*Sinopotamon anyuanense* Dai,Zhou et Peng,1995)
(仿 戴爱云)

4. 四股桥华溪蟹(*Sinopotamon siguqiaoense* Dai Zhou et Peng,1995)形态描述:头胸甲较隆,颈沟浅,胃心区之间的 H 形沟细而深。额后叶圆钝隆起,眼后隆脊较突。外眼窝角弯向内方,外侧缘具平钝的颗粒 6~7 枚。前鳃齿较突出呈角状,前侧缘隆脊形,略向上翘,具颗粒齿 18~20 枚。两螯肢明显不对称。雄性腹部略呈塔形,第 6 节的宽度相当于长度的 2 倍,尾节舌形,宽度约当长度的 1.1 倍。雄性第一腹肢,末第 2 节约当末节长的 2.7 倍,末节纤瘦,末端钝圆,第二腹肢末第二节约当末节长的 2.4 倍。雌性腹部长圆形,第 6 节的宽度约当长度的 3 倍,尾节的宽度约当长度的 2.4 倍,生殖孔呈卵圆形。雄性头胸甲长 31.8mm,宽 38.4mm;雌性长 21.2mm,宽 25.3mm(图 39-16)。

5. 宁岗华溪蟹(*Sinopotamon ninggangense* Dai,Zhou et Peng,1995)形态描述:头胸甲稍隆,颈沟及胃心区之间的蝶形沟较深而明显。额后叶较隆,眼后隆脊较窄。外眼窝角三角形,其外缘具微细颗粒锯齿 6~7 枚,前鳃齿可辨,前侧缘短于后侧缘,隆脊形,具颗粒锯齿 15~16 枚。两螯肢不对称。雄性腹部宽三角形,第 6 节的宽度相当于长度的 2 倍,尾节舌形,宽度约当长度的 1.1 倍。雄性第 1 腹肢,末第 2 节约当末节长的 3.7 倍,其末部向腹面凸突,末节腹面中部甚为隆凸,外侧面的长度约当最宽处的 1.7 倍,末端钝切。第 2 腹肢末第二节约当末节长的 2.4 倍。雌性腹部宽卵形,第 6 节的宽度约当长度的 3 倍,尾节半圆形,宽度约当长度的 2.3 倍,生殖孔椭圆形,内宽外窄。雄性头胸甲长 24.5mm,宽 29.5mm;雌性长 26.9mm,宽 33.2mm(图 39-17)。

6. 玉山华溪蟹(*Sinopotamon yushanense* Dai,Zhou et Peng,1995)形态描述:头胸甲略显扁平,颈沟深,胃心区之间的 H 形沟细。额后叶稍隆,眼后隆脊较突。外眼窝角呈低平的三角形,其外缘具颗粒齿 6~7 枚,前鳃齿颗粒状,前侧缘隆脊形,具细颗粒齿 19~21 枚。两螯肢不对称。雄性腹部呈塔状的三角形,第 6 节的宽度相当于长度的 2.1 倍,尾节末部较窄,宽度约当长度的 1.1 倍。雄性第 1 腹肢,末第 2 节约当末

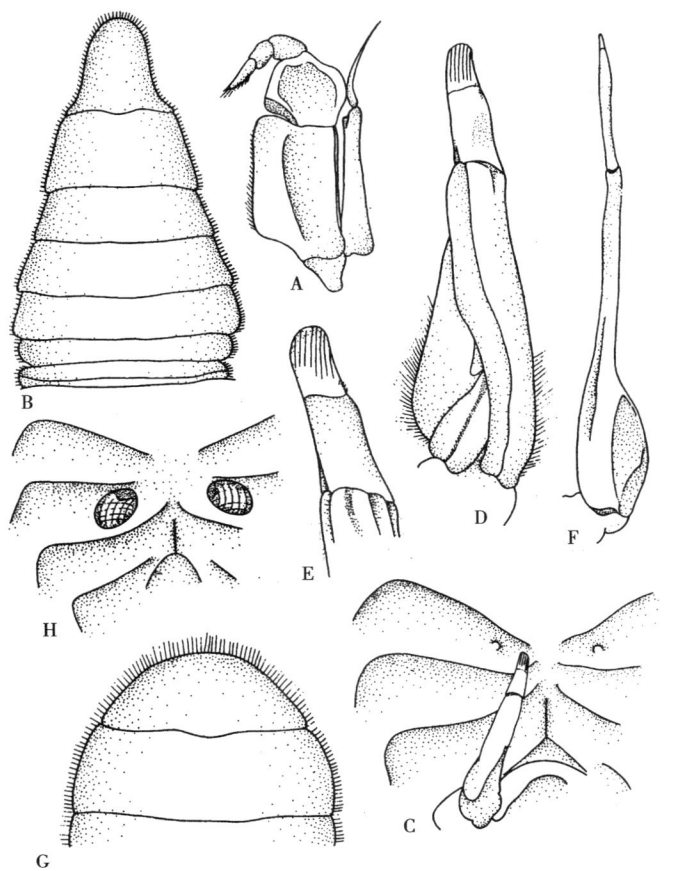

A. ♂，第三颚足；B. ♂，腹部；C. ♂，第一腹肢自然位
置；D. E. ♂，第一腹肢及其放大的末节；F. ♂，第二腹
肢；G. ♀，腹部的末二节；H. ♀，生殖孔。

图 39-16　四股桥华溪蟹（*Sinopotamon siguqiaoense*
Dai，Zhou et Peng，1995）
（仿 戴爱云）

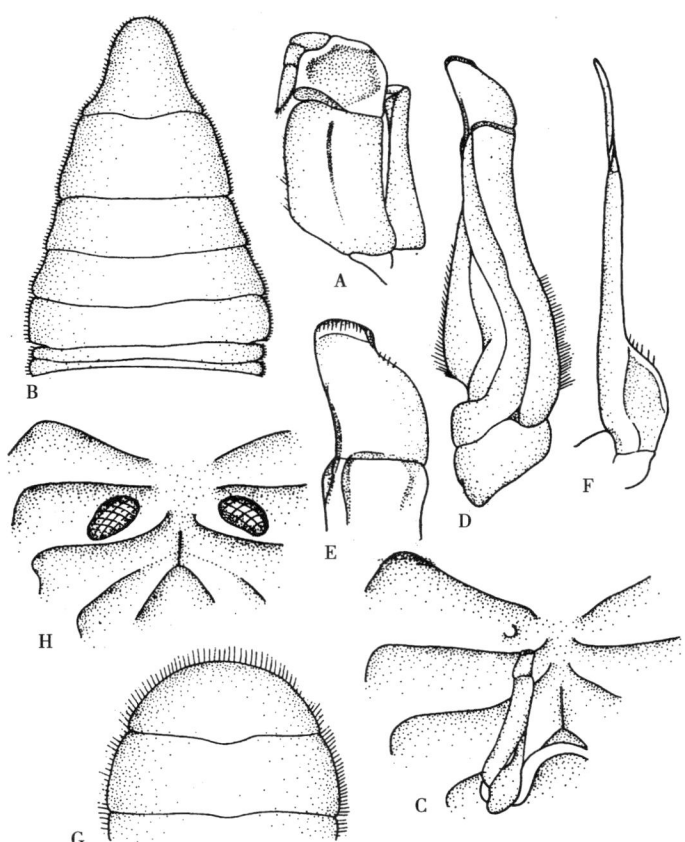

A. ♂，第三颚足；B. ♂，腹部；C. ♂，第一腹肢自然位
置；D. E. ♂，第一腹肢及其放大的末节；F. ♂，第二腹
肢；G. ♀，腹部的末二节；H. ♀，生殖孔。

图 39-17　宁岗华溪蟹（*Sinopotamon ninggangense*
Dai，Zhou et Peng，1995）
（仿 戴爱云）

节长的 3.7 倍,末节向背方弯指,末端钝圆,第 2 腹肢末第二节约当末节长的 2.4 倍,末节较粗壮,末部较宽。雄性头胸甲长 25.4mm,宽 32.2mm(图 39-18)。

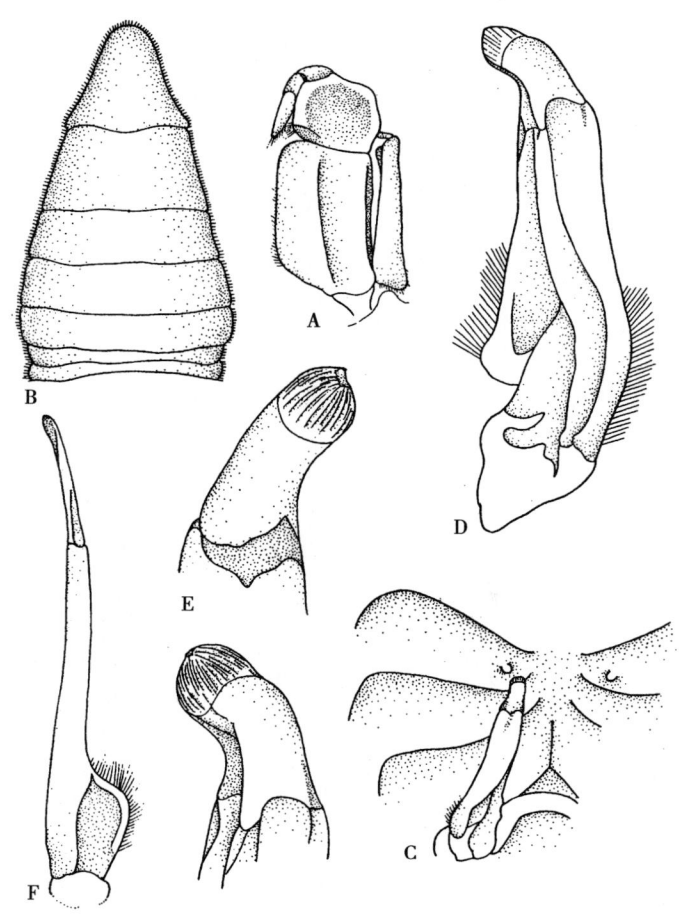

A. ♂,第三颚足;B. ♂,腹部;C. ♂,第一腹肢自然位置;D. E. ♂,第一腹肢及其放大的末节;F. ♂,第二腹肢。

图 39-18　玉山华溪蟹(*Sinopotamon yushanense* Dai,Zhou et Peng,1995)

(仿 戴爱云)

7. 资溪华溪蟹(*Sinopotamon zixiense* Zou,Naruse et Zhou,2008)形态描述:头胸甲隆凸,额后叶稍隆,眼后隆脊较突。胃心区之间的 H 形沟深。外眼窝角三角形,其外缘后 1/4 和前鳃齿之间形成 V 形缺刻。前鳃齿明显,前侧缘隆脊具明显的颗粒。两螯肢不甚对称。雄性腹部三角形,第 6 节的宽度相当于长度的 2.00~2.45 倍,尾节基部略狭窄,宽度相当于长度的 1.10~1.33 倍。雄性第 1 腹肢,粗壮,直,末节纤细,直,末节的一半斜向外侧方,末节的末部略弯向外侧方。第 2 腹肢略长于第 1 腹肢,在 2/5 处有一狭窄。雄性头胸甲长 32.8mm × 宽 40.9mm(图 39-19)。

8. 高村华溪蟹(*Sinopotamon gaocuense* Naruse,Yeo et Zhou,2008)形态描述:头胸甲轻微隆凸,额后叶稍隆,眼后隆脊短。颈沟不明显,胃心区之间的 H 形沟明显,前外侧和后外侧缘具低矮的颗粒。外眼窝角狭小,其外缘是内缘长度的 2.5 倍。前鳃齿长,锋锐,与外眼窝角之间有 V 形缺刻,前侧缘轻微隆起,具 5~6 个锐齿。两螯肢大小相似。雄性腹部三角形,尾节三角形,宽度是长度的 1.34 倍,长度是第六节的 1.15 倍,第 6 节的宽度相当于长度的 2.06 倍。雄性第 1 腹肢,纤细,末节弯向内方,末二节外侧部分的近端内凹,末二节的背侧边缘内凹,末节、末二节具膜样结构;末节长度大约是第 1 腹肢全部长度的 1/5,末节顶端的基部弯向内侧,顶端伸向前方。第 2 腹肢略短与第 1 腹肢,雄性头胸甲长 24.5mm × 宽 28.9mm(图 39-20)。

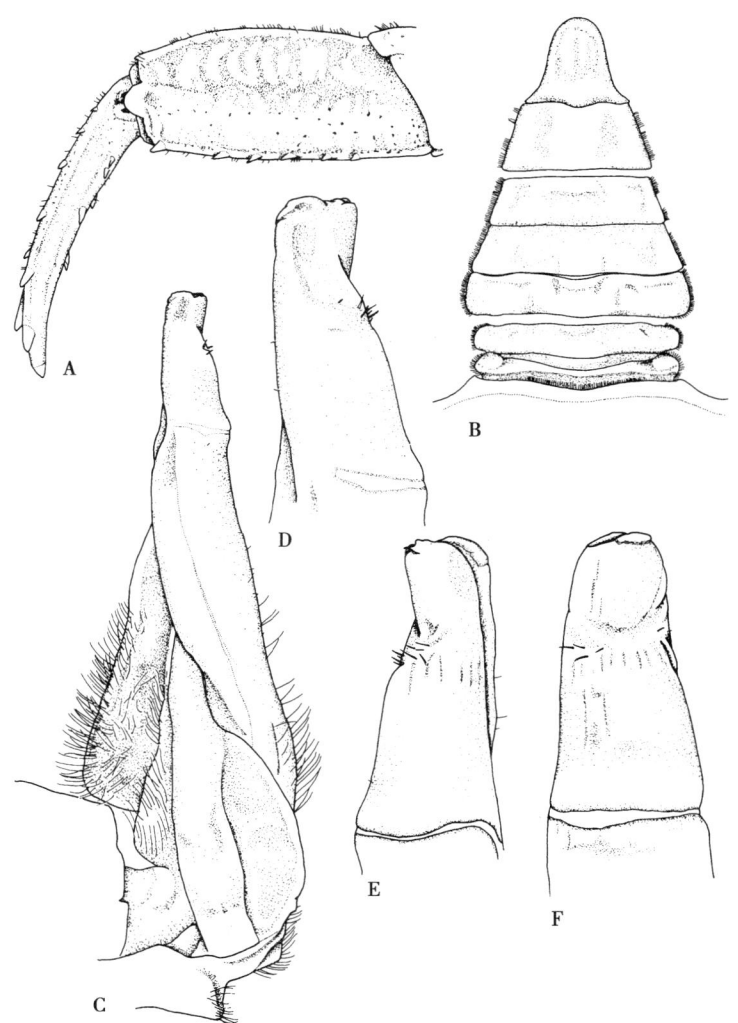

A. 左侧第4步足；B. 腹部和腹甲尾节；C. 左侧雄性第一腹肢腹面观；D. 左侧雄性第一腹肢末节腹面观；E. 左侧雄性第一腹肢末节背面观；F. 左侧雄性第一腹肢正面观。标尺：A，B，5mm；C-F，1mm。

图 39-19　资溪华溪蟹（*Sinopotamon zixiense Zou*，Naruse et Zhou，2008）
（仿 戴爱云）

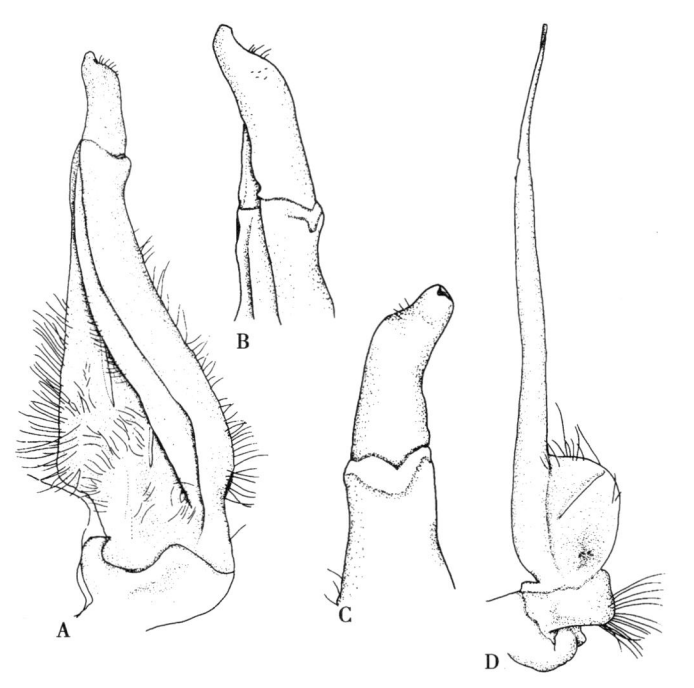

A. 左侧雄性第一腹肢腹面观；B. 左侧雄性第一腹肢末节内侧观；C. 左侧雄性第一腹肢末节背面观；D. 左侧雄性第二腹肢。标尺：1mm。

图 39-20　高村华溪蟹（*Sinopotamon gaocuense* Naruse，Yeo et Zhou，2008）
（仿 戴爱云）

9. 麻阳华溪蟹（*Sinopotamon mayangense* Naruse,Yeo et Zhou,2008）形态描述：头胸甲背面平坦，光滑，额后叶稍隆，眼后隆脊短。颈沟不明显，胃心区之间的 H 形沟不明显，前外侧具细颗粒。外眼窝角朝向前外方，其外缘是内缘长度的 3 倍。前鳃齿明显，前侧缘轻微隆起，具明显的颗粒。两螯肢略微不对称。雄性腹部三角形，尾节三角形，宽度是长度的 1.26 倍，长度是第六节的 1.29 倍，第 6 节的宽度相当于长度的 2.21 倍。雄性第 1 腹肢，粗壮，末二节外侧部分的近端内凹，末二节的腹外侧边缘厚实，末二节的远端部分向腹侧隆起，向背面略隆凸；末节、末二节的边缘具膜样结构；末节长度大约是 G1 全部长度的 1/4，明显朝向内侧弯曲。第 2 腹肢与第 1 腹肢等长。雄性头胸甲长 26.5mm × 宽 33.4mm（图 39-21）。

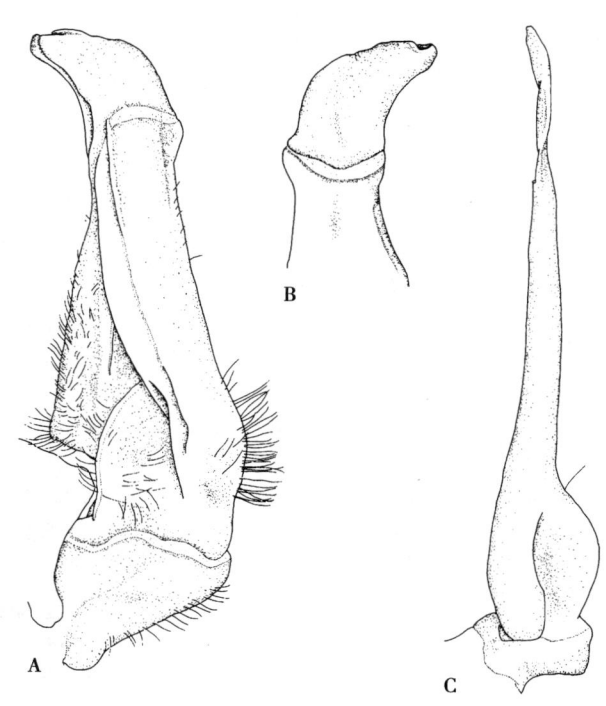

A. 左侧雄性第一腹肢腹面观；B. 左侧雄性第一腹肢末节背面观；C. 左侧雄性第二腹肢。

图 39-21　麻阳华溪蟹（*Sinopotamon mayangense* Naruse,Yeo et Zhou,2008）

（仿 戴爱云）

（三）华南溪蟹属（Genus *Huananpotamon* Dai et Ng,1994）

1. 黎川华南溪蟹（*Huananpotamon lichuanense* Dai,Zhou et Peng,1995）形态描述：头胸甲前后隆起，颈沟的中部凹陷，胃心区之间的 H 形沟细，后半部较深而明显。额后叶隆起，眼后隆脊埂起，眼后区光滑低凹。外眼窝角陡角形，前鳃齿明显，前侧缘隆脊形，具微细颗粒齿 20~22 枚，末 1/3 弯向背方。两螯肢明显不对称。雄性腹部三角形，第 6 节的宽度相当于长度的 1.7 倍，尾节的宽度约当长度的 1.5 倍。雄性第 1 腹肢，末第 2 节约当末节长的 1.4 倍，末节的内末角略突出，圆钝，外末角窄长，角状，指向上方，第 2 腹肢末第二节约当末节长的 1.3 倍。雌性腹部卵圆形，生殖孔椭圆形，两孔靠近。雄性头胸甲长 14.5mm，宽 16.8mm；雌性长 16mm，宽 20mm（图 39-22）。

2. 南城华南溪蟹（*Huananpotamon nanchengense* Dai,Zhou et Peng,1995）形态描述：头胸甲前后隆起，颈沟宽而浅，胃心区之间的 H 形沟细而深。额后叶圆钝，突出，眼后隆脊隆钝，眼后区凹陷。外眼窝角陡尖，前鳃齿圆钝突出，前侧缘隆脊形，具微细颗粒齿 20~22 枚，末半部转向背方。两螯肢明显不对称。雄性腹部三角形，第 6 节的宽度相当于长度的 1.9 倍，尾节的宽度约当长度的 1.4 倍。雄性第 1 腹肢，末第 2 节约当末节长的 1.3 倍，末节的内末角呈圆方形，外末角窄长指向上方，第 2 腹肢，侧面观 S 形，可见突出的内末角，末第二节约当末节长的 1.2 倍。雄性头胸甲长 15.1mm，宽 18.6mm（图 39-23）。

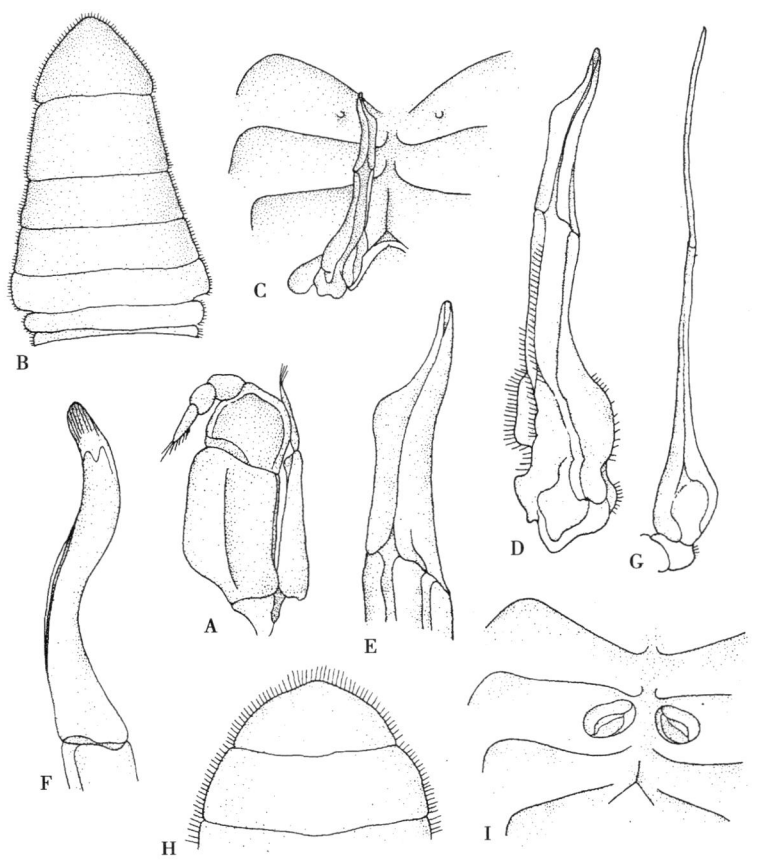

A. 第三颚足；B. 腹部；C. 第一腹肢自然位置；
D. 第一腹肢；E、F. 第一腹肢末节腹、侧面；
G. 第二腹肢；H. 雌性腹部；I, 生殖孔。

图 39-22 黎川华南溪蟹（*Huananpotamon lichuanense* Dai, Zhou et Peng, 1995）
（仿 戴爱云）

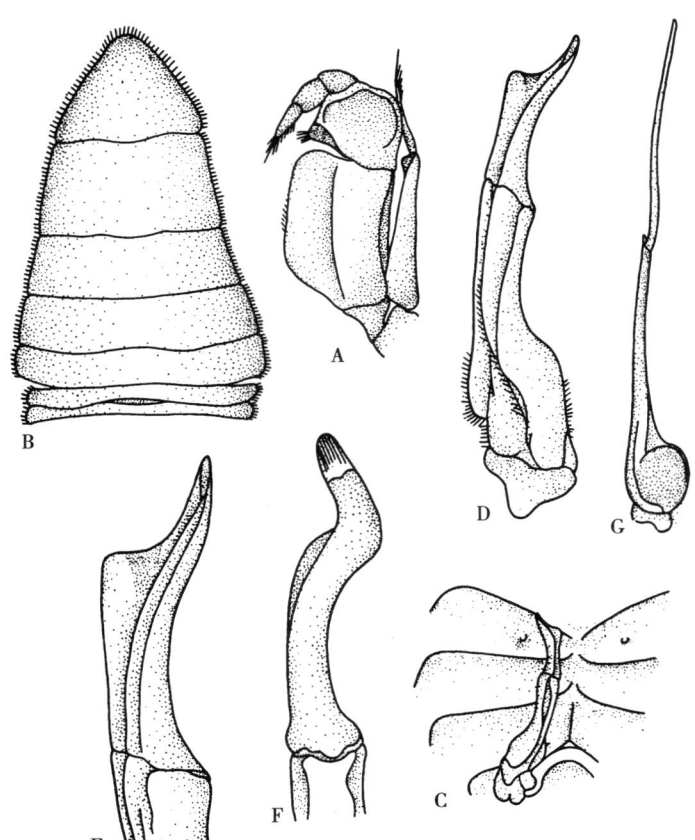

A. 第三颚足；B. 腹部；C. 第一腹肢自然位置；
D. 第一腹肢；E、F. 第一腹肢末节腹、侧面；
G. 第二腹肢。

图 39-23 南城华南溪蟹（*Huananpotamon nanchengense* Dai, Zhou et Peng, 1995）
（仿 戴爱云）

3. 崇仁华南溪蟹(*Huananpotamon chongrenense* Dai,Zhou et Peng,1995)形态描述:头胸甲前后隆起,表面具微细麻凹点。胃心区之间的 H 形沟较深。额后叶隆起,眼后隆脊突出。外眼窝角呈锐三角形,前鳃齿明显,前侧缘具颗粒 23~25 枚。两螯肢明显不对称。雄性腹部长三角形,第 6 节的宽度约当长度的 1.9 倍,尾节的宽度约当长度的 1.4 倍。雄性第 1 腹肢,末第二节约当末节长的 1.4 倍,末节内末节呈圆球状隆起,外末角呈细长的羊角状,末端指向上方,侧面观近 S 形,可见突出的内末角,第 2 腹肢末节较长,末第二节约当末节长的 1.3 倍。雄性头胸甲长 16.2mm,宽 20.1mm(图 39-24)。

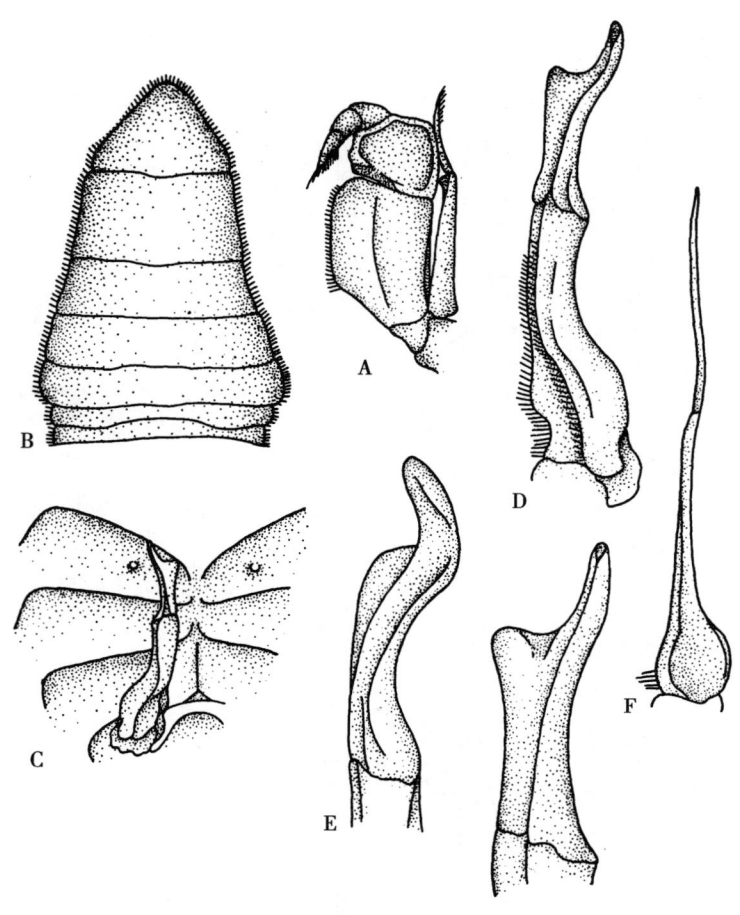

A. 第三颚足;B. 腹部;C. 第一腹肢自然位置;D. 第一腹肢;E. 第一腹肢末节腹、侧面;
F. 第二腹肢。

图 39-24 崇仁华南溪蟹(*Huananpotamon chongrenense* Dai,Zhou et Peng,1995)
(仿 戴爱云)

4. 中型华南溪蟹(*Huananpotamon medium* Dai,Zhou et Peng,1995)形态描述:头胸甲前后隆起。颈沟宽,胃心区之间的 H 形沟细而深。额后叶隆突,眼后隆脊圆钝。外眼窝角陡尖,略向内凹。前侧缘隆脊形,在前鳃齿处略弯成圆叶状,前鳃齿处明显突出,前侧缘共具颗粒齿 18~20 枚,末部转向背方。雄性两螯肢不对称。雄性腹部三角形,第 6 节宽度约当长度的 1.9 倍,尾节宽度大于长度的 1.3 倍。雄性第 1 腹肢末第 2 节约当末节长的 1.5 倍,末节的内末角约呈圆方形,外末角窄长,指向上方,侧面观可明显地看见突出的内末角。第二腹肢的末第 2 节约当末节长的 1.1 倍。雄性头胸甲长 15.4mm,宽 18.4mm(图 39-25)。

5. 瑞金华南溪蟹(*Huananpotamon ruijinense* Dai,Zhou et Peng,1995)形态描述:头胸甲前后隆起,颈沟宽,略浅,明显,胃心区之间的 H 形沟细而深。额后叶隆起,眼后隆脊突出但不锋锐,眼后区凹入。外眼窝角较陡尖,前鳃齿突出,与外眼窝角之间具较深的 U 形缺刻,前侧缘隆脊形,具圆钝的颗粒齿 24~26 枚,末端略弯向背方。两螯肢明显不对称。雄性腹部三角形,第 6 节的宽度相当于长度的 1.8 倍,尾节的宽度

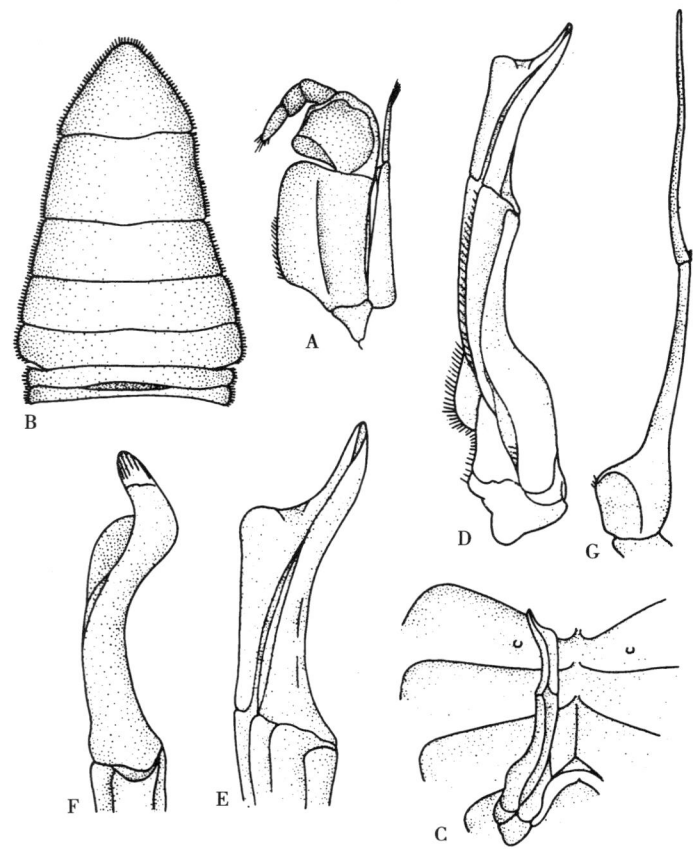

A. 第三颚足；B. 腹部；C. 第一腹肢自然位置；D. 第一腹肢；E、F. 第一腹肢末节腹、侧面；G. 第二腹肢。

图 39-25　中型华南溪蟹（*Huananpotamon medium* Dai，Zhou et Peng，1995）

（仿 戴爱云）

约当长度的 1.4 倍，稍长于第 6 节。雄性第一腹肢，末第 2 节约当末节长的 1.5 倍，末节的内末角如圆球形凸起，外末角细长，向上方弯指，第二腹肢侧面观 S 形，外末角向背方甚为隆突。末第二节约当末节长的 1.4 倍。雄性头胸甲长 16.8mm，宽 21mm（图 39-26）。

6. 铲肢华南溪蟹（*Huananpotamon changzhium* Li et Cheng，2000）形态描述：头胸甲表面轻度隆起，颈沟及分区可辨，胃心区之间具 H 形凹痕。额后叶隆起，眼后隆脊突出，眼后区凹陷。外眼窝角呈钝三角形，外缘具细颗粒齿，其基部与前腮齿之间具明显缺刻。前侧缘呈锋锐的隆脊状，末端弯向背方，有颗粒状细齿 20 个。两螯肢大小不一。雄性腹部三角形，第 6 节的宽度相当于长度的 2 倍，尾节宽度约当长度的 1.3 倍。雄性第一腹肢，内侧沟向腹面扭转，末第 2 节的长度为末节的 119 倍，末节末端钝，为半圆形铲状，中央微凹，前端末缘具浅缺刻，左右侧为翼状隆起，以外侧缘隆起为著。第二腹肢细长，末第 2 节的长度为末节长的 2 倍。雌性腹部宽椭圆形，尾节基部的宽度约长度的 2.1 倍。雄性头胸甲长 19mm，宽 21mm（图 39-27）。

（四）博特溪蟹属（Genus *Bottapotamon* Tüerkay et Dai，1997）

1. 南安博特溪蟹（*Bottapotamon nanann* Zhou，Zhu et Naruse，2008）形态描述：头胸甲背部平坦，眼后隆脊低，颈沟不明显，胃心区 H 形沟明显，外眼窝角平钝，弯向内方，外缘约为内缘的 2 倍，前腮齿低但明显，前侧缘隆脊形，具圆钝颗粒。两螯肢不对称。雄性腹甲，尾节三角形，其宽度约为长度的 1.4 倍，长度约为第六节的 1.1 倍，第六节宽度约为长度的 2.3 倍。雄性第一腹肢纤细，在末节和末二节的腹面有明显的纵向沟，末二节近端的外侧有隆起；末节长度短于末二节，渐弯向内侧。第二腹肢末节和第一腹肢末节等长。雄性头胸甲长 22.4mm × 27.2mm（图 39-28）。

2. 郴州博特溪蟹（*Bottapotamon chenzhouense* Gao et al，2019）形态描述：头胸甲平坦，分区不明

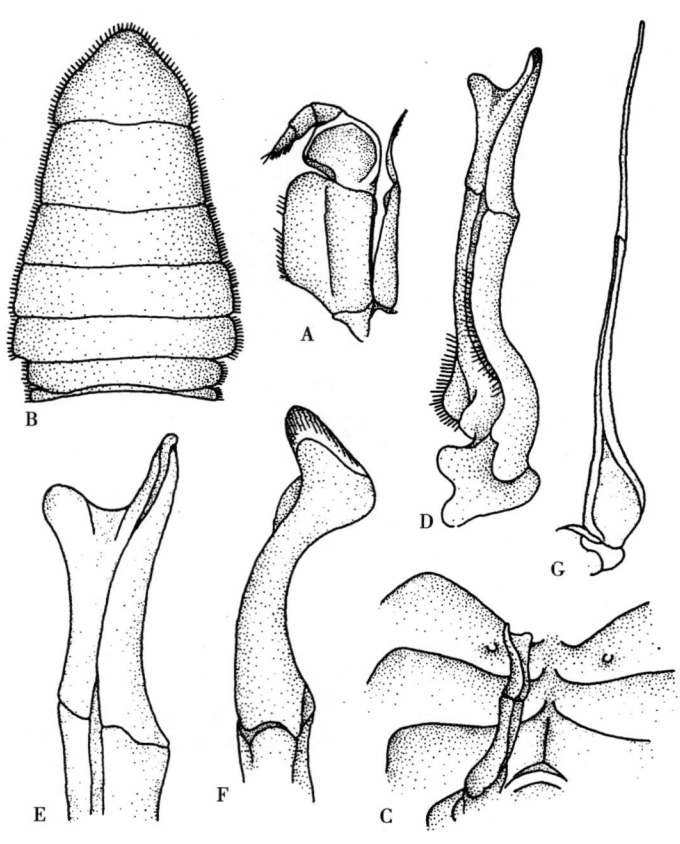

A. 第三颚足;B. 腹部;C. 第一腹肢自然位置;D. 第一腹肢;E、F. 第一腹肢末节腹、侧面;G. 第二腹肢。

图 39-26 瑞金华南溪蟹(*Huananpotamon ruijinense* Dai,Zhou et Peng,1995)

(仿 戴爱云)

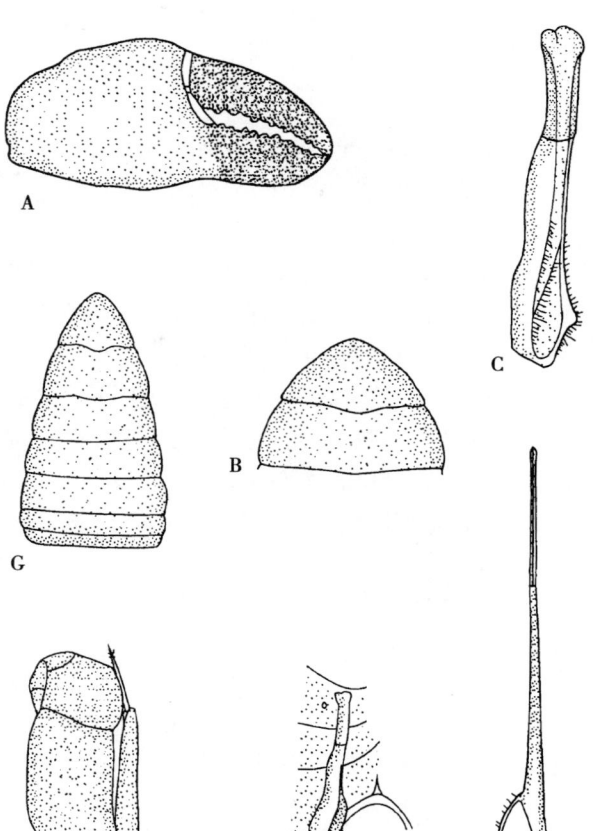

A. 大螯外侧面;B. 雌性腹面;C. 雄性第一腹肢;D. 雄性第二腹肢;E. 第三颚足;F. 雄性第一腹肢自然位置;G. 雄性腹部。

图 39-27 铲肢华南溪蟹(*Huananpotamon changzhium* Li et Cheng,2000)

(仿 戴爱云)

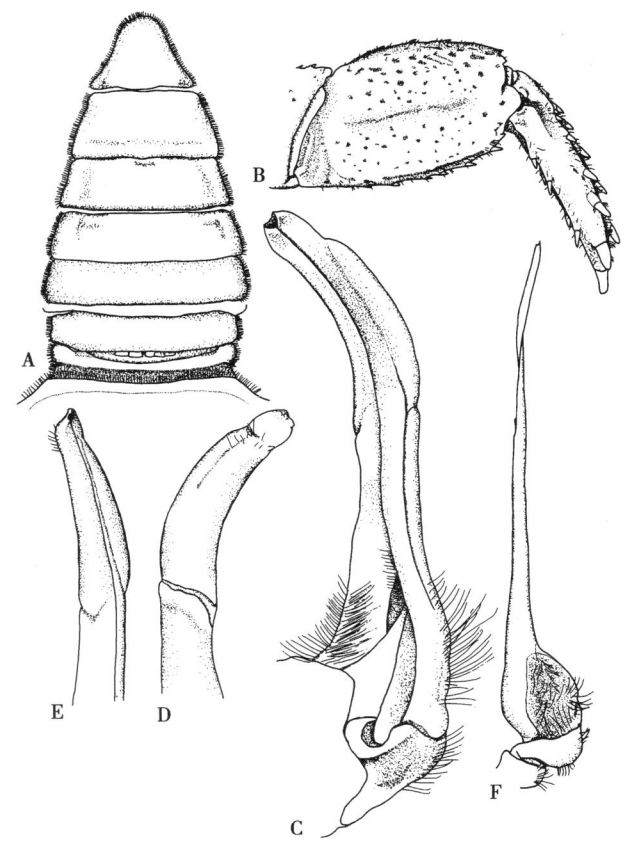

A. 腹甲和尾节；B. 右侧第四步足；C. 雄性左侧第一腹肢腹面观；D. 雄性左侧第
一腹肢末节背面观；E. 雄性左侧第一腹肢末节腹面观；F. 雄性左侧第二腹肢.
标尺：A、B. 5mm；C. 1mm。

图 39-28　南安博特溪蟹（*Bottapotamon nanan* Zhou，Zhu et Naruse，2008）
（仿 戴爱云）

显，胃心区之间的 H 形沟深。额后叶稍隆起但不明显，眼后隆脊不明显。外眼窝角呈圆钝，与前鳃齿相连，无缺刻分隔，前鳃齿不显突出，前侧缘具颗粒锯齿 15~16 枚。大螯表面布满微细凹点，指节与前节等长。第三颚足外肢无鞭。雄性胸部腹甲沟窄而深，雄性第一腹肢扁平细长，末节趋窄，末梢超过 4/5 胸甲缝，末第 2 节约当末节长的 1.3 倍。第二腹肢末第二节约当末节长的 2.3 倍。正模雄性头胸甲长 15.6mm，宽 20.7mm。

　　3. **芦溪博特溪蟹**（*Bottapotamon luxiense* Gao et al，2019）形态描述：头胸甲表面布满微细凹点，分区不明显，颈沟浅，胃心区之间的 H 形沟浅。额后叶圆钝稍隆起，眼后隆脊不突出。外眼窝角圆钝，与前侧缘直接相连，无分隔，前鳃齿不突出，前侧缘具颗粒锯齿 13~16 枚。两螯肢不对称。第三颚足外肢具短或无鞭。雄性腹部三角形。雄性第一腹肢扁平，细长，末梢平钝，超过 4/5 胸甲缝，末第 2 节约当末节长的 1.4 倍。第二腹肢末第二节约当末节长的 2.2 倍。雌性生殖孔呈卵形。正模雄性头胸甲长 13.3mm，宽 17.4mm。

　　（五）宽胸溪蟹属（Genus *Latopotamon* Dai et Tüerkay，1997）

　　1. **宣威宽胸溪蟹**（*Latopotamon xuanweiense* Naruse，Yeo et Zhou，2008）形态描述：头胸甲较宽，表面光滑、平坦，颈沟及分区较模糊，胃心区之间具 H 形凹陷较浅。额后叶稍隆起，眼后隆脊突出，眼后区凹陷。外眼窝角呈三角形，外眼窝角侧缘具非颗粒状小突起，前侧缘齿细小。雄性腹部三角形，胸甲腔狭窄，第 2、3 节和第 3、4 节之间有暗槽，尾节基部略狭窄。雄性第一腹肢短小粗壮，第三节宽大，末节为三角形，指向外方，末 2 节宽度为末节的 1.9 倍，长度为末节的 1.16 倍，背部扩大向内弯曲。第二腹肢细长，末第 2 节的长度为末节的 2 倍。雌性腹部宽椭圆形，尾节基部的宽度约为长度的 2.1 倍。雄性头胸甲 20.2mm，宽 25.4mm（图 39-29）。

　　2. **曲靖宽胸溪蟹**（*Latopotamon qujingense* Naruse，Yeo et Zhou，2008）形态描述：头胸甲较宽，长

宽比为 1.27，表面平坦，具点状突起，颈沟及分区较模糊，胃心区之间具 H 形凹陷清晰。外眼窝角狭窄呈长方形，外眼窝角侧缘具非颗粒状小突起，前侧缘齿具尖锐颗粒。雄性腹部三角形，胸甲腔较大，第 2、3 节和第 3、4 节之间有暗槽，尾节基部略狭窄。雄性第一腹肢短小粗壮，第三节宽大，末节为三角形，指向外方，末 2 节宽度为末节的 1.86 倍，长度为末节的 1.1 倍，远端呈弯背形向外弯曲，末节的近端三分之二部分向背部弯曲且外缘肿胀，远端三分之一部分指向外方。第二腹肢细长，比第一腹肢长，呈鞭形。雄性头胸甲长 18.4mm，宽 23.1mm（图 39-30）。

（六）毛肢溪蟹属（Genus *Trichopotamon* Dai et Chen，1985）

祥云毛肢溪蟹（*Trichopotamon xiangyunense* Naruse，Yeo et Zhou，2008）形态描述：头胸甲厚实，边缘更为隆起，背部表面有纵向和横向的隆起，胃区隆起，眼后隆脊突处，明显，胃心区 H 形沟明显。外眼窝角朝向外侧，其外缘大约是内缘的 1.5 倍，前鳃齿明显，与外眼窝角之间有狭窄的缺刻，外侧缘脊突，具细小颗粒突起，短于后外侧缘。两螯肢大小相似。雄性腹部腹甲，尾节三角形，宽度为长度的 1.12~1.26 倍，长度是第六节的 1.15~1.50 倍，第六节宽度是长度的 2.1~2.4 倍。第一腹肢粗壮，直，远端具毛，末二节的近端呈较明显的三角形，沿着内侧边缘在 G1 的腹外侧有纵行的缝，末二节、末节具有膜样的结构，膜样结构在背面趋宽；从腹面观，末节大约是末二节长度的 2/3。第二腹肢略短于第一腹肢。雄性大小头胸甲长 21.0mm × 宽 25.7mm（图 39-31）。

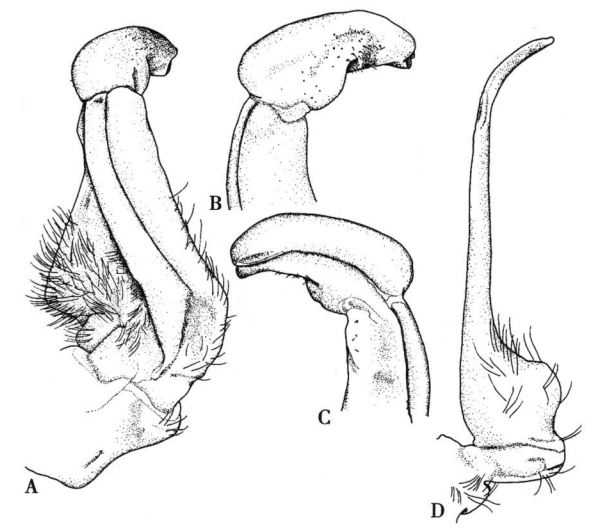

A. 左侧第一腹肢，腹面观；B. 左侧第一腹肢末节，内侧观；C. 左侧第一腹肢末节，背面观；D. 左侧第二腹肢。标尺：1mm。

图 39-29 宣威宽胸溪蟹（*Latopotamon xuanweiense* Naruse，Yeo et Zhou，2008）

（仿 戴爱云）

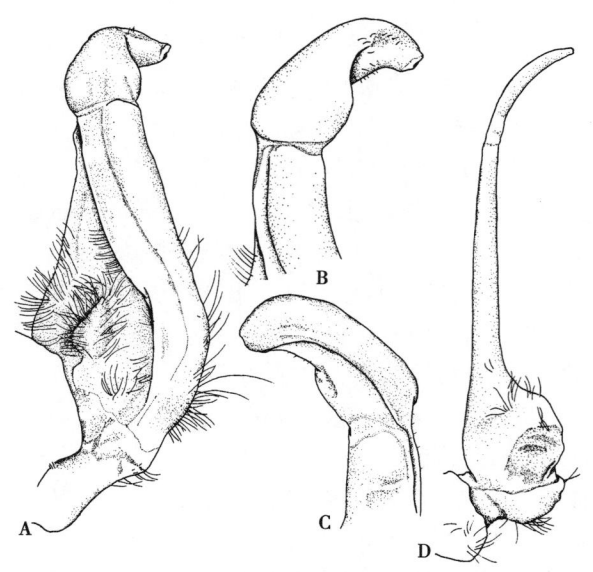

A. 左侧第一腹肢，腹面观；B. 左侧第一腹肢末节，内侧观；C. 左侧第一腹肢末节，背面观；D. 左侧第二腹肢。标尺：1mm。

图 39-30 曲靖宽胸溪蟹（*Latopotamon qujingense* Naruse，Yeo et Zhou，2008）

（仿 戴爱云）

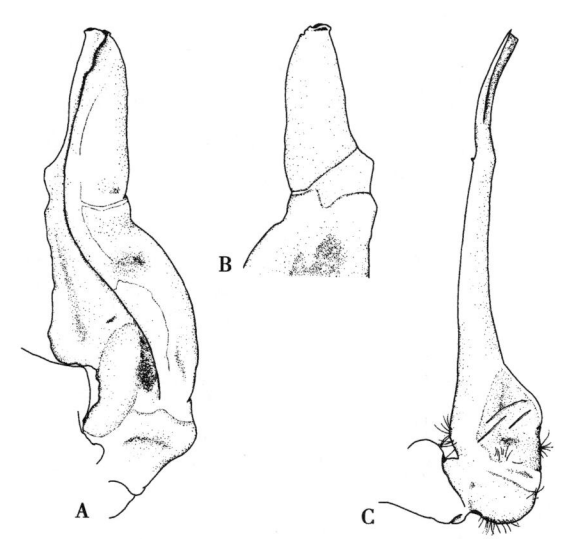

A. 左侧第一腹肢，腹面观；B. 左侧 G1 末节，背面观；C. 第二腹肢。标尺：1mm。

图 39-31 祥云毛肢溪蟹（*Trichopotamon xiangyunense* Naruse，Yeo et Zhou，2008）

（仿 戴爱云）

（七）其他淡水蟹属种

1. 荔波中溪蟹（*Mediapotamon liboense* Wang, Zhou et Zou, 2019）形态描述：头胸甲稍隆，分区明显，颈沟浅，胃心区之间的 H 形明显。额后叶隆起，眼后隆脊突出，与前鳃齿相连。外眼窝角呈平钝，与前侧缘以缺刻分隔前鳃齿突出，前侧缘具颗粒锯齿 8~10 枚。两螯肢稍不对称。第三颚足外肢具长鞭。雄性腹部三角形，第 6 节的宽度相当于长度的 2.4 倍，尾节舌形，宽度约当长度的 1.3 倍。胸部腹甲沟深，前缘抵达螯肢基部中点连线。雄性第一腹肢未抵达腹锁突，末第 2 节约当末节长的 2.9 倍，末节粗短，中部弯折，侧面观末节向内偏折。第二腹肢末第二节约当末节长的 1.8 倍。雌性生殖孔椭圆形，大小为第五胸节的 3/5，未抵达 4/5 胸甲缝。正模雄性头胸甲长 19.6mm，宽 24.2mm；雌性长 19.0mm，宽 23.4mm。

2. 茂兰中国溪蟹（*Chinapotamon maolanense* Zou, Bai et Zhou, 2018）形态描述：头胸甲表面光滑，各区不明显，胃心区之间的 H 形沟隙，可见。额后叶不明显，眼后隆脊不明显。外眼窝角呈平钝，前侧缘线状排布 18~20 枚颗粒齿，前鳃齿不显突出。两螯肢甚不对称，大螯合闭时具明显椭圆形空隙。第三颚足外肢具长鞭。雄性腹部三角形，尾节三角形，尾节下缘略长于第六节上缘。雄性第一腹肢约抵达腹锁突，结构细长，末第二节约当末节长的 2.2 倍，于末节基部呈 60° 弯折，背叶略突出，长于腹叶。第二腹肢末第二节约当末节长的 2.7 倍。雌性生殖孔呈卵形，向内上方开口，抵达 4/5 胸甲缝。正模雄性头胸甲长 25.9mm，宽 35.8mm；雌性长 26.6mm，宽 36.7mm。

3. 容县黔桂溪蟹（*Qianguimon rongxianense* Wang, Huang et Zou, 2019）形态描述：头胸甲平坦，额后叶突出，以纵沟分隔，眼后隆脊突出，未与前侧缘相连，胃心区之间的 H 形沟浅。外眼窝角呈尖三角形，前鳃齿不显突出，前侧缘具颗粒锯齿 15~16 枚，前侧隆脊形。两螯肢几乎等大。雄性腹部三角形。第三颚足外肢具短鞭。雄性第一腹肢细长，末节靴状，内缘向内偏折，末梢抵达腹锁突，末第 2 节约当末节长的 1.6 倍。第二腹肢末第二节约当末节长的 1.8 倍。雌性生殖孔不规则形，外膜向外延伸，开口向内下方。正模雄性头胸甲长 12.8mm，宽 15.2mm；雌性长 16.0mm，宽 20.4mm。

4. 玉州黔桂蟹（*Qianguimon yuzhouense* Wang, Zhang et Zou, 2020）形态描述：头胸甲隆突形，分区明显，表面具微细凹点。额后叶隆起明显，中间具一纵沟分隔，眼后隆脊隆起明显，与前鳃齿相连。颈沟深而宽，胃心区之间的 H 形沟深且显著。外眼窝角呈平钝，前鳃齿不显突出，两者之间仅一微小凹陷分隔，前侧缘具颗粒锯齿 15~20 枚。两螯肢不甚对称。第三颚足外肢具短鞭。雄性腹部三角形。雄性第一腹肢细长，末梢趋尖，超过 4/5 胸甲缝，末节靴状，于中部弯折呈 45°，末第 2 节约当末节长的 2.0 倍。第二腹肢末第二节约当末节长的 2.2 倍。雌性生殖孔呈扁卵圆形，开口向内下方，上缘抵达 5/6 胸甲缝。正模雄性头胸甲长 18.2mm，宽 21.3mm；雌性长 12.3mm，宽 14.5mm。

5. 惠东异掌溪蟹（*Heterochelamon huidongense* Wang, Xu et Zou, 2020）形态描述：头胸甲隆突明显，表面平坦，分区界限几乎不可见。额后叶不明显，眼后隆脊不明显，与前侧缘相连，颈沟不明显，胃心区之间的 H 形沟不明显。外眼窝角呈稍尖的宽三角形，前鳃齿非常尖锐，两者之间具一 U 形缺刻，前侧缘具颗粒齿看不清。两螯肢不对称。第三颚足外肢具长鞭。雄性腹部三角形。雄性第一腹肢细长略扁，末节于中部弯折呈 30°，末梢圆弧形，超过腹锁突，未抵达 4/5 胸甲缝，末第 2 节约当末节长的 2.5 倍。第二腹肢末第二节约当末节长的 2.1 倍。雌性生殖孔呈扁卵圆形，向内下开口，外膜向外延伸，上缘为抵达 5/6 胸甲缝。正模雄性头胸甲长 23.1mm，宽 25.8mm；雌性长 23.5mm，宽 26.1mm。

6. 金秀异掌溪蟹（*Heterochelamon jinxiuense* Wang, Xu et Zou, 2020）形态描述：头胸甲扁，表面光滑，分区不明显。额后叶稍突出，眼后隆脊不可见，颈沟稍可见但浅，胃心区之间的 H 形沟不明显。外眼窝角钝的宽三角形，前鳃齿圆钝不明显，两者之间小凹分隔，前侧缘线状排布相互融合。两螯肢极不对称，大螯极大，指节宽度与头胸甲宽度略相等。第三颚足外肢具细长鞭。雄性腹部三角形。雄性第一腹肢细长，直指，末节趋尖，近末梢部有小弯折，抵达 4/5 胸甲缝，末第 2 节约当末节长的 2.4 倍。雌性生殖孔呈圆形，大小约为第六胸节的 1/2，向内开口，外膜向外延伸，上缘为抵达 5/6 胸甲缝。正模雄性头胸甲长 24.6mm，宽 19.8mm；雌性长 12.9mm，宽 10.4mm。

7. 阿珂中印溪蟹（*Indochinamon ahkense* Naruse, Chia et Zhou, 2018）形态描述：头胸甲宽为长的 1.3 倍，背侧表面平坦，各区有分界，鳃区有不明显得短刚毛覆盖。颈沟明显，深，抵达眼后隆脊。额后叶圆钝,不尖锐,明显前于眼后隆脊,与眼后隆脊以明显得沟分隔。眼后隆脊圆钝,未接触到前鳃齿。额后叶及眼后隆脊后的区域多褶皱,鳃区有小颗粒,前面观触须沟矩形。外眼窝角宽三角形,外缘长于内缘,明显隆脊形,以浅沟与前鳃齿分隔。前鳃齿明显,前侧缘突出,锯齿状,明显隆脊形,于后外侧缘融合。口前板下缘中部齿发育较好,外缘斜向下,仅轻度弧形。第三颚足外肢具长鞭,且超过长节宽度的2/3。步足指节细长,腕节中部有显著的脊,最后一对步足指节中部长度与前节相等。3/4胸甲缝明显,直,胸部腹甲沟抵达螯肢基节基部中间的假想连接线。雄性腹部窄三角形,尾节宽三角形,近端宽度约为中间宽度的1.2倍,第六节梯形,近端宽度约为中间雌长度的2.2倍。G1末节细长,似圆锥形,末梢趋尖,轻度弯曲,向外弯斜约30°以内,末节与次末节之间的分界较宽,次末节外缘上部具明显裂缝。雌性生殖孔椭圆形,大,开口于腹中线,位于5/6胸甲缝末端中部,后外侧缘止为宽檐状,开口处覆膜。正模雄性头胸甲长32.0mm,宽41.3mm;雌性长33.3mm,宽43.1mm。

8. **相似中印溪蟹**(*Indochinamon parpidium* Naruse,Chia et Zhou,2018)形态描述:头胸甲宽为长的1.3倍,背侧表面平坦。颈沟明显,很深,抵达眼后隆脊。额后叶强壮,隆突明显,圆钝,明显前于眼后隆脊,眼后隆脊边缘尖锐,在与前鳃齿连接处演变为颗粒,后外侧向前侧缘倾斜,未与前鳃齿相连。额后叶及眼后隆脊后的区域多褶皱,前缘轻度弯曲,前面观触须沟矩形。外眼窝角宽三角形,以小凹与前鳃齿分隔。前鳃齿突出,很小,发育得较差,前侧缘隆突,后部向内走行。口前板下缘中部齿突出,尖三角形,外缘斜向下,几乎为直线。第三颚足外肢具长鞭,约为长节宽度的2/3。第3/4胸节胸甲缝明显,直,第4胸节外缘直,胸部腹甲沟抵达螯肢基节基部中间的假想连接线。雄性腹部窄三角形,尾节宽三角形,外缘明显内凹,腹部第6节梯形,基部宽度约为中长2.1倍,外缘明显凸出,第3节外缘直。G1末节短,似锥形,近端宽度不变而末梢沿内缘趋尖的喇叭状,向外弯斜约45°,末梢内凹,趋尖,G2沟位于边缘。次末节轻度弯曲,细长外缘上部有裂缝。雌性生殖孔倒窄三角形,开口于腹中线,位于5/6胸甲缝末端中部上缘,后外侧缘止为短宽檐状,开口处覆膜。正模雄性头胸甲长36.5mm,宽47.1mm;雌性长24.7mm,宽33.0mm。

9. **兔街中印溪蟹**(*Indochinamon tujiense* Naruse,Chia et Zhou,2018)形态描述:头胸甲宽为长的1.35倍,背侧表面平坦,鳃区具短刚毛,分区明显。颈沟明显,很深,抵达眼后隆脊。额后叶壮,隆突明显,圆钝,明显前于眼后隆脊,眼后隆脊边缘尖锐,在与前鳃齿连接处突变为颗粒,后外侧向前侧缘倾斜,未与前鳃齿相连。额后叶及眼后隆脊后的区域多褶皱,前缘轻度弯曲,前面观触须沟矩形。外眼窝角宽三角形,以浅沟与前鳃齿分隔。前鳃齿明显,前侧缘隆突,具颗粒,与后外侧缘融合。口前板下缘中部齿突出,外缘斜向下,微弧形。第三颚足外肢具长鞭,约为长节宽度的一半。步足短,指节粗,腕节中部脊清晰可见,中部多褶皱,末步足指节中长为基部宽的5.7倍,与前节等长。第3/4胸节胸甲缝明显,浅,中部内凹,第4胸节外缘内凹,胸部腹甲沟抵达两螯肢基节基部中间的假想连接线。雄性腹部窄三角形,尾节宽三角形,外缘微凹,腹部第6节梯形,外缘直,第3节外缘内凹。G1末节短,似锥形,强烈向外倾斜弯曲,约70°,次末节为末节的4倍,锥形尖端,内缘形成一宽度不变的喇叭,外缘弯曲,外缘上部有裂缝。次末节沿外缘上部有明显裂缝,最宽处约其长度的0.4倍。雌性生殖孔椭圆形,大,直接开口于腹中线,位于5/6胸甲缝末端中部,后外侧缘止为短宽檐状,开口处覆膜。正模雄性头胸甲长33.2mm,宽45.3mm;雌性长26.7mm,宽35.6mm。

10. **卢氏中印溪蟹**(*Indochinamon lui* Naruse,Chia et Zhou,2018)形态描述:头胸甲宽为长的1.3倍,背侧表面平坦,分区明显,鳃区表面具稀疏短刚毛。颈沟明显,很深,抵达眼后隆脊。额后叶强壮,隆突明显,圆钝,明显前于眼后隆脊,与眼后隆脊以浅沟分隔。眼后隆脊边缘尖锐,在与前鳃齿连接处演变为颗粒,未与前鳃齿相连。鳃区、额后叶及眼后隆脊后的区域多褶皱,前缘轻度弯曲,前面观触须沟矩形。外眼窝角宽三角形,外缘长于内缘,明显,以小凹与前鳃齿分隔。前鳃齿突出,前侧缘隆突,与后缘融合。口前板下缘中部齿突出,尖三角形,外缘斜向下。第三颚足外肢具长鞭,约为长节宽度的2/3。步足短,指节粗短,腕节中部有明显隆脊,最后一对步足的指节长为宽的6.5倍,约为前节的1.1倍。第3/4胸节胸甲缝明显,第4胸节外缘前侧内凹,胸部腹甲沟刚好超过螯肢基节基部中间的假想连接线。雄性腹部窄三角形,尾节宽三角形,外缘内凹,腹部第6节梯形,外缘明显凸出,第3节外缘内凹。G1末节短,似锥形,近端宽度不变而末梢沿外缘趋宽的喇叭状,向外弯斜约70°,背叶不可见。次末节轻度弯曲,细长外缘上部有裂缝。雌性生殖孔倒窄三角形,开口于腹中线,位于 5/6 胸甲缝末端中部上缘,后外侧缘止为短宽檐状,开口处覆膜。正模雄性头胸甲长 32.9mm,宽 43.0mm;雌性长 32.9mm,宽 43.0mm。

11. **半圆拟川溪蟹**(*Pararanguna hemicyclia* Naruse,Chia et Zhou,2018)形态描述:头胸甲宽为长的 1.2 倍,背侧表面微隆起,分区明显。颈沟明显,浅,发育较差。额后叶圆,扁平,明显前于眼后隆脊,眼后隆脊不明显,前面轻度下斜。额后叶及眼后隆脊后的区域多褶皱,前面观触须沟矩形。外眼窝角尖三角形,外缘隆突且长于内缘,以显著的裂隙与前鳃齿分隔。前鳃齿明显,小,前侧缘微隆突,与后外侧缘融合。口前板下缘中叶突出,三角形且中间有点状尖端。第三颚足外肢无鞭,约为长节宽度的 2/3。螯肢腕节发育好,内缘具壮刺。步足多毛,指节细长。第 3/4 胸节胸甲缝不明显,胸部腹甲沟抵达螯肢基节基部中间的假想连接线。雄性腹部宽三角形,尾节宽三角形,外缘微凹,腹部第 6 节梯形,基部宽度约为中长 2.9 倍,外缘凸出。G1 末节短,微弯末节粗短,直,约为次末节的 0.6 倍长,尖端截断,腹侧膜外延形成半圆形背翼,背翼发育好,高,宽,但基部未抵达末节近端,G2 沟位于边缘。G2 末节圆柱状,短于次末节。雌性生殖孔圆形,大,开口于腹侧,位于 5/6 胸甲缝末端中部,开口处覆膜。正模雄性头胸甲长 12.5mm,宽 14.3mm;雌性长 13.4mm,宽 15.9mm。

12. **底圩小巧溪蟹**(*Parvuspotamon dixuense* Naruse,Chia et Zhou,2018)形态描述:头胸甲宽为长的 1.3 倍,背侧表面微隆起,分区明显。颈沟明显,浅,发育较差。额后叶圆,与眼后隆脊以浅沟分隔。眼后隆脊圆,相当直,抵达前鳃齿,额后叶及眼后隆脊后的区域轻度褶皱,前面观触须沟扁矩形。外眼窝角三角形,低,外缘轻度凸出,以浅沟与前鳃齿明显分隔。前鳃齿发育差,小,颗粒状,与前侧缘分离,前侧缘微隆突,颗粒状,与后外侧缘融合。口前板下缘中叶宽三角形。第三颚足外肢无鞭,约为长节宽度的 2/3。螯肢腕节发育好,内缘具壮刺。步足指节长,细,第一步足腕节中部脊轻微隆起。第 3/4 胸节胸甲缝明显,胸部腹甲沟抵达螯肢基节基部中间的假想连接线。雄性腹部宽三角形,尾节宽三角形,基部宽度为中部长的 1.3 倍,外缘微凸。G1 末节长,细,似锥形,外缘凸出,约为次末节的 0.4 倍长,轻度弯折但没有向外弯斜,内缘直,有截断,窄圆尖端结以背侧孔(腹侧观),G2 沟位于边缘。G2 似锥形,末节短于基节的一半。雌性生殖孔圆形,大,开口于腹侧,位于 5/6 胸甲缝末端中部,外缘止为短檐状,开口处覆膜。正模雄性头胸甲长 20.0mm,宽 25.7mm;雌性长 17.8mm,宽 23.1mm。

13. **烟囱近溪蟹**(*Potamiscus fumariatus* Naruse,Chia et Zhou,2018)形态描述:头胸甲宽为长的 1.2 倍,背侧表面很平坦。颈沟不明显,发育差,浅,抵达眼后隆脊。额后叶圆,皱,几与眼后隆脊融合,仅以不明显的浅沟模糊区分。眼后隆脊向后侧缘倾斜指向前侧缘,额区窄,额后叶及眼后隆脊后的区域轻度褶皱,触须沟前面观裂隙状。外眼窝角以裂缝与前鳃齿明显分隔。前鳃齿明显,发育好,刺状,前侧缘凸出,隆脊状,几乎平滑的锯齿状,后侧向内走行。第三颚足外肢无鞭。螯肢腕节发育好,内缘具壮刺。步足指节长,细,第一步足腕节中部脊轻微隆起。第 3/4 胸节胸甲缝缺如,胸部腹甲沟抵达螯肢基节基部中间的假想连接线。雄性腹部窄三角形,尾节宽三角形。G1 次末节弯曲,宽,末节短,柱状,具宽扁平截断,背面观线圈状尖端,短于次末节,具 G2 沟。正模雄性头胸甲长 20.1mm,宽 24.1mm。

14. **胖肢近溪蟹**(*Potamiscus crassus* Naruse,Chia et Zhou,2018)形态描述:头胸甲宽为长的 1.2 倍,背侧表面很平坦。颈沟不明显,发育差,浅,抵达眼后隆脊。额后叶圆,轻度褶皱,几与眼后隆脊融合,以不明显的浅沟模糊区分。眼后隆脊向后侧缘倾斜指向前侧缘,额区窄,额后叶及眼后隆脊后的区域轻度褶皱,触须沟前面观裂隙状。眼区宽,前鳃齿明显,低,非三角形,前侧缘凸出,轻度倾斜,未与后侧缘融合,后侧向内走行。口前板下缘外侧区直,宽三角形,中部齿尖。第三颚足外肢无鞭。螯肢腕节发育好,内缘具壮刺。步足指节长,细,第一步足腕节中部脊轻微隆起。第 3/4 胸节胸甲缝明显,似搁架,第 4 胸节外侧缘直,胸部腹甲沟抵达螯肢基节基部中间的假想连接线。雄性腹部窄三角形,尾节窄三角形,基部宽短于长,外缘于近端内凹明显,尾节整体似中指。G1 次末节极弯曲,宽,长为宽的 1.6 倍,远端外缘具裂隙伴行,末节粗短,似锥形,长约宽的 1.5 倍,尖端宽圆形,沿纵轴扭转,具 G2 沟。雌性生殖孔倒椭圆形,大,开口指向腹中线前部,位于 5/6 胸甲缝末端中部,下缘止为宽短檐状,开口处覆膜。正模雄性头胸甲长 28.0mm,宽 23.6mm;雌性长 18.3mm,宽 22.7mm。

六、与疾病的关系

(一)中国淡水蟹类携带肺吸虫囊蚴的研究概况

淡水蟹作为水生生物的一个类群,广泛地存在于它所适宜孳生的山区、丘陵、平原等地方的江、河、溪流或沟渠之中,但绝大多数种类存在于溪流之中。在生物与生物之相互关系及其长期的生物演化过程中,部分淡水蟹成为了肺吸虫的第二中间宿主。该虫的晚期生活史发育阶段的囊蚴,寄生于其肢体肌肉内。携带有并殖吸虫囊蚴的淡水蟹,由于人们以生食、半生食等不恰当的方式误食入后,可使人罹患肺吸虫病。因而,在适宜完成肺吸虫生活史的地方,携带有肺吸虫囊蚴的淡水蟹,就构成当地居民生命健康的寄生虫性威胁因素,转而成为该地域的不可忽视的公共卫生问题。

但并非所有的淡水蟹都会成为肺吸虫的第二中间宿主,抑或都会感染肺吸虫囊蚴。已有研究资料表明,即使淡水蟹感染有并殖吸虫,也会因为溪蟹种类的不同,而产生很不一样的感染率或感染度。由此表明,肺吸虫早期生活史幼虫——尾蚴,对淡水蟹的自然感染存在蟹种的特异性,抑或在二者的进化与适应过程中相互具有某种适应性或选择性。

我国关于肺吸虫与肺吸虫病及其蟹类宿主研究的记载,较早期的文献见诸吴光先生(1937)所撰文《吾国肺蛭病之大概》,分别记述了浙江 *Potamon denticulatus*、广州 *Sesarma* (*Holometopus*) *dehaani*、*Sinopotamon sinensis* 和福建福清 *Parathelphusa Sinensis* 4 种淡水蟹,为肺吸虫的第二中间宿主,文中特别提到尚不能证明 *Eriocheir sinensis* 是肺吸虫的第二中间宿主。随着肺吸虫病研究工作的不断深入,对于携带肺吸虫的诸如南海溪蟹属、华南溪蟹属、博特溪蟹属等淡水蟹类的研究陆续见有报道,包括对新种的报告。我国历年来有文献报告的淡水蟹类携带并殖吸虫的研究情况见表 39-1。

表 39-1 中国淡水蟹类携带并殖吸虫囊蚴研究情况一览表

时间	地点	蟹种	并殖吸虫种	报告者
1937	浙江	*Potamon denticulatus* (H.Milne-Edwards,1853)	肺蛭虫	吴光
	广州	*Sesarma dehaani* (H.Milne-Edwards,1853)		
	福建	*Sesarma sinensis* (H.Milne-Edwards,1853)		
	福清	*Parathelphusa sinensis* (H.Milne-Edwards,1853)		
1957	浙江绍兴	石蟹	肺吸虫(虫种未定)	黄文德等
1959	云南	石蟹	肺吸虫(虫种未定)	贺连印等
1963	江西庐山、 萍乡、安福	石蟹	卫氏肺吸虫 (*Paragonimus westermani* Kerbert, 1878) 斯氏肺吸虫 (*Paragonimus skrjabini* Chen,1959)	董长安等
1964	江西	锯齿溪蟹	卫氏肺吸虫 斯氏肺吸虫	黄玉英等
1964	台湾	石蟹	怡乐村肺吸虫 (*Paragonimus iloktsuenensis* Chen, 1940)	邱瑞光等
1964	台湾台北 阿里老村	溪蟹	怡乐村肺吸虫	邱瑞光

续表

时间	地点	蟹种	并殖吸虫种	报告者
1964	台湾台北、 台湾新竹、 台湾苗栗、 台湾桃园	日本绒螯蟹 （*Eriocheir japonicus* de Haan，1835） 韩氏溪蟹 兰氏溪蟹 中华溪蟹	卫氏肺吸虫	Chiu J.K.
1964	云南景洪	溪蟹	小睾肺吸虫 （*Paragonimus microrchis* Hsia et al.， 1978）	夏代光等
1965	台湾	赤蟹	卫氏肺吸虫	邱瑞光
1965	台湾 台北	毛蟹 赤脚仙蟹	肺吸虫（虫种未定）	范秉真等
1965	广西灵川	溪蟹	斯氏肺吸虫 异盘肺吸虫 （*Paragonimus heterotremus* Chen et Hsia，1964）	龙祖培等
1966	江西安福	锯齿溪蟹	斯氏肺吸虫	余锦云等
1966	台湾	毛蟹	卫氏肺吸虫	黄文贤等
1966	辽宁营口	两种蟛蜞	怡乐村肺吸虫 大平肺吸虫（*Paragonimus ohirai* Miyazaki，1939）	李得垣等
1971	台湾 台北	毛蟹	卫氏肺吸虫	吕森吉等
1973	安徽 石台	锯齿石蟹	卫氏肺吸虫	樊培方等
1973	云南	溪蟹	云南肺吸虫 （*Paragonimus yunnanensis* Ho，Chung et al.，1959）	贺联印等
1973	台湾	台湾毛蟹	肺吸虫（虫种未定）	林星哲等
1975	广东	石蟹	曼谷吸虫 （*Paragonimus bangkokensis* Miyazaki et Vajrasthira，1967）	陈观今等
1975	湖南会同	锯齿华溪蟹 （*Sinopotamon denticulatum* H.Milne-Edwards， 1853） 若水华溪蟹 （*Sinopotamon joshueiense* Dai et al.，1975） 中国石蟹 （*Isolapotamon sinense* H.Milne Edwards， 1853） 蝶纹石蟹	会同肺吸虫 （*Paragonimus hueitungensis* Chung et al.，1975）	钟惠澜等
1975	阳朔、广州、 乐昌、肇庆、 福州、厦门	中华束腰蟹 （*Somanniathelphusa sinensis* H.Milne- Edwards，1853）	怡乐村肺吸虫 大平肺吸虫 福建肺吸虫 （*Paragonimus fukienensis* Tang et Tang，1962）	戴爱云

续表

时间	地点	蟹种	并殖吸虫种	报告者
	云南	毛足溪蟹 （*Potamon hispidum* Wood-Mason, 1871）	卫氏肺吸虫 团山肺吸虫 （*Paragonimus tuanshanensis* Chung et al., 1964） 勐腊肺吸虫 （*Paragonimus menglaensis* Chung et al., 1964） 云南肺吸虫 白水河肺吸虫 （*Paragonimus paishuihoensis* Tsao et Chung, 1965） 四川肺吸虫 （*Paragonimus szechuanensis* Chung et Tsao, 1962）	
	贵州兴义、达居	兴义拟溪蟹亚种	卫氏肺吸虫	
	四川雅安、灌县	雅安华溪蟹 （*Sinopotamon yaanense* Chung et Ts'ao, 1962）	卫氏肺吸虫 四川肺吸虫	
	重庆 四川灌县	灌县华溪蟹 （*Sinopotamon kwanhsienense* Tai et Song, 1975）	卫氏肺吸虫、四川肺吸虫	
	浙江奉化	浙江华溪蟹 （*Sinopotamon chekiangense* Tai et Song, 1975）	卫氏肺吸虫	
	四川（雅安、峨眉、灌县、彭县、重庆） 贵州（榕江、黎平、从江、凯里、遵义）	锯齿华溪蟹	卫氏肺吸虫、卫氏肺吸虫、四川肺吸虫、会同肺吸虫、白水河肺吸虫	
	浙江（临安、诸暨、奉化、绍兴、鄞县）	长江华溪蟹 （*Sinopotamon yangtesekiense* Bott, 1967）	卫氏肺吸虫	
	陕西	陕西华溪蟹 （*Sinopotamon shensiense* Rathbun, 1904）	卫氏肺吸虫、四川肺吸虫	
	湖南会同	中国石蟹	卫氏肺吸虫、会同肺吸虫	
	广西河池、罗城、灵川	镜头华石蟹 （*Sinolapotamon patellifer* Wu, 1934）	卫氏肺吸虫	
1976	湖南 冷水江	锯齿华溪蟹 蝶纹石蟹	斯氏肺吸虫	
1976	安徽歙县	华溪蟹	卫氏肺吸虫	樊培方等
1977	福建建瓯	溪蟹	斯氏肺吸虫	建瓯县
1977	安徽繁昌	长江华溪蟹	卫氏肺吸虫	何毅勋等

时间	地点	蟹种	并殖吸虫种	报告者
1977	湖北鹤峰		卫氏肺吸虫 斯氏肺吸虫、 鹤峰肺吸虫	张经文等
1977	广东	石蟹	扁囊肺吸虫 （*Paragonimus asymmetricus* Chen，1977）	李桂云等
1977	浙江淳安、桐庐	浙江华溪蟹	卫氏肺吸虫	杭州市第一人民医院
1977	福建建瓯	锯齿华溪蟹 肢角南海溪蟹	卫氏肺吸虫 斯氏肺吸虫	林宇光等
1977	江西波阳	石蟹	肺吸虫（虫种未定）	游难先等
1978	湖北	锯齿华溪蟹	斯氏肺吸虫	湖北医学院
1978	福建建阳、龙岩、宁德	锯齿华溪蟹 肢角南海溪蟹 福建马来溪蟹	卫氏肺吸虫 斯氏肺吸虫 三平正肺吸虫 （*Euparagonimus cenocopiosus* Chen，1962）	林宇光等
1979	安徽池州	石蟹	肺吸虫（虫种未定）	沈一平
1979	安徽石台	安徽华溪蟹 （*Sinopotamon anhueiense* Dai et Fan，1979）	卫氏肺吸虫	樊培方等
	安徽歙县	长江华溪蟹 凹指华溪蟹 （*Sinopotamon depressum* Dai et al.，1986） 华溪蟹	卫氏肺吸虫	
	安徽祁门、广德、旌德	长江华溪蟹	卫氏肺吸虫	
1979	浙江永嘉新胜花坦	浙江华溪蟹	卫氏肺吸虫	林宝楚
1980	福建建瓯	福建华溪蟹 （*Sinopotamon fujianense* Dai et Chen，1979） 福建马来溪蟹 角肢南海溪蟹	卫氏肺吸虫 斯氏肺吸虫	林宇光等
1980	安徽繁昌	长江华溪蟹	卫氏肺吸虫	何毅勋等
1980	福建邵武	锯齿华溪蟹	卫氏肺吸虫 三平正肺吸虫	刘思成等
1980	四川	溪蟹	斯氏肺吸虫	郑增淳等
1980	广西灵川	弯肢溪蟹（*Potamum flexum* Dai et al.，1980）	斯氏肺吸虫 泡囊肺吸虫 （*Paragonimus veocularis* Chen et Li，1979）	龙祖培等
1980	四川西部	石蟹	歧囊肺吸虫 （*Paragonimus divergens* Liu et al.，1980） 斯氏肺吸虫	刘纪伯等

续表

时间	地点	蟹种	并殖吸虫种	报告者
1980	湖北大冶	溪蟹	斯氏肺吸虫	李伯埙等
1980	江西安福	锯齿溪蟹	卫氏肺吸虫 斯氏肺吸虫	彭有富
1980	江西铜鼓	锯齿华溪蟹	卫氏肺吸虫	谢治民等
1980	辽宁营口	天津厚蟹 (*Helice tridens tientsinensis* Rathbun, 1931) 无齿相手蟹	大平并殖吸虫 怡乐村并殖吸虫	刘家荣
1980	湖北兴山、宜昌、五峰、远安、鹤峰、保康、十堰	锯齿华溪蟹	卫氏并殖吸虫 斯氏狸殖吸虫	周述龙等
1981	福建邵武	锯齿华溪蟹	卫氏肺吸虫 三平正肺吸虫	刘思成等
1981	安徽繁昌、旌德	长江华溪蟹	卫氏肺吸虫	何毅勋等
1981	浙江丽水	浙江华溪蟹	卫氏肺吸虫	朱金昌等
1981	浙江永嘉	溪蟹	卫氏肺吸虫 三平正肺吸虫	李义等
1981	安徽皖南	绩溪华溪蟹(*Sinopotamon jixiense* Du et al., 1978) 凹肢华溪蟹 (*Sinopotamon depressum* Dai et Fan, 1979) 长江华溪蟹 长江华溪蟹安徽亚种 黟县华溪蟹 (*Sinopotamon yangtsekiense yixianense* Du et al., 1981)	并殖吸虫(虫种未定)	堵南山等
1981	湖北大冶	凹肢华溪蟹	卫氏并殖吸虫	周述龙、苏天成等
1981	江西分宜	锯齿华溪蟹	并殖吸虫(虫种未定)	彭志梅等
1981	武夷山、福建泰宁	石蟹	卫氏并殖吸虫	董维等
1981	江西武夷山德胜关	溪蟹	卫氏并殖吸虫 三平正并殖吸虫 扁囊并殖吸虫	董长安等
1981	浙江温州	石蟹	卫氏并殖吸虫	朱金昌等
1981	四川	锯齿华溪蟹 雅安华溪蟹	四川并殖吸虫	林宇光等
	福建	锯齿华溪蟹 福建华溪蟹 福建马来溪蟹 肢角南海溪蟹	斯氏并殖吸虫	
	广东	锯齿华溪蟹	斯氏并殖吸虫	

续表

时间	地点	蟹种	并殖吸虫种	报告者
1981	广西灵川	弯肢溪蟹 细肢非拟溪 （*Aparapotamon gracilipedum* Chen et Chang, 1982） 长江华溪蟹桐柏亚种 （*Sinopotamon yangteskiense tongbaiense* Dai et Chen, 1981）	泡囊并殖吸虫	龙祖培等
1982	河南	长江华溪蟹陕县亚种 （*Sinopotamon shanxianense* Dai et Chen, 1981） 凹肢华溪蟹 锯齿华溪蟹 河南华溪蟹 （*Sinopotamon honenese* Dai et al., 1975） 陕西华溪蟹	并殖吸虫（虫种未定）	陈国孝等
1982	广西	窄肢马来溪蟹 （*Malayopotamon angustipedum* Dai et Y.Z. Song, 1982）	并殖吸虫（虫种未定）	戴爱云等
1982	江西	锯齿华溪蟹 福建华溪蟹 凹肢华溪蟹	卫氏并殖吸虫	董长安等
1982	江西	华溪蟹	三平正并殖吸虫	董长安等
1982	广西资源	蝶纹石蟹	斯氏并殖吸虫	刘德广等
1982	湖北兴山、贵州铜仁、福建建瓯	溪蟹	斯氏并殖吸虫	何毅勋等
1982	湖南新宁	若水华溪蟹	斯氏并殖吸虫	王自然
1982	贵州凯里	锯齿华溪蟹	泡囊并殖吸虫	郑璇等
1982	福建闽清	台湾南海溪蟹（*Nanhaipotamon formosanum* Parisi, 1916）	斯氏并殖吸虫	李友松等
1982	河南	锯齿华溪蟹 河南华溪蟹 陕西华溪蟹	卫氏并殖吸虫 斯氏并殖吸虫	陈国孝等
1982	浙江永嘉	浙江华溪蟹	卫氏并殖吸虫 斯氏并殖吸虫	潘起潜等
1982	浙南5县	溪蟹	卫氏并殖吸虫	黄文德
1983	福建将乐	锯齿华溪蟹 肢角南海溪蟹	卫氏并殖吸虫	何玉成等
1983	江西安福	溪蟹	卫氏并殖吸虫 斯氏并殖吸虫	宋世炳等
1983	江西萍乡	石蟹	卫氏并殖吸虫	王喜阁等
1983	浙江丽水、临安	华溪蟹	卫氏并殖吸虫	许阿莲等

续表

时间	地点	蟹种	并殖吸虫种	报告者
1983	浙江龙泉	浙江华溪蟹	卫氏并殖吸虫 三平正并殖吸虫	魏宗仁等
1983	江苏 苏南山区	长江华溪蟹	江苏并殖吸虫 （*Paragonimus jiangsuensis* Cao et al.， 1983）	曹公柱等
1984	江西安福武 功山	锯齿华溪蟹	卫氏并殖吸虫	杨清光等
1984	江西永新	锯齿华溪蟹	卫氏并殖吸虫	康宏耀等
1984	浙江永嘉西 部山区	溪蟹	并殖吸虫（虫种未定）	张金良等
1984	福建 闽清	福建华溪蟹 台湾南海溪蟹 福建马来溪蟹 肢角南海溪蟹	卫氏并殖吸虫 闽清并殖吸虫 （*Paragonimus minqingensis* Li et Chen，1983）	陈友松等
1985	福建 武夷山	福建华溪蟹 武夷华溪蟹 （*Sinopotamon wuyiensis* Y. S. Li et al.，1985） 福建马来溪蟹	卫氏并殖吸虫 三平正并殖吸虫	李友松等
1985	浙江	浙江华溪蟹 长江华溪蟹	卫氏并殖吸虫	王克武等
1985	安徽休宁	溪蟹	卫氏并殖吸虫 三平正并殖吸虫 扁囊并殖吸虫	刘雪霞等
1985	浙江遂昌	浙江华溪蟹	三平正并殖吸虫	雷昌球等
1985	浙江绍兴	石蟹	并殖吸虫（虫种未定）	黄文德
1985	陕西长安、 潼关、户县	锯齿华溪蟹	斯氏并殖吸虫	张敏如等
1985	陕西 长安	溪蟹	斯氏并殖吸虫	陈培霞等
1985	辽宁营口	天津厚蟹 无齿相手蟹	大平并殖吸虫 怡乐村并殖吸虫	李得垣等
1986	浙江松阳	浙江华溪蟹	三平正并殖吸虫	何雄飞等
1986	江西上饶、 玉山、婺源、 德兴	福建华溪蟹 浙江华溪蟹 溪蟹	卫氏并殖吸虫 三平正并殖吸虫	郭玉华等
1986	浙江嵊县	浙江华溪蟹	卫氏并殖吸虫	奚兆永等
1986	浙江长兴	溪蟹	并殖吸虫（虫种未定）	宋春山
1986	台湾台北县 双溪乡	溪蟹	卫氏并殖吸虫	刘锐中
1986	四川绵阳	锯齿华溪蟹 光泽华溪蟹 灌县华溪蟹 罗城近溪蟹	斯氏并殖吸虫	顾星和

续表

时间	地点	蟹种	并殖吸虫种	报告者
1986	浙江(遂昌、松阳、丽水、青田、龙泉、云和、景宁、金华)	浙江华溪蟹 长江华溪蟹	三平正并殖吸虫 卫氏并殖吸虫	黄文德等
1986	浙江永嘉潘坑、黄南	石蟹	并殖吸虫(虫种未定)	周启德等
1986	浙江(宁海、乐清、遂昌、临安)	淡水蟹	三平正并殖吸虫 卫氏并殖吸虫	王炳夫等
1987	福建闽清	福建华溪蟹	闽清并殖吸虫	李友松等
1987	浙江永嘉	浙江华溪蟹	卫氏并殖吸虫	蒋达生
1987	陕西安康、镇平、平利、汉阴、旬阳、紫阳、柞水等	石蟹	四川肺吸虫	闫世平
1987	四川达县、	蟹(未定蟹种)	斯氏肺吸虫	周国兴等
1987	云南景洪	景洪溪蟹 (Potamon chinghungense Dai et al., 1975)	小睾并殖吸虫	陈发凯等
1987	浙江金华	溪蟹	三平正并殖吸虫	张泽营等
1988	长江三峡	锯齿华溪蟹 光泽华溪蟹 (Sinopotamon davidi Rathbun, 1904) 矮小华溪蟹 (Sinopotamon nanum Dai et Chen, 1990) 圆顶华溪蟹 (Sinopotamon teritisum Dai et al., 1986) 陕西华溪蟹	斯氏并殖吸虫	刘纪伯等
1988	湖北大洪山	凹肢华溪蟹 河南华溪蟹	斯氏并殖吸虫	唐超等
1988	台湾台北	紫蟹 (Geothelphusa miyazakii Miyake et Chiu, 1965)	卫氏并殖吸虫	刘锐中
1988	浙江永嘉大岙乡	浙江华溪蟹	并殖吸虫(虫种未定)	刘世恩等
1988	云南景洪	溪蟹	小睾并殖吸虫	周本江
1989	福建(漳平、龙岩、武平、定城、长汀、顺昌、将乐)	福建华溪蟹	卫氏并殖吸虫 斯氏并殖吸虫 林氏并殖吸虫 (Paragonimus ringeri Ward et Hirsch, 1915) 三平正并殖吸虫 泡囊并殖吸虫 闽清并殖吸虫 福建并殖吸虫	李友松

续表

时间	地点	蟹种	并殖吸虫种	报告者
	建瓯、永安、邵武	武夷华溪蟹	卫氏并殖吸虫 三平正并殖吸虫	
	福州、闽清、古田、闽侯、永泰、福蒲、长乐、莆田、宁化、上杭、	台湾南海溪蟹	卫氏并殖吸虫 斯氏并殖吸虫 林氏并殖吸虫 三平正并殖吸虫 泡囊并殖吸虫 闽清并殖吸虫 福建并殖吸虫	
	寿宁、柘荣屏南、周宁福鼎	角肢华南溪蟹 （*Huananpotamon angulatum* Dai et Lin, 1979）	卫氏并殖吸虫 斯氏并殖吸虫 三平正并殖吸虫 泡囊并殖吸虫	
	南平	钝肢华南溪蟹 （*Huananpotamon obtusum* Dai et Chen, 1979）	卫氏并殖吸虫	
	华安	平肢华南溪蟹 （*Huananpotamon planopodum* Dai et Chen, 1987）	卫氏并殖吸虫	
	德化	叉肢华南溪蟹 （*Huananpotamon ramipodum* Dai et Chen, 1987）	卫氏并殖吸虫	
	永春	鼻肢闽溪蟹 （*Minpotamon nascum* Dai et Chen, 1979）	卫氏并殖吸虫	
	安溪	福建马来溪蟹	卫氏并殖吸虫 斯氏并殖吸虫 林氏并殖吸虫 三平正并殖吸虫 泡囊并殖吸虫 闽清并殖吸虫 福建并殖吸虫	
1989	四川	锯齿华溪蟹 紫螯异掌溪蟹，（*Heterochelamon purpuromanalis* Wu, 1934） 光泽华溪蟹 矮小华溪蟹 城口华溪蟹 （*Sinopotamon chengkuoense* Huang, Luo et Liu, 1986） 圆顶华溪蟹 陕西华溪蟹巫山亚种 峨边华溪蟹 （*Sinopotamon ebianense* Huang et al., 1986） 威远华溪蟹 （*Sinopotamon weiyuanense* Dai et Chen, 1990） 无刺非拟溪蟹（*Aparapotamon grahami* Rathbun, 1931） 隆孔非拟溪蟹 （*Aparapotamon emineoforinum* Dai et Chen, 1985） 雅安华溪蟹 灌县华溪蟹 陕西华溪蟹 锯齿华溪蟹叉肢亚种（*Sinopotamon denticulatum cladopodum* Dai et al., 1986）	并殖吸虫（虫种未定）	刘纪伯等

续表

时间	地点	蟹种	并殖吸虫种	报告者
1989	浙江永嘉	石蟹	卫氏并殖吸虫	周启德等
1990	浙江永嘉 小长坑村	浙江华溪蟹	卫氏并殖吸虫	张金良等
1990	浙江永嘉	浙江华溪蟹 长江华溪蟹	并殖吸虫（虫种未定）	周启德等
1990	浙江永嘉	石蟹（蟹种未定）	卫氏并殖吸虫	蒋达生等
1990	湖南古丈	中华锯齿蟹 石蟹	斯氏并殖吸虫	李光密等
1990	湖北鄂西土家族苗族自治州	若水小石蟹（*Tenuilapotamon joshuiense* Dai et al., 1975） 宽腹小石蟹（*Tenuilapotamon latilum* Chen, 1980） 胀肢小石蟹（*Tenuilapotamon inflatum* W. Gams, 1971） 锯齿华溪蟹 锯齿华溪蟹叉肢亚种 圆顶华溪蟹 无刺非拟溪蟹	斯氏狸殖吸虫 四川肺吸虫	杨国安等
1991	江西	溪蟹	卫氏并殖吸虫 斯氏并殖吸虫 三平正并殖吸虫	周宪民等
1991	江西	溪蟹	卫氏并殖吸虫 斯氏并殖吸虫 三平正并殖吸虫	陈红根等
1991	湖北	凹指华溪蟹 锯齿华溪蟹叉肢亚种 锯齿华溪蟹兴山亚种 （*Sinopotamon denticulatum xingshanense* Dai et al., 1986） 锯齿华溪蟹 河南华溪蟹 陕西华溪蟹 凹肢华溪蟹 圆顶华溪蟹 宽腹小石蟹	斯氏并殖吸虫	林华等
1992	四川	荥经近溪蟹 （*Potamiscus rongjingense* Dai et Chen, 1990） 沈氏石蟹 峨边华溪蟹 雅安华溪蟹 灌县华溪蟹 光泽华溪蟹	斯氏并殖吸虫	易德友等

续表

时间	地点	蟹种	并殖吸虫种	报告者
1992	三峡库区诸县	光泽华溪蟹 锯齿华溪蟹 直立锯齿华溪蟹 （*Sinopotamon denticulatum styxum* Dai, 1990） 陕西华溪蟹 巫山陕西华溪蟹 （*Sinopotamon shensiense wushanense* Dai et al., 1990） 圆顶华溪蟹 矮小华溪蟹 宽腹小石蟹 弓肢小石蟹 （*Tenuilapotamon inflexum* Dai et Li, 1984） 无刺非拟溪蟹	并殖吸虫（未说明虫种）	戴爱云
1993	江西宜春	锯齿华溪蟹	卫氏并殖吸虫	徐国庆等
1993	广西融水	融水华溪蟹 （*Sinopotamon rongthuiense* Dai, 1995）	斯氏并殖吸虫 巨睾并殖吸虫 （*Paragonimus macrorchis* Chen, 1962）	韦美壁等
1993	广西那波	弯肢溪蟹	泡囊并殖吸虫	
1993	湖北五峰	锯齿华溪蟹	斯氏并殖吸虫	严涛等
	四川威远	威远华溪蟹	斯氏并殖吸虫	
1994	江西	福建溪蟹 南海溪蟹 束腰溪蟹	卫氏并殖吸虫 斯氏并殖吸虫 三平正并殖吸虫	汪维周等
1994	浙江绍兴	溪蟹	卫氏并殖吸虫	雷昌球等
1994	四川	锯齿华溪蟹 光泽华溪蟹 峨边华溪蟹 威远华溪蟹 矮小华溪蟹 城口华溪蟹 屏山华溪蟹 （*Sinopotamon pingshanense* Dai et Liu, 1994） 陕西华溪蟹巫山亚种	斯氏并殖吸虫	刘纪伯等
1995	浙江奉化	浙江华溪蟹 长江华溪蟹	卫氏并殖吸虫	邓鹏飞
1995	浙江乐清、永嘉	溪蟹	卫氏并殖吸虫	常正山等
1995	广西百色、那坡	弯肢溪蟹	异盘并殖吸虫	易德友等
1996	安徽皖南	长江华溪蟹	卫氏并殖吸虫	杜义木等

续表

时间	地点	蟹种	并殖吸虫种	报告者
1996	云南玉溪	玉溪小巧溪蟹 （*Parvuspotamon yuxiensis* Dai et Bo，1994） 华宁小溪蟹 （*Tenuipotmon huaningense* Dai et Bo，1994） 毛足溪蟹新平亚种 （*Potamox hispidum xingpingense* Dai et Bo，1994）	并殖吸虫（未定虫种）	拔文福等
1996	浙江宁海	浙江华溪蟹	卫氏并殖吸虫 斯氏并殖吸虫	周德宏等
1996	安徽皖南	长江华溪蟹 浙江华溪蟹	卫氏并殖吸虫	杜义木等
1997	湖北十堰	锯齿华溪蟹 光泽华溪蟹 陕西华溪蟹	斯氏并殖吸虫	张光玉等
1997	江西九连山	福建华溪蟹	三平正并殖吸虫	苏水莲等
1997	安徽皖南	华溪蟹	卫氏并殖吸虫 扁囊并殖吸虫	张耀娟等
1998	湖北十堰	锯齿华溪蟹 光泽华溪蟹 陕西华溪蟹	斯氏并殖吸虫	朱名胜等
1999	安徽	长江华溪蟹 浙江华溪蟹	卫氏并殖吸虫	夏立照等
1999	湖北宜昌	溪蟹	并殖吸虫（虫种未定）	潘会明等
1999	广西融水、乐业	圆顶华溪蟹	斯氏并殖吸虫	何刚等
	融水、乐业、三江、田林、龙胜	锯齿华溪蟹	斯氏并殖吸虫 歧囊并殖吸虫 巨睾并殖吸虫	
	全州、恭城	中国石蟹 蝶纹石蟹	斯氏并殖吸虫	
	灌阳、灵川、那波、临桂	未定种石蟹 镜头华石蟹 弯肢溪蟹	异盘并殖吸虫	
1999	浙江永嘉	溪蟹	并殖吸虫（虫种未定）	林宝楚
2000	云南玉溪	溪蟹	斯氏并殖吸虫	拔文福等
2000	云南景洪	景洪溪蟹	丰宫并殖吸虫 （*Paragonimus proliferus* Hsia et Chen，1964） 小睾并殖吸虫	王文林等
2000	福州 闽侯	铲肢华南溪蟹 （*Huananpotamon changzhium* Li et Cheng，1996） 福建华溪蟹 角肢南海溪蟹	卫氏并殖吸虫	李友松等
2000	安徽皖南	长江华溪蟹	并殖吸虫（未定虫种）	王维等
2000	陕西商丘	溪蟹	斯氏并殖吸虫	杨兆民等

续表

时间	地点	蟹种	并殖吸虫种	报告者
2000	四川奉节	矮小华溪蟹 锯齿华溪蟹	斯氏并殖吸虫	李健等
2000	河南 卢氏县	陕西华溪蟹 锯齿华溪蟹	并殖吸虫（虫种未定）	李辉等
2000	江西安福	锯齿华溪蟹	卫氏并殖吸虫 斯氏并殖吸虫	杨清光等
2001	福建光泽	福建华溪蟹 角肢南海溪蟹	三平正并殖吸虫 卫氏并殖吸虫	李友松等
2001	浙江永嘉	浙江华溪蟹 长江华溪蟹	卫氏并殖吸虫	洪加林等
2001	湖北十堰	溪蟹	斯氏并殖吸虫	张光玉等
2001	四川奉节	矮小华溪蟹 锯齿华溪蟹	斯氏并殖吸虫	黄毅等
2001	福建平和	平和华溪蟹 （*Sinopotamon pinheense* Cheng et Li, 1998）	卫氏并殖吸虫 斯氏并殖吸虫 三平正并殖吸虫	程由注等
2001	云南勐腊	溪蟹（市场获得）	丰宫并殖吸虫 小睾并殖吸虫	王文林等
2001	湖南浏阳	凹肢华溪蟹	卫氏并殖吸虫	申继清等
2002	湖北竹溪	锯齿华溪蟹	斯氏并殖吸虫	刘文献等
2002	贵州余庆	溪蟹	斯氏并殖吸虫	李黔疆等
2002	福建松溪	福建华溪蟹 角肢南海溪蟹 福建马来溪蟹	斯氏并殖吸虫	李友松等
2002	浙江宁海	浙江华溪蟹	卫氏并殖吸虫	石君帆等
2002	云南金平	溪蟹	斯氏并殖吸虫	王文林等
2002	湖北十堰	锯齿华溪蟹 光泽华溪蟹 陕西华溪蟹	斯氏并殖吸虫	朱名胜等
2002	陕西商丘	溪蟹	斯氏并殖吸虫	杨兆民等
2002	云南勐腊	景洪溪蟹	白水河并殖吸虫 小睾并殖吸虫	王文林等
2003	江西万载	淡水溪蟹	并殖吸虫（虫种未定）	晏渠如等
2003	福建平和	溪蟹	卫氏并殖吸虫 三平正并殖吸虫	郑慧能等
2003	云南勐腊、 海南白沙、 浙江象山	溪蟹	河口并殖吸虫 （*Paragonimus hokuoensis* Chung et al., 1964） 白水河并殖吸 勐腊并殖吸虫 曼谷并殖吸虫 象山并殖吸虫 （*Paragonimus xiangshanensis* He et al., 1995）	崔爱利等

时间	地点	蟹种	并殖吸虫种	报告者
2003	福建漳平	福建华溪蟹 台湾南海溪蟹	三平正肺吸虫	Toure A H 等
2004	广西融水	圆顶华溪蟹	斯氏并殖吸虫	林睿等
2004	江西靖安、 万载、玉山	华溪蟹	卫氏并殖吸虫	晏渠如等
2004	台湾台北	拉氏清溪蟹 （*Geothelphusa candidiensis* Bott，1967）	卫氏并殖吸虫	
2004	浙江宁海	长江华溪蟹	并殖吸虫（虫种未定）	吴燕等
2004	福建尤溪	福建华溪蟹	卫氏并殖吸虫 三平正并殖吸虫	林陈鑫等
2004	湖北十堰	锯齿华溪蟹 光泽华溪蟹 陕西华溪蟹	斯氏并殖吸虫	张光玉等
2004	云南景洪	溪蟹	丰宫并殖吸虫	周本江
2004	浙江杭州、 温州、宁波、 临海、嘉兴	浙江华溪蟹	卫氏并殖吸虫	钱宝珍
2005	重庆	矮小华溪蟹 锯齿华溪蟹	斯氏并殖吸虫	张锡林等
2005	湖北十堰	锯齿华溪蟹	斯氏并殖吸虫	王绍基等
2005	浙江宁海	溪蟹	卫氏并殖吸虫	柳建发
2005	安徽皖南	溪蟹	卫氏并殖吸虫	郭见多等
2005	福建漳平	福建华溪蟹 永安博特溪蟹（*Bottapotamon yinganensis* Cheng et al.，1993） 平和华溪蟹 华南溪蟹属	卫氏并殖吸虫 三平正并殖吸虫	李永煌等
2006	浙江宁波	浙江华溪蟹 长江华溪蟹	并殖吸虫（虫种未定）	许国章等
2006	湖北 丹江口	锯齿华溪蟹 光泽华溪蟹	斯氏并殖吸虫	朱名胜等
2006	贵州	宽腹华溪蟹	斯氏并殖吸虫	李安梅等
		锯齿华溪蟹	斯氏并殖吸虫	
2007	福建	福建华溪蟹	卫氏并殖吸虫 斯氏并殖吸虫 林氏并殖吸虫 三平正并殖吸虫 泡囊并殖吸虫 闽清并殖吸虫 福建并殖吸虫	张世阳、 李友松等
		武夷华溪蟹	卫氏并殖吸虫 三平正并殖吸虫	

续表

时间	地点	蟹种	并殖吸虫种	报告者
		将乐华溪蟹 （*Sinopotamon jiangensis* Dai，1993）	卫氏并殖吸虫	
		平和华溪蟹	卫氏并殖吸虫 三平正并殖吸虫	
		鼻肢石蟹	卫氏并殖吸虫	
		福建马来溪蟹	卫氏并殖吸虫 斯氏并殖吸虫 林氏并殖吸虫 三平正并殖吸虫 泡囊并殖吸虫 闽清并殖吸虫 福建并殖吸虫	
		永安博特溪蟹	卫氏并殖吸虫 斯氏并殖吸虫 林氏并殖吸虫 三平正并殖吸虫	
		台湾南海溪蟹	卫氏并殖吸虫 斯氏并殖吸虫 林氏并殖吸虫 三平正并殖吸虫 泡囊并殖吸虫 闽清并殖吸虫 福建并殖吸虫	
		武平南海溪蟹 松溪南海溪蟹 德化南海溪蟹	斯氏并殖吸虫 泡囊并殖吸虫	
		角肢华南溪蟹	卫氏并殖吸虫 斯氏并殖吸虫 三平正并殖吸虫 泡囊并殖吸虫	
		钝肢华南海溪蟹	卫氏并殖吸虫	
		平肢华南溪蟹	卫氏并殖吸虫	
		叉肢华南溪蟹	卫氏并殖吸虫	
		铲肢华南溪蟹	卫氏并殖吸虫 斯氏并殖吸虫 三平正并殖吸虫 泡囊并殖吸虫 福建并殖吸虫	
2007	浙江泰顺	角肢华南溪蟹	斯氏并殖吸虫	邢文鸾等
2007	福建三明市	福建华溪蟹 角肢华南溪蟹	卫氏并殖吸虫 斯氏并殖吸虫 三平正并殖吸虫 泡囊并殖吸虫	张世阳等
2007	云南金平、 保山	溪蟹（蟹种未定）	斯氏狸殖吸虫 陈氏并殖吸虫 （*Paragonimus cheni* Hu，1963）	李娟

续表

时间	地点	蟹种	并殖吸虫种	报告者
2007	云南省绿春县	景洪溪蟹 毛足溪蟹	丰宫并殖吸虫	杨斌斌等
2008	福建松溪、邵武	林氏华南溪蟹 （*Huananpotamon lini* Cheng et Li，2002）	斯氏并殖吸虫	程由注等
2008	福建延平、三元	沈氏华南溪蟹 （*Huananpotamon sheni* Cheng et Li，2007） 角肢华南溪蟹 福建华溪蟹 唐氏华南溪蟹 （*Huananpotamon tangi* Li et Cheng，2002）	斯氏并殖吸虫 卫氏并殖吸虫	李友松等
2008	福建漳州	漳州华溪蟹 （*Sinopotamon zhangzhouense* Cheng et Lin，2007） 尤溪博特溪蟹 （*Bottapotamon youxiense* Cheng et Lin，2007）	斯氏并殖吸虫 三平正并殖吸虫	程由注
2008	云南保山、金平、绿春	溪蟹	并殖吸虫（未定虫种）	周本江等
2008	湖北保康	锯齿华溪蟹	斯氏并殖吸虫	许正敏等
2008	浙江余姚	溪蟹	卫氏并殖吸虫	史宏辉等
2009	福建武夷山	福建华溪蟹	沈氏并殖吸虫 （*Paragonimus sheni* Shan，Lin et Li，et al.，2009）	单小云等
2009	广东南雄	平和华溪蟹	三平正并殖吸虫	曾军荣等
2009	福建永泰	福建华溪蟹 福建南海溪蟹 （*Nanhaipotamon fujianense* Lin et Cheng，2009）	斯氏并殖吸虫	程由注
2009	四川合江	锯齿华溪蟹 光泽华溪蟹 陕西华溪蟹	斯氏狸殖吸虫	李珍炼等
2009	广州从化	平和华溪蟹	卫氏并殖吸虫	陆予云等
2010	广东乐昌	平和华溪蟹	卫氏并殖吸虫	傅广华等
2010	福建建瓯、邵武、闽清、福清	溪蟹	卫氏并殖吸虫 斯氏并殖吸虫 三平正并殖吸虫	张庄熠等
2010	江西奉新	束腰蟹属 修水华溪蟹 （*Sinopotamon xiushuiense* Dai，Zhou et Peng，1995） 万载华溪蟹 （*Sinopotamon wanzaiense* Dai，Zhou et Peng，1995）	并殖吸虫（未定虫种）	余勃等
2010	湖北十堰	锯齿华溪蟹 光泽华溪蟹	斯氏并殖吸虫	张光玉等

续表

时间	地点	蟹种	并殖吸虫种	报告者
2010	湖北十堰	溪蟹	斯氏并殖吸虫	张光玉等
2010	福建永泰	福建华溪蟹 南海溪蟹	斯氏并殖吸虫	林陈鑫等
2010	福建政和	福建华溪蟹 福建博特溪蟹 （*Bottapotamon fujianense* Dai et Lin, 1979）	斯氏并殖吸虫	魏焕旺等
2010	三峡坝区	瘦肢华溪蟹 （*Sinopotamon nexiguum* Dai, 1997） 长江华溪蟹指名亚种 蝶纹内陆溪蟹 （*Neilupotamon papileonacututum* Dai et al., 1975） 尖叶华溪蟹 （*Sinopotamon acutum* Dai, 1997） 锯齿华溪蟹 宽腹小石蟹指名亚种 （*Tenuilapotamonlatilum latilum* Chen, 1980） 若水小石蟹 兴山华溪蟹 （*Sinopotamon xingshanense* Dai et al., 1986）	并殖吸虫（虫种未定）	陈广杰等
2010	广西灵川、那坡	弯肢溪蟹 镜头华石蟹	异盘并殖吸虫	胡文庆等
2010	云南景洪、文山州	景洪溪蟹 毛足溪蟹	异盘并殖吸虫	杨振兴
2010	广州从化	平和华溪蟹	卫氏并殖吸虫	陆予云等
2010	福建平和、尤溪	漳州华溪蟹 尤溪博特溪蟹	卫氏并殖吸虫 三平正并殖吸虫	程由注等
2010	广东平远	平和华溪蟹	并殖吸虫（未定种）	陆予云等
2010	福建尤溪、永泰、和平	福建华溪蟹 南海溪蟹	卫氏并殖吸虫 三平正并殖吸虫 斯氏并殖吸虫	程由注等
2011	云南	溪蟹	斯氏并殖吸虫	熊天擎等
2011	四川兴文	溪蟹	斯氏并殖吸虫	李珍炼等
2011	浙江金华	浙江华溪蟹	卫氏并殖吸虫	楼宏强等
2011	广州从化市、龙门、新丰、增城	平和华溪蟹 平远南海溪蟹 （*Nanhai potamone Pingyuanens* Dai, 1997）	卫氏并殖吸虫 斯氏并殖吸虫	陆予云等
2011	三峡库区	瘦肢华溪蟹 长江华溪蟹指名亚种 蝶纹内陆溪蟹 尖叶华溪蟹 锯齿华溪蟹 宽腹小石蟹指名亚种 若水小石蟹 兴山华溪蟹	并殖吸虫（虫种未定）	杨业勋等

续表

时间	地点	蟹种	并殖吸虫种	报告者
2011	云南勐腊	溪蟹	曼谷并殖吸虫	万雅芳
2012	广东北部	平和华溪蟹	三平正并殖吸虫 卫氏并殖吸虫	傅广华等
2012	湖北十堰	华溪蟹	斯氏并殖吸虫	朱名胜等
2012	十堰城区	锯齿华溪蟹 光泽华溪蟹	斯氏并殖吸虫	张光玉等
2012	云南威信	锯齿华溪蟹	斯氏并殖吸虫	王光西等
2013	浙江松阳	溪蟹	三平正并殖吸虫 卫氏并殖吸虫	叶夏良等
2013	福建云霄	漳州华溪蟹 漳浦束腰蟹 (*Sinopotamon zhangpuensis* Naiyanetr et Dai, 1997) 闽溪蟹(未定种)	卫氏并殖吸虫 斯氏并殖吸虫 三平正并殖吸虫	吴文勇等
2013	浙江永嘉	溪蟹	卫氏并殖吸虫	周腾坚等
2013	云南威信	溪蟹	斯氏并殖吸虫	王曼等
2013	福建永泰、闽清、尤溪、松溪、政和、寿宁	福建南海溪蟹	斯氏并殖吸虫	林国华等
2013	湖北十堰	溪蟹	斯氏并殖吸虫	杨树国等
2013	广东从化、龙门、乐昌、平远	平和华溪蟹	卫氏并殖吸虫	陆予云等
2013	湖北兴山	溪蟹	肺吸虫(虫种未定)	董小蓉等
2013	云南大理、宾川	拉乌溪蟹 (*Potamon lawuense* Dai, 2013)	陈氏并殖吸虫	戴婷婷
2014	广州从化、增城、龙门、新丰	平和华溪蟹 平远南海溪蟹	卫氏并殖吸虫 斯氏并殖吸虫	赵太平等
2014	广州增城	平远南海溪蟹	卫氏并殖吸虫	李旭文等
2014	云南	束腰蟹属 非拟溪蟹属 近溪蟹属 小石蟹属	丰宫并殖吸虫 陈氏并殖吸虫 曼谷并殖吸虫 小睾并殖吸虫 白水河并殖吸虫 异盘并殖吸虫 泡囊并殖吸虫	张伟琴
2014	福建宁化	中华绒螯蟹 (*Eriocheir sinensis* H. Milne Edwards, 1853) 福建华溪蟹 束腰蟹属的2新种(待定名) 平肢华南溪蟹	并殖吸虫(虫种未定)	吴翠荣等

续表

时间	地点	蟹种	并殖吸虫种	报告者
2015	四川开江	螃蟹	并殖吸虫（虫种未定）	袁小明等
2015	四川达州	螃蟹	并殖吸虫（虫种未定）	胡小琦等
2015	广东南昆山	平和华溪蟹	卫氏并殖吸虫 斯氏并殖吸虫	旋惠娟等
2015	云南景洪	景洪溪蟹	丰宫并殖吸虫 小睾并殖吸虫 曼谷并殖吸虫	张伟琴等
2015	四川芦山、金堂、彭州、都江堰、宣汉、雨城、江安、平昌、屏山	溪蟹	并殖吸虫（虫种未定）	陈琳等
2015	四川宣汉、开江县、彭州市、雅安	溪蟹	并殖吸虫（虫种未定）	陈琳等
2016	湖北北部	华溪蟹	斯氏狸殖吸虫	朱敬等
2016	福建龙岩	福建华溪蟹	斯氏并殖吸虫	李燕榕等
2016	浙江宁海	溪蟹	并殖吸虫（虫种未定）	王斌等
2016	浙江宁海	长江华溪蟹	并殖吸虫（虫种未定）	王斌等
2016	浙江温州、泰顺	角肢华南溪蟹	并殖吸虫（虫种未定）	倪庆翔等
2016	福建政和	政和博特溪蟹 （*Bottapotamon zhengheensis* Dai et Lin, 1979） 福建华溪蟹	斯氏并殖吸虫 卫氏并殖吸虫	林本翔等
2017	福建六斗山	平和华溪蟹	三平正并殖吸虫	蔡茂荣等
2017	福建永泰	福建华溪蟹	卫氏并殖吸虫	林陈鑫等
2017	贵州毕节、开阳	溪蟹	斯氏并殖吸虫	李安梅等
2017	福建政和	福建华溪蟹 福建博特溪蟹 政和博特溪蟹 中华绒螯蟹 浙江华溪蟹闽东亚种 （*Sinopotamon chekiangense mindongense* Cheng et Li, 1998）	卫氏并殖吸虫 斯氏并殖吸虫	林本翔等
2017	安徽休宁	溪蟹	并殖吸虫（虫种未定）	刘道华等
2017	福建政和	福建华溪蟹 福建博特溪蟹 政和博特溪蟹	卫氏并殖吸虫 斯氏并殖吸虫	魏焕旺等
2017	广东从化、南雄	溪蟹	卫氏并殖吸虫 斯氏并殖吸虫 三平正并殖吸虫	陈少华等

续表

时间	地点	蟹种	并殖吸虫种	报告者
2017	湖北兴山、恩施、郧西、保康	溪蟹	并殖吸虫(虫种未定)	董小蓉等
2017	安徽黄山、歙县	溪蟹	卫氏并殖吸虫	胡新三等
2017	浙江宁海	长江华溪蟹	肺吸虫(虫种未定)	俞宜江等
2018	福建龙海	华溪蟹 南海溪蟹 闽溪蟹 束腰蟹	卫氏并殖吸虫	林国华等
2018	浙江宁波	溪蟹	肺吸虫(虫种未定)	吕海涛等
2018	云南威信	锯齿华溪蟹	斯氏并殖吸虫	黄兰等
2019	安徽休宁	溪蟹	卫氏并殖吸虫	章乐生等
2019	安徽石台	溪蟹	并殖吸虫(虫种未定)	刘道华等
2019	湖北兴山、恩施、郧西、保康、南漳、随县、竹山、巴东	溪蟹	并殖吸虫(虫种未定)	董小蓉等
2020	福建南平	福建华溪蟹 福建博特溪蟹 角肢华南溪蟹	斯氏并殖吸虫	蔡茂荣等
2020	云南昭通盐津	溪蟹	四川并殖吸虫	龙应欢等
2020	福建南平	溪蟹	卫氏并殖吸虫	顾梦杰等
2020	河南洛阳、洛宁、新安、嵩县、栾川、孟津、汝阳、伊川、偃师	河南华溪蟹	斯氏并殖吸虫	李云霞等
2020	河南济源	河南华溪蟹	斯氏并殖吸虫	杜小波等

注:表中所列肺吸虫与淡水蟹的名称(含中文名称与拉丁学名)均依照原文记录,未进行修订。

(二) 肺吸虫病

1. **病原学** 寄生于淡水溪蟹或蝲蛄体内的肺吸虫囊蚴(如卫氏肺吸虫、斯氏肺吸虫和异盘肺吸虫)都是引起肺吸虫病的病原体。此外,肺吸虫转续宿主体内的童虫也是其感染阶段。

2. **流行病学** 肺吸虫病是人兽共患、兽主人次的动物源性寄生虫病,也是一种食源性寄生虫病。在流行区动物是肺吸虫的主要终宿主和保虫宿主,为重要传染源,而人是次要的。肺吸虫的保虫宿主种类繁多,它们分属猫科、犬科、灵猫科、鼬鼠科等动物。在我国,人是三倍体型卫氏肺吸虫和异盘肺吸虫的终宿主(传染源),一些地区如福建、浙江等地,也有人是二倍体型卫氏肺吸虫终宿主的报道。人或动物的感染主要是因为生食或半生食感染了肺吸虫的淡水溪蟹或蝲蛄中囊蚴而引起。

大多数肺吸虫病分布于山丘地区,这与其第一中间宿主—软体动物螺类和第二中间宿主—甲壳动物蟹类或蝲蛄类的孳生环境有关。气候、地形地貌等自然条件直接影响着中间宿主在自然界的分布,从而决定了肺吸虫病流行的地方性。据现有资料分析,我国北方自内蒙古向西南的青海、新疆、西藏均未见肺吸虫病流行的报道,肺吸虫病主要分布于东北、华东、华中、华南、西南地区的山区。卫氏肺吸虫分布最为广泛,斯氏肺吸虫分布偏于我国的中、西部为多。异盘肺吸虫则见于我国西南部的广西、云南等地。肺吸虫病大多流行于经济不发达、交通不便利、文化水平低、卫生条件差的贫困山区。人们不良的饮食习惯如生食、盐腌、酱油或酒浸泡、火烤溪蟹,或是生食野猪肉、蛙肉等,均可造成肺吸虫感染。

肺吸虫病在人群中的分布与饮食习惯有密切的关系。流行区人体感染肺吸虫病的好发年龄主要为青少年,常常因他们在山野间玩耍,捕得溪蟹后就地生食或火烤溪蟹半生食而感染。外来人口或旅游者的感染,则常以成年人为多见。而"城市"肺吸虫病的流行特点,往往在城市以某一农贸市场为中心,附近居民因食入购买来自肺吸虫病流行区的溪蟹而感染。由于城市环境不会直接构成肺吸虫病的流行,故很容易造成误诊。

3. 致病机制与病理 可以引起人体致病的肺吸虫至少有三种,即卫氏肺吸虫、斯氏肺吸虫和异盘肺吸虫。肺吸虫的致病作用,主要由童虫和成虫引起。囊蚴进入人体脱囊后发育为童虫,童虫在到达寄生部位之前要体内移行;童虫或成虫在人体组织、器官间移行窜扰以及成虫在体内寄生都可对人体造成多种组织,多个器官的病变。实验研究表明,在实验动物家犬体内,肺吸虫的后尾蚴(童虫)穿过肠壁在宿主脏器间移行游走至肺部成囊的过程中,会对宿主造成一系列病理变化。当后尾蚴穿过空肠壁时,在肠壁形成出血性或脓性窦道;虫体进入腹腔后,可引起血性积液,积液内含大量嗜酸性粒细胞;虫体穿进腹壁可引起出血性或脓性肌炎;侵入肝脏后,在虫体经过处形成毛状或花纹状出血且有纤维蛋白附着而呈地状肝,或引起肝间质炎症,严重时可出现局灶型肝硬变;在穿过脾脏、横膈处形成点状出血,并可留下针尖大小的小孔;虫体进入胸腔可导致浆液纤维素性胸膜炎及胸腔积液;一旦虫体进入肺脏,则可造成点状或片状出血。在虫体周围形成出血性脓肿,继而演化成薄壁囊肿,最后形成厚壁囊肿。内含虫体的囊肿可与支气管相通而呈开放性。虫体常可离开原有的囊肿移行,破坏组织形成新的虫囊,并在移行的途径处形成窦道。

肺吸虫成虫在适宜宿主的虫囊内发育成熟后产卵,而卵在人体内不能进一步发育,也不分泌可溶性虫卵抗原,故沉积在组织内的虫卵,虽可形成虫卵结节,但组织反应轻微,无明显坏死。一些研究者认为肺吸虫虫卵在宿主体内引起的病变不单纯属于异物肉芽肿,主要属于感染性肉芽肿。有研究将斯氏肺吸虫卵由静脉注入实验动物(家兔及犬)体内,观察到沉着于肺组织血管内的卵崩解后释出异种蛋白,引起血管壁发生变态反应。在微小动、静脉血管内有血栓形成,局部肺组织呈炎症反应。2周后反应减轻,80天后虫卵结节基本消失。虫卵沉着在组织内经一段时间或经药物治疗后,可出现空泡卵、卵壳碎片,也可出现粘连卵、厚壳卵或卵壳团块等。

4. 临床表现 肺吸虫在适宜或不适宜宿主体内寄生、移行、窜扰,导致破坏宿主的消化、呼吸、泌尿、生殖、神经、骨骼、肌肉、内分泌系统及皮肤、淋巴结等组织,引起多组织、多器官的出血、坏死、纤维素性炎、囊肿形成等一系列病变;虫卵可从血道、淋巴道栓塞于全身;虫体的异性蛋白可引起全身免疫反应,所以肺吸虫病是一种全身性疾病。在感染后的不同时期,因虫体窜扰的部位不同,临床表现复杂多样。临床上将本病分为肺型、腹型、脑型、皮肤型等,但从病理过程来看,分型是相对的。人体感染不同种的肺吸虫囊蚴后,因个体不同、感染量的不同、虫体移行到达肺脏的时间不同而所致病变的严重程度也不相同。

(1)潜伏期:人体感染肺吸虫后,往往无明显的临床症状,疫区内的患者常有多次生食溪蟹史,故难以准确地推定其潜伏期。文献报道的潜伏期其长短差异甚殊,最短者仅2天,甚至有报告8例急性肺吸虫病患者是在食蟹后2~4小时发病;长者可追忆到十多年的食蟹史。一般而言,其潜伏期大多为1~12个月。脑脊髓型肺吸虫病潜伏期较长,可达2~3年或更长。

(2)临床类型

1)隐性感染(亚临床型);

2)急性并殖吸虫病;

3)慢性并殖吸虫病;

4)胸肺型肺吸虫病;

5)游走性皮下包块型并殖吸虫病;

6)腹型肺吸虫病;

7）神经系统型并殖吸虫病；

8）心包型肺吸虫病；

9）其他型肺吸虫病。

肺吸虫虫种复杂,对寄生人体的适应性、致病力各有差异。虫体可侵犯人体各器官系统,临床表现也随着虫体侵犯的范围和对组织损伤的程度而变化多端。因此,临床上误诊时有发生,常误诊为结核、结核性胸膜炎、肝炎、肿瘤等。

七、防制

肺吸虫病是食源性寄生虫病,人的感染主要是因为不良的饮食习惯,生食或半生食含有肺吸虫囊蚴的淡水溪蟹或蝲蛄、感染了肺吸虫的野生动物肉类所致。因此,大力开展健康教育,加强卫生宣教,提高居民对防治并殖吸虫病的认识至关重要。在并殖吸虫流行区尤其要加强对学龄儿童的宣传教育,避免儿童在玩耍时捕捉溪蟹生食或半生食。特别要强调改变不良的饮食习惯,提倡熟食并防止在加工过程中污染菜刀、砧板、餐具或其他食物、水等。并殖吸虫可侵犯人体多器官系统,而致并殖吸虫病的临床表现复杂多样。常用抗肺吸虫药物有吡喹酮(Praziquantel),总剂量120-150mg/kg,3日分服,1~2个疗程；阿苯哒唑(Albendazole)15~20mg/(kg·d)×(5~7)d,总剂量100~150mg/kg为一疗程；此外,三氯苯哒唑(Triclabendazole)也有较好的疗效。

八、研究技术

(一)标本采集

淡水溪蟹大多分布于热带地区并由此扩展至亚热带及温带地区,其生活环境也因种类的不同而有很大差异。一般说来,如华溪蟹属(*Sinopotamon*)蟹类多生活于海拔200~1 000m的山区丘陵地带清澈透明的溪流中,其pH为4.0~7.0,水温18~25℃,水面多为纵横交错的溪边灌木或草丛所掩蔽。溪流上游水面宽度1~3m,下游则为5~10m,水的深度通常在0.2~1.0m。水底及其岸边多有分布不均、大小不等的卵石或石块。此生境是*Sinopotamon*蟹类理想的栖息地。而束腰蟹属(*Somanniathelphusa*)、南海溪蟹属(*Nanhaipotamon*)蟹类等,却集中在河、湖、沟、渠的岸边及稻田洼埂上打洞穴居。

1. 直接捕捉　溪蟹成体有喜好独居于水体中大的鹅卵石块之下的特点,可以双手缓缓搬移石块,常常能采集到发育成熟的溪蟹个体。

2. 食饵诱捕　此法系根据淡水溪蟹杂食性特点,可以将预先获得的鸡鸭等消化道脏器放置于篾器篓中,以水草或稻草压实,于晚间放置于流水较为平缓的溪流边缘,于次日晨迅速提起篾器篓,常可一次性捕捉到数只或十余只溪蟹。

3. 网框捕捉(首选)　制备50cm×70cm采集溪蟹专用网框。使用方法:选择可能藏匿溪蟹的较大石块、水流较急速且相对形成一豁口的水体面,一人持网框堵塞于水流下方,另一人迅速搬移石块,以加速水流,并以脚充分搅动水底小石块或泥沙,形成一狭长水体通道,使之"泥沙俱下",而溪蟹也因逃避不及被水流冲入网底。该方法采集溪蟹省时高效,一段百米水溪2小时内即可采集数十只溪蟹。需要提出的是,选用该方法采集溪蟹,要求对溪蟹的生境形态非常熟悉,方可得以"网网有蟹"。

4. 地笼诱捕法　地笼诱捕法,需要预先将诱捕食饵放置于地笼的靠近中心位置,然后将地笼平行于水面缓慢沉入水底。在溪流较为平缓的流动水域中,开口方向可与水体流动方向相同；在湖泊池塘相对静止的水体中,开口方向则事宜与水面平行。地笼设置好后,用水草或稻草覆盖,辅以石块压实。淡水蟹、蝲蛄、淡水虾喜夜间活动、摄食,因此建议夜间设置地笼诱捕,于次日清晨迅速提起地笼检查是否已成功捕获到待捕标本。

(二)固定与保存

目前固定淡水溪蟹首选的固定液为95%乙醇,此浓度可同时兼顾日后可能对标本的DNA分子鉴定。值得提出的是,溪蟹固定应在活体状态时进行,且通常应在24~48小时内更换固定液,以确保溪蟹被"完全固定"。

(邹节新　周小娟　王松波)

第三节 淡水虾

我国的淡水虾种类繁多,包含一些小型淡水观赏虾和淡水食用虾类。其主要形态特征:头胸甲完全包被头胸部的所有体节。第二小颚的外肢形成颚舟片。前3对胸肢分化成颚足,后5对胸肢分化为步足。

一、形态学

(一)外部形态

1. 体躯　淡水虾类的体躯呈梭形的长筒状,可分为头胸腹3部。头部6节和胸部8节愈合成一体,各节不能自由活动。头胸部背面及两侧包被一大片甲壳,称为头胸甲。头胸甲的形状因类群不同而有很大的差异,绝大部分淡水虾头胸甲长而略呈圆筒形,左右侧扁。头胸部两侧的体壁与头胸甲侧面的鳃甲之间,形成空腔,左右各一个为鳃室,鳃位于其中。多数虾类的头胸甲前端正中向前突出形成一额角,额角的上、下缘都有锯齿,是虾类保护和攻击的武器之一。额角的形状及其边缘锯齿的分布在各种虾类中都有不同,是分类鉴定的重要依据。额角基部两侧有一对带柄的复眼,称为柄眼,能灵活转动,由许多个小眼组成。

腹部比头胸部长,由7节组成,每节的甲壳互相分离,可自由屈伸。前6个腹节大小、形状相似,第二腹节粗壮,第六腹节狭长。不同种类第六腹节与第五腹节和尾节的长度比例各不一样,是种的分类依据之一。最末端的尾节呈三角形,与尾肢组成尾扇。末端形状随种类不同常各不一样(图39-32)。

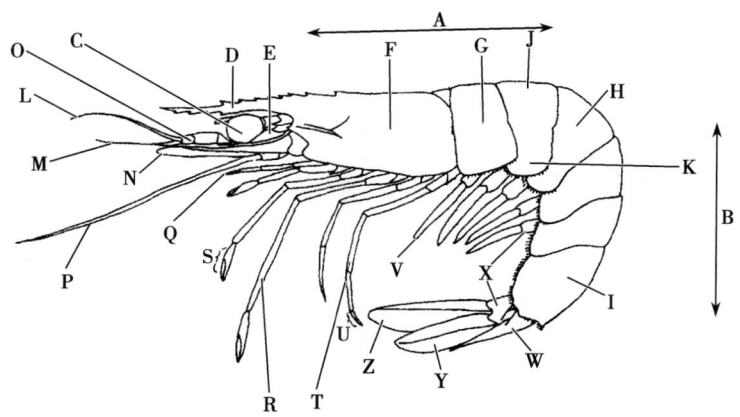

A.头胸部;B.腹部;C.眼珠;D.额角;E.第一触角柄刺;F.头胸甲;G.第一腹节;H.第三腹节;I.第六腹节;J.背甲;K.侧甲;L.第一触角上鞭;M.第二触角鳞片;N.第一触角柄;O.第一触角柄;P.第二触角;Q.第三颚足;R.第三胸足;S.第五胸足;T.第五胸足;U.指节;V.第一腹足;W.尾柄;X.基肢;Y.尾肢内肢;Z.尾枝外肢。

图 39-32　虾的外部形态
(仿 游祥平)

2. 头胸甲　头胸甲上有许多纵行的屋脊状突起,称为脊(carinae),相应凹入的为沟(grooves)。常见的脊有下列几种:额角后脊(postrostral carina)——额角后方中央线上的一条纵脊。额角侧脊(adrostral carina)在额角两侧,一直延伸到头胸甲后缘。额胃脊(gastro-frontal carina)由眼上刺向后伸至胃区前方。眼胃脊(gastro-orbital carina)由眼眶向后下方斜伸到肝刺上方。触角脊(antennal carina)位于眼眶触角沟外(下)侧。常见的沟有下列几种:中央沟(median groove)位于额后脊中央。额角侧沟(adrostral groove)位于额侧脊内侧。额胃沟(gastro-frontal groove)位于额角基部左右各侧,后端延伸到胃区前方。颈沟(cervical groove)自肝刺斜向后上方,末端左右常相互连接,成为一条,横走于胃区和心区之间。颈沟通常认为是头部与胸部间残留的分界线。心鳃沟(branchio-cardiac groove)纵走于心区和鳃区之间。眼后沟(postorbital groove)位于眼区后方,额剑基部左右各侧。眼眶触角沟(orbit-antennal groove)前端始自眼上刺与触角刺之间,在眼胃脊与触角脊二者间顺延向后,直达肝刺前方。肝沟(hepatic groove)纵走于肝刺下方,向后达到鳃区前方。

另外头胸甲上还有刺。颊刺(pterygostomian spine)位于头胸甲的前侧角。胃上刺(epigastric spine)在胃区背面的中央线上。鳃甲刺(branchial spine)在触角刺与头胸甲前侧角之间的刺。眼上刺(supraorbital spine)在眼区的前缘,眼柄的基部上方。在颈沟的下端,肝刺(hepatic spine)在肝、胃和触角区间。肝上刺(suprahepatic spine)位于肝刺后上方。中央刺(median spine)在尾节末端中央背侧具一短刺。

还可按内部器官所在位置可将头胸甲可分成许多区域。在眼的两侧,触角的基部附近为触角区。头胸甲前端,额角的基部为额区。额区的两侧,眼的基部附近为眼区。在颈沟的前方,额区的后方为胃区。头胸甲两侧的前半部为颊区。颈沟之后,心区之前的头胸甲中央部分为肝区。鳃区位于头胸甲两侧的宽大部分,有时左右各可分前鳃区、中鳃区与后鳃区三部分。在肝区的后方和头胸甲后缘前方之间为心区(图39-33)。

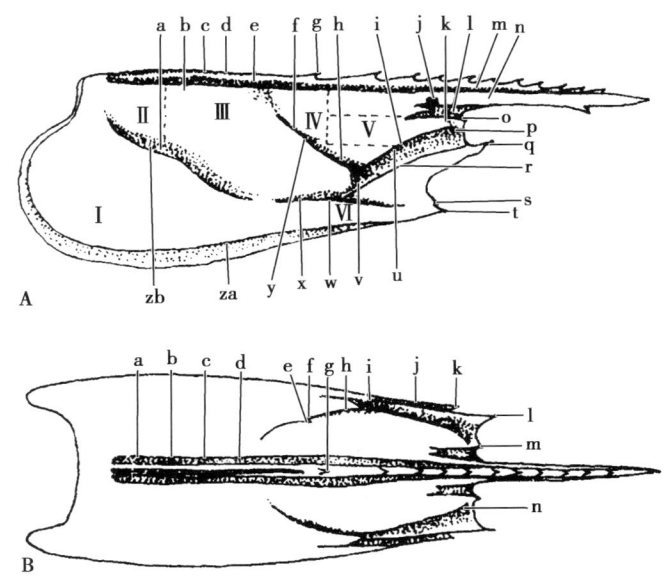

A. 头胸甲侧面观:Ⅰ. 鳃区;Ⅱ. 心区;Ⅲ. 肝区;Ⅳ. 胃区;Ⅴ. 眼区;Ⅵ. 颊区;
a. 心鳃沟;b. 额角侧脊;c. 额角后脊;d. 中央沟;e. 额角侧沟;f. 颈脊;g. 胃上刺;h. 颈沟;
i. 眼胃脊;j. 眼胃沟;k. 额胃脊;l. 额胃沟;m. 额角侧沟;n. 额角;o. 眼眶刺;p. 眼后刺;q. 触角刺;r. 触角棘;s. 鳃甲刺;t. 颊刺;u. 眼眶触角沟;v. 肝刺;w. 肝沟;x. 肝脊;y. 肝上刺;
za. 亚缘脊;zb. 心鳃脊。
B. 头胸甲背面观:a. 额角侧脊;b. 额角后脊;c. 中央沟;d. 额角侧沟;e. 肝上刺;f. 颈沟;
g. 胃上刺;h. 颈脊;i. 肝刺;j. 眼眶触角沟;k. 颊刺;l. 触角刺;m. 眼眶刺;n. 眼后刺。

图39-33 虾头胸甲的外部形态
(仿 刘瑞玉)

3. 附肢 虾的附肢比较多,几乎每个体节就有一对附肢。附肢分节,由原肢、内肢和外肢组成。原肢与身体相连,分为3节,第1节或第1节与第2节常消失。内肢由原肢的顶端内侧发出,一般分5节。外肢着生在原肢顶端外侧。

(1)头部附肢:由头胸部腹面两侧伸出,由2对触角、1对大颚和2对小颚组成(图39-34)。

触角:第一触角(antennule)又称为小触角或内触角:为单枝型,比较发达,由触角柄和触鞭两部分组成。触角柄即原肢(antennular peduncle)分成3节,均可自由活动。柄的基部有一个背面开口的小囊,掌管身体的平衡,叫平衡囊(statocyst)。在第3节的末端,具2条触鞭的,触鞭分节,内无肌肉。外侧较粗,称外鞭(outer flagellum)。内侧的较细,称内鞭(inter flagellum)。外鞭发达,较内鞭粗且长。长臂虾科有3条触鞭,由外鞭基部分出另一条短的副鞭(accessory flagellum)。第二触角(antenna)又称为大触角或外触角:通常为双肢型。原肢分2节。外肢宽大而不分节,呈叶片状,称为鳞片(scaphocerite),游泳时掌管身体的升降

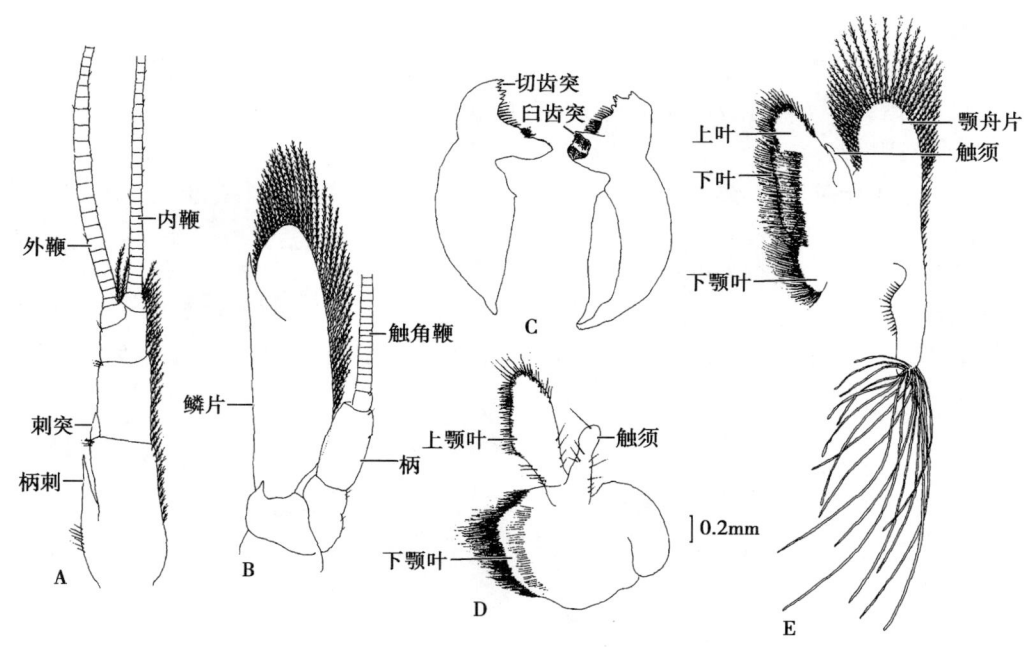

A. 第 1 触角；B. 第 2 触角；C. 大颚；D. 第 1 小颚；E. 第 2 小颚。

图 39-34　头部附肢

（仿 梁象秋）

和前进方向,游泳能力愈强的种其鳞片愈发达。内肢长而分节,基部的 3 节粗大,与原肢的 2 节共同组成 5 节的柄部。末端的细长而多节,称触角鞭。触角鞭通常很长,是重要感觉器官。

大颚(mandible):1 对,左右不对称,为主要咀嚼器官,相当坚硬,用以切断和咀嚼食物。大颚的主要部分,即大颚体,则由原肢形成。大颚体又可分为切齿部、臼齿部和触须 3 部分。外肢完全退化,只有内肢,内肢称触须,3 节,但不少种类退化而只有 2 或 1 节,匙指虾的触须甚至完全退化。大颚是磨碎食物的重要器官,但只是初步的碎化,至于食物进一步的细化则在胃内进行。

小颚:第一小颚(maxillule):单肢型,只有原肢和内肢而无外肢。包括下颚叶、上颚叶和触须三部分。下颚叶(lower lacina)宽而圆,为底节,边缘常具刚毛带。上颚叶(upper lacina)为基节,长而宽阔,外缘呈弧形稍凸,内缘较平直。触须(palp)即内肢,圆柱形,常分布有刚毛,具有感觉功能。第二小颚(maxilla):双肢型,外肢宽大呈叶片状,称颚舟片,在它的不断摆动下,可以驱使鳃室内的水不断流动,以利呼吸。上颚叶分为二叶,下颚叶宽大,触须小,不分节。

（2）胸部附肢:共 8 对,前 3 对特化成颚足(maxilliped),为摄食的辅助器官,与大、小颚共同组成口器;后 5 对为步足(pereiopod)或胸足。

1）颚足(maxilliped):3 对颚足结构基本相同,都由原肢、内肢和外肢三部分组成。第一颚足(1st maxilliped):原肢 2 节,宽大,内侧硬刚毛十分发达,形成颚基,第一节外缘突出分成两叶的片状上肢又称肢鳃,具有辅助呼吸的作用。内肢细小,三角形,不分节。外肢发达,基部宽阔,末端细长,称为触鞭,边缘具有羽状刚毛。第二颚足(2nd maxilliped):原肢第一节明显,第二节与内肢第一节愈合,末 2 节宽大,末节接在它的侧缘;在底节的外侧有 1 片状的上肢和 1 足鳃(podobranchia)。外肢细长,基部和末端均具羽状刚毛。第三颚足(3rd maxilliped):原肢 2 节,互相愈合,内缘具有长刚毛。内外肢均细长(图 39-35)。

2）步足(pereiopod):5 对,通常都是单肢型,为爬行和捕食器官,都由 7 节组成,即原肢 2 节和内肢 5 节,外肢已完全消失,但淡水虾的糠虾幼体还具有外肢。原肢包括底节(coxa)和基节(basis),内肢节包括座节(ischium)、长节(merus)、腕节(carpus)、掌节(propodus)(在钳足中可分为掌部和不动指两部)和指节(dactylus)(钳足中称可动指)。各种淡水虾步足的各节长度和刺的数目,是分类的重要依据。基节、底节以及座节一般都短,底节与座节的愈合节也短。这一愈合节残留的愈合缝变成了步足的折断关节。长节最

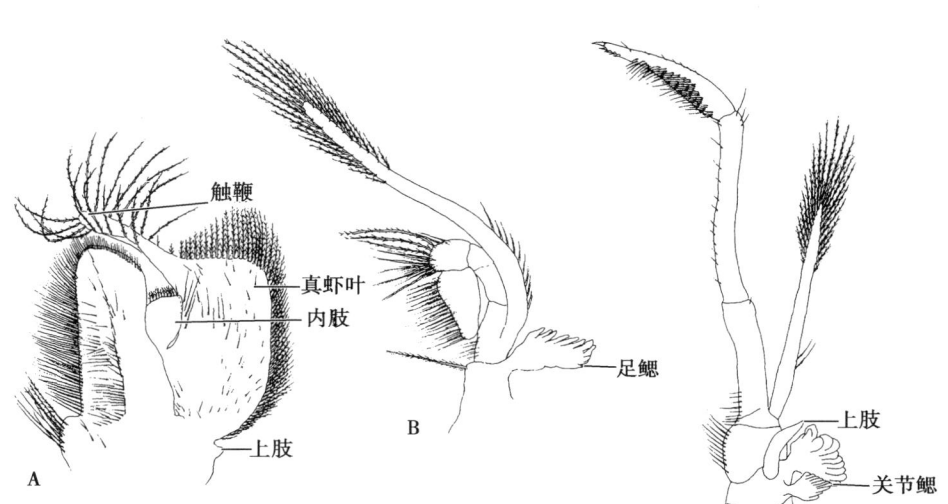

A. 第1颚足;B. 第2颚足;C. 第3颚足。

图 39-35　颚足
（仿 梁象秋）

长。指节尖而呈爪状。第1~2对(少数种类包括第3对)常呈螯状,是捕食器官,除摄食外还是攻防武器。后3~5对(少数为4~5对)通常呈爪状,是爬行和攀附的器官。

（3）腹部附肢由腹缘两侧伸出,共6对,前5对形状相似,称腹肢或游泳足,是游泳和抱卵的器官,末1对宽大,为尾肢。

1）腹肢(pleopod):5对,由原肢、内和外肢组成,为典型的双肢型。外肢较内肢长而宽大,但两者均不分节,内、外缘均生刚毛。在内肢的内侧基部有一个突起,称为内附肢(appendix interna),其末端有数个许多小钩,游泳时借小钩使两侧腹肢的互相钩连,动作一致。腹肢不仅可作游泳之用,同时还与生殖有关。淡水虾雄体前5对腹肢中有1-2对特化成为生殖肢。生殖肢形态因种类不同而异。一般雌雄两性第二腹肢构造不同。雄性在内肢内侧与内附肢间还具有1个细长的结构,称雄性附肢(appendix masculina),通常呈棒状或球状,这是交配的辅助器官。雌性则在内肢的内侧仅具一内附肢。据此,是作为区别雌雄个体最可靠的依据(图39-36)。

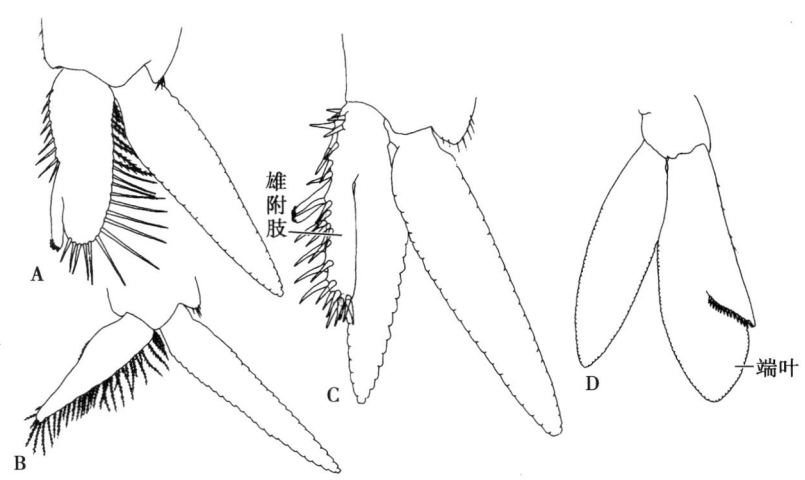

A. 雄性第一腹肢;B. 雌性第一腹肢;C. 第二腹肢的雄附肢;D. 尾肢。

图 39-36　腹肢
（仿 梁象秋）

2）尾肢（uropod）：为第 6 对腹肢，由原肢与内、外肢组成，原肢 1 节、粗而短，内、外肢皆宽大，但外肢明显地较内肢长而宽大。尾肢与尾节合成尾扇（tailfan）。有舵的功能，游泳时急剧拨水掌管前进和升降的方向。螯虾尾部有 5 片强大的尾扇，母虾在抱卵期和孵化期，尾扇均向内弯曲，爬行或受敌时，以保护受精卵或稚虾免受损害。

（二）内部结构

1. 消化系统 消化道包括口、短的食管、胃、肠及肛门等。口在头胸部近前端的腹面。胃呈囊状，可分为贲门胃和幽门胃两部分。贲门胃很大，袋形，内壁薄，它的下面有 1 皱褶，皱褶的后半有几个几丁质的突起，上有细齿，称胃磨，可以借肌肉的收缩，将食物进一步磨碎。幽门胃的壁较厚，管腔较狭小，在内壁布满几丁质刚毛状构造，用来过滤食物，小颗粒的食物可通过此腔进入中肠。跟着是一条细小的管状构造，称为后肠，横贯于胸后半部及腹部；后肠的后端在尾节前缘处膨大成球状的直肠，开口于肛门。在胃的两旁有一对消化腺，称肝脏或肝胰腺，活体时呈黄色，有肝管通入中肠，分泌消化酶，进行消化吸收。

2. 循环系统 虾的循环系统是开放式的。体内血液一部分在血管内循环，一部分在血窦中循环。头胸部背面后端有一个略呈三角形的心脏。心脏壁富于肌肉，具心孔 3 对，背面 1 对，两侧各 1 对。从心脏共发出 7 条动脉，即前后大动脉各 1 条及侧动脉 5 条。从心脏前侧中央向前发出一条动脉通向眼部叫眼动脉；两侧各 1 条，每一条再分成 2 条，其中一条至肝脏，叫肝动脉，另一条向前至触角，叫触角动脉，营养鳃盖、触角腺、两对触角等。1 条后大动脉从心脏后端中央发出，靠近身体背侧一直通到腹部的末端。在胸部分成 2 支。1 支向前称为胸下动脉，分布到胸部，营养胸部腹侧肌肉、腹神经链的前半部、口器、第一至第三步足等各处。后 1 支称腹下动脉，营养第 4、5 步足、腹神经链的后半部等处。

虾的血液是无色透明的液体，可随心脏跳动，流入动脉中，再由动脉流到身体各部分的组织中血窦中，从血窦再经静脉入鳃，从鳃经鳃静脉流入围血窦，在围血窦中的血液经心孔入心脏，因此循环不已。

3. 呼吸器官 鳃是虾的主要呼吸器官，位于头胸部左右两侧的鳃室内。鳃室的前部有一空隙通前面，其中有颚舟叶，当颚舟叶摆动时激起水流，可以将水驱向前方不断流动，从而使外界清新的水，经后方的入水孔流入鳃室，供鳃进行呼吸作用。静脉血从各组织的血窦中经鳃静脉流入鳃，在鳃中经过气体交换后，变成含氧丰富的动脉血，经各动脉到全身的组织器官。

根据着生部位的不同可将鳃分为侧鳃（pleurobranchia）、关节鳃（arthrobranchia）、足鳃（podobranchia）3 种。侧鳃直接着生于身体的左右侧壁上，是数量较多的一种；关节鳃着生于底节与身体相连的关节膜上；足鳃着生于颚足或步足底节的外侧，在每个胸节具有哪几种鳃，常因种类而各异，就一般而言，第一胸节常缺侧鳃。

4. 排泄系统 虾的排泄系统主要是 1 对绿腺，位于第 2 触角基部。每一绿腺包括 1 个较大的囊状部称膀胱与其后较小的绿色的腺状部。囊状部有一短管通向腹面排泄孔，囊状部为一薄壁之囊，有白色海绵状管连腺状部；腺状部为一绿色腺体，是主要司排泄作用的部分。腺状部末端是一小的端囊，即原来体腔的残留。肝胰腺也有排泄的功能。

5. 神经系统 淡水虾具有发达的神经系统，包括脑、咽下神经节和腹神经链。脑由前 3 对神经节发育而成，位于眼柄的基部，从背面观察略呈长方形。向后发出 1 对，包围食管并在食管腹侧会合，与腹神经链相连。左右围食管神经之间还横行了一条食管下神经节。腹神经链包括 5 个胸神经节和 6 个腹神经节，位于头胸部与腹部之腹方中央，并在第 3、4 胸神经节间的腹神经链处留一孔，胸动脉由此穿过。这些中枢神经系统发出的外周神经分布在身体的各个部分。

虾的感觉器官为复眼及平衡囊。复眼 1 对，位于头部眼柄末端，能转动，由很多小眼组成。平衡棒 1 对，在第 1 触角基部。另外附肢上的触鞭和感觉毛也具触觉作用。

6. 生殖系统 雄性生殖系统由精巢、输精管、贮精囊等组成。雌雄异体。精巢 1 对，位于头胸部内心脏下方，肠道上方，乳白色，前端左右互相靠近，后端则左右 2 个分离。左右精巢从后端各发出 1 条输精管伸向前端，开口于第 5 对步足基部雄性生殖孔。

雌性生殖系统由卵巢、输卵管等组成。卵巢为 1 对，与精巢的位置大致一样，左右完全愈合。从卵巢的外侧各发出一条短的输卵管，略向后弯，开口于第 3 对步足基部的雌性生殖孔（图 39-37）。

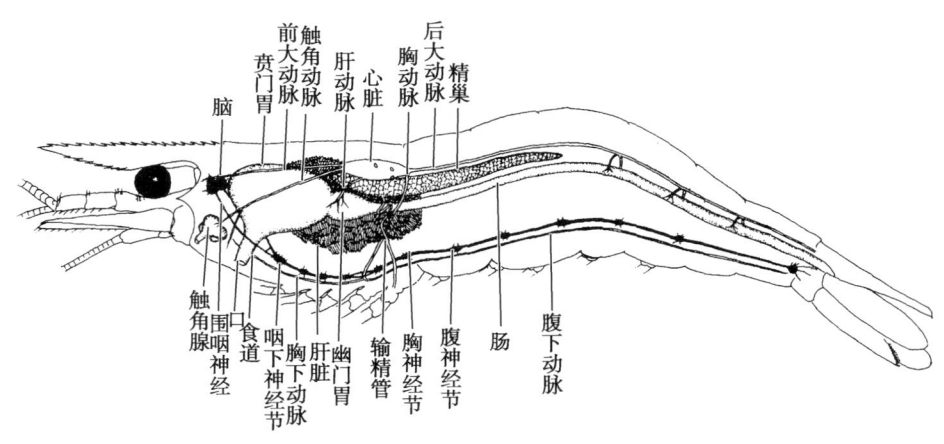

图 39-37　匙指虾的内部结构

（仿 梁象秋）

二、分类学

虾隶属于甲壳动物纲、软甲亚纲、十足目。十足目为甲壳动物中最高等的一目，根据 J.W.Martin and G.E.Davis 2001 年的甲壳动物最新分类系统，十足目分枝鳃亚目和腹胚亚目。其中枝鳃亚目中的虾全部为海产，而淡水虾则全部隶属于腹胚亚目（Suborder Pleocyemata）真虾下目（Infraorder Cariea）匙指虾科（Atyidae）和长臂虾科（Palaemonidae）。匙指虾科的主要特点为前两对步足钳之指略呈匙状，末端具丛毛。大颚无触须，切齿部和臼齿部间不完全分开。长臂虾科的主要特点为前两对步足钳之指不呈匙状，末端也不具丛毛。大颚触须有或无，切齿部和臼齿部深深分离。在淡水虾中发现可以作为寄生虫中间宿主的种类不多，目前仅知匙指虾科中的中华新米虾（*Neocaridina denticulata sinensis* Kemp, 1918），尼罗米虾细足亚种（*Caridina nilotica gracilipes* De Man, 1908）又称细足米虾。长臂虾科中的日本沼虾（*Macrobrachium nipponense* de Haan, 1849）、巨掌沼虾（*Macrobrachium superbus* Gee, 1925）、中华小长臂虾（*Palaemonetes sinensis* Sollaud, 1911）。

三、生物学

（一）生殖方式

通常进行两性生殖，生殖过程可分为连续的四个不同阶段，即交配（mating）、排卵（spawning）、抱卵（breeding）以及孵化（hatch）。雌雄个体性成熟以后，就开始交配。达到性成熟时间的长短因种类不同而异。如长臂虾需 1 年方才性成熟。交配季节大多在春季或秋季。雌体通常在交配前都要脱壳一次。交配时雄体直接将精荚注射在雌体头胸部的腹甲表面。例如长臂虾属交配时，雄体首先抓在雌体背面，二者合抱在一起游泳一段时间以后，雄体就转到雌体腹面，排出精荚于雌体头胸部的腹甲上。与精荚一起排出的还有一种固着物质，这种物质遇水就凝固。因此多数精荚粘合成块，固着于雌体后 3 对步足左右之间的腹甲上。

交配以后，雌体就开始排卵，卵一次性全部排出。交配与排卵相隔几天以至几个月。受精卵通常固着在雌体除第一对腹肢外的其余 4 对腹肢的原肢与内肢上，直到孵化。受精卵外周有黏液腺分泌物所形成的黏液膜，这层黏液膜也称卵外膜，在粘着过程中，卵外膜逐渐硬化，同时由于重力以及受精卵旋转的关系，在粘着处卵外膜逐渐被拉引而成一条扭转卵柄。

虾的雌体抱卵的数量因种类不同而不同，同种则随个体的大小亦不一样。不同种类的虾卵粒的大小不同，通常根据虾的卵粒的长径不同可将卵粒分成大、中、小三种类型。小于 0.5mm 为小卵型，介于 0.5mm 与 1mm 之间为中卵型，大于 1mm 的为大卵型。凡小卵型的种类，其怀卵量多，大卵型者则少，中卵型是介于两者之间。如细足米虾的卵径为 0.24mm × 0.38mm，其怀卵数通常为 2 000~3 000 粒。而卵粒较大者，如刘氏米虾 *C. liui*，其卵径为 1.22mm × 1.8mm，怀卵量最多为 26 粒。

抱卵期间，雌虾腹肢有节律地不停摆动，使受精卵经常接触到新鲜的水流，获得足够的氧气，以保证胚胎的发育。受精卵产出后就开始发育。其孵出时间的长短，随水温的高低而变化，水温较高孵化时间短，水温较低则孵化时间延长,通常约 15~25 天左右。受精卵大都在黄昏或夜间孵化,孵化时,母体拨动腹肢,以助幼体较早地可从卵膜内脱出。

(二) 世代交替与生活史

虾的个体发育分为胚胎时期与胚后时期两个阶段,这两个阶段的发育变化十分复杂,尤其胚后时期。胚胎时期从受精卵初次卵裂,到幼形动物孵化,适应于独立生活为止。这一时期包括三个过程:卵裂、原肠胚形成以及中胚层发生。胚后时期的发育又称幼体发育。在这一时期内,发育过程有变态和蜕皮现象,有变态的幼形个体特称幼体(larve)。淡水虾的幼体类型包括:无节幼体、潘状幼体、糠虾幼体、仔虾期。

1. **无节幼体**　这种幼体小,呈卵圆形或圆形,身体不分节,有三对附肢,即两对触角与一对大颚,这三对附肢是游泳与摄食的器官。无复眼,有一单眼。无口和肛门,没有消化道,不摄食,完全靠卵黄来维持生活。无节幼体是永久性浮游生物,多活动于水的上中层,具有较强的趋光性。此幼体共经 6 次蜕皮,分 6 个无节幼体期。

2. **潘状幼体**　真虾类的卵自产出后,通常都黏附于雌体的腹肢上,直至幼体孵出后才离开母体。孵出的幼体具发达的头胸甲和细长的腹部,类似于水蚤,称潘状幼体。其无节幼体期通常是在卵内度过。潘状幼体胸部特别短,且只一部分分节。背面已具有明显的头胸甲。腹部很长,分节。附肢已具 7 对,即除头部 5 对附肢外,并出现第 1、2 对颚足。前二对或三对颚足双肢型,为运动器官。复眼已开始出现。肌肉以及内脏颇似成体。口位于头部的腹面,肛门位于尾部末端腹面中央,消化道也已出现,并开始摄食。营浮游生活,潘状幼体游泳时,身体伸直,背面向下,向水的表面运动。潘状幼体最后一次蜕皮后进入糠虾幼体。潘状幼体的蜕皮次数多少随个体而异,通常与卵的大小密切相关。凡大卵者,其幼体孵出后的蜕皮次数则少,相反则多。如粗糙沼虾,幼体孵出后只需 3 次蜕皮即变为仔虾,然而,罗氏沼虾由于卵小,幼体孵出后需经 11 次蜕皮后才能变为仔虾。一般来说,卵粒越大,其蜕皮次数越少,反之则多。

3. **糠虾幼体**　此时的幼体型状已像小虾,头胸甲增大,覆盖整个头胸部,有额剑与眼柄,胸部的附肢已全部生出,双肢型,且是主要的游泳器官,由于和糠虾的生活方式相似,用胸肢作为主要的游泳器官,故称糠虾幼体。此时的腹肢已初见雏形,游泳时腹面向上。糠虾幼体经蜕皮,前 3 对步足呈螯状,腹肢延长,但仍为单肢型,共经 3 次蜕皮后进入仔虾期。

4. **仔虾期**　为甲壳动物最末一期的幼体,此时结束变态,体型构造已基本上与母体相似。并开始以腹肢为主要游泳器官,做腹面朝下水平游泳。这种幼体实际上就是幼小动物,具备全部体节与附肢,已获得所属目的典型特征,通过一次蜕皮,外形就像成体一样。在匙指虾中、大卵型的种类,幼体自卵出膜后,通常多直接发育为仔虾,而不须经过潘状幼体期。只有中、小卵型或大卵型中卵径较小的种类,才须先蜕皮为潘状幼体,然后再发育成仔虾。

大卵型种类孵出的幼体,其形态,除尾肢外,如体节、附肢、形态与习性均与成体相似,这种缩短变态进程称之为直接发育型,或叫缩短型,如秉氏米虾。另外,如细足米虾其卵粒很小,刚孵化出的幼体尾肢、腹肢、步足等均未发育,营浮游生活,具有强的趋光性,须经 9~10 次蜕皮后,才能发育成仔虾。这种称为非直接发育型,或叫延长发育型。然而,如剑额米虾的幼体,自卵孵出后,胸、腹肢虽已齐全,也能独立行底栖生活,但其结构和功能都不如秉氏米虾和锯齿新米虾等那样完善,须经 4 次蜕皮后,才完成变态,发育为仔虾。这种称之为中间发育型,简称中间型。

(三) 蜕皮

在淡水虾胚后发育的过程中,前后相继要经过几个幼体期(larval period);从幼体期变成另一个幼体期,必须蜕皮一次。同时各期幼体本身又需通过几次蜕皮,蜕皮的次数因属或种的不同而异。蜕皮一次,幼体就增加一龄。蜕皮前后幼体主要在外部形态上发生显著的变化,而内部器官大多变化不大。由卵中孵出而尚未蜕皮的幼体称为第一龄幼体;蜕皮一次后,称为第二龄幼体,依次类推。前后两次蜕皮之间的时期,称为龄期。在一定龄期中,动物的体态称为龄;幼体的龄称为幼龄,成体的称为成龄。每个幼体期有几个幼龄(instar)与幼龄期(stadium),一龄幼体在第一幼龄期末蜕第一次皮,蜕皮后的幼龄即为第二幼龄。以后终末幼龄蜕皮一次后,就变为成体。蜕皮一次,就增加一个幼龄。最末一个幼龄称为终末幼龄。

每次蜕皮的全过程可分四期:①蜕皮前期(proecdysis stage):动物停止摄食,旧壳变薄变软新壳逐渐在旧壳之下形成。钙从甲壳中转移到青虾的血液。②蜕皮期(ecdysis stage):脱去旧壳,包括肠道前后部的内膜;新壳迅速吸收水分逐渐伸展平直。③蜕皮后期(metecdysis stage):新壳变硬,刚蜕壳的青虾隐蔽、不吃不动,待新壳逐渐钙化变硬后,才开始摄食。④蜕皮间歇期(inter-molt stage):动物从新摄食,各种器官开始正常活动。间歇期长短因种类不同而异,少数种类间歇期一直延长到个体死亡为止,这些种类一生也就只蜕皮一次,称为终生单蜕类(terminale anecdysis),而大部分种类间歇期较短,一生要蜕皮多次,在一生蜕皮多次的种类中,一年蜕皮一次的称为单蜕类(anecdysis),蜕皮多次的称为多蜕类(diecdysis)。根据蜕皮的作用,通常可将蜕皮分为变态蜕皮、生长蜕皮和生殖蜕皮。变态蜕皮是指幼虾在发育过程,不断进行蜕皮。每次蜕皮,形态构造都发生很大的变化。生长蜕皮是从幼虾发育到成虾过程中不断发生蜕壳。生殖蜕皮是雌虾交配之前进行的蜕壳。雌虾在每一次交配之前都需蜕壳,在一个生殖季节内,雌虾可蜕壳8~9次。

淡水虾的蜕皮机制比较复杂。在蜕皮前期,旧壳开始溶解。脱壳之际,动物血压急增,首先在头胸部与腹部之间老壳破裂,接着头胸部与附肢从裂孔内脱出,最后腹部也随之脱出。螯足由于血液减少,变得皱缩柔软,粗大的钳因此也可通过狭隘的关节而脱出。在旧壳溶解前,新壳已经形成于旧壳之下。新壳较旧壳宽大,全部呈瓦楞状皱褶。当旧壳脱下时,动物由于血液吸收大量水分而产生很大的内部张力,以至于皱褶的新壳逐渐伸展而平直,但这时新壳尚未硬化,动物身体因此柔软,被称为"软壳虾"(butter shrimp),通常经过24小时,钙盐沉积,新壳也就变硬。脱壳时,食管与胃的老角质膜也从口脱出,而后肠的老角质膜则从肛门脱出。此外,平衡囊也同样脱壳。脱下的老壳绝大多数种类都完整无缺地留在脱壳个体的近旁。

甲壳动物幼体与成体二者的蜕皮都受蜕皮激素(ecdysone)以及与之对抗的抑制激素(moltinhibiting hormone)的控制。

四、生态学

(一)栖息场所

淡水虾类的栖息环境因种类而异。如沼虾属底栖性种类,经常生活于淡水湖泊、池塘、水库以及江河的水草丛中,大多在1~2m或更深一些的水域近岸,也可在岩石、卵石、杂物之间活动。而匙指虾中的大多数种类喜欢在水质清澈见底,又具有一定流动性的水体环境中生活,所以溪流是它们最合适的生活环境,种类也最多。这些水体一般都不很大,水中的含氧量特别丰富,水中除少量的水生昆虫外,以虾为饵的鱼类等敌害生物很少,因而是它们最合适生长的生活环境。米虾则主要栖息于河流、池塘、稻田、沼泽的水草中以及水流不大的山涧溪流,由于它们都特别喜欢在多水草的区域栖息,喜欢在草丛中攀爬,所以都把这类虾叫"草虾"。

有些虾的栖息地是根据海拔幅度决定,有些种类只生活在高海拔地区,在海拔较低的地带,根本找不到它们的踪迹,如华米虾属(Sinodina)中的10个种和滇池米虾(Caridina dianchiensis Liang et Yan,1985)等一些种类,都仅出现在云贵高原地带。相反生活于平原的种类,也很少在高原地区见到。但在海拔2000m以上,就很难发现虾类。

少数种类仅生活地下水中,如岩洞、暗流或深井中,如瞎米虾(Caridina ablepsia Guo et Jiang,1992)、中华缺鞭米虾(Mancicaris sinensis Guo et Tang,1999)等。由于长期生活于无光的水体环境中,历经年代久远,因而眼的色素退化消失。

(二)食性

淡水虾通常在白天摄食,食量都很大,特别在夏季生长季节。

食性为杂食性,食谱很广,但绝大部分为肉食性,偏爱于捕食各类小型的底栖动物和各种水生动物的尸体,偶尔也可捕食浮游生物。如沼虾常取食藻类、浮游甲壳动物、植物碎片、泥沙中的细菌。米虾大都吞食和刮食藻类及有机碎屑。在缺食场合下,饥饿的抱卵雌体常取食自身腹部的卵充饥。

(三)活动

淡水虾的运动方式有游泳、后跃与爬行三种。淡水虾一般能利用腹肢缓慢而持续的游泳;游泳时,背面都向上,步足与触角都依贴在体上,以减少阻力,同对的左右腹肢借内附肢而相互联接,因此同步拨动,5对腹肢由前向后,循序连续向后拨动。尾扇能变化游泳的上下方向,而腹肢拨动的强弱以及与动物本身纵轴所构成的拨动角度则与左右方向的调节有关,只有长臂虾属的幼体腹面向上仰泳。

淡水虾在水中有时张开尾扇,腹部迅速向前弯曲,使身体向后上方突然跃起,随即重新伸直腹部,并展开步足与触角,使身体缓缓下沉。这种后跃的运动方式起到逃避敌害的作用。

淡水虾都能向前爬行,爬行时主要使用步足,左侧和右侧各有前后相间的两只足暂时支持身体,而另外两只足则跨步向前。四对步足分组交替运动,螯足不多参与这种运动。腹肢除游泳外,可能也有助于爬行。

(四)敌害和防御

许多脊椎动物都是淡水虾的天敌,如鸟纲中的翡翠鸟;鱼类中的鲈鱼,乌鳢等。除直接被天敌食害外,还有许多病原体可寄生在淡水虾体内,引起各种病害,甚至死亡。甲壳腐蚀细菌可使成虾体甲壳出现斑点状黑褐色的溃疡,溃疡的中部凹陷,边缘呈白色,严重时甲壳下层组织也受侵蚀。新老甲壳发生粘连造成蜕皮困难而导致死亡。蟹瘟杆菌可感染淡水虾,引起其步足无力,腹肢抖动,数天后死亡。纤毛虫中的累枝虫、钟形虫等寄生在淡水虾的体表、附肢和鳃。感染严重时,可使淡水虾烦躁不安,妨碍呼吸、游泳、活动、摄食。幼体在患病期间虾体表层覆盖一层白色絮状物,活动力减弱,严重时影响幼体的呼吸及摄食,进而影响幼体的生长、发育、变态。由于水质污染、霉菌感染等可引起烂鳃病,鳃丝发黑,局部霉烂。

淡水虾为抵御自然天敌和不利环境对自身的影响,在形态上和行为上会产生一系列的防御适应。虾类行动敏捷,有时能通过后跃逃避敌害。隐蔽也是一种十分有效的防御方式。淡水虾类可在水底泥沙上挖掘表浅的洞穴,将身体水平的陷入其中隐蔽。还有一种最残酷的防御方式为自切,当它们被天敌捉住或遭受高温等强烈刺激后,不得已牺牲身体的一部分,使个体得以逃脱而保存生命。大多数淡水虾只有螯足能自切,少数淡水虾螯足和步足都能自切。螯足和步足底节与座节不愈合,自切之际,足先伸直,随即尾扇向后拨击,由于受到振动,足就在底节与座节之间断落。自切几乎没有流失血液,因为一层几丁质薄膜在足断落之后仍然绷被在未曾断落的底节受伤面上。出血只限于穿行神经与血管的小孔,但出血并不多,因自切后几丁质薄膜收缩,小孔几乎堵塞,血液也就不再外溢。自切是一种反射作用,受到与足相关的胸神经节的控制,人工刺激胸神经节,也能引起相关足的自切。脑对自切的反射却有抑制作用。自切后的螯足和步足都能再生。再生的程度因断伤部分的大小而不同,如果断伤部分小,例如螯足钳指尖端部分的断落等,那就直接从有关部位再生断失的部分。但是如果断伤严重,例如由于自切而几乎整只足断落等,再生过程也就变得比较复杂。

一些淡水虾能借色素细胞变换体色,与周围环境的色泽近似,使天敌难以寻见,以达到防御的目的。如小长臂虾属能变色适应白、灰、黑、红、黄、青、绿各种色泽。还有一些淡水虾能构筑洞穴,隐蔽身体。

五、中国重要种类

(一)日本沼虾(*Macrobrachium nipponense* de Haan,1849)

属长臂虾科,是淡水虾中最重要的一类。身体大多数都呈青绿色,带有棕色斑纹,所以俗称青虾。它的体长 40~80mm,体型粗壮。身体由 20 节组成,分为头胸部和腹部。头胸部由头部 6 体节和胸部 8 体节愈合而成,包被背面的甲壳称为头胸甲,其前端一尖的突起,称为额剑。额角向前伸至第 2 触角鳞片末端附近,短于头胸甲,上缘平直,有 11~14 个齿,下缘 2~3 个齿。头胸甲两侧各具两个刺。腹部长柱形,分为 6 节。全身有 19 对附肢,包括头肢 5 对,胸肢 8 对和腹肢 6 对。它的步足前 2 对,有螯。第 1 步足的螯很小,用来钳住食物;第 2 步足非常粗大,常常超过整个身体的长度,特别是个体较大的雄虾,这对步足约为体长的 1.5~2 倍,螯强壮有力,主要用来进行攻击或防御。大个体的雄性其第二步足两指常覆以硬毛。后 3 对步足都呈爪状,可以攀住水草或其他物体,或在水底爬行活动。腹部第 6 节长为高的 1.25~1.3 倍。尾节短于尾肢,长度为第 6 节的 1.5~1.8 倍。生活在淡水河流、湖泊中,喜栖息于水草丛生的缓流处。主要分布于日本与我国南、北各省份(图 39-38)。

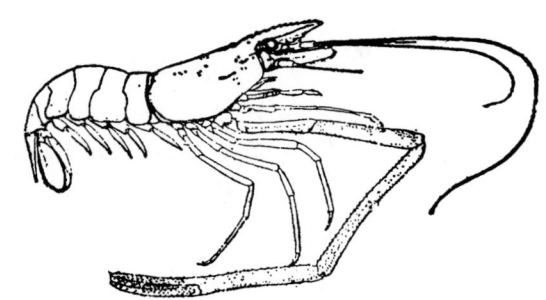

图 39-38　日本沼虾(*Macrobrachium nipponense* de Haan,1849)

(仿 梁象秋)

（二）细螯沼虾（*Macrobrachium superbum* Heller,1862）

体长 30~40mm,体型瘦小,灰白色或无色透明。额角狭长,其长度为第一触角柄长的 1.6 倍,超过触角柄末端,与头胸甲约等长。上缘平直,具 11~15 齿,头胸甲上有 1~2 齿,一直到额角末端皆有齿,第 1 到第 2 齿约为第 2 到第 3 齿距离的 1.5 倍,下缘中部微隆起,具齿 3~4 个。头胸部具触角刺、肝刺和胃刺,无鳃甲刺。第一触角柄较短,伸至额角 2/3 处,第二触角鳞片长,约超出第一触角柄 1/6 的长度,柄刺不显著,伸至第一触角柄第一节的 1/3 处。头胸甲与腹部均光滑,无颗粒状突起。第二步足纤细,二指内切缘有齿突,但无细刚毛,指节长于掌部,为掌长的 1.3~1.4 倍,螯约为腕节的 1.2~1.3 倍。生活于池塘、水库和江河中,但数量较少。国内分布于长江中下游各省。

（三）中华小长臂虾（*Palaemonetes sinensis* Sollaud,1911）

中华小长臂虾又名花腰虾,体型小,体长 25~40mm,透明,有明显的 7 条棕褐色横条纹,其中以第三腹节上的最为明显。头胸甲具触角刺和鳃甲刺,不具有肝刺,鳃甲沟明显。额角短于头胸甲,平直前伸,上缘具 5~6 齿,下缘具齿 1~2 个。大颚无触须,前 2 对步足钳状,后 3 对步足均呈爪状;第 5 步足的掌节后缘具丛毛数列。鳃甲沟明显,伸至头胸甲中部之前。雄性第一腹肢不具内附肢。尾节末端中央呈尖刺状,两侧各具两刺,一大一小。栖息于湖沼沿岸和塘堰、沟渠多水草处。产卵期为 4~7 月,卵棕绿色。繁殖季节自夏初至秋末。生活于淡水池沼内的水草丛中。分布于我国北部及长江下游（图 39-39）。

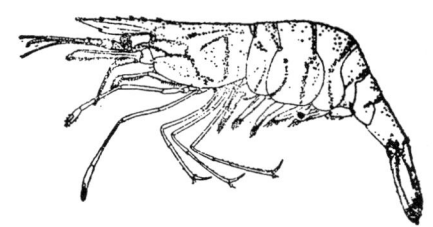

图 39-39　中华小长臂虾（*Palaemonetes sinensis* Sollaud,1911）

（仿 刘瑞玉）

（四）细足米虾（*Caridina nilotica gracilipes* De Man,1908）

体长为 20~40mm,体透明,额角、触角和腹部两侧常略呈棕红色。额角平直前伸,基部宽,末端细,上缘具 12~21 个齿,下缘具 8~12 个齿,排列紧密,头胸甲稍短于额角的长度,前侧角钝圆,无颊刺。尾节背面具 5 对背侧刺,后端尖突,略呈三角形。肛前脊具刺。第 1 触角的柄刺约伸至眼的末端,第 2 触角鳞片狭长,长约为宽的 4.6 倍。第 3 颚足约伸至第 1 触角柄第 3 节的中部至该节的末端。第 1 步足短而粗壮,第 2 步足细长。雄性第 1 腹肢内肢短小,为外肢长的 1/3~1/4,长为宽的 2.5~3.0 倍,边缘具羽状刚毛。广泛分布在我国的南北各地,主要生活于池塘、湖泊、河流的水草丛区域。繁殖季节在夏秋之间。我国南北各省均有分布,多见于河北省。

（五）中华新米虾（*Neocaridina denticulata sinensis* Kemp,1918）

中华新米虾俗称草虾,体长 20mm 左右,体型稍侧扁,体表光滑,深绿色,背面有棕色斑纹,额角甚长,长度约为头胸甲 3/4,上缘平直,多具 14~23 齿,下缘中部以前具 3~5 齿（有时具 2~7 齿）。第 1 触角的 2 个触鞭等长,大颚无触须。第 1 颚足内肢的外缘末端圆形,无叶片状突起;第 2 颚足末节甚大;第 3 颚足细长,末端爪状。前 2 对步足呈钳状,第 1 对步足的指节内缘微凹下,呈匙状。尾节的长度约为头胸甲的 3/4,为第 6 腹节的 1.5 倍。雄性第 1 对腹肢的内肢特别宽大,为一卵圆形的薄片,背面满布小刺,内附肢极小。尾肢甚宽大,外肢外缘末端 1/3 处有一横裂隙,其前缘具有活动小刺 10 余个。分布于我国南、北各省（图 39-40）。

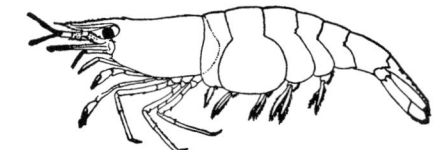

图 39-40　中华新米虾（*Neocaridina denticulata sinensis* Kemp,1918）

（仿 梁象秋）

六、与疾病的关系

淡水虾类传播的寄生虫病主要是华支睾吸虫病（Clonorchiasis）,又称为肝吸虫病。肝吸虫病的感染一般为轻度感染,无任何临床症状。但是如果是在短期内食入大量囊蚴则可以产生早期感染症状。急性期典型表现为:发热、厌食、腹泻、上腹部疼痛、肝肿大和触痛,有时可出现黄疸。多出现嗜酸性粒细胞增多。感染后大约 1 个月,症状逐渐消退,转入慢性期,在慢性低度感染期内一般无明显的症状。严重感染者在晚期可致肝硬化、腹水,甚至死亡。

肝吸虫病属于人兽共患疾病,主要分布在中国、日本、朝鲜、越南等亚洲国家。我国除青海、宁夏、内蒙古、西藏等尚未报道外,已有 25 个省份有不同程度流行。淡水鱼和淡水虾是肝吸虫的第二中间宿主,体内可有囊蚴寄生。研究发现囊蚴主要分布在鱼虾的肌肉中,但在鱼鳞和虾的甲壳表面也有。囊蚴是肝吸虫的感染期,误食入后可使人感染。误食的方式主要是当地人群有吃生的或未煮熟的鱼虾的习惯。

(一) 食生鱼虾

吃生鱼一般是把鱼肉切成薄片或切成段,配以各种佐料直接食用。主要见于广东珠江三角洲、香港和江西省于都的一些居民。生鱼中的佐料杀不死囊蚴。实验证明,囊蚴在食醋中可存活 2 小时,在酱油中可存活 5 小时。我国许多地区的居民喜食生虾,有些酒店甚至直接出售生虾,使活囊蚴被食人的机会更多。

(二) 食半生的鱼虾

我国绝大部分地区居民不食生鱼,但在烧、烤、烫或蒸全鱼时,可因温度和时间不足或鱼肉过厚等原因,囊蚴不能被全部杀死。如广东人喜欢吃"鱼生粥"。鱼生粥是将切好的鱼片放入碗中,与热米粥混合,加上香菜、麻油等调料搅拌后食用,如果鱼片过厚或米粥的温度不高,就不能将囊蚴全部杀死。研究表明,在 1mm 厚的鱼肉片内的囊蚴,90℃的水 1 秒内即能将其杀死,60℃水 15 秒内可将其全部杀死。儿童的感染则多因为他们在野外将小鱼放在瓦片上用火焙烤,然后直接食入有关。鱼经过这样处理后,其表面已发黄,并有一定的香味,但里面的鱼肉还未完全熟透。

(三) 捕鱼、加工鱼所致的感染

捕鱼者不洗手吃东西,或抓到的鱼用嘴叼住,都可能直接食入囊蚴。此外,在加工鱼的过程中拿熟食、吃东西、使用切过生鱼的刀及砧板切熟食品,都可能造成感染。

七、防制

华支睾吸虫病在我国有广泛的流行区,保虫宿主种类较多,而且存在自然疫源地。因此,要想有效预防,就必须针对各个流行环节,采取综合性的防治措施。

(一) 加强卫生宣传教育,提高群众的防病意识

在流行区,大力开展卫生宣传教育工作,使群众了解华支睾吸虫病的危害和传播途径,做到自觉革除陋习,提高自我防范意识,改变生食鱼、虾的不良习惯,注意生、熟食品的厨具分开使用。提倡科学的烹调习惯,防止误食囊蚴,把住"病从口入"关。

(二) 加强粪便管理,防止虫卵入水

华支睾吸虫病的流行传播,有赖于粪便中的虫卵有机会下水,因此必须管理好粪便,防止新鲜粪便进入水中。禁止猪圈直接通入鱼塘,做好厕所改造和鱼塘管理,不用新鲜粪便施肥,让粪便发酵后再施用。适当控制第一中间宿主,对于流行区内的淡水螺,可考虑采用灭螺措施。

(三) 控制传染源

积极治疗患者和带虫者。治疗华支睾吸虫病的首选药为吡喹酮,吡喹酮具有疗效高、疗程短、适应证广、副作用轻而短暂等优点。同时在流行区,对重点人员、高发人群要重点检查、重点防治。在流行较为严重的地区,要开展全民性的普查普治。加强保虫宿主的管理,不用生鱼虾喂狗、猫、猪等动物,并加强猪粪的管理。

八、研究技术

淡水虾标本采集方法同淡水溪蟹。

第四节 蝲蛄

蝲蛄(crayfish),螯虾科(Astacidae)拟螯虾属(*Cambaroides*)成员,是一种爬行虾类,体表具有坚硬的外骨骼,体色暗红色至红褐色不等,随年龄而不同,年龄愈大颜色也愈深。体型粗壮,尤以头胸部特别粗大,约占身体长度的一半。胸部的附肢、步足较发达,其中第 1 对特别强大,呈螯状,故称螯虾。腹部背腹扁平,腹

部的附肢及游泳肢退化。这些构造的特点都和它的底栖爬行生活方式相适应的。

一、形态学

(一)外部形态

1. 头胸部和腹部　蝲蛄身体粗壮,由许多体节组成,根据其形态和功能的不同,可区分为头节、胸节和腹节三部分。其中 6 节头节和 8 节胸节全部愈合在一起形成头胸部,头部与胸部的分界可以由头脑甲中间的一条横沟——颈沟来区分。从而将躯体分为头胸部和腹部两部分。身体各节不能自由活动,但末一胸节却仍保持游离状态,尚可自由活动。体壁坚硬,覆盖有甲壳,蝲蛄的甲壳比一般虾类的甲壳更为坚硬。甲壳并不相互愈合,而有薄膜相连,以利身体的伸屈。每个体节背面的甲壳称为背甲(tergite),腹面的甲壳称为腹甲(sternite),左右两侧背甲和腹甲之间的甲壳称为侧甲(pleurum)。头胸部背面与左右两侧面有发达的整块甲壳覆盖,即头胸甲。头胸甲长而略呈圆筒形,背面和胸壁附着,侧面与胸部侧壁间形成一鳃腔,鳃即位于鳃腔内。头胸甲具有十分重要的生物学意义,可以保护身体、附肢以及鳃等。同时头胸甲还有呼吸的功能,它的内层角质膜很薄,

利于二氧化碳和氧气的出入。另外在头胸甲内、外层之间充满结缔组织,血液在其间流动,有利于气体交换。头胸甲的前端甲壳向前方中央突出形成一个三角形的突起,边缘有锯齿,称为额剑。蝲蛄的额剑为上下扁而宽,锯齿在两侧。额角基部的柄眼,能自由转动。此外头部还具有五对附肢。第一对为小触角,具二短鞭。

头胸甲表面有凹陷,也有凸起。凹陷称之为沟,常见的沟有下列几种:中央沟(median groove)位于额后脊中央。额角侧沟(adrostral groove)位于额侧脊内侧。额胃沟(gastro-frontalgroove)位于额角基部左右各侧,后端延伸到胃区前方。心鳃沟(branchio-cardiac groove)纵走于心区和鳃区之间,也称为鳃沟。颈沟(cervical groove)自肝刺斜向后上方,末端左右常相互连接。颈沟通常认为是头部与胸部间残留的分界线。眼后沟(postorbital groove)位于眼区后方,额剑基部左右各侧。眼眶触角沟(orbit-antennal groove)前端始自眼上刺与触角刺之间,在眼胃脊与触角脊二者间顺延向后,直达肝刺前方。肝沟(hepatic groove)纵走于肝刺下方,向后达到鳃区前方。

头胸甲上的凸起称为脊(carinae),呈锋利的屋脊状,常与沟平行,常见下列几种:额后脊(postrostral carina)位于额角后方中央线上的纵脊。额角侧脊(adrostral carina)位于额角左右两侧。额胃脊(gastro-frontal carina)由眼上刺向后伸至胃区前方。触角脊(antennal carina)位于眼眶触角沟外(下)侧。眼胃脊(gastro-orbital carina)由眼眶向后下方斜伸到肝刺上方。

上列这些区域分别以内脏的所在部位或靠近身体的某一部分而命名,包括额区(frontal region)、眼区(orbital region)、触角区(antennal region)、胃区(gastric region)分前胃区(progastric region)、中胃区(mesogastric region)、后胃区(metagastric region)以及左右侧胃区(adgastric region)五部分。鳃区(branchial region)可分前鳃区(prebranchial region)、中鳃区(mesobranchial region)与后鳃区(metabranchial region)。心区(cardiac region)以颈沟与胃区分界,通常分为两部分,前一部分为肝区,而后一部分才是真正的心区。

蝲蛄的头胸甲上还有各种不同的刺,常见的如下:触角刺(antennal spine)位于眼眶下侧第一触角的基部。胃上刺(epigastric spine)位于额突后方,胃区背面的中央线上。眼上刺(supraorbital spine)位于眼区前缘,眼柄基部的内侧。眼后刺(postorbital spine)位于眼上刺后方。颊刺(pterygostomian spine)一位于头胸甲的前侧角上。鳃甲刺(branchial spine)位于触角刺与头胸甲前侧角之间。肝刺(hepatic spine)位于颈沟左右两端。肝上刺(suprahepatic spine)位于肝刺后上方。

腹部扁平,共计 7 节,各节能自由活动。腹甲退化明显,呈软膜状,使节与节之间弯曲自如。尾节是最末一节,呈三角形,与尾肢共同组成尾扇。肛门位于尾节腹面。

2. 附肢　蝲蛄的附肢随着着生部位的不同而有不同的形态结构和功能。蝲蛄头部和胸部虽然完全愈合,但各个体节仍保留 1 对附肢。这些附肢已高度分化,相互间各不相同。

头部附肢 5 对,第 1 对就是第 1 触角,位于额剑的下方,原肢分成 3 节,可自由活动,基部背面有一凹陷,恰好容纳眼柄,凹陷内侧丛毛中有平衡囊;末端一节发出 2 条触鞭称为外鞭和内鞭。外鞭发达,具许多

嗅毛;内鞭细。第2触角在眼柄下方,通常为双肢型。原肢分2节,与内肢基部的3节共同组成5节的柄部,这五节都能自由活动。外肢宽大呈鳞片状,不分节,称为鳞片,对身体的升降起作用。第二触角的主要功能是感觉。大颚:1对,为单肢型,主要功能是切断和咀嚼食物。外肢完全退化消失,内肢也退化了许多,变成只有3节的触须。形成大颚的主要部分的原肢比较发达称为大颚体,可分为切齿部、臼齿部和触须3部分。门齿部有齿,臼齿部具有隆起和沟槽,用来研磨食物。触须用来扫刷大颚体。螯虾头部有触须3对,触须近头部粗大,尖端小而尖。在头部外缘的一对触须特别粗长,一般比体长长1/3;在一对长触须中间为两对短触须,长度约为体长的一半。栖息和正常爬行时6条触须均向前伸出,若受惊吓或受攻击时,两条长触须弯向尾部,以防尾部受攻击。小颚:2对,都呈叶片状。第一对:单肢型,只有原肢和内肢。原肢分两节,内肢呈须状。第二对:外肢极其发达称为颚舟片。虾在生活时,颚舟片摆动,可以推动腮室中的水不断流动,利于进行呼吸。原肢分两节,每节再分两叶。

胸部附肢8对,前3对为颚足,结构基本相同,都由原肢、内肢和外肢三部分组成。3对颚足自后向前,逐对加强,是协同碎化食物的辅助器官。第一对颚足的构造近似第二小颚,但外肢不呈叶片状,为分节的足状附肢,基部外侧突出呈片状称为肢鳃,也有辅助呼吸的作用。后面两对颚足的内肢愈来愈发达,分为五节,外肢逐渐退化成须状。3对颚足和1对大颚,2对小颚共同构成蝲蛄的口器。颚足后面为5对步足,外肢已完全退化,故都是单肢型。每一步足都由7节组成,即2节原肢和5节内肢,分别称为底节、基节、座节、长节、腕节、掌节和指节。蝲蛄前3对步足的掌节和指节均呈钳状,尤其第一对特别强大,特化为螯肢,故称为螯虾。其余2对步足末端都呈爪状,用于爬行。

腹部附肢共6对,前5对形状相似,称为腹肢。腹肢均为双肢型,由原肢和内、外肢组成,称游泳足。外肢比内肢宽大,两肢内外缘均具有刚毛,是游泳和抱卵的器官。蝲蛄的游泳肢不发达,所以它的活动主要是爬行。雄性第一、二对腹肢特化为管状交接器,雌性第一腹肢则退化。末1对附肢宽大,为尾肢,与尾节合成尾扇。蝲蛄尾部有5片强大的尾扇,爬行或受敌时,尾扇均向内弯曲,能使身体迅速后退(图39-41)。

(二)内部结构

1. 体壁和肌肉 体壁是由表皮细胞及外骨骼构成。蝲蛄的外骨骼比较坚硬,里面沉淀了许多钙盐、蛋白质和几丁质。另外还有一种有机物质——甲壳质,从中提取出的甲壳素是纺织工业的原料。外骨骼是由其下面的表皮细胞分泌物形成的。蝲蛄的外骨骼不仅可以覆盖在身体的外表面,还可以伸入体内形成突起,称为内骨骼。内骨骼是肌肉的附着点,也对内脏器官起着支撑和保护的作用。虾的肌肉形成了许多强有力的肌肉束,以腹部的肌肉最发达,可分为背伸肌和腹缩肌两部分。背伸肌起自胸部的侧壁,止于腹部每一环节的背板内侧,该肌肉束不发达,收缩力量小。腹缩肌特别发达,前端固着在胸部内骨骼上,向后分布在所有腹板内侧并延伸至尾部。腹缩肌收缩可以使尾扇立即张开,虾体急剧向腹面弯曲,虾体可以迅速后退。

蝲蛄的真皮层中还散布着许多树枝分叉状的色素细胞。色素细胞具有红、蓝等不同色素颗粒,这些色素颗粒可以随着光线的强弱和环境的不同而改变。光线强时,色素颗粒缩回集中,甲壳上的色彩就不明显。光线暗时,色素颗粒扩张,甲壳上的色彩就变得显著。虾的体色就是由于这些色素颗粒的扩张和回缩所造成的。此外体色的改变还受体内激素的调节。

2. 消化系统 消化道包括口、食管、胃、肠、肛门等。口位于头部的腹面大颚之间。经粗短的食管到胃。胃呈囊状,大而复杂,可分为两部分,即贲门胃和幽门胃。贲门胃较薄,容量很大,略似袋形,内壁比较坚硬,有胃磨。胃磨是由三个钙质齿组成,即背面一个,两侧各一个,它们和胃壁上几丁质加厚部分相连,胃壁上几丁质加厚部分又借肌肉附着于头胸甲上,肌肉收缩可以使各齿移动以磨碎食物。幽门胃紧接它的下面有1皱褶,皱褶的后半有几个几丁质的突起,上有细齿,称胃磨,可以借肌肉的收缩,将食物进一步磨碎。幽门胃紧接贲门胃,胃腔非常狭窄,与贲门胃之间有深的皱襞分开,两者之间只留很窄的孔道相通。内壁布满刚毛,相互交错形成滤器,过滤食物。已经磨碎的食物经过滤器进入中肠,幽门胃和中肠的交界处有几丁质构成的瓣膜,伸入肠腔以阻止中肠中食物的倒流。食物的消化和吸收主要是在中肠内进行。在胸部及腹部消化道的两侧,有一对大型腺体称为肝脏,有小管与中肠相通。这对腺体有多种功能,不仅能分泌含酶的消化液帮助消化食物,还能吸收营养,排泄废物等。中肠后面是一条细小的管状构造,称为后肠,后肠是整

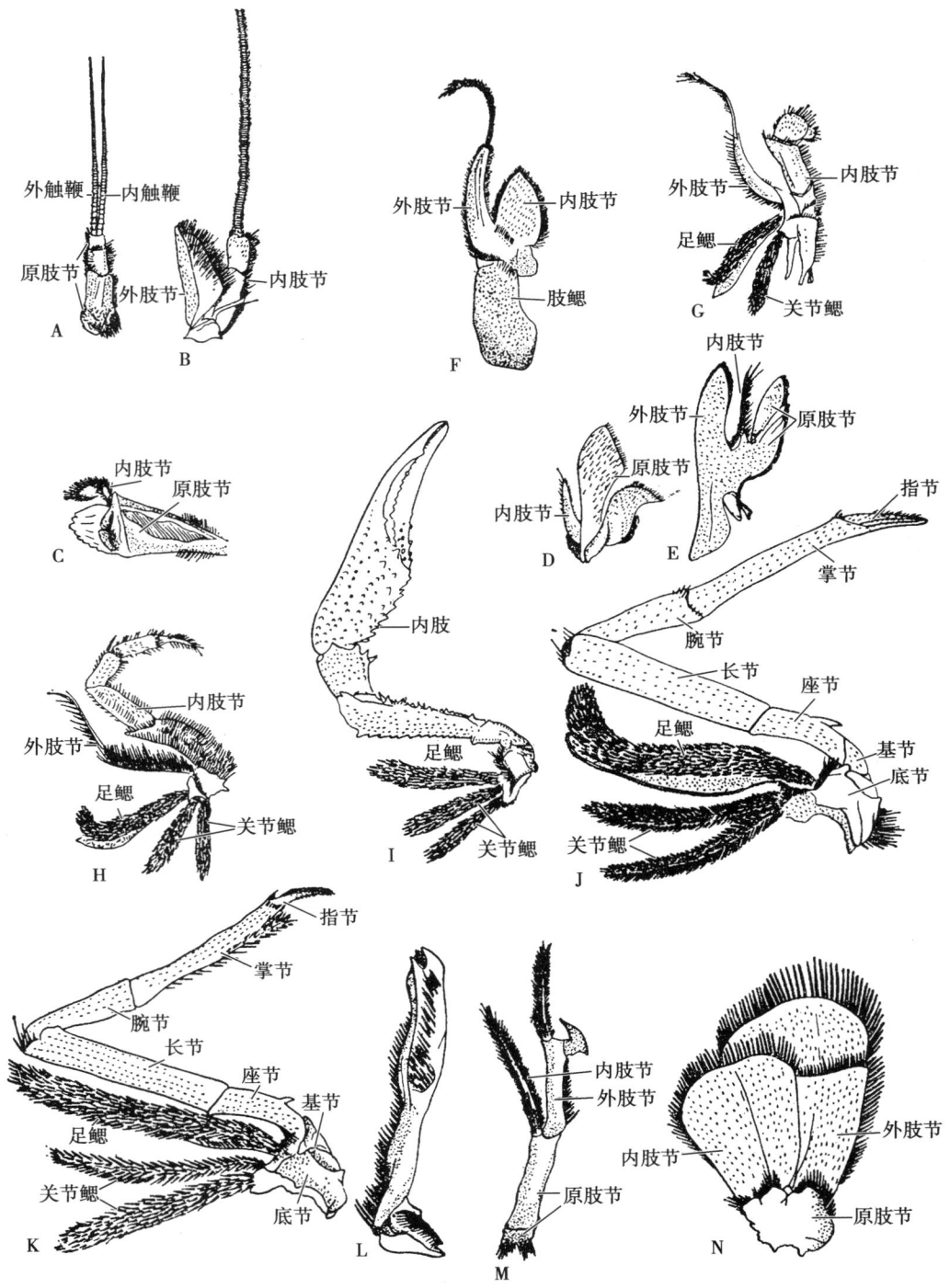

A. 第一触角；B. 第二触角；C. 大颚；D、E. 第一、二对小颚；F、G、H. 第一、二、三对颚足；I、J、K. 第一、二、四对步足；L. 第一对游泳足；M. 第二对游泳足；N. 尾肢。

图 39-41　克氏原螯虾的附肢

（仿 尹长民）

个消化道最长的一段，经过整个腹部最后开口于肛门。肛门位于尾节的腹面，为一纵裂缝，有两个瓣膜负责开闭（图 39-42）。

3. 呼吸器官　鳃呈羽状，位于鳃盖下的鳃腔内，是虾的主要呼吸器官。蝲蛄的鳃有着生在附肢基部两侧的 6 个足鳃（从第二对颚足至第四对步足各 1 个）和着生在附肢与体壁间关节膜上的 11 个关节鳃（第二

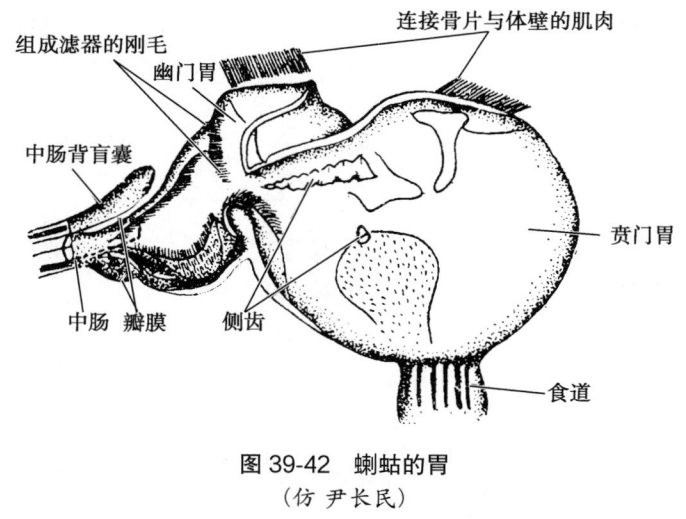

图 39-42 蝲蛄的胃
（仿 尹长民）

对颚足 1 个，第三对颚足至第四对步足各 2 个)。每一鳃片由一个鳃轴和许多鳃丝构成。鳃轴中有入鳃血管和出鳃血管，这些血管的分支分布在两侧的鳃丝上，形成微血管网。鳃丝是外面盖有一层极薄几丁质膜的表皮突起。含氧丰富的新鲜水流不断从鳃盖的游离缘和附肢的基部缝隙流入鳃腔。由于颚舟片和肢鳃的摆动，水在鳃腔内可以沿着颈沟继续流向前方，经过气体交换，最后含二氧化碳丰富的水从头部两侧流出。

4. 循环系统　蝲蛄的循环系统是开放式的，由心脏、血管和血窦组成。心脏位于头胸部背侧的围心窦中，略呈三角形，有 3 对心孔，心孔上有活瓣。围心窦内的血液可通过心孔流入心脏，因具有活瓣，可防止血液倒流。从心脏发出 7 条动脉。5 条向前，包括 1 条通向眼部为眼动脉;2 条触角动脉供应触角和排泄器官等;1 对肝动脉供应中肠和肝脏的器官。向后的 1 条为腹上动脉，沿着腹部背面背侧一直通到腹部的末端。这条动脉在近心脏处分出 1 条胸直动脉，垂直向下，到达腹神经索的下面，再分成 2 支，向前的 1 条称胸下动脉，向后的 1 条，称腹下动脉。心脏有节奏的收缩，将血液压入动脉，经动脉分支进入各组织间隙血窦中。身体各部分血窦中的血最后都汇入胸窦，然后进入鳃内进行气体交换，血液最后经出鳃血管汇集到围心窦，通过心孔回到心脏。

5. 排泄器官　蝲蛄的排泄器官是一对触角腺，腺体的主要排泄物是绿色的鸟氨酸，因此又称为绿腺。该腺体位于第二触角基部，每一绿腺包括腺状部和囊状部。囊状部又称为膀胱，有短的输尿管通向腹面排泄孔。

6. 神经系统　蝲蛄的神经系统属于链状神经系统，主要集中在身体的腹面。包括脑、咽下神经节和腹神经链三部分。脑位于食管上方，由前 3 对神经节愈合而成，其神经分布到眼、第一触角和第二触角。脑神经节经围食管神经与食管下神经节相连成环。食管下神经节包括头部后三对和胸部前三对身经节，神经支配大、小颚和颚足。食管下神经节向后连接链状腹神经链，腹神经链是由 2 条神经干合并而成，包括 5 个胸神经节和 6 个腹神经节。

蝲蛄的感觉器官比较发达，包括为复眼、平衡囊以及刚毛。复眼位于头部眼柄末端，由很多小眼集合而成。平衡囊位于第一触角基节内，具有平衡身体的作用。另外身体和附肢各部分的刚毛也有感觉、嗅觉等作用(图 39-43)。

7. 生殖系统　蝲蛄都是雌雄异体。雄性生殖器官包括精巢、输精管、贮精囊等。精巢位于围心窦的前下方，乳白色，前端左右互相靠近，后端则左右分离。输精管弯曲下行开口于第 5 对步足基部内侧。在输精管的末端，许多精子粘合在一起，形成精荚。

雌性生殖器官包括卵巢、输卵管等。卵巢 1 对，呈葡萄状，在围心窦的腹面，左右完全愈合。输卵管较短而不弯曲，开口于第 3 对步足基部的内侧。

二、分类学（检索表）

螯虾科（Astacidae）中的种类均为淡水产，主要分布于亚洲，有拟

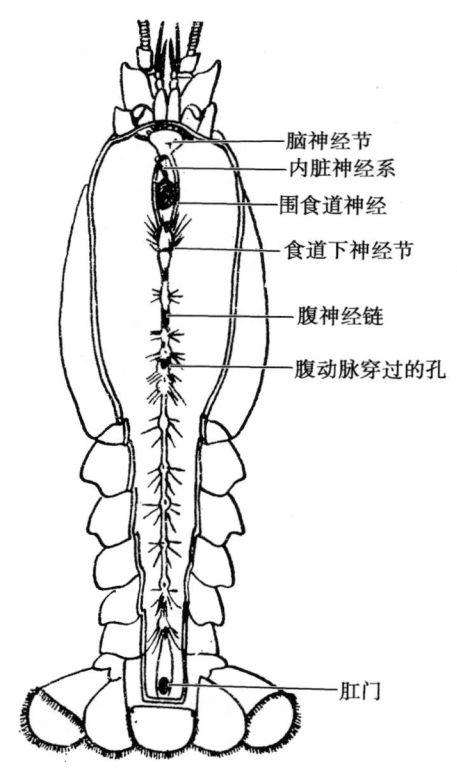

图 39-43　蝲蛄的神经系统
（仿 尹长民）

螯虾属4种：即东北拟蝲蛄（*Cambaroides dauricus* Pallas,1772）、朝鲜拟蝲蛄（*Cambaroides similes* Kaelbels,1874）、锐刺拟蝲蛄（*Cambaroides schrenckii* Kessler,1892）、日本拟蝲蛄（*Cambaroides japonicus* De Haan,1841），四种均证实为并殖吸虫的第二中间宿主，前三种原产于我国。近年来，小龙虾（Procambarus clarkii Girard,1852,克氏原螯虾）和澳洲淡水龙虾（*Cherax quadricarinatus*,四季光壳南螯虾）由于水产养殖行业的发展，也逐渐分布到我国南方等地的自然水体、池塘、藕田之中。

原蝲蛄属及拟蝲蛄属4种蝲蛄的检索表

1. 雄体第三，或第二与第三，或第三与第四步足的坐节有钩。

   胸部末节无侧鳃·······································原螯虾属（*Procambarus*）

   头胸甲表面有圆形颗粒突起，颈沟后突起特别多，额角宽三角形，末端两侧各有一小齿，眼后方有一齿；大螯细长，掌部表面具扁平的突起，钝齿状，两指长于掌部，内缘具不规则齿·······································克氏原螯虾（*Procambarus clarkii* Girard,1852）

2. 钩不发达近乎突起。胸部末节有一侧鳃·······································拟蝲蛄属（*Cambaroides*）

   头胸甲两侧在颈沟后方无刺，额角背面凹陷，但中央有一纵脊，腹节的侧甲板较尖锐·······································东北拟蝲蛄（*Cambaroides dauricus* Pallas,1772）

   额角较宽而平，腹节的侧甲板钝圆·······································朝鲜拟蝲蛄（*Cambaroidis similis* Kaelbels,1874）

   头胸甲两侧在颈沟后方各具一刺，额角窄三角形，上面隆起·······································锐刺拟蝲蛄（*Cambaroides schrenckii* Kessler,1892）

   第二节背缘内侧中段具较大锐刺·······································日本拟蝲蛄（*Cambaroides japonicus* De Haan,1841）

三、生物学

蝲蛄通常进行两性生殖。整个生殖过程经历4个阶段，即交配、排卵、抱卵和孵化。蝲蛄需3年时间达到性成熟。雌雄个体性成熟以后，就开始交配，交配季节在晚秋。交配时雄体用螯足钳住雌体，翻转其身，用交接器将精荚送至雌体胸足间的凹陷处。交配后雌体就产卵，受精卵在雌体腹肢之间，形成抱卵状态。抱卵数量从数百粒到数千粒不等。受精卵在母体的保护下，经数周后，直接孵化出仔虾。蝲蛄有育雏的习性，产出的幼体并不马上离开母体，而是借尾节内的腺体分泌物形成的一根丝固着在母体上。仔虾在形态和习性上与成体基本相同，具有成体全部的体节和附肢，步足外肢已退化，腹肢变成游泳足。再经过1次蜕皮就发育成成体。

四、生态学

蝲蛄营底栖生活，喜栖息于山溪、河流、池沼的水流缓慢，水质清晰，底质石块交错，落叶堆积，藻类集中的地方。该虾昼伏夜出，不喜强光。在正常条件下，白天多隐藏在水中较深处或隐蔽物中，很少活动，傍晚太阳下山后开始活动，多聚集在浅水边爬行觅食或寻偶。若受惊吓，迅速逃回深水中。蝲蛄多喜爬行，不喜游泳，觅食和活动时向前爬行，受惊或遇敌时迅速向后，弹跳躲避。

蝲蛄均为杂食性，食性在不同的发育阶段稍有差异。刚孵出的幼体以其自身存留的卵黄为营养，之后不久便摄食轮虫等小浮游动物，随着个体不断增大，摄食较大的浮游动物、底栖动物和植物碎屑，成虾兼食动植物，如植物碎屑、动物尸体，也摄食水蚯蚓、摇蚊幼虫、小型甲壳类及一些水生昆虫。

蝲蛄有许多天敌，特别是脊椎动物，如哺乳纲中的水地鼠（*Hypudaeus amohibius*），两栖纲中大鲵属（*Cryptobranchus*），鸟纲中的翡翠鸟等常捕食蝲蛄。除这些动物食害外，还有许多寄生物可寄生在蝲蛄体内，引起各种疾病，甚至死亡。如蟹瘟杆菌可感染蝲蛄，引起其步足无力，数天后死亡。扁形动物门中辛氏切头虫（*Temnocephala semperi*）可寄生在蝲蛄体内。桡足亚纲的广布美丽猛蚤可寄生于蝲蛄的体表与鳃室内。

蝲蛄为抵御各种敌害，在行为上会产生一系列的防御适应。蝲蛄的螯足是强有力的攻防器官，钳住人的手指时，可以夹破皮肤甚至肌肉。隐蔽也是蝲蛄常用的防御方式。蝲蛄则可利用溪流岸边水面下的洞穴作为隐蔽的场所,避开天敌,同时如果天敌前来进攻,只需伸出双螯与其搏斗。当它们被天敌捉住后,还可以通过有一种最残酷的方式——自切,来逃脱。自切的螯足、步足、眼睛、颚足、尾节等都能再生。

五、中国重要种类

(一)克氏原螯虾（*Procambarus clarkii* Girard,1852）

体躯粗壮,通体大致呈红棕色,小型个体则为褐色至深褐色。头胸甲圆筒形,厚度略大于宽度,表面中部较光滑,两侧具粗糙颗粒。颈沟很深。额角发达,呈三角形,表面中部凹陷,两侧隆脊形,末端近锐刺状,近末端两侧各具一齿形缺刻。第1触角较短小。第2触角柄约抵触角末端。胸部末节不具侧鳃。腹节侧板末缘略呈圆钝的三角形,尾节长方形,稍长于尾肢内肢,短于外肢,侧缘近中部具缺刻,末缘中部稍凹。3对颚足都具外肢。第一步足扁平、强壮、左右对称。前3对步足为单肢型,螯状,其中第1对特别强大、坚厚。螯足长节背、腹缘均具颗粒及锐刺,背面及内侧面均具短锐刺,掌节背缘具刺状突起,内、外侧面具扁平的突起,两指略长于掌部,内缘具不规则齿。末2对步足简单、爪状。雄性第一腹肢末端内侧呈锐齿状,外侧具一叶状及齿状突出,第二腹肢内肢粗壮,内侧末端卷叶状,外侧鞭形。原产于北美洲淡水中,后移至日本,又从日本带到了我国江苏省养殖,现已分布于安徽、江苏、浙江、上海及长江中下游。通常生活于水流缓慢的河流、湖沼,常在河堤边营穴而居,白昼很少离开洞穴,晚上才出来活动。杂食性,以河边的水草或小型动物的尸体为食。每年秋季交配,次年春季产卵(图 39-44)。

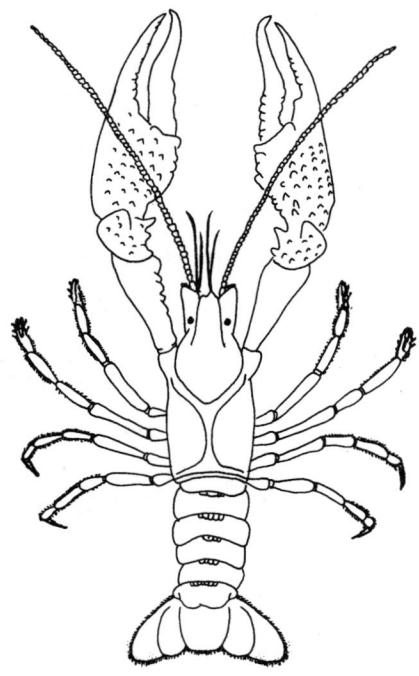

图 39-44 克氏原螯虾(*Procambarus clarkii* Girard,1852)

(仿 尹长民)

(二)东北拟蝲蛄（*Cambaroides dauricus* Pallas,1772）

体长 74.8~95.3mm。头胸部很大,呈圆筒形,宽度稍大于厚度,颈沟显著,后侧无刺,表面具麻凹点,尤以两侧为甚。额角发达,细长呈锐三角形,长度约占头胸甲长度的1/3,表面凹陷,中央具有隆脊。第2触角有较发达的鳞片。第2触角柄超过额角末端。第2对胸足短,均有螯。第4~5对胸足无螯,指节呈尖锐的钩状,末端有稀疏的刚毛。胸部末节具有一个侧鳃。腹节的侧板尖锐。尾节呈钝三角形,向末部趋窄,两侧有缺刻,末缘圆钝有刚毛,与尾肢的内、外肢约等长。螯足壮大,较光滑,具凹点,可动指向外侧弯曲,不动指向内侧弯曲,长节背缘近末部具一锐刺,内侧具2行齿状刺,腕节内末角具锐刺,掌节背缘隆脊形,两指间具明显空隙,内缘无齿。雄性第一腹肢末端平钝,呈短棒状,无分枝。第二腹肢为双肢型,内肢粗,末端具一圆叶状及锐角状突起,外肢细鞭状。分布于黑龙江流域、西伯利亚和朝鲜北部。生活于河流、水沟,特别是山区的溪流中。白昼藏于石下,黄昏后爬出洞外寻找食物。为杂食性,多以腐烂植物、藻类、软体动物、小型甲壳动物、水生昆虫及鱼类等为食物。东北拟蝲蛄是肺吸虫的中间宿主。每年 9~10 月间进行交配,次年春季开始产卵,5月中、下旬孵化出幼虾。孵化出的幼体附于母体腹肢上生活一段时期,长度达 11~12 毫米时才离开母体进入水中营独立生活(图 39-45)。

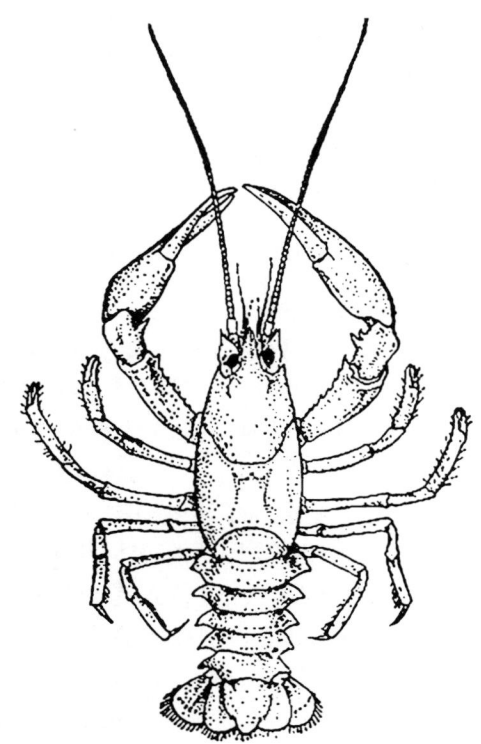

图 39-45 东北拟蝲蛄(*Cambaroides dauricus* Pallas,1772)

(仿 尹长民)

（三）朝鲜拟蝲蛄（*Cambaroides similes* Kaelbels，1874）

体较小，体长 65.9~78.7mm，与东北蝲蛄很相似。头胸甲的宽度显著大于长度，颈沟很深，颈沟后无锐刺，表面具凹点。额角宽三角形，表面平坦，中央无纵行隆脊，边缘隆起。第 2 触角柄约抵额角末端。腹节的侧板尖锐，尾节末缘平钝，与尾肢约等长。螯足壮大，长节背缘近末端具极微小的锐刺，腹缘具两列细小锐刺，腕节背面具一纵浅沟，内末角具锐刺，指节稍长于掌部，两指间无空隙，内缘具细锯齿。雄性第一腹肢末端具一窄圆叶及锐角状的突出。生活在山地溪流或山地附近的河川、湖泊中。分布于我国辽宁省（图 39-46）。

（四）锐刺拟蝲蛄（*Cambaroides schrenckii* Kessler，1892）

头胸甲圆筒形，宽度稍大于厚度。颈沟深、颈沟后具锐刺，表面具凹点。额角锐三角形，表面稍隆。第二触角柄约抵额角末端。腹节的侧板尖锐，尾节末缘半圆形，与尾肢约等长。螯足壮大，长节背缘近末端具锐刺，腹缘具两列锐刺，腕节内末角具锐刺，掌节稍短于指节，两节间无空隙，内缘具细锯齿。

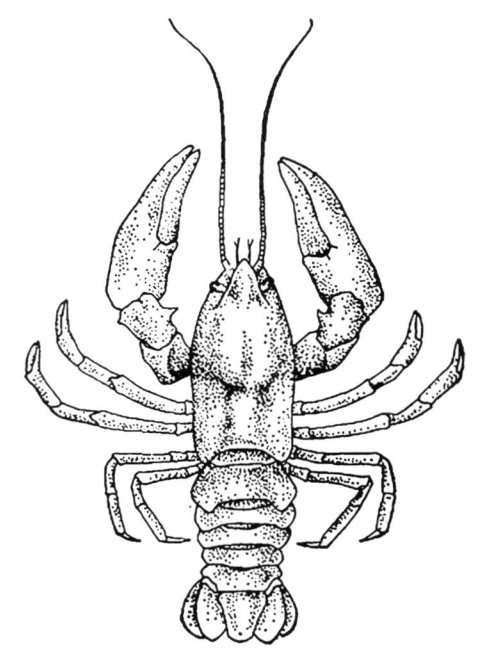

图 39-46　朝鲜拟蝲蛄（*Cambaroides similes* Kaelbels，1874）

（仿 尹长民）

（五）日本拟蝲蛄（*Cambaroides japonicus* De Haan，1841）

红褐色或深褐色，体型较小，成年个体全长 40~70mm 左右的。头胸部很大，约占体长的二分之一，与东北拟蝲蛄相似。额角较短，细长呈三角形，表面凹陷，中央具有隆脊。螯肢强壮，第二节背缘内侧中段具一个较大锐刺。原产地日本，分布于日本东北部到北海道，奥尻岛、礼文岛也有栖息，但现存数量稀少，被日本列为保护物种。

六、与疾病的关系

并殖吸虫病是蝲蛄传播的主要寄生虫病。引起并殖吸虫病的寄生虫包括异盘并殖吸虫、卫氏并殖吸虫和斯氏并殖吸虫。这些并殖吸虫的成虫寄生和童虫在组织器官内移行窜扰可以造成病变。可将并殖吸虫病分为肺型和肺外型。卫氏并殖吸虫三倍体型和异盘并殖吸虫可引起肺型并殖吸虫病；卫氏并殖吸虫二倍体型和斯氏并殖吸虫则可引起属肺外型并殖吸虫病。

病变过程可分为急性期和慢性期。急性期患者可出现高热、胸痛、咳嗽、腹痛等症状。血中嗜酸性粒细胞明显升高，一般为 20%~40%。慢性期临床表现较为复杂，按损害的器官可分为：胸肺型，最常见，以咳嗽、吐烂桃样血痰为主要症状；脑脊髓型，患者常见的症状为阵发性剧烈头痛、癫痫、瘫痪，多见于青少年；腹型，虫体在腹腔脏器间移行窜扰，引起腹痛、腹泻等症状，多发生在疾病的早期；皮下包块型，包块多为 1~3cm，常呈单个散发，多具游走特性，好发于腹壁、胸背部等；亚临床型，患者无明显的临床症状和体征，但皮试和血清免疫学检测阳性，血中嗜酸性粒细胞增高，这种类型的患者较为多见；其他型，侵犯了人体其他的脏器。

并殖吸虫病的传播需要经过几个环节。首先含有并殖吸虫虫卵的粪便被排入水中，在水中孵出毛蚴，然后毛蚴侵入第一中间宿主淡水螺，并在螺体内发育成尾蚴，尾蚴在一定的条件下从螺体内逸出，最后进入溪蟹、蝲蛄等第二中间宿主体内，变成囊蚴。人体主要是由于生食或半生食含囊蚴的溪蟹、蝲蛄或饮含囊蚴的生水造成感染。囊蚴在第二中间宿主体内可存活数月至数年。中间宿主死亡后，体内的囊蚴散布水中仍具感染性。囊蚴抵抗力较强，70℃需 10 余分钟才死亡；含 12%~14% 乙醇的黄酒、14% 的盐水或酱油、醋浸泡不易杀死。在我国东北及朝鲜，群众喜生食蝲蛄酱，或将捣碎的蝲蛄酱液滤于开水锅内制成"蝲蛄豆腐"，都属于生食或半生食方式。已知可作为卫氏并殖吸虫第二中间宿主的蝲蛄主要为东北蝲蛄、朝鲜拟蝲蛄、克氏原蝲蛄、日本拟蝲蛄等。

七、防制

并殖吸虫病在我国有广泛的流行区,传染源较多包括患者、带虫者和保虫宿主。其中保虫宿主种类繁多,而且存在自然疫源地。因此,要想有效预防,就必须针对各个流行环节,采取综合性的防治措施。

(一)控制传染源

对于患者要早发现、早治疗,在进行对症治疗的同时,使用抗并殖吸虫的药物。首选药物为吡喹酮(Praziquantel),总剂量 120~150mg/kg,每日 3 次,2 天为 1 个疗程,1~2 个疗程。阿苯哒唑(Albendazole)总剂量 100~150mg/kg,每日 2 次,7 日分服;此外,三氯苯哒唑(Triclabendazole)也有较好的疗效。如果内科治疗无效,可考虑外科手术。同时对于保虫宿主如猫、犬、猪等也应该进行治疗。

(二)加强粪便管理

并殖吸虫的虫卵必须有机会进入水中,才能进一步发育。因此管理好粪便,防止含虫卵的粪便污染水源,就能切断并殖吸虫的生活史过程。

(三)加强卫生宣教

提高人们对并殖吸虫病的认识,改变不良饮食习惯等。人体感染并殖吸虫病主要是因为生食或半生食含囊蚴的蟹类、蝲蛄或食入含童虫的野猪肉等。

八、研究路线

蝲蛄在我国东北地区主要在山区溪流分布,标本采集方法同淡水溪蟹。

(张　萌　邹节新)

参考文献

[1]张希,杨洁,董宏伟,等.东北蝲蛄的生物学特性及现状分析[J].水产科技情报,2020,47(1):41-43.

[2]王广军,孙悦,郁二蒙,等.澳洲淡水龙虾与克氏原螯虾肌肉营养成分分析与品质评价[J].动物营养学报,2019,31(9):4339-4348.

[3]程由注,李莉莎,等.斯氏并殖吸虫第二中间宿主华南溪蟹属(*Huananpotamon*)两新种记述(十足目:溪蟹科)[J].中国人兽共患病学报,2008,24(9):885-889.

[4]李友松,程由注,林陈新,等.感染并殖吸虫囊蚴唐氏华南溪蟹新种(*Huananpotamon tangi* sp. nov)记述(十足目:溪蟹科)[J].中国人兽共患病学报,2008,24(2):125-127.

[5]赵文.水生生物学[M].北京:中国农业出版社,2005.

[6]梁向秋.中国动物志[M].北京:科学出版社,2004.

[7]李友松,程由注.携带并殖吸虫囊蚴华南溪蟹属一新种(十足目:溪蟹科)[J].中国人兽共患病杂志,2000,16(1):48-50.

[8]戴爱云.中国动物志(节肢动物门 甲壳动物亚门 软甲纲 十足目 束腹蟹科 溪蟹科)[M].北京:科学出版社,1999.

[9]堵南山.甲壳动物学(下册)[M].北京:科学出版社,1991.

[10]李得垣,谭奇伟.对一只蝲蛄体内自然感染卫氏并殖吸虫囊蚴类型的调查[J].中国医科大学学报,1991,20(9):190-191.

[11]堵南山.甲壳动物学(上册)[M].北京:科学普及出版社,1987.

[12]戴爱云.中国医学甲壳动物[M].北京:科学出版社,1984.

[13]华中师范学院.南京师范学院.湖南师范学院.动物学[M].北京:高等教育出版社,1984.

[14]中国科学院动物研究所甲壳动物研究组.中国动物志(节肢动物门 甲壳纲 淡水桡足类 剑水蚤目)[M].北京:科学出版社,1979.

[15]中国科学院动物研究所甲壳动物研究组.中国动物图谱(甲壳动物)第三册[M].北京:科学出版社,1975.

[16]刘忠.肺吸虫囊蚴在蝲蛄体内分布情况及其抵抗力的观察[J].吉林医科大学报,1960,2(27):53-56.

[17]吴光.吾国肺蛭病之大概[J].中华医学杂志,1937,23(7):943-950.

[18]TOHRU NARUSE,DARREN CJ YEO,XIANMIN ZHOU. Five New Species Freshwater Crabs(Crustacea:Decapoda:Brachyura:Potamidae)from China[J].ZOOTAXA,2008,1812:49-68.

[19]JIEXIN ZOU,TOHRU NARUSE,XIANMIN ZHOU. On a New Species of Freshwater Crab of the Genus *Sinopotamon*(Decapoda,

Brachyura,Potamidae)from Wuyi Mountain,Southeastern China［J］.Crustaceana,2008,81(11):1381-1387.

［20］DAI AI-YUN,ZHOU XIAN-MIN,PENG WEI-DONG. On Seven New Ppecies of Freshwater Crabs of the Genus *Huananpotamon* Dai and NG,1994(Crustacea:Decapoda:Brachyura:Potamidae)from Jiangxi Province,Southern China［J］. THE RAFFLES BULLETIN OF ZOOLOGY,1995,43(2):417-433.

［21］DAI AI-YUN,ZHOU XIAN-MIN,PENG WEI-DONG. Eight New Species of the Genus *Sinopotamon* from Jiangxi Province,China (Crustacea,Decapoda,Brachyura,Potamidae)［J］. BEAUFORTIA,1995,45(5):61-76.

第四十章

唇足纲

唇足纲（Chilopoda）是节肢动物门单枝动物亚门的一纲,全世界记载约2 800种。唇足纲动物的形态特征:头部前侧缘有1对细长的触角;口器由1对大颚和两对小颚组成;躯干部的体节由4片几丁质板连接而成;侧板上具有步足、气孔和几丁质化的小片;每一体节有1对步足;第1体节的步足特化成强大的颚足,也称毒颚,呈钳状。唇足纲动物分布范围广泛,喜欢阴暗潮湿的生境,与温度和湿度的关系密切。

唇足纲动物保持陆生节肢动物的许多原始特征,至晚泥盆纪时,第1体节的步足进化成唇足纲特有的颚足,与倍足纲和昆虫纲等分化为各不相同的类群。唇足纲下有两个亚纲:即整形亚纲和改形亚纲,后者比前者更为进化。唇足纲动物具有毒腺,能分泌毒液,可螫伤人体;体型细小的地蜈蚣可侵入人体而出现假寄生的现象。本章主要介绍与医学相关的蜈蚣和蚰蜒等唇足纲动物。

第一节 蜈蚣

蜈蚣（Scolopendra）俗称"百脚",隶属于节肢动物门（Arthropoda）、多足动物亚门（Myriapoda）,唇足纲（Chilopoda）。广义的蜈蚣名称与唇足纲是同义词。蜈蚣体型呈带状,背腹扁平,两侧对称,体长多在10~300mm之间,最大个体可超过400mm,宽5~11mm。虫体头部包括一对触角,几对单眼或无数个单眼集合起来的假复眼及由一对大颚与两对小颚组成的口器;虫体躯干均由数量不等的体节组成,每一体节具有1对步足。

头部后面第一躯干节的附肢变异发展为一对巨大的颚肢,称为毒颚,其覆盖住口器的大部分。毒颚含有毒腺,受毒颚神经结支配,开口于颚肢的末爪。蜈蚣为雌雄异体,雌性个体比雄性较宽大。

一、形态学

（一）外部形态

虫体分为头部和躯干两部分,以蜈蚣属（Scolopendra）的少棘蜈蚣为例,有很多种类体型较大,其外部形态描述如下（图40-1）。

1. 头部 头部为整个躯体的第1体节,具有感觉和摄食的功能。头部由6个原体节愈合而成。在发育过程中,有的原体节完全退化,有的原体节充分发育成原肢,最后愈合成头壳和由保留下来的原肢形成4对附肢。头壳背面有扁平的头板,呈圆形、饼子状或孢子状;头板前缘有一短浅的凹沟,当身体增大、要蜕去几丁质层时,从这里开始纵裂。雄虫头部背板隆起,呈椭圆形,而雌虫头部背板

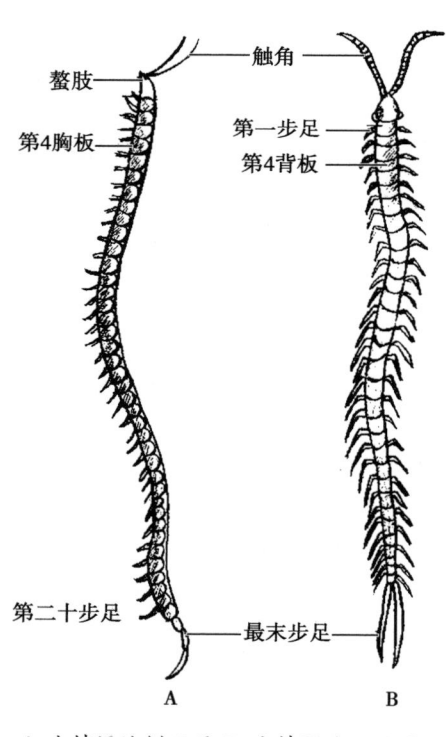

A.少棘蜈蚣侧面观;B.少棘蜈蚣正面观。

图40-1 蜈蚣的外部形态
（仿 张崇洲）

扁平而圆。

头部器官有触角、眼和口器等。蜈蚣头板凹沟外有 1 对细长的触角;触角后下侧有 4 对单眼,松散地聚合在眼丘上,有的种类为小眼。蜈蚣的单眼只感受外界光线,而它的触角具有更大的敏感性。

(1)触角:触角是由原第二体节发育而来的 1 对原肢,细长而呈丝状,且分节。它的形状、长短以及节数等都因种类而异。在蜈蚣属中,触角分成 10~18 小节,触角基部的 4~8 小节只有稀疏的短刚毛,其他大部分小节均有一层细密的绒毛。蜈蚣触角不仅具备感受机械刺激的功能外,还有感受外界化学物质刺激的功能。因此,蜈蚣触角在探路和觅食过程中发挥重要作用,是蜈蚣重要的感觉器官。

(2)口器:口器位于头壳的腹面,由上唇、1 对大颚、2 对小颚构成。①上唇:由 1 个中央小齿和 1 对大的侧片组成,位于额板的下面中央处,其前缘与额板的后缘牢固地连接在一起(图 40-2)。②大颚:口器的主要肢体,由柄部和干部组成(图 40-3)。柄部细小,其前端与干部相连,而后端窄长,有一条韧带固着在头板的里面。干部宽大,前端与上唇和副额板的后缘相触,后端与柄部相连;干部外缘有一圆形突起,嵌入头壳腹面支侧板的凹窝内,彼此构成活动关节,末缘排列着几个黑色大齿,第一大齿上具有二、三个齿尖。药用少棘蜈蚣的大颚具有齿数的不对称性,即左侧大颚的齿板有 5 个大齿,而右侧大颚的齿板却有 4 个大齿,当左右大颚在中线上相触时,两个大颚上的大齿恰好形成完全吻合的交错状,为切割食物的利器。此外,除干部末缘外,大颚分别被柄片、栓片、齿片和三角片覆盖着。栓片外侧有一圆形突起,是蜈蚣大颚活动关节的凸头。③第一小颚:口器的第二对肢体。全肢短而扁,分成基节和端肢(图 40-4)。基节宽大,呈黄色,表面有许多细微的刻点;在基节前缘有一条皮膜,皮膜具有网目状花纹;膜皮柔软,在基节和端肢第一节之间可以自由活动;左右基节虽不愈合,却十分靠近,它们在内后角处相触,并有皮膜相连。基节中轴线上有 1 对楔形的基节突。端肢很大,有两节。第一节宽短,在前缘上有皮膜,与第二节相连。第二节前端呈耳状,表面具有许多向内方的长刺毛,而内缘生有无色的钩状细毛。④第二小颚:口器的第三对肢体(图 40-5)。左右基节愈合,呈桥状,无缝合线。在愈合处背面中央,有纵长的皮膜。端肢分 3 节,第一节由转节、前股节和股节愈合而成,此节下缘与基节上缘形成可动的皮膜关节。第二节相当于正常肢体的胫节,并在这节的背面有一个条状棱线和靠近末端的 1 根棘毛。第三节相当于附节,在这节背面中间一条纵线上密生梳状毛,呈栉状。栉毛的顶端弯曲,呈钩状,具有扫

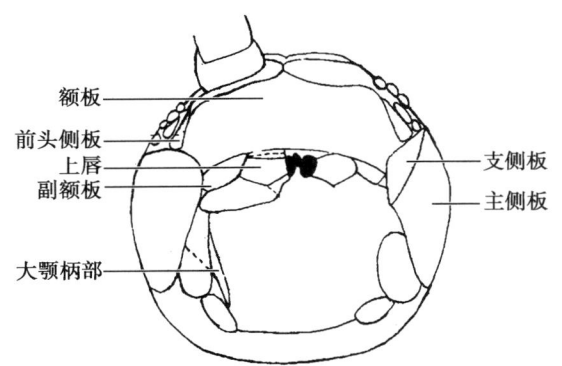

图 40-2　少棘蜈蚣的头部(腹面观)
(仿　张崇洲)

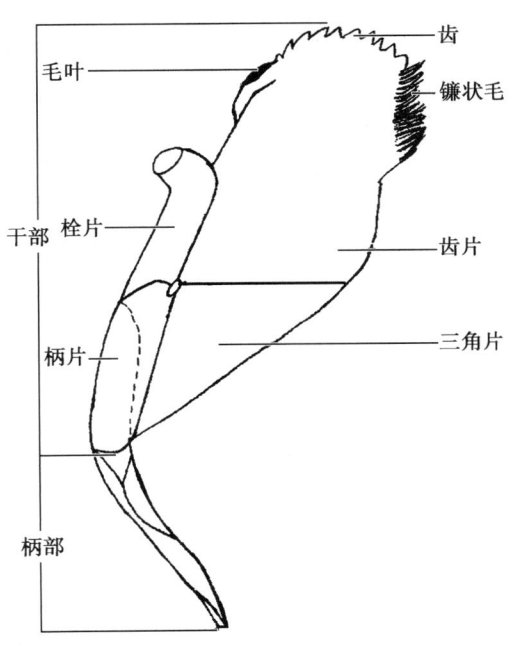

图 40-3　少棘蜈蚣的大颚
(仿　张崇洲)

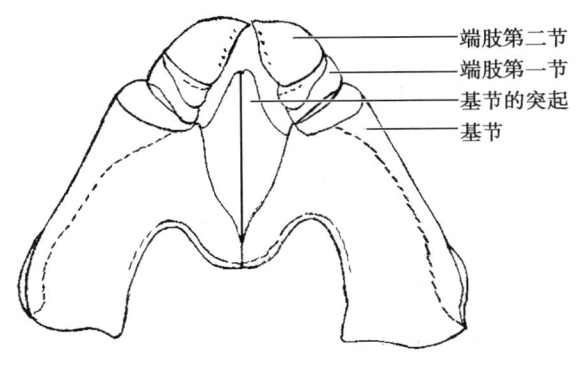

图 40-4　少棘蜈蚣的第一小颚(腹面观)
(仿　张崇洲)

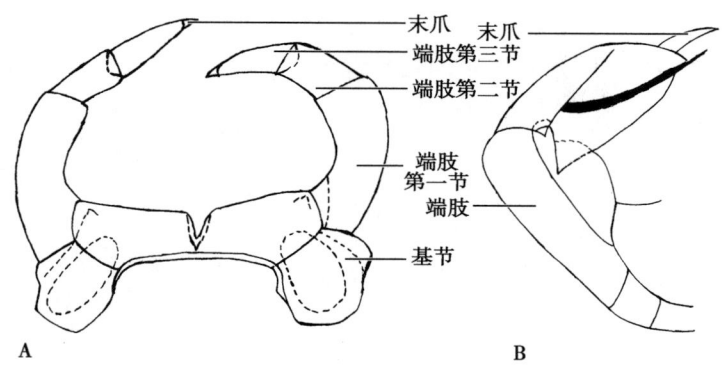

A. 整体腹面观；B. 端肢第二、三节及末爪放大（背面观）。

图 40-5　少棘蜈蚣的第二小颚
（仿　张崇洲）

除作用，常用它来扫除触角和其他肢体。末爪钝而短，位于第三节的顶端，常被第三节的栉毛遮住，而不易观察。

此外，大颚肢体节的几丁质层内陷为一块支板，称为幕骨内突。幕骨内突深埋藏在额板内的深处，用以支撑强大的大颚进行有力的活动。幕骨内突的支板外端紧靠在头壳的支侧板上，而幕骨的支板内侧加宽并在上唇下面的内侧分成前、后两叶。支板的肋条外端分成两支，形成前、后两叶；其中后叶加宽，并生有两个突出物。在这个肋条外端，形成两支的叉点上嵌入大颚的凸头，相互构成一个活动关节（图 40-6）。

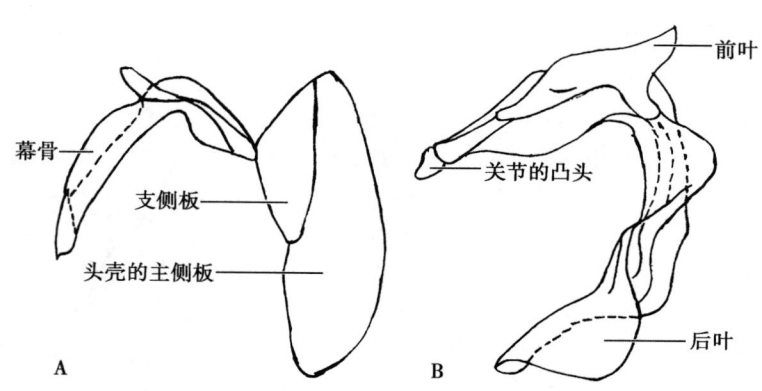

A. 头壳腹面的部分骨片；B. 幕骨。

图 40-6　少棘蜈蚣的幕骨内突
（仿　张崇洲）

2. 躯干部　躯干部由多数体节组成，为整个躯体的第 2 体节至尾部，节数因种类而异，至少有 15 个体节，多的有 21 个体节。躯干部的第 1 节和后端 2、3 体节分别形成颚肢节、生殖节和肛节，后二者组成了肛生殖节区。颚肢节是躯干部的第 1 个体节。在蜈蚣目中，颚肢的体节退化，背板几乎完全消失，胸板与肢体的基节愈合成基胸板。基胸板的前缘中间有 1 对并列的齿板，齿板末缘具有 1 列小齿，而小齿的数目、形状及两个齿板基部边缘之夹角等特征，因种类不同而有所差别。虽然颚肢的体节退化，但颚肢发达，粗大且有毒腺。颚肢共分三节：第一节非常粗壮，由转节、前股节和股节愈合而成。第二节短而宽，呈横条状，相当于胫节。第三节短小，相当于跗节。最后一节为弯成钩状的跗爪，由跗节和末爪构成（图 40-7）。颚肢的毒腺呈囊状，埋藏在巨大的第一节内，并由导管通向末爪近末端的开口处。

华卫建等（2012）用免疫组化和光镜、透射电镜等观察了中国少棘蜈蚣毒腺的结构。结果显示，少棘蜈蜈的弯月形毒腺始于颚肢基节、终于毒爪,贯穿整个颚肢。
纵贯颚肢的弯月形毒腺为单管泡状腺,主要由柱状分泌细胞
和介于其间的纤细表皮细胞组成。被肌肉束环绕的分泌细
胞辐射状排列于几丁质的毒液导管外,其纤细的颈部由环状
括约肌控制,分泌端以折叠回转的单向瓣膜经导管壁上的孔
道直接伸入管腔,膨大的盲端直达毒腺底膜。高电子密度的
分泌溶酶体向分泌口汇集时电子密度逐渐降低并降解为分
泌小泡,其中的杆状结晶样毒蛋白也经无定型状态逐渐分
散,经胞吐作用进入管腔并进一步疏散和均质化。表明蜈蚣
毒液是在分泌细胞中合成后向狭窄的分泌口转运,再经分泌
进入管腔中心贮存,继而分泌排出的。免疫组化显示,分泌
细胞颈部密集的分泌颗粒的主要成分为毒蛋白,毒蛋白在分
泌细胞中呈明显的向心式梯度增强型分布。

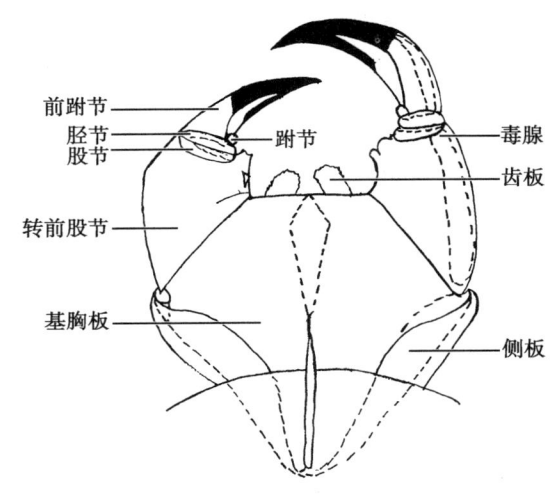

图 40-7　少棘蜈蚣的颚肢节与颚肢(腹面观)

(仿 张崇洲)

　　躯干部体节由背板、胸板和2个侧面板组成,每个体节
有1对步足,爪发达。背板表面具有分散的细微刻点,分为
主背板和细条状的前背板(间背板)。在躯干部背面正中线的两侧,几乎每块背板都有两条平行的纵沟线,
但在前面几块背板上的纵沟线,有时从中断开,而最后有足体节的背板上,没有纵沟,有的种类只有1条位
于正中的纵沟线。胸板(腹板)由前、后两片组成,即前胸板和主胸板。主胸板明显,呈倒置的梯形,具有成
对的细纵沟线。在两块胸板之间,前一体节的主胸板后缘覆盖着后一体节的主胸板前缘。在两块主胸板
之间,前胸板分成左右对称的两小片,外侧宽而内端细,呈三角形。最末体节的胸板无前胸板,且主胸板
较狭小,后端钝圆。在胸板表面上细沟线的种类多样:有的两条细沟线近于平行,有的仅有中间1条,有
的两条交叉成十字形的,也有不具沟线而有浅凹的。侧板是位于背板和胸板之间的皮膜,在皮膜的表面
上具有复杂的几丁质小板及气孔等,并从左右侧板上伸出1对步足。

　　步足共分7节,即基节、转节、前股节、股节、胫节、跗节和前跗节,除基节外,其他分节均可见。最末对
步足,称肛足。爬行时,肛足似1对拖在身后的长尾巴,因此又叫作尾足。在蜈蚣最末1对步足基部之间的
身体末端,伸出很小的肛生殖节。肛生殖节由前生殖节、生殖节和肛门组成(图40-8)。

　　3. 外骨骼　蜈蚣整个身体表面覆盖着许多大小不同、形状各异的几丁质层,形成坚硬的外骨骼。分布

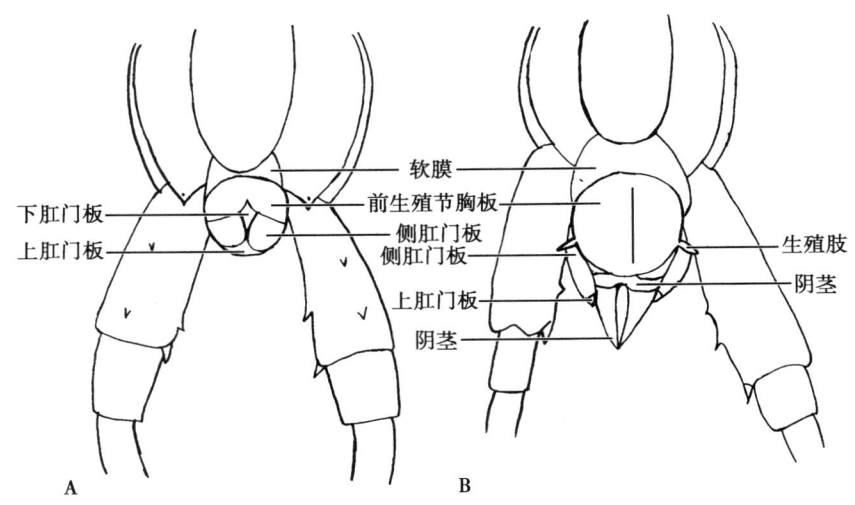

A. 雌性成体;B. 雄性成体。

图 40-8　少棘蜈蚣肛生殖节(腹面观)

(仿 张崇洲)

在躯干部每节的背面者称背板,腹部的为腹板,背板和腹板靠两侧的膜状薄板相连接。外骨骼不仅有保护内脏器官及防止体内水分蒸发和接受刺激的功能,而且能和附着的肌肉一起完成各种运动,上面还覆盖有细微的,灵敏的感觉毛。

(二) 内部结构

1. **肌肉系统** 肌肉系统由横纹肌组成,肌纤维成束状,肌肉束的端点固着在几丁质内壁的固着点上,成为系列的肌序,在神经纤维的支配下,可作各种复杂运动。

2. **消化系统** 消化系统由消化道和消化腺组成。消化管为一条纵贯身体中央的直管,分为口腔、前肠、中肠和后肠四部分,各部分不再进一步分化,共有5对消化腺。

(1) 口腔:口腔的顶盖由上咽构成,在反转过去的上唇和上咽之间有1个横咽头板,在咽头板的内侧有许多细小的腺孔。口腔底部具有毛丛,由下咽头构成。口后为膨大的咽,它的收缩有利于吸取食物。

(2) 前肠:又称食管,与口腔的下咽头相连。前肠的末端有砂囊的作用,前肠内壁有许多横纹肌,内壁表面具有波纹状的纵褶。与前肠末端相连的是幽胃,其内壁表面具有特殊的针状毛。前肠主要起着接受、运送及初步消化食物的作用。

(3) 中肠:较长,其前端与前肠的末端相连,内壁表面有许多类似高等动物小肠绒毛的毛状突起,这些毛状突起是吸收食物营养的主要部分。

(4) 后肠:较短,位于末端3个有足体节的体腔内。后肠的褶皱厚,肌肉发达。它是贮存消化后残余废物的场所。在后肠的后部,有一显著的弯曲。此外,肛门位于肛生殖节生殖孔的背面,是消化道末端的开口。

(5) 消化腺:5对消化腺均是由多个球状腺所构成的群体,有总导管通至各自的开口,并依开口的部位而命名。①咽腺:咽腺2对,位于头的前半部内,腺体很小,各自有1对导管通入咽部。②颚腺(唾腺):颚腺2对,位于前体部消化道的两侧,腺体较大,易观察,有细长的管道通入第一小颚基部的开口。③第一步足基节腺:腺体1对,与颚腺平行排列,腺管的导管开口在第一步足的基节上。消化腺分泌的唾液腺能分泌含有消化酶的唾液,后者能够湿润和初步分解食物。

此外,在中肠和后肠之间伸出的1对细长的盲管,称作马尔皮基氏管。盲端向前伸展可以达到身体前端,是1对与高等动物的肾脏功能相类似的排泄器官。

3. **呼吸系统** 蜈蚣以气管进行呼吸。气管颇发达,全身连成一个完整的系统,颇似昆虫。气管是体壁内陷而成的弹性管状构造,气管在虫体两侧有与外界相通的开口,即气门。气门和气管担负着虫体的内部组织与外界直接交换气体的作用。

(1) 气门:在唇足纲中,气门的数量及其构造,各不相同。如地蜈蚣,除第一体节和最末的体节不具有气门外,每个体节都有1对气门,气门的构造十分简单。蜈蚣有8~9对气门,气门构造比较复杂。蚰蜒背面共有7个气门,且气门的构造十分复杂。

根据气门的构造,分为三个类型:①火山口状气门:气门外观像火山口,其周缘呈圆形或椭圆形,由气门底部生有几条气管深入到体内。②浅气门:气门周缘与底部在同一平面上,底部有许多小孔构成筛状,分出许多气管深入体内。③气门边缘呈长三角形:在三角形的气门中间,有1条横向的裂口。整个气门分为前庭和内盏,在两者中间有"Y"形的裂缝,把气门分成3片扇瓣,其边缘有许多毛状棘。内盏底部生有多个气管,伸入体内。

综上所述,蜈蚣的气门构造比昆虫的气门构造简单:昆虫的气门有瓣膜,它不仅可以控制气体进出,还可调节气门关闭,防止水分过多散失,而蜈蚣的气门无瓣膜,不能有效地控制体内水分的散失。因此,蜈蚣常潜伏在地下深洞中,或潜伏在石块较深的缝隙间,以防止体内水分过快散失。

(2) 气管:地蜈蚣的气管,在它每一体节的气门底部发出许多根,其中两根较粗大的气管,与各个体节主背板的中央相连,成为气管的联合。然后,再由各节的气管联合形成菱形连锁的气管系统。蜈蚣属的一些种类,它的气管非常复杂,除有上述组织外,还有如下几种配合:①联通前后气管:气门能联络前后两个相邻的气门。②与前后左右气管相连:气门既能与前后两个气门相连,又与左右两个气门相连。③一条气管进入步足:该气门不仅能与前后相连,而且其中一支进入步足。④一条不同根源气管进入步足:两条气管直接进入步足,其中一条是不同根源的。

4. 循环系统　蜈蚣的循环系统由心脏管、腹主动脉、环状血管和侧脉组成。

（1）心脏管：位于消化道的背面，又称背血管，是一根纵行的管状血管，被来自背板内壁的皮膜悬挂，浮在围心腔内的血液中。在心脏管的前端是分叉的头大动脉。

（2）腹主动脉：位于腹神经索上面，为一根与心脏管平行的主动脉，称为腹血管。

（3）环状血管：环状血管在第二有足体节的里面，是心脏血管最粗壮的一部分。由此处发出的侧动脉粗壮，与弯曲到下方的血管形成环状，称为环状血管，或称为大动脉弓。

（4）侧脉：由心脏管向侧方发出的几条侧脉，侧脉末端再分出细小的分支。在心脏管的侧面有许多成对的瓣孔，能使围心腔的血液由此孔进入，并流向前方。在蜈蚣目若干体节内的侧脉细支末端，常有淋巴体存在。

（5）血液与循环：蜈蚣体内的血液，通常是无色透明的，含有血球；血球呈圆形、椭圆形或不定型。每个血球通常只有一个细胞核。在血浆中还有脂肪球等。

蜈蚣的循环系统为开管式循环（按血液流动的过程），当血液通过瓣膜进入心脏管，就被推向前方，进入头大动脉，再由头大动脉末端流出。另一部分血液，由大动脉弓进入腹主动脉，或由两侧进入侧脉管，再各自从侧脉管的末端流出。最后，血液逐渐汇集在体腔里，再经围心腔回到心脏管。此外，心孔对数多，除末端几节外，在每节有一对心孔，心孔为血液从血窦进入心脏的开孔。

5. 神经系统　为梯状神经型，中枢神经为脑和各个神经节及由神经节派生的末梢神经。

（1）脑：脑为中枢神经的前端膨大部分，可分为前叶、中叶和后叶。在脑的后下方有食管下神经节，把脑和食管下神经节联合起来的 1 对神经包围着食管，构成围食管神经环。头部的触角和单眼是主要的感觉器官，它们均与脑有神经相连通：即在脑的前叶顶端分出 1 对神经进入触角；脑的后叶末端有视神经叶，分出 4 对神经分别进入 4 对单眼。

颚肢体节缺少神经节，这是由于这个体节原有的神经节与原食管下的神经节合并成为现有的食管下神经节。食管下神经节，呈纵行的纺锤形。由该神经节的前部伸出 5 对神经，其中的前 2 对进入颚肢的端肢，而后 3 对则分布在颚肢的基节。

（2）腹神经索：腹神经索位于食管下神经节后面。每个有足体节各有 1 个神经节，通过纵行的神经把每个神经节相互连接起来，构成神经索。神经索末端的一节较大，可能是与生殖节的原有神经节联合在一起。

此外，在蜈蚣头壳的额部里有 1 对前额器（frontal organ），与脑交感神经节相连接。这对前额器属于交感神经系统。

6. 生殖系统　蜈蚣为雌雄异体，蜈蚣生殖系统的生殖腺均在消化管的背方，由一条生殖管，即输卵管或输精管，分别开口于雌雄生殖孔。此外还有两对附性腺与生殖管的末端相通。在唇足纲的不同目中，雄性生殖系统构造差别很大，而雌性生殖系统变化不大。

（1）雌性生殖系统：主要由卵巢、输卵管、副腺和纳精囊组成。①卵巢：位于消化道的背面，呈圆筒状。成体的卵巢内壁有许多白色球状的胚细胞，进一步发育成具有丰富卵黄的卵细胞，产生胚细胞的卵巢内壁为胚表皮。②输卵管：输卵管与卵巢后端相连通，并无明显的界限。在输卵管的尾部分成两支，把后肠包围起来，并在后肠的下面再合成一根。输卵管开口于生殖孔。③纳精囊：在地蜈蚣目和蜈蚣目种类中，纳精囊的副腺均为 1 对。但在石蜈蚣目和蚰蜒目中，则有 2 对，即第一副腺和第二副腺。

（2）雄性生殖系统：主要由精巢、输精管、贮精囊、副腺和附属物组成（图 40-9）。在蜈蚣目中，精巢有十几个至几十个

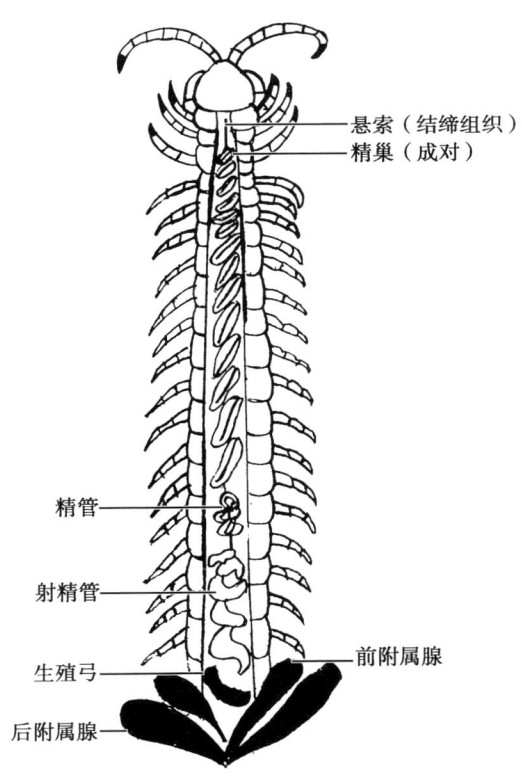

悬索（结缔组织）
精巢（成对）

精管

射精管

生殖弓

后附属腺

前附属腺

图 40-9　蜈蚣属雄性生殖系统（背面观）
（仿 张崇洲）

不等,呈纺锤形。如耳盲蜈蚣属的蜈蚣有 30 个精巢,精巢呈椭圆形。精巢由身体前部一直排至后部,大体上排成两行;每个精巢由两条细精管连通纵行在中央的单根输精管上。单根的输精管下端与肌肉发达的射精管相连,而射精管的末端向体外开口。在输精管内常有许多椭圆形的精胞,精胞内有无数个精子。射精管末端有 2 对副腺与输精管相通。

二、分类学

蜈蚣是一种古老的生物,大约在三亿五千万年前,就出现在地球上。在周代编著的《尔雅》一书中,记载着"蒺藜""蝍蛆",这是我国最早的关于蜈蚣的同物异名的文字记载。至周代的春秋中叶,在《庄子》一书中,又有"蝍蛆""甘带"的记载,这也是关于蜈蚣同物异名的记载。蜈蚣最早出现在北魏的《广雅》里,该书指出:"蝍蛆吴公也"。"吴公"名称的由来,可引用《名医别录》中关于"蜈蚣生大吴川谷及江南"的记载作为依据,推测它是由于蜈蚣产于太吴川谷而得名。随后,为表明蜈蚣属于虫类,"吴公"便加上"虫"字的偏旁。我国在蜈蚣分类学方面研究基础较为薄弱,未开展系统的调查研究,境内蜈蚣种数待定,系统分类主要是沿用国外分类方法。

蜈蚣为节肢动物门(Arthropoda)多足总纲(Myriapoda)唇足纲(Chilopoda)蜈蚣目(Scolopendromorpha)动物的通称,包括两个亚纲和 5 个目、21 科、325 属,约 3 300 种,其中,地蜈蚣目(Geophilomorpha)有 14 科,约 1 100 种;目前文献记载全世界蜈蚣目种类共 3 科 32 属 620 种,中国蜈蚣目种类有 3 科 5 属 30 种。蜈蚣目(Scolopendromorpha)下设蜈蚣科(Scolopendridae)、盲蜈蚣科(Cryptidae)和尖盲蜈蚣科(Scolopocryptopidae),约 620 种;其中,全球已描述的蜈蚣属种类已有 99 种(亚种),以热带及亚热带种类居多,在亚洲热带地区已发现 14 种(亚种),中国分布 9 种(亚种)。Attems(1930)依据蜈蚣属最末步足前股节腹面小棘的排布情况、个体大小、体色和基侧板突的小棘数目等特征,将少棘巨蜈蚣、多棘蜈蚣、哈氏蜈蚣、模棘蜈蚣、日本蜈蚣定为(*Scolopendra subspinipes* Leach)的亚种。

杯蜈蚣目(Craterostigmomorpha)包括 1 科,2 种。石蜈蚣目(Lithobiomorpha)种类最多,有 2 科,超过 1 500 种;蚰蜒目(Scutigeromorpha)种类少,仅 1 科,约 80 种。此外,在美国纽约州泥盆纪中期的地层中发现了现已灭绝的泥盆蜈蚣目(Devonobiomorpha)。

唇足纲的系统发育在多足总纲中引起的争论最多,长期以来,学者们对唇足纲以下的分类系统有两种意见:①分为改形亚纲(Anamorpha)和整形亚纲(Epimorpha);②分为侧气门亚纲(Pleurostigmorpora)和背气门亚纲(Notostigmorpora)。

(一)根据蜈蚣幼体发育模式分类

根据蜈蚣幼体发育模式的不同,分成改形亚纲和整形亚纲(表 40-1)。

表 40-1 唇足纲(蜈蚣)分类系统简表 1

纲	亚纲	目	科	种
唇足纲(Chilopoda)	改形亚纲(Anamorpha)	地蜈蚣目(Geophilomorpha)	14	1 100
		蜈蚣目(Scolopendromorpha)	2	620
	整形亚纲(Epimorpha)	石蜈蚣目(Lithobiomorpha)	2	1 500
		蚰蜒目(Scutigeromorpha)	1	80
		杯蜈蚣目*(Craterostigmomorpha)	1	2

注:* 杯蜈蚣的归属还不十分确定,一些学者建议将其作为整形亚纲的姐妹群。

改形亚纲包括石蜈蚣目和蚰蜒目,这一大类群存在一种称为"增节变态"的发育模式,即体节和步足在胚后期的发育过程中不断增加。例如,蚰蜒的第一幼虫期,只有 4 对发育完全的步足;在随后的胚后发育过程中,体节和步足的数量将逐次经历 5 对、7 对、9 对、11 对、13 对和 15 对,此发育阶段称为胚后发育的改形变态期(Anamorphic phase)。随后,还要经历 4 个胚后期幼体,此阶段体节数没有变化,称为整形变态期(Epimorphic phase)。石蜈蚣最初具有 7 对发育完全的步足,也需经历 8 对、10 对、12 对、13 对和 15 对的改形变态期和 4 个整形变态期,达到成体。然而,整形亚纲的地蜈蚣目和蜈蚣目,只经历整形变态期,即最初的幼体已具有成体的体节和步足的数量。此外,杯蜈蚣目的归属还不十分确定,因其只经历一个改形变态期,就具有成体的体节和步足。因此,一些学者建议将其作为整形亚纲的姐妹群。

(二)根据蜈蚣气门位置的不同分类

根据蜈蚣气门位置的不同,分成侧气门亚纲和背气门亚纲(表 40-2)。

表 40-2　唇足纲(蜈蚣)分类系统简表 2

纲	亚纲	目
唇足纲(Chilopoda)	侧气门亚纲(Pleurostigmorpora)	地蜈蚣目(Geophilomorpha)
		蜈蚣目(Scolopendromorpha)
		石蜈蚣目(Lithobiomorpha)
		杯蜈蚣目(Craterostigmomorpha)
	背气门亚纲(Notostigmorpora)	蚰蜒目(Scutigeromorpha)

侧气门亚纲包括地蜈蚣目、蜈蚣目、石蜈蚣目和杯蜈蚣目,这些种类在身体两侧的皮膜状侧板上有成对的气门。此外,侧气门亚纲多足类动物还有其他一些共同的特征:如身体更细长,背腹扁平,触角节较少(一般不超过 35),步足更短,血淋巴中不存在特殊的呼吸色素等。背气门亚纲只有蚰蜒目,其 7 个单一的气门位于背板后缘的中央位置。此外,蚰蜒还具有其他一些独有的特征,如类似昆虫复眼的拟复眼;触角多节(一般超过 400 节);15 对非常长的步足,血淋巴中存在一种特殊的呼吸色素等。

(三)唇足纲分类系统中目的主要特征(图 40-10)

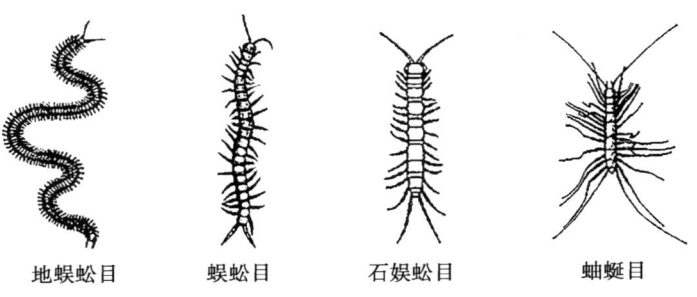

地蜈蚣目　　蜈蚣目　　石蜈蚣目　　蚰蜒目

图 40-10　唇足纲 4 个目的外形特征
(仿 赵瑞隆)

1. 地蜈蚣目　身体细长,蠕虫状;无眼,触角由 14 节组成;有 27~191 对步足和有足体节(pedal segments),步足很短,几乎每一体节的两侧都有 1 对简单的气门。

2. 蜈蚣目　体长,头部扁平,无复眼而只有单眼,或完全无眼。有 21~23 对步足和有足体节,触角有11~30 节以上。气门位于身体两侧,共有 9~11 对,构造较复杂。如蜈蚣科(Family Scolopendridae),蜈蚣属(Scolopendra)。

3. 石蜈蚣目　背板有大有小,相互间插排列。较大的背板叫大背板,较小的背板叫小背板,有 15 对步足。气门位于体侧,有 6~7 对。

4. 蚰蜒目　体短,头部呈圆形。有一对大的复眼。躯干部共分 18 体节,背面有 8 块大背板,而小背板很不明显。气门位于大背板后侧中央,但不成对,共有 7 个。触角和步足都很长,分为很多节,有 15 对步足。它们有许多特征与前面的 3 目有很大的不同,被认为是唇足动物系统发育首先分离出来的一支。此目的节肢动物,北方称作“钱串”,南方俗称“毛蚰蜒”。

5. 杯蜈蚣目　杯蜈蚣是一个很特殊的类群,有 15 对步足,仅具 7 对气门,许多特征界于蜈蚣目和石蜈蚣目之间。仅见于南太平洋的塔斯马尼亚岛和新西兰南部的岛屿。

目前,唇足纲(蜈蚣)的分类系统得到了分子序列分析的支持。Giribet 等(1999)对唇足纲 12 种蜈蚣的 18S rDNA 和部分 28S rDNA 序列进行测定分析。结果显示,唇足纲可被分成两个亚纲,即背气门亚纲和侧气门亚纲,这与形态学的研究结论一致。Edgecombe 等(2002)对唇足纲进行了更全面的支序分析,它不仅包括单独的形态学和分子数据的支序分析,而且还把形态学和分子学的数据结合起来进行支序分析。他们研究取得的 3 种结果,均支持了背气门类和侧气门类的系统发育假说(图 40-11)。

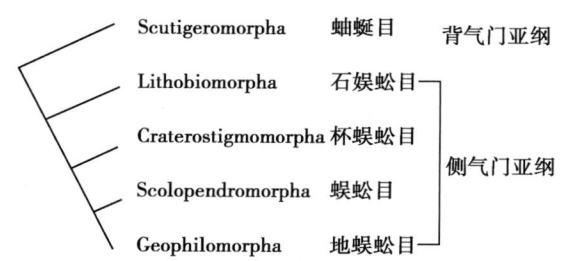

图 40-11　依据形态学特征和分子数据得到的唇足纲各目的亲缘关系

(仿 宋志顺)

为厘清中国境内蜈蚣属动物资源状况,解决我国药用蜈蚣长期存在混淆和误用现象,康四和等(2018)建立了中国蜈蚣属动物种类分类鉴定方法。根据形态学特征对采集样本进行形态鉴定,建立了 14 种蜈蚣的形态特征检索表。通过基于 COI 基因的 DNA 条形码技术构建系统聚类树,对不同蜈蚣种类进行聚类分析。结果显示,在构建的拓扑树中,少棘蜈蚣、多棘蜈蚣等 10 个蜈蚣属形态种均被聚集为单独的分支,而模棘蜈蚣和海南蜈蚣在拓扑树中聚集为同一分支,未能从聚类树上进行区分,结果与形态分类不一致。

三、生物学

蜈蚣是在母体的抚育下生长发育的,发育分卵、幼体和成体三期,属不完全变态,没有蛹期。雌虫在交配后 26~30 天产卵,产卵量依种类及其生活环境而各异。产卵完毕,经过母体孵化后,乳白色的幼体破壳而出,再经过 42 天,幼体离开母体营独立生活。在冬季来临时,幼体以蛰居的方式度过寒冬,到第二年春季出蛰后,再继续生长发育。幼体经 3 年的历程,经多次蜕皮后,才达到性成熟阶段,即成年蜈蚣。成虫发育周期和寿命依种类、温湿度和营养条件而各异。蜈蚣的寿命一般是 5 年,少数的可达 6 年。最大体长可达 17cm,最大体重可达 14g。蜈蚣长到 4 年后性成熟,开始第一次繁殖,第 5 年进行第 2 次繁殖。完成一个生活周期要经过三个阶段,即卵粒——幼体——成体。

(一)卵粒

卵粒(fertilized egg)含有大量卵黄(egg yolk),呈米黄色,透明状,似圆形,直径为 3~3.5mm。卵壳薄弱,壳内有卵膜,膜内充满富有营养的卵黄,具有弹性。卵粒表面富于粘性,使许多卵粒粘结成团,称为卵团(egg mass)。蜈蚣产卵的数量,随种类及其生活环境的不同而有较大的差异。例如,少棘蜈蚣每次产卵一般为 20~60 粒,大多为 40~50 粒,最高的达 70 粒。人工饲养的,产卵数量比野生的多。其中,地蜈蚣产卵数量最多,一般每次产卵 130~250 粒。

临产前的雌蜈蚣,在受精囊内储有精子,使发育完全成熟的卵子在排卵时能与精子结合,成为受精卵而排出。卵粒产出后,约经 20 分钟,开始进行孵化。卵粒孵化与家鸡自然孵化有些相似,是雌蜈蚣将卵粒抱在怀里孵化。蜈蚣在抱卵孵化期间,对惊扰、震动、强光、噪声等刺激会有反应。因此,雌体会选择安静、阴暗的地方作为孵化场所。在孵化期间,雌体不吃食,也不喝水,全靠消耗贮存在体内的营养维持活动,一直不离卵团,精心守护。

蜈蚣卵粒的孵化需 43~45 天,可分成三个阶段:①卵黄裂和胚层形成期:受精卵开始发育,卵内细胞通过有丝分裂完成胚盘加厚,并分化出外胚层、中胚层和内胚层。在胚盘里发生的中胚层细胞,开始向两侧分离,胚盘向前伸展而形成胚条。②分节和器官原基形成期:受精卵发育到第 10 天,胚条完成分节,共有 27 个分节,同时触角原基等器官原基也基本形成。③器官形成期:受精卵进一步发育,经过胚胎形成初期(形成胚胎)、卵膜横裂和三次蜕皮后,头部的口器与躯干部的附肢均发育完全。各体节气门已与外界相通,但仍处在母体抚育条件下以体内卵黄作为营养的自由活动阶段。卵粒孵化的适宜温度为 23~28℃,相对湿度为 95%。因此,蜈蚣一般在夏季抱卵孵化。

（二）幼体

经过 40 多天孵化,孵出的幼体,呈乳白色,如蛆虫状,身体两端较尖,中部粗壮浑圆。刚孵出的幼体,活动很少。在两次蜕皮后,幼体体型与成体完全相同,体色为灰黄色,活动力增强,不再紧密抱成团,即可离开母体,单独活动和觅食。母体孵出的幼体平均可达 30~40 条/只。幼体与成体相比,各个器官(也包括体内的许多器官)都已具备。但是,幼体的性器官尚未充分发育,不能生殖。经 3 年的历程,幼体才达到性成熟阶段。①一龄蜈蚣:指经母体抱卵孵化,抚育 45 天后,可自由生活到当年冬眠之前的幼体,一般体长 3~4cm。一龄蜈蚣的活动能力弱,口器幼嫩而小,捕食能力差,不能捕食体型较大的活体昆虫,主要以吸食软体、多汁的昆虫浆汁为食。②二龄蜈蚣:从第二年出蜇后到当年冬眠之前的蜈蚣为二龄蜈蚣,一般体长为 4.5~5cm。二龄蜈蚣是一生中生长、发育最快的时期,也是摄食最多的时期。二龄蜈蚣活动敏捷,已具备了互相残杀的能力。③三龄蜈蚣:到第三年,体长 9~10cm,三龄蜈蚣已开始进入营养生长和生殖生长。三龄以上的蜈蚣为成年蜈蚣。三龄蜈蚣与成年蜈蚣性腺都已成熟。

幼体依靠自行捕获自然界的食物为生,生长发育的适宜温度为 20~35℃,最适生长发育温度为 25~32℃,35℃以上躲在阴凉处,40℃以上极易使体内失去水分,甚至死亡。在生长期内若气温高于 20℃,活动量大;低于 20℃时,活动量小,生长发育也受到抑制。与其他有外骨骼的动物一样,外骨骼的形成限制了蜈蚣身体的继续生长发育。因此,幼体以蜕皮方式解脱外骨骼的束缚,需蜕几次皮后才达到成蜈蚣。蜕皮时,体内分泌一种几丁质酶将外骨骼中的主要组成部分的几丁质溶解,因而使外骨骼破裂,整个身体从中钻出,并重新形成外骨骼,一般每次蜕皮需要 2~3 个小时。蜈蚣幼虫蜕皮的次数和两次蜕皮间隔时间的长短,随外界环境条件和蜈蚣种类的不同而有差异。少棘蜈蚣一生蜕皮 10 次,石蜈蚣为 4~5 次。每次蜕皮后,蜈蚣除增大体积外,各部分器官也相应发生变化,最明显的变化是最后一次蜕皮后。这次蜕皮后,产生完全而结构清楚的性器官。蜈蚣的蜕皮过程,也就是它逐渐长大的过程。蜈蚣的生长期中,大约有 70% 的时间在进行皮肤变化,其余时间为营养物质的储存。

观察发现,蜈蚣幼虫蜕皮的顺利完成受众多因素的影响,如受到不良环境条件的影响,会停止蜕皮。影响幼虫蜕皮的因素存在以下几种:①蜈蚣在蜕皮时,受到外界某些因素的强烈惊扰,蜕皮时间延长。②蜈蚣在蜕皮期间遭到成群蚂蚁的攻击,延长了幼虫的蜕皮时间,有些幼虫甚至被咬死。③低温的影响。温度低时,幼虫身体代谢变慢,个体减少蜕皮活动次数。冬眠期停止蜕皮是低温的作用。④蜈蚣幼虫个体生活能力的强弱,食物供应的多少,也会影响蜕皮的次数。此外,幼虫的蜕皮还受许多生理因素的影响,例如生殖密度高、疾病、强力的氧化作用均能促使蜈蚣减少蜕皮或停止蜕皮。

（三）成体

幼虫经多次蜕皮后,虫体逐渐长大,到再蜕皮一次后就可变为成虫时,其虫体的大小与成虫几乎差不多。在雌体,蜈蚣一般完成 7 次蜕皮,达到性成熟之后进行交配。雄体先产出精胞置于地上,再由雌体拾取并放入纳精囊内。雄性的精子借助于精胞而转移到雌性体内。交配月份与地理气候分布的温度有密切关系。在 3~6 月,蜈蚣交配时间常在雨后天晴的清晨,地点在茅草地上进行。每次交配时间为 2~5 分钟。交配后,经 26~30 天,雌体卵巢里的卵粒开始发育成熟,腹部逐渐臃肿,不久产卵。产卵前 2~3 天,蜈蚣不吃不动。雌体隐藏在一个阴湿、避光和水淹不到的地方,将腹部紧贴在地面上,用头板、口器和身体前面的步足挖一个 10mm 的浅穴,以备产卵时将头部置于穴内。排卵时,母体整个身体弯曲,呈 S 形,头部触角斜向上方,呈倒八字形。随着生殖孔的不断扩张和收缩,母体排出卵巢内的卵粒,并落在确定的背板上。从生殖孔内开始显露卵粒,到脱落下来,约需半分钟。雌虫产一个卵粒后,经 2~3 分钟间歇后,产出另一个卵粒。刚排出的卵粒与已脱落的粘在一起,形成卵团。在不受外界惊扰的情况下,需 2~3 小时,雌虫产卵结束。母体排卵完毕,以自己的身体腹面和步足,将卵团怀抱起来,不和泥土接触。同时,母体用口舐卵面,以清除外物。

蜈蚣的产卵期受气候、地区等因素的影响而异。例如,少棘蜈蚣在浙江的产卵期自 6 月中旬开始,一直延续到 8 月上旬,其间以 7 月上、中旬为产卵盛期。而在广东的产卵期在 3 月中旬至 5 月上旬,在湖北的产卵期则在 7~9 月。雌体在产卵前,有大量摄食积累营养物质的习性。

蜈蚣具有重新产卵的现象。产卵时,或在抱卵孵化时,雌蜈蚣若受到不能容忍的惊扰,就会停止产卵,或将产出的卵全部吃掉。但为了保证种族的继续生存,相隔1个月左右,雌蜈蚣会重新产卵一次。同时,产卵孵化也是个体发育达到性器官成熟期的有力证据。雌体产卵后,继续发生蜕皮现象。在一般情况下,蜈蚣生长所需的空气相对湿度为65%~75%;在一定的温度下,空气相对湿度大,体内水分的丢失速度减慢;反之,空气相对湿度低,水分丢失速度加快,对蜈蚣蜕皮造成困难。此外,空气相对湿度低、不但影响蜈蚣的正常生长,而且还可能诱发它们之间互相残杀。

蜈蚣的寿命一般是5年,少数的可达6年。成体在临近衰亡的时候,外界反应迟钝,行动缓慢无力,食欲大减,不喜摄食。衰亡后,体壁薄而背板失去光泽。

四、生态学

(一)孳生习性与栖息习性

蜈蚣主要孳生繁衍在多石少土的低山地带,或者南方丘陵地带,平原地区虽有分布,但数量较少。环境相对安静、阴暗、潮湿、温暖(10~27℃)、避雨、空气流通的活动场所适于蜈蚣栖息。因此,蜈蚣白天多栖息在温暖、潮湿、阴暗环境下。例如在阴暗潮湿的石块下、瓦砾之间、树皮中、成堆的树叶里、草丛中、杂草丛中和腐烂的植物枝叶里、落叶层、洞穴里、干枯的树桩里、乱石的石缝里,尤其喜栖在腐质多、易孳生昆虫的垃圾堆中,夜间才出来活动。也有的种类喜欢群居在水边的石头缝隙中。

每年惊蛰后,气温转暖和,蜈蚣开始出土在温暖的地方栖息。夏喜阴凉性,从芒种到夏至,随着气温逐渐升高,蜈蚣又移到阴暗的壕沟、坟地、岩石的缝隙中,避过炎热的白天。在炎热的夏季,为避过炎热的气候,蜈蚣常转移到废弃的沟壕,荒芜的坟堆或田埂中,以及路边的缝隙中等阴凉的地方栖息。在秋末冬初,蜈蚣常结伴栖息于背风向阳的,石多土少的山脚下、树洞和树根隙间等比较温暖的地方。秋喜向阳性,到了晚秋季节,蜈蚣栖息在背风向阳的松土斜坡之下,或树洞、树根附近比较温暖的地方。在寒冷的冬季,蜈蚣常钻入泥土,潜伏于离地面10~13cm深的土中越冬。

(二)蜈蚣对栖息环境的要求

1. 温度 蜈蚣属于变温动物,它在生理.上缺乏自我调节体温的功能,因而它的体温是随着环境外部的变化而变化的。温度在蜈蚣的生长发育及繁殖起着重要的作用,它的生长、生殖、新陈代谢过程都要在一定的温度范围内完成。

2. 湿度 蜈蚣的生长发育对湿度也有一定的要求,环境的湿度在很大程度上影响着它们的生活,包括土壤湿度和大气湿度两方面。一方面,因为蜈蚣是穴居动物,土壤的湿度对它们的生命活动影响很大,其最适土壤湿度是15%~24%。

另一方面,周围大气的湿度的高低直接影响着蜈蚣从周围环境水分的摄取。因蜈蚣的分布区域的不同,因而所需要的环境中的大气湿度也有所差别,这主要是受所在地理分布的影响。例如,大气湿度在60%~70%,少棘蜈蚣的生长繁殖状况最优,生命活力最强;而大气湿度在75%~83%,墨江蜈蚣的生长发育良好,生命活力旺盛。

3. 放养密度 人工养殖蜈蚣时单位面积放养蜈蚣的密度也直接影响着蜈蚣的生长发育,如果密度过大容易造成蜈蚣见相互打斗而产生不必要的伤亡。刚离开产房的幼蜈蚣放养密度在1 000条/m²左右;虫体长度在5cm左右的蜈蚣放养密度在700条/m²左右;虫体长度在7~10cm的放养密度可在500条/m²左右;虫体长度在12~13cm的放养密度在400条/m²左右,当虫体长度达到15cm以上则大约是300条/m²。例如,少棘蜈蚣,一般每平方米养殖地1龄蜈蚣饲养1 000条左右,2龄蜈蚣饲养约500条,3龄蜈蚣饲养300条上下,4龄以上蜈蚣可饲养约100条。蜈蚣有以强凌弱、互相撕咬残杀的习性,不同龄蜈蚣切忌混养,特别是幼体蜈蚣脱离母体后应分池养殖。

(三)食性

蜈蚣是一类典型的肉食性动物,性凶,食物广泛,但选择性小,喜食蟋蟀、蝗虫、金龟子、蝉等各种活体昆虫及其卵和蛹,有时蜈蚣也用毒液杀害一些比自己大的小动物。蜈蚣主要有以下几类食物(表40-3)。

表 40-3　蜈蚣的食物

种类		名称
动物	昆虫	蟋蟀、蝴蝶、飞蛾、蝇类、蜂类、蝗虫、白蚁、蜘蛛、青虫、地鳖虫、金龟子、稻苞虫、螳螂、蟑螂、蜻蜓、黄粉虫和蛆虫等
	无脊椎动物	蚯蚓、蜗牛、蛞蝓、鼠妇虫、马陆、蜗虫等
	脊椎动物	蜥蜴、壁虎、蛇、蛙、鼠类和麻雀等
植物		鲜嫩草料、苔藓的嫩芽、苹果、胡萝卜、熟土豆、西瓜和黄瓜等
其他		鸡蛋、牛奶、面包、鸡血、杂骨、蜈蚣卵和地霉菌等

除了食物外，水是必不可少的。蜈蚣有饮水的习惯，如果几天不喝水，就会缩短其寿命，甚至死亡，蜈蚣饮的水多以清泉、露水等清净的水为主。因此，人工养殖蜈蚣时，需要供应充足的水供蜈蚣饮用。同时，也可以喂黄粉虫、蚯蚓、蝗虫等多种昆虫及青菜，泥鳅、鲜鱼、青蛙、虾、蟹等给蜈蚣。但是要保证食物新鲜。在人工饲养的时候也可以通过科学的饲料配比，优化蜈蚣饲料的营养成分，达到助于生长发育和生命活动的目的。如，各种昆虫类动物 70%，熟土豆 20%，碎粒、新鲜蔬菜碎片或面包碎片 10%，或者，兽类或其他动物肉泥 70%，鱼粉或蚕蛹粉 20%，新鲜青菜碎片 10%。此外，蜈蚣的摄食量较大，一次可食占其体重五分之二的食物。一条蜈蚣可以一次连吃两只蟋蟀。但蜈蚣耐饥能力较强，数月不食东西也不会饿死。在极度饥饿的情况下，会互相残杀。

（四）活动

蜈蚣是夜行动物，行动敏捷；喜欢单个活动，大多互不合群，没有固定的窝穴定居。蜈蚣钻缝的能力很强，常以灵敏的触角和扁平的头板对缝穴进行试探，对岩石、土块的缝隙大多能通过或栖息。蜈蚣白天潜伏穴中，如在石块、腐朽的木块，落叶草堆、乱石的缝隙等隐蔽处；在晴朗无风的晚上，20~23 点时是蜈蚣活动捕食的高峰时间，蜈蚣离开隐蔽的场所，四处活动、觅食、饮水和交配等。这种昼伏夜出的生活方式，与蜈蚣的视力、体型和行动方式密切相关。蜈蚣虽然有 4 对单眼，但视力退化，不能对外界物体形成图像，尤其在白昼视力更差。在白天，两条蜈蚣相向爬行却不能互相发现对方而回避，直到灵敏的触角相撞时才避开，而蜈蚣夜间的视力比白昼好。此外，蜈蚣扁平的头部和毒颚，能潜入横向狭窄的空间内捕获猎物。蜈蚣在迅速急行时，窄长的身体由于左右摆动而引起偏离前进的目标，蜈蚣这种行动方式如发生在白昼，对猎物的攻击不够准确和迅速，且易于受到敌害的攻击。因此，昼伏夜出的生活方式对蜈蚣来说是有特殊意义的。

蜈蚣在外出活动时，触角是有效的感受器，而毒颚则是有力的捕食和防御的武器。蜈蚣不断摆动着伸向前方的触角，寻找蟋蟀、蜘蛛、蚯蚓和蜗牛等食物。当蜈蚣触角碰到它所要捕获的食物时，便迅猛地向前扑去，以颚爪和带有毒腺的颚足紧紧钳住，并把捕获物麻痹。当捕获物被麻痹后，蜈蚣则从咬破的部位（头颈下的第三节至第十节处）吸取昆虫内脏组织及汁液。蜈蚣一般在凌晨 4 时左右停止活动，回到隐蔽处栖息。

蜈蚣畏光，害怕直射阳光，若把它放在光照较强的环境中，会破坏它的正常活动。因此，蜈蚣活动的一般特点：白天活动少，夜间活跃。蜈蚣为变温动物，温度对蜈蚣的活动有显著影响。夏季，白天温度高，蜈蚣活动量小；夜间温度较低，蜈蚣活动量大。当气温下降到 10℃ 以下时，活动逐渐减少，绝大多数蜈蚣不活跃；在 10~32℃，蜈蚣的活动随温度升高而增加；在高于 50℃，蜈蚣趋向死亡。例如，少棘蜈蚣的生长、活动以 29~32℃ 为最适宜温度；若温度低于 15℃，蜈蚣活动也趋缓慢，雌虫迟迟不产卵，刚出生的幼蜈蚣也因温度低而不能蜕皮，容易死亡；若温度高于 40℃，蜈蚣摄食活动能力降低，甚至寻找洞穴躲藏起来。

蜈蚣喜湿，空气湿度对蜈蚣的正常活动有影响。在一定温度下，蜈蚣体内水分的散失与空气湿度呈负相关的关系，即空气相对湿度越大，体内水分的散失速度相对地减少。这正为蜈蚣的地表活动创造了有利条件。因此，蜈蚣的活动与雨量关系十分密切。当天气闷热，雷阵雨后的夜晚，蜈蚣活动量大；无风、微风情况下，蜈蚣活动正常。风力在六级以上，空气湿度较低时，蜈蚣活动少；下雨时，蜈蚣基本上不活动。雨后转晴，天气潮湿时，蜈蚣活动较多。休眠期间，池穴的湿度为 10%~15%。例如，少棘蜈蚣所需空气相对湿度为

70% 左右,泥土湿度为 15%~20%。总之,蜈蚣活动频率与光照时间、气温、相对湿度和降雨量等气象因子都有一定的关系。具体表现为不同种类在不同海拔高度范围内生活,光照长、气温升高、气压大、湿度大、降雨量多的季节其活动频率大,但超过其耐受条件时,如夏天温度超过 32℃或下雨天,往往采取躲避措施,减少活动。

综上所述,蜈蚣的活动规律主要包括:夜间活动多,白天活动少;在晴朗少风的夜晚,一般 20:00—23:00 为活动高峰期。气温高于 25℃时活动多,10~15℃日活动少,10℃以下基本停止活动;天气闷热的夜晚活动多,气温低的夜晚活动少;无风或微风的夜晚活动多,大风的夜晚活动少;雨后的夜晚活动多,雨天的夜晚活动少。

此外,蜈蚣具有扫除习性,又称"化妆作业"。蜈蚣只有 4 对很小的单眼,不能对外界物体型成图像,感受外界的刺激主要依靠头前部的 1 对细长的触角。除基部几个触角节外,各触角节均有细密的触毛。当自行弯曲的某一支触角进入第 1 小颚和第 2 小颚时,由第 2 小颚的末节把触角固定,这时触角开始由近侧向远端滑动,同时第 1 小颚基节突起和端肢也协同活动,分泌唾腺液。通过扫除习性,蜈蚣能清除触角上细微的固体污物,保持触角的灵敏性。观察发现,蜈蚣不仅对触角和步足进行扫除,也会把自己窝穴扫除得干干净净,这种习性可以排除寄生性小动物和细菌、真菌对蜈蚣的侵害,是防御病害的一种表现。抱卵的雌蜈蚣也会通过扫除习性,保持卵粒的清洁,防止霉菌的危害,保证卵粒的正常孵化。

(五)季节消长

蜈蚣生活在陆地潮湿的环境里。当每年的惊蛰后,气温转暖,蜈蚣开始苏醒,出土恢复活动。从芒种到夏至,随着气温逐步升高(20℃以上),蜈蚣活动逐渐频繁,寻找食物。至晚秋,随着气温的降低,蜈蚣活动逐渐减少,蛰伏于栖息地。冬初,蜈蚣常结伴蛰居于约 10cm 深的地下进行冬眠。因此,蜈蚣活动时间多为每年 4~10 月,其活动与光照、气温、海拔、气压、湿度、降雨量等气候因子呈现密切关系。

(六)越冬

当温度低于 5℃时,蜈蚣则蛰伏在适于越冬的场所进入冬眠。处于冬眠期的蜈蚣失去活动能力不再活动,停止摄食,身体摆成 S 形或 L 形,触角由外向内卷曲,尾足并拢。在越冬过程中,蜈蚣钻入土层的深度与气温、地温的高低有直接关系。天气越冷,蜈蚣钻入土层越深;一般钻入 20~60mm 处,最深可达 100mm。在冬眠期间,若把蜈蚣挖出来也不能马上活动,经太阳晒暖后,蜈蚣才慢慢苏醒过来,但行动呆滞而缓慢。若气温回升时,蜈蚣可中断休眠期,暂时爬伏在土面上晒暖。当气温回升到 10℃以上时,冬眠的蜈蚣开始苏醒出蛰。例如,少棘蜈蚣的越冬温度为 0~10℃,但不超过零下 5℃;复苏温度为 12~15℃;气温在 25℃以上比较活跃,20℃左右活动一般,10~15℃活动量少,10℃以下活动更少,甚至不活动,最适生活温度为 25~30℃。

在 0~30℃之间,蜈蚣均可生存。越冬场所与栖息场所基本一致。我国地域辽阔,各地季节温度相差较大。因此,蜈蚣进入冬眠的时间有迟有早。例如,墨江蜈蚣因为生活的地区平均温度较高,越冬温度为 0~10℃;复苏温度为 18.3℃;最适生活温度为 20~22℃。当气温达到 21~23℃时,土坡温度为 22~24℃时,蜈蚣的产量最大。18℃以下时蜈蚣的活动和生长发育减慢,逐步进入冬眠。

(七)天敌

侵袭蜈蚣的天敌有蚂蚁、石龙子、鸟、鼠等。幼小的蜈蚣或脱皮的蜈蚣体表几丁质薄弱,常受到蚂蚁的攻击,造成蜈蚣死亡;正在蜕皮的蜈蚣或是产卵孵化期的蜈蚣抵抗能力弱,此时蚂蚁进入后会群起而攻,或是蜕皮的蜈蚣被咬死,或是孵化中的雌蜈蚣弃卵而逃,给养殖造成损失,一般可以在养殖池周围建一条水沟并注入水,防止蚂蚁进入。石龙子(一种爬行动物,具有 4 足和 1 条长尾巴)在野外常吞食蜈蚣;蓝翡、翠鸟、家鸡、鼠也捕食蜈蚣。

(八)分布

蜈蚣在全世界均有分布,但以热带、亚热带地区种类最为丰富,尤其东南亚地区种类最多。从我国自然地理区划来看,蜈蚣属的种类被局限于华南区、华中区和康滇区的南部,而华中区的北半部只发现有少棘蜈蚣的分布。影响蜈蚣属种类分布的主要因素,有气候、地形、植被和土层等,而纬度则是蜈蚣属分布的明显区划线。在我国,跨越北纬 30°的地区,如华北地区的南部,迄今还未发现蜈蚣属的任何种类。

国内的调查发现,药用蜈蚣主要分布于华中、华东、华南及西南等南方地区海拔高度在 2 000m 以下的丘陵地带,为我国主要的热带、亚热带区域。该地区主要位于东经95°~125°、北纬20°~35°之间,日照时间长,阳光充足,气候温暖,日平均气温一般为20℃左右,最低温度多在-10℃以上。区域内雨季长,降雨量大,河流湖泊纵横,包括长江水系、珠江水系及云南金沙江、澜沧江、怒江组成的三江水系,具有较高的湿度。我国南方地区为高原、盆地、丘陵与平原交错地貌,其丘陵地带具有较好的利水防潮防涝作用,不同的海拔高度、气压差导致了物种的多样性,各种动植物生长旺盛,种类众多,使得蜈蚣食物充足。我国南方这种特定的温度、湿度及气压等气候条件及地貌特征为蜈蚣生长提供了较好的生活环境。

(九)药用蜈蚣的资源分布规律

不同的地理环境、气候条件决定了蜈蚣的生存环境,使不同种类蜈蚣在资源分布上呈现出规律性。康四和等(2016)根据对我国药用蜈蚣资源调查、样品采集情况、供销状况及文献记载等进行研究。结果显示,不同种类蜈蚣在我国南方地区不同海拔高度、不同气候条件下具有不同的地域分布,在资源分布上呈现典型的地域特性。在此基础上,通过对我国药用蜈蚣资源的分布区域及气候条件等因素进行分析研究,得出我国药用蜈蚣资源分布的主要规律,即我国药用蜈蚣在我国南方海拔高度2 000m以下的丘陵地带,呈现"三大水系分布带"及"三大地理分布区"的分布规律。"三大水系分布带"主要包括长江中下游的沿长江水系带,广东、广西的珠江水系带及云南金沙江、澜沧江、怒江组成的三江水系带。"三大地理分布区"主要为海南、中国台湾及西藏察隅3个地理区。在各分布区域内,不同种类蜈蚣在地理气候特征、主要分布种类及蜈蚣体型等方面具有明显的规律性,高纬度区,气温低,蜈蚣冬眠期长,年活动时间短,分布种类主要为较小体型种,长江水系带覆盖面积广,少棘巨蜈蚣分布范围广,产量大,为药用蜈蚣的主要品种,而湖北成为少棘巨蜈蚣的主产区;低纬度区,气候相对炎热,蜈蚣冬眠期短,有效活动期长,多为较大体型种;云南三江水系带、中国台湾地区相对中部,呈南北走向,地理气候变化大,种类分布上具有交叉性。

五、中国重要种类

蜈蚣(centipedes)俗称"百足虫",又名"天龙"。全球已记述3科32属共620余种。在我国,毒性大的蜈蚣有4科:①蜈蚣目,蜈蚣科,有两属,蜈蚣属分布在我国南方各地、东南亚及日本;耳孔蜈蚣属分布在东北及华北地区。②蜈蚣目,盲蜈蚣科,盲蜈蚣属,世界性分布。③地蜈蚣目,地蜈蚣科,喜居湿处,各地常见。④石蜈蚣目,石蜈蚣科,喜居石下,主要分布在我国华北地区。

(一)中国蜈蚣主要代表种

1. 少棘蜈蚣 是 L. Kock 于 1878 年命名的一种蜈蚣。少棘蜈蚣是蜈蚣科中最常见的种类之一,俗称"金头蜈蚣"。分类地位:蜈蚣目、蜈蚣科(Scolopendridae)、蜈蚣属(Scolopendra)。

(1)种名:少棘蜈蚣(Scolopendra mutilans,L. Kock,1878)

(2)形态

1)鉴别特征:体长可达 135mm。触角、头板、第1背板橘黄色,剩余背板墨绿色。触角17~19节,基部6节光滑无毛。齿板齿数5+5。第2~20腹板具不完整平行纵缝线。第1~20对步足各具1跗刺;最末步足前股节腹面外侧2小棘,内侧1小棘;背面内侧1小棘。

2)形态描述:少棘蜈蚣成虫长 100~110mm。头板和第一有足体节的背板,呈金黄色,与墨绿色或黑褐色的其他背板显然不同。步足多为黄色,最末步足,多呈赤褐色,也有步足都呈赤褐色或红色的个体。头板无纵沟线,触角分17节,除基部的6节外,都被有细密的绒毛。左大颚有5个大齿,右大颚却只有4个,左右大颚齿在中线上相互缝合交错,可切割和磨碎食物;背板上的纵沟线从第4~9背板开始,至第20背板;最末的背板无沟线;第2~19胸板有纵沟线。体部背板两侧的棱缘,从第5~9背板开始,至最末背板。第20步足和前面步足一样,均有一跗刺。基侧板突起的末端,常有2个小棘,少数有1个或3个小棘的。最末步足(即第21步足)无跗刺,其前股节腹面外侧有2个棘,而内侧有1个棘。在前股节背面内侧有1棘。隔棘上具有2个小棘。雄性生殖区的前生殖节胸板两侧,有1对生殖肢。少棘蜈蚣个体比多棘蜈蚣小,最末足的前股节腹面和背面内侧的棘数也少。颚肢齿板的齿数变异不大。但因产地不同,种群也不同,黄足、"赤"足个体数量的比例就不同。

(3)生活习性和生境:少棘蜈蚣是热带地区主要的蜈蚣类群之一,是许多动物的捕食者,在土壤生态系统中作为食肉类无脊椎动物中的重要角色。

（4）地理分布：少棘蜈蚣为我国传统的动物药之一，主要分布在湖北、湖南、安徽、江苏、浙江等。分布区域主要位于长江中下游沿长江水系，该地区江河、湖泊众多，气候温润潮湿，属亚热带气候。生活区域海拔高度多位于 600m 以下。据统计，湖北为蜈蚣的主要产区，湖北蜈蚣年产量占全国年总产量的 70% 以上，20 世纪 70、80 年代年产量即达 2 000 万条，现年产量约 4 000 万条，成为湖北省道地药材品种之一。湖北以宜昌、随州、荆门、襄樊为主产区，黄冈、孝感等地为次产区。安徽的全椒、滁州，江苏的盱眙，浙江的舟山宁波，河南信阳等地亦有一定产量。

2. 模棘蜈蚣　是 Leach 于 1815 年命名的一种蜈蚣。分类地位：蜈蚣目、蜈蚣科（Scolopendridae）、蜈蚣属（Scolopendra）。

（1）种名：模棘蜈蚣（Scolopendra subspinipes，Leach，1815）

（2）形态

1）鉴别特征：体长可达 220mm。身体大致呈单一的褐色或黄褐色，有的头板和第 1 背板颜色略不同于剩余背板。触角 17~19 节，基部 6 节光滑无毛。齿板齿数 5+5 或 6+6。第 2~20 腹板具完整平行纵缝线。第 1~19（20）对步足各具 1 跗刺；最末步足前股节小棘数目变化复杂，腹面外侧 1~3 小棘，内侧具 1 小棘；背面内侧具 0~1 小棘。

2）形态描述：虫体长达 160mm，有的可达 200mm。全体大多呈单一的褐色或黄褐色（彩图 40-2）。有时头板和第一有足体节的背板，比橄榄褐色的其他背板光亮些。头板无纵沟线。触角由 18 节组成，基部的 6 节无细密的绒毛，颚齿为 5+5 或 6+6，也有二、三个小齿相互愈合为一个大钝齿的标本。第一背板无沟线，背板纵沟线从第 2~6 背板开始，直至第 20 背板；最末背板无沟线。第 2~19 胸板有纵沟线。身体两侧的棱缘，是由第 7~10 背板开始，直至最末背板。第 1~20 步足各有一跗刺；最末步足无跗刺。基侧板突起末端有 2 个小棘，少数有 1 个或 3 个小棘；腺孔区扩展到背缘。最末步足的前股节腹面外侧具有 2 棘，而内侧具有 1 棘，背面内侧具有 1~2 个棘，隅棘末端具有 2 小棘。模棘蜈蚣的一些个体变异也很显著，背板呈单一色，可呈褐色、黄褐色、橄榄色或黑褐色。

（3）地理分布：模棘蜈蚣主要分布在中国台湾和广东两省。

3. 多棘蜈蚣　是 Newport 于 1845 年命名的一种蜈蚣。分类地位：蜈蚣目、蜈蚣科（Scolopendridae）、蜈蚣属（Scolopendra）。

（1）种名：多棘蜈蚣（Scolopendra multidens，Newport，1845）

（2）形态

1）鉴别特征：体长可达 160mm。触角 18 节，基部 6 节光滑无毛。齿板齿数 6+6。

第 2~20 背板具完整平行纵缝线。大部分背板无棱缘，第 14（15 或 16）20 背板具不完整侧棱缘。第 2~19 腹板具不完整的平行纵缝线。基侧板突起末端具 3 小棘，无背棘和侧棘。第 20、21 对步足无跗刺。最末步足前股节腹面外侧 2 小棘，内侧 2 小棘；背面内侧 2 小棘；隅棘末端具 3 小棘。雄性成体前生殖节腹板两侧无生殖肢。

2）形态描述：体长达 155mm。头板和第一有足体节的背板颜色，比少棘蜈蚣的较深，呈玫瑰红色，与棕褐色的其他背板显然不同。步足为棕红色；触角分为 18 节，基部 6 节无细密的绒毛。颚齿为 6+6，背板纵沟线，大多从第 2 背板开始，直至第 20 背板。最末背板则无沟线。胸板纵沟线从第 2 胸板开始，至第 20 胸板。但很不明显。身体两侧的棱缘从第 10~14 背板开始，直至最末背板。第 1~19 步足有跗刺，第 20 步足和最末步足无跗刺。基侧板突起末端常有 3 小棘，也很少有 2 小棘的。最末的步足，较少棘蜈蚣粗壮，前股节的腹面外侧有 2 棘或 3 棘，而内测有 2 棘，背面内侧有 2 棘，隅棘末端有 3 小棘，也曾发现有 2 小棘的个体。雄性生殖区前，生殖节胸板两侧无生殖肢，与模棘蜈蚣、少棘蜈蚣和哈氏蜈蚣（都有生殖肢）不同。多棘蜈蚣与少棘蜈蚣是两个近似的种。

（3）生活习性和生境：生活海拔高度多位于 1 000m 左右，产量较少，在少数地区有使用，在广西商品名为"广西蜈蚣"。

（4）地理分布：多棘蜈蚣主要分布于广西、广东、云南、海南等地沿珠江、云南三江水系区域，属我国南方热带地区;主产于广西都安、马山、横县及云南丽江、迪庆、楚雄等地,局部具相似气候条件的湖北宜昌、浙江丽水少见。

4. 哈氏蜈蚣　是 Brandt 于 1840 年命名的一种蜈蚣。分类地位:蜈蚣目、蜈蚣科(Scolopendridae)、蜈蚣属(*Scolopendra*)。

(1)种名:哈氏蜈蚣(*Scolopendra dehaani*,Brandt,1840)

(2)形态

1)鉴别特征:体长可达 200mm。触角 18 节,基部 6 节光滑无毛。齿板宽显大于长,齿数 6+6。第 1~20 对步足各具 1 跗刺;最末步足前股节腹面外侧无棘,内侧具 1 小棘;背面内侧具 1 小棘。

2)形态描述:成虫体长为 150mm,最大的可达 200mm。头板和第一有足体节的背板为红色,而其他背极为褐色。步足呈浅褐色。触角分 18 节,基部 6 节无细密的绒毛。颚齿为 6+6。背板纵沟线多从第 4 背板开始,直至第 20 背板;胸板纵沟线从第 2 胸板至第 20 胸板;最末体节的基侧板突起末端有 2 小棘,也有一侧突起末端有 1 或 3 小棘的个体。第 1~19 步足各有一跗刺,第 20 步足也有一跗刺。最末步足前股节的腹面外侧无棘,而内侧仅有 1 棘。前股节的背面内侧有 1 棘,也有少数个体一侧为 1 棘,而另一侧为 2 棘。隅棘末端为 2 小棘。雄性生殖区前生殖节胸板两侧有细小的生殖肢。

(3)生活习性和生境:哈氏蜈蚣分布区域属海南地区及珠江水系,该种体型较大,数量较少,在产区民间有泡药酒治疗风湿、湿疹等应用。

(4)地理分布:哈氏蜈蚣主要分布于海南、广西、广东、云南西双版纳等。

5. 马氏蜈蚣　是 Gravely 于 1912 年命名的一种蜈蚣。分类地位:蜈蚣目、蜈蚣科(Scolopendridae)、蜈蚣属(*Scolopendra*)。

(1)种名:马氏蜈蚣(*Scolopendra mazbii*,Gravely,1912)

(2)形态:成虫体长可达 90mm。幼体蓝绿色,仅头的前半部呈红褐色;成体的头板和第一步足体节的背板呈棕红色。第二步足体节的背板呈深绿色,而其他背板呈灰褐色;背板的后缘有一条绿色条纹,步足为黄褐色。头板有一条细长的纵沟线。触角分 17 节,基部为 5 节,无细密的绒毛。颚齿各有 5 或 6 个小齿。背板纵沟线从第 2 背板至第 20 背板;第 21 背板无沟线。胸板纵沟线从第 2 胸板开始,直至第 19 胸板。身体两侧的棱缘从第 5~10 背板开始,直至第 21 背板;最末体节的基侧板突起,末端通常只有一个小棘。第 1~19 步足各有一跗刺。第 20 步足也有一跗刺。最末步足股节的腹齿有 6 棘,呈 3 行,每行各有 2 棘,背面内侧各有 1 棘。隅棘末端有二小棘。雄性生殖区前生殖节胸板两侧无生殖肢。

(3)生活习性和生境:马氏蜈蚣孳生于喜马拉雅山与横断山过渡地带,地势西北高东南低,是典型的高山峡谷和山地河谷地貌。平均海拔 2 300m,谷地南部边缘海拔 1 400m。受印度洋季风影响,雨水丰富,气候温暖,日照充足,无霜期长。最冷月平均气温大于 5℃。属于喜马拉雅山南亚热带湿润气候区。数量较少,在产区有使用。

(4)地理分布:马氏蜈蚣主要分布于西藏察隅地区。

6. 黑头蜈蚣　是 Zhang 和 Wang 于 1999 年命名的一种蜈蚣。分类地位:蜈蚣目、蜈蚣科(Scolopendridae)、蜈蚣属(*Scolopendra*)。

(1)种名:黑头蜈蚣(*Scolopendra negrocapitis* Zhang et Wang,1999)

(2)形态:成虫体长 77mm。整体大致呈墨绿色至深褐色;头板和最末背板略成红褐色;前面步足黄色,逐渐向后呈红褐色。头板和背板光滑无刻点。触角 18 节;基部 1~6 节具稀疏的短刚毛,剩余各节被浓密细毛。齿板宽大于长,齿数 5-5,内部 2 齿部分愈合成 1 大齿。颚肢的转前股节内侧突具 2 端齿和 1 侧齿。第 3-20 背板具平行纵缝线。第 17-20 背板具不完整侧棱缘;最末背板具完整棱缘。第 2~20 腹板具平行纵缝线;最末腹板后方趋窄呈倒梯形,长略大于宽,后缘平直。基侧板除末端突起外密布腺孔,突起短,末端具 3 小棘。第 1~19 对步足各具 1 跗刺;第 20 和最末步足无跗刺。综上,黑头蜈蚣的鉴定特征有:触角 18 节,基部 1~6 节具稀疏的短刚毛,剩余各节被有细密的刚毛。齿板宽大于长,齿数 5-5。大部分背板无侧棱缘;腹板具平行纵缝线。基侧板突起末端具 3 小棘。最后一对步足前股节腹面具中棘 M1-1,背中棘 DM1(0)-1-1;背面具 1-1 棘;前股节突具 3 棘。

（3）地理分布：黑头蜈蚣主要分布于贵州威宁县和湖北京山县。

7. 禄丰蜈蚣　分类地位：蜈蚣目、蜈蚣科（Scolopendridae）、蜈蚣属（*Scolopendra*）。

（1）种名：禄丰蜈蚣（*Scolopendra lufengensis* sp. nov）

（2）形态：成虫体长 < 50mm，头板及背板墨绿色。头部：多具小刻点，先端两侧各具 4 个复眼。触角 18 节，基部 6 节光滑。齿板明显分为两部分，每部分具 4 齿。体部纵线：背部纵线始于第 4 背板，完整可见棱缘始于第 8 背板，21 背板具有完整棱缘，无纵线纹。第 2-19 腹板具完整纵线。基腹板：锥形，密布细小腺孔，尖端 3 小棘。步足：基部黄色，至末端渐呈绿色。所有步足均具 2 附爪；1~19 步足具 1 跗刺；尾足短粗，前股节小棘腹面外侧 1，腹面内侧 2，背面内侧 2，3 隅棘。

（3）地理分布：贵州毕节。

目前，对蜈蚣属分类方法存在争议，指出这些亚种究竟是不同的地理种群还是简单的变异，尚不明确。少棘巨蜈蚣在体长、体色等形态特征，特别是地理分布上与模棘蜈蚣存在明显区别；少棘巨蜈蚣和多棘蜈蚣在形态上也具有显著的差异，如多棘蜈蚣第 20 步足无跗刺，雄性无生殖肢，地理分布上少棘巨蜈蚣普遍分布在长江中下游，多棘蜈蚣主要分布于广西、广东和云南等省份，在交叉分布区内并未发现两种杂交繁殖的居间类群，表明它们之间具有生殖隔离。

8. 平耳孔蜈蚣　是 Karsch 于 1981 年命名的一种蜈蚣。分类地位：蜈蚣目、蜈蚣科（Scolopendridae）、耳孔蜈蚣属（*Otostigmus*）。

（1）种名：平耳孔蜈蚣（*Otostigmus politus*，Karsch，1981）

（2）形态

1）鉴别特征：耳孔蜈蚣属触角 17~31 节（多数在 23 节以下），基部 2~3 节光滑少毛；头板后缘为第 1 背板前缘覆盖；基胸板齿板通常各 3~5 齿，前部中央各着生 1 短刺；躯干部具 21 对步足及有足体节；第 3、5、8、10、12、14、16、18 和 20 有足体节的两侧各 1 气门，圆形或椭圆形，构造简单，无瓣扉；大部分背板具 2 条平行纵缝线和不完整棱缘，最末背板具完整棱缘但无纵缝线；腹板具平行纵缝线。

2）形态描述：成虫体长达 58mm，触角 17 节，基部 2 节和第 3 节背向光滑，第 3 节腹面末端及剩余各节被密毛（图 40-12）。基胸板齿板齿数 4+4，中央 2 齿大于两侧小齿，并彼此显著分开；基部中央无纵缝线。颚肢的转前股节内侧突仅有 1 大齿。第 4~5 背板具不完整，第 6~20 背板，第 12~20 背板具不完整侧棱缘；最末背板具完整棱缘，后缘钝角，中央具短纵凹沟。第 3~19 背板具完整平行纵缝线；最末腹板侧缘向后方汇聚，后缘略内凹。基侧板突短，腹面无腺孔分离带；突起末端具 1 小棘和 1~3 小侧棘，常见 3 小棘，背面无小棘，外侧面具 1 小棘。第 1 对步足 1 股刺，第 1~2 对步足 1 胫刺，第 1~7 对步足 2 跗刺，其余步足至第 19 对步足 1 跗刺，第 20 和最末步足无跗刺。所有步足各具 2 爪刺。最末步足粗壮，前股节腹面具 3 排小棘，外侧 3 或 4 小棘，中央 2~4 小棘，内侧 2~4 小棘。背面内侧 1 或 2 小棘，末端 1 隅棘。

（3）地理分布：平耳孔蜈蚣主要分布于北京、河北、辽宁、内蒙古、四川、天津、云南。

9. 糙耳孔蜈蚣　是 Porat 于 1876 年命名的一种蜈蚣。分类地位：蜈蚣目、蜈蚣科（Scolopendridae）、耳孔蜈蚣属（*Otostigmus*）。

（1）种名：糙耳孔蜈蚣（*Otostigmus scaber* Porat，1876）

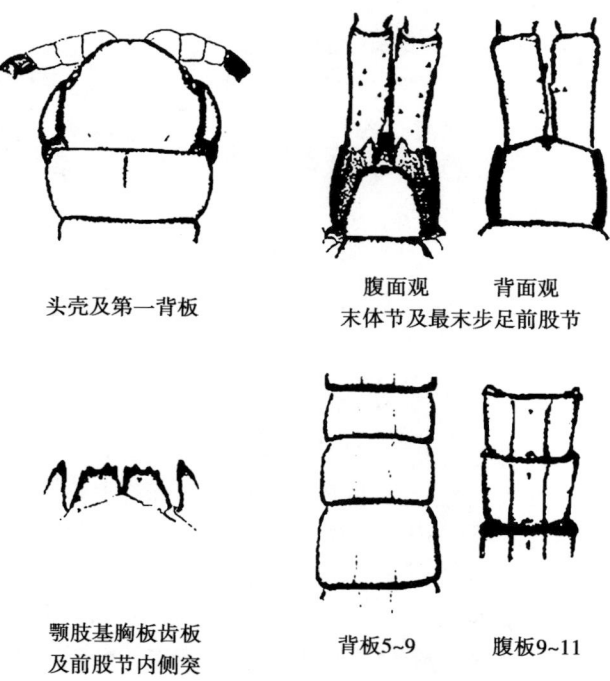

头壳及第一背板

腹面观　　背面观
末体节及最末步足前股节

颚肢基胸板齿板
及前股节内侧突

背板5~9　　腹板9~11

图 40-12　平耳孔蜈蚣
（仿 宋志顺）

（2）形态

1）鉴别特征:触角 21 节,基部 2~3 节背向光滑。齿板齿数 4+4,内部 2 齿部分愈合,另 1 大齿外侧具 1 小齿。背板自第 3 背板起具 1~9 条纵脊棱,表面密布棘状小突起。腹板具不完整的平行纵缝线,一般占腹板前部的 30%~50%。基侧板突长,端部 2~3 小棘、背面 1 小棘、外侧面 2 小棘。最末步足前股节瘦长,一般具 4 排 14~18 小棘。

2）形态描述:成虫体长达 69mm。触角 21 节;基部 2~3 节背向光滑无毛,剩余各节被密毛(图 40-13)。基胸板齿板齿数 4+4,内侧 2 齿部分愈合,外侧大齿具 1 小齿;基部中央具细长纵缝线。颚肢的转前股节内侧突 4 小齿,部分愈合。第 2~4 背板具不完整平行纵缝线,第 5~20 背板平行纵缝线完整。第 5~20 背板具不完整侧棱缘,最末背板具完整棱缘,后缘外弯,中央具短纵凹沟。自第 3 背板起具纵脊棱,第 3 背板 1 条,第 4 背板 3 条,第 5~20 背板 7 或 9 条,最末背板无;背板表面密布棘状小突起。第 3~19 腹板具明显但不完整平行纵缝线,自前缘开始约占腹板长度 30%~50%。最末腹板后方趋窄,呈倒梯形,后缘略内凹。基侧板突长,腹面具长腺孔分离带,剩余部分密布腺孔,突起末端 3 小棘,背面 1 小棘,外侧面 2 小棘。第 1 对步足具 1 股刺;第 1~4 或 5 对步足具 1 胫刺;第 1~9(偶见 7,8,10 和 11)对步足具 2 跗刺,剩余步足至第 19 对步足具 1 跗刺;第 20 和最末步足无跗刺;所有步足各 2 爪刺。最末步足瘦长,前股节腹面 3 排小棘,外侧 4(偶见 3 或 5)小棘,中央 2~3 小棘,内侧 2~4(多见 3)小棘;背面内侧 3~4 小棘,末端 1(少见 2)隅棘。

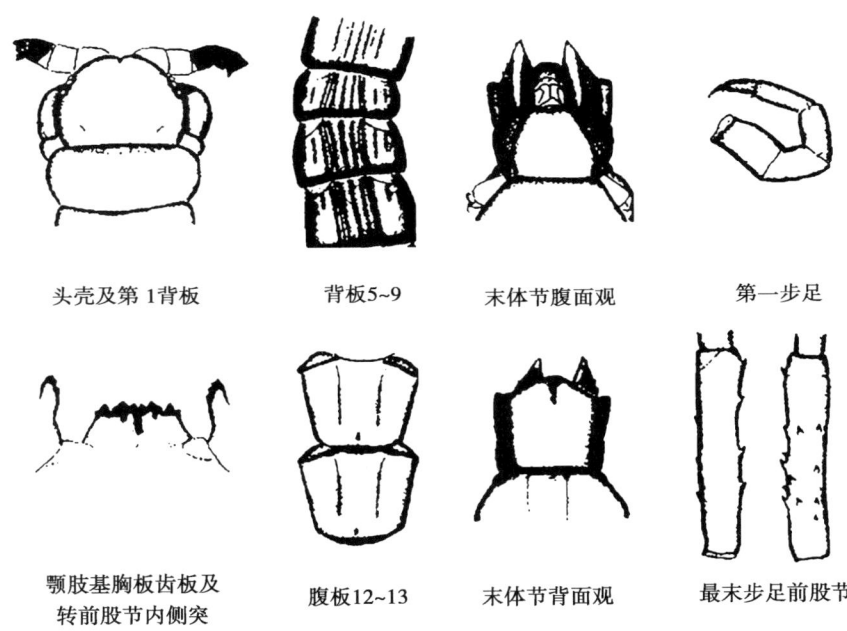

| 头壳及第 1 背板 | 背板5~9 | 末体节腹面观 | 第一步足 |

| 颚肢基胸板齿板及
转前股节内侧突 | 腹板12~13 | 末体节背面观 | 最末步足前股节 |

图 40-13　糙耳孔蜈蚣
（仿 宋志顺）

（3）地理分布:糙耳孔蜈蚣主要分布于安徽、福建、湖北、湖南、四川、台湾。

10. 多刺耳孔蜈蚣　是 Hasse 于 1887 年命名的一种蜈蚣。分类地位:蜈蚣目、蜈蚣科(Scolopendridae)、耳孔蜈蚣属(*Otostigmus*)。

（1）种名:多刺耳孔蜈蚣(*Otostigmus aculeatus* Hasse,1887)

（2）形态

1）鉴别特征:触角 17 节,基部 3 节光滑。齿板齿数 4+4,内外侧两齿部分愈合,并彼此分开。腹板具完整的平行纵缝线。基侧板突较长,端部、背面及侧面共 8~11 小棘,位置多变化。最末步足前股节一般具 5 排 24~36 小棘。

2）形态描述:体长.33mm。头板、第 1~4 背板呈蓝绿色;剩余背板灰绿色,略带锈色;触角和最末步足褐色;剩余步足浅绿色。触角17节;基部3节背向无毛,剩余各节被浓密细毛。齿板各具4齿,中央2齿大于两侧小齿,并彼此显著分开;基部中央无纵缝线。颚肢的转前股节内侧突具3小齿,部分愈合。第2~3背板具不完整平行纵缝线,第4~20背板平行纵缝线完整。第12~20背板具不完整侧棱缘;最末背板具完整棱缘,后缘向外弯曲呈一大钝角,中央具纵向浅凹沟。第3~19腹板具明显完整平行纵缝线,自前缘开始约占腹板长度90%;第20腹板无缝线;最末腹板后方趋窄呈倒梯形,后缘内凹。基侧板突较长,腹面后方具腺孔分离带,除背面外密布腺孔,突起末端具4小棘和2小侧棘,背面具1小棘,外侧面具1或2小棘。第1对步足具1股刺;第1~2对步足具1胫刺;第1~3(4或5)对步足具2跗刺,剩余步足至第19对步足具1跗刺;第20和最末步足无跗刺;所有步足各具2爪刺。最末步足前股节共约24~36小棘,腹面自外向内具4排小棘,分别为3~5、7~11、5~7和6~9;背面内侧具3~4小棘,末端具1隔棘。

(3)地理分布:国内主要分布于湖南、云南、海南、香港、台湾;国外主要分布于爪哇、越南。

11. 非洲卫蜈蚣 是Peters于1855年命名的一种蜈蚣。分类地位:蜈蚣目、蜈蚣科(Scolopendridae)、卫蜈蚣属(*Rhysida*)。

(1)种名:非洲卫蜈蚣(*Rhysida afra* Peters,1855)

(2)形态

1)鉴别特征:触角17节,基部3节光滑。背板无完整的平行纵缝线;仅最末背板具棱缘;腹板亦无完整平行纵缝线,约占腹板前部10%~20%;基侧板突短,端部2~3小棘,无背棘和侧棘。最末步足前股节一般具3排4~5小棘,无隔棘。

2)形态描述:体长可达52mm。全体深棕色。触角左20节,右21节;基部背向3节,腹向2.7节光滑无毛,剩余各节被浓密细毛。齿板齿数4+4;前部中央各着生1刺;基部中央具1短纵缝线。颚肢的转前股节内侧突具3小齿,部分愈合。

背板无完整平行纵缝线,仅在前后具短而不明显的平行线;也不具棱缘;仅最末背板具完整棱缘,后缘向外弯曲。腹板亦无完整平行纵缝线,占腹板前部10%~20%;最末腹板后方趋窄呈倒梯形,后缘内凹。基侧板突短,端部2~3小棘,无背棘和侧棘。第1对步足具1股刺;第1~3对步足具1胫刺;第1~18对步足具2跗刺;第19~20对步足具1跗刺。

(3)地理分布:国内分布于西藏墨脱;国外分布于不丹、莫桑比克、南非、尼泊尔、印度。

12. 多氏盲蜈蚣 是Pocock于1891年命名的一种蜈蚣。分类地位:蜈蚣目、盲蜈蚣科(Cryptopidae)、盲蜈蚣属(*Cryptops*)。

(1)种名:多氏盲蜈蚣(*Cryptops doriae* Pocock,1891)

(2)形态

1)鉴别特征:盲蜈蚣属具21对步足及有足体节;头板前部两侧单眼区无单眼,亦无斑点;触角17节,基部2~4节生有稀疏长刚毛,剩余各节被浓密细毛;基胸板前缘不具齿板;第7有足体节两侧无气门;大部分腹板具十字沟线;无平行纵缝线;前背板明显,前腹板分成左右2横条;最末背板不长于第20背板;大部分步足跗节分节不明显。

2)形态描述:多氏盲蜈蚣成虫体长27mm。全身黄色,头板及背板具稀疏刻点和刚毛。头板长约等于宽,被第1背板前缘覆盖。触角17节,基部前2.5节生有稀疏长刚毛,剩余各节密被短毛。额板中央着生3根长刚毛,呈倒三角形;上唇刚毛8根。基胸板前缘略外凸,中央具1小缺口,无齿;左右前缘附近各具长刚毛3根,短毛4根。颚肢节转前股节无侧齿,毒腺基部呈卵形(图40-14)。

第1背板无纵缝线;第2背板前后端各具2短纵缝线;第3~20背板具完整平行纵缝线,外侧各具1弓形侧沟线,后缘中央具1短纵缝线,中央具略凸起的纵脊。第2~20背板可见前背板,亦具2短纵缝线。最末背板具棱缘,后端呈钝三角形,中央具Y形凹陷。第1、20腹板十字沟线不明显,第2~19腹板具明显十字沟线,横沟线呈弓形,纵缝线约占腹板长度的60%~80%;最末腹板后方趋窄呈倒梯形,后缘平直。基侧板腺孔区中央生有刚毛,各具31个腺孔,后端平截,非腺孔区2排6根粗毛,后缘7根粗毛(图40-14)。

第1~19步足跗节分节较明显,第20~21步足跗节明显分成2节。第1~20步足前股节、股节和胫节腹面生有稀疏粗毛,主爪具2爪刺。最末步足前股节两侧及腹面具粗毛,背面生细毛;股节、胫节腹面具稀疏粗毛,剩余各节生细毛。胫节、第 1 跗节末端两侧各具 1 小末齿;股节具 1 锯状齿,胫节具 8~9 锯状齿,第 1 跗节具 4 锯状齿,各自排成一列;第 2 跗节下缘呈薄刀状;主爪无爪刺(图 40-14)。

(3)地理分布:多氏盲蜈蚣分布于中国西藏(日喀则)和尼泊尔。

13. 日本盲蜈蚣　是 Takakuwa 于 1934 年命名的一种蜈蚣。分类地位:蜈蚣目、盲蜈蚣科(Cryptopidae)、盲蜈蚣属(*Cryptops*)。

(1)种名:日本盲蜈蚣(*Cryptops japonicus* Takakuwa,1934)

(2)形态

1)鉴别特征:基侧板腺孔区约 30 个腺孔;最末步足股节具 1 锯状齿,胫节具 7 锯状齿,第 1 跗节具 2~3 锯状齿。

2)形态描述:体长可达 12mm。全身黄色。触角 17 节,基部 4 节着生稀疏长刚毛,剩余各节密被短毛。基胸板前端具 2 略凸的边缘,无齿。颚肢转前股节无侧齿。头板及背板,具稀疏刚毛。第 1~2 背板具 2 短纵缝线;第 3~20 背板具

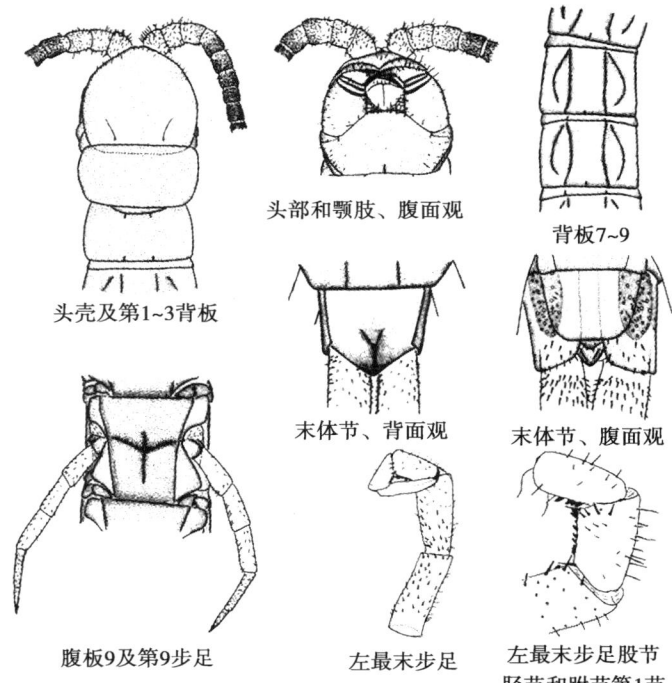

头部和颚肢、腹面观

背板 7~9

头壳及第 1~3 背板

末体节、背面观

末体节、腹面观

腹板 9 及第 9 步足

左最末步足

左最末步足股节胫节和跗节第 1 节

图 40-14　多氏盲蜈蚣
(仿 宋志顺)

2 条完整长纵缝线,外侧各具 1 弓形侧沟线;仅最末背板具棱缘。第 3~20 腹板具十字沟线,横沟线呈弓形。基侧板腺孔区约 30 个腺孔,无基侧板突。最末步足股节具 1 锯状齿,胫节具 7 锯状齿,第 1 跗节具 2~3 锯状齿,各自排成一列;第 2 跗节下缘呈薄刀状;主爪无爪刺。日本盲蜈蚣成虫个体较小,体色较多氏盲蜈蚣浅,其他特征与多氏盲蜈蚣的形态特征相似(表 40-4)。

表 40-4　中国盲蜈蚣属种类的鉴别特征

特征		多氏盲蜈蚣 (*C. doriae*)	日本盲蜈蚣 (*C. japonicus*)	黑花盲蜈蚣 (*C. nigropictus*)	宋氏盲蜈蚣 (*C. songi*)
最大体长/mm		33	15	18	22
背板黑斑		无	无	有	无
基胸板前	长刚毛	3+3	—	2+2	3+3
缘刚毛	短刚毛	4+4	—	—	2+2
背板平行纵缝线		3~20	3~20	3~20	3~20
腹板十字沟线		2~19	3~20	1~20	2~19
基侧板腺孔数		31+31	30+30	13+13	26+26
步足跗节分节		明显	—	不明显	明显
最末步	股节	1	1	0	0
足锯状	胫节	8~9	7	5~6	7~8
齿数	跗节第 1 节	4	2~3	3~4	3~4

(3)地理分布:国内分布于中国东北、山西和台湾;国外分布于日本、朝鲜。

14. 黑花盲蜈蚣　是 Takakuwa 于 1936 年命名的一种蜈蚣。分类地位:蜈蚣目、盲蜈蚣科(Cryptopidae)、盲蜈蚣属(*Cryptops*)。

（1）种名：黑花盲蜈蚣（*Cryptops nigropictus* Takakuwa，1936）

（2）形态

1）鉴别特征：自第3有足体节起背板具大小不等对称黑斑，腹板与各步足基节表面也具黑斑。基侧板腺孔区中央生有刚毛，约13个腺孔。第1~19对步足的跗节分节不明显；第20、21对步足跗节明显分为2亚节；最末步足股节无锯状齿，胫节具6~7锯状齿，第1跗节具4~5锯状齿。黑花盲蜈蚣成虫的底色为黄色，自第3有足体节起背板具大小不等对称黑斑，腹板与各步足基节表面也具黑斑；基侧板腺孔区中央各生有13个腺孔，明显不同于其他盲蜈蚣（表40-4）。

2）形态描述：体长9mm。身体底色为黄色，自第3有足体节起背板具大小不等对称黑斑，腹板与各步足基节表面也具黑斑。触角17节，基部4节着生稀疏长刚毛，剩余各节密被细毛。头板长约等于宽，被第1背板前缘覆盖。基胸板前端具2略凸的边缘，无齿。颚肢转前股节无侧齿。头板及背板，具稀疏刚毛。第3~20背板具2条完整长纵缝线，外侧各具1弓形侧沟线；仅最末背板具棱缘。第3~20腹板具十字沟线，横沟线呈弓形。最末腹板后方趋窄呈倒梯形。基侧板腺孔区中央生有刚毛，约13个腺孔。第1~19对步足的跗节分节不明显，仅第20、21对步足跗节明显分为2亚节。第20对步足并不粗壮，前股节、股节和胫节腹面具稀疏粗毛；最末步足前股节两侧及腹面具粗毛，背面生细毛；股节、胫节腹面具稀疏粗毛，剩余各节生细毛。胫节、第1附节末端两侧各具1小末齿；股节无锯状齿，胫节具6~7锯状齿，第1跗节具4~5锯状齿，各自排成一列；第2跗节下缘呈薄刀状。

（3）地理分布：黑花盲蜈蚣分布于中国台湾。

15. **宋氏盲蜈蚣** 分类地位：蜈蚣目、盲蜈蚣科（Cryptopidae）、盲蜈蚣属（*Cryptops*）。

（1）种名：宋氏盲蜈蚣（*Cryptops songi* sp. nov.）

（2）形态

1）鉴别特征：宋氏盲蜈蚣与黑花盲蜈蚣形态相似，但宋氏盲蜈蚣背板无大小不等对称的黑斑；基侧板腺孔26+26，而黑花盲蜈蚣为13+13（表40-4）。宋氏盲蜈蚣与其他盲蜈蚣的鉴别特征有：体长可达22mm；头板后缘具很短的平行纵缝线；基胸板前缘长刚毛3+3，短刚毛2+2；自第3背板开始具完整的平行纵缝线，无黑斑；最末腹板后缘平直；基侧板腺孔26+26；第3~19对步足跗节较明显分节；最末步足股节无锯状齿，胫节具7~8锯状齿，跗节第1节具3~4锯状齿，胫节和跗节具末齿（图40-15）。

2）形态描述：宋氏盲蜈蚣体长13~22mm。全身浅黄色，头板及背板具稀疏刻点和刚毛。头板长略大于宽（1∶0.9），被第1背板前缘覆盖，后缘具很短的平行纵缝线。触角17节，基部2.5节腹面至3.5节背面生有稀疏长刚毛，剩余各节密被短毛。额板中央着生3根长刚毛，呈倒三角形；上唇刚毛8根。基胸板前缘略外凸，中央具1小缺口，无齿；左右前缘附近各具长刚毛3根，短毛2根。颚肢转前股节无侧齿，毒腺基部呈卵形（图40-15）。

第1背板无纵缝线；第2背板前后端各具2短纵缝线；第3~20背板具完整平行纵缝线，外侧各具1弓形侧沟线，后缘中央具1短纵缝线，中央具略凸起的纵脊。部分背板可见前背板，亦具2短纵缝线。最末背板具棱缘，后端呈钝三角形。第1、20腹板十字沟线不明显，第2~19腹板具明显十字沟线，横沟线呈弓形，纵缝线约占腹板长度的80%；最末腹板后方趋窄呈倒梯形，后缘平直。基侧板腺孔区中央生有刚毛，各具26个腺孔，后端平截，边缘6~7根粗毛（图40-15）。

第3~19步足跗节分节较明显，第20~21步足跗节明显分成2节。第1~20步足前股节、股节和胫节腹面生有稀疏粗毛，主爪具2爪刺。最末步足前股节两侧及腹面具粗毛，背面生细毛；股节、胫节腹面具稀疏粗毛，剩余各节生细毛。胫节、第1跗节末端两侧各具1小末齿；股节无锯状齿，胫节具8锯状齿，第1跗节具4锯状齿，各自排成1列；第2跗节下缘呈薄刀状；主爪无爪刺。

（3）地理分布：宋氏盲蜈蚣分布于河北承德和保定（图40-15）。

16. **锈尖盲蜈蚣** 是L.Koch于1878年命名的一种蜈蚣。分类地位：蜈蚣目、尖盲蜈蚣科（Scolopocryptopidae）、尖盲蜈蚣属（*Scolopocryptops*）。

（1）种名：锈尖盲蜈蚣（*Scolopocryptops rubiginosus* L.Koch，1878）

（2）形态

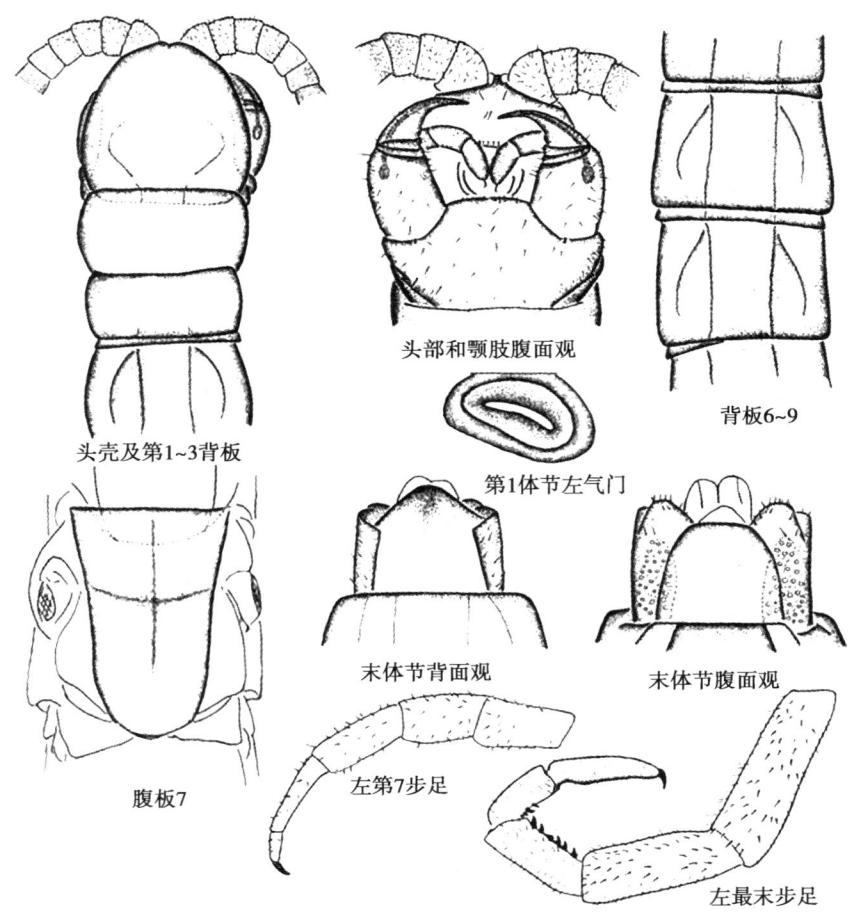

头壳及第1~3背板

头部和颚肢腹面观

背板6~9

第1体节左气门

腹板7

末体节背面观

左第7步足

末体节腹面观

左最末步足

图 40-15　宋氏盲蜈蚣
（仿 宋志顺）

1）鉴别特征:体长近40mm;背板无黑斑;头板两侧具棱缘;第2触角节背向生有中等密度的刚毛,较第1触角节浓密,但稀疏于以后各节;第4~21背板具平行纵缝线;第6~22背板具不完整棱缘;最末步足股节、胫节和跗节生有稀疏的刚毛。

2）形态描述:体长可达38mm;触角、头板、第1背板及最末2节背板浅红褐色;剩余背板黄褐色;背板无黑斑;所有步足黄色具轻微的蓝斑。头板长约等于宽,两侧具棱缘。触角17节,第2触角节背向生有中等密度的刚毛,较第1触角节浓密,但稀疏于以后各节。基胸板具大刻点,前缘具2凸出的齿缘,后面无骨缝线。颚肢的转前股节内侧具1小侧齿。

头板及背板亦具大刻点,并生有稀疏的短刚毛。第4~21背板具明显的平行纵缝线;第6~22背板具不完整棱缘,最末背板具完整棱缘,后端具浅凹坑。腹板亦具刻点,无缝线;最末腹板呈倒梯形,后缘轻微内凹,中央具纵向浅凹坑。基侧板具许多腺孔,基侧板突长,末端具1长棘。

所有步足都具2爪刺。前面步足生有中等密度的刚毛,后面步足刚毛稀疏。第1至19对步足具2胫节刺和1跗节刺,第20、21对步足具1胫节刺和1跗节刺;第22对步足具或不具1跗节刺,无胫节刺;最末步足无胫节刺亦无跗节刺。最末步足股节、胫节和跗节生有稀疏的刚毛;前股节中央腹面具1大棘,背面内侧具1小棘。

（3）地理分布:国内分布于四川九寨沟;国外分布于越南、日本、朝鲜、北美。

17. 厚股蜈蚣　分类地位:地蜈蚣目、地蜈蚣科（Geophilidae）、厚股蜈蚣属（*Pachymerium*）。

（1）种名:厚股蜈蚣（*Pachymerium* sp.）

（2）形态

1）鉴别特征:地蜈蚣目虫体细长,呈蠕虫状,体长9~200mm,由31~170个体节组成,而步足短小,因此行动并不灵活。几乎各个体节都有 1 对构造简单的气门。大颚式样很多,颚足的体节仍保留着发达的背板。最末步足的基侧板多有腺体的小孔。多数种类最末步足无末爪。

2)形态描述:厚股蜈蚣体长 20mm,宽 0.35mm,呈线状,土黄色。有 45 个体节头板无额沟;颚肢粗大。头部腹面的额板上有两个细小的额区。上唇分 3 叶。大颚表面布满细小的突起,上缘具有 1 列栉齿。第 1 小颚具有 2 对穗状的触须,端肢分 2 节;第 2 小颚基节宽大,无合缝。有 1 对腺孔,并有刚毛和细网纹,末爪不显著。最末步足的体节背板后缘钝圆。而胸板窄长,基侧板上分散着大小不等的腺孔(图 40-16)。

(3)地理分布:厚股蜈蚣属是引起假寄生现象的代表之一,主要分布于欧洲、亚洲、北美洲和南美洲。在我国,山西曾有锈厚股蜈蚣(*Pachy. ferrugineum*)和趾厚股蜈蚣(*Pachy. atticum*)的记载。

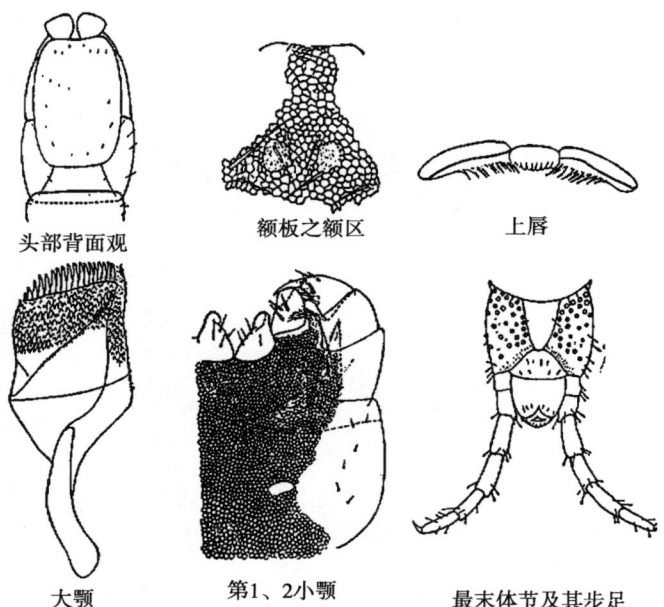

头部背面观　　额板之额区　　上唇

大颚　　第1、2小颚　　最末体节及其步足

图 40-16　厚股蜈蚣
（仿　张崇洲）

(二)中国重要蜈蚣名录

蜈蚣目:

蜈蚣科(Scolopendridae)

蜈蚣属(*Scolopendra*)

1. 少棘蜈蚣(*Scolopendra mutilans*,L. Kock,1878)

分布:主要分布在湖北、湖南、安徽、江苏、浙江等。

2. 模棘蜈蚣(*Scolopendra subspinipes*,Leach,1815)

分布:主要分布在中国台湾和广东两省。

3. 多棘蜈蚣(*Scolopendra multidens*,Newport,1845)

分布:主要分布于广西、广东、云南、海南等地。

4. 哈氏蜈蚣(*Scolopendra dehaani*,Brandt,1840)

分布:主要分布于海南、广西、广东、云南西双版纳等。

5. 马氏蜈蚣(*Scolopendra mazbii*,Gravely,1912)

分布:主要分布于西藏察隅地区。

6. 黑头蜈蚣(*Scolopendra negrocapitis* Zhang et Wang,1999)

分布:主要分布于贵州威宁县和湖北京山县。

7. 禄丰蜈蚣(*Scolopendra lufengensis* sp. nov)

分布:主要分布于贵州毕节。

8. 吊罗蜈蚣(*Scolopendra diaoluoensis* sp. Nov)

分布:主要分布于海南陵水。

9. 赤蜈蚣(*Scolopendra morsitans* L.,1758)

分布:国内分布于台湾;国外分布于非洲、中东、南欧、南亚、澳大利亚等热带和亚热带地区。

耳孔蜈蚣属(*Otostigmus*,Porat,1876):

10. 平耳孔蜈蚣(*Otostigmus politus*,Karsch,1981)

分布:主要分布于北京、河北、辽宁、内蒙古、四川、天津、云南。

11. 糙耳孔蜈蚣（*Otostigmus scaber*，Porat，1876）

分布：主要分布于安徽、福建、湖北、湖南、四川、台湾。

12. 多刺耳孔蜈蚣（*Otostigmus aculeatus* Hasse，1887）

分布：国内主要分布于湖南、云南、海南、香港、台湾；国外分布于爪哇、越南。

13. 马氏耳孔蜈蚣（*Otostigmus* martensi Lewis，1992）

分布：国内分布于西藏（樟木镇）；国外分布于尼泊尔。

卫蜈蚣属（*Rhysida* H. C. Wood，1862）

14. 非洲卫蜈蚣（*Rhysida afra* Peters，1855）

分布：国内分布于西藏（墨脱）；国外分布于不丹、莫桑比克、南非、尼泊尔、印度。

15. 无棱卫蜈蚣（*Rhysida immarginata immarginata* Porat，1876）

分布：国内分布于台湾；国外分布于巴拉圭、菲律宾、古巴、马来西亚、缅甸、墨西哥、斯里兰卡、危地马拉、委内瑞拉、乌拉圭、新加坡、印度、印度尼西亚。

盲蜈蚣科（Cryptopidae）

盲蜈蚣属（*Cryptops* Leach，1815）

16. 多氏盲蜈蚣（*Cryptops doriae* Pocock，1891）

分布：国内分布于西藏（日喀则）；国外分布于尼泊尔。

17. 日本盲蜈蚣（*Cryptops japonicus* Takakuwa，1934）

分布：国外分布于日本、朝鲜；国内分布于东北、山西和台湾。

18. 黑花盲蜈蚣（*Cryptops nigropictus* Takakuwa，1936）

分布：分布于中国台湾地区。

19. 宋氏盲蜈蚣（*Cryptops songi* sp. nov. ）

分布：分布于河北承德和保定。

20. 河北盲蜈蚣（*Cryptopshebeiensis* sp. nov. ）

分布：河北。

尖盲蜈蚣科（Scolopocryptopidae Pocock，1896）

尖盲蜈蚣属（*Scolopocryptops* Newport，1845）

21. 锈尖盲蜈蚣（*Scolopocryptops rubiginosus* L. Koch，1878）

分布：国内分布于四川（九寨沟）；国外分布于越南、日本、朝鲜、北美。

22. 黑斑尖盲蜈蚣（*Scolopocryptops nigrimaculatus* sp. nov. ）

分布：安徽、海南、湖北、湖南、江苏、云南、台湾。

23. 刺尾尖盲蜈蚣（*Scolopocryptops spinicaudus* Wood，1862）

分布：国内分布于广西、贵州、湖南、台湾；国外分布于日本、美国。

地蜈蚣目：

地蜈蚣科（Geophilidae）

厚股蜈蚣属（*Pachymerium*）

24. 锈厚股蜈蚣（*Pachymerium ferrugineum*）

25. 趾厚股蜈蚣（*Pachymerium atticum*）

六、与疾病的关系

蜈蚣为肉食性的多足动物，大多以昆虫为食。在发现猎物时，蜈蚣用锐利的钩状颚肢攻击猎物，其颚肢基部内具毒腺，可分泌毒液杀死猎物。蜈蚣的毒爪可把蛇和蜥蜴等小型脊椎动物咬死，也可以咬伤牲畜和人类。据观察，鼠或猪等被大型蜈蚣咬伤7~35分钟即可死亡，鸡、鸭被咬伤10分钟后，可能致死。蜈蚣不仅有毒腺，还有一对尖形牙，当人被其咬伤时，其毒汁通过尖牙注入人体而引起皮肤损伤或全身中毒症状。小的蜈蚣咬人时，不能损害皮肤，仅局部存在轻微的炎症症状。而被大型蜈蚣咬伤后，局部则发生剧痛或坏死,甚至可由它泄出的毒质而引起发热、头痛和呕吐等全身症状;蜈蚣每次咬人时排毒量很小,故一般不会致人于命。目前尚无被咬后直接致死的报道。但有 2 例被蜈蚣咬伤后诱发急性心肌梗死的报道,均经对症治疗后恢复。可能原因是这些患者本身患有心脏疾患,被咬伤后因剧烈的疼痛刺激,对蜈蚣毒蛋白过敏及年龄偏大等因素,诱发了原发疾病等因素有关。另一方面,小孩被咬伤则尤为危险,在菲律宾曾报道小孩头部被咬伤致死的病例。此外,在 19 世纪末,西方已有地蜈蚣侵入人体造成假寄生的记载。日本也曾发现哈氏蜈蚣侵入小儿肠道内,引起下痢和腹痛的病例。在我国北方,曾报道过厚股蜈蚣侵入小儿生殖道内引起剧痛。

蜈蚣毒为无色透明的黏稠液体,是蜈蚣头部颚肢的分泌液。现代药理研究表明,蜈蚣毒呈微酸性,pH 在 6.5~7.0 之间,毒性成分主要是两种类似蜂毒的物质:即组织胺样物质和溶血蛋白质,能引起过敏性体克和心肌麻痹,并可抑制呼吸中枢。蜈蚣在捕捉食物或自卫时,用锋利的毒颚刺入捕猎对象的身体,分泌毒液使猎物麻痹,然后咬食。蜈蚣越大,毒性也越大。人若被蜈蚣螫伤后,可以看到 1~2 个咬痕,即伤处有两个出血点,会引起伤口周围红肿、剧烈的疼痛等,并持续数小时,甚至可波及附近淋巴结肿大。伤口局部常会有红肿、刺痛,且皮肤上发生水疱、瘀斑及组织坏死,以及伤口附近的淋巴管炎、淋巴肿胀;全身体征有发热、呼吸加快、出汗、谵语和共济失调,中毒症状包括:疼痛、烧灼感、痒、红斑、充血、皮下出血、水肿、表皮坏死、脱皮。少数严重者有头晕、恶心、呕吐,会昏迷或过敏性休克的表现,甚至因剧痛而引起心率和呼吸不规则。大多数蜈蚣的体型较小,毒液量有限,症状在几天后就会完全消失,并无生命危险。如地蜈蚣、耳孔蜈蚣和石蜈蚣,它们的毒腺不明显,很小,毒爪乏力,偶然咬人,稍觉疼痛,1~2 小时即可消失。唯在夏季,被咬时,则局部充血,肿胀而异常疼痛。此外,有些情况并非蜈蚣螫伤,主要是蜈蚣爬行时足爪刺入皮内,形成小的红色斑点,局部瘙痒,一般不需处理;瘙痒甚者,局部可涂抹止痒搽剂。

被蜈蚣侵害中毒的人,往往是由于不小心而造成的。患者多因进入阴凉潮湿的地方而被蜈蚣咬伤。在人居环境中,蜈蚣常蛰伏在腐质多、易孳生昆虫的垃圾堆中。夜晚,在翻动垃圾堆时,最容易被蜈蚣螫伤。在野外,许多蜈蚣潜伏在阴暗潮湿的石块下、瓦砾之间、乱石的缝隙中,成堆的树叶里、杂草丛中,在翻动石头或树枝丛,也容易被蜈蚣螫伤。蜈蚣咬人时,其腭牙刺入皮肤放出毒汁,引起患者局部毒性反应和全身中毒反应。

研究证实,蜈蚣毒性主要来源于它第一颚足中的分泌物中,胸内和尾部的基板中大量的腺体也有可能是毒性的来源。目前,蜈蚣毒的研究报道受到了广泛关注。例如,少棘巨蜈蚣粗毒中有磷酸酶 A、蛋白水解酶、乙酰胆碱酯酶、精氨酸酯酶、类凝血酶、a-淀粉酶、纤维素酶、透明质酸酶、碱性磷酸酶和酸性磷酸酶等多种酶,还有羟肽酶、ATP 酶、核苷酸焦磷酸酶、氨基酸萘胺酶、精氨酸酯酶等。小西真尚(1936)指出蜈蚣(*Scolopendra japomica*)毒液有组胺样物质和溶血作用。Mohamed 等(1983)应用碱性盘状凝胺电泳分析蜈蚣(*Scolopendra moristans*)分泌的毒液,结果显示,颚肢提取液有 13 条阳极蛋白质染色带和 1 条阴极蛋白带,还存在 3 种脂蛋白。同工酶电泳分别显示 4 条酯酶带(底物为醋酸-α-萘酯)、4 条碱性磷酸单酯酶带、3 条酸性磷酸单酯酶带和 3 条氨基酸萘酰胺酶带。同时,利用薄层层析鉴定出磷脂、胆固醇、游离脂肪酸,甘油酯和角鲨烯等类脂。付银丹等(2013)通过对多棘蜈蚣化学成分的研究,采用硅胶柱色谱,反相柱色谱,Sephadex LH-20 从多棘蜈蚣乙醇冷浸提取物中分离得到了 10 个化合物,分别鉴定为尿嘧啶(1)、7,8-二甲基异咯嗪(2)、吲哚-3-乙酰胺(3)、N-乙酰基-2-苯基乙胺(4)、(3S)-1,2,3,4-四氢-β-咔啉-3-羧酸(5)、环(L-异亮-L-脯)二肽(6)、环(L-亮-L-脯)二肽(7)、环(L 苯丙-L-脯)二肽(8)、环(L-苯丙-L-酪)二肽(9)、环(L-缬-L-脯)二肽(10)。周柏松等(2018)首次采用顶空固相微萃取-气相色谱-质谱联用法对蜈蚣的挥发性成分进行检测和鉴定,运用面积归一化法测定各组分的相对含量,结果共检测到 53 个组分,鉴定出 50 种化合物,占挥发性成分总含量的 95.03%,其中主要化学成分为醋酸(17.61%)、α-姜黄烯(11.70%)、α-蒎烯(8.83%)、2-甲氧基苯酚(7.59%)等,为进一步研究蜈蚣的药用价值及其药理、药化和临床应用等研究提供了理论依据。

此外,该种蜈蚣毒还具有蛋白酶和羧肽酶活性。汪猷等(1985)通过剪断少棘蜈蚣颚尖,提取毒液,测定了毒液冻干粉的蛋白质含量、LD$_{50}$(小鼠)溶血活性及 4 种酶的活性。吴刚等(1992)系统分析少棘蜈蚣粗毒的化学组成,即蛋白质含量 86.23%、水不溶物质 0.24%、还原糖 0.23%、水分 2.1%,含 Ser、Pro 和 Arg 等三种游离氨基酸,鉴定了 11 种微量元素,其中 Na、K、P、Ca 含量最高,Zn、Cu、Fe、Mg 等元素的存在对于一些酶活性的正常作用极为重要。分析了 10 种酶的活性、出血毒性及对血小板聚集的影响,其中精氨酸酯酶活力最高,不存在类凝血酶、淀粉酶活性及出血毒性,蜈蚣毒的浓度为 $0.3\mu g/\mu l$ 时强烈诱导血小板的聚集。

此外,蜈蚣为我国传统常用中药材之一,少棘巨蜈蚣的干燥体为中国药典收载的蜈蚣品种唯一来源,临床应用已有悠久历史。蜈蚣作为药用始见于《神农本草经》,其功效为息风止痉,攻毒散结,通络止痛。蜈蚣的药理作用有抗惊厥作用、抗肿瘤作用和降压作用等。近年来对其的药理作用研究表明,蜈蚣在心血管系统作用、抗炎镇痛作用等方面有新的发现。例如,王丽娜等(2012)采用线栓法建立大脑中动脉局灶性脑缺血再灌注大鼠模型,研究蜈蚣提取液对局灶性脑缺血再灌注大鼠血浆血管假血友病因子(vWF)和血小板生成素(TPO)的影响。结果显示,蜈蚣提取液高剂量组大鼠血浆 vWF 和 TPO 含量较模型组明显降低,表明蜈蚣提取液能降低局灶性脑缺血再灌注大鼠血浆 vWF 和 TPO 的含量及生物活性,改善内皮细胞损伤和血小板功能,有效抑制血小板黏附和聚集,防止血栓形成,从而减轻大鼠脑缺血再灌注造成的损伤。刘兵等(2013)用 MTT 法测定少棘蜈蚣活性蛋白对人舌癌细胞 Tea-8113 增殖的影响。在一定范围内,随着药物浓度的增大,作用时间的增长,少棘蜈蚣活性蛋白对 Tea-8113 细胞增殖的抑制率逐渐增大,少棘蜈蚣活性蛋白对舌癌 Tea-8113 细胞增殖的抑制作用呈现明显的量效依赖关系及较明显的时间依赖关系,少棘蜈蚣活性蛋白有一定的体外抗肿瘤活性。邹吉利等(2012)采取醋酸扭体法测定蜈蚣粗提物和多肽单体的镇痛活性,蜈蚣粗提物和多肽单体对于醋酸引起的小鼠的腹腔疼痛具有明显的抑制作用。研究初步表明蜈蚣粗提物和多肽单体属于作用于外周部位的抗炎镇痛药。蜈蚣粗提物和多肽单体可能是通过抑制花生四烯酸和环氧化酶产生、阻断前列腺素的生物合成或抑制 5-脂氧化酶而达到消炎、解热、镇痛作用。李永浩等(2015)研究表明,高剂量蜈蚣水煎液一方面有抑制肿瘤作用,另一方面也可能加重免疫器官的损害,说明对免疫力的调节有可能是双向调节。

据《中华人民共和国药典》记载,蜈蚣可用于治疗小儿惊风抽搐、中风、破伤风、风湿顽痹、疮疡、瘰疬、毒蛇咬伤。现代研究发现,蜈蚣还可用于治疗无名肿毒、结核、带状疱疹、顽固性湿疹、口腔溃疡、癫痫、周围性面神经麻痹、慢性肾炎、肝炎、骨髓炎、小儿痉咳、哮喘、坐骨神经痛、血管性头痛等多种疾病。此外,蜈蚣还具有抑制多种癣菌(如红色表皮癣菌)、病毒和杀灭癌细胞的作用,故临床上常用来治疗手足癣、带状疱疹及各种癌症、瘰疬、结核等。

另一方面,蜈蚣药材在药典规定剂量下使用相对是安全的。常规服用蜈蚣引起不良反应的临床报道少见。由于蜈蚣药材虫体上仍一定程度存在有组织胺和溶血性蛋白质等成分,这些可引起溶血作用及过敏反应的毒性成分,可在临床应用中造成某些不良反应。目前,这类不良反应报道主要可引起过敏反应以及可能造成肝或肾功能的损伤。

七、防制

(一) 预防

蜈蚣是常见的药用动物之一。主治中风、破伤风、脐风。痔漏、蛇咬伤等许多疾病。因此,药用蜈蚣具有很高的药用价值,但从医学危害角度考虑,由于蜈蚣的毒液对人体有伤害,仍需加以防制。

首先,需要定期清除居住环境周围的废物、垃圾,保持室内干燥,并定期施放杀灭蜈蚣的药物。当遇到蜈蚣时,就应当把它清除,而不要害怕,消除对它的恐惧心理。蜈蚣的头部两侧生长有 1 对毒颚,所以一些人很害怕它。但蜈蚣的毒液对人并无生命危险,如被蜇后,也易于治疗。由于蜈蚣在夜间活动,因此必须特别注意,不要赤足走路,食物要用塑料袋包好,不要翻动石头或树枝丛,可能底下有隐藏的蜈蚣。爬行的蜈蚣夜间可在人们脱下的衣服或鞋中;因此,在穿衣或穿鞋之前要小心摇动。

此外,从事药用蜈蚣的饲养时,捕捉蜈蚣要尽量避免被其咬伤。捕捉时,可用钉耙或竹片轻轻压住蜈蚣身体。抓蜈蚣时,要胆大心细,动作迅速敏捷。

(二) 治疗

被蜈蚣咬伤后,应立即采用拔火罐拔出局部伤口的毒液,并用清水或肥皂水彻底清洗创面,有条件时,可用肥皂水或 5% 碱水冲洗伤口,也可用 3% 氨水或用 5%~10% 碳酸氢钠溶液冲洗,以中和毒素。蜈蚣咬伤的痕迹是一对小孔,毒液就是顺小孔流入的,所以一定要用碱性水反复冲洗,一般不必湿敷,以防发生水疱。忌用碘酊或酸性药物冲洗或涂擦伤口,然后可作以下处理(图 40-17):

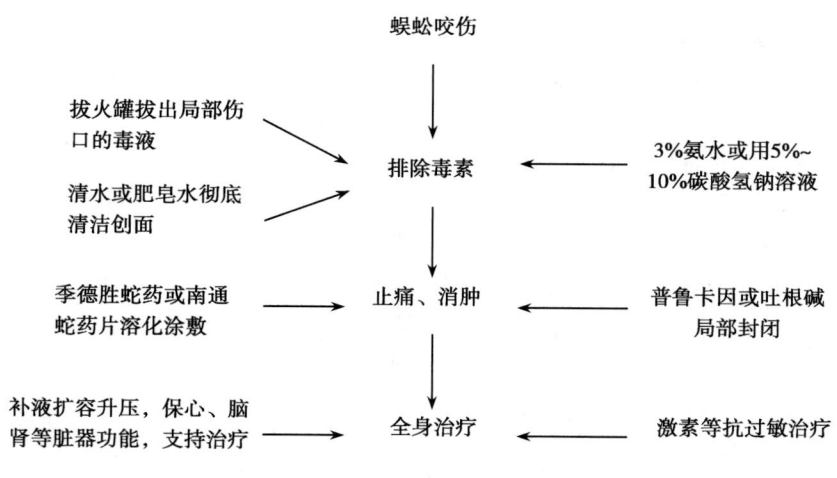

图 40-17 蜈蚣咬伤抢救流程图

1. 将南通蛇药片调成糊状,在伤口周围涂擦。也可用以下偏方、土方治疗:

（1）将生茄子切开涂擦伤处,或加适量白糖一起捣烂,敷于伤处。

（2）将蕹菜(瓮菜、空心菜)洗净,加盐少许捣烂,敷患处,每日换药 1 次,起凉血解毒作用。

（3）就地取材,取新鲜蒲公英、扁豆叶、野苜蓿、鱼腥草、马齿苋、鲜芋头、大蒜等任何一种,捣烂,外敷患处,有止痛、止痒、消肿作用。

（4）用鸡蛋清、桑汁拌白盐涂抹或用黄草纸卷成卷,点燃后从纸卷的另一头将烟和灰吹于患处。

2. 局部反应明显、疼痛严重者,可冷敷或用 0.25%~0.5% 普鲁卡因或 1% 吐根碱局部封闭,可止痛并防毒液进一步扩散。对于剧痛者,也可用哌替啶(度冷丁)75mg 或吗啡 5~10mg,肌内注射。此外,伤口局部用季德胜蛇药湿敷和首次口服 5~10 片,以后 5 片,3 次/d。至症状消失止,也可用如意金黄散涂于患处,起到止痛、消肿作用使伤口周围封闭。

3. 有过敏征象者,可口服苯海拉明 25mg,每日 3 次;或扑尔敏 4mg,每日 3 次;必要时可服强的松 10mg,每日 4 次。严重者静脉输液,内加维生素 C 及氢化可的松或地塞米松;一旦出现过敏性休克,立即皮下注射肾上腺素 0.3~0.5mg,最多 1mg,小儿 0.02~0.025mg/(kg·次)进行处理,肌肉痉挛者可用 10% 葡萄糖酸钙 10ml 静脉注射。

4. 经上述处理,如果肿胀不消退、疼痛加剧或全身症状严重者,应把患者立即送往医院,进行全身处理:①应用升压药抗休克维持血压,一般常用多巴胺 60~80mg 加入 500ml 生理盐水中静脉滴注。②补充血容量:宜选用中分子右旋糖酐或平衡盐液,一般先静脉滴注 500~1 000ml;以后酌情再给予其他溶液。③保持呼吸道通畅:对严重喉头水肿者,可行气管切开术;严重而未能缓解的气管痉挛,可行气管插管和机械通气治疗。④治疗并发症:过敏性休克可并发肺水肿、脑水肿、心搏骤停或代谢性酸中毒等,应予积极治疗。

小蜈蚣咬伤很少引起全身症状,故仅做局部处理即可;但大蜈蚣咬伤时,可有发热、头痛、呼吸麻痹,甚至昏迷、死亡危险,应高度重视,给予抗过敏,保持呼吸、血压平稳,积极治疗并发症等,对小儿尤应注意生命体征监测。

八、研究技术

(一)基于扫描电镜技术的蜈蚣微性状特征研究

1. 样品预处理 选取不同蜈蚣品种的头板及触角两个典型特征部位进行研究。取样品头部及触角部位用蒸馏水清洗后,用梯度脱水法依次用30%、50%、70%、90%、100%的乙醇溶液逐级脱水15分钟,用100%的叔丁醇置换乙醇;50℃完全干燥,置干燥器中保存。

2. 电镜观察　取头板及触角组织,采用离子溅射镀膜仪(JFC-1600AUTO FINE COATER)以真空喷镀法喷金,用装有成像系统的扫描电子显微镜(JSM-6510LV)进行观察。所有标本分别于100、1 000、3 000、5 000和10 000放大倍数视野下观察和测量。

3. 头板微性状鉴别特征　分别对蜈蚣头板表皮结构特征进行观察。低倍镜下,头部近光滑,散在分布有中央具点状突起的圆形凹陷;高倍镜下头部表皮细胞多为近五边形或六边形细胞,不均匀分布有刚毛、孔洞,部分品种头部后缘具乳头状突起。其中,头部表皮细胞为近五边形或六边形细胞,头部前端细胞较光滑,部分品种头部后缘表皮细胞边缘具向后延伸的乳头状小突起,向后覆盖于相邻表皮细胞。不同种类蜈蚣头部后缘表皮细胞乳头状突起存在差异。同时,头部不均匀分布有两种不同类型的孔洞。一种较小,内部中空;另一种较大,孔口外缘类圆形或椭圆形,孔腔向内偏斜,一侧陡峭,另一侧具斜出的舌状瓣,能调节孔口大小。在低倍镜下,不同种类蜈蚣头部均具不均匀分布的圆形凹陷,中央具点状凸起。高倍镜下观察,点状凸起具刚毛。刚毛周围表皮凹陷呈圆窝状,中央有凸起毛囊,毛囊基底细胞较大,中央呈圆形,刚毛生长于圆形底座细胞上,由根部而上逐渐变细,刚毛表面较平坦,偶分布有不规则的凹痕,具中空髓,分别测量刚毛长度、基部直径及毛窝直径,计算不同种类测定均值。

4. 触角微性状鉴别特征　触角为蜈蚣的感觉器官,对不同种类的蜈蚣触角表皮结构及纤毛特征进行观察。蜈蚣触角表皮结构明显与头部表皮不同,表皮细胞具多数疣状突起。触角前段密被纤毛,纤毛明显长于头部刚毛,纤毛分为两种,毛囊呈靴状。触角表皮突起:取不同种类样品3个,电镜下观察触角表皮细胞结构。分别选择不同视野下触角表皮细胞各5个,计算细胞上突起数目,计算不同种类表皮突起均值数。其中,蜈蚣触角纤毛呈圆锥形,稍弯曲,中空。表面具平行纵棱纹,自基部向先端延伸,渐稍螺旋偏转,基部毛囊细胞凸起呈"靴状"。纤毛分为两类。一类为短壮的"短纤毛",坚挺,稍向触角基部弯曲,先端钝圆,顶部具圆形开孔与外部相通;毛囊细胞由大小不同的两个细胞组成(O形+U形),小细胞底部与触角表皮平齐,靴筒口处凸起为O形,大细胞呈U形,抱合于小细胞背侧,纤毛自中间圆形孔洞伸出。另一类为细长的"长纤毛",先端纤细,略呈钩状,多向触角末端倒伏,纤毛基部弯曲一侧具稍凹陷缢痕,呈手柄状,毛囊细胞由大小不同的两个细胞对合而成(双U形),小细胞底部与表皮平齐,靴筒口处凸起,呈弯月U形,大细胞呈U形,占靴筒口大部;筒口呈椭圆形,纤毛自筒口中伸出。

(二) 蜈蚣形态分类鉴定和分子鉴定技术

1. 样本保存　活体标本放入50%乙醇10~20分钟,转入70%乙醇中,保持姿态以便于拍照。分子生物学分析样品保存于-40℃的无水乙醇中。其余样品保存于-20℃的条件下。

2. 形态鉴定　依据Siriwut、张崇洲、Kronmüller、宋志顺、康四和、Chao等对蜈蚣形态特征记载,对样本进行鉴定。主要鉴别特征包括:颜色、形状大小、触角的节数和毛茸的有无、齿板齿数、腹基板的棘刺、尾足前股节棘刺、19和20步足跗刺的有无、雄性第一生殖节生殖肢的有无等。采用数码相机对不同特征进行拍照,并用体式显微镜对一些细微特征进行观察。

3. PCR鉴定方法　通过DNA提取、PCR特异性扩增、电泳检测即可完成对样品真伪的鉴别。

(1) 样品DNA提取:取蜈蚣样品约0.1g至1.5ml离心管中,加入275μl消化液(细胞核裂解液200μl, 0.5mol/L EDTA 50μl,蛋白酶K(20mg/ml)20μl,RNA酶溶液5μl),55℃温育1h,加入250μl Wizard SV Lysis Buffer混匀,加到离心管柱中,10 000r/min离分2分钟;弃掉过滤液,加入800μl洗脱液(醋酸钾162.8mmol/L, Tris-HCl(pH7.5)22.6mmol/L。

(2) PCR反应:采用PCR方法得到PCR产物,95℃ 5分钟,35个循环(95℃ 30秒,58℃ 30秒,72℃ 30秒),72℃ 5分钟,得到扩增产物。

上游引物、下游引物的序列为:

上游引物:5′-GGTATGGAATGGAAGGTGGGT-3′

下游引物:5′-TCATCACACATACACGGGACG-3′

(3) 以电泳鉴定扩增产物大小,以此鉴定蜈蚣真伪,通过实验验证方法的稳定性。方法:1.5% 凝胶、

130V 电泳 25 分钟,在 210bp 处有单一条带,则确定所检材料为蜈蚣。

本方法主要用于蜈蚣药材、蜈蚣水提物、蜈蚣醇提物、极限(高温、高压、长时间)条件蜈蚣提取物、中药制剂(多种同类动物药材)、混合水提物、混合醇提物以及极限(高温、高压、长时间)条件处理的中药制剂、混合水提物、混合醇提物的快速鉴定。

(三)蜈蚣线粒体基因组研究

1. 线粒体基因组的测序、组装 对基因组进行提取后,对 DNA 进行片段化,构建测序文库并进行质检,质检合格的文库采用 Illumina NovaSeq 进行双末端测序,对获得的原始数据进行过滤得到 clean reads。使用 SPAdesv3.9.0 软件包对 clean reads 进行组装,使用专门针对线粒体基因组的注释软件 MITOS 对蛋白编码基因(PCGs)、非编码 RNA 进行预测。

2. 线粒体基因组结构比对 通过 Repeat Masker 软件进行散在重复序列预测,Tandem Repeats Finder 预测基因组中的串联重复序列,参数大小设置为单碱基重复 10 次以上,双碱基重复 6 次以上,3 个、4 个、5 个、6 个碱基分别重复 5 次以上。采用相应公式对 8 个蜈蚣线粒体基因组进行不对称性计算:AT skew 和 GC skew。

3. 系统发育分析 利用 13 个蛋白编码基因(PCGs)对来自唇足纲蜈蚣目、石蜈蚣目、地蜈蚣目和蚰蜒目的蜈蚣物种进行系统发育分析,采用倍足纲的马陆作为外类群。首先使用 MAFFT 软件对 9 个物种进行序列比对,Jmodeltest 对模型进行预测并将 GTR+G+I 模型应用于该研究的分析,最终使用 RAxML 构建基于 13 个蛋白编码基因的最大似然(ML)树。

(四)药用蜈蚣药材含量测定研究

1. 样品消化 分别取各品种样品粉碎,置干燥器中干燥过夜,称取粉末约 50mg,精密称定,加入浓硫酸 10ml,于全自动消化仪上进行消化,设定温度程序为:200℃保持 5 分钟,然后升温至 260℃保持 5 分钟,340℃保持 5 分钟,420℃保持 40 分钟,最后冷却至 200℃。取出,冷却至室温。

2. 含量测定 取消化后的消化液,置全自动定氮仪上测定。设定程序为:在消化液中加水 50ml 及40% NaOH 20ml,以 2% H_3PO_4 20ml 作为接收液,蒸汽量为 50%,蒸馏时间 4 分钟,以 0.025mol/L H_2SO_4 滴定液进行滴定。

(五)蜈蚣粗毒的生物活性研究

1. 蜈蚣粗毒制备 将蜈蚣毒颚尖端 1~2mm 处剪断,即有小滴无色透明毒液分泌出,用玻璃毛细管收集,冻干。从 1 950 条(6 500g)蜈蚣得到白色粗毒粉末 650mg,产率为 0.1mg/g 体重。

2. LD_{50} 将小白鼠分为 4 组,每组 6 只。粗毒用生理盐水溶解,按每千克体重 18ng、24ng、26ng 和 42ng 剂量腹腔注射,观察 24 小时。蛋白质含量按 Itzhaki 和 Gill 的方法测定。蛋白水解酶活力按 Rick 的方法(酶活力单位 TU 按 Kunitz),酯酶活力按 Walsh 和 Wilcox 的方法,碱性磷酸单酯酶活力按 Malamy 和 Horecker 的方法,磷酸二酯酶的活力按 Richards 等的方法测定。每单位为每毫克粗毒每分钟水解相应底物生成的水解产物的 μmol 数。

溶血活性:参考 Vaughan 等的方法。绵羊红细胞用生理盐水洗涤,2 000r/min 离心 5 分钟,将红细胞制成 5%(V/V)在 0.01mol 磷酸盐(含 0.9% NaCl)缓冲液(pH7.1)中的悬液。在总体积为 0.7ml 的反应液中,含 0.5ml 红细胞悬液和 0.2ml 含不同量粗毒的缓冲液(分别含粗毒 2.5μg、5μg、7.5μg、10μg、12.5μg、15μg、17.5μg、20μg、22.5μg、25μg 和 30μg)。完全溶血组用 0.2ml 含 1mg 皂苷的缓冲液代替毒素。空白组含 0.5ml 红细胞悬液和 0.2ml 缓冲液。35℃振荡 2 小时(振荡速度为 60~70 次/min),然后 2 000r/min 离心 5 分钟,分取上清液,测定 540nm 吸收值。每组毒素含量同时做三份,取平均值。

按 Von Krogh 法,用 LogLog c(C= 粗毒浓度,ug/ml)对 log(y/1-y)(100y= 溶血百分数)作图,log(y/1-y)=0 处的粗毒浓度即是在实验条件下 50% 溶血所需粗毒浓度,HU50(μg/ml)。

(六)蜈蚣毒素的重组表达与结构——功能鉴定研究

1. 用大肠杆菌重组表达系统 用大肠杆菌重组表达系统高通量表达动物毒液肽文库,是当前从动物毒液中筛选和鉴定新型药物的热门领域。已知的动物毒液二硫键网状肽,具有高度的特异性、低免疫原性和比线性肽高得多的抗降解性。由此,使动物毒液肽成为新药物开发的极具吸引力的候选者。蜈蚣毒液是复杂的分子鸡尾酒,含有具 2~9 对二硫键的广泛的生物活性肽及众多酶类。从克隆的蜈蚣毒液二硫键网状肽中,选择具 2 对二硫键的毒肽组中的 2 种变体,经密码子优化-序列人工合成-重组克隆到 pSUMO-Mutant 表达载体中,转化 E.coliBL21(DE3),再经 IPTG 诱导表达、Ni-IDA 亲和层析分离纯化,获得重组毒素。

2. 重组毒素的结构-功能鉴定　对毒素多肽质谱鉴定和生物功能鉴定:MALDI-TOF/TOF 鉴定结果,重组毒肽序列完全正确,表明重组表达成功、准确。初步的昆虫鉴定结果,对东亚飞蝗和美洲大蠊若虫、棉铃虫、斜纹夜蛾和家蚕幼虫、以及家蝇成虫作毒素体腔注射,虫体都迅速表现剧烈扭转、痉挛、吐液等神经中毒症状,最终倒地、软瘫、死亡,表明该重组毒素具有昆虫神经毒性,亦提示其 2 对二硫键的氧化、折叠形成了正确的空间结构;对家蚕幼虫做经口急性毒性试验,则蚕体表现口吐消化液、头胸大幅摇摆、躯体扭曲、翻滚、侧翻倒地、最终死亡等明显的中毒症状,表明该毒素还具有昆虫经口毒性。

此外,少棘蜈蚣、模棘蜈蚣、多棘蜈蚣为药用蜈蚣的代表。使用蜈蚣治疗结核病、百日咳、癫痫和癌症等有一定疗效。近年报道,蜈蚣总碱性蛋白对人口腔上皮鳞癌(KB 细胞)和人结肠癌细胞(HCT 细胞)有明显抑制作用,活性稳定。

第二节　蚰蜒

蚰蜒(*Scutigera coleoptrata*),因外形成鞋状,古代称它为"草鞋虫"、"蓑衣虫"或"多足虫"。蚰蜒隶属于节肢动物门(Arthropoda)、多足动物亚门(Myriapoda)、唇足纲(Chilopoda)、蚰蜒目(Scutigeromorpha)、蚰蜒科(Scutigeridae)。蚰蜒的形态结构与蜈蚣很相似,但有许多特征与地蜈蚣目、蜈蚣目、杯蜈蚣目和石蜈蚣目中的种类存在显著差异。因此,蚰蜒被认为是唇足动物系统发育首先分离出来的一支。蚰蜒全身细长足很多,看上去密布一团,又称"乱头发",是家庭中常见的有害节肢动物。我国国内常见的为花蚰蜒、大蚰蜒和瘤线蚰蜒。

一、形态学

蚰蜒体短而微扁,灰白色或棕黄色,体长 5~20mm,宽 3~5mm。蚰蜒形态结构与蜈蚣很相似(表 40-5)。

表 40-5　蚰蜒与蜈蚣比较

名称	分布	外形结构与特征	生活环境及食物
蚰蜒	全国大部分均有分布	呈灰白色,虫体呈节状,10~15 节,每节有细长足 1 对,最后一对较长,背部从头至尾有 1 条线状黑斑,腹部灰白色,头尾各 1 对触须,两侧有 1 对黑色眼点,毒颚较大,末端有毒爪,与体内的毒腺相通	栖息在房屋内外阴湿地方,捕食蚊、蛾小动物
蜈蚣	主要分布于湖北、浙江、四川的丘陵低山地区	头部有鞭状长触角,口腔由一对大颚和两对小颚构成,一对聚眼。身体长而扁,头部金黄色,背部暗绿色,腹部黄褐色。躯干部分 21 节,每节有一对足,第一对足构成钩状,有毒腺,蜇人。最后一对向后延伸成尾状	栖息于腐木,石隙中,昼伏夜出,捕食小动物

(一) 外部形态

虫体分为头部和躯干两部分。头部触角较长,一般超过 400 节,具有感觉和摄食的功能,是蚰蜒重要的感觉器官。头部背面两侧有一对黑色眼点,类似昆虫复眼的拟复眼,由几千个单眼聚集在一起构成。躯干部背面有 8 个大背板,而小背板很不明显。蚰蜒全身共有 16 个体节,其中第 1 节与头部结合,有一对钩状颚足,颚足末端有爪,爪的顶端有毒腺开口,能分泌毒液,用类毒杀小动物和作为防御外敌的武器。蚰蜒背部从头至尾有 1 条线状黑斑,腹部灰白色,头尾各 1 对触须。每节有步足一对,是蚰蜒爬行的器官。蚰蜒步足特别细长,且容易脱落,最后一对足很长,当其的一部分足被捉住的时候,这部分步足就从身体上断下来,使身体可以逃脱。蚰蜒体躯上覆盖着坚硬且重叠的背板,因此一直保持笔直的姿势。

(二) 内部结构

除气门外,蚰蜒的内部结构与蜈蚣相似:①蚰蜒的消化道简单,从口到肛门为一条纵贯身体中央的直管道,口后为膨大的咽。咽后的消化道为前肠、中肠及后肠三部分。前肠及后肠与中肠相比,均较短。前肠主要起着接受、运送及初步消化食物的作用。中肠是食物消化及吸收的主要场所,后肠担任形成粪便及运送至尾节的肛门排出体外的任务。②蚰蜒以气管系统进行呼吸,气管是体壁内陷而成的弹性管状构造,壁上具有几丁质的螺旋丝,可支撑气管以利气体流通。气管有许多分支,分布在体内体壁的细胞与组织之间。气管在身体两侧有与外侧相通的开口——气门,它是气管形成时留下的陷口。蚰蜒共有 7 个单一的气门,分别位于背板后缘的中央位置。蚰蜒气门的构造十分复杂,各气门有关启装置,使气门可开闭,开启时气体出入无阻,闭合时可防止体内水分蒸发及外物入侵。此外,研究发现蚰蜒血淋巴中存在一种特殊的呼吸色素。蚰蜒的呼吸代谢是虫体利用营养物质、产生能量、生长发育、变态及生殖上的重要生化反应和生理作用。③与蜈蚣的循环系统一样,蚰蜒的循环系统也为开管式循环,管状的心脏在消化管的背方,被围心膜包围。由后向前进入头动脉通向头部各个器官。除前行的背血管外,还有一对侧动脉包围了消化管并在消化管的腹面汇合成神经上血管,这些血管有分支进入血腔。④蚰蜒的神经系统和蚯蚓相似,属链状神经系。包括 1 个脑神经节,由神经分布到触角和眼,有两条神经连食管下神经节。此后则为 2 条后行的腹神经索和每节一对神经节,随体节的愈合神经节也愈合,每对神经节又发出神经到每个体节,以调节身体的活动。⑤蚰蜒为雌雄异体。卵巢或精巢位于消化管的背方,由输卵管或输精管绕消化道而下,分别开口于雌雄生殖孔。

二、分类学

蚰蜒(*Scutigera coleoptrata*)北方俗称"钱串",南方俗称"毛蜈蚣",载于《本草纲目》中,是一味多足动物药材。蚰蜒目种类较少,仅蚰蜒科(Scutigeridae)1 科,约 80 种。大多数种类分布于热带和亚热带。在我国东北、华北和华中地区多为蚰蜒的种类,在华南与华西地区常见的为花蚰蜒或大蚰蜒(*Thereuopoda clunifera*)。

三、生物学和生态学

蚰蜒的生活史与蜈蚣相似,即蚰蜒从受精卵发育到成体的个体发育要遵循卵—幼体—成体的顺序,而且蚰蜒卵孵化出来的幼体外形特征与成体相似。因此,蚰蜒的生活史属于单态生活史。幼体经过多次蜕皮后,才能达到性成熟阶段。成虫发育周期和寿命依种类、温湿度和营养条件而各异。蚰蜒的寿命一般是 2~3 年。

蚰蜒多在夏秋季活动,常栖息在房屋内外的阴暗潮湿处。蚰蜒常爬行于墙壁、蚊帐、家具和床下,爬行时每对步足很协调,行动敏捷。当蚰蜒遇惊动即立刻逃脱,部分步足很容易从身体上脱落下来,使身体可以逃脱,这是蚰蜒逃避敌害的一种适应。头部后面有一对钩状颚足,颚足末端成爪状,爪的顶端有毒腺开口,能分泌毒液,可捕食蚊、蛾等小动物。

四、中国重要种类

(一)中国蚰蜒主要代表种

1. 花蚰蜒　是 Wood 于 1862 年命名的一种蚰蜒。分类地位:蚰蜒目、蚰蜒科(Scutigeridae)、蚰蜒属(*Thereuonema*)。

(1)种名:花蚰蜒(*Thereuonema tuberculata*,Wood,1862)

(2)形态:体较小,约 25mm 长,背板 11 块中有 8 块蓬大,其他小。2~8 背板后中央开气门。色灰绿,背和步腋上都有斑纹。左右小眼密集,宛如复眼。上唇分三叶,中央部分甚小。下颚二对有长须。第 2 对下颚具有辱节,毒颚很大。下唇二基节,前左右二叶的前缘有长刺(2)。触角和肛脚细长,约近体长二倍。步肢 15 对(连肛脚),近体 3 节间有棘,附节细长多分节,缺爪,易断。生殖器第 17 节后端开口,雌性有一分叉的突起(3),雄性有 2 对突起。捕食小虫。

(3)地理分布:花蚰蜒在全国各地均有分布,在华南与华西地区常见。

2. 大蚰蜒　分类地位:蚰蜒目、蚰蜒科(Scutigeridae)、蚰蜒属(*Thereuonema*)。

(1)种名:大蚰蜒(*Thereuopoda clunifera*)

（2）形态：体长 15~18cm，体型狭长，头宽窄于腹部及尾宽，复眼黑色长于两蹶，触角细长，体背黑褐色至黑色具不明显的糊状斑，各节端部有 2 枚橙黄色斑并连，各体节有 2 对足，各足细长，基节淡色透明，腿、胫节前后端具灰黑色分布，上有 2~3 枚棘刺，近尾端的足最长。雌性长 60mm。雄性较小，体长约 43mm。背板 7 块较大，后缘各有疣状突，中裂。色灰绿。背中央较淡。触角约为体长一倍半。步肢 15 对，第一对胫刺 1~2 本，第二对 2~3 本，第三对超 3 本（前一种第 1~13 对均为 3 本）。跗节末端有细爪，末对步足与其他步足是相似的，唯无爪，较细，但并不较其他步肢长。生殖器所在胸板在前种两侧并行，在本种向后扩大，可以区别。

（3）地理分布：大蚰蜒在全国各地均有分布。

3. 瘤线蚰蜒

（1）种名：瘤线蚰蜒（*Thereuonema tuberculatus*）

（2）同物异名

（3）形态：雌性体长 21~25mm，背面灰黄色，具有一条灰绿色的纵条纹。触角细长如鞭索状，由多达 400 个小节组成。伪复眼 1 对，由许多个单眼（多达 5 000 个）集合而成。气门不成对，位于大背板的后缘上，除最后的大背板外，每一大背板各有 1 个气门，共 7 个气门。颚足亦有毒腺。第 2~15 步足的体节上只有 8 个显著的大背板；步足好似触角一样，非常细长，末端有跗爪；在步足的第 2 附节上有小乳突和跖毛；最末步足比其他步足更细长，唯末端无爪，完全行使触角的功能。此外，第 1~14 对步足的前股节上有 2 棘，下有 1 棘；股节上有 1 棘，下面无棘，前后各有 1 棘；胫节上 1 棘，下 2 棘。最末步足前股节上下各有 1 棘，后有 1 棘；胫节上下各有 1 棘。第 1 步足前股节的前面 1 列刚毛伴有小棘。雌性生殖肢后段长度可为底节长度之半。雄性生殖肢为 2 对细长的笔尖状的突起（图 40-18）。

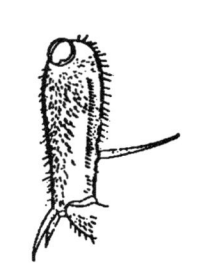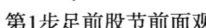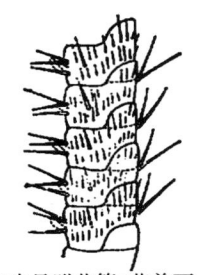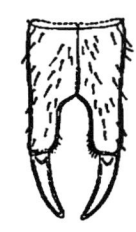

第1步足前股节前面观　　第1步足跗节第2节前面观　　生殖肢腹面观

图 40-18　瘤线蚰蜒
（仿 张崇洲）

（4）生活习性：喜生活在室内外阴暗潮湿的环境，多栖息在石头、木块、瓦片下面及墙缝间。爬行迅速，多以小昆虫为食。常爬入室内，有碍卫生。

（5）地理分布：国内分布于东北、华北及华中等地区；国外分布在日本等亚洲广阔的地域。

（二）中国重要蚰蜒名录

花蚰蜒（*Thereuonema tuberculata*，Wood，1862）

分布：全国各地均有分布，在华南与华西地区常见。

大蚰蜒（*Thereuopoda clunifera*，Wood）

分布：全国各地均有分布。

瘤线蚰蜒（*Thereuonema tuberculatus*）

分布：国内分布于东北、华北及华中等地区。国外分布在日本等亚洲广阔的地域。

五、与疾病的关系

1. 蚰蜒钻入耳　蚰蜒喜欢钻穴，经常有空必钻，所以如果不注意防护，就会导致蚰蜒入耳。蚰蜒入耳之后，可以导致发生耳膜炎等疾病，如果治疗不及时，也可能导致更严重的疾病。并且蚰蜒自身有毒，甚至还可以传播其他疾病。

2. 蚰蜒皮炎　蚰蜒是传统"五毒"（蛇、蝎、蜈蚣、蚰蜒、蜘蛛）之一。蚰蜒毒颚较大，毒颚末端有毒爪，与体内的毒腺相通，能分泌毒液，接触人体引起蚰蜒皮炎。蚰蜒刺伤人体后数小时内，患者皮肤发生条索状红斑、水疱，初为半透明的水疱，以后变为浑浊的脓液或血液，周围有明显的红晕，水疱外壁常被手指抓破或擦破，形成糜烂面。若有继发感染，则患者的瘙痒和疼痛感增加，需与坏疽性带状疱疹相区别。蚰蜒爬到人体皮肤若受到拍击时,头部的毒颚可咬伤皮肤,末端的毒爪也能刺伤皮肤,同时释放出体内的毒汁,引起皮肤症状。此外,被蚰蜒侵害中毒的人,往往也是由于不小心而造成的。

蚰蜒的毒液经测定 pH6.3~7,为弱酸性或中性,致病因素并非强酸的刺激而是毒素所致。国内报告的病例尚未发现严重的全身中毒症状者。如无继发感染,一般 3~5 天即愈,留有色素沉着。

此外,蚰蜒也有一定的药用价值,与蜈蚣有相似之处,两者均具有息风止痉,攻毒散结之功效,可用于治疗痉挛抽搐,疮疡肿毒之类疾病。蚰蜒属于血肉有情之品,可滋人体之精血,且其性行走攻窜,更可以活血祛瘀,舒筋活络,豁痰开窍,以毒攻毒。如应用得当,配伍有法,常能收到理想的疗效。

六、防制

若在家中发现蚰蜒,应注重环境卫生,及时清除室内外碎石、垃圾等,并保持室内干燥。遇见蚰蜒可及时拍打或喷洒灭害灵等卫生杀虫剂。若室内外蚰蜒较多,可设法在墙面涂刷杀虫涂料,加以防治,或在阴暗潮湿处喷洒敌百虫粉剂。我国民间用花椒面撒到墙角缝隙来防治蚰蜒。研究发现,作为生物杀虫剂的寄生线虫(*Pbasmarbabditis bermaphrodita*)对蚰蜒具有很好的控制效果。

临床上,对蚰蜒入耳,根据祖国医学古籍中的记载,可运用芝麻油作为诱饵来治疗,其做法是用油麻做煎饼,枕饼而卧,一会儿蚰蜒闻油饼气及自出。若人被蚰蜒螫伤,先用 3% 氨水、3% 硼酸或 5%~10% 碳酸氢钠溶液等清洗患处。再给予消炎止痒的外用药涂搽,如含有 1% 酚或 1% 薄荷炉甘石洗剂。亦可用南通季德胜蛇药片或上海蛇药,用水调成稀糊状外涂,数日即愈。若有继发感染,给予抗炎治疗,症状明显者可使用抗组胺药。

(孙恩涛)

参考文献

[1] 胡超逸. 蜈蚣标准化养殖与多组学品质评价研究[D]. 湖北中医药大学,2020.

[2] 田娜,袁媛,金艳,等. 特异性 PCR 鉴别蜈蚣及其混伪品[J]. 中国实验方剂学杂志,2019,25(17):113-117.

[3] 李青,郭轩,蒋玄空,等. 蜈蚣目(Scolopendromorpha)贵州一新记录种[J]. 贵州科学,2018,36(05):34-36.

[4] 周亚伟. 一种鉴定蜈蚣的 PCR 方法[P]. 北京:CN107779511A,2018-03-09.

[5] 吴福林,周柏松,董庆海,等. 中药蜈蚣的研究进展[J]. 特产研究,2018,40(01):69-76.

[6] 康四和. 中国蜈蚣属动物分类鉴定及药用蜈蚣药材质量评价研究[D]. 湖北中医药大学,2018.

[7] 康四和,曾晓璇,刘义梅,等. 中国蜈蚣属动物种类鉴定及新种禄丰蜈蚣记述[J]. 中华中医药杂志,2018,33(05):1845-1852.

[8] 刘春雨,曹广超,王彦多,等. 中药蜈蚣研究进展[J]. 化工时刊,2017,31(07):41-43+46.

[9] 张乔,刘东,赵子佳,等. 蜈蚣有效成分提取分离及药理作用研究[J]. 吉林中医药,2017,37(03):263-265.

[10] 于金高,刘培,段金廒. 药用蜈蚣生物活性物质与毒性物质研究进展[J]. 中国现代中药,2016,18(11):1521-1527+1536.

[11] 于静. 市售鹿茸片、蜈蚣的 DNA 条形码及蜈蚣特异性位点的研究[D]. 新疆医科大学,2016.

[12] 康四和,邓海英,江珍玉,等. 我国药用蜈蚣分类鉴定及资源研究[J]. 中药材,2016,39(04):727-731.

[13] 方秀桐,莫可元. 蜈蚣的药理研究进展[J]. 中国医药指南,2015,13(18):32-34.

[14] 李永浩,卢冬彦,叶小卫,等. 全蝎、蜈蚣水煎剂抗小鼠 Lewis 肺癌及其对免疫器官的影响[J]. 中药新药与临床药理,2015(3):311-314.

[15] 陈霞. 动物药蜈蚣中蛋白质的分析方法研究[J]. 南京中医药大学,2015.

[16] 赵丹. 少棘蜈蚣毒素的基因克隆、原核表达及纯化研究[J]. 国防科学技术大学,2015.

[17] 张红印,陈俊,贾静,等. 中药材蜈蚣及其混伪品 DNA 条形码鉴别研究[J]. 中国中药杂志,2014,39(12):2208-2211.

[18] 付银丹,李振麟,濮社班,等. 多棘蜈蚣化学成分的研究[J]. 中草药,2013,44(13):1726~1729.

[19] 李晓东,李欣,屈桂群,等. 药用蜈蚣的生物学研究进展[J]. 大众科技,2013,15(09):85-88.

[20] 华卫建,徐国华,周祀乔,等. 中国少棘蜈蚣(Scolopendra subspinipes mutillans)的毒腺结构[J]. 中国细胞生物学学报,2012,34(02):162-167.

[21] 元艺兰. 蜈蚣的药理作用及临床应用[J]. 现代医药卫生,2012,28(09):1411.

[22] 邱赛红,邱敏,丁雯雯. 蜈蚣毒性的研究概况[J]. 湖南中医药大学学报,2012,32(07):79-81.

［23］宋志顺，朱明生，梁爱萍.中国盲蜈蚣属(蜈蚣目,盲蜈蚣科,盲蜈蚣亚科)分类研究及一新种和一新纪录种记述［J］.动物分类学报,2010,35(02):376-380.

［24］左宝平，宋大祥，周开亚，等.平耳孔蜈蚣细胞色素 b 基因序列变异分析［J］.安徽农业科学,2009,37(07):2883-2885.

［25］倪士峰，刘惠，孙艳妮，等.蚰蜒的药学研究进展［J］.海峡药学,2009,21(01):84-86.

［26］李朝品.人体寄生虫学实验研究技术［M］.北京:人民卫生出版社,2008:606-618.

［27］李朝品.医学昆虫学［M］.北京:人民军医出版社,2007:22-24.

［28］黄亮，曹春水.蜈蚣咬伤［J］.急诊科查房,2007,14(6):22.

［29］宋志顺，盖永华，宋大祥.中国耳孔蜈蚣属(蜈蚣目:蜈蚣科)部分种类研究［J］.河北大学学报(自然科学版),2005,25(3):295-299.

［30］邱丽丽，殷秀琴.凉水自然保护区大型土壤动物群落组成和结构研究［J］.农业与技术,2005,25(3):77-79.

［31］宋志顺，宋大祥，朱明生.唇足纲和蜈蚣目多足动物的系统分类［J］.辽宁师范大学学报(自然科学版),2004,27(1):69-72.

［32］贺联印，许炽燺.热带医学［M］.2 版.北京:人民卫生出版社,2004:1099-1103.

［33］龚泉福.蜈蚣、蝎子、蚂蚁、蚯蚓、蚂蟥、蛤蚧、地鳖虫［M］.上海:上海科学技术文献出版社,2001:1-14.

［34］傅必谦，陈卫，董晓晖，等.北京松山四种大型土壤动物群落组成和结构［J］.生态学报,2002,22(2):215~223.

［35］曾广友.蜈蚣咬伤致过敏性休克 1 例［J］.实用医学杂志,2001,17:987.

［36］唐春风.生物杀虫剂对蜒蚰的控制［J］.世界农药,2000(03):7.

［37］张崇洲.蜈蚣养殖技术［M］.北京:金盾出版社,2000:5-38.

［38］毛小平，陈子珺.蜈蚣的部分药理研究［J］.云南中医学院学报.1999,22(3):1-3.

［39］邓芬，方红，王克勤.中药蜈蚣毒溶血活性试验［J］.中药材,1997,20(1):36-38.

［40］张崇洲，王克勤.两种药用蜈蚣的简介［J］.动物学杂志,1995,30(4):51-53.

［41］尹文英.中国亚热带土壤动物［M］.北京:科学出版社,1992:365-374.

［42］吴刚，冉永禄，凌沛深，等.蜈蚣(Scolopendra subspinipes mutilans L. Koch)毒的化学组成和生物活性［J］.生物化学杂志,1992,8(2):144-149.

［43］迟程，罗天浩.墨江蜈蚣养殖生物学的研究［J］.中药材,1991,14(10):13-15.

［44］张崇洲.药用蜈蚣养殖生物学［M］.北京:科学出版社,1987:41-82.

［45］钟惠澜.热带医学［M］.北京:人民卫生出版社,1986:1222-1225.

［46］STOJANOVIĆ DALIBOR Z,MITIĆ BOJAN M,GEDGED AMNA M,et al. Geophilus serbicus sp. nov.,a new species from the Balkan Peninsula(Chilopoda:Geophilomorpha:Geophilidae)［J］. Zootaxa,2019,4658(3):4658-4658.

［47］SIMAIAKIS SM,AKKARI N,ZAPPAROLI M. The centipedes of peloponnisos and first records of genus eurygeophilus in the east mediterranean(myriapoda:chilopoda)［J］. Zootaxa,2016,4061(4):301-346.

［48］EDGECOMBE GD,GIRIBET G. Evolutionary biology of centipedes(Myriapoda:Chilopoda)［J］. Annu Rev Entomol,2007,52:151-70.

［49］SCHILEYKO AA. A contribution to the knowledge of the centipedes of Saint Barthélemy Island(French Antilles),with re-descriptions of Newportia heteropoda Chamberlin,1918 and Cormocephalus impressus Porat,1876(Chilopoda:Scolopendromorpha)［J］. Zootaxa,2018,4438(1):59-78.

［50］KANG SIHE,LIU YIMEI,ZENG XIAOXUAN,et al. Taxonomy and Identification of the Genus Scolopendra in China Using Integrated Methods of External Morphology and Molecular Phylogenetics. Scientific reports,2017,7(1):16032.

［51］SLAVOMÍR STAŠIOV,ANDREA DIVIAKOVÁ,MAREK SVITOK,et al. Myriapod(Chilopoda,Diplopoda)communities in hedgerows of upland agricultural landscape ［J］. Biologia,2017,72(11):1320-1326.

［52］CHAGAS A JR. A systematic appraisal of the types of ten species of Otostigmus(Parotostigmus)(Scolopendromorpha,Scolopendridae,Otostigminae)［J］. Zootaxa. 2016,4147(1):36-58.

［53］PERETTI E,BONATO L. Geophilus pygmaeus(Chilopoda:Geophilidae):clarifying morphology,variation and geographic distribution ［J］. Zootaxa,2016,4139(4):499-514.

［54］SIMAIAKIS S-M,AKKARI N,ZAPPAROLI M. The centipedes of Peloponnisos and first records of genus Eurygeophilus in the East Mediterranean(Myriapoda:Chilopoda)［J］. Zootaxa,2016,4061(4):301-346.

［55］VAGALINSKI B,STOEV P,ENGHOFF H. A review of the millipede genus Typhloiulus Latzel,1884(Diplopoda:Julida:Julidae),with a description of three new species from Bulgaria and Greece ［J］. Zootaxa,2015,3999(3):334-362.

［56］LEWIS J-G. On Verhoeff's Otostigmus subgenus Malaccopleurus,the nudus group of Otostigmus subgenus Otostigmus Porat,1876,and Digitipes Attems,1930,with a description of the foetus stadium larva in O. sulcipes Verhoeff,1937,(Chilopoda:

Scolopendromorpha：Scolopendridae）［J］. Zootaxa，2015，4039（2）：225-248.

［57］LEŚNIEWSKA M，JASTRZĘBSKI P，STAŃSKA M，et al. Centipede（Chilopoda）richness and diversity in the Bug River valley（Eastern Poland）［J］. Zookeys，2015，30（510）：125-139.

［58］IVAN HADRIÁN TUF，LÁSZLÓ DÁNYI. True identity of Folkmanovius paralellus Dobroruka（Chilopoda：Geophilomorpha：Geophilidae）［J］. Zootaxa，2015，4058（3）：444-450.

［59］SIRIWUT W，EDGECOMBE G-D，SUTCHARIT C，et al. First record of the African-Indian centipede genus Digitipes Attems，1930（Scolopendromorpha：Otostigminae）from Myanmar，and the systematic position of a new species based on molecular phylogenetics［J］. Zootaxa，2015，3931（1）：71-87.

［60］LUCIO BONATO，LEANDRO DRAGO，JÉRÔME MURIENNE. Phylogeny of Geophilomorpha（Chilopoda）inferred from new morphological and molecular evidence［J］.Cladistics，2014，30（5）：485-507.

［61］LEWIS JG. A review of the orientalis group of the Otostigmus subgenus Otostigmus Porat，1876（Chilopoda：Scolopendromorpha：Scolopendridae）［J］. Zootaxa，2014，3889（3）：388-413.

［62］PEREIRA. A new species of Ribautia Brölemann，1909（Chilopoda：Geophilomorpha：Geophilidae）from Peruvian Amazonia，with a key to the Neotropical species of the genus with coxal organs grouped in clusters［J］. Studies on Neotropical Fauna and Environment，2014，49（2）：114-126.

［63］GAI Y，MA H，MA J，et al. The complete mitochondrial genome of Scolopocryptops sp.（Chilopoda：Scolopendromorpha：Scolopocryptopidae）［J］. Mitochondrial DNA，2014，25（3）：192-193.

［64］JOSHI J，EDGECOMBE GD. Revision of the scolopendrid centipede Digitipes Attems，1930，from India（Chilopoda：Scolopendromorpha）：reconciling molecular and morphological estimates of species diversity［J］. Zootaxa，2013，3626（3626）：99-145.

［65］ZAREI R，RAHIMIAN H，BONATO L. Morphology of a neglected large-sized species of Geophilus from Iran（Chilopoda：Geophilidae）［J］. Zootaxa，2013，15（3736）：486-500.

［66］GAI Y，MA H，SUN X，et al. The complete mitochondrial genome of Cermatobius longicornis（Chilopoda：Lithobiomorpha：Henicopidae）［J］. Mitochondrial DNA，2013，24（4）：331-332.

［67］AMAZONAS CHAGAS-JUNIOR. The centipede genus Otostigmus Porat in Brazil：Description of three new species from the Atlantic Forest：a summary and an identification key to the Brazilian species of this genus（Chilopoda，Scolopendromorpha，Scolopendridae，Otostigminae）［J］. Zootaxa，2012，3280（3280），1-28.

［68］VÉLEZ SEBASTIÁN，MESIBOV ROBERT，GIRIBET GONZALO. Biogeography in a Continental Island：Population Structure of the Relict Endemic Centipede Craterostigmus tasmanianus（Chilopoda，Craterostigmomorpha）in Tasmania Using 16S rRNA and COI［J］. Journal of Heredity，2012，103（1）：80-91.

［69］SPELDA J，REIP HS，OLIVEIRA-BIENER U，et al. Barcoding Fauna Bavarica：Myriapoda-a contribution to DNA sequence-based identifications of centipedes and millipedes（Chilopoda，Diplopoda）［J］. Zookeys，2011，（156）：123-139.

［70］JÉRÔME MURIENNE，GREGORY D. Edgecombe，Gonzalo Giribet. Comparative phylogeography of the centipedes Cryptops pictus and C. niuensis（Chilopoda）in New Caledonia，Fiji and Vanuatu［J］. Organisms Diversity & Evolution，2011，11（1）：61-74.

［71］STYLIANOS MICHAIL SIMAIAKIS，SINOS GIOKAS，ZOLTÁN KORSÓS. Morphometric and meristic diversity of the species Scolopendra cingulata Latreille，1829（Chilopoda：Scolopendridae）in the Mediterranean region［J］. Zoologischer Anzeiger-A Journal of Comparative Zoology，2010，250（1）：67-79.

［72］GONZÁLEZ-MORALES L，DIEGO-GARCÍA E，SEGOVIA L，GUTIÉRREZ MDEL C，POSSANI LD. Venom from the centipede Scolopendra viridis Say：purification，gene cloning and phylogenetic analysis of a phospholipase A2［J］. Toxicon，2009，54（1）：8-15.

［73］BASTIANELLO A，RONCO M，BURATO P-A，et al. Hox gene sequences from the geophilomorph centipede Pachymerium ferrugineum（C. L. Koch，1835）（Chilopoda：Geophilomorpha：Geophilidae）：implications for the evolution of the Hox class genes of arthropods［J］. Mol Phylogenet Evol，2002，22（1）：155-161.

［74］EDGECOMBE G D，GIRIBET G，WHEELER W C. Phylogeny of Henieopidae（Chilopoda Lithobiomorpha）：a combined analysis of morphology and five molecular loci［J］. Systematic Entmology，2002，27（1）：31-64.

［75］LEWIS J G E. A re-examination of 11 species of Otostigmus from the Indo-Australian region described by R. V. Chamberlin based on type specimens in the collection of the museum of comparative zoology，Harvard（Chilopoda：Scolopendromorpha：Scolopendridae）［J］. Journal of Natural History，2002，36（14）：1687-1706.

［76］MINEIJJ A,FODDAL D. The evolution of segments of centipede trunk and appendages ［J］. J Zool Syst Evol Research,2000,38（2）:103-117.

［77］ARMENT C. GIANT CENTIPEDES IN THE OZARKS ［J］. North American BioFortean Review,1999,1（2）:5-6.

［78］GIRIBET G,CARRANZA S,RIUTORT M,et al. Internal phylogeny of the Chilopoda（Myriapoda,Arthropoda）using complete 18S rDNA and partial 28S rDNA sequences ［J］. Philos Trans R Soc Lond B Biol Sci,1999,354（1380）:215-222.

［79］BREMER K. The limits of amino acid sequence data in angiosperm phylogenetic reconstruction ［J］. Evolution,1988,42（4）:795-803.

［80］LEWIS J G E. The biology of centipedes ［M］. Cambridge:Cambridge University Press,1981,1-32.

第四十一章

倍足纲

倍足纲（Diplopoda）是节肢动物门单枝动物亚门的1纲,全世界已记载约8 000种。倍足纲动物的形态特征:身体细长,体型多样,体节因种类而异,至少有11个体节,多则几十个体节,可分头、胸和腹3部分。成体头部触角一对,顶端有4个感觉圆锥体;口器由一对大颚和一片状的颚唇部组成,颚唇部是由大颚后另一对口器的附肢左右愈合而成;胸部4节,第1节无附肢,第2~4节各具步足一对;腹部的体节很多,除尾端1或2节都无步足外,每节各具步足2对。气孔位于足基节的前方侧板上,生殖器官开口于第2对步足的后面。倍足纲动物行动缓慢,性喜阴暗潮湿,常栖息于树皮、落叶、石头或苔藓下面洞穴中,以腐烂的植物,霉菌和其他真菌为食。

倍足纲动物出现在石炭纪,体壁含有钙质的种类有可能在地层里形成化石。现有的倍足纲动物,如异蚩科的分布,仍可反映出南美洲和非洲两个大陆被大西洋隔离的情况,而这一隔离过程发生在三叠纪和整个白垩纪的地质年代(约80亿年)。该纲动物隶属于陆生节肢动物,与蜱类的亲缘关系十分密切。例如倍足纲的颚唇部与蜱类的小颚是同源的,口器均有2对附肢。

倍足纲下有二个亚纲:即触颚亚纲和唇颚亚纲。在唇颚亚纲中,后雄亚目的种类第7体节无生殖肢且身体末端生殖肢功能简单,因而是比前雄亚目更为低等的类群。倍足纲动物(马陆和山蚩)大都具有毒性,在祖国医学中,常可入药。我国常见的大型倍足纲动物多属于异蚩类和山蚩类,主要分布在长江以南地区。在长江以北,除几种山蚩外,个体较小的带马陆类较多。另外,在中国福建、广东、广西等亚热带地区还发现圆马陆类。马陆主要以潮湿腐烂的植物或动物尸体为食,是土壤生态系统物质循环中重要的分解者。

第一节　马陆

马陆(*Julus bortersis*)俗称"千足虫", 又称马炫,隶属于节肢动物门(Arthropoda)、多足动物亚门(Myriapoda),倍足纲(Diolopoda),分布于世界各国,是迄今发现的最古老生物之一。本纲多足动物身体细长,体长2~280mm。体型多样,有些种类呈背腹扁平的带状、有些种类呈前后稍细的圆筒形,还有一些种类体型较短,背面拱起,将身体卷曲成球形。此多足动物由头及若干形状相似的体节组成,体节数量差异较大,少者11节,多者几十节。头部有触角1对,其顶端有多个感觉圆锥体。《本草纲目》中记载"马炫处处有之,形如蚯蚓,紫黑色,其足比比至百,而皮极硬,节节有横文如金线,首尾一般大,触之即侧卧局缩如环"、"其主治破积聚,疗寒热痞结,恶疮等"。

本纲多足动物最显著的特征之一是体节成对地愈合成1个体节,且几乎每一体节均有2对步足,故而称作倍足类。国内各地均有倍足纲动物的分布,特别是温室和森林覆盖率高,腐质层厚的地方均有发生。该虫对人体有刺激和毒害,特别是老人和儿童,若不慎,一旦接触到人体皮肤后,即产生痛痒不止,并带有红肿状出现。

一、形态学

（一）外部形态

马陆体长 20~35mm,由 25~100 多个体节组成;体型或呈扁平的带状(带马陆),或呈圆柱状(姬马陆),或能蜷曲成浑圆的球形(球马陆);头部和体壁含有沉积的钙质而表皮十分坚硬体色各异,多呈暗褐色,每 1 体节有浅白色环带,背面两侧和步足黄色,全体有光泽。

头部有 1 对粗短的触角,分 7~8 节,末节较短小,顶端有 4 个感觉圆锥体,是马陆重要的感觉器官;眼为聚眼,由 40~50 个单眼组成,近于三角形。口器由 2 对附肢,即一对大颚和一个片状的颚唇部组成。颚唇部是第一对小颚左右愈合而成,并遮盖了口腔下面。躯干近 20 节,第 1 节与头部愈合形成颈节,无附肢。第 2~4 节各有 1 对步足和 1 对气孔,自第 5 节开始,除尾端 1 或 2 节都无步足外,各有 2 对步足和 2 对气孔。一般在第 5 节、7 节、9 节、10 节、12 节、13 节、15~19 节两侧各有臭腺孔 1 对。从发生看,成倍的步足和气孔,是由于 2 个体节愈合的结果。此外,雄性的 1 或 2 对步足转化成生殖肢。于洞穴中生活的马陆,其体色多较浅,部分无色,体壁变薄,内脏可见,触角、纤毛等感觉器官发达。形状有蜷曲呈齿轮形、圆球形、蠕虫状以及扁平带状;颜色有白、浅褐、棕褐、深褐、黑红、粉红不等。洞穴马陆体长介于 8.94~112.94mm 之间,头宽为 0.81~5.03mm,触角反转最多可达第 7 体节,颈板宽为 0.60~6.43mm,触角长度为 0.92~8.70mm,步足数量为 14~114 对,步足长度为 0.70~8.33mm,躯干中间环节直径为 0.85~7.00mm,侧突形状有鹿角状、乳突状、刺棘状、蝶翼状、鸟翅状等。

（二）内部结构

马陆为陆生节肢动物,呼吸器官和昆虫的一样,由气管系统组成。马陆的气管系统和血管系统完善。气孔位于足基节的前方侧板上,生殖器官开口于第 3 体节,即第 2 对步足的后面。马陆为雌雄异体,雄性生殖肢是由 1、2 对步足特化的,此肢构造细微,式样繁多,是识别它们的主要依据。生殖孔 1 对,在第 2 对足基部。

二、分类学

倍足纲是节肢动物门、多足动物亚门中的一大种群。倍足纲内的种类可通称为马陆,马陆又可被称为刀环虫、百草虫、蓖子虫、锅耳虫、大草鞋虫和百脚陆。Millipedes 是"千足"的含义,在中国传统医药学《本草纲目》记载,有一类分布在山区而且个体明显较大的马陆被称为山蚁(spirobus),"有大毒,只可外用"。

倍足纲可被分为 2 亚纲、16 个目,140 科,约 11 000 种,估计实际物种数量可能达到 80 000 种,分布于除南极洲外的世界各地(表 41-1)。

（一）毛尾亚纲（Penicillata Latrielle,1831）

体长不过几毫米,体壁柔软,不含钙质,全身具有各种式样的刚毛,因而俗称毛马陆(图 41-1)。全体由头部和 11~13 个体节组成,具有 13~17 对步足。身体末端有成簇的毛刷。包括 1 个目:毛马陆目(Polyxenida Verhoeff,1934)。

（二）唇颚亚纲

体壁坚硬,含有钙质。雄性具有步足特化的生殖肢。

1. **后雄总目** 生殖肢位于身体末端,与雌性交尾时只起扶助作用。包括 2 个目:蟠马陆目和蚝形目。其中,蟠马陆目体扁而宽短,背板拱起呈半圆形,能蜷曲成滚圆的球形。生殖肢位于身体的后端,被巨大的尾板覆盖着。无臭腺孔。

2. **前雄总目** 生殖肢位于第 7 体节。包括 4 个目:绩马陆目、带马陆目、姬马陆目和畸颚目。

（1）带马陆目:虫体颚唇为单唇基节,其前端为 1 对并排的条形舌叶;单唇基节的前角向前插入两舌叶间,但并未把它们分离;蝶铰节比舌叶大,沿舌叶外侧并行,向后达单唇基底角。有 19~21 节体节;在第七触角节上有指形的器官;腹板融合无缝合线;单眼缺失;第八对生殖肢带有套管;防御腺开口在第六体节缺失;防御腺带有两个隔室。通常具有侧背板(沟后区的侧突起);长度在 3~130mm。

（2）姬马陆目:颚唇与带马陆目不同,颚唇构造独特,唇颚的茎节相连,蝶铰节非常短,而没有完全包围

表 41-1 倍足纲(马陆)常见种类分类表

纲	亚纲	总目	目
倍足纲(Diplopodade)	毛尾亚纲(Penicillata)	—	毛马陆目(Polyxenida)
		蚝形总目(Limaeomorpha)	扁形马陆目(Glomeridesmida)
	唇颚亚纲(Chilognatha)	蟠形总目(Oniscomorpha)	圆马陆目(Sphaerotheriida)
			球马陆目(Glomerida)
			扁带马陆目(Platydesmida)
			多板马陆目(Polyzoniida)
			(Siphonocryptida)
			管马陆目(Siphonophofida)
		姬形总目(Juliformi)	姬马陆目(Julida)
			山蚝目(Spirobolida)
			异蚝目(Spirostreptida)
		绩马陆总目(Nematophora)	美肢马陆目(Callipodida)
			泡马陆目(Chordeumatida)
			(Stemmiulida)
			(Siphoniulida)
		节毛总目(Merocheta)	带马陆目(Polydesmida)

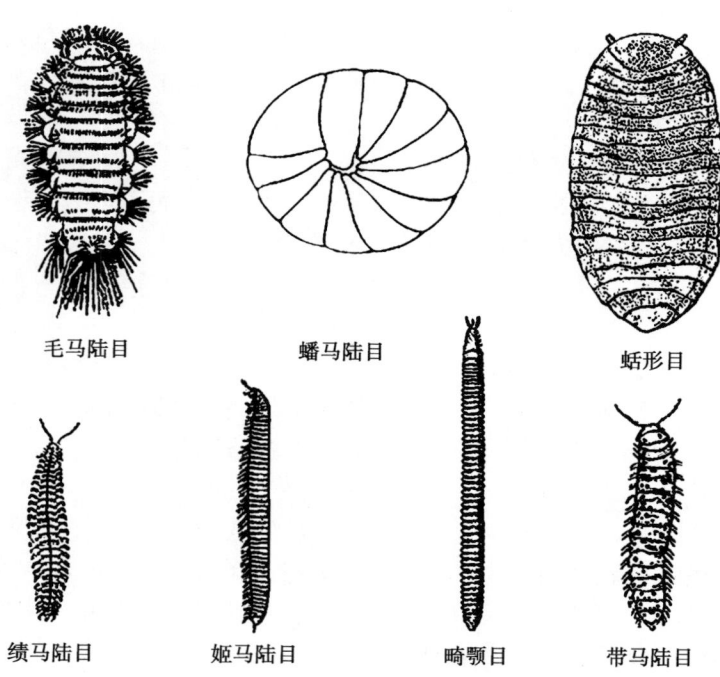

毛马陆目　　　　蟠马陆目　　　　　　蚝形目

绩马陆目　　　姬马陆目　　　畸颚目　　　带马陆目

图 41-1 倍足纲分类模式图

(仿 http://tupian.hudong.com)

宽阔的单唇基节的两侧；单唇基节前角插入两舌叶间,把左右舌叶完全隔开；第十体节的前后步足都特化成生殖肢(带马陆目前对步足特化为生殖肢,后对步足不变形),第九对步足负责传送精子,雄性的第一对步足变形。通常每个体节后部都有刚毛；中裂线不延伸至上唇；30~90 节体节；体长 10~120mm。其中,山蛩属为山蛩科之模式属。

（3）异蛩目（Spirostreptida）：异蛩目比山蛩目之种类的体节更多,但主要区别于颚唇构造的不同。异蛩目之唇基节及其后端,都被两侧的蝶铰节包围。唇基节较短小,前角不插入两舌叶间。第八对步足传送精子。颚唇的颏大,位于茎节之间；中裂线不延伸至上唇；6~300mm 最多 90 节体节。钩蛩科分布于印度澳洲区及非洲的埃塞俄比亚区,是典型的热带类群,其中草异蛩亚科（Junceustreptinae）仅发现于我国云南及加里曼丹等少数地区,是大型的倍足类之一。

此外,对倍足纲(马陆)分类系统进行分析,结果表明,触颚亚纲是比唇颚亚纲更为原始的类群。而在唇颚亚纲中,后雄总目第 7 体节无生殖肢而且身体末端生殖肢功能简单,因而是比前雄总目低等的类群。

三、生物学

马陆发育分卵、幼虫和成虫三期,属不完全变态。马陆为雌雄异体,交配时,雄性个体以生殖肢转移精子。雌性个体产卵数量多少不等,少则 1~2 个,多至数百个结成卵团。卵白色,圆球形。卵外有一层透明黏性物质。经 2~4 周,卵粒发育为第 1 期幼虫,初孵化的幼体白色、细长,经过几次蜕皮后,体色逐渐加深。畸颚目的马陆种群刚破卵的幼虫具有 4 对步足,其他类群仅有 3 对步足。幼虫在继续生长发育中随着蜕皮次数的增加而增加体节和步足数,直至成体。幼体和成体都能蜷缩成圆环状。成虫发育周期和寿命依种类、温湿度和营养条件而各异。马陆的寿命一般为 1 年以上,有的蛇马陆能存活五年之久。在华北地区,马陆 1 年繁殖 1 次。

马陆食性杂,以潮湿腐烂的植物或动物尸体为食,有时也取食蔬菜、花卉和草坪的幼苗、幼根和叶片,这为马陆提供了有利的食源条件和隐蔽的生活场所,使其虫量不断增多,遇到高温高湿的气候环境就暴发成灾。吴仁海等（2015）室内利用 10 种饲料对马陆进行饲养表明,通过 9 天喂养,取食蜗牛肉的马陆生长最快；取食猪肉、酵母、葵花子、木耳时,马陆体质量增加；而以梨、米饭、牛粪、新鲜及腐烂白菜叶喂食时,马陆体质量均下降,表明其不是马陆的合适饲料。室外利用 6 种饵料诱集马陆结果表明,猪肉诱集作用最好,此外白菜叶、狗尾草穗、梨等对马陆也有一定诱集作用。猪肉等人类的食料对马陆有较强的引诱作用。

马陆多栖息在石头、朽木、腐烂的蔬菜、稻草堆和木材堆等潮湿卫生条件差的地方,喜欢聚群活动,繁殖极快,以潮湿腐烂的植物或动物尸体为食,有时也损害农作物。它一般为害植物的幼根及幼嫩的小苗、幼芽、嫩茎、嫩叶,造成缺苗断垄,影响全苗；成株期细根和根皮被害后,导致植株生长不良,枝叶枯黄,甚至整株死亡；叶片被害后,造成孔洞和缺刻。此外,形成的伤口容易被病菌侵入而发生病害。

四、生态学

马陆虽然足很多,但行动却很迟缓。行走时左右两侧足同时行动,前后足依次前进,密接成波浪式运动,很有节奏,常成群游行。与酸性土壤环境相比,马陆更喜欢钙质土壤环境,部分物种已经明确喜钙。马陆性喜阴暗潮湿,常栖息于潮湿耕地、土块、树皮、草坪土表、落叶、石头或苔藓下面洞穴中。在温室内,一般生活在盆底下的盆内或盆底与土间的土表,也有在温室的盆架缝隙和砖块底下。马陆昼伏夜出,白天潜伏,夜间活动危害。有时白天在地面爬行,常为单体活动,夏季雨后天晴出来爬行最多。马陆分布较为广泛,在温带、亚热带和热带地区都有出现,是陆地生态系统的重要组成部分。

马陆是土壤动物中的常见类群,主要以凋落物、朽木等植物残体、霉菌和其他真菌为食,马陆更偏好取食半分解的凋落物。是因为马陆体内缺乏分解酶,而新鲜凋落物中富含的单宁和多酚不易被马陆消化。半分解的凋落物中酚类物质的含量较低,糖类物质的含量较高,且其中的酚类物质通过淋溶作用和微生物代谢被去除,易被马陆同化吸收。作为营腐生动物,马陆在陆地生态系统中具有不可替代的重要功能。通过大量取食及随后的肠道过程,马陆在很大程度上决定着陆地生态系统凋落物的破碎、转化和分解过程,从而驱动碳和关键养分元素的循环周转。凋落物中的质量显著影响马陆的生活史,主要对马陆的生长和繁殖状况产生影响,如在凋落物混合物中生长发育的雌性马陆,其成虫后繁殖力较低,但是当每月向凋落物中添加定量的酵母菌时,其繁殖能力显著提高。马陆是生态系统物质分解的最初加工者之一。但是,马陆亦可危害幼嫩植物小苗和幼茎幼叶。盆栽花卉和观赏植物的叶和幼根,在盆面上危害幼叶,使植株枯萎或分枝不正常。同时,成株期细根和根皮被害后,导致植株生长不良,枝叶枯黄,甚至整株死亡;叶片被害后,造孔洞和缺棵。此外,在形成的伤口上,容易被病菌侵入,造成病株而成为农业的害虫。此外,居住在洞穴中的种类也以动物尸体为食。倍足动物行动迟缓,大多以腐烂的植物为食,仅有一些穴居的类群为肉食性的,如 *Apfelbeckia* 属。

马陆虽然无毒颚,不会蜇伤人,但它也有防御的"武器"和"本领",大多马陆都长有防御腺,感受到危机或受到攻击时能够分泌有毒的化合物进行自我保护。当马陆受到触碰时,立即将身体蜷缩成一团,静止不动,呈"假死状态",或顺势滚到别处,等危险过后,才慢慢伸展,复原活动。一些具有臭腺的马陆,能分泌一种有毒臭液,气味难闻,使得一些鸟类不能靠近。无臭腺的马陆把身体蜷曲成球形,以坚固的背板抗拒敌害的攻击。当生存条件不适宜时,马陆常会成群迁徙。

马陆的物种多样性极高,在不同林型下个体数量分布不均匀。通常,阔叶林>针阔叶混交林>针叶林。在土壤的垂直分布上,具有明显的表聚现象。马陆的个体数量季节变化明显,以夏末最多,冬末最少。

马陆是生活在土壤和凋落物层的节肢动物,是陆地生态系统的重要分解者。通过对凋落物的摄食、消化分解和排泄等过程,促进生态循环,并通过排泄的粪球调节碳和养分循环,影响土壤肥力,且对微生物具下行调控效应,对陆地生态系统具有不可替代的重要功能。目前马陆对生态系统的影响了解有限,主要有以下三点:①通过对凋落物的摄食来加速凋落物的分解。马陆的同化效率受到凋落物来源、温度和凋落物中微生物含量的影响。在不同温度条件下,马陆摄食量和粪便率随温度的升高而增加,而同化效率随温度升高而降低。马陆对同种、腐解程度不同的叶片摄食量不同,偏好取食半分解的凋落物。②通过摄食和排泄等活动影响养分循环。但对于马陆如何影响土壤碳循环,学术界存在两种不同的观点:一是马陆粪球的分解速率比凋落物更快,加速了碳的循环;二是马陆粪球更难分解,有助于碳的固存和稳定。马陆破碎凋落物后,凋落物释放氮素进入土壤。此外,马陆的活动也影响土壤磷的循环,提高土壤中有效磷的含量。③调控微生物特性,与蚯蚓有互作关系。综上所述,马陆和微生物在生态系统都占据着非常重要的生态位,其对凋落物等物质的分解转化是维护生态系统协调稳定的重要因素。例如,马陆的取食和排泄等生存活动、微生物的生物量及酶活性直接或间接地影响着碳的稳性和养分的周转。因而在氮沉降加剧的将来,我们应充分考虑环境的可持续发展,且更加关注马陆这种大型土壤动物的生存活动在全球变化中可能发生的改变。

张汾等(2017)对桂林漓江流域的洞穴进行调查,以洞穴马陆作为研究对象,对其类群、数量、分布状况及与所在环境进行了初步调查分析。结果显示,共调查31个洞穴,在其中的17个洞穴中采到马陆,共计129只,分属于3目5科共15个类群。酒精保存马陆标本形状有蜷曲呈齿轮形、圆球形、蠕虫状以及扁平带状;颜色有白、浅褐、棕褐、深褐、黑红、粉红不等。洞穴马陆所处光带的温度在15~26.1℃;湿度在52.7%~93.1%。在调查基础上,分析得出在水平分布上,马陆更倾向在黑暗带活动,光照可能是造成洞穴马陆水平分布格局的主要因子;垂直分布方面,更多马陆选择在洞底活动,可能与马陆个体大小及食物丰富程度有关;洞穴马陆数量在一定程度上与其所在光带温度有关,即一定范围内温度越高,数量越多;湿润环境对马陆更具吸引力,马陆数量与湿度的 Spearman 相关系数为0.602,呈显著相关。在微生境选择方面,马陆在木板、蝙蝠粪便及动物尸体上的呈集群状态,但主要仍分布于岩石。土壤相关元素含量与马陆数量的相关性不显著,与 Cu 成负相关。

五、中国重要种类

在我国常见的大型马陆主要分布于长江以南暖热地区的竹林或森林里。在长江以北,除几种山蚰外,大多属于带马陆目的小型种类。在我国福建、广东、广西及云南、贵州等亚热带地区亦发现与球马陆目相近似的一类蟠马陆目。我国常把倍足类作为动物药材,加以利用。

(一)中国马陆主要代表种

1. **宽附陇马陆** 是 Verhoeff 命名的一种马陆。分类地位:前雄总目、圆带马陆科(Strongylosomidae)、陇马陆属（*Kronopolites*）。

（1）种名：宽附陇马陆（*Kronopolites svenhedini*）

（2）形态：宽附陇马陆雌性长约30cm，宽约0.35cm；雄性比雌性较小些，身体近圆柱形。有20个体节。臭腺在第5体节、7体节、9体节、10体节、12体节、13体节、15~19体节两侧开有小孔。雄性第7体节的前对足特化成生殖肢（图41-2）；左右生殖肢的基节并不愈合；基节粗大，末端有角状突；前股节短小，具有许多细长的刚毛；股节长大，其中有精沟；胫节呈窄长的圆柱状，内有精沟直达末端；跗节有2尖角，上尖角十分显著，比其他陇马陆的宽大；跗节宽大是这种陇马陆的主要特征。

颚唇部

雄性第7节腹面生殖肢的凹孔　　雄性生殖肢

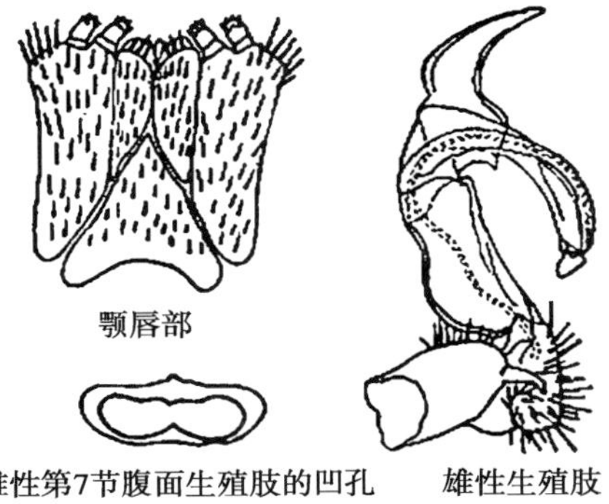

图41-2　宽附陇马陆
（仿 张崇州）

（3）地理分布：宽附陇马陆主要分布于甘肃南部和四川北部。

2. 贵州带马陆　是Chen et Meng于1990年命名的一种马陆。分类地位：带马陆科、带马陆属（*Polydesmus*）。

（1）种名：贵州带马陆（*Polydesmus guizhouensis*，Chen et Meng，1990）

（2）形态：贵州带马陆全体淡黄色。雄性体长19.5~20.5mm，最大体宽2.35~2.73mm。雌性体长21.0~22.0mm，最大体宽2.52~2.85mm，两性均有20个体节。头大，有顶沟和侧头器。上唇有成列的唇刚毛，唇凹处有3个钝齿。触角瘦长，7节，各节长度比为11：20：32：20：24：19：12；第6节末端粗大呈锤状；末3节感觉器显著，末节顶端有4个感觉锥体。颈板较小，略比头宽而窄于随后的体节；表面浮突（sculpture）不明显，具3列刚毛；边缘缺刻极小，具1短小棘毛。第2~19体节的后环背板中部稍拱起，3列浮突显著，各具1根刚毛，背板侧翼发达，薄而宽；前部几个体节的侧翼显著上翘，其余体节的则近于水平位置；侧翼前缘强烈拱出呈弓状，后缘稍凹入；自第5体节后缘至第19体节前缘，侧翼前缘的下表面及后缘的上表面均具摩擦器（strigils），由2~3列具微毛的细瘤组成；侧翼后侧角末端较钝，略突出，自第15体节起渐次伸长呈锯齿状，至第19体节则成长角状；侧翼侧缘在有小孔的体节有4个切刻，在无小孔的体节则有3个切刻，除第1个切刻外通常均有1短小棘毛。臭孔位于侧翼背面，第3、4切刻之间近侧缘处；末节小，末端具4根长尾毛；肛鳞呈倒三角形，近顶端处有1对具长刚毛的乳突；肛扉有棱缘，具2对长刚毛。胸板近于长方形，十字沟显著；表面有微细颗粒和稀疏细毛；第8~18体节胸板后角突出成三角形结节。步足瘦长，腹面无球状刚毛（spherical bristles）；末爪细长，向内侧弯曲，末端尖。雄性生殖肢小，其基节粗短，远端具细长弯曲的角状突，前股节大，密布刚毛，股节似橄榄形，远端1/3处有一收缢，腹面内侧亦具刚毛。精沟有活结，末端精泡（seminal vesicle）开口于卵圆形毛垫（hair bolster）的中央。精沟枝细长，末端弯曲呈钩状。胫跗节大，薄片状，基部较细；端部向腹面弯曲呈镰刀状，其外侧缘通常具2~4个小齿尖。内侧缘有一个三角形齿状突，大而直，指向体外侧；胫跗节腹面中央稍隆起，表面略粗糙（图41-3）。

（3）地理分布：贵州带马陆主要分布于贵州，栖息地位于溶洞深处的洞穴内。

3. 燕山蛩　是Brandt于1833年命名的一种马陆。分类地位：山蛩目（Spirobolida）、山蛩科、山蛩属（*Spirobolus*）。

（1）种名：燕山蛩（*Spirobolus bungii*，Brandt，1833）

（2）形态：燕山蛩为我国常见的大型马陆。全体呈圆柱状，黑褐色（图41-4）。雄性长68~85mm，宽约6~7mm。雌性个体比雄性稍大。体节为53节，亦有52节或54节的个体。全体呈深褐色，各节后缘具有黄色的横条纹。颚唇部有1单唇基节。触角甚短，分8节，第2节最长，末节短小，顶端有4个细小的圆锥状感觉体，颈板两侧狭窄，前缘有缘沟。眼群由40~50个单眼组成，近似于三角形。颈板前侧缘有缘沟。尾节末端不突出，无小尾。肛扉光滑而膨胀，游离缘无缘边，亦无缘沟，其后缘超过尾节末端。肛鳞颇宽，约为其长度的3倍。雄性第7体节前、后步足均特化成生殖肢。生殖肢包裹在膜囊内。前生殖肢环抱着后生殖肢，腹板呈倒V字形，基节宽大，具有近于中间的内叶和向外弯曲的端肢节，但无前基节。后生殖肢似钩状，基部前股节突起短，末端平截而扩张，小于端肢长度之半。后生殖肢的基节瘦长，与呈匙状的基节内突愈合。

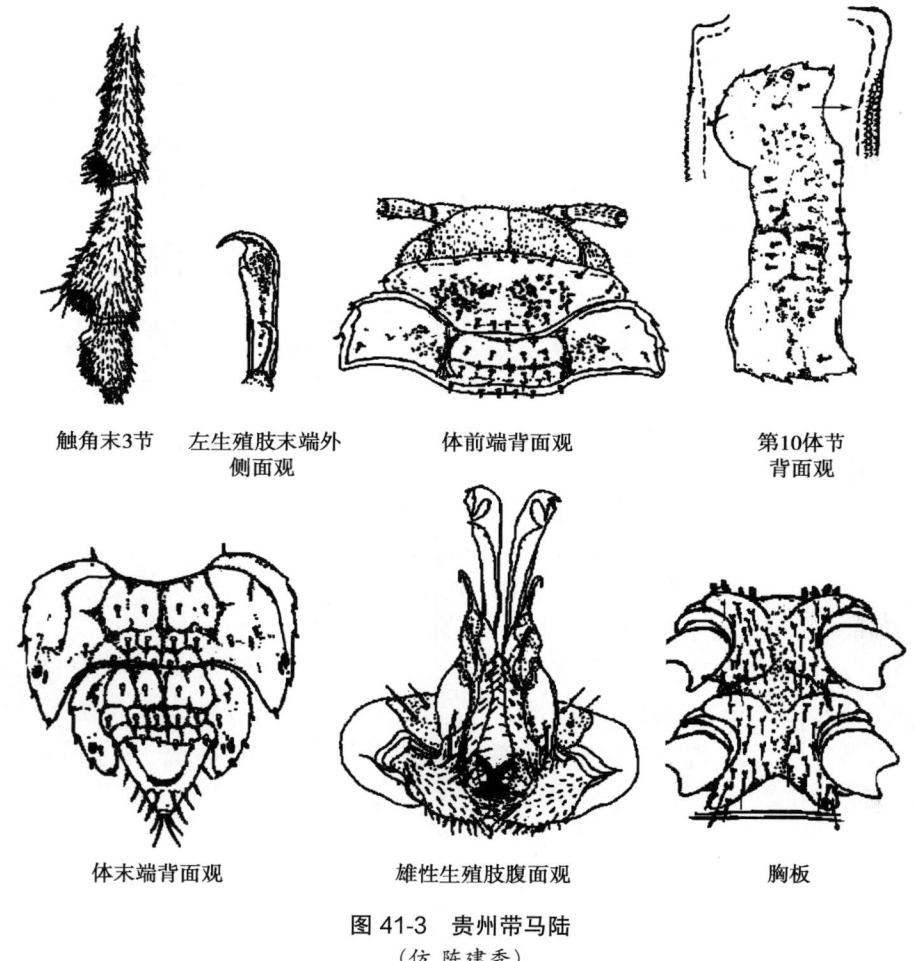

触角末3节	左生殖肢末端外侧面观	体前端背面观	第10体节背面观

体末端背面观	雄性生殖肢腹面观	胸板

图 41-3 贵州带马陆

（仿 陈建秀）

（3）生活习性：栖息地为阴暗潮湿的场所。

（4）地理分布：燕山蛩主要分布于河北、河南、湖北和山东等省份。

此外，与燕山蛩类似的种有浙山蛩（*S. walkeri*）、丽山蛩（*S. exquisitus*）和缘山蛩（*S. marginatus/Prospirobulus joannisi*），分布于我国广大地区。燕山蛩为《本草纲目》里记载的"山蛩"，因有大毒，未应用于汤剂中。

4. 白体木球马陆 分类地位：球马陆科、球马陆属（*Hyleoglomeris*）。

（1）种名：白体木球马陆（*Hyleoglomeris albicorporis*，Zhang，1995）

（2）形态：白体木球马陆全体呈淡黄色，不具色素或色斑。雄性体长 8mm，体宽 3.8mm；雌性体长 8.5mm，体宽 4mm。头壳表面粗糙，仅唇基及上唇有稀疏的刚毛，有 3 个唇齿。眼群消失，残留的单眼无

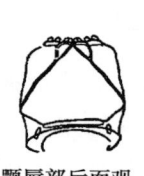
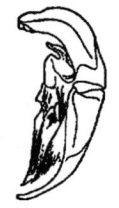

颚唇部后面观　左后生殖肢及其股节突起

胸板及前生殖肢前面观　肛节侧面观

图 41-4 燕山蛩

（仿 张崇州等）

黑色素。触角为常态，分 7 节，第 6 触角节比第 3 触角节长（9：7），末节最短，顶端具有 4 个小圆锥体。背面光滑，有光泽。颈板小，具有 2 条特殊的横纹；胸甲具有下裂凹和10 条细纹，其中前面的 4 条横贯背板之前部；尾部后缘正常。雄性第 17 对步足很小，该足基节外叶甚高，端肢分 4 节，末节具有 3 根显著的长刚毛和一个短小的末爪。第 18 对足较大，端肢也分 4 节，末节顶部为正常的末爪。第 19 对步足十分粗大，合基节中舌叶为正规的半圆形，而合基节的外侧角比中舌叶更高，在它的内侧缘具有明显的细刚毛，顶端呈尖舌状，在它的内侧有 1 根刚毛。股节具有一个与在前股节上相似的内突，由后面看，有一个瘦长的内叶被膜质囊覆盖着，胫节有一长前中叶，由后面看，有一近于三角形的叶

片也被同样的囊覆盖着,而且后叶基部有一个明显的突凸。

（3）地理分布:白体木球马陆主要分布于云南,栖息在洞穴内。

5. **毛蟠刺马陆**　分类地位:圆生马陆科（Sphaeropoeidae）、刺马陆属（*Sphaerobelum*）。

（1）种名:毛蟠刺马陆（*Sphaerobelum hirsutum*）

（2）形态:毛蟠刺马陆雄性成体长 34mm,宽 17mm;雌性稍大于雄性。触角末端有许多细小的乳突状的感觉体,背面深褐色,由 13 个背板组成（图 41-5）。巨大的背甲仅代表第 2 体节的一个背板。雌性有 21 对步足。阴门位于第 2 步足基节的后面,囊状骨片贴在阴门厣的基部,厣上缘中间有一明显的切刻。雄性具前、后生殖肢。

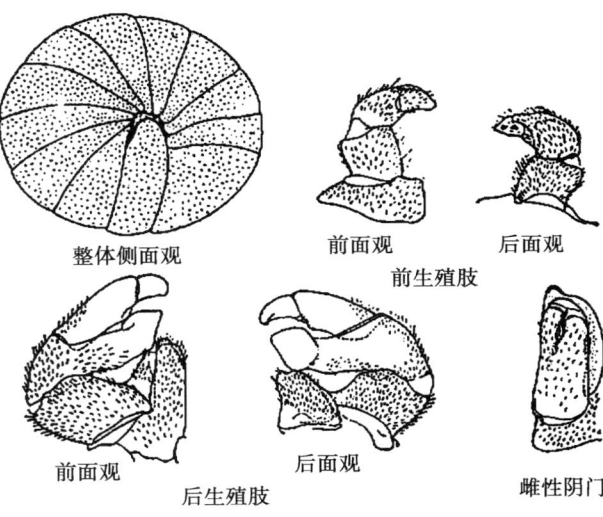

整体侧面观　　前面观　　后面观

前生殖肢

前面观　　后面观

后生殖肢　　　　　雌性阴门

图 41-5　毛蟠刺马陆
（仿　张崇州等）

（3）地理分布:毛蟠刺马陆最初发现于中国南海北部湾,在我国广西也有分布。喜居于潮湿的落叶层内,常因外界干扰而身体蜷曲成圆球状,顺山坡滚落而逃匿,当地居民叫它"滚山虫"。

6. **模草异蛩**　分类地位:钩蛩科（Harpagophoridae）、异蛩属（*Junceustreptus*）。

（1）种名:模草异蛩（*Junceustreptus browningi*）

（2）形态:模草异蛩雄性长 35mm,宽 8.5mm。有 69 个体节,在酒精保存液中,呈土褐色。触角末节短小,顶端有 4 个感觉体。颈板表面粗糙,外侧角近方形。尾节末端无小尾,肛鳞颇宽,宽度约为长度的 2 倍。步足胫节腹面有靴底。第 7 体节只有 1 对构造新奇的生殖肢。生殖肢有一退化的胸板,并分成左右两半,各自围在两基节的基部;基节有巨大的基叶。端肢细长,股刺笔直,其尖端达到基叶的顶部。在弯度很大的裂片上有两根胫刺,第 1 胫刺退化,第 2 胫刺却十分发达,并指向精沟肢。精沟肢末端呈钩状,具有 1 列稀疏的小刺（图 41-6）。

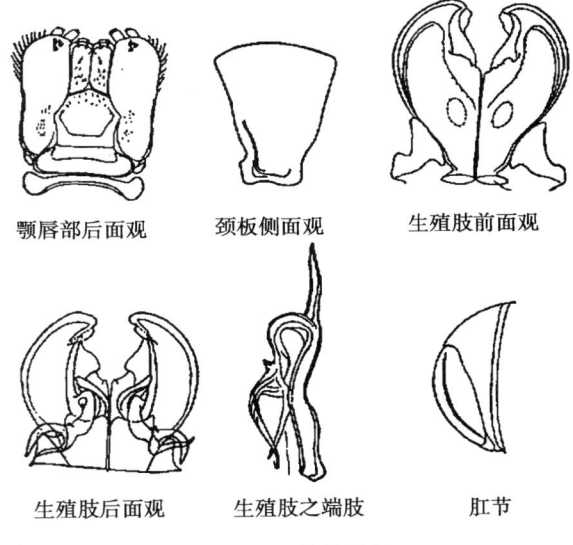

颚唇部后面观　　颈板侧面观　　生殖肢前面观

生殖肢后面观　　生殖肢之端肢　　肛节

图 41-6　模草异蛩
（仿　张崇州等）

（3）地理分布:模草异蛩主要分布于我国云南。

此外,其他常见种如巨马陆（*Prospirobolus*）,体粗大,头平滑,躯干部黑褐色。生活在潮湿山林间,运动缓慢。山蛩虫（*Orthomorpha*）,体带状,黑褐色,17~20 体节,触之能卷曲成球。生活在潮湿草丛间或石块下。

（二）中国重要马陆名录

圆带马陆科（Strongylosomidae）

1. 宽附陇马陆（*Kronopolites svenhedini*,Verhoeff）

分布:主要分布于甘肃南部和四川北部,在甘肃临夏地区。

带马陆科

2. 贵州带马陆（*Polydesmus guizhouensis*,Chen et Meng,1990）

分布:主要分布于贵州,栖息地位于溶洞深处的洞穴内。

山蛩科

3. 燕山蛩（*Spirobolus bungii*,Brandt,1833）

分布：主要分布于东南亚，中国台湾。

4. 美洲山蛩（*Narceus americanus*，Palisot de Beauvois，1817）

分布：主要分布于中国南部。

5. 浙山蛩（*Spirobolus walkeri*，Pocock，1895）

6. 丽山蛩（*Spirobolus exquisitus*）

7. 缘山蛩（*Spirobolus marginatus*）

8. 福尔摩沙山蛩（*Spirobolus formosae*，Keeton，1960）

分布：主要分布于河北、河南、湖北和山东等省。

球马陆科

9. 白体木球马陆（*Hyleoglomeris albicorporis*，Zhang，1995）

分布：主要分布于云南，栖息在洞穴内。

圆生马陆科（Sphaeropoeidae）

10. 毛蟠刺马陆（*Sphaerobelum hirsutum*）

分布：主要分布于广西。

钩蛩科（Harpagophoridae）

11. 模草异蛩（*Junceustreptus browningi*）

12. 突草异蛩（*Junceustreptus promimulus*）

分布：主要分布于云南。

13. 巨马陆（*Prospirobolus joannsi*）

分布：主要分布于中国各省的山区及山林潮湿地带。

六、与疾病的关系

马陆不咬人、畜，但其体内具有臭腺，能分泌一种有强烈臭味的汁液，对人（尤其是老人和儿童）的皮肤有刺激作用。因此，马陆有毒，属异性蛋白。例如，山蛩身体几乎每个体节外侧都有成对的小孔分泌出有毒的化学物质。分泌这种物质的腺体叫作驱逐腺，而小孔被称作臭孔。这种生物化学物质可保护马陆自身不受自然界的敌害侵袭，人的皮肤一旦接触到马陆的汁液，引起皮肤过敏反应，痛痒不止。部分过敏者可产生明显的红斑、疱疹和皮肤坏死，接触到眼睛或口周会引起严重发炎症状。带马陆则会产生氢氰酸，假若人们打开密集活体的采集瓶时，一定呼吸到难以忍耐的臭气，甚至使人眩晕。而姬马陆能产生两种醌的混合物，此混合物不只是杀菌剂，而且能强烈地刺激皮肤和黏膜，使人有烧伤的痛苦，是一杀菌物。此外，球马陆体侧虽无臭腺小孔，体内也含有一种生物碱，胜过醌类的苦味。

马陆的汁液一旦接触人体皮肤后，即痛痒不止，部分过敏者可产生明显的红斑、疱疹和坏死，接触到眼睛或口引起严重发炎。家禽和鸟类也不敢啄它。范春雷等对巨马陆（*Prospirobolus joannsi*）的毒性（LD_{50}）进行了初步研究，结果表明，马陆具有一定的毒性，对小鼠的 LD_{50} 为 41.30~42.34g/kg。若幼儿在玩耍时，误食入马陆，可致嘴唇"马陆"异性蛋白臭腺液过敏性水肿。患儿口腔的嘴唇可出现红肿，多颗白色小水疱，伴浅表溃疡。但马陆中毒比毒蛇、蜈蚣、蝎子咬伤中毒轻，只要正确常规处理，一般不会有生命危险。此外，研究发现从千足虫体内提取出了可合成氢氰酸的羟基扁桃腈裂合酶，可用于制造某些消炎及心脏病药物和农药。该酶目前该成分主要从杏仁中提取，而千足虫体内的羟基扁桃腈裂合酶具有独特结构，活性更高。提取效率比用杏仁提炼高出 4 倍以上。而且这种"虫酶"在高温下也不易被破坏，稳定性好。

近年来，一些地区马陆种群急剧上升、大面积暴发，并入侵到人类房屋等生活和栖息地，引起人类的恐慌。同时，数量巨大的马陆对木耳、蔬菜、花卉等多种经济植物也造成了危害。

七、防制

（一）把握最佳的防制时间

马陆性喜阴湿，白天隐居，早、晚爬行活动。根据马陆的活动规律，在室内不受害虫活动时间限制，可全天进行防治;对室外最佳防制时间为凌晨 5:00 至上午 11:00 以前,下午 5:00 以后至晚上天黑为止,同一地块反复进行 2~3 次,喷药连续 3 天后将达到预期防治效果。但是,马陆外出爬行活动时,不取食食物的特点,要达到好的防治效果难度较大,使用农药成本较高,在使用农药配比上,必须加大农药剂量和用水量,是常用剂量的 5 倍以上,要求农药、药液均匀渗入地表层,才能达到理想效果。

(二) 掌握正确的防治策略

由于马陆有偏好取食半分解凋落物的特点,应及时清除院坝周边的杂草枯枝和落叶,由室内向室外进行,保持室内或庭院的清洁,清除庭院内多余砖块、枯枝落叶和杂草等,减少马陆的隐蔽场所。也可以在马陆巢穴集中地附近堆集杂草和枯枝落叶,使其腐烂,对马陆进行诱集,并集中扑杀。采取打隔离带的办法,依次向四周扩展到室外、农田、森林进行包围式的形式,打好隔离带,将马陆隔离到带外后,再对农田、森林开展大面积防治。在每天上午和下午对同一田块重复喷药 2~3 次。马陆发生的田地,要深翻土,细整地,施充分腐熟的农家肥料,合理密植,合理灌水。

(三) 选择适当的农药品种

按照马陆危害特点,选择室内外不同农药品种,采用药效时间长、短不同相互搭配,按其农药对马陆作用方式不同相互搭配,通过反复试验,筛选出室内、室外防治效果好的农药品种。为确保用药安全,冯明义等(2006)对室内选用 80% 敌敌畏乳油适量搭配撼地雷乳油 2 个品种 300 倍液,进行喷雾。对室外选用蓝金刚、清源保或 20% 甲氰菊酯乳油或 80% 敌敌畏乳油,选其中任意 2~3 个农药品种 300 倍液进行混配喷雾,都可达到很好的防治效果。异丙威、敌百虫、毒死蜱、功夫菊酯对马陆毒杀效果较好,药后 4 天防效达100%;联苯菊酯和啶虫脒药后 4 天防效也在 90% 以上。上述杀虫剂中,敌百虫与啶虫脒对哺乳动物表现低毒,其他为中等毒性。在化学防治马陆时,可根据防治地点的环境选择合适的杀虫剂。对 3 种矿物质进行撒施试验表明,在 $50g/m^2$ 情况下,生石灰(氧化钙)能够有效杀死马陆。在室外马陆大量聚集区,面积较大时可直接喷施异丙威、敌百虫等杀虫剂,面积较小时可撒施生石灰进行防治。对于入侵到室内的马陆,可撒施生石灰进行防治。在木耳、蔬菜等田间,当马陆发生密度较低时,可通过诱杀进行防治;密度较高时,可直接喷施敌百虫、啶虫脒等低毒杀虫剂进行防治。

(四) 预防和治疗马陆引起的过敏性反应

在天气暖和时,马陆经常在野外、乡村的房前屋后出没活动,觅食。因此应照顾好小孩,以免儿童捉到马陆后,误食。患儿误食后,嘴唇接触臭腺液出现过敏性水肿,治疗如下:

1. 清洗　局部用 0.9% 生理盐水冲洗口腔分泌物,干棉球擦干水珠。
2. 外敷　用吹敷散药粉(冰片、青黛粉、水木通)吹敷双唇,每天 6 次。
3. 内服　清热解毒的中药(银花、连翘、黄芩、木香、黄连)每次 20ml,每天 5 次。
4. 抗过敏　给予扑尔敏 5mg,地塞米松 2mg,口服,每天 2 次。
5. 抗毒　给予穿心莲液 2ml,每天 2 次。
6. 支持疗法　静脉输入 5% 碳酸氢钠 20ml,每天 2 次;10% 葡萄糖 250ml 加鱼腥草 2g 静滴。在短时间内可取得满意疗效。

八、研究技术

(一) 野外研究方法

1. 对洞穴进行了调查。调查的非生物因素包括洞穴的地理位置及经纬度、洞口海拔、洞口高及宽、光照强度、温度、湿度及土壤。干扰类型及强度。首先记录洞口信息,采用轨迹仪(型号:HOLUX m241)记录洞穴经纬度,随之用红外测距仪(型号:Leica DISTOTM A5)测量洞口高度及宽度。此外,记录洞口主要植被类型。进入洞穴后,使用照度计(型号:TES-1339)测量洞穴内的光照强度。使用记录仪(型号:Testo174H)测量温湿度。

2. 根据洞穴实际情况,用环刀在光带内采用蛇形采样法,采集不同光带的土壤样本,在光带内取 3~5 个点进行土样采集,装入 PE 封口袋,带回实验室处理。沿洞道行径,采集洞穴内各光带肉眼可见的马陆。

3. 将看到的马陆放入装有 75% 的酒精采样瓶中。记录采集人、采集地、采集日期、编号、洞名、光带、空间分布(洞壁、洞顶、洞底及其微生境),记录在洞内其他生物。根据采集到的标本多少及记录到的其他动物情况选取状况较好的洞穴进行温湿度、各光带长度的测量及土壤样品的采集等较为详细的测量记录。

(二)室内研究方法

1. 野外采集的马陆标本送至实验室后将采样瓶中的酒精更换成浓度为95%的。用 Supereyes 便携式数码显微镜(型号:B011)对马陆标本进行拍摄、解剖、测量等鉴定工作。拍摄内容包括躯干、头部、触角、颈板、体节、侧背板、步足、臀瓣、雄性、生殖肢。测量内容包括身体长度、步足长度、触角长度、头宽、颈板宽、身体中部后环节直径、背侧板宽。

2. 记录内容除测量内容外还包括酒精中颜色、性别、是否具眼点、体节数、步足对数、触角向后完全反转可达体节的位置、是否具刚毛。

3. 将采集的土样用洁净搪瓷盘摊开,在阴凉处风干,去除样品中的石块、木块等异物,注意防止土样之间交叉污染及室内其他污染。用木棍等木质材料将土样处理成粉末状过筛后用封口袋封装贴标签保存。送至分析测试有限公司检测 N、P、K、Fe、Mn、Al、Cu、Hg、Pb、As、Cr、Cd 的含量,以上元素数据均采用 GBW07315 标准。

(孙恩涛)

参考文献

[1] 王梦茹,傅声雷,徐海翔,等.陆地生态系统中马陆的生态功能[J].生物多样性,2018,26(10):1051-1059.

[2] 张汾.桂林漓江流域洞穴马陆类群及与环境关系[D].南宁:广西师范大学,2017.

[3] 潘锡梅.2016年福泉市马陆大发生原因与防治对策[J].植物医生,2017,30(01):72-73.

[4] 吴仁海,孙慧慧,苏旺苍,等.马陆防治措施研究[J].河南农业科学,2015,44(01):90-93.

[5] 李朝品.人体寄生虫学实验研究技术[M].北京:人民卫生出版社,2008.

[6] 张彩云,滕宝霞,刘玉玲.复合陇马陆片对实验性胃溃疡的保护作用[J].华西药学杂志,2008,23(1):52-53.

[7] 滕宝霞,刘迈发.复合陇马陆片对幽门螺杆菌的影响[J].中成药,2008,30(6):916-917.

[8] 王明伟,李成义.甘肃道地药材陇马陆研究进展[J].甘肃中医,2007,20(8):66-67.

[9] 李朝品.医学昆虫学[M].北京:人民军医出版社,2007.

[10] 冯明义,周立珍,杨林.2005年神农架马陆大发生原因及防治措施[J].湖北植保,2006,17(4):8.

[11] 周永茂.陇马陆提取液对机体免疫功能的影响[J].卫生职业教育,2006,24(9):127-128.

[12] 邱丽丽,殷秀琴.凉水自然保护区大型土壤动物群落组成和结构研究[J].农业与技术,2005,25(3):77-79.

[13] 向泽前.误食马陆(千脚虫)致口唇过敏性水肿1例报告[J].蛇志,2005,17(2):97-98.

[14] 贺联印,许炽熛.热带医学[M].2版.北京:人民卫生出版社,2004.

[15] 傅必谦,陈卫,董晓晖,等.北京松山四种大型土壤动物群落组成和结构[J].生态学报,2002,22(2):215-223.

[16] 张雪萍,李春艳.马陆在森林生态系统物质转化中的功能研究[J].生态学报,2001,21(1):75-79.

[17] 范春雷,李爱平.马陆的抗炎药理研究初报[J].中药与天然药,1998,15(4):19-21.

[18] 李天锡.宽跗陇马陆多糖-5-氟尿嘧啶前药的研制[J].西北药学杂志,1997,12(5):231-232.

[19] 卢训丛,谭复成.活马陆治疗足底疔[J].中国民间疗法,1996,3(6):40.

[20] 张崇洲.中国土壤小型多足类Ⅱ.浙江矛带马陆科一新属一新种(倍足纲:带马陆目)[J].动物分类学报,1995,20(4):411-415.

[21] 张崇洲.中国土壤小型多足类Ⅲ.矮瘤带马陆属一新种(倍足纲:带马陆目)[J].动物分类学报,1995,20(4):416-419.

[22] 张帆,张崇洲.云南省真穴居球马陆一新种(倍足纲,球马陆目,球马陆形)[J].动物学研究,1995,16(1):17-21.

[23] 张崇洲.中国土壤小型多足类Ⅰ.耳少纹姬马陆一新种(姬马陆目:姬马陆科)[J].动物分类学报,1993,18(1):18-21.

[24] 尹文英.中国亚热带土壤动物[M].北京:科学出版社,1992.

[25] 李天锡.从宽跗陇马陆中提取和制备甲壳质与壳聚糖[J].中国中药杂志,1992,17(12):729-731.

[26] 陈建秀,孟文新.雕马陆属一新种记述(倍足纲:异蛩目:仿角囊马陆科)[J].动物分类学报,1991,16(4):394-397.

[27] 张崇洲,张乃光.云南省钩马陆科-新属新种(倍足纲:异蛩目)[J].动物分类学报,1990,15(1):32-35.

[28] 陈建秀,孟文新.我国钩肢带马陆 Polydesmus hamatus Loksa,1960 的种名订正及描述(倍足纲:带马陆目:带马陆科)[J].南京大学学报,1990,26(2):277-281.

［29］张乃光,张崇洲.滇带马陆属及其一新种:倍足纲:奇带马陆科［J］.动物分类学报,1989,14(4):415-419.

［30］钟惠澜.热带医学［M］.北京:人民卫生出版社,1986.

［31］YANG S,HE H,JIN F,et al. The appearance and duration of the Jehol Biota:Constraint from SIMS U-Pb zircon dating for the Huajiying Formation in northern China［J］. Proc Natl Acad Sci U S A,2020,117(25):14299-14305.

［32］ILIĆ B,UNKOVIĆ N,ĆIRIĆ A,et al. Phenol-based millipede defence:antimicrobial activity of secretions from the Balkan endemic millipede Apfelbeckia insculpta(L. Koch,1867)(Diplopoda:Callipodida)［J］. The Science of Nature,2019,106(7-8):37.

［33］FRANCISCO A,NUNES P H,NOCELLI R C,et al. Changes in Synapsin Levels in the Millipede Gymnostreptus olivaceus Schubart,1944 Exposed to Different Concentrations of Deltamethrin［J］. Microsc Microanal,2016,22(1):48-54.

［34］FRANCISCO A,NUNES P H,NOCELLI R C,et al. Changes in Synapsin Levels in the Millipede Gymnostreptus olivaceus Schubart,1944 Exposed to Different Concentrations of Deltamethrin［J］. Microscopy and Microanalysis,2016,22(1):48-54.

［35］CULVER D C,TANJA P. Shallow Subterranean Habitats:Ecology,Evolution,and Conservation［M］. Oxford:Oxford University,2014.

［36］LUCIANI T B,CHERINKA B,OLIPHANT D,et al. Large-Scale Overlays and Trends:Visually Mining,Panning and Zooming the Observable Universe［J］. IEEE Trans Vis Comput Graph,2014,20(7):1048-1061.

［37］GUILLONG M,QUADT A V,SAKATA S,et al. LA-ICP-MS Pb－U dating of young zircons from the Kos－Nisyros volcanic centre,SE Aegean arc［J］. Journal of Analytical Atomic Spectrometry,2014,29(6):963-970.

［38］SANTAMARIA S,ENGHOFF H,REBOLEIRA A S. Laboulbeniales on millipedes:the genera Diplopodomyces and Troglomyces. Mycologia［J］. 2014,106(5):1027-1038.

［39］SUZUKI Y,NAGAI M,MAENO F,et al. Precursory activity and evolution of the 2011 eruption of Shinmoe-dake in Kirishima volcano—insights from ash samples［J］. Earth Planets & Space,2013,65(6):591-607.

［40］PIPAN T,CULVER D C. Convergence and divergence in the subterranean realm:a reassessment［J］. Biological Journal of the Linnean Society,2012,107(1):1-14.

［41］LI F,HAN Z. Purification and characterization of acetylcholinesterase from cotton aphid(Aphis gossypii Glover)［J］. Archives of Insect Biochemistry & Physiology,2010,51(1):37-45.

［42］SHEAR W A,EDGECOMBE G D. The geological record and phylogeny of the Myriapoda［J］. Arthropod Structure & Development,2010,39(2-3):174-190.

第四十二章
舌形虫纲

舌形虫是一类专性体内寄生虫,由节肢动物高度异常的类群组成,也称为五口虫(Pentastomids,Linguatulids,tongue worms)。成虫呈圆柱形或舌形,口位于头胸腹面,在其两侧各有1对可伸缩的口钩,借此特征可将其和其他寄生虫区分开来。舌形虫的成虫主要寄生在食肉类和食草类哺乳动物或爬行类动物的呼吸道。舌形虫的幼虫和若虫可见于多个目(纲)脊椎动物的内脏器官,人因生食(饮)或未煮熟透的被舌形虫虫卵污染的蛇肉、蛇血、蛇胆、水等食物或含有舌形虫若虫的动物内脏而感染,也可因与终宿主的密切接触而感染,引起舌形虫病(Pentastomiasis,Linguatulosis,tongue worm disease)或幼虫移行症(larva migrans)。舌形虫病是人兽共患寄生虫病。Pruner(1847)在开罗报道了第一例舌形虫病例之后,舌形虫病主要报道于非洲、中东、东南亚地区。Faust(1927)报道了我国第一例舌形虫病例。由于人们的不良饮食习惯和地区传统风俗等因素,我国报道的病例数逐渐增多,1993—2005年共报道14例,另有11例疑似病例,主要分布在浙江、广东、中国台湾等省市。

目前世界上共发现有10种寄生于人体的舌形虫:锯齿舌形虫(*Linguatula serrata* Frolich,1789)(又称鼻舌形虫 *Linguatula rhinaria*)、腕带蛇舌状虫(*Armillifer armillatus* Wyman 1847)、串珠蛇舌状虫(*Armillifer moniliformis* Diesing,1836)、响尾蛇孔头舌虫(*Porocephalus crotali* Humboldt,1808)、蜥虎赖利舌虫(*Raillietiella hemidactyli* Self et García Díaz,1961)、辛辛那提莱佩舌虫(*Leiperia cincinnalis* Sambon,1922)、大蛇舌状虫(*Armillifer grandis* Hett,1915)、瑟皮舌虫(*Sebekia* sp. Overstreet,Self et Vliet,1985)、尖吻蝮蛇舌状虫(*Armillifer agkistrodontis* Self and Kuntz,1966)(又名鞭节舌虫)和台湾孔头舌虫(*Porocephalus taiwana* 裘明华等,2005)。我国已报道的虫种有锯齿状舌形虫(*Linguatula serrata*)、尖吻蝮蛇舌状虫(*Armillifer agkistrodontis*)、串珠蛇舌状虫(*Armillifer moniliformis*)和台湾孔头舌虫(*Porocephalus taiwana*)。

第一节 舌形虫

一、形态学

舌形虫外观呈蠕虫样,黄褐色周围透明的柔软虫体,背面稍隆起,腹面扁平,分头部、胸部、腹部,头部有一口孔,两对钩,腹部由不同的腹环组成。口孔的位置,双钩的排列位置、表皮乳突的分布、腹环数、生殖孔开口因种而异。由于舌形虫寄生于陆生脊椎动物的呼吸系统中。因此,它们在结构和功能的各个方面都为适应这种特殊环境而发生改变。

(一)外部形态

1. 成虫 成虫呈蠕虫样,除舌形虫属(*Linguatula*)(呈舌形,因而得名舌形虫)外,多数呈圆柱形(图42-1)。雌雄异体,雌性大于雄性,雌虫从1.5mm×0.3mm(Rileyiella)到12cm×1cm(Armillifer)之间,但雄虫更短更细长。几丁质的角质层薄、富有弹性,使虫体呈无色、鲜黄、透明样,因此,活体的机体器官悬浮于充满液体的血腔中清晰可见。角质层在生长过程中定期蜕皮,发生简单的变态反应(发育中的若虫类似于成虫)。头胸部腹面口两侧生有 2 对骨化的钩。钩单一或成双并分成内钩和外钩,内钩上方具有额腺管。头胸部具有额感觉乳突及头乳突。腹部生 7~230 个腹环,腹环上生有棘及感觉乳突。例如,腕带蛇舌状虫的活成虫呈半透明、橙红色,死后呈白色,体型、口和钩 2 对如尖吻蝮蛇舌状虫。腹部末端略呈圆锥形(图 42-2)。

2. 卵　呈卵圆形,无色或黄色,大小(80~90)μm×70μm,卵壳厚,由 2~4 层组成,分为内膜和外膜。卵细胞发育成幼虫。幼虫能分泌湿性黏液,促使大量的卵黏集在一起,导致中间宿主大量感染(图 42-3)。

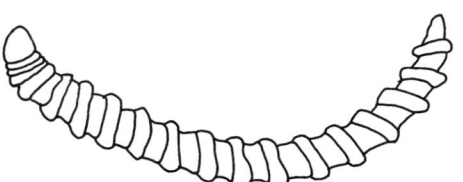

图 42-2　腕带蛇舌状虫成虫
(仿 Drabick JJ)

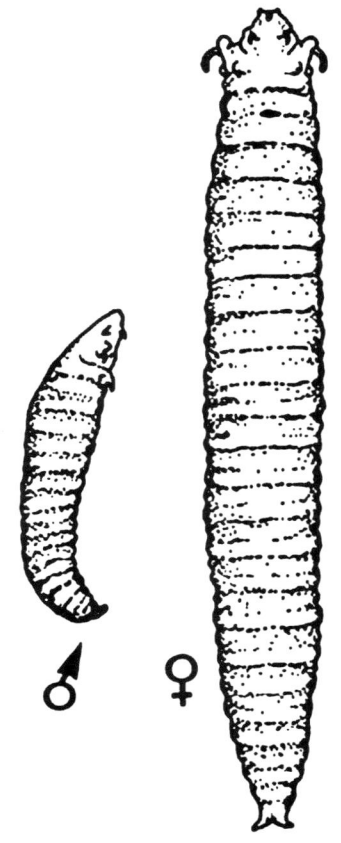

图 42-1　舌形虫成虫
(仿 Mehlhorn H)

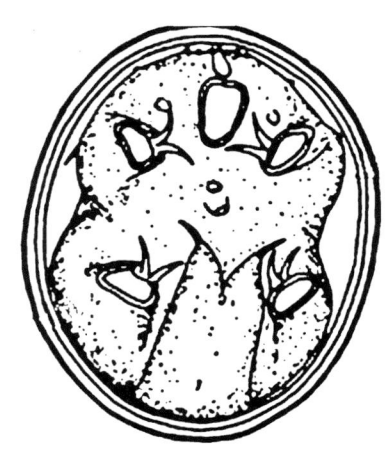

图 42-3　含幼虫的舌形虫卵
(仿 Mehlhorn H)

3. 幼虫　卵圆形,有尾和 2 对足、末端为 1~2 个可伸缩的爪。体前端有一穿透器,含一个中间的矛和二个侧面突出的叉,能撕裂宿主的组织。口具有几丁质口环。食管伸向背部膨大成盲囊。

4. 若虫　若虫体小,外形如成虫,发育至感染性若虫时,体积至少增加 1 000 倍(图 42-4)。早期若虫头胸部无钩,后期若虫则有钩。腹部外环数较少。例如腕带蛇舌状虫若虫形似成虫,雌若虫长 15~23mm,腹环 18~22 个。雄若虫长 13~20mm,腹环 15~19 个。

(二)内部结构

1. 体壁　体壁薄,有弹性。表皮含几丁质,但柔软、透明、可伸缩,仅环绕口和副生殖器(accessory genitalia)处硬化。

2. 腺系统　腺系统由悬浮在血腔中的大量大型腺细胞组成。分成 2 类:

(1)外胚层起源的氯细胞:梨形,无导管,常排列成行或宽的带,嵌入在角质层。与每个腹环的隆起部分及头胸相连,越靠前端越多。这些腺体分泌离子转运有关的物质,以调节体内血淋巴的水电平衡处于低渗状态。

(2)中胚层细胞起源的壁下细胞(sub-parietal cells,SPC)、钩腺(hook gland)和额腺(frontal gland):

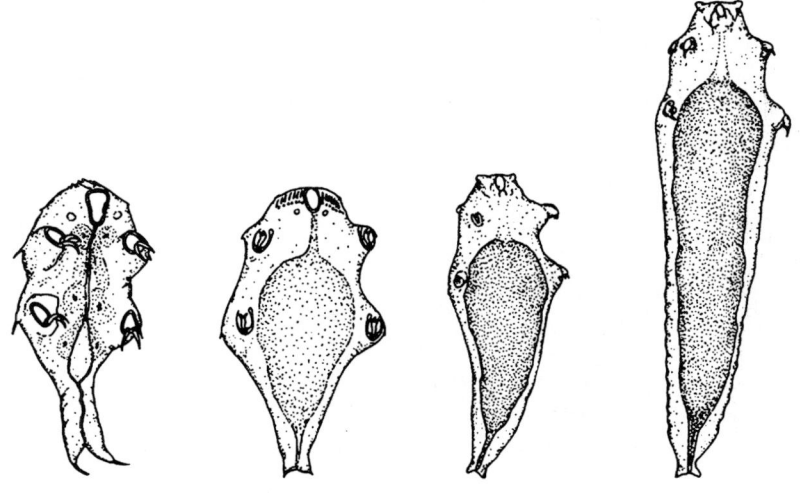

图 42-4 舌形虫各期若虫
（仿 Mehlhorn H）

主要位于头部,但在孔头舌虫目 porocephalida 中悬浮于肠中。这些腺体系统含有几丁质形成的导管,导管管腔与表皮层下血腔包围的 SPC 进行广泛的联系。中胚层腺体都能分泌含酶丰富的膜性排泄-分泌物(excretory-secretory substance,E-S),这些排泄-分泌物分别送向并覆盖4个钩、头胸前缘和整个表面,包括口和生殖孔等。腺体分泌物对生活在肺微环境中的舌形虫的生存是必需的,可能在免疫调节中有重要作用。

此外,还有内脏的内分泌腺体,消化道有关的腺体和生殖道中的辅助腺体。

3. 神经系统 神经和神经节——在低等舌形虫类如头走舌虫目(Cephalobaenida),7个神经节分别融合成食管下神经节和复合块(complex mass)。而在高等舌形虫类,如孔头舌虫目(Porocephalida),则为单一食管下神经节通出8~11对神经。成对的神经形成神经干并分支,支配头胸部的相应器官。末端的1对为发育未全的腹神经索并分支伸入腹部,很多神经终止于表皮的感觉器。此外,腹环间和头胸分别富含侧乳突和感觉器(额乳突、头乳突及口周感器等)。

4. 消化系统 消化系统原始而简单,呈直管状。口由硬化的骨干(cadre)环绕。口复合器(buccal complex)包括口囊(含口腔乳突)和咽(高度几丁质化、横切面呈新月形)连成咽泵。舌形虫通过咽泵及相关的肌肉从破裂的毛细血管吸血。血通过短的有几丁质内膜的食管经食管-肠瓣膜至中肠。中肠悬挂于血腔,血红蛋白的分解产物使之呈黑色。肠道终止于一个短的直肠,肛门开口于腹部后端。

5. 生殖系统 生殖系统发达,构成内脏体(visceral bulk)。雄虫具有1~2个管状睾丸、占体腔的1/3~1/2,由贮精囊经射精管通向位于扩张器(dilator organ)上的雄茎(阴茎)。生殖孔位于前端、腹面正中近口边处。雌虫有1个卵巢,其末端分成两根输卵管,到达受精囊后相连成子宫,再向后为短的阴道和生殖孔。生殖孔位于前端或后端。

（1）雌性生殖系统:头走舌虫目(Cephalobaenida)的子宫呈囊状,阴道开口于头与躯干的连接处,比较古老。孔头舌虫目(Porocephalida)的子宫延伸并呈管状,比身体长很多倍,因此子宫不规则地卷曲并占据了绝大部分血腔。阴道在肛门附近。在这2个目中,背部卵巢延伸成一对输卵管,通过肠道周围。在输卵管和子宫间连接成成对的受精囊,负责精子的长期储存(图 42-5)。

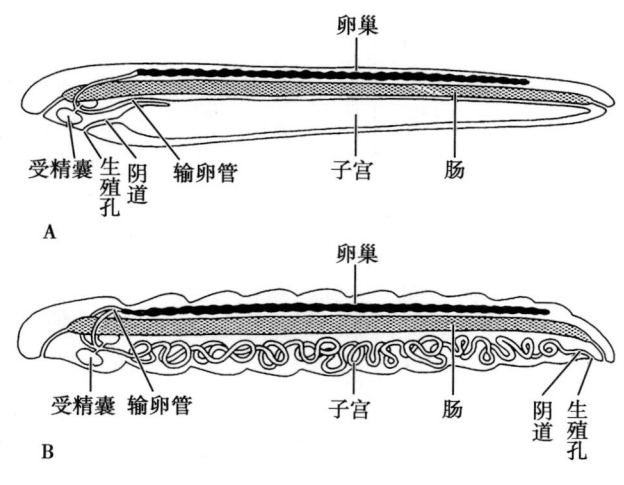

A. 头走舌虫目;B. 孔头舌虫目。

图 42-5 头走舌虫目和孔头舌虫目的雌性生殖系统示意图
（仿 Mehlhorn H）

（2）雄性生殖系统:雄虫的低等的生殖道由成对的延长的阴茎(薄而卷曲的几丁质管)靠近于精细的几丁质的交合刺,称扩张器。扩张器通过肌肉经古老的生殖器孔被挤出,携带阴茎头到达头走舌虫目(Cephalobaenida)的受精囊管的入口或进入到孔头舌虫目(Porocephalida)的阴道、子宫。孔头舌虫目(Porocephalida)的子宫中蠕动牵拉成对阴茎的装饰头部进入受精囊管。睾丸位于背侧,成对的输精管(vasa deferentia)排空进精液管,其功能是作为输入前的精子储存(图42-6)。

舌形虫具有早熟的交配(precocious mating)。目前已知所有舌形虫雌虫提前性成熟。雄虫和雌虫大小相似时就发生交配(此时子宫尚未发育)。雌虫一生中仅交配一次,可持续受精,有的种可长达10年。受精后成熟且含胚胎的卵才能排入宿主肺中,但产卵开始时子宫中多数的卵尚未发育。

舌形虫无呼吸系统或排泄系统,废物可能经表皮扩散。

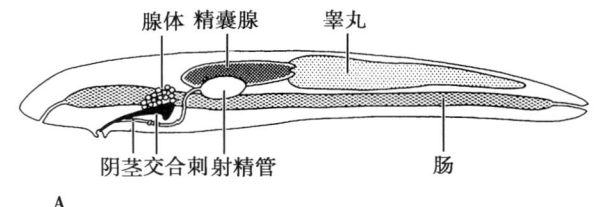

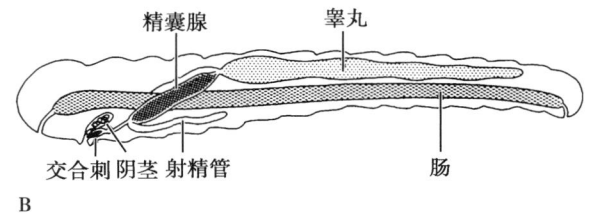

A. 头走舌虫目;B. 孔头舌虫目。

图 42-6　头走舌虫目和孔头舌虫目的雄性生殖系统示意图
（仿 Mehlhorn H）

二、分类学

舌形虫是一种古老的寄生虫,根据在瑞典发现的舌形虫幼虫磷酸盐化石推断,其起源可追溯至古生代寒武世,比其寄生的脊椎动物在地球上出现的时间还要早1.5亿年。舌形虫纲全世界已知9个科,24个属,127余种,分类地位尚有争议(表42-1),曾有学者认为舌形虫是介于节肢动物和环节动物之间的一个物种,应成立独立的舌形动物门;也有学者支持舌形虫与真节肢动物有密切的关系,但近年通过对舌形虫几丁质表皮、血腔、卵胚皮表层、胚胎发育、精子特征、幼虫至成虫的蜕皮过程、rRNA及核苷酸序列的研究,多数学者主张舌形虫属于节肢动物门(Arthropoda Latreille,1829)、甲壳亚门(Crustacea Briunich,1772)、颚足纲(Maxillopoda Dahl,1956)、舌形虫纲(Pentastomida Diesing,1836)或舌形动物门(又称五口动物门),下有头走舌虫目(Cephalobaenida Heymons,1935)和孔头舌虫目(Porocephalida Heymons,1935)两个目(表42-2)。下录9科和24个属,约有127个种。目前我国舌形虫已知有3科3属5种。

节肢动物门:(Arthropoda)

舌形虫纲:(Pentastomida Diesing,1836)

头走舌虫目:(Cephalobaenida Heymons,1935)

头走舌虫科(Cephalobaenidae Fain,1961)

雷哈科(Reighardiidae Heymons,1935)

孔头舌虫目:(Porocephalida Heymons,1935)

环孔科(Armilliferidae Fain,1961)

Diesingidae Fain,1961

舌形虫科(Linguatulidae Heymons,1935)

多孔头科(Porocephalidae Fain,1961)

塞波科(Sambonidae Fain,1961)

瑟皮科(Sebekiidae Fain,1961)

Subtriquetridae Fain,1961

表 42-1 已知舌形虫的分类列表

目	科	属	种的数量	宿主
头走舌虫目 （Cephalobaenida）	头走舌虫科 （Cephalobaenidae）	*Cephalobaena*	1 种	蛇
		赖利属（*Raillietiella*）	超过 35 种	两栖类、蛇、蜥蜴类、无足蜥蜴和鸟类
		Rileyiella	1 种	哺乳动物
	雷哈科 （Reighardiidae）	*Reighardia*	2 种	海鸟
孔头舌虫目 （Porocephalida）	环孔科 （Armilliferidae）	蛇舌状虫属（*Armillifer*）	7 种	蛇
		Cubirea	2 种	蛇
		Gigliolella	1 种	蛇
	舌形虫科 （Linguatulidae）	*Linguatula*	超过 6 种	哺乳动物
	多孔头科 （Porocephalidae）	孔头舌状虫属（Porocephalus）	8 种	蛇
		平头舌虫属（*Kiricephalus*）	6 种	蛇
	塞波科 （Sambonidae）	*Sambonia*	4 种	蜥蜴
		Elenia	4 种	蜥蜴
		棒头舌虫属（Waddycephalus）	9 种	蛇
		Parasambonia	2 种	蛇
	瑟皮科 （Sebekidae）	*Alofia*	5 种	鳄鱼类
		Leiperia	2 种	鳄鱼类
		Selfia	1 种	鳄鱼类
		Agema	1 种	鳄鱼类
		Sebekia	12 种	鳄鱼类和龟鳖类（1 种）
		Pelonia	1 种	龟鳖类
		Diesingia	1 种	龟鳖类
	Subtriquetridae	*Subtriquetra*	3 种	鳄鱼类

表 42-2 头走舌虫目和孔头舌虫目形态比较

	头走舌虫目	孔头舌虫目
口孔和钩	口孔位于顶端,前钩和后钩成梯形状,后钩位于前钩外部且比前钩大	口孔接近顶端,位于内钩之间,钩摆成一直线,钩之间大小差距不明显
钩结构	钩简单,通过肌肉悬挂于 U 形支点	钩结构复杂,有些种类的钩附属小棘,或多或少陷入沟槽,钩交合于船形或槽性的支点
尾端	肛门开口于尾叶之间	尾端尖,圆形或平滑
腺体	含有松弛、聚集、巨大的腺体细胞、许多细小的输出腺管开口于前乳突、口腔、钩槽、头胸部前缘	头胸部腺体有四条输出导管开口于钩槽,肠道两侧腺体,双输出导管开口于前乳突
表皮	表皮缺乏小棘	腹部前缘分布小棘
雌性生殖孔	子宫囊状,阴门开口于腹部前部,接近头胸结合部	子宫较长,呈管状,紧紧环绕于血腔,阴门开口于尾端,有的种与肛门共同开口,有些种独立开口
雄性生殖孔	阴茎螺旋,较短,阴茎尖端包入对称囊腔中,棒状交合刺,贮精囊是一个均质囊状	阴茎呈长线状,卷曲于阴囊,阴茎尖端厚,贮精囊呈 Y 形,环绕于肠道

续表

	头走舌虫目	孔头舌虫目
虫卵	虫卵有三层卵壳,最外层卵壳坚硬	虫卵有三层卵壳,黏膜包裹虫卵
胚	初期幼虫有双钩,位于椭圆形支点	初期幼虫有双钩,形成 Y 形支点
若虫	早期若虫的钩,一般为倒钩,位于两侧	早期若虫双钩,一对钩位于一对钩的上面
脑神经	后食管神经中枢,由三条神经中枢融合组成,通过双腹连接于至少四条神经索	神经中枢融合成紧密、巨大的后食管神经

1. 赖利属(*Railietiella*) 该属隶属于头走舌虫目(Cephalobaenida)、头走舌虫科(Cephalobaenidae),超过 35 种。根据虫体外部形态、尾叶分叶形状、雌虫体长、宿主、地域分布划分 A、B、C、D、E 五个大群;Fain(1961)对 1935—1960 年报道的种类,连同新定的新种进行重新归类;Nicoli(1963)对赖利舌虫属种水平分类的完整性进行完善,补充了寄生于蜥蜴类的水手蜥赖利舌虫(*Railietiella amphiboluri* Mahon,1954)和斑点赖利舌虫(*Railietiella maculates* Rao & Hiregauder,1959)。Ali 等(1985)在前人的基础上,依据虫体的体长、后钩的基度、腹环数、雄虫交合刺等特征性指标,调整如下:①寄生于肉食性小型蜥蜴的锐钩性;②寄生于肉食性小型蜥蜴钝钩性;③寄生于巨性蜥蜴类;④寄生于蚓蜥动物类;⑤寄生于蟾蜍类;⑥寄生于蛇类;⑦其他种类。现寄生于蛇类并被鉴定的有 6 个有效种(表 42-3,表 42-4,图 42-7,图 42-8)

表 42-3 蛇体内赖利舌虫各种形态比较

		棘腹赖利舌虫 (R. boulengeri)	东方赖利舌虫 (R. orientalis)	艾氏赖利舌虫 (R. agcoi)	歧尾赖利舌虫 (R. furcocerca)	双尾赖利舌虫 (R. bicaudata)	响尾蛇赖利舌虫(R. crotali)
雌性	体长/mm	32~55	33~70	28~59	41~58	43	39~50
	腹环数	30~44(35)	37~45(41)	30~35(33)	40~46(42)	40	38~42(40)
雄性	体长/mm	7~16	7.5~21	7~15	10~20	5 和 7	14~15
	腹环数	29~35(31)	26~38(35)	27~33(30)	35~39(36.5)		38~40

表 42-4 蛇体内赖利舌虫各种形态比较

		地中海赖利舌虫 (R. mediterranea)	旋赖利舌虫 (R. spiralis)	刚果赖利舌虫 (R. congolensis)	麒麟赖利舌虫 (R. ampanihyensis)	渔蛇赖利舌虫 (R. piscator)	高里赖利舌虫 (R. gowrii)
雌性	体长/mm	20~35	20	12.2	22~24	43~58	79~92
	腹环数	40~50	60	30	32	48~62	84~101
雄性	体长/mm	10~15	12	—	9.5	13~19	58~61
	腹环数	40~50	60~70	—	40~42	18~30	63~71

2. 蛇舌状虫属(*Armillifer*) 该属隶属于孔头舌虫目(Porocephalida)、环孔科(Armilliferidae),已报道 7 种。Heymons(1932)曾依据串珠蛇舌状虫雌虫的长度,将其划分出 3 个亚种,分别为串珠蛇舌状虫串珠亚种(*Armillifer moniliformis moniliformis*),串珠蛇舌状虫黑默尼斯亚种(*Armillifer moniliformis heymonisi*),串珠蛇舌状虫澳大利亚亚种(*Armillifer moniliformis australis*)。Riley 等(1981)认为对于蛇舌状虫属成虫的鉴定必须依据其钩的维度(*hook dimensions*)、腹环数和尾部末节的形状,依据此重新修正该属,分别为分布于非洲的腕带蛇舌状虫和大蛇舌状虫(*Armillifer grandis*),分布于东南亚的串珠蛇舌状虫,分布于中国台湾的尖吻蝮蛇舌状虫,分布于澳大利亚的澳大利亚蛇舌状虫、马扎伊蛇舌状虫(*Armillifer mazzai*)和树栖蛇舌状虫(*Armillifer arborealis*)等 7 个种。由于蛇舌状虫若虫阶段一些形态并未得到充分发育,舌形虫成虫定种时重要的衡量指标(即钩的维度)无法在若虫上进行测量,使得该属下各相似种若虫的鉴定存在困难。

3. 孔头舌状虫属(*Porocephalus*) 该属隶属于头走舌虫目(Cephalobaenida)、多孔头科(Porocephalidae),已报道 8 种。根据宿主的分布来源归为:①寄生于南美洲的种类,有响尾蛇孔头舌虫(*Porocephalus crotali* Humboldt,1811)、棒状孔头舌虫(*Porocephalus clavatus* Wyman,1845)、托尔图加孔头舌虫(*Porocephalus*

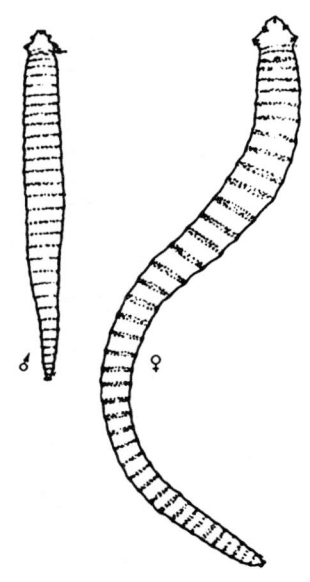

图 42-7 东方赖利舌虫
（仿 Ali，1936）

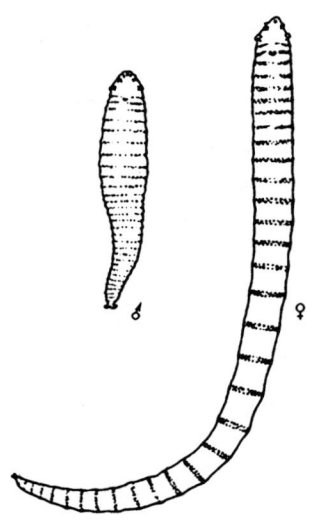

图 42-8 棘腹赖利舌虫
（仿 Ali）

tortugensis Riley & Self，1979）、斯泰尔孔头舌（*Porocephalus stilesi* Sambon，1910）、巴西孔头舌虫（*Porocephalus basilicus* Riley & Self，1979）；②寄生于南非的种类，有蛳孔头舌虫（*Porocephalus subulifer* Leuckart，1860）、背氏孔头舌虫（*Porocephalus benoiti* Fain，1960）。Rilf 和 Waltters（1980）在多米尼加的红尾蚺亚种宿主发现了多米尼加孔头舌虫（*Porocephalus dominicana* Rilf et Waltters，1980）新种；国内，2005 年裘明华发现之前误鉴定为尖吻蝮蛇舌状虫的舌形虫，其腹环数及其他形态结构与尖吻蝮蛇舌状虫有差异，与孔头舌虫属的种类相似但有区别，并根据该虫体自身特点建立台湾孔头舌虫新种。

响尾蛇舌状虫口呈钥匙孔形，位于内钩之间，头部四个钩呈稍微弯的线。头部的额腺通过前乳突开口于表皮，前乳突周围有三对小感觉乳突。雌性虫体头部腹面有两对大的乳突，两个位于内钩之间，另外两个位于第一腹环底边边缘。雄性第一对大乳突位置与雌性一致，而第二对位于生殖孔的上边。虫体呈棒状，前 10 环逐渐变宽，在第 14、15 环最宽。虫体在 7~8cm，头部接近 7mm 宽，腹环 5mm。末端膨大部 5~7mm 长，阴门和肛门共同开口于亚末端。雄性虫体体长是雌性的三分之一，明显棒状，头部 3mm 宽，而接近尾端部分 1.5~2mm 宽，后部轻微膨大，肛门位于亚末端。该属各种形态特点见表 42-5 和图 42-9。

4. 平头舌虫属（*Kiricephalus*） 该属隶属于头走舌虫目（Cephalobaenida）、多孔头科（Porocephalidae）。该属目前确定的有 6 个有效种，包括革窄平头舌虫（*Kiricephalus coarctatus* Diesing，1850）、扭曲平头舌虫（*Kiricephalus tortus* Shipley，1898）、大蟒平头舌虫（*Kiricephalus constrictor* Riley et Self，1980）、加蓬平头舌虫（*Kiricephalus gabonensis* Riley et Self，1980）、帕托尼平头舌虫（*Kiricephalus pattoni* Stephens，1908）、拟蚺蛇平头舌虫（*Kiricephalus clelii* Riley & Self，1980），若干未定种。其中革窄平头舌虫、帕托尼平头舌虫为常见种（图 42-10）。革窄平头舌虫分布于中、北美洲，帕托尼平头舌虫分布于印度、澳大利亚、东南亚各国。

平头舌虫属成虫寄生于蛇的肺部，若虫宿主特异性不强，可寄生于两栖类、蜥蜴类、蛇、哺乳动物等。虫体特点是头部呈球状，头部和腹环之间有窄的颈部。头部的两对钩呈直线分部，内钩略比外钩大或等长，口星梨形状，位于内钩之间。雄虫的生殖孔位于第一腹环，雌性的生殖孔位于腹部亚术端，肛门附近。有一条纵轴贯穿整个虫体。

5. 棒头舌虫属（*Waddycephalus*） 该属隶属于头走舌虫目（Cephalobaenida）、塞波科（Sambonidae）。Riley 和 Self（1981）根据其体长、腹环数（第一环至阴门腹环数、阴门后腹环数）、宿主的分布、钩的维度等鉴定标准，确定了 9 个有效种，并根据宿主的生态及地理分布分为三大类：①寄生于澳大利亚陆地蛇的种类，有小塔棒头舌虫（*Waddycephalus teretiusculum*）、巨大棒头舌虫（*Waddycephalus superbus*）、虎蛇棒头舌虫（*Waddycephalus scutata*）、澳洲黑蛇棒头舌虫（*Waddycephalus porphyriacus*）、长尾棒头舌虫（*Waddycephalus*

longicauda）和三个未定种；②寄生于澳大利亚和印尼树蛇的种类有科莫多棒头舌虫（*Waddycephalus komodoensis*）、绿树蛇棒头舌虫（*Waddycephalus punctulatus*）、王蛇棒头舌虫（*Waddycephalus caligaster*）；③寄生于亚洲地区蛇的种类有辐射棒头舌虫（*Waddycephalus radiate*）。

该属虫体呈棒状，头部被颈状与腹环隔开，大致有 7~8 环，腹环前部比头部宽，往后部宽度逐渐变小，至尾部分为不明显的两叶，钩位于头部呈直线排列，内钩比外钩大或等长。口位于内钩之间，呈心性或三角形。阴门开口于倒数第 8 环、10 环、11 环。头部腹面的第一、第二腹环各有一对小乳突：最大的对位于钩之间，而另一对位于钩下方的第二腹环。第一腹环往往是不完整的。因此数腹环数从第二腹环数开始。该属各种形态特点见表 42-6 和图 42-11。

表 42-5　孔头舌虫属各种形态比较

		响尾蛇孔头舌虫（P. crotall）	多米尼加孔头舌虫（P. dominicana）	棒状孔头舌虫（P. clavatus）	托尔图加孔头舌虫（P. tortugensis）	斯泰尔孔头舌虫（P. stilesi）	蜥孔头舌虫（P. subulifer）
雌虫	体长/mm	44~78（61）	21~30（26）	48~78（58）	58~88（73）	62~102（65）	46~68（57）
	腹环数	36~39（38）	27~31（28）	36~40（38）	37~38（40）	40~49（43）	33~38（36）
雄虫	体长/mm	27~36（31）	7~12（9.5）	20~40（26）	18~31（23）	26~36（29）	13~24（17）
	腹环数	37~40（38）	27~30（28.5）	35~39（37.5）	36~39（38）	40~45（43）	32~40（36）

表 42-6　棒头舌虫属各种形态比较

		小塔棒头舌虫（W. teretiusculus）	巨大棒头舌虫（W. superbus）	虎蛇棒头舌虫（W. scutata）	澳洲黑蛇棒头舌虫（W. porphyriacus）	科莫多棒头舌虫（W. komodoensis）
雌虫	体长/mm	55	33~48（38）	25~33（29）	44~55（52）	30
	腹环数	69+6	61+4	55+7	73+3	46~52（49）
雄虫	体长/mm	—	20	8~10	22	12
	腹环数	—	68	56-63（60）	78	52~56（53）

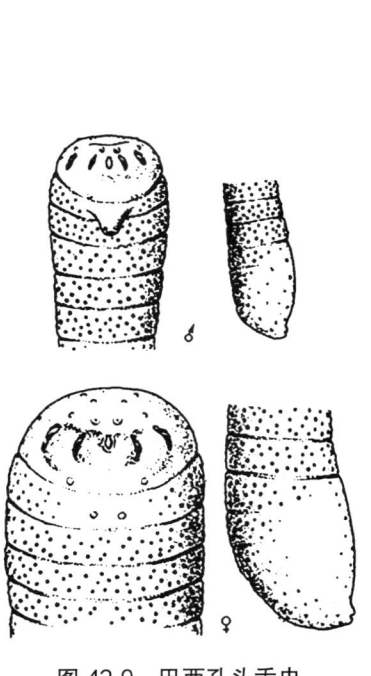
图 42-9　巴西孔头舌虫
（仿 Riley、Sely）

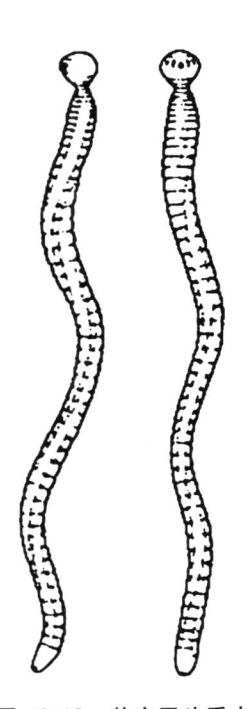
图 42-10　革窄平头舌虫
（仿 Riley、Sely）

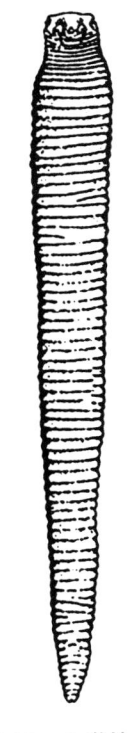
图 42-11　小塔棒头舌虫
（仿 Riley、Sely）

三、生物学

(一) 舌形虫的生活史概况

大多数舌形虫的生活史是间接的,舌形虫的发育需经历虫卵、幼虫、若虫(数次)、成虫阶段,发育方式为不完全变态发育。雌虫成熟后,通过终宿主的咳嗽、喷嚏或粪便排出虫卵。虫卵被中间宿主吞食后,幼虫孵出并侵入肠壁,然后移行至内脏组织形成包囊,经过几次蜕皮后形成感染性若虫。当中间宿主被终宿主吞食后,幼虫在终宿主消化道内脱囊移行至肺部,发育为成虫。在感染早期,雄虫可穿越肺组织和雌虫完成受精,由于受孕状态可阻止再次受精,因此受精仅发生一次。Bosch(1986)用寄生于蜥蜴的三种赖利属舌形虫虫卵感染蟪蟟,6 周内经 3 次脱皮发育至四期若虫,即感染性若虫。同时,用东方赖利舌形虫的虫卵感染来自欧洲地区的眼镜蛇,6 周后发现雌性和雄性成虫,未阐明是否是直接生活史;Winch(1986)用尖头瑟皮舌虫(Sebekia oxycephala)虫卵感染鳄鱼。结果显示,虫卵孵化成初期幼虫 6 小时后便侵入宿主体腔,40 天发现性别开始发育,第一次发现含钩的 7 期感染性若虫是在 80 天后,100 天后大部分均发育成感染性若虫,可进行两性生殖。由于舌形虫是由节肢动物高度异常的类群组成,缺乏一些属的若虫阶段脱皮次数及中间宿主和终末宿主种类的调查,是否存在有直接生活史方式也并未阐明,仍需要对舌形虫的生活史进一步调查研究。Chen(2010)建立了尖吻蝮蛇舌状虫多宿主动物实验模型,小鼠和大鼠可作为实验室中间宿主,尖吻蝮蛇和蟒蛇为终末宿主,结果发现其完成整个生活史需要 14 个月,其中虫卵至感染性若虫需要 4 个月,感染性若虫发育成虫需要 10 个月。

舌形虫成虫和若虫均为嗜血性寄生虫,多以吸取毛细血管床上的血为生,但舌形虫属(Linguatula)较为特殊,以细胞和鼻咽分泌物为生。由于舌形虫是爬行类和哺乳类动物呼吸道的体内寄生虫,关于其行为多从尸体解剖中进行了解。例如,尖吻蝮蛇舌形虫在自然界中主要是蛇鼠之间的循环,人是其偶然中间宿主,在人体内若虫不能发育至成虫,所致的损害主要是若虫在体内移行产生的内脏幼虫移行症,危害的严重程度与若虫移行的部位有关。根据其直接的生活史,污染含初幼虫的卵的食物和水通过消化道进入终宿主。成虫寄生于爬行动物和两栖动物的呼吸道、肺部;例如,在非洲和亚洲,蟒科和蝰科所有的蛇种,都可作为蛇舌状虫属的终宿主,其传播途径和感染方式主要为生饮舌形虫虫卵污染的新鲜蛇血、生食蛇胆和未煮熟的蛇肉,或宰蛇放血时,虫卵随血流入酒杯,人因喝污染的酒而感染。

目前,已报道的中间宿主有爬行动物、两栖动物、草食动物、啮齿类、鱼类、非人灵长类动物、人等。当生活史中有中间宿主时,幼虫以同样的方式从卵中孵出,并侵入到内脏,蜕皮几次后形成感染性若虫。若被中间宿主吃入,若虫脱囊,幼虫侵入终宿主的胃或肠壁。在若虫通过胸膜进入肺的这个时期伴随着体腔的生长期。可能是针对在无菌的血培养基中体外培养某些种类的肺期蠕虫。若虫可寄生于腹部肝脏表面、系膜。例如,发育的响尾蛇孔头舌虫(Porocephalus crotali)的若虫正常情况下停留在响尾蛇的肺部,食入大量的培养基,它们可以悬浮并正常蜕皮几个龄期到达成虫期。已报道的终宿主有猴、狐、犬、黄牛、牦牛、林麝、山羊、绵羊、马、驴、骆驼、驯鹿、雪兔、野兔、鼠、网斑蚺、亚洲蚺、澳洲蚺、尖吻蝮、咝蝰、眼镜蛇、短尾蝮等。

(二) 常见舌形虫的生活史

1. 响尾蛇孔头舌虫　响尾蛇孔头舌虫的生活史在舌形虫中研究最为透彻,20 世纪 60 年代初,它在中间宿主体内的发育已被阐明。Riley 于 1981 年观察了该虫在菱纹背响尾蛇(Crotalus atrox)体内的发育,感染性若虫钻过胃黏膜穿透入体腔,约第 12 天进入肺并在此发育成熟。成虫以钩附着寄生于菱纹背响尾蛇的肺和呼吸道,有的可在取食点间移动或埋于呼吸上皮中,吸取上皮细胞、血液、淋巴液和黏液为生。雄虫发育较快,感染后 75~86 天与未成熟雌虫交配,感染后 90 天,雌虫全部受精。子宫内的受精卵发育成感染性卵(含感染性幼虫,原称初级幼虫(primary larva),第 230~250 天开始产卵,卵随痰、唾液、鼻腔分泌物或粪便等排至外环境污染水源、食物,被中间宿主大多数纲的脊椎动物吞食后,卵经胃至十二指肠、小肠上段 1/3 处。30 分钟内在肠道孵出,感染性幼虫钻入黏膜至黏膜下层和外膜,穿越肠壁入体腔,在体内组织移行并侵入其内。至第 7~8 天进行第 1 次蜕皮,在组织内成囊,为第 I 期(龄)若虫。

成囊若虫以血、淋巴和淋巴细胞为生并发育蜕皮。若虫在中间宿主体内可分为Ⅵ期,感染后Ⅱ~Ⅵ期若虫出现的日期分别为第 19 天、28 天、39 天、50 天和 79 天。从感染性幼虫发育至第Ⅵ期若虫(感染性若虫),

体积增加达 27 000 倍。含感染性若虫的中间宿主或其组织被终宿主摄食后,经 24~28 小时若虫在消化道内激活脱囊,穿越肠壁和体腔,经 12~16 天穿过胸膜直接进入呼吸道或肺。雌、雄若虫发育并再行 3~4 次蜕皮可发育为成虫。但 Buckle 等(1997)在响尾蛇孔头舌虫幼期的体外培养不区分为幼虫和若虫,将上述第 6 期若虫称作感染性Ⅶ期。由此,雌、雄若虫个体发育分别为 11 期和 10 期。实质上除去幼虫后,雌若虫应为 10 期、雄若虫为 9 期。在终宿主体内若虫Ⅶ~Ⅺ蜕皮所需的时间见表 42-7。雌虫性成熟,在感染后 230 天开始产卵,产卵期约有 6~10 年,可产卵数百万个。产卵量约 520~2 300 个/天、雌虫平均含卵 540 000 个。一代所需时间约一年。

表 42-7 响尾蛇孔头舌虫的感染期若虫Ⅶ~Ⅺ期蜕皮所需的时间

单位:天

	雌若虫	雄若虫
Ⅶ~Ⅷ期	(12.80~15.10)±(0.25~0.37)	(13.10~14.40)±(0.27~0.40)
Ⅷ~Ⅸ期	(31.00~31.60)±(0.36~0.54)	(31.70~32.00)±(0.48~0.65)
Ⅸ~Ⅹ期	64.30±(0.36~0.75)	(78.80~81.00)±(0.99~1.31)
Ⅹ~Ⅺ期	(118.80~139.70)±(1.57~2.63)	—

若虫形态变化的主要特征:幼虫的足、尾等结构在若虫期消失。Ⅰ期若虫呈卵圆形,消化道分前肠、中肠和后肠。中肠球形,前肠和后肠具角质边;Ⅱ期若虫体型和结构如Ⅰ期若虫,大小约加倍;Ⅲ期若虫腹部内凹,中肠变长,口钩区出现表皮板(cuticular plate),上生有一个大钉样的感器或中心感器,虫体再度成倍增长,有时可见虫体分"节";Ⅳ期若虫的虫体分"节"明显;Ⅴ期若虫明显具 38~40 个"节",体型大小约 6.5mm×1.0mm,向腹面内凹成一不全的环,大钉样的感器增长为约 50μm,性分化为雄若虫,口后端具雄性生殖孔;Ⅵ期若虫的虫体弯曲重叠、卷曲在原蜕下的皮内,以它作为保护鞘(protective sheath)。虫体大小约 12mm×1.5mm。腹面前端 2/3 处略为扁平,口环高度骨化,口环旁的侧钩呈双钩状。腹部具 38~40 个"节"(环)。雄若虫在第 2 "节"具有明显的 3 个唇的生殖孔。至此,在外部形态上可区分为两性;若虫Ⅶ~Ⅺ体型不变,长度增加(表 42-8)。

表 42-8 响尾蛇孔头舌虫的感染期若虫Ⅶ~Ⅺ期长度变化

单位:mm

	雌若虫	雄若虫
Ⅶ期	14.00±0.12	13.90±0.07
Ⅷ期	18.10±0.07	18.10±0.06
Ⅸ期	23.0±0.10	25.70±0.09
Ⅹ期	(30.80~31.70)±(0.24~0.26)	—
Ⅺ期	54.30±0.41	—

2. 锯齿舌形虫 锯齿舌形虫的生活史见图 42-12。其终宿主多为食肉类动物,常见为犬、狐、狼、偶见于狮和人,亦有在食草类动物如马、山羊、绵羊、驴等的报道。人和食草类动物是本虫的异常终宿主(aberrant definitive host)。若虫可感染多种食草类哺乳动物,如牛、绵羊、山羊、兔、马、鹿等,也可偶然寄生于人。它在肝、肾、肠系膜淋巴结、支气管淋巴结等脏器成囊,偶尔见于脾、肺或血流。根据兔实验观察,锯齿舌形虫约共需蜕皮 11 次,自感染性幼虫至感染性若虫蜕皮 10 次。另有报道摄食感染性卵后约经 6 个月或 210 天,蜕皮 9 次发育成感染性若虫。感染后第 9 周出现Ⅲ期若虫,体长 0.5mm,第 11 周出现Ⅳ期若虫,3~4 个月后体长增至 1.2mm 时,开始性分化。若虫在中间宿主体内至少活 2 年。含感染性若虫的中间宿主或其组织被犬摄入后,若虫在胃、肠脱囊,经 2.5~3.5 小时直接从胃肠道逆移行至食管、喉而入鼻咽。以鼻黏液、分泌物和血液为食,发育蜕皮约 6 个月后成虫成熟。此时在鼻分泌物中开始出现虫卵,每条雌虫至少含卵约

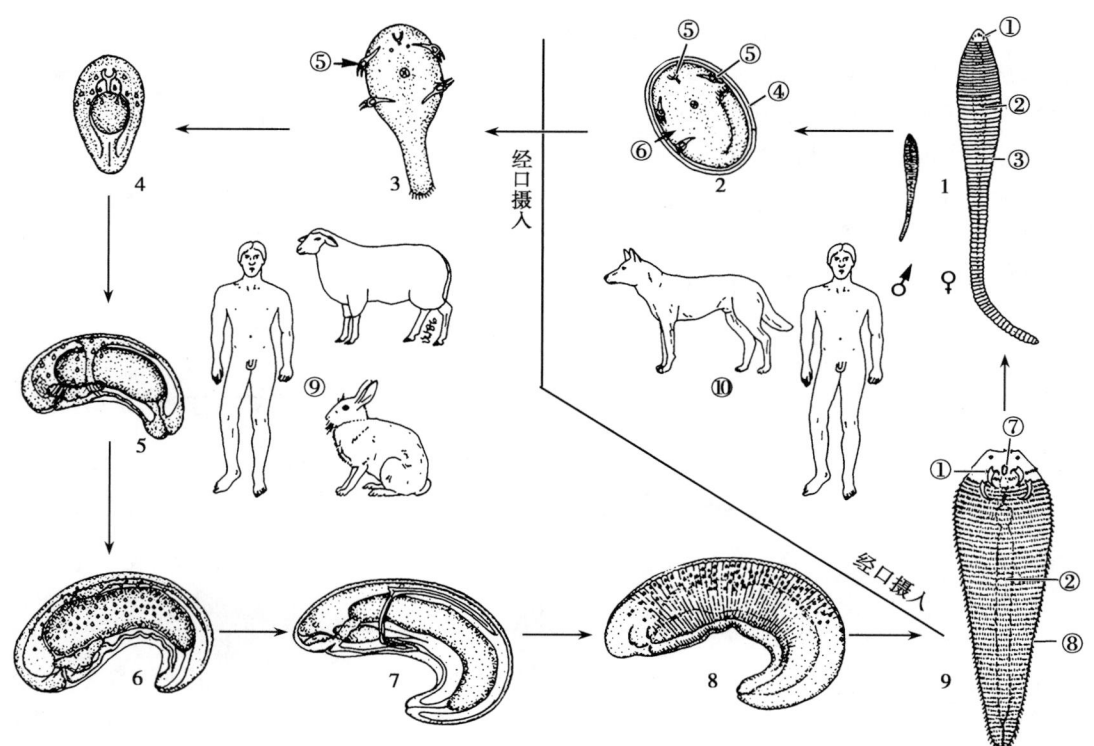

1.成虫;2.从粪便和/或鼻腔分泌物释放的含胚卵,其薄的外层卵壳不久将消失;3.初始幼虫,若被中间宿主吞食含初始幼虫的卵,初始幼虫将孵化并经血管侵入内脏器官;人也可成为偶然中间宿主;4~9.不同发育时期的若虫期。①口钩;②肠;③环;④外层卵壳;⑤足的末端;⑥初幼虫;⑦口;⑧刺;⑨中间宿主;⑩终宿主。

图 42-12　锯齿舌形虫的生活史
（仿 Mehlhorn H）

5×10^5 个。产卵期可延长至 21 个月,共产卵百万至数百万个。成虫至少存活 2 年。

3. 腕带蛇舌状虫　腕带蛇舌状虫与响尾蛇孔头舌虫相似。终宿主为爬行类动物。卵通过终宿主的粪便和唾液释放到周围环境,被啮齿动物掠食含有若虫的动物(或偶然为人类误食)后,幼虫孵出,蜕皮后在各种组织中形成包囊,如果Ⅲ期若虫被终宿主误食后最终在肺内发育为成虫。在感染的蟒肺内,第 106 天可查见成虫交配。若虫也曾在猴、犬、狮、虎、狼等动物及人中查见。它可在宿主的肝、肠壁和肠系膜等脏器成囊。

四、生态学

约 96% 的舌形虫广泛分布在热带和亚热带的爬行类和哺乳类动物终宿主内。只有少数种类在这些区域以外发现。响尾蛇孔头舌虫(*Porocephalus crotali*)具有独特的冷适应性,感染冬眠的北美响尾蛇。燕鸥五口虫(*Reighardia sternae* Diesing,1864)是寄生于鸥科和燕鸥科的世界性的物种,分布在整个两半球。另一个世界性物种锯齿舌形虫(*Linguatula serrata*)寄生于犬类(狗、狐狸、狼)的鼻窦中,而北极舌形虫(*Linguatula arctica* Riley,Haugerud et Niessen,1987)的宿主驯鹿则生活在北极冻原。

1961 年,串珠蛇舌状虫在印度和印度尼西亚的亚洲蟒(*Python molurus* Linnaeus,1758),菲律宾、中南半岛的网斑蟒(*Python reticulatus* Schneider,1801),澳大利亚的澳洲蟒(*P. spilotes*、*P. amethystinus*)和(*Tropidonotus picturatus* Brongersma,1948)中查见,Fain(1961)在非洲蟒(*Python sebae* Daudin,1803)中发现;Correia 和 de Almeida(1984)首次在美洲大陆巴西的野鼠(*Zigodontomys pixuna*)中查见串珠蛇舌状虫。Self JT 等(1982)从冲绳岛和马来西亚的网斑蟒(*Python reticulatus*)中查见尖吻蝮蛇舌状虫。犬锯齿舌形虫成虫检出率在土耳其 50 个村庄为 53.0%,布萨为 20.0%,孔亚省为 10.0%,苏丹喀土穆为 40.0%;伊朗设拉子为 50.0%,Chaharmahalobakhtiari 省为 62.2%,感染度为 1~29 条;犬粪检锯齿舌形虫虫卵阳性率希腊为

0.4%,摩洛哥拉巴特 3.5% 和土耳其 11.4% 等。锯齿舌形虫若虫检出率在法国巴米尔黄牛肝为 11.0%,伊朗山羊肺为 0.2%。在伊朗德黑兰骆驼肠和肠系膜淋巴结亦查见该虫的若虫;Meneguz 和 Rossi 在意大利阿尔卑斯山脉的雪兔(*Lepus timidus* Linnaeus,1758)检出锯齿舌形虫,其感染率为 3.3%。De Megeghi(1999)在赞比亚的蚺(*P. sebae* Gmelin,1788)、唑蝰(Bitis arietans Merrem,1820)和莫桑比克吐唾沫眼镜蛇(*Naja mossambica* Peters,1854)检获腕带蛇舌状虫。Shokoofeh 等(2018)在澳大利亚东南部,对舌形虫的中间宿主食草动物和终宿主食肉动物进行调查。结果显示,野狗的感染率可高达 67%。

在中国,Self JT 等(1966)从中国台湾发现尖吻蝮蛇舌状虫。张闰生等(1985)在福建的尖吻蝮以及 2002 年在浙江的尖吻蝮和短尾蝮查见该虫。2004 年在浙江浦江的尖吻蝮发现串珠蛇舌状虫。王安等(1989)在内蒙古大兴安岭驯鹿检获北极舌形虫(报道误认为锯齿舌形虫成虫)。陈裕祥(1990)报道西藏林周和江孜的犬锯齿舌形虫成虫检出率分别为 72.7% 和 33.3%,感染度为 1~9 条(平均 5 条),张世英(1995)在陕西西安亦检测到成虫。锯齿舌形虫若虫检出率在贵州威宁绵羊为 1.2%~40.7%、山羊为 5.9%、黄牛为 20.0%。危粹凡(1986)发现纳雍、赫章、毕节和水城绵羊的锯齿舌形虫若虫检出率依次为 13.0%、35.0%、5.0% 和 19.2%。陈裕祥等(1988;1990)检出西藏江孜黄牛 10.0%、山羊为 5.3%,林周的黄牛、绵羊和山羊为 13.8%。此外,青海牦牛、四川和浙江的林麝以及黑龙江、内蒙古、山西、宁夏有若虫记录。

尽管 *Leiperia* 和 *Subtriquetra* 的 2 个属分别生活在终宿主的气管和鼻窦中,但绝大多数舌形虫寄生于终宿主的肺。至少(*Elenia*)属的一个种侵染巨蜥类的喉咙。所有舌形虫科(Linguatulidae)种类生活在哺乳动物的鼻窦,而雷哈科(Reighardiidae)的种类寄生于鸟类宿主的体腔和气囊中。表 42-9 列举了部分常见舌形虫种及其生活习性。

表 42-9 舌形虫的一些常见种及其生活习性

科/种	成虫长度/mm		卵的大小(内层卵壳)/μm	终宿主/生存环境	中间宿主
	雌	雄			
Cephalobaenidae					
Raillietiella gehyrae	6.3~9	3.4~6.4	109 × 80	壁虎/肺	蜚蠊/脂肪体
Raillietiella furcocerca	40~60	10~22	102 × 79	蛇类/肺	未知
雷哈科(Reighardiidae)					
Reighardia sternae	30~46	6~8	320 × 210	鸟类/呼吸系统	未知
多孔头科(Porocephalidae)					
Porocephalus crotali	44~78	27~36	102 × 83	响尾蛇/肺	啮齿动物/肠系膜、结缔组织、内脏
环孔科(Armilliferidae)					
Armillifer armillatus	70~140	30~50	108 × 80	蟒蛇、蝰蛇/肺	哺乳动物/肠系膜、结缔组织、内脏
舌形虫科(Linguatulidae)					
Linguatula serrata	80~120	18~20	90 × 70	犬、人/鼻	哺乳动物/肠系膜、结缔组织、内脏

舌形虫最重要的生活习性就是吸血,摄血营养是影响舌形虫生长发育、变态,乃至繁殖的重要因素。除了(*Linguatula*)属摄食宿主鼻窦中的细胞和黏液外,所有舌形虫均以血为生。绝大多数例子中,血由口乳突的呫吸从肺的呼吸系统表面的毛细血管迸出。在一些属(*Alofia*、*Leiperia*、*Elenia*、*Waddycephalus*、*Kiricephalus* 和 *Cuberia*)中,雌虫的头区由明显的颈将其从躯干分开,这可永久性地被炎性组织包裹,并由此锚定在肺壁上。在肺中,雌虫也可以摄食炎性细胞,如在啮齿动物中间宿主中,(*Porocephalus*)若虫的发育期间就发生摄食炎性细胞现象。

舌形虫的另一生活习性就是生殖与繁育,这是舌形虫类维系种群繁衍的重要方式。目前所发现的所有舌形虫均营有性生殖。前面提到,所有舌形虫雌虫提前性成熟。雄虫和雌虫大小相似时就发生交配,此时,雌虫的子宫尚未发育。交配是一个持久和复杂的过程,成对的阴茎进入狭小的受精囊管并排入数百万个丝状精子。储存的精子与从成熟雌虫的卵巢中持续释放的卵子受精。受精卵进入孔头舌状虫属(*Porocephalids*)的子宫时成熟,且蛇舌状虫属(*Armillifer*)和舌形虫属(*Linguatula*)的种类其受孕雌虫可以容纳数百万个卵。相反,头走舌虫科(Cephalobaenidae)的卵临时储存在囊状子宫直到30%~50%变成侵染性(例如它们含完全成熟的初幼虫),然后卵沉积开始。阴道内有筛子样的机制,能够保留小的、未发育成熟的卵,而允许成熟的卵通过。因此在2个属中,持续排卵具有相似性。进入肺部的卵随宿主的纤毛漂移出并被咳出或吞咽。雌虫一生中仅交配一次,可持续受精,有的种可长达10年。

五、中国重要种类

我国已报道的致病舌形虫虫种有锯齿状舌形虫、尖吻蝮蛇舌状虫、串珠蛇舌状虫和台湾孔头舌虫。

(一) 中国舌形虫主要代表种

1. 锯齿状舌形虫 是 Frolich 于 1789 年命名的一种舌形虫。分类地位:孔头舌虫目(Porocephalida)、舌形虫科(Linguatulidae)、舌形虫属(*Linguatula*)。

(1)种名:锯齿状舌形虫(*Linguatula serrata* Frolich,1789)

同物异名:鼻舌形虫(*Linguatula rhinaria*)

(2)形态:锯齿状舌形虫成虫呈舌形,前端略宽后端渐窄,背面稍隆起,腹面扁平,呈半透明、白色或乳黄色。雌虫大小(80~130)mm × 10mm,前后端分别宽 10mm 和 2mm,雄虫为(18~20)mm × (3~4)mm,前、后端分别宽 4mm 和 0.7mm。虫体具约 90 个轮状腹环。体型扁平,沿中线可见分布有橙红色的虫卵群。头胸部具有口,口周围两侧生有 2 对略前后排对的能收缩的钩。

锯齿舌形虫的若虫其形状与成虫相似,长 4~8mm,体具 72~92 或 85~108(平均 91.25)个腹环。头胸锥形,顶端钝且朝向腹面。头胸腹面亚端部具似方形的口,口后方边缘紧接腹部第一环。口区两侧围以钩 2 对(每 1 钩又分主钩和副钩)。钩排列呈梯形,位于角质囊或凹陷内,前方一对位于第 1 腹环,后方一对位于第 2 腹环。体前方生有 3 对隆起的感觉乳突,呈卵圆形或圆形,以第 1~2 对为大,第 3 对较小。中期雄性若虫,腹面中部的第 5 腹环上生有横的生殖孔,上具增厚而表面光滑的上下唇,上唇大、下唇小,在上唇边缘生有 1 对隆起的圆形生殖乳突。每一个腹环后缘围绕着一排小刺,刺的直径约 0.6μm,长约 28μm,其顶端生有 2~4 个细齿。每一腹环中部生一排小孔(minute pore),其开口处称表面孔(superficial pore),直径为 2~3μm,它含有深的内孔(inner pore)。肛门为一狭的横向裂缝,位于最后一个腹环的顶部。肛环上无刺和孔,肛前环两边则生有少量分散的刺。Barral(1983)通过扫描电镜观察锯齿舌形虫的若虫。结果显示,虫体大小仅 4~8mm,虫体头胸部呈锥形,腹面扁平,正方形的口位于头部的腹面,在口周围有两对钩,每对钩位于角质的囊或凹陷内,两对钩排成梯形围绕口,虫体头胸部和腹面约有 80 个腹环,与尖吻蝮蛇舌状虫若虫一线四钩有明显区别,每环后部的边缘被单行细刺所环绕,每环中部都有一个小孔,这些小孔规则地分布排列在腹面与背面的边缘,位于末节腹环的肛门缺刺和孔。

(3)生活习性:成虫主要寄生在食肉类动物的呼吸道,若虫可感染多种食草类哺乳动物。若虫在肝、肾、肠系膜淋巴结、支气管淋巴结等脏器成囊,偶尔见于脾、肺或血流。若虫在中间宿主体内至少活 2 年,也可偶然寄生于人。每条雌虫至少含卵约 5×10^5 个,成虫至少存活 2 年。

(4)终宿主:犬科,鬣狗科(Hyaenidae)、猫科,狼、狐等,主要是犬。

(5)中间宿主:犬、兔形目(Lagomorpha)、偶蹄目(Artiodactyla)所有的种,啮齿动物、人。

(6)与疾病的关系:当生饮舌形虫侵染的蛇胆(酒)、蛇血以及食入未煮熟的蛇肉、食草类哺乳动物的内脏时,含若虫的卵就开始侵染。其他物种,如狗的鼻窦中的锯齿舌形虫(*Linguatula serrata*)其流行病学较复杂,卵和感染性幼虫在人体中感染。摄入的卵孵化后产生感染性若虫。相反,摄入来自绵羊或山羊的污染内脏,若虫从胃侵入并移居到鼻子,产生鼻咽舌形虫病的急性症状。

(7)地理分布:世界性分布,多见于中东,如伊朗、以色列。国内主要分布于广西、辽宁、上海和浙江。

2. 尖吻蝮蛇舌状虫 是 Self 和 Kuntz 于 1966 年命名的一种舌形虫。分类地位:孔头舌虫目(Porocephalida)、环孔科(Armilliferidae)、蛇舌状虫属(*Armillifer*)。

（1）种名：尖吻蝮蛇舌状虫（*Armillifer agkistrodontis* Self and Kuntz，1966）

同物异名：鞭节舌虫

（2）形态：尖吻蝮蛇舌状虫活成虫呈半透明、橙红色，死后为白色，圆柱形。雌虫大小为（47~57）mm×（6~7.5）mm，头胸的腹面生有椭圆形的口，由骨化的环所包绕，开口于前缘。口两侧生有等大钩2对，其排列几乎在同一平行线上。口前方有较大的乳突1对，头胸部两侧边缘具乳突3对。腹部生有7~8个腹环，其角质加厚呈手镯样，腹环间体壁薄而透明，虫体外观似螺钉状。肛门位于腹部的亚末端，生殖孔位于肛门前方。雄虫大小（26.5~35）mm×（3.4~5）mm。口和钩与雌虫相同。口前方和头胸部两侧的乳突数与雌虫相同外，在头胸部背上方和外侧钩下方各生有小乳突1对。腹环数与雌虫相同，肛门位于腹部末端。雄性生殖孔位于体前端腹中线，距前缘2.5~2.7mm。若虫（晚期）体型如成虫，死后呈乳白色，大小长13mm，头胸部宽2mm，腹面生有口和钩2对。腹部宽2.4mm，具有7个腹环，其结构和形状如成虫。

尖吻蝮蛇舌状虫若虫的囊包大小约9mm×6mm，呈椭圆形，囊表面粗糙，易从寄生部位完整剥离。打开囊壁后，可见卷缩的若虫，虫体长9~15mm，大多数为乳白色，少数呈淡褐色，出囊后若虫虫体伸展，虫体表面有明显的7个腹环，形似蝇蛆，虫体在生理盐水中缓缓缩动。张永年等（2008）收集尖吻蝮蛇舌状虫雌虫，用其排出的虫卵接种小鼠，获得尖吻蝮蛇舌状虫晚期若虫进行扫描电镜观察。结果显示，尖吻蝮蛇舌状虫晚期若虫与成虫外形相似，长约13mm，头胸部宽2mm，腹部宽2.4mm，呈圆柱形，前端略粗，末端变细，呈锥形，存活时呈半透明橙红色，死亡后呈乳白色，头胸腹面正中有椭圆形口，大小为131~138μm。口两侧各有1对等大的钩，几乎排列在同一平行线上，基部宽138~168μm，钩长232~400μm。2对钩呈逗号弯钩形，口的孔缘为皱褶，偶见感觉器，所见若虫具有6~7个腹环，腹环宽度不等，以中间环为最宽。在虫体口和钩外的体壁上布满大小不同的感觉器，大小为（7.9~13.7）μm×（6.4~13.7）μm，呈吸盘样，感觉器在100μm²表层有7~13个，其中以9~10个感觉器为多见。虫体外缘体表及腹环之间体表伸缩处均为波纹皱褶，在腹环末节可见肉芽状结构的肛门。尖吻蝮蛇舌状虫口周围钩的位置、大小、间距、四钩排列状况，对尖吻蝮蛇舌状虫虫种分类鉴定具有意义。

（3）终宿主：尖吻蝮、短尾蝮、网斑蚺。

（4）中间宿主：人、鼠。

（5）与疾病的关系：尖吻蝮蛇舌状虫的卵、幼虫或若虫侵染人类，人仅是偶然中间宿主。

3. 串珠蛇舌状虫　是 Diesing 于 1836 年命名的一种舌形虫。分类地位：孔头舌虫目（Porocephalida）、环孔科（Armilliferidae）、蛇舌状虫属（*Armillifer*）。

（1）种名：串珠蛇舌状虫（*Armillifer moniliformis* Diesing，1836）

（2）形态：串珠蛇舌状虫成虫呈圆柱形，亮柠檬色，雌虫大小为（70~130）mm×（4~7）mm。雄虫大小为（25~45）mm×（2.4~2.5）mm。雌虫腹部的腹环数为28~35个。雄虫腹部的腹环数为26个。口位于头胸部腹面，口两侧具近乎平行排列的钩2对。雌性生殖孔位于肛门前方，肛门在雌虫腹部末端。雄性生殖孔在近头胸部处，两性腹部末端渐呈尖形。

串珠蛇舌状虫若虫长约为1.6cm，呈圆柱状蠕虫样，头端钝圆略粗，头略透明的淡黄色，在腹腔大网膜上形成C形半透明包囊和钙化包囊李健等（2012）以食蟹猴（*Macaca fascicularis*）中发现的大量串珠蛇舌状虫若虫为研究对象，利用扫描电镜观察其超微结构。结果显示，若虫呈圆柱状，前段略粗，末端变细，呈纺锤形。头部腹面正中为口，呈圆形，其口径为0.15~0.19mm，口稍上方两侧各见一对钩，钩与口几乎在同一平行线上，基部宽0.07~0.09mm，弧直径0.11~0.14mm。两外侧钩的正下方，头胸部最后一节胸环上各有一个对称的大型感觉乳突，约0.07mm×0.05mm，紧接其第一节腹环靠中线处有一对对称的大型感觉乳突，约0.06mm×0.05mm，腹环数目由此算起共29个腹环（末端有2个腹面未连接的不完整腹环不计算在内）。前段腹环上下距离逐渐增宽，至12~13腹环时趋于等宽，约0.38mm，腹环之间，在前半段连接紧密，在后半段有一定间隔。各腹环在若虫腹面正中处内褶，在其后缘能见到"锯齿样"结构。若虫全身布满近圆形的感觉乳突，但在头部背面与末节腹面未见有类似的乳突。在头胸部、腹环上和尾端背面分布的感觉乳突，为（0.015~0.025）mm×（0.015~0.020）mm，平均每100μm²约有407个，最后一节腹环和末端的两个不完整腹环上的感觉乳突明显增大，为（0.040~0.047）mm×（0.027~0.040）mm，平均每100μm²约有119个乳突。末端腹面一块状隆起上可见肛门开口,肛门直径约为 0.24mm。扫描电镜下观察的串珠蛇舌状虫若虫体表超微结构在头部口与钩的相对位置、腹环数、乳突的分布特点上与已知的尖吻蝮蛇舌状虫若虫超微结构存在以下差异:①前者钩在口的上方两侧,而后者钩与口几近平行排列;②前者的腹环数为 29 个,以及末端的 2 个不完整腹环,远多于后者的 7 个完整腹环;③两种若虫在虫体表面都分布有小型感觉乳突,但前者并非整体都有分布,大小与密度在不同部位也有一定差异,而且分布有类似串珠蛇舌状成虫的大型乳突。以上超微结构特征为形态上区分鉴定串珠蛇舌状虫若虫提供了依据。

（3）终宿主:4 种蚺(蟒),非洲蚺。

（4）中间宿主:鼷鹿、虎、豹、扁头猫、渔猫、爪哇獴、水獭、椰子猫、小灵猫、蜂猴、印度水獭、熊狸、懒猴、猕猴、食蟹猴、狼等多种动物及人。

（5）与疾病的关系:串珠蛇舌状虫的卵、幼虫或若虫侵染人类,人仅是偶然中间宿主。

（6）地理分布:分布于马来西亚、菲律宾、印度尼西亚、刚果。

4. 台湾孔头舌虫 是裘明华于 2005 年命名的一种舌形虫。分类地位:孔头舌虫目（Porocephalida）、多孔头科（Porocephalidae）、孔头舌状虫属（Porocephalus）。

（1）种名:台湾孔头舌虫（Porocephalus taiwana 裘明华等,2005）

（2）形态:若虫 V 期大小为（0.44~0.57）cm×（0.14~0.18）cm,保存标本呈乳白色。虫体腹面弯曲成不完整的环或体呈 C 形。头胸部直径几乎与腹部等大。腹部分成 10~11 个腹环,末端略小、钝圆。头胸部腹面,口周围有宽而致密、形状不同的围口表皮棘刺带,口由几丁质化近似圆形的口骨架支持。量度:口孔长×宽为（163.3~198.8）μm×（156.2~203.6）μm,口骨架长宽为（170.4~213）μm×（227.2~241.4）μm,总长335~383.4μm。口两侧生有长约 50μm 的大钉样钩(雏形钩)2 对,前后各 1 对。上生表面纹饰。头胸部和腹环表面生有大量密集的氯细胞孔或氯细胞腺孔。若虫在每一腹环的中部排列呈宽带状。雄性生殖孔位于口下方,第 1~2 腹环的腹面中部。生殖孔两侧,生有生殖乳突 1 对。

（3）与疾病的关系:幼虫和若虫在胃、十二指肠和结肠肠壁黏膜成囊,内含活若虫。活若虫从肠壁脱囊破坏和刺激肠壁组织,发生广泛的炎症,引起腹痛,严重腹泻、高烧并伴有腹水等症状。

（4）地理分布:台湾孔头舌虫分布于中国浙江和台湾两省。

（二）中国重要舌形虫名录

1. 锯齿状舌形虫（ Linguatula serrata Frolich, 1789 ）

分布:世界性分布,多见于中东,如伊朗、以色列。国内主要分布于广西、辽宁、上海和浙江。

2. 尖吻蝮蛇舌状虫（ Armillifer agkistrodontis Self and Kuntz, 1966 ）

分布:国外主要分布于马来西亚。国内主要分布于浙江、福建、台湾。

3. 串珠蛇舌状虫（ Armillifer moniliformis Diesing, 1836 ）

分布:马来西亚、菲律宾、印度尼西亚、刚果。

4. 台湾孔头舌虫（ Porocephalus taiwana 裘明华等,2005 ）

分布:中国浙江和台湾两省。

六、与疾病的关系

舌形虫病

1. 病原学 全球已知舌形虫约 118 种,共发现有 6 个属 10 个种寄生于人体:锯齿舌形虫（ Linguatula serrata ）、腕带蛇舌状虫（ Armillifer armillatus ）、串珠蛇舌状虫（ Armillifer moniliformis ）、响尾蛇孔头舌虫（ Porocephalus crotali ）、蜥虎赖利舌虫（ Raillietiella hemidactyli ）、辛辛那提莱佩舌虫（ Leiperia cincinnalis ）、大蛇舌状虫（ Armillifer grandis ）、瑟皮舌虫（ Sebekia sp. ）、尖吻蝮蛇舌状虫（ Armillifer agkistrodontis ）和台湾孔头舌虫（ Porocephalus taiwana ）。其中,99% 以上的人舌形虫病是由锯齿状舌形虫和腕带蛇舌状虫的若虫所致,其中腕带蛇舌状虫（ Armillifer armillatus ）的感染人体的报道最多。舌形虫幼虫和若虫可见于人的内脏器官,引起舌形虫病。

舌形虫在宿主(包括人和动物宿主)内寄生可分为 4 种不同性状的宿主:①人是台湾孔头舌虫的异常中间宿主;②人是腕带蛇舌状虫的偶然中间宿主或终末宿主;③人和食草类动物(马、山羊、绵羊、驴等)成为锯齿舌形虫的异常终宿主;④蛇舌状虫若虫和孔头舌虫若虫可在哺乳动物(主要是啮齿动物)的内脏组织发育成感染性若虫。锯齿舌形虫在食草类动物(主要是羊、马、牛等)内脏发育成感染性若虫。因此,哺乳动物(主要是啮齿动物)和食草类动物是舌形虫的中间宿主。

2. 流行病学　人舌形虫病呈世界性分布,一直以来,西非和中非是蛇舌状虫病的流行区,中东地区和北非是锯齿舌形虫病的流行区,而串珠状舌形虫病多流行于东南亚地区。

(1)传染源:舌形虫病是动物源性的一种人兽共患疾病。蛇舌状虫病在蛇-鼠间、蛇-野生动物或家畜间循环传播。锯齿舌形虫在城市的犬-鼠间、农村的牧犬和绵羊、山羊、牛间或原野的狐、啮齿类(野兔)间循环传播。自然界的蛇、犬和狐等不仅是舌形虫的终宿主,也是人类舌形虫病的保虫宿主,同时也是舌形虫病的主要传染源。腕带蛇舌状虫可在80多种哺乳动物中间宿主体内发育,人是该虫的偶然中间宿主或终末宿主。在非洲和亚洲,蟒科和蝰科所有的蛇种,都可作为蛇舌状虫属成虫的宿主。人和食草类动物(马、山羊、绵羊、黄牛、驴等)是锯齿舌形虫的异常终宿主,且锯齿舌形虫的若虫在食草类动物中的感染率较高。如法国巴米尔黄牛肝为11.7%;意大利阿尔卑斯山脉的雪兔的感染率为3.3%;我国西藏林周犬锯齿舌形虫感染率为72.7%,江孜为33.3%;贵州若虫感染率:绵羊1.22%~40.7%;黄牛20%;山羊5.9%。此外,哺乳动物(主要是啮齿动物)也是蛇舌状虫和孔头舌虫的异常终宿主。从感染的情况来看,腕带蛇舌状虫多见于非洲,在美国、马来西亚,菲律宾也有报道;锯齿舌形虫呈世界性分布,多见于中东,如伊朗、以色列;大蛇舌状虫见于非洲;串珠蛇舌状虫见于东南亚、中非。在中国,由锯齿舌形虫和尖吻蝮蛇舌状虫引起的内脏舌形虫病,分别见于西藏和浙江。台湾孔头舌虫病在中国台湾和浙江查见,为中国所特有。

(2)感染途径与方式:舌形虫病(尤指孔头舌虫病、蛇舌状虫病和鼻咽舌形虫病)主要是习俗相关病。内脏舌形虫病经口误食含舌形虫卵而感染,人主要通过生吃被其污染的蔬菜、生水或血、肉类等而致病。感染方式包括:①生饮被寄生蛇体舌形虫虫卵污染的新鲜蛇血、蛇胆或吞食未煮熟的蛇肉而感染。②含感染性虫卵的蛇鼻腔分泌物和蛇粪,污染水体、草丛和蔬菜等而被饮用或食入;犬经喷嚏或粪便排出的卵,污染食物和皮肤等,也可直接污染手指而食入。③生食(或半生食)含虫的肝和淋巴结等内脏,引起鼻咽舌形虫病。此外,舌形虫病还可经胎盘感染。

(3)流行因素:首先,人舌形虫病的感染无明显的季节性。主要取决于终宿主和中间宿主的活动范围以及人的特殊进食、饮用习俗。由于传染源的普遍存在,中间宿主的广泛分布和当地居民的不良饮食习俗是舌形虫病流行的重要因素,特别是当地人群有吃生的或未煮熟的中间宿主内脏等是增加该地区舌形虫病感染率的关键因素。如经常食用未经检验检疫的食草动物的内脏,饮用疫区受污染的水体和蔬菜等。其次,尽管舌形虫病病例属于散发性的。但由于舌形虫的中间宿主、终宿主广泛存在,且有些与人的关系比较密切(如食草动物、犬等),因此,舌形虫的感染无论男女、老幼和种族均易感。但从目前报道的病例来看,人体感染腕带蛇舌状虫和锯齿舌形虫为多见,占病例总数的93.86%。在马来西亚,串珠蛇舌状虫的发病率高达45.4%。在非洲,腕带蛇舌状虫感染和发病率则较低,占1.4%~22.6%。腕带蛇舌状虫的感染年龄从5天~85岁,高峰在50~70岁,以男性为多。鼻咽舌形虫病以31~50岁和男性为多。第三,由于舌形虫终宿主和中间宿主的区域性分布,且有些宿主作为地方的主要食物来源,若不采取严格的检验检疫措施,这将会大大增加该地区感染舌形虫病的机会。同时不良的饮食习俗如生喝蛇血、生吃蛇胆等也可能造成舌形虫病的流行。例如,尖吻蝮蛇舌形虫病为习俗相关病,有些地区的居民有食蛇的习惯,或在民间人们笃信蛇血治病、蛇胆明目等偏方以及直接食用蛇体内的成虫以达强身健体之效,在这些特殊的进食习俗下,人们很容易饮(食)用了被虫卵污染的新鲜蛇血酒、蛇胆、生水或蔬菜,从而感染尖吻蝮蛇舌形虫病。此外,舌形虫病的流行还与下列因素有关。舌形虫的产卵量大、产卵期长;卵在水中能长期存活,耐酸和防腐剂;卵在水中至少存活3个月,在0℃水中可存活半年;耐干旱至少2周。

3. 发病机制和病理　鼠的实验病理学显示:喂食响尾蛇孔头舌虫虫卵后,感染性幼虫在肠道孵出,穿肠留下中性粒细胞,在肝实质中游走引起单核和中性粒细胞反应。游走停止,若虫开始发育,其蜕皮伴随强烈的炎症反应,形成肉芽肿病变。感染后1~3周或稍久的早期肉芽肿,其组织内巨噬细胞、类上皮样巨噬细胞和巨细胞增生,大量嗜酸性粒细胞积聚。但嗜酸性粒细胞仅显著集中于虫体腹侧,在蜕下的表皮下面脱颗粒,导致表皮破裂,碎片被巨噬/类上皮样巨噬细胞吞噬。在若虫Ⅱ~Ⅵ期主要以嗜酸性粒细胞为生,感染后 40（60）~90（100）天，在晚期肉芽肿中逐渐为增多的肥大细胞（MC）浸润。在虫体背侧的 MC 呈扁平形，而在腹侧的 MC 则呈球形，它们都围绕在被崩解的表皮。MC 最多是在围绕蜕下表皮的肉芽肿中，这种 MC 是黏膜肥大细胞（MMC）。响尾蛇孔头舌虫能选择性地在许多非黏膜组织中聚集 MMC。MC 的介质能促进血管生成、纤维组织形成和Ⅳ型胶原纤维的分解，从而影响包囊的形成。因此，在慢性病变逐步发展的过程中，成纤维细胞、纤维组织、浆细胞、淋巴细胞比例不断增加。感染性若虫在感染后约 4 个月就已形成，体长 12mm。此时，包囊直径 4~6mm，炎症逐渐消退并不致发生进一步的炎症反应。感染性若虫以最后一次蜕的皮作保护鞘，同时被来源于宿主的一层薄（5~20μm）而透明致密的 C 形纤维性囊所包绕。舌形虫在组织内蜕皮 5 次，约每 10 天一次。其蜕下的 5 次皮以及蜕皮液均作为主要抗原而周期性地进入宿主组织，诱发迟发超敏反应并形成肉芽肿。徐莉莉等（2010）用尖吻蝮蛇舌状虫虫卵感染小鼠，所有若虫囊均分布在腹腔后壁、肠系膜、脂肪组织、肝脏和脾脏等部位，未在肠内壁查见若虫囊或若虫逸出后的空囊。在小鼠感染尖吻蝮蛇舌状虫虫卵长达 37 周的过程中，除腹部膨大，体重增加外，鲜有死亡发生，表明在上述感染度下，尖吻蝮蛇舌状虫若虫对小鼠的危害是慢性过程。Shokoofeh 等（2018）通过组织病理学来确定舌形虫在终宿主（狗）的致病性。结果显示，终宿主表现为鼻黏膜间质多灶性出血、多灶性黏膜糜烂、充血和出血，在病灶中还存在含血铁蛋白的巨噬细胞，鼻黏膜扭曲和破坏。淋巴结的组织病理学检查显示，弥漫性嗜酸性肉芽肿性坏死性淋巴结炎和淋巴结周围脂膜炎，伴有相对大量的嗜酸性粒细胞。

寄生的舌形虫（包括若虫和成虫）可引起宿主产生迟发性或速发性变态反应，其存在着免疫逃避的机制从而使它们能在宿主体内存活数月至数年。舌形虫体内的腺系统、壁下细胞、钩腺、额腺能分泌排泄-分泌物质 E-S，覆盖于成虫和各期若虫的体表，可能在免疫调节中起重要作用。E-S 物质似乎尚能改变成分，以分别适应中间宿主和终宿主，但其发挥保护功能的机制尚不清楚。E-S 物质中的脂成分相似于脊椎动物肺泡Ⅱ型细胞分泌的表面活性物质，而肺的活性物质是一种免疫抑制剂。这种相似性不利于宿主从生理和免疫上区分它们。有报道认为舌形虫与血吸虫感染引发的免疫反应具有显著的相似性。李浩等（2011）实验观察尖吻蝮蛇舌形虫特异性抗体产生的时间为第 8 周（56 天），至第 12~13 周为高峰期，且最早出现的抗体是 IgM，到 12 周开始 IgG1 上升，到第 17 周时，IgG1 还维持在一个较高水平，表明机体内抗体反应动态具有明显的期特异性，从实验动物解剖结果中发现，小鼠在感染尖吻蝮蛇舌形虫虫卵 70 天后，虫体大多在腹部形成了 C 形囊腔，封闭了虫体抗原的释放，与尖吻蝮蛇舌形虫在适宜中间宿主体内需 60~90 天形成 C 形囊腔的时间相吻合。这和小鼠抗体滴度高峰开始与下降的时间基本一致，提示尖吻蝮蛇舌形虫腹腔 C 形囊的形成与宿主的抗体反应有着密切的联系。此外，E-S 物质能富集肥大细胞（MC），并经 T 细胞，使之分化为黏膜肥大细胞（Mucosal mast cell，MMC）物质。

内脏舌形虫病的组织病变可分为 4 型：①包囊舌形虫若虫，仅见于早期感染者，可查见具环的活虫卷曲于透明并呈 C 形的纤维组织薄囊内或息肉样赘生物和息肉样黏膜下结节内。②坏死性舌形虫肉芽肿最常见。虫体崩解常成钙化的无定型碎片，但仍保留特征性的 C 形囊轮廓（直径 3~8mm）及口周的钩，囊壁呈 PAS 阳性。呈白细胞性和浆细胞反应，伴有少量巨噬细胞、淋巴细胞和浆细胞，出现有异体巨细胞。③表皮肉芽肿较少见，是若虫脱囊后遗留的表皮残片，亦呈折射的 PAS 阳性结构，其引起的组织反应与坏死性舌形虫肉芽肿相同。④钙化囊或钙化结节，为硬结节，仅查见于晚期感染者。囊内无若虫或若虫碎片及残迹。本型常不能辨认出病原舌形虫。此外，成囊若虫可脱囊并在组织内游走，导致组织广泛的机械损伤并引起典型的移行症。死若虫崩解释放出大量的抗原（异体蛋白）进入宿主组织，引起变态反应和形成脓肿。脓肿可进一步继发广泛的组织损伤和感染。

孔头舌虫目（Porocephalida）若虫的表皮在蜕皮过程中隆起成"毛样"，它可能组成抵御宿主炎症细胞的物理屏障。"毛"穿插于宿主的细胞间，不仅能挡住炎症细胞，且炎症高峰的出现与表皮"毛样"高峰同步。上述的表面活性物质和物理表面屏障，使舌形虫能在宿主的免疫反应中起保护作用而不受损伤。

4. 临床表现　人舌形虫病是由蠕虫样舌形虫引起的一种罕见人兽共患寄生虫病，目前世界上发现的可寄生于人体的舌形虫共有 10 种，主要为腕带舌形虫和锯齿舌形虫。根据主要致病舌形虫在人体的寄生部位和症状表现的不同，在临床上主要分为内脏型和鼻咽型两种寄生类型。舌形虫可以在体内潜伏 3 个月以上，主要侵犯肝脏，达 54%，其次为脾、肺、肠系膜等，严重者可致死。

（1）内脏舌形虫病（Visceral pentastomiosis，V. armilliferiosis）：人误食舌形虫虫卵后成为中间宿主，主要由蛇舌状虫属的种（*Armillifer sp.*）引起的，尤以腕带蛇舌状虫最为多见。人类对本病高度耐受。参照Beaver等，并根据近来发现的台湾孔头舌虫病，裘明华提出舌形虫病的临床表现分为3型：①轻度型或无症状型：轻度感染的病例多数无症状或有轻微的症状，患者感染度较轻，无症状或亚临床症状，只在活检、放射检查或尸检中偶有发现，多在肝（可达54%）、脾、肺、肠系膜、肠壁、腹股沟疝囊、眼等处；②中度型或进行型：中度感染至重度感染，主要表现为持续腹痛、腹泻或肝大，伴有腹水；③重度型：重度感染，具除消化道症状外的其他表现，如阻塞性黄疸、急腹症、淋巴管梗阻、气胸、肺叶萎陷、排尿疼痛、心包炎、腹膜炎、前列腺炎、败血症、可触知的皮内结节和显著的恶病质等，少数病例可致死。持续腹痛、腹泻和腹水等临床症状，在早、中期蛇舌状虫病和孔头舌虫病具有共性。舌形虫病的严重程度与寄生部位、感染度、特别是与幼虫移行症（幼虫游走引起病变和症状）有关。可归纳为以下几方面：①多数若虫成囊且静止。虫少无症状，虫多而发生在重要脏器则可有严重症状，甚至致死；②若虫脱囊游走可致病理损伤，如回肠穿孔等；③若虫钙化和变性时，被寄生部位可导致梗阻或其他病变；④既往感染致敏。但各舌形虫病间腹痛、腹泻的鉴别和舌形虫病腹痛、腹泻与其他病因性腹痛，腹泻等的鉴别，均有待探讨。

锯齿舌形虫也可引起内脏舌形虫病。若虫多发生于肝、淋巴结和眼。重者可因发炎肿大的淋巴结与肠壁粘连而致腹绞痛、恶心、呕吐等。此外，蛇舌状虫和锯齿舌形虫都可感染眼，症状自眼轻微发红至虹膜炎、晶状体半脱位、继发性青光眼和视力下降。

根据舌形虫的生物学特征，可将传统的内脏舌形虫病分成两亚型。

1）成囊亚型：若虫在组织内成囊，并发育成感染性若虫。若虫在组织内成活、死亡、变性、钙化，一般并不脱囊。临床可有急腹症症状。该亚型以蛇舌状虫病和锯齿舌形虫病为代表。

2）脱囊亚型：若虫在组织内成囊，不能蜕变成感染性若虫，若虫Ⅴ期从肠壁大量脱囊入肠腔，随粪便排出体外。临床无急腹症症状。该亚型以台湾孔头舌虫病为代表。继而从感染度的轻重，区分轻度症状和重度症状。

（2）鼻咽舌形虫病（Nasopharyngeal linguatulosis 或 N. pentastomiosis）：误食锯齿舌形虫感染性若虫后所致的病。人为异常终宿主，仅在极少数患者体内查见成虫。但感染性若虫一般不在人的鼻咽中成熟。本病的特点是一种急性非传染性鼻咽炎，最主要症状是咽喉刺激与疼痛。症状始于误食含感染性若虫的食物后几分钟到半小时，以半小时为常见。起始症状是咽喉深处的不适和痒，之后可逐渐蔓延至耳。可伴有显著的颊咽黏膜、喉、咽鼓管、扁桃体、鼻道、结膜和嘴唇的淤血、水肿等。常有鼻腔、泪腺分泌物。颌下及颈淋巴结有时肿大，颈可变粗。吞咽、呼吸、发音困难，前额头痛常见。无全身症状。发作性喷嚏咳嗽，经常呕吐。并发症包括咽鼓管脓肿及因面神经继发化脓性感染而致面部瘫痪。已有内脏感染者因超敏反应导致上呼吸道显著充血、水肿及上皮脱落，而引起一些严重症状如呼吸困难等。偶然可致死。

蜥虎赖利舌虫皮下感染，引起皮肤幼虫移行症。由吞服小蜥蜴引发，但此病尚未完全阐明。此外，曾有报道舌形虫病可能与癌症有关。如鼻腔纤维瘤、结肠癌、急性白血病和霍奇金病等，但都不能肯定其与舌形虫的关系。

5. 实验室检查　舌形虫病例逐渐增多，而与其相关的诊断技术却很缺乏。人舌形虫病例大多是在放射性检查、外科手术、尸检时偶然被发现寄生于人体的，目前舌形虫病主要是依据检虫法、病变部位的组织病理学特征并结合临床表现、影像学检查与流行病学史进行综合诊断。相关的血清学诊断和分子生物学诊断方法也在不断建立中。

病原学诊断：主要包括粪便沉淀浓集法、表皮超微结构、病理学诊断、手术检虫和影像学检查等。

1）粪便沉淀浓集法：裘明华等（2005）首次提出将内脏舌形虫病分为2种亚型：成囊亚型和脱囊亚型。成囊亚型可在人体组织内成囊，并发育成感染性若虫，若虫在组织内成活、死亡、变性、钙化，一般不脱囊；而脱囊亚型若虫在人体组织内成囊，但不能发育成感染性若虫，Ⅴ期若虫即从肠壁大量脱囊入肠腔，随粪便排出体外。台湾孔头舌形虫病是脱囊亚型内脏舌形虫病的代表，人摄入此感染性虫卵后，虫卵在肠道组织发育成囊，但若虫发育至Ⅴ期后便中断发育，不能发育至Ⅵ期若虫，Ⅴ期若虫从肠壁脱囊落入肠腔，随粪便排出体外，因此根据台湾孔头舌形虫在人体消化道内自然排虫的规律，可用粪便沉淀法（淘虫法）进行病原学检查。

2）表皮超微结构：晚期内脏舌形虫病因其表皮肉芽肿内的若虫崩解，仅保留虫体表皮时，应用常规 HE 染色的切片难以辨认。但电镜观察可鉴别其表皮的外上表皮（outer epicuticle）、纤维性不同厚度的内表皮（endocuticle）和一层致密的下表皮（subcuticle）等超微结构，是有效和可靠的鉴别方法。

3）病理学诊断：根据 Ma 等提出病理学诊断可分为：

① 病因-病理学诊断，在病灶组织切片中有完整的或部分成囊若虫虫体，可见明显的嗜酸性腺（acidophilic gland）及表皮的骨质孔（sclerotized openings）；锯齿舌形虫晚期若虫具表皮刺，而蛇舌状虫则无。

② 次病因-病理学诊断，病灶组织内仅出现变性崩解的晚期若虫的碎片或脱位，甚至发展成钙化残遗体，如表皮刺、骨质孔、钙化结节，特别是口旁钙化的钩；切片中钙化结节内可能留存虫体残迹或极少残迹。

③ 推断性病理学诊断，病灶内未见任何虫体残迹，但可根据病变的特殊分布（肝、肠等）、组织的局限（肝和脾被膜的下方等）和形态特征（白色，大小为 0.3~1.5cm 圆形囊状钙化、可动的硬结节或圆形有蒂的硬结节，同心圆状的坏死钙化灶）做出诊断。

4）手术检虫：通过手术（包括眼科）在内脏可能见到的游离虫体；肠镜活检，尸检所得中期感染的纤维性囊，破囊后可逸出虫体；重度感染并伴有腹痛、腹泻或严重腹泻和高热等急性症状者，可从粪便中淘出的虫体，患者服驱虫药后亦从粪便中淘取虫体；从鼻咽分泌物痰和呕吐物中检出的虫体等。再镜检或眼观做出鉴别。虫种主要根据体型、口钩的形态和大小、腹环数、雄虫交合刺的形状、雌虫生殖孔的位置、宿主种类、生活史及地理分布等来进行鉴别（表 42-10）。由于目前尚未有一套标准的虫体固定和处理的标准，且有关虫体型态特征的描述也仅仅是基于少量的标本，生物统计学技术也因数据的缺乏而应用受限，因此根据腹环数、口钩形状及虫体大小等差异进行虫体鉴定的结果仅能作为基线参考数据。

5）影像学检查：寄生于人体内的若虫在 2 年内大多会死亡或钙化，从 X 线胸片或腹片中钙化若虫的特征可做出诊断。在肺、腹部以及肝和脾被膜的表面，具典型的呈不透明、直径 0.3~1cm 的 C 形或新月形的病变。该检查可靠性与若虫的游走性、寄生部位、虫体数量及感染程度有关，多用于已在体内形成钙化的若

表 42-10 几种重要人舌形虫致病种的特征

属种		分布	形态特征	虫体大小/cm	
				成虫	若虫
蛇舌状虫属	腕带蛇舌状虫	西非	体型为圆柱形，呈螺旋状；若虫腹环数近 20 个，有表皮刺	雌：(7.2~13.0)×(0.5~0.9) 雄：(2.0~4.2)×(0.3~0.5)	雌：(1.5~2.3)×(0.21~0.25) 雄：1.3~2.0
	串珠蛇舌状虫	东南亚	体型为圆柱形，呈螺旋状；若虫腹环数有 20 多个，无表皮刺	雌：(5.8~9.0)×(0.3~0.7) 雄：(2.0~3.5)×(0.2~0.25)	(0.5~1.1)×(0.2~0.25)
	大蛇舌状虫	中非	体型为圆柱形，呈螺旋状	雌：(5.8~8.2)×(0.6~1.0) 雄：1.8~2.0	雌：(0.9~1.5)×(0.15~0.30) 雄：(0.8~1.3)×(0.10~0.30)
	尖吻蝮蛇舌状虫	中国	体型为圆柱形，呈螺旋状；口位于头胸腹面，椭圆形；两对口钩分布于口两侧，几乎排列在同一直线上；若虫腹环数 7~8 个	雌：(4.7~5.7)×(0.6~0.75) 雄：(2.65~3.5)×(0.45~0.5)	1.3×0.24
舌形虫属	锯齿舌形虫	世界性分布	体型背腹扁平、背面略隆起，前端宽，后端细；口位于头胸腹面，正方形；两对口钩位于口两侧，排列成梯状；腹环数约 90 个，有表皮刺	雌：(8.0~13.0)×(1.0~2.0) 雄：(1.8~2.0)×(0.3~0.7)	(0.34~0.65)×(0.8~1.52)
孔头舌形虫属	台湾孔头舌形虫	中国台湾	虫体腹面弯曲成 C 形；口位于头胸腹面，口周有环口表皮棘刺帝；口周含有两对大钉样钩；V 期若虫腹环数 10~11 个	—	(0.44~0.57)×(0.14~0.18)

虫,但钙化的若虫一般无症状。B超检查可见肝呈弥漫性结节性病变,腹腔积液,后腹膜、腹腔淋巴结肿大;肝脏肿大,肝内见活体寄生虫;腹腔内实质性不均质占位(内见活体寄生虫)。胸部CT平扫可见两肺散在多发结节,大小、分布欠均匀,结节影边缘清晰;腹部CT平扫可见肝外形大,肝内见多发结节状低密度病灶,分布尚均,边缘尚清,腹腔内有少量积液。此外,超声、CT、广视野内镜、结肠镜、纤维结肠镜、腹腔镜等亦可作诊断。且CT兼有诊断钙化若虫和活若虫的双重作用。

6)免疫学诊断:研究发现,机体在感染尖吻蝮蛇舌形虫后,机体免疫应答非常快速,在适宜宿主小鼠体内1w内就能检测到循环抗原,国内李浩等(2011)首次观察尖吻蝮蛇舌形虫感染小鼠特异性抗体和循环抗原的动态变化,感染尖吻蝮蛇舌形虫的小鼠血清用dot-ELISA法检测其循环抗原出现的时间为第1w到第3w时循环抗原检出稀释度在1:8~1:128之间,到第8周,最高稀释度可达到1:256,并一直维持,第11周以后逐渐下降。结果表明,尖吻蝮蛇舌形虫感染后在70天内都能检测到循环抗原,也就说明由7~70天这段时间内检测尖吻蝮蛇舌形虫感染循环抗原进行早期诊断具有一定的临床参考意义。但动物小鼠与人体感染尖吻蝮蛇舌形虫后循环抗原出现的时间是否一致仍待进一步观察。Doumbo等采用SDS-PAGE和免疫印迹方法对腕带舌形虫幼虫抗原进行特性分析,以期找到适用于免疫诊断和血清流行病学调查的特异蛋白。Nozais等对193例科特迪瓦舌形虫患者进行血清流行病学调查,发现血清学流行率调查结果低于尸检结果而高于放射性检查结果。Jones等从响尾蛇孔头舌虫的额腺分离获得相对分子质量为48kD的额腺金属蛋白酶(frontal gland metallo-proteinase,FGMP),进行酶联免疫吸附试验(ELISA)用于检测舌形虫病(linguatulosis)。由于用锯齿舌形虫感染大鼠,可大量纯化FGMP抗原,因此具有良好的应用前景。张玲玲等(2012)对尖吻蝮蛇舌形虫若虫粗抗原的蛋白组成、免疫特性及在舌形虫病诊断中的诊断效果进行了深入研究。结果显示,以尖吻蝮蛇舌形虫若虫粗抗原为材料,用粗抗原检测尖吻蝮蛇舌形虫患者、感染鼠血清以及不同寄生虫病患者血清,发现舌形虫患者和感染小鼠血清均为阳性,其他均为阴性。结果表明粗抗原对于检测舌形虫病有一定的诊断价值,但由于粗抗原成分复杂,且获取的舌形虫患者血清有限,因此粗抗原的有效诊断成分及用于诊断的效果仍需进行进一步的研究。同时,张玲玲等(2012)利用Gateway技术首次成功构建的尖吻蝮蛇舌形虫若虫cDNA入门文库和表达文库,cDNA入门文库的平均滴度为1.45×10^5CFU/ml,库总容量为1.74×10^6CFU,重组率为100%,平均插入片段大小约为1.4kb,插入片段范围为0.2~4.0kb;表达文库的库总容量可达10^5CFU,平均插入片段大小为1.0kb,插入片段范围为0.3~2.2kb,为后续舌形虫遗传学研究提供了丰富的研究材料,同时为进一步克隆和分离有应用价值的基因、筛选免疫诊断靶抗原奠定了基础;通过对cDNA文库的免疫筛选,获得7个强阳性克隆,均为尖吻蝮蛇舌形虫的新基因,对A1、D1、P1、P5四个阳性克隆进行重组表达、纯化及评价,表明4个重组蛋白用于检测小鼠血清均具有较好的敏感性和特异性,但其应用于人舌形虫病的检测仍需进一步研究。

7)分子生物学鉴定:根据18S rRNA通用引物序列,引物序列如下:

F:(5'-AACCTGGTTGATCCTGCCAGTAG-3'),

R:(5'-GATCCTTCTGCA GGTTCCTAC-3')

根据腕带蛇舌状虫线粒体cox1序列设计引物,引物序列如下:

F:(5-CTGCGACAATGACTA TTTTCAAC),R:(5-ATATGGGAA GTTCTGAGTAGG-3')

以舌形虫基因组DNA为模板,进行PCR扩增,测序,用BLAST程序进行核苷酸及氨基酸同源性比较。

6. 诊断和鉴别诊断 患者出现持续腹痛、腹泻、急腹症、咽喉刺激与疼痛等症状,伴有肝大、腹水或鼻、颊与咽的黏膜急性炎症反应等表现,且有饮蛇血、蛇酒或蛇胆汁、食用凉拌牛、羊等食草动物内脏、蛇接触史及喂养犬、牛、羊史等,应考虑本病的可能。粪检或活检找到舌形虫病原有助于确诊。免疫学检测和影像学检查可作为舌形虫病的辅助诊断方法。

对疑似舌形虫病患者的诊断应详细询问病史,了解其饮食习惯。特别对蛇舌状虫病和孔头舌虫病患者是否有饮蛇血(酒、矿泉水)史、食蛇胆和与蛇接触史。若粪便内无虫,可首选肠镜(胃、肠内镜),从胃、肠壁的纤维性囊或结节样病灶检查病原进行确诊,以避免误诊,该法既经济又快捷。

舌形虫病需与组织内相关寄生虫如异尖线虫3期幼虫、蝇蛆、裂头蚴、猪囊尾蚴棘球蚴等进行鉴别。鉴别要点包括形态结构、大小及寄生部位等三个方面。同时,异尖线虫横切面具有侧索并分成Y形的二分枝,舌形虫无。蝇蛆具有后气门,而舌形虫无。舌形虫仅出现在内脏器官而不像猪囊尾蚴那样可在肌肉寄生。

7. 治疗 内脏舌形虫病引起症状的病例可行手术治疗,取出囊性结节或切除硬而肿大的被感染的肠。急性感染症状的患者可服用吡喹酮进行治疗,亦可服用治疗幼虫移行症的药物噻苯达唑、甲苯达唑等驱虫药。应用吡喹酮合并甲苯达唑和中草药治疗蛇舌状虫病,可缓解症状。鼻咽舌形虫病也用吡喹酮治疗,但治疗方法不规范,疗效欠佳,有待进一步观察。若有严重的喉头水肿,需行手术治疗,气管切开、插管等以免窒息。若虫排出后症状消退,1~7 天可痊愈,最快也需 30 分钟。继发化脓性的并发症,可用抗生素或外科治疗。也可用有迅速止动/杀死作用的驱虫药,预后一般都良好。1 例罹患台湾孔头舌虫病的中国台湾患者持续腹泻 40 多天,在全病程中仅给予支持疗法,患者伴有间歇性的轻度腹痛,随粪便排出的虫高达数千,结果症状好转后出院。但 Roger 等用甲苯达唑 50mg/(kg·d)给药 66 天治疗犬响尾蛇孔头舌虫病,结果无效。Swakshyar 等(2011)报道锯齿状舌形虫若虫寄生于 5 岁男孩的眼部,这是首次在印度报道眼内舌形虫病的病例。虫体位于前房,附着于周边虹膜,尾部自由浮动,引起轻微的前房反应,眼压略有升高。通过手术切除摘除虫体后,患者视觉预后良好。赵镭等(2013)观察 3 例中西药结合治疗儿童重度感染人舌形虫病的临床疗效,观察治疗后患者的症状、体征、虫体排出的时间。结果显示,3 例患儿经中西药结合治疗后,虫体排出,症状消退。因此,中西药结合治疗儿童重度感染人舌形虫病疗效显著。

徐莉莉等(2010)用吡喹酮、甲苯达唑、三苯双脒、伊维菌素、蒿甲醚和双氢青蒿素等 6 种抗蠕虫药物对感染舌形虫的小鼠疗效进行观察,结果显示,包括甲苯达唑和吡喹酮在内的较大剂量和疗程治疗感染尖吻蝮蛇舌状虫若虫的小鼠,虽然各治疗组的若虫囊数有的少于对照组,但差异均无统计学意义,囊的外观和若虫的大小、色泽及活动与对照组相仿,故认为此 6 种药物在所用的实验条件下对小鼠尖吻蝮蛇舌状虫若虫感染疗效不佳,需继续寻找治疗舌状虫病的药物。因为,权彤彤等(2012)报道了 1 列患者通过喝新鲜蛇血治疗骶髂关节肿痛,而被舌形虫若虫所感染的病例。对该患者先行驱虫治疗:给予吡喹酮 30mg/(kg·d)×3d,3 次/d、甲苯达唑[100mg/(kg·d)×3d,2 次/d]和阿苯达唑[30mg/(kg·d)×3d,2 次/d],每天大便 1 次,未解大便日,予开塞露通便,便后腹胀缓解。15 天后,陆续排出 100 余条小虫。驱虫后对该患者给予中西医结合治疗。

8. 预防 加强卫生宣传教育,注意食物卫生以及个人卫生。做到:①不食生的或半生不熟的蛇肉和牛、羊等动物内脏;②不吞生蛇胆;③不喝新鲜的生蛇血、不饮生水、不吃不洁生菜。④避免与终宿主的密切接触。

七、防制

1. 加强科普宣传工作 舌形虫病是由于饮食习俗以及个人卫生习惯所致,因此,针对舌形虫病的控制和预防,主要是抓住经口感染这一关键环节。注意饮水和食物方面的卫生。不吃生菜,不饮生鲜蛇血、蛇胆(酒)和生水,不食生的或未熟的蛇肉和牛、羊、马、骆驼等食草动物的内脏,避免与终宿主蛇或犬的密切接触。因此,建议通过广播电视、科普宣传等途径,有针对性地开展防控蛇类感染舌形虫知识的健康教育活动,提高人们对其危害性的认识,倡导蛇类保护和健康文明的食补理念,不抓捕、出售和购买野生蛇类,不生吃蛇类,杜绝将蛇胆和蛇血当作补品兑酒生食的不良卫生饮食习惯。针对肉类加工厂,建立严格的牛、羊、骆驼舌形虫若虫的检验检疫制度,及时销毁含虫内脏,加强卫生(健康)宣传教育,在疫区普及舌形虫病的危害性及其传播途径。注意个人卫生,治疗病犬。舌形虫病是习俗相关疾病,破除不科学的习俗,本病是完全可以预防的。

2. 加强执法监管 林业行政主管部门与工商、食品卫生监督和农业等部门,逐步完善野生蛇类等野生动物保护的执法协调机制,共同加大打击力度,提高保护执法效力;成立跨部门的执法监管领导小组,建立到岗、到人的领导负责机制和责任追究制度,紧抓猎捕、运输、加工、销售等关键环节,开展横向到边、纵向到底的全方位执法监管活动,逐步开创全社会参与,群防群治的野生动物保护执法的良好局面。

3. 规范蛇类养殖产业 提高蛇类养殖场所人工养殖和利用的技术水平,促进养蛇业向专业化、标准化、规模化方向发展。要重点做好蛇的引种工作,确保用于繁殖的种蛇不携带人兽共患性寄生虫。同时要强化商品蛇的抽样检测工作,确保进入流通销售环节的商品蛇不携带人兽共患性寄生虫。另外,蛇场要做好饵料、饮水和环境的日常清洁消毒工作,确保这些环节不受舌形虫污染。

此外,我国舌形虫病的流行病学研究比较薄弱,制约了科学防控工作的有效开展。为此,国内的有关科研机构,应从控制该病的源头出发,开展蛇类舌形虫病的流行现状调查和监测,分析其对人类感染的影响,研发快速诊断及综合防控技术,为防控舌形虫病感染提供坚实的理论依据和技术支撑。

八、研究技术

(一) 舌形虫若虫电镜观察

1. 样本收集　从捕获的蛇体内收集舌形虫雌虫,用其排出的虫卵接种小鼠,获从小鼠腹腔内取出感染90天的舌形虫若虫。

2. 样品预处理　用生理盐水清洗3~5次,将虫体浸入2.5%戊二醛磷酸缓冲液中初固定,经0.1mol/L pH7.4磷酸缓冲液清洗,置1%锇酸磷酸缓冲液后固定,再经磷酸缓冲液清洗。

3. 扫描电镜观察　样品经乙醇逐级脱水和醋酸正戊脂置换,置于HCP-2临界干燥仪中置换干燥后用离子溅射仪IB-3型喷金,置于扫描电镜日立S-520下观察。

4. 透射电镜观察　样品经乙酸、丙酮逐级脱水,置以环氧树脂包埋,经LKB-E型超薄切片后置铜网上,再经铅、铀双重染色,置于透射电镜PhilipCM210下观察。

(二) 舌形虫感染小鼠血清中特异性抗体和循环抗原的动态观察

1. 小鼠的感染和分组　从感染终宿主蛇收集成虫,分离虫卵感染昆明系6~8日龄雌性小鼠,体重20g±5g,每只小鼠定量感染尖吻蝮蛇舌形虫虫卵40个,共计感染小鼠60只。第一组为循环抗原检测组,第二组为特异性抗体检测组。

2. 若虫粗抗原的制备　从感染舌形虫虫卵4月的小鼠腹腔收集若虫,用0.9%生理盐水洗净后,丙酮脱脂处理,加0.01%柳硫汞氯化钠,冻融3天,每天2次,超声粉碎3次,低温离心30分钟,转速7 000r/min,上清液为抗原,用PBS适当稀释后以PBS做空白对照于分光光度计测紫外吸收值。

3. 多克隆抗体的制备　选择成年雄性健康家兔,将若虫可溶性粗抗原采用背部皮下多点免疫法免疫家兔。得到舌形虫多克隆抗体。

4. 鼠血清的收集　对饲喂舌形虫虫卵的小鼠,从感染后1周、2周……22周开始眶窦采血分离血清;用于检测循环抗原和特异性抗体,同时采集正常小鼠血清作为对照。

5. CAb-ELISA法检测特异性抗体　用舌形虫幼虫可溶性抗原包被96孔酶标板,包被浓度1:750 (10μg/ml),每孔100μl,4℃过夜。待检感染小鼠血清稀释度1:100,37℃ 1小时,PBS/T 3次洗涤,羊抗鼠IgG-HRP结合物稀释度1:4 000,37℃ 1小时,PBS/T 3次洗涤,加底物OPD,2mol/L H$_2$SO$_4$液终止反应,490nm测OD值。同时设空白和正常鼠血清对照。判断标准:多份正常鼠血清平均OD值为阴性参考值,感染小鼠血清检测值/阴性参考值(P/N)≥2.0为阳性临界值。

6. CAg-dot-ELISA直接法检测循环抗原　以待检小鼠血清1:2、1:4、1:8、1:16、1:32、1:64、1:128、1:256稀释(大约1μl)在硝酸纤维膜上点样,37℃ 2小时,4℃冰箱备用。用PBS/T(或1%小牛血清)封闭洗涤1小时,加多抗(HRP-Am-IgG)酶结合物工作浓度1:400,室温摇床反应2小时,PBS/T洗涤15分钟,加4-氯-1-萘酚和3,3-二氨基联苯氨混合底物,蒸馏水清洗终止反应。以出现黄蓝色斑点判断为阳性,不出现为阴性。同时设空白和正常鼠对照。

(三) 舌形虫若虫粗抗原的制备、组分分析及诊断效果的观察

1. 舌形虫若虫粗抗原的制备　从感染舌形虫4个月的小鼠腹腔中收集若虫,用生理盐水清洗次后,再用双蒸水漂洗3次,将虫体浸入丙酮脱脂,然后加入0.01%硫柳汞氯化钠,冻融3天,每天2次,接下来冷浸3天,每天振荡2次(5~10min/次),超声粉碎3次后,7 000r/min低温离心30分钟,上清液即为粗抗原,采用BCA蛋白浓度测定试剂盒测定蛋白质的浓度。

2. ELISA方法检测粗抗原的诊断效果　用包被缓冲液将舌形虫若虫粗抗原稀释至40μg/ml,按100μl/孔(双孔)于96孔板中4℃包被过夜。次日,移去包被液,用PBST洗涤5次,按100μl/孔加入3%BSA 37℃封闭1小时,PBST洗涤5次,加入1:100稀释的待测血清,37℃孵育1小时,PBST洗涤5次,

小鼠和人的待检血清分别对应加入 1:2 000、1:1 000 稀释的 HRP 标记的二抗,37℃孵育 1 小时,PBST 洗涤 5 次,加入 OPD 显色液显色 10 分钟,用 2mol/L 的 H_2SO_4 终止反应后,酶标仪测其在波长 492nm 处的紫外吸光度值 A_{492},以样本 A_{492} 与阴性参考血清 A_{492} 的比值(S/N)≥2.1 时为阳性参考标准。

3. **聚丙烯酰胺凝胶电泳** 采用 SDS-PAGE 进行尖吻蝮蛇舌形虫若虫和成虫粗抗原蛋白组分的分析。具体如下,浓缩胶浓度 5%,分离胶浓度 12%,上样量为 20μl/孔(10μl 粗抗原原液+10μl 上样缓冲液),电泳电压为 100~110V,电泳时间为 1.5 小时;考马斯亮蓝染色 1.5 小时,用脱色液脱至本底无色后,凝胶成像系统拍照。

4. **免疫印迹分析** 电泳结束后,按照转移夹(+)-有孔纤维素膜-滤纸-NC 膜-凝胶-滤纸-有孔纤维素膜-转移夹(−)的顺序排好,关闭转移夹,放入转印槽中,加入转印缓冲液,冰浴条件下进行蛋白质转移,转膜电压 100V,转膜时间 1 小时。转膜结束后,将印有蛋白质的 NC 膜裁成小条,置于反应盒中,用 3%BSA 摇床封闭至少 1 小时,PBST 洗涤 3 次后(10min/次),依次加入 1:100 稀释的小鼠阳性混合血清、正常鼠血清,1:200 稀释的舌形虫病患者混合血清、正常人血清、血吸虫病、肺吸虫病、肝吸虫病、囊虫病、旋毛虫病、蛔虫病、钩虫病、鞭虫病患者混合血清,摇床解育至少 1 小时,PBST 洗涤 3 次后,分别对应加入 1:4 000 稀释的 HRP 标记的羊抗小鼠 IgG 和 1:1 000 稀释的抗人 IgG,孵育 1h,PBST 洗涤 3 次后加入 HRP-DAB 底物显色液显色 5min,用蒸馏水终止反应,观察结果。

(孙恩涛)

参考文献

[1] 杨光大,肖嘉杰,龚世平,等.我国蛇类常见寄生虫及其对人类健康的影响[J].蛇志,2014,26(01):6-9.

[2] 赵镭,陈剑,楼毅,等.中西药结合治疗儿童重度感染人舌形虫病的疗效观察[J].中草药,2013,44(18):2585-2586.

[3] 李健,石云良,施维,等.扫描电镜观察猴体内寄生的蛇舌状虫属若虫及基于其 18S rRNA 基因的种系发育关系分析[J].中国寄生虫学与寄生虫病杂志,2012,30(02):81-85.

[4] 李浩,陈韶红,张永年,等.尖吻蝮蛇舌形虫感染小鼠血清中特异性抗体和循环抗原的动态观察(英文)[J].中国人兽共患病学报,2012,28(08):807-810.

[5] 权彤彤,王惠萱,唐玉蝉,等.强直性脊柱炎伴舌形虫病 1 例报告[J].西南国防医药,2012,22(08):910.

[6] 张玲玲,陈家旭.人体舌形虫病的临床与诊断研究进展[J].中国血吸虫病防治杂志,2012,24(02):222-227.

[7] 张玲玲,陈家旭,陈韶红,等.尖吻蝮蛇舌形虫若虫粗抗原诊断效果及组分分析[J].中国人兽共患病学报,2012,28(04):367-370.

[8] 徐莉莉,薛剑,张永年,等.6 种抗蠕虫药物治疗小鼠尖吻蝮蛇舌状虫感染的疗效观察[J].中国寄生虫学与寄生虫病杂志,2010,28(04):277-279.

[9] 徐卫民,汤益,王佳,等.杭州市蛙、蛇体内曼氏裂头蚴感染情况调查[J].疾病监测,2009,24(08):612-613.

[10] 李雍龙.人体寄生虫学[M].6 版.北京:人民卫生出版社,2006.

[11] 吴观陵.人体寄生虫学[M].3 版.北京:人民卫生出版社,2005.

[12] 袁忠英,沈玉娟,曹建平,等.舌形虫和舌形虫病的流行和诊治[J].国外医学寄生虫病分册,2005,32(06):272-274.

[13] 詹希美.人体寄生虫学[M].北京:人民卫生出版社,2005.

[14] 裘明华,马国钧,范秉真,等.中国台湾孔头舌虫新种的发现及其致病特征[J].中国寄生虫学与寄生虫病杂志,2005,23(02):69-72.

[15] 邱持平,常正山,童小妹,等.念珠舌形虫病一例报告[J].中国寄生虫学与寄生虫病杂志,2004,22(05):273.

[16] 沈杰,黄兵.中国家畜家禽寄生虫名录[M].北京:中国农业科学技术出版社,2004.

[17] 裘明华.舌形虫病.见:贺联印,许炽,主编.热带医学[M].2 版.北京:人民卫生出版社,2004,1169-1175.

[18] 陈红雁.舌形虫感染二例[J].中华消化杂志,2003,23(10):619.

[19] 陈兴保,吴观陵,孙新,等.现代寄生虫病学[M].北京:人民军医出版社,2002.

[20] 谢庆敢,廖远忠,陆远龙,等.蛇舌形虫病 1 例报告[J].中国寄生虫病防治杂志,2002,15(01):34.

[21] 裘明华.舌形虫病.现代寄生虫病学[M].北京:人民军医出版社,2002.

[22] 张启宇,王炳夫,黄美华.对"鞭节舌虫病附一例报告"一文有关内容的更正[J].中华内科杂志,2000,39(10):663.

[23] 许隆祺,余森海,徐淑惠.中国人体寄生虫分布与危害[M].北京:人民卫生出版社,1999.

［24］裴明华,陈茂梁.中国一例人体舌形虫病虫种的错误鉴定［J］.中国寄生虫学与寄生虫病杂志,1999,17（3）:188.

［25］印有亮,陈红雁,郑萍,等.口咽和齿龈舌形虫病一例［J］.中华耳鼻喉科杂志,1998,33（06）:346.

［26］李志尚,余仙菊,浣孝强,等.我国人锯齿状舌形虫病例报道［J］.中国寄生虫病防治杂志,1998,11（3）:238.

［27］赵辉元.人兽共患寄生虫病学［M］.长春:东北朝鲜民族教育出版社,1998.

［28］曲传智,张巧云,蒋灵阁.人体感染蛞蝓1例［J］.中国寄生虫病防治杂志.1994,7（3）:225.

［29］陈裕祥.西藏江孜县畜禽寄生虫区系调查研究报告［J］.西藏畜牧兽医,1990,2:1-24.

［30］黄安,康育民,彭万成,等.驯鹿寄生虫调查［J］.中国兽医科技,1989,3:14-15.

［31］危椊凡.家畜的锯齿舌形虫［J］.中国兽医科技,1986,8:62-64.

［32］SHAMSI S,BARTON D-P,ZHU X,et al. Characterisation of the tongue worm,Linguatula serrata（Pentastomid a:Linguatulidae）,in Australia［J］. Int J Parasitol Parasites Wildl,2020,11:149-157.

［33］WOODYARD E-T,BAUMGARTNER W-A,ROSSER T-G,et al. Morphological,Molecular,and Histopathological Data for Sebekia mississippiensis Overstreet,Self,and Vliet,1985（Pentastomida:Sebekidae）in the American Alligator,Alligator mississippiensis Daudin,and the Spotted Gar,Lepisosteus oculatus Winchell［J］. J Parasitol,2019,105（2）:283-298.

［34］SHAMSI S,LOUKOPOULOS P,MCSPADDEN K,et al. Preliminary report of histopathology associated with infection with tongue worms in Australian dogs and cattle［J］. Parasitol Int,2018,67（5）:597-600.

［35］SHAMSI S,MCSPADDEN K,BAKER S,et al. Occurrence of tongue worm,Linguatula cf. serrata（Pentastomida:Linguatulidae）in wild canids and livestock in south-eastern Australia［J］. Int J Parasitol Parasites Wildl,2017,6（3）:271-277.

［36］GALECKI R,SOKOL R,DUDEK A. Tongue worm（Pentastomida）infection in ball pythons（Python regius）- a case report［J］. Ann Parasitol,2016,62（4）:363-365.

［37］MITCHELL S,BELL S,WRIGHT I,et al. Tongue worm（Linguatula species）in stray dogs imported into the UK［J］. Vet Rec,2016,179（10）:259-260.

［38］ALVARADO G,SANCHEZ-MONGE A. First record of Porocephalus cf. clavatus（Pentastomida:Porocephalida）as a parasite on Bothrops asper（Squamata:Viperidae）in Costa Rica［J］. Braz J Biol,2015,75（4）:854-858.

［39］SILVA L-A,MORAIS D-H,AGUIAR A,et al. First record of Sebekia oxycephala（Pentastomida:Sebekidae）infecting Helicops infrataeniatus（Reptilia:Colubridae）,Sao Paulo State,Brazil［J］. Braz J Biol,2015,75（2）:497-498.

［40］CURRAN S-S,OVERSTREET R-M,COLLINS D-E,et al. Levisunguis subaequalis n. g.,n. sp.,a tongue worm（Pentastomida:Porocephalida:Sebekidae）infecting softshell turtles,Apalone spp.（Testudines:Trionychidae）in the southeastern United States［J］. Syst Parasitol,2014,87（1）:33-45.

［41］KOEHSLER M,WALOCHNIK J,GEORGOPOULOS M,et al. Linguatula serrata tongue worm in human eye,Austria［J］. Emerg Infect Dis,2011,17（5）:870-872.

［42］PAL S-S,BHARGAVA M,KUMAR A,et al. An unusual intraocular tongue worm in anterior chamber:a case report［J］. Ocul Immunol Inflamm,2011,19（6）:442-443.

［43］PAN CM,TANG HF,QIU MH,et al. Heavy infection with Armillifer moniliformis:a case report. Chin Med J,2005,118（3）:262-264.

［44］LAVROV DV,BROWN WM,BOORE JL. Phylogenetic position of the Pentastomida and（pan）crustacean relationship［J］. Proc R Soc Lond B,2004,271（1538）:537-544.

［45］MESHGI B and ASGARIAN O. Prevalence of Linguatula serrata infestation in stray dogs of Shahrekord,Iran［J］. J Vet Med Series B,2003,50（9）:466-467.

［46］MESHGI B and ASGARIAN O. Prevalence of Linguatula serrata infestation in stray dogs of Shahrekord,Iran［J］. J Vet Med Series B,2003,50（9）:466-467.

［47］YAPO ETTE H,FANTON L,ADOU BRYN KD,et al. Human pentastomiasis discovered postmortem［J］. Forensic Sci Int,2003,137（1）:52-54.

［48］MA KC,QIU MH and RONG YL. Pathological differentiation of suspected cases of pentastomiasis in China［J］. Trop Med Int Health,2002,7（2）:166-177.

［49］MALEKY F. A case report of Linguatula serrata in human throat from Tehran,central Iran［J］. Ind J Med Sci,2001,55（2）:439-441.

［50］TAFTI AK,MAKEKI M and ORYAN A. Pathological study of intestines and mesenteric lymph nodes of camels（Camelus dromedaries）slaughtered in Iran［J］. J Camel Pract Res,2001,8（2）:209-213.

［51］ALMEIDA WD and CHRISTOFFERSEN ML. A cladistic approach to relationships in Pentastomida［J］. J Parasitol,1999,85

（4）:695-704.

［52］ DE MENEGHI D. Pentastomes（Pentastomida,Armillifer armillatus Wyman,1848）in snakes from Zambia［J］. Parasitologia, 1999,41（4）:573-574.

［53］ RILEY J and HENDERSON RJ. Pentastomids and the tetrapod lung［J］. Parasitol,1999,119,（suppl s1）:S89-105.

［54］ SADJJADI SM,ARDEHALI SM and SHOJAEI A. A case report of Linguatula serrata in human pharynx from Shiraz,Southern Iran［J］. Med J Islamic Republic Iran,1998,12（2）:193-194.

［55］ AYDENIZOZ M,GUCLU F. The prevalence of Linguatula serrata（Frohlich,1789）in Konya province. Turkiye Parazitologi Dergisi,1997,21:75-78.

［56］ BUCKLE AC,RILEY J and HILL GF. The in vitro Development of the Pentastomid Porocephalus crotali from the Infective Instar to the Adult Stage［J］. Parasitology,1997,115（5）:503-512.

［57］ ABADI MA,STEPHNEY G and FACTOR SM. Cardiac pentastomiasis and tuberculosis:The worm-eaten heart［J］. Cardiovasc Pathol,1996,5（3）:169-174.

［58］ NZEH DA,AKINLEMIBOLA JK,NZCH GC. Incidence of Armillifer armillatus（pentastomids）calcification in the abdomen［J］. Centr Afr J Med,1996,42（1）:29-31.

［59］ ZHANG Q,WANG B and HUANG M. Armillifer agkistrodontis disease:report of case［J］. Zhonghua Nei Ke Za Zhi,1996,35 （11）:747-749.

［60］ AKYOL CV,COSKUN SZ,SONMEZ G,et al. Linguatula serrata infection in Bursa stray dogs and its importance from the point of public health［J］. Turkiye Parazitologi Dergisi,1995,19:267-272.

［61］ FAISY C,BOYE B,BLATT A,et al. Porocephalosis,a little known parasitosis,literature review and a Congolese case report［J］. Med Trop（Mars）,1995,55（3）:258-262.

［62］ LIU JD,CHENG NY,CHU SY,et al. Parasitic disease in the gastroenterological field［J］. Jap J Gastrointest Endosc,1993,5: 1553-1559.

［63］ MCHARDY P,RILEY J and HUNTLEY JF. The recruitment of mast cells,excvlusively of the mucosal phenotype,into granulomatous lesions caused by the pentastomid parasite Porocephalus crotali:recruitment is irrespective of site［J］. Parastiol, 1993,106（1）:47-54.

［64］ JONES DAC,HENDERSON RJ and RILEY J. Preliminary characterization of the lipid and protein components of the protective surface membranes of a Pentastomid Porocephalus crotali［J］. Parasitol,1992,104（3）:469-478.

［65］ RILEY J. Pentastomida and the immune response［J］. Parasitol Today,1992,8（4）:133-137.

［66］ STORCH V and JAMIESON BGM. Further spermato logical evidence for including the Pentastomida（tongue worms）in the Crustacea［J］. Int J Parasitol,1992,22（1）:95-108.

［67］ BOYCE WM and KAZACOS EA. Histopathology of nymphal pentastomid infections（Sebekia mississippiensis）in paretenic hosts ［J］. J Parasitol,1991,77（1）:104-110.

［68］ EL-HASSAN AM,ELTOUM IA,EL-ASHA BMA. The Marrara syndrome:isolation of Linguatula serrata nymphs from a patient and the viscera of goats［J］. Trans R Soc Trop Med Hyg,1991,85（2）:309.

［69］ GUARDIA SN,SEPP H,SCHOLTEN T,et al. Pentastomiasis in Canada［J］. Arch Pathol Lab Med,1991,115（5）:515-517.

［70］ JONES DAC and RILEY J. An ELISA for the detection of pentastomid infection in rats［J］. Parasitol,1991,103（3）:331-337.

［71］ MENEGUZ PG and ROSSI L. Parasites of the digestive tract in the varying hare（Lepus timidus）in the Italian Alps［J］. Parasitologia,1990,32S:182-183.

［72］ ABELE LG,KIM W and FELGENHAUER BE. Molecular evidence for the inclusion of the Phylum Pentastomida in the Crustacea ［J］. Mol Biochem Evol,1989,6（6）:685-691.

［73］ MAIRENA H,SOLANO M and VENEGAS W. Human dermatitis caused by a nymph of Sebekia［J］. Am J Trop Med Hyg,1989, 41（3）:352-354.

［74］ AMBROSE NC and RILEY J. Fine structure aspects of secretory process in a pentastomid arthropod parasite in its mouse and rattlesnake host［J］. Tissue Cell,1988,20（3）:381-404.

［75］ AMBROSE NC and RILEY J. Studies on the host parasite interface during the development of the pentastomid arthropod parasite in rodent intermediate hosts with observation on protective surface membrane［J］. Tissue Cell,1988,20（5）:721-744.

［76］ AMBROSE NG and RILEY J. Light microscope observations of granulomatous reactions against developing Porocephalus crotali （Pentastomida:Porocephalida）in mouse and rat［J］. Parasitol,1988,97（1）:27-42.

［77］ DORCHIES P,DUCOS DE LAHITTE J,PANGUI LJ,et al. Recherche de Fasciola hepatica,Dicrocoelium lanceolatum et

Linguatula denticulate dans les foies de bovins saisis âl'abattoire de Pamiers [J]. Revus de Médecine Vétérinaire,1988,139：307-309.

[78] DOUMBO G,MARY C,RANQUE PH,et al. Analysis of the larval antigenic specificity of Armillifer armillatus [J]. Med Trop (Mars),1988,48(1):49-52.

[79] HARALABIDIS ST,PAPAZACHARIADOU MG,KOUTINAS AF,et al. A survey on the prevalence of gastrointestinal parasites of dogs in the area of Tessaloniki,Greece [J]. J Helminthol,1988,62(1):45-49.

[80] MEHLHORN H. Parasitology in focus [M]. Berlin:Springer Verlag,1988.

[81] DRABICK JJ. Pentastomiasis. J Infect Dis,1987,9(6):1087-1094.

[82] LANG Y,GARZOZI H and EPSTEIN Z,et al. Intraocular pentastomiasis causing unilateral glaucoma [J]. Br J Ophthalmol,1987,71(5):391-395.

[83] PANDEY VS,DAKKAK A,ELMANOUNE M. Parasites of stray dogs in the Rabat region,Morocco [J]. Ann Trop Med Parasitol,1987,81(1):53-55.

[84] TASAN E. Elazig Kirsal yore kopeklerinde Linguatula serrata (Frohlich,1789) nin yayilisi [J]. Doga Veterinerlik ve Hayvancilk,1987,11:86-89.

[85] RILEY J. The biology of pentastomids [J]. Adv Parasitol,1986,25:45-128.

[86] WINCH JM and RILEY J. Morphogenesis of larval Sebekia Oxycephala (Pentastomida) from a South American crocodilian (Caiman sclerops) in experimentally infected fish [J]. Z Parasitenkd,1986,72(2):251-264.

[87] HERZOG U,MARTY P and ZAK F. Pentastomiasis:case report of an acute abdominal emergency [J]. Acta Trop,1985,42(3):261-271.

[88] OVERSTREET RM,SELF JT and VLIET KE. The Pentastomid Sebekia mississippiensis sp. n. in the american alligator and other hosts [J]. Proceedings of the Helminthological Society of Washington,1985,52(2):266-277.

[89] BEAVER PC,JUNG RC and CUPP EW. Clinical Parasitology [M]. 9th ed. Philadelphia:Lea & Febiger,1984.

[90] CORREIA SILVA TM,DE ALMEIDA BARBOSA A. Pentastomiase emroedor no estado da Bahia. Nota sobre o encontro de Armilliferm oniliform is (Diesing,1835) Sambon,1922 [J]. Mem InstOswaldo Cruz,1984,79(1):139-142.

[91] RILEY J. Recent advances in our understanding of pentastomid reproductive biology [J]. Parasitol,1983,86(4):59-83.

[92] SELF JT. Pentastomiasis. In:Hillyer GV,Hopla CE,eds. Handbook of Zoonoses,Section C:Parasitic Zoonoses [M]. Boca Raton:CRC Press,1982.

[93] EHRENFORD FA and NEWBERNE JW. An aid to the clinical diagnosis of tongue worm (L. Serrata) in dog [J]. Lab Animal Science,1981,31(1):74-76.

[94] RILEY J and SELF JT. Some observations on the taxonomy and systematics of the pentastomid genus Armillifer (Sambon,1922) in South East Asian and Australian snakes [J]. Syst Parasitol,1981,2(3):171-179.

[95] RILEY J. Some observations on the development of Porocephalus crotali (Pentastomida:Porocephalida) in the western diamondback rattlesnake (Crotalus atrox) [J]. Int J Parasitol,1981,11(2):127-131.

[96] KABATA Z. Parasitic Copepoda of British Fishes [M]. London:Ray Society,1979.

[97] RILEY J and SELF JT. On the Systematics of the pentastomid genus Porocephalus (Humboldt,1811) with descriptions of two new species [J]. Syst Parasitol,1979,1(1):25-42.

[98] RILEY J,JAMES JL and BANAJA AA. The possible role of the frontal and sub-parietal gland system of the pentastomid Reighardia sternae (Diesing,1864) in the evasion of the host immune reponse [J]. Parasitol,1979,78(1):53-66.

[99] RILEY J,BANAJA AA,JAMES JL. The phylogenetic relationship of the Pantastomida:the case for their inclusion within the Crustacea [J]. Int J Parasitol,1978,8(4):245-254.

[100] BANAJA AA,JAMES JL and BILEY J. Observations on the osmoregulatory system of pentastomids:the tegumental chloride cells [J]. Int J Parasitol,1977,7(1):27-40.

[101] BINFORD CH and CONNOR CH. Pathology of tropical and extraordinary diseases [M]. Washington,D. C.:Armed Forces Institute of Pathology,1976.

[102] FAIN A. The Pentastomida parasitic in man [J]. Ann Soc Belge Med Trop,1975,55(1):59-64.

[103] TRAINER JE,SELF JT and RICHTER KM. Ultrastructure of Porocephalus crotali (Pentastomida) cuticle with phylogenetic implications [J]. J Parasitol,1975,61(4):753-758.

[104] ALI-KAHN Z and BOWNER EJ. Pentastomiasis in western Canada:a case report [J]. Am J Trop Med Hyg,1972,21(2):58-61.

［105］SELF JT,HOPPS HC and WILLIAMS AO. Porocephaliasis in man and experimental mice［J］. Exp Parasitol,1972,32（1）: 117-126.

［106］WINGSTRAND KG. Comparative spermatology of a pentastomid,Raillietiella hemidactyli,and a branchiuran crustacean, Argulus foliaceus,with a discussion of pentastomid relationships［J］. KongDansk Videnskab Selskab Biol Skrifter,1972,19: 1-72.

［107］MARCIAL-ROJAS RA ED. Pathology of protozoal and helminthic diseases with clinical correlation［M］. Baltimore:Williams and Wilkens Co,1971.

［108］KEEGAN HL,TOSHIOKA S,MATSUI T,et al. On a collection of Pentastomids from East and Southeast Asia［J］. Jap J Sanit Zool,1969,20（3）:147-157.

［109］PRATHAP K,LAU KS and BOLTON JM. Pentastomiasis:a common finding at autopsy among Malaysian aborigines［J］. Am J Trop Med Hyg,1969,18（1）:20-27.

［110］SELF JT. Biological relationships of the Pentastomida:a bibliography of the Pentastomida［J］. Exp Parasitol,1969,24（1）:63-119.

［111］BUCHANAN G. Surgical aspects of porocephalosis［J］. Trans R Soc Trop Med Hyg,1967,61（5）:746-747.

［112］SELF JT and KUNTZ RE. Host-parasite relationship in some Pentastomida［J］. J Parasitol,1967,53（1）:202-206.

［113］SELF JT and KUNTZ RE. NEW PENTASTOMIDA. Sambonia parapodum n. sp. from Varanus salvator,and Armillifer agkistrodontis n. sp. from Agkistrodon acutus［J］. Trans Amer Microsc Soc,1966,85（2）:256-260.

［114］CHENG TC. The biology of animal parasites［M］. Philadelphia and London:W. B. Saunders Company,1964.

［115］ESSLINGER JH. Development of Porocephalus crotali（Humboldt,1808）（Pentastomida）in experimental intermediate hosts. J Parasitol,1962,48（3）:452-456.

［116］SAMBON L. A synopsis of the Family Linguatulidae［J］. J Trop Med Hyg,1922,25（188）:188-208,391-428.

第五篇

医学节肢动物的抗药性及其治理

医学节肢动物可以传播多种虫媒病（vector-borne diseases），严重危害人类健康。控制虫媒对于预防虫媒病具有重要意义。化学防制是一类使用天然或合成的化学物质，以不同剂型和途径毒杀、驱避医学节肢动物的方法，因其具有起效快、作用强、使用方便、适用于大规模应用等优点，所以一直作为虫媒综合防制策略中的重要手段。

在医学节肢动物的化学防制中，抗药性是其面临的最严重挑战。早在1908年，Melander在美国就发现梨园蚧壳虫（*Aspidiotus perniciosus*）对石灰硫黄液产生了抗性，但当时并未引起人们的足够重视。1939年，第一种化学合成杀虫剂滴滴涕（dichlorodiphenyl-trichloroethane，DDT）在全球范围内被广泛使用后，研究者于1946年在瑞士Arnas发现使用DDT防制家蝇失败，这才意识到抗药性的严重性，并逐渐展开了抗药性的调查与机制研究。目前，有多种杀虫剂被应用于医学节肢动物的防制中，且随着不同种类杀虫剂在世界范围内长期、大量、连续地使用，抗药性的相关报告不断增多，多种医学节肢动物，尤其是医学昆虫对一种或多种杀虫剂逐渐产生了抗性。据已有的文献报道，在世界范围内对1种或多种杀虫剂产生抗性的蚊已达到了125种，而我们国内的一些重要蚊媒，如淡色库蚊（*Culex pipiens pallens*）、三带喙库蚊（*C. tritaeniorhynchus*）、中华按蚊（*Anopheles sinensis*）、微小按蚊（*An. minimus*）、嗜人按蚊（*An. anthropophagus*）、白纹伊蚊（*Aedes albopictus*）、埃及伊蚊（*Ae. aegypti*）等，均对多种常见杀虫剂产生了不同程度的抗性。此外，对于一些新型杀虫剂，如阿维菌素（avermectin）、苏云金杆菌（*Bacillus thuringiensis*，Bt）、吡虫啉（imidacloprid）和氟虫腈（fipronil）等，一些医学节肢动物也出现了不同程度的抗性。

抗药性的产生，一方面促使人们不断加大杀虫剂的使用剂量和次数，加重了对环境的污染程度，引发了对人、畜和其他动物的安全问题；另一方面直接导致杀虫剂使用寿命缩短，造成人力和物力资源的极大浪费；同时，大大降低了虫媒病的防治效果。因此，抗药性已成为控制虫媒病的最大障碍，而如何延缓和治理医学节肢动物抗药性的发生发展是一个亟待解决的问题。

第四十三章
杀虫剂类型及其作用机制

杀虫剂是一类对节肢动物具有毒杀作用的天然或人工合成的有毒化合物,具有高效、快速、方便的特点,特别是在处理突发性的有害生物危害时,如虫媒病暴发流行或严重自然灾害发生后,杀虫剂能快速降低有害昆虫的种群密度,有效地阻断虫媒病的发生,因而是综合防制策略中最为有效的措施,在控制节肢动物、减少虫媒病、提高人们生活质量等方面发挥重要作用。

目前,杀虫剂的种类很多,其发展经历包括了下列阶段:①低效,如砷制剂、汞制剂等无机农药;②安全低效,如一些天然杀虫剂,对环境安全,但持效期短且个别品种对哺乳动物具有高毒性;③高效高残留,如有机氯类杀虫剂,高残留且不易代谢;④高效低残留,如有机磷类、氨基甲酸酯类杀虫剂,在环境中虽易代谢降解,但对多数哺乳类动物具有较高的急性毒性;⑤高效低毒低残留,如拟除虫菊酯类、类烟碱杀虫剂以及偶然合成筛选出的与天然产物作用机制相同的杀虫剂;⑥高效高选择性低毒低残留,如昆虫生长调节剂,不仅对哺乳类动物安全,对天敌亦有选择性。

虽然近年来化学杀虫剂的发展很快,种类繁多,但完全符合理想卫生杀虫剂要求的化合物却很有限。理想卫生杀虫剂的要求包括:①高效速效。低剂量下有强大的杀虫作用,短时间内即可杀灭有害昆虫;②广谱多用。对多种有害昆虫的成虫或幼虫等都具有良好的杀灭效果;③低毒无害。对人畜低毒无害,使用安全,在使用剂量的范围内对蜜蜂等有益的农业昆虫无害;④长效低残毒。药物在外界经过一定时间能自然降解,不污染环境,不对环境造成公害;⑤不易产生抗药性。在使用过程中,不易产生抗药性或交互抗性;⑥原料易得。生产容易,价格低廉,使用方便。

卫生杀虫剂是应用于卫生害虫防制的一类化学杀虫剂。与农林杀虫剂不同,卫生杀虫剂可以直接作用于人类居住的环境,有的甚至作为室内空间喷洒剂、滞留喷洒剂、蚊帐浸泡剂等长时间与人接触,以保护人类免受节肢动物侵害。因此,卫生杀虫剂较农林用杀虫剂具有更高的要求,包括:①对毒性要求标准高。制剂对大鼠急性经口 $LD_{50}>5\,000mg/kg$ 体重,经皮 $LD_{50}>2\,000mg/kg$ 体重,吸入 $LC_{50}>10\,000mg/m^3$($1h$);对皮肤、眼睛无明显的刺激作用,无致敏作用,无遗传毒性或致突变作用,无迟发神经毒性等。因此,目前卫生杀虫剂大多数为低毒级,少数为中等毒性,不用高毒性杀虫剂,禁用剧毒杀虫剂。②在环境中经一定时间能自然降解,不污染环境。③制剂有效成分(纯度)达 90% 以上,无异味。因为多数杀虫剂对人发生毒害是由于它含有的杂质所引起,一些既用于农业也用于卫生的杀虫剂如杀螟松、马拉硫磷等,要经过精制、提纯,做到高纯度、基本无杂质、无明显刺激时才允许应用于卫生害虫的防制。

1945 年以前,农用杀虫剂以无机杀虫剂为主,如砷酸钠、亚砷酸钙等含砷、氟、硫等一些无机化合物。卫生杀虫剂也是这类无机化合物,如含砷的亚砷酸钠加糖、面配成的毒饵诱杀苍蝇,将巴黎绿投入水中杀灭蚊幼虫。由于这类杀虫剂对人畜高毒,安全性较差,且在环境中不易分解,易造成环境污染等原因,随着有机杀虫剂的出现,目前除个别品种外,大部分已不再使用。

1945 年后,相继出现了高效低毒的有机氯类杀虫剂,如 DDT、六六六、三氯杀虫酯等。这类化合物不仅高效且杀虫广谱、持效长。其中,DDT 在当时曾有"昆虫世界的原子弹"之称,并首次作为有机杀虫剂进入市场,为化学农药从无机化合物的低效阶段进入到有机化合物的高效阶段,开创了光辉的发展前景。但有机氯类杀虫剂性质稳定,残留时间长,对环境造成危害,并能在人畜体内蓄积,故从 20 世纪 70 年代起,DDT 等多种有机氯类杀虫剂逐渐在全球多个国家和地区被禁止或限制使用。

20 世纪 40 年代末期,有机磷类杀虫剂的一些品种逐渐被开发应用。由于这类杀虫剂杀虫效果好,并且合成工艺简单,成本低廉,因此发展很快,产量迅速增加,居多类杀虫剂的首位。20 世纪 50 年代,氨基甲酸酯类高效杀虫剂逐渐发展起来。由于有机磷类杀虫剂和氨基甲酸酯类杀虫剂具有击倒力强、杀虫效力高而逐渐代替有机氯类杀虫剂被广泛应用于卫生及农林害虫的防制。20 世纪 70 年代起,杀虫剂进入超高效拟除虫菊酯类杀虫剂的发展阶段。1972 年江苏省农药研究所在我国首先合成了氯菊酯(permethrin),使我国卫生杀虫剂事业步入了新的辉煌,在随后的 30 多年里,拟除虫菊酯工业迅速发展。现在,我国至少有 50 种拟除虫菊酯原药登记生产,并且向开发高质量新型药物的方向发展。

第一节　杀虫剂应用技术

杀虫剂对节肢动物显示毒性时,必须具有一定的条件,包括与虫体直接接触、具有一定的作用时间、适宜的温度条件等。但无论杀虫剂药效有多好,若不能正确合理地使用它,不仅给环境带来污染,而且还会使节肢动物易产生抗药性,给防制工作带来更大的困难。因此,对每个实际工作者来说,必须详细地掌握所使用杀虫剂的性质及其作用方式,正确地进行药物配制及施药,方有可能达到理想的防制效果。

一、杀虫剂的作用方式

杀虫剂对昆虫的作用方式主要包括:胃毒、触杀、熏杀、内吸及特异作用,而实际上一种杀虫剂往往具有多种作用方式,如多数具有触杀作用的杀虫剂兼有胃毒或内吸作用。

1. 胃毒作用　胃毒作用是指药剂通过害虫的口器和消化系统进入虫体而使害虫中毒死亡,具有这种作用的药剂称之为胃毒剂。该类药物常与食物混配而发挥作用,如灭蝇、灭蟑螂毒饵等。

2. 触杀作用　触杀作用是害虫接触到药剂时,药物通过虫体的表皮进入虫体内使害虫中毒死亡,具有触杀作用的药物称之为触杀剂。这类药物多具有脂溶性,目前大多数杀虫剂属于此类。触杀药物经昆虫表皮进入体内的速度和量因表皮的透过性而异,这是影响杀虫剂作用速度和效果的重要因素。在昆虫毛和刚毛的基部、体节之间,表皮较薄,药物透入快。昆虫的种类、发育期、虫龄、营养状况不同,其类脂层厚度亦不同,在卵和蛹期,其外壳与虫体之间有一层空隙,药物难以进入,因而一般的触杀剂对之不起作用。另外,触杀剂的作用效果取决于药物毒性的大小、剂型以及与昆虫的接触时间等。所以,选用触杀剂时应将这些因素综合考虑后才能作出抉择,以达到最佳杀虫效果。

3. 熏蒸作用　熏蒸作用是指杀虫剂呈气态或气溶胶的形式经昆虫的气门进入虫体内而引起昆虫中毒死亡。熏蒸剂使用方便,作用迅速,效力强,但一般毒性较大,使用时应注意安全。熏蒸剂有两类,一类是速效熏蒸剂,如氯化苦、氧化铝等;另一类是滞效性熏蒸剂,如敌敌畏蜡块等。熏蒸杀虫主要与以下因素有关:①昆虫的特性;②杀虫剂性能;③昆虫所处的环境,如空间、物体表面或缝隙深部等;④昆虫的状态,如呼吸频率、气孔大小等。一般在熏杀昆虫时应注意使昆虫暴露于空间,同时升温,促进昆虫呼吸,使之气孔张大。

4. 内吸作用　内吸作用是药物被宿主吸收后,分布在其体液内,害虫通过吸食宿主的体液而中毒死亡。如将药物施布于家畜,当昆虫刺吸家畜血液引起中毒死亡,此方式可防制家畜体外寄生虫。另外也可将药物喷于土壤或植物体表,药物被植物根、茎、叶吸收并分布于整个植物,昆虫一旦吸食含药物的植物汁液后即中毒死亡。具有内吸作用的药物有倍硫磷、皮蝇磷等。

5. 特异作用　杀虫剂进入害虫体内后不是直接杀死害虫,而是通过干扰或者破坏害虫正常的生理机制和行为而实现防制目的,比如对害虫产生拒食,弦音器干扰,蜕皮干扰等。

二、杀虫剂的使用技术

杀虫剂的使用效果受到多种因素的影响,包括杀虫剂本身和外在条件。在一定条件下,所表现的杀虫效果是多因素综合作用的结果,主要影响因素有:①杀虫剂的毒力,较高的毒力是取得较好杀虫效果的基础;②杀虫剂的理化性质,对光、热稳定,受酸碱影响小,不易水解等,都有利于发挥杀虫剂的毒杀作用;③医学节肢动物的种类、生态习性、种群数量以及对杀虫剂的敏感性等都会影响到杀虫剂的效果,并且节肢动物的性别、发育阶段、栖息习性等也可影响杀虫剂的药效;④环境条件,包括温度、湿度、光照、风力和风向等自然因素都可影响药效。有些杀虫剂的药效随温度升高而增加(如有机磷类),而有些杀虫剂则随温度升高而下降;此外,温度和湿度均可影响药剂的挥发,从而影响药效。不同的光照条件也会影响药效,有些杀虫剂在受到光照时会发生分解而降低药效。在实际防制中,风力、风向会影响杀虫剂的分布和沉降,因此也会影响杀虫剂药效的发挥;⑤施药器械和方法。器械的性能和质量直接影响药剂的使用效果,不同的防制对象、不同的药物剂型,其施药方法也不尽相同,药剂、器械以及方法合理配套使用,药物治理才能有好的效果。

了解和掌握杀虫剂的化学性质和理化特点,选择合适的使用技术,以发挥杀虫剂的有效作用,从而达到理想的防制效果。常用杀虫剂的使用技术主要有以下几种。

1. 滞留喷洒 是指将具有残效的杀虫剂喷洒在室内的墙面、板壁等物体表面,使得侵入室内的节肢动物栖息或途经处理过的物体表面时,接触杀虫剂而中毒死亡。室内滞留喷洒常用于防制蚊、蝇、蟑螂、蚤等。滞留喷洒一般使用手动或机动常量喷雾器,雾滴中径一般大于 $100\mu m$,可使用的药物剂型有乳剂、可湿性粉剂、胶悬剂、水悬剂、油剂等。作滞留喷洒时,药剂浓度根据防制对象而定,而喷洒量要依喷洒对象吸湿程度而定,一般喷洒量为 $50\sim150ml/cm^2$,通常将物体表面均匀喷湿至药液下滴即可。

2. 空间喷洒 是指在室内或野外,把杀虫剂直接喷射到空间,使防制对象沾染到药剂雾粒而中毒死亡。空间喷洒具有快速杀虫的作用,但一般无残效,常用于杀灭空间内的飞行昆虫,如蚊、蝇、蠓等,尤其适合在虫媒病发生时作紧急处理。空间喷洒可使用手动、机动或车载的各种压缩喷雾器、弥雾机、气雾发生器、热雾机等,也可使用目前市售的气雾罐等喷洒工具。超低容量喷洒是目前空间喷洒的主要方式,其利用一个特制的雾化喷头,将高浓度的药液通过离心或高速气流的冲击作用粉碎雾化成微小均匀的雾滴,喷洒到靶标昆虫或靶标物体。超低容量喷洒的雾滴中径小于 $100\mu m$,可在空间中悬浮较长时间,具有省药、高效、省时、污染小等优点,尤其适合应用于紧急控制或预防某些虫媒病的流行,但超低容量喷洒也存在无残留、易受风力等气象条件影响的缺点。目前,可用于超低容量喷洒的杀虫剂有马拉硫磷、辛硫磷等。

3. 撒布药粉 是杀虫剂最早应用的方式之一,将粉剂直接撒布或使用喷粉器喷在昆虫孳生或栖息场所,让昆虫接触药粉而中毒死亡。该技术一般用于家庭害虫防制,如处理蚊、蠓孳生场所,灭虱、蚤等。由于粉剂不易通过人体或动物皮肤吸收,所以一些低毒的杀虫剂,如 DDT、倍硫磷等可以使用于人体或家畜杀灭其体外的节肢动物。

4. 烟剂熏杀 是指杀虫烟剂燃烧产生有毒杀作用的烟雾,通过害虫的呼吸系统扩散到整个虫体内使害虫致死。烟剂一般适用于室内较密闭的场所(如密闭房间、城市下水道、暖气道等)杀虫,其防制对象主要有蚊、蝇、蚤蠓等,而在室外多用于森林、竹林中防制吸血双翅目昆虫。过去我国常用的烟剂有六六六、敌敌畏粉状或块状烟剂,现在许多拟除虫菊酯类药物也用作有效成分制作成杀虫烟雾罐,毒性低、效果好,特别适合室内使用。

第二节 杀虫剂的剂型

杀虫剂原药是指含有较高纯度有效成分、未经加工处理的杀虫剂最初产品。原药按物理性状可分为固体和液体两种形式,通常将固体原药称为原粉,液体原药称为原油。由于杀虫剂原药有效成分含量高,且大多数不能直接溶于水,所以除了极少数可以直接用于熏蒸或超低容量喷洒外,绝大多数需要与各种非杀虫成分混合或做适当的浓度稀释,加工处理成适合于一定场所、以一定的器械或施药方式使用。在多数应用场合下,与需要处理面积(或空间)相比,杀虫剂有效成分施用量很小,如不将杀虫剂原药进行加工或稀释,则很难使有效成分在需处理区域内均匀分布,从而达不到所需的防制效果。另外,直接使用原药,不仅造成药物本身的浪费,而且严重污染环境,给人类带来危害。而借助于剂型这一桥梁后,以上问题都可以得到解决,所以杀虫剂剂型是在以化学杀虫剂对害虫实施有效防制中一个不可缺少的途径。

剂型是指杀虫剂原药经过一定的物理或化学方法加工处理后形成适用于一定场合,使用一定的器械,以一定的施药方式及药物释放方式,达到杀灭或驱赶所需防制害虫的制剂形式,是各种具有特定相同或相近物理形态或效用制剂的总称。卫生杀虫剂的剂型种类很多,常用的有粉剂、可湿性粉剂、乳油、饵剂、悬浮剂、水剂、酊剂、气雾剂、蚊香、烟剂、胶饵等。不同剂型各有一定的适用范围。通常,广泛应用的剂型由工厂按统一规格加工成定型产品供应,如粉剂、可湿性粉剂、乳油、蚊香、气雾剂等。某些特殊剂型则需根据使用情况自行加工配制,如烟剂、喷射剂、毒液、毒饵等。

一、粉剂

粉剂(powder)是由杀虫剂(有效成分)与辅助粉(填料和少量助剂)按一定比例共同研磨混合而成,主要目的是增加杀虫剂的覆盖面积和改进杀虫剂的理化性状。

辅助粉又称混合粉,其种类很多,一般可分三类:第一类是惰性粉,起稀释作用,如石膏粉、石笔粉等;第二类具有吸附能力,能使液体杀虫药物吸附在粉粒上,从而阻止液体杀虫剂的挥发,延长效能,如高岭土、滑石粉、陶土等;第三类具有某种化学性能,能加速杀虫药物的挥发,加速杀虫作用。

粉剂由于不含湿润剂,不能分散和悬浮于水中,所以不能加水喷雾使用。粉剂有效成分含量低,可直接撒粉或喷粉使用,不易被皮肤吸收,可用于处理床垫、被服、地面,杀灭、驱除室内昆虫,如蟑螂、臭虫、蚤、虱等,也可用于体表灭虱。

粉剂的杀虫作用较油剂、乳剂为慢,但作用持久;对人畜毒性低,不污染衣物,易于撒播,在缺水地区使用方便。粉剂的缺点是其有效成分分布均匀性及药效发挥一般不如液剂,另外容易飞扬在空中污染环境,因而逐渐被液态制剂和颗粒剂替代,使用量不断减少。但作为杀虫剂的一个基本剂型,随着填料及相关技术的提高和发展,正在向高浓度、混合型及多规格方向发展。

常用的杀虫粉剂有:0.5% 高效氯氰菊酯杀虫粉等。

二、可湿性粉剂

可湿性粉剂(wettable powder)与粉剂虽然制剂形态相近,都是细粉,但施药方法明显不同。可湿性粉剂是将杀虫剂与润湿剂、助悬剂等按一定比例混合研磨、粉碎而制成的粉状物。一般细度为 98% 能通过 325 目。衡量可湿性粉剂质量的另一重要标准是悬浮率,悬浮率越高,质量越好,一般规定可湿性粉剂稀释 200 倍后,30 分钟悬浮率不得低于 70%。

润湿剂能降低表面张力,使水能展开在固体物料表面或透入其表面使固体物料更易被水浸润。常用的湿润剂有芥子饼、皂角、磺化油、脂、肥皂等表面活性剂。由于添加了润湿剂,可湿性粉剂加水后能被水润湿,均匀地悬浮于水中,成为水悬剂。使用时,可湿性粉剂不易被处理表面吸收,因而药效持久,运输、储存也较方便,对粗糙表面作滞留喷洒尤为适宜。可湿性粉剂的作用较慢,且喷洒过程中需要经常摇动,否则易堵塞喷头。

助悬剂能增进液体的黏稠度,使杀虫药物颗粒不至于沉降太快,常用的助悬剂有:明胶、阿拉伯胶、淀粉和糊精等。通常在可湿性粉剂中还加有其他助剂,如稳定剂和分散剂等。稳定剂是防止药物制剂发生物理、化学变化的物质,能防止光热和氧化等作用,延缓其分解速度,在卫生杀虫剂中最常用的是丁基羟基甲苯(Butylated Hydroxy Toluene,BHT)。分散剂能降低微粒或微滴间的黏合力,防止絮凝或附聚而能使产品分散于水中的物质,如缩合硅酸钠、六偏酸钠、木质磺酸盐等。

可湿性粉剂比粉剂有效成分含量高,但分散性能较差,不便直接使用,而更重要的是直接使用是很大的浪费,所以必须加水配成悬浮液后才能使用,主要用于喷雾。可湿性粉剂不仅有效成分含量高,而且组分复杂,含有润湿剂、分散剂、稳定剂等,同时加工要求也高,因此成本也较高。

可湿性粉剂的特点:可配成水悬液使用,药物不易被处理表面吸收,药效持久;运输储存容易,节省有机溶剂,但药效不如油剂、乳剂快速,喷洒时须经常摇动喷雾器,否则容易堵塞喷头。

本剂型适用于粗糙表面,作滞留喷洒对蟑螂、臭虫等爬行昆虫效果显著。

常用的可湿性粉剂:2.5% 溴氰菊酯可湿性粉剂(凯素灵)、5% 氯氰菊酯可湿性粉剂(奋斗呐)、20% 残杀威可湿性粉剂(拜力坦)等。

三、乳油与乳剂

乳油(emulsifiable consentrate)是将杀虫有效成分加入有机溶剂和乳化剂等助剂制成均匀透明的油状液体。乳油由于有效成分含量高,包装运输方便,而且有效成分分散在有机溶剂中,比在水剂中稳定,因而应用广泛。

乳剂是乳油加水稀释而成的白色乳状液。乳油和乳剂的主要区别是前者不含水,在常温下可较长时期保持稳定,后者含水,不同乳剂的稳定性及透明度有所不同。

乳油的基本配方可按乳剂的浓缩倍数设计,但必须慎重选择有机溶剂。用于外环境的乳油溶剂,可选用对杀虫有效成分溶解性较好的有机溶剂,如二甲苯、环己酮等;用于室内的可选用脱臭煤油和酒精。使用二甲苯、苯、环己酮等溶剂,存在易燃、刺激性和毒性等问题。现在有些乳油以聚乙二醇和聚丙二醇为溶剂,不仅降低毒性和刺激性,还可不加乳化剂也有良好的乳化性能和稳定性。乳油中的乳化剂应具有乳化、润湿和增溶三方面的作用。乳化使乳油具有必要的表面活性,在水中能自动乳化分散;增溶主要是改善和提高原药在溶剂中的溶解度,增加乳油的水合度;润湿是使药剂在喷洒靶标上能完全润湿、展着。用在乳油中的乳化剂大都是以混合型为主,常用的乳化剂有钠肥皂、肥皂酊、植物皂素以及合成乳化剂等。

乳油的优点是:喷于表面,黏附展着性好,药效持久;易渗透到昆虫体内,杀虫效力大,作用快;便于储存运输,使用方便,是当前应用最广的剂型。缺点是:乳油成本较高,对油漆表面有损坏作用,用硬水稀释时易分层沉淀。

四、悬浮剂

悬浮剂(suspension)是一种将难溶于水的固体杀虫剂或不混溶液体杀虫剂,与各种辅料配合后,在水中经研磨而成悬浮状分散的可流动的液状稳定分散体,可将它稀释后施用,也可直接施用。

悬浮剂的分散相颗粒(或液滴)直径一般在 $0.1\mu m$ 以上,实际应用中,将悬浮剂分散相的粒径控制在 $0.5\sim5\mu m$。根据分散相的物态,将固体分散相在液体分散系中形成的悬浮剂常称为悬浊液,而将液体分散相或将固体先溶解在少量的溶剂中,然后以细小的液体微粒在液体分散系中形成的悬浮剂称之为乳浊液。所以悬浮剂是液体悬浮剂和固体悬浮剂两大类的总称。

悬浮剂的特点:生物效果好,用来处理石灰、水泥表面时其持效作用比乳油长;使用悬浮剂时,只要直接用水以所需的任意比例稀释后就可以进行常、低容量及超低容量喷洒处理;由固体原药制成微颗粒时,采用湿法生产,不会因溶剂挥发而引起燃烧、刺激中毒等事故,生产中"三废"少,使用中无粉尘飞扬,包装运输方便。

悬浮剂是卫生杀虫剂制剂中发展历史短,并处在开发完善中的一种新剂型。因其具有可湿性粉剂和乳油的优点,而且溶剂是水,避免了大量有机溶剂对环境的污染,被称为"绿色剂型",一度被称为"划时代"的新剂型,在国内外发展极为迅速,并已部分取代可湿性粉剂和乳油,是很有发展前途的新剂型。现在广泛使用的有凯素灵悬浮剂和奋斗呐悬浮剂等。

五、喷射剂

许多杀虫剂不溶于水,而溶于煤油、酒精等有机溶剂或借助乳化剂等助剂分散于水中而制得油剂、酊剂和水剂液体溶液,这些制剂总称喷射剂。使用时借助人力操作喷雾器,作空间喷洒杀灭蚊、蝇和蟑螂等,其优点是高效、快速、用量少;缺点是价格贵、易着火,易损坏油漆表面,对作物有药害,故使用范围较局限。

喷射剂是卫生杀虫剂剂型中使用量最大、使用面最广的剂型,并且直接与人接触,所以其必须具有有效性、安全性和经济性。用拟除虫菊酯配制的喷射剂,通常要求酊剂的毒性应达到 $LD_{50}>5\,000mg/kg$,而水剂的毒性应达到 $LD_{50}>10\,000mg/kg$。常见的喷射剂有三种,分别是油剂、酊剂和水剂。油剂是将杀虫有效成分溶于脱臭煤油后直接喷雾使用的一种剂型,油剂药效高,但喷洒后易留下油迹。酊剂是我国独有的将杀虫有效成分溶于酒精后直接喷雾使用的一种剂型,其制剂清晰透明,但其中有效成分不如在煤油中稳定,且酒精易燃。水剂是将杀虫有效成分直接溶于水制成的制剂,由于目前多数杀虫原药不能直接溶于水,故市场上称为水剂的喷射剂实际上都是乳剂。几种喷射剂各有特点,使用时可根据需要进行选择。

六、气雾剂

气雾剂(aerosol)是由许多微细液滴均匀分散在空气中形成气溶胶。其颗粒直径约在 $1\sim50\mu m$ 之间。这种气溶胶在气流稳定、温度、湿度适宜的情况下,可维持较长时间而不散失。气雾剂由于雾粒细小,表面积相对增大,且多由速效杀虫药物和有机溶剂配成,故其杀虫作用极强,具有用量少、杀灭快等特点。

气雾剂是通过压缩空气或液化气体的压力产生高速气流,通过喷嘴小孔把杀虫剂溶液化为气雾微粒,因此气雾剂由内容物和器械两部分组成,内容物又包括杀虫浓缩液和抛射剂两部分,器械包括耐压容器(罐)和阀门系统两部分。其中杀虫有效成分多为拟除虫菊酯类杀虫剂,溶剂分为有机溶剂(如醇、醚、酮、石油精馏物等)和水,抛射剂的种类主要有含氟烃、烃类化合物、醚类化合物或压缩气体等。

气雾剂有许多优点:体积小,制剂与喷出器具制成整体,精致美观,携带方便;操作简便,使用时能够直接对准所需目标;喷出雾滴尺寸细而均匀,易在喷洒目标上扩散和渗透;快速且效果好;内容物被密封,与外界空气、水分和微生物隔绝,不会被氧化或泄漏,性能稳定;它喷出后随空气漂移或形成湿雾,可以按需要的形态,或喷出一束,或形成胶状,或形成泡沫状。缺点是成本高,常需一定设备。

气雾剂是一种经济有效、适用于各种昆虫的理想剂型,且应用范围十分广泛。杀虫气雾剂作为一种家庭卫生杀虫药的剂型,在欧洲、北美、大洋洲和非洲等地,占到70%的比例。在亚洲国家,气雾杀虫剂与蚊香和电热蚊香一起,占到家庭卫生用药总量的70%以上。据统计,2005年我国杀虫气雾剂的总产量约为2.4亿罐。

七、烟剂

烟剂(smoke generator)是将杀虫有效成分与可燃物质(如锯末、炭末、硫黄等)、发烟剂(如氯化铵)、助燃剂(如硝酸钠、氯酸钾等)、降温剂(如氯化铵、硫酸铵等)等混合配制而成,点燃后燃烧发烟,杀虫有效成分借助燃烧产生的热迅速蒸发、气化形成气溶胶,分散在空气中而杀灭有害昆虫。其中可燃物质点燃后可燃烧产热,助燃物质能供给氧气促进燃烧,降温剂的作用在于本身能吸热气化、降低燃烧温度,防止杀虫剂因温度过高而分解破坏。因此,要求烟剂的有效成分的热挥散性好且不易分解,尽量减少有效成分在燃烧过程中的热分解损失;易点燃,烟云浓白,有适当的发烟速度,烟剂中的有效成分在数分钟内应全部挥散掉;烟剂在燃烧过程中应该没有明火,燃烧完全,残存物松软,没有余火;烟剂能长期储藏而不受潮,也不会自燃,在储存及运输中有良好的保护。

烟剂由于颗粒直径仅 $0.3\sim2\mu m$,其表面积大,杀虫效果好,同时借助烟能均匀分布于高大空间,除有触杀、胃毒作用外,还能产生熏蒸作用,特别适用于较大空间需要快速杀灭害虫的场所。烟剂主要用于熏杀室内蚊、蝇、蟑螂、蚤等,使用时须将门窗关闭,点燃后熏杀 30 分钟,然后开启门窗通风。室外应用须选择适宜气象条件方能奏效。

常用杀虫烟剂有:粉状烟剂、块状烟剂、纸烟剂、杀虫烟雾罐等。

八、蚊香

蚊香(mosquito incense)是卫生杀虫剂中最早被用于防止蚊虫叮咬的一种剂型。中国早在南宋时期已经有人用中草药制作棒香,日本人在 19 世纪末用天然除虫菊花制成线香。蚊香的特点是燃烧缓慢而持久,对人无害,主要用于室内驱杀蚊虫。蚊香自发明以来,作为家庭驱杀蚊虫药品中最有代表性的杀虫剂型,由于它具有良好的药效和便宜的价格,长期以来一直受到人们青睐,特别是在高温、高湿的东南亚、非洲及拉美地区更是成为夏令防蚊的必备用品。

蚊香是从烟熏法演变而来的,它同样是利用高温产热而将杀虫剂挥散到空气中。不同的是,它将杀虫有效成分挥散入空间形成气溶胶,当空间的杀虫有效成分达到一定浓度后,就能对蚊产生刺激、驱赶、麻痹、击倒甚至致死作用。常用蚊香有自燃及电加热产热两种形式。

1. 盘式蚊香 由杀虫有效成分、可燃性材料、粘合材料、其他添加剂及水混合干燥而成。盘式蚊香成螺旋状,由冲压而成。它的全长达 130cm,从一端点燃后缓慢燃烧,燃烧速度在 1.7~2.0g/h 范围,一般可以连续作用 7~8 小时。它的密度为 0.73~0.80g/cm³,挥散效率在 60%~70%,其中约有 30% 左右的杀虫有效成分在蚊香生产的干燥过程及使用燃烧过程中损失。蚊香燃烧点的温度高达 700~800℃,但在它后面 6~8mm 处的温度在 170℃左右,正好是蚊香中杀虫有效成分所需的挥散温度。

杀虫有效成分是蚊香中的主体,借此蚊香才能对蚊虫产生驱杀作用。在早期的蚊香中,杀虫有效成分大都采用天然除虫菊花粉,但自 50 年代初拟除虫菊酯实现工业化生产以后,蚊香中的杀虫有效成分开始采用拟除虫菊酯,而且绝大多数是用丙烯菊酯及其系列产品。

盘式蚊香的缺点是作为基料的可燃物质在燃烧过程中有烟产生,除有令人难受的异味外,还具有刺激性,燃烧后留有灰烬。但随着盘式蚊香浸泡工艺转变为表面喷涂工艺后,无烟或微烟类产品高速增长,由于其使用成本低,仍然是蚊香的主打品种。

2. 电热片蚊香 利用了盘式蚊香的基本原理,把药物挥散温度设定在 160~170℃范围,应用 PTCR 元件的温度自动调节性能,用电加热替代燃烧产热来保证达到药物挥散温度和挥散量的稳定。

目前,习惯上常说的电热片蚊香实际上是浸渍有驱蚊药液的纸片及使驱灭蚊药剂蒸发挥散的电子恒温加热器两部分的总称。前者称电热蚊香片,简称驱蚊片;后者称电热蚊香片用电子恒温加热器,简称电加热器。当对电加热器接入电源后,PTCR 元件就开始发热升温,随着温度的升高,PTCR 元件的电阻值增大,当进入阻值跃变温区时,电流开始变小,温度下降,随之电阻值下降,电流又开始增大,温度上升。这样 PTCR 元件在其设定的固定温度点附近自动调节其表面温度,保持在一定值。将驱蚊片水平放在导热板上后,驱蚊片中浸渍的药物就开始徐徐均匀地挥散,当空间中的药物挥散量达到一定浓度时,就对蚊虫产生驱赶及击倒作用。

目前使用的电热蚊香片,大都是以右旋丙烯菊酯(强力毕那命)为杀虫有效成分配制成的强力毕那命 40。

3. 电热液体蚊香 采用 PTC 电子材料作发热体,配以陶瓷壳密封,安全可靠。以高级工程塑料制成外壳,工作电压 220V,功率 5W 左右。下有储药瓶,瓶内储放药液,以碳棒、树脂棒、陶瓷棒等作为药液挥发载体,药液虹吸至载体顶端通过加热使之蒸发而驱蚊。目前药液多采用 1%(质量分数)炔丙菊酯专用液,每瓶 45ml,可使用 20~30 天(每天使用 8~10 小时),室内有效范围约 15m²。由于药液为高效、安全的拟除虫菊酯等复配而成,挥发散出的物质对人体、食品无毒、无害,是一种很有前途的卫生杀虫剂新品种。

电热液体蚊香比电热片蚊香有以下几个方面的优点:①使用简便。不需天天换药,一瓶药液可连续使用约 30 天,只要简单地开启或关闭开关就可以使用;②药效稳定。当合上开关加热器达到正常工作状态后,杀虫有效成分的挥散量始终是均匀的,因此生物效果保持稳定,这对于晚上蚊的两个叮咬高峰都能有效地控制。而电热片蚊香使用中后期的效果大大降低;③减少浪费。药液基本上可以全部用完,而电热片蚊香中的有效成分挥发不尽,有 15% 以上损失掉。

电热液体蚊香中的药液包括杀虫有效成分、溶剂、稳定剂、挥散调整剂及香料等组分。其中杀虫有效成分主要有丙炔菊酯、右旋丙烯菊酯。

九、毒饵

毒饵(poison bait)是将杀虫有效成分加入到害虫喜食的具有引诱性的基饵中,引诱害虫进食并将其杀灭的剂型。固体称为毒饵,液体称为毒液。为了提高毒饵的效果,有的毒饵中还加入引诱剂。引诱剂因靶标害虫的种类而异,卫生杀虫用毒饵主要用以防制蝇类和蟑螂。

毒饵使用方便,效率高,用量少,布放集中,不污染环境,尤其在防制蟑螂、蚂蚁等爬行类害虫及控制鼠害方面广泛使用,发展潜力较大。

十、其他剂型

1. 热烟雾剂 热烟雾杀虫技术是将液体杀虫剂有效成分溶解在具有适当闪点和黏度的有机溶剂中,再添加其他必要成分调制成一定规格的制剂。利用脉冲式喷烟机产生的气流,将杀虫油剂喷射到热气流中去,油剂被加热后气化,并从排气管中排出,排出的热油气遇到外界低温空气后,形成直径为数微米至数十微米大小的液体颗粒分散悬浮于空中形成气溶胶。热烟雾剂的烟雾与烟剂的烟雾一样都有很好的扩散性和穿透性,有良好的杀虫作用,特别适合杀灭缝隙、裂孔中隐藏的害虫,不同的是前者需要借助于机械力发送,后者则依靠热力或化学力直接蒸发或挥发。

2. 缓释剂　缓释剂是利用物理或化学手段使杀虫剂储存于加工品中,然后使之缓慢释放出来,发挥药效的一种剂型。缓释剂的优点是:可使药效延长至数月甚至几年;药物稳定性得到提高;毒性降低,使用更安全;相对减少了对环境的污染;可以掩盖不愉快的气味等。目前常见的缓释剂有:微胶囊制剂、膜式缓释剂、杀虫涂料、杀虫门窗纱、药笔、灭幼虫缓释剂以及化学型缓释剂等。

3. 熏蒸剂　熏蒸剂是指在特定的温度和压力下,能够以足量气态浓度致死有害生物的化学品。其发挥作用时主要通过害虫的呼吸系统(如气门)扩散到整个虫体内使害虫致死。熏蒸剂就是一类具有较高蒸气压,在常温下易挥发气化(升华),或与空气中的水汽及二氧化碳反应,生成具有杀虫、杀菌、杀鼠或驱避、诱杀等生物活性的分子状态的气体物质,它能穿透到被熏蒸处理物内部。熏蒸剂、烟剂与热烟雾剂三者都属于气溶胶,都是以某一种物态扩散悬浮在空气中。但其不同点是,熏蒸剂是杀虫剂以气体分子扩散悬浮在空气中,烟剂是杀虫剂以固体微粒形态分散悬浮在空气中,而热烟雾剂则是使杀虫剂以固体微粒或液体微滴形态共同分散悬浮在空气中。常用的熏蒸剂有:磷化铝、氯化苦等。

第三节　常用杀虫剂及其作用机制

杀虫剂种类众多,但由于对卫生杀虫剂的要求较高,所以只有部分杀虫剂可用于卫生害虫的防制。随着人类对环境保护的重视程度逐渐加强,以及节肢动物抗药性的发生发展,迫切需要研发出一些高效低毒低残留的新型杀虫剂,以更有效地用于节肢动物的防制。之前常用的卫生杀虫剂种类包括:有机氯类、有机磷类、氨基甲酸酯类、拟除虫菊酯类、昆虫生长调节剂等。近些年,随着研究的深入以及科学技术的大力发展,世界各大农药公司已经开发了和正在开发一些新型的杀虫剂或新的品种,如吡唑类、新烟碱类、苯甲酰脲类、酰肼类、嘧啶胺类、大环内酯类、杂环类、双酰胺类、鱼尼丁受体类、季酮酸类、氨基脲类等,并逐渐取代了有机磷类、氨基甲酸酯类、拟除虫菊酯类杀虫剂,而有机氯类杀虫剂则基本上已经被淘汰。

一、有机氯类杀虫剂

有机氯类杀虫剂(organochlorine insecticides)是 20 世纪 50 年代用于防制害虫的主要药物,其特点是杀虫谱广、残效长、毒性较低,作用机制是抑制昆虫神经末梢三磷酸腺苷酶,降低神经系统对钾离子的通透性,引起细胞呼吸障碍,使昆虫过度兴奋而死。但由于该类杀虫剂化学性质稳定,难以分解破坏,长期大量使用易污染作物、水产品和周围环境,而且可在人、畜肝脏及脂肪内蓄积,导致人、畜慢性中毒或损害,甚至还被列入了 2A 类致癌物清单中。因此,美国早在 1972 年就宣布禁止使用 DDT,之后有许多国家也先后明令禁止使用有机氯类杀虫剂,故而其应用范围日趋局限,逐步被高效、低残毒的有机磷、氨基甲酸酯和拟除虫菊酯类杀虫剂所取代。

据统计,2014 年,有机氯类杀虫剂市场销售额为 1.38 亿美元,占杀虫剂市场的 0.7%,占全球农药市场份额的 0.2%,典型代表有 DDT、林丹、三氯杀虫酯等。

1. DDT(dichlorodiphenyl-trichloroethane)　又称滴滴涕,为持久性非内吸广谱杀虫剂,通过触杀和胃毒发挥作用,可影响神经膜的钠离子平衡,具有神经毒性。由于 DDT 严重污染环境,目前在很多国家和地区已经被禁止使用。2006 年 9 月,世界卫生组织(World Health Organization,WHO)宣布,解除将近 30 年禁止使用 DDT 的禁令,允许在疟疾高发地区重新使用 DDT,主要用于滞留喷洒和处理蚊帐。

2. 林丹(lindane)　又称六六六、灵丹,杀虫谱广,具有胃毒触杀及微弱的熏蒸活性。林丹是一类胆碱酯酶抑制剂,通过作用于神经膜,使昆虫动作失调、痉挛、麻痹至死,可用于控制蚊、蝇、蟑螂、蚤等卫生害虫,但对鱼类毒性较大,不得用于防制水生作物害虫;有部分人群对此药物特别敏感,不宜参加喷药、配药等工作。

二、有机磷类杀虫剂

有机磷类杀虫剂（organophosphorus insecticides）是一类胆碱酯酶抑制剂，通过抑制靶标昆虫体内的胆碱酯酶，使乙酰胆碱积累，影响神经兴奋传导而使害虫发生痉挛、麻痹、死亡。该类杀虫剂的特点是：具有触杀、胃毒兼内吸或熏蒸作用；广谱、高效、毒性低或中等，其对昆虫的毒力较有机氯类杀虫剂高，但低于拟除虫菊酯类杀虫剂；在自然界易水解和生物降解，不残留，对环境污染小；但抗药性发展快，使用前最好进行毒效及抗药性测定，以保证应用效果。自 20 世纪 40 年代第 1 个有机磷杀虫剂对硫磷由拜耳开发上市以来，这一领域便开始了突飞猛进的发展，品种及数量迅速增加，一度成为世界杀虫剂市场的重要支柱，在过去的几十年里也一直独占鳌头。但近年来，由于新型杀虫剂不断问世，以及抗药性的发展，尤其是各国对有机磷类杀虫剂的禁限用给了其致命打击。尽管如此，有机磷类杀虫剂仍然是一类重要的低成本的、广谱的、占据重要市场位置的杀虫剂。据报道，在 2014 年，有机磷类杀虫剂市场销售额为 28.50 亿美元，占杀虫剂市场的 15.3%，占全球农药市场份额的 4.5%，在杀虫剂所有类别中排名第四。目前统计应用的有机磷类杀虫剂品种有 46 个，主要有敌敌畏、倍硫磷、双硫磷、乙酰甲胺磷、毒死蜱、乐果、丙溴磷、喹硫磷、马拉硫磷、敌百虫、辛硫磷等。

1. **敌敌畏（dichlorvos）** 对人畜毒性属中等，对昆虫具有熏蒸、触杀、胃毒三种作用，击倒力强。通常使用浓度为 0.1%~0.5%。产品主要有敌敌畏原油、80% 和 50% 乳油。敌敌畏尽管使用了近 50 年，某些昆虫对其也产生了较高的抗性，并且对人畜的毒性也较高，但其高效、速效、广谱，并且有较强的熏杀作用，价格低廉，对多种害虫均具有良好的防制效果，故使用仍然十分广泛。

2. **倍硫磷（fenthion）** 杀虫谱广，残效期长，一次施药可以维持 2 个月以上的药效，对杀灭蚊、蝇、臭虫、蚤、虱等均有良好效果，是防制家畜体外寄生虫的良好药物。滞留喷洒及喷粉浓度为 2%。

3. **双硫磷（temephos）** 常用剂型有：50% 乳油和 1%、2%、5% 颗粒剂。对成虫杀灭效果差，但对蚊幼虫杀灭效果好，持效期长，是灭蚊幼虫的首选药物。选择性强，常用剂量下对青蛙、鱼类皆无毒，对作物无药害，对人畜无毒害。除灭蚊幼虫外，尚可用于灭虱。

4. **乙酰甲胺磷（acephate）** 具有触杀和内吸、熏蒸作用。杀虫谱广，对刺吸式和咀嚼式口器害虫都有效。在国外推荐使用滞留喷洒防制蟑螂，在国内常用 1% 的乙酰甲胺磷配成毒饵灭蟑螂，也可与其他杀虫剂混配使用。

5. **毒死蜱（chlorpyrifos）** 又称氯蜱硫磷、氯吡硫磷、氯吡磷、乐斯本、白蚁清，属于胆碱酯酶的直接抑制剂，具有触杀、胃毒和熏蒸作用的非内吸性广谱杀虫剂。制剂类型包括：25% 可湿性粉剂，240g/L、407g/L、480g/L 乳油，5%、7.5%、10%、14% 颗粒剂，240g/L 超低容量喷雾剂。使用有效浓度 100~200mg/L 喷雾可用于防制蚊成虫，有效浓度 15~20mg/L 喷雾可防制蚊幼虫，有效浓度 200mg/L 喷雾用于防制蟑螂，有效浓度 400mg/L 喷雾用于防制蚤，有效浓度 100~200mg/L 涂抹或洗刷，可防制家畜表面的微小牛蜱（*Boophilus microplus*）。

三、氨基甲酸酯类杀虫剂

氨基甲酸酯类杀虫剂（carbamate insecticides）的作用机制与有机磷杀虫剂的作用机制相似，亦为胆碱酯酶抑制剂，可抑制神经系统胆碱酯酶的活性，阻断正常神经传导，引起整个生理生化过程的失调。这类杀虫剂对昆虫多数具有胃毒和触杀作用，有的品种有熏蒸作用。其毒性较一般有机磷类杀虫剂低，但价格较贵。它不会在土壤和动植物体内积蓄，亦能较快地代谢为无害物质。

自 1956 年第 1 个氨基甲酸酯类杀虫剂甲萘威（carbaryl）由美国联合碳化物公司开发上市以来，氨基甲酸酯类杀虫剂的发展经历大致分为 3 个阶段：①20 世纪 60 年代初期，是该类杀虫剂涌现最多、发展最快的时期；②20 世纪 60 年代末，出现了氨基甲酸杂环酯和氨基甲酸肟酯，如涕灭威、克百威、灭多威，这些杀虫剂效果好，杀虫谱亦广，但毒性高，使用受到一定限制；③出现了硫双威、棉铃威、丙硫克百威、丁硫克百威等毒性较低的代表性品种。据统计，2014 年，氨基甲酸酯类杀虫剂市场销售额为 12.41 亿美元，占杀虫剂市场的 6.7%，占全球农药市场份额的 2.0%，在杀虫剂类别中排名第六。氨基甲酸酯类杀虫剂主要品种有残杀威、仲丁威、噁虫威、速灭威、二氧威等。

1. 残杀威(propoxur)　主要是触杀作用,也有胃毒和熏蒸作用。杀虫谱广,可杀灭蚊、蝇、蟑螂、蚤、虱、臭虫等。使用时采用一般防护,避免药液接触皮肤,勿吸入液雾或粉尘。常用剂型有 8% 可湿性粉剂、20% 乳油等。使用剂量 $2g/m^2$ 作滞留喷洒室内灭蚊、蝇,其残效期可达 2~4 个月;20% 乳油稀释成 1% 乳剂(1~2g/m²)局部喷洒可灭蟑螂,1 小时内全部击倒并可持效 2 个月以上;1% 残杀威毒饵可在孳生和栖息场所灭蝇及蟑螂。

2. 仲丁威(fenobucarb)　又称巴沙、丁苯威、丁基灭必虱、扑杀威。为非内吸性杀虫剂,对人畜毒性较低,具有触杀作用,并有一定的胃毒和熏蒸作用。对蚊、蝇具有良好的杀灭作用,灭蚊幼虫速度快,杀蛹能力强。主要剂型有 20% 的水乳剂,20%、25%、50% 和 80% 乳油,95% 原药等。25% 乳油加水稀释成 1% 的溶液,按 1~3ml/m² 喷洒可杀灭蚊、蝇。

3. 噁虫威(bendiocarb)　又称恶虫威,具有胃毒和触杀作用,击倒速度快、持续时间长,可用于防制蚊虫、苍蝇、蟑螂等。主要剂型有 20%、80% 可湿性粉剂,98% 原药。可使用 $0.5g/m^2$ 药液喷洒灭蚊,对淡色库蚊持效达 6 个月,或者 0.25%~0.5% 粉剂散布或溶剂喷洒灭蚊。使用 0.125%~0.5% 浓度药液喷洒灭蟑螂,可持效数周,但无驱避作用。用 0.25% 溶剂喷洒可灭蚤。

四、拟除虫菊酯类杀虫剂

拟除虫菊酯类杀虫剂(pyrethroid insecticides)是模拟从除虫菊花中提取出来的天然除虫菊的结构而合成的一类仿生农药,最早由英国国家研究开发公司(NRDC)发现。拟除虫菊酯类杀虫剂通过干扰昆虫神经膜中的钠离子通道,对体内神经系统产生中毒作用,先是诱发兴奋(兴奋期),然后神经传导阻滞(抑制期),直到麻痹、死亡,对害虫具有强烈的触杀、胃毒、熏蒸和驱赶作用,且高效、低毒、低残留、易于降解,广泛应用于农业害虫、卫生害虫防制及粮食贮藏等。

拟除虫菊酯类杀虫剂具有明显的优势,包括:①高效。拟除虫菊酯类杀虫剂的杀虫效力一般比常用杀虫剂高 10~100 倍,且速效性好,击倒力强;②广谱。对农林、园艺、仓库、畜牧、卫生等多种害虫,包括刺吸式口器和咀嚼式口器的害虫都具有良好的防制效果;③低毒。对人畜毒性一般比有机磷和氨基甲酸酯类杀虫剂低,特别是因其用量少,所以使用更加安全;④低残留,对食品和环境污染轻。拟除虫菊酯是模拟天然除虫菊素的化学结构而人工合成的,在自然界易分解,使用后不污染环境,在动物体内易代谢,不产生蓄积作用,也不会通过生物浓缩富集,对生态系统影响小。但同时,也存在一些问题:①一般对鱼有相对较高的毒性,限制其在水田中的施用;②大多数品种没有内吸和熏蒸作用,限制了它只能对刺吸式口器害虫和咀嚼式口器害虫有效;③多数品种对螨毒力较差;④害虫易产生抗药性。拟除虫菊酯是一类比较容易产生抗药性的杀虫剂,且抗药性程度较高。尽管拟除虫菊酯类杀虫剂存在以上的问题,但与其他类型杀虫剂相比,其仍然具有巨大的发展前景。2014 年,拟除虫菊酯类杀虫剂市场销售额为 31.56 亿美元,占杀虫剂市场的 17.0%,占全球农药市场份额的 5.0%,在杀虫剂类别中排名第三。

1972 年,第 1 个对光稳定的拟除虫菊酯类杀虫剂氯菊酯上市。在 20 世纪 80 年代,拟除虫菊酯类杀虫剂飞速发展,历程约 40 年,全球共开发了近 80 个拟除虫菊酯类杀虫剂品种,常用的有:丙烯菊酯及其系列产品(如右旋丙烯菊酯、生物丙烯菊酯、SR-生物丙烯菊酯、S-生物丙烯菊酯)、溴氰菊酯、氯氰菊酯、顺式氯氰菊酯、高效氯氰菊酯、胺菊酯、右旋胺菊酯、氯菊酯、丙炔菊酯(ETOC)、三氟氯氰菊酯、氟氯氰菊酯、高效氟氯氰菊酯、右旋苯醚菊酯、甲醚菊酯、天然除虫菊素等。

1. 胺菊酯(tetramethrin)　是早期合成的拟除虫菊酯类杀虫剂中的一种。对昆虫的击倒速度快,但致死作用差,常有复苏现象,一般与致死作用强的杀虫剂复配或添加增效剂,用于防制家庭或畜舍内的蚊、蝇、蟑螂、蚤、虱等卫生害虫以及农业害虫。常与氯菊酯复配成杀虫气雾剂,使用浓度为 0.3% 左右。

2. 右旋苯氰菊酯(d-cyphenothrin)　具有较强的触杀和残效性,击倒活性中等。主要用于卫生害虫,对蟑螂特别高效,是一种理想的杀蟑螂药物。剂型主要有:喷射剂、熏烟剂、气雾剂等。除喷洒外,也可用于浸泡蚊帐。

3. 氯菊酯(permethrin)　又名二氯苯醚菊酯,对人畜几乎无毒,对蚊、蝇、蟑螂及多种农业害虫均有极好的杀灭作用,是一种高效广谱的杀虫剂。因为无刺激性,应用十分广泛。常用剂型有原药、10% 乳油、

10% 可湿性粉剂以及与其他杀虫剂复配的各种含量的喷射剂、气雾剂等。使用浓度为 0.25%~0.5%。

4. 溴氰菊酯（deltamethrin） 具有很强的触杀和胃毒作用，持效长，杀虫谱广，广泛应用在农林、仓储、卫生和畜牧害虫的防制。主要剂型有 2.5% 可湿性粉剂和 2.5% 悬浮剂等。0.03%~0.05% 浓度滞留喷洒或喷雾可杀灭蚊、蝇、蟑螂等。0.025% 浓度可杀灭蚤、臭虫、螨等。

5. 顺式氯氰菊酯（alpha-cypermethrin） 对昆虫具有很高的胃毒和触杀作用，击倒迅速，具有杀卵活性。主要产品有：5%、10% 乳油，5% 可湿性粉剂，5% 悬浮剂等。$0.02~0.03g/m^2$ 可滞留喷洒灭蚊、蝇，$0.01~0.03g/m^2$ 可滞留喷洒灭蟑螂和臭虫。

6. 高效氟氯氰菊酯（beta-cyfluthrin） 为高效、广谱杀虫剂。主要杀虫作用为触杀和胃毒，无内吸和熏蒸作用。杀虫迅速，持效期长。常用剂型是 10% 可湿性粉剂、5% 水乳剂（如杀飞克）和 12.5% 悬浮剂（如拜虫杀）。滞留喷洒防制蚊虫按 $0.02~0.05g/m^2$，防制蝇类滞留喷洒剂量为 $0.03g/m^2$。

五、新烟碱类杀虫剂

新烟碱类（烟酰亚胺类、类烟碱类）杀虫剂的作用机制是作用于昆虫运动神经元的烟碱型乙酰胆碱受体（nicotinic acetylcholine receptors，nAChRs），干扰昆虫神经系统的刺激传导，引起神经通道的阻塞，造成重要的神经传导物质乙酰胆碱的积累，从而导致昆虫麻痹，最终死亡。该类杀虫剂有触杀、胃毒及内吸作用，杀虫谱广，对人、畜低毒，而且与常规杀虫剂无交互抗性，可用于抗性治理。目前用于防制白蚁、蟑螂、蚤及其他害虫。

自从第一个新烟碱类杀虫剂吡虫啉出现后，引发了农药界对新烟碱类杀虫剂的研发热潮，相继推出了以啶虫脒为代表的含氯代吡啶结构的第一代新烟碱类杀虫剂，以噻虫嗪为代表的含氯代噻唑基的第二代杀虫剂和以呋虫胺为代表的含四氢呋喃基的第三代杀虫剂。新烟碱类杀虫剂已经成为杀虫剂市场成长最快，销售最为成功，活性最为出色的类型之一。2014 年，新烟碱类杀虫剂市场销售额为 33.45 亿美元，占杀虫剂市场的 18%，占全球农药市场份额的 5.3%，在杀虫剂类别中排名第二。目前统计用于农业的新烟碱类杀虫剂有 7 个，分别为吡虫啉、噻虫啉、噻虫嗪、噻虫胺、啶虫脒、呋虫胺和烯啶虫胺。

1. 吡虫啉（imidacloprid） 又称大功臣、高巧、康多福、咪蚜胺、灭虫精、扑虱蚜、蚜虱净等，是 20 世纪 80 年代中期由拜耳和日本特殊农药制造公司联合开发的第一个烟碱类杀虫剂，具有广谱、高效、低毒和低残留，且害虫不易产生抗性，对人类、畜、植物和天敌也安全。吡虫啉具有良好的内吸活性、触杀和胃毒多重药效。制剂类型包括 10%、20%、25%、70% 可湿性粉剂，20% 可溶液剂，35% 悬浮剂，60% 悬浮种衣剂、70% 水分散粒剂，5% 乳油，5% 可溶性液剂，15% 吡虫啉泡腾片剂。

2. 噻虫啉（thiacloprid） 具有较强的内吸、触杀和胃毒作用，是防制刺吸式和咀嚼式口器害虫的高效药剂之一。制剂类型包括颗粒剂、油悬浮剂、悬浮剂、悬浮乳剂、水分散粒剂等。

六、昆虫生长调节剂

昆虫生长调节剂的作用机制不是直接杀死靶标昆虫，而是在昆虫幼虫期阻碍或干扰正常发育，如抑制表皮几丁化，阻止内皮形成，使幼虫不能正常蜕皮，导致死亡或发育不全。根据作用方式以及化学结构不同，昆虫生长调节剂主要分为三大类：①几丁质合成抑制剂，如苯甲酰脲类杀虫剂、噻二嗪类的噻嗪酮、三嗪（嘧啶）胺类的灭蝇胺等；②保幼激素类似物，如吡丙醚、苯氧威、烯虫酯、灭幼宝等；③蜕皮激素类似物，如甲氧虫酰肼、虫酰肼、环虫酰肼、氯虫酰肼、杀虫隆、灭幼脲Ⅰ、Ⅱ号及苏脲Ⅰ号等。虽然该类杀虫剂速效性差，但它们作用于昆虫所特有的蜕皮、变态发育过程，使得其选择性高，对人畜安全，使用剂量少，在环境中易降解，不污染环境，有利于保护自然界的生态平衡。

七、其他类型杀虫剂

除上述杀虫剂外，目前我国使用的杀虫剂还有其他种类。

1. 有机氟类杀虫剂 如氟虫胺、氟蚁腙、氟磺酰胺。这类杀虫剂的杀虫机制为昆虫能量代谢抑制剂，阻止能量转化，使昆虫心律减慢，呼吸运动受阻，氧的消耗量减少，最终产生瘫软麻痹而死亡。这类化合物通过胃毒和触杀发挥作用,对人、畜低毒,主要用于农业害虫和白蚁的防制,卫生害虫只应用于防制蟑螂。

2. 吡唑类杀虫剂　如氟虫腈(锐劲特),其杀虫机制是作用于昆虫神经肽的γ-氨基丁酸受体,抑制氯离子通道,与其他作用机制的杀虫剂无交互抗性,对常用杀虫剂已产生抗性的昆虫仍显示出极高的敏感性。杀虫谱广,活性高,对人、畜低毒。在卫生害虫防制上有灭蟑螂的毒饵,是一类新型的极有发展前途的杀虫剂。

3. 生物类杀虫剂　此类杀虫剂广义上包括动物源、植物源和微生物源物质及其代谢物,亦可将其划分为发酵制品杀虫剂、微生物杀虫剂、天敌生物杀虫剂和植物提取物杀虫剂。

(1)动物源杀虫剂:利用昆虫分泌的性信息素、集合信息素、追踪素等作为引诱剂,以此来防制和监控害虫,如沙蚕毒类杀虫剂就是以沙蚕进行剖析、改造后合成的杀虫剂。

(2)植物源杀虫剂:是指一些有杀虫作用的植物及其制剂,多属于触杀、胃毒剂。据不完全统计,现已发现2 400多种植物具有杀虫活性,而我国广泛分布有400多种,多集中在楝科、唇形科、葫芦科、樟科、天南星科、桃金娘科、菊科、豆科、卫矛科、大戟科、茄科等植物中,其中活性成分主要包括生物碱类、萜烯类、黄酮类、木脂素类、羟酸酯类等。植物源杀虫剂同一般杀虫剂一样,具有毒杀幼虫、蛹及成虫的效果,但其杀虫功效受植物生长的地理位置、成熟程度及植物种类、采用植物的部位、提取用溶剂以及药效评价办法等多种因素影响,差异较大。植物源杀虫剂一般具有杀虫谱广,无明显脊椎动物毒性、环境降解迅速、资源丰富、可再生等优点。目前已上市的具有代表性的杀虫剂有印楝素、鱼藤酮等。

(3)微生物源杀虫剂:是能够用来杀虫、灭菌、除草以及调节植物生长的微生物活体或代谢产物,包括农用抗生素和活体微生物农药。在20世纪70年代,微生物源及其代谢物主要在杀菌剂上发展。但由于拟除虫菊酯类杀虫剂的崛起,在一定程度上影响了其发展。而后由于传统杀虫剂的毒性、抗性及污染环境等问题,加上化学杀虫剂的开发难度及费用越来越高,人们重新转向了微生物杀虫剂的开发,并有一批微生物源杀虫剂应运而生。目前,此类杀虫剂中最有代表性的品种有活体微生物杀虫剂中的苏云金杆菌(Bt)和农用杀虫抗生素中的阿维菌素。通过昆虫幼虫将该类杀虫剂吞食入胃后,释放出毒素破坏胃壁,进入中肠使上皮细胞片层脱落,导致幼虫死亡。

(王卫杰)

参考文献

[1] 蒋玮,董贤青,陈国庆.近代杀虫剂研究进展[J].现代农业研究,2020,26(11):58-59.

[2] 秦恩昊.杀虫剂全球市场情况、出口现状及未来趋势分析[J].农药市场信息,2020(16):30-33.

[3] 王广西.人体寄生虫学[M].北京:人民卫生出版社,2020.

[4] 刘长令,杨吉春.现代农药手册[M].北京:化学工业出版社,2018.

[5] 陈燕玲.2014年世界杀虫剂市场概况[J].现代农药,2016,15(2):1-7+27.

[6] 李新.拟除虫菊酯类杀虫剂研发及市场概况[J].农药,2016,55(9):625-630.

[7] 殷瑜霞,刘晖,贺莉芳.植物源杀虫剂防制家蝇研究进展[J].中国媒介生物学及控制杂志,2016,27(3):311-313.

[8] 蔡璞瑛,毛绍名,章怀云,等.植物源杀虫剂国内外研究进展[J].农药,2014,53(8):547-551+557.

[9] 刘长令.世界农药大全:杀虫剂卷[M].北京:化学工业出版社,2012.

[10] 刘斯璐,崔峰,燕帅国,等.中国媒介蚊虫对有机氯类和氨基甲酸酯类杀虫剂的抗性调查[J].中国媒介生物学及控制杂志,2011,22(1):82-85.

[11] 袁兵兵,张海青,陈静.微生物农药研究进展[J].山东轻工业学院学报(自然科学版),2010,24(1):45-49.

[12] 张一宾.全球各类杀虫剂的发展及其在主要作物中的市场概况[J].农药市场信息,2010,(3):33-34.

[13] 张一宾.生物杀虫剂的概况和发展方向[J].现代农药,2008,7(1):1-5.

[14] 钱万红,王忠灿,吴光华.消毒杀虫灭鼠技术[M].北京:人民卫生出版社,2008.

[15] 柴宝山,林丹,刘远雄,等.新型邻甲酰氨基苯甲酰胺类杀虫剂的研究进展[J].农药,2007,46(3):148-153.

[16] 黄诚,王品维,孙选钊,等.杀虫剂的作用方式与分类[J].农药科学与管理,2007,28(1):41-48.

[17] 李朝品.医学昆虫学[M].北京:人民军医出版社,2007.

[18] 蒋解花,谭毅,冯向阳,等.卫生杀虫微乳剂对蚊蝇的室内持效研究[J].中华卫生杀虫药械,2006,12(5):381-382.

［19］姜志宽,王以燕.我国卫生杀虫剂发展概况［J］.中华卫生杀虫药械,2006,12（6）:413-418.

［20］唐韵.熏蒸杀虫剂的理解与应用［J］.农药市场信息,2006,（8）:39.

［21］钟建军,朱智飞,陈国宁,等.除虫菊酯类杀虫剂在防蚊纱帐中的应用［J］.广东化工,2006,33（10）:63-64+73.

［22］汪诚信.有害生物治理［M］.北京:化学工业出版社,2005.

［23］邹钦.卫生杀虫剂的合理与配制［J］.中华卫生杀虫药械,2005,11（1）:16-18.

［24］宫占威,刘增加,杨银书,等.高效滞留喷洒剂杀灭蚊虫的效果研究［J］.中华卫生杀虫药械,2004,10（2）:101-102.

［25］黄清臻.杀虫剂的科学复配与综合评价［J］.中华卫生杀虫药械,2004,10（3）:170-173.

［26］马建华,刘向东.拟除虫菊酯类杀虫剂的特点及使用［J］.河北林业,2004,（2）:37-39.

［27］谭成侠,沈德隆,翁建全,等.近代杀虫剂的研究进展［J］.河南化工,2004（6）:7-9.

［28］张海飞,李坤,周桂东,等.拟除虫菊酯开发新热点［J］.中华卫生杀虫药械,2004,10（5）:280-282.

［29］孔繁吉,宋华,孔繁玲,等.孔家卫生杀虫乳油的研制及效果观察［J］.中国媒介生物学及控制杂志,2002,13（1）:75.

［30］姜志宽,郑智民,赵学忠.卫生杀虫药械学研究与应用［M］.南京:南京大学出版社,2001.

［31］赵建伟.卫生用拟除虫菊酯杀虫剂的开发与应用［J］.卫生杀虫药械,2001,7（2）:9-13.

［32］蒋国民.卫生杀虫剂剂型技术手册［M］.北京:化学工业出版社,2000.

［33］董桂蕃.卫生杀虫剂应用技术［M］.北京:化学工业出版社,1998.

［34］姜志宽.卫生杀虫剂型的研究概况［J］.中华卫生杀虫药械,1996,2（1）:4-9.

［35］BHATT R M,SHARMA S N,BARIK T K,et al. Status of insecticide resistance in malaria vector, *Anopheles culicifacies* in Chhattisgarh state,India［J］. J Vector Borne Dis,2012,49（1）:36-38.

［36］BROUQUI P. Arthropod-borne diseases associated with political and social disorder［J］. Annu Rev Entomol,2011,56:357-374.

［37］TASKIN V,BASKURT S,DOGAC E,et al. Frequencies of pyrethroid resistance-associated mutations of *Vssc1* and *CYP6D1* in field populations of *Musca domestica* L. in Turkey［J］. J Vector Ecol,2011,36（2）:239-247.

［38］CUI F,RAYMOND M,QIAO CL. Insecticide resistance in vector mosquitoes in China［J］. Pest Manag Sci,2006,62（11）:1013-1022.

［39］ZHENG S,MA Y,YANG P. Adulticidal activity of five essential oils against *Culex pipiens quinquefasciatus*［J］. J Pestic Sci,2005,30（2）:884-890.

第四十四章

杀虫剂的毒力和药效测定

卫生杀虫剂制剂的开发成功与否,药效是关键,也是其能否得以推广使用的基础。所以,在研制卫生杀虫剂时,必须对它进行必要的药效评价,具体包括两个方面:一是毒力测定,即有效成分(杀虫剂原药)本身对卫生害虫的致死能力,一般在实验室用人工饲养的代表性卫生害虫,如蚊、蝇、蟑螂等,在可控制的环境条件下采用标准方法进行;二是药效测定,即将某一剂型的制剂,在一定环境条件下,对主要卫生害虫进行一定规模的试验来评定该杀虫剂对害虫的药效,包括室内药效、模拟现场药效和现场药效测定。

第一节 杀虫剂的毒力测定

杀虫剂的毒力是指杀虫剂对昆虫毒杀效力而言,进行毒力测定的目的是知道它对某种昆虫的毒性程度,或比较几种杀虫剂对某种昆虫的毒力程度差别,用以评价一种杀虫剂对昆虫的毒力大小。

在进行杀虫剂毒力测定时,通常先做预试验,了解杀虫剂大致的剂量(或浓度)。然后开展正式试验,即精确的毒力测定。

一、毒力测定常用的表示量

毒力即是毒性程度,用一个数量表示才能说明或比较。毒力测定一般以半数致死量、半数致死浓度、半数击倒量、半数击倒时间、半数致死时间等来表示,而毒力分析常用概率分析法进行。一般来说,毒力测定以实验室饲养的昆虫为材料,因为实验室饲养可以获得大量昆虫,饲养条件易标准化,昆虫生理状态较稳定、个体差异小,使测定的结果较稳定。虽然这类昆虫未受到外界环境的选择作用,测试结果不能完全反映现场的实际情况,但具有重要的参考价值。

1. 半数致死量(median lethal dose, LD_{50}) 表示在试验中使一半被试验节肢动物致死所需的药剂量,一般以 mg/kg 表示。其值越大,表示该药效的毒性越低,即越安全,急性经口毒性及急性经皮毒性一般均以 LD_{50} 来表示。

2. 半数致死浓度(median lethal concentration, LC_{50}) 表示在试验中使一半被试验节肢动物致死所需的药剂浓度,一般以 g/L 表示。其值越大,表示该药剂毒性越低,即越安全。急性吸入毒性以 LC_{50} 表示。对熏蒸剂一般均采用 LC_{50} 表示。

3. 半数击倒量(median knockdown dose, KD_{50}) 指在一定试验条件下,受试昆虫 50% 个体被击倒所需的药物剂量,与半数致死量不同,昆虫的反应是击倒(麻痹)而不是死亡,是群体接受的药量,而不是个体接受的药量,计量单位为 g/m^2 或 g/m^3。其值越小,说明该药剂的效力越高。

4. 半数击倒时间(median knockdown time, KT_{50}) 指在一定剂量的试验条件下,半数受试节肢动物被击倒的时间,一般以 min 表示。其值越小,表示该药剂效力越高。

5. 半数致死时间(median lethal time, LT_{50}) 指某药剂在一定剂量下使半数受试节肢动物致死的时间,单位可为秒、分钟、小时、天。

6. 校正死亡率 由于昆虫存在自然死亡,所以毒力测定必须要设立对照组,测得的死亡率要用 Abbott 公式校正求校正死亡率。在不施药的对照组中,如果自然死亡率在 5% 以下,一般仅用处理组的死亡率减去自然死亡率得到校正死亡率,当自然死亡率达到 5%~20% 时,就不能用直接相减的方法,要使用下列公式求校正死亡率。

$$校正死亡率=(对照组存活率 - 处理组存活率)/对照组存活率 \times 100\%$$

二、毒力测定的试验要求

昆虫死亡率不但受到杀虫剂,同时还受到环境条件、昆虫的生理状态以及处理方法等条件的影响,所以毒力测定应按照规范化的要求进行。

1. 对测试昆虫的要求 毒力测定要求采用具有代表性的标准试虫,一般以室内大量饲养为主,这样的试虫对药剂的耐药力均匀,虫体状态较为一致,测得的结果准确可靠,可比性强。为了提高测定结果的准确性,还应从试虫的发生世代、虫态、龄期以及体重等方面加以控制。

2. 对环境条件的要求 环境条件对毒力测定结果有显著的影响。在测定中,影响比较明显的条件有温度、湿度、光照、营养、容器和密度等。

(1)温度:昆虫的活动、代谢、呼吸、取食等都在一定温度范围内进行。对大多数杀虫剂来说,在高剂量下,温度越高,毒力越高,中毒死亡时间就越短。只有少数药剂在低温时表现毒力高,如滴滴涕在毒力测定中,对温度的要求要根据试验目的加以控制,尤其是处理后的温度条件影响到药剂的穿透、代谢解毒和中毒死亡的速度,所以要求较严格。只有在相同情况下进行测定,测定结果才具有重复性及与其他药剂的可比性。

(2)湿度:湿度对杀虫剂毒力有一定影响,对不同昆虫和药剂影响程度不同,如对熏蒸性杀虫剂,湿度对毒力的影响更加明显。

(3)光照:毒力测定应在无直射光条件下进行。在实际测定中,因测定时间较短,光照对毒力影响不大,但对个别易发生光解作用的药剂具有一定影响。

(4)营养和饲喂:实验室饲养昆虫的营养条件差异不大,但测试前昆虫的营养状况影响毒力,处理后试虫的饥饿对药剂的毒力也有较大影响,一般规律是饥饿可增加昆虫的敏感性。因此,试虫处理后应及时饲喂,饲喂条件应尽量与处理前一致。

(5)容器和密度:毒力测定选用的容器除清洁外,大小应合适,且具有通气性。容器大小应根据试虫大小、数量、生活习性而定,尽量小型化,以便操作和存放。为了保持通气,对飞翔昆虫(如蚊、蝇)要用纱网作容器。对一般昆虫,容器上应有不致使昆虫逃逸的通气孔,以使试虫在正常条件下生存与取食。另外在测定时,将试虫分成若干组,每组试虫的数量要适当,过多会引起相互刺激活动和食物不足。对具有相互残杀习性的试虫,应单头饲养。

3. 对杀虫剂的要求 供毒力测定用的药剂应是标准品(化学纯),其工业品或制剂中因含有杂质或助剂会影响到毒力。若确难获得标准品,也应尽量选用高含量(含量 >90%)工业品,最好不用商品制剂。因采用的毒力测定方法不同,有时也需将原药加工成制剂。如测定胃毒毒力需将粉剂制备成毒饵,采用喷粉测定时应用医用滑石粉作填料,以丙酮为溶剂,用浸润法加工。用喷雾法或浸液法处理时,需将药剂配成乳油,多用吐温类乳化剂和溶解度大、毒副作用小的有机溶剂(如二甲苯)配制。

4. 对杀虫剂处理方法的要求 杀虫剂的处理方式应根据药剂的作用方式和试虫危害特点而定。对多数药剂而言,微量点滴法是毒力测定的最精确可靠的方法。但不是所有的药剂和昆虫都适合采用点滴法处理,对于内吸性杀虫剂,要测定出药剂对刺吸式口器昆虫的毒力,需采用喷雾法等才能使药剂的作用特点充分表达出来。测定以胃毒杀虫作用为主的药剂时,也需采用相应的方法。具有特异性作用的药剂,不但要考虑到处理方法,还应注意选用适合测定的虫态,否则,测定的结果就没有应用价值。

无论采用何种处理方法都必须设立对照组,目的是消除自然因素对药剂效果的干扰。对照组有两种:一是空白对照,即完全不处理;二是溶剂对照,即不含有药剂的有效成分,仅用溶剂(丙酮、水等)处理。测定中多采用溶剂对照,试虫的其他条件应与处理组一致。

三、毒力测定的方法

杀虫剂毒力测定的方法很多,对于熏蒸、击倒和驱避等不同作用方式的杀虫剂和不同试验对象可分别采用不同的方法。这些方法主要有注射法、饲喂法、点滴法、药膜法、浸液法、喷雾法和喷粉法等,其中以点滴法、药膜法、浸液法和喷雾法最为常用。

1. 点滴法(topical application) 是室内测定触杀毒力最常用的方法,主要用于个体相对较大的昆虫,如蟑螂、蝇、蝉等节肢动物的成虫。其基本原理是将一定量的药液点滴到供试虫体壁的一定部位,每只试虫都接受相同容积的药液,因而同一处理的每只试虫实际接受的剂量相同,从而测定杀虫剂穿透表皮而引起昆虫中毒死亡的触杀毒力。具体方法是将被测试昆虫用乙醚麻醉后仰卧排列,用微量点滴器将药液(0.2~1.0μl)滴加到昆虫胸部腹面表皮。用药后将昆虫移入饲养笼内,以正常条件饲养,定时(24 小时或 48 小时)观察昆虫的死亡情况。点滴法通常每组测试受试昆虫 20~40 只即可。

点滴法是一种适合的生物测定法,不仅能准确地反映种群整体在遗传学上的纯度,同时生物学测定结果重复性好。此外,点滴法还可以准确掌握昆虫个体实际接受的药量(常用 μg 表示),药量容易控制,试验误差较小。点滴法缺点包括:试验结果的准确性很大程度取决于虫体生理状况一致与否,比较费时,不便于处理大数量的试虫,处理所用的溶剂、点滴的部位及其表面积大小、试虫处理后观察温度等都可影响毒力。

点滴法是靠微量点滴器来完成的,常用的微量点滴器有:①千分尺微量点滴器,是由千分尺推进的容量为 0.25ml 或 0.5ml 的医用注射器;②手动微量点滴仪,由上海昆虫研究所生产,能进行 0.1μl、0.25μl、0.5μl、1.75μl、3.5μl 五挡定量调节,配有 0.25ml 注射器;③毛细管微量点滴器,由龚坤元等设计,是将玻璃管在酒精喷灯上拉成内径 1~1.5mm 的毛细管再加工而成;④微量加样器,最小容积 0.25μl,也可作为微量点滴器使用。

2. 药膜法(residual films) 可应用于一切爬行和飞行昆虫的测定方法。其原理是将杀虫剂浸液、点滴或喷洒在滤纸、玻璃板、蜡纸等介质的表面上,形成一层均匀的薄膜(也可将药液加入广口瓶,将瓶转动,使药液均匀沾在瓶内壁形成药膜),受试昆虫可直接放在药膜上(如虱等爬行昆虫),或将药膜衬垫于筒或笼等装置的内壁,然后将受试昆虫放入(如测试蚊成虫的接触筒)。任由昆虫与药膜接触一定时间(15 分钟至 2 小时)后移入正常饲养的环境,24 小时后观察昆虫死亡情况,计算 LC_{50}。也可让试虫与药膜长时间接触而观察试虫的击倒时间,直至全部试虫被击倒,从而求出半数击倒时间,以比较毒力。还可将形成的药膜放置不同时间,或经过光照、雨淋等处理,然后再让试虫接触,以检测杀虫剂的残效。WHO 推荐测定蚊虫成虫毒力采用浸滤纸片法。

药膜法的优点是:操作方便,应用范围广,结果准确,接近现场实际情况;药膜放置一段时间后还可进行残效测定。缺点是:昆虫以足部表皮接触药膜,测得的毒力往往偏高;该法测得的结果只能以单位面积药剂量表示,不如点滴法以昆虫每克体重药剂量表示那样准确;此外,药膜法需要考虑受试昆虫活动性与舔食习性对结果的影响。

3. 浸液法(immersion method) 浸液法是一种测定杀虫剂触杀毒力的室内测定技术。因方法简便快捷,不需要特殊仪器设备,故可用于进行大量化合物的初筛,或用来进行杀虫剂残留量的生物分析。该法主要用来测定水生昆虫和昆虫幼虫。其原理是将供试杀虫剂均匀分散在水中,供试昆虫在不同浓度的稀释药液中浸渍一定时间后取出正常饲养,观察记算死亡情况。对于水生昆虫,如蚊虫幼虫,可将其在含杀虫剂的水中养 24 小时,记录死亡率。对于陆生昆虫,一般浸渍 3~10 秒后取出试虫,用吸水纸吸去多余药液,正常饲养 24 小时后计算死亡率,根据死亡率求得半数致死浓度。在对农业害虫进行测试时,也可直接将带虫的叶片剪下直接浸入杀虫溶液中,观察计算杀虫剂对昆虫的毒力。

如测定蚊虫幼虫的标准方法:以 50 条蚊虫 4 龄幼虫为一组,放入 200ml 不同浓度的药液中,24 小时后观察死亡率,要求反应迟钝而不能浮至水面的蚊幼虫和濒死幼虫一并计入死亡数内。

浸液法因为杀虫剂剂量准确,并能在水中均匀分布,各受试个体的获得药量相同,所以结果比较准确。但该法不能排除胃毒的影响,方法本身比较粗放,重复的误差较大,不能精确求得每只试虫或每克虫体所获药量,所以测得的结果不是单纯的触杀毒力。另外,测试结果易受温度、水质等因素影响。

4. 喷雾(粉)法 是将药液直接通过喷雾方式黏附到虫体上的方法。其基本原理是使杀虫剂直接附着于昆虫体表,通过表皮侵入虫体内致死。具体方法是将盛有试虫的喷射盒、喷射笼或垫有湿滤纸的培养皿底置于喷射器底部或喷粉罩底盘上,将定量的药液或粉剂均匀直接喷洒到目标昆虫体,待药液稍干或虫体沾粉较稳定后,将受试昆虫移入干净的容器内,用通气盖盖好,置于适合昆虫生长发育的温湿度及通风良好的环境中恢复,1~2 小时后放入无药的新鲜饲料,于规定时间内(24 小时、48 小时)观察记录受试昆虫中毒及死亡情况。为了减少试验误差,使每个受试昆虫尽量接受到相同的药量。要求喷雾时要有一定的压力,喷雾均匀,雾点或粉粒大小一致。喷雾(粉)法的优点是简便易行,并接近现场实际情况,因此是目前常用的触杀毒力测定技术。

以上是一些常见的经典测试方法,另外还有一些其他方法,如应用击倒试验法是一种可行的对浸帐灭蚊杀虫剂进行毒力测定的方法。击倒试验法的具体操作是:将直径 9cm 的锥形生测筒用橡皮筋固定在药帐上,吸入 10~12 只蚊虫,用棉球堵住管口,观察记录每个时间段被击倒的蚊虫数。待蚊虫接触药帐 30 分钟后,将其全部移入大口瓶内恢复饲养 24 小时,观察虫体复苏率和死亡率,每测定在不同部位重复 6 次。

冷培恩等(2006)采用喂饲法测定了杀虫剂对家蝇的毒力。方法是取适量杀虫剂用丙酮配制成适宜浓度的母液,再逐步稀释,配制成所需的 10 个不同浓度,每个浓度各取部分按比例加入到白砂糖中制成毒饵,然后进行测试,24 小时后观察其死亡数。该方法是丹麦害虫侵害实验室定期采用的试验方法,其按 Bailey 等描写的原理进行,并由 Chapman 和 Morgan(1992)改良和使用。结果显示两种方法测试的结果存在差异,分析杀虫剂在抗性品种中表皮通透性降低,可能是造成两种检测方法检测结果存在较大差异的原因,提示我们对用于毒饵制剂的杀虫剂,应当采用喂饲法进行检测。

四、毒力测定结果的统计学分析

毒力测定通常经过 4 小时、8 小时、12 小时或 24 小时检测数据。实验组(>5 组,包括不同剂量杀虫剂)每组数据包括杀虫剂的浓度(或剂量)、供试虫数和死亡虫数,对照组数据包括供试虫数和死亡虫数。观察死亡率通常按照:①一定时间内个体或其每克体重所获剂量;②群体在单位面积的接触剂量;③单位体积的浸液浓度计算死亡率。

毒力测定的是昆虫群体。由于昆虫对杀虫剂的敏感性有高有低,也就是说杀虫剂对昆虫效应的增加不和剂量的增加成比例,而是与剂量增加的比例成比例,因此一个昆虫群体的累积死亡率和杀虫剂浓度的关系是一条不对称的 S 形曲线(图 44-1)。为了计算方便,通常将浓度换算成对数值,使偏常态分布变成正态分布,不对称的 S 形曲线变成对称的 S 形曲线(图 44-2)。另外,在测定时一般仅用 5~6 个浓度,用几个浓度作一条 S 形曲线很难求得准确的 LD_{50} 值,故需要用统计学原理和方法对测试结果进行统计分析。

可以看出,上述 S 形曲线的中间部分比较直,不易精确读出 LD_{50}(或 LC_{50})。如将剂量(或浓度)用对数值表示,死亡率用概率值表示,就可得到一条直线(图 44-3),这条直线被称为 LD-P 线(或 LC-P 线)。LD-P 线可用 $y=a+bx$ 公式来表示,其中,a 表示这条回归

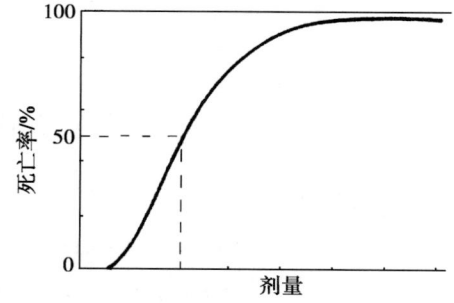

图 44-1 剂量死亡率曲线图

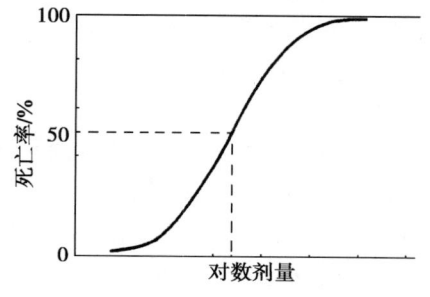

图 44-2 对数剂量死亡率曲线图

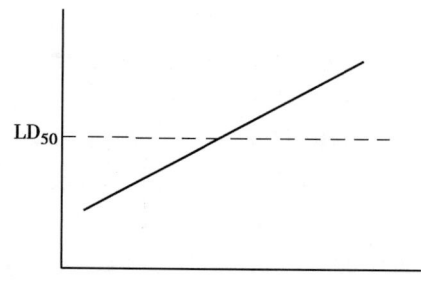

图 44-3 LD-P 直线示意图

直线在 y 轴上的截距,b 表示这条直线的斜率,a 和 b 是两个常数,因变量 y(死亡率概率值)随着自变量 x(杀虫剂的剂量或浓度的对数值)改变而改变。从直线的斜率可得知供试昆虫对该种药剂敏感性差异的程度,即斜率越大,表示供试昆虫个体间差异越小;斜率越小,表示差异越大。概率值可由死亡率与概率值换算表中查出。

现介绍 3 种统计分析方法。

1. **目测法**　将剂量(或浓度)转换成对数剂量(或对数浓度),再将死亡率转换成概率值,根据剂量(或浓度)反应曲线目测画出直线,再求出 LD_{50}(或 LC_{50})。现以溴氰菊酯对淡色库蚊(*Culex pipiens pallens*)4 龄幼虫的毒力测定试验为例,介绍目测法的计算步骤。

(1)编制计算表(表 44-1)。将浓度换算成对数浓度。死亡率经 Abbott 公式校正后,换算成概率值。

表 44-1　溴氰菊酯对淡色库蚊 4 龄幼虫的毒力

浓度/ppm d	对数浓度 x	试验蚊幼数 n	死亡蚊幼数 r	死亡率/%	校正死亡率/% p	概率值 y
32	1.5	50	48	96	96	6.75
16	1.2	50	41	82	81	5.88
8	0.9	50	36	72	71	5.55
4	0.6	50	24	48	46	4.90
2	0.3	50	17	34	31	4.50
1	0.0	50	5	10	6	3.45
对照	—	50	2	4	—	—

(2)求 LC_{50}。以对数浓度为横轴,概率值为纵轴,绘制散点图;然后顺着各点分布的趋势目测配一条直线,各点与直线的距离应尽量接近(图 44-4)。从概率值为 5 处作一水平线与纵轴相交,再从相交点作一直线与横轴相交,此处的读数即为 LC_{50} 的对数值。本例 $lgLC_{50} = 0.61$,查反对数表 $LC_{50} = 4.07$。

(3)求 LC_{50} 的置信区间。第一步先计算各对数浓度的标准差(S):在图中的直线上任意取两点,读出它们的坐标,如本例取概率值 $4.0(y_1)$ 和 $6.0(y_2)$ 两点的对数浓度分别是 $0.22(x_1)$ 和 $1.22(x_2)$,代入下列公式,求得 S 为 0.5。

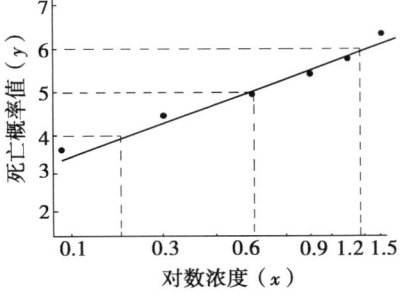

图 44-4　溴氰菊酯对淡色库蚊 4 龄幼虫的毒力回归

$$S = \frac{x_2 - x_1}{y_2 - y_1}$$

第二步计算 LC_{50} 对数值的标准误($S\bar{x}$):下式的 N 为概率值 4~6 范围内各组蚊幼虫数总和。本例第 2~5 组在此范围内,共计试虫数 200 只,即 N=200,代入公式,求得 $S\bar{x}$ 为 0.05。

$$S\bar{x} = \frac{S}{\sqrt{\dfrac{N}{2}}}$$

第三步计算 LC_{50} 的 95% 的置信区间:将有关数据代入下式,求出本例 LC_{50} 95% 置信区间为 3.63~4.57。

$$LC_{50} \text{ 的 95\% 置信区间} = lg^{-1}(lgLC_{50} \pm 1.96S\bar{x})$$

2. **直线回归法**　目测法虽然简单,但存在一定误差,而利用直线回归法计算,可获得较精确的结果。直线回归方程的通式为 $y=a+bx$。其计算步骤如下。

(1)编制计算表(见表 44-1)。计算 $\sum x$、$\sum y$、$\sum x^2$、$\sum y^2$、$\sum xy$、$\bar{x}$、$\bar{y}$、$\sum(x-\bar{x})^2$、$\sum(x-\bar{x})(y-\bar{y})$。本例 $\sum x=4.50$,$\sum y=31.03$,$\sum x^2=4.95$,$\sum y^2=167.10$,$\sum xy=26.47$,$\bar{x}=0.75$,$\bar{y}=5.17$,$\sum(x-\bar{x})^2=1.58$,$\sum(x-\bar{x})(y-\bar{y})=3.20$。

（2）计算 b。按下列公式计算，本例 b=2.03。

$$b=\frac{\sum(x-\bar{x})(y-\bar{y})}{\sum(x-\bar{x})^2}$$

（3）计算 a。按下列公式计算，本例 a=3.65。

$$a=\bar{y}-b\bar{x}$$

（4）建立直线回归方程。将求得的 a 和 b 代入公式，y=3.65+2.03x。

（5）求 LC_{50}。将死亡概率值（即 y）5 代入方程，从而求得 $\lg LC_{50}$（即 x）为 0.67，查反对数表，LC_{50}=4.62。

（6）计算 LC_{50} 的置信区间。本例 $S=\frac{1}{b}$=0.49。再计算 LC_{50} 对数值的 $S\bar{x}$ 和置信区间，方法同目测法。

3. 寇氏法　是目前应用较广的一种方法，只要注意试验设计条件，用本法求 LD_{50}（或 LC_{50}）比较准确。寇氏法要求剂量（或浓度）必须按等比级数分组，各组动物数应相等，组数一般应在 5~10 之间。

寇氏法的基本公式：$\lg LC_{50}=X_k-i(\sum p-0.5)$。式中 X_k 为最大对数浓度，$\sum p$ 为校正死亡率总和，i 为对数浓度的间距。其计算步骤如下。

（1）编制计算表（如表 44-1）。计算 X_k，$\sum p$ 和 i，本例 X_k=1.50，$\sum p$=3.31，i=0.3。

（2）求 LC_{50}。将以上各值代入基本公式，结果 $\lg LC_{50}$=0.66，查反对数表，LC_{50}=4.57。

（3）求 LC_{50} 的置信区间。第一步依下列公式计算 $S_{\bar{x}}$，本例 $S_{\bar{x}}$=0.04。

$$S_{\bar{x}}=i\times\sqrt{\frac{\sum(p-p^2)}{n}}$$

第二步计算 LC_{50} 的 95% 置信区间：同目测法。

以上数据分析过程人工计算较为复杂，陈其津等（2001）研制了可专门用于对杀虫剂毒力测定数据进行运算和分析的计算机应用软件——杀虫剂毒力测定系统。该软件用 Delphi 语言编写，具有数据库和图形处理能力，可在 Windows 操作系统中运行，具有友好的用户界面。使用时，在直接输入试验数据和检验概率后，就能得到 LC_{50}、检验结果以及 95% 置信区间、LD-P 直线方程和相应图形。刘保明等（2005）也将该计算以 C 语言编制出计算机程序，输入测试结果后也可得到该组数据。

黄剑等（2004）根据概率值分析法和最小二乘法的原理，在 Windows 98/Me/2000/XP 系统中，利用 EXCEL 软件编制了两个杀虫剂毒力测定中计算有关毒力回归方程、LD_{50}、相关系数、LD_{50} 的 95% 置信限、标准误以及卡平方检验等计算程序模板。计算时只需要输入试验浓度（或剂量）、试虫数和试虫死亡数，即可快速、简便、准确计算毒力测定的结果，并进行卡方值的计算和适合性判断。该方法具有方便适用、快速准确、精确度高、省时省力、易于校对等优点。

张咏梅和李今越（2008）以 POLO 软件计算 LD_{50} 值，同样比较简便。

对于混配的杀虫剂，还应当对杀虫剂的联合作用进行统计分析。柯建伟和杨少丽（1999）采用的方法是：先测出混剂及各单剂的毒力回归线，并求出 LD_{50}，然后以其中主要成分求出其他单剂的毒力指数、混剂的实际毒力指数和理论毒力指数，然后计算共毒系数（Co-Toxicity Coefficient）。其步骤如下：

（1）Abbott 公式计算出校正死亡率。

（2）单剂毒力指数=标准药剂的 LD_{50}/供试单剂的 LD_{50}×100。

（3）混剂（A+B）实测毒力指数=A 单剂的 LD_{50}/（A+B）混剂的 LD_{50}×100。

（4）理论（A+B）混剂毒力指数=A 单剂的毒力指数×A 在混剂中所占百分率 +B 单剂的毒力指数×B 在混剂中所占百分率。

（5）共毒系数=实测混剂（A+B）毒力指数/理论（A+B）混剂毒力指数×100。

一般认为共毒系数大于 120 为增效作用，共毒系数在 80~120 为相加作用，共毒系数小于 80 为拮抗作用。

第二节　杀虫剂的药效测定

杀虫剂的药效测定是在已知某种杀虫剂对某种昆虫的毒力后，根据该昆虫对此杀虫剂的反应来测定此杀虫剂的存在与否及剂量。

毒力和药效两者既有区别又有联系,互相不能代替。在一般情况下毒力高的药剂,其药效也好,但并不完全都符合这种关系。有的杀虫剂毒力很高,药效却不一定好。所以要全面评价药效,必须同时进行实验室毒力测定和模拟现场或现场效果试验。前者实验条件相对稳定,得出的数据可靠,便于比较;后者试验条件接近实际,能比较真实地反映出药物的性能,对药物应用有指导作用。尽管两者的测定方法有时一致,但目的是完全不同的。因此,在对测试条件的要求方面有些不同。在毒力测定中,为了提高测定的精确性,要求控制环境条件,采用生理状态一致的昆虫,才能正确找出杀虫剂剂量与昆虫之间的反应关系,获得真正可靠的毒性数据(如 LD_{50})。而在药效测定中,有时不一定能得到严格控制,如在现场试验中就是如此。

一、试验条件要求

为了保证测定结果的有效性、可比性及客观性,对药效测定的试验条件有一定的要求,以排除因各种内在或外在因素的干扰对测定结果产生的直接或间接影响,所以测定时各种条件应力求达到一致,即必须标准化,这些条件包括以下几个方面。

1. 试验昆虫　试验昆虫应采用饲养室正常饲养的敏感品系,不应采用野外采集的具有不同抗药性的品种。

(1)蚊虫:使用成蚊或幼虫阶段:①成蚊,羽化后 2~4 天、未吸血的淡色库蚊雌蚊(北方地区)或致倦库蚊(Culex quinquefasciatus)雌蚊(南方地区),体重为 1.8~2.0mg;②幼虫,3 龄末或 4 龄初幼虫。

(2)家蝇(Musca domestica):羽化后 3~5 天成虫,体重为 18~20mg,雌雄各半。

(3)德国小蠊(Blattella germanica):2~3 周龄成虫,雌雄各半。

2. 试验条件　室温 26℃±1℃,相对湿度 60%±5%。

3. 试验次数　每种试验至少重复 3 次。试验时应设相应的空白对照。

4. 效果观察

(1)击倒时间:每隔一定的时间记录被击倒的试虫数,最后求 KT_{50}。记录时间间隔长短的选择与所采用的试验方法有关。若试验昆虫不多,击倒速度不快,不必将间隔时间取得过短。对蚊虫测定,如果试验虫数较多,又用密闭圆筒法,击倒速度快,可将时间间隔取短。

(2)死亡率:蚊、蝇试虫在规定时间受药后,将其收集在干净纱笼内喂以 5% 葡萄糖水棉球,同时移入饲养室内,24 小时后观察其死亡率。蟑螂试虫在规定时间受药后,将其收集在清洁果酱瓶或烧杯内,喂以少量奶粉、砂糖及吸水棉球,移入饲养室,观察其 24 小时、48 小时、72 小时死亡率。

5. 数据处理　对照组死亡率大于 20% 时,试验作废重做。大于 5% 而小于 20% 时应用 Abbott 公式校正试验组死亡率,然后进行统计学分析。

二、测定方法

不同剂型的卫生杀虫剂,其物理状态、有效成分释放、对靶标的毒杀作用以及施用等方式的不同,为了真实地反映出其对靶标昆虫的生物效果,必须设计相应的测定方法,使用不同的试验仪器和装置,按照不同或近似的试验方法进行。

20 世纪 90 年代初,农业部农药检定所为了规范卫生杀虫剂的试验方法,参考国内外卫生杀虫剂的试验方法,联合国内外相关实验单位制定了相应的试验方法国家标准,即 GB13917.1~13917.8—1992《农药登记卫生用杀虫剂室内药剂试验方法》,从而推动了我国卫生杀虫剂试验方法规范化进程,有效地改变了我国多年以来因检测方法不统一而造成的检测结果差异较大。在此基础之上,我国于 2009 年 10 月 1 日正式公布实施了新的国家标准,即 GB/T 13917.1~13917.10—2009《农药登记用卫生杀虫剂室内药效试验及评价》,对国内使用的卫生杀虫剂主要剂型,如喷射剂、气雾剂、烟剂及烟片、蚊香、电热蚊香片、电热蚊香液、饵剂、粉剂及笔剂、驱避剂等室内药效测定方法及模拟现场药效测定方法都制定了相关的国家标准,该标准包括:

1. GB/T 13917.1—2009《农药登记用卫生杀虫剂室内药效试验及评价　第 1 部分:喷射剂》 包含喷雾试验和滞留喷雾试验两种方法。①喷雾试验。先将供试昆虫(家蝇 30 只,或蚊 30 只,或蟑螂 20 只,或跳蚤 50 只)放入无色透明的喷雾筒(内径 20cm、高 45cm 的玻璃或透明无色塑料制成)装置内,待试虫恢复正常活动时,用以空气压缩机为动力的 JM-2 型医用喷枪喷头喷入一定量的药液。喷完药,封闭装置并立即计时,每隔一定时间记录被击倒的试虫数。②滞留喷雾试验。将被测试的喷射剂均匀地施于三种药剂接触面上,把强迫接触器(内宽 44mm、内长 94mm、内高 46mm,有机玻璃制成)盖于药剂接触面上,从放虫孔放入用乙醚轻微麻醉的供试昆虫(家蝇 20 只,或蚊 20 只,或蜚蠊 10 只,或跳蚤 50 只)。待试虫恢复正常活动时,在不伤害试虫的情况下,推动挡板至底部,使试虫强迫接触于药剂接触面,开始计时,每隔一定时间记录被击倒的试虫数。上述两种方法从计时开始 20 分钟(喷雾试验)或 30 分钟(滞留喷雾试验)后,将全部供试昆虫转移至清洁的养虫笼或器皿中,并用 5% 糖水棉球或饲料喂养,24 小时时检查死试虫数,蜚蠊还须检查 48 小时、72 小时时的死试虫数。20 分钟(喷雾试验)或 30 分钟(滞留喷雾试验)未被击倒的试虫计入活虫数。

2. GB/T 13917.2—2009《农药登记用卫生杀虫剂室内药效试验及评价 第 2 部分:气雾剂》 采用密闭圆筒装置(其上部为内径 20cm、高 43cm 的玻璃或透明无色塑料圆筒,下部为内径 20cm、高 43cm 的玻璃或透明无色塑料缸,中间有 12 筛目铁丝网及拉板)。测试时,先将供试昆虫放于圆筒下部的缸内,待试虫恢复正常活动时,从圆筒顶部喷入 1g 药剂(电子喷雾控制器控制气雾剂筒喷药量)。将圆筒中间的拉板抽出,立即计时,每隔一定时间记录被击倒的试虫数。20 分钟后,将全部供试昆虫转移至清洁的养虫笼或器皿中,并用 5% 糖水棉球或饲料喂养,24 小时时检查死试虫数,蜚蠊还须检查 48 小时、72 小时时的死试虫数。

3. GB/T 13917.3—2009《农药登记用卫生杀虫剂室内药效试验及评价 第 3 部分:烟剂及烟片》 采用长、宽、高均为 70cm 的玻璃方箱装置进行测试。将试虫从放虫孔释放入玻璃方箱中,塞住放虫孔。按待测试药剂的推荐量折算出测试所需用药量。在玻璃方箱装置施药毕,立即关闭箱门,应密封,并计时。每隔一定时间记录被击倒的试虫数。30 分钟后,将全部供试昆虫转移至清洁的养虫笼中,并用 5% 糖水棉球喂养,24 小时时检查死试虫数。至少重复测试 3 次。每次试验结束后,必须清洗整个试验装置再进行下次试验。

4. GB/T 13917.4—2009《农药登记用卫生杀虫剂室内药效试验及评价 第 4 部分:蚊香》 采用密闭圆筒装置(其上部为内径 20cm、高 43cm 的玻璃或透明无色塑料圆筒)。测试时先用吸蚊管从饲养笼内吸取试虫 30 只,放入密闭圆筒内。待试虫恢复正常活动时,随机取待测蚊香一段,水平状架在蚊香架上,在另处预先点燃 5 分钟后,移至圆筒内熏烟 1 分钟,立即将蚊香移去,塞上胶塞,并计时,每隔一定时间记录被击倒的试虫数。观察时限为 20 分钟。20 分钟后,将全部供试蚊虫转移至清洁的养虫笼中,并用 5% 糖水棉球喂养,24 小时时检查死试虫数。测试应设三次及以上重复,且重复试验用蚊香应在不同盘蚊香随机采取。每次试验结束后,应清洗试验装置。

5. GB/T 13917.5—2009《农药登记用卫生杀虫剂室内药效试验及评价 第 5 部分:电热蚊香片》 包括密闭圆筒法和方箱法。采用圆筒法步骤与蚊香相似,只是电热片蚊香样品应在通电加热不同时间段(遵循"留首定尾中插三"的原则确定 5 个时段,即通电 1 小时和该产品推荐最长使用时间分别为首、尾 2 个时段点,再于这 2 个时段点之间相等间隔地排出另外 3 个时段点定为测试时段点)后进行测试。采用玻璃方箱装置测试时,试虫增加到 50 只,电热蚊香片也应通电预热,其余步骤相似。

6. GB/T 13917.6—2009《农药登记用卫生杀虫剂室内药效试验及评价 第 6 部分:电热蚊香液》 包括密闭圆筒法和方箱法。测试步骤与电热蚊香片一致,但电热蚊香液测试时间段也遵循"留首定尾中插三"的原则,即通电 2 小时和该产品推荐最长使用时间分别为首、尾 2 个时段点,再于这 2 个时段点之间相等间隔地排出另外 3 个时段点定为测试时段点。

7. GB/T 13917.7—2009《农药登记用卫生杀虫剂室内药效试验及评价 第 7 部分:饵剂》 用于检测蝇、蜚蠊和蚂蚁。蝇和蜚蠊采用方箱装置进行测试。先将供试蝇 50 只或蜚蠊 30 只从放虫孔放入玻璃箱中。在方箱内对角分别放置待测饵剂和饲料,同时中央放置盛有浸水棉球培养皿。记录 24 小时死虫数(蝇)或逐日观察试虫死亡情况(蜚蠊),并将死亡试虫取出、记数,连续观察至投饵后第 12 天。蚂蚁采用搪瓷方盘进行测试。在搪瓷方盘口的内壁边缘涂一圈凡士林带,放入蚂蚁 100 只,待其恢复正常活动后,在搪瓷方盘对角、距边沿约 50mm 处分别放置等量的饵剂和蚂蚁饲料,逐日观察蚂蚁死亡情况,并将死蚂蚁取出、记数。连续观察至投饵后第 7 天。测试应设三次及以上重复,并设以正常饲料饲养为空白对照。每次试验结束,应清洗试验装置。

8. GB/T 13917.8—2009《农药登记用卫生杀虫剂室内药效试验及评价 第8部分:粉剂、笔剂》 用于测定蜚蠊、蚂蚁和跳蚤。按 3g/m² 的制剂量或按推荐剂量将待测毒粉或毒笔均匀涂、撒在一块光滑木质接触板面上,接触板上放置强迫接触器或无色透明圆筒(内径 8cm,高 20cm)。将蜚蠊 10 只放入强迫接触器中,蚂蚁 50 只或跳蚤 50 只放入无色透明圆筒中,立即计时。30 分钟后将试虫收集于清洁器皿中,恢复标准饲养,观察、记录试虫 24 小时(蚂蚁、跳蚤)或 72 小时(蜚蠊)死亡情况。试验应设三次及以上重复。

9. GB/T 13917.9—2009《农药登记用卫生杀虫剂室内药效试验及评价 第9部分:驱避剂》 包括攻击力试验和驱避试验,以羽化后 3~5 天末吸血白纹伊蚊雌性成虫为试虫。①攻击力试验。每笼放试虫 300 只,测试人员手背暴露 4cm×4cm 皮肤,其余部分严密遮蔽。在 2 分钟内其叮咬频率必须 >30 次,认为测试人员和试虫攻击力合格,此人及此笼蚊虫可进行驱避试验。②驱避试验。选择 4 名及以上攻击力合格的测试人员,在其双手手背各画出 5cm×5cm 的皮肤面积,其中一只手按 1.5mg/cm²(膏状驱避剂)或 1.5μl/cm²(液状驱避剂)的剂量均匀涂抹待测的驱避剂,暴露其中的 4cm×4cm 皮肤,严密遮蔽其余部分,另一只手为空白对照。涂抹驱避剂 2 小时,将手伸入攻击力合格的蚊笼中 2 分钟,观察有无蚊虫前来停落吸血。之后每间隔 1 小时测试一次。记录驱避剂的有效保护时间(小时)。药效依据有效保护时间的长短进行评价。

10. GB/T 13917.10—2009《农药登记用卫生杀虫剂室内药效试验及评价 第10部分:模拟现场》 模拟现场为正方形房间,容积 28m³,高度不应低于 2.5m,墙面、地面及天花板为白色,相对面有能关严的门和窗。测试对象包括蚊、蝇、蜚蠊和蚂蚁。

(1) 喷雾剂、气雾剂的试验步骤:关闭门窗,释放蚊或蝇 100 只试虫(5 组,每组 20 只),或蜚蠊 60 只(4 组,每组 15 只)试虫于模拟现场内。待试虫恢复活动时,试验人员站于模拟现场的中央,手持装满喷射剂的手压式喷雾器或装满气雾筒的电子喷雾控制器,喷嘴向上约 45° 角进行喷射(对蜚蠊测试时喷嘴向下约 45° 角)。喷射时需转身 360°,喷射时间随确定的药量而定。施药毕,试验人员立即离开,关闭门,并立即计时。1 小时将被击倒的试虫收集至清洁养虫笼或器皿(供蜚蠊用)中,恢复标准饲养,宜用 5% 糖水棉球饲喂(蜚蠊宜用混合饲料块加浸水棉球饲喂)。未被击倒的试虫不收回,计入 24 小时活虫数。24 小时检查死试虫数(蜚蠊还须检查 48 小时、72 小时的死试虫数)。

(2) 烟剂及烟片、蚊香、电热蚊香片、电热蚊香液的试验步骤:释放试虫(蚊 100 只,或家蝇 100 只,或蜚蠊 50 只)于模拟现场内。待试虫恢复正常活动后将供试药剂放置于地面中央,接通电源,或点燃供试药剂(电热蚊香片、电热蚊香液应测试所定 5 个时段中倒数第二个时段;烟剂或烟片按推荐用量折算模拟现场用量),试验人员立即离开现场,关紧门窗,并计时。1 小时(蜚蠊 2 小时)将被击倒试虫收集至清洁的养虫笼中恢复标准饲养。未被击倒的试虫不收回,计入活虫数。24 小时(蜚蠊 71 小时)检查死试虫数。

(3) 蜚蠊或家蝇饵剂试验步骤:模拟现场中释放 100 只蜚蠊或 200 只家蝇。待试虫恢复活动时,按一个房间饵剂推荐的实际用量放于两个培养皿中,对角放置,另一对角放置蝇或蜚蠊饲料。试验人员立即离开,关闭门,并立即计时。24 小时检查家蝇死亡试虫数。而蜚蠊需要每天检查并记录死亡虫数,连续观察至投饵后 12 天。

三、测试数据统计学处理

1. **喷射剂、气雾剂、烟雾剂及蚊香试验** 将重复测试 3 次的数据按概率值法计算求出 KT_{50}、毒力回归线及 24 小时时的死亡率,蜚蠊还须计算 48 小时和 72 小时时的死亡率。空白测试试虫的死亡率在 5%~20% 之间时,须求出试虫的校正死亡率。

2. **蟑螂毒饵试验** 从药效测试的 3 次数据求出 24 小时、48 小时、72 小时时试虫的死亡率。空白测试试虫的死亡率在 5%~20% 之间时,须求出试虫的校正死亡率。从适口性测试的 3 次重复数据分别求出试虫取食毒饵和混合饲料块的重量。

3. **模拟现场试验** 记录模拟现场药效测定时的温度和相对湿度。记录施药量。盘式蚊香、电热片蚊香、电热液体蚊香、小型烟雾剂、烟雾片、喷射剂及气雾剂的模拟现场药效测定按每立方米用药量计,蟑螂毒饵的模拟现场药效测定按每平方米用药量计。小型烟雾剂、烟雾片及蟑螂毒饵的模拟现场药效测定求出试虫死亡率。蚊香、电热片蚊香、电热液体蚊香、喷射剂及气雾剂的模拟现场药效测定求出试虫击倒率和死亡率。

四、药效评价

1992 年,我国颁布了 GB13917.1~13917.8—1992《农药登记卫生用杀虫剂室内药剂试验方法》,但仅有试验方法而缺乏卫生用杀虫剂药效评价的统一标准。因此,由农业部农药检定所牵头,军事医学科学院微生物流行病研究所等单位共同起草、完成了国家标准 GB/T 17322.1~17322.11—1998《农药登记卫生用杀虫剂室内药效评价》,并于 1998 年 10 月 1 日起实施。两项国家标准使国内卫生杀虫剂的管理及生产纳入了科学化和法制化的轨道,起到规范有序的积极作用。

近些年来,随着剂型的发展,诸多新剂型的出现和登记要求的变化,上述两个国家标准的内容亦需要充实和更新。因此,农业部农药检定所委托军事医学科学院等单位对两个国家标准内容进行了调整充实和更新,并制定了新国标,即 GB/T 13917.1~13917.10《农药登记用卫生杀虫剂室内药效试验及评价》,并于 2009 年 10 月 1 日正式公布实施。该标准包括以下 10 项内容:

GB/T 13917.1—2009《农药登记用卫生杀虫剂室内药效试验及评价 第 1 部分:喷射剂》
GB/T 13917.2—2009《农药登记用卫生杀虫剂室内药效试验及评价 第 2 部分:气雾剂》
GB/T 13917.3—2009《农药登记用卫生杀虫剂室内药效试验及评价 第 3 部分:烟剂及烟片》
GB/T 13917.4—2009《农药登记用卫生杀虫剂室内药效试验及评价 第 4 部分:蚊香》
GB/T 13917.5—2009《农药登记用卫生杀虫剂室内药效试验及评价 第 5 部分:电热蚊香片》
GB/T 13917.6—2009《农药登记用卫生杀虫剂室内药效试验及评价 第 6 部分:电热蚊香液》
GB/T 13917.7—2009《农药登记用卫生杀虫剂室内药效试验及评价 第 7 部分:饵剂》
GB/T 13917.8—2009《农药登记用卫生杀虫剂室内药效试验及评价 第 8 部分:粉剂、笔剂》
GB/T 13917.9—2009《农药登记用卫生杀虫剂室内药效试验及评价 第 9 部分:驱避剂》
GB/T 13917.10—2009《农药登记用卫生杀虫剂室内药效试验及评价 第 10 部分:模拟现场》

2009 版的新国家标准将 1992 版、1998 版的国家标准进行了合并,使试验方法与评价在同一个标准内得以体现,应用更加便利。此外,新的国家标准对试验方法、试验条件、参数等内容进行了修改。

总体来说,杀虫剂毒力测定和药效测试的方法、标准都相对固定,检查时间也是人为固定,而且试虫的虫态比较单一,亚、低致死剂量不容易区分,这些因素都容易影响对药物真实结果的判断。

(王卫杰)

参考文献

[1] 吕圣兰,王有兵,谷少华,等. 化学杀虫剂对草地贪夜蛾毒力的生物测定方法比较[J]. 昆虫学报,2020,63(5):590-596.

[2] 周娴,张恒嘉. 农林害虫室内生物测定方法概述[J]. 四川农业科技,2019,(7):25-27.

[3] 张咏梅,李今越. 几种药剂对家蝇和德国小蠊毒力研究[J]. 中华卫生杀虫药械,2008,14(2):95-97.

[4] 侯毅,靳然,王志超,等. 常用杀虫剂对赤拟谷盗成虫和幼虫的毒力测定[J]. 山西农业大学学报(自然科学版),2007,27(2):190-192.

[5] 李朝品. 医学昆虫学[M]. 北京:人民军医出版社,2007.

[6] 张勇. 2 种生物测定方法对杀虫剂毒力测定结果比较[J]. 中国果树,2007,(4):38-40.

[7] 冷培恩,周毅彬,范明秋,等. 两种生测法检测杀虫剂对家蝇毒力的比较研究[J]. 中国媒介生物学及控制杂志,2006,17(3):186-188.

[8] 刘文军,徐正刚,陈海洪. 乙酰甲胺磷与氟铃脲复配毒饵对蜚蠊的室内毒效测定[J]. 中国媒介生物学及控制杂志,2006,17(6):499-500.

[9] 刘保明,刘秋红,单文荣. C 语言程序在杀虫剂室内毒力测定中的应用[J]. 安徽农业科学,2005,33(2):304-306.

[10] 黄剑,吴文君. 利用 EXCEL 快速进行毒力测定中的致死中量计算和卡方检验[J]. 昆虫知识,2004,41(6):594-598.

[11] 欧晓明,王永江,林雪梅,等. 三氟氯氰菊酯对家蝇的毒力及其影响因子研究[J]. 中国媒介生物学及控制杂志,2002,13

（1）:26-29.

［12］陈其津,李广宏,林扬帆. 杀虫剂毒力测定数据的快速运算与分析［J］. 中山大学学报论丛,2001,21（3）:39-43.

［13］耿文奎,冯向阳,黄丽华,等. 氯氰菊酯和 B.t.i H-14 混配杀虫剂对致乏库蚊幼虫的实验室毒效及持效作用研究［J］. 中国媒介生物学及控制杂志,2001,12（3）:192-194.

［14］卢恩双,郭满才,李纲,等. 对毒力测定机率值分析法的新见解［J］. 西北农林科技大学学报,2001,29（3）:104-106.

［15］张紫虹,林立丰. 95% 顺式氯氰菊酯对蚊蝇的毒力研究［J］. 中国媒介生物学及控制杂志,2000,11（4）:271-272.

［16］柯建伟,杨少丽. 天王星与几种农药混用的毒力测定［J］. 浙江林业科技,1999,19（1）:23-25.

［17］王成菊,张文吉. 杀虫剂生物测定方法浅谈［J］. 农药科学与管理,1999,20（3）:28-29.

［18］农业部农药检定所. 新编农药手册［M］. 北京:中国农业出版社,1997.

［19］宋晓刚,鄂德宝. 化学杀虫剂对德国小蠊的胃毒及接触毒性测定试验［J］. 白蚁科技,1997,14（1）:17-23.

［20］苏寿氏,叶炳辉. 现代医学昆虫学［M］. 北京:高等教育出版社,1996.

［21］娄国强,吕文彦. 昆虫研究技术［M］. 成都:西南交通大学出版社,1995.

［22］张宗炳. 杀虫药剂的毒力测定——原理、方法、应用［M］. 北京:科学出版社,1988.

［23］KEIDING J. Review of the global status and recent development of insect resistance in field populations of the housefly, *Musca domestica*［J］. Bull Entomol Res,1999,89:9-67.

［24］CHAPMAN P A,MORGAN C P. Insecticides resistance in *Musca domestica* L. collected from eastern England［J］. Pectic Sci, 1992,36:35.

［25］ZHAI J,ROBINSON W H. Measuring cypermethrin resistance in the *German cockroach*（Orthoptera:Blattellidae）［J］. J Econ Entomol,1992,85（2）:348-351.

第四十五章
医学节肢动物的抗药性

世界卫生组织（World Health Organization，WHO）将抗药性定义为："昆虫不能被标准剂量的杀虫剂杀死或者具有试图逃避杀虫剂的能力"，即在多次使用杀虫剂后，昆虫对某种杀虫剂的抗药力较原来正常情况下有明显增加的现象或具有试图逃避杀虫剂的能力，并且这种抗药性能力是可以遗传的，是种群的表现。节肢动物如果对一种以上的杀虫剂产生抗性，称作多重抗性（multiple resistance）或交叉抗性，涉及对多种杀虫剂具有不同的抗性机制，如抗敌百虫的淡色库蚊经溴氰菊酯多次处理后，又对其产生了抗性；如果对一种杀虫剂具有抗性，但同时对另一种尚未接触过的杀虫剂也产生了抗性，称作交互抗性（cross resistance），涉及对多种杀虫剂具有相同的抗性机制，如抗马拉硫磷的家蝇（*Musca domestica*）第一次接触敌百虫、倍硫磷等即产生抗性。

多种医学节肢动物都有抗性种群发生，除对有机氯类、有机磷类和氨基甲酸酯类杀虫剂产生抗性外，对合成的拟除虫菊酯和昆虫生长调节剂也已经出现或在实验室可选育出抗药性品系。医学节肢动物抗药性的产生，加剧了虫媒病的恶化趋势，而且新型杀虫剂的研制及更新速度相对缓慢，长此以往，抗性产生速度将可能超过替代杀虫剂的问世，应引起足够的重视。

第一节　抗性标准及影响因素

一、抗性标准

长期以来，测报群体抗性水平的标准均采用半数致死量（median lethal dose，LD_{50}）和半数致死浓度（median lethal concentration，LC_{50}）。WHO 于 1976 年提出一种以区分剂量衡量群体抗性水平的标准方法，该方法以敏感品系 $LC_{99.9\times2}$ 剂量作为区分剂量，确定死亡率 98%~100% 为敏感（S 级），80%~98% 为初级抗性（M 级），80% 以下为抗性（R 级）。此标准因能比较准确地反映群体抗性水平，且能预报群体中高抗个体的频率，因而在世界范围内被广泛采用。我国亦将此标准稍加修改后用于现场抗性调查和抗性划分。

二、抗性的影响因素

医学节肢动物对不同杀虫剂的抗性效果不同。对于同一种杀虫剂，节肢动物产生的抗性及其水平也受到诸多因素影响，包括外界环境因素和虫体自身因素两个方面。

1. 外界环境因素：杀虫剂的使用剂量，使用时及有效期内的温度、湿度和营养等诸多外界因素可以影响抗药性的形成和发展，其中以杀虫剂的剂量和温度最为重要。

（1）剂量：一般认为，杀虫剂的抗性基因与敏感基因是同一位点上的一对等位基因，使用高剂量杀虫剂去除抗性杂合子可以延缓抗性的发展。然而在以基因扩增为机制的抗性中，因不同抗性水平基因的存在，较高剂量杀虫剂去除了低抗性个体，使高抗性个体的频率上升较快，反而使高水平抗性产生更快。

（2）温度：杀虫剂处理时与处理后的温度对抗性水平的影响较大。温度影响杀虫剂的穿透速率，也影响虫体的解毒过程。一般来说,在适宜温度下,医学节肢动物对杀虫剂的抗性形成较慢。

2. 虫体自身因素:医学节肢动物不同种或同种不同生理状态下,对杀虫剂产生的反应不同。该方面屡有报道,但具体原因尚待进一步研究。

(1)不同虫种及品系(或种群):在相同条件下,不同媒介虫种对同一杀虫剂的抗性差异很大。国内学者朱昌亮等(1994)在室内使用溴氰菊酯同时选育淡色库蚊和中华按蚊(*Anopheles sinensis*)10 代,淡色库蚊的抗药性高达 529 倍,而中华按蚊仅在第 4 代时达 3 倍抗性,随后逐渐下降至处理起点水平上波动。

(2)不同发育阶段:杀虫剂对节肢动物的虫卵毒效较差或无效,可能是因为缺少靶标作用部位。幼虫或若虫的抗药性水平则随着虫龄增加而增加,不同幼期的抗性差别可能与虫体含水量有关,也可能与表皮增厚有关。无论虫体处于哪一龄期,蜕皮时尤易受杀虫剂的毒杀作用而死亡。

(3)不同性别:性别对杀虫剂抗性的影响明显。家蝇雄虫对二氯苯醚菊脂的 LC_{50} 约为雌虫的 0.5~0.8 倍,羽化初期差别最小,雌虫产卵前差别最大,以后几乎相同。提示:除个体虫种等因素外,抗性水平还与生理状况有关。

第二节　抗药性机制

研究表明医学节肢动物抗药性是由基因所决定的,是杀虫剂选择的结果。抗药性机制研究以往主要集中于生理生化和遗传基础等方面,近年来,越来越多的研究从分子水平阐明抗药性形成的主要机制。关于抗药性形成有几种学说,其中先期适应(preadaptation)学说被广泛接受。该学说认为,节肢动物抗药性是一个先期适应现象,由选择所形成。在节肢动物自然种群中本身存在着广泛多态性,各个体间对杀虫剂的敏感性不同,杀虫剂在抗药性形成过程中并未改变节肢动物,只是起到筛选作用,即将耐药性低的个体淘汰,而耐药性较高的个体存活下来。这样一代代地选择,最终出现了抗药性群体。抗药性的形成过程实际上就是抗性基因积累和加强的过程。如果没有抗性基因,无论如何选择,一般也不会形成抗性,即并非所有节肢动物对所有杀虫剂都能产生抗性。

杀虫剂对节肢动物的毒杀作用在药物动力学上包含 3 个反应水平:对表皮组织的穿透,在体内组织的分配、贮存与代谢和对药物靶标部位的作用,而与之对应的抗药性机制即:表皮抗性、代谢抗性和靶标抗性。

一、表皮抗性

表皮抗性(cuticular resistance)是指杀虫剂对节肢动物表皮穿透率降低而引起的抗性。已知表皮是节肢动物抵御外界不利因素的重要屏障,以适应复杂多变的生存环境。一般来说,外界环境中的杀虫剂主要通过节肢动物的表皮达到药物作用靶点,以进一步发挥毒杀作用,而节肢动物可通过表皮改变以降低杀虫剂对表皮的穿透性,减少达到作用靶标的药剂量,导致抗药性的产生。表皮抗性不是针对特定的杀虫剂,它可以引起任何一类杀虫剂抗性,这意味着在一定程度上可促进交互抗性的产生。

研究表皮抗性最为直接的方法就是在节肢动物表皮上滴定一定浓度的杀虫剂,来观察杀虫剂的穿透率,且通过这种方法已经在德国小蠊(*Blattella germanica*)、家蝇等昆虫中证实了表皮抗性的存在,但具体的分子机制尚不清楚。Djouaka 等(2008)提出假设:表皮抗性可能与表皮增厚有关。而后 Pedrini 等(2009)通过透射电镜比较了骚扰锥蝽(*Triatoma infestans*)溴氰菊酯敏感品系和抗性品系幼虫的表皮厚度,发现抗性品系表皮明显增厚;而在催命按蚊(*An. funestus*)、桔小实蝇(*Bactrocera dorsalis*)的拟除虫菊酯抗性品系中也发现有表皮增厚现象,提示表皮抗性可能由表皮增厚所引起。但由于研究方法的限制,表皮抗性仅见于组织化学方面的实验报告。近年来,随着基因芯片、转录组测序(RNA-Seq)、蛋白质组学等新技术、新方法的应用,一些与抗药性相关的表皮蛋白被发现,这为进一步研究表皮抗性的分子机制提供了新的思路。研究者发现,一些表皮蛋白在淡色库蚊、臭虫、冈比亚按蚊(*An. gambiae*)、斯氏按蚊(*An. stephensi*)的拟除虫菊酯抗性品系中高表达,可能参与了表皮的增厚过程。此外,表皮抗性可能存在其他的分子机制,如漆酶-2(laccase 2)、ABC 转运蛋白(ABC transporters)等分子可能改变表皮结构的硬化和重塑过程,参与了表皮抗性。

二、代谢抗性

代谢抗性（metabolic resistance）是指由于解毒酶活性增强而对杀虫剂代谢加速所产生的抗性,涉及多种基因参与。目前研究主要集中于 3 大类解毒酶:细胞色素 P450、谷胱甘肽 S-转移酶和非特异性酯酶。

1. 细胞色素 P450（cytochrome P450,CYP）　简称 P450,是广泛存在于几乎所有生物体中的一类含血红素和硫烃基超家族蛋白,兼具氧化酶和单加氧酶的功能,通过与底物结合及从 NADPH 传递电子到 NADPH 细胞色素 P450 还原酶,参与了内源性物质的代谢与转化和外源性化合物（包括杀虫剂）的活化与降解等重要的生理过程,因此,细胞色素 P450 对节肢动物的生长发育和环境适应具有非常重要的作用。由于各类杀虫剂均涉及氧化代谢反应,因此细胞色素 P450 可促进杀虫剂的解毒代谢,导致节肢动物对多种杀虫剂,尤其是有机氯和拟除虫菊酯类杀虫剂产生高水平抗性和交互抗性。伴随着长期进化过程,节肢动物体内 P450 种类呈现多样性。根据氨基酸同源性分析,P450 可分为不同的家族和亚家族。目前已鉴定的 P450 成员属于 CYP4、CYP6、CYP9、CYP12、CYP18 等 67 个家族,其中 CYP6 家族被证实与外源性物质代谢有关,因此与杀虫剂抗性的关系也最为密切。由于 P450 种类多样性、底物特异性、催化机制复杂、研究技术受限等原因,大部分研究还停滞在 P450 与杀虫剂抗性相关的描述性研究中,尚未建立 P450 与抗药性的因果关系,且 P450 底物表达谱和基因表达调控机制尚未完全阐明。目前认为,P450 介导的杀虫剂抗性主要包括 2 个方面:酶表达量的增加和酶活性的增强。P450 酶表达量的增加可能是基因组层面的基因拷贝数的增加,或者是转录水平上的基因表达上调,受顺式（*cis*-）和/或反式（*trans*-）因子的调控,尤其是第二种机制更加普遍。此外,在黑腹果蝇（*Drosophila melanogaster*）、冈比亚按蚊和致倦库蚊（*Culex quinquefasciatus*）抗药性品系中还发现了一些低表达的 P450 基因,分子机制尚不清楚,推测其可能作为机体的一种自我平衡机制,维持细胞色素 P450 整体功能的稳定。

2. 谷胱甘肽 S-转移酶（glutathione S-transferase,GST）　GSTs 是一类多功能的超家族解毒酶系,广泛存在于动物、植物、酵母、霉菌和各种细菌中。昆虫体内的 GSTs 主要功能是催化还原型谷胱甘肽（glutathione,GSH）的巯基与亲电子类毒性物质（包括杀虫剂）进行轭合反应,最终将毒性较低的轭合物排出体外,以达到解毒目的。此外,GSTs 可以作为配体结合蛋白俘获有毒物质,具有解毒功能。因此,GSTs 在外源化合物的生物转化、药物代谢和保护免受过氧化作用损害中极为重要。研究证实,GSTs 对有机氯和有机磷类杀虫剂具有解毒代谢作用,但是否与拟除虫菊酯抗性相关尚存在争议。目前认为,GSTs 参与昆虫抗药性的机制主要是由于 *GSTs* 基因高表达使昆虫对杀虫剂的解毒代谢增强,涉及 3 个方面:GSTs 催化 GSH 与杀虫剂轭合,生成毒性较低的化合物排除体外;通过消除反应解毒;或者通过 GSH 过氧化物酶活性,保护细胞免受杀虫剂诱导的氧化应激损伤。

3. 非特异性酯酶（esterases,ESTs）　ESTs 是节肢动物体内另一类重要的解毒酶系,可通过水解酯类化合物的酯键将其解毒代谢并排出体外,在有机磷、氨基甲酸酯、拟除虫菊酯类杀虫剂代谢抗性中起重要作用。其中,羧酸酯酶（carboxylesterases,CarEs）和磷酸酯酶（phosphatase）是杀虫剂抗性中较为重要的两类酯酶,一般通过基因扩增使酯酶表达量增加（量变）或酯酶活性未提高但催化效率提高（质变）所引起。

三、靶标抗性

靶标抗性（target-site resistance）指杀虫剂作用靶标敏感度降低而产生的抗性。杀虫剂作用的靶标主要有:乙酰胆碱酯酶、电压门控钠离子通道、γ-氨基丁酸受体等。

1. 乙酰胆碱酯酶（acetylcholinesterase,AChE）　AChE 是一类重要的丝氨酸水解酶,主要存在于胆碱神经末梢突触间隙,特别是运动神经终板突触后膜的褶皱处,也存在于胆碱能神经元内和红细胞中,主要功能是在神经传导中将神经递质乙酰胆碱（acetylcholine,ACh）催化降解成乙酸和胆碱,及时终止神经突触后膜兴奋的刺激作用,以维持正常的神经传导。同时,AChE 也是有机磷和氨基甲酸酯类杀虫剂的作用靶标。正常情况下,AChE 被杀虫剂抑制后,过量的 ACh 在突触处积累,阻断去极化过程,抑制正常的神经传导并最终导致节肢动物的死亡。而 *AChE* 基因突变,导致 AChE 变构,引起靶标敏感性下降是节肢动物抗药性产生的重要机制。

2. 电压门控钠离子通道（voltage-gated sodium channel，VGSC）　VGSC 由一个大型糖基化 α-亚单位和多个 β-亚单位所组成，一般具有 3 个特征：对钠离子的高度选择性、电压依赖性激活和失活。VGSC 是有机氯类和拟除虫菊酯类杀虫剂的主要作用靶标，而杀虫剂通过作用于神经细胞膜上的 VGSC，干扰其门控动力学，在膜去极化期间减缓失活，延长钠离子内流，引起重复后放和神经传导的阻断，扰乱了昆虫正常的生理过程直至死亡。由于钠离子通道基因突变，使神经系统对杀虫剂敏感性下降所引起的抗性称为击倒抗性（knockdown resistance，kdr），而控制此抗性的基因称为 kdr 基因，在家蝇、斯氏按蚊、德国小蠊（Blattella germanica）、微小牛蜱（Boophilus microplus）、埃及伊蚊（Aedes aegypti）、伪钝绥螨（Amblyseiusf allacis）等节肢动物中已被证实。关于 kdr 的分子机制有 3 种学说：神经膜磷脂双分子层的变异、钠通道密度下降和钠通道的基因发生突变，其中第三种学说被普遍接受，且已证实钠离子通道蛋白第二结构域 S6 区段编码的氨基酸序列，即 kdr 基因 L1014 位点发生突变是 kdr 的关键。

3. γ-氨基丁酸（γ-amimobutyricacid，GABA）受体　GABA 是动物体中枢神经系统里主要的抑制性神经传递物质，由谷氨酸在谷氨酸脱羧酶的作用下脱羧而形成，可以激活开放 GABA 受体。而 GABA 受体是一类配体门控型离子通道，是由 α、β、γ、δ、ρ 5 种亚基所组成的寡聚蛋白。不同亚基在跨越细胞膜的部分相互作用，共同形成氯离子进入细胞膜内的通道——氯离子通道，因此 GABA 受体也被称为 GABA 门控的氯离子通道。GABA 受体是环戊二烯类、Avermectins 类、吡唑类、二环磷脂类和二环苯甲酸酯类杀虫剂的作用靶标。一般认为，昆虫对杀虫剂抗性主要由 GABA 受体上 Rdl 等基因突变所致。

四、其他抗性机制

研究发现节肢动物体内的一些共生物可直接或间接影响杀虫剂的代谢作用。比如在缘蝽（Riptortus pedestris）杀螟硫磷抗性品系中，体内共生的伯克氏菌属（Burkholderia）能直接降解杀螟硫磷。冈比亚按蚊感染疟原虫后，中肠和脂肪体内的 CYP6M2 基因表达上调，可能与拟除虫菊酯类杀虫剂抗性相关。而节肢动物体内的共生物是如何影响杀虫剂的代谢作用，尚需要更多的研究去证实。此外，节肢动物所依赖的气候环境也影响对杀虫剂抗性。

总之，节肢动物抗药性的产生是由基因所决定的、极其复杂的一种生物进化现象，其分子机制所涉及的不仅仅是目前已知的与代谢抗性、靶标抗性相关的基因，可能有更多的基因通过网络式的相互调节作用，促进了抗药性的发生发展。而以往研究多倾向于对抗药性相关的单个或少数几个因素进行研究，而缺乏对抗性产生过程多因素综合分析。近年来随着基因组、转录组、蛋白质组等组学技术不断发展完善和技术成本的日益下降，为医学节肢动物抗药性机制的深入研究提供了技术保障，一些新的抗药性相关基因和蛋白被逐渐筛选和鉴定分析，而且以 CRISPR/Cas9 为代表的基因敲除手段的广泛应用，为进一步全面阐述抗药性的分子机制奠定了基础，同时也为全球杀虫剂抗性治理和新型杀虫剂的研发提供科学依据，从而最大限度地延长杀虫剂的使用期限，延缓杀虫剂抗性的发展。

（王卫杰）

参考文献

［1］伍一军. 近二十年我国杀虫剂毒理学研究进展（Ⅱ）——昆虫对杀虫剂的抗性研究［J］. 应用昆虫学报，2020，57（5）：995-1008.

［2］卫沫，唐建霞，朱国鼎，等. 组学方法在昆虫杀虫剂抗性机制研究中的应用［J］. 中国媒介生物学及控制杂志，2018，29（3）：317-320.

［3］张丽阳，刘承兰. 昆虫抗药性机制及抗性治理研究进展［J］. 环境昆虫学报，2016，38（3）：640-647.

［4］朱昌亮. 媒介生物抗药性机制研究主要进展［J］. 中华卫生杀虫药械，2016，22（4）：313-316.

［5］邱星辉. 细胞色素 P450 介导的昆虫抗药性的分子机制［J］. 昆虫学报，2014，57（4）：477-452.

［6］尤燕春，谢苗，尤民生. 昆虫谷胱甘肽 s-转移酶的研究进展［J］. 应用昆虫学报，2013，50（3）：831-840.

［7］王建军，韩召军，王荫长. 击倒抗性和钠离子通道［J］. 昆虫学报，2002，45（3）：391-396.

［8］唐振华，吴士雄. 昆虫抗药性的遗传与进化［M］. 上海：上海科学技术文献出版社，2000.

［9］冷欣夫.杀虫剂分子毒理学及昆虫抗药性［M］.北京:中国农业出版社,1996.

［10］苏寿泜,叶炳辉.现代医学昆虫学［M］.北京:高等教育出版社,1996.

［11］朱昌亮,王荣芝,高晓红,等.溴氰菊酯选育淡色库蚊和中华按蚊的研究［J］.南京医科大学学报,1994,14(4):515-517.

［12］BLANTON A G,PETERSON B F. Symbiont-mediated insecticide detoxification as an emerging problem in insect pests［J］. Front Microbiol,2020,11:547108.

［13］DOURIS V,DENECKE S,VAN LEEUWEN T,et al. Using CRISPR/Cas9 genome modification to understand the genetic basis of insecticide resistance:*Drosophila* and beyond［J］. Pestic Biochem Physiol,2020,167:104595.

［14］PU J,WANG Z,CHUNG H. Climate change and the genetics of insecticide resistance［J］. Pest Manag Sci,2020,76(3): 846-852.

［15］BALABANIDOU V,KEFI M,AIVALIOTIS M,et al. Mosquitoes cloak their legs to resist insecticides［J］. Proc Biol Sci,2019, 286:20191091.

［16］BALABANIDOU V,GRIGORAKI L,VONTAS J. Insect cuticle:a critical determinant of insecticide resistance［J］. Curr Opin Insect Sci,2018,27:68-74.

［17］FANG F,WANG W,ZHANG D,et al. The cuticle proteins:a putative role for deltamethrin resistance in *Culex pipiens pallens*［J］. Parasitol Res,2015,114(12):4421-4429.

［18］WANG W,LV Y,FANG F,et al. Identification of proteins associated with pyrethroid resistance by iTRAQ-based quantitative proteomic analysis in *Culex pipiens pallens*［J］. Parasit Vectors,2015,8:95.

［19］ZHU F,GUJAR H,GORDON J R,et al. Bed bugs evolved unique adaptive strategy to resist pyrethroid insecticides［J］. Sci Rep,2013,(3):1456.

［20］BONIZZONI M,AFRANE Y,DUNN W A,et al. Comparative transcriptome analyses of deltamethrin- resistant and -susceptible *Anopheles gambiae* mosquitoes from Kenya by RNA-Seq［J］. PLoS One,2012,7(9):e44607.

［21］KIKUCHI Y,HAYATSU M,HOSOKAWA T,et al. Symbiont-mediated insecticide resistance［J］. Proc Natl Acad Sci U S A, 2012,109(22):8618-8622.

［22］LIN Y,JIN T,ZENG L,et al. Cuticular penetration of β-cypermethrin in insecticide-susceptible and resistant strains of *Bactrocera dorsalis*［J］. Pestic Biochem Physiol,2012,103(3):189-193.

［23］STEVENSON B J,BIBBY J,PIGNATELLI P,et al. Cytochrome P450 6M2 from the malaria vector *Anopheles gambiae* metabolizes pyrethroids:Sequential metabolism of deltamethrin revealed［J］. Insect Biochem Mol Biol,2011,41(7):492-502.

［24］VIDAU C,DIOGON M,AUFAUVRE J,et al. Exposure to sublethal doses of fipronil and thiacloprid highly increases mortality of honeybees previously infected by *Nosema ceranae*［J］. PloS One,2011,6(6):e21550.

［25］YANG T,LIU N. Genome analysis of cytochrome P450s and their expression profiles in insecticide resistant mosquitoes,*Culex quinquefasciatus*［J］. PLoS One,2011,6:e29418.

［26］FÉLIX R C,MÜLLER P,RIBEIRO V,et al. *Plasmodium* infection alters *Anopheles gambiae* detoxification gene expression［J］. BMC Genomics,2010,11(1):312.

［27］WOOD O,HANRAHAN S,COETZEE M,et al. Cuticle thickening associated with pyrethroid resistance in the major malaria vector *Anopheles funestus*［J］. Parasit Vectors,2010,3:67.

［28］AWOLOLA T S,ODUOLA O A,STRODE C,et al. Evidence of multiple pyrethroid resistance mechanisms in the malaria vector *Anopheles gambiae* sensu stricto from Nigeria［J］. Trans R Soc Trop Med Hyg,2009,103(11):1139-1145.

［29］PEDRINI N,MIJAILOVSKY S J,GIROTTI J R,et al. Control of pyrethroid-resistant Chagas disease vectors with entomopathogenic fungi［J］. PLoS Negl Trop Dis,2009,3(5):e434.

［30］DJOUAKA R F,BAKARE A A,COULIBALY O N,et al. Expression of the cytochrome P450s,*CYP6P3* and *CYP6M2* are significantly elevated in multiple pyrethroid resistant populations of *Anopheles gambiae* s.s. from Southern Benin and Nigeria［J］. BMC Genomics,2008,9:538.

［31］DONG K. Insect sodium channels and insecticide resistance［J］. Invert Neurosci,2007,7(1):17-30.

［32］LIU N,LIU H,ZHU FANG,et al. Differential expression of genes in pyrethroid resistant and susceptible mosquitoes,*Culex quinquefasciatus*(S)［J］. Gene,2007,394:61-68.

［33］VONTAS J,DAVID J P,NIKOU D,et al. Transcriptional analysis of insecticide resistance in *Anopheles stephensi* using cross-species microarray hybridization［J］. Insect Mol Biol,2007,16(3):315-324.

［34］JOHNSON R M,WEN Z,SCHULER M A,et al. Mediation of pyrethroid insecticide toxicity to honey bees(Hymenoptera: Apidae)by cytochrome P450 monooxygenases［J］. J Econ Entomol,2006,99(4):1046-1050.

［35］LIU N,ZHU F,XU Q,et al. Behavioral change,physiological modification,and metabolic detoxification:mechanisms of insecticide resistance ［J］. Acta Entomologica Sinica,2006,49(4):671-679.

［36］HEMINGWAY J,HAWKES N J,MCCARROLL L,et al. The molecular basis of insecticide resistance in mosquitoes ［J］. Insect Biochem Mol Biol,2004,34(7):653-665.

［37］SODERLUND D M,KNIPPLE D C. The molecular biology of knockdown resistance to pyrethroid insecticides ［J］. Insect Biochem Mol Biol,2003,33(6):563-577.

［38］BERTICAT C,ROUSSET F,RAYMOND M,et al. High *Wolbachia* density in insecticide-resistant mosquitoes ［J］. Proc Biol Sci,2002,269(1498):1413-1416.

［39］DENHOLM I,DEVINE G J,WILLIAMSON M S. Evolutionary genetics. Insecticide resistance on the move ［J］. Science,2002, 297(5590):2222-2223.

［40］HERNANDEZ R,GUERRERO F D,GEORGE J E,et al. Allele frequency and gene expression of a putative carboxylesterase-encoding gene in a pyrethroid resistant strain of the tick *Boophilus microplus* ［J］. Insect Biochem Mol Biol,2002,32(9):1009-1016.

［41］VONTAS J G,SMALL G J,HEMINGWAY J. Glutathione S-transferases as antioxidant defence agents confer pyrethroid resistance in *Nilaparvata lugens* ［J］. Biochem J,2001,357:65-72.

［42］HEMINGWAY J,RANSON H. Insecticide resistance in insect vectors of human disease ［J］. Annu Rev Entomol,2000,45: 371-391.

第四十六章
医学节肢动物抗药性的检测方法

随着杀虫剂种类的增加和广泛使用,医学节肢动物对一种或多种杀虫剂逐渐产生了抗性。早期发现抗药性并实时监测其发展,是抗药性治理的前提。目前许多抗药性对策依赖于抗药性的早期检测,而快速、准确的检测方法是抗药性监测的重要部分,因此,建立一套简便、易于操作、准确的抗药性检测方法在节肢动物抗药性研究中尤为重要。

抗药性检测主要有3个目的:①控制计划实施前检测,为选择杀虫剂和防治计划提供基本的资料;②抗性的早期检测可及时执行某一有效措施,晚期检测可阐明疾病控制失败的原因,以便及时更换杀虫剂;③定期检测可了解抗性治理的效果。总之,通过医学节肢动物抗药性检测,可以及时准确地测出抗性水平及其分布,明确重点保护的药剂类别及品种,对整个治理方案的治理效果提供评估,为抗性治理方案的修订提供依据。

随着抗药性检测目的的多元化,其检测手段和方法也日益多元化。过去的十几年中,节肢动物抗药性检测方法已经从传统的生物测定法发展到现代分子生物技术水平。目前可选用的方法包括生物检测法、电生理检测法、生化检测法、免疫学检测法和分子生物学检测法等方法。

第一节　生物检测法

一、经典生物检测法

经典生物检测法(bioassay)是从未使用或较少使用药剂防治的地区采集自然种群,在室内选育出相对敏感品系,根据药剂特性、作用特点及抗药性虫种种类建立标准抗性检测方法。再从测试地区采集同种种群,采用与测定敏感品系相同的生物检测方法和控制条件,测出待测种群的敏感毒力(LD-p)基线、半数致死量(median lethal dose,LD_{50})和半数致死浓度(median lethal concentration,LC_{50}),以待测种群与敏感种品系的 LD_{50} 或 LC_{50} 值之间的比值(即抗性系数)来表示抗性水平。由于生物测定法能够直观地得到抗性图谱,因而长期以来得到广泛的应用。

根据不同虫种的生物学特点和杀虫剂进入虫体部位及途径的不同,生物测定最常用的方式是胃毒毒力测定和触杀毒力测定,主要包括点滴法、药膜法、浸液法、人工饲料混药法、浸叶法、喷雾法及喷粉法、IRAC No.5 法。

1. 点滴法(topical application)　点滴法的基本原理是用毛细血管、微量点滴仪或微量注射器将一定量的药液滴到供试医学节肢动物体壁的特定部位,如胸部背面或胸部腹面,药液进入虫体后而发挥触杀作用,待一定时间后检查试虫生存及死亡个数。点滴量和点滴部位视医学节肢动物种类而异,如家蝇(*Musca domestica*)点滴量是 1μl/头,点滴部位是前胸背部;蚜虫的点滴量是 0.02~0.04μl/头,点滴部位是无翅成蚜的腹部背面。吕圣兰等(2020)在室内分别采用点滴法、饲料混药法和叶片药膜法比较了不同类型的 7 种化学杀虫剂对草地贪夜蛾 3 龄幼虫的毒力,结果显示,点滴法不仅能准确地反映种群整体在遗传学上的纯度,同时生物学测定结果的重复性也最好。此外,该法的优点是:方法比较精确,试验误差小,但缺点是:不能处理大数量的试虫,昆虫本身的生理状态、受点滴部位、试虫处理前的麻醉方式等因素在很大程度上会影响检测准确性,且操作技术不易掌握等。

2. 药膜法(residual films)　药膜法的基本原理是采用浸沾、点滴、喷洒等方法,将杀虫剂定量分布在一定接触面上,如滤纸、玻璃板、蜡纸、瓶壁等,形成均匀的药膜。将试虫与药膜接触一定时间(一般为1~2小时)后转入正常环境条件下,饲养24小时或更长时间,观察试虫中毒死亡情况。药膜法可分为滤纸药膜法、容器药膜法、闪烁管内壁成膜法、蜡纸粉膜法等。药膜法中,药剂不经过昆虫口器,而是通过体壁进入虫体而致死,因此属于触杀毒力测定。该法的优点是比较接近实际防治情况,且不需要用特殊设备,方法简单,操作方便,应用范围广;但其也存在一定的局限性,如无法知道试虫实际的受药剂量,试虫个体之间接触的剂量相差很大等。

3. 浸液法(immersion method)　浸液法的基本原理是将供试杀虫剂均匀地分散在水中,供试昆虫在其中浸渍一定时间后取出晾干,或用吸水纸吸去多余药液,再移入干净器皿中,正常饲养后,隔一定时间观察试虫死亡情况。该法优点是快速、简便,可同时对大批试虫做不同浓度的处理,适用于多种昆虫,但此法不能排除胃毒的影响,且方法本身比较粗糙,重复性差。

4. 人工饲料混药法　人工饲料混药法的目标昆虫通常是东方黏虫(*Oriental armyworm*)、二化螟(*Chilo suppressalis*)等鳞翅目昆虫。操作流程是将药粉与人工饲料按一定比例混合,每个处理试虫20~50头,然后置于适宜条件下培养,5天后检查昆虫死亡情况。此方法是杀虫剂与食物一同被目标昆虫吞食进入消化道而发挥作用,属于胃毒作用方式。

5. 浸叶法　浸叶法的目标昆虫是小菜蛾(*Plutella xylostella*)、甜菜夜蛾(*Beet armyworm*)等鳞翅目昆虫。该方法是将药液配置成不同的浓度,再将叶片浸入药剂溶液中,10秒后取出晾干置于培养皿中,接入供试昆虫,48小时后检查昆虫死亡情况。浸叶法是通过昆虫进食含杀虫剂的叶片而发挥毒杀作用的,属于胃毒作用方式。

6. 喷雾法及喷粉法　喷雾法及喷粉法的目标昆虫是东方黏虫、小菜蛾等昆虫。此方法是利用喷雾或喷粉装置,将定量的药液或粉剂均匀喷洒到盛有昆虫的器皿内,使药剂直接与昆虫接触,待药液稍干或虫体沾粉较稳定后,将目标昆虫转移到处理前的生长环境中恢复1~2小时,然后定期观察记录昆虫的生长、发育和死亡的情况,是杀虫剂穿透表皮引起昆虫中毒致死的触杀毒力测定方法,具有快速、简便等特点,可同时对大批试虫做不同浓度的处理。

7. IRAC No.5法　IRAC No.5法是抗性行动委员会2013年提出的第5套抗性检测方法。该方法的目标昆虫是叶蝉和褐飞虱(*Nilaparvata lugens*),基本步骤:将杀虫剂配制成不同的浓度,将植物幼苗完全浸入药剂中,10秒后取出,干燥,放入塑料或玻璃管中,每个处理接种10~15只昆虫,一定时间后记录昆虫的存活和死亡数量,利用Abbott公式计算昆虫死亡率。该方法属于触杀毒力的测试方法。

总体说来,生物检测法操作简单,结果直观,成本低,因而长期被广泛采用。但该方法对所获得资料有严格的统计要求,必须严格控制试验条件,难以检测个体的抗性频率且易漏检低频率抗性。经典的生物测定法从虫源、饲养到测定难于做到真正的标准化,当群体抗性较低和抗性种群多样时很难准确测定,因此测得的抗性水平往往具有滞后性,不适合早期抗性检测,不利于制定相应的防治对策。

实例1:用点滴法测定甜菜夜蛾的抗药性(兰亦全等,2004)

(1)测定虫态为4龄幼虫。根据预测,设置含不同浓度原药的丙酮液,用微量点滴仪将1μl的丙酮液滴到幼虫的胸部背板,对照为丙酮处理。每个浓度处理30头,重复3次。

(2)受药后将幼虫放入养虫盒内,用人工饲料单头饲养。48小时(特异性杀虫剂72小时)后检查死、活虫数(不能正常爬行的视为死虫),用Abbott公式求得校正死亡率,进行概率值分析。

实例2:用药膜法测定斑潜蝇的抗药性(丁伟等,2000)

(1)药膜的制备:根据预试结果用丙酮将药剂配制成5~7个浓度,分别吸取5ml注入直径为30mm,长250mm的双通玻管中,旋转玻管使药液均匀分布于玻管壁上,20分钟后待药液晾干后备用。药膜制好后应在24小时内使用。

（2）测试方法：每管接 30 头用干冰或乙醚麻醉 1 分钟后的待测雌成虫，玻管两头塞上带筛网孔的塞子，并将玻管置于有机玻璃特制成的测试通风箱内，箱的一边开口，另一边装上排气风扇用以通风，尽可能减少残留农药的熏蒸作用。测试在条件恒定的养虫室中进行。

（3）24 小时后统计死亡虫数，然后将未死亡的成虫移至上述没有农药的双通玻管中，饲以 8% 蜜糖水。过 24 小时再统计一次死亡数，将两次死亡的成虫数相加后计算死亡率（当对照组死亡率超过 20% 时，该组试验应重作）。根据校正死亡率分析检测结果。

实例 3：用浸液法测定棉蛉虫的抗药性（吴益东等，1996）

（1）采集足够的未被污染的棉叶，用口径与 24 孔组织培养板内径相同的打孔器，将棉叶打成圆片。

（2）将待测杀虫剂用水稀释成一系列浓度，把叶片分别浸入药液 5 秒，然后放在吸水纸上晾干。将晾干的带药叶片置于贴好标签的 24 孔培养板内（培养板内预先加入 2~3 滴 0.5% 的琼脂水溶液，防止叶片脱水干燥），每一含药圆叶片上放 1 头 2 龄幼虫（体重 112~210mg），每个浓度处理 48 头。以清水处理的叶片为对照。

（3）将培养板置于 25℃下，48 小时后检查结果，以锐器轻触虫体，幼虫不能正常爬行作为死亡。求得校正死亡率，进行概率值分析。

二、区分剂量法

利用抗性遗传特性为完全显性或不完全显性的高水平抗性品系与敏感品系杂交，其正、反交 F1 群体对药剂反应的 LD-p 线与抗性亲本的 LD-p 线相靠近，而与敏感亲本的 LD-p 线往往不易重叠，可用敏感毒力基线的 $LD_{99.9}$ 或 $LC_{99.9}$ 作为区分敏感个体与表现型抗性个体的区分剂量，用该区分剂量连续处理田间种群来监测田间抗性个体的频率变化。区分剂量（discriminating dose）的含义就是用该剂量处理待测昆虫种群，可以将敏感个体全部杀死，而在此剂量下的存活率即为抗性个体频率。区分剂量的适当与否直接关系到抗性检测的准确性，如区分剂量偏低，则会夸大抗性的程度；如区分剂量偏高，则会掩盖抗性的真实情况，这些都会对抗性治理造成被动局面。该检测方法中，敏感品系的纯合性和抗性基因显隐性程度是两个重要的影响因子，用该方法确定区分剂量时首先要得到纯合的敏感品系，而且所确定的区分剂量还要根据田间实际应用的效果来检验其合理性和准确性。吴益东等（2001）用浸叶法确定了防治棉铃虫的 11 种常用药剂区分剂量，并以此为依据，进行了棉铃虫抗药性监测，区分 SS、RS 和 RR 个体，从而得到该测试种群的抗性个体百分率。周明浩等（2006）用区分剂量法分别测定江苏省三带喙库蚊（*Culex tritaeniorhynchus*）和淡色库蚊（*Culex pipiens pallens*）对 4 种常用杀虫剂的抗性，为选用氯氰菊酯在江苏省开展乙脑蚊媒控制提供了实验依据。

用区分剂量进行抗药性监测，不仅比毒力回归线法监测更简便，而且检测早期抗性的灵敏度明显高于经典的生物测定法。因此，区分剂量法更适用于早期抗药性检测，并使预防和治理抗性在时间上更主动。

第二节 细胞电生理检测法

细胞电生理技术是研究杀虫剂对医学节肢动物致毒机制的重要手段，近年来，该技术已愈来愈多地应用于研究抗性与敏感医学节肢动物的神经靶标敏感性差异，其中应用较多的是电压钳（voltage clamp）和膜片钳（patch clamp）等细胞电生理技术。

一、电压钳

电压钳技术实质是通过负反馈微电流放大器在兴奋性细胞膜上外加电流，使膜电位稳定在指令电压水平，以消除钠电导对膜电位的正反馈效应。当膜电位突然跃变并固定于某一数值时，可观察膜电流的变化。膜电流的改变反映了膜电阻和膜电导的变化，后者相当于膜通透性的变化，而膜通透性与离子通道有关，因此电压钳技术也是研究离子通道的基本方法。离子通道是多种天然毒素及合成杀虫剂的基本作用靶点，因此该技术为医学节肢动物抗药性及药物作用机制研究等提供了有力武器。神经敏感性降低是医学节肢动物重要抗药性机制之一。Ahmad 等（1989）用双微电极电压钳法对比分析了敏感与抗性品系棉铃虫的外周神经纤维多单位自发活性（spontaneous multiunit activity），发现药物作用后，二者的神经兴奋时间明显不同，证实棉铃虫存在神经不敏感抗性机制。赵勇等（1996）和张友军等（1997）用电生理细胞内微电极记录法均证实我国抗拟除虫菊酯棉铃虫亦存在神经不敏感抗性机制。利用电压钳技术不仅可直接检测医学节肢动物的神经不敏感性，同时可对其成因进行深入分析。Pepper 和 Michael（1993）通过测定家蝇自发微兴奋性突触后电位（mEPSP），发现超-kdr 品系对氯氰菊酯的敏感性分别比 kdr 和敏感品系低 300 和 10 000 倍，认为神经系统的 kdr 至少由两个位点不敏感区形成：一个与钠通道不敏感有关，对于 kdr 与超-kdr 品系对Ⅰ、Ⅱ型菊酯的抗性效能无差别；另一个与突触前膜相关，是超-kdr 抗性品系对Ⅱ型菊酯抗性的主要因素。

二、膜片钳技术

膜片钳技术是在电压钳基础上发展起来的一种新技术，可在很小膜面积上进行电压钳制，即将细胞膜上一个通道的电位固定在一定水平，观察流过通道的离子电流，利用该技术可对单个细胞的电生理和药理特性进行详尽分析。这项技术为从细胞和分子水平了解生物膜离子单通道的"开启"和"关闭"门控动力学及各种不同离子通道的通透性和选择性等提供了直接手段，在医学节肢动物抗药性及药物作用机制分析研究中起到了巨大的推进作用。正常条件下，医学节肢动物中枢神经系统中某些神经元为非兴奋性的，钠通道以无功能形式存在，仅在特定条件下才出现正常的神经动作电位。Amar 和 Pichon（1992）利用全细胞及单通道膜片钳技术分析了溴氰菊酯对蜚蠊胚胎神经细胞的作用，发现溴氰菊酯可激活一种或多种类型钠通道。Lee 等（1999）用全细胞膜片钳技术研究了烟芽夜蛾神经膜钠通道的生物物理学和药理学特性，发现敏感品系与拟除虫菊酯抗性品系钠通道门控特性明显不同，抗性品系神经不敏感性归因于钠通道变构，这种变构与通道蛋白特定位置氨基酸置换有关，氨基酸变异可能直接改变了拟除虫菊酯与通道的结合位点或是使结合部位的空间构型发生了变化。

第三节　生物化学检测法

医学节肢动物抗药性的生化机制表明，抗药性通常与解毒酶对杀虫剂的解毒能力增强或靶标酶对杀虫剂的敏感性下降有关，这是抗药性生物化学检测的理论基础。目前，抗药性生物化学检测主要包括酯酶（ESTs）、谷胱甘肽 S-转移酶（GSTs）、细胞色素 P450 三种解毒酶的测定以及乙酰胆碱酯酶（AChE）敏感性下降相关的检测。基本原理是利用模式底物检测医学节肢动物匀浆中酶的活性或抑制剂的抑制能力，用于检测医学节肢动物个体抗药性状况与群体频率。根据酶活性分析所用的载体，生物化学检测法可分为滤纸法、硝酸纤维膜法和微量孔板法等。与经典的生物检测方法相比，生物化学检测法具有快速、准确，可重复性强，避免生物检测中主客观的干扰因素，所需样品少，可对单头医学节肢动物进行多种分析等优点。但生物化学检测方法也存在一定的局限性，某些已知的抗性机制（表皮穿透性降低及神经敏感度下降等）还不能应用于现场抗性检测。

一、ESTs 测定

医学节肢动物体内 ESTs 是对杀虫剂解毒的重要水解酶之一，ESTs 活力增强是医学节肢动物抗药性形成的一种生化机制，尤其是有机磷、氨基甲酸酯等抗性。ESTs 检测方法以 α-乙酸萘酯（α-NA）或 β-乙酸萘酯（β-NA）作底物，二者分别水解为 α-乙酸萘酚和 β-乙酸萘酚，再以固蓝 B 盐为显色剂，反应后分别在 600nm（以 α-NA 为底物）和 555nm（β-NA 为底物）波长下测光密度（OD）值。目前，多采用滤纸法、微量孔板法等检测 ESTs 活性。

李士根等（2002）用微量孔板法对淡色库蚊 3 个现场种群 ESTs 活力进行了测定，结果表明 3 个现场种群的 ESTs 活力频率高低与有机磷抗性程度相符合。

实例 1：滤纸法检测家蝇的 ESTs 活力（张紫虹等，1996）

（1）制备酶液：取单个雌性家蝇头加 0.1mol/L pH 6.5 磷酸缓冲液（含 0.5% Triton）60~70μl，在冰浴条件下匀浆,离心后取上清液作为酶液。

（2）将滤纸（Whatman No. 2）裁成方形（4cm×6cm）并等分标记若干个小点,在每个小点上点滴 2μl 酶液;迅速将滤纸放入 0.1% α-乙酸萘酯底物反应 2 分钟,取出用水漂洗后,再放入 0.15% 固兰盐 B 染色剂中,待显出紫红色斑点后,在 10% 冰醋酸中固定数分钟,取出晾干,用光密度计在 600nm 波长下测定 OD 值。每个种群测试至少 100 只以上。

实例 2:微量孔板法检测淡色库蚊 ESTs 活力(李士根等,2002)

（1）将单个蚊虫放入 Eppendorf 离心管中,加入 100μl PBS,碾碎后,再加入 900μl PBS 混匀,离心取上清液作酶原。

（2）将 90μl 酶液加至微量滴定板孔中,每孔再加 90μl β-乙酸萘酯溶液,置 25℃、10 分钟,每孔再加 90μl 固蓝 B 盐溶液,反应 5 分钟后,置于酶标仪在 550nm 波长下读取吸光度值。

二、GSTs 测定

节肢动物体内 GSTs 活性升高与 DTT 和有机磷抗性密切相关。GSTs 活力测定可用谷胱甘肽和 1-氯-2,4-二硝基苯（CDNB）作底物,反应后在 340nm 波长下测 OD 值。目前,其生化测定多用分光光度计和微量板法。

实例:测定抗吡虫啉品系棉蚜 GSTs 活性（分光光度计法）(潘文亮等,2003)

（1）制备酶液:取 200 头无翅成蚜于匀浆器内,加入 1ml 0.2mol/L 的磷酸缓冲液（pH6.5）,在冰浴条件下匀浆,加入 1ml 缓冲液稀释,离心后取上清液,加入 1ml 磷酸缓冲液,混匀,冰浴待用。

（2）GSTs 活性测定:反应混合液中含有 0.1ml 酶液、2.7ml 0.1mol/L 磷酸缓冲液（pH6.5）、0.1ml 0.02mol/L 还原型谷胱甘肽水溶液和 0.1ml 0.03mol/L CDNB,5 分钟后在 340nm 波长下测 OD 值。

侯华民（2002）应用碘量法测定德国小蠊抗性品系,因碘量法不需分光光度计和除去杂质,且对高、低 GST 活性昆虫个体敏感,易于田间使用,但该方法需达到平衡点且产生需要的颜色变化。具体方法:将虫体粗匀浆加入反应混合物中 5 分钟后,再加入淀粉指示剂,用 0.01N 碘进行滴定。淀粉溶液中的 HgI_2 抑制 GST 活性,终止反应。从消耗 0.01N 碘量计算酶反应液中的游离 GSH,反应液中只要存在一定的 GSH,碘浓度就很小且无颜色变化。接近平衡点时,碘浓度快速提高,连续向淀粉传递深蓝色,随着碘量的连续加入,迅速达到平衡。参考 GSH-碘标准曲线,计算 GSH 用量,测定 GST 活性。

三、AChE 测定

有机磷和氨基甲酸酯类杀虫剂主要作用靶标是 AChE。大量研究表明,AChE 敏感度降低是节肢动物对这两类药剂产生抗性的重要机制,测定不敏感 AChE 即可检测医学节肢动物对两类杀虫剂的抗药性。应用硫代乙酰胆碱（AtCh）为底物,在一定条件下由胆碱酯酶水解产生硫代胆碱,再以二硫双对硝基苯甲酸（DTNB）为显色剂,反应生成 5-巯基-2-硝基苯甲酸黄色产物。反应后在 412nm 处检测 OD 值,即可定量测定 AChE 活力,在酶液中加入抑制剂（如残杀威）便可测出不敏感 AChE。目前,可采用硝酸纤维素膜法、滤纸法、微量孔板法定量测定不敏感 AChE。

Nicholson 和 Thomas（1985）采用硝酸纤维素膜斑点法,将所检测马铃薯蚜虫个体局部或整体匀浆,以硝酸纤维素膜为载体,以特定杀虫剂为抑制剂,在膜上进行一定时间的抑制反应,使得杀虫剂刚好能完全抑制敏感个体乙酰胆碱酯酶的活性,再将杀虫剂处理过的硝酸纤维素膜置于含底物和显色剂的混合液中显色,凡是能显色的表明该虫 AChE 对杀虫剂不敏感。王新国等（1997）用滤纸法测定单个淡色库蚊 AChE,用残杀威作抑制剂,结果显示残杀威抗性品系 AChE 的抑制率明显低于敏感品系。赵玉强等（1999）用微量孔板法对淡色库蚊敏感品系、抗 DDVP 品系、抗残杀威品系的单个蚊虫进行 AChE 测定,以残杀威或 DDVP 为抑制剂,AChE 抑制率从高到低依次为敏感品系、抗 DDVP 品系和抗残杀威品系,两抗性品系的 AChE 抑制率均明显低于敏感品系。

实例 1:用滤纸法检测蚊虫体内乙酰胆碱酯酶活性(甄天民,1998)

（1）将待测蚊虫的成蚊或 4 龄幼虫逐个排列于洁净的玻璃板上,用玻棒将其压碎,轻压在定性滤纸上。

（2）滴加 ATch 液（用 pH7.2PBS 配制,浓度为 2×10^{-2}mol/L）和等体积的 DTNB（用 pH7.2PBS 配制,浓度为 2×10^{-2}mol/L）混合液,30℃条件下孵育30分钟,用 1×10^{4}mol/L 残杀威（试验前用乙醇配制）终止反应。目测滤纸上蚊虫体液所呈颜色判断结果。深黄色（+++）者为活性强,黄色（++）者为次强,浅黄色（+）者为次弱,均判为抗性个体。无色（±）者判为敏感个体。为观察残杀威对不同蚊虫个体内 AChE 抑制作用,将 DTNB 液滴加蚊体后,滴加不同浓度的残杀威后,再滴加 ATch 液。

实例2:用微量孔板法检测蚊虫体内乙酰胆碱酯酶活性（赵玉强等,1999）

（1）蚊虫处理:将蚊幼虫或成虫放入 Eppendorf 离心管中,加入 100μl PBS 液（pH7.2）碾碎混匀,离心,取上清液加 900μl PBS 稀释,待用。

（2）测试步骤:将 100μl 蚊虫混匀液滴入到 96 孔微板孔中,每孔加入 ATch 液（75mg+100ml PBS）100μl,30℃条件下孵育 30 分钟,每孔再加 100μl DTNB 液（13mg +100ml PBS）。反应 5 分钟后,在酶标仪上 410nm 波长下读取 OD 值。测试 AChE 在体外的抑制作用时,将不同剂量的残杀威作为抑制剂加入 ATch 液中进行以上测试。抑制剂的抑制率按下列公式计算:

$$抑制率（\%）= \frac{抑制前\ AChE\ 的\ OD\ 值 - 抑制后\ AChE\ 的\ OD\ 值}{抑制前\ AChE\ 的\ OD\ 值} \times 100$$

第四节　免疫学检测法

医学节肢动物抗药性的产生并不总是伴随着酶活性的增高,有时解毒酶的性质发生变化,杀虫剂的解毒代谢得到增强,但其酶活性的底物代谢能力并未增强,在这种情况下用酶活力生物化学检测法无法进行抗药性检测,为此研究开发了免疫学检测法。免疫学检测法在诊断抗性水平方面优于生物检测法和生物化学检测法,在诊断频率方面优于生物化学检测法。但所需费用高,并对设备和操作人员有较高的要求,因此在应用方面受到了很大的限制。

免疫学检测法首先要分离纯化与抗性有关的解毒酶或靶标,以此作为抗原对动物进行免疫,制备单克隆抗体或多克隆抗体,用酶联免疫吸附试验（enzyme-linked immunosorbent assay,ELISA）等专一性地检测相关抗性基因的突变酶或靶标。目前已成功地制备出抗 DDT、抗有机磷和抗拟除虫菊酯的昆虫细胞色素 P450 和酯酶、谷胱甘肽-S-转移酶等单克隆抗体。Brogdon 和 Barber（1990）根据微板法利用谷胱甘肽-S-转移酶的单克隆抗体,对抗 DDT 的阿拉伯按蚊（*Anopheles arabiensis*）进行免疫学抗性检测,发现抗性品系的蚊虫 GST 活性增高。朱淮民等（1994）用马拉硫磷选育淡色库蚊的高抗品系,将此高抗药淡色库蚊进行电泳分析,获得相当纯化的酯酶 B,以它为抗原免疫实验动物,制备单克隆抗体,用此抗体采用 Dot-ELISA 和夹心 ELISA 方法分别测试单个蚊虫的亲和度,实验结果表明两种免疫方法检测抗性敏感、简便、经济,能早期发现低频率的抗性,反映特异性扩增酯酶的含量变化。其中 Dot-ELISA 法因快速、简便,可用于现场大面积的筛选抗性;而夹心 ELISA 法能反映酯酶量的变化,可用于抗性动态监测,这两种方法结合使用可及时提供杀虫剂使用后抗性消长的信息。淡色库蚊胰蛋白酶基因（*NYD-Tr*）为抗性基因,它与牛源性胰蛋白酶（TRY）氨基酸同源性高。马磊等（2007）采用市售牛 TRY 纯抗原,通过制备小鼠抗 TRY 的多克隆抗体,以 Western blot 方法检测淡色库蚊成蚊抗性和敏感品系粗提蛋白,结果在抗性品系粗提蛋白中检测到一条约 28kD 大小的显色条带,表明采用抗 TRY 抗体检测蚊虫抗性是可行的,具有潜在的应用价值。

第五节　分子生物学检测法

医学节肢动物抗药性分子检测技术是基于对节肢动物抗药性机制了解的基础上建立起来的,即利用分子生物学技术检测杀虫剂作用靶标的抗性位点或解毒代谢酶基因的增强表达。基于可操作性、实用性和经济性等方面的原因,目前大多数的抗性检测研究都集中于靶标抗性方面,即检测靶标基因的突变,对代谢抗性机制中解毒代谢酶基因扩增的分子检测较少涉及。常用的分子生物学检测技术主要包括 PCR 限制性内切酶法（polymerase chain reaction-restriction endonuclease，PCR-REN）、等位基因特异性 PCR 技术（PCR amplification of specific allele，PASA）、PCR-限制性片段长度多态性技术（PCR-restriction fragment length polymorphism，PCR-RFLP）、单链构象多态性分析（single strand conformation polymorphisms，SSCP）、固相微测序反应（solid-phase minisequencing）、微阵列（microarray）、基因测序等。

一、PCR 限制性内切酶法

PCR 限制性内切酶法（polymerase chain reaction-restriction endonuclease，PCR-REN）是指节肢动物抗药性的基因位点丢失或突变可能导致限制性内切酶位点的破坏或产生，利用这一特性，将聚合酶链反应和限制性内切酶核苷酸相结合而发展起来的一种新的突变检测技术，其基本操作原理是：根据昆虫对药物的靶标序列产生变异，即相关作用位点基因的突变，对包含丢失或突变位点的碱基片段进行 PCR 扩增，并结合酶切位点发生变化的限制性内切酶的使用，使抗性生物个体和敏感生物个体产生不同长度大小和数目的酶切片段，由此可鉴定区分抗性和敏感性个体的基因型。PCR-REN 是一种经济、快速的抗性突变检测技术，但只对能导致限制性内切酶酶切位点发生变化的抗性突变有检测意义，因此其应用受到很大的限制。

Ffrench-Constant 等（1993）应用 PCR-REN 方法对抗环戊二烯类杀虫剂黑腹果蝇（*Drosophila melanogaster*）的研究发现，抗性果蝇的 γ-氨基丁酸受体 A（GABA$_A$）基因第 7 个外显子的点突变 G^{995}→C，导致限制性内切酶 *Hae*II 2 个内切位点中的一个消失，经 PCR 扩增并经 *Hae*II 酶切后，在聚丙烯酰胺凝胶电泳中，敏感生物个体呈现 3 条带而抗性生物个体有 2 条带，从而达到了分离鉴定的目的。另外，对抗性和敏感性品系果蝇 DNA 的 Sothern 杂交结果显示：GABA$_A$ 基因外显子 7 和 8 之间的内含子中还存在 *EcoR* I 酶切位点多态性，抗性果蝇中存在 1 个 *EcoR* I 酶切位点而敏感果蝇中没有。经 PCR 扩增该基因片段并经 *EcoR* I 酶切，敏感品系果蝇只有 940bp 1 条带，抗性品系果蝇有 560bp 和 380bp 2 条带，抗性杂合子则有 940bp、560bp 和 380bp 3 条带，通过应用 PCR-REN 技术成功分离鉴定了敏感、抗性、抗性杂合子果蝇品系。Hernandez 等（2002）根据南部微小牛蜱（*Boophilus microplus*）拟除虫菊酯抗性个体羧酸酯酶 G1120A 的替换产生 *EcoR* I 切点，鉴定了 5 种品系酯酶位点突变情况。

二、等位基因特异性 PCR 技术

等位基因特异性 PCR 技术（PCR amplification of specific allele，PASA）是检测基因点突变的一种 PCR 技术，该技术关键之处在于引物的设计。该技术的基本原理是其中一条 PCR 引物 3′端设置于抗性突变位点处，通常设计两种，一种引物能够与敏感个体的碱基位点配对（S 引物），另一种与抗性个体的碱基位点配对（R 引物）。通过扩增过程中严格控制 Mg^{2+} 浓度及退火温度，选择性地扩增能严格配对的碱基序列。如以 3′端为突变碱基的引物扩增敏感个体时，由于 3′端形成错配，延伸反应就会受阻，从而得不到特异长度的条带，而对抗性个体则能正常扩增；同样以 3′端为正常碱基的引物进行扩增时，敏感个体能正常扩增，而抗性个体延伸反应受到抑制；当 3′端为抗性突变碱基或正常碱基的引物均能正常扩增时，则此个体为抗性的杂合子，因此 PASA 在一个 PCR 反应中只能检测出一个等位基因。由于 PASA 技术需要针对突变碱基设计特异性引物，因此要求对引起抗性的所有碱基突变非常清楚。若在同一个碱基位点出现多种抗性突变时，则需要设计多个引物，进行多次 PCR，才能确定突变的性质。在 PASA 技术基础上，经过改进先后出现了竞争性 PASA、Bi-PASA 等衍生技术。

Steichen 等（1994）首次利用 PASA 技术成功检测了环戊二烯类杀虫剂抗性黑尾果蝇和相似果蝇 γ-氨基丁酸受体 A 基因外显子 7 的点突变。Zhu 等（1996）采用 PASA 技术对马铃薯甲虫（*Leptinotarsa decemlineata*）乙酰胆碱酯酶（AChE）基因全长核苷酸进行了分析，发现抗性品系 AChE 基因中发生了碱基 A→G 的突变，导致了 Ser185→Glu185 的替换。Zhu 等（2000）采用 PASA 技术发现抗苏云金芽孢杆菌印度谷螟品系的氨基肽酶样蛋白存在 Asp185→Glu185 突变。王利华等（2004）对烟粉虱（*Bemisia tabaci*）成虫基因组 DNA 样品进行 PASA 检测，结果证实烟粉虱钠通道蛋白在 925 位的亮氨酸突变为异亮氨酸，该突变与拟除虫菊酯抗性密切相关。

PASA 技术能够准确、有效、直接地检测出点突变，不仅能够区分抗性个体和敏感个体，而且能够鉴定个体基因型。与 RFLP 和 SSCP 等其他分子生物学检测方法相比，PASA 省去了任何形式的 DNA 探针分子杂交或限制性内切酶酶解，也不需要标记引物。但是，PASA 检测必须在确定抗性基因的突变位点之后方能实施，否则无法合成含有基因突变位点的 PASA 引物，另外，PASA 技术的 PCR 反应条件亦难以控制。

三、PCR-限制性片段长度多态性技术

PCR-限制性片段长度多态性技术（PCR-restriction fragment length polymorphism，PCR-RFLP）是根据限制性内切酶具有识别特定的 DNA 序列并在特定的部位切断 DNA 双链的活性功能，当 DNA 分子突变引起酶切位点改变时，DNA 限制性内切酶则不能（或可以）将靶 DNA 片段切断，产生少 1 个（或多 1 个）酶切片段，通过凝胶电泳对酶切产物的分离，比较 DNA 片断的数量和类型就可以区分敏感和抗性基因型。PCR-RFLP技术检测突变快速、信息量大、结果数据呈多态性，可作为检测节肢动物抗药性基因频率的分子标记，但技术复杂、周期长、费用高，且与 PCR-REN 方法一样，只有在突变点涉及限制性内切酶切点时才能应用，检测中需要放射性物质也限制了其推广应用。

四、单链构象多态性分析

单链构象多态性分析（SSCP）是一种成熟的检测基因突变的方法，该方法的基本原理是：经 PCR 扩增的目的片段变性后产生两条互补的单链，单链 DNA 在一定浓度的非变性聚丙烯酰胺凝胶中电泳，其迁移率除与 DNA 浓度有关外，更主要取决于 DNA 单链所形成的空间构象。相同长度的单链 DNA，可以因其顺序或单个碱基差异，所形成的空间构象就会不同，其在凝胶中泳动速度不一样，从而显示出带型的差异，即多态型。

Coustau 和 Ffrench（1995）首次利用 SSCP 技术对黑腹果蝇、埃及伊蚊（Aedes aegypti）、赤拟谷盗（Tribolium castaneum）等几种昆虫中与靶标抗性有关的基因——抗狄氏剂基因（resistant to dieldrin，Rdl）进行分析，发现在黑腹果蝇、埃及伊蚊和赤拟谷盗的 Rdl 基因中丙氨酸被色氨酸取代，在地中海实蝇中丙氨酸被甘氨酸取代，证明 SSCP 技术能够用来确定抗性品系或个体的基因型。Borsa 和 Coustau（1996）应用SSCP 技术检测了一种检疫性害虫咖啡果小蠹（Hypothenemus hampei）Rdl 基因外显子 7 的单链构型多态性，证实其与环戊烯类杀虫剂抗性有关。

SSCP 技术具有快速、简便、操作成本低，无须对引起抗性的点突变有详细的了解，只要碱基序列发生变化，该技术均能检测出来，因此，应用范围较为广泛。由于 SSCP 技术并不能检测变异的位置，且随 DNA 片段长度增加，检测的敏感性逐渐降低，所以该技术存在突变漏检现象。此外，SSCP 技术易受到环境因素，如电泳时凝胶温度、电泳缓冲液浓度和凝胶中变性剂存在与否等的影响，故这些因素导致其应用受到一定的限制，至今无一通用的条件可以使用。

五、固相微测序反应

固相微型测序是 1990 年发展起来的一种用于检测扩增 DNA 片段单个碱基的变化、小片段的删除或插入，将 PCR 和 ELISA 相结合的基因突变检测技术。其基本原理是设计一个引物，其 3′端结束在突变位点前一个碱基，然后在反应体系中加入 dNTP，只有 dNTP 与模板 DNA 被检测位点处的核苷三磷酸互补时，延伸反应才发生，但仅在连接一个碱基后就停止。标记的单链核苷酸残基与固定的靶片段结合后即可检测碱基序列的变化。在点突变的检测中，首先将含有已知突变的待测片段 PCR 扩增，其中 5′端引物用生物素标记。以微量酶标板为载体，扩增出的生物素标记片段与链霉抗生物素蛋白结合，加碱移去未被生物素标记的 DNA 链。以生物素标记片段为模板，加入地高辛标记 dUTP 或 dATP、检测引物和聚合酶进行微测序反应。敏感品系模板能够与检测引物配对，dNTP 能够被加上；抗性品系模板不能与检测引物配对，dNTP 不能被加上。最后进行 ELISA 显色反应，敏感品系能够被显色而抗性品系不能被显色，根据 OD 值的不同即可检测点突变。固相微型测序的优点是在同样的反应条件下，可以鉴定出所有的突变，而且一次可以分析大量的样品（96 个样品）。它也能够快速有效地区分出抗性纯合子等位基因和敏感纯合子等位基因。

Zhang 等（1999）利用固相微型测序技术分析了马铃薯甲虫谷硫磷抗性品系和敏感品系的 AChE 基因

组 DNA 和 cDNA,发现从含有未突变碱基的敏感品系 dATP 的 OD 值明显高于抗性品系。Clark 等(2001)分别对谷硫磷和苄氯菊酯抗性的马铃薯甲虫乙酰胆碱酯酶的 ace 基因点突变(S291G)、钠离子通道的点突变(L1014F)进行了固相微型测序时发现,敏感品系的 OD 值亦明显高于抗性品系。同时,Clark 等对微测序技术、Bi-PASA 和 SSCP 的优缺点进行了探讨,提出检测抗性基因点突变,可考虑先用 Bi-PASA 技术进行初步分析,再利用 SSCP 和微测序技术进行确定。

与 PASA 技术相比,固相微测序反应结合了 ELISA 技术,具有较高的灵敏性和稳定性,并能同时进行多个样品的分析。与 SSCP 相比,固相微测序反应不受环境条件影响,并能直接检测扩增 DNA 片段中的突变。其缺点是需要生物素标记,费用昂贵,在区分 RS 型时因其 OD_{dATP} 吸收峰在 SS 和 RR 之间,需做大量的样品得到统计上的可信范围以确定其为 RS 型的可信性。

六、微阵列

微阵列技术是在一小片固相基质上储存大量生物信息的技术,即在一小片玻璃或尼龙膜上高密度排列成千上万个 DNA 片段、cDNA 片段或其他生物信息。含有大量生物信息的固相基质称为微阵列,又称生物芯片(biochip)。微阵列应用的基本原理是分子杂交,用荧光染料标记样本 DNA 或 cDNA,与微阵列杂交。由于微阵列具有快速、灵敏诸多优点,可作为抗性早期诊断技术用于检测昆虫中抗性基因的产生、发展情况,并成为分析代谢抗性基因及其他抗性基因的一种改进方法。

由于已获得果蝇完整的基因组序列,因此根据 P450 的所有已知基因的编码区构建微阵列,以检测和分析这些基因在抗性和敏感品系中表达的差异。Daborn 等(2001)应用微阵列分析了经 DDT 选育的抗性黑腹果蝇的所有 P450 基因,结果发现一个 P450 的等位基因 CYP6G1 过量转录,导致果蝇对 DDT 的抗药性和对新烟碱类、新型昆虫生长调节剂类杀虫剂的交互抗性。Daborn 等(2002)应用小型微阵列进一步分析 DTT 抗性的黑腹果蝇,认为 CYP6G1 的过量转录与表达是果蝇对 DTT 产生抗性的充分和必要条件。Pedra 等(2004)应用大容量微阵列发现除了 CYP6G1,还有 CYP6s、CYP12 和 GSTs 等在 DTT 抗性品系的果蝇中表达过量,表明有多种代谢基因参与果蝇的抗性。但 Kuruganti 等(2007)发现 4 株 DDT 敏感品系的黑腹果蝇中有 2 株 P450 等位基因 CYP6G1 的 mRNA 水平与抗性品系果蝇无明显差异。David 等(2005)应用微阵列分析了对 DDT 抗性品系的冈比亚按蚊(*Anopheles gambiae*),发现 GSTE2、CYP6Z1、CYP12F1 和过氧化物酶 PX13A 和 PX13B 过表达,表明这些代谢基因与冈比亚按蚊抗性有关。Vontas 等(2007)通过微阵列检测到拟除虫菊酯抗性品系的斯氏按蚊(*Anopheles stephensi*),其体内 3 个 GST,1 个酯酶和 1 个 P450 转录水平明显高于敏感株。Liu 等(2007)亦应用相同的技术发现有多种与分子代谢和运输、信号转导、蛋白质合成相关的基因在拟除虫菊酯抗性品系的库蚊中表达水平升高。

七、测序技术

测序技术最早可以追溯到 20 世纪 50 年代,首先由 Whitfeld 等用化学降解的方法测定多聚核糖核苷酸序列。随后,Sanger 于 1977 年首次发明了双脱氧核苷酸末端终止法,即 Sanger 测序法或一代测序法。该测序方法由于简单、快速,成为基因检测的金标准,被广泛用于 DNA 测序中,但由于通量较低,已无法满足当前科研的需求。随着科学技术的快速发展,以 Roche 公司的 454 技术、Illumina 公司的 Solexa 技术和 ABI 公司的 SOLID 技术为代表的二代测序技术随之诞生,在大大降低测序成本的同时,大幅提高了测序速度,并保持了高准确性。通过在突变位点附近直接进行 DNA 测序,无须烦琐的实验,即可得到昆虫抗性基因信息,是目前最简单、最准确的方法。陈龙飞等(2020)通过二代测序方法比较了家蝇、白纹伊蚊(*Aedes albopictus*)、小菜蛾杀虫剂抗性种群和敏感种群的转录组数据,同时对靶标抗性机制和代谢抗性机制进行了检测,有效地评估害虫种群的抗药性情况。但研究者也同时指出,如果使用转录组数据进行抗性分子检测并进行田间监测时仍需要进一步完善:①需要对多个农药靶标上的突变同时进行检测,如电压门控钠离子通道(VGSC)、鱼尼丁受体;②建立基因型和抗药性表型之间的定量关系,由基因型可以直接预测抗药性水平;③尽可能地综合检测各种抗药性机制导致的核酸变化或表达量水平变化;④开发在线综合分析平台,节肢动物抗药性不是一个局部问题,根据局部地区的抗药性检测情况和少数专家的意见制定的治理策略可能不够全面,在线综合分析平台将整合全世界范围内害虫对杀虫剂的抗药性情况,通过全世界范围内该领域内的专家为治理害虫抗药性提供更加全面、准确、及时的策略。

(王卫杰)

参考文献

[1] 陈龙飞,聂僖曼,梁沛,等.基于转录组数据的害虫抗药性综合检测方法[J].植物保护学报,2020,47(1):18-25.

[2] 吕圣兰,王有兵,谷少华,等.化学杀虫剂对草地贪夜蛾毒力的生物测定方法比较[J].昆虫学报,2020,63(5):590-596.

[3] 马玉婷,魏娟,李相敢.昆虫抗药性检测方法研究进展[J].生物技术进展,2017,7(4):272-278+353.

[4] 赵丽萍.昆虫抗药性检测技术[J].新疆农垦科技,2016,39(1):30-32.

[5] 张扬,王保菊,韩平,等.二化螟抗药性检测方法比较和抗药性监测[J].南京农业大学学报,2014,37(6):37-43.

[6] 郭磊,边全乐,张宏军,等.小菜蛾抗药性监测方法——叶片药膜法[J].应用昆虫学报,2013,50(2):556-560.

[7] 刘宏美,代玉华,王海防,等.淡色库蚊 kdr 等位基因突变及抗药性检测方法的研究[J].中国人兽共患病学报,2012,28(8):820-824.

[8] 张轩豪.昆虫抗药性分子检测技术及其优缺点比较[J].河北农业科学,2012,16(5):36-38.

[9] 侯娟,龚震宇.蚊虫杀虫剂抗性检测方法概述[J].中国媒介生物学及控制杂志,2011,22(4):404-406.

[10] 周明浩,张爱军,孙俊,等.江苏省流行性乙型脑炎蚊媒对常用杀虫剂抗性研究[J].中国媒介生物学及控制杂志,2006,17(1):36-38.

[11] 兰亦全,赵士熙.甜菜夜蛾抗药性监测及机理[J].福建农林大学学报(自然科学版),2004,33(1):26-29.

[12] 王利华,吴益东.与拟除虫菊酯抗性相关的烟粉虱钠通道基因突变及其检测[J].昆虫学报,2004,47(4):449-453.

[13] 潘文亮,党志红,高占林.棉蚜抗吡虫啉品系和敏感品系主要解毒酶活性比较[J].昆虫学报,2003,46(6):793-796.

[14] 侯华民.GST 酶活的简易生化测定方法及其在田间杀虫剂抗性检测方面的应用[J].世界农药,2002,24(4):31-33.

[15] 李士根,蒋滨,甄天民,等.微量滴定板法测定蚊虫非特异性酯酶检测抗药性的研究[J].中国媒介生物学及控制杂志,2002,13(3):178-180.

[16] 吴益东,陈松,净新娟,等.棉铃虫抗药性监测方法——浸叶法敏感毒力基线的建立及其应用[J].昆虫学报,2001,44(1):56-61.

[17] 丁伟,周亦红,赵志模.斑潜蝇抗药性的几种监测方法[J].植物检疫,2000,14(2):80-83.

[18] 张紫虹,刘礼平,林立丰,等.酯酶滤纸法快速检测家蝇抗药性的研究[J].中国媒介生物学及控制杂志,1999,10(1):24-27.

[19] 赵玉强,甄天民,李士根,等.微板法检测蚊虫体内乙酰胆碱酯酶活性研究[J].中国媒介生物学及控制杂志,1999,10(2):99-101.

[20] 甄天民.媒介蚊虫抗药性测定的新方法[J].中华卫生杀虫药械,1998,4(3):28-31.

[21] 王新国,赵玉强,甄天民.滤纸法测定淡色库蚊乙酰胆碱酯酶活性的实验研究[J].中国寄生虫病防治杂志,1997,10(4):300-301.

[22] 张友军,韩熹莱,张文吉,等.棉铃虫对菊酯类杀虫剂抗药性的神经电生理研究[J].昆虫学报,1997,40(2):113-121.

[23] 吴益东,沈晋良,陈进,等.用点滴法和浸叶法监测棉铃虫抗药性的比较[J].植物保护,1996,22(5):3-6.

[24] 赵勇,刘安西,茹李军,等.神经敏感性的降低是棉铃虫对拟除虫菊酯抗药性的重要机制[J].昆虫学报,1996,39(4):347-353.

[25] 朱淮民,瞿逢伊,刘维德.用蚊虫酯酶单克隆抗体进行库蚊有机磷抗性的免疫学检测[J].中国寄生虫学与寄生虫病杂志,1994,12(3):165-168.

[26] EDI CV,DJOGBENOU L,JENKINS AM,et al. CYP6 P450 enzymes and *ACE-1* duplication produce extreme and multiple insecticide resistance in the malaria mosquito *Anopheles gambiae* [J]. PLoS Genet,2014,10(3):e1004236.

[27] KURUGANTI S,LAM V,ZHOU X,et al. High expression of *Cyp6g1*,a cytochrome P450 gene,does not necessarily confer DDT resistance in *Drosophila melanogaster* [J]. Gene,2007,388(1-2):43-53.

[28] LIU N,LIU H,ZHU F,et al. Differential expression of genes in pyrethroid resistant and susceptible mosquitoes,*Culex quinquefasciatus*(S.)[J]. Gene,2007,394(1-2):61-68.

[29] VONTAS J,DAVID J P,NIKOU D,et al. Transcriptional analysis of insecticide resistance in *Anopheles stephensi* using cross-species microarray hybridization [J]. Insect Mol Biol,2007,16(3):315-324.

[30] DAVID J P,STRODE C,VONTAS J,et al. The *Anopheles gambiae* detoxification chip:a highly specific microarray to study metabolic-based insecticide resistance in malaria vectors [J]. Proc Natl Acad Sci USA,2005,102(11):4080-4084.

[31] PEDRA JH,MCINTYRE LM,SCHARF ME,et al. Genome-wide transcription profile of field- and laboratory-selected dichlorodiphenyltrichloroethane(DDT)-resistant *Drosophila* [J]. Proc Natl Acad Sci USA. 2004,101(18):7034-7039.

[32] HERNANDEZ R,GUERRERO FD,GEORGE JE,et al. Allele frequency and gene expression of a putative carboxylesterase-encoding gene in a pyrethroid resistant strain of the tick *Boophilus microplus* [J]. Insect Biochem Mol Biol. 2002,32(9): 1009-1016.

[33] DABORN PJ,YEN JL,BOGWITZ MR,et al. A single p450 allele associated with insecticide resistance in *Drosophila* [J]. Science,2002,297(5590):2253-2256.

[34] CLARK M,LEE S H,KIM HJ,et al. DNA-based genotyping techniques for the detection of point mutations associated with insecticide resistance in Colorado potato beetle *Leptinotarsa decemlineata* [J]. Pest Manag Sci,2001,57(10):968-974.

[35] DABORN P,BOUNDY S,YEN J,et al. DDT resistance in *Drosophila* correlates with Cyp6g1 over-expression and confers cross-resistance to the neonicotinoid imidacloprid [J]. Mol Genet Genomics,2001,266(4):556-563.

[36] ZHU YC,KRAMER KJ,OPPERT B,et al. cDNAs of aminopeptidase-like protein genes from *Plodia interpunctella* strains with different susceptibilities to *Bacillus thuringiensis* toxins [J]. Insect Biochem Mol Biol,2000,30(3):215-224.

[37] LEE D,PARK Y,BROWN TM,et al. Altered properties of neuronal sodium channels associated with genetic resistance to pyrethroids [J]. Mol Pharmacol,1999,55(3):584-593.

[38] ZHANG AG,DUNN JB,CLARK JM. An efficient strategy for validation of a point mutation associated with acetylcholinesterase sensitivity to azinphosmethyl in Colorado potato beetle [J]. Pestc Biochem Physiol,1999,65:25-35.

[39] BORSA P,COUSTAU C. Single-stranded DNA conformation polymorphism at the *Rdl* locus in *Hypothenemus hampei*(Coleoptera: Scolytidae)[J]. Heredity,1996,76(2):124-129.

[40] ZHU KY,LEE SH,CLARK JM. A Point mutation of acetylcholinesterase associated with azinphosmethyl resistance and reduced fitness in Colorado potato beetle [J]. Pestic Biochem Physiol,1996,55(2):100-108.

[41] COUSTAU C,FFRENCH-CONSTANT RH. Detection of cyclodiene insecticide resistance-associated mutations by single-stranded conformational polymorphism analysis [J]. Pestic Sci,1995,43(4):267-271.

[42] STEICHEN JC,FFRENCH-CONSTANT RH. Amplification of specific cyclodiene insecticide resistance alleles by the polymerase chain reaction [J]. Pestic Biochem Physiol,1994,48(1):1-7.

[43] PEPPER DR,MICHAEL PO. Electrophysiological identification of site insensitive mechanisms in knockdown resistant strains (*kdr*,super-*kdr*) of the housefly larva(*Musca domestica*)[J]. Pestic Sci,1993,39:279-286.

[44] AMAR M,PICHON Y. Patch clamp analysis of the effects of the insecticide deltamethrin on insect neurones [J]. J Exp Biol, 1992,163:65-84.

[45] BROGDON WG,BARBER AM. Microplate assay of glutathione s-transferase activity for resistance detection in single-mosquito triturates [J]. Comp Biochem Physiol B. 1990,96(2):339-342.

[46] FFRENCH-CONSTANT RH,STEICHEN JC,ROCHELEAU T A,et al. A single-amino acid substitution in a γ-aminobutyric acid subtype A receptor locus is associated with cyclodiene insecticide resistance in *Drosophila* populations [J]. Proc Natl Acad Sci USA. 1993,90(5):1957-1961.

[47] AHMAD M,RICHARD TG,ALANL RM. Decreased nerve sensitivity is a mechanism of resistance in a pyrethroid resistant strain of *Heliothis armigera* from Thailand [J]. Pestic Biochem Physiol,1989,35(2):165-171.

[48] NICHOLSON RA,THOMAS AW. Multifactorial resistance to trans-permethrin in field collected strains of tobacco budworm *Heliothis verescens* [J]. Pestic Sci,1985,16(6):561-570.

第四十七章

医学节肢动物抗药性的治理

抗药性治理是"既将医学节肢动物控制在危害经济阈值以下,又保持医学节肢动物对杀虫剂的敏感性",这与综合防治有所不同。综合防治只着眼于采用多种措施来减少虫体数量,而往往忽略抗药性监测和抗药性水平的变化,再加上当前杀虫剂使用过程中普遍存在乱混乱配、盲目加大用药量、不适时用药以及施药设施落后等严重问题,结果杀死大量敏感个体,而留下抗性个体,造成节肢动物对杀虫剂产生了抗性。抗药性治理只有从低水平抗性阶段开始才会有效,且抗性水平越高,治理效果越差,所付出的代价也就越大。而一旦错过治理的最佳时机,许多杀虫剂有可能在几年内就被淘汰。因此,抗药性治理的首要任务是采取必要的预防措施,有效控制抗药性的发生发展,及时进行抗药性监测;一旦医学节肢动物对杀虫剂产生了抗性,要在抗药性发展的初期阶段预先制定因地制宜的综合治理规划,以农业措施为基础,生物防治为辅助,化学防治为保证,三者结合起来使用,通过时间和空间范围最大限度地减少化学杀虫剂的施用量,从而维持药物的有效性以及达到保持医学节肢动物对药物的敏感性。

第一节　抗药性治理的基本原则

抗药性治理的总体目标是尽可能将目标节肢动物种群的抗性基因频率控制在最低水平,防止或延缓抗药性的发生和发展,一般应具有以下基本原则:①尽可能将目标医学节肢动物种群的抗性基因频率控制在最低水平;②选择最佳药物配套使用方案;③选择每种药物最佳的使用时间、方法和次数,从而获得最好的防效和最低的选择压力;④综合利用各种防治措施,尽可能降低种群中抗性纯合子和杂合子个体的比率及其适合度;⑤尽可能减少对非目标生物的影响。

第二节　抗药性治理的对策

节肢动物抗药性治理对策很多,任何减少用药、降低选择压力的措施,均能延续抗药性的产生和发展。根据影响节肢动物抗药性发展的多种因素,Georghion 和 Saito 在 1983 年从化学防治的角度提出了一套抗药性治理的策略,并根据具体情况不同,把抗药性治理分为 3 类:①适度治理(management by moderation),即通过减少杀虫剂的使用,保留一部分敏感型基因个体,降低种群中抗性基因的频率,阻止或延缓抗药性的发展;②饱和治理(management by saturation),即用较高剂量的杀虫剂杀死抗性杂合子,使杂合子在功能上表现为隐性,以降低抗性的发展速率;③复合治理(management by multiple),即通过不同类型的药剂进行混用、轮用和交替使用,达到对生物的多位点作用,使靶标不易产生抗性。同时,在现有化学药剂的基础上有针对性地选择药剂,运用增效剂,杀虫剂的轮用和混用,以及改进施药的方式。

抗药性治理应科学合理使用化学杀虫剂,并把化学防治和各项非化学防治手段相结合,采取防治结合、综合治理的对策,这是克服节肢动物抗药性产生最有效的措施。

一、杀虫剂的选择

在采用化学方法防治医学节肢动物时,应选择高效、低毒、低残留,并对同一环境中非目标生物、人畜、环境相对安全的杀虫剂,这样不仅可以发挥杀虫剂的作用,还可以充分利用自然天敌控制作用。原则上,尽量不使用或少使用广谱杀虫剂,以防止交互抗性的产生。

二、停用或限用杀虫剂

对一种医学节肢动物反复连续使用相同杀虫剂防治,容易引发抗药性的产生。最大限度地减少杀虫剂的施用量,是防治医学节肢动物抗药性最有效措施之一。减少杀虫剂使用次数和用药量,可降低杀虫剂的选择压力,降低抗性个体频率上升的速度,延缓抗性发展。例如朱树勋等(1996)将小菜蛾对氰戊菊酯和亚胺硫磷的抗性种群在室内无毒条件下饲养,其抗性水平逐代下降,至 20 代后,抗性基本消失,敏感性得以恢复,且表现稳定。李建洪等(1998)报道了广东地区的小菜蛾对苏云金芽孢杆菌产生明显的抗性,在无毒条件下饲养 5 代后抗性消失。但有些医学节肢动物抗性稳定性因杀虫剂不同而不同,吴孔明和刘芹轩(1995)报道棉蚜对菊酯类药剂的稳定性很强,一旦形成则难衰退;对久效磷的抗性稳定性相对较弱。另外,庄占兴等(1999)发现灭多威抗性棉蚜停药一段时间后抗性水平迅速下降,当对该药进行恢复试验时,其抗性发展速度更快,产生的抗性倍数更高。以上结果表明,对于在无杀虫剂选择压力下所表现出的抗性不稳定的医学节肢动物,寻求其抗性治理对策时,可以采用在一定地区、一定时间内暂停使用某种(类)杀虫剂,或轮用不具交互抗性杀虫剂。

三、轮用杀虫剂

负交互抗性是指节肢动物的一个品系对一种杀虫剂产生抗性后,反而对另一种未使用过的杀虫剂变得更加敏感的现象。负交互抗性是利用了反选择作用,A 类杀虫剂选择了对 A 类杀虫剂的抗性基因,但是 B 类杀虫剂正好淘汰了对 A 类杀虫剂有抗性的基因,对 B 类杀虫剂反而最敏感,反之亦然。选择负交互抗性的杀虫剂轮用是限制抗药性增长、阻止抗性基因在医学节肢动物积累的有效措施。因为具抗性基因的个体其适应性常比敏感个体低,轮用不同作用机制的杀虫剂后,可以稀释原有抗性群体的抗性频率。而一个地区长期施用单一或作用机制相似的杀虫剂防治某类医学节肢动物,其抗性发展很快,尤其是一年内发生代多的医学节肢动物,如蚜虫、螨类等极易产生抗性。Kanga 等(2003)报道用硫丹-有机磷-除虫菊酯交替防治东方果实蛀虫(*Grapholita molesta*),发现虫体有机磷抗性水平由 55% 降至 14%,除虫菊酯抗性水平由 30% 降至 10%。周华云等(2001)用溴氰菊酯和倍硫磷单剂隔代轮用处理淡色库蚊(*Culex pipiens pallens*),至 15 代时对溴氰菊酯抗性仅上升 17.74 倍,至第 16 代时对倍硫磷的抗性上升了 2.77 倍,而溴氰菊酯单剂和倍硫磷单剂连续处理 16 代时抗性分别上升了 729 倍和 25 倍。吴兴富和宋春满(2008)于室内模拟田间杀虫剂施药方式,氧化乐果、灭多威和高效氟氯氰菊酯分别连续施药 9 次后,烟蚜种群对这 3 种杀虫剂的抗性分别增长了 73.3 倍、8.9 倍和 10.4 倍;而氧化乐果→灭多威→高效氟氯氰菊酯顺序轮用 3 次(施药 9 次)和 4 次(施药 12 次)后,氧化乐果的抗性增长了 47.3 倍和 51.5 倍,灭多威的抗性增长了 5.1 倍和 6.7 倍,高效氟氯氰菊酯的抗性增长了 1.8 倍和 5.0 倍。由此可见,与连用相比,3 种杀虫剂顺序轮用可延缓烟蚜抗药性的增长。莫建初等(1999)用抗性模型和室内试验对轮用延缓害虫抗性演化的效果进行了研究,结果表明当两种杀虫剂采用轮用(轮用间隔期为 1)的方式施用时,各抗性基因型个体无论是否具有适合度劣势,在不同强度的杀虫剂作用下,害虫种群的抗性演化均具有相同的变化规律,即当 A、B 两种杀虫剂作用强度相同时,随着作用强度的降低,害虫种群的抗性演化速度越慢;当 A、B 两种杀虫剂的作用强度不同时,两种杀虫剂之间的作用强度差异越大,害虫种群的抗性演化速度越快。因此,选用正确的杀虫剂轮用是医学节肢动物抗性治理的理想方式,在其他措施未成功之前,该措施对延缓抗性效果较好。

四、混用杀虫剂

作用机制不同的杀虫剂混用具有提高药效、扩大防治对象范围、降低毒性、降低成本、减缓和克服医学节肢动物抗药性等特点,因此杀虫剂混用被广泛使用。但混用的杀虫剂组合必须科学合理,混配的杀虫剂品种间应无抗性,不破坏药剂的性状,不增加毒性且有增效作用,最好是在抗性尚未完全形成时使用,以免诱发医学节肢动物的多抗性和复合抗性。另外,同一配伍的混配杀虫剂也不能长期单一使用,应与其他杀虫剂轮用,否则会引起医学节肢动物产生多抗性。

随着杀虫剂种类的增加,杀虫剂混配混用大放异彩。如辛硫磷+氯氰菊酯即辛氰乳油是防治小菜蛾、甜菜夜蛾的最佳杀虫混剂,马拉硫磷+氯氰菊酯即氰马乳油防治小麦的抗性蚜虫效果很好。丰收菊酯和灭杀毙也被证实是对棉虫防效较好的复配农药品种。一些有机磷与拟除虫菊酯混配或其他药剂混配,明显提高了对医学节肢动物的防治效果。王怀位等(2003)测定不同杀虫剂混用对抗敌敌畏(DDVP)淡色库蚊的防治效果,发现 DDVP+三氯杀虫酯、氯氰菊酯+残杀威、氯氰菊酯+DDVP、残杀威+三氯杀虫酯各组共毒系数分别为 180.07~237.50、158.11~198.95、155.22~175.00、120.28~132.12,系数均在 120 以上,表明氯氰菊酯或三氯杀虫酯与 DDVP 或残杀威混用均能延缓抗性发展。耿博闻和张润杰(2005)在广州郊区稻田中用一种真菌杀虫剂黄绿绿僵菌(*Metharhizium flavoviride*)和低用量噻嗪酮对褐飞虱进行了协同防治作用药效试验。结果表明低用量噻嗪酮与黄绿绿僵菌混施可以有效地控制田间稻飞虱的种群密度,对成虫的防效在第 16 天、对若虫第 21 天时达到 95% 以上,其相对防效和虫口减退率都有明显升高并表现出明显的协同作用。陈伟和谢光(2006)用 0.5% 奋斗呐粉剂、0.5% 胺菊酯粉剂、0.5% 残杀威粉剂等分别按不同比例配制成复配剂作用于德国小蠊,结果显示复配型粉剂滞留喷洒的杀灭效果明显好于单一粉剂,且抗药性较单一粉剂低。莫建初等(1999)通过抗性模型室内实验研究,发现作用机制不同的两种杀虫剂混用,其延缓害虫抗性演化效果,不仅与杀虫剂的作用强度有关,而且种群内抗性基因型个体的适合度大小和两种杀虫剂混用后的毒理效应类型亦有一定关系。即使两种杀虫剂混用的毒理效应为增效时,若两种杀虫剂的作用强度不相等,无论抗性基因型个体是否具有适合度劣势,参与混用的两种杀虫剂的作用强度差异越大,害虫种群的抗性演化速度越快。因此,混用杀虫剂时必须注意杀虫剂毒理效应和作用强度。

五、使用增效剂

增效剂是指对节肢动物没有或者很少有杀虫性能的一类化学品,但添加某一杀虫剂后,能大大地提高杀虫剂的杀虫效力,主要通过抑制某种类型的解毒酶系(如多功能氧化酶系)而使杀虫剂增效。早在第二次世界大战初期,美军利用天然除虫菊素防治虱子时就开始使用增效剂——芝麻油,其中所含的芝麻素能使除虫菊素增效。至今,有关国家相继研究和开发了胡椒碱、增效酯、增效砜、增效环、增效特、增效散、增效醛、增效醚、增效胺、全能增效剂、增效磷、八氯二丙醚等一系列产品。添加增效剂的优点在于能大大增加杀虫效果,减少杀虫剂用量,这对于环境保护、造福人类有不可忽视的作用,并可在一定时期内降低医学节肢动物的抗药性。

随着人们对医学节肢动物抗药性防治的重视,增效剂的使用越来越普遍。Karunaratne 等(1993)报道硫双灭多威加用增效醚处理拟除虫菊酯抗性家蝇(*Musca domestica*),其抗性降低了 5 倍。庄占兴和韩书霞(1997)以不同抗药性水平的棉铃虫 3 龄幼虫为试虫,分别测定增效磷、八氯二丙醚、月桂氮唑酮、IS-961 对久效磷、灭多威、氰戊菊酯的增效作用,发现 4 种增效剂的增效作用,除与被测药剂种类有关外,还与棉铃虫抗药性水平密切相关,其增效作用一般随抗药性水平的提高而增加,但增加的幅度低于抗药性提高的幅度。郑树林等(2003)在 8 种有效杀虫剂中添加 3 种不同种类增效剂作用于甜菜夜蛾 5 龄幼虫,发现供试的 3 种增效剂对 8 种杀虫剂均有不同程度的增效作用,其中增效醚对氰戊菊酯和灭多威的增效作用最为明显。在田间使用灭多威、高效氯氰菊酯、阿维菌素,这 3 种杀虫剂的防治效果依次为 45.79%、52.08% 和 69.56%,而添加 1% 的增效醚后,这 3 种杀虫剂的防治效果分别为 74.16%、64.89% 和 78.11%。王怀位等(2003)发现 DDVP 与增效剂胡椒基丁醚(又名增效醚)、八氯二丙醚和增效胺混用,作用于淡色库蚊幼虫抗 DDVP 品系,增效系数分别为 2.96~11.36、1.49~2.18、1.41~1.59。研究发现,增效剂胡椒基丁醚对多杀菌素抗性品系的小菜蛾具有明显的协同作用;增效剂磷酸三苯酯和增效醚对小菜蛾唑虫酰胺抗性品系均有显著增效作用。此外,Tang 等(2010)发现增效醚可以抑制对氟虫腈具有抗性的白背飞虱体内的酯酶和细胞色素 P450 酶活性,可能是其增效作用的机制。Zhou 等(2020)发现,胡椒基丁醚可明显提高对吡虫啉具有抗性的烟粉虱的防治效果。上述结果表明在杀虫剂加入增效剂进行复配具有较好的增效作用,而且能延缓抗药性的发展,降低成本,是抗药性治理的重要方法之一。

另外,还有针对昆虫病毒的增效剂——生物增效剂(病毒增强素等)和化学增效剂(荧光增白剂等)。病毒增强素也是来源于昆虫病毒,它的增效活性包括提高昆虫病毒的杀虫活性、杀虫速度及扩大杀虫谱等,但病毒增强素的增效活性受其用量及存在状态(是经纯化还是存在于病毒包涵体中)、寄主昆虫龄期、被增效病毒种类等因素影响。自 1959 年 Tanada 首次发现美洲粘虫颗粒体病毒(granulosis virus,GV)对其核型多角体病毒(nuclear polyhedrosis virus,NPV)存在增效作用以来,已陆续发现了多种颗粒体病毒和核型多角体病毒、昆虫痘病毒(entomopoxvirus,EPV)和质型多角体病毒(cytoplasmic polyhedrosis virus,CPV)等对核型多角体病毒也有增效活性。Hukuhara 等(1987)报道美洲粘虫颗粒体病毒增强素可同时提高 NPV 对美洲粘虫和东方粘虫的感染力、斜纹夜蛾 NPV 对斜纹夜蛾的感染力。郭慧芳等(2003)发现八字地老虎颗粒体病毒(XcGV)、银锭夜蛾质型多角体病毒(McCPV)可明显提高斜纹夜蛾核多角体病毒对斜纹夜蛾的杀虫速度。荧光增白剂是一类普遍用于纺织、造纸、塑料等行业的化学物质,它能吸收日光中紫外线的 280~310nm 和 320~400nm 的波段。Shapiro(1992)发现多种荧光增白剂对舞毒蛾核型多角体病毒具有紫外线保护作用,其中二苯乙烯类荧光增白剂保护效果可高达 100%。另外,Shapiro(1992)还发现荧光增白剂亦可提高昆虫病毒本身的毒力。此后,相继发现了荧光增白剂在秋粘虫、棉铃虫、大豆夜蛾、芹菜夜蛾、云杉卷叶蛾、小地老虎和甜菜夜蛾等多种害虫中对核型多角体病毒的增效作用。

六、选择使用高杀死或低杀死策略

高杀死是通过高剂量杀死绝大多数抗性基因的携带者杂合子个体(RS),只留下极少数纯抗性个体(RR),使抗性基因频率在抗性种群中减少到低限,在自然选择下抗性基因逐步漂失。低杀死则是充分利用有价值的敏感性资源,通过限制药剂的使用频率范围和剂量,降低杀虫剂总的选择压力来保持医学节肢动物的敏感性。在媒介种群抗性基因频率很低时,提倡采用低剂量杀虫剂处理,一方面不能杀死大量敏感虫体,保持了种群的敏感性;另一方面,有可能影响医学节肢动物的行为、发育速度、生殖能力和寿命,降低种群密度。

七、老药与新药的合理选用

在防治医学节肢动物工作中人们总希望不断有新药,当某种药对医学节肢动物防治效果不满意时总认为是药剂的问题,或抗药性问题,需换新药。但是现在新药开发难度很大,费用高,不能期望 1~3 年就有新药问世。应该充分利用已有的杀虫剂,合理使用,延长其使用寿命。事实上,一些发达国家仍然使用一些几十年前使用过的老药,他们不追求速效,更注重安全性和实效性。在美国、日本和东南亚国家还广泛使用硼酸灭蟑螂毒饵,因为硼酸对蟑螂无驱避作用,且毒性低,虽然杀虫作用慢,但效果可靠。在美国仍然使用马拉硫磷超低容量喷雾,进行室外灭蚊,因为马拉硫磷毒性低,使用安全。目前,虽然一些新药杀虫效果好,但价格昂贵。在卫生防疫经费短缺的情况下,应该尽量使用已有的杀虫剂,合理选用老药和新药。

八、分区用药法

把一片农田分成若干小区,作用机制不同的 A、B 两种杀虫剂交替使用,在 a 小区内使用 A 杀虫剂,在 b 小区内使用 B 杀虫剂,在 a 小区内选择了对 A 有抗性的个体,在邻近的 b 小区内选择了对 B 有抗性的个体,它们之间可彼此迁移杂交,因而稀释了彼此的抗性,即利用无抗性个体迁入抗性区的稀释阻止了抗性的形成。

九、选择最佳用药期

加强预测预报,掌握最佳用药时机,在医学节肢动物对药物最敏感的发育阶段施药。一般来说,医学节肢动物的幼虫在 2 龄以前抗药性最小,是防治用药最佳时期,2 龄以后虫体抗药性剧增,虫体发育越成熟抗药性越强,防治效果越差。邰德良等(2001)发现有机磷杀虫剂对二化螟 3 龄以下的幼虫都有较好防治效果,将二化螟的防治适期由卵孵高峰期(大发生年份在卵孵始盛期用第一次药)调整到1~3龄幼虫高峰期,这样既可减少用药次数延缓抗药性产生,又能保证防治效果。姚士桐等(2008)通过分析黄曲条跳甲幼虫田间危害规律,发现黄曲条跳甲最佳防治适期为成虫高峰后13~16天。因此,防治黄曲条跳甲的策略应从防治幼虫着手抓起,避免过去通过防治成虫所造成的虫情控制难度高、抗药性强、防治成本高等问题。

十、生物防治

医学节肢动物广泛的抗药性给化学防治带来了更多的难题,因此,生物防治作为最重要的替代手段,越来越受到人们的重视。相比化学杀虫剂,生物防治对环境污染小,节肢动物不易产生抗药性;与物理方法相比,它经济、有效、易于实施,从而成为当前医学节肢动物抗药性综合治理的重要组成部分。传统的生物防治主要包括天敌动物和病原微生物两大类,而现代生物防治的内涵则有了较大的扩展,除了上述两部分内容之外,还涉及寄主抗性等方面。

1. **自然天敌防治**　利用自然天敌控制医学节肢动物花费较少,且具有持续效果,在医学节肢动物抗药性防治中应用广泛。天敌昆虫可分为捕食型天敌和寄生型天敌两大类,捕食性天敌种类很多,最常见的有蜻蜓、螳螂、猎蝽、刺蝽、花蝽、草蛉、瓢虫、食蚜蝇以及捕食螨类等,这些天敌一般捕食虫量大,在其生长发育过程中,必须取食几头、几十头甚至数千头的虫体后,才能完成它的生长发育。根据捕食的习性,可用来控制害虫的种群数量,减少化学防治带来的抗药性问题。寄生性天敌是寄生于害虫体内,以害虫体液或内部器官为食,使害虫致死,其中最重要的是寄生蜂和寄生蝇类。目前在昆虫防治上利用最多的是赤眼蜂,利用赤眼蜂可防治松毛虫、玉米螟、棉铃虫、烟夜蛾、稻纵卷叶螟、稻苞虫、甘蔗螟、豆荚螟等20多种害虫,已取得不同程度的成功。

2. **微生物防治**　微生物杀虫剂是一类利用微生物活体或其代谢产物来防治医学节肢动物的微生物制剂,它具有特异性强,防治效果好,对人畜安全,不破坏生态平衡,不易产生抗药性等优点。近年来,微生物杀虫剂的品种在不断增加,应用范围亦不断扩大,其中苏云金芽孢杆菌(*Bacillus thuringiensis*,B.t.)是一类发展时间最早的微生物杀虫剂,它属好气性蜡状芽孢杆菌群,可产生内毒素(伴胞晶体,即cry蛋白)和外毒素(α、β和γ外毒素)两大类毒素。当苏云金芽孢杆菌被敏感昆虫吞噬后,在昆虫中肠碱性环境条件下溶解释放出内毒素,再与中肠上皮细胞刷状缘膜的受体结合,迅速不可逆地插入到细胞膜中,形成孔洞或离子通道,引起离子渗透,导致细胞膨胀解体;扰乱中肠内正常的跨膜电势及酸碱平衡,上皮细胞退化,内脏功能麻痹,进食停止,最后昆虫因饥饿和败血症而死亡;外毒素作用缓慢,在蜕皮和变态时作用明显,这两个时期正是RNA合成的高峰期,外毒素能抑制依赖于DNA的RNA聚合酶。苏云金芽孢杆菌对鳞翅目、双翅目、鞘翅目等害虫具有较强的毒杀作用和专一性,但对高等动物无毒害,与化学杀虫剂交替使用,可克服害虫的抗药性。吴刚等(2001)发现用苏云金芽孢杆菌预处理抗性小菜蛾幼虫后,虫体对甲胺磷、水胺硫磷和克百威的敏感性分别为未处理组的6.74倍、8.83倍和8.5倍。刘波等(2003)将苏云金芽孢杆菌的杀虫毒素进行酶切改造,形成带末端氨基的原毒素,并将阿维菌素的羟基进行激活、衍生化,形成带羧基的杀虫毒素衍生物,再利用氨基-羧基偶联剂进行偶合,实现两种生物毒素的结构改造和生化结合,形成多位点杀虫毒素——BtA,成功解决了生物农药杀虫谱窄和杀虫速率慢的弱点,这对于延缓昆虫的抗药性具有重要意义。闫正跃等(2008)报道润州黄色杆菌GXW1524菌株(一种在江苏镇江发现的从自然死亡的斜纹夜蛾幼虫尸体中分离、筛选而获得的新菌株)对甜菜夜蛾不同龄期的幼虫表现出了较强的致病力,是一种具有较大潜在应用价值的昆虫病原菌。

另外,微生物杀虫剂中真菌杀虫剂应用也较多,如:白僵菌、绿僵菌、拟青霉菌、轮枝菌等。其中应用最多的是白僵菌,在我国应用白僵菌防治大豆食心虫、松毛及玉米螟等害虫,已取得了良好效果。袁胜勇等(2007)将球孢白僵菌MZ041016菌株孢子液与低剂量的杀虫剂混配,对甘蓝蚜有较强的致病性,表明使用低剂量的杀虫剂与白僵菌防治蚜虫,在保证有很好防效的同时既能保护环境、天敌,又能减少杀虫剂的大量使用,有效防治了蚜虫抗药性的产生。

微生物杀虫剂中的昆虫病毒作为生物杀虫剂,除了具有对天敌安全、不污染环境和不易产生抗药性等优点外,更因其能在害虫种群中形成流行病而长期控制虫口明显优于其他杀虫剂,在昆虫抗药性防治方面有着广阔的应用前景。昆虫病毒主要包括核型多角体病毒（NPV）、颗粒体病毒（GV）等。NPV和GV以鳞翅目害虫为特异性寄主，安全性高、可长期保存、易于生产，作为优良的生物防治因子得到世界各国的广泛重视与研究。目前，20多种病毒制剂已试用于大田防治，如应用于蔬菜上的有棉铃虫核型多角体病毒、甜菜夜蛾颗粒体病毒、斜纹夜蛾多角体病毒等。

3. 寄主植物的利用 在植食性昆虫与高等植物长期共同进化过程中，植物产生许多毒性次生物质，如生物碱、萜类和酚类化合物等，以保护其免受虫害。植食性昆虫取食不同的寄主植物后，会诱导昆虫对杀虫药剂产生不同程度的抗性。寄主植物影响昆虫抗药性，可能主要有两方面原因：①不同植物中营养组成的差异，导致对植食性昆虫体内生理代谢功能产生较大影响，使之生长发育状况等发生变化，提高对杀虫剂的抵抗力；②寄主植物中的次生物质诱导激活昆虫体内与杀虫剂代谢相关的解毒酶系，引起昆虫体内的解毒酶系发生变化，导致昆虫对杀虫药剂产生抗性。就昆虫产生抗药性的机制而言，前者属表型抗性，后者属交互抗性，与抗药性形成的生化机制密切相关。因此，寄主植物与昆虫抗药性关系的研究在昆虫抗药性综合治理中有着重要意义，不仅可以从理论上进一步指导昆虫抗药性的形成机制和变化规律的研究，更重要的是在昆虫综合治理中把寄主植物、植食性昆虫和杀虫药剂三者作为一个整体系统来加以考虑，重新制定完善昆虫抗药性综合治理策略，如调整作物布局，改进耕作制度，减少或避免种植强抗性诱导作物，套种或间作能使昆虫对杀虫剂敏感性增强的寄主植物。

（王卫杰）

参考文献

[1] 伍一军. 近二十年我国杀虫剂毒理学研究进展（Ⅱ）——昆虫对杀虫剂的抗性研究[J]. 应用昆虫学报,2020,57(5):995-1008.

[2] 张丽阳,刘承兰. 昆虫抗药性机制及抗性治理研究进展[J]. 环境昆虫学报,2016,38(3):640-647.

[3] 杨宙,陈红萍,邓伟,等. 昆虫抗性治理策略的研究概况[J]. 江西农业学报,2013,25(1):78-80.

[4] 向志国,郑榜高,吴学渊. 昆虫抗药性的产生及其治理对策[J]. 植物医生,2009,22(5):6-8.

[5] 吴兴富,宋春满. 杀虫剂不同施用方式对烟蚜抗药性发展和羧酸酯酶活力的影响[J]. 昆虫知识,2008,45(1):95-100.

[6] 闫正跃,孟玲,高晓文. 润州黄色杆菌对甜菜夜蛾的毒力测定[J]. 中国生物防治,2008,24(1):30-33.

[7] 姚士桐,郑永利,陈国祥. 曲曲条跳甲幼虫灾变规律研究初报[J]. 浙江农业科学,2008,(3):353-354.

[8] 袁盛勇,孔琼,李正跃,等. 球孢白僵菌MZ041016菌株与4种低剂量农药混用对甘蓝蚜虫的室内毒力测定[J]. 河南农业科学,2007,36(4):59-61.

[9] 陈伟,谢光. 杀虫粉剂混配对德国小蠊的灭效观察[J]. 中国媒介生物学及控制杂志,2006,17(1):46.

[10] 王怀位,甄天民,孙传红,等. 杀虫剂混配对抗DDVP淡色库蚊的毒力及增效作用的研究[J]. 中国媒介生物及控制杂志,2005,16(2):101-102.

[11] 耿博闻,张润杰. 田间噻嗪酮与黄绿绿僵菌对褐飞虱的协同防治[J]. 中山大学学报(自然科学版),2005,44(3):78-81+85.

[12] 郭慧芳,方继朝,罗伟杰,等. 不同昆虫病毒对斜纹夜蛾和甜菜夜蛾的联合增效作用[J]. 中国生物防治,2003,19(1):23-26.

[13] 郑树林,董茂忠,张金娥. 增效剂在甜菜夜蛾抗药性治理中的作用研究[J]. 山东农业科学,2003,(3):38-39.

[14] 姚洪渭,叶恭银,程家安. 寄主植物影响害虫药剂敏感性的研究进展[J]. 昆虫学报,2002,45(2):253-264.

[15] 张国洲. 害虫抗药性及其治理[J]. 安徽农业科学,2002,30(4):512-514.

[16] 邰德良,杨秋萍,李瑛,等. 水稻二化螟抗药性监测与治理对策[J]. 植保技术与推广,2001,21(6):24-25.

[17] 吴刚,尤民生,赵士熙,等. 苏云金杆菌预处理小菜蛾对有机磷和氨基甲酸酯杀虫剂的增效作用[J]. 昆虫学报,2001,44(4):454-461.

[18] 周华云,孙俊,李菊林,等. 溴氰菊酯和倍硫磷混用、轮用对淡色库蚊抗性发展的影响[J]. 中国寄生虫病防治杂志,2001,14(1):49-51.

[19] 莫建初,庄佩君,唐振华. 杀虫剂轮用和混用对害虫种群抗性演化的影响[J]. 昆虫学报,1999,42(4):337-346.

[20] 庄占兴,童建华,宋化稳,等. 棉蚜对灭多威的抗性稳定性研究[J]. 农药科学与管理,1999,20(2):29-30.

[21] 李建洪,伍建宏,喻子牛,等. 小菜蛾对苏云金芽孢杆菌的抗药性研究[J]. 华中农业大学学报,1998,17(3):214-217.

［22］庄占兴,韩书霞.增效剂的增效作用与棉铃虫抗药性水平之间的关系研究［J］.农药科学与管理,1997,61（1）:17-19.

［23］朱树勋,司升云,邹丰,等.小菜蛾抗药性消失动态研究［J］.中国蔬菜,1996,1（1）:20-22.

［24］吴孔明,刘芹轩.棉蚜对杀虫剂抗性的稳定性［J］.昆虫学报,1995,38（2）:253-255.

［25］ZHOU C S,CAO Q,LI G Z,et al. Role of several cytochrome P450s in the resistance and cross-resistance against imidacloprid and acetamiprid of *Bemisia tabaci* (Hemiptera:Aleyrodidae) MEAM1 cryptic species in Xinjiang,China ［J］. Pestic Biochem Physiol,2020,163:209-215.

［26］TANG J,LI J,SHAO Y,et al. Fipronil resistance in the whitebacked planthopper (*Sogatella furcifera*):possible resistance mechanisms and cross-resistance ［J］. Pest Manag Sci,2010,66:121-125.

［27］KANGA L H,PREE D J,VAN LIER J L,et al. Management of insecticide resistance in Oriental fruit moth (*Grapholita molesta*; Lepidoptera:Tortricidae) populations from Ontario ［J］. Pest Manag Sci,2003,59(8):921-927.

［28］LIU B,SENGONCA C. Conjugation of δ-endotoxin from *Bacillus thuringiensis* with abamectin of *Streptomyces avermitilis* as a new type of biocide GCSC-BtA,for control of agricultural insect pests ［J］. J Pest Science,2003,76(2):44-49.

［29］KARUNARATNE K M,PLAPP F W. Biochemistry and genetics of thiodicarb resistance in the house fly (Diptera:Muscidae)［J］. J Econ Entomol,1993,86(2):258-264.

［30］SHAPIRO M. Use of optical brighteners as radiation protectants for gypsy moth (Lepidoptera:Lymantriidae) nuclear polyhedrosis virus ［J］. J Econ Entomol,1992,85(5):1682-1686.

［31］SHAPIRO M. Enhancement of gypsy moth (Lepidoptera:Lymantriidae) baculovirus activity by optical brighteners ［J］. J Econ Entomol,1992,85(4):1120-1124.

［32］HUKUHARA T,TAMURA K,ZHU Y F,et al. Synergistic factor shows specificity in enhancing nuclear polyhedrosis virus infections ［J］. Appl Ent Zool,1987,22(2):235-236.

新技术在医学节肢动物学研究中的应用

  1953 年 Watson 和 Crick 提出著名的 DNA 双螺旋结构模型,并将 "DNA 右手双螺旋" 结构的论文发表于国际著名杂志——*Nature*,阐明其是遗传信息的携带者,从而开辟了现代分子生物学的新纪元。在随后的 20 年里,mRNA 的发现和遗传密码的破译,DNA 聚合酶、RNA 聚合酶、限制性核酸内切酶、DNA 连接酶等重大发现,使得 DNA 重组技术在 20 世纪 70 年代得以问世。特别是近 20 年来,分子与细胞生物学处于高速发展阶段,以噬菌体展示技术、RNA 干扰技术、诱导多功能干细胞(induced pluripotent stem cell,iPS)技术、CRISPR/Cas9(clustered regularly interspaced short palindromic repeats/Cas9)基因编辑和各种组学测序等技术为代表的一批新技术涌现出来,迎来了生命科学和医学的大发展。尤其是人类基因组计划的提前完成,大力推动了转录组学、蛋白组学、代谢组学和 microRNA 组学等一系列功能基因组学的发展。随着人类经济与社会的发展,未来还会迎来生物医学研究成果的持续爆发。总之,上述科技的进步都为医学节肢动物学研究进入到分子水平奠定了理论和技术的基础。

  长期以来,医学节肢动物学主要围绕形态学、分类学、生态学、生活史与发育生物学等方面进行研究。虽然取得了丰硕的研究成果,但对医学节肢动物的分子遗传学差异、致病机制等分子层面的研究还不够深入。本篇重点介绍一些国内外医学节肢动物相关的分子生物学新方法和新技术,旨在从亚细胞和分子水平为探究医学节肢动物与人类疾病的关系提供有力的技术支撑。期待将来的医学节肢动物学研究在广度和深度方面都会有质的飞跃,期盼未来的医学节肢动物学研究成果出现一次大爆发。

(陈冬生)

第四十八章

生物信息技术在医学节肢动物学中的应用

生物信息技术（bioinformatics technology）是生物与计算机的交叉学科。生物信息技术不仅是一门学科，更是一种重要的研究开发平台与工具。它是今后进行几乎所有生命科学探索的重要推手，基于生物信息技术对大量已有数据资料的分析处理所提供的理论指导，我们能够选择正确的研发方向；同样，选择正确的生物信息学分析方法和手段，我们能够正确处理和评价新的实验数据并得到准确的结论。生物信息学已经在生物学、医学、农业、环境科学、信息技术，以及新材料等诸多学科领域研究中得到广泛的应用。而在医学节肢动物领域，一些重要生物信息技术的应用以及生物信息技术的不断更新将为该领域带来持续性发展与学科前沿突破。

第一节 生物信息学概述

生物信息学（bioinformatics）是20世纪80年代末随着人类基因组计划（Human Genome Project，HGP）的启动而兴起的一门新兴交叉学科，其诞生的渊源在于20世纪生物学、计算机科学、数学和物理学等学科之间的交叉渗透与融合，特别是在分子生物学、国际互联网（World Wide Web，WWW）和生物医药的发展推动下，生物信息学以其快速发展的态势而备受世人瞩目，并在人类基因组计划实施及后基因组计划中占有重要地位。生物信息学不仅是一门科学学科，更是一种重要的研究开发平台与工具。尤其值得注意的是，生物信息学已经在生物学、医学、农业、环境科学、信息技术以及新材料的研究中得到广泛应用。生物信息学的继续发展也必将为这些领域带来持续性发展与学科前沿突破，是今后进行几乎所有生命科学探索的重要推手。

一、生物信息学的定义

生物信息学作为一门新兴的学科，其定义有广义和狭义之分。广义的生物信息学泛指任何与运用计算机及其网络和数据库进行大规模生物学数据的收集、组织管理和分析相关的研究领域。狭义的生物信息学是指用计算机的手段和方法来对生物遗传的信息和数据进行管理和分析。

生物信息学以计算机技术为研究手段和工具，同时采用数学、统计学模型、模拟研究手法来解决生物科学的问题，因而成为生物学、统计学、数学、计算机学甚至工程学等学科之间的交叉领域。

二、生物信息学的内涵

生物信息学的内涵包括多个层面。

1. 从生物学角度理解 生物信息学研究的是生物体内遗传信息的自然运动规律和变化，基因组数据是其研究的起点，通过破译基因序列的遗传规律、归纳转录调控规律和蛋白质谱数据，揭示生物体的发育、生长和代谢的过程；在后基因组时代，基因功能表达谱的研究是探讨基因在特定时空中的表达；确立核酸序列中编码蛋白质的基因，了解蛋白质的功能及其分子基础，采用蛋白质结构模拟与分子设计进行功能预测；

对已知的各种代谢途径和相关的生物分子的结构、功能及它们之间的相互作用进行整理,用以研究细胞发育、分化途径和疾病发生与发展的路径。

2. 从信息学角度理解　生物信息学包括构建数据库和开发应用软件等多个方面。面对大量的信息资源,数据库的作用不仅是数据的储存,还包括数据分类、注释、分析及相关链接、数据库的查询和搜索、数据资源的交流和更新,具有广泛的使用价值;生物学数据的分析和处理是生物信息学的主要研究手段,核酸序列的获得、氨基酸序列的获得、序列间的比对、数据库的查询、序列的分析、结构的可视化都需要相应专业软件工具的支持。

总之,生物信息学可以理解为"生物学+信息学(计算机科学及应用)",但作为一门学科,它有自己的学科体系,而不是简单的叠加。需要注意到,生物信息学的研究内容与研究对象是不同的概念。很显然,生物信息学的研究对象是生物数据。其中,最"经典"的是分子生物学数据,即基因组技术的产物 DNA 序列。后基因组时代将从系统角度研究生命过程的各个层次,走向探索生命过程的每个环节,包括微观(深入到研究单个分子的结构和运动规律)和宏观(结合宏观生态学,从大的角度来研究生命过程)两个方向。着重于"序列结构功能应用"中的"功能"和"应用"部分。就研究面来说,其涉及并参与生命科学各个领域的研究。

三、生物信息学的研究领域

生物信息学自 20 世纪 80 年代末兴起以来,已经形成了多个研究领域,以下简要介绍目前主要的研究领域。

1. 分子生物学与细胞生物学　该领域以 DNA-RNA-蛋白质为对象,分析编码区和非编码区中信息结构和编码特征,以及相应的信息调节与表达规律等。由于生物功能的主要体现者是蛋白质及其生理功能,研究蛋白质的修饰加工、转运定位结构变化相互作用等活动将推动对基因的功能、表达和调控的理解,对细胞活动及器官、系统、整体活动的调控都很关键。

2. 脑和神经科学　脑是自然界中最复杂的组织,长期以来,通过神经解剖、神经生理神经病理和临床医学研究,获得了大量有关脑结构和功能的数据。近年来,神经生物学研究也取得了大量科研成果,但是这些研究大多是在组织。细胞和分子水平进行的,不能很好地在系统和整体水平上反映人脑活动的规律。随着磁共振成像和正电子发射断层成像的发展,应用计算机技术,我们有可能在系统和整体水平上无创地研究人脑的功能定位、功能区之间的联系及神经递质和神经受体等。由此产生的神经信息学研究,将对我们了解脑、治疗脑和开发脑产生重大的作用。

3. 医药学　人类基因组计划的目的之一就是找到人类基因组中的所有基因。如何筛选分离各种疾病的致病基因,获得疾病的表型相关基因信息的工作才刚开始。我们需要在现有的基因测序的工作平台上,强化生物信息学平台的建设,从而加快对突发性疫情公共卫生的监控以及对致病原进行快速有效的分析和解决。此外,结合生物芯片数据分析,确定药物作用靶,再利用计算机技术进行合理的药物设计将是新药开发的主要途径。

4. 生物物理学　生物物理学其实是物理学的一个分支,研究的是生物的物理形态。涉及生物能学、结构生物学、生物力学、生物控制论、电生理学等。但这方面的生物数据获取和分析也越来越依赖于计算机的应用,如模型的建立光谱和成像数据的分析等。

5. 农林牧渔学　基因组计划也加快了农业生物功能基因组的研究,加快了转基因动植物育种所需生物信息学研究的步伐。通过比较基因组学表达分析和功能基因组分析识别重要基因,为培育转基因动植物改良动植物的质量和数量性状奠定了基础。通过分析病虫害、寄生生物的信号受体和转录途径组分,进行农业化合物设计,结合化学信息学方法,鉴定可用于杀虫剂和除草剂的潜在化学成分。此外,通过此方法可以进行动植物遗传资源研究,保护生物多样性;还可以对工业发酵菌进行代谢工程的研究,有目的地控制产品的生产。

6. 分子和生态进化　另一个重要的研究对象就是分子和生态进化。通过比较不同生物基因组中各种结构成分的异同,可以大大加深我们对生物进化的认识。从各种基因结构与成分的进化、密码子使用的进化,到进化树的构建,各种理论上和实验上的课题都等待着生物信息学家的研究。

四、生物信息学的发展趋势

目前,生物信息学家已经取得了多项研究成果,获得了海量的生物数据,确定了数千个基因的功能,其中包括搜索碱基对序列匹配的有效方法、统计学工具,利用新的计算机工具组装整个基因组等,从世界上第一个分子生物学数据库建立到今天经历了突飞猛进的发展,20 世纪 80 年代的 GenBank、EMBL(european molecular biology laboratory)和 DDBJ(DNA databank of japan)以 DNA 序列为主的世界三大标准数据库的建立,为分子生物学数据库的发展奠定了基础。数据格式的建立、数据的准确性和质量控制、方便的数据搜寻方式以及数据的及时更新是数据库建立和维持的重要问题。

但是,生物信息学仍是一个处在不断发展的领域,究其原因,它是基于分子生物学与多种学科交叉而成的新学科,现有的形势仍表现为各种学科的简单堆砌,相互之间的联系并不是特别紧密。在处理大规模数据方面,没有行之有效的一般性方法,而对于大规模数据内在的生成机制也没有完全明了,这使得生物信息学的研究短期内很难有突破性的结果。因此,生物信息学要得到真正的解决,最终不能从计算机科学得到,真正的解决方法还是得从生物学自身,从数学上的新思路来获得本质性的动力。毫无疑问,正如 Dulbecco 在 1986 所说, "人类的 DNA 序列是人类的真谛,这个世界上发生的一切事情,都与这一序列息息相关"。然而,要完全破译这一序列及相关的内容,我们还有相当长的路要走。

在未来几十年,我们很难预测生物信息学将给生物学的发展带来什么样的根本性突破,但是人类科学研究史表明,科学数据的大量积累将导致重大的科学规律的发现。例如,对数百颗天体运行数据的分析导致开普勒三大定律和万有引力定律的发现;数十种元素和上万种化合物数据的积累导致元素周期表的发现;氢原子光谱学数据的积累促成量子理论的提出,为量子力学的建立奠定了基础。我们有理由认为,今日生物学数据的巨大积累也将导致重大生物学规律的发现。

随着数据库中数据量的飞速增长,基于数据库的研究工作必将有所突破。可以相信,随着人类基因组计划的完成及白质组学研究的逐步开展,生物信息学在揭示生命的奥秘中会更加成熟和完善,生物信息学科也将随之得到巨大发展。

《第三次技术革命》里有这样的描述:"一场与工业革命和以计算机为基础的革命有相同影响力的变化正在开始。下一个伟大时代将是基因组革命时代,它现在处于初期阶段。"基因组学的发展已经进入后基因组研究阶段。致力于蛋白质功能研究的蛋白质组学和功能蛋白质组学正在蓬勃发展,在生物信息学发展的带动下,我们必定能够揭示各种生命现象的奥秘,并带动多个学科的跨越式发展。生物信息学的发展将对分子生物学、药物设计、工作流管理和医疗成像等领域产生巨大的影响,极有可能引发新的产业革命。此外,生物信息学所倡导的全球范围的资源共享也将对整个自然科学,乃至人类社会的发展产生深远的影响。

第二节 生物信息技术在医学节肢动物学中的应用

近年来,生物信息技术的发展为研究医学节肢动物学提供了丰富的生物信息资源。常用的生物信息技术有:蛋白组学(proteomics)研究核心技术、微阵列技术(microarray technology)、数字化差异表达(DDD)和表达序列标签(EST)等,这几种方法各有其优势,共同成为生物信息技术的组成部分。本节主要从构建粉螨亚目螨种文库、微阵列技术和蛋白质组学研究核心技术三个方面为代表介绍生物信息技术在医学节肢动物学中的应用。

一、Hibernate 数据持久化技术在粉螨亚目螨种文库构建中的应用

粉螨是一种呈世界分布的小型节肢动物,通常所说的粉螨是指粉螨亚目包含的所有种类,粉螨种类繁多、分布广泛,孳生于食品、贮藏商品、贮粮、毛皮、动物巢穴等处,不仅污染和破坏贮藏物品,造成这些物品的质量降低,而且还与人类健康及医学关系密切。正因为粉螨与食品、人类健康及医学有密切的关系,国内外对粉螨的研究倍加重视,所以根据粉螨的分类构建螨种文库,利用计算机软件技术开发粉螨专业文库分类检索与鉴别系统具有十分重要的意义。但由于粉螨种类繁多、形态特征复杂,文库构建和分类检索与

鉴别比较复杂,这就迫切需要一种能够体现面向对象程序设计思想的数据持久化技术,将每一种类别的螨种抽象为一个对象,对每一个对象进行持久化。石文兵等(2007)运用 Hibernate 数据持久化技术尝试构建粉螨亚目螨种文库,认为在螨种文库的构建中使用 Hibernate 进行数据持久化操作主要包含以下几个步骤:①创建 Hibernate 的配置文件 Hibernate. properties;②创建持久化类;③创建对象——关系映射文件 XML Mapping;④通过 Hibernate API 对对象实体进行数据持久化操作。

Hibernate 是一种开放源代码的对象关系映射框架,在 JD 数据序连接(java database connectivity,JDBC)的基础上作了轻量级的封装,使得在基于 Java 技术的应用开发中可以根据面向对象程序设计思维方便的操纵数据库,完成对象持久化的重任,它的目标是成为 Java 中管理持久化数据问题的一种完整的解决方案,它协调应用与关系数据库的交互,让开发者解放出来专注于手中的业务问题。同时 Hibernate 也是一种非强迫性的解决方案,开发者在写业务逻辑与持久化类时,不会被要求遵循许多 Hibernate 特定的规则和设计模式。这样,Hibernate 就可以与大多数新的和现有的应用平稳地集成,而不需要对应用的其余部分作破坏性的改动。

Hibernate 不仅提供了 Java 类到关系数据库表之间的映射,还提供了多种数据检索策略和数据恢复机制,大大简化数据持久层代码的编写,从而节约开发时间和开发成本。Hibernate 可以和多种 WEB 服务器或应用服务器很好地集成,如今支持几乎所有的数据库服务器,实现了跨数据库平台。Hibernate 是 Java 应用和关系数据库之间的桥梁,它负责 Java 对象和关系数据之间的映射,内部封装了 JDBC 访问数据库的操作,向应用层提供了面向对象的数据库访问 API。这种方法将大大简化螨种文库构建中数据持久层的设计,Hibernate 采用了二级缓存机制,把经常要访问的业务数据存放在缓存中,并通过特定的机制保证缓存中的数据与数据库中的数据同步,极大地提高数据访问效率,改善系统性能。

二、微阵列技术在医学节肢动物学中的应用

(一)微阵列技术原理

微阵列技术大致可以分为 5 个基本步骤(图 48-1):芯片制备、样本制备、杂交反应、信号检测和数据分析。

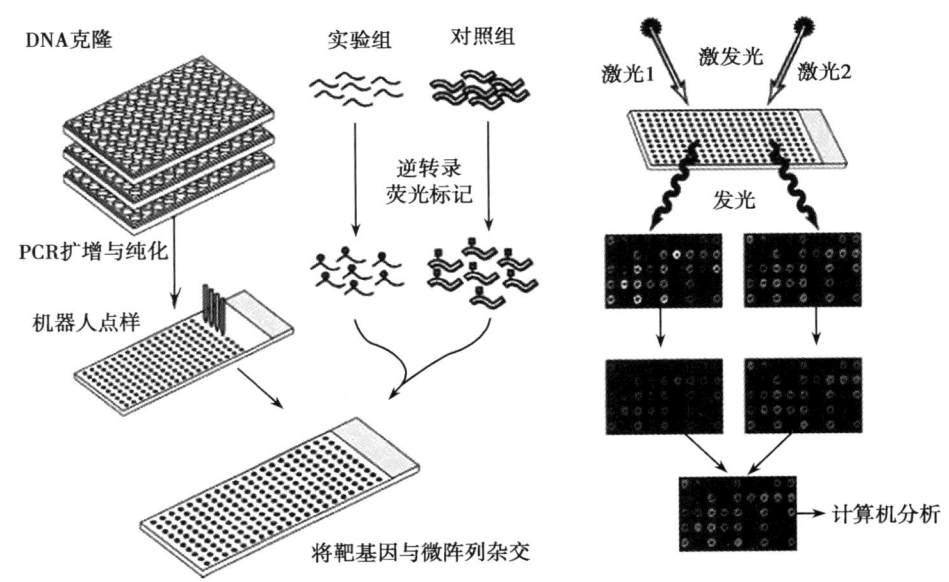

图 48-1　cDNA 微阵列流程图
(引自 李朝品)

1. 芯片制备　目前制备芯片主要以玻璃片或硅片为载体,采用离片合成(off-chip synthesis)和原位合成(in situ synthesis,图 48-2)的方法将寡核苷酸片段或 cDNA 作为探针按顺序排列在载体上。

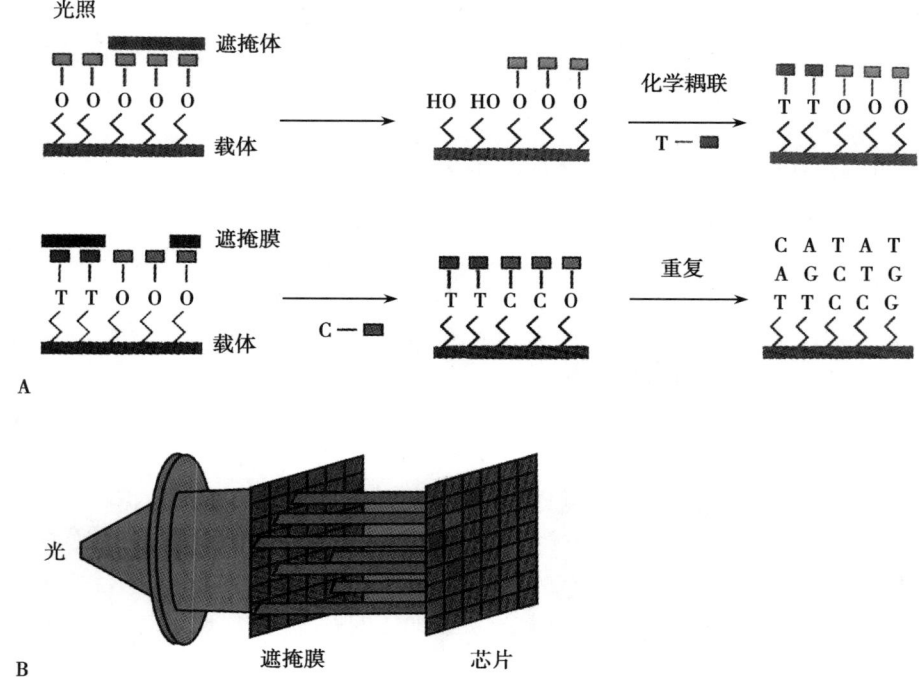

图 48-2 原位光指导合成寡核苷酸芯片示意图
（引自 李朝品）

2. 样本（DNA 或 mRNA）制备 由于目前 DNA 芯片的灵敏度有限，从组织中得到的生物样本（DNA 或 mRNA）通常要进行一定程度的扩增，而且要求对样本中靶序列进行高效而特异的扩增。

3. 杂交反应 杂交反应是一个复杂的过程，受很多因素的影响，而杂交反应的质量和效率直接关系到检测结果的准确性。影响杂交反应的因素有寡核苷酸探针密度、支持介质与杂交序列间的间隔序列长度、杂交序列长度、GC 含量、探针浓度、核酸二级结构。所以应根据探针的类型和长度以及芯片的应用来选择、优化杂交反应的条件。

4. 信号检测 杂交后的芯片要经过严格条件下的洗涤，除去未杂交的一切残留物。携带荧光标记的样本结合在芯片的特定位置上，在激光的激发下，含荧光标记的 DNA 片段发射荧光。样本与探针严格配对的杂交分子，其热力学稳定性较高，所产生的荧光强度最强；不完全杂交（含单个或两个错配碱基）的双链分子的热力学稳定新年感低，荧光信号弱；不能杂交则检测不到荧光信号或只检测到芯片上原有的荧光信号。不同位点信号被激光共聚焦显微镜或落射荧光显微镜等检测到，并由计算机记录下来（图 48-3）。

5. 数据分析 通过计算机软件处理分析，从高密度杂交微阵列中提取杂交点的荧光强度信号进行定量分析，并通过有效的数据筛选和相关的统计分析，就可以得到有关样本的生物信息。

（二）微阵列技术在医学节肢动物学中应用

微阵列技术已被广泛地应用于生命科学研究的各个领域，其在医学节肢动物学中的应用主要是两个方面：

1. 核酸序列测序 基因芯片技术利用固定一系列较短的已知序列的寡核苷酸探针，与较长的待分析序列杂交，寻找其互补序列，根据杂交结果分析待测 DNA 序列。而芯片技术中的杂交测序技术更是一种新的高效快速测序方法。用含

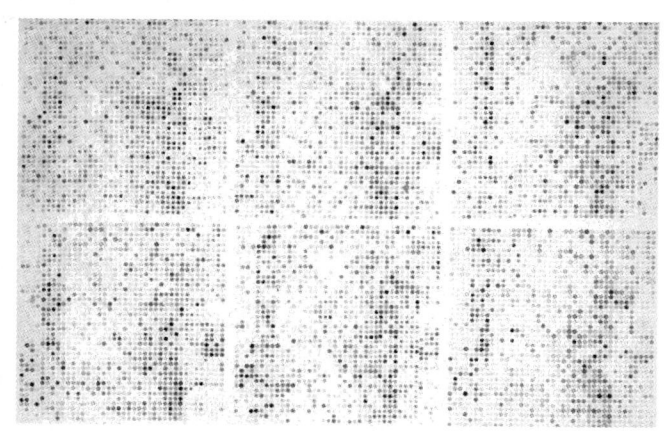

图 48-3 完成杂交反应的微阵列图
（引自 李朝品）

65 536 个 8 聚寡核苷酸的微阵列,采用杂交测序技术(sequencing by hybridization,SBH),可测定 200bp 长的 DNA 序列,采用 67 108 864 个 13 聚寡核苷酸的微阵列,可对数千个碱基长度的 DNA 测序。但是 SBH 要正确运用于大规模未知序列的测序,必须使用较长寡核苷酸探针的基因芯片,现行的方法很难做到。此外含 G、C 碱基较多的探针与含 A、T 碱基较多的探针,它们与靶序列的结合能力不一样,因此无法设计统一的最优杂交条件。所以杂交测序目前还仅仅限于分析局部的 DNA 片段,而且主要是对特定序列进行测序,以发现、校正错误位点。也可以将其同传统的测序方法结合起来,先用 SBH 法测定局部序列,然后再用凝胶电泳法分析较长范围的 DNA 片段,这样可以大大提高测序的效率和准确度。

2. 基因多态性及突变位点检测　DNA 芯片技术是一项高效、准确的 DNA 序列分析技术,将 DNA 芯片用于检测多态性及突变位点,不仅可准确地确定突变位点和基因多态性,更主要的是它的快速高效是目前所用的其他方法无法比拟的,它可以同时检测多个基因乃至整个基因组的突变。

平铺列阵(titled array)是一种常用的有效检测多态性/突变位点的阵列,其设计原理如下所述。为了检测已知序列 ATGCATXTCTC 中的 X 位点,可以使用下面 4 个探针:

ATGCATATCTC　　　　　　　　ATGCATTTCTC

ATGCATGTCTC　　　　　　　　ATGCATCTCTC

将待分析序列与这 4 个探针同时杂交,严格控制杂交条件,那么完全互补探针的杂交信号最强,从而可以确定 X 位点。此方法同样适用于分析检测较长的 DNA 片段中的每一位点,每识别一个碱基位点,都需要 4 个探针,探针的长度一般为 15~25bp,这 4 个探针除了中央的这一个碱基不同外,其余部分的碱基都是相同的,中央这一位点的碱基分别为 A、G、C 和 T,这 4 个碱基构成一个集合。

当检测一个长度为 L 的已知基因的每一个位点时,需要总共 4L 个探针。单核苷酸多态性(single-nucleotide polymorphisms,SNP),是在人类群体中最常见的一种遗传多态性,在医学节肢动物学中可作为一类新的遗传标记物系统。这类标记数目多、覆盖范围广,用于基因定位研究具有很高的精确度。但要检测这么多的 SNP 标记物,常规方法很难满足要求,而运用 DNA 微阵列技术可非常高效而准确地检测这些位点,为基因定位研究提供了有力的工具。

三、蛋白质组研究技术在医学节肢动物学中的应用

1953 年 DNA 双螺旋结构的发现,标志着生命科学进入了分子时代,对生物体中遗传物质的结构进行解析是当时分子生物学的主旋律。随着人类基因组计划的完成,目前面临的艰巨任务是如何用功能基因组学和蛋白质组学来阐明这些结构序列中所包含的功能意义,解决人类面临的医学问题。蛋白质是基因的表达产物和基因功能的执行者,基因组所包含的功能信息必须在蛋白质水平上进行解释,才能最终得到明确的结论。

1994 年 Marc Wilkins 首次提出蛋白质组(proteome):指由一个基因组(genome),或一个细胞、组织表达的所有蛋白质。由此,蛋白质组学(proteomics)是指以蛋白质组为研究对象,分析细胞内动态变化的蛋白质组成成分、表达水平与修饰状态,了解蛋白质之间的相互作用与联系,在整体水平上研究蛋白质的组成与调控的活动规律。

蛋白质组研究的三大关键核心技术是:双向凝胶电泳技术、质谱鉴定技术、计算机图像数据处理与蛋白质组数据库。本文仅介绍双向凝胶电泳技术和质谱鉴定技术的基本原理及其在医学节肢动物学中的应用。

(一)双向凝胶电泳的原理

双向凝胶电泳(2-DE)是利用蛋白质的电荷数和分子量大小的差异,通过两次凝胶电泳达到分离蛋白质的技术,是目前使用的较为广泛的、发展最为成熟的工作流程。第一向的等电聚焦电泳(isoelectric focusing,IEF)与第二向的 SDS 聚丙烯凝胶电泳(SDS-PAGE)组成的分离系统。IEF 是基于蛋白质等电点(pI)的差异进行分离,SDS-PAGE 则是根据蛋白质分子量(Mw)的不同进行分离。

1. 分离前的样品处理　样品来源于细胞、组织、体液等。可采用全蛋白;或进行预分级(线粒体、高尔基体、叶绿体、膜蛋白、核蛋白、细胞骨架、核仁等)来提高低丰度蛋白质的上样量及检测灵敏度。

2. 第一向电泳—等电聚焦电泳（isoelectric focusing,IEF） IEF 现使用的是商品化的固相 pH 梯度胶条（immobilized pH gradient trip,IPG）,其基本原理是利用蛋白质分子的等电点不同,在一个稳定的、连续的、线性的 pH 梯度中,进行蛋白质的分离和分析。蛋白质在不同的 pH 环境中带不同数量的正电和负电,一种蛋白质在某一 pH 时,其静电荷为零,这一 pH 即为该蛋白质的等电点。在等电聚焦中,蛋白质到达它的等电点位置,净电荷为零,就不会再迁移了,同时蛋白质等电点的范围很宽,故可利用等电点的不同来分离蛋白质（图 48-4）。

3. 第二向电泳-十二烷基硫酸钠-聚丙烯酰胺凝胶电泳（SDS-polyacrylamide gel electrophoresis,SDS-PAGE） SDS-PAGE 是按蛋白质分子量的大小进行分离。SDS 为一种阴离子去污剂,它作为变性剂,可以断裂蛋白质分子内和分子间氢键,使分子去折叠,从而破坏蛋白质分子的二级和三级结构。某些还原剂可使蛋白质分子中半胱氨酸残基间的二硫键断裂。因此,在蛋白质样品及凝胶中加入还原剂和 SDS 后,蛋白质分子解聚成多肽链,组成多肽的氨基酸的侧链可以与 SDS 结合,形成椭圆棒状蛋白质-SDS 胶束（protein-SDS micelle）。蛋白质-SDS 胶束带有大量的负电荷,由于负电荷量远远超过了蛋白质分子原来的荷电量,而使蛋白质分子因荷电量不同所形成的差异消失。这种椭圆棒状胶束的横径在不同蛋白质分子间基本相同,约 1.8nm。而椭圆棒状胶束的长轴则与蛋白质分子质量成正比,即蛋白质分子质量越大则形成的蛋白质-SDS 胶束越长,所带的负电荷越多。因此,在电场的作用下,蛋白质分子便以分子质量的大小被分离开。

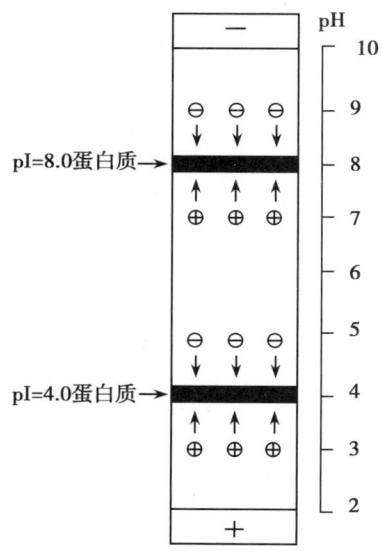

图 48-4　IPG 等电聚焦电泳示意图
（仿 郭尧君 重绘）

（二）质谱技术的原理

1. 生物质谱技术 质谱方法（mass spectroscope,MS）是通过正确测定蛋白质分子的质量而进行蛋白质分子鉴定、蛋白质分子的修饰和蛋白质分子相互作用的研究。质谱技术是将蛋白质离子化后,根据不同离子的质量与其所带电荷的比值,即质荷比（m/s）的差异来分离和确定分子质量。电喷雾电离（electrospray ionization,ESI）和基质辅助激光解析电离（matrix-assisted laser-desorption ionization,MALDI）为离子源的质谱技术广泛应用于生物大分子研究,因此被称为生物质谱。

质谱分析需要借助于质谱分析仪完成,它包括离子源、质量分析器和检测器。离子源可以把分子衍生成离子质量或转变成气相离子质量分析器则根据质荷比不同分离离子,经过电场或磁场的偏转,使相同质荷比速度不同的离子聚焦在同一点上;分离的离子进入检测器后,产生放大的电流,来测定离子强度或丰度,形成质谱图,从而分析获得样品的分子量、分子结构和分子式等信息。

2. 质谱技术鉴定蛋白质的策略 质谱技术鉴定蛋白质的基本策略目前主要通过两个方向进行:①通过 MALDI-肽质量指纹图谱分析途径,这种方法是一种简单的蛋白质质谱分析方法。通过双向电泳分离的蛋白质质点酶解后,进行 MALDI 质谱分析,并在数据库中比对结果,进行肽质量指纹图谱鉴定。这种途径具有灵敏度高、分析快速、图谱简单等特点;②利用 ESI-MS 技术分析双向电泳中的肽段片段序列,通过氨基酸序列标签在数据库中寻找匹配信息,完成蛋白质二级质谱鉴定。

（三）电喷雾串联质谱技术

电喷雾串联质谱技术（electrospray ionization mass spectrometry,ESI-MS）由 ESI 离子源和相应的质量分析器构成的质谱仪。ESI 离子源最常与四极杆质量分析器联用。电喷雾串联质谱仪由离子源、多个质量分析器及碰撞室组成,对样品离子及其碎片进行连续分析,提供关于离子结构方面的信息。对混合物中目标化合物进行定性和定量分析,对多肽进行氨基酸序列和蛋白质翻译后修饰分析。ESI 的特点:①ESI 是一种"软电离"方式,可以在不破坏生物大分子的情况下,观察到蛋白质非共价相互作用和肽段的翻译修饰;②测定的质量范围宽（几万至几十万 Da）并通过多电荷离子峰获得分子的平均质量;③灵敏度高,可检测 pmol（10^{-12}mol）至 fmol（10^{-15}mol）水平;④精密度高,可达到 ± 0.01%。ESI 可以与肽段测序、一维或二维液相色谱等技术联合使用。

（四）基质辅助激光解析电离飞行时间质谱技术

基质辅助激光解析电离飞行时间质谱（matrix-assisted laser desorption/ionization time of flight mass spectrometry，MALDI-TOF-MS）由 MALDI 离子源和 TOF 质量分析器构成。在 MALDI 离子源产生的样品离子先通过一个加速电场获得动能，经真空无场管的飞行到达检测器，根据离子在无场管中的飞行时间，计算出 m/z。MALDI 最大的特点是离子电荷通常为 1-2 个，而不像 ESI 中为多电荷离子，对分子质量较大的样品而言，不会形成复杂的多电荷图谱，因而对图谱的解析比较清楚。

（五）蛋白质组研究核心技术可系统鉴定医学节肢动物样品的全蛋白

蛋白质组研究领域随着基因组序列逐渐完成和不断注解正变得越来越重要。蛋白质组研究对象是一个生物样本的基因组所表达的全部蛋白质，如一个生物体、一个器官、一个细胞器、生物液体等。这包括样本中全部蛋白质的识别和鉴定。对医学节肢动物的蛋白质组进行分析，即分析其一个给定组织在给定时间的基因组表达的全部蛋白质，需要一系列的步骤，包括实验操作和生物信息学分析。

由于蛋白质组化学上和物理上的复杂性，需要考虑采用多种方法。然而，蛋白质组分析基本上包括了蛋白质组分析所必需的实验操作和生物信息学分析。

1. 选择适当的样品　它可以是未经处理的医学节肢动物体，一种医学节肢动物细胞提取物，或是一种分离前的样品等。这些样品必须与分离方法所能处理的复杂度，包括数量上的和动态范围内的复杂度相匹配。

2. 样品中的蛋白质分离　在蛋白质组研究中，用一维电泳（one-dimensional electrophoresis，1-DE）和更主要的是二维电泳（two-dimensional electrophoresis，2-DE）技术对医学节肢动物样品蛋白质进行分离。

3. 双向凝胶电泳图像分析　双向凝胶电泳图像分析主要目的是明确蛋白质精确的位置和准确测定蛋白质丰度，利用图像扫描仪、数码照相系统、激光密度仪等将凝胶（或转印膜）上的蛋白质斑点图像转化成数字化的图像文件，这是图像分析的前提。

斑点匹配（凝胶匹配）是指通过比较两块（或多块）凝胶图谱，将图谱上对应的蛋白质斑点（代表同一种蛋白质）标识出来，称为匹配斑点；只在一块胶上出现的蛋白质斑点也标识出来，称为未匹配斑点，代表可能的差异表达蛋白质。分析软件根据凝胶匹配的结果，对蛋白斑点进行分析，找出不同凝胶图谱间存在质变和量变的蛋白质斑点。

4. 双向凝胶电泳数据库　现行的双向凝胶电泳图像分析软件具有数据库支持功能，一个蛋白质在图谱中标示出来，即可在数据库中查到其相应的描述信息，如该蛋白质的名称、分子量、等电点等；反之，如果蛋白质的名称及其他信息已知，也可在图谱上显示斑点位置。

蛋白质组分析流程图显示了对一个医学节肢动物样品粗提物进行蛋白质分离鉴定所采用的各个步骤。此操作程序可被用来获得一个蛋白质组系统的分析，其结果可被现存的数据库具体化。数据库如 SWISS-2DPAGE 或其他的公共二维电泳数据库可提供二维电泳上所有蛋白质斑点的系统化鉴定服务。

目前，蛋白质组学研究现已经由定性转为定量研究，其中荧光差异双向电泳是基于双向凝胶电泳基础上用于比较差异表达的蛋白质组学的研究方法。荧光差异显示双向电泳的基本原理是将待比较的蛋白质组样品以不同的荧光（Cy2、Cy3 或 Cy5）进行标记，后进行等量混合双向电泳，2-DE 在成像仪上用不同的波长激发荧光，形成荧光图谱，再对差异蛋白质质点进行质谱分析鉴定。Cy2、Cy3 或 Cy5 等荧光标记能与蛋白质中赖氨酸残基发生酰胺化反应，且 Cy2、Cy3 或 Cy5 标记率很低，多为一个蛋白质标记一个荧光分子，因而可以比较精确地进行定量研究。

（杨邦和）

参考文献

[1] 张晔，袁媛. CGAP：构建肿瘤研究领域的生物信息技术平台[J]. 中国癌症杂志，2006，16（3）：235-239.
[2] 李朝品，武前文. 房舍和储藏物粉螨[M]. 合肥：中国科学技术大学出版社，1996：21-24.

［3］李敏,黄强,李昊,等.基于 J2EE 的客运信息管理系统数据持久层的 Hibernate 解决方案［J］.计算机应用,2005,25(10):2325-2327.

［4］沈锐.基于 J2EE 物流系统持久层的 Hibernate 解决方案［J］.电脑知识与技术,2005(3):13-14.

［5］郭昆,郭朝珍.基于 Hibernate 的 GDSS 数据访问层的研究［J］.集美大学学报(自然科学版),2005,10(2):180-183.

［6］张超,李春平.对象/关系映射技术的检索查询方式改进［J］.计算机应用,2006,26(2):388-389.

［7］李凌,马文丽.DNA 芯片技术研究进展［J］.中国生物化学与分子生物学报,2000,16(2):151-155.

［8］毛健民,李俐俐.DNA 芯片技术及其应用［J］.周口师范高等专科学校学报,2001,18(2):45-47.

［9］姚群峰,徐顺清,周宜开.DNA 芯片技术与脱氧核糖核酸序列分析［J］.分析科学学报,2000,16(4):339-344.

［10］DUGGAN D J,BITTNER M,CHEN Y,et al. Expression profiling using cDNA microarrays［J］. Nat Genet,1999,21(1 Suppl)10-14.

［11］LIPSHUTZ R J,FODOR S P,GINGERAS T R,et al. High density synthetic oligonucleotide arrays［J］. Nat Genet,1999,21(1 Suppl):20-24.

［12］LEE H,CHANG Y C,NARDONE G,et al. TUP1 disruption in Cryptococcus neoformans uncovers a peptide-mediated density-dependent growth phenomenon that mimics quorum sensing［J］. Mol Microbiol,2007,64(3):591-601.

第四十九章

群落生态学方法在医学节肢动物学研究中的应用

群落生态学(community ecology)是研究群落与其所处环境相互关系的生态学分支学科,它是现代生态学中不可缺少的重要组成部分。在医学节肢动物领域,从群落组成结构到群落稳定性与多样性的关系的研究,均已取得较大的进展,若今后在该研究领域中,结合其他研究技术方法,如现代生物技术、应用雷达监测技术、3S 技术等,将会为医学节肢动物研究带来不断创新与发展。

第一节　群落生态学概述

群落(community),也称为生物群落,指在特定时间和空间中各种生物种群之间以及它们与环境之间通过相互作用而有机结合的具有一定结构和功能的生物系统。群落生态学是研究生物群落与环境相互关系的科学,是生态学中的一门重要的分支学科。本节主要对群落的基本特征、群落结构和群落的发展与演替作简要概述。

一、群落的基本特征

1. 群落的物种组成　任何生物群落都是由一定的生物种类组成的,调查群落中的物种组成是研究群落特征的第一步。每个群落有各自的特征性质,一般对一个群落中的种类性质分类时可分为以下几个种类:①优势种(dominant species),即对群落的结构和群落环境的形成有明显控制作用的种类。例如,储藏物中的有些粉螨类对储物的污染或质地的破坏具有明显影响作用,其通常成为储藏物中的优势种;②亚优势种(subdominant species),即个体数量与作用都次于优势种,但在决定群落环境方面仍起着一定作用的种类;③伴生种(companion species),为群落中常见种类,它与优势种相伴存在,但不起主要作用;④偶见种(rare species),即那些在群落中出现频率很低的种类。

2. 群落的数量特征　群落的数量特征反映群落种类多样性,判断群落数量特征有以下几个分析指标:①物种丰富度(species richness),即群落所包含的物种数目,是研究群落首先应该了解的问题。通常用丰富度 S 表示群落内的物种数目(S=S$_i$,S$_i$ 表示群落内第 i 物种);②优势度,是确定物种在群落中生态重要性的指标,优势度大的种就是群落中的优势种;③均匀度(species evenness),一个群落或生境中全部物种个体数目的分配状况,它反映的是各物种个体数目分配的均匀程度;④多度和密度,前者是指群落内各物种个体数量的估测指标,而后者则是指单位面积上的生物个体数;⑤频度,是指某物种在样本总体中的出现频率。

二、群落的结构

在生物群落中,各个种群在空间上的配置状况,即为群落的结构。群落结构包括空间结构(垂直结构、水平结构)和时间结构。

1. 群落的垂直结构　群落的垂直结构指群落在垂直方面的配置状态,其最显著的特征是成层现象,即在垂直方向分成许多层次的现象。垂直结构研究主要用以揭示节肢动物物种的垂直空间分布的特点与规律。Peng 等（2015）研究了云南省境内横断山脉的恙螨科（Trombiculidae）螨类种类数量分布,发现多样性从低海拔（<500m）到高海拔（>3 500m）具有垂直梯度特点。其中,在中海拔（2 000~2 500m）分布的此类螨的种类多样性最高。

2. 群落的水平结构 群落的水平结构指群落的水平配置状况或水平格局,其主要表现特征是镶嵌性。镶嵌性即粉螨种类在水平方向不均匀配置,使群落在外形上表现为斑块相间的现象。具有这种特征的群落叫做镶嵌群落。在镶嵌群落中,每一个斑块就是一个小群落,小群落具有一定的种类成分组成,它们是整个群落的一小部分。

3. 群落的时间结构 粉螨群落中螨种的生命活动在时间上的差异,导致群落的组成和结构随时间序列发生相互配置,形成了粉螨群落的时间结构。粉螨群落除了在空间上的结构分化外,在时间上也有一定的分化。自然环境因素都有着极强的时间节律,如光照、温度和湿度的梯度周期变化等。在长期的进化过程中,粉螨群落中的物种也渐渐形成了与自然环境相适应的功能上的周期节律,随着气候季节性交替,群落呈现不同的外貌,如粉螨在春季开始大量生长发育,夏季达到种群数量高峰期,秋季则急剧下降,到了冬季基本死亡,呈现出明显的季节消长现象。

4. 群落的层片结构 层片作为群落的结构单元,是在群落产生和发展过程中逐步形成的。它的特点是具有一定的种类组成,所包含的物种具有一定的生态生物学一致性,并且具有一定的小环境,这种小环境是构成粉螨群落环境的一部分。在概念上层片的划分强调了群落的生态学方面,而层次的划分,则是着重于群落的形态。

三、群落的发展和演替

不论是成型的群落,还是正在发展形成过程中的群落,演替现象都是存在的,并且贯穿整个群落发展的始终。当群落中某个种群被其他种群完全替代时,便形成了一个新的生物群落,一个生物群落被另一个生物群落取代的这一过程称为群落的演替。粉螨种类繁多,分布广泛,多栖息繁衍于人类居室内的尘埃和储藏物中,这些孳生场所的温湿度、水分适宜,环境因素较为稳定,粉螨种群可以稳定发展。但群落之外的环境条件,诸如气候、雨量和光照等常可成为引起演替的重要条件。此外,人类活动也是引起演替的重要影响因素。人类对生物群落演替的影响远远超过其他自然因子,因为人类社会活动通常是有意识、有目的地进行的,可以对自然环境中的生态关系起着促进、抑制、改造和建设的作用。因此,在对医学节肢动物螨类的防控可以采取一些有效措施,如通风干燥、改变孳生条件以及以螨治螨等防制方法,均可改变螨类群落的发展,导致稳定性受到破坏,甚至造成群落演替。

第二节 群落生态学方法在医学节肢动物学中的应用

对节肢动物而言,群落组成与多样性是群落生态学研究的中心内容之一。群落稳定性与多样性是群落生态组织水平独特的反映和群落功能的重要特征。多样性是群落的可测特征之一,是研究群落结构水平的重要指标。多样性不仅反映了群落的丰富度、变异程度,而且在不同程度上也反映了不同的自然地理条件与群落发展的关系。

节肢动物群落多样性的研究开始于 20 世纪初。Williams 曾经估计在一英亩的森林中物种的数量,大约是 400 个物种,4 000 多万个个体;在随后的数十年里有许多的学者研究了不同群落的组成种类与个体数量。早期的研究是以探讨昆虫物种的多样化为主,主要研究不同生境昆虫种类的丰富度,即物种的调查和编目,进而探讨物种-面积,物种-多度关系,群落的整体多样性,多样性的变化规律和多样性的研究方法等,以揭示和反映群落的结构,特征及变化规律的理论和技术探讨为主。进入 20 世纪 90 年代以来,节肢动物群落物种多样性研究开始应用实践,较多地研究群落多样性与害虫发生和群落稳定性的关系,以及应用于物种多样性保护,生态环境治理,有害生物的生态控制和害虫防治策略的制定等。由于节肢动物具有独特的适应机制,对环境有较敏锐的反应,因而在不同环境中出现的种类和数量存在较大变化,致使其群落结构具有更大的复杂性。

在我国从早期研究节肢动物群落结构动态到近年来的群落的稳定性与多样性的关系,均已经取得了较大的进展。如郭玉杰(1995)研究了稻田的昆虫群落的组成,揭示了不同条件下昆虫群落的组成结构特征。李生才等(1999)研究报道了棉田昆虫群落多样性与稳定性,分析探讨了棉田昆虫群落的多样性与稳定性的动态特征及两者的关系。邱明生等(2001)研究表明玉米田节肢动物群落的相对多度、丰富度、多样性指数和均匀度等群落特征表现明显的季节动态,不同类型的节肢动物群落组成、群落多样性明显不同。

群落生态研究是一个新的领域,在医学节肢动物领域,较为深入的群落研究主要见于国内的报道,特别是螨类群落的系列报道。现就该领域内一些主要常见的研究方法的应用作简要介绍。

一、群落物种组成及优势种判定方法

群落研究中,首先遇到的问题是物种结构组成及优势种的判定。物种组成的判定取决于对各个体的正确分类鉴定,通常用丰富度 S 表示群落内的物种数目($S=S_i$,S_i 表示群落内第 i 物种)。优势种通常指在群落内数量较多、处于主导或支配地位的种群,在群落生态中,相对优势度(有的也称为 Berger-Parker 指数或 May 指数)即为一个判定各种群在群落内相对比例的一个指标,它实际上是统计学中的构成比,在医学节肢动物区系研究或局部小范围的种类调查中应用十分广泛。相对优势度指数(D)则为一综合评价优势种在群落内主导地位和集中趋势的指标,在医学螨类群落研究中,已逐渐引用这一指标,其数学表达式如下:

$$D=N_i/N \times 100\%$$

式中,N_i 及 N 分别为群落内第 i 种个体数和总个体数。

裴莉(2008)对淮南地区不同仓储环境中孳生的粉螨群落展开调查,分离出粉螨 8 539 只,隶属于 6 科 19 属,共 26 种。对 3 类仓储物粉螨群落优势种分析表明:其优势度指数 D 排序为中药材>饲料>粮食。腐食酪螨为 3 类仓储物共有的优势螨种。赵金红等(2013)对安徽省烟仓孳生螨类的群落多样性研究,发现醇化库中螨类群落的优势度指数最大(D=0.150)。而醇化库密闭性强,一年四季常年温度保持在20℃左右,相对湿度控制在 60%~65%,适合螨类孳生,但因条件设施较好,管理较严格,人类干扰相对较少,环境条件相对稳定,因而其螨类物种数、丰富度指数、多样性指数均最低,优势度指数最高,也无特有种分布。

二、群落多样性及均匀度测定方法

多样性(diversity)的含义是多方面的,包括了物种多样性(species diversity)、遗传多样性(genetic diversity)、群落生态多样性(community ecological diversity)、生态系统多样性(ecological system diversity)和景观多样性(landscape diversity)等多方面内容。物种多样性和群落生态多样性沿环境梯度的变化规律是多样性研究的一个重要议题。

多样性是群落研究中的主要内容之一,在一定程度上反映了群落的复杂及稳定程度(Wissinger,1993;Scheiner,1992;Hokinson,1992),多样性指数是反映群落多样性高低的定量指标。虽然在普通生物群落研究中的多样性指数较多,如 Shannon-Wiener 信息多样性指数、Simpson 多样性指数、McIntosh 多样性指数、Brillouin 多样性指数、种间相遇相率及广义信息多样性指数等,但目前用于医学节肢动物群落研究的主要是 Shannon-Wiener 信息多样性指数[4、8],其数学表达式为:

$$H'=-\sum_{i=1}^{s}\left(\frac{N_i}{N}\right)\log\left(\frac{N_i}{N}\right)\text{或 } H'=-\sum_{i=1}^{s}P_i\log P_i$$

式中:

S、N_i、N 与前面意义相同,$P_i=N_i/N$。

均匀度是测定群落内各物种个体数量分布均匀程度的定量指标,其具体方法依多样性指数不同而异,在医学节肢动物领域应用的是以 Shannon-Wiener 信息多样性指数为依据的均匀度 J'(J'=H'/logS)。

裴莉(2008)对淮南地区不同仓储环境中粉螨群落展开调查,分离出粉螨 8 539 只,隶属于 6 科 19 属,共 26 种。对 3 类仓储物粉螨群落结构及多样性分析表明:其物种数 S、丰富度指数 R、多样性指数 H' 和均匀度指数 J' 排序均为粮食>饲料>中药材。这些结果表明,粉螨群落的多样性可能与其生态因子(温度、湿度等)有关。吕文涛等(2007)对蚌埠市储藏物螨类多样性情况调查,其研究发现在五种粮食作物(小麦、花生、玉米、油菜籽、芝麻)中,小麦孳生粉螨的丰富度指数和多样性指数明显地高于其他粮食作物,而均匀度指数相对最低,可能原因是:①储藏小麦的储物间中含有大量的食物,而且含水量较高,为粉螨的生长繁殖提供适宜的条件;②由于小麦收获后大多要储藏很长时间,期间无外界干扰,有利于螨的孳生;③均匀度较低可能是各个物种的生存能力不同,螨大量孳生时种间竞争激烈。相反,在油菜籽中孳生粉螨种类最少,可能是大多数油菜籽样本来自个户的厨房,而部分农村家庭卫生条件和通风设施较差,家庭环境中湿度较高,导致大量样本孳生粉螨;同时孳生在厨房的粉螨,食物比较单一,因此孳生粉螨种类较少,多样性指数低,而均匀度指数最高。赵金红等(2013)对安徽省烟仓孳生螨类的群落结构及多样性研究,发现共检获螨类23种,隶属5科16属。其物种数、丰富度指数、多样性指数排序均为简易库>露天库>外租库>醇化库,简易库中螨类群落的均匀度指数最大(J′=0.959)。

近年来,不仅粉螨群落结构及多样性的研究多见诸报道,而且其他螨类也有类似研究报道。黄丽琴等(2009)对云南省横断山区柏氏禽刺螨(Ornithonyssus bacoti)种群结构的分析表明:柏氏禽刺螨的雌性(21.47%)远高于雄性(3.71%),调查结果显示雌雄性比为5.78∶1(性比)。柏氏禽刺螨幼虫和若虫期的检出比例(74.81%)明显高于成虫期比例(25.19%)(年龄构成比)。柏氏禽刺螨的种群结构也证实此螨的生殖过程存在孤雌生殖现象的观点,即雌虫可以不与雄虫交配而直接生殖的现象;从年龄构成来看,大多数柏氏禽刺螨在宿主体表均以成虫为主,若虫比例较低,而调查结果却显示采集到的柏氏禽刺螨幼虫期比例明显高于成虫期比例,这可能与柏氏禽刺螨生活史各期均专性吸血的食性有关。牛爱琴等(2006)对云南大理大绒鼠(Eothenomys miletus)体表寄生恙螨群落结构分析表明:从其调查共捕获大绒鼠的体表采集恙螨29 702只。最后鉴定为3亚科8属51种。3个亚科分别是恙螨亚科(Trombiculinae)、背展恙螨亚科(Gahrliepiinae)和列恙螨亚科(Leeuwenhoekiinae)。8个属中隶属恙螨亚科的有纤恙螨属(Leptotrombidium)、合轮恙螨属(Helenicula)、爬虫恙螨属(Herpetacarus)、叶片恙螨属(Trombiculindus)和囊棒恙螨属(Ascoschoengastia);隶属于背展恙螨亚科的有无前恙螨属(Walchia)和背展恙螨属(Gahrliepia);隶属于列恙螨亚科的有甲梯恙螨属(Chatia)。51种恙螨中有6种占优势,其数量占全部恙螨的81.22%。6种主要恙螨种类分别是绒鼠纤恙螨(Leptotrombidium eothenomydis)、中华纤恙螨(L. sinicum)、小板纤恙螨(L. scutellare)、西盟合轮恙螨(Helenicula simena)、枪棒爬虫恙螨(Herpetacarus hastoclavus)和云南叶片恙螨(Trombiculindus yunnanus),它们的相对优势度(D)分别是10.61%、19.14%、26.82%、13.62%、7.09%和3.94%。6种优势恙螨种类在大绒鼠体表的染螨率较高(11.89%~30.64%),螨指数也相应比较高(1.27~8.69)。群落结构统计结果显示:全部大绒鼠合计后的S、H′、和J′分别为51、2.18、和0.55。大绒鼠体表恙螨群落物种丰富度、多样性指数及均匀度都比较高,但优势度指数则比较低。

黄丽琴(2010)对云南省医学革螨的群落特征进行了调查研究,其研究结果表明,云南省的医学革螨已达10科33属112种,小兽宿主有10科35属67种,与国内其他省比较(如山东报道医学革螨28种,湖北78种,青海89种),云南省的医学革螨种类丰富,生物多样性较高,这与云南省小兽的多样性是密切相关的。其结果证实革螨的物种多样性与小兽宿主的物种多样性呈显著正相关关系。革螨作为宿主动物的体外寄生虫,宿主不仅是革螨的食物来源(革螨吸血活动的血源等),同时也是它们的重要栖息场所和生存环境,革螨对宿主环境具有不同程度的依赖性,该研究通过主成分分析结果表明:影响革螨分布的主要因素为宿主因素;除了宿主因素外,降水量、平均气温、海拔和纬度对革螨的流行分布和物种多样性也有一定的影响。这一结果说明,云南省革螨的流行分布与物种多样性高低与小兽宿主的流行分布和多样性高低密切相关,但环境因素的影响不容忽视,环境因素通过影响小兽宿主的分布而间接影响其体表革螨的分布。此外,此研究还发现,除了黄胸鼠、褐家鼠和小家鼠为室内生境,其余64种皆为野栖的小兽种类。野栖小兽体表革螨的种类也相对家栖小兽的丰富,可能由于野栖小兽活动范围大,更能获得较多种类的体表寄生虫。部分宿主特异性很低的革螨在野栖小兽之间可以交叉感染,一些自由生活的革螨也可以偶尔侵袭小兽宿主,这些都可能成为野栖小兽体表革螨物种多样性较高的原因。

此外,黄丽琴(2010)还从群落空间分布格局分析了小兽和革螨的多样性随纬度和海拔的变化,结果表明云南省小兽和革螨多样性的空间分布格局均表现为随纬度和海拔升高先增高后降低的单峰形分布格局。

人为干扰是影响物种多样性分布格局的重要因素之一,并且低海拔地区一般受到更为强烈的人为干扰,这可以解释垂直梯度上物种多样性单峰分布格局形成的原因。这种在水平分布与垂直分布上基本相同的的规律和格局,显示了具有同源性的水平地带性与垂直地带性对小兽和革螨空间分布格局所产生的类似影响,也证实了物种多样性的水平分布格局理应近似于它们垂直分布的一般规律与格局的推论。

三、生态位研究方法

生态位(ecological niche)研究是当代生态学研究中的一个热点(Weider,1993;Wissinger,1992)。在生态学中,生态位是指物种种群在一个既定的群落内对时间、空间及宿主等资源的利用及其在群落内的功能地位。根据所利用资源的不同,生态位可分为营养生态位、空间生态位和时间生态位。通常用生态位宽度(niche breadth)及生态位重叠(niche overlap)进行定量描述。在医学节肢动物领域,近年国内已在革螨及蚤类群落方面开始涉及生态位宽度、生态位重叠及多维生态位几方面内容,其中测定生态位宽度及重叠的方法较多,前者如 Levins、Hurlbert 及 Petraitis 生态位宽度等,后者如 Colwell-futuyma、Pianka 生态位重叠等。目前已用于医学节肢动物群落的生态位测定方法主要有 Levins 生态位宽度 B_i、Colwell-futuyma 生态位重叠 C_{ij};及 Pianka 生态位重叠 $N \cdot O$,其数学表达式如下:

$$B_i = 1 / \sum_{h=1}^{s} P_{ih}^2; \quad C_{ij} = \sum_{h=1}^{s} \min(P_{ih}, P_{jh})$$

$$N \cdot O = \frac{\sum_{h=1}^{s} P_{ih} \cdot P_{jh}}{\sqrt{\left[\left(\sum_{h=1}^{s} P_{ih}^2\right)\left(\sum_{h=1}^{s} P_{jh}^2\right)\right]}}$$

式中:

S——资源序列级数;

P_{ih} 和 P_{jh}——分别为 i、j 物种利用第 h 级资源的比例。

对体表寄生虫而言,宿主范围一般用某种体表寄生虫所选择的宿主种类数来表示,宿主范围虽然在一定程度上反映了体表寄生虫的宿主特异性高低,但因其只考虑了宿主种数,未涉及在每种宿主体表的某种体表寄生虫个体分布数量,有一定的局限性,而生态位宽度则两者兼顾。生态位宽度值不仅取决于宿主范围,还取决于利用宿主资源比例的均匀程度。因此用生态位宽度来评价宿主特异性的高低比较客观。黄丽琴(2008)对云南省医学革螨的生态位宽度分析表明:革螨的生态位宽窄与其宿主特异性呈相反关系,即生态位越宽,宿主特异性越低,表明其与主要宿主的协同进化程度较低;生态位越窄,宿主特异性越高,意味着与主要宿主的协同进化程度高。从宿主范围来看,大部分革螨的宿主范围较宽,同一种宿主体表也可以采集到多种革螨,说明宿主特异性较低,但生态位结果表明多数革螨的生态位宽度值并不是太高,说明革螨在每种宿主体表的分布不均衡,在主要宿主体表的数量大,在其他宿主体表的数量小,这暗示着革螨具有一定的宿主特异性,只不过这种特异性还不是很高。该研究表明,多数革螨的宿主特异性较低,只有部分革螨的宿主特异性比较高,是革螨向寄生稳定宿主过渡的生态学表现,这说明革螨和小兽宿主之间存在一定程度的协同进化关系,但程度还不是很高。

郭宪国等(1994)运用生态位宽度来定量判定宿主特异性,用生态位重叠评价宿主选择方面的异同,解决了一直以来在学术界含糊不清的体外寄生虫宿主特异性的判定问题。黄丽琴(2008)对革螨的生态位重叠研究表明,少数革螨的重叠值极低,说明在宿主的选择上发生了明显分化,出现了生态位分离,其余大多数革螨的生态位仍有部分重叠,但重叠值并不高,表明在其他宿主选择上部分相近。30 种革螨的生态位重叠指数矩阵聚类结果表明,在分类界限值 λ=5.0 的水平被分成 15 个生态位重叠群,表现出革螨在宿主选择上的重叠和分化,进一步证明了多数革螨的宿主特异性较低,少数较高的事实。和其他的体表寄生虫相比较,革螨的宿主特异性远不及吸虱的高,特定吸虱种类一般都具有特定的寄生宿主,不同种类吸虱对宿主的选择表现为明显的生态位分离,与小兽宿主的协同进化程度较高;蚤类的宿主特异性因蚤种的不同而存在较大的差异,与宿主之间的协同进化关系也明显低于吸虱;恙螨的宿主特异性很差,与小兽宿主之间的协同进化程度很低。协同进化是寄生虫与宿主在漫长的演化过程中建立的相互适应的稳定的寄生关系,由于革螨复杂的生态习性和受到生态环境的影响,与小兽之间的协同进化关系变得更为复杂。

四、群落相似性测定方法

群落相似是反映两个或两个以上群落间相似程度的指标,在一定程度上反映了群落之间的相互关系。表征群落相似性的指标实际上有两类,即相似系数和距离,前者的数值越大则相似性越大,后者的数值越小则相似性越大,普通生物群落研究中的相似系数和距离较多,前者如 Sorensen 系数、Jaccard 系数、Mountford 系数、群落系数、相关系数及夹角余弦等,后者如欧氏距离、绝对距离、Minkowski 距离及平方欧氏距离等。相关系数 r_{ij} 及欧氏距离 D_{ij} 是目前已用于医学节肢动物群落研究的两个主要指标:

$$r_{ij} = \frac{\sum_{k=1}^{m}(X_{ik}-X_i)(X_{jk}-X_j)}{\sqrt{\left\{\left[\sum_{k=1}^{m}(X_{ik}-X_i)^2\right]\left[\sum_{k=1}^{m}(X_{jk}-X_j)^2\right]\right\}}}$$

$$D_{ij} = \sum_{k=1}^{m}(X_{ik}-X_{jk})^2$$

式中:

X_{ik}、X_{jk}——分别为 i、j 群落第 k 项指标;

X_i、X_j——分别为 i、j 群落各指标均值;

m——为指标数目。

裴莉等(2018)对大连地区的 3 类仓储物中粉螨群落进行相似性分析,其研究结果表明 3 类仓储物粉螨群落组成相似性指数各不相同,为极不相似和中等不相似水平,其中粮食与中药材、饲料与中药材的群落相似性指数均小于 0.25,达到极不相似水平。分析原因可能与温湿度、人为干扰、每类仓储物所含的营养成分以及粉螨的食性有关。粮食和中药材的保存对温湿度的要求相对恒定,但其孳生的粉螨种类却极不相似,可能与二者所含营养成分不同以及储存方式不同有关。稻谷、小麦、玉米等粮食富含淀粉和蛋白质,而枸杞子、陈皮和党参等中药材含糖类较高。粮食的储存大都是分门别类,几乎不混放到一起,而作者在调查中却发现中药店里药材种类及数量繁多,不便于管理,通风情况不好,由于堆积导致潮湿的环境更利于粉螨的生长;而且,不同药材之间的粉螨存在相互迁徙的现象,导致粉螨种类差异较大;此外,中药材剩余少时没能及时或彻底清理陈旧的沉渣和粉末而直接将新药混杂在一起,这都将给粉螨提供良好的生存和繁殖空间。同时粮食和饲料的相似性指数达到中等不相似水平。原因可能与粉螨的食性与人为干扰等因素有关。饲料大都为粮食经加工后得到的副产品,营养成分流失严重;其储存方式不如粮食要求严格,通风干燥防止霉变的工作做得不够到位。以上种种原因都可能使得 3 类仓储物粉螨群落的相似性指数有所差异。

此外,Luo 等(2007)对云南省小兽体表的革螨群落相似性进行分析,结论与大多数革螨群落相似性大小与相应小兽宿主在动物分类上的近缘性高低呈现高度一致,但也有一些革螨群落因受宿主生境的影响而表现出例外。阿丽亚·司地克等(2019)对新疆托克逊县土壤螨类群落多样性研究,其结果表明研究区土壤螨类群落相似性较高,说明该区影响土壤螨类生态分布的重要因素可能是土壤环境因子(土壤含水量、温度、有机质、pH 及容重)。该区域土壤螨类资源比较丰富,并且土壤螨类群落多样性指标在不同生境间均存在显著差异。由于土壤螨类群落结构与土壤理化性质密切相关,有待进一步研究来揭示不同生境环境因子与螨类群落之间的相关性。

(杨邦和)

参考文献

[1] PENG P Y,GUO X G,REN T G,et al. Faunal analysis of chigger mites(Acari:Prostigmata)on small mammals in Yunnan province,southwest China[J]. Parasitol Res,2015,114(8):2815-2833.

[2] PAPPAS L G,MOYER S,PAPPAS C D. Tree hole Culicides(Diptera:Ceratopogonidae)of the central plains in the United States[J]. J Am Mosq Control Assoc,1991,7(4):624-627.

[3] HOKINSON I D,HODKINSON E. Pondering the imponderable:a probability-based approach to estimating insect diversity from

repeat faunal samples［J］. Ecol Entomol,1993,18（1）:91-92.

［4］ SCHEINER S M. Measuring pattern diversity［J］. Ecology,1992,73（5）:1860-1867.

［5］ WILSON C C,HEBERT P D N. The maintenance of taxon diversity in an asexual assemblage:an experimental analysis［J］. Ecology,1992,73（4）:1462-1472.

［6］ WISSINGER S A. Niche overlap and the potential for competition and intraguild predation between size-structured populations［J］. Ecology,1992,73（4）:143-1444.

［7］ WEIDER L J. Niche breadth and life history variation in a hybrid Daphria complex［J］. Ecology,1993,74（3）:935-943.

［8］ LUO L P,GUO X G,QIAN T J,et al. Similarity of ectoparasitic gamasid mite（Acari:Parasitifomes:Mesostigmata）communities on small mammals in Yunnan,China［J］. J Acata Zoologica Sinica,2007,53（2）:208-214.

［9］ 郭玉杰. 4 种生态类型稻区节肢动物群落的基本组成与结构特征分析［J］. 生态学报,1995,15（4）:433-440.

［10］ 李生才,董文霞,上官小霞,等. 山西棉田昆虫群落的时间动态研究［J］. 生态农业研究,1999,7（2）:69-71.

［11］ 邱明生,张孝義,王进军,等. 玉米田节肢动物群落特征的时序动态［J］. 西南农业学报,2001,14:70-73.

［12］ 郭宪国,叶炳辉,顾以铭,等. 云南西部革螨生态位研究［J］. 寄生虫与医学昆虫学报,1994,1（4）:47-53.

［13］ 黄丽琴. 云南省医学革螨流行分布及群落特征研究［D］. 大理:大理学院,2010.

［14］ 黄丽琴,郭宪国,任天广,等. 云南省横断山区柏氏禽刺螨种群生态学研究［J］. 中国媒介生物学及控制杂志,2009,20（6）: 550-552.

［15］ 牛爱琴,郭宪国,门兴元,等. 云南大理大绒鼠体表寄生恙螨群落结构的研究［J］. 热带医学杂志,2006,6（2）:145-148.

［16］ 赵金红,王少圣,湛孝东,等. 安徽省烟仓孳生螨类的群落结构及多样性研究［J］. 中国媒介生物学及控制杂志. 2013,24（3）:218-221.

［17］ 吕文涛,李朝品,王晓春,等. 蚌埠市储藏物螨类孳生情况调查［J］. 医学动物防制,2007,23（2）:136-137.

［18］ 裴莉,吕文涛,李朝品,等. 安徽省粮仓粉螨群落组成及多样性研究（英文）［J］. 热带病与寄生虫学,2008（1）:11-14.

［19］ 裴莉,李朝品. 大连地区仓储环境粉螨群落结构及多样性研究［J］. 热带病与寄生虫学,2018,16（4）:187-190.

第五十章
GPS 技术在医学节肢动物学研究中的应用

全球定位系统（global positioning system，GPS）是一种以空中人造地球卫星为基础的高精度无线电导航定位系统，可为地球任何地方以及近地空间目标提供准确的位置、速度和时间信息。GPS 是世界上第一个建立并用于导航定位的全球导航卫星系统，其技术是测绘科学中全球定位系统（GPS）、地理信息系统（geography information systems，GIS）和遥感（remote sensing，RS）三大高新技术（GPS、GIS、RS）之一。本章在概述全球导航卫星系统的基础上，结合本章研究目的，介绍了 GPS 基本组成和工作原理；最后，简单介绍3S 技术、GPS 跟踪监控系统及其在医学节肢动物中应用。

第一节　全球导航卫星系统概述

1957 年 10 月，苏联成功发射世界上第一颗人造地球卫星，远在美国霍普金斯大学应用物理实验室两个年轻学者通过接收机收到该卫星信号时，发现卫星与接收机之间形成的运动多普勒频移效应，并断言可以实现卫星导航定位。1958 年 12 月，美国海军武器实验室和霍普金斯大学应用物理实验室开始合作研制海军导航卫星系统（navy navigation satellite system，NNSS），目的是为北极星核潜艇提供全球导航。1964年，NNSS（又称子午仪导航卫星系统）建成并投入使用，成为世界上第一个导航卫星系统。1967 年 7 月，美国政府宣布 NNSS 部分电码解密，同时提供给民用船舶导航以及陆地、海上定位。从 20 世纪 70 年代后期美国全球定位系统（GPS）升级开始，至 2020 年多个空间星座构成的全球导航卫星系统（global navigation satellite system，GNSS）均属于第 2 代导航卫星系统。

全球导航卫星系统（GNSS）是所建国家的最大规模的航天工程，也是最大的智能信息产业基础设施之一，成为全球化智能信息产业市场的最大、最重要推动力。GNSS 导航定位是利用一组空间卫星的伪距、星历和发射时间等观测量，同时还必须知道用户钟差。GNSS 导航定位技术目前已基本取代地基无线电、传统大地测量和天文测量等导航定位技术，并推动导航定位技术领域的全新发展。美国的全球定位系统（GPS）是 GNSS 国际委员会公布的全球 4 大 GNSS 供应商之一，也是世界上第一个建立并用于导航定位的 GNSS。

一、四大全球导航卫星系统发展历程

全球导航卫星系统（GNSS）是指能够在地球表面或近地空间的任何地点为用户提供全天候的三维坐标、三维速度以及时间信息的空基无线电导航定位系统。GNSS 又称天基 PNT 系统，即天基定位（positioning）、导航（navigation）和授时（timing），其关键作用是提供时间/空间基准和所有与位置相关的实时动态信息。GNSS 是国家经济安全、国防安全、国土安全和公共安全的重大空间基础设施、重大技术支撑系统和战略威慑基础资源，也是建设和谐社会、服务人民大众、提升生活质量的重要工具。

GNSS 国际委员会公布的全球 4 大卫星导航系统供应商，包括美国的全球定位系统（GPS）、俄罗斯的格洛纳斯导航卫星系统（GLobal Orbiting navigation satellite system，GLONASS）、欧盟的伽利略导航卫星系统（Galileo navigation satellite system，Galileo）和中国的北斗导航卫星系统（BeiDou navigation satellite system，

BDS)。其中,GPS 和 BDS 已服务全球,两者性能相当,但是在功能方面,BDS 增加了区域短报文和全球短报文功能;GLONASS 虽已服役全球,但是相比 BDS 和 GPS 来说,性能稍逊,且 GLONASS 轨道倾角较大,导致其在低纬度地区性能较差;Galileo 观测量质量较好,但是其星载钟稳定性稍差,导致系统可靠性较差。

(一)美国的全球定位系统(GPS)

海军导航卫星系统(NNSS)是美国海军利用多普勒频移测量技术,于 1964 年研制并建立的具有导航与定位功能的卫星系统,是为北极星潜艇建立的导航卫星系统。虽然 NNSS 在导航技术的发展中具有划时代的意义,但是由于该系统卫星数目较少(仅 6 颗工作卫星)、运行高度较低(平均约 1 000km)、从地面站观测到卫星的时间间隔较长(平均约 1.5 小时),因而无法提供连续地实时三维导航,尤其难以充分满足高动态目标(例如飞机、导弹)导航的要求。

为了满足军事部门和民用部门对连续实时和三维导航的迫切要求,美国国防部于 1973 年正式开始组织海陆空三军,共同研究建立新一代导航卫星系统的计划,即授时与测距导航系统/全球定位系统(navigation system timing and ranging/global positioning system,NAVSTAR/GPS),通常简称为全球定位系统(GPS)。GPS 可以向数目不限的全球用户连续地提供高精度的全天候三维坐标、三维速度以及时间信息,因而广泛地应用于飞机、船舶、各种载运工具的导航以及动物跟踪等技术领域。

GPS 整个系统建设可分为 3 个阶段实施:①第 1 阶段(1973—1979 年),系统原理方案可行性验证阶段(含设备研制);②第 2 阶段(1979—1983 年),系统试验研究(对系统设备进行试验)与系统设备研制阶段;③第 3 阶段(1983—1988 年),工程发展和完成阶段。

美国国防部从 1978 年发射第一颗 GPS 卫星,到 1994 年 3 月完成 21 颗工作卫星和 3 颗备用卫星的空间卫星星座配置,并于 1995 年 4 月正式宣布 GPS 具备完全工作能力,其系统由空间段、运控段、用户段三部分组成,整个星座具有 24 颗卫星,分置在 6 个中轨道面内,其优良性能被誉为是一场导航领域的革命。

GPS 导航定位精度可分为民用精度和军用精度,分别提供标准定位服务(standard positioning system,SPS)和精密定位业务(precise positioning service,PPS),在包含选择可用性(selective availability,SA)技术影响时,SPS 精度水平为 100m(概率为 95%),不含 SA 影响时,SPS 精度水平为 22m(概率为 95%);PPS 精度水平可在 10m 以内。

目前,GPS 空间段共有 31 颗在轨工作卫星和 1 颗 GPS-Ⅲ卫星在轨测试(截至 2020 年 4 月),其中在轨工作卫星包括 11 颗 GPS-ⅡR 卫星、7 颗 GPS-ⅡRM 卫星、12 颗 GPS-ⅡF 卫星和 1 颗 GPS-Ⅲ卫星。随着 GPS 发展和卫星升级换代,GPS 保持连续稳定运行,服务精度不断提升,目前空间信号精度均值为 0.51m。

2018 年 12 月,美国启动新一代 GPS-Ⅲ系统部署,包括 10 颗 GPS-Ⅲ卫星和 22 颗 GPS-ⅢF 卫星。目前,已发射两颗 GPS-Ⅲ卫星,计划 2023 年完成 10 颗 GPS-Ⅲ卫星部署,2026 年发射首颗 GPS-ⅢF 卫星,2034 年完成部署。GPS-Ⅲ系统能力全面升级,卫星载荷数字化程度大幅提高,GPS-Ⅲ、GPS-ⅢF 卫星数字化程度分别可达 70%、100%,信号精度提升到当前的 3 倍,信号完好性、抗干扰能力进一步提升,具有导航信号关闭、增加和调整的在轨可重编程功能。

(二)俄罗斯的格洛纳斯导航卫星系统(GLONASS)

1976 年,苏联政府颁布建立 GLONASS 的政府令,并成立相应的科研机构,进行工程设计。1982 年 10 月,成功发射第一颗 GLONASS 卫星。1996 年 1 月 24 颗卫星全球组网,宣布进入完全工作状态。随后苏联解体,GLONASS 步入艰难维持阶段。2000 年 1 月,该系统仅有 7 颗卫星正常工作,几近崩溃边缘。2001 年 8 月,俄罗斯政府通过 2002—2011 年 GLONASS 恢复和现代化计划。2001 年 12 月成功发射第一颗现代化卫星GLONASS-M。直到 2012 年该系统恢复到 24 颗卫星完全服务状态。

GLONASS 至今已经有三代卫星:①第 1 代卫星是传统的 GLONASS 基本型;②第 2 代星是 GLONASS-M 现代化卫星;③第 3 代就是最新开发的 GLONASS-K 卫星。目前,GLONASS 空间段共有 30 颗在轨卫星(截至 2020 年 4 月),包括 3 颗地球静止轨道(geo-stationary orbit,GEO)卫星、27 颗中圆地球轨道(medium earth orbit,MEO)卫星,其中 MEO 卫星在轨运行 24 颗(包括 2019 年 12 月和 2020 年 3 月发射的两颗卫星),在轨备份 2 颗,在轨测试或维护 1 颗。

GLONASS 在前期仅提供无线电导航卫星系统(radio navigation satellite system,RNSS)服务基础上,将

差分校正与监测系统（system of differential correction and monitoring，SDCM）、地面增强设施等纳入体系，可为各类用户提供不同精度的四类民用服务，包括水平5m、高程9m的基本开放服务、1m的星基增强服务、0.1m的精密单点定位服务、0.03m的相对测量导航（基于载波相位测量和地面参考站）服务。

GLONASS现代化的MEO卫星是按照GLONASS-M、GLONASS-K、GLONASS-K2三个版本演进。2025年开始，采用GLONASS-K、GLONASS-K2卫星，2030年前发射26颗全新GLONASS-K2卫星，在轨完全替代现有GLONASS-M卫星。GLONASS-K2卫星，采用两个相控阵天线播发频分多址（frequency division multiple access，FDMA）/码分多址（code division multiple access，CDMA）信号，播发三个频点的CDMA民用信号，加强与其他GNSS兼容互操作；配置激光星间链路和更高精度原子钟，支持高频度的星历和钟差数据更新；搭载激光发射器、搜救等载荷。俄罗斯加快MEO卫星更新换代的同时，计划增加倾斜地球同步轨道（Inclined Geo-Synchronous Orbit，IGSO）和GEO卫星，构建GLONASS混合星座，全面提升系统性能。

（三）欧盟的伽利略导航卫星系统（Galileo）

欧盟的全球导航卫星系统（European global navigation satellite systems，E-GNSS）即是Galileo。Galileo第1、2颗试验卫星GIOV-A和GIOV-B已于2005年和2008年发射升空，目的是考证关键技术，其后有4颗工作卫星发射，验证Galileo的空间段和地面段的相关技术。目前，Galileo系统空间段共有26颗在轨卫星（截至2020年4月），包括4颗在轨验证（in-orbit validation，IOV）卫星、22颗完全运行能力（full operational capability，FOC）卫星。自2016年提供全球初始运行服务以来，系统运行不断稳定和完善，空间信号精度不断提升，目前已达0.25m；计划2020年具备完全运行服务能力。2019年，Galileo系统因精密时间设施相关问题，出现长达110多小时的服务中断，可靠性受到业界和用户质疑。后续，随着卫星陆续到寿，伽利略2020—2024年还将发射12~14颗卫星，进一步提升系统的性能和可用性。

虽然Galileo提供的信息仍是位置、速度和时间，但是Galileo提供的服务种类远比GPS多，GPS仅有民用的标准定位服务（SPS）和军用的精密定位服务（PPS）两种，而Galileo则提供5种服务：①公开服务（open service，OS），与GPS的SPS相类似，免费提供；②生命安全服务（safety of life service，SoLS）；③商业服务（commercial service，CS）；④公共特许服务（public regulated service，PRS）；⑤搜索与救援（search and rescue，SAR）服务。其中，前4种是Galileo的核心服务，最后一种则是支持搜救卫星辅助跟踪（search and rescue satellite-aided tracking，SARSAT）。由于生命安全服务实际运作有难度，近些年来很少提及。但是，Galileo服务仍是独具特色、种类较多，且能提供完好性广播、服务保证，以及民用控制和局域增强。

Galileo系统积极规划部署第二代伽利略系统（G2G），计划2025年开始发射4~8颗过渡卫星，2027年开始发射第二代伽利略卫星，2035年具备全面运行能力。第二代Galileo系统将提供更高的精度、完好性和连续性，具备自主运行、抗干扰、抗欺骗能力，卫星寿命更长，系统与服务更加安全，同时具有更好地兼容与可扩展性。

（四）中国的北斗导航卫星系统（BDS）

中国的北斗导航卫星系统（BDS）是着眼于国家安全和经济社会发展需要，自主建设、独立运行的导航卫星系统，是为全球用户提供全天候、全天时、高精度的定位、导航和授时服务的国家重要空间基础设施。

中国高度重视BDS建设发展，自20世纪80年代开始探索适合国情的导航卫星系统发展道路，形成"三步走"发展战略。

第一步是2000年年底，建成北斗一号系统，向中国提供服务。1994年，启动北斗一号系统工程建设。2000年，发射两颗地球静止轨道卫星，建成系统并投入使用，采用有源定位体制，为中国用户提供定位、授时、广域差分和短报文通信服务。2003年，发射第三颗地球静止轨道卫星，进一步增强系统性能。

第二步是2012年年底，建成北斗二号系统，向亚太地区提供服务。2004年，启动北斗二号系统工程建设。2012年年底，完成14颗卫星（其中，5颗GEO卫星、5颗IGSO卫星和4颗MEO）发射组网。北斗二号系统在兼容北斗一号系统技术体制基础上，增加无源定位体制，为亚太地区用户提供定位、测速、授时和短报文通信服务。

第三步是2020年期间，建成北斗三号系统，向全球提供服务。2009年，启动北斗三号系统建设。2018

年年底,完成 19 颗卫星发射组网,完成基本系统建设,向全球提供服务。计划 2020 年年底前,完成 30 颗卫星发射组网,全面建成北斗三号系统。北斗三号系统继承北斗有源服务和无源服务两种技术体制,能够为全球用户提供基本导航(定位、测速、授时)、全球短报文通信、国际搜救服务,中国及周边地区用户还可享有区域短报文通信、星基增强、精密单点定位等服务。

北斗三号全球系统已于 2017 年 11 月发射首颗组网卫星。2019 年 4 月 23 日发射的卫星是北斗三号第 20 颗组网卫星,也是北斗三号首颗 IGSO 卫星,该卫星将与此前发射的 18 颗 MEO 卫星和 1 颗 GEO 卫星进行组网。2020 年 6 月 23 日,第 55 颗北斗导航卫星(北斗三号最后 1 颗卫星)在西昌卫星发射中心由长征三号乙运载火箭发射成功,标志着北斗全球导航卫星系统(北斗三号)星座部署全面完成,北斗三号的短报文通信能力显著提升,信息发送能力从一次 120 个汉字提升到一次 1 200 个汉字。

目前,北斗三号系统由 24 颗中圆地球轨道(MEO)、3 颗地球静止轨道(GEO)和 3 颗倾斜地球同步轨道(IGSO)共 30 颗卫星组成。30 颗组网卫星中,24 颗 MEO 卫星是北斗三号系统的核心星座,确保全球均匀覆盖;3 颗 GEO 卫星,运行于地球静止轨道,在星基增强、短报文通信、精密单点定位等特色服务上发挥关键作用;3 颗 IGSO 卫星,运行在倾斜地球同步轨道,可有效增加亚太地区卫星可见数,为亚太地区提供更加优质的定位、导航和授时(PNT)服务。

当前 BDS 是 GNSS 中最为复杂的系统,具有以下特点:①BDS 空间段采用 3 种轨道卫星(GEO、IGSO、MEO)组成的混合星座,与其他卫星导航系统相比高轨卫星更多,抗遮挡能力强,尤其低纬度地区性能特点更为明显;②BDS 提供多个频点的导航信号,能够通过多频信号组合使用等方式提高服务精度;③BDS 创新融合导航与通信能力,具有实时导航、快速定位、精确授时、位置报告和短报文通信服务 5 大功能。

二、四大全球导航卫星系统对比分析

GNSS 主要由空间段、地面段和用户段组成。其中,空间段是依据星座分布的导航卫星,接收地面段上行注入的时钟修正、星历等信息进行信号调制,并按规定的信号体制向地面广播信号;地面段是对空间卫星进行跟踪维护,并监测卫星的健康状况,评估卫星及信号的完好性,确定卫星的运行轨道,并将卫星的钟差修正量、星历、历书、电离层校正参数等信息按特定频度上行注入到卫星;用户段则接收各个可见卫星的信号,并根据跟踪信号获得的观测量和解调信号获得的星历、时间信息进行位置、速度、时间解算,确定用户的位置、速度和时间信息。

下面主要对 GNSS 的空间星座、信号体制、坐标系统、时间系统以及服务性能进行对比。

(一) GNSS 空间星座对比

GNSS 空间星座的要素主要包括星座类型、卫星类型、卫星数量、轨道高度、轨道倾角等。GPS、Galileo 和 GLONASS 的星座分布大体相同,且卫星均为 MEO 卫星。而 BDS 星座则包括 MEO 卫星、IGSO 卫星和 GEO 卫星。通过 MEO/IGSO/GEO 星座布局,BDS 可以极大提升亚太地区 BDS 卫星的可见性,进而提升 BDS 的定位精度和可用性。

(二) GNSS 信号体制对比

四大 GNSS 系统各有特点。针对多址机制来说,BDS、GPS 和 Galileo 的多址机制采用码分多址(CDMA),GLONASS 的多址机制目前采用频分多址(FDMA),其现代化计划往 CDMA 发展。针对信号分量来说,除了一些授权或特殊用途的专有的信号分量,BDS、GPS 和 Galileo 经过长期研究和协调,在民用公开信号上达成兼容互操作的合作协议,实现 BDS B1C、B2a 分别与 GPS L1、L5 和 Galileo E1、E5a 之间互操作,可以大幅提升卫星导航系统服务性能,同时降低多系统用户终端的研制成本。

(三) GNSS 坐标系统对比

GNSS 坐标系统尤为重要,由卫星星历参数和历书参数计算得到的卫星位置和卫星速度都直接在其坐标系统中表征。GNSS 坐标系统定义建立相应大地坐标系所需的基准椭球体,描述与大地水准面相应的地球重力场模型,并提供修正后的基本大地参数。北斗坐标系(BeiDou coordinate system,BDCS)是一个地心地固的地球参考系统。BDCS 定义符合国际地球自转服务(International Earth Rotation Service,IERS)规范,且采用 2000 中国大地坐标系(China geodetic coordinate system 2000,CGCS2000)的参考椭球参数。

(四) GNSS 时间系统对比

时间系统是 GNSS 正常运行的基石,也是 GNSS 的核心。BDS、GPS 和 Galileo 均建立基于原子时(atomic time,AT)的专用时间系统,其秒长分别根据安装在地面监测站上原子钟和卫星原子钟的观测量综合得出,本质上仍然是原子时。

国际原子时(international atomic time,TAI)以原子秒为单位,从世界时(universal time,UT)1958-01-01 零时开始累积,此时世界时与国际原子时的差异为零,然后逐年增大。1972 年,为协调国际原子时和世界时之间差异,提出一种折中方案,即协调世界时(coordinated universal time,UTC)。协调世界时(UTC)以精确的国际原子时(TAI)秒长为基础,当其与世界时的差距超过 0.9 秒时,则采用闰秒方式人为加入 1 秒,使世界时与协调世界时之间差异始终保持在 0.9 秒内。

GLONASS 系统时(GLONASS system time,GLONASST)与其他三种系统时不同,它是一个与协调世界时(UTC)类似的原子时系统,在运行时引入闰秒,以莫斯科时间为基准,溯源到俄罗斯时间计量研究所保持的协调世界时 UTC(SU)。

北斗时(BeiDou time,BDT)由 BDS 主控站产生并保持,溯源到国家授时中心保持的协调世界时 UTC(NTSC)。

GPS 时(GPS time,GPST)由 GPS 主控站产生并保持,溯源到美国海军天文台保持的协调世界时 UTC(USNO)。

Galileo 系统时(Galile system time,GST)直接溯源到国际计量局(International Bureau of Weights and Measures,BIPM)保持的协调世界时 UTC(BIPM)。

(五) GNSS 服务性能对比

GNSS 服务性能包括服务的精度、完好性、连续性和可用性,其中用户最关注的为服务精度和服务可用性。

服务精度包括定位精度、测速精度和测时精度三种:①定位精度是指用户采用卫星信号确定的位置与其真实位置之差的统计值,包括水平定位精度和垂直定位精度;②测速精度是指用户采用卫星信号确定的速度与其真实速度之差的统计值,通常为三维空间速度误差;③测时精度是指采用卫星信号确定的时间与卫星导航系统时间之差的统计值。

服务可用性是指系统可服务时间与期望服务时间之比。可服务时间是指定区域范围内位置精度衰减因子(position dilution of precision,PDOP)可用性和定位可用性满足要求的时间。其中,PDOP 可用性是指定的地理或空间区域和时间段内,PDOP 值满足门限要求的时间百分比;定位可用性是指定的服务区域和时间段内,定位精度满足门限值要求的时间百分比。

GNSS 定位精度主要由两方面因素决定:①位置精度衰减因子(PDOP)值;②用户等效距离误差(user equivalent range error,UERE)。UERE 是由用户测距误差(user range error,URE)和用户设备误差(user equipment error,UEE)组成。其中,URE 是由导航卫星轨道和卫星钟差的误差引起的卫星至用户终端距离观测量的误差和,主要由导航卫星大系统决定;UEE 是由地面多路径效应和用户接收机环路噪声等引起的误差,主要由使用环境和本地接收机的设计决定。

第二节 GPS 基本组成和工作原理

1994 年 3 月,美国的全球定位系统(GPS)完成 21 颗工作卫星和 3 颗备用卫星的空间卫星星座配置,已经具备完全工作能力。

一、GPS 基本组成

美国的全球定位系统(GPS)是由空间星座部分(GPS 卫星星座)、地面控制部分(GPS 地面监控系统)和用户装置部分(GPS 接收机等)三部分组成。

（一）空间星座部分

GPS空间星座是由24颗卫星组成，包括21颗工作卫星和3颗在轨备用卫星。该24颗卫星分布在6个轨道平面（每轨道平面4颗卫星，每轨道平面倾角为55°）绕地球运行，各个卫星轨道平面之间相距60度，轨道平均高度2.02万km。每个卫星轨道近于圆形，其长半轴为2.656万km，最大偏心率为0.01。GPS卫星的运行周期（即绕地球一周的时间）约为12恒星时（11小时58分钟），地面观测者每天将提前4分钟见到GPS卫星星座中同一颗卫星。

采用GPS信号导航定位时，测量站解算三维坐标必须观测4颗GPS工作卫星。为达到这个要求，位于地平线以上的工作卫星颗数随着时间和地点的不同而异，最少可见到4颗，最多可以见到11颗。GPS每颗工作卫星都发出用于导航定位的信号。GPS用户正是利用这些信号进行导航定位工作（图50-1）。

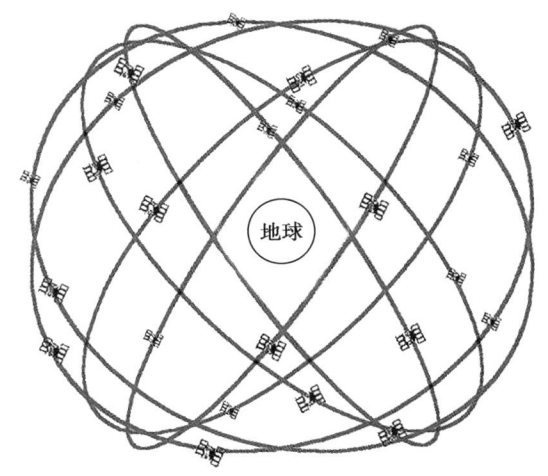

图50-1　GPS卫星星座

（二）地面监控部分

GPS地面监控系统目前主要由分布在全球的5个地面站组成，其中包括1个主控站、3个信息注入站和5个卫星监测站。

1个主控站是设在美国本土科罗拉多·斯平士（Colorado Springs）的联合空间执行中心。3个信息注入站分别设在印度洋的狄哥·伽西亚（Diego Garcia）、南大西洋的阿松森岛（Ascension）和南太平洋的卡瓦加兰（Kwajalein）。5个监测站除设在主控站和注入站外，还在夏威夷设立1个监测站。

主控站除负责管理和协调整个地面监控系统的工作外，其主要任务是根据本站和其他监测站的所有跟踪观测数据，计算各卫星的轨道参数、钟差参数以及大气层的修正参数，同时编制成导航电文并传送至各注入站。主控站还负责调整偏离轨道的卫星，使之沿预定轨道运行。主控站必要时启用备用卫星以代替失效的工作卫星。

监测站是在主控站直接控制下的数据自动采集中心，站内设有双频GPS接收机、高精度原子钟、计算机各一台和若干台环境数据传感器。接收机对GPS卫星进行连续观测，以采集数据和监测卫星的工作状况、原子钟提供时间标准、环境传感器收集当地的气象数据。所有观测资料由计算机进行初步处理（例如，计算对流层、电离层、天线相位中心、相对论效应改正数等），并存储和传送到主控站，用以确定卫星的轨道。

注入站主要设备包括一台直径为3.6m的天线，一台C波段发射机和一台计算机。注入站主要任务是在主控站的控制下，将主控站推算和编制的卫星星历、钟差、导航电文和其他控制指令等注入到相应卫星的存储系统，并监测注入信息的正确性。

GPS整个地面监控部分，除主控站外均无人值守，各站间用现代化的通信系统联系起来，在原子钟、计算机的驱动和精确控制下，各项工作能够实现高度的自动化和标准化。

（三）用户装置部分

GPS用户装置是由GPS接收机、用户设备和相应的数据处理软件所组成。

GPS接收机硬件一般包括主机、天线、控制器和电源，主要功能是接收GPS卫星发射的信号，能够捕获到按一定卫星高度截止角所选择的待测卫星的信号，并跟踪这些卫星的运行，获得必要的导航和定位信息及观测量。

用户设备一般为计算机及其终端设备、气象仪器等，主要功能是对所接收到的GPS信号进行变换、放大和处理，以便测量出GPS信号从卫星到接收机天线的传播时间，解译出GPS卫星所发送的导航电文，实时地计算出测站的三维位置，甚至三维速度和时间，并经简单数据处理而实现实时导航和定位。

数据处理软件是指各种后处理软件包，其主要作用是对观测数据进行精加工，以便获得精密定位结果。

根据GPS用户的不同要求，所需的接收设备也有差异。随着GPS定位技术的迅速发展和应用领域的日益扩大，相关国家都在积极研制、开发适用于不同要求的GPS接收机及相应的数据处理软件。

二、GPS 主要特点

GPS 作为一种导航和定位系统,以其高精度、全天候、高效率、多功能、易操作、应用广等特点著称。

(一)定位精度高

大量的实践和研究表明,GPS 采用载波相位观测量进行静态相对定位,在小于 50km 的基线上,目前达到的典型精度为 1ppm,而在 100~500km 的基线上到 0.1ppm。随着数据观测技术与处理方法的不断优化,在大于 1 000km 的距离上,相对定位精度可达到 0.01ppm。

(二)观测时间短

随着 GPS 的不断完善,软件水平的不断提高,观测时间已由以前几小时缩短至现在几十分钟,甚至几分钟。目前,GPS 采用静态相对定位模式,观测 20km 以内的基线所需观测时间,对于双频接收机仅需 15~20 分钟;采用快速静态相对定位模式,当每个流动站与基准站相距在 15km 以内时,流动站观测时间只需 1~2 分钟;采取实时动态定位模式,流动站出发时 1~2 分钟进行动态初始化,然后可随时定位,每站观测仅需几秒钟。因此,利用 GPS 进行观测,可以大大提高观测效率。

(三)测站间无须通视

经典测量技术均有严格的通视要求,必须建造大量的觇标(又称测标),这给经典测量的实施带来一定困难。GPS 测量只要求测站上空开阔,与卫星间保持通视即可,不要求测站之间互相通视,因此不需再建造规标。该优点既可大大减少测量工作的经费和时间,同时也使选点工作变得非常灵活,完全可以根据工作的需要来确定选点位置。

(四)仪器操作简便

随着 GPS 接收机的不断改进,GPS 测量的自动化程度越来越高,已基本趋于"傻瓜化"。观测中,测量员主要任务只是安置仪器、连接电缆线、量取天线高和气象数据、监视仪器的工作状态。而其他观测工作(例如,卫星的捕获、跟踪观测和记录等)均由仪器自动完成。测量结束时,仅需关闭电源,收好接收机,便完成野外数据采集任务。

如果在一个测站上需作较长时间的连续观测,部分接收机还可以实行无人值守的数据采集,通过数据通信方式,将所采集的数据传送到数据处理中心,实现全自动化的数据采集与处理。另外,现在接收机的体积越来越小,相应重量也越来越轻,使得在动物身上安装微型 GPS 接收机成为可能,从而丰富医学节肢动物学的研究手段。

(五)全球全天候定位

GPS 卫星数目较多,且分布均匀,从而保证全球地面被连续覆盖,使得地球上任何地方的用户在任何时间至少可以同时观测到 4 颗 GPS 卫星,可以随时进行全球全天候的各项观测工作。

GPS 技术的问世,对于经典测量领域也是一次重大的技术突破。一方面,GPS 技术使经典的测量理论与方法产生深刻的变革;另一方面,GPS 技术进一步加强测量学科与其他学科之间的相互渗透,从而促进测绘科学技术的现代化发展。GPS 技术不仅广泛地用于海上、空中和陆地运动目标的导航,而且在运动目标的监控与管理也已获得成功。例如,本章中利用 GPS 上述特点来对医学节肢动物进行跟踪以解它们的习性和活动范围。

三、GPS 定位模式

GPS 定位模式可以分为绝对定位和相对定位两种,而根据接收机的运动状态(实质是数据处理模型)又可以分为静态定位和动态定位。根据上述两种基本模式的组合,GPS 定位模式包括静态绝对定位、静态相对定位、动态绝对定位和动态相对定位等四种。

GPS 绝对定位又叫单点定位,即以 GPS 卫星和用户接收机之间的距离观测值为基础,并根据卫星星历确定的卫星瞬时坐标,直接确定用户接收机在 WGS-84 坐标系中相对于坐标原点(地球质心)的绝对位置。GPS 受到卫星轨道误差、钟差以及信号传播误差等因素的影响,静态绝对定位的精度约为米级,而动态绝对定位的精度为 10~40m。

（一）静态绝对定位

静态绝对定位是指接收机天线处于静止状态下确定观测站坐标的方法。该方法中，接收机可以连续地在不同历元同步观测不同的卫星，测定卫星至观测站的伪距，获得充分的观测量，通过测后数据处理求得测站的绝对坐标。

根据测定的伪距观测量的性质不同，静态绝对定位又可分为测码伪距静态绝对定位和测相伪距静态绝对定位。

测码伪距静态绝对定位采用多卫星、多历元的定位方法，在静态单点中应用较广，可以比较精确地测定观测站在 WGS-84 坐标中的绝对坐标。

测相伪距静态定位因其定位精度高，可能获得较高的定位精度。但是，影响定位精度的因素还有卫星轨道误差和大气折射误差等，只有当卫星轨道的精度相当高，同时又能对观测量中所含有的电离层和对流层误差影响加以必要的修正，才能更好地发挥测相伪距静态绝对定位的能力。该方法主要用于大地测量中的单点定位工作，或者为相对定位的基准站提供较为精密的初始坐标值。

（二）动态绝对定位

动态绝对定位是将 GPS 用户接收机安装在载体上，并处于动态情况下，确定载体的瞬时绝对位置的定位方法。通常，动态绝对定位只能获得很少或者没有多余观测量的实数解，因此定位精度不高，被广泛应用于飞机、船舶、陆地车辆等运动载体的导航。动态绝对定位也能满足动物跟踪的导航定位需求。由于医学节肢动物学研究对象的特殊性，通常利用动态绝对定位方法。根据观测量的性质分类，动态绝对定位可分为测码伪距动态绝对定位和测相伪距动态绝对定位。

测码伪距动态绝对定位方法中，由于测站是运动的，因此获得的观测量很少。但是，为了获得实时定位结果，该方法必须至少同步观测 4 颗卫星。该方法已被广泛应用于实时动态单点定位。另外，该方法在解算载体位置时，不是直接求出其三维坐标，而是求各个坐标分量的修正分量，也就是给定用户的三维坐标初始值，而求解三维坐标的改正数。而且，在解算运动载体的实时点位时，前一个点的点位坐标可作为后续点位的初始坐标值。

测相伪距动态绝对定位方法用于动物跟踪时，由于引入另外未知参数（即整周未知数或整周模糊度），观测 4 颗卫星无法解算出测站的三维坐标。值得注意的是，采用该方法进行绝对定位时，载体上 GPS 接收机在运动之前应该初始化，而且运动过程中不能发生信号失锁，否则就无法实现实时定位。然而，载体在运动过程中，要始终保持对所观测卫星的连续跟踪，目前在技术上尚有一定困难，一旦发生周跳，则须在动态条件下重新初始化。因此，在实时动态绝对定位中，寻找快速确定动态整周模糊度的方法是非常关键的问题。

从绝对定位原理的点位精度评定方法来说，单点定位的定位精度除了与观测量的精度有关外，还取决于观测矢量的方向余弦所构成的权系数阵，即在地面点一定的情况下，与所观测的卫星的空间几何分布有关。

四、GPS 差分定位技术

GPS 定位中，存在着三部分误差：①接收机公有的误差（例如，卫星钟误差、星历误差、电离层误差、对流层误差）；②接收机传播延迟的误差；③接收机固有的误差（例如，内部噪声、通道延迟、多路径效应）。

GPS 采用差分定位，可完全消除接收机公有的误差，可大部分消除接收机传播延迟的误差（根据基准站至用户的距离情况而定）。

GPS 差分定位技术可分为单基准站差分、多基站的局域差分和多基站的广域差分三种类型。GPS 单基准站差分定位技术是将一台 GPS 接收机安置在基准站上进行观测，根据已知的基准站的精密坐标计算出坐标、距离或相位的改正数，并由基准站通过数据链实时将改正数发送给用户接收机（流动站），从而改正其定位结果，提高定位精度。对于 GPS 单基准站差分定位技术而言，根据基准站发送信息方式的不同，GPS 差分定位分为位置差分、伪距差分、相位平滑伪距差分、载波相位差分、局域差分和广域差分。

（一）位置差分

设已知基准站的精密坐标为 (X_0, Y_0, Z_0)，通过安装在基准站上的 GPS 接收机对 4 颗卫星进行观测，便可解算出基准站的坐标 (X, Y, Z)。由于存在着轨道误差、时钟误差、SA 影响、大气影响、多路径效应及其他

误差,解算出的坐标与基准站的精密坐标存在着差异,可按下式求出其坐标改正数:

$$
\left.\begin{aligned}
\triangle X &= X_0 - X \\
\triangle Y &= Y_0 - Y \\
\triangle Z &= Z_0 - Z
\end{aligned}\right\}
$$

基准站用数据链根据公式 50-1,将这些改正数发送出去,用户接收机接收后即可按下式对解算出的用户站坐标进行改正:

$$
\left.\begin{aligned}
X_Q &= X'_Q + X \\
Y_Q &= Y'_Q + Y \\
Z_Q &= Z'_Q + Z
\end{aligned}\right\}
$$

经上述改正后,用户坐标中消去基准站与用户站的共同误差。例如,卫星轨道误差、SA 影响、大气影响等,提高 GPS 定位精度。

该方法的优点是计算简单,适用于各种型号的 GPS 接收机。但是,该方法要求基准站与用户站必须观测同一组卫星,这在近距离可以做到,但距离较长时很难满足。此外,随着基准站与用户站之间距离的增加,会出现系统误差,这是用任何差分方法都不能消除的。因此,位置差分只适用于基准站与用户站相距100km 以内的情况。

(二) 伪距差分

伪距差分是目前用途最广的一种差分技术。几乎所有的商用差分 GPS 接收机均采用这种技术,国际海事无线电委员会推荐的 RTCMSC-104 也采用这种技术。

在基准站上观测所有卫星,根据基准站的已知精密坐标(X_0,Y_0,Z_0)和由星历数据计算得到的某一时刻各卫星的地心坐标(X^j,Y^j,Z^j),可按下式求出每颗卫星在该时刻到基准站的几何距离:

$$
R^j = \left[(X^j - X_0)^2 + (Y^j - Y_0)^2 + (Z^j - Z_0)^2 \right]^{1/2}
$$

设此时测得的伪距为 ρ_0^j,则伪距改正数为:$\triangle\rho^j = R^j - \rho_0^j$。

基准站将伪距改正数及其变化率发送给用户站,用户站在测出的伪距上加以改正,即可求出经改正后的伪距,然后利用改正后的伪距进行绝对定位。

伪距差分具有以下优点:①由于计算的伪距改正数是直接在 WGS-84 坐标上进行的,即得到的是直接改正数,不变换为当地坐标,因此能达到很高的精度;②由于计算的伪距改正数能够提供改正数及其变化率,可以在未得到改正数的空隙内能继续精密定位,因此能达到 RTCM-104 制定的标准;③基准站能够提供所有卫星的改正数,而用户站只需接收 4 颗卫星即可进行改正,无须与基准站接收相同的卫星数,因此用户站采用具有差分功能的简易接收机即可。

与位置差分相似,伪距差分能将两站间的公共误差抵消。但是,随着基准站与用户站之间距离的增加,系统误差将会明显增加。因此,基准站与用户站之间的距离对伪距差分的精度有决定性影响。

(三) 相位平滑伪距差分

GPS 接收机除了能进行伪距测量外,可同时进行载波相位测量。由于载波相位测量的精度比码相位测量的精度高两个数量级。因此,若能获得载波整周数,就可获得近乎无噪声的伪距观测量。一般情况下,载波整周数无法获取,但能获得载波频率多普勒计数。实际上,载频多普勒计数反映了载波相位变化信息,即反映伪距变化率。GPS 接收机中一般利用这一信息作为用户的速度估计。顾及载频多普勒测量能精确地反映伪距变化,若能利用这一信息辅助码伪距测量,则可以获得比单独采用码伪距测量更高的精度,这一思路称为相位平滑伪距测量。

(四) 载波相位差分

测地型 GPS 接收机利用卫星载波相位进行的静态基线测量,可达到 $10^{-8} \sim 10^{-6}$ 的高精度。但是,为了可靠地求解出整周相位模糊度,必须连续观测一两个小时或更长时间,这限制其实际应用。因此,解决这一问题的各种方法应运而生。例如,采用整周模糊度快速逼近技术(fast ambiguity resolution approach,FARA)使基线观测时间缩短至 5 分钟;采用准动态(stop and go)、往返重复设站(re-occupation)和动态(kinematic)方法可以提高 GPS 作业效率。然而,这些作业方式都是事后进行数据处理,不能实时提交成果和实时评定成果质量,不仅难以避免出现事后检查不合格造成的返工现象外,而且限制 GPS 定位技术在某些领域的应用。

GPS 差分技术的出现,克服上述困难,能实时以米级的精度给定载体位置,满足城市交通、导航和水下地形测量等要求。目前,位置差分、伪距差分、相位平滑伪距差分等技术已成功地应用于各种作业中,更加精密的载波相位差分技术亦已获得越来越广泛的应用。

载波相位差分技术又称实时动态定位(real time kinematic,RTK)技术,通过对两测站的载波相位观测值进行实时处理,能实时提供测站的三维坐标,并达到厘米级的高精度。其原理与伪距差分基本相同,即由基推站通过数据链实时将其载波相位观测值及基准站坐标信息一起传送给用户站,用户站将接收的 GPS 卫星的载波相位与来自基准站的载波相位组成相位差分观测值,通过实时处理确定用户站的坐标。

根据基准站传送载波相位信息的不同,载波相位差分又分为修正法和差分法两种。前者与伪距差分相同,基准站将载波相位修正量送给用户站,以改正其载波相位,然后求解其坐标;后者则是将基准站接收的载波相位发送给用户站,并与用户站接收的 GPS 卫星载波相位求差,然后求解其坐标。因此,前者为准 RTK 技术,后者为真正的 RTK 技术。

(五) 局域差分

在局部区域中应用 GPS 差分技术,应该在区域中布设一个 GPS 差分网,该网由若干个 GPS 差分基准站组成,通常还包含一个或若干个监控站。位于该局部区域中的用户根据多个基准站所提供的改正信息,经平差后求得自己的改正数。这种差分定位 GPS 称为局域差分 GPS(local area differential global positioning system,LADGPS)。

GPS 局部区域差分技术通常采用加权平均法或最小方差法对来自多个基准站的改正信息(坐标改正数或距离改正数)进行平差计算以求得自己的坐标改正数或距离改正数。该系统包括多个基准站,每个基准站与用户之间均有无线电数据通信链,且用户与基准站之间的距离一般在 500km 以内才能获得较好的精度。

(六) 广域差分

为了在广阔区域提供高精度的 GPS 差分服务,将多个基准站组网,各基站并不单独地将自身所求得的距离改正数播发给用户,而是将它们送住 GPS 广域差分网的数据处理中心进行统一处理,以便将卫星星历误差,大气传播延迟误差分离开来。然后,再将各种误差估值播发给用户,由用户分别进行改正。这种差分定位 GPS 称为广域差分 GPS(wide area differential global positioning system,WADGPS)。

广域差分 GPS 是在一个相当大的区域中用相对来讲数量较少的基准站组成一个稀疏的 CPS 差分网。由于目前所用的各种电离层延迟模型一般都有 8 个参数,因此,WADGPS 中至少应包括 8 个基准站(一般应包括 10 个以上的基准站),并且应有一个监测站。其中,在基准站上应配备双频接收机,有条件的还应配备原子钟。

第三节　GPS 跟踪监控系统构成及在医学节肢动物学中的应用

随着 GPS 进入民用,科研人员在 1993 年开始研制医学节肢动物用 GPS 定位系统。1997 年制成第一只 GPS-Simplex™ GPS 定位系统颈圈,1999 年在 GPS 定位系统颈圈装上液晶显示屏,2000 年制成接收数据速度比原来快 5 倍的新 GPS 定位系统接收机、天线和软件等。GPS 定位系统开始被广泛应用于动物定位跟踪研究。研究人员使用 GPS、环境传感器和自动数据检索技术,在预定的时间间隔记录和存储定位动物的位置和从传感器获得的数据。这些数据可以存储在定位装置,或采用 GPRS 网络、无线电或卫星调制解调器中继到中央数据存储或联网计算机,在终端上用地理信息系统(GIS)软件包或定制软件实时绘制野生动物的位置和运动轨迹。

一、3S 技术简介

3S 技术是全球定位系统(GPS)、地理信息系统(GIS)和遥感(RS)的统称,是将卫星导航与定位、空间和传感器、计算机和通信等多学科技术高度集成,对空间信息进行采集、处理、管理和应用等的现代信息技术。随着现代测绘三大高新技术(GPS、GIS 和 RS)的不断发展,将三者紧密结合 3S 一体化技术已显示出更为广阔的应用前景。3S 整合应用的基本原理是利用 RS 提供最新的图像信息,利用 GPS 提供图像信息中位置信息,利用 GIS 作为图像处理、分析及应用的技术手段,实现对各种空间信息和环境信息的快速、机动、准确、可靠的收集、处理与更新,最终实现数据的动态空间分析、预测和决策。

(一)地理信息系统(GIS)

GIS 是一门综合性学科,结合地理学、地图学以及遥感和计算机科学,对整个或部分地球表层(包括大气层)空间中有关地理数据进行采集、储存、管理、运算、分析和显示的计算机系统。GIS 属于一类信息系统,不同在于它是专门用于采集、存储、管理、分析和表达空间数据的信息系统,既是表达、模拟现实空间世界和进行空间数据处理分析的"工具",也可看作是人们用于解决空间问题的"资源",同时还是一门关于空间信息处理分析的"科学技术"。GIS 主要包括两种地理数据成分:一是空间数据,与空间要素几何特性有关;二是属性数据,提供空间要素的信息。

(二)遥感(RS)

RS 是指非接触的、远距离的探测技术。从名称术语层面来看,RS 可以简单理解为遥远的感知,泛指一切无接触的远距离的探测;从现代技术层面来看,RS 是一种应用探测仪器。RS 通过人造地球卫星、航空等平台上的传感器/遥感器,对地球表面实施感应遥测和资源管理,可在远离目标和非接触目标物体条件下探测目标地物。

二、医学节肢动物的 GPS 跟踪监控系统构成

医学节肢动物的 GPS 跟踪监控系统主要包括动物载体单元和监控中心两大部分(图 50-2),其中:①动物载体单元安装在每个待研究的动物身上(值得注意的是,天线的安装位置必须是最易接收和发送信号的部位,否则安装不合理将导致动物的身体容易挡住接收卫星及发送定位信息的信号,因此需要根据动物的习性来加以权衡);②监控中心则设在研究中心,两者之间采用通用无线分组业务(General Packet Radio Service,GPRS)网络和互联网进行通信(图 50-2)。

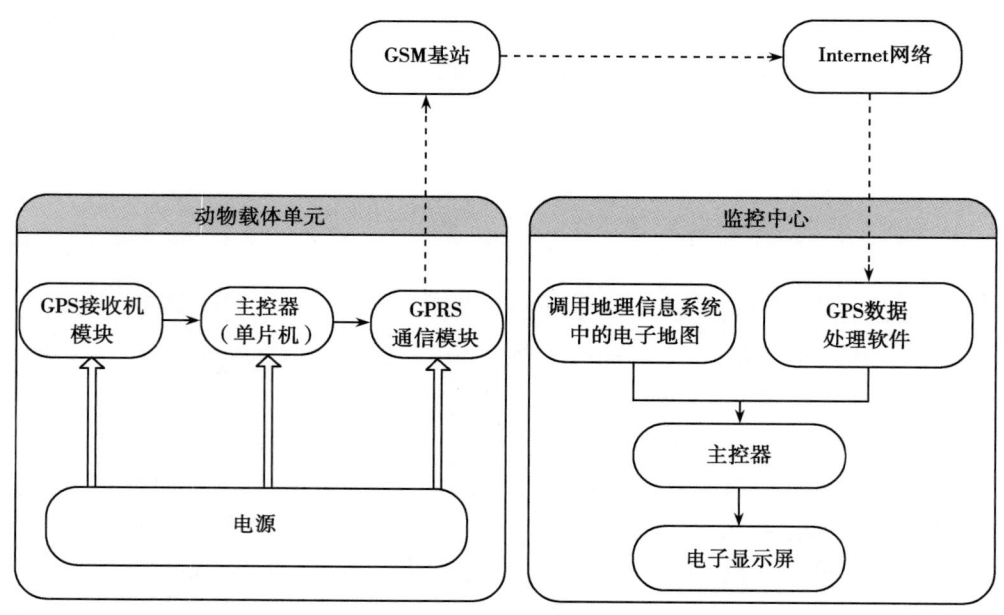

图 50-2 GPS 跟踪监控系统

动物载体单元中的 GPS 接收模块按预定的频率接收 GPS 卫星信号,经单片机处理后,把 GPS 定位信息通过 GPRS 模块无线发送,经由 GPRS 网络和互联网,送达监控中心。监控中心根据接收到的数据进行相应处理,在电子地图上实时显示动物所在位置及其运动状态,实行动态跟踪与监控。

（一）动物载体单元

动物载体单元是数据采集和发送部分,通常由 GPS 接收机模块、主控器(单片机)、GPRS 通信模块等组成。动物载体单元要求体积小、重量轻、便于安装。

GPS 接收机模块用于接收 GPS 卫星的信号,其正确选用直接关系到动物的定位精度。其选用需要考虑一些必要因素,这是因为其研究对象的特殊性。如果接收机硬件质量不好,则安装后极容易由于动物的活动而损坏,因此必须选用一些小巧、质量可靠的产品。例如,深圳飞普科技公司生产的 S-GPS 型 GPS 接收机,其尺寸为:24.7mm × 24.7mm × 5.3mm,包含外壳 4.5g,很适宜在动物身体上安装。GPS 接收器在接收卫星信号后,每秒都会输出信号,信号一般都符合美国海洋电子协会标准输出格式。该输出格式为 ASGI 码字符,通常会提供 GGA、GLL、GSA、GSV、RMG 和 VTG 等输出语句。

单片机是动物载体单元的主控部分,主要分析 GPS 接收机收集的信号,然后经由 GPRS 通信模块发送。本系统中单片机需要根据语句代号识别出所需要的语句,然后从中抽取所需要的相关信息。单片机可选用广泛采用的 AT89S52,且在一个动物载体单元中使用主、副两片。其中,一片(主片)的串口与 GPRS 模块通信,而另一片(副片)的串口与 GPS 接收模块通信。两个单片机各有 256 字节 RAM,不必另加 RAM 已足够使用。两个单片机之间用并口通信(8 条数据线和两条握手联络线)。

GPRS 通信模块类似于智能手机功能,主要负责把经过单片机整理的 GPS 定位数据和准确时间以及其他信息等,无线发送给全球移动通信系统(global system for mobile communications,GSM)基站。同样,该模块选用也需考虑一些必要因素。例如,选用 Saro3150EP 的 GPRS 模块,这种模块内嵌 TCP/IP 协议栈,使用普通 GSM 手机的 SIM 卡,保持一直在线,支持监控中心的域名解析,提供 TTL 电平的串口通信,支持串口的双向透明数据传输与协议转换,因此使用非常方便。

（二）监控中心

监控中心除包含一台与互联网连接的计算机系统外,还包括电子地图和软件系统。监控中心接收动物载体单元上 GPRS 通信模块通过互联网传送过来的信息,经由相应的 GPS 数据处理软件进行数据分析,得出相应精度的定位结果。此定位结果为了能在电子显示屏上准确显示,还必须有地理信息系统(GIS)的支持。没有电子地图作为参考,即使有最精确的定位数据在显示屏上只是一个孤点,定位结果也变得毫无意义。监控中心的计算机结合 GIS 和定位数据,可以准确地显示动物所处的位置。

监控中心接收到的定位信息后,GPS 数据处理软件根据定位精度要求而分别选择不同的处理模式。初步处理的 GPS 定位数据是基于世界大地坐标系统 WGS-84,而我国地图习惯上采用北京 54 坐标系,因此不同坐标系之间必须进行转换。

如果只需进行单点定位,则可以很容易地从 GGA、GLL、RMC 语句中获得的经纬度信息,而从 RMG 和 VTG 语句中可以获得动物行进速度与行进方向的信息,从 GSA 和 GSV 语句中可以获得卫星位置与信号强度等信息。例如,若需要得知更为精确的定位成果,则须进行相应的数据处理。

动物的 GPS 跟踪监控系统的核心问题是定位精度。如果定位不准、偏差过大,便会在电子地图上产生错误的显示结果。为提高定位精度,可利用上述的差分定位技术。用户可以根据研究区域的大小、定位精度选择单基站差分(位置差分、伪距差分、相位平滑伪距差分和载波相位差分)、局域差分和广域差分。监控中心利用差分改正信息对经动物载体单元GPRS通信模块传来的定位信息进行校正,通过数据处理和分析,达到提高对动物运动状态监控精度的目的。

采用 GPS 技术进行动物活动状态监控的过程中,GIS 对了解动物活动规律、习性起到重要的作用。监控中心的计算机存入研究区域的地理信息(例如,电子地图、植被图、土壤图、森林图等)后,则在电子地图上可动态地显示所研究动物当前所在位置,并方便地实现动物运行历史轨迹的重放,了解其在一定时期内其活动范围、活动环境,掌握其活动规律。

三、医学节肢动物的 GPS 跟踪监控系统应用

1993 年，Birse 等首先以 GPS 作为一种导航与定位工具，了解喷雾操作后按蚊的活动情况。1998 年，Hightower 等采用 GPS 导航与定位技术，对 1 169 所房子、15 所中学、40 所教堂、4 所保健中心、48 个主要蚊子孳生场所、7 个商店、主要道路、街道、肯尼亚西部 15 个与疟疾流行有关的村庄进行测量，能够较准确获得被测物体的高度、长度及精确定位，测量范围约 70km²，其中道路 42km，河流 54.3km。

2000 年，Anno 等利用 GPS 技术探讨印度尼西亚 Lombok 岛按蚊卵幼虫孳生场所、孳生密度与周围环境如季节、地表水的关系，结果获得大量准确的有关蚊卵幼虫孳生地理分布信息，揭示蚊虫的不同亚种与周围环境密切相关，提示 GPS 是一种理想的检测环境蚊虫种类、密度的有效方法。

2003 年，Sithiprasasna 等以 GPS 为工具，进行引起登革热病毒传播感染的伊蚊空间分布观察，通过对登革热流行病学调查，发现其空间分辨率约为 1 米，所获得的数据可存于 GIS 数据库，该数据库可完成酶联免疫吸附试验（enzyme-linked immuno sorbent assay，ELISA）、间接免疫荧光试验（indirect immune fluorescent assay，IIFA）、逆转录聚合酶链反应（reverse transcriptase-polymerase chain reaction，RT-PCR）等对登革热病毒学分析，收集 2000 年 4~9 月捕获的雌性伊蚊，以 ELISA、IIFA、RT-PCR 检测，结果显示登革热病毒阳性率分别为 18.3%、28.98%、15%，伊蚊分布与登革热病毒传播感染呈正相关。

2006 年，Cano 等为了解疟疾从一个国家到另一个国家的时间、空间分布规律，对伊蚊的孳生行为、孳生场所、活动范围、带毒种数进行系统研究，以美国疾控中心（CDC）推荐的诱虫灯装置（CDC 装置）捕获成蚊，以聚合酶链反应（PCR）确定冈比亚按蚊蚊种，了解人群居住场所臭虫和冈比亚按蚊的孳生密度，共捕获 1 173 只按蚊，与疟疾传播有关的占 52.38%。

2007 年，Chansang 等对世界上主要的登革出血热流行地区进行研究，以便采取针对性控制措施。他们采用 GPS 和 GIS 相结合的方法监视登革出血热流行状况，采取整群抽取和分群抽样方法，从某一村庄选择一所房舍、一个容器采集含登革热病毒的未成熟蚊，以手提式 GPS 仪测定各参数，采用线性回归方法计算相互关系。结果表明：蚊子聚集的场所，登革出血热带毒率高。

2005—2007 年非洲联盟"泛非根除采采蝇和锥虫病组织"在布基纳法索开展采采蝇生物学、生态学调查，以标准化方式收集昆虫学基准数据和卫星遥感数据，制作详细的反映地表植被覆盖状况的归一化植被指数（normalized difference vegetation index，NDVI）空间分布图，标明锥虫病发生的潜在地区，指导开展采采蝇干预活动。研究发现，在幼虫繁殖场所的密度方面存在十分明显的空间和时间变化，可以按土地使用类型对地区范围的繁殖场地数量进行精确估计。

四、GPS 跟踪监控系统应用展望

随着 GPS 技术不断完善和普及，GPS 在监控医学节肢动物为媒介的传染病中将发挥越来越重要的作用。但是，动物 GPS 跟踪装置的重量不得超过研究对象体重的 3% 仍是一项硬指标。一些动物由于受 GPS 颈圈体积大小和重量限制，不能佩戴 GPS 跟踪装置。因此，开发体积更小、性价比更高、能大规模应用的 GPS 跟踪装置非常关键。野生动物互联网跟踪研究计划——基于空间的国际合作动物研究（International Cooperation for Animal Research Using Space，ICARUS）可以利用太阳能为 GPS 跟踪装置充电，解决野生动物无线电/GPS 跟踪装置安装后不能充电的问题。ICARUS 发射器每次向国际空间站传输 20 个 GPS 的坐标信息，可以描绘动物任何一天活动轨迹。ICARUS 监测器具有一个可以存储 500 兆字节数据的内存芯片，足够记录动物一生的旅行、运动和能量消耗。ICARUS 监测器可以被回收和再利用。ICARUS 利用卫星天线探测动物佩戴的 ICARUS 感应器。每一只 ICARUS 感应器可以实时记录个体的位置、加速度和周边的气候变量，有着广泛的应用前景。

2003 年，Hebert 等首次提出的 DNA 条形码技术，该技术将线粒体细胞色素氧化酶 I（COI）亚基片段作为识别动物的条形码，根据条形码序列在物种种内和种间遗传变异的差异对物种进行界定，并与已有条形码序列的物种进行对比，完成物种的鉴定。由于生物类群的不同，条形码序列也不尽相同。DNA 宏条形码技术（DNA metabarcoding）是 DNA 条形码技术与高通量测序技术的结合，通过高通量测序技术对混合样

品的 PCR 扩增产物进行测序,采用生物信息学手段分析获得样品内分类操作单元的数量和相对多度,并以此进行多样性分析。COI 基因片段作为标识物种的 DNA 条形码,不仅为以昆虫为代表的物种多样性监测提供遗传多样性的评估方法,而且以其快速、易掌握的特点可以在动物分类鉴定方面发挥重要作用。Zhang 等将 DNA 条形码研究中常用方法集成一个软件包(BarcodingR),可以同时对数据集进行多方面的分析并对结果进行比较,辅助获取一个最优结果。Shi 等研发 FuzzyID 软件能够对 DNA 条形码和 DNA 宏条形码技术获取的基因片段进行准确、快速的物种鉴定,从而极大地提升通过高通量技术手段获取类似昆虫物种多样性的速率。Jin 等通过两步条形码分析流程(two-step barcoding analysis pipeline),采用多个基因片段对形态学鉴定和 COI 条形码鉴定结果进行辅助校准,有助于提高鉴定准确率,提高获取昆虫物种多样性的效率。

未来医学节肢动物跟踪监测的发展趋势是建立综合性跟踪监测数据信息服务共享平台。该平台可优化集成现有关键跟踪监测技术,同时整合物联网、云计算、大数据和人工智能等新一代信息技术,以全面感知、实时传送和智能在线处理等运行方式,开展多源数据实时采集、网络化、智能化等天地一体化综合跟踪监测。通过智能平台可实现数据综合管理、数据综合展示和用户智能管理等功能。Bohan 等认为未来 10 年内将出现一种新的全球规模的生态监测方法,从而准确、经济、广泛地监测生态系统变化。通过对地球环境中采集的 DNA 进行高通量测序将会展现出更加丰富的分类操作单元以及生态功能数据,人工智能方法将根据高通量测序数据重现生态网络内的各种相互作用,实现以空间和时间尺度对地球主要生态系统进行高分辨率生物多样性自动跟踪监测,从而彻底改变对生态系统变化的认识和理解。

中国研发的北斗星导航系统(BDS)是中国自主建设、独立运行的导航卫星系统,为全球用户提供全天候、全天时、高精度的定位、导航和授时服务,为动物跟踪研究提供新的机遇,这不仅为中国动物研究人员抢占学科制高点提供条件,也为全球的动物跟踪研究者提供新选项。

(叶明全)

参考文献

[1] 陈倩,易炯. 全球 4 大卫星导航系统浅析[J]. 导航定位学报,2020,8(3):115-120.

[2] 刘健,曹冲. 全球卫星导航系统发展现状与趋势[J]. 导航定位学报,2020,8(1):1-8.

[3] 刘新华,尚俊娜. 导航技术研究进展与发展方向[J]. 导航定位学报,2020,8(4):1-7.

[4] 卢鋆,张弓,陈谷仓,等. 卫星导航系统发展现状及前景展望[J]. 航天器工程,2020,29(4):1-10.

[5] 苏奋振,吴文周,张宇,等. 从地理信息系统到智能地理系统[J]. 地球信息科学学报,2020,22(1):2-10.

[6] 蒋志刚. 野生动物互联网跟踪技术 ICARUS[J]. 科学通报,2020,65(8):651-655.

[7] 肖文宏,周青松,朱朝东,等. 野生动物监测技术和方法应用进展与展望[J]. 植物生态学报,2020,44(4):409-417.

[8] 黄轶文. NB-IoT 动物定位跟踪系统的设计与实现[J]. 工程技术研究,2019,4(23):236-238.

[9] 任静. 基于 GPS 技术的洞庭湖区野外放归麋鹿种群迁移行为研究[D]. 长沙:中南林业科技大学,2019.

[10] 赵俊鹏,陈冬花,李虎,等. 面向遥感算法的 GIS 系统动态集成框架[J]. 计算机测量与控制,2018,26(7):186-189+194.

[11] 马文辉. 基于无线传感网络的野生动物定位跟踪技术应用研究[D]. 贵阳:贵州大学,2018.

[12] 白彦福,侯尧宸,冯琦胜,等. 基于 GPS 和 GIS 技术的冬季和夏季牧场牦牛牧食行为研究[J]. 家畜生态学报,2017,38(2):52-57.

[13] 何可. 基于 GPS 项圈数据的大熊猫繁殖状态判断[D]. 南充:西华师范大学,2016.

[14] 何可,杨志松,青菁,等. 大熊猫 GPS 项圈行为数据的分类阈值[J]. 动物学杂志,2016,51(2):169-175.

[15] 刘培培,丁路明,陈军强. 利用 GPS 跟踪定位系统对祁连山区秋季牧场牦牛和犏牛牧食行为的研究[J]. 家畜生态学报,2015,36(10):56-60.

[16] 张红平,张一,蒋捷,等. 基于天地图和北斗定位的藏羚羊跟踪与保护系统开发[J]. 地理信息世界,2015,22(2):31-33.

[17] 杨涛. 基于 900MHz 无线通信及 GPS 定位技术的野生动物跟踪管理系统的设计与实现[M]. 北京:北京邮电大学,2015.

[18] 周成虎. 全空间地理信息系统展望[J]. 地理科学进展,2015,34(2):129-131.

[19] 刘笑寒,杨涛,阎保平. 广域野生动物追踪系统的设计与实现[J]. 集成技术,2015,4(05):30-35.

[20] 翁俊杰,汤益芳. 空中野生动物监控系统的设计与实现[J]. 浙江树人大学学报(自然科学版),2014,14(4):1-4.

［21］杨欢.基于 GPS 的野生动物跟踪系统数据获取和传输方法研究［D］.阜新:辽宁工程技术大学,2014.

［22］周世强,黄金燕,张亚辉,等.高山峡谷地区无线电遥测与 GPS 空间定位的比较:野外放归大熊猫的跟踪定位［J］.兽类学报,2012,32(3):193-202.

［23］赵志强,邓瑗,葛朝中,等.基于 GPRS 的野生动物远程监测系统设计［J］.电子设计工程,2012,20(4):97-99.

［24］崔耀仁,史献明,郑楠,等.地理信息数据采集系统在动物鼠疫监测样方调查工作中的应用［J］.中国地方病防治杂志,2011,26(6):444-445.

［25］李朝品.医学节肢动物学［M］.北京:人民卫生出版社,2009.

［26］CURRY A. The internet of animals that could help to save vanishing wildlife［J］. Nature,2018,562:322-326.

［27］JIN Q,HU X M,HAN H L,et al. A two-step DNA barcoding approach for delimiting moth species:moths of Dongling Mountain(Beijing,China)as a case study［J］. Scientific Reports,2018,8(1):14256.

［28］SHI Z Y,YANG C Q,HAO M D,et al. FuzzyID2:a software package for large data set species identification via barcoding and metabarcoding using hidden Markov models and fuzzy set methods［J］. Molecular Ecology Resources,2018,18(3):666-675.

［29］BOHAN D A,VACHER C,TAMADDONI-NEZHAD A,et al. Next-generation global biomonitoring:large-scale,automated reconstruction of ecological networks［J］. Trends in Ecology & Evolution,2017,32(7):477-487.

［30］STEENWEG R,HEBBLEWHITE M,KAYS R,et al. Scaling-up camera traps:monitoring the planet's biodiversity with networks of remote sensors［J］. Frontiers in Ecology and the Environment,2017,15(1):26-34.

［31］ZHANG A B,HAO M D,YANG C Q,et al. BarcodingR:an integrated R package for species identification using DNA barcodes［J］. Methods in Ecology and Evolution,2017,8(5):627-634.

［32］SANJYOT S,REKHA P,SUNIL R. Rare wild animal tracking in the forest area with wireless sensor network in network simulator-2［J］. International Journal of Computer Applications,2016,133(4):1-4.

［33］ZHANG J,LUO X,CHEN C,et al. A wildlife monitoring system based on wireless image sensor networks［J］. Sensors & Transducers,2014,180(10):104-109.

第五十一章
同工酶技术在医学节肢动物学研究中的应用

同工酶(isozyme)是指具有相同或相似的催化功能而分子结构不同的一类酶。自从 Hunter 和 Markert 创立了同工酶酶谱(zymogram)技术以来,同工酶的研究得到了很大的发展。生物的遗传变异是生物群体内多态等位基因存在的反映,是生物进化的先决条件,也是同工酶技术在研究生物分类及系统进化中得以应用的理论基础。酶谱的变化已作为鉴定物种、研究分类与进化、遗传与变异的重要指标。同工酶技术作为生物化学的重要手段之一,在医学节肢动物学中得到了日益广泛的应用。应用同工酶电泳技术不仅可鉴别物种,而且可揭示类群的遗传结构,阐明类群的亲缘关系等,现已广泛应用于生物分类和进化研究。

第一节　概述

同工酶的分离技术(简称同工酶技术)是近些年来发展起来的一项新技术。同工酶技术是一种典型的生化标记技术,是将蛋白质结构的近代知识与同工酶的概念联系起来,通过电泳和组织化学方法进行特异性染色而把酶蛋白分子分离,并将其位置和活性直接在染色区标记出来。

一、同工酶

同工酶是指具有相同催化功能的不同结构形式的酶分子。1959 年 Markert 和 Mouer 发现乳酸脱氢酶可以在不同组织、不同个体及不同种间以不同的形式存在,从而产生了同工酶这一概念。同工酶有广义和狭义之分。早期同工酶的概念是广义的,指所观察到的全部带:包括了不同基因座位和同一基因座位的不同等位基因所编码的同一种酶,以及转录后的酶变体等所有酶电泳后的表现型。狭义的同工酶定义是仅指由不同基因位点所编码的同一种酶的不同形式。

1969 年 Prakash 等提出把同一基因位点的不同等位基因所编码的一种酶的不同形式叫作等位酶(allozyme),与广义的同工酶进行区别。而对转录后产生的酶变体,属次生性的同工酶,它们中有的可能是由实验条件引起的分子变化,未必都存在于天然生物体内,没有相对应的编码基因,将不视为同工酶。

二、同工酶电泳

分离同工酶的方法有多种,包括层析法、电泳法、酶学及免疫学方法等。其中应用最普通的是电泳法。电泳是指带电颗粒在电场的作用下,向与其电性相反的电极移动的现象。同工酶电泳技术利用同工酶在同一缓冲系统中带电性质的差异,在特定的电场中具有特定的泳动速度和方向。在单位时间内移动的距离不同,从而达到分离的目的。同工酶电泳技术即寻找酶和蛋白质的差异,根据酶带的变化推断出基因位点和等位基因的不同,计算出基因频率作为研究分类和进化的依据,通过基因频率的计算,即可得出各个物种之间的相似程度。用电泳将各种同工酶分开,再用专性组织化学染色反应显示特异性的同工酶,进行酶谱分析得到控制这些酶带表达的等位基因或基因位点的信息,可以在基因水平上揭示遗传变异。

同工酶电泳的种类因支持介质的不同而异,其基本原理和操作相似。分离同工酶主要是用醋酸纤维薄膜和凝胶作为介质,凝胶包括淀粉凝胶、琼脂凝胶和聚丙烯酰胺凝胶等。在医学节肢动物同工酶研究中应用最广的是聚丙烯酰胺凝胶电泳(PAGE)。

PAGE 是以聚丙烯酰胺凝胶为支持介质,以分子大小和电荷效应二者为分离依据的一般意义上的区带电泳方法。该法可用于酶蛋白的分析和制备。聚丙烯酰胺凝胶是单体丙烯酰胺(acrylamide)和交联体甲叉双丙烯酰胺(N,N'-methylenebis acrylamide)的聚合物。其化学性质稳定,不带电荷,无吸附作用,电渗现象较少,并且具有韧性相分子筛作用,是理想的电泳载体凝胶。人血清蛋白质在醋酸纤维薄膜电泳上呈现5~7 个组分,而经 PAGE 分离可获得 20~30 个以上组分,并且清晰度大大增加。PAGE 型式较多,主要是圆盘和垂直板两种。后者可以实现多个样品在同一板胶上同时电泳,便于相同条件下多个样本的比较而被广泛使用。从方法学上说,PAGE 可分为连续缓冲系统和不连续缓冲系统,两者分离样品的基本原理相同。目前常用的是不连续缓冲系统。

(一)样品制备

昆虫虫体经生理盐水或双蒸水洗涤 2~3 次后,用匀浆器冰浴磨碎,然后低温高速离心(4℃,10 000~15 000r/min,约 15 分钟)。吸取上清液冷藏备用。

(二)电泳程序

通常可先配制丙烯酰胺和甲叉双丙烯酰胺贮存液,然后配制工作液。凝胶浓度的选择,目前尚无普遍规律可循,因为样品的性质多种多样。在实际工作中,常以分离样品分子量的大小来选择凝胶浓度。在分析未知样品时,最好用一系列不同浓度的凝胶作预试验以选择合适浓度。有关制胶与电泳操作专著很多,本文不再介绍。

(三)染色

近年来酶谱技术的发展使许多酶的同工酶都能在凝胶上直接显示出来。常用的显色方法包括:利用酶的作用使反应底物转变为有色产物的直接显色法,如用蓝色淀粉测定淀粉酶同工酶;利用不同化学试剂使酶反应产物显色而确定酶位置的化学反应显色法,如萘酚的乙酸、丁酸酯用于测定非特异性酯酶(EST);利用酶将电子转移给染料使之变色,从而测定同工酶的电子转移显色法,如当有 N-甲基吩嗪甲基硫酸盐(PMs)存在时,作为脱氢酶受体的染色剂硝基四唑蓝盐(NBT)和甲基噻唑四唑盐(MTT)迅速生成蓝紫色不溶物。此外,还有荧光显色法、偶联酶显色法和放射自显影法等。Stetner 等(1979)报告了蚊虫 26 种同工酶的电泳凝胶特异性染色法可参考使用。

(四)结果分析

1. 一般分析方法 显色后的同工酶谱放置时间过长往往褪色,因此需要及时记录。一般为拍摄酶谱照片和绘制模式图,计算相对迁移率(Rf)进行定性分析,进一步以凝胶或照相负片作光密度扫描,从扫描曲线计算各峰面积,分析酶带各组分相对含量;或将凝胶分段切下洗脱。用常规酶学方法定量。

2. 数值分析方法 根据个体样品的同工酶谱迁移率测得全部位点的基因频率;再通过种间或种群间两两比较结果计算遗传相似系数和遗传距离;然后经聚类分析绘出表明种间或种群间亲缘关系的系统树或类平均聚类图。

第二节 同工酶在医学节肢动物学中的应用

近年来,同工酶技术以其操作的简单易行性,正逐渐成为科研领域的有利工具。随着同工酶技术向医学寄生虫学的不断渗透,同工酶在医学节肢动物学中的应用也展现出良好前景。应用同工酶技术不仅可鉴别物种,还可揭示类群的遗传结构,为医学节肢动物的分类和进化研究提供了依据。此外,同工酶技术在医学节肢动物抗药机制方面的研究也在逐渐展开。

一、同工酶电泳技术在分类学研究中的应用

(一)鉴定种类、确定亲缘关系

大量实验证实,同工酶电泳技术为准确地鉴定昆虫种类提供了一种快速简便的识别手段。同时基于

同工酶的 Rf 值建立原始数据矩阵,结合形态特征,进行聚类分析,从生化和数值分类两方面探讨类群之间的亲缘关系。李绍文等(1987)对膜翅目(Hymenoptera)7 个总科,蜜蜂总科(Apoidea)9 个属,蜜蜂属(*Apis*)6 个种和西方蜜蜂(*Apis mellifera* Linnaeus)4 个种的酯酶进行研究。李宝娟(1992)对松毛虫赤眼蜂(*Trichogramma dendrolimi*)6 个种群的酯酶同工酶进行研究。黄原(1990)对几种蝗虫的酯酶同工酶进行研究,并将其应用于蝗虫分类学。张思宇等(2008)对不同色斑型异色瓢虫同工酶进行对比,从遗传学角度深入了解异色瓢虫的种间关系。此外,王启瑞(2010)对缘蝽科(Coreidae)4 种昆虫的酯酶同工酶进行研究,结果表明,属内差异小于属间差异,同属种内不同种之间存在一定的相似性,不同种间差异明显,同种不同性别间存在一定差异,但小于种间差异,探讨了缘蝽科种间的亲缘关系。吕秀华等(2011)对 12 个苜蓿盲蝽属(*Adelphocoris Reuter*)的 EST 同工酶进行试验,结果表明 EST 同工酶特征可应用于苜蓿盲蝽属内不同种的分类鉴定,且从遗传学角度探讨了 EST 同工酶在苜蓿盲蝽的作用。

(二)区分和识别近缘种、复合体、姐妹种

传统分类学利用形态性状进行分类,简便易行而且快速,但它常会遇到近缘种、复合体和姐妹种等鉴别上的困难。而同工酶多态性分析法的应用可以校正传统利用形态学对昆虫进行分类,弥补其不足,对于昆虫属的分类具有更深远的意义,欧阳燕等(1999)采用此法对中华蜜蜂(*Apis cerana* Fabricius)进行分类研究,所得结果与传统分类学分类有差异。阎一林等(1987)对棉铃虫(*Heliothis armigera*)和烟青虫(*Heliothis assulta*)的酯酶同工酶进行比较,认为用此方法可区分这两个近缘种。叶柄辉等(1991)对中华按蚊的多种酯酶同工酶进行电泳分析,实验结果证明酯酶同工酶可作为鉴定近缘种的有效辅助手段。Pereim(1996)对锥猎蝽属(*Triatoma*)4 个形态、行为、生态学上相近且分布重叠的种的酶的变异性及系统发育关系进行了研究。Norieau 等(1998)用同工酶方法发现污锥猎蝽(*Triatoma sordida*)有隐种。

(三)解决类群的分类地位

应用形态学特征可作为分类依据,由于分类学家对形态性状的理解和看法不同,对种类的分类归属看法也不一,而同工酶电泳技术可能很好地解决这一争端。对夜蛾科(Noctuidae)金翅夜蛾亚科(Plusiinae)种的分类问题,20 世纪 40 年代初金翅夜蛾亚科的大多数种被划在一个属—*Plusia*(sensulato),其后有些学者又根据生殖器将 *Plusia*(s. l.)属分成许多属,有的学者根据成虫和幼虫特征将 *Plusia*(s. l.)分成几个属,还有的学者主张将金翅夜蛾亚科升级为科。为了修正金翅夜蛾亚科属种分类问题,Massashi Nomura 等(1990)对日本的 26 种金翅夜蛾的酯酶同工酶谱进行了比较,根据酶谱将 26 种金翅夜蛾分为 4 型,并同以前的分类进行比较,为金翅夜蛾亚科的分类提供了有价值的信息。李庆(1996)比较了属于小筒天牛族的菊小筒天牛(*Phytoecia ruliventris Gautier*)、黑角瘤筒天牛(*Linda atricornis*)和构筒天牛(*Oberca fuscipennis*)成虫的纤维素酶同工酶谱和脊天牛族的芋麻天牛(*Paraglenea farsunci*)的酶带等电点相差较大,从而认为小筒天牛族和脊天牛族分 2 个族更合理。杨秀芬等(1991)对异色瓢虫的 10 种色斑进行酯酶同工酶研究,结果表明同一生态环境下异色瓢虫不同色斑型的酶带位置明显不同,雌雄个体的酶谱不同,可用于分类。

二、同工酶电泳技术在抗药性研究中的应用

同工酶技术也可用于抗药性机制的研究。向选东等(1998)对急性弓形虫病小鼠超氧化物歧化酶活性测定与同工酶分析,结果发现小鼠感染弓形虫后第 3 天其 SOD 活性呈反应性升高,于第 6 天显著下降;正常小鼠血浆及心、肝、肺组织的 SOD 同工酶带分别为 6 条、2 条、4 条与 3 条,感染弓形虫 6 天后的小鼠肝脏少一条酶带,表明氧自由基参与了急性弓形虫病的病理生理过程。甘德培等(1999)对三种艾美耳球虫和四株柔嫩艾美耳球虫(*Eimeria tenella*)抗药性虫株分别进行了多种同工酶电泳图谱分析,结果表明三种艾美耳球虫的同工酶酶谱存在差异,不同抗药性虫株间的酶谱也存在差异,提示不同虫种、虫株在遗传基因方面存在的差异,可能会在特征性酶的同工酶谱或酶型上反映出来。黄琼等(2011)对黄、黑 2 种色型黄粉虫(*Tenebrio molitor* L.)各发育期的酯酶同工酶酶谱及酶活性进行比较研究,结果显示在 2 种色型黄粉虫的各发育期,共发现迁移率不同的酯酶同工酶酶带 15 条,这些酶带分布于 5 个不同的泳动区。王建新等(2013)从分子生化水平对飞蝗谷胱甘肽硫转移酶(GST)这一同工酶进行系统分析,推测不同 GSTs 在飞蝗体内发挥不同的生物学功能,同一家族的功能可能具有一定的相关性,而 LmGSTt2 和 LmGSTe1 可能参与飞蝗体

内过氧化物的降解过程。

三、同工酶电泳技术的优点及局限性

同工酶技术的优点主要有:①能较好地反映不同生物之间的遗传差异,具有可靠的生理特性和物种遗传性;②遗传学是同工酶表达的基础,对同工酶资料进行遗传学计算,可增加医学昆虫资料的遗传学基础;③同工酶不容易饰变,酶作为基因编码的直接产物,比昆虫形态特征更直接地反映了遗传信息;④实验取材简便,操作简单易行;⑤实验结果"有""无"明确,可比性强,一目了然;⑥可以发现物种隐藏的变异性,物种处在不停地变异和进化之中,在我们能够发现外部形态和染色体数目有明显的变化以前,某些物种已经发生了变化;⑦可以不用人工杂交而迅速地确定亲本来源关系;⑧可以确定无性生殖或无融合种群亲缘关系的远近。

同工酶的这些优点在生物学研究中具有重要意义,它是形态学、细胞学和 DNA 分析方法所不能代替的。尽管同工酶作为遗传学标志很有价值,但同工酶是基因表达的产物,是基因的生化表现型,而非基因本身。实验中常用于同工酶分析的同工酶种类有限;所选同工酶的所有基因不一定都能表达在酶谱上;同工酶的变异不一定都和形态变异或生态适应性有关;实验中可能会产生非遗传的或人为的酶带,干扰酶谱分析。

当我们热衷于使用一种手段时不要忘记,要认识复杂的生命现象,任何一种方法所获得的证据都只是一个方面,同工酶分析也是一样。它和其他方面资料之间的关系是互相补充,而不意味着可以完全互相取代。总之,对生物界的认识过程是一个无限综合的过程,只有不断地综合各方面的资料,才能使我们的认识逐渐接近那复杂的、不断变化着的生物界的客观实际。

(周必英 张 悦)

参考文献

[1] 彭青春,童金凤,马振刚.蜜蜂属的分类方法研究进展[J].重庆师范大学学报,2018,35(3):52-57.

[2] 汝玉涛,王勇,王德意.柞蚕己糖激酶基因的组织表达特征及在解除滞育和蛹发育期的表达与酶活性变化[J].蚕业科学,2017,43(5):773-781.

[3] 汪霖,邵筠乔.现代分子生物学技术在昆虫生态学中的应用[J].中国新技术新产品,2017,16(5):9-10.

[4] 南宫自艳,李静,白向宾.昆虫分类学主要技术手段的研究进展[J].环境昆虫学报,2014,36(6):1004-1010.

[5] 马春燕,张明慧,黄芳.半翅目部分昆虫酯酶同工酶的酶谱模式图[J].江苏农业科学,2013,41(5):35-37.

[6] 王建新.飞蝗谷胱甘肽硫转移酶基因克隆及表达特征[D].山西:山西大学,2013.

[7] 米智,武婧洁,阮成龙.氟化物对家蚕不同组织酯酶同工酶的影响[J].西南大学学报,2013,35(8):49-54.

[8] 张晓曼,徐红星,王甦.分子生物学和同工酶电泳法鉴定烟粉虱幼期寄生蜂浅黄恩蚜小蜂[J].环境昆虫学报,2013,35(2):196-203.

[9] 孟建玉,张长禹,雷朝亮.紫外线照射对棉铃虫成虫几种同工酶的影响[J].华中农业大学学报,2012,31(1):69-72.

[10] 高萍,周玉书,孟祥梅,等.抗阿维菌素的二斑叶螨解毒酶活力变化及其酯酶同工酶分析[J].沈阳农业大学学报,2012,(5):599-602.

[11] 吕秀华.基于 EST 同工酶的苜蓿盲蝽 12 个种群遗传多样性分析[J].扬州大学学报,2011,32(2):69-71.

[12] 朱刚利,王启瑞,郑哲民.基于 EST 同工酶的缘蝽亚科 10 种缘蝽系统发育关系初探(半翅目:缘蝽科)[J].安徽农业科学,2011,39(19):11462-11463.

[13] 黄琼,胡杰,苟琳.2 种色型黄粉虫酯酶同工酶的比较[J].浙江大学学报,2011,37(6):610-616.

[14] 王启瑞,朱刚利,郑哲民.秦岭 4 种缘蝽同工酶的初步研究(半翅目:缘蝽科)[J].西北林学院学报,2010,25(2):108-112.

[15] 张洪亮,李丹,陈堃,等.微博辐射对麦长管蚜生态学特征及抗氧化酶同工酶的影响[J].西北农林科技大学学报,2010,38(12):163-168.

[16] 吴浩彬.蚌螨支序系统分析及其酯酶同工酶多态型研究[D].江西:南昌大学,2009.

[17] 张思宇,迟德富,李鹤.不同色斑型异色瓢虫的同工酶比较[J].昆虫知识,2008,45(3):426-431.

［18］郑薇薇,张玉宝,王金星,等.棉铃虫蜕皮时期同工酶表达模式［J］.昆虫学报,2007,4(1):4-9.

［19］聂传朋,李焰焰,崔亚东,等.叶甲科三亚科十三种叶甲酯酶同工酶的研究(鞘翅目,叶甲总科)［J］.动物分类学报,2007,32(1):143-146.

［20］何士敏,肖静,白士博.蜜蜂酯酶同工酶的比较研究［J］.生物技术,2005,15(1):22-24.

［21］白海艳,史丽,铁军.同工酶电泳技术在昆虫分类学研究中的应用［J］.晋东南师范专科学校学报,2004,21(5):36-39.

［22］齐宝瑛,郑哲民.昆虫学研究中同工酶电泳及 PCR-RAPD 技术的应用［J］.内蒙古师范大学学报,2002,31(3):252-261.

［23］欧阳燕,岳作军,吴黎明.应用生物化学技术进行中华蜜蜂分类的研究［J］.云南大学学报,1999,(3):231-232.

［24］李庆.天牛科纤维素酶同工酶研究［J］.林业科学,1996,32(2):140-143.

［25］李宝娟.松毛虫赤眼蜂不同种群间酯酶同工酶研究初报［J］.浙江农业大学学报,1992,18(3):58-60.

［26］黄原,郑哲民.数种囊蝗酯酶同工酶的比较研究及其在分类上的应用［J］.昆虫学报,1990,33(2):149-154.

［27］李绍文,孟玉萍,张宗炳,等.膜翅目昆虫酯酶同工酶的比较研究［J］.昆虫学报,1987,30(3):266-269.

［28］胡能书,万国贤.同工酶技术及应用［M］.长沙:湖南科技出版,1985.

［29］TEA,PAVKOV-KELLER,JANNV,et al. Structures of almond hydroxynitrile lyase isoenzyme 5 provide a rationale for the lack of oxidoreductase activity in flavin dependent HNLs［J］. Journal of Biotechnology,2016,10(1):24-31.

［30］FISHMAN W H. Immunology and biochemistry of the Regan isoenzyme［J］. Prostate,2010,1(4):399-410.

［31］MYLLYHARJU J,KIVINIKKO K I. Collagens,modifying enzymes and their mutations in humans,flies and worms［J］. Trends in Genetics,2004,20(1):33-43.

第五十二章

分子标记技术在医学节肢动物学研究中的应用

随着现代科学技术的发展,医学节肢动物的研究内容越来越丰富,研究方法也不断创新。仅依赖传统的形态学、解剖学、生活史和其他生物学特性已不能完全解决医学节肢动物虫种、属、株等鉴定的问题。相对于传统方法,分子分类方法以生物大分子(蛋白质、核酸)及其代谢物质等为材料,出现了同工酶、等位酶、氨基酸序列、线粒体 DNA(mitochondrial DNA,mtDNA)、核糖体 DNA(ribosomal DNA,rDNA)、小卫星 DNA、微卫星 DNA 和单核苷酸多态性(single nucleotide polymorphisms,SNPs)等多种分子标记技术。同时,DNA 序列分析、基于 PCR 的随机扩增多态性 DNA(random amplified polymorphic DNA,RAPD)、限制性片段长度多态性(restriction fragment length polymorphism,RFLP)、扩增片段长度多态性(amplified fragment length polymorphisms,AFLP)、单链构象多态性(single strand conformation polymorphism,SSCP)、序列相关扩增多态性(sequence-related amplified polymorphism,SRAP)和酶切扩增多态性(cleaved amplified polymorphism sequences,CAPS)等多种分子标记技术在医学节肢动物的系统发育、种类鉴定和虫株变异等研究中得到了广泛应用。

第一节 绪论

在生物系统与进化研究中,每个能反映遗传变异的,能提供系统学信息的多态位点称为一个分子标记。分子标记有广义和狭义之分。广义的分子标记是指可遗传的并可检测的 DNA 序列或蛋白质。狭义的分子标记是指能反映生物个体或种群间基因组中某种差异的特异性 DNA 片段。与其他几种遗传标记——形态学标记、生物化学标记、细胞学标记相比,DNA 分子标记具有的优越性有:直接以 DNA 的形式表现,在生物体的各个发育阶段,不同组织均可检测到,不受季节、环境等限制,不存在表达与否等问题;基因组变异极其丰富,遍布整个基因组,分子标记的数量几乎是无限的;多态性高,自然界存在许多等位变异,无须人为创造;表现为中性,不影响目标性状的表达,与不良性状无连锁;大多数分子标记为共显性,对隐性的性状的选择十分便利,能区别纯合体和杂合体;检测手段简单、迅速。随着分子生物学技术的发展,已有数十种 DNA 分子标记技术广泛应用于遗传育种、基因组作图、基因定位、物种亲缘关系鉴别、基因库构建、基因克隆等方面。

理想的分子标记必须达到以下几个要求:①可对各个发育时期的个体、各个组织甚至细胞进行检测;②可随时检测,不受取材部位、时间、发育时期和环境影响;③数量极多,除特殊位点的标记外,要求分子标记均匀分布于整个基因组;④取材少,多态性高且许多标记为共显性遗传,信息完整;⑤能明确辨别等位基因,在二倍体的生物中,能区分纯合与杂合状态,选择中性(即无基因多效性);⑥检测手段简单、快速,自动化程度高,开发成本和使用成本尽量低廉;⑦在实验室内和实验空间重复性好,所得数据可在实验室之间交流和比较。

迄今为止,还没有一种分子标记能完全满足上述各项标准,在研究工作中,要根据所要解决的问题以及所研究类群的遗传背景等具体情况,如何选择合适的分子标记技术。

第二节　分子标记的分类和特征

分子标记技术主要通过研究生物大分子的结构及其变化来探求医学节肢动物各类群之间的亲缘和进化关系,从生命的本质上寻找它们之间的内在联系,主要分为蛋白质标记、核酸标记以及染色体标记,具体如下。

一、蛋白质标记

蛋白质标记主要有:同工酶标记、血清学标记和种子蛋白标记。血清学标记一般来说是高度遗传的,基因型与环境互作小,但迄今还不太清楚其遗传特点,难以确定同源性,多用位点/等位基因模型来解释。由于试验难度较大,这些年来利用血清学标记的例子越来越少,不过与此有关的酶联免疫检测技术(ELISA)在系统发育研究和生物种族多样性研究中得到了很好的应用。种子蛋白(如醇溶蛋白、谷蛋白、球蛋白等)标记多态性较高,并且高度遗传,是一种良好的标记类型。所用的检测技术包括高效液相色谱、十二烷基硫酸钠聚丙烯酰胺凝胶电泳(sodium dodecyl sulfate polyacrylamide gel electrophoresis,SDS-PAGE)、双向电泳等。种子蛋白的多态性可以用位点/等位基因(共显性)来解释,但与同工酶标记相比,种子蛋白检测速度较慢,并且种子蛋白基因往往是一些紧密连锁的基因,因此难以在进化角度对其进行诠释。

同工酶是单个酶的多型体,是一种由成对多肽亚单位组成的复杂蛋白质,亚基可由不同基因座编码。同工酶可催化同样的生化反应,但其 pH 或底物浓度等最适反应条件有差别;等位酶是同工酶的亚单位,指同一基因座的等位型所编码产生的不同蛋白质,在酶谱分析上具有深刻的遗传学意义。研究发现,同工酶受遗传基因控制,有一定的遗传稳定性和种间差异,酶谱的变化反映了等位基因和位点的变化。因此,同工酶和等位酶的电泳图谱可以反映生物个体的特征。在生物的进化过程中,变异基因经复制分离形成了不同位点基因,从而编码同工酶等蛋白质的不同亚基、因此同工酶是基因变异的产物、是识别遗传基因存在的标记。对有机体 DNA 的转录翻译的直接产物"同工酶"的研究在获取分子水平的资料、探索生物群系的遗传学结构、研究生物遗传多样性和系统与进化生物学的工作中将起到重要作用。

二、核酸标记

20 世纪 80 年代中期以来,出现了线粒体 DNA、核糖体 DNA、小卫星 DNA、微卫星 DNA、单核苷酸多态性(SNPs)和序列相关扩增多态性(SRAP)等在不同的个体或群体间能够稳定遗传的物质或性状。

(一)线粒体 DNA(mitochondrial DNA,mtDNA)

线粒体 DNA 为共价闭合环状双链 DNA,mtDNA 作为核外基因组,较易发生突变,其突变频率约为核基因组 DNA 的 10 倍,且基因重组发生率极低,一个线粒体基因的变异即可代表整个线粒体基因组 DNA 的变异情况,具有母性遗传方式、易于分离和纯化、进化速率较核基因快等特点,已广泛用作为研究系统发育、种群遗传变异和分化、近缘种和种下分类阶元鉴定等的遗传标记。医学节肢动物线粒体基因组的长度大都在 16kb 左右,其中含有编码 2 个核糖体 RNA(12S rRNA 和 16S rRNA),22 个 tRNA,1 个细胞色素 b 基因(cytb),3 个细胞色素 c 氧化酶亚基(COⅠ、COⅡ、COⅢ),NADH 氧化还原酶 7 个亚基基因(ND1、ND2、ND3、ND4、ND4L、ND5、ND6)和 ATP 酶 2 个亚基基因(ATPase 6、ATPase 8),这些蛋白或亚基都是线粒体内膜呼吸链的组分。

线粒体基因组如同一柄双刃剑,它一方面为科学研究提供了有力工具,使一些基于以形态研究为主的传统学科深入到精细的分子水平,另一方面,至少在某些时候,它又会使我们的研究陷入困境。mtDNA 用作分子标记的理论基础来源于人们对线粒体基因组遗传特性的传统认识,如分子结构简单、严格的母系遗传、无重组、与核基因组无共同序列、进化速率快、多拷贝及分子钟理论等。随着研究技术手段和方法的更新与改进,越来越多的研究结果与对 mtDNA 的传统认识不相一致,很多证据冲击着传统观念,而且在实际应用中已发现存在一些问题实验。因此,实验过程中尽可能使用纯化的 mtDNA;同时选择不同的线粒体基因作为分子标记;根据研究的要求尽量设计出特异性较高的引物,用于线粒体基因的 PCR 扩增等。

（二）核糖体 DNA（rDNA）

核糖体 DNA 是细胞核内编码 rRNA 的基因,以串联多拷贝的形式组成的多基因家族,其种间变异明显大于种内变异,而种内的序列变异通过基因转换或不对称交换等过程迅速在种内均一化,即呈现协同进化(concerted evolution)的特点,因此个体 rDNA 常具有种代表性。其分子进化信息量大,趋同性小、可比性强,已被广泛选作生物发育系统学的分子指标,也是系统发育物种概念界定的依据之一。

核糖体 DNA 每个拷贝由 5.8S、18S 和 28S RNA 编码区、基因间隔区（IGS）、第一、二转录间隔区（ITS1、ITS2）及外转录间隔区（EST）组成,编码区和间隔区的进化速率不同,在亲缘关系密切的种间,编码区序列高度保守,进化速率很慢,适合于构建生命系统树的基部分支。其中 18s 和 28s 编码区又分为高度保守区、保守区、可变区和高变区,这些不同的区域,适合于不同阶元类群的系统发育研究;转录间隔区为中度保守,适合于推断 5×10^6 年左右的进化事件;非转录间隔区则进化速度较快,适合于种间关系的研究。

1. 18s rDNA　18S rDNA 是真核生物染色体上编码核糖体小亚基（small subunit,SSU）RNA 的基因。18S rDNA 具有可变区和半保守区,其进化速率在核糖体中最慢。由于 18S rRNA 基因在蛋白质合成中具有重要的功能,在漫长的生物进化过程中,其一级结构和二级结构基本格局变化甚少。是至今发现的 DNA 序列中最为保守的一类,对于解决不同层次的系统是一个非常有用的分子标记。

2. 28s rDNA　28S rDNA 是真核生物的染色体上编码核糖体大亚基的基因,同 18S rDNA 一样,在进化过程中比较保守,也是研究生物高级阶元系统发育较好的分子标记。在 28S rDNA 保守的序列中含有 12 个高变区（D1~D12）,因此可用来解决从种到科水平上的系统发育关系。

3. 核糖体内转录间隔区（ITS）　核糖体内转录间隔区是 rDNA 基因的非编码区,通常包括核 rDNA 顺反子的 ITS1 和 ITS2,位于 18S 和 5.8s rDNA 之间的片段为 ITS1,位于 5.8s 和 28S rDNA 之间的片段为 ITS2。虽然核 rDNA 顺反子在真核生物的核仁组织区具有数百个拷贝,但由于存在一种快速的协同进化过程而导致了重复单位的一致性,因此 ITS 可被看作为单拷贝基因。核 rDNA 顺反子产生的前体 RNA 在形成 rRNA 时 ITS1 和 ITS2 就会被剪切掉,不参加核糖体的形成,因此受到的选择压力小,进化速度快,可用来研究种群分化、种或属间的系统发育。

（三）小卫星 DNA（minisatellite DNA）

小卫星 DNA 又称可变数目串联重复（variable number tandem repeat,VNTR）,其多态性是由于基因组 DNA 中的可变数目串联重复序列造成的,重复单位（motif）有碱基 10~60 个（也有 16~100 个碱基一说）,在基因组中多次出现,多态性的产生是由于重复单位间的不平衡交换,从而产生不同的等位基因的结果。这一类标记的优点是一次实验、一个探针能检测到 10~20 个高度多态的位点的信息。小卫星标记的多态信息含量较高,在0.7~0.9 之间。缺点是数量有限,而且在基因组上分布不均匀,这就极大限制其在基因定位中的应用。

（四）微卫星 DNA（microsatellite DNA）

微卫星 DNA 也称简单重复序列（simple sequence repeat,SSR）,是数量可变的串联重复序列（variable number of tandem repeats,VNTR）中较短的串联重复。微卫星 DNA 由核心序列和两侧保守的侧翼序列组成,核心序列重复单位为 2~6 个核苷酸,重复次数约为 10~60 次,核心序列和重复次数的差异在种群中表现出高度的个体差异性,可根据侧翼序列的保守性设计引物扩增,再经测序和 PAGE,比较扩增产物的序列和长短变化,即可显示不同基因型的个体在每个微卫星 DNA 位点（site）的多态性。

（五）序列相关扩增多态性（sequence-related amplified polymorphism,SRAP）

美国加州大学 Li 和 Quiros 博士于 2001 年提出的序列相关扩增多态性,又称为基于序列扩增多态性（sequence-based amplified polymorphism,SBAP）。它是一种新型的基于 PCR 的标记系统。它针对基因外显子里 GC 含量丰富而启动子和内含子里 AT 含量丰富的特点来设计引物进行扩增,因不同个体的内含子、启动子与间隔区长度不等而产生多态性。具有简便、中等产量、高共显性、重复性、易于分离条带及测序等优点,目前 SRAP 已开始在种质资源鉴定评价、种缘进化关系、遗传图谱构建、基因定位、基因克隆、重要性状标记以及比较基因组学方面得到成功应用。

（六）单核苷酸多态性（single nucleotide polymorphisms,SNPs）

单核苷酸多态性是广泛存在于基因组中的一类 DNA 序列变异,其频率为 1% 或更高。它是由单个碱基的转换、颠换、插入、缺失等变异所引起的 DNA 序列多态性,稳定而可靠。SNPs 主要从两个方面导致人类个体的多样性,一是编码区 SNPs(cSNP),cSNP 可以改变基因的编码,使得基因表达的蛋白质中某些氨基酸发生变化而影响其功能;二是调节区 SNPs(rSNP),它往往影响基因的表达和调控,使得基因的表达量产生变化。SNPs 在基因组中非常丰富,这一丰富的变异为进行物种鉴定、指纹分析、种间关系和系统进化研究提供了有力的工具。

三、染色体标记

染色体(chromosome)由核蛋白组成,是遗传物质基因的载体,是细胞在有丝分裂或减数分裂时 DNA 存在的特定形式。细胞核内,DNA 紧密卷绕在称为组蛋白的蛋白质周围并被包装成一个线状结构。生物染色体的重组常常导致新种的出现,其在一定程度上反映生物本质。染色体的组成、形态、数目、结构、行为和变异特性等微观特征,再结合宏观表征,可揭示物类归属、种内分化、种上阶元各类群间关系以及系统演进趋向。研究表明,染色体数据可为系统发育分析提供与形态学特征、生物化学或行为学特征相独立的信息,也可展示在形态学下不明显的关系或相似性。

第三节　分子标记技术方法及应用

目前,应用于医学节肢动物系统发育、种类鉴定和虫株变异等方面研究的分子标记技术很多,常用的方法有:蛋白质电泳、细胞染色体技术、分子杂交技术(molecular hybridization)、核酸序列分析(DNA sequence analysis)、限制性长度片段多态性(restriction fragment length polymorphisms,RFLP)、随机扩增多态性 DNA(random amplified polymorphic DNA,RAPD)、扩增片段长度多态性(amplified fragment length polymorphisms,AFLP)、微卫星分析、DNA 指纹图谱(DNA fingerprinting)、单链构象多态性(single strand conformation polymorphism,SSCP)、序列相关扩增多态性(sequence-related amplified polymorphism,SRAP)等。这些标记方法已在医学节肢动物的分类、系统进化和发育、种质鉴定、基因连锁分析和定位及辅助育种等方面起到了重要作用。

一、蛋白质介导的方法

许多蛋白质介导的方法和技术可用于生物体包括医学节肢动物的种类鉴别和系统发育研究。

(一) 蛋白质测序

蛋白质序列的比较一直是进行物种分子标记和系统学研究的重要手段。但蛋白质测序工作较困难、费用高。另一方面,根据核酸序列可以推导出蛋白质的序列,我们可以将推导出的蛋白质序列作为研究物种系统学的资料。所以,目前用蛋白质测序技术来进行种类鉴别和系统学研究就比较少,并逐渐被核苷酸的序列分析所取代。

(二) 蛋白质电泳

同工酶或等位酶电泳技术是一项快速简便的分子标记技术,运用这项技术已对昆虫种群的遗传特性进行了许多研究。乔海晅等对蝗总科部分种类等位基因酶的比较研究,发现在所有 4 个种群中,中华稻蝗(*Oxya chinensis*)遗传多样性水平最高,黄胫小车蝗(*Oedaleus infernalis*)遗传多样性水平最低,等位酶数据分析表明这 4 个种在系统发育方面是相近的,但在遗传多样性水平上却不同;Hilbum 等分析了阿肯色州东北部四斑按蚊(*An. quadrimacalatus*)种群等位酶的多样性。

二、分子细胞学方法

(一) 染色体分析

染色体形态是物种重要的分类特征之一。目前,用于昆虫分类的细胞学特征主要是染色体的数目、结构及行为,只有选用细胞分裂旺盛的组织为研究材料,才容易找到合适的分裂象。一般医学节肢动物染色体分类所选用的材料主要是精巢或卵巢、唾腺、马氏管、脑神经节等组织或胚胎、幼期整体等。例如,绝大多数昆虫的染色体研究以精巢为材料,而双翅目染色体研究用唾液腺组织作为材料;染色体分类步骤可分为取材、制片、染色与分带。

医学节肢动物染色体的研究主要是在光学显微镜下观察有丝分裂中期或减数分裂中期的染色体。由于不同节肢动物之间、以及不同组织细胞之间的差异,要根据不同的制片方法来观察分析。例如,直翅目昆虫染色体分析方法:①给活虫注射秋水仙素溶液,经过数小时的活体培养,促使细胞分裂同步,即多数细胞处于分裂中期;②进行活体解剖,取出生殖细胞,经低渗、固定后,进行常规压片或涂片,冰冻揭片;③直接染色后进行常规核型分析或经分带处理后进行带型分析;④中性树胶封片后制成永久玻片,加以保存。

染色体分析在医学节肢动物分类上的应用包括核型分析、带型分析和染色体行为分析。此外,不等双价体和染色体轴等方面在医学节肢动物分类上的应用也有报道。

(二) 细胞原位杂交技术

染色体分析研究展示了染色体上染色质构成情况,而 DNA 序列探针的原位杂交可以展示染色体更详细的构造,如空间构型、特异性 DNA 序列等。原位杂交技术包括对单链探针分子与目标 DNA 复性处理以形成双链 DNA。该技术在卫星 DNA、核糖体基因簇、多线染色体复制基因的定位上,甚至在定位有丝分裂中染色体上单拷贝 DNA 中很有效。染色体 DNA 在适当的条件下变性,以保证在复性时高效地与互补单链核苷酸探针结合形成杂交双链。由于染色体 DNA 与蛋白质和 RNA 结合在一起,因此原位杂交的有效性取决于染色体 DNA 变性的好坏、在固定和处理时有多少 DNA 丢失、在结合区是否有蛋白质存在等。

三、核酸分子杂交技术(molecular hybridization)

应用核酸分子双链结构以及核酸双链结构的变性和复性的性质,使来源不同的 DNA(或 RNA)片断,按碱基互补关系形成杂交双链分子(heteroduplex),这一过程称为核酸分子杂交。若双链 DNA 分子为异源双链分子,那么核苷酸序列的不同会降低冷却后复性形成互补的程度及形成的异源双链分子的热稳定性。根据探针的特异性程度可分成种特异性探针和非种特异性探针。种特异性探针是从 1 个种的基因文库中选出的,只有该种个体的 DNA 杂交的探针,是一种诊断性 DNA 片段,常用于小型医学节肢动物的鉴定。非特异探针杂交主要指 DNA 指纹图谱技术(DNA fingerprint,DNAfp),按照探针结构可分成小卫星探针和简单重复序列探针(包括微卫星探针和寡聚核苷酸探针),它们都是由比较短的串联重复序列组成,用于 DNA fp 时都呈现广泛的种内或种间个体特异性和高度多态性。Allegrucci 等对来自意大利中部和南部 *Dolichopoda* 属穴居蟋蟀的 6 个种群进行了研究,通过单拷贝 DNA-DNA 杂交和 26 个基因座的等位酶频次分析,估计了核基因的整个基因序列差异程度。

该技术的局限性在于:①所得数据是不同 DNA 间的遗传距离而不是特定的 DNA 序列;②不同种类间单拷贝 DNA 数量的差异会导致遗传距离估计中出现的错误;③比较分析仅限于基因组中单拷贝 DNA 区域。此外,该技术相对复杂、成本高,且需要使用放射性同位素和相对大量的 DNA。

四、限制性片断长度多态性分析技术

限制性片断长度多态性分析技术(restriction fragment length polymorphism,RFLP)是最早发展的分子标记技术,它是一种以 DNA-DNA 杂交为基础的第一代遗传标记。基因组 DNA 序列发生变异、种属间甚至品种间同源 DNA 序列上限制性内切酶识别位点随之发生变化,酶切位点可能减少、增加或位置改变,这样,基因组 DNA 经限制性内切酶切割成不同长度的限制性片段长度和数量就会发生变化,导致其在凝胶上运动速率不同。RFLP 包括以下基本步骤:DNA 的提取、用限制性内切酶酶切 DNA、用凝胶电泳分开 DNA 片段、把 DNA 片段转移到滤膜上、利用放射性标记的探针显示特定的 DNA 片段(通过 Southern 杂交)和分析结果。RFLP 既可以检测基因组 DNA,也可以检测 rDNA 或叶绿体 DNA,结果较为稳定。虽然 RFLP 遍布整个基因组,但有其缺陷性,即由于酶切只能产生 2~3 个片段,所以可提供的信息量有限,对 DNA 质量要求高,需要量大;实验材料必须新鲜,难以适用于干燥样品的检定,应用有限;而且该方法含 Southern 印迹等烦琐的试验步骤,多态性检出效率低(只能检测探针长度内切酶识别位点上的变异),通常要接触放射性;常需要绘制酶切图谱,成本较高。后来,研究者将 PCR 与 RFLP 结合,即聚合酶链式反应连接的限制性片断长度多态性（polymerase chain reaction linked restriction fragment length polymorphism，PCR-RFLP），对某一特定 DNA 区段进行检测，解决了 DNA 量的问题，该项技术得到了一定的推广。

五、基于 PCR 的方法

（一）PCR-RFLP 分析技术

聚合酶链式反应连接的限制性片断长度多态性分析技术是对 RFLP 的一种改进方法。与常规的 RFLP 方法相比，PCR-RFLP 方法的优点在于不需要很多的基因组 DNA，且对样品纯度要求不高，也不需要用放射性标记探针做杂交。

采用 PCR-RFLP 分析技术鉴别物种的关键在于选择适当的分子标记。这个分子标记应该具有足够的序列变异以便于在分子水平上进行虫种的鉴定。因此，以 mtDNA、rDNA 或单拷贝核基因等基因代替基因组 DNA。

PCR-RFLP 分析技术主要用于研究种群内核种群间变异、基因流水平、种群有效大小、亲缘关系和相似程度及杂交区带。对于虫种鉴定来说，目的 DNA 区域必须具有显著差异，以便区分不同种，而在种内则变异越小越好。若要进行不同虫株的分型，则同种内目的 DNA 区域必须存在显著差异。目前典型的 RFLP 研究都选择 mtDNA 进行，由此获得的数据包括限制性位点变异（物理图谱）、片段长度多态性及基因组大小变异。Axeredo 等对马铃薯叶甲（*Leptinotarsa decemlineata*）的 mtDNA 进行 RFLP 分析，以阐明物种种群内和种群间在 mtDNA 水平上的差异。mtDNA 的 RFLP 分析结果表明，尽管单一种群内的变异很少见，但研究过的大多数种类普遍存在种内变异。

（二）RAPD 分析技术

RAPD 是一种基于 PCR 的分子标记技术，它利用随机合成的一般为 10 个碱基的寡聚核苷酸为引物，对基因组 DNA 进行 PCR 扩增。生物基因组序列复杂，随机引物一般能找到多个结合位点进行 PCR 扩增。引物结合位点会因为 DNA 序列变异发生改变，从而改变扩增片段的大小和数目。扩增产物经琼脂糖电泳并经溴化乙锭染色，即可在紫外光下检测到多态性图谱。RAPD 具有广泛性和通用性，可以在对基因组序列一无所知的情况下进行分析，不依赖于种属的特异性和基因组结构，合成的一套引物可用于不同生物基因组的分析。RAPD 技术简便易行，分析速度快，可实现自动化，用 1 个引物可扩增 5~15 条片段。另外一个显著的优势就是 RAPD 对 DNA 的质和量要求不是很高，允许快速简易提取 DNA，可以对加工后的药材甚至成药进行检测；不用分子杂交，可操作性强，克服了 RFLP 的缺点。但 RAPD 标记重复性差，需要进行多次试验提高可信度；琼脂糖电泳不能分开大小相同而碱基序列不同的片段，需对引物进行大量筛选。

随机扩增多态性 DNA 技术是一种 DNA 多态性检测方法，是以 PCR 扩增为基础的分子标志技术，它以基因组 DNA 为模板，通过随机引物（一系列不同的随机排列的寡聚核酸单链）在多个位点与基因组 DNA 结合并进行 PCR 扩增，获得多态性的 DNA 片段，扩增产物通过聚丙烯酰胺凝胶或者琼脂糖凝胶电泳，经硝酸银或 EB 染色来显示扩增产物（区带），而获得一些具有种间或种内多态性的 DNA 片段。该技术可在所研究的物种没有任何分子生物学基础的情况下，对其进行 DNA 的多态性分析。同 RFLP、DNA 指纹图谱法等其他 DNA 多态性技术相比，RAPD 技术具有简单、检测速度快、DNA 用量少、安全性好、多态性水平高等特点。但是 RAPD 技术有其自身的缺点，其对反应条件相当敏感，实验的稳定性和重复性差，实验结果可靠性差。

RAPD 技术已广泛用于医学节肢动物种群、种、株及型的鉴定、基因图谱的建立和遗传关系的确定等方面，特别适合于种间分析。Black 等首先将 RAPD 技术用于 4 种蚜虫的鉴别比较。结果表明，根据电泳图能明确区别 4 种蚜虫。张迎春等从 75 个随机引物中筛选出条带清晰、重复性较好的两个引物对 6 种瓢虫的基因组 DNA 进行 RAPD 扩增。结果显示，两种不同引物的扩增产物中，各自呈现出种、属的特异性片段，其可用于种、属的鉴别。此外，RAPD 可对医学节肢动物种群遗传图谱进行分析。Dimopoulos 等利用 RAPD 技术在冈比亚按蚊综合遗传图上增加了 15 个 RAPD 标记及由此得到的 31 个序列标签位点（STS），丰富冈比亚按蚊遗传图谱内容。

为了提高 RAPD 反应的稳定性和可靠性，可根据 RAPD 标记的序列测定结果，设计合成一对 18~25 个碱基的引物，通过特异 PCR 扩增来揭示多态性，即将 RAPD 标记转化为 SCAR（sequence characterized amplified region,序列特异性扩增区)标记后,再进行 PCR 分析。SCAR 标记是在 RAPD 技术的基础上发展起来的,结合了 RFLP 和 RAPD 的优点,比 RAPD 和其他利用随机引物的方法在基因定位和作图中的应用更好。Manguin 等根据 RAPD 标记的序列测序结果,设计合成六对 SCAR 引物,通过多重 PCR 扩增鉴定大劣按蚊复合体内的近缘种。

RAPD 是按蚊分类鉴定、构建遗传图谱和遗传多态性研究的一种可靠方法,但该技术的缺点在于实验结果的重复性和不同实验室结果的可比性差;其二、序列同源性的判断困难(具有相同迁移率的条带是否有序列同源性);其三、几乎所有的 RAPD 标记都是显性遗传,所以无法区分杂合子和纯合子,对群体水平的分析不利;此外,该技术易受外源及污染 DNA 的干扰。

(三) PCR-SSCP 分析技术

Hayashi 等将 SSCP 与 PCR 相结合,用 SSCP 来分析 PCR 扩增的 DNA 片段,建立了聚合酶链反应-单链构象多态性(polymerase chain reaction-single strand comformation polymorphism,PCR-SSCP)分析技术。该技术是基于 PCR 的单链构象多态性分子标记技术,可用于 DNA 已知突变或未知变异分析。研究发现,核苷酸序列的变化也会影响 DNA 片段的构象或稳定性,这些变化可以通过合适的电泳技术检测。由于序列变化而引起单股 DNA 折叠的变化,从而影响电泳迁移率,产生单股 DNA 构象的多态性。PCR-SSCP 分析技术的突变检测率取决于 PCR 产物的长度、核苷酸组成、突变旁侧区的碱基情况,凝胶组成及电泳条件。其中,DNA 片段的长度是影响突变检测率的最重要因素。较长的 DNA 片段,PCR-SSCP 的突变检测率会降低。

近年来,PCR-SSCP 技术由于技术简便、快速、成本低,已在医学节肢动物的分类、鉴定及遗传结构等许多研究领域得到广泛应用。Boge 等采用 PCR-SSCP 技术对步甲进行了种的鉴定,结果证实,该技术具有快速、简便、灵敏的特点,可有效检测碱基的置换、缺失、插入等变异,各种相关的 DNA 片段只要有一个碱基的差异就能在聚丙烯酰胺凝胶电泳上得到分离与检测。同时,该技术还存在一些不足:①随着 DNA 片段长度的增加,检测的敏感性逐渐降低。②不能确定变异的位置,检测存在假阴性,对大于 300bp 的 DNA 片段,依其序列的不同,可能表现出复杂的图谱。可通过设置必要的阴、阳性对照及选用两种以上的电泳条件来降低假阴性。

此外,除 PCR-SSCP 分子标记技术外,也可用变性梯度胶电泳(denaturing gradient gel electrophoresis,DGGE)来检测 DNA 双螺旋稳定性的精细变异,各种相关的 DNA 片段只要有一个碱基的差异就能在聚丙烯酰胺凝胶电泳上得到分离与检测。

(四) 微卫星标记技术

应用微卫星标记技术,首先要获得微卫星序列,得到微卫星序列及其侧翼序列后,可设计特异性引物对同一物种的不同种群的微卫星序列进行扩增,在同一物种的不同种群间具有高度的重复性和稳定性,但是由于每个位点的 GC 含量和扩增产物长度不同,每个微卫星位点的扩增条件都要进行优化,尽量避免非特异扩增产物。最后,应用高浓度的琼脂糖凝胶或聚丙烯酰胺凝胶电泳对产物进行检测,也可用放射自显影或银染聚丙烯酰胺凝胶电泳,后者的灵敏度要远高于琼脂糖凝胶电泳。

目前,微卫星标记技术获得了广泛应用。如用微卫星标记技术鉴定作物品种、对动物进行亲子鉴定、构建完整基因组的连锁图、评估遗传多态性、检测品种间亲缘关系、在近缘群体间进行遗传距离检测、制作 DNA 指纹图谱等。Zheng 等首次分离了冈比亚按蚊 X 染色体上的 24 个微卫星位点。随后,在致死按蚊、穆歇按蚊(An. moucheti)、达林按蚊和大劣按蚊等按蚊中也分离出具多态性微卫星 DNA 位点。Tripet 等以微卫星位点的 DNA 序列作为分子标记研究雌性冈比亚按蚊受精囊中残存的精液,结果在 239 只被检测的蚊虫中,有 6 只出现了 2 个以上的等位基因,证明在自然种群中,雌蚊存在多受精现象。

微卫星 DNA 是研究种群遗传结构和生态习性理想的分子标记之一,能在分子水平上阐明更多的遗传多态性,但该技术缺点在于筛选和检测微卫星 DNA 的过程复杂,给大样本量的检测带来一定的难度。随着相关分子生物学技术的发展,上述困难可逐步得以解决,使微卫星标记技术得到更广泛的应用。

(五) AFLP 分析技术

AFLP(amplified fragment length polymorphism)是 RFLP 技术和 PCR 技术相结合发展而成一种新型 DNA 指纹图谱技术,既具有 RFLP 标记的专一性与可靠性,又具有 PCR 技术的高效性,因此被认为迄今为止"最有效的分子标记"或"下一代分子标记"。由于该标记是通过选用不同的内切酶达到选择性扩增的目的,因此又被称作选择性限制片段扩增标记(selective restriction fragment amplification,SRFA)。

AFLP 的基本原理就是利用 PCR 技术选择性扩增基因组 DNA 双酶切的限制性片段。基因组 DNA 经限制性内切酶消化后,将一双链 DNA 接头连接于限制性片段的两端。然后根据接头序列和限制位点邻近区域的碱基序列,设计一系列 3′ 末端含数个随机变化的选择性碱基的 PCR 引物,进行特异性扩增。只有那些限制位点的侧翼序列与引物 3′ 末端选择碱基相匹配的限制片段才能得以扩增。扩增产物经变性聚丙烯酰胺凝胶电泳分离而显示其多态性。该技术非常适合应用于遗传差异较小的种系鉴定及筛选与目的基因连锁的分子标记。Ritchie 等基于 mtDNA 基因序列的 AFLP 分析和地理信息系统(GIS)证实了矮树丛的蟋蟀种群地理变异的第 2 次起源,并恢复了 2 个亚种的分类地位。Cafisio 等应用 AFLP 技术与 DNA 测序技术对粪金龟科 *Trypocopris* 属的地理谱系和种群结构做了研究,AFLP 数据的贝叶斯聚类分析可以将地理种群明显区分。Kakouli-Duarte 等应用 AFLP 技术对双翅目实蝇科的 2 个近缘种地中海实蝇(*Ceratitis capitata*)和纳塔尔实蝇(*C. rosa*)进行了鉴别。

虽然 AFLP 分析技术具有可靠、高效、快速、灵敏、稳定、所需 DNA 量少、多态性检出率高、重复性好等特点,但该技术也存在一定的局限性:①AFLP 技术费用昂贵,实验程序比较烦琐;②AFLP 分析需要同位素或非同位素标记引物,因此在操作过程中必须具有特殊的防护措施及配套的仪器设备。③AFLP 存在对模板反应迟钝、谱带可能发生错配与缺失等一系列问题,在对等位基因的精确定位中也存在一定的局限性。④AFLP 对 DNA 纯度和内切酶的质量要求较高,基因组 DNA 酶切不完全会影响实验结果等。此外,AFLP 作为一项专利技术,受到专利权保护,实验成本比较高。

(六)序列相关扩增多态性(sequence-related amplified polymorphism,SRAP)

SRAP 标记中,引物的设计是关键,它利用独特的引物设计对开放式阅读框(open reading frames,ORFs)进行扩增。上游引物长 17bp,对外显子进行特异扩增,下游引物长 18bp,特异扩增的是内含子及启动子区域,由于个体不同以及物种之间的内含子、启动子之间间隔长度不同而产生多态性。两个引物均由 5′ 端 14~15bp 的核心序列,和 3′ 端 3 个选择性碱基组成,其中核心序列又由长为 10~11bp 的无特异性的填充序列以及 CCGG(正向引物中),或 AATT(反向引物中)组成,且正向和反向引物中的填充序列必须不同。扩增的过程采用复性变温法,前 5 个循环复性温度为 35℃,后 30~35 个循环则为 50℃,扩增后的 DNA 片段可用聚丙烯酰胺或琼脂糖凝胶电泳分离,EB、银染或放射自显影检测。

(七)DNA 序列分析技术

DNA 序列的变化是保守和变异共存的,不同基因在进化过程中变异率各异,一些基因在种间存在适度的差异,直接分析这些基因的序列也能起到鉴别的作用。随着测序技术的普及,DNA 序列分析技术在系统进化、动植物分类、物种鉴别等领域中受到了研究者的重视。首先,需要对考查对象亲缘关系较近的种、目的基因序列进行分析,建立数据库;再测定待试样品序列,即可在数据库中进行比对鉴别。DNA 序列分析是研究生物遗传变异的一种高分辨率方法。DNA 测序方法包括化学裂解法(Maxam-Gibert)和终止法(Sanger 双脱氧测序法)。由于化学裂解法使用危险性较大的化学试剂且耗时费力,现在主要使用链终止法。DNA 序列分析是通过直接比较不同类群个体同源核酸的核苷酸排列顺序,构建分子系统发育树,并推断类群间的系统演化关系,此方法是目前进行系统发育分析最有效、最可靠的方法,可以保证使某一区段每个核苷酸位置上出现的变异都被发现。

DNA 序列信息可用于:①构建分子系统发育,评价特定基因或基因家族的进化;②评价种内进化;③构建不同物种的系统发育。DNA 序列信息可从 mtDNA、rDNA 和单拷贝基因中获得。DNA 序列可用于大多数系统学问题的研究,包括种内变异和生物系统的发育。但是,DNA 测序较费时、昂贵。在需要研究许多个体时,DNA 测序成本较高。因此,在研究地理变异、杂合性估计、杂交、隐种、近代系统发育等研究中,最好应用同工酶电泳技术和 RFLP 技术。

DNA 序列分析在医学节肢动物上的应用,主要是与其他分子生物学方法(PCR 等)相结合。通过 PCR 产物测序得到的数据已被用于确定医学节肢动物种、株特异性遗传标记及重建医学节肢动物种群系统发育。孙恩涛等利用核糖体第二转录间隔区(ITS2)的测序结果,对国内几种常见媒介按蚊的亲缘关系进行分析。与传统的克隆测序相比,PCR 产物直接测序主要的优点在于可以直接检测 PCR 产物内的变异。如果在扩增产物中存在序列的多样性,在测序凝胶电泳中,就会表现出核苷酸的多态性。

综上所述,蛋白质测序和电泳、染色体分析和细胞原位杂交技术等传统的分子标记技术的应用,对医学节肢动物类群的分类鉴定起到了积极作用。但上述方法均存在费时费力,需要熟练技术人员的弊端,同时实验结果的精确性有待进一步提高。随着分子遗传记技术的应用,给医学节肢动物的系统发育、种类鉴定和虫株变异等方面的研究提供了新的思路和方法,但分子标记及其技术在应用过程中还面临以下问题:一方面,分子标记研究各个环节的标准化。因为不同的标本来源、不同类型遗传标记的选取、不同的基因位点和基于不同技术方法而产生的数据和结果会产生偏差,很难得出确定的结论。另一方面,多个遗传标记的综合分析。由于单一的分子标记具有的应用价值各不相同(表 52-1),且各自有其优点和不足,因此,从染色体分析、同工酶分析和多种分子遗传标记等多个方面进行分析,可以发挥综合分析的优势并弥补单一方法的不足。

表 52-1 几种分子标记的应用价值比较

		等位酶	RAPD	PCR-RFLP	PCR-SSCP	SSR	AFLP	测序
交配系统		有效、适合	勉强可用	勉强可用	有效,适合	有效,适合	无效,不适合	可行、不合算
克隆检测		有效、适合	有效、适合	有效、适合	有效,适合	有效,适合	有效,适合	可行、不合算
杂合度		有效、适合	无效、不适合	有效、适合	有效、适合	有效、适合	无效/有效	可行、不合算
亲缘关系		勉强可用	勉强可用	勉强可用	有效、适合	有效、适合	有效、适合	可行、不合算
父系测定		勉强可用	勉强可用	勉强可用	有效、适合	有效、适合	勉强可用	可行、不合算
种间界定		有效、适合	有效、适合	有效、适合	有效、适合	有效、适合	有效、适合	有效、适合
杂交区		有效、适合	有效、适合	有效、适合	有效、适合	有效、适合	有效、适合	有效、适合
地理变异		有效、适合	有效、适合	有效、适合	有效、适合	有效、适合	有效、适合	有效、适合
系统发育/兆年	0-5	有效、适合	勉强可用	有效、适合	有效、适合	有效、适合	有效、适合	有效、适合
	5-50	有效、适合	无效、不适合	有效、适合	有效、适合	有效、适合	有效、适合	有效、适合
	50-500	勉强可用	无效、不适合	勉强可用	勉强可用	勉强可用	无效、不适合	有效、适合
	500-3 500	无效、不适合	无效、不适合	无效、不适合	无效、不适合	无效、不适合	无效、不适合	有效、适合

(王国栋)

参考文献

[1] 黄原.分子系统发生学[M].北京:科学出版社,2016.
[2] 李朝品.医学节肢动物学[M].北京:人民卫生出版社,2009.
[3] 李国清,谢明权.高级寄生虫学[M].北京:高等教育出版社,2007.
[4] 李朝品.医学昆虫学[M].北京:人民军医出版社,2007.
[5] 李朝品.医学蜱螨学[M].北京:人民军医出版社,2006.
[6] 赵晓瑜,李继刚.实用分子生物学技术[M].北京:化学工业出版社,2006.

［7］孙新,李朝品,张进顺.实用医学寄生虫学［M］.北京:人民卫生出版社,2005.

［8］苏寿派,叶炳辉.现代医学昆虫学［M］.北京:高等教育出版社,1996.

［9］陈文捷,王康,许树俊,等.分子标记技术在粉螨系统分类及遗传变异中的应用［J］.热带病与寄生虫学,2017,15（2）:120-123.

［10］王杰,魏云林,季秀玲.分子标记技术应用研究［J］.上海环境科学,2015,34（5）:227-230.

［11］宾淑英,吴仲真,张鹤,等.分子标记技术在昆虫入侵研究中的应用［J］.昆虫学报,2014,57（9）:1094-1104.

［12］赵岩.几种分子标记技术在蠕形螨研究上的应用分析［J］.医学动物防制,2011,27（7）:622-623.

［13］张晨昊,杨毅梅.分子标记技术在寄生虫分类鉴定中的应用［J］.中国寄生虫学与寄生虫病杂志,2009,27（3）:261-266.

［14］刘欣跃.单核苷酸多态性的分子标记及其相关研究.［J］中华医院感染学杂志,2009,19（6）:717-720.

［15］孙恩涛,张锡林,秦志辉.大劣按蚊和斯氏按蚊核糖体基因内转录第二间隔区序列分析［J］.中国人兽共患病杂志,2007,23（5）:445-459.

［16］孙恩涛,张锡林,秦志辉.对约氏疟原虫不同易感性的大劣按蚊和斯氏按蚊基因组RAPD序列比较［J］.热带医学杂志,2007,7（2）:101-104.

［17］孙恩涛,张锡林,秦志辉.媒介按蚊遗传标记研究进展［J］.中国媒介生物学与控制杂志,2007,18（4）:337-340.

［18］李巧燕,林瑞庆,朱兴全.SRAP分子标记及其应用概述［J］.热带医学杂志,2006,6（4）:467-469.

［19］姚玉淑,张锡林,秦志辉.大劣按蚊和斯氏按蚊对约氏疟原虫不同易感性的遗传多态性研究［J］.中国病原生物学杂志,2006,1（2）:102-105.

［20］管敏强,陈锡文,赵惠玲.分子标记技术及其应用［J］.实验动物科学与管理,2005,22（1）:48-50,53.

［21］魏文娟,任炳忠.我国直翅目昆虫细胞分类学研究现状［J］.昆虫知识,2004,41（2）:123-126.

［22］牛屹东,李明,魏辅文,等.线粒体DNA用作分子标记的可靠性和研究前景［J］.遗传,2001,23（6）:593-598.

［23］王学忠,李菊升,王丕玉,等.用随机扩增多态DNA（RAPD）区分不同地株微小按蚊［J］.中国媒介生物学及控制杂志,2000,11（4）:257-260.

［24］黎裕,贾继增,王天宇.分子标记的种类及其发展［J］.生物技术通讯,1999,4:19-22.

［25］PING DU,TIAN-XU CAO,BAO-KAI CUI,et al. Genetic Diversity and Relationships of 24 Strains of Genus Auricularia（Agaricomycetes）Assessed Using SRAP Markers［J］. Int J Med Mushrooms,2016,18（10）:945-954.

［26］DANIEL WH. ROBARTS,ANDREA D. WOLFE. Sequence-related amplified polymorphism（SRAP）markers:A potential resource for studies in plant molecular biology［J］. Appl Plant Sci,2014,2（7）:apps. 1400017.

［27］WALTON C,SOMBOON P,O'LOUGHLIN SM,et al. Genetic diversity and molecular identification of mosquito species in the Anopheles maculatus group using the ITS2 region of rDNA［J］. Infect Genet Evol,2007,7（1）:93-102.

［28］WONDJI CS,HEMINGWAY J,RANSON H. Identification and analysis of Single Nucleotide Polymorphisms（SNPs）in the mosquito Anopheles funestus,malaria vector［J］. BMC Genomics,2007,8（1）:5.

［29］DJADID ND,GHOLIZADEH S,AGHAJARI M,et al. Genetic analysis of rDNA-ITS2 and RAPD loci in field populations of the malaria vector,Anopheles stephensi（Diptera:Culicidae）:implications for the control program in Iran［J］. Acta Trop,2006,97（1）:65-74.

［30］OSHAGHI MA,YAAGHOOBI F,ABAIE MR. Pattern of mitochondrial DNA variation between and within Anopheles stephensi（Diptera:Culicidae）biological forms suggests extensive gene flow［J］. Acta Trop,2006,99（2-3）:226-233.

［31］GOSWAMI G,RAGHAVENDRA K,NANDA N,et al. PCR-RFLP of mitochondrial cytochrome oxidase subunitⅡand ITS2 of ribosomal DNA:markers for the identification of members of the Anopheles culicifacies complex（Diptera:Culicidae）［J］. Acta Trop,2005,95（2）:92-99.

［32］ANNAN Z,KENGNE P,BERTHOMIEU A,et al. Isolation and characterization of polymorphic microsatellite markets from the mosquito Anopheles moucheti,malaria vector in Africa［J］. Mol Ecol Notes,2003,3（1）:56-58.

［33］TRIPET F,TOURE YT,DOLO G,et al. Frequency of multiple inseminations in field-collected Anopheles gambiae females revealed by DNA analysis of transferred sperm［J］. Am J Trop Med Hyg,2003,68（1）:1-5.

［34］MANGUIN S,KENGNE P,SONNIER L,et al. SCAR markers and multiplex PCR-based identification of isomorphic species in the Anopheles dirus complex in Southeast Asia［J］. Med Vet Entomol,2002,16（1）:46-54.

［35］HOLT RA,SUBRAMANIAN GM,HALPERN A,et al. The genome sequence of the malaria mosquito Anopheles gambiae［J］. Science,2002,298（5591）:129-149.

［36］CATERINO MS,CHO S,SPERLING FAH. The current state of insect molecular systematics:a thriving tower of babel［J］. Annu Rev Entomo,2001,45:1-541.

[37] LI G,QUIROS CF. Sequence-related amplified polymorphism(SRAP),a new marker system based on a simple PCR reaction:its application to mapping and gene tagging in Brassica [J]. Theor Appl Genet,2001,103:455-461.

[38] SHARAKHOV IV,SHARAKHOVA MV,MBOGO CM,et al. Linear and spatial organization of polytene chromosomes of the African malaria mosquito Anopheles funestus [J]. Genetics,2001,159(1):211-218.

[39] ALTSHULER D,POLLARA VJ,COWLES CR,et al. An SNP map of the human genome generated by reduced representation shotgun sequencing [J]. Nature,2000,407(6803):513-516.

[40] GIRIBET G,CARRANZA S,RIUTORT M,et al. Internal phylogeny of the Chilopoda(Myriapoda,Arthropoda)using Complete 18S rDNA and partial 28S rDNA sequences [J]. Phil Trans R Soc Land B,1999,354(1380):215-222.

[41] HWANG JS,LEE JS,GOO TW,et al. Molecular genetic relationships between Bombycidae and Saturniidae based on the mitochondria DNA encoding of large and small rRNA [J]. Genet Anal,1999,15(6):223-228.

[42] COLLINS FH,PASKEWITZ SM. A review of the use of ribosomal DNA(rDNA)to differentiate among cryptic Anopheles species [J]. Insect Mol Biol,1996,5(1):1-9.

第五十三章

分子系统学技术在医学节肢动物学研究中的应用

医学节肢动物是动物界种类最多,数量最大,分布最广的一个类群,研究医学节肢动物的系统学和系统发育过程对了解生物进化历程及进化机制均有重要意义。长期以来,传统方法主要依赖于物种的形态学、流行病学、生活史、宿主与地理分布、生理与生化等方面的特征进行分类研究。这些分类依据在大多数情况下能清晰地反映一个物种的分类地位或系统发育关系。生命系统从分子、细胞、个体、群体、种群、群落和生态系统的不同层次表现出多样性,低层次的多样性是高层次多样性的基础,高层次的多样性则是低层次多样性的表现,同时每个层次的多样性又有其自身发展的规律。

第一节 概述

随着学科的发展,传统方法的局限性日益凸显。现代分子生物学技术使我们可以利用生物大分子(如核酸、蛋白质)的差异研究生物之间的进化关系,即可从分子水平上阐明系统学和进化问题,出现了一个新的学科——分子系统学(molecular systematics)。分子系统学起始于 20 世纪 80 年代后期,是通过检测生物大分子所包含的遗传信息,定量描述、分析这些信息在分类、系统发育和进化上的意义,从而在分子水平上解释生物的多样性、系统发育及进化规律的一门综合性、交叉性很强的学科。分子系统学的理论基础来源于系统学、分类学、遗传学、生态学、比较生物化学、分子生物学和进化论,以分子生物学、生物化学、免疫学和仪器分析技术的最新发展为研究手段。

分子系统学主要根据生物大分子和小分子化合物的分子信息构建生物类群的谱系发生树,探讨物种种群的遗传结构、遗传多样性和系统与进化关系,从分子水平上揭示生物的多样性及其进化规律。相对于经典的形态系统分类研究,由于生物大分子本身就是遗传信息的载体,含有庞大的信息量,较弱的趋同效应,因而其结论更具可比性和客观性。尤为重要的是,一些缺乏形态性状的生物类群(如微生物和某些低等动、植物)中,它几乎成为探讨其系统演化关系的唯一手段。利用分子系统学进行进化分类研究有以下优点:①分子序列的信息代表遗传本质,不受标本个体发育状态和环境条件影响;②能够提供充分的可定量测度的进化信息;③在不同的类群间有较好的可比性,是一种理想的共同尺度;④能够反映生物进化的机制。

第二节 分子系统学的研究对象与数据处理

我们将分子系统学定义为检测、描述和解释生物在分子水平的多样性及其演化规律的学科。在这一广义的定义下,分子系统学包括了群体结构、分类学、系统发育和分子进化四大领域的研究(表 53-1)。

表 53-1　分子系统学的研究内容、适用分子及相应方法

研究内容	适合的分子类型	检测方法
群体结构	等位酶	电泳
	mtDNA	RFLPA
	重复 DNA	DNAfp
分类学	表信息分子	仪器分析
	一般蛋白质及酶	各类电泳、免疫学方法
	DNA	探针杂交、DNAfp、RAPD-PCR、RFLPA
系统发育	表信息分子	仪器分析
	一般蛋白质及酶	酶电泳、免疫学方法、序列分析、三级结构分析
	DNA	RFLPA、DNAfp、DNA-DNA 杂交、序列分析
分子进化	DNA 进化	同源序列分析
	RNA 进化	序列和结构分析
	蛋白质进化	生物合成，分解代谢途径比较研究
	小分子进化	小分子生物功能进化的比较研究

一、分子系统学的研究对象

根据组成生物体分子的特点和分子多样性，分子系统学的研究对象分为两大类：①小分子化合物，称小分子系统学（micromolecular systematics），也称为化学系统学或生化系统学；②生物大分子，称大分子系统学（macromolecular systematics），简称为分子系统学。这两类研究在原理、方法和数据性质上有很大区别。

（一）小分子化合物

生物体内的小分子物质主要包括初级代谢产物（如无机盐、氨基酸、维生素、碳水化合物等）和次级代谢产物（如抗生素、毒素、激素、色素等）。小分子化合物的数据可以区分为定量和定性两类。定量数据主要表现在含量变化上，可通过多元分析进行比较，定性数据主要指次级代谢产物在不同类群中的特异性分布。这类数据在分类上有重要价值，有时可作为单系类群的鉴别特征，有时可通过分析同系物演化序列，用支序分类方法进行分析。近几年，医学节肢动物分类上应用小分子化合物的研究逐渐增多，主要集中在化学指纹（chemoprint）、氨基酸、碳氢化合物（hydrocarbon）和外分泌物（ectocrine）等方面的研究。

小分子化合物是生物体内有重要分类学价值的化学物质。但是小分子化合物中，初级代谢产物在类群间大多只有数量上的差别，而无质的区别；次级代谢产物的进化顺序则难以确定。因此，利用小分子化合物进行医学节肢动物系统发育的研究仍存在一定的局限性。随着动物生化和生理学研究的深入，对医学节肢动物体内代谢活动和生物合成途径的阐明，小分子化合物尤其是次级代谢产物，必将成为一类重要的分类信息指示物而被广泛用于系统学研究。

（二）生物大分子

生物体内的生物大分子主要包括蛋白质（同工酶、等位酶等）和 DNA（基因组 DNA、线粒体 DNA、核糖体 DNA、单拷贝核基因、微卫星 DNA、单核苷酸多态性），详见本书第五十二章（分子标记技术在医学节肢动物学研究中的应用）。

二、分子系统学数据的处理与分析

一般通过构建序列进化树，分析有关分子系统学方面的蛋白质和 DNA 序列的系统演化。构建序列进化树的主要步骤：首先确定所要分析的生物类群，选择该类群中相关亚类群的一些代表种类；确定所要分析的目的生物大分子或它们的组合；设法获得它们的序列数据或其他相关数据；比对、建立取代模型，建立进化树及进化树评估。

（一）建立数据模型（比对）

比对是指通过插入间隔（gaps）的方法，使不同长度的序列对齐达到长度一致，并确保序列中的同源位

点都排列在同一位置。其中间隔的处理对后续的系统学分析有明显的影响。序列比对目前通常采用以下两种方法:点标法(dot plot)和记分矩阵法(scoring matrix)。对于分类群数目较少且序列较短的对位排列,用肉眼判断,手工排序就能完成。但随着序列数目和长度的增加,即多序列对位排列的难度也随之增大,因而计算机程序已成为多序列比对必不可少的工具。

(二)决定取代模型

取代模型既影响比对,也影响建树。因此,需要采用递归方法。对于核酸数据而言,可以通过取代模型中的两个要素进行计算机评估。但是,对于氨基酸和密码子数据而言,没有什么评估方案。其中一个要素是碱基之间相互取代的模型;另外一个要素是序列中不同位点的所有取代的相对速率。还没有一种简单的计算机程序可以对较复杂的变量(例如位点特异性或系统特异性取代模型)进行评估,同样,现有的建树软件也不可能理解这些复杂变量。

(三)建立进化树

进化树反映了进化过程,因此,在种系统树和基因系统树之间有一定的差异。系统发育通常可用有根系统树(rooted tree)和无根系统树(unrooted tree)两类系统树来表达。而用于建立系统树的分子数据可能是离散的特征或相似性(距离)特征。离散特征包括 DNA 序列、等位酶频率、限制性酶切图谱数据等。距离数据表达了成对分类单元或分子间的关系。DNA-DNA 杂交数据直接提供有关距离信息,免疫学和核酸杂交方法直接提供相似性数据,而序列、限制性酶切图谱和等位基因数据必须经过转换才能成为距离数据。

1. 建树方法　三种主要的建树方法分别是邻接法(neighbouring joining,NJ)、最大似然法(ML)和最大简约法(maximum parsimony,MP),其中邻接法和最大简约法应用较多。

(1)邻接法(NJ):也称距离法。该法构建进化树的原理是简单的计算两个序列的差异数量。这个数量被看作进化距离,而其准确度大小依赖于进化模型的选择。然后运行一个聚类算法,从最相似(两者之间的距离最短)的序列开始,通过距离值方阵计算出实际的进化树,或者通过将总的树枝长度最小化而优化出进化树。邻接法的特点是考察数据组中所有序列的两两比对结果,通过序列两两之间的差异决定进化树的拓扑结构和树枝长度。聚类方法有很多,但最常用的方法是不加权组平均法(unweighted pair group methold using an arithmetic average,UPGMA)。类群间的距离是指两个类群或两个序列间的中间点。一对序列间的距离是分支长度的总和。

(2)最大似然法(ML):构建进化树的原理是评估所选定的进化模型能够产生实际观察到的数据的可能性。进化模型可能只是简单地假定所有核苷酸或氨基酸之间相互转变的概率一样。程序会把所有可能的核苷酸轮流置于进化树的内部节点上,并且计算每一个这样的序列产生实际数据的可能性。所有可能的再现(包括比较可能的再现)的概率被累加,产生一个特定位点的似然值,然后这个数据集的所有比对位点的似然值的和就是整个进化树的似然值。最大似然法的特点是考察数据组中序列的多重比对结果,优化出拥有一定拓扑结构和树枝长度的进化树,这个进化树能够以最大的概率导致考察的多重比对结果。

(3)最大简约法(MP):构建进化树的原理是要求用最小的改变来解释所要研究的分类群之间观察到的差异。当序列间的分化程度较小、序列长度较大且核苷酸替换率较稳定的情况下,MP 法能获得更为真实的拓扑结构。反之,当序列较短且序列间的进化速率差异较大或替换形式不同时,异源同型事件出现的概率就大,产生所谓的"长枝吸引"或"短枝吸引"效应,而得出错误的拓扑结构。另外,由于 MP 法需要比较大量的拓扑结构,当序列数目和长度较大时,运算过程非常耗时。最大节约法特点是考察数据组中序列的多重比对结果,优化出的进化树能够利用最少的离散步骤去解释多重比对中的碱基差异。

Surdis 等认为在构建分子系统树中 NJ 法优先于 MP 法。在利用 NJ 法时,不需要假定进化速度是一致的,根据系统不同,即使进化速度不同,也能得到比较真实的分子系统树。而且与其他方法相比,NJ 法得到真正进化树的效率较高,但在一些分类单元中当无法获得完整 DNA 序列时仍可使用最大简约法。因此,在构建分子系统树时,根据不同的研究对象而选用不同的方法。不过最好是同时使用几种方法来构建分子系统树,分析所得结果,增加结果的可靠性。

2. 进化树搜索　单一进化树的数量会随着分类群数量的增长而呈指数增长,从而变为一个天文数字。由于计算能力的限制,现在一般只允许对很小一部分的、可能的进化树进行搜索。具体的数目主要依赖于分类群的数量、优化标准、参数设定、数据结构、计算机硬件以及计算机软件。

有两种搜索方法可以保证找到最优化的进化树,即穷举法和树枝跳跃法。对分类群数量的限制主要取决于数据结构和计算机速度,但是对于超过 20 个分类群的数据集,树枝跳跃法很少会得到应用。穷举法要根据优化标准,对每一个可能的进化树进行评估。与穷举法不同,树枝跳跃法提供一个逻辑方法,以确定哪些进化树值得评估,而另一些进化树可被简单屏蔽。因此,树枝跳跃法通常要比穷举法快得多。但对于一个很大的数据集,这两种方法都很不实用。

绝大多数分析方法都使用"启发式"的搜索,启发式搜索出相近的次优化的进化树家族("岛屿"),然后从中得到优化解("山顶")。不同的算法用不同程度的精确性搜索这些岛屿和山顶。最彻底也是最慢的程序(进化树对分重接,tree bisection-reconnection,TBR)先把进化树在每一个内部树枝处劈开,然后以任意方式将劈开的碎片重新组合起来。最快的算法只是检查一下相邻终端的不太重要的重新组合,因此,倾向于找到最近的岛屿的山顶。降低搜索代价的最好方法是对数据集进行剪除。影响优化搜索策略选择的因素(数据量、数据结构、时间量、硬件、分析目的)太复杂,无法推荐一个简单可行的处方。因此,进行搜索的用户必须对数据非常熟悉且有明确的目标,具备了解各种各样的搜索程序及自己硬件设备和软件的能力。

3. 确定树根　上述的建树方法所产生的都是无根树(进化树没有进化的极性)。为了评估进化假说,通常必须要确定进化树的树根。确定系统发育树的树根并不是简单的问题,一种确定树根的好方法就是分析时加入一个复制的基因。如果来自绝大多数物种或者所有物种的所有平行基因在分析时都被包含进去,那么,从逻辑上我们就可以把进化树的树根定位于平行基因进化树的交汇处,当然要假定在所有进化树中都没有长树枝。

(四) 评估进化树和数据

现在已有一些程序可以用来评估数据中的系统发育信号和进化树的稳定性。对于前者,最流行的方法是用数据信号和随机数据作对比实验(偏斜和排列实验);对于后者,可以对观察到的数据重新取样,进行进化树的支持实验(非参数自引导和对折方法)。似然比例实验可对取代模型和进化树都进行评估。

(五) 结构进化树

随着 X 线、磁共振(nuclear magnetic resonance,NMR)、质谱等实验技术的进步,蛋白质结构数据的数量日益增多,结构精度也越来越高,使得结构比较更为方便可行。目前,已经发现许多蛋白的一级序列差异很大,难以通过序列比对进行分子进化的研究,但它们的空间拓扑结构仍然很相似,可进行结构叠合比较、分析它们之间的进化关系,这表明结构比较可以比序列比较获得更多更精确的结构信息。研究表明蛋白质结构比序列的保守性更强,进化过程中蛋白质序列可能发生变化,但它的折叠模式更为保守,即使是 70% 的序列发生变化,它的折叠模式也不会有很大的改变。蛋白质分子的结构比较法与蛋白质一级序列比较法相比,具有更大的优越性。

(六) 常用的分析软件

分子系统学研究常用的一些统计分析方法,如系统发育树推断及可靠性检验等。相关的软件包大部分是免费的,可从专门介绍系统发育分析的网站或有关的网站中方便地下载。以下简要的介绍几种:

1. PHYLIP　PHYLIP(phylogeny inference package)是由美国华盛顿大学开发的,用于系统发育推断的软件包。在 PHYLIP 3.5 版本中,共提供 31 个独立程序的软件包,包括了最大邻接法、最大似然法、最大节约法、不变量法及其他一些非常有用的程序。这些程序基本上囊括了系统发育的所有方面。软件以源程序形式提供,在多数微机上都能使用,其中有些程序应用自举技术(bootstrapping)估算置信区间。

PHYLIP 目前免费提供,且可在 Mac、DOS、Unix、VAX/VMS 等很多平台上运行。迄今,PHYLIP 已经是最广泛使用的系统发育程序。

2. PAUP　PAUP(phylogenetic analysis using parsimony)是由 Swofford 所编写的利用简约分析进行系统发育分析的软件包。开发 PAUP 的目的是为系统发育分析提供一个简单的、带有菜单界面的、与平台无关的、拥有多种功能(包括进化树图)的程序。该软件包中提供了简约分析用的多种模型,其中包括了Wanger、Fitch、Doll、Camin-Sokal 等,对系统发育分析结果亦可进行一些统计分析及自举检验。PAUP 具有IBM-PC 和 Macintosh 两种文本供选择,包括多个版本。其中,PAUP3.0 只有建立与 MP 相关的进化树及其分析功能;而 PAUP 4.0 已经具备针对核苷酸数据进行与距离方法和 ML 方法相关的分析功能。

3. MEGA　分子进化遗传分析(molecular evolutionary genetics analysis,MEGA)是由 Kumar 等所编写的分子进化遗传分析的软件包。MEGA 1.02 能对 DNA、mRNA、氨基酸序列及遗传距离进行系统发育分析。在建树方法上,提供了目前最常用的 UPGMA、邻接法及最大简约法,对所获得树亦可进行自举检验及标准误估计可靠性检验。

4. 其他软件　除了上述介绍的软件包以外,还有其他一些系统发育程序,这些程序包括 Hennig86、FastDNAml、MacClade、BIOSYS-2、NTSYS(numerical taxonomy for systematics)、MEGA plus METREE、MOLPHY 和 PAML、PHYLOGENETIC RESOURCES。

第三节　分子系统学在医学节肢动物学研究中的应用

医学节肢动物分子系统学是一门新兴的学科,它的出现摆脱了过去主要依靠外部形态特征进行系统学研究的不足,极大地丰富了医学节肢动物学研究的方法和内容。

一、医学节肢动物分子系统学的研究方法

医学节肢动物分子系统学研究主要有以下四个步骤:一是收集标本及资料(包括标本与模式标本、已有资料、新资料和新标本);二是选取合适的分子分类方法对收集的标本进行分析;三是得到一系列的分子信息数据(包括序列数据、遗传距离数据等)后,进行聚类分析,推导出符合物种发育关系的系统树;四是结合形态分类等传统方法,确定物种的分类地位和亲缘关系。

目前,应用于医学节肢动物分子系统学研究的方法很多,常用的方法包括:一是蛋白质介导的方法,如同工酶和等位酶电泳、蛋白质立体结构测定、测序和免疫学方法(血清型鉴定);二是分子细胞学方法,如染色体分析和细胞原位杂交技术;三是基于分子杂交的方法,如 RFLP 分析技术;四是基于 PCR 的方法,如PCR-RFLP、RAPD、PCR-RFLP、PCR-SSCP、微卫星分析、DNA 指纹图谱(DNA fingerprinting)、AFLP 和 DNA序列分析技术。

在上述手段中,DNA 序列分析所提供的信息最为直接、丰富,根据测定的序列数据,可计算遗传距离,从而得到反应亲缘关系的系统树。特别是随着高通量测序技术的日益成熟,基于 DNA 序列分析的分子系统学方法为医学节肢动物的种类鉴定和识别、种界限定、亲缘种识别等提供简便快捷的方法。各种研究技术可参考本书第五十二章(分子标记技术在医学节肢动物学研究中的应用)。

二、种群遗传结构及进化的研究

种群遗传变异及进化的研究是检测和描述种内各种群的遗传结构及变异状况,探讨物种的形成与分化的内在机制,例如基因型频率、等位基因频率、杂合度、多态位点百分比、基因多样性指数、居群间遗传距离等参数,内容主要包括自然地理种群及社会性昆虫的种群研究。通常采用的方法有等位酶分析、RAPD、RFLP、AFLP 等,其中 AFLP 技术与微卫星标记及 DNA 序列分析结合起来将成为种群遗传变异研究中的主要工具。

迄今,运用等位酶电泳技术已对昆虫种群的遗传结构进行了许多研究。乔海旺等对蝗总科部分种类等位基因酶进行研究,发现在所有 4 个种群中,中华稻蝗(*Oxya chinensis*)遗传多样性水平最高,黄胫小车蝗(*Oedaleus infernalis*)遗传多样性水平最低,等位酶数据分析表明这 4 个种在系统发育方面是相近的,但在遗传多样性水平上却不同;马恩波等对山西省 3 个中华稻蝗种群的 4 个等位酶位点(MDH-1、MDH-2、LDH、ME)进行了分析,结果提示 3 个种群地理距离与遗传结构差异之间存在相关关系。

随着分子生物学技术的快速发展,现代分子系统学研究运用更多的则是以生物体内 mtDNA 和 rDNA等为对象的分析技术。Amedegnato 等用分子系统发育的方法对黑蝗族(*Melanoplini*)蝗虫的起源进行了探讨;Fukatsu 等基于 DNA 指纹、mtDNA 和 rDNA 序列分析了同翅目蚜科的遗传差异;Martel 等用 mtDNA 基因序列对北美斑翅蝗亚科的种群结构和遗传变异进行了研究;张德兴等尝试用 mtDNA 控制区序列对沙漠蝗(*Schistocerca gregaria*)的种群遗传结构进行分析;魏兆军等对蓖麻蚕(*Samia cynthia ricini*)线粒体基因

组细胞色素氧化酶亚基Ⅲ的序列及其分子进化进行了分析,认为在采用线粒体基因序列进行分子进化分析时,应该综合考虑物种的繁殖模式及生态特点。Clemente 等用 RFLP 技术分析了剑角蝗科(Dichroplus elongatus)种群的核糖体 DNA 的变异;Clarke 等对步甲科(Nebria gregaria)种团的快速进化和遗传变异进行研究,通过对 mtDNA 的序列数据和基因组 DNA 的 RAPD 指纹图谱分析。Moya 等基于 RAPD-PCR 技术分析了同翅目粉虱科的伊比利亚岛烟粉虱(Bemisia tabaci)种群的遗传多样性;马雅军等用 RAPD-PCR 技术研究了中华按蚊(An. sinensis)群体分子遗传多态现象。贺春贵等用 RAPD 技术对麦红吸浆虫(Sitodiplosis mosellana)地理种群遗传结构作了分析。Cafisio 等应用 AFLP 技术与 DNA 测序技术对粪金龟科 Trypocopris 属的地理谱系和种群结构做了研究,AFLP 数据的贝叶斯聚类分析可以将地理种群明显区分。Ritchie 等基于 mtDNA 基因序列的 AFLP 分析和地理信息系统(GIS)证实了矮树丛的蟋蟀种群地理变异的第 2 次起源,并恢复了 2 个亚种的分类地位。

三、系统学研究

(一)种及种下阶元的分类

种及种下阶元的分类鉴定主要包括近缘种和复合种、种下亚种与生物型的识别和鉴定。主要采用同工酶技术、探针杂交方法、PCR 或 RAPD 技术、SSCP 技术和序列测定等。陆剑等对金色果蝇(Drosophila auraria)复合种进行了分子系统学研究,对先前研究者所提出的 D. quadraria 是金色果蝇复合种的祖先种的观点提出了异议。Brown 等通过 RAPD 研究筛选出 2 条引物将锯谷盗(Oryzaephilus surinamensis)的 9 个品系区分开来,并通过种群研究,阐明 RAPD 位点可有效地用于种群的细分,从而对害虫的种群遗传学研究有重要意义。马雅军等运用 PCR-SSCP 等技术对我国八代按蚊(An. yatsushiroensis)及其近缘种、多斑按蚊(An. maculatus)复合体成员种等进行了分类鉴定。Linto 等用 mtDNA COI 基因对双翅目蠓科(Culicoides imicola)复合种进行了系统发育分析,以确定其分类地位;王学忠等研究了微小按蚊(An. minimus)复合体核糖体 DNA 第二转录间隔区序列差异,发现受试区内存在微小按蚊 A 和 C 型;Kakouli-Duarte 等应用 AFLP 技术对双翅目实蝇科的 2 个近缘种地中海实蝇(Ceratitis capitata)和纳塔尔实蝇(Ceratitis rosa)进行了鉴别。

(二)种上阶元的系统发育分析

种上系统发育分析是系统学研究的热点,通过分子系统发育研究对传统分类有疑问的类群或形态分类不能解决的系统发育问题进行分析和探讨,也可对传统的分类系统进行验证。目前,在昆虫纲和唇足纲中,已有许多类群进行了分子系统发育分析,从种级至目级阶元都有分子系统发育分析的研究。

1. 昆虫纲 在鞘翅目,Caterino 等通过对鞘翅目 4 个亚目(Archostemata,Myxophaga,Adephaga,Polyphaga)18S rDNA 的序列分析,揭示了 4 个主要谱系之间的关系,并得出鞘翅目并非为 1 个单系群的结论。王思芳等用 RAPD 技术对 4 个齿爪鳃金龟(Holotrichia)类群分类地位进行了分析;Mestrovic 等用拟步甲粉盗属(Palorus)5 个种的卫星 DNA 序列,分析了它们的系统发育关系。Vogler 等通过 mtDNA 中的 3 个基因(Cytb,CO Ⅲ,16S rRNA)对虎甲科虎甲属 Cicindela 的系统发育做了研究,并对建树结果与传统分类学的差别做了探讨。

在鳞翅目,王瑛等克隆并分析棉铃虫(Helicoverpa armigera)18S rRNA 基因的全序列,与其他目昆虫相同基因的保守区比较结果,支持有关鳞翅目属于一个独立的目级分类阶元的观点;陈永久等对 5 种珍稀绢蝶作了系统发育研究,发现爱珂绢蝶(Parnassius acco)和巴裔绢蝶(P. baileyi)亲缘关系比较接近,阿波罗绢蝶(P. apollo)、珍珠绢蝶(P. orleans)和西猴绢蝶(P. simo)各为相对独立的一支,其中西猴绢蝶分化较早,与形态学研究结果相吻合;Blum 等联合线粒体和核基因序列对新热带区蛱蝶科 Anartia 属作了分子系统发育分析,阐明 Anartia jatrophae 不是所有其他属的姐妹群。

在直翅目,李春选等用等位酶电泳技术对斑腿蝗科、斑翅蝗科、网翅蝗科 3 科 7 属 8 种蝗虫进行了研究,认为等位酶分析能较好地反映蝗虫种间和属间的亲缘关系;若推断更高阶元的系统发生,则需结合其他性状进行综合分析。Filipenko 等基于 mtDNA 16S rRNA 基因序列,对直翅目剑角蝗科进行了系统发育重建。Huang 等用 mtDNA 数据推断北美田间蟋蟀系统发育之间的关系。任竹梅等用 mtDNA cytb 基因序列对蝗总科 8 个科之间的系统发育关系进行了探讨。Flook 等联合线粒体基因和核基因的 DNA 序列分子数据对大腹蝗总科的分子系统学进行了分析。

在双翅目和膜翅目,Grady 等基于核和线粒体基因联合序列,Goto 等联合线粒体 COⅠ和核 GPDH 基因序列,Muraj 等基于 mtDNA、rDNA 序列,Remsen 等结合分子和形态学的证据分别对果蝇科不同类群进行了系统发育分析。陈斌等用 rDNA 和 mtDNA 序列研究了东洋区按蚊属 *Cellia* 亚属的系统发育。Krzywinski 等用 mtDNA Cytb 和 ND5 基因以及核内核糖体 28S 基因 D2 扩展片段重建了按蚊亚科的系统发育;Mardulyn 等用 mtDNA 16S 和 COI 基因作为系统发育的信息来推导小腹茧蜂亚科 *Microgastrinae* 各属之间的关系;孙恩涛等用 rDNA ITS2 序列对约氏疟原虫不易感的大劣按蚊和易感的斯氏按蚊基因组 DNA 进行比较研究,并结合 Genebank 中的分子数据构建分子系统树。

在半翅目和同翅目,Dujardin 等用同工酶电泳和形态学分析作比较,对猎蝽族 *Rhodniini* 进行了系统发育重建;Ouvrard 等基于鞘喙蝉科 *Peloridiidae* 的 18S rDNA 二级结构模型对其系统发育地位作了分析;Garcia 等基于 mtDNA 序列对锥猎蝽亚科进行了系统发育研究;Monteiro 等用线粒体和核基因 DNA 序列对半翅目猎蝽族进行了系统发育和分子分类的研究。马春燕等对蝽科 4 种昆虫酯酶同功酶进行了比较分析。Wheeler 等用 18S rDNA 测序进行了翅目间的系统发育关系的研究,该系统发育关系也得到了之后学者们的普遍接受。2014 年 Weirauch 和 Štys 首次运用分子系统学的方法对于该类群内部的关系进行探究。他们选取了 18S rDNA 和 28S rDNA 两个片段作为分子标记,对 87 个分类单元(其中的 35 个属于鞭蝽翅目)进行系统学研究。

2. 唇足纲　在唇足纲和蜈蚣目多足动物的系统分类研究中,Edgecombe 等对蜈蚣目科级阶元分子系统学进行了研究。结果显示,依据不同数据分析得到的 3 个支序图,有关蜈蚣目系统发育的部分一致表明 *Coptops* 属在最基部,并提出盲蜈蚣科 *Cryptopidae* 是一个并系类群。3 个支序图中只有一个不同点,即 *Theatops* 和 *Scolopocryptops* 之间的关系。形态学的结果支持应将 *Theatops* 和 *Scolopocryptops* 分开。但是,分子数据和分子与形态两种数据相结合的结果都显示 *Theatops* 和 *Scolopocryptops* 两属聚合在一起。

(三) 分子进化的研究

分子进化的研究目的是构建基因或 DNA 分子的系统树,并探索生物大分子的进化机制和特征。这类研究主要集中在亲缘关系比较明确的类群或高级阶元类群之间进行。研究内容包括:①研究特定遗传系统中变异的分子基础,即生物大分子自身进化的原因和结果;②应用分子生物学技术揭示生物类群的系统发育和进化历程。

分子进化的研究标记以 mtDNA 及 rDNA 为主。Szymura 等研究了草地雏蝗线粒体 ND2、COⅠ、COⅡ、ATPase8、srRNA 和 9 个 tRNA 基因的序列和结构,并与飞蝗相同区域序列进行了比较分析,认为要弄清楚 mtDNA 的进化模式,需要在有关 mtDNA 进化调查的基础上进一步研究和比较不同单元的序列。Bruvo 等通过核酸序列分析,对拟步甲科 *Pimelia* 属 2 个种群中低拷贝的主要卫星 DNA 的进化进行了研究,结果显示序列的拷贝数并不一定对卫星重复的进化动力形成影响;Martinez-Navarro 等应用荧光原位杂交技术对步甲科 *Harpalini* 族 39 个种 rDNA 座位的数量和位置变异进行了研究,并对其在各个亚科中的系统发育分析价值做出评价。Gomez-Zurita 等通过对序列和二级结构的分析研究了 rDNA 的 ITS2 序列在叶甲科 *Timarcha* 属 34 个种中的进化情况,结果表明种内分歧在 0.002~0.166 范围内,而亚属间分歧在 0.124~0.206 范围内,没有发现任何染色体内部 ITS2 序列的分歧。Lorite 等对叶甲科 2 个具有不同地理起源的种群的 Satellite DNA 进化进行了研究,结果表明 Satellite DNA 的重复元件在种内是保守的。Pons 对拟步甲科 *Misolampus goudoti* 属于 PstⅠ家族的一个长重复元件进行了研究,认为 M. goudoti 的 PstⅠ Satellite DNA 家族可能起源于一个祖先活性转座元件。此外,Bachmann 等研究了洞穴蟋蟀 *D. schiavazzii* 的串联重复卫星 DNA 序列,认为它对检验非编码串联卫星 DNA 的进化模式有重要意义。

四、分子系统学在医学节肢动物学研究中存在的问题与展望

分子系统学是一门高度综合的新学科,它需要与许多其他学科相互渗透,共同合作才能较好的解决问题。医学节肢动物分子系统学的出现摆脱了过去主要依靠外部形态进行系统学研究的不足,极大地丰富了医学节肢动物研究的方法和内容。尤其是基于 PCR 手段的分子分类方法具有简便、快速、信息量丰富等优点,是种、株鉴定的有力工具,应用于形态上难以区分的医学节肢动物分类方面,可以起到重要作用,但还存在着许多有待解决的问题:

1. 在分子系统学的研究中，核酸序列的选择应符合一定的条件，即该序列既具有保守性，又存在一定变异。因为有些序列的碱基数量相对有限，不可能准确地反映出系统进化的全部关系，有些基因序列在进化过程中由于各种原因造成其功能丧失或改变其功能。传统的形态学特征经常受环境的影响，新改变的特征就会成为新的性状，如果不用引起这种性状改变的基因作为标记，那么分子数据的结果就会与形态数据的结果相悖。

2. 在医学节肢动物分子系统学研究中，核糖体 DNA（rDNA）和线粒体 DNA（mtDNA）是应用最广泛的两类分子。然而没有任何一种 DNA 分子可适用于所有阶元的分子系统学研究。当前分子系统学研究领域迫切需要一些有独立遗传特征，进化速率中等的基因，以便进行从科到纲的中层阶元之间的系统发育关系的研究。

3. 采用不同的分子特征数据所得结果可能有差异。因此，如何针对不同实验对象选择有效的核酸序列并获得分子信息数据，如何恰当地分析这些数据，特别是如何将形态学数据和所得到的分子信息数据整合在一起进行分析，是医学节肢动物乃至整个分子系统学研究领域的一个重要命题。此外，除几类广为熟知的医学昆虫外，其余医学节肢动物的分子分类研究似乎很少，一方面是投入的人力还有限；另一方面也是分子系统学缺乏新的分析研究方法。

4. 目前还没有关于任何一类分子的理想的进化模型。由于技术和认识上的局限性，现有的蛋白质和 DNA 进化模型都比较简单，未能反映了分子进化的真实过程，没有可靠的分子进化模型。分子系统学研究中取样方法的设计、数据的校正和加权、系统发育分析方法的应用缺乏坚实的基础。

5. 分子系统学研究中只有序列数据和三维结构数据才具有绝对价值，其他类型的数据都只有相对价值。因此，这类数据要能在不同研究之间进行比较，这就存在着方法的标准化问题，包括样本数量、样品处理、实验条件、数据收集和变换等步骤中的方法标准化。目前以上步骤的大多数方法缺少标准化，不同研究者或实验室采用各自的一套实验方法，给不同研究之间数据的比较和评价造成困难，因而大大降低这类研究的价值和意义。

医学节肢动物的分子分类研究除存在以上不足外，还有自身体系的不完善等问题，这主要指基于本学科理论的聚类分析手段还不够多。医学节肢动物分子分类学发展的主要方向应该是：发掘新的方法，并且要着重于新的基因的研究；完善聚类分析手段，对于不同的分类阶元应该有不同的衡量尺度，尤其是种的界定。同时，还应注意到医学节肢动物分类以前较多依赖传统形态学，现在需要将形态与分子分类研究结合起来。因此，联合线粒体基因和核基因的序列分析方法是医学节肢动物分子系统今后发育研究的重要手段，分子数据与形态学相结合将是医学节肢动物分子系统学未来发展的主要方向。可以预见，医学节肢动物分子系统学结合传统分类学将会在种、属水平上进一步理解医学节肢动物之间的进化过程。

（王国栋）

参考文献

[1] 黄原. 分子系统发生学[M]. 北京：科学出版社，2016.
[2] 李朝品. 医学节肢动物学[M]. 北京：人民卫生出版社，2009.
[3] 李国清，谢明权. 高级寄生虫学[M]. 北京：高等教育出版社，2007.
[4] 李朝品. 医学昆虫学[M]. 北京：人民军医出版社，2007.
[5] 李朝品. 医学蜱螨学[M]. 北京：人民军医出版社，2006.
[6] 赵晓瑜，李继刚. 实用分子生物学技术[M]. 北京：化学工业出版社，2006.
[7] 孙新，李朝品，张进顺. 实用医学寄生虫学.[M]北京：人民卫生出版社，2005.
[8] 吴观陵. 人体寄生虫学[M]. 3 版. 北京：人民卫生出版社，2005.
[9] 程家安，唐振华. 昆虫分子科学[M]. 北京：科学出版社，2001.
[10] 苏寿泜，叶炳辉. 现代医学昆虫学[M]. 北京：高等教育出版社，1996.
[11] 骆久阳，谢强. 鞭蝽次目分类学研究进展[J]. 环境昆虫学报，2017，39（2）：307-313.
[12] 张丹丹，陈凯. 螟蛾总科分子系统学研究进展[J]. 环境昆虫学报，2017，39（2）：254-262.
[13] 张媛，郭晓华，刘广纯，等. DNA 条形码在鞘翅目昆虫分子系统学研究中的应用[J]. 应用昆虫学报，2011，48（2）：410-416.

［14］孙恩涛,张锡林,秦志辉.大劣按蚊和斯氏按蚊核糖体基因内转录第二间隔区序列分析［J］.中国人兽共患病杂志,2007,23（5）:445-459.

［15］孙恩涛,张锡林,秦志辉.对约氏疟原虫不同易感性的大劣按蚊和斯氏按蚊基因组 RAPD 序列比较［J］.热带医学杂志,2007,7（2）:101-104.

［16］刘会,李正西,李淑娟,等.线粒体 DNA 序列在半翅目异翅亚目昆虫分子系统学上的应用［J］.昆虫分类学报,2007,29（4）:265-274.

［17］柳娟娟,杨建全,季清娥,等.18S rDNA 的研究进展及其在膜翅目昆虫分子系统学中的应用［J］.华东昆虫学报,2007,16（1）:18-25.

［18］马兰,黄原.单拷贝核基因在昆虫分子系统学中的应用［J］.昆虫知识,2006,43（1）:6-10.

［19］李红梅.蜻次目昆虫的分类与系统发育研究进展［J］.仲恺农业技术学院学报,2006,19（4）:62-67.

［20］张迎春,付景.鞘翅目昆虫核酸分子系统学研究现状［J］.昆虫知识,2006,43（2）:496-451.

［21］卜云,郑哲民.CO Ⅱ 基因在昆虫分子系统学研究中的作用和地位［J］.昆虫知识,2005,42（1）:18-22.

［22］刘建文,刘晓英,蒋国芳.直翅目昆虫分子系统学研究新进展［J］.昆虫知识,2005,42（5）:496-451.

［23］刘殿锋,蒋国芳.核基因序列在昆虫分子系统学上的应用［J］.动物分类学报,2005,30（3）:484-492.

［24］戴金霞.线粒体 *Cyt b* 基因与昆虫分子系统学研究［J］.四川动物,2005,24（2）:222-225.

［25］刘建文,刘晓英,蒋国芳.六足动物分子系统学研究进展［J］.昆虫分类学报,2004,26（3）:234-240.

［26］宋志顺,宋大祥,朱明生.唇足纲和蜈蚣目多足动物的系统分类［J］.辽宁师范大学学报（自然科学版）,2004,27（1）:69-72.

［27］魏文娟,任炳忠.我国直翅目昆虫细胞分类学研究现状［J］.昆虫知识,2004,41（2）:123-126.

［28］黄建华,陈斌,周善义.蚁科昆虫分子系统学研究进展［J］.广西师范大学学报（自然科学版）,2004,22（3）:91-96.

［29］陈复生,付承玉,汪泰初.动物线粒体基因分子系统学研究进展［J］.安徽农业科学,2003,31（4）:596-598.

［30］王备新,杨莲芳.线粒体 DNA 序列特点与昆虫系统学研究［J］.昆虫知识,2002,39（2）:88-92.

［31］徐宏发,王静波.分子系统学研究进展［J］.生态学杂志,2001,20（3）:41-46.

［32］刘运强,鲁成,周泽扬.家蚕线粒体 DNA 分子系统学研究展望［J］.蚕学通讯,2000,20（4）:16-20.

［33］黄原,周尧,袁锋.昆虫小分子化合物的分子系统学研究综述［J］.昆虫分类学报,1995,17（1）:9-14.

［34］WEIRAUCH C,ŠTYS P. Litter bugs exposed-phylogenetic relationships of Dipsocoromorpha（Hemiptera:Heteroptera）based on molecular data［J］. Insect Systematics and Evolution,2014,45（4）:351-370.

［35］KOICHIRO TAMURA,DANIEL PETERSON,NICHOLAS PETERSON,et al. MEGA5:molecular evolutionary genetics analysis using maximum likelihood,evolutionary distance,and maximum parsimony methods［J］. Mol Biol Evol,2011,28（10）:2731-2739.

［36］WONDJI CS,HEMINGWAY J,RANSON H. Identification and analysis of Single Nucleotide Polymorphisms（SNPs）in the mosquito Anopheles funestus,malaria vector［J］. BMC Genomics,2007,8:5.

［37］WALTON C,SOMBOON P,O'LOUGHLIN SM,et al. Genetic diversity and molecular identification of mosquito species in the Anopheles maculatus group using the ITS2 region of rDNA［J］. Infect Genet Evol,2007,7（1）:93-102.

［38］OSHAGHI MA,YAAGHOOBI F,ABAIE MR. Pattern of mitochondrial DNA variation between and within Anopheles stephensi（Diptera:Culicidae）biological forms suggests extensive gene flow［J］. Acta Trop,2006,99（2-3）:226-233.

［39］DJADID ND,GHOLIZADEH S,AGHAJARI M,et al. Genetic analysis of rDNA-ITS2 and RAPD loci in field populations of the malaria vector,Anopheles stephensi（Diptera:Culicidae）:implications for the control program in Iran［J］. Acta Trop,2006,97（1）:65-74.

［40］GOSWAMI G,RAGHAVENDRA K,NANDA N,et al. PCR-RFLP of mitochondrial cytochrome oxidase subunit Ⅱ and ITS2 of ribosomal DNA:markers for the identification of members of the Anopheles culicifacies complex（Diptera:Culicidae）［J］. Acta Trop,2005,95（2）:92-99.

［41］ANNAN Z,KENGNE P,BERTHOMIEU A,et al. Isolation and characterization of polymorphic microsatellite markets from the mosquito Anopheles moucheti,malaria vector in Africa［J］. Mol Ecol Notes,2003,3（1）:56-58.

［42］HAN Y,DUAN YH,MA EB,et al. Genetic Structure of Three Populations of Oxya chinensis in Shanxi,China［J］. Zoological Research,2002,23（1）:76-80.

［43］EDGECOMBE GD,GIRIBET G,WHEELER WC. Arthropod phylogeny based on eight molecular loci and morphology［J］. Nature,2001,413（6852）:157-161.

［44］GARCÍA-MACHADO E,PEMPERA M,DENNEBOUY N,et al. Mitochondrial genes collectively suggest the paraphyly of Crustacea with respect to Insecta［J］. J Mol Evol,1999,49（1）:142-149.

［45］HWANG JS,LEE JS,GOO TW,et al. Molecular genetic relationships between Bombycidae and Saturniidae based on the mitochondria DNA encoding of large and small rRNA［J］. Genet Anal,1999,15（6）:223-228.

第五十四章

DNA 测序技术及其在医学节肢动物学研究中的应用

生物的 DNA 碱基序列蕴藏着全部遗传信息,破解这些未知的遗传信息,对于阐明生命活动秘密至关重要。对生物基因组进行完全测序是基因组学研究的重要方向,也是生命科学研究的核心领域。随着 DNA 测序技术的跨越式发展,其已逐步广泛应用于生物和医学研究的各个领域。

第一节　DNA 测序技术概述

DNA 测序技术是分子生物学研究中最常用的技术,它的出现极大推动了生物学和医学的发展。成熟的 DNA 测序技术始于 20 世纪 70 年代中期。1977 年 Maxam 和 Gilber 报道了通过化学降解测定 DNA 序列的方法;同一时期,Sanger 发明了双脱氧链终止法;20 世纪 90 年代初出现的荧光自动测序技术将 DNA 测序带入自动化测序的时代。上述技术统称为第一代 DNA 测序技术。随后发展起来的第二代 DNA 测序技术则使得 DNA 测序进入了高通量、低成本的时代。目前,基于单分子读取技术的第三代测序技术已经出现,该技术测定 DNA 序列更快,并有望进一步降低测序成本。

一、第一代 DNA 测序技术

DNA 测序技术是鉴定目的基因最准确的方法,也是打开人类基因组宝库的金钥匙。最早建立的 DNA 测序方法有两种,即 Sanger 双脱氧测序法和化学降解法。

(一) Sanger 双脱氧测序法

双脱氧测序法又称酶促反应测序法,最初由 Sanger 和其同事创立。它利用 DNA 聚合酶来合成单链 DNA 模板的互补链,DNA 聚合酶不能从头启动 DNA 链的合成,链延伸只发生在一个与 DNA 模板退火的引物的 3′ 端。脱氧核苷酸按碱基配对的原则加到延伸的引物链中,引物的 3′ 端羟基与新加进来的核苷酸 5′ 磷酸基团形成磷酸二酯键,因此,整个链的延伸方向是 5′ → 3′。

双脱氧测序法利用了 DNA 聚合酶能以双脱氧核苷酸(ddNTP)为底物的能力。当一个 ddNTP 被加入到延伸链的 3′ 端时,链的延长立即被终止,因为此时引物延伸链缺失 3′-OH。为了获得四种序列梯度,四种序列反应的每一种只加一种 ddNTP,在每一种反应中调节 ddNTP:dNTP 的比例,使延伸链在模板上与 dNTP 互补的每一相应碱基处终止。以这种形式,四种延伸反应的每一种都含有一系列延伸引物链,它们的 5′ 端都有一个引物,而 3′ 端则只有可变化的双脱氧核苷酸。现介绍双脱氧测序的两种方法。

1. 原始的双脱氧法(Sanger 法)　用大肠杆菌 DNA 聚合酶 I Klenow 片段,将一个合成的寡核酸引物与待测单链 DNA 模板 3′ 端区退火,然后退火的模板和引物被分别加到四种反应混合物中,在每种混合物中都含有 DNA 聚合酶、四种 dNTPs、一种放射性标志 dNTP 和一种 ddNTP。在此条件下,引物被延伸和标记,直到一种特殊的 ddNTP 结合到模板上,链合成才终止。在后来一种追踪的反应中,发现高浓度 dNTP,则所有合成链不被 ddNTP 所终止,获得大分子 DNA 停留在测序胶的顶端不被分离。

2. 标记/终止方法　使用了修饰的 T7 DNA(测序酶),引物的标记和链的终止分别在两种反应体系中完成。在引物和模板退火后,引物开始延伸,发生了标记反应,此时,在低浓度 dNTPs(其中一种是放射性标记的)情况下,引物被延长和标记,DNA 合成延续到一种或多种核苷酸被用完,保证标记核苷酸的掺入。终止步骤发生在四种独立的反应体系中,每种反应含有较高浓度的四种 dNTPs 和一种 ddNTP。在终止步骤中,高浓度 dNTPs 保证了持续 DNA 合成,链最后被 ddNMP 的掺入所终止。

在 Sanger 法中,序列产物的平均长度是由 ddNTP∶dNTP 比例所控制,高比例产生较短的产物。在标记/终止方案中,序列产物的平均长度是由被标记反应中 dNTPs 浓度来调节(高浓度产生较长的产物),或者通过终止反应中 ddNTP∶dNTP 比例来控制。

若使用测序酶,标记/终止法能产生较长序列产物。因此,此法能获得每条模板链的最大序列信息。就应用而言,如果不需要读取很长的结果,Sanger 法常常是实用的。因为此法对获得引物后最初几个核苷酸的信息可能最可靠。

目前,已有多种商品化 DNA 测序聚合酶,本章将对其分别进行描述。耐热 DNA 聚合酶是 DNA 测序中最常使用的一类酶,因为它们能在高温时进行序列反应,高温能破坏模板 DNA 的次级结构,而次级结构会干扰链延伸反应。

(二) 化学降解法

在由 A. Maxam 和 W. Gilbert 创立的 DNA 化学测序方法中,制备了四套脱氧寡核苷酸,把一种碱基特异性化学试剂加到纯化的 3′ 或 5′ 末端标记脱氧寡核苷酸中,使 DNA 在一或两个特殊的核苷酸处随机断裂,由于只有末端标记的片段在随后的测序胶放射自显影中被看到,所以 DNA 梯度被看到。

化学法是依据肼、硫酸二甲酯对 DNA 分子碱基进行特异性修饰,特异性存在于肼化、硫酸二甲酯或甲酸化的初次反应中,此反应中只对部分碱基作用,而次级反应,即哌啶使链裂解必须是定量的。初级反应的化学机制如下:

G:硫酸二甲酯对 G 的 N7 进行碱基化,然后在 C8~N9 间开环,随后哌啶从戊糖处取代被修饰的鸟嘌呤。

G+A:甲酸使嘌呤环中氮的质子化,减弱了 A 和 G 的糖苷键,然后哌啶取代了嘌呤。

T+C:肼使 T 和 C 的嘧啶环裂开,然后这些碱基化片段能被哌啶所取代。

C:在 NaCl 存在时,只有 C 与肼发生反应,修饰后的 C 能被哌啶所取代。

在所有 4 种反应中,哌啶也催化磷酸二酯键的裂解,而这些裂解只发生在被哌啶所取代的修饰碱基处。最近,化学裂解循环反应的改进利用了无毒的试剂。

二、第二代 DNA 测序技术

随着基因组时代的到来,大规模高通量测序的需求在不断增加,DNA 测序技术迅猛发展。焦磷酸测序、Solexa 测序、SoLid 测序以及离子阱测序等技术被称为第二代测序技术,也称为下一代测序技术或大规模平行测序技术。

(一) 焦磷酸测序

焦磷酸测序是 2005 年由 Roche 公司首先建立的,也称为 454 测序技术,是最先颠覆传统测序概念的新一代测序技术。

焦磷酸测序摒弃了聚丙烯凝胶电泳分离 DNA 片段的缺陷,采用通过焦磷酸发光检测新合成 DNA 碱基的快速方法。DNA 新链合成时,每延伸成功一个碱基,将产生一个焦磷酸,将产生的焦磷酸与底物磷酸硫酸(APS)反应,将生成一个 ATP,而 ATP 可以在荧光素酶的作用下,使荧光素产生荧光,即每产生一个焦磷酸,就会发一次荧光。因此,如果依次按顺序给予 4 种脱氧核糖核苷酸去参与 DNA 合成反应,能够发光的那个核苷酸就是与模板链互补的那个对的核苷酸,也就是通过焦磷酸的发光来确定延伸正确的那个碱基。此方法省略了分离 DNA 片段和电泳的步骤,边合成边检测,快速方便,理论上可测出无限长的 DNA 序列,且可同时检测多个样品,是一种高通量的测序方法。

首先将待测的单链 DNA 模板接上一个人工接头,根据接头序列合成一段互补的引物,在反应体系中加入 DNA 聚合酶、模板、引物及 DNA 合成的底物。此外,为了保证焦磷酸能发光,还必须加入焦磷酸合成 ATP 的 5′ 磷酰硫酸(APS)和荧光素。反应体系中除了 DNA 聚合酶,还包含 ATP 硫酸化酶、荧光素藤和三磷酸腺苷双磷酸酶。在合成反应开始时,先给予一种单核苷酸底物,如胞嘧啶核苷酸 C,如果模板链的核苷酸是 G,那么 C 与 G 互补配对,将会在引物后面进行子链的延伸,形成磷酸二酯键,合成反应进行,而释放一个焦磷酸。焦磷酸与 APS 在 ATP 硫酸化酶作用下生成 ATP,在荧光素酶存在时,ATP 激发荧光素发光,光信号由 CCD(charge coupled device,荷耦合器件)检测得到峰值。每个峰的高度(光信号)与反应中掺入的核苷酸数目成正相关。如果模板链的核苷酸不是 G,那么 C 核苷酸加入将不会有延伸反应,不会产生焦磷酸,不会发光。所以根据焦磷酸是否发光就能判断模板链碱基的序列。检测之后,每一次加进来的单核苷酸底物及其产生的 ATP 又被三磷酸腺苷双磷酸酶降解,进行新的核苷酸底物的释放。

焦磷酸测序的单链模板是通过乳液 PCR 或微磁珠 PCR 扩增得到的。焦磷酸测序不需要制胶,不需要毛细管电泳,也不需要荧光染料和同位素标记。短时间内可分析多个样品的 SNP,可满足高通量分析的要求。每个样品孔都可进行独立的测序或 SNP 分析,实验设计灵活,序列分析简单,结果准确可靠。但是,焦磷酸测序存在的唯一缺陷就是当遇到模板链同一个碱基连串存在时,无法区分碱基的个数。因此,后来迅速建立了另一种新的测序技术,就是 Solexa 测序。

(二) Solexa 测序

Solexa 测序是 2006 年由 Illumina 公司建立的,所以也被称为 Illumina 测序技术。 Solexa 测序也是边合成边检测的测序技术,不同的是它将每一个单核苷酸底物进行了限定和标记,即把每一个单核苷酸的 3′ 端加上了一个可逆的阻断基团,保证每次反应只能连接上一个核苷酸,限定了碱基延伸的个数。同时又把 4 种单核苷酸底物分别用 4 种荧光基团标记来进行区分。荧光基团和阻断基团同时标记底物核苷酸的做法保证了测序的准确性,特别是当遇到同一个碱基串联时,也可以每个区分清楚,从而大大提高了测序的准确性和测序效率。由于 Solexa 测序是通过荧光信号直接读取序列信息,具有简便高效的特点。目前,Solexa 测序几乎垄断了 90% 的二代测序市场。

综上所述,二代测序技术通过荧光标记或发光实现即时检测,不依赖模板或毛细管电泳检测,是一类耗时短、高通量大规模平行测序的方法。

三、第三代 DNA 测序技术

第三代测序技术基于单分子读取技术,不需要 PCR 扩增和荧光分析,具有巨大的应用前景,如遗传学领域基因定位(含有大量 SNP)、复杂的基因组测序(多倍性或大量重复序列)等。第三代测序技术主要有 Heliscope 单分子测序、SMRT 单分子测序技术和纳米孔测序等。

(一) Heliscope 单分子测序

Heliscope 单分子测序技术于 2008 年由 Helicos 公司建立,基本原理仍是采取边合成边测序的策略。

首先通过末端转移酶在 3′ 端加上一段 poly(A)和 Cy3 荧光标记,与 Flow Cell 表面固定的 poly(T)引物进行杂交并精确定位。然后逐一加入引物、DNA 聚合酶和 Cy5 单色荧光标记并具有可逆空间位阻终止效应的单核苷酸进行同步反应。一个循环中只加入一种可逆终止基团,只有与该位核苷酸互补的模板才能掺入单个荧光标记的核苷酸。反应结束之后,洗涤,单色荧光成像确定方位和强度,再切除荧光标,洗涤,进入下一轮循环反应。通过掺入、检测和切除的反复循环,即可实时读取序列。Heliscope 重要的创新之处是采用了超敏感的荧光检测装置,不再依赖 PCR 扩增得到的分子群体来增强信号强度,所以避免了制备"均一"群体分子在扩增中导入的人为误差。但是 Heliscope 单分子测序读长较短,只能读取 25~70nt(平均35nt),每个循环的数据产出量为 21~28Gb。

(二) SMRT 单分子测序技术

SMRT 单分子测序技术是由 Pacific Biosciences 公司于 2010 年创立的,也是边合成边测序的技术。

在带有零模式波导纳米孔芯片进行合成反应,单链模板、合成引物及用 4 种荧光分别标记 4 种 dNTP 的磷酸基团,同时加入反应系。DNA 聚合酶被固定在零模式波导纳米小室底部中央被激光照射的一个小区域。当一个 dNTP 被添加到合成链后即进入零模式波导纳米孔,开启延伸反应,带荧光的磷酸基团脱落下来,并被激光束激发,通过检测荧光基团的种类确定 dNTP 的种类。由于荧光基团随焦磷酸切掉了,不影响下一轮合成反应,零模式波导纳米孔是一个直径只有 70nm 的小孔,远远小于激光的波长。因此,当激光从孔的底部照射芯片时,只能通过衍射勉强进入小孔附近很小的一个区域,从而降低了荧光背景,提高了信噪比和准确率。其他未参与合成的 dNTP,不进入荧光信号检测区。SMRT 测序是一种实时测序的方法,显著优点是提高了测序读长,GC 偏差降低,可用于甲基化 DNA 的直接测序。其下机读长可以长达 8kb,如今更是达到 30kb。

(三) 纳米孔单分子测序

纳米孔单分子测序被认为是测序技术的发展方向,其主要特点是根据 ssDNA 或 RXA 模板分子通过纳米孔引起"信号"变化进行实时测序。

生物纳米孔用一种 α-溶血素为材料制作的纳米孔,孔的最窄处直径只有 1.5nm,恰好允许 ssDNA 或 RNA 分子通过。在孔内共价结合有分子接头环糊精,用核酸外切酶切割 ssDNA,被切下的单个碱基落入纳米孔,并与纳米孔内的环糊精相互作用,短暂的影响流过纳米孔的电流强度,每种单核苷酸的电流强度不同,这种电流强度的变化幅度就成为每种碱基的特征。

四、单细胞测序技术

单细胞测序以单个细胞为单位,通过全基因组或转录组扩增,通过与高通量测序联用,能够揭示单个细胞的基因结构和基因表达状态,反映细胞间的异质性,在肿瘤、发育生物学、微生物学、神经科学等领域发挥重要的作用,正成为生命科学研究的焦点。

单细胞测序的难点是单个细胞的分离、单细胞基因组和转录组的扩增两大步骤。单细胞测序的第一步是将目的细胞从样本中分离出来,目前分离单细胞的方法主要有梯度稀释法、显微操作技术、荧光激活细胞分选、微流控技术和激光捕获显微切割等。

单细胞全基因组扩增(whole genome amplification,WGA)的原理是通过将单个细胞溶解得到的微量基因组 DNA 进行高效地扩增,以便获得高覆盖度的单细胞基因组的技术。

第二节 DNA 测序技术的意义

生物的 DNA 碱基序列蕴藏着全部遗传信息,破解这些生命天书,对于阐明生命活动秘密无疑是至关重要的。对生物基因组进行完全测序,是基因组学研究的重要方向,也是生命科学研究的核心领域。

DNA 测序技术从烦琐的对待测 DNA 进行切割、扩增、荧光标记,到实时检测电信号变化,从低通量测序到高通量测序,从高昂的测序成本费用、过高的读长出错率,到费用低廉、效率极高的测序手段,显示 DNA 测序逐步发展并迈向成熟,也表明了科学技术的发展和创新。

DNA 测序技术应用市场前景广阔,如今,DNA 测序技术已广泛应用于生物学和医学研究的各个领域,为生物学和医学的发展发挥不可估量的作用。DNA 测序技术不仅让我们知晓了噬菌体、细菌、小麦、水稻、家蚕、血吸虫的基因序列,人类的全基因组序列也呈现出来。越来越多的生物学问题都可以借助高通量 DNA 测序技术解决,如寻找与疾病相关的基因突变信息、医疗检测、指导临床用药、改良育种及提高农产品产量等。

第三节 DNA 测序技术的展望

DNA 测序技术经过几十年的发展,目前已经发展到了第三代测序技术、单细胞测序技术,每代测序技术都有各自的优势。第一代测序技术虽然成本高、速度慢,但是对于少量的序列来说,仍是最佳选择,所以在今后的一段时间内仍将存在。第二代测序技术不断完善和改进,逐渐走向成熟。第三代测序技术发展迅速,已逐渐进入市场。单细胞测序技术刚刚出现,仍有很多难点去攻克,才可更好的应用于相关研究中。由此可以预见,在未来会出现几代测序技术共存、发展的局面。

随着新的测序技术的出现,大规模测序的成本迅速下降,花费较低费用便可检测一个人的基因组的目标相信很快就可以实现。届时,对于遗传病的诊治将变得简单、快速,并能从基因组水平上指导个人的医疗和保健,从而进入个人化医疗的时代。同时,生物学研究的进展将会更多地依赖于测序技术的进步,不同领域的科学家花费很少的资金,就可以对自己熟悉的物种基因组进行测序,从而更好地指导试验设计,取得更多新发现、获得更多新成果。

第四节 DNA测序技术在医学节肢动物学研究中的应用

2003年,Fischer等对疥螨的cDNA进行克隆和系统的分子研究,以期获得鉴定屋尘螨引起变态反应的基因表达文库。他们从结痂性疥疮患者床上用品收集皮屑,构建屋尘螨变态反应的基因表达的cDNA文库,序列分析145个阳性克隆,从疥螨体内克隆出3个屋尘螨变态反应有关的cDNA,分别编码M-177载脂蛋白、谷光苷肽转移酶和副肌球蛋白。同年,Stuart等从地球生物基因共表达网络中发现保守的遗传基因片段,从人、蝇、蠕虫、酵母菌共发现有超过3 182个基因片段共表达,其中有22 163个共表达基因与保守区段的进化有关,它们参与细胞分裂周期、分泌蛋白表达,构成复杂的基因共表达网络系统。2004年,Jeong等在克隆、分离纯化、表达德国蟑螂变态反应原(german cockroach tropomyosin,Blag 7)基础上,对德国蟑螂原肌凝蛋白氨基酸顺序的差异性进行分析,其中包括IgE抗原决定簇,以双向凝胶电泳和免疫印迹检测其蛋白表达水平,以RT-PCR检测氨基酸顺序,结果显示德国蟑螂原肌凝蛋白氨基酸顺序变异性较小,支持节肢动物间原肌凝蛋白易存在交叉反应的论点。Shao R等2007年对39 000余种寄生于人、家畜、野生动物的节肢动物线粒体基因组进行遗传学研究,内容涉及37个线粒体基因和非编码区的核酸序列,基因复制、基因重排、基因变异水平和其RNA的二级结构。共发现700余种线粒体基因存在于多细胞动物,其中仅有24种是寄生的节肢动物,且只有cox1、cob、rrnS和rrnL核苷酸顺序较清楚。

2007年,Chen等以冈比亚按蚊卵黄蛋白原基因(vitellogenin gene,VGT2)启动子作为报告基因观察冈比亚按蚊对病原体的耐受性,以便控制疾病的传播。将外源性抗病原性基因导入冈比亚按蚊基因组,以顺式调节作用形式调控组织、发育阶段性别的转基因表达,结果显示调控序列卵黄蛋白原编码的基因,特异性的报告基因多见于雌性的较肥胖个体,雄性转基因或非吸血的雌性少见。持续表达异源性报告基因为今后设计抗疟疾的抗病原基因具有重要意义。同年,Duarte等对绿头苍蝇一个线粒体基因组重排的调控区进行研究,共分析丽蝇科15个种线粒体DNA的序列和结构特征,该序列长854~2 018bp,富含腺嘌呤(A)和胸腺嘧啶(T),同科属的不同种之间DNA的序列和长度不同。保守区包括与线粒体DNA转录和复制有关保守序列阻断和顺式调节结构区;可变区编码较长的序列DNA,且有较多变异。2008年,Ghavami等对伊朗西北部五斑按蚊第二转录间隔区重复序列(ITS2)进行序列分析,以多重PCR分析1 536种样品,证实该地区仅有一个五斑按蚊蚊种,从4个不同蚊种样品均克隆出一个第二转录间隔区重复序列,随机选择其中192个样品进行限制性内切酶多型性(RFLPs)试验,PCR-RFLP检测显示有2个染色体单倍型,染色体单倍体I型占99%,II型占1%,25%的序列为5.8S、ITS2和28S核糖体基因,G+C含量为50.3%(26.07% A、23.59% T、26.78% C、23.7% G)。ITS2长290bp,含2个染色体单倍型,在378单一位点表现出一定多态性。

(刘道华 操治国)

参考文献

[1] 毛亚文,陈江华. DNA测序技术的发展进程[J]. 亚热带植物科学,2018,47(1):94-100.

[2] 徐疏梅. 新一代DNA测序技术的应用与研究进展[J]. 徐州工程学院学报,2018,33(4):60-64.

[3] 姚亭秀. 四代DNA测序技术简述[J]. 生物学通报,2017,52(2):5-8.

[4] 石铁流. 新技术能使DNA测序的成本降低多少[J]. 科学通报,2017,62(19):2042-2046.

[5] 李梦臻,张芃芃,郝京生,等. 基于纳米孔的DNA测序技术[J]. 国外医药抗生素分册,2017,38(3):125-128.

[6] 付春鹏. DNA测序技术概述[J]. 生物学教学,2017,42(11):3-5.

[7] 陈孟林,喻世刚. DNA测序技术发展及其对动物科学研究的影响.[J]科技前沿,2017,10:64-66.

[8] 李晟,程福东,孙啸. 高通量DNA测序技术与疾病诊断及预防[J]. 生物医学工程与临床,2016,20(2):210-215.

[9] 杨悦,杜欣军,梁彬,等. 第三代DNA测序及其相关生物信息学技术发展概况[J]. 食品研究与开发,2015,36(10):143-

148.

[10] 谢浩,赵明,胡志迪,等.DNA 测序技术方法研究及其进展[J].生命的化学,2015,35(6):811-816.

[11] 刘佶,刘贺.DNA 测序技术进展及其应用[J].科技风,2013,8:100.

[12] 蔡晓静,朱煌,孔繁琪,等.DNA 测序技术的进展和挑战[J].现代生物医学进展,2013,20(13):3981-3984.

[13] 刘朋虎,林冬梅,林占熺,等.DNA 测序技术及其应用研究进展[J].福建农业学报,2012,27(10):1130-1133.

[14] 刘振波.DNA 测序技术比较[J].生物学通报,2012,47(7):14-17.

[15] 占爱瑶,罗培高.DNA 测序技术概述[J].生物技术通讯,2011,22(4):584-588.

[16] 于聘飞,王英,葛芹玉.高通量 DNA 测序技术及其应用进展[J].南京晓庄学院学报,2010,3:1-5.

[17] 吴佳妍,肖景发,张若思.DNA 测序技术引领中国基因组科学走向未来[J].中国科学:生命科学,2010,40(12):1169-1172.

[18] 解增言,林俊华,谭军,等.DNA 测序技术的发展历史与最新进展[J].生物技术通报,2010,8:64-70.

[19] 陆祖宏,吕华,肖鹏峰,等.快速低成本全基因组 DNA 测序技术[J].中国生物医学工程学报,2008,27(2):182-186.

[20] 梁国栋.最新分子生物学[M].北京:科学出版社,2001,208-278.

[21] Duarte GT,De Azeredo-Espin AM,Junqueira AC. The mitochondrial control region of blowflies(Diptera:Calliphoridae):a hot spot for mitochondrial genome rearrangements [J]. J Med Entomol,2008,45(4):667-676.

[22] Ghavami MB,Djadid ND,Haniloo A. Molecular characteristics of Anopheles maculipennis Meigen in Zanjan,north west of Iran, inferred from ITS2 sequence analysis [J]. Pak J Biol Sci,2008,11(4):539-545.

[23] Hutchison CA 3rd. DNA sequencing:bench to bedside and beyond [J]. Nucleic Acids Res,2007,35(18):6227-6237.

[24] Shao R,Barker SC. Mitochondrial genomes of parasitic arthropods:implications for studies of population genetics and evolution[J]. Parasitology,2007,134(Pt 2):153-167.

[25] Chen XG,Marinotti O,Whitman L,et al. The Anopheles gambiae vitellogenin gene(VGT2)promoter directs persistent accumulation of a reporter gene product in transgenic Anopheles stephensi following multiple bloodmeals [J]. Am J Trop Med Hyg,2007,76(6):1118-1124.

[26] Nene V,Wortman JR,Lawson D,et al. Genome sequence of Aedes aegypti,a major arbovirus vector [J]. Science,2007,316 (5832):1718-1723.

[27] Chan EY. Advances in sequencing technology [J]. Mutat Res. 2005,573(1-2):13-40.

[28] Jeong KY,Lee J,Lee IY,et al. Analysis of amino acid sequence variations and immunoglobulin E-binding epitopes of German cockroach tropomyosin [J]. Clin Diagn Lab Immunol,2004,11(5):874-878.

[29] Iwagami M,Rajapakse RP,Paranagama W,et al. Identities of two Paragonimus species from Sri Lanka inferred from molecular sequences [J]. J Helminthol,2003,77(3):239-245.

[30] Fischer K,Holt DC,Harumal P,et al. Generation and characterization of cDNA clones from Sarcoptes scabiei var hominis for an expressed sequence tag library:identification of homologues of house dust mite allergens [J]. Am J Trop Med Hyg,2003,68(1): 61-64.

[31] Stuart JM,Segal E,Koller D,et al. A gene-coexpression network for global discovery of conserved genetic modules [J]. Science, 2003,302(5643):249-255.

[32] Sanger F,Nicklen S,Coulson AR. DNA sequencing with chain-terminating inhibitors [J]. Biotechnology,1992,24:104-108.

[33] Sanger F,Air GM,Barrell BG,et al. Nucleotide sequence of bacteriophage phi X174 DNA [J]. Nature,1977,265(5596):687-695.

第五十五章

线粒体基因组高通量测序技术在节肢动物学研究中的应用

线粒体是 2~8μm 长的膜性细胞器,呈米粒状通过氧化磷酸化向细胞提供能量。线粒体拥有自己的基因组(Mitochondrial Genome,Mt 基因组),其独立于细胞核基因组,具有结构简单、多拷贝、能够独立复制、编码效率高、进化速率快,且一般无组织特异性等特点。线粒体缺少组蛋白的保护,Mt 基因组容易受到损伤,其基因突变的频率比核基因组高 6~17 倍。节肢动物的 Mt 基因组已被广泛研究,其中,昆虫约占已测序节肢动物 Mt 基因组的 80%。昆虫 Mt 基因组是一个紧凑的环状分子,大小通常为 15~18 kb。它共编码 37 个基因:13 个蛋白质编码基因,以及涉及蛋白质翻译的 2 个核糖体 RNA(rRNA)基因和 22 个转移 RNA(tRNA)基因。37 个基因在双侧后生动物中是保守的,只有少数例外。

Sanger 等人提出双脱氧链终止测序技术是基因组测序的开端。其原理是:DNA 复制时,游离的 dNTP 上的磷酸与合成中核苷酸链上 3′ 碳上的羟基结合形成磷酸二酯键,从而延长核苷酸链并完成 DNA 复制。并且 DNA 的复制仅从 5′ 到 3′ 方向延伸。将 dNTP 的 3′ 碳上去除 OH 基修饰成 ddNTP(双脱氧核苷三磷酸),由于不能形成磷酸二酯键,便不能向核苷酸链添加核苷酸,于是 DNA 链的合成在此处终止。反应时,需要建立 4 个 DNA 合成反应,每个反应体系包含 4 种 ddNTP(ddATP,ddGTP,ddCTP,ddTTP)中的一种,在聚合酶和 ddNTP 的存在下,每当添加相应的 ddNTP 时,延伸中的 DNA 链就会终止。这在所有 4 个反应中均有发生,并产生延伸产物的混合物,其中 ddNTP 已添加到 3′ 末端,从而产生大小不同的 DNA 片段,利用电泳与放射性自显影技术即可读得 DNA 的碱基序列。

之后,Smith 等人改进了经典的 Sanger 测序法,用 4 种不同染料标记测序引物,合并 4 个反应一起进行电泳。DNA 通过靠近凝胶底部的检测器检测染料的颜色得以区分,计算机从 4 种不同的染料通过检测器的顺序推导序列。Prober 等人开发了一种基于 4 种 ddNTP 的自动化测序系统,每个 ddNTP 都带有不同的荧光素染料。DNA 片段在一个测序通道中解析,并通过荧光检测系统鉴定,从而使所有合成反应均可在单个试管中进行。Sanger 测序技术在整个行业中流行了大约 20 年时间,并带来了许多成就,包括人类基因组最终序列的完成。但是,Sanger 测序方法不够灵敏,对高度多态的区域进行分析可能会产生复杂的数据,DNA 在测序前必须保证高浓度,这表明需要新的技术来对大量人类基因组进行测序。

第二代基因测序的方法称为"下一代测序"(next generation sequencing,NGS)方法。NGS 以 Roche 公司的 454 焦磷酸法,Illumina 公司的 Solexa 分析仪技术和 ABI 公司的 SOLID 高通量测序技术为代表。与第一代测序技术相比,NGS 更快速,更实惠,最主要的是实现了高通量的目的。454 焦磷酸法基于焦磷酸测序,凭借生物荧光对 DNA 序列进行检测。454 测序方法适用于生成完整的线粒体基因组的数据,而且不需要通过 PCR 或者其他方法富集线粒体;Solexa 分析法利用边合成边测序的原理,但是它的读取长度较短。当越来越多物种的基因组被测序后,基因测序的重点就从头测序转到重测序,这意味着要对待测物种和参考物种的序列进行高精度的测序比对,要求我们要将测序的错误降到尽可能低。SOLID 技术是一种边连接边测序的过程,他最大的优势就在于将测序错误率降低到 10^{-6} 的量级,最大程度的降低了比对错误。

NGS 出现后不久,第三代测序(the third-generation sequencing,TGS),也称为长读测序(long-read sequencing)的技术应运而生。TGS 的显著特征是单分子测序和实时测序。PacBio 于 2011 年在市场上发布了第一个实际应用上的 TGS 技术,被称为"单分子实时"(SMRT)测序。2014 年,纳米孔技术公司推出了纳米孔测序。与传统的第一代和第二代测序技术相比(俞晓玲,2019),第三代测序能够产生更长的碱基读长,并且能直接对 RNA 进行测序,无须逆转录,测序速度极快,同时其中某些技术所涉及的设备可以小型化,可便携至野外现场测序。

目前,围绕着线粒体基因组高通量测序的工作,绝大多数的学者集中于动物类群的种群研究、分类系统和各种分类水平上的系统发育关系。与整个基因组相比,Mt 基因组不仅比单个基因或多个基因包含更多的系统发育的信息,而且还提供了基因组水平的特征集,例如,不同基因的相对位置,RNA 二级结构以及复制和转录的控制方式。此外,阐释 Mt 基因组也可能具有经济重要性,因为几种化学农药均将 Mt 蛋白作为靶标。媒介节肢动物一般有蚊、蝇、螨、蜱和蜚蠊等。越来越多的科学家运用高通量测序方法来生成各种节肢动物线粒体基因组和转录本序列,通过比较基因组学和不同谱系的昆虫基因,为系统发育提供材料,有助于我们了解节肢动物在捕食者、有害生物、传粉媒介和疾病之间的关系。因此线粒体基因组高通量测序可以在实际活动中得到应用。

近些年,得益于高通量测序技术的不断普及和下游的分析技术的进步,目前昆虫线粒体基因组学研究发展态势良好。因为线粒体 DNA 的一系列生物学特性(如扩增简单、母系遗传、缺乏重组、近中性、无内含子及高度保守的基因组成),使得其成为研究生物多样性的理想分子标记,其广泛应用于动物分类、群体遗传、系统发育、物种鉴定及分子进化等众多研究领域。文献报道通过 4 种基因组测序和作图技术数据的结合,生成了西方蜜蜂新的基因组。这样新测序的西方蜜蜂的基因组(Amel-HAv3)比之前的基因组(Amel-4.5)具有更少的间隙和更高的连续性,新基因组序列中有 98% 以上的序列被定位至染色体上,而前一版本仅有 87.2%。总而言之,高通量测序技术的快速发展,使其在动物基因组学的研究中得以充分应用,应用范围不断扩大、深度不断加深。

蚊作为世界上最常见的昆虫之一,其对人类的影响极为深远,蚊适应性很强,既能在高海拔地区生存,又能在极为寒冷的地方生存,例如,在北极圈也发现过蚊存在的证据。因此对蚊进行完全深入的研究是极为重要的。在这里线粒体基因组高通量测序技术就是一个有效的研究手段,并且具有广阔的发展前景。

蝇类的存在对于人类的生活具有重要意义,在农业生产和经济发展中也起着重要作用,线粒体基因组高通量测序技术已应用于蝇科的不同种属中,这有利于进一步研究蝇的进化和系统发育等问题。对蝇类的线粒体基因组测序研究不仅可以进行种类鉴定和遗传相关研究,也可进行蝇类系统发育等方面的研究。因此,这一技术在蝇类身上的研究进展也倍受植物检疫和入侵生物学等领域专家的关注。

蜱是以动物血液为食的体外寄生虫,同时蜱传疾病在人类和动物中很常见,蜱主要以传播传染性病原体或注射毒素的方式诱发各类疾病。目前高通量测序技术在蜱中应用广泛,在 NCBI 数据库中,保存有 63 个完整的蜱 Mt 基因组,这些基因组近年来已成为蜱类系统发育研究中日益重要的遗传资源和分子标记来源。利用高通量测序技术对蜱的研究涉及域较广,例如,系统发育、过敏原和蜱基因组的研究。

螨通常具有透明或半透明的身体。它们可生在人类和家畜身上,对皮肤产生各种刺激和感染。螨可以作为寄生虫和传染病媒介,因此对人类而言,螨是急需深入研究的物种。不仅如此,螨也会侵扰植物,产生经济损失。目前高通量测序技术在螨中应用广泛,例如用于验证螨线粒体 tRNA 的丢失和截断,还于获取螨虫基因组信息,加速构建系统进化树。

第一节　线粒体基因组高通量测序技术在蚊研究中的应用

蚊是蚊科昆虫的一大群。大约有 3 567 种有效物种,分为两个亚科(按蚊亚科和库蚊亚科)和 41 个属。绝大多数蚊对包括人类在内的爬行动物和哺乳动物都有嗜性。正因为如此,它们可以将许多病原体,如细菌、疟原虫、丝虫和虫媒病毒传播给它们赖以为生的物种。蚊是导致热带地区每年暴发和流行的病原体传播的罪魁祸首,但当前的全球化和土地使用的变化正在增加人与蚊的接触,从而导致新的蚊媒传染病的出现。一些新出现的病原体来自森林环境,它们以森林循环的方式在野生动物和节肢动物媒介物种(如蚊)之间传播。尽管有充分的证据表明,从森林向城市环境蔓延,但我们对这些病原体的森林循环知之甚少,包括在其自然环境中传播它们的媒介物种。因此,非常需要关于媒介进化和生态学的基础知识,以更好地理解它们在病原体的传播周期中的作用。

一、高通量测序与蚊

在过去的十年里,核酸测序平台的巨大进步使得来自各种物种的基因组信息激增。线粒体基因组已被广泛用作目标分子来阐明后生动物物种进化的不同方面,如种群动态和系统发育关系。完整的线粒体基因组是生态和进化研究中用作分子标记来源的可靠工具,因为它们为基因提供了不同的进化速率,如最保守的 rRNA 基因、ND1-6 基因和快速进化的细胞色素 C 氧化酶亚基 I(COI)基因,是物种鉴定中最常用的分子标记,可以准确确定古代和现代物种形成事件。此外,有丝分裂基因组具有单一亲本遗传、高细胞拷贝数和单拷贝基因,这有利于 DNA 回收和系统发育分析。最近一些研究已经对不同蚊种的大量线粒体基因组进行了测序,但它们主要集中在按蚊物种上。研究发现蚊的有丝分裂基因组在结构上遵循后生动物基因的数量和顺序,除了少数例外,显示了 37 个基因,包括 13 个蛋白质编码基因、22 个 tRNA 和 2 个 rRNA 基因。

二、高通量测序在按蚊中的应用

目前,有许多替代方法可用于获得线粒体基因组,这是由于第二代和第三代测序平台的改进。这些策略大多基于 PCR/长片段 PCR 结合 NGS,鸟枪法全基因组测序或通过 RNA-Seq 数据的线粒体基因组测序。文献报道利用 Illumina HiSeq 2000 进行双端配对测序,分析了中华按蚊有丝分裂基因组的组织和组成,中华按蚊由环状的脱氧核糖核酸分子组成,含有 13 个蛋白质编码基因,22 个转移核糖核酸(tRNA)基因,2 个 rRNA 基因(12S rRNA 和 16S rRNA)和富含 AT 的控制区。线粒体基因在 J 链或 N 链上均无长度变异。富含 AT 的调控区位于 srRNA 和 tRNA-Ile 基因之间。

除此之外,归功于二代测序技术,揭示了中华按蚊由 13 个无内含子的蛋白质编码基因组成。线粒体基因的基因数量、顺序和转录方向与库蚊科其他物种相同。不仅如此,利用测序结果还可以进行系统发育分析,通过对 28 种按蚊线粒体基因组全序列分析了分子系统发育关系,ML 树显示,塞利氏蚊亚属与按蚊亚属为姊妹关系。引导值几乎超过 50%。完整的线粒体基因组数据可以为分析蚊子物种的系统发育关系提供基础信息。

三、高通量测序在伊蚊中的应用

警觉伊蚊(*Aptes vigilax*)在澳大利亚地区广泛分布。它是一种主要的人类叮咬害虫,也是虫媒病毒的主要媒介,如澳大利亚沿海地区的罗斯河病毒。警觉伊蚊在微咸水、红树林沼泽和潮汐沼泽中繁殖,成虫分散数公里。文献报道了伊蚊的第一个线粒体基因组。覆盖了澳大利亚东南部的两个主要系统发育分支。

在警觉伊蚊中利用 Illumina 和 Sanger 联合测序获得了具有医学意义的警觉伊蚊两个主要分支的完整线粒体基因组,这两个 15 877bp 的环状基因组共有 99.0% 的核苷酸同源,其中线粒体基因组包含 37 个基因:13 个蛋白质编码基因、2 个 rRNA 基因、22 个 tRNA 基因,其线粒体基因的数量、顺序和方向与蚊科其他物种相同,在 rns 和 tRNA-Ile 之间有一个非编码的富含 AT 的区域。研究发现蛋白质起始密码子是 ATN,除了 ND5(GTG)和 COX1(TCG)。8 个蛋白质编码基因编码使用 TAA 终止密码子,5 个是由 mRNA 多聚腺苷酸尾完成。

四、高通量测序在库蚊中的应用

库蚊是虫媒病毒的重要媒介。*Culex coronator* 是潜在的病毒传播媒介,正因如此,该物种可以传播圣路易脑炎病毒(VESL),委内瑞拉马脑炎病毒(VEEV),则穆坎布病毒(MV)和西尼罗河病毒(WNV)。*Culex coronator* 传播 WNV 的易感性实验显示,可在某些条件下传播 WN-FL03p2-3 毒株。但是,在较低温度下传播速率会降低(25℃时为 0~17%,28℃为 28%~67%)。无法准确鉴定蚊种可能导致关于其作为媒介不确定性判断。库蚊种群(*Coronator*)的物种鉴定存在问题,可能导致该种群的医学重要性的判断困难。大多数后生生物的线粒体基因组是一个小的基因组(范围 15~20kb)。它包含 37 个基因,其编码 13 个蛋白质编码基因参与氧化磷酸化,2rRNA(rrnL 和 rrnS)和 22 个 tRNA 基因,这是必要的蛋白质翻译的编码基因。线粒体基因组还包含富含 AT 的区域。这个富含 AT 的区域起始并控制线粒体基因组的复制。与核基因相比,由于缺乏重组和快速的进化过程,线粒体基因组似乎可以用于分析脊椎动物和无脊椎动物进化过程。鉴于此,有报道利用二代测序平台(Illumina MiSeq 平台)上对几种库蚊进行测序。结果测定了 *Culex coronator*、*Culex usquatus*、*Culex camposi* 和 *Culex usquatissimus* 共四种库蚊的线粒体基因组,它们包含 37 个基因(13 个蛋白质编码基因、2 个 rRNA 基因和 22 个 tRNA 基因)和富含 AT 的控制区。对 37 个基因的比较分析表明线粒体基因组由可变基因和保守基因组成。尽管长度很短,ATP8、ATP6 和 NADH5 蛋白编码基因是多态的,而 tRNAs 和 rRNAs 是保守的。控制区包含一些 poly-T。这 4 种库蚊具有相同的基因组成和排列特征,与报道的大多数蚊科物种相匹配。总的来说,dN/dS 比率、滑动窗口分析和贝叶斯系统发育分析的结果表明,ATP6、ATP8 和 NADH5 是有希望用于系统发育研究的基因,这些基因涉及的 *coronator* 物种,可能还涉及库蚊亚属的其他物种,利用贝叶斯拓扑证实了 coronator 种群作为库蚊亚属中单系谱系的形态学假设。

第二节 线粒体基因组高通量测序技术在蝇研究中的应用

蝇是节肢动物门(Arthropoda)昆虫纲(Insecta)双翅目(Diptera)环裂亚目(Cyclorrhapha)蝇科昆虫的统称,全世界已知 10 000 余种,中国记录有 1 600 余种。其中,家蝇(*Musca domestica L.*)是一种世界性的物种,与人类生活密切相关。它在动物粪便、人类粪便、垃圾、动物床垫和细菌丰富的腐烂有机物中繁殖。因此,家蝇是许多致病微生物(包括细菌、病毒、真菌和寄生虫)的携带者,与许多微生物密切相关,是人类病原体的载体。在温带地区,家蝇会在人类建造的环境中越冬,并在初夏迁入周围地区。然而,不同季节和地点的传播模式和细菌类型尚不清楚。以前有很多方法被用来评估家蝇的传播模式。标记释放再捕获技术被用于估计自然条件下的扩散和飞行距离,利用微卫星或线粒体 DNA 标记进行群体遗传学研究,用于估计基因漂移。大多数研究都是在宏观地理水平上评价各大洲或地区之间的群体遗传结构,而很少有研究涉及微观地理遗传结构。

近年来,随着家蝇基因组的研究发现和多种下一代测序技术的发展,研究阶段进入一个新的时代。学者使用基因分型测序(genotyping-by-sequencing,GBS)同时鉴定和分型数千个单核苷酸多态性(single nucleotide polymorphism,SNP)来建立家蝇在农场间的传播模式。其次,利用 16S rRNA 基因扩增子测序,建立了不同养殖场细菌群落与家蝇之间的变异与关联。研究者通过制备 GBS 库、进行 Illumina HiSeq 2000 的序列分析和 SNP 数据的生物信息处理与统计分析后,在丹麦 11 个奶牛场内的 400 只家蝇中鉴定出 18 000 个 SNP。有证据表明,丹麦家蝇种群的亚结构和不同季节和性别的遗传结构不同。在微生物群落结构中观察到了较大的个体差异,并发现其与位置、性别和收集时间有关。结合利用 NGS 技术,在不同的农场建立细菌群落和家蝇之间的变异和联系。由于家蝇个体携带特定的细菌,包括病原体,这些结果对于疾病的预防具有重要意义。

下一代测序技术还运用于蝇科类节肢动物中研究进化和系统发育等问题。实蝇科昆虫种类繁多,世界已知约 500 属 4 500 余种,分布广泛,部分种属具有重要的经济意义,对于农业生产、经济发展有着深远影响。文献中的研究大多注重描述新测定物种的线粒体基因组序列及其特点,然而,实蝇科线粒体基因组测序研究不仅可以进行种类鉴定,对其种群遗传、系统发育等方面的研究也倍受植物检疫学和入侵生物学等领域的关注。和其他双翅目昆虫一样,实蝇科昆虫线粒体基因组为一个环状闭合双链 DNA。研究报道在实蝇的 DNA 上构建了一个平均插入量为 480bp 的 Illumina 库。该库在 Hiseq 2 500 上进行了测序,移除测序接头后,生成了 9 857 102 个读对。在 E≤1e-5 的 BLASTn 滤过后,约 8% 的读数与线粒体序列相似。环状线粒体基因组中的 16 253bp 是祖先昆虫中 37 个基因的典型集合和排列,包括 13 个蛋白质编码基因、2 个核糖体 RNA(rRNA)基因、22 个转移 RNA(tRNA)基因和一个控制区(AT 富集区)。再将实蝇(*longicornis*)的线粒体基因组数据与已发表的其他实蝇科动物的同源序列进行了比较。该项研究利用下一代测序技术和线粒体基因组系统发育研究,首次获得了实蝇的线粒体基因组,研究结果有力地支持了实蝇与南亚寡鬃实蝇的亲缘关系。

到目前为止,GenBank 数据库中有实蝇科昆虫线粒体基因组序列共计 66 条,涉及实蝇科的 26 属,其中包括 1 个按实蝇属、14 个果实蝇属、2 个小条实蝇属、1 个寡鬃实蝇属、1 个夸实蝇属、1 个 *Procecidochares* 属的和 6 个南亚果实蝇属。葫芦寡鬃实蝇和小南瓜实蝇是葫芦科黄瓜、西葫芦、甜瓜等作物的破坏性害虫,近年来 3 种实蝇 *Bactrocera*、*Dacus* 和 *Zeugodacus* 的分子系统发育研究与形态分类存在矛盾,将基因组 DNA 片段化至平均插入大小为 500bp,并使用 Illumina TruSeq 纳米 DNA 库制备试剂盒在 Illumina HiSeq 2500 平台(2×150bp 配对末端读数)上对文库进行测序。在使用 fastp v0.20.0 进行组装之前,排除了平均质量低于 Q20 的读数。在 Geneous R.10.0 中,片段序列(cox1)被用作重新组装的“诱饵”。作为“映射到引用”策略,清理后的数据被组装到片段序列(cox1)中,使用自定义敏感度迭代 100 次。装配参数为:①最小重叠特性 95%;②最小重叠 50bp;③每次读取最大 10% 间隙;④最大间隙尺寸 20bp。人工检查高覆盖率的连接,以找到重叠的末端区域,并循环形成完整的线粒体基因组。该项研究结果发现,葫芦寡鬃实蝇和小南瓜实蝇线粒体基因组与昆虫祖先线粒体基因组排列相同;系统发育分析表明,寡鬃实蝇属与南亚果实蝇的亲缘关系较果实蝇属更为密切,并提出应将南亚果实蝇视为一个属而不是一个果实蝇属的亚属这一假设。此项研究中两种实蝇的全线粒体基因组信息可为实蝇科未来进一步研究物种诊断以及发展史提供帮助。

第三节　线粒体基因组高通量测序技术在蜱研究中的应用

蜱属于节肢动物门、蜘蛛纲、寄螨目、蜱总科。蜱是以动物血液为食的体外寄生虫,蜱传疾病在人类和动物中很常见,其中蜱传播传染性病原体或毒素。线粒体基因组的特点是低分子量、高拷贝数。近年来,线粒体基因组被广泛应用于分子进化、系统发育和谱系学。与其他节肢动物相似,蜱的线粒体基因组具有长度为 14~16kb 的环状双链 DNA 结构,共有 37 个基因,包括 13 个蛋白质编码基因、22 个转移 RNA 基因(tRNAs)和 2 个 rRNA 基因。随着下一代测序技术的发展,越来越多的完整线粒体基因组被测序和注释。完整的线粒体基因组序列对于研究蜱传疾病和控制至关重要的领域的进展是必要的。迄今为止,NCBI 数据库中有 63 个完整的蜱线粒体基因组,这些基因组近年来已成为蜱类系统发育研究中日益重要的遗传资源和分子标记来源。过去进行的许多基因组研究也拓宽了对蜱类家族的系统发育分析以及蜱-宿主-病原体相互作用的了解。

由于缺乏最常用的系统发育标记提供的分辨率,人类对蜱类之间的系统发育关系的理解一直受到限制。蜱总科分为硬蜱科和软蜱科,软蜱科的分类学和系统发育关系之间的冲突已经持续了几年,在物种分类上没有达成共识,经常导致同一物种被归入一个以上的分类学组,例如,锐缘蜱亚科在美、苏及支序学派的分类体系中仅有 1 属,锐缘蜱属,其下亚属争议较大;法国学派则认为有 3 个属,锐缘蜱属、枯蜱属和墺蜱属,Mans 等认为 6 属 59 种,即锐缘蜱属、匿蜱属、墺蜱属、船蜱属、泡蜱属和巢蜱属;我国仅记载 2 属,即锐缘蜱属和泡蜱属。由于缺乏鉴定该科成员的形态学标准,在全世界已描述的近 200 种软蜱科中,约 130 种的属分类没有形成共识。

线粒体基因组越来越多地被用来解决有争议的系统发育关系。分子生物学与形态学、分子系统学、生物信息学和高通量测序技术相结合,促进了软蜱科家族成员的分类鉴定,特别是对不同发育阶段的标本进行分类鉴定,这些工具可以提供重要的数据和洞察力,了解软蜱的历史和进化关系。

近年来,高通量的 DNA 测序技术和生物信息学工具使核和线粒体基因组的比较和系统发育分析得以发展。这些工具有助于鉴定大量的分子标记并更好地理解许多生物群的系统发育关系。在这种情况下,分子系统发育已被确立为进行基因组比较分析的有价值的工具。在某种程度上,由于存放在公共数据库中的基因组序列数量增加,这种方法得到了广泛应用。与使用单个基因或基因片段序列的系统发育方法相比,系统遗传学研究为从基因组数据的进化重建提供了更好的分辨率。这种方法可以对整个基因组进行比较分析,并与增加新物种的采样一起,有助于提高系统发育方法解决分类学冲突的准确性。值得注意的是,形态分类学是正确实施识别的有力工具。分子和形态分析的结合对于准确鉴定某种生物是必不可少的。

在关于 *Nothoaspis amazoniensis* 蜱的完整线粒体基因组的比较和系统发育分析研究中,报告了 *N. amazoniensis* 的第一个完整的线粒体基因组,并对软蜱科家族的其他物种进行了种系学分析,以重建它们的进化历史,并为软蜱家族的未来分类学研究提供数据。

该研究从 GenBank 数据库下载了一套完整的软蜱属物种的线粒体基因组序列,进行了系统发育分析。使用 Nextera DNA Sample Prep 试剂盒(Illumina,San Diego,CA,USA),使用大约 50ng 的 DNA 制备 *Nothoaspis amazoniensis* 的基因组文库(核和线粒体 DNA)。使用 Agilent 2100 生物分析仪系统对基因组文库进行质量评估,并以 10 nM 的初始浓度制备 DNA 样品。使用 KAPASYBR®FASTqPCR 在 StepOne Real Time (Applied Biosystems,Foster City,CA,USA)上通过绝对定量曲线对包含 2 nM DNA 片段的该文库的等分试样进行定量。片段索引过程使用 HiSeq cBot Manifold 和 TrueSeq PE Cluster Kit v3-cBotHS 试剂进行。使用 cBot 簇生成系统自动系统将 *Nothoaspis amazoniensis* 文库的 16 个皮摩尔应用于测序载玻片的表面。使用高输出模式在 Illumina HiSeq 2500 上进行文库测序。使用成对末端和单接头进行测序,总共 209 个循环。使用 TrueSeq SBS 套件 v3-HS-200 循环(Illumina,San Diego,CA,USA)执行了该过程,总共产生了 129 718 692 个阅读片段,大小从 85~101 个核苷酸不等。接下来采用线粒体无脊椎动物基因的默认设置,使用双细胞器基因组注释器(DOGMA)对线粒体基因进行预测和注释、利用 ClustaW 比较基因组学和构建进化树进行系统发育分析。

结果显示 *N. amazoniensis* 环状序列长 14 416 个核苷酸,包含 37 个基因、13 个编码 DNA 序列(CDS)、两个核糖体基因(12S rRNA 和 16S rRNA)和 22 个转移 RNA(tRNA)基因。22 个基因位于重链(H),15 个基因位于轻链(L)。*N. amazoniensis* 的线粒体基因组具有后生动物和节肢动物的特征,并与软蜱科的线粒体具相同的特征。此外,共线性和同系性分析表明,*N. amazoniensis* 的线粒体与锐缘蜱属的其他基因组之间具有高度的结构保守性,这种线粒体基因组之间的结构保守将是种群研究的一个优势。*N. amazoniensis* 线粒体全基因组序列为软蜱线粒体基因库增添了新的信息。根据系统发育分析,该属隶属于软蜱科钝蜱亚科中的枯蜱属。该属具有蝙蝠特有的寄生性,强调了寄生虫与其宿主之间潜在的广泛协同进化状态的特征,这一事实对这些不同生态系统中物种的进化非常重要。

蜱类与许多人类疾病有关,包括过敏性疾病和疥疮。随着高通量 DNA 测序技术的发展,许多这些物种的线粒体基因组已经被测序,由此产生的基因组资源必将为未来这些物种中具有重要功能的蛋白质和肽的研究提供新的见解。

微小扇头蜱是一种传播家畜疾病(特别是牛疾病)的常见蜱虫,分布于热带和亚热带国家。2010 年,用 454FLX 焦磷酸测序法测定了微小扇头蜱的部分基因组序列。最近,微小扇头蜱的基因组是在 2017 年通过 Pacific Bioscience 和 Illumina DNA 测序平台的混合策略组装的。在 *Rhipicephalus microplus* 基因组中,2.0Gbp 的草稿序列由 24 758 个蛋白质编码基因组成,鉴定出 191 个 miRNA 家族。此外,还发现几种高度分化的酯酶与乙酰胆碱酯酶序列相似,一种新的细胞色素 P450 CYP41 同源物显示出与已知的 CYP41 蛋白相似的蛋白质折叠。

越来越多的人认为基因组测序是理解一个物种生物学重要性的关键一步。虽然许多蜱是常见的过敏原来源,但这些物种的全面基因组信息仍有待建立。到目前为止,已经发表了 20 多种蜱的基因组,这大大扩展了我们对它们过敏原谱的了解。新过敏原的结构分析、表位定位以及生物学和临床特征将随之而来,从而改善相关过敏性疾病的临床诊断和治疗。

第四节　线粒体高通量测序技术在螨研究中的应用

螨,属节肢动物门,蛛形纲,蜱螨亚纲。它们是与蜘蛛有关的微小动物,螨通常为椭圆形或卵圆形的小形或微形动物,与昆虫的主要区别是:体分节不明显,无头胸腹 3 段之分;无翅,无触角,无复眼;成虫足 4 对,少数 2 对;变态经卵、幼螨、若螨及成螨 4 个阶段。通常具有透明或半透明的身体。它们可能寄生在人类和家畜身上,寄生后对皮肤产生各种刺激。许多螨作为寄生虫和媒介对人和动物都很重要。螨的分类实际还处于混乱状态,由于螨的分类大多以螨的外部形态特征为鉴定依据,阶元分类系统和名称尚不统一,至今对蜱螨亚纲及阶元的划分依旧持有不同的标准,且真螨目类群的划分也存在争议。*A manual of acarology* (蜱螨学手册)总结并引用了蜱螨学研究的最新成果,将蜱螨亚纲分成 125 总科,隶属于 2 个总目:真螨总目

（Acariformes）和寄螨总目（Parasitiformes）。

近年来,关于全线粒体基因组描述的研究积累了很多,因为随着高通量测序方法的出现,从选择的任何目标物种中快速获得准确的线粒体基因组装配变得更加容易。文献报道,采用 Long-PCR 和 prime walking 等技术,对椭圆食粉螨的线粒体基因组全序列进行测定和分析,结果显示,椭圆食粉螨线粒体基因组长 14 328bp,具有 13 个蛋白质编码基因、22 个 tRNA 和 2 个 rRNA 以及 1 个最大的非编码区（LNR）,22 个 tRNA 中仅 tmK 的二级结构能折叠形成三叶草结构,其余 21 个 tRNA 均为缺乏 T-臂或 D-臂的非典型结构。食酪螨属线粒体基因组是 13 271bp 的环状分子,出乎意料的是,仅存在 19 个转移 RNA 基因（tRNA）,缺少 trnF、trnS1 和 trnQ。孙恩涛（2018）还对无气门亚目、粉螨科中伯氏嗜木螨进行线粒体基因组全序列测定,发现线粒体 tRNA 基因具有缺乏 T-臂或 D-臂的非典型结构;此外,研究表明疥螨中蛋白编码和 tRNA 基因的缺失也有报道,例如,螨（*Steganacarus magnus*）丢失 16 个 tRNA。然而,疥螨线粒体基因的丢失缺乏令人信服的证据。通过高通量测序的方法,可以从结构上发现某些螨虫是否存在 tRNA 缺失现象。之前某些螨虫被报道为“丢失”的线粒体 tRNA 基因具有不寻常的二级结构,含有许多核苷酸错配。转录后 tRNA 编辑在疥螨中很可能是常见和必要的,需要在未来的研究中进行研究。

目前已测序的蜱螨物种线粒体基因组十分有限,远远不能满足蜱螨系统发育和分子进化研究的需要。到目前为止,只有一个完整的线粒体基因组序列可用于物种丰富的疥螨目,对该亚目的另一种 *Paraleius leontonychus* 的线粒体基因组进行了排序。它长 14 186bp,包含 35 个基因,其中只有 20 个 tRNA,缺少 tRNAGly 和 tRNATyr。重新注释的螨（*Steganacarus magnus*）线粒体基因组 tRNA 数量增加到 12 个。作为螨类的典型,许多 tRNAs 在两种疥螨中都存在高度缩短。然而,*P. leontonychus* 中 tRNAs 的总数和具有完整结构的 tRNAs 的数量明显超过了之前报道的疥螨。这表明,与之前的假设相反,tRNAs 的减少并不是疥螨的普遍特征。与疥螨相比,这两种亚目的线粒体基因组重组最少。高通量测序的 Mt 基因组的系统发育分析和先前发表的关于其他螨类的数据证实了甲螨和甲螨内真螨目无气门亚目的起源。

蜱螨亚纲（螨类和蜱类）包括两个超级目:真螨目和寄螨目。已知的寄螨目大多保留了节肢动物线粒体基因排列的祖先模式,其 Mt tRNAs 具有典型的三叶草结构。然而,所有已知的真螨目都重新排列了 Mt 基因组和截断了 Mt tRNA。对两种瘿螨 *Phyllocoptes taishanensis* 和 *Epitrimerus sabinae* 的 Mt 基因组进行了测序,Mt 基因组分别为 13 475bp 和 13 531bp,为环形,包含动物典型的 37 个基因。大多数 Mt tRNAs 在两种螨中都被高度缩短。另一方面,这两种真螨目的 Mt 基因组重排最少。瘿螨与其他螨类的测序结果比较表明:①螨类的最新共同祖先保留了节肢动物 Mt 基因排列的祖先模式,但略有改变。②半胱氨酸、苯丙氨酸和组氨酸的 tRNAs 的缩短在螨类的最近共同祖先中发生过一次,而其他 tRNAs 的缩短则发生过多次。③瘿螨在恙螨亚目中的位置需要加以修订。已有关于用全线粒体基因组及其基因特征研究杀螨剂的抗性机制的报道,可能有助于控制或预防螨的方法的发现。

通过上述螨的研究可知,高通量测序短时间内有效获得的大量线粒体基因组数据对了解螨 tRNA 序列结构和理解螨线粒体基因组进化具有重要意义。为螨 tRNA 基因剧烈变化的功能意义提供结构基础。然而,由于线粒体基因组本质上只是一个基因座,可能受到不完整谱系排序的影响,核基因组对基因座多位点数据将是必要的,以及增加的物种采样,以确认这些螨之间的关系并且提供螨一个全面的系统发育树。

通过对各类节肢动物的研究分析,可以发现线粒体基因组高通量测序技术在节肢动物中具有极为广泛的应用前景,通过测序获得的不同节肢动物的数据,研究也在不断加深,我们不仅可以得到更多的生物学信息,开展更多的研究,同时还能保证高度的准确性。同时随着二代高通量测序技术的完善,不仅用于节肢动物,越来越多物种的线粒体基因组也被深度测序,如人,灵长类动物（例如猴、大猩猩）,大型哺乳动物（例如非洲象、牛、羊、马）,鼠类（例如家鼠）,犬,猫,鸭嘴兽,禽类（例如原鸡、绿头鸭、吐绶鸡）。利用生物信息学工具对高覆盖度基因测序的分析,使得我们可以清楚而准确地区分在线粒体基因组中检测到的众多 SNP 位点,到底是线粒体基因组本身因多拷贝而在复制过程中产生的变异,还是在进化过程中积累、沉淀下来的有意义突变。再通过分析这些有意义的突变位点在线粒体基因组结构中的位置、对应的核酸和氨基酸特点和功能等信息,揭示物种或种群在进化过程中对自然环境或人工选择的适应和进化规律。

（杨　光）

参考文献

［1］俞晓玲,姜文倩,郑玲,等.单分子测序技术及应用研究进展[J].生物化学与生物物理进展,2020,47(1):5-16.

［2］孙毅,许荣满,吴明宇.中国软蜱科:系统分类与图形检索[J].寄生虫与医学昆虫学报,2019,26(04):231-250.

［3］周传江,马爱喆,汪曦,等.鱼类线粒体基因组研究进展[J].河南师范大学学报(自然科学版),2019,47(2):74-82.

［4］孙恩涛,杨邦和,陶香林,等.伯氏嗜木螨线粒体基因组全序列测定研究[J].皖南医学院学报,2018,37(05):420-421,429.

［5］杨婧,黄原.线粒体基因组的高通量测序策略[J].生命科学,2016,28(1):112-117.

［6］BAHRNDORFF S,RUIZ-GONZÁLEZ A,DE JONGE N,et al. Integrated genome-wide investigations of the housefly,a global vector of diseases reveal unique dispersal patterns and bacterial communities across farms [J]. BMC Genomics,2020,21(1):66.

［7］DA SILVA AF,MACHADO LC,DE PAULA MB,et al. Culicidae evolutionary history focusing on the Culicinae subfamily based on mitochondrial phylogenomics [J]. Sci Rep,2020,10(1):18823.

［8］XIONG Q,WAN ATY,TSUI SK. A Mini-review of the Genomes and Allergens of Mites and Ticks [J]. Curr Protein Pept Sci, 2020,21(2):114-123.

［9］DUAN M,CHEN L,GE Q,et al. Evaluating heteroplasmic variations of the mitochondrial genome from whole genome sequencing data [J]. Gene,2019,699:145-154.

［10］WALLBERG A,BUNIKIS I,PETTERSSON OV,et al. A hybrid de novo genome assembly of the honeybee,Apis mellifera,with chromosome-length scaffolds [J]. BMC Genomics,2019,20(1):275.

［11］WANG T,ZHANG S,PEI T,et al. Tick mitochondrial genomes:structural characteristics and phylogenetic implications [J]. Parasit Vectors,2019,12(1):451.

［12］ZHANG Y,FENG S,FEKRAT L,et al. The first two complete mitochondrial genome of Dacus bivittatus and Dacus ciliatus (Diptera:Tephritidae)by next-generation sequencing and implications for the higher phylogeny of Tephritidae [J]. Int J Biol Macromol,2019,140:469-476.

［13］LIMA PHC,VIDIGAL PMP,BARCELOS RM,et al. The Nothoaspis amazoniensis Complete Mitogenome:A Comparative and Phylogenetic Analysis [J]. Vet Sci,2018,5(2):37.

［14］SCHÄFFER S,KOBLMÜLLER S,KLYMIUK I,et al. The mitochondrial genome of the oribatid mite Paraleius leontonychus:new insights into tRNA evolution and phylogenetic relationships in acariform mites [J]. Sci Rep,2018,8(1):7558.

［15］VAN DIJK EL,JASZCZYSZYN Y,NAQUIN D,et al. The Third Revolution in Sequencing Technology [J]. Trends Genet,2018, 34(9):666-681.

［16］XUE XF,DENG W,QU SX,et al. The mitochondrial genomes of sarcoptiform mites:are any transfer RNA genes really lost？[J]. BMC Genomics,2018,19(1):466.

［17］CHEN K,WANG Y,LI XY,et al. Sequencing and analysis of the complete mitochondrial genome in Anopheles sinensis(Diptera: Culicidae)[J]. Infect Dis Poverty,2017,6(1):149.

［18］JIANG F,PAN X,LI X,et al. The first complete mitochondrial genome of Dacus longicornis(Diptera:Tephritidae)using next-generation sequencing and mitochondrial genome phylogeny of Dacini tribe [J]. Sci Rep,2016,6:36426.

［19］HARDY CM,COURT LN,MORGAN MJ. The complete mitochondrial DNA genome of Aedes vigilax(Diptera:Culicidae)[J]. Mitochondrial DNA A DNA Mapp Seq Anal,2016,27(4):2552-2553.

［20］SONG N,LI H,SONG F,et al. Molecular phylogeny of Polyneoptera(Insecta)inferred from expanded mitogenomic data [J]. Sci Rep,2016,6:36175.

［21］XUE XF,GUO JF,DONG Y,et al. Mitochondrial genome evolution and tRNA truncation in Acariformes mites:new evidence from eriophyoid mites [J]. Sci Rep,2016,6:18920.

［22］DEMARI-SILVA B,FOSTER PG,DE OLIVEIRA TM,et al. Mitochondrial genomes and comparative analyses of Culex camposi, Culex coronator,Culex usquatus and Culex usquatissimus(Diptera:Culicidae),members of the coronator group [J]. BMC Genomics,2015,16:831.

［23］TIPU HN,SHABBIR A. Evolution of DNA sequencing [J]. J Coll Physicians Surg Pak,2015,25(3):210-215.

［24］YANG B,LI C. The complete mitochondrial genome of Tyrophagus longior(Acari:Acaridae):gene rearrangement and loss of tRNAs [J]. Journal of Stored Products Research,2015,64:109-112.

［25］CAMERON SL. Insect mitochondrial genomics:implications for evolution and phylogeny [J]. Annu Rev Entomol,2014,59:95-117.

［26］SUN ET,LI CP,NIE LW,et al. The complete mitochondrial genome of the brown leg mite,Aleuroglyphus ovatus(Acari:

Sarcoptiformes）：evaluation of largest non-coding region and unique tRNAs［J］．Exp Appl Acarol，2014，64（2）：141-157.

［27］DERMAUW W，VAN LEEUWEN T，VANHOLME B，et al. The complete mitochondrial genome of the house dust mite Dermatophagoides pteronyssinus（Trouessart）：a novel gene arrangement among arthropods［J］．BMC Genomics，2009，10：107.

［28］GALTIER N，NABHOLZ B，GLÉMIN S，et al. Mitochondrial DNA as a marker of molecular diversity：a reappraisal［J］．Mol Ecol，2009，18（22）：4541-4550.

［29］HASSANIN A. Phylogeny of Arthropoda inferred from mitochondrial sequences：strategies for limiting the misleading effects of multiple changes in pattern and rates of substitution［J］．Mol Phylogenet Evol，2006，38（1）：100-116.

第五十六章

组学分析技术在医学节肢动物学研究中的应用

由于某一方向的研究无法解释全部的生物医学问题,因此,从整体角度出发研究细胞的结构、基因、蛋白质以及蛋白质之间的相互作用,成为科学家们极其关注的问题,从而提出了组学的概念。在整体水平研究人体组织器官的功能和代谢状态,不仅为探索人类疾病的发病机制提供了新思路,也为医学节肢动物的多方面研究提供了新的思路和方法。

第一节　组学概述

组学(omics)注重事物与过程间的相互联系,即整体性。按照基因信息传递的方向,将组学分为基因组学(genomics)、转录组学(transcriptomics)、蛋白组学(proteomics)和代谢组学(metabolomics)等。

一、基因组学

基因组(genome)一词原意为基因(gene)与染色体(chromosome)的组合,通常是指一个生物体内全部遗传信息(包括核内与核外遗传信息)的总和,其本质为 DNA 或 RNA。随着分子生物学研究的不断发展,科学家们发现,一种生物学功能不能只与一种或几种基因对应起来研究,而应以生物体内的全部基因作为研究对象,从整体水平探索基因组在生命活动的作用、内在规律以及和内外环境之间的关系。1986 年美国科学家 Thomas Roderick 提出了基因组学(genomics)的概念,作为一门新兴学科,基因组学成为生命科学中的一个重要学科。

基因组学主要研究整个基因组的结构、功能以及基因之间的相互作用,根据研究目的的不同,分为结构基因组学(structural genomics)、功能基因组学(functional genomics)和比较基因组学(comparative genomics)。

(一)结构基因组学

结构基因组学是以全基因组测序为目标,确定基因组的结构、组成及基因定位,以建立具有高分辨率的生物体基因组的遗传图谱、物理图谱及转录图谱为主要内容。

1. **遗传图谱(genetic mapping)**　也称连锁图谱(linkage map),是指应用遗传学技术构建能显示基因以及其他序列特征在基因组上位置的图。也可以表述为,确定连锁的遗传标志或分子标志位点在染色体上的排列顺序以及它们之间的相对遗传距离。常用的遗传标志如下:①限制性片段长度多态性(restriction fragment length polymorphism,RFLP);②可变数目串联重复序列(variable number of tandem repeat,VNTR);③单核苷酸多态性(single nucleotide polymorphism,SNP)。

(1)RFLP:DNA 序列上某个碱基的突变,如碱基置换、缺失、重复和插入等,引起限制性核酸内切酶酶切位点的丢失或产生,从而导致酶切片段长度发生变化。

(2)VNTR:VNTR 也称短串联重复序列(卫星 DNA),利用人类基因组中存在的大量高度重复序列作为分子标志。由于重复次数和重复程度的不同而造成每一个位点的多态性。

(3)SNP:由于单个核苷酸改变而导致的核酸序列多态性。包括单个碱基的缺失、插入和替换。不再以

DNA 片段的长度变化为检测手段,而直接以序列变异作为标记,精确度高。

2. 物理图谱(physical mapping)　物理图谱描绘 DNA 分子上可识别标记的位置和相互之间的距离,即以物理尺度(bp 或 kb)标示遗传标志在染色体上的实际位置和它们间的距离。物理作图包括荧光原位杂交图(fluorescent in situ hybridization map,FISH map)、限制性酶切图(restriction map)、克隆重叠群图(clone contig map)。

(1)FISH map:荧光原位杂交技术(FISH)可追溯至 20 世纪 70 年代后期,其原理是将荧光素直接或间接标记的核酸探针与待测样本中的核酸序列按照碱基互补配对的原则进行杂交,经洗涤后直接在荧光显微镜下观察,经荧光检测系统在镜下对待检测的核酸分子进行定性、定量或定位分析。与其他原位杂交技术相比,荧光原位杂交具有很多优点,主要体现在以下五个方面:①FISH 不需要用放射性同位素进行标记,更加经济安全;②FISH 实验周期较短,探针稳定性较高,特异性好,定位准确,结果获取快速;③FISH 灵敏度显著提高,可与放射性探针相当;④FISH 通过在同一个核中显示不同的颜色,可以同时检测多种核酸序列;⑤既可以在玻片上显示中期染色体数量或结构的变化,也可以在悬液中显示间期染色体 DNA 的结构。荧光原位杂交技术主要的应用之一是用于绘制基因组物理图谱。通过将荧光标记探针与染色体杂交确定分子标志所在的位置,完成基因物理图谱绘制。

(2)Restriction map:简单来说就是将限制性酶切位点标定在 DNA 分子的相对位置。具体来说是指某些限制核酸酶的特异识别序列在 DNA 分子上的出现频率和它们之间的相对位置,表现出一些部位的线性序列,它是 DNA 分子结构特性的反映;图谱的大小和切点的距离根据 DNA 片段的长短直接用碱基对(bp)或千碱基对(kb)表示。限制酶切图谱是从分子水平上探讨基因结构、核苷酸序列、基因表达调控等生物功能的基础,也是基因克隆、生物进化研究和遗传性疾病机研究和诊断的有效工具。

(3)Clone contig map:克隆重叠群图是最重要的一种物理作图。它是先通过限制性内切酶酶切或高频超声破碎技术把大分子 DNA 分解为大片段,再以酵母人工染色体(yeast artificial chromosome,YAC)或细菌人工染色体(bacterial artificial chromosome,BAC)为载体构建片段 DNA 克隆,并把克隆依染色体排序,按照片段 DNA 克隆在染色体上的位置排序,可以得到相互重叠的一系列克隆,即克隆重叠群。可以说,通过克隆重叠群作图就可以知晓特异 DNA 大片段在染色体上的定位,为大规模 DNA 测序做好了准备。

3. 通过 EST 文库绘制转录图谱　转录图谱又称 cDNA 图谱,是一种以序列表达标签(expressed sequence tag,EST)为位置标签绘制的分子遗传图谱。首先从 cDNA 文库中随机挑取克隆进行测序,所获取的部分 cDNA 的 5′ 或者 3′ 短序列(通常 300~500bp)称为 EST。将 mRNA 逆转录合成的 cDNA 片段作探针与基因组 DNA 进行分子杂交,标记转录基因,即可绘制出可表达基因的转录图谱。

(二)功能基因组学

主要利用结构基因组所提供的信息和产物,利用多种实验手段和组学分析技术,在系统水平上全面分析基因的功能。它从整体水平上研究一种组织或细胞在同一条件或同一时间所表达基因的种类、数量、功能;或同一细胞在不同条件下基因表达的差异。

(三)比较基因组学

在基因组图谱和测序基础上,对已知的基因和基因组结构进行比较,用以了解基因的功能、表达机制和物种进化的学科。主要研究内容分为种间比较基因组学和种内比较基因组学。种间比较基因组学通过比较不同亲缘关系物种的基因组序列,能够鉴定出编码序列、调控序列及给定物种独有的序列。而基因组范围之内的序列比对,可以了解不同物种在核苷酸组成、基因顺序方面的异同,进而得到基因分析预测与定位、生物系统发生、进化关系等方面的信息。种内基因组学通过对种内基因组存在的大量基因变异和多态性的研究,为不同个体与群体对疾病的易感性和对药物的反应性提供遗传学基础。

二、转录组学

转录组(transcriptome)的概念最先是由 Veclalesuc 和 Kinzler 等人于 1997 年提出的。转录组是指一个活细胞所能转录出来的所有 RNA 的总和,包括 mRNA、rRNA、tRNA 和其他非编码 RNA(non-coding RNA)。转录组学(transcriptomics)是功能基因组学研究的重要组成部分,是一门在整体水平上研究细胞中基因转录的情况及转录调控规律的学科,是研究细胞表型和功能的重要手段。

与基因组相比,转录组易受内外因素的调控,因此,不同物种、不同个体、不同细胞或同一组织或细胞在不同的生存条件、生长发育阶段和不同的病理生理状态下,其转录组亦是不同的。转录组上承基因组,下接蛋白质组,其主要研究内容为大规模基因表达谱分析和功能注释。用于大规模转录组研究的主要方法有微阵列(microarray)、基因表达系列分析(serial analysis of gene expression,SAGE)、大规模平行信号测序系统(massively parallel signature sequencing,MPSS)和 RNA 测序技术(RNA sequencing,RNA-seq)等。

(一) Microarray

可在同一时间内检测大量基因的转录活性,实现了基因信息的大规模筛查。还用于分析不同组织细胞或同一细胞在不同条件下基因表达的差异。具体来说,DNA 芯片是将许多特定 DNA 片段有规律的紧密排列,并固定在单位面积的支撑物上,然后与待检测的荧光标记样品进行杂交,之后用荧光检测系统对 DNA 芯片进行扫描,通过计算机对荧光信号进行检测、比较和分析,最终得出定量或定性分析结果。

(二) SAGE

SAGE 是一种快速分析基因表达信息的技术,可同时对成千上万的转录本进行研究。其基本原理是用 cDNA 的 3' 特定位置 9~10bp 长度的序列所含有的足够信息,鉴定基因组中的所有基因。利用锚定酶(anchoring enzyme,AE)和标签酶(tagging enzyme,TE)酶切 DNA 的特定位置,分离 SAGE 标签,然后将这些标签串联起来进行测序。

(三) MPSS

其基本原理是利用能够特异识别每个转录本的序列信号(16~20bp)定量大规模平行测定相应转录本的表达水平。

(四) RNA-seq

基于高通量测序平台的 RNA-seq 技术,其研究对象为特定细胞在某一功能状态下所转录出来的所有RNA。该技术能够在单核苷酸水平对任意物种的整体转录活动进行检测,不仅能分析转录本的结构和表达情况,还能发现未知转录本和融合基因,识别可变剪切位点和 SNP 等,提供较为全面的转录物组信息。

三、蛋白质组学

蛋白质是生命活动的主要执行者。蛋白质组(proteome)是澳大利亚学者 Williams 和 Wilkins 于 1994 年首先提出,源于蛋白质(protein)与基因组(genome)两个词的杂合,1995 年 7 月它首次出现在 *Electrophoresis* 杂志上。蛋白质组是指细胞、组织或机体在特定时间和空间上表达的所有蛋白质。蛋白质组学(proteomics)则是以所有这些蛋白质为研究对象,定量和定性分析细胞内动态变化的蛋白质组成、表达及化学修饰,了解蛋白质之间的联系及相互作用,从蛋白质整体水平上认识生命活动的规律,因此,又称为全景式蛋白质表达谱(global protein expression profile)。

蛋白质组学的研究内容主要涉及两个方面:蛋白质组表达模式的研究和蛋白质组功能模式的研究,即结构蛋白质组学(structural proteomics)和功能蛋白质组学(functional proteomics)。体内蛋白质的种类和数量总是处在一种动态过程中,即使同一细胞,其在不同的细胞周期,不同的生长环境下,表达蛋白质的种类和数量亦不相同。蛋白质的这种动态变化过程也增加了蛋白质组研究的复杂性。蛋白质的种类和结构鉴定是蛋白质组学研究的基本任务,常用的研究技术主要有二维电泳、液相分离、质谱、蛋白印迹和蛋白芯片等。蛋白质功能确定是蛋白质组学研究的根本目的。蛋白质功能研究主要包括蛋白质的定位、蛋白质的活性和蛋白质的相互作用。蛋白质翻译后修饰如磷酸化、乙酰化、甲基化、泛素化等也是影响蛋白质功能的重要方式,因此,对蛋白质翻译后修饰的研究对阐明蛋白质的生物学功能亦具有重要意义。例如,蛋白质磷酸化是细胞信号转导的一种重要方式,通过蛋白激酶的磷酸化修饰调节信号分子的活性,参与炎症、肿瘤等多种疾病的发生和发展。此外,多种蛋白质分子通常需要形成蛋白复合物来完成各种生命活动,蛋白质间的相互作用则是维持细胞生命活动的基本方式。细胞的增殖、凋亡和迁移等过程都是由蛋白质复合物介导的信号转导途径来调控的。目前研究蛋白质相互作用的常用方法有酵母双杂交、免疫共沉淀、亲和层析、荧光共振能量转移等。

第二节　组学分析技术在医学节肢动物学研究中的应用

一、基因组学在医学节肢动物研究中的应用

（一）为蚊虫传播疾病的防治提供大数据分析平台和新线索

蚊虫是一类重要的节肢动物，不仅叮咬人类，同时还是多种疾病，如疟疾、登革热、丝虫病等传播的媒介，严重危害人类健康。长期以来，由于蚊虫基因组中高度重复序列的广泛存在，给一些重要基因，尤其是非编码序列的分子克隆和功能分析带来了困难，同时也制约了媒介蚊虫及其传播疾病的防治。近年来，随着基因组测序技术的快速发展，蚊虫的基因组学研究得到了迅速提升。迄今为止，科学家们已经对多种重要蚊虫包括按蚊（*Anopheles gambiae*）、库蚊（*Culex quinquefasciatus*）和伊蚊（*Aedes aegypt*）等的基因组进行了测序。测序结果表明，不同蚊虫的基因组大小差别很大，且与基因组中的重复序列多少呈正相关。不仅如此，基因组测序也为嗅觉相关基因、性别决定基因等蚊虫基因的克隆鉴定提供了便利。

科学家们通过比较三大主要的致病蚊基因组序列之间的差异，可能会发现控制蚊虫传播疾病的新线索。Peter Arensburger 等的研究表明，库蚊的基因组中有 18 883 个能够编码蛋白质的基因，这一数字比伊蚊要多 22%，比按蚊多 52%。有数个基因家族有所扩大，其中包括与嗅觉和味觉受体及与唾液腺和免疫功能相关的基因。这些扩大的基因家族可能反映了库蚊可以吸食鸟类、人类和牲畜血液这一事实。同期另外一篇文章中，Lyric Bartholomay 等深入地探索了库蚊中的感染反应基因，揭示了库蚊中有 500 个免疫反应相关基因，其中有些与伊蚊的感染反应基因类似，但比按蚊或黑腹果蝇的免疫反应相关基因要少。此外，研究表明，还有数个基因的扩展与蚊虫对不同栖息地的适应性改变有关。

（二）群体遗传结构研究

群体遗传结构研究是探讨种内不同群体遗传表型多样性及群体动力学的基础，其结果可以为虫媒病的流行规律提供预测信息，并为转基因虫媒在自然群体中的驱动扩散提供重要的基础。张亚晶等根据已发表的埃及伊蚊和冈比亚按蚊等的防御素基因序列设计引物，提取中华按蚊总 RNA 并构建其 cDNA 文库，通过 RT-PCR 扩增，将所得片段进行克隆、测序，并应用相关生物信息学软件对序列进行鉴定和分析，首次克隆出中华按蚊防御素基因全长 cDNA 序列和基因组序列，防御素全长 cDNA 序列大小为 324bp，基因组序列总长度为 2 256bp，可编码 107 个氨基酸。

甲壳动物是节肢动物的亚门，在生态学和渔业中具有重要意义。Zhang X 等对南美白对虾基因组序列进行了解析，发现其基因组有约 1.66gb 的蛋白质编码基因和较高比例（23.93%）的简单重复序列；与视觉和运动有关的基因扩展可能是它们适应环境的关键。通过基因扩增和正向选择，强化了蜕皮激素信号通路，解释了对虾频繁蜕皮的原因。解码南美白对虾基因组是深入了解特定生物过程的遗传基础。

（三）基因组学分析在节肢动物物种进化中的作用

近年来的研究表明，表观遗传机制如组蛋白修饰、DNA 甲基化和非编码 RNA 等，参与了昆虫表型的可塑性调控。SET 结构域，作为组蛋白赖氨酸甲基转移酶中广泛存在的一种结构域，在物种进化过程中高度保守。已有的研究显示，SET 结构域在调控染色质构象和基因表达过程中发挥着重要作用。为了研究 SET 结构域在昆虫中的进化历史及可能的作用，中国科学院大学的刘晴分析了已测序的 147 个节肢动物的基因组，并获取了具有 SET 结构域的基因（SET 基因）。通过系统发生分析和祖先状态重建分析揭示了节肢动物特有的 SET 基因（SmydA-2）起源于节肢动物的祖先，并在昆虫进化过程中经历了分化。为进一步检测该基因的生物学活性，研究者采用荧光原位杂交实验和体外甲基转移酶活性分析证明，SmydA-2 基因不仅具有转录活性，而且保留了原始的组蛋白甲基转移酶的活性。

在蚊虫进化和多样性的研究中，基因组学分析技术也发挥了非常重要的作用。世界上已经被人们认识并命名的蚊虫约 3 500 种，不同蚊虫传播疾病的能力千差万别。现阶段，应用组学技术对蚊虫多样性进行取样，并探索其变异背后的生物学原理，极大增强了我们对蚊虫进化的理解。Ruzzante L 等研究人员，回顾了蚊虫基因组学的现状及其在描述蚊虫生物学和进化特征方面的应用进展，重点介绍了进化基因组学和功

能基因组学的交叉,用以理解基因和基因组动力学与蚊子多样性之间的假定联系。

应用分子序列特征重建媒介物种的进化关系也是近年研究的热点问题之一。王修强、陈均远结合发育生物学研究,探索节肢动物起源及早期演化的基因背景。研究揭示,附肢化过程与 Hox 基因分别参与附肢 D-V 轴和 P-D 轴的调控有关,头区化过程与原躯干前端体节形成机制的变化有关。张代臻、唐伯平等研究了节肢动物软甲纲 9 个目 53 个物种的 18s rRNA 基因序列,分析了 18s rRNA 基因序列变异特点,并通过邻接法构建系统发生树,探讨软甲纲 9 个目的亲缘关系。发现软甲纲 9 个目共 53 个物种聚成 2 个较大的分支,且各分支的置信度均较高。

(四) 线粒体基因组研究在物种进化和系统发育中的作用

在动物线粒体基因组的测序研究中,大约有 400 多种真核生物完成了全线粒体基因组测序,其中大多数种类属于脊椎动物,节肢动物线粒体基因组的研究次之。已测出的节肢动物线粒体基因组是一个双链裸露的超螺旋共价闭合环状分子,大小在 14~19kb,基因组大小的不同主要由控制区(最大的非编码区)的长度差异造成。线粒体基因组的这种大小差异是受自然选择影响的,因为小型线粒体基因组在自然选择中可能更具优势。

已有的研究证明,线粒体全基因组序列是研究种群遗传和进化关系以及系统发育的有效方法。中国计量大学的硕士研究生李超测定了黄褐新园蛛、嗜水新园蛛、茶色新园蛛、大腹园蛛、银背艾蛛及长崎鸟粪蛛六种园蛛的线粒体全基因组序列,并对其基因组结构特征进行了比较分析。联合 GenBank 数据库中已收录的 101 种蛛形纲物种线粒体全基因组序列,以剑尾目的美洲鲎为外来群,利用最大似然法和贝叶斯法构建系统发育进化树,探讨了蛛形纲的系统发育进化关系。赵亚男、李朝品用甜果螨成螨为研究对象,采用酚-氯仿抽提法提取甜果螨基因组 DNA,利用螨类线粒体基因的通用引物,经 PCR 扩增甜果螨线粒体基因 cox1、cob 和 nad4-nad5 的部分序列,再设计种特异性引物进行 Long-PCR 扩增和测序,测出甜果螨线粒体基因组全序列。采用生物信息学软件,对甜果螨线粒体基因组的基因结构等进行生物信息学分析,最后采用最大似然法构建系统发育树。研究结果表明,甜果螨线粒体基因组是由 37 个基因组成的典型闭合双链 DNA 分子,全长为 14 060bp。系统发育分析结果显示,甜果螨属于无气门亚目粉螨总科,与椭圆食粉螨的亲缘关系较近。赵浩宇、张志升对田中熊蛛的线粒体基因组进行了测序,发现其全长为 15 196bp,包括 13 个蛋白编码基因,22 个 tRNA 基因,2 个 rRNA 基因和 1 个富含 AT 碱基的控制区。13 个蛋白编码基因具有 4 种起始密码子(TTG、ATT、ATA、ATC)和 2 种终止密码子(TAA、TAG)。22 个 tRNA 基因长度范围在 52~72bp,大部分 tRNA 可折叠成典型的三叶草形二级结构,二级结构中 DHU 环缺失的 tRNA 有 4 个,TψC 环缺失的 tRNA 有 2 个。富含 AT 碱基的控制区全长 1 420bp。通过该研究获取的田中熊蛛的线粒体基因组信息,对进一步研究相关种或属级以上阶元的系统发育、演化和适应性具有一定的意义。

二、转录组学在医学节肢动物学研究中的应用

(一) 转录组学在虫媒病毒检测及基因组研究中的应用

2015 年,中国疾控中心张永振研究团队,通过宏转录组学(总 RNA 测序)方法,分析了我国湖北、浙江和新疆等地的昆虫纲、蛛形纲、唇足纲和软甲亚纲的 70 种节肢动物,发现了 112 种全新负链 RNA 病毒,这一发现为研究病毒基因组的起源和进化提供了新思想。此外,宏转录组学还可用于虫媒病毒检测。虫媒病毒(节肢动物传播的病毒)对人类健康构成了极大威胁。总 RNA 测序的非靶向及高通量检测和鉴定的特点为虫媒病毒检测提供了优势。虽然,宏转录组测序虽然不如 RT-qPCR 灵敏,但是它能够获得病毒全基因组序列。

(二) 转录组学在滞育研究中的应用

滞育(diapause)是很多节肢动物为适应外界环境变化而进化出的一种特殊发育阶段,主要表现为个体原有的形态发生、发育过程停止。物种间的滞育策略各有不同,包括卵滞育、幼虫滞育、蛹滞育和成虫滞育。对滞育的分子调控机制研究引起了研究者的广泛关注。安涛等对烟蚜茧蜂的正常发育状态(ND)、滞育状态(D)及滞育解除状态(PD)通过 RNA 测序技术,研究在滞育状态下特异表达的转录组学波动规律。针对测序结果进行分析,获取了 unigene 40 477 个,获得 ND 组与 D 组差异表达基因 458 个,D 组与 PD 组差

异表达基因 298 个,在此基础上,进一步筛选出了仅在滞育期特异表达的基因(滞育关联基因)59 个,并进行了 GO 富集、KEGG 通路富集等表达分析。结果表明,滞育关联基因与自身防御、耐寒性、脂类代谢、转录调控等途径相关,是影响烟蚜茧蜂滞育进程的重要调控基因。齐晓阳等对七星瓢虫正常发育、滞育以及滞育解除的雌成虫进行 RNA 测序,根据测序结果,共获取 unigene 82 820 个。获得正常发育组和滞育组差异表达基因 3 501 个,滞育组和滞育解除组差异表达基因 1 427 个。在此基础上进一步筛选出滞育关联基因 443 个。应用 KEGG、KAAS 在线 pathway 比对分析工具对滞育关联基因进行通路富集分析,结果发现这些基因主要集中在糖、脂质代谢以及信号转导等途径中。赵婧好选用二斑叶螨非滞育型和滞育型雌成螨(3 日龄和 13 日龄)为研究对象,利用 RNA-Seq 技术进行了转录组比较研究。结果发现,在 3 日龄滞育型和非滞育型雌成螨间差异表达的基因有 2 777 个,其中在滞育型雌成虫上调的基因有 1 629 个,下调基因 1 148 个;13 日龄滞育型雌成螨与非滞育型雌成螨之间差异表达基因为 3 277 个,其中在滞育型中有 1 559 个上调基因,1 678 个下调基因。通过对差异基因进行功能富集分析显示,摄食和消化行为调控是滞育早期调控的重要部分。

(三) 转录组学用于蚊虫基因功能分析,寻找蚊虫防治的潜在靶标

通过蚊虫叮咬传播的虫媒传染病占我国每年传染病总数的 5%~10%,但死亡人数却是传染病总致死数的 30%~40%。因此,蚊虫防治一直是预防医学研究的重点。转录组学研究作为功能基因组学研究的关键构成部分,已经用于蚊虫的吸血机制、唾液腺蛋白的分类构成、消化代谢及免疫机制等多个方面,并取得了突破性研究进展。小 RNA 研究结果揭示,miRNA 和 piRNA 在蚊虫的卵巢发育和吸血消化中发挥重要的调节作用。蚊虫的组学研究为其媒介生物学和传播疾病的防治,提供了广阔的、实用的大数据分析平台。因此,转录组学在蚊虫研究中的应用有助于深入研究蚊虫的生理和生化代谢途径,为提高蚊虫防治效果提供理论依据。

三、蛋白质组学技术在节肢动物研究中的应用

随着人类基因组计划的实施和推进,生命科学研究已进入了后基因组时代,而蛋白质组学则逐渐成为该时代的研究热点,它在节肢动物研究领域的应用也越来越广泛。蛋白质组在该领域的研究主要涉及节肢动物的行为活动、免疫调节、生理发育等生物学问题。

(一) 果蝇蛋白质组学研究

Alonso 等采用二维电泳技术对果蝇的线粒体蛋白质组进行了研究,鉴定了 66 个线粒体蛋白质;他们还对果蝇成虫的翅膀胎盘进行了蛋白质组学分析,获得了 100 多个蛋白。Vierstraete 等对果蝇幼虫血淋巴的分泌蛋白质组进行了研究,获得了脂多糖感染下发生免疫的蛋白质 10 个,啤酒酵母感染下发生免疫的蛋白质 20 个,以及藤黄微球菌感染下发生免疫的蛋白质 19 个。Bunner 等选取果蝇卵、幼虫、蛹和成虫 4 个发育阶段及 Kc167 和 S2 两个细胞系为研究对象,主要利用液相色谱及串联质谱技术(LC-MS/MS),并结合多种蛋白质提取、分离和鉴定技术,鉴定出 9 124 个蛋白质。Vierstraete 等人对果蝇的血液进行蛋白质组学分析,从果蝇的血液中分离获得近 300 个蛋白,并利用质谱技术成功鉴定了约 100 个蛋白点。在这些高表达的蛋白质中,许多与昆虫的免疫反应有关。此外,果蝇基因组测序结果表明,60% 以上的人类疾病基因在果蝇基因族中有直系同源物。例如,人类的癌症、帕金森病等相关基因多与果蝇基因同源。因此,用果蝇为模式生物研究人类疾病的发病机制具有非常重要的意义。Xun 等利用 LC-MS/MS 技术研究了 A30P α-突触核蛋白转基因果蝇和早期帕金森病果蝇模型的蛋白质组,结果发现,早期的细胞骨架及线粒体差异蛋白多与神经退化有关。

(二) 蛋白质组学技术在虫媒疾病中的应用

采用蛋白质组学技术研究蚊虫的抗药性、生理发育、免疫调节、摄食行为等重要生物学问题,将为发展新虫媒疾病的防治方法提供新思路。早在十几年前,相关蛋白质组技术方法已经被用来研究冈比亚按蚊、淡色库蚊、埃及伊蚊和白纹伊蚊等蚊虫的中肠、围食膜、血淋巴、唾液和唾液腺、头部等组织器官的蛋白质组。

2014 年,Cazares-Raga 等对淡色库蚊在喂食血液和糖水后的中肠蛋白质组进行了分析。结果显示,喂

食糖水和血液后,蚊虫中肠内分别有 20 个蛋白点和 95 个蛋白点出现,在此基础上,对喂食血液后中肠内变化显著的 19 个蛋白点进行鉴定,结果发现,与喂食糖水组相比较,喂食血液后的中肠内明显上调的蛋白质有 8 个,显著下调的蛋白质为 4 个,这些蛋白质的功能与细胞骨架、免疫反应、应激、消化、解毒等有关。围食膜是病原体入侵中肠的局部天然屏障,研究围食膜的结构特征有助于找到阻断中肠期内疟原虫的新策略。Dinglasan 等对冈比亚按蚊围食膜的蛋白质组进行分析,通过质谱技术鉴定出了 209 个蛋白质,预测含有信号肽的蛋白质 123 个。围食膜的蛋白质组学研究结果不仅能够为虫媒疾病的防控提供机会,而且还可以通过研发与围食膜蛋白质相作用的抗体,实现对昆虫的免疫防控。

昆虫血淋巴不仅有运输养分、保持水平衡及免疫反应等功能,而且在防御疟原虫、病原体等有害微生物方面也有重要作用。因此,蚊虫血淋巴内差异表达的蛋白质可能在蚊虫和其传播的病毒、疟原虫等病原体之间的相互作用中起关键作用。Paskebitz 等人利用双向电泳、肽质量指纹图谱鉴定等方法对按蚊的血淋巴进行了蛋白质组学的研究。在双向电泳图谱中获得约 280 个蛋白点,鉴定出 26 个蛋白质,这些蛋白大部分与免疫、离子转运及脂质生物学特征有关。

蚊虫在吸食人血传播疾病时,唾液和唾液腺在该过程中起到了关键作用。Kalume 等人对雌性冈比亚按蚊的唾液腺进行了蛋白质组学分析,利用胰蛋白酶对唾液腺的抽提物进行了酶切,然后利用 LC-MS/MS 对其肽片段进行了分析鉴定,发现在 69 个鉴定出的蛋白中有 57 个是新蛋白,它们与蛋白质、糖类和核酸代谢等途径有关。2013 年,Zhang 等对感染登革-2 病毒的白纹伊蚊唾液腺进行差异蛋白质组学研究,通过质谱分析技术鉴定出 20 个蛋白点,其中 12 个蛋白与免疫反应、能量代谢及脂类代谢酶相关。

Lefevre 等使用 2D-DIGE 和 MS 技术对伯氏疟原虫感染及未被感染的冈比亚按蚊头部蛋白质组进行了分析,结果发现,在感染了孢子体的蚊虫头部检测到 12 个表达有差异的蛋白质,经质谱鉴定表明,这些蛋白质从功能上分别属于代谢、突触、分子伴侣、信号通路及细胞骨架类的蛋白。2014 年,Dwivedi 等对冈比亚按蚊的脑组织进行蛋白质组学研究,发现在脑组织中表达的蛋白质个数超过 1 800 个,在已鉴定出的蛋白质中,大多数参与了新陈代谢、物质运输、蛋白合成等生物学过程。

(三) 蛋白质组学技术在其他节肢动物研究中的应用

杨苗苗等通过对不同吸血时段蜱粪便总蛋白进行差异表达谱分析研究,用来了解蜱血液消化特征。他们通过耳袋饲养法分别收集了镰形扇头蜱雌性成蜱吸血第 4 天和第 8 天的粪便,提取粪便蛋白质,进行 SDS-PAGE 和 LC/MS-MS 分析。鉴定出蜱源蛋白质 196 个;兔源蛋白质 659 个。分析组间差异表达蛋白发现,蜱源蛋白主要是热休克蛋白、免疫蛋白相关亚基和一些蛋白酶类等。兔源蛋白主要是一些凝血因子和糖蛋白,以及与物质消化与合成有关的酶类。研究结果不仅反映了蜱血液消化过程的复杂性,也为抗蜱疫苗的研发提供了新思路。

综上所述,组学技术在医学节肢动物中研究的应用具有极其重要的生物学意义,主要体现在以下几个方面:①寻找抗传播媒介药物作用的靶点及研究传播媒介抗药性机制;②为研究医学节肢动物的免疫逃逸机制和疫苗研制提供基础;③可以为相关疾病的分子诊断提供更确切的依据;④一些节肢动物可以作为生命科学领域中的模式生物,对探索人类疾病发生、发展的分子机制具有重要意义。

(戚之琳)

参考文献

[1] 赵亚男,李朝品. 甜果螨全线粒体基因组测序与分析[J]. 昆虫学报,2020,63(3):354-364.

[2] 李许桑妮,闫冀焕,陈翰林,等. 蚊虫转录组学研究进展[J]. 寄生虫与医学昆虫学报,2019,26(3):199-208.

[3] 杨苗苗,周勇志,曹杰,等. 不同吸血时段蜱粪便蛋白组学比较分析[J]. 中国动物传染病学报,2019,27(3):51-56.

[4] 周春燕,药立波. 生物化学与分子生物学[M]. 9 版. 北京:人民卫生出版社,2018:492-499.

[5] 赵浩宇,张志升. 田中熊蛛线粒体基因组序列测定及分析[J]. 蛛形学报,2018,27(1):57-64.

[6] 安涛,张洪志,韩艳华,等. 烟蚜茧蜂滞育关联基因的转录组学分析[J]. 中国生物防治学报,2017,33(5):604-611.

[7] 刘晴. 昆虫 SmydA 基因的比较基因组学研究[D]. 北京:中国科学院大学,2017.

[8] 齐晓阳,任小云,安涛,等. 七星瓢虫滞育关联基因的转录组学分析[J]. 环境昆虫学报,2016,38(2):238-248.

［9］孙洪清,肖宏,陈良.重视蚊媒传染病［J］.医学研究杂志,2016,45（9）:1-3.

［10］李超.六种园蛛线粒体全基因组序列测定及其进化分析［D］.杭州:中国计量大学,2016.

［11］赵婧好.二斑叶螨成虫滞育相关的转录组学和蛋白质组学研究［D］.南京:南京农业大学,2016.

［12］德生,邬玲仟.基因组拷贝数变异与基因组病［M］.西安:西安交通大学出版社,2016.

［13］朱长强,谭伟龙.蚊虫蛋白质组学的研究进展［J］.寄生虫与医学昆虫学报,2015,22（2）:133-140.

［14］吴恙,谢李华,刘培文,等.蚊虫的组学研究:媒介生物学和传播疾病的大数据分析平台［J］.南方医科大学学报,2015,35（5）:625-630.

［15］温旺荣,周华友.临床分子诊断学［M］.2版.广东:广东科技出版社,2015.

［16］邢晓华,杨晓明,徐平.果蝇蛋白质组学研究进展［J］.生物技术通讯,2013,24（5）:715-721.

［17］张代臻,唐伯平,张华彬.节肢动物软甲18SrRNA基因序列变异［J］.广西科学,2007,14（4）:415-418.

［18］张亚晶,陈晓光,郑学礼,等.中华按蚊防御素基因cDNA序列和基因组序列的克隆、鉴定［J］.中国寄生虫学与寄生虫病杂志,2006,24（1）:35-40.

［19］BATOVSKA J,MEE PT,LYNCH SE,et al. Sensitivity and specificity of metatranscriptomics as an arbovirus surveillance tool［J］. Sci Rep,2019,9:19398.

［20］RUZZANTE L,REIJNDERS MJ,WATERHOUSE RM. Of Genes and Genomes:Mosquito Evolution and Diversity［J］. Trends Parasitol,2019,35（1）:32-51.

［21］ZHANG X,YUAN J,SUN Y,et al. Penaeid shrimp genome provides insights into benthic adaptation and frequent molting［J］. Nat Commun,2019,10（1）:356.

［22］BARTHOLOMAY LC,MICHEL K. Mosquito Immunobiology:The Intersection of Vector Health and Vector Competence［J］. Annu Rev Entomol,2018,63:145-167.

［23］GRABOWSKI M,NIEDZIALKOWSKA E,ZIMMERMAN MD,et al. The impact of structural genomics:the first quindecennial ［J］. Journal of Structural and Functional Genomics,2016,17（1）:1-16.

［24］BROOKER ROBERT. Concepts of genetics［M］. New York:McGraw-Hill Higher Education,2015.

［25］LI CX,SHI M,TIAN JH,et al. Unprecedented RNA virus diversity in arthropods reveals the ancestry of negative-sense RNA viruses［J］. eLife,2015,4:e05378.

［26］PEVSNER J. Bioinformatics and functional genomics［M］. 3 rd ed. Manhattan:John Wiley & Sons,2015.

［27］CAZARES-RAGA FE,CHAVEZ-MUNGUIA B,GONZA1EZ-CALIXTO C,et al. Morphological and proteomic characterization of midgut of the malaria vector Anopheles albimanus at early time after a blood feeding［J］. J Proteomics,2014,111:100-112.

［28］DWIVEDI SB,MUTHUSAMY B,KUMAR P,et al. Brain proteomics of Anopheles gambiae［J］. OMICS,2014,18（7）:421-437.

［29］KADAKKUZHA BM,PUTHANVEETTIL SV. Genomics and proteomics in solving brain complexity［J］. Molecular BioSystems,2013,9（7）:1807-1821.

［30］ZHANG MC,ZHENG XY,WU Y,et al. Differential proteomes of Aedes albopictus salivary gland,midgut and C6/36 cell induced by dengue virus infection［J］. Virology,2013,444（1-2）:109-118.

［31］FRANCIS,RC. Epigenetics:the ultimate mystery of inheritance［M］. New York:WW Norton,2011.

［32］ARENSBURGER P,MEGY K,WATERHOUSE RM,et al. Sequencing of Culex quinquefasciatus establishes a platform for mosquito comparative genomics［J］. Science,2010,330（6000）:86-88.

［33］WANG Z,GERSTEIN M,SNYDER M. RNA-seq:a revolutionary tool for transcriptomics［J］. Nat Rev Genet,2009,10（1）:57-63.

第五十七章

电子显微技术在医学节肢动物学研究中的应用

电子显微镜方法是指利用电子与固体样品作用时所发出的信息,对样品进行微区观察和分析的一种方法学,因此电子显微镜(electron microscope,EM,简称电镜)可用于研究物质的超微结构和功能。超微结构一般是指光学显微镜不能分辨的物质的细微形态和一些大分子结构。目前,电子显微镜已广泛应用于材料学、医学、生物学、化学、物理学等各个领域,成为现代科学技术中不可缺少的重要工具。

第一节　电子显微镜的发展简史

人类认识自然界大部分信息来自眼睛。正常人眼在 25cm 明视距离时,能分辨的两个点的最小距离约为 0.2mm,即人眼分辨率约为 0.2mm。为了观察到物质更细微的结构,科学家发明了放大镜、显微镜等各种光学仪器,延伸人类的视觉。

1665 年 Robert Hooke 发明了第一台光学显微镜。人们借助光学显微镜认识了细胞、细菌的形态和结构。一些学科如细胞学、微生物学、遗传学、血液学和病理学相继出现。光学显微镜的分辨率为 0.2μm,约是人眼分辨率的 1 000 倍。尽管光学显微镜的发明使人类对微观世界的认识前进了一大步,但是光学显微镜所用的光源基本上是在可见光范围内,受光的波长限制,其分辨率难以超越 0.2μm 的极限,无法观察到更精细的结构。

1873 年 Abbe 和 Helmholfz 分别提出分辨本领与照射光的波长成反比的理论,为电子显微镜的研制奠定了理论基础。1924 年 Louis de Broglie 提出电子具有波动的物理特性,即运动着的电子可以看作是一种电子波。电子运动的速度越高,电子波的波长越短。1926 年德国物理学家 H. Busch 发现具有轴对称的磁场对电子束起透镜作用,找到了电子透镜。电子束代替可见光,电子透镜代替光学透镜,这是研制高分辨率的电子显微镜的基础。

1931 年 Knoll 和 E. Ruska 证实了电子显微镜放大成像的可能性。1932 年世界第一台透射电子显微镜研制成功。1939 年德国西门子公司制造出世界上最早的实用电子显微镜。世界第一批商品化透射电子显微镜(transmission electron microscope,TEM),分辨率为 10nm,放大倍率为 10 万。E. Ruska 因在电子光学和设计第一台透射电镜方面的开拓性工作而荣获 1986 年诺贝尔物理学奖。电镜被誉为“20 世纪最重要的发现之一”。之后美国、荷兰 Philip 公司和法国等出品了各自的产品。自 20 世纪 60 年代开始法国、英国和日本等国研制出超高压电镜。我国于 1959 年由中国科学院长春光学精密机械物理研究所成功研制出第一台透射电镜。随着电子技术、真空技术和计算机科学的发展,透射电镜的分辨率和自动化程度得到了很大提高。美国的 FEI(电镜部门的前身是飞利浦的电子光学公司)Titan™ G2 60-300 透射电镜的分辨率已达 0.8Å。

1935 年 Knoll 在设计透射电镜的同时就提出了扫描电子显微镜(scanning electron microscope,SEM)的原理及设计思想。1938 年德国的 Von Ardenne 自制一台电镜,阐述了扫描电镜的原理。20 世纪 40 年代,美国的 Zworykin 制作第一台能观察厚样品的扫描电镜,英国剑桥大学的 Oatley 和 McMullan 制作了可用的一台扫描电镜。1965 年英国剑桥科学仪器有限公司开始生产商品扫描电镜。1975 年中国科学院科学仪器厂研发成功我国第一台扫描电子显微镜 DX-3。1977 年中国科学院科学仪器厂将双道 X 射线光谱仪与 DX-3 扫描电镜匹配,发展为 DX-3A 分析扫描电镜。2014 年成功研制了 KYKY-8000F 场发射扫描电子显微镜。

随着扫描电镜的制造技术和成像性能的提高,高分辨型扫描电镜、环境扫描电镜、扫描隧道显微镜和原子力显微镜相继研制成功。

第二节　电子显微镜的种类、基本原理和特点

一、电子显微镜的种类

自 20 世纪 70 年代,电子显微镜(简称"电镜")技术的发展主要包括以下几个方面:提高分辨率,观察更为精细的物质结构和微小的实体以至于单个原子;研制超高压电镜和特殊环境的样品室,以观察物体在自然条件下的形态及其动态变化特点,由此研发环境电镜;研制能够对样品的形态、结构和化学成分等进行综合分析的设备及附件,进而研发分析电镜。

目前,电子显微镜大致可分为透射电镜、扫描电镜和分析电镜。透射电镜有典型的透射电镜、超高压透射电镜、场发射透射电镜、低能电子显微镜等。扫描电镜包括典型的扫描电镜、扫描透射电镜、场发射扫描电镜、冷冻扫描电镜、低压扫描电镜、环境扫描电镜、扫描探针显微镜(主要包括扫描隧道显微镜、原子力显微镜等)等。多功能的分析电镜是指电镜附加上能谱仪、波谱仪、荧光谱仪、二次离子质谱仪和电子能量损失谱仪等设备。分析电镜能够进行超微结构观察,还能进行微区的组分分析即定性、定量和定位分析。此外,由电镜还衍生出电子探针和离子探针。

二、电子显微镜的基本原理、结构和特点

(一) 与电子显微镜有关的基本概念

1. 计量单位　光学显微镜的计量单位为微米,以 μm(micrometer)来表示,为 1mm 的千分之一。电镜的常用长度单位为纳米,以 nm(nanometer)表示,为 1mm 的 100 万分之一。电镜的另一长度单位为埃以 Å 表示,为 1mm 的 1 000 万分之一。如红细胞的直径为 5~7μm;人体细胞膜的厚度为 7~10nm 等。

电镜长度计量单位的换算关系为:

$$1mm(毫米)=1\ 000μm(微米)$$
$$1μm(微米)=1\ 000nm(纳米)$$
$$1nm(纳米)=10Å(埃)$$
$$1Å(埃)=10^5fm(费米)$$
$$1fm(费米)=10^{-5}Å(埃)$$

2. 分辨本领　分辨本领又称分辨率和分辨力是电子显微镜最重要的参数之一,分辨力的高低决定一台电镜的优劣。分辨本领以分清两个质点间的最短距离来表示。被分辨的两个质点间的距离越短,其分辨本领越高。人眼的分辨本领约为 0.2mm。光镜分辨本领 0.2μm,决定仪器分辨本领的因素由下述公式表示:

$$δ=\frac{0.61λ}{nsinα}$$

式中:

δ——为分辨本领;

λ——为照明光的波长;

n——为介质折射率;

α——为物镜孔径半角;

nsinα——为数值孔径(NA)。

3. 放大倍率　放大倍率也是显微镜性能的一种指标。仪器总放大倍率是仪器各透镜放大率的乘积,以光镜为例:

$$ML=Mo \times Me$$

式中：

ML——为总放大倍率；

Mo——为物镜放大率；

Me——为目镜放大率。

总放大倍率可以通过增大 Mo 值或透镜数目而增大,结果图像虽然增大,但却是模糊不清的。这种无意义的放大,称为空放大,确切地说就是超过有效放大倍率的放大称为空放大。

有效放大倍率是指通过仪器把物体的像放大至人眼可辨认的程度,即人眼分辨率和仪器分辨率的比值：

$$ML_{有效}=\delta_{人眼}/\delta_{仪器}$$

即有效放大倍率 M=裸眼分辨本领/物镜分辨本领

例如：光镜的有效放大倍率 $ML_有=0.2 \times 10^3/0.2=1\ 000$

分辨本领为 2Å 的电镜有效放大倍率 $ME_有=0.2/2 \times 10^{-7}=10^6$ 即 100 万倍,比光镜大 1 000 倍。

决定仪器性能的根本指标是分辨本领,而有效放大倍率由分辨本领所决定。超过有效放大倍率的空放大是徒劳的,而低于有效放大倍率时则是没有充分发挥仪器的性能。

电子显微镜不仅需要最佳的分辨本领,还需要合理的放大倍率。在评价一台电子显微镜时,通常首要考虑分辨本领,其次才是放大倍率。

4. 加速电压　加速电压是指电子枪的阳极相对于阴极的电压,它决定了电子枪发射的电子的能量和波长。加速电压越高,波长越短;波长越短,分辨率越高。欲求高分辨率,必须在高的加速电压条件下才能获得。一般电镜加速电压可以分为数档,操作者可自行选择。

5. 电子透镜　电子透镜是电镜的重要部件,分为两种即静电透镜和磁透镜。利用电场做成的透镜被称为"静电透镜",利用磁场做成的透镜则被称为"磁透镜"。在电镜中,除了发射电子的电子枪是静电透镜外,其余的透镜都是磁透镜。

电子透镜由线圈,铁壳(高导磁材料)和极靴组成,通电后形成磁场。这样的磁场相当于光镜的双凸透镜,可以使通过的电子束发生偏转,并把电子束会聚起来。通过线圈的电流越大,磁场强度越强,电子透镜焦距越短,放大倍数越大,因此与玻璃透镜不同,电子透镜的焦距是可变的。

(二) 透射电镜的基本原理、结构和特点

透射电镜主要观察样品内部的微细结构。

透射电镜是一种把以加速和聚集的电子束为"光源",透射到非常薄的样品上,电子与样品中的原子碰撞后产生立体角散射。散射角的大小与样品的密度、厚度等相关。透射电子依靠电磁透镜放大、聚焦后在荧光屏、胶片以及感光耦合组件等成像器件显示出图像的显微镜。

透射电镜的结构包括真空系统、供电及保护系统和电子光学系统。电子光学系统为核心结构,包括电子照明系统、成像系统和观察及记录系统。

真空系统包括真空泵(低真空泵和高真空泵)和真空检测系统(测量和显示装置)。镜筒保持高真空状态可以防止高速电子受空气分子碰撞而改变运动轨迹;可以避免因空气分子电离而引起放电而破坏电子枪电极间的绝缘;可以避免阴极氧化和样品污染。

供电系统需要两部分电源,一是供给电子枪的高压部分,二是供给电磁透镜的低压稳流部分。电源稳定是电镜性能好坏的一个极为重要的标志。所以,对供电系统的主要要求是产生高稳定的加速电压和各透镜的激磁电流。

电子光学系统结构的照明系统的作用是提供一束高亮度、孔径角小、平行度好、束流稳定、可平移倾斜的电子束。其构成包括电子枪、聚光镜和调节装置(偏转器)。电子枪是由阴极、栅极和阳极组成,能够提供电子束即由阴极发射电子束,栅极稳定电子流并汇聚成束,阳极加速电子。聚光镜将来自电子枪的电子束聚成细束,可调节束斑,调节装置可调节电子束的照明角度和位置。成像系统主要由物镜、中间镜和投影镜

构成。物镜是电镜最关键的部分,用来形成第一幅高分辨率电子显微图像或电子衍射花样。透射电镜分辨本领的高低主要取决于物镜。中间镜可以放大或缩小来自物镜的电子像,调节中间镜的位置,可进行成像操作和电子衍射操作。投影镜可将中间镜放大或缩小的像进一步放大并投影到荧光屏。观察及记录系统是由荧光屏和照相机构组成。当反应样品微观特征的电子强度分布,由成像系统投射到荧光屏后,被转换成与电子强度成比例的可见光图像,还可利用照相机构进行照相。荧光屏有较高的分辨率,可用光学放大镜进一步放大(图 57-1)。

透射电镜有两种基本成像模式:衍射成像可用于晶体结构同位分析;显微成像可用于微观组织形貌观察。显微成像放大倍数可达几百倍到几十万倍。有意义的衍射成像必须明确它是来自样品的哪个区域的衍射波即选区衍射。

透射电镜的特点是分辨率高,点分辨率 1.5Å 左右;放大倍数可达几十至几十万,连续可调;其视场小,一般为二维结构平面图像。电子束的加速电压一般为 25~120kV,样品厚通常是 500Å 左右。样品制作以超薄切片技术为主,此外还有负染技术、投影技术和复型技术等。广泛应用于生物样品局部切片的超微结构,大分子结构以及冷冻蚀刻复型膜上的生物膜超微结构等,并具有多种分析功能。

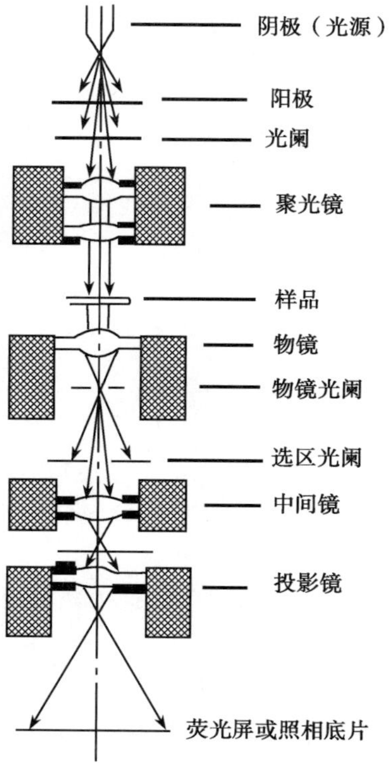

(三)扫描电镜的基本原理、结构和特点

扫描电镜主要用于观察物体、组织器官等表面的形貌。

扫描电镜是利用极细的电子束在样品表面扫描,将样品表面激发出来的二次电子等各种信息收集放大成像。扫描电镜图像实为间接成像。

扫描电子显微镜的构造包括电源系统、真空系统、电子光学系统、扫描系统和信号收集、图像显示记录系统。

电源系统为扫描电子显微镜各组成部分提供电源,是由稳压、稳流和相应的安全保护电路组成。

真空系统同透射电镜,镜筒内需要保持一定的真空度,以防止样品被污染、极间放电和阴极灯丝被氧化等问题。

图 57-1 透射电镜光路示意图
(改编自 汪克建)

电子光学系统包括电子枪、电磁透镜、扫描线圈和光阑组件等。电子枪的作用是产生电子照明源,它的性能决定了扫描电子显微镜的质量,电子枪发射的扫描电子束应具有较亮的亮度和尽可能小的束斑直径。常用的电子枪包括直热式发射型电子枪,阴极材料为钨丝,是一种最常用的电子枪;旁热式发射型电子枪,阴极材料六硼化镧(LaB6)、六硼化钇(YB6)、碳化钛(TiC)或碳化锆(ZrC)等制造,其中 LaB6 应用最多,是用旁热式加热阴极来发射电子;场致发射型电子枪,阴极材料是钨单晶针尖,是利用场致发射效应来发射电子的。电磁透镜主要是对电子束进行聚焦,缩小电子束的直径。一般有两到三个透镜。扫描电镜的分辨率主要取决于电子束的直径,应尽可能缩小它。扫描线圈是将电子束偏转并在样品表面进行有规则的扫描运动。

样品室是用于放置样品和安置信号探测器,能够容纳较大的样品并可以移动、倾斜和旋转,并带一些机械等附件。

扫描系统是由扫描发生器和扫描线圈构成。其作用可将入射的电子束在样品表面扫描并使阴极射线显像管电子束在荧光屏上进行同步扫描,还可改变入射电子束在样品表面扫描的幅度以改变扫描像的放大倍数。

信号收集和图像显示系统包括信号的收集、放大、处理、显示与记录部分。采用检测器将电子信号俘获,经过放大、转换,将最初的光信号转换成电压信号,最后被送到显像管的栅极上并调制显像管的亮度。显像管中的电子束在荧光屏上作光栅状扫描,这种扫描运动与样品表面的电子束的扫描运动严格同步,其亮度是由试样所发回的信息的强度来调制,因而可以得到一个反映样品表面特征的扫描电子图像。同时用照相方式记录下来,或用数字化形式存储于计算机中。扫描电镜的成像原理不同于透射电子显微镜,它没有成像透镜系统,而是电视成像系统(图 57-2)。

扫描电镜的特点是分辨率高,一般为 30~60Å,场发射式扫描电镜可达 10~20Å,放大倍数范围广且连续可调,从几十到 2 万倍,一般为 20 万倍,场发射式扫描电镜可达 40 万倍;景深长,图像富有立体感,为三维结构图像。加速电压较低,一般在 40kV 以下。样品不受大小和厚度的限制。样品制备较简单,不用薄切片。在生物样品制作中以临界点干燥技术、冷冻干燥技术为主。此外还有蚀刻技术、组织导电技术和切片腐蚀技术等。应用范围主要是样品表面及其断面立体形貌的观察,并具有多种分析功能。

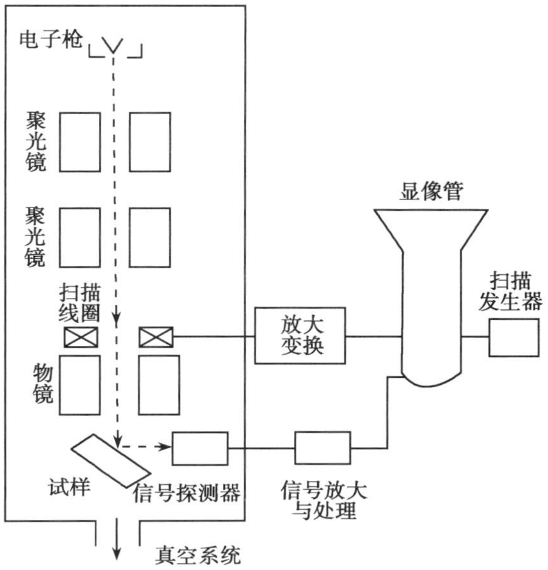

(四) 扫描透射电镜

扫描透射电镜(scanning transmission electron microscopy, STEM)是透射电子显微镜的一种发展,透射电镜中有扫描附件。它具有扫描电镜和透射电镜双重功能,可同时观察样品的表面和内部结构形态。用电子束在样品的表面扫描,通过电子穿透样品成像。

扫描透射像的形成原理是利用会聚的电子束在薄样品

图 57-2　扫描电镜光路示意图
(改编自 程时)

上扫描,与扫描电子显微镜不同之处在于探测器置于试样下方,探测器接受透射电子束流或弹性散射电子束流,经放大后,在荧光屏上显示与常规透射电子显微镜相对应的扫描透射电镜的明场像和暗场像。明场像的探测器安装在扫描电镜样品的正下方,当入射电子束穿过样品后,散射角度较小的电子经过光阑孔选择后进入明场探测器形成透射明场像,散射角比较大的电子经电极板反射,由二次电子探头接收形成暗场像。

扫描透射电镜分为高分辨型和附件型两种,高分辨型为专用的扫描透射电镜,分辨率达 3~5Å,能够直接观察单个重金属原子像;附件型是在透射电镜上加装扫描附件和扫描电子检测器,它的分辨率为 15~30Å。扫描透射电镜的分辨本领与电子束斑直径相当。专门的扫描透射电镜用高亮度场致发射电子枪。

扫描透射电镜的特点可以观察较厚的样品和低衬度的试样;加速电压低,可显著减少电子束对样品的损伤,可提高图像的衬度;可以人为调整图像的反差和亮度,样品无须染色直接观察即可获得较高衬度的图像。电子束大小为 0.25nm,分辨能力可达 0.25nm。扫描透射模式时物镜的强激励,可以实现微区衍射。后接能量分析器可以分别收集和处理弹性散射和非弹性散射电子。扫描透射电镜要求的技术较高和非常高的真空度,电子学系统比透射电镜和扫描电镜都复杂。应用范围是生物样品表面结构,断面结构,局部切面的超微结构和大分子结构分析等。

(五) 扫描隧道显微镜

扫描隧道显微镜的原理是利用了物理学上的隧道效应及隧道电流。隧道效应是指金属中部分能量低于表面势垒的自由电子能够穿透金属表面势垒,形成金属表面上的“电子云”的效应。隧道电流是指当两种金属靠得很近时(几纳米以下),两种金属的电子云将互相渗透。当加上适当的电压时,即使两种金属并未真正接触,也会有电流由一种金属流向另一种金属。

扫描隧道显微镜利用电子隧道效应,将样品作为一个电极,一根非常尖锐的探针作为另一个电极,将样品和探针移近,并在两者之间加上电压。当样品表面和探针相距只有几纳米时,在样品表面与探针之间产生隧道电流并保持不变;如果表面有微小起伏,即使只有原子大小的起伏,穿透电流也会发生成千上万倍的变化。将携带原子结构的信息输入电子计算机,处理后即可在荧光屏上呈现出一幅物体的三维图像。扫描隧道显微镜的分辨率是原子水平,最小可分辨的两点距离是原子直径的 1/10,即是它的分辨率高达 0.01nm,放大倍数可达 3 亿倍。

扫描隧道显微镜是具有极高分辨率的检测工具,可以观察单个原子在物质表面的排列状态和与表面电子行为有关的物理、化学性质。在表面科学、材料科学、生命科学、药学、电化学、纳米技术等研究领域有广阔的应用前景。在应用方面的局限性是需要样品表面与针尖具有导电性。

(六) 场发射扫描电镜

场发射扫描电镜是一种高分辨率扫描电镜,应用高亮度场发射电子枪。分辨率 1.5nm,加速电压 0~30kV,放大倍数 0~80 万倍,工作距离 1~50mm,倾斜角度 7°~45°。场发射扫描电子显微镜能观察各种固态样品表面形貌的二次电子像、反射电子像及图像处理;配有高性能 X 射线能谱仪,能同时进行样品表层的微区成分的定性、半定量和定量分析,获得元素的分布图。场发射扫描电子显微镜是纳米材料粒径测量和形貌观察的有效仪器,可以观察和检测非均相有机材料、无机材料以及微米、纳米材料样品的表面特征,广泛用于生物学、医学、金属材料、高分子材料等众多领域。

(七) 原子力显微镜

一般认为原子力显微镜是扫描隧道显微镜技术的进一步发展。它是利用对微弱力极其敏感、顶端带有针尖的微悬臂对样品表面进行逐行扫描,针尖最外层原子与样品表面原子之间的相互作用力(原子力)使微悬臂发生形变或运动状态改变,通过检测微悬臂的偏转获得样品形貌和作用力等相关信息供计算机成像。测检信号为原子间力。原子力显微镜成像的模式包括了接触模式和间歇接触模式(包括声学驱动模式和磁力驱动模式)。

原子力显微镜对待测样品不要求具有导电性,样品不需要特殊处理就可直接进行纳米尺度的观测。在任何环境(包括液体)中都能成像,而且针尖对样品表面的作用力较小,能避免对样品造成损伤。原子力显微镜的分辨率极高(0.1Å),放大倍数高达 150 万倍。观察视野小,所需样品尺寸小。原子力显微镜已成为生物学研究领域纳米尺度的实时观测的一种重要工具。原子力显微镜现已应用到如细菌、蛋白质、DNA、活细胞和细胞骨架等形貌观察和磁力、摩擦力和静电力等各种力的测定。原子力显微镜可以对绝缘材料成像,还可用于在纳米级、分子级水平上研究有机功能材料的结构及相关分子识别。

(八) 环境扫描电镜

环境扫描电镜是指扫描电镜的一个重要分支。环境扫描电镜有两个功能,既可以在高真空状态下工作,也可以在低真空状态下工作。在高真空状态下,检验导电导热或经导电处理的干燥固体样品;在低真空状态下,直接检测非导电导热样品,无须进行处理,可以观察新鲜活体生物样品。样品室处在低真空状态,只适合于含水量较少的生物样品,对含水量高的样品的观察还存在一些技术上的困难。

环境扫描电镜的工作原理是采用多级真空压差技术,在保持电子枪和镜筒的高真空状态下,样品室内可以保持较高的气压及较高的湿度和压力,而且温度可调。环境扫描电镜探测器是气体二次电子探头,它的前端加有数百伏的正偏压(相对于样品),样品发出的二次电子被偏压加速并与气体分子碰撞,使气体分子电离,形成正离子和电子。这种电子称为环境二次电子。环境二次电子也会被偏压加速并再次和气体分子相碰撞,从而使气体分子电离的过程不断重复,二次电子信号被放大。环境扫描电镜探测器收集的正是这些被放大的电子信号,用其调制主扫描光栅即可得到样品的二次电子像。

样品室内所充气体的电离特性直接影响成像的效果和质量。改变环境扫描电镜探测器前端的偏压,不但可以改变信号增益,还可对样品室内充气的种类进行选择。通常选择的样品室充气为水蒸气,它容易电离,而且无毒、方便、成本低。样品室内所充气体的多少也影响成像的质量。对于常见的非导电固体样品,样品室水蒸气气压选择 5 毛(1 毛=1mmHg)可获得较为满意的图像。

环境扫描电镜的特点是:非导电材料可直接观察,可在自然状态下观察图像和元素分析;可直接观察含油含水的样品,潮湿、新鲜的活样品在自然状态下的电子图像并分析元素成分;可以对处于高温、低温和发光样品进行形貌观察和成分分析;可以观察 ±20℃内的固液相变过程。分辨率为 3.5nm,真空度 20Torr(可放水汽)。环境扫描电镜广泛应用于石油、陶瓷、建筑、化工催化剂、印刷、电讯、医药卫生、生命科学、金属腐蚀与防护、材料科学、燃料、高温超导体、环境科学、化学和物理学等领域。

(九) 冷冻扫描电镜

冷冻扫描电镜又称低温扫描电镜,它是把冷冻样品制备技术与扫描电镜融为一体的一种新型扫描电镜。冷冻扫描电镜主要观察经快速冷冻固定的样品,特别适用于含水样品的观察,尤其是含水量很高、脆弱和细小的生物样品,冷冻固定则能保存其正常形态结构,而且能获得很好的三维结构图像;可以固定细胞成分、保存酶和抗原活性、掌握细胞动态变化过程。

简单的冷冻扫描电镜是在扫描电镜中安装一个冷台,冷冻固定样品并置于冷台上,在低加速电压下作短时间观察。这种冷台适用于观察那些不适于常规处理的生物样品。生物样品在冷冻保护剂作用下,液氮快速冷冻,再将样品转移到电镜的冷台上,用液氮保持冷台处于低温状态中进行观察。

生物样品经冷冻固定后可保持样品的活体状态,又能适应扫描电镜的各种真空环境。冷冻扫描电镜还具有冷冻断裂和控制样品升华来选择性地去除表面水(冰)分的功能,暴露并观察样品的内部结构。冷冻扫描电镜的样品室是高真空状况,可对冷冻样品表面镀以碳膜和金属膜,可使样品观察更长的时间。

冷冻扫描电镜广泛应用于生命科学,包括植物学、动物学、真菌学、生物技术、生物医学和农业科学研究,也是药物学、化妆品和保健品的重要研究工具和食品行业的标准检测方法。

(十) 超高压透射电镜

超高压透射电镜一般指加速电压在300kV以上,其基本工作原理与常规透射电镜类似,但结构较复杂。超高压透射电镜是原子级图像观察和三维结构研究的理想工具。超高压透射电镜由于加速电压高,电子束穿透能力强,分辨本领高,对样品损伤小,稳定性好。主要应用于材料科学方面的研究。在生物学领域中,主要用于观察活体生物样品。造价高昂,难于普及。样品制备的要求较低,切片较厚,可含水。

(十一) 冷冻透射电镜

冷冻透射电镜(Cryo-TEM)通常是在普通透射电镜上加装样品冷冻设备,用液氮冷冻蛋白、生物切片等样品并进行观察。冷冻样品可以降低电子束对样品的损伤和减小形变,获得更加真实的样品形貌。

冷冻透射电镜的工作原理是透射电镜成像原理,基本过程包括样品制备、透射电镜成像、图像处理及结构解析等几个步骤。在透射电镜成像中,电子枪产生的电子在高压电场中被加速并在高真空的电镜内部运动,透射电镜中的系列电磁透镜对电子进行汇聚,并对穿透样品过程中与样品发生相互作用的电子进行聚焦成像和放大,并在记录介质上形成样品放大几千倍至几十万倍的图像,利用计算机处理分析这些放大的图像即可获得样品的精细结构。它的优点主要包括加速电压高,电子能穿透厚样品;透镜多,光学性能好;样品台稳定;全自动,自动换液氮,自动换样品,自动维持清洁。

目前冷冻电子显微学结构解析方法主要包括电子晶体学、单颗粒重构技术、电子断层扫描重构技术等,它们分别针对不同的生物大分子复合体及亚细胞结构进行解析。冷冻电子显微镜单颗粒分析正迅速成为一种主流的结构生物学技术,有助于研究动态生物学过程、蛋白质结构、蛋白复合物、聚集体和大型病毒组装体。

冷冻透射电镜主要研究组织、细胞和微生物中的超微结构,它能够提供生理环境下大分子复合物纳米、亚纳米甚至近原子尺度的原位结构信息以及其与其他大分子的相互作用信息。冷冻电镜技术在生物学、医学和新药研发等领域发挥着重要作用。

(十二) 分析电镜

分析电镜是指对扫描电镜或透射电镜配备多种附加仪器,以便对被测试样品进行多种信息的分析。配备能谱仪,可用来分析材料表面微区的成分;配备波谱仪,主要做成分分析;配备电子背散射附件,主要做单晶体的物相分析,也可做单晶体的空间位向测定,共格晶界图以及晶粒尺寸分布图等。按扫描电镜或透射电镜的常规技术处理样品,即可满足使用要求。

第三节　透射电子显微镜生物样品的制备

将待观察的生物材料制备成适于电镜观察的样品,这一系列的样品制作过程称为样品制备技术。这是电镜研究工作成败的三大关键问题(电镜操作、样品制备和图像观察分析)之一。

一、超薄切片技术

透射电镜对样品的基本要求就是薄,常用的薄样品有3种即超薄切片、复型薄膜和分散颗粒。透射电镜样品制备技术方法随生物材料的类型以及研究目的而各有不同。最常用的制备技术是超薄切片技术和负染色技术。透射电镜观察生物组织内部的超微结构,一般用超薄切片,其他的一些样品制作技术如免疫电镜技术、组织细胞化学技术和电镜放射自显影等也需超薄切片的制作。样品超薄切片的制备过程包括取材、固定、脱水、半渗透、渗透、包埋、聚合、修块、定位、切片和染色等步骤。

透射电镜样品制备基本要求:尽可能保持材料的结构和某些化学成分的原始状态;材料的厚度一般不宜超过 1 000Å。组织和细胞必须制成薄切片以获得较好的分辨率和足够的反差;采用各种手段,如电子染色、投影、负染色等来提高生物样品散射电子的能力,以获得反差较好的图像。

(一)取材

从动植物机体上或从细胞及微生物的培养物中取得所需要材料。取材的原则包括材料新鲜、体积小、机械损伤小、低温操作和取材部位准确。

1. 动物或人体组织材料的取材 麻醉或急性处死研究对象,剪取一小块组织,戊二醛固定液中 20 分钟,在滴有冷却的固定液洁净硬纸上切成 1mm 宽,2~3mm 长的小条,切成 1mm³ 的小块,放入盛有冷的固定液的小瓶中固定。

2. 体外培养细胞的取材 贴壁细胞需先用胰酶消化,低温/普通离心机离心(2 000r/min)15 分钟,弃去培养液,PBS 洗涤 3 次,倾斜离心管并沿管壁缓缓加入戊二醛,置于 0~4℃冰箱。

(二)固定

应用固定剂固定样品以保持其结构成分的空间定位。固定液的组成包括固定剂、缓冲剂和附加剂。常用的固定剂包括四氧化锇又称为锇酸(1%)、戊二醛(2.5%)、甲醛和高锰酸钾等。

戊二醛、锇酸双固定法:预冷的 2.5% 戊二醛,4℃下固定 2 小时或几个月。0.1M 磷酸缓冲液(pH 7.2)4℃下冲洗 3 次,每次 15~20 分钟。用 1% 锇酸固定液 4℃下固定 2 小时。0.1M 磷酸缓冲液 4℃冲洗 3 次,每次 5 分钟。

(三)脱水

用适当的脱水剂取代组织细胞中的游离水。常用脱水剂有乙醇和丙酮。一般用逐级升高浓度的乙醇或丙酮,依次 50% 乙醇、70% 乙醇、80% 乙醇、90% 乙醇和无水乙醇(或丙酮),每步 10~20 分钟,除无水乙醇(或丙酮)在室温下进行外,其余均在 4℃下进行。无水乙醇(或丙酮)进行 2~3 次。

(四)浸透与包埋

将组织块制成能进行超薄切片的硬块。脱水后的生物材料首先进行包埋剂浸透。常用的包埋剂有环氧树脂、甲基丙烯酸酯和聚酯树脂。包埋液的组成有包埋剂(环氧树脂)、固化剂(十二烷基琥珀酸酐(DDSA)或六甲酸酐(MNA))、增塑剂(邻苯二甲酸二丁酯(DBP))和加速剂(2、4、6-三(二甲氨基甲基)苯酚,商名(DMP-30))。

浸透:包埋液与无水乙醇或无水丙酮 1∶1 混合液,37℃或常温浸透 1 小时。纯包埋液 37℃ 5 小时或过夜,摆床或振荡器上浸透。

包埋:将浸透的生物材料转移到包埋管,置于底部,注满包埋液。温箱中,经 37℃ 1 小时、45℃ 24 小时、60℃ 24 小时聚合固化。固化完毕,取出包埋块,备切片使用。

(五)超薄切片

包埋好的生物材料首先进行修块,使组织暴露出来。修整成四面整齐的锥体(金字塔形),锥体顶部的组织平面为梯形,锥体两对面的夹角约为 90° 为好。然后先做半薄切片,染色后光学显微镜下观察,找出材料所需部位,进一步精修包埋块。

制作超薄切片使用的刀具有钻石刀和玻璃刀两种,使用最为广泛的是玻璃刀。超薄切片需要放在载网上进行染色和观察,常规切片载网用铜网,200~300 目。为了增强载网的支撑度,常在载网上覆盖一层支持膜,火棉胶支持膜或聚乙烯醇缩甲醛支持膜。超薄切片机是一种贵重的精密仪器,其进刀方式有热膨胀式和机械推进式,切片的厚度由通过的电流大小决定。电镜观察用的超薄切片厚度为 10~60nm。切片机上安装好包埋好的组织块,检查好刀具,调节好刀的高度、角度、刀槽内的液面、组织块与刀具的位置和进刀厚度及速度等。切片带漂浮于切片机上的水槽水面上,通过切片机上的立体显微镜观察切片的颜色,用眉毛做成的拨针捞取合适厚度的切片(银灰色切片的厚度是 60~90nm),并将切片置于载网上。

(六)染色

透射电镜主要是依靠散射电子成像,为了增强细胞结构的电子像的反差,需要对切片进行染色。染色是依据重金属盐染色剂与各种细胞结构结合能力的不同,重金属有增强电子散射的作用,染色后不同结构因此具有不同的散射强度,进而增强了明暗反差,电镜下显示的图像更加清晰。故电镜标本的染色称为"电子染色"。常用的染色剂有铀盐(醋酸双氧铀)和铅盐(枸橼酸铅、氢氧化铅和醋酸铅)。一般超薄切片多用双重染色,即先用醋酸双氧铀染色,再用枸橼酸铅染色。

二、负染色技术

负染色技术是用于观察颗粒状的生物材料的常用方法。以某些在电子束轰击下稳定而又不与蛋白质相结合的重金属盐类作为负染色剂,负染剂在支持膜上将颗粒材料包围,使之形成具有高电子散射能力的背景,衬托出低电子散射能力的颗粒材料的形态特点。形成的电子显微像的反差与常规电子染色相反,即暗的背景和亮的颗粒形态。负染色只是增加样品的反差。负染色剂应具有较强的电子散射能力以产生足够的图像反差。目前常用的负染色剂是磷钨酸(PTA)、磷钨酸钾(KPT)和醋酸铀等。最常用的负染液是1%~3%磷钨酸盐水溶液(使用时用1mol/L氢氧化钠溶液将pH调至6.4~7.0或实验所需的值)和0.1%~1%醋酸铀(使用时将pH调至5.5)。负染色技术与超薄切片方法相比具有分辨率高,简单易行和快速等优点。广泛用于透射电镜研究生物大分子、细菌、病毒、细胞器、蛋白质晶体、生物膜及分离的细胞的细微结构特征。特别是在病毒学中,负染色技术成为不可取代的实验技术。

三、其他技术

1. **透射电镜细胞化学技术**　超薄切片术与生物化学技术结合,进行超微结构水平上的蛋白质、核酸、酶等生物活性物质的定位、定量研究以及这些成分在细胞活动过程中的动态变化,以阐明细胞的化学和生化功能,使生命科学的研究进入了新的水平。

2. **透射电镜免疫细胞化学技术**　通过特殊的标记方法使抗体与电子致密的标记物相结合,然后利用电镜在超微结构水平上进行抗原的定位、定量研究。

3. **冷冻技术**　用制冷剂或其他方法使生物材料快速冷冻,使组织和细胞中的水形成玻璃态,这样细胞结构、生物大分子保持天然构型,酶及抗原等保存其生物活性,可溶性化学成分不流失或移位。用冷冻的组织块,可进行切片、冷冻断裂、冷冻干燥和冷冻置换等处理。这种样品不仅可提供组织、细胞结构的形态学信息,还可提供相关的细胞化学信息。

冷冻超薄切片是将冷冻的样品在冷冻条件下制备超薄切片。

冷冻断裂技术和冷冻蚀刻复型技术:利用快速冷冻方法固定生物组织块,在外力作用下,组织即在结构上结合薄弱的部位发生断裂,制备断裂面的复型用于电镜观察的方法就是冷冻断裂技术。冷冻蚀刻技术是一种冷冻断裂技术与复型技术相结合的样品制备技术。样品冷冻后,组织发生断裂,暴露出不同断裂面的细胞内结构,加温使样品断裂面的冰升华,再进行复型和电镜观察。冷冻断裂和冷冻蚀刻技术,为细胞超微结构,特别是关于细胞联接、细胞融合、细胞分化以及生物膜的通透性的研究提供了许多重要信息。

冷冻置换技术是新鲜样品冷冻后,在低温条件下用有机溶剂置换出样品中的冰,再按常规方法进行包埋、超薄切片和染色等。这样可以保存变化过程中样品的状态、超微结构以及细胞内某些化学组分。

4. **透射电镜放射自显影技术**　利用放射性同位素作为标记物对细胞化学物质进行超显微结构的定位、定性或定量研究的技术。

5. **电镜X射线微区分析制样技术**　X射线微区分析是利用高速细电子束,轰击固定样品表面的微小区域,使该区域所含的元素发射一定波长的X射线,通过检测发射的X射线的波长和强度,即可了解该微小区域内所含元素的种类和含量。

第四节　扫描电子显微镜生物样品的制备

扫描电镜是用来观察样品表面的结构。样品制备的基本要求与原则是样品观察面要处理干净,以充分暴露表面特征,保护样品观察面原状不变形,样品要彻底干燥,样品要作导电处理。一般生物组织样品需经取材、清洗、固定、脱水、干燥和金属镀膜等步骤,而后进行扫描电镜观察。

（一）取样

取样部位要准确,大小要适当,取样要快并严防对样品的挤压损伤使样品接近活体状态。样品基底部切割平整,观察面做好标记。

（二）清洗

清洗目的是充分暴露样品观察面的表面特征。根据样品的不同选择不同的清洗液,常规清洗液有生理盐水和 PBS 等缓冲液,特殊清洗液有低浓度的蛋白水解酶或乙醇等,用于表面覆盖着大量蛋白或脂类黏液的样品的初步清洗。清洗的方法有浸泡清洗、震荡清洗和离心清洗和酶消化法等。

（三）固定

固定的目的是保留样品的微细结构和外部形貌,使其接近生活状态。硬化样品,减少脱水干燥时水的表面张力对样品的损伤,提高样品对镜筒内高真空和电子束轰击的耐受力。常用的固定剂有醛类(戊二醛和多聚甲醛)和四氧化锇。戊二醛的一般配置浓度是 1%~4%,常用浓度为 2.5%;四氧化锇的一般配置浓度是 0.5%~2%,常用浓度为 1%。

生物软组织常用固定方法是"戊二酸-锇酸"双重固定法,即先用戊二醛固定 1~3 小时或更长,经缓冲液充分清洗后,再用四氧化锇固定 30~60 分钟。

（四）脱水

扫描电镜样品所用的脱水剂和脱水的操作过程与透射电镜样品脱水基本相同。脱水的目的是用有机溶剂乙醇或丙酮等取代组织细胞中的游离水,减少样品在后续干燥处理中的表面张力。脱水的步骤首先 PBS 清洗 3 次,5~10min/次,再依次 30%、50%、70%、80%、90% 和 100% 乙醇梯度脱水,15~30 分钟/级,100% 乙醇做 3 次。脱水要彻底,严防发生空气干燥,在换液过程中,要始终保持样品润湿。

（五）干燥

干燥的目的是彻底去除样品中的脱水剂,使样品干燥,以保护镜筒高真空和样品不变形。干燥的方法有空气干燥法、真空干燥法、冷冻干燥法、临界点干燥法和叔丁醇干燥法。常用的干燥法是临界点干燥法和叔丁醇干燥法。

（六）样品的粘贴

样品在干燥处理或金属镀膜之前,将样品粘牢在金属样品台上。双面胶带用于粘贴基底部平整或颗粒状的样品。导电胶是银粉拌在低电阻树脂内制成的糊状物,用于粘贴基底部不平整的样品。

（七）样品的导电处理

生物样品的导电处理目的是提高样品表面的导电性,提高二次电子发射率和耐受电子轰击的能力。导电处理方法主要包括金属镀膜法和组织导电技术两类。金属镀膜法有真空喷镀法和离子镀膜法,均可以在样品表面形成一层厚 3~30nm 的金属薄膜,常用离子镀膜法。镀膜材料的选择是由金、铂、金/铂合金、铂/钯合金制成。组织导电技术是利用金属盐类化合物可与生物样品内的蛋白质、脂类和淀粉发生化学结合,使样品表面离子化,增强样品导电率和减少充放电效应。

第五节 电子显微技术在医学节肢动物学研究中的应用

20 世纪 30 年代,电子显微镜的问世打开了超微观世界的大门。目前,电子显微镜在各学科的应用研究取得了可喜的成就。

昆虫是动物界重要的组成部分,电子显微镜在研究昆虫的超微结构、生理学和病理学等方面也得到了广泛的应用。触角是昆虫的重要嗅觉感觉器官,在其精准寻找食源,高效完成交配、产卵等生活史环节中都起着获取外界信息的关键作用。目前有大量应用电子显微镜对有瓣蝇类触角各类感受器形态与功能等方面的研究。庞秀楠等(2020)总结了采用扫描电镜和透射电镜技术对有瓣蝇类触角、触角感受器形态开展研究的成果。应用扫描电镜和透射电镜的研究将触角感受器形态的研究推进到微米级的超显微结构水平。Slifer 和 Sekhon(1964)首次使用了透射电子显微镜观察了银红麻蝇的触角表面和感觉窝内部的感受器。

　　Greenberg(1970)首次使用扫描电镜开展了有瓣蝇类触角感受器超显微结构的详细研究。至今在舌蝇科、虱蝇科、厕蝇科、蝇科、花蝇科、粪蝇科、麻蝇科、狂蝇科、寄蝇科和丽蝇科这些有瓣蝇类科中,触角及触角感受器的形态的深入研究,促进了对触角功能的认识。张静等(2019)总结了电镜对多种按蚊触角感受器的超微结构研究成果,触角感受器的种类、分布和数量在不同蚊虫之间呈现明显的差异;还明确了中华按蚊雌成虫与幼虫触角感受器的类型、形态和分布,为进一步研究中华按蚊触角感受器的生理功能奠定了基础。高安平和诸葛洪祥(2003)采用扫描电镜对白纹伊蚊触角感受器进行研究,观察了7种类型的感受器。肖波等(2009)应用扫描电镜对蜚蠊目8种昆虫触角感受器进行观察,发现蜚蠊目昆虫触角感受器的外部形态在科、属的水平表现的差异程度与昆虫的分类地位相符合。触角感受器的形态结构可能成为鉴别蜚蠊目科和属的有用特征,为蜚蠊的系统学研究积累一些基础资料。张建庆等(2014)报道海关检疫中,经常发现某些有害昆虫的不同阶段,应用电镜观察昆虫不同阶段的某些细微结构特征可作为昆虫分类鉴定的形态学依据。很多学者也对蟒(李国清等,2000)、蜱(巴音查汗和徐显曾,2001)、虻(周凯灵等,2018)、蚤(马英等,2004)、隐翅虫(刘志萍等,2008)和蠕虫螨(刘付红等,2010)等医学昆虫的超微结构也进行了许多观察。

　　昆虫在长期进化过程中形成了与其生存环境相适应的器官系统,这些器官系统结构独特、功能优异,因而,昆虫一直是最重要的仿生对象之一。应用电子显微镜对昆虫的整体和局部器官的微观结构的观察和研究为仿生学提供了基础资料。昆虫足上的粘性吸盘和昆虫在光滑表面上的行走机制的研究很早就吸引了众多科学家的关注。人们借助电子显微镜发现昆虫有2种类型的粘性垫,其对光滑表面能产生吸附作用。德国的Gorb科研团队(1998)研究发现苍蝇的粘性垫是适合于吸附到各种表面的构造。苍蝇的粘性垫是椭圆状,主要由弹性表皮构成。粘性垫上覆盖着有刚毛,可以增加其表面吸附的实际面积。用扫描显微镜可看到刚毛末梢的超微结构,分泌液的释放可精确地对准每根刚毛末端。足垫基底部的刚毛没有同样的超微结构。2种类型刚毛的构成可以满足其适应各种不同的表面。Arzt等(2003)对苍蝇足垫的吸附机制及其应用进行了研究。很多科学家致力于对于昆虫复眼、口器、翅、头部关节、感觉器官等的微观结构观察和研究,也为仿生学提供了不同的研究方向。

　　昆虫是许多病原的宿主,电子显微镜技术对于鉴定病原、病原定位及其致病作用的研究发挥重要作用。宋社吾等(2002)应用透射电镜在骚扰库蚊的卵巢、中肠和肌肉组织中观察了昆虫共生微生物 *Wolbachia* 立克次体的大小、形态和超微结构。在感染细胞中几乎都能查见杆菌型、中间型和致密型3种类型的立克次体。它们的外壁、质膜、胞质内的核糖体颗粒和丝状DNA以及二分裂象在电镜下均能清晰地观察到。在卵巢组织的部分切片中多见形态各异的致密型立克次体,有的还被溶酶体和空泡膜包裹。我国尖音库蚊复合组蚊虫和白纹伊蚊的各个组织中立克次体感染普遍存在。*Wolbachia* 不是早期认为的仅仅存在于宿主的生殖组织中。庞仁乙等(2015)应用扫描电子显微镜等显微技术观察丝光绿蝇的成虫、幼虫和蛹三种虫态供试虫体体表附着的虫生真菌蜡蚧轮枝菌分生孢子部位的结构形体,分析丝光绿蝇三种虫态附着蜡蚧轮枝菌分生孢子的能力大小与各虫态体表结构差异的关系。丝光绿蝇各种虫态体表附着孢子的能力和体表相关结构的拓扑构型与分布密度等因素相关。此研究可为阐述虫生真菌对同一昆虫不同虫态间的致病差异性的机制提供一定参考。

　　虫媒病毒是指通过吸血昆虫叮咬传播疾病的一类病毒,如流行性乙型脑炎(乙脑)病毒、西尼罗病毒、黄热病病毒、登革热病毒等,虫媒病毒具有重要的公共卫生意义。Kruger等(2000)记述了1938年第一台电子显微镜发明者 E. Ruska 的胞弟 Helmut Ruska 开始应用电子显微镜尝试观察多种生物的亚微观结构。1939年他协助德国生物化学家考舍终于直接观察到了烟草花叶病毒,并确认其为杆状颗粒。张莹等(2013)指出电子显微镜技术的优势在于微观测试的直观、快速与准确,电子显微镜是临床病毒学及其基础研究的重要和支持性工具,尤其对于新发和未知病原体的研究,主要体现在新发传染病的病原诊断、病原体的结构特征展示和形态发生学的研究以及抗病毒药物设计和基因治疗中超微结构的对比分析,电子显微镜也可用于观察病原和药物的作用效果。

　　展望:物理学、材料学、数学以及生物学等多个领域的研究推动了电子显微镜技术的发展壮大。电子显微镜技术对物质细微结构与功能的分析,实现了近原子分辨率的结构解析,使人类充分认识到物质世界的本质和奥妙。电子显微镜不仅丰富了人们对微观世界的认识,也大大推动了生物医学、材料学等许多科研领域的发展,同样也推动了医学节肢动物学的发展。但电镜技术仍有优化的空间和发展潜力。我们期待电子显微镜技术在今后的发展中不断完善成熟,在结构生物学、细胞生物学乃至医学节肢动物学研究中带给我们更多的惊喜。

(刘俊燕)

参考文献

[1] 庞秀楠,刘贤慧,刘根廷,等.有瓣蝇类触角感受器形态与功能研究进展[J].环境昆虫学报,2020,42(2):370-382.

[2] 张静,张晶晶,史宗畔,等.疟疾媒介中华按蚊触角感器的扫描电镜观察[J].昆虫学报,2019,62(3):312-322.

[3] 周凯灵,周琼,李芷瑜,等.黑水虻成虫体表超微感器(I):触角和下颚须[J].电子显微学报,2018,37(1):84-89.

[4] 吴赵龙,毛有东.冷冻电子显微镜:生物大分子精细结构分析的利器[J].科学通报,2017,62(36):4208-4212.

[5] 庞仁乙,高熹,章一鸣,等.丝光绿蝇不同虫态附着蜡蚧轮枝菌分生孢子的能力及与其体表结构的关系[J].环境昆虫学报,2015,37(1):77-84.

[6] 邵淑娟,郝立宏.电子显微镜技术在医学领域的应用[M].沈阳:辽宁科学出版社,2014.

[7] 张建庆,高博,方义亮,等.电镜技术在四类医学媒介生物分类鉴定中的应用研究[J].口岸卫生控制,2014,19(6):23-25.

[8] 汪克建.医学电镜技术及应用[M].北京:科学出版社,2013.

[9] 张莹,洪涛,宋敬东,等.电子显微镜技术—病毒结构与形态研究及快速诊断的基础平台[J].中国科学:生命科学,2013,43(9):719-729.

[10] 刘付红,郭淑玲,刘莹,等.两种人体蠕形螨足和外生殖器超微结构的观察[J].山东大学学报(医学版),2010,48(2):142-145.

[11] 肖波,方宁,张妍妍,等.蜚蠊目(六足总纲,昆虫纲)八种昆虫触角感受器的扫描电镜观察[J].动物分类学报,2009,34(2):292-300.

[12] 郭素枝.电子显微镜技术与应用[M].厦门:厦门大学出版社,2008.

[13] 刘志萍,李燕飞,王进军.三种隐翅虫下颚须和下唇须感器超微结构的比较研究(鞘翅目:隐翅虫总科)[J].昆虫分类学报,2008,30(1):25-30.

[14] 邵淑娟,杨佩满,许广元,等.实用电子显微镜技术[M].长春:吉林人民出版社,2007.

[15] 付洪兰.实用电子显微镜技术[M].北京:高等教育出版社,2004.

[16] 马英,杨锡正,张全芬.青海省不同鼠疫疫源地内7种媒介蚤前胃形态结构Ⅲ.扫描电镜研究[J].中国人兽共患病杂志,2004,20(3):266-276.

[17] 高安平,诸葛洪祥.白纹伊蚊触角感受器的扫描电镜观察[J].医学动物防制,2003,19(11):653-656.

[18] 宋社吾,赵彤言,董言德,等.*Wolbachia*在我国蚊虫体内感染组织定位的透射电镜观察和PCR检测[J].寄生虫与医学昆虫学报,2002,9(1):26-32.

[19] 巴音查汗,徐显曾.森林革蜱与草原革蜱的超微形态学比较[J].中国兽医科技,2001,31(6):27-29.

[20] 李国清,覃宗华,林辉环,等.荒川库蠓和尖喙库蠓感觉器的扫描电镜观察[J].华南农业大学学报,2000,21(2):72-75.

[21] 程时,彭学敏.生物医学电子显微镜技术[M].北京:北京医学大学/中国协和医科大学联合出版社,1997.

[22] OIKONOMOU C M,JENSEN G J. Cellular Electron Cryotomography:Toward Structural Biology In Situ[J]. Annual Review of Biochemistry,2017,86:873-896.

[23] BECK M,BAUMEISTER W W. Cryo-Electron Tomography:Can it Reveal the Molecular Sociology of Cells in Atomic Detail?[J] Trends in Cell Biology,2016,26(11):825-837.

[24] ARZT E,GORB S N,SPOLENAK R. From micro to nano contacts in biological attachment devices[J]. Proc Nat Acad Sci USA,2003,100:10603-10606.

[25] KRUGER D H,SCHNECK P,GELDERBLOM H R. Helmut Ruska and the visualisation of viruses[J]. Lancet,2000,55:1713-1717.

[26] GORB S N. The design of the fly adhesive pad:distal tenent setae are adapted to the delivery of an adhesive secretion[J]. Proc Roy Soc London B,1998,265:747-752.

[27] GREENBERG B. Species distribution of new structures on fly antennae[J]. Nature,1970,228(5278):1338-1339.

[28] SLIFER E H,SEKHON S S. Fine structure of the sense organs on the antennal flagellum of a flesh fly,*Sarcophaga argyrostoma* R. D.(Diptera,Sarcophagidae)[J]. Morph,1964,114(1):185-208.

第五十八章
三维重建技术在医学节肢动物学研究中的应用

医学节肢动物与人类健康密切相关。对医学节肢动物内部超微结构进行深入研究,除了可以完善医学节肢动物的形态学数据,更有利于了解其生理、生化特点及其致病机理,能够为预防和治疗相关疾病提供科学依据。然而由于大部分医学节肢动物体积微小,因此对其内部结构的研究相对比较困难。近年来,计算机三维重建技术和激光共聚焦显微镜等设备发展迅速,为医学节肢动物内部结构的深入研究提供了良好的技术平台。

第一节　医学节肢动物形态结构的三维重建

20世纪90年代起,综合了计算机图像处理与分析、真实感计算机图形学、虚拟现实等技术的医学影像三维可视化一直是国内外研究与应用的热点之一。而医学图像的三维可视化技术最关键的部分就是三维(three-dimensional,3D)重建,是指利用二维投影恢复物体三维信息(形状等)的数学过程和计算机技术。即通过对一系列的二维图像进行边界识别及分割处理等,还原出被检物体的三维图像,使重建后的三维模型"真实"地再现组织或器官的表面轮廓,改善可视化的质量。同时,通过对重建模型施以剖切,可以方便地观察到内部组织或病变体的形状、大小及位置,更好地进行诊断。利用计算机图像重建技术对连续组织切片进行三维重建,不但能精确地显示生物组织复杂的三维结构,并可进行任意旋转、剖切等观察和操作,还能对重建的三维结构进行测量。

连续石蜡切片图像的三维重建是一种适用于医学节肢动物的简单易行的重建方法,但是近年来医学节肢动物连续切片的三维重建报道甚少。主要原因考虑为由于大多数节肢动物体积较小,常需借助显微镜才能对其结构进行识别及操作,精度要求高;另一方面,许多节肢动物为特殊几丁质的坚硬外骨骼与富含血淋巴的开放式循环系统并存,使其经过固定、脱水等常规石蜡切片制片步骤后容易发生组织脆化、碎裂等,很难获取完整的连续切片。国内研究人员率先通过改进石蜡切片的制作过程,尝试对粉尘螨的消化系统进行重建,并将该方法应用于热带无爪螨的生殖系统,结合扫描电镜、免疫组织化学染色等方法进行抗原定位,取得较为满意的结果。三维重建结果为病原生物学研究和教学提供了形象直观、立体感强的三维动态图像资料及形态学数据,同时建立了良好的技术平台,为进一步完善对医学节肢动物的认识奠定了良好的基础。

现以粉尘螨消化道连续切片的三维重建为例介绍三维重建的基本步骤。

一、样本准备

连续切片制作及染色:

石蜡切片是最基本的切片技术、冰冻切片和超薄切片等都是在石蜡切片基础上发展起来的。该技术既可切成薄的切片,又可以连续,是进行三维重建简便易得的图像来源。苏木素与伊红对比染色法(简称HE染色法)是组织切片最常用的染色方法,这种方法适用范围广泛,对组织细胞的各种成分都可着色,便于全面观察组织构造,而且适用于各种固定液固定的材料,染色后不易褪色可长期保存。石蜡切片经HE染色,观察效果较好。

（一）取材固定

取材动作要迅速，不宜拖延太久，以免组织细胞的成分、结构等发生变化。为了更好地保持细胞和组织原有的形态结构，防止组织自溶，有必要对细胞和组织进行固定。固定的作用不仅是使细胞内蛋白质凝固，终止或抑制外源性和内源性酶活性，更重要的是最大限度地保存细胞和组织的抗原性，使水溶性抗原转变为非水溶性抗原，防止抗原弥散。新鲜或活体的材料浸入固定剂（fixative）固定（fixation）处理后，可使其原来的细胞形状和结构不变。常用的固定剂有酒精、甲醛、醋酸、苦味酸、四氧化锇等。固定液种类很多，可根据不同的动、植物组织的特点选择不同的固定液。一般固定液都以新配为好，配好后应贮存在阴凉处，不宜暴露于日光，以免引起化学变化，失去固定作用。

固定材料时，固定液必须充足，一般为材料块的 20~30 倍，有些水分多的材料，中间应更换 1~2 次新液。粉尘螨固定时，可用小号解剖针挑取经纯培养的粉尘螨成虫，以 PBS 洗去培养物后常温浸没于 Bouin 固定液中 24 小时。

（二）清洗和预处理

材料经固定后，除乙醇外，组织中的固定液须冲洗干净，尤其是含有重金属的固定液。因为残留在组织中的固定液，有的不利于染色，有的产生沉淀或结晶影响观察。冲洗方法根据固定液的性质而定，固定液为水溶液的常用水洗涤，固定液含有乙醇的则用 50%~70% 乙醇冲洗。清洗好的材料，可以浸入 70% 乙醇中长期保存。

对于节肢动物，由于其几丁质的外壳较为坚硬，对后续石蜡的渗入、切片的完整性和连续性均带来困难，因此可在清洗后先进行一些预处理以软化几丁质。如粉尘螨的处理，可将其投入 4% 的盐酸溶液中浸泡等。

（三）脱水、透明、浸蜡

各种材料经固定与洗涤后，组织中含有大量水分，但水与石蜡不能互溶，因此必须将组织中的水分除去。乙醇是常用的脱水剂，用乙醇脱水的过程中，应以低浓度乙醇逐渐过渡到高浓度乙醇以除去材料块中的水分。脱水时间与材料块的大小有关。常用的透明剂有二甲苯、氯仿、香柏油、冬青油等。透明剂的作用是置换乙醇，让材料透明，有利于石蜡向材料内部渗透。由于乙醇与石蜡不相溶，而二甲苯既能溶于乙醇又能溶于石蜡，所以脱水后还要经二甲苯过渡。当组织中全部被二甲苯占据时，光线可以透过，组织从而呈现出不同程度的透明状态。

透蜡的目的是除去组织中的透明剂（如二甲苯等），使石蜡渗透到组织内部达到饱和程度以便包埋。透蜡时间根据组织的薄厚、大小来进行。透蜡应在恒温箱内进行，并保持箱内温度在 55~60℃，注意温度不要过高，以免组织发脆。粉尘螨的透蜡步骤可置于恒温箱 0.5 小时。

该过程可按如下步骤进行：

1. 将预包埋的尘螨置于 50% 乙醇中 2 小时（中间换液一次），然后置于 70% 乙醇中室温过夜。第二天取出后依次浸入梯度乙醇脱水并以二甲苯透明：80% 乙醇 I 1 小时→80% 乙醇 II 1 小时→95% 乙醇 I 30 分钟→95% 乙醇 II 30 分钟→100% 乙醇 I 15 分钟→100% 乙醇 II 15 分钟→乙醇∶二甲苯（1∶1）混合液 10 分钟→二甲苯 I、II 透明共约 15 分钟→镜下观察至虫体透明即可终止。

2. 将经透明的琼脂块取出，按如下流程浸蜡，即二甲苯∶塑化石蜡（1∶1）混合液 10 分钟→塑化石蜡 I、II、III 各 1 小时。

（四）包埋

将经过透蜡的组织连同熔化的石蜡，一起倒入包埋盒内，然后包埋盒底部接触冷水中，使其立刻降温凝固成蜡块。用于包埋的石蜡的熔点在 50~60℃，包埋时应根据组织材料、切片厚度、气候条件等因素，选择不同熔点的石蜡。一般动物材料常用的石蜡熔点为 52~56℃，植物材料用的石蜡熔点为 54~58℃。

（五）切片与贴片

调整石蜡块与刀口之间的角度与位置，刀片与石蜡切片约成 15° 左右。调整厚度调节器到所需的切片厚度，一般为 4~6μm。切片时右手摇动转轮，让蜡块切成蜡带，左手持毛笔将蜡带提起，摇转速度不可太快，通常以 40~50r/min。尽量选择完整、连续的蜡带,并按顺序摆放,以备重建。

用粘片剂多聚赖氨酸浸泡载玻片,过夜干燥待用并用铅笔编号。滴加 1~2 滴蒸馏水于载玻片上。按一定的顺序,用小镊子夹取预先用刀片割开的蜡带,放在水面上,使蜡片光亮平整的一面贴于玻片上。可在酒精灯火焰上方适度加热至蜡片舒展,或放置于预先加热的展片台上(温度保持在 40~45℃),此时蜡片因受热而伸展摊平。展片后把玻片置 60℃温箱烘干,干燥后即可取出存放于切片盒待染。

(六)染色

染色液多数为水溶液,因此,染色前必须将蜡脱去,使切片中的材料由有机相进入到水相,一般采用二甲苯脱蜡。脱蜡后,再经过各级不同浓度的乙醇(浓度由高至低)逐级复水。复水与脱水浸蜡过程正好相反,但是由于蜡片较薄,所需时间比脱水浸蜡要短得多。染色剂有很多种,染色方法也很多,针对不同的组织结构,可以采用不同的染色方法。动物组织常用苏木精伊红染色法(HE 染色)。

(七)脱水、透明、封片

经过染色的切片必须经过各级不同浓度的乙醇脱水后,才能透明。如果没有脱尽水,即使投入透明剂中仍不能透明。最后放入 1∶1 无水乙醇二甲苯溶液中。切片从 1∶1 的无水乙醇和二甲苯溶液中取出,浸入第 1 瓶二甲苯中 5~10 分钟,再浸入第 2 瓶二甲苯中 5~10 分钟,使材料透明。取出后用吸水纸把多余的二甲苯吸干,滴一滴中性树胶,封上盖玻片,即完成玻片的制备。

由于尘螨体积微小,在染色过程中容易掉片,而且各组织嗜染性不同,故可在常规染色步骤基础上进行一些调整,以达到最佳的染色效果:

切片常规脱蜡至水化→ Harry's 苏木素染色 20 分钟自来水冲洗→ 0.5% 盐酸酒精分化 2~4 秒→自来水洗并蓝化 5~10 分钟→ 80% 乙醇 5~10 秒→ 0.5% 伊红 1~3 秒→ 95% 乙醇Ⅰ1 分钟→ 95% 乙醇Ⅱ 3~5 秒→ 100% 乙醇Ⅰ、Ⅱ各 1~2 分钟→二甲苯Ⅰ、Ⅱ各 1~2 分钟→中性树胶封固。

二、数据读取

(一)消除变形

固定过程中,甲醛使组织收缩 30%,组织切片漂浮在水面也会引起变形。因此在实验过程中应尽量减少变形的影响,如保持水温恒定,漂浮时间也相同。

(二)切片技术

切片的数量越多,获得的空间三维信息越多,所重建的三维图像也越接近实际,但计算量也随之增大。另外,对于超薄切片而言,细胞器的直径大小不一(一般在不足一微米至数微米之间),而一张切片的厚度在 50~80nm,因此,考虑选取较大的细胞器,连续切片 10~20 张进行重建。对尘螨而言,成螨的长度在 350~500μm 之间,所以设定切片厚度为 5μm 为宜,既能尽可能地保证切片的完整性,又提供了足够数量的切片用于重建。

(三)图像的获取及输入

图像的获取途径多样,如照相、扫描、显微摄像及数码显微成像系统等。欲对图像进行处理,首先要将其转化为数字信号,通常有两种方法:一种是组织切片经显微放大后摄像机摄取,并直接转化为数字图像存入计算机;另一种是将显微图像用照相机摄为底片,通过手工绘制或计算机扫描等方法,转化为数字信号存入计算机。医学节肢动物用于重建的图像获取,可采用切片后显微数码相机逐张放大适当倍数后拍照以实现。

三、图像的处理

(一)图像的预处理

1. 图像的增强技术　为了突出所要重建的细胞器,需要对数字图像进行预处理。主要包括对比度的增强和图像的锐化。前者主要是充分利用整个灰度范围,增强图像的对比度,主要有线形灰度变换、非线形灰度变换、直方图平坦化等方法;后者主要是使图像轮廓变得清晰,采用的方法主要有高通滤波,但采用高通滤波会增强噪声,因此,在此之前需要平滑噪声。

2. 噪声平滑技术　图像在生成和传输过程中经常受到各种噪声源的干扰而影响图像质量,为了抑制噪声,须对图像进行平滑处理,通常采用的技术是中值滤波。目前的许多三维重建软件已包含这些常规的图像处理功能。

(二)序列切片图像的层间配准

在连续切片的获得过程中,切片间会出现平移和旋转,所以在三维重建前,首先要对图像进行配准。通常采用的方法有"硬"定位和"软"定位两种方法。所谓"硬"定位,是指在序列切片图像上找到一些基准点,通过对齐基准点来达到定位目的。一般是在制作切片之前进行打孔处理,使各截面上留下统一的小孔,以这些小孔为定位点进行配准。所谓"软"定位,是指通过一定的计算机配准算法得到两幅连续切片图像间的配准参数。由于"软"定位方法具有灵活、准确度高和可进行回溯性研究等优点,是当前主要的研究方向。经过配准的图像,消除了切片进行性平移对位错误,才能够保证重建后的图像真实还原组织的原始形态和空间结构。

(三)重建结构的分离方法

通常从图像各成分中选取的欲重建结构需要放大,常用的方法有手工绘制和计算机处理两种。前者通过投影仪放大,在硫酸纸上绘制轮廓。其优点是,在三维重建以前,通过绘制过程,可以了解结构中各成分的界限以及相互联系;简便易行,不需要其他特殊的设备。而缺点是耗时费力,且主观因素多。另一种方法是使用计算机处理法,即通过设立阈值等方法来显示感兴趣的结构或描记组织界限。

四、重建模型的绘制

目前,医学图像三维重建的方法大致可分为三种:通过断层间的轮廓线拟合表面;直接从三维体数据生成等值面;不构造表面,对每个体素赋予颜色和阻光度,进行直接体绘制。前两种属于面绘制的重建方法,第三种属于体绘制的重建方法。面绘制方法的最大特点是采用曲面造型技术,生成数据场等值面的曲面表示,再采用面光照模型计算出绘制图像。与面绘制相比较,体绘制的一个主要特点就在于放弃了传统图形学中体由面构造的这一概念,直接分析光线穿过三维体数据场时的变化,得到最终的绘制结果。

(一)基于面绘制的重建方法

面绘制算法是三维重建最基本的方法,目前已经较为成熟。它的基本思想是提取感兴趣物体的表面信息,再用绘制算法根据光照、明暗模型进行消隐和渲染后得到显示图像。具体形式有边界轮廓线表示和表面曲面表示。

1. 边界轮廓线表示算法　最初的表面重建方法采用基于轮廓线的描述方式,即根据体数据由很多平等切片组成的特点,先求出每张切片中物体的闭合轮廓,然后将相邻切片之间的轮廓连接生成物体表面。这种算法数据量小而且简单,但它在确定多分支等值线在相邻切片间的拓扑关系以及分支顶点的连接关系比较困难,且显示画面质量粗糙。

2. 表面曲面表示算法　这是一种直接从三维数据生成等值面的方法,包括移动立方体(marching cubes,MC)算法、剖分立方体(dividing cubes)算法和立方体(cuberile)算法。

(1)移动立方体算法:MC 是 Lorensen 和 Cline 于 1987 年提出来的一种三维重建方法,其基本思想是在数据体中将位于两个相邻切片上 2×2×2 共 8 个相邻的体素组成一个 CUBE(立方体),用密度值将每个体素区分为对象内和对象外两类,然后根据此分类对 CUBE 进行编码。所有非同构的 CUBE(即 8 个体素不全在对象内或对象外)必然包含对象的表面,然后用插值的方法得到对象表面在 CUBE 各边的切点,最后按一定规则将这些切点连接成相邻的三角形以代表此 CUBE 内对象的表面,通过计算密度的梯度求得表面的方向。此算法实现容易,得到了广泛的应用,并且已经在美国申请专利,被公认为是至今为止最流行的面显示算法之一。

(2)剖分立方体算法:该方法是针对三维数据场具有很高密度的情况提出来的。该方法逐步扫描每个单元,当单元的八个顶点越过等值面值时,将该单元投影到显示图像上。若投影面积大于一个像素的大小,则该单元被分割成更小的子单元,直接使子单元在显示图像上的投影为一个像素大小。

(3)立方体算法:这种方法实际上把整个单元看作是由同一物质构成,这样,一个不透明单元可以用该单元的同一色彩的六个面来表示(绘制)。该方法简单、快捷,但画面粗糙,显示图像给人一种"块状"感觉,不能很好地显示对象的细节。

（二）基于体绘制的重建方法

体绘制技术的中心思想是为每一个体素指定一个不透明度（opacity），并考虑每一个体素对光线的透射、发射和反射作用。光线的透射取决于体素的不透明度；光线的发射则取决于体素的物质度（objectness），物质度愈大，其发射光越强；光线的反射则取决于体素所在的面与入射光的夹角关系。体绘制的步骤原则上可分为投射、消隐、渲染和合成等4个步骤。迄今为止，研究和开发三维不规则体数据的可视化算法仍然是一个有待进一步解决的问题。而对于规则数据场的体绘制研究趋于成熟，它有四种常用的算法：

1. 光线投射法（ray casting）　该算法是基于图像序列的算法，构造出理想化的物理视觉模型，即将每个体素都看成为能够透射、发射和反射光线的粒子，然后根据光照模型或明暗模型，依据体素的介质特性得到它们的颜色（灰度图像为亮度）和不透明度，并沿着视线观察方向积分，最后在平面上形成具有半透明效果的图像。

2. 抛雪球法（splatting）　与射线投射法不同，抛雪球算法是反复对体素进行运算。它用一个称为足迹（footprint）的函数，计算每一体素投影的影响范围，用高斯函数定义强度分布（中心强度大，周边强度小），从而计算出其对图像的总体贡献，并加以合成，形成最后的图像。由于这个方法模仿了雪球被抛到墙壁上所留下的一个扩散状痕迹的现象，因而得名"抛雪球法"。因为抛雪球算法是"以物体空间为序"的体绘制算法，所以它的优点就是能按照体数据存储顺序来存取对象，同时只有与图像相关的体素才被投射和显示，这样可以大大减少体数据的存取数量，而且算法适合并行操作。

3. 剪切-曲变法（shear-warp）　剪切-曲变法目前被认为是一种速度最快的体绘制算法。其绘制过程可简化为通过剪切出适当的编码体素使射线正交于所有的体素层，利用双线性插值在遍历的体素层内得到它们的采样值，再通过曲变将体素平行于基准平面的图像转换为屏幕图像。

4. 基于硬件的3D纹理映射（3D texture-mapping hard-ware）　基于硬件的3D纹理映射方法首先将体数据装载到纹理内存，再由硬件将平行于视平面的多边形层片转变为图像。这些层片是由后向前地进行融合，插值滤波器为三次或四次线性函数，而层片间的距离可以任意选择。

（三）三维重建技术与评价

三维重建技术主要有多层面重建技术（multiplanar reformation，MPR）、最大密度投影技术（maximum intensity projection，MIP）、表面阴影遮盖（surface shadow display，SSD）、容积漫游技术（volume rendering technique，VRT）、曲面重建技术（curved reformation，CPR）、虚拟内镜技术（virtual endoscopy，VE）等，根据应用于对象的不同可选择不同的重建技术。根据不同的需求也可选择不同的三维重建软件，常用的三维重建的软件有 Mimics（Materialise 公司，比利时）、Geomagic（Geomagic 公司，美国）、Amira（Visage Imaging 公司，澳大利亚）、VG Studio/Max（Volume Graphics 公司，德国）、3D Slicer（免费开源软件，美国）、ScanFE（Simple ware Ltd.，英国）、Avizo（VSG 公司，澳大利亚）、Analyze（Analyze Direct Inc.，美国）、3D MED（开源，中国）、Imageware（EDS 公司，美国）、Rapidform（INUS 公司，韩国）等系统软件。

三维重建的目标是在计算机对输入信息进行处理、操作和分析的基础上，形成一个比较完整的表面模型。理想情况下，三维模型应与真实模型形状、尺寸等一致。但在实际操作过程中，由于数据源、构建方法等问题，不可避免地会出现一定的误差。

三维重建效果评价技术是将重建后的模型通过运用各种客观的方法，将重建模型与真实模型进行对比，来验证重建算法是否达成其预期的效果。常用方法有重建误差法、积分误差法、三维基尼系数法、形状误差法、分解法、相位矩不变量法以及大量采样和多角度的多指标评价法等。通过量化的评价方法能够评价出重建模型各个部分的重建效果的好坏，评价结果作为参考依据，可以将效果不好的部分通过添加相应的输入数据并再次进行重建以达到期望效果。

医学节肢动物的组织切片三维重建应用中，可根据其结构特点和重建需要选择合适的重建方法。如粉尘螨消化道的三维重建，由于其消化道结构分支少、组织结构相对简单，可借助功能强大的三维重建软件先进行体素重建，而后在此基础上构造肠道表面，既可形象直观地反映各肠段的结构和毗邻关系，又可剖割模型以观察其任意方向的截面。该种内窥式的模型，可以虚拟地观察消化道组织的内部构造。

第二节　医学节肢动物三维重建技术应用的现状和前景

随着计算机技术的飞速发展,使直观地、原位地、精确地展示研究对象的三维空间构型成为可能。近30年建立和发展起来的生物组织的三维重建技术,满足了生命科学的发展和形态与功能研究的迫切需求。对医学节肢动物而言,该技术目前的应用已较为成熟,且已在多种与人体疾病密切相关的节肢动物的不同器官中得以实现,具有良好的发展与应用前景。

三维重建技术在阐明生物组织细胞结构与生理、病理功能之间关系以及在形态学、生理解剖学、细胞化学定位等生物医学领域研究中有着重要的意义。医学节肢动物与人类健康密切相关,对其深入的了解显得尤为必要。而对其组织器官的三维重建,则是一种新颖而有效的研究方法,突破了传统组织学和形态学表达二维形态资料的局限性,可以为医学节肢动物的研究和教学提供形象直观、立体感强的三维动态图像资料及其形态学参数,因而不仅有助于对其形状及组织细胞进行完整且准确的形态学描绘和鉴定,而且有助于阐明组织结构与生理功能、品质构成以及各组织细胞的空间位置相互关系,更将广泛应用于形态学、比较生物学、解剖学、分子生物学等学科领域。但是,影响三维重建图像效果的因素很多,除系统环境条件、重建算法与显示方法外,断层切片的数量和质量也是影响重建结果真实性的重要因素。由于组织细胞形态小,其连续切片的数量和质量保证难度较大,通常外形重建效果优于组织细胞,所以从切片角度而言,还需完善。

连续组织切片三维重建技术是从19世纪末逐渐发展起来的一种最常见的显微结构三维重建技术,适于大多数生物组织的精准高分辨率模型的重建。虽然连续组织切片的三维重建过程耗时且难以实现整体图像拼接,其重建过程还面临样本丢失、损坏、不均匀染色和变形的风险,但该方法对于显微结构的研究和探索仍然具有重要意义。

目前连续切片在医学领域内的计算机三维重建,多数是对肉眼观察到的实体,如脑、颅骨、脏器等。显微图像的计算机三维重建,貌似简单容易进入而又非常棘手。定位是重建过程中共同的难题。如前所述,定位多是用细针或激光打孔,其缺点在于:首先,可能破坏需要的结构;其次,基孔在高倍放大的情况下可能不完全一致;另外,在高倍放大的情况下,基孔可能在视野以外,无法直接定位。计算机定位法应运而生,即根据生物组织的连续性和完整性,在切片图像内部寻找定位结构,一般采用质心或轮廓中心对位法,也有通过求解相邻切片图像的相关系数来消除平移和旋转误差。这些方法各有利弊,需要研究人员在实际工作中不断摸索,总结出适合具体工作的一套定位技术方法。

随着电子技术的发展,大量的生物组织图像将建立在数字化基础上,可用来重建节肢动物的组织、器官、细胞及细胞器、蛋白质等,如冷冻电镜、激光共聚焦显微镜、X线断层摄影。

20世纪70年代Taylor和Glaeser开创了冷冻电子显微术(cryo-electron microscopy,Cryo-ME),经过近30年的发展,冷冻电镜技术已经成为研究生物大分子结构与功能的强有力的手段。在主要测定结构的方法中,冷冻电镜是唯一的能研究小到小的蛋白质、蛋白质复合物大到细胞器甚至整个细胞的方法。电镜三维重构的理论基础是一个物体的三维投影像的傅立叶变换等于该物体三维傅立叶变换中与该投影方向垂直的,通过原点的截面(中央截面)。每一幅电子显微像是物体的二维投影像,倾斜试样,沿不同投影方向拍摄一系列电子显微像,经傅立叶变换会得到一系列不同取向的截面,当截面足够多时,会得到傅立叶空间的三维信息,再经傅立叶反变换便能得到物体的三维结构。这种方法可广泛应用,从无固定结构特征的细胞器和生物大分子复合物到大分子晶体。

样品制备主要采用快速冷冻的方法,以保持其天然活性;仪器设备则可采用场发射电镜和CCD(charge-coupled detector,电耦合探测器)摄像系统,确定结构的方法主要有电子晶体学、单粒子法和电子断层成像技术,对于数据处理则主要借助各种软件和傅立叶变换的算法进行二位图像的三维重构以获得实物空间的三维结构。冷冻电镜通过高压快速液氮冷冻的制样方法能够使样品处在接近于生理环境的玻璃态冰中从而保持其天然构像,并且由于快速冷冻可以捕捉到某个反应过程的中间状态从而可以对大分子复合物进行生物学功能的动态研究。确定三维结构的方法主要有电子晶体学方法、单粒子重构法和电子断层成像技术。

激光共聚焦显微镜（confocal laser scanning microscopy，CLSM）是20世纪80年代发展起来的分子细胞生物学分析仪器。它利用激光作为光源，在传统光学显微镜基础上采用共轭聚焦的原理和装置，以及通过针孔的选择和PMT的收集，并带有一套对其所观察到的对象进行数字图像分析处理的系统软件。与传统光学显微镜相比，它具有更高的分辨率，实现多重荧光的同时观察并可形成清晰的三维图像等优点。激光共聚焦显微成像仪可以将断层图像与三维重建图像有机地结合起来，能揭示细胞内部的结构和提供细胞的长、宽、厚、断层面积、细胞体积等参数。其高分辨率、无损伤连续光学切片、三维重建等功能已广泛应用于形态学、神经科学、细胞生物学、药理学等领域的研究。

计算机断层摄影（computer tomography，CT）作为一种能够清晰重现组织断层像的方法，在医疗诊断中被广泛采用。X线CT与传统X线诊断技术相比，图像的空间和密度分辨率产生了质的飞跃。在X线CT实用化以前，在医疗界采用X线断层摄影法，这种方法于1921年由Bocage提出。即所谓移动型断层X射线摄影术（motion tomography）。这种方法的主要技术是，一方面使X射线源移动，另一方面让胶片同步地反向移动，使人体某个断面连续地聚焦在胶片的固定位置上。这样便淡化了被检查体目的断面以外的构造，相对地增强了目的断面的摄影像，还有着经济性、摄影时间短、X线曝光量小等优点。1971年，Miller等人发展了X线断层摄影法：获取不同投影角度的单次投影像之后，直接处理这些数据，利用这些投影像的不同位移，可重构任意深度的断层像。1972年Grant把这种方法命名为断层X射线摄影合成。近年来，日本的曾根等人对这种方法的X线检测器进行数字化，开发了实用的优良的digital tomosynthesis系统。

从计算机技术角度来看，必须实现更复杂的软、硬件及图像工作站，尤其软件设计必须在结构上突破普通关系数据库的束缚，允许处理图像，并通过图像与系统交流。

国内外节肢动物领域的三维重建正在逐步开展，其中以螨类的三维重建研究较为深入。

国内研究者率先以粉尘螨（*Dermatophagoides farinae*）和热带无爪螨（*Blomia tropicalis*）的肠道的研究对象进行了三维重建。通过重建模型，使其消化系统得以完整清晰地呈现：粉尘螨消化系统由前口腔、前肠、中肠、后肠、肛门和唾液腺组成的。前口腔被颚体包围，前肠由咽肌和食管组成；中肠分成四部分即前中肠、左右盲肠和后中肠；后肠包括相对宽的结肠和窄的直肠；消化腺在形态上是无规则的，位于大脑前部。而热带无爪螨的肠道与疥螨相似，由角质层内衬肠、尾肠和中间的无角质层的中肠组成。前肠被分成肌肉发达的咽喉和食管；中肠由中央胃、两个侧边的盲肠、一个球形结肠和一个带有两个管状形的后结肠支囊的后结肠构成。胃和盲肠的上皮细胞为鳞状和方形。结肠和尾结肠有重要的较长的微绒毛。肛门是一个简单的管，还有扁平上皮细胞。通过对三维模型的空间测量表明，配对的盲肠和胃占了肠道总体积的55.1%和34.6%。消化系统的三维结构为研究各相邻肠道间的关系和位置排列提供了良好的立体视觉观察效果，并能通过软件进行测量各部位具体参数，也能结合免疫组织化学染色和电镜，进行抗原的定位。Yoshimura等利用微断层摄影技术（X-ray micro-CT），在亚微米级和微米级的分辨率上重建了疥癣螨（*Sarcopes scabiei var. hominis*），获得了疥癣螨内部结构的清晰三维图像，并能显示头骨（头部）、消化器官和腿部的截面。重建的疥癣螨假头有一个颌骨状结构；雌螨前肢尖端有一个扁平的圆盘状结构，可以用来抓握皮肤表面。van Wijk等三维重建了专性捕食螨（*Phytoseiulus persimilis*）的嗅觉系统，并通过体绘制三维重建了尾嗅叶。重建的结果揭示了嗅叶通过踏板神经获得周边的信息。外周嗅觉系统由5个位于第一对足体背部的多孔嗅觉感受器组成。嗅球体结构和小球神经分布在不同的个体中，并表现出保守的性质。成体雌螨中，嗅觉受体细胞和小球的比例近似为1∶1。

在对蟑螂的三维重建研究中，中国台湾的Chiang等发现太平洋折翅蠊（*Diploptera punctata*）的雌性成体蟑螂的中央大脑用共聚焦显微镜行使光学切片，中央大脑的厚度超过了500μm。对中央大脑和神经纤维网区域蕈形体、中央复合物、触角嗅球和叶小球各自标出轮廓、分割、重建，在空间x-y平面和z轴平面的分辨率分别为1μm和3μm。该研究小组对蕈形体的Kenyon细胞计数发现每个脑半球还有大约230 000个Kenyon细胞，99个触角嗅球，40个叶嗅球。神经髓的体积为$132 \times 10^5 \mu m^3$，Kenyon细胞体积为$148 \times 10^5 \mu m^3$。三维大脑图谱揭示出了蕈形体参与了幼体激素的分泌调节过程。Ma等将美洲大蠊（*Periplaneta americana*）幼虫进行石蜡包埋及连续切片，并用光学显微镜获取图像，对其消化系统进行了三维重建。结果显示出消化系统内部肠道结构呈管状，消化道长是其身体的两倍。前肠、中肠、尾肠占了消化系统的大部分空间。数据显示前肠占了整个消化系统的 43.57%,中肠为 35.21%,尾肠只占 21.22%。

除此以外,国内外学者还重建并深入研究了非洲疟疾蚊子的主要嗅觉中心和触角神经叶;通过 CLSM 重建飞虱的内骨骼、肌腱和肌肉以了解其功能生物力学;以 CLSM 和绿色荧光蛋白(GFP)标记重建果蝇神经系统并模拟单个神经元形态以探索运动回路中突触连接的原理等。

随着研究的逐步深入及仪器设备、计算机技术的不断发展,医学节肢动物的三维重建研究将进一步完善。如串行块面扫描电子显微镜(SBFSEM)等高通量高分辨率三维成像仪器的使用,使细胞水平上描绘结构成为可能,并且足以区分亚细胞成分。未来对医学节肢动物的研究除各个器官的形态学、发育过程及功能之外,神经生物学、生物力学以及致病机制等将得到进一步阐明。

(张莺莺)

参考文献

[1] 王郑浩,李开南. 基于 CT 三维重建技术绘制骨折地图的临床应用进展[J]. 中华创伤骨科杂志,2020,22(02):175-179.

[2] 施洪臣,连运通,裴延军,等. 三维扫描及其衍生技术在医学领域的应用进展[J]. 中国医学装备,2020,17(01):163-167.

[3] 李俊亮,杨卫东. Micro CT 三维重建技术在根管治疗研究中的应用[J]. 口腔疾病防治,2019,27(1):61-66.

[4] 贾越,田俊,何鹏,等. 小尺度连续切片三维重建技术研究进展[J]. 国际生物医学工程杂志,2017,40(6):477-485.

[5] 吴彤,傅中力. 三维重建技术及其军事应用[J]. 国防科技,2015,36(1):31-34.

[6] 赵安东,连国云,刘志刚. 三维重建技术在寄生虫研究中的应用[J]. 热带医学杂志,2012,3(3):351-354.

[7] 张莺莺,刘志刚,孙新,等. 尘螨连续石蜡切片的制备及染色技术[J]. 昆虫知识,2007,44(2):294-296.

[8] 张莺莺,孙新. 显微生物组织连续切片的计算机三维重建[J]. 蚌埠医学院学报,2007,32(Suppl):133-134.

[9] GHAI S,SHARMA Y,JAIN N,et al. Use of 3-D printing technologies in craniomaxillofacial surgery:a review [J]. Oral Maxillofac Surg,2018,22(3):249-259.

[10] YANG WF,CHOI WS,LEUNG YY,et al. Three-dimensional printing of patient-specific surgical plates in head and neck reconstruction:A prospective pilot study [J]. Oral Oncol,2018,78:31-36.

[11] LINDOW N,REDEMANN S,BRÜNIG F,et al. Quantification of three-dimensional spindle architecture [J]. Methods Cell Biol,2018,145:45-64.

[12] SHARABI M,WADE KR,GALBUSERA F,et al. Three-dimensional microstructural reconstruction of the ovine intervertebral disc using ultrahigh field MRI [J]. Spine J,2018,18(11):2119-2127.

[13] SU I,QIN Z,SARACENO T,et al. Imaging and analysis of a three-dimensional spider web architecture [J]. J R Soc Interface,2018,15(146):193.

[14] YILMAZ F,KOC C,KAMBUROGLU K,et al. Evaluation of 3 different retreatment techniques in maxillary molar teeth by using micro computed tomography [J]. J Endod,2018,44(3):480-484.

[15] BALLARD DH,WEISMAN JA,JAMMALAMADAKA U,et al. Three-dimensional printing of bioactive hernia meshes:In vitro proof of principle [J]. Surgery,2017,161(6):1479-1481.

[16] ROGERS-VIZENA CR,WEINSTOCK P,LIVINGSTON K,et al. The Current Role of Three-Dimensional Printing in Plastic Surgery [J]. Plast Reconstr Surg,2017,139(3):811-812.

[17] CELIKTEN B,JACOBS R,VASCONCELOS KD,et al. Assessment of volu metric distortion artifact in filled root canals using different conebeam computed tomographic devices [J]. J Endod,2017,43(9):1517-1521.

[18] VAN MALDEREN SJ,LAFORCE B,VAN ACKER T,et al. Three-Dimensional Reconstruction of the Tissue-Specific Multielemental Distribution within Ceriodaphnia dubia via Multimodal Registration Using Laser Ablation ICP-Mass Spectrometry and X-ray Spectroscopic Techniques [J]. Anal Chem,2017,89(7):4161-4168.

[19] IGOR SIWANOWICZ,MALCOLM BURROWS. Three dimensional reconstruction of energy stores for jumping in planthoppers and froghoppers from confocal laser scanning microscopy [J]. Elife,2017,6:e23824.

[20] HAN SE,OH KS. Satisfactory surgical option for cartilage graft absorption in microtia reconstruction [J]. J Craniomaxillofac Surg,2016,44(4):471-478.

[21] ZHAN H,BRUCKNER J,ZHANG Z,et al. Three-dimensional imaging of Drosophila motor synapses reveals ultrastructural organizational patterns [J]. J Neurogenet,2016,30(3):237-246.

[22] ELISABETH L,THOMAS H,ANAHITA P,et al. Serial block-face imaging and its potential for reconstructing diminutive cell

systems：a case study from arthropods［J］. Microsc Microanal，2014，20（3）：946-955.

［23］CM H，A RB，Y L，et al. Three-dimensional motor neuron morphology estimation in the Drosophila ventral nerve cord［J］. Cochrane Database Syst Rev，2012 Aug 15；（8）：CD009133.

［24］ROMEED SA，DUNNE SM，MADARATI AA. The impact of fractured endodontic file removal on vertical root fracture resistance：three dimensional finite element analysis［J］. Eur J Prosthodont RestorDent，2012，20（2）：86-91.

［25］MA H，LIU ZG，BAO Y，et al. Morphology and three-dimensional reconstruction of the digestive system of Periplaneta americana［J］. J Med Entomol，2009，46（1）：165-168.

［26］YOSHIMURA H，OHIGASHI T，UESUGI M，et al. Sarcoptes scabiei var hominis：three-dimensional structure of a female imago and crusted scabies lesions by X-ray micro-CT［J］. Exp Parasitol，2009，122（4）：268-272.

［27］SEITSONEN JJ，SUSI P，LEMMETTY A，et al. Structure of the mite-transmitted Blackcurrant reversion nepovirus using electron cryo-microscopy［J］. Virology，2008，378（1）：162-168.

［28］ZHANG YY，SUN X，LIU ZG. Morphology and Three-Dimensional Reconstruction of the Digestive System of Dermatophagoides farinae［J］. Int Arch Allergy Immunol，2008，146（3）：219-226.

［29］GHANINIA M，HANSSON BS. Ignell R. The antennal lobe of the African malaria mosquito，Anopheles gambiae-innervation and three-dimensional reconstruction［J］. Arthropod Struct Dev，2007，36（1）：23-39.

［30］WIRKNER CS，PRENDINI L. Comparative Morphology of the Hemolymph Vascular System in Scorpions-A Survey Using Corrosion Casting，Micro CT and 3D Reconstruction［J］. J Morphol，2007，268（5）：401-413.

［31］VAN WIJK M，WADMAN WJ，SABELIS MW. Morphology of the olfactory system in the predatory mite Phytoseiulus persimilis［J］. Exp Appl Acarol，2006，40（3-4）：217-229.

［32］CHIANG AS，LIU YC，CHIU SL，et al. Three-dimensional mapping of brain neuropils in the cockroach，Diploptera punctata［J］. Comp Neurol，2001，440（1）：1-11.

第五十九章
色谱技术在医学节肢动物学研究中的应用

色谱法（chromatography）是 1903 年由俄国植物学家 M.S.Tswett 在"一种新型吸附现象及在生化分析上的应用"的论文中提出，文中首次提出了应用吸附原理成功地分离植物色素的新方法，它利用被研究的物质组分在两相中（气-固、气-液、液-固、液-液）分配系数的微小差异，使得被研究物质在两相之间进行反复多次的分配（10~10 万次），从而使各组分彼此分离，达到分离、分析、测定某些组分物理化学常数的目的。目前在医学昆虫学研究领域，应用越来越多，越来越广，现将近年来的研究和应用做一简述。

第一节 色谱技术

一、概述

色谱法利用不同物质在流动相和固定相构成体系中分配系数的不同，高效、连续分离复杂混合物中各个组分，从而使物质随流动相反复多次流动、分配，实现物质分离的技术称为色谱技术，又称为层析分离技术。色谱种类繁多，有操作形式划分的柱色谱和平面色谱，有状态划分的气相色谱、液相色谱，有分离机制划分的吸附色谱、凝胶渗透色谱、离子色谱、分配色谱和亲和色谱。

二、基本原理

色谱法的基本原理：一种物质在流经另一固定物质时，固定物质对流动物质各组分的作用力存在差异，造成流动物质组分在固定物质中滞留时间不同，导致混合物各组分出现分离，分离出的组分，按照时间差异逐一流经特定的检测仪器，通过仪器完成色谱流出物的非电量转换，对流出物浓度比例实现电讯号的输出，进而实现分析、计算、检测。

色谱技术根据不同的分类方法有着不同的分类方式。按照分离相和固定相的状态，色谱技术可分为气相色谱法（gas chromatography，GC）、气固色谱法（gas-solid chromatography，GSC）、气液色谱法（gas-liquid chromatograqhy，GLC）、液相色谱法（liquid chromatography，LC）、液固色谱法（liquid-solid chromatography，LSC）、液液色谱法（liquid liquid chromatography，LLC）。根据固定相的几何形状，色谱技术可分为柱色谱法（column chromatography）、纸色谱法（paper chromatography）和薄层色谱法（thin layer chromatography，TLC）。按照分离原理或者物理化学性质的不同，色谱法又可分为吸附色谱（又称液-固色谱法，liquid-solid chromatography，LSC）、离子交换色谱（ion exchange chromatography，IEC）及排阻色谱（size exclusion chromatography，SEC）等，其中吸附色谱和离子交换色谱在我国目前工业生产中的应用较为广泛。

三、基本方法

色谱法的强大之处在于它能够分离出多种分析物并确定其浓度。目前应用最广泛、发展最迅速的生物样品分析测定方法，在环境、生化药物、精细化工产品分析等领域都涉及色谱及其相关技术的应用。从现已经出版的《中华人民共和国药典》(简称《药典》)不难看出,色谱技术在药物质量标准中药物鉴别、杂质检查、含量测定中所占的比例逐年上升,过去某些药物如大多数的甾体激素类药物的测定,《药典》2000年版将其原来的容量分析或比色法测定改为采用HPLC法进行测定。国内学者在利用高效液相色谱监测大气环境中,也从其他污染物测定方面着手。如对于醛酮污染物在废气、空气中的含量测定,通过高效液相色谱法应用,可控制5~300mg的线性范围,且保持1-5ng的最低检出限,而回收率能够达到90%~110%,充分说明空气中的酮、醛在高效液相色谱应用下可被监测出来。色谱法已在医学常规实验室和研究实验室中广泛用于临床分析中,即高效液相色谱(HPLC),气相色谱(GC)和超临界流体色谱(SFC)。HPLC是色谱方法中使用最广泛的方法,而GC专用于几种特定的应用,并且SFC仅由于其最近才回到分析领域而肯定仅被少量使用。根据文献搜索,临床分析中的应用领域分为以下几类:药物、激素、滥用药物、代谢组学、脂质组学、挥发性有机化合物、生物标志物和内源性化合物、蛋白质组学、多种分析方法等,在医学节肢动物学的研究方面,应用也越来越多。

第二节　在医学节肢动物学分类中的应用

一、气相色谱法在节肢动物分类学中的应用

气相色谱法(gas chromatography,GC)是以氮气、氦气等惰性气体为流动相,向气相色谱仪内带入样品并进行分析的色谱分离法。从1903年M.S.Tswett发现色谱,1952年第一个气相色谱检测器问世以来,气相色谱已经成为现代色谱分析中应用最普遍的一种检测方式。目前,生物分类学已经从传统的形态分类法发展到分子分类水平,并主要用于一些疑难的近缘种类的鉴别。应用GC测定医学节肢动物的化学组分表皮碳氢化合物、脂肪酸和单糖等,按其定性和定量结果对蚊、白蛉、蚋、蟑螂等进行分类,已经获得了一定的成功,而且能对长期保存标本如死成虫、针插标本等进行分析,标本来源无论新鲜或干燥对色谱分析均无影响。因此,气相色谱法已经成为医学节肢动物分类的重要方法。

(一)蚊

应用气相色谱(GC)技术分析昆虫表皮碳氢物主要用于昆虫近缘种及种下类群的分类鉴别研究。有研究表明,Miligan等用气相色谱分析表皮碳氢化合物方法对库态按蚊(*An. culicifacies*)与近似种作鉴别,符合率约78.0%;崔可伦利用表皮碳氢化合物对淡色库蚊(*Culex pipiens pallens*)和致倦库蚊(*C. quinquefasciatus*)进行了鉴别,并分析了我国海南省不同地区不同季节大劣按蚊的表皮碳氢物,认为属同一种;Anyanwu等应用气液色谱技术对所属冈比亚按蚊(*Anopheles gambiae*)复合体的两个种An. Gambiae和An. Arabiensis的单个幼虫的表皮碳氢物特征进行分析,结果表明对这两种幼虫辨别的准确率可达95%。

(二)库蠓

李群臣等用气相色谱法分析咸沼库蠓(*Culicoides halophilus*),刺螫库蠓(*C. punctatus*),灰黑库蠓(*C. pulicaris*)雌虫的表皮碳氢化合物组成,聚类分析表明咸沼库蠓与刺螫库蠓、灰黑库蠓的欧氏距离系数分别为115.86、207.19,后两者的系数为244.21,说明3种库蠓中,咸沼库蠓与刺螫库蠓为近缘种,这也与形态学分类的结果一致。查玉平等研究报道,刘国平等人利用气相色谱法对灰黑库蠓(*C. pulicaris*)、刺螫库蠓(*C. punctatus*)、咸沼库蠓(*Culicoides halophilus*)雌虫表皮碳氢化合物进行研究,分析认为库蠓的表皮碳氢化合物的组分和含量具有分类意义。

(三)蚤

王善青等利用GC对我国境内方形黄鼠蚤四个亚种(松江亚种、蒙古亚种、阿尔泰亚种和七河亚种)雌雄成虫的单糖组分进行了测定,发现四个亚种在单糖的组分和百分含量上具有一定差别,其中雌虫在15个组分上有区别,雄虫在18个组分上有区别。此外,雌虫在组分24和26的含量上,四个亚种之间均具有显著性差异;雄虫在组分5的含量上,四个亚种之间均具有显著性差异。雌虫中有25个组分是四个亚种所共有的,其中包括14个含量较高的主要组分,雄虫中有21个组分是四个亚种所共有的,其中包括11个含量

较高的主要组分。本研究证实了四个亚种的存在,同时也说明气相色谱在蚤类亚种分类上具有一定应用价值。

(四)蜱

气相色谱法是通过测定用有机溶剂提取不同蜱的表皮碳氢化合物组分与含量的差异,从而区分不同的蜱种。杨晓军等研究表明,Estrade-pene 等用气相色谱法区分了西班牙扇头蜱属的不同种类,他们还用此方法进行了表型变异和地理关系的分析。随着气相色谱法的广泛使用,这种方法无疑将成为蜱类鉴定的重要方法之一。

第三节 在生活史与生物学特性中的应用

一、昆虫个体发育

(一)在蚊媒分龄研究方面的应用

1. 荧光蝶啶测量 荧光蝶啶是一种存在于蚊虫表皮的感光性色素,Wu 等应用 HPLC 检测蚊体的蝶啶荧光素为冈比亚按蚊(Anopheles gambiae)和斯氏按蚊(Anopheles stephensi)分龄,发现成蚊羽化后 30 天内,整体荧光与虫龄成反比,并发现两种按蚊的荧光素含量不同,蚊头部的荧光含量比胸部高(冈比亚按蚊的比率为 1:0.8;斯氏按蚊比率为 1:0.5)。实验室内结果显示,此方法与卵巢解剖法具有相同的精确度,但比卵巢解剖法更简便、快速。

2. 表皮碳氢化合物分析 昆虫表皮碳氢化合物是存在于昆虫外表的防水性化合物,能够防止水分过量蒸发和具有化学信号交换的功能,用正己烷从样本中提取表皮碳氢化合物,用 GC 和质谱法进行定量。Chen 首先将淡色库蚊表皮碳氢化合物的量的变化结合蚊龄进行分析。Desena 在埃及伊蚊(Aedes aegypti)的研究中将表皮碳氢化合物相对量的变化用于年龄指示方程。表皮碳氢化合物分析是目前较为精确的蚊媒分龄方法,该方法取材容易,只须取蚊体的一部分即可进行检测,灯诱技术、死亡成虫及针插标本、新鲜标本或冷冻标本均可用于此项分析。有研究证明,用此方法可指示 15 天以内的埃及伊蚊蚊龄,精确度接近85%。但多数野外蚊的寿命大于 15 天,12 日龄或更老的蚊子才能传播登革热病毒。因此,限制了此方法在流行病学调查中的应用。研究还表明,不同蚊种的表皮碳氢化合物分析结果有所不同,在此方法用于野外蚊之前,应首先进行实验室饲养的已知蚊蚊龄的试验。

对蚊媒的研究,急切地需要一种能准确地测量野外蚊龄的可靠方法,基因表达分龄方法较目前现存的几种成蚊分龄方法更具优势,用于野外蚊的研究也取得了满意的结果,是目前最有前途的蚊媒分龄方法。应用气相色谱及质谱(GC/MS)方法检测不同蚊龄的白纹伊蚊(Ae. albopictus)成蚊雌蚊表皮碳氢化合物,观察白纹伊蚊成蚊表皮碳氢化合物的量与蚊龄的相关关系。结果白纹伊蚊成虫表皮碳氢化合物的量与蚊龄相关关系的最高相关系数为 $R^2=0.3257$。结论白纹伊蚊成蚊表皮碳氢化合物的量与蚊龄为低度相关关系,此方法用于白纹伊蚊成蚊的分龄精确度不高。有关专家将针对虫媒传播疾病控制策略的研究目标集中在对虫媒寿命的研究方面。

(二)蝇的发育

采用气相色谱和气质联用技术,对蝇类幼虫、蛹壳、成虫表皮碳氢化合物及蝶啶随时间的变化情况进行了研究,特别是离食期幼虫时间性特征及空蛹壳风化方面的发现为法医昆虫学指示了一个值得探究的方向。法医昆虫毒理学诞生后,其最早的研究重点并非药(毒)物对尸食性蝇类生长发育影响,而是药(毒)物在昆虫体内的测定。随着近年来全球毒品的泛滥,其所导致的死亡案件也越来越多,由于这类死亡案件往往在死后几天才被人发现,尸体可能已经腐烂,因此常常需要应用尸食性蝇类的生长发育历期来推算死后经历时间(postmortem interval,PMI)。

糖(神经)鞘脂类(glycosphingolipids)影响昆虫个体发育。用高效薄层色谱分离红头丽蝇(Calliphora erythrocephala)三龄幼虫不同器官的化学成分,7 日龄幼虫器官总的糖脂成分明显不同,中性糖鞘脂类和酸性糖脂类都有定性和定量的变化。高比例两性离子糖脂成分是中枢神经系统和器官芽的特征,它在调节细胞重组器官方面有重要作用。

二、在生理生化中的应用

(一) 蚊的消化和吸收

肠道共生菌对蚊子成虫营养代谢作用的相关研究不多,但已有证据显示肠道共生菌可能参与了蚊虫的消化进程,如常见的蚊虫共生菌沙雷氏菌(Serratia)和肠杆菌(Enterobacter)都能产生溶血酶,可以促进吸血后食物的消化。在白纹伊蚊肠道分离到的鲍氏不动杆菌(Acinetobacter baumannii)和约氏不动杆菌(Acinetobacter johnso-nii)不仅参与对血液的消化吸收,还参与对花蜜的消化吸收。共生菌对于按蚊幼虫阶段的营养摄取非常重要,斯氏按蚊幼虫在无菌的情况下无法存活,添加共生菌朝井氏菌后能恢复其正常发育,而朝井氏菌能合成维生素B,这说明共生菌能为宿主提供维生素营养。

斯氏按蚊吸血后 30 小时,蚊胃氨基肽酶活性最高,HPLC 分析活性局限于主峰(Ms=552 000),后用 Triton X-100 处理,可出现三个不同的峰,血餐后氨基肽酶与胰蛋白酶活性同时增加。用配体大豆胰蛋白酶抑制剂结合离子交换和固相色谱纯化 6 种蚊胰蛋白酶,经 HPLC 纯化的埃及伊蚊和四斑按蚊胰蛋白酶氨基端顺序与其他动物蛋白酶有 30%~40% 的同系列;不同种间电泳带的大小和数量不一致,说明至少有 2 种酶族系即酶结构的多样性。

(二) 蚊越冬现象研究

气温是影响蚊密度变化的重要因素,蚊密度与气温显著相关。本次调查结果显示,北方冬季室外气温与越冬蚊密度之间存在相关关系。有研究指出,暖冬使蚊虫越冬期缩短,部分蚊虫甚至出现不越冬现象,这些现象近些年少。调查还表明,越冬蚊密度升高时,次年成蚊密度也会升高。有文献指出,早春第一代蚊虫的数量与越冬蚊基数高低和夏季蚊虫高峰期密度均呈高度相关性。

(三) 蜚蠊章鱼胺痕量分析

章鱼胺(octopamine,OA)大量存在于节肢动物体内,主要作为神经递质,控制内分泌或光器官;亦作为神经激素,可诱导脂类和碳水化合物的移动;作为神经修饰物质,影响运动类型、栖息甚至记忆,同时作用于各种肌肉、脂肪体和感觉器官的末梢。OA 的存在及含量的变化对各种节肢动物的生长和行为具有显著的生物效应,而不良的生存环境对节肢动物体内的章鱼胺的分布及含量变化将会产生不同程度的影响。潘灿平等运用衍生化反应结合毛细管柱 GC-ECD 建立了昆虫体内痕量分析的检测方法。此研究将对章鱼胺的分布及含量研究提供一种有力的分析手段。该方法的最低检出浓度可达 1.7ng/g。测得正常饲养条件下德国小蠊头部中含量平均为 68.49ng/g ± 7.31ng/g。组织毛细管柱 GC-ECD 优异的灵敏度及良好的选择性正好能够满足动物体内 OA 等微量生物胺的定性定量分析要求。

(四) 蜱唾液腺成分的分析

唾液腺是蜱体内最大的腺体,从一开始吸血,蜱就将唾液注入宿主体内,大多数硬蜱的唾液中包含有粘结混合物用来将蜱的口器固定于宿主的皮肤,各种各样的酶和不同类型的生物活性分子也来自蜱的唾液腺和唾液。这些成分是获得成功吸血的基础,它们保持血液进入叮咬部位,抵抗宿主的止血剂和炎症介质以及帮助蜱逃避宿主的排异反应。分析唾液腺成分说明它们有调节宿主的细胞因子应答和降低淋巴细胞对T-细胞有丝分裂应答的能力,蜱通过唾液分泌的麻醉毒素也能引起宿主的疾病甚至死亡。

ATP 二磷酸水解酶(apyrase),可水解 ADP 和 ATP 的焦磷酸键。Apyrase 在吸血节肢动物唾液腺中的功能主要为水解叮吸部位损伤细胞或激活的血小板所释放的 ADP,抑制血小板聚集,从而使叮吸部位不能形成血栓,有助于吸血。程远国等研究长角血蜱在吸血时,其唾液腺中的 Apyrase 可明显地抑制由 ADP 所诱导的血小板聚集反应,并呈剂量-反应关系,1/2 对唾液腺可以完全抑制血小板的聚集反应。通过 Apyrase 的动力学、HPLC 分析、等电聚焦电泳和温度敏感性实验证明,Apyrase 可水解 ATP 和 ADP,且 Apyrase 对 Ca^{2+} 具有依赖性,Mg^{2+}、Zn^{2+}、Mn^{2+} 对 Apyrase 影响较小,Hg^{2+} 和 EDTA 是 Apyrase 的抑制剂。吸血行为对蜱唾液腺 Apyrase 活性有较大影响,吸血 6 天时其活性最大,吸血后活力明显下降。

(五) 蚋涎腺成分的分析

涎腺内成分常与昆虫叮刺、吸血及宿主皮肤反应有关,HPLC 检测到二种蚋(S. lineatum and S. equinum)

涎腺中的组织胺、腐胺、精胺、N-单乙酰-精胺和精眯,组织胺含量最高且随食物刺激和吸血而含量增加,季节变化不影响成分的变化。从带蚋(S. vittatum)涎腺中分离了一种新的凝血因子,它既抑制凝血酶,又抑制Xa因子。用Xa因子作亲和柱,反相C8 micropore HPLC纯化,这说明吸血蚋已有抗宿主Xa因子很强的抑制剂,以打破宿主的凝血机制。

(六)生理活动中引诱物的分析

从发酵的百慕大草浸液中层析出能吸引、刺激致倦库蚊产卵的化合物,主要含酚、4-甲基酚、4-乙基酚、吲哚和3-甲基吲哚,这5种化合物的混合物强有力刺激产卵,单个化合物中仅3-甲基吲哚有作用。当硬蜱(Amblyomma variegatum)雄虫附着在宿主身体上时,产生甲基水杨酸、邻-硝基苯酚和壬酸组成的激素,引诱雌虫聚集、附着,经毛细管GC层析并对其动力学进行研究,在附着的前10天,激素量非常低(<10ng),在吸血的14~23天,最大可增加到2μg。

展望当前昆虫对引诱性信息化合物的识别逐渐深入到细胞、神经元、基因等微观层次,植物源害虫引诱剂筛选出的单体成分越来越多,但在农业害虫防治实践中可用的引诱剂配方非常少,对昆虫识别植物挥发物的嗅觉机制仍然是一知半解的。其中的关键在于我们应当如何看待植物挥发物的"化学指纹图"。如果总是用"整体论"的观点去解释昆虫与植物的化学通信,是现代以分析为主导思想的实验科学精神不能接受的,必须采用适当的方式去分解这个整体,并且反过来将构成这个整体的子系统重新整合在一起能够再现引诱作用发生的自然现象。然而,当前的电生理技术和色谱分析有可能过度分解了昆虫的嗅觉系统和植物的挥发物谱,造成子系统重组的极大困难。

第四节 在昆虫免疫研究中的应用

一、蚊

Peng等使用杆状病毒/昆虫细胞系统表达rAed 4,通过阴离子交换和阳离子交换色谱法联合纯化、免疫印迹进行鉴定。在我们的实验室中制备了埃及伊蚊蚊唾液提取物。开发了一种间接酶联免疫吸附测定(ELISA),从实验室饲养的蚊子中进行阳性蚊子叮咬测试来测量13位个体血清中的rAed 4特异性免疫球蛋白E(IgE)和IgG抗体。来自18位个体的血清经阴性咬合试验后作为对照。通过ELISA和免疫印迹检测,纯化的rAed与蚊子过敏血清中的IgE结合,可以通过剂量依赖性的方式通过添加埃及曲菌提取物来抑制。蚊子过敏的个体的rAed 4特异性IgE和IgG的平均水平明显高于对照组。Aed 4(α-葡萄糖苷酶)是蚊子唾液中的主要过敏原,其重组形式具有水解酶功能,可用于诊断蚊子过敏。

高压液体色谱定量分析二酚氧化酶(diphenol oxidase,DPO)活性,反应的底物和产物很容易在反相柱上分离,蚊酪氨酸酶与DHM反应随时间和酶含量的比例而增加。埃及伊蚊对微丝蚴的包被反应可用高压液体色谱鉴定和定量酪氨酸和儿茶酚胺,对照组和实验组均可检测到酪氨酸、多巴胺和N-P-丙氨酰多巴胺,但实验组有一单主峰(PI)另从其他三种未感染蚊血淋巴中也测到高浓度PI,PI不与任何儿茶酚胺共同层析。

二、蝇

代谢组学领域的最新进展已将果蝇(Drosophila melanogaster)确立为研究动物代谢的强大遗传模型。通过将广泛的果蝇遗传工具与调查大量中间代谢的能力相结合,代谢组学方法可以揭示饮食,基因型,生活史事件和环境线索之间的复杂相互作用。此外,代谢组学研究可以发现新的酶促机制,并发现表面上不同的代谢途径之间以前未知的联系。为了在果蝇社区中促进该技术的更广泛使用,通过气相色谱-质谱(GC-MS)的代谢组学分析的果蝇幼虫样品,包括幼虫样品收集、代谢物提取、化学衍生化和GC-MS分析,成功完成该方案将使用户能够测量小极性代谢物的相对丰度,包括糖酵解和TCA循环中涉及的氨基酸,糖和有机酸。

通过硫酸按分馏、离子交换色谱、凝胶过滤和反相高压液体色谱纯化家蝇末龄蛹内酚氧化酶抑制物,过低分子多肽,对热稳定,这是首次在昆虫中鉴定出内源性酚氧化酶抑制剂,它可能在调节酚氧化酶活性中发挥重要作用。黑腹果蝇对寄生黄蜂卵黑化包被反应经细胞免疫完成,此时酪氨酸轻基化,多巴及多巴胺氧化速度明显加速,而对照组无变化,用高压液体色谱检测到前者酪氨酸量比后者高 3 倍,这表明已激活了感染株的酪氨酸系统引起某些前体合成,最终使卵黑化。

三、螨

Varroa 破坏螨(Acari:varroidae)是蜜蜂的有害外寄生物。蜡质覆盖的 P 宿主细胞的雌性女及其子代从宿主外被皮的开放性伤口中获取宿主液体。灭弧菌螨营养的详细信息即将到来,关于螨喂养对寄主的潜在物理影响知之甚少。废物排泄物的化学分析可以推断出动物的营养细节。通过高效液相色谱/质谱法(HPLC-MS/MS)对螨类排泄物进行化学分析表明,毁灭弧菌废物的嘌呤含量由鸟嘌呤和微量的次黄嘌呤组成,还检测到痕量的尿酸和咖啡因。鸟嘌呤的浓度会随着时间的推移而衰减,并且从衰老的螨虫中收集的排泄物中不含有可检测到的鸟嘌呤。排泄物的重量和体积表明,螨虫每天可能消耗近一微升的宿主液体。黄志坚等通过阴离子交换层析和分子排阻色谱纯化腐食酪螨(tyrophagus putrescentiae)粗浸液,得到了 Mr 18 000 的单一蛋白质条带,并发现该条带与螨过敏患者混合血清免疫杂交,出现阳性反应,证明了 Mr 18 000 是腐食酪螨的主要过敏原。

第五节　在法医学中的应用

一、判断是否药物中毒

尼古丁是一种容易获得的强效毒药。由于其犯罪用途,开发并验证了一种气相色谱-质谱法(GC-MS)用于检测 vomitoriaL.(Diptera:Calliphoridae)中尼古丁的含量。此外,研究了尼古丁对这种蝇的发育,生长速率和存活的影响。将幼虫饲养在均匀量掺有尼古丁的肝基质上(2 ng/mg、4 ng/mg 和 6 ng/mg)的浓度,对人类具有致命性。结果表明:GC-MS 方法可以检测未成熟的 C. vomitoria 中的尼古丁及其代谢产物可替宁。

人体死亡后,尤其是死亡很长时间以后,获取血液或尿液非常困难的时候,可以对腐败尸体的组织及寄生于尸体上的丽蝇幼虫进行 HPLC 分析、鉴定出吗啡和苯巴比妥、可卡因和苯甲酰芽子碱(benzoylecgonine),利用这些毒理学信息结合尸体发现、死亡现场情况等对于判断是否药物中毒非常重要。

二、判断死亡时间

Kranz 等应用气相色谱-质谱(GC-MS)和总蒸发固相微萃取(TV-SPME)联合方法,对测定吹蝇弗里西亚里贾纳 p 中天然存在的脂肪酸,固醇和其他脂质进行了非极性溶剂中的液体萃取,然后使用在样品瓶内进行的 N,O-双(三甲基甲硅烷基)三氟乙酰胺(BSTFA)/1% 三甲基氯硅烷(TMCS)进行衍生化。TV-SPME 传输技术的灵敏度比传统液体注入高五倍左右,这可以减轻对旋转蒸发,重构,高效液相色谱馏分收集的需求,以及许多其他在当前文献中很常见的预浓缩步骤。此外,在提高灵敏度的同时,在一个简单的步骤中就可以将液体提取物衍生化的能力,代表了对当前衍生化方法的改进。蝇(fly)中最常见的脂质是各种饱和和不饱和脂肪酸,通过全蒸发固相微萃取(TV-SPME)分析提取物,揭示出可能与昆虫年龄有关的复杂脂质混合物。此研究有助于确定死亡调查中的尸检间隔(PMI)。

(黄月娥)

参考文献

[1] 李群臣,石庆型,雷妍圆,等. 中国昆虫表皮碳氢化合物与昆虫化学分类学的研究进展[J]. 环境昆虫学报,2019,41(01):62-69.

[2] 魏舸,王四宝. 按蚊肠道微生物及其在阻断疟疾传播上的应用[J]. 生物资源,2017,39(04):240-246.

［3］王云波,潘京海,魏绪强,等.北京市东城区城市化发展过程中蚊虫越冬场所变化和防控策略［J］.医学动物防制,2016,32（05）:558-560.

［4］李科,张盈盈,张媛.气相色谱技术在环境分析中的应用和发展［J］.石化技术,2016,23（05）:56-57.

［5］李亮亮,王禹,王江峰,等.我国嗜尸性蝇类的鉴别、发育及演替研究现状与分析［J］.环境昆虫学报,2016,38（01）:159-169.

［6］项杰,楼建光,张孟松.高效液相色谱在环境监测中的应用［J］.科技展望,2016,26（22）:158.

［7］李为争,胡晶晶,陈汉杰,等.挥发性植物源害虫引诱剂筛选与混配方法的新视角［J］.应用昆虫学报,2015,52（05）:1094-1106.

［8］杨功俊,丁黎.《药物色谱分析》课程教学探究［J］.药学研究,2015,34（02）:114-116.

［9］龙飞翔,赵娴.色谱技术在食品安全方面的应用［J］.价值工程,2013,32（06）:310-311.

［10］王琳.现代色谱技术在临床药理学研究中的应用［J］.天津药学,2012,24（01）:65-69.

［11］吕宙,李学博,莫耀南.药（毒）物对尸食性蝇类生长发育影响的研究进展［J］.昆虫学报,2010,53（04）:464-469.

［12］孙立新,吴汉霞,张荣波,等.蚊分类鉴定研究进展［J］.中国国境卫生检疫杂志,2010,33（02）:139-144.

［13］刘玉冰,孙传红,王怀位,等.蚊媒分龄方法研究进展［J］.中国热带医学,2007（07）:1219-1220.

［14］杨晓军,陈泽,刘敬泽.蜱类系统分类学研究技术与进展［J］.河北师范大学学报（自然科学版）,2007（02）:244-251.

［15］黄志坚,刘志刚.腐食酪螨过敏原的分析鉴定与纯化［J］.中国寄生虫学与寄生虫病杂志,2007,25（6）:483-487.

［16］谢俊仁,刘光远,田占成,等.长角血蜱雌蜱唾液腺 cDNA 表达文库的构建［J］.甘肃农业大学学报,2007（06）:13-17.

［17］李志勤,闫洪波,李成德.昆虫分类的主要技术手段［J］.河北林果研究,2006（04）:398-403.

［18］潘灿平,李维喜,汪泳三,等.气相色谱电子检测器检测蟑螂头部痕量章鱼胺的衍生物［J］.分析化学研究简报,2006,34（1）:62-64.

［19］查玉平,骆启桂.现代技术在昆虫分类中的应用［J］.江西林业科技,2005,01（01）:34-36.

［20］程远国,吴厚永,李德永,等.长角血蜱唾液腺 Apyrase 的生物学特性和功能的研究［J］.寄生虫与医学昆虫学报,2000,7（2）:175-182.

［21］王善青,吴厚永,陈立菌,等.单糖气相色谱图用于方形黄鼠蚤亚种分类的研究［J］.山西医学院学报,1994,25（2）:115-118.

［22］KURBANOGLU S,BAKIRHAN N K,GUMUSTAS M,et al. Modern Assay Techniques for Cancer Drugs:Electroanalytical and Liquid Chromatography Methods［J］. Crit Rev Anal Chem,2019,49（4）:306-323.

［23］KOČOVÁ VLČKOVÁ H,PILAŘOVÁ V,SVOBODOVÁ P,et al. Current state of bioanalytical chromatography in clinical analysis［J］. Analyst,2018,143（6）:1305-1325.

［24］POSADA-FLOREZ F,SONENSHINE D E,EGEKWU N I,et al. Insights into the metabolism and behaviour of Varroa destructor mites from analysis of their waste excretions［J］. Parasitology,2019,146（4）:527-532.

［25］LI H,TENNESSEN J M. Preparation of Drosophila Larval Samples for Gas Chromatography-Mass Spectrometry（GC-MS）-based Metabolomics［J］. J Vis Exp,2018,136（6）:57847.

［26］KRANZ W,CARROLL C,DIXON D,et al. Optimization of total vaporization solid-phase microextraction（TV-SPME）for the determination of lipid profiles of Phormia regina,a forensically important blow fly species［J］. Anal Bioanal Chem,2017,409（27）:6349-6357.

［27］MAGNI P A,PAZZI M,VINCENTI M,et al. Development and validation of a GC-MS method for nicotine detection in Calliphora vomitoria（L.）（Diptera:Calliphoridae）［J］. Forensic Sci Int,2016,261（4）:53-60.

［28］PENG Z,CAIHE L,BECKETT A N,et al. rAed a 4:A New 67-kDa Aedes aegypti Mosquito Salivary Allergen for the Diagnosis of Mosquito Allergy［J］. Int Arch Allergy Immunol,2016,170（3）:206-210.

［29］ZHU G H,XU X H,YU X J,et al. Puparial case hydrocarbons of Chrysomya megacephala as an indicator of the postmortem interval［J］. Forensic Sci Int,2007,169（1）:1-5.

［30］WU D,LEHANE M J. Pteridine fluorescence for age determination of Anopheles mosquitoes［J］. Med Vet Entomol,1999,13（1）:48-52.

第六十章

变应原检测技术在医学节肢动物学研究中的应用

医学节肢动物引起的变态反应性疾病是发生率很高的临床常见多发病,是目前公认的一个全球范围内的公众性健康问题。检测变应原有助于诊断、治疗变态反应性疾病及评估变态反应性疾病的预后。变应原检测是对引起变态反应的细胞、抗原或抗体进行检测。经常过敏的患者,需要做一下变应原筛查检测,查清楚到底是接触性的、食入性的还是吸入性的过敏原引起的过敏反应,以便从根本上解决问题。本文主要介绍了变应原的体内检测方法和体外检测方法。

第一节　变应原体内检测方法

变应原体内检测方法主要以皮肤试验为主,其借助抗原、抗体在皮肤的反应进行免疫学检测的方法。当试验抗原进入致敏者皮肤时,皮肤中结合有 IgE 的肥大细胞或致敏 T 细胞就会与试验抗原结合,引起速发型或迟发型的皮肤超敏反应。本节主要介绍了皮内试验检测技术、点刺试验检测技术、划痕试验检测技术、斑贴试验检测技术和被动转移试验检测技术的原理、操作步骤和注意事项,也对眼结膜试验和鼻黏膜试验等检测技术进行了简要的描述。

一、皮内试验

(一)原理

皮内试验(intradermal test,IDT)最常用的皮肤试验,应用范围广。在变应原检测中,主要用于诱发机体产生Ⅰ型超敏反应变应原的检测,其发生的过程是变应原进入人体后,诱导变应原特异性 B 细胞产生 IgE 类抗体应答,IgE 以其 Fc 段与嗜碱性粒细胞和肥大细胞表面的 FcεR Ⅰ相互作用,进而形成致敏的嗜碱性粒细胞和肥大细胞,使得机体处于对该变应原的致敏状态。此时,若将该变应原以适宜浓度、适宜量注入患者的手臂皮肤的真皮层后,会迅速引起已经致敏的肥大细胞释放以组胺为主的一系列介质。从而,在 15~20 分钟内,会出现局部毛细血管扩张、血管通透性增加,并出现红斑、风团,同时伴随有瘙痒感。这时,可视为患者对该变应原反应阳性。

皮内试验主要用于检测能够引起Ⅰ型超敏反应变应原的检测,而能够引起机体发生Ⅰ型超敏反应的变应原主要有:吸入性变应原,如尘螨排泄物、花粉颗粒、动物毛发等;食入性变应原,如鱼、虾、蛋等;某些药物,如青霉素、普鲁卡因等。

(二)操作步骤

将患者上臂外侧皮肤用 75% 酒精消毒,每种变应原浸液按照皮内试验规定的浓度 1∶100 或者 1∶1 000 且皮试量为 0.01~0.02ml 自上臂左侧由上而下依次进行皮试。每排 5 个皮试点并且各点之间间距不少于 2.5cm,每排之间距离 5cm 左右。一般使用组胺与生理盐水分别做阳性和阴性对照。药液注入皮内后,局部皮肤呈苍白色圆形隆起,直径在 3~4mm,且不应有出血。15~20 分钟观察皮试结果。

(三)结果判定与临床意义

一般 15~20 分钟观察结果,阳性反应显示患者处于对该受试物致敏的状态。具体结果见表 60-1:

表 60-1 皮内试验结果判定

强度等级	判定标准
阴性（–）	试验部位无反应，或仅出现与阴性对照试验类似的小丘疹或红晕
可疑（±）	试验部位出现直径小于 5mm 的丘疹和不太明显的红晕
阳性（+）	丘疹直径 5~10mm，有较明显的红晕
中阳性（++）	丘疹直径 11~15mm，有相当大的红晕，但无伪足
强阳性（+++）	丘疹直径大于 15mm，有明显的红晕及伪足
极强阳性（++++）	局部反应与强阳性相同，但同时出现周身反应，如发痒、皮肤潮红、憋气、哮喘发作等

此外，皮内试验并非绝对准确，例如，有人皮试点均呈阳性，这可能与受试者皮肤敏感度过高有关；相反，有人无论做何种试验，几乎均无反应，通常被称为顽固性皮肤。倘若皮肤试验全部都为阴性，不等于对受试的过敏原都不过敏；同样，很多为阳性反应者，亦不等于对受试的变应原都过敏。应由医师结合病史来判断。一般来说，非食物性变应原皮内试验所得的结果，较之食物性变应原试验所得的结果准确。

（四）注意事项

皮内试验敏感性高于点刺试验，但试验风险较大，需进行皮内试验的患者建议先行点刺试验，点刺试验阳性的变应原无须再做皮内试验。因变应原液需注入真皮层，患者痛苦大，对于年龄较小的儿童难以接受。非标准化变应原不可直接做皮内试验。检测前，告知受试者于皮试前 1 周停用抗过敏药，受试前 20 天停用激素、免疫抑制剂等药物。在进行皮试注射前，应完全排空注射器里的空气，防止假阳性的出现。皮试用针头每试验完一个患者应更换一次，不得重复使用。过敏症状在急性期暂缓皮试，以免加重病情。为了及时处理对皮试物有高度敏感的患者可能出现的全身反应，在皮试之前，应准备好急救用品：肾上腺素、氨茶碱、氢化可的松等。此外，皮内试验对无菌操作要求高，需对专业技术人员进行定期培训。

二、点刺试验

（一）原理

与皮内试验检测技术的原理相同，也是适用于引起 I 型超敏反应变应原的检测。区别在于点刺液进入表皮而不是真皮外。

（二）操作步骤

用 75% 乙醇消毒受试者前臂内侧皮肤，每隔 2cm 滴加变应原稀释液，再用点刺针刺入皮肤 1mm，不出血最佳。2~3 分钟后吸干点刺液，组胺做阳性对照，生理盐水做阴性对照。15~20 分钟后观察结果。若皮试物为粉状，可先在点刺部位滴一滴生理盐水或变应原溶媒，然后用牙签挑取少量皮试物放在上面混匀，即可进行点刺。

（三）结果判定和临床意义

一般 20~30 分钟观察结果，出现阳性反应即代表对患者该受试物过敏。风团直径超过 3mm 可视为阳性反应。阳性等级判断用皮肤指数（skin index，SI）来衡量，SI=变应原平均直径/阳性对照平均直径，具体结果见表 60-2：

表 60-2 点刺试验结果判定

强度等级	判定标准
阴性（–）	未出现任何明显反应
阳性（+）	SI<0.5
阳性（++）	0.5≤SI<1.0
强阳性（+++）	1.0≤SI<2.0
极强阳性（++++）	SI≥2.0

（四）注意事项

皮肤点刺试验相对于皮内试验，受试者痛苦小，变应原液用量少，基本不会诱发受试者出现症状，安全性很高。试验前,受试者应停用抗组胺类与激素类药物至少一周。同时,与受试者做好试验前的沟通,消除患者的恐惧心理。注意避开皮炎、丘疹与瘢痕等部位,操作时动作迅速且轻柔,避免出血,且进针的深度要尽量保持一致。为了有效防止受试者在试验后出现局部或者全身性的严重过敏反应,应于试验开始前准备好1∶1 000肾上腺素、注射器。皮试物必须十分准确的标明,以免发生混淆。皮肤反应的大小及程度,只供临床医师参考,治疗时需结合病史,且应排除可能出现的假阳性和假阴性。点刺反应于30分钟内达到顶点,在此时间内应经常观察反应情况。如果试验部位出现较大的反应时,则应以酒精拭去皮试物,以避免继续吸收,引起全身反应。此外,皮肤点刺试验结果的准确性与技术人员的水平与经验密切相关,应定期对相关技术人员进行培训,以便提高结果的可信度。

三、划痕试验

(一)原理

变应原通过划痕进入真皮,产生抗原抗体反应,借以测定患者是否对某种物质过敏,也适用于引起Ⅰ型超敏反应变应原的检测。

(二)操作步骤

准备变应原皮试液,组胺阳性对照液,阴性对照液,75%酒精,棉棒,划痕用针等药品。先用75%酒精消毒患者前臂内侧,再用蒸馏水或生理水擦洗皮肤。待皮肤干燥后,取26号针头或扎耳血用三棱针,划2~3条0.5cm条痕,勿使出血,然后将皮试物滴在划痕上。倘试验物为粉状,可先在划痕处滴一滴生理盐水或变应原溶媒,再挑取少量粉末放于液体上混匀。同时,按上述方法划痕作对照试验。

(三)结果判定和临床意义

一般15~20分钟观察结果,阳性反应显示患者对受试物过敏。但应排除可能由于原发性刺激或其他因素所引起的假阳性。具体结果见表60-3:

表 60-3　划痕试验结果判定

强度等级	判定标准
阴性(-)	与阴性对照试验相同
可疑(±)	丘疹直径小于0.5cm,微有红晕
阳性(+)	丘疹直径0.5cm,有红晕
中阳性(++)	丘疹直径0.6~1.0cm,红晕显著,无伪足
强阳性(+++)	丘疹直径大于1.0cm,有显著红晕及伪足
极强阳性(++++)	划痕处有2个以上伪足,发痒,周围皮肤红肿明显

(四)注意事项

划痕试验检测技术敏感性稍次于皮内试验,但较安全。划痕用具应固定并保持锋利,以便于掌握划痕深浅度和防止出血。每作完一个患者,应更换划痕器,避免交叉感染。此外,应于试验开始前准备好1∶1 000肾上腺素、注射器等急救药品和用具,以避免受试者在试验后出现局部或者全身性的严重过敏反应。

四、斑贴试验

(一)原理

多数化学类半抗原一旦与表皮蛋白接触,即能结合成完全抗原,从而激发皮肤已致敏的淋巴细胞。经24小时后,试验部位产生迟发型炎性反应,显示出机体对该物质呈Ⅳ型变态反应,借以判断受试者的病因。该检测技术适用于接触性皮炎、湿疹、职业性因接触引起的、多发生在表皮上的变态反应性皮肤病过敏原的检查。

(二)操作步骤

将0.6~0.9m²的4层纱布浸入已经制备的液体皮试物,放在前臂内侧正常皮肤上盖以约1.5m²不吸水的塑料薄膜,然后用较大一点的胶布固定之。如系粉剂或已经过剪碎的衣服、皮革、羽毛或其他干燥物,可放在已用生理盐水或人工汗浸湿的纱布上,再按上法敷贴、固定。该试验可同时作几个以至十几个不同的斑试物。若试验过多,应分列成排。每两个之间的横距离至少应保持 4cm;上下相隔至少 5cm。每个斑试点应有明确的标志及记录。同时,用与上述相同方法做对照试验。

(三) 结果判断和临床意义

通常在 24 小时、48 小时、72 小时观察结果。如在任何时候感到皮肤刺激发痒或不舒服,应嘱患者立即将斑贴除去,并记录距离做试验的时间。阳性反应显示患者对试验物过敏。真正的过敏反应是在被试物除去后的 24~48 小时。一般是增强,而不是减退。也有假阳性,这可能由于原发性刺激或者其他因素所致,一旦被试物除去,多迅速消退。具体结果如下:

1. "－"阴性　敷贴部位无任何改变,或仅胶布贴着处发红,中央反而不红,显示患者对试验物无过敏反应。也有假阴性,可能由于斑贴试验操作技术不当;也可能由于患者对该过敏物质已失去敏感性,故有时需行再接触或避免法来证明。

2. "±"可疑　试验部位痒或有轻微发红。

3. "+"阳性　单纯红斑,微痒。

4. "++"中阳性　散在丘疹,瘙痒明显。

5. "+++"强阳性　红肿,显著皮疹或疱疹。

6. "++++"极强阳性　渗出、脱皮、糜烂。

(四) 注意事项

首先,试验品的选择是斑贴试验一个重要问题,每一个接触性皮炎病例,均应根据接触的详细病史,供给相应材料进行试验。其次,在斑贴中,有许多因素可以使结果不正确。最常遇到的是,真正斑贴试验阳性和非特异性化学刺激所引起的皮炎相鉴别。如有机溶媒、强酸、强碱等均可引起阳性反应,此反应为化学烧伤,而非接触性皮炎。再次,采用的斑贴物应无刺激性,但浓度不宜过低。同时,在皮炎急性发作期,不宜进行试验;尽量避免在炎热季节做试验。因气温过高影响局部散热,可以产生非特异性刺激。此外,一般除记录上述反应结果外,尚需注明试验的浓度、试验的部位及观察时间等。

五、被动转移试验

(一) 原理

患者血清中的特异性抗体 IgE 可转移到正常人体局部皮肤,而进行的一种间接测定机体敏感性的方法,也称为 P-K 试验。该检测技术适用于儿童或成年人有皮炎且伴有感染、鱼鳞癣、荨麻疹、接触传染的皮肤、全身药疹等患者过敏原的检测。

(二) 操作步骤

首先,静脉抽取 5~10ml 患者血液(小儿取 2~3ml)无菌操作下放入消毒玻璃管内离心(2 400r/min)15分钟,使血清分离出。其次,应用 1ml 消毒空针抽取无菌血清注射于正常人(即对皮试物不敏感的人,并与患者非直系亲属、无血缘关系者)的上臂或背部,标明部位。此即为准备的敏感区。24 小时后进行试验。检测时,将可疑被试物注射(抓伤)敏感区皮内,剂量为 0.02ml 左右。同时在敏感区内做同样剂量的生理盐水对照试验。此外,也可用内服法,服用可疑食物,以观察敏感区局部反应。

(三) 结果判断和临床意义

试验后 15~20 分钟出现红斑风团样反应,不需再划分等级。若试验部位呈阳性,对照部位呈阴性,则为阳性;二者均呈阳性反应时,说明此试验是非特异性的,不能认为是阳性反应。阳性反应显示患者对被试物过敏。但阴性反应不能完全除外。内服法的局部阳性反应,出现于服后数分钟到数小时,性质同前。

(四) 注意事项

有梅毒等性病,传染性肝炎或其他传染病患者,严禁做此试验。为此,在进行试验前应先为患者做必要的血清学检查,以防把疾病传染给正常受试者。其次,被选定的正常受试者及患者,试验前均不能用肾上腺皮质激素及抗组胺药物。同时,使用的注射器应干燥,防止溶血。此外,以上几种特异性皮肤试验均非绝对准确,其中有许多因素影响反应结果的可靠性,出现假阳性和假阴性反应。

六、其他检测技术

此外,还有眼结膜试验和鼻黏膜试验。两种检测技术一般用于皮肤试验阴性,又怀疑为花粉或其他吸入物过敏的呼吸道变态反应疾病。其依据在黏膜上可以产生抗原抗体反应的原理,测定机体是否对某项物质过敏。其中,眼结膜试验检测技术是取 1:1 000 无菌变应原溶液,用滴眼管滴一滴在结膜囊中。观察 5 分钟,如仍无反应,可再滴入 1:10 溶液。也可直接采用粉剂变应原物质,即用牙签挑取少量粉末,放在眼结膜上,让患者闭上眼睛,轻加压力。2~3 分钟后,将聚集在眼结膜上的粉末用小棉签拭去,并以少量生理盐水冲洗眼睛。鼻黏膜试验检测技术是取一金属卷棉子,在其一端用水沾湿,然后蘸取少许变应原粉末,置于患者下鼻甲表面,观察反应。

眼结膜试验检测技术准确率比皮肤试验法高,阳性显示患者对该试验物质过敏。若结膜在任何这些溶液或粉末冲洗后,持续 5 分钟以上的充血和红斑,即被认为阳性反应。阳性反应有巩膜和眼结膜轻度出血,并伴有小阜红肿;较弥漫和强烈的巩膜发红,并伴有血管明显突起;结膜和小阜水肿。鼻黏膜试验检测技术结果判定一般 5~15 分钟内出现反应。阳性反应症状可有鼻痒、喷嚏、黏性鼻涕增加、鼻塞、眼痒、流泪等;重者可出现哮喘发作。检查可见鼻黏膜灰白水肿、分泌物增多等。阳性显示患者对试验物过敏,但一次仅能试验一种变应原物质。

试验应在症状缓解期进行。试验结果观察毕即行冲洗眼结膜和鼻腔,清除被试物。进行试验时,应严格控制被试物粉剂的用量。试验前应准备好抢救用具,症状轻微者可口服氨茶碱等药物;稍重者可注射氨茶碱或肾上腺素等。一旦出现全身反应,立即进行抢救。

第二节　变应原体外检测方法

过敏原的体外检测方法,主要包括三个方面的检测,包括过敏反应的效应细胞的检测、血清中的 IgE 抗体的检测、过敏原的直接检测。本节主要介绍了嗜酸性粒细胞、嗜碱性粒细胞、肥大细胞等过敏反应效应细胞的检测方法,与凝胶扩散试验、酶免疫试验、固相膜的免疫分析技术、纳米微磁粒的化学发光法、液相芯片技术等检测 IgE 抗体的方法,以及 BICOM2000 生物共振检测法直接检测变应原的方法。

一、过敏反应的效应细胞检测技术

(一)嗜酸性粒细胞检查方法

1. 原理　嗜酸性粒细胞是白细胞的组成部分,具有杀伤细菌、寄生虫的功能,也是免疫反应和过敏反应过程中极为重要的细胞。嗜酸性粒细胞可以释放颗粒中的内容物,引起组织损伤,促进炎症进展。研究发现,过敏性鼻炎患者的鼻腔分泌物中,有大量嗜酸性粒细胞存在,而在非过敏性鼻炎中则少见。因此,人体内的嗜酸性粒细胞,已成为诊断速发型变态反应的具有特征性的指标。

2. 操作步骤　用牙签挑取标本黏稠部分薄薄涂布洁净、干燥的载玻片上,然后于空气中或用酒精灯微火使其干燥。待干后,用蜡笔将载玻片涂有标本的两端各画一道横线,以防染液外溢和标明镜检范围。第二,用适量瑞氏染液染色 2~3 分钟。染液以盖满涂片上的标本为限。加与染液同等量蒸馏水稀释 1 分钟。第三,将染液倒尽,再用蒸馏水冲洗 2 次。用适量 95% 酒精冲洗标本,去掉上面的浮色。待标本干后镜检。先用低倍镜查找,分辨不清时,再用高倍镜或油镜仔细观察。嗜酸性粒细胞核为杆形或分叶形。胞质呈浅红色,由于其中充满颗粒,常不易见到细胞质。颗粒呈鲜红色,直径 0.5~1.5μm。

3. 结果判定　结果见表 60-4:

表 60-4　嗜酸性粒细胞检查结果判定

强度等级	判定标准
阴性(-)	片中未找到嗜酸性粒细胞
可疑(±)	偶见零星散在的嗜酸性粒细胞
阳性(+)	少数视野可见群集的嗜酸性粒细胞
中阳性(++)	嗜酸性粒细胞在大团黏稠液或渗出液中,与中性粒细胞相等
强阳性(+++)	大量密集的嗜酸性细胞,其总数超过中性粒细胞数量

本检验凡在涂片检查嗜酸性粒细胞加号为 +~+++ 时,即可做出阳性诊断。

4. 注意事项　采取标本前,应嘱患者停用抗组胺类或激素类药物,一般停用 24 小时即可。痰、鼻分泌物、大便等标本,嘱患者留取黏液性物,并置于由实验室发给的玻璃平皿或涂蜡的大便盒内。要随留随送检,不得放置时间过长,以免标本干涸、变质。有些标本可由医师直接采取,如眼分泌物、中耳分泌物(如患者鼓膜已有穿孔,可用卷棉子直接从中耳腔内采取;如尚未穿孔的分泌性中耳炎,则可用 20 号细长针头经耳道作鼓膜穿刺,抽出分泌物直接涂片)。收到标本后应及时涂片,如不能立刻镜检,则应将涂片置于玻片盒内保存,防止落上灰尘,影响观察。每份标本最好同时做 3~4 张涂片,以防因标本挑取不当或涂片不合要求等因素,影响诊断。对尿液、胸腔积液、腹水或其他渗出液等,应先经离心,取其沉淀物进行涂片。

(二)嗜碱性粒细胞检查方法

1. 原理　嗜碱性粒细胞是白细胞的一种,含肝素和组胺等嗜碱性颗粒。嗜碱性粒细胞致敏后,特异性抗体 IgE 附着在嗜碱性粒细胞表面,如再遇致敏的抗原,抗原能与特异性的 IgE 结合,使嗜碱性粒细胞脱颗粒,释放肝素和组胺等,发生速发型变态反应。研究表明,在过敏性鼻炎患者中,检出嗜碱性粒细胞阳性率可达 60%~80%,而非过敏性鼻炎阳性率仅有 0%~6%。因此,可以通过嗜碱性粒细胞检查方法,用以诊断速发型变态反应。主要有鼻黏膜表面嗜碱性粒细胞检查方法和血清嗜碱性粒细胞脱颗粒试验方法(basophil degranulation test,BDT),即根据过敏性疾病患者的嗜碱性粒细胞和肥大细胞表面有 IgE 抗体,与相应过敏原结合后,发生脱颗粒现象,由计算脱颗粒的嗜碱性粒细胞数可判定病人过敏的一种方法。

2. 操作方法　鼻黏膜表面嗜碱性粒细胞检查方法的主要步骤有:

(1)以耳用小刮匙于下鼻甲前端与鼻中隔相对处,或相当中鼻道前端起始处的下鼻甲表面,轻轻刮取小量黏液层及上皮层,薄薄地涂于载玻片上;

(2)立即放入 95% 酒精的染色缸中固定 10 分钟;

(3)用蒸馏水洗去乙醇,并置空气中使其干燥;

(4)将标本放入染液缸中 10 分钟;

(5)再用蒸馏水洗去染液,使其干燥;

(6)用 75% 及 95% 酒精脱水和脱去浮色,将涂片背面擦干,置于空气中,待标本干后开始镜检。

血清嗜碱性粒细胞脱颗粒试验方法分为直接法和间接法。

直接法的主要步骤有:

(1)抽取患者全血 0.25ml,置于加有 25 单位肝素抗凝剂的小试管内,再加入相应的变应原原液 0.25ml,置于室温下 5~10 分钟后,离心(1 000r/min)5 分钟;

(2)取清洗干净的盖玻片,用吸管滴 1~2 滴 0.2% 中性红——无水乙醇染液铺于上面,待其自然干燥;

(3)再取干净载玻片,用尖吸管吸取标本的白细胞层滴于玻片上,加盖带有染液的盖玻片,即可镜检。

间接法的主要步骤有:

(1)抽取健康家兔耳静脉血 3~5ml,加入内有 100 单位/ml 肝素的小试管中,离心(1 000r/min)5 分钟;

(2)吸取 1 滴红细胞层上的白膜(白细胞层)滴于洁净的载玻片上,再加入患者新鲜血清 1 滴及变应原原液 1 滴,混匀后加盖带有中性红染液盖玻片,即可镜检。

3. 结果判定　在鼻黏膜表面嗜碱性粒细胞检查方法中,先在低倍镜下查找,在有细胞的视野内,用高倍镜随机取 20 个视野,作嗜碱性粒细胞计数,判定标准见表 60-5:

表 60-5　嗜碱性粒细胞检查(间接法)结果判定

强度等级	判定标准
阳性(+)	嗜碱性粒细胞大于 10 个
中阳性(++)	嗜碱性粒细胞大于 20 个
强阳性(+++)	嗜碱性粒细胞大于 30 个
极强阳性(++++)	嗜碱性粒细胞大于 40 个

在嗜碱性粒细胞脱颗粒试验方法中,直接法和间接法结果判定一致,即正常嗜碱性粒细胞表面呈红色密集的细颗粒状。脱颗粒的嗜碱性粒细胞膨大出现空泡、变形、胞内颗粒溢出膜外。镜检下数 20~50 个嗜碱性细胞,计算脱颗粒的百分数,判定标准见表 60-6:

表 60-6　嗜碱性粒细胞检查(直接法)结果判定

强度等级	判定标准
阴性(-)	与未加变应原的对照试验相同
可疑(±)	1/3 以内有脱颗粒
阳性(+)	1/3 以上有脱颗粒
中阳性(++)	2/3 以上有脱颗粒
强阳性(+++)	全部脱颗粒

4. 注意事项　嗜碱性粒细胞脱颗粒试验方法必须在 15 分钟内镜检完毕,以防止嗜碱性粒细胞发生自溶性脱颗粒现象,影响结果的准确性。患者抽血前应停服抗组胺等药物,并最好于清晨空腹抽静脉血。

此外,嗜碱性粒细胞的检查方法还有嗜碱性粒细胞活化试验(basophil activation test,BAT),其是流式细胞仪出现后过敏科学领域最重要的试验手段之一,提高了过敏诊断的准确性,受到广泛关注。嗜碱性粒细胞活化试验是将患者嗜碱性粒细胞和过敏原体外孵育,用流式细胞仪检测细胞活化时表面标志物表达的情况。该方法不仅可以用于过敏性疾病诊断,还可以用于特异性免疫治疗疗效评价以及抗 IgE 治疗患者的筛选和疗效的评价等。需要注意的是,BAT 使用的是全血,样本必须在 24 小时,最好 4 小时内检测,否则细胞表面标志物下调;而且只能在专门的实验室进行。此外,6%~17% 受试者的嗜碱性粒细胞对此试验不响应,不能用该方法进行检测。

(三) 肥大细胞检查方法

1. 原理　肥大细胞(mast cell,MC)是过敏反应的主要效应细胞,过敏原可以与肥大细胞表面的 IgE-FcεR Ⅰ复合物交联,释放炎症因子,引起速发型过敏反应。因此,肥大细胞活化试验(mast cell activation test,MAT)可以用于节肢动物过敏和过敏性休克的诊断。

2. 操作步骤　肥大细胞活化试验是将健康人血清中的肥大细胞和特异性 IgE 孵育,再用过敏原激发,最后用 ELISA 方法分析肥大细胞的脱颗粒情况,与上述的 BAT 相似,比如检测前列腺素 D2 或用流式细胞仪检测细胞表面标志物(CD63 或 CD107a)的表达。

3. 结果　MAT 的灵敏度不仅与患者特异性 IgE 水平有关,可能还与 IgE 亲和力及特异性有关,因为相同 IgE 水平的患者,MAT 灵敏度可能不同。MAT 比 BAT 更灵敏,可以检测到更低水平的 CD63。

4. 注意事项　与 BAT 使用新鲜的血液,最好采血后 4 小时内检测不同,MAT 采用的血清,检测时间上没有限制。其次,虽然 MC 稳定、灵敏且重复性好,但是 MC 的分化、培养及活化需要几周时间,甚至更长的时间。此外,MAT 除了用于过敏性疾病的诊断外,还可以用于 IgE 介导的细胞活化的机制和细胞内信号通路的研究。

二、琼脂凝胶双扩散法

(一) 原理

免疫沉淀反应剂中的抗原抗体,在含有电解质的琼脂凝胶中,可以向周围自由扩散。当抗原抗体扩散到适当的部位而相遇时,则生成肉眼可见的线状沉淀物,也称为免疫双扩散试验。本实验操作简便,也用于变态反应疾病的诊断。

(二) 操作方法

1. 琼脂的净化处理　所使用的琼脂如系粗制品,则应先进行净化。净化方法是,将粗琼脂称量后包于麻布中,流水透析过夜,再用蒸馏水浸泡过夜。吸除水分,加蒸馏水配成 3% 浓度,在水浴中加热溶解。琼脂溶解后出现絮状沉淀物,应保温 1~2 小时,使絮状物自然下沉。趁热将上层沉淀较少的部分倾入清洁搪瓷盘或平皿中,厚为 3~5mm。琼脂冷凝后用小刀切成 1~2cm 见方的小块。把琼脂小块放入大烧杯中,用蒸馏水浸泡 2~3 天,每天换水 2~3 次。洗净后的琼脂小块贮存于带盖玻璃瓶中,置冰箱内可保存一个月左右。使用时,称其湿重,按比例加入生理盐水和防腐剂 0.02% 硫柳汞或 0.1%~0.25% 石炭酸。

2. 琼脂板的制备　将配成 2% 浓度的琼脂-生理盐水在水浴中加热使其溶解。再取清洁、干燥之载玻片水平放置,用红蜡笔在玻片 1/3 处画一直线;1/3 处不铺琼脂,留作书写、编号等。然后自玻片中间缓缓倾入琼脂溶液,静置片剂,即凝成均匀的胶层,厚度为 2~3mm 即可。

3. 打孔　用打孔器打孔,孔径约 3mm 为宜,孔距约 8mm。(自琼脂板中心点计算)。其排列方式可预先在纸上画好,然后将制好的琼脂板放在纸样上,孔要光滑,边缘整齐。孔打好后,轻轻挑去孔内琼脂。

4. 加样　琼脂板制好后,将抗原及血清分别加入琼脂孔中,滴加量以刚滴满琼脂孔而不外溢为好。用于定性试验,通常中间孔加血清,周围孔加抗原;如用于半定量试验,则中间孔加原,在周围孔加血清。然后立即将其放入潮湿带盖的平底搪瓷盒内(盒内底部放入浸透 0.5% 石炭酸的 4~6 层纱布或滤纸),置 37℃ 温箱中。每天进行观察,通常在 2~3 天内出现沉淀线。

(三) 结果判定

若抗原和抗体相应,则在两者孔之间出现清晰的白色沉位线,即为阳性。试验中应有阳性对照和阴性对照。

(四) 注意事项

1. 时间　扩散时间要适当:时间太短,沉淀线可能出不来;时间过长,会使沉淀线扩散而出现假象。有时需要做不同时间的动态观察记录。

2. 温度　在一定范围内,扩散速度随温度的升高而加快。如果温度波动太大,会使扩散出现不连续的浓度梯度而呈现继发性沉淀线,造成判断错误。因此,温度应恒定。

3. 抗原抗体的浓度　抗原抗体两种反应物的浓度适当,能按比例充分结合,则可生成清晰致密的沉淀线;若二者浓度不适当,不能充分按比例结合,则生成的沉淀线比较模糊,而且偏近浓度较低的一方;若二者浓度相差太悬殊,则往往不能生成可见的沉淀线。

4. 抗原抗体的性质　只有当一纯粹的抗原与相应抗体发生反应时,才出现一条沉淀线。如果有类属抗原存在,则可形成两条以上的沉淀线。但沉淀线出现的时间可有早有晚。

5. 琼脂浓度和抗原抗体距离琼脂浓度越高,扩散速度越慢;抗原抗体间的距离越大,则沉淀线出现的时间越迟。因此,琼脂浓度及抗原抗体打孔的距离均要适当。

6. 孔内琼脂铺底　为了防止样品在孔底沿玻璃流动,应存在孔内加入少许 1.5% 琼脂铺底。可用毛细吸管吸取少许热溶琼脂液加入孔内,再立即吸出,这时在孔底部留有一层很薄的琼脂。冷凝后再加入样品。也可预先用 0.4% 的琼脂水溶液在载玻片上均匀涂布,70℃ 烘干,亦可防止样品流动;也可防止凝胶在玻片上滑动。

三、对流免疫电泳

(一) 原理

对流免疫电泳法是在免疫双扩散的基础上发展起来的一种检测方法。该法利用琼脂电泳时产生的电渗现象,使血清中 γ 球蛋白向负极移动,与加在负极而向正极移动的抗原相遇,如二者为相对应的抗原抗体,则在一个合适的比例范围形成复合物而沉积下来,产生沉淀线,肉眼可见。该法在变态反应性疾病的诊断中,多用于检测Ⅲ型或Ⅰ型加Ⅲ型变态反应疾病。

(二) 操作方法

1. 铺板　将清洁、干燥的载玻片置于水平位,铺以水浴热溶的 1.2% 琼脂,每张玻片铺 3ml。待冷却后放于 4℃ 冰箱贮存备用。

2. 打孔　用打孔器按常规打孔法打孔。在孔底铺以少量的凝胶,防止样品渗漏。

3. 搭桥　在电泳槽中放入 pH8.6 0.05mol/L 巴比妥缓冲液。将打好孔的琼脂凝胶载玻片平放在支架上,两端分别以 4 层(2.6cm × 6.5cm)滤纸搭桥,每端必须搭上 1cm,余浸入缓冲液内。

4. 加血清　在血清孔中加入待测血清 10μl。

5. 电泳　盖上电泳槽盖,打开电源,使电压为 4 伏/cm² 泳动 30 分钟。

6. 加抗原　先关闭电源,迅速加入待抗原后,再打开电源,继续泳动 60 分钟。

(三) 结果判定

如在抗原和血清之间出现沉淀线,即为阳性。如沉淀线很微弱或尚未出现,可将琼脂玻片放在保湿平皿中(平皿内铺有多层用蒸馏水打湿的滤纸),于冰箱中 4℃ 下使抗原血清(抗体)继续反应。一般于 24 小时后如无沉淀线出现,即为阴性。

(四) 注意事项

1. 除了抗原抗体的特异性外,适比区是形成沉淀的最重要条件之一。适比区的寻找,可以通过浓缩或稀释抗原或抗体的浓度来完成。

2. 孔距以 0.4cm 为宜。如过近,使抗原抗体因没有互相渗透而充分形成适比区的过程;如过远,则电泳时间过长,热效应不利于电泳。

3. 血清形成沉淀的 γ 球蛋白多为 IgG。因 IgG 分子量较大,所带电荷较少,所以在渗透作用下移动较慢;而抗原分子最较小,移动较快,故必须先将血清加入,泳动一段时间后再加抗原,以使二者在两孔之间相遇,避免假阴性,也便于观察。

4. 加抗原时要迅速,以便最大限度地避免已电泳的血清向四周扩散。

此外,本法与免疫双扩散法相比,有以下优点:速度快,不论是电泳还是电渗的速度,均比自然扩散要快,检出的时间缩短。减少血清用量,电泳或电渗均使抗原或抗体克服了向四周扩散的现象,这使其相对浓度增高,可以减少样品的用量。

四、放射性变应原吸附试验

将变应原共价附于固相载体上,并进一步与受试者的血清起反应后,然后加入放射性同位素已经标记的抗人 IgE 抗体,最终形成了抗原、抗体及同位素标记的抗人 IgE 抗体复合物,利用相关仪器测定同位素的活性。该法是检测变态反应较有效的手段,特别适合高度敏感的儿童等特殊患者。该方法敏感性、特异性均较高,但是需要的材料放射性同位素价格比较昂贵,半衰期短,容易污染环境,成本比较高。最主要的一点是如果患者血清中存在非相应的 IgE,就会干扰抗原抗体的结合,而且不适用于如细菌、真菌、药物等过敏原,所以,近年使用上逐渐减少。

五、酶免疫试验

酶免疫试验(enzyme immunoassay,EIA)建立于 20 世纪 70 年代,是一种以酶标记抗体(抗原)作为主要试剂,将酶高效催化反应的专一性和抗原-抗体反应的特异性相结合的免疫检测技术。EIA 具有灵敏度高、特异性强、试剂性质较稳定、操作简便快速、无放射性污染、应用范围广等优点。

随着相关新技术的不断问世,EIA 在酶联免疫吸附试验(enzymelinked immunosorbent assay,ELISA)基础上又发展了酶联免疫斑点试验、化学发光酶免疫试验及荧光酶免疫试验等,极大地提高了 EIA 检测的灵敏度、特异性及其自动化程度,EIA 现已广泛应用于医学、生物、环境等多个学科领域。这里主要介绍 IgE 的常用检测方法。

(一) 酶联免疫吸附试验检测技术

酶联免疫吸附试验检测血清 IgE 方法是 1971 年由 Engvall 和 Periman 及 VanWeemen Schuurs 建立的一种既特异又敏感的免疫测定方法。该法利用酶作为抗原或抗体的标记物,在固相载体上进行抗原或抗体的测定。由于酶的催化效率极高,加上抗原抗体反应的高度特异性,因此,它不仅具有放射免疫吸附试验的特异性和敏感性的优点,而且简便、快速、价廉和安全。适用于测定人血清极低的 IgE 含量。在实际测定中,ELISA 的具体方法有多种,如双抗体夹心法、间接法、竞争法等,前两种方法较为常用。其中,双抗体夹心法适于测定血清总 IgE 含量,间接法适于测定血清特异性 IgE 含量。

1. 检测血清总 IgE 方法

(1) 原理:该试验系应用双抗体夹心法测定。先将羊抗人 IgE 抗体吸附在固相载体表面(聚苯乙烯凹孔板),加入待测血清。经一定时间孵育后,血清中 IgE 便与吸附在固相载体表面上的羊抗人 IgE 抗体相结合。洗去多余的血清后,再加入羊抗人 IgE 抗体-辣根过氧化酶结合物,经孵育,结合物与固相载体表面上的羊抗人 IgE-IgE 复合物结合。洗去多余的结合物,加入底物溶液,在酶的催化下,底物发生反应,形成有色物质。根据颜色反应的深度,应用微量酶标分光光度计,可检测出血清总 IgE 含量。

（2）操作方法

1）包被抗体:将羊抗人 IgE 抗体 IgG 用包被缓冲液稀释(0.1ml 抗 IgE 的 IgG+9.9ml 包被液含 10μg/ml),加入凹孔板,每孔加 200μl,置于塑料保湿盒内 4℃过夜,时间不少于 12 小时。

2）洗涤:将凹孔板内的抗体溶液甩掉,用洗瓶将各孔注满 PBS-T 洗涤液,于室温下洗 3 次,每次 3 分钟。每换一次洗酶液前,均应将前次的洗涤液甩干净。

3）加样:加工作标准和待测血清。①取 IgE 工作标准血清一支(0.5 干粉),加蒸馏水 0.5ml=4 400IU/ml,然后用含 10% 灭活小牛血清的 PBS-T(2ml 小牛血清+18ml PBS-T),按 4 倍稀释工作标准血清。从 4 400IU/ml 中取 0.1ml 加 2.1ml 10% 小牛血清 PBS-T=200IU/ml。②稀释小牛血清:取 0.1ml 待测血清加 0.4ml 10% 小牛血清 PBS-T,使成为 1:5。③将稀释的工作标准血清,从低浓度开始:0.78IU/ml、3.1IU/ml、12.5IU/ml、50IU/ml、2 000IU/ml 共 5 个浓度及 1:5 待测血清分别加入凹孔板,每份入两孔(作两孔测定,取平均值),每孔加 200μl;同时取 10% 小牛血清 PIS-T 亦加入两孔,每孔仍为 200μl,作空白对照。放入保湿盒,于 37℃下保温 2 小时。④洗涤:3′×3,方法同上。⑤加结合物(辣根过氧化物酶标记的羊抗人 IgE 结合物):先用 PBS-T 稀释结合物。⑥然后,每孔加入 200μl,入保湿盒中,37℃保温 2 小时。结合物具体需用稀释浓度,可根据包装上的标定和贮存时间。贮存时间过长,因结合物衰变,应提高使用浓度。⑦洗涤:3′×3,方法同 2）。⑧加底物溶液:每孔 200μl,入保湿盒中,37℃下保温 30 分钟。⑨加反应终止液:每孔加 2mol/L 硫酸 50ml,置室温下 20 分钟,终止酶反应。⑩比色测定:用微量酶标分光光度计,在波长 492nm 条件下比色,测出样品的光密度(OD)值。应用半对数坐标纸,以 IgE 工作标准稀释浓度 0.78IU/ml、3.1IU/ml、12.5IU/ml、50IU/ml、200IU/ml 为横坐标,相应的光密度值为纵坐标,绘制标准曲线。然后将待检血清的光密度值,在标准曲线上查得 IgE 含量,再乘以血清的稀释倍数,便是待测血清总 IgE 的浓度。

2. 检测血清特异性 IgE 方法

（1）原理:本实验应用 ELISA 间接法测定。先将变应原吸附在固相载体表面,然后加入待测血清,经一定时间孵育后,在固相载体表面形成变应原-特异性抗体(包括 IgE)复合物。洗去多余的血清,加入羊抗人 IgE-辣根过氧化物酶结合物。最后加入底物溶液,在酶的催化下,底物发生反应,产生有色物质(颜色反应的深浅与相应抗体的量成正比),应用微量酶标分光光度计,可检测出血清特异性 IgE 含量。

（2）操作方法

1）包被变应原:适用于本法的变应原,必须能吸附在固相载体上,可溶性的蛋白质、糖蛋白等变应原均可吸附在聚乙烯凹孔板上。使用纯化的变应原,可以提高实验的准确性和敏感性。若使用粗制变应原,其蛋白质含量应先测出。测定方法可采用微量凯氏定氮法,测出蛋白氮单位/ml。可根据 100 000 个蛋白氮单位为 1mg 氮,换算成每毫升变应原蛋白质含量(以 μg 计量)。绝大部分变应原均适用于本法。已吸附变应原的固相载体,经冻干或干燥后,可保存数月不失其活性。

2）取 0.2ml 变应原,加包被液 9.8ml。入凹孔板,每孔加 200μl,于保湿盒内,置 37℃恒温箱中过夜。

3）洗板:将凹孔板内液体甩掉,用洗瓶将各孔充满 PBS-T 洗涤液,于室温下洗涤 3 次,每次 3 分钟,每更换一次洗泽液前,均应将前次的洗涤液甩干净。

4）加封闭液:用微量吸管取 0.1% BSA 封闭液,每孔加 200μl,于保湿盒内,37℃下保温 1h。

5）洗板:3′×3。加待测血清:取待测血清和阴性参考血清,用 10% 小牛血清 PBS-T 稀释 1:21 浓度,加入凹孔板,每孔加 200μl,于保湿盒内,37℃下保温 2 小时。

6）洗板:3′×3。

7）加结合物:取辣根过氧化物酶标记的羊抗人 IgE 结合物,用 PBS-T 稀释成 1:2 000,然后加入凹孔板,每孔加 200μl,于保湿盒内,37℃下保温 2 小时。结合物具体所需稀释浓度见"检测血清总 IgE 方法"⑤。

8）洗板:3′×3。

9）加底物溶液：每孔加 200μl，于保湿盒内，37℃下保温 30 分钟。

10）加反应终止液：取 2mol/L 硫酸，每孔加入 50μl。置室温下 20 分钟，使终止液均匀打散。此外，比色测定：用微量酶标分光光度计，在波长 492nm 条件下比色，测出标本的光密度值（OD 值）。根据下列公式，计算出特异性 IgE 含量。

$$特异性\ IgE\ 含量（\%）=\frac{标本\ OD\ 值-空白对照\ QD\ 值}{阴性参考血清\ OD\ 值-空白对照\ OD\ 值}\times100\%$$

（3）结果判定见表 60-7：

表 60-7　检测血清特异性 IgE 方法结果判定

特异性 IgE 含量	等级	强度
150% 以下	0 级	阴性
150% 以上	I 级	阳性
200% 以上	II 级	中阳性
300% 以上	III 级	强阳性
400% 以上	IV 级	极强阳性

（4）注意事项：羊抗人 IgE 抗体，IgE 工作标准液，辣根过氧化物酶与羊抗人 IgE 结合物，皆为中国协和医科大学基础医学院免疫室制备。实验中，各种试剂注意避免污染；在加同一样品不同稀释度时，应从低浓度到高浓度进行。该试验最适温度为 20℃左右。此外，该法使用离体血清，便于运输和保存，在方法学上灵敏度、特异性和重复性均很高，易于自动化且没有放射性污染，价格合理。酶标记抗体相对稳定，保存期长。由于生物素 - 亲和素系统的引入使其灵敏度大大提高。目前是体外检测 IgE 最普遍的方法。

（二）荧光酶联免疫吸附法

1. 原理　变应原包被在一种新型固相载体 ImmunoCAP 上。用变应原捕获样本中 SIgE，而酶标抗 IgE 抗体与 SIgE 反应，最后根据反应体系产生荧光的强弱来判定 SIgE 的水平。主要操作程序是由瑞典 Pharmacia 公司生产的 UniCAP100 全自动变应原检测系统仪自动完成。

2. 操作方法　由 Pharmacia 公司提供配套检测试剂。常规空腹静脉取血 3ml 于玻璃试管中，室温静置 1 小时待其凝血，离心 2 次，每次 10 分钟，转速调至 1 500~3 000r/min，将分离血清移至另一塑料试管中，保存于 20℃留用。将待检血清加入 SIgE CAP 中，孵育 30 分钟，洗脱掉未结合部分后，酶标二抗，室温下孵育 2.5 小时，冲洗后加入底物反应 10 分钟，加入终止液中止反应，将生成的可释放荧光标记物质洗脱至阅读板，读出荧光值，经计算机得出相应的血清 SIgE 含量。操作者输入请求后，只需按照提示将标准品、待检血清和各种试剂放置在指定位置，启动检测程序，系统自动完成各项操作并打印出 SIgE 的定量检测报告。

3. 结果判定　根据变应原的浓度分为 0~6 级：0 为 0 级；0.35~0.70Ku/L（Ku：变应原 SIgE 的滴度）为 1 级；0.71~3.50Ku/L 为 2 级；3.51~7.50Ku/L 为 3 级；7.61~17.50Ku/L 为 4 级；17.60~50.0Ku/L 为 5 级；>50.0Ku/L 为 6 级。检测结果判定：以 SIgE=0.35Ku/L 为阳性，SIgE <0.35Ku/L 为阴性。

4. 注意事项　UniCAP100 系统建立于新型固体——ImmunoCAP 上。ImmunoCAP 是装在小胶囊中的亲水性载体聚合物，由一种经 CNBr 活化的纤维素衍生物合成，有极高与变应原结合的能力。且增大了反应面积，从而提高系统的灵敏度；具有优良的反应条件和较短的扩散距离，提高了过敏原的检出率；结果真实可靠，可重复性好，不受药物影响，与变态反应性疾病临床诊断相关性好；检测全自动化，大大减轻了实验员的工作量。符合世界卫生组织（WHO）厘定的国际标准。UniCAP100 系统因其安全、灵敏、可靠，在国际上亦广为应用，是目前公认的金标准，其他任何一种方法都要与其进行比较，但其检测费用较高、耗时长，国内多数医院尤其是基层医院难以开展。

六、化学发光免疫试验

化学发光免疫试验是继放射性免疫吸附试验、酶免疫试验发展起来的一种新型标记免疫技术，基于该方法建立的检测方法有 MAST-CLA 和纳米磁微粒的化学发光法。

(一) MAST-CLA

1. 原理 将待测血清加入测试室中,反应过程中血清内的 IgE 会与纤维素膜上的变应原结合。待完全反应后,用缓冲液洗液冲洗以除去测试室内未结合部分。再加入酶标抗 IgE 抗体,此时酶标抗 IgE 抗体会与已结合在纤维素腔上的 IgE 结合。充分反应后,再次冲洗除去未结合物质。最后,向测试室里加入酶催化的发光底物。光信号的强度与患者血清中 IgE 成正比。

2. 操作步骤

(1) 准备测试条,将每个待测的测试条标记编号分好。

(2) 将血清标本离心,抽取待测血清放至测试条内,用塞子堵住测试条后开始培养,记录开始培养时间。

(3) 配制缓冲液并倒入缓冲溶液清洗瓶中,将培养好的血清倒入储液箱中,记录培养结束时间。

(4) 用缓冲洗液清洗测试条三次,再将抗体溶液吸入测试条内进行培养,记录培养时间。

(5) 将培养后的抗体溶液流进储液箱中,再次用换冲洗液清洗测试条三次。

(6) 准备冷光混合液,将混合液吸入测试条内用塞子堵住测试条培养,10 分钟后将测试条装入测试仪中进行测定。

3. 结果判定 MAST-CLA 测定仪检测每种特异性 IgE 的发光单位(luminescence unit,LU),分为 6 级(表 60-8)。

表 60-8 化学发光免疫试验结果判定

CLA 等级	过敏原特异性 IgE 浓度	
	LU	过敏原特异性 IgE 浓度
4	>242	非常高
3	143~242	高
2	66~142	中
1	27~65	低
1/0	12~26	非常低
0	0~11	无或不能检出

注:CLA 等级 1/0 级或以上级别判定为阳性反应,CLA 等级 0 级表示过敏原特异性 IgE 浓度过低,检测不出或没有,判定为阴性反应。

4. 注意事项 操作时环境温度应在 15~37℃,环境湿度在 15%~85%。操作电压应保持稳定。操作环境空气清洁,避免水汽、烟尘。保持干燥、干净、水平的工作台面,以及足够的操作空间。洗板要洗干净。如果条件允许,使用洗板机洗板,避免交叉污染。严格按照试剂盒的说明书操作,反应时间准确。根据试验原始记录纸上标注的孔位进行加样(填写专用表格)。试验中不仅要加入试剂盒内的内部质控血清,还要加入外部质控品,在质控图上标注此次试验数据。严格按照试剂说明书进行相关检测,包括加样量,反应时间,反应温度。在加样前,拧紧螺口试管盖,用振荡器混匀螺口试管中的血清标本,再离心,避免液滴渗出。吸取血清,尽量垂直加入酶标板孔中,避免血清沾染四周壁。若有试剂说明要加入稀释液混匀的,至少轻轻吹吸 5 次以上。为避免生物气溶胶产生,应在生物安全柜中操作。

(二) 纳米磁微粒化学发光法

1. 原理 纳米磁微粒化学发光法(NM-CLIA)是将化学发光免疫分析技术(CLIA)和纳米磁微粒载体相结合起来的一种新方法。用亲和素包被纳米磁微粒,生物素标记变应原,1 分子的亲和素可以结合 4 分子的生物素,且结合十分牢固。这就使纳米磁微粒表面能够结合更多数量的变应原,若待检血清中含有特异性 IgE(SIgE),就可形成变应原-SIgE 复合物,当加入辣根过氧化物酶(HRP)标记的鼠抗人 IgE 抗体,就会形成变应原-SIgE-鼠抗人 IgE 抗体-HRP 复合物。最后加入适量配比的发光底物鲁米诺与过氧化氢脲,此时,化学发光剂 HRP 可以使鲁米诺与过氧化氢脲变成激发态,从激发态回到基态就会将剩余的能量转变成光子,我们就可以检测光信号的强弱来判断 SIgE 的水平。

2. 操作方法

（1）在37℃的条件下，分别取待检血清样本与生物素标记抗原15μl，再取45μl已用亲和素标记的纳米磁微粒，并充分混匀，孵育15分钟。这时会形成纳米磁微粒-亲和素-生物素-抗原-SIgE抗体的免疫复合物。经过洗涤，除去未结合物质。

（2）再向其中加入130μl的ALP标记的抗人IgE抗体（酶标二抗），形成纳米磁微粒-亲和素-生物素-抗原-SIgE-酶标二抗复合物，经过洗涤除去未结合的其他物质。

（3）再加200μl ALP催化的发光底物，此时，该酶可以催化发光底物产生光子，血清中SIgE抗体的含量越高，发光强度越强，两者呈正比关系。根据发光强度，可以带入校准曲线，计算出SIgE抗体的含量。

3. 结果判定　根据cut-off值为0.35U/ml进行判定，<0.35U/ml为阴性，=0.35U/ml为阳性（表60-9）。

表60-9　NM-CLIA检查结果判定

SIgE浓度/（U·ml^{-1}）	定级标准
<0.35	0（阴性）
0.35~0.7	1级（弱阳性）
0.7~3.5	2级（阳性）
3.5~17.5	3级（较强阳性）
17.5~50	4级（强阳性）
50~100	5级（特强阳性）
>100	6级（极强阳性）

4. 优缺点　该方法与传统的方法不同的是，使用纳米磁微粒作为固相载体，并使用亲和素-生物素生物放大系统，使更多的抗原包被在纳米磁微粒上，使得检测灵敏度得到了提高。并且，纳米磁微粒具有比表面积大、超顺磁性等特点。该检测方法的灵敏度高、特异性好，试验周期短，但是试验所需成本高，不易在基层医院广泛开展。

七、固相膜免疫分析技术

固相膜免疫分析技术（solid phase membrane-based immunoassay）是在胶乳凝集试验、酶联免疫吸附试验、胶体金免疫技术、单克隆抗体技术与新材料发展的基础之上建立起来的一项新型检验技术，具有快速、简易、不需要高端的仪器与设备、试剂十分稳定、容易保存和运输、结果的判断直观等特点，固相膜免疫分析技术属于快速的免疫检验技术，目前，在医学研究、动植物类病原菌检测、食品安全监督等领域有着广泛的应用。

（一）免疫印迹法

1. 原理　待检血清中若含有特异性（IgE）SIgE，其可与硝酸纤维素膜上包被的相应过敏原发生特异性结合反应，就形成了过敏原-SIgE的复合物。通过洗涤除去未结合的物质。再将生物素标记的抗人IgE抗体加入上述体系中。就形成了过敏原-SIgE-抗人IgE抗体-生物素复合物。再经洗涤步骤除去多余的未反应物质。于第三步反应时，再向检测孔内加入链霉亲和素-ALP复合物，就形成了固相载体过敏原-SIgE抗体-抗人IgE抗体-生物素链霉亲和素-ALP免疫复合物。最后经洗涤除掉其他物质之后，加入ALP的作用底物进行显色反应，血清中SIgE的浓度越高，呈现的颜色就会相应较深。

2. 操作步骤

（1）将待检血清样品与试剂盒放于室温下（20~25℃）平衡30分钟左右。按1∶24的比例把浓缩的洗涤液用蒸馏水配成工作洗涤液。

（2）预处理：取出检测板、编号，将试验所需孵育暗盒板条手柄分别依次插入检测板，再加入300μl上步操作中配好的工作洗涤液，在混匀器上充分润湿，至少要3分钟。确保能将工作洗涤液甩干。

（3）初次孵育：在上述检测板孔内加入300μl的待检血清，然后将该检测板放在混匀器上，之后，放于室温孵育约45分钟。45分钟之后再清洗以甩掉检测板内的液体，用洗涤液冲洗检测板，大约10s；冲洗时使洗涤液充分流过检测板。重复 5 次上述操作。

（4）第二次孵育：加 300μl 二抗工作液在上述检测板内，大约 6 滴。再放于混匀器上，于室温下孵育 45 分钟。再清洗，此过程与上述步骤 3 相同。

（5）第三次孵育：加 300μl 酶工作液在上述检测板内，大约 6 滴。再放于混匀器上，于室温下孵育 20 分钟。再清洗，此过程与上述步骤 3 相同。

（6）第四次孵育：加 300μl 底物溶液在上述检测板内，大约 6 滴。再放于混匀器上，于室温下孵育 20 分钟。

（7）终止反应：流水冲洗检测板即可终止酶反应。

（8）读数：用电吹风把检测板吹干之后，用扫描仪进行结果判读。

3. 结果判定　参照国际上 SIgE 抗体浓度和定级标准的关系，各特异性检测位点若出现斑点或条带即为阳性反应。SIgE 抗体浓度和定级标准的关系为（表 60-10）：

表 60-10　免疫印迹法检查结果判定

国际特异性 IgE 浓度/(IU·ml⁻¹)	国际定级标准
<0.35	0（阴性）
0.35~0.70	1（弱阳性）
0.71~3.50	2（阳性）
3.51~17.50	3（较强阳性）
17.51~50.0	4（强阳性）
50.01~100.0	5（特强阳性）
>100.0	6（极强阳性）

4. 注意事项　配制工作洗涤液时，注意充分混匀。加样器管嘴勿触及板条膜表面，注意每加一份血清更换一个管嘴。将检测板注满洗涤液，轻轻晃动可以增强清洗效果。注意倾倒洗涤液时让液体顺着检测板流下，避免交叉污染。

（二）斑点免疫印迹法

1. 原理　斑点免疫印迹法（dot-IBT）的建立是基于某些固相载体对蛋白质有着较强的吸附能力建立起来的。其检测原理是把变应原蛋白固定在膜条上，若待检血清中含有过敏原特异性的 IgE，则该特异性 IgE 抗体即可与将与膜条上固定的相应变应原结合。将 ALP 标记的抗人 IgE 抗体加入之后，就可与特异性 IgE 发生反应，形成特异性 IgE-抗人 IgE 抗体-ALP 免疫复合物。其他未结合的物质均通过洗涤除去，最后，加入 ALP 催化的相应底物就可进行显色反应。颜色的深浅与特异性的 IgE 的含量呈正相关。

2. 操作步骤

（1）加样：将 150μl 待检血清加入到温育槽内，该温育槽内已事先放好了 1.0ml 通用缓冲液与检测膜条，之后，放于摇床中孵育 16 小时；

（2）清洗：吸出温育槽内液体，并用 1.0ml 通用缓冲液清洗膜条 3 次，每次约持续 5 分钟；

（3）加酶结合物：并向上述温育槽中分别加入 1.0ml 的酶结合物。再置于摇床孵育 1 小时后，重复上面的清洗步骤，1 次即可；

（4）加底物：每个温育槽中再分别加入酶作用的底物 1.0ml，避光条件下，置于摇床上孵育 10 分钟后，即可终止该反应；

（5）将检测膜条取出，自然风干。

3. 结果判定　使用专门软件进行结果自动判读，阴性时的条带着色强度小于 3，阳性时的着色强度大于等于 3。

4. 优缺点　因为膜条上包被有不同的变应原。可经一次反应，进行多种变应原的检测。此外，经过反应之后的膜条也具有较好的稳定性，有利于原始结果的长期保存。

（三）胶体金标记技术

胶体金标记技术是把胶体金作为标记物的技术,将其应用于抗原抗体特异性结合反应,是一种新型的免疫示踪标记技术。目前,已经成为继放射性核素、荧光素及酶之后的免疫标记技术中较常用的一种非放射性示踪剂。鞣酸与一些还原剂(枸橼酸钠、白磷等)相互作用能够生成一种特定大小的呈凝胶状态的金颗粒——胶体金。胶体金在碱性条件下能够带负电,可以与某些蛋白质分子的正电基团发生静电吸引,从而牢固结合。由于其制备简单方便,灵敏度和特异性均高。同时,不需要有放射性的核素或者有致癌可能性的酶作用的底物,因此得到了广泛的应用。

1. 斑点金免疫渗滤测定法

（1）原理:斑点金免疫渗滤测定法是将斑点免疫渗滤测定法中的酶标记改成了胶体金标记,就省去了再加底物显色的步骤。其固相载体是 NC 膜,通过渗滤作用,滴加在 NC 膜上的待检标本与检测试剂就可以逐渐起反应。该反应过程在数分钟内即可完成。

（2）操作方法

1）测试装置是分底与盖两部分,且盖中央有一小圆孔、盖底含有较强吸水性材料的塑料小盒子,NC 膜放置于盖孔下、并放在紧贴吸水材料的上面。把盒子的盖子紧紧关上之后,就组成了一个渗滤装置。

2）通过盖子上的小圆孔,向 NC 膜上滴加 1~2 滴的抗原。置于室温下,自然干燥。

3）透过小圆孔向 NC 膜上滴加 100ml 含 0.2%BSA 和 0.05% 吐温-20 的 50mol/L,pH7.2 PBS 的封闭液。等其完全渗入膜内。

4）再加入 1 滴待检标本,约 50ml。若待检标本中含有特异性 IgE 抗体,就可以与 NC 膜上包被的相应抗原发生抗原抗体的特异性结合。

5）最后加入洗涤剂（50mol/L pH7.2 PBS）2 滴,约 100ml。

（3）结果判定　在小孔 NC 膜上出现红色斑点即为阳性反应;反之,则为阴性。

2. 斑点免疫金银染色法

（1）原理:斑点免疫金银染色法(Dot-IGSS)通过转移电泳或者直接点样,从而把抗原固定在固相载体——NC 膜上。此时,加入待检测的血清,血清中若含有抗原特异性 IgE（SIgE）抗体,就会与 NC 膜上包被的相应抗原发生抗原抗体的特异性结合反应,形成抗原- SIgE 的复合物。洗脱除去未结合物质,再加入胶体金标记的抗人 IgE 抗体,就会形成的抗原- SIgE-胶体金标记的抗人 IgE 抗体复合物,这时就可产生肉眼可见的淡红色或红色斑点,这时加入银显影液可以使显色增强,即 Dot-IGSS。

（2）操作方法

1）首先是固相载体 NC 膜上抗原的包被,通过转移电泳或者直接点样(1~2μl)将抗原包被在 NC 膜上,置于室温下自然干燥。

2）完全干燥后,在 37℃的情况下,把上述 NC 膜浸泡于 TBS（pH7.6 20mmol/L）溶液中 30 分钟,来封闭没有饱和蛋白结合的位点。

3）用 TBS 洗涤 NC 膜,1 次持续 5 分钟,共洗 3 次。然后,再将经过适当稀释后的第一抗体加到 NC 膜上,于室温下反应 2 小时。用稀释液代替抗体作为阴性对照。

4）用 TBS 洗涤 NC 膜,1 次持续 5 分钟,共洗 3 次。之后,再将其浸泡在用 TBS（由 0.1% BSA 与 0.4% 明胶制备）稀释的胶体金标记的抗体溶液中,因抗体浓度的不同,反应时间也有所差异。一般情况下,反应时间 2 小时对应稀释为 1∶25,反应时间 16 小时对应稀释度是 1∶100~1∶200。

5）用 TBS 洗涤 NC 膜,1 次持续 5 分钟,共洗 3 次,之后用去离子水洗涤 1 次 5 分钟,共 2 次。

6）放入枸橼酸盐缓冲液（pH 3.85 0.2mol/L）中,2 分钟。

7）将 NC 膜放到银显影液中,注意避光条件下,作用 5~15 分钟。

8）将 NC 膜放入定影液中 5 分钟。

9）取出并用自来水缓缓冲洗,室温下自然干燥。

（3）结果判定　在 NC 膜上显示棕黑色斑点即为阳性反应,反之,则为阴性反应。

八、液相芯片技术

(一)原理

先将变应原包被在微球上,形成了微球探针。该微球探针能够捕获待检血清中的 SIgE,再加入生物素化的抗人 IgE 抗体时,就可形成微球变应原-SIgE-抗人 IgE 抗体-生物素的复合物。之后,再加入亲和素标记的藻红蛋白(SA-PE),此时就形成了微球变应原-SIgE-抗人 IgE 抗体-生物素-SA-PE 的免疫复合物。最后,根据微球内部含有两种不同比例的荧光物质,经过第一次激光照射,可以发出两种不同波长的荧光,就可以区分微球编号。第二次激光照射时,荧光素(PE)就可被激发产生荧光信号。当两次激光照射都能产生荧光信号才是有效结果。这时,就可以根据不同微球上荧光信号的强弱来计算相应 SIgE 的含量。

(二)操作步骤

1. 将实验所需的试剂放置于室温(20~25℃)下平衡。

2. 取 100μl 洗涤液加入离心管中。

3. 将已经制备好的微球探针在振荡仪上充分振荡 5 分钟,确保微球呈单个均匀分布。该探针的浓度为每毫升 100 个微球。取 1μl 加入到上述离心管中,充分混匀并静置 20 秒。

4. 将离心管放入离心机配平离心(12 000r/min,5 分钟),再用塑料吸管轻轻将上清液吸走。注意不能把微球吸走。

5. 取 100μl 待检血清加入到上述离心管中,振荡混匀,使得微球探针能与 SIgE 充分接触。

6. 将离心管用铝箔包裹来避光,室温条件下,在转速 500~700r/min 的摇床上孵育 60 分钟。

7. 重复 2 次上述步骤 4。

8. 加入 100μl 生物素标记的抗人 IgE 抗体,充分振荡混匀,使得两者充分接触。

9. 将离心管用铝箔包裹来避光,室温条件下,在转速 500~700r/min 的摇床上孵育 30 分钟。

10. 重复 2 次上述步骤 4。

11. 加入 100μl SA-PE,涡旋振荡 30s,充分混匀。

12. 重复上述步骤 9。

13. 重复上述步骤 4。

14. 取 100μl 鞘液加入离心管中,将微球冲起,并将体系全部转移到 96 孔板中。

15. 用 Luminex 仪器进行结果分析。

(三)试验结果

将相关数据代入标准曲线,可以计算出被检测样品中 SIgE 的含量。该数值结果可在液相芯片仪直接读取。

(四)优缺点

纳米微球直径约 5.6nm,体积虽然较小,但是比表面积较大,可以包被更多变应原,同时,借助亲和素-生物素信号放大系统,使得检测灵敏度得到了大幅的提高。检测时微球与发光物质同时被激发出荧光才能被认定为有效的检测,提高了检测的特异性。不仅具有较高的灵敏度与特异性,也具备较好的重复性。但是其检测需要专门的仪器设备,试剂也较昂贵,不利于其推广应用。

九、BICOM2000 生物共振检测法

(一)原理

BICOM2000 生物共振检测法是基于量子物质波理论建立起来的,该理论提出:任何物质都具有波粒二象性,即任何物质都具有本身特异性的振动频率。当振动频率相同时,能够叠加而使幅度增大。人体内各组织器官都具有自己的振动频率,当使用相应的仪器发出与之相同的振动频率时,这两波的振动频率就会发生叠加,幅度增大。BICOM2000 生物共振仪利用共振效应,检测不同的物质是否可以导致机体内的频率改变,并在排除其他可能存在的干扰因素的情况下,进而确定过敏原。

(二)操作方法

使用 BICOM2000 生物共振检测仪(产自德国),经红外线扫描,可以感应患者身上的信息点,从而进行

过敏原的测定。嘱咐被检测者将身上携带的金属物品取下,同时,设备开启,让被检测者手握柱状形电极,该电极是与测试探针相连的。用探针在被检测者手指、趾甲最外边的切线与指、趾甲月牙线延长线交点等特定的传导位点进行检测,三位开关调至 MT 位置上,多范围开关调至 IN 位置上。选择信息点一般是稳定且数值在 50 左右的点,对该信息点进行检测时,把红外发射器打开,并放于相应的过敏原上,注意观察初始值与测试值的差异。如果该过敏原对被检测者有干扰,那么测试值远离初始值或测试值处于不稳定状态均认定为过敏现象。

(三) 结果判定

根据能量数值变化,超过基础阈值即可确定变应原及反应强度。检测结果判定:阳性检出:电阻值发生变化且接近 50,阴性检出:电阻值无变化。强度等级见表 60-11:

表 60-11　BICOM2000 生物共振检测结果判定

能量数值	强度等级
正常信息刻度单位 6 个刻度单位以内	(−)
高于正常信息刻度单位 6 个刻度单位	(+)
高于正常信息刻度 6~10 个刻度单位	(++)
高于正常信息刻度 10 个刻度单位以上	(+++)

(四) 优缺点

BICOM2000 生物共振检测法所用过敏原不需要标准化,可进行检测的过敏原种类多。相对安全无痛苦,并且检测结果不受药物的影响,无须停药。但是检测结果容易受到周围环境中波的影响,此外,该方法对操作者的要求也较高,操作者的操作熟练程度及专业水平都会影响结果的准确性。导致试验的复现性较差。受检者的生理及精神状态均会对结果产生影响。

(孙恩涛)

参考文献

[1] 李宜凡. 流式细胞术分析嗜碱性粒细胞活化试验在过敏性疾病中的应用[J]. 国际儿科学杂志,2020,47(09):607-611.

[2] 李晓岭,毛安华. 过敏性疾病患儿过敏原特异性 IgE 检测分析[J]. 实用预防医学,2020,27(01):96-98.

[3] 任海锋,赵睿. 支气管哮喘患者外周血嗜酸性粒细胞及血清总 IgE 与呼出气一氧化氮的相关性分析[J]. 临床医学研究与实践,2020,5(23):31-33.

[4] 张振东,范苗静,王伟,等. 慢性自发性荨麻疹患者斑贴试验结果分析[J]. 分子诊断与治疗杂志,2020,12(09):1187-1191.

[5] 莫燕芳,高如秀,蔡健梅,等. 交叉反应性糖类抗原决定簇抗 IgE 在过敏性疾病中的应用分析[J]. 黑龙江医学,2020,44(9):1248-1251.

[6] 薛丽娜,王聪敏. 北京地区过敏性疾病患者血清特异性 IgE 检测及分析[J]. 实用医药杂志,2020,37(2):127-129.

[7] 曹雪涛. 医学免疫学[M]. 7 版. 北京:人民卫生出版社,2018.

[8] 曾万杰,樊一笋,耿春松,等. 纳米磁微粒化学发光免疫分析法检测过敏原特异性免疫球蛋白 E 性能评估[J]. 第二军医大学学报,2018,39(01):68-73.

[9] 于利明. 兰州地区变应性鼻炎过敏原检测及分布分析[J]. 甘肃中医药大学,2017.

[10] 王红,王字举,闫丹丹,等. 过敏性紫癜患儿血清过敏原特异性 IgE 检测[J]. 中国实验诊断学,2017,21(07):1188-1189.

[11] 程晟,余咏梅,崔云华,等. 尘螨变应原皮内试验与血清 IgE 检测结果的相关性[J]. 昆明医科大学学报,2017,38(11):75-78.

[12] 闫津津,余昊,王美玲. 3 种方法测定变应性鼻炎患者的变应原试验结果比较[J]. 国际检验医学杂志,2016,37(24):3429-3431.

[13] 张磊. 液相芯片技术检测血清过敏原特异性 IgE 实验研究[J]. 天津医科大学,2016.

[14] 贾丽霞. 变应原 SIgE 的纳米磁微粒化学发光测定方法研究[J]. 华北理工大学,2016.

［15］路雪艳,李邻峰.过敏性皮肤病的在体实验室诊断方法及其注意事项［J］.实用皮肤病学杂志,2014,7（05）:357-360.

［16］庞炎.过敏性鼻炎患者鼻分泌物嗜酸性粒细胞检测价值［J］.大家健康(学术版),2013,7（20）:83.

［17］王向东,张罗.气传变应原皮肤点刺试验临床操作指南［J］.中华耳鼻咽喉头颈外科杂志,2012,47（07）:611-613.

［18］张华.新疆维吾尔人群两种变应原检测方法对比研究［J］.新疆医科大学,2012.

［19］王美玲,冯珍如,李志艳,等.斑点免疫印迹法检测变应原特异性 IgE 抗体的比对分析［J］.中国实验诊断学,2011,15（03）:430-432.

［20］虞满明,张美玲.359 例变态反应性皮肤病患者过敏原分析［J］.中国医师进修杂志,2010,33（9）:69-71.

［21］林方,熊伟,祝庆余.液相芯片分析技术及其临床应用［J］.解放军医学杂志,2009,34（04）:483-484.

［22］孙宝清,韦妮莉,李靖,等.三种不同方法检测常见过敏原的对比分析［J］.现代医院,2006,6（10）:52-54.

［23］乔秉善.变态反应学实验技术［M］.2 版.北京:中国协和医科大学出版社,2002.

［24］GONG Z,YANG Z,WU R,et al. Comparison of a new Skin Prick Test Tape with the conventional skin prick test［J］. Allergy Clin Immunol,2019,143（1）:424-427.

［25］LAYNE EA. Intradermal reactivity to two concentrations of pollen extracts in atopic dogs［J］. Vet Dermatol,2019,30（6）:503.

［26］VAIDYANATHAN V,SARDA A,DE A,et al. Atopy patch test［J］. Indian J Dermatol Venereol Leprol,2019,85（3）:338-341.

［27］BAHRI R,CUSTOVIC A,KOROSEC P,et al. Mast cell activation test in the diagnosis of allergic disease and anaphylaxis［J］. J Allergy Clin Immunol,2018,142（2）:485-496.

［28］FRATI F,INCORVAIA C and CAVALIERE C. The skin prick test［J］. J Biol Regul Homeost Agents,2018,32（1）:19-24.

［29］HEMMINGS O,KWOK M,MCKENDRY R,et al. Basophil Activation Test:Old and New Applications in Allergy［J］. Curr Allergy Asthma Rep,2018,18（12）:77.

［30］ARILLA M C,IBARROLA I,MIR A,et al. Development of a sandwich-type ELISA for measuring Pla a 1,the major allergen of Platanus acerifolia pollen［J］. International Archives of Allergy & Immunology,2005,138（2）:127-133.

［31］MITKOVSKA SH,TRAJKOV D,PETLICHKOVSKI A,et al. Total IgE Distribution in Food Allergy Suspected Patients in Republic of Macedonia（2001-2011）［J］. Open Access Maced J Med Sci,2015,3（2）:202-208.

［32］KIM JK,YOON YM,JANG WJ,et al. Comparison study between MAST CLA and OPTIGEN［J］. Am J Rhinol Allergy,2011,25（4）:e156-e159.

［33］SHIN JW,JIN SP,LEE JH,et al. Analysis of MAST-CLA Results as a Diagnostic Tool in Allergic Skin Diseases［J］. Ann Dermatol,2010,22（1）:35-40.

第六十一章

细胞体外培养技术在医学节肢动物学研究中的应用

　　动物细胞培养起始于 20 世纪初,作为生物学领域中的一项重要技术,动物组织和细胞培养已广泛应用于哺乳动物和鱼类的研究中,并取得了丰硕成果。在医学节肢动物学的研究中,自 1962 年 Grace 首次建立了天蚕蛾(*Antheraea eucalypti Scott*)可持续性细胞系以来,昆虫细胞培养技术得到了迅速的发展,新细胞系不断建立,昆虫细胞培养已在细胞生物学、分子生物学、昆虫学、病毒学、生物化学、遗传学等领域的研究工作中发挥重要作用。目前,昆虫的组织细胞培养技术已发展得相当成熟;蜱螨细胞的体外培养也已经有所应用;但在其他类节肢动物细胞培养方面,细胞系的建立问题至今仍是全世界所面临的挑战性课题,虽已积累了一些原代和传代培养方面的经验,但至今报道仅限于有限细胞系的建立。

第一节　昆虫细胞培养技术

　　昆虫细胞培养是从昆虫体内取出细胞,模拟昆虫体内的生理环境,在无菌、适温和丰富的营养条件下,使细胞生存、生长并维持结构和功能的一门技术。昆虫细胞培养技术近年来发展很快,已广泛应用于昆虫学研究的各个领域,在昆虫病毒、昆虫生理活性物质、细菌毒素的生物鉴定及果蝇遗传学的研究中发挥了很大的作用;昆虫细胞系和昆虫细胞培养技术在基础生物学研究、毒理测定、基因工程学研究、生物制药和生物农药研究和应用等多方面也得到了广泛应用。

　　在基础医学方面,利用昆虫细胞研究虫媒病毒,以及病毒在昆虫细胞中的发育;研究人类疾病基因;进行抗癌药物的毒理学研究;还有学者应用昆虫细胞系研究昆虫细胞的凋亡和细胞周期调控。

　　自 1983 年 Smith 等创建了昆虫杆状病毒表达载体系统(baculovirus expression vector system,BEVS)以来,昆虫细胞作为重组病毒的表达载体得到了迅速发展。最近十几年,随着杆状病毒表达载体、昆虫细胞系以及无血清悬浮培养工艺等关键技术的发展,BEVS 平台已经跨越转折点,利用杆状病毒昆虫细胞表达系统高效表达人体基因获得具有治疗疾病的干扰素等蛋白质、多肽和其他具有生物活性的物质,并最终利用昆虫细胞系作为生物反应器、生产基因工程药物和疫苗。在应用上迅速发展成为成熟的生物制品生产平台,目前已经多种疫苗及治疗产品获批应用。

一、昆虫细胞系原代培养

(一) 组织来源和处理

　　最初昆虫培养的细胞主要以血细胞、成纤维细胞为主,现在则主要来源于未发育成熟组织,如胚胎、卵巢、精巢、成虫盘、器官芽、脂肪体、中肠以及初孵幼虫等未发育成熟的组织或器官。许多研究者尝试用成熟组织建立细胞系但不易成功,直到 1985 年 Mitsuhashi 等成功建立了昆虫血球细胞系。用未成熟或未分化的组织建立细胞系比用成熟组织容易,因为其中的干细胞含量较高。

　　组织处理一般步骤为:清洗消毒、组织解剖。先用次氯酸钠或 70% 乙醇进行虫体体表消毒,再用无菌双蒸水清洗后晾干;接着解剖虫体,用生理盐水清洗,去除血细胞,然后浸入含 10%~20% 胎牛血清的细胞培养液中。

(二)原代细胞的获得

原代细胞的获得均须经物理或酶解的方式将组织解离,产生组织碎片或细胞悬液。未成熟组织主要用胰蛋白酶进行消解,胶原酶、中性蛋白酶和透明质酸酶亦有所应用。未成熟组织在 25~37℃用胰蛋白酶消化一段时间,对组织细胞影响较小。但是,鳞翅目昆虫的成熟组织在 13~25℃下用胰蛋白酶消化 1~16 小时对组织细胞的影响很大,几乎所有细胞都被破坏。成熟组织的细胞系面临着成熟组织消解方法的问题,Baines 等(1996)用胶原酶在 13℃处理中肠上皮细胞,16 小时后得到健康的中肠细胞。可见,昆虫成熟组织对胰蛋白酶敏感,可以采用胶原酶或中性蛋白酶消化组织。

(三)培养基

培养基的选择是昆虫细胞培养中的关键环节,其成分的选择模拟昆虫血淋巴成分。昆虫细胞培养基经历天然培养基、合成培养基和无血清培养基三个发展阶段。天然培养基采用取自动物体液或从组织中提取的成分作为培养液。合成培养基最大的特点是各种成分已知。无血清培养基是在已知细胞所需营养物质和贴壁因子基础上,在基础培养基中加入适宜的促细胞生长因子,能够保证细胞生长良好无须补加血清的培养基。目前已有商品化的培养基有:Grace 培养基、IPL 41 培养基、TC 100 培养基、SF-90、EX-CELL400、ISFM、SFM-5、CDM 和 ISFM 等。

(四)原代培养

将消化组织获得的原代细胞置于适宜的环境中培养,昆虫细胞培养的温度条件一般为 20~30℃,最适培养温度为 29℃±1℃。在此范围内,温度偏高可加速细胞繁殖;过高则细胞生长减弱,在 33℃下细胞完全不分裂,至 37℃就会引起生长抑制和细胞死亡。温度不低于 0℃时,能抑制细胞代谢,并无伤害作用。在偏低温度下,其代谢降低,生长速度减慢,却维持时间延长,但若温度太低,可因胞质结冰晶而死亡,若加入适量保护剂(如二甲亚砜和甘油等)可使冰点降低,此法可用于保存细胞。另外,氧和二氧化碳都是细胞生存必需的条件之一;光对昆虫细胞影响较大,应该避免日光直接照射而在黑暗中进行培养且避免紫外线的照射防止损害细胞。

(五)培养应注意的技术问题

原代培养过程中应注意做好虫体表面的灭菌和避免微生物污染。次氯酸钠作为一种高效灭菌剂在昆虫细胞系原代培养中常被选用,效果较好。采用 70% 乙醇溶液先浸泡组织 5~10 分钟将其表面消毒,再用无菌双蒸水冲洗数次,也是常用的一种虫体表面灭菌的方法。微生物污染的问题自始至终困扰着细胞培养的各个时期。目前,在培养基中加入各种抗生素是较常用的方法,但加入抗生素会对细胞生长不利。所以,在昆虫细胞系建立过程中,一般在原代培养 2~3 代使用抗生素,之后不再添加。

二、昆虫细胞系的传代培养

迄今为止,全世界已建立的昆虫细胞系有 800 株以上,分别来源于鳞翅目、双翅目、鞘翅目、蜚蠊目、膜翅目、直翅目、同翅目和半翅目等 8 个目的 170 多种昆虫,然而其中大部分来自鳞翅目和双翅目。利用已建立的细胞系将原代培养的细胞重新接种,置于适宜的环境中培养,一个星期后加入一定量的传代培养液,然后每星期更换半量的培养液,待细胞长满瓶底后开始传代。传代的初期细胞生长较慢,传至 5~10 代以后,生长速度明显加快。对昆虫细胞来说,传代 10~20 次以后,生长就已基本稳定。待传代细胞生长稳定后,每 3~7 天以 1:5 或 1:4 比率传代一次。

三、昆虫细胞系的大规模培养

昆虫细胞培养系统大致可分为两种类型:一类的生长细胞附着在培养器壁或其他支持物的表面,称为机质依赖型或停泊依赖型培养;另一类的生长细胞悬浮在液体培养基内,称为悬浮培养。大规模培养昆虫细胞时要考虑的因素很多,如生物反应器的设计、氧气转运、剪切应力、细胞密度、培养基组分以及装备成本等。由于昆虫细胞培养系统需氧量很高,大量输氧操作如搅拌、喷气等都是必需的,但这些操作产生的水剪切应力,往往引起细胞的损伤和死亡。这个问题目前已经成为细胞大规模培养的关键性限制因子。

(一) 贴壁培养

贴壁培养以滚瓶培养和微载体培养方法为主。

Vaughn (1976) 首次成功地用 $670cm^2$ 生长面积的滚瓶培养了草地贪夜蛾细胞系 (sf-9),其细胞产量达到 $3 \times 10^8 \sim 5 \times 10^8$ cells /瓶。Weiss 等进一步改进了滚瓶培养技术,每种滚瓶都可使接种细胞浓度增加 20 多倍。滚瓶培养与大容量培养瓶培养相比,大大增加了细胞培养空间和贴附面积,并能节约时间和劳力。谢秋玲 (2009) 等将昆虫细胞 Sf9 分别在 4 种生物反应器:转瓶、摇瓶、Bellocell 反应器、发酵罐中进行悬浮培养。细胞接种密度为 5×10^2/ml 时,昆虫细胞经转瓶、摇瓶、Bellocell 和发酵罐培养,细胞密度达到最高分别为: 5.5×10^6/ml、7.3×10^6/ml、8.01×10^6/ml、1.52×10^7/ml,尤其是经发酵罐培养的细胞密度达到起始密度的 30.4 倍。

彭建新 (1993) 报道斜纹夜蛾细胞系 (SL-1) 和家蚕细胞系 (BmN) 在国产 CT-1,GT-2 做微载体正常生长增殖。载体用 pH6.8 的 puck's 液浸泡膨胀过夜,$0.7kg/cm^2$ 高压灭菌 15min 再用培养基 (Tc-100 辅加 10% 小牛血清) 浸泡几小时备用。以 3mg/ml 微载体培养细胞,接种斜纹夜蛾细胞的浓度为 2×10^5 cells/ml,家蚕为 2.5×10^5 cells /ml,置 CO_2 培养箱恒温培养,并定时摇动,4 天后两种昆虫细胞生长最高密度分别为 8.2×10^5 cells /ml 和 7.6×10^5 cells /ml。

(二) 悬浮培养

昆虫细胞进行悬浮扩大培养时,细胞的敏感性问题是首先要解决的。常用转瓶、空气补给生物反应器和涡旋罐等不同类型容器进行昆虫细胞悬浮培养。

Vaughn (1968) 用转瓶培养大蚕蛾细胞,在外加磁力作用下用磁力棒转动以搅拌悬液进行培养。在培养基中加入 0.15% 的甲基纤维素 (400cp) 保护细胞免受搅拌引起的剪切力损伤。赵佼等 (2000) 应用自制的无血清培养基 IC-SFM 考察了不同转瓶培养对粉蚊夜蛾细胞 BT1-Tn -5B1-4 悬浮生长的影响,较好地解决了昆虫细胞无血清培养技术的一些不足之处。

气升发酵罐培养是直接以空气为动力来搅拌细胞悬液进行培养。Maiorella (1988) 等成功地用 21L 气升发酵罐培养 sf 细胞,并在培养基中加入 pluronic polyol F-68 (0.1%w/v) 以防充气对细胞的损坏,将气泡直径控制在 0.5~1cm,防止在培养基表面形成泡沫。但是,当用无血清培养基培养 IPL-41 时,在 4L 生物反应器内以 100r/min 搅动,细胞生长不佳。而在一个 13L 喷气搅拌反应器内,用含 0.3%FluronicRF68 的无血清培养基,培养物起初用表面换气,当细胞密度达到 10^6 cells /ml 后,改用小纯氧喷气,这样对细胞生命无损害作用。Weiss 等 (1986) 曾用灌注培养法培养 sf 细胞来生产杆状病毒。用灌注泵将消耗的培养基泵出,注入新鲜培养基继续培养。并通入无菌空气以维持溶解氧 (DO) 量。

(三) 其他

固定化昆虫细胞培养作为一项新技术,近年来发展很快,Agathos 采用胶原蛋白为基质的微珠来固定化培养蚊子细胞,密度高达 2×10^7 cells/ml。King 采用海藻酸-聚 L-赖氨酸制备微囊来培养昆虫细胞,细胞密度可达 8×10^7 cells/ml。固定化培养的另一有效方法是堆积床,为贴壁培养方式的一种,昆虫细胞贴壁生长在颗粒状球上,并在气升式反应器的降液区形成堆积床,而升液区则进行通气供氧。堆积床法由于可提高培养表面积,同时又能保持充足的供氧,因此有很好的发展前景。

第二节　蜱螨细胞培养技术

一、蜱细胞的培养

为了深入研究蜱及蜱传疾病,在体外进行蜱细胞培养,特别是建立连续培养细胞系,是一项极为重要作用的平台技术。建立蜱细胞体外培养体系的研究已有 60 多年的历史,Weyer (1952) 首次报道了关于培养散状扇头蜱组织的结果,但真正蜱细胞培养研究的报告是由 Rehacek (1958) 发表。最早的蜱细胞系只能用于原代培养,最近几十年,主要致力于建立连续培养的蜱细胞体外培养体系。1975 年第一个具尾扇头蜱 (*Rhipicephalus appendiculatus*) 体外培养细胞系建立,到 1991 年第一个小亚玻眼蜱 (*Hyalomma anatolicum*)

的体外连续培养细胞系建立以来,目前已经从硬蜱和软蜱中,成功获得了 40 多个细胞系。

(一) 组织来源及处理

选择适宜的材料对培养蜱细胞很重要。首先应考虑此种蜱的研究价值及这种蜱是否容易得到。最好在实验室内人工饲养蜱,这样可方便地获得大量健康、无病的蜱群。一般来说,选择处于发育阶段的蜱组织,此时细胞活泼且进行有丝分裂的能力强;选择能提供大量细胞的蜱组织,以保证适当的接种密度;选择在初培养时不需烦琐处理的蜱组织。目前通常用于初培养的蜱组织是蜕皮前饱血若虫体内正在发育的成虫组织、虫卵及饱血雌虫的血淋巴。在摘出和碎解蜱组织前必须用化学消毒剂给蜱表面灭菌。将材料先用蒸馏水冲洗数次,接着在 1∶10Roccal 液中换洗 2 次,时间 20 分钟;再用 70% 乙醇洗 1 次;最后用灭菌蒸馏水洗 2 次。此外,为了防止真菌污染,在用 Roccal 液和乙醇消毒前,可将蜱放入 0.5% 家用漂白粉中浸泡。

(二) 原代细胞的获得

消毒后的蜱组织经摘出及碎解即可获得原代细胞。若组织来源为若虫,用两个昆虫针将其固定于铺好的蜡层,置灭菌的平皿内,用小剪刀沿若虫背缘剪开并去除背板,用解剖针和小镊子将其卵巢、输卵管及其体壁内膜取出,放在盛有灭菌生理盐水的平皿内洗涤 2 次,再移入盛有培养液的小平皿中。待所有若虫都解剖完,即吸出培养液,将所有的蜱组织用灭菌 PBS 洗 2 次,加入一定量 0.25% 胰酶威尔逊液,并用小剪刀将蜱组织剪碎,消化 20~30 分钟,然后装入尖底离心管,1 500r/min 离心 10 分钟,弃去上清液,沉淀用 PBS 再洗一次同法离心,最后将沉淀用预先配好的应用液吹打混匀,按 1ml 量分装于容积为 5ml 的小方瓶内,置于 28℃ 温箱内培养。

若组织来源于蜱卵则要比上述用正在发育的成虫简便且快捷。将消毒好的蜱卵用镊子在不锈钢沙网上碾碎,即可使其细胞游离出来,不需用胰酶消化。得到的混合物包括胚胎细胞、卵黄和卵壳的碎片,勿需将卵壳碎片去除,因在培养过程中卵壳碎片不影响细胞单层的形成,可通过换液随废液排除。将上述混合物以 1 500r/min 离心 10 分钟,所得沉淀物分两层,上层呈奶油色,主要由胚胎细胞组成;下层呈深褐色,主要由卵壳组成。用吸管将上层小心吸出混匀于营养液中,即得到含卵壳碎片很少的细胞悬液,继而进行培养。

(三) 培养基

常用培养基为蜱组织培养的基本培养基,如 Leibovits(1963)设计的 L-15 培养基,其适用于各种蜱组织培养。若使用 L-15 培养基进行封闭培养,配好应用液后要加 NaHCO$_3$。基本的培养基还应添加灭活胎牛血清,此外,还应添加胰蛋白磷酸盐肉汤、水解乳蛋白、酵母浸膏及青霉素、链霉素等,培养基 pH 应控制在 6.5~7.0,一般常用 6.8。Munderloh 等在探索蜱胚胎细胞的适宜培养基方面,对 Leibovit 的 L-15 培养基加以改进,得到新的 L-15B 培养基,探讨了不同浓度胆固醇、胰蛋白胨磷酸盐溶液(TPB)对安氏革蜱胚胎细胞(ANE58)、微小牛蜱胚胎细胞(BME26)、具尾扇头蜱胚胎细胞(RAE25)的影响。结果发现 10μg/ml 的胆固醇能促进三种蜱胚胎细胞的生长,而 30μg/ml 的胆固醇抑制了和 RAE25 的生长;而添加葡萄糖、谷氨酰胺、α-酮戊二酸、天冬氨酸、脯氨酸、矿物质、维生素后,能显著促进三种细胞的生长。

(四) 原代培养

对原代培养来说,接种蜱细胞量的比例是很重要的。接种蜱细胞的量不像通常细胞培养是以每毫升细胞数来计算,而是以蜱材料数量来计算。选择培养用蜱的数量随蜱种不同而不同。总的来说,接种细胞密度必须要大。依据形成细胞单层所需要的时间可判定接种细胞数量是否合适。若初培养 4 周内形成单层,则接种数量就较适宜,否则就应增加接种量或改用小培养器皿。通常用雷登氏管接种 1ml 悬液;选用容积为 5ml 的小方瓶常接种 1~2ml 悬液。培养瓶容积与培养基容积之比应为 5∶1~10∶1,超过此限度,细胞生长受到严重影响。

(五) 传代培养

细胞接种后 24 小时内开始贴壁,细胞开始贴壁到完全贴壁这段时间内(一般 4 周内可长满),应尽量减少培养瓶的移动。如果培养瓶使用前用培养液浸泡 24 小时,可使贴壁进程更理想。培养物应在 6~10 天内换液 1 次,换液时倒去一半旧液并代之以同容积的新鲜培养液。为缩短初培养的时限,应增加接种物的量,或换用效果更好的培养基。若细胞层致密不均匀,可用吸管把部分细胞层吹打脱壁离散,并让其重新贴附于同一培养瓶内,这样可使细胞分布更均匀,生长更旺盛。

(六) 蜱细胞系的培养

蜱细胞培养和许多节肢动物细胞具有相似的特性。由于蜱完全适应吸血寄生生活,蜱胚胎细胞能在哺乳动物细胞培养基(含哺乳动物血清)中生长,所需温度一般在28~34℃,少数细胞系在37℃时也能生长。有些蜱胚胎细胞适合在pH6.5~6.8,有些蜱胚胎细胞系能在中性或弱碱性环境中生长。由于蜱胚胎细胞的深度冷冻保存成功率低,Bastos等尝试在4℃下短期保存肩突硬蜱胚胎细胞(IDE8),发现分别采用二甲亚砜(DMSO)和甘油两种抗冻保护剂,每周换液1次,2周传代1次,能使IDE8细胞保存活力达60天。蜱细胞不会出现接触抑制,通常贴壁不牢,是介于不完全单层贴壁细胞和悬浮培养的混合悬液。它们分化相对缓慢,可保持很高的细胞密度(10^6~10^7cells/ml),且许多细胞系不需要定期传代,故特别适合分离生长缓慢的微生物。

二、螨细胞的培养

螨细胞培养可为进一步阐明螨媒病原体在螨体内的理化特性、传病机制,并进行病原分离提供条件。革螨和恙螨能自然感染、叮刺传播和经卵传递肾综合征出血热病毒(HFRSV)。张云等(2000)用自然界采集的革螨和恙螨进行单层细胞培养并从中分离到HFRSV。邓小昭等(2007)用螨原代培养细胞进行了螨体内汉坦病毒和恙虫病东方体复合感染的研究。目前用于细胞培养的螨类主要是革螨及恙螨,现简单介绍革螨和恙螨的细胞培养方法。

(一) 细胞来源

革螨细胞主要是利用挖鼠窝或捕鼠将野外捕获的革螨置于28℃生化培养箱内饲养,以发育为幼虫和若虫作为细胞培养材料;恙螨细胞可直接从鼠体或采用小黑板法收集自行爬下的饱食恙螨幼虫,然后放入饲养管于28℃生化培养箱中饲养,以饲养出的若虫、成虫、卵、子代幼虫作为螨细胞培养材料。

(二) 螨体消毒

将革螨、恙螨的幼虫、若虫置于70%乙醇消毒10分钟,弃去乙醇后,置于含有效氯1%的次氯酸钠溶液作用2分钟,水洗后用含0.05%氯化高汞的70%乙醇溶液消毒10分钟,再水洗,置28℃环境中培养10小时左右。

(三) 螨细胞原代培养

将培养10小时后的螨若虫及子代幼虫用无菌眼科小剪反复剪碎螨体;每种螨加2ml pH7.2~7.4的0.75%胰蛋白酶,在37℃水溶液中消化,30分钟取出,以2 000r/min离心15分钟后,弃上清液,将沉淀物悬于4ml 10%牛血清199液内,反复吹打,直至螨组织块成絮状为止,再用10%牛血清199液离心洗涤3次。每种螨可得细胞悬液3ml,接种于TC199(Gibco)培养液中,加0.4%水解乳蛋白,15%胎牛血清(FBS),0.03%谷氨酰胺,100U/ml青霉素、链霉素和适量18种非必需氨基酸,置pH6.8~7.2、28℃、5%CO_2环境中培养,每周半量换液。

(四) 传代培养

待细胞生长成单层后移去上层培养液,在"条件培养基"(即换液量与原液量各半)中继续生长2~3天,刮下细胞层,用吸管吹打分散后传代。数代后,每周以1∶2~1∶4传代,同时冻存。

第三节　海洋节肢动物细胞培养技术

细胞培养技术作为生物学领域中的一项重要技术,已广泛应用于哺乳动物和鱼类的研究中,并取得了丰硕成果。但由于海洋节肢动物的细胞培养较困难,难以进行传代,因此至今未得到海洋节肢动物的连续性细胞系。细胞培养作为一种潜在的工具在虾蟹类疾病的诊断、病毒的分离和纯化及探针技术的应用开发方面已日益受到关注。海洋节肢动物细胞培养的组织来源以虾类最为重要,也有对鲎细胞培养的报道。水产动物细胞培养的具体方法因培养种类而异,但总体上有共同之处,以下简要介绍海洋节肢动物细胞培养方法。

一、海洋节肢动物细胞培养方法

（一）组织来源

根据研究目的的不同选择不同的组织来源。在病毒学研究方面以肝脏、胰、卵巢和造血组织为主要组织培养来源；病理学研究方面还可选择鳃、肌肉等组织。一般来说，组织来源的个体越年轻，其细胞分裂能力越强，体外培养的成功率就越高。因此，胚胎或幼体都是细胞传代的良好材料。

（二）培养组织的处理

供培养的组织要经过严格的擦洗、消毒与多次冲洗。海洋动物的组织还需用体积分数为70%的乙醇、二氯化汞或双氯苯双胍己烷等再处理，以杀灭海洋中一些弧菌类有机体。Frerichs和Fanc（2002）采用孔雀绿和Iodophore消毒虾类胚胎并成功进行胚胎细胞的体外培养。李霞等（1997）在皱纹盘鲍的组织培养中，将所取组织器官用质量分数0.1%的洗必泰和双抗（4 000mg/L青霉素，5 000mg/L链霉素）1：1混合液浸泡30分钟，再用维持液反复冲掉多余消毒剂，这样处理既能杀死细菌又能维持细胞活性。

（三）培养基

1. 成分　常用的海洋节肢动物培养基有Tc-199、TC-100、DM、GIM，RPMI1640、Eagle、MEM、Grace昆虫培养液和L-15等，但其中大部分效果较差，只有Tc-199、GIM和L-15效果较好。亦有一些专用培养基，如童裳亮和苗宏志设计的MPS专用培养基，可在3天内使中国明对虾细胞培养形成单层。胎牛血清是虾类培养中不可缺少的成分，在虾的细胞培养中添加10%~15%，超过15%反而会抑制细胞生长。此外，添加同物种肌提取液或血淋巴液亦能促进细胞生长。一些较难培养的细胞，可补充特殊的营养成分，如糖类、氨基酸、维生素、矿物离子和细胞生长因子（EGF、TGFβ）等，以此提高细胞贴壁和生长效果。

2. 渗透压　海产虾类细胞的渗透压较陆生和淡水动物要高，然而不同种类的渗透压要求却存在差异。Luedeman（1992）等研究认为对虾淋巴细胞培养的适宜渗透压为750mmol/kg；张晓华（1997）等在培养对虾肌细胞时在渗透压为470mmol/kg时取得较好效果；两者差异较大。因此，有关渗透压的控制尚待进一步研究。

3. pH　对不同的组织细胞进行培养时应有不同的pH。根据所培养动物体液的pH来决定培养基的酸碱度，可用$NaHCO_3$和稀HCl调节pH，一般为6.8~7.2。pH过高或过低时，细胞生长率均显著下降。

（四）接种培养

在无菌培养室、无菌操作箱和超净工作台内，将处理好的组织用剪刀剪成很碎的小块，加入少量培养基调成糊状，接种于细胞瓶。石安静（1983）认为先在瓶底部涂上一薄层鸡血浆，并加入鸡胚汁2滴，再接种组织块，贴壁效果会更好。水产动物多为变温动物，其细胞培养温度依种类不同而异。虾类一般以25~28℃为宜，对虾肌肉组织原代细胞培养在26℃较好。其他，如牙鲆鳃细胞系在20~30℃培养较适宜，而大西洋鳕前肾巨噬细胞在4~6℃进行培养最佳。最好在CO_2培养箱中培养，供给CO_2的体积分数为5%。

二、海洋节肢动物细胞培养存在的问题

在日本对虾细胞培养上，报道了肝胰脏、血细胞的体外培养，及对血淋巴细胞和肌肉组织进行了原代培养。Hus（1995）利用碱性成纤维细胞生长因子等，使斑节对虾淋巴器官的细胞在L-15培养基中传了90代，第90代后细胞不能继续传代生长，只能建立有限细胞系。不同学者报道的培养条件不同，但结果均显示原代培养的成功率较低，体外组织细胞的存活时间较短，细胞传代次数较少。其主要原因在于海洋节肢动物细胞培养的一些基础研究尚不完善，如缺乏海洋节肢动物和细胞生理方面的基础研究，一直套用哺乳动物细胞培养的方法；海洋节肢动物的组织大多暴露于外界，易受酵母菌、真菌、寄生虫和各种微生物的污染，使得待培养组织的消毒灭菌非常困难等。因此，海洋节肢动物细胞培养的条件仍有待进一步的探索和优化。

（刘小燕）

参考文献

［1］吴清胜,李媛媛.昆虫杆状病毒表达载体系统关键技术及应用研究进展［J］.国际病毒学杂志,2020,27(4):348-352.

［2］姚巧缤,李婷婷,荣芮,等.水痘-带状疱疹病毒糖蛋白 gE 在昆虫细胞中的表达鉴定及其晶体培养［J］.中国病原生物学杂志,2019,14(5):505-510.

［3］马伟,王家敏,令世鑫,等.昆虫细胞无血清培养基研究进展［J］.动物医学进展,2016,37(2):101-104.

［4］张晓娟,郭华荣.海洋无脊椎动物胚胎细胞培养研究进展［J］.海洋科学前沿,2016,3(2):38-42.

［5］袁凤媚,郭欣泳,汪才坤,等.悬浮培养昆虫细胞 SF9 瞬时表达重组蛋白的条件优化(英文)［J］.药物生物技术,2014,21(04):321-324.

［6］王伟善,吴浩飞,申硕,等.杆状病毒-昆虫细胞技术在人用重组蛋白疫苗生产中的应用［J］.中国生物制品学杂志,2013,26(12):1851-1855.

［7］侯晓晖,李晓飞.鞘翅目昆虫细胞系建立的研究进展［J］.遵义医学院学报,2011,34(5):529-532.

［8］黄斌,黄新华.微小牛蜱细胞培养技术［J］.动物医学进展,2011,32(5):116-119.

［9］闫玉涛,贺莉芳,刘晖,等.昆虫细胞培养及应用［J］.医学动物防制,2010,26(8):705-707.

［10］姜磊,李国勋,李长友,等.三株烟草天蛾新细胞系的生长特性及重组蛋白表达［J］.昆虫学报,2010,53(11):1227-1232.

［11］李银花,郑桂玲,李长友,等.昆虫细胞 BTI-Tn-5B1-4 和 Sf-9 的无血清培养及其特性研究［J］.青岛农业大学学报(自然科学版),2009,26(2):131-135.

［12］谢秋玲,郑云程,廖美德.昆虫细胞 Sf9 在四种生物反应器中的培养［J］.暨南大学学报(自然科学与医学版),2009,30(1):96-100.

［13］邓小昭,许可,蒋春梅,等.用螨原代培养细胞检测螨体内汉坦病毒和恙虫病东方体复合感染的研究［J］.中华实验和临床病毒学杂志,2007,21(4):307-309.

［14］张寰,张永安,秦启联,等.昆虫细胞系的培养和建立技术［J］.昆虫学报,2007,50(8):834-839.

［15］金刚,程文,代建国,等.海洋节肢动物细胞及组织培养研究进展［J］.海洋科学,2007,31(11):91-96.

［16］韩聪,王燕,商庆龙,等.悬浮培养昆虫细胞表达重组 HPV16 L1 蛋白［J］.中华实验和临床病毒学杂志,2007,21(4):352-354.

［17］张佑红,朱雄伟,陈燕.昆虫细胞培养及其应用进展［J］.武汉化工学院学报,2006,28(3):20-24.

［18］王宏伟,王安利,王维娜,等.对虾细胞培养研究概述［J］.生物学通报,2003,38(5):5-7.

［19］邓小昭,岳莉莉,张云,等.革螨、恙螨细胞培养及其特征的初步研究［J］.中国公共卫生,2002,18(5):1203-1204.

［20］张云,朱进,邓小昭,等.革螨、恙螨传播肾综合征出血热病毒的实验研究［J］.中华流行病学杂志,2001,22(5):352-354.

［21］洪华珠,彭建新.一株高水平表达重组蛋白昆虫细胞系的建立［J］.昆虫学报,2001,144(3):276-279.

［22］张云,朱进,吴光华,等.从革螨、恙螨单层细胞中分离和检出 HFRSV 基因的研究［J］.中国公共卫生,2000,16(12):1081-1082.

［23］苗宏志,童裳亮,徐斌,等.利用对虾原代细胞增殖对虾杆状病毒 HHNBV 的研究［J］.生物工程学报,2000,16(2):221-224.

［24］刘凯于,杨凯,余泽华,等.斑节对虾组织的原代培养［J］.华中师范大学学报(自然科学版),1998,32(2):210-214.

［25］李霞,刘淑范.皱纹盘鲍的组织培养［J］.水产学报,1997,21(2):197-200.

［26］彭建新,陈曲侯.两种昆虫细胞的微载体培养［J］.昆虫知识,1993,30(02):118-120.

［27］石安静.河蚌外套膜的组织培养［J］.水产学报,1983,7(2):153-157.

［28］ALSULAIMAN AM,VALLELY PJ,KLAPPER PE,et al. Expression of variable viruses as herpes simplex glycoprotein D and varicella zoster gE glycoprotein using a novel plasmid based expression system in insect cell［J］. Saudi J Biol Sci,2017,24(7):1497-1504.

［29］STEELE KH,STONE BJ,FRANKLIN KM,et al. Improving the baculovirus expression vector system with vankyrin-enhanced technology［J］. Biotechnol Prog,2017,33(6):1496-1507.

［30］MARTÍNEZ-SOLÍS M,GÓMEZ-SEBASTIÁN S,ESCRIBANO JM,et al. A novel baculovirus-derived promoter with high activity in the baculovirus expression system［J］. Peer J,2016,4(11):e2183.

［31］WEISSMANN F,PETZOLD G,VANDERLINDEN R,et al. BiGBac enables rapid gene assembly for the expression of large multisubunit protein complexes［J］. Proc Natl Acad Sci USA,2016,113(19):e2564-e2569.

［32］METZ SW,GARDNER J,GEERTSEMA C,et al. Effective chikungunya virus-like particle vaccine produced in insect cells［J］.

PLoS Negl Trop Dis,2013,7(3):e2124.

[33] HITCHMAN RB,LOCANTO E,POSSEE RD,et al. Optimizing the baculovirus expression vector system [J]. Methods,2011,55(1):52-57.

[34] RYCHLOWSKA M,GROMADZKA B,BIENKOWSKA-SZEWCZYK K,et al. Application of baculovirus-insect cell expression system for human therapy [J]. Curr Pharm Biotechnol,2011,12(11):1840-1849.

[35] MENA JA,AUCOIN MG,MONTES J,et al. Improving adeno-associated vector yield in high density insect cell cultures [J]. J Gene Med,2010,12(2):157-167.

[36] POSSEE RD,HITCHMAN RB,RICHARDS KS,et al. Generation of baculovirus vectors for the high-throughput production of proteins in insect cells [J]. Biotechnol Bioeng,2008,101(6):1115-1122.

[37] FAN FJ,WANG XF. In vitro culture of embryonic cells from the shrimp,Penaeus chinensis [J]. J Exp Mar Bio Eco,2002,267(2):175-184.

第六十二章

抗体制备技术及其在医学节肢动物学研究中的应用

抗体(antibody,Ab)是人或动物机体在抗原刺激下,由分化成熟的效应 B 淋巴细胞即浆细胞分泌的一类能与相应抗原特异性结合的免疫活性球蛋白。抗原(antigen,Ag)是能刺激机体免疫系统产生特异性免疫应答,并能与相应的应答产物(抗体和/或效应淋巴细胞)在体内或体外发生特异性结合的物质。

第一节 抗体制备技术简介

依据抗体生产技术的变革对抗体技术的发展历史进行划分,大致可分为 3 个阶段,即多克隆抗体阶段、单克隆抗体阶段和基因工程抗体阶段。

一、多克隆抗体

多克隆抗体(polyclonal antibody,PcAb)技术出现于 19 世纪末。1894 年德国人 Behring 和日本人北里 Kitasato 给动物注射白喉毒素,发现该动物血清中有一种能够中和白喉毒素的物质即抗毒素。将含有抗毒素的血清注入正常动物体内,可使该动物具有抵抗白喉毒素的能力。这两位科学家以同样的方法治愈了一位患白喉病的患者。Behring 和 Kitasato 开创了人工被动免疫治疗的方法,因此荣获 1901 年诺贝尔奖。这种能够中和白喉毒素的抗血清即是一种多克隆抗体。抗原注射入动物体内,机体就会产生针对该抗原的抗体。每一个 B 淋巴细胞克隆只能产生一种独特型抗体,大多数抗原表面有多种不同的抗原表位,抗原被许多 B 淋巴细胞克隆所识别,产生的抗体不是针对某个单一抗原表位,而是针对多种抗原表位,可产生许多不同独特型抗体即为多克隆抗体。多克隆抗体是研究和诊断领域广泛使用的有效工具,可用于常规抗原检测以及紧急被动免疫治疗等。

多克隆抗体的特点是能够识别任一抗原上的多个表位,所得血清为异质性抗体混合物,主要由 IgG 亚类组成。多克隆抗体的优点是高亲和性,可识别多个表位,可放大低表达水平靶蛋白的信号,有利于免疫沉淀和染色质免疫沉淀实验获得更好的结果。对微小抗原变化的包容性更强,通常是检测变性蛋白质的首选。多克隆抗体的缺点是容易产生抗体批次间差异,容易产生交叉反应,不适用于探测抗原的特定结构域。多克隆抗体的制备成本低且速度较快,制备过程比单克隆抗体简单。

二、单克隆抗体

单克隆抗体(monoclonal antibody,McAb,简称单抗)技术出现于 20 世纪 70 年代,是第二代抗体生产技术。1975 年英国科学家 Köhler 和 Milstein 创建 B 淋巴细胞杂交瘤技术并于 1984 年获得诺贝尔奖,该技术又称抗体的细胞工程技术。其原理是将能够产生抗体的 B 淋巴细胞(常用免疫小鼠的脾细胞)和骨髓瘤细胞融合在一起,成为杂交瘤细胞,使其保留两亲代细胞的特性,即 B 淋巴细胞具有分泌抗体的特性和骨髓瘤细胞在体外具有无限增殖的特性,所以杂交瘤细胞即能在体外无限增殖又能分泌特异性抗体。单克隆抗体即一个 B 淋巴细胞经过无性增殖成为一个细胞系即一个 B 淋巴细胞克隆所分泌的抗体,是只针对某种抗原决定簇成分的单一抗体。

由于每一种抗原决定簇只能被一个 B 淋巴细胞克隆所识别,产生一种独特型抗体,因此通过选择培养后的杂交瘤细胞就只分泌一种独特型抗体即为单克隆抗体,也就成功建立了单克隆抗体技术。

单克隆抗体的制备步骤大致如下:首先使动物机体接受外界抗原物质刺激并可诱发相应的免疫反应,产生与该抗原相对应的抗体,通过此步获得了能够产生抗体的 B 淋巴细胞,但是体外培养的 B 淋巴细胞不能长期存活,而骨髓瘤细胞可以无限繁殖。第二步即是用缺乏次黄嘌呤磷酸核糖转化酶(HGRPT)或胸腺嘧啶核苷酸酶(TK)的骨髓瘤细胞变异株(HGPRT-细胞株)与脾脏来源的 B 淋巴细胞融合,采用 HAT 选择性培养基,即在培养基中添加次黄嘌呤(hypoxanthine,H)、氨基蝶呤(aminopterin,A)及胸腺嘧啶核苷(thymidine,T),在这种选择性培养基中,由于骨髓瘤细胞变异株的 HGRPT 或 TK 缺失,不能利用培养基中的次黄嘌呤或胸腺嘧啶核苷而合成 DNA,只能利用谷酰胺与尿核苷酸单磷酸合成 DNA,而这一途径又被氨基蝶呤所阻断,导致未融合的骨髓瘤细胞死亡。由于脾淋巴细胞有次黄嘌呤磷酸核糖转化酶,融合的杂交瘤细胞可以通过次黄嘌呤合成 DNA,克服氨基蝶呤的阻断,因此杂交瘤细胞大量繁殖而被筛选出来。B 淋巴细胞在一般培养基中不能长期生长,一般在两周内均死亡(图 62-1)。杂交瘤细胞同时具有两亲代细胞的特征,既能够产生抗体也可无限传代。

单克隆抗体的特点是只能识别每个抗原上的一个表位,同质性高,不易产生批次间差异。在相同的实验条件下,单克隆抗体实验之间的结果重现性高。单克隆抗体仅由一种抗体亚型组成如 IgG1、IgG2、IgG3。特异性高,染色产生的背景信号少。单克隆抗体能够在相关分子的混合物中高效地结合抗原。但是抗体制备技术要求较高,制备杂交瘤细胞需要花费时间较长。无法进行跨物种的检测,易受化学处理造成的抗原

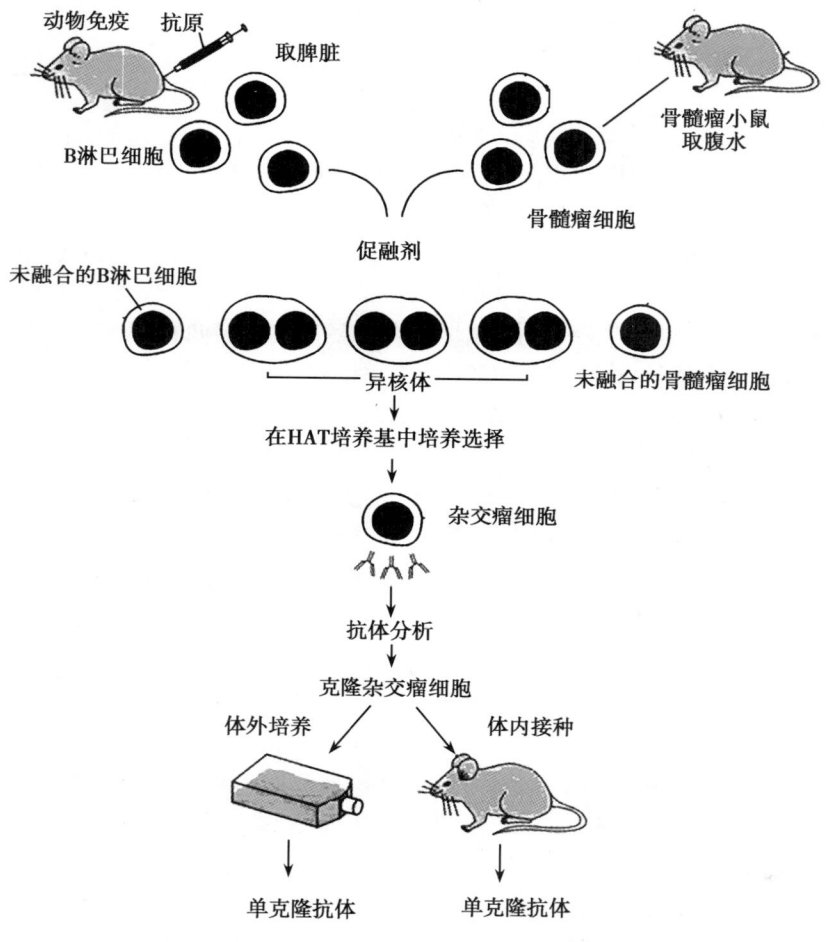

图 62-1 B 淋巴细胞杂交瘤技术的流程图

(改编自 https://baike.baidu.com/item/杂交瘤技术/6286857?fr=aladdin)

表位丢失的影响。单克隆抗体主要应用于疾病诊断、特异性抗原或蛋白的检测和鉴定、疾病的被动免疫治疗和生物导向药物制备。

B淋巴细胞杂交瘤技术，这是抗体产生的重大技术革命。该技术的普及使众多科学家可以在体外定向制备各种单克隆抗体。由于McAb特异性强，性质均一，易于大量生产，在生命科学研究及医学实践方面作出了杰出的贡献，并形成产业，成为生物技术的重要支柱之一。

三、基因工程抗体

单克隆抗体多为鼠源性，限制了其作为治疗制剂在人体内的应用。为克服鼠源McAb的异源性反应，20世纪80年代人们开始用基因工程方法改造鼠源性McAb，1984年Morrison等首次报道鼠/人嵌合抗体，之后基因工程抗体的研究得到了迅猛发展。这一技术是基于对免疫球蛋白（immune gloulin，Ig）基因结构和功能认识的基础上，应用DNA重组技术和蛋白质工程技术，在基因水平上对Ig分子进行改造如切割、拼接或修饰，将其重新组装成为新型抗体分子，即是基因工程抗体，也称为第三代抗体。基因工程抗体保留了天然抗体的特异性及生物学活性，降低甚至消除了抗体的免疫原性。基因工程抗体主要包括嵌合抗体、改型抗体、小分子抗体、抗体融合蛋白和双特异性抗体等。噬菌体抗体库、核糖体展示文库等技术的出现，不经免疫即可获得任何一种抗原的特异性抗体成为可能。

1. **嵌合抗体**　是从杂交瘤细胞基因组中分离出抗体的功能性可变区基因，与人Ig轻、重链恒定区基因连接，插入适当的表达载体，构建人-鼠嵌合的基因，转染骨髓瘤细胞，使其表达人-鼠嵌合抗体。该抗体减少了鼠源性抗体的免疫原性，同时保留了亲本抗体特异性结合抗原的能力。

2. **改型抗体**　嵌合抗体由鼠Ig可变区与人Ig恒定区组合而成，仍有一定的免疫原性。为降低来自小鼠Ig可变区中的免疫原性，克隆出鼠源抗体可变区的三个互补决定区（comlementanity-determinly region，CDR，抗体可变区中的高变区）序列去置换人Ig可变区中CDR序列。这种抗体只有CDR区来自小鼠，又称为CDR移植抗体。改型抗体是既具有鼠源性单抗的特异性又保持了抗体亲和力的人源化抗体，在人体内免疫原性大为降低。多种特异的鼠源单抗有可能应用于临床治疗。

3. **小分子抗体**　分子量较小但具有抗原结合功能的分子片段。主要包括抗原结合片段（antigen binding fragment，Fab）、可变区片段（variable fragment，Fv）、单链可变区片段（single-chain variable fragment，ScFv）和单区抗体（single-domain antibody，SdAb）等。小分子抗体容易穿透血管进入靶部位，使抗体的导向诊断、导向治疗更为准确有效，改善抗体药物动力学。

4. **抗体融合蛋白**　将利用基因生物工程技术重组表达所得的抗体片段与其他生物活性蛋白融合所得的产物。既有单链抗体的抗原结合能力又有与之融合的蛋白的生物学活性。

5. **双特异性抗体**　含有2种特异性抗原结合位点的人工抗体，一个位点可与靶细胞表面抗原结合，另一个位点可与载荷物如毒素、酶、细胞因子、放射性毒素等耦合，能在靶细胞和功能分子（细胞）之间架起桥梁，激发具有导向性的免疫反应，在肿瘤的免疫治疗中具有巨大的治疗应用前景。

6. **噬菌体抗体库技术**　利用基因工程方法将全套人抗体重链和轻链V区基因克隆出来，在噬菌体表面表达、分泌，经抗原筛选后获得特异性抗体，这种技术称为噬菌体抗体库技术。所构建的抗体库称为全套抗体库或组合抗体库。这一技术不需人工免疫和杂交瘤技术，可以获得高亲和力的全人源性的抗体，在应用上避免了鼠源抗体诱发的不良反应。理论上这种抗体库可以制备针对任何抗原的单克隆抗体。噬菌体抗体库技术的具体步骤主要包括首先从杂交瘤或免疫脾细胞、外周血淋巴细胞等抽提出总mRNA，逆转录成cDNA，用PCR分别扩增出编码抗体轻链和重链的cDNA；然后用限制性内切酶酶解扩增的cDNA片段，克隆到丝状噬菌体质粒载体中，与丝状噬菌体蛋白Ⅲ基因连接成融合基因，经辅助噬菌体感染大肠杆菌后，携带有表达载体的大肠杆菌就会释放外壳上带有抗体片段的噬菌体；再用ELISA或免疫亲和层析法即可从噬菌体抗体中筛选出特异性抗体。在HIV等病毒感染和肿瘤的诊断与治疗方面有其独特的优越性。

7. **核糖体展示技术**　核糖体展示技术是一种筛选蛋白质强有力的工具，通过将基因型和蛋白表型联系在一起，利用目标蛋白的特异性配基（抗原、抗体或配体、受体特异性结合的特性），从蛋白质展示文库中筛选出目标蛋白和相应基因序列。该技术是一种完全的细胞外展示技术，不受细胞转染和表达等因素影响,可以筛选出所需要的酶、多肽、抗体等。

核糖体展示技术的原理主要包括首先运用 PCR 扩增构建用于核糖体展示的 DNA 文库(无 3′ 末端的终止密码子),然后体外转录、翻译,当核糖体翻译到 mRNA 的 3′ 末端时,由于缺乏终止密码子,便停留在 mRNA 的 3′ 末端不脱落,形成"蛋白质-核糖体-mRNA"三元复合物,从而使基因序列及其翻译产物展示于核糖体表面;或者在翻译系统中利用了嘌呤霉素将 mRNA 与多肽以共价键的形式结合,形成 mRNA-多肽融合物。所形成的复合物与固相化的靶分子(如固定在 ELISA 微孔或磁珠表面)进行亲和筛选出含目标蛋白的核糖体复合物。筛选得到的复合物经 EDTA 处理后释放出 mRNA,mRNA 再经逆转录酶链聚合反应(RT-PCR)扩增,PCR 产物进入下一轮循环。经过多次循环的筛选和富集,最终获得高亲和力的目标蛋白及其编码的基因序列。

核糖体展示技术完全在体外进行,建库简单、库容量大、分子多样性强、筛选方法简便、无须选择压力,还可引入突变和重组技术以提高靶蛋白的亲和力。但是系统的稳定性有待提高,该技术的关键问题是要防止 mRNA 的降解和稳固蛋白质-核糖体-mRNA 三聚体。核糖体展示技术作为一种克隆展示技术,在蛋白质相互作用的研究、新药开发、蛋白组学、卫生检验、食品工程等诸多领域有广泛的应用空间。

8. 转基因小鼠技术　　Bruggemann 等(1989)首次将人免疫球蛋白重链基因(immune gloulin heavy chain gene,IgH)基因座转入小鼠体内,引起基因重排并表达 IgM,证明了利用转基因小鼠制备人类抗体的可能性。随后科学家通过酵母人工染色体技术以及基因敲除技术成功构建了全人源抗体转基因小鼠,并将其产业化,推动了治疗性抗体的蓬勃发展。

人抗体转基因小鼠技术的基本原理主要是应用相关基因工程技术破坏小鼠内源抗体基因,然后将人抗体基因转入小鼠体内,再将目标抗原免疫转基因小鼠,从而在其体内表达相应的抗体。该技术让抗原抗体免疫反应在小鼠体内进行,保证了抗体类别转换的完整性、抗体克隆选择的多样性及抗体亲和力成熟的机制,从而使通过该技术所得到的抗体具有良好的亲和性、稳定性和可溶性等。

目前,人们已经研发出微基因技术、人工染色体技术和转染色体技术 3 代转基因小鼠制备技术,并通过这 3 类转基因小鼠成功生产出多种疾病的全人源单克隆抗体如治疗银屑病、黑色素瘤、高胆固醇血症等抗体(王志明,2016;孙剑华和钱旻,2004)。但是,由于人和小鼠之间免疫系统组成存在差异,如何通过转基因小鼠获得更接近人体天然产生的抗体结构,仍然是研究者追求的目标。转基因小鼠技术平台已经成为一个创新全人源单抗药物的重要来源。

基因工程抗体使抗体的生产简单且价格低廉,为单克隆抗体的大规模生产、推广应用打下了良好的基础。基因工程抗体被认为是生命科学、生物技术领域中的重大突破之一。抗体库技术的发展也使稀有抗体的获得成为可能。基因工程抗体在推动基础研究、临床诊断、治疗等方面的发展具有重要作用。

抗体制备技术从多克隆抗体制备到单克隆抗体制备,再到基因工程抗体制备;所获得抗体从不均质异源抗体到均质异源抗体,再到人源抗体,这是生命科学不断发展的必然结果,同时抗体制备技术在一定程度上也推动了生命科学,特别是与医药相关学科的发展。抗体制备技术在医学节肢动物的研究中也有很多应用,促进了医学节肢动物学的发展。

第二节　抗体制备技术在医学节肢动物学研究中的应用

抗体制备技术自问世以来,迅速被应用于医学、发育生物学、神经生理学、生物化学、酶遗传学等生命学科研究领域。在医学节肢动物的分类学、生态学、生理学、生物化学和疾病媒介等方面的研究中,抗体制备技术也得到了广泛应用。

一、抗体制备技术在医学节肢动物分类学研究中的应用

20 世纪前半叶,蛋白质分子系统学研究以血清学方法为主。采用的抗体是多克隆抗体,因抗体的特异性差,限制了其进一步发展。80 年代后,单克隆抗体以其特异性高,在医学节肢动物分子系统学研究中逐渐得以广泛应用,单克隆抗体是医学节肢动物分类、鉴定的理想工具。对于某些小型医学节肢动物如蚊、

蚋等的卵和幼虫用传统的形态学方法难以进行分类鉴定,而应用单克隆抗体能够较好地解决这一问题。Stuart 等(1994)应用单克隆抗体结合 ELISA 快速地将谷斑皮蠹的成虫、蛹和幼虫与花斑皮蠹、黑斑皮蠹和肾斑皮蠹进行鉴别。Zhao WC 等(2015)应用单克隆抗体结合间接酶联免疫吸附试验成功鉴别三叶斑潜蝇、豌豆潜叶蝇和美洲斑潜蝇。单克隆抗体在鉴定三叶斑潜蝇和实地监控三叶斑潜蝇的种群动态方面具有很大的潜力。

抗体制备技术还可用于研究医学节肢动物的系统发育和生物进化关系。其原理是将一个物种的蛋白分子作为抗原制备其抗体,检测该抗体与其他物种的蛋白的反应情况,并作定量分析,从而确定物种间的血清学分类。Kabisch 等(1982)将针对黑腹果蝇非组蛋白染色体蛋白的单克隆抗体,用于确定果蝇属不同种同源抗原的血清学关系,以示进化关系。Hügle 等(1982)用黑腹果蝇细胞系核蛋白单克隆抗体研究该果蝇细胞系与人 Hela 细胞核蛋白的近缘性。

二、抗体制备技术在医学节肢动物发育生物学研究中的应用

在医学节肢动物的发育生物学研究中,单克隆抗体是监测医学节肢动物器官分化、分布和组织形成的理想探针,应用单克隆抗体可确定器官分化、组织形成的分子基础和遗传性的变化。Wilcox 等(1981)应用黑腹果蝇翅膀成虫盘上皮细胞表面抗原的单克隆抗体结合免疫荧光方法和放射免疫方法检测成虫盘上皮细胞表面抗原的空间和时间分布,Brower 等(1987)确定此抗原物质的分布及与翅芽分化的关系。Hartenstein 和 Posakony(1989)利用单克隆抗体标记研究了黑腹果蝇成虫翅和背板上感觉器官的发育过程。

抗体制备技术在医学节肢动物变态发育过程研究中的应用也很广泛。医学节肢动物变态过程中,随着成虫盘细胞分化,成虫神经突触随之形成,同时部分幼虫神经元将发生再分化。单克隆抗体可用于检测神经元抗原的变化,示踪神经元的发育过程。Goodman 等(1984)以相应的单克隆抗体为探针,结合免疫荧光法检测黑腹果蝇胚胎神经元的发育过程中潜在细胞识别物质,而 White 等(1983)观察了黑腹果蝇变态过程中神经元抗原的动态变化。Lemoine 等(1990)利用单克隆抗体结合免疫印迹法和超微结构免疫定位技术,研究黄粉甲在变态过程中表皮蛋白的时空动态变化,并揭示了表皮构建的动态和局部差异和幼虫、蛹、成虫 3 个发育阶段蜕皮前后表皮不同骨化修饰方式的分子机制。

三、抗体制备技术在医学节肢动物生理学研究中的应用

1. 生殖生理　在生殖生理研究中,抗体作为研究医学节肢动物卵黄发生的理想探针而被广泛地应用。Dhadialla 和 Raikhel(1990)利用卵黄蛋白原两个亚基的单克隆抗体结合免疫沉淀技术研究蚊子卵黄蛋白原的生物合成,包括卵黄蛋白原的合成部位、合成途径,激素等对卵黄蛋白原合成的调节及其机制。Kelly 等(1986)将 ELISA 与卵黄蛋白多肽的单克隆抗体结合,检测家蝇、黑腹果蝇和白纹伊蚊在血淋巴中的滴度及其被卵巢吸收的动态。Bose 和 Raikhel(1988)应用单克隆抗体结合免疫沉淀技术在分子水平研究蚊子卵黄蛋白原的结构和性质。

抗体制备技术可用于确定卵巢抗原的分布及其在卵子发生过程中的变化。Maruo 等(1987)将抗果蝇卵巢抗原的单克隆抗体与免疫荧光相结合,进行卵巢抗原定位,并了解其在卵子发生过程中的变化。

抗体制备技术还被用于确定生殖附腺分泌物的分布、滴度和分泌途径。Grimnes 等(1986)以黄粉甲豆状生殖腺分泌物的单克隆抗体 PL6.3 为探针,检测 PL6.3 抗原的分布和滴度,并确定其分泌途径。Shinbo 和 Happ(1989)以黄粉甲雄性附腺蛋白的单克隆抗体研究家蚕雄性附腺的发育以及 20-羟基蜕皮激素对雄性生殖器官发育的调控作用。

2. 神经生理　在神经生理研究中,结合免疫组织化学,抗体制备技术可用于神经元的鉴别、定位及神经分泌因子的定位和定性。Crawford 等(1982)将黑腹果蝇乙酰胆碱转移酶单克隆抗体与免疫组织化学技术相结合,对胆碱能神经元进行定位。Meyer 等(1986)将 γ-氨基丁酸的单克隆抗体分别用于家蝇、红头丽蝇和意大利蜜蜂等节肢动物视叶神经元的鉴别。

Sheppard 和 Lynn(1996)应用间接免疫荧光研究发现源自马铃薯甲虫卵的一种细胞系 IPLB-CPB2 对哺乳动物神经丝介质的单克隆抗体和重型磷酸化神经丝的单克隆抗体表现出免疫活性,这是首次报道节肢

动物具有类似于神经丝的免疫活性。该细胞还表现出哺乳动物 I 型三磷酸肌醇受体、钙诱导的钙释放受体通道和肌质网 Ca^{2+} 泵抗原表位特性。膜片钳记录表明该细胞是神经起源的，其受体通道和离子泵定位于细胞内质网，是受体介导的钙信号转导所需。因此，该细胞系可能是研究医学节肢动物神经生物学和以钙为介质的信号转导的一个理想模型。

此外，抗体制备技术为比较生理学研究提供了强有力工具。Venter 等（1984）用大鼠脑毒蕈碱受体单克隆抗体研究果蝇、大鼠和人脑等毒蕈碱胆碱能受体结构的相似性。Chase 等（1987）以电鳐烟碱乙酰胆碱受体单克隆抗体为探针，发现果蝇中枢神经组织具有此受体。Sattelle 等（1986）将抗鼠乙酰胆碱转移酶的单克隆抗体用于美洲大蠊中枢神经系统胆碱能神经元的免疫细胞化学定位研究。

3. 防卫生理 医学节肢动物血淋巴防卫系统由血浆和血细胞共同组成，其功能包括止血愈伤、对进入体内的病原物和寄生物的免疫反应、对外源化合物的解毒作用、阻止捕食性天敌的取食以及抗寒作用等。抗体是研究医学节肢动物防卫生理的理想工具，单克隆抗体已经用于医学节肢动物防卫过程中各个环节的研究中。

（1）血细胞防卫：利用抗体制备技术可以研究医学节肢动物血细胞的防卫机制。许多研究者制备了抗节肢动物血细胞的单克隆抗体，研究昆虫血细胞的功能和血细胞亚群的鉴定。Smith 等（1987）研究表明美洲大蠊神经胶质破裂后中枢神经的修复包括一些新的细胞转移到受损伤处，利用单克隆抗体技术证实这些不断增加的细胞来源于血细胞。

（2）血浆防卫：医学节肢动物血浆防卫主要包括凝集素、酚氧化酶系、溶菌酶以及诱导产生的抗菌肽等部分。凝集素、酶类和抗菌肽都是蛋白质成分。因此，抗体制备技术在医学节肢动物血浆防卫的研究中也得到了广泛应用。此外，Estada 和 Ferre（1994）用单克隆抗体结合免疫细胞化学染色检测发现，苏云金芽孢杆菌杀虫性晶体蛋白对粉纹夜蛾幼虫的毒力与它和粉纹夜蛾幼虫中肠上皮刷状缘结合相关。

4. 内分泌生理 20 世纪 80 年代末开始，抗体制备技术开始用于医学节肢动物的内分泌生理研究，一经利用就表现出其特有的优势，迅速得到广泛的应用。

（1）分泌细胞和器官的研究：医学节肢动物分泌激素的器官包括神经系统和腺体，分别形成神经内分泌和腺体内分泌两类。神经内分泌是由一类体积较大的并有分泌功能的细胞，即神经分泌细胞来完成其分泌功能。腺体主要包括心侧体、咽侧体、前胸腺等。抗体可用于研究医学节肢动物的内分泌器官以及由相关器官组成的系统。Verhaert 等（1989）应用免疫组织化学技术检测到在美洲大蠊生长调节素 C 类似物——I 型胰岛素类生长因子，其定位于中枢神经内分泌系统的神经元细胞体和轴突纤维以及中肠上皮，I 型胰岛素类生长因子不同于脊椎动物的胰岛素，也不同于胰岛素不同抗体免疫染色的美洲大蠊的脑神经血管复合体的成分，表明节肢动物中存在类似于哺乳动物脑-胃肠胰内分泌系统的脑-中肠系统。

（2）激素的研究：被研究的医学节肢动物激素已有 20 多种，大多数医学节肢动物激素是肽类物质。抗体是研究医学节肢动物激素的结构、合成、运输、降解和功能以及分离、提纯、定量分析和基因鉴定的理想探针。人们已经制备了多种医学节肢动物激素及其类似物的抗体，并利用这些抗体进行了一系列的研究。常见种类有促前胸腺激素、咽侧体抑制素、促心动加速肽、蜕皮激素、鞣化激素、肠肽、速激肽、雄性肽、脂动激素和蜕壳激素等。

（3）激素结合蛋白和受体蛋白的研究：Hill 等（1993）制备果蝇多线染色体膨突中早期基因 E75 的蛋白 A 和蛋白 B 特异区域的抗血清，主要幼虫蛋白产物 E75A 的抗血清和单克隆抗体结合在唾液腺染色体的离散位点上。验证了 Ashburner 模型提出的蜕皮激素的作用方式。这些位点与早期和晚期蜕膜蛋白反应位点密切相关。

5. 感觉与信息联系 Strotmann 等（1993）制备的飞蝗触角单克隆抗体 S1/5D5 结合触角和神经节膜蛋白，单克隆抗体 B14/6D2 结合于触角膜。用以研究飞蝗触角抗原在触角细胞中的表达过程。

四、抗体制备技术在医学节肢动物生物化学研究中的应用

抗体制备技术可用于医学节肢动物细胞内某些蛋白的定位、提纯及结构和功能的研究。Rebers 和 Riddiford（R&R）的共识，节肢动物表皮蛋白最大家族 CPR 的扩展形式具有甲壳素结合特性。早期数据表

明 RR1 和 RR2 蛋白存在于角质层的不同区域。RR2 蛋白会促进外表皮硬化,而 RR1 蛋白存在于柔软的内表皮。另一种更普遍的认识是,RR1 蛋白用于柔软、灵活的角质层,如节间膜,而 RR-2s 与硬角质层,如骨片和头囊有关。Vannini L 等(2017)应用透射电镜免疫金检测定位了冈比亚按蚊表皮中几个 RR1 和 RR2 蛋白的位置。RR1s 定位于软节间膜的前表皮,除了一种蛋白质存在于硬角质层的内皮层中外。RR2s 在硬角质层中普遍存在,不存在于柔性角质层中。所有 RR2 抗体定位于外表皮,其中六分之四的 RR2 抗体也存在于内表皮中。因此,RR-1s 和 RR-2s 的定位更多地取决于单个蛋白的性质而不是任何一个假设。

免疫化学分析可用于研究医学节肢动物碳水化合物结合蛋白的抗原决定簇。Keller 等(1993)研究表明红头丽蝇幼虫的鞘糖脂 α-N-乙酰半乳糖胺一端抗原决定簇的识别可以研究该抗原物质的性质及其在其他直翅目和双翅目昆虫中的分布。Graner 等(1994)利用单克隆抗体研究了黑腹果蝇精子和卵中广泛分布的蛋白聚糖的生物化学和细胞学特性。

五、抗体制备技术在医学节肢动物生态学研究中的应用

医学节肢动物天敌的种类确定和天敌作用的定量评价是医学节肢动物生态学研究的中心之一。由于昆虫等节肢动物个体小、活动隐蔽,有些捕食性天敌种类在夜间捕食,难以对它们的捕猎活动进行直接观察;许多捕食性节肢动物只吸食猎物的体液,因此其肠道内不存在猎物的碎片,应用肠道解剖法不能确定是否捕食过某种猎物。因此,Luff(1983)指出评价天敌特别是捕食性天敌在调节种群和群落结构方面的作用非常困难。免疫学检测方法是研究捕食者与猎物相互关系的一种比较理想的方法。捕食者消化道内存在猎物蛋白,以猎物蛋白为抗原制备相应的特异性抗体,检测可能的捕食者消化道中是否含有该猎物蛋白及其含量,可以用于确定该猎物的捕食者种类并估计其捕食量。多克隆抗体的免疫检测可分析无脊椎动物的消化道内含物,因其特异性差,容易产生交叉反应,该检测不能用于准确地确定捕食者的种类。单克隆抗体的免疫学检测技术用于捕食者与猎物的定性和定量分析中,因其高特异性和均质性展示了其独特的优势。常用的方法是酶联免疫吸附试验(enzyme-linked immuno sorbent assay,ELISA),适于大规模样本的检测,已被国内外许多研究者所采用。同样,Cook(1991)认为以天敌的蛋白作为抗原制备的单克隆抗体可用于医学节肢动物拟寄生性天敌的检测,单克隆抗体技术将是医学节肢动物自然天敌检测的一种快速、费用低廉的现代生物学技术。

监测节肢动物的活动可以更好地理解相关的种群动态、传播模式、寄主植物偏好和其他生态交互作用。在自然界中,节肢动物通常被标记上一个独特的标记,然后再随着时间和空间的改变重新收集它们,以确定它们的播散能力。在生态研究中,各种类型的蛋白质已被证明标记节肢动物是非常有效的,蛋白质可以在内部和/或外部标记。然后用酶联免疫吸附实验对重新捕获的节肢动物检测这些蛋白。Hagler 等(2016)指出蛋白质的内部标记节肢动物可通过提供富含蛋白质的饮食引入到昆虫的内部;蛋白质外部标记节肢动物,可使用医用喷雾器局部应用于昆虫的外部。

六、抗体制备技术在医学节肢动物疾病媒介研究中的应用

医学节肢动物是医学媒介生物的重要组成部分,能直接或间接传播人类疾病,给人类健康带来严重危害。医学媒介生物因其在人类疾病的发生、传播和流行上的作用,一直是全球疫情防控的重点。抗体制备技术在医学节肢动物疾病媒介的研究如病媒生物检测、虫媒病流行、防控和治疗等方面得到了广泛应用。

登革热病毒在全球热带和亚热带地区的流行,全球迫切需要有效的策略来控制传播该病的虫媒蚊子。基因工程技术的研究进展使得限制蚊子获得和传播病原体的能力成为可能。Buchman 等(2020)的研究对埃及伊蚊的综合改造,以阻碍其对登革热病毒的负载能力。这些蚊子表达了编码工程单链可变片段,该片段来自广泛中和登革热病毒的人单克隆抗体,其明显降低了四种主要抗原性不同血清型的登革热病毒感染、播散和传播率。这是一种靶向所有登革热病毒血清型的基因工程单链可变片段,这对有效抑制登革热至关重要。这些结果为开发基于基因的登革热病毒控制策略提供了一个令人信服的途径,这一策略可以推广到抑制其他虫媒病毒。

粉尘螨引起的室内过敏主要是其蛋白成分如过敏原 Der f7。Peng 等(2019)采用标准杂交瘤技术制备

了 3 种新的抗 Der f7 单克隆抗体,并通过检测随机肽噬菌体展示文库进行了模拟表位定位。使用相关计算工具评估并鉴定 Der f7 的构象表位,模拟阻断抗体结合位点,期待能指导对 Der f7 过敏个体免疫治疗。

屋尘螨能产生强效的过敏原,Der p1 和 Der f1,可引起过敏和哮喘。Der p1 和 Der f1 是半胱氨酸蛋白酶,可引起 80% 的尘螨过敏患者的 IgE 反应,并有促炎特性。它们的抗原结构是未知的。Chruszcz 等(2012)展示了与单克隆抗体 4C1 的复合物中的天然的 Der p1 和 Der f1 的晶体结构,该单克隆抗体结合到与 IgE 识别相关的两种过敏原上的一个独特的交叉反应表位。4C1 表位由几乎相同的氨基酸序列和接触残基组成。接触残基突变使 mAb 4C1 废止结合,IgE 抗体结合降低。这些暴露在表面的残基是可用于开发重组过敏原疫苗的分子靶点。

Maguire 等(1971)对斐济虫媒病毒活动进行了为期 10 年的调查(1959 年 12 月至 1969 年 12 月)。蚊子、蜱或人类血清样本中没有分离出虫媒病毒。采用 A 组、B 组和 Bunyamwera 组不同虫媒病毒抗原对人、鸟、蝙蝠和动物的血清进行了血凝抑制虫媒病毒抗体的检测。在非人类血清中只发现少量的低滴度反应,但是 14% 的人血清中发现含有 B 组抗体。抗体阳性率随年龄增加而增加,1950 年以后出生的人的抗体阳性率不足 1%,1900 年以前出生的人的抗体阳性率为 70%。抗体阳性率的年龄差异可用于评估以前虫媒病毒流行的时间和规模。抗体阳性率在性别、种族和不同地区人群之间存在差异。这些差异可以从气候、地理位置和习俗等方面加以解释。历史和血清学证据都表明,所有抗体阳性的对象都是由于过去接触过登革病毒所致。因为登革热抗体阴性的人口比例很高,斐济是登革热进一步流行的高风险地区。

Toro-Ortiz 等(1997)用微小牛蜱的胚胎和肠道组织提取物免疫 Balb/c 小鼠,制备了 BrBm1、BrBm2、BrBm3 和 BrBm4 4 种单克隆抗体。这些单克隆抗体均能识别不同发育阶段的微小牛蜱的组织或器官。当将这些单克隆抗体注射入饱血的微小牛蜱雌蜱的下腹后,发现单抗 BrBm1 和 BrBm2 能使蜱的产卵量显著下降。

七、展望

抗体制备技术特别是单克隆抗体的制备提供的是具有高特异性的抗体,该技术在医学节肢动物学研究中发挥重要作用。随着基因工程技术的发展,单克隆抗体的制备已经不再依靠杂交瘤技术,而是直接从免疫过后的动物或患者体内分离的细胞内编码特定抗体的基因转入合适的细胞系,制备所需的单克隆抗体。近几十年来,医学节肢动物引起的虫媒病在全球范围内扩散,成为新的公共卫生威胁。自然因素和社会因素的相关变化也推动了虫媒病的传播。利用先进抗体相关领域的研究进展,可快速开发所需的单克隆抗体,可为迅速应对虫媒病的威胁提供重要支撑。

对生物大分子(主要是蛋白质)进行准确定性、定量、定位离不开单克隆抗体,单克隆抗体已经渗透到生物医学研究的各个领域。荧光细胞分选技术、高分辨率荧光显微镜、高分辨率电子显微镜、蛋白印迹法、酶联免疫吸附实验等技术的特异性和分辨率都与高质量的单克隆抗体试剂密切相关。蛋白质基因组研究是继基因组计划后提出的又一重大课题。蛋白质与蛋白质间的特异性结合主要是抗原-抗体反应或配体-受体的反应,单克隆抗体是利用蛋白质芯片研究蛋白质的主要工具。随着生物芯片技术应用范围的迅速扩大,单克隆抗体将成为利用生物芯片研究医学节肢动物蛋白质基因组的重要工具。总之,由于抗体特别是单克隆抗体具有特异性识别抗原蛋白的特点,它是研究医学节肢动物学中的各种蛋白质的理想探针。

科技的发展、人们的需求以及广阔的应用前景推动单克隆抗体研究不断深入,将来必将会不断有更优化的满足不同需求的单克隆抗体产品问世,守护健康,造福人类。

(刘俊燕)

参考文献

[1] 王志明. 转基因小鼠技术在全人源抗体药物研发中的应用[J]. 中国新药杂志,2016,25(22):2596-2600.
[2] 王廷华,李官成,(澳)ZHOU Xin Fu. 抗体理论与技术[M]. 3 版. 北京:科学出版社,2013.
[3] (美)霍德华 G C,凯瑟 M R. 抗体制备与使用实验指南[M]. 张权庚,张玉祥,丁卫,等,译. 北京:科学出版社,2010.

［4］孙剑华,钱旻.产生人抗体的转基因和转染色体动物研究进展［J］.现代免疫学,2004,24（2）:172-174.

［5］（美）哈洛 E,（美）莱恩 D.抗体技术实验指南［M］.沈关心,龚非力,译.北京:科学出版社,2002.

［6］BUCHMAN A,GAMEZ S,LI M,et al. Broad dengue neutralization in mosquitoes expressing an engineered antibody［J］. PLoS Pathog,2020,6（1）:e1008103.

［7］PENG J,YIN H,ZHOU Y,et al. Mapping Mimotopes for House Dust Mite Allergen Der f7 Using a Specific Monoclonal Antibody［J］. Protein Pept Lett,2019,26（3）:184-191.

［8］VANNINI L,WILLIS J H. Localization of RR-1 and RR-2 cuticular proteins within the cuticle of Anopheles gambiae［J］. Arthropod Struct Dev,2017,46（1）:13-29.

［9］HAGLER J R,MACHTLEY S A. Administering and Detecting Protein Marks on Arthropods for Dispersal Research［J］. J Vis Exp,2016,（107）:e53693.

［10］ZHAO W C,SHANG H W,GUO W,et al. Use of Monoclonal Antibodies in an ELISA for Detecting an Invasive Pest Insect, *Liriomyza trifolii*（Diptera:Agromyzidae）［J］. J Econ Entomol,2015,108（2）:484-491.

［11］CHRUSZCZ M,POMES A,GLESNER J,et al. Molecular determinants for antibody binding on group 1 house dust mite allergens ［J］. J Biol Chem,2012,287（10）:7388-7398.

［12］TORO-ORTIZ R D,VAZ JUNIOR I S,GONZALES J C,et al. Monoclonal antibodies against *Boophilus microplus* and their effects on tick reproductive efficiency［J］. Vet Parasitol,1997,69（3-4）:297-306.

［13］SHEPPARD C A,LYNN D E.Immunoreactivities for calcium signaling components and neural-like properties of a Colorado potato beetle cell line［J］. Arch Insect Biochem Physiol,1996,33（3-4）:197-209.

［14］ESTADA U,FERRE J.Binding of Insecticidal Crystal Proteins of *Bacillus thuringiensis* to the Midgut Brush Border of the Cabbage Looper,*Trichoplusia ni*（Hubner）（Lepidoptera:Noctuidae）,and Selection for Resistance to One of the Crystal Proteins［J］. Appl Environ Microbiol,1994,60（10）:3840-3846.

［15］GRANER M,STUPKA K,KARR T L. Biochemical and cytological characterization of DROP-1:a widely distributed proteoglycan in Drosophila. Insect［J］. Biochem Mol Biol,1994,24（6）:557-567.

［16］STUART M K,BARAK A V,BURKHOLDER W E. Immunological identification of *Trogoderma granarium* Everts（Coleoptera: Dermestidae）［J］. J Stor Prod Res,1994,30（1）:9-16.

［17］HILL R J,SEGRAVES W A,CHOI D,et al. The reaction with polytene chromosomes of antibodies raised against Drosophila E75A protein［J］.Insect Biochem Mol Biol,1993,23（1）:99-104.

［18］KELLER M,SORGENFREI B,DENNIS R D,et al. Immunochemical Analysis of Insect Carbohydrate Antigenic Determinants: Recognition of a Terminal α-Linked N-Acetylgalactosamine-Containing Epitope of Calliphora vicina Neutral Glyco（sphingo） lipids and Detection in Additional Orthopteran and Dipteran Species［J］. Hybridoma,1993,12（2）:155.

［19］STROTMANN J,BOEKHOFF I,GOGGERLE S,et al.Generation of monoclonal antibodies detecting specific epitopes in locust antennae［J］. J Exp Biol,1993,175:45-59.

［20］COOKE L.Learning what pest-eaters had for lunch［J］. Agri Res Wash,1991,39（8）:9.

［21］DHADIALLA T S,RAIKHEL A S. Biosynthesis of mosquito vitellogenin［J］. J Biol Chem,1990,265（17）:9924-9933.

［22］LEMOINE A,MILLOT C,CURIE G,et al.Spatial and temporal variations in cuticle proteins as revealed by monoclonal antibodies. Immunoblotting analysis and ultrastructural immunolocalization in a beetle,Tenebrio molitor［J］. Tissue Cell,1990,22（2）: 177-189.

［23］BRUGGEMANN M,CASKEY H M,TEALE C,et al.A repertoire of monoclonal antibodies with human heavy chains from transgenic mice［J］. Proc Natl Acad Sci USA,1989,86（17）:6709-6713.

［24］HARTENSTEIN V,POSAKONY J W. Development of adult sensilla on the wing and notum of *Drosophila melanogaster*［J］. Development,1989,107（2）:389-405.

［25］SHINBO H,HAPP G M.Effects of ecdysteroids on the growth of the post-testicular reproductive organs in the silkworm,*Bombyx mori*［J］. J Insect Physio,1989,855-861,863-864.

［26］VERHAERT P D,DOWNER R G,HUYBRECHTS R,et al.A substance resembling somatomedin C in the American cockroach ［J］. Regul Pept,1989,25（1）:99-110.

［27］BOSE S G,RAIKHEL A S.Mosquito vitellogenin subunits originate from a common precursor［J］. Biochem Biophys Res Commun,1988,155（1）:436-442.

［28］BROWER D L,PIOVANT M,SALATINO R,et al.Identification of a specialized extracellular matrix component in *Drosophila* imaginal discs［J］. Dev Biol,1987,119（2）:373-381.

[29] CHASE B A,HOLLIDAY J,REESE J H,et al.Monoclonal antibodies with defined specificities for *Torpedo* nicotinic acetylcholine receptor cross-react with *Drosophila* neural tissue [J]. Neuroscience,1987,21(3):959-976.

[30] MARUO F,OKADA M.Monoclonal antibodies against *Drosophila* ovaries:their reaction with ovarian and embryonic antigens[J]. Cell Differ,1987,20(1):45-54.

[31] SMITH P J,HOWES E A,TREHERNE J E.Mechanisms of glial regeneration in an insect central nervous system [J]. J Exp Biol,1987,132:59-78.

[32] GRIMNES K A,BRICKER C S,HAPP G M.Ordered flow of secretion from accessory glands to specific layers of the spermatophore of mealworm beetles:demonstration with a monoclonal antibody [J]. J Exp Zool,1986,240(2):275-286.

[33] KELLY T,MASLER E,SCHWARTZ M,et al.Inhibitory effects of oostatic hormone on ovarian maturation and ecdysteroid production in diptera [J]. Insect Biochem,1986,16(1):273-279.

[34] MEYER E P,MATUTE C,STREIT P,et al. Insect optic lobe neurons identifiable with monoclonal antibodies to GABA [J]. Histochemistry,1986,84(3):207-216.

[35] SATTELLE D B,HO Y W,CRAWFORD G D,et al.Immunocytochemical staining of central neurones in Periplaneta americana using monoclonal antibodies to choline acetyltransferase [J]. Tissue Cell,1986,18(1):51-61.

[36] GOODMAN C S,BASTIANI M J,DOE C Q,et al. Cell recognition during neuronal development [J]. Science,1984,225(4668):1271-1279.

[37] VENTER J C,EDDY B,HALL L M,et al. Monoclonal antibodies detect the conservation of muscarinic cholinergic receptor structure from Drosophila to human brain and detect possible structural homology with alpha 1-adrenergic receptors [J]. Proc Natl Acad Sci U S A,1984,81(1):272-276.

[38] LUFF M. L.The potential of predator foe pest control [J]. Agri Ecos Environ,1983,10(2):159-181.

[39] WHITE K,PEREIRA A,CANNON L E.Modulation of a neural antigen during metamorphosis in *Drosophila melanogaster* [J]. Dev Biol,1983,98(1):239-244.

[40] CRAWFORD G,SLEMMON J R,SALVATERRA P M.Monoclonal Antibodies Selective for Drosophila melanogaster Choline Acetyltransferase [J]. J Biol Chem,1982,257(7):3853-3856.

[41] HUGLE B,GULDNER H,BAUTZ F A,et al. Cross-reaction of hnRNP-proteins of HeLa cells with nuclear proteins of *Drosophila melanogaster* demonstrated by a monoclonal antibody [J]. Exp Cell Res,1982,142(1):119-126.

[42] KABISCH R,KRAUSE J,BAUTZ E K. Evolutionary changes in non-histone chromosomal proteins within the *Drosophila melanogaster* group revealed by monoclonal antibodies [J].Chromosoma,1982,85(4):531-538.

[43] WILCOX M,BROWER D L,SMITH R J. A position-specific cell surface antigen in the Drosophila wing imaginal disc [J]. Cell,1981,25(1):159-164.

[44] MAGUIRE T,MACNAMARA F N,MILES J A,et al. Mosquito-borne infections in Fiji.II.Arthropod-borne virus infections [J]. J Hyg(Lond),1971,69(2):287-296.

第六十三章

染色体制备技术在医学节肢动物学研究中的应用

染色体(chromosomal)是生物遗传物质的载体,细胞染色体的数目和结构是重要遗传标志,染色体制备技术是染色体研究的重要前提。

第一节　医学节肢动物的染色体制备技术

染色体制备技术为推动医学节肢动物的细胞遗传与分子生物学的发展奠定了基础。本章对染色体制备技术及其在医学节肢动物研究的应用价值予以介绍。

一、概述

医学节肢动物染色体制备通常以生殖细胞(包括性腺细胞)、胚胎、幼虫脑神经以及唾液腺为材料。如双翅目昆虫的幼虫因其唾液腺染色体大而明显,成为研究其染色体的理想材料。

医学节肢动物染色体基本制备技术包括取材、前处理、制片和染色等基本步骤。制片分为临时片制片以及永久片制片,制备方法通常包括压片法和空气干燥法。除了传统方法还可见玻璃纸压片法(周洪福,1983)等方法。

二、医学节肢动物的染色体制备常用方法

染色体制备基本技术包括取材、前处理、制片和染色等基本步骤,常用方法分为临时片制片和临时片改永久片两类。

(一) 染色体制备基本步骤

1. 取材　一是应用适宜的方法自节肢动物取下适宜的组织进行染色体制备;二是使用培养的细胞。凡细胞处于活跃增殖状态,或者经过各种处理后,细胞就可进入分裂的节肢动物的组织均可用于制备染色体。常用性腺细胞(睾丸和卵巢)、胚胎、脑神经节和唾腺等。另外细胞培养可获得大量活细胞用于染色体制备。培养细胞染色体的制备包括两类细胞,一类是短期培养的器官、组织细胞的染色体制备;另一类是长期体外培养的、连续传代的细胞。培养细胞来源易得,细胞分裂率高。

2. 前处理　包括秋水仙碱(秋水仙素)处理、低渗处理和固定等。秋水仙碱处理的作用主要有两个方面,一是阻挠微管的聚合、破坏纺锤体阻断细胞有丝分裂,积累大量中期分裂相的细胞;二是使染色体收缩成一定形状。低渗处理依据细胞膜的半透膜性质使细胞吸水膨胀。用低渗的盐溶液或蒸馏水处理活细胞,使细胞胀大而不破裂,将染色体充分散开或在滴片时细胞被胀破,使细胞的染色体铺展到载玻片上,利于染色体观察。固定是保持染色体核蛋白保持原有结构,接近活体状态以及增加染色体对染液的亲嗜性的关键步骤。常选用的固定液为甲醇:冰醋酸为3:1的现配溶液。甲醇能使蛋白质凝固,组织收缩;冰醋酸渗透能力强,能固定核蛋白,易使组织膨胀,两者混合起到拮抗作用。

3. 制片　包括滴片和干燥等。滴片是将载玻片洗净并做预冷处理(载玻片表面有层薄冰)。滴片时让

细胞悬浮液从 20cm 左右落入载玻片表面,凭借重力作用,散开染色体。然后迅速在火焰上过几下,使得载玻片上的薄冰遇热融化、散开,带动染色体,使染色体充分展开,获得较完好的染色体形态。干燥常用空气干燥法或者火焰干燥法。

4. **染色** 通常采用以 pH6.8 PBS 缓冲液 1∶10 稀释的 Giemsa 染液染色 10~20 分钟,也有研究采用 0.8% 龙胆紫染液染色 3~5 分钟。

(二) 染色体制备制片方法

医学节肢动物的染色体制备常分为临时片制片和临时片改永久片两类:

1. **临时片制片** 常用的染色体临时片制备方法为压片法和空气干燥法。

(1) 压片法:将处于有丝分裂状态的组织或细胞经预处理、固定、解离(酶解或酸解)后,用外加的人工机械压力或自动设备使染色体分散在载玻片上的一种染色体制片技术。

江镇涛等(1999)应用双玻璃片压片法和改良的石炭酸品红染色研究腐食酪螨染色体:将螨预先用秋水仙素(40mg/L)处理 1 小时左右后用甲醇-冰醋酸固定 30 分钟,15 分钟更换 1 次固定液,经固定后的材料在室温下移入 1mol/L 盐酸中处理 5 分钟,用蒸馏水洗 1~2 次,在解剖镜下将材料移至洁净的载玻片上,盖上盖玻片,用镊子或解剖针柄轻敲盖片,再覆上一张滤纸,用拇指均匀压片,使虫体内的物质尽量散开。在盖片的一端各滴几滴染液,倾斜载片,另一端用吸水纸吸水,使材料能全部浸于染液中 10 分钟,制备临时观察的染色体片。

黄丽等(2009)通过改良染色液(改良苯酚品红染色法),使用冲洗液、背景净化液等对传统制备方法进行了改进,制备蚋类唾腺多线染色体,使染色体标本背景干净,染色体完整而清晰。

(2) 空气干燥法:空气干燥法简称气干法,是将细胞经过秋水仙素处理、低渗处理、充分固定、滴片(又叫染色体分散)和空气干燥等步骤后,在载玻片上得到染色体标本的制片技术。此法滴片后,不加热或任何处理,使载片在室温下自然干燥。少数也有用火焰烤干的方法。

周洪福等(1986)参照人类和其他动物染色体的制片方法将空气干燥法制片技术应用于制备硬蜱染色体。

周金林(2004)采用虫卵制作长角血蜱染色体标本研究我国长角血蜱的生物学特性,取产后 5~8 天的蜱卵,加 3ml pH6.8 的沈氏生理盐水(NaCl 9g,KCl 0.42g,CaCl₂ 0.25g,ddH₂O 加至 1 000ml),内含秋水仙素 0.02μg/ml。卵壳被压破后经双层纱布过滤除去,吸打分散细胞,1 000r/min,离心 10 分钟,收集胚细胞,用 0.27% KCl 在 37℃ 低渗处理 15 分钟,甲醇-冰醋酸(3∶1)固定、离心,反复 4 次。空气干燥法干燥制片后经吉姆萨染色,镜检。

(3) 压片法和空气干燥法比较:压片法和空气干燥法各有利弊,黄国洋(1994)以鳞翅目昆虫睾丸为材料,同时采取两种方法对鳞翅目昆虫染色体进行了研究。①压片法:将睾丸组织在冰醋酸-甲醇(1∶3)液中固定 30 分钟后,加 1 滴 45% 乙酸,迅速将睾丸组织撕成碎片,盖上盖玻片,用铅笔橡皮头轻敲盖玻片进行压片。将压好的玻片放在 -30℃ 低温冰箱中置 5~10 分钟,然后用刀片揭开盖玻片,在乙酸液中放置 5 分钟,取出后置于酒精灯上烘干,再用 Giemsa 液染色;②空气干燥法:将不同低渗液中处理后的睾丸组织置入乙酸-甲醇液中,室温(20~25℃)下固定 30~40 分钟。取 40℃ 下预热过的载玻片,将睾丸组织中的细胞悬浮液点滴在玻片上,再加几滴冰醋酸甲醇液使细胞在玻片上敞开,常温下空气干燥。干燥后再用 Giemsa 液染色;③两种方法比较:研究表明压片法制得的第一次减数分裂中染色体能清楚地看出每种昆虫的染色体数。但是其内部细节无法分辨,如果用低渗预处理再压片会使膨胀的细胞破裂,容易使染色体丢失。第一次减数分裂中期到后期过渡期,采用低渗处理空气干燥法制得的染色体图能看到染色体的许多细节。通过鳞翅目昆虫染色体的两种制备方法比较得出空气干燥法制备染色体分散好结构细节清晰,制作方法简便等优点,为进一步研究(分带技术)奠定良好的基础。

可见,压片法操作快速、简便,节省材料,通常适用于较大的染色体标本的制备,但染色体分散不开,获得率不高,易扭曲、变形和丢失。空气干燥法操作虽然稍微烦琐,但染色体易于展开、分散好且结构清晰、不易导致染色体变形,适合含较多成熟组织的材料或细胞含染色体数目多而小的节肢动物,其制片效果明显优于压片法。

(4) 注意事项:无论是压片法还是空气干燥法,每个步骤的操作都应注意一些细节,如:①秋水仙素用量:用量太多或处理时间过长,会导致染色体的过分凝缩或着丝点裂解,最终会引起染色体形态不正常,甚至被破坏或溶解;②低渗处理:低渗液的量、处理时间均与细胞的数量有关。低渗过度,细胞会破裂;低渗不足则染色体在一起,分散不开;③离心速度或离心时间:离心速度过大或离心时间过长,导致细胞破裂;但离心速度过小或离心时间过短,细胞沉降不下来,导致大量细胞的丢失;④固定液:固定液要现配现用,固定彻底后再打散细胞团块,否则细胞容易破碎,染色体分散亦受到影响;⑤载玻片处理:载玻片必须用前经充分处理,有油脂或冷却不够,会导致染色体的附着和铺展效果不佳;⑥细胞分散:用吸管吹散细胞时用力必须尽量轻柔,用力过大会引起细胞破裂,导致染色体弥散在溶液中,在随后的离心中将会丢失;⑦滴片时的高度:高度过低细胞难以破裂;高度过高则染色体过于分散甚至丢失,无法辨别出染色体的准确数量。

2. 临时片改永久片的制作

用压片法或空气干燥法制备染色体片,若材料染色清晰、物象符合要求,一般可用石蜡、甘油胶冻或指甲油将盖玻片的四周封固制成临时片,置于4℃中可保存1周左右。但时间过长,物象收缩,颜色变浅,难以观察鉴别。因此,对一些效果很好的片子希望能长期保存,就须改制为永久片,以便进一步观察研究或用作示教片。

临时片改永久片的制作程序包括脱去临时片的盖玻片、材料脱水、透明和封片。其中材料脱水干净和透明良好是制好永久片的关键。

(1)脱盖玻片:用刀片把临时片上盖玻片周围的石蜡刮尽,用毛笔刷掉石蜡屑后,再用擦镜纸蘸少许二甲苯擦去残留的石蜡,或用乙酸除去水溶的封藏剂。如刚制作的临时片,最好过几小时后再进行脱片。

常用的脱片方法有两种:一是使用脱片液,二是采用冰冻法。两种方法在脱片前都需对盖玻片进行定位,以便封片时还原。

1)脱片液法:把临时片翻转,盖玻片朝下,放入盛有脱盖玻片液(1份45%乙酸+1份95%乙醇)的培养皿中(编号①),将载玻片的一端搁在短粗玻片上,成倾斜状,让盖玻片自然脱落。盖玻片脱落后2~3分钟,分别取出盖玻片和载玻片,用吸水纸将玻片上的溶液吸干,注意不要触动载玻片上的材料。

有些染液如苏木精、Giemsa等染色的标本在脱片液中极易脱色,可用冰冻法揭片。

2)冰冻法:将镜检合格的染色体临时片置-20℃的冰冻处理30分钟,或置液氮处理45~60秒,用镊子或解剖刀直接揭开盖片,将有材料面朝上,晾干(一般需1~3天)。

(2)脱水与透明

1)乙醇脱水透明法:将晾干的载片及对应的盖片,用由低浓度到高浓度(70%-80%-90%-100%)的梯度乙醇冲洗1~2分钟,或在染缸中脱水2~5分钟,晾干。

2)正丁醇或叔丁醇脱水透明法:取三只培养皿分别编号②、③、④,并分别盛上脱水剂②(2份95%乙醇+1份正丁醇或叔丁醇)、③(1份95%乙醇+2份正丁醇或叔丁醇)、④(正丁醇或叔丁醇),在其中各放一根粗短玻棒。用镊子把已脱落的盖玻片和载玻片取出,稍干后迅速放入②号培养皿中,脱水、透明5分钟后取出,再依次放入③、④号培养皿中脱水、透明,各5分钟左右,晾干。

注意:整个脱水透明过程中,必须保持载玻片和盖玻片原来相对的方向和位置,同时注意操作轻巧,以免造成玻片上材料漂失。

(3)封片:在油派胶(Euparal胶)中加入1/5~1/4的二甲苯进行稀释,滴一小滴稀释胶在脱水透明后的载玻片中央,将盖玻片盖回原来位置封片。封片后平放晾干,镜检,物象清晰符合要求的保存,并贴上标签。

注意:覆盖盖玻片时,按定位位置水平盖下,使之随着树胶的扩展自然下沉,切不可施加压力或移动盖玻片。如发现封片中树胶有气泡,应让其自然逸出或用针尖烧热后烫一下,使气泡逸出。如树胶滴得过多而逸出盖玻片四周,待树胶凝固后,用脱脂棉蘸二甲苯轻轻擦净逸出的树胶。

第二节　染色体制备技术用于医学节肢动物研究的应用价值

认识医学节肢动物的染色体的结构和功能,对于医学节肢动物的遗传、变异、进化、细胞的增殖、个体的发生和生殖过程的平衡控制都具有重要意义。而染色体制备技术是细胞遗传学最基本的技术,它是一切染色体技术和研究的基础。可见,医学节肢动物的染色体制备技术是医学节肢动物的生物学和防制的重要的前提。它可为揭示医学节肢动物的种类演替、种间进化、种内进化的客观规律,为昆虫分类系统建立、近缘种区分以及种下分类提供新方法和技术,并指导害虫的遗传防治,也可为探明其抗药性形成的机制提供新的途径。

一、分类学研究

20 世纪初细胞遗传学的迅速发展,促使分类学不仅以形态学为基础,而且以生物种的内在遗传本质作为分类标准。染色体是生物遗传物质的载体,属于自然选择的结果,在不同生物类群中,染色体的结构特征具有相对恒定性,其相对长度、着丝粒的位置等指标具有种属特异性,因此,染色体的差异可以为演化提供一个可信的论据。将染色体作为一项指标用于分类学上,对于了解各类群系统关系,更科学地建立分类系统,解决分类学疑难问题大有帮助,这在许多生物类群的分类中已得到验证。利用染色体组型分析,有时很容易区分在表型上难于区分的类群。

传统的蚊虫分类通常以形态特征作为分类的依据,然而随着许多蚊类复合体的发现以及近缘种的存在,形态分类方法已无法对其进行正确鉴定。许漱壁等(1991)观察了我国 13 种按蚊的脑有丝分裂染色体核型及异染色质带,结果表明:常染色体异染色质数量及分布的差异是按蚊分类特别是近似种鉴别的有效手段。我国多斑按蚊和大劣按蚊分别为多个近似种组成的复合种团。赫坎按蚊、中华按蚊和嗜人按蚊的唾腺多线染色体,主要差异是在于固定性臂内倒位。程彪(2017)构建的雷氏按蚊的高分辨染色体图谱及与中华按蚊染色体的比较分析为两个蚊种的分类鉴定以及传病能力差异等的研究奠定了理论基础。

二、生物学性状的研究

周金林(2004)采用虫卵制作长角血蜱染色体标本研究我国长角血蜱的生物学特性。经观察发现我国长角血蜱的染色体数为 30~36 个(两性生殖的长角血蜱染色体数在 21~22 个,而孤雌生殖长角血蜱的雌蜱染色体数在 30~35 个),因此从这一方面确证了该长角血蜱为孤雌生殖种群。

何利萍(2000)利用遗传背景一致的 3 类含有不同 B 染色体数目的银额果蝇品系,对繁殖的 2 个参数,即净繁殖量和性比进行了比较研究,结果表明 B 染色体对净繁殖量有着显著的影响,其影响依赖于 B 染色体数目的不同而不同;低数目增加其携带者的净繁殖量。而在高含量时有使其携带者净繁殖量下降的趋势。B 染色体对繁殖的影响还具有一定的时间分布特征,即 3 类品系净繁殖量的差异主要集中在雌蝇繁殖的早期,因为雌蝇繁殖的后期产生的后代数占总后代数的比例很低且对种群发展贡献较小,B 染色体的这种时间效应使得其携带者在自然界的生存竞争中更具优势。

三、遗传防治及杀虫剂抗性研究

(一)遗传防治研究

目前已弄清了许多媒介节肢动物的抗药性和抗寄生虫的控制基因的携带染色体,通过原位杂交即可确定这些基因在染色体上的精确位置,这不但会促进昆虫基因图和连锁图的构建,而且利用微切或激光切割及染色体步移技术,又可取得这些基因的 DNA 克隆。例如,在致乏库蚊中已分离、克隆出对有机磷抗性的酯酶基因,如果把抗性基因借助基因插入技术转移到抗病原体的蚊虫中,然后大量释放这种转基因蚊虫,同时在现场中喷洒相应的有机磷杀虫剂,就会使这种非病媒蚊虫最后取代病媒蚊虫。

(二)杀虫剂抗性研究

郭凤英(2001)对白纹伊蚊对高效氯氰菊酯的抗药性及其遗传方式的研究发现:白纹伊蚊对高效氯氰菊酯的抗性遗传为常染色体遗传,主要基因为不完全显性,并且是多因子遗传。白纹伊蚊对高效氯氰菊酯的抗性比较复杂,给抗药性治理带来了一定的困难。提示在制订该蚊综合治理方案时,首先应研究其对常用杀虫剂的抗药性发展趋势及其机制,对新的杀虫剂品种,应通过分析做抗药性风险评估,以便使用高效、低毒、抗药性发展较慢、环境污染较小的杀虫剂治理白纹伊蚊。

(田 晔)

参考文献

［1］程彪.中华按蚊物理图谱构建及中华按蚊与雷氏按蚊多线染色体比较分析［D］.南京:南京农业大学,2017.

［2］李刚,陈凡国.果蝇唾腺多线染色体研究进展及其在遗传学教学中的应用［J］.遗传,2015,37（6）:605-612.

［3］梁江涛.中华按蚊高分辨率染色体图谱及物理图谱的构建［D］.南京:南京农业大学,2015.

［4］苏小建,杨庆贵.蜱螨分类鉴定方法的研究进展［J］.中国国境卫生检疫杂志,2013,36（3）:212-215.

［5］夏爱,梁江涛,Sharakhov V.Igor,等.疟疾蚊虫染色体图谱和物理图谱的研究进展［J］.中国媒介生物学及控制杂志,2014,25（1）:83-86.

［6］孙立新,吴汉霞,张荣波,等.蚊分类鉴定研究进展［J］.中国国境卫生检疫杂志,2010,33（2）:139-144.

［7］龙振昼,王学忠.一种改良的按蚊幼虫神经细胞染色体制作方法的研究（英文）［J］.中国病原生物学杂志,2009,4（2）:119-120+123.

［8］温小军,陈汉彬.三带喙库蚊核型及染色体C带研究［J］.贵州医药,2007,31（8）:747-748.

［9］王虹,马雅军,杨频.致倦库蚊的有丝分裂染色体核型和种内多态性研究［J］.西安联合大学学报,2004,7（2）:5-7.

［10］周金林,周勇志,龚海燕.我国长角血蜱孤雌生殖种群的发现和生物学特性的研究［J］.中国媒介生物学及控制杂志,2004,15（3）:173-174.

［11］孙恩涛,张锡林,秦志辉.媒介按蚊遗传标记的研究进展［J］.中国媒介生物学及控制杂志,2007,18（4）:337-340.

［12］李石柱,马雅军,郑哲民.应用PCR—SSCP鉴别我国多斑按蚊复合体成员种［J］.昆虫分类学报,2003,25（5）:125.

［13］张礼生,张青文,蔡青年.中国昆虫染色体研究现状与展望［J］.昆虫学报,2003,46（6）:773-782.

［14］马雅军,宋关鸿,李翔宇.我国辽宁省嗜人按蚊群体与其他分布地群体的遗传分化研究［J］.中国寄生虫病防治杂志,2002,15（6）:321-324.

［15］帅素蓉.普通遗传学实验教程［M］.成都:四川科学技术出版社,2003.

［16］郭凤英,吴厚永,李承毅.白纹伊蚊对高效氯氰菊酯的抗药性及其遗传方式［J］.寄生虫与医学昆虫学报,2001,8（2）:103-107.

［17］马雅军,瞿逢伊,曹毓存,等.我国雷氏按蚊和嗜人按蚊的分子鉴别和分类地位的探讨［J］.中国寄生虫学与寄生虫病杂志,2000,18（6）:325-328.

［18］毛连菊,杨少闻,谢祚浑.摇蚊幼虫唾腺及其染色体的比较研究［J］.中国水产科学,2000,7（2）:22-27.

［19］张青文.昆虫遗传学［M］.北京:科学出版社,2000.

［20］温小军.中国3种伊蚊的核型分析［J］.贵阳医学院学报,2000,25（3）:224-225.

［21］江镇涛,高文峰.腐食酪螨染色体的研究.南昌大学学报（理科版）［J］,1999,23（2）:114-116.

［22］孙红英,张锡然,苏翠荣,等.蜉蝣目昆虫染色体制备方法探讨［J］.动物学杂志,1998,32（2）:30-31.

［23］孙延昌,邓守俭,公茂庆.染色体技术在医学昆虫研究中的应用［J］.中国媒介生物学及控制杂志,1997,8（1）:71-72.

［24］凌发瑶,王文.银额果蝇自然群体分化过程中的细胞遗传学［J］.遗传学报,1997,24（6）:496-500.

［25］王学忠,王丕玉,李菊升.云南微小按蚊（Anopheles minimus）种型和对间日疟原虫感染性的初步研究［J］.寄生虫与医学昆虫学报,1995,2（4）:223-226.

［26］匡海源,林扶平,赵健.瘿螨染色体核型分析及其亲缘关系［J］.动物分类学报,1995,20（4）:420-425.

［27］黄国洋,王荫长,尤子平.鳞翅目昆虫染色体的研究方法［J］.华东昆虫学报,1994,3（1）:71-74.

［28］彩万志.昆虫细胞分类学的基本问题及染色体系统发育的重建方法［J］.昆虫分类学报,1994,16（1）:4-14.

［29］蓝明扬,赵郁光.细胞培养法制备中华按蚊有丝分裂染色体及其G、C分带［J］.医学动物防制,1992,8（2）:68-71.

［30］霍绍棠,薛增召.中国昆虫染色体的研究现状［J］.昆虫知识,1992,29（1）:57-59.

［31］许漱璧,瞿逢伊.我国13种按蚊的染色体研究［J］.第二军医大学学报,1991,12（3）:235-239.

［32］许漱璧,谭璟宪,薛景珉.嗜人按蚊与中华按蚊多线染色体的比较［J］.遗传,1990,12（5）:19-20.

［33］刘国章,何麟.我国人体寄生虫及病媒昆虫染色体研究概况［J］.中国寄生虫学与寄生虫病杂志,1989,7（2）:128-132.

［34］李本文,刘多,谢长松,等.中华按蚊唾腺多线染色体中性染色体短臂的进一步观察［J］.中国寄生虫学与寄生虫病杂志,1988,6（2）:118-136.

［35］周洪福,孟阳春.气干法制备硬蜱的染色体标本［J］.昆虫知识,1986,（5）:227-228.

［36］叶炳辉,沈士弼,赵慰先,等.徐州和宜兴两地株中华按蚊的唾腺染色体及三种同工酶的比较研究［J］.遗传学报,1985,12（4）:49-54.

［37］周洪福,孟阳春,蓝明扬.蜱螨染色体改良制片法—玻璃纸压片法［J］.遗传,1983,（5）:45.

［38］ BROWN S J,PFRENDER M E. Physical genome mapping using fluorescence in situ hybridization with mosquito chromosomes ［J］. Methods in molecular biology(Clifton,N.J.),2019,1858:177-194.

［39］ MOTA R R,SILVA F F,LOPES P S,et al. Analyses of reaction norms reveal new chromosome regions associated with tick resistance in cattle ［J］. Animal:an international journal of animal bioscience,2018,12(2):205-214.

［40］ TIMOSHEVSKIY V A,SEVERSON D W,DEBRUYN B S,et al. An integrated linkage,chromosome,and genome map for the yellow fever mosquito Aedes aegypti ［J］. PLoS Neglected Tropical Diseases,2017,7(2):1-14.

［41］ MOTA R R,SILVA F F,LOPES P S,et al. Analyses of reaction norms reveal new chromosome regions associated with tick resistance in cattle ［J］. Animal an international journal of animal bioscience,2018,12(2):205-214.

［42］ KINGRY L C,ADAM R,MARC D,et al. Chromosome and large linear plasmid sequences of a Borrelia miyamotoi strain isolated from Ixodes pacificus Ticks from California ［J］. Genome Announcements,2017,5(37):2169-8287.

［43］ YAN CUI,GUANG-YOU YANG,YAO BIAN. Karyotypic analyses of the bisexual and parthenogenetic tick (*Haemaphysalis concinna*)［J］. Int J Acarol,2012,38(3):206-213.

［44］ DENG W. A new method for improving metaphase chromosome spreading ［J］. Cytometry,2003,51A(1):46-51.

［45］ WILKERSON R C,CONG L I,RUEDA L M,et al. Molecular confirmation of Anopheles (Anopheles)lesteri from the Republic of South Korea and its genetic identity with An.(Ano. anthropophagus from China (Diptera:Culicidae)［J］. Zootaxa,2003,378:1-14.

［46］ SOMBOON P,WALTON C,SHARPE R G,et al. Evidence for a new sibling species of Anopheles minimus from the Ryukyu Archipelago Japan ［J］. J Am Mosquito Contr,2001,17(2):98-113.

［47］ TRIPET F,TOURE YT,TAYLOR CE,et al. DNA analysis of transferred sperm reveals significant levels of gene flow between molecular forms of Anopheles gambiae ［J］. Mol Ecol,2001,10:1725-1732.

［48］ POWELL J R,PETRARCA V,TORRE A D,et al. Population structure,speciation,and introgression in the Anopheles gambiae complex ［J］. Parassitologia,1999,41(1-3):101-113.

［49］ BORTEL W V,TRUNG H D,MANH N D,et al. Identification of two species within the Anopheles minimus complex in northern Vietnam and their behavioural divergences ［J］. Trop Med Int Heahh,1999,4(4):257-265.

［50］ CONN J. Chromosome key to the larvae of the *Simulium metallicum* complex(Diptera:Simuliidae)from Latin America ［J］. Med Entomol,1990,27(4):459.

［51］ COLUZZI M,SABATINI A,PETRARCA V,et al. Chromosomal differentiation and adaptation to human environments in the Anopheles gambiae complex ［J］. Trans R Soc Trop Med Hyg,1979,73:483-497.

第六十四章

分子杂交技术在医学节肢动物学研究中的应用

分子杂交（molecular hybridization）是用一个 DNA 单链或 RNA 单链与另一被测 DNA 单链形成双链，以测定某特异序列是否存在。分子杂交可在 DNA 与 DNA、RNA 与 RNA 或 RNA 与 DNA 的二条单链之间进行。分子杂交具有高度的灵敏性和特异性，故该技术已被广泛应用于克隆基因的筛选、酶切图谱的制作、基因组中特定基因序列的定性、定量检测和疾病的诊断等分子生物学领域。目前，分子杂交技术在蛛形纲蜱螨目、昆虫纲鞘翅目、鳞翅目和双翅目等领域均有不同程度的应用，为医学节肢动物相关研究提供了新思路。

第一节　分子杂交技术原理和方法

一、原理

分子杂交指具有一定同源序列的两条核酸单链（DNA 或 RNA），在一定条件下按碱基互补配对原则，经过退火处理，形成异质双链的过程。利用这一原理，就可使用已知序列的单链核酸片段作为分子探针，去查找各种不同来源的基因组 DNA 分子中的同源基因或同源序列。

二、方法

分子杂交的双方是所使用探针和要检测的核酸。该检测对象可以是克隆化的基因组 DNA，也可以是细胞总 DNA 或总 RNA。进行分子杂交前，需预先制备一种已知的 DNA 或 RNA 片段去检测未知样品，这种已知的 DNA 或 RNA 片段称为杂交探针（probe）。

核酸探针是进行核酸分子杂交的关键，根据核酸的性质，可分 DNA 和 RNA 探针；根据是否使用放射性标记物，可分为放射性标记探针和非放射性标记探针；根据是否存在互补链，可分为单链和双链探针；根据放射性标记物掺入情况，可分为均匀标记和末端标记探针。核酸分子杂交的灵敏性主要依赖杂交探针的放射性比活度。比活度高可提高反应的灵敏性，减少待测样品的用量，目前一般使用体外标记。接下来将介绍常见的五种分子杂交探针。

（一）单链 DNA 探针

单链 DNA 探针的合成方法主要有下列两种：①以 M13 载体衍生序列为模板，用 Klenow 片段合成单链探针；②以 RNA 为模板，用反转录酶合成单链 cDNA 探针。

1. 从 M13 载体衍生序列合成单链 DNA 探针　合成单链 DNA 探针可将模板序列克隆到噬粒或 M13 噬菌体载体中，以此为模板，以特定的通用引物或以人工合成的寡合苷酸为引物，在［a-32P］-dNTP 的存在下，由 Klenow 片段作用合成放射标记探针，利用大肠杆菌 DNA 聚合酶 I 的 Klenow 片段（简称 Klenow 酶）对退火引物的延伸作用，催化与模板链互补的标记探针的合成，反应完毕后得到部分双链分子。在克隆序列内或下游用限制性内切酶切割这些长短不一的产物，然后通过变性凝胶电泳（如变性聚丙烯酰胺凝胶电泳）将探针与模板分离开。

（1）材料：已制备好的单链 DNA 模板。

（2）设备：高速台式离心机、恒温水浴锅等。

（3）试剂：

1）10×Klenow 缓冲液：0.5mol/L NaCl, 0.1mol/L Tris·Cl（pH7.5）, 0.1mol/L MgCl$_2$。

2）0.1mol/L DTT 溶液。

3）[32P]dATP：3 000Ci/mmol, 10μCi/μl。

4）40mmol/L 和 20mmol/L 未标记的 dNTP 溶液。

5）各 20mmol/L 的 dCTP、dTTP、dGTP 溶液。

6）Klenow 片段（5U/ml）。

7）适宜的限制酶，如 EcoRI、HindIII 等。

8）0.5mol/L EDTA（pH8.0）。

（4）操作步骤

1）在 0.5ml Eppendorf 管中混合如下溶液：

单链模板（约 0.5pmol）	1mg
适当引物	5pmol
10×Klenow 缓冲液	3ml
加水至	20ml

2）将 Eppendorf 管加热到 85℃ 5 分钟，在 30 分钟内，使小离心管降到 37℃。

3）依次加入：

DTT	2ml
[32P]dATP	5ml
未标记的 dATP	1ml
dGTP、dCTP、dTTP 混合液	1ml

混合均匀后，稍离心使之沉于试管底部。

4）加 1ml（5U）Klenow 酶室温下 30 分钟。

5）加 1ml 20mmol/L 未标记的 dATP 溶液 20 分钟。

6）68℃加热 10 分钟，使 Klenow 片段失活。调整 NaCl 浓度，使之适宜于酶切。

7）加入 20U 限制性内切酶（如 EcoRI、HindIII 等）酶切 1 小时。

8）酚/氯仿抽提 DNA，乙醇沉淀以去除 dNTP 或加 0.5mol/L EDTA（pH8.0）至终浓度 10mmol/L。

9）用电泳方法分离放射性标记的探针。

2. 从 RNA 合成单链 cDNA 探针　cDNA 单链探针主要用来分离 cDNA 文库中相应的基因。用 RNA 为模板合成 cDNA 探针所用的引物有两种：①用寡聚 dT 为引物合成 cDNA 探针。本方法只能用于带 Poly（A）的 mRNA，并且产生的探针绝大多数偏向于 mRNA 3′ 末端序列；②可用随机引物合成 cDNA 探针。该法可避免上述缺点，产生比活性较高的探针。但由于模板 RNA 中通常含有多种不同的 RNA 分子，所得探针的序列往往比以克隆 DNA 为模板所得的探针复杂得多，应预先尽量富集 mRNA 中的目的序列。

反转录得到的产物 RNA/DNA 杂交双链经碱变性后，RNA 单链可被迅速地降解成小片段，经 Sephadex G-50 柱层析即可得到单链探针。

（1）材料：已提纯的 RNA 或 mRNA。

（2）设备：高速台式离心机、恒温水浴锅等。

（3）试剂：

1）合适的引物：随机引物或 oligo（dT）15-18。

2）5mmol/L dGTP, dATP, dCTP, dTTP。

3）[32P]dCTP（>3 000Ci/mmol, 10mCi/ml）。

4）逆转录酶（200 000u/ml）。

5）100mmol/L DTT。

6）250mmol/L MgCl$_2$。

7）1mol/L KCl。

8）0.5mol/L EDTA（pH8.0）。

9）10%SDS。

10）Rnasin（40u/ml）。

（4）操作步骤

1）在已置于冰浴中的灭菌离心管中加入下列试剂：

RNA 或 mRNA	10ml
合适的产物（1mg/ml）	10ml
1mol/L Tris·Cl（pH7.6）	2.5ml
1mol/L KCl	3.5ml
250mmol/L MgCl$_2$	2ml
5mmol/L dNTP	10ml
［32P］dCTP	10ml
0.1mol/L DTT	2ml
RNAse	20u
加水至	48ml
反转录酶（200 000u/ml）	2ml

混匀后稍稍离心，37℃保温 2 小时。

2）反应完毕后加入下列试剂：0.5mol/L EDTA（pH8.0）2ml、10%SDS 2ml。

3）加入 3ml 3mol/L NaOH，68℃保温 30 分钟以水解 RNA。

4）冷却至室温后，加入 10ml 1mol/L Tris·Cl（pH7.4），混匀。然后加入 3ml 2mol/L HCl。

5）酚/氯仿抽提后，用 Sephadex G-50 柱层析或乙醇沉淀法分离标记的探针。

注意：RNA 极易降解，因而实验中的所有试剂和器皿均应在 DEPC 处理后，灭菌备用。

（二）双链 DNA 探针

分子生物学研究中，双链 DNA 探针是最常用的探针，它广泛应用于基因的鉴定、临床诊断等方面。双链 DNA 探针的合成方法主要有下列两种：切口平移法和随机引物合成法。

1. 切口平移法（nick translation）　当双链 DNA 分子的一条链上产生切口时，E.coli DNA 聚合酶I就可将核苷酸连接到切口的 3′ 羟基末端。同时该酶具有从 5′→3′ 的核酸外切酶活性，能从切口的 5′ 端除去核苷酸。由于在切去核苷酸的同时又在切口的 3′ 端补上核苷酸，从而使切口沿着 DNA 链移动，用放射性核苷酸代替原先无放射性的核苷酸，将放射性同位素掺入到合成新链中。最合适的切口平移片段一般为 50~500 个核苷酸。

切口平移反应受以下因素影响：①产物的比活性取决于［32P］dNTP 的比活性和模板中核苷酸被置换的程度；②DNA 酶I的用量和 E.coli DNA 聚合酶的质量会影响产物片段的大小；③DNA 模板中的抑制物如琼脂糖会抑制酶的活性，故应使用纯化后的 DNA。

（1）材料：待标记的 DNA。

（2）设备：高速台式离心机、恒温水浴锅等。

（3）试剂：

1）10×切口平移缓冲液：0.5mol/L Tris·Cl（pH7.2）；0.1mol/L MgSO4；10mmol/L DTT；100μg/ml BSA。

2）未标记的 dNTP 原液：除同位素标记的脱氧三磷酸核苷酸外，其余 3 种分别溶解于 50mmol/L Tris·Cl（pH7.5）溶液中，浓度为 0.3mmol/L。

3）［32P］dCTP 或［32P］dATP：400Ci/mmol，10μCi/μl。

4）E.coli DNA 聚合酶I（4u/μl）：溶于 50μg/ml BSA，1mmol/L DTT，50% 甘油，50mmol/L Tris·Cl（pH7.5）中。

5）DNA 酶I：1mg/ml。

6）EDTA：200mmol/L（pH8.0）。

7）10mol/L NH4Ac。

（4）操作步骤：

1）按下列配比混合：

未标记的 dNTP	10μl
10×切口平移缓冲液	5μl
待标记的 DNA	1μg
［32P］dCTP 或 dATP（70μCi）	7μl
E.coli DNA 聚合酶	4u
DANse I	1μl
加水至终体积	50μl

2）置于15℃水浴60分钟。

3）加入 5μl EDTA 终止反应。

4）反应液中加入醋酸铵，使终浓度为 0.5mol/L，加入两倍体积预冷无水乙醇沉淀回收 DNA 探针。

注意：①3H、32P 及 35S 标记的 dNTP 都可使用于探针标记，但通常使用［32P］dNTP；②DNA 酶I的活性不同，所得到的探针比活性也不同，DNA 酶I活性高，则所得探针比活性高，但长度比较短。

2. 随机引物合成法 随机引物合成双链探针是使寡核苷酸引物与 DNA 模板结合，在 Klenow 酶的作用下，合成 DNA 探针。合成产物的大小、产量、比活性依赖于反应中模板、引物、dNTP 和酶的量。通常产物平均长度为 400~600 个核苷酸。

随机引物进行反应的优点：①Klenow 片段无 5′→3′ 外切酶活性，反应稳定，可获得大量的有效探针；②反应时对模板的要求不高，用微量制备的质粒 DNA 模板即能进行反应；③反应产物的比活性较高，可达 $4×10^9$cpm/μg 探针；④随机引物反应可在低熔点琼脂糖中直接进行。

（1）材料：待标记的 DNA 片段。

（2）设备：高速台式离心机、恒温水浴锅等。

（3）试剂：

1）随机引物（随机六聚体或断裂的鲑鱼精子 DNA）。

2）10×随机标记缓冲液：900mmol/L HEPES（pH6.6）；10mmol/L $MgCl_2$。

3）Klenow 片段。

4）20mmol/L DTT。

5）未标记的 dNTP 溶液：dGTP、dCTP 和 dTTP 溶液各 5mmol/L。

6）［32P］dATP：比活性 >3 000Ci/mmol，10μCi/μl。

7）缓冲液 A：50mmol/L Tris·Cl（pH7.5）；50mmol/L NaCl；5mmol/L EDTA（pH8.0）；0.5%SDS。

（4）操作步骤：

1）200ng 双链 DNA（1μl）和 7.5ng 随机引物（1μl）混合后置于 Eppendorf 管内，水浴煮沸 5 分钟后，立即置于冰浴中 1 分钟。

2）尽快在一置于冰浴中的 0.5ml Eppendorf 管内混合下列化合物：20mmol/L DTT 1μl；未标记的 dNTP 溶液 1μl；10×随机标记缓冲液 1μl；［32P］dATP（比活性 >3 000Ci/mmol；10μCi/μl）3μl；ddH2O 1μl。

3）将步骤 1）Eppendorf 管中的溶液移到步骤 2）管中。

4）加入 5U（约 1μl）Klenow 片段，充分混合，在微型离心机中以 12 000rpm 离心 1~2 秒，使所有溶液沉于试管底部，在室温下保温 3~16 小时。

5）在反应液中加入 10μl 缓冲液 A 后，将放射性标记的探针 -20℃保存备用。同时计算放射比活性。

注意：①引物与模板的比例应仔细调整，当引物高于模板时，反应产物比较短，但产物的累积较多；反之，则可获得较长片段的探针；②模板 DNA 应是线性的，如为超螺旋 DNA，则标记效率不足 50%。

（三）末端标记或末端补平 DNA 探针

1. 将下列化合物置 Eppendorf 管混匀。

（1）DNA 探针末端标记

5μl 50ng 双链 DNA（oligo）

5μl 10×缓冲液

1μl T4 DNA kinase

5μl［32P］dATP

34μl H$_2$O

50μl 37℃水浴 30min

（2）DNA 探针末端补平

5μl 50ng 双链 DNA

5μl 10×缓冲液

1μl Klenow

5μl 2.5mmol/L dNTP

34μl H$_2$O

50μl 37℃水浴 30min

2. 标记探针通过 G-25 柱,去除反应中单核苷酸及游离的同位素。

3. 用酚-氯仿去除反应中的酶蛋白分子,加缓冲液,置 8% 聚丙烯酰胺凝胶中分离纯化探针。

4. 待溴酚蓝泳至距胶底部近 1/3 时,关闭电源,小心去除一块玻璃,用透明塑料薄膜将聚丙烯酰胺胶包裹好,在暗室用 X 线片（注意做记号）将同位素探针曝光 10~30 秒,胶片冲洗固定后,X 线片上将出现同位素曝光痕迹,最下边的为未去除干净的游离同位素（如果游离的同位素去除较干净,也可能看不到这条带）,上边一条带则为标记的 DNA 探针。以溴酚蓝的位置大致可以评价出探针的分子量位置。在实验室将冲洗过的 X 线片按曝光时的位置与凝胶块切下,放入 1.5ml 离心管,用牙签将凝胶研碎,加 200~400μl TE 缓冲液,充分振荡,室温放置过夜,使凝胶中探针安全洗脱到液体中。（注:也可将试管放 37℃水浴 1 小时,每隔 10 分钟振荡一次,加速洗脱速度,探针也可洗脱到缓冲液中）

5. 离心　其上清液为 DNA 探针（美国 Milipore 公司有一种 1.5ml 离心管,中心含有滤膜,离心后可将液体和凝胶碎块分开,使用极为方便）。

6. 测定探针中同位素浓度　取 1L 探针加 99L 水在液闪仪中计数同位素含量,此时探针浓度一般在 $1~5×10^5$c/（min·μl）。标记好的探针在 −20℃可保存 4~6 周。32P 同位素半衰期为 2 周,最好新鲜使用。

（四）寡核苷酸探针

寡核苷酸探针是根据 HLAA 位点外显子 2 区域和外显子 3 区域的突变位点,按照 A 与 T 配对、C 与 G 配对的原理,设计一段互补链,一般长度为 20~30bp,此 20~30bp 的核苷酸就称为寡核苷酸探针。常用的寡核苷酸探针有 3 种:①特定序列的单一寡核苷酸探针;②较短的简并性较高的成套寡核苷酸探针;③较长而简并性较低的成套寡核苷酸探针,多用 32P 标记寡核苷酸探针。

1. 材料　待标记的寡核苷酸（10pmol/μl）。

2. 设备　高速台式离心机、恒温水浴锅等。

3. 试剂

（1）10×T4 多核苷酸激酶缓冲液:0.5mol/L Tris·Cl（pH7.6）,0.1mol/L MgCl$_2$,50mmol/L DTT,1mmol/L Spermidine·HCl,1mmol/L EDTA（pH8.0）。

（2）［32P］ATP（比活性 7 000Ci/mmol;10mCi/ml）。

（3）T4 多核苷酸激酶（10u/ml）。

4. 操作步骤

（1）100ng 寡核苷酸溶于 30ml 水中。置 65℃变性 5 分钟,迅速置冰浴中。

（2）立即加入下列试剂:10×激酶缓冲液 5ml;［32P］ATP（比活性 7 000Ci/mmol,10mCi/ml）10ml;T4 多核苷酸激酶 2ml;加水至 50ml;混匀后置 37℃水浴 20 分钟。

（3）再加入 20u T4 多核苷酸激酶,置 37℃水浴 20 分钟,立即置冰浴中。

（4）Sephadex G-50 柱层析:此方法是在每个探针的 5′ 末端多加了一个磷酸,理论上会影响其与 DNA 的杂交,建议用 Klenow DNA 聚合酶的链延伸法,以获得高放射性的寡核苷酸探针。

（五）RNA 探针

RNA 探针一般都是单链,它具有单链 DNA 探针的优点,又具有许多 DNA 单链探针所没有的优点。主要是：RNA:DNA 杂交体比 DNA:DNA 杂交体有更高的稳定性，在杂交反应中 RNA 探针比相同比活性的 DNA 探针所产生信号要强。RNA:RNA 杂交体用 RNA 酶 A 酶切比 S1 酶切 DNA:RNA 杂交体容易控制，故以 RNA 探针进行 RNA 结构分析比用 DNA 探针效果好。

1. 试剂

10×NTP 标记混合物：in Tris-HCl（pH 7.5）

10mmol ATP

10mmol CTP

10mmol GTP

6.5mmol UTP

3.5mmol DIG-UTP

10×转录缓冲液：400mmol Tris-HCl（pH 8.0）

60mmol $MgCl_2$

100mmol DTE（dithioerythritol）

20mmol 亚精胺

100mmol NaCl

1unit/ml Rnase 抑制剂

10unit/μl DNAse I（Rnase-free）

20unit/μl Rnase 抑制剂

20unit/μl T7 RNA 聚合酶和 T3 RNA 聚合酶

4mol/L LiCl

200mmol/L EDTA

DEPC-H_2O

2. 操作步骤

（1）下列反应物依次加入经 DEPC 处理并高压灭菌的无 Rnase 污染的 Eppendorf 管（离心管置于冰上）中：线性化模板 DNA 4μl（1μg）；10×NTP 标记混合物 2μl；10×转录缓冲液 2μl；DEPC-H_2O10μl；T3 或 T7 RNA 聚合酶 2μl。

（2）轻轻混匀反应物，37℃保温反应至少 2 小时。

（3）如果必要，向反应体系中加入 2μl 无 Rnase 污染的 DNAseI，37℃下再保温反应 15 分钟，以除去残留的 DNA 模板（由于 DIG 标记的 RNA 转录量大大超过 DNA 模板量，因此，这一步有时也可以省略）。

（4）向反应体系中加入 2μl 200mmol/L EDTA 终止转录反应。

（5）再向反应体系加入 2.5μl 4mol/L LiCl 和 75μl 冰冷 100% 乙醇，4℃沉淀过夜。

（6）4℃，12 000r/min 离心 15 分钟，沉淀用 70% 冷乙醇洗涤一次，真空干燥。

（7）沉淀按 1μg/10μl 浓度重悬于 DEPC-H_2O 中（每一反应体系约 10μg），并向其中加入 20u Rnase 抑制剂，置于 -20℃保存备测，检测后按一次杂交使用的体积分装，置于 -70℃保存。

注：DIG 标记的 RNA 在 -70℃条件下可以稳定地保存至少 1 年。

第二节　分子杂交技术种类

分子杂交是通过各种方法将核酸分子固定在固相支持物上，然后用放射性标记的探针与被固定的分子杂交，经显影后显示出目的 DNA 或 RNA 分子所处的位置。按不同的分类依据，可将分子杂交技术区分为不同类型。

一、按被测定的对象分类

根据被测定的对象，分子杂交可分为 DNA 杂交、RNA 杂交。

（一）DNA 杂交

DNA 杂交（Southern hybridization）又称 Southern 杂交。DNA 片段经电泳分离后,从凝胶中转移到硝酸纤维素滤膜或尼龙膜上,然后与探针杂交。被检对象为 DNA,探针为 DNA 或 RNA。

DNA 杂交主要包括以下步骤:①从转化子中提取出总 DNA;②选择合适的限制性内切酶,对总 DNA 进行酶切,切成小的 DNA 片段;③对酶解产物进行琼脂糖凝胶电泳,使酶切后产生的众多 DNA 片段在凝胶上按照分子量大小排序,形成不同的条带(其中可能有外源目的基因片段和相应的酶切位点);④在电泳后的凝胶上覆盖一片杂交用尼龙滤膜,通过纸巾的毛细管吸水作用,使琼脂糖凝胶上的全部 DNA 条带便转移印迹到滤膜上;⑤用碱性溶液对滤膜及 DNA 做变性处理,使双链 DNA 解开成为单链分子;⑥用与外源目的基因的部分序列互补,并带有放射性同位素的核酸分子作为 DNA 探针,将同位素探液加入到滤膜上保温一定时间,使之与外源目的基因的 DNA 变性单链杂交成双链分子;⑦用缓冲液冲洗滤膜,除去不能互补的多余放射性探针分子;⑧把杂交后的滤膜铺放在光学胶片上,具有放射性同位素的杂交分子造成光学胶片的原位局部曝光,即放射自显影;⑨据光学胶片上放射自显影的具体条带位置,以野生型细胞(即未做转化的细胞)总 DNA 的 Southern 杂交实验结果为对照,分析确定在转化子总 DNA 中是否存在外源目的基因。

1. 材料 待检测的 DNA、已标记好的探针。

2. 设备 电泳仪、电泳槽、塑料盆、真空烤箱、放射自显影盒、X 线片、杂交袋、硝酸纤维素滤膜或尼龙膜、滤纸。

3. 试剂

（1）10mg/ml 溴化乙锭（EB）。

（2）50×Denhardt's 溶液:5g Ficoll-40,5g PVP,5g BSA 加水至 500ml,滤过除菌后置–20℃冰箱冻存。

（3）1×BLOTTO:5g 脱脂奶粉,0.02% 叠氮钠,置 4℃冰箱。

（4）预杂交溶液:6×SSC,5×Denhardt,0.5%SDS,100mg/ml 鲑鱼精子 DNA,50% 甲酰胺。

（5）杂交溶液:预杂交溶液中加入变性探针即为杂交溶液。

（6）0.2mol/L HCl;0.1% SDS;0.4mol/L NaOH。

（7）变性溶液:87.75gNaCl,20gNaOH 加水至 1 000ml。

（8）中和溶液:175.5gNaCl,6.7gTris·Cl,加水至 1 000ml。

（9）硝酸纤维素滤膜;20×SSC:3mol/L NaCl,0.3mol/L 柠檬酸钠,用 1mol/L HCl 调 pH 至 7.0。

（10）2×、1×、0.5×、0.25× 和 0.1×SSC:以 20×SSC 稀释。

4. 操作步骤

（1）约 50μl 体积中酶切 10pg~10μg DNA,然后在琼脂糖凝胶中电泳 12~24 小时(包括 DNA 分子量标准物)。

（2）500ml 水中加入 25μl 10mg/ml 溴化乙锭,将凝胶放置其中染色 30 分钟,然后照相。

（3）依次用下列溶液处理凝胶,并轻微摇动。500ml 0.2mol/L HCl 10 分钟,倾去溶液(如果限制性片段 >10kb,酸处理时间为 20 分钟),用水清洗数次,倾去溶液;500ml 变性溶液两次,每次 15 分钟,倾去溶液;500ml 中和溶液 30 分钟。如为尼龙膜杂交,本步可以省略。

（4）戴手套,在盘中加 20×SSC 液,将硝酸纤维素滤膜先用无菌水完全湿透,再用 20×SSC 浸泡。将硝酸纤维素滤膜一次准确地盖在凝胶上,小心去除气泡。用浸过 20×SSC 液的 3 滤纸盖住滤膜,然后加上干的 3 滤纸和干纸巾,根据 DNA 复杂程度转移 2~12 小时。当使用尼龙膜杂交时,该膜用水浸润一次即可,转移时用 0.4mol/LNaOH 代替 20×SSC。简单的印迹转移 2~3 小时,对于基因组印迹,一般需要较长时间转移。

（5）去除纸巾等,用蓝色圆珠笔在滤膜右上角记下转移日期,做好记号,取出滤膜,在 2×SSC 中洗 5 分钟,凉干后在 80℃中烘烤 2 小时。注意在使用尼龙膜杂交时,只能空气干燥,不得烘烤。

（6）将滤膜放入含 6~10ml 预杂交液的密封小塑料袋中,将预杂交液加在袋的底部,前后挤压小袋,使滤膜湿透。在一定温度下(一般为 37~42℃)预杂交 3~12 小时,弃去预杂交液。

（7）制备同位素标记探针,探针煮沸变性 5 分钟。

（8）在杂交液中加入探针,混匀。如步骤（6）将混合液注入密封塑料袋中,在与预杂交相同温度下杂交 6~12 小时。

（9）取出滤膜，依次用下列溶液处理，并轻轻摇动。在室温下，1×SSC/0.1% SDS，15 分钟，两次。在杂交温度下，0.25×SSC/0.1% SDS，15 分钟，重复两次。

（10）空气干燥硝酸纤维素滤膜，然后在 X 线片上曝光。通常曝光 1~2 天后可见 DNA 谱带。

（二）RNA 杂交

RNA 杂交（Northern hybridization）又称 Northern 杂交。RNA 片段经电泳后，从凝胶中转移到硝酸纤维素滤膜上，然后用探针杂交，被检对象为 RNA，探针为 DNA 或 RNA。

1. 材料　待检测的 RNA 及制备好的探针。

2. 设备　电泳仪、电泳槽、塑料盆、真空烤箱、放射自显影盒、X 线片、杂交袋、硝酸纤维素膜或尼龙膜。

3. 试剂

（1）20×SSPE：175.3g NaCl，88.2g 柠檬酸钠，溶于 800ml 水中，用 10mol/L NaOH 调 pH 至 7.4，定溶至 1L。

（2）其他试剂：与 Southern 杂交试剂类似，只是所有的试剂均应用 DEPC 处理。

4. 操作步骤

（1）RNA 经变性电泳完毕后，可立即将乙醛酰 RNA 转移至硝酸纤维素滤膜上。转移方法与转移 DNA 方法相似。

（2）转移完毕后，以 6×SSC 溶液于室温浸泡此膜 5 分钟，以除去琼脂糖碎片。

（3）将该杂交膜夹于两张滤纸中间，用真空烤箱于 80℃干燥 0.5~2 小时。

（4）用下列两种溶液之一进行预杂交，维持 1~2 小时。若于 42℃进行，应采用 50% 甲酰胺，5×SSPE，2×Denhardt's 试剂，0.1%SDS；若于 68℃进行，应采用 6×SSC，2×Denhardt's 试剂，0.1%SDS（注意：BLOTTO 不能用于 Northern 杂交）。

（5）在预杂交液中加入变性的放射性标记探针，如欲检测低丰度 mRNA，探针的量至少为 0.1μg，其放射性比活度应大于 $2×10^8$cpm/(min·μg)，在适宜的温度条件下杂交 16~24 小时。

（6）用 1×SSC、0.1%SDS 于室温洗膜 20 分钟，随后用 0.2×SSC、0.1%SDS 于 68℃洗膜 3 次，每次 20 分钟。

（7）用 X 线片进行放射自显影，附加增感屏于 -70℃曝光 24~48 小时。

二、按杂交方法分类

根据杂交的方法可分为原位分子杂交、细胞原位杂交、斑点杂交等。

（一）原位分子杂交

原位杂交（in situ hybridization）是指在保存染色体、细胞或组织结构的前提下，用探针定位检查出相关基因序列。结合免疫细胞化学，原位杂交可揭示出基因在 DNA、mRNA 水平的表达。

组织切片原位杂交是病理学的一个有力工具，可用于病毒、癌基因、基因突变等领域的检查。对福尔马林固定、石蜡包埋切片的原位杂交，关键是以下三个步骤：靶 DNA 的暴露、DNA 的变性和杂交、杂交的分子的冲洗和检测。

1. 探针的准备。

2. 玻片的处理　去污剂浸泡一晚，大量自来水冲洗，然后用蒸馏水清洗。干燥之后，浸入丙酮中 3 分钟。玻片移入 1：50 丙酮稀释的 APES 溶液中，浸泡 5 分钟。玻片用蒸馏水略加清洗。干燥备用。处理后的玻片置干燥无尘环境可保存半年。玻片也可用"多聚赖氨酸"处理。

3. 组织切片的准备

（1）组织用常规 4% 中性缓冲甲醛溶液固定，石蜡包埋。

（2）常规切片。切片捞于涂有粘片剂的玻片上。

（3）切片处理：先置 60℃烘片 30 分钟。二甲苯脱蜡，逐级酒精至水清洗。

（4）临用前配制蛋白酶 K 溶液：储备液：Proteinase K，10mg/ml H_2O，小量分袋 -20℃保存。将储备液用 TES 稀释成 100μg/ml。

（5）每张切片用 Proteinase K 20~30μl 37℃消化 5~15 分钟。消化过程中加盖硅化盖玻片，并置湿盒中。

注意消化对组织原位杂交是至关重要的。过度消化会导致切片消失殆尽，消化不足则敏感性不够，因此应针对不同组织尝试不同的消化条件。

4. 杂交

（1）蛋白 K 消化后，去除盖玻片。用 4% 甲醛 4℃固定 5 分钟。

（2）蒸馏水洗 5 分钟。

（3）让切片上水分滴下去，并在室温干燥 5 分钟。注意只能让切片上水分减少，不能让切片完全干燥。

（4）每张切片加 5~10μl 探针（大切片需相应增加）。

（5）设立严格的对照组，每张切片加 5~10μl 不加探针的杂交液。

（6）切片上加硅化盖玻片，将玻片置 95℃变性 6 分钟。

（7）把玻片放到冰上 1 分钟。

（8）切片置温盒，42℃杂交 3 小时以上。如果方便，应杂交过夜。

5. 冲洗：去掉盖玻片，按下述程序冲洗

（1）2×SSC 洗 5 分钟 ×2 次（室温）。

（2）0.1×SSC 洗 10 分钟（42℃）。

6. 杂交分子的免疫检测

（1）切片置于 pH7.4、0.1M TBS 缓冲液中。

（2）每张切片加 20~40μl 封闭液：1%Blocking Reagont/0.1M TBS。室温反应 15 分钟。

（3）用封闭液 1∶1 000 稀释 Biotin-Mouse Anti-Digoxin，每张切片加 20~50μl 稀释试剂，湿盒室温反应 1~2 小时。用 0.1M TBS 洗 5 分钟×3 次。

（4）用封闭液 1∶1 000 稀释 SABC，37℃反应 60 分钟。0.1M TBS 洗 10 分钟×3 次。

（5）配显色剂：将 DAB 储备液用 0.1M PBS，pH 7.5 缓冲液 1∶20 稀释，加最终为 0.03% H_2O_2。每张切片加 50μl，一般显色 5~30 分钟。信号弱时显色延长。

（二）细胞原位杂交

以标记 DNA 探针来检测培养细胞中的 mRNA。其他类型的检测可以参照此程序进行。

1. 细胞准备，固定和增加通透性

（1）玻片用多聚赖氨酸处理。直接用 5%CO_2 在玻片上培养细胞。所用培养基为无酚红 Dulbecco's 基础培养基。

（2）37℃ PBS 清洗细胞。然后用 4% 甲醛，5% 乙酸和 0.9%NaCl 固定液室温固定 30 分钟。

（3）室温 PBS 清洗固定细胞，用 70% 乙醇储存于 4℃备用。

（4）杂交前用下述方法脱水：70%、90% 和 100% 乙醇；10% 二甲苯；然后再用 100%、90%、70% 乙醇，最后 PBS 洗二次。

（5）用胃蛋白酶消化固定细胞：0.1%Pepsin/0.1N HCl、37℃ 5~10 分钟。

（6）PBS 洗 5 分钟后，1% 甲醛固定 10 分钟。PBS 洗。其余步骤参照组织切片程序进行。

2. 各种溶液的配制

（1）1×SSC：150mmol NaCl，15mmol Sodium Citrate pH7.0。

（2）20×SSC：3mol NaCl，300mmol Sodium Citrate pH7.0。

（3）10×SSC：1.5mol NaCl，150mmol Sodium Citrate pH7.0。

（4）2×SSC：300mmol NaCl，30mmol Sodium Citrate。

（5）0.5×SSC：0.5×SSC+0.1%SDS。

（6）0.1×SSC：0.1×SSC+0.1%SDS。

（7）十二烷基肌氨酸钠液（sodium lauryl sarcosinate）：10%（w/v）溶于双蒸水中，以 0.2~0.45μm 滤膜滤过。

（8）SDS 10%（w/v）：溶于双蒸水中，以 0.2~0.45μm 滤膜滤过。

（9）变性液（denaturation Solution）：0.5N NaOH，1.5mol NaCl。

（10）中和液（neutralization solution，用于 Southern 转移）：0.5mol Tris-HCl，3mol NaCl，pH7.4。

（11）封闭液（blocking reagent）：①加 10g 封闭液至 100ml 0.1mol TBS，pH7.4 缓冲液中，搅拌以助溶解；②如果必要时，加 0.1%DEPC。

（12）标准杂交缓冲液（standard hybridization buffer）：5×SSC，0.1N-lauroylsarcosine，0.02% SDS，1%Blocking Reagent。

（13）标准杂交缓冲甲酰胺混合液（Standard hybridization buffer+50% formamide）：5×SSC，50%deionized formamide，0.1%N-Lauroylsarcosine，0.02%SDS，2% 封闭液。

（14）高浓度杂交缓冲液（high SDS concentration hybridization buffer）：7%SDS，50% deionizod formamide，5×SSC，2% 封闭液，50mmol pH7.0 Sodium Phosphate，0.1% N-Lauroylsarcosine。

（15）高浓度杂交缓冲液（500ml）：100%deionized formamide 250ml，30×SSC 83ml，1mol pH7.0 Sodium Phosphate 25ml，10%Blocking Solution 100ml，10%N-Lauroylsarcosine 5ml，将上述混合液倒入有 35g SDS 的烧瓶中（通风橱）。搅拌促进溶解，最后加入灭菌水至 500ml。置−20℃冰箱冻存。

注意事项：①无菌操作：标记和杂交的各种溶液应高压灭菌；含 SDS，Tween-20 的溶液应在滤膜除菌后加入其他溶液；使用灭菌吸头；②使用干净平皿：每次用前必须严格清洗；③所有溶液都必须用 Rnase 抑制剂处理；④膜的操作：操作膜时戴无尘的手套；只用无齿镊操作膜的边缘；⑤原位杂交：每步反应均应加盖硅化的盖玻片。

（三）斑点杂交

斑点杂交（dot hybridization）是指将 DNA 或 RNA 样品直接点在硝酸纤维素滤膜上，然后与核酸探针分子杂交，以显示样品中是否存在特异的 DNA 或 RNA。同一种样品经不同倍数的稀释，可得到半定量的检测结果，是一种简便、快速、经济的分析 DNA 或 RNA 的方法。但由于目的序列未与非目的序列分离，不能了解目的序列的长度。尤其当本底干扰较大时，难以区分目的序列信号和干扰信号。

1. 材料　待分析的 DNA 或 RNA 样品、已标记的探针。

2. 设备　狭槽点样器、真空泵、恒温水浴、真空烤箱等。

3. 试剂　100% 甲酰胺、甲醛（37%）、20×SSC、0.1mol/L NaOH、硝酸纤维素滤膜、滤纸。

4. 操作步骤

（1）10μl 样品与 20μl 100% 甲酰胺、7μl 37% 甲醛、2μl 20×SSC 混合。混合置于 68℃，15 分钟后置冰浴中。

（2）用 0.1mol/L NaOH 清洗点样器，再用无菌水充分冲洗。将一张经 20×SSC 浸润的滤纸铺在点样器上，上面再铺上一张经 20×SSC 浸润 1 小时的硝酸纤维素滤膜，加盖并夹紧，接通真空泵。

（3）用 10×SSC 清洗各样孔。在每一样品中加两倍体积的 2×SSC，混合后加样于孔中。外围几个孔中加 2μl 染料定位，缓慢抽吸。每孔用 1ml 10×SSC 清洗两次。继续抽吸 5 分钟，吸干滤膜。

（4）取出滤膜，夹在两张滤纸中间，80℃真空烘干 2 小时。按上述 Southern 或 Norhtern 杂交所述的方法与放射性标记探针杂交。

注意：①放射自显影时应保持滤膜干燥，并覆盖上保鲜膜，否则，滤膜易与 X 线片粘连，使后续操作困难；②在杂交过程中，整个滤膜应一直是湿润的，不得干涸。

第三节　分子杂交技术的条件及参数的优化

影响杂交反应结果的因素如下：①杂交液体积与杂交时间。一般来说使用较小体积的杂交液比较好，小体积溶液中，核酸重新配对的速度快、探针用量少，使滤膜上的 DNA 在反应中起主要作用。但在杂交中必须有足够的杂交溶液覆盖杂交膜；②杂交液与杂交温度。一般来说，杂交相为水溶液时，宜在 68℃杂交，而在 50% 甲酰胺溶液中时，宜在 42℃杂交；③封闭试剂。选用合适的封闭试剂可取得较好的杂交效果，如 Denhardt's 试剂、肝素或一种由 5% 脱脂奶粉组成的 BLOTTO，这些试剂中需加入断裂的鲑鱼精子 DNA 或酵母 DNA，并和 SDS 一起使用。与 Denhardt's 试剂相比，BLOTTO 价格便宜，使用方便，可获得满意的结果，但它不能用于 RNA 杂交;④振荡方法和程度。杂交过程中,许多杂交膜在反应时,连续的轻微振荡可获得较好的杂交结果;⑤检测稀有序列时,可在杂交反应体系中加入 10% 硫酸葡聚糖或 10%PEG,可增加杂交速度约 10 倍,但会导致本底较高,并由于溶液的黏稠性而使操作困难;⑥根据探针与被检测目标的同源性选择清洗方式。洗脱通常在低于杂交体解链温度 12~20℃ 的条件下进行,当有高同源性时,可选用高浓度 SSC 洗脱方式,反之则选用低浓度 SSC;⑦根据标记探针的浓度及其比活性,选择不同的杂交条件及检测方法。一般使用新的同位素可获得较强的信号;⑧在水溶液中杂交时,用 6×SSC 或 6×SSPE 溶液的效果相同。但在甲酰胺溶液中杂交时,宜用具有更强缓冲能力的 6×SSPE。

上述条件的改变,对杂交的结果有不同的影响,应根据研究的具体情况,选用适当的方法。

第四节　分子杂交技术在医学节肢动物中的应用

早在 1961 年,Hall 等首先创立核酸分子杂交技术,当时他们制备探针并在溶液中与靶序列杂交,随后用平衡液密度梯度离心分离杂交体。但该法费时、费力,且不精确。1962 年,Bolton 等创立了 DNA-琼脂固相杂交技术,将变性 DNA 固定在琼脂中,DNA 虽不能复性,但能与其他互补核酸序列杂交,即放射性标记的短 DNA 或 RNA 分子与胶中 DNA 杂交过夜,之后对胶进行漂洗,去除游离探针,最后在高温、低盐条件下将结合的探针洗脱,洗脱液的放射性与结合的探针量呈正比。Southern 杂交是英国分子生物学家 Southern EM 于 1975 年发明的。为了纪念其发明者,以发明者的姓氏命名。1977 年 Alwine 等提出 Northern 杂交技术,分析细胞总 RNA 或含 polyA 尾的 RNA 样品中特定 mRNA 分子大小和丰度,成为目前分析 mRNA 最常用、最经典的方法。在医学节肢动物研究领域,分子杂交技术的应用日趋增多。

一、分子杂交技术在蛛形纲中的应用

Osakabe 等(2008)采用 PCR-RFLP 技术对日本 12 种叶螨属进行分类鉴定,通过核糖体 DNA 内源转录间隔区序列分析确定 11 种叶螨,并与已知的日本叶螨属进行比对,发现大多数日本叶螨属具有特异的限制性 DNA 片段,这为形态相似的日本叶螨属提供了较好的分类方法。

二、分子杂交技术在昆虫纲中的应用

王宇等(2020)对鞘翅目昆虫眼斑芫菁进行研究,筛选出其在斑蝥素合成期的差异表达基因后,采用斑点杂交法进一步对其中的 1 500 个克隆进行筛查,并对 130 条特异表达序列标签(ESTs)进行分析,结果显示 34 条(26%)ESTs 与 NCBI 中标注的假设基因有很高的同源性;45 条(35%)ESTs 与 NR 数据库中的序列没有同源性,预测代表新的基因;51 条(39%)ESTs 与已知基因的序列同源性很高。这些基因分别参与了生物调控、应激反应和解毒、信号转导、代谢与合成等作用。最后通过实时定量逆转录 PCR 对 9 个上调表达基因进行验证,为最终阐明斑蝥素的生物合成提供了参考资料。蒋莎等(2014)开展鞘翅目昆虫七星瓢虫相关研究,运用反向 Northern 杂交技术设计 DNA 探针,高通量特异性筛选出多种滞育七星瓢虫差异表达基因,分析后发现此方法可更精准的进行生物信息学分析。

Alhag 等(2007)通过 DAF(DNA amplification fingerprinting)获取 8 种鳞翅目昆虫的 DNA 指纹图谱,扩增各细胞系 DNA,分析 PCR 产物发现,除 *Bombyx mori*(Bm-e-HNU5)与 *Laphygma exigua*(Le-H-HNU7)和异翅目 *exigua*(UCR-SE-1C)与斜纹异翅目(SL-ZSU-1)产生相同的表达谱外,其他细胞系均可成功区分。提示基于 DNA 扩增的 DAF 将成为鉴定昆虫细胞系的另一种有价值的可靠技术。张丹宇等(2010)综合运用基因芯片、Northern 杂交和 Solexa 测序等方法,鉴定了鳞翅目昆虫家蚕的保守和独特的 microRNA,并分析了它们在家蚕不同发育过程的表达模式,为进一步阐明 microRNA 在家蚕发育中的功能研究奠定了基础。

Coulson 等(1990)应用单位点小卫星指纹法分析双翅目昆虫蚊的肠内含物,可得到蚊叮咬过的人类基因,提示 DNA 分析可以进行血液寄生节肢动物的宿主类型的分类。Artemov 等(2018)基于按蚊基因组数据设计了荧光原位杂交 DNA 探针,对 371 个按蚊标本进行 DOP-PCR 扩增反应,从细胞遗传学角度分析确

定了按蚊的反转多态性。崔伟等（2011）制备淡色库蚊酯酶 B1 探针,斑点杂交检测实验蚊虫抗性,发现唐口种群的杂交阳性率为 31%,微山种群的杂交阳性率为 34%,滕州种群的杂交阳性率为 48%。提示酯酶 B1 探针能够检测各蚊虫抗性水平,且该方法灵敏度高,特异性强,简便实用,为媒介昆虫有机磷杀虫剂抗性分子生物学检测的实用性研究打下了基础。戎霞等（2004）利用标记地高辛(Dig)的登革热病毒通用引物进行 RT-PCR 扩增蚊媒体内的病毒 RNA,然后以反向斑点杂交法检测病毒,结果发现 RT-PCR 可扩增出预期的基因片段,杂交检测和分型结果具特异性,该方法灵敏、特异、稳定性好,可用于登革病毒分型及混合感染的检测,4 小时左右即可获得结果,为早期快速诊断蚊媒体内的登革病毒提供了一种可靠方法。王艳等（2014）为了解双翅目昆虫家蝇抗菌分子免疫机制及效应免疫分子的表达情况,构建家蝇差异表达消减文库,并将文库的阳性克隆进行 PCR 鉴定发现其主要分布在 250~750bp,随机挑取 252 个白斑进行测序和同源性分析,并应用反向 Northern 斑点杂交技术鉴定了 35 个基因,其中 32 个为真阳性,包括抗菌肽、酶、核糖体蛋白,以及一些功能不明的蛋白,提示诱导后不同时间点和不同发育阶段抗菌肽均普遍表达,但表达水平存在着明显差异。

杨之帆等（2009）为分离受水稻抗性调控的半翅目昆虫褐飞虱基因,以取食感虫水稻 1 号和高抗水稻 B5 的 2 叶 1 芯秧苗 24 小时的褐飞虱 4 龄若虫为起始材料,构建了两个群体间的正反向差减 cDNA 文库,并通过斑点杂交从差减文库中筛选代表受水稻抗性调控基因的 cDNA 克隆,进行测序和功能分析,挑选具有功能的基因进行 Northern 杂交验证。结果表明通过斑点杂交筛选到的 98 个阳性克隆,其中 25 个与动物的已知蛋白基因存在较高的同源性。进一步 Northern 杂交表明这 25 个基因有 11 个表达上调,8 个表达下调,提示它们可能在褐飞虱适应抗性水稻过程中发挥了重要作用。

周伟等（2013）为研究 doublesex(dsx)基因在不同生殖状态蚤目昆虫蚤状溞中的表达状况,提取不同生殖状态蚤状溞的 RNA,检测了 dsx 基因在不同生殖状态蚤状溞中的表达差异,并通过体外转录制备 DIG 标记的 Doublesex 基因的 RNA 探针,采用整体原位杂交法研究 dsx 基因在不同生殖状态蚤状溞中的时空表达状况。结果显示在所取样的不同生殖状态蚤状溞中 dsx 基因均有表达,但其部位与表达量不同,且在雌雄蚤状溞中表现出性别差异。在雄溞的第一触角和第一胸肢表达尤为显著,且在复眼中也有表达。孤雌溞和两性雌溞对应部位表达则相对较弱,结果表明,dsx 基因很有可能在调控蚤状溞生殖转换和性别分化上起到很大作用。

第五节　分子杂交技术在其他生物中的应用

为了解线虫在昆虫体内的寄生情况,Hao 等（2008）利用 cDNA 差减技术分析寄生于昆虫体内线虫的半胱氨酸蛋白酶抑制因子,推测系统进化分析异常的半胱氨酸蛋白样酶可能是 2 个半胱氨酸家族的一个新成员。Northern 杂交及进一步分析结果显示,当线虫感染昆虫后,其半胱氨酸表达水平显著上调,其特异性基因编码分泌的蛋白也相应增加,在线虫的生活史起一定作用。Pettit 等（1994）以 Northern 杂交技术分析杆状病毒感染 Sf9 细胞诱导产生的高分泌 3.3kb 的转录本,结果显示相关蛋白分子量为 45~79kD,其中特异性蛋白为 55kD,与克隆转导的大麻素受体 cDNA 序列一致。姚春萍等（2013）用地高辛标记工程细胞总 DNA 片段为探针,检测 sf9 昆虫细胞表达的重组样品中的 sf9 细胞残余量,结果证明该法具有较好的灵敏性和特异性,可以用于戊肝疫苗生产过程中的质量控制。刘成武等（2008）基于已知的贾第虫寡聚核酸探针,以地高辛标记,将贾第虫基因组 DNA 酶切后进行分析,结果显示贾第虫基因组 DNA 与探针杂交,获得贾第虫端粒重复序列 5'-TAGGG-3',且随 Bal31 酶切时间的延长,杂交信号逐渐减弱。提示酶切时间长短对杂交情况产生影响。黄炳成等（2000）应用长臂光敏生物素标记的班氏丝虫特异性 DNA 片段(490bp)为探针,结合聚合酶链反应技术,对捕获的蚊虫进行检测,结果表明该探针只与班氏丝虫感染蚊提取的 DNA 杂交,不与马来丝虫感染蚊和其他动物丝虫 DNA 及正常蚊 DNA 杂交。且进一步发现探针检测阳性率(30.67%)高于人工解剖镜检阳性率(21.28%),该 DNA 探针/PCR 系统的敏感性和特异性均达到实用水平,为丝虫病防治后期的监测增添了一种新颖而有用的工具。有研究设计恶性疟原虫 SSUrDNA 特定片段扩增的引物,采用双温度点 PCR 技术,从恶性疟原虫茅芽株红内期基因组 DNA 中扩增出约 570bp 的 DNA 片段,此片段在间日疟原虫、利什曼原虫、弓形虫及人白细胞 DNA 样本均未出现过,进一步采用 Northern 杂交验证,该片段为恶性疟原虫 SSUrDNA 目的片段。

目前,分子杂交技术虽已发展成为比较系统、快捷的方法,在物种鉴定等领域中突显出一定的优越性,但样品制备需放射性同位素和杂交操作烦琐、费用较高,使其应用和推广仍有较大的局限性。

随着分子杂交技术的不断完善和发展,如 PCR 微板核酸杂交技术等在医学节肢动物核酸诊断、基因分型和基因突变中的应用,使人们能更准确掌握重要人体寄生虫和医学节肢动物的鉴别特征,生活史及其与传播、致病有关的细胞分子机制。应用分子杂交技术不仅可鉴别物种,而且可揭示类群的遗传结构,阐明类群的亲缘关系等,现已广泛应用于生物分类和进化研究,为防止和控制相关疾病传播奠定重要实验基础。

(周必英　张　悦)

参考文献

[1] 王宇,张利萍,殷幼平.眼斑芫菁在斑蝥素合成期的抑制性消减杂交文库构建及分析[J].四川师范大学学报,2020,43(2):256-262.
[2] 李佛生,汪红,李一瑶,等.分子生物学实验教学中液相 Northern 杂交检测 microRNA 实验探索[J].实验技术与管理,2019,1(7):225-227.
[3] 向候君,蔡普默,季清娥.昆虫体内共生菌鉴定方法的研究进展[J].山东农业大学学报,2018,49(4):689-696.
[4] 王明湖,席杰君,陈玲瑜,等.分子杂交为核心的分子标记技术[J].植物医生,2017,30(9):48-51.
[5] 钟勇,梁亮,何成伟,等.用TaqMan探针实时荧光PCR法快速鉴定瓜实蝇[Z].凭祥出入境检验检疫局综合技术服务中心,2015.
[6] 王艳,金小宝,朱家勇.SSH 技术筛选家蝇抗感染差异基因[J].中国人兽共患病学报,2014,30(5):499-506.
[7] 李栩霖,郑斯竹,詹国辉,等.皮蠹科昆虫分子生物学研究进展[J].基因组学与应用生物学,2014,33(5):1126-1132.
[8] 蒋莎,黄凤霞,齐晓阳,等.反向 Northern 杂交技术筛选滞育七星瓢虫差异表达基因[C]//中国植物保护学会 2014 年学术年会.厦门,2014.
[9] 付文博,陈斌.中国蚊科分类研究新进展[C]//重庆市昆虫学会 2013 年学术交流及研讨会.重庆,2013.
[10] 沙莎,殷赟,高晓莲,等.基于核酸分子杂交的免疫芯片抗体固定新方法[J].分析化学,2013,41(2):199-204.
[11] 周伟,陈萍,邱成功,等.定量表达和整体原位杂交研究 Doublesex 基因在不同生殖状态蚤状溞的表达[J].水产学报,2013,37(11):1655-1662.
[12] 姚春萍,周思杭,李静.斑点杂交法检测 sf9 昆虫细胞残余 DNA 的含量[C]//中国生物制品年会暨第十三次全国生物制品学术研讨会.北京,2013.
[13] 崔伟,甄天民.淡色库蚊酯酶 B1 探针制备、测序及现场抗性检测[J].中国热带医学,2011,11(10):1190-1191.
[14] 童英林.核酸分子杂交技术在环境微生物研究中的应用[J].硅谷,2011(10):133-134.
[15] 张丹宇.家蚕 bmo-miR-7 靶基因 Bmhairy 的鉴定[D].重庆:西南大学,2010.
[16] 王劲.原位分子杂交和免疫组化 SP 法对 PTEN 的检测[J].当代医学,2009,15(25):28-29.
[17] 杨之帆,陈永勤,李春华,等.利用抑制差减杂交技术分离受水稻抗性调控的褐飞虱基因[J].昆虫学报,2009,52(10):1059-1067.
[18] 刘成武,张西臣,李建华,等.犬贾第虫端粒重复序列的 Southern 印迹杂交分析[J].中国病原生物学杂志,2008,3(3):183-185.
[19] 陈喜文,刘晓光,陈德富,等.基于分子杂交和单分子 PCR 的同源基因克隆技术[J].植物生理学报,2006,42(5):923-927.
[20] 张迎春,付景.鞘翅目昆虫核酸分子系统学研究现状[J].昆虫知识,2006,43(2):169-176.
[21] 戎霞,黄炯烈,吴瑜,等.蚊媒体内登革病毒的快速分型检测[J].热带医学杂志,2004,4(5):531-534.
[22] 成新跃,周红章,张广学.分子生物学技术在昆虫系统学研究中的应用[J].动物分类学报,2000,25(2):67-72.
[23] 黄炳成,常江,韩广东,等.生物素 DNA 探针/PCR 系统用于班氏丝虫蚊媒监测的研究[J].中国媒介生物学及控制杂志,2000,11(3):204-207.
[24] IVASIV V,ALBERTINI C,GONCALVES A E,et al. Molecular Hybridization as a Tool for Designing Multitarget Drug Candidates for Complex Diseases [J]. Current Topics in Medicinal Chemistry,2019,19(1):132-139.
[25] ARTEMOV G N,GORDEEV M I,KOKHANENKO A A,et al. A standard photomap of ovarian nurse cell chromosomes and inversion polymorphism in Anopheles beklemishevi [J]. Parasites & Vectors,2018,11(1):211-223.

［26］PAYDAR S, UCAR E, YAN P, et al. A simplified and optimized protocol for total DNA extraction from insect species: applicable for studying genetic diversity and PCR-based specimen identification via partial amplification of cytochrome oxidase I (COI) gene ［J］. Cellular and molecular bilolgy, 2018, 64 (12): 22-25.

［27］TIAN E W, YU H. A simple and rapid dna extraction protocol of small insects for pcr amplification ［J］. Entomological News, 2013, 4 (123): 303-310.

［28］HAO Y J, MONTIEL R, NASCIMENTO G, et al. Identification, characterization of functional candidate genes for host-parasite interactions in entomopathogenetic nematode Steinernema carpocapsae by suppressive subtractive hybridization ［J］. Parasitol Res, 2008, 103 (3): 671-683.

［29］OSAKABE M, KOTSUBO Y, TAJIMA R, et al. Restriction fragment length polymorphism catalog for molecular identification of Japanese Tetranychus spider mites (Acari: Tetranychidae) ［J］. J Econ Entomol, 2008, 101 (4): 1167-1175.

［30］ALHAG SKN, CHAO Y H, XIN P J. Identification of Insect Cell Lines from 8 Lepidopteran species by DNA Amplification Fingerprinting ［J］. Journal of Applied ences, 2007, 7 (24): 1-4.

［31］BEEBE N, COOPER R. Systematics of malaria vectors with particular reference to the Anopheles punctulatus group ［J］. International Journal for Parasitology, 2000, 30 (1): 1-17.

［32］PETTIT D A, SHOWALTER V M, ABOOD M E, et al. Expression of a cannabinoid receptor in baculovirus-infected insect cells ［J］. Biochem Pharmacol, 1994, 48 (6): 1231-1243.

［33］COULSON R M, CURTIS C F, READY P D, et al. Amplification and analysis of human DNA present in mosquito bloodmeals ［J］. Med Vet Entomol. 1990, 4 (4): 357-366.

［34］ALWINE J C, KEMP D J, STARK G R. Method for detection of specific RNAs in agarose gels by transfer to diazobenzyloxymethyl-paper and hybridization with DNA probes ［J］. Proc Natl Acad Sci USA, 1977, 74 (12): 5350-5354.

第六十五章
转基因技术在医学节肢动物学研究中的应用

第一节　概述

转基因技术(transgenic technology)又称遗传工程、基因工程,是将分离的外源基因经修饰后导入生物体内,引起生物体性状的改变。高等多细胞生物中,按照接受外源基因的对象不同,可分为动物转基因与植物转基因两类。转基因技术是现代生物技术的重要组成部分。培育转基因生物主要采用重组 DNA 技术,从生物体中分离目的基因,构建杂种 DNA 分子,导入到受体细胞,使之稳定整合与表达,并可遗传给后代。

一、转基因研究简史

1973 年,美国科学家 Cohen 和 Boye 利用 DNA 重组技术完成外源基因对大肠杆菌的转化,这是基因工程的第一次尝试。1974 年,Cohen 将金黄色葡萄球菌质粒的抗青霉素基因转入到大肠杆菌,揭开了转基因技术研究的序幕。1976 年,Jaenisch 应用显微注射法将 SV40 病毒 DNA 导入了小鼠囊胚腔内,得到第一只带有外源基因的嵌合体小鼠;随后又将莫氏白血病病毒(逆转录病毒)与小鼠卵裂球共孵育,发现病毒基因整合至小鼠基因组。1980 年,Gorden 等通过显微注射获得携带疱疹病毒胸苷激酶基因的转基因小鼠,表明显微注射是一种有效的转基因手段。Palmiter 等在 1982 年将小鼠金属硫蛋白-I 基因启动子与大鼠生长激素基因融合后得到的重组 DNA 片段注射到小鼠受精卵的前核中,得到"超级小鼠"。"超级小鼠"的出现轰动了整个生命科学界,表明转基因技术可用于改造生物性状,同时标志着哺乳动物转基因技术的成熟。此后,掀起了动物转基因研究的高潮。1985 年,Hammer 等通过显微注射法获得了转基因兔、羊和猪。1989年,Lavitrano 等首次报道将 PSV2CAT 质粒与小鼠的精子共孵育,得到了转基因小鼠,证实精子作为转基因载体的可行性。1996 年,英国 PPL 公司科学家 Schnieke 与罗斯林研究所 Wilmut 等开展合作,利用核移植技术将绵羊乳腺细胞核转移至去核的卵母细胞胞质中(核基因的整体转移),成功制备了哺乳类第一例体细胞克隆动物"多莉",动物转基因技术翻开了新的篇章,也极大推动了动物生物反应器的研究。1998 年,Wakayama 等采用处于自然休眠期的小鼠卵丘细胞作为核供体,成功克隆了小鼠,且成功率比 Wilmut 等的方法高出数倍,这一成果为核移植技术走出实验室进入市场迈出了关键的一步。2000 年,McCreath 等应用体细胞克隆生产出世界首例转基因克隆猪,随后 2001 年得到双基因敲除的克隆绵羊。2008 年,人乳铁蛋白转基因奶牛研发成功。2011 年,内蒙古农业大学成功获得 *Fat1* 转基因牛,其生产的动物产品可用于预防人的心脑血管疾病。2017 年,世界上首例体细胞克隆猴"中中"诞生。这些研究在转基因动物领域皆具有里程碑式的意义,推动了转基因技术的发展。

二、转基因动物概念

转基因动物(transgenic animal)是指借助基因工程技术将外源目的基因导入受体动物的生殖细胞、胚胎干细胞或早期胚胎,使之整合至受体染色体,并能稳定遗传给后代的动物(周铁群,1994)。

三、基因转移的方法

（一）DNA 显微注射法

DNA 显微注射法是将体外构建的重组 DNA 分子,在显微操作仪下,用毛细管注射针注射到动物受精卵中,使其整合到细胞核基因组中,再通过胚胎移植技术将携带外源基因的受精卵植入受体动物的子宫内,让其继续发育,对产下后代进行筛选和鉴定得到转基因嵌合体,再经一代杂交即可得到转基因动物(华再东等,2018)。

（二）逆转录病毒感染法

逆转录病毒是一类 RNA 病毒,当其进入宿主细胞后,在逆转录酶的催化下合成病毒 DNA,并可整合进宿主基因组。将外源基因插入病毒长末端重复序列的下游,当重组病毒感染受精卵或早期胚胎后就有可能获得转基因嵌合体后代,再经过一代交配繁殖即可得到转基因动物(华再东等,2018)。

（三）胚胎干细胞介导法

胚胎干细胞是从哺乳动物早期胚胎的内细胞团或原始生殖细胞中分离出来的尚未分化的胚胎细胞,经过体外培养,具有发育全能性。首先,借助脂质体转染、电穿孔或病毒感染等方法将外源基因导入胚胎干细胞,使外源基因整合入细胞核基因组。然后,将这些细胞作为核移植的供体细胞,通过体细胞克隆技术制备出转基因动物。

（四）体细胞核移植法

将目的基因整合入动物体细胞核染色体中,并将其作为核供体移植入受体,然后将重建胚移植入假孕母体,待其妊娠、分娩,便可得到经定向遗传修饰的转基因动物。

（五）精子载体介导法

将精子作为转基因载体,使具有受精能力的精子与外源 DNA 共同孵育,然后将该精子用于体外受精,并进行胚胎移植,使外源基因得到表达。

（六）转座子介导法

转座子是基因组内一段可以自我复制并可以从一个位置移动到另一个位置的 DNA 序列,利用转座子的这种特性,可以让它携带外源基因整合到动物基因组内。其中 P-转座子已广泛用于制作转基因果蝇。

四、外源 DNA 整合的分子机制

一般认为细胞中的 DNA 修复系统与外源 DNA 的整合密切相关,具有游离线性末端的外源 DNA 进入动物细胞后,细胞内的 DNA 修复酶会断裂染色体以修复含游离末端的 DNA 片段,这时外源 DNA 就可能随机插入到断裂位点的染色体上,达到整合的目的(Jeggo,1998)。其中,DNA 断裂修复主要包括同源重组(homologous recombination,HR)和非同源末端连接(non-homologous end joining,NHEJ)两种方式。

（一）同源重组

同源重组是指发生在非姐妹染色单体(sister chromatid)之间或同一染色体上含有同源序列的 DNA 分子之间或分子之内的重新组合(Capecchi,1989)。同源重组需要利用一个完整姐妹染色单体或供体 DNA(>400bp)作为修复模板,仅发生在 S 期和 G2 期,主要通过两条同源染色体 DNA 发生联会,其中一条 DNA 分子发生双链断裂,形成的 3′ 端入侵双链 DNA 并在同源区配对结合,断裂缺口封闭后形成中间体,然后完成同源重组途径修复。同源重组修复分为三大步骤:断裂位点的加工处理;合成链的侵入;Holliday 交叉的形成和解离(Holliday,2007)。

（二）非同源末端连接

非同源末端连接是真核生物细胞在不依赖 DNA 同源性的情况下,为避免 DNA 或染色体断裂(Breaks)片段的滞留,造成 DNA 降解,影响细胞生命活动,强行将两个 DNA 断端彼此连接在一起的一种特殊的 DNA 双链断裂修复机制(Rothkamm 等,2003)。此种方式在 DNA 双链断裂修复中效率高,具有随机性。非同源末端连接修复途径分为两种,一种为依赖于 Ku 蛋白的经典 NHEJ 途径(canonical-NHEJ,c-NHEJ),另一种为不依赖于 Ku 蛋白的替代 NHEJ 途径(alternative-NHEJ,a-NHEJ),包括微同源介导的末端连接(MMEJ)

和同源非依赖性靶向整合（HITI）。c-NHEJ的发生是由异源二聚体Ku70/80分别结合到两个断裂的DNA末端,在断裂处形成套环结构向内移动,然后招募DNA依赖蛋白激酶催化亚基与DNA末端结合,最后在聚合酶、核酸酶和DNA连接酶IV作用下,完成DNA双链断裂修复。微同源介导的末端连接是a-NHEJ的一种亚型,通过微同源序列介导外源DNA整合,此修复方式可以有效地靶向整合大片段外源DNA,但只发生在细胞周期的G1和S期早期。同源非依赖性靶向整合是将环状DNA供体加入单个sgRNA靶向序列,利用Cas9蛋白同步切割环状供体DNA和宿主基因组DNA,将其基因片段高效插入到DNA断裂的位置,从而成功地将外源DNA整合到细胞基因组中。

五、动物转基因的意义

（一）推动基因功能的研究

转基因动物的出现,有助于研究基因的时空表达。例如,将绿色荧光蛋白（green fluorescent protein,GFP）等标记基因与目的基因融合后制成转基因动物,利用GFP标签可以研究目的基因在动物不同器官组织的表达差异。利用转基因动物技术,还可对目的基因进行敲除和过表达,进而研究目的基因的功能。人类及各种模式动物基因组计划的测序完成,越来越多的序列信息需要解码其功能,转基因技术则有助于科学家揭示基因的功能。

（二）加速优良动物品种的培育

1. 培育动物抗病品种　转基因技术可用于动物抗病育种,通过克隆特定病毒基因组中的某些编码片段,对其进行一定的修饰,然后转入畜禽的基因组,如果转基因在宿主基因组中能得到表达,畜禽对该种病毒的感染即具有一定的抵抗能力,或者能够减轻该种病毒侵袭时给机体带来的危害。用干扰素基因、反义核酸基因、核酶基因、病毒中和性单克隆抗体基因等建立转基因动物,使其获得特异性或非特异性抗病毒能力,在国内外均已取得一定的进展。

2. 改良动物品质　转基因技术可以克服传统动物品种改良技术的不足,加快改良进程,打破物种间基因交流的限制。通过转基因技术可以对动物基因进行改造,以此来提高优良性状,改善动物的营养价值,例如动物较高的产奶量、高质量的肉类、较高的繁殖能力以及动物生长周期的缩短等。

（三）建立人类疾病模型

利用体外DNA重组技术,首先使某特定基因发生定向（或定点）突变,然后通过转基因技术将外源改造后的基因导入到动物体内,即可建立人类疾病相关基因的转基因动物模型。例如,阿尔茨海默病APP/PS1转基因小鼠模型的建立,为疾病的机制研究提供了优良的模型,也为疾病的药物开发等提供了良好的试验材料。

（四）推动异种器官移植的应用进程

为了克服人体对异种器官的免疫排斥,科学家们选择对动物的器官进行人源化修饰和改造,借助转基因技术可培育出用于人体器官移植的免于免疫排斥的克隆动物。例如猪的器官大小、结构和功能与人体器官相近,是人体器官移植的最佳材料,尽管目前的研究尚未达到临床应用阶段,但转基因技术为人类解决器官移植供体紧缺提供了新思路。

（五）促进生物制药的发展

转基因动物制药是目前常用的制药手段,它能生产出具有医药价值的生物活性蛋白质药物,一般是通过血液、膀胱、鸡蛋蛋清和乳腺的途径来获得。利用高效表达的转基因动物生产珍贵医用蛋白是各国一直以来的研究重点,将医学上非常珍贵的蛋白质（如抗凝血酶III、人血清白蛋白、降钙素、胰岛素、人生长激素等）的基因通过基因打靶技术,定点转入牛或羊的乳球蛋白质基因中,在乳腺中高效表达,从乳汁中回收该蛋白质。

六、基因转移的风险

（一）潜在的健康风险

转基因食品中所引入的蛋白质,对人体来说可能是异源蛋白质,可能引发过敏体质的人发生过敏反应。研究表明,如果某人对巴西坚果过敏,那么他（她）也会对该坚果通过基因工程化而得到的大豆过敏,因此基因转移会引发人体过敏变态反应。再如外源基因转入禽畜类动物中,目的基因可能会与抗生素等抗性基因一起进入动物细胞内。人们在食用了这种改良动物肉类后,食物会在肠道内将抗药性基因传给致病细菌,使人体产生抗药性。但迄今为止,还没有出现转基因食品大面积损害人类健康的报道。因此总的来说,转基因食品是安全的。基于转基因食品曾在世界范围内引起争议,从人类健康至上的原则出发,开展更多、更长期的实验来检测转基因食品的安全性也是值得提倡的。

(二) 基因污染

基因作为生物遗传信息的载体本身就是漂移和流动的,它可以通过一定的传播途径进入另一种群,并使后者基因库的组成发生变化。转基因作物向受体作物进行基因漂流时,携带外源基因的后代可能产生抗性积累,导致除草剂使用增加,土壤遭受污染。由此可见,转基因作物大规模种植可能会给植物群落带来巨大风险,导致其他生物入侵,破坏农田和生态环境。在大型动物转基因领域,由于动物基本是被圈定饲养的,所以这方面的风险会降低很多。

(三) 破坏生物多样性

Chamberscp 等研究发现,转 Bt 玉米花粉中,Bt 毒素对石蛾有毒害作用,进而影响以石蛾为食的其他生物结构及多样性(唐蓓,2013)。研究发现,抗虫水稻向栽培稻发生基因漂流时,可能产生携带抗虫基因的栽培稻,影响稻田动物群落的结构和生态系统的平衡,靶标害虫在长期处于一种抗虫转基因环境下将逐渐产生抗性,非靶标害虫逐渐从次要害虫上升为主要害虫。因此基因转移可能会造成原有生物多样性的变异,改变物种之间的竞争关系,破坏原有的生态平衡,危害农业生态。

第二节 动物转基因技术

动物转基因技术是 21 世纪发展最为迅速的生物高新技术之一,它是指通过遗传工程手段对动物基因组进行人为改造,有目的地对生物的遗传基因进行修饰,并通过相应的动物育种技术使得这些经修饰改造后的基因在世代间得以稳定遗传和表达的一种技术。

转基因动物的制作包含获取外源基因、转基因载体构建、受体细胞选择、显微注射、胚胎移植以及转基因动物鉴定六个步骤,以下分别阐述。

一、获取外源基因

对于一个细胞来说,内源 DNA 是其基因组的序列,而外源 DNA 是通过基因工程导入的其他物种或细胞的 DNA,也可以是人工合成的一段 DNA。获取外源基因主要有三种方式:从基因文库中获取,利用聚合酶链式反应(PCR)技术扩增以及化学方法合成。

(一) 从基因文库中获取

1. 从基因组文库中筛选目的基因 将某种生物的基因组 DNA 切割成一定大小的片段,并与载体重组后导入宿主细胞进行克隆。每个细胞接受了含有一种基因组 DNA 片段并可以繁殖扩增,所有宿主内基因组 DNA 片段的集合即基因组文库,包含了该种生物的所有基因。可以利用特定片段的探针从文库中钓取目的基因。

2. 从 cDNA 文库中筛选目的基因 以组织细胞 mRNA 为模板,反转录合成双链 cDNA,将 cDNA 分子两端加上接头,插入载体形成重组子,再将重组子导入宿主细胞克隆扩增,这些宿主细胞内所有 cDNA 的集合即为 cDNA 文库。利用特异片段的探针可以从文库中杂交钓取目的基因。

(二) 聚合酶链反应(PCR)扩增

对于目的基因片段,如果已知其基因序列,即可采用 PCR 技术扩增目的基因。PCR 技术是体外酶促合成特异 DNA 片段的一种方法,由高温变性、低温退火及适温延伸等几步反应组成,循环进行,使得目的基因迅速扩增,具有特异性强、灵敏度高、操作简便等特点。

(三) 人工合成法

主要针对序列已知的基因,通过 DNA 自动合成仪,固相亚磷酸酰胺法合成,按照已知序列将核苷酸连接形成核苷酸序列,一般适用于分子较小、不易获得的基因。

二、转基因载体构建

在转基因动物研究中,载体是指进入动物细胞内有效的 DNA 或 RNA。常规转基因载体的基本结构包括:①启动子,用于驱动目的基因的转录和后期表达,启动子的选择尤为重要,因为它直接影响蛋白的表达水平和组织特异性表达部位;②拟插入的靶基因 cDNA 序列,包含拟表达肽段的编码序列;③cDNA 非翻译区(untranslated region,UTR)和 3′端多聚腺苷酸加尾序列(polyadenylation);④质粒复制所需的 DNA 序列。为了能够精确控制外源基因编码序列的高表达,除了要在转基因载体中保留上述组件,在载体设计中还可以引入附加 DNA 序列,如 Kozak 序列、内部核糖体进入位点序列(internal ribosome entry site,IRES)、绝缘子(insulator)、内含子(intron)、基质附着区(MARs)以及 E2A 框等。为了便于对转基因在组织和细胞中的表达进行示踪,在转基因载体设计中还使用了各种报告基因,如氯霉素乙酰转移酶基因(*CAT*)、荧光酶基因(*luc*)、各种荧光蛋白(如绿色荧光蛋白 GFP、YFP 等)、β-半乳糖苷酶基因(*lac Z*)、碱性磷酸酶基因、生物传感器等(丰秀静,2012)。

三、受体细胞选择

制备转基因动物,首先要考虑用何种转基因受体细胞,选择合适的受体细胞是该技术成功的前提。基因转移的受体细胞必须是全能细胞,随着细胞分化、胚胎发育,可以将其基因组贮存的全部遗传信息扩增到生物体所有细胞中。不同的基因导入方法其选择的受体细胞也有差异,以下列举了几种常用的基因导入方法各自选择的受体细胞。

显微注射法选择动物雌雄原核尚未发生融合的受精卵,通常是受精卵的雄原核作为受体细胞。逆转录病毒载体法选择受精卵或早期胚胎作为受体细胞。精子载体法选择卵母细胞作为受体细胞。

体细胞核移植法采用的受体细胞有三种类型:第一种为 MII 期卵母细胞,它是体细胞核移植研究中受体细胞类型中应用最多的,含有成熟促进因子(maturation promoting factor,MPF),它是一个由 cyclin B 和 CDK1 两个亚基组成的蛋白激酶,较高的 MPF 水平能够启动细胞周期由 G2 期向 M 期转变,导致核膜破裂、早熟染色体凝集以及细胞骨架重构、纺锤体形成等核重构事件的发生,MII 期卵母细胞的第一极体较易观察,染色体位于第一极体下方的纺锤体上,便于去核操作;第二种为受精卵;第三种为二细胞期胚胎的细胞。

四、显微注射

显微注射要求操作时尽量缩短注射过程的时间,注射的量要适度,保证注射针真正插入受精卵的雄性原核内。

显微注射具体操作过程如下:①将胚胎转入石蜡油下的培养基液滴内,用带有负压的吸持针吸住一个受精卵,调整受精卵,以见雄性原核。如未见原核,鼠卵可能未受精或鼠卵刚刚受精,原核尚未形成,或者受精卵原核已经裂解,卵将被分成两个细胞;②将外源基因的溶液注入微注射针管中,使之达到针管尖端,插到右手显微操作仪的环轴内,连接好微注射器,调整微注射管使之达到原核前方;③调节微注射管使其插入受精卵,通过透明带、质膜,到达雄性原核并缓慢注入 DNA 溶液,如原核体积明显增大原来 1/3 才算注射成功。如果原核未膨胀,可能是针头堵塞或没有刺破卵膜,膜的可塑性较大,可以在不被刺破的情况下推入卵内;④每个受精卵注射 DNA 的量为 1~2pl,每注射一个就转移至液滴另一侧,同样操作一组受精卵;⑤将所有注射后存活的受精卵转入至培养液中,放置于 37℃、5% 二氧化碳、5% 氧气、饱和湿度培养箱内 30~60 分钟后移植。

五、胚胎移植

当培养箱中的受精卵发育到 2 细胞期时进行胚胎移植。假孕小鼠通过腹腔注射苯巴比妥钠溶液(6mg/ml,按 0.6mg/10g 体重的剂量注射)麻醉。剪去小鼠体后部毛发,70% 乙醇消毒后,在小鼠脊柱左侧与最后一根肋骨平齐的地方用解剖剪剪开一个小口,用镊子撕开皮肤肌肉,暴露卵巢。通过体视显微镜找到卵巢下方输卵管壶腹部开口处,用微吸管吸取含有受精卵的溶液,轻轻注入开口处,每侧移植 5~6 个胚胎,最后缝合伤口。将小鼠放回笼内,常规饲养,代孕母鼠在手术后 19~21 天分娩。

六、转基因动物鉴定

目前对于转基因动物的筛选与检测已经涌现出许多方法,这些方法可以分为四类,分别为基因水平的检测,转录水平的检测,蛋白质水平的检测以及转基因动物整体表型的观察鉴定。

(一) 基因水平

1. Southern 印迹杂交(Southern blot)　又称为凝胶电泳压印杂交技术,是 Southern 于 1975 年建立的一种 DNA 转移方法。此方法利用硝酸纤维素膜或经特殊处理的滤纸或尼龙膜具有依附 DNA 的能力,先做 DNA 片段的凝胶电泳,并将凝胶电泳中的 DNA 区带吸附到膜上,然后直接在膜上进行同位素标记的核酸探针与被测样品之间的杂交,再通过放射自显影检测样品中是否存在目的 DNA 序列。此方法准确、灵敏,可以同时定量检测外源基因的拷贝数,因此可用于转基因阳性鼠的筛选和鉴定。但 Southern 印迹杂交法存在对动物 DNA 样品的质量和纯度要求较高、操作步骤烦琐、需要特异探针、浪费人力物力等问题,不利于高通量大量检测(Samvrook J E,1989)。

2. 聚合酶链反应(PCR)技术　PCR 技术在引物的作用下通过对模板 DNA 的变性、退火、延伸的不断重复,模拟体内 DNA 的复制,对模板 DNA 进行扩增,从而对目的 DNA 片段进行检测(Kary,1994)。因其所需样品量少,灵敏度高,且操作方便,已广泛应用于转基因动物基因整合和表达的检测,尤其是在大型哺乳动物转基因研究中,极大地提高了转基因动物检测效率,其中多重 PCR 和巢式 PCR 由于其高特异性和高效性已广泛用于转基因动物的检测。但该方法对基因组 DNA 样品纯度要求较高,当转基因拷贝数较低或与所转动物同源性较高时容易出现假阳性,且用于大批量检测时费用较高。

3. DNA 拷贝数的检测　转基因动物外源基因拷贝数的稳定与否直接决定外源蛋白的表达量,因此拷贝数的检测也是鉴定转基因动物的项目之一。检测外源基因拷贝数的方法主要有以下几种:Southern 杂交、实时荧光定量 PCR、竞争定量 PCR、荧光原位杂交技术和毛细管凝胶电泳法。一般来说,基因水平的检测可选用 Southern 印迹杂交结合斑点杂交和 PCR 检测。如果转基因与内源性基因同源性较小,首先选用斑点杂交进行粗筛,然后做 Southern 印迹杂交,再用染色体原位杂交和定量斑点杂交分别做整合位点和拷贝数的检测。如果转基因与内源性基因同源性较高,可以选用合适的限制性内切酶进行酶切,然后用 Southern 杂交分析。

4. 整合位点的检测　研究外源基因的整合位点有利于分析插入位点对外源基因表达的影响,目前检测外源基因整合位点的方法主要有荧光原位杂交方法和克隆侧翼序列的染色体步移法。荧光原位杂交技术的基本原理是将 DNA 或 RNA 探针用特殊的核苷酸分子标记,然后将探针直接杂交到待检测染色体或 DNA 纤维切片上,再用与荧光素分子偶联的单克隆抗体与探针分子特异性结合,从而定性、定位或相对定量检测染色体或 DNA 纤维切片上的目的 DNA 序列。当外源基因定位表达或组织样品难以取得时,利用 PCR 技术进行侧翼序列扩增分析,可更加精准地确定外源 DNA 的插入位点,其中最常用且效率最高的是热不对称交错 PCR,其反应灵敏度高,特异性好,无须酶切连接等烦琐的操作步骤,现在已被许多学者用于转基因动物整合位点的检测中。

(二) 转录水平

1. Northern 印迹法　将 RNA 样品通过琼脂糖凝胶电泳进行分离,转移到硝酸纤维素滤膜上,然后用同位素或生物素标记的 RNA 特异探针对固定于膜上的 mRNA 进行杂交,对杂交信号进行分析,检测样品中是否存在目的 RNA 序列。该技术操作简便,在转基因和内源性基因同源性较低时,可用于转基因表达的检测,如果两者同源性较高,此方法不适用。

2. 逆转录聚合酶链反应(RT-PCR)　是以 mRNA 为模板进行的特殊 PCR,一般分为两个步骤,第一步是在 42℃ 下以 mRNA 为模板用逆转录酶合成 cDNA 的第一条链,第二步以 cDNA 的第一条链为模板做常规 PCR,检测转基因是否表达。该方法可快速准确地检测和定量分析半衰期较短和低丰度的 mRNA,样品用量较少,还可以同时分析多个不同基因的转录,是目前 RNA 定量检测中较为常用的方法。但是该方法重复性不好,且费用昂贵。

(三)蛋白质水平

1. 蛋白质印迹分析(Western blot) 是一种免疫学检测方法,是指经过变性聚丙烯酰胺凝胶电泳(SDS-PAGE)分离的蛋白质样品,转移到固相载体(如硝酸纤维素薄膜)上,固相载体以非共价键形式吸附蛋白质,且能保持电泳分离的多肽类型及其生物学特性不变。以固相载体上的蛋白质或多肽作为抗原与目的基因对应的特异抗体发生免疫反应,再与荧光素或酶或同位素标记的第二抗体发生反应,经过底物显色或放射自显影以检查电泳分离的特异性目的基因的表达蛋白成分(卢一凡,1997)。此法具有分辨力高,特异性好,敏感度高等优点,目前是转基因动物蛋白质检测最权威的方法之一。

2. 酶联免疫吸附试验(ELISA 法) ELISA 法的基本原理是酶分子与抗体共价结合,此种结合既不会改变抗体的免疫学特性,也不影响酶的生物学活性。酶标记抗体可与吸附在固相载体上的抗原或抗体发生特异性结合,滴加底物溶液后,底物可在酶作用下使其所含的供氢体由无色的还原型变成有色的氧化型,出现颜色反应。因此,可通过底物的颜色反应来判定有无相应的免疫反应,颜色反应的深浅与标本中相应抗体或抗原的量呈正比。此种显色反应可通过 ELISA 检测仪进行定量测定,将酶化学反应的敏感性和抗原抗体反应的特异性结合起来,用于蛋白表达的定量测定。ELISA 法中常用的酶有辣根过氧化物酶(HRP)和碱性磷酸酶。相比于蛋白质印迹分析法,ELISA 法更容易商品化,更适用于对较多数量的转基因样品进行检测。且该方法特异性好,所需仪器设备简单,试剂价格低廉,无放射性危害。但用 ELISA 法检测转基因动物也有很多局限,如涉及器材较多,干扰因素较多;对目的蛋白质结构要求较高,检测范围窄等。

(四)动物个体表型的观察

对于转基因动物的鉴定来说,除了需要采用上述三类方法进行检测外,还需要在动物整体水平上观察表型的变化,分析基因型对动物整体性状和生理功能的影响,进一步鉴定基因的性质(尹春光,2005)。转基因动物整体水平的观察包括从遗传学上对动物的整体水平进行生物学特性研究,如生长速度、繁殖周期、生理生化指标和行为学表型等,以及对转基因动物的器官、组织细胞的结构和功能方面的分析。形态学分析也是动物整体水平研究的一个重要方面,可为研究基因型改变提供数据,为转基因动物鉴定提供参考。Lucocq 提出可借助先进的体视学仪器对转基因动物器官、组织或细胞等进行三维的无偏定量分析,此法可以给转基因动物的鉴定带来极大便利。

第三节　转基因技术在医学节肢动物学研究中的应用

在医学节肢动物中,果蝇是最早开展转基因工作的物种。此中原因除了模式生物果蝇自身的优点外,还要得益于 20 世纪初期以摩尔根等先驱的遗传学研究成果,以及 20 世纪 70 年代分子生物学与基因工程的发展,使得以果蝇转座子的转座原理为基础的转基因工作得以开展。本节以果蝇为代表,就果蝇的研究简史、相关数据库、果蝇在科学研究中地位、果蝇转基因原理、相关载体和转基因步骤等逐一介绍。

一、模式生物果蝇概述

(一)果蝇研究简史

果蝇(*Drosophilid*)属节肢动物门(Arthropoda)六足亚门(Hexapoda)昆虫纲(Insecta)双翅目(Diptera)果蝇科(Drosophilidae)果蝇属(*Drosophila*),果蝇属包含约 1 000 多个物种(李楠楠等,2013)。其中,黑腹果蝇(*Drosophila melanogaster*)是现存蝇类中研究较为透彻的一种模式生物。果蝇为变态发育,其生活史分为卵→幼虫→蛹→成虫四个时期。黑腹果蝇体型较小,体长约 3.0mm。25℃室温下黑腹果蝇从卵到发育为成体约需 12 天。正是果蝇的体型小、发育周期短以及其容易饲养等独特的有利条件,因此 20 世纪初期,一些生物学家开始使用果蝇作为遗传学、胚胎学等领域研究的模式生物(model organism)。其中,较为有名的是遗传学家摩尔根(T. H. Morgan)在果蝇中进行红眼伴性遗传的研究,提出非等位基因的连锁与互换定律(遗传学第三定律),并因此获得 1933 年诺贝尔生理或医学奖,成为因果蝇研究获诺贝尔奖第一人。摩尔根的学生、得力助手与合作者缪勒(H. J. Muller)采用 X 射线对果蝇进行基因突变,奠定了辐射遗传学的基础,并获得 1946 年诺贝尔生理或医学奖。20 世纪中后期至今,更多的科学家利用果蝇为模式生物开展大量的经典遗传学与分子遗传学的研究,并获得了众多的成果。

果蝇有 4 对染色体,其中 3 对常染色体和 1 对性染色体,第 4 对染色体为颗粒状,较小(图 65-1)(Greenspan,1997)。2000 年,果蝇的全基因组测序基本完成,全基因组约 165Mb,4 对染色体上大约有 15 500 个基因,而人类的 23 对染色体中有 20 000~30 000 个基因(Maglich 等,2001)。果蝇与人类基因组序列同源性高达 60%,约超过 60% 的人类疾病基因在果蝇中有其直系同源物(万永奇等,2006),预测人类神经退行性疾病、肾脏疾病、癌症、发育畸形、衰老与行为学疾病的大多数相关基因存在果蝇的同源物(Rubin 等,2000)。因此,果蝇是研究人类疾病发生机制的优良模型。

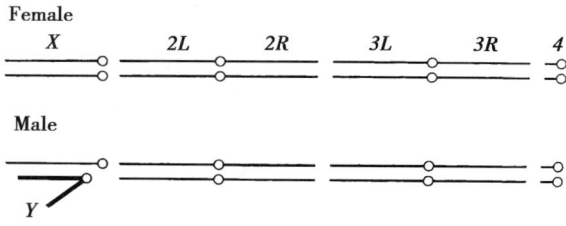

Female. 雌性;Male. 雄性;X,Y. 表示 1 号染色体;2,3,4. 表示 2,3 和 4 号染色体;L,R. 表示左臂和右臂。

图 65-1　果蝇染色体示意图
(引自 Greenspan,1997)

(二)果蝇研究相关的数据库

1. GenBank、EMBL 与 DDBJ 三大序列数据库　1990 年人类基因组计划(Human Genome Project,HGP)的启动,测序技术飞速发展。随着人类在内的许多物种大规模测序工作的广泛开展,DNA 序列信息呈现爆发式增长。如何高效率地收集、储存、分析、应用这些信息,成为生物学家面临的一大问题。另一方面,随着计算机信息技术在数据库、互联网和大型运算方面的高速发展,使得信息学成功地介入到分子生物学领域,应运而生了"生物信息学"这一新型的交叉学科。成立于 1988 年的美国国家生物技术信息中心(National Center for Biotechnology Information,NCBI)就是在这一背景下产生的。NCBI 隶属于美国国立卫生研究院(National Institute of Health,NIH),是国家医学图书馆(National Library of Medicine,NLM)的一个分支机构,负责为医学和生物学方面的基础研究提供一个信息储存和处理的系统。NCBI 中 GenBank 序列数据库收集了所有公开的 DNA 序列及相关的生物学信息。GenBank 数据库中收集了人类(*Homo sapiens*)、线虫(*C. elegans*)、酵母(*S. cerevisiae*)、果蝇(*Drosophila melanogaster*)、小鼠(*Mus musculus*)等众多物种的序列(田耕等,2000)。NCBI 还提供众多功能强大的数据检索与分析工具,NCBI 提供的资源和功能众多,如 Entrez 链接功能(将 GenBank 序列与其原始文献出处链接在一起)、PubMed 文献搜索功能(生物医学方面的论文与摘要搜寻数据库)、BLAST 序列比对分析功能(比对核酸及蛋白质序列的一级结构)等,这些功能都可以在 NCBI 的主页(www.ncbi.nlm.nih.gov)上找到相应的链接。GenBank 数据库(美国)与另外两个有名的核酸序列数据库:EMBL(European Molecular Biology Laboratory,欧洲)和 DDBJ(DNA Data Bank of Japan,日本)之间保持数据定期交换与共享。果蝇的核酸和蛋白质等序列都可以从这些数据库中查询获取。

2. FlyBase 数据库　FlyBase 数据库(http://flybase.org)是果蝇独特的生物学研究数据库(图 65-2)。FlyBase 库是一个集合果蝇遗传学资源(如突变体)和基因组学资源的(如核酸和蛋白序列)综合型数据库(包含超过 11 000 基因的 38 000 个等位变异)(Janning 等,2008)。数据类型丰富,包括基因与其编码的蛋白序列、基因的功能及其表达模式、突变体类型及其表型、基因间遗传互作信息、转基因插入信息、果蝇解剖学资料和突变体品系订购信息等(Drysdale,2008)。FlyBase 数据库既可提供数据查询服务,又可以提供果蝇品系与相关质粒载体的有偿供给服务。FlyBase 库既可接收新基因功能研究成果的信息,又接收世界各地实验室馈赠的果蝇新品系。

如图 65-2 所示,FlyBase 数据库主页上方提供了横向排列的下拉式菜单集合,包括主页(Home)、工具(Tools)、下载(Download)、链接(Links)、团体(Community)、果蝇物种(Species)、相关简介(About)、帮助(Help)和档案(Archives)。简要来说,"工具(Tools)"下拉菜单提供了基因序列的查询下载链接(Query by Symbols/IDs)、基因表达及器官解剖图等搜索/浏览门户(Search/Browse Portals)、基因组学信息链接(Genomics Tools)。"下载(Download)"下拉菜单提供了早期和近期释放的核酸和蛋白信息、果蝇突变体信息等库中所有储存材料的下载链接。"链接(Links)"下拉菜单提供了所有外部与内部资源的链接,例如印第安纳大学 BDSC 果蝇库(Bloomington Drosophila Stock Center)、维也纳 VDRC 果蝇库(Vienna Drosophila

RNAi Center）、京都果蝇库（Kyoto Stock Center）、NIG-FLY 果蝇库（Fly Stocks of National Institute of Genetics）和清华大学 THFC 果蝇库（Tsinghua Fly Center）等资源库的链接。这些库中有各种果蝇品系资源如各种形式的突变体品系、转基因品系、RNAi 干扰品系和制备的各种工具株等。还提供与其他模式生物数据库如小鼠基因组数据库（Mouse Genome Database，MGD）、大鼠基因组数据库（Rat Genome Database，RGD）、酵母基因组数据库（Saccharomyces Genome Database，SGD）、线虫数据库（WormBase）和斑马鱼数据库（Zebrafish Information Network，ZFIN）等的链接。甚至还包括果蝇研究相关书籍的下载链接。总之，各种数据丰富而翔实。

　　FlyBase 数据库主页下拉式集合菜单的紧邻下方是一些在线比对（BLAST）工具图标和资源库的快捷链接图标（图 65-2），例如，果蝇品系与抗体等的资源（Resourses）图标、果蝇基因的染色体位点（locus）及其转录信息等浏览（GBrowse）图标、果蝇各器官形态与解剖学图片信息（ImageBrowse）图标等。FlyBase 数据库主页左下方有一些消息发布（会议通知等）、果蝇理事会及一些资源库的快捷链接图标。FlyBase 数据库主页下方的主体空间分布有"快速搜索"（QuickSearch）的若干链接，可以快速查找人类疾病的果蝇同源基因模型、蛋白质结构域、基因、信号通路及参考文献等信息。概而论之，主页上各种图标与链接为查询下载果蝇基因组信息和搜寻品系资源等提供了非常便捷的途径。

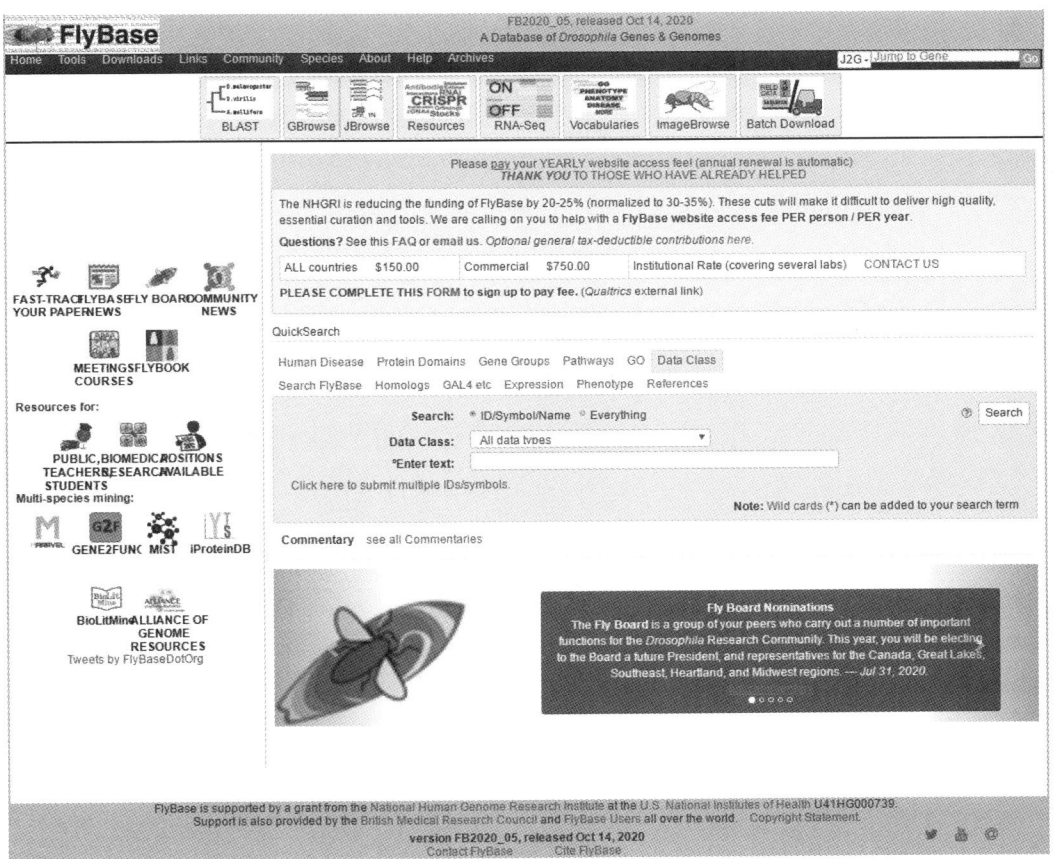

图 65-2　果蝇 FlyBase 数据库主页
（引自 网站 http://flybase.org）

（三）果蝇在科学研究中的地位

　　1. 果蝇作为模式生物的优点　20 世纪初期，摩尔根及其弟子将果蝇作为基因功能的研究材料。100 多年来，历经了分子生物学和基因工程的蓬勃发展，果蝇已经从经典遗传学研究的基础材料演变成动物分子发育和人类疾病模型的重要模式生物之一（张福建等，2014）。作为一种优秀的模式动物，具有以下优点：①果蝇体积小，空间占比小，便于大量培养；②果蝇容易饲养，且繁殖周期短，十天左右繁殖一代，非常适合做遗传分析；③果蝇繁殖能力强。新羽化的雌雄成体约 8 小时后即可交配，交配后约 40 小时开始产卵。性成熟雌性果蝇初期产卵量可达 70~100 枚/d,累计产卵可达上千枚;④果蝇的器官系统结构相对简单,并且染色体数量少,便于观察和分析研究。果蝇的很多器官如肠道、卵巢和精巢不需要进行石蜡包埋与切片,可以直接压片观察。结构简单也为基因的表型分析带来极大的便利;⑤果蝇具有已解析的基因组序列及丰富的遗传学资源,如有很多的突变体可以利用;⑥果蝇的许多基因功能和信号通路在进化上与高等动物(包括人)高度保守。如前所述,果蝇基因序列不仅与人类的同源性高(约 60%);并且人类致病基因中超过一半(约 60%)在果蝇中存在直系同源物(万永奇等,2006)。基因的保守性奠定了信号通路的保守性,如 Notch(翅膀缺刻)信号通路就是在果蝇中首次发现,并且广泛存在于脊椎动物和无脊椎动物(Artavanis-Tsakonas 等,1999);⑦果蝇拥有成熟的遗传分析手段,如基因诱变技术、转基因技术、基因敲除技术、RNA 干扰技术和镶嵌体分析技术(Dahmann,2008);⑧果蝇系统成功制备了"平衡器染色体"(balancer chromosome)。平衡器染色体是将正常染色体上基因的顺序打乱后重新连接而成。这种处理一方面会抑制同源染色体在减数分裂过程中的交叉互换;另一方面,减数分裂的配子会出现染色体的大片段缺失或增加的染色体畸变结果,最终导致下一代合子的胚胎致死。此外,平衡器染色体常携带显性标记基因且纯合致死。总之,果蝇平衡器染色体的存在能很好地保留杂合变异,使得果蝇众多的突变体品系能稳定保种,不需要频繁进行基因型鉴定(gene mapping),这一点远远地优越于斑马鱼和小鼠等模式动物(Miller 等,2016);⑨果蝇有很多供选择的遗传标记,为遗传杂交的子代辨认提供了极大的便利。如白眼、弯翅、短刚毛、小眼、短蛹、腋毛丛生、残翅和黑体等。

2. 果蝇与诺贝尔奖 1901 年,黑腹果蝇被卡斯特(W. E. Castle)首次用于实验研究。随后,摩尔根及其弟子将其作为染色体及基因功能研究的模式生物。当前,黑腹果蝇已经成为遗传学、发育生物学、细胞信号转导、神经生物学、癌症和人类疾病机制等领域研究的极其优良的模式生物。100 多年来,果蝇以其微小之躯已经为生命科学理论发现和技术突破做出了许多的贡献。其中,最有名的是果蝇相关的 5 次诺贝尔奖(表 65-1)。

表 65-1 生物科学研究中果蝇相关的 5 次诺贝尔奖

获奖者	获奖时间与类型	获奖原因(主要成就)
摩尔根 (Thomas H. Morgan)	1933 年生理学或医学奖	利用果蝇为材料,提出"基因连锁-互换定律",丰富了遗传理论
穆勒 (Hermann J. Muller)	1946 年生理学或医学奖	用 X 射线诱变果蝇遗传物质,发现放射线能诱导基因突变,开创了辐射遗传学
刘易斯等 (Edward B. Lewis 等)	1995 年生理学或医学奖	利用果蝇突变体发现调控果蝇胚胎发育的重要基因,阐明了胚胎发育的遗传调控规律
霍夫曼等 (Jules A. Hoffmann)	2011 年生理学或医学奖	其中,霍夫曼及同事分离出果蝇 Toll 基因,发现 Toll 受体蛋白能识别病菌,激活机体的先天免疫
霍尔等 (Jeffrey C. Hall)	2017 年生理学或医学奖	霍尔等人利用果蝇揭示了生物昼夜节律(生物钟)基因调控的分子机制

注:总结自诺贝尔奖官方网站 https://www.nobelprize.org/prizes/medicine/

二、果蝇转基因技术

(一)目的基因

以果蝇为模式来从事基因功能研究,目的基因序列大多来自果蝇。目的基因可来源于果蝇的基因组 DNA 或细胞质来源 cDNA(complementary DNA)等;也可以是经过基因工程改造过的序列,如经过人工定点突变改造的编码序列,来研究蛋白质某个特殊位点的功能。根据来源不同,目的基因的获取方法也随之改变。例如,可采用原位影印杂交钓取,如从基因组文库或 cDNA 文库中钓取;也可采用 PCR 扩增获取,如利用 RT-PCR(reverse transcript polymerase chain reaction,RT-PCR)获取;如果基因序列片段较短,也可以采用全化学合成方法。对于某个目的基因来说,果蝇体内已有内源性的两个拷贝(果蝇为二倍体)。利用转基因技术制备的转基因果蝇,外源性目的基因能够整合到基因组上导致目的基因的拷贝数增加,会导致该基因的过表达效应,大多会产生增强型表型。

（二）果蝇转基因载体

1. 果蝇 P-转座因子　转座因子（Transposable elements，TEs）是芭芭拉·麦克林托克（Barbara McClintock）于 20 世纪 40 年代在玉米中发现的一类 DNA 序列，这种序列在基因组内从一个位置移动到另一个位置。此后发现，转座因子广泛存在于原核生物和真核生物基因组上。P-转座子（P elements）或称 P-因子，是果蝇基因组内含有的一类真核转座子，包括完整型和不完整型两种类型（Castro 等，2004）。完整型 P-因子全长 2 907bp，其中两端为反向重复序列（inverse repeats，IR），也称为回文序列，内部是转座酶（Transposase）编码区（图 65-3）。P-因子表达 87kD（751 个氨基酸）转座酶蛋白，可切开的两端的 IR 序列，这是生殖系细胞中 P-因子位置转移所必需的（Rubin 等，1983）。

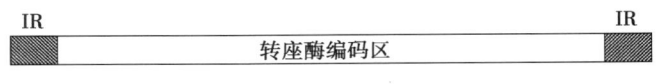

图 65-3　果蝇完整型 P 因子结构示意图

2. 果蝇非定点转基因载体　两位果蝇转基因领域的先驱，20 世纪 80 年代 Spradling（1982）与 Rubin 鲁宾（1982）在研究 P-因子的基础上，将 P-因子引入到果蝇转基因工程中，建立了成熟的果蝇转基因体系，为果蝇基因功能研究做出了杰出的贡献。具体来说，将 P-因子的元件引入到 pUC 质粒载体（来源于 PBR322 质粒）中并进一步改造，获得转基因质粒。质粒主要包括转座相关的反向重复序列 IR、转基因子代筛选的常用标记如红眼基因（mini-*white* gene）、氨苄抗性基因（Amp+）及多克隆位点 MCS（multiple clone site）等（图 65-4A）。为抑制转基因质粒的自主移位，将转座酶基因序列放在另外一种质粒载体上，称为"辅助质粒"（helper-plasmid）（图 65-4B）。"辅助质粒"仅表达转座酶，但自身无法整合到基因组中。通常野生型自主 P-因子的转移局限于生殖系细胞，这是因为生殖系中转座酶基因第 2~3 两个内含子调控了该基因 RNA 的剪接与成熟（Laski 等，1986）。"辅助质粒"上转座酶基因的 2~3 内含子被人工除去，因此"辅助质粒"又被称为"Δ2-3 质粒"。转基因显微注射时，将转基因和"Δ2-3 质粒"混匀共注射，生殖系和体细胞中均会表达转座酶，有利于提高转基因效率。

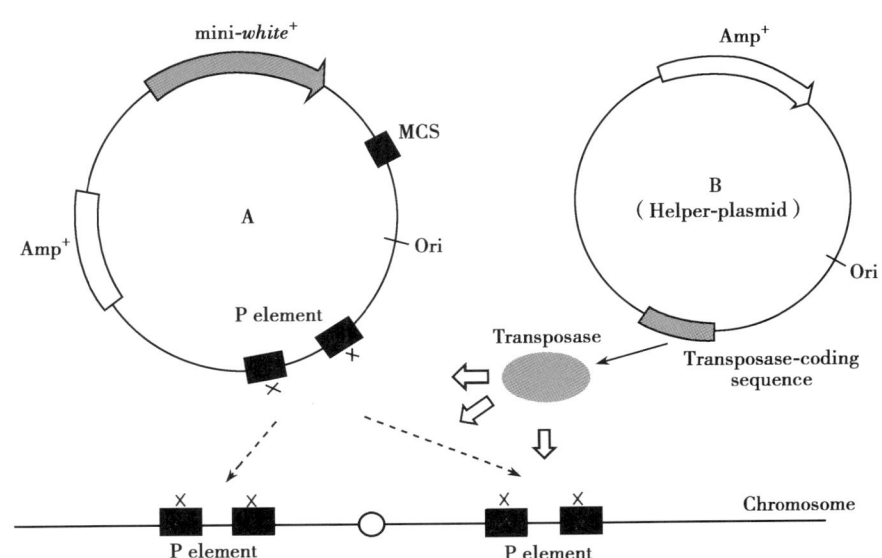

A. 可携带外源基因的转基因载体；B. 辅助质粒（或 Δ2-3 质粒）。P element. P 转座子；mini-*white*+. 红眼标记基因；Transposase-coding sequence. 转座酶编码基因；Transposase. 转座酶；Ori. 自主复制起始点；MCS. 多克隆位点；Amp+. 氨苄抗性基因；Chromosome. 染色体；Centromere. 着丝粒。

图 65-4　果蝇非定点转基因载体及其整合过程

Δ2-3 质粒表达转座酶,切开图 65-4 中质粒 A 和染色体上 P-因子两端的 IR 序列,介导转基因质粒 A(携带外源目的基因和筛选标记)整合到染色体上。由于染色体上存在众多的 P-因子,所以此转基因方式为非定点整合,该转基因载体也称为非定点转基因载体。此外,除了红眼基因作为筛选标记,其他标记基因如玫瑰眼基因(*rosy*)和朱砂眼(*vermilion*),甚至体色基因(*yellow*)都可以作为转基因子代的筛选标记(Dahmann,2008)。

3. 果蝇定点转基因载体 P-因子介导的非定点转基因技术存在一些缺点:①由于在基因组上整合位点的不确定性,给后续实验带来了较多的操作,如需要杂交两代进行转基因的染色体定位;②超过 75% 的 P-因子会整合到基因组上特定基因的调控区域,此特定基因会因插入失活而产生新的遗传背景(Bellen 等,2004);③P-因子介导的转基因还会受到染色体"位置效应"(position effects)的影响,妨碍转入基因的表达。

20 世纪 80 年代以来,为解决上述问题,在动物转基因工程领域,又开发出一系列可实现基因特异位点转移的新的重组酶或整合酶系统(site-specific recombinase/integrase system)。这些系统主要包括:来自大肠杆菌 P1 噬菌体的 Cre/LoxP 系统(Duyne,2001)、来源于酵母的 FLP/FRT 系统(Theodosiou 等,1998)以及来自链霉菌噬菌体 phiC31(φC31)重组酶系统(Groth 等,2004)。本文着重介绍 φC31 重组酶介导的基因定点整合系统,此系统主要包括三个要件,即 φC31 重组酶和两个短 DNA 序列(*attB* 和 *attP*)。φC31 重组酶(613 氨基酸)由噬菌体基因组编码,能够识别并切开噬菌体自身基因组的 *attP*(39bp)位点和链霉菌基因组的 *attB*(34bp)位点。故,φC31 重组酶可诱导噬菌体 *attP* 位点与细菌 *attB* 位点之间 DNA 序列的重组(Thorpe 等,1998)。

目前,在果蝇定点转基因技术领域,噬菌体 φC31 重组酶系统被引入,几番改进后已成为果蝇研究领域流行的转基因手段。早期做法是:将具有 *attB* 位点的质粒和携带 φC31 重组酶编码序列的质粒(或 φC31 的编码 mRNA)混匀后,共显微注射至果蝇胚胎,利用果蝇自身基因组上的假 *attP* 位点(pseudo *attP* sites)完成 φC31 介导的 *attB/attP* 间的重组(Groth 等,2004)。研究发现此种做法的重组效率不高。后期 Bischof(2007)和 Voutev(2018)等将其改进:首先利用 P-因子将野生型 *attP* 序列(来源于噬菌体)和重组酶编码基因(integrase-coding gene)插入果蝇染色体上(图 65-5),再将含 *attB* 位点的质粒进行显微注射。由于染色体上 *attP* 位点是固定的,所以此种转基因方式为定点整合,此转基因载体也称为定点转基因载体。

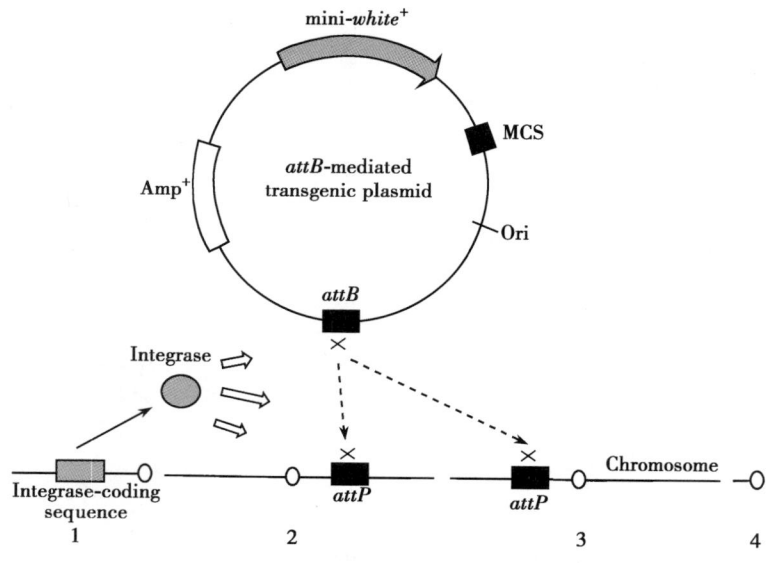

attB-mediated transgenic plasmid. *attB*-介导转基因质粒;mini-white. 红眼基因;Integrase-coding sequence. 整合酶编码序列;Integrase. 整合酶;Chromosome. 染色体(1-4 数字表示不同染色体);Ori. 自主复制起始点;MCS. 多克隆位点;Amp⁺. 氨苄抗性基因。

图 65-5 果蝇定点转基因载体及其整合过程

（三）果蝇卵收集

取羽化后 4~5 天的果蝇,用湿酵母喂养 1~2 天,此时腹部饱满隆起处于产蛋高峰期。将果蝇收集于产卵盒中,放置于 18℃中 1~2 小时,以排出输卵管内的陈卵。其后,收集刚产下的新鲜卵,用生理盐水漂洗除去表面黏附的培养基,稍加干燥后,平行排列在琼脂平板上。再用粘附有双面胶的盖玻片粘取卵,使其牢固贴附于盖片上,滴加少许惰性卤代烃油于卵上,防止失水。最后将盖玻片用少许甘油吸贴在洁净的载玻片上,将载玻片置于显微镜载物台上待注射。

（四）显微注射

拉针仪调整参数,直至毛细玻璃管拉出合适的注射用针(图 65-6A)。理想的注射针具有细长的末梢,但末梢的长度要适中(图 65-6B),末梢过长会导致注射力度不够且易于摆断,过短的针头会较粗,造成的伤害较大。吸取 1~2μl 转基因质粒置于显微注射针的顶端,然后将针安装固定在密封的金属套管(固定于显微镜)上。在显微镜视野下调节焦距,清晰看到注射针尖和果蝇卵(图 65-6C)。注射针轻轻刺入卵的尾部,刺破卵壳(也可用漂白液脱去卵壳)和卵膜即可停止,然后注射入转基因质粒,视野中会看到注射区域鼓起一个小圆泡即可拔出针头。注射的具体位点为果蝇胚胎多核囊胚期的尾部,即图 65-6C 虚线框内。此部位将发育产生果蝇生殖系统的前体细胞(precursor cells),最终发育为果蝇精巢或卵巢。一般来说,1μl 质粒能注射 1 000~1 500 个卵。

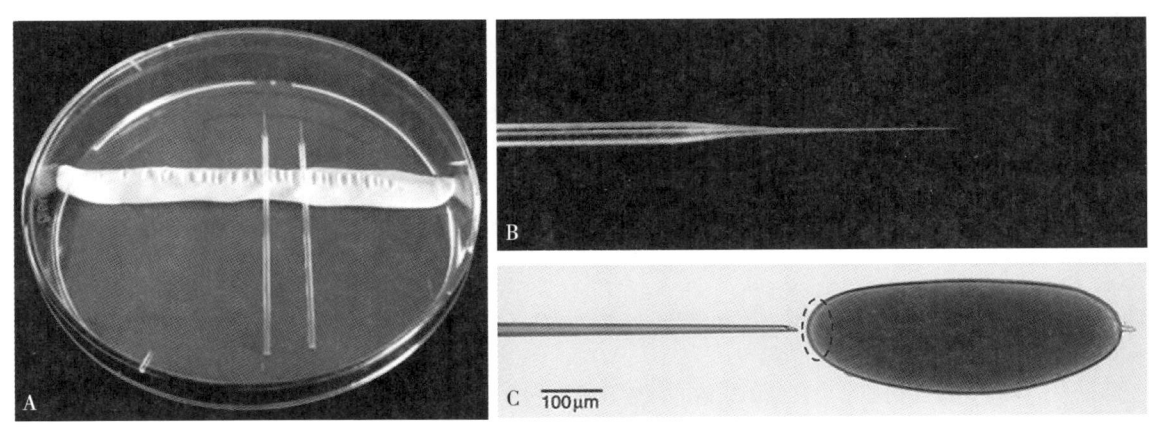

A. 显微注射用毛细管针排放于橡皮泥上;B. 显微注射针前端放大;C. 虚线区域显示卵的显微注射位点。

图 65-6　果蝇转基因显微注射用针及卵注射位点
（引自 Dahmann,2008）

（五）嵌合体杂交

注射结束后,将卵挑出放在培养管内(培养基预先搅碎),直至发育为成体,如果转化成功,此代果蝇为嵌合体(chimeric fly)。注射用卵如果为白眼果蝇所产下,嵌合体果蝇的眼睛依然为白色,但其产生的配子(精子或卵子)中可能会携带外源目的基因。将嵌合体与白眼果蝇杂交,下一代果蝇就会全身携带目标基因和红眼标记基因,因此会出现红眼果蝇,即目标果蝇。筛选出红眼个体,即可保种建立转基因果蝇品系。

（六）转基因果蝇鉴定

为确保转基因品系能够用于进一步的科学研究,如进行转基因挽救试验(rescue assay)等,还需要进一步鉴定。一般来说,提取 4~5 只转基因果蝇的基因组 DNA 作为模板,进行常规 PCR 扩增即可完成鉴定。需要提醒的是,采用一对组合式 PCR 引物较好,即至少一条引物是来源于转基因载体上的序列。这样就避免了果蝇基因组内源性的扩增,保证了扩增位点的特异性。如果目标基因的上下游带有标签序列如 GFP、Flag 或 Myc 等,也可利用标签序列的抗体进行蛋白质免疫印迹试验(western blot assay),从蛋白水平进行鉴定。

三、转基因技术在其他医学节肢动物中应用展望

受限于医学节肢动物中转座子的研究及其转基因载体的开发现状,目前有关医学节肢动物中转基因的报道主要集中在昆虫纲双翅目的蝇类和蚊子中。蝇类中,以果蝇为代表的转基因技术如前所述。蚊类中,近年昆虫中众多转座子的发现为蚊子中开展转基因工作奠定了基础。这些转座子包括PiggyBac转座子(来自鳞翅目昆虫)、Minos转座子(分离于海地果蝇)、Mariner转座子(分离于玛丽塔尼亚果蝇)和Hermes转座子(来自家蝇)等(Nimmo等,2014)。基于这些转座子的转座原理,已开发出转基因蚊的载体及相关的转基因技术。例如Abraham等(2010)为降低疟原虫的传播减少疟疾发病,在按蚊中转入抗疟原虫的蛋白编码基因来阻止疟原虫在按蚊体内的发育。获得的转基因蚊可以先在实验室建系快繁,再投放野外弱化自然界原始的疟疾传播蚊子种群。另一方面,也可以通过转基因技术获得绝育的雄蚊(携带突变基因),将其投放野外以迅速减少蚊子数量。

未来,希望转基因技术能够拓展到与人类生活密切相关的其他节肢动物如蜱、螨和蟑螂等中。通过开展这些动物转座子方面的研究,开发出转基因载体与转基因技术,获得转基因品系,利用其进行"以虫治虫"是一个很好的研发方向。

(陈冬生)

参考文献

[1] 高晗,钟蓓. 转基因技术和转基因动物的发展与应用[J]. 现代畜牧科技,2020,6(1):1-4.

[2] 吴志胜,傅高惠,罗文骏,等. 精准高效外源DNA整合技术研究进展[J]. 生物技术通报,2020,36(3):29-37.

[3] 袁婺洲. 基因工程[M]. 2版. 北京:化学工业出版社,2019.

[4] 李夏莹,陈锐,刘鹏程,等. 转基因高通量检测技术研究进展[J]. 江苏农业科学,2019,47(1):27-30.

[5] 华再东,任红艳,郑新民. 转基因动物制备方法[J]. 品种繁育,2018,11:22-25.

[6] 张福建,陈香美. 模式生物果蝇在肾脏病研究中的应用进展[J]. 中华肾病研究电子杂志,2014,3(01):18-21.

[7] 唐蓓. 转基因技术的应用和转基因生物的安全性概述[J]. 生物学教学,2013,38(8):5-6.

[8] 李楠楠,付钊,陈积敏,等. 中国的果蝇分类和系统发生研究:进展和展望[J]. 云南大学学报:自然科学版,2013,35(S2):344-351.

[9] 丰秀静,田石,蒋进,等. 通用型动物转基因载体的构建及验证[J]. 江苏农业学报,2012,28(5):1083-1087.

[10] 付雷. 几种重要模式动物的研究简史[J]. 生物学教学,2011,36(10):7-9.

[11] 杨继山,潘庆杰,董晓. 转基因动物检测方法的研究进展[J]. 中国农业科技导报,2010,12(3):45-49.

[12] 万永奇,谢维. 生命科学与人类疾病研究的重要模型——果蝇[J]. 生命科学,2006,18(5):425-429.

[13] 尹春光. 转基因动物的检测方法[J]. 生物学杂志,2005,22(1):37-39.

[14] 田耕,刘炯晖,蓝翎. NCBI网站及GenBank数据库概述[J]. 国外医学(分子生物学分册),2000,22(5):317-320.

[15] 卢一凡. 转基因动物理论与技术的研究进展[J]. 生物技术通报,1997,4:19-26.

[16] 周铁群. 转基因动物中基因转移和表达的分子机制[J]. 国外医学分子生物学分册,1994,16(4):161-165.

[17] VOUTEV R,RS MANN. Robust phi C31-Mediated genome engineering in drosophila melanogaster using minimal attP/attB phage sites [J]. G3-Genes Genomes Genetics,2018,8(5):1399-1402.

[18] MORITA H,TAIMATSU K,YANAGI K,et al. Exogenous gene integration mediated by genome editing technologies in zebrafish [J]. Bioengineered,2017,8(3):287-295.

[19] MILLER DE,COOK KR,ARVANITAKIS AV. Third chromosome balancer inversions disrupt protein-coding genes and influence distal recombination events in drosophila melanogaster [J]. G3-Genes Genomes Genetics,2016,6(7):1959-1967.

[20] NIMMO D. Transgenic insects:the future of mosquito control [J]. Transgenic Research,2014,23(1):199-200.

[21] ABRAHAM EG,DONNELLY-DOMAN M,FUJIOKA H,et al. Driving midgut-specific expression and secretion of a foreign protein in transgenic mosquitoes with AgAper1 regulatory elements [J]. Insect Molecular Biology,2010,14(3):271-279.

[22] DAHMANN CHRISTIAN. Drosophila:Methods and Protocols [M]. the 1st version.Totowa:Humana Press,2008.

[23] DRYSDALE R. FlyBase:a database for the Drosophila research community [J]. Methods in Molecular Biology,2008,420:45-59.

［24］SHRIVASTAV M,DE HARO LP,NICKOLOFF JA. Regulation of DNA double-strand break repair pathway choice ［J］. Cell Res,2008,18（1）:134-147.

［25］BISCHOF,JOHANNES,MAEDA,et al. An optimized transgenesis system for Drosophila using germ-line-specif ic φC31 integrases ［J］. P NATL ACAD SCI USA,2007,104（9）:3312-3317.

［26］HOLLIDAY R. A mechanism for gene conversion in fungi ［J］. Genet Res,2007,89（5-6）:285-307.

［27］BELLEN HUGO J,LEVIS ROBERT W,LIAO GUOCHUN,et al. The BDGP gene disruption project:single transposon insertions associated with 40% of Drosophila genes ［J］. Genetics,2004,167（2）:761-781.

［28］CASTRO JP,CARARETO CMA. Drosophila melanogaster P transposable elements:mechanisms of transposition and regulation ［J］. Genetica,2004,121（2）:107-118.

［29］GROTH AMY C,FISH MATTHEW,NUSSE ROEL,et al. Construction of transgenic Drosophila by using the site-specific integrase from phage phiC31 ［J］. Genetics,2004,166（4）:1775-1782.

［30］GHOSH S,FEANY MB. Comparison of pathways controlling toxicity in the eye and brain in Drosophila models of human neurodegenerative diseases ［J］. Human Molecular Genetics,2004,13（18）:2011-2018.

［31］ROTHKAMM K,KRUGER I,THOMPSON LH,et al. Pathways of DNA double-strand break repair during the mammalian cell cycle ［J］. Mol Cell Biol,2003,23（16）:5706-5715.

［32］DUYNE GDV. A structural view of Cre- loxP site-specific recombination ［J］. Annu Rev Bioph Biom,2001,30（1）:87-104.

［33］MAGLICH JM,SLUDER A,GUAN X,et al. Comparison of complete nuclear receptor sets from the human,Caenorhabditis elegans and Drosophila genomes ［J］. Genome Biology,2001,2（8）:1-7.

［34］RUBIN GM,YANDELL MD,WORTMAN JR,et al. Comparative genomics of the eukaryotes ［J］. Science,2000,287（5461）:2204-2215.

［35］ARTAVANIS-TSAKONAS S,RAND MD,LAKE RJ. Notch signaling:Cell fate control and signal integration in development［J］. Science,1999,284（5415）:770-776.

［36］JEGGO PA. DNA breakage and repair ［J］. Adv Genet,1998,38:185-218.

［37］THEODOSIOU NA,XU T. Use of FLP/FRT system to study Drosophila development ［J］. Methods,1998,14（4）:355-365.

［38］THORPE HM,SMITH MCM. In vitro site-specific integration of bacteriophage DNA catalyzed by a recombinase of the resolvase/invertase family ［J］. P NATL ACAD SCI USA,1998,95（10）:5505-5510.

［39］GREENSPAN RJ. Fly pushing:the theory and practice of Drosophila genetics ［J］. Trends in Genetics,1997,13（10）:418.

［40］JANNING W. FlyView,a Drosophila image database,and other Drosophila databases ［J］. Seminars in Cell & Developmental Biology,1997,8（5）:469-475.

［41］CAPECCHI MR. Altering the genome by homologous recombination ［J］. Science,1989,244（4910）:1288-1292.

［42］LASKI FA,RIO DC,RUBIN GM. Tissue specificity of Drosophila P element transposition is regulated at the level of mRNA splicing ［J］. Cell,1986,44（1）:7-19.

［43］RUBIN GM,O'HARE K. Structures of P transposable elements and their sites of insertion and excision in the Drosophila melanogaster genome ［J］. Cell,1983,34（1）:25-35.

［44］RUBIN GM,SPRADLING AC. Genetic transformation of Drosophila with transposable element vectors ［J］. Science,1982,218（4570）:348-353.

［45］SPRADLING AC,RUBIN GM. Transposition of cloned P elements into Drosophila germ line chromosomes ［J］. Science,1982,218（4570）:341-347.

第六十六章
反义核酸技术及其在医学节肢动物学研究中的应用

1978 年，Zamecnik 和 Stephenson 首次报道了特异互补的反义寡核苷酸在体外可有效抑制 Rous 肉瘤病毒（RSV）的增殖现象，1984 年，Lzant Weintraub 提出了"反义核酸（Antisense oligodeoxynucleotide，ASON）技术"的概念。反义核酸是一类人工合成或构建的重组载体表达的寡核苷酸片段，通过碱基互补的原理，干扰基因的解旋、复制、转录、mRNA 的剪接加工、翻译等各个环节，从而调节细胞的生长、分化等，广义上一般包括：反义 DNA（antisense DNA）、反义 RNA（antisense RNA）、核酶（ribozyme）、反义寡聚核苷酸（antisense oligonucleotide）四类。根据核酸间碱基配对原则，人工合成或生物合成的特定的 DNA 或 RNA 序列，导入靶细胞后，可与 mRNA 或靶基因特异性结合，从而抑制或封闭异常或高表达的基因，使其丧失活性，达到基因控制的目的，这种技术称为反义核酸技术，广义的反义核酸技术包括：反义寡核苷酸技术（antisense oligonucleotides，ASOD）、反义 RNA 技术（antisense RNA）、核酶技术（ribozyme）。反义核酸技术自 20 世纪 80 年代诞生以来，作为一种基因下向调节作用因子，在抑制某些有害基因的表达及失控基因的过度表达上发挥着重要作用。随着该技术的发展和成熟，不仅已成为常用的实验室研究方法，还广泛地应用于研究病毒、肿瘤、寄生虫和遗传性疾病的预防和治疗，具有重要的应用前景，其已经渗透到生物学的各个方面，医学昆虫学研究领域也不例外。

第一节　反义核酸技术

一、概述

随着分子生物学的飞速发展，人类有可能在基因水平上阻断或控制某些异常基因或感染病毒的表达。20 世纪 80 年代发展起来的反义核酸技术以其全新的思路和分子遗传学手段成为一门最新兴的生命科学技术，在短短十几年中取得了巨大的成就。反义核酸（antisense nucleic acid）是根据碱基配对原理能与 DNA 或 RNA 互补结合并封闭其表达的一段核酸分子。反义核酸由于其封闭靶基因表达具有高度序列特异性及作用靶点的广泛多样性等其他治疗性药物和工具药所无法比拟的优点。总的来说，反义核酸的来源可分为三类：①人工合成或生物合成的脱氧寡核苷酸（oligodeoxynucleotide，ODN），一般由 17~25 个碱基组成，可随意设计合成序列，以胞吞的方式进入细胞与相应的 mRNA 结合发挥作用，这是反义核酸最普遍的应用方式，包括未修饰的反义脱氧寡聚核苷酸（AS-ODN）和通过硫代磷酸酯化（phosphorothiiation，PS）、磷酸二酯化（phosphodiesterization，PO）和甲基化等修饰的 AS-ODN 两大类。自然状态下的 AS-ODN，分子量小，不稳定，在细胞中易被核酸酶降解，半衰期短（仅 30 分钟左右），故多用于体外研究。经过人们多种修饰后的 AS-ODN，其稳定性和对胞膜的穿透性均提高，所以应用也最广泛。AS-ODN 设计合成比较简单，只要其顺序与靶 mRNA 部分顺序互补即可，而对基因的读码框无要求。②有实用价值的人工反义 RNA 表达载体的构建，包括单个基因及多个基因的联合反义表达载体，其原理是利用基因重组技术，在适宜的启动子与终止子之间，反向插入一段靶基因序列于质粒中，构建成表达载体，在体内通过转录而产生相应的反义 RNA

分子。③天然存在的某些反义核酸分子,或利用诱导物诱生体内的反义核酸,但目前对它们的分离纯化方面尚存在困难性。同时,反义核酸通常根据其作用方式可分为三类:①一种是把特异的反义核酸连接到特定的表达载体上(病毒、质粒),导入靶细胞直接转录出反义 RNA,与相应 mRNA 形成双链,阻断 mRNA 的翻译过程。②人工合成或生物合成的 ODN,以胞吞的方式进入细胞与相应的 mRNA 结合发挥作用。③核酶(ribozyme)是一类能在特异序列位点催化 RNA 切割的小片段 ODN 链。其作用原理是核酶特异性序列通过互补碱基对形成识别并结合特异性靶 RNA。催化核心则以酶的效率催化裂解靶 RNA,使目标失活并无法恢复,从而达到治疗目的。到目前为止,反义核酸至少包括五大技术领域,即反义 DNA、反义 RNA、核酶(ribozyme)、反基因(antigene),也叫三膜螺旋 DNA(DNA-triplex)及肽核酸(Peptide nucleic acid,PNA)。由于反义核酸对靶基因特异的结合封闭作用,人们形象地称之为"基因封条"(gene blocker)。

(一) 反义 DNA,反义寡聚核苷酸

反义 DNA 即人工化学合成的寡聚脱氧核糖核苷酸(oligodeoxy nucleotide,ODN)。反义 DNA 可在 DNA 复制,RNA 转录起始、延伸、RNA 加工成熟及转运等环节阻断基因的信息传递。第一代为反义寡核苷酸硫代磷酸脂(PS-ODNs)与反义寡核苷酸磷酸二酯(PO-ODNs),第二代为混合骨架反义寡核苷酸。第二代的反义 DNA 表现出更好的生物物理学,药理学和药代动力学性质。

人们把体内 DNA 双螺旋结构的两条互补链分别定义为反义 DNA 链(antisense DNA 链)和正义 DNA 链(sense DNA 链),其中反义 DNA 链经转录即合成 mRNA(或有义 RNA),而且其本身能与靶 mRNA 结合,起到特异性封闭作用。正义(或有义)DNA 链转录成小分子量、可扩散的反义 RNA,不能在核糖体上翻译成蛋白质,而能与其互补的靶 RNA 序列结合而抑制靶基因。

反义 DNA,是指能与特定的 DNA 或 RNA 以碱基互补配对的方式结合,并阻止其转录和翻译的短小 DNA 分子。反义 DNA 在细胞质及细胞核中均发挥作用。

反义寡聚核苷酸,是指能与单链 RNA 或 DNA 互补的一段寡聚核苷酸序列,一般含有较少的碱基组成(15~20bp),分子量较小,且能与特定的核苷酸序列通过 Watson-Crick 作用杂交形成稳定的互补结构。其中,反义寡聚脱氧核苷酸(AS-ODN)是最广泛地用来抑制基因表达的方式,AS-ODN 具有研究许多生物学问题的潜力。

(二) 反义 RNA

反义 RNA,是指将目的基因反向插入真核表达载体中,导入细胞内转录出的 RNA,能与靶 RNA(多为 mRNA)完全互补,通过与靶 RNA 进行碱基配对结合的方式,对基因表达起调节作用的一段小分子 RNA 或寡聚核苷酸片段,该 RNA 能与目的基因转录的 mRNA 互补结合,封闭其表达。可分 3 类:Ⅰ类反义 RNA,可直接作用于其靶 mRNA 的 SD 序列和/或部分编码区,直接抑制翻译(ⅠA 类),或与靶 mRNA 结合形成双链 RNA 分子,从而增加了对 RNA 酶Ⅲ的敏感性而易降解(ⅠB 类);Ⅱ类反义 RNA,其与 mRNA 的 SD 序列上游的非编码区结合后,引起 mRNA 构象变化,抑制 mRNA 的翻译功能;Ⅲ类反义 RNA,可直接抑制靶 mRNA 的转录。

(三) 核酶(ribozyme)

核酶是具有酶催化作用的 RNA 分子。它能与靶 mRNA 特异结合并催化 mRNA 在特定部位断裂。现已有五类核酶被认为适合在体内发挥异体切割功能,即Ⅰ类内含子、丁型肝炎病毒核酶、RNA 酶 P、锤头状(hammerhead)核酶、发卡状(hairpin)核酶等,反义核酸基因治疗中应用最广的是后两种。1981 年,Cech 发现四膜虫核糖体 RNA 前体在成熟过程中,可精确地自我切除某些片段并重新连接,这种具有核酸特异性切割酶催化活性的一类 RNA 即称之为核酶。核酶具有特定的碱基序列,亦以反义的形式与底物 RNA 互补结合,从而产生对底物的降解作用,又称"基因剪刀",主要参与 RNA 的加工与成熟。核酶广泛存在于生物细胞中,从结构上主要分为锤头状和发夹状两大类。两种核酶各有其独特的结构,通过不同的机制催化同一种反应。酶的活性中心由三个部分组成,即中间的一个功能区及两个臂(两端的引导序列)。两臂的序列高度保守,与靶 RNA 特异互补配对结合,相当于一种反义 RNA;中间功能区则可以通过降解 RNA 的磷酸二酯键而消化分解靶 RNA,但核酶本身在作用过程中并不损耗。核酶裂解靶分子依赖其严格的空间结构形成,裂解部位总是位于靶 RNA 分子中的 GUX 三联体(X:C、U、A)的下游方向,即 3′ 端。

(四) 反基因(antigene)

反基因,也叫三膜螺旋 DNA(DNA-triplex)也是人工合成的寡聚脱氧核苷酸,但其作用机制不同于反义 ODNs。反基因通过形成 C⁺GC、GGC、TAT、AAT 三碱基体与靶双链 DNA 富含 AT 和/或 GC 碱基对位点结合形成三螺旋 DNA 结构,干扰 DNA 与蛋白质因子结合,阻止转录起始和延伸。

(五) 肽核酸(peptide nucleic acid,PNA)

肽核酸(PNA)的结构与核糖核苷酸链相似,区别在于肽核酸链是 N-(2-氨乙基)甘氨酸通过酰胺键逐个连接形成非手性多肽骨架,再在每个甘氨酸残基上通过一个亚甲基羰基连接子与嘌呤或嘧啶碱基相连而成。由于 PNA 不带电荷,使 PNA 与 DNA 或 RNA 的杂交体 Tm 值较 DNA/DNA、NA/RNA 和 RNA/RNA 杂交体高,并且非天然存在的 PNA 可抵御蛋白酶和核酸酶的降解,这些优良的特性预示 PNA 潜在的应用前景。

二、基本原理

(一) 反义核酸的作用机制

反义核酸作用机制基于碱基配对规则,可通过与靶 RNA 进行碱基配对结合的方式参与对相关基因表达的调控。其作用方式可能有:①反义 RNA 与 mRNA 结合形成互补双链阻断核糖核蛋白体同 mRNA 的结合,从而抑制了 mRNA 翻译成蛋白质的过程。②反义 DNA 能与靶细胞中的双链 DNA,通过 Hoogsteen 配对,形成一种三链核酸(triple helix nucleic acid),它通过作用于控制基因转录的转录子、增强子和启动子区,对基因的转录进行调控。③反义核酸与 mRNA 的结合可阻挡 mRNA 向细胞质的运输。④反义核酸与靶 mRNA 形成的 DNA-RNA 复合物后,可诱导内源 RNase H(RNase H 是一种广泛存在的酶,在病毒和人体细胞中都有发现,能降解 DNA/RNA 复合物中的 RNA 链。)切割其中的 RNA 链,从而大大缩短 mRNA 的半衰期。上述四种作用途径都可表现为对基因表达的抑制或调节,且这种调节是非常特异性的。

(二) 反义抑制机制

反义核酸主要在复制、转录、表达三个水平上发挥作用。①在细胞核内,以碱基互补配对原理与基因组 DNA 结合,从复制与转录水平上发挥反义阻止作用,该反义技术又称为"反基因治疗"(anti-gene therapy)。②与 mRNA 的 5′ 末端 SD(shine-dalgarno)序列或核糖体结合位点结合,阻碍翻译,或反义 RNA 与 mRNA 形成双链,最后被水解酶水解。③与 mRNA 的 SD 序列的上游非编码区结合,改变 mRNA 的二级结构,进而阻碍其与核糖体的结合。④与 mRNA 的 5′ 末端编码区(主要是起始密码 AUG)结合,阻止 RNA 的翻译。⑤与引物结合,在翻译水平上阻碍基因表达。⑥结合到前体 RNA 的外显子与内含子的连接区,阻碍其剪切与成熟。

(三) 终止机制

主要有阻塞机制和酶切除机制两种类型。阻塞机制不涉及酶的水解作用,而是通过反义核酸与靶序列的结合而改变其空间构象,从而使参与复制、转录及翻译的诸多酶无法接近结合靶序列,从而影响酶作用的正常功能。相反,酶切除机制则是反义核酸与靶序列结合后,激活相应的酶类,靶序列相应被降解。其中,核糖核酸酶(RNase H)介导的酶切除机制最为常见,即反义核酸与 mRNA 结合后,RNase H 可加速降解杂合链中的 mRNA,从而大大缩短 mRNA 的半衰期。

(四) 穿膜机制

目前,有关反义寡核苷酸如何进入组织、如何穿过胞膜到达靶点的机制并不十分清楚。有文献报道,经皮下或静脉等途径进入血浆的硫代磷酸酯寡核苷酸(phosphorothioate oligonucleotides,PS-ODNs),可迅速分布在肝、肾、肠、脾、骨髓等外周组织。后期,ODNs 可大量出现在细胞内。不同的 ODNs 进入细胞的能力显示很大的差异性。如何将反义核酸有效导入体内及特定的靶位点,是反义核酸技术中的重要环节,目前主要有微粒轰击、脂质体的包裹、新戊醛羟甲基屏蔽 PS-ODNs 的负电荷、增加 AS-ODNs 中的 G 含量及逆转录病毒或腺病毒介导等导入方法。

(五) 代谢与识别机制

有关反义核酸在体内的分布、摄取、降解、清除等代谢机制及与靶 RNA 的空间作用等方面的研究,目前文献报道相对较少。研究资料显示,PS-ODNs 在体内的代谢过程非常复杂,其降解产物可能是经 3'-外切核酸酶的消化而产生,主要经尿排出。最近研究发现,mRNA 的识别环中普遍存在 YUNR(Y=嘧啶,U=尿嘧啶,N=任意核苷,R=嘌呤)基序,它可以利用两个环内的氢键形成一种 U-转角结构,而反义核酸的识别可能与某种 U-转角结构有关。

三、基本过程

(一) 反义核酸的合成

常见的获得反义核酸的方法与基因工程方法相同。首先,以 mRNA 为模板合成互补配对的 DNA 单链,然后以合成的互补 DNA 单链为模板再合成另一条 DNA 链,此双链 DNA 片段就是目的基因的片段。将目的基因片段反向插入适当的载体中,然后将重组载体导入细胞,当重组载体基因表达时,由于是反向插入,因此,启动引导的不是目的基因的转录,而是与目的基因互补的反义基因的转录,从而得到反义核酸。

(二) 反义 RNA 的构建和转染

反义 RNA 主要利用化学法或酶法人工合成,也可以采用重组 DNA 技术由反义表达载体中获得。载体包含病毒、质粒及脂质体等。然后通过显微注射法或共转染法转染细胞,使特定基因得以表达。

(三) 反义 DNA 的构建和应用

人工构建的反义 DNA 大多经过化学修饰,以硫代磷酸酯(PS)修饰的 ODNs 较多,修饰后的 ODNs 能够防止核酸内切酶的作用。反义 DNA 进入细胞的方式主要通过胞饮作用。但硫代磷酸酯寡聚脱氧核苷酸(PS-ODNs)等不易透过细胞膜,因此常通过脂质体包埋、PEG 共聚物、胆酯共聚物等与 PS-ODNs 形成复合体后,才有利于细胞将其摄取。

(四) 核酶的构建和合成

核酶除天然存在外,也可以人工合成。根据核酶的作用位点、核酶本身的高度保守序列及靶 mRNA 周围的序列等特点,很方便地进行人工设计合成核酶的特异性序列。此外,利用基因工程技术将核酶的编码基因克隆在 SP6 或 T7 等启动子的下游,通过转录可以合成所需的核酶。核酶能够特异切割 RNA 分子,阻断基因的表达,特别使阻断有害基因的表达成为可能。

近年,有人试将多个不同的核酶连接在一起,可以使酶的切割效率大大提高。在核酶基础上,有学者又提出了"反义核酶"的概念,如果已经知道靶 mRNA 中 GUX 三联体的位置,可以将核酶的编码基因插入到反义表达载体的适当位置,如此转录可以产生具有双重功能的含有核酶的一类反义 RNA 分子:一方面对靶基因发挥封闭作用;另一方面则具有切割靶 mRNA 的催化作用。

(五) 反义核酸作为药物的必备条件

1. **反义核酸的特异性**　反义核酸的特异性与其长度有很大的关系,一般来说长度越长,其特异性越高。在动物细胞染色体内大约有几十亿对碱基,如果 4 个碱基的数目大致相同,并在整个基因中随机分布,那么按照统计学原理,大 17 个碱基的反义核酸与非靶基因杂交的可能性不大。

2. **反义核酸的稳定性**　反义核酸作为一类直接以基因为靶位点的、直接阻止基因转录和翻译或直接导致靶基因失活的新一代高选择性的化疗药物,必须不被内源性核酸酶降解,并被送到靶细胞内才能产生最大的效应,以实现抑制某些疾病的基因表达,达到治疗的目的。为了使反义核酸具有特异性的同时,具有稳定性,我们需要对反义核酸进行适当的化学修饰。

(1) 骨架修饰:核苷酸通过磷酸二酯键连接成反义核酸,并且磷酸二酯键是核酸酶水解作用的敏感位点,在体内生理条件下半衰期仅数分钟。因此,在正常反义核酸未与靶基因结合前即已降解,根本无法发挥其功能。由于反义核酸发挥其特异性抑制基因表达的关键是碱基排列顺序,而与易降解的磷酸和糖环形成的磷酸二酯键骨架无关,因此,替换这一部分成为增强反义核酸稳定性的主要方法。另外,通过对骨架的修饰,还能影响反义核酸的其他性质,如可提高与 mRNA 的亲和力、细胞的通透性和吸收等。

骨架的修饰大致可分为两类:一类为磷酸二酯基的修饰,包括离子型修饰和非离子型修饰。研究表明含硫代磷酸酯的反义核酸的物理、化学性质与正常 DNA 片段相似。它可通过受体作用完整地进入细胞内,其抗细胞内核酸酶的能力很强,可以与互补的靶基因形成较稳定的双链复合物以抑制 mRNA 的翻译;同时,它还能激活 RNase H,进而切除 RNA—DNA 杂交体中的 RNA 链,促进 mRNA 的降解。因此,它被认为是第一代反义核酸类似物的代表。第二类多为肽核酸(peptide nucleic acids,PNAs),它是以多肽骨架结构替代反义核酸中的糖—磷酸骨架,并采用改进的固体多肽合成法,合成以多肽为骨架的反义核酸模拟物。它与天然 DNA 有相似的结构特征,不易被核酸酶和蛋白酶水解,大大提高了反义核酸的稳定性和亲和性。

(2)碱基修饰:碱基是反义核酸发挥功能的主要条件,因此该部位的修饰应以不影响氢链形成为前提。热力学分析表明 5-甲基化胞嘧啶的引入,能增强形成的三螺旋 DNA 的稳定性,是最常用的碱基修饰方法。此外,碱基修饰基团的种类还包括三氟甲基、炔丙基、咪唑丙基等。

(3)反义核酸的穿透性:反义核酸分子必须能以一定的数量接近靶组织,并穿入细胞膜进入细胞内方能产生作用。然而多数反义核酸都是多聚阴离子,在通过细胞时很容易与细胞膜上的蛋白相互作用,导致很难穿过细胞。而且进入细胞内的反义核酸多数都沉积在核内体、溶酶体等囊状细胞器中,很难发挥作用。所以必须使用转移载体携带其进入细胞内才能发挥最大作用。最常用的转移载体是阳离子脂质体。它通过电荷的作用与核酸结合成颗粒,将其携带进入细胞内。除了脂质体外,还有聚合物微球载体、树枝状高聚物载体等,它们均可提高反义核酸的穿透性。

第二节 在医学昆虫学中的研究及应用

一、在医学昆虫学中的优势

用反义寡核苷酸选择性抑制基因表达的功能,对于生物医学研究有着深远的意义,特别是对于一些功能性的基因。应用这种技术可使许多疾病得到治疗或缓解,作为一组复合物被发展为治疗剂。例如,有一种反义寡核苷酸应用于巨细胞角膜炎的治疗,因为目前许多眼部疾病没有满意的治疗方案,而这项技术为治疗眼部疾病提供了广阔的前景。肿瘤一直是医疗工作者要攻克的顽症,对于肿瘤的化学治疗,在以往的化疗药物可对患者身体产生一定的副作用,缺乏特异性,肿瘤学家正在探索多种治疗方法,以提高对肿瘤细胞的特异性。现有大量的证据表明反义药物是安全的,而且在人体肿瘤的动物模型中显示其功效。而且体内外实验证明 ASON 能特异性抑制肿瘤细胞增殖,是治疗肿瘤潜在的新型药物。反义核酸技术亦应用于心脏、肾移植、延长同种移植的生存期等临床治疗。而且,这项技术作为一种基因治疗越来越有效地服务于药物开发。人类的致病菌金葡菌,复杂的基因分析通过反义技术调节基因的表达取得成功,提供了一种分析葡萄球菌基因产物的方法,这可应用于抗生素的开发。在美国已有 10 种以上的反义寡核苷酸作为治疗药物进入临床前期实验阶段。在基础研究方面,已用于研究 G 蛋白、磷脂酶 C(PLC)、蛋白激酶 C 的作用以及与癌症有关的功能。

反义核酸的化学修饰

寡核苷酸是一个高度带电的分子,其跨膜转运过程不是一个有利的生物物理过程,而且未经修饰的自然状态寡脱氧核苷酸(oligodeoxynucleotide,ODN)不能抵抗核酸酶的分解。为避免核酸酶的攻击和降解,并提高结合的亲和力,易于细胞的吸收,采取了一系列改善寡核苷酸生物物理性质的方法。

化学修饰可提高 ODN 的稳定性及其对目标 mRNA 的亲和力,同时保持对 RNase H 酶的激活。对 ODN 化学修饰的方法主要包括碱基修饰、核糖修饰和磷酸二酯键修饰。碱基修饰主要为杂环、5-甲基胞嘧啶和二氨基嘌呤修饰;核糖修饰主要为己糖、2-O-甲基取代核糖、环戊烷、α 构象核糖修饰;磷酸二酯键修饰主要为硫代和甲基代修饰等。其中,硫代寡核苷酸(phosphorothioate,PS-ODN)、混合骨架寡核苷酸(mixed backbone oligonucleic acid,MBO)和肽核酸(peptide nucleic acid,PNA)应用广泛,成为具有代表性的第 1、2、3 代 ODN。

硫代磷酸酯寡脱氧核苷酸(PS-ODN)是第 1 代反义化合物的主要代表,也是迄今研究最多和应用最广泛的反义寡脱氧核苷酸。其修饰原理为核苷内磷酸基团中的一个未桥接的氧原子被一个硫原子取代,制成一个磷硫酰修饰的 ODN(PS-DNA),它具有抗核酸酶水解、良好的亲核性、方便的同位素标记等特点。其主要缺点是磷硫酰修饰后降低的 Tm 值抵消,对靶 RNA 分子的亲和性较低,而且硫原子会提高与细胞内和细胞外蛋白的非特异结合,也会导致一些毒副反应。如 ODN 能与某些蛋白(特别是那些能与带有多个负电荷的分子相互作用的蛋白,如肝磷脂结合蛋白等)产生非特异性结合,从而引起细胞毒性;又如,ODN 中的 CpG 模体有可能在哺乳动物体内诱发先天性免疫反应,给机体造成多方面的损害。

第 2 代 ODN 多采取 2-O-烷基化、吗啉化、混合骨架等方式,2′-O-烷基修饰是在 PS-DNA 中央核心的侧翼加入修饰过的核苷酸,如 2′-O-甲基和 2′-O-甲氧乙基基团,这些替代物参照了 RNA 模式,可提高 Tm 值,缺点为损失对 RNase H 酶的激活。Agrawal 等在硫代反义寡核苷酸(PS-ASO)的 5′ 和 3′ 端掺入 2′-O-甲基寡核苷酸,可将亲和性提高 2 倍,改善稳定性。与 PS-ASO 相比,这些化学修饰在保持抗肿瘤效应的同时减少了毒性效应。Zhang 等使用完全磷硫酰化 ASO,并在外侧 5′ 和 3′ 的 5 个位置上进行 2′-O-(2-甲氧乙基)(2′-MOE)修饰,可提高安全性、效能和活体内的稳定性,同时序列上未修饰的部分能保持激活 RNase H 的能力,在小鼠、大鼠、猴子中可延长半衰期至 30 天。

第 3 代 ODN 有 FANA(2′-脱氧-2′-氟-D-arabinonucleicacid)、PNA、锁定核酸(LNA)等。FANA 类似物是以阿拉伯糖核酸(arabinonucleic acid,ANA)对 ODN 的核糖修饰发展来的,因其有 RNase H 激活能力,可显著提高对靶 mRNA 的亲和力,提高核酶抗性,形成稳定的 ODN/RNA 复合体,减少非特异的效应,还可在细胞内较长时间保持高浓度,以促进长时间的基因沉寂。Kalota 在白血病细胞中针对 c-myb 原癌基因的 mRNA,用完全磷硫酰化的 2′FANA-DNA 嵌合体(PS-2′FANA-DNA)与含未修饰核苷的 ASODN(PS-DNA)比较其基因沉寂的有效性。2 型化学修饰的 ASODN 对 c-myb mRNA 的敲除和蛋白的表达有效率均高于 90%,但 PS-2′FANA-DNA 只以 PS-DNA 的 20% 剂量就可发生作用,且一次给药 4 天后仍保持沉寂效应。

反义核酸技术对于 RNA 表达调控有巨大的潜力。近年来,反义寡核苷酸的生物学特点、临床前研究和临床试验研究取得了相当的进展,但这项技术的成功率不高,反义寡核苷酸其作用机制、作用的选择性、特异的核苷酸序列设计、化学修饰和剂型设计、靶组织的有效给药方法、有效剂量及安全性等问题尚需解决。表达的反义寡核苷酸能有效并长期地降低一种基因的表达,但不能区分部分相似序列等一系列问题有待解决。反义核酸技术对基础研究及临床治疗提供了广阔的前景,为疾病防治开辟了新的途径。作为分子生物学领域的新兴技术,反义核酸技术在医学昆虫学领域中的应用也有其独特的优势:①在反义核酸技术副作用尚未明确的前期研究阶段,经过体外合成的反义核酸被运送至靶细胞后,往往只产生短期效应,很少会滞留持久的遗传性效应,安全性相对较好。②反义核酸的用量及与靶序列的作用等环节比较容易被人为控制。③理论上,经过精确设计的反义核酸序列不会干扰自身正常的调控方式及其他基因结构。④常规技术无法敲除的坏基因,可试用反义核酸技术进行敲除。⑤安全性高,不存在外源性 DNA 整合到靶细胞 DNA 的问题。AS-ODN 易合成,设计方便。具有剂量调节效应。⑥能直接作用到基因表达的不同水平,达到抑制基因表达或治疗的目的。

二、在医学昆虫学中的作用特点

(一) 核酶

因反义作用的确切生物化学基础还不可知,不同导向的实验数据可能会使得 ODN 的反义作用机制互相矛盾,而在这一点上核酶具有清楚的作用模式,利用锤头状核酶比寡脱氧核苷酸更具潜力。

使核酶稳定化比反义寡核苷酸更难,因为使用经过修饰的核苷酸通常由于构象变化导致核酶失去催化活性,组合文库的体外选择技术的发展使得合成性能更好的核酶成为可能,比如可以识别新的靶位点、在生理镁离子浓度下具有高活性、具有更高的生物稳定性。在 2′-氟和 2′-氨基修饰的核苷酸存在下,选择靶序列为 K-ras 的高活性核酶,选择出来的最优化的核酶被命名 Zinzyme,它在 1mmol/L Mg^{2+} 下仍然具有较高的催化活性,并且切割的靶序列为 Y-G-H(其中 Y 为 C 或 U,H 为 A、C 或 U)。

(二) RNA 干扰技术

目前有关 RNA 干扰(RNAi)的分子机制还未彻底弄清,已有研究证明在培养的哺乳动物细胞中,RNAi 可用于抗病毒和抗肿瘤等基因治疗。Wilda 等用对 M-BCR/ABL 融合基因特异的小干扰 RNA(siRNA)转染白血病细胞 K562,发现 K562 细胞中相应的 mRNA 被清除,并出现强烈的细胞凋亡现象。短单链 siRNA(ss-siRNA)也能诱导 RNAi 现象,但天然 ss-siRNA 的基因沉寂活性很弱,经 boranophosphate 修饰的

ss-siRNA 比未修饰的 ds-siRNA 有更高的基因沉寂活性,在很低的浓度就可产生高效应,且更持久,转染后可保持活性 1 周。

很多研究还混合应用 RNAi 与其他反义技术,如同时检测和比较 RNAi 与 ASO 引起的 Ser/Thr 激酶 PDK1 表达急剧减低,虽然两者的机制不同,结果显示恶性胶质瘤细胞中 ASO 和 siRNA 介导 PDK1 基因敲除都能强烈抑制细胞的增殖,强调对靶点使用多个寡核苷酸和在转染后尽可能缩短时间以避免表型的错译。

Ramezani 等联合使用 ASPsi-gag 反义 RNA(靶向包装信号和 *gag* 编码区)和多长度锤头状核酶 Rzl-9(靶向 *env* 编码区内的 9 个位点)或 Rzl-14(靶向 5' 起始区 14 个位点和 *pro*、*pol*、*vif* 和 *env* 编码区)评价其抑制 HIV-1 复制的效果,在 CD$^+$T 淋巴细胞系中用 MGIN 载体表达 Rzl-9、Rzl-14、ASPsi-gag、Rzl-9ASPsi-gag 或 Rzl-14ASPsi-gag RNA。HIV-1 的复制在表达 Rzl-9 和 Rzl-14 的细胞中受抑制,在表达 ASPsi-gag 的细胞中受轻度抑制。提示多长度锤头状核酶优于反义 RNA 混合应用,混合应用比单独应用核酶效果要差,可能是共表达的反义 RNA 会导致核酶的降解。

RNAi 同样也存在一些局限之处,如 siRNA 与靶 mRNA 的序列必须精确配对,否则将导致干扰效应的明显下降,siRNA 转运入细胞的效率较低;siRNA 在体内的稳定性差,极易被体内的细胞 RNA 酶降解等,所以应用于哺乳动物还十分有限。因为其不利代谢稳定性和药代动力学特性,siRNA 也要经修饰来增强其稳定性、与 RNA 的亲和力、生物分布。目前,siRNA 的修饰方法多与 ODN 修饰相似,如 2'F-RNA、LNA、Boranophosphate-RNA、2'-O-烷基 RNA 等,有研究者采用 FANA 修饰 siRNA,证明修饰后的 siRNA 可对靶序列特异性降解,能提高它的活性并增强其在血清中的稳定性;修饰后的 siRNA 与反义 RNA 杂交后在血清中的半衰期更长(6 小时左右),而未修饰的 siRNA 半衰期不到 15 分钟。

LNA 修饰的主要优点是具有与 DNA/RNA 强大的杂交亲和力、反义活性、抗核酸酶能力、水溶性好和体内无毒性等特点。LNA 与互补的 RNA 或 DNA 杂交,亲和性比相应的寡核苷酸高得多,形成杂交链的解链温度也很高。研究发现,在寡核苷酸每个末端仅有 3 个 LNA 就足够使它在人血清中的半衰期提高 10 倍,半衰期从未修饰的寡核苷酸的 1.5 小时增加到 15 小时,而硫代磷酸寡核苷酸的半衰期只有 9 小时。

体外研究中,合成的反义寡核苷酸可直接作用于培养细胞,或将 AS-ODNs 结合到 L-多聚赖氨酸、亲脂嵌剂或载入脂质体等方式进入细胞。在动物模型中,AS-ODNs 可以通过静脉、腹腔、皮下、肌肉、瘤体内等部位,经注射或口服等途径给药。反义核酸作为基因治疗药物之一,与传统药物相比具有诸多优势。①高度特异性:反义核酸药物通过特异的碱基互补配对作用于靶 RNA 或 DNA,犹如"生物导弹"。②高活性、丰富的信息量:反义核酸是一种携带特定遗传信息的信息体,碱基排列顺序可千变万化,不可穷尽。③高效性:可直接与不同表达水平的疾病基因发生作用,抑制基因表达或达到治疗作用。④最优化的药物设计:反义核酸技术本质上是利用基因天然的顺序信息,实际上也是最合理的药物设计。⑤低毒、安全性高:研究表明,动物每千克体重使用反义核酸量高至 100mg 时,尚未发现显著的毒性作用。尽管反义核酸在生物体内的滞留时间长短不一,但最终均将被降解清除,这大大降低了转基因疗法中外源基因有可能整合到宿主染色体上的危险性。⑥另外,反义核酸设计方便、易合成,有剂量调节效应等。

三、在医学昆虫学中的研究领域

目前,反义核酸技术在寄生虫学研究中的应用主要集中于原虫类,在医学昆虫学的研究领域中应用相对较少,现举例如下。

朱淮民等(2001)开展了用反义核酸抑制抗敌百虫淡色库蚊(culex pipiens pallens)扩增酯酶 mRNA 体外翻译的研究。该课题采用人工合成互补于抗性库蚊酯酶 mRNA 翻译起始点的 18 碱基 ODNs,与淡色库蚊 mRNA 退火后加入无细胞翻译体系进行翻译,产物用 SDS-PAGE 进行分析。结果显示,6μmol/L ODNs 可抑制 50% 特异性酯酶翻译量,20μmol/L ODNs 可抑制 80% 特异性酯酶翻译量。电泳结果显示条带浓度接近敏感蚊虫所表达的酯酶量。研究表明,针对抗敌百虫淡色库蚊扩增酯酶 mRNA 翻译起始点的反义核酸在体外能有效地抑制其 mRNA 的翻译。

Boutla A 等在果蝇(*Drosophila melanogaster*)胚胎中显微注射不同的微 RNA 特异的 DNA 反义核酸,观

察了 4 例果蝇胚胎,发现可严重干扰果蝇正常发育,并进一步在 cDNA 文库模板中用 miR-13a DNA 反义核酸作为引物进行 PCR,辨认了 9 种果蝇基因,它们以 3′ 端非翻译区 miR-13 或相关微 RNA 缺陷双链结构基序为特征。

近几年反义核酸的发展趋势包括:全新的化学修饰可明显增强其反义作用和对核酸酶的稳定性;对 mRNA 结构研究的深入、计算机辅助药物设计及生物芯片技术的发展有望进一步优化反核酸靶向序列的选择;多种药物靶向转运系统的应用大为改善了反义药物的生物利用度及其对作用部位的通透性和靶向性。这些方面的研究进展必将使反义技术具有更为广阔的应用前景。

四、在医学昆虫学中需要解决的问题

(一)反义核酸存在的问题

反义核酸技术在病毒控制和肿瘤治疗中显示出了诱人的前景,大量的实验结果也十分令人鼓舞,但是反义核酸也存在许多问题有待解决,如:很多反义核酸缺乏特异性,据报道某些小分子物质和蛋白质能与反义核酸发生序列特异性和非特异性结合;免疫刺激性和激活补体的能力。

(二)反义核酸的发展前景

随着基因组序列信息的不断增加,科学家需要有效的研究方法以迅速证实靶基因的生物功能,并希望能开发出与靶基因相互作用的有效治疗药物。反义核酸无疑是解决这些问题的最有效工具,也是合理设计和开发药物的重要途径。相信在不久的将来,伴随着反义核酸的特异性、稳定性、穿透性及毒副作用等一系列问题的解决,反义核酸的应用必将在疾病的防治中显示出令人憧憬的前景。

1. 反义核酸技术尚需解决的难点　大量资料表明,AS9DN 的实验结果似乎令人鼓舞。然而仍存在许多问题有待解决:①稳定性:即 ODN 易被核酸酶降解(经过化学修饰的类似物也可在体内缓慢清除)。②穿透性:即细胞摄取 AS-ODN 的效率有待提高。③有效性:ODN 的非特异性结合降低了其效力。④毒性作用:对 mRNA 非特异性阻断,可能由于 ODN 同 DNA 序列形成部分或暂时性碱基配对;也可能是互补的 ODN 杂交后核糖核酸酶 H 加速降解 mRNA、形成高浓度的 ODN 单体后降解产物的潜在毒性及其生物学效应的共同结果。

2. 反义核酸技术的展望　尽管如此,反义核酸技术与其他治疗方法相比,显示出更多的优势,已有实验证明反义核酸技术有着广阔的应用前景。有作者从患者骨髓直接获得慢性粒细胞白血病细胞,通过尾静脉或腹腔种植到一种免疫缺陷小鼠体内,证明利用反义核酸技术比不利用可延长小鼠存活时间 1.8 倍;美国 Texas 州立大学和癌症研究中心,制定了通过气管内镜进行瘤内基因治疗的临床方案;1997 年 Hybridon 公司报告,一些人工合成 OEN 制剂在美国和欧洲已被批准进行了临床 I/II 期试验。我们相信随着基础研究的深入发展,AS-ODN 将会成为病毒感染、肿瘤、遗传性疾病、慢性血管性疾病等治疗的药用制剂,为人类健康造福。

在一些实验中,反义 ODN 在细胞核中与基因组 DNA 结合,会形成三螺旋结构,这种 ODN 名为 PNA,这种可产生三螺旋结构的 ODN 比普通 ODN 更有效,因为其封闭了 RNA 的直接合成。在 PNA 分子中,脱氧核糖磷酸骨架被聚酰胺所代替,与前 2 代 ASODN 相比,具有良好的蛋白酶和核酸酶抗性,在细胞培养液及体内不易降解,半衰期更长;经修饰后具有良好的细胞膜穿透性,其应用前景广阔。

反义 ODN 经修饰后仍有一定负影响,如引入的非天然硫修饰的骨架可能会损伤正常细胞的功能,在体内试验中可能会产生一些副作用。可观察到非选择性的表面结合和序列独立的翻译阻断,导致非特异抑制聚合酶和细胞增殖。另有报道确定的 ODN 序列诱导淋巴细胞的激活,导致产生抗 DNA 抗体,类似于病毒核酸的免疫反应,在 PTO 修饰的 ODN 中,随着 ODN 分子中磷硫酰的数量增加,会出现非序列信赖的附加反应。

随着分子生物学技术的发展,反义核酸技术取得了长足的进步。反义核酸技术与其他研究手段和药物相比,具有安全性高、易合成、有剂量调节效应、直接作用到基因表达的不同水平抑制基因表达或治疗等优势,反义核酸技术在医学昆虫学领域中的应用才刚刚起步,不可避免地遇到许多有待解决的问题:①如何降低成本,制备大量反义核酸的技术。② AS-ODNs 易受到体内广泛存在的核酸酶的破坏,故血浆中 AS-ODNs 的半衰期较短,如未修饰的反义核酸在血清中的半衰期只有数小时等。③在利用逆转录病毒、腺病毒等作载体时,因为病毒基因的整合是随机的,将有可能破坏细胞本身的正常基因,包括一些抑癌基因,甚至可能激活原癌基因,导致肿瘤的发生。因此反义核酸的作用模式尚存在不确定性,动物模型显示有潜在的危险性可能。④如何建立灵敏的检测手段,监测机体引入外源核酸后的生理变化等问题有待解决。⑤有关体内反义物的表达量,目前尚无好的控制方法。⑥细胞对 AS-ODNs 的摄取效率往往很低,应提高反义药物穿透力和与靶序列的亲和力等技术。⑦当前用于研究的 AS-ODNs 主要依赖人工合成,于医学昆虫学领域开展反义表达载体及核酶的研究甚为必要。⑧目前,很多寡聚核苷酸尚缺乏特异性。⑨定向打靶问题。反义核酸如果能够专一性地定向进入靶细胞发挥作用,必将大大提高其效应,开展诸如受体介导的定向转移技术的研究将势在必行。

　　总之,尽管反义核酸技术存在许多问题尚待解决,但该技术与其他研究手段和药物相比,具有许多无可比拟的优势,我们有理由相信,随着研究的不断深入,反义核酸技术在医学昆虫学研究领域中必将显示很好的应用前景。

(黄月娥)

参考文献

[1] 田宏刚,刘同先,张文庆.RNAi 技术在中国昆虫学研究中的发展、应用与展望[J].应用昆虫学报,2019,56(4):605-616.

[2] 李新梅,邱妩洁,崔斌,等.草地贪夜蛾 Sf9 细胞中 snoRNA Bm-15 反义寡核苷酸的定位及其对 Bm-15 的干涉效率[J].昆虫学报,2018,61(07):795-800.

[3] 李云凤,孟艳秋,徐亮.反义寡核苷酸应用于脑部疾病治疗的研究进展[J].国际药学研究杂志,2017,44(8):743-752.

[4] 何军林.核酸药物的研究进展[J].国际药学研究杂志,2017,44(11):1028-1051.

[5] 毛英,陈保华,李新建,等.miR-224 对 hep3B 细胞增殖和凋亡的影响[J].中国癌症杂志,2015,25(7):516-521.

[6] 赵雪萌,余祖江.基因沉默的工具-RNA 干扰技术的研究进展[J].河南医学研究,2015,24(1):74-75.

[7] 崔杰,周金林.蜱的 RNA 干扰方法研究进展[J].寄生虫与医学昆虫学报,2015,22(1):65-70.

[8] 刘宗才,黄蕾,阚云超,等.反义寡核苷酸干涉家蚕非编码 RNA 的研究[J].安徽农业科学,2013,41(19):8441-8442.

[9] 李建锋.RAPD 技术在昆虫学研究中的应用[J].现代农业科技,2011,(01):30-31.

[10] 任明华,王长林,倪少滨.反义核酸技术在泌尿系统肿瘤治疗中的应用进展[J].国际遗传学杂志,2010,33(04):240-245.

[11] 由佳,李明举,范钦磊,等.反义核酸的研究进展[J].中国动物检疫,2009,26(5):71-72.

[12] 于铁成,王岩,杜波,等.小分子干扰 RNA 和反义寡核苷酸技术的比较及其应用意义[J].中国组织工程研究与临床康复,2007,11(36):7262-7266.

[13] 李朝品.医学昆虫学[M].北京:人民军医出版社,2007:364-366.

[14] 李国清,谢明权.高级寄生虫学[M].北京:高等教育出版社,2007:582-587.

[15] 李朝品.医学蜱螨学[M].北京:人民军医出版社,2006:454-456.

[16] 陆宏,孙慧敏.反义核酸技术在眼科的研究应用进展[J].国外医学眼科学分册,2005,29(04):220-223.

[17] 康尔恂,郑家润.反义核酸技术及其在皮肤科的应用[J].国外医学皮肤性病学分册,2004,30(01):16-19.

[18] CHAN S Y,SNOW J W. Uptake and impact of natural diet-derived small RNA in invertebrates:Implications for ecology and agriculture [J]. RNA Biol,2017,14(04):402-414.

[19] CASTANOTTO D,LIN M,KOWOLIK C,et al. Protein Kinase C-α is a Critical Protein for Antisense Oligonucleotide-mediated Silencing in Mammalian Cells [J]. Mol Ther,2016,24(06):1117-1125.

[20] CAPPELLE K,DE OLIVEIRA C F R,VAN EYNDE B,et al. The involvement of clathrin-mediated endocytosis and two Sid-1-like transmembrane proteins in double-stranded RNA uptake in the Colorado potato beetle midgut [J]. Insect Mol Biol,2016,25(03):315-323.

[21] EAST-SELETSKY A,O'CONNELL M R,KNIGHT S C,et al. Two distinct RNase activities of CRISPR-C2c2 enable guide-RNA processing and RNA detection [J]. Nature,2016,538(7624):270-273.

[22] FAKHR E,ZARE F,TEIMOORI-TOOLABI L. Precise and efficient siRNA design:a key point in competent gene silencing [J]. Cancer Gene Ther,2016,23(04):73-82.

［23］COHEN Z R,RAMISHETTI S,PESHES-YALOZ N,et al. Localized RNAi therapeutics of chemoresistant grade IV glioma using hyaluronan-grafted lipid-based nanoparticles［J］. ACS Nano,2015,9（02）:1581-1591.

［24］MARUYAMA T,DOUGAN SK,TRUTTMANN MC,et al. Increasing the efficiency of precise genome editing with CRISPR-Cas9 by inhibition of nonhomologous end joining［J］. Nat Biotechnol,2015,33（05）:538-542.

［25］CECH T R,STEITZ J A. The noncoding RNA revolution-trashing old rules to forge new ones［J］. Cell,2014,157（01）:77-94.

［26］HE B,CHU Y,YIN M,et al. Fluorescent nanoparticle delivered dsRNA toward genetic control of insect pests［J］. Adv Mater, 2013,25（33）:4580-4584.

［27］MUSSOLINO C,CATHOMEN T. RNA guides genome engineering［J］. Nat Biotechnol,2013,31（03）:208-209.

［28］ZHOU W,FU X Q,LIU J,et al. RNAi knockdown of the Akt1 gene increases the chemosensitivity of gastric cancer cells to cisplatin both in vitro and in vivo［J］. Regul Pept,2012,176（1-3）:13-21.

［29］WANG Y,LEE C G. Role of miR-224 in hepatocellular carcinoma:a tool for possible therapeutic intervention?［J］. Epigenomics, 2011,3（02）:235-243.

［30］SUMIMOTO H,KAWAKAMI Y. Lentiviral vector-mediated RNAi and its use for cancer research［J］. Future Oncol,2007,3 （06）:655-664.

［31］BO X,LOU S,SUN D,et al. AOBase:a database for antisense oligonucleotides selection and design［J］. Nucleic Acids Res, 2006,34（Database issue）:D664-D667.

［32］DOWLER T,BERGERON D,TEDESCHI A L,et al. Improvements in siRNA properties mediated by 2′-deoxy-2′-fluoro-beta-D-arabinonucleic acid（FANA）［J］. Nucleic Acids Res,2006,34（06）:1669-1675.

［33］BILANGES B,STOKOE D. Direct comparison of the specificity of gene silencing using antisense oligonucleotides and RNAi［J］. Biochem J,2005,388（02）:573-583.

［34］DE OLIVEIRA M C,BOUTET V,FATTAL E,et al. Improvement of in vivo stability of phosphodiester oligonucleotide using anionic liposomes in mice［J］. Life Sci,2000,67（13）:1625-1637.

附录

附录一
中英文名词索引

C

E

F

G

H

J

K

L

T

W

X

Y

附录二

常用溶液配制

一、溶液的浓度表示方法

1. **重量百分数溶液** 用 100g 溶液中所含溶质的克数来表示的浓度叫质量百分浓度,用 % 表示。

$$质量百分浓度(\%)=(溶质质量/溶液质量)\times 100\%$$

2. **比例浓度** 以溶质与溶剂的重量或体积之比来表示的浓度叫比例浓度。一般比例浓度中均标明是重量比或是体积比,若不标明,则固体按重量计,液体按体积计。如配制 1∶1 的盐酸溶液,将 1 体积的浓盐酸与 1 体积的水混合即得;又如配制 1∶5 000 的高锰酸钾溶液,将 1g 高锰酸钾溶于 5 000ml 水中即得。

3. **克分子溶液** 定义为 1L 中含 1g 分子溶质的克分子数表示。如:1L 中含 1g 分子溶质的溶液,它的克分子浓度为 1mol/L;含 1/10 克分子浓度为 0.1mol/L,依此类推。

4. **当量溶液与毫当量浓度** 当量溶液定义是 1L 溶液中所含溶质的克当量数。符号:N(克当量/L)。当量反映元素当量的内在联系互相化合所得失电子数或共同的电子对数(元素=原子量/化合价)。

例如:钠的当量=23/1=23;铁的当量 =55.9/3=18.6

酸、碱、盐的当量计算法:

酸的当量=酸的分子量/酸分子中被金属置换的氢原子数

碱的当量=碱的分子量/碱分子中所含氢氧根数

盐的当量=盐的分子量/盐分子中金属原子数金属价数

二、溶液的浓度计算

1. **溶液的配制** 实验室常需配制溶液,通常配制溶液的步骤是:按欲配制溶液浓度、多少等要求,计算出所需量的溶质和溶剂,分别取用。再将溶质和溶剂掺混,使溶质溶解于溶剂中。最后搅拌均匀即可。在掺混溶质和溶剂时应注意,有时应将溶剂注入溶质,而有时则是将溶质注入溶剂。例如,配制氯化钠水溶液时,应将水注入盛有氯化钠的容器,而配制稀硫酸溶液,则应将浓硫酸以滴定方式注入盛有水溶剂的容器。

配制要求不同,溶液的配制浓度也不同。常用的溶液浓度有百分比浓度、比例浓度和摩尔浓度。

百分比浓度是指溶液中溶质的量占全部溶液量的百分比,其计算公式如下:

$$百分比浓度=\frac{溶质}{溶质+溶剂}\times 100\%$$

(1)百分比浓度又可分为质量百分比浓度和体积百分比浓度等,即溶质、溶剂和溶液的量分别以质量计和体积计的百分比浓度。例如,欲配制 200g 10% 的氯化钠水溶液,其浓度属质量百分比,配制时可先按上述公式计算出所需氯化钠的质量为 20g(200g×10%),水的质量为 180g(20~200g),再分别取用,将 20g 氯化钠溶于 180g 水中,此时即得到欲配制的溶液。

(2)比例浓度是指溶液中,溶质和溶剂量的比例关系。通常,若溶质为液体,其溶质和溶剂的量以体积计;若溶质为固体,则溶质和溶剂的量以质量计。

例如欲配制 1：8 的稀释红墨水溶液,应先取用 1 份体积的红墨水和 8 份体积的水,再将两者掺混,搅拌均匀即可。

（3）摩尔浓度是以 1L 溶液中所含溶质摩尔数的多少来表示,其计算公式如下：

$$摩尔浓度 = \frac{溶质的量（mol）}{溶液的体积（L）}$$

例如,欲制 0.5 摩尔浓度的硫酸铜水溶液 500ml,可先计算出所需硫酸铜的质量为 40g（$0.5 \times 160 \times 0.5$,其中 160 为硫酸铜的分子量）,若忽略 40g 硫酸铜的体积不计,则将 500ml 的水和 40g 硫酸铜掺混,溶解均匀,即得到所配制浓度的硫酸铜溶液。

2. **溶液的稀释** 根据稀释前后溶质的总量不变进行运算,无论是用水,或是用稀溶液来稀释浓溶液,均可计算。

（1）用水稀释浓溶液:设稀释前的浓溶液的质量为 m,其溶质的质量分数为 $a\%$,稀释时加入水的质量为 n,稀释后溶质的质量分数为 $b\%$。则可得,

$$m \times a\% = (m+n) \times b\%$$

（2）用稀溶液稀释浓溶液:设浓溶液的质量为 A,其溶质的质量分数为 $a\%$,稀溶液的质量为 B,其溶质的质量分数为 $b\%$,两液混合后的溶质的质量分数为 $c\%$。则可得,

$$A \times a\% + B \times b\% = (A+B) \times c\%$$

3. **溶液浓度的换算**

（1）质量–体积浓度:用单位体积（$1m^3$ 或 1L）溶液中所含的溶质质量数来表示的浓度叫质量–体积浓度,以符号 g/m^3 或 mg/L 表示。例如,1L 含铬废水中含六价铬质量为 2mg,则六价铬的浓度为 2mg/L。

$$质量–体积浓度 = 溶质的质量数（g 或 mg）/溶液的体积（m^3 或 L）$$

（2）浓度单位的换算公式:

1）当量浓度 = $1\,000 \times d \times$ 质量百分浓度/E

2）质量百分浓度 = 当量浓度 E/$1\,000 \times d$

3）摩尔浓度 = $1\,000 \times d$ 质量百分浓度/M

4）质量百分浓度 = 质量–体积浓度（mg/L）/$10^4 \times d$

5）质量–体积浓度（mg/L）= 10^4 质量百分浓度

注:E 为溶质的克当量;d 为溶液的比重;M 为溶质的摩尔质量。

三、几种常用溶液的配制

1. **碘酒** 又名碘酊,是常用的外科消毒杀菌剂。常用的是含碘 2%~3% 的酒精溶液,还有一种浓碘酒,用于皮肤及外科手术消毒。由于碘在酒精中溶解得较慢,为了加速溶解加入适量碘化钾。

碘酒的配方如下:I_2 25g,KI 10g,C_2H_5OH 500ml,最后加水至 $1\,000$ml。

配制时应先将 KI 溶解于 10ml 水中,配成饱和溶液。再将 I_2 加入 KI 溶液中,然后加入 C_2H_5OH,搅拌溶解后,添加蒸馏水至 $1\,000$ml,即成为常用的皮肤消毒剂。

用于治疗皮肤甲癣及外科消毒的浓碘酒配方如下:

I_2 100g,KI 20g,蒸馏水 20ml,最后加 90% C_2H_5OH 至 $1\,000$ml。

配制方法与稀碘酒的方法相同。

配好的碘酒应存放在密闭的棕色玻璃瓶中备用。

2. **不同物种的生理盐水**

（1）配方一:各种动物需用的生理盐水

哺乳类:需用生理盐水浓度是 0.9%。称取 0.9g 氯化钠,溶解在少量蒸馏水中,定容到 100ml。

鸟类:需用的生理盐水浓度是 0.75%。称取 0.75g 氯化钠,溶解后用蒸馏水定容到 100ml。

两栖类:需用的生理盐水浓度是 0.65%。称取 0.65g 氯化钠,溶解后用蒸馏水定容到 100ml。

（2）配方二:任氏（Ringer's）生理盐水

称取氯化钠 6.5g、碳酸氢钠 0.2g、氯化钾 0.14g、磷酸二氢钠 0.01g、氯化钙 0.12g。先把氯化钠、氯化钾、碳酸氢钠、磷酸二氢钠分别溶解在少量蒸馏水中,混合后用蒸馏水稀释到 980ml。然后取氯化钙溶解在 20ml 蒸馏水中,把氯化钙溶液逐滴加入到上述溶液内,边滴边搅拌,以免产生不溶解的磷酸钙沉淀。

此溶液用于变温动物,尤其常用于两栖类。

（3）配方三:乐氏（Locke's）生理盐水

称取氯化钠 9.0g、碳酸氢钠 0.1~0.3g、氯化钾 0.42g、氯化钙 0.24g。将氯化钠、氯化钾、碳酸氢钠分别用少量蒸馏水溶解,混合后加蒸馏水到 980ml。再将氯化钙溶解在 20ml 蒸馏水里,逐滴加入上述溶液中。

以上溶液用于恒温动物,尤其常用于哺乳类。

3. 各种浓度酒精　实验室常以 95% 酒精来配制各种低浓度的酒精,因 100% 纯酒精系由 95% 酒精再蒸馏而成,价格昂贵,一般不用于稀释。

配制方法:配 70% 酒精时,可取 95% 酒精 70ml 再加入蒸馏水 25ml 即得。一般遵照以下原则:无论用任何浓度的酒精稀释时,即稀释多大浓度就取多少毫升的酒精,然后用蒸馏水加至该酒精原有浓度数即可。

4. 一定浓度酸碱溶液的配制

（1）1mol/L 氯化钾（KCl）:溶解 7.46g 氯化钾于足量的水中,加水定容到 100ml。

（2）0.5mol/L EDTA:配制等摩尔的 Na_2EDTA 和 NaOH 溶液（0.5mol/L）,混合后形成 EDTA 的三钠盐。或称取 186.1g 的 $Na_2EDTA \cdot 2H_2O$ 和 20g 的 NaOH,并溶于水中,定容至 1L。

（3）1mol/L HCl:加 8.6ml 的浓盐酸至 91.4ml 的水中。

（4）1/15mol/L 磷酸盐缓冲液（phosphate buffer solution,PBS）

甲液:1/15mol/L Na_2HPO_4 溶液

Na_2HPO_4	9.465g
蒸馏水	加至 1 000ml

乙液:1/15mol/L KH_2PO_4 溶液

KH_2PO_4	9.07g
蒸馏水	加至 1 000ml

分装在棕色瓶内,于 4℃冰箱中保存,用时甲、乙两液按不同比例混合,即可得所需 pH 的缓冲液。

（5）5.6%$NaHCO_3$ 溶液

称 $NaHCO_3$ 5.6g,溶于 100ml 蒸馏水中,室温保存即可（如需要也可 10 磅 15 分钟高压灭菌,4℃冰箱保存）。

四、缓冲溶液

（一）磷酸盐缓冲液的配制

配方:甲液:NaCl 8.0g,KCl 0.2g,KH_2PO_4 0.2g,Na_2HPO_4 2.899g,蒸馏水加到 800ml。

乙液:$CaCl_2$ 0.1g,蒸馏水 100ml。

丙液:$MgCl_2$ 0.1g,蒸馏水 100ml。

配法:将甲、乙、丙三液分别经 15 磅,高压灭菌 20 分钟,冷却后混合即成。

（二）常用电泳缓冲液

1. 常用电泳缓冲液（附表二-1）

附表二-1　常用电泳缓冲液

工作液	缓冲液	储存液/L
Tris-乙酸（TAE）	1×	50×
	40mmol/L Tris-乙酸	242g Tris 碱
	1mmol/L EDTA	57.1ml 冰醋酸
		100ml 0.5mol/L EDTA（pH8.0）

工作液	缓冲液	储存液/L
Tris-硼酸①（TBE）	0.5× 45mmol/L Tris-硼酸 1mmol/L EDTA	5× 54g Tris 碱 27.5g 硼酸 20ml 0.5mol/L EDTA（pH8.0）
Tris-磷酸（TPE）	1× 45mmol/L Tris-磷酸 2mmol/L EDTA	10× 108g Tris 碱 15.5ml 磷酸 40ml 0.5mol/L EDTA（pH8.0）
Tris-甘氨酸②	1× 25mmol/L Tris-HCl 250mmol/L 甘氨酸 0.1%SDS	5× 15.1g Tris 碱 94g 甘氨酸（电泳级） 50ml 10%SDS（电泳级）

注：① TBE 通常配制成 5× 或 10× 储存液。浓的储存液的 pH 应为 8.3，用前稀释。用同一浓度储存液配制凝胶液和电泳缓冲液。有些人喜欢用更浓的 TBE 储存液（10× 而不是 5×）。但是，5× 储存液更稳定，在存放时不会出现沉淀。用 0.22μm 滤器将 5× 或 10× 储存液过滤可防止或推迟沉淀的形成。

② Tris 甘氨酸缓冲液用于 SDS-聚丙烯酰胺凝胶电泳。

2. 特殊的电泳缓冲液

（1）10× 碱性琼脂糖凝胶电泳缓冲液

配方：500mmol/L NaOH，10mmol/L EDTA。

配法：将 50ml 10mol/L NaOH 和 20ml 0.5mol/L EDTA（pH8.0）加到 800ml 水中，然后定容至 1L。用前即刻将 10× 碱性琼脂糖凝胶电泳缓冲液用水稀释成 1× 工作液。使用 10× 储存液配制碱性琼脂凝胶和电泳工作液。

（2）10× BPTE 电泳缓冲液

配方：100mmol/L PIPES，300mmol/L Bis-Tris，10mmol/L EDTA

配法：将 3g PIPES（游离酸）、6g Bis-Tris（游离碱）和 2ml 0.5mol/L EDTA 加到 90ml 蒸馏水中，然后用焦碳酸二乙酯处理（终浓度为 0.1%）。10× 缓冲液的最终 pH 是 6.5。

（3）10× MOPS 电泳缓冲液

配方：0.2mmol/L MOPS（pH7.0），20mmol/L 醋酸钠，10mmol/L EDTA（pH8.0）

配法：用 700ml DEPC 处理的灭菌水溶解 41.8g MOPS。用 2mol/L NaOH 调 pH 至 7.0。加 20ml DEPC 处理的水定容 1L。用 0.45μm 的滤膜过滤除菌，室温避光保存。如果缓冲液暴露于可见光或高压灭菌则会变黄。淡黄色的缓冲液完全可用，但颜色变深的缓冲液不能使用。

3. 凝胶加样缓冲液

（1）6× 碱性凝胶加样缓冲液（附表二-2）：300mmol/L NaOH，6mmol/L EDTA，18%（M/V）聚糖体（Ficoll 400，Pharmacia），0.15%（M/V）溴甲酚绿，0.25%（M/V）二甲苯青 FF。

（2）溴酚蓝溶液（0.4%，M/V）：用 1ml 灭菌水溶解 4mg 固体溴酚蓝，室温保存。

（3）溴酚蓝蔗糖溶液：0.25%（M/V）溴酚蓝，40%（M/V）蔗糖。

（4）甲酚红溶液（10mmol/L）：用 1ml 灭菌水溶解 4mg 甲酚红钠盐，室温保存。

（5）10× 甲醛凝胶加样缓冲液：50%（V/V）甘油（用 DEPC 处理的水溶液），10mmol/L EDTA（pH8.0），0.25%（M/V）溴酚蓝，0.25%（M/V）二甲苯青 FF。

（6）甲酰胺加样缓冲液：80%（M/V）去离子化甲酰胺，10mmol/L EDTA，1mg/L 二甲苯青 FF，1mg/L 溴酚蓝。

购买蒸馏的去离子化甲酰胺，分装成小份充氮储存于 −20℃。或购买去离子化试剂级的甲酰胺。

（7）RNA 凝胶加样缓冲液：95%（V/V）去离子化甲酰胺，0.025%（M/V）溴酚蓝，0.025%（M/V）二甲苯青 FF，5mmol/L EDTA（pH8.0），0.025%（M/V）SDS。

附表二-2 6×凝胶加样缓冲液

缓冲液类型	6×缓冲液	储存温度
I	0.25%（M/V）溴酚蓝 0.25%（M/V）二甲苯青 FF 40%（M/V）蔗糖水溶液	4℃
IV	0.25%（M/V）溴酚蓝 0.25%（M/V）二甲苯青 FF 15%（M/V）聚糖体（Ficoll 400 型，Pharmacia）水溶液	室温
III	0.25%（M/V）溴酚蓝 0.25%（M/V）二甲苯青 FF 30%（M/V）甘油水溶液	4℃
IV	0.25%（M/V）溴酚蓝 40%（M/V）蔗糖水溶液	4℃

（8）2×SDS 凝胶加样缓冲液：100mmol/L Tris-HCl（pH6.8），4%（M/V）SDS（电泳级），0.2%（M/V）溴酚蓝，20%（V/V）甘油，200mmol/L 二硫苏糖醇（DTT）或 β-巯基乙醇。

不含硫代试剂的 1×SDS 和 2×SDS 凝胶加样缓冲液可在室温保存。二硫苏糖醇（DTT）或 β-巯基乙醇分别配成 1mol/L 或 14mol/L 的储存液，临用前加入。

（9）5×SDS-EDTA 染料混合液：0.4%（M/L）SDS，30mmol/L EDTA，0.25% 溴酚蓝，0.25%（M/V）二甲苯青 FF，20%（M/V）蔗糖。

（10）STE：10mmol/L Tris-HCl，0.1mol/L EDTA（pH8.0）。

在 $1.034×10^5$Pa（15psi）高压下蒸汽灭菌 15 分钟，储存于 4℃。

五、染液

1. 卡红染液

（1）明矾卡红（alum carmine）染液

配方：2.5%~5% 钾明矾水溶液 100ml，卡红 1g。

配法：将卡红溶于钾明矾溶液中，煮沸约 20 分钟，用玻棒充分搅拌使卡红溶解，冷却过滤。再加数滴防腐剂（如麝香草酚、石炭酸、水杨酸钠或甲醛等）。此液染色简易方便，无浓染之弊，但因染色力较弱，不适于染大型标本。

（2）盐酸卡红染液

配方：卡红 4g，浓盐酸 2ml，蒸馏水 15ml，85% 酒精 95ml。

配法：先溶解卡红于盐酸蒸馏水中，边加热边用玻璃棒搅拌，直至煮沸，再加入酒精加热至 80℃，冷却后过滤，加氨水数滴进行中和。

（3）醋酸明矾卡红（acetate alum carmine）染液

配方：钾明矾 4g，卡红 2g，蒸馏水 50ml，冰醋酸 5~10ml。

配制 1：将卡红 3g 加于钾明矾饱和液 100ml 中，煮沸使溶解，然后加 10% 冰醋酸，存放三周，过滤即可用。此染液用于染制昆虫标本。

配制 2：将卡红 4~5g 加于冰醋酸 45ml 和蒸馏水 55ml 中在微火上加温煮沸，并用玻棒搅拌使其溶解，冷却后该液呈暗红色，过滤，为饱和溶液，密封保存。用时 1 份原液以 99 份蒸馏水稀释。此染液渗透作用快，着色美观兼有固定的作用，对新鲜组织的核染色较好，最适于细胞学材料的观察。

钾明矾饱和液 100ml，卡红 3g，冰醋酸 10ml。混合液置于 37℃温箱内过夜，过滤后即可使用。

（4）苏木素卡红染液的配制

卡红	1g
蒸馏水	15ml
盐酸	0.5ml
冰醋酸	8ml
95% 酒精明矾饱和液	72ml
10% 苏木素纯酒精液	5ml

先将蒸馏水放在小烧瓶中煮沸，依次加入卡红、盐酸后震荡混合，置水浴锅中加温至卡红完全溶解为止。冷却后，再依次加入冰醋酸、明矾酒精饱和液及苏木素纯酒精液，摇匀过滤后备用。

2. 明矾胭脂红（alum coehineal）染液

配方：钾明矾 6g，胭脂红 6g，蒸馏水 90ml。

配法：将上述混合液煮沸约半小时，待沉淀后，取上面的溶液，再加水煮至 90ml，冷却后过滤，加少许防腐剂（数滴）即成。此染液适于染整体标本，不易过染，染色标本色泽较佳。

3. 石炭酸复红（carbol fuchsin）染液

配方：碱性品红（basic fuchsin）1 份，纯酒精 10 份，5% 石炭酸水溶液 100 份。

配法：将 1 份碱性品红溶于 10 份纯酒精中，然后加入 5% 石炭酸水溶液 100 份配成。此液常用于昆虫（含几丁质）标本的染色。

4. 2% 伊红（losin）水溶液

配方：伊红（水溶性）2g，蒸馏水 100ml，冰醋酸 1~2 滴。

配法：伊红溶于水之后，加冰醋酸，作为促染剂，易使伊红着色，并经酒精时不易脱色。

5. 荧光素吖啶橙染液

配方：吖啶橙 0.5g，pH7.0 的磷酸盐缓冲液 50ml，甘油。

配法：吖啶橙 0.5g 溶于 pH7.0 的 50ml 磷酸盐缓冲液中。静置 2~3 周使充分溶解，滤入棕色瓶中，严密加塞，即得吖啶橙原液。贮存于 4℃ 冰箱中，保存期 1 年。

临用时取 pH7.0 的磷酸盐缓冲液（PBS）10ml，加吖啶橙原液 0.1ml，配成 0.01% 稀释液，再按每毫升加 1 滴以延缓染色和干燥，贮于棕色瓶中，可保存 10~15 天。

6. 晶蓝染液

配方：晶蓝 2.5g，蒸馏水 200ml，高锰酸钾 1.5g，1mol/L 盐酸 4ml，伊红 0.25g，95% 酒精 96ml。

配法：A 液：取晶蓝 2.5g 溶于 150ml 蒸馏水中，加热促溶。另取高锰酸钾 1.5g 溶于 50ml 蒸馏水中。将二液混合并煮沸 20 分钟，冷却后过滤，补足煮沸时失去的水分，即可备用。

B 液：取 1mol/L 盐酸 4ml，伊红 0.25g，加 95% 酒精 96ml，使伊红充分溶解，过滤后备用。

7. 苏木素染液

（1）哈氏（Harris）苏木素染液

配方：A 液：苏木素 1g，95% 或纯酒精 10ml。

B 液：铵（或钾）明矾 20g，蒸馏水 200ml，氧化汞 0.6g。

配法：先将 A 液置烧杯中煮沸几分钟，直至溶化。将 B 液（明矾需研碎）置另一 500ml 烧杯中，用微火煮沸 20 分钟（从初沸时算起）。然后，将 A 液徐徐滴入正在煮沸的 B 液中。加毕，离火焰慢慢加入氧化汞（速加则染液可沸出瓶外），再煮沸 3~4 分钟。最后，移烧杯于冷水中快速冷却（速冷可使溶液均匀，并加强着色力和渗透速度）。第二天过滤，贮存于棕色瓶中。氧化汞可加速染液"成熟"，故过滤后可立即使用。用前在每毫升染液中加 5ml 冰醋酸，对核着色更好。此染液适用于对昆虫标本内部构造的染色效果也较好，胞核与胞质分化比较清晰。

（2）德氏（Delafield）苏木素染液

配方：A 液：苏木素 4g，95% 或纯酒精 10ml。

B 液：硫酸铝铵 10g，蒸馏水 100ml。

C 液:甘油 25ml,甲醇 25ml。

配法:苏木素溶于酒精之后,将 B 液慢慢倒入 A 液中,混匀后贮存于棕色大口瓶中。瓶口用数层纱布扎住,暴露于空气和阳光下,使之氧化。2~4 周后过滤,再加入 C 液,直至变为暗色,再过滤一次。密封可保存数年。临用前以蒸馏水稀释为 1:10~1:20 的工作染液。如急用,可滴加数滴过氧化氢或少量(0.2~0.3ml)碘酸钾或碘酸钠于 A、B 液中,暴光 3~4 天,过滤后加 C 液即可。此液染胞核及嗜碱颗粒效果良好。标本被染成紫蓝色,须用酸酒精脱色。

(3)尔立希氏(Ehrlich)苏木素染液

配方:苏木素 2g,95% 酒精 100ml。

配法:先将苏木素结晶溶于 95% 酒精中,然后加入 3% 钾明矾溶液 100ml、甘油 100ml 及冰醋酸 10ml,混合后呈淡红色,置瓶内让其自然氧化成熟 2~3 周,此时染液呈暗红色,临用时过滤,并以蒸馏水稀释。

8. 丽春红染液

配方:丽春红 2g,三氯乙酸 30g,磺基水杨酸 30g,溶于 100ml 水。

配法:应用上述配方配好贮存液备用。使用时取上述贮存液加 9 份去离子水即可。

9. 考马斯亮蓝染液　将 0.25g 考马斯亮蓝 R-250 溶于 100ml 脱色液(甲醇:水:冰乙酸= 45:45:10)中,用 1 号 Whatman 滤纸过滤染液,以去除颗粒状物质。

10. 甲基绿-派伦绒(methyl green-pyronin)染液

(1)染色剂 A 液的配制方法:取甲基绿 2g 溶于 98ml 蒸馏水中,取派伦绒 5g 溶于 95ml 蒸馏水中。取 6ml 甲基绿溶液和 2ml 派伦绒溶液加入 16ml 蒸馏水中,即为 A 液,放入棕色瓶中备用。

(2)染色剂 B 液的配制方法:B 液是一种缓冲液,由乙酸钠和乙酸混合而成。先取乙酸钠 16.4g,用蒸馏水溶解至 1 000ml 备用;再取乙酸 12ml,用蒸馏水稀释至 1 000ml 备用。取配好的乙酸钠溶液 30ml 和稀释的乙酸 20ml,加蒸馏水 50ml,配成 pH 为 4.8 的 B 液(缓冲液)。

(3)染色剂的配制:染色剂是由 A 液、B 液混合配制而成的。取 A 液 20ml 和 B 液 80ml 混合,即为实验中所用的吡罗红甲基绿染色剂。应该注意的是该试剂应现用现配。

11. 硼砂亚甲蓝(美蓝)染液　取亚甲蓝 2g,硼砂 3g,置研钵内,边研边加水,待溶解后冲洗入瓶中,加蒸馏水 100ml 配成原液,过滤后放置备用。

附:染色应注意的事项

(1)重视染料和溶媒的质和量,配制的步骤和染液的成熟程度等。溶媒主要为蒸馏水和酒精两种,选择溶媒时要考虑到它对染料的染色作用性质不发生变化。不同批号、品牌的效果各不相同,故每批染液配成后,须先行试染,合适者才留用。

(2)染液的浓度与染色时的温度,对染色时间有很大关系。浓度高染色快,但有些标本在染液浓度高时,染色效果不佳,所以一般采用浓度较稀,作用较弱的染液,经过较长时间染色,可以得到较满意的效果。在各种染色方法中,所需染色时间,应依照标本的种类、大小、固定液的性质,以及切片的厚度、组织细胞的结构特点等情况而定,需经反复实践,积累经验,以选择最合适的时间,通常延长了染色时间,也需较长的分色时间。温度高染色快,对于溶解度低或溶解速度过慢的染料,一般可加温促进溶解。

(3)分色结果好坏是染色成败的关键。因此应密切注意分色情况,必要时须在显微镜下观察,一直到分色至色度适宜为止,此时应立即彻底洗去标本中的分化剂。分化剂的浓度可视标本脱色的难易来配制。通常为了使组织分化更鲜明清晰,染色的时间可适当延长些。

(4)染液的 pH 与染色效果有密切关系,特别是中性染料。如瑞氏染液和吉氏染液,在染制血片时,其稀释液的 pH 宜在 6.8~7.0,太酸则染色较红,碱性太大则染色较蓝。

(5)染液或试剂如有沉淀,临用前应过滤,以免沉淀物污染标本。

(6)配制染液或进行染色时,所用的器皿应是洁净和干燥的玻璃器皿。

六、pH 标准溶液配制

pH 缓冲溶液是一种能使 pH 保持稳定的溶液。如果向这种溶液中加入少量的酸或碱,或者在溶液中的化学反应产生少量的酸或碱,以及将溶液适当稀释,这个溶液的 pH 基本上稳定不变,这种能对抗少量酸或碱或稀释,而使 pH 不易发生变化的溶液称为 pH 缓冲溶液。

pH 标准缓冲溶液具有以下特点:

1. 标准溶液的 pH 是已知的,并达到规定的准确度

2. 标准溶液的 pH 有良好的复现性和稳定性,具有较大的缓冲容量,较小的稀释值和较小的温度系数。

3. 溶液的制备方法简单,见附表二-3。

对于一般的 pH 测量,可使用成套的 pH 缓冲试剂(可配制 250ml),配制溶液时,应使用去离子水,并预先煮沸 15~30 分钟,以除去溶解的二氧化碳。剪开塑料袋将试剂倒入烧杯中,用适量去离子水使之溶解,并冲洗包装袋,再倒入 250ml 容量瓶中,稀释至刻度,充分摇匀即可。

附表二-3 pH 标准溶液的制备

标准溶液(溶质的质量摩尔浓度,mol/kg)	25℃的 pH	每 1 000ml 25℃水溶液所需药品
基本标准		
酒石酸氢钾(25℃饱和)	3.557	6.4g $KHC_4H_4O_6$[①]
0.05m 柠檬酸二氢钾	3.776	11.4g $KH_2C_6H_5O_7$
0.05m 邻苯二甲酸氢钾	4.028	10.12g $KHC_8H_4O_4$
0.025m 磷酸二氢钾	6.865	3.388g KH_2PO_4
0.025m 磷酸氢二钠	7.413	3.533g Na_2HPO_4[②③]
0.008 695m 磷酸二氢钾	9.180	1.179g KH_2PO_4[②③]
0.030 43m 磷酸氢二钠	10.012	4.302g Na_2HPO_4
0.01m 硼砂		3.80g $Na_2B_4O_7 \cdot 10H_2O$[③]
0.025m 碳酸氢钠	1.679	2.092g $NaHCO_3$
0.025m 碳酸钠	12.454	2.640g Na_2CO_3
辅助标准		
0.05m 四草酸钾		12.61g $KH_3C_4O_8 \cdot 2H_2O$[④]
氢氧化钙(25℃饱和)		1.5g $Ca(OH)_2$[①]

注:① 大约溶解度;
② 在 110~130℃烘 2~3 小时;
③ 必须用新煮沸并冷却的蒸馏水(不含 CO_2)配制;
④ 别名草酸三氢钾,使用前在 54℃ ±3℃ 干燥 4~5 小时。

七、常用固定剂的配制

(一)混合固定液的配制

1. 卡氏(Carnoy)固定液的配制

配方:纯酒精 6 份,冰醋酸 1 份,氯仿 3 份。

纯酒精固定胞质及沉淀肝糖,冰醋酸固定染色质,并可防止酒精的硬化及收缩作用。可增加渗透力,对外膜致密不易透入的组织尤其适合。固定的标本适合各种染色。此液能固定胞质和胞核,尤其适于固定染色体,故多用于细胞学的制片。

该液穿透速度快,小块组织及小型寄生虫一般固定 0.5~1 小时,大型标本不超过 3~4 小时。放置过久,组织可出现膨胀和硬化现象。固定后的标本用 95% 酒精洗涤 2 次,移到 95% 酒精中继续脱水,或移于石蜡中,也可保存于 80% 酒精。

2. 鲍氏（Bouin）固定液的配制

配方：苦味酸饱和溶液 75ml，40% 福尔马林 25ml，冰醋酸 5ml。

苦味酸可沉淀一切蛋白质，但穿透速度慢，使组织收缩大。福尔马林穿透力较强，可防止苦味酸对细胞质所产生的粗大沉淀。冰醋酸使组织膨胀，也可固定染色质。三者互相配合成为较好的固定剂。适于固定昆虫及一般动物组织。该液渗透力强、固定均匀，组织收缩少，可把一般的微细结构显示出来，对苏木素及酸性复红易于着色。

此液宜于临用前配制，否则可因氧化还原反应而影响固定效果。一般固定 12~24 小时，小型虫体或小块组织固定数小时（4~16 小时）即可。固定后的标本不能用水洗，以免使核组织模糊；可用 70% 酒精洗涤 10 余小时或更长时间，以脱去黄色的苦味酸；也可在每次更换酒精时加氨水一滴以中和酸性和漂白苦味酸；或加入少许碳酸锂饱和水溶液以洗去黄色。此时如不继续制片，可将标本保存于 70% 酒精中。组织在脱水过程经酒精时也可洗去苦味酸，即使残留有少量苦味酸，对一般染色并无影响。

3. 布勒氏（Bless）固定液的配制

配方：福尔马林 7ml，70% 酒精 90ml，冰醋酸 3~5ml。

冰醋酸宜于临用前加入。此液渗透力强，只需固定 3~12 小时，适于固定昆虫幼虫及成虫内部器官（如蚊、蝇消化道）等。固定昆虫幼虫时，应加热至 60~70℃，再放入幼虫使虫体伸直。此液固定的标本用卡红或苏木素类染料染色，效果均佳。

4. 秦氏（Zenker）固定液的配制

配方：重铬酸钾 2.5g，升汞 5.0g，蒸馏水 100ml，冰醋酸 5.0ml。

将前三者混合于烧杯中，加温溶解（数小时），冷却后过滤，将混合液贮存于棕色的玻璃瓶内。临用时加冰醋酸，否则它将与重铬酸钾起作用。

此液为一般动物组织的优良固定剂，经它固定的虫体和宿主组织切片后，细胞核及细胞质染色颇为清晰。一般固定时间为 12~24 小时，小块组织（2~4mm^3）固定时间为 6~8 小时。然后在流水中冲洗 12 小时左右，以除去多余的重铬酸钾。在脱水至 70% 酒精时用 0.5% 碘酒精脱水，再用 70% 酒精洗去碘化汞，最后用 5% 硫代硫酸钠洗涤。保存于 70% 酒精中。

5. 吉尔森氏（Gilson）固定液的配制

配方：60% 酒精 100ml，80% 硝酸（或比重 1.456）15ml，升汞 20ml，冰醋酸 2ml，蒸馏水 88ml。

此液用于固定昆虫幼虫，为良好固定剂，能均匀固定组织，其中硝酸有软化角质层的作用。固定时间 3~5 小时，过久也不会损害组织。固定后用 50% 酒精冲洗，不可用水冲洗，因可使组织膨胀。洗涤时需脱汞。此混合液保存 24 小时后即失效。

6. Hoars 固定液的配制

配方：苦味酸 95% 酒精饱和液 75ml，福尔马林 25ml。

临用时加冰醋酸 5ml，若加一两滴氯仿，可助溶液浸入组织，尤其可使昆虫表皮柔软。

此液常用于固定准备切片的昆虫标本。

7. 阿尔塞弗氏液（Alsever's 溶液）配制

葡萄糖 2.05g，柠檬酸钠 0.8g，柠檬酸 0.055g，氯化钠 0.42g，加蒸馏水至 100ml。

附：标本固定的注意事项

（1）固定的须新鲜，经生理盐水或清水（大块组织）洗净后立即投入固定剂中。清洗或移动中小型昆虫时宜用毛笔或镊子轻取，以免损伤虫体。

（2）较大的组织块应用锋利小刀在适当部位作一剖面或深切口，以利固定剂迅速进入组织。用于切片的组织块不宜过厚，一般须切成小块，直径不超过 5mm。

（3）病理标本要尽可能地保持虫体与宿主组织的自然位置和状况。

（4）容器勿过小，标本勿过多，以免拥挤而变形，并防组织内水分在固定时渗出，影响固定剂的浓度。勿使虫体和组织块贴于瓶底或瓶壁，以免影响固定剂的渗入。固定小型虫体和组织块时，容器底部最好垫以棉花，使固定剂均匀地渗入。

（5）一般固定液都以新配的为佳,配制好的固定液应贮放在冰箱或阴凉处,不宜放在日光下。

（6）固定完毕的标本,保存于严密紧塞或加盖的玻璃容器里。同时须在容器外贴上标签,并随同标本放入溶液时投入相应的标签,以免相互混淆。标签上注明固定剂、标本来源、日期等,文字应用黑色铅笔或绘图黑墨水书写。

（二）封固液

1. 甘油冻胶（明胶）（glycerine jelly）

配方:白明胶 1 份,蒸馏水 6 份,甘油 7 份,石炭酸加至 1%。

配法:先将明胶溶于水中,两小时后加甘油与石炭酸,温热 15 分钟,不时调和,使甘油与明胶混合。用棉花过滤后即可应用。

2. Hoyer 封片液

配方:阿拉伯胶 30g,水合氯醛 20g,蒸馏水 50ml。

配法:阿拉伯胶 30g 和水合氯醛 20g 溶于 50ml 蒸馏水。

3. 蛋白甘油液

配方:鸡蛋白 50ml,福尔马林 40ml,甘油 10ml。

配法:充分混合,静置一段时间,待气泡全部上升至液面;除去气泡,凝固后,贮存于密封瓶中,待用。

4. 贝氏（Berlese's）液

配方:阿拉伯树胶 8g,蒸馏水 8ml,甘油 5ml,水合氯醛 70g,冰醋酸 5% 3ml。

配法:将以上各成分在 50~80℃的水锅中混合,先将阿拉伯树胶溶于水中后,其余按上列次序加入。待混合好后,过滤备用。

5. 蒲氏溶液

配方:水合氯醛 70g,阿拉伯树胶 3g,蒸馏水 10ml,甘油 5ml,冰醋酸 3ml。

6. Hoyer 氏改良贝氏处方

配方:蒸馏水 50ml,阿拉伯树胶 30g,水合氯醛 200g,甘油 20g。

以上两种溶液中,蒲氏溶液漂白力很强。用于一般的恙螨幼虫制片,有时感到过分透明。对于拉华属恙螨幼虫比较适用。制片后需用白漆封于四周,很不方便。

7. 改良幼虫制片液

配方:水合氯醛 35g,阿拉伯树胶 25g,甘油 12ml,蒸馏水 35ml,50% 葡萄糖糖浆 3ml。

此液较稠,并且制片后不需要用白漆或其他药物封闭盖片,操作也较简便。

8. 福氏封固剂（Faures medium）

配方:水合氯醛 50g,阿拉伯树胶 30g,蒸馏水 50ml,甘油 20g。

配法:先将阿拉伯树胶完全溶解于蒸馏水,然后再加入水合氯醛和甘油,再过滤除杂。

9. 辛氏封固剂（Singer medium）

配方:水合氯醛 125g,阿拉伯树胶 30g,山梨糖醇 20g,蒸馏水 50ml,甘油 30g。

配法:配制方法同福氏封固剂。

10. 埃氏封固剂（Heize medium）

配方:多聚己醇 10g,水合氯醛 20g,蒸馏水 50ml,乳酸（82%~95%）35ml,1.5% 苯酚溶液 25ml。

配法:先将多聚己醇和蒸馏水置于烧杯中煮沸,随即加入乳酸和甘油,混匀,冷至微温;另外把水合氯醛和 1.5% 苯酚溶液置于另一烧杯中溶解,待完全溶解后,将此溶液加至上述微温溶液中搅拌,最后抽滤。

（三）固定液

1. 中性福尔马林（pH 保持在 7.0 左右的福尔马林）

配方:福尔马林 100ml,蒸馏水 90ml,磷酸二氢钠 4g,磷酸氢二钠 0.5g。

常用以固定和保存标本的浓度为 5%~10% 福尔马林。小型寄生虫和小块组织（1.5cm×1.5cm×0.2cm）在 5%~10% 福尔马林中数小时即可被固定好,大型虫体和大块组织则需经 1~2 天。在福尔马林中浸泡时间短的标本,染色前只需冲洗 10 分钟至 2 小时即可;但固定时间较长者,则需经流水冲洗 24 小时,甚至

48h,否则甲酸的沉淀将影响染色效果。

2. 混合固定剂

（1）酒精（乙醇）:酒精是无色液体,可与水在任何比例下混合。一般宜采用的浓度为70%。

酒精作为固定液的特点:①标本要求:较难渗入组织深部,故不宜用以固定大块组织;酒精固定的标本对于核的染色较差;酒精浓度在50%以上,可溶解脂肪及类脂体且易溶解血红蛋白及损害多数其他色素。②保存时间要求:酒精是还原剂,易被氧化为乙醛,再变为醋酸失效,应每二年更换一次或加入适量的甘油。③温度要求:0℃时蛋白质能溶于酒精,所以固定时温度不宜太低。

（2）福尔马林:福尔马林（37%~40%的甲醛水溶液）,是无色透明状液体,易挥发,有强烈的刺激性气味,是一种强还原剂,另外它有很强的抗菌效果,是较常用的防腐保存液。常用以固定和保存标本的浓度为5%~10%。

福尔马林作为固定液的特点:①标本要求:渗透力强,固定组织较为均匀,组织收缩少,可使组织硬化,可保存大块组织;可用于测定细胞内 DNA 含量标本的固定;固定后细胞核染色效果好。②固定时间要求:小块组织（1.5cm × 1.5cm × 0.2cm）在 5%~10% 福尔马林中需固定数小时,大块组织则需经 1~2 天。③保存要求:福尔马林易变性聚合呈混浊状多聚甲醛,不宜作固定剂,处理时可在配制时添加甘油以阻滞它的聚合,或将变性后的福尔马林沉淀物加热溶解。④对染色的影响:在福尔马林中浸泡时间短的标本,染色前只冲洗 10 分钟至 2 小时即可;但固定时间较长者,则需经流水冲洗 24 小时,甚至 48 小时,否则其氧化产物甲酸的沉淀将影响染色效果。

（3）醋酸（乙酸）:醋酸是混合固定液中常用成分。用于固定标本的浓度为 0.3%~5%。福尔马林作为固定液的特点:①标本要求:对染色质固定效果好;它对染色体的保存尤佳且可清楚地显示细胞核。②固定时间:穿透速度快,一般固定的时间均为 1 小时。

（4）其他:①苦味酸:穿透速度较慢,使组织收缩显著但不使组织硬化。应用苦味酸固定时间过久,会影响碱性染料的染色。苦味酸可沉淀蛋白质,但对类脂物质无作用,也不能固定碳水化合物。②重铬酸钾:重铬酸钾是强氧化剂,常用浓度为 1%~3%。其穿透速度慢（如 2mm³ 组织块需固定 24 小时）。固定的组织收缩很小。可固定类脂体、线粒体、高尔基体、脂肪等,但不能用以固定染色体。③升汞（氯化汞）:升汞有剧毒,对黏膜有腐蚀作用,常用浓度为 5% 水溶液。穿透力较弱,通常用于固定小型标本。可固蛋白质类物质,且有助染作用。④锇酸:常用浓度为 1%~2%。锇酸的穿透速度慢,对组织固定不均匀。经锇酸固定的标本不硬化。

八、其他常用溶液的配制

1. 甘油-山梨醇冻存液　4.2% 山梨醇生理盐水 180ml 加纯甘油 70ml。

2. 甘油明胶　明胶 40g,蒸馏水 210ml,甘油 250ml,石炭酸结晶 5ml,先将明胶浸入蒸馏水中 2 小时或更长时间,然后加甘油和石炭酸,加热 15 分钟,摇搅直至混合液均匀为止。

九、常用酸碱相关参数

1. 常用的市售酸碱浓度及相关参数（附表二-4）

附表二-4　常用的市售酸碱浓度及相关参数

溶质	分子式	分子量	mol/L	g/L	重量/%	比重	配制 mol/L 溶液的加入量/(ml·L^{-1})
冰醋酸	CH_3COOH	60.05	17.40	1 045	99.5	1.050	57.5
乙酸		60.05	6.27	376	36	1.045	159.5
甲酸	HCOOH	46.02	23.40	1 080	90	1.200	42.7
盐酸	HCl	36.50	11.60	424	36	1.180	86.2
			2.90	105	10	1.050	344.8
硝酸	HNO_3	63.02	15.99	1 008	71	1.420	62.5

续表

溶质	分子式	分子量	mol/L	g/L	重量/%	比重	配制 mol/L 溶液的加入量/($ml \cdot L^{-1}$)
			14.90	938	67	1.400	67.1
			13.30	837	61	1.370	75.2
高氯酸	$HClO_3$	100.50	11.65	1 172	70	1.670	85.8
			9.20	923	60	1.540	108.7
磷酸	H_3PO_4	80.00	18.10	1 445	85	1.700	55.2
硫酸	H_2SO_4	98.10	18.00	1 776	96	1.840	55.6
氢氧化铵	NH_4OH	35.00	14.80	251	28	0.898	67.6
氢氧化钾	KOH	56.10	13.50	757	50	1.520	74.1
			1.94	109	10	1.090	515.5
氢氧化钠	NaOH	40.00	19.10	763	50	1.530	52.4
			2.75	111	10	1.110	363

2. 常用的酸碱百分浓度、比重和当量浓度的关系（附表二-5）

附表二-5　常用的酸碱百分浓度、比重和当量浓度的关系

试剂	比重	当量浓度/($mol \cdot L^{-1}$)	重量百分比浓度/%
冰醋酸	1.05	17.4	99.7
氨水	0.90	14.8	28.0
苯胺	1.022	11.0	—
盐酸	1.19	11.9	36.5
氢氟酸	1.14	27.4	48.0
硝酸	1.42	15.8	70.0
高氯酸	1.67	11.6	70.0
磷酸	1.69	14.6	85.0
硫酸	1.84	17.8	95.0
三乙醇胺	1.124	7.5	—
浓氢氧化钠	1.44	14.4	40
饱和氢氧化钠	1.539	20.07	—

3. 实验室中常用酸碱的比重和浓度的关系（附表二-6）

附表二-6　实验室中常用酸碱的比重和浓度的关系

名称	分子式	分子量	比重	百分浓度 %（W/W）	当量浓度（粗略）N	配 1L1N 溶液所需毫升数
盐酸	HCl	36.47	1.19	37.2	12.0	84
			1.18	35.4	11.8	
			1.10	20.0	6.0	
硫酸	H_2SO_4	98.09	1.84	95.6	36.0	28
			1.18	24.8	6.0	
硝酸	HNO_3	63.02	1.42	70.98	16.0	63

续表

名称	分子式	分子量	比重	百分浓度%（W/W）	当量浓度（粗略）N	配 1L1N 溶液所需毫升数
			1.40	65.3	14.5	
			1.20	32.36	6.1	
冰乙酸	CH_3COOH	60.05	1.05	99.5	17.4	59
乙酸	CH_3COOH	98.06		36	6.0	
磷酸	H_3PO_4	35.05	1.71	85.0	15，30，45（依反应而定）	67（以 15N 计）
氨水	NH_4OH		0.90		15	67
			0.904	27.0	14.3	70
			0.91	25.0	13.4	
			0.96	10.0	5.6	
氢氧化钠溶液	NaOH	40.0	1.5	50.0	19	53

4. 各种浓度的酸碱贮存液的近似 pH（附表二-7）

附表二-7　各种浓度的酸碱贮存液的近似 pH

溶质	1N[a]	0.1N[a]	0.01N[a]	0.001N[a]
乙酸	0.40	2.90	3.40	3.90
盐酸	0.10	1.07	2.02	3.01
硫酸	0.30	1.20	2.10	
柠檬酸		2.10	2.60	
氢氧化铵	11.80	11.30	10.80	10.30
氢氧化钠	14.05	13.07	12.12	11.13
碳酸氢钠		8.40		
碳酸钠		11.50	11.00	

5. 常用固态化合物的当量浓度（或克分子浓度）配制（附表二-8）

附表二-8　常用固态化合物的当量浓度（或克分子浓度）配制

名称	分子式	分子量	浓度 M 或 N	浓度 g/L
草酸	$H_2C_2O_4 \cdot 2H_2O$	126.8	1N	63.4
柠檬酸	$H_3C_6H_5O_7 \cdot H_2O$	210.4	0.1N	7.00
氢氧化钾	KOH	56.10	5N	280.50
氢氧化钠	NaOH	40.00	1N	40.00
碳酸钠	Na_2CO_3	106.00	1N	53.00
磷酸氢二钠	$Na_2HPO_4 \cdot 12H_2O$	358.20	1N	358.20
磷酸氢二钾	K_2HPO_4	136.10	1/15M	9.08
重铬酸钾	$K_2Cr_2O_4$	294.20	0.1N	4.9035
碘化钾	KI	166.00	0.5N	83.00
高锰酸钾	$KMnO_4$	158.00	0.1N	3.16
乙酸钠	$Na_2C_2H_3O_3$	82.04	1N	82.04
硫代硫酸钠	$Na_2S_2O_3 \cdot H_2O$	248.20	0.1N	24.82

附录三
常用实验参数

一、度容量

（一）长度

1 千米（km）=0.621 英里（mile）

1 米（m）=3.281 英尺（ft）=1.094 码（yd）

1 厘米（cm）=0.394 英寸（in）

1 英里（mile）=1.609 千米（km）

1 英尺（ft）=0.304 8 米（m）

1 英寸（in）=2.54 厘米（cm）

1 海里（n mile）=1.852 千米（km）

1 英尺（ft）=12 英寸（in）

1 码（yd）=3 英尺（ft）

1 英里（mile）=5 280 英尺（ft）

1 海里（n mile）=1.151 6 英里（mile）

（二）面积

1 平方千米（km^2）=100 公顷（ha）=247.1 英亩（acre）=0.386 平方英里（$mile^2$）

1 平方米（m^2）=10.764 平方英尺（ft^2）

1 公亩（acre）=100 平方米（m^2）

1 公顷（ha）=10 000 平方米（m^2）=2.471 英亩（acre）

1 英亩（acre）=0.404 7 公顷（ha）=4.47×10^{-3} 平方千米（km^2）=4 047 平方米（m^2）

1 平方英尺（ft^2）=0.093 平方米（m^2）

1 平方英寸（in^2）=6.452 平方厘米（cm^2）

1 平方码（yd^2）=0.836 1 平方米（m^2）

（三）体积

1 立方米（m^3）=1 000 升（L）=35.315 立方英尺（ft^3）=6.290 桶（bbl）

1 立方英尺（ft^3）=0.028 3 立方米（m^3）=28.317 升（L）

1 立方英寸（in^3）=16.387 1 立方厘米（cm^3）

1 桶（bbl）=0.159 立方米（m^3）=42 美加仑（gal）

1 美加仑（gal）=3.785 升（L）

1 美夸脱（qt）=0.946 升（L）

1 美品脱（pt）=0.473 升（L）

1 美吉耳（gi）=0.118 升（L）

1 英加仑（gal）=4.546 升（L）

（四）密度

1 千克/米^3（kg/m^3）=0.001 克/厘米^3（g/cm^3）

二、质量

1 吨（t）=1 000 千克（kg）=2 205 磅（lb）

1 千克（kg）=2.205 磅（lb）

1 短吨（short ton）=0.907 吨（t）=2 000 磅（lb）

1 长吨（long ton）=1.016 吨（t）

1 磅（lb）=0.454 千克（kg）

1 盎司（oz）=28.350 克（g）

三、标准筛目与其直径尺寸对照表

常见的筛网型号与网孔尺寸对照见附表三-1。

附表三-1　标准筛目与其直径尺寸对照表

筛号/目	网孔尺寸/μm	筛号/目	网孔尺寸/μm
8	2 360	60	250
10	1 700	70	212
12	1 400	80	180
14	1 180	100	150
16	1 000	120	120
18	880	140	109
20	830	170	90
24	700	200	75
30	550	230	62
35	425	270	53
40	380	325	45
45	325	400	38
50	270	500	25

四、实验误差与数据处理

（一）误差的产生与避免

在实验数据的测量过程中，受测量方法、测量仪器、所用的试剂和操作者主观条件等方面的限制，所得结果不可能绝对准确，总伴有一定的误差。在测量过程中，误差是客观存在的。在一定条件下，测定的结果只能趋于真实值，而不能达到真实值。因此，有必要对测量结果进行评价，判断测量结果的可靠程度，并分析误差产生的原因，采取减小误差的有效措施，从而不断提高测量结果的准确程度。

根据误差的性质与产生的原因，可将误差分为系统误差和偶然误差两类。

系统误差：系统误差由测量过程中某些经常发生的原因（如方法误差、仪器误差、试剂误差、操作误差等）造成的，对测量结果的影响比较固定，在同一条件下，重复测定时，它会重复出现。减小系统误差往往是一个非常重要而又比较难以处理的问题。应根据产生系统误差的不同原因，采用不同的方法去尽量减小它。检验系统误差的有效方法是对照试验。即用已知结果的试样与待测试样一起进行对照试验，或其他可靠的测量方法进行对照试验。减小系统误差的常用方法是空白试验，即在不加试样的情况下，用与待测试样相同的操作条件和步骤进行试验。对于仪器不准而引起的系统误差，可以通过校准仪器来减小其影响。

偶然误差：偶然误差是由某些偶然的因素，如测定时环境的温度、湿度和气压的微小波动、仪器性能的微小变化等引起的，其影响时大时小，时正时负。偶然误差难以察觉，但有规律可循。大小相等的正负误差出现的概率相等；小误差出现的机会多，大误差出现的机会少。实验表明，在测定次数较少时，偶然误差随测定次数的增加而迅速减小。在系统误差很小的情况下，平行测量的次数越多，所得的平均值就越接近真实值，偶然误差对平均值的影响也就越小。此外，有时还可能有因测量工作者粗心大意，或不按操作规程操作所造成的误差。只要我们在操作中认真细心、严格遵守操作规程，这些错误是可以避免的。在测量工作中出现较大误差时，应查明原因，如是由过失所引起的错误，则应将该次测定结果弃去不用。

（二）数据处理

1. 实验数据的误差分析

（1）真值：真值是指某物理量客观存在的确定值，它通常是未知的。由于误差的客观存在，真值一般是无法测得的。测量次数无限多时，根据正负误差出现的概率相等的误差分布定律，在不存在系统误差的情况下，它们的平均值极为接近真值。

（2）平均值：常用的平均值有下面几种：

1）算术平均值　这种平均值最常用。设 x_1、x_2、$\cdots$、x_n 为各次的测量值，n 代表测量次数，则算术平均值为：

$$\bar{x} = \frac{x_1 + x_2 + \cdots + x_n}{n} = \frac{\sum\limits_{i=1}^{n} x_i}{n}$$

2）几何平均值

$$\bar{x}_{\text{几何}} = \sqrt[n]{x_1 \cdot x_2 \cdot \cdots \cdot x_n} = \sqrt[n]{\prod_{i=1}^{n} x_i}$$

3）加权平均值

$$\bar{x}_{\text{加权}} = \frac{w_1 x_1 + w_2 x_2 + \cdots + w_n x_n}{w_1 + w_2 + \cdots + w_n} = \frac{\sum w_i x_i}{\sum w_i}$$

4）对数平均值

$$\bar{x}_{\text{对数}} = \frac{x_1 - x_2}{\ln x_1 - \ln x_2} = \frac{x_1 - x_2}{\ln \dfrac{x_1}{x_2}}$$

（3）精密度和精确度：测量的质量和水平可以用误差概念来描述，也可以用精确度来描述。为了指明误差来源和性质，可分为精密度和精确度。

精密度：在测量中所测得的数值重现性的程度。它可以反映随机误差的影响程度，随机误差小，则精密度高。

精确度：测量值与真值之间的符合程度。它反映了测量中所有系统误差和随机误差的综合。

（4）有效数字：实验测量中所使用的仪器仪表只能达到一定的精度，因此测量或运算的结果不可能也不应该超越仪器仪表所允许的精度范围，因此就要求正确使用有效数字。

有效数字的表示：从左边第一个不是零的数字起到最后一个数位，如 0.002 567 0，有效数字为"25 670"。

2. 实验数据处理　实验数据中各变量的关系可表示为图示式、列表式和函数式。

图示式：即将实验数据绘制成曲线。它直观地反映出变量之间的关系，为整理成数学模型提供了必要的函数形式。

列表式：即将实验数据制成表格。它显示了各变量间的对应关系，反映出变量之间的变化规律。它是标绘曲线的基础。

函数式：借助于数学方法将实验数据按一定函数形式整理成方程即数学模型。

五、常用参数

（一）常用化合物的溶解度

不同温度下常用化合物的溶解度见附表三-2。

附表三-2　不同温度下常用化合物的溶解度

序号	化学式	溶解度/（g·100g 水$^{-1}$）			
		0℃	10℃	20℃	30℃
1	$AgNO_3$	122	167	216	265
2	$BaCl_2·2H_2O$	31.2	33.5	35.8	38.1
3	$Ba(OH)_2$	1.67	2.48	3.89	5.59
4	$BaSO_4$	$1.15×10^{-4}$	$2.0×10^{-4}$	$2.4×10^{-4}$	$2.85×10^{-4}$
5	$Ca(H_2C_3O_2)_2·2H_2O$	37.4	36.0	34.7	33.8
6	$CaCl_2·6H_2O$	59.5	64.7	74.5	100
7	$Ca(HCO_3)_2$	16.15	—	16.60	—
8	$Ca(OH)_2$	0.189	0.182	0.173	0.160
9	$CaSO_4·1/2H_2O$	—	—	0.32	0.29
10	CO*	0.004 4	0.003 5	0.002 8	0.002 4
11	CO_2*	0.334 6	0.231 8	0.168 8	0.125 7
12	$CuCl_2$	68.6	70.9	73.0	77.3
13	$Cu(NO_3)_2$	83.5	100	125	156
14	$CuSO_4·5H_2O$	23.1	27.5	32.0	37.8
15	$FeCl_2$	49.7	59.0	62.5	66.7
16	$FeCl_3·6H_2O$	74.4	81.9	91.8	106.8
17	$Fe(NO_3)_2·6H_2O$	113	134	—	—
18	$FeSO_4·7H_2O$	28.8	40.0	48.0	60.0
19	HBr*	221.2	210.3	204	—
20	HCl*	82.3	77.2	72.6	67.3
21	KBr	53.5	59.5	65.3	70.7
22	KCl	28.0	31.2	34.2	37.2
23	$KClO_3$	3.3	5.2	7.3	10.1
24	$KClO_4$	0.76	1.06	1.68	2.56
25	$KSCN$	177.0	198	224	255
26	K_2CO_3	105	108	111	114
27	K_2CrO_4	56.3	60.0	63.7	66.7
28	$KHCO_3$	22.5	27.4	33.7	39.9
29	KI	128	136	144	153
30	KIO_3	4.60	6.27	8.08	10.03
31	$KMnO_4$	2.83	4.31	6.34	9.03
32	KNO_3	13.9	21.2	31.6	45.3

续表

序号	化学式	溶解度/(g·100g 水⁻¹)			
		0℃	10℃	20℃	30℃
33	KOH	95.7	103	112	126
34	K_2SO_4	7.4	9.3	11.10	13.0
35	$MgCl_2$	52.9	53.6	54.6	55.8
36	$MgSO_4$	22.0	28.2	33.7	38.9
37	$MnSO_4$	52.9	59.7	62.9	62.9
38	NH_4Cl	29.4	33.2	37.2	41.4
39	NH_4HCO_3	11.9	16.1	21.7	28.4
40	NH_4NO_3	118.3	150	192	241.8
41	$(NH_4)_2SO_4$	70.6	73.0	75.4	78.0
42	NaCl	35.7	35.8	35.9	36.1
43	Na_2CO_3	7.0	12.5	21.5	39.7
44	$NaHCO_3$	7.0	8.1	9.6	11.1
45	$NaNO_3$	73.0	80.8	87.6	94.9
46	NaOH	—	98	109	119
47	Na_3PO_4	4.5	8.2	12.1	16.3
48	Na_2SO_3	14.4	19.5	26.3	35.5
49	Na_2SO_4	4.9	9.1	19.5	40.8
50	$Na_2SO_4·7H_2O$	19.5	30.0	44.1	—
51	$Na_2S_2O_3·5H_2O$	50.2	59.7	70.1	83.2
52	$ZnSO_4$	41.6	47.2	53.8	61.3

注:* 表示在 $1.013\,25 \times 10^5Pa$ 大气压下。

（二）常用有机溶剂的主要物理常数

常用有机溶剂的主要物理常数见附表三-3。

附表三-3　常用有机溶剂的主要物理常数

溶剂	mp	bp	D_4^{20}	n_D^{20}	ε	R_D	μ
乙酸（acetic acid）	17	118	1.049	1.371 6	6.15	12.9	1.68
丙酮（acetone）	−95	56	0.788	1.358 7	20.7	16.2	2.85
乙腈（acetonitrile）	−44	82	0.782	1.344 1	37.5	11.1	3.45
苯甲醚（anisole）	−3	154	0.994	1.517 0	4.33	33	1.38
苯（benzene）	5	80	0.879	1.501 1	2.27	26.2	0.00
溴苯（bromobenzene）	−31	156	1.495	1.558 0	5.17	33.7	1.55
二硫化碳（carbon disulfide）	−112	46	1.274	1.629 5	2.6	21.3	0.00
四氯化碳（carbon tetrachloride）	−23	77	1.594	1.460 1	2.24	25.8	0.00
氯苯（chlorobenzene）	−46	132	1.106	1.524 8	5.62	31.2	1.54
氯仿（chloroform）	−64	61	1.489	1.445 8	4.81	21	1.15
环己烷（cyclohexane）	6	81	0.778	1.426 2	2.02	27.7	0.00

续表

溶剂	mp	bp	D_4^{20}	n_D^{20}	ε	R_D	μ
丁醚（dibutyl ether）	−98	142	0.769	1.399 2	3.1	40.8	1.18
邻二氯苯（o-dichlorobenzene）	−17	181	1.306	1.551 4	9.93	35.9	2.27
1,2-二氯乙烷（1,2-dichloroethane）	−36	84	1.253	1.444 8	10.36	21	1.86
二氯乙烷（dichloromethane）	−95	40	1.326	1.424 1	8.93	16	1.55
二乙胺（diethylamine）	−50	56	0.707	1.386 4	3.6	24.3	0.92
乙醚（diethyl ether）	−117	35	0.713	1.352 4	4.33	22.1	1.30
1,2-二甲氧基乙烷（1,2-dimethoxyethane）	−68	85	0.863	1.379 6	7.2	24.1	1.71
N,N-二甲基乙酰胺（N,N-dimethylacetamide）	−20	166	0.937	1.438 4	37.8	24.2	3.72
N,N-二甲基甲酰胺（N,N-dimethylformamide）	−60	152	0.945	1.430 5	36.7	19.9	3.86
二甲基亚砜（dimethyl sulfoxide）	19	189	1.096	1.478 3	46.7	20.1	3.90
1,4-二氧六环（1,4-dioxane）	12	101	1.034	1.422 4	2.25	21.6	0.45
乙醇（ethanol）	−114	78	0.789	1.361 4	24.5	12.8	1.69
乙酸乙酯（ethyl acetate）	−84	77	0.901	1.372 4	6.02	22.3	1.88
苯甲酸乙酯（ethyl benzoate）	−35	213	1.050	1.505 2	6.02	42.5	2.00
甲酰胺（formamide）	3	211	1.133	1.447 5	111.0	10.6	3.37
六甲基磷酰三胺（hexamethylphosphoramide）	7	235	1.027	1.458 8	30.0	47.7	5.54
异丙醇（isopropyl alcohol）	−90	82	0.786	1.377 2	17.9	17.5	1.66
异丙醚（isopropyl ether）	−60	68		1.36			
甲醇（methanol）	−98	65	0.791	1.328 4	32.7	8.2	1.70
2-甲基-2-丙醇（2-methyl-2-propanol）	26	82	0.786	1.387 7	10.9	22.2	1.66
硝基苯（nitrobenzene）	6	211	1.204	1.556 2	34.82	32.7	4.02
硝基甲烷（nitromethane）	−28	101	1.137	1.381 7	35.87	12.5	3.54
吡啶（pyridine）	−42	115	0.983	1.510 2	12.4	24.1	2.37
叔丁醇（tert-butyl alcohol）	25.5	82.5		1.387 8			
四氢呋喃（tetrahydrofuran）	−109	66	0.888	1.407 2	7.58	19.9	1.75
甲苯（toluene）	−95	111	0.867	1.496 9	2.38	31.1	0.43
三氯乙烯（trichloroethylene）	−86	87	1.465	1.476 7	3.4	25.5	0.81
三乙胺（triethylamine）	−115	90	0.726	1.401 0	2.42	33.1	0.87
三氟乙酸（trifluoroacetic acid）	−15	72	1.489	1.285 0	8.55	13.7	2.26
2,2,2-三氟乙醇（2,2,2-trifluoroethanol）	−44	77	1.384	1.291 0	8.55	12.4	2.52
水（water）	0	100	0.998	1.333 0	80.1	3.7	1.82
邻二甲苯（o-xylene）	−25	144	0.880	1.505 4	2.57	35.8	0.62

注：mp 为熔点；bp 为沸点；D 为密度；n_D 为折射率；ε 为介电厂数；R_D 为摩尔折射率；μ 为偶极矩。

（三）冷却剂和干燥剂

1. 常用冷却剂

（1）一种盐、酸或碱和水或冰组成的冷却剂：一种盐、酸或碱可以和水或冰组成常用冷却剂。$X(g)$盐、酸或碱和100g 水在10~15℃时混合，温度降低△t（℃）。$Y(g)$盐、酸或碱和100g 冰混合，温度将降到冰盐点，具体见附表三-4。

附表三-4 一种盐、酸或碱和水或冰组成的冷却剂

序号	盐	X/g	△ t/℃	Y/g	冰盐点/℃
1	$CaCl_2$	250.0	23.0	42.2	−55.0
2	$FeCl_2$	—	—	49.7	−55.0
3	$MgCl_2$	—	—	27.5	−33.6
4	NaCl	36.0	2.5	30.4	−21.2
5	$(NH_4)_2SO_4$	75.0	6.0	62.0	−19.0
6	$NaNO_3$	75.0	18.5	59.0	−18.5
7	NH_4NO_3	100.0	27.0	50.0	−17.0
8	NH_4Cl	30.0	18.0	25.0	−15.0
9	KCl	30.0	13.0	30.0	−11.0
10	$Na_2S_2O_3$	70.0	18.7	42.8	−11.0
11	$MgSO_4$	85.0	8.0	23.4	−3.9
12	KNO_3	16.0	10.0	13.0	−2.9
13	Na_2CO_3	40.0	9.0	6.3	−2.1
14	K_2SO_4	12.0	3.0	6.5	−1.6
15	CH_3COONa	51.1	15.4	—	—
16	KSCN	150.0	34.5	—	—
17	NH_4Cl	133.0	31.2	29.7	−15.8
18	$(NH_4)_2CO_3$	30.0	12.0	—	—
19	$Na_2SO_4 \cdot 10H_2O$	20.0	7.0	—	—
20	NH_4SCN	133.0	31.0	—	—
21	$Pb(NO_3)_2$	—	—	54.3	−2.7
22	$ZnSO_4$	—	—	37.4	−6.6
23	$ZnCl_2$	—	—	108.3	−62.0
24	K_2CO_3	—	—	65.3	−36.5
25	$BaCl_2$	—	—	40.8	−7.8
26	$MnSO_4$	—	—	90.5	−10.5
27	浓 H_2SO_4	—	—	25.0	−20.0
28	66%H_2SO_4	—	—	100.0	−37.0
29	稀 HNO_3	—	—	100.0	−40.0
30	HCl	—	—	33.0	−86.0
31	NaOH	—	—	23.5	−28.0
32	KOH	—	—	47.1	−65.0

（2）两种盐和水组成的冷却剂见附表三-5：

附表三-5 两种盐和水组成的冷却剂

序号	盐混合物质量配比	△t/℃
1	NH_4Cl（100.0g）+KNO_3（100.0g）	40.0
2	NH_4NO_3（54.0g）+NH_4SCN（83.0g）	39.6
3	NH_4NO_3（13.0g）+$KSCN$（146.0g）	39.2
4	NH_4SCN（84.0g）+$NaNO_3$（60.0g）	36.0
5	NH_4NO_3（100.0g）+Na_2CO_3（100.0g）	35.0
6	NH_4Cl（33.0g）+KNO_3（33.0g）	27.0
7	NH_4Cl（31.2g）+KNO_3（31.2g）	27.0
8	NH_4SCN（82.0g）+KNO_3（15.0g）	20.4
9	NH_4NO_3（72.0g）+$NaNO_3$（60.0g）	17.0
10	NH_4Cl（29.0g）+KNO_3（18.0g）	10.6
11	NH_4Cl（22.0g）+$NaNO_3$（51.0g）	9.8

（3）两种盐和冰组成的冷却剂：实验中混合指定量的两种盐和100g冰，温度可以下降 Δt（℃）。部分两种盐和冰组成的冷却剂见附表三-6。其中的两种盐和冰必须以细碎状混合，以达到最佳冷却效果。

附表三-6 两种盐和冰组成的冷却剂

序号	盐混合物质量配比	Δt/℃
1	NH_4NO_3（41.6g）+$NaCl$（41.6g）	40.0
2	NH_4SCN（39.5g）+$NaNO_3$（55.4g）	37.4
3	KNO_3（2.0g）+$KSCN$（112.0g）	34.1
4	KNO_3（38.0g）+NH_4Cl（13.0g）	31.0
5	NH_4Cl（13.0g）+$NaNO_3$（37.5g）	30.7
6	NH_4Cl（20.0g）+$NaCl$（40.0g）	30.0
7	NH_4SCN（67.0g）+KNO_3（9.0g）	28.2
8	NH_4NO_3（52.0g）+$NaNO_3$（55.0g）	25.8
9	KNO_3（9.0g）+NH_4NO_3（74.0g）	25.0
10	NH_4Cl（12.0g）+（NH_4）$_2SO_4$（50.5g）	22.5
11	NH_4Cl（18.8g）+NH_4NO_3（44.0g）	22.1
12	$NaNO_3$（62.0g）+（NH_4）$_2SO_4$（69.0g）	20.0
13	$NaNO_3$（62.0g）+KNO_3（10.7g）	19.4
14	KCl（12.0g）+NH_4Cl（19.4g）	18.0
15	KNO_3（13.5g）+NH_4Cl（26.0g）	17.8
16	KCl（24.5g）+KNO_3（4.5g）	11.8
17	$Na_2SO_4 \cdot 10H_2O$（9.6g）+（NH_4）$_2SO_4$（69.0g）	20.0

（4）干冰冷却剂和气体冷却剂（附表三-7）：

附表三-7　干冰冷却剂和气体冷却剂

序号	液体名称	冷却温度/℃
1	二甘醇二乙醚+干冰	−52
2	氯乙烷+干冰	−60
3	乙醇（85.5%）+干冰	−68
4	乙醇+干冰	−72
5	三氯化磷+干冰	−76
6	氯仿+干冰	−77
7	乙醚+干冰	−78
8	三氯乙烯+干冰	−78
9	丙酮+干冰	−86
10	干冰	−78.5
11	液态氢	−252.8
12	液态氦	−268.9
13	液态氮	−195.8
14	液态氧	−183.0
15	液态甲烷	−161.4
16	液态氧化亚氮	−89.8

2. 常用干燥剂

（1）适用于气体的干燥剂

气体	干燥剂
CH_4	浓 H_2SO_4、$CaCl_2$、P_2O_5
C_2H_4	浓 H_2SO_4
CO	浓 H_2SO_4-$CaCl_2$、P_2O_5
CO_2	浓 H_2SO_4-$CaCl_2$、P_2O_5
Cl_2	$CaCl_2$
H_2	$CaCl_2$、P_2O_5、浓 H_2SO_4
HBr	$CaBr_2$
HCl	$CaCl_2$
HI	CaI_2
H_2S	$CaCl_2$
N_2	浓 H_2SO_4、$CaCl_2$、P_2O_5
NH_3	CaO、CaO-KOH
NO	$Ca(NO_3)_2$
O_2	浓 H_2SO_4、$CaCl_2$、P_2O_5
SO_2	浓 H_2SO_4、$CaCl_2$、P_2O_5

（2）适用于液体的干燥剂

液体	干燥剂
卤化烃类	P_2O_5、浓 H_2SO_4、$CaCl_2$
醛类	$CaCl_2$
胺类	NaOH、KOH、K_2CO_3、CaO、BaO、碱石灰
肼类	K_2CO_3
酮类	K_2CO_3
酸类	Na_2SO_4、P_2O_5（HCl 和 HF 除外）
腈类	K_2CO_3
硝基化合物	$CaCl_2$、Na_2SO_4
碱类	KOH、K_2CO_3、BaO、NaOH
氮碱类	$CaCl_2$
二硫化碳	$CaCl_2$、P_2O_5
醇类	K_2CO_3、$CuSO_4$、CaO、Na_2SO_4、BaO、碱石灰
饱和烃类	P_2O_5、浓 H_2SO_4、Na、$CaCl_2$、NaOH、KOH
不饱和烃类	$CaCl_2$、Na、P_2O_5
酚类	Na_2SO_4
醚类	$CaCl_2$、Na、$CuSO_4$、CaO、BaO、NaOH、KOH、碱石灰
酯类	K_2CO_3、Na_2SO_4、$MgSO_4$、$CaCl_2$、P_2O_5

（四）常用蛋白质（酶）的理化特性

1. 胃蛋白酶（pepsin）　胃蛋白酶是胃液中多种蛋白水解酶的混合物，含有胃蛋白酶、组织蛋白酶、胶原酶等。外观为淡黄色粉末，具有肉类特殊的气味及微酸味，引湿性强，易溶于水，其水溶液呈酸物，难溶于乙醇、氯仿等有机溶剂。

胃蛋白酶能水解大多数天然蛋白质底物，如角蛋白、黏蛋白、丝蛋白、精蛋白等，尤其对两个相邻芳香族氨基酸构成的肽键最为敏感。它对蛋白质水解不彻底，产物为胨、肽和氨基酸的混合物。

2. 胰蛋白酶（trypsin）　常用的胰蛋白酶是从牛、羊胰脏提取、结晶的冻干制剂。易溶于水，不溶于氯仿、乙醇、乙醚等有机溶剂。Ca^{2+} 有保护和激活作用，胰蛋白酶的 pI 为 10.1。

牛胰蛋白酶由 229 个氨基酸组成，含 6 对二硫键，其氨基酸排列顺序和晶体结构已阐明。胰蛋白酶分子量 24 000Da，由 223 个氨基酸残基组成。

胰蛋白酶专一作用于由碱性氨基酸精氨酸及亮氨酸羧基组成的肽键。

3. 尿激酶（urokinas）　尿激酶是一种碱性蛋白酶。由肾脏产生，主要存在于人及哺乳动物的尿液中。尿激酶有多种分子量形式，主要的有 31 500Da 和 54 700Da 两种。尿激酶是丝氨酸蛋白酶，丝氨酸和组氨酸是其活性中心的必需氨基酸。

尿激酶是作用专一性很强的蛋白水解酶，血纤维蛋白溶酶原是它唯一的天然蛋白质底物，尿激酶也具有酯酶活力。尿激酶的 pI 为 8~9。溶液状态不稳定，冻干状态可长期保存。

4. 细胞色素 C（cytochrome C）　细胞色素 C 是存在于一切生物细胞里的天然物质，分为 a、b、c、d 等几类。细胞色素 C 是含铁卟啉的结合蛋白质，铁卟啉环和蛋白质部分比例 1∶1。

细胞色素 C 对干燥、热和酸都较稳定。它在细胞中以氧化型和还原型两种状态存在。氧化型水溶液里深红色，在饱和硫酸铵中可溶解，还原型水溶液呈桃红色，溶解度较小。

5. 溶菌酶（lysozyme）　溶菌酶又称胞壁质酶（Muramiclase）或 N- 乙酰胞壁质聚糖水解酶（N-acetylmuramide Glycanohydrolase），是一种具有杀菌作用的天然抗感染物质，具有抗菌、抗病毒、抗炎症、促进组织修复等作用。它广泛存在于鸟类和家禽的蛋清、哺乳动物的泪液、唾液、血浆、尿、乳汁和组织细胞内。

溶菌酶是一种碱性球蛋白，分子中碱性氨基酸、酰胺残基及芳香族氨基酸如色氨酸比例很高。溶菌酶的活性中心为 Asp52 和 Glu35，它能催化黏多糖或甲壳素中的 N- 乙酰胞壁酸（Muramic Acid）和 N- 乙酰氨

基葡萄糖之间的 β-1,4 糖苷键。

溶菌酶是一种很稳定的蛋白质。在中等温度的稀盐溶液中,当 pH 为 12~11.3 时仍未见构象改变。在中性 pH、稀盐中,它的跃迁温度为 77℃,在 pH5.5,50℃加热 4 小时后,酶变得更活泼。低浓度的 Mn(10^{-7}mol/L)在中性和碱性条件下能使酶免受热的失活作用。

6. L-门冬酰胺酶(L-asparaginase) L-门冬酰胺酶是酰胺基水解酶,是从大肠杆菌菌体上提取分离的酶类药物。

L-门冬酰胺酶呈白色粉末状,微有湿性,溶于水,不溶于丙酮、氯仿、乙醚及甲醇。水溶液 20℃储存 7 天,5℃储存 14 天均不减少酶的活力。干品 5℃、15 分钟酶活力降低 30%,60℃、1 小时失活。最适 pH8.5,最适温度 37℃。

7. 超氧化物歧化酶(superoxid dismatase,SOD) 超氧化物歧化酶是一种重要的氧自由基清除剂,超氧化物歧化酶属金属酶,在自然界广泛分布。其性质不仅取决于蛋白质部分,还取决于活性中心金属离子的存在。

按金属离子种类不同,SOD 有 Cu,Zn-SOD、Mn-SOD 和 Fe-SOD 三种。

SOD 对热稳定,但稳定性与溶液的离子强度有关。OD 在 pH5.3~10.5 范围内其催化速度不受影响。SOD 的吸收光谱取决于酶蛋白和金属辅基,不同来源的 Cu,Zn-SOD 的紫外吸收光谱略有差异,而几乎所有的 Cu,Zn-SOD 的紫外吸收光谱的共同特点是对 250~270nm 均有不同程度的吸收。

8. 木瓜蛋白酶(papain) 木瓜蛋白酶是一种巯基蛋白酶,其专一性较差,能分解比胰蛋白酶更多的蛋白质。

木瓜蛋白酶是单条肽链,由 211 个氨基酸残基组成,分子量 23 000Da,pI8.6。激活剂有 Cys、硫化物、亚硫酸盐和 EDTA,抑制剂有巯基试剂和过氧化氢。

(五) 常用药品中英文对照及分子式

常用药品中英文对照及分子式见附表三-8。

附表三-8 常用药品中英文对照及分子式

序号	中文名	英文名	分子式
1	乙酰丙酮	acetyl acetone	$CH_4COCH_2COCH_3$
2	α-丙氨酸	α-alanine	$cH_3CH(NH_2)COOH$
3	乙醇	ethyl alcohol	CH_2CH_2OH
4	乙醚	ethyl ether	$C_4H_{10}O_2$
5	乙酸乙酯	ethyl acetate	$C_4H_8O_2$
6	α-酮戊二酸	α-keto-glutaric acid	$C_5H_6O_5$
7	α-萘酚	α-naphthol	$C_{10}H_7OH$
8	二甲苯	xylene	$C_6H_4(CH_3)_2$
9	三氧化二砷	arsenic trioxide	As_2O_3
10	三甲基吡啶	tri-methyl pyridine	$(CH_3)_3C_5H_2N$
11	凡士林	vaseline	
12	无水酒精	alcohol absolute	C_2H_5OH
13	无水硫酸酮	cupric sulfate anhydrous	$CuSO_4$
14	水银	mercury	Hg
15	木瓜蛋白酶	papain	
16	水杨酸	salicylic acid	$C_6H_4(OH)COOH$
17	无水硫酸钠	sodium sulfate anhydrous	Na_2SO_4

续表

序号	中文名	英文名	分子式
18	丙酮	acetone	CH_4COCH_3
19	安替比林	antipyrine	$C_{11}H_2ON_2$
20	戊醇	amyl alcohol	$C_5H_{11}OH$
21	正丁醇	N-butyl alcohol	$CH_3(CH_2)_2OH$
22	四氯化碳	carbon tetra chloride	CCl_4
23	半胱氨酸	cysteine	$HSCH_2CH(NH_2)COOH$
24	甲醛	formaldehyde	$HCHO$
25	甲酸	formic acid	$HCOOH$
26	半乳糖	galactose	$C_6H_{12}O_6$
27	明胶	gelatin	
28	甘油	glycerol	$C_3H_5(OH)_3$
29	甘氨酸	glycine	NH_2CH_2COOH
30	对苯二酚	hydroquinone	$C_6H_4(OH)_2$
31	甲醇	methyl alcohol	CH_3OH
32	对氨基苯甲酸	para-amino-benzoic acid	$H_2NC_6H_4COOH$
33	对氨基水杨酸	para-amino-salicylic acid	$H_2NC_6H_3(OH)\cdot COOH$
34	石油醚	petroleum ether	
35	丙酮酸	pyruvic acid	$CH_3COCOOH$
36	甲苯	toluene	$C_6H_5CH_3$
37	过氧化钡	barium peroxide	BaO_2
38	次氯酸钙	calcium hypocholrite	$Ca(ClO)_2$
39	肌酐	creatinine	$C_4H_7ON_3$
40	过氧化氢	hydrogen peroxide	H_2O_2
41	异烟肼	iso-nicitinyl hydrazine	
42	过硫酸钾	potassium persulfate	$K_2S_2O_8$
43	异丙醇	iso-propyl alcohol	$(CH_3)_2CHOH$
44	次氯酸钠	sodium hypochlorite	$NaClO$
45	亚硫酸钠	sodium sulfite	$Na_2SO_3\cdot 7H_2O$
46	亚硫酸	sulfurous acid	H_2SO_3
47	色氨酸	tryptophan	$C_{11}H_{12}O_2N_2$
48	抗坏血酸	ascorbic acid	$C_6H_8O_6$
49	谷氨酸	glutamic acid	$NH_2OH(COOH)CH_2CH_2COOH$
50	谷氨酰胺	glutamine	$H_2N—CO(CH_2)_2CHNH_2COOH$
51	肝素	heparine	
52	麦芽糖	maltose	$C_{12}H_{22}O_{11}\cdot H_2O$
53	阿拉伯树胶	gum arabic	
54	间苯二酚	resorcinol	$C_6H_4(OH)_2$

序号	中文名	英文名	分子式
55	尿酸	uric acid	$C_3H_4N_4O_3$
56	尿素	urea	$(NH_2)_2CO$
57	苯胺	aniline	$C_6H_5NH_2$
58	苯	benzene	C_6H_6
59	苯甲酸	benzoic acid	C_6H_5COOH
60	乳酸	lactic acid	$CH_3CHOHCOOH$
61	乳糖	lactose	$C_{12}H_{22}O_{11} \cdot H_2O$
62	油酸	oleic acid	$C_{17}H_{33}COOH$
63	软脂酸	palmitic acid	$C_{15}H_{31}COOH$
64	(苯)酚	phenol	C_6H_5OH
65	苯丙氨酸	phenylalanine	$C_6H_5CH_2CH(NH_2)COOH$
66	吡啶	pyridine	C_6H_5N
67	氢氧化铝	aluminium hydroxide	$Al(OH)_3$
68	枸橼酸铵	ammonium citrate	$(NH_4)_2C_6H_5O_7$
69	草酸铵	ammonium oxalate	$(NH_4)_2C_2O_4 \cdot H_2O$
70	氢氧化钡	barium hydroxide	$Ba(OH)_2 \cdot 8H_2O$
71	氢氧化钙	calcium hydroxide	$Ca(OH)_2$
72	胆固醇	cholesterol	$C_{27}H_{15}OH$
73	枸橼酸	citric acid	$C_3H_4(OH)(COOH)_3 \cdot H_2O$
74	氟化氢	hydrogen fluoride	HF
75	草酸	oxalic acid	$H_2C_2O_4 \cdot H_2O$
76	胃蛋白酶	pepsin	
77	重铬酸钾	potassium dichromate	$K_2Cr_2O_7$
78	氢氧化钾	potassium hydroxide	KOH
79	枸橼酸钠	sodium citrate	$C_6H_5O_7Na_3 \cdot 2H_2O$
80	草酸钠	sodium oxalate	$Na_2C_2O_4$
81	氧化铝	aluminium oxide	Al_2O_3
82	钼酸铵	ammonium molybdate	$(NH_4)_6Mo_7O_{24} \cdot 4H_2O$
83	脑磷脂	cephalin	
84	盐酸	hydrochloric acid	HCl
85	盐酸羟胺	hydroxylamine hydrochloride	$NH_2OH \cdot HCl$
86	胰岛素	insulin	
87	氧化镁	magnesium oxide	MgO
88	烟碱酸	nicotinic acid	C_5H_4NCOOH
89	过氯酸	perchloric acid	$HClO_4$
90	盐酸苯肼	pheny; hydrazine hydrochloride	$C_6H_5NH \cdot NH_2 \cdot HCl$
91	铁氰化钾	potassium ferricyanide	$K_3Fe(CN)_6$

续表

序号	中文名	英文名	分子式
92	高锰酸钾	potassium permanganate	$KMnO_4$
93	酒石酸	tartaric acid	$COOH—(CHOH)_2—COOH$
94	胰蛋白酶	trypsine	
95	胰蛋白胨	tryptone	
96	铬矾	chrome alum	$Cr_2(SO_4)_3 \cdot K_2SO_4 \cdot 24H_2O$
97	脱氧核糖核酸	desoxyribonucleic acid	
98	蛋白胨	peptone	
99	酚酞	phenolphthalein	$(C_6H_4OH)_2CO_6H_4CO$
100	铬酸钾	potassium chromate	K_2CrO_4
101	硅	silicon	
102	脲酶	urease	
103	琼脂	agar	
104	氯化铵	ammonium chloride	NH_4Cl
105	硫酸铵	ammonium sulfate	$(NH_4)_2SO_4$
106	硫化铵	ammonium sulfide	$(NH_4)_2S$
107	氯化钡	barium chloride	$BaCl_2 \cdot 2H_2O$
108	硫酸钡	barium sulfate	$BaSO_4$
109	联苯胺	benzidine	$H_2NC_6H_4 \cdot C_6H_4NH_2$
110	氯化钙	calcium chloride	$CaCl_2$
111	氯仿	chloroform	$CHCl_4$
112	硫酸铜	cupric sulfate	$CuSO_4 \cdot 5H_2O$
113	氯化铁	ferric chloride	$FeCl_3 \cdot 6H2O$
114	氯化亚铁	ferrous chloride	$FeCl_2 \cdot 2H_2O$
115	葡萄糖	glucose	$C_6H_{12}O_6$
116	硫酸镁	magnesium sulfate	$MgSO_4 \cdot 7H_2O$
117	氯化汞	mercuric chloride	$HgCl_2$
118	硝酸汞	mercuric nitrate	$Hg(NO_3)_2 \cdot 2H_2O$
119	硝酸	nitric acid	HNO_3
120	氯酸钾	potassium chlorate	$KClO_3$
121	氯化钾	potassium chloride	KCl
122	氰化钾	potassium cyanide	KCN
123	硝酸钾	potassium nitrate	KNO_3
124	硝酸银	silver nitrate	$AgNO_3$
125	硫氰酸钾	potassium thiocyanate	$KCNS$
126	硫酸氢钠	sodium bisulfate	$NaHSO_4 \cdot H_2O$
127	氯酸钠	sodium chlorate	$NaClO_3$
128	氯化钠	sodium chloride	$NaCl$

序号	中文名	英文名	分子式
129	氰化钠	sodium cyanide	NaCN
130	硝酸钠	sodium nitrate	$NaNO_3$
131	硫代硫酸钠	sodium thiosulfate	$Na_2S_2O_3 \cdot 5H_2O$
132	硬脂酸	stearic acid	$C_{17}H_{33}COOH$
133	琥珀酸	succinic acid	$(CH_2COOH)_2$
134	硫酸	sulfuric acid	H_2SO_4
135	硫酸锌	zinc sulfate	$ZnSO_4 \cdot 7H_2O$
136	硼砂	borax	$Na_2B_4O_7 \cdot 10H_2O$
137	硼酸	boric acid	H_3BO_3
138	碘酸	iodic acid	HIO_3
139	碘酸钾	potassium iodate	KIO_3
140	碘化钾	potassium iodide	KI
141	溴化钠	sodium bromide	NaBr
142	碳酸钙	calcium carbonate	$CaCO_3$
143	碳酸氢钠	sodium bicarbonate	$NaHCO_3$
144	碳酸钠	sodium carbonate	Na_2CO_3
145	蔗糖	sucrose	$C_{12}H_{22}O_{11}$
146	醋酸	acetic acid	CH_3COOH
147	醋酐	acetic anhydride	$(CH_2CO)_2O$
148	醋酸铅	lead acetate	$Pb(CH_3COO)_2 \cdot 3H_2O$
149	醛固酮	aldosterone	$C_{21}H_{88}O_5$
150	磷酸二氢铵	ammonium phosphate monobasic	$NH_4H_2PO_4$
151	磷酸	phosphoric acid	H_3PO_4
152	磷酸氢二钾	potassium phosphate dibasic	K_2HPO_4
153	磷酸二氢钾	potassium phosphate monobasic	KH_2PO_4

附录四

医学节肢动物学常用数据库

一、重要网站和数据库

1. http://www.lucidcentral.com/keys/cpitt/public/Mites/Parasitiformes/Default.html

2. http://www.nhm.ac.uk/hosted_sites/acarology/

3. http://www.eman-rese.ca

4. http://atlas.or.kr

5. http://flybase.org/

6. https://vectorbase.org/vectorbase/app

7. https://essigdb.berkeley.edu/

8. https://www.cdc.gov/ticks/index.html

9. https://www.cdc.gov/parasites/scabies/index.html

10. http://aiic.jp/

11. https://cosm.georgiasouthern.edu/usntc/

12. http://www.uky.edu/Ag/CritterFiles/casefile/relatives/mites/mites.htm

13. http://www.acarology.org/ica/

14. https://entweb.sites.clemson.edu/database/museum/

15. https://scan-bugs.org/portal/

16. https://wiki.vectorbase.org/

17. https://www.pesticideresistance.org/

18. https://www.itis.gov/

19. https://www.nobelprize.org/prizes/

20. https://www.who.int/

21. https://www.ncbi.nlm.nih.gov/

22. http://apps.webofknowledge.com/

23. https://kns.cnki.net

24. http://www.wanfangdata.com.cn/index.html

25. http://qikan.cqvip.com/

二、主要研究机构网址

1. https://www.csiro.au/en/Research/Collections/ANIC

2. https://www.bcp.fu-berlin.de/biologie/

3. http://www.arc.agric.za

4. http://ticsys.tamu.edu

5. https://portal.ufrrj.br/

6. https://acarology.osu.edu/

7. http://medent.usyd.edu.au/

8. https://www.zin.ru/

9. https://www.itg.be/

10. http://lvri.caas.cn/

11. http://www.icdc.cn/

12. http://www.ipd.org.cn/

13. http://www.dali.edu.cn/

三、主要学会网址

1. https://www.royensoc.co.uk/

2. https://bioone.org/publishers/entomological-society-of-america

3. http://czs.ioz.cas.cn/zzjg/fzjg/zxx/

4. http://entsoc.ioz.ac.cn/

5. https://acarology.org/

6. https://acarology-japan.org/en/

7. https://www.nhm.ac.uk/hosted_sites/acarology/saas/Hosted/aaa/index.htm

四、主要专业期刊网址

1. http://www.nhm.ac.uk/hosted_sites/acarology/saas/ab.html

2. http://www.nhm.ac.uk/hosted_sites/acarology/saas/saa.html

3. http://www.zootaxa.info/

4. http://www.journals.elsevier.com/ticks-and-tick-borne-diseases/

5. https://www.springer.com/journal/10493

6. http://www.journals.elsevier.com/insect-biochemistry-and-molecular-biology/

7. http://onlinelibrary.wiley.com/journal/10.1111/(ISSN)1365-2583

8. http://www.journals.elsevier.com/journal-of-insect-physiology/

9. http://www.journals.elsevier.com/arthropod-structure-and-development/

10. https://arthropod-systematics.arphahub.com/

11. http://jad.tums.ac.ir/index.php/jad/

12. https://www.tandfonline.com/toc/taca20/current

13. http://www1.montpellier.inra.fr/CBGP/acarologia/

14. http://ins.ioz.ac.cn/

15. https://www.pagepressjournals.org/index.php/jear

16. https://www.jstage.jst.go.jp/browse/acari/_pubinfo/-char/en

17. https://www.annualreviews.org/journal/ento

18. https://parasitesandvectors.biomedcentral.com/

19. https://onlinelibrary.wiley.com/journal/17447917

20. https://onlinelibrary.wiley.com/journal/15264998

21. http://www.insect.org.cn/CN/0454-6296/home.shtml

22. http://www.bmsw.net.cn/CN/volumn/current.shtml

彩图及彩图来源

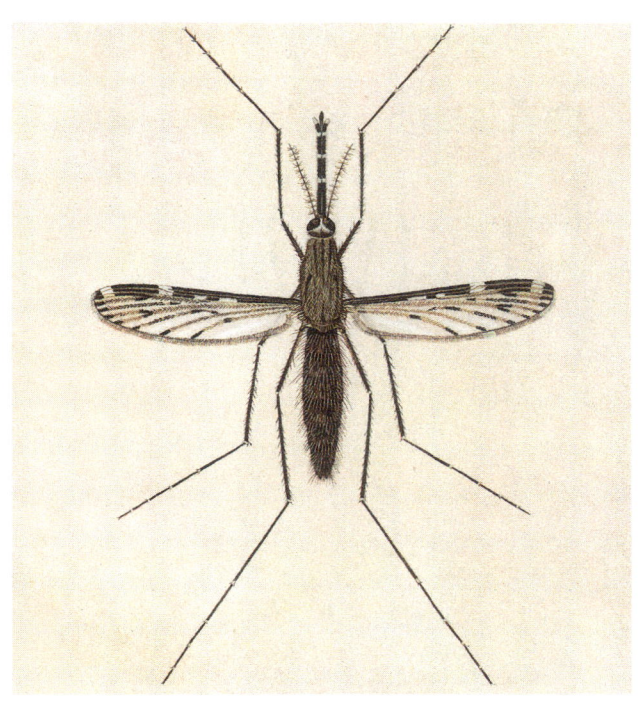

彩图 1　中华按蚊（雌）
Fig. 1　*Anopheles sinensis*（♀）

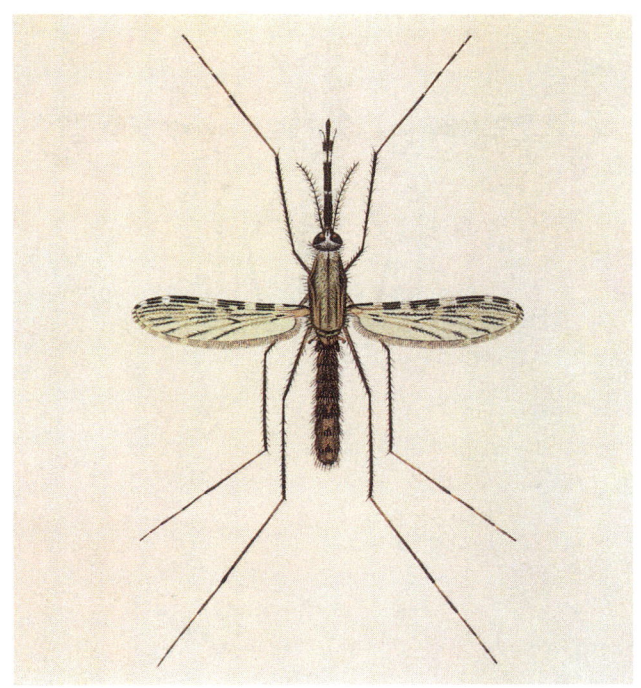

彩图 2　微小按蚊（雌）
Fig. 2　*Anopheles minimus*（♀）

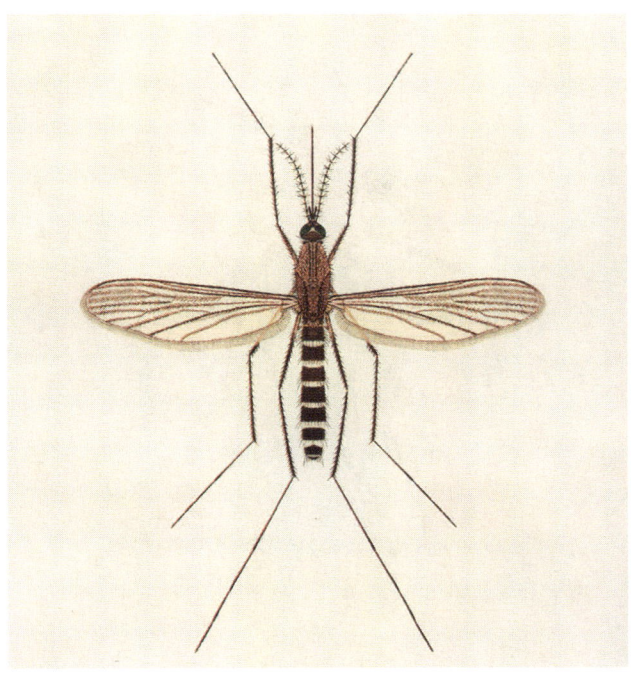

彩图 3　淡色库蚊（雌）
Fig. 3　*Culex pipiens pallens*（♀）

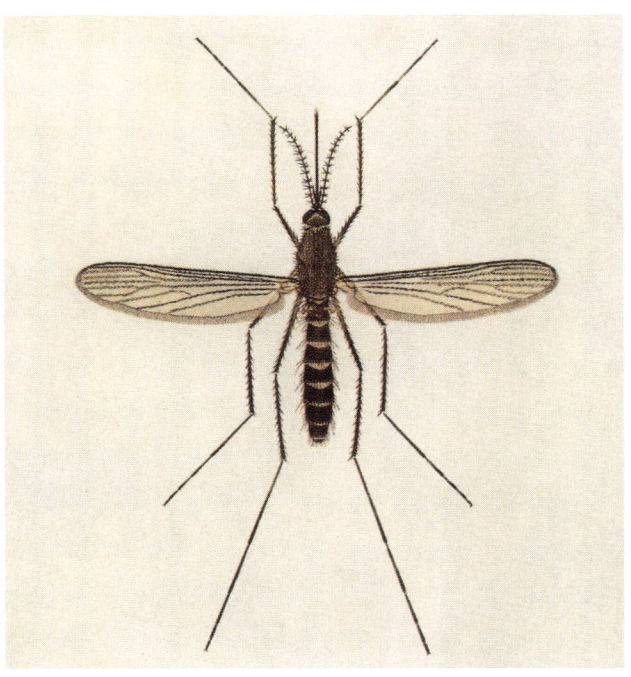

彩图 4　致倦库蚊（雌）
Fig. 4　*Culex pipiens quinquefasciatus*（♀）

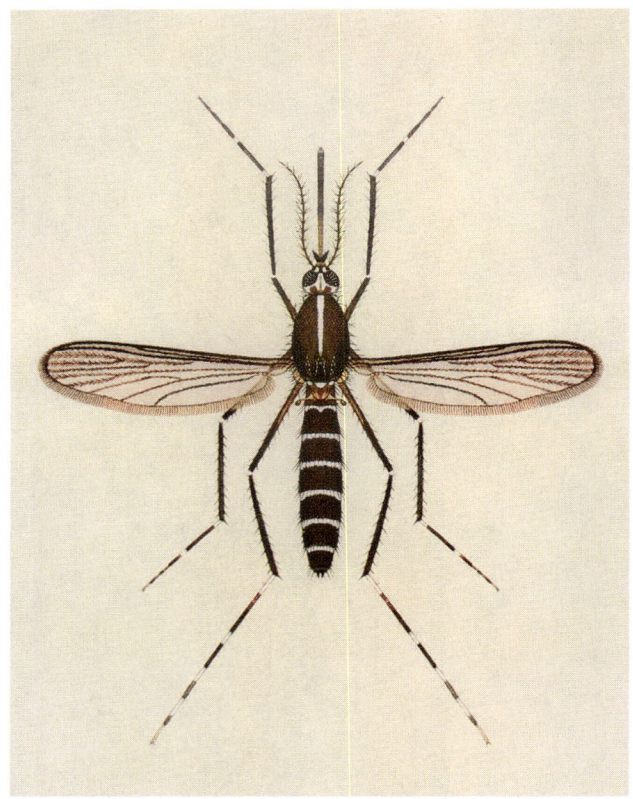

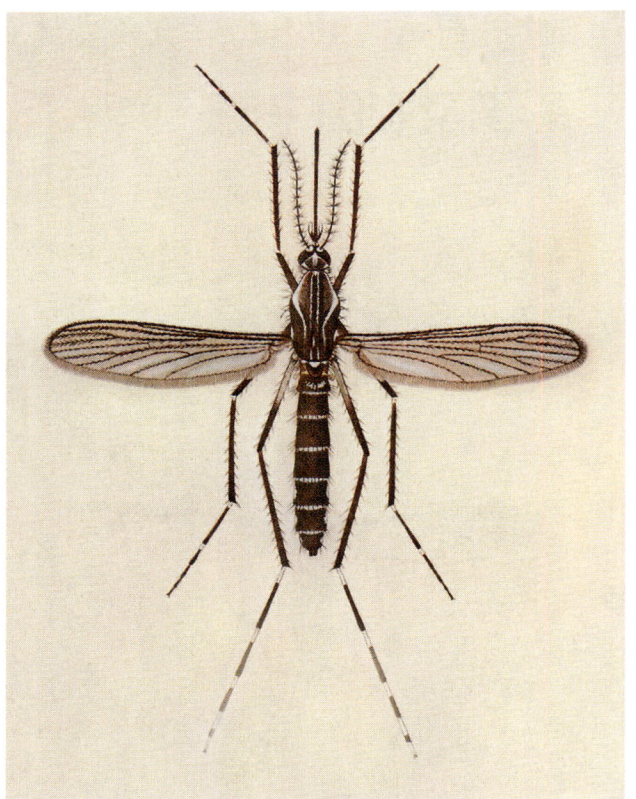

彩图 5　白纹伊蚊（雌）
Fig. 5　*Aedes albopictus*（♀）

彩图 6　埃及伊蚊（雌）
Fig. 6　*Aedes aegypti*（♀）

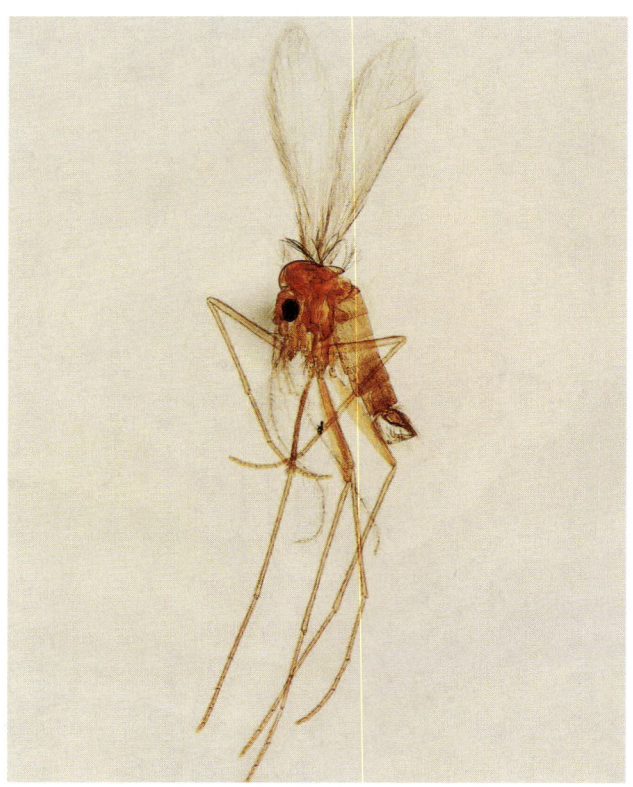

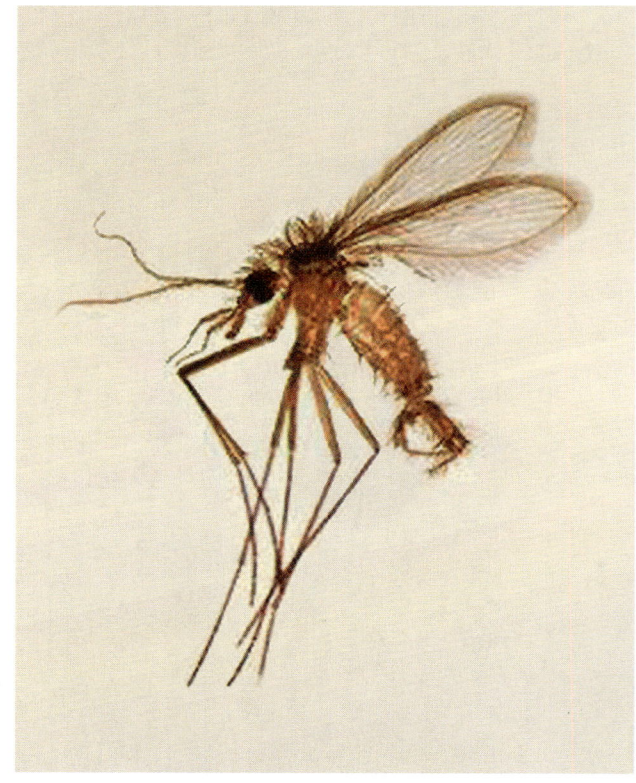

彩图 7　中华白蛉（雌）
Fig. 7　*Phlebotomus chinensis*（♀）

彩图 8　中华白蛉（雄）
Fig. 8　*Phlebotomus chinensis*（♂）

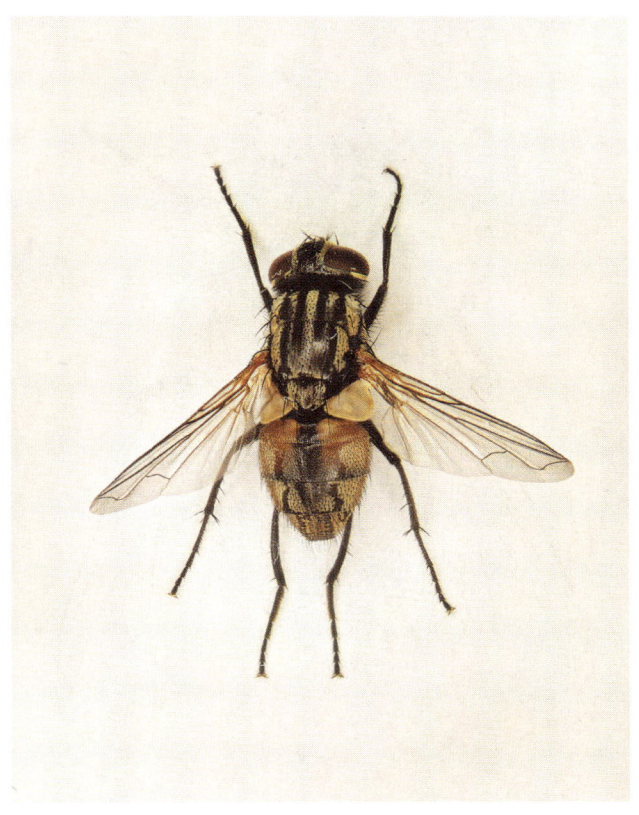

彩图 9 家蝇

Fig. 9 *Musca domestica*

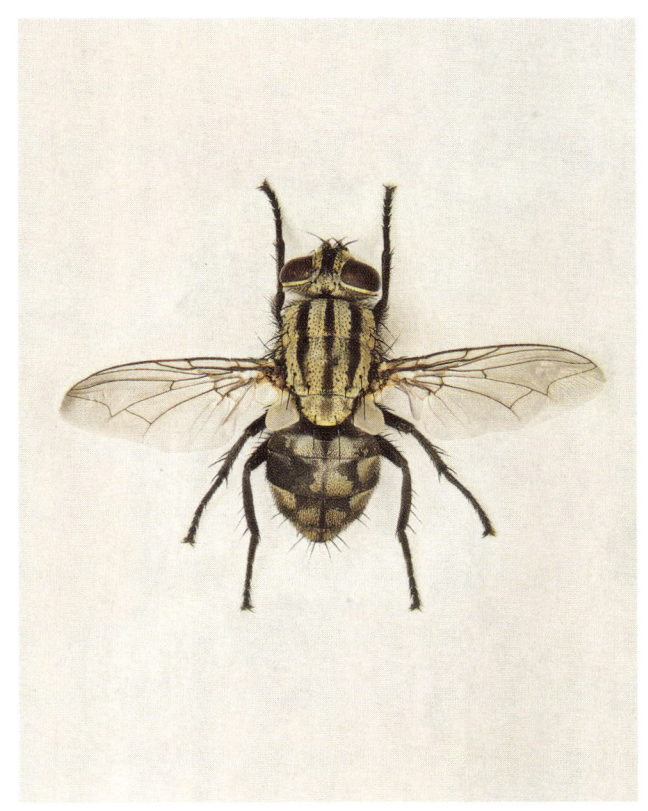

彩图 10 棕尾别麻蝇

Fig. 10 *Boettcherisca peregrina*

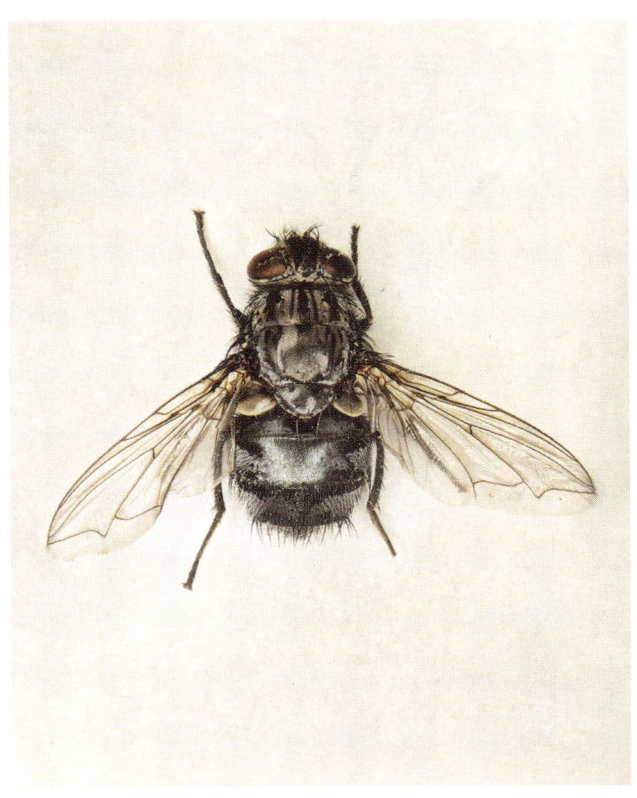

彩图 11 巨尾阿丽蝇

Fig. 11 *Calliphora vicina*

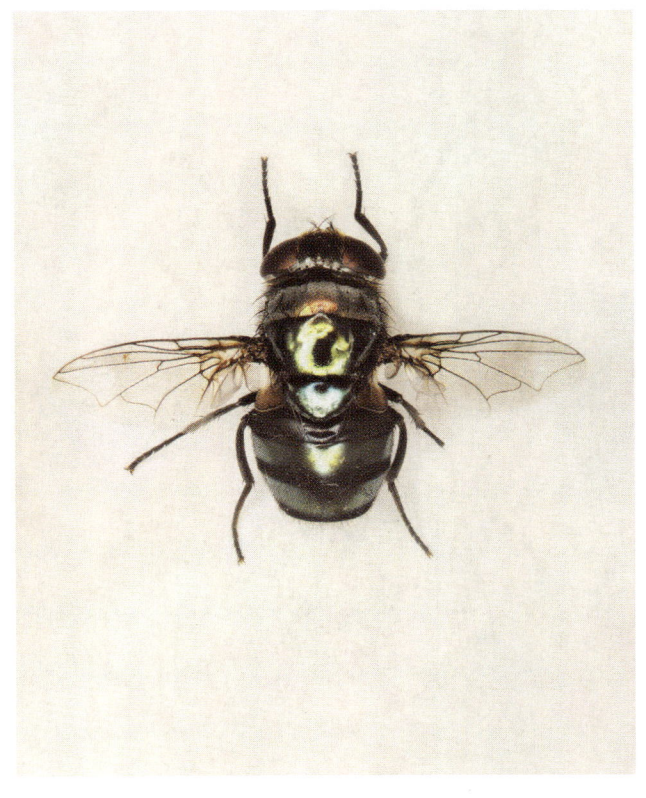

彩图 12 大头金蝇

Fig. 12 *Chrysomya megacephala*

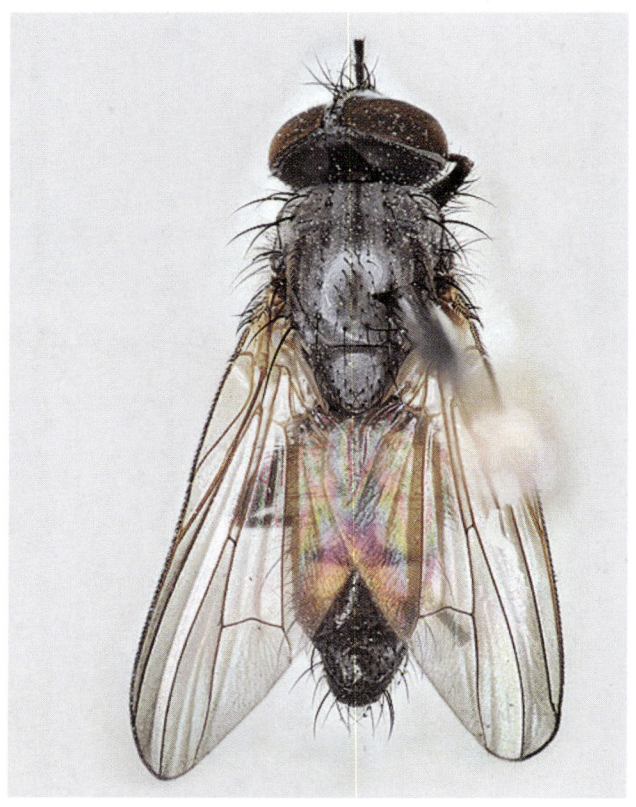

彩图 13 夏厕蝇
Fig. 13 *Fannia canicularis*

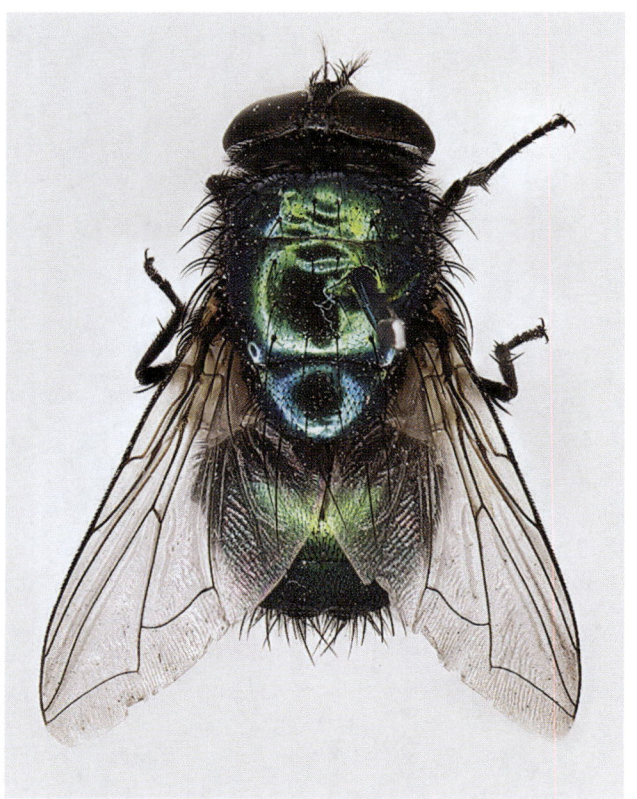

彩图 14 丝光绿蝇
Fig. 14 *Lucilia sericata*

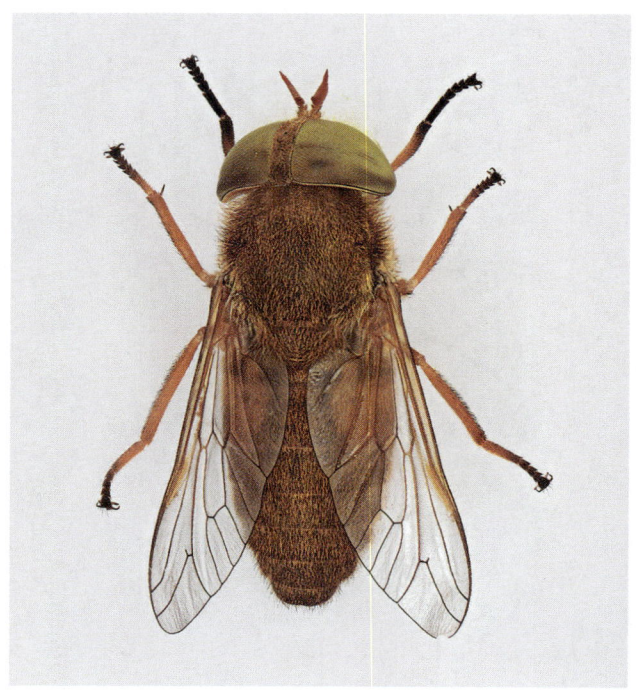

彩图 15 宽角黄虻（雌）
Fig. 15 *Atylotus fulvus*（♀）

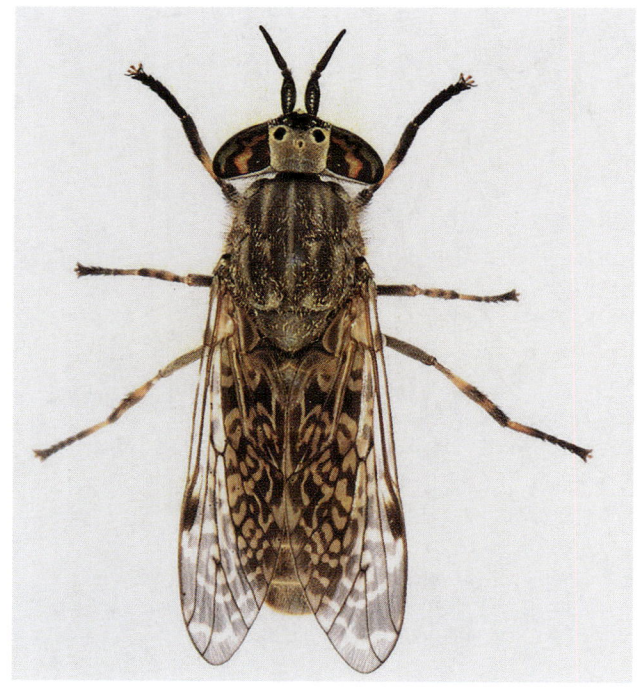

彩图 16 高额麻虻（雌）
Fig. 16 *Haematopota pluvialis*（♀）

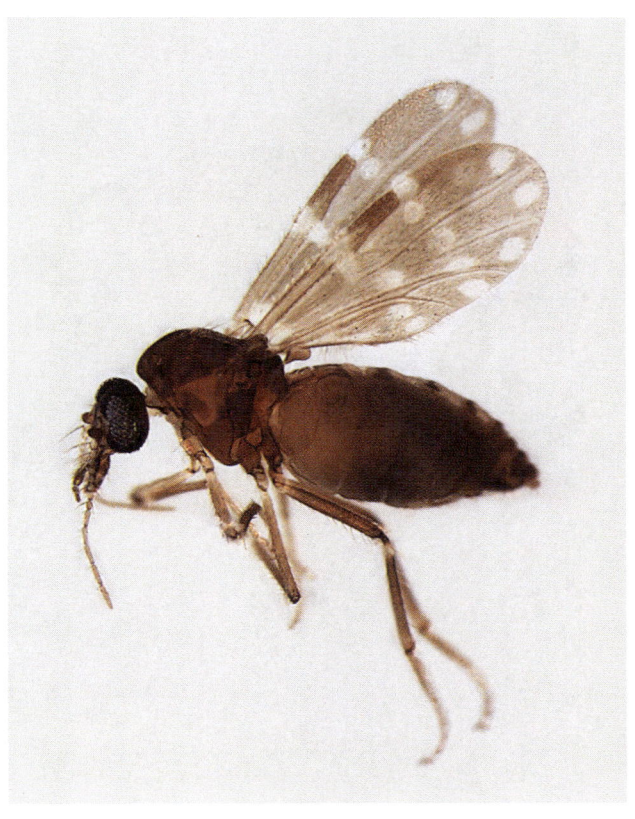

彩图 17　荒川库蠓(雌)

Fig. 17　*Culicoides arakawai*(♀)

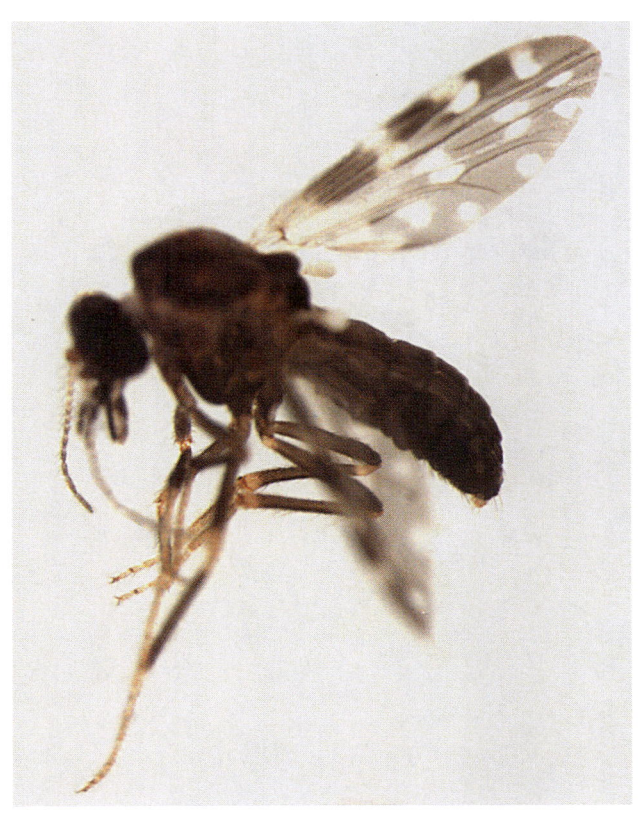

彩图 18　日本库蠓(雌)

Fig. 18　*Culicoides nipponensis*(♀)

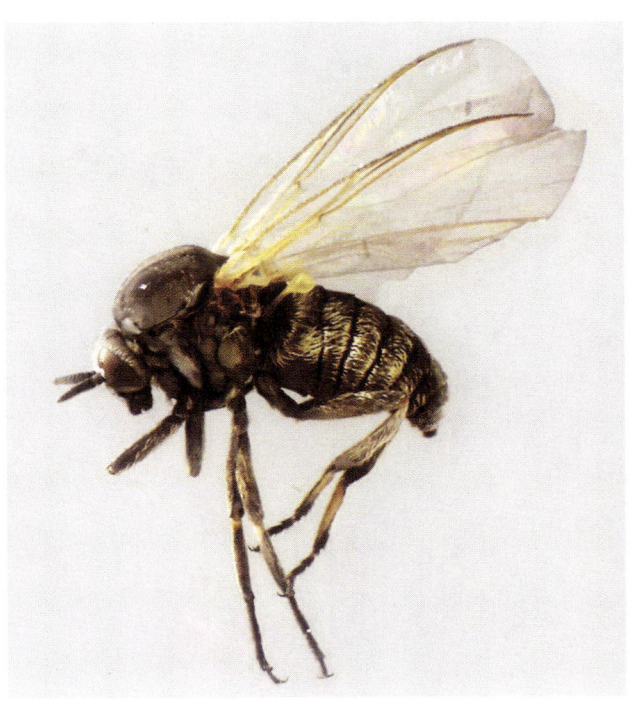

彩图 19　马维蚋

Fig. 19　*Simulium equinum*

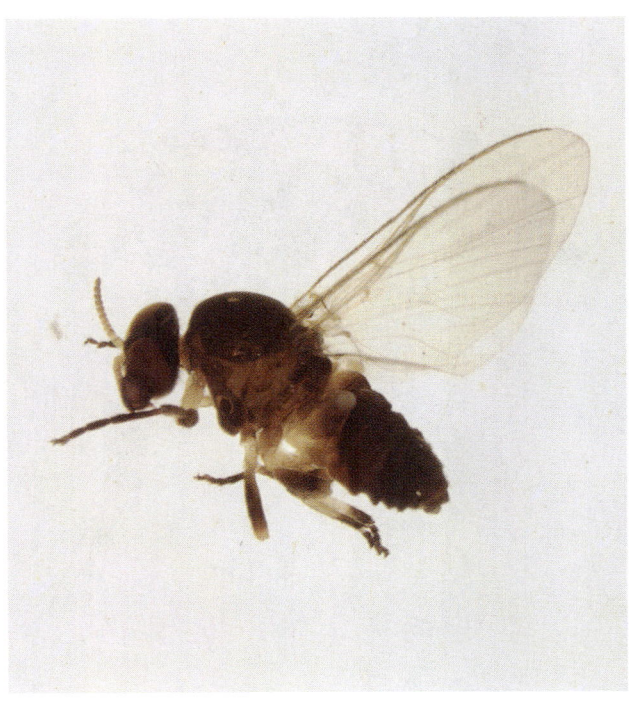

彩图 20　杜氏绳蚋

Fig. 20　*Simulium dudgeoni*

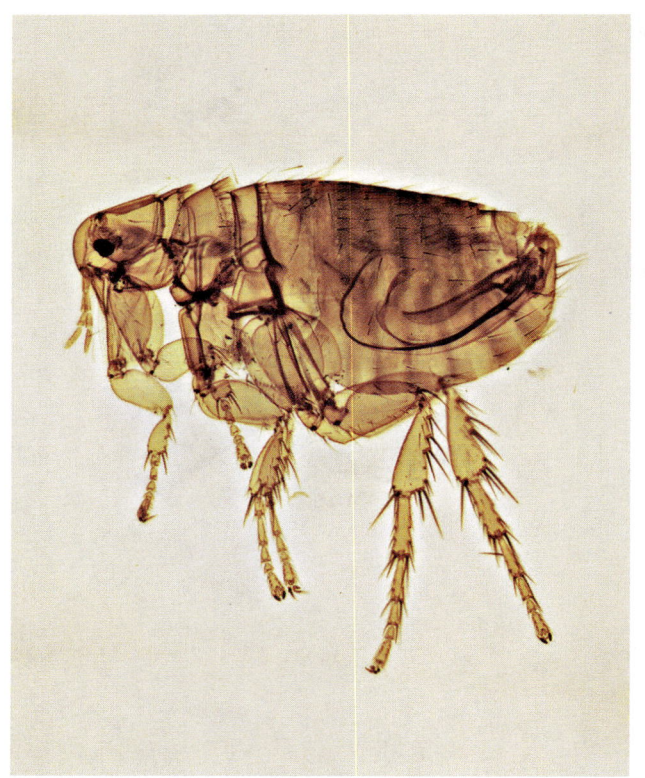

彩图 21　印鼠客蚤（雄）
Fig. 21　*Xenopsylla cheopis*（♂）

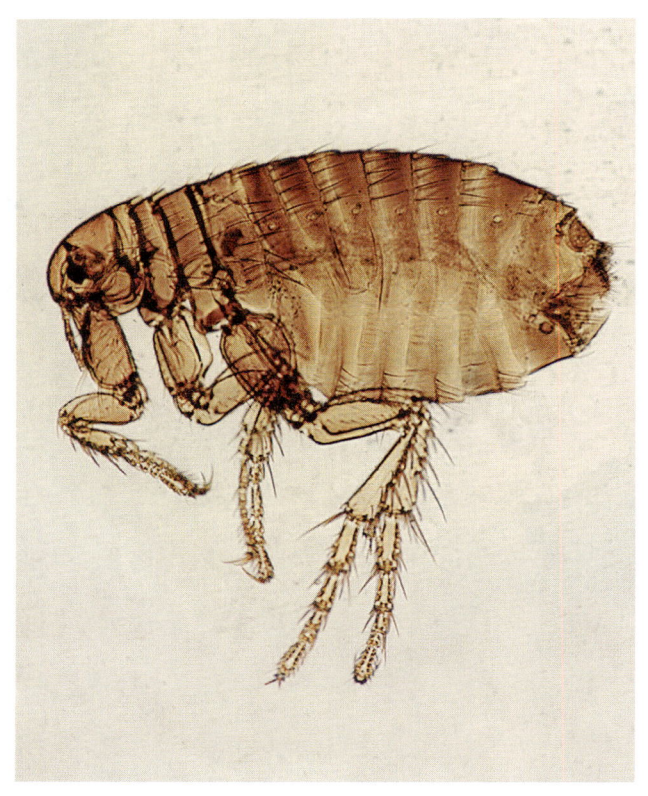

彩图 22　人蚤（雌）
Fig. 22　*Pulex irritans*（♀）

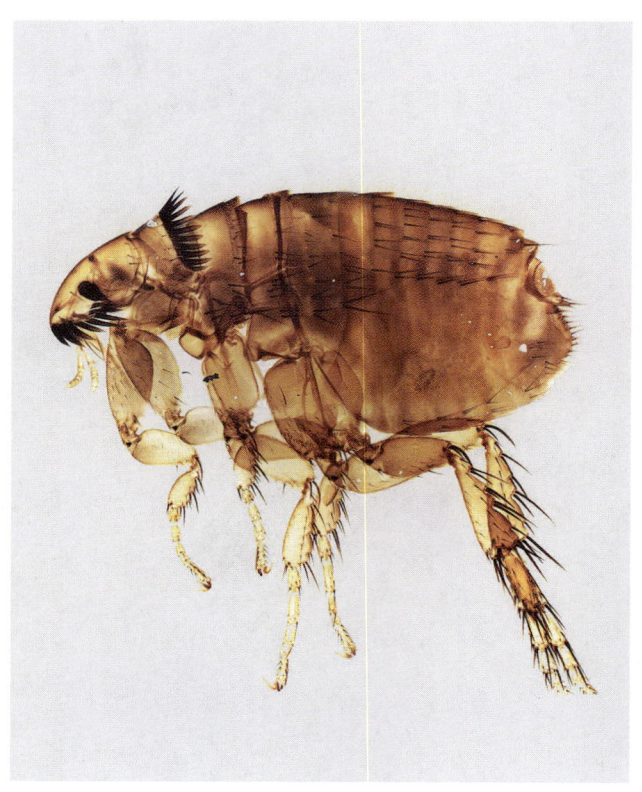

彩图 23　猫栉首蚤（雌）
Fig. 23　*Ctenocephalides felis*（♀）

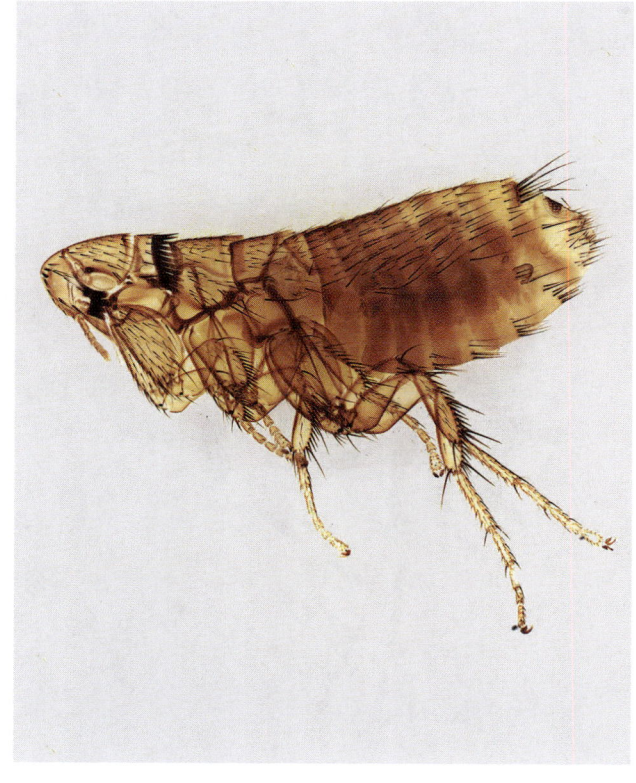

彩图 24　缓慢细蚤（雌）
Fig. 24　*Leptopsylla segnis*（♀）

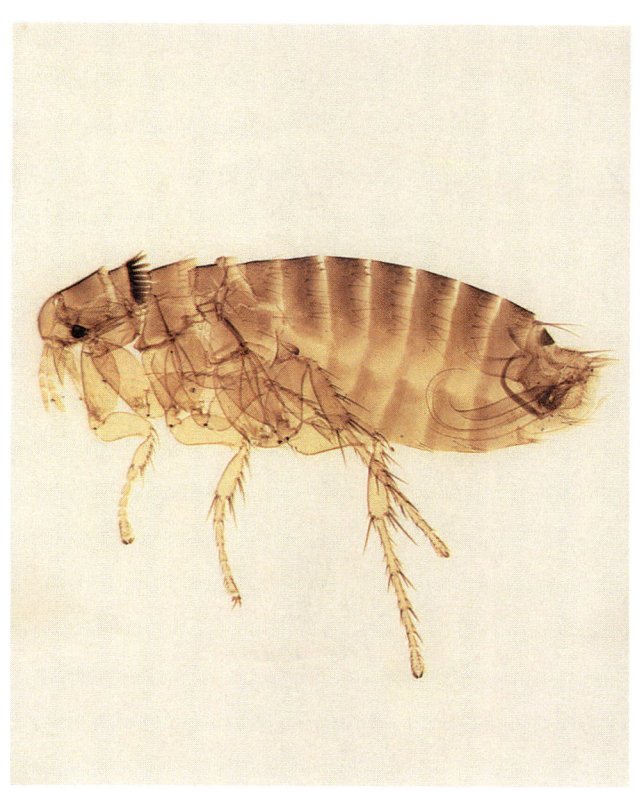

彩图 25 不等单蚤（雄）

Fig. 25 *Monopsyllus anisus*（♂）

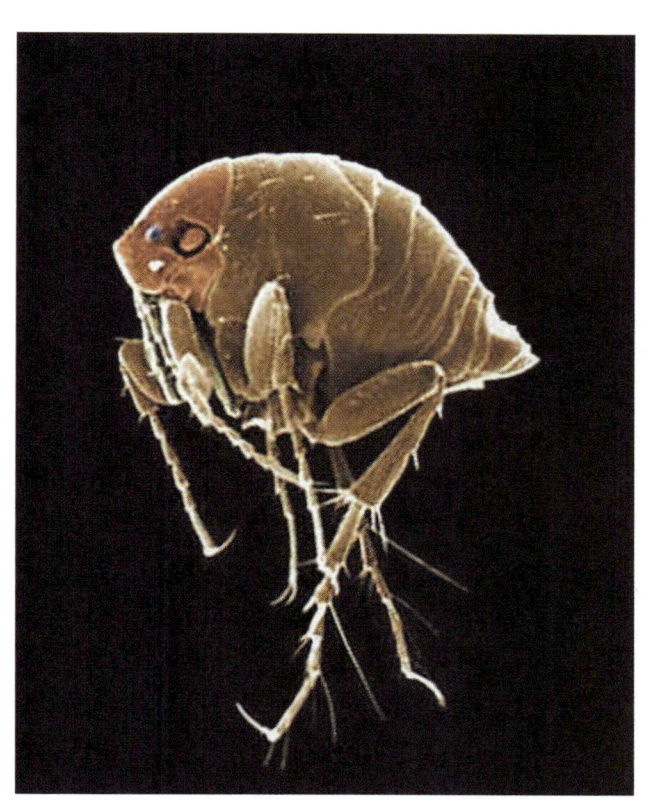

彩图 26 穿皮潜蚤（雌）

Fig. 26 *Tunga penetrans*（♀）

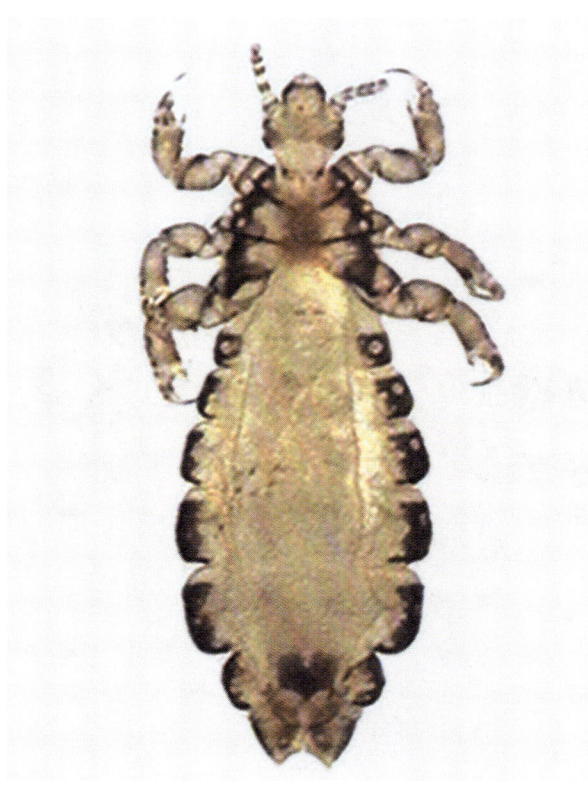

彩图 27 头虱（雌）

Fig. 27 *Pediculus humanus capitis*（♀）

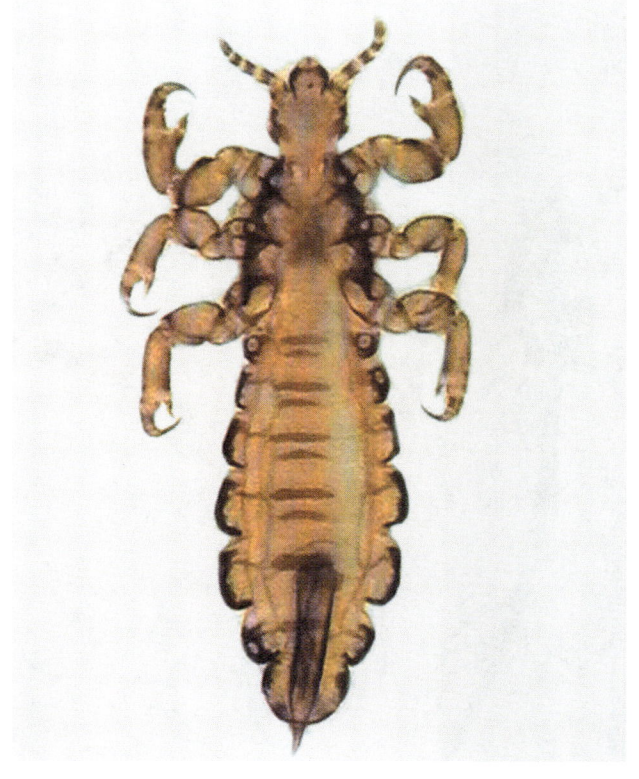

彩图 28 头虱（雄）

Fig. 28 *Pediculus humanus capitis*（♂）

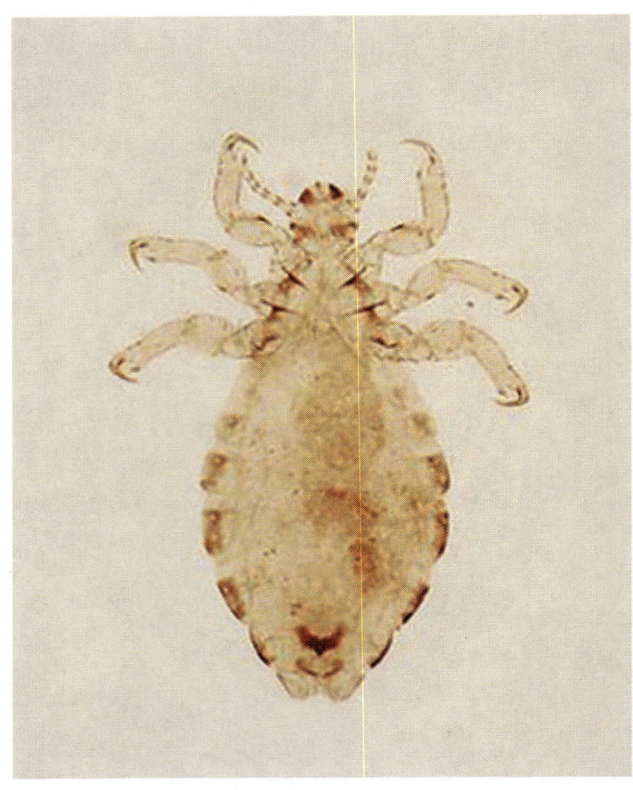

彩图 29 体虱(雌)
Fig. 29 *Pediculus humanus corporis*(♀)

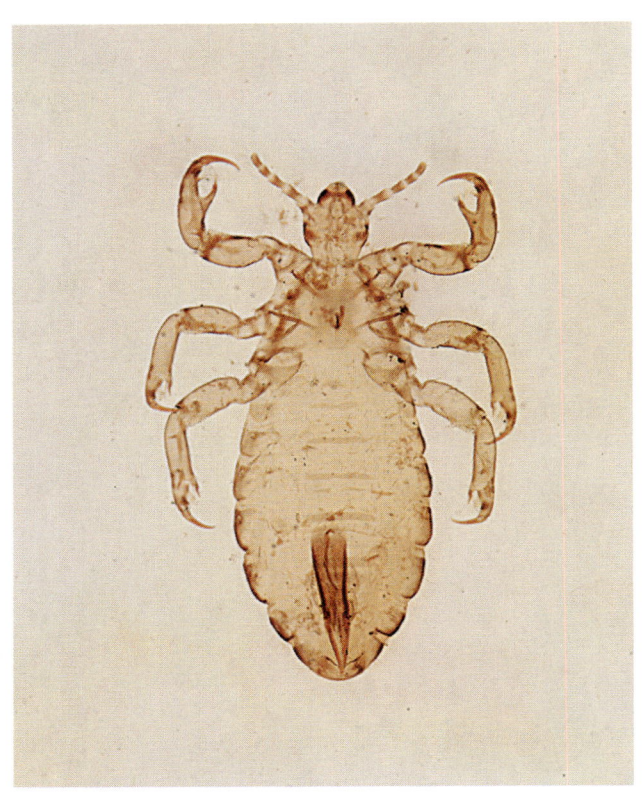

彩图 30 体虱(雄)
Fig. 30 *Pediculus humanus corporis*(♂)

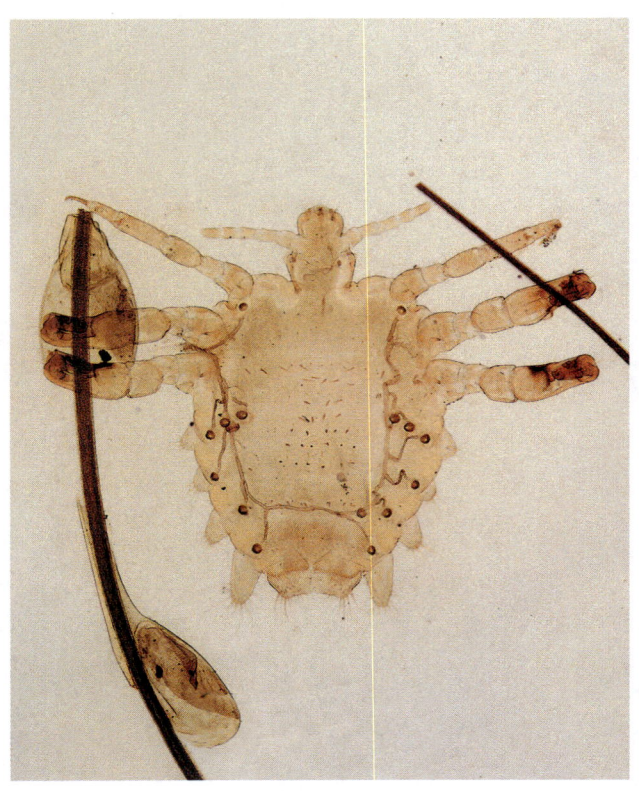

彩图 31 阴虱(雌)
Fig. 31 *Phthirus pubis*(♀)

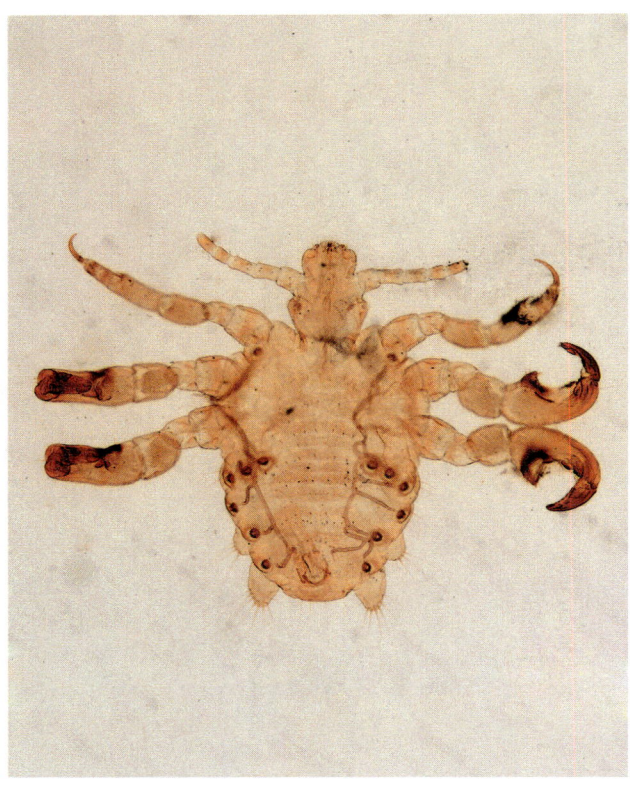

彩图 32 阴虱(雄)
Fig. 32 *Phthirus pubis*(♂)

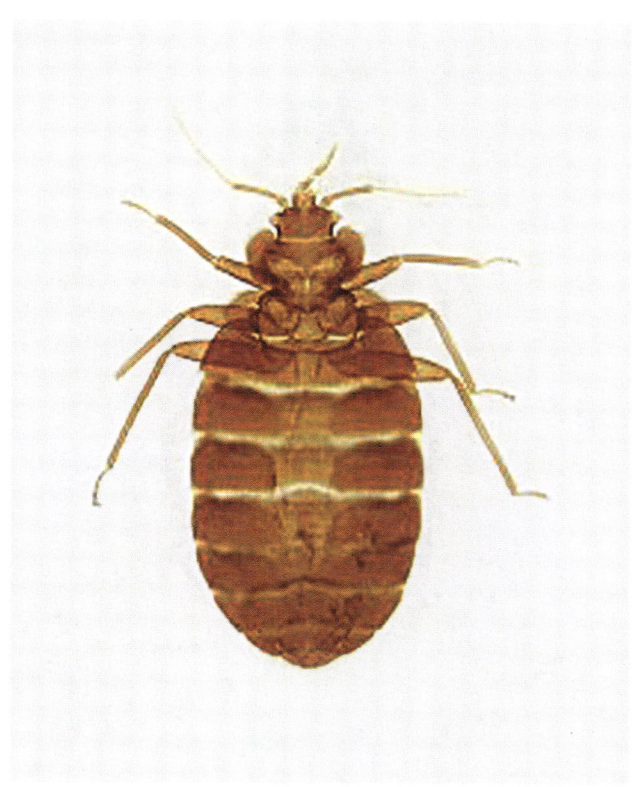

彩图 33 温带臭虫(雌)
Fig. 33 *Cimex lectularius* (♀)

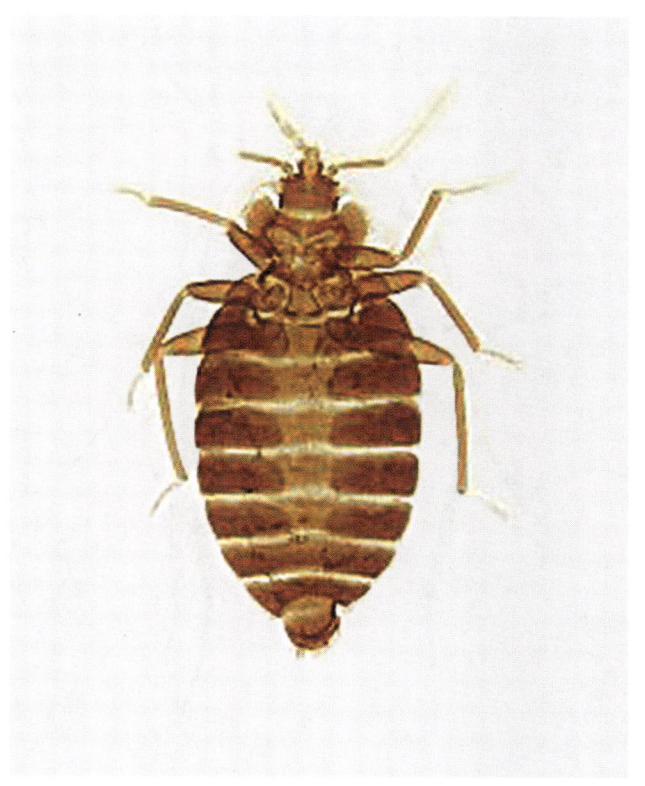

彩图 34 温带臭虫(雄)
Fig. 34 *Cimex lectularius* (♂)

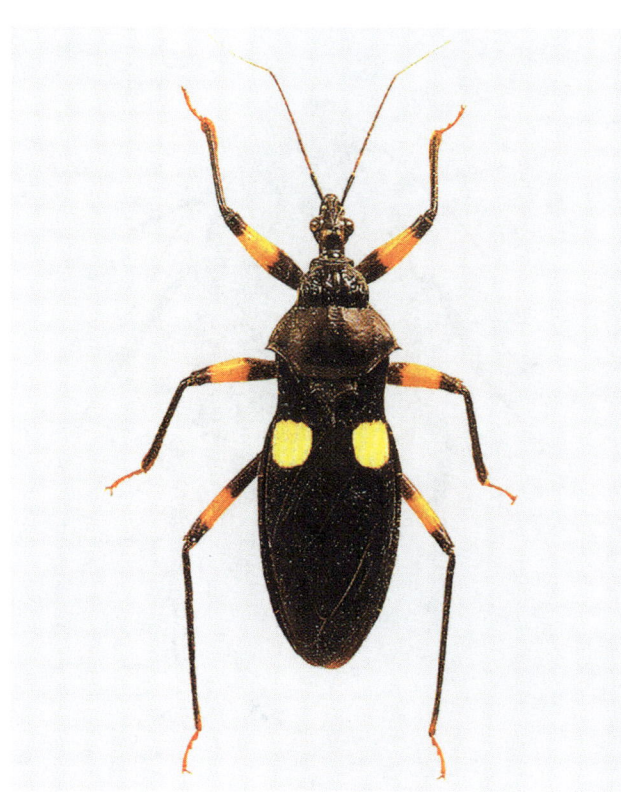

彩图 35 白斑猎蝽
Fig. 35 *Platymeris biguttatus*

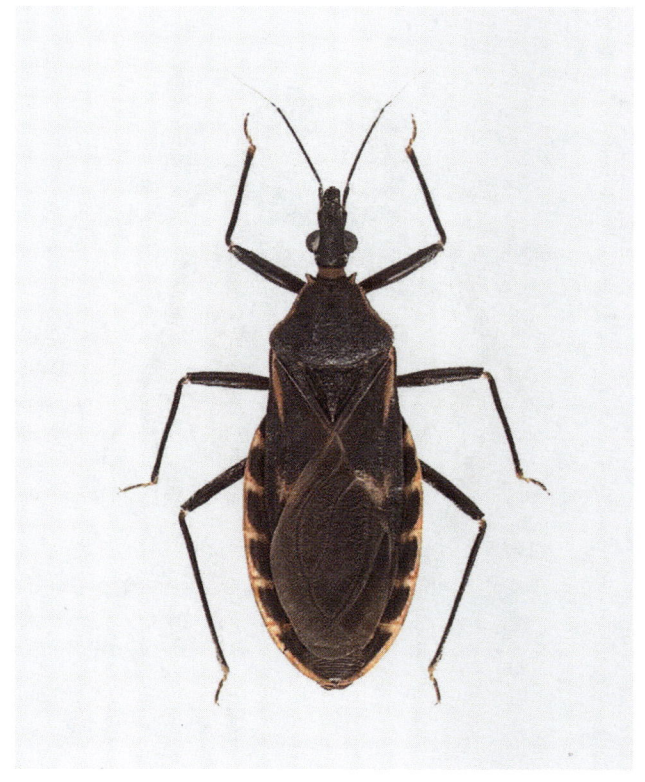

彩图 36 大锥蝽
Fig. 36 *Panstrongylus megistus*

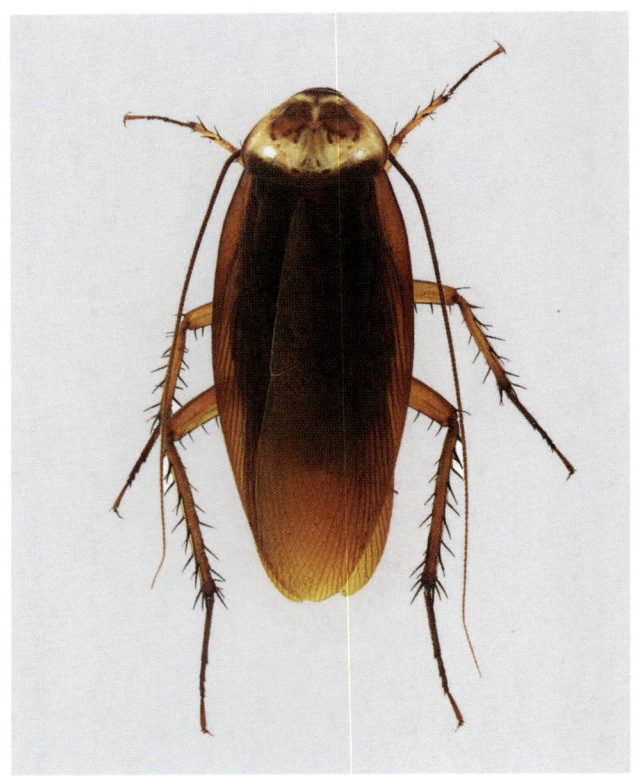

彩图 37 美洲大蠊
Fig. 37 *Periplaneta americana*

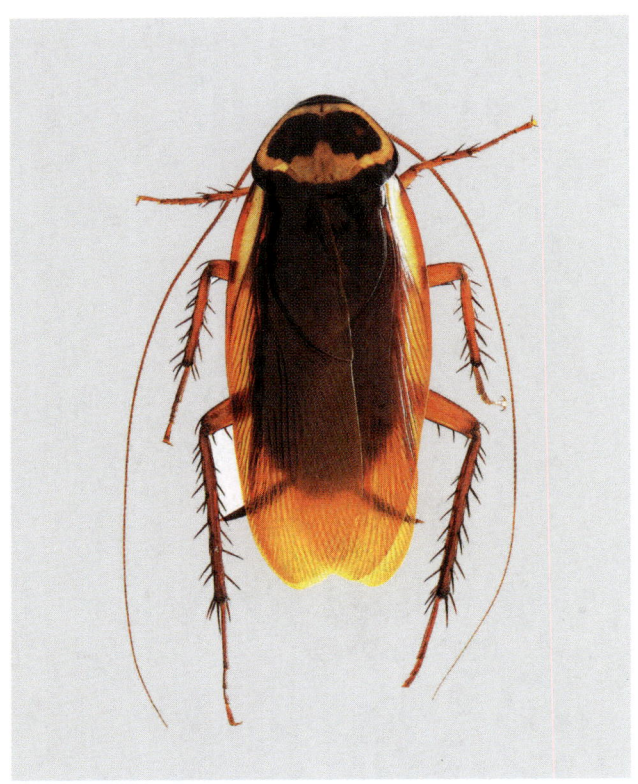

彩图 38 澳洲大蠊
Fig. 38 *Periplaneta australasiae*

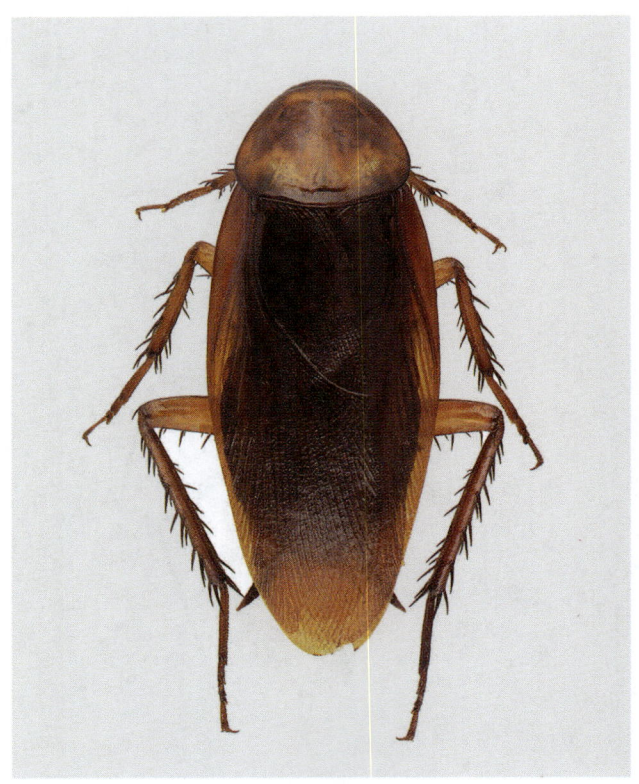

彩图 39 褐斑大蠊
Fig. 39 *Periplaneta brunnea*

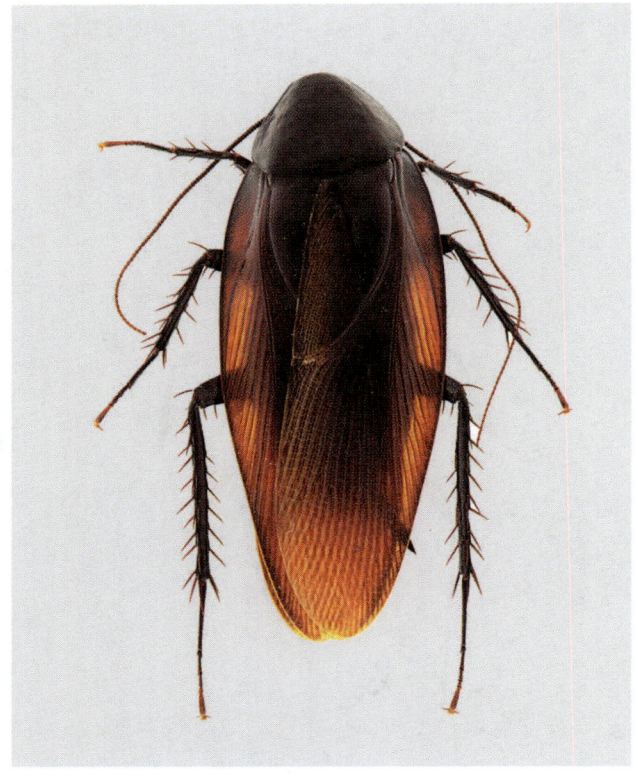

彩图 40 黑胸大蠊
Fig. 40 *Periplaneta fuliginosa*

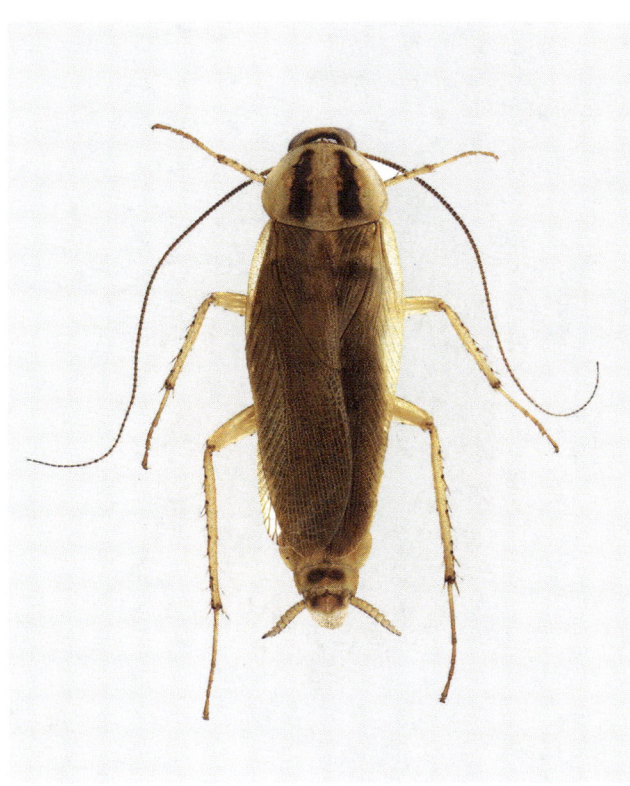

彩图 41 德国小蠊
Fig. 41 *Blattella germanica*

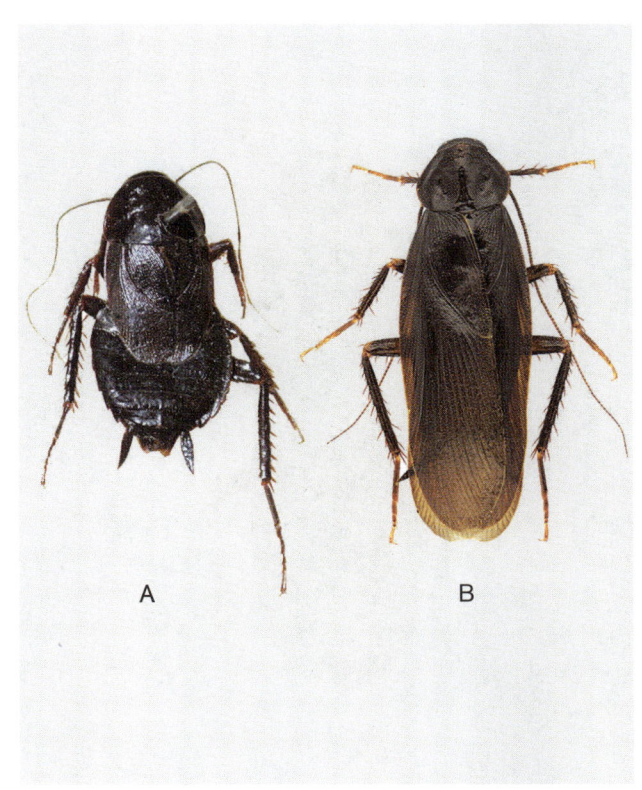

彩图 42 日本大蠊（A 雌，B 雄）
Fig. 42 *Periplaneta japonica*（A♀,B♂）

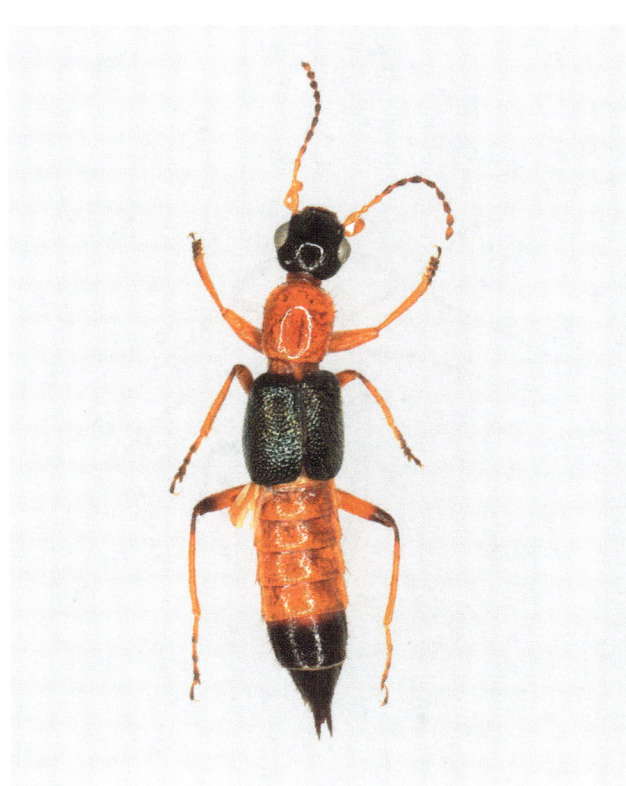

彩图 43 毒隐翅虫
Fig. 43 *Paederus fuscipes*

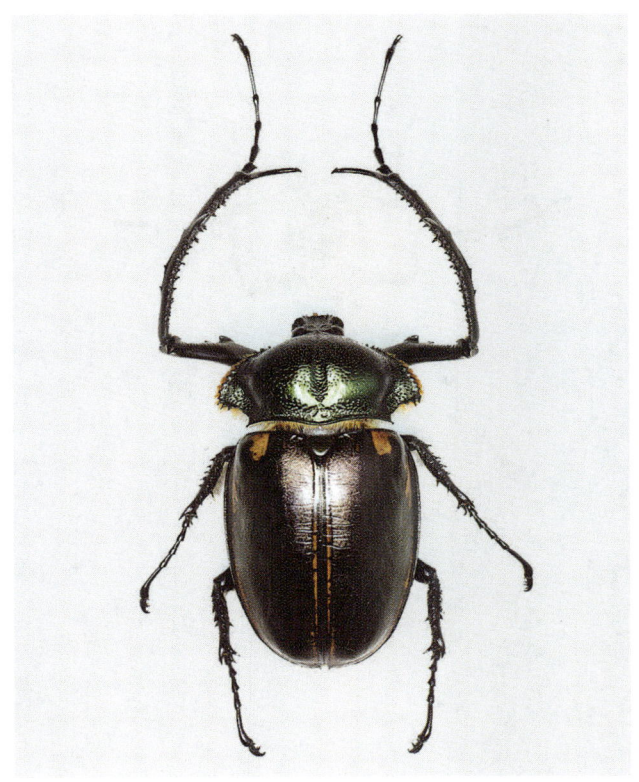

彩图 44 阳彩臂金龟
Fig. 44 *Cheirotonus jansoni*

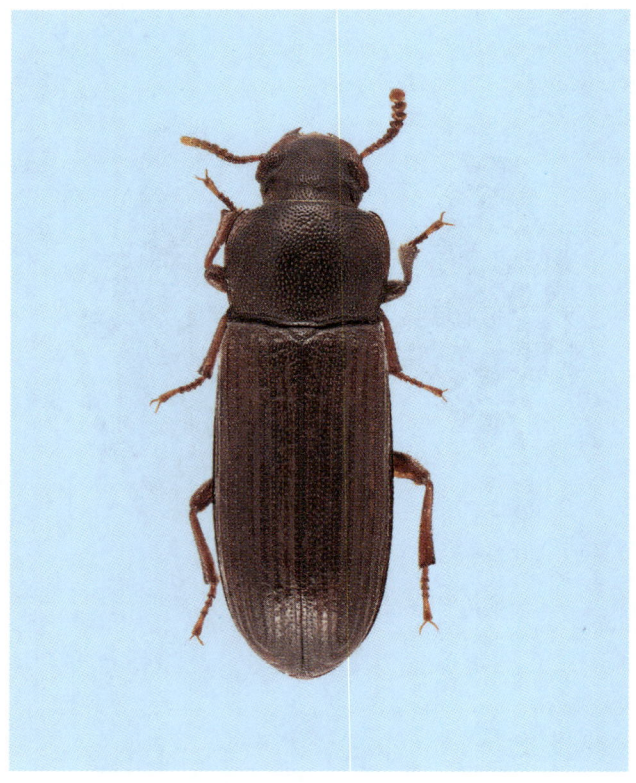

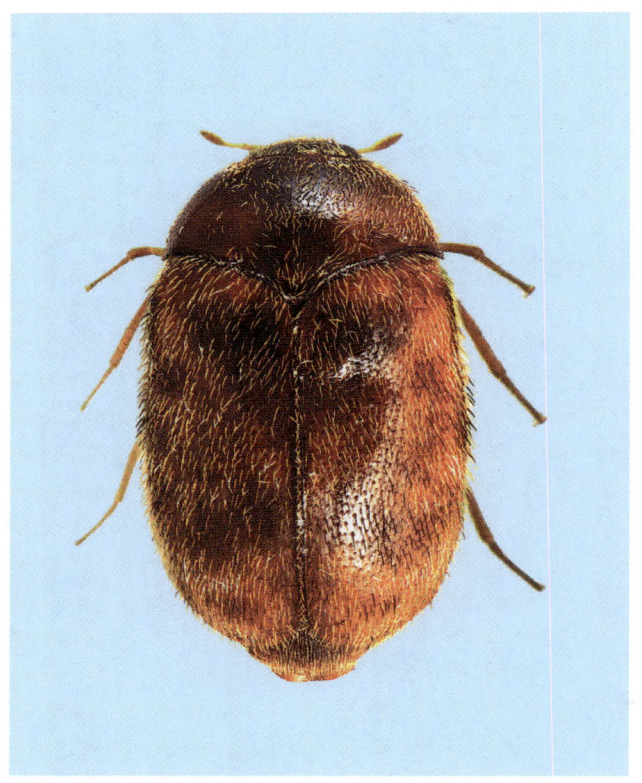

彩图 45　赤拟谷盗
Fig. 45　*Tribolium_confusum*

彩图 46　谷斑皮蠹
Fig. 46　*Trogoderma granarium*

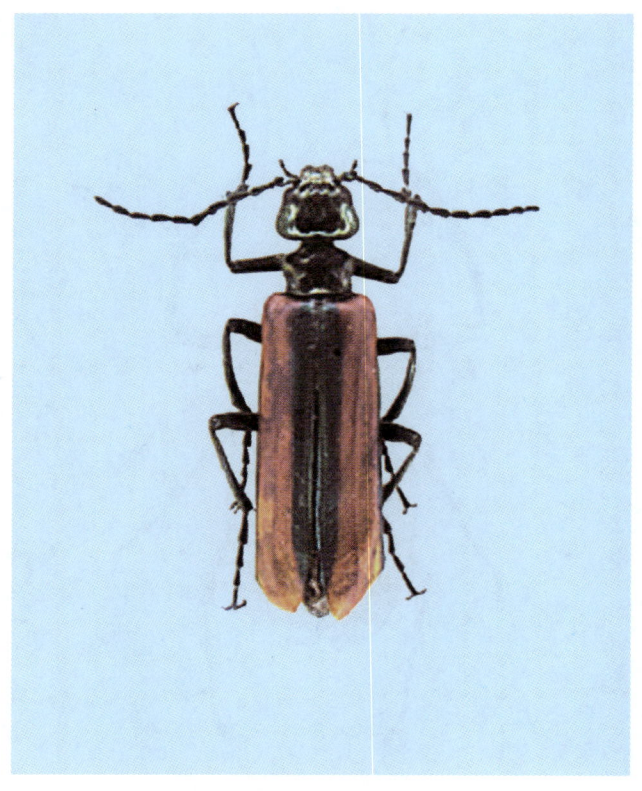

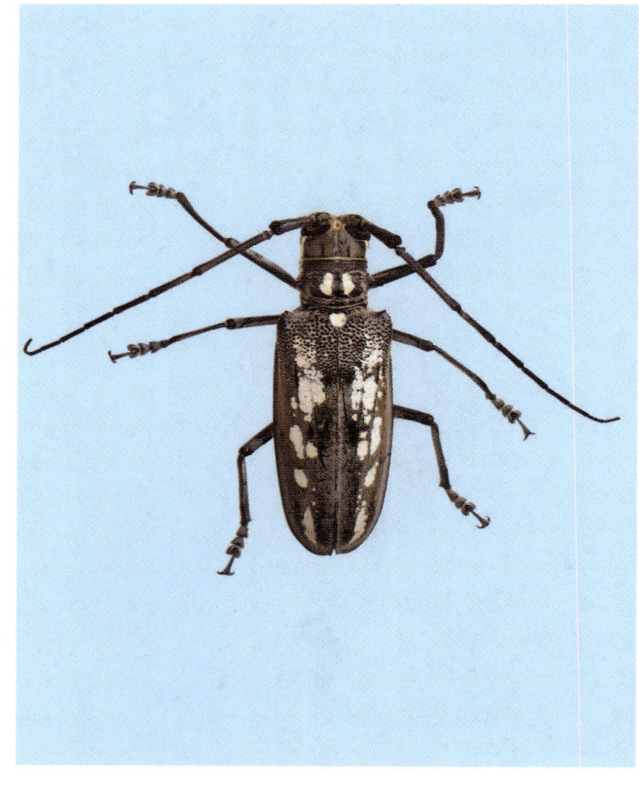

彩图 47　绿边芫菁
Fig. 47　*Lytta suturella*

彩图 48　云斑天牛
Fig. 48　*Batocera horsfieldi*

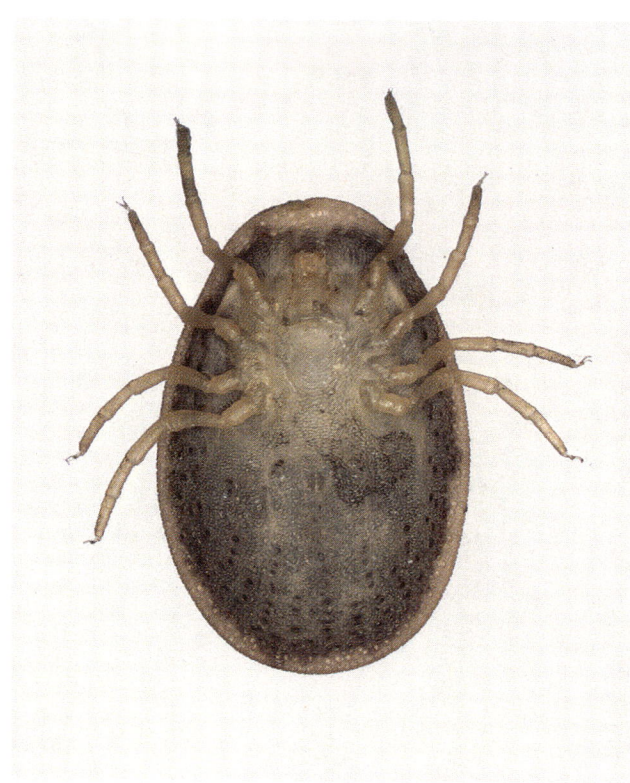

彩图 49　波斯锐缘蜱(雌)
Fig. 49　*Argas persicus*（♀）

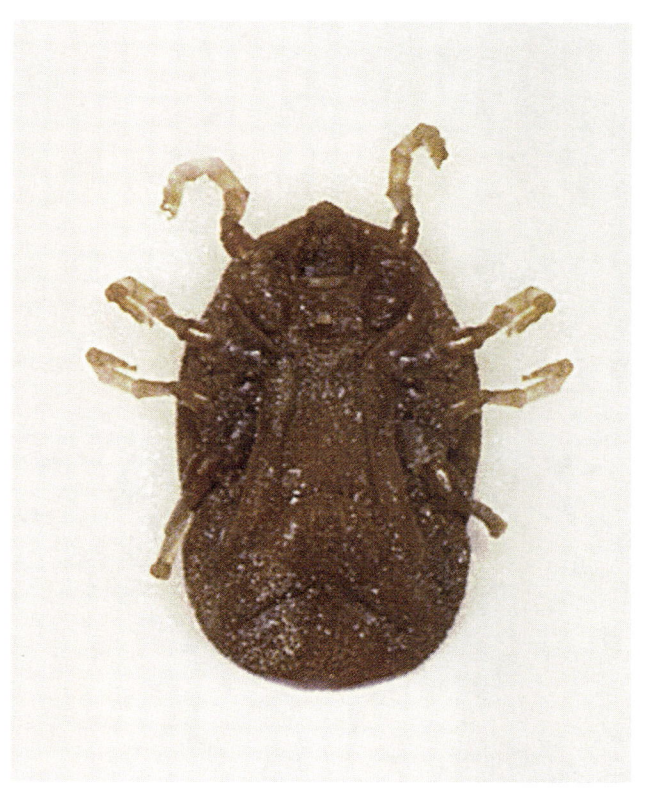

彩图 50　特突钝缘蜱(雌)
Fig. 50　*Ornithodorus tartakovskyi*（♀）

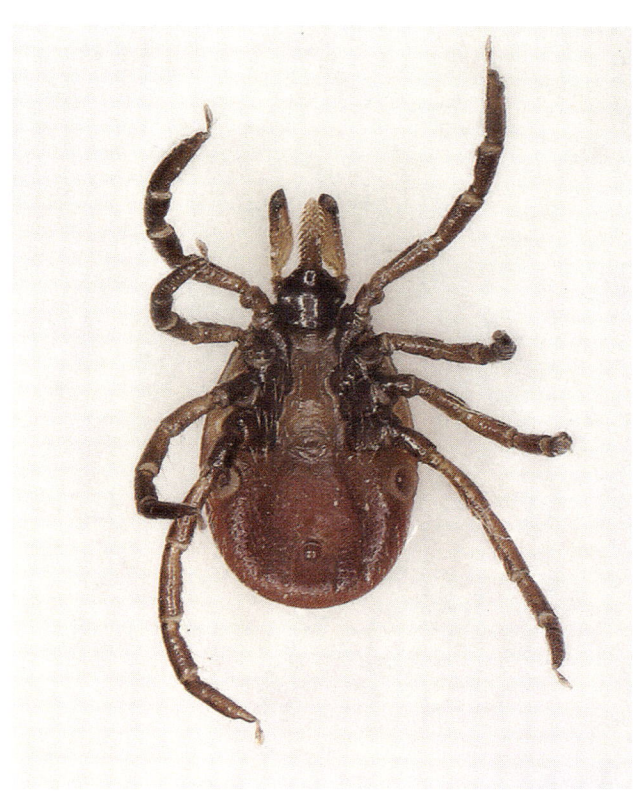

彩图 51　全沟硬蜱(雌)
Fig. 51　*Ixodes persulcatus*（♀）

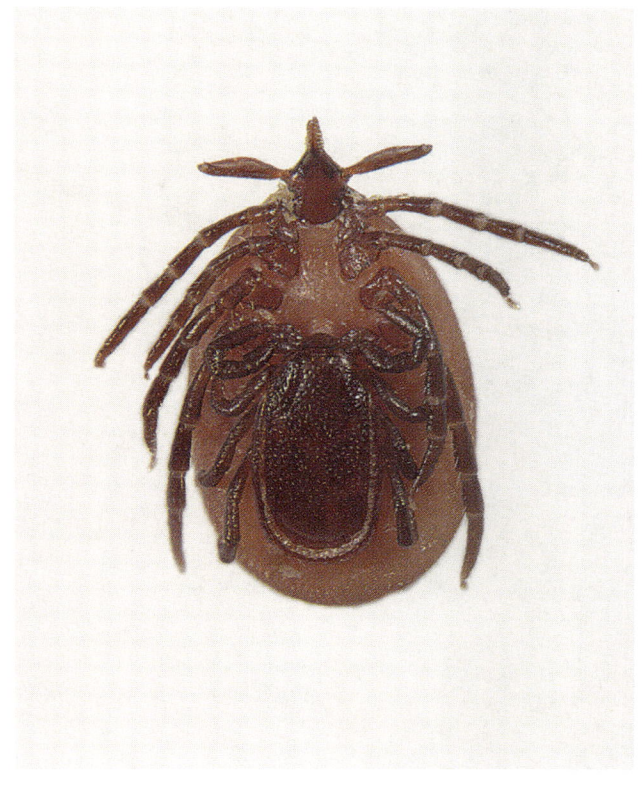

彩图 52　中华硬蜱(交配)
Fig. 52　*Ixodes sinensis*（mating）

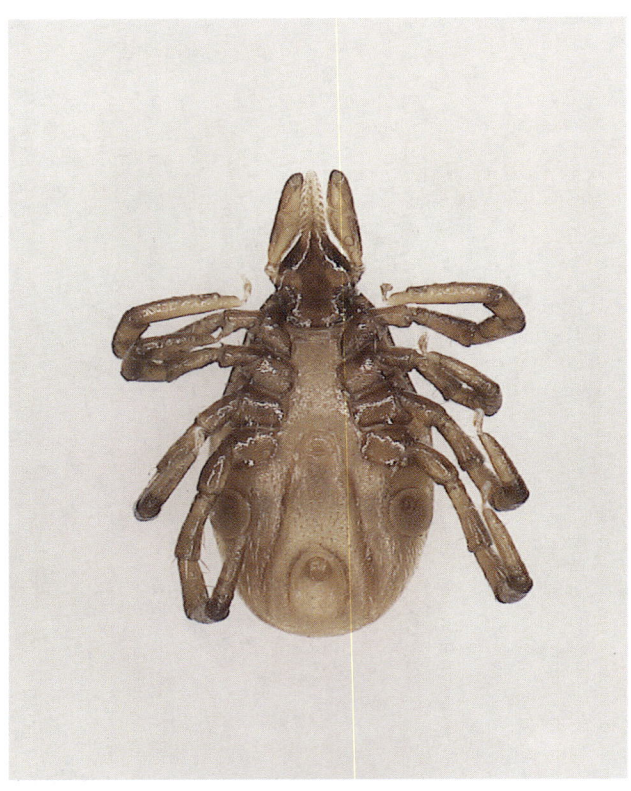

彩图 53 粒形硬蜱（雌）
Fig. 53 *Ixodes granulatus*（♀）

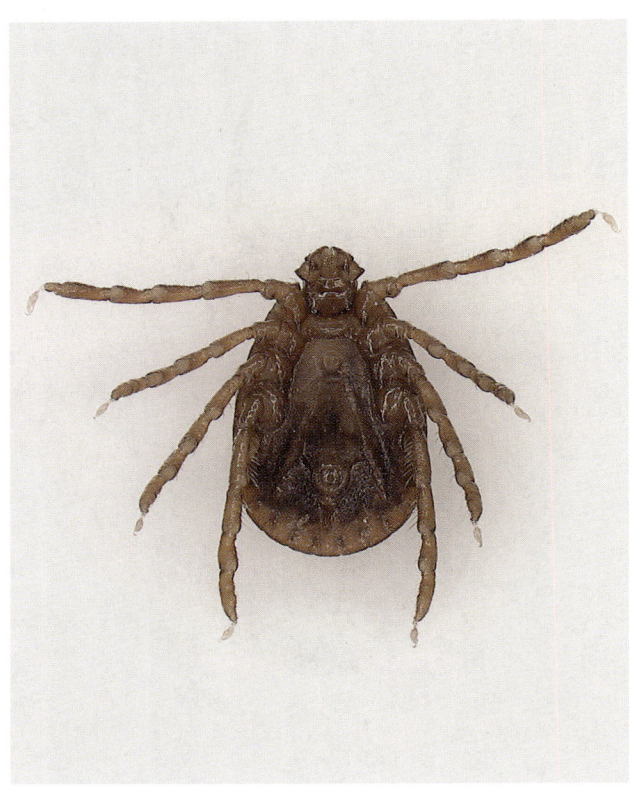

彩图 54 长角血蜱（雌）
Fig. 54 *Haemaphysalis longicornis*（♀）

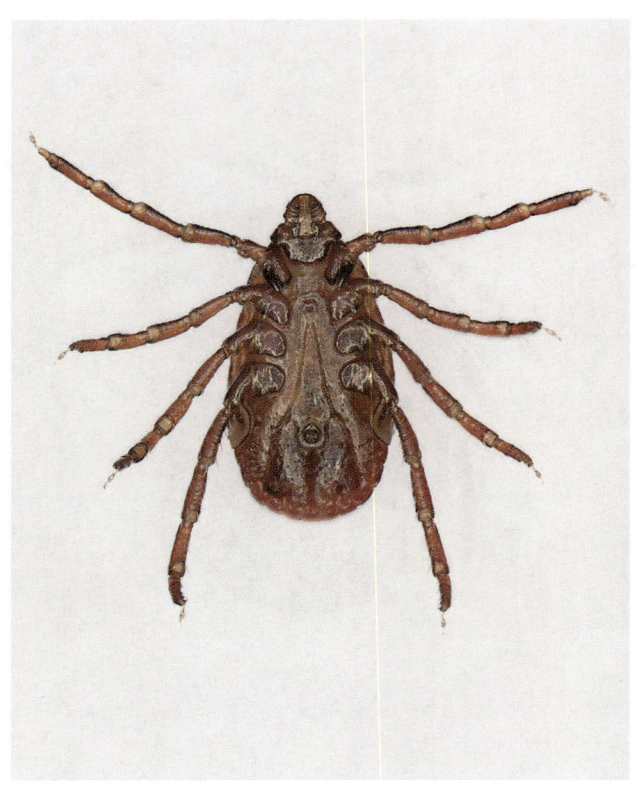

彩图 55 血红扇头蜱腹面（雌）
Fig. 55 *Rhipicephalus sanguineus*（♀）

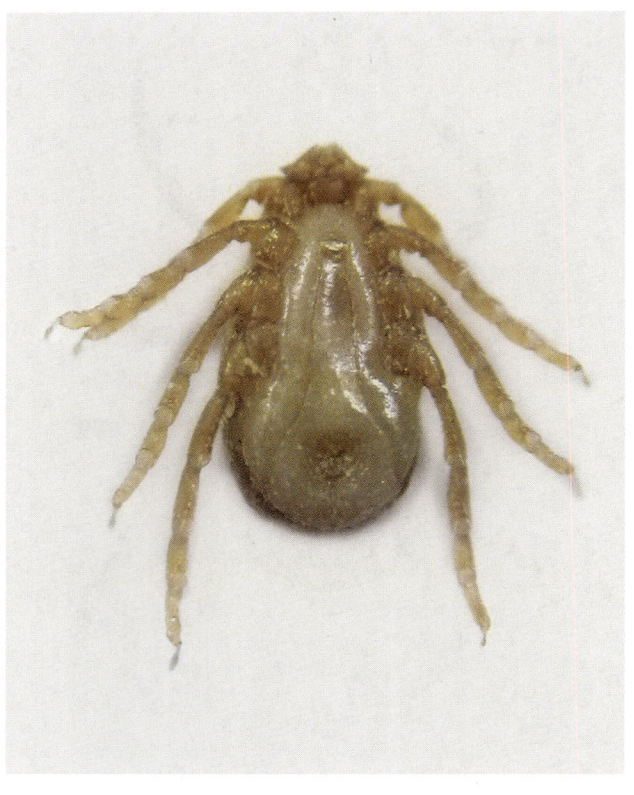

彩图 56 短垫血蜱（雌）
Fig. 56 *Haemaphysalis longicornis*（♀）

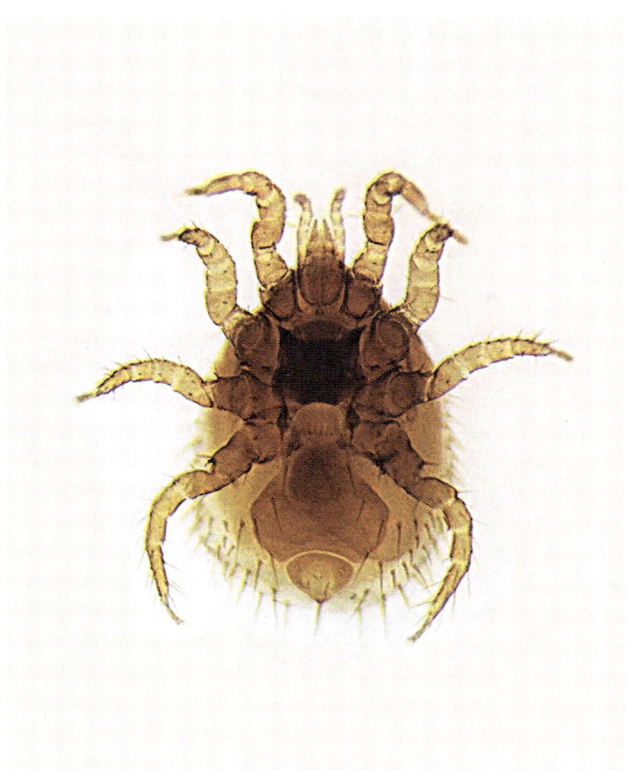

彩图 57　毒厉螨(雌)
Fig. 57　*Laelaps echidninus*(♀)

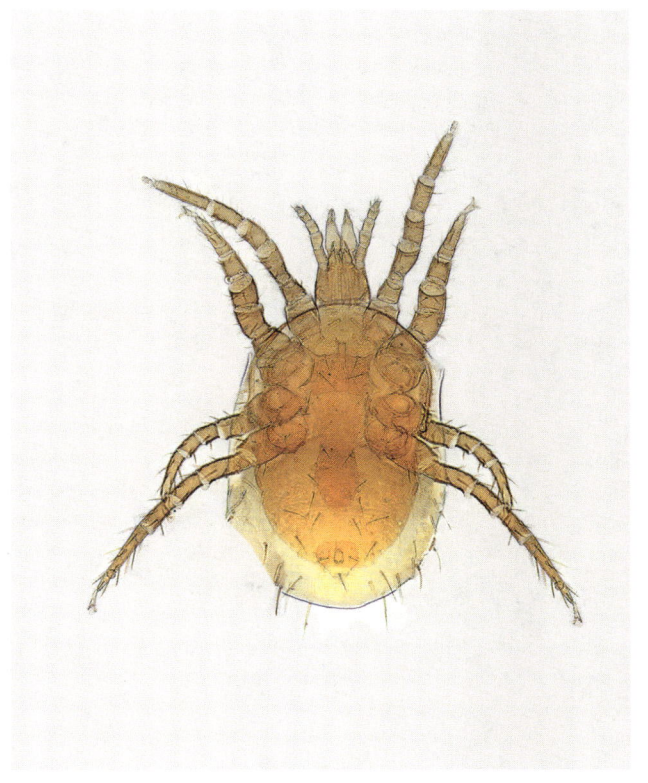

彩图 58　格氏血厉螨(雌)
Fig. 58　*Haemolaelaps glasgowi*(♀)

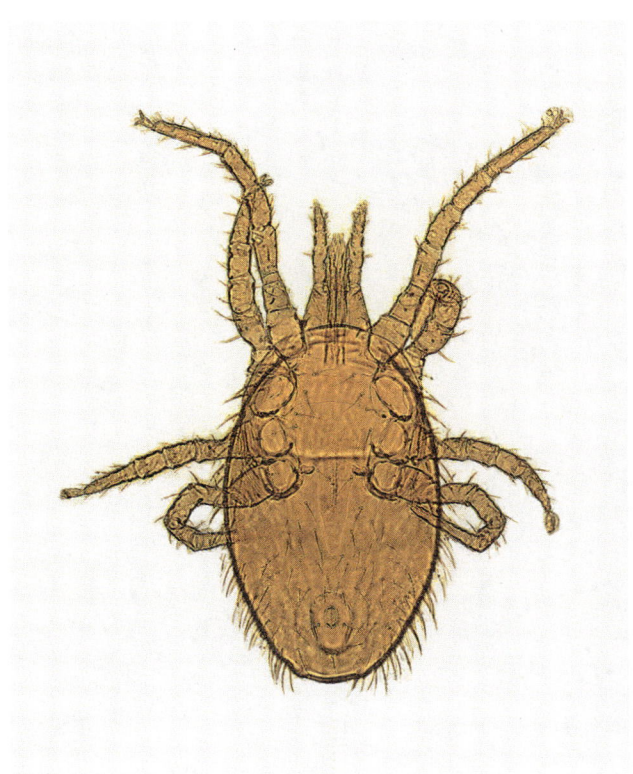

彩图 59　柏氏禽刺螨(雌)
Fig. 59　*Ornithonyssus bacoti*(♀)

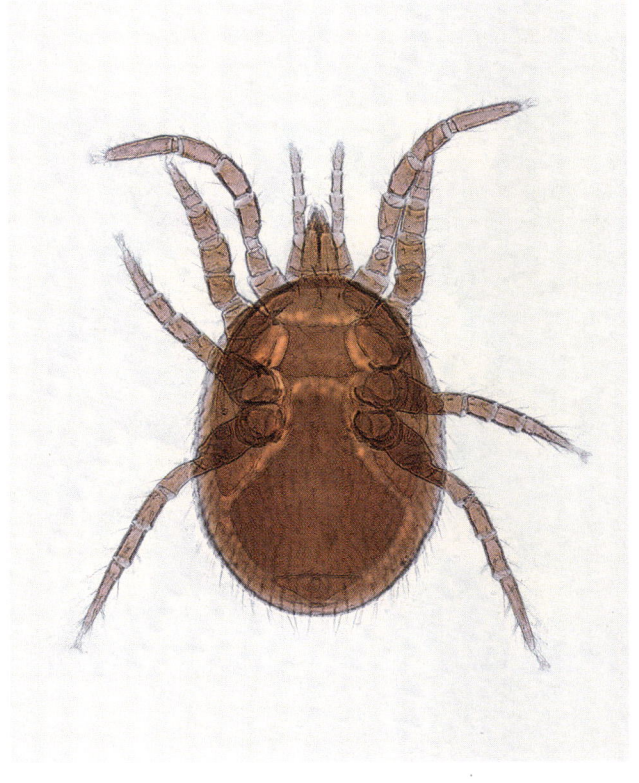

彩图 60　厩真厉螨(雌)
Fig. 60　*Eulaelaps stabularis*(♀)

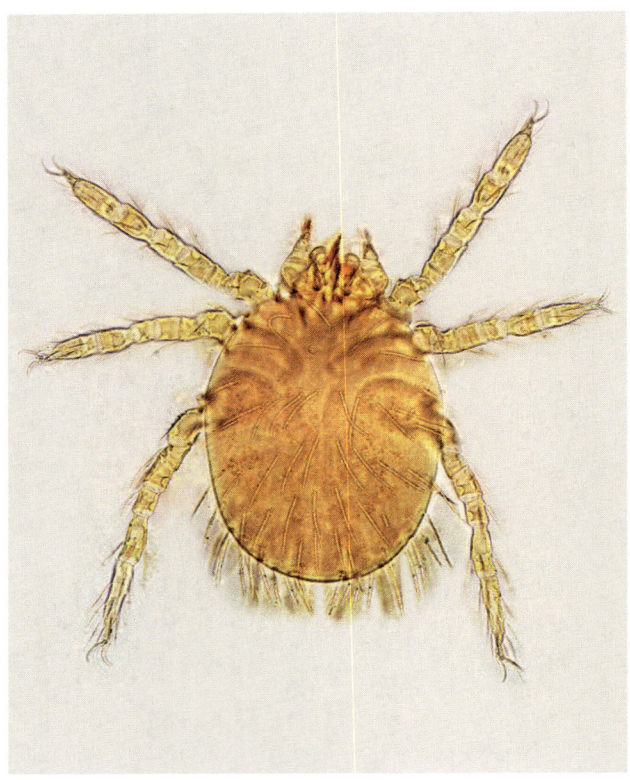

彩图 61　小板纤恙螨（幼虫）
Fig. 61　*Leptotrombidium scutellare*（larva）

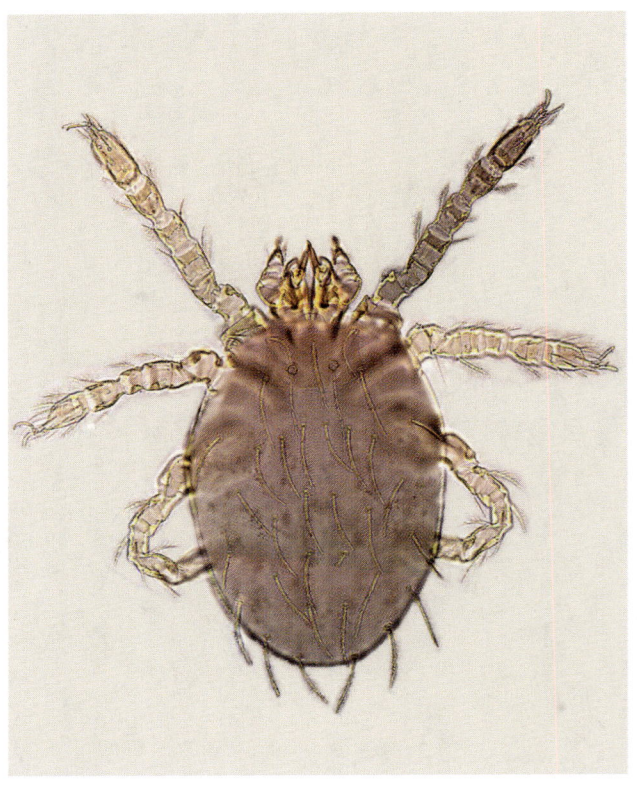

彩图 62　地里纤恙螨（幼虫）
Fig. 62　*Leptotrombidium deliense*（larva）

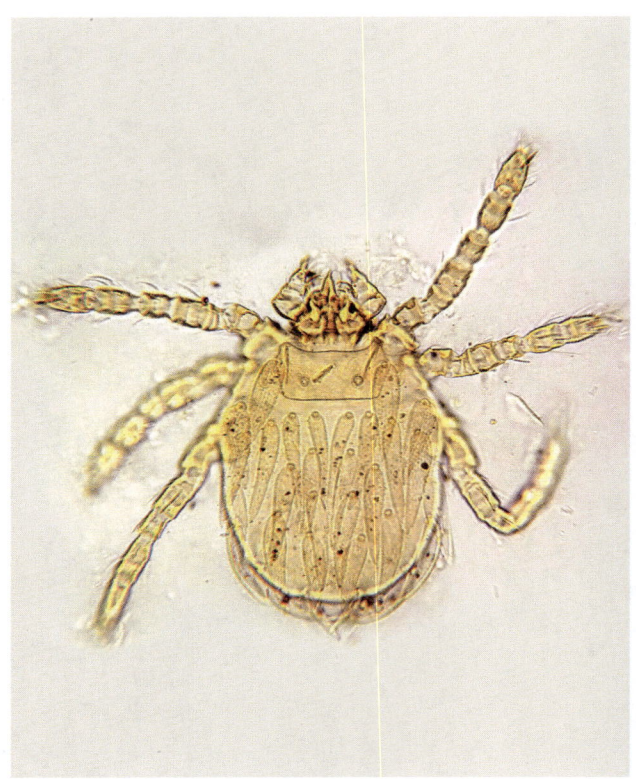

彩图 63　楔形叶片恙螨（幼虫）
Fig. 63　*Trombiculindus cuneatus*（larva）

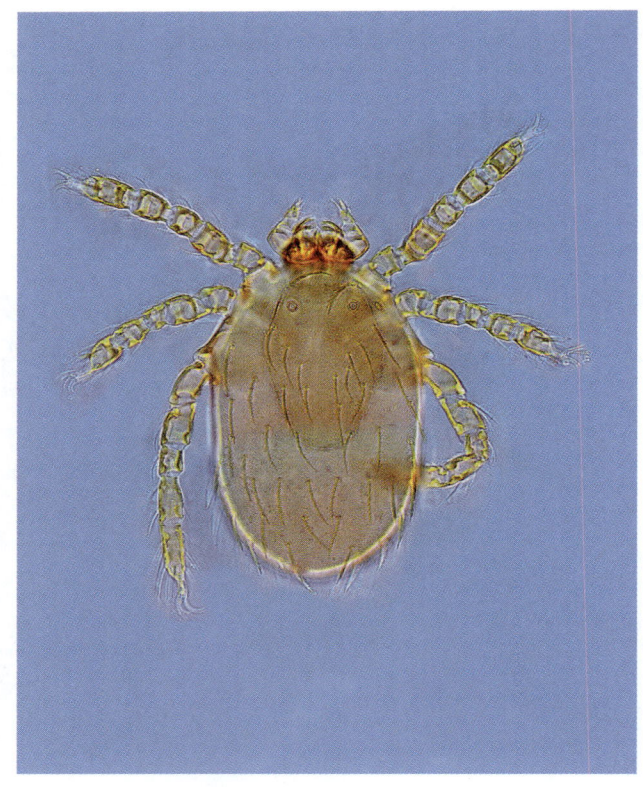

彩图 64　长足背展恙螨（幼虫）
Fig. 64　*Gahrliepia longipedalis*（larva）

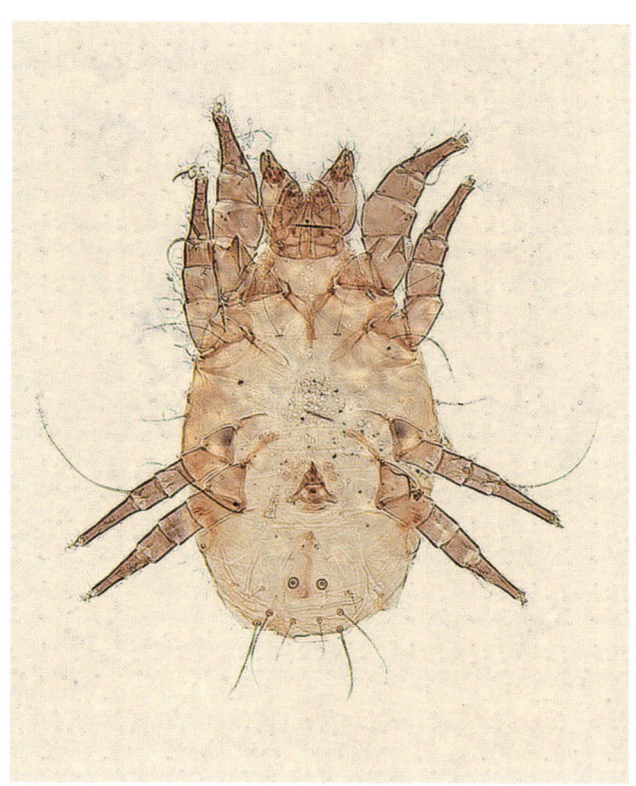

彩图 65 粗脚粉螨(雄)
Fig. 65 *Acarus siro*(♂)

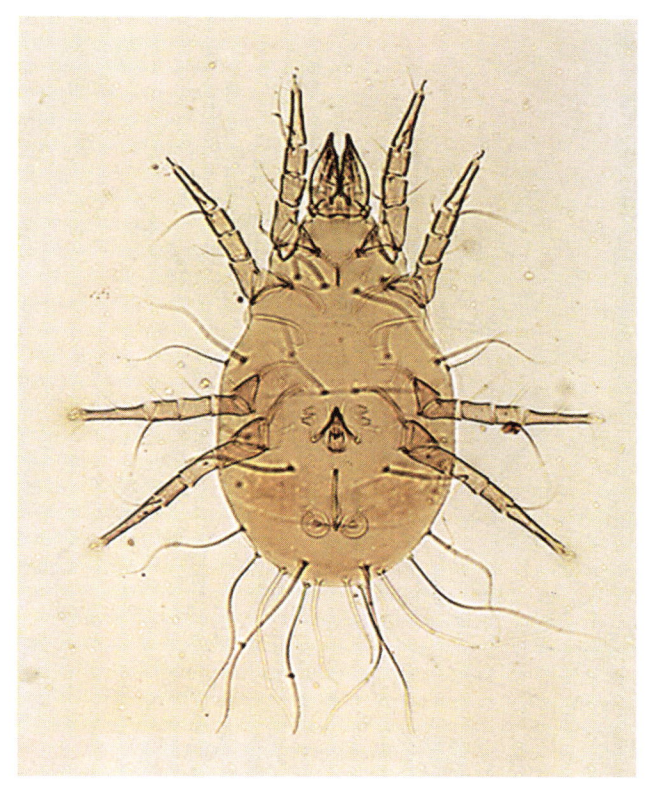

彩图 66 腐食酪螨(雄)
Fig. 66 *Tyrophagus putrescentiae*(♂)

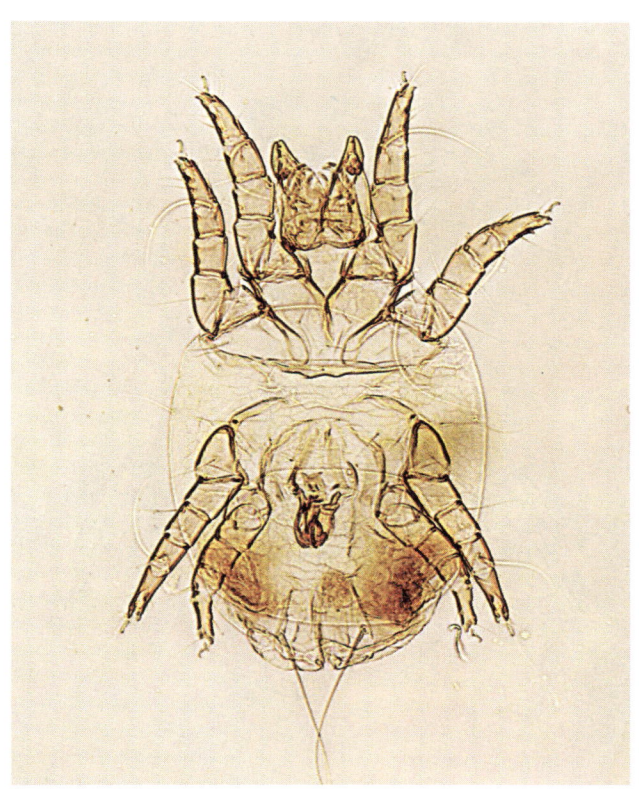

彩图 67 纳氏皱皮螨(雄)
Fig. 67 *Suidasia nesbitti*(♂)

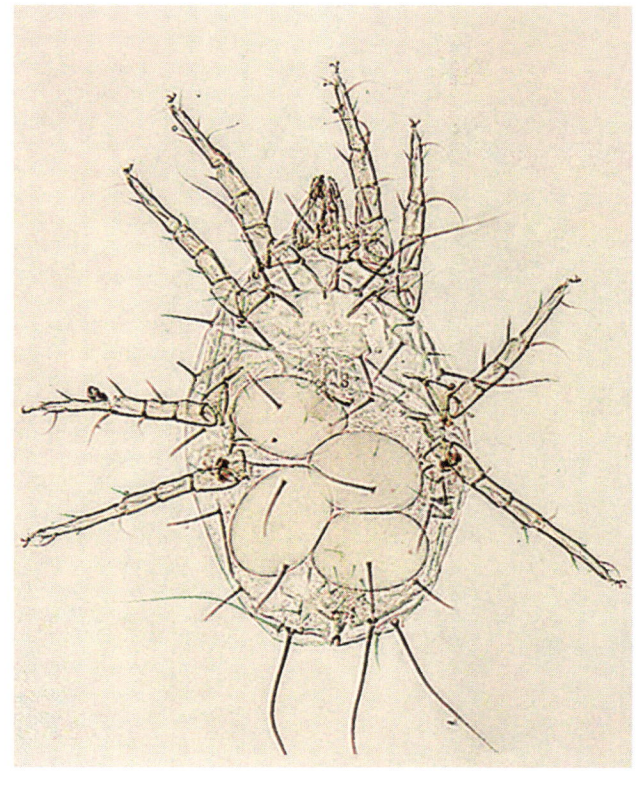

彩图 68 河野脂螨(雌)
Fig. 68 *Lardoglyphus konoi*(♀)

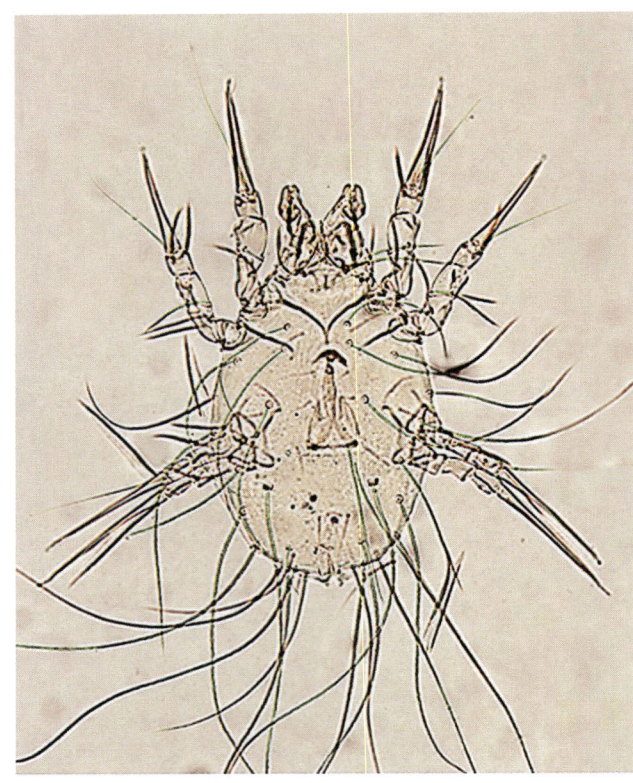

彩图 69　害嗜鳞螨（雄）

Fig. 69　*Lepidoglyphus destructor*（♂）

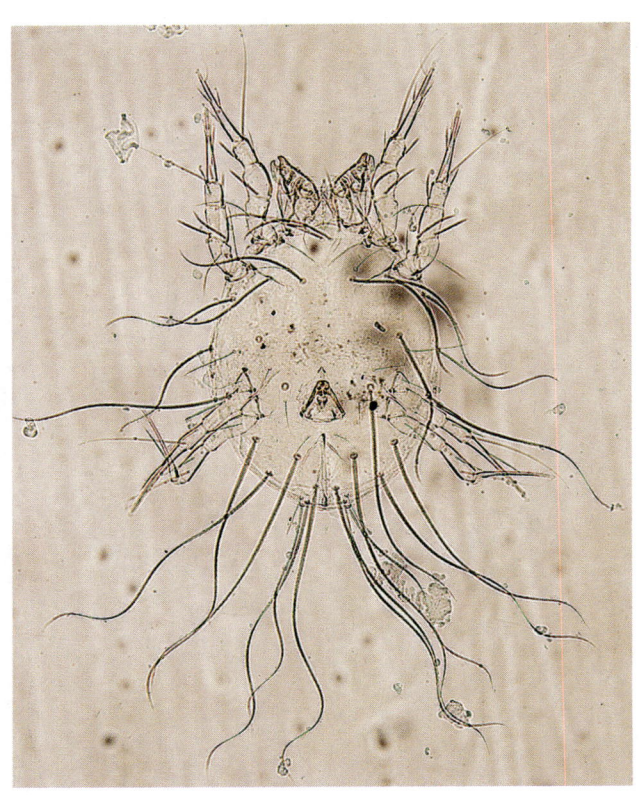

彩图 70　热带无爪螨（雄）

Fig. 70　*Blomia tropicalis*（♂）

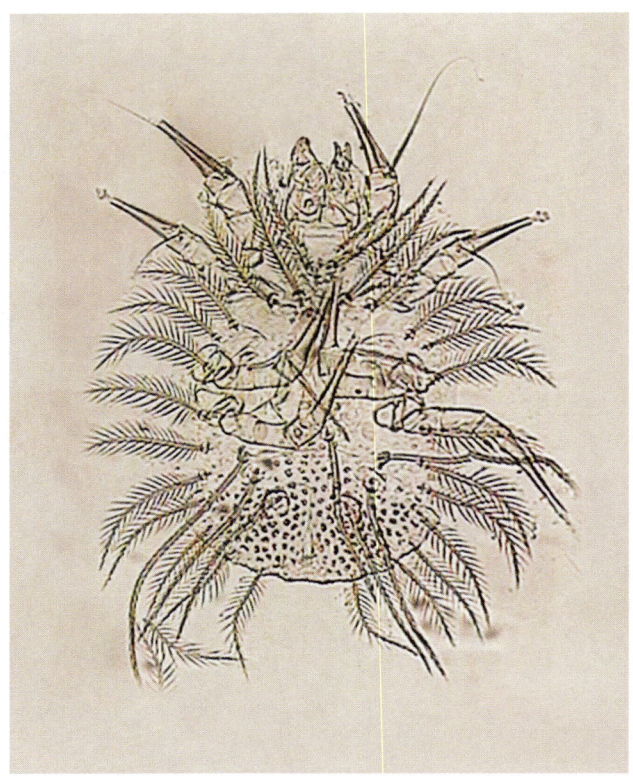

彩图 71　羽栉毛螨（雌）

Fig. 71　*Ctenoglyphus plumiger*（♀）

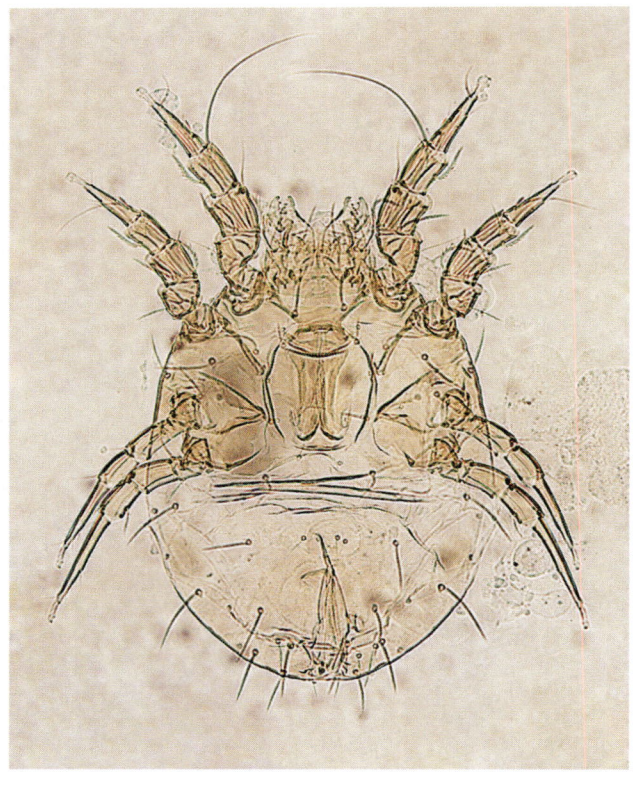

彩图 72　棕脊足螨（雌）

Fig. 72　*Gohieria fuscus*（♀）

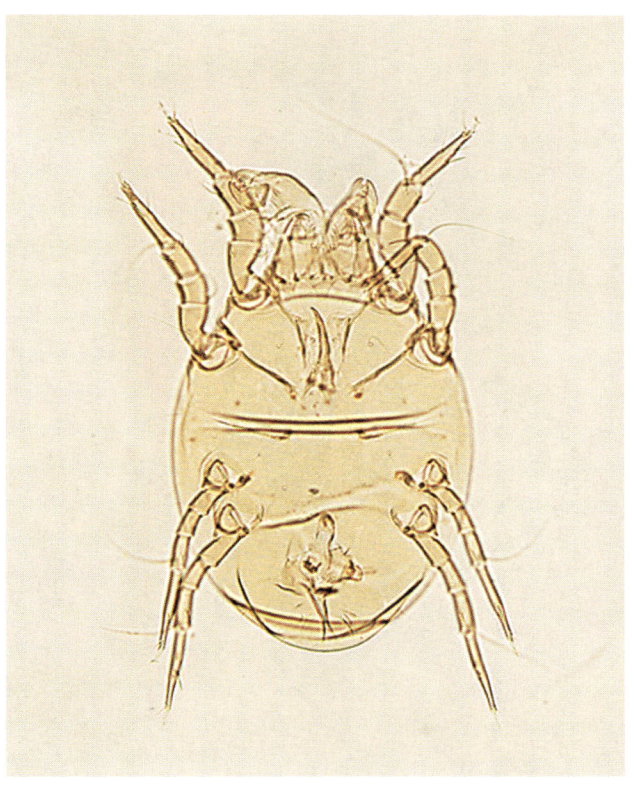

彩图 73　拱殖嗜渣螨（雄）
Fig. 73　*Chortoglyphus arcuatus*（♂）

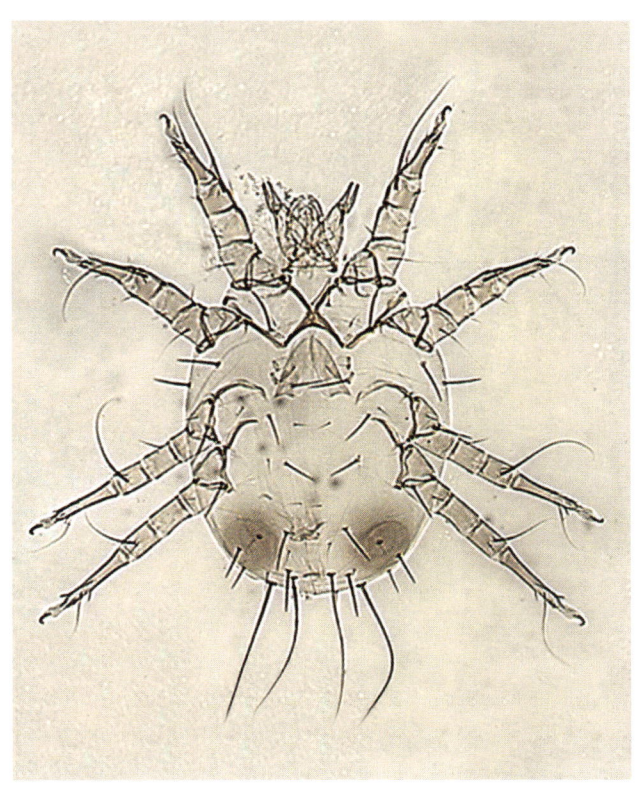

彩图 74　甜果螨（雌）
Fig. 74　*Carpoglyphus lactis*（♀）

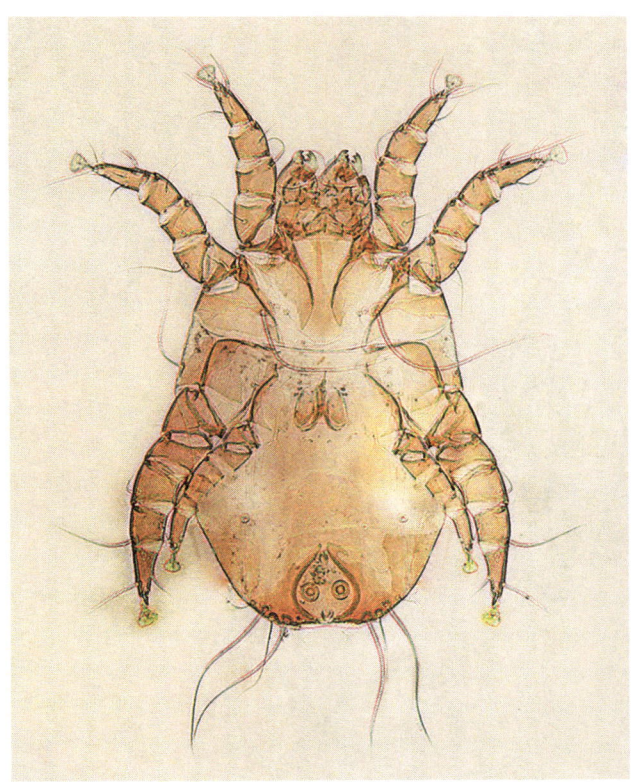

彩图 75　屋尘螨（雄）
Fig. 75　*Dermatophagoides pteronyssinus*（♂）

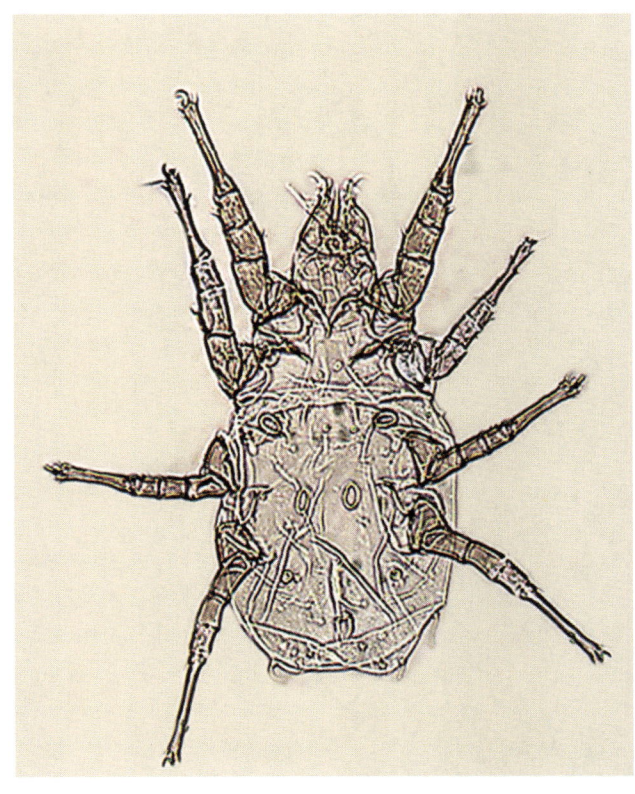

彩图 76　速生薄口螨（雌）
Fig. 76　*Histiostoma feroniarum*（♀）

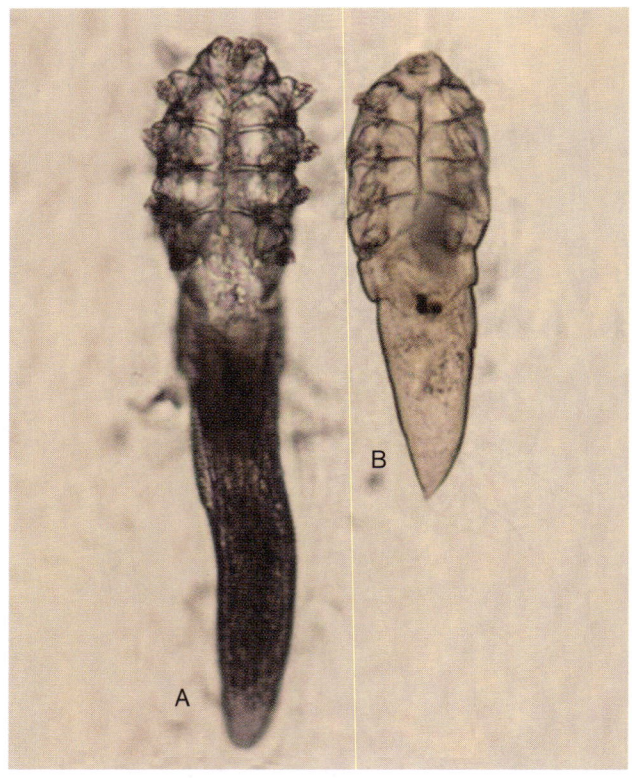

彩图 77　毛囊蠕形螨（A）和皮脂蠕形螨（B）

Fig. 77　*Demodex folliculorum*（A）and *Demodex brevis*（B）

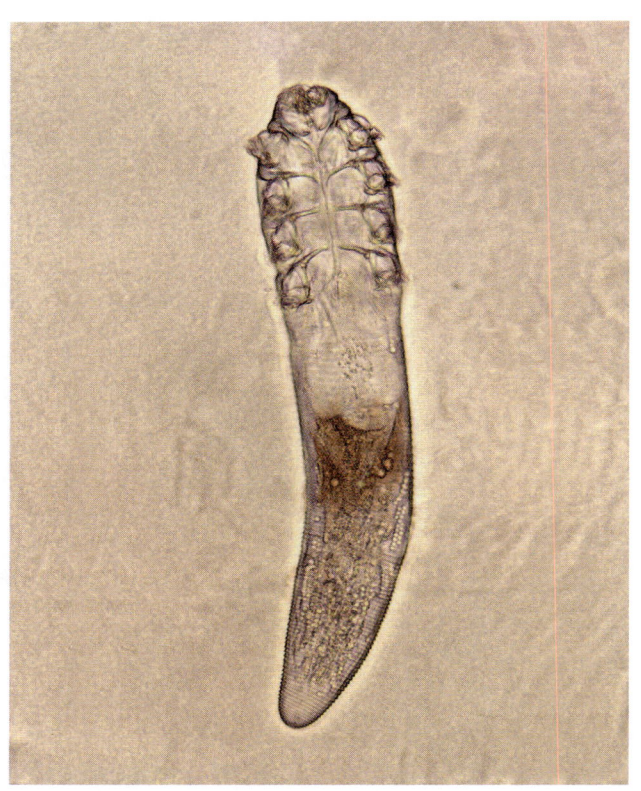

彩图 78　毛囊蠕形螨

Fig. 78　*Demodex folliculorum*

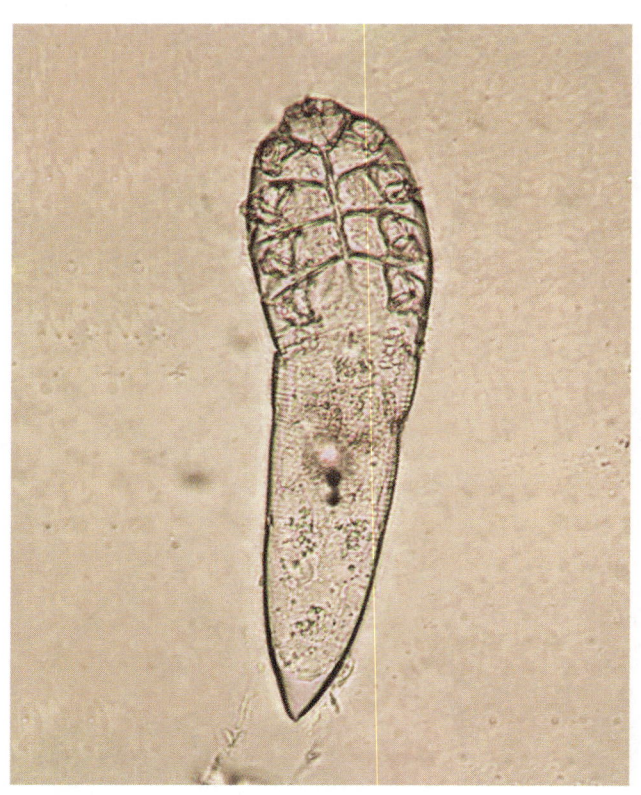

彩图 79　皮脂蠕形螨

Fig. 79　*Demodex brevis*

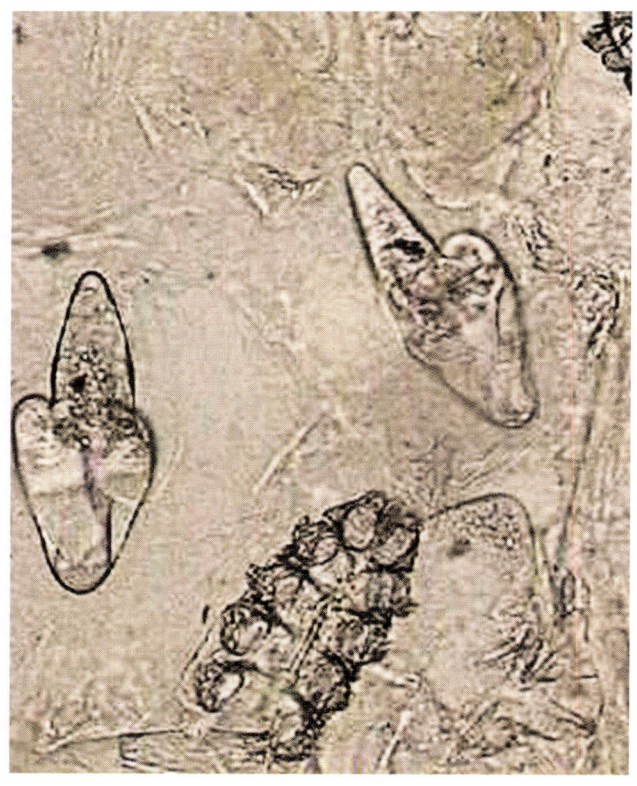

彩图 80　毛囊蠕形螨（卵）

Fig. 80　*Demodex folliculorum*（egg）

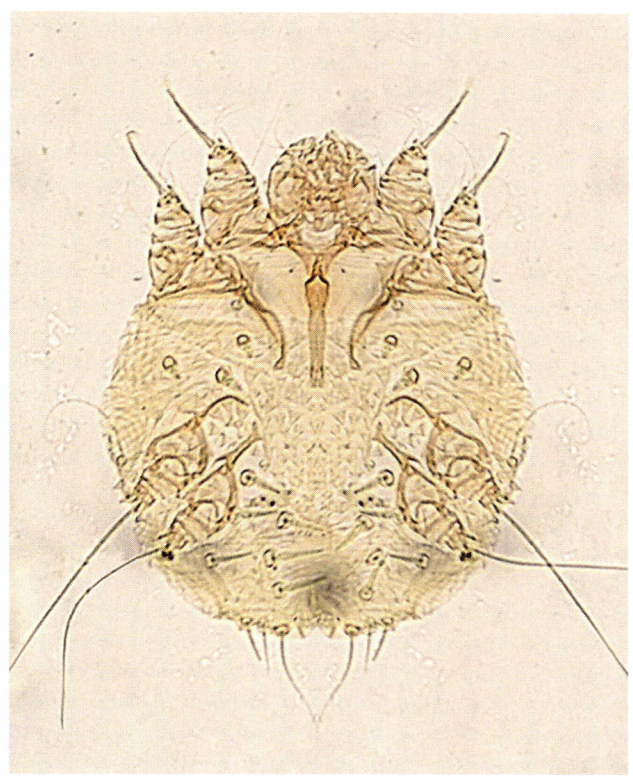

彩图 81 人疥螨（雌）

Fig. 81 *Sarcoptes scabiei hominis* (♀)

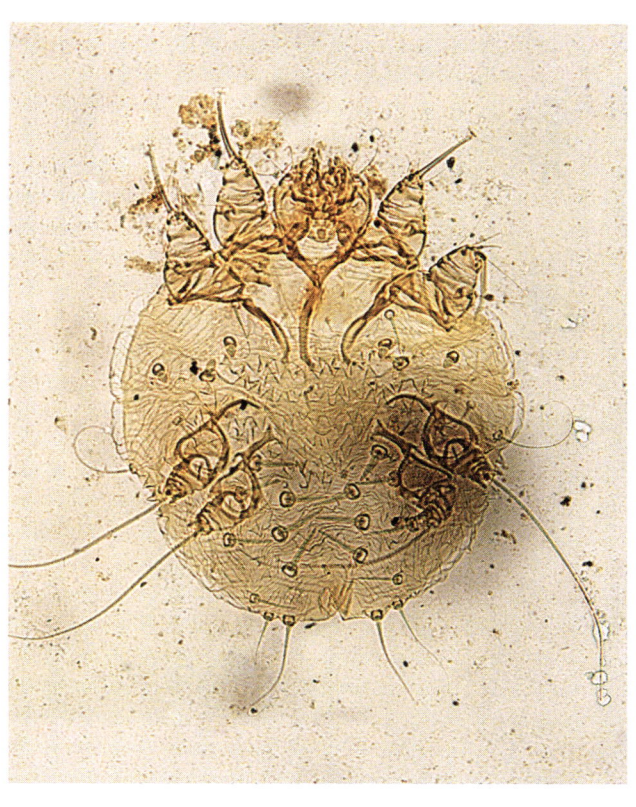

彩图 82 人疥螨（雌）

Fig. 82 *Sarcoptes scabiei hominis* (♀)

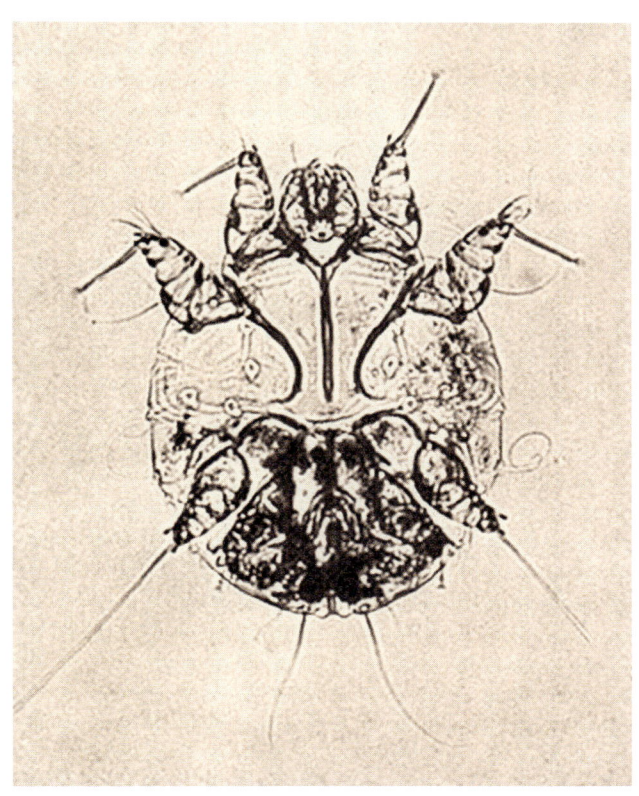

彩图 83 猫背肛疥螨（雌）

Fig. 83 *Notoedres cati* (♀)

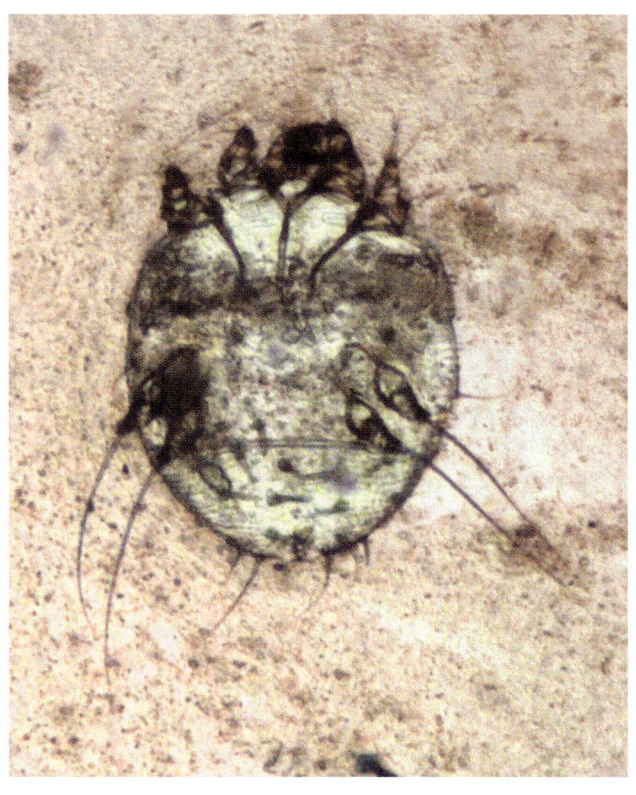

彩图 84 犬疥螨（雌）

Fig. 84 *Sarcoptes canis* (♀)

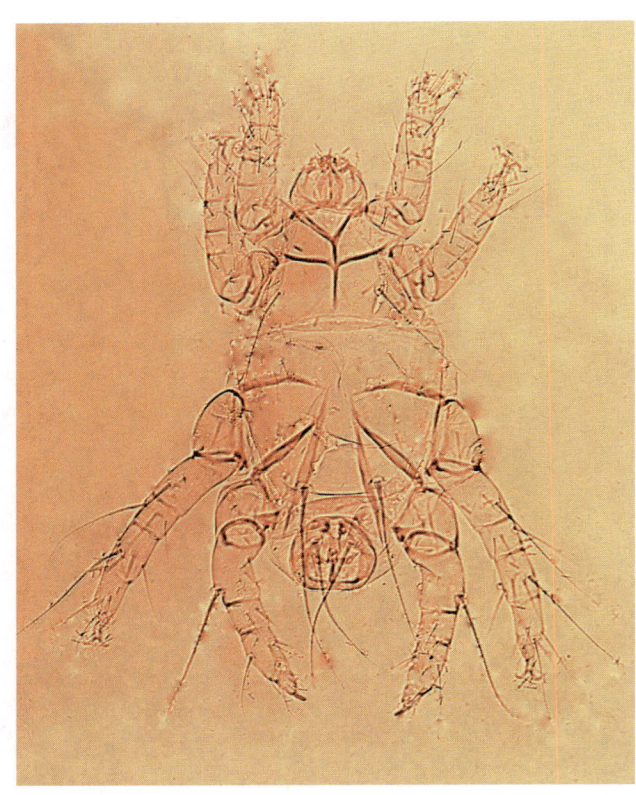

彩图 85　麦蒲螨(雌)

Fig. 85　*Pyemotes tritici* (♀)

彩图 86　麦蒲螨(雄)

Fig. 86　*Pyemotes tritici* (♂)

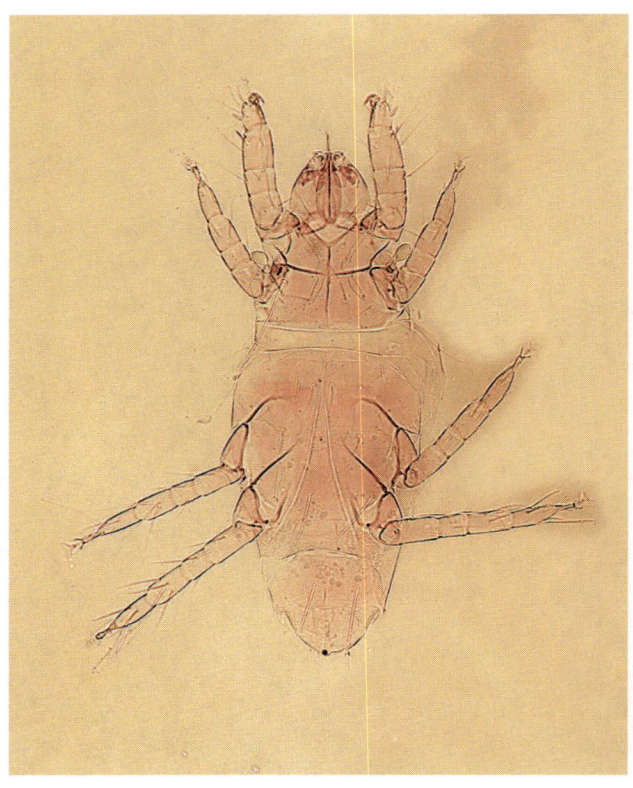

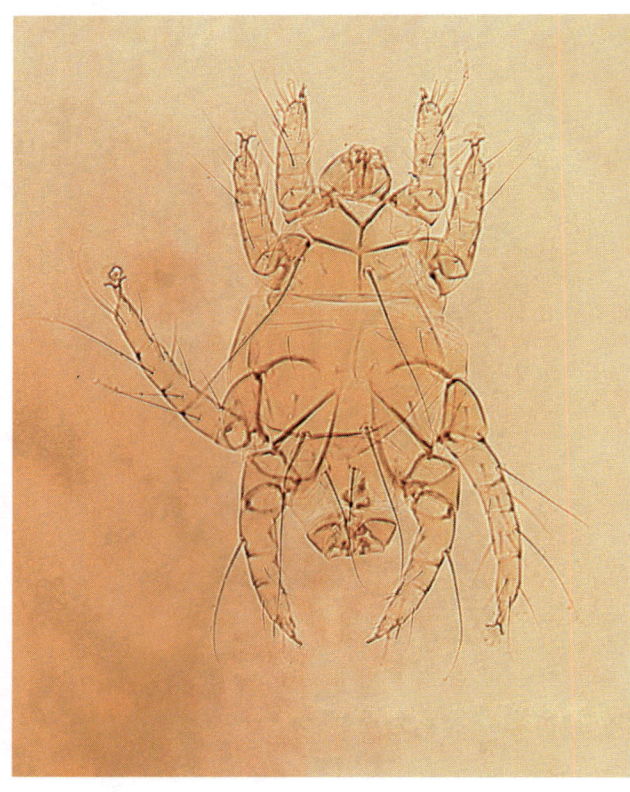

彩图 87　赫氏蒲螨(雌)

Fig. 87　*Pyemotes herfsi* (♀)

彩图 88　赫氏蒲螨(雄)

Fig. 88　*Pyemotes herfsi* (♂)

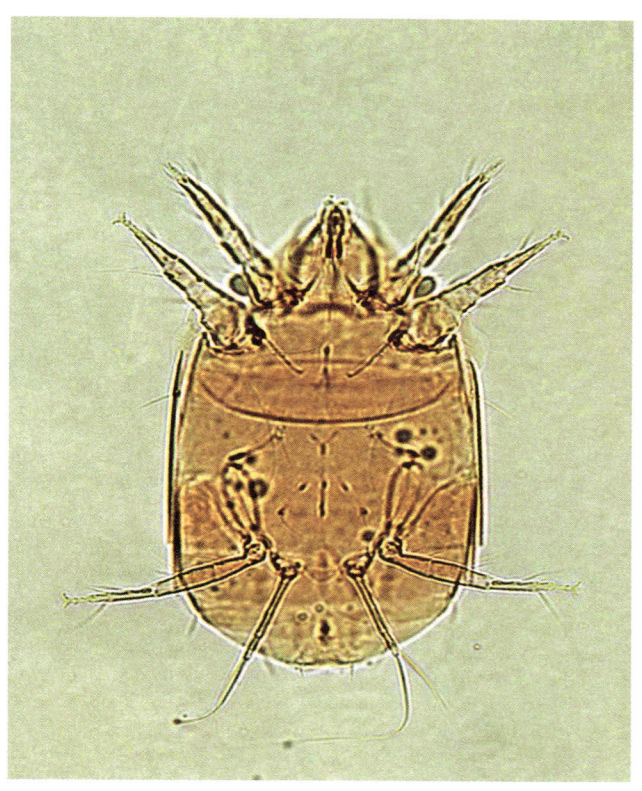

彩图 89　谷蚧线螨（雌）

Fig. 89　*Tarsonemus granarius*（♀）

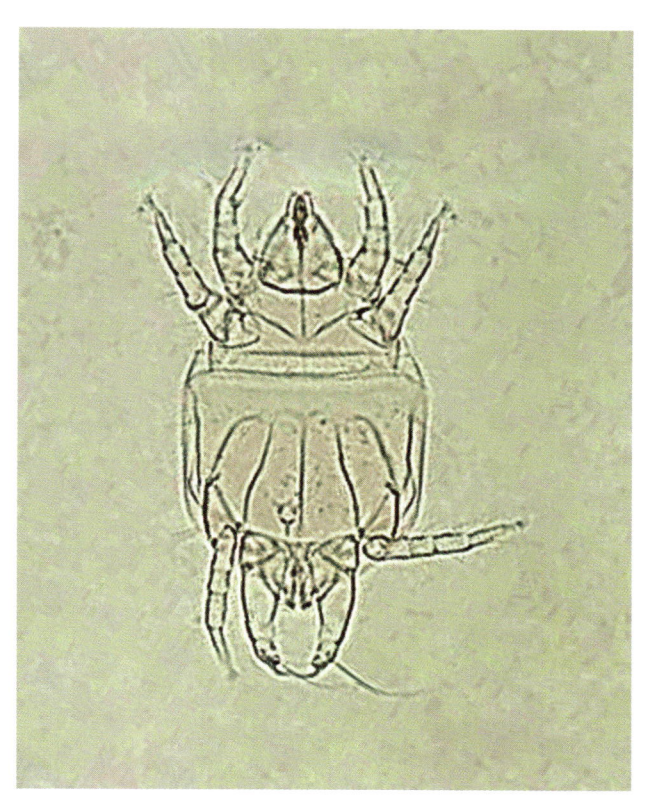

彩图 90　谷蚧线螨（雄）

Fig. 90　*Tarsonemus granarius*（♂）

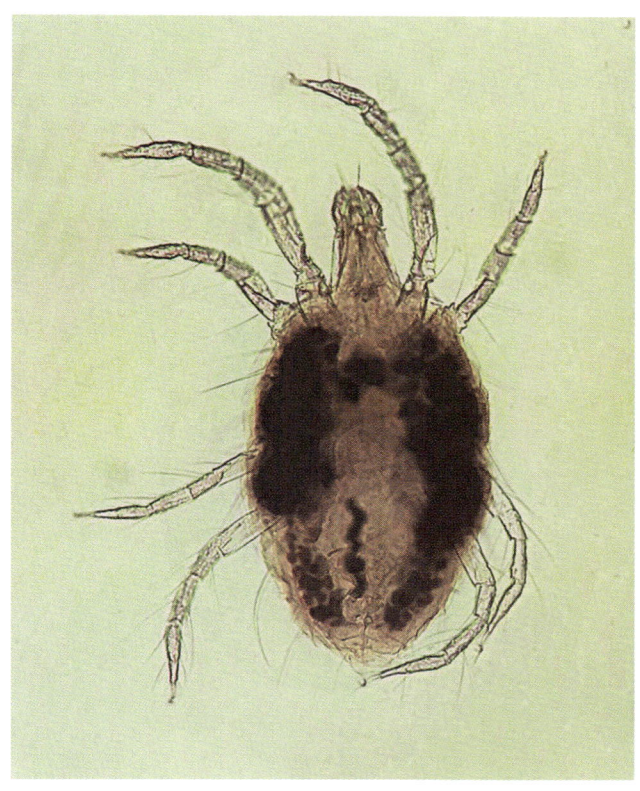

彩图 91　二斑叶螨（雄）

Fig. 91　*Tetranychus urticae*（♂）

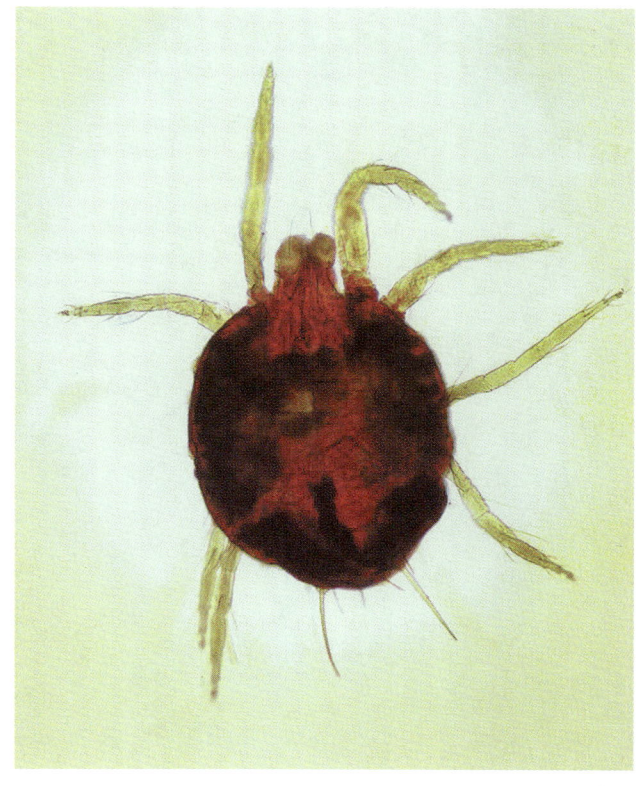

彩图 92　柑橘全爪螨

Fig. 92　*Panonychus citri*

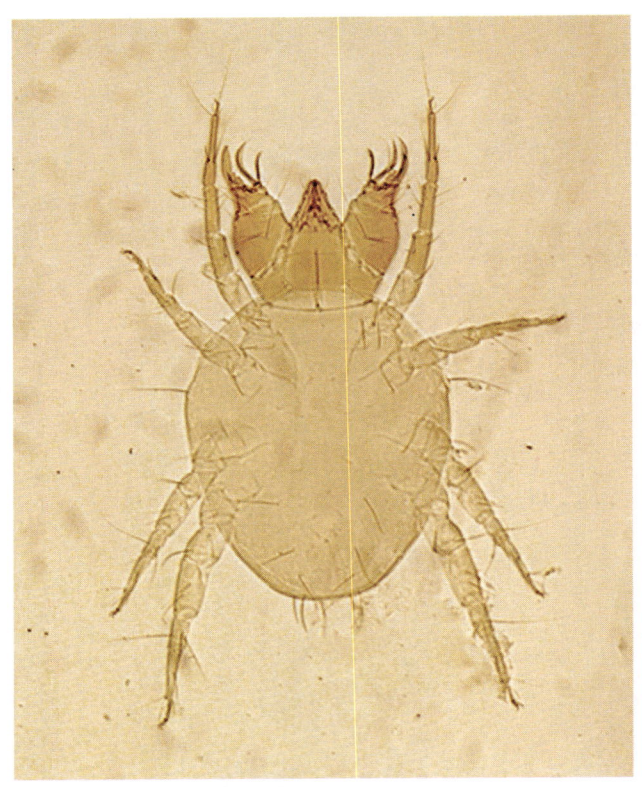

彩图 93 普通肉食螨

Fig. 93 *Cheyletus eruditus*

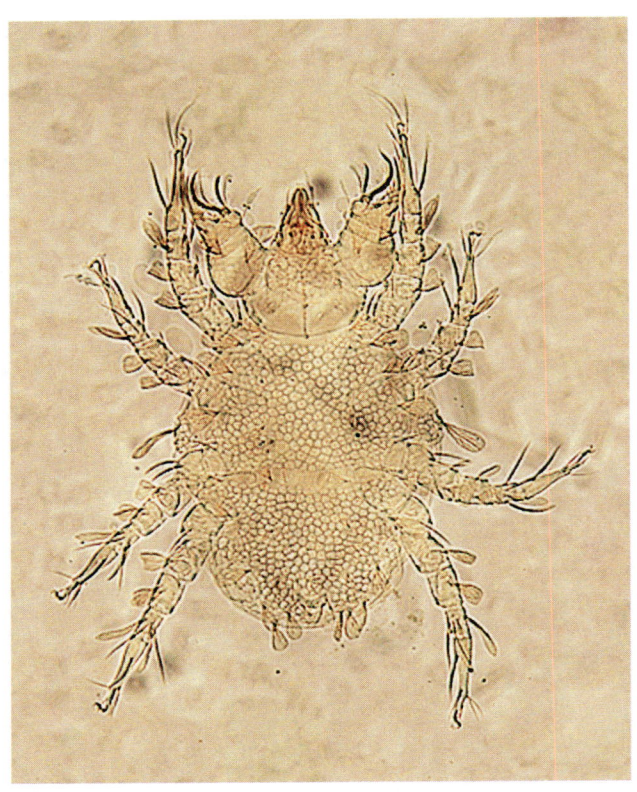

彩图 94 网真扇毛螨

Fig. 94 *Eucheyletia reticulata*

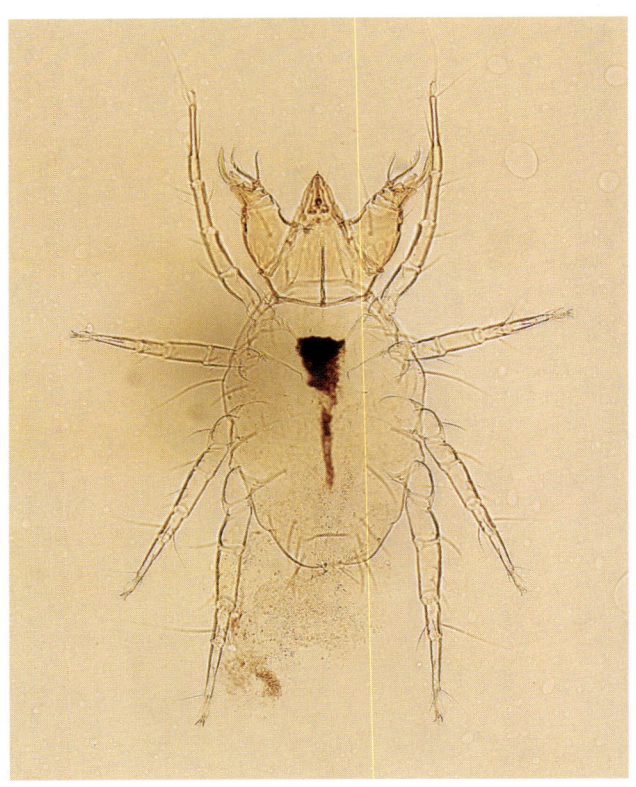

彩图 95 马六甲肉食螨

Fig. 95 *Cheyletus malaccensis*

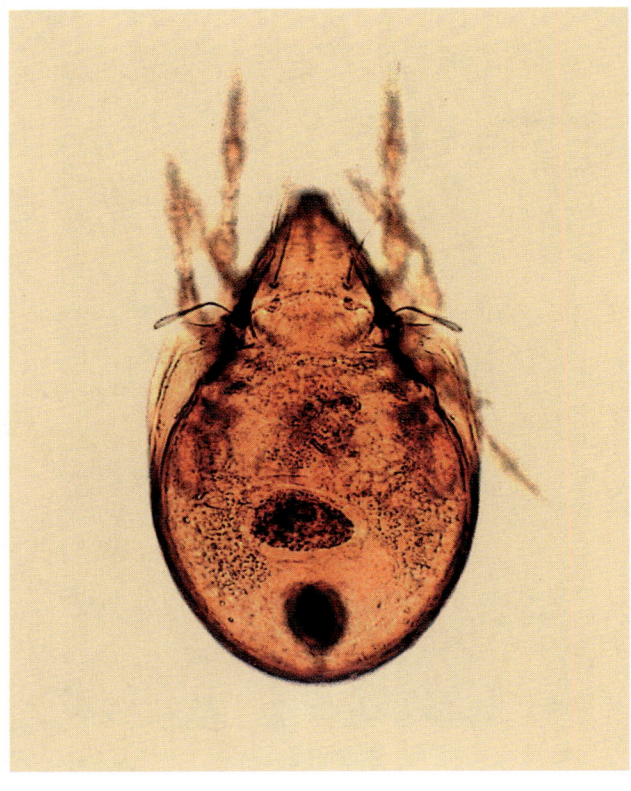

彩图 96 滑菌甲螨

Fig. 96 *Scheloribates laevigatus*

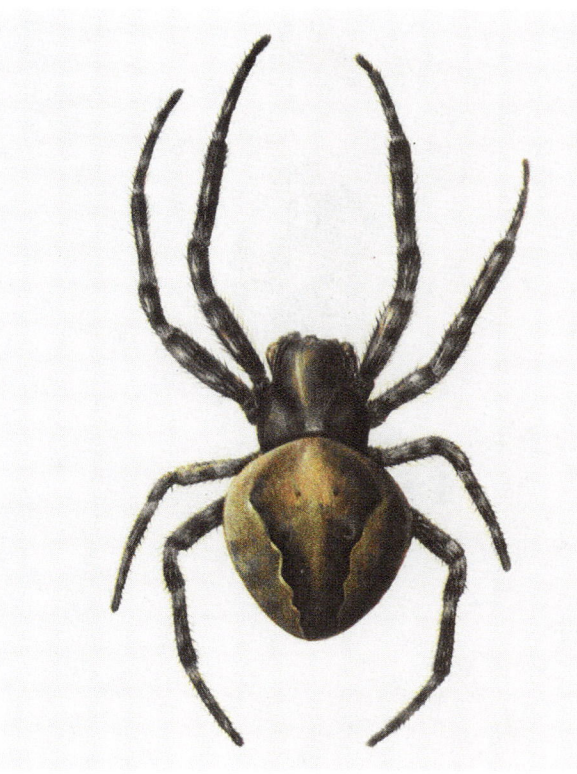

彩图 97　大腹园蛛
Fig. 97　*Araneus ventricosus*

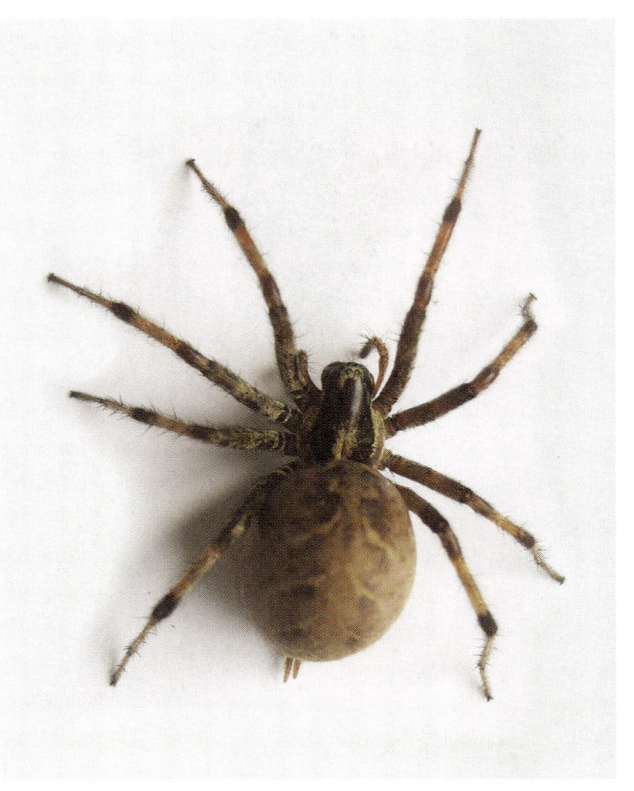

彩图 98　森林漏斗蛛
Fig. 98　*Agelena silvatica*

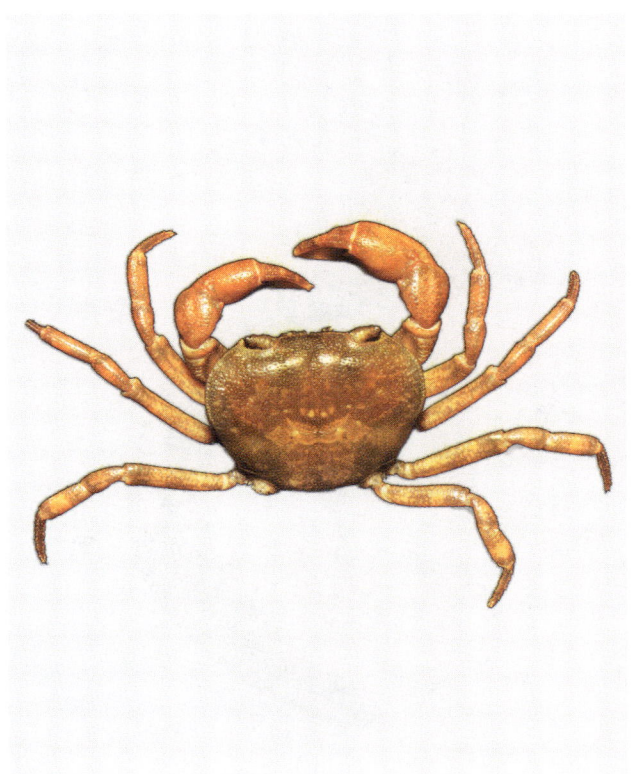

彩图 99　芦溪博特溪蟹
Fig. 99　*Bottapotamon luxiense*

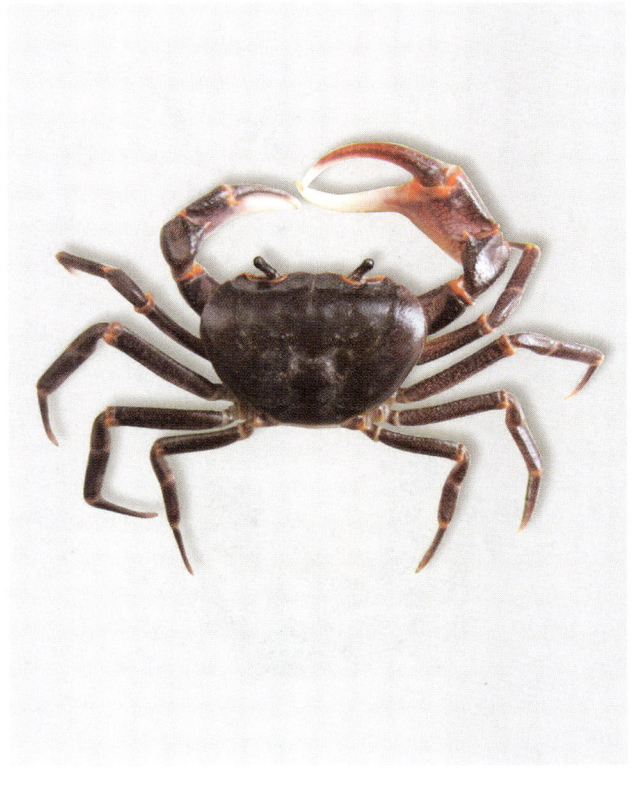

彩图 100　茂兰中国溪蟹
Fig. 100　*Chinapotamon maolanense*

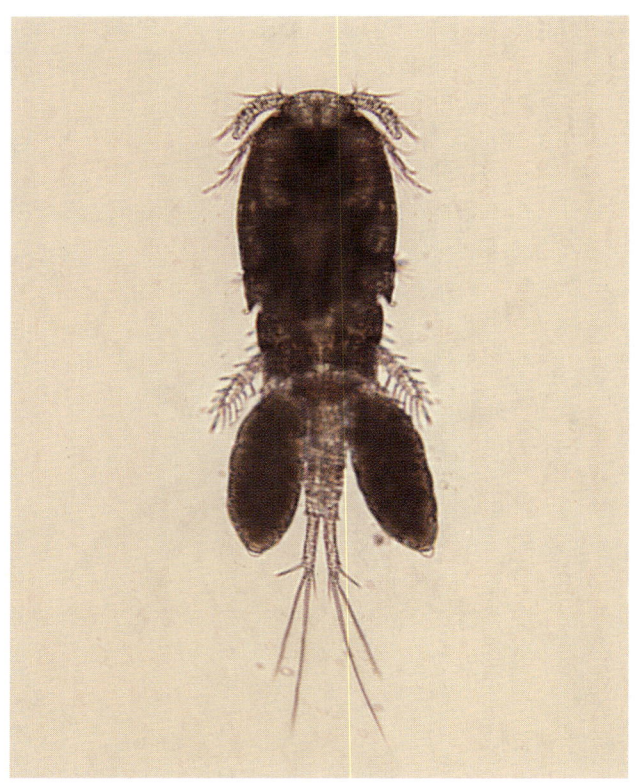

彩图 101　锯缘真剑水蚤
Fig. 101　*Eucylops serrulatus*

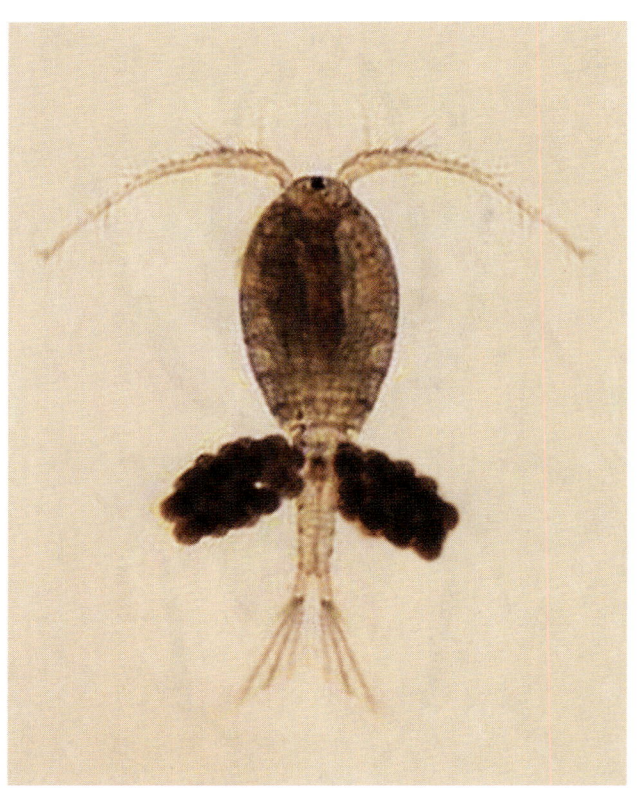

彩图 102　英勇剑水蚤
Fig. 102　*Cyclops strennus*

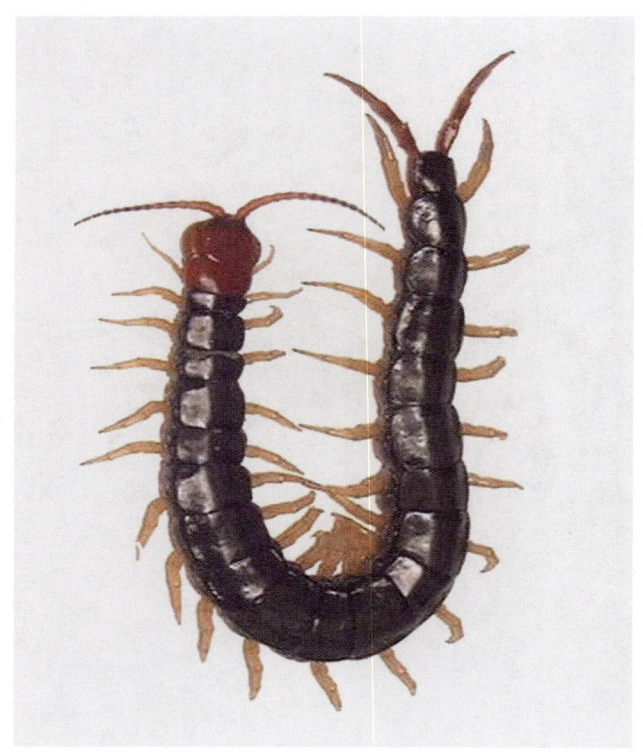

彩图 103　少棘巨蜈蚣
Fig. 103　*Scolopendra mutilans*

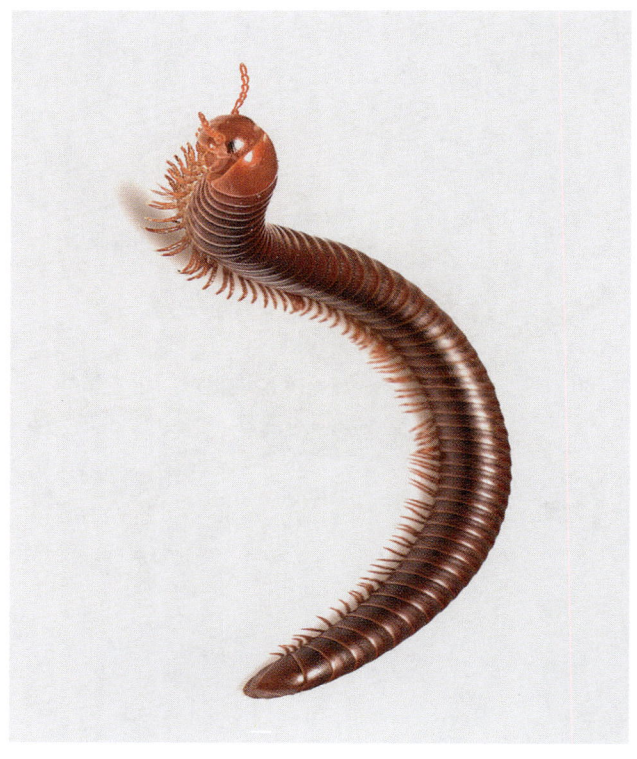

彩图 104　马陆
Fig. 104　Millipede

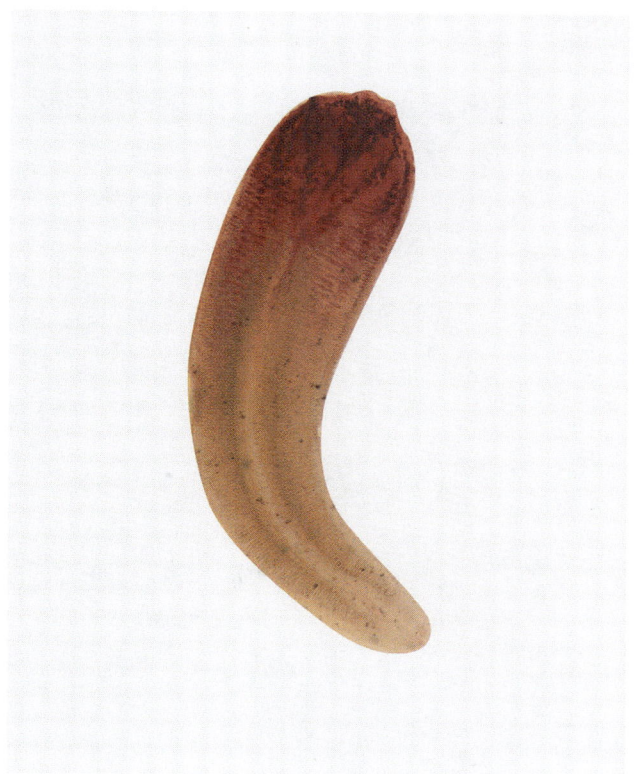

彩图 105　锯齿舌形虫
Fig. 105　*Linguatula serrata*

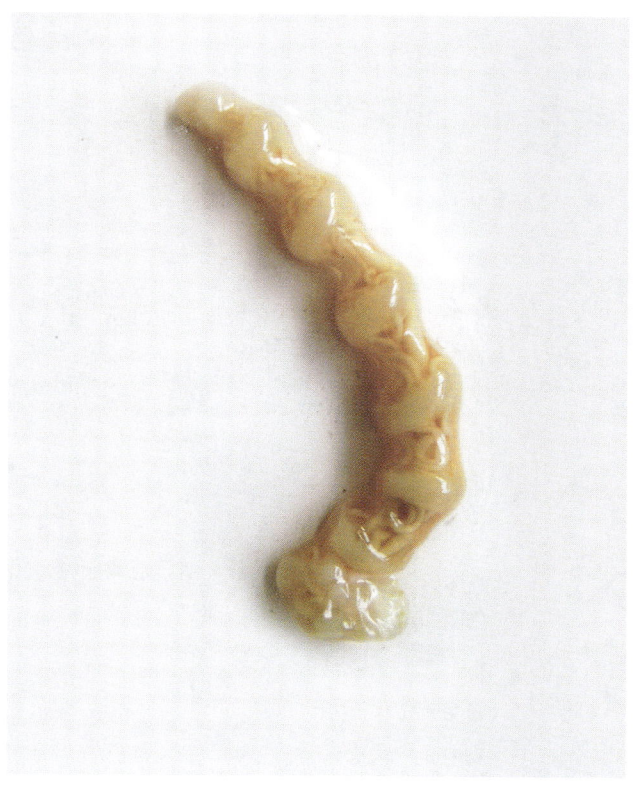

彩图 106　尖吻腹蛇舌形虫
Fig. 106　*Armillifer agkistrodontis*

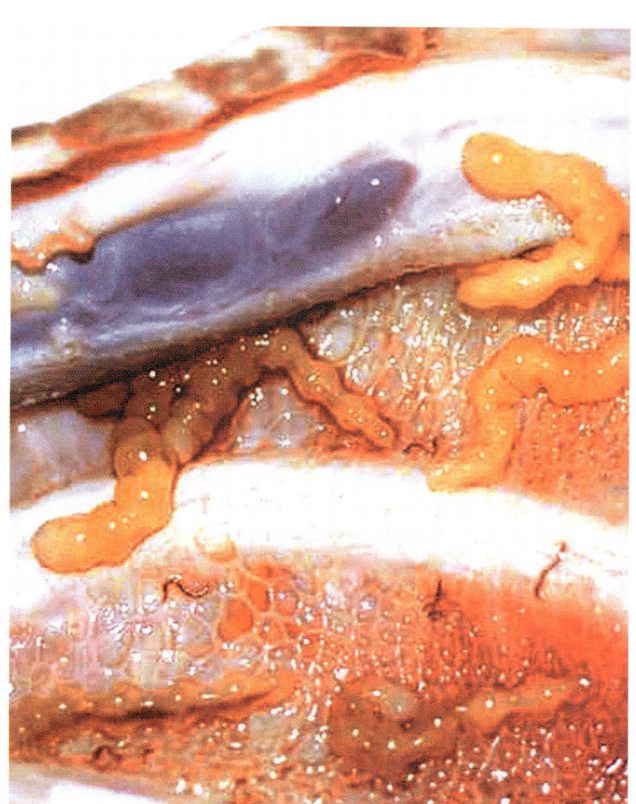

彩图 107　蛇胸和肺内的尖吻蝮蛇舌形虫
Fig. 107　*Armillifer agkistrodontis* in the thorax
and lungs of snake

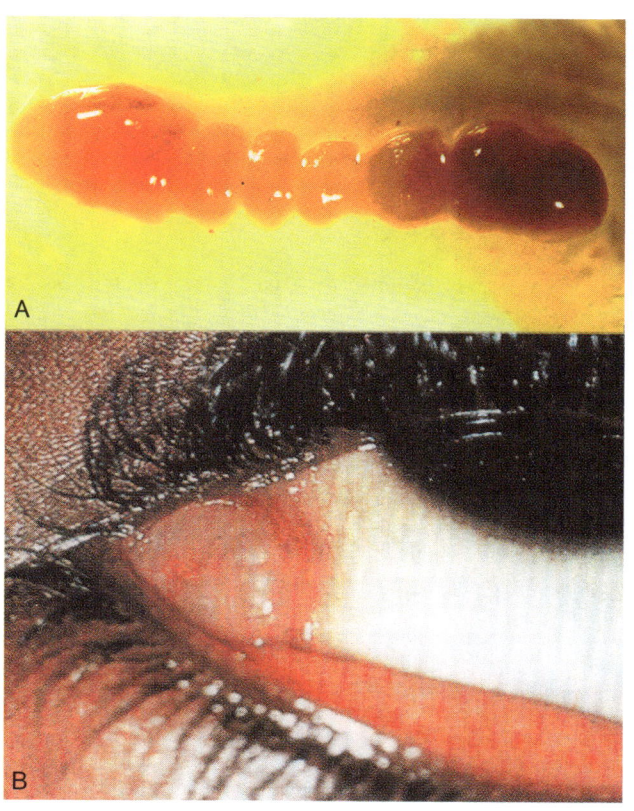

彩图 108　舌形虫（A）和眼舌形虫病（B）
Fig. 108　Tongue-worm（A）and eye linguatulosis（B）

彩图来源

图序	供图
彩图 1~彩图 6	张本华、甘运兴
彩图 7	马磊、朱昌亮
彩图 8	殷国荣
彩图 9~彩图 14	邓耀华
彩图 15、彩图 16、彩图 19	张建庆
彩图 17、彩图 18	黄恩炯
彩图 20	安继尧、蔡茹
彩图 21~彩图 25	郭天宇
彩图 26	Ophthalmologica
彩图 27~彩图 29、彩图 33、彩图 34、彩图 48、彩图 57	李朝品、朱玉霞
彩图 30~彩图 32	李朝品、湛孝东
彩图 35、彩图 36	McGavin
彩图 42	曹敏
彩图 43、彩图 44	吕亮
彩图 45、彩图 46	周毓灵子
彩图 47	王海玲
彩图 49、彩图 50	陈泽
彩图 51、彩图 54、彩图 55	刘敬泽
彩图 52	贺骥
彩图 53	王赛寒
彩图 56、彩图 96	张艳
彩图 58~彩图 64	郭宪国
彩图 65~彩图 76、彩图 77、彩图 79、彩图 80、彩图 93~ 彩图 95	李朝品
彩图 78	赵金红
彩图 81、彩图 82	叶彬
彩图 83	芭比堂动物医院
彩图 84	杨举
彩图 85~彩图 88	于丽辰
彩图 89、彩图 90	朱玉霞
彩图 91、彩图 92	夏斌
彩图 97、彩图 98	蒋立平
彩图 99、彩图 100	邹节新
彩图 105	黄兵
彩图 106、彩图 108A	常正山
彩图 107	陈韶红
彩图 108B	Peters et Gilles